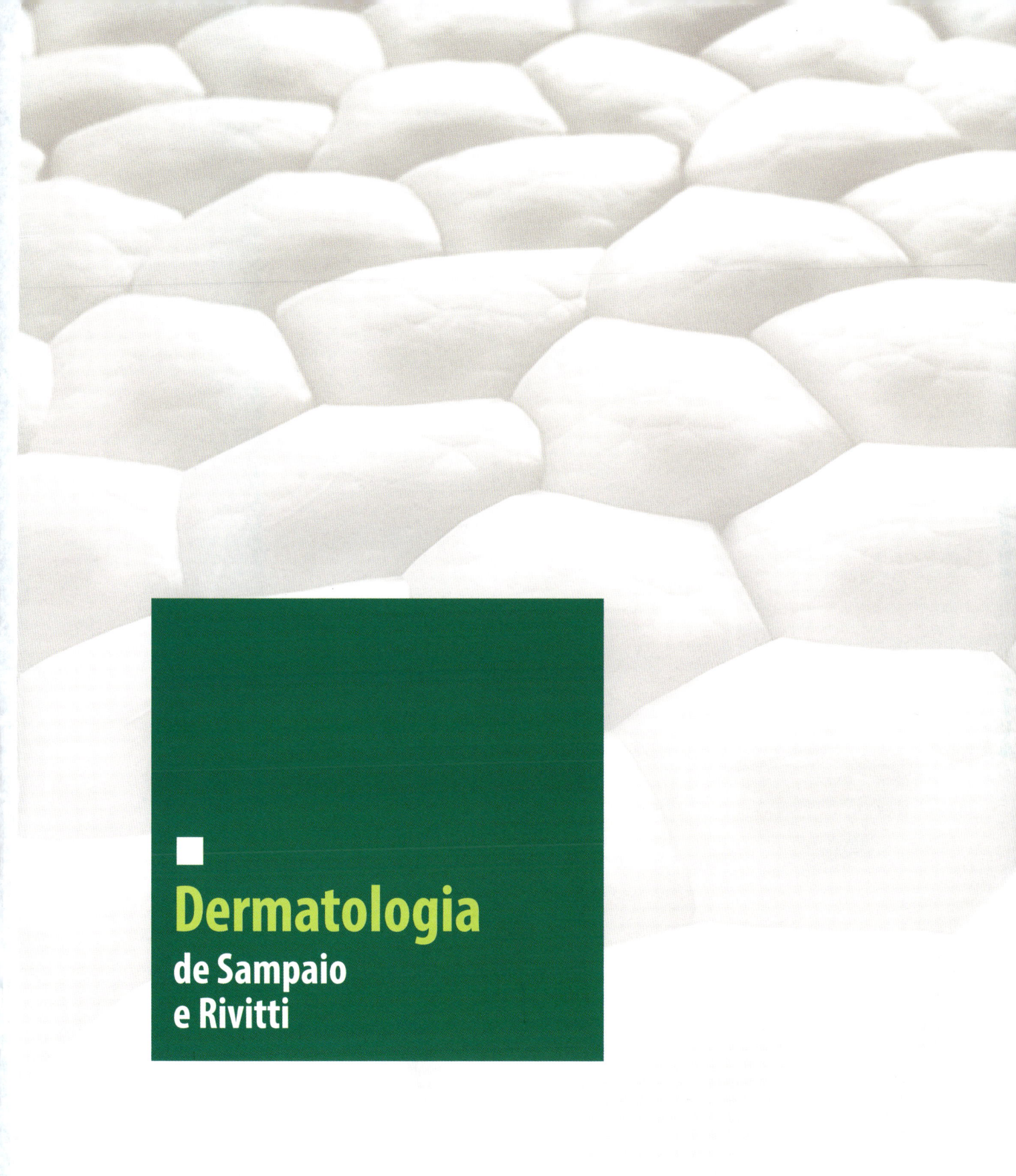

Dermatologia
de Sampaio e Rivitti

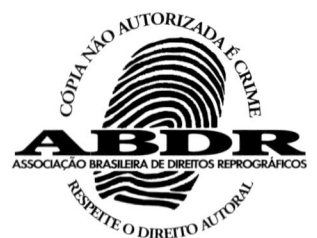

R625m   Rivitti, Evandro A.
             Dermatologia de Sampaio e Rivitti / Evandro A. Rivitti. –
        4. ed. – São Paulo : Artes Médicas, 2018.
        xii, 1636 p. : il. color. ; 28 cm.

        ISBN 978-85-367-0275-9

        1. Dermatologia clínica. I. Título.

                                                     CDU 616.5(035)

Catalogação na publicação: Karin Lorien Menoncin – CRB 10/2147

4ª EDIÇÃO

Evandro A. Rivitti
Professor emérito da Faculdade de
Medicina da Universidade de São Paulo.

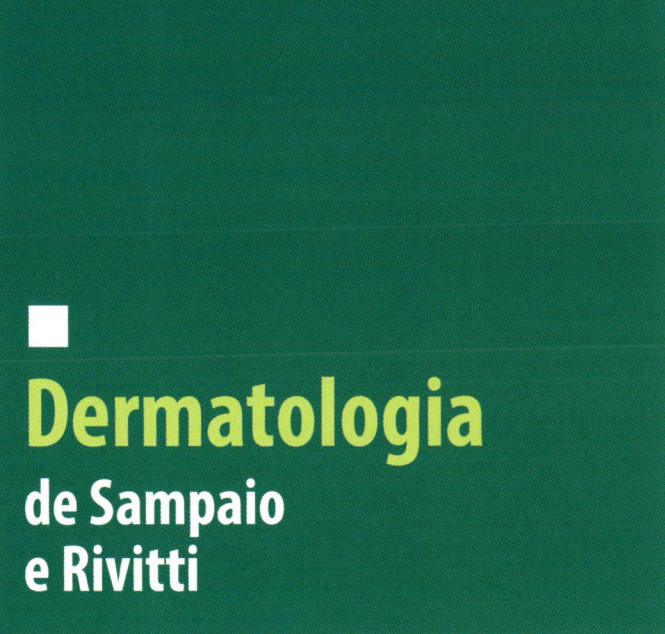

Dermatologia
de Sampaio e Rivitti

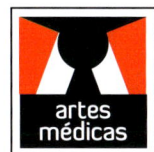

2018

© Editora Artes Médicas Ltda., 2018.

Gerente editorial: *Letícia Bispo de Lima*

Colaboraram nesta edição:

Editora: *Mirian Raquel Fachinetto*

Capa e projeto gráfico: *Paola Manica*

Preparação de originais: *Carine Garcia Prates, Henrique de Oliveira Guerra, Luana Janini Peixoto Neumann*

Leitura final: *Vânia Cavalcanti*

Ilustrações: *Gilnei da Costa Cunha*

Editoração: *Techbooks*

Nota

A medicina é uma ciência em constante evolução. À medida que novas pesquisas e a própria experiência clínica ampliam o nosso conhecimento, são necessárias modificações na terapêutica, em que também se insere o uso de medicamentos. Os autores desta obra consultaram as fontes consideradas confiáveis num esforço para oferecer informações completas e, geralmente, de acordo com os padrões aceitos à época da publicação. Entretanto, tendo em vista a possibilidade de falha humana ou de alterações nas ciências médicas, os leitores devem confirmar estas informações com outras fontes. Por exemplo, e em particular, os leitores são aconselhados a conferir a bula completa de qualquer medicamento que pretendam administrar para se certificar de que a informação contida neste livro está correta e de que não houve alteração na dose recomendada nem nas precauções e contraindicações para o seu uso. Essa recomendação é particularmente importante em relação a medicamentos introduzidos recentemente no mercado farmacêutico ou raramente utilizados.

Reservados todos os direitos de publicação à
EDITORA ARTES MÉDICAS LTDA., uma empresa do GRUPO A EDUCAÇÃO S.A.

Editora Artes Médicas Ltda.
Rua Dr. Cesário Mota Jr., 63 – Vila Buarque
CEP 01221-020 – São Paulo – SP
Tel.: (11) 3221-9033 – Fax: (11) 3223-6635

Unidade Porto Alegre
Av. Jerônimo de Ornelas, 670 – Santana
90040-340 – Porto Alegre – RS
Fone: (51) 3027-7000 – Fax: (51) 3027-7070

SAC 0800 703-3444 – www.grupoa.com.br

É proibida a duplicação ou reprodução deste volume, no todo ou em parte, sob quaisquer formas ou por quaisquer meios (eletrônico, mecânico, gravação, fotocópia, distribuição na Web e outros), sem permissão expressa da Editora.

IMPRESSO NO BRASIL
PRINTED IN BRAZIL

COLABORADORES

ALBERTO EDUARDO COX CARDOSO Professor emérito de Dermatologia da Escola de Ciências Médicas da Universidade de Ciências da Saúde de Alagoas (Uncisal). Chefe do Serviço de Dermatologia do Hospital Universitário Professor Alberto Aantunes da Universidade Federal de Alagoas (UFAL).

ALBERTO EDUARDO OITICIA CARDOSO Professor de Dermatologia da UFAL. Mestre em Dermatologia pela Faculdade de Medicina da Universidade de São Paulo (FMUSP).

ALBERTO JOSÉ DA SILVA DUARTE Professor titular da disciplina de Patologia Clínica do Departamento de Patologia da FMUSP.

ALESSANDRA ANZAI Médica dermatologista. Especialista em doenças dos cabelos e do couro cabeludo pelo Departamento de Dermatologia da FMUSP.

ALICE DE OLIVEIRA DE AVELAR ALCHORNE Livre-docente em Dermatologia pela Universidade Federal de Pernambuco (UFPE).

ANA CRISTINA FORTES ALVES Médica dermatologista. Especialista em Cirurgia Micrográfica de MOHS.

ANETE SEVCIOVIC GRUMACH Professora Livre-docente do Departamento de Saúde Coletiva, médica responsável pelo Ambulatório de Infecções de Repetição e de Angioedema e pelo Laboratório de Imunologia Clínica da Faculdade de Medicina do ABC (FMABC). Mestre em Pediatria e Doutora em Patologia pela FMUSP.

APARECIDA MACHADO DE MORAES Professora associada, Livre-docente pela Universidade Estadual de Campinas (UNICAMP). Coordenadora das áreas de Cirurgia Dermatológica, Criocirurgia e Tumores Cutâneos do Hospital das Clínicas da Faculdade de Ciências Médicas da UNICAMP.

ARIVAL CARDOSO DE BRITO Preceptor da Residência Médica de Dermatologia da Universidade Federal do Pará (UFPA). Membro titular da SBD. Doutor e Livre-docente em Dermatologia pela UFPA.

ARTHUR TYKOCINSKI Médico dermatologista. Diretor clínico da Tykocinski Restauração Capilar e médico do Hospital Albert Einstein. Especialista formado pela Santa Casa de São Paulo. Vice-presidente da International Society of Hair Restoration Surgery (ISHRS) (2017/2018).

BERNARDO GONTIJO Professor associado de Dermatologia da Faculdade de Medicina da Universidade Federal de Minas Gerais (UFMG). Chefe do Serviço de Dermatologia da Pontifícia Universidade Católica (PUC) de Campinas.

BOGDANA VICTORIA KADUNC Professora. Doutora em Medicina pela FMUSP. Chefe do Serviço de Dermatologia da Pontifícia Universidade Católica (PUC) de Campinas.

CAMILA FÁTIMA BIANCARDI GAVIOLI Médica dermatologista. Doutoranda da FMUSP.

CAROLINA TALHARI Professora adjunta de Dermatologia da Universidade do Estado do Amazonas (UEA). Pesquisadora titular em Dermatologia da Fundação Alfredo da Matta.

CELINA WAKISAKA MARUTA Professora do Departamento de Dermatologia da FMUSP. Doutora em Dermatologia pela FMUSP.

CLAUDIA GIULI SANTI Médica assistente de Dermatologia do Hospital das Clínicas (HC) da FMUSP. Doutora em Dermatologia pela FMUSP.

CHRISTIANE AFFONSO DE DONATO PIAZZA Médica dermatologista. Mestre em Dermatologia pela FMUSP.

CYRO FESTA NETO Médico dermatologista. Professor titular do Departamento de Dermatologia da FMUSP.

DENISE MIYAMOTO Médica dermatologista. Médica assistente do Departamento de Dermatologia do HC-FMUSP. Especialista em Doenças Bolhosas Autoimunes pelo HC-FMUSP. Doutora em Ciências pela FMUSP.

DEWTON DE MORAES VASCONCELOS Especialista em Imunologia e Alergia pelo Hospital do Servidor Público Estadual. Doutor em Imunologia pelo Instituto de Ciências Biomédicas da USP.

EDILÉIA BAGATIN Professora adjunta e chefe do Departamento de Dermatologia da Universidade Federal de São Paulo (UNIFESP). Doutora em Dermatologia Clínica e Cirúrgica pela UNIFESP.

ENY MARIA GOLONI-BERTOLLO Geneticista. Professora adjunta IV e Livre-docente em Genética Humana e Médica da Faculdade de Medicina de São José do Rio Preto (FAMERP) Chefe do Serviço de Genética da FAMERP/Fundação Faculdade Regional de Medicina de São José do Rio Preto (FUNFARME). Coordenadora do Centro de Pesquisa e Atendimento em Neurofibromatose (CEPAN). Pesquisadora e orientadora do Programa de Pós-Graduação em Ciências da Saúde de FAMERP. Bolsista de produtividade em Pesquisa do CNPq. Mestre e Doutora em Genética.

EUGENIO R. A. PIMENTEL Mestre e Doutor em Dermatologia pela FMUSP.

FLÁVIA RAVELLI Chefe do Departamento de Dermatologia do Complexo Hospitalar Pro Matre/Santa Joana, SP. Assistente do Departamento de Dermatologia da Universidade de Santo Amaro (Unisa).

FLAVIA VASQUES BITTENCOURT Médica dermatologista. Professora associada da Faculdade de Medicina da UFMG. *Fellowship* em Melanoma pela New York University. Mestre em Dermatologia pela UFMG. Doutora em Pediatria pela UFMG.

FRANCISCO LE VOCI Coordenador do Ambulatório de Cabelos do Serviço de Dermatologia da Faculdade de Medicina do ABC. Mestre em Dermatologia pela FMUSP. Membro efetivo da Sociedade Brasileira de Cirurgia Dermatológica (SBCD) e da ABCRC. Membro da ISHRS.

FRANCISCO MACEDO PASCHOAL Doutor em Dermatologia pela USP.

GERSON OLIVEIRA PENNA Médico dermatologista. Pesquisador pleno do Núcleo de Medicina Tropical (NMT) da UnB. Pesquisador da Fundação Oswaldo Cruz, Brasília. Doutor em Medicina Tropical pela Universidade de Brasília (UnB). Pós-Doutor em Saúde Pública pelo Instituto de Saúde Coletiva na Universidade Federal da Bahia (UFBA).

HAROLDO CALONGE Médico assistente da Divisão de Cirurgia Plástica e Queimaduras do HC-FMUSP. Doutor pela Freie Universität Berlin, Alemanha.

HEITOR DE SÁ GONÇALVES Médico dermatologista. Doutor em Farmacologia.

HELENA OLEGÁRIO DA COSTA Mestre pela USP.

HIRAM LARANGEIRA DE ALMEIDA JR. Professor associado de Dermatologia da Universidade Federal de Pelotas (UFPEL) e da Universidade Católica de Pelotas (UCPel).

HIROFUMI UYEDA Médico dermatologista. Professor de Dermatologia da *Universidade* Estadual do *Oeste do Paraná (Unioeste)*. Responsável pelo Ambulatório de Dermatologia Pediátrica do Hospital Universitário da *Unioeste*.

IVAL PERES ROSA Médico dermatologista. Professor colaborador do Departamento de Dermatologia da UNIFESP-Escola Paulista de Medicina (EPM). Doutor em Ciência pela UNIFESP-EPM.

JAYME DE OLIVEIRA FILHO Professor titular da Unisa. Doutor pela USP.

JESUS RODRIGUEZ SANTAMARIA Professor da Universidade Federal do Paraná (UFPR). Médico do Serviço de Dermatologia do Hospital de Clínicas de Curitiba.

JOÃO DE MAGALHÃES AVANCINI FERREIRA ALVES Médico dermatologista. Médico da Divisão de Dermatologia do HC-FMUSP. Membro titular da SBD, da SBCD e da International Society of Dermatology (ISD).

JOÃO LUIZ COSTA CARDOSO Médico dermatologista. Ex-diretor do Hospital Vital Brazil/Instituto Butantan.

JOÃO ROBERTO ANTONIO Professor emérito de Dermatologia da Faculdade Estadual de Medicina de São José do Rio Preto. Chefe do Serviço de Dermatologia do Hospital de Base FAMERP. Maestro De La Dermatologia (Cilad). Presidente da SBCD (2006) e da SBD-SP (2009).

JORGE CASSEB Professor Livre-docente pela USP.

JOSÉ ANTONIO DE OLIVEIRA BATISTUZZO Farmacêutico-Bioquímico. Membro do Comitê de Produtos Magistrais e Oficinais da Farmacopeia Brasileira. Membro titular da Academia de Ciências Farmacêuticas do Brasil/Academia Nacional de Farmácia.

JOSÉ ANTONIO SANCHES Médico dermatologista. Professor titular da FMUSP. Especialista em Oncologia Cutânea e Mestre e Doutor em Dermatologia pela FMUSP.

JOSÉ EDUARDO COSTA MARTINS Professor. Doutor em Dermatologia pela USP.

JOSEMIR BELO DOS SANTOS Professor adjunto de Dermatologia UFPE.

JULIO CESAR EMPINOTTI Professor associado de Dermatologia da Unioeste. Doutor em Dermatologia pela Universidade Federal do Rio de Janeiro (UFRJ).

LAURO LOURIVAL LOPES FILHO Professor associado de Dermatologia da Universidade Federal do Piauí (UFPI). Chefe do Serviço de Dermatologia do Hospital Universitário da UFPI. Titular do Colégio Brasileiro de Cirurgiões (CBC). Mestre e doutor em Dermatologia pela UNIFESP-EPM.

LÍVIA ARROYO TRÍDICO Professora colaboradora do Serviço de Dermatologia do Hospital de Base da FAMERP. Membro titular da Sociedade Brasileira de Dermatologia.

LUCIANA DE PAULA SAMORANO Médica assistente do Departamento de Dermatologia do HC-FMUSP. Doutoranda do Departamento de Dermatologia da FMUSP.

LUCIENA CEGATTO MARTINS ORTIGOSA Doutora em Dermatologia pela USP.

LUIS FERNANDO REQUEJO TOVO Professor da Pós-Graduação em Oncologia Cutânea do Instituto de Ensino e Pesquisa do Hospital Sírio-Libanês. Mestre e Doutor em Medicina pela FMUSP.

LUIS TOREZAN Professor assistente. Doutor em Dermatologia pela FMUSP.

MARCELLO MENTA SIMONSEN NICO Professor associado e Livre-docente do Departamento de Dermatologia da FMUSP.

MARCELO ARNONE Médico dermatologista. Médico assistente da Divisão de Dermatologia do HC-FMUSP. Mestre em Dermatologia pela USP.

MARCELO TÁVORA MIRA Professor titular do Programa de Pós-Graduação em Ciências da Saúde da Escola de Medicina da Pontifícia Universidade Católica do Paraná (PUCPR). Pesquisador em Genética Molecular Humana. Especialista em Genética de Doenças Complexas. PhD pela McGill University, Montreal, Canadá.

MARIA ARACI DE ANDRADE PONTES Doutora em Farmacologia pela Universidade Federal do Ceará (UFC).

MARIA CAROLINA DE ABREU SAMPAIO MIGUELEZ Médica dermatologista. Mestre pela USP. *Fellowship* no Great Ormond Street Hospital de Londres.

MARIA CECILIA RIVITTI MACHADO Médica dermatologista. Médica supervisora da Dermatologia e Responsável pelos Ambulatórios de Dermatologia Pediátrica e de Discromia, Doenças Acneiformes e Tricoses da Dermatologia do HC-FMUSP. Professora de Dermatologia da Faculdade de Medicina da Universidade Metropolitana de Santos (Unimes). Mestre em Medicina pela USP.

MARIA DENISE F. TAKAHASHI Professora. Doutora em Dermatologia pela USP.

MARIA REGINA BORGES-OSÓRIO Professora aposentada do Departamento de Genética da Universidade Federal do Rio Grande do Sul (UFRGS). Mestre em Genética pela UFRGS. Doutora em Ciências pelo Curso de Pós-graduação em Genética da UFRGS. Coautora dos livros Genética humana (Editora Artmed, 2013) e Genética para odontologia (Editora Artmed, 2006).

MAURÍCIO MOTA DE AVELAR ALCHORNE Médico dermatologista. Professor de Dermatologia do Curso de Medicina da Universidade Nove de Julho (Uninove). Livre-docente pela UFPE e pela FMUSP. Diretor Cultural da Academia de Medicina de São Paulo.

MIRIAN NACAGAMI SOTTO Médica patologista. Professora titular do Departamento de Patologia da FMUSP. Diploma de dermatopatologista pela International Society of Dermatopathology (ISDP). Mestre em Patologia pela FMUSP. Doutora em Medicina pela FMUSP.

NATASHA FAVORETTO DIAS DE OLIVEIRA Médica dermatologista. Pesquisadora do Departamento de Dermatologia do HC-FMUSP.

NEUSA YURIKO SAKAI VALENTE Doutora em Dermatologia pela FMUSP.

PAULO ROBERTO LIMA MACHADO Médico dermatologista. Professor adjunto de Dermatologia da Fundação Bahiana para Desenvolvimento das Ciências. Coordenador do Serviço de Imunologia do Hospital Universitário Prof. Edgar Santos da UFBA. Especialista em Imunodermatologia pelo INSERM U209, Lyon-França. Mestre em Ciências pela Cornell University, EUA. Doutor em Medicina pela UFBA.

REINALDO TOVO FILHO Chefe do Serviço de Residência Médica em Dermatologia do Instituto de Ensino e Pesquisa do Hospital Sírio-Libanês. Mestre e doutor em Dermatologia pela FMUSP. Ex-presidente da Sociedade Brasileira de Dermatologia - Regional São Paulo. Ex-presidente da Sociedade Brasileira de Cirurgia Dermatológica.

RENATA MIE OYAMA OKAJIMA Médica dermatologista. Professora adjunta de Dermatologia da UFPA. Doutora em Ciências: Dermatologia pela USP.

RICARDO ROMITI Médico do Departamento de Dermatologia do HC-FMUSP. Doutor em Dermatologia pela LMU, Alemanha.

RICARDO SPINA NUNES Micólogo responsável pela área técnica do Laboratório de Micologia Médica do Departamento de Dermatologia da FMUSP.

ROBERTA VASCONCELOS Médica dermatologista do Instituto do Câncer de São Paulo (ICESP). Doutora em Oncologia Cutânea pela USP.

SILVIA VANESSA LOURENÇO Professora associada da disciplina de Patologia Geral da Faculdade de Odontologia da USP.

SILVIO ALENCAR MARQUES Professor titular de Dermatologia da Faculdade de Medicina da Universidade Estadual Paulista (UNESP).

SINÉSIO TALHARI Professor titular da Universidade Federal do Amazonas (UFAM).

THOMÁS DE AQUINO PAULO FILHO Médico dermatologista. Professor assistente IV de Dermatologia da Universidade Federal do Rio Grande do Norte (UFRN).

VALERIA AOKI Professora associada do Departamento de Dermatologia da FMUSP.

VIDAL HADDAD JUNIOR Professor Livre-docente da Faculdade de Medicina de Botucatu (UNESP). Consultor do Ministério da Saúde para Animais Peçonhentos. Bolsista de Produtividade em Pesquisa do CNPq. Orientador da Pós-Graduação de Animais Selvagens da Faculdade de Medicina Veterinária de Botucatu (UNESP).

VITOR MANOEL SILVA DOS REIS Professor associado e Livre-docente da FMUSP.

WALMAR RONCALLI P. DE OLIVEIRA Coordenador do Ambulatório de Transplantados de Órgãos Sólidos e DST do HC-FMUSP. Mestre e Doutor em Dermatologia pela FMUSP. *Fellow* em Oncologia Cutânea pela University of Texas Medical College.

ZILDA NAJJAR PRADO DE OLIVEIRA Médica dermatologista. Professora da Divisão de Dermatologia do HC-FMUSP. Chefe do Ambulatório de Dermatologia Pediátrica do HC-FMUSP. Orientadora da Pós-Graduação em Dermatologia da FMUSP. Especialista em Dermatologia e em Dermatologia Pediátrica. Doutora em Dermatologia pela USP.

PREFÁCIO

O constante progresso da Dermatologia exige atualização de obras como a presente por meio de novas edições. Modifica-se continuamente à luz dos novos conhecimentos a interpretação nosológica das enfermidades cutâneas, descrevem-se novas entidades clínico-patológicas, surgem novas técnicas diagnósticas e novas aquisições na terapêutica clínica, cirúrgica e de procedimentos que necessitam ser incorporadas às publicações da especialidade.

Embora, em linhas gerais, esta nova edição siga a edição anterior, há acréscimo de novos conhecimentos e atualização de seus vários capítulos. Ou seja, mantém-se a estrutura geral, porém, ao refletir a extensa pesquisa bibliográfica, a experiência do autor e dos colaboradores, torna-se uma obra totalmente nova e fundamental para estudantes e profissionais da área.

Tal nível de qualidade torna indispensáveis duas homenagens:

A primeira, à memória do Prof. Sampaio, pela primeira vez ausente da execução material deste livro, mas que, através de suas concepções dermatológicas, mantém sua presença intelectualmente ao longo da obra. Prof. Sampaio plantou a semente deste livro, que nasceu em 1970 como um pequeno opúsculo didático destinado aos alunos de graduação. Ao longo das inúmeras edições posteriores, ampliou-se progressivamente e, em 2007, transformou-se no **Dermatologia de Sampaio e Rivitti**, agora em 4ª edição. Um dos mais relevantes vultos da Dermatologia Brasileira, Prof. Sampaio foi um grande professor, extraordinário médico e exímio organizador, sendo responsável pela introdução da fase moderna da Dermatologia na Faculdade de Medicina da Universidade de São Paulo (FMUSP).

A segunda homenagem é ao Departamento/Divisão de Dermatologia da FMUSP, onde plasmei toda minha formação médica e acadêmica de aluno a professor titular e do qual, ainda que aposentado, considero-me orgulhosamente membro como professor emérito.

O Departamento de Dermatologia da FMUSP completou em 2016 cem anos de existência e, vinculado à Divisão de Dermatologia do Hospital das Clínicas da FMUSP, representa um extraordinário centro de assistência à população, de atividades científicas e didáticas de graduação, residência e pós-graduação, com um corpo clínico altamente capacitado que formou centenas de especialistas e grande número de professores de Dermatologia trabalhando no Brasil e em centros universitários do exterior. Sem dúvida, esta obra está fortemente baseada no trabalho clínico, científico e acadêmico destas instituições – a Divisão de Dermatologia do Hospital das Clínicas da FMUSP e o Departamento de Dermatologia da FMUSP.

Agradeço aos residentes, ao corpo clínico e aos chefes dessas instituições – respectivamente, Prof. Cyro Festa Neto e Prof. José Antonio Sanches – o permanente apoio e acesso ao seu rico material clínico-científico.

Ao Prof. Marcello Menta Simonsen Nico agradeço, além da elaboração de alguns capítulos, a revisão geral da obra e a organização do novo material iconográfico.

Expresso ainda meus agradecimentos às colaboradoras da Editora Artes Médicas que atuaram na elaboração da obra, Cinara Oliveira e Mirian Raquel Fachinetto.

Finalmente, meu especial agradecimento a todos os colaboradores que enriqueceram sobremodo esta obra em setores específicos do conhecimento dermatológico através de sua grande experiência clínica e acadêmica nessas áreas, os quais serão indicados, a seguir, com suas respectivas colaborações.

Evandro A. Rivitti

COLABORADORES DESTA EDIÇÃO

Para dar caráter uniforme ao conjunto da obra, nos textos enviados pelos colaboradores pode ter havido pequenas modificações, mas a autoria intelectual dos textos pertence integralmente aos colaboradores.

ALBERTO EDUARDO COX CARDOSO	Dermatozooses (*Capítulo 45*)
ALBERTO EDUARDO OITICIA CARDOSO	Dermatozooses (*Capítulo 45*)
ALBERTO JOSÉ DA SILVA DUARTE	Manifestações dermatológicas na síndrome da imunodeficiência adquirida (*Capítulo 40*)
	Dermatoses por imunodeficiências primárias (*Capítulo 63*)
ALESSANDRA ANZAI	Tricoses (*Capítulo 29*)
ALICE DE OLIVEIRA DE AVELAR ALCHORNE	Dermatoses ocupacionais (*Capítulo 90*)
ANA CRISTINA FORTES ALVES	Afecções dermatológicas relacionadas aos esportes (*Capítulo 91*)
ANETE SEVCIOVIC GRUMACH	Dermatoses por imunodeficiências primárias (*Capítulo 63*)
APARECIDA MACHADO DE MORAES	Emergências em cirurgia dermatológica (*Capítulo 101*)
	Esterilização, desinfecção e antissepsia (*Capítulo 102*)

ARIVAL CARDOSO DE BRITO	Cromoblastomicose e Lobomicose (*Capítulo 42*) Lagoquilascaríase (*Capítulo 45*) Pararamose (*Capítulo 46*)
ARTHUR TYKOCINSKI	Transplante de cabelos (*Capítulo 95*)
BERNARDO GONTIJO	Manifestações cutâneas decorrentes do uso de drogas ilícitas (*Capítulo 47*) Tumores e malformações vasculares (*Capítulo 76*)
BOGDANA VICTORIA KADUNC	Subscisão e Tratamento de cicatrizes de acne (*Capítulo 95*) Preenchimento cutâneo e emprego da toxina botulínica (*Capítulo 96*)
CAMILA FÁTIMA BIANCARDI GAVIOLI	Tricoses (*Capítulo 29*)
CAROLINA TALHARI	Dermatologia tropical e Aids (*Capítulo 40*)
CELINA WAKISAKA MARUTA	Erupções vesicobolhosas (*Capítulo 21*)
CLAUDIA GIULI SANTI	Erupções vesicobolhosas (*Capítulo 21*) Espectro clínico da síndrome de Stevens-Johnson e necrólise epidérmica tóxica (*Capítulo 47*)
CYRO FESTA NETO	Tumores epiteliais malignos (*Capítulo 74*) Carcinoma de células de Merkel (*Capítulo 75*)
CHRISTIANE AFFONSO DE DONATO PIAZZA	Eletrocoagulação (*Capítulo 97*)
DENISE MIYAMOTO	Técnicas de imunofluorescência, *imunoblotting*, imunoprecipitação e ELISA (*Capítulo 9*) Erupções vesicobolhosas (*Capítulo 21*)
DEWTON DE MORAES VASCONCELOS	Dermatoses por imunodeficiências primárias (*Capítulo 63*)
EDILÉIA BAGATIN	Quimiocirurgia (*Capítulo 98*)
ENY MARIA GOLONI-BERTOLLO	Neurofibromatose (*Capítulo 65*)
EUGENIO R. A. PIMENTEL	Cirurgia micrográfica de Mohs (*Capítulo 95*) Criocirurgia (*Capítulo 99*)
FLÁVIA RAVELLI	Dermatoses na gestante (*Capítulo 84*)
FLAVIA VASQUES BITTENCOURT	Nevos pigmentares (*Capítulo 77*)
FRANCISCO LE VOCI	Transplante de cabelos (*Capítulo 95*)
FRANCISCO MACEDO PASCHOAL	Dermatoscopia (*Capítulo 14*)
GERSON OLIVEIRA PENNA	Hanseníase (*Capítulo 39*)
HAROLDO CALONGE	Bases fisiopatológicas da terapêutica clínica das feridas cutâneas com ênfase em curativos (*Capítulo 93*)
HEITOR DE SÁ GONÇALVES	Hanseníase (*Capítulo 39*)
HELENA OLEGÁRIO DA COSTA	Melanoma (*Capítulo 77*)
HIRAM LARANGEIRA DE ALMEIDA JR.	Citoqueratinas (*Capítulo 1*) Genes e mutações gênicas; Padrões de herança nas genodermatoses (*Capítulo 4*) Patogenia da epidermólise bolhosa juncional (*Capítulo 67*)
HIROFUMI UYEDA	Afecções do couro cabeludo (*Capítulo 85*) Afecções das pálpebras e região orbitária (*Capítulo 86*)
IVAL PERES ROSA	Transplante de cabelos (*Capítulo 95*)
JAYME DE OLIVEIRA FILHO	Dermatoses na gestante (*Capítulo 84*)
JESUS RODRIGUES SANTAMARIA	Afecções das mãos e dos pés (*Capítulo 88*) Fototerapia (*Capítulo 100*)
JOÃO DE MAGALHÃES AVANCINI FERREIRA ALVES	DRESS-DIHS – síndrome de hipersensibilidade induzida por drogas (*Capítulo 47*)
JOÃO LUIZ COSTA CARDOSO	Dermatoses por venenos e peçonhas de animais (*Capítulo 46*)
JOÃO ROBERTO ANTONIO	Neurofibromatose (*Capítulo 65*)
JORGE CASSEB	Manifestações dermatológicas na síndrome da imunodeficiência adquirida (*Capítulo 40*)
JOSÉ ANTONIO DE OLIVEIRA BATISTUZZO	Revisão farmacêutica de Terapêutica tópica e sistêmica em dermatologia (*Capítulos 92 e 94*)
JOSÉ ANTONIO SANCHES	Radiodermatites (*Capítulo 50*) Melanoma (*Capítulo 77*) Leucemias, linfomas e pseudolinfomas (*Capítulo 78*) Radioterapia (*Capítulo 100*)
JOSÉ EDUARDO COSTA MARTINS	Afecções dermatológicas relacionadas aos esportes (*Capítulo 91*)
JOSEMIR BELO DOS SANTOS	Afecções das regiões anal, genital, perineal, inguinal e umbilical (*Capítulo 89*)
JULIO CESAR EMPINOTTI	Luz intensa pulsada (*Capítulo 100*)
LAURO LOURIVAL LOPES FILHO	Cirurgia dermatológica (*Capítulo 95*)
LÍVIA ARROYO TRÍDICO	Neurofibromatose (*Capítulo 65*)
LUCIANA DE PAULA SAMORANO	Epidermólises bolhosas hereditárias (*Capítulo 67*) Dermatoses do neonato (*Capítulo 82*)
LUCIENA CEGATTO MARTINS ORTIGOSA	Afecções do tecido conectivo (*Capítulo 31*)

LUIS FERNANDO REQUEJO TOVO	Métodos de imagem em dermatologia (*Capítulo 14*)
LUIS TOREZAN	Laserterapia e Terapia fotodinâmica (*Capítulo 100*)
MARCELLO MENTA SIMONSEN NICO	Paraqueratose granulosa (*Capítulo 26*) Onicoses (*Capítulo 30*) Candidose de decúbito (*Capítulo 41*) Queilite granulomatosa (*Capítulo 52*) Afecções psicogênicas, psicossomáticas e neurogênicas (*Capítulo 62*) Mastocitoses (*Capítulo 79*) Histiocitoses (*Capítulo 80*) Afecções dos lábios e da mucosa oral (*Capítulo 87*)
MARCELO ARNONE	Afecções do tecido conectivo (*Capítulo 31*)
MARCELO TÁVORA MIRA	Hanseníase (*Capítulo 39*)
MARIA ARACI DE ANDRADE PONTES	Hanseníase (*Capítulo 39*)
MARIA CAROLINA DE ABREU SAMPAIO MIGUELEZ	Diagnose pré-natal das genodermatoses (*Capítulo 4*)
MARIA CECILIA RIVITTI MACHADO	Alterações hereditárias da queratinização (*Capítulo 66*)
MARIA DENISE F. TAKAHASHI	Psoríase (*Capítulo 16*)
MARIA REGINA BORGES-OSÓRIO	Revisão das Doenças genéticas com participação cutânea e os genes envolvidos (*Capítulo 4*)
MAURÍCIO MOTA DE AVELAR ALCHORNE	Manifestações clínicas das piodermites e outras dermatoses por bactérias (*Capítulo 37*)
MIRIAN NACAGAMI SOTTO	Ultraestrutura da pele (*Capítulo 1*) Microscopia eletrônica e imunoeletrônica (*Capítulo 11*)
NATASHA FAVORETTO DIAS DE OLIVEIRA	Espectro clínico da síndrome de Stevens-Johnson e necrólise epidérmica tóxica (*Capítulo 47*)
NEUSA YURIKO SAKAI VALENTE	Exames imuno-histopatológicos e de biologia molecular (*Capítulo 10*)
PAULO ROBERTO LIMA MACHADO	Hanseníase (*Capítulo 39*) Leishmaniose tegumentar (*Capítulo 44*) Linfoma/leucemia de células T do adulto (*Capítulo 78*)
REINALDO TOVO FILHO	Peniscopia (*Capítulo 7*)
RENATA MIE OYAMA OKAJIMA	Manifestações dermatológicas na síndrome da imunodeficiência adquirida (*Capítulo 40*)
RICARDO ROMITI	Psoríase (*Capítulo 16*) Tricoses (*Capítulo 29*) Afecções do tecido conectivo (*Capítulo 31*)
RICARDO SPINA NUNES	Documentação micológica para os capítulos de Exames micológicos, Micoses superficiais e Micoses profundas (*Capítulos 12, 41 e 42*)
ROBERTA VASCONCELOS	Radiodermatites (*Capítulo 50*) Leucemias, linfomas e pseudolinfomas (*Capítulo 78*) Radioterapia (*Capítulo 100*)
SILVIA VANESSA LOURENÇO	Microscopia confocal reflectante (*Capítulo 14*)
SILVIO ALENCAR MARQUES	Paracoccidioidomicose (*Capítulo 42*)
SINÉSIO TALHARI	Hanseníase (*Capítulo 39*) Dermatologia tropical e Aids (*Capítulo 40*)
THOMÁS DE AQUINO PAULO FILHO	Exame citológico imediato (*Capítulo 14*)
VALERIA AOKI	Técnicas de imunofluorescência, *imunoblotting*, imunoprecipitação e ELISA (*Capítulo 9*) Erupções vesicobolhosas (*Capítulo 21*)
VIDAL HADDAD JUNIOR	Dermatoses por venenos e peçonhas de animais (*Capítulo 46*)
VITOR MANOEL SILVA DOS REIS	Dermatites provocadas por plantas (*Capítulo 15*)
WALMAR RONCALLI P. DE OLIVEIRA	Tumores epiteliais malignos (*Capítulo 74*) Carcinoma de células de Merkel (*Capítulo 75*)
ZILDA NAJJAR PRADO DE OLIVEIRA	Diagnose pré-natal das genodermatoses (*Capítulo 4*) Imunomapeamento (*Capítulo 9*) Epidermólises bolhosas hereditárias (*Capítulo 67*) Dermatoses do neonato (*Capítulo 82*)

Colaboradores da edição anterior

Também registramos e agradecemos aos colaboradores da edição anterior, pois permanecem nesta edição alguns elementos de suas contribuições:

Alberto Salebian (Exames micológicos); Célia L. P. Vitello Kalil (Afecções do couro cabeludo, Afecções das pálpebras e região orbitária); Dácio Broggiato Junior (*in memoriam*) (Criocirurgia); Dóris Hexsel (Subscisão); Guilherme Olavo Olsen de Almeida (Radiofrequência); Ida A. G. Duarte (Dermatite de contato); Leontina da Conceição Margarido (Hanseníase); Luiz Jorge Fagundes (Doenças sexualmente transmissíveis); Maria Aparecida Constantino Vilela (Afecções do tecido conectivo); Mario Miranda (*in memoriam*) (Eritema infeccioso); Nalu Iglesias (Hidroses) Ney Romiti (*in memoriam*) (Alterações na pele do idoso) Paulo Ricardo Criado (Vasculites e Reações adversas a drogas antineoplásicas).

SUMÁRIO

PARTE I — PELE NORMAL

1. Anatomia e fisiologia — 1

PARTE II — PATOLOGIA CUTÂNEA

2. Fisiopatologia cutânea — 33
3. Imunopatologia cutânea — 40

PARTE III — SEMIOLOGIA E MÉTODOS COMPLEMENTARES

4. Genética aplicada à dermatologia — 68
5. A observação dermatológica: exame objetivo e anamnese — 105
6. A observação dermatológica: semiologia e glossários dermatológicos — 108
7. A observação dermatológica: técnicas semióticas — 118
8. Exame histopatológico, glossário e padrões histopatológicos — 121
9. Exames por imunofluorescência, *immunoblotting*, imunoprecipitação, ELISA e imunomapeamento — 127
10. Exames imuno-histopatológicos e de biologia molecular — 137
11. Microscopia eletrônica e imunoeletrônica — 145
12. Exames micológicos e protoparasitológicos — 152
13. Exames bacteriológicos, virológicos e sorológicos — 156
14. Dermatoscospia, citodiagnose e métodos de imagem — 163

PARTE IV — ALTERAÇÕES MORFOLÓGICAS CUTÂNEAS EPIDERMODÉRMICAS

15. Erupções eczematosas — 172
16. Erupções eritematoescamosas — 219
17. Erupções eritematopapulonodulares — 246
18. Erupções purpúricas — 252
19. Erupções urticadas — 265
20. Prurido e erupções papulopruriginosas — 284
21. Erupções vesicobolhosas — 308
22. Erupções pustulosas — 338
23. Afecções atróficas — 346
24. Afecções ulcerosas — 353
25. Discromias — 360
26. Afecções queratósicas e dermatoses perfurantes — 389

PARTE V — AFECÇÕES DOS ANEXOS CUTÂNEOS

27. Foliculoses — 402
28. Hidroses — 421
29. Tricoses — 434
30. Onicoses — 463

PARTE VI — ALTERAÇÕES DO COLÁGENO, HIPODERME, CARTILAGENS E VASOS

31. Afecções do tecido conectivo — 475
32. Afecções da hipoderme — 504
33. Afecções das cartilagens — 520
34. Afecções dos vasos — 524

PARTE VII — INFECÇÕES E INFESTAÇÕES

35. Dermatoses por vírus — 572
36. Riquetsioses e bartoneloses — 602
37. Piodermites e outras dermatoses por bactérias — 606
38. Tuberculose e micobacterioses atípicas — 627
39. Hanseníase — 643
40. Doenças sexualmente transmissíveis e Aids — 667
41. Micoses superficiais — 721
42. Micoses profundas — 745
43. Prototecoses — 777
44. Leishmanioses e outras dermatoses por protozoários — 778
45. Dermatozooses — 789

PARTE VIII — DERMATOSES POR NOXAS QUÍMICAS, FÍSICAS E MECÂNICAS

46 Dermatoses por venenos e peçonhas de animais — 806
47 Reações adversas a drogas — 820
48 Reações a agentes mecânicos, calor e frio — 854
49 Fotodermatoses — 862
50 Radiodermatites — 877

PARTE IX — INFLAMAÇÕES E GRANULOMAS NÃO INFECCIOSOS

51 Inflamações não infecciosas — 879
52 Granulomas não infecciosos — 892

PARTE X — DERMATOSES METABÓLICAS

53 Avitaminoses e dermatoses nutricionais — 907
54 Amiloidoses — 916
55 Hialinoses — 921
56 Afecções por alterações no metabolismo dos aminoácidos e purinas — 923
57 Dislipidoses — 929
58 Porfirias — 939
59 Mucinoses e mucopolissacaridoses — 949
60 Alterações do metabolismo do cálcio, ferro, cobre, zinco e selênio — 960
61 Alterações cutâneas no diabetes — 968

PARTE XI — AFECÇÕES PSICOGÊNICAS, PSICOSSOMÁTICAS E NEUROGÊNICAS

62 Afecções psicogênicas, psicossomáticas e neurogênicas — 973

PARTE XII — DERMATOSES POR IMUNODEFICIÊNCIA

63 Dermatoses por imunodeficiências primárias — 981
64 Dermatoses por imunossupressão iatrogênica nos transplantados e em outras condições clínicas — 1009

PARTE XIII — AFECÇÕES CONGÊNITAS E HEREDITÁRIAS

65 Síndromes familiares com tumores cutâneos múltiplos — 1014
66 Alterações hereditárias da queratinização — 1034
67 Doenças bolhosas hereditárias — 1060
68 Doenças poiquilodérmicas, displasias ectodérmicas e doenças pigmentares hereditárias — 1071
69 Alterações hereditárias mesenquimais e malformações — 1092

PARTE XIV — CISTOS E NEOPLASIAS

70 Cistos — 1118
71 Nevos organoides — 1126
72 Tumores epiteliais benignos — 1136
73 Afecções epiteliais pré-malignas e tumores intraepidérmicos — 1152
74 Tumores epiteliais malignos — 1160
75 Proliferações e tumores dos tecidos conectivo, adiposo, muscular e neural — 1176
76 Tumores e malformações vasculares — 1206
77 Nevos melanocíticos e melanomas — 1242
78 Leucemias, linfomas e pseudolinfomas — 1264
79 Mastocitoses — 1286
80 Histiocitoses — 1290
81 Manifestações cutâneas paraneoplásicas e metástases cutâneas — 1301

PARTE XV — DERMATOSES EM ESTADOS FISIOLÓGICOS

82 Dermatoses do neonato — 1320
83 Alterações na pele do idoso — 1331
84 Dermatoses na gestante — 1339

PARTE XVI — SINOPSES REGIONAIS

85 Afecções do couro cabeludo — 1346

86	Afecções das pálpebras e região orbitária	1350	
87	Afecções dos lábios e da mucosa oral	1353	
88	Afecções das mãos e dos pés	1370	
89	Afecções das regiões anal, genital, perineal, inguinal e umbilical	1374	

PARTE XVII — DERMATOSES RELACIONADAS AO TRABALHO E AOS ESPORTES

90	Dermatoses ocupacionais	1381
91	Afecções dermatológicas relacionadas aos esportes	1389

PARTE XVIII — TERAPÊUTICA

92	Terapêutica tópica	1395
93	Bases fisiopatológicas da terapêutica clínica das feridas cutâneas com ênfase em curativos	1423
94	Terapêutica sistêmica em dermatologia	1441
95	Cirurgia dermatológica, transplante de cabelo, subscisão e correção de cicatrizes de acne	1519
96	Preenchimento cutâneo e emprego da toxina botulínica	1555
97	Eletrocirurgia, eletrocauterização, eletrólise e iontoforese	1563
98	Quimiocirurgia	1573
99	Criocirurgia	1582
100	Fototerapia com radiação ultravioleta, laserterapia, luz intensa pulsada, terapia fotodinâmica, radioterapia e radiofrequência	1587
101	Emergências em cirurgia dermatológica	1600
102	Esterilização, desinfecção e antissepsia	1603

Apêndice	1606
Referências	1616
Índice	1621

PARTE I
PELE NORMAL

CAPÍTULO 1
ANATOMIA E FISIOLOGIA

A pele ou cútis é o manto de revestimento do organismo, indispensável à vida e que isola os componentes orgânicos do meio exterior. Constitui-se em complexa estrutura de tecidos de várias naturezas, dispostos e inter-relacionados de modo a adequar-se, harmonicamente, ao desempenho de suas funções.

GENERALIDADES

A pele compõe-se, essencialmente, por três grandes camadas de tecidos: uma superior – a epiderme; uma intermediária – a derme ou cório; e uma profunda – a hipoderme ou tecido celular subcutâneo.

A pele representa mais de 15% do peso corpóreo e apresenta grandes variações ao longo de sua extensão, ora mais flexível e elástica, ora mais rígida. Toda a sua superfície é composta por sulcos e saliências particularmente acentuadas nas regiões palmoplantares e nas extremidades dos dedos, onde sua disposição é absolutamente individual e peculiar, permitindo não somente sua utilização na identificação dos indivíduos por meio da datiloscopia, como também a diagnose de enfermidades genéticas por meio das impressões palmoplantares, os chamados dermatóglifos.

Os dermatóglifos, embora compreendam padrões altamente individuais, tanto que permitem sua utilização legal na identificação, consistem na combinação de configurações básicas, redemoinhos, alças e arcos nas extremidades dos dedos, além de sulcos e cristas nas regiões palmoplantares. O desenvolvimento embriológico dos dermatóglifos, é paralelo ao das glândulas écrinas, e os poros sudoríparos abrem-se nos sulcos que compõem essas estruturas. Nos pacientes com ausência congênita de dermatóglifos também estão ausentes glândulas sudoríparas nas regiões palmares. Verifica-se essa situação na síndrome de Basin, tipo raro de displasia ectodérmica congênita, na qual, além da ausência de dermatóglifos, há queratodermia palmoplantar, contraturas digitais e *milia* congênita na face. Outras condições em que também ocorre ausência congênita de dermatóglifos são a síndrome de Naegeli-Franceschetti, a displasia ectodérmica hipoidrótica ligada ao cromossomo X e a síndrome de Hay-Wells, também conhecida como síndrome AEC (do inglês *ankyloblepharon* [anquiloblefaro – fusão das bordas ciliares das pálpebras], *ectodermal dysplasia* [displasia ectodérmica] *and cleft lip and palate* [fenda labiopalatina]). Alterações dos dermatóglifos e dissociação dos sulcos acompanham a fibrose cística (FC) e a síndrome de Rosenthal-Kloepfer, caracterizada por alterações tipo acromegalia, leucoma da córnea e cútis vértice girata. Finalmente, há alterações isoladas em que os sulcos não formam alças, dirigindo-se verticalmente às extremidades dos dedos, não se associando a outras anomalias.

A correlação entre dermatóglifos e doenças neurocutâneas evidencia as relações entre o desenvolvimento da pele e do sistema nervoso central (SNC), ambos podendo ser atingidos por um mesmo distúrbio fundamental na embriogênese. As alterações principais dos dermatóglifos ocorrem nos defeitos cromossômicos. Na síndrome de Down, encontram-se a "prega simiesca", o sulco transverso que se estende da margem radial à margem ulnar da palma da mão e os chamados trirrádios, pontos a partir dos quais os sulcos cutâneos cursam três direções em ângulos aproximados de 120°. Além disso, nessa síndrome, observam-se padrões em alças especiais. Em outras alterações cromossômicas, como as trissomias 13.15 e 17.18, os dermatóglifos também mostram anormalidades.

A superfície cutânea apresenta, ainda, de acordo com os segmentos corpóreos, variações e pregas, articulares e musculares, orifícios pilossebáceos e orifícios sudoríparos.

A cor da pele é determinada pela conjunção de vários fatores, alguns de ordem genético-racial, como quantidade de pigmento (melanina), fatores de ordem individual, regional ou mesmo sexual (como a espessura de seus vários componentes) e, ainda, conteúdo sanguíneo de seus vasos.

A **epiderme** é constituída por epitélio estratificado cuja espessura apresenta variações topográficas desde 0,04 mm nas pálpebras até 1,6 mm nas regiões palmoplantares.

A segunda camada tecidual componente da pele, disposta imediatamente abaixo da epiderme, é a **derme** ou o **cório,** que compreende denso estroma fibroelástico no qual situam-se as estruturas vasculares, nervosas e os órgãos anexiais da pele, glândulas sebáceas, sudoríparas e folículos pilosos.

A terceira camada da pele, mais profunda, a **hipoderme**, compõe-se de tecido adiposo (FIGURA 1.1).

EMBRIOLOGIA SUMÁRIA DA PELE

Embriologicamente, a pele deriva dos folhetos ectodérmicos e mesodérmicos. As estruturas epiteliais – epiderme, folículos pilossebáceos, glândulas apócrinas, glândulas écrinas e unhas – derivam do ectoderma. Os nervos e os melanócitos originam-se no neuroectoderma, e as fibras colágenas e elásticas, os vasos sanguíneos, os músculos e o tecido adiposo provêm do mesoderma. No embrião de 3 semanas, a epiderme é constituída por uma única camada de células, morfologicamente indiferenciadas, cuja reprodução resulta no aumento do número de camadas e na formação dos anexos cutâneos. Além disso, ocorre invasão dessa estrutura por células originadas da crista neural, os melanócitos, que originarão o sistema pigmentar da pele. O início da formação do aparelho pilossebáceo ocorre na 9ª semana de vida embrionária, por meio da produção de moléculas sinalizadoras pelas células mesenquimais, pelos fatores de crescimento de fibroblastos (FGF, do inglês *fibroblast growth factor*) e pelos fatores inibidores das proteínas morfogênicas dos ossos (BMP, do inglês *bone morphogenic proteins*). A excessiva estimulação pelas BMP ou a falta de sua inibição podem determinar redução de densidade dos folículos pilosos. Também há importantes moléculas sinalizadoras na formação do folículo piloso – as proteínas Wnt, particularmente a Wnt10b, e a proteína SHH (do inglês *sonic hedgehog homologous*), que são moléculas com grande participação na morfogênese. A formação dos folículos pilosos depende ainda de outras moléculas sinalizadoras, como Smads que antagonizam o TGF-β. A molécula Smad 4 atua na diferenciação do folículo piloso por meio de mediação das BMP e a molécula Smad 7 atua bloqueando as BMP e o TGF-β.

Surgem acúmulos de células epidérmicas intervalados, acompanhados por acúmulos de células do mesênquima subjacente. Esses acúmulos de células epidérmicas e mesenquimais invaginam-se e aprofundam-se progressivamente, formando cordões, inicialmente sólidos, dispostos obliquamente à epiderme. Em seguida, paralelamente à diferenciação celular, o cordão se escava, adquirindo um lúmen. Surgem, ainda, várias protuberâncias, na superfície dos cordões celulares invaginados, futuros folículos pilosos. Na protuberância inferior, prender-se-á o músculo eretor do pelo, que se originará de um conjunto de células mesenquimais dispostas paralelamente às invaginações epidérmicas. Uma segunda protuberância dará origem à glândula sebácea e, por vezes, uma terceira protuberância, mais superiormente situada, originará a glândula apócrina (FIGURA 1.2). As glândulas sudoríparas écrinas formam-se, inicialmente, nas regiões palmoplantares, em torno da 14ª semana do embrião, por meio de invaginações epidérmicas, que se aprofundam e tornam-se espiraladas. Essas invaginações, inicialmente sólidas, sofrem intensa vacuolização celular nas suas porções superiores, originando o lúmen, e, nas porções inferiores, as células diferenciam-se em secretoras, originando a estrutura secretora da glândula.

A derme e o tecido subcutâneo iniciam-se por um material mixomatoso desprovido de fibras. As primeiras estruturas fibrilares surgem do 2º ao 4º mês de vida fetal. Os primeiros vasos sanguíneos aparecem em torno do 3º mês, e as primeiras estruturas nervosas, observadas por meio de colorações com a colinesterase, ocorrem a partir da 5ª semana de vida fetal. Quanto aos melanócitos, são evidenciáveis na epiderme em torno da 11ª semana do desenvolvimento embrionário, tornando-se numerosos entre a 12ª e a 14ª semanas. Os precursores dos melanócitos denominam-se melanoblastos.

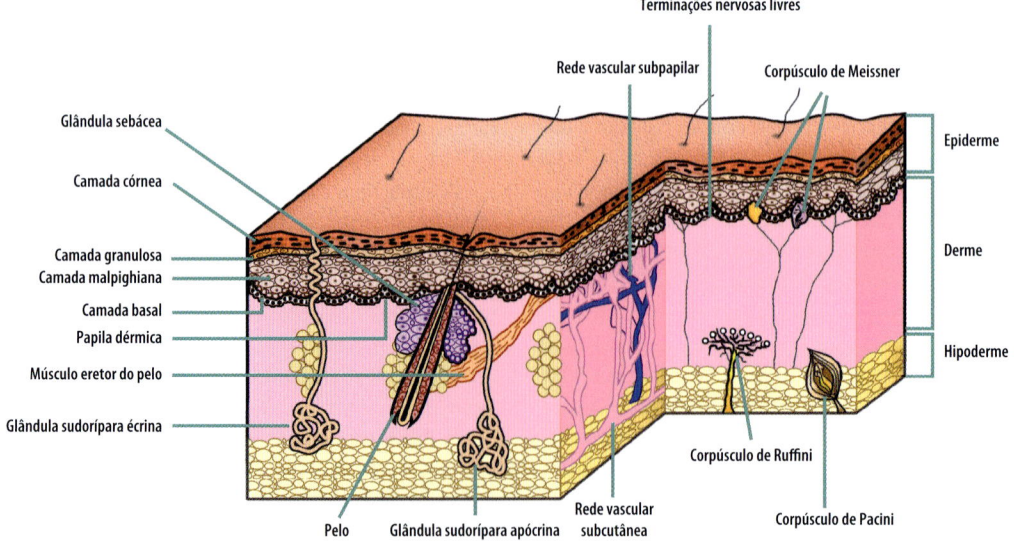

FIGURA 1.1 – Estrutura da pele.

Estes derivam da crista neural e apresentam grânulos de pré-melanina, migrando e alinhando-se ao longo da epiderme.

Em relação às unhas, os primeiros elementos da matriz ungueal são detectados no dorso dos dedos do embrião por volta da 10ª semana de vida. Células epiteliais aglomeram-se diagonal e profundamente nos tecidos da falange, formando-se, assim, a matriz ungueal, que continuará se desenvolvendo até o nascimento e ainda após este.

O conhecimento da estrutura da pele fetal tem grande importância pela utilização de biópsias feitas por meio de fetoscopia, para a diagnose pré-natal de doenças genéticas em famílias de risco. O período adequado para esses exames compreende da 18ª à 21ª semana de vida fetal; portanto, devem ser bem conhecidas as estruturas normais da pele, principalmente da epiderme, nessa etapa do desenvolvimento. Nessa fase, a epiderme apresenta-se estratificada, mas não queratinizada. A zona de junção dermoepidérmica está completamente estruturada morfológica e imunologicamente quanto aos seus vários componentes. Os folículos pilossebáceos estão presentes, e já existem melanócitos funcionantes. A análise dessas estruturas em material obtido por biópsia, por meio da microscopia eletrônica e do imunomapeamento, permite o diagnóstico de muitas afecções genéticas. A ausência de melanossomos permite o diagnóstico de albinismo oculocutâneo (OCA, do inglês *oculocutaneous albinism*). A presença de queratinização precoce orienta na diagnose de **feto arlequim**. Hipergranulose e hiperqueratose indicam a síndrome de Sjögren-Larsson. O diagnóstico pré-natal de epidermólise bolhosa (EB) também é possível. Por exemplo, hipoplasia ou ausência de hemidesmossomos permitem a diagnose de epidermólises bolhosas juncionais (EBJ), enquanto a diminuição ou a ausência de fibrilas de ancoragem e colágeno tipo VII ocorrem na epidermólise bolhosa distrófica recessiva.

EPIDERME

Composta pelos **queratinócitos**, cujo processo de maturação, desde a camada germinativa às várias camadas da epiderme, é complexo e multifatorial, influenciado por fatores genéticos, sistêmicos e ambientais. Na diferenciação epidérmica, há, também, importante participação da derme por meio de inter-relações entre fibroblastos e queratinócitos. Atuam, ainda, na modulação da diferenciação epidérmica, neuropeptídeos e citocinas, fator de crescimento epidérmico (EGF, do inglês *epidermal growth factor*) e fator transformador de crescimento α (TGF-α, do inglês *transforming growth factor α*), fator de crescimento de queratinócitos (KGF, do inglês *keratinocyte growth factor*), fator transformador de crescimento β (TGF-β, do inglês *transforming growth factor β*), interleucinas, IL-1a, IL-6, IL-8, GM-CSF, vitamina A, retinoides e chalonas. Constitui parte da diferenciação dos queratinócitos a síntese das várias moléculas que participam de seu citoesqueleto, composto pelos chamados filamentos intermediários, os quais possibilitam a estrutura tridimensional da célula; pelos filamentos de actina, os quais participam da motilidade celular; e pelos microtúbulos, relacionados com o transporte intracelular de organelas.

Três subclasses de filamentos intermediários são reconhecidas: vimentina e relacionados (a vimentina está presente nas células mesenquimais, a desmina está presente nos miócitos e as proteínas gliais, nas células neurogliais); neurofilamentos (presentes nas células neurais) e as citoqueratinas (CQ), encontradas nos epitélios e nas estruturas derivadas deles, como folículo piloso e glândulas.

Os filamentos intermediários são capazes de se autopolimerizar, formando uma rede citoplasmática responsável pela resistência mecânica das células. As CQ perfazem o maior grupo dos filamentos intermediários e são de extrema importância para a compreensão de vários mecanismos nas doenças cutâneas.

As CQ foram catalogadas a partir de eletroforese bidimensional, a qual separa as proteínas não só pelo seu peso molecular, mas também em função do pH. Atualmente, elas são divididas em dois grupos: as tipo I, ácidas, às quais pertencem as CQ de 9 a 23; e as tipo II, básicas, compreendendo as CQ 1 a 8.

As CQ, na maioria das vezes, são encontradas aos pares **(TABELA 1.1)**, formando heterodímeros, ou seja, a união de duas CQ diferentes, estruturando filamentos, que se ancoram na placa desmossômica e na placa interna dos hemidesmossomos.

As CQ têm uma distribuição tecidual específica para cada epitélio e seus anexos. Na epiderme, por exemplo, elas podem ter uma expressão suprabasal **(FIGURA 1.3A)** – em que são encontradas as CQ 1 e 10, ou basal – CQ 5 e 14 **(FIGURA 1.3C)**. No folículo piloso, são encontradas as CQ basais e as CQ hiperproliferativas – 6, 16 e 17 –, assim chamadas por também serem encontradas em situações patológicas, como na epiderme da psoríase e em tumores. A CQ 19 é

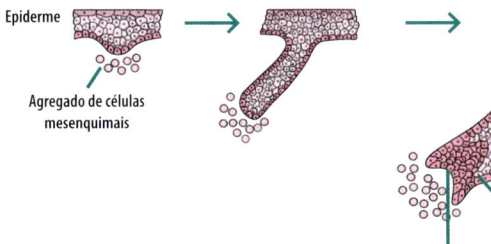

FIGURA 1.2 – Embriogênese do folículo pilossebáceo.

encontrada na camada mais externa da bainha radicular externa, sendo mais específica do folículo piloso.

Outros epitélios como os simples, a córnea e os estratificados não queratinizantes têm também seu padrão de CQ (TABELA 1.1).

Dessa forma, é possível considerar, por exemplo, um padrão folicular e um padrão epidérmico da distribuição das CQ. Esses padrões específicos permitem que as CQ sejam utilizadas como importantes marcadores de diferenciação epidérmica.

Todas as CQ têm molécula semelhante, constituída por quatro segmentos helicoidais – 1A, 1B, 2A e 2B – intercalados por segmentos curtos não helicoidais, chamados de segmentos ligantes L1, L12 e L2. Na extremidade, encontram-se os segmentos variáveis V1 e V2, sendo que as CQ básicas apresentam segmentos H1 e H2 entre os helicoidais e os variáveis (FIGURA 1.4).

A utilização de anticorpos monoclonais, capazes de marcar somente uma CQ, permite demonstrar a origem de um tumor, baseado em marcadores moleculares e não somente em aspectos morfológicos. O carcinoma basocelular expressa as CQ basais 5 e 14, a CQ 17 e a CQ 19 (FIGURA 1.5), padrão semelhante ao do folículo piloso. Foi sugerido que o carcinoma basocelular se origina da bainha radicular externa, o que se correlaciona com achados clínicos, pois esse tumor não é encontrado nas regiões palmoplantares. Da mesma forma, a identificação da CQ 20 já é utilizada no diagnóstico do carcinoma das células de Merkel. Anticorpos de baixa especificidade, marcadores de diversas CQ, podem ser utilizados no diagnóstico de neoplasias indiferenciadas, pois, por meio da expressão desses marcadores epiteliais, sugere-se o diagnóstico de um carcinoma.

Outra relevância das CQ deu-se pela elucidação da patogenia de algumas genodermatoses, nas quais foram demonstradas mutações na sua molécula.

A alteração da camada basal por mutação, da CQ 5 ou da 14, leva à degeneração da camada basal (VER FIGURA 1.3D), com citólise e formação de bolhas, fenômeno característico da epidermólise bolhosa simples (EBS).

De forma semelhante, a fragilidade e à degeneração da camada basal, como as observadas na EBS, alterações das CQ suprabasais levam à degeneração nas camadas altas da epiderme, características da hiperqueratose epidermolítica (HQE) (VER FIGURA 1.3B). Nesta enfermidade, também foram descritas mutações em CQ, neste caso, da CQ 1 ou CQ 10, as quais são expressas nessas mesmas camadas da epiderme.

As mutações da CQ 9, que são encontradas na epiderme palmoplantar, acompanham-se de degeneração restrita a essa área, típica da queratodermia palmoplantar epidermolítica.

Seguindo esse mesmo princípio de correlação entre a localização específica da expressão normal de uma CQ e a enfermidade decorrente de suas mutações, pode-se também esclarecer a variabilidade clínica da paquioníquia congênita (PC) e do esteatocistoma múltiplo.

Na distrofia corneana de Meesmann, foram descritas mutações na CQ 3 e 12. Clinicamente, são vistas opacidade e vesículas intraepiteliais, e qualquer das duas CQ pode estar envolvida, levando ao mesmo quadro clínico oftalmológico, de forma muito semelhante ao que ocorre na EBS.

Nos epitélios simples, encontrados no fígado, pâncreas e intestino, encontram-se também enfermidades associadas a mutações, envolvendo o citoesqueleto, descritas recentemente. Na cirrose criptogênica (CC), a qual ocorre sem hepatite viral, alcoolismo ou outra causa conhecida, foram descritas mutações nas CQ 8 e 18, em alguns desses pacientes.

As correlações entre fenótipo e genótipo permitem que se compreendam melhor a patogenia e a variabilidade clínica de muitas genodermatoses. O conhecimento dessas muta-

TABELA 1.1 – Principais citoqueratinas com sua distribuição tecidual e as enfermidades descritas com mutações de seus genes

Localização	Citoqueratinas	Enfermidade por mutação
Camada basal da epiderme	5 e 14	Epidermólise bolhosa simples
Camadas suprabasais da epiderme	1 e 10	Hiperqueratose epidermolítica
Epiderme suprabasal palmoplantar	1 e 9	Hiperqueratose palmoplantar epidermolítica
Bainha radicular externa, mucosa oral, anexos, leito ungueal	6a, 6b, 16	Paquioníquia congênita
Camada exterior da bainha radicular externa	19	–
Córnea	3 e 12	Distrofia corneana
Epitélios simples	8 e 18	Cirrose criptogênica
Outros epitélios estratificados	4 e 13	Nevo branco esponjoso
Leito ungueal, anexos	17	Paquioníquia congênita esteatocistoma *multiplex*
Célula de Merkel	20	–

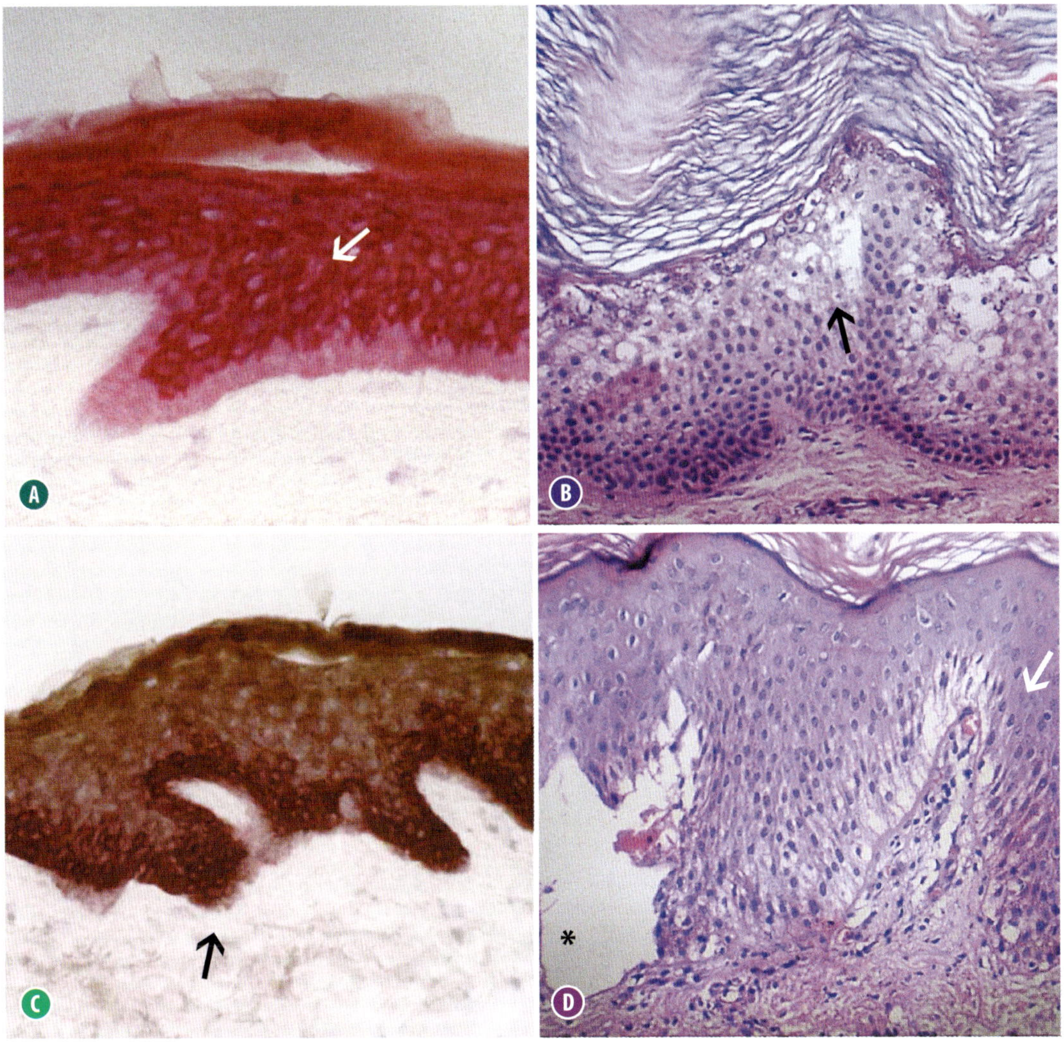

FIGURA 1.3 – Padrão epidérmico das citoqueratinas. **A** Demarcação das citoqueratinas suprabasais (**seta**). Note que a camada basal não está marcada. **B** Citólise suprabasal (**seta**) por mutação das citoqueratinas suprabasais. Típico da hiperqueratose epidermolítica. **C** Demarcação das citoqueratinas basais (**seta**). **D** Citólise basal (**seta**) por mutação das citoqueratinas basais. Típico da epidermólise bolhosa simples, formando bolha (**asterisco**).

ções pode ser utilizado também no diagnóstico pré-natal e no aconselhamento genético.

Os genes codificadores da síntese das várias queratinas foram localizados: para as queratinas ácidas K10, K14, K16, os genes encontram-se no cromossomo 17; para as queratinas básicas K1, K5, K6, no cromossomo 12.

Os queratinócitos, nos seus vários estágios de diferenciação, comporão a epiderme, que é, portanto, um epitélio estratificado, no qual se reconhecem distintas camadas celulares.

Camada germinativa ou basal

A mais profunda das camadas da epiderme, constitui-se por dois tipos de células, as células basais e os melanócitos.

Os queratinócitos basais têm forma cilíndrica e se dispõem com seu maior eixo perpendicular à linha formada pela junção dermoepidérmica. Apresentam citoplasma basófilo e núcleos grandes, alongados, ovais e hipercromáticos. As células basais estão unidas entre si e às células espinhosas suprajacentes, que se unem por meio das chamadas pontes intercelulares (**desmossomos**) **(FIGURA 1.6)**. Ao nível da camada basal, há uma única placa de aderência disposta sobre a membrana basal, ligando a membrana plasmática das células basais à lâmina basal. Essas estruturas de conexão, por serem constituídas de uma única placa de aderência, são denominadas **hemidesmossomos (FIGURA 1.7)**.

Os desmossomos são, portanto, estruturas de adesão localizadas entre as células e que dão suporte ao epitélio. Eles

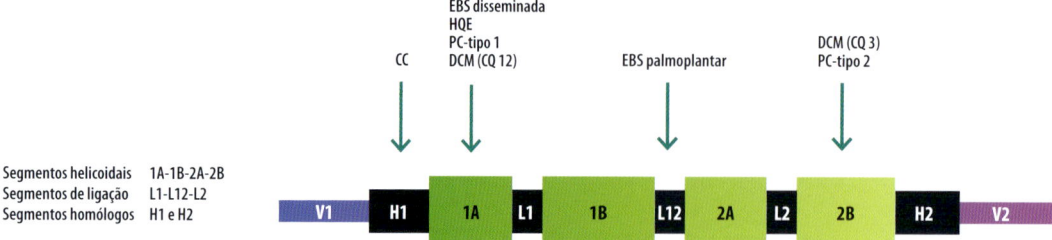

FIGURA 1.4 – Estrutura molecular das citoqueratinas e sede das mutações em várias condições patológicas.
EBS, epidermólise bolhosa simples; CC, cirrose priptogênica; HQE, hiperqueratose epidermolítica; DCM, displasia corneana de Meeslan; PC, paquioníquia congênita.

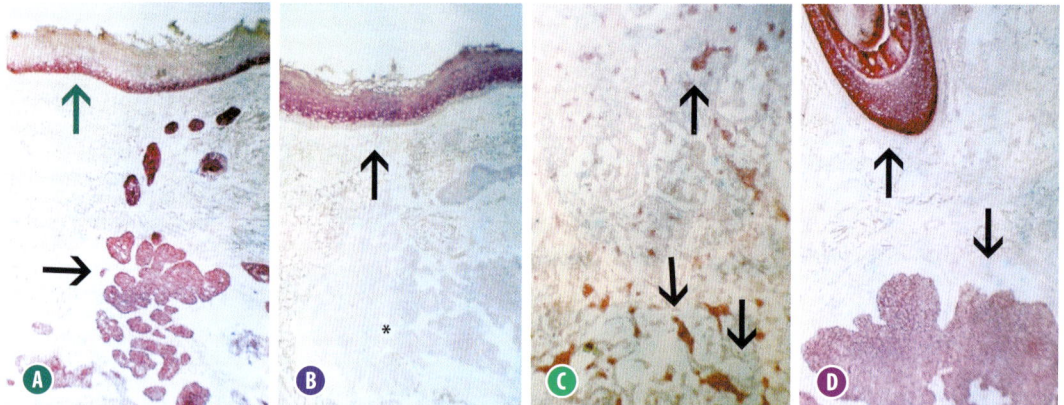

FIGURA 1.5 – Expressão das citoqueratinas no carcinoma basocelular, sugerindo sua origem folicular. **Ⓐ** Citoqueratinas basais na camada basal (**seta verde**) e no tumor (**seta preta**). **Ⓑ** As citoqueratinas suprabasais (**seta**) não são expressas no tumor (**asterisco**). **Ⓒ** A citoqueratina 19, assim como no folículo piloso, só é expressa em algumas células (**setas**). **Ⓓ** A citoqueratina 17 é expressa na bainha radicular externa e nas células tumorais (**setas**).

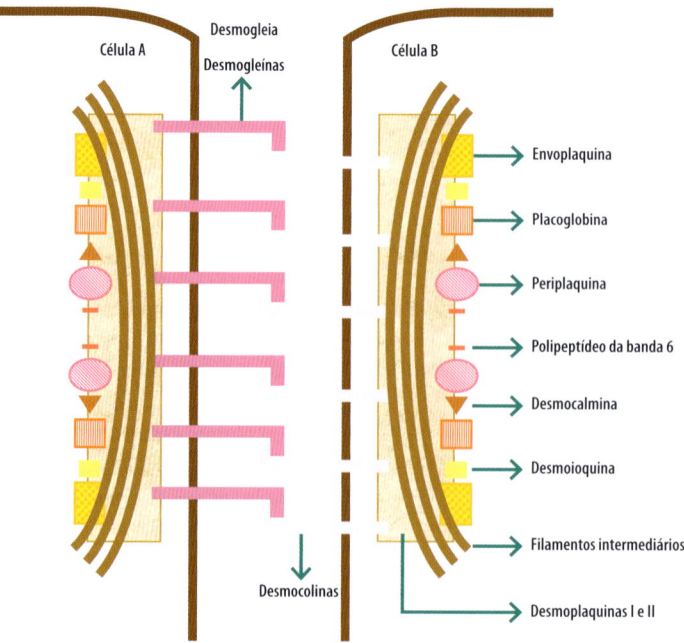

FIGURA 1.6 – Desmossomo. Estrutura molecular.

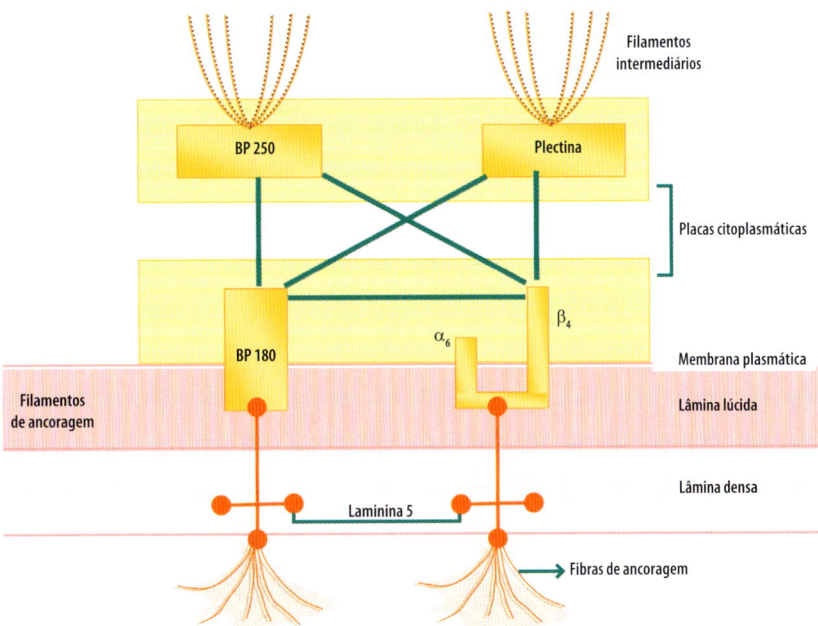

FIGURA 1.7 – Complexo de adesão hemidesmossômico.

estão presentes não somente na pele, mas também no córtex dos linfonodos e no miocárdio.

Os desmossomos apresentam uma estrutura central amorfa de 20 a 30 ηm de espessura – a desmogleia – que se interpõe entre as membranas plasmáticas de células vizinhas. Na sua porção citoplasmática, o desmossomo consiste em placas densas submembranosas de 10 a 40 ηm, que às vezes se apresentam divididas em uma placa rígida primária de 10 a 20 ηm e em uma placa secundária mais distal. Os filamentos intermediários – tonofilamentos – inserem-se nessas placas, dirigindo-se ao interior da célula e em torno do núcleo, formando uma rede de filamentos que se estende de um desmossomo a outro e também aos hemidesmossomos, no caso das células basais. Nos pontos de inserção dos tonofilamentos na placa de aderência, existe uma proteína, a queratocalmina, que interfere na regulação do cálcio indispensável à manutenção dos desmossomos.

Todas essas estruturas compõem-se de proteínas que são mais bem conhecidas atualmente. As placas intracelulares contêm desmoplaquinas I e II, placoglobina, envoplaquina e periplaquina, desmoioquina, desmocalmina e o polipeptídeo da banda 6. As desmoplaquinas I e II são proteínas de pesos moleculares de 250 kD e 120 kD, respectivamente, e constituem a porção mais interna das placas citoplasmáticas dos desmossomos.

A desmoplaquina I está presente nos desmossomos de todos os tecidos, enquanto a desmoplaquina II se encontra principalmente nos epitélios planos estratificados. As desmoplaquinas, por suas características químicas, têm importante papel na união dos filamentos intermediários com a superfície celular, ao nível dos desmossomos. Recentemente, verificou-se que os pacientes com pênfigo paraneoplásico apresentam anticorpos circulantes contra as desmoplaquinas I e II. As desmoplaquinas têm homologia molecular com o antígeno 1 (BP1) do penfigoide bolhoso de 230 kD e com a plectina presente nos hemidesmossomos; por essa razão, no pênfigo paraneoplásico, pode haver depósitos de IgG na zona da membrana basal (ZMB).

A placoglobina é uma proteína de 83 kD que pode existir sob duas formas: uma forma solúvel no interior do citoplasma e uma forma insolúvel ligada às placas desmossômicas, que representa 20 a 30% do total dessa proteína. A placoglobina pode unir-se às caderinas, desmogleínas e, provavelmente, às desmocolinas.

A envoplaquina tem peso molecular de 210 kD e a periplaquina tem peso molecular de 190 kD; elas são alvo dos anticorpos circulantes produzidos no pênfigo paraneoplásico.

A desmoioquina é um polipeptídeo de 680 kD localizado na periferia das placas desmossômicas. A desmocalmina é uma proteína de 240 kD que pode ligar-se à calmodulina e às citoqueratinas. O polipeptídeo da banda 6 tem peso molecular de 75 kD e se localiza nas placas intracitoplasmáticas dos desmossomos das células suprabasais dos epitélios estratificados, ligando-se especificamente às citoqueratinas ácidas.

Existem glicoproteínas desmossômicas transmembrânicas – as **caderinas**, que apresentam uma região extracelular, uma região transmembrânica e uma porção intracitoplasmática. Distribuem-se difusamente na superfície das células, concentrando-se em áreas de aderência, e se unem aos microfilamentos de actina. Têm funções específicas e são designadas de acordo com sua função nos tecidos, caderinas E dos epitélios, caderinas P da placenta e caderinas N das células neurais.

As caderinas epiteliais dos desmossomos se unem aos filamentos de queratina e são subdivididas em duas subfamílias – as **desmogleínas** e as **desmocolinas**.

As desmogleínas são, portanto, proteínas transmembrânicas, e compreendem quatro proteínas denominadas desmogleína 1, 2, 3 e 4. Localizam-se no nível da desmogleia, e o gene responsável por sua síntese localiza-se no cromossomo 18.

A **desmogleína 1** é uma molécula específica dos desmossomos, de peso molecular 160 kD. Representa o antígeno reconhecido pelo autoanticorpo dos pacientes com pênfigo foliáceo e, nestes pacientes, imunoprecipita conjuntamente à placoglobina, indicando que interage intimamente com esta, na placa citoplasmática. A desmogleína 1 é expressa predominantemente nos níveis superiores da epiderme, e, por esse motivo, a clivagem no pênfigo foliáceo é alta, subcórnea. Está presente no epitélio oral, onde é expressa com a desmogleína 3, que é capaz de manter a coesão das células do epitélio oral mesmo quando a Dsg1 é eliminada por ação de anticorpos; por essa razão, nunca ocorrem lesões orais no pênfigo foliáceo.

A **desmogleína 2** é uma glicoproteína humana isolada a partir de desmossomos de carcinoma de colo.

A **desmogleína 3** é um polipeptídeo de 130 kD, própria dos desmossomos das camadas suprabasais dos epitélios escamosos estratificados. É o antígeno reconhecido pelos autoanticorpos circulantes dos pacientes com PV. Como se expressa nas camadas suprabasais, quando se produzem anticorpos antidesmogleína 3, como no PV, a clivagem será suprabasal. Também imunoprecipita com a placoglobina, o que evidencia íntima relação entre desmogleínas 1, 3 e placoglobina, ao nível da placa citoplasmática dos desmossomos.

A **desmogleína 4** foi identificada em 2003, também é codificada no cromossomo 18 e expressa-se na epiderme suprabasal e nos folículos pilosos. Mutações no gene da desmogleína 4 produzem quadros de hipotricose localizada autossômica recessiva, que se caracterizam por hipotricose no couro cabeludo, no tronco e nas extremidades, poupando os pelos da face, pubianos e axilares. Os pelos afetados são frágeis e quebradiços. Além disso, demonstrou-se que a maioria dos casos de pênfigos (vulgar, foliáceo, foliáceo endêmico e paraneoplásico) apresenta anticorpos antidesmogleína 4, que, portanto, representa, ao lado das Dsg1 e Dsg3, um autoantígeno nessas enfermidades. O estudo feito com camundongos desprovidos dos genes codificadores das desmogleínas (*knockout mice*) permitiu melhor conhecimento do papel destas moléculas na integridade do epitélio. As consequências da ausência desses genes nesses modelos animais variam desde condições letais, como a ausência de Dsg2, desmoplaquina e placoglobina, até situações relativamente pouco agressivas, como a ausência de Dsg1 ou Dsg3, mutações na desmoplaquina e placoglobina produzem a doença de Naxos, caracterizada por pelos lanosos, cabelos esparsos, queratoderma e cardiomiopatia. Mutações na placofilina I causam displasia ectodérmica com cabelos esparsos e fragilidade cutânea. Mutações em Dsg1 ou desmoplaquina produzem queratodermia.

As **desmocolinas** são outro grupo de proteínas transmembrânicas da superfície das caderinas. As desmocolinas I, II e III correspondem a proteínas bovinas, e as desmocolinas humanas homólogas são a IV e V (homólogas à desmocolina I) e as desmocolinas II e III (homólogas à desmocolina III bovina). O gene responsável pela síntese das desmocolinas II e III é o gene *DSC3*, localizado no cromossomo 9p, e se expressa principalmente ao nível das camadas basais da pele. As desmocolinas IV e V são sintetizadas pelo gene *DSC1*, localizado no cromossomo 18, e se expressam especialmente nas camadas suprabasais da epiderme.

Recentemente, evidenciaram-se anticorpos que reagem com as desmocolinas bovinas I e II no soro de pacientes com vários tipos de pênfigos.

Além dos desmossomos, há na epiderme outras estruturas de adesão intercelular, as junções aderentes (do inglês *adherens junctions*), as junções comunicantes (do inglês *gap junctions*) e as junções de oclusão (do inglês *tight junctions*).

As junções aderentes são moléculas transmembrânicas que se relacionam a moléculas de actina. Podem estar isoladas ou associadas aos desmossomos e às junções de oclusão. Compreendem o complexo das caderinas e o complexo nectina-afadina. Participam da coesão intercelular, da barreira epidérmica e também são moléculas de sinalização intracelular.

As junções comunicantes são compostas por canais intercelulares (*connexions*) que interligam o citoplasma de queratinócitos adjacentes. Esses canais formam-se a partir de moléculas denominadas conexinas. A junção de seis conexinas forma uma junção comunicante. A função desses canais é permitir intercâmbio de moléculas entre as células vizinhas, mantendo funcionamento harmônico. Atuam ainda na diferenciação celular, no crescimento celular e na coordenação metabólica da epiderme.

As junções de oclusão são compostas principalmente por moléculas transmembrânicas, das quais são relevantes as claudinas e ocludinas. Estas moléculas participam da adesão celular e regulam o fluxo de moléculas hidrossolúveis entre as células.

Todas essas moléculas que participam da adesão intercelular são codificadas por genes passíveis de mutações que resultam em alterações patológicas. Mutações nos genes das junções aderentes produzem quadros de displasias ectodérmicas.

Mutações nos genes das junções comunicantes produzem queratodermias associadas ou não à surdez.

Mutações nos genes codificadores das claudinas foram observadas em doenças ictiosiformes e em doenças renais.

A camada basal é essencialmente germinativa, originando as demais camadas da epiderme por meio de progressiva diferenciação celular. Por esse motivo, observa-se, sempre, nessa camada, intensa atividade mitótica. Análises, por meio de técnicas com radioisótopos, demonstram que o tempo de maturação de uma célula basal, até atingir a camada córnea, é de aproximadamente 26 dias. Nas células basais, os tonofilamentos são constituídos, fundamentalmente, pelas citoqueratinas K5 e K14, ainda que se detecte, também, K19. Além das citoqueratinas, compõem o citoesqueleto das células basais microfilamentos de actina, α-actina e miosina. Abaixo da camada basal, existe uma fina estrutura constituída por mucopolissacarídeos neutros, a **membrana basal**, que, habitualmente, não é visível à microscopia óptica comum, com a coloração HE, mas pode ser evidenciada especialmente pela coloração com o ácido periódico de Schiff (PAS, do inglês *periodic acid-Schiff*).

A microscopia eletrônica demonstra que a junção dermoepidérmica é uma estrutura altamente complexa, constituindo o que se denomina **zona da membrana basal**, com importante participação em várias condições patológicas da pele e cuja análise anatomopatológica, imunopatológica (por meio da imunofluorescência e da imunoperoxidase) e, mesmo, ultraestrutural é, por vezes, muito importante no diagnóstico e na interpretação da patogenia de certas dermatoses.

Em relação à ultraestrutura, a **zona da membrana basal** é formada por quatro componentes bem definidos (VER FIGURA 1.7):

1. Membrana plasmática das células basais, as vesículas plasmalêmicas e os hemidesmossomos, que são as estruturas de ligação entre as células basais e as demais estruturas da zona da membrana basal.
2. Lâmina lúcida ou espaço intermembranoso.
3. Lâmina densa ou lâmina basal.
4. Zona da sublâmina densa.

A **membrana plasmática** das células basais é irregular, contendo projeções digitiformes do citoplasma, que se alternam com invaginações dérmicas. Além dos hemidesmossomos, contém vesículas plasmalêmicas, possíveis elementos de síntese e eliminação envolvidos na reparação contínua da membrana plasmática.

Os hemidesmossomos são complexos juncionais especializados que contribuem para a adesão das células epiteliais à membrana basal subjacente em epitélios estratificados ou outros epitélios complexos, como pele, córnea, parte dos tratos respiratório e gastrentérico e o âmnio.

Esses complexos multiproteicos determinam a coerência célula-estroma e fornecem às células sinais críticos para sua polarização, organização espacial e para a arquitetura tecidual. Essas estruturas aparentemente estáveis podem ter sua atividade funcional modulada, e a regulação de suas interações com a membrana basal subjacente é essencial em vários processos biológicos normais, como cicatrização de feridas e morfogênese tecidual por meio da regulação das migrações celulares. A importância dos hemidesmossomos é demonstrada pelo fato de que a expressão alterada de seus constituintes resulta em várias doenças bolhosas da pele e provavelmente no desenvolvimento e na progressão de certos cânceres cutâneos.

Existem evidências de que diferentes fatores, como as proteínas da matriz extracelular (MEC) e fatores de crescimento, regulam sua função. A integrina α6β4, que compõe o hemidesmossomo, parece atuar como elemento de sinalização; portanto, o hemidesmossomo não somente representa um complexo de adesão estrutural, mas também, por meio da α6β4, tem ações funcionais sobre o fenótipo celular.

Do ponto de vista estrutural, os hemidesmossomos apresentam-se como pequenos domínios eletrodensos (menos de 0,5 milimicra) da membrana basal plasmática no polo inferior do queratinócito basal da pele. Seu componente mais evidente é uma placa citoplasmática tripartite, à qual ligam-se feixes de filamentos intermediários (FI). Os hemidesmossomos associam-se a uma placa sub-basal densa na lâmina lúcida e são conectados por meio de filamentos de ancoragem à lâmina densa, e esta está ancorada à derme papilar subjacente por fibrilas de ancoragem.

Essas várias estruturas morfológicas – filamentos intermediários, placa hemidesmossômica, filamentos de ancoragem e fibrilas de ancoragem – constituem uma unidade funcional denominada complexo de adesão hemidesmossômico, que provê aderência estável do queratinócito à membrana basal epidérmica subjacente (VER FIGURA 1.7).

A organização molecular do hemidesmossomo baseia-se em três classes de proteínas: as proteínas da placa citoplasmática, que atuam como elementos de adesão ao citoesqueleto; as proteínas transmembrânicas, que servem como receptores celulares conectando o interior da célula à matriz extracelular (MEC); e, finalmente, as proteínas da membrana basal relacionadas à matriz extracelular.

Os componentes da placa hemidesmossômica incluem o antígeno1(BP 230) do penfigoide bolhoso (PB), a plectina e outras proteínas de alto peso molecular ainda não perfeitamente caracterizadas. O BP 230 e a plectina são proteínas com sequências relacionadas implicadas na arquitetura do citoesqueleto. Seu domínio carboxiterminal (COOH) se associa aos filamentos intermediários efetuando ligações dos filamentos intermediários de queratina com a placa hemidesmossômica. Seu domínio aminoterminal (NH_2) interage com o domínio citoplasmático do antígeno BP2 do penfigoide bolhoso (PB) de 180 kD (BP 180) e provavelmente com a subunidade β4 da integrina α6β4. O BP 230 é um dos antígenos-alvo dos anticorpos do PB.

A plectina é uma fosfoproteína de cerca de 500 kD expressa em vários epitélios simples e estratificados que atua como um ligante multifuncional do citoesqueleto. O domínio COOH terminal liga-se às queratinas, aos neurofilamentos e à vimentina *in vitro*. Esta região da membrana basal contém sequências que interagem com β4, e, aparentemente, a plectina também se associa com a porção citoplasmática do BP 180. Portanto, a plectina é uma proteína multifuncional que atua tanto na ligação dos filamentos intermediários com a membrana plasmática quanto na ligação de vários componentes do hemidesmossomo entre si.

Na placa hemidesmossômica existem duas outras moléculas ainda não perfeitamente identificadas, IFAP300 e HD1. Ambas têm peso molecular e distribuição tissular semelhante à da plectina com a qual aparentemente formam complexos. Mutações no gene da plectina em pacientes com epidermólise bolhosa simples (EBS) associada à distrofia muscular resultam em ausência da expressão da plectina e de HD1.

Da mesma forma, é possível que IFAP300 e plectina sejam proteínas relacionadas, ou mesmo isoformas de uma única proteína. Há ainda uma proteína de 200 kD – a P200 – que parece atuar na ligação dos filamentos intermediários à membrana plasmática. Existem casos de líquen plano penfigoide (LPP) em que essa proteína se mostrou como antígeno associadamente ao BP 180.

Os constituintes transmembrânicos do hemidesmossomo são o BP 180 e a integrina α6β4. Enquanto a maioria das integrinas associa-se à actina do citoesqueleto, a integrina α6β4 liga-se aos filamentos de queratina. A subunidade β4 é essencial para as interações dessa integrina com vários constituintes do hemidesmossomo. Essa subunidade consiste de 1.000 aminoácidos e contém dois pares de fibronectina tipo III (FN III) separados por um segmento de conexão (CS, do inglês *connecting segment*). A porção terminal amínica associa-se à plectina, enquanto a porção distal COOH contém um grande ponto de ligação com BP 180. Aparentemente, a porção citoplasmática de β4 associa-se ao BP 230. A porção extracelular de α6β4 é crucial para a adesão celular. Anticorpos contra α6β4 induzem a separação dermoepidérmica *in vitro*. Mutações naturais dos genes *α6* e *β4* em humanos resultam em bolhas nas mucosas do aparelho digestivo e respiratório.

A α6β4 é um receptor para múltiplas variantes de laminina, mas tem alta afinidade pela laminina 5, uma isoforma de laminina presente em grande quantidade na membrana basal da epiderme e de outros epitélios com a qual se liga conectando a placa hemidesmossômica à lâmina densa.

A α6β4 está envolvida na transdução de sinais da matriz extracelular (MEC) para o interior da célula, contribuindo para reunião dos hemidesmossomos e para a organização do citoesqueleto, tendo ainda profundo impacto na proliferação e diferenciação celular. Essas sinalizações parecem estar integradas com vias de sinalização ativadas por hormônio de crescimento e receptores de citocinas. A α6β4 regula o potencial invasivo de células carcinomatosas não somente por meio de vias de sinalização, mas também por interagir com elementos do citoesqueleto que promovem motilidade celular.

BP 180 é uma molécula colágena cuja porção aminoterminal é citoplasmática e a porção carboxicelular é extracelular. A molécula BP 180 relaciona-se à α6β4 e é um dos autoantígenos do PB.

A **lâmina lúcida** é uma camada elétron-transparente, situada imediatamente abaixo da membrana plasmática das células basais. Tem 25 a 50 ηm de espessura e contém filamentos de ancoragem que se originam na membrana plasmática da célula basal, cruzam a lâmina lúcida e se inserem na lâmina densa. Esses filamentos existem ao longo de toda a lâmina lúcida, concentrando-se, porém, ao nível dos hemidesmossomos **(VER FIGURA 1.7)**. A lâmina lúcida é composta por várias glicoproteínas não colagênicas: laminina, entactina/nidógeno e fibronectina. Essas moléculas ligam-se entre si, a outras moléculas da matriz e às células.

A **lâmina densa** tem densidade variável e é, aparentemente, uma estrutura bifásica, com componente fibrilar imerso em material amorfo e granuloso de cerca de 20 a 50 ηm de espessura. O principal componente da lâmina densa é o colágeno IV, que se associa a colágeno V **(VER FIGURA 1.7)**. Outros componentes são as proteoglicanas, a fibropectina, as lamininas, o antígeno da EBA e LH7.2, e o antígeno KF1. Os antígenos EBA e LH7.2 relacionam-se ao colágeno tipo VII, e a ausência do antígeno KF1 ocorre na forma distrófica recessiva da EB.

A **zona da sublâmina densa** é composta por estruturas fibrosas que se dispõem abaixo da lâmina densa: as fibrilas de ancoragem, os feixes de microfibrilas e as fibras colágenas. As fibrilas de ancoragem têm periodicidade irregular, sua extremidade superficial termina na lâmina densa e sua extremidade distal estende-se para o interior da derme em estruturas amorfas, que se assemelham a fragmentos da lâmina densa, da qual, no entanto, são completamente independentes, e que são denominadas placas de ancoragem. O principal componente das fibrilas de ancoragem é o colágeno tipo VII **(VER FIGURA 1.7)**. Os feixes de microfibrilas são compostos por finas fibrilas perpendiculares ou oblíquas à junção dermoepidérmica, que se inserem diretamente na lâmina densa e dirigem-se à profundidade da derme. As fibras colágenas apresentam periodicidade típica, dispõem-se ao acaso e, a este nível, não se organizam em feixes, como ocorre na derme profunda. As fibras elásticas oxitalânicas se inserem perpendicularmente na lâmina densa, e, na derme papilar, fundem-se às fibras elásticas elaunínicas, formando plexos paralelos à epiderme.

Admite-se que a ZMB tenha várias funções:

- **Aderência dermoepidérmica**: toda a estrutura da ZMB indica funções de ligação dermoepidérmica e, realmente, condições patológicas ou experimentais, associadas à dissociação epiderme-derme, mostram alterações na ZMB. Na epidermólise bolhosa distrófica displásica (EBDD), há alterações e até ausência de fibrilas de ancoragem. Experimentalmente, a colagenase bacteriana destrói as fibrilas de ancoragem e a lâmina densa, separando a epiderme e a derme. A tripsinização a frio dissolve a lâmina lúcida, produzindo alterações idênticas às observadas na EBJ. Estudos envolvendo camundongos mutantes desprovidos de moléculas próprias da ZMB (*knockout mice*) demonstram a importante função dessas proteínas na aderência dermoepidérmica.

Camundongos mutantes desprovidos de BP 230 exibem sinais discretos de formação de bolhas, muito provavelmente por comprometimento da ancoragem dos filamentos intermediários aos hemidesmossomos nos queratinócitos basais.

Camundongos sem plectina resultam no fenótipo de EBS associada à distrofia muscular.

Em camundongos desprovidos de α6β4, há extensos descolamentos epiteliais e os hemidesmossomos estão ausentes. A separação dermoepidérmica ocorre nos queratinócitos basais e na lâmina lúcida. Essas observações demonstram que a α6β4 é essencial para a formação dos hemidesmossomos, bem como para manutenção da integridade dos queratinócitos basais e da membrana basal.

Camundongos desprovidos da cadeia α3 da laminina têm o fenótipo da EBJ com formação de hemidesmossomos rudimentares; além disso, os queratinócitos exibem reduzida capacidade de migração.

Outro componente molecular importante do complexo hemidesmossômico é a laminina 5, antigamente denominada niceína, calinina ou epiligrina. É uma molécula cruciforme composta por três cadeias não idênticas α3, β3 e γ2. A laminina sustenta as ligações celulares e é ligante para α6β4 e, provavelmente, para o BP 180. Queratinócitos com defeito na laminina 5 têm reduzida adesividade. As moléculas de laminina 5 interagem com o colágeno VII, o maior constituinte das fibrilas de ancoragem. Portanto, a laminina 5 serve de ponte entre α6β4 e componentes da matriz dérmica. A incorporação da laminina 5 na membrana basal deve ser mediada por suas ligações cruzadas com outras isoformas de laminina, como as lamininas 6 e 7. Admite-se que, enquanto a laminina monomérica 5 está concentrada abaixo da placa hemidesmossômica ligando a integrina α6β4 e provavelmente o BP 180 ao colágeno tipo VII, o complexo laminina 5-6/7 está implicado na estabilização da membrana basal no espaço interdesmossômico.

Mutações nos genes codificadores das moléculas da zona da membrana basal ou a produção de anticorpos dirigidos contra essas moléculas produzem diferentes condições patológicas da pele. Pode-se esquematizar essas alterações considerando os elementos estruturais lesados, a proteína envolvida no processo e as doenças resultantes na TABELA 1.2.

- **Suporte mecânico**: essa função se realiza por meio de ação estabilizadora da lâmina densa sobre a membrana plasmática das células basais.
- **Função barreira**: aparentemente, a ZMB atua como barreira à penetração de moléculas de peso molecular elevado, o que pode ser importante no que diz respeito à penetração de moléculas imunologicamente ativas. A função barreira da ZMB pode ser exercida sobre células, o que é de grande interesse no impedimento a invasões dérmicas por processos proliferativos epidérmicos. Processos inflamatórios ou neoplásicos, por meio da ação da colagenase ou de outras enzimas, podem lisar a lâmina densa, comprometendo a função barreira da ZMB.

Camada malpighiana

Também denominada camada espinhosa ou corpo mucoso de Malpighi. É formada pelas chamadas células escamosas ou espinhosas, que têm configuração poliédrica, achatando-se progressivamente em direção à superfície. Nessa camada, encontram-se, ainda, as citoqueratinas K5 e K14 em pequena quantidade e ocorre síntese das citoqueratinas K1 e K10, características do padrão de diferenciação epidérmica

TABELA 1.2 – Constituintes moleculares dos hemidesmossomos e estruturas funcionalmente associadas e seu envolvimento em doenças humanas

Elemento estrutural	Proteínas	Doenças Autoimune	Hereditária
Filamentos intermediários	Queratinas 5 e 14	–	EBS
Hemidesmossomos	BP 230 (BPAG1)	Penfigoide bolhoso	–
Hemidesmossomos	Plectina – plectina/HD1	D. penfigoide-símile Pênfigo paraneoplásico	EBS-DM
Hemidesmossomos	Subunidade α6 (integrina)	–	EBJ-AP
Hemidesmossomos	Subunidade β4 (integrina)	Penfigoide cicatricial	EBJ-AP
Hemidesmossomos	P200 (BP 180)	Líquen plano penfigoide	
Hemidesmossomos	BP 180 (BPAG2)	Penfigoide bolhoso Penfigoide gestacional (NC16A) Penfigoide cicatricial (COOH)	EB generalizada atrófica benigna
Filamentos de ancoragem	Laminina 5 (α3, β3, γ2)	Penfigoide cicatricial	EBJ
Filamentos de ancoragem	LAD-97 (BP 180)	Dermatose bolhosa por IgA linear Penfigoide cicatricial	EB generalizada atrófica benigna
Filamentos de ancoragem	Colágeno VII	EBA – LE bolhoso	EB distrófica

EBA, epidermólise bolhosa adquirida; EBJ, epidermólise bolhosa juncional; EBJ-AP, epidermólise bolhosa juncional com atresia pilórica; EBS-DM, epidermólise bolhosa simples de Dowling-Meara; LE, lúpus eritematoso.

que leva à queratinização. As células da camada malpighiana são separadas por espaços cruzados por finos filamentos, denominados **pontes intercelulares**. A microscopia eletrônica permitiu um melhor conhecimento das ligações intercelulares da epiderme. Estas se processam por meio dos chamados **desmossomos**, que correspondem às pontes intercelulares da microscopia óptica comum, já descritos (VER FIGURA 1.6).

Camada granulosa

Formada pelas células granulosas, assim denominadas por caracterizarem-se pela presença de grande quantidade de grânulos. Estes grânulos são de tamanho e forma irregulares e compõem-se de querato-hialina. São compostos por profilagrina, que origina a filagrina, por citoqueratinas e por loricrina. A profilagrina é clivada de forma cálcio-dependente em monômeros de filagrina que se agregam à queratina, formando microfilamentos. A filagrina é decomposta em outras moléculas, inclusive ácido urocânico e ácido pirrolidonacarboxílico, que atuam respectivamente na proteção aos raios UV e na hidratação do estrato córneo. Mutações no gene que codifica a filagrina associam-se à ictiose vulgar (IV) e à dermatite atópica (DA) por produzirem anormalidades epidérmicas e à asma por anormalidades no epitélio brônquico. A loricrina representa o maior componente proteico do envelope corneificado e, após sua liberação dos grânulos de querato-hialina, liga-se aos desmossomos. Na camada granulosa, são detectadas, além da loricrina, outras moléculas precursoras do envelope dos corneócitos, a involucrina, a queratolinina e as pancornulinas, proteínas ricas em prolina que, por ação das transglutaminases teciduais (TGM 1 e 2), ligam-se à membrana plasmática, formando o envelope corneificado celular. Essas enzimas são de extrema importância na queratinização normal, tanto que mutações nos genes que as codificam produzem quadros de ictiose lamelar (IL).

Durante o processo de queratinização, predominam nas camadas basal e malpighiana fosfolipídeos, colesterol e triglicerídeos, mas nas camadas granulosa e córnea os lipídeos são sintetizados e armazenados nos chamados grânulos lamelares ou corpos de Odland ou cimentossomos, que liberam seu conteúdo (lipídeos, glicolipídeos e esteróis) no espaço intercelular, onde são transformados em gorduras neutras que se difundem entre os corneócitos, contribuindo para a formação da barreira que impede a permeação da camada córnea. Esses glicolipídeos que se difundem entre as células impedem a entrada de elementos externos, água e microrganismos, assim como impedem a entrada de nutrientes oriundos da derme, levando à morte das células dos estratos córneo e lúcido. Os corpos lamelares também contêm enzimas hidrolíticas, glicosidases e lipases que geram ceramidas e esteróis livres, principalmente colesterol e ácidos graxos livres. Admite-se que o colesterol do estrato córneo presente sob a forma de sulfato atue de modo importante na coesão entre os queratinócitos. Na ictiose recessiva ligada ao cromossomo X há deficiências na colesterol sulfatase, resultando em aumento do colesterol na epiderme com consequente aumento da adesão intercelular.

Nessa camada, por proteólise e fosforilação, as citoqueratinas K1 e K10 são respectivamente transformadas em K2 e K11, portanto, o par citoqueratínico próprio dessa camada é K2/K11. Em áreas de queratinização imperfeita, a camada granulosa pode estar ausente (VER FIGURA 1.1).

Camada córnea

Formada por células epidérmicas anucleadas, com membranas celulares espessas e cujo citoplasma corresponde a um sistema bifásico de filamentos de queratina encerrados em uma matriz amorfa contínua. Nas porções inferiores do estrato córneo, os filamentos de queratina associam-se à filagrina, que, nas porções inferiores, por ação enzimática, desprende-se da queratina e é degradada a aminoácidos que, osmoticamente, retêm água no estrato córneo (VER FIGURA 1.1).

Estrato lúcido

Nas regiões palmoplantares, existe mais uma camada compondo a epiderme. É o **estrato lúcido**, situado entre a camada córnea e a granulosa, composto por duas ou três camadas de células anucleadas, planas, de aspecto homogêneo e transparente.

Melanócitos e melanossomos

Quanto aos **melanócitos** presentes na camada basal, estão na proporção de um melanócito para cada 10 células basais. São células que, à coloração habitual com hematoxilina-eosina, aparecem como **células claras**, com núcleo pequeno hipercromático e citoplasma transparente, levemente basófilo. Colorações pela prata evidenciam a natureza dendrítica dos melanócitos, com numerosos prolongamentos longos e ramificados, que se relacionam com células espinhosas suprajacentes. Os melanócitos, conjuntamente aos queratinócitos com que funcionalmente se relacionam, constituem as unidades epidermomelânicas da pele (FIGURA 1.8). Em geral, cada melanócito relaciona-se com 36 queratinócitos. A quantidade de melanócitos varia em função da área considerada, existindo cerca de 2.000/mm^2 na pele da cabeça e antebraços e cerca de 1.000/mm^2 no restante do tegumento. A quantidade de melanócitos não varia em relação às raças; portanto, as diferenças raciais de pigmentação não dependem do número, mas sim da capacidade funcional dos melanócitos. Nos indivíduos de pele negra, os melanossomos são maiores e apresentam-se dispersos no citoplasma dos queratinócitos, enquanto nos indivíduos de pele clara, os melanossomos são menores e dispõem-se de modo agrupado nos queratinócitos. Além da pele, os melanócitos são encontrados no aparelho ocular, na retina e úvea; no ouvido, na *stria vascularis*; no SNC, nas leptomeninges; nas mucosas; e nos pelos.

Os melanócitos contêm, no seu citoplasma, organelas especializadas, denominadas melanossomos, onde ocorrem a síntese e a deposição da melanina por meio do armazenamento de tirosinase sintetizada pelos ribossomos.

Os melanossomos são a sede dos fenômenos bioquímicos que originam a melanina.

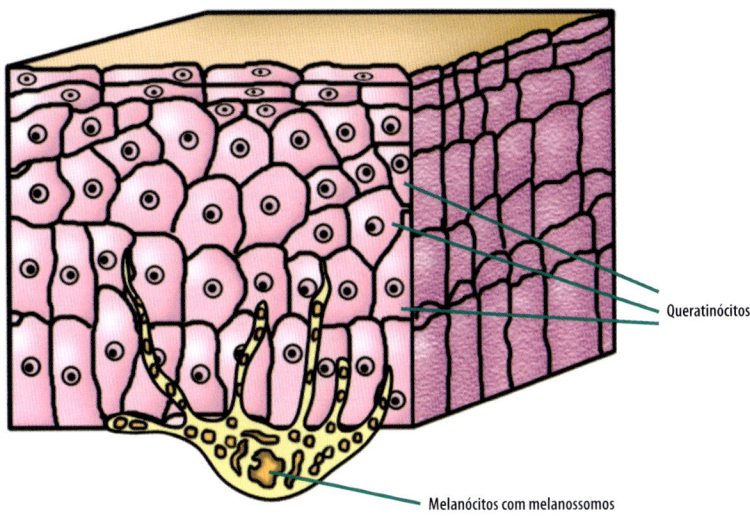

FIGURA 1.8 – Unidade epidermomelânica.

O elemento inicial desse processo biossintético é a tirosina, aminoácido essencial. A tirosina sofre atuação química da tirosinase, complexo enzimático cúprico-proteico sintetizado nos ribossomos e transferido através do retículo endoplasmático para o aparelho de Golgi, sendo aglomerado em unidades envoltas por membrana, isto é, o melanossomo.

Em presença de oxigênio molecular, a tirosinase oxida a tirosina em dopa (dioxifenilalanina), e esta, em dopaquinona. Na cadeia reacional, surgem os dopacromos e, finalmente, o composto tirosina-melanina, que, combinando-se com proteínas, origina as melanoproteínas, as quais, por polimerização, constituem a melanina (FIGURA 1.9).

De acordo com as várias etapas da síntese da melanina, os melanossomos apresentam-se em quatro estágios evolutivos:

- **Estágio I**: pequena vesícula de membrana nítida, que contém tirosinase histoquimicamente evidenciável. À microscopia eletrônica, verifica-se a existência, no interior do corpúsculo, de filamentos com periodicidade bem definida e peculiar.

- **Estágio II**: vesícula oval, rica em filamentos com periodicidade própria.

- **Estágio III**: há um obscurecimento parcial da estrutura interna, pela presença de grande quantidade de grânulos melânicos.

- **Estágio IV**: há um obscurecimento total da estrutura interna, pela intensa deposição da melanina, observando-se apenas um corpúsculo oval elétron-opaco.

Os melanossomos repletos de melanina são injetados no interior dos queratinócitos da unidade epidermomelânica correspondente, por meio dos prolongamentos dendríticos do melanócito. O pigmento melânico compreende dois tipos de melanina, que geralmente se apresentam em mistura: a eumelanina, polímero marrom derivado da conversão da tirosina; e as feomelaninas, compostos amarelo-avermelhados, que também se originam da tirosina, na qual um composto intermediário, a dopaquinona, combina-se com cisteína ou glutationa, formando cisteinildopa.

Os queratinócitos influenciam a proliferação, o número de dendritos e a produção melânica dos melanócitos por

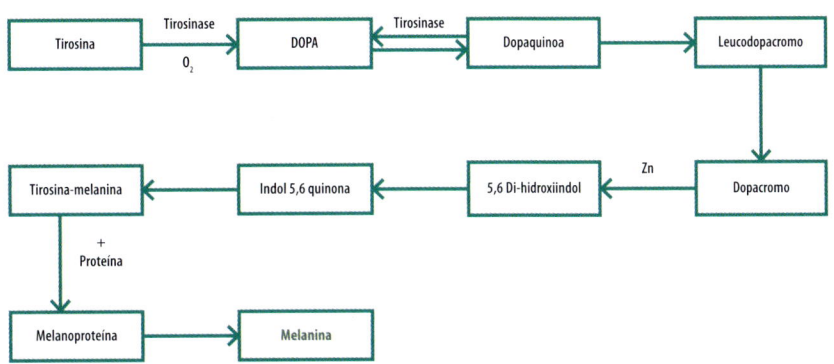

FIGURA 1.9 – Formação de melanina.

meio de fatores solúveis, sendo o mais ativo o FGF, produzido pelos queratinócitos em fases de divisão celular intensa. Outros fatores que interferem na atividade melanocítica são hormônios (MSH e hormônios sexuais), mediadores de inflamação e vitamina D3.

Além dos melanócitos, existem outras células dendríticas na epiderme, as **células de Langerhans**. São células dendríticas desprovidas de tirosina, portanto dopa-negativas, que não aumentam de tamanho por estimulação pelo ultravioleta e que se coram pelo cloreto de ouro. São perfeitamente caracterizadas na microscopia eletrônica por corpúsculos peculiares, os grânulos de Birbeck, que são estruturas em formato de raquete de tênis. São hoje consideradas células monocitárias macrofágicas de localização epidérmica, com função imunológica, atuando no processamento primário de antígenos exógenos que atingem a pele. Além de sua localização epidérmica, as células de Langerhans são encontradas na derme, nos linfáticos da derme, nos linfonodos e no timo e também foram detectadas na membrana externa dos folículos pilosos, nos ductos secretores das glândulas sebáceas e no epitélio das cristas amigdalianas. A distribuição das células de Langerhans na epiderme é topograficamente variável, sendo mais abundantes na cabeça, na face, no pescoço, no tronco e nos membros, existindo em menor número nas regiões palmoplantares, genitais e região sacrococcígea.

As células de Langerhans originam-se na medula óssea e são mantidas, não somente a partir de reservatórios precursores da medula óssea, por meio da atividade mitótica que uma pequena parcela de sua população epidérmica possui. As células de Langerhans constituem 2 a 8% da população celular total da epiderme. Possuem receptores para a fração Fc da IgG e da IgE, para C_3 e, além disso, expressam antígenos de histocompatibilidade classe II. Portanto, fenotipicamente, as células de Langerhans são positivas para CD45 (marcador pan-hematopoiético); CD45-Ro; HLA-A, B, C; HLA-DR/DQ/DP (Ia); CD-1a (também positivo em timócitos corticais); CD4; S 100, vimentina, LAG, T 200, Fc e C_3. Além desses receptores, as células de Langerhans demonstram positividade a receptores de moléculas de adesão, ICAM-1, antígeno associado à função linfocitária (LFA-3) e CD11/CD18, do grupo das integrinas.

Graças a essa estrutura imunológica, a célula de Langerhans é capaz de reconhecer antígenos, processá-los e apresentá-los aos linfócitos T, iniciando, assim, sua ativação. Por meio dessas propriedades imunes, as células de Langerhans participam não somente nas reações de sensibilização das dermatites de contato, mas da rejeição de enxertos, na proteção às infecções virais e, também, na eliminação de clones de células epiteliais neoplásicas originadas na pele. É provável, ainda, que as células de Langerhans possuam funções secretoras ainda desconhecidas. Alterações qualitativas e quantitativas das células de Langerhans têm sido registradas em várias condições patológicas: vitiligo, lúpus eritematoso (LE), micose fun-

goide e DA, entre outras. Além disso, células histiocitárias com grânulos próprios das células de Langerhans são detectadas em outros epitélios estratificados da boca, do esôfago, da vagina e em estruturas linfoides, timo, baço e linfonodos. Além disso, células com grânulos próprios das células de Langerhans constituem as células proliferadas nas histiocitoses X.

Na epiderme, encontram-se, ainda, na camada basal, as **células de Merkel** (FIGURA 1.10). Essas células não são visualizadas à microscopia óptica, já a microscopia eletrônica demonstra a presença, nessas células, de grânulos eletrodensos característicos, que contêm substâncias neurotransmissoras, como a enolase neurônio-específica. Essas células são encontradas principalmente nos lábios, nos dedos, na boca e na membrana externa dos folículos pilosos. Sua origem é discutida considerando-se a possibilidade de serem derivadas da crista neural por suas características neuroendócrinas, e também admite-se origem epidérmica, pois apresentam desmossomos e expressam citoqueratinas. Seu marcador mais específico é a citoqueratina 20 (CK20), embora no couro cabeludo também expressem CK18.

As células de Merkel relacionam-se, na pele glabra, por suas vilosidades, aos queratinócitos e por seu polo basal relacionam-se a terminações nervosas de axônios mielinizados. No polo basal onde se conectam com as terminações nervosas, concentram-se os grânulos neurossecretores. Na pele com pelos, as células de Merkel conectam-se à protuberância do folículo piloso (*bulge*), onde localizam-se células-tronco.

Admite-se que as células de Merkel tenham funções mecanorreceptoras de adaptação lenta. Detectam, por meio de suas projeções entre os queratinócitos, deformidades teciduais e, em resposta, liberam neurotransmissores que atuam sobre as terminações nervosas associadas. Podem originar carcinomas e são encontradas na reticulose pagetoide.

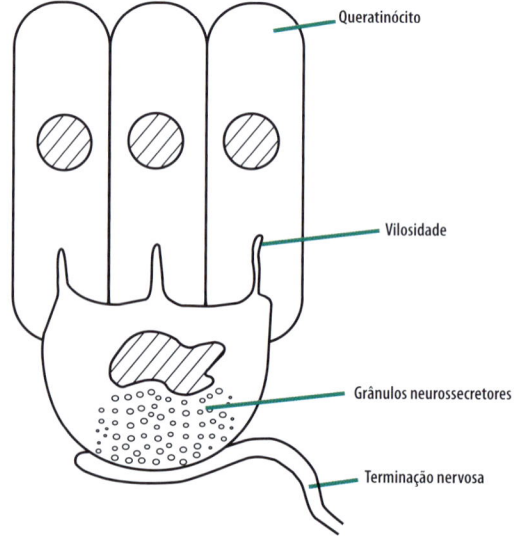

FIGURA 1.10 – Representação de uma célula de Merkel.

ESTRUTURAS DOS ANEXOS CUTÂNEOS
Glândulas sudoríparas écrinas

Encontram-se dispersas por toda a pele, existindo em maior quantidade nas regiões palmoplantares e axilas. São glândulas tubulares que desembocam na superfície através da epiderme e compõem-se de três segmentos: porção secretora, conduto sudoríparo-intradérmico e conduto sudoríparo-intraepidérmico. A porção secretora localiza-se na junção dermo-hipodérmica ou na porção inferior da derme.

A porção secretora das glândulas écrinas é formada por células grandes, cilíndricas, de citoplasma claro, levemente basófilo. Nos cortes habituais, essas células dispõem-se em ácinos, que mostram, na periferia, células pequenas fusiformes – as células mioepiteliais –, em torno das quais existe uma membrana hialina. Essas células, pelo seu poder contrátil, seriam responsáveis pela expulsão da secreção sudoral.

A porção intradérmica do conduto sudoríparo é formada por duas camadas de células epiteliais pequenas, cuboides, intensamente basófilas.

A porção intraepidérmica do conduto sudoríparo é composta por uma única camada celular de revestimento e uma ou mais camadas de células epiteliais que compõem a bainha peridutal. O orifício da glândula sudorípara, poro ou acrosiríngio, apresenta-se rodeado por um anel de queratina.

As glândulas écrinas são inervadas por fibras simpáticas pós-ganglionares não mielinizadas. Fisiologicamente, porém, são regidas por mediadores parassimpáticos, ainda que respondam em menor grau a mediadores simpatomiméticos. Portanto, substâncias parassimpatomiméticas como a acetilcolina, acetil--betametilcolina e pilocarpina estimulam a sudorese, e substâncias parassimpatolíticas, como a atropina, a inibem. As glândulas écrinas são estimuladas, também, pela adrenalina, sendo o mecanismo dessa ativação discutido. Uma possibilidade seria a contração das células mioepiteliais; outra, a liberação de acetilcolina; e outra, ainda, o estímulo energético da glândula por fosforilação ou oxidação da glicose. Desses mecanismos, a produção de suor pelo estímulo adrenérgico, via liberação da acetilcolina, pode ser excluída, pois a atropina não bloqueia a sudorese assim provocada. A secreção sudoral écrina é incolor, inodora, hipotônica, composta por 99% de água e solutos encontrados no plasma, além de conter, em concentrações menores, especialmente sódio, cloretos, potássio, ureia, proteínas, lipídeos, aminoácidos, cálcio, fósforo e ferro. Em condições adversas de temperatura, a sudorese pode atingir a produção de 10 a 12 litros em 24 horas.

Glândulas apócrinas

Pela sua própria embriogênese, a partir da invaginação formadora do folículo piloso, as glândulas apócrinas desembocam, em geral, nos folículos pilossebáceos, e não diretamente na superfície epidérmica. As glândulas apócrinas distribuem--se em axila, área perimamilar e região anogenital e, ainda, modificadamente, no conduto auditivo externo, constituindo as glândulas ceruminosas; nas pálpebras, formando as glândulas de Moll; e, na mama, formando as glândulas mamárias.

As glândulas apócrinas são tubulares e compostas por uma porção secretora e uma porção ductal. A porção secretora é composta por células cuja morfologia varia com o decorrer do período secretor. Inicialmente, são cuboidais baixas. Progressivamente, essas células têm sua altura aumentada para, posteriormente, após eliminar sua secreção, tornarem-se, novamente, baixas e achatadas.

Esse aspecto morfofuncional induziu os autores a considerar a secreção como parte da própria célula, daí o nome apócrina. Posteriormente, verificou-se que a secreção não contém componentes celulares, portanto, não se trata de secreção por decapitação.

A luz da porção secretora das glândulas apócrinas é ampla, cerca de 200 vezes a das glândulas écrinas e, como estas, também apresentam células mioepiteliais.

A porção ductal é composta por duas camadas de células epiteliais, não dispondo, porém, de cutícula eosinófila, como ocorre com as glândulas sudoríparas écrinas.

As glândulas apócrinas secretam pequenas quantidades de secreção de aspecto leitoso, a intervalos longos de tempo. A secreção apócrina contém proteínas, açúcares, amônia, ácidos graxos e, às vezes, cromógenos, como o indoxil (que é oxidado pelo contato com o ar a azul indigo), podendo-se explicar, desse modo, certos casos de cromidrose. Admite--se que o odor produzido pela secreção apócrina decorre da ação de bactérias, próprias das regiões topográficas povoadas pelas glândulas sebáceas, sobre as secreções, resultando em produtos secundários odoríferos. O verdadeiro significado funcional da secreção apócrina no homem é desconhecido, admitindo-se que represente alguma função sexual vestigial, uma vez que surge apenas na puberdade. Os estímulos adrenérgicos, adrenalina e noradrenalina, produzem secreção apócrina, mas alguns estímulos parassimpatomiméticos, como a metacolina, também a promovem.

APARELHO PILOSSEBÁCEO
Glândulas sebáceas

Estão presentes em toda a pele, à exceção das regiões palmoplantares. Desembocam sempre no folículo pilossebáceo, com ou sem pelo. O tamanho das glândulas sebáceas é, em geral, inversamente proporcional às dimensões do pelo presente no folículo correspondente. Assim, as maiores glândulas sebáceas são encontradas nas regiões onde o sistema piloso é menos desenvolvido, como, por exemplo, fronte e nariz. Excepcionalmente, as glândulas sebáceas localizam-se heterotopicamente na mucosa bucal e no lábio, constituindo os chamados grânulos de Fordyce.

As glândulas sebáceas são compostas por vários lóbulos; cada um deles apresenta, perifericamente, uma camada de células cúbicas basófilas, as células germinativas, e, centralmente, células de abundante citoplasma com uma delicada rede de malhas repleta de gordura, na qual predominam os glicerídeos neutros e, por esse motivo, não são birrefringentes à polaroscopia. A secreção das glândulas sebáceas é do tipo holócrino e o produto de sua atividade é o *sebum*.

As glândulas sebáceas são ativadas pelos androgênios, sendo independentes de estimulação nervosa. Por esse motivo, são moderadamente desenvolvidas no recém-nascido, por ação dos androgênios maternos, passivamente transferidos. Esgotados os androgênios adquiridos passivamente, as glândulas sebáceas entram em acentuada regressão, somente se desenvolvendo novamente na puberdade, por ação dos androgênios de origem testicular, ovariana e suprarrenal.

Pelos

São estruturas filiformes, constituídas por células queratinizadas produzidas pelos folículos pilosos. Existem dois tipos de pelos: o pelo fetal ou lanugo, que é a pilosidade fina e clara, idêntica aos pelos pouco desenvolvidos do adulto e denominada *vellus*; e o pelo terminal, que corresponde ao pelo espesso e pigmentado, que compreende os cabelos, a barba, a pilosidade pubiana e axilar. Os pelos compõem-se de uma parte livre, a haste, e de uma porção intradérmica, a raiz.

Anexam-se ao folículo piloso: a glândula sebácea, superiormente; o músculo eretor do pelo, inferiormente; e, em certas regiões corpóreas, o ducto excretor de uma glândula apócrina que desemboca no folículo, acima da glândula sebácea.

O folículo piloso compreende as seguintes porções: o **infundíbulo**, situado entre o óstio e o ponto de inserção da glândula sebácea; o **acrotríquio**, que é a porção intraepidérmica do folículo; o **istmo**, entre a abertura da glândula sebácea no folículo e o ponto de inserção do músculo eretor do pelo; e o **segmento inferior**, que é a porção restante, situada abaixo do músculo eretor. Nessa porção mais inferior do folículo piloso, encontra-se uma expansão, o **bulbo piloso**, que contém a matriz do pelo, onde se introduz a **papila**, uma pequena estrutura conjuntiva, ricamente vascularizada e inervada **(FIGURA 1.11)**. Entre as células matrizes, encontram-se melanócitos ativos. A maior parte da atividade mitótica do pelo ocorre na metade inferior do bulbo. Enquanto as células germinativas da epiderme resultam em uma única linhagem de células, as células da matriz do pelo são capazes de produzir seis diferentes linhagens, as três camadas componentes da bainha radicular interna e as três camadas do pelo propriamente ditas.

A bainha radicular interna compreende a cutícula da bainha, a camada de Huxley (mais interna) e a camada de Henle (mais externa) **(VER FIGURA 1.11)**. A cutícula da bainha é formada por uma única camada de células achatadas. A camada de Huxley compreende uma ou duas camadas de células hipocromáticas, por conter poucos grânulos de trico-hialina, enquanto a de Henle é formada por uma ou duas camadas de células hipercromáticas, ricas em trico-hialina. Essas camadas, após sua queratinização completa, desintegram-se ao alcançar o istmo e, neste mesmo nível, a bainha radicular externa inicia sua queratinização.

A bainha radicular externa alonga-se desde a epiderme até as porções laterais do bulbo piloso, diminuindo progressivamente de espessura da superfície até a profundidade. Externamente a essa bainha, dispõe-se uma membrana delgada homogênea e eosinófila, denominada **camada vítrea** ou **basal (VER FIGURA 1.11)**.

Na derme, dispõem-se concentricamente, em torno da camada vítrea, feixes colágenos grossos que constituirão, em torno da raiz do folículo piloso, a **bainha radicular fibrosa**.

A haste do pelo propriamente dita é composta pela cutícula externa, pelo córtex e pela medula, que, no pelo humano, é descontínua ou até ausente, como no lanugo e no velo. A camada cortical é composta por queratinócitos fortemente

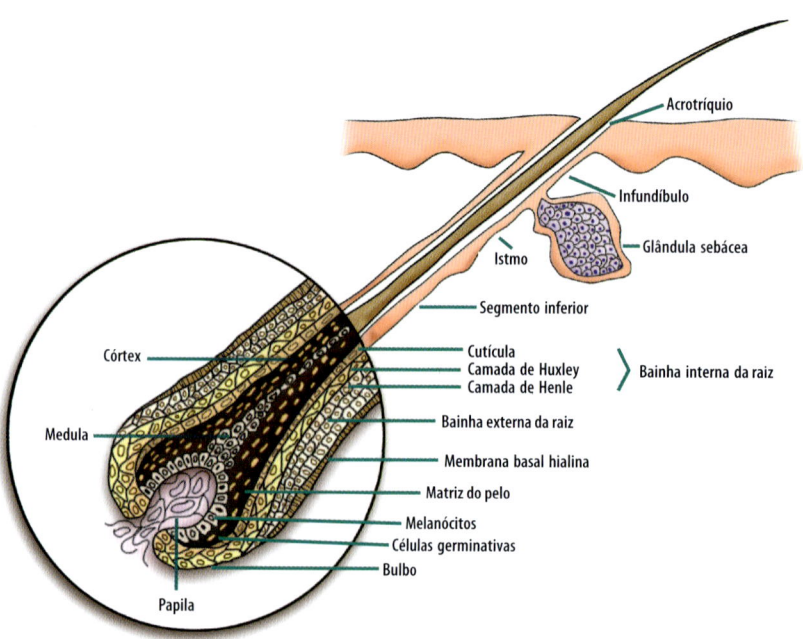

FIGURA 1.11 – Estrutura do pelo.

compactados, enquanto na camada medular, os queratinócitos se agregam mais frouxamente. As células da cutícula do pelo imbricam-se fortemente com a cutícula da bainha radicular interna, resultando em firme adesão do pelo.

O componente principal do pelo é a queratina, e participam de sua estrutura cerca de 20 aminoácidos, sendo particularmente importantes a cisteína, a arginina e a citrulina, encontrada exclusivamente nos pelos humanos.

Os pelos são estruturas muito resistentes, suportando tensões da ordem de 40 a 160 g. São ainda flexíveis e elásticos, alongando-se 20 a 30% quando secos e até 100% quando embebidos em água.

Os pelos não crescem continuamente, havendo alternâncias de fases de crescimento e repouso, que constituem o **ciclo do pelo**. A fase de crescimento, denominada anágena, caracteriza-se por intensa atividade mitótica da matriz. Nesta fase, o pelo se apresenta na máxima expressão estrutural. Sua duração é de 2 a 5 anos, no couro cabeludo. Segue-se a fase catágena, durante a qual os folículos regridem a um terço de suas dimensões anteriores. Interrompe-se a melanogênese na matriz e a proliferação celular diminui até cessar. As células da porção superior do bulbo continuam, ainda, sua diferenciação à haste do pelo, que fica constituída somente do córtex e da membrana radicular interna, até que o bulbo se reduza a uma coluna desorganizada de células. A extremidade do pelo assume a forma de clava, constituindo o "pelo em clava", ainda aderido por retalhos de queratina ao saco folicular. A fase catágena dura cerca de 3 a 4 semanas, seguindo-se a fase telógena, de desprendimento do pelo, que, no couro cabeludo, tem cerca de 3 meses de duração. Os folículos mostram-se completamente quiescentes, reduzidos à metade ou menos do tamanho normal e há uma desvinculação completa entre a papila dérmica e o pelo em eliminação (FIGURA 1.12).

Quando se analisa o couro cabeludo, as seguintes proporções entre os cabelos, nas suas várias fases, são encontradas: 85% na fase anágena, 14% na fase telógena e 1% na fase catágena. Esses percentuais compõem o tricograma normal do couro cabeludo. Admitindo-se 100 a 150 mil folículos no couro cabeludo e, considerando-se que cerca de 10% deles estão em fase telógena, por aproximadamente 100 dias, alguns autores consideram normal a eliminação média de até 100 fios de cabelo por dia.

Quanto ao crescimento, as médias são de 0,4 mm por dia na região do vértex e 0,35 mm por dia nas têmporas, sendo que os cabelos das mulheres crescem mais rapidamente.

Os fatores reguladores do ciclo piloso são desconhecidos, admitindo-se a influência de condições intrínsecas ao folículo e a fatores sistêmicos, nutricionais, emocionais e, especialmente, hormonais, androgênios em particular.

Do ponto de vista funcional, os pelos servem como proteção nas áreas orificiais (narinas, conduto auditivo, olhos) e, no couro cabeludo, como proteção aos raios ultravioleta. Nas áreas intertriginosas, reduzem o atrito e, finalmente, pela sua abundante inervação, fazem parte do aparelho sensorial cutâneo.

Na protuberância da bainha externa do pelo, abaixo da inserção da glândula sebácea, localizam-se as **células-tronco epidérmicas**, que também dispõem-se em agrupamentos no epitélio interfolicular e na base das glândulas sebáceas. Portanto, existem células-tronco localizadas na protuberância do folículo piloso, nas glândulas sebáceas e no epitélio interfolicular, as quais podem ser identificadas por exibirem diferentes marcadores, integrinas α6 e β1 e p63 para as interfoliculares; Blimp 1, para as células de origem sebácea; e CD34, NFATc1, receptor de vitamina D e TCF3, Sox9 e Lhx2 para as células originárias da protuberância do folículo piloso. Na porção inferior da protuberância, identificam-se também células-tronco relacionadas a melanócitos identificadas por marcadores como tirosina, Pax3, TYRP1 e TYRP2.

Além das células-tronco descritas, existem na pele outras com potencial de diferenciação para outras linhagens celulares, células precursoras derivadas da pele (SKP, do inglês *skin-derived precursors cells*) que podem diferenciar-se em células neurais e mesodérmicas. Além disso, existe um subgrupo de fibroblastos dérmicos que podem diferenciar-se em células adiposas, hepáticas, neurais, condrais e ósseas.

Essas células têm ciclo vital longo e lento. São autorrenováveis e responsáveis pela manutenção dos tecidos. Têm

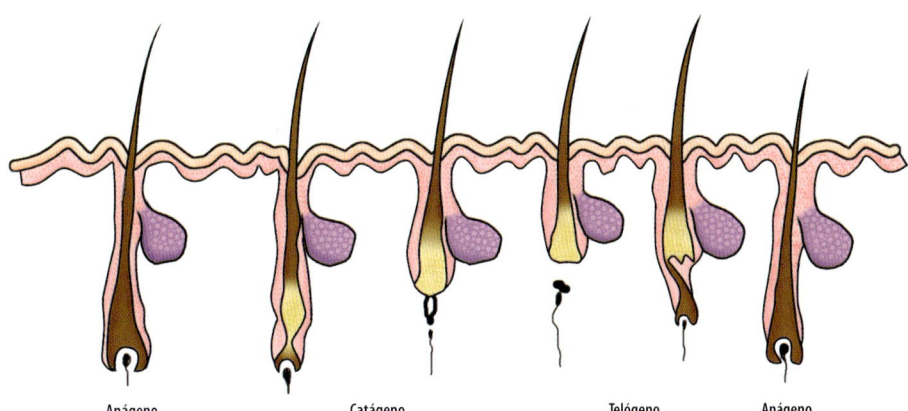

FIGURA 1.12 – Ciclo do pelo.

alto poder proliferativo e podem diferenciar-se em pelo menos três estruturas: epiderme, folículos pilosos e glândulas sebáceas. Pode-se considerar potenciais aplicações clínicas para as células-tronco: enxertos para reconstituição total da epiderme, pois queratinócitos cultivados não reproduzem os anexos; e reconstituição de folículos pilosos, sendo potencialmente utilizáveis em alopecias. As células-tronco poderão ser modificadas geneticamente e utilizadas como ferramenta de terapia gênica.

UNHAS

Lâminas queratinizadas que recobrem a última falange dos dedos. Uma unha tem quatro partes: a posterior ou **raiz**, localizada sob a dobra da pele; a **lâmina**, aderente ao leito ungueal na sua porção inferior; as **dobras laterais;** e a **borda livre**.

A raiz ou matriz ungueal é uma área semilunar de células epiteliais proliferativas, parcialmente vedada pela dobra ungueal posterior e visível, parcialmente, em área mais clara, chamada **lúnula**. A dobra ungueal posterior apresenta um prolongamento da camada córnea que recobre a porção proximal da unha, a **cutícula**, e, abaixo desta, o **epiníquio**, que adere à lâmina ungueal. Essas estruturas são importantes porque podem ser destacadas das unhas por processos inflamatórios. Há uma rica rede vascular, dependente de duas artérias digitais, para a nutrição da matriz ungueal **(FIGURA 1.13)**.

A espessura das unhas varia de 0,5 a 0,75 mm, e o seu crescimento é de cerca de 0,1 mm por dia nas unhas dos quirodáctilos, sendo mais lento nas unhas dos pododáctilos. Estudos recentes demonstram que a lâmina ungueal é formada, fundamentalmente, pela matriz ungueal, mas há participação secundária do leito ungueal na sua formação. O crescimento ungueal sofre variações individuais e é influenciado por doenças sistêmicas e fatores locais. Deformidades nas unhas podem, assim, representar alterações da matriz ungueal que ocorreram até 3 meses antes.

ESTRUTURA DA DERME

A derme compreende um verdadeiro gel, rico em mucopolissacarídeos (a substância fundamental) e material fibrilar de três tipos: fibras colágenas, fibras elásticas e fibras reticulares.

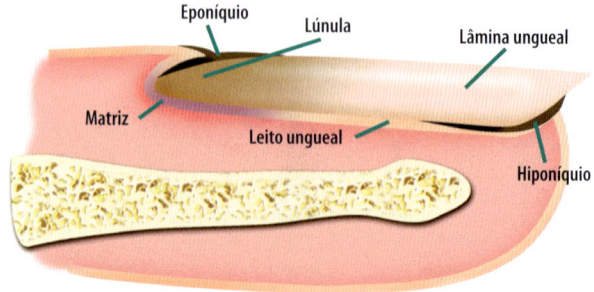

FIGURA 1.13 – Esquema da anatomia ungueal. Corte longitudinal.

A derme tem espessura variável ao longo do organismo, desde 1 até 4 mm, e compõe-se de três porções: a derme papilar, a derme perianexial e a derme reticular.

1. A **derme papilar** constitui uma camada pouco espessa de fibras colágenas finas, fibras elásticas, numerosos fibroblastos e abundante substância fundamental, formando as papilas dérmicas, que se amoldam aos cones epiteliais da epiderme.
2. A **derme perianexial** é estruturalmente idêntica à derme papilar, dispondo-se, porém, em torno dos anexos. Compõe, com a derme papilar, a unidade anatômica denominada derme adventicial.
3. A **derme reticular** compreende o restante da derme. Desta, é sua porção mais espessa, que se estende até o tecido subcutâneo. É composta por feixes colágenos mais espessos dispostos, em sua maior parte, paralelamente à epiderme. Há, proporcionalmente, menor quantidade de fibroblastos e de substância fundamental em relação à derme adventicial.

A substância fundamental é composta, essencialmente, por mucopolissacarídeos, dos quais os hialuronidatos e condroitinossulfatos são os mais importantes. Esse gel viscoso participa na resistência mecânica da pele às compressões e estiramentos.

Fibras colágenas

Compreendem 95% do tecido conectivo da derme.

O colágeno da derme é composto por tipos diferentes de fibras:

- **Colágeno tipo I**: forma fibras espessas que se dispõem em rede ortogonal na derme reticular. É composto por fibras mecanicamente estáveis, que apresentam periodicidade de 68 ηm, e representa 80 a 90% do colágeno da derme.
- **Colágeno tipo II**: corresponde ao que se denominava, anteriormente, reticulina. É composto por fibras muito mais finas, não visíveis à coloração HE, argirofilas. Está presente logo abaixo da membrana basal, onde se mistura com fibras de colágeno tipo I, aparentemente participando da fixação da epiderme à derme.
- **Colágeno tipo III**: corresponde a 8 a 12% do colágeno dérmico e compõe-se de fibrilas de menor diâmetro, comparativamente ao colágeno tipo I. Os feixes formados pelo colágeno tipo III distribuem-se por toda a derme, concentrando-se em áreas de contato com outras estruturas, como os vasos sanguíneos.
- **Colágeno tipo IV**: presente nas membranas basais de todos os tecidos. Na pele, participa da estrutura da ZMB, onde se localiza na lâmina densa.
- **Colágeno tipo V**: presente na ZMB da pele, na lâmina densa, em distribuição paralela ao colágeno tipo IV. Também está presente na pele, no nível de fibras colágenas intersticiais, e nas membranas basais dos vasos cutâneos.

- **Colágeno tipo VI**: também abundante na pele, sob a forma de microfibrilas.
- **Colágeno tipo VII**: é o maior componente das fibrilas de ancoragem, que se estendem da ZMB à derme papilar. Mutações no gene que codifica o colágeno tipo VII, localizado no cromossomo 3, são detectadas em famílias com formas distróficas de EB.
- **Colágeno tipo VIII**: sua distribuição tecidual e funções não são conhecidas.
- **Colágeno tipo XII**: parece existir apenas em pequenas quantidades na pele, e suas funções não são conhecidas.
- **Colágeno tipo XIII**: distribui-se em pequenas quantidades, paralelamente aos colágenos tipos I e III, e suas funções não são conhecidas.
- **Colágeno tipo XVII**: corresponde ao antígeno 2 do BP 180. Trata-se de proteína transmembrânica cuja porção aminoterminal é intracelular e sua porção carboxiterminal é extracelular, sendo extremamente importante na adesão epiderme-derme. Mutações no gene que codifica o colágeno XVII (*COL17A1*) resultam em epidermólise bolhosa atrófica generalizada benigna, e a produção de anticorpos contra essa molécula determina o desenvolvimento de PB.
- **Colágeno tipo XXIX**: presente no trato gastrintestinal, nos pulmões e na pele, onde sua máxima expressão ocorre nas camadas suprabasais da epiderme. Por imunofluorescência, verifica-se sua ausência na pele de pacientes com DA, sugerindo sua participação nesta enfermidade.

Existem muitas proteases capazes de degradar a MEC, as quais assumem importância em alguns processos patológicos, são elas: colagenase, gelatinase, estromalisinas, matrilisinas, metaloproteinases.

Fibras elásticas

São microfibrilas que, na derme papilar, orientam-se perpendicularmente à epiderme; na derme reticular, mostram-se mais espessas e dispostas paralelamente à epiderme. As fibras elásticas maduras compõem-se de um núcleo central amorfo de elastina, circundado por um envoltório de microfibrilas tubulares de 10 ηm de diâmetro, cujo componente mais importante é a fibrilina.

É peculiar à espécie humana a grande quantidade de fibras elásticas na pele. O sistema elástico da pele compreende os seguintes tipos de fibras elásticas:

- **Fibras oxitalânicas**: são as mais superficiais e dispõem-se perpendicularmente à junção dermoepidérmica, estendendo-se até o limite entre a derme papilar e a reticular. São compostas por feixes de microfibrilas revestidos por alguma elastina solúvel.
- **Fibras elaunínicas**: ocupam posição intermediária na derme, conectando as fibras oxitalânicas da derme superficial com as fibras elásticas da derme reticular. Apresentam características intermediárias entre as fibras oxitalânicas e as fibras elásticas maduras, especialmente em relação à quantidade de elastina que possuem.
- **Fibras elásticas maduras**: contêm cerca de 90% de elastina e ocupam a derme reticular, sendo as fibras elásticas mais profundamente situadas na derme.

Aparentemente, todas as fibras elásticas que constituem o sistema elástico da pele representam estágios da elastogênese normal e estão envolvidas na ligação entre epiderme e derme (as mais superficiais) e, devido ao maior teor de elastina, na absorção dos choques e distensões que se produzem na pele (as mais profundas).

A derme aloja as estruturas anexiais da pele, as glândulas sudoríparas écrinas e apócrinas, os folículos pilossebáceos e o músculo eretor do pelo. Nela encontram-se, ainda, suas células próprias, fibroblastos, histiócitos, mastócitos, células mesenquimais indiferenciadas e as células de origem sanguínea, como leucócitos, plasmócitos e dendrócitos dérmicos. Os dendrócitos dérmicos são classificados em dois tipos. O tipo I expressa o fator de coagulação XIIIa, localiza-se logo abaixo da junção dermoepidérmica, associadamente a mastócitos e macrófagos, em torno de glândulas sudoríparas, em torno da protuberância dos folículos pilosos, nos septos fibrosos da hipoderme e nos filetes nervosos. Os dendrócitos dérmicos tipo II são CD34 positivos e dispõem-se entre as fibras colágenas da derme e ao redor dos anexos cutâneos. Em quantidades variáveis, também se encontram nos vasos sanguíneos, nos linfáticos e em estruturas nervosas.

INERVAÇÃO

Os nervos sensitivos, que sempre são mielinizados, em algumas regiões corpóreas como palmas, plantas, lábios e genitais, formam órgãos terminais específicos, os corpúsculos de Vater-Pacini, os corpúsculos táteis de Meissner, os corpúsculos de Krause, os meniscos de Merkel-Ranvier e os corpúsculos de Ruffini.

- **Corpúsculos de Vater-Pacini**: localizam-se, especialmente, nas regiões palmoplantares e são específicos para a sensibilidade à pressão. São estruturas grandes, de até 0,5 mm de diâmetro, de formas variáveis, esféricas ou irregulares, compostos por uma porção cortical, formada por lâminas concêntricas de tecido fibroso, e um nervo mielínico, que cruza a estrutura pelo polo inferior, terminando em numerosas ramificações no polo superior.
- **Corpúsculos de Meissner**: situam-se nas mãos e nos pés, especialmente nas polpas dos dedos, ao nível da derme papilar. São específicos para a sensibilidade tátil. São estruturas cônicas de maior eixo perpendicular à superfície epidérmica, constituídos por uma cápsula conjuntiva e por células nervosas. Cada corpúsculo recebe 1 a 4 nervos mielínicos, que o penetram, seguindo curso espiralado até as células nervosas, onde terminam.
- **Corpúsculos de Krause**: também chamados órgãos nervosos terminais mucocutâneos, pois ocorrem nas áreas de transição entre pele e mucosas. Encontram-se, portanto,

na glande, no prepúcio, no clitóris, nos lábios vulvares e, em menor quantidade, no lábio, na língua, nas pálpebras e na pele perianal. Situam-se na derme papilar ou subpapilar, são desprovidos de cápsula conjuntiva e formados por espirais de fibras nervosas.

- **Meniscos de Merkel-Ranvier**: são plexos terminais de nervos de posição subepidérmica, localizados especialmente nas polpas dos dedos.
- **Corpúsculos de Ruffini**: são formados por fibra nervosa que se ramifica, permeando o colágeno, e relacionam-se à sensibilidade térmica.

Outra estrutura nervosa com funções táteis é o **disco pilar**, estrutura discoide rica em células de Merkel, de localização dermoepidérmica, nas proximidades de folículos pilosos. É formado por componente dérmico vascularizado, no qual uma terminação nervosa mielinizada espessa se ramifica, conectando-se com células de Merkel.

Os filetes nervosos, responsáveis pelas sensações de vibração e artrestésicas, penetram pelas raízes posteriores na coluna dorsal da medula, constituindo os fascículos cuneiforme e grácil do funículo posterior, que terminam nos núcleos grácil e cuneiforme do bulbo. Desses núcleos, dirigem-se ao núcleo ventral do tálamo e, então, atingem a área somestésica cortical.

Os filetes nervosos condutores de sensações de tato, dor e temperatura penetram pelas raízes dorsais dos nervos espinais, dirigem-se à porção contralateral da medula, formando os tratos espinotalâmicos anterolateral e ventral, dirigindo-se para o tálamo.

A inervação motora da pele é suprida pelo sistema nervoso autônomo, cujas fibras, adrenérgicas, provocam contração das células musculares lisas das paredes arteriolares (vasoconstrição), contraem o músculo eretor dos pelos, ativam o corpúsculo glômico e as células mioepiteliais das glândulas apócrinas.

É importante salientar que as glândulas écrinas são inervadas por fibras simpáticas, porém colinérgicas, o que é excepcional, uma vez que, via de regra, as fibras simpáticas são adrenérgicas. Esse fato explica a sudorese pela pilocarpina, subtância parassimpatomimética que estimula diretamente os efetores colinérgicos da glândula sudorípara.

As glândulas apócrinas reagem a estímulo simpático e não parassimpático porque são inervadas por fibras adrenérgicas, controladas por centros simpáticos do SNC.

VASOS SANGUÍNEOS

Apesar das variações topográficas do sistema vascular da pele, os vasos cutâneos constituem sempre um plexo profundo em conexão com um plexo superficial. O plexo profundo situa-se em nível dermo-hipodérmico e é formado por arteríolas, enquanto o plexo superficial localiza-se na derme subpapilar e é composto essencialmente por capilares. Em determinadas áreas, tais como sulcos e leito ungueal, orelhas e centro da face, o aparelho vascular cutâneo apresenta formações especiais, **os glômus**. Essas estruturas, ligadas funcionalmente à regulação térmica, são anastomoses diretas entre arteríola e vênula. Apresentam, por conseguinte, um segmento arterial (canal de Sucquet-Hoyer) composto por parede espessa e lúmen estreito e um segmento venoso de paredes finas e lúmen amplo. As paredes do aparelho glômico compõem-se de endotélio e várias camadas de células contráteis, de aparência epidérmica, as **células glômicas**.

VASOS LINFÁTICOS

Revestem-se por uma única camada de células endoteliais, dispostos em alças ao longo da derme papilar, reunindo-se em um plexo linfático subpapilar que, por meio da derme, desemboca em um plexo linfático profundo, de localização dermo-hipodérmica.

MÚSCULOS DA PELE

A musculatura da pele é predominantemente lisa e compreende os músculos eretores dos pelos, o dartos do escroto e a musculatura da aréola mamária.

As fibras musculares lisas do músculo eretor do pelo aderem, por uma extremidade, às fibras conjuntivas e, por outra, aos folículos pilosos, inserindo-se abaixo das glândulas sebáceas. Situadas obtusamente em relação ao folículo, sua contração produz a verticalidade do pelo, isto é, a horripilação.

Quanto à musculatura estriada, encontra-se na pele do pescoço (platisma) e da face (musculatura da mímica).

ESTRUTURA DA HIPODERME

Também chamada panículo adiposo, é a camada mais profunda da pele, de espessura variável, composta exclusivamente por tecido adiposo, isto é, células repletas de gordura, formando lóbulos subdivididos por traves conectivo-vasculares. Relaciona-se, em sua porção superior, com a derme profunda, constituindo a junção dermo-hipodérmica, em geral, sede das porções secretoras das glândulas apócrinas ou écrinas e de pelos, vasos e nervos. No tecido adiposo, existem dois tipos de gordura, branca e marrom. A gordura marrom é mais comum em crianças e apresenta maior capacidade de produzir calor.

Detectam-se na hipoderme, células-tronco capazes de originar não somente adipócitos, mas também condroblastos e mioblastos. Funcionalmente, a hipoderme, além de depósito nutritivo de reserva, participa no isolamento térmico e na proteção mecânica do organismo às pressões e aos traumatismos externos e facilita a motilidade da pele em relação às estruturas subjacentes.

FUNÇÕES DA PELE

Graças à arquitetura e às propriedades físicas, químicas e biológicas de suas várias estruturas, a pele, como membrana envolvente e isolante, é um órgão capacitado à execução de múltiplas funções:

- **Proteção**: constitui a barreira de proteção para as estruturas internas do organismo à penetração de agentes externos de qualquer natureza e, ao mesmo tempo, impede perdas de água, eletrólitos e outras substâncias do meio interno.

- **Proteção imunológica**: a pele confere proteção imunológica a antígenos microbianos e não microbianos devido às células de Langerhans, que captam os antígenos no epitélio, processam-nos e os apresentam aos linfócitos T para início da resposta imune. Além disso, a pele, graças a células imunologicamente ativas presentes também na derme, é um órgão de grande atividade imunológica, onde atuam intensamente os componentes da imunidade humoral e celular, motivo pelo qual, hoje, grande quantidade de testes imunológicos, bem como práticas imunoterápicas, são estudados na pele.
- **Termorregulação**: graças à sudorese, constrição e dilatação da rede vascular cutânea, a pele processa o controle homeostático da temperatura orgânica.
- **Percepção**: por meio da complexa e especializada rede nervosa cutânea, a pele é o órgão receptor sensitivo do calor, do frio, da dor e do tato.
- **Secreção**: a secreção sebácea é importante para a manutenção eutrófica da própria pele, particularmente da camada córnea, evitando a perda de água. Além disso, o sebo tem propriedades antimicrobianas e contém substâncias precursoras da vitamina D. Quanto às glândulas sudoríparas, a eliminação de restos metabólicos não tem valor como função excretora.

Essas funções gerais da pele dependerão da participação de seus vários componentes por meio de suas propriedades, ainda incompletamente conhecidas. Assim, na função protetora da pele, a camada córnea tem importância relevante, constituindo-se em interface entre o organismo e o meio ambiente, graças às suas várias propriedades:

- Impermeabilidade relativa à água e a eletrólitos, evitando perdas hídricas e eletrolíticas e limitando a penetração de substâncias exógenas.
- Resistência relativa a agentes danosos corrosivos.
- Alta impedância elétrica, que restringe a passagem de corrente elétrica pela pele.
- Superfície relativamente seca, retardando a proliferação de microrganismos.
- Quimicamente, representa uma membrana limitadora à passagem de moléculas.

Outro importante aspecto da função protetora da pele está no obstáculo que representa à ação de radiações ultravioleta, graças, especialmente, às unidades epidermomelânicas, produtoras e distribuidoras de melanina por meio da epiderme.

A principal função da melanina é proteger a pele das radiações ultravioleta do sol por meio da absorção da energia irradiante. Os melanócitos não só absorvem como também difundem a radiação ultravioleta.

O controle da produção de melanina é exercido por três fatores principais:

1. **Genético**: explica variações raciais e patológicas, como o albinismo.
2. **Ambiental**: interfere por meio da quantidade de energia radiante ambiental e pela interferência de substâncias químicas sobre a pele.
3. **Hormonal**: hormônios da hipófise e da epífise. O hormônio estimulador dos melanócitos (MSH, do inglês *melanocyte-stimulating hormone*), também conhecido como intermedina (segregado pela *pars intermedia* da hipófise), promove dispersão de grânulos melânicos pelo citoplasma, escurecimento da pele e maior fotoproteção. É o mais potente escurecedor conhecido. Sua fórmula química assemelha-se à do hormônio hipofisário adrenocorticotrófico (ACTH, do inglês *adrenocorticotropic hormone*). O ACTH é um polipeptídeo linear de 39 aminoácidos. Os 13 primeiros têm sequência igual à dos 13 aminoácidos que compõem o hormônio melanoestimulador. Ao contrário desses dois hormônios, a melatonina clareia porque faz os grânulos de melanina agregarem-se em torno do núcleo celular. Na produção de melatonina, tem importância o estímulo retiniano por luz ambiental. Da retina, o estímulo é levado a terminações simpáticas inervadoras da epífise. A noradrenalina então liberada faz a epífise produzir melatonina.

Quanto à termorregulação, é exercida, fundamentalmente, pelos sistemas vascular e sudoríparo da pele. Como interface entre o organismo e o meio externo, a pele desempenha um papel passivo nas trocas calóricas, mas, por meio das unidades sudoríparas écrinas e da rede vascular cutânea, interfere de modo ativo na regulação térmica. As glândulas sudoríparas fornecem o revestimento cutâneo de água que, por evaporação, esfria a superfície corpórea, e, os vasos sanguíneos, por meio da dilatação ou constrição, ampliam ou diminuem o fluxo sanguíneo periférico, permitindo maior ou menor dissipação calórica.

Impulsos termossensoriais da pele e a temperatura sanguínea constituem-se em informações que são integradas no hipotálamo. Um aumento de 0,5 °C na temperatura corpórea determina impulsos hipotalâmicos que, por meio das fibras colinérgicas do sistema nervoso simpático, estimulam as glândulas sudoríparas écrinas de todo o corpo. O aquecimento regional da pele promove também sudorese local, admitindo-se, nesse caso, ação térmica direta sobre a glândula sudorípara, sem participação hipotalâmica.

Em relação às funções secretoras da pele, os produtos metabólicos eliminados pela sudorese não têm nenhuma importância como função excretora. Quanto às glândulas sebáceas, seu desenvolvimento e atividade dependem, essencialmente, de fatores humorais, particularmente androgênios. Quanto a estímulos não endócrinos, são praticamente desconhecidos, e a estimulação nervosa direta ou por meio de mediadores, como adrenalina e acetilcolina, tem efeito nulo.

O produto da secreção das glândulas sebáceas, o *sebum*, constitui, juntamente com os lipídeos da queratinização, o filme lipídico da superfície cutânea. Esse complexo de lipídeos é composto por triglicerídeos, diglicerídeos, ácidos graxos, ésteres, esqualeno e esteróis. No *sebum* recém-secretado, não existem ácidos graxos livres. Estes surgem intrafolicularmente por ação de lipases bacterianas.

O verdadeiro significado fisiológico do *sebum* permanece ainda desconhecido no homem. Nos animais, promovendo aderência dos pelos, é um fator a mais no isolamento térmico, além do quê, pelas suas propriedades odoríferas, exerce função de atração sexual. Tais funções são irrelevantes no homem, e outras funções têm sido atribuídas ao *sebum*, embora não existam provas da importância desses mecanismos na homeostase humana. Estas funções são:

- Barreira de proteção.
- Emulsificação de substâncias.
- Atividade antimicrobiana, antibacteriana e antifúngica.
- Precursor da vitamina D.

As secreções sebácea e sudoral constituem as fases adiposa e oleosa da emulsão que recobre a superfície cutânea. Os eletrólitos do suor, os ácidos graxos e suas combinações atuam como agentes emulsificantes. Essas secreções, com suas variações topográficas e ação dos sistemas tampão da pele, ácido láctico/lactato ou bicarbonato, oriundos do suor, os compostos hidrossolúveis da camada córnea, a secreção sebácea, os radicais do ácido carbônico que atingem a superfície por difusão e os aminoácidos livres, determinarão o pH cutâneo normal nas várias regiões cutâneas.

O pH médio normal da pele situa-se entre 5,4 e 5,6, com variações topográficas. A secreção sudoral écrina é ácida (pH entre 3,8 e 5,6), enquanto a secreção apócrina tende à neutralidade (pH de 6,2 a 6,9).

A epiderme é ácida em todas as suas camadas, sendo maior a acidez da camada córnea, com pH entre 5,4 e 5,6. A camada malpighiana tem acidez menor, com pH 6,9. Ao nível da camada basal, o pH é de 6,8, pela sua atividade metabólica.

Na derme e no tecido subcutâneo, o pH é alcalino, porém menor que o pH sanguíneo.

Razões anatômicas e funcionais determinam variáveis. Assim, a região axilar, pela atividade predominante das glândulas apócrinas e pelo retardo na evaporação do suor, tem pH entre 6,1 e 6,8. A região interdigital dos pés é menos ácida, pois, apesar da ausência de glândulas apócrinas, pela falta de evaporação da sudorese, há hidratação e maceração, levando à alcalinidade. Áreas intertriginosas apresentam pH maior que o habitual.

Entre as secreções da superfície cutânea, existe, no recém-nascido, o chamado *vernix caseoso*, que é constituído por secreção sebácea, células epiteliais descamadas e lanugo desprendido da superfície corpórea. Sua composição é bastante variável, incluindo ceramidas, ácidos graxos livres e colesterol, existindo variações nos fetos pré-termo e no recém-nascido de termo.

Nos fetos a termo, os ésteres céreos, que são produzidos exclusivamente pelas glândulas sebáceas, mostram-se aumentados em relação ao *vernix caseoso* dos fetos pré-termo, demonstrando que, com a proximidade do parto, há aumento da atividade das glândulas sebáceas.

Os recém-nascidos prematuros apresentam pouco *vernix*; após o nascimento, o *vernix* desaparece em alguns dias.

Esses fatos, ao lado da pouca evidência de ação antimicrobiana do *vernix*, indicam que sua principal função é a lubrificação da superfície corpórea do feto, para facilitar sua passagem através do canal do parto, o que explicaria seu desaparecimento após o nascimento, por não mais ser necessária a função a que se destina.

Além das suas funções vitais, as propriedades físico-químico-biológicas da pele permitem a administração percutânea de medicamentos, pela capacidade de absorção da pele. A penetração de medicamentos se processa por meio das seguintes estruturas:

- **Orifícios adanexiais**: permitem a passagem de substâncias de baixo coeficiente de permeabilidade e de moléculas grandes.
- **Espaços intercelulares da camada córnea**: são a via de penetração de água e alcoóis de peso molecular baixo.
- **Diretamente, através das células corneificadas**: quando ocorrem aumento da hidratação da pele, aumento da temperatura cutânea e exposição a solventes de lipídeos.

Em relação à penetração de medicamentos, deve-se considerar que, de acordo com a região anatômica, há variações na espessura da camada córnea e no número de orifícios adanexiais. A maneira habitual de se obter melhor ação tópica, com maior penetração de medicamentos, é o curativo apósito oclusivo. Pela oclusão, provocam-se aumento da transpiração e retenção sudoral e elevação local da temperatura, com aumento do fluxo sanguíneo. A retenção sudoral aumenta o teor em água das células córneas, o que possibilita maior transporte iônico de moléculas por meio das células, e, de outro lado, quanto maior o fluxo sanguíneo na derme, maior será a absorção. Esses fatos devem ser considerados quando se empregam medicamentos tópicos, particularmente em curativos oclusivos, pela possível ação sistêmica dessas medicações.

ULTRAESTRUTURA DA PELE

É estudada por meio das técnicas de microscopia eletrônica.

Ultraestrutura da epiderme

Os queratinócitos são as células que predominam na epiderme e apresentam características subcelulares segundo a sua diferenciação. Os queratinócitos basais apresentam-se como camada celular única. Exibem núcleos ovoides e citoplasma onde se reconhecem organelas como mitocôndrias, aparelho de Golgi e regular número de melanossomos incorporados (FIGURA 1.14). Apresentam abundantes tonofilamentos que se

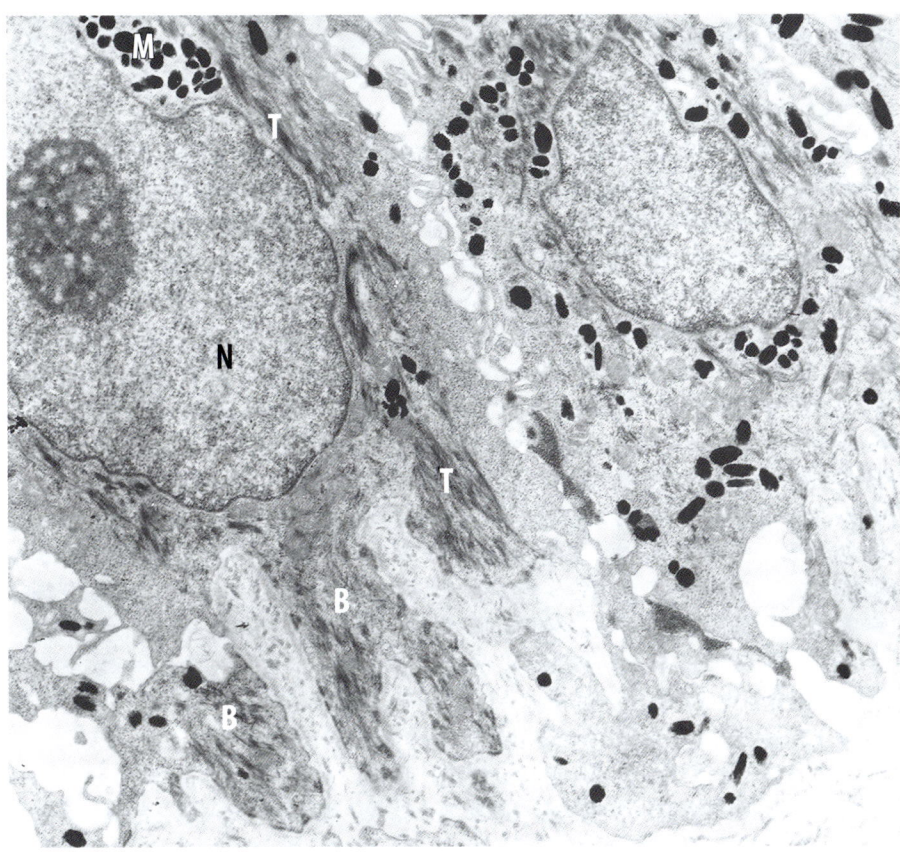

FIGURA 1.14 – **M**, melanossomos; **B**, queratinócito basal; **N**, núcleo; **T**, tonofilamentos citoplasmáticos.

adensam na periferia de seu citoplasma e convergem para os desmossomos. Essas junções unem queratinócitos contíguos basais e suprabasais. Os tonofilamentos convergem também para os hemidesmossomos presentes na membrana citoplasmática basal. Os queratinócitos da camada espinhosa apresentam citoplasma amplo com tonofilamentos abundantes. Essas células exibem numerosas junções específicas – os desmossomos. Estes mostram-se alinhados em arranjo paralelo **(FIGURA 1.15)**. O espaço intercelular, entre os desmossomos, é diminuto, configurando-se o aspecto de lagos intercelulares. Os queratinócitos da camada granulosa apresentam caracteristicamente no citoplasma os grânulos de querato-hialina, que são estruturas intensamente eletrodensas e de formato irregular. Os núcleos das células granulosas apresentam nucléolos proeminentes. No citoplasma de queratinócitos da camada espinhosa alta observam-se estruturas subcelulares ovaladas, envoltas por membrana única com subestrutura interna lamelar – são os chamados corpos lamelares ou de corpos de Odland **(FIGURA 1.16)**. Essas estruturas têm origem citoplasmática e são eliminadas para o espaço intercelular das camadas mais superficiais da epiderme. Parecem prover a substância cimentante intercelular. As células da camada córnea são anucleadas e seu citoplasma é alongado e de aspecto relativamente homogêneo, e, normalmente, não são detectadas organelas como mitocôndrias e aparelho de Golgi. Os desmossomos podem ser ainda observados e apresentam material eletrodenso osmiofílico entre as áreas de adensamento de membranas celulares contíguas **(FIGURA 1.17)**.

Os melanócitos apresentam-se na camada basal da epiderme, entre os queratinócitos basais. Exibem núcleo ovoide ou reniforme com cromatina regularmente disposta na periferia. O seu citoplasma apresenta aparelho de Golgi bem desenvolvido, retículo granular abundante e filamentos intermediários delicados **(FIGURA 1.18)**. As organelas características dessa linhagem celular são os melanossomos. Estes podem ser ovoides, envoltos por membrana única. À medida que essas organelas se tornam maduras, mostram-se alongadas e intensamente eletrodensas, por acumular, no seu interior, a melanina. Os melanossomos parcialmente melanizados exibem uma subestrutura interna lamelar. Essas células não exibem junções com as células vizinhas. Seus prolongamentos citoplasmáticos – os dendritos – podem ser observados no espaço intercelular das porções inferiores da camada espinhosa. Mostram íntima aposição com as membranas de queratinócitos vizinhos, sem formação de junções específicas. Os melanossomos maduros são transferidos para o citoplasma dos queratinócitos. Nessas células, podem ser observados em pequenos agrupamentos envoltos por membrana única – o complexo melanossômico. São assim observados na epiderme de caucasoides e amarelos **(FIGURA 1.19)**. Na pele dos negroides, são observados isolados no citoplasma dos queratinócitos.

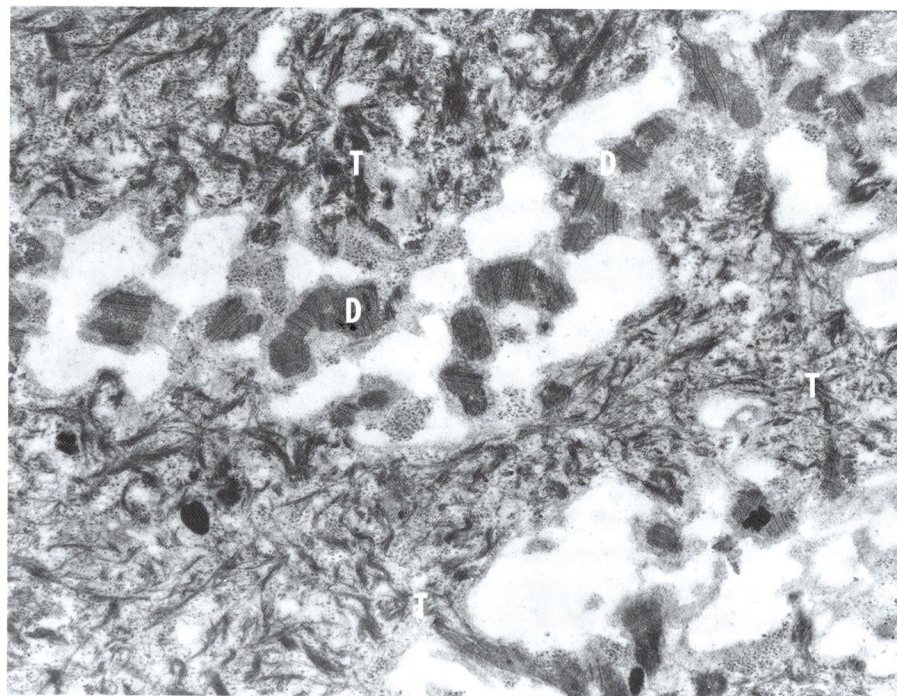

FIGURA 1.15 – **T**, tonofilamentos de citoplasma de queratinócitos espinhosos; **D**, junções desmossômicas de queratinócitos contíguos em arranjo paralelo. Aumento original × 9.500.

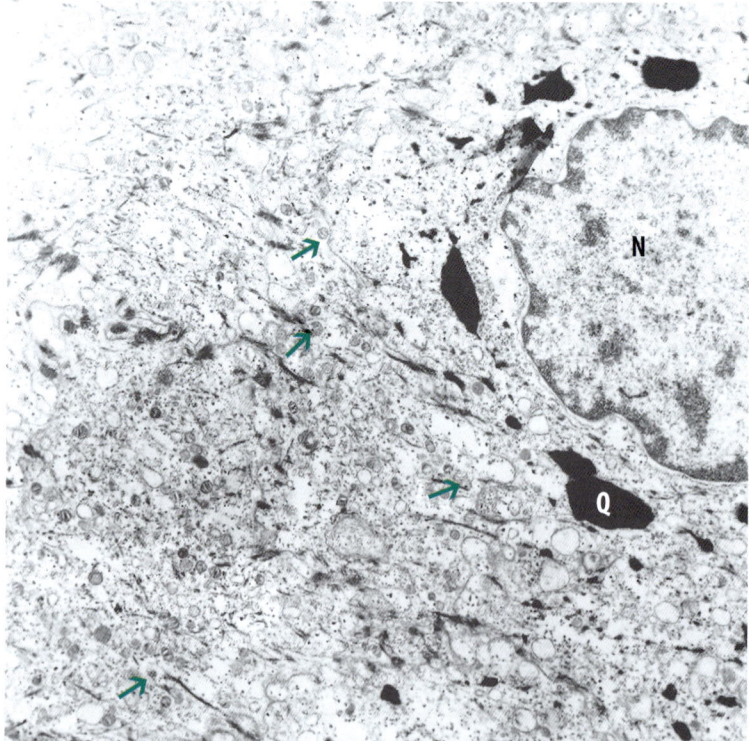

FIGURA 1.16 – Camada granulosa da epiderme.
N, núcleo de célula granulosa; **Q**, grânulos de querato-hialina. As **setas** indicam corpos lamelares no citoplasma de queratinócitos. Aumento original × 9.500.

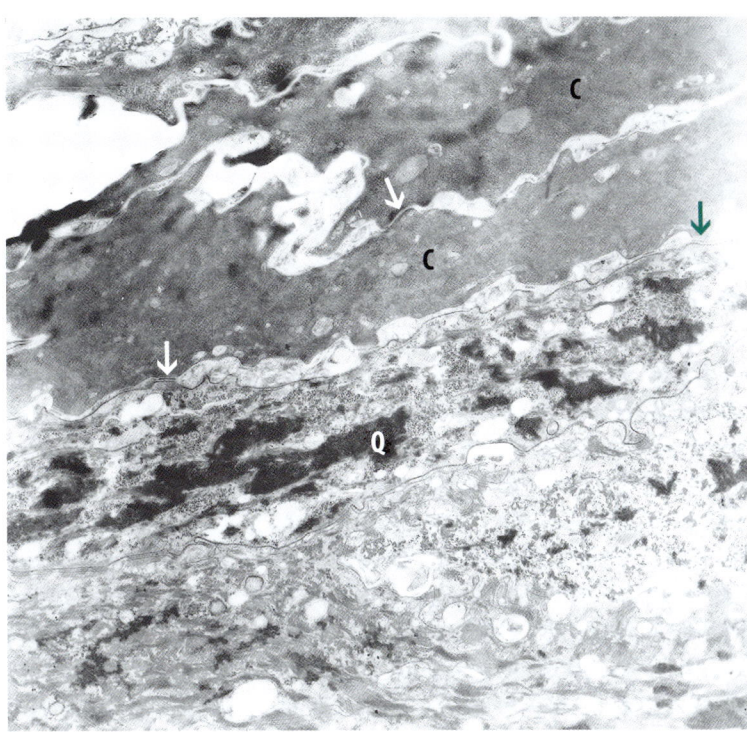

FIGURA 1.17 – Camadas granulosa e córnea da epiderme.
Q, grânulos de querato-hialina das células granulosas; **C**, células córneas. As **setas** indicam desmossomos. Aumento original × 9.500.

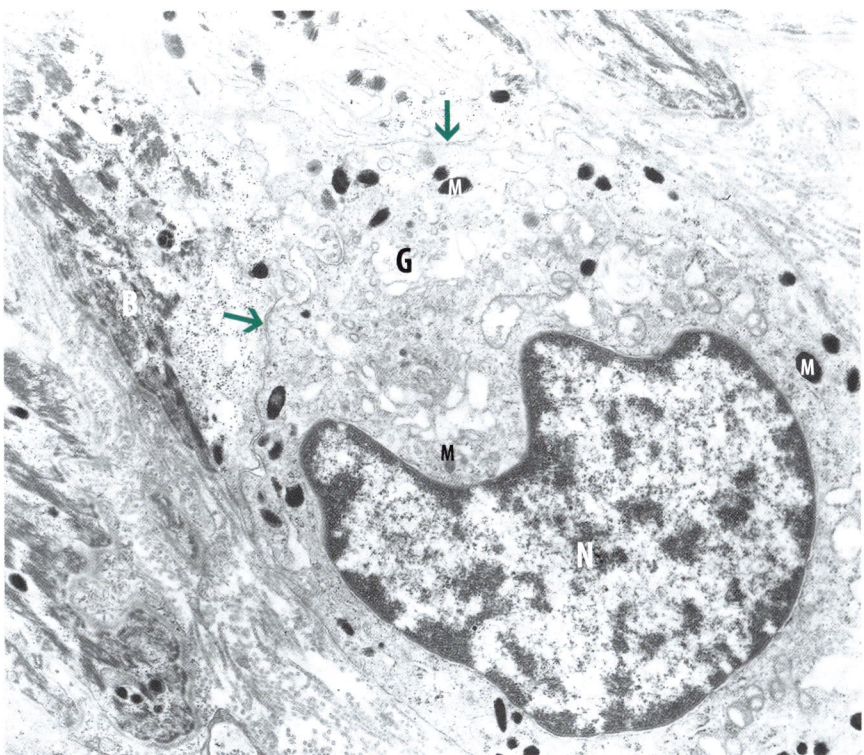

FIGURA 1.18 – Melanócito na camada basal da epiderme
N, núcleo de melanócito; **M,** melanossomos; **G**, aparelho de Golgi; **B,** citoplasma de queratinócito basal. As **setas** indicam membranas contíguas de melanócitos e queratinócitos vizinhos. Aumento original × 9.500.

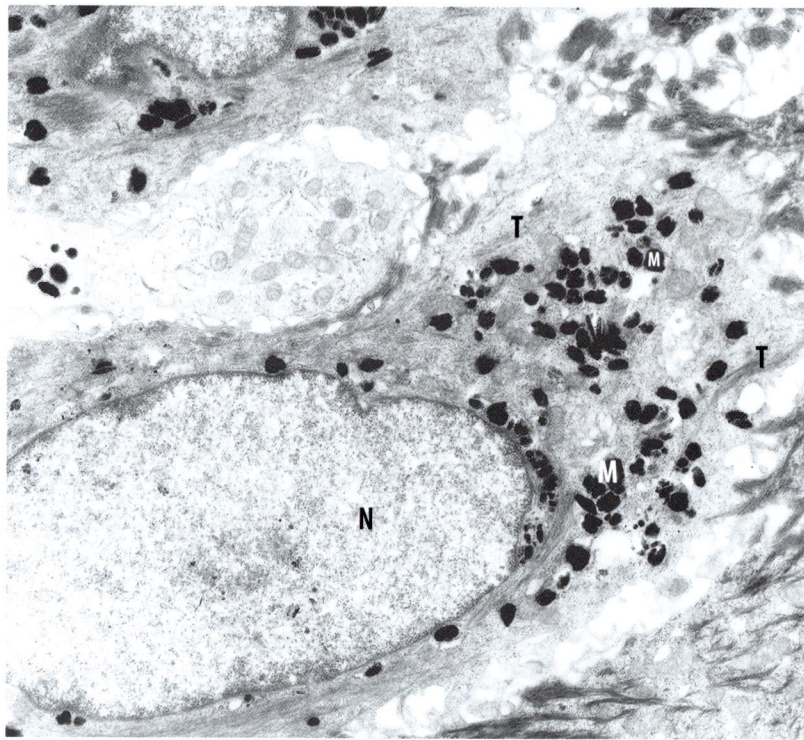

FIGURA 1.19 – **N,** núcleo de queratinócito; **T,** tonofilamentos citoplasmáticos; **M,** complexos melanossômicos incorporados no citoplasma de queratinócito. Aumento original × 9.500.

A célula de Langerhans é outro elemento celular presente na epiderme (FIGURA 1.20). É, como os melanócitos, uma célula dendrítica, posicionando-se, entretanto, nas camadas parabasal e espinhosa da epiderme. Apresenta núcleo ovoide ou reniforme. O citoplasma é abundante, com presença de aparelho de Golgi, lisossomos e organelas características, os corpúsculos descritos por Birbeck. Essas organelas apresentam uma porção vesicular envolta por membrana única e uma extremidade onde as membranas são justapostas com área filamentosa central. A estrutura assume morfologia semelhante a uma raquete de tênis, daí ser também conhecida como corpúsculo em raquete. Essas estruturas parecem originar-se por endocitose da membrana plasmática. Podem, ocasionalmente, ser observadas ainda ligadas à membrana celular.

Na pele normal, raros linfócitos estão presentes por entre os queratinócitos, e, por vezes, em íntima proximidade com as células de Langerhans (FIGURA 1.21).

As células de Merkel (FIGURA 1.22) localizam-se entre os queratinócitos de camada basal e exibem no seu citoplasma grânulos de secreção neuroendócrina que apresentam *core* eletrodenso envolto por membrana. Apresentam também agrupamentos de tonofilamentos junto a um dos polos de seus núcleos. Essas células conectam-se com terminações nervosas a partir da derme subepidérmica.

ULTRAESTRUTURA DA JUNÇÃO DERMOEPIDÉRMICA

A junção dermoepidérmica é composta por elementos epidérmicos – o polo basal da membrana plasmática dos queratinócitos basais –, e por elementos membranosos e fibrilares da derme papilar.

A membrana plasmática basal dos queratinócitos basais exibe espessamentos, com espaçamento regular, onde estão aderidos os tonofilamentos citoplasmáticos – estas estruturas são os hemidesmossomos. Dessa região, partem pequenos elementos fibrilares que se inserem na lâmina densa da lâmina basal, cruzando o espaço lúcido. Essas fibrilas são chamadas de filamentos ancorantes (FIGURA 1.23).

Os elementos fibrilares da chamada lâmina basal são representados pela lâmina lúcida e pela lâmina densa. A lâmina lúcida, como diz seu nome, é uma faixa subepidérmica composta por material pouco eletrodenso. O espaço lúcido tem espessura variável conforme a área corpórea. A lâmina densa da lâmina basal é representada por faixa de material fibrilar eletrodenso. Os filamentos ancorantes oriundos dos hemidesmossomos aderem à lâmina densa, bem como as fibrilas ancorantes que partem da derme papilar (FIGURA 1.24).

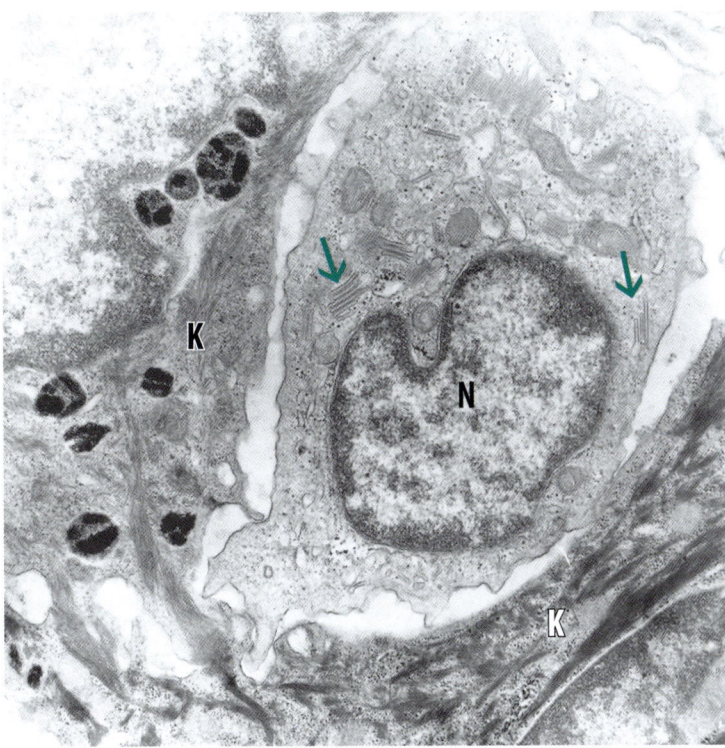

FIGURA 1.20 – Célula de Langerhans entre queratinócitos.
N, núcleo da célula de Langerhans; **K**, queratinócitos. As **setas** indicam corpúsculos de Birbeck. Aumento original × 9.500.

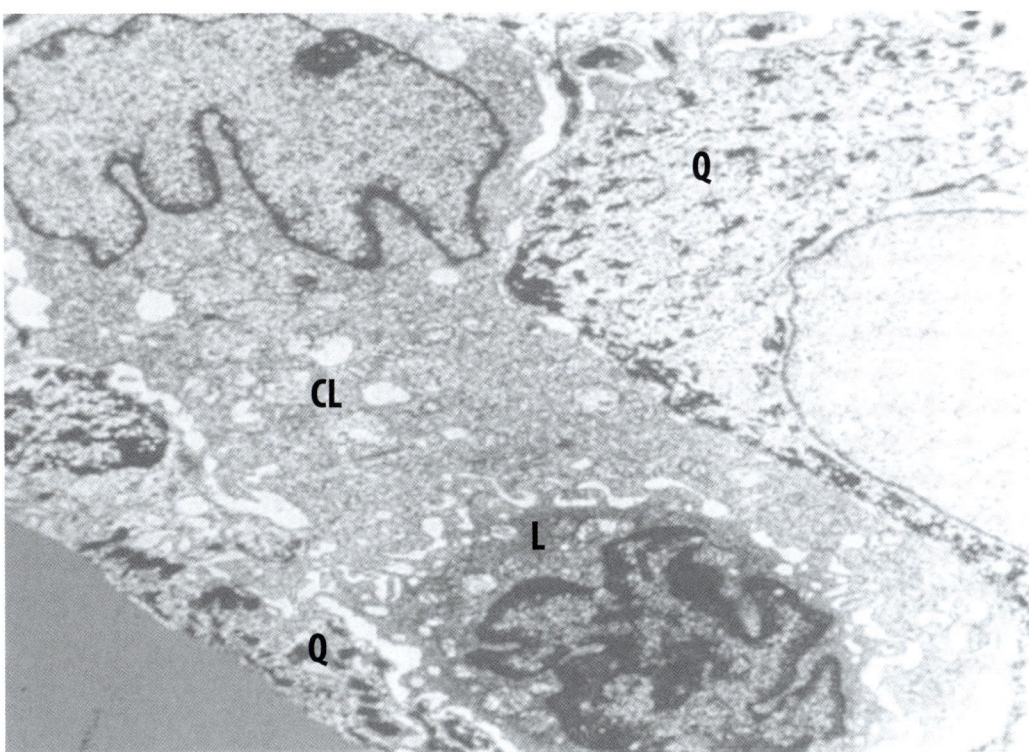

FIGURA 1.21 – Linfócito intraepidérmico (**L**) apresentando aposição de sua membrana plasmática com célula de Langerhans (**CL**), observados entre queratinócitos (**Q**) da epiderme. Aumento original × 9.500.

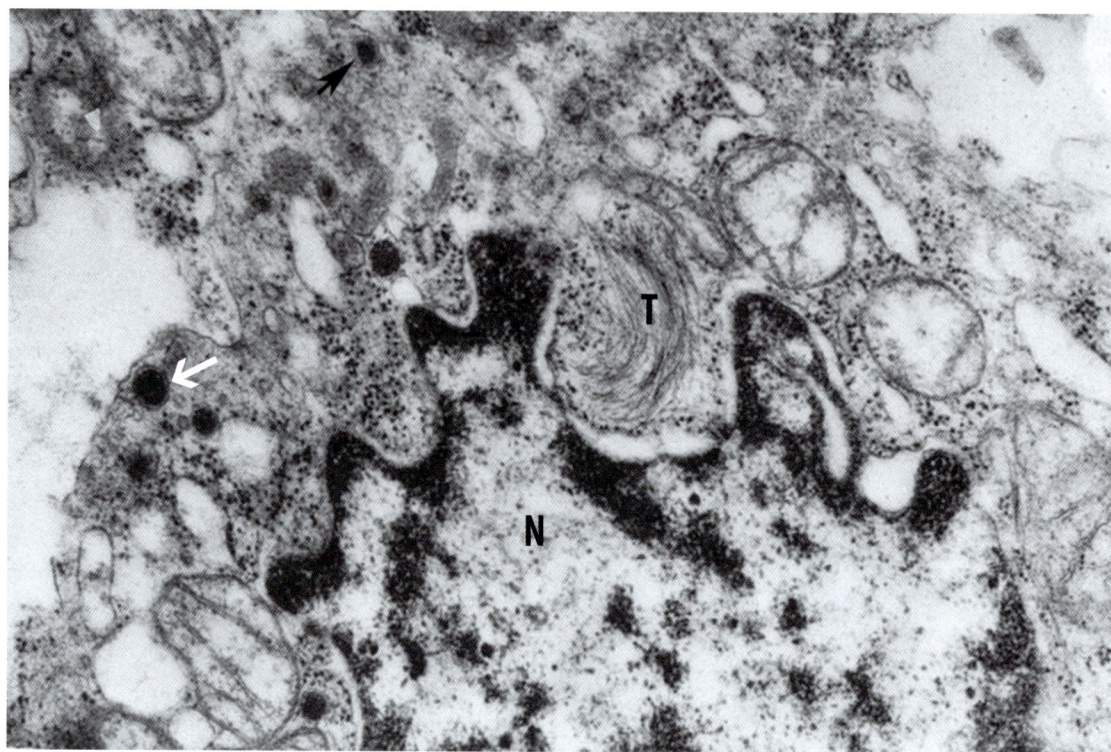

FIGURA 1.22 – Célula de Merkel.
N, núcleo; T, tonofilamentos citoplasmáticos agrupados junto a um dos polos de seu núcleo. A **seta** indica grânulos de secreção neuroendócrina com *core* central eletrodenso envolto por membranas. Aumento original × 9.500.

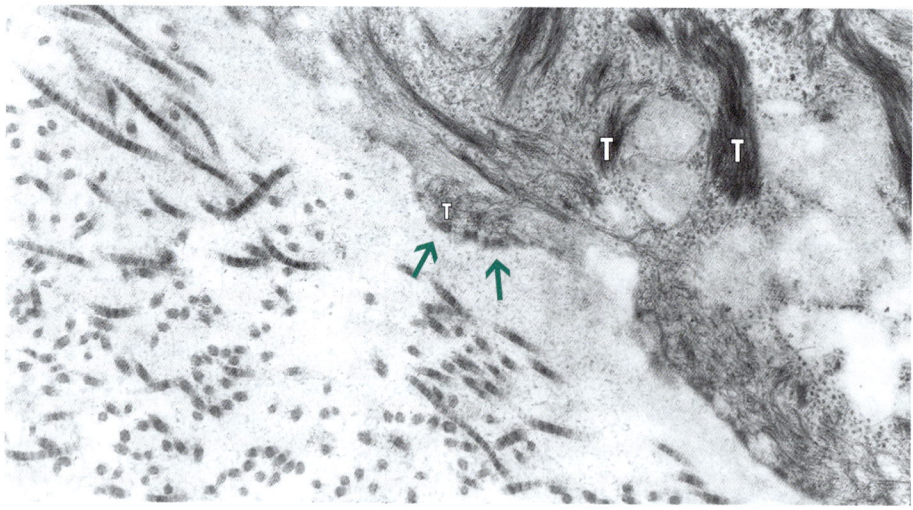

FIGURA 1.23 – Junção dermoepidérmica.
T, tonofilamentos de queratinócito basal. As **setas** indicam hemidesmossomos com filamentos ancorantes que cruzam a lâmina lúcida da lâmina basal. Aumento original × 5.000.

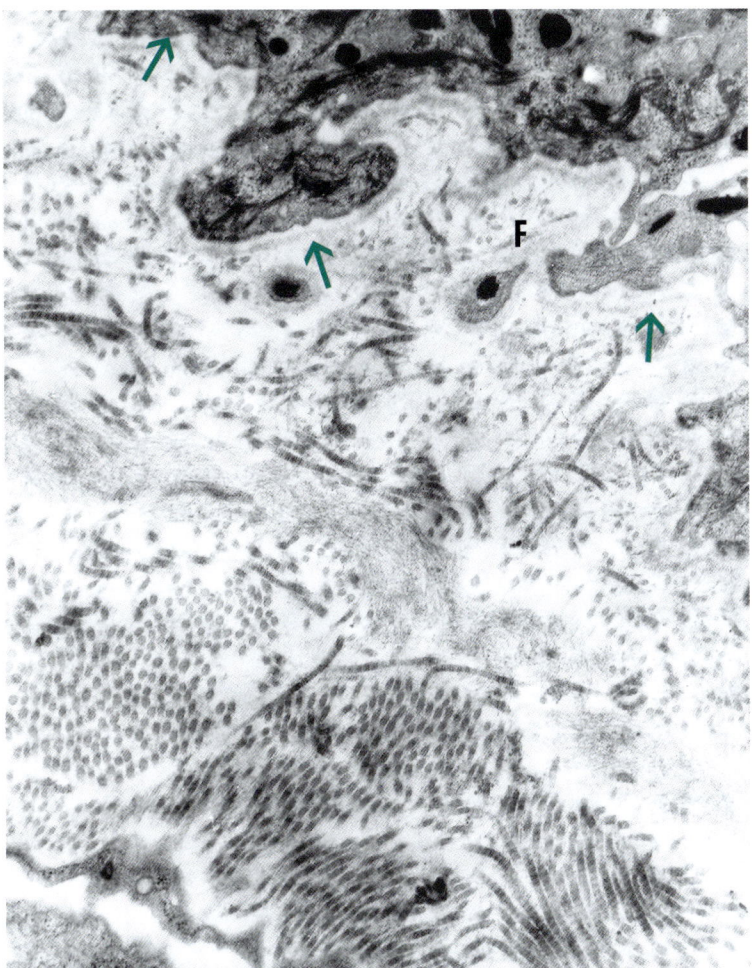

FIGURA 1.24 – Junção dermoepidérmica.
F, fibrilas ancorantes da derme papilar. As **setas** indicam lâmina densa da lâmina basal. Aumento original × 15.000.

ULTRAESTRUTURA DA DERME

A derme papilar é composta por elementos fibrilares imersos em material pouco eletrodenso. Destacam-se fibrilas colágenas delgadas – colágeno de tipo III e fibrilas elásticas oxitalânicas que são perpendiculares à epiderme e fibrilas elaunínicas que formam feixe paralelo à epiderme. As fibrilas oxitalânicas são fibrilas cilíndricas de centro oco, e as elaunínicas são compostas por elementos fibrilares imersos numa matriz de elastina que é escassa **(FIGURA 1.25)**.

A derme reticular é composta por fibras colágenas e elásticas imersas em matriz amorfa. As fibras colágenas são compostas por feixes. As fibras elásticas propriamente ditas são espessas e exibem elementos fibrilares e matriz de material amorfo, pouco eletrodenso – a elastina **(FIGURA 1.26)**.

Os elementos celulares da derme são representados pelos fibroblastos. O seu núcleo é arredondado ou ovoide e exibe um nucléolo proeminente. O seu citoplasma apresenta aparelho de Golgi bem desenvolvido, bem como cisternas do retículo granular **(FIGURA 1.27)**. Os mastócitos também são encontrados na derme e aparecem geralmente próximo à parede dos vasos dérmicos. Exibem no seu citoplasma grânulos de secreção eletrodensos, e sua superfície celular apresenta expansões viliformes **(FIGURA 1.28)**.

Outras células estão também presentes na derme em condições de normalidade: linfócitos, macrófagos e células dendríticas **(FIGURA 1.29)**. Essas células situam-se no espaço justavascular da derme superficial, e as dendríticas também estão presentes entre as fibras colágenas da derme reticular.

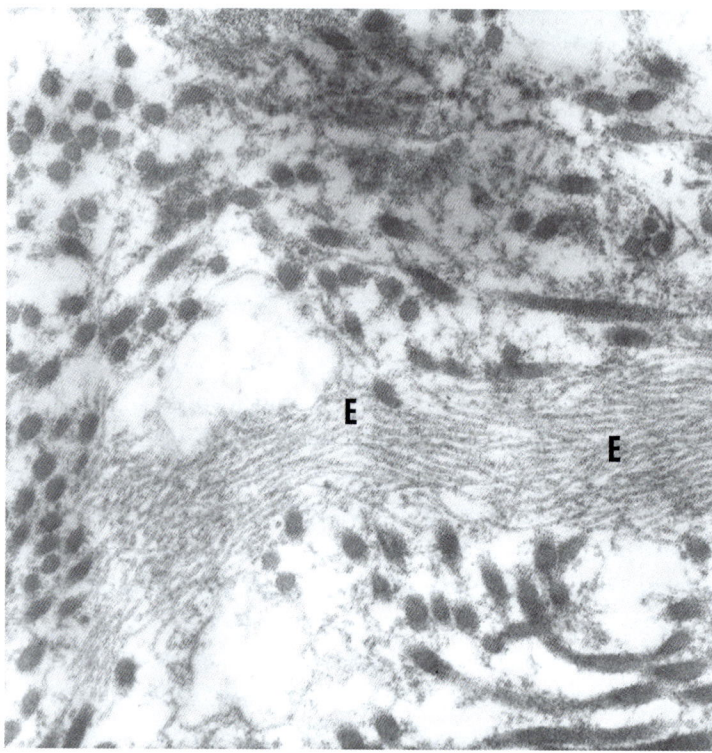

FIGURA 1.25 – **E**, fibras elásticas elaunínicas. Aumento original × 28.500.

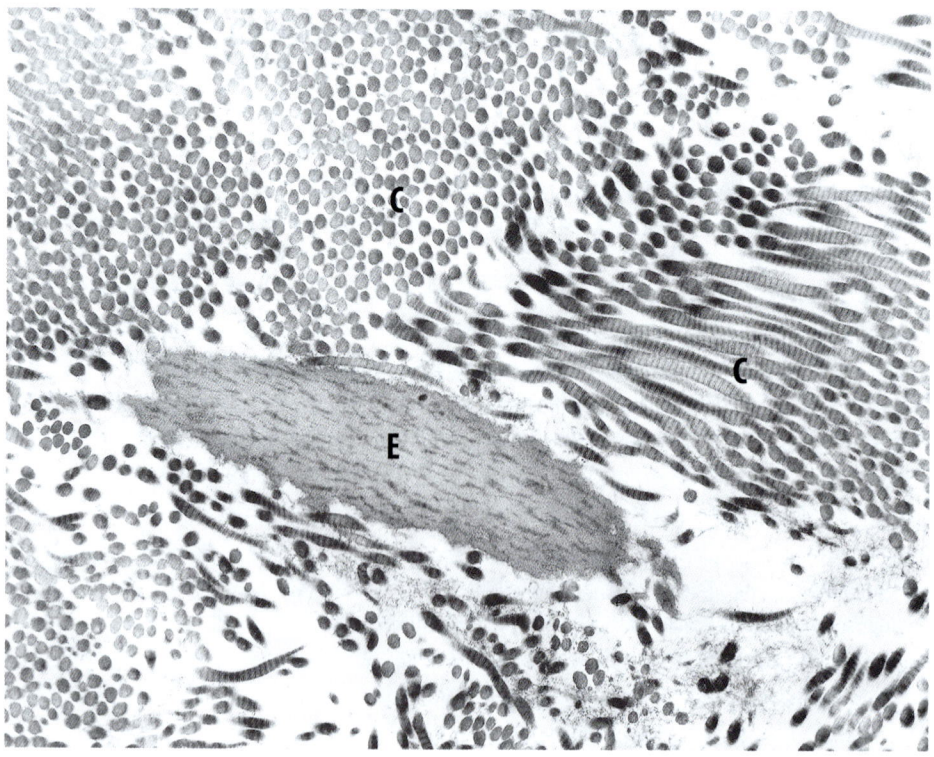

FIGURA 1.26 – **E**, fibras elásticas da derme reticular; **C**, fibras colágenas. Aumento original × 28.500.

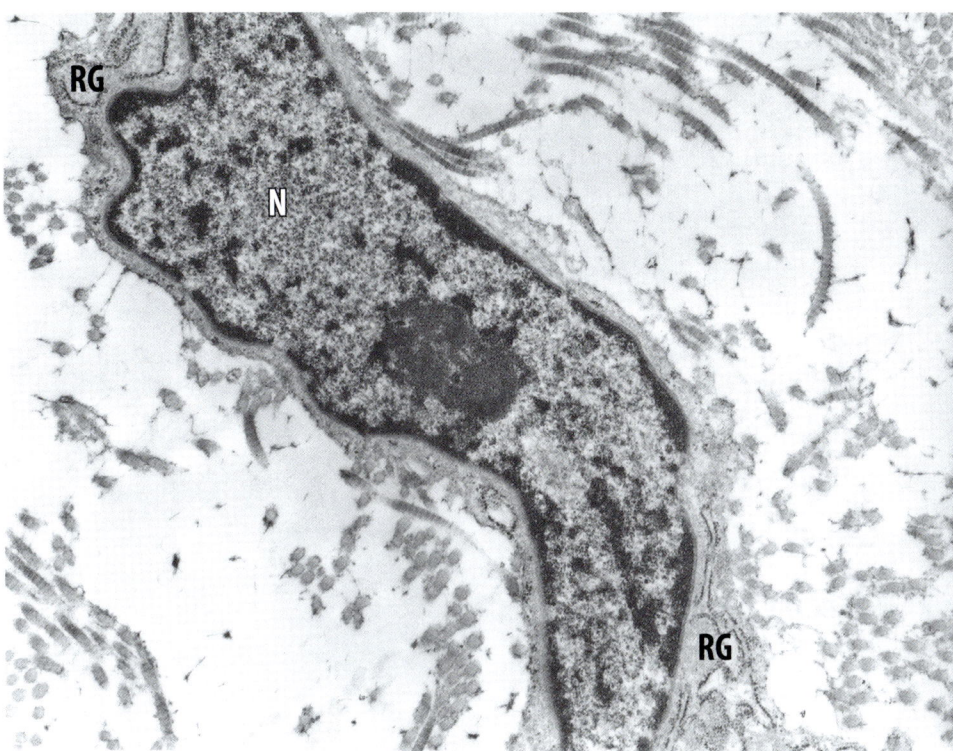

FIGURA 1.27 – **N**, núcleo de fibroblasto com nucléolo proeminente; **RG**, cisternas do retículo granular citoplasmático. Aumento original × 10.000.

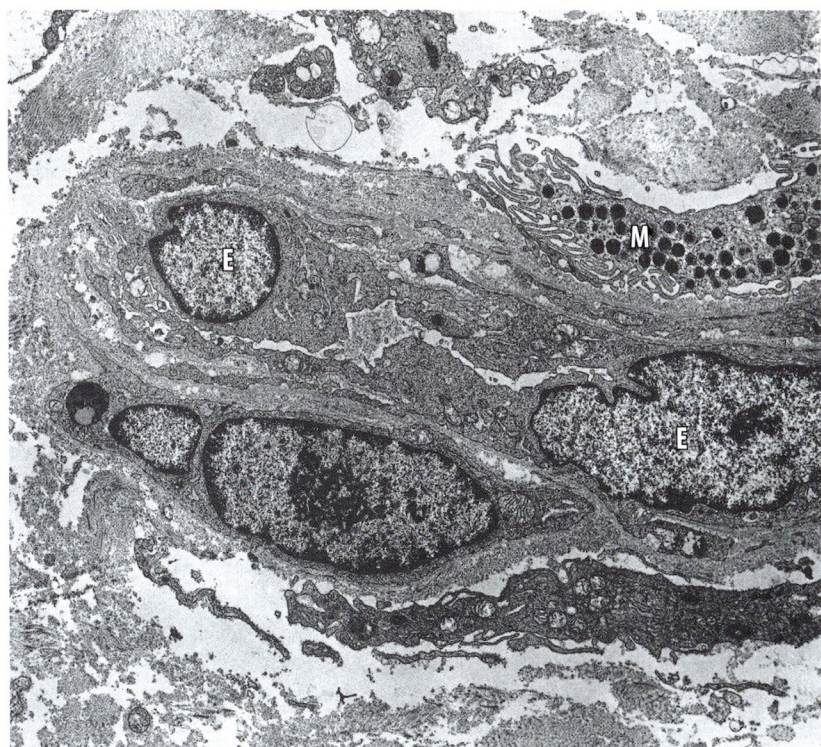

FIGURA 1.28 – **M**, mastócito; **E**, células endoteliais de vaso dérmico. Aumento original × 9.500.

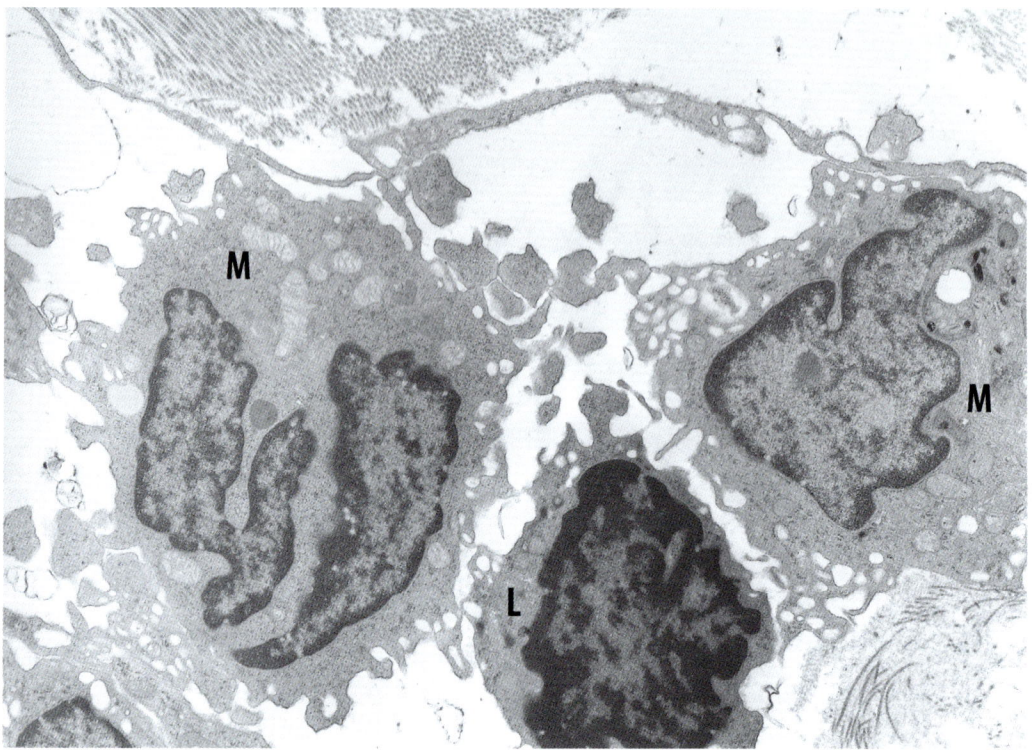

FIGURA 1.29 – **L**, Linfócito; **M**, macrófagos. Aumento original × 5.000.

PARTE II
PATOLOGIA CUTÂNEA

CAPÍTULO 2
FISIOPATOLOGIA CUTÂNEA

A pele, como qualquer órgão, é passível de ser atingida por fenômenos patológicos que determinarão alterações microscópicas que, macroscopicamente, serão representadas pelas lesões elementares.

Essas alterações patológicas fundamentais ocorrem de forma isolada ou conjunta, resultando em grande número de variações que constituem os fundamentos clínico-patológicos das dermatoses.

Portanto, ocorrem na pele todos os processos anatomopatológicos básicos:

- Degenerações.
- Alterações metabólicas.
- Proliferações.
- Malformações.
- Disfunções.
- Inflamações.

DEGENERAÇÕES

Várias degenerações são observadas na pele e são, em geral, acompanhadas por outras alterações patológicas, especialmente inflamações.

Algumas degenerações são características de determinadas afecções, como a degeneração balonizante própria das viroses, a degeneração fibrinoide própria das colagenoses e a degeneração granular, também chamada **hiperqueratose epidermolítica** que ocorre em algumas doenças congênitas nas quais há alterações da queratinização.

Outras degenerações são epifenômenos que ocorrem em dermatoses de várias naturezas. Assim, a degeneração hidrópica das células basais ocorre no lúpus eritematoso (LE), no líquen plano e na dermatomiosite.

A degeneração basófila ocorre em decorrência da idade, de modo praticamente fisiológico, nas áreas expostas, por ação das radiações ultravioletas; e, de modo patológico, em afecções caracterizadas por fotossensibilidade.

As degenerações serão detalhadas no Capítulo 8.

ALTERAÇÕES METABÓLICAS

A pele sofre alterações decorrentes de anormalidades do metabolismo e, reflexamente, alterações cutâneas extensas são capazes de produzir alterações metabólicas. Desse modo, existem várias alterações cutâneas nas aminoacidopatias, alterações esclerodermiformes na fenilcetonúria, eritemas e livedo reticular na homocistinúria, alterações pigmentares por deposição de polímeros do ácido homogentísico na alcaptonúria.

A doença de Hartnup, causada por distúrbios do metabolismo do triptofano, expressa-se na pele por meio de fotossensibilidade. O mesmo ocorre nas porfirias, das quais apenas a forma aguda intermitente não exibe alterações cutâneas.

Na gota, a deposição de uratos na pele determina a formação do tofo gotoso. Os xantomas de vários tipos decorrem, em geral, de hiperlipoproteinemias.

O depósito de substância amiloide na pele pode ocorrer primária e isoladamente ou acompanhar o mieloma múltiplo. Mais raramente, essa substância se deposita na pele nas formas secundárias a processos crônicos tipo tuberculose (TB), hanseníase e osteomielite. A pele pode ser, ainda, sede de depósitos de cálcio (calcificações metastáticas) por alterações no metabolismo do cálcio e fósforo, nas alterações da paratireoide, intoxicações por vitamina D e outras situações. Na pele, porém, são mais comuns as calcificações secundárias a processos inflamatórios localizados (calcificações distróficas), como ocorre na esclerodermia, dermatomiosite e cistos rotos.

PROLIFERAÇÕES

As proliferações compreendem:

- **Hiperplasias pseudoepiteliomatosas**: respostas epiteliais hiperplásicas a processos inflamatórios, geralmente granulomatosos, e, menos frequentemente, em casos hipertróficos de líquen simples crônico e líquen plano. Há intensa proliferação das camadas epidérmicas sem atipias celulares e, diferentemente das neoplasias epiteliais, há retorno à normalidade com a eliminação do processo desencadeante.

- **Neoplasias**: proliferações constituídas por células em número excessivo, com alterações de maturação e, além disso, características morfofuncionais anômalas. São proliferações com tendência a aumentar, tanto pela multiplicação celular excessiva quanto por retardo da morte celular. Podem ser benignas ou malignas, de acordo com sua capacidade de invadir e destruir tecidos normais e gerar metástases. Praticamente todos os componentes normais da pele são capazes de originar neoplasias benignas e malignas.

MALFORMAÇÕES

Consistem em excessos ou deficiências de um ou vários dos constituintes normais da pele. São, em geral, designados nevos. O termo nevo tem sido utilizado em sentido amplo, designando malformações congênitas da pele, caracterizadas por excesso ou deficiência de constituintes teciduais normais. Essa conceituação separa os nevos em geral dos **nevos de células névicas**, que, na realidade, são tumores benignos de células anormais peculiares, as células névicas, derivadas da crista neural.

São exemplos de malformações por excesso de constituintes normais da pele: o nevo epitelial (excesso de estruturas epidérmicas); o nevo sebáceo (excesso de glândulas sebáceas e apócrinas); e o nevo piloso (excesso de folículos pilosos).

São exemplos de malformações por hipodesenvolvimento de elementos normais, epidérmicos ou dérmicos, as hipoplasias dérmicas focais.

DISFUNÇÕES

Habitualmente, as várias alterações patológicas – degenerações, proliferações, malformações e inflamações – que levam a alterações funcionais da pele. Existem, porém, alterações funcionais primárias. É o caso de alterações pigmentares por excesso de função do sistema melanocitário (cloasma, sardas) ou por deficiência funcional desse sistema (vitiligo).

INFLAMAÇÕES

A inflamação compreende um conjunto de respostas teciduais, envolvendo principalmente vasos sanguíneos e tecido conectivo perivascular a vários agentes agressores – bactérias, vírus, fungos, agentes químicos e físicos e fenômenos autoimunes.

O primeiro evento da inflamação é a vasodilatação, com aumento do fluxo sanguíneo em arteríolas, capilares e vênulas. Segue-se a elevação da permeabilidade vascular, que, hoje, é sabido que se inicia nas vênulas. Os fenômenos de vasodilatação e aumento da permeabilidade vascular são promovidos por mediadores químicos, histamina, leucotrienos, cininas e, talvez, serotonina. O aumento da permeabilidade dos vasos leva à perda de líquido para o interstício, provocando concentração de hemácias no interior dos vasos, com diminuição da velocidade do fluxo sanguíneo. Os leucócitos alinham-se na periferia do vaso, graças à ação de moléculas de adesão, ocorrendo diapedese e migração dessas células para o foco inflamatório por estímulos quimiotáticos. Inicialmente, migram polimorfonucleares; posteriormente, células monocitárias.

Quando a inflamação se estabelece de modo agudo, se traduz clinicamente por eritema, edema e dor, produzidos por irritação química das terminações nervosas e por compressão. Os fenômenos inflamatórios agudos na pele produzem dermites agudas com consequências epidérmicas, como espongiose, vesiculação intraepidérmica, exocitose e exsudação, que são características dos eczemas agudos.

Gradativamente, os fenômenos inflamatórios diminuem em intensidade, estabelecendo-se as fases subaguda e crônica da inflamação. Na fase crônica da inflamação da pele, a dermatite repercute diferentemente sobre a camada germinativa, produzindo-se acantose, hiperqueratose e paraqueratose, que caracterizam dermatites liquenoides, psoriasiformes e eczemas crônicos.

Entre as inflamações crônicas, existe um grupo particular, as chamadas inflamações granulomatosas, caracterizadas pelo **granuloma**.

Os granulomas caracterizam-se por uma disposição constantemente ordenada em arranjo peculiar dos seus elementos inflamatórios, isto é, alterações e neoformações vasculares, proliferação fibroblástica, infiltrações celulares de histiócitos, células epitelioides, linfócitos, plasmócitos e células gigantes tipo Langhans ou de corpo estranho. Existem vários tipos de granulomas:

- **Granulomas infecciosos:** nos quais, muitas vezes, é possível o encontro do agente causal. Ocorrem na hanseníase, na TB, na donovanose, no linfogranuloma venéreo, em micobacterioses atípicas, na bouba, na pinta, na sífilis, em micoses profundas, na leishmaniose e na amebíase.
- **Granuloma da sarcoidose:** no qual há predomínio das células epitelioides sobre os demais componentes do granuloma e, às vezes, presença de corpos asteroides no interior das células gigantes.
- **Granulomas de corpo estranho:** caracterizam-se pelo predomínio das células gigantes de corpo estranho. Podem ser produzidos pela queratina de cistos rotos, pelo zinco, pela parafina, pelo berílio, pela sílica e por outras substâncias.
- **Granulomas em paliçada:** nos quais ocorrem fenômenos necrobióticos do colágeno. São verificados no granuloma anular, na necrobiose lipoídica e nos nódulos reumáticos.

Sabe-se, atualmente, que a inflamação de caráter granulomatoso pode depender de mecanismos imunológicos e não imunológicos. No primeiro caso, a formação do granuloma pode ser impedida pela utilização de imunossupressores. Experimentalmente, isso ocorre com o granuloma produzido por esquistossomos. No caso de granulomas formados por mecanismos não imunes, como granulomas experimentais produzidos por talco, os imunossupressores não impedem a formação do granuloma, mas sim fármacos que interferem no sistema das cininas, demonstrando que, na formação de granulomas por mecanismos não imunes, é indispensável o pleno funcionamento desse sistema.

Mediadores químicos da inflamação

São substâncias químicas que surgem em várias condições de inflamação, inclusive nas reações imunes, capazes de agir sobre várias estruturas, particularmente os vasos sanguíneos. Os mais importantes mediadores são descritos a seguir.

Histamina

Encontra-se, principalmente, nos grânulos dos mastócitos do tecido conectivo e dos basófilos circulantes. É encontrada, ainda, em alguns neurônios, nas plaquetas e nas células parietais do estômago.

A histamina é liberada fundamentalmente após a ligação dos antígenos com as moléculas de IgE da superfície de mastócitos e basófilos, mas também pode ser liberada independentemente da IgE por meio da interação com outras moléculas, como a proteína G associada à membrana celular, ou por meio de mediadores lipídicos transmembrânicos, prostaglandinas, leucotrienos, citocinas (IL-1; IL-3; IL-5 e IL-8), neuropeptídeos e quimiocinas.

A liberação de histamina causa prurido por ativar receptores histamínicos nas terminações nervosas sensitivas da pele, mas outras substâncias, como citocinas e proteases, também são importantes na provocação do prurido.

Existem quatro receptores bem definidos de histamina presentes em múltiplas células – H1, H2, H3 e H4 –, que, ao serem ativados pela histamina, produzem múltiplas respostas.

Os receptores H1 são encontrados na retina, no cérebro, no aparelho respiratório, no trato gastrintestinal, no fígado, nas células endoteliais, nos linfonodos, na medula das suprarrenais e na pele, onde são expressos não somente nas células endoteliais, mas também nos fibroblastos e queratinócitos. A ativação desses receptores pela histamina produz vasodilatação, aumento da permeabilidade vascular (a histamina provoca contração das células endoteliais, criando lacunas entre células endoteliais vizinhas) e contração dos músculos lisos. Além disso, a ação da histamina sobre os receptores H1 determina respostas imunológicas com aumento das respostas Th1.

Os receptores H2 são encontrados no cérebro, no aparelho respiratório, no sistema cardiovascular, nas células parietais gástricas, no intestino, nas glândulas exócrinas e endócrinas, nas células, nos macrófagos, nos monócitos e na pele. A ativação dos receptores H2 pela histamina provoca liberação dos mediadores dos basófilos e dos neutrófilos, reduz a atividade das células Th1 e Th2, aumenta a atividade dos linfócitos T supressores e reduz a produção de IL-1, IL-6 e TNF-α dos monócitos.

Os receptores H3 estão presentes exclusivamente no cérebro, atuando na neurorregulação do sistema nervoso central (SNC).

Os receptores H4 estão presentes no timo, no intestino delgado, no fígado, no baço, no colo, na medula óssea e nos leucócitos periféricos. Sua ativação resulta em edema, quimiotaxia de leucócitos, prurido e estimula a produção de moléculas de adesão.

Em síntese, a ativação de seus receptores pela histamina promove vasodilatação, aumento da permeabilidade vascular, edema, diapedese e quimiotaxia de leucócitos (inclusive eosinófilos), contração dos músculos lisos, ativação das glândulas seromucosas e, além disso, exerce funções reguladoras sobre a atividade imunológica.

Leucotrienos

São liberados a partir dos grânulos mastocitários, embora não existam pré-formados no interior dessas células. Foram extraídos, pela primeira vez, de tecido pulmonar de cobaia sensibilizada, demonstrando a capacidade de contrair lentamente tecido intestinal desse animal. São considerados o principal fator broncoconstritor na asma humana. Separaram-se da histamina quando se verificou que sua ação não era bloqueada por anti-histamínicos, mas pela epinefrina e pela dietilcarbamazina. Admite-se que a liberação dos leucotrienos é bloqueada pelo cromoglicato dissódico, empregando-se esse fármaco no tratamento da asma.

Serotonina

Não há evidências definitivas da participação desse mediador, com intensa ação vasodilatadora nos fenômenos inflamatórios humanos. Existe pré-formada em mastócitos de roedores e nas plaquetas humanas, mas não está presente nos mastócitos humanos. Sua liberação das plaquetas pode ser produzida por um mediador de origem mastocitária, o **fator ativador de plaquetas** (PAF, do inglês *platelet-activating factor*). Favorece a proliferação de fibroblastos nas fases tardias da cicatrização.

Cininas

Peptídeos resultantes da ação de calicreína sobre a fração α das globulinas plasmáticas. A calicreína plasmática origina a bradicinina, substância hipotensora e capaz de contrair músculo liso. A calicreína é quimiotática para neutrófilos, monócitos e basófilos. Nos tecidos, é transformada em calidina, que, por sua vez, é degradada a bradicinina.

Fator ativador de plaquetas

Produzido não somente pelas plaquetas, mas também por monócitos, macrófagos, eosinófilos, neutrófilos, células endoteliais, mastócitos e basófilos sob estímulo de mediadores químicos e estímulos infecciosos e imunológicos. Suas ações consistem em agregação plaquetária, liberação de mediadores (como tromboxanos e serotonina), promoção da mobilidade e quimiotaxia de neutrófilos, liberação de enzimas lisossômicas e síntese de 12-HETE e LTB4. Na pele, participa de várias condições inflamatórias, como psoríase, dermatite de contato alérgica, acne, dermatite provocada pelas radiações UV e também participa da produção de prurido, e parece favorecer tumores melanocíticos.

Fator quimiotático de eosinófilos
Tetrapeptídeos que, além de atraírem eosinófilos para a área de inflamação, aumentam o número de receptores para a fração C_{3b} do complemento nas membranas celulares desses eosinófilos.

Fator quimiotático para polimorfonucleares
Heparina; mucopolissacarídeo de ação anticoagulante.

Mediadores lisossômicos
As proteases lisossômicas atuam nos processos inflamatórios, autoimunes, cicatrização de feridas e no envelhecimento. As enzimas lisossômicas da epiderme (fosfatases ácidas, arilsulfatase, catepsina D, etc.) degradam componentes tissulares, células mortas, elastina e colágeno. Também ativam mediadores de inflamação, como quimiocinas, e clivam C_3, induzindo a via alternativa do complemento. Atuam ainda na fagocitose, na pigmentação, na queratinização, nas respostas às radiações ultravioletas e nas neoplasias. Exercem ações sobre vasos linfáticos, atuam nas interações entre células de Langerhans e células T e participam de condições patológicas, como granulomatose de Wegener, cútis laxa granulomatosa e infecções por micobactérias.

Quimiocinas
Substâncias quimiotáticas compostas por moléculas de cisteína ligadas por pontes dissulfeto, existindo mais de 40 compostos subdivididos em subclasses (C, CC, CXC), cuja função é a ativação e ação quimiotáxica sobre os leucócitos. Atuam, ainda, na interação entre leucócitos e endotélio por meio das moléculas de adesão. Algumas quimiocinas, como RANTES e MIP-α, promovem a síntese e a liberação de histamina e leucotrienos dos basófilos e eosinófilos, mas não agem sobre neutrófilos; enquanto as quimiocinas CXC atuam sobre neutrófilos e linfócitos.

As quimiocinas participam da embriogênese, das respostas imunes e em várias condições patológicas, da psoríase, de infecções (como herpes, HIV e malária) e também participam da cicatrização de feridas.

Quimiocinas do subgrupo CC
CCL 3 (Proteína inflamatória de macrófagos 1a) É produzida por fibroblastos, monócitos e linfócitos T e B. É quimiotática para basófilos, eosinófilos, linfócitos e monócitos e favorece a ligação de linfócitos T CD8+ ao endotélio.

CCL 4 (Proteína inflamatória de macrófagos 1b) Aumenta a ligação de células CD4 + e CD8+ ao endotélio.

CCL5 (RANTES) É produzida por células T ativadas e promove quimiotaxia de linfócitos, monócitos, basófilos e eosinófilos. É potente indutora de eosinofilia tissular e participa dos fenômenos inflamatórios da dermatite atópica.

CCL 11 (Eotaxina) É quimiotática para eosinófilos e linfócitos. É detectada em reações alérgicas, inclusive na dermatite atótipa.

CCL 18 Encontrada em níveis elevados no plasma, atua na localização de linfócitos e células dendríticas. Sua produção encontra-se aumentada em tumores malignos, doenças pulmonares e articulares e inflamações cutâneas.

CCL 27 Fundamental para a localização cutânea de células T de memória CLA positivas. É quimiotática para linfócitos e participa dos fenômenos inflamatórios da psoríase e das dermatites atópica e de contato.

MCPs (Proteínas quimiotáticas monocitárias): Quimiotáticas para células T, células NK, células dendríticas, monócitos, eosinófilos e basófilos. Induzem a liberação de histamina e leucotrienos e participam da inflamação presente na dermatite atópica.

Quimiocinas do subgrupo CXC
CXCL 1 (GRO-α) É produzida por monócitos, plaquetas, fibroblastos, células endoteliais e células de melanoma. É quimiotática para neutrófilos.

CXCL 5 (peptídeo epitelial 78 ativador de neutrófilos [ENA-78]) Produzido por plaquetas, neutrófilos, monócitos, células musculares lisas dos vasos e células endoteliais. É quimiotático e ativador de neutrófilos.

CXCL 7 (NAP-7) Deriva de proteína plaquetária. É quimiotática para neutrófilos e provoca a entrada de íons cálcio nas células.

CXCL 10 (Proteína 10 induzida por interferon) É produzida por meio da ação do interferon sobre células T ativadas, monócitos, queratinócitos, fibroblastos e células endoteliais. É quimiotática para células T e favorece a ligação destas ao endotélio. Participa de reações de hipersensibilidade tardia.

IL-8 Quimiocina que se constitui no mais potente fator quimiotático sobre neutrófilos, ativando inúmeras outras quimiocinas.

Receptores de quimiocinas
Existem vários receptores de quimiocinas que podem ser ativados por mais de uma quimiocina, bem como uma determinada quimiocina pode ativar mais de um receptor.

CCR 1 Pode ser ativado por RANTES e por proteínas quimiotáticas monocitárias (MCP, do inglês *monocyte chemotactic proteins*). É expresso por células T, particularmente células T CD45RO+. Regula o equilíbrio Th1 e Th2 e participa na formação de granulomas.

CCR 2 Receptor leucocitário de MCP-1 que se expressa em células T, células B, monócitos, células NK, células dendríticas e basófilos, interfere nas funções dos macrófagos e, aparentemente, participa na infecção pelo HIV.

CCR 3 Ativado por várias quimiocinas (RANTES, MCPs e eotaxina) e expresso em eosinófilos, mastócitos, basófilos, células dendríticas e linfócitos Th2. Atua nas reações de hipersensibilidade.

CCR 4 Ativado pelas quimiocinas CCL 17 e CCL 22. Participa da localização na pele das células T de memória, no trânsito das células T aos linfonodos e também atua sobre as células dendríticas.

CCR 5 Pode ser ativado por várias quimiocinas (RANTES e MCP). É expresso em linfócitos T, macrófagos e células de Langerhans. É um importante correceptor para o HIV-1.

CCR 6 Importante na migração de células dendríticas e células T de memória ao linfonodo. Medeia a resposta das células T de memória à CCL 20.

CCR 7 Expresso em células B, células T e células dendríticas. É ativado pelas quimiocinas CCL 19 e CCL 21 e participa na localização das células nas quais é expresso.

CCR 8 É ativado por várias quimiocinas e atua sobre linfócitos Th2. Também é correceptor do HIV-1.

CCR 9 Expresso por células dendríticas, linfócitos T e macrófagos. É ativado pela CCL 25, participando da evolução das células T no timo.

CCR 10 Ativado pela CCL 27, atua na quimiotaxia das células T para a pele.

CCR 11 Aparentemente, não tem funções na pele, mas tem funções no coração, nos pulmões e no intestino delgado.

CX3CR 1 Expressa-se em neutrófilos, células NK, monócitos e linfócitos T. Participa da adesão celular e da migração de leucócitos. Também é correceptor para o HIV-1.

As quimiocinas estão envolvidas fundamentalmente em processos inflamatórios, mas também participam da patogênese tumoral, particularmente do melanoma e na angiogênese.

Proteases

Substâncias que digerem peptídeos, mas que também participam ativamente de inúmeros processos biológicos fundamentais, como embriogênese, crescimento, diferenciação celular, reparo tissular, oncogênese, inflamação e comunicação intercelular.

Existem inúmeras proteases derivadas dos queratinócitos, como a fosfatase ácida, as catepsinas, as enzimas quimiotrípticas de células escamosas, tripsina IV e enteropeptidase. A fosfatase ácida é encontrada em grande quantidade nas camadas epiteliais altas, provavelmente atuando na diferenciação celular. Na hiperplasia epitelial induzida pela radiação UV, há aumento da fosfatase ácida. Algumas substâncias irritantes produzem diminuição da fosfatase ácida. Na epiderme, existem outras proteases ácidas, as catepsinas B, C e D. A liberação de proteases na epiderme pode levar à produção de substâncias quimiotáticas para neutrófilos, iniciando fenômenos inflamatórios. A uroquinase ativadora de plasminogênio o ativa na superfície celular, e há hipóteses de que essa ativação contribui para a acantólise nos pênfigos, por meio da transformação do plasminogênio a plamina, esta última agindo na digestão do material do espaço intercelular, propiciando a perda de adesão entre os queratinócitos. A uroquinase também atua no endotélio, propiciando a adesão, a migração e a proliferação de células inflamatórias. Na epiderme, existe uma protease – a matriptase – produzida especialmente no estrato granuloso, que participa de modo importante, por meio da filagrina, na produção do envelope córneo e, portanto, da função barreira, e que se apresenta aumentada em carcinomas de origem epitelial.

As células da pele expressam diversas peptidases que interferem na diferenciação, na proliferação e na produção de citocinas pelos queratinócitos e sebócitos, e estão envolvidas na patogênese da acne. Suprimem a proliferação de células T ativadas pelo *Propionibacterium acnes*, possuindo portanto, ação anti-inflamatória.

No angioedema hereditário, há deficiência plasmática quantitativa ou funcional da protease inibidora da C_1 esterase.

Os mastócitos liberam triptase, que estimula a produção de interleucinas inflamatórias (IL-6, IL-8, GM-CSF) e estimula outros mediadores de inflamação, como as prostaglandinas, em reações alérgicas. Além disso, os mastócitos liberam outra protease, a quimase, que produz quimiotaxia de leucócitos e respostas vasculares, contribuindo para a inflamação das reações alérgicas.

Entre as proteases, merecem menção especial as metaloproteases da matriz extracelular (MEC), que interferem na migração, na diferenciação e na proliferação celular por meio de sinalizações da MEC para as células. Existem 28 metaloproteinases, gelatinases, colagenases, estromolisinas, matrilisinas e endopeptidases zinco-dependentes.

Portanto, as proteases são elementos essenciais na homeostase, na diferenciação epitelial, e são muito importantes nas reações inflamatórias de natureza variada.

Neuromediadores

Substâncias liberadas por fibras nervosas cutâneas, sensitivas e eventualmente autonômicas, que ativam receptores situados nos mastócitos, nas células de Langerhans, nas células endoteliais, nos fibroblastos e nos queratinócitos. Esses mediadores atuam no prurido, na inflamação e na dor. Os neuromediadores são peptídeos, sendo várias as moléculas com esta função, substância P, peptídeo intestinal vasoativo, peptídeo ativador da adenilciclase pituitária (PACAP, do inglês *pituitary adenylate cyclase-activating polypeptide*), somatostatina, hormônio estimulador dos melanócitos (MSH, do inglês *melanocyte-stimulating hormone*), peptídeo relacionado ao gene da calcitonina (CGRP, do inglês *calcitonin gene-related peptide*) e β-endorfina. A ação dos neuromediadores sobre os vários receptores celulares produz eritema, edema e prurido.

A substância P libera TNF-α e histamina dos mastócitos, assim como libera leucotrienos e prostaglandinas. Essa via explicaria a influência do estresse sobre o prurido e as inflamações cutâneas.

O **peptídeo relacionado ao gene da calcitonina** (*CGRP*) tem ações moduladoras sobre processos imunológicos e inflamações. É vasodilatador, atua sobre as células de Langerhans, aumenta a atividade fagocítica dos macrófagos, favorece a adesão de neutrófilos e monócitos ao endotélio, induz a liberação de TNF-α pelos mastócitos, potencializa a quimiotaxia de neutrófilos induzida pela IL-1, e leva as células de Langerhans a estimular a via Th2 dos linfócitos.

A somatostatina é inibidora da imunidade e da inflamação. É antiproliferativa, inibe neoplasias, inibe a proliferação de linfócitos T e diminui a quimiotaxia de leucócitos nas fases iniciais da inflamação.

O α-MSH antagoniza as interleucinas pró-inflamatórias, IL-1 α, IL-1 β, IL-6 e TNF-α, e aumenta a produção da IL-10, citocina anti-inflamatória.

Mediadores derivados do metabolismo do ácido araquidônico

O ácido araquidônico é um ácido graxo poli-insaturado presente nos fosfolipídeos da membrana celular. A ativação celular, particularmente de leucócitos, por várias condições (p. ex., fatores quimiotáticos, estímulos fagocitários, hormonais, neurais, mecânicos e hipóxicos), acionam sistemas enzimáticos ligados à membrana celular, à fosfolipase A2 (na maioria dos tecidos) ou à fosfolipase C (nas plaquetas e macrófagos), que, em combinação com a lipase diglicerídica, liberam o ácido araquidônico. Uma vez liberado da membrana celular, o ácido araquidônico é metabolizado por meio de duas vias enzimáticas, a cicloxigenase (COX) e a lipoxigenase **(FIGURA 2.1)**. A metabolização do ácido araquidônico via cicloxigenase (COX) produzirá endoperóxidos PGG_2 e PGH_2, que são precursores dos tromboxanos e das várias prostaglandinas PGI_2, PGE_2, PGD_2 e PGF_2. As prostaglandinas (PG) são identificadas por letras (de A até I) e números. As letras representam um radical no anel ciclopentano da molécula e os números indicam o número de duplas ligações na cadeia alifática lateral.

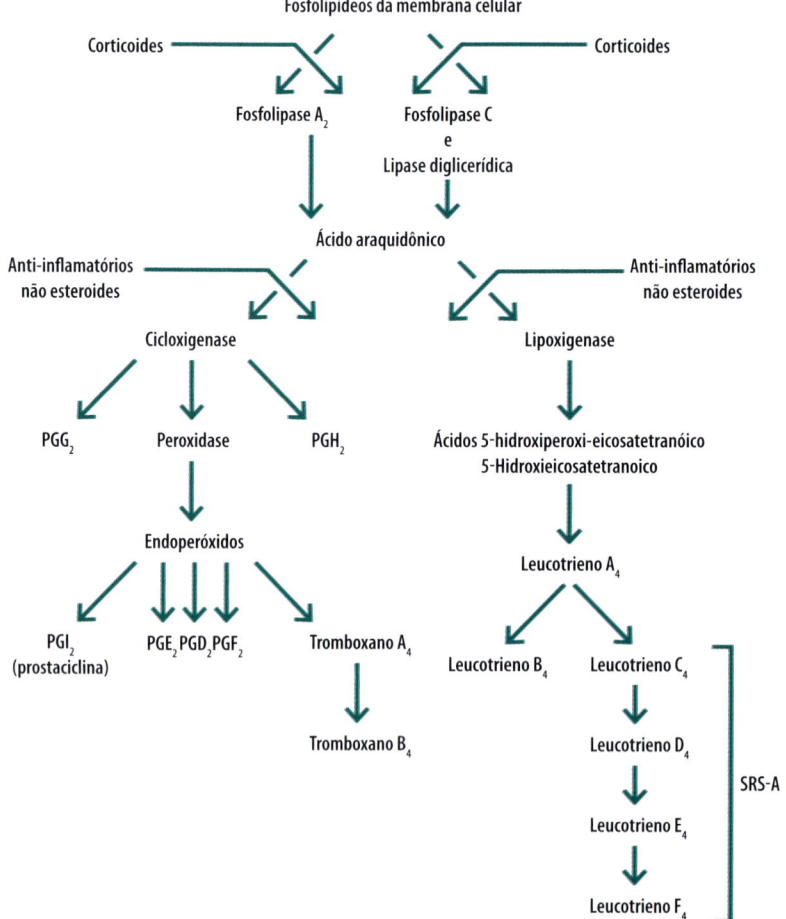

FIGURA 2.1 – Vias de ativação do ácido araquidônico.

Fisiopatologia cutânea

Existem duas isoformas da cicloxigenase (COX): COX-1 e COX-2.

A COX-1 localiza-se no retículo endoplasmático das células e é responsável pela produção fisiológica das prostaglandinas, isto é, produção lenta e em pequenas quantidades – essencial para alguns mecanismos homeostáticos, como integridade da mucosa gástrica, manutenção da função plaquetária e regulação do fluxo renal.

A COX-2 localiza-se no retículo endoplasmático e na membrana nuclear das células e sua produção é induzida por citocinas e fatores de crescimento; portanto, em presença de fenômenos inflamatórios, aumenta de forma dramática, levando à produção de grandes quantidades de prostaglandinas. Além disso, existe relação entre a COX-2 e neoplasias, particularmente câncer de colo. O aumento de prostaglandinas observado em várias neoplasias malignas (mama, cabeça e pescoço) decorre do aumento da COX-2. Sabe-se, ainda, que os anti-inflamatórios não esteroides (AINEs) são quimiopreventivos da carcinogênese em modelos animais, provavelmente por inibirem a produção da COX-2. Portanto, nos processos inflamatórios patológicos, é de maior importância a COX-2 e serão mais efetivos AINE que inibam mais especificamente a COX-2. A metabolização do ácido araquidônico pela lipoxigenase produz os ácidos hidroxieicosatetranoicos, que originam ácidos eicosatetranoicos e os leucotrienos. Inicialmente, forma-se o leucotrieno A, que originará os leucotrienos B e os leucotrienos que contêm cisteína – leucotrienos C, D, E e F. Todo o sistema de metabolização do ácido araquidônico tem inibidores **(FIGURA 2.1)**. Os corticoides inibem a liberação do ácido araquidônico dos fosfolipídeos da membrana. Medicamentos anti-inflamatórios não esteroides, como aspirina, indometacina e imidazóis, inibem a via metabólica da COX, e o ácido eicosatetranoico inibe tanto a via da COX como a da lipoxigenase.

As prostaglandinas podem ser produzidas por todas as células nucleadas. Os mastócitos e as células de Langerhans produzem predominantemente PGD_2; os neutrófilos, monócitos, queratinócitos e fibroblastos produzem PGE_2; e as células do endotélio vascular, macrófagos e fibroblastos, PGI_2.

As prostaglandinas PGD_2, PGE_1, PGE_2, PGI_2 são vasoativas, produzindo vasodilatação. A PGE_1 é o vasodilatador mais potente dentre as prostaglandinas e, juntamente com a PGD_2 e PGE_2, potencializa o aumento da permeabilidade vascular produzida pela histamina e pelos leucotrienos e também participa na indução da dor e do prurido. Além disso, diminui a produção de células Th1 e aumenta a síntese de interferon-γ e de IL-4. Participa de várias condições inflamatórias cutâneas, como dermatites de contato e dermatites provocadas pelas radiações UV.

A prostaglandina PGI_2 ou prostaciclina é a principal prostaglandina produzida pelo tecido vascular e tem ação antiagregadora sobre as plaquetas. É potente vasodilatador, participando das respostas edematosas agudas. É a prostaglandina liberada em maior quantidade pelos mastócitos nas reações alérgicas e está aumentada na dermatite atópica e na asma. A prostaglandina PGF_2 tem ações broncoconstritora e vasoconstritora.

As prostaglandinas interferem, ainda, no metabolismo hidrossalino, nas condições hemodinâmicas e em praticamente todos os sistemas orgânicos.

O tromboxano A_2 promove agregação das plaquetas, contração da musculatura lisa e vasoconstrição.

As prostaglandinas são degradadas por oxirredução enzimática no pulmão, e o tromboxano A_2 é convertido a tromboxano B_2 e excretado por via urinária.

Os leucotrienos são produzidos por neutrófilos, eosinófilos, macrófagos, mastócitos pulmonares e mastócitos da pele. Os leucotrienos biologicamente ativos, C_4, D_4, E_4, compõem a chamada substância de reação lenta de anafilaxia (SRS-A). Produzem broncoconstrição, aumentam a permeabilidade vascular e aumentam a secreção das mucosas. Admite-se serem os principais fatores broncoconstritores na asma humana. O leucotrieno B_4 tem pequena ação sobre os vasos, mas potente ação sobre leucócitos, promovendo adesão e quimiotaxia de leucócitos e intensa estimulação de neutrófilos, produzindo agregação, liberação de enzimas e produção de superóxidos. Além disso, inibe linfócitos T.

Os mediadores do ácido araquidônico são, portanto, de grande importância, não somente nos mecanismos de inflamação, mas também nos mecanismos fisiológicos normais e na reparação de feridas, pelo estímulo à proliferação de fibroblastos e queratinócitos. Além disso, mostram-se alterados em estados patológicos, como na mastocitose e na psoríase.

As inflamações podem ocorrer isoladamente ou secundariamente a outros processos patológicos, como degenerações, alterações metabólicas, proliferações e malformações. Por outro lado, as inflamações são a via final dos processos fisiopatológicos, sendo importantíssimo o papel que assumem como via final dos processos de ordem imune.

CAPÍTULO 3
IMUNOPATOLOGIA CUTÂNEA

A imunidade compreende um conjunto de respostas específicas e altamente complexas de um organismo a estímulos endógenos ou exógenos, assim como envolve mecanismos de defesa contra agentes infecciosos, mecanismos homeostáticos e mecanismos de vigilância imunológica. A integridade dos mecanismos de defesa a infecções permite a cura da infecção e pode conferir resistência ao microrganismo infectante. Disfunções dessa área da imunidade resultam em infecções repetidas ou reações anormais, alérgicas, nocivas. Os mecanismos homeostáticos impedem o aparecimento de reações aos constituintes dos próprios tecidos do organismo. Alterações dessa função resultam em doenças autoimunes. O mecanismo de vigilância imunológica confere ao organismo a capacidade de destruir suas próprias células, desde que tenham se tornado anômalas. Admite-se que anormalidades desse aspecto da imunidade favoreçam o desenvolvimento de neoplasias.

Existem duas formas de imunidade: a imunidade natural ou nativa e a imunidade adquirida ou específica, que se inter-relacionam por meio de mediadores e receptores em comum, permitindo maior efetividade de ambos os sistemas. A imunidade natural é representada pelas barreiras físico-químicas (pele e mucosas), pelas células fagocitárias (macrófagos, neutrófilos) e eosinófilos do sangue e tecidos, células NK (do inglês *natural killer*), por várias moléculas relacionadas ao sangue (complemento) e por mediadores solúveis derivados das células (citocinas). As células NK exercem ações citolíticas, não determinadas por antígenos específicos, sobre células-alvo, bactérias, vírus e células neoplásicas. As células NK têm grânulos que contêm perfurina, uma proteína citotóxica que atua na sequência lítica do complemento. As células NK expressam várias moléculas na sua superfície, como CD3–, CD56+, CD16+, CD94+ e CD161+. Também têm receptores denominados *killer inibitory receptors*, que recebem os antígenos MHC1 próprios e, desse modo, não atacam as células normais do organismo. Se a célula perde os antígenos MHC1 por transformação maligna ou por infecções virais, bacterianas, fúngicas ou parasitárias é destruída pelas células NK por liberação das perfurinas, por mecanismos Fas-FasL ou por meio de citocinas, particularmente INF-γ, TNF-α e β e GM-CSF, que ativam e diferenciam monócitos, macrófagos e também células T CD4+ e CD8+.

As células NK têm receptores que as ligam às células-alvo, como o receptor NKGD2, que se liga às moléculas Mic A e Mic B, que são expressas em pequenas quantidades nos tecidos normais, mas em quantidades significativas em células tumorais. Por meio dessa ligação, muitas células são destruídas ou por enzimas proteolíticas liberadas pelos grânulos das células NK ou por perfurinas que se fixam à membrana da célula-alvo, sendo este, portanto, um dos mecanismos de vigilância imunológica.

Outras células participantes da imunidade inata são as células T γ/δ, as células TNK e as células B CD5+.

As células T γ/δ são uma forma evolutiva inicial das células T e são encontradas nas mucosas e na pele. Não requerem processamento do antígeno para seu reconhecimento.

As células T NK expressam o receptor NKGD2 e o receptor KIR (do inglês *killer immunoglobulin-like receptor*), que reconhecem HLA-C e outras moléculas MHC1. Recentemente, esses receptores estão sendo considerados na patogenia da psoríase e da artrite psoriásica.

As células B CD5+ produzem anticorpos especialmente da classe IgM, favorecendo a opsonização e a lise de microrganismos, e representam um elo entre a imunidade inata e a adquirida.

Os mecanismos de imunidade natural estão presentes anteriormente à exposição a microrganismos, células ou moléculas estranhas, não sendo induzidos por exposição a esses elementos; portanto, não exigem exposição prévia para seu desencadeamento e não discriminam as várias substâncias estranhas ao organismo, quando acionados.

A imunidade adquirida ou específica é induzida por substâncias específicas, antígenos. Interage com os mecanismos da imunidade natural e acrescenta importantes propriedades a esse sistema. Na imunidade adquirida, as respostas são específicas a um determinado antígeno e produz-se memória imunológica, que persiste por toda a vida após o primeiro contato com o antígeno. O sistema imune específico reconhece antígenos que já entraram em contato com o organismo, de tal forma que, a cada nova exposição, aumenta a intensidade das respostas defensivas, elevando os mecanismos protetores dirigidos aos pontos de entrada do antígeno, com a finalidade de neutralizá-lo ou eliminá-lo. A imunidade específica compreende os sistemas imunes cutâneo e mucoso, a produção e circulação de anticorpos, as células apresentadoras de antígenos, os linfócitos e as citocinas elaboradas pelas células.

A resposta imunitária específica envolve, fundamentalmente, dois sistemas: os mecanismos humorais, que estão sob a dependência de linfócitos derivados da medula óssea, linfócitos B; e mecanismos celulares condicionados por linfócitos influenciados pelo timo, linfócitos T. Os linfócitos T e B são indistinguíveis pelos métodos habituais de coloração; no entanto, suas diferenças funcionais implicam a existência de diferenças estruturais, que foram, inicialmente, evidenciadas por métodos complexos:

- A imunofluorescência direta com soro anti-imunoglobulina marcada com fluoresceína demonstra a existência

de imunoglobulinas exclusivamente na membrana do linfócito B.
- A imunofluorescência direta com complexos antígeno-anticorpo ou com imunoglobulina agregada registra a presença de receptor para a fração Fc das imunoglobulinas, exclusivamente na membrana do linfócito B.
- A formação de rosáceas com eritrócitos de carneiro tratados com IgM e complemento não lítico ou Zimosan C3 demonstra a presença, na membrana do linfócito B, de receptores para C3.
- A utilização de heterossoros anti-T e anti-B permite a diferenciação das duas populações de linfócitos.
- Os linfócitos T são capazes de formar espontaneamente rosáceas contra hemácias de carneiro não sensibilizadas, o que demonstra possuírem, na sua membrana, receptores para eritrócitos de carneiro.
- A resposta dos linfócitos T e B diante de substâncias mitógenas também mostra diferenças:
  - A fito-hemaglutinina (PHA, do inglês *phytohaemagglutinin*) e concanavalina A (con A) insolúvel, simultaneamente, e o mitógeno *pokeweed* (PWM, do inglês *pokeweed-mitogen*), isoladamente, são blastogênicos tanto para o linfócito B como para o linfócito T.
  - A PHA isoladamente é mitógena somente para o linfócito T.
  - A concanavalina A, isoladamente, exerce ação blastogênica exclusivamente sobre o linfócito T.
  - Soros anti-imunoglobulinas ativam exclusivamente linfócitos B.

Atualmente, a distinção entre os vários tipos de linfócitos foi muito simplificada pelo desenvolvimento de anticorpos monoclonais que reagem com moléculas da superfície dos linfócitos (antígenos de diferenciação leucocitária), permitindo sua caracterização fenotípica por meio de técnicas imuno-histoquímicas que permitem a identificação dos linfócitos e outras células no sangue e nos tecidos, utilizando-se cortes de congelação ou mesmo cortes parafinados. Os anticorpos monoclonais que reconhecem um mesmo antígeno de diferenciação são agrupados em conjuntos (*cluster*) de diferenciação (CD).

Na sua diferenciação a partir da célula primitiva, os vários linfócitos vão sofrendo modificações nas moléculas que compõem sua superfície. Assim, fenotipicamente, caracterizam-se os linfócitos em seus vários estádios evolutivos, de acordo com as moléculas de sua superfície detectadas pelos vários anticorpos monoclonais empregados, tornando possível a distinção das várias subpopulações de linfócitos.

Linfócitos B:
- Precursor linfócito B: HLA-D, TdT (transferase terminal), CD19, CD22, CD34, CD38.
- Pré-B: HLA-D, TdT, CD10, CD19, CD20, CD22, CD38, IgM.
- Linfócito B imaturo: HLA-D, CD19, CD20, CD21, CD22, IgM.
- Linfócito B intermediário: HLA-D, CD19, CD20, CD21, CD22, IgM ou IgD.
- Linfócito B maduro: HLA-D, CD19, CD20, CD21, CD22, IgM ou IgD.
- Imunoblasto: HLA-D, CD10, CD20, CD22, CD23, IgM ou IgD.
- Plasmócito: CD38.

Linfócitos T:
- Pró-timócito: HLA-D, TdT, CD2, CD7, CD34.
- Timócito imaturo: TdT, CD2, CD5, CD7.
- Timócito comum: TdT, CD1, CD2, CD3, CD4, CD5, CD7, CD8.
- Timócito maduro: CD2, CD3, CD4 ou CD8, CD5, CD7.
- Timócito auxiliador (T *helper*): CD2, CD3, CD4, CD5, CD7, C45RA.
- Timócito supressor (T supressor): CD2, CD3, CD5, CD7, CD8.

Células NK: CD2, CD16, CD56.

CD3 é uma molécula de 20 kD que é um componente do receptor antigênico da célula T (TCR, do inglês *T-cell receptor*).

CD4 é uma molécula característica dos linfócitos T *helper* (indutores ou auxiliadores), ativada apenas por células apresentadoras de antígenos que expressem na sua superfície os antígenos de histocompatibilidade classe II (MHC II).

CD8 é molécula própria dos linfócitos T supressores ou citotóxicos, ativada apenas por células apresentadoras de antígeno. Expressam antígenos de histocompatibilidade classe I (MHC I) na sua superfície.

CD2, **CD3** e **CD5** são receptores de hemácias de carneiro.

Os linfócitos T e B reconhecem os antígenos por meio de receptores específicos em suas membranas que atuam em associação com os antígenos de histocompatibilidade I e II.

Os receptores dos linfócitos B correspondem a moléculas da imunoglobulina secretadas pela célula e dispostas na sua superfície.

Os linfócitos B desenvolvem-se na medula óssea e migram para o tecido linfoide. As células B estimuladas pelo antígeno transformam-se em plasmócitos, que produzem imunoglobinas idênticas à molécula que se ligou à membrana da célula B, iniciando sua ativação. Existem dois tipos de linfócitos B_1 e B_2, identificados pelos seus antígenos de superfície. Os linfócitos B_1 expressam IgD, CD45, CD23 e podem ser CD5+ (B_{1a}) ou CD5- (B_{1b}). Os linfócitos B2 são as células B clássicas e expressam IgM, IgD, CD45 e CD23, mas não expressam CD5. Os linfócitos B, por meio de seu receptor de célula B (BCR, do inglês *B-cell receptor*), são capazes de reconhecer o antígeno solúvel ou fixado na superfície celular.

O receptor dos linfócitos T é um heterodímero formado por duas cadeias de glicoproteína transmembrânicas, unidas por pontes sulfidrílicas. Cada uma das cadeias é formada por duas regiões extracelulares aminoterminais variáveis e duas regiões carboxiterminais constantes unidas por um segmento transmembrânico. As **regiões variáveis** correspondem aos pontos de intersecção com o antígeno. Existem dois tipos de receptores dos linfócitos T: um é formado por duas subunidades com cadeias α e β (TCR-2), que se expressam nos linfócitos T CD4 e CD8; e outro é formado por cadeias γ e δ (TCR-1), que se expressam pela maioria dos linfócitos T circulantes (CD3+, CD4–, CD8–) com atividade citotóxica e que tendem a localizar-se em mucosas e epitélios.

Os linfócitos T auxiliadores (T *helper*) reconhecem os antígenos por meio de seus receptores em associação com as moléculas de classe II do complexo maior de histocompatibilidade (MHC), enquanto os linfócitos T citotóxicos ou supressores (T supressor) fazem o reconhecimento antigênico por meio da associação de seus receptores com moléculas da classe I dos antígenos de histocompatibilidade **(FIGURA 3.1)**.

Atualmente, admite-se a existência de duas populações distintas de linfócitos T *helper*, Th1 e Th2, com diferentes capacidades funcionais. Os linfócitos Th1 produzem IL-2, IL-12, interferon-γ (INF-γ), fator de necrose tumoral α (TNF-α), fator de necrose tumoral β (TNF-β), fator estimulador de colônias para granulócitos, macrófagos (GM-CSF) e, portanto, interferem na imunidade celular, hipersensibilidade tardia e citotoxicidade, enquanto os linfócitos T *helper* subtipo Th2 produzem IL-4, IL-5, IL-6, IL-13 e IL-15 e participam na imunidade humoral, favorecendo a produção de anticorpos.

Muitos fatores determinam a evolução das células T aos subtipos Th1 e Th2. A ação da imunidade inata, a ação de interleucinas, sinais de transdução, a dose do antígeno, o nível de coestimulação e modificações genéticas determinarão a evolução das células T aos subtipos Th1 e Th2. A imunidade inata induz o desenvolvimento da resposta Th1 por meio da IL-12. Em presença de um agente intracelular, os macrófagos liberam IL-12, que atua sobre as células NK que liberam interferon-γ. São produzidas respostas imune celulares que levam à eliminação dos agentes patogênicos intracelulares. Em resposta a agentes patogênicos extracelulares, os mastócitos e basófilos liberam IL-4, que, na ausência de INF-γ, leva à diferenciação dos linfócitos ao padrão Th2. Os queratinócitos também podem atuar na diferenciação dos linfócitos. Assim, a exposição às radiações UV leva os queratinócitos a liberar IL-10, que diminui o estímulo Th1, levando a resposta dos linfócitos ao padrão Th2. As respostas Th2 também são predominantes em determinadas fases da dermatite atópica, nas helmintíases e nas infecções por patógenos extracelulares.

Existem, ainda, as células T0 precursoras das células Th1 e Th2, que surgem após ativação das células T virgens. Essas células podem diferenciar-se em diversos subtipos de células T durante a resposta imune: Th1, Th2, Th17, células T reguladoras (Tregs) e células TNK. Também há outro grupo de células T, as células Th17, para cuja diferenciação é importante a IL-23. Essas células estão relacionadas a doenças inflamatórias, como a doença inflamatória intestinal, asma, lúpus eritematoso (LE), artrite reumatoide, esclerose múltipla e psoríase. Além disso, atuam nas infecções bacterianas e fúngicas. A IL-17 produzida por esse subgrupo especial de linfócitos Th atua como potente mediador pró-inflamatório, recrutando células T produtoras de IL-17A, IL-17B, IL-21 e IL-22.

Outro importante grupo de linfócitos T são as células T reguladoras (Tregs), que exercem ações supressoras sobre outras células, prevenindo reações autoimunes e também atuando nas reações imunes a infecções. Existem dois tipos de células T reguladoras, as naturais e as induzidas. As células T reguladoras naturais (Tregs n) originam-se na medula óssea e são processadas no timo, onde adquirem seu fenótipo, CD4+, CD25+ (receptor de IL-2), CD127+ (baixa expres-

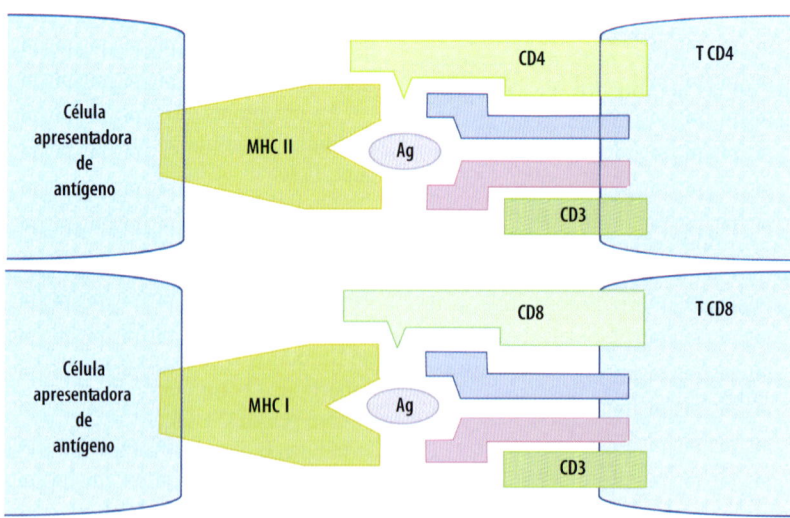

FIGURA 3.1 – Apresentação de antígenos por meio dos receptores dos linfócitos e complexo MHC.

são), CTLA4+ (antígeno 4 associado ao linfócito T citotóxico), GITR+ (gene relacionado à família do receptor de TNF induzido por glicocorticoides) e FOXP3+.

Expressam o receptor α-β para antígenos e somente são ativadas se ligarem-se às moléculas MHC II para as quais sejam específicas e se ocorrer coestimulação com moléculas expressas na sua membrana celular (CD80) e moléculas presentes na célula apresentadora de antígenos (CD86).

Ao serem ativadas, secretam grandes quantidades de IL-10, inibindo reações imunes celulares e a produção de anticorpos. Também é possível que inibam as ações de células T CD8+.

Provavelmente, o mecanismo supressor mais importante das células Tregs seja a destruição das moléculas coestimulatórias das células apresentadoras de antígeno, impossibilitando sua ação ativadora sobre as células T. As células Tregs proliferam rapidamente diante de IL-2. Como essa interleucina é secretada pelas células T efetoras ativadas e ao mesmo tempo favorece a proliferação das células Tregs que são supressoras, estabelece-se um mecanismo de *feedback*.

A ausência de células Tregs em camundongos produz inúmeras alterações autoimunes, e essas células também são fundamentais no controle das respostas imunes a microrganismos, suprimindo essas reações após eliminação dos agentes agressores, a fim de impedir lesões tissulares. O fator de transcrição FOXP3 é especificamente vinculado à ação imunossupressora. Mutações no gene codificador de FOXP3 determinam, em camundongos e em humanos, a chamada síndrome IPEX (desregulação imune, poliendocrinopatia, enteropatia ligada ao cromossomo X).

As células T reguladoras induzidas (Tregs i) originam-se em vários tecidos durante a vida e desenvolvem-se a partir de células T CD4+, que, após ligarem-se aos antígenos por meio do seu receptor (TCR, do inglês *T-cell receptor*), são estimuladas pelo TGF-β e pelo ácido retinoico. As células Tregs i são abundantes nas mucosas, nos pulmões, nos intestinos (sistema GALT) e na placenta. No tubo digestivo, admite-se que sejam responsáveis pela tolerância a antígenos alimentares por meio da secreção de grandes quantidades de IL-10 e TGF-β. Na placenta, representam um dos fatores da tolerância materna aos antígenos do feto. Em algumas doenças autoimunes, como lúpus eritematoso e pênfigo vulgar, tem-se demonstrado diminuição das células reguladoras, fato que favoreceria a reatividade imune contra estruturas próprias do organismo observada nessas enfermidades.

Além dos sistemas humoral e celular, a imunidade compreende um terceiro sistema, constituído por células histiocitárias, macrofágicas, dispersas nos tecidos e no sangue, que é o sistema retículo-endotelial (SRE) ou retículo-histiocitário (monocítico-macrofágico).

Esse sistema é um elo importante no mecanismo imunitário, funcionando em íntima correlação com os linfócitos B e T. Os elementos fundamentais são os histiócitos macrofágicos que se originam da célula matriz na medula óssea e se distribuem por todo o organismo, concentrando-se, particularmente, na pele, nos linfonodos, nos pulmões, nos ossos, no fígado e no peritônio. Os histiócitos podem ser estacionários, representados principalmente pelas células que envolvem os endotélios dos capilares e pelas células reticulares; e histiócitos errantes, representados pelos histiócitos tissulares, particularmente do tecido conectivo, e pelos monócitos do sangue.

O sistema retículo-histiocitário, por meio dos macrófagos, tem, como função principal, a limpeza de substâncias estranhas vivas, bactérias, fungos, protozoários, vírus e células neoplásicas, além de substâncias inanimadas. Também tem como função a remoção de agregados de fibrina e de proteínas desnaturadas, a ingestão de produtos metabólicos de fármacos, a participação do metabolismo do ferro, da bilirrubina, do colesterol e dos mecanismos de hipersensibilidade pelo processamento de substâncias que podem se tornar antigênicas para ulterior apresentação aos linfócitos B e T.

Os três sistemas estão inter-relacionados e atuam conjuntamente com outros mecanismos, como os sistemas de complemento, das cininas, de coagulação e fibrinolítico.

O sistema imune, no seu conjunto, é a segunda linha de defesa do organismo cuja barreira primeira é constituída pela pele e pelas mucosas, que têm um papel de defesa mecânica e química por meio da própria constituição do epitélio e das secreções. A saliva e outras secreções mucosas não são apenas lubrificantes, mas são ricas em substâncias defensivas, como a imunoglobulina A e complemento, e contêm enzimas capazes de lisar bactérias e fungos.

Conceitualmente, admitem-se como compartimentos de ação do sistema imune: MALT (do inglês *mucosa-associated lymphoid tissue* – tecido linfoide associado às mucosas), GALT (do inglês *gut-associated lymphoid tissue* – tecido linfoide associado ao aparelho digestivo), BALT (do inglês *bronchus-associated lymphoid tissue* – tecido linfoide associado aos brônquios) e SALT (do inglês *skin-associated lymphoid tissue* – tecido linfoide associado à pele).

O SALT compreende a epiderme e a derme, envolvendo os queratinócitos, as células de Langerhans e os linfócitos. Os queratinócitos são capazes de ligar-se a moléculas antigênicas, ativando-se. As células de Langerhans são ativadas por sinais específicos, captando e processando o antígeno, apresentando-o em sua superfície em associação às moléculas do sistema HLA. As células de Langerhans são ativadas por citocinas, como a IL-1 β e TNF, liberadas pelos queratinócitos lesados e ativados ou por componentes de queratinócitos em decomposição, ou diretamente por moléculas de superfície ou DNA de bactérias e vírus. As células de Langerhans, carregadas de antígeno, migram, pela via linfática aferente, aos linfonodos regionais, onde, na área paracortical, apresentam os antígenos aos linfócitos T. Esses linfócitos T sensibilizados aos antígenos proliferam e retornam, preferencialmente, para a pele, por meio da circulação sanguínea, a qual atingem via linfáticos eferentes, ducto torácico, sistema venoso, coração e, finalmente, vasos do plexo cutâneo (FIGURA 3.2). Para a diapedese dos linfócitos em direção às áreas de deposição antigênica, vários mecanismos contribuem: diminuição do fluxo sanguíneo das vênulas e expressão induzida por TNF e IL-1 β,

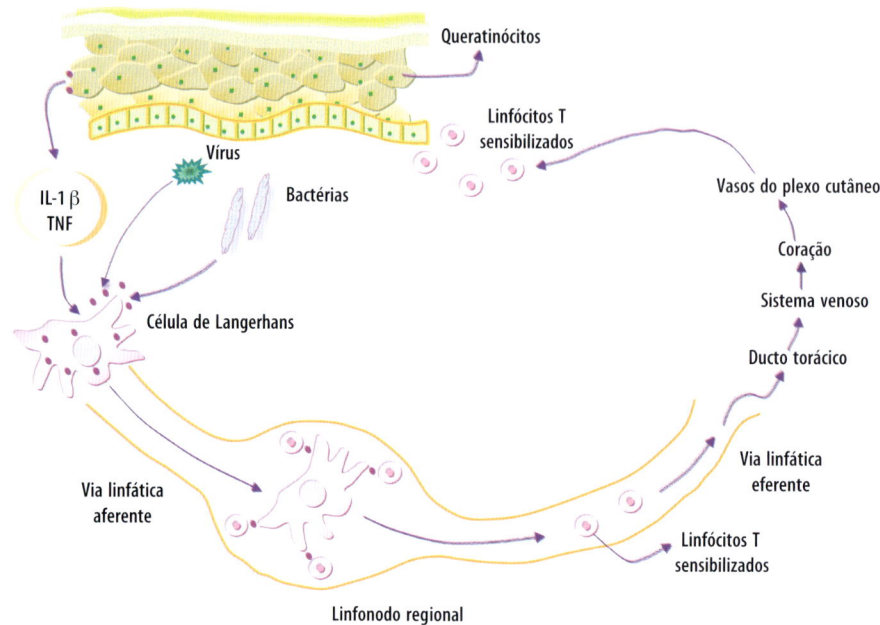

FIGURA 3.2 – SALT (do inglês *skin-associated lymphoid tissue* – tecido linfoide associado à pele).

de moléculas de adesão no endotélio, das quais são mais importantes ICAM-1 e selectinas. Essas moléculas permitem a adesão dos linfócitos ao endotélio como primeira etapa para sua passagem pela parede vascular.

Aproximadamente metade das células T CD3+ expressa o receptor CLA (do inglês *cutaneous lymphocyte antigen* – antígeno linfocitário cutâneo), responsável pela localização dessas células no compartimento cutâneo. Não há diferença de expressão desse receptor nas células T CD4 e T CD8. O receptor CLA liga-se à selectina expressa nas células endoteliais de vênulas da pele onde há inflamação e, desta forma, os linfócitos T CLA+ são fixados na pele. Admite-se que, mesmo em condições de inflamação subclínica, a expressão da E--selectina ocorre nas células endoteliais das vênulas em intensidade suficiente para localizar os linfócitos T CLA+ na pele.

Outras citocinas produzidas pelas células envolvidas no processo inflamatório promovem o recrutamento de neutrófilos, eosinófilos e linfócitos. Na derme, os linfócitos CD4 e CD8 também são estimulados à produção de linfocinas que amplificam o processo inflamatório.

A maioria das células T efetoras morrem ao desaparecer o antígeno, algumas, porém, persistem – são as células T de memória, CD45RO+, que duram longo tempo circulando pelos tecidos periféricos e organizando respostas rápidas quando entram em contato com o antígeno.

O acionamento do sistema imune pode desencadear reações anômalas, alteradas, eventualmente lesivas ao organismo.

A hipersensibilidade é um estado de reatividade alterada em que há uma resposta exagerada do sistema imunitário a um agente estranho. Alergia é um estado de hipersensibilidade induzido no organismo, na maioria das vezes especificamente, pela exposição e reexposição à substância ou ao agente, que é chamado de antígeno ou alérgeno. O termo alergia, originariamente, foi usado para designar qualquer resposta alterada, aumentada ou diminuída, porém é atualmente empregado para indicar uma forma de hipersensibilidade.

ANTÍGENOS

São as substâncias capazes de estimular o sistema imunológico. Podem ser:

- **Antígenos completos**: quando por si só estimulam a síntese de anticorpos.
- **Antígenos incompletos ou haptenos**: quando só são capazes de estimular a produção de anticorpos após formarem complexos por meio da ligação com proteínas humorais ou tissulares.

Os antígenos têm, como propriedade, a antigenicidade, isto é, a capacidade de reagir com os anticorpos e a imunogenicidade, isto é, a capacidade de gerar anticorpos. Tais propriedades exigem dos antígenos peso molecular elevado (acima de 10.000), no caso de antígenos completos, ou capacidade química de se ligar a proteínas naqueles com peso molecular pequeno (haptenos).

O tempo de exposição do organismo ao antígeno, a quantidade de substância (acima de um mínimo que não permite reações e abaixo de um máximo que inibe reações) e a via de exposição influenciam a capacidade imunogênica do antígeno.

Os antígenos têm, ainda, os chamados determinantes antigênicos ou epítopos, isto é, cadeias químicas que constituem as porções de moléculas capazes de reagir com o anticorpo e que são responsáveis pela especificidade do antígeno. Um mesmo antígeno pode ter vários grupos determinantes; além disso, os vários antígenos podem ter grupos determinantes semelhantes quimicamente, o que explica a ocorrência de reações imunológicas cruzadas, isto é, um anticorpo reage com antígenos diferentes graças à existência de determinantes antigênicos quimicamente semelhantes.

Os antígenos podem ser exógenos e endógenos. Os antígenos exógenos são aqueles que atingem o hospedeiro, oriundos do meio externo e representados por microrganismos, pólens, drogas, poluentes e contatantes. São responsáveis por doenças infecciosas e por doenças imunológicas do tipo da asma. Os antígenos endógenos são aqueles originados no próprio hospedeiro e são de vários tipos:

- **Antígenos xenogênicos ou heterólogos**: encontrados em espécies não relacionadas filogeneticamente. Por exemplo: antígenos heterólogos do estreptococo β-hemolítico do grupo A e do miocárdio, que explicariam as lesões cardíacas na febre reumática, na qual se admite que o anticorpo gerado pelo estreptococo reage com o antígeno heterólogo presente no tecido cardíaco humano.
- **Antígenos autólogos**: constituídos por componentes corpóreos. Normalmente, os constituintes corpóreos não são imunogênicos, admitindo-se que, alterados por determinadas condições patológicas ou expostos ao sistema imune por ruptura de determinadas barreiras que normalmente impedem seu reconhecimento, podem determinar a produção de autoanticorpos, que caracterizam as doenças autoimunes. Entre os antígenos autólogos, existem, ainda, os **antígenos idiotípicos**, que são determinantes antigênicos típicos de uma molécula de imunoglobulina, que podem gerar anticorpos anti-idiotípicos, específicos para essa determinada imunoglobulina e que parecem ser importantes na regulação das respostas imunes (**FIGURA 3.3**).
- **Antígenos homólogos ou alogênicos**: controlados geneticamente, que distinguem indivíduos de uma mesma espécie. São exemplos: determinantes antigênicos dos grupos sanguíneos e os antígenos do sistema de histocompatibilidade humano (HLA, do inglês *human leukocyte antigen*).

A imunogenicidade de um antígeno é função de seu tamanho, conformação molecular, carga elétrica e propriedades químicas. Além disso, a imunogenicidade dependerá de o antígeno ser substância estranha ao hospedeiro, ter acesso aos seus sistemas de reconhecimento imunológico e dependerá, ainda, das próprias características de resposta do hospedeiro.

SUPERANTÍGENOS

São antígenos virais ou bacterianos (sendo particularmente importantes, na pele, os antígenos do *Staphylococcus aureus*, que são enterotoxinas) que, mesmo sem serem processados e apresentados aos linfócitos, são capazes de se unir diretamente às cadeias moleculares externas do complexo de histocompatibilidade MHC II das células apresentadoras de antígenos (APC, do inglês *antigen-presenting cell*) e à face lateral da cadeia β da molécula do receptor antigênico dos linfócitos. Desse modo, ativam diretamente o linfócito, independentemente de suas especificidades antigênicas (**FIGURA 3.4**).

As células T são ativadas pelos superantígenos quando estes se ligam à região variável da cadeia β do receptor αβ da célula T (TCRαβ). Estimulam ou suprimem uma quantidade maior de células T (2-20% das células T) do que os antígenos comuns (0,001% das células T). São exemplos as dermatoses em que há influência significativa de superantígenos: a psoríase e a dermatite atópica.

ANTICORPOS

Imunoglobulinas que serão estudadas na imunidade humoral.

SISTEMA DO COMPLEMENTO

Complexo constituído por pelo menos 15 proteínas séricas capazes de interagirem entre si, com anticorpos e com membranas celulares, resultando, de sua atividade, lise de ampla gama de células, bactérias e vírus e reação inflamatória.

As diferentes globulinas que compõem o sistema complemento reagem entre si, sequencialmente, constituindo a chamada **cascata do complemento** e têm, como resultado final, agressão à membrana da célula-alvo e a citólise desta.

Existem dois mecanismos de ativação do complemento que transformam os precursores inativos em formas enzimáticas ativas. O primeiro mecanismo é a chamada **via clássica** de ativação do complemento e o outro é a chamada **via alternativa**. São dois mecanismos independentes, acionados por diferentes estímulos, levando, porém, ao mesmo resultado biológico final.

Via clássica

É ativada por complexos Ag-Ac ou por agregados de imunoglobulinas. São capazes de ativar o complemento, a IgM e a IgG, subclasses IgG1, IgG2 e, especialmente, IgG3 (**FIGURA 3.5**).

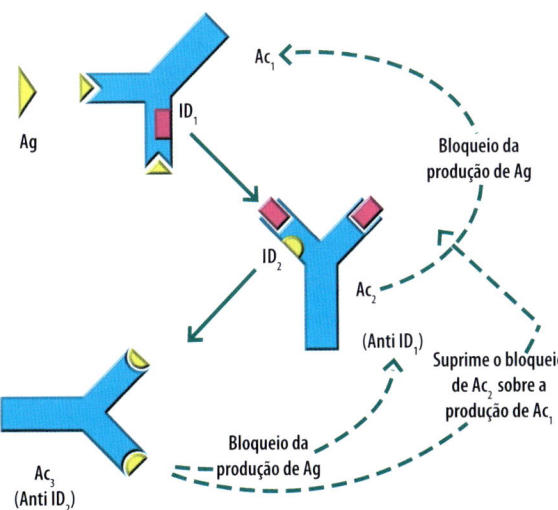

FIGURA 3.3 – Anticorpos anti-idiotípicos.

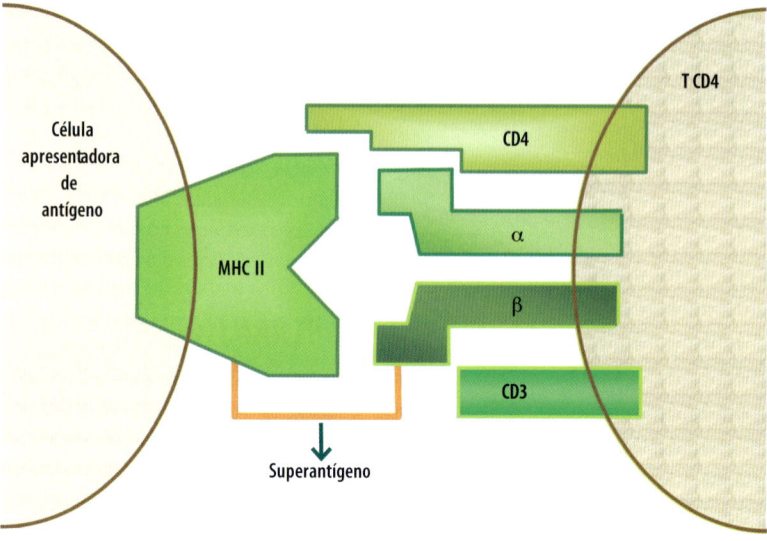

FIGURA 3.4 – Ativação dos linfócitos por superantígenos.

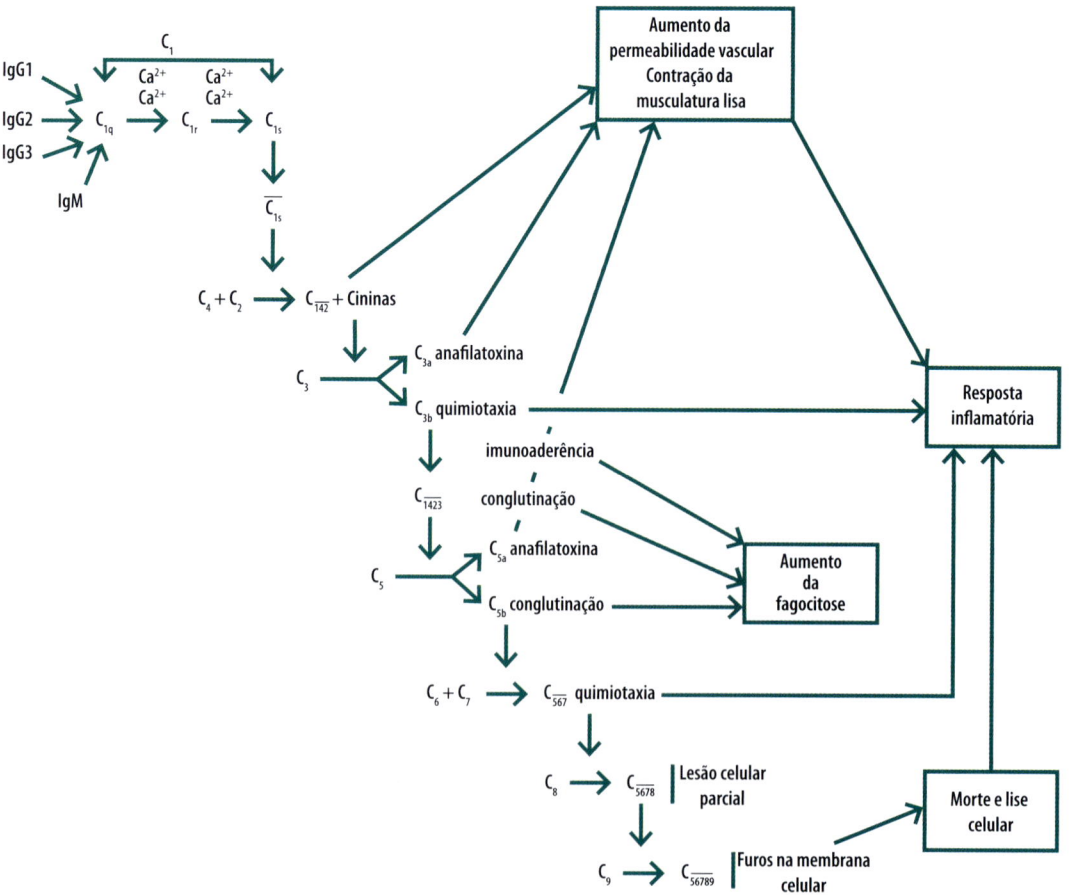

FIGURA 3.5 – Ativação do complemento. Via clássica.

Diversas substâncias, como o DNA, a proteína C reativa, certas membranas celulares e enzimas tipo tripsina também podem ativar o complemento. Nesses casos, a ativação ocorre por ligação da 1ª fração do complemento a essas moléculas ou, no caso de enzimas, pela proteólise da molécula de C_1.

O primeiro componente do complemento, C_1, compreende três diferentes proteínas ligadas entre si por pontes dependentes de cálcio designadas C_{1q}, C_{1r} e C_{1s}. A ligação de C_{1q} com pelo menos duas porções adjacentes Fc das moléculas de Ig resulta na ativação de C_{1r}, que, por sua vez, ativa C_{1s}. O componente C_{1s} ativado tem atividade esterase e atuará sobre os componentes C_2 e C_4, resultando na formação da molécula C_{142}, que tem atividade proteolítica e atividade tipo cinina, sendo capaz de aumentar a permeabilidade vascular e contrair a musculatura lisa. O complexo C_{142} é também chamado de C_3 convertase, pois ativa o componente C_3 do complemento. A ativação de C_3 resulta em dois fragmentos ativos: C_{3a}, chamada anafilatoxina, liberada na circulação, dotada de potente atividade de vasodilatação e vasopermeabilidade; e C_{3b}, com atividade quimiotática e que se ligará à membrana da célula-alvo, formando o complexo C_{1423}, que atuará sobre C_5, resultando em outra anafilatoxina liberada na circulação, o fragmento C_{5a}. Este é dotado de atividade conglutinante sobre eritrócitos e, ligando-se à membrana da célula-alvo, constitui o complexo C_{567}. Este é dotado de propriedades quimiotáticas sobre polimorfonucleares. Quando C_{567} estiver ligado à membrana celular, junta-se a este complexo o componente C_8, e surgem seis pontos de ligação para C_9 em C_8, resultando em um complexo decamolecular que, por mecanismos desconhecidos, produz orifícios na membrana da célula-alvo, alterando a osmolaridade celular, levando à citólise.

Admite-se que o acúmulo de proteínas do complemento na superfície celular contribua para citólise, determinando modificações da carga elétrica e alterações nos componentes hidrófilos e hidrófobos da membrana celular.

Uma vez ativada, a cascata do complemento não continua indefinidamente, em razão da labilidade natural de alguns componentes ativos e em virtude da presença de fatores inibidores, como o inibidor de C_1 e inativadores de C_{3b}, C_6 e das anafilatoxinas.

Via alternativa

A ativação do complemento pela via alternativa pode se processar por fatores imunológicos, IgA, agregados de IgG de todas as subclasses e até mesmo por IgE, e por fatores não imunológicos, lipopolissacarídeos, zimosan e inulina, muitas vezes relacionados a componentes de endotoxinas bacterianas e da parede de bactérias. Esses estímulos promovem a conversão da properdina convertase inativa em properdina convertase ativa. Esta atua sobre a properdina inativa, convertendo-a em properdina ativa, que, agindo sobre o fator D inativo (Pró-C_3 convertase), converte-o em fator D ativo (C_3 convertase). O fator D ativo converte o fator B inativo em fator B ativo, que é capaz de ativar C_3, resultando nos fragmentos C_{3a} e C_{3b}, desencadeando-se a sequência do complemento até a citólise **(FIGURA 3.6)**.

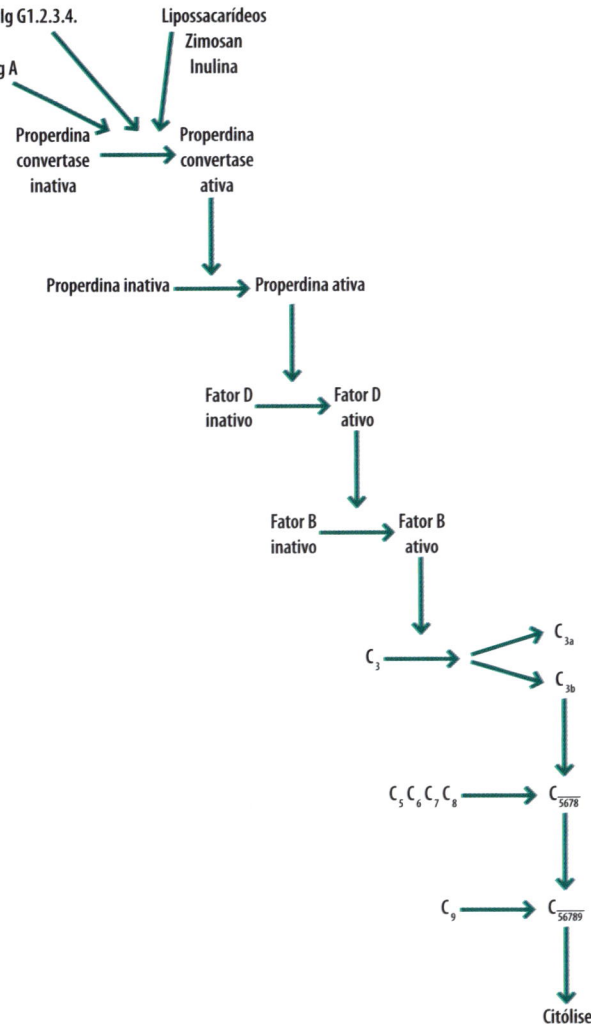

FIGURA 3.6 – Ativação do complemento. Via alternativa.

Portanto, os efeitos biológicos do complemento permitem a destruição de células estranhas (como microrganismos e células tumorais) e a remoção de imunocomplexos, promovem aumento da resposta imune e intensificam fenômenos inflamatórios. A ativação do complemento permite a opsonização de antígenos, facilitando sua fagocitose; a ativação de leucócitos; o aumento da permeabilidade vascular por meio das anafilatoxinas; e favorece o recrutamento dos componentes da inflamação nas áreas de agressão ao organismo.

A opsonização significa a cobertura, por partículas do complemento, das células-alvo, que serão, dessa forma, mais facilmente fagocitadas, devido à presença, na superfície dos fagócitos, de receptores para elementos do complemento. A adesão das células fagocitárias às células-alvo fica favorecida e mais intensa, facilitando a endocitose e a destruição das células-alvo.

A ativação do complemento também permite que seus componentes fixem-se a receptores específicos existentes nas superfícies celulares de granulócitos, macrófagos e linfócitos B. Essas ligações ativam essas células e intensificam sua quimiotaxia. Finalmente, quando se ativa a cascata do complemento, o fenômeno final será a inserção de um cilindro hidrofóbico na membrana da célula-alvo, que determina sua lise osmótica.

IMUNIDADE HUMORAL

Foi estudada, inicialmente, em aves, nas quais o órgão central do desenvolvimento do sistema humoral de anticorpos é a bolsa (bursa) de Fabricius, cujos equivalentes homólogos em outras espécies são: apêndice, amígdalas, tecido linfoide intestinal (placas de Peyer) e medula óssea. Células derivadas desses órgãos, especialmente a medula óssea, originam os linfócitos grandes ou médios, isto é, linfócitos B, que podem se diferenciar em plasmócitos, cujos produtos de secreção (as imunoglobulinas ou anticorpos) constituem a imunidade humoral.

As imunoglobulinas, ao unirem-se a antígenos específicos (p. ex., microrganismos e toxinas), podem determinar neutralização ou opsonização, que favorecerá a fagocitose. Podem ainda ativar o complemento, provocando lise de estruturas antigênicas ou sua ingestão por macrófagos. Para transformarem-se em plasmócitos produtores de imunoglobulinas, os linfócitos B necessitam do estímulo dos linfócitos Th, fenômeno que, em geral, ocorre nos linfonodos. São, ainda, necessárias para a ativação dos linfócitos B, moléculas coestimulatórias e ação das citocinas.

Os linfócitos B distribuem-se nas áreas cortical e medular dos linfonodos e nas áreas foliculares do baço. Há pelo menos dois tipos de linfócitos, morfologicamente indistinguíveis, que participam na formação das imunoglobulinas.

O primeiro tipo é chamado de linfócito antígeno-reativo, que interage com o antígeno e, de alguma forma, estimula o segundo tipo de linfócito, chamado de linfócito formador de anticorpo, para síntese e liberação de imunoglobulinas. Os linfócitos B contêm, ainda, em sua superfície, receptores constituídos por IgG que reagem com antígenos específicos. Em pacientes com leucemia linfoide crônica, cujos linfócitos neoplásicos são do tipo B, tem-se verificado deficiência imunológica humoral e não celular, acreditando-se que a causa dessa deficiência resida em alterações dos receptores de superfície desses linfócitos B neoplásicos.

As imunoglobulinas compõem-se por cadeias polipeptídicas duplas ligadas entre si por pontes sulfidrílicas.

As cadeias menores são chamadas cadeias leves (L), têm peso molecular em torno de 22.500 e contêm 214 aminoácidos.

As cadeias maiores, denominadas pesadas (H), contêm cerca de 446 aminoácidos e têm peso molecular em torno de 50.000 **(FIGURA 3.7)**.

A digestão enzimática das imunoglobulinas resulta em fragmentos, sendo alguns ativos e cuja análise tem permitido conhecer melhor os mecanismos funcionais das imunoglobulinas. A papaína cliva a molécula de imunoglobulina em três fragmentos biologicamente ativos:

- Dois fragmentos Fab (do inglês *fragment antigen binding*): assim denominados por conservarem a capacidade de ligação com o antígeno – constituídos por uma cadeia leve e parte de uma cadeia pesada.

- Um fragmento composto exclusivamente por cadeia pesada, que não se liga ao antígeno, é denominado Fc pela sua capacidade de se cristalizar.

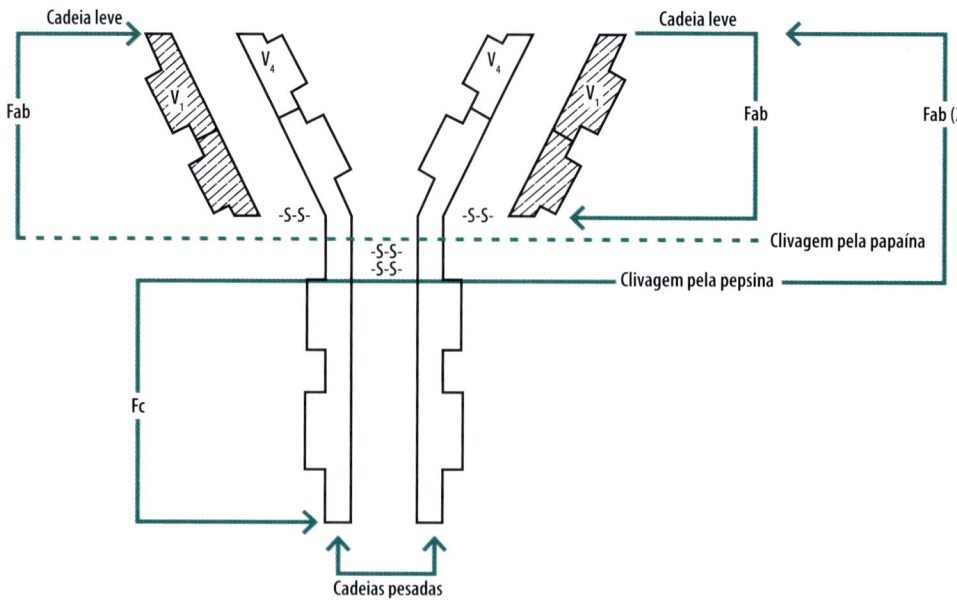

FIGURA 3.7 – Estrutura das imunoglobulinas. V_1 e V_4, porções variáveis.

A digestão da molécula de imunoglobulina pela pepsina resulta em fragmento de PM 100.000, que mantém a capacidade de precipitar em presença do antígeno e que é denominado F(ab)2. Esse fragmento não apresenta as propriedades biológicas dos anticorpos, por isso se considera que as propriedades das imunoglobulinas residam principalmente nas porções das cadeias pesadas do fragmento Fc.

Cada cadeia pesada tem uma extremidade aminoterminal (NH_3) variável e uma porção carboxiterminal que é constante. Os antígenos se combinam às imunoglobulinas por meio das regiões variáveis de uma cadeia leve e de uma cadeia pesada.

De acordo com a sequência de aminoácidos, as cadeias leves podem ser de dois tipos: kappa (κ) e lambda (λ).

De acordo com as sequências de aminoácidos no grupo COOH das cadeias pesadas, há cinco classes de cadeias pesadas: γ, α, μ, δ, ϵ.

As cadeias pesadas e leves combinam-se duas a duas, constituindo moléculas tetrâmeras que, de acordo com o tipo de cadeia pesada que as compõe, constituirão as cinco diferentes classes de imunoglobulinas encontradas no soro em concentrações variáveis, de acordo com a idade. São as chamadas IgG, IgA, IgM, IgD e IgE.

Imunoglobulinas G: as IgG representam a maior classe de imunoglobulinas, compreendendo 75% do total das imunoglobulinas séricas. Subdividem-se em quatro subclasses denominadas $\gamma 1$, $\gamma 2$, $\gamma 3$ e $\gamma 4$. A subclasse $\gamma 1$ compreende 60 a 70% do total das IgG; $\gamma 2$, 14 a 20%; $\gamma 3$, 4 a 8%; e $\gamma 4$, apenas 2 a 6%. Todas as subclasses cruzam intensamente a barreira placentária graças à estrutura química do fragmento Fc. A subclasse $\gamma 2$ é exceção, pois somente cruza a placenta muito lentamente. As subclasses $\gamma 1$ e $\gamma 3$ fixam intensamente complemento, a $\gamma 2$ fixa pouco complemento, e a $\gamma 4$ não fixa complemento. Sua concentração sérica normal varia de 0,9 a 1,4 g por 100 mL e tem peso molecular 150.000. Como cruzam a barreira placentária, as imunoglobulinas G são responsáveis pela imunidade transferida passivamente ao recém-nascido. Essa mesma propriedade possibilita a ocorrência da doença hemolítica do recém-nascido. As IgG compreendem hemaglutininas, anticorpos antibacterianos, antivirais e antitoxinas, exercendo funções de neutralização, precipitação e fixação do complemento. Fixam-se a macrófagos, especialmente as subclasses $\gamma 1$ e $\gamma 3$, tornando-os capazes de ação citotóxica.

Imunoglobulinas A: as IgA compreendem o anticorpo principal das secreções externas, incluindo saliva, lágrimas, colostro, secreções broncopulmonares, gastrentéricas e geniturinárias, nas quais representam a segunda linha de defesa contra microrganismos. As IgA têm, no soro, peso molecular 170.000 e, nas secreções, nas quais se compõem de um agregado molecular maior, ligado por pontes dissulfeto, têm peso molecular maior, de 350.000 – é a chamada IgA secretória.

Existem duas subclasses de IgA: IgA_1, que corresponde ao componente sérico predominante; e IgA_2, que é a principal componente das secreções.

A IgA secretória geralmente se compõe de dímeros unidos por uma cadeia denominada J, à qual se une uma peça secretória, cadeia polipeptídica com PM 70.000, produzida pelas células do epitélio glandular. Essa configuração facilita o transporte da IgA nas secreções e promove certa proteção contra a ação proteolítica de enzimas normalmente existentes nessas secreções. O nível sérico de IgA varia de 0,15 a 0,25 g/100 mL.

A IgA atua como barreira de defesa das superfícies mucosas e sua presença no colostro protegerá o recém-nascido, que somente começa a produzi-la a partir do 2º ou 3º mês de vida. A IgA não fixa complemento pela via clássica, mas é capaz de fazê-lo pela via alternada.

Imunoglobulinas M: as IgM têm peso molecular 500.000 e concentração sérica variável de 0,6 a 1,7 g/100 mL. As IgM são produzidas em grande quantidade nas fases iniciais da resposta imune, sendo gradativamente substituídas pelas IgG.

A maior parte das IgM séricas apresenta-se sob forma de pentâmeros, sendo as moléculas ligadas entre si por cadeias polipeptídicas J. Compreendem muitas aglutininas, o fator reumatoide e anticorpos para o antígeno somático da febre tifoide.

As IgM fixam complemento e participam de reações bactericidas e citotóxicas.

As IgM são de grande importância na resposta anticórpica primária. Quando um antígeno é introduzido no organismo, a síntese de anticorpos da classe das IgM precede a síntese de IgG, entretanto, após um pico inicial, os anticorpos IgM declinam mais rapidamente que as IgG. Esse fato permite, muitas vezes, o diagnóstico de infecção ativa e recente, quando em presença de anticorpos tipo IgM, e de infecção passada, quando detectados apenas anticorpos da classe das IgG.

Imunoglobulinas D: as IgD foram descobertas como paraproteínas de um paciente com mieloma múltiplo, em 1965. Pouco sabia-se sobre suas funções, embora tenham sido descritos anticorpos IgD à insulina, penicilina, tireoglobulina, toxoide diftérico, componentes nucleares e proteínas do leite. Têm peso molecular 200.000 e concentrações séricas de 0,003 a 0,04 g/100 mL, existindo evidências de atingir níveis séricos maiores em mulheres sob contracepção oral.

A IgD é encontrada na superfície de linfócitos, particularmente de recém-nascidos. Assinala-se a possibilidade de atuar como um receptor de superfície específico, que atua no início da resposta imune. Existem duas subclasses IgD: IgD_1 e IgD_2.

Imunoglobulinas E: as IgE foram isoladas em 1966, e correspondem ao anticorpo reagínico responsável pelas reações alérgicas de hipersensibilidade imediata, em razão da sua fixação aos basófilos e mastócitos, nos quais, reagindo com o antígeno, promovem a liberação de mediadores. Seu peso molecular é de 200.000 e as concentrações séricas normais são bastante baixas, de 0,00003 g/100 mL. Deve-se assinalar seu encontro em concentrações muito altas em parasitoses. É produzida, principalmente, nos tecidos de revestimento do trato respiratório e intestinal.

As imunoglobulinas têm especificidade para determinados antígenos, isto é, a propriedade de se combinarem com seu antígeno homólogo. Essa propriedade decorre da presença de pontos de ligação com o antígeno que constituem áreas especiais da molécula. Essas áreas são compostas por sequências determinadas de aminoácidos, das quais participam tanto as cadeias leves como as cadeias pesadas. As moléculas das imunoglobulinas IgG, IgD e IgE têm duas áreas de ligação com os antígenos; a IgM tem 10 pontos de ligação com o antígeno; e a forma dimérica da IgA, quatro áreas de combinação com antígenos.

Quando um antígeno penetra no organismo, uma das respostas imunes é a secreção de imunoglobulinas pelos plasmócitos. A resposta anticórpica a um determinado antígeno é altamente heterogênea, isto é, diferentes linhagens de linfócitos B, os precursores dos plasmócitos, produzem vários anticorpos que reconhecem, isto é, reagem com diferentes determinantes do mesmo antígeno. Portanto, quando um organismo é submetido a uma substância imunogênica, produz diversos anticorpos dirigidos a diferentes moléculas antigênicas e diferentes determinantes antigênicos das moléculas do imunógeno. Além disso, diferentes anticorpos podem reagir com os mesmos determinantes antigênicos do imunógeno. Esses fenômenos ocorrem porque diferentes linhas de linfócitos B produzem diferentes anticorpos, portanto, os anticorpos são produzidos por diferentes linhagens celulares, isto é, são policlonais. Em determinados estados patológicos, uma linhagem celular secretora de imunoglobulinas, entrando em proliferação descontrolada e mantendo sua capacidade de síntese de imunoglobulinas, produzirá uma grande quantidade de um tipo homogêneo de imunoglobulina. Portanto, a imunoglobulina detectada é monoclonal, isto é, produzida por uma única linhagem celular. Esses estados patológicos são designados gamopatias monoclonais, e compreendem o mieloma múltiplo, a macroglobulinemia, a doença da cadeia pesada e certas crioglobulinemias. As *imunoglobulinas monoclonais* produzidas nessas enfermidades podem ser de qualquer classe: IgG, IgA, IgM, IgD ou IgE e de qualquer tipo: κ ou λ.

Um dos mais importantes avanços na imunologia foi o desenvolvimento dos hibridomas, método que permite a produção *in vitro* de grandes quantidades de anticorpos monoclonais. Os hibridomas são obtidos da fusão de linfócitos B oriundos de baço de camundongo (sensibilizado ao antígeno para o qual pretende-se obter o anticorpo) com células de mieloma de camundongo ou mesmo de mieloma humano. Essa fusão é obtida pela utilização de polietilenoglicol, que atua como agente promotor da fusão entre as células. Da fusão entre as células de mieloma e os linfócitos B, resultam células especiais que constituirão o hibridoma. A progênie resultante dessas células produzirá diferentes clones celulares que terão como propriedade a multiplicação indefinida, isto é, a imortalidade das células tumorais do mieloma e a capacidade de secretar imunoglobulinas contra o antígeno ao qual foi sensibilizado o camundongo fornecedor de linfócitos B.

Portanto, à fusão celular, segue-se o aparecimento de numerosos clones de células híbridas produtoras de vários anticorpos monoclonais dirigidos a várias especificidades antigênicas do imunógeno. A separação das várias células obtidas permitirá a obtenção de vários clones produtores de anticorpos monoclonais. Os clones desejados poderão, então, ser expandidos por meio de técnicas de cultura de tecidos ou por meio da inoculação intraperitoneal em camundongos. O anticorpo monoclonal purificado é obtido a partir do líquido sobrenadante do meio de cultura ou do líquido ascítico do camundongo.

O primeiro hibridoma foi preparado a partir de linfócitos B de camundongo sensibilizado a hemácias de carneiro, conforme o esquema da **FIGURA 3.8**.

Os anticorpos monoclonais vêm tendo crescente aplicação para fins diagnósticos e terapêuticos. Para diagnóstico, eles têm sido utilizados na identificação de agentes infecciosos, antígenos tumorais, antígenos de histocompatibilidade e na identificação de subpopulações celulares, como as subpopulações de linfócitos CD3, CD4 e CD8.

Em terapêutica, os anticorpos monoclonais vêm sendo testados no tratamento de leucemias agudas e crônicas, linfomas de células T, linfomas em geral, outros tumores malignos, psoríase e doenças autoimunes. Essas tentativas compreendem a utilização dos anticorpos monoclonais como veículos de agentes citotóxicos especificamente direcionados às células tumorais ou como bloqueadores de mecanismos imunológicos indesejados.

Pela complexidade da sua estrutura molecular, os anticorpos podem ser imunogênicos, isto é, podem induzir a produção de anticorpos dirigidos a seus componentes moleculares.

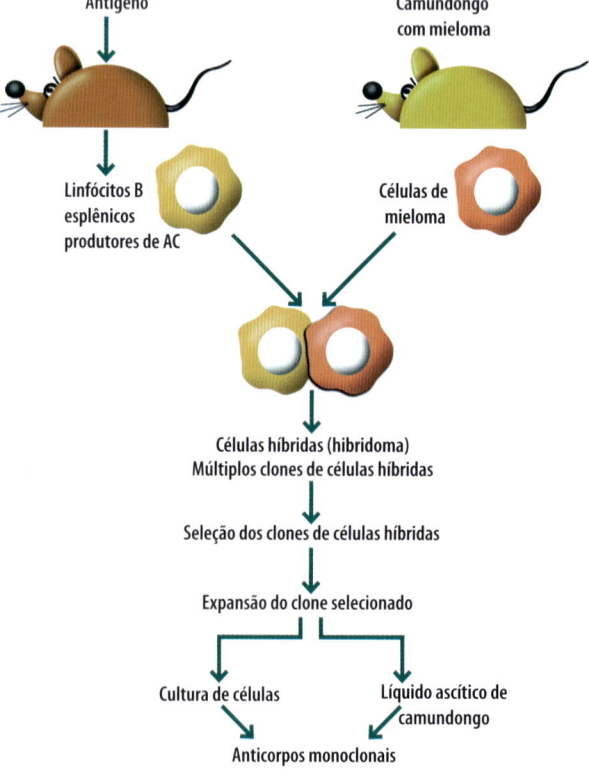

FIGURA 3.8 – Hibridomas. Produção de anticorpos monoclonais.

Entre os componentes moleculares dos anticorpos contra os quais podem ser produzidos novos anticorpos, estão as estruturas de reconhecimento antigênico. Essas estruturas compreendem sequências peculiares de aminoácidos e são chamadas de **idiotipos**. Os anticorpos dirigidos contra estas estruturas são os *anticorpos anti-idiotípicos*. São considerados formas de autoanticorpos e parecem importantes em mecanismos de regulação imune.

Ocorre a seguinte sequência de fenômenos **(VER FIGURA 3.3)**:

1. Um determinado antígeno desperta a produção de um anticorpo AC_1 que tem um idiotipo ID_1. O idiotipo ID_1 pode atuar como imunógeno no mesmo hospedeiro, pois essa sequência de aminoácidos surgida – idiotipo ID_1 – é nova para o organismo. Surge, como resposta, um novo anticorpo, AC_2, que tem especificidade anti-idiotipo de AC_1. Ao mesmo tempo, o AC_2 tem um idiotipo ID_2, que também é novo para o organismo e desperta produção de um novo anticorpo, AC_3, que é, portanto, um anticorpo antianti-idiotipo. Dessa forma, o anticorpo AC_3 reconhece ID_2 e suprime a formação de AC_2, eliminando a supressão exercida por AC_2 sobre a produção de AC_1. É importante salientar que essa chamada **supressão idiotípica** pode, também, envolver células T auxiliadoras (*helper*) ou supressoras, pois essas células podem expressar idiotipos idênticos aos existentes nos anticorpos.

2. Anticorpos anti-idiotipos têm sido demonstrados no lúpus eritematoso sistêmico (LES) murino e humano, admitindo-se que participem na produção dessas doenças. Talvez seja possível, no futuro, seu uso terapêutico nas enfermidades autoimunes.

IMUNIDADE CELULAR

A imunidade celular mediada pelas células T é responsável pelos testes cutâneos de resposta tardia, de contato e outros, como tuberculínico, Montenegro, Frei, Ito-Reenstierna, esporotriquina, levedurina, dinitroclorobenzeno (DNCB) e Mitsuda. Participa também das defesas antineoplásicas, protegendo o organismo contra bactérias, protozoários, vírus e fungos.

Durante a embriogênese, células reticulares primitivas e linfócitos derivados da medula óssea migram para o timo, onde são "programados" para a função de imunidade celular. A progênie de tais linfócitos migra para zonas determinadas das estruturas linfoides do organismo, especialmente áreas paracorticais dos linfonodos e periarteriolares do baço. Essas células, chamadas linfócitos T, continuam sob influência tímica, provavelmente por meio de várias substâncias hormonais, solúveis, elaboradas pelas células epiteliais do timo, como a timosina. Os macrófagos e seus produtos solúveis também parecem atuar na diferenciação dos linfócitos no timo.

Ao penetrar no timo, os linfócitos adquirem antígenos de superfície que são verdadeiros marcadores celulares, hoje detectados por meio de anticorpos monoclonais. As primeiras células linfoides tímicas têm antígenos de superfície CD9 e CD10, que ocorrem em algumas células derivadas da medula óssea, mas não existem nos linfócitos T maduros. Essa fase compreende o estágio I da maturação dos linfócitos no timo e essa população de linfócitos corresponde a 10% da população linfocitária de origem tímica. No estágio seguinte de maturação (estágio II), os linfócitos tímicos perdem o marcador CD9, permanecem com o marcador CD10 e adquirem novos antígenos de superfície: CD4, CD5 e CD8. Os linfócitos tímicos nesse estágio constituem 70% da população linfocitária tímica. No Estágio III de maturação, os linfócitos tímicos perdem o antígeno CD6, adquirem os antígenos CD1 e CD3 e dividem-se em duas subpopulações, CD4 e CD8. É nessa fase que os linfócitos T tornam-se imunologicamente competentes e correspondem a 20% da população linfocitária do timo. Ao saírem do timo, os linfócitos perdem o marcador CD10, de modo que, na periferia, teremos duas subpopulações de linfócitos T: os linfócitos T positivos para os marcadores de superfície CD1, CD3 e CD4, que correspondem aos linfócitos T auxiliadores (*helper*); e os linfócitos T positivos para CD1, CD3 e CD8, que correspondem aos linfócitos T supressores (supressor). Os marcadores CD4, além de presentes nos linfócitos auxiliadores, definem, também, os linfócitos efetores das reações de hipersensibilidade tardia.

Os anticorpos monoclonais utilizados na identificação das subpopulações de linfócitos têm a denominação CD (conjunto de diferenciação), daí a designação CD4 para os linfócitos auxiliadores e CD8 para os supressores.

Os anticorpos monoclonais CD1 e CD3 reagem com praticamente 100% das células T periféricas, mas com apenas 10% dos timócitos maduros.

Os anticorpos monoclonais CD4 reagem com 60% das células T periféricas e com 75% dos timócitos e identificam os linfócitos auxiliadores ou indutores.

Os anticorpos monoclonais CD8 reagem com 20 a 30% dos linfócitos periféricos e com 80% dos timócitos e identificam os linfócitos T supressores ou citotóxicos. A relação CD4/CD8 reflete algumas situações de alteração imune. Nos indivíduos normais, seu valor é 1,6 a 1,8, enquanto nos portadores da síndrome da imunodeficiência adquirida (Aids, do inglês *acquired immunodeficiency syndrome*), seu valor é inferior a 1.

Os linfócitos auxiliadores e supressores têm inúmeras diferenças:

- Os antígenos solúveis induzem a proliferação dos linfócitos T auxiliadores e não o fazem para os linfócitos T supressores.

- A concanavalina A produz transformação blástica, tanto nos linfócitos T auxiliadores quanto nos supressores, enquanto a PHA produz transformação blástica exclusivamente para os linfócitos T auxiliadores.

- Os linfócitos T auxiliadores têm receptores Fc para IgG, enquanto os linfócitos T supressores têm receptores Fc para IgM.

- Os linfócitos T auxiliadores favorecem as interações entre os linfócitos T e macrófagos, entre os linfócitos T e B e entre os linfócitos T.

- Os linfócitos T supressores exercem efeito inibidor na produção de anticorpos e nas reações de imunidade celular. Além disso, têm ações de citotoxicidade celular.

Os antígenos penetrados ou originados no organismo são inicialmente processados por macrófagos, cuja superfície contém receptores tipo imunoglobulina e, por meio desse processamento, estas células, denominadas células apresentadoras de antígenos, transmitem a mensagem antigênica aos linfócitos T, tornando-os capazes de reconhecimento e resposta ao antígeno.

O papel das células apresentadoras de antígeno nas respostas imunes é complexo e não está ainda precisamente estabelecido, conhecendo-se vários mecanismos possíveis de atuação dessas células. Vários anticorpos podem ligar-se à superfície dessas células por meio de sua fração Fc, facilitando a ação de reconhecimento, fagocitose e destruição de substâncias antigênicas. Além dos receptores para Fc, as células apresentadoras de antígeno têm receptores para frações do complemento que facilitam suas ações.

As células dotadas da capacidade de apresentarem antígenos são os macrófagos, o linfócito B e as células de Langerhans com seus subtipos: as células dendríticas do sangue periférico; as células dendríticas interdigitadas nas áreas paracorticais dos linfonodos; as células dendríticas foliculares dos linfonodos; e as células dendríticas ou dendrócitos dérmicos. As primeiras três formas seriam formas de maturação das células de Langerhans, e os dendrócitos dérmicos seriam formas precursoras de células de Langerhans que modificam seu fenótipo antes ou após contatar a epiderme. Na pele, as células de Langerhans são as principais células apresentadoras de antígeno. Essas células, inicialmente, fagocitam o antígeno e, a seguir, o processam, isto é, produzem modificações físico-químicas no antígeno e o expõem, modificado na superfície celular associadamente aos antígenos de histocompatibilidade classes I ou II.

Outros possíveis mecanismos de processamento do antígeno seriam por meio da produção de RNA. Foram descritas duas frações de RNA derivadas das células apresentadoras de antígeno. Uma fração conteria porções do antígeno original, constituindo-se um complexo RNA-antígeno, mais eficiente que o antígeno original – chamado **superantígeno**. A outra fração seria totalmente livre de antígeno e teria o papel de RNA mensageiro, induzindo a produção seletiva de IgM. É a chamada **fração RNA informativa**.

Após o processamento do antígeno, as células apresentadoras de antígeno ligam-se aos linfócitos T. Quando os complexos antigênicos principais de histocompatibilidade envolvem os antígenos de histocompatibilidade da classe I, são acionados os linfócitos T supressores; e quando participam antígenos de histocompatibilidade da classe II, são acionados os linfócitos T auxiliadores. Estes, como descrito anteriormente, podem pertencer a duas populações: os linfócitos Th1, que produzem linfocinas pró-inflamatórias, IL-2, linfotoxinas e INF-γ; e linfócitos Th2, que ativam a produção de anticorpos por meio da produção das citocinas IL-4, IL-5, IL-6, IL-8, IL-9, IL-10, IL-13.

Para que ocorra resposta imune, celular ou humoral, as células T necessitam ser ativadas. O primeiro passo para sua ativação é a ligação da célula T a uma célula apresentadora de antígenos, que ocorre de modo reversível e momentâneo. A fase seguinte de ativação dos linfócitos é representada pela apresentação, pela célula apresentadora de antígenos, do antígeno processado e expresso na sua superfície conjuntamente aos antígenos de histocompatibilidade I e II. O receptor específico da célula T reconhece o antígeno apresentado no contexto dos antígenos de histocompatibilidade MHC I e MHC II. Esse fenômeno representa o chamado primeiro sinal de ativação do linfócito e envolve as moléculas de superfície do linfócito CD3, CD4 e CD8 (VER FIGURA 3.1).

Além da apresentação do antígeno pelas células de Langerhans no contexto dos antígenos de histocompatibilidade, são necessários sinais coestimulatórios representados pelo acoplamento de moléculas de superfície das células apresentadoras de antígenos com moléculas da superfície dos linfócitos.

A interação do antígeno apresentado via MHC I ou MHC II com o receptor antigênico dos linfócitos (o primeiro sinal de ativação dos linfócitos) resulta em estímulos à membrana da célula T e um conjunto de reações que envolvem a ativação da proteinocinase C e a tirosinocinase, entrada de cálcio na célula e reações de fosforilação e desfosforilação, que ativam a calmodulina, que se une à calcineurina. Esse complexo adquire atividade enzimática e fosforila o fator nuclear de ativação dos linfócitos (NFAT, do inglês *nuclear factor of activated T cells*) localizado no citoplasma. Ao ser defosforilado, o NFAT penetra no núcleo do linfócito e ativa fatores de transcrição para genes associados à produção de interleucinas IL-2, TNF-α, TNF-γ, e CD25b (receptor de IL-2) (FIGURA 3.9). Após esse primeiro sinal de ativação dos linfócitos, para que ocorra uma resposta ótima, são necessários os sinais coestimulatórios (segundo sinal), que são o acoplamento de moléculas da superfície da célula apresentadora de antígenos com moléculas da superfície do linfócito. As moléculas CD80 (B7-1), CD86 (B7-2) e LFA-1 das células apresentadoras de antígeno acoplam-se, respectivamente, com os receptores CD28 e ICAM-1 (CD54) e CD2 das células T (FIGURA 3.10).

Somente as células dendríticas capazes de apresentar antígenos aos linfócitos T expressam as moléculas CD80 e CD86 e são chamadas de células apresentadoras de antígenos profissionais.

Se as moléculas CD80 e CD28 das células apresentadoras de antígenos ligarem-se a um receptor linfocitário CTL-4, são gerados, em vez de estímulos ativadores, sinais supressores que inibem a ativação dos linfócitos T. Os receptores CD28 expressam-se em 95% dos linfócitos T CD4+ e em cerca de 5% dos linfócitos T CD8+. O receptor CTLA-4 não se expressa em células em repouso, mas apenas após ativação da célula T e tem 20 vezes mais afinidade pelas moléculas CD80 e CD86, em relação ao receptor CD28.

Portanto, a apresentação do antígeno ao receptor dos linfócitos, por meio das moléculas de histocompatibilidade MHC I e II, não é suficiente para a ativação dos linfócitos,

Imunopatologia cutânea 53

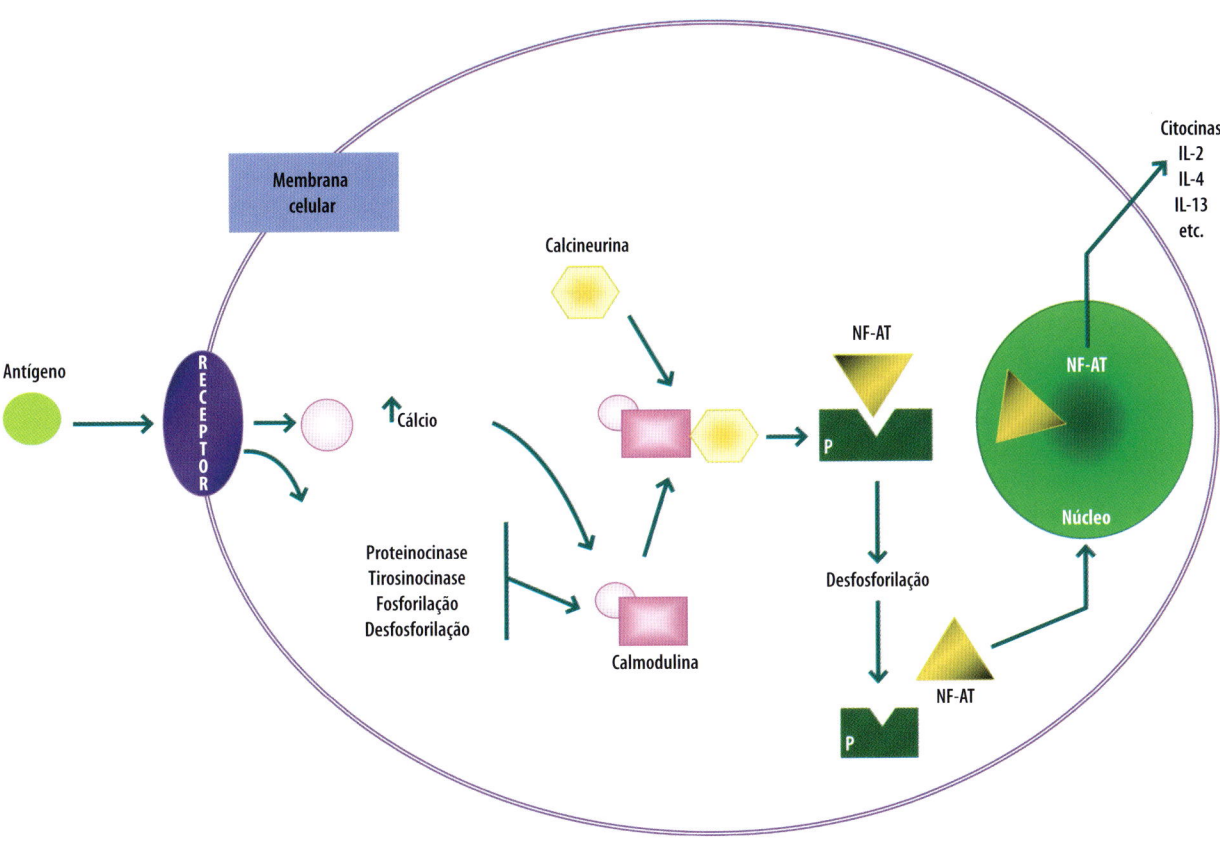

FIGURA 3.9 – Linfócito T. Ativação normal.

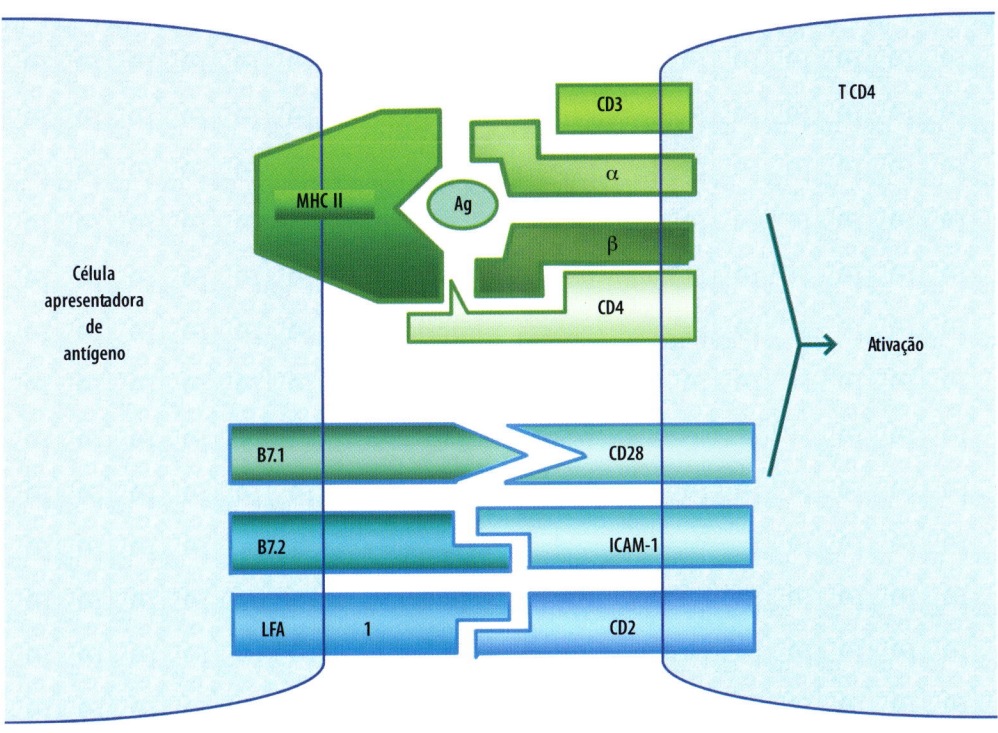

FIGUA 3.10 – Moléculas coestimulatórias.

representando apenas o primeiro sinal para essa ativação. São necessários sinais coestimulatórios representados pela interação das moléculas da superfície da célula apresentadora de antígenos com ligantes dos linfócitos, fenômeno que representa, ao lado da ação das citocinas, o segundo sinal para ativação dos linfócitos.

Sem a participação desse acoplamento entre as moléculas de superfície das células apresentadoras de antígenos com as moléculas da superfície do linfócito, que contêm os sinais coestimulatórios, os linfócitos que recebem apenas o primeiro sinal de ativação tornam-se anérgicos ou evoluem para apoptose.

As moléculas coestimulatórias mais importantes, B7-1 (CD80) e B7-2 (CD86), têm suas expressões induzidas por lipopolissacarídeos ou citocinas, como o TNF-α. A ligação das moléculas B7 com o ligante CD28 dos linfócitos leva essas células à produção de genes antiapoptóticos e citocinas como a IL-2. As citocinas como o TNF-α também atuam como coestimulatórias, além de aumentar a expressão de outras moléculas com o mesmo tipo de atuação. Existem inúmeras outras moléculas coestimulatórias da superfície das células apresentadoras de antígenos com seus respectivos ligantes de células T, sendo, porém, as mais importantes as acima referidas.

As células apresentadoras de antígeno têm, ainda, funções secretoras, produzindo substâncias biologicamente ativas. Secretam a IL-1, que estimula a maturação e a proliferação das células T auxiliadoras e estimula a produção, por essas células, da IL-2. A IL-2 estimula linfócitos auxiliadores nas funções de hipersensibilidade tardia, e essas células liberam moléculas que, por sua vez, estimulam as células apresentadoras de antígeno. Além disso, a IL-2 reage com um receptor específico das células supressoras e, conjuntamente à IL-1, as ativa.

Os linfócitos CD4 positivos, fenótipo Th1, produtores de interferon, são células de memória responsáveis pelas reações de hipersensibilidade tardia. Depois de sua ativação pelas células apresentadoras de antígenos, após a reação aguda, permanece uma população de células de memória em cuja superfície a molécula CD45RA (antígeno leucocitário comum [LCA, do inglês *leukocyte common antigen*]) é substituída pela molécula CD45RO. Essas células, a cada novo contato com o antígeno, ativam macrófagos para a produção de citotoxinas, produzindo citocinas que contribuirão para inflamação e dano tecidual.

Quanto aos linfócitos CD8 positivos, recebem a apresentação dos antígenos por meio das células apresentadoras em associação com moléculas do sistema MHC classe I, presentes em todas as células somáticas. Uma vez ativadas, as células CD8 podem reconhecer antígenos de células somáticas, inclusive da pele, podendo provocar lise celular. A lise celular, por intermédio das células CD8, pode produzir-se por vários mecanismos: secreção de perfurina e granulolisina e proteínas que produzem perfurações na parede celular. Outro mecanismo é a produção de apoptose. Nesse caso, as células CD8 têm, na sua superfície, a molécula ligante de Fas (CD95L) capaz de interagir com células-alvo que expressem em sua superfície a molécula Fas (Apo I, CD95). Da interação dessas moléculas, resulta a ativação da cadeia enzimática das caspases, que provoca a morte celular.

Os linfócitos, ativados pelo antígeno, sofrem transformações estruturais, com atividade blástica e síntese de DNA e RNA. Essas modificações, transformações blastoides, transmitem-se pela multiplicação, surgindo, assim, clones de linfócitos efetores que são responsáveis pela imunidade celular. Os linfócitos ativados são capazes de liberar várias substâncias, como as citocinas, que compreendem um grande conjunto de substâncias que atuam sobre os próprios linfócitos, sobre os macrófagos, sobre os polimorfonucleares e sobre outras células e sistemas orgânicos.

As citocinas são glicoproteínas sintetizadas por todas as células nucleadas que permitem interações múltiplas entre as células. Elas podem exercer seus efeitos sobre a própria célula que as produziu (efeitos autócrinos), sobre células localizadas proximamente (efeitos justácrinos), sobre células vizinhas (efeitos parácrinos) ou ainda sobre células a distância (efeitos hemócrinos).

A pele, por meio de seus elementos celulares – células imunoativas, queratinócitos, fibroblastos, macrófagos, mastócitos e melanócitos – produz grande quantidade de citocinas. A produção de citocinas pelas células epidérmicas não ativadas é raramente detectável, mas quando estímulos variados – bactérias, vírus, células tumorais, radiações ultravioletas ou outros estímulos antigênicos – estimulam a epiderme, há produção de grandes quantidades de citocinas. As citocinas são polipeptídeos de baixo peso molecular, entre 7 kD e 60 kD, produzidos por horas ou dias, de acordo com a persistência do estímulo. Sua vida média é curta, não mais de 3 minutos no plasma, excetuando-se a IL-12, que se mantém presente por várias horas. As citocinas participam na regulação imune, no controle da inflamação, nos mecanismos de reparo tecidual, na regulação da hemopoiese, na divisão, diferenciação e apoptose celular. As citocinas atuam sobre as células por meio de sua ligação com receptores específicos e, para muitas citocinas, já foram determinados os genes que codificam sua síntese.

A seguir, são apresentadas as inúmeras citocinas conhecidas.

Interleucina-1 (IL-1)

Produzida por queratinócitos, monócitos, macrófagos, células dendríticas, células T, células B, células endoteliais, células NK, melanócitos, micróglia, astrócitos, células musculares lisas. Na pele, o queratinócito é a principal célula produtora de IL-1α, e a célula de Langerhans é a principal fonte de IL-1β.

Há dois isótopos, a IL-1α e a IL-1β. A IL-1α encontra-se, fundamentalmente, na epiderme normal, nos anexos, na microvasculatura dérmica, no músculo eretor de pelo e na derme, de onde é liberada por traumas, queimaduras, agentes químicos. A IL-1β é ativada por clivagem pela caspase.

A liberação de IL-1 é induzida autocrinamente pela própria IL-1 e também por outras citocinas: TNF-α, TGF-α, substância P, GM-CSF e INF-γ.

Sua secreção é inibida por TGF-β, IL-4, IL-10 e IL-3, INF-γ e INF-α. Os corticoides e os anti-inflamatórios não esteroides também diminuem sua produção.

Aumenta a expressão de genes codificadores de proteínas envolvidas na inflamação e de genes envolvidos na resposta imune. Atua sobre várias células-alvo, linfócitos T e B, células dendríticas apresentadoras de antígenos, monócitos e macrófagos, polimorfonucleares, melanócitos, fibroblastos e queratinócitos.

Aumenta a proliferação dos queratinócitos e tem ação antiapoptótica sobre estas células. Induz a síntese de IL-2, IL-6, IL-8 e TNF-α pelas células T. Em relação às células B, potencializa sua maturação e sua proliferação.

Favorece a quimiotaxia de neutrófilos, monócitos e linfócitos.

Diminui a proliferação dos melanócitos e a melanogênese.

Ativa as células de Langerhans e aumenta a atividade citotóxica das células NK.

Aumenta a proliferação dos fibroblastos, a síntese de colágeno e de colagenase.

Aumenta a síntese do fator de crescimento de colônias de macrófagos na medula óssea.

Estimula a síntese do fator estimulador de colônias de macrófagos (M-CSF, do inglês *macrophage colony-stimulating factor*), fator estimulador de colônias de macrófagos e granulócitos (GM-CSF, do inglês *granulocyte-macrophage colony-stimulating factor*), fator de crescimento epidérmico (EGF, do inglês *epidermal growth factor*), fator de crescimento derivado das plaquetas (PDGF, do inglês *platelet-derived growth factor*), fator de crescimento de fibroblastos (FGF, do inglês *fibroblast growth factor*), fator transformador de crescimento β (TGF-β, do inglês *transforming growth factor β*), fator ativador de macrófagos (MAF, do inglês *macrophage-activating factor*), fator de crescimento neural (NGF, do inglês *nerve growth factor*) e fator de crescimento insulina-símile (IGF, do inglês *insuline-like growth factor*).

Favorece a síntese de quimiocinas.

Aumenta e controla a expressão de moléculas de adesão pelas células endoteliais, molécula de adesão intercelular 1 (ICAM-1, do inglês *intercellular adhesion molecule*-1), molécula de adesão dos leucócitos ao endotélio 1 (ELAM-1, do inglês *endothelial-leukocyte adhesion molecule*-1), molécula de citoadesão vascular 1 (VCAM-1, do inglês *vascular cell adhesion molecule*-1) e E-selectina.

Induz a síntese, pelo hepatócito, de proteínas da fase aguda, proteína C reativa, amiloide sérico A, α-antitripsina, α-2-macroglobulina, fibrinogênio, ceruloplasmina, C_2, C_3, C_9, superóxido dismutase.

Favorece a proliferação de células musculares lisas dos vasos, tem ação procoagulante e estimula a síntese de PGE-1, PGI-2 e PAF.

Estimula a produção de COX.

Aumenta a reabsorção óssea por osteoclastos e induz a proteólise muscular.

No SNC, induz febre, sono, anorexia, liberação de endorfinas, somatostatina e hormônio hipofisário adrenocorticotrófico (ACTH, do inglês *adrenocorticotropic hormone*).

Aumenta a produção de gelatinase, elastase e colagenase. Aumenta o colágeno I, III e IV e as lamininas β1 e β2.

Aumenta triglicerídeos e apolipoproteínas.

Aumenta a expressão dos oncogenes c-*JUN*, c-*ABL*, c-*FMS*, c-*MYC* e c-*FOS*.

Com relação ao receptor de IL-1, é composto por uma superfamília de cerca de 20 moléculas. Existem dois tipos de receptores: I e II. O IL-1 RI é encontrado preferencialmente em queratinócitos, células endoteliais, fibroblastos, células dendríticas, células T, miócitos de músculo liso e hepatócitos. O IL-1R II (CD121b) se encontra em circulação e é expresso por células linfoides e mieloides.

Existe uma molécula antagonista do receptor de IL-1 (IL-1 Rα) que antagoniza a IL-1 por competição, ocupando seus receptores. Origina-se em monócitos, macrófagos, polimorfonucleares, queratinócitos, células nervosas e fibroblastos dérmicos.

A IL-1 está envolvida na patogênese da artrite reumatoide, esclerodermia, líquen escleroso e atrófico, LES e dermatite herpetiforme. Quanto a seu uso terapêutico, existem ensaios com o uso de IL-1 Rα solúvel por via subcutânea em artrite reumatoide, artrite psoríaca, esclerose múltipla, choque séptico e doença enxerto *versus* hospedeiro.

Interleucina-2 (IL-2)

Sintetizada pelas células T, predominantemente CD4 e NK. Atua sobre as células T, B, células de Langerhans, células dendríticas, monócitos e macrófagos e células NK. Nas células T, representa o segundo sinal indutor de sua proliferação após ativação por antígenos ou mitógenos. Além disso, induz a proliferação e maturação das células T e B, aumentando a produção de anticorpos e monócitos. Ativa os macrófagos e as células dendríticas. Estimula a produção de IL-3, INF-γ, GM-CSF e TNF e, por meio de estímulo das células LAK (células *killer* ativadas por linfocinas) e dos linfócitos do infiltrado peritumoral, favorece o efeito citotóxico antitumoral.

Existem receptores de IL-2 celulares e solúveis. Os seus receptores encontram-se elevados na dermatite atópica, na psoríase, no eczema e nos pênfigos. São marcadores de comprometimento pulmonar e cardíaco na esclerodermia sistêmica progressiva (ESP). Nos linfomas cutâneos de células T, correlaciona-se com as lesões cutâneas e lesões linfonodais.

Terapeuticamente, por meio de sua fusão com a toxina diftérica, é empregada em linfomas, câncer, artrite reumatoide e psoríase.

Interleucina-3 (IL-3)

Sintetizada pelas células T, macrófagos, eosinófilos e células NK e atua predominantemente sobre as células precursoras de todas as linhagens hematopoiéticas. Estimula o crescimento, a diferenciação e prolonga a vida média de células precursoras hematopoiéticas, linfócitos T, macrófagos, neutrófilos, eosinófilos, mastócitos, megacariócitos, eritrócitos, células dendríticas e basófilos.

Interleucina-4 (IL-4)

Sintetizada por células T ativadas, células NK, queratinócitos, mastócitos e eosinófilos. É coestimulatória para a proliferação de células T, B, mastócitos e macrófagos e diminui a apoptose dessas células. Regula a diferenciação dos linfócitos CD4+ para Th2, favorecendo a secreção de IL-4, IL-5, IL-6, IL-10 e IL-13, propiciando a resposta humoral e suprimindo as respostas celulares.

Estimula a proliferação de queratinócitos. Aumenta a expressão do receptor para IgE (FcΣR) das células de Langerhans. Produz crescimento e quimiotaxia dos fibroblastos. Aumenta as proteínas da matriz extracelular, colágeno, fibronectina e proteoglicanas. Induz a expressão de MHC I e II. Estimula a produção de IL-6 nas células endoteliais, fibroblastos e queratinócitos. Aumenta a expressão de VCAM nas células endoteliais. Nos macrófagos, inibe a liberação de PGE2, IL-1β, IL-2, IL-6, IL-8 e TNF-α e produz aumento dos receptores IL-1 Rα.

O receptor de IL-4 (CD132) se encontra ligado às membranas celulares e sob a forma solúvel.

A IL-4 é inibida por INF-γ, pimecrolimo e tacrolimo. Apresenta-se elevada na asma, na dermatite atópica, na esclerodermia e na síndrome de Sézary.

Interleucina-5 (IL-5)

Sintetizada pelas células T-CD4+ e, em menor quantidade, por células B, NK mastócitos, eosinófilos, células endoteliais e medula óssea. Controla a diferenciação, a ativação e a localização dos eosinófilos.

É inibida pelo INF-γ, IL-10, corticoides, ciclosporina, tacrolimo, pimecrolimo e rapamicina.

Está envolvida nas parasitoses intestinais, na rinite, na asma e nas conjuntivites. Participa também na gênese das lesões da dermatite herpetiforme, do penfigoide bolhoso, dos linfomas cutâneos de células T, do linfoma de Hodgkin, do granuloma eosinofílico e da síndrome de Wells.

Na dermatite atópica, nas fases agudas, predomina a IL-4, mas, nas fases crônicas, registram-se níveis elevados de IL-5.

Interleucina-6 (IL-6)

Sintetizada por queratinócitos, fibroblastos, células endoteliais dérmicas, células de Langerhans, macrófagos, células T CD4+, células B, melanócitos, eosinófilos, mastócitos, condrócitos, osteoblastos, células gliais, células musculares lisas, células tireóideas, megacariócitos e hepatócitos. Regula a hematopoiese, a diferenciação do SNC e a resposta imune. Tem efeitos semelhantes à IL-1 e TNF-α, com a qual atua sinergeticamente. Estimula a proliferação e diferenciação das células B para a produção de imunoglobulina. Induz a produção de IL-2, estimula a atividade das células NK, estimula a diferenciação dos linfócitos T citotóxicos. Inibe a proliferação de mastócitos e a melanogênese. Estimula a produção de ICAM-1, a síntese de colágeno, da substância fundamental, das proteínas da fase aguda pelo hepatócito, do fibrinogênio e da α1 antiquimiotripsina. É fundamental para a regeneração hepática, para a hemopoiese, para a angiogênese e para manutenção do eixo hipotálamo-hipófise-adrenal.

Sua síntese é estimulada por vírus, bactérias e traumas, UVB, IL-1, IL-2, IL-4, TNF-α, TGF-β, INF-β, PDGF, GM-CSF. Está envolvida na patogenia da psoríase, do sarcoma de Kaposi, da artrite reumatoide e da glomerulonefrite proliferativa. Apresenta-se em níveis elevados na dermatite atópica, no pênfigo paraneoplásico, no LES, na enfermidade de Castleman, no plasmocitoma, no melanoma e em alguns linfomas.

Interleucina-7 (IL-7)

Sintetizada por queratinócitos, células dendríticas, células endoteliais, células do epitélio tímico, macrófagos e mastócitos.

Atua na proliferação e diferenciação das células T, B, NK e células dendríticas.

Tem receptores de duas ordens: IL-7 Rα (CD127), que é essencial para o desenvolvimento das células T; e IL-7 Rγ (CD132).

Está envolvida na imunodeficiência combinada grave (deficiência de IL-7 Rα), no crescimento das células de Sézary e promove, *in vitro*, a proliferação de linfócitos T.

Participa na patogenia da psoríase, da hanseníase tuberculoide, de cânceres colorretais, hepáticos, renais e vesicais e da leucemia de células B.

No penfigoide bolhoso, seu nível, no líquido das bolhas, está diminuído em relação ao nível sérico.

Interleucina-8 (IL-8)

Sintetizada por macrófagos, queratinócitos, células endoteliais, linfócitos, células NK, fibroblastos, condrócitos e neurônios.

Promove a quimiotaxia e ativação de neutrófilos, linfócitos, eosinófilos e macrófagos. Favorece a angiogênese, a expressão de moléculas de adesão CD11 a, b e c e CD18.

Produz a liberação de LTB_4, ácido hidroxieicosatetranoico (HETE) e histamina, pelos basófilos, e a liberação dos íons superóxidos. Inibe a proliferação das células mieloides e megacariócitos.

Regula a migração de linfócitos T, a proliferação de queratinócitos e células endoteliais e aumenta a permeabilidade vascular.

Interleucina-10 (IL-10)

Produzida pelos linfócitos T, Th1 e Th2, células de Langerhans, macrófagos e queratinócitos. Produz efeitos imunossupressores e imunoestimuladores. Nos linfócitos Th1, suprime a síntese de suas citocinas, diminuindo as respostas mediadas por células. Nos linfócitos B, aumenta a proliferação e a produção de anticorpos. Nos macrófagos, diminui a função apresentadora de antígeno e a produção de TNF-α, IL-1, IL-6, IL-8 e GM-CSF.

Além das linfocinas produzidas pelos linfócitos, existem várias outras citocinas que participam nas interações celulares de substratos imunológicos.

Interleucina-11 (IL-11)

Atua sinergisticamente a IL-3, IL-4 e GM-CSF. Estimula a proliferação de células hematopoiéticas, desvia as reações imunes para o padrão Th2, induz a síntese de apolipoproteínas no fígado, estimula os fibroblastos e a diferenciação dos linfócitos e inibe a diferenciação dos adipócitos e a diferenciação anormal de queratinócitos. Existem ensaios clínicos com aparentes benefícios em psoríase.

Interleucina-12 (IL-12)

Compreende uma família de cinco moléculas: IL-23, IL-27, citocina cardiotrofina-símile, fator receptor neurotrófico ciliar solúvel e fator citocina CLC-símile. Ativa células NK, aumenta a produção de interferon-γ, modula as células T e inibe a angiogênese tumoral. Também protege o DNA dos queratinócitos das alterações provocadas pelas radiações UV.

É secretada por macrófagos, monócitos, mastócitos, queratinócitos e células dendríticas. Produtos bacterianos e radiações ultravioleta também estimulam sua síntese.

Interleucina-13 (IL-13)

Liberada por queratinócitos, mastócitos e células T. Atua sobre células B e monócitos. Diminui a produção de citocinas pró-inflamatórias em células endoteliais e queratinócitos e diminui a quimiotaxia induzida por quimiocinas sobre células T, da mesma forma que a IL-4 inibe a expressão de IL-6 nos monócitos.

Interleucina-14 (IL-14)

Também chamada de fator de crescimento das células B (BCGF, do inglês *B-cell growth factor*), a IL-14 é produzida por células B neoplásicas e por células T normais e neoplásicas e atua na geração e manutenção de células B de memória.

Interleucina-15 (IL-15)

Produzida por macrófagos, queratinócitos e fibroblastos. Estimula linfócitos T e linfócitos B e participa da maturação das células dendríticas. Inibe a apoptose induzida por metilcelulose e anti-Fas. Como modula o INF-γ e a síntese de IgE, tem participação na patogenia da dermatite atópica.

Interleucina-16 (IL-16)

Produzida por queratinócitos e células de Langerhans e tem ações quimiotáticas sobre célula T CD4+, monócitos, eosinófilos e células de Langerhans na pele inflamada. Há correlação entre seus níveis séricos e intensidade da dermatite atópica.

Interleucina-17 (IL-17)

Nos queratinócitos, promove a liberação de oncogene α relacionado a crescimento (GRO-α), GM-CSF, IL-6 e ICAM-1, por meio de indução pelo INF-γ. Nas células endoteliais, induz a secreção de IL-1 e moléculas de adesão. Nos fibroblastos, aumenta a secreção de IL-6 e a síntese de colágeno, admitindo-se que participe na patogenia da esclerodermia sistêmica (ES). Admite-se também a participação das células Th17 produtoras da IL-17 na patogenia da dermatite de contato, psoríase e doenças autoimunes. Há duas isoformas: IL-17 A, produzida por células T e envolvida na defesa a infecções; e a IL-17 B, produzida não somente pelas células T, mas, inclusive, por células epiteliais, que está envolvida nas defesas a infecções e, também, na indução da produção de citocinas por macrófagos, participando na patogênese da dermatite de contato, artrite e encefalite autoimune.

Interleucina-18

Conjuntamente a IL-12, estimula a produção de INF-γ, a maturação das células T, das células NK, estimula a liberação de várias citocinas (IL-4, IL-13, IL-6, INF-γ, TNF-α, IL-β e ICAM-1) e aumenta a produção de IgE. Na pele, modula a migração das células de Langerhans, a atividade das células Th, regula a expressão de ICAM-1 no endotélio e participa dos mecanismos de cicatrização de feridas. Sua expressão está aumentada no LE e na psoríase. Também participa das reações de defesa a infecções.

Interleucina-19

Liberada por células B e monócitos e macrófagos ativados por lipopolissacarídeos e GM-CSF. Estimula os receptores de IL-20 e IL-22.

Interleucina-20

Expressa na pele e na traqueia. Seus receptores estão altamente expressos nas lesões de psoríase, indicando sua participação na gênese da doença.

Interleucina-21

Produzida por células T, ativa as células B, T e NK e inibe a maturação e ativação das células dendríticas.

Interleucina-22

Produzida por linfócitos T CD4+ e mastócitos e media respostas da fase aguda de tecidos inflamados e do fígado.

Interleucina-23

Aumenta o número de células de Langerhans, elevando a reatividade imune da pele.

Interleucina-24
Produzida por células Th2, células de melanoma e monócitos. Inibe a proliferação de tumores, inclusive melanoma por meio da indução de apoptose.

Interleucina-25
Produzida por mastócitos e linfócitos Th2 e induz a produção de IL-4, IL-5 e IL-13, amplificando as respostas inflamatórias de natureza alérgica.

Interleucina-26
Produzida por células T e monócitos e participa da transformação do fenótipo das células T após infecção pelo vírus do herpes simples.

Interleucina-27
Produzida por células apresentadoras de antígeno ativadas. Atua sinergisticamente a IL-12 na indução da produção de interferon-γ por células Th1 e células NK, sendo importante na proliferação e na ativação de células T virgens.

Interleucina-28
Existem duas isoformas: IL-28A e Il-28B, que são induzidas por infecções virais.

Interleucina-29
Induzida por infecções virais.

Interleucina-31
Produzida por linfócitos Th2 e atua sobre queratinócitos, macrófagos e neurônios sensoriais. Está envolvida em inflamações do trato gastrintestinal, dos pulmões e da pele, participando, provavelmente, na patogenia da dermatite atópica e do prurigo nodular.

Interleucina-32
Produzida por linfócitos após estímulos mitogênicos, células epiteliais sob ação de interferon-γ e células NK após exposição a IL-12 e IL-18. Aparentemente, participa na patogênese da granulomatose de Wegener, de infecções virais, de doenças autoimunes e de processos inflamatórios e infecciosos.

Interleucina-33
Expressa nas células endoteliais dérmicas, queratinócitos, no endotélio das vênulas do tecido linfoide e em tumores vasculares cutâneos. Ativa mastócitos, fibroblastos e linfócitos Th2. Induz a produção de IL-4, IL-5 e IL-13.

Interleucina-34
Ativa monócitos por meio do fator estimulador de colônia dos macrófagos.

Interleucina-35
Produzida por subtipo de células Tregs e suprime a proliferação de células T.

Fatores de crescimento
Substâncias que atuam sobre células-alvo que possuem receptores altamente específicos exercendo ação estimulante sobre a proliferação celular e síntese do DNA. São os seguintes:

Fator de crescimento epidérmico (EGF)
O EGF é produzido no duodeno, nas plaquetas e nas glândulas salivares. Seu receptor é uma tirosinocinase encontrada em todas as células, exceto no sistema hematopoiético. Sua atividade induz a proliferação das células basais da epiderme.

Fator de crescimento derivado das plaquetas (PDGF)
O PDGF é produzido pelas plaquetas, determina hiperplasia e hipertrofia epidérmica por meio da proliferação dos queratinócitos por aumento da síntese de DNA, RNA e de enzimas epidérmicas. Nos fibroblastos, aumenta a síntese proteica e também produz aumento das células endoteliais.

Fatores transformadores de crescimento
Fator transformador de crescimento α
O TGF-α é produzido por todas as células, à exceção do sistema hematopoiético, estimula o crescimento e a diferenciação dos queratinócitos e dos tecidos epidérmicos em geral. Além disso, atua na angiogênese e induz inflamação. Apresenta-se aumentado na psoríase, no carcinoma espinocelular, no carcinoma basocelular e na hiperqueratose epidermolítica.

Fator transformador de crescimento β
O TGF-β é produzido predominantemente por células T, queratinócitos, células de Langerhans e macrófagos e tem ações múltiplas. Estimula a proliferação de células mesenquimais, fibroblastos, osteoblastos e células de Schwann. Inibe a degradação do colágeno, o crescimento dos queratinócitos, dos hepatócitos e das células T e B. Inibe as IL-1 e IL-2, bloqueia a adipogênese e inibe a quimiotaxia de monócitos.

Fator de crescimento de fibroblastos β
O TGF-β é produzido por queratinócitos, células do folículo piloso, glândulas sudoríparas e salivares e pelas células endoteliais. Produz aumento da proliferação de células endoteliais, capilares, queratinócitos, melanócitos e astrócitos. Os fibroblastos são ativados, tornando-se alongados, e há modulação da produção de colágeno. Promove reparação da cartilagem, induz a angiogênese e regula a relação entre queratinócitos e melanócitos. O TGF-α tem as mesmas ações do fator β, porém, é muito menos potente.

Fator de crescimento dos queratinócitos
O KGF é produzido por fibroblastos e atua especificamente, estimulando as mitoses dos queratinócitos que expressam receptores específicos.

Fatores estimuladores de colônias
São a IL-3, o GM-CSF, G-CSF, M-CSF.

Fator estimulador de colônias de granulócitos e macrófagos
O GM-CSF é produzido por fibroblastos, células endoteliais, mastócitos, macrófagos, células T e queratinócitos. Atua nas células hematopoiéticas, ativando a produção e diferenciação de monócitos, eosinófilos, neutrófilos, eritrócitos e megacariócitos. Além disso, aumenta a atividade biológica dessas células, a capacidade de apresentação de antígeno das células dendríticas e a expressão de HLA-DR nas células.

Fator de crescimento insulina-símile (somatomedina)
Sintetizado por queratinócitos, fibroblastos e hepatócitos, o IGF atua sobre células que têm receptores específicos, queratinócitos da camada basal, melanócitos, fibroblastos e células da matriz dos pelos.

Promove o crescimento e a diferenciação de tecidos epiteliais e mesenquimais. É indispensável sua atuação sinergística com o EGF e o FGF na proliferação dos queratinócitos. Inibe a degradação proteica dos fibroblastos e do hormônio de crescimento. Aparentemente, a acantose nigricante, que ocorre nos diabéticos insulinorresistentes, está relacionada à sua produção.

Fator de necrose tumoral
Existem dois subtipos de TNF: o TNF-α, também conhecido como caquetina; e o TNF-β, também chamado de linfotoxina, que é produzido pelas células T CD4.

Os TNF são sintetizados pelos linfócitos T e B, macrófagos, queratinócitos, dendrócitos, células NK, mastócitos, basófilos, células da micróglia e certas células tumorais. Tem ações múltiplas semelhantes às IL-1 e IL-6. Produz necrose hemorrágica em tumores e tem ação citostática e citocida sobre as células tumorais. Produz ativação da quimiotaxia e fagocitose dos neutrófilos e monócitos e destruição de eosinófilos. Estimula as células B, atua sobre o débito cardíaco, aumenta a permeabilidade vascular, produz caquexia por diminuição da lipoproteinolipase. Na pele, inibe a proliferação epidérmica de queratinócitos e melanócitos, diminui o número de células apresentadoras de antígeno, acentua o efeito imunossupressor da radiação UVB, estimula a síntese de colágeno, induz a expressão de moléculas de adesão ICAM-1, aumenta os receptores para EGF, induz a síntese de PG2, estimula a produção de GM-CSF, ELAM, PDGF, IL-1, IL-6 e IL-8, interferon-γ e TNF-α. Além disso, favorece a liberação de histamina dos mastócitos.

Na psoríase, toda a espessura da epiderme e os vasos papilares expressam seus receptores, enquanto a pele normal só exibe receptores nas porções baixas da epiderme.

Interferons
Verifica-se, *in vitro*, que linfócitos sensibilizados são capazes de produzir substâncias interferon-símile. Os interferons produzidos após infecção viral são os interferons não imunes α e β: o primeiro é produzido por macrófagos e células B; e o segundo, pelos fibroblastos. Linfócitos sensibilizados por estímulo específico ou por estímulos não específicos, como a PHA, produzem o interferon imune ou interferon-γ. Existe ainda o interferon-κ, sintetizado por monócitos e células dendríticas sob estímulo do interferon-γ. Esse tipo de interferon induz a liberação de várias citocinas pelos monócitos e células dendríticas e inibe a liberação de IL-2 pelos monócitos. É detectado em lesões de dermatite atópica e de psoríase. Os interferons α e β ativam, pela ligação com seus receptores intracelulares, não somente nas células infectadas por vírus, vários fatores, STST, P1-cinase e proteínas MX, que aumentam a resistência a vírus. Os interferons α e β aumentam a expressão dos antígenos MHC-1 em muitas células, favorecendo a apresentação de antígenos presentes nas células vizinhas aos linfócitos T. Os interferons são importantes não apenas na defesa a infecções virais, mas também na imunorregulação e ativação das células NK e macrófagos. O INF-γ inibe a resposta mediada por IgE, antagonizando o estímulo representado pela IL-4 sobre as células produtoras de anticorpos.

O INF-γ também tem propriedades ativadoras de macrófagos e aumenta a capacidade de apresentação de antígenos das células apresentadoras. Sua produção excessiva participa da indução de autoimunidade. A superexpressão de interferon-γ na epiderme produz lesões similares ao LES.

Receptores *Toll-like*
Os receptores *Toll-like* (TLR, do inglês *Toll-like receptors*) são uma família de receptores da superfície celular encontrados em células imunes, monócitos, macrófagos, células dendríticas e granulócitos, não somente no sangue periférico, mas também no epitélio respiratório e na pele. São capazes de reconhecimento dos patógenos por meio de lipopolissacarídeos bacterianos, DNA bacteriano, DNA viral, drogas e moléculas inflamatórias endógenas e iniciam as respostas imunes inatas.

Atualmente, são conhecidos 12 tipos de receptores *Toll-like*, dos quais dez são os mais importantes. Os ligantes microbianos para esses receptores já foram identificados **(TABELA 3.1)**.

Os receptores *Toll-like* são proteínas transmembrânicas cuja porção extracelular é rica em leucina, enquanto a porção intracelular tem homologia com o domínio citoplasmático do receptor da IL-1.

Quando ativados pelos seus ligantes, o domínio intracelular dos TLR pode desencadear respostas que levam à translocação nuclear do fator de transcrição NFκB, que atua modulando a expressão de inúmeros genes codificadores de várias citocinas, contribuindo para a resposta inflamatória do hospedeiro.

A ativação dos TLR também estimula a fagocitose de patógenos e promove a liberação de moléculas com ação antimicrobiana.

A atuação dos TLR também leva à produção e liberação de oxigênio reativo e nitrogênio, que auxiliam na destruição de patógenos intracelulares como as micobactérias.

TABELA 3.1 – Receptores *Toll-like*

Receptor *Toll-like*	Ligantes endógenos	Ligantes exógenos	Localização do gene	Citocinas e moléculas efetoras induzidas pela ativação do receptor	Função efetora proposta
TLR-1	Não identificado	Lipoproteína triacilada (TLR-2/1) Lipoproteína de 19 kD de micobactéria (TLR-2/1)	4p14	TNF-α IL-12	Defesa contra micobactérias e outros microrganismos que expressam lipoproteínas triaciladas
TLR-2	HSPgp96 HSP 60 HSP 70	Peptideoglicanos de bactérias gram-positivas Lipoproteína triacilada (TLR-2/1) Lipoproteína diacilada (TLR-2/1) Zimosan de leveduras (TLR-2/6) Ácido lipoteicoico Glicosilfosfatidil inositol (*Trypanosoma cruzi*) Fosfatidilinositol dimanoside (micobactérias) Glicolipídio LAM (micobactérias) Lipoproteína de 19 kD de micobactéria (TLR-2/1) Modulina fenol solúvel (*Staphylococcus epidermidis*) Hemaglutinina do vírus do sarampo Proteína porina B da *Neisseria meningitidis*	4q32	TNF-α IL-1β IL-6 IL-8 IL-10 IL-12 Óxido nítrico IL-4, IL-5, IL-6, IL-13 (mastócitos)	Defesa contra bactérias gram-positivas, micobactéria, micoplasma, protozoários e fungos HSP60 Sensibilização ao estresse oxidativo e à morte celular HSP70 Indução da apoptose Indução do ligante antimicrobiano TLR-4 e da β-defensina 2 Ativação de mastócitos e degranulação
TLR-3	Não identificado	Fita-dupla de RNA	4q35	IFN-β	Defesa contra vírus
TLR-4	HSPgp96 HSP 60 HSP 70 Domínio extra A da fibronectina β-defensina 2 Fibrinogênio	Lipopolissacarídeos (LPS) Proteína F do vírus sincicial respiratório *Fimbriae P.* da *Escherichia coli* Taxol (produto vegetal antitumor) Glucuronoxilomanana do *Cryptococcus neoformans*	9q32-q33	TNF-α IFN-β IL-1 IL-6 IL-10 IL-13 Protepina inflamatória macrofágica 1 (MIP-1 α/β) Óxido nítrico Leucotrienos Prostanoides	Defesa contra bactérias gram-negativas, fungos e vírus Indução da apoptose
TLR-5	Não identificado	Flagelina (também reconhecida pelo TLR5/TLR4)	1q41-q42	TNF-α IL-1β IL-6 IL-10 INF-γ NO TLR5/TLR4	Defesa contra bactérias flageladas Maturação de células dendríticas
TLR-6	Não identificado	Lipoproteína diacilada (micoplasma) (TLR-2/6) Modulina fenol solúvel (*Staphylococcus epidermidis*) (TLR2/TLR6) Zimosan de leveduras (TLR2/TLR6) GPI (*T. cruzi*) (TLT2/TLR6)	4p14	TNF-α	Defesa contra bactérias, fungos e micoplasma, protozoários

(Continua)

TABELA 3.1 – Receptores *Toll-like* (*Continuação*)

Receptor *Toll-like*	Ligantes endógenos	Ligantes exógenos	Localização do gene	Citocinas e moléculas efetoras induzidas pela ativação do receptor	Função efetora proposta
TLR-7	Fita-dupla de RNA (*influenza virus*) Fita simples RNA (HIV)	Imidazoquinolinas (imiquimode, resiquimode) Loxoribina Bropirimina	Xp22.3	IFN-α (células dendríticas plasmacitoides) INF-γ (células T) IFN-β TNF-α IL-1 IL-6 IL-8 IL-12 IL-18 GM-CSF Superóxidos (eosinófilos)	Defesa antiviral e antitumoral, maturação de células dendríticas, ativação e migração das células de Langerhans da pele para linfonodos, desenvolvimento dos Th1, ativação das células NK, proliferação das células B e ativação dos eosinófilos
TLR-8	Fita simples RNA (HIV)	Imidazoquinolinas (imiquimode, resiquimode)	Xp22	Semelhante ao TLR-7	Semelhante ao TLR-7
TLR-9	Complexos IgG-cromatina	DNA não metilado Citidina-guanina, Herpes simples Vírus-2 vivo ou inativo	3p21.3	IFN-α (células dendríticas plasmacitoides) IFN-β INF-γ (células NK) IL-6 IL-12	Defesa antibacteriana e antiviral, desenvolvimento dos Th1, proliferação das células B, maturação de células dendríticas
TLR-10	Não identificado	Não identificado	4p14	Desconhecido	Desconhecido

TLR, do inglês *Toll-like receptors*.
Fonte: Adaptada de Kang e colaboradores.[1]

A ativação dos TLR propicia o desenvolvimento da resposta imune adaptativa, aumentando o nível de expressão das moléculas coestimulatórias, como CD80 e CD86, nas células dendríticas que, dessa forma, ativarão mais intensamente as células T.

A atuação dos TLR pode ainda induzir as células à apoptose.

Os 12 diferentes TLRs reconhecem uma ampla variedade de antígenos exógenos. A natureza do antígeno ofensor e o TLR ao qual ele se liga pode determinar um repertório de citocinas específico que será produzido pelas células apresentadoras de antígeno (macrófagos), assim como influenciará na polarização das respostas imunes adquiridas em padrões Th1 (linfócitos T auxiliadores tipo 1) ou Th2 (linfócitos T auxiliadores tipo 2).

Assim, a descoberta recente dos TLR permitiu maior compreensão da fisiopatologia de muitas doenças, inclusive relacionadas à dermatologia, permitindo também a descoberta de fármacos que atuam por meio desses receptores.

O TLR-1 tem como ligantes exógenos lipoproteínas ligadas a micobactérias, e sua ativação leva à produção de TNF-α e IL-12, atuando, portanto, na defesa contra micobactérias e outros microrganismos que expressam lipoproteínas triaciladas.

O TLR-2 tem ligantes endógenos e exógenos, sendo os mais importantes: peptidoglicanos de bactérias gram-positivas, lipoproteínas, Zimosan de leveduras, glicolipídeos e lipoproteínas de micobactérias, modulina de *Staphylococcus aureus* e hemaglutinina do vírus do sarampo. Sua estimulação leva à produção de TNF-α, IL-1β, IL-6, IL-8, IL-10, IL-12, IL-4, IL-5, IL-13.

Atua na defesa contra bactérias gram-positivas, micobactérias, micoplasma, protozoários e fungos; também induz a apoptose e ativa a degranulação de mastócitos.

O TLR-3 tem como ligante a dupla-hélice de RNA. Sua ativação produz INF-β e atua na defesa aos vírus.

O TLR-4 tem como ligantes lipopolissacarídeos, a proteína F do vírus respiratório, o taxol e mananas do *Cryptococcus neoformans*. Sua estimulação leva à produção de TNF-α, INF-β, IL-6, IL-10, IL-13 e leucotrienos, atuando contra bactérias gram-negativas, fungos, vírus e também induz a apoptose.

O TLR-5 tem como ligante a flagelina e, uma vez ativado, leva a célula a produzir TNF-α, IL-1β, IL-6, IL-10, INF-γ e óxido nitroso e atua, portanto, na defesa contra bactérias flageladas e na maturação de células dendríticas.

O TLR-6 tem como ligantes lipoproteínas do micoplasma, modulina do *Staphylococcus epidermidis*, Zimosan de leveduras e glicoproteínas do *Trypanosoma cruzi*. Sua ativação leva à produção de TNF-α e, portanto, atua contra bactérias, fungos, micoplasma e protozoários.

O TLR-7 tem como ligante as imidazoquinolinas (imiquimode e resiquimode), a loxorisina e a bropirimina. Sua ativação leva à produção de INF-α, pelas células dendríticas plasmocitoides; INF-γ, pela célula T; INF-β; TNF-α; IL-1; IL-6; IL-8; IL-12; IL-18; GM-CSF; e superóxidos.

Atua, portanto, na defesa antiviral e antitumoral, na maturação das células dendríticas, na ativação e migração da célula de Langerhans da pele para os linfonodos, no desenvolvimento dos linfócitos Th1, ativação das células NK, proliferação das células B e ativação dos eosinófilos.

O TLR-8 também tem como ligante as imidazoquinolinas (imiquimode e resiquimode), e sua ativação e atuação são idênticas às do TLR-7.

O TLR-9 tem como ligante DNA, aminoácidos do vírus do herpes simples e, ativado, leva à produção de INF-α pelas células dendríticas, INF-β, INF-γ pela célula NK, IL-6 e IL-12. Atua na defesa antibacteriana e antiviral, no desenvolvimento das células Th1, nas proliferação das células B e nas maturação das células dendríticas.

O TLR-10 não tem ligantes conhecidos, bem como não se conhecem os resultados de sua ativação.

Mais recentemente, foram descritos mais 3 receptores *Toll-like*, o TLR-11, o TLR-12 e o TLR-13, do quais apenas o TLR-11 foi encontrado em humanos. Os reeptores TLR-12 e TLR-13 foram descritos em murinos.

O TLR-11 é expresso em monócitos, macrófagos, células hepáticas e em epitélios do aparelho urinário reconhecem a flagilina e a profilina de certos microrganismos. Atuam nas defesas a vários agentes tais como *Toxoplasma gondii*, algumas espécies de salmonelas e *Eschecichia colli*. Ativam a secreção de TNF-α, IL-12 e interferon-γ.

O TLR-12 em trabalhos experimentais participa, associadamente ao TLR-11, nas defesas contra o *T. gondii*.

O TLR-13 reconhece sequências de aminoácidos do RNA ribossômico de bactérias.

Além de atuarem no reconhecimento imune de agentes infecciosos, os receptores *Toll-like* participam em outras condições patológicas de interesse dermatológico, como granulomatose de Wegener, psoríase, pitiríase rubra pilar e dermatite atópica.

TIPOS DE REAÇÕES IMUNES

Reação tipo I (anafilática e anafilactoide)

Nesta reação, a lesão tecidual decorre da ação de substâncias vasoativas liberadas pela interação de um antígeno com o anticorpo tipo IgE. Tais anticorpos são homocitotrópicos, isto é, têm grande afinidade por determinadas células, mastócitos dos tecidos e basófilos circulantes. O acoplamento do antígeno com o anticorpo ligado a essas células promove sua degranulação com a consequente liberação das substâncias vasoativas, isto é, histamina, SRS-A (leucotrienos, LTC_4, LTD_4 e LTE_4), cininas, prostaglandinas, fator ativador das plaquetas e outros mediadores de estrutura ainda não completamente conhecida.

Nessa liberação, intervêm mecanismos enzimáticos independentes do complemento, envolvendo o monofosfato de adenosina (AMP, do inglês *adenosine monophosphate*) e o monofosfato de guanosina (GMP, do inglês *guanosine monophosphate*), que podem, também, ser cíclicos (AMPc e GMPc).

De início, as moléculas de IgE se fixam aos receptores dos mastócitos ou basófilos pelas porções Fc. A combinação do antígeno com duas moléculas adjacentes de IgE desencadeia uma série de reações que resultam na liberação de substâncias vasoativas, especialmente histamina (FIGURA 3.11). Os complexos compostos nas proporções 3Ag 2Ac e 5Ag 3Ac são os liberadores de mediadores mais potentes. São ainda capazes de promover esses mecanismos de liberação de mediadores: agregados de IgE, anticorpos anti-IgE e anticorpos antirreceptores Fc dos mastócitos. No mecanismo de liberação da histamina pelos mastócitos, são importantes:

- **Os níveis intracelulares de AMPc e GMPc** (FIGURAS 3.11 E 3.12): os fármacos capazes de aumentar o nível intracelular de 3,5-monofosfato de adenosina cíclico (3,5-AMPc) inibem a liberação de mediadores de mastócitos de primatas sensibilizados por IgE humana. As catecolaminas, como efedrina, epinefrina e isoproterenol, ativam a adenilciclase, que é mediadora da transformação do ATP, a 3,5-AMPc. Por conseguinte, aumentam o teor intracelular dessa substância, inibindo a liberação das substâncias vasoativas. Por outro lado, o grupo das metilxantinas, em especial a teofilina, bloqueia a ação da fosfodiesterase, enzima que catalisa a transformação do 3,5-AMPc e 5-AMP. Desse modo, aumentam os níveis intracelulares do 3,5-AMPc, inibindo, assim, a liberação das substâncias vasoativas.

Os níveis de GMPc atuam em sentido inverso ao de AMPc.

Aumentos no GMPc intracelular elevam a liberação de mediadores. A acetilcolina ativa a guanilatociclase, que transforma a GTP em 3,5-GMPc, determinando aumen-

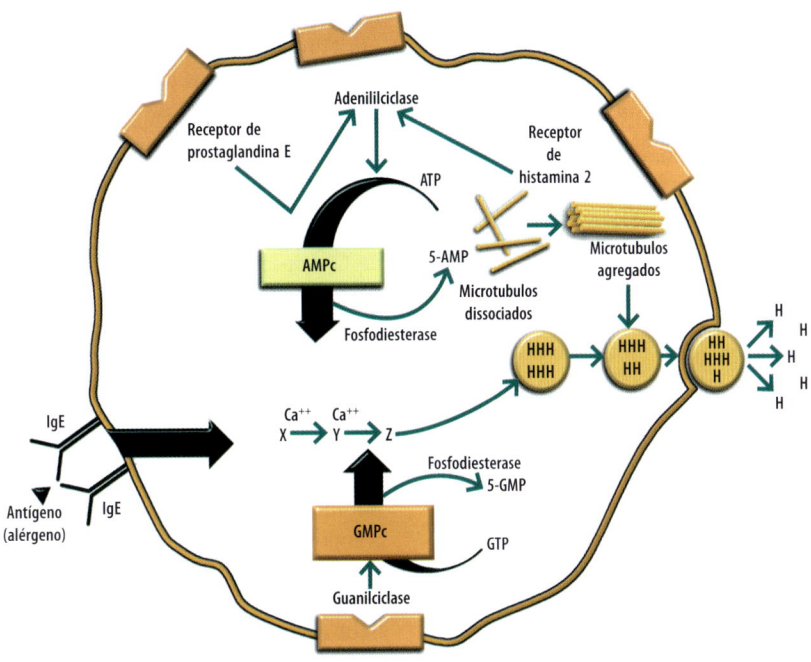

FIGURA 3.11 – Mastócito.

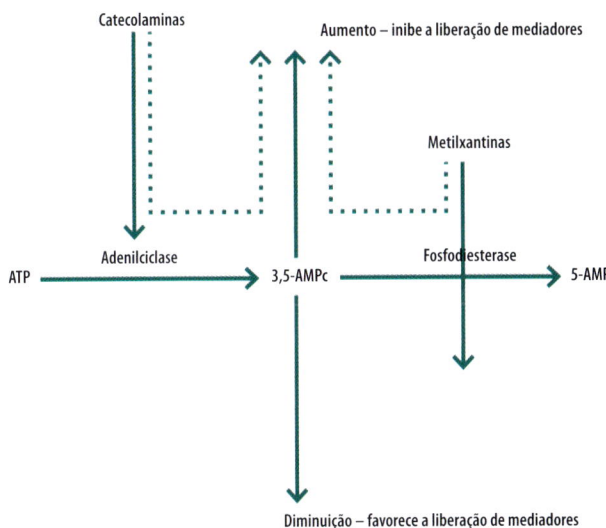

FIGURA 3.12 – Esquema dos mecanismos enzimático.

to na liberação de mediadores. A atropina, bloqueando a acetilcolina, provoca a diminuição da liberação de histamina. As metilxantinas bloqueiam a fosfodiesterase, que converte GMPc em 5-GMP, produzindo, portanto, aumento dos níveis de GMPc, o que deveria provocar aumento na liberação de mediadores. No entanto, a ação da fosfodiesterase sobre a conversão de AMPc a 5-AMP é 10 vezes mais intensa que sua atuação sobre a transformação do GMPc a 5-GMP e, por esse motivo, as xantinas determinam, como resultado final, diminuição da liberação das substâncias vasoativas **(VER FIGURA 3.11)**.

- **Cátions bivalentes Ca**: a presença de íons Ca é necessária para ativação de proesterases celulares. O cromoglicato dissódico utilizado na terapêutica da asma atuaria sobre os íons Ca, bloqueando a liberação de mediadores.
- **Produção de energia**: para que se produza toda a sequência de reações, é necessária energia obtida pela glicose intracelular.
- **Função microtubular**: a agregação e ordenação dos microtúbulos do mastócito são necessárias para a liberação da histamina. Substâncias que promovem desagregação dos microtúbulos, como a colchicina, diminuem a liberação de histamina.

Observa-se que a histamina bloqueia sua própria liberação por meio de mecanismo de *feedback* por interação com os receptores H2, por aumento do AMPc. São antagonistas dessa ação da histamina os anti-histamínicos H2, a cimetidina, a burinamida, a metiamida, e ranitidina.

Esses mecanismos enzimáticos têm permitido melhor abordagem terapêutica para as reações de tipo I.

Outro grupo de mediadores cuja liberação se considera estar vinculada ao mesmo mecanismo são as prostaglandinas, cuja influência se admite nas reações de hipersensibilidade imediata, na dermatite atópica e na adipogênese. As prostaglandinas E1 e E2 ativam a adenilciclase, aumentando os níveis de AMPc e diminuindo a liberação dos mediadores. São exemplos clínicos de reação tipo I:

- **Anafilaxia generalizada**: que pode ser induzida por extratos antigênicos usados para testes ou tratamentos, venenos, fármacos, especialmente penicilina, anestésicos locais e antissoros.

- **Anafilaxia local**: quando se introduz intradermicamente pequena quantidade de antígeno que reage com a IgE dos tecidos, resultando na clássica tríplice resposta de Lewis: eritema no ponto de inoculação, urticária e eritema reflexo.

Do ponto de vista dermatológico, exemplificam a reação do tipo I a urticária alérgica, certas urticárias físicas e o angioedema.

Reação tipo II (citolítica ou citotóxica)

Nesta reação, o dano tecidual decorre da interação de anticorpo tipo IgG ou IgM com antígenos intrínsecos ou absorvidos pelos tecidos. Nesse caso, embora a lesão possa resultar da simples combinação antígeno-anticorpo, usualmente a citólise requer fixação e ativação do complemento. Durante a fixação e ativação do complemento, surgem muitas substâncias que promovem várias ações farmacológicas, como aumento da permeabilidade vascular, contração da musculatura lisa, aumento da fagocitose por aumento da imunoaderência e conglutinação celular, quimiotaxia neutrofílica e eosinofílica. Portanto, a cadeia do complemento resulta em resposta inflamatória com lise celular.

Observa-se que a ativação do complemento pode ocorrer também pela via alternada por meio de IgA ou por meio de constituintes lipopolissacarídicos da membrana celular de bactérias, complexos AgAc e fragmentos de imunoglobulinas. De qualquer forma, o resultado final será inflamação e lise celular **(FIGURA 3.13)**.

São condições que envolvem reação imunológica tipo II: as anemias resultantes de hemólise observadas em reações a transfusão; a eritroblastose fetal (EF); e as reações hemolíticas a drogas. No rim, podem ocorrer, em certas condições patológicas, depósitos lineares ao longo da membrana basal do glomérulo, por meio do mecanismo de reação do tipo II. Em transplantados tratados com soro antilinfocitário para prevenção da rejeição, o aparecimento de anticorpos antimembrana celular de linfócitos permitirá reação cruzada contra componentes da membrana basal do glomérulo; na síndrome de Goodpasture, na qual há produção de anticorpos contra a membrana basal do rim e do pulmão, e em várias doenças (esclerodermia, LES, poliarterite nodosa, toxemia gravídica e hipertensão maligna) nas quais a doença primária lesa o rim e sua membrana basal, permitindo, inclusive, sensibilização e surgimento de autoanticorpos contra a membrana basal do glomérulo.

A dermatose caracterizada pela reação tipo II é o penfigoide bolhoso, no qual existem autoanticorpos dirigidos a componentes da zona da membrana basal. A reação do anticorpo com o antígeno resulta em fixação do complemento, cuja cascata se desencadeia, originando-se fatores quimiotáticos de neutrófilos e eosinófilos. Há liberação de enzimas lisossômicas dessas células, que promoverão a destruição da membrana basal com clivagem dermoepidérmica ao nível da lâmina lúcida. Provavelmente, ainda pertençam a esse tipo de reação as lesões cutâneas associadas com circulação de antígenos derivados de células neoplásicas, como a dermatomiosite e certos eritemas persistentes. Têm sido encontrados, em casos de dermatomiosite, anticorpos séricos que reagem com extratos tumorais. Contudo, podem ser demonstradas imunoglobulinas nos feixes colágenos da pele. Por esse mo-

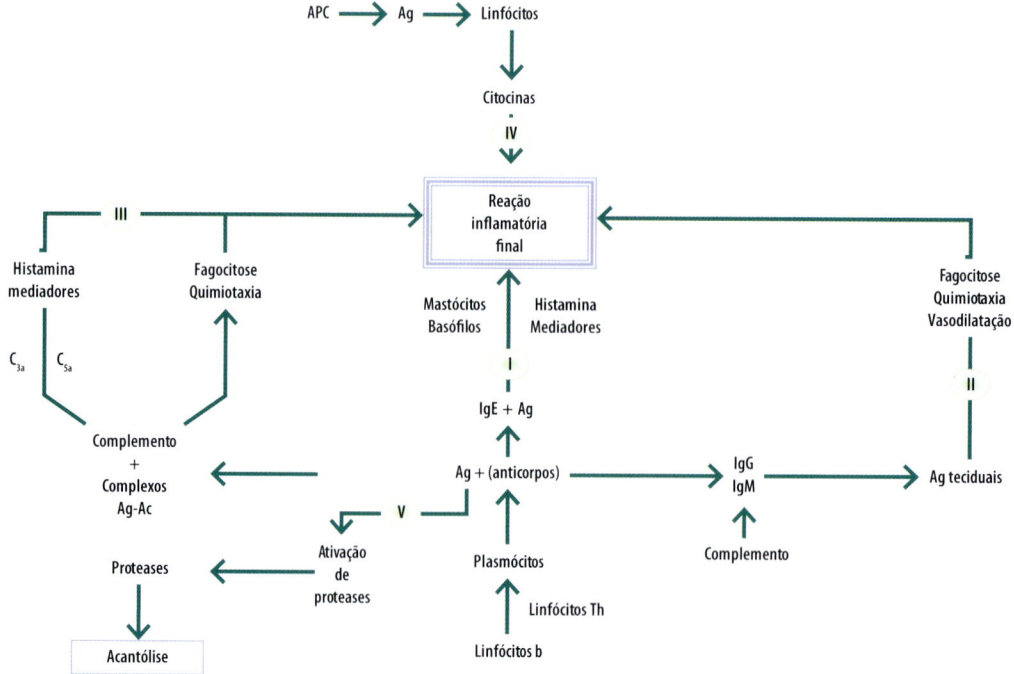

FIGURA 3.13 – Tipos de reações imunológicas.

tivo, admite-se a hipótese de antígenos tumorais liberados na circulação fixarem-se à pele onde o anticorpo reage, levando à inflamação própria das lesões cutâneas da colagenose. O mesmo mecanismo é considerado para os eritemas persistentes paraneoplásicos.

As urticárias produzidas por anticorpos antirreceptores de IgE pertenceriam a esse tipo de reação imune.

Reação tipo III (de complexos antígeno-anticorpos solúveis)

Neste tipo de reação, formam-se complexos imunes que se precipitam em zonas de excesso antigênico moderado. Os complexos imunes formados nos espaços tissulares precipitam-se em torno de vasos, fixando complemento, resultando em reação inflamatória. Quando os complexos imunes são circulantes, é necessária, provavelmente, uma reação tipo I anterior que libere substâncias vasoativas que, determinando aumento da permeabilidade vascular, permitam a passagem dos complexos imunes por meio da parede vascular onde se depositarão e fixarão complemento, dando origem à reação inflamatória na parede do vaso. Os complexos antígeno-anticorpo solúveis, ao fixar complemento pelas vias clássica ou alternada, determinarão aumento da fagocitose, ativação de macrófagos, aumento de fatores quimiotáticos e liberação de anafilatoxinas, que, por sua vez, produzem aumento da permeabilidade vascular, elevando ainda mais o afluxo de polimorfonucleares **(VER FIGURA 3.13)**. Esses elementos liberam enzimas lisossômicas, colagenase, elastase e catepsinas, ocorrendo digestão enzimática de membranas tissulares, podendo produzir-se vasculites, glomerulites e artrites em função da localização do processo. Dermatologicamente, é provável que esse tipo de reação ocorra no exantema da doença do soro, na erupção do LES, na púrpura de Henoch-Schönlein, no eritema polimorfo e na dermatite herpetiforme.

Um grande número de processos mórbidos cursa associadamente à presença de imunocomplexos, como doenças microbianas, sífilis, endocardite, hanseníase, hepatites virais, doenças parasitárias, malária, esquistossomose, tumores malignos sólidos, leucemias, linfomas, doenças autoimunes, LES, artrite reumatoide, tireoidite de Hashimoto, reações a drogas, crioglobulinemias, doença celíaca, ileíte de Crohn e retocolite ulcerativa, entre outras.

Reação tipo IV (hipersensibilidade tardia)

Nesta reação, as lesões resultam de interação do antígeno com linfócitos sensibilizados por meio da liberação das várias linfocinas que, em última análise, atuam amplificando a resposta celular inicial pela ação sobre outros linfócitos, leucócitos polimorfonucleares e macrófagos que são ativados e concentrados na área da reação. São exemplos dermatológicos da reação tipo IV: a dermatite de contato por sensibilização, as reações intradérmicas tardias tipo tuberculina ou Mitsuda e a rejeição de enxertos **(VER FIGURA 3.13)**.

Reconhecem-se quatro tipos de reações de hipersensibilidade tardia a agentes exógenos:

- Mediadas por células Th1 com liberação de INF-γ e TNF-α e ativação de monócitos e macrófagos, que ocorre em dermatites de contato alérgicas, erupções bolhosas e testes tipo tuberculínico.

- Mediadas por Th2 com liberação de IL-5, IL-4, IL-3 e eotoxina, resultando em inflamação eosinofílica que ocorre em exantemas maculopapulares e erupções bolhosas.

- Mediadas por células T CD4+ citotóxicas e por linfócitos T CD8+ com liberação de perforinas, granzima e Fas-ligante observadas na dermatite de contato alérgica, em exantemas maculopapulosos e em erupções bolhosas e pustulosas.

- Com liberação da quimiocina CXCL-8 e GM-CSF pelas células T, provocando quimiotaxia de neutrófilos, resultando em erupções pustulosas.

Portanto, os mecanismos imunológicos são acionados por antígenos, isto é, substâncias capazes de despertar a formação de anticorpos ou capazes de sensibilizar linfócitos aptos a produzirem substâncias ativas, as linfocinas. Os processos imunológicos sempre contam com a participação inicial do sistema retículo-histiocitário e pode ocorrer a participação do sistema do complemento, que, por sua vez, interage com os sistemas de coagulação, fibrinolítico e das cininas, por meio do fator XII (fator Hageman). O fator Hageman ativa o sistema de coagulação intrínseca que promove a transformação da protrombina em trombina.

A trombina aciona o sistema fibrinolítico, ativando o plasminogênio e transformando-o em plasmina. A plasmina interage com o sistema complemento, ativando-o e desencadeando a cascata do complemento. Contudo, a plasmina cliva o fator Hageman ativado em fragmentos que acionam o sistema das cininas por transformação da precalicreína em calicreína. A calicreína ativa o fator Hageman e ativa C, na produção do complexo C_{42} do complemento. Os fragmentos C_{1423} e C_{5b} promovem aderência das plaquetas com liberação de tromboplastina e favorecimento da coagulação.

A citólise também gerará tromboplastina, favorecendo, desse modo, o sistema de coagulação. Portanto, existe um complexo circuito de integração dos vários sistemas biológicos de acordo com o esquema da **FIGURA 3.14**.

IMUNOGENÉTICA

Nos últimos anos, têm-se desenvolvido estudos visando o conhecimento das relações entre a resposta imune e seus possíveis determinantes genéticos.

Um grande número de genes está envolvido na regulação da resposta imune. Existem genes que codificam os receptores celulares para antígenos, a estrutura molecular dos anticorpos, os receptores de superfície das células B e T e a secreção de mediadores. Há, portanto, um controle genético qualitativo e quantitativo das respostas imunes. Esses genes responsáveis pela resposta imune são genericamente desig-

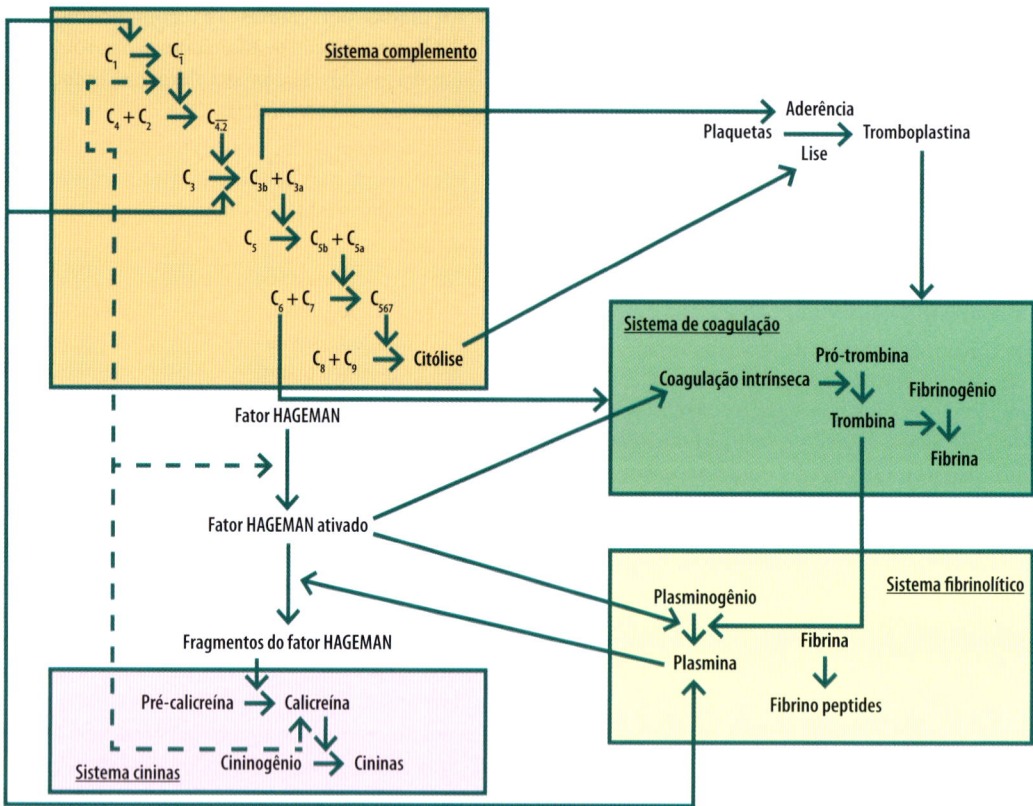

FIGURA 3.14 – Interações entre os sistemas de coagulação, fibrinolítico e o complemento.

nados genes *I.R.* e, desse sistema são parte importante os antígenos de histocompatibilidade.

No homem, o complexo de genes de histocompatibilidade constitui o sistema HLA (do inglês *human leucocyte antigen* – antígeno leucocitário humano). Localiza-se no braço curto do cromossomo 6, encerra genes envolvidos na imunorregulação e compreende cinco *loci* (*locus* A, B, C, D e DR) dispostos a partir do centrômero na sequência D-DR-B-C-A. Cada *locus* tem múltiplos genes alelos e cada alelo de cada *locus* controla um antígeno que corresponde à proteína presente na membrana celular de praticamente todas as células humanas.

Cada gene alelo corresponde a pequenas variações na sequência de nucleotídeos do gene e determina pequenas variações na superfície celular, alterações em alguns aminoácidos na glicoproteína ou pequenas variações na sua estrutura tridimensional.

O sistema HLA tem grande aplicação nos transplantes de órgãos, já que é o melhor método para tipagem com finalidade de seleção de doadores para determinado receptor. Além disso, vem sendo utilizado em Medicina Legal, em testes de paternidade, e sua associação com estados patológicos humanos e seu papel nas respostas imunes vêm sendo cada vez mais estudados.

Quanto à nomenclatura, os alelos são designados por números que seguem o *locus* que os controla. Ex.: HLA-A1. Por vezes, anteriormente ao número, se coloca a letra W, significando que se trata de antígeno ainda não completamente definido, a partir de estudo em grupos de trabalho de caráter internacional *(international workshop)*. Posteriormente, uma vez completamente definido o antígeno, a letra W é retirada.

Atualmente, reconhecem-se 20 antígenos HLA-A, 33 antígenos HLA-B, 8 antígenos HLA-C e 12 antígenos HLA-D. A determinação dos antígenos HLA-A, B e C se faz por meio do emprego de antissoros aplicados contra os linfócitos do indivíduo, enquanto a determinação dos antígenos HLA-D exige técnicas de cultura mista de linfócitos com linfócitos do indivíduo em estudo e linfócitos conhecidos.

Na interpretação da ocorrência de determinados antígenos do grupo HLA em relação a estados patológicos, é muito importante considerar-se a influência étnica na frequência dos vários antígenos de histocompatibilidade para que se evitem falsas interpretações. Assim, por exemplo, 31% dos europeus normais são portadores do antígeno HLA-A1, enquanto somente 2% dos ameríndios portam esse antígeno.

O significado da associação HLA-doença é expresso em risco relativo (RR), que é determinado pela expressão seguinte:

$$RR = \text{Risco relativo} = \frac{\text{\% doentes com antígeno}}{\text{\% doentes sem antígeno}} \times \frac{\text{\% controles sem antígeno}}{\text{\% controles com antígeno}}$$

Exemplo: um determinado gene *HLA* ocorre em 80% dos portadores de uma afecção e em 20% dos controles. O risco relativo será:

$$RR = \frac{80}{20} \times \frac{80}{20} = 4 \times 4 = 16$$

Dessa forma, conhece-se o risco relativo da presença de determinados HLA em doenças dermatológicas, como:

Pênfigo vulgar

HLA-DR4	RR	=	28,5 (judeus asquenaze)
HLA-DR4	RR	=	4,6 (judeus não asquenaze e caucasianos)
HLA-DR6	RR	=	3,3

Pênfigo foliáceo endêmico

HLA-DRB1*0404 HLA-DRB1*1402 HLA-DRB1*1406	RR	=	16,2 (Terenas)
HLA-DRB1*0404 HLA-DRB1*1402	RR	=	18,3 (Xavantes)

A partir de estudos de população e de famílias com determinadas doenças, têm sido assinaladas associações entre a ocorrência de determinados antígenos HLA e determinadas doenças. No âmbito da dermatologia, as seguintes associações mais importantes, ainda em análise, têm sido assinaladas:

Psoríase

HLA-B13　RR　=　4
HLA-B17　RR　=　5
HLA-B37　RR　=　5
HLA-Bw57
HLA-Cw6. (RR=12)
HLA-B17 – psoríase de início mais precoce e formas mais extensas. RR = 5
HLA-B17 e HLA-Cw6 – Psoríase gutata
HLA-B27 – psoríase pustulosa generalizada e psoríase com artropatia periférica RR = 10
HLA – Bw38 – artrite psoriásica RR = 9

Doença de Reiter

HLA-B27　RR　=　35

Dermatite herpetiforme

HLA-B8　RR　=　15
HLA-DR3　RR　>　15
HLA-Dqw2

Doença de Behçet

HLA-B51　RR　=　10

Vitiligo

HLA-DR4 (negros)
HLA-B13 (judeus marroquinos)
HLA-B35 (judeus iemenitas)

Lúpus eritematoso sistêmico

HLA-B8
HLA-DR2
HLA-DR3
HLA-DRw52
HLA-Dqw1
HLA-Dqw2

Estudos na hanseníase têm registrado frequências maiores para os antígenos de histocompatibilidade HLA-DR3 nas formas tuberculoides e HLA-DQ1 nas formas virchowianas. Não existem, entretanto, por razões de ordem estatística, conclusões definitivas.

A razão real dessas possíveis conexões entre doença e antígenos de histocompatibilidade é desconhecida, e há hipóteses de que os seguintes mecanismos sejam possíveis:

- Ligação gênica: o HLA pode estar localizado muito próximo a outro gene (no mesmo cromossomo) que produz doença diretamente, por exemplo, por deficiência de uma enzima ou indiretamente, por interferência na resposta imune, levando à diminuição da imunidade, favorecendo infecções ou provocando aumento da resposta, favorecendo doença autoimune.

- Mimetismo molecular: um agente infeccioso poderá ter configuração molecular semelhante aos HLA e não será reconhecido como estranho ao organismo, não produzindo resposta imune adequada, favorecendo a infecção; ou pela semelhança molecular, os anticorpos produzidos contra o agente infectante reagirão não somente contra o microrganismo, mas também contra células contendo o HLA semelhante, originando doença autoimune.

- Efeitos receptores: drogas e toxinas, antes de penetrarem na célula, ligam-se aos antígenos HLA da superfície celular, modificando os seus padrões habituais de ligação celular, produzindo alterações patológicas.

- Interferência dos antígenos HLA na produção de anticorpos e complemento, modificando a resposta normal à doença.

PARTE III
SEMIOLOGIA E MÉTODOS COMPLEMENTARES

CAPÍTULO 4
GENÉTICA APLICADA À DERMATOLOGIA

PRINCÍPIOS BÁSICOS

A aplicação dos princípios da genética à clínica permite melhor conhecimento dos mecanismos das doenças hereditárias e a avaliação precisa da importância dos fatores genéticos na produção da doença. Além disso, fornece as bases para o diagnóstico pré-natal e o aconselhamento genético das famílias acometidas por essas doenças. Também permite a identificação de portadores de genes responsáveis por enfermidades, isto é, indivíduos sob risco. Possibilita ainda a diagnose antes do início dos sintomas e, por fim, pode contribuir para a busca de terapêuticas específicas. Praticamente a maioria das enfermidades é resultado da ação conjunta dos genes e de fatores ambientais, sendo variável o papel relativo da participação genética, desde pouco importante até como principal fator causal da enfermidade.

ALTERAÇÕES GENÉTICAS CAUSADORAS DE DOENÇAS

As afecções causadas total ou parcialmente por fatores genéticos envolvem três tipos de alterações, conforme descritas a seguir.

Alterações monogênicas

São causadas por genes mutantes. A mutação pode ocorrer em apenas um cromossomo, sendo normal o alelo correspondente do cromossomo homólogo, ou pode ocorrer em ambos os alelos do par de cromossomos. A maioria dessas alterações é rara. Em muitas dessas doenças, o defeito bioquímico já está determinado e o gene afetado foi clonado. A maioria das genodermatoses pertence a esse grupo de alteração genética. Dentre os defeitos monogênicos, existem, além de defeitos genéticos nucleares, defeitos em genes mitocondriais. As mitocôndrias contêm um único cromossomo circular cujo DNA codifica 14 proteínas representadas por enzimas envolvidas na cadeia respiratória celular e cujas alterações relacionam-se, fundamentalmente, a doenças musculares, neurológicas e oftalmológicas.

Alterações cromossômicas

Nesse caso, a alteração ocorre não por alteração pontual de um determinado gene isoladamente, mas por excesso ou deficiência dos genes contidos nos cromossomos. Esses defeitos são mais comuns, atingindo 7 em cada 1.000 nascidos vivos e correspondem a mais da metade dos abortos espontâneos no primeiro trimestre.

Alterações multifatoriais

Correspondem a uma combinação de pequenas variações que produzem ou predispõem a um defeito grave. Essas alterações tendem a recorrer em famílias, mas o padrão de herança é diferente dos distúrbios monogênicos.

CROMOSSOMOS

Na divisão celular, o material nuclear – a cromatina – perde sua aparência homogênea típica e condensa-se, formando estruturas em bastão que são os cromossomos. Essas estruturas, apesar de se tornarem visíveis apenas nas células em divisão, mantêm sua integridade entre as divisões celulares. Os cromossomos são compostos por DNA e proteínas cromossômicas e contêm os **genes**, que são unidades de informação genética codificados no DNA cromossômico.

O conjunto cromossômico constitui o **cariótipo**, que é peculiar em cada espécie quanto ao número e à morfologia dos cromossomos. Os genes dispõem-se linearmente ao longo do cromossomo e cada gene ocupa uma posição precisa no cromossomo, denominada **lócus**. Em cada **lócus autossômico**, o indivíduo possui dois alelos, um herdado do pai e outro da mãe. A localização cromossômica dos genes (**mapa gênico**) é típica de cada espécie.

As células humanas possuem 46 cromossomos dispostos em 23 pares, dos quais 22 são semelhantes em ambos os sexos – os autossomos –, e o par restante é diferente nos sexos, XX no sexo feminino e XY no sexo masculino, que são os cromossomos sexuais. Cada um dos pares de cromossomos possui os mesmos lócus gênicos na mesma sequência, mas, em qualquer lócus podem existir genes idênticos ou ligeiramente diferentes que são denominados alelos. Os **alelos** são, portanto, genes alternativos localizados no mesmo lócus. Quando o indivíduo apresenta alelos idênticos, é **homozigótico**, e quando os alelos são diferentes o indivíduo é **heterozigótico**.

Enquanto os genes localizados nos cromossomos não sexuais são ditos autossômicos, os genes localizados nos cromossomos sexuais X e Y são denominados ligados ao sexo. Como o cromossomo Y é muito menor que o X, a maioria dos genes ligados ao sexo são exclusivos do cromossomo X. Para estes, o termo recessivo se aplica aos homens, que carreiam somente um alelo mutante. Mulheres que portam mutações ligadas ao X são geralmente heterozigotas e, com raras exceções, não apresentam anormalidades clínicas. Uma região de homologia para o pareamento entre os cromossomos X e Y existe na porção terminal do braço curto do cromossomo X e é conhecida como região pseudoautossômica, permitindo, aos genes localizados nessa região, transmissão ligada ao sexo comparável aos caracteres autossômicos.

Com relação ao número de cromossomos que possuem, as células podem ser **diploides**, como as células somáticas, isto é, têm 2N cromossomos (23 × 2 = 46), ou **haploides**, isto é, N cromossomos (N = 23). Com relação à morfologia dos cromossomos, é melhor estudada na mitose, na prometáfase ou metáfase, quando se encontram mais bem definidos e visíveis, e verifica-se que podem apresentar-se sob três formas em função da posição relativa do centrômero. O **centrômero** é a estrutura que liga as duas cromátides (cada uma das quais é uma dupla-hélice de DNA), que compõem os cromossomos. Em função da localização do centrômero, os cromossomos podem ser **metacêntricos**, quando o centrômero é central, formando-se, portanto, dois braços do cromossomo, de comprimento aproximadamente igual. Um segundo tipo de cromossomo é o **submetacêntrico**, no qual o centrômero é excêntrico, constituindo-se de dois braços de comprimentos diferentes. O terceiro tipo de cromossomo é o **acrocêntrico**, no qual o centrômero situa-se próximo a uma das extremidades, e, neste caso, um dos braços é muito pequeno em relação ao outro. Em outras espécies que não o homem, ocorre um quarto tipo de cromossomo – o **telocêntrico** –, em que o centrômero se localiza em uma das extremidades do cromossomo, que terá, portanto, um único braço. Nos cromossomos acrocêntricos humanos (cromossomo 14, 15, 21 e 22), existem pequenas massas de cromatina fixadas aos braços curtos por pedículos estreitos que são designados de **satélites**. Os pedículos desses 5 pares de cromossomos contêm os genes do RNA ribossômico. Os telômeros são as porções finais, as extremidades dos cromossomos e são muito importantes na manutenção da sua integridade. A cada divisão celular corta-se parte do telômero e, por ação da telomerase, adicionam-se sequências de DNA (TTAGGG) para reparar perdas. Mas, quando, apesar desse mecanismo, após muitas divisões celulares atinge-se um limite crítico de redução do cromossomo, a célula entra em **senescência**. Esse fenômeno representa um mecanismo homeostático por meio do qual células mais antigas, com maior possibilidade de sofrerem mutações oncogênicas, são eliminadas.

Os autossomos humanos são designados por números de 1 a 22, em ordem decrescente de seu tamanho, à exceção do cromossomo 21, que é um pouco mais curto que o cromossomo 22. Manteve-se essa ordem porque, antes que se verificasse seu menor tamanho, este cromossomo já era muito conhecido por sua relação com a síndrome de Down, cuja anomalia cromossômica característica é a presença de três cópias desse cromossomo. Em cada cromossomo, define-se, ainda, o braço curto designado por **p** (*petit*) e o braço longo designado como **q** (*queue*). Cada braço cromossômico é dividido em regiões, por exemplo p1, p2, p3, ou q1, q2, etc. a partir do centrômero. As regiões são divididas em bandas, por exemplo p onze (p11) e em sub-bandas, por exemplo, p11.21, todas sempre contadas a partir do centrômero. Essas bandas são observadas nos cromossomos e sua observação pode ser facilitada por técnicas laboratoriais que aumentam a resolução do bandeamento dos cromossomos. Os cromossomos humanos têm um padrão de bandeamento característico (FIGURA 4.1).

O estudo dos cromossomos constitui a **citogenética** e os métodos de estudo utilizam, fundamentalmente, culturas de células, linfócitos, fibroblastos, eventualmente células da medula óssea e células fetais obtidas do líquido amniótico, nas quais se estimula a proliferação, geralmente com fito-hemaglutinina, para que se tenham mais células em mitose para a observação dos cromossomos. Essas células são coradas por várias técnicas, as quais tornam visíveis os cromossomos para estudo de seu número e morfologia, estabelecendo-se o **cariótipo** da célula estudada, isto é, o conjunto de seus cromossomos. Atualmente, os cromossomos também são estudados por sondas de DNA clonadas, isto é, preparadas por técnicas de DNA recombinante, constituindo-se essa metodologia a **citogenética molecular**.

Com relação às alterações cromossômicas, cerca de 65% dos abortos espontâneos exibem anomalias cromossômicas. As anomalias cromossômicas podem ser decorrentes de alterações no número de cromossomos ou de alterações estruturais.

Anomalias numéricas dos cromossomos

As anomalias numéricas são: **poliploidia**, **aneuploidia** e **mixoploidias**.

Poliploidia Quando ocorre aumento do número de conjuntos de cromossomos. Cerca de um terço das gestações humanas são triploides, sendo mais frequente a fertilização de um mesmo óvulo por dois espermatozoides. A condição cromossômica resultante é triploide e, geralmente, incompatível com a vida.

Aneuploidia Um ou mais cromossomos individuais são excedentes ou ausentes em um conjunto cromossômico completo, isto é, euploide (n, 2n, 3n, etc.). É o caso de existirem três exemplares de um determinado cromossomo em uma célula que, quanto aos demais cromossomos, é diploide. É o que se denomina **trissomia**, sendo exemplo a síndrome de Down, que é uma trissomia do cromossomo 21 (47, XX ou

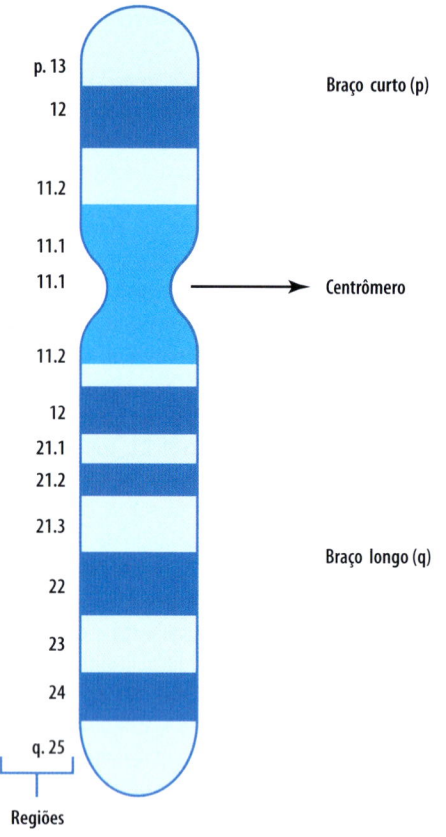

FIGURA 4.1 – Exemplo de cromossomo.

XY + 21). Quando falta um cromossomo, estabelece-se a **monossomia**, da qual é exemplo a síndrome de Turner, que é monossomia do cromossomo X (45, X).

Mixoploidia Compreende o mosaicismo e o quimerismo.

O **mosaicismo** ocorre quando um indivíduo possui duas ou mais linhagens celulares geneticamente diferentes, todas derivadas de um único zigoto. Nas mulheres, em decorrência do fenômeno denominado **lionização**, ocorre, cerca de 12 a 16 dias após a fertilização, inativação seletiva de alelos em um dos dois cromossomos X. Para cada célula somática, ocorre ao acaso a inativação do alelo que pode ser do cromossomo X de origem paterna ou materna, mas a inativação estabelecida é transmitida às células descendentes. Dessa forma, existe um mosaicismo funcional em relação ao cromossomo X nas mulheres, pois apresentam uma mistura de duas populações de células, algumas com alelo ativo no cromossomo X paterno, outras com alelo ativo no cromossomo X materno. Em decorrência da **lionização**, o estado heterozigoto de vários defeitos de genes ligados ao X pode originar padrão em mosaico das lesões cutâneas. Este padrão acompanha as linhas de Blaschko, padrão seguido por inúmeras lesões névicas. Podem ocorrer manifestações de doença autossômica dominante em irmãos, mesmo com ambos os pais sendo normais. Admite-se que isto ocorra pela existência de mosaicismo gonadal, pela presença de mutações nas células germinativas. Seriam exemplos da possibilidade de ocorrer esta condição: casos de esclerose tuberosa e eritrodermia ictiosiforme bolhosa.

O **quimerismo** ocorre quando o indivíduo tem duas ou mais linhagens celulares diferentes, porém derivadas de diferentes zigotos.

Anomalias cromossômicas estruturais

Resultam de erros de reparação de quebras cromossômicas (danos ao DNA por agentes químicos ou físicos) que normalmente são reparadas por sistemas enzimáticos.

As quebras cromossômicas ocorrem ao acaso, embora algumas regiões cromossômicas pareçam ser mais suscetíveis. Quando determinam perda de parte do cromossomo, essas quebras constituem as deleções. Por exemplo, deleção do cromossomo X pode originar a ictiose ligada ao X. Quando ocorre a quebra de dois cromossomos, os fragmentos resultantes podem ser intercambiados pelos cromossomos envolvidos. Esse fenômeno é denominado **translocação recíproca**. Podem ocorrer duas quebras em um mesmo cromossomo e, na reparação, os fragmentos podem inverter suas posições, configurando-se o que é designado inversão. Pode ainda, haver quebra dos cromossomos nas extremidades e, na nova ligação, formar-se um cromossomo anelar.

Essas alterações podem ser balanceadas, quando não há perda ou ganho de material genético, e desbalanceadas, quando ocorrem alterações no material genético. As anomalias balanceadas, diferentemente das anomalias desbalanceadas, geralmente não produzem efeitos no fenótipo.

Outra anormalidade cromossômica é a herança de um par de cromossomos de um mesmo genitor, paterno ou materno, o que se denomina **dissomia uniparental**, que pode ser heterodissomia uniparental (quando está presente um par de cromossomos homólogos), isodissomia uniparental (quando estão presentes duas cópias idênticas de um mesmo cromossomo homólogo) e meroisodissomia (quando está presente uma mistura dos dois cromossomos). Epidermólise bolhosa juncional e distrófica são exemplos de dissomia uniparental com homozigose de alelos recessivos.

Quando essas alterações resultantes de erros de reparação ocorrem em todas as células do corpo, são chamadas anomalias constitucionais e, geralmente, resultam de espermatozoides ou óvulos anormais. Quando ocorrem apenas em algumas células ou tecidos, constituem as anomalias somáticas ou adquiridas e configuram os **mosaicos**.

O mosaicismo representa a presença em um indivíduo ou tecido de pelo menos duas linhagens celulares, geneticamente diferentes, mas provenientes de um único zigoto. Mutações viáveis podem surgir em células isoladas na vida pré ou pós-natal produzindo clones de células diferentes do zigoto.

Se essas mutações ocorrerem antes da separação das células, em linhagens somáticas e germinativas, serão transmissíveis à progênie e expressadas somaticamente como mosaico. Esse fenômeno ocorre na neurofibromatose segmentar (NF1). Se um portador de NF1 tiver pais normais, ocorreu mutação em uma célula somática. Se existir neurofibromatose em um dos pais, a mutação ocorreu antes da separação das linhagens somática e germinativa. Este mesmo fenômeno pode ocorrer na esclerose tuberosa.

Os mosaicismos cutâneos podem ser de várias naturezas, conforme apresentados a seguir.

Mosaicismo genético (somático)

Neste caso, a célula sofre uma mutação "de novo", pós-zigótica, que originará células mutadas que se disporão ao lado de células normais. Estas células mutadas expressarão fenótipo diferente das células normais, resultando em lesões segmentares.

O mosaicismo genético pode ser de vários tipos.

I – Mosaicismo em doenças autossômicas dominantes não fatais

Compreende dois grupos:

- **Tipo 1**: inicia-se durante o desenvolvimento embrionário por mutação "de novo", pós-zigótica, em um dos alelos de determinado gene originando-se duas populações celulares, uma normal e outra mutada. As lesões resultantes das células mutadas se distribuirão ao longo das linhas de Blaschko ou em outros padrões de mosaico. Geralmente este tipo de mosaicismo não é hereditário, exceto quando a mutação atinge as células gonadais.
São exemplos deste tipo de mosaicismo a hiperqueratose epidermolítica, a doença de Darier, a esclerose tuberosa, a síndrome do nevo basocelular, a paquioníquia congênita tipo 1 e os siringomas múltiplos.
- **Tipo 2**: ocorre em portadores de doença autossômica dominante que apresentam mutações em um dos alelos de determinado gene e que, durante a fase embrionária, sofreram inativação do outro alelo normal do gene mutado produzindo a chamada **perda da heterozigosidade**.
O indivíduo terá, além do quadro clínico da genodermatose, um segmento da pele onde a alteração se manifesta de forma mais exuberante: neuromas plexiformes, placas fibrosa da esclerose tuberosa além de lesões segmentares exuberantes de determinadas genodermatoses (poroqueratose superficial, hiperqueratose epidermolítica, doença de Darier entre outras).

II – Mosaicismo em doenças autossômicas fatais

Neste caso, ocorrem mutações dominantes que, se ocorrerem no zigoto, provocam a morte, porém, se correrem na fase pós-zigótica, as células mutadas sobrevivem como mosaico entre células normais. Também pode ocorrer mosaicismo em doenças autossômicas recessivas fatais quando um indivíduo saudável heterozigoto sofre mutação pós-zigótica ou inativação do alelo normal durante o desenvolvimento embrionário. São exemplos a síndrome do nevo epitelial, a síndrome do nevo comedoniano, a síndrome de McCune Albright, a síndrome de Buschke-Ollendorff, o nevo melanocítico congênito gigante e a cutis marmorata telangiectásica congênita.

III – Mosaicismo em doenças inflamatórias poligênicas

A distribuição destas doenças geralmente é simétrica e difusa, mas pode haver apresentações segmentares, lineares e unilaterais.

Ocorrem duas formas: na primeira, todas as células do indivíduo expressam os N genes que levam à doença enquanto o restante das células é normal. O indivíduo terá fenótipo normal, podendo vir a apresentar uma forma segmentar da doença inflamatória. Na outra forma, todas as células do indivíduo expressam os N genes que levam à doença, havendo ainda uma população de células mutantes que expressam N+1 genes. O indivíduo apresentará a forma clássica da doença acrescida da faixa segmentar onde a doença terá maior expressão fenotípica.

Mosaicismo epigenético (funcional)

Nesta forma de mosaicismo não há mutações, no sentido de modificações estruturais do DNA gênico, mas sim alterações na expressividade do gene. Ocorre particularmente em doenças ligadas ao cromossomo X e um de seus mecanismos é a chamada lionização, na qual, ocorre a desativação de determinado gene durante a embriogênese. Outro mecanismo é a interposição de sequências virais no genoma humano causando desativação de genes.

As doenças relacionadas ao mosaicismo epigenético podem ser autossômicas ou ligadas ao cromossomo X (dominantes ou recessivas). Com relação às doenças recessivas ligadas ao X, apresentam-se nos homens de forma generalizada e, nas mulheres, podem ter fenótipos variados, mas sempre menos graves. As doenças ligadas ao X dominante raramente são observadas em homens por serem os embriões inviáveis.

São exemplos de doenças ligadas ao mosaicismo epigenético a hipoplasia dérmica focal, a incontinência pigmentar, a síndrome CHILD, a síndrome oro-dígito-facial tipo 1, a síndrome de Conradi-Hunermann-Happle, a displasia ectodérmica recessiva hipo-hidrótica e outras.

Existe ainda outra forma de mosaicismo, o chamado mosaicismo reverso, no qual um gene previamente não funcionante se ativa espontaneamente, determinando o surgimento de áreas de pele saudável com disposição segmentar em meio à pele lesada. Esse fenômeno ocorre, por exemplo, na anemia de Fanconi, na síndrome de Wiskott-Aldrich e na síndrome de Kindler.

Anormalidades cromossômicas e alterações dermatológicas

As anormalidades cromossômicas raramente apresentam alterações dermatológicas exclusivas. As alterações dermatológicas por defeitos nos cromossomos são mais comuns nas seguintes afecções.

Síndrome de Down Determinada por trissomia do cromossomo 21. Na pele ocorrem xerose e liquenificação. Há maior incidência de dermatite atópica e alopecia areata. Também são frequentes infecções cutâneas, foliculites, furúnculos, onicomicoses, blefarite, dermatite seborreica, cabelos finos e despigmentados, vitiligo, queilite angular, língua geográfica, dentição retardada e dentes hipoplásicos, cútis marmorata, acrocianose, livedo reticular, queratose folicular descalvante, queratodermia palmoplantar, piritíase rubra pilar, psoríase hiperqueratósica, elastose perforans, colagenomas, anetodermia, dermatofibromas eruptivos, leucemia cútis e urticária pigmentosa.

Síndrome de Turner Deficiência de um cromossomo X ou presença de um cromossomo X anormal. Manifesta-se na pele por linfedema congênito, por hipoplasia dos vasos linfáticos, unhas hipoplásicas, numerosos nevos, nevos melanocíticos comuns e nevos halos, redundância da pele do pescoço, implantação mais baixa da linha posterior dos cabelos, maior tendência a envelhecimento cutâneo, cútis laxa, maior incidência de queloides e hipodesenvolvimento dos caracteres sexuais secundários.

Síndrome de Kleinefelter (XYY) Tem como alterações cutâneas a ocorrência frequente de úlceras de perna, varicosidades e acne cístico, possibilidade de desenvolvimento de ginecomastia, pelos corpóreos e facial escassos e maoir incidência de LES.

Trissomia do 87 Deleção do braço curto do cromossomo 4 e presença de um cromossomo extra. Observa-se ausência de rótula e, como manifestações cutâneas, unhas curtas e defeitos no couro cabeludo.

Inversão do 9 Inversão pericêntrica do cromossomo 9. Exibe características de displasia ectodérmica anidrótica.

Trissomia do 10 Há um autossomo extra. Do ponto de vista dermatológico, exibe defeito congênito do couro cabeludo, linfedema, cabelos escassos, mamilos acessórios e discromia com padrão de incontinência pigmentar.

Trissomia do 13 Há um autossomo extra. Ocorrem defeitos no couro cabeludo, implantação baixa dos cabelos na face posterior da cabeça pele redundante no pescoço, unhas estreitas e hiperconvexas, aspecto escrotal da pele do pênis.

Anel 13 Deleção de porções do cromossomo 13, associada à formação de anel. Observa-se prega no epicanto, alopecia, defeitos no couro cabeludo e hipopigmentação arciforme.

Anel 14 Formação anular no cromossomo 14. Ocorrem epicanto, manchas café com leite, algumas lineares, pele do pescoço redundante e máculas acrômicas.

Anel 17 Formação anular no cromossomo 17. Ocorrem manchas café com leite. A deleção do braço curto do cromossomo 4 tem como manifestações cutâneas defeitos no couro cabeludo.

Deleção do cromossomo 18 Múltiplas manchas café com leite e eczema.

Trissomia do 18 Síndrome de Edward. Autossomo extra. Pele do pescoço redundante e unhas hipoplásicas, hipertricose de fronte e dorso, hemangiomas, dermatoglifos anormais e hiperpigmentação.

Monossomia do 21 Cromossomo 21 apresenta-se na célula, isoladamente, não pareando com seu homólogo. Observa-se ectrodactilia, displasia ectodérmica, fenda palatina e lábio leporino e cabelos escassos.

Fragilidade cromossômica Dos cromossomos X e 7. Nessas condições, ocorre cútis vértice girata.

Existem ainda doenças genéticas com manifestações cutâneas por instabilidades cromossômicas: **ataxia telangiectasia** por quebras cromossômicas; **síndrome de Werner** por rearranjos cromossômicos; **disqueratose congênita**, na qual há troca de material entre cromátides-irmãs e quebras cromossômicas; **síndrome de Gardner**, em que há tetraploidias; **síndrome de Bloom**, na qual ocorrem quebras e rearranjos cromossômicos, além da troca de cromátides-irmãs, diminuição da replicação de DNA e formação de configurações quadrirradiais dos cromossomos; **anemia de Fanconi**, na qual há quebras cromossômicas e trocas de material gênico entre cromátides-irmãs.

GENES

São sequências de bases no DNA que codificam polipeptídeos. Os genes situam-se nos lócus dos cromossomos. Os genes complementares de cada lócus são os alelos, sendo que indivíduos com diferentes alelos são heterozigóticos e os indivíduos com alelos idênticos são homozigóticos.

O número total estimado de genes humanos é de cerca de 30.000 a 35.000, dos quais 99,99% são nucleares e cerca de 37 (0,0005%) são mitocondriais.

As sequências dos genes que codificam os polipeptídeos e outras moléculas de DNA, que não o RNAm, são divididas em segmentos, os **éxons**, que são separados por sequências intercaladas não codificadoras, os **íntrons**.

Cada trinca de nucleotídeos do RNAm e, por extensão, do DNA genômico codificador que especifica um aminoácido ou um sinal de terminação da transdução, é denominado **códon**. Portanto, os genes têm número variável de códons. Exemplo de gene: gene da β-globina humana **(FIGURA 4.2)**.

Os genes identificados foram denominados segundo a proteína que codificam, estando as informações sobre eles disponíveis em bases de dados como a do National Center for Biotechnology Information/National Institute of Health[*], dos Estados Unidos.

O gene do colágeno VII foi denominado de COL7, o do colágeno IV, COL4 **(FIGURA 4.3)** e assim por diante. Algumas proteínas são formadas pela união de diferentes proteínas menores, como, por exemplo, as lamininas, as quais são heterotrímeros, compostos por três proteínas diferentes, havendo, portanto, três genes importantes para a sua função tecidual. A laminina 5, presente na lâmina lúcida da epiderme humana, é composta por uma cadeia α3, uma β3 e uma γ2. Seguindo essa mesma nomenclatura, os genes foram denominados LAMA3, LAMB3 e LAMG2.

---

*Disponível em: www.ncbi.nih.gov/omim.

Além disso, os genes são sequenciados, isto é, determina-se a sequência de aminoácidos que compõe seu DNA.

Quando há variação nas sequências de nucleotídeos dos genes alelos de modo estável e com frequência de 1% ou mais na população, caracteriza-se um polimorfismo genético. Os polimorfismos genéticos são produzidos por mutações. O genoma humano possui 30.000 a 35.000 genes e a sequência de DNA apresenta 99,9% de similaridade entre os indivíduos. A diferença de 0,1% deve-se à presença de polimorfismos.

A maioria dos polimorfismos tem pouca repercussão fenotípica, porque se encontram em regiões cromossômicas não codificadoras de proteínas. Podem determinar características fenotípicas (estatura, cor dos cabelos, cor dos olhos), e apenas pequeno número de polimorfismos é responsável pela determinação de doenças. Existem alguns tipos de polimorfismo.

- **Polimorfismo por comprimento de fragmento de restrição** (RFLP, do inglês *restriction fragment length polymorphism*): enzimas que reconhecem sequências específicas conseguindo clivar o DNA em determinados pontos, os sítios de restrição, resultando em sequências de DNA de tamanho variado que permitem identificar diferenças entre indivíduos. Essas sequências são chamadas fragmentos de restrição. O estudo desses polimorfismos foram os primeiros utilizados para estudos do genoma, de genes produtores de doença, em medicina forense e na análise de questões de paternidade.

- **Polimorfismo de nucleotídeo único**: surgem a partir de mudanças em um único nucleotídeo da sequência do DNA. Os polimorfismos de nucleotídeo único compreendem 90% das variações genômicas humanas e aparecem uma vez em cada 1.300 bases ao longo do genoma. A maioria deles resulta da substituição de uma molécula de citosina por uma molécula de timina. Além das substituições, os polimorfismos de nucleotídeo único podem resultar de exclusões de nucleotídeos (deleções) ou por adição de moléculas de bases. Além de poder determinar diferentes expressões fenotípicas, esses polimorfismos podem influenciar infecções, outras enfermidades e reações a substâncias químicas e medicamentos.

- **Polimorfismos de minissatélites** (VNTR, do inglês *variable number of tandem repeats*): resultam da inserção, lado a lado, de uma sequência do DNA com 10 a 60 pares de bases. O número de sequências repetidas (minissatélites) varia muito entre os indivíduos.

Os polimorfismos de minissatélites são muito empregados em estudos genéticos de populações, identificação e, atualmente, na caracterização genética de neoplasias.

Expressão gênica

O conhecimento da estrutura molecular do DNA e as inovações técnicas subsequentes permitiram entender a chamada expressão gênica, isto é, como os genes levam à produção de proteínas específicas, fenômeno que envolve três etapas: transcrição do RNA, processamento do RNA e tradução.

De maneira geral, em todas as células, a expressão da informação genética segue uma única via DNA → RNA → proteína, isto é, o DNA especifica a síntese de RNA e o RNA especifica a síntese de polipeptídeos que originam as proteínas. A transcrição é a sintese de RNA por meio de uma polimerase DNA-dependente e ocorre no núcleo e, em menor intensidade, nas mitocôndrias. A síntese de RNA é executada com auxílio da RNA-polimerase, tendo DNA como molde e trifosfato de adenosina (ATP), trifosfato de citidina (CTP), trifosfato de guanosina (GTP) e trifosfato de uridina (UTP) como precursores. O RNA é sintetizado como fita única e o alongamento da cadeia é feito pela adição do resíduo adequado de ribonucleosídeo monofosfatado (AMP, CMP, UMP). O processamento do RNA envolve a remoção de segmentos indesejáveis e a reunião dos segmentos remanescentes (o chamado encadeamento do RNA).

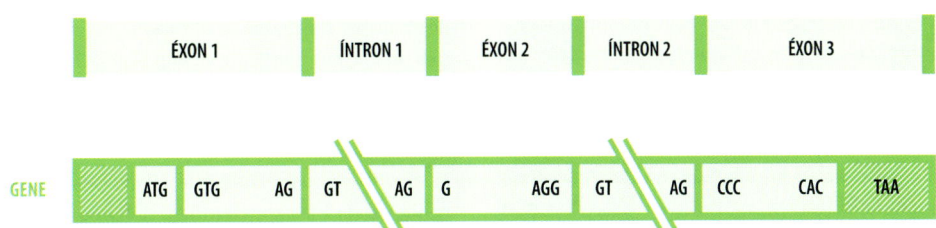

FIGURA 4.2 – Gene da β-globina humana.

1	gaagtccggc	cttccgagag	ctagctgtcc	gccgcggccc	ccgcacgccg	ggcagccgtc
61	cctcgccgcc	tcgggcgcgc	caccatgggg	ccccggctca	gcgtctggct	gctgctgctg
121	cccgccgccc	ttctgctcca	cgaggagcac	agccgggccg	ctgcgaaggg	tggctgtgct
181	ggctctggct	gtggcaaatg	tgactgccat	ggagtgaagg	gacaaaaggg	tgaaagaggc

FIGURA 4.3 – Fragmentos de sequenciamento do gene do colágeno IV.

Na transcrição, há produção de uma sequência de RNA complementar ao comprimento total do gene, abrangendo éxons e íntrons. O encadeamento do RNA compreende uma série de reações pelas quais os segmentos de RNA dos íntrons são removidos e os segmentos dos éxons são unidos, ponta com ponta, para obter-se como produto um RNA mais curto. Além disso, os RNA transcritos são sujeitos ao capeamento e à poliadenilação. O capeamento consiste em ligações entre a 7-metilguanosina e o primeiro nucleosídeo do transcrito de RNA através de uma ligação fosfodiester. Esse processo protege o transcrito do ataque de exonucleases e facilita o transporte do núcleo para o citoplasma. A poliadenilação consiste na adição de resíduos de adenilato como o AMP ao segmento transcrito. Esse fenômeno de adição molecular facilita o transporte das moléculas do RNAm para o citoplasma, estabiliza as moléculas de RNA e facilita a tradução, permitindo melhor reconhecimento do RNAm pelas mitocôndrias.

A tradução é o processo pelo qual o RNAm é decodificado nos ribossomos para especificar a síntese de polipeptídeos.

Após a tradução, ocorrem, com frequência, modificações nas proteínas que podem envolver adição de grupos químicos a aminoácidos específicos e também pode haver clivagem do produto primário da tradução (**FIGURAS 4.4 E 4.5**).

Existem várias técnicas para estudo do DNA. Inicialmente, devem ser aplicadas técnicas que permitam a extração do DNA. Uma vez obtido, o DNA pode ser submetido a enzimas de restrição para a obtenção de fragmentos do DNA. Essas enzimas, presentes em bactérias, promovem a clivagem do DNA em fragmentos contendo sequências específicas, sendo, portanto, possível caracterizar o DNA em função da sequência primária por meio dos fragmentos obtidos pela digestão enzimática. O DNA de diferentes indivíduos mostra diferenças no tamanho desses fragmentos. Além disso, pela ação das DNA ligases, os fragmentos obtidos pela ação das enzimas de restrição podem ser novamente ligados, reconstituindo-se o DNA anterior à clivagem enzimática.

Os fragmentos de DNA podem ser introduzidos em um vetor, sendo empregados os plasmídeos. Os plasmídeos são partículas de DNA relacionadas à resistência antibiótica, presentes em bactérias. O plasmídeo que recebeu o fragmento de DNA pode ser reintroduzido em bactérias e o DNA com ele introduzido é multiplicado, e grandes quantidades do fragmento de DNA estudado podem ser obtidas. Esse processo constitui a **clonagem** do DNA. Dessa forma, podem ser obtidas muitas cópias de determinados fragmentos do DNA contendo sequências específicas de nucleotídeos que constituem o que se denomina **bibliotecas de DNA** (DNA *libraries*). Com as mesmas técnicas, pode ser feita uma biblioteca de DNA complementar (do inglês *cDNA library*) que representa o RNA expresso por uma célula em particular. O RNA de uma célula não tem o arranjo linear dos genes nos cromossomos e consiste em enorme quantidade de moléculas, cada uma das quais capaz de gerar proteínas específicas. Como a manipulação experimental do RNA é difícil, pode-se, com ajuda da transcriptase reversa, converter RNA em DNAc e este DNA pode ser introduzido em plasmídeos e bactérias, obtendo-se uma biblioteca de DNAc. A letra **c** indica que esse DNA é complementar ao RNA original.

Na tradução fenotípica de um determinado gene é preciso considerar sua **expressividade** e **penetrância**. Os efeitos de um gene mutante não são constantes e define-se como **expressividade** o grau de expressão, isto é, de gravidade, extensão e intensidade dos sinais, dos fenótipos produzidos por um determinado gene. Corresponde à variabilidade quantitativa e qualitativa no fenótipo produzida por um genótipo específico.

A **penetrância** diz respeito à frequência com que determinado genótipo produz a alteração fenotípica correspondente.

Identificação de genes causadores de doenças

Com o aparecimento das técnicas de amplificação do DNA por PCR, os estudos de detecção de mutações tornaram-se mais fáceis, tendo aumentado muito o número de genes conhecidos como causadores de doenças. Existem várias vias para identificação dos genes causadores de doenças: pelo conhecimento do produto proteico do gene, pelo conhecimento da sequência de DNA, pelo conhecimento da função normal do gene, pela clonagem posicional e pela investigação de genes candidatos, sendo as duas últimas as mais empregadas.

Mutações gênicas

Pela instabilidade do genoma humano, podem surgir mutações gênicas e alterações cromossômicas que podem determinar aumento na suscetibilidade a determinada doença ou ainda propiciar o desenvolvimento de cânceres. Às vezes, porém, as mutações não produzem anormalidades. A maioria das mutações decorre de erros durante a replicação do DNA. Além disso, o DNA está sujeito a lesões de origem química ou por radiações, quer radiações ultravioleta ou radiações ionizantes.

Nos últimos anos, com as técnicas de sequenciamento gênico, foi possível identificar o gene envolvido em várias dermatoses herdadas. Uma mutação, ou seja, uma modificação do código genético, leva à transcrição de um RNAm com informação errada e consequente inserção de aminoácido errado durante a síntese proteica, modificando a função da proteína no tecido.

As seguintes classes de mutações podem ocorrer: substituições de bases, inserções, deleções e anormalidades cromossômicas que já foram anteriormente apresentadas.

Substituições de bases

Envolve normalmente a substituição de uma única base e, apenas raramente, várias bases agrupadas podem ser substituídas simultaneamente. As substituições de bases são de duas classes:

1. **Transições**: substituições de uma pirimidina (C ou T) por outra ou de uma purina (A ou G) por outra.
2. **Transversões**: substituições de uma pirimidina por uma purina ou de uma purina por uma pirimidina.

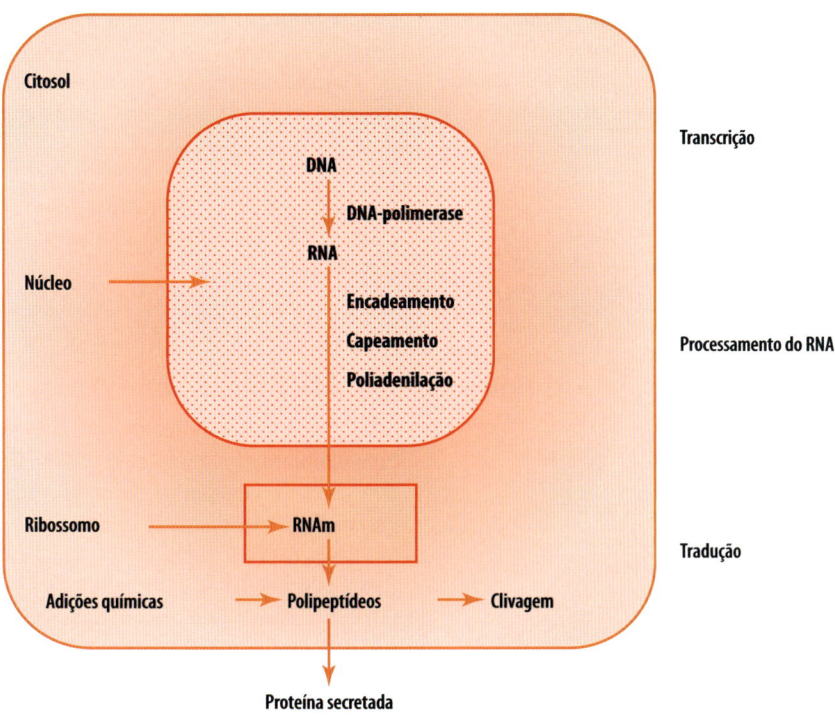

FIGURA 4.4 – Expressão gênica em uma célula.

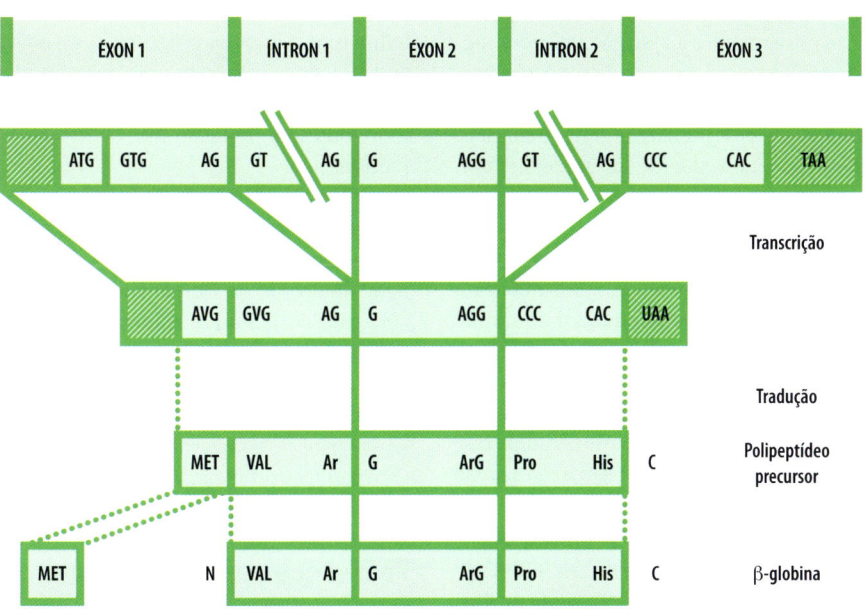

FIGURA 4.5 – Expressão gênica: do gene à proteína (β-globina).

As substituições de bases podem ainda ser silenciosas (ou sinônimas) e não sinônimas:

- **Substituições silenciosas (sinônimas)**: não trocam a sequência do produto gênico. São substituições de um códon por outro que codifica o mesmo aminoácido. São mutações neutras, não conferindo vantagens ou desvantagens ao organismo em cujo genoma ocorrem.

- **Substituições não sinônimas**: resultam em uma sequência alterada em um polipeptídeo ou RNA funcional (um ou mais componentes da sequência são alterados ou eliminados, ou uma sequência adicional é inserida no produto gênico). As mutações não sinônimas podem ser agrupadas em três tipos: as que possuem efeito deletério, as que não determinam qualquer efeito e as que provocam efeitos benéficos, por exemplo, aumentando a função de um gene útil. A maioria das mutações não sinônimas produz efeitos deletérios, podendo causar doença ou morte, mas sua frequência é bastante reduzida porque ocorrem muito mais comumente no DNA não codificador do que no DNA codificador.

Inserções

Representam aumento de material genético. Podem ser de um ou poucos nucleotídeos que são muito comuns no DNA não codificador e raras no DNA codificador. Também podem ser representadas por expansões triplas, que são raras, mas podem produzir doenças, particularmente neurológicas, e podem ainda ser fruto de inserções grandes que também são raras.

Deleções

Representam perda de material gênico. Pode haver perda de um ou poucos nucleotídeos que são muito comuns no DNA não codificador e raras no DNA codificador e podem ser deleções grandes, que também são raras.

Além disso, uma mutação pode imitar o código de finalização da síntese proteica, usado pelo ribossomo para reconhecimento de que a síntese está concluída. Com isso, ocorre interrupção precoce da síntese, havendo ausência de parte da proteína, podendo cursar com quadros clínicos graves. É denominada PTC (do inglês *premature termination code*).

As mutações podem ser descritas, citando a base ou o aminoácido envolvido, por exemplo, a mutação 992G>A significa que, na posição 992 do gene, em vez de uma guanina, como esperado, foi encontrada uma adenina. Essa mesma mutação em nível proteico é descrita Arg331His: o número da posição do aminoácido é ao redor de três vezes menor, pois cada três bases codificam um aminoácido, e a arginina foi substituída por histidina.

Outro conceito decorrente do conhecimento das mutações são as correlações genofenotípicas, as quais mostram o padrão de mutação com seu respectivo quadro clínico e/ou padrão de herança. As mutações do colágeno VII, as quais levam ao quadro clínico da epidermólise bolhosa distrófica (ver Capítulo 67), exemplificam bem a correlação genofenotípica. As mutações do início da molécula, que levam a uma PTC, produzem o quadro clínico grave da epidermólise bolhosa distrófica recessiva Halloupeau-Siemens, pois boa parte da proteína não está presente, prejudicando muito sua função tecidual (FIGURA 4.6). As mutações do final da molécula produzem quadros mais leves da epidermólise bolhosa distrófica recessiva mitis, uma vez que parte da proteína se mantém funcional. As formas dominantes da epidermólise bolhosa distrófica foram relacionadas com substituição de glicina na molécula, sem que haja explicação, para que esse tipo de mutação seja herdado de forma dominante.

Essas informações são de grande valia no aconselhamento genético, têm melhorado muito a compreensão dos mecanismos patogênicos das genodermatoses, influenciando sua classificação e nomenclatura, e são o ponto de partida para a terapia gênica, a qual poderá estar disponível em um futuro próximo.

Grande número de genodermatoses já têm conhecidos os genes envolvidos na sua origem, e esses dados estão disponíveis na **OMIM** que é a versão *on-line* do catálogo de McKusick de doenças mendelianas.*

As doenças são identificadas por número que descreve o lócus e os fenótipos relacionados aos genes no lócus. Ver TABELA 4.1.

PADRÕES DE HERANÇA NAS GENODERMATOSES

As doenças dermatológicas com componente genético, também denominadas **genodermatoses** (ver Capítulos 67 a 71), têm os mesmos padrões de herança encontrados em outras enfermidades de padrão familiar.

Esses padrões são descritos nos heredogramas, nos quais foram convencionados diversos símbolos (TABELA 4.2), representando os sexos, indivíduos afetados e tipos de relacionamentos, para que se compreenda o padrão de herança.

Padrão autossômico dominante

Ocorre quando somente um alelo mutado é suficiente para expressão da doença. Caracteriza-se por afetar igualmente ambos os sexos, cerca de metade dos descendentes de afetados terá a doença e não pula gerações (FIGURA 4.7). Casais não afetados não geram descendentes afetados, a não ser que ocorra mutação "de novo" em um descendente, ou seja, esse indivíduo tem mutação que ocorre pela primeira vez nessa família.

São exemplos de genodermatoses de herança autossômica dominante: epidermólise bolhosa de Cockayne, epidermólise bolhosa simples, epidermólise bolhosa distrófica, cútis laxa, síndrome de Ehlers-Danlos, pseudoxantoma elástico, síndrome de Gardner, síndrome de Peutz-Jeghers, displasia ectodérmica hidrótica, doença de Darier, ictiose vulgar, síndrome LEOPARD, piebaldismo, esclerose tuberosa, protoporfiria eritropoiética, paquioníquia congênita, síndrome do nevo basocelular, melanoma maligno familiar, síndrome de Cowden, neurofibromatose, angioedema hereditário e telangiectasia hemorrágica hereditária.

Padrão autossômico recessivo

Nesse caso, são necessários dois alelos mutados para que ocorra a expressão de uma genodermatose. Examinando-se o heredograma de famílias com essa característica, vê-se que afeta igualmente ambos os sexos, já que não está vinculada aos cromossomos sexuais e que pula gerações, pois genitores normais, carreadores de mutação em um só alelo, podem ter filhos afetados (FIGURA 4.8). Consanguinidade é muito comum nessas famílias.

---

*Disponível em: www.ncbi.nlm.nih.gov/omin.

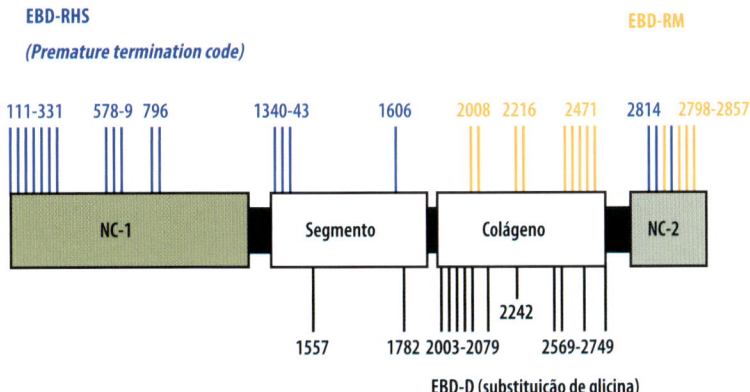

FIGURA 4.6 – Exemplo de correlação genofenotípica da epidermólise bolhosa distrófica (EBD), as mutações na molécula do colágeno VII, que levam a PTC (em azul), têm quadro clínico severo (EBD recessiva Halloupeau-Siemens) por ausência de parte do colágeno VII; as formas leves da doença (epidermólise bolhosa distrófica recessiva Mitis) têm mutações no final da molécula (em amarelo), permitindo que haja alguma função tecidual. As formas dominantes ocorrem por substituição de glicina (em preto).

São dermatoses de herança autossômica recessiva: acrodermatite enteropática, porfiria eritropoiética congênita, epidermólise bolhosa letal, ataxia-telangiectasia, síndrome de Bloom, síndrome de Rothmund-Thomson, síndrome de Werner, anemia de Fanconi, xeroderma pigmentoso, albinismo, doença de Chediak-Higashi, pseudoxantoma elástico, doença de Hartnup, síndrome de Cockayne, epidermodisplasia verruciforme, fibromatose juvenil e lipoidoproteinose.

Doenças ligadas ao cromossomo X

Nas heranças ligadas aos cromossomos sexuais, ocorre diferença quanto à frequência do sexo dos afetados. Sendo ligada ao X e dominante, mulheres serão mais frequentemente afetadas. É transmitida para metade dos descendentes e pai afetado transmite a todas as filhas e a nenhum filho (**FIGURA 4.9**).

São exemplos de dermatoses hereditárias de transmissão ligada ao cromossomo X dominantes: incontinência pigmen-

TABELA 4.1 – Doenças genéticas com participação cutânea e os genes envolvidos (On-line Mendelian Inheritance in Man [OMIM])

Doença	Modo de herança	Lócus gênico	Número MIM do fenótipo	Número MIM do gene	Símbolo do gene	Nomenclatura do gene
Acidúria arginosuccínica	AR	7q11.21	207900	608310	ASL	Argininosuccinato liase
Acrodermatite enteropática	AR	8q24.3	201100	607059	SLC39A4	Membro 4 da família 39 de carreadores de soluto
Acroqueratose verruciforme	AD	12q24.11	101900	108740	ATP2A2	ATPase dependente de CA^{2+}
Albinismo ocular tipo I	LX	Xp22.3	300500	300808	GPR143	Proteína G acoplada ao receptor 145
Albinismo oculocutâneo tipo IA	AR	11q14-q21	203100	606933	TYR	Tirosinase
Albinismo oculocutâneo tipo IB	AR	11q14-q21	606952	606933	TYR	Tirosinase
Albinismo oculocutâneo tipo II	AR	15q12-q13	203200	611409	OCA2	Proteína transmembrana melanossolam de OCA2
Albinismo oculocutâneo tipo III	AR	9p23	203290	115501	TYRP1	Proteína 1 relacionada à tirosina
Albinismo oculocutâneo tipo IV	AR	5p13.2	606574	606202	SLC45A2	Membro 2 da família 45 de carreadores de soluto
Alcaptonúria	AR	3q13.33	203500	607474	HGD	Homogentisato 1,2 dioxigenase
Amiloidose gelsolina hereditária	AD	9q33.2	105120	137350	GSN	Gelsolina

(Continua)

TABELA 4.1 – Doenças genéticas com participação cutânea e os genes envolvidos (On-line Mendelian Inheritance in Man [OMIM]) (*Continuação*)

Doença	Modo de herança	Lócus gênico	Número MIM do fenótipo	Número MIM do gene	Símbolo do gene	Nomenclatura do gene
Anemia de Fanconi, complementação grupo A	AR	16q24.3	227650	607139	FANCA	Anemia de Fanconi – grupo de complementação A
Anemia de Fanconi, complementação grupo B	AR	Xp22.2	300514	300515	FANCB	Anemia de Fanconi – grupo de complementação B
Anemia de Fanconi, complementação grupo D1	AR	13q13.1	605724	600185	BRCA2	BRCA2, associado ao reparo de DNA
Anemia de Fanconi, complementação grupo E	AR	6p21.31	600901	613976	FANCE	Anemia de Fanconi – grupo de complementação E
Anemia de Fanconi, complementação grupo F		11p14.3	603467	613897	FANCF	Anemia de Fanconi – grupo de complementação F
Anemia de Fanconi, complementação grupo G		9p13.3	614082	602956	FANCG	Anemia de Fanconi – grupo de complementação G
Angioedema hereditário tipo III	AD (somente mulheres)	5q35.3	610618	610619	F12	Fator de coagulação XII (fator de Hageman)
Angioedema hereditário tipo III	AD (somente mulheres)	5q35.3	610618	610619	F12	Fator de coagulação XII (fator de Hageman)
Angioedema hereditário tipos I e II	AD	11q12.1	106100	606860	SERPING1	Membro 1 da família da serpina G
Anoniquia congênita	AR	20p13	206800	610573	RSPO4	R-espondina 4
Artrite piogênica estéril, piodermia gangrenosa e acne (Síndrome PAPA)	AD	15q24.3	604416	606347	PSTPIP1	Proteína 1 interativa de prolina-serina-treonina fosfatase
Asma e atopia, suscetibilidade	AD	6p12.3	600808 147050	601690	PLA2G7	Fosfolipase A2 do grupo VII
Ataxia telangiectasia	AR	11q22.3	208900	607585	ATM	Serina/treoninocinase
Atopia, suscetibilidade	AD	11q12.1	147050	147138	MS4A2	4 domínios A2 abrangendo a membrana plasmática
Atopia, suscetibilidade	AD	16p12.1	147050	147781	IL4R	Receptor de interleucina 4
Atopia, suscetibilidade	AD	6p12.3	147050	601690	PLA2G7	Fosfolipase A2 do grupo VII
Atopia, suscetibilidade (níveis elevados de IgE)	AD	16p12.1	147050	605383	IL21R	Receptor de interleucina 21
Atriquia com lesões papulosas	AR	8p21.3	209500	602302	HR	HR, lisina desmetilase e correpressor do receptor nuclear
Atriquia generalizada (alopecia universal congênita)	AR	8p21.3	203655	602302	HR	HR, lisina desmetilase e correpressor do receptor nuclear

(*Continua*)

TABELA 4.1 – Doenças genéticas com participação cutânea e os genes envolvidos (On-line Mendelian Inheritance in Man [OMIM]) (*Continuação*)

Doença	Modo de herança	Lócus gênico	Número MIM do fenótipo	Número MIM do gene	Símbolo do gene	Nomenclatura do gene
Calcinose tumoral hiperfosfatêmica	AR	13q13.1	211900	604824	KL	Proteína transmembrana *kiotho*, relacionada com o aumento da inteligência e da longevidade
Calcinose tumoral hiperfosfatêmica familiar	AR	12p13.32	211900	605380	FGF23	Fator de crescimento de fibroblastos 23
Calcinose tumoral hiperfosfatêmica familiar	AR	2q2.3	211900	601756	GALNT3	N-acetil galactosaminil transferase 3
Calcinose tumoral normofosfatêmica familiar	AR	7q21.2	610455	610456	SAMD9	Domínio contendo 9 motivos estéreis alfa
Carcinoma basocelular		5q14.3	605462	139150	RASA1	Ativador 1 da proteína RAS p21 (proteína ativadora de GTPase)
Carcinoma espinocelular, relacionado a cicatriz de queimaduras, somático (síndrome linfoproliferativa autoimune tipo IA)	AD	10q23.31	601859	134637	FAS	Receptor FAS de necrose da superfície celular
Cardiomiopatia dilatada com cabelo lanoso e queratoderma (síndrome de Carvajal)	AR	6p24.3	605676	125647	DSP	Desmoplaquina
Cardiomiopatia dilatada com cabelo lanoso, queratoderma e agenesia dentária	AD	6p24.3	615821	125647	DSP	Desmoplaquina
Complexo de Carney tipo 1	AD	17q24.2	160980	188830	PRKAR1A	α1-proteinocinase reguladora dependente de AMPc
Condrodisplasia punctata	DLX	Xp11.23	302960	300205	EBP	Proteína emopamil-ligante
Condrodisplasia punctata	RLX	Xp22.33	302950	300180	ARSE	Arilsulfatase E
Condrodisplasia rizomélica punctata, tipo 3	AR	2q31.2	600121	603051	AGPS	Alquiglicerona-fosfato sintetase
Coproporfiria hereditária	AD	3q11.2	121300	612732	CPOX	Coproporfirinogênio oxidase
Cútis laxa, AD	AD	7q11.23	123700	130160	ELN	Elastina
Cútis laxa, AD 2	AD	14q32.12	614434	604580	FBLN5	Fibulina 5
Cútis laxa, AR, tipo IA	AR	14q32.12	219100	604580	FBLN5	Fibulina 5
Cútis laxa, neonatal (síndrome do corno occipital)	RLX	Xq21.1	304150	300011	ATP7A	ATPase transportadora de Cu^{2+}, α-polipeptídeo; ATP7A
Cútis laxa, tipo marfanoide neonatal (lissencefalia 5)	AR	7q31.1	615191	150240	LAMB1	Laminina β1
Deficiência combinada dos fatores de coagulação dependentes da vitamina K	AR	2p11.2	277450	137167	GGCX	γ-glutamil carboxilase
Deficiência de adesão leucocitária tipo I	AR	21q22.3	116920	600065	ITGB2	Integrina β2
Deficiência de adesão leucocitária tipo III	AR	11q13.1	612840	607901	FERMT3	Proteína 3 homóloga à família da fermitina (*Drosophila*)
Deficiência de antitrombina III	AD, AR	1q25.1	613118	107300	SERPINC1	Membro 1 da família C das serpinas

(*Continua*)

TABELA 4.1 – Doenças genéticas com participação cutânea e os genes envolvidos (On-line Mendelian Inheritance in Man [OMIM]) (*Continuação*)

Doença	Modo de herança	Lócus gênico	Número MIM do fenótipo	Número MIM do gene	Símbolo do gene	Nomenclatura do gene
Deficiência de apoliproteína C-II	AR	19q13.32	207750	608083	*APOC2*	Apolipoproteína C-II
Deficiência de biotinidase	AR	3p25.1	253260	609019	*BTD*	Biotinidase
Deficiência de dolicolcinase	AR	9q34.11	610768	610746	*DOLK*	Dolicolcinase
Deficiência de fator V	AR	1q24.2	227400	612309	*F5*	Fator de coagulação V (fator de Leiden)
Deficiência de holocarboxilase sintetase	AR	21q22.13	253270	609018	*HLCS*	Holocarboxilase sintetase
Deficiência de lipoproteína lipase	AR	8p21.3	238600	609708	*LPL*	Lipoproteína lipase
Deficiência de prolidase	AR	19q13.11	170100	613230	*PEPD*	Peptidase D (prolidase)
Deficiência múltipla de sulfatase	AR	3p26.1	272200	607939	*SUMF1*	Fator 1 modificador de sulfatase
Dermatite atópica, suscetibilidade, 1	AD	3q21	%603165		*ATOD1*	Dermatite atópica 1
Dermatite atópica, suscetibilidade, 2		1q21.3	605803	135940	*FLG*	Filagrina
Dermatite atópica, suscetibilidade, 3		20p	%605804		*ATOD3*	Dermatite atópica 3
Dermatite atópica, suscetibilidade, 4		17q25.3	%605805		*ATOD4*	Dermatite atópica 4
Dermatite atópica, suscetibilidade, 5		13q12-q14	%605844		*ATOD5*	Dermatite atópica 5
Dermatite atópica, suscetibilidade, 6		5q31-q33	%605845		*ATOD6*	Dermatite atópica 6
Dermatite atópica, suscetibilidade, 7		11q13.5	%613064		*ATOD7*	Dermatite atópica 7
Dermatite atópica, suscetibilidade, 8		4q22.1	%613518		*ATOD8*	Dermatite atópica 8
Dermatite atópica, suscetibilidade, 9		3p24	%613519		*ATOD9*	Dermatite atópica 9
Dermatite seborreica símile com elementos psoriasiformes		17q25.3	610227	610226	*ZNF750*	Proteína dedo de zinco 750
Dermatopatia pigmentosa reticular	AD	17q21.2	125595	148066	*KRT14*	Queratina 14
Dermólise bolhosa transitória do recém-nascido	AD, AR	3p21.31	131705	120120	*COL7A1*	Cadeia α1 do colágeno VII
Dermopatia restritiva, letal	AR	1p34.2	275210	606480	*ZMPSTE24*	Zincometalopeptidase STE24
Dermopatia restritiva, letal	AR	1q22	275210	150330	*LMNA*	Lamina A/C
Diabetes melito, insulino-resistente, com acantose nigricante		19p13.2	610549	147670	*INSR*	Receptor de insulina
Disautonomia familiar	AR	9q31.3	223900	603722	*ELP1*	Proteína associada ao complexo de alongamento transcricional 1
Disbetalipoproteinemia (hiperlipoproteinemia tipo III)		19q13.32	617347	107741	*APOE*	Apolipoproteína E
Discromatose hereditária simétrica	AD	1q21.3	127400	146920	*ADAR*	Adenosina desaminase específica do RNA
Discromatose hereditária universal 1	AD	6q24.2-q25.2	%127500			

(*Continua*)

TABELA 4.1 – Doenças genéticas com participação cutânea e os genes envolvidos (On-line Mendelian Inheritance in Man [OMIM]) (*Continuação*)

Doença	Modo de herança	Lócus gênico	Número MIM do fenótipo	Número MIM do gene	Símbolo do gene	Nomenclatura do gene
Displasia congênita isolada da unha	AD	17p13	%605779			
Displasia ectodérmica (síndrome da fragilidade da pele)		1q32.1	604536	601975	PKP1	Placofilina 1
Displasia ectodérmica 1, hipo-hidrótica, ligada ao cromossomo X	RLX	Xq13.1	305100	300451	EDA	Ectodisplasina A
Displasia ectodérmica 10A, tipo hipo-hidrótico/cabelo/unha, AD	AD	2q13	129490	604095	EDAR	Receptor de ectodisplasina A
Displasia ectodérmica 10B, tipo hipo-hidrótico/cabelo/dente, AR	AR	2q13	224900	604095	EDAR	Receptor de ectodisplasina A
Displasia ectodérmica 2, hidrótica (tipo Clouston)	AD	13q12.11	129500	604418	GJB6	Proteína de junção β6 (conexina 30)
Displasia ectodérmica com fissura labiopalatina, tipo Isla Margarita	AR	11q23.3	225060	600644	NECTIN1	Molécula de adesão celular nectina 1
Displasia ectodérmica, anidrótica, com imunodeficiência, osteopetrose e linfedema		Xq28	300301	300248	IKBKG	Inibidor do fator nuclear κ da subunidade γ da cinase B
Displasia ectodérmica, hipo-hidrótica, com imunodeficiência		Xq28	300291	300248	IKBKG	Inibidor do fator nuclear κ da subunidade γ da cinase B
Displasia epifisária múltipla, com miopia e surdez	AD	12q13.11	132450	120140	COL2A1	Cadeia α1 do colágeno tipo II
Displasia mandibuloacral, com lipodistrofia tipo A	AR	1q21.2	248370	150330	LMNA	Proteína lamina A/C
Displasia mandibuloacralom lipodistrofia tipo B	AR	1p34.2	608612	606480	ZMPSTE24	Zincometalopeptidase STE24
Displasia óculo-dento-digital	AD	6q22.31	164200	121014	GJA1	Proteína de junção tipo fenda α1
Displasia óculo-dento-digital, AR	AR	6q22.31	257850	121014	GJA1	Proteína de junção tipo fenda α1
Displasia odonto-ônico-dérmica	AR	2q35	257980	606268	WNT10A	Membro 10A da família WNT
Disqueratose congênita, AD1	AD	3q26.2	127550	602322	TERC	Componente RNA da telomerase
Disqueratose congênita, ligada ao cromossomo X	AD	Xq28	305000	300126	DKC1	Disquerina pseudouridina sintase 1
Disqueratose hereditária intraepitelial benigna	AD	4q35	%127600			
Distrofia da unha do pé, isolada	AD	3p21.31	607523	120120	COL7A1	Polipeptídeo α1 do colágeno VII
Distrofia muscular com epidermólise bolhosa simples	AR	8q24.3	226670	601282	PLEC	Plectina

(*Continua*)

TABELA 4.1 – Doenças genéticas com participação cutânea e os genes envolvidos (On-line Mendelian Inheritance in Man [OMIM]) (*Continuação*)

Doença	Modo de herança	Lócus gênico	Número MIM do fenótipo	Número MIM do gene	Símbolo do gene	Nomenclatura do gene
Distúrbio congênito da glicosilação tipo IIc	AR	11p11.2	266265	605881	*SLC35C1*	Membro C1 da família 35 de carreadores de solutos
Distúrbio da biogênese peroxissômica 5A	AR	8q21.13	614866	170993	*PEX2*	Distúrbio da biogênese peroxissômica 5A (Zellweger)
Distúrbio de ataxia-telangiectasia símile 1	AR	11q21	604391	600814	*MRE11*	Nuclease de reparo de quebras de fita dupla, homóloga de MRE11; mutação no gene *MRE11* bloqueia a recombinação meiótica
Distúrbio pigmentar reticulado, com manifestações sistêmicas, ligado ao cromossomo X	RLX	Xp22.1-p21.3	301220	312040	*POLA1*	Subunidade catalítica da DNA-polimerase α1, que é um componente essencial para a replicação do DNA
Distúrbio pseudoxantoma elástico símile, com múltipla deficiência de fatores da coagulação		2p11.2	610842	137167	*GGCX*	γ-glutamil carboxilase
Doença de armazenamento de lipídeos neutros, com ictiose (síndrome de Chanarin-Dorfman)	AR	3p21.33	275630	604780	*ABHD5*	Hidrolases A e B contendo 5 domínios
Doença de Cowden	AD	10q23.31	158350	601728	*PTEN*	Homólogo de tensina e fosfatase
Doença de Darier	AD	12q24.11	124200	108740	*ATP2A2*	ATPase transportadora 2 de CA^{2+} do retículo endoplasmático/sarcoplasmático
Doença de Dowling-Degos	AD	12q13.13	179850	148040	*KRT5*	Queratina 5
Doença de Fabry	LX	Xq22.1	301500	300644	*GLA*	α-galactosidase
Doença de Fabry, variante cardíaca	LX	Xq22.1	301500	300644	*GLA*	α-galactosidase
Doença de Gaucher, forma variante		10q22.1	610539	176801	*PSAP*	Prosaposina
Doença de Hailey-Hailey	AD	3q22.1	169600	604354	*ATP2C1*	ATPase transportadora 1 de Ca^{2+} da via secretora
Doença de Hartnup	AR	5p15.33	234500	608893	*SLC6A19*	Membro 19 da família 6 de carreadores de solutos
Doença de Meleda	AR	8q24.3	248300	606119	*SLURP1*	Família proteica do receptor ativador do plasminogênio tipo uroquinase (uPAR) e o antígeno leucocitário 6 (Ly6) compartilham uma ou várias repetições do domínio Ly6/uPAR, importante na regulação da atividade do plasminogênio secretado
Doença de Menke	RLX	Xq21.1	309400	300011	*ATP7A*	ATPase transportadora de cobre, polipeptídeo α
Doença de Naxos	AR	17q21.2	601214	173325	*JUP*	Placoglobina juncional
Doença de Neumann-Pick, tipos A e B	AR	11p15.4	257200 (tipo A) 607616 (tipo B)	607608	*SMPD1*	Esfingomielina fosfodiesterase 1
Doença de Refsum	AR	10p13	266500	602026	*PHYH*	Fitanol-CoA hidroxilase
Doença de Tangier	AR	9q31.1	205400	600046	*ABCA1*	Membro 1 da subfamília A da bomba cassete de ligação ao ATP

(*Continua*)

TABELA 4.1 – Doenças genéticas com participação cutânea e os genes envolvidos (On-line Mendelian Inheritance in Man [OMIM]) (*Continuação*)

Doença	Modo de herança	Lócus gênico	Número MIM do fenótipo	Número MIM do gene	Símbolo do gene	Nomenclatura do gene
Doença de Ullrich (distrofia muscular congênita de Ullrich)	AD, AR	21q22.3	254090	120220	COL6A1	Cadeia α1 do colágeno VI
Doença de Ullrich (distrofia muscular congênita de Ullrich)	AD, AR	21q22.3	254090	120240	COL6A2	Cadeia α2 do colágeno VI
Doença de Ullrich (distrofia muscular congênita de Ullrich)	AD, AR	2q37.3	254090	120250	COL6A3	Cadeia α3 do colágeno VI
Doença de Urbach-Wiethe (proteinose lipoide)	AR	1q21.2	247100	602201	ECM1	Matriz proteica extracelular 1
Doença de Wilson	AR	13q14.3	277900	600882	ATP7B	ATPase 7B transportadora de cobre
Doença do rim policístico infantil grave com esclerose tuberosa		16p13.3	613254	173900	PKD1	Proteína policistina 1; gene causa doença do rim policístico 1
Doença do rim policístico infantil grave com esclerose tuberosa		16p13.3	613254	191092	TSC2	Proteína tuberina; gene causa a esclerose tuberosa 2
Doença do rim policístico infantil grave com esclerose tuberosa	AD	16p13.3	%600273		PKDTS	Doença policística renal infantil, grave, com esclerose tuberosa
Doença granulomatosa crônica devido à deficiência de NCF-1	AR	7q11.23	233700	608512	NCF1	Fator citosólico 1 dos neutrófilos
Doença granulomatosa crônica ligada ao cromossomo X	RLX	Xp21.1-p11.4	306400	300481	C6YBB	Cadeia β do citocromo b-245
Doença granulomatosa crônica, autossômica, devido à deficiência de CYBA	AR	16q24.2	233690	608508	CYBA	Cadeia α do citocromo b-245
Doença granulomatosa crônica devido à deficiência de NCF-2	AR	1q25.3	233710	608515	NCF2	Fator citosólico 2 dos neutrófilos
Epidermodisplasia verruciforme	AR	17q25.3	226400	605828	TMC6	Canal transmembrânico símile 6
Epidermodisplasia verruciforme	AR	17q25.3	226400	605829	TMC8	Canal transmembrânico símile 8
Epidermólise bolhosa das mãos e dos pés	AD	17q25.1	131800	147557	ITGB4	Integrina β4
Epidermólise bolhosa distrófica dominante com clivagem subcórnea (EB simplex superficialis)	AD	3p21.31	%607600	120120	COL7A1	Cadeia α1 do colágeno VII
Epidermólise bolhosa distrófica inversa autossômica recessiva	AR	3q21.31	226600	120120	COL7A1	Cadeia α1 do colágeno VII
Epidermólise bolhosa distrófica, AD (inclui a forma albopapuloide e de Cockaine-Touraine)	AD	3p21.31	131750	120120	COL7A1	Cadeia α1 do colágeno VII
Epidermólise bolhosa distrófica, AR, tipo Hallopeau-Siemens	AR	3p21.31	226600	120120	COL7A1	Cadeia α1 do colágeno VII
Epidermólise bolhosa distrófica, tipo Bart	AD	3p21.31	132000	120120	COL7A1	Cadeia α1 do colágeno VII
Epidermólise bolhosa juncional localizada	AR	10q25.1	226650	113811	COL17A1	Cadeia α1 do colágeno XVII

(*Continua*)

TABELA 4.1 – Doenças genéticas com participação cutânea e os genes envolvidos (On-line Mendelian Inheritance in Man [OMIM]) (*Continuação*)

Doença	Modo de herança	Lócus gênico	Número MIM do fenótipo	Número MIM do gene	Símbolo do gene	Nomenclatura do gene
Epidermólise bolhosa juncional, com atresia pilórica	AR	17q25.1	226730	147557	*ITGB4*	Integrina β4
Epidermólise bolhosa juncional, com atresia pilórica	AR	2q31.1	226730	147556	*ITGA6*	Integrina α6
Epidermólise bolhosa juncional, tipo Herlitz	AR	18q11.2	226700	600805	*LAMA3*	Laminina α3
Epidermólise bolhosa juncional, tipo Herlitz	AR	1q25.3	226700	150292	*LAMC2*	Laminina γ2
Epidermólise bolhosa juncional, tipo Herlitz	AR	1q32.2	226700	150310	*LAMB3*	Laminina β3
Epidermólise bolhosa juncional, tipo não Herlitz	AR	17q25.1	226650	113811	*COL17A1*	Cadeia α1 do colágeno XVII
Epidermólise bolhosa juncional, tipo não Herlitz	AR	17q25.1	226650	147557	*ITGB4*	Integrina β4
Epidermólise bolhosa juncional, tipo não Herlitz	AR	1q25.3	226650	150292	*LAMC2*	Laminina γ2
Epidermólise bolhosa juncional, tipo não Herlitz	AR	1q32.2	226650	150310	*LAMB3*	Laminina β3
Epidermólise bolhosa pré-tibial	AD, AR	3p21.31	131850	120120	*COL7A1*	Cadeia α1 do colágeno VII
Epidermólise bolhosa pruriginosa	AD, AR	3p21.31	604129	120120	*COL7A1*	Cadeia α1 do colágeno VII
Epidermólise bolhosa simples com atresia pilórica	AR	8q24.3	612138	601282	*PLEC*	Plectina
Epidermólise bolhosa simples com distrofia muscular	AR	8q24.3	226670	601282	*PLEC*	Plectina
Epidermólise bolhosa simples com eritema circinado migratório		12q13.13	609352	148040	*KRT5*	Queratina 5
Epidermólise bolhosa simples com pigmentação mosqueada	AD	12q13.13	131960	148040	*KRT5*	Queratina 5
Epidermólise bolhosa simples tipo Ogna	AD	8q24.3	131950	601282	*PLEC*	Plectina
Epidermólise bolhosa simples, recessiva	AR	12q13.13	601001	148040	*KRT5*	Queratina 5
Epidermólise bolhosa simples, recessiva	AR	17q21.2	601001	148066	*KRT14*	Queratina 14
Epidermólise bolhosa simples, tipo Dowling-Meara	AD	12q13.13	131760	148040	*KRT5*	Queratina 5
Epidermólise bolhosa simples, tipo Dowling-Meara	AD	17q21.2	131760	148066	*KRT14*	Queratina 14
Epidermólise bolhosa simples, tipo Köbner	AD	12q13.13	131900	148040	*KRT5*	Queratina 5
Epidermólise bolhosa simples, tipo Köbner	AD	17q21.2	131900	148066	*KRT14*	Queratina 14
Epidermólise bolhosa simples, tipo Weber-Cockayne	AD	12q13.13	131800	148040	*KRT5*	Queratina 5

(*Continua*)

TABELA 4.1 – Doenças genéticas com participação cutânea e os genes envolvidos (On-line Mendelian Inheritance in Man [OMIM]) (*Continuação*)

Doença	Modo de herança	Lócus gênico	Número MIM do fenótipo	Número MIM do gene	Símbolo do gene	Nomenclatura do gene
Epidermólise bolhosa simples, tipo Weber-Cockayne	AD	17q21.2	131800	148066	KRT14	Queratina 14
Epitelioma, autocurável, tipo Ferguson-Smith	AD	9q22.33	132800	190181	TGFBR1	Receptor do fator de crescimento transformador β1
Eritema queratolítico de inverno	AD	8p23-p22	%148370		KWE	Eritema queratolítico de inverno
Eritrodactília, displasia ectodérmica e fissura labiopalatina, síndrome EEC 1	AD	7q11.2-q21.3	%129900		EEC1	Eritrodactília, displasia ectodérmica e fissura labiopalatina 1
Eritrodactília, displasia ectodérmica e fissura labiopalatina, síndrome EEC 3	AD	3q28	604292	603273	TP63	Proteína tumoral p63
Eritrodermia ictiosiforme congênita não bolhosa (ictiose congênita AR 2)	AR	17p13.1	242100	603741	ALOX12B	Lipo-oxigenase 12β
Eritrodermia ictiosiforme congênita não bolhosa, 1 (ictiose congênita AR 3)	AR	17p13.1	606545	607206	ALOXE3	Araquidonato lipo-oxigenase 3
Eritrodermia ictiosiforme congênita (ictiose congênita AR 1)	AD	14q12	242300	190195	TGM1, ICR2, LI1	Transglutaminase 1
Eritrodermia ictiosiforme congênita bolhosa (hiperqueratose epidermolítica)	AD, AR	12q13.13	113800	139350	KRT1	Queratina 1
Eritrodermia ictiosiforme congênita bolhosa (hiperqueratose epidermolítica)	AD, AR	17q21.2	113800	148080	KRT10	Queratina 10
Eritrodermia ictiosiforme congênita, não bolhosa (ictiose congênita AR 6)	AR	5q33.3	612281	609383	NIPAL4	NIPA (do inglês *non-imprinted in Prader-Willi/Angelman syndrome*) símile 4, codifica um receptor transmembrânico
Eritromelalgia primária (malformações glomovenosas)	AD	1p22.1	138000	601749	GLML	Glomulina
Eritroqueratodermia variável e progressiva 1	AD, AR	1p34.3	133200	603324	GJB3	Proteína de junção β3
Esclerose múltipla, suscetibilidade	MU	6p21.32	126200	142857	HLA-DRB1	Complexo de histocompatibilidade principal classe II, DR β1
Esclerose tuberosa 1	AD	9q34.13	191100	605284	TSC1	Subunidade 1 do complexo TSC
Esclerose tuberosa 2	AD	16p13.3	613254	191092	TSC2	Subunidade 2 do complexo TSC
Esteatocistoma múltipla	AD	17q21.2	184500	148069	KRT17	Queratina 17
Febre hibérnica familiar	AD	12p13.31	142680	191190	TNFRSF1A	Membro 1A da superfamília de receptores de TNF
Febre mediterrânea familiar	AR	16p13.3	249100	608107	MEFV	Regulador de imunidade inata de pirina
Fenilcetonúria	AR	12q23.2	261600	612349	PAH	Fenilalanina hidroxilase
Fibrodisplasia ossificante progressiva	AD	2q24.1	135100	102576	ACVR1	Receptor 1 da ativina A
Fibromatose hialina juvenil	AR	4q21.21	228600	608041	ANTXR2	Receptor 2 da toxina do antraz (carbúnculo)

(*Continua*)

TABELA 4.1 – Doenças genéticas com participação cutânea e os genes envolvidos (On-line Mendelian Inheritance in Man [OMIM]) (Continuação)

Doença	Modo de herança	Lócus gênico	Número MIM do fenótipo	Número MIM do gene	Símbolo do gene	Nomenclatura do gene
Fragilidade da pele (síndrome do cabelo lanoso)	AR	6p24.3	607655	125647	DSP	Desmoplaquina
Fucosidose	AR	1p36.11	230000	612280	FUCA1	αL-fucosidase 1
Hemangioma capilar infantil somático		5q35.3	602089	136352	FLT4	Tirosinocinase 4 relacionada ao oncogene FMS
Hemangioma infantil somático		4q12	602089	191306	KDR	Receptor de domínio de inserção de cinase
Hemocromatose tipo 1	AR	6p22.2	235200	613609	HFE	Hemocromatose
Hemocromatose tipo 3	AR	7q22.1	604250	604720	TFR2	Receptor 2 da transferrina
Hemocromatose tipo 4	AD	2q32.2	606069	604653	SLC40A1	Membro 1 da família 40 de carreadores de solutos
Heteroplasia óssea progressiva	AD	20q13.32	166350	139320	GNAS	Lócus complexo GNAS (do inglês guanine nucleotide-binding protein alpha subunit [G protein])
Heterotopia periventricular nodular 1, relacionada à síndrome Ehlers-Danlos	DLX	Xq28	300049	300017	FLNA	Filamina A
Hipercolesterolemia familiar (hiperlipoproteinemia tipo II)	AD	19p13.2	143890	606945	LDLR	Receptor de LDL
Hipercolesterolemia familiar autossômica dominante 3		1p32.3	603776	607786	PCSK9	Pró-proteína convertase subtilisina/quexina tipo 9
Hipercolesterolemia familiar autossômica dominante, tipo B (hipercolesterolemia familiar por defeito na apolipoproteína B))	AD	2p24.1	144010	107730	APOB	Apolipoproteína B
Hiperfenilalaninemia A, deficiente em BH4	AR	11q23.1	261640	612719	PTS	6-Piruvoil-tetra-hidropterina sintase
Hiperfenilalaninemia C, deficiente em BH4 (tetra-hidrobiopterina)	AR	4p15.32	261630	612676	QDPR	Di-hidropteridina redutase
Hiperqueratose epidermolítica	AD, AR	12q13.13	113800	139350	KRT1	Queratina 1
Hiperqueratose epidermolítica	AD, AR	17q21.2	113800	148080	KRT10	Queratina 10
Hipertricose congênita generalizada	DLX	Xq27.1	%307150			
Hipertricose congênita universal	AD	8q22	%145701		HTC1	Hipertricose 1
Hipertrigliceridemia familiar, suscetibilidade	AD	11q23.3	147550	606368	APOA5	Apolipoproteína A5
Hipertrigliceridemia familiar, suscetibilidade	AD	21q11.2	145750	609252	LIPI	Lipase 1
Hipoalfalipoproteinemia	AD	11q23.3	604091	107680	APOA1	Apolipoproteina A1
Hipoplasia condro-capilar	AR	9p13.3	250250	157660	RMRP	Endonuclease processadora de RNA mitocondrial
Hipoprotrombinemia	AR	11p11.2	613679	176930	F2	Fator de coagulação II (protrombina)
Hipotricose 4 (tipo Marie Unna)	AD	8p21.3	146550	602302	HR	Lisina desmetilase e correpressor de receptores nucleares

(Continua)

TABELA 4.1 – Doenças genéticas com participação cutânea e os genes envolvidos (On-line Mendelian Inheritance in Man [OMIM]) (*Continuação*)

Doença	Modo de herança	Lócus gênico	Número MIM do fenótipo	Número MIM do gene	Símbolo do gene	Nomenclatura do gene
Hipotricose 6	AR	18q12.1	607903	607892	*DSG4*	Desmogleína 4
Hipotricose 6 (hipotricose símile a moniletrix)	AR	18q12.1	607903	607892	*DSG4*	Desmogleína 4
Hipotricose 7 (tipo Mari)	AR	3q27.2	604379	607365	*LIPH*	Lipase H
Hipotricose simples do couro cabeludo (hipotricose 2)	AD	6p21.33	146520	602593	*CDSN*	Corneodesmosina
Homocistinúria	AR	21q22.3	236200	613381	*CBS*	Cistationina β-sintase
Ictiose bolhosa de Siemens	AD	12q13.13	146800	600194	*KRT2*	Queratina 2
Ictiose cíclica com hiperqueratose epidermolítica	AD	12q13.13	607602	139350	*KRT1*	Queratina 1
Ictiose cíclica com hiperqueratose epidermolítica	AD	17q21.2	607602	148080	*KRT10*	Queratina 10
Ictiose congênita AR 1 (ictiose lamelar 1 ou bebê colódio autocurável)	AR	14q12	242300	190195	*TGM1*	Transglutaminase 1
Ictiose congênita AR 3 (ictiose lamelar 5)	AD	17p13.1	606545	607206	*ALOXE3*	Araquidonato lipoxigenase 3
Ictiose congênita AR 4A (ictiose lamelar 2)	AR	2q35	601277	607800	*ABCA12*	Membro 12 da subfamília A da bomba cassete de ligação ao ATP
Ictiose congênita AR 4B (ictiose arlequim)	AR	2q35	242500	607800	*ABCA12*	Membro 12 da subfamília A da bomba cassete de ligação ao ATP
Ictiose congênita AR 5 (ictiose lamelar 3)	AR	19p13.12	604777	611495	*CYP4F22*	Membro 22 da subfamília 4 do citocromo P450
Ictiose congênita AR 5 (não lamelar e não eritrodérmica)	AR	19p13.12	604777	611495	*CYP4F22*	Membro 22 da subfamília 4 do citocromo P450
Ictiose congênita AR 8 (ictiose lamelar 4)	AR	10q23.31	613943	613924	*LIPIN*	Membro N da família das lipases
Ictiose esfoliativa AR	AR	3q21.1	607936	184600	*CSTA*	Cistatina A
Ictiose histrix-símile com surdez	AD	13q12.11	602540	121011	*GJB2*	Proteína de junção tipo fenda β2 (conexina 26)
Ictiose histrix, tipo Curth-Macklin	AD	12q13.13	146590	139350	*KRT1*	Queratina 1
Ictiose ligada ao cromossomo X (deficiência de esteroide sulfatase placentária)	RLX	Xp22.31	308100	300747	*STS*	Esteroide sulfatase
Ictiose vulgar	AD	1q21.3	146700	135940	*FLG*	Filagrina
Imunodeficiência de células T, alopecia congênita e distrofia ungueal	AR	17q11.2	601705	600838	*FOXN1*	Fator de transcrição do box *forkhead* N1
Imunodeficiência, poliendocrinopatia e enteropatia ligada ao cromossomo X (IPEX)	RLX	Xp11.23	304790	300292	*FOXP3*	Fator de transcrição do box *forkhead* P3
Incontinência pigmentar tipo II	DLX	Xq28	308300	300248	*IKBKG*	Inibidor da subunidade gama do fator nuclear complexo cinase-cadeia kappa das células B (κB)

(*Continua*)

TABELA 4.1 – Doenças genéticas com participação cutânea e os genes envolvidos (On-line Mendelian Inheritance in Man [OMIM]) (*Continuação*)

Doença	Modo de herança	Lócus gênico	Número MIM do fenótipo	Número MIM do gene	Símbolo do gene	Nomenclatura do gene
Insensibilidade à dor congênita com anidrose	AR	1q23.1	256800	191315	NTRK1	Receptor 1 da tirosinocinase neurotrófica
Leiomiomatose cutânea e uterina múltipla	AD	1q43	150800	136850	FH	Fumarato hidratase
Lentiginose generalizada familiar	AD	4q21.1-q22.3	%151001			
Leprechaunismo (síndrome de Donohue)	AR	19p13.2	246200	147670	INSR	Receptor de insulina
Linfangioleiomiomatose		9q34.13	606690	605284	TSC1	Subunidade 1 do complexo TSC
Linfangioleiomiomatose somática		16p13.3	606690	191092	TSC2	Subunidade 2 do complexo TSC
Linfedema hereditário II			%153200			
Linfedema, hereditário tipo IA	AD	5q35.3	153100	136352	FLT4	Tirosinocinase 4 relacionada a *FMS*
Linfo-histiocitose hemofagocítica familiar 2	AR	10q22.1	603553	170280	PRF1	Perforina 1
Linfoma de célula B não Hodgkin, somático		11q22.3	605027	607585	ATM	Proteína ATM (do inglês *ataxia-telangiectasia mutated*)
Lipodistrofia adquirida parcial, suscetibilidade	AD	19p13.3	608709	150341	LMNB2	Proteína lamina B2
Lipodistrofia congênita generalizada, tipo 2	AR	11q12.3	269700	606158	BSCL2	Proteína transmembrânica serpina, associada à biogênese de gotas lipídicas
Lipodistrofia familiar parcial tipo 2	AD	1q22	151660	150330	LMNA	Lamina A/C
Lipogranulomatose de Farber	AR	8p22	228000	613468	ASAH1	N-acilesfingosina amino-hidrolase 1
Lipomatose familiar múltipla 1	AD	12q15	%151900	600698	HMGA1	Grupo de alta mobilidade AT-*hook* 1
Lipomatose familiar múltipla 2	AD	12q15	%151900	600701	HMGA2	Grupo de alta mobilidade AT-*hook* 2
Lipomatose simétrica múltipla benigna	AR		151800	590060	MT-TK (gene localizado no cromossomo mitocondrial)	Lisina do RNA transportador mitocondrial
Lúpus pérnio familiar	AD	3p21.31	610448	606609	TREX1	Exonuclease de reparo
Mal de Meleda	AR	8q24.3	248300	606119	SLURP1	Proteína secretada da família proteica com um domínio Ly6/PLAUR
Malformação capilar – malformação arteriovenosa	AD	5q14.3	608354	139150	RASA1	Ativador 1 da proteína RAS p21 (proteína ativadora de GTPase)
Malformações glomangiomatosas	AD	1p22.1	138000	601749	GLMN	Glomulina
Malformações venosas múltiplas cutâneas e mucosas	AD	9p21.2	600195	600221	TEK	Receptor TEK da tirosinocinase
Melanoma maligno cutâneo 1	AD	1p36	%155600		CMM	Melanoma maligno cutâneo e nevo displásico

(*Continua*)

TABELA 4.1 – Doenças genéticas com participação cutânea e os genes envolvidos (On-line Mendelian Inheritance in Man [OMIM]) (*Continuação*)

Doença	Modo de herança	Lócus gênico	Número MIM do fenótipo	Número MIM do gene	Símbolo do gene	Nomenclatura do gene
Melanoma maligno, cutâneo, 2	AD	9p21.3	155601	600160	CDKN2A	Inibidor 2A da cinase dependente de ciclina
Microftalmia (defeitos lineares cutâneos com anomalias congênitas múltiplas 1)	DLX	Xp22.2	309801	300056	HCCS	Holocitocromo c sintase
Microftalmia (defeitos lineares cutâneos com anomalias congênitas múltiplas 2)	DLX	Xq21.1	300887	300885	COX7B	Subunidade 7B do citocromo c oxidase
Microftalmia (defeitos lineares cutâneos com anomalias congênitas múltiplas 3)	DLX	Xp11.3	300952	300403	NDUFB11	NADH DEHYDROGENASE 1 BETA SUBCOMPLEX, 11
Moniletrix	AD	12q13.13	158000	601928	KRT86	Queratina 86
Moniletrix	AD	12q13.13	158000	602153	KRT81	Queratina 81
Moniletrix	AD	12q13.13	158000	602765	KRT83	Queratina 83
Neoplasias endócrinas múltiplas - tipo 1	AD	11q13.1	131100	613733	MEN1	Neoplasia endócrina múltipla I (proteína de suporte nuclear menin 1)
Neoplasias endócrinas múltiplas - tipo IIA	AD	10q11.21	171400	164761	RET	Proto-oncogene *RET*
Neoplasias endócrinas múltiplas - tipo IIB	AD	10q11.21	162300	164761	RET	Proto-oncogene *RET*
Neoplasias endócrinas múltiplas - tipo IV	AD	12p13.1	610755	600778	CDKN1B	Inibidor 1B da cinase dependente de ciclina
Neurofibromatose (síndrome de Noonan)	AD	17q11.2	601321	613113	NF1	Neurofibromina 1 (neurofibromatose tipo 1)
Neurofibromatose tipo 1	AD	17q11.2	162200	613113	NF1	Neurofibromina 1
Neurofibromatose tipo 2	AD	22q12.2	101000	607379	NF2	Neurofibromina 2
Neuropatia axonal gigante 1, AR	AR	16q23.2	256850	605379	GAN	Gigaxonina
Neutropenia cíclica	AD	19p13.3	162800	130130	ELANE	Elastase neutrofílica
Nevo branco esponjoso 1	AD	12q13.13	193900	123940	KRT4	Queratina 4
Nevo branco esponjoso 2	AD	17q21.2	615785	148065	KRT13	Queratina 13
Osteodistrofia hereditária de Albright (síndrome de McCune-Albright)	AD	20q13.32	174800	139320	GNAS	Lócus do complexo GNAS (proteína ligadora do nucleotídeo guanina)
Osteogênese imperfeita tipo I	AD	17q21.33	166200	120150	COL1A1	Cadeia α1 do colágeno tipo I
Osteogênese imperfeita tipo II	AD	17q21.3	166210	120160	COL1A2	Cadeia α2 do colágeno tipo I
Osteogênese imperfeita tipo II	AD	17q21.33	166210	120150	COL1A1	Cadeia α1 do colágeno tipo I
Osteogênese imperfeita tipo III	AD	17q21.33	259420	120150	COL1A1	Cadeia α1 do colágeno tipo I
Osteogênese imperfeita tipo III	AD	7q21.3	259420	120160	COL1A2	Cadeia α2 do colágeno tipo I
Osteogênese imperfeita tipo IV	AD	17q21.33	166220	120150	COL1A1	Cadeia α1 do colágeno tipo I
Osteogênese imperfeita tipo IV	AD	7q21.3	166220	120160	COL1A2	Cadeia α2 do colágeno tipo I
Paquioníquia congênita 1, tipo Jadassohn-Lewandowsky	AD	17q21.2	167200	148067	KRT16	Queratina 16

(*Continua*)

TABELA 4.1 – Doenças genéticas com participação cutânea e os genes envolvidos (On-line Mendelian Inheritance in Man [OMIM]) (*Continuação*)

Doença	Modo de herança	Lócus gênico	Número MIM do fenótipo	Número MIM do gene	Símbolo do gene	Nomenclatura do gene
Paquioníquia congênita 2, tipo Jackson-Lawler	AD	17q21.2	167210	148069	KRT17	Queratina 17
Piebaldismo	AD	4q12	172800	164920	KIT	Receptor de tirosinocinase do proto-oncogene *KIT*
Piebaldismo	AD	8q11.21	172800	602150	SNAI2	Repressor transcricional 2 da família *SNAIL*
Poliendocrinopatia autoimune	AR, AD	21q22.3	240300	607358	AIRE	Regulador transcricional autoimune
Porfiria aguda intermitente	AD	11q23.3	176000	609806	HMBS	Hidroximetilbilano sintetase
Porfiria aguda intermitente, variante não eritroide	AD	11q23.3	176000	609806	HMBS	Hidroximetilbilano sintase
Porfiria cutânea tardia, suscetibilidade	AR, AD	6p22.2	176100	613609	HFE	Hemocromatose
Porfiria cutânea tardia/porfiria hepatoeritropoiética	AR, AD	1p34.1	176100	613521	UROD	Uroporfirinogênio descarboxilase
Porfiria eritropoiética congênita	AR	10q26.2	263700	606938	UROS	Uroporfirinogênio III sintase
Porfiria variegada	AD	1q23.3	176200	600923	PPOX	Protoporfirinogênio oxidase
Porfiria variegada, suscetibilidade	AD	6p22.2	176200	613609	HFE	Hemocromatose
Poroqueratose 1, múltiplos tipos	AD	1q21.3	175800	607622	PMVK	Fosfomevalonatocinase
Poroqueratose 2, palmar, plantar e tipo disseminado	AD	12q24.1-q24.2	%175850			
Poroqueratose 3, múltiplos tipos	AD	12q24.1	175900	251170	MVK	Mevalonatocinase
Poroqueratose 4, tipo disseminado superficial actínico		15q25.1-q26.1	%607728			
Poroqueratose 5, tipo disseminado, superficial actínico		1p31.3-p31.1	%612293			
Poroqueratose 6, múltiplos tipos	AD	18p11.3	%612353			
Poroqueratose 7, múltiplos tipos	AD	16q24.2	614714	603236	MVD	Mevalonato difosfato descarboxilase
Poroqueratose 8, tipo disseminado superficial actínico	AD	20q13.33	616063	612107	SLC17A9	Membro 9 da família 17 de carreadores de solutos
Poroqueratose 9, múltiplos tipos	AD	1q22	616631	134629	FDPS	Farnesil difosfato sintetase
Progéria/síndrome de Hutchinson-Gilford	AR, AD	1q22	176670	150330	LMNA	Lamina A/C
Protoporfiria eritropoiética ligada ao cromossomo X	DLX	Xp11.21	300752	301300	ALAS2	5´-aminolevulinato sintase 2
Protoporfiria eritropoiética, AR	AR	18q21.31	177000	612386	FECH	Ferroquelatase
Pseudoxantoma elástico	AR	16p13.11	264800	603234	ABCC6	Membro 6 da subfamília C da bomba cassete de ligação ao ATP

(*Continua*)

TABELA 4.1 – Doenças genéticas com participação cutânea e os genes envolvidos (On-line Mendelian Inheritance in Man [OMIM]) (*Continuação*)

Doença	Modo de herança	Lócus gênico	Número MIM do fenótipo	Número MIM do gene	Símbolo do gene	Nomenclatura do gene
Pseudoxantoma elástico, forma frustra	AD	16p13.11	177850	603234	ABCC6	Membro 6 da subfamília C da bomba cassete de ligação ao ATP
Psoríase 1, suscetibilidade		6p21.33	177900	142840	HLA-C	Complexo de histocompatibilidade principal, classe I, C
Psoríase 2	AD	17q25.3	602723	607211	CARD14	Membro 14 da família que contém domínio de recrutamento de caspases
Psoríase 3, suscetibilidade		4q	%601454		PSORS3	Gene 3 da suscetibilidade para psoríase
Psoríase 4, suscetibilidade		1q21	%603935		PSORS4	Gene 4 da suscetibilidade para psoríase
Psoríase 5, suscetibilidade		3q21	%604316		PSORS5	Gene 5 da suscetibilidade para psoríase
Psoríase 6, suscetibilidade		19p13	%605364		PSORS6	Gene 6 da suscetibilidade para psoríase
Queratodermia palmoplantar com surdez	AD	13q12.11	148350	121011	GJB2	Proteína da junção β2 (conexina 26)
Queratodermia palmoplantar epidermolítica	AD	17q21.2	144200	607606	KRT9	Queratina 9
Queratodermia palmoplantar não epidermolítica	AD	12q13.13	600962	139350	KRT1	Queratina 1
Queratodermia palmoplantar, tipo Bothnian	AD	12q13.12	600231	600442	AQP5	Aquaporina 5
Queratodernia palmoplantar não epidermolítica focal	AD	17q21.2	613000	148067	KRT16	Queratina 16
Queratordermia palmoplantar epídermolítica	AD	12q13.13	14200	139350	KRT1	Queratina 1
Queratose folicular espinulosa decalvante	RLX	Xp22.12	308800	300294	MBTPS2	Peptidase do fator de transcrição ligado à membrana, sítio 2
Queratose palmoplantar estriada I	AD	18q12.1	148700	125670	DSG1	Desmogleína 1
Queratose palmoplantar estriada II		6p24.3	1612908	125647	DSP	Desmoplaquina
Queratose palmoplantar estriada III		12q13.13	607654	139350	KRT1	Queratina 1
Queratose pilar atrófica	AR	12q13.3	604093	107770	LRP1	Proteína relacionada ao receptor LDL 1
Raquitismo dependente de vitamina D, com ou sem alopecia	AR	12q13.11	277440	601769	VDR	Receptor de vitamina D
Sarcoidose, suscetibilidade	AD	6p21.32	181000	142857	HLA-DRB1	Complexo de histocompatibilidade principal, classe II, DR β1
Schwannomatose (neurilemomatose cutânea congênita)	AD	22q12.2	162091	607379	NF2	Neurofibromina 2; símile da neurofibromatose tipo 2 (com neurilemomas cutâneos e schwannomas espinais, mas sem neuromas acústicos ou outros sinais de neurofibromatoses 1 e 2)
Síndrome cérebro-óculo-esquelético-facial 1	AR	10q11.23	214150	609413	ERCC6	Defeito de reparo por excisão 6, fator de remodelamento da cromatina

(*Continua*)

TABELA 4.1 – Doenças genéticas com participação cutânea e os genes envolvidos (On-line Mendelian Inheritance in Man [OMIM]) (*Continuação*)

Doença	Modo de herança	Lócus gênico	Número MIM do fenótipo	Número MIM do gene	Símbolo do gene	Nomenclatura do gene
Síndrome ADULT	AD	3q28	103285	603273	TP63	Proteína tumoral p63
Síndrome Apert	AD	10q26.13	101200	176943	FGFR2	Receptor 2 do fator de crescimento de fibroblastos
Síndrome ARC (artrogripose, disfunção renal e colestase)	AR	15q26.1	208085	608552	VPS33B	Proteína vacuolar 33β, associada tardia ao endossomo e ao lisossomo
Síndrome autoinflamatória familiar induzida pelo frio	AD	1q44	120100	606416	NLRP3	Proteína 3 contendo domínio de pirina da família *NLR*
Síndrome cárdio-cutâneo-facial	AD	7q34	115150	164757	BRAF	Proto-oncogene B-Raf serina/treonina cinase
Síndrome CDAGS	AR	22q12-q13	%603116			
Síndrome CEDNIK	AR	22q11.21	609528	604202	SNAP29	Proteína de 29k associada ao sinaptossomo
Síndrome cérebro-óculo-esquelético--facial 2	AR	19q13.32	610756	126340	ERCC2	Subunidade do fator de transcrição e reparo TFIIH, que funciona como DNA-helicase no reparo por excisão
Síndrome Chanarin-Dorfman	AR	3p21.33	275630	604780	ABHD5	Proteína 5 que contém domínio de hidrolase α e β
Síndrome Chédiak-Higashi	AR	1q42.3	214500	606897	LYST	Regulador do tráfego de lisossomos
Síndrome CHILD	DLX	Xq28	308050	300275	NSDHL	Proteína símile dependente de NAD(P)H esteroide desidrogenase
Síndrome CINCA (do inglês *chronic infantile neurological cutaneous and articular syndrome*)	AD	1q44	607115	606416	NLRP3	Proteína 3 que contém domínio de pirina da família NLR
Síndrome da *cutis gyrata* de Beare-Stevenson	AD	10q26.13	123790	176943	FGFR2	Receptor 2 do fator de crescimento de fibroblastos
Síndrome da hiperglobulinemia E	AR	9p24.3	243700	611432	DOCK8	Dedicador de citocinese 8
Síndrome da hiperglobulinemia E com micobacteriose atípica (imunodeficiência 35)	AR	19p13.2	611521	176941	TYK2	Tirosinocinase 2
Síndrome da hiperglobulinemia E recorrente (síndrome de Job)	AD	17q21.2	147060	102582	STAT3	Transdutor de sinal e ativador de transcrição 3
Síndrome da ictiose relacionada a colangite esclerosante, alopecia e vacúolos leucocitários	AR	3q28	607626	603718	CLDN1	Claudina 1
Síndrome da pele enrugada	AR	12q24.31	278250	611716	ATP6V0A2	Subunidade α2 do domínio V(0) da ATPase transportadora de H$^+$
Síndrome da sudorese induzida pelo frio 1	AR	19p13.11	272430	604237	CRLF1	Fator 1 símile aos receptores de citocinas
Síndrome da tortuosidade arterial	AR	20q13.12	208050	606145	SLC2A10	Membro 10 da família 2 de carreadores de solutos
Síndrome das unhas amarelas	AD	16q24.1	%153300	602402	FOXC2	

(*Continua*)

TABELA 4.1 – Doenças genéticas com participação cutânea e os genes envolvidos (On-line Mendelian Inheritance in Man [OMIM]) (*Continuação*)

Doença	Modo de herança	Lócus gênico	Número MIM do fenótipo	Número MIM do gene	Símbolo do gene	Nomenclatura do gene
Síndrome das unhas amarelas	AD	16q24.1	%153400	602402	FKHL14, MFH1	
Síndrome de Bannayan-Riley-Ruvalcaba	AD	10q23.31	153480	601728	PTEN	Homólogo de tensina e fosfatase
Síndrome de Bart-Pumphrey	AD	13q12.11	149200	121011	GJB2	Proteína de junção β2 (conexina 26)
Síndrome de Bazex	DLX	Xq24-q27	%301845			
Síndrome de Beckwith-Wiedemann	AD	11p15.4	130650	600856	CDKN1C	Inibidor 1C da cinase dependente de ciclinas
Síndrome de Beckwith-Wiedemann	AD	11p15.5	130650	103280	H19	Transcrito não codificador de proteína, expresso maternamente, sob impressão genômica; gene regulado epigeneticamente
Síndrome de Beckwith-Wiedemann	AD	11p15.5	130650	604115	KCNQ1OT1	Transcrito 1 da fita antissenso de DNA, não codificador de proteína/ KCNQ1 na fita-senso oposta. (KCNQ1 = membro 1 da subfamília símile a KQT do canal de potássio dependente de voltagem)
Síndrome de Beckwith-Wiedemann	AD	11p15.5	130650	616186	ICR1	Região de controle da impressão genômica de H19/IGF2
Síndrome de Bjornstad	AR	2q35	262000	603647	BCS1L	Proteína de membrana BCS1 símile à proteína bcs1 de S. cerevisiae, envolvida na formação do complexo III da cadeia respiratória mitocondrial
Síndrome de Blau	AD	16q12.1	186580	605956	NOD2	Proteína com dois domínios de oligomerização de nucleotídeos ligantes
Síndrome de Bloom	AR	15q26.1	210900	604610	BLM	Helicase símile à proteína RecQ
Síndrome de Cockayne tipo A	AR	5q12.1	216400	609412	ERCC8	Subunidade do grupo 8 do complexo de complementação cruzada do reparo por excisão; subunidade do complexo ligase-ubiquitina da síndrome de Cockayne A)
Síndrome de Cockayne tipo B	AR	10q11.23	133540	609413	ERCC6	Subunidade do grupo 6 do complexo de complementação cruzada do reparo por excisão; fator de remodelamento da cromatina
Síndrome de Conradi-Hunermann-Happle (condrodisplasia punctata dominante ligada ao cromossomo X)	DLX	Xp11.23	302960	300205	EBP	Proteína emopamil-ligante (esterol-isomerase)
Síndrome de Cowden 1	AD	10q23.31	158350	601728	PTEN	Homólogo de tensina e fosfatase
Síndrome de Crouzon	AD	10q26.13	123500	176943	FGFR2	Receptor 2 do fator de crescimento de fibroblastos
Síndrome de Crouzon com acantose nigricante	AD	4p16.3	612247	134934	FGFR3	Receptor 3 do fator de crescimento de fibroblastos
Síndrome de De Sanctis-Cacchione	AR	10q11.23	278800	609413	ERCC6	Subunidade do grupo 6 do complexo de complementação cruzada do reparo por excisão; fator de remodelamento da cromatina
Síndrome de Gardner (polipose adenomatosa familiar 1)	AD	5q22.2	175100	611731	APC	Gene supressor de tumor, regulador da via de sinalização do oncogene WNT

(*Continua*)

TABELA 4.1 – Doenças genéticas com participação cutânea e os genes envolvidos (On-line Mendelian Inheritance in Man [OMIM]) (*Continuação*)

Doença	Modo de herança	Lócus gênico	Número MIM do fenótipo	Número MIM do gene	Símbolo do gene	Nomenclatura do gene
Síndrome de Goeminne	LX	Xq28	%314300		TKCR	Torcicolos, queloides, criptorquidia e displasia renal
Síndrome de Gorlin (síndrome do nevo basocelular)	AD	9q22.32	109400	601309	PTCH1	Gene *PTCH1* homólogo ao de *Drosophila*
Síndrome de Griscelli tipo 1	AR	15q21.2	214450	160777	MYO5A	Miosina VA
Síndrome de Griscelli tipo 2	AR	15q21.3	607624	603868	RAB27A	Membro da família de oncogenes *RAS*
Síndrome de Griscelli tipo 3	AR	2q37.3	609227	606526	MLPH	Melanofilina
Síndrome de Haim-Munk	AR	11q14.2	245010	602365	CTSC	Catepsina C
Síndrome de Hermansky-Pudlak 1	AR	10q24.2	203300	604982	HPS1	Subunidade 1 do complexo 3 da biogênese de organelas lisossômicas
Síndrome de Hermansky-Pudlak 2	AR	5q14.1	608233	603401	AP3B1	Subunidade β1 do complexo 3 de proteínas relacionadas com o adaptador
Síndrome de Hermansky-Pudlak 3	AR	3q24	614072	606118	HPS3	Subunidade 1 do complexo 2 da biogênese de organelas lisossômicas
Síndrome de Hermansky-Pudlak 4	AR	22q12.1	614073	606682	HPS4	Subunidade 2 do complexo 3 da biogênese de organelas lisossômicas
Síndrome de Hermansky-Pudlak 5	AR	11p15.1	614074	607521	HPS5	Subunidade 2 do complexo 2 da biogênese de organelas lisossômicas
Síndrome de Hermansky-Pudlak 6	AR	10q24.32	614075	607522	HPS6	Subunidade 3 do complexo 2 da biogênese de organelas lisossômicas
Síndrome de Hermansky-Pudlak 7	AR	6p22.3	614076	607145	DTNBP1	Proteína 1 ligante da distrobrevina
Síndrome de Hermansky-Pudlak 8	AR	19q13.32	614077	609762	BLOC1S3	Subunidade 3 do complexo 1 da biogênese de organelas lisossômicas
Síndrome de hiperglobulinemia D	AR	12q24.11	260920	251170	MVK	Mevalonato cinase
Síndrome de hipotricose, linfedema e telangiectasias	AR	20q13.33	607823	601618	SOX18	Membro da família de fatores de transcrição SOX, relacionada à SRY (região determinante do sexo do cromossomo Y)
Síndrome de Howel Evans (tilose com câncer esofágico)	AD	17q25.1	148500	614404	RHBDF2	Proteína romboide 2 homóloga à romboide 5 de *Drosophila*
Síndrome de ictiose relacionada à prematuridade	AR	9q34.11	608649	604194	SLC27A4	Membro 4 da família 27 de carreadores de solutos
Síndrome de Job (síndrome da hiperglobulinemia E recorrente)	AD	17q21.2	147060	102582	STAT3	Transdutor de sinal e ativador de transcrição 3
Síndrome de Klinder	AR	20p12.3	173650	607900	FERMT1	Membro 1 da família da fermitina
Síndrome de Laron (nanismo pituitário II)	AR	5p13-p12	262500	600946	GHR	Receptor do hormônio de crescimento
Síndrome de Loeys-Dietz	AD	9q22.33	609192	190181	TGFBR1	Receptor β1 de TGF
Síndrome de Loeys-Dietz 2	AD	3p24.1	610168	190182	TGFRB2	Receptor β2 de TGF

(*Continua*)

TABELA 4.1 – Doenças genéticas com participação cutânea e os genes envolvidos (On-line Mendelian Inheritance in Man [OMIM]) (*Continuação*)

Doença	Modo de herança	Lócus gênico	Número MIM do fenótipo	Número MIM do gene	Símbolo do gene	Nomenclatura do gene
Síndrome de Marfan	AD	15q21.1	154700	134797	FBN1	Fibrilina 1
Síndrome de McCune-Albright		20q13.32	174800	139320	GNAS	Lócus complexo GNAS
Síndrome de melanoma e tumor do sistema neural (síndrome de melanoma-astrocitoma)	AD	9p21.3	%155755	600160	CDKN2A	Inibidor 2A da cinase dependente de ciclina
Síndrome de Muckle-Wells	AD	1q44	191900	606416	NLRP3	Proteína 3 da família NLR, com domínio de pirina
Síndrome de Muir-Torre	AD	2p21-p16	158320	609309	MSH2	Homólogo do gene MutS2 de *E. coli*
Síndrome de Muir-Torre	AD	3p22.2	158320	120436	MLH1	Homólogo do gene MutS1 de *E. coli*
Síndrome de Naegeli-Franceschetti-Jadassohn	AD	17q21.2	161000	148066	KRT14	Queratina 14
Síndrome de Netherton	AR	5q32	256500	605010	SPINK5	Inibidor de serina peptidase, tipo Kazal 5
Síndrome de Noonan 1	AD	12q24.13	163950	176876	PTPN11	Tirosina fosfatase tipo não receptor 11
Síndrome de Papillon-Lefèvre	AR	11q14.2	245000	602365	CTSC	Catepsina C
Síndrome de Peutz-Jeghers	AD	19p13.3	175200	602216	STK11	Serina/treonina cinase 11
Síndrome de Pfeiffer	AD	10q26.13	101600	176943	FGFR2	Receptor 2 do fator de crescimento de fibroblastos
Síndrome de Proteus, somática		14q32.33	176920	164730	AKT1	AKT serina/treonina cinase 1
Síndrome de Rothmund-Thomson	AR	8q24.3	268400	603780	RECQL4	Helicase RecQ-símile 4
Síndrome de Rubinstein-Taybi 1	AD	16p13.3	180849	600140	CREBBP	Proteína ligante de CREB
Síndrome de Sjögren-Larsson	AR	17p11.2	270200	609523	ALDH3A2	Membro 2 da família 3 de aldeído desidrogenase
Síndrome de Stickler tipo 1	AD	12q13.11	108300	120140	COL2A1	Cadeia α1 do colágeno tipo II
Síndrome de unha-patela	AD	9q33.3	161200	602575	LMX1B	Fator de transcrição 1β do homeobox LIM
Síndrome de unha-patela com glaucoma de ângulo aberto	AD	9q34.1	137750	602575	LMX1B, OPTN	Fator de transcrição 1β do homeobox LM1; optineurina
Síndrome de Van der Woude	AD	1q32.2	119300	607199	IRF6	Fator 6 regulador de interferon
Síndrome de Vohwinkel	AD	13q12.11	124500	121011	GJB2	Proteína de junção β2 (conexina 26)
Síndrome de Vohwinkel, forma variante (com ictiose)	AD	1q21.3	604117	152445	LOR	Loricrina
Síndrome de Waardenburg tipo 1	AD	2q36.1	193500	606597	PAX3	Gene 3 da família *paired box* de fatores de transcrição
Síndrome de Waardenburg tipo 2A	AD	3p13	193510	156845	MITF	Fator de transcrição associado a microftalmia
Síndrome de Waardenburg tipo 2B	AD	1p21-p13.3	%600193		WS2B	Síndrome de Waardenburg tipo 2B
Síndrome de Waardenburg tipo 2C		8p23	%606662			
Síndrome de Waardenburg tipo 3	AD, AR	2q36.1	148820	606597	PAX3	Gene 3 da família *paired box* de fatores de transcrição

(*Continua*)

TABELA 4.1 – Doenças genéticas com participação cutânea e os genes envolvidos (On-line Mendelian Inheritance in Man [OMIM]) (*Continuação*)

Doença	Modo de herança	Lócus gênico	Número MIM do fenótipo	Número MIM do gene	Símbolo do gene	Nomenclatura do gene
Síndrome de Waardenburg/albinismo digênico	AD	11q14.3	103470	606933	TYR	Tirosinase
Síndrome de Waardenburg/albinismo ocular digênico	AD	3p13	103470	156845	MITF	Fator de transcrição associado a microftalmia
Síndrome de Watson	AD	17q11.2	193520	613113	NF1	Neurofibromina 1
Síndrome de Werner	AR	8p12	277700	604611	WRN	Proteína RECQ símile da síndrome de Werner
Síndrome de Winchester		14q11.2	277950	600754	MMP14	Metalopeptidase 14 da matriz extracelular
Síndrome de Wiskott-Aldrich	RLX	Xp11.23	301000	300392	WAS	Proteína citoplasmática expressa em células hematopoiéticas na síndrome de Wiskott-Aldrich
Síndrome de Witkop (displasia ectodérmica 3, tipo dente-unha)	AD	4p16.2	189500	142983	MSX1	Membro da família gênica *MSX* de vertebrados, homólogo ao gene *MSH* do homeobox de segmento muscular de *Drosophila*
Síndrome de Zimmermann-Laband 1	AD	1q32.2	135500	603305	KCNH1	Membro 1 da subfamília H do canal de potássio dependente de voltagem
Síndrome de Zlotogora-Ogur (síndrome de displasia ectodérmica com fissura labiopalatina)	AR	11q23.3	225060	600644	NECTIN1	Molécula de adesão celular de nectina 1
Síndrome do corno occipital	RLX	Xq21.1	304150	300011	ATP7A	ATPase transportadora de Cu^{2+}, α-polipeptídeo
Síndrome do nevo atípico familiar (melanoma cutâneo maligno 3, suscetibilidade)	AD	12q14.1	609048	123829	CDK4	Cinase 4 dependente de ciclina
Síndrome do nevo atípico familiar (melanoma cutâneo maligno 1, suscetibilidade)	AD	1p36	%155600		CMM	Melanoma cutâneo maligno/nevo displásico
Síndrome do pterígio múltiplo, tipo letal	AR	2q31.1	253290	100690	CHRNA1	Subunidade α do receptor colinérgico nicotínico
Síndrome do pterígio múltiplo, tipo letal	AR	2q37.1	253290	100720	CHRND	Subunidade δ do receptor colinérgico nicotínico
Síndrome do pterígio múltiplo, tipo letal	AR	2q37.1	253290	100730	CHRNG	Subunidade γ do receptor colinérgico nicotínico
Síndrome do pterígio múltiplo, variante Escobar, tipo não letal	AR	2q37.1	265000	100730	CHRNG	Subunidade y do receptor colinérgico nicotínico
Síndrome do pterígio poplíteo	AD	1q32.2	119500	607199	IRF6	Fator regulador 6 do interferon
Síndrome EEC 1 (ectrodactilia, displasia ectodérmica e fissura labiopalatina)	AD	7q11.2-q21.3	%129900		EEC1	Síndrome EEC1
Síndrome EEC 3 (ectrodactilia, displasia ectodérmica e fissura labiopalatina)	AD	3q28	604292	603273	TP63	Proteína tumoral p63
Síndrome EEM (displasia ectodérmica, ectrodactilia e distrofia macular)	AR	16q22.1	225280	114021	CDH3	Caderina 3

(*Continua*)

TABELA 4.1 – Doenças genéticas com participação cutânea e os genes envolvidos (On-line Mendelian Inheritance in Man [OMIM]) (*Continuação*)

Doença	Modo de herança	Lócus gênico	Número MIM do fenótipo	Número MIM do gene	Símbolo do gene	Nomenclatura do gene
Síndrome Ehlers-Danlos clássica	AD	17q21.33	130000	120150	COL1A1	Cadeia α1 do colágeno I
Síndrome Ehlers-Danlos clássica (tipo I)	AD	9q34.3	130000	120215	COL5A1	Cadeia α1 do colágeno V
Síndrome Ehlers-Danlos clássica (tipo II)	AD	2q32.2	130000	120190	COL5A2	Cadeia α2 do colágeno V
Síndrome Ehlers-Danlos símile à clássica, com formas progeroides	AR	6p21.33-p21.32	606408	600985	TNXB	Tenascina XB
Síndrome Ehlers-Danlos tipo artrocalasia 2 (tipo VIIB)	AD	7q21.3	617821	120160	COL1A2	Cadeia α2 do colágeno tipo I
Síndrome Ehlers-Danlos tipo cifoescoliótica 1 (tipo VI)	AR	1p36.22	225400	153454	PLOD1	Pró-colágeno-lisina 2-oxoglutarato 5-dioxigenase 1
Síndrome Ehlers-Danlos, com alterações valvulares cardíacas	AR	7q21.3	225320	120160	COL1A2	Cadeia α2 do colágeno I
Síndrome Ehlers-Danlos, com dermatosparaxis (tipo VIIC)	AR	5q35.3	225410	604539	ADAMTS2	Procolágeno I N-proteinase ; mdmbfo da família proteica da desintegrina e da metaloproteinase com motivos de tromboespondina
Síndrome Ehlers-Danlos, devido a deficiência de tenascina XB	AR	6p21.3	606408	600985	TNXB	Tenascina XB
Síndrome Ehlers-Danlos, hipermobilidade (tipo III)	AD	6p21.3	%130020	600985	TNXB	Tenascina XB
Síndrome Ehlers-Danlos, periodontite (tipo VIII)	AD	12p13	130080	613785	C1R	Complemento C1R
Síndrome Ehlers-Danlos tipo artrocalasia 1 (tipo VIIA)	AD	17q21.33	130060	120150	COL1A1	Cadeia α1 do colágeno tipo I
Síndrome Ehlers-Danlos, vascular (tipo IV)	AD	2q32.2	130050	120180	COL3A1	Cadeia α1 do colágeno III
Síndrome Ellis-van Creveld	AR	4p16.2	225500	604831	EVC	Subunidade 1 do complexo ciliar EvC
Síndrome Ellis-van Creveld	AR	4p16.2	225500	607261	EVC2	Subunidade 2 do complexo ciliar EvC
Síndrome Haim-Munk	AR	11q14.2	245010	602365	CTSC	Catepsina C
Síndrome Hay-Wells	AD	3q28	106260	603273	TP63	Proteína tumoral p63
Síndrome hipereosinofílica, idiopática	MS, CE	4q12	607685	173490	PDGFRA	Receptor α do fator de crescimento derivado de plaquetas
Síndrome Huriez	AD	4q23	%181600		TYS	Esclerotilose
Síndrome Jackson-Weiss	AD	10q26.13	123150	176943	FGFR2	Receptor 2 do fator de crescimento de fibroblastos
Síndrome KID (síndrome de ceratite, ictiose e surdez AD)	AD	13q12.11	148210	121011	GJB2	Proteína de junção β2 (conexina 26)
Síndrome laringo-ônico-cutânea	AR	18q11.2	245660	600805	LAMA3	Laminina α3
Síndrome LEOPARD 1	AD	12q24.13	151100	176876	PTPN11	Tirosina fosfatase tipo 11 não receptor

(*Continua*)

TABELA 4.1 – Doenças genéticas com participação cutânea e os genes envolvidos (On-line Mendelian Inheritance in Man [OMIM]) (*Continuação*)

Doença	Modo de herança	Lócus gênico	Número MIM do fenótipo	Número MIM do gene	Símbolo do gene	Nomenclatura do gene
Síndrome LEOPARD 2		3p25.2	611554	164760	RAF1	Proto-oncogene *RAF1*, serina/treonina cinase
Síndrome linfedema-distiquíase	AD	16q24.1	153400	602402	FOXC2	Fator de transcrição do *box forkhead* C2
Síndrome linfoproliferativa autoimune	AD	10q23.31	601859	134637	FAS	Membro 6 da superfamília de receptores do fator de necrose tumoral
Síndrome Majeed	AR	18p11.31	609628	605519	LPIN2	Lipina 2
Síndrome melanoma/câncer pancreático	AD	9p21.3	606719	600160	CDKN2A	Inibidor 2A da cinase dependente de ciclina
Síndrome membro-mamária	AD	3q28	603543	603273	TP63	Proteína tumoral p63
Síndrome Midas (defeitos lineares da pele com múltiplas anomalias congênitas 1)	DLX	Xp22.2	309801	300056	HCCS	Holocitocromo c sintase
Síndrome oro-dígito-facial 1	DLX	Xp22.2	311200	300170	OFD1	Proteína OFD1 do centríolo e do satélite centriolar
Síndrome *skin peeling*	AR	15q15.2	609796	603805	TGM5	Transglutaminase 5
Síndrome Tietz de albinismo e surdez	AD	3p13	103500	156845	MITF	Fator de transcrição associado a microftalmia
Síndrome trico-dento-óssea	AD	17q21.33	190320	600525	DLX3	Homeobox *distal-less* 3
Síndrome tricorrinofalangiana tipo I	AD	8q23.3	190350	604386	TRPS1	Fator de transcrição repressor da ligação à sequência de consenso, no DNA, GATA 1
Síndrome tricorrinofalangiana tipo III	AD	8q23.3	190351	604386	TRPS1	Fator de transcrição repressor da ligação à sequência de consenso, no DNA, GATA 1
Sitosterolemia	AR	2p21	210250	605459	ABCG5	Esterolina 1 (proteína transportadora 5 da subfamília G do cassete de ligação ao ATP)
Sitosterolemia	AR	2p21	210250	605460	ABCG8	Esterolina 2 (proteína transportadora 8 da subfamília G do cassete de ligação ao ATP)
Telangiectasia hereditária hemorrágica tipo 1	AD	9q34.11	187300	131195	ENG	Endoglina
Telangiectasia hereditária hemorrágica tipo 2	AD	12q13.13	600376	601284	ACVRL1	Receptor de activina A-tipo II símile cinase 1
Tricoepitelioma familiar múltiplo 1	AD	16q12.1	601606	605018	CYLD	Deubiquitinase da lisina 63 da cilindromatose
Tricoepitelioma múltiplo familiar 1	AD	16q12.1	601606	605018	CYLD	Gene supressor de tumor, produtor de uma desubiquitinase que remove a lisina 63 da ubiquitina
Tricotiodistrofia 1, fotossensitiva	AR	19q13.32	601675	126340	ERCC2	Subunidade helicase do complexo central de fatores de transcrição TFIIH e do reparo por excisão de nucleotídeos do DNA, 2
Tricotiodistrofia 2, fotossensitiva	AR	2q14.3	616390	133510	ERCC3	Subunidade helicase do complexo central de fatores de transcrição TFIIH e do reparo por excisão de nucleotídeos do DNA, 3

(*Continua*)

TABELA 4.1 – Doenças genéticas com participação cutânea e os genes envolvidos (On-line Mendelian Inheritance in Man [OMIM]) (*Continuação*)

Doença	Modo de herança	Lócus gênico	Número MIM do fenótipo	Número MIM do gene	Símbolo do gene	Nomenclatura do gene
Tricotiodistrofia 3, fotossensitiva	AR	6q25.3	616395	608780	GTF2H5	Subunidade 5 do fator geral de transcrição 2H
Tricotiodistrofia 4, não fotossensitiva	AR	7p14.1	234050	609188	MPLKIP	Proteína de interação com a cinase PLK1 específica da fase M do ciclo celular
Tricotiodistrofia 5, não fotossensitiva	DLX	Xq24	300953	300951	RNF113A	Proteína com um domínio em dedo de zinco tipo RING, 113
Tricotiodistrofia 6, não fotossensitiva	AR	8p12	616943	189964	GTF2E2	Subunidade 2 do fator geral de transcrição IIE
Trombofilia, devido à deficiência de proteína C, AD	AD	2q14.3	176860	612283	PROC	Proteína C, inativadora dos fatores de coagulação Va e VIIIa
Trombofilia, devido à deficiência de proteína C, AR	AR	2q14.3	612304	612283	PROC	Proteína C, inativadora dos fatores de coagulação Va e VIIIa
Trombofilia, devido à deficiência de proteína S, AD	AD	3q11.1	612336	176880	PROS1	Proteína S
Trombofilia, devido à deficiência de proteína S, AR	AR	3q11.1	614514	176880	PROS1	Proteína S
Trombofilia, devido à resistência à proteína C ativada	AD	1q24.2	188055	612309	F5	Fator de coagulação V (fator Leiden)
Trombofilia, suscetibilidade, devido ao fator V Leiden	AD	1q24.2	188055	612309	F5	Fator de coagulação V (fator Leiden)
Vitiligo associado a múltiplas doenças autoimunes, suscetibilidade 1	AR, AD	17p13.2	606579	606636	NLRP1	Proteína 1 da família NLR contendo um domínio de pirina
Xantomatose cerebrotendinosa	AR	2q35	213700	606530	CYP27A1	Membro 1 da subfamília A, da família 27 do citocromo P450
Xeroderma pigmentoso, grupo A de complementação	AR	9q22.33	278700	611153	XPA	XPA, reconhecimento de danos no DNA e fator de reparo
Xeroderma pigmentoso, grupo B de complementação	AR	2q14.3	610651	133510	ERCC3	Subunidade helicase do complexo central de fatores de transcrição TFIIH e do reparo por excisão de nucleotídeos do DNA, 3
Xeroderma pigmentoso, grupo C de complementação	AR	3p25.1	278720	613208	XPC	Subunidade do complexo XPC, reconhecimento de danos no DNA e fator de reparo
Xeroderma pigmentoso, grupo D de complementação	AR	19q13.32	278730	126340	ERCC2	Subunidade helicase do complexo central de fatores de transcrição TFIIH e do reparo por excisão de nucleotídeos do DNA, 2
Xeroderma pigmentoso, grupo E, subtipo 2	AR	11q12.2	278740	600045	DDB1	Proteína ligadora de DNA específico danificado 1
Xeroderma pigmentoso, grupo E, subtipo DDB-negativo	AR	11p11.2	278740	600811	DDB2	Proteína ligadora de DNA específico danificado 2
Xeroderma pigmentoso, grupo F	AR	16p13.12	278760	133520	ERCC4	Subunidade 4 da endonuclease catalítica do reparo por excisão de nucleotídeos do DNA

(*Continua*)

TABELA 4.1 – Doenças genéticas com participação cutânea e os genes envolvidos (On-line Mendelian Inheritance in Man [OMIM]) (*Continuação*)

Doença	Modo de herança	Lócus gênico	Número MIM do fenótipo	Número MIM do gene	Símbolo do gene	Nomenclatura do gene
Xeroderma pigmentoso, grupo G	AR	13q33.1	278780	133530	ERCC5	Endonuclease 5 do reparo por excisão de nucleotídeos do DNA
Xeroderma pigmentoso, tipo variante	AR	6p21.1	278750	603968	POLH	DNA-polimerase eta

AD, autossômico dominante; AR, autossômico recessivo; CE, casos esporádicos; DLX, dominante ligado ao X; LX, ligado ao X; MS, mutação somática; MU, multifatorial; RLX, recessivo ligado ao X; TSC, do inglês *tuberous sclerosis complex*.
Notas: as lacunas na tabela correspondem a dados não constantes nas fontes pesquisadas.
O símbolo % indica que há descrição do fenótipo ou lócus, mas a base molecular é desconhecida.

TABELA 4.2 – Símbolos utilizados em heredogramas para descrever as famílias portadoras de enfermidades genéticas

☐	Sexo masculino	☐─○	Casamento
○	Sexo feminino	☐┄○	Relação extramarital
◇	Sexo indefinido	☐⫽○	Divórcio
☐3 ○4	Número de filhos do sexo indicado	☐═○	Acasalamento consanguíneo
■ ●	Indivíduo afetado		Gêmeos monozigóticos
◨ ◐	Heterozigotos para um caráter autossômico		Gêmeos dizigóticos
⊙	Portador de caráter recessivo ligado ao X		
↗	Probando (marcação com seta)		Gêmeos de zigosidade desconhecida
⧄	Indivíduo falecido		
▰	Morte pré-natal		Numeração dos indivíduos em heredogramas
⸺	Aborto espontâneo		
[☐]	Adotado para dentro da família		
]○[	Adotada para fora da família		Ausência de prole

tar, síndrome oro-dígito-facial ligada ao X e algumas formas de condrodisplasia puntacta.

Quando ligada ao X e recessiva, afeta somente homens. É transmitida da mãe carreadora para metade dos filhos homens **(FIGURA 4.10)** e também pode pular gerações.

São doenças hereditárias de transmissão recessiva ligada ao X: albinismo ocular, síndrome de Menkes, doença de Fabry, displasia ectodérmica anidrótica, algumas formas de condrodisplasia puntacta e ictiose recessiva ligada ao X.

Doenças ligadas ao cromossomo Y

Quando ligada ao cromossomo Y, afeta também somente homens, mas é transmitida dos pais para os filhos **(FIGURA 4.11)**, sendo que todo homem afetado transmite para todos os descendentes do sexo masculino. Aparentemente, a presença de grande quantidade de pelos nas regiões auriculares é transmitida por gene desconhecido ligado ao cromossomo Y.

DIAGNOSE PRÉ-NATAL DAS GENODERMATOSES

As genodermatoses constituem um grupo heterogêneo de doenças hereditárias que afetam única ou principalmente a pele, com maior ou menor gravidade, podendo ou não se manifestar ao nascimento.

O diagnóstico pré-natal está indicado nas genodermatoses gravemente incapacitantes ou letais. As principais indicações do diagnóstico pré-natal são as formas graves de epidermólise bolhosa e de ictioses. Geralmente o diagnóstico pré-natal é solicitado por casais que já tiveram um filho acometido.

Atualmente, com o avanço do conhecimento da base molecular de várias genodermatoses, o método de diagnóstico pré-natal mais utilizado é a análise do DNA fetal, que é um método mais preciso e feito num estágio mais precoce da ges-

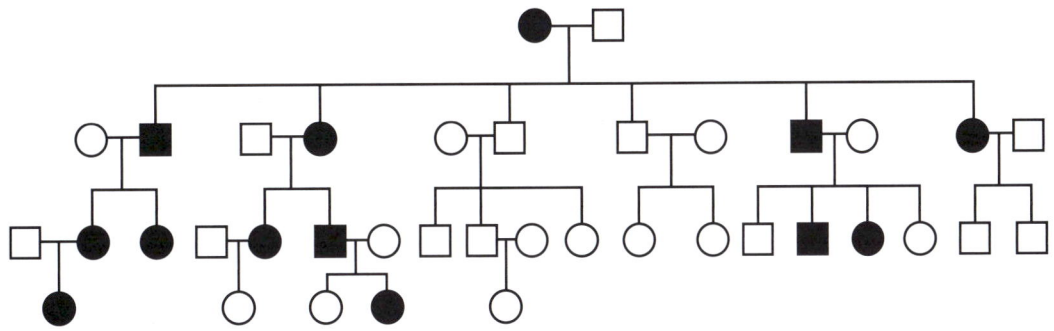

FIGURA 4.7 – Padrão de herança autossômico dominante.

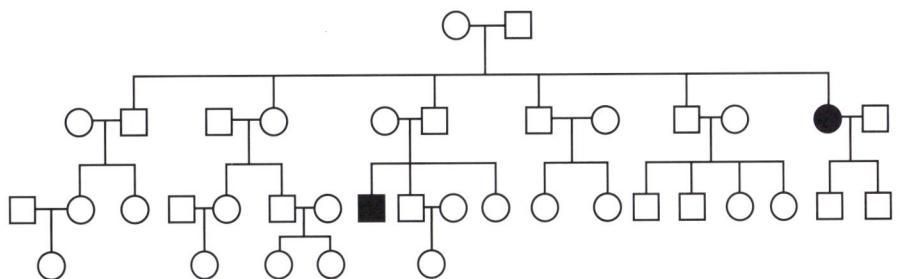

FIGURA 4.8 – Padrão de herança autossômico recessivo.

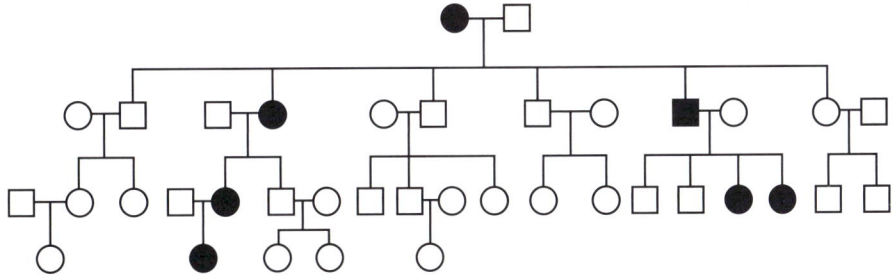

FIGURA 4.9 – Padrão de herança ligado a X dominante.

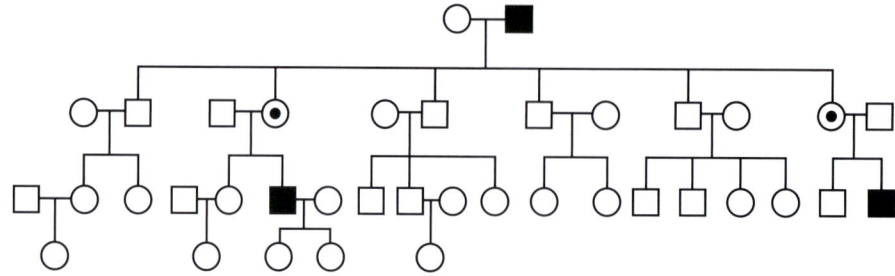

FIGURA 4.10 – Padrão de herança ligado a X recessivo.

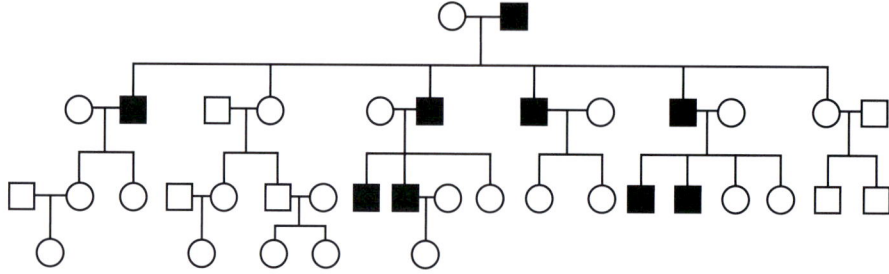

FIGURA 4.11 – Padrão de herança ligado a Y.

tação. No entanto, a biópsia da pele fetal ainda é o único método possível em algumas genodermatoses.

Biópsia da pele fetal

A biópsia fetal pode ser realizada a partir da 15ª semana de gestação. Nas ictioses, é preferível realizá-la a partir da 19ª semana, quando as anormalidades ultraestruturais já estão presentes. O risco de perda fetal pelo procedimento é de aproximadamente 1%.

Os fragmentos de pele do feto são obtidos a partir da introdução de uma cânula ou agulha na cavidade amniótica guiada por ultrassom, através da qual é introduzido fórcipe de biópsia ou agulha.

Os fragmentos podem ser analisados por microscopia óptica, eletrônica e por mapeamento por imunofluorescência indireta (do inglês *immunomapping*). O imunomapeamento é usado na investigação das diversas formas de epidermólise bolhosa.

No albinismo oculocutâneo, o fragmento deve ser retirado de áreas pilosas como couro cabeludo e supercílios. Nessa doença, é utilizado um método imuno-histoquímico para análise da atividade da tirosinase.

Com o advento dos métodos de análise molecular do DNA fetal, a utilização de biópsia fetal na diagnose pré-natal reduziu-se significativamente.

Análise do DNA fetal

O material fetal pode ser obtido por biópsia de vilo corial (realizada entre 11-14 semanas de gestação) ou amniocentese (a partir de 14 semanas). Esses procedimentos elevam o risco basal de perda fetal em cerca de 1%. A cordocentese é menos utilizada por ser mais invasiva e de execução mais tardia (acima de 20 semanas de gestação).

A grande desvantagem do diagnóstico pré-natal por meio da análise do DNA fetal é a necessidade de estudo molecular prévio, que pode demorar várias semanas. Assim, é importante que se obtenha, com antecedência, amostra de DNA do indivíduo afetado e/ou do casal para sequenciamento do gene envolvido para a determinação da mutação patogênica. A obtenção de DNA dos pais também é importante para a exclusão de mutações "de novo", de dissomia uniparental, de mosaicismo de células germinativas e de não paternidade.

Em alguns centros de referência, o diagnóstico pré-natal molecular é utilizado de modo rotineiro, principalmente nos casos de epidermólise bolhosa distrófica e juncional, para as quais já estão disponíveis roteiros diagnósticos específicos. A **TABELA 4.3** exemplifica algumas das genodermatoses passíveis de diagnóstico molecular pré-natal, o tipo de herança mais comum e os genes envolvidos.

Diagnose ultrassonográfica

A ultrassonografia (US) ainda tem valor limitado no diagnóstico pré-natal, pois seus achados geralmente são tardios. A US tridimensional ampliou a possibilidade de revelar alterações morfológicas na ictiose arlequim, a partir das 18 semanas de gestação.

Na ictiose arlequim, a US permite observar diformismo facial, alterações morfológicas auriculares, língua protrusa e contraturas e deformidades flexurais dos dedos. Também pode permitir a visualização de alterações da displasia ectodérmica anidrótica, nevo sebáceo e cútis vértice girata. Pode ainda indicar, indiretamente, a presença de epidermólise bo-

TABELA 4.3 – Genodermatoses com diagnóstico pré-natal feito por análise do DNA

Doença	Tipo de herança	Genes envolvidos
Albinismo oculocutâneo (tirosinase negativo, OCA1A)	AR	TYR
Epidermólise bolhosa distrófica dominante	AD	COL7A1
Epidermólise bolhosa distrófica recessiva	AR	COL7A1
Epidermólise bolhosa juncional com atresia de piloro	AR	ITGB4, ITGA6
Epidermólise bolhosa juncional do tipo Herlitz	AR	LAMA3, LAMB3, LAMC2
Epidermólise bolhosa simples (Dowling-Meara)	AD	KRT14, KRT5
Eritrodermia ictiosiforme congênita bolhosa (hiperqueratose epidermolítica)	AD	KRT1, KRT10
Ictiose lamelar	AR	TGM1
Mucopolissacaridose (Hunter, tipo II)	RLX	IDS
Porfiria eritropoiética congênita	AR	UROS
Síndrome da ectrodactilia, displasia ectodérmica, fenda labial e palatina	AD	TP63
Síndrome de Chédiak-Higashi	AR	LYST
Síndrome de Ehlers-Danlos tipo VI	AR	PLOD
Síndrome de Netherton	AD	SPINK5
Síndrome de Sjögren-Larsson	AR	ALDH3A2
Síndrome de Wiskott-Aldrich	RLX	WAS
Xeroderma pigmentoso, grupo de complementação A	AR	XPA

AD, autossômica dominante; AR, autossômica recessiva; RLX, recessiva ligada ao X.

lhosa com atresia pilórica por meio da demonstração de dilatação gástrica.

Diagnose genética pré-implantação

Para o diagnóstico genético pré-implantação é necessário se fazer fertilização *in vitro* e análise de uma única célula do embrião retirada no estágio de mórula. Somente os embriões geneticamente selecionados são implantados.

Esta técnica, além de evitar a realização de procedimento invasivo durante a gestação, também evita uma possível interrupção da gestação de um feto afetado, o que a torna eticamente mais aceitável para muitos casais.

As principais desvantagens são: o elevado custo, a possibilidade de resultado falso-negativo, o estresse emocional, os riscos envolvidos com as técnicas de reprodução assistida e o risco de a gestação não evoluir até o termo, como ocorreu em uma parte significativa das genodermatoses nas quais esse método foi utilizado.

O diagnóstico pré-implantação já foi descrito em algumas genodermatoses como na síndrome da displasia ectodérmica com fragilidade cutânea e na epidermólise bolhosa juncional do tipo Herlitz.

Atualmente estão sendo estudadas técnicas que analisam o DNA fetal livre circulante que corresponde a 3% a 6% do DNA livre de celular presente no plasma materno. Essas técnicas são empregadas a partir do 7º mês de gestação, embora já se detecte DNA fetal livre no plasma materno a partir da quarta semana. A partir do DNA livre, podem ser estudados cromossomos, genes, polimorfismos genéticos e mutações herdadas dos pais.

TERAPIA GÊNICA

Compreende qualquer processo destinado a tratar doenças pela modificação genética das células de um doente. O material transferido pode ser genes, segmentos gênicos ou oligonucleotídeos. Esse material pode ser transferido diretamente para a célula do doente, isto é, terapia gênica *in vivo* ou as células do doente podem ser retiradas e modificadas por inserção do material genético *in vitro* e, a seguir, reintroduzidas no doente, constituindo a terapia gênico *ex-vivo*.

Considera-se como terapia gênica clássica a introdução de genes em células-alvo adequadas para obter a expressão máxima desse gene com os seguintes objetivos: produção da substância para a qual o doente é deficiente, destruir células do doente diretamente ou por alteração do sistema imune. A terapia gênica não clássica destina-se a inibir a expressão de genes responsáveis por doenças ou corrigir defeito gênico, para tornar a expressão gênica normal.

As estratégias de terapia gênica compreendem a terapia de aumento gênico, a morte de células específicas, a correção de mutações e a inibição de expressão gênica.

A terapia de aumento gênico é indicada para afecções resultantes da perda de função de um gene. São introduzidas cópias do gene normal para se obter expressão normal do produto gênico, restaurando-se o fenótipo normal. É principalmente aplicada em doenças autossômicas recessivas, sendo muito mais difícil a obtenção de respostas em doenças dominantes, pois, nas doenças recessivas, a expressão normal do gene está muito diminuída e mesmo quantidades pequenas do produto gênico normal conseguem normalizar o fenótipo.

A terapia gênica de destruição direcionada a células específicas é particularmente empregada em neoplasias. Introduzem-se genes que uma vez expressos produzem a morte celular, que pode ser indireta, quando os genes introduzidos estimulam o sistema imune, ou direta, quando os genes introduzidos levam à produção de uma toxina letal à célula neoplásica ou conferem suscetibilidade a uma droga administrada subsequentemente.

A terapia gênica por correção de mutações é uma possibilidade teórica que poderia ser feita em nível gênico ou utilizando transcritos de RNA, mas que ainda não foi praticada, pelas dificuldades que encerra.

A inibição da expressão gênica visa bloquear a produção de determinado produto gênico ou a expressão inadequada de um gene.

A terapia gênica é ainda técnica extremamente limitada, e o único sucesso confirmado é o tratamento da imunodeficiência grave combinada ligada ao X, mas dois casos tratados dessa afecção desenvolveram leucemia, fato que, praticamente, interrompeu os ensaios clínicos com essa técnica.

A pele, aparentemente, é mais propícia a essa terapia pela facilidade de acesso e a possibilidade de cultivo de fibroblastos e queratinócitos, que podem ser modificados *in vitro* e posteriormente reintroduzidos no organismo. A introdução de material gênico pode ser feita diretamente, com DNA, o que já foi feito em animais de experimentação, mas resulta em expressão gênica de níveis baixos, de caráter extremamente transitório.

As técnicas que produzem mais resultado introduzem nas células o material gênico cuja expressão se deseja por meio de vetores que são adenovírus ou retrovírus. Também se está experimentando uma técnica promissora para os doentes de pele: a introdução do gene cuja expressão é desejada no interior de lipossomos.

Em dermatologia, os estudos de terapia gênica estão direcionados para o melanoma maligno, por sua elevada antigenicidade, no sentido de induzir o sistema imune a destruir células tumorais e, obviamente, para o tratamento de genodermatoses, mas não existem ainda técnicas disponíveis para sua aplicação prática, estando os trabalhos em fase experimental.

CAPÍTULO 5

A OBSERVAÇÃO DERMATOLÓGICA: EXAME OBJETIVO E ANAMNESE

A observação dermatológica é semelhante à observação clínica; porém, na primeira, o exame objetivo precede a anamnese, e esta é a principal diferença entre as duas observações. Tal inversão decorre da extrema objetividade do exame dermatológico, que permite a visualização direta das lesões. Várias razões justificam essa inversão:

- A precisão diagnóstica será maior quando o exame visual for realizado sem ideias pré-concebidas.
- A objetividade do exame dermatológico permite a elaboração de hipóteses diagnósticas que orientarão a anamnese, simplificando-a e permitindo maior precisão na busca de informações junto ao paciente.
- Algumas lesões dermatológicas são absolutamente características, sendo o diagnóstico independente de qualquer dado anamnésico. É evidente que, mesmo nesses casos, deverá ser feita anamnese cuidadosa, pois muitos dados são necessários não somente para diagnóstico, mas também para a orientação geral e para a terapêutica do paciente.

Portanto, a observação dermatológica compreende todos os itens da observação clínica, mas, na primeira, o exame dermatológico objetivo precede a anamnese:

- Identificação.
- Exame dermatológico.
- História da doença atual.
- Antecedentes pessoais, hábitos e antecedentes familiares.
- Interrogatório geral e especial.
- Exame físco geral e especial.

IDENTIFICAÇÃO

Compreende a identificação do paciente, a idade, o sexo, a raça, a procedência atual e remota e a profissão.

- **Idade:** é bastante importante. As dermatoses presentes nos recém-nascidos e em crianças muito novas frequentemente são congênitas e, por vezes, hereditárias. Como exemplos de lesões de aparecimento ao nascimento, podem ser citados os nevos e os angiomas; e como exemplos de doenças hereditárias de exteriorização precoce, as ictioses e as epidermólises bolhosas, de origem genética.

- **Em crianças maiores:** são comuns o estrófulo, determinado por hipersensibilidade a picadas de inseto, e a dermatite atópica, que se manifesta a partir dos 2 meses de idade. São ainda frequentes as infecções bacterianas, como o impetigo e as infecções fúngicas, particularmente as micoses superficiais e as infecções parasitárias, como a larva *migrans*.
- **Nos adolescentes:** ocorre amplo predomínio da acne e de infecções, particularmente fúngicas, pela maior exposição na prática de esportes; nos jovens, há ocorrência, pela maior exposição, de doenças sexualmente transmissíveis.
- **Nos adultos:** todos os tipos de afecções dermatológicas podem ocorrer, sendo bastante frequentes as dermatofitoses, os eczemas em geral e os tumores cutâneos.
- **Nos idosos:** são comuns o prurido e o eczema asteatósico, devido à maior sequidão da pele, por diminuição do funcionamento das glândulas sebáceas. São comuns o dano actínico, pela exposição solar crônica, e os tumores cutâneos.
- **Sexo:** quanto ao sexo, existem afecções predominantes no sexo masculino e afecções mais frequentes no sexo feminino. Algumas genodermatoses ligadas ao cromossomo X ocorrem de modo praticamente exclusivo no sexo masculino, como a ictiose ligada ao sexo e a disqueratose congênita. Outras genodermatoses ocorrem exclusivamente no sexo feminino, como a hipoplasia dérmica focal. Além disso, existem afecções adquiridas que predominam no sexo masculino, como os tumores cutâneos em geral e a poliarterite nodosa. Outras, como o lúpus eritematoso sistêmico e as urticárias crônicas, predominam nas mulheres.
- **Raça:** algumas afecções ocorrem com mais frequência em caucasoides, como as doenças relacionadas à exposição solar, fotossensibilidades, dano actínico crônico, carcinoma basocelular (CBC) e carcinoma espinocelular (CEC); enquanto outras afecções são mais frequentes em negroides, como os queloides e a dermatose papulosa nigra (DPN).
- **Profissão:** algumas profissões obrigam o indivíduo a uma maior exposição a agentes agressores de qualquer

natureza – físicos, químicos ou biológicos. Assim, os agricultores são muito mais expostos às radiações solares, desenvolvendo, com frequência, dermatoses relacionadas à exposição crônica aos raios ultravioleta, queratoses actínicas, CBC e CEC. Esses trabalhadores também são geralmente atingidos por agentes infecciosos cujos reservatórios são o solo ou os vegetais, como a paracoccidioidomicose e a cromomicose. Os indivíduos que trabalham em indústrias em contato com substâncias químicas têm maior probabilidade de desenvolver dermatites eczematosas de contato alérgicas ou por irritação primária.

- **Procedência:** o conhecimento da procedência do paciente pode contribuir para o diagnóstico. Por exemplo, a lobomicose e a leishmaniose cutânea difusa anérgica ocorrem somente na Amazônia. A história negativa de permanência nessa região exclui esses diagnósticos.

EXAME OBJETIVO

Compreende o exame dermatológico, que consiste no exame acurado da pele, das mucosas, das unhas, dos cabelos e dos pelos, assim como dos linfonodos. O exame dermatológico deve envolver, preferentemente, toda a pele, e não somente a lesão objeto da queixa do paciente. Essa proposição se justifica pela possibilidade de existirem lesões relacionadas à doença do paciente, mas que por ele não são relacionadas ou valorizadas como parte da enfermidade. Além disso, o exame dermatológico geral pode detectar lesões não observadas pelo paciente, não relacionadas à enfermidade, mas que podem ser extremamente importantes, como uma lesão de melanoma maligno totalmente despercebida pelo paciente.

O exame de toda a pele deve constituir a rotina, porém, eventualmente, pode ser dispensado, desde que o motivo da consulta seja uma lesão localizada e o paciente prefira não se submeter ao exame geral da pele.

O exame dermatológico deve ser feito por meio de inspeção, palpação, digitopressão ou vitropressão e compressão.

- **Inspeção:** visa à identificação das lesões apresentadas pelo paciente. A inspeção deve ser feita em ambiente bem iluminado, com luz solar ou fluorescente, que deve estar posicionada atrás do examinador. Deve-se, inicialmente, inspecionar a pele do paciente a uma distância entre 1 e 2 metros para obter uma visão geral da erupção e, após, deve-se examinar minuciosamente as lesões a curta distância, para que sejam observadas as peculiaridades das lesões. Se necessário, as lesões podem ser examinadas com lupa para melhor observação.
- **Palpação:** permite a verificação da consistência das lesões por meio do pinçamento digital, possibilitando a análise da espessura e a consistência das lesões da pele. As lesões podem ser classificadas em amolecidas ou endurecidas, as quais são subdivididas em infiltradas, lenhosas ou pétreas, de acordo com o grau de endurecimento. O pinçamento digital das lesões também detecta a impossibilidade de preguear da pele quando esclerótica. A palpação informa ainda sobre o volume e as dimensões das lesões sólidas da pele.
- **Digitopressão ou vitropressão:** ao pressionar com os dedos ou com uma lâmina de vidro (diascopia por vitropressão) a lesão cutânea, expulsa-se o sangue por esvaziamento dos vasos da área pressionada. Essa manobra permite a distinção entre o eritema, o qual desaparece no momento da pressão, e as púrpuras, nas quais, como há extravasamento de hemácias, não há desaparecimento da coloração avermelhada, pois as hemácias extravasadas permanecem no tecido comprimido. Essa manobra também revela a coloração amarelada, comparável à geleia de maçã, de certos infiltrados celulares, como granulomas das lesões de tuberculose cutânea e outras doenças granulomatosas. A digitopressão ou vitropressão também permite a identificação de lesões de nevo anêmico, que consistem em pequenas áreas hipocrômicas da pele devido à hipogenesia ou agenesia dos vasos cutâneos. Nesse caso, a vitropressão em torno da lesão, ao expulsar o sangue dos vasos existentes na periferia da lesão, iguala a área periférica comprimida à área da lesão onde não há circulação sanguínea.
- **Compressão:** permite confirmar a presença de edema pela depressão que provoca. A compressão linear da pele com objeto rombo permite verificar a presença de dermografismo, que é uma resposta exagerada da pele caracterizada pelo aparecimento de eritema e edema persistentes ao longo da área linearmente pressionada. Trata-se da tríplice reação de Lewis, com disposição linear caracterizada por eritema inicial por vasodilatação, eritema reflexo por dilatação arteriolar axônica e edema consequente a extravasamento de líquido pela vasodilatação intensa.

ANAMNESE

A anamnese deve incluir uma descrição exata do início da dermatose, as características evolutivas quanto às modificações sofridas pelas lesões iniciais e quanto ao modo de disseminação das lesões. São importantes os fatores de piora, por exemplo, nas dermatoses produzidas ou agravadas pela luz, como o lúpus eritematoso ou a urticária solar, em que há evidente agravamento com exposição solar. As influências do clima também podem ser importantes no diagnóstico – por exemplo, a dermatite asteatósica agrava-se no inverno; a miliária surge e exacerba-se no verão em condições de temperaturas altas indutoras de sudorese. É importante, ainda, na anamnese, a verificação da influência do contato com substâncias ambientais oriundas de plantas, animais, agentes químicos ou físicos.

O contato com vegetais pode produzir dermatites de contato agudas. O contato com animais pode ser a circunstância favorecedora de uma dermatofitose. O contato com substâncias químicas pode produzir eczemas por irritação primária ou por sensibilização. O contato com agentes físicos pode explicar certas dermatoses, como a urticária ao frio decorrente da exposição a temperaturas baixas. A influência de condições fisiológicas como gravidez e menstruação é importante. Existem dermatoses exclusivas do período gestacional, como herpes gestacional, dermatose bolhosa que ocorre apenas durante a gravidez.

Também é extremamente importante na anamnese um minucioso interrogatório em relação aos medicamentos utilizados pelo paciente, pois muitos quadros cutâneos são consequentes à administração de medicamentos. Todas as vias devem ser interrogadas – oral, parenteral, intramuscular ou intravenosa, retal e tópica. É bastante importante o conhecimento das drogas de uso tópico, pois são causa frequente de dermatites de contato que agravam e modificam a erupção cutânea primária. O papel de alimentos na gênese das dermatoses é supervalorizado, mas, eventualmente, eles podem provocar dermatoses, como as urticárias agudas provocadas por frutos do mar, nozes e frutas frescas. Bebidas alcoólicas podem agravar quadros de rosácea, porfirias e psoríase.

Com relação aos sintomas, o mais importante, em dermatologia, é o prurido, cuja presença ou ausência, evolução contínua ou por surtos, intensidade, ocorrência diurna ou noturna são elementos de importância para o diagnóstico. Existem dermatoses que não são acompanhadas de prurido, como norma geral. É o caso da sífilis e da psoríase. Em outras, o prurido é extremamente intenso, como nas urticárias e no líquen simples crônico. Em algumas dermatoses, o prurido é essencialmente noturno, como na escabiose.

Outro sintoma eventual é o ardor observado em algumas dermatoses inflamatórias, como na vasculite urticariforme. Com relação à dor, pode ser bastante intensa no herpes-zóster. Dor localizada e paroxística ocorre em tumores, como os leiomiomas e o glômus. Dores musculares podem surgir em doenças sistêmicas com envolvimento cutâneo, como a dermatomiosite.

Na anamnese, é bastante importante a exploração das condições psicológicas do paciente, pois os fatores emocionais podem ser precipitantes, agravantes ou perpetuadores de dermatoses. Há condições cutâneas que são produzidas por causas emocionais, como as escoriações neuróticas, nas quais, sem causa cutânea concreta, o paciente produz continuamente escoriações pela coçagem contínua. Outras vezes, o quadro cutâneo é decorrente de psicoses, como no delírio de parasitose, em que o indivíduo se escoria continuamente e interpreta patologicamente pequenos fragmentos de pele que arranca da superfície do tegumento como parasitas. Existem condições cutâneas em que o paciente produz as lesões por aplicação de substâncias químicas, por injeções cutâneas e por meio de outras manobras. A dermatose resultante é, em geral, de morfologia bizarra, de difícil interpretação e denomina-se dermatite artefata ou factícia. Nesse caso, o indivíduo pode estar se autoinfligindo lesões conscientemente para obter vantagens, como afastamentos do trabalho. Pode ainda estar produzindo lesões em si mesmo para obtenção de atenção dos familiares, de modo neurótico ou em decorrência de condições psicóticas. Nesses pacientes, impõe-se tratamento psiquiátrico especializado para a condução do caso.

ANTECEDENTES PESSOAIS, HÁBITOS E ANTECEDENTES FAMILIARES

Sobre os antecedentes pessoais, são importantes a história pregressa de doenças cutâneas e a história de doenças gerais. Exemplificando: a presença de nódulo dérmico ou subcutâneo em paciente com história pregressa de neoplasia maligna implica a hipótese de metástase cutânea. História de atopia, asma e rinite alérgica torna mais provável que a dermatite apresentada pelo paciente seja dermatite atópica. O uso habitual de medicamentos e a ocorrência de reações no passado em vigência de medicações aumentam a probabilidade de erupção cutânea medicamentosa. O registro de cirurgias pregressas é importante, pois além de mostrar possível correlação da doença que motivou a cirurgia com a dermatose atual, pode mostrar o tipo de cicatrização do paciente para consideração em cirurgias futuras.

Quanto aos hábitos, são importantes o tabagismo e a ingestão de bebidas alcoólicas. A presença de *spiders* em indivíduo com história de alcoolismo aumenta a probabilidade de insuficiência hepática.

Em relação aos antecedentes familiares, é bastante importante a existência de lesões semelhantes em outros membros da família. Esse fato pode ocorrer em doenças infecciosas por contaminação familiar, como na escabiose. Também pode ocorrer nas doenças genéticas, nas quais frequentemente se detecta consanguinidade dos pais. Além disso, algumas doenças cuja hereditariedade não está perfeitamente definida ocorrem, por vezes, com maior frequência em algumas famílias, como vitiligo e a psoríase.

INTERROGATÓRIO GERAL E ESPECIAL

Obedece à orientação geral da observação clínica, devendo ser registradas as informações do paciente quanto a seu estado geral, emagrecimento, presença de febre, doenças em tratamento, moléstias e cirurgias pregressas e as condições dos diferentes sistemas e aparelhos. Devem-se anotar todos os medicamentos utilizados rotineira ou esporadicamente. Estes dados são muito importantes, porque medicamentos indicados para a afecção cutânea podem ter interação com outros que o paciente vem utilizando. As reações adversas aos fármacos e as interações medicamentosas são muito frequentes, eventualmente graves e fatais. Além disso, não deve ser prescrito medicamento que possa agravar uma condição pré-existente. Eventualmente, essa prescrição pode ser necessária, e o paciente deve ser informado. Por exemplo, em um paciente hipertenso ou com diabetes com urticária aguda, pode ser indispensável o uso de corticoide por via sistêmica.

EXAME FÍSICO GERAL E ESPECIAL

Na maioria das vezes, pode ser sumário, porém nunca se deve deixar de verificar a pressão arterial e nunca se deve ignorar o exame das mucosas. Quando indicado, examinar os linfonodos, os nervos periféricos e o abdome. Solicitar, sempre que julgar necessário, a colaboração de um especialista.

CAPÍTULO 6

A OBSERVAÇÃO DERMATOLÓGICA: SEMIOLOGIA E GLOSSÁRIOS DERMATOLÓGICOS

LESÕES ELEMENTARES

A pele, como qualquer órgão, é passível de ser atingida por fenômenos patológicos produzidos pelas mais variadas causas – endógenas ou exógenas, físicas, químicas ou biológicas. A ação desses agentes agressores pode produzir, na pele, todas as alterações anatomopatológicas básicas, isto é, degenerações, alterações metabólicas, proliferações, malformações, disfunções e inflamações. Esses processos ocorrem isolada ou combinadamente e determinarão alterações microscópicas nas estruturas cutâneas, as quais se traduzirão, macroscopicamente, por alterações visíveis que constituem as lesões elementares. A capacidade de resposta da pele é limitada e, desse modo, vários tipos de agressão cutânea expressam-se pelo mesmo tipo de lesão. Assim, um mesmo agente agressor, em função de variáveis próprias (p. ex., a virulência de um agente microbiano; ou em função de características do hospedeiro), poderá produzir diferentes respostas da pele.

Tipos de lesão elementar cutânea

As lesões elementares podem ser classificadas em seis grupos bem definidos:

- Alteração de cor.
- Elevações edematosas.
- Formações sólidas.
- Coleções líquidas.
- Alterações da espessura.
- Perdas e reparações teciduais.

Alterações de cor
Mancha ou mácula

São alterações circunscritas da cor da pele sem nenhuma alteração da espessura ou textura e, portanto, sem relevo ou depressão.

Para melhor compreensão das manchas, é importante a análise dos elementos que determinam a cor da pele normal. A cor da pele depende de quatro biocromos, dois localizados na epiderme e dois localizados na derme. Na epiderme, encontram-se a melanina de cor marrom e os carotenoides de cor amarela que se acumulam principalmente na camada córnea e que representam determinante menor da cor normal da pele. Na derme, encontram-se a oxiemoglobina de cor vermelho-brilhante, localizada nos capilares e nas arteríolas da derme papilar, e a hemoglobina reduzida de cor vermelho-azulada, localizada no plexo venoso subpapilar.

A partir da combinação e das quantidades relativas dessas quatro substâncias, resulta a cor normal da pele. Variações nessa combinação resultarão em alterações da cor normal da pele: as manchas ou máculas. Por essa razão, as manchas podem ser classificadas em vasculossanguíneas, dependentes de variações da quantidade de oxiemoglobina e hemoglobina reduzida; e em pigmentares, ligadas a alterações do conteúdo melânico da pele e, eventualmente, de outros pigmentos.

Manchas vasculossanguíneas

Eritema É a mancha vermelha decorrente de vasodilatação; portanto, desaparece à digitopressão ou vitropressão. De acordo com a cor, a localização, a extensão e a evolução, podem ser reconhecidos vários tipos de manchas eritematosas.

- **Exantema** Define a presença de manchas eritematosas de evolução aguda disseminadas na pele. Existem dois tipos de exantema:
  - **Exantema morbiliforme ou rubeoliforme:** é o exantema no qual, entre as manchas eritematosas disseminadas pela pele, existem, entremeadas, áreas de pele normal.
  - **Exantema escarlatiniforme:** quando as manchas eritematosas confluem e a pele apresenta-se difusa e uniformemente eritematosa, não se observando áreas de pele normal entremeadas.
- **Enantema** Corresponde ao exantema nas mucosas, isto é, observam-se manchas eritematosas nas mucosas.
- **Cianose** Eritema arroxeado, por congestão passiva ou venosa com diminuição de temperatura. Ocorre por aumento da hemoglobina reduzida.
- **Rubor** Eritema de cor vermelho-vivo por vasocongestão ativa ou arterial com aumento de temperatura. Decorre do aumento da oxiemoglobina.
- **Eritema figurado** Mancha eritematosa, de bordas bem definidas, às vezes ligeiramente elevadas, de forma e tamanhos variáveis.
- **Entrodermia** Compreende a presença de eritema generalizado crônico e persistente acompanhado de descamação.
- **Mancha lívida** Cor plúmbea, do pálido ao azulado, temperatura fria por isquemia.

Mancha angiomatosa Mancha de cor vermelha permanente, não decorrente de vasodilatação, mas de aumento do número de capilares em determinada área. Por não ser decorrente de vasodilatação, exige, para seu esmaecimento, forte digitopressão ou vitropressão.

Mancha anêmica Mancha branca, permanente, por agenesia vascular em determinada área da pele. A vitropressão, compreendendo a mancha e a área circunjacente, iguala esta área à mancha, mostrando que, quando se esvaziam os vasos da área normal periférica à mancha, tornando-a desprovida de sangue, essa área se iguala à mancha anêmica, na qual os vasos estão diminuídos ou ausentes.

Púrpura Mancha vermelha por extravasamento de hemácias na derme que não desaparece à vitropressão ou digitopressão. Decorre, portanto, da presença de hemoglobina na derme e das modificações progressivas desse pigmento, e assume, inicialmente, coloração arroxeada, depois, verde-amarelada. De acordo com suas características, as púrpuras classificam-se em:

- **Petéquias:** lesões purpúricas com até 1 cm de tamanho.
- **Equimoses:** púrpuras maiores que 1 cm.
- **Víbices:** púrpuras lineares. As lesões atróficas lineares da pele também são designadas **víbices**, e, geralmente, compreendem a fase evolutiva tardia das lesões purpúricas lineares. Essas lesões resultam da ruptura das fibras elásticas e colágenas da derme, a qual, na sua fase inicial, acompanha-se de hemorragia linear, que, posteriormente, é absorvida, permanecendo apenas a atrofia linear.

Manchas pigmentares

Também designadas manchas discrômicas, resultam de diminuição ou aumento da melanina ou do depósito de outras substâncias na derme. Existem vários tipos de manchas pigmentares:

Manchas leucodérmicas Decorrem de diminuição ou ausência de melanina. Podem ser:

- **Manchas acrômicas:** de cor branco-marfim por ausência total de melanina.
- **Manchas hipocrômicas:** resultam de diminuição e não ausência do pigmento melânico.

Manchas hiperpigmentares ou hipercrômicas Apresentam intensificação da cor da pele por aumento de melanina ou outros pigmentos. As manchas decorrentes de aumento da melanina também se denominam **manchas melanodérmicas** e, dependendo do aumento da melanina e da sua localização na pele, podem ter várias tonalidades, como castanho-clara, castanho-escura, azulada ou negra. As lesões decorrentes de aumento da melanina na epiderme tendem a apresentar coloração castanha, e as lesões decorrentes da presença de melanina na derme tendem a colorações mais azuladas.

A presença de outros pigmentos, à exceção da melanina, também determina manchas pigmentares. É o caso da hemossiderina, que produz manchas acastanhadas; da bilirrubina, que produz coloração amarelada da pele (icterícia); e do caroteno, que produz coloração amarelada, especialmente das regiões palmoplantares (carotenodermia).

Medicamentos utilizados por via sistêmica, como sais de ouro, quinacrina, amiodarona, bismuto, minociclina, podem, por mecanismos vários, produzir manchas pigmentares na pele.

A introdução de pigmentos na pele ocorre nas tatuagens, que podem ser deliberadamente produzidas, cuja coloração dependerá dos pigmentos introduzidos. Existem ainda tatuagens acidentais, quando são introduzidos pigmentos na pele sem a intenção de colori-la, como a pólvora, resultando em manchas azuladas.

A aplicação de substâncias topicamente pode produzir manchas na pele. É a chamada pigmentação externa. Os alcatrões, nitrato de prata, anilina e permanganato produzem manchas escuras. Existem substâncias, como a hidroxiacetona, que oxidam a melanina, escurecendo a pele – são os chamados bronzeadores sem sol. A propriedade de impregnação externa da pele por corantes é utilizada nos vários tipos de cosméticos: bases, pós, delineadores, etc.

Elevações edematosas

São elevações circunscritas da pele provocadas por edema da derme ou da hipoderme. Compreendem as urticas e o angioedema (edema de Quincke):

Urtica Elevação da pele, de cor vermelha ou branco-rosada, de tamanho e formas variáveis, de duração efêmera e muito pruriginosa. A urtica decorre de acentuada vasodilatação (cor vermelha) que propicia o extravasamento de líquido, surgindo edema que, comprimindo os vasos dilatados, diminui a vasodilatação, formando-se, especialmente nas porções centrais das lesões avermelhadas, áreas esbranquiçadas (lesões de cor branco-rosada). O edema é absorvido em horas (lesão efêmera). A vasodilatação é decorrente de mediadores, principalmente histamina, que irritam as terminações nervosas livres da pele (prurido).

Angioedema (edema de Quincke) Área de edema circunscrito que causa tumefação intensa. Envolve o mesmo processo que gera as urticas, mas, nesse caso, os fenômenos de vasodilatação e edema ocorrem na derme profunda ou hipoderme, enquanto na urtica os fenômenos ocorrem na derme superior e média. O angioedema atinge especialmente as áreas de tecidos frouxos, a face, particularmente a região orbitária, os lábios e as regiões genitais. Pode ocorrer nas vias aéreas superiores, existindo, nessa localização, risco de asfixia.

Formações sólidas

Lesões elementares em que há alteração do relevo cutâneo, surgindo elevações de conteúdo sólido.

As formações sólidas podem ser consequentes a alterações epidérmicas, dérmicas ou hipodérmicas. As formações sólidas de origem epidérmica podem decorrer do aumento de determinadas camadas ou de toda a epiderme. As formações sólidas de origem dérmica podem ser consequentes a aumentos dos constituintes dérmicos ou da presença, na derme, de infiltrados celulares inflamatórios ou neoplásicos, ou, ainda, do depósito de substâncias. Também podem decorrer de aumento dos constituintes da hipoderme ou da presença de infiltrados inflamatórios ou neoplásicos na hipoderme.

Consideram-se os seguintes tipos de lesões elementares de caráter sólido:

Pápula Lesão sólida, elevada, circunscrita, de tamanho inferior a 1 cm. Decorre de alterações epidérmicas, dérmicas ou dermoepidérmicas.

Placa papulosa Lesão elevada, de altura inferior a 1 cm, em plataforma que se estende, em superfície, por vários centímetros. Pode ser lesão única ou resultar da confluência de múltiplas pápulas.

Nódulo Lesão sólida, circunscrita, saliente ou não, de 1 a 3 cm de diâmetro. É consequente a alterações dérmicas e/ou hipodérmicas.

Nodosidade ou tumor Lesão sólida, circunscrita, elevada ou não, de mais de 3 cm de diâmetro. É consequente a alterações dérmicas e/ou hipodérmicas.

Goma Nódulo ou nodosidade que sofre liquefação na porção central, podendo ulcerar e eliminar material necrótico.

Vegetação Lesão sólida, exofítica, pedunculada ou com aspecto de couve-flor, facilmente sangrante, consequente à papilomatose (aumento das papilas dérmicas) e à acantose (aumento da camada malpighiana da epiderme).

Verrucosidade Lesão sólida, elevada, de superfície dura, inelástica e de cor amarelada, consequente à hiperqueratose (aumento da camada córnea da epiderme).

Coleções líquidas

São as lesões elementares que se caracterizam por apresentar conteúdo líquido, que pode ser sangue, serosidade ou pus. Existem várias lesões elementares de conteúdo líquido:

Vesícula Elevação circunscrita com conteúdo líquido de até 1 cm de tamanho. O conteúdo pode ser líquido claro (serosidade), líquido turvo (purulento) ou líquido hemorrágico (sangue).

Bolha ou flictena Lesão elementar de conteúdo líquido, circunscrita, maior que 1 cm. Da mesma forma que as vesículas, pode ter conteúdo seroso, purulento ou sanguinolento.

Pústula Lesão elementar contendo pus, com até 1 cm de tamanho.

Abscesso Formação circunscrita, de tamanho variável, superior a 1 cm, que contém pus. Acompanha-se de calor, rubor, dor e, evolutivamente, apresenta flutuação central por liquefação do conteúdo purulento.

Hematoma Formação circunscrita, de dimensões variáveis, decorrente do acúmulo de sangue na pele e nos tecidos subjacentes. Inicialmente, tem cor avermelhada; evolutivamente, torna-se arroxeado; e, posteriormente, verde-amarelado. Pode infectar-se e o conteúdo tornar-se hemorrágico e purulento. Observa-se dor e calor.

Alterações da espessura

Decorrem de aumento dos constituintes normais da epiderme ou da derme e também da presença de edema ou infiltrados celulares, inflamatórios ou neoplásicos, na derme. Também há alterações da espessura por diminuição do número e volume dos constituintes normais da pele.

Queratose Aumento da espessura da pele, que se torna dura, inelástica, de superfície áspera e cor amarelada. É consequente ao aumento da espessura da camada córnea da epiderme.

Liquenificação Espessamento da pele, com acentuação dos sulcos e da cor normal da pele, configurando um aspecto quadriculado da superfície cutânea. Decorre de aumento da espessura da camada malpighiana da epiderme, isto é, acantose.

Edema Aumento da espessura da pele, depressível, decorrente da presença de plasma na derme ou na hipoderme.

Infiltração Aumento da espessura e da consistência da pele, com limites imprecisos, tornando menos evidentes os sulcos normais. A vitropressão confere coloração café com leite. Resulta de infiltrado celular inflamatório ou neoplásico na derme, às vezes acompanhado de vasodilatação e edema.

Esclerose Alteração da espessura da pele, que se torna coriácea e não pregueável quando é pinçada com os dedos. Pode acompanhar-se de hipo ou hipercromia, e decorre da presença de fibrose com aumento do colágeno dérmico.

Atrofia Diminuição da espessura da pele, que se torna adelgaçada e pregueável. É consequente à redução do número e do volume dos constituintes normais da pele. Como descrito anteriormente, as atrofias lineares denominam-se **víbices**, da mesma forma que as lesões purpúricas lineares.

Perdas e reparações teciduais

Lesões elementares decorrentes da eliminação ou da destruição patológica de tecidos cutâneos, bem como alterações resultantes da reparação desses tecidos.

Escamas Massas furfuráceas (pulverulentas) ou micáceas (laminares) que se desprendem da superfície cutânea em decorrência de alterações da queratinização.

Erosões ou exulcerações Soluções de continuidade superficiais da pele, compreendendo exclusivamente a epiderme. Nessas condições, quando houver reparo, este será completo, isto é, haverá *restitutio ad integrum* da pele.

Escoriações Erosões lineares de origem traumática, geralmente resultantes de coçagem, frequentes nas condições pruriginosas da pele.

Ulceração Solução de continuidade mais profunda da pele por perda circunscrita de epiderme e de derme, podendo atingir a hipoderme e até os tecidos mais profundos. Nessa condição, se houver reparo, evolutivamente, não haverá *restitutio ad integrum,* mas surgirá lesão cicatricial residual.

Úlcera Ulceração crônica.

Fissura ou ragádia Solução de continuidade abrangendo epiderme e derme, mas de caráter linear, localizada no contorno dos orifícios naturais ou em pregas e dobras.

Fístula Canal com pertuito na pele que drena à superfície conteúdo de foco profundo de supuração ou necrose.

Crostas Concreções resultantes do dessecamento de secreções que se formam em áreas de perdas teciduais. Podem ser serosas, purulentas ou hemorrágicas, decorrentes de dessecamento de serosidade, pus ou sangue.

Escara área de cor lívida ou preta, de limites precisos, decorrente de necrose tecidual. Também é chamada de escara a úlcera resultante da eliminação do material necrótico.

Cicatriz lesão resultante da reparação de processos destrutivos sofridos pela pele. Pode ser saliente, deprimida, móvel, retrátil ou aderente e não apresenta sulcos, poros ou pelos. Pode ser:

- **Cicatriz atrófica:** cicatriz fina e pregueável, papirácea.
- **Cicatriz cribiforme:** cicatriz perfurada por pequenos orifícios.
- **Cicatriz hipertrófica:** cicatriz exagerada, restrita à área da lesão prévia, que se mostra elevada, fibrosa.

Por meio dessa classificação sistemática das lesões elementares cutâneas, é possível o reconhecimento preciso do tipo de lesão elementar presente. Em geral, não ocorre apenas um tipo de lesão cutânea isoladamente, mas sim uma combinação de vários tipos de lesões, isto é, pode haver múltiplas combinações de lesões (p. ex., lesões eritematodescamativas, lesões eritematoinfiltradas, lesões eritematopapulosas, lesões vesicobolhosas, etc). Ao conhecer os tipos de lesões presentes, podem-se formular diagnósticos sindrômicos: dermatose eritematodescamativa, dermatose ulcerosa, etc. A partir do conjunto de dados do paciente, procura-se saber, de acordo com o quadro sindrômico, qual o diagnóstico preciso para ele. Por exemplo, entre as dermatoses eritematodescamativas, devem ser analisadas as possibilidades de dermatite seborreica, psoríase, pitiríase rósea, parapsoríase, eritodermia e pitiríase rubra pilar.

Além do reconhecimento preciso das lesões elementares, são úteis outros dados do exame objetivo.

Configuração das lesões

As lesões elementares podem apresentar configurações especiais que também auxiliam no diagnóstico:

Lesões anulares Têm a configuração em anel, isto é, atividade periférica e involução central. Esse tipo de lesão ocorre, por exemplo, nas dermatofitoses corpóreas, no granuloma anular, no líquen plano anular e na sarcoidose.

Lesões em arco Formam arcos de círculo, às vezes com lesões policíclicas. Esse tipo de lesão ocorre, por exemplo, na sífilis cutânea tardia e no eritema anular centrífugo.

Lesões circinadas Em círculo. Ocorrem, por exemplo, nas dermatofitoses.

Lesões corimbiformes Caracterizadas por uma lesão central circundada por lesões satélites. Ocorrem na sífilis cutânea tardia e na paracoccidioidomicose.

Lesões discoides Em forma de disco. Ocorrem por exemplo, nas lesões da face do lúpus eritematoso cutâneo.

Lesões figuradas Com bordas nítidas elevadas. Ocorrem nos eritemas persistentes, no granuloma anular e, às vezes, na psoríase.

Lesões geográficas De contorno irregular semelhantes ao dos mapas geográficos. Ocorrem nas dermatofitoses, por exemplo.

Lesões gotadas Semelhantes a gotas disseminadas na pele. Ocorrem em casos de psoríase, constituindo uma forma particular – a psoríase gutata.

Lesões em íris Lesões em alvo em que se observa uma parte central violácea circundada por um halo eritematoso concêntrico. Esse tipo de lesão é característico dos eritemas polimorfos.

Lesões lineares Dispõem-se linearmente. Essa disposição lesional ocorre frequentemente em algumas dermatoses em que se reproduz a doença ao longo de áreas de escoriação. Esse sinal é chamado fenômeno isomórfico ou fenômeno de Köbner e ocorre, por exemplo, na psoríase, no líquen plano e na verruga plana.

Lesões zosteriformes Dispõem-se em faixa ao longo de um metâmero, a exemplo do que ocorre caracteristicamente no herpes-zóster.

Lesões numulares Lesões em forma de moeda. O exemplo característico de ocorrência dessas lesões é o eczema numular.

Lesões serpiginosas Lesões que se dispõem em trajeto linear, sinuoso. O exemplo característico é a larva *migrans* ou bicho geográfico.

Modo de distribuição das lesões

Sob esse aspecto, as lesões podem classificar-se em:

Lesões localizadas Quando a erupção ocorre em uma ou algumas regiões corpóreas.

Lesões disseminadas Quando a erupção se compõe de lesões individuais, atingindo várias regiões cutâneas.

Lesões generalizadas Quando a erupção é difusa e uniforme e atinge várias regiões cutâneas.

Erupção universal Quando há comprometimento total da pele, inclusive do couro cabeludo.

Padrão de distribuição das lesões

Também pode ser útil para o diagnóstico. As lesões podem ser simétricas, como na dermatite herpetiforme ou no vitiligo vulgar. Podem, ainda, se localizar nas áreas fotoexpostas, indicando tratar-se de doença por ou com fotossensibilidade, como no lúpus eritematoso, na urticária solar e na erupção polimorfa à luz.

Topografia das lesões

Esta característica também tem grande importância na elaboração do diagnóstico. Por exemplo, a topografia das lesões de escabiose é característica: espaços interdigitais das mãos, dos punhos, das pregas axilares anteriores, das nádegas e dos genitais no homem. Deve-se, portanto, conhecer a preferência topográfica das dermatoses, pois esse conhecimento pode auxiliar no diagnóstico. Podem-se sintetizar as localizações mais frequentes das dermatoses comuns, considerando-se as várias regiões corpóreas:

Couro cabeludo Sede frequente das seguintes dermatoses: dermatite seborreica, psoríase, dermatite de contato, líquen simples crônico, lúpus eritematoso fixo, tíneas, pediculoses, alopecia areata, alopecia sifilítica, esclerodermia em placas, cisto pilar, melanose e queratose solar.

Mãos e antebraços Áreas frequentemente afetadas pelas seguintes dermatoses: dermatite de contato, dermatite atópica, disidrose, psoríase, fotodermatites, granuloma anular, líquen plano, eritema polimorfo, dermatomicoses, candidose intertriginosa, escabioses, sífilis, esporotricose, esclerodermia, verrugas, granuloma piogênico, melanose e queratose solar, carcinoma espinocelular, queratoacantoma, cisto mixomatoso digital, queratodermias palmoplantares, tumor glômico e melanoma.

Pés Mais frequentemente acometidos por lesões de dermatite de contato, dermatite atópica, psoríase, líquen simples crônico, granuloma anular, eritromelalgia, gota, dermatofitoses, larva *migrans*, verrugas plantares, nevos pigmentares, melanoma e queratodermias palmoplantares.

Alterações específicas

Caracterizam síndromes ou afecções:

Afta Pequena ulceração em mucosa.

Alopecia Ausência de pelos em áreas pilosas.

Calo Hiperqueratose em cunha que se introduz, causando dor, devido à irritação ou à pressão mecânica nos pés.

Calosidade Hiperqueratose circunscrita em áreas de pressão ou fricção dos pés e das mãos.

Celulite Inflamação da derme e/ou do tecido celular subcutâneo.

Cisto Formação elevada ou não, constituída por cavidade fechada envolta por um epitélio e contendo líquido ou substância semissólida.

Comedão Acúmulo de corneócitos no infundíbulo folicular (cravo branco) ou de queratina e sebo em um folículo piloso dilatado (cravo preto).

Corno Excrescência cutânea circunscrita e elevada, formada por queratina.

Eritroderma Eritema generalizado, persistente e crônico, com descamação.

Fístula Canal com pertuito na pele que drena foco de supuração ou necrose.

Milium (mílio) Pequeno cisto de queratina, branco-amarelado, superficial na pele.

Placa Uma área da pele elevada com mais de 2 cm de diâmetro.

Poiquiloderma Sinal caracterizado por atrofia, telangiectasias e pigmentação, geralmente reticulada.

Queloide Formação elevada por proliferação fibrosa na pele, pós-trauma, que não regride.

Seropápula Formada por uma vesícula no centro de uma pequena urtica. É a lesão característica do estrófulo.

Sulco (túnel) Pequena saliência linear, inferior a 1 cm, com vesícula perlácea, do tamanho da cabeça de um alfinete na extremidade. Lesão característica da escabiose formada pelo túnel escavado na camada córnea pela fêmea do *Sarcoptes scabiei*.

Sinais dermatológicos

Com grande frequência, o médico confronta-se com epônimos, sinais e síndromes cujo significado não se explicita na sua designação. Dessa forma, o objetivo deste capítulo é constituir um meio de fácil acesso para a consulta dessa plêiade de sinais e síndromes que povoam o conhecimento dermatológico.

Aguiar-Pupo ou estomatite moriforme Lesão das mucosas de superfície granulosa e recoberta por pontilhado hemorrágico, observada na paracoccidioidomicose.

Argill-Robertson (pupilas de) Diminuição ou perda do reflexo pupilar observado na sífilis neural.

Asa de borboleta Referência ao eritema confluente nas áreas malares, no dorso nasal e na fronte observado no lúpus eritematoso cutâneo agudo. Constitui um dos 11 critérios do American Colege of Reumathology para o diagnóstico do LES.

Asboe-Hansen Constitui uma variante do sinal de Nikolsky. Aplicando-se uma compressão vertical sobre uma bolha, esta apresenta aumento no seu diâmetro, o que reflete a positividade desse sinal. É observado devido à acantólise nos pênfigos, e é mais evidente no penfigoide bolhoso em razão da clivagem subepidérmica.

Auspitz ou sinal do orvalho sangrento Aparecimento de ponteado hemorrágico quando se raspam as escamas (curetagem metódica) na psoríase. As escamas se desprendem como um pó fino, micáceo, branco, semelhante ao encontrado quando se raspa uma vela – por isso a denominação **sinal da vela**.

Bandeira Secundário à desnutrição proteica, particularmente na infância, surgem faixas horizontais a partir da base da haste dos cabelos, de cor descorada, loura ou castanho amarelo-avermelhada. Ocorre no Kwashiorkor.

Blackburn Observado na esclerodermia, em sua forma de esclerose sistêmica progressiva, sendo evidenciado pelo alargamento da membrana periodontal, que é demonstrado pelo estudo radiológico panorâmico da arcada dentária.

Bochecha esbofeteada Definida pela presença de eritema e edema confluente nas áreas malares em crianças acometidas pelo eritema infeccioso ou 5ª moléstia. Dura cerca de 3 a 4 dias e antecede o exantema rendilhado dos membros superiores e do tronco.

Cacho de gemas Observado na dermatose bolhosa crônica da infância, em que novas vesículas e bolhas surgem em torno das lesões mais antigas.

Cacifo Depressão que ocorre após pressão sobre a pele que repousa sobre região óssea. Denota edema da região.

Cadeira espreguiçadeira (deckchair sign) Observada nos pacientes com papuloeritroderma de Ofuji, no qual se identificam faixas horizontais de pele normal entremeando o eritema e as pápulas, particularmente na região abdominal, em alusão às áreas de eritema por exposição solar em indivíduos sentados em cadeiras de praia ou piscina.

Caixa de fósforos Os pacientes portadores de delírio de parasitoses frequentemente procuram o médico exibindo caixas de fósforos com fragmentos de pele, os quais acreditam tratar-se de insetos ou parasitas.

Chvostek Perda dos pelos das axilas e do púbis, além dos pelos púbicos tornarem-se lisos. É observado em pacientes com cirrose hepática.

Crowe Presença de inúmeras efélides puntiformes localizadas nas axilas e em áreas intertriginosas, como nuca e área inguinal. É observado na neurofibromatose tipo I (NFM I).

Cullen-Hellendal Aspecto de cor contusiforme, variando de cor verde-azulada a roxa-amarelada, periumbilical, indicativo de necrose pancreática aguda.

Darier Fricção da lesão determina urtica. Característica da urticária pigmentosa (mastocitose).

Filatow Lesões eritematosas na face com palidez perioral. Observado na escarlatina.

Fitzpatrick Consiste na depressão central produzida pela compressão de uma lesão papulosa ou nodular pelo 1º e 2º dedos do examinador aplicados na lesão. Observado nos dermatofibromas. Tem como sinônimos os termos "sinal da covinha" ou "casa de botão".

Forchheimer Observado, por vezes, na rubéola sob a forma de enantema ou petéquias no palato e na úvula.

Genaro-Sisto ou sinal do choro noturno estridente Ocorre na sífilis congênita nas crianças com osteoartrite. A criança apresenta um choro estridente durante a noite devido ao relaxamento muscular, e quando se movimenta ocorre dor intensa.

Gottron Sinal patognomônico da dermatomiosite. Consiste na presença de pápulas violáceas, simétricas, dispostas sobre as articulações interfalangeanas das mãos, dos cotovelos e, eventualmente, dos joelhos.

Grey-Turner Mancha hemorrágica em flancos. É observado na dermatomiosite.

Heliotropo Eritema violáceo palpebral e periorbitário observado na dermatomiosite.

Hertoghe Observado nos pacientes com dermatite atópica. Consiste na rarefação dos pelos das sobrancelhas no terço externo, devido à coçadura frequente.

Higoumenakis Espessamento tumoral ósseo, unilateral, localizado no terço médio da clavícula que ocorre na osteíte sifilítica da sífilis cutânea tardia, de forma homolateral no lado do corpo em que há maior sobrecarga.

Hutchinson (I) Mácula enegrecida ou acastanhada na prega ungueal proximal adjacente a melanoníquia longitudinal. É observado no melanoma lentiginoso acral.

Hutchinson (II) Presença de vesículas na ponta nasal, agrupadas. Decorre de acometimento do ramo nasociliar do nervo oftálmico pelo herpes-zóster.

Irmã Mary Joseph Presença de nódulo na área da cicatriz umbilical, decorrente de neoplasia maligna intra-abdominal, em geral, adenocarcinoma.

Janeway Pontos purpúricos ou eritematosos nas extremidades, com ou sem necrose em pacientes com sepse.

Jellinek Hiperpigmentação cutânea pronunciada no ângulo interno dos olhos, que pode ser observada na doença de Basedow-Graves (hipertireoidismo).

Köbner Aparecimento de lesões similares às da dermatose após trauma. Encontrado na psoríase, no líquen plano e no vitiligo.

Koplik Diminutas ulcerações esbranquiçadas circundadas por halo de enantema na mucosa oral. Observado no sarampo.

Leser-Trélat Surgimento abrupto de múltiplas lesões de queratose solar no tronco, com prurido e, por vezes, eritema associados. Constitui-se em sinal paraneoplásico indicativo de neoplasia maligna visceral, particularmente do trato gastrintestinal e nos linfomas com lesões viscerais.

Nikolsky Pressão friccional sobre a pele determina a separação da epiderme. Característico dos pênfigos e das dermatoses com acantólise.

Osler Mácula de cor cinza-azulada na esclera ocular por depósito do ácido homogentísico polimerizado. Ocorre na alcaptonúria (ocronose).

Papel de cigarro queimado Observado na pelagra, sob a forma de descamação periférica ao eritema lesional, que assume tonalidade acastanhada, similar ao de papel de cigarro queimado.

Pastia Petéquias lineares nas áreas flexurais do corpo, especialmente as cubitais, observadas em pacientes com escarlatina.

Pohl-Pinkus Constrição da haste capilar que pode ser observada após uso de medicamentos citostáticos, decorrente da parada da replicação das células do bulbo capilar.

Romana Edema palpebral uni ou bilateral, hiperemia conjuntival e adenopatia satélite que ocorre na fase aguda da doença de Chagas pela inoculação do *Trypanossoma cruzi*.

Romberg Observado na *tabes dorsalis* (neurossífilis), traduzido pela perda do sentido postural quando o paciente fecha os olhos. É um sinal de ataxia, por perda de sensibilidade profunda.

Sabouraud Queratose folicular no lúpus eritematoso cutâneo crônico tipo discoide.

Sampaio Bainha gelatinosa na raiz dos cabelos, encontrada na pseudopelada de Brocq e no lúpus eritematoso, que indica atividade da doença.

Tinel Sensação de choque irradiado no trajeto do nervo acometido, especialmente nas regiões articulares, devido ao acometimento do tronco neural na hanseníase.

Trosseau Nódulos múltiplos e dolorosos em trajeto venoso (semelhante a um rosário), constituindo um sinal paraneoplásico, ligado à malignidade do pulmão, do trato gastrintestinal e do genital feminino.

Trousseau Contração muscular espasmódica devido à compressão de nervo regional. Observado no tétano.

Westphal Perda do reflexo da rótula em pacientes com *tabes dorsalis* (neurossífilis).

Woronoff (sinal ou halo) Encontrado na psoríase, sob a forma de um halo claro na periferia das lesões, que estão em recuperação pelo tratamento.

Zireli Descamação observada pelo estiramento da pele na pitiríase versicolor. Conhecido como sinal de Zireli em referência ao dermatologista alagoano Zirelí Valença que o descreveu.

Regiões cutâneas

A distribuição e a localização da dermatose podem ser expressas genericamente, em relação às várias partes do organismo, como cabeça, face, couro cabeludo, tronco e membros superiores ou inferiores, ou pode ser detalhada de acordo com as regiões cutâneas (FIGURAS 6.1 A 6.6).

Termos gerais

Abdome Porção anterior do corpo, entre o tórax e a região inguinal.

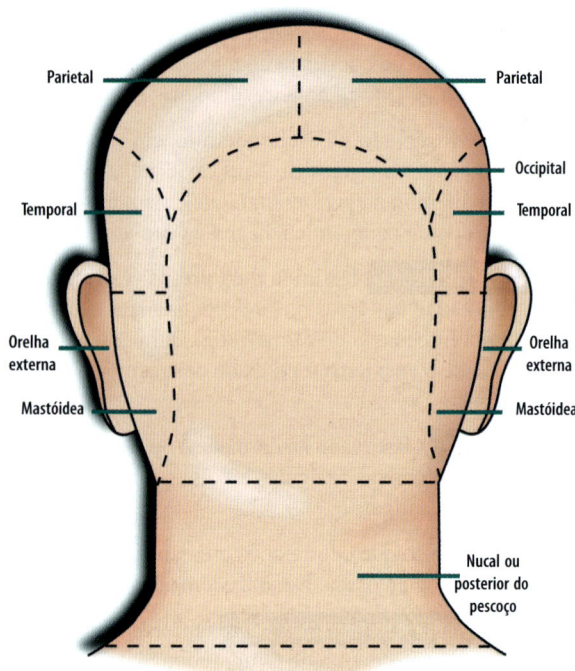

FIGURA 6.1 – Regiões cutâneas.

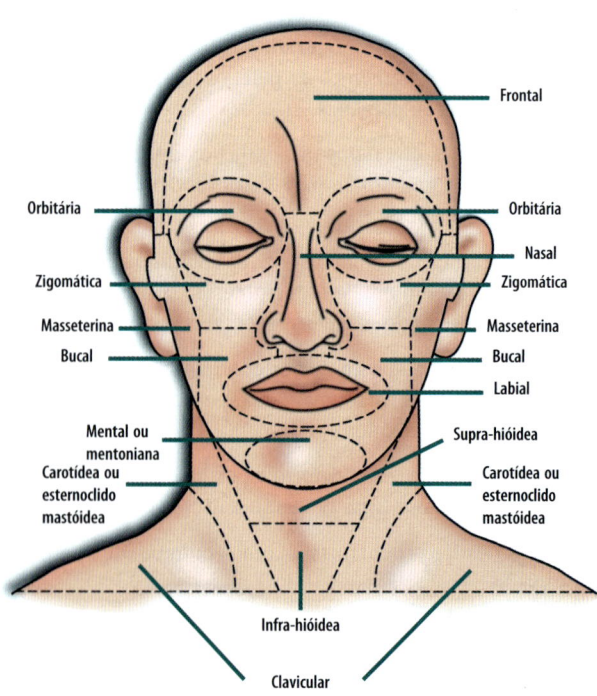

FIGURA 6.2 – Regiões cutâneas.

Aurícula Orelha externa.

Bregma Ponto do crânio onde há junção dos ossos frontal e parietais.

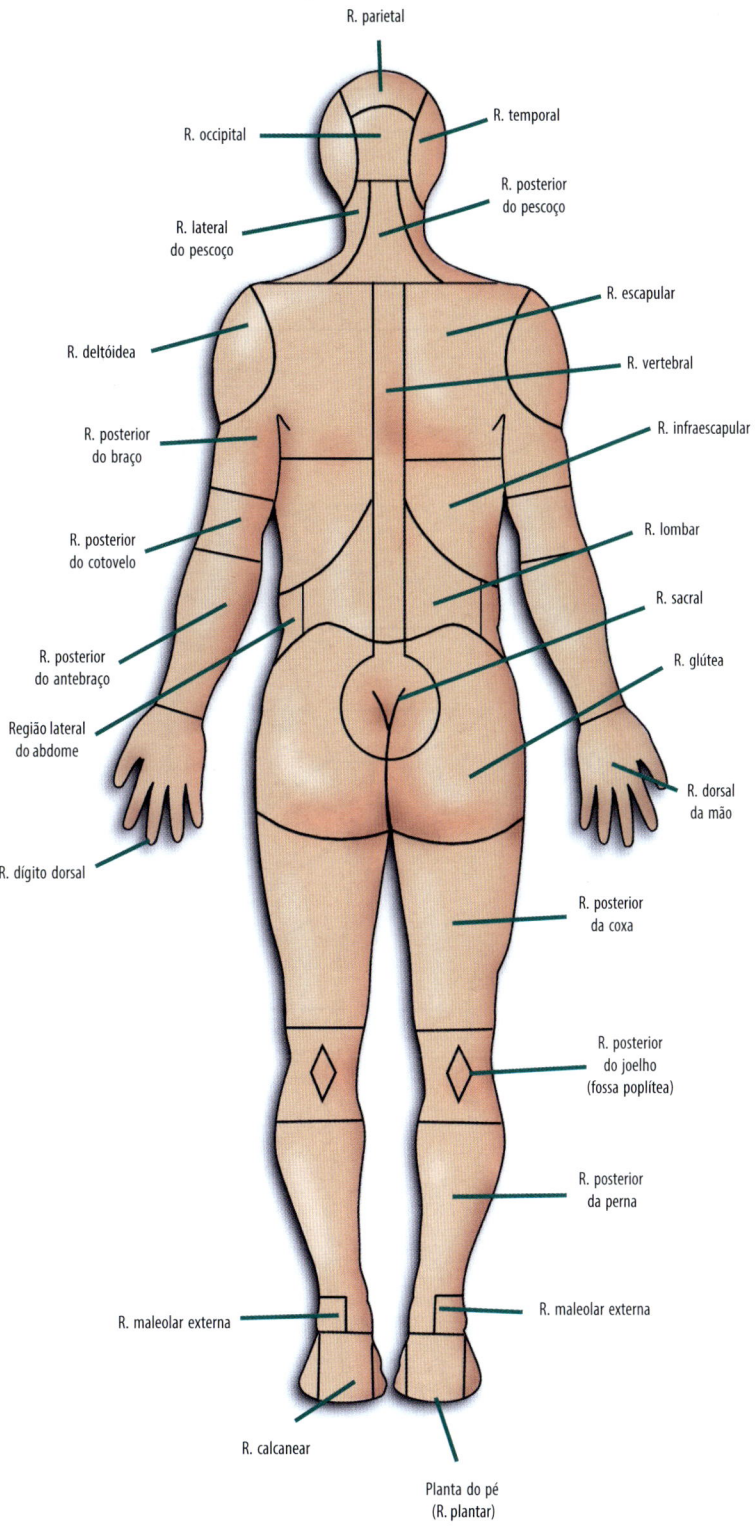

FIGURA 6.3 – Regiões (R) cutâneas.

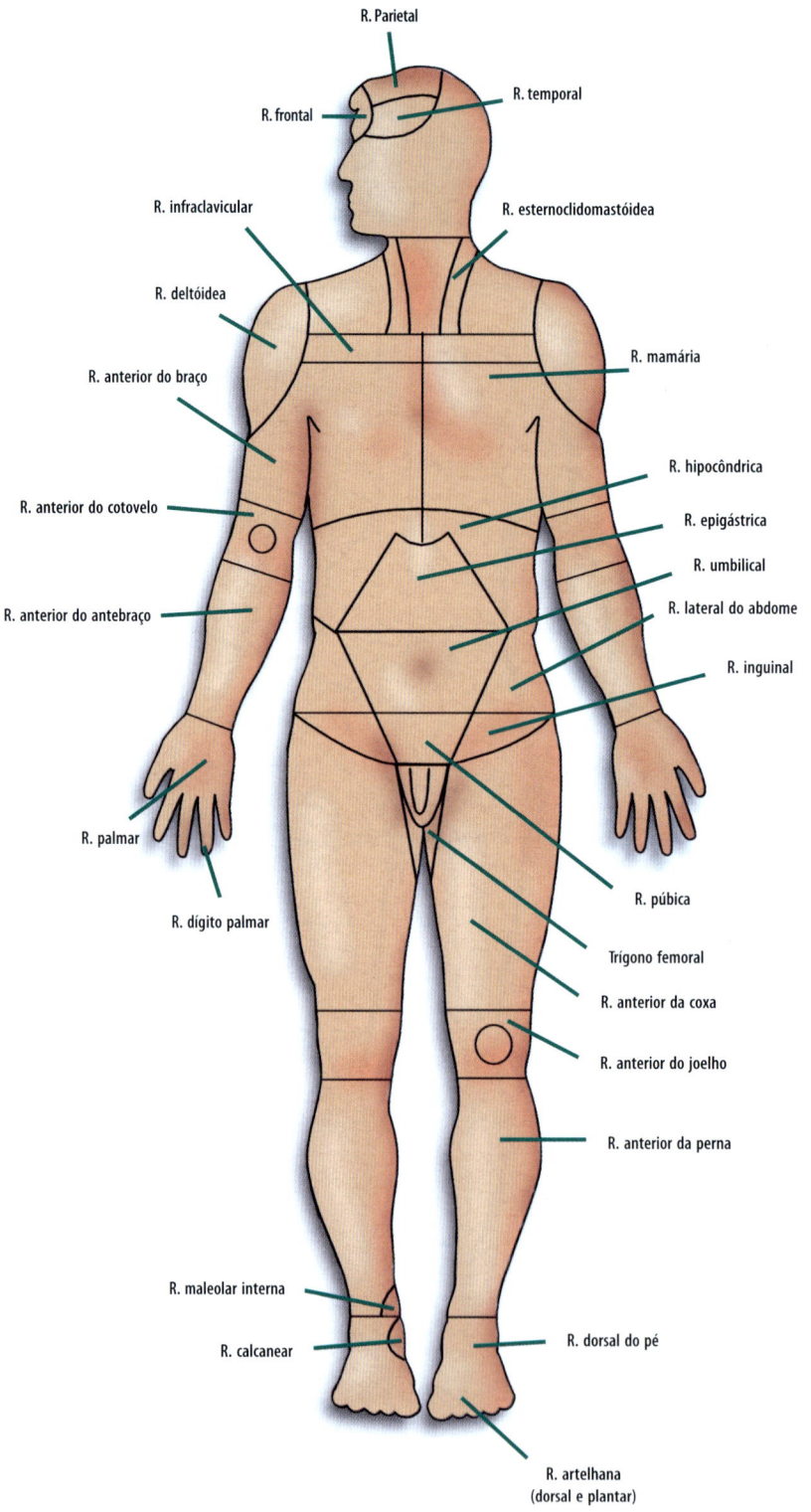

FIGURA 6.4 – Regiões (R) cutâneas.

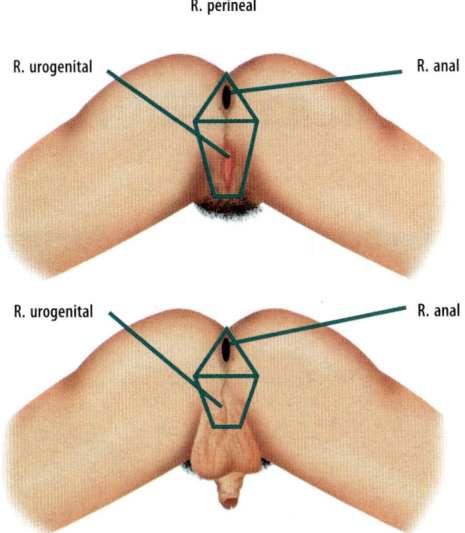

FIGURA 6.5 – Regiões (R) cutâneas.

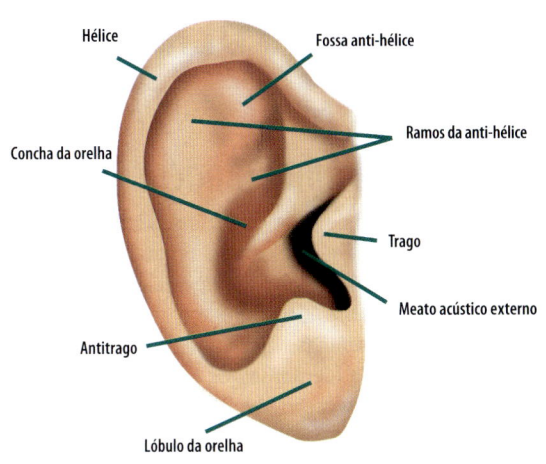

FIGURA 6.6 – Orelha externa.

Couro cabeludo Áreas com cabelos nas regiões parietais, occipital e temporais.

Dorso Compreende as regiões escapular e vertebral.

Face Compreende as regiões orbitária, nasal, zigomática, bucal, labial, masseterina e mental.

Fronte Referente à região frontal.

Glabela Espaço entre as sobrancelhas.

Nuca Área posterior do pescoço, abrangendo partes da região posterior e lateral do pescoço.

Peito Porção anterior do tórax, abrangendo as regiões mamária, infraclavicular e axilar.

Períneo Compreende a região anal e urogenital.

Precórdio Abrange a região cardíaca e a porção superior da epigástrica.

Vértex Ponto mais alto do crânio.

CAPÍTULO 7

A OBSERVAÇÃO DERMATOLÓGICA: TÉCNICAS SEMIÓTICAS

CURETAGEM METÓDICA (BROCQ)

Consiste na raspagem de lesão escamosa com cureta ou bisturi, permitindo analisar as escamas. É particularmente útil na diagnose da psoríase, quando se desprendem escamas finas, esbranquiçadas, micáceas, que é o sinal da vela. Após a retirada total das escamas, surge uma camada translúcida muito fina, a chamada membrana de Duncan Buckley, que, destacada, revela um ponteado hemorrágico – o sinal do orvalho sangrante ou sinal de Auspitz.

DIASCOPIA (VITROPRESSÃO)

Feita com lâmina de vidro ou com lupa. Pressiona-se firmemente a lesão, provocando isquemia. Permite distinguir o eritema da púrpura, possibilita ver a cor de geleia de maçã de infiltrado granulomatoso e possibilita distinguir o nevo anêmico da mancha hipocrômica. No nevo anêmico, quando se aplica a vitropressão na pele adjacente, comprime-se os vasos, e a coloração desta área iguala-se à do nevo, pois neste os vasos são inexistentes ou muito diminuídos. Nas lesões hipocrômicas do nevo acrômico ou nas acrômicas do vitiligo, o contraste entre a área da lesão e a pele adjacente mantém-se, pois não há alterações vasculares nessas lesões, mas sim alterações na quantidade de pigmento melânico que não se modifica pela vitropressão.

LUZ DE WOOD

O exame é feito pela lâmpada de Wood, que tem um arco de mercúrio que emite radiações ultravioletas. O vidro é de silicato de bário, com 9% de óxido de níquel, que deixa passar unicamente radiações de 320 a 400 nm, similares às emitidas nas lâmpadas fluorescentes tipo luz negra. O exame deve ser feito em local escuro para verificação da fluorescência, com a lâmpada colocada a cerca de 10 cm da área a ser examinada. A luz de Wood foi inicialmente empregada na diagnose e no controle das tíneas, mas, atualmente, tem uso mais amplo. É recurso importante na diagnose e no seguimento de lesões discrômicas, particularmente vitiligo, infecções, pitiríase versicolor e nas tíneas do couro cabeludo. É empregada, portanto, nas condições apresentadas a seguir.

Discromias

Na acromia, a ausência total de melanina, como no vitiligo e no albinismo, mostra, pela luz de Wood, a lesão nítida, com uma cor branco-azulada, pela fluorescência da derme (FIGURA 7.1). Na hipocromia, a cor é branca pálida. Assim, pode-se distinguir entre a mácula acrômica do vitiligo da má-

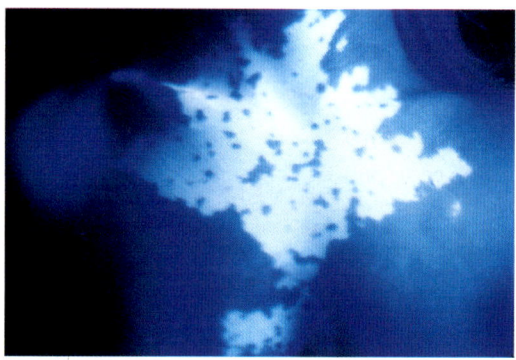

FIGURA 7.1 – Vitiligo. Mácula acrômica, com limites precisos, evidenciada pela luz de Wood.

cula hipocrômica do nevo hipocrômico. Na hanseníase indeterminada, as lesões hipocrômicas podem ser mais bem individualizadas com a luz de Wood. Outra indicação de sua utilização é na esclerose tuberosa, cujas lesões hipocrômicas, foliformes no nascimento ou logo após, podem ser precocemente detectadas.

Eritrasma

Fluorescência de cor vermelho-coral pela presença de porfirina na infecção pelo *C. minutissimum*. Essa substância é solúvel em água, sendo eliminada pela lavagem.

Infecções por *Pseudomonas aeruginosa*

Fluorescência de cor verde-amarelada pela piocianina que surge antes do aparecimento de pus e pode ser utilizada na detecção de infecção hospitalar.

Medicamentos e cosméticos

A tetraciclina produz fluorescência amarelada nos dentes de indivíduos que a ingeriram na infância ou em filhos de mães que a ingeriram no último trimestre da gravidez. A fluorescência pode ser também observada nas unhas de adultos que estejam tomando esse antibiótico ou mepacrina. Numerosos fármacos, medicamentos ou cosméticos são fluorescentes, e o depósito na pele pode ser detectado pela luz de Wood.

Melasma

A luz de Wood permite avaliar a profundidade da localização da melanina. O melasma epidérmico, por ter o pigmento mais superficial, torna-se mais escuro e mais evidente pela luz de Wood, enquanto os melasma mistos ou dérmicos são menos visíveis. O valor dessa informação é relativo, uma vez que quando se analisa a correlação entre os dados oferecidos pelo exame da lâmpada de Wood e a localização do pigmento melânico na pele ao exame histopatológico, a concordância ocorre apenas em cerca da metade dos casos.

Pitiríase versicolor

A fluorescência de cor róseo-dourada da *Malassezia furfur* permite verificar a extensão da afecção.

Porfirias

Na porfiria cutânea tarda, as fezes e a urina apresentam fluorescência de cor róseo-alaranjada. Na porfiria eritropoiética, os dentes; e, na protoporfiria eritropoiética, as hemácias podem apresentar a mesma fluorescência.

Tíneas do couro cabeludo

Cabelos infectados com *M. canis* ou *M. audouini* – fluorescência de cor verde-azul; com *T. schoenleinii* – fluorescência de cor amarelo-palha. Com outros dermatófitos, não há fluorescência.

Tumores

Fluorescência de cor vermelho brilhante (provavelmente decorrente da presença de porfirinas) pode ser observada em tumores malignos, particularmente o carcinoma espinocelular, fato não observado nos carcinomas basocelulares.

Miscelânea

As lipofucsinas presentes no suor de indivíduos com cromidrose podem ser detectadas nas roupas pelo exame com a luz de Wood.

A lâmpada de Wood também pode ser empregada na detecção de dermatites artefatas e de outras condições determinadas por manipulação da pele ou dos cabelos (tricotilomania), aplicando-se nas áreas afetadas fluorceína. Orienta-se o paciente a não lavar a área a ser examinada e, no dia seguinte, submetem-se ao exame pela lâmpada de Wood seus dedos e suas unhas; se houver presença de fluorceína, estará comprovada a manipulação da área afetada tratada no dia anterior pelo corante.

PENISCOSPIA

Método para evidenciar lesões inaparentes ou forma subclínica de infecção por HPV. A realização da peniscopia é bastante simples: aplica-se gaze embebida em ácido acético de 3 a 5% no local a ser examinado, e aguarda-se cerca de 15 minutos para o exame. No exame positivo, observam-se áreas de esbranquecimento da mucosa, chamadas de áreas acetobrancas. Essas áreas podem ser mais bem visualizadas quando observadas com lentes de aumento ou mesmo por meio de colposcópio.

Cerca de 25% das peniscopias apresentam resultados falso-positivos. Isso se deve ao fato de que epitélios que evidenciam alterações na sua queratinização, por outras condições inflamatórias que não sejam HPV, como líquen plano e psoríase, também podem, eventualmente, produzir lesões acetobrancas.

O mecanismo pelo qual as lesões se tornam esbranquiçadas ainda não é totalmente conhecido. É possível que as lesões esbranquiçadas resultem da reflexão da luz, proveniente de células que contenham núcleos densos, hipercromáticos e com pouco citoplasma.

PESQUISA DA SENSIBILIDADE

Indispensável na diagnose de hanseníase, pode ser feita por várias técnicas. Na pesquisa da sensibilidade dolorosa, utilizam-se a ponta e o cabo de uma agulha de injeção. Na pesquisa da sensibilidade térmica, usa-se dois tubos, um com água quente e outro com água na temperatura ambiente, pesquisando o quente e o não quente. É possível utilizar dois pedaços de algodão, um com éter e outro seco, pesquisando o frio e o não frio. Fazer sempre o exame em áreas suspeitas e ilesas.

TESTE DA HISTAMINA

Usa-se a solução de cloridrato de histamina a 1:1.000. Colocam-se algumas gotas em área suspeita e ilesa; faz-se uma punctura superficial, sem sangramento, e remove-se o excesso de histamina. Na pele sadia, ocorre a tríplice reação de Lewis:

1. Ponto eritematoso no local da picada após 20 a 40 segundos por vasodilatação.
2. Eritema de 3 a 5 cm de diâmetro, após 60 a 120 segundos, limite irregular, que se esvaece do centro para a periferia. É o eritema reflexo secundário (halo eritematoso de Souza Campos), que resulta de vasodilatação por reflexo nervoso de um axônio local. Essa reação, presente na pele normal, não ocorre em área com lesão de filetes nervosos e, por esta razão, não é encontrada nas lesões de hanseníase.
3. Urtica de alguns milímetros, que surge 2 a 3 minutos após a punctura, que perdura por 5 a 10 minutos. Ocorre em razão de transudato local pelo aumento da permeabilidade vascular.

Na prova da histamina, há variações individuais e nas regiões tegumentares. É difícil de ser avaliada em indivíduos de pele escura. É mais facilmente pesquisada na face interna dos membros e em áreas cobertas do que expostas. A histamina é encontrada também em tubetes capilares de vidro. Na falta de histamina, o pinçamento da pele pode possibilitar uma tríplice reação.

TESTE DO FÓSFORO (SAMPAIO)

Na falta de histamina, pode-se obter a tríplice reação com a técnica de acender um palito de fósforo, apagá-lo, esperar um segundo e tocar a área suspeita com esse instrumento. Em adição, verifica-se a reação do paciente quando a sensibilidade dolorosa está íntegra.

PROVA DO LAÇO (RUMPEL-LEEDE)

Destina-se a avaliar a fragilidade vascular, e é indicada para a diagnose de púrpura vascular. A braçadeira do aparelho de pressão é colocada em torno do braço, e uma pressão mediana entre a sistólica e a diastólica é mantida por 5 minutos. Traça-se um círculo de 5 cm de diâmetro na região anterior do antebraço. Se houver petéquias, marcá-las previamente. O aparecimento de petéquias em número superior a 5 é sinal de positividade, mostrando alteração vascular.

PROVA DA PILOCARPINA

Permite avaliar a secreção sudoral. Consiste em injetar, via intradérmica, 0,1 a 0,2 mL de solução a 1% de cloridrato ou nitrato de pilocarpina. Após 2 minutos, surge a secreção sudoral. Não ocorre em áreas de lesões de filetes nervosos periféricos. Para se observar com mais facilidade a presença de sudorese na região testada, deve-se pincelar a área com tintura de iodo antes da injeção da pilocarpina e, após, a pulverizar com amido. Nas áreas com sudorese, surgem pontos de cor azul-escuro decorrentes da reação do amido com o iodo, favorecida pela umidade consequente à sudorese.

URTICAÇÃO PROVOCADA

Compressão linear com ponta obtusa que permite avaliar o dermografismo. A urtica que surge quando se atrita a lesão da urticária pigmentosa constitui o sinal de Darier.

Sinal de Darier

Consiste na produção de urticação de uma lesão pelo atrito. É patognomônico da mastocitose, na qual o atrito provoca degranulação dos mastócitos com liberação de histamina e outros mediadores vasoativos, com consequente surgimento de lesão urticada.

Sinal de Nikolsky

Consiste na obtenção de descolamento da epiderme por atrito na pele adjacente a lesões bolhosas. O sinal de Nikolsky é a tradução semiológica da acantólise, isto é, da dissociação entre os queratinócitos. Está presente nos pênfigos, embora, eventualmente, possa ocorrer em outras condições bolhosas, como a necrólise epidérmica tóxica e a síndrome estafilocócica da pele escaldada. Existe uma variante para obtenção desse sinal semiológico, que consiste na pressão vertical sobre a bolha, produzindo sua progressão periférica (sinal de Asboe-Hansen).

CAPILAROSCOPIA DA PREGA UNGUEAL

É o exame *in vivo* dos capilares da prega ungueal posterior. Nesta região, os capilares se dispõem paralelamente à superfície da pele e podem ser facilmente visualizados com iluminação e dispositivos adequados, por meio de microscopia óptica via lupas estereotáticas e, mais recentemente, também com o dermatoscópio, que demonstra resultados praticamente superponíveis aos capilaroscópios, tornando essa técnica muito mais acessível aos dermatologistas.

Analisam-se os capilares de acordo com alguns padrões: presença de capilares grandes ou gigantes, desorganização da rede vascular, presença de vasos tortuosos, micro-hemorragias, perda de capilares e presença de capilares ramificados.

Existe um padrão SD (do inglês *scleroderma pattern*) próprio da esclerodermia presente em 90% dos casos dessa doença, desde as fases iniciais, em que se constata apenas o fenômeno de Raynaud. São característicos desse padrão capilaroscópico: a desvascularização capilar, isto é, a perda focal e difusa de capilares com diminuição do número de alças capilares por mm^2; os megacapilares (capilares aneurismáticos); a desorganização da distribuição habitual das alças capilares; e as micro-hemorragias. Essas mesmas alterações são observadas nas síndromes de superposição com componente de esclerodermia, e parece existir certa correlação entre as perdas capilares e a gravidade dos quadros clínicos.

Em 60% dos casos de dermatomiosite observa-se o padrão SD. Existem algumas pequenas alterações que podem orientar em direção ao diagnóstico de dermatomiosite, como os capilares com contornos nítidos em contraposição ao aspecto borrado mais frequentemente observado na esclerodermia. Também são mais frequentes na dermatomiosite capilares muito ramificados com aspecto de arbusto ou de couve-flor.

As alterações microangiopáticas no lúpus eritematoso sistêmico são menos específicas, e 30% dos casos não apresentam alterações capilaroscópicas. Podem ser observados capilares ectasiados e micro-hemorragias; raramente se observam capilares longos e tortuosos, achado não específico; e não se observa desvascularização.

Os pacientes com fenômeno de Raynaud primário, idiopático, não apresentam alterações capilaroscópicas, enquanto nos pacientes com fenômeno de Raynaud secundário encontram-se as alterações da doença associada.

Na psoríase, observam-se diminuição da densidade de capilares, presença de áreas avasculares e capilares enrodilhados.

Também há relatos de alterações capilaroscópicas que auxiliariam na diagnose da telangiectasia hemorrágica hereditária, caracterizadas por alargamento da porção aferente das alças capilares nessa enfermidade.

CAPÍTULO 8

EXAME HISTOPATOLÓGICO, GLOSSÁRIO E PADRÕES HISTOPATOLÓGICOS

EXAMES HISTOPATOLÓGICOS

Com frequência, a histopatologia da pele, parte integrante do exame dermatológico, é imprescindível para a diagnose. Pode ser considerada exame objetivo dermatológico de alterações histopatológicas cutâneas. É indicada sempre que houver necessidade de esclarecimento ou confirmação diagnóstica.

Biópsia

Constitui recurso de rotina na clínica dermatológica, podendo ser executada por vários procedimentos.

Escolha da lesão e local

A lesão a ser biopsiada deve ser clinicamente característica. Não deve ser recente ou antiga, em fase de regressão ou estar alterada por trauma, infecção ou medicamentos. Evita-se fazer biópsia na face por razões estéticas; nos pés e nas pernas pela cicatrização mais demorada; e nas mãos pela maior facilidade de contaminação. Em geral, não é conveniente incluir pele normal para evitar que uma preparação histológica imprópria exclua a lesão ou parte dela. Biopsiar sempre profundamente quando houver comprometimento do subcutâneo.

Técnica e procedimento

No encaminhamento do material ao dermopatologista, algumas informações são de grande importância: perfeita identificação do paciente, nome, idade, sexo, etnia (o conteúdo de melanina na pele clara pode ter conotação patológica, enquanto a mesma quantidade de melanina na pele negra pode ser normal). Também são importantes, ainda que sumárias, a história clínica e a descrição das lesões dermatológicas biopsiadas; é necessário informar a região corpórea onde foi realizada a biópsia, pois algumas áreas têm estrutura histológica peculiar que deve ser considerada na análise do material. O clínico deve, ainda, informar o diagnóstico principal e os diagnósticos diferenciais formulados. Deve-se também informar ao dermopatologista o tipo de biópsia efetuada: incisional, excisional, por *shaving* ou ainda se produto de curetagem. No caso de biópsias múltiplas, os fragmentos devem ser colocados isoladamente, um em cada frasco e com clara identificação do local de sua retirada. No material resultante da exérese de tumores, padroniza-se a marcação com fio cirúrgico colocado na margem superior às 12 horas, fato que deve ser informado no pedido do exame para, no caso de ressecções insuficientes, obter-se a localização exata da área em que restou tumor.

Para mais informações sobre o assunto, ver Capítulo 95.

Fixação e coloração

O espécime é colocado imediatamente em formol a 10% e, excepcionalmente, outro fixador pode ser necessário. A coloração de rotina é a hematoxilina-eosina (HE), mas outras colorações são usadas.

Colorações especiais empregadas em dermatopatologia
Colorações para glicogênio e mucopolissacarídeos

É utilizada a coloração PAS (ácido periódico de Schiff), que reage positivamente com os polissacarídeos complexos, glicogênio, ácido hialurônico, mucoproteínas, glicoproteínas, glicolipídeos e fosfatídeos. Essa coloração é, portanto, utilizada para detecção de glicogênio, mucinas neutras, membranas basais, fungos e parasitas que se coram em vermelho.

É empregada em dermatologia para auxílio diagnóstico de lúpus eritematoso (espessamento da membrana basal epidérmica), micoses superficiais e profundas (cora a parede fúngica), porfirias e microangiopatia diabética (espessamento das paredes vasculares).

Colorações para fibras colágenas, elásticas e musculares e mastócitos

As colorações tricrômicas evidenciam músculo, fibras colágenas, fibrina e eritrócitos. A coloração Van Gieson cora os núcleos em azul-escuro ou preto, confere coloração azulada à cartilagem e coloração vermelha ao colágeno (fibras colágenas e membranas basais) e cora em amarelo as fibras elásticas, o citoplasma das células epiteliais e musculares.

Outra coloração tricrômica é a coloração de Masson, na qual os núcleos coram-se em azul-escuro ou preto, o músculo, os eritrócitos e o citoplasma das células, em vermelho e o colágeno, em azul.

As colorações tricrômicas são úteis em dermatopatologia na diagnose de colagenomas, leiomiomas e nódulos reumáticos.

A coloração empregada para o estudo das fibras elásticas é a hematoxilina férrica de Verhoeff, que cora as fibras elásticas em preto. É empregada em dermatologia principalmente nas anetodermias, no pseudoxantoma elástico e na cútis laxa.

Para identificação de mastócitos, emprega-se a coloração azul-toluidina, que cora metacromaticamente em roxo os grânulos dos mastócitos, possibilitando sua identificação nas mastocitoses.

Colorações para substância amiloide

A mais empregada é a coloração vermelho do Congo, que confere à substância amiloide, ao tecido elástico e aos grânulos eosinofílicos a cor vermelho-alaranjada, e cora os núcleos celulares em azul. O exame do material corado à luz polarizada confere cor verde-maçã à substância amiloide.

São ainda empregadas as colorações verde-metila, cristal-violeta e violeta de genciana, que conferem à substância amiloide coloração vermelho-púrpura.

Colorações para pigmentos e minerais

A coloração de Perls (ferro coloidal) cora em azul a hemossiderina, os óxidos e os sais de ferro. É utilizada em dermatologia quando se deseja verificar fenômenos de extravasamento de hemácias, como na pitiríase liquenoide crônica, nas púrpuras pigmentosas crônicas, na dermatite de estase e no sarcoma de Kaposi.

A reação Fontana-Masson (prata) cora grãos argentafins e melanina em preto, permitindo a identificação de células neuroendócrinas e de melanina, sendo útil nas discromias, no melanoma e nas feofomicoses.

A lipofucsina e outros lipídeos são demonstrados pelas colorações Sudan. O Sudan III cora os lipídeos em alaranjado, o Sudan IV, em vermelho, e o Sudan Black, em preto. Essas colorações são úteis para o estudo dos xantomas e xantogranulomas e, às vezes, para o estudo dos histiócitos vacuolizados na hanseníase.

A coloração de Von Kossa (prata) cora os depósitos de cálcio em preto. É mais empregada em dermatologia no diagnóstico do pseudoxantoma elástico.

Colorações para microrganismos

Emprega-se para fungos e leveduras o PAS, que cora estes agentes em vermelho; a coloração de Grocott (prata), que cora em preto os agentes da lobomicose e da histoplasmose e que cora em coloração castanha o *Sporotricum*. Emprega-se ainda a coloração com mucicarmim, que cora o criptococos em vermelho; e a coloração Warthin Starry (prata) é empregada em dermatologia para detecção de treponemas nos tecidos.

São ainda empregadas as colorações de Gram para bactérias, actinomicetos e botriomicoses e a coloração de Ziehl-Neelsen para micobactérias (inclusive o bacilo de Hansen), que se coram em vermelho. Para protozoários, é mais empregada a coloração de Giemsa, que cora estes agentes em azul-escuro, em contraste com a coloração de fundo azul-claro ou rósea. Atualmente, as técnicas com imunoperoxidase estão tendo grande desenvolvimento. Os recursos histoquímicos são referidos no Capítulo 10.

GLOSSÁRIO DERMATO-HISTOPATOLÓGICO

Acantólise Perda de adesão entre as células epidérmicas, originando a formação de vesículas, bolhas ou lacunas intraepiteliais. Ocorre no grupo pênfigo, em viroses e em outras afecções, como doença de Darier, dermatose acantolítica transitória, impetigo, queratose actínica, carcinomas espinocelulares e disqueratoma verrucoso.

Acantose Aumento em espessura da camada de Malpighi. *Hiperacantose* é o aumento excessivo. Às vezes, a acantose induzida por condições inflamatórias é tão intensa que simula carcinoma espinocelular. Esta condição é designada hiperplasia pseudoepiteliomatosa. A acantose é verificada em inúmeras condições inflamatórias e em neoplasias epiteliais. Em inflamações, ocorre nos processos epidérmicos crônicos, como eczemas crônicos, liquenificações por atrito, psoríase, líquen plano e prurigos. Também ocorre secundariamente a anormalidades dérmicas; tumores dérmicos (fibroistiocitomas, tumor de células granulosas); infecções, como paracoccidioidomicose, cromomicose e lúpus vulgar; depósitos dérmicos, como amiloidose; ou corpos estranhos e em associação com edema crônico, como na elefantíase nostra e no mixedema pré-tibial. Também ocorre acantose em lesões virais papilomatosas, como nas verrugas virais e no molusco contagioso, e em certas condições névicas, como os nervos verrucosos e tumores epiteliais benignos, como as queratoses seborreicas.

Alteração cavitária Edema intercelular com formação de cavidades nas células malpighianas. É a fase inicial da degeneração reticular.

Anaplasia Alteração dos núcleos celulares que são grandes, irregulares e hipercromáticos. Eventual presença de mitoses atípicas. Observada em neoplasias malignas.

Apoptose Morte celular programada. Quando atinge os queratinócitos, estes se tornam homogêneos e acidófilos. Ocorre nas reações liquenoides, como o líquen plano, quando constituem os chamados corpúsculos de Civatte ou corpos coloides. Verifica-se, ainda, como resultado da ação das radiações ultravioletas, constituindo as chamadas *sun burn cells*. Também surgem nas reações enxerto *versus* hospedeiro e no lúpus eritematoso (LE).

Bolha Cavidade intraepidérmica ou subepidérmica contendo serosidade, hemácias ou células. Menores que 1 cm chamam-se **vesículas**. As fendas denominam-se **lacunas**. As bolhas intraepidérmicas formam-se por meio de vários mecanismos: infecciosos nas infecções virais, em decorrência da degeneração balonizante e reticular da epiderme; podem resultar de processos eczematosos por expansão do fenômeno da espongiose, que consiste no edema extracelular entre as células da epiderme; e podem ainda ser produzidas por mecanismos imunológicos, como na acantólise, isto é, pela dissociação dos queratinócitos, observada nos pênfigos. As bolhas subepidérmicas podem resultar de dermatoses inflamatórias, como o LE e o líquen plano, em decorrência da degeneração hidrópica, isto é, a vacuolização da camada basal da epiderme observada nessas afecções. Podem ainda decorrer de defeitos na adesão entre a epiderme e a derme, como nas epidermólises bolhosas hereditárias e nas porfirias e, às vezes, decorrem de fenômenos epidérmicos e dérmicos, como no eritema polimorfo.

Cariorrexe Fragmentação nuclear, resultando em granulações. Consiste na chamada leucocitoclasia observada em certas vasculites e na síndrome de Sweet.

Células epitelioides Macrófagos ativados com núcleo alongado e citoplasma abundante. São células que digerem agentes microbianos e participam da reação granulomatosa. Sua fusão origina as células gigantes.

Células gigantes (gigantócitos) Formam-se pela fusão de histiócitos e células epitelioides. Podem ser de vários tipos – células gigantes de corpo estranho, células de Langhans e células gigantes de Touton.

- As **células gigantes de corpo estranho** são células grandes, multinucleadas, cujos núcleos distribuem-se por todo o citoplasma da célula. Caracteristicamente, surgem nos granulomas de corpo estranho, sendo possível, por vezes, observar o corpo estranho sendo fagocitado por essas células.
- As **células gigantes de Langhans** também são grandes, multinucleadas, porém seus núcleos dispõem-se na periferia do citoplasma. Participam de várias reações granulomatosas infecciosas e não infecciosas.
- As **células gigantes de Touton** ocorrem nos xantomas e nas histiocitoses e são células grandes multinucleadas cujos núcleos situam-se na porção central da célula, cujo citoplasma apresenta aspecto espumoso, xantomatoso.

Célula de Langerhans Célula dendrítica localizada na porção superior da camada malpighiana originária da medula óssea. É uma célula com funções imunológicas, sendo responsável pelo processamento do antígeno, apresentando-o associadamente aos antígenos do sistema HLA aos linfócitos. Tem importante participação na patogenia da dermatite de contato e da micose fungoide.

Célula linfoide Designa linfócito ou monócito que são indistinguíveis, com núcleo pequeno, redondo, intensamente basófilo e citoplasma escasso. Denominava-se pequena célula redonda.

Célula mioepitelial Célula contrátil que envolve ducto apócrino ou écrino.

Célula de Virchow Macrófago com citoplasma espumoso ou vacuolizado, contendo numerosos bacilos de Hansen.

Coloide Substância homogênea, eosinófila, de composição variável, produzida por células da epiderme ou por fibroblastos.

Corpo coloide, hialino ou de Civatte Corpúsculo redondo ou ovoide, eosinofílico, com cerca de 10 micrômetros. É um queratinócito degenerado, encontrado na porção inferior da epiderme, podendo ser expulso para a porção superior da derme (apoptose). Ocorre, particularmente, no líquen plano e reações liquenoides e no LE.

Degeneração balonizante Degeneração de célula epidérmica que incha e assume uma forma semelhante à de um balão. Há perda da adesão da célula com acantólise e formação de vesicobolha. É característica de infecções virais.

Degeneração basófila (degeneração elastótica) O colágeno alterado pela exposição crônica à luz solar exibe, à coloração pela hematoxilina-eosina (HE), cor cinza-azulada, basofílica, especialmente nas porções superiores da derme. Essa alteração em estágio avançado mostra massas de fibras elásticas desorganizadas separadas da epiderme por estreita faixa de colágeno normal.

Degeneração fibrinoide Depósito de material eosinofílico, granular e fibrilar que ocorre entre as fibras colágenas ou na parede dos vasos. O material eosinofílico é composto por fibrinogênio, imunoglobulinas, substância fundamental do colágeno e proteínas plasmáticas. Essa alteração é observada nas vasculites necrotizantes, no LE e nos nódulos reumatoides.

Degeneração granular Também chamada **hiperqueratose epidermolítica**. Atinge as porções superior e média da camada malpighiana, caracterizada por cavidades intracelulares e pela perda dos contornos celulares. Acompanha-se de aumento da camada granulosa, de grãos de querato-hialina e hiperqueratose. Ocorre, caracteristicamente, na eritrodermia ictiosiforme bolhosa, mas também em algumas queratodermias palmoplantares e em alguns nevos verrucosos e, eventualmente, em queratoses seborreicas, verrugas virais e outros nevos.

Degeneração hialina Consiste na deposição de material eosinofílico de aspecto vítreo no colágeno dérmico ou nas paredes dos vasos. É observada nas porfirias, em que se deposita nas paredes dos vasos dérmicos e na membrana basal; na lipoidoproteinose, em que se deposita não somente nos vasos dérmicos, mas também em torno das glândulas sudoríparas; e em tumores, como o cilindroma, em que se deposita em torno dos ninhos de células tumorais.

Degeneração hidrópica ou de liquefação Vacuolização de células basais por edema que, quando intensa, pode levar à formação de bolhas subepidérmicas frequentemente acompanhadas de incontinência pigmentar com fagocitose, pelos macrófagos dérmicos, de pigmento melânico oriundo da epiderme vacuolizada. Ocorre em inúmeras situações, como LE, líquen escleroso e atrófico, líquen plano e erupções liquenoides e na erupção medicamentosa fixa.

Degeneração mixoide Processo no qual o tecido colágeno é substituído por material gelatinoso mixoide, basofílico. É observada no mixedema, na mucinose papulosa, escleredema, dermatomiosite e em tumores epiteliais, anexiais e neurais.

Degeneração reticular Edema intenso que estoura as células epidérmicas, formando vesículas septadas, cujos septos são restos das paredes celulares. Observada em infecções virais, especialmente dos grupos herpes, poxvírus e em dermatites agudas.

Desmoplasia Corresponde a um padrão de reação fibrótica do colágeno dérmico em torno de lesões proliferativas epidérmicas ou melanocíticas, como observado no tricoepitelioma desmoplásico e no melanoma desmoplásico.

Desmossomos São estruturas de adesão entre os queratinócitos correspondentes às chamadas pontes intercelulares. São responsáveis pela coesão entre os queratinócitos, e sua perda ou disfunção resulta em acantólise.

Disqueratose Alteração do processo de queratinização, no qual surge uma queratinização prematura e individual de queratinócitos, que se traduz por picnose dos núcleos e condensação do citoplasma dos queratinócitos. Ocorre em lesões pré-malignas, como na queratose actínica, na disqueratose de Bowen e no carcinoma espinocelular; e em algumas doenças genéticas acantolíticas, como a doença de Darier e o pênfigo de Hailey-Hailey. Encontrada em doenças congênitas e neoplasias malignas.

Displasia Refere-se à anormalidade da organização tissular e celular com alterações da maturação das células e da citomorfologia. Tem conotação de possibilidade de evolução à malignidade.

Emperipolese Incorporação de linfócitos, eventualmente plasmócitos, neutrófilos e hemácias por histiócitos e, às vezes, por megacariócitos. Difere da fagocitose porque as células englobadas mantêm-se íntegras, diferentemente do que ocorre na fagocitose, na qual o material englobado é digerido. Ocorre especialmente na doença de Rosai-Dorfman, mas também na doença de Hodgkin, leucemias, mieloma múltiplo, rabdomiossarcoma e na púrpura trobocitopênica idiopática.

Epidermotropismo Presença, na epiderme, de células mononucleares, sem espongiose. É característica dos linfomas de células T, particularmente da micose fungoide.

Esclerose Aumento do colágeno, com aspecto compacto das fibras colágenas, que são homogêneas e hialinizadas, e diminuição do número de fibroblastos. Encontrada na esclerodermia.

Espongiose Edema intercelular da camada malpighiana, que pode levar à formação de vesícula ou bolha. Observada em dermatites eczematosas agudas e subagudas.

Erosão Ausência da epiderme.

Exocitose É a migração de células mononucleares para a epiderme com espongiose ou microvesiculação, ocorrendo em dermatites eczematosas agudas e subagudas.

Faixa de Unna (zona grenz) Estreita faixa de tecido conectivo, que separa a epiderme de um infiltrado granulomatoso na derme. Encontrada especialmente na hanseníase virchowiana (HV).

Fibroplasia É a formação de tecido fibroso com disposição lamelar, como ocorre nas cicatrizes de feridas e, ocasionalmente, em alguns processos, como nos nevos displásicos em torno dos cones epiteliais.

Fibrose Alteração do colágeno com fibras espessas, compactas e hialinizadas e aumento do número de fibroblastos. É encontrada nas cicatrizes em geral, nas fases tardias dos processos inflamatórios, sendo particularmente intensa nas cicatrizes hipertróficas e nos queloides.

Granulose, hipergranulose e hipogranulose Granulose é o aumento da camada granulosa; hipergranulose é o seu aumento excessivo; e hipogranulose é a sua diminuição.

Hiperqueratose Aumento de espessura da camada córnea, podendo associar-se ou não à acantose. Ocorre nas ictioses, nas queratodermias e, em menor intensidade, no LE.

Hiperqueratose folicular É a presença de hiperqueratose com a formação de tampões córneos no óstio dos folículos pilosos, podendo, às vezes, determinar sua ruptura. Ocorre no líquen escleroso e atrófico, no líquen plano pilar, na queratose pilar, na pitiríase rubra pilar e no LE.

Histiócito ou macrófago Origina-se do monócito, sendo indistinguível do linfócito, constituindo, com este, a célula linfoide. Quando entra em atividade fagocitária, o núcleo aumenta, torna-se menos corado e a membrana nuclear é visível. É, então, semelhante ao núcleo do fibroblasto ou da célula endotelial. Pode originar a célula epiteloide e as células gigantes tipo Langhans ou corpo estranho.

Incontinência pigmentar Presença de melanina na derme livre ou no interior de macrófagos, por lesão de melanócitos da camada basal.

Infiltrado inflamatório agudo Presença, na derme, de polimorfos nucleares com edema, vasodilatação e congestão.

Infiltrado inflamatório crônico Presença, na derme, de células linfoides, macrófagos e plasmócitos, com proliferação do conectivo.

Infiltrado granulomatoso (granuloma) Presença, na derme, de um infiltrado com células linfoides, macrófagos, plasmócitos e células epitelioides e/ou células gigantes (gigantócitos) multinucleadas. Há dois tipos: granuloma de corpo estranho, com macrófagos e células gigantes tipo corpo estranho; e granuloma alérgico, que tem células epitelioides e, eventualmente, células gigantes tipo Langhans.

Infiltrado neoplásico Presença, na derme, de células tumorais com pleomorfismo e anaplasia.

Lacuna Fenda intraepidérmica, encontrada na doença de Darier, na doença de Grover e, ocasionalmente, na queratose actínica.

Leucocitoclasia Destruição de leucócitos, resultando em granulado nuclear.

Lisossomo Formação intracitoplasmática, com enzimas, que digere material fagocitado.

Melanócito Célula presente na epiderme (células claras) ou na matriz do pelo, responsável pela produção de melanina.

Melanófago Macrófago (histiócito) que fagocitou melanina.

Membrana basal ou lâmina basal Faixa homogênea, de 35 a 45 nm de espessura, constituída por filamentos que se dispõem ao longo da camada basal. Visível somente na microscopia eletrônica ou pela coloração PAS.

Metacromasia Propriedade do tecido ou da célula de adquirir cor diferente do corante usado para a coloração. É propriedade exibida por mucopolissacarídeos e por substância amiloide frente a alguns corantes, como azul-toluidina e violeta-genciana, respectivamente.

Metaplasia Transformação de um tecido em outro, como a formação de tecido ósseo no pilomatricoma.

Microabscesso Presença de grupos de neutrófilos, eosinófilos ou células linfoides na epiderme ou no ápice da papila dérmica. Há três tipos de microabscessos. O microabscesso de Munro é constituído por neutrófilos degenerados na área paraqueratótica da camada córnea na psoríase. O microabscesso de Pautrier, constituído por células linfoides atípicas na camada malpighiana, é característico de linfoma cutâneo. O microabscesso papilar é composto por neutrófilos na dermatite herpetiforme ou por eosinófilos no penfigoide bolhoso.

Mucina Substância composta por mucopolissacarídeos que se coram metacromaticamente, conforme o corante e o pH. Há dois tipos de mucina: a mucina dérmica e a epitelial.

Necrobiose Alteração do tecido conectivo dérmico que se torna homogêneo assumindo aspecto mucinoso, fibrinoide ou esclerótico. Em geral, essas alterações são circundadas por paliçada de histiócitos, configurando granuloma em paliçada. Ocorre na necrobiose lipoídica, no granuloma anular, na acne agminata e nos nódulos reumatoides.

Necrólise Separação dos constituintes tissulares consequente à morte celular. É observada na necrólise epidérmica tóxica, no eritema polimorfo e no eritema necrolítico migratório.

Necrose caseosa Necrose em que o tecido perde sua estrutura, sendo substituído por material eosinofílico, amorfo, finamente granuloso. Dispersos, encontram-se núcleos picnóticos ou restos nucleares (poeira nuclear).

Necrose coliquativa Necrose com formação de pus, com a presença de neutrófilos degenerados.

Papila Projeção, em forma de pinha, da derme na epiderme, envolta por cristas epiteliais e no bulbo piloso.

Papiloma Papilomatose circunscrita com hiperqueratose. Ocorre no nevo verrucoso, queratose seborreica, queratose actínica e verruga vulgar.

Papilomatose Projeção das papilas dérmicas, com alongamento das cristas epiteliais.

Paraqueratose Alteração da queratinização com a presença de núcleos na camada córnea e diminuição ou ausência da camada granulosa.

Picnose Núcleos pequenos, contraídos.

Pleomorfismo Variação no aspecto dos núcleos de um mesmo tipo de célula. Quando muito acentuado, grandes, hipercromáticos e de formas irregulares são núcleos atípicos ou anaplásticos.

Pústula espongiforme de Kogoj Cavidade multilocular na porção superior da camada malpighiana, contendo neutrófilos e queratinócitos degenerados. É característica da psoríase, mas também é encontrada na língua geográfica, na doença de Reiter e na candidose.

Pústula subcórnea Corresponde a aglomerados de netrófilos em localização subcórnea. Ocorre no impetigo e na pustulose subcórnea.

Queratinócito Designação para as células epidérmicas que, por um processo de diferenciação, formam a camada córnea.

Querato-hialina Grânulos intensamente basófilos na camada granulosa da epiderme.

Queratose e hiperqueratose Espessamento da camada córnea moderado ou excessivo. **Ortoqueratose** é o aumento excessivo com queratinócitos, conservando aspectos normais.

Sistema retículo-endotelial Termo atualmente em desuso, substituído por sistema fagocítico mononuclear.

Tecas Ninhos de células névicas localizados na junção dermoepidérmica. São observadas nos nevos e, eventualmente, quando compostos por melanócitos atípicos podem estar presentes nos melanomas, em localização intraepidérmica ou na junção dermoepidérmica.

Tecido de granulação Colágeno neoformado com numerosos fibroblastos, vasos neoformados e um infiltrado de células linfoides, macrófagos e plasmócitos. Ocorre nas reparações de perdas teciduais.

Ulceração Área com ausência de epiderme e derme.

Vilosidade Alongamento das papilas que são tortuosas e recobertas por uma ou duas camadas de células epidérmicas. Observada nos pênfigos e na doença de Darier.

PADRÕES HISTOLÓGICOS

Alterações epidérmicas

A epiderme pode apresentar alterações primárias ou secundárias a processos dérmicos. Como alterações primárias epidérmicas, cumpre lembrar as degenerações balonizantes, granular e reticular, a acantólise e a anaplasia celular. Outras alterações podem estar associadas ou depender de processos que atingem a derme. Alterações no processo de queratinização, como hiperqueratose, ortoqueratose, paraqueratose, hiper ou hipogranulose, podem ser exclusivamente epidérmicas ou estar associadas com processos dérmicos. A hiperplasia, aumento global de queratinócitos com espessamento da epiderme, e a hipoplasia ou atrofia, diminuição dos queratinócitos com afinamento da epiderme, estão associadas a alterações dérmicas, assim como a hipertrofia, em que os queratinócitos estão com tamanho maior, sem alteração no número. A espongiose e degeneração hidrópica ou de liquefação da camada basal estão relacionadas a processos dérmicos.

Alterações dérmicas

Podem ser agrupadas em diversos padrões:

Dermatite eczematoide ou espongiótica As alterações dérmicas são secundárias às alterações epidérmicas. É o tipo de reação eczematosa, com espongiose, exocitose e, na derme, edema e infiltrado linfo-histiocitário perivascular. Encontrada em erupções do grupo eczema.

Dermatite psoriasiforme Alongamento e edema das papilas e paraqueratose focal. Aumento das cristas epiteliais com eventual acantose. Infiltrado de células mononucleares e, ocasionalmente, neutrófilos na papila e na derme superficial. Observada na psoríase, dermatite seborreica e erupções psoriasiformes.

Dermatite de interface Edema e infiltrado linfo-histiocitário, na junção dermoepidérmica. Pode ser do **tipo vacuolar**, em que o infiltrado é discreto e o edema é intenso, com as células basais bastante lesadas, vacuolizadas e até necrose de queratinócitos. Ocorre no eritema polimorfo. O **tipo liquenoide** apresenta um infiltrado denso, em faixa, na junção dermo-epidérmica, com degeneração de liquefação da camada basal e eventual presença de corpos coloides. Observada no líquen plano e em erupções liquenoides. No **tipo lupoide**, o infiltrado é perivascular, há edema na derme papilar, degeneração de liquefação da basal, hiperqueratose com áreas de atrofia e rolhas córneas. Observada no LE.

Dermatite perivascular superficial e/ou profunda Infiltrado perivascular linfocitário ou linfo-histiocitário, sem alterações epidérmicas características.

Dermatite por vasculite Há alterações conspícuas nas paredes dos vasos, como necrose, degeneração fibrinoide ou hialinização.

Dermatite granulomatosa Presença de infiltrado granulomatoso na derme, indicando agente infeccioso ou presença de corpo estranho.

Dermatite fibrótica Fibrose na derme, consequente a processo inflamatório.

Foliculite e perifoliculite Processo inflamatório no folículo pilossebáceo ou ao seu redor, podendo ocorrer destruição do folículo com alopecia definitiva.

Paniculite Processo inflamatório do subcutâneo. Há quatro tipos: septal, em que o processo inflamatório atinge os septos fibrosos; lobular, com comprometimento dos lóbulos; mista, em que há acometimento dos septos e dos lóbulos; e paniculite com vasculite.

CAPÍTULO 9

EXAMES POR IMUNOFLUORESCÊNCIA, *IMMUNOBLOTTING*, IMUNOPRECIPITAÇÃO, ELISA E IMUNOMAPEAMENTO

IMUNOFLUORESCÊNCIA

As reações antígeno-anticorpo podem ser visualizadas ou quantificadas por meio de uma variedade de métodos, utilizando-se diferentes marcadores para o antígeno ou para o anticorpo. Entre os marcadores mais comumente empregados, estão os fluorocromos, as enzimas e os compostos radiativos e eletro-opacos.

Os fluorocromos foram introduzidos no início da década de 1940, por Coons e colaboradores.[1] O diagnóstico das dermatoses bolhosas autoimunes obteve um grande avanço a partir da década de 1960, quando Beutner e Jordon, por meio da técnica de imunofluorescência (IF), revelaram anticorpos presentes no tecido e também circulantes no pênfigo vulgar, no penfigoide bolhoso e na dermatite herpetiforme. Dessa forma, a imunofluorescência não só colaborou no sentido de um diagnóstico mais preciso das dermatoses vesicobolhosas autoimunes, mas também levou à caracterização de novas entidades, tais como a dermatose bolhosa por IgA linear e o lúpus eritematoso sistêmico (LES) bolhoso. Ainda, a imunofluorescência serve como método diagnóstico adjuvante em outras dermatoses, como nas vasculites, nas porfirias e nas colagenoses, especialmente no lúpus eritematoso.

Os fluorocromos, corantes que absorvem radiação (luz ultravioleta), são por ela excitados e emitem luz visível. Para que funcionem como marcadores, necessitam ter grupos químicos capazes de formar ligações covalentes com moléculas proteicas e devem emitir alta fluorescência no espectro visível com coloração distinta da emitida pelos tecidos. Além disso, devem ter uma conjugação relativamente simples, retenção da atividade do anticorpo na proteína marcada e estabilidade do conjugado fluorescente obtido. Um dos fluorocromos mais utilizados é o isotiocianato de fluoresceína (FITC, do inglês *fluorscein isothiocyanate*), cuja leitura deve ser feita por um microscópio de epiluminescência.

Na leitura das reações de IF, devem ser enumeradas três formas distintas de fluorescência: específica, não específica e autofluorescência. A fluorescência específica deve-se à reação específica entre o substrato e a proteína marcada com o fluorocromo (reação antígeno-anticorpo). A fluorescência não específica deve-se à coloração dos tecidos por corante livre ou proteínas fluoresceinadas, ou ambos. A autofluorescência resulta da fluorescência natural dos tecidos (amarela, azul) quando expostos à luz ultravioleta.

Os métodos de IF utilizados para o imunodiagnóstico de determinadas dermatoses podem avaliar a presença ou não de autoanticorpos nos tecidos envolvidos (IF direta) ou a existência ou não de autoanticorpos circulantes (IF indireta).

IMUNOFLUORESCÊNCIA DIRETA

Ao suspeitar de uma dermatose vesicobolhosa autoimune, deve-se realizar uma biópsia (*punch* de 4 mm) da pele perilesional, que pode ser imediatamente congelada em nitrogênio líquido, ou colocada no meio de transporte adequado, o meio de Michel. Esse meio é composto por sulfato de amônio, N-etil-maleimida e sulfato de magnésio em um tampão citrato, que permite a conservação do espécime por até 2 semanas.

O espécime é, então, seccionado em um criostato, com fragmentos de 4 micra de espessura. A cada secção aplicam-se os anticorpos conjugados à fluoresceína FITC (anti-IgA, anti-IgG, anti-IgM, anti-C_3, antifibrinogênio); e realiza-se, então, a leitura por meio do microscópio de fluorescência (FIGURA 9.1A).

As principais indicações da imunofluorescência direta (IFD) seriam o auxílio diagnóstico nas dermatoses bolhosas autoimunes, e de outras dermatoses, como o líquen plano, a porfiria cutânea tarda, as vasculites e as colagenoses, especialmente o lúpus eritematoso.

IMUNOFLUORESCÊNCIA INDIRETA

A imunofluorescência indireta (IFI) é um procedimento que consiste em se incubar diluições seriadas do soro a ser estudado com substratos contendo antígenos epiteliais. Estes substratos podem ser variados: epitélio de prepúcio humano, esôfago de macaco ou pele de cobaias. O esôfago de macaco é considerado o melhor substrato para os pênfigos, mas devido à sua difícil obtenção, o prepúcio humano tem sido o substrato mais utilizado. A seguir, adiciona-se um anticorpo secundário conjugado à fluoresceína FITC (anti-IgG, anti-IgA, anti-C_3, anti-IgM), e faz-se a leitura utilizando o microscópio de epiluminescência (FIGURA 9.1B).

A importância da IFI justifica-se pelo auxílio diagnóstico nas dermatoses bolhosas autoimunes, bem como pela avaliação dos anticorpos circulantes no seguimento de pacientes durante o tratamento.

IMUNOFLUORESCÊNCIA NAS DERMATOSES BOLHOSAS AUTOIMUNES

As dermatoses bolhosas autoimunes podem ser classificadas de acordo com o nível de clivagem da bolha; sendo assim, há dois grupos distintos: as dermatoses bolhosas intraepi-

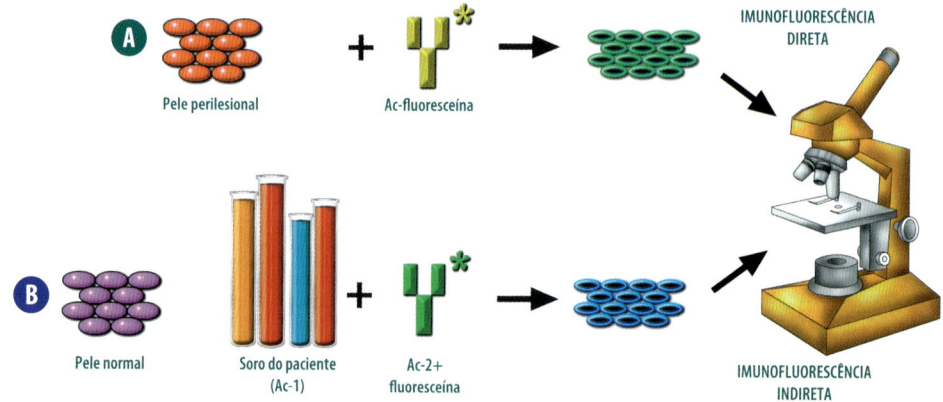

FIGURA 9.1 – **A** Imunofluorescência direta. **B** Imunofluorescência indireta.

dérmicas e as subepidérmicas. Entre as dermatoses bolhosas intraepidérmicas, considera-se o grupo dos pênfigos: vulgar, vegetante, foliáceo (clássico e endêmico), herpetiforme, paraneoplásico, por IgA e o induzido por drogas. No grupo das bolhosas subepidérmicas, considera-se o penfigoide bolhoso, o penfigoide das membranas mucosas, o penfigoide gestacional, a dermatite herpetiforme, a dermatose bolhosa por IgA linear, a epidermólise bolhosa adquirida e o LES bolhoso.

Dermatoses bolhosas intraepidérmicas: pênfigos

Todas as formas de pênfigo caracterizam-se pela perda da adesão celular, levando à acantólise. Essa perda de adesão resulta em formação de bolha intraepidérmica, e o nível de clivagem permite diferenciar as duas formas principais de pênfigo: vulgar e foliáceo. No pênfigo vulgar, a clivagem é suprabasal, enquanto, no foliáceo, se caracteriza por ser intramalpighiana. A imunofluorescência, tanto direta quanto indireta, revela fluorescência intercelular, de padrão linear, intraepidérmica **(TABELA 9.1)**.

Pênfigo foliáceo

Os achados laboratoriais no pênfigo foliáceo clássico e no endêmico apresentam as mesmas características. Autoanticorpos da classe IgG dirigem-se contra a desmogleína 1 (Dsg1), o principal autoantígeno no pênfigo foliáceo.

- **IFD**: são encontrados depósitos de IgG e C_3 intercelulares ao longo de toda a epiderme em 100% dos casos na doença ativa **(FIGURA 9.2)**. Autoanticorpos IgG depositam-se também no epitélio escamoso oral, apesar da ausência de lesões clínicas de pênfigo foliáceo endêmico nas mucosas.

- **IFI**: revela a presença de anticorpos circulantes da classe IgG nos espaços intercelulares da epiderme (90-100%). Há correlação entre altos títulos de anticorpos circulantes e atividade da doença na maioria dos casos. Os anticorpos encontrados nos pacientes com pênfigo foliáceo são patogênicos. Quando injetados por via intraperitonial em camundongos Balb/c recém-nascidos, são capazes de reproduzir a doença humana no modelo animal.

A caracterização dos isotipos de IgG por meio da IFI revelou que a subclasse predominante no pênfigo foliáceo endêmico é a IgG4. Autoanticorpos da classe IgG1 e IgG2 são detectados em baixos títulos, enquanto os autoanticorpos da classe IgG3 estão ausentes em ambos os soros. Estudos em murinos revelaram ser a IgG4 um isotipo patogênico, capaz de induzir o pênfigo foliáceo endêmico em modelo experimental. A IgG4 em baixos títulos à IFI é encontrada em 56% dos pacientes com pênfigo foliáceo endêmico em remissão clínica e poderia representar uma maior chance de reativação da enfermidade, caso esses autoanticorpos estejam se dirigindo contra os epítopos patogênicos (EC1-2) da Dsg1.

TABELA 9.1 – Classificação dos pênfigos

Variantes	Autoanticorpo	Principais autoantígenos
Pênfigo foliáceo clássico	IgG	Desmogleína 1
Pênfigo foliáceo endêmico	IgG	Desmogleína 1
Pênfigo vulgar	IgG	Desmogleína 3 e/ou 1
Pênfigo herpetiforme	IgG	Desmogleína 3 e/ou 1
Pênfigo induzido por medicamentos	IgG	Desmogleína 3 ou 1
Pênfigo por IgA (tipo SPD)	IgA	Desmocolina 1
Pênfigo por IgA (tipo IEN)	IgA	Desconhecido
Pênfigo paraneoplásico	IgA	Desmogleína 3, BP 230, Desmoplaquinas I e II, periplaquina, inibidor de protease α-2 macroglobulina-1-símile, plectina

IEN, dermatose neutrofílica intraepidérmica; SPD, dermatose pustulosa subcórnea.

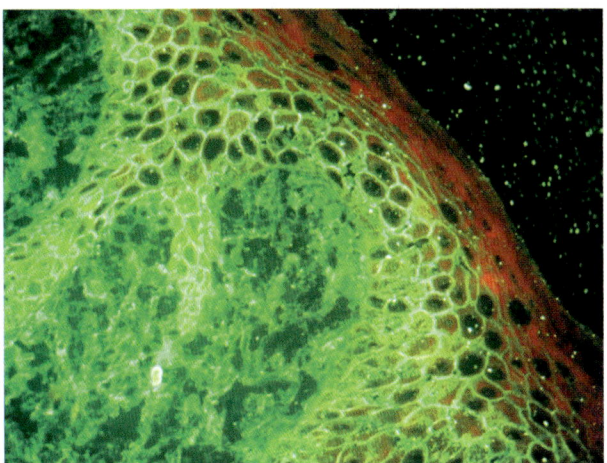

FIGURA 9.2 – Pênfigo foliáceo. Imunofluorescência direta. Depósitos de IgG lineares, intercelulares, intraepidérmicos ocupando toda extensão do epitélio.

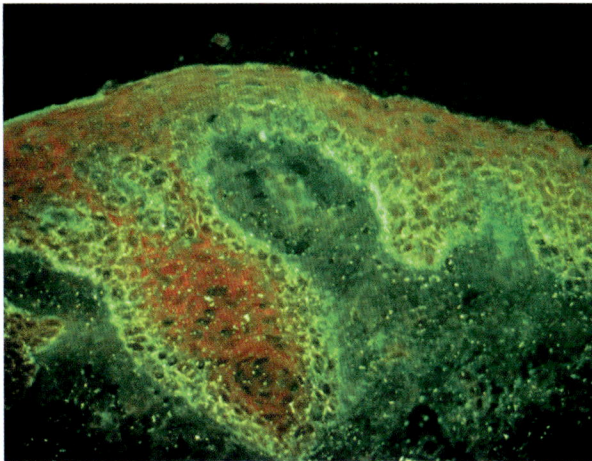

FIGURA 9.3 – Pênfigo vulgar. Imunofluorescência direta. Depósitos de C_3 lineares, intercelulares, predominantes nas camadas inferiores da epiderme.

Pênfigo vulgar

No pênfigo vulgar especialmente quando há lesões exclusivas de mucosa, os autoanticorpos da classe IgG dirigem-se geralmente contra a desmogleína 3 (Dsg3), um autoantígeno de maior expressão nos epitélios escamosos. Quando há lesões mucocutâneas, os pacientes com pênfigo vulgar podem também apresentar anticorpos contra a Dsg1.

- **IFD**: são encontrados depósitos de IgG e C_3 intercelulares, com localização predominante nas camadas inferiores dos epitélios, em 100% dos casos de doença ativa **(FIGURA 9.3)**.
- **IFI**: revela a presença de anticorpos circulantes da classe IgG nos espaços intercelulares da epiderme (90-100%). Há correlação entre altos títulos de anticorpos circulantes e atividade da doença, e o isotipo de IgG predominante também é a IgG4. Os anticorpos encontrados nos pacientes com pênfigo foliáceo são patogênicos. Modelos experimentais comprovando a patogenicidade da IgG também foram descritos no pênfigo vulgar.

Pênfigo herpetiforme

Considerando-se que o pênfigo herpetiforme (PH) seja uma variante clínica do pênfigo vulgar ou pênfigo foliáceo, os achados de IF são semelhantes aos das duas formas de pênfigo.

Pênfigo paraneoplásico

Uma das formas de se diferenciar o pênfigo paraneoplásico (PNP) do pênfigo vulgar é a realização da IFI utilizando como substrato o epitélio vesical murino (epitélio não estratificado simples, transicional). No PNP, existe um reconhecimento de autoantígenos do epitélio vesical murino em 83% dos casos **(FIGURA 9.4)**. Nos casos suspeitos de PNP com a IFI (epitélio vesical murino) negativa, outras provas imunológicas são necessárias (imunoprecipitação) para afastar o diagnóstico de PNP. No pênfigo vulgar, a IFI utilizando como substrato o epitélio vesical murino é sempre negativa.

- **IFD/IFI**: padrão semelhante ao pênfigo vulgar. Depósitos de IgG e C_3 na zona de membrana basal (ZMB) podem ser eventualmente encontrados.

Pênfigo por IgA

O pênfigo por IgA (PIgA) é uma dermatose acantolítica neutrofílica rara. Caracteriza-se por depósitos de IgA intercelulares intraepidérmicos à IFD e IFI. Pode ser classificado em dois tipos: dermatose pustulosa subcórnea (SPD, do inglês *subcorneal pustular dermatosis*) e dermatose neutrofílica intraepidérmica (IEN, do inglês *intraepidermal neutrophilic dermatosis*). O autoantígeno do PIgA tipo SPD é a desmocolina 1.

Dermatoses bolhosas subepidérmicas

Penfigoide bolhoso

O diagnóstico do penfigoide bolhoso pode, muitas vezes, ser confirmado por meio das técnicas de imunofluorescência.

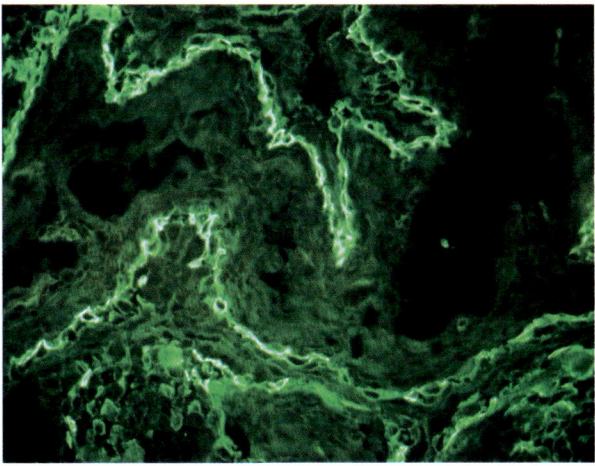

FIGURA 9.4 – Pênfigo paraneoplásico. Imunofluorescência indireta. Fluorescência intercelular do epitélio vesical murino (IgG).

- **IFD**: depósito linear ou fibrilar ao longo da ZMB com o conjugado anti-C_3 **(FIGURA 9.5)** em quase 100% dos casos, e de IgG ao redor de 90%; IgA e IgM são ocasionalmente evidenciados. Há maior expressão do antígeno do penfigoide bolhoso nas áreas flexurais, sendo estas as regiões preferenciais para a biópsia.
- **IFI**: revela anticorpos circulantes da classe IgG anti-ZMB em cerca de 70% dos casos; entretanto, parece não haver correlação dos títulos de anticorpos com a atividade da doença.

Epidermólise bolhosa adquirida/lúpus eritematoso sistêmico bolhoso

- **IFD**: anticorpos circulantes (IgG, IgM, IgA, C_3) depositam-se de forma linear ou homogênea na ZMB. Diferencial importante com penfigoide bolhoso.
- **IFI**: depósitos de IgG na ZMB em apenas 25 a 50% dos casos.
- **IFI – técnica de s*alt-split skin* (SS)**: desenvolvida por Gammon e colaboradores,[2] consiste em incubar a pele de prepúcio humano normal em uma solução de NaCl a 1M a 4 °C por 72 horas. Ocorre separação na lâmina lúcida, e os anticorpos do penfigoide bolhoso geralmente se localizam no lado epidérmico (85% dos casos) ou em ambos os lados da clivagem (15% dos casos). Isso decorre da localização dos antígenos do penfigoide bolhoso, que estão presentes no hemidesmossomo (BP 230), ou na região da lâmina lúcida (BP 180 ou colágeno XVIIa). Na SS, os autoanticorpos dirigidos contra o antígeno da epidermólise bolhosa adquirida ou do LES bolhoso (colágeno VII) depositam-se no lado dérmico da clivagem, pois o colágeno VII se localiza nas fibrilas de ancoragem, na região da sublâmina densa **(FIGURA 9.6)**.

Ainda, a técnica de *salt-split skin* aumenta a sensibilidade da detecção de anticorpos anti-ZMB nas dermatoses bolhosas subepidérmicas.

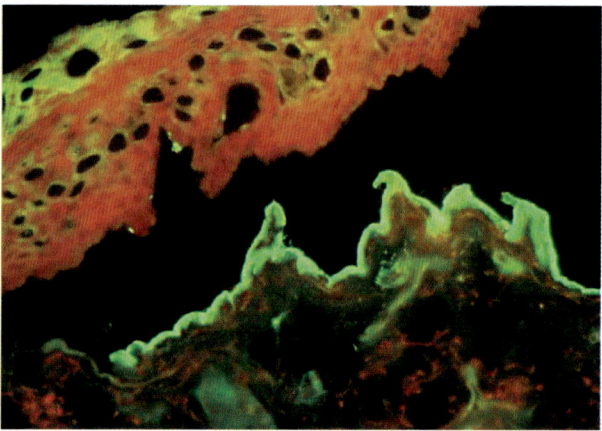

FIGURA 9.6 – Imunofluorescência indireta. Técnica de *salt-split skin*, depósitos dérmicos de IgG.

Penfigoide das membranas mucosas

- **IFD**: depósitos de IgG e C_3 em um padrão linear na ZMB indistinguível do penfigoide bolhoso. Depósitos de IgA na ZMB em cerca de 20% dos casos. A positividade da mucosa oral é cerca de 90 a 100%, enquanto a da conjuntival oscila por volta de 65 a 85% dos casos.
- **IFI**: raramente positiva. O melhor substrato é a mucosa bucal de indivíduo sadio.

Penfigoide gestacional ou herpes gestacional

- **IFD**: deposição de C_3 na ZMB em 100% dos casos. Depósitos lineares de IgG na ZMB são encontrados em apenas 30 a 40% dos casos.
- **IFI:** anticorpos circulantes presentes em apenas 10 a 20% dos casos; utilizando-se uma fonte de complemento (soro humano normal) e um conjugado anti-C_3 detecta-se o **fator HG** (*herpes gestationis*) em 100% dos casos. A IgG envolvida pertence à subclasse IgG1.

Dermatose bolhosa por IgA linear

A dermatose bolhosa por IgA linear é uma entidade distinta da dermatite herpetiforme. A IFD é fundamental para que o diagnóstico diferencial entre as duas doenças seja realizado, especialmente porque na dermatose bolhosa por IgA linear não há intolerância ao glúten. O autoantígeno é uma glicoproteína de 120 kD e é uma porção do autoantígeno do penfigoide bolhoso, de 180 kD, que sofreu clivagem enzimática (*shedase*).

- **IFD**: depósito linear, homogêneo de IgA na ZMB da pele perilesional **(FIGURA 9.7)**. Eventuais depósitos de C_3 e IgG podem ser encontrados na ZMB.
- **IFI**: anticorpos circulantes da classe IgA são raros (7-30%), e a IFI deve ser realizada apenas para afastar outras dermatoses, tais como o penfigoide bolhoso.

Dermatite herpetiforme

- **IFD**: depósitos granulosos, fibrilares ou pontilhados de IgA são encontrados nas papilas dérmicas **(FIGURA 9.8)**.

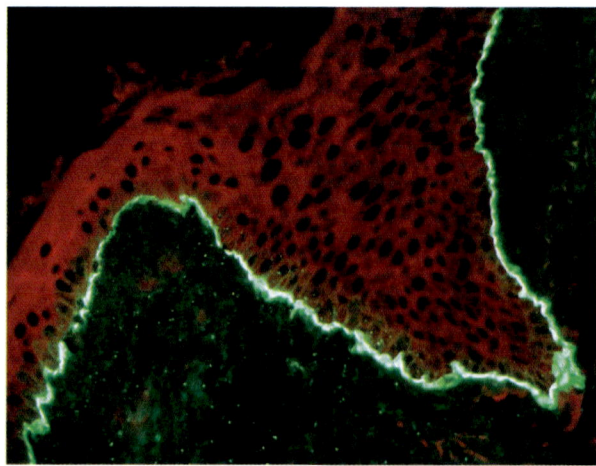

FIGURA 9.5 – Penfigoide bolhoso. Imunofluorescência direta. Fluorescência linear, contínua, intensa na ZMB.

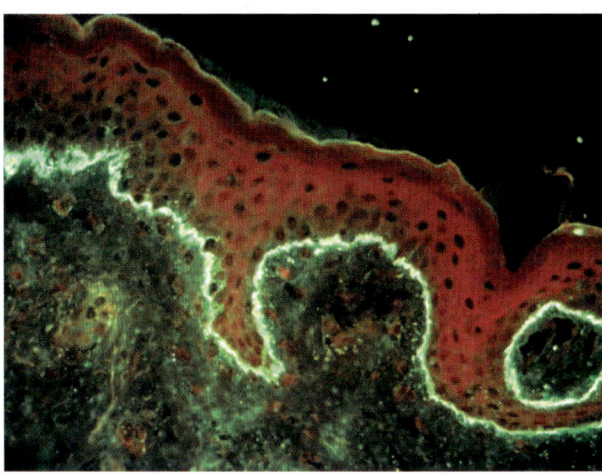

FIGURA 9.7 – Dermatose bolhosa por IgA linear. Imunofluorescência direta. Depósitos lineares de IgA na ZMB.

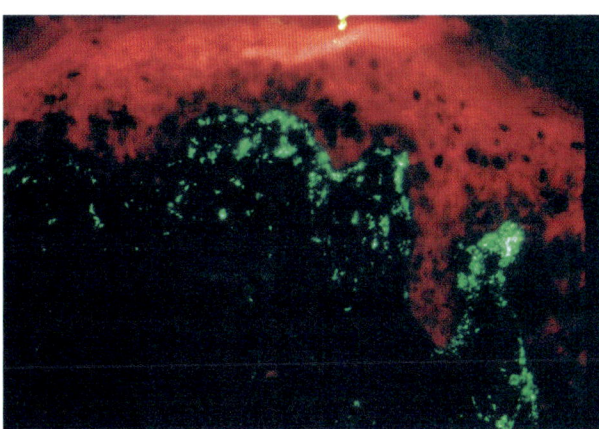

FIGURA 9.8 – Dermatite herpetiforme. Imunofluorescência direta. Depósitos granulosos de IgA no topo das papilas dérmicas.

O subtipo de IgA consiste basicamente em IgA1; IgA2 ocorre raramente. Outras imunoglobinas e C_3 podem ser encontrados nas papilas dérmicas.

- **IFI**: não se detectam anticorpos circulantes contra a papila dérmica. Entretanto, tem-se descrito a presença de outros anticorpos circulantes, como os anticorpos IgA antiendomísio, antigliadina e antitransglutaminase (transglutaminase = autoantígeno da doença celíaca). Os títulos de IgA antiendomísio são importantes, pois apresentam correlação com o grau de atrofia jejunal.

IMUNOFLUORESCÊNCIA DIRETA EM OUTRAS DERMATOSES

Lúpus eritematoso

No lúpus eritematoso, a reatividade das imunoglobulinas na ZMB parece estar dirigida contra componentes nucleares e da membrana basal. Podem ocorrer depósitos de IgG, IgM, IgA e C_3, além de outros imunorreactantes na ZMB. Existem vários padrões de depósitos, como o homogêneo, o fibrilar, o linear e o granuloso, que podem ser focais ou contínuos. Notam-se ocasionalmente corpos citoides fluorescentes na junção dermoepidérmica com IgM ou IgA. A prevalência das imunoglobulinas na ZMB é determinada, em parte, pela idade, localização e morfologia da lesão, pela atividade da doença e pelo tratamento.

Lúpus eritematoso cutâneo crônico

No lúpus eritematoso cutâneo crônico, a ocorrência dos depósitos de imunorreactantes varia entre 60 e 90%. A positividade da IFD no lúpus eritematoso cutâneo crônico torna-se, em geral, positiva após o segundo mês de doença. A localização da biópsia é de fundamental importância: as lesões no tronco são, com frequência, negativas, enquanto as da porção cefálica, do pescoço e da extremidade superior demonstram mais de 80% de positividade. IgG e IgM **(FIGURA 9.9)** são os mais frequentes, e a maioria dos autores encontra maior positividade de IgM. Na pele não acometida, a IFD é geralmente negativa.

Corpos citoides fluorescentes (IgA e IgM) são encontrados na derme papilar e representam queratinócitos basais degenerados.

Lúpus eritematoso cutâneo subagudo

Os achados de IFD são semelhantes aos do lúpus eritematoso cutâneo crônico. Entretanto, a fluorescência da ZMB é, em geral, granulosa, e ocorre fluorescência dos núcleos dos queratinócitos.

Lúpus eritematoso sistêmico

No LES, os depósitos de imunorreactantes (teste da banda lúpica = TBL) são extremamente importantes no diagnóstico e prognóstico da doença, quando associados a testes sorológicos. Como teste diagnóstico, o TBL apresenta sensibilidade de 60 a 90% na **pele normal** fotoexposta de pacientes com LES, em comparação com as áreas não expostas (40-60%). A área recomendada atualmente consiste na área deltóidea ou porção dorsal do antebraço. Como teste prognóstico, o TBL

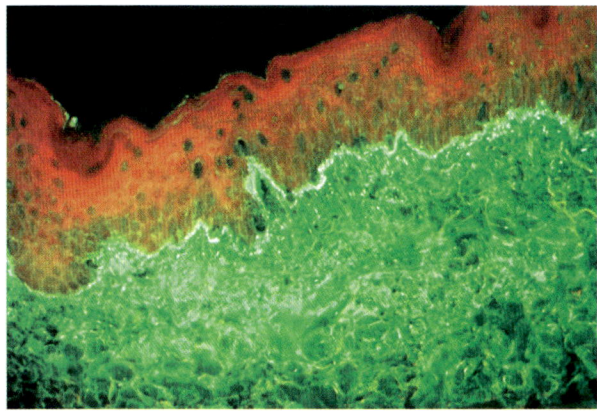

FIGURA 9.9 – Lúpus eritematoso cutâneo crônico. Imunofluorescência direta. Depósito de IgG homogêneo, contínuo, intenso na ZMB.

deveria ser realizado em área não exposta de pele normal (região glútea ou porção flexora do antebraço). Parece haver correlação do TBL positivo com envolvimento renal e atividade da doença. Em um estudo de Gillian envolvendo 47 pacientes com LES, apenas sete apresentaram depósitos únicos de imunoglobulinas; na maioria dos casos, os depósitos consistiam em diversas imunoglobulinas, associadas ou não ao C_3. A associação mais frequente foi de IgG com IgM (10 casos).

Também ocorre fluorescência na parede dos vasos dérmicos, anexos e presença de fluorescência nos núcleos dos queratinócitos **(FIGURA 9.10)**.

Vasculites

Nas vasculites, os achados de IF podem ser importantes para o seu diagnóstico; entretanto, as lesões devem ser, idealmente, biopsiadas em menos de 24 horas.

Na púrpura de Henoch-Schönlein, o depósito predominante é de IgA (granuloso) **(FIGURA 9.11)** na parede dos vasos. Nas vasculites leucocitoclásticas, o depósito nas paredes vasculares consiste predominantemente em C_3, seguido de IgM e de IgG, e é fibrilar. Nas crioglobulinemias, predominam C_3 e ocasionalmente IgM e IgA na luz dos vasos. Nas colagenoses, os depósitos mais observados são de IgG, IgM e C_3.

Líquen plano

No líquen plano, a IFD mostra a presença de corpos citoides fluorescentes com IgM **(FIGURA 9.12)** e, com menor frequência, IgA e IgG. Depósitos granulosos de IgM na ZMB podem ser observados. Todavia, os achados não são diagnósticos de líquen plano, uma vez que podem ser encontrados em outras condições (lúpus eritematoso, penfigoide bolhoso, etc.).

Porfirias

A pele lesada na porfiria (cutânea tarda, eritropoiética, variegata, coproporfiria) mostra depósitos de IgG, IgM (alguns casos), C_3 e IgA na parede de vasos dilatados na derme papilar e na ZMB. A frequência de tais depósitos nas lesões ativas pode chegar a 100%, enquanto na pele normal do paciente a positividade é de 50% **(FIGURA 9.13)**.

TÉCNICA DE *IMMUNOBLOTTING*

A técnica de *immunoblotting*, também referida como Western blot, foi introduzida como uma combinação de duas técnicas analíticas associadas: a eletroforese em gel e o imunoensaio.

As primeiras tentativas de separação de proteínas por eletroforese datam de 1890, mas foi em 1937 que os primeiros procedimentos práticos foram implantados. Atualmente, pode-se classificar a eletroforese em gel em duas categorias: a uni e a bidimensional. A separação das proteínas ocorre por meio dos respectivos pesos moleculares, ou seja, as proteínas migram de um polo para outro mediante uma corrente elétrica, cruzando uma matriz porosa de gel de poliacrilamida (SDS-PAGE).

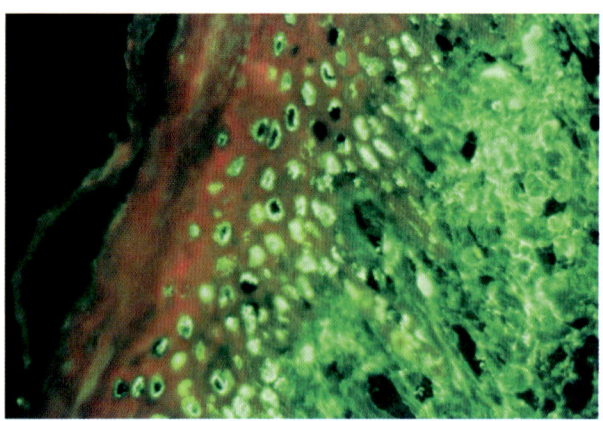

FIGURA 9.10 – Lúpus eritematoso sistêmico. Fluorescência nuclear dos queratinócitos (IgG).

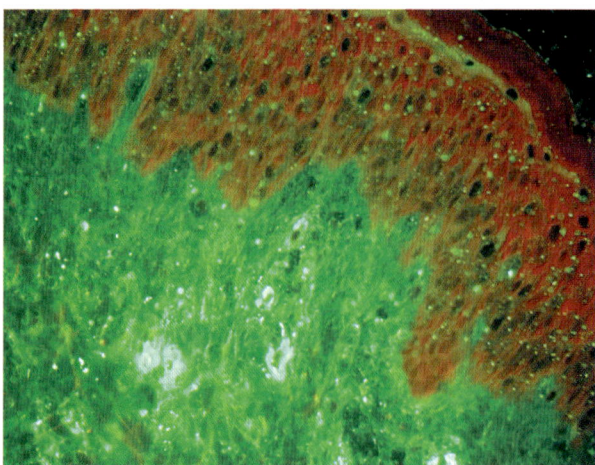

FIGURA 9.11 – Vasculite. Imunofluorescência direta. Fluorescência granulosa da parede dos vasos dérmicos.

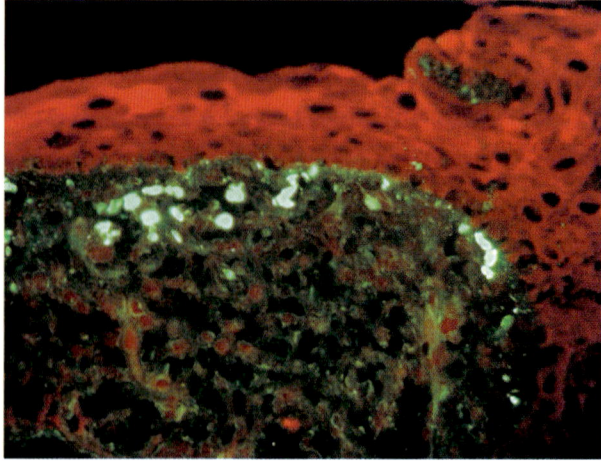

FIGURA 9.12 – Líquen plano. Imunofluorescência direta. Corpos citoides fluorescentes na derme papilar (IgM).

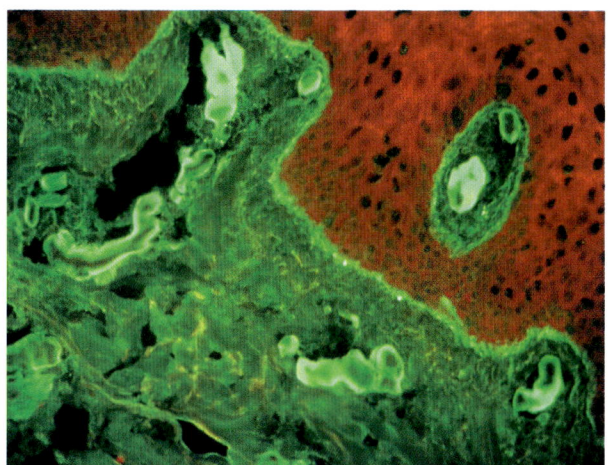

FIGURA 9.13 – Porfiria. Depósitos de IgG homogêneos na ZMB e no interior dos vasos dérmicos.

Uma vez separadas pela eletroforese, as proteínas são eletrotransferidas para uma membrana de nitrocelulose (NC), que as mantém nas mesmas condições de separação da eletroforese. Uma vez ligadas à fase sólida, as proteínas ficam disponíveis a técnicas imunológicas específicas.

Existem inúmeras técnicas de detecção de antígenos específicos. À membrana de nitrocelulose, adiciona-se o anticorpo primário específico e, a seguir, adicionam-se reagentes de detecção distintos, como a peroxidase, a fosfatase alcalina, o iodo radiativo e a quimioluminescência.

No caso das doenças bolhosas autoimunes, as proteínas em questão estão localizadas na pele; portanto, a fonte de antígenos consiste em extrações proteicas de epitélio humano normal ou de antígenos recombinantes construídos por biologia molecular. Uma vez solubilizadas, as proteínas são separadas de acordo com seu peso molecular pelo SDS-PAGE, são transferidas para o papel de nitrocelulose e são, então, testadas contra os soros em estudo **(FIGURA 9.14)**.

TÉCNICA DE IMUNOPRECIPITAÇÃO

A imunoprecipitação (IP) é uma técnica imunoquímica amplamente utilizada para a detecção dos autoantígenos envolvidos nas dermatoses bolhosas autoimunes. Em algumas doenças, como o pênfigo foliáceo, no qual, pelas técnicas de *immunoblotting*, a positividade é de cerca de 30%, a imunoprecipitação tem muita importância, pois é muito mais sensível, sendo positiva em cerca de 100% dos pacientes. A diferença de sensibilidade entre as duas técnicas deve-se, provavelmente, à alteração da estrutura terciária proteica ocorrida durante o preparo do antígeno por *immunoblotting*. Muitos epítopos necessitam estar no seu estado conformacional para reagirem com o anticorpo **(FIGURA 9.15)**.

A fonte de antígeno utilizada nesta técnica é variável. No pênfigo foliáceo, as melhores fontes antigênicas são o focinho bovino (rico em desmossomos), a pele humana normal ou os antígenos recombinantes, obtidos por meio de técnicas de biologia molecular (desmogleínas recombinantes).

TÉCNICA DE ELISA

A técnica de ELISA (do inglês *enzyme-linked immunosorbent assay* – ensaio imunoenzimático) é atualmente um dos recursos diagnósticos imunoenzimáticos mais sensíveis e es-

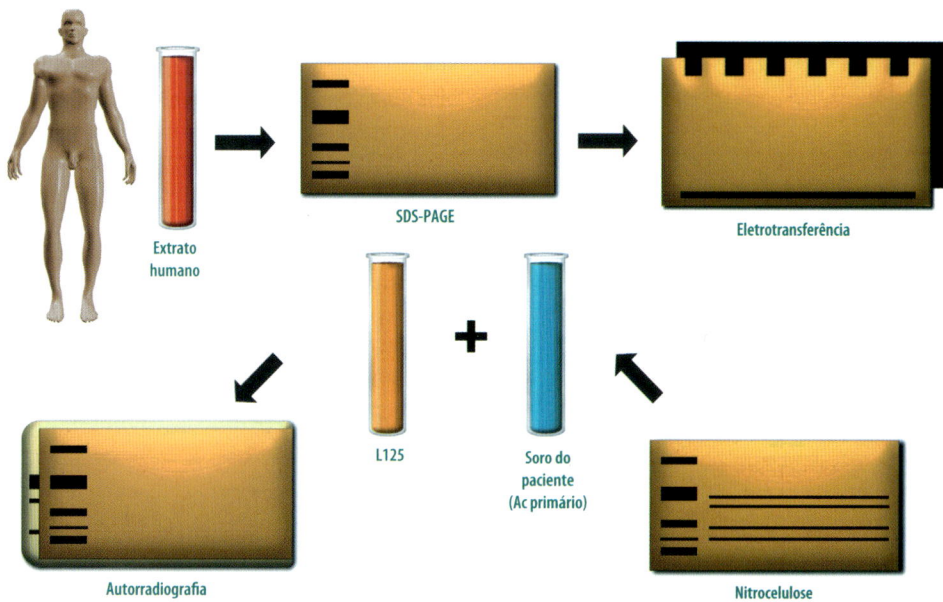

FIGURA 9.14 – *Immunoblotting*.
SDS-PAGE, eletroforese desnaturante em gel de poliacrilamida.

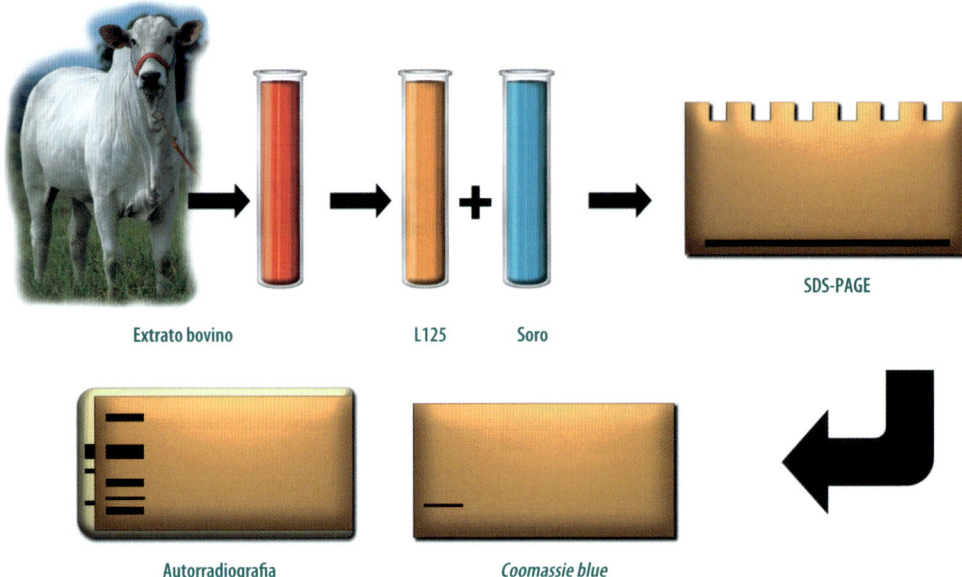

FIGURA 9.15 – Imunoprecipitação.
SDS-PAGE, eletroforese desnaturante em gel de poliacrilamida.

pecíficos nas dermatoses bolhosas autoimunes. Consiste em um método qualitativo e semiquantitativo, favorecendo sua utilização para o diagnóstico e seguimento desse grupo de dermatoses. Já existem *kits* comercialmente disponíveis, utilizando-se antígenos recombinantes: desmogleínas (1 e 3) e o antígeno do penfigoide bolhoso (BP 180).

Nas **FIGURAS 9.16** e **9.17** estão representados esquematicamente os principais autoantígenos caracterizados nas dermatoses bolhosas autoimunes conhecidos até o momento.

IMUNOMAPEAMENTO

Considerado uma técnica de IFI, embora realizado em pele lesada, pois é necessário primeiramente promover a formação de um imunocomplexo por exposição de um anticorpo ao tecido que será investigado. Posteriormente, um anticorpo secundário marcado com fluorocromo (fluoresceína) será adicionado, para revelar o imunocomplexo formado.

O objetivo do imunomapeamento é mapear algumas proteínas da camada basal da epiderme e da junção dermoepidérmica ou da ZMB para permitir a determinação do nível de clivagem da dermatose bolhosa a ser estudada. Sua principal indicação é para a caracterização dos principais tipos de epidermólise bolhosa hereditária: simples, juncional, distrófica dominante, distrófica recessiva e doença de Kindler.

O material para o exame é obtido por biópsia que englobe uma bolha íntegra e recente da pele do paciente. Pode-se, também, induzir a formação de uma bolha, friccionando-se a pele sem bolha com uma borracha com diâmetro de um lápis. A bolha induzida terá o mesmo nível de clivagem da bolha do paciente que é produzida por um trauma na pele. O material obtido é criopreservado e, posteriormente, são feitos cortes do fragmento contendo a bolha íntegra, com o criostato. Esses cortes são expostos a anticorpos monoclonais específicos contra diferentes antígenos (proteínas) da epiderme e da zona da membrana basal.

Para a leitura do exame de imunomapeamento é necessário conhecer, previamente, a localização desses antígenos na epiderme e na junção dermoepidérmica, a fim de se demonstrar, de forma específica, o nível da clivagem do paciente a ser examinado. Faz-se a leitura do imunomapeamento, correlacionando-se o local da formação da bolha em estudo com a distribuição dos determinantes antigênicos de localização conhecida que se evidenciam pela fluorescência positiva. A fluorescência positiva pode se localizar tanto no teto como no soalho da bolha em questão, o que determina o nível da clivagem, e, portanto, o tipo de epidermólise bolhosa.

Existem vários anticorpos monoclonais que podem ser utilizados e que marcam diferentes locais da ZMB. Os mais utilizados são o anti-BP 180 (anticorpo contra o antígeno 180 do penfigoide bolhoso), anti-β 4 integrina, antilaminina 5, antilaminina 10, anticolágeno IV e anticolágeno VII. No Serviço de Dermatologia do Hospital das Clínicas da Universidade de São Paulo, o imunomapeamento é realizado utilizando-se anticorpos contra os seguintes antígenos:

- **Antígeno do penfigoide bolhoso**: localizado nos hemidesmossomos.
- **Laminina 5**: localizada na lâmina lúcida.
- **Colágeno IV**: presente na lâmina densa.
- **Colágeno VII**: presente na sublâmina densa e constituinte das fibrilas de ancoragem.

Por esse método, a maioria dos diferentes tipos de epidermólise bolhosa hereditária pode ser identificada por meio da

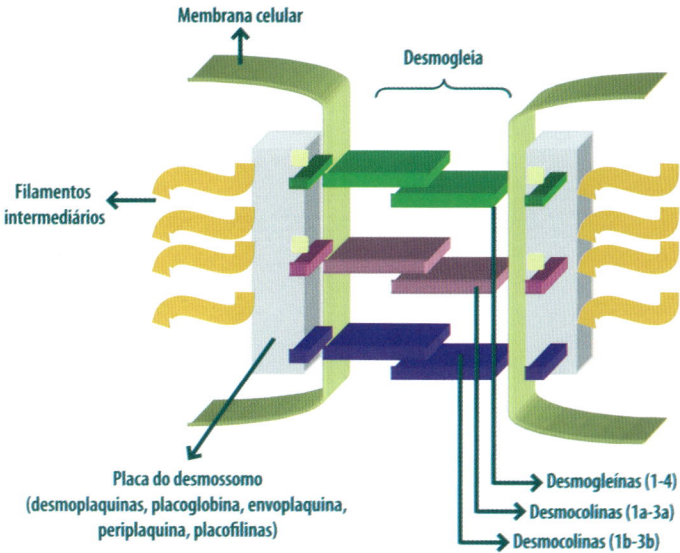

FIGURA 9.16 – Principais autoantígenos nas dermatoses bolhosas intraepidérmicas.

análise da localização do depósito fluorescente em relação à clivagem do paciente **(FIGURA 9.18)**:

- Na epidermólise bolhosa simples, a fluorescência se localiza no soalho da bolha com todos os anticorpos.
- Na epidermólise bolhosa juncional, a fluorescência com os anticorpos contra colágeno IV e VII localiza-se no soalho da bolha; com os anticorpos contra o antígeno do penfigoide bolhoso, localiza-se no teto; e anticorpos contra laminina podem estar no teto ou no soalho da bolha.
- Na epidermólise bolhosa distrófica, a fluorescência é detectada no teto da bolha com todos os anticorpos, com exceção do anticorpo anticolágeno VII, que pode estar no teto e/ou no soalho na epidermólise bolhosa distrófica dominante e estar ausente ou bastante diminuído na epidermólise bolhosa distrófica recessiva.

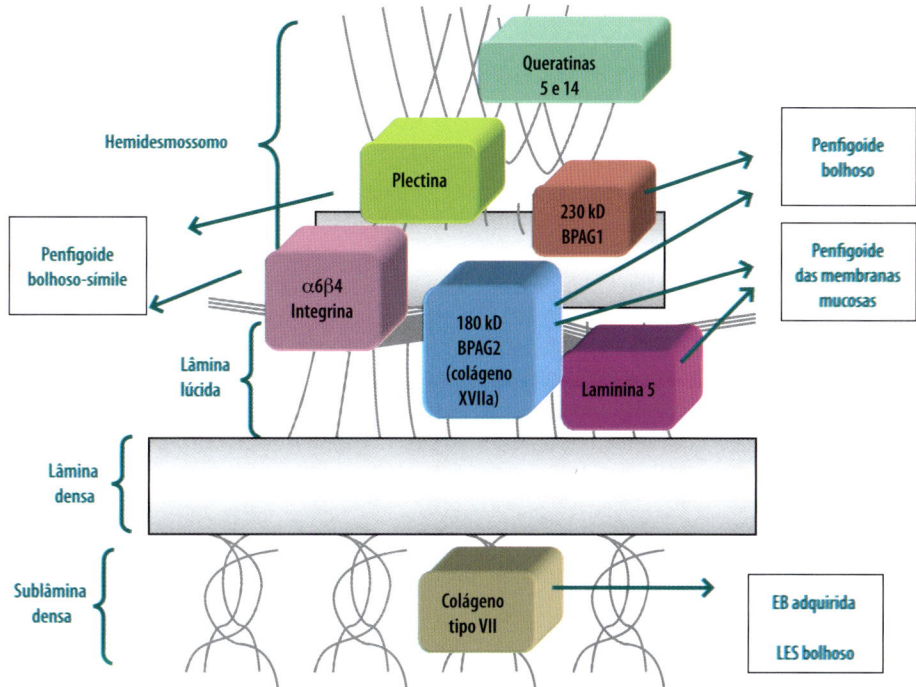

FIGURA 9.17 – Principais autoantígenos nas dermatoses bolhosas subepidérmicas.
EB, epidermólise bolhosa; LES, lúpus eritematoso sistêmico.

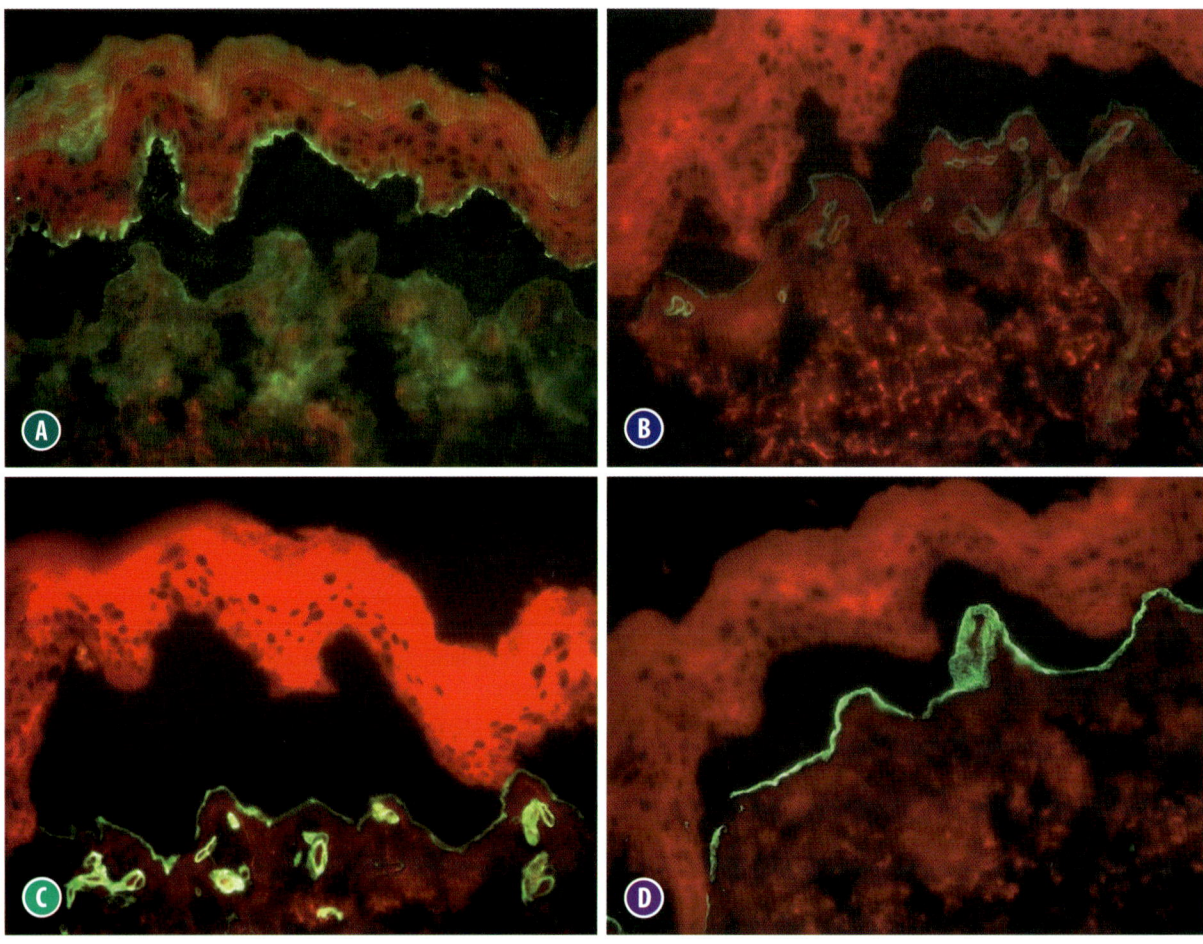

FIGURA 9.18 – Exemplo de imunomapeamento em caso clínico de epidermólise bolhosa juncional. **A** A imunomarcação para o antígeno do penfigoide bolhoso localiza-se no teto da bolha. **B** A imunomarcação para laminina localiza-se no assoalho da bolha. **C** A imunomarcação para colágeno IV localiza-se no assoalho da bolha. **D** A imunomarcação para colágeno VII localiza-se no assoalho da bolha.

O imunomapeamento apresenta, em relação à microscopia eletrônica (considerada o padrão-ouro para diferenciar os tipos de epidermólise bolhosa), a vantagem da rapidez do procedimento e leitura, a capacidade de identificar proteínas específicas e de visualizar a clivagem como um todo, além de custo bem inferior. Permite diferenciar, de maneira simples, os tipos principais de epidermólise bolhosa, além de também diferenciar as formas distróficas dominante e recessiva, o que, pela microscopia eletrônica, seria muito trabalhoso e custoso. Permite também que o espécime obtido por biópsia possa ser colocado no meio de transporte (meio de Michel) para ser enviado, idealmente, em até 7 dias para o laboratório em que será realizado, de qualquer parte do País ou do mundo. Este exame é importante, também, porque ajuda no aconselhamento genético dos pais e do paciente quanto à herança dominante ou recessiva da sua doença.

Atualmente, é o método mais utilizado para o diagnóstico laboratorial e para diferenciação dos principais tipos de epidermólise bolhosa, em centros que não dispõem de estudo genético para a determinação da mutação gênica.

CAPÍTULO 10

EXAMES IMUNO-HISTOPATOLÓGICOS E DE BIOLOGIA MOLECULAR

EXAMES IMUNO-HISTOPATOLÓGICOS

O aparecimento dos métodos imuno-histopatológicos tem possibilitado extraordinário avanço na diagnose de doenças infecciosas, neoplásicas e autoimunes. Esses métodos utilizam anticorpos mono ou policlonais, visualizando-se a reação por meio do uso de substâncias reveladoras adicionadas aos anticorpos.

Imunoperoxidase

Peroxidases são enzimas, hemeproteínas, encontradas em plantas e, eventualmente, em tecidos animais, que catalisam a oxidação de substâncias orgânicas pelo peróxido de hidrogênio. Uma peroxidase, extraída do rábano, é geralmente usada pelo baixo custo, pela extração e pela facilidade de conjugação com anticorpos. As peroxidases catalisam, também, a ação do peróxido de hidrogênio sobre substâncias cromógenas, permitindo, assim, a visualização da sua localização. Os cromógenos usados com frequência são a diaminobenzidina (DAB), que adquire cor marrom, e o amino-etil-carbazol (AEC), cuja reação provoca cor vermelho-laranja.

As várias técnicas com peroxidase, além de esfregaços e cortes de congelação, possibilitam a utilização em cortes fixados e corados por técnicas histológicas da microscopia óptica e eletrônica. Há vários métodos de imunoperoxidase.

Direto

É semelhante à imunofluorescência. O anticorpo, antissubstância, antianticorpo ou antiantígeno, a ser pesquisado, conjugado com peroxidase, é colocado em cortes por congelação ou parafinados. Em seguida, adiciona-se o substrato cromógeno. Os seus resultados são inferiores à imunofluorescência.

Indireto

Coloca-se o anticorpo (de coelho), antiantígeno a ser pesquisado; a seguir, anticorpo de porco, anti-imunoglobulina de coelho, conjugados com peroxidase e substrato cromógeno. Essa técnica é utilizada em esfregaços, em doenças bacterianas, parasitárias, virais e autoimunes e com anticorpos monoclonais na identificação de linfócitos.

PAP (peroxidase-antiperoxidase)

Utilizam-se três anticorpos: um primário específico (em geral, soro de coelho antiantígeno a ser pesquisado); o secundário ou de ligação (soro de porco anti-imunoglobulina de coelho), que vai unir o primeiro anticorpo ao complexo PAP (anticorpo terciário), que consiste na enzima peroxidase e em um anticorpo antiperoxidase (obtido na mesma espécie do anticorpo primário). A seguir, acrescenta-se a substância cromógena (DAB ou AEC). Este método é de grande emprego em imuno-histoquímica, sendo utilizado em cortes para microscopia óptica ou eletrônica. Possibilita a identificação de quantidades mínimas de antígenos em doenças infecciosas e neoplásicas.

ABC (avidina-biotina-complexo peroxidase)

A avidina é uma glicoproteína da clara do ovo, com grande afinidade para a biotina. Após aplicar o primeiro anticorpo (soro do coelho antiantígeno ou substância), aplica-se o anticorpo secundário (soro de porco antiglobulina de coelho) biotinilado e, em seguida, o complexo avidina-biotina-peroxidase. Então, acrescenta-se o substrato cromógeno (DAB ou AEC). Método de grande utilidade em imuno-histoquímica, pode ser utilizado com qualquer anticorpo primário (mono ou policlonal). Possibilita excelentes resultados na localização de antígenos em tecidos rotineiramente fixados.

Estreptavidina

A estreptavidina, derivada do *Streptomices avidinii*, tem as mesmas propriedades da avidina e pode ser utilizada no lugar desta. Há ainda disponível para uso um *kit* em que um polímero (dextrano) substitui a avidina, com algumas supostas vantagens em relação à estreptavidina/biotina, como a possibilidade de utilizar o anticorpo primário mais diluído e com tempo de incubação maior.

Imunofosfatase alcalina

APAAP (do inglês *alkaline phosphatase anti-alkaline phosphatase*)

Neste método, as enzimas empregadas são a fosfatase alcalina e a antifosfatase alcalina, sendo o método similar ao PAP. (O anticorpo primário, o anticorpo secundário ou de ligação e o anticorpo terciário, complexo fosfatase alcalina e antifosfatase alcalina.) Para visualizar a reação, adiciona-se um substrato de fosfatase alcalina contendo naftol e fucsina, que possibilita cor vermelha brilhante.

ABC – fosfatase alcalina (avidina-biotina-fosfatase alcalina)

Similar ao ABC peroxidase – substituindo-se o complexo peroxidase pela fosfatase alcalina.

Proteína A

A proteína A produzida por cepas de *Staphylococcus aureus* tem a propriedade de reagir com a porção Fc da IgG de mamíferos como o rato, o camundongo, o coelho e a cobaia. Cada molécula de proteína A é capaz de ligar duas moléculas de IgG. A proteína A substitui, com vantagem, o anticorpo secundário ou de ligação nos métodos PAP e APAAP, podendo também ser empregada nos métodos ABC sob a forma de proteína A biotinilada no lugar do anticorpo secundário.

Técnica imuno-ouro-prata

A técnica imuno-ouro-prata (IGSS, do inglês *immunogold-silver staining*) é um método indireto, imuno-histoquímico. O tecido é incubado com o anticorpo mono ou policlonal. A seguir, junta-se um segundo anticorpo anti-imunoglobulina marcado com ouro. Este não é visível na microscopia óptica, mas sua visualização é conseguida pelo tratamento posterior pela prata e pela hidroquinona. É possível substituir o segundo anticorpo pela proteína A.

O ouro pode também ser visualizado pela microscopia eletrônica de transmissão.

Indicações dos métodos imuno-histopatológicos

São atualmente indispensáveis. As imunofluorescências direta e indireta são empregadas rotineiramente para identificar imunoglobulinas e complemento em doenças bolhosas, colagenoses e vasculites. A imunofluorescência indireta é utilizada para a realização do FTA-ABS, pesquisa de anticorpos antileishmanias e antinucleares.

Os métodos ABC-enzimas (peroxidase ou fosfatase alcalina) são utilizados correntemente na diagnose de neoplasias malignas e na diagnose e classificação dos linfomas. Outra indicação é na pesquisa de agentes infecciosos, quando escassos, como em certas formas de tuberculose, hanseníase, esporotricose e leishmaniose. São também utilizados para detecção de antígenos virais, como HPV, HSV e citomegalovírus **(FIGURA 10.1 E TABELA 10.1)**.

Antígenos detectáveis por anticorpos

Proteína S-100 É assim chamada por sua solubilidade total (100%) em pH neutro no sulfato de amônio. Por ser encontrada em melanócitos, células de Langerhans, nervos e músculos, é importante para a diagnose de melanoma atípico de células fusiformes e para a distinção de melanócitos e linfócitos no nevo halo. Pode ser útil na diagnose da hanseníase, permitindo identificar a agressão às estruturas neurais.

Antígeno carcinoembrionário (CEA, do inglês *carcynoembrionic antigen*) É uma glicoproteína fetal utilizada particularmente para a diagnose de tumores do colo e do reto. Na pele, permite a distinção entre as células da moléstia de Paget e os melanócitos atípicos do melanoma *in situ*.

AE1/AE3 (queratinas de alto e baixo peso molecular) Positivo em células epiteliais e carcinomas em geral.

CK20 Positivo em adenocarcinomas gastrintestinais, carcinomas de células transicionais e carcinoma de Merkel.

Outros antígenos Na **TABELA 10.1**, há uma relação dos principais antígenos que podem ser pesquisados em preparações histológicas de rotina (formol-parafina) excepcionalmente em cortes por congelação, empregando anticorpos mono ou policlonais **(FIGURAS 10.2 A 10.4)**. Os cortes por congelação, que preservam mais os antígenos, têm sido cada vez menos empregados, tanto pela disponibilidade de maior número de anticorpos para uso em material blocado em parafina, como pela utilização de técnicas de recuperação antigênica, principalmente pelo calor (micro-ondas, autoclave e panela de pressão) e por enzimas (tripsina, pronase e papaína). Os anticorpos monoclonais têm, em relação aos policlonais, a vantagem de especificidade para um sítio antigênico, maior facilidade de preparo e uniformidade no desempenho. Os policlonais são mais sensíveis, justamente por serem voltados para vários sítios antigênicos e permitirem a ligação de várias moléculas de anticorpos, resultando em leitura mais fácil. Contudo, essa propriedade resulta também em reações com maior coloração de fundo, exigindo maior experiência para interpretação correta dos resultados.

EXAMES DE BIOLOGIA MOLECULAR

Hibridização

A técnica de hibridização permite o estudo de sequências de ácidos nucleicos (DNA e RNA). Essas sequências, devidamente escolhidas, são comparadas a impressões digitais, podendo ser únicas para cada ser vivo. Os ácidos nucleicos podem ser estudados no próprio espécime original que os contém (hibridização *in situ*) ou podem ser estudados após serem extraídos de amostras. Nesses casos, necessitam ser imobilizados em filtros como nitrocelulose, náilon com carga e papéis ativados, entre outros. A pesquisa da sequência de DNA ou de RNA é feita utilizando-se outras sequências previamente conhecidas, denominadas sondas. A técnica se

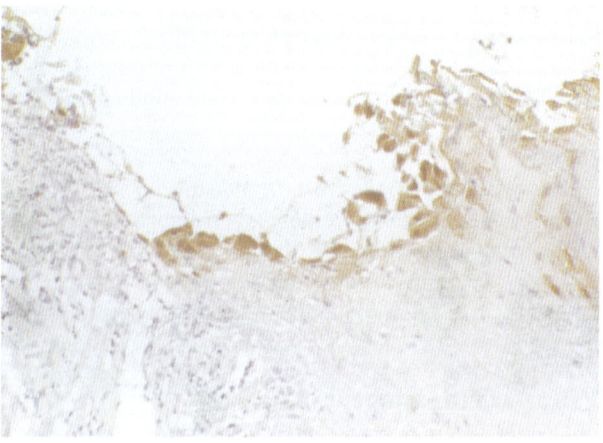

FIGURA 10.1 – Imuno-histoquímica demonstrando células infectadas pelo herpes-vírus (HSV).

TABELA 10.1 – Anticorpos de maior utilidade na dermatopatologia, antígenos-alvo/aplicação

Anticorpo	Antígenos-alvo/Aplicações
Actina músculo-específica (HHF-35)	Actina de célula muscular lisa e estriada, de célula mioepitelial e de miofibroblasto/tumores dessas células
Actina (α) músculo liso-específica	Actina de célula muscular lisa, mioepitelial e de miofibroblasto/tumores dessas células e de carcinoma espinocelular fusocelular
AE1/AE3	Citoqueratinas de alto e baixo pesos moleculares/neoplasias epiteliais
BCL2	Oncoproteína de superfície que diminui a taxa de apoptose/diferenciação de hiperplasia linfoide B reacional e linfoma B folicular, hiperplasia de células B monocitoides e linfoma B (monocitoide) da zona marginal
34βE12	Citoqueratinas de alto peso molecular (1, 2, 5, 10, 14) expressas em epitélios complexos, estratificados e escamosos/neoplasias desses epitélios
35βH11	Citoqueratinas de baixo peso molecular (8, 18, 19) expressas em epitélios simples ou viscerais/neoplasias desses epitélios
Cadeia leve κ	Cadeia leve κ de Ig/nos processos monoclonais (linfomas B, cortes por congelação, plasmocitoma, parafina) há restrição de cadeias κ ou λ
Cadeia leve λ	Cadeia leve λ de Ig/semelhante ao anterior
Caspase 3 clivada	Células em apoptose/determinação da taxa de crescimento tumoral pela relação mitose/apoptose
CD1a	Antígeno associado à β-2 macroglobulina da membrana de células de Langerhans e timócitos corticais/histiocitose de Langerhans
CD2	Glicoproteína (LFA-2) expressa na maioria dos linfócitos T do tecido linfoide periférico/linfoma de células T
CD3	Proteína associada com o receptor de linfócito T/linfoma de células T
CD4	Antígeno presente em linfócitos T *helper*, monócitos, macrófagos, células de Langerhans e outras células dendríticas/micose fungoide, leucemia-linfoma de células T do adulto (ATLL, do inglês *adult T-cell leukaemia/lymphoma*) associado ao HTLV-1, linfoma de células T periféricas
CD5	Antígeno presente em timócitos e em quase todas as células T periféricas imaturas/linfoma de células B do manto, linfoma T
CD7	Glicoproteína de membrana, primeiro antígeno específico de células T a se expressar e o mais comumente deletado nos linfomas e leucemias de células T/micose fungoide
CD8	Antígeno de células com atividade citotóxica: linfócitos supressores/citotóxicos e linfócitos NK (*natural killer*)/linfoma dessas células
CD10	Metaloendopeptidase da superfície de linfócitos B imaturos: CALLA (do inglês *common acute lymphoblastic leukemia antigen*)/linfoma de células B folicular, linfoma de Burkitt
CD11a	Expresso em leucócitos/subunidade de LFA-1 que liga-se ao ICAM-1; é alvo do efalizumabe
CD15	Hapteno X presente em células hematolinfoides e epiteliais/leucemia mieloide aguda, células de Reed-Sternberg do linfoma de Hodgkin, alguns adenocarcinomas
CD20	Fosfoproteína da membrana de linfócitos B/linfomas de células B
CD21	Antígeno presente em células dendríticas foliculares e subpopulação de células B/linfoma B folicular; revela presença, se positivo, de centros germinativos
CD22	Expresso nas células B
CD23	Presente em algumas células B/positivo em linfoma de zona marginal e leucemia linfocítica crônica
CD25	Receptor de cadeia α da IL-2, TAC presente em células T ativadas inclusive células T reguladoras, células B e macrófagos/ é alvo da Denileukin Diftitox (usada em micose fungoide) e do daclizumab e do basiliximab (prevenção de rejeição de transplantes); linfoma-leucemia de células T do adulto associado ao HTLV-1
CD28	Presente nas células T/liga-se ao B7-1 (CD86) nas células B ativadas e nas células apresentadoras de antígeno, constituindo sinal coestimulatório
CD30	Proteína associada à ativação, membro da superfamília do fator de necrose tumoral/receptor do fator de crescimento do nervo, presente em linfócitos T e B ativados/linfoma de Hodgkin (células de Reed-Sternberg), linfoma anaplásico de grandes células, papulose linfomatoide, linfoma angioimunoblástico

(Continua)

TABELA 10.1 – Anticorpos de maior utilidade na dermatopatologia, antígenos-alvo/aplicação (*Continuação*)

Anticorpo	Antígenos-alvo/Aplicações
CD31	Glicoproteína da membrana de células endoteliais, plaquetas, monócitos, granulócitos e linfócitos B/neoplasias vasculares
CD34	Glicofosfoproteína de superfície de células progenitoras da linhagem linfo-hematopoiética e células endoteliais/dermatofibrossarcoma protuberante, leucemias, lipoma fusocelular, neoplasia vascular
CD35	Expresso em granulócitos, monócitos, eritrócitos e células B
CD38	Expresso em plasmócitos, células T e B ativadas e células NK/positivo em mieloma e linfoma plasmablástico
CD40	Presente em células B, medeia a conversão das subclasses de imunoglobulinas/ mutações no gene CD40 podem provocar a síndrome de hiper-IgM
CD43	Proteína sialoforina presente em muitas células mieloides e linfócitos T. Células B não neoplásicas são negativas/linfoma B com coexpressão de CD20 e CD43: linfoma B do manto e linfoma linfocítico de pequenas células B, leucemias linfoide e mieloide agudas
CD45	Antígeno leucocitário comum (LCA, do inglês *leukocyte common antigen*) presente em todas as células hematolinfoides e seus precursores, exceto megacariócitos e eritroides em maturação/linfomas
CD45RO (UCHL1)	Antígeno presente em células T de memória, timócitos, granulócitos, macrófagos, células B transformadas, pré-plasmócitos/micose fungoide
CD45RB	Presente em células B, algumas células T e macrófagos
CD52	Presente em células B, T e granulócitos/é alvo de alemtuzumabe (tratamento de leucemias e linfomas)
CD54	(ICAM-1) Presente nas células T ativadas, células B e células endoteliais/ é ligante para LFA-1 e positivo em alguns tumores sólidos
CD56	Glicoproteína de superfície, membro da família das NCAM (moléculas de adesão de células neurais), presente em linfócitos NK e nervos/linfoma de células NK e tumores neurais
CD57 (Leu-7)	Presente em células T, NK e células de Schwann/positivo em áreas mielinizadas de neuromas e neurofibromas
CD58 (LFA-3)	Presente em leucócitos, exceto células B maduras e células endoteliais/ é ligante para CD2 (o alefacept é uma proteína de fusão LFA-3/IgG1)
CD68	Glicoproteína associada ao lisossomo de monócitos e macrófagos/leucemia mieloide aguda, tumor de células granulares e de células de Schwann, fibroxantoma atípico
CD79a	Presente em células B e plasmócitos/marcador para linfomas de células B (pode ser positivo em casos em que o CD20 é negativo), positivo em plasmocitomas
CD80 (B7-1), CD86 (B7-2)	Presentes em células B ativadas, macrófagos e células dendríticas/ liga-se ao receptor CD28, atuando como sinal coestimulatório para ativação das células T
CD95 (Fas, Apo-1)	Presente em células B ativadas, queratinócitos e fibroblastos/ receptor de superfície celular que ativa as vias apoptóticas quando liga-se ao Fas-ligante (CD178) nas células T citotóxicas
CD99	Presente nas células precursoras T e B/positivo em neoplasias, tumor de Ewing, linfoma linfoblástico, tumores neuroectodérmicos periféricos primitivos, fibroxantoma atípico e tumor de Merkel
CD117 (c-*KIT*)	Proteína transmembrânica com atividade tirosinocinase, produto do gene *KIT*/mastocitose e tumor estromal gastrintestinal (GIST)
CD138 (Syndecan-1)	Presente em plasmócitos/positivo em mieloma, linfoma plasmablástico, alguns linfomas de células B, carcinomas, melanomas e tumores mesenquimais
CD152 (CTLA-4)	Presente nas células T/liga-se ao CD80 ou CD86, provocando regulação negativa da ativação das células T
CD154 (ligante de CD40, CD40L)	Presente nas células T/medeia a conversão das subclasses de IgG, mutações podem provocar a síndrome hiper-IgM
CD162 (PSGL-1)	Presente nas células T ativadas/o antígeno linfocitário cutâneo (CLA) se origina do PSGL-1
CD178 (Fas ligante, FasL)	Expresso nas células citotóxicas/induz apoptose nas células que expressam Fas
CD207 (Langerina)	Expresso nas células de Langerhans/positivo nas histiocitoses de células de Langerhans

(*Continua*)

TABELA 10.1 – Anticorpos de maior utilidade na dermatopatologia, antígenos-alvo/aplicação (*Continuação*)

Anticorpo	Antígenos-alvo/Aplicações
Citomegalovírus	Antígeno de citomegalovírus/citomegalovirose
Colágeno IV	Colágeno IV (membrana basal) / imunomapeamento de clivagem de bolha subepidérmica
Cromogranina A	Matriz dos grânulos neurossecretores/carcinoma de Merkel, carcinoide, PNET, feocromocitoma
Desmina	Filamento intermediário de célula muscular/leiomiossarcoma, rabdomiossarcoma, ocasionalmente positivo em células do tumor neuroectodérmico primitivo (PNET, do inglês *primitive neuroectodermal tumor*)
EBV LMP-1	Proteína latente de membrana do Epstein-Barr vírus/mononucleose infecciosa, doença de Hodgkin, linfoma não Hodgkin associado à Aids, linfoma de células T/NK, carcinoma nasofaríngeo
EMA	Antígeno de membrana epitelial/alguns carcinomas, tumores de anexos cutâneos, linfoma anaplásico de grandes células, meningioma
Herpes-vírus	Antígeno de HHV1 e HHV2/herpes simples
HHV-8	Antígeno do herpes-vírus 8 do sarcoma de kaposi (KSHV)/sarcoma de Kaposi e linfomas associados ao HIV
Fator XIIIa	Fator da coagulação presente em subpopulação de dendrócitos dérmicos/dermatofibroma, pápula fibrosa
HMB45	Glicoproteína oncofetal de pré-melanossomos presente em melanócitos proliferantes/melanoma maligno; negativo no melanoma maligno fusocelular (S100+); componente juncional e dérmico superior de nevos melanocíticos displásicos
HPV	Antígeno do vírus do papiloma humano/verrugas virais
MELAN-A (MART-1)	Antígeno de melanoma reconhecido por linfócitos T/melanoma maligno, nevos melanocíticos, tumores do estroma ovariano e do córtex adrenal
Micobactérias	Antígeno de micobactérias/micobacterioses
Mieloperoxidase	Constituinte maior dos grânulos primários de neutrófilos; monócitos podem ser fracamente positivos/leucemia mieloide aguda
Neurofilamento	Filamento intermediário de células neuronais/tumores neuronais, neuroendócrinos e neuroblastoma
Sinaptofisina	Proteína glicosilada de vesículas pré-sinápticas de neurônios/tumores neuroendócrinos, neuroblastoma
Tirosinase	Proteína melanossomal, enzima-chave da síntese de melanina/melanoma maligno
Triptase	Serina protease citoplasmática de mastócitos humanos/mastocitose
Vimentina	Filamentos intermediários de células mesenquimais e muitas células hematolinfoides/tumores mesenquimais e linfomas
Vírus varicela-zóster	Antígeno do HHV-3/varicela e zóster

fundamenta na capacidade natural de pareamento das bases complementares do DNA (adenina – timina; citosina – guanina) ou do RNA (adenina – uracila; citosina – guanina). As sondas devem ser marcadas para se detectar o seu pareamento com a sequência complementar. Utilizam-se marcadores radioativos (P^{32}, S^{35}, I^{125}, H^3) ou não radiativos (biotina, digoxigenina, fotobiotina, conjugado peroxidase – polietilenoimina). Utilizando-se os marcadores não radiativos, dependendo do sistema de detecção utilizado, a avaliação da positividade da reação e a sua quantificação serão feitas pela observação da cor, emissão de luz ou de fluorescência.

O método de maior interesse para a Dermatologia é a hibridização *in situ*, principalmente para a detecção de ácidos nucleicos de agentes infecciosos quando estes não puderem ser visualizados pelos métodos convencionais. Uma técnica que utiliza a fluorescência para a detecção

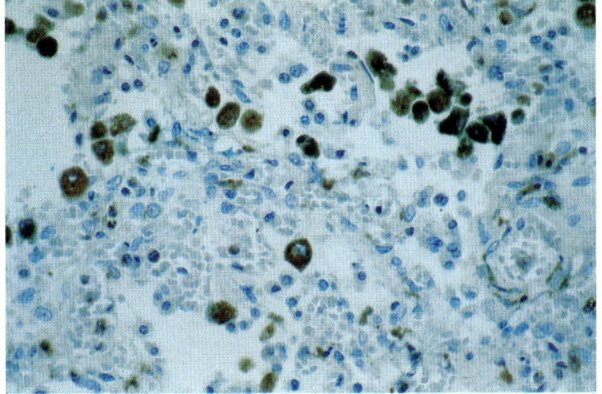

FIGURA 10.2 – Imuno-histoquímica demonstrando células CD68 positivas (macrófagos).

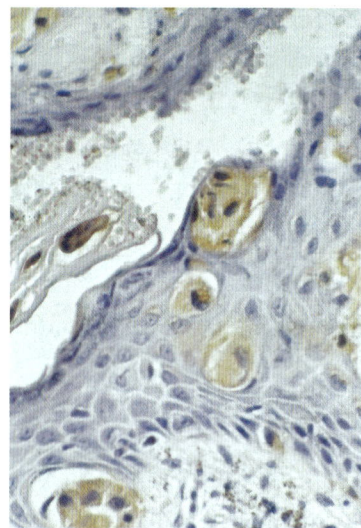

FIGURA 10.3 – Imuno-histoquímica demonstrando melanócitos neoplásicos (melanoma). Anticorpo HMB45.

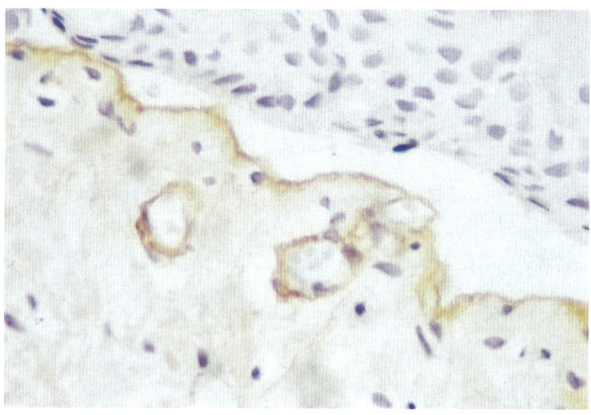

FIGURA 10.4 – Imuno-histoquímica demonstrando colágeno IV no lado dérmico em área de clivagem dermoepidérmica (epidermólise bolhosa lucidolítica).

da marcação do antígeno *in situ* é conhecida pelo acrônimo **FISH** (do inglês *fluorescent in situ hibridization*), que pode, como nas outras técnicas de hibridização, ser executada em tecido incluído em parafina e em esfregaços contendo células. Outra técnica de hibridização é a **captura híbrida**, na qual o *kit* para hibridização disponível utiliza sondas de RNA, por exemplo, complementares ao DNA genômico de HPV, que se estiverem presentes no material em análise (espécimes citológicos em base líquida), resultarão em produtos híbridos de RNA-DNA. Estes serão capturados em fase sólida coberta com anticorpos universais de captura específicos para híbridos de RNA-DNA. O sinal (quimioluminescência) é amplificado pelo menos 3.000 vezes e lido, com resultados semiquantitativos da carga viral. Assim, já se utilizam sondas para Epstein-Barr vírus, translocações específicas dos linfomas B do manto e folicular, linfoma MALT (do inglês *mucosa-associated lymphoid tissue*), entre outras.

Reação em cadeia da polimerase

A reação em cadeia da polimerase (PCR, do inglês *polymerase chain reaction*) possibilita obter, a partir de uma quantidade mínima de DNA ou RNA, a amplificação das sequências específicas dos ácidos nucleicos. É mais sensível que a hibridização e, atualmente, de grande utilidade em medicina forense, diagnose pré-natal, detecção de agentes infecciosos e na análise de mutações gênicas.

Princípios básicos da reação em cadeia da polimerase

Consta de um ciclo de três fases. A primeira é a desnaturação do DNA, que é obtida pela temperatura de 98 °C, que desfaz as uniões das ligações de hidrogênio que ligam as duas cadeias do DNA. A segunda fase, denominada anelação, consiste em ligar as cadeias de DNA separadas, com oligonucleotídeos curtos, chamados *primers* (iniciadores). A terceira fase da reação, chamada extensão, consiste em copiar a ligação dos *primers* com as cadeias de DNA, utilizando a enzima polimerase, em geral obtida da bactéria *Thermus aquaticus* e por isso chamada Taq. O número de cópias é geometricamente ampliado pelos ciclos repetidos de anelação e cópia. Teoricamente, após 20 ciclos, a sequência-alvo do DNA testado foi multiplicada por fator que excede 1 milhão. A detecção do produto da PCR é feita, em geral, por eletroforese em gel de agarose, seguida por *Southern blotting* e hibridização.

A eletroforese em gel de agarose permite determinar o tamanho do produto da reação em cadeia da polimerase (PCR) por comparação com bandas de tamanho pré-determinado. O *Southern blotting* transfere o produto da PCR do gel de agarose para a membrana de hibridização, em geral de náilon **(FIGURA 10.5)**.

Variações da reação em cadeia da polimerase padrão

PCR *multiplex*: utilizam-se dois ou mais *primers* numa mesma reação, o que possibilita detecção simultânea de diferentes sequências de DNA numa mesma amostra. Cuidados devem ser tomados para que uma reação não seja dominante e para que os produtos obtidos em cada reação sejam de tamanhos diferentes, para permitir fácil visualização no gel de agarose.

PCR transcriptase reversa (TC-PCR): considera-se este método o mais sensível e versátil para a análise da expressão gênica em células e tecidos. Baseia-se na conversão inicial de RNA para DNA complementar (cDNA) pela ação de enzima transcriptase seguida da PCR padrão pela Taq polimerase. O

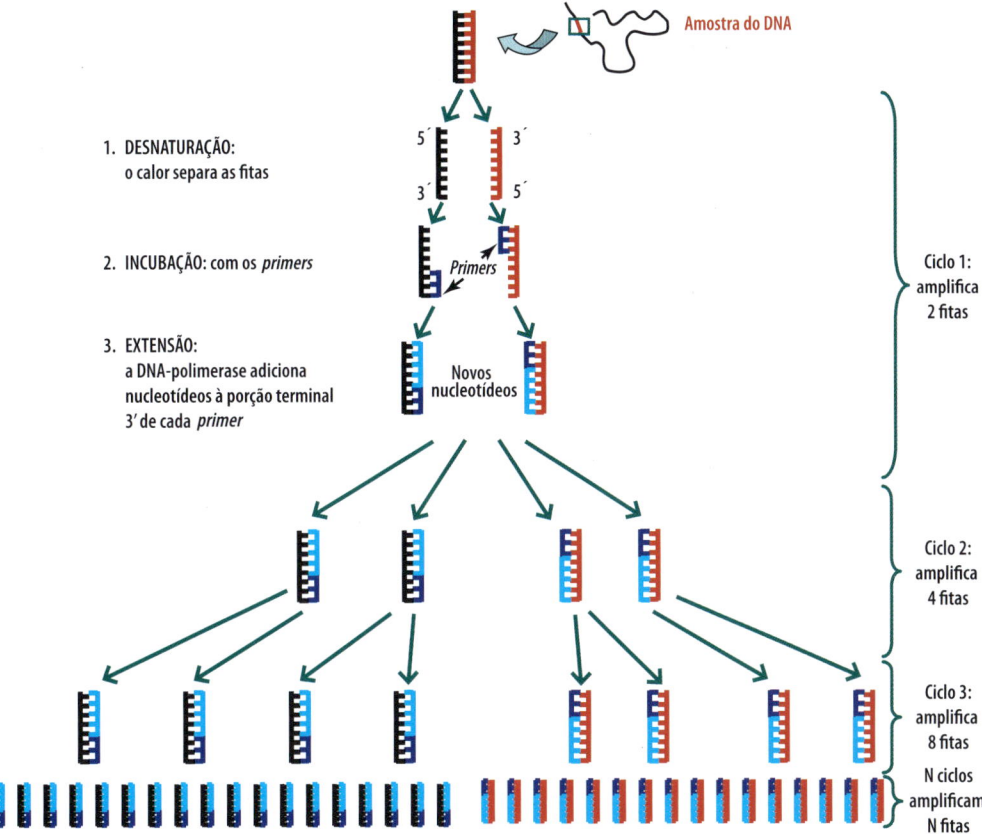

FIGURA 10.5 – Reação em cadeia da polimerase.

DNA dupla-hélice resultante é, então, amplificado em ciclos posteriores.

PCR transcriptase reversa quantitativa: permite a quantificação das moléculas de RNA mensageiro.

Nested PCR (nPCR): utiliza-se duas amplificações. A primeira faz uso de *primers* que resultam em produto grande, o qual é submetido à segunda amplificação, em que o produto é menor. Esses procedimentos aumentam a especificidade da reação porque o produto final depende da ligação de dois conjuntos separados de *primers*. A sensibilidade também aumenta, porque cada conjunto de *primers* é submetido a cerca de 25 ciclos.

PCR inversa (IPCR): na PCR padrão, a sequência é amplificada entre os locais de anelação (ligação) dos *primers*. Na PCR inversa, é feita amplificação das sequências de um ou de dois lados da região conhecida.

Indicações em dermatologia

PCR pode ser empregada para detecção de ácidos nucleicos e, algumas vezes, para genotipagem de agentes infecciosos, como HPV, HHV-8, *Paracoccidioides brasiliensis*, *Bartonella henselae*, micobactérias e leishmania. Permite a pesquisa de rearranjos no gene codificador da cadeia pesada de imunoglobulinas (IgH) em infiltrados linfoides atípicos de células B e pesquisa de rearranjos no gene codificador de cadeia γ do receptor de célula T (TCR-γ) em infiltrados linfoides atípicos de células T. TC-PCR pode ser empregada para pesquisa de translocações características de várias neoplasias, como linfoma anaplásico de grandes células, fibrossarcoma congênito, lipossarcoma mixoide, sarcoma sinovial, entre outras.

A **TABELA 10.2** apresenta os exames moleculares de interesse dermatológico.

TABELA 10.2 – Exames moleculares de interesse dermatológico

Emprego	Método
Instabilidade de microssatélites: carcinomas colorretais hereditários não associados à polipose e tumores sebáceos associados à síndrome de Muir-Torre	RT-PCR
Linfoma de grandes células anaplásicas: t(2;5) (p23;q35. (NMP1/ALK)	RT-PCR
Linfoma difuso de grandes células B e linfoma folicular: rearranjo envolvendo os genes *BCL2* e *BCL6*	FISH
Melanoma: mutações V600E e V600K do gene *BRAF*	Discriminação alélica
Melanoma: mutações do gene *KIT*	Sequenciamento
Melanoma: mutações no gene *NRAS*	Discriminação alélica
Poliomavírus de células de Merkel	PCR
Dermatofibrossarcoma *protuberans*: fusão COL1-PDGFB	RT-PCR
Fibromatose: mutações da β-catenina	Sequenciamento
Angiomatose bacilar e doença da arranhadura do gato (*Bartonella sp.*)	PCR
Sarcoma de Kaposi	Herpes-vírus-8 humano
Histoplasma *capsulatum*	PCR
Papilomavírus humano (HPV)	PCR
Leishmania	PCR
Micobactéria (complexo *M. tuberculosis*)	PCR
Paracoccidioides brasiliensis (GP43)	PCR

CAPÍTULO 11
MICROSCOPIA ELETRÔNICA E IMUNOELETRÔNICA

MICROSCOPIA ELETRÔNICA

A microscopia eletrônica é usada em dermatopatologia não somente em pesquisa, mas também no diagnóstico de certas afecções cutâneas.

O material submetido à técnica de processamento para microscopia eletrônica de transmissão pode ser colhido por biópsia com *punch*. Deve-se tomar cuidado com sua manipulação para se evitarem alterações artefactuais devidas a pinçamento e má fixação.

O espécime deve ser recortado em pequenos cubos de cerca de 1 mm de lado para melhor fixação. O fixador em geral utilizado é o glutaraldeído a 2%.

Uso da microscopia eletrônica na dermatopatologia

A diagnose de certeza da histiocitose X ou das células de Langerhans e das neoplasias indiferenciadas e a classificação das doenças mecanobolhosas são exemplos nos quais a microscopia eletrônica pode ser usada na rotina diagnóstica de dermatopatologia. Além disso, o exame ao microscópio eletrônico pode ser de interesse na demonstração de agentes infecciosos oportunistas, como nos pacientes portadores da síndrome da imunodeficiência adquirida (Aids, do inglês *acquired immunodeficiency syndrome*).

O diagnóstico diferencial do carcinoma neuroendócrino da pele é feito com o grupo das neoplasias malignas de células pequenas azuis. Nesse grupo, estão incluídas as neoplasias neuroectodérmicas primitivas, o tumor de Ewing, os linfomas e as neoplasias neuroendócrinas como o tumor de Merkel da pele. O diagnóstico do carcinoma neuroendócrino primário ou metastático na pele pode ser feito pelo exame ultraestrutural, que demonstra células arredondadas que exibem em seu citoplasma tonofilamentos justanucleares e grânulos de secreção do tipo neuroendócrino, compostos por zona central elétron-densa e envoltos por membrana única (FIGURA 11.1). Além disso, essas células exibem junções do tipo desmossomal.

O diagnóstico de certeza das histiocitoses X é possível mediante a demonstração dos grânulos de Birbeck no citoplasma dos histiócitos proliferantes. Essas células assemelham-se às células de Langerhans da epiderme normal. Exibem os corpúsculos em raquete com sua morfologia característica (FIGURA 11.2).

A classificação das doenças mecanobolhosas de caráter hereditário é importante não somente para fins terapêuticos, mas também para o aconselhamento genético dos pais quanto a futuras gestações. Esse grupo de doenças é representado pelas epidermólises bolhosas simples, juncional e distrófica. A epidermólise bolhosa simples é do tipo citolítica, ou seja, a bolha forma-se por lise das células basais. Assim, ao microscópio eletrônico, será encontrada a zona de clivagem no citoplasma das células basais. O assoalho da bolha é composto por fragmento basal do citoplasma dos queratinócitos basais, com preservação dos elementos membranosos e fibrilares da zona da membrana basal (FIGURA 11.3). Na epidermólise bolhosa do tipo juncional, ou lucidolítica, a clivagem ocorre por alargamento do espaço lúcido, encontrando-se, no assoalho da bolha formada, a lâmina densa da lâmina basal (FIGURA 11.4) e, em seu teto, os elementos celulares basais íntegros. O grupo das epidermólises bolhosas distróficas é caracterizado por alteração do tipo dermolítico, ou seja, o dano ocorre ao nível das fibrilas ancorantes da derme papilar. Na zona de clivagem, encontra-se o teto representado por todos os elementos membranosos e celulares da zona da membrana basal: queratinócito basal, hemidesmossomos íntegros, lâmina lúcida e lâmina densa da lâmina basal (FIGURA 11.5).

O diagnóstico de algumas doenças de depósito pode ser confirmado pelo exame de microscopia eletrônica da pele. Um bom exemplo dessa situação é representado pela doença de Fabry. As células endoteliais dos vasos cutâneos, bem como pericitos, células musculares lisas e fibroblastos dérmicos, exibem, nessa doença, a presença de estruturas membranosas lamelares, semelhantes a corpos de mielina, em seu citoplasma (FIGURA 11.6).

Outro exemplo da utilidade do exame de microscopia eletrônica no auxílio do diagnóstico de doenças sistêmicas é representado por arteriopatia cerebral autossômica dominante com infartos subcorticais e leucoencefalopatia (CADASIL, de *autosomal dominant arteriopathy with subcortical infarcts and leukoencephalopathy*). Essa condição é uma doença vascular sistêmica de herança autossômica

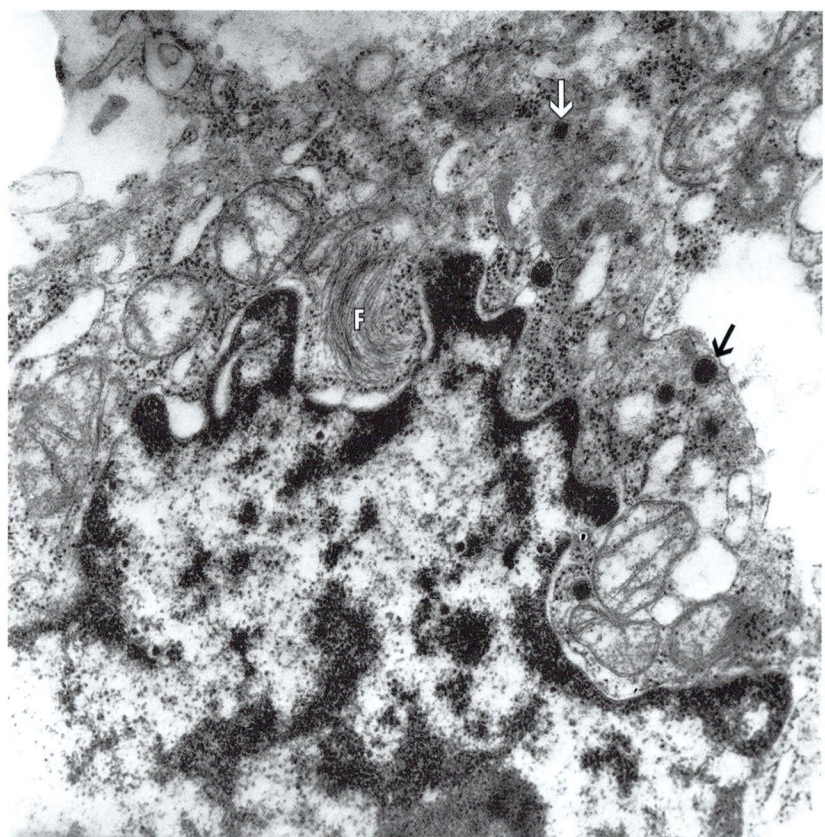

FIGURA 11.1 – Carcinoma neuroendócrino da pele. Célula de Merkel com filamentos intermediários justanucleares (**F**) e grânulos de secreção neuroendócrina citoplasmáticos (**seta**). Aumento original × 5.000.

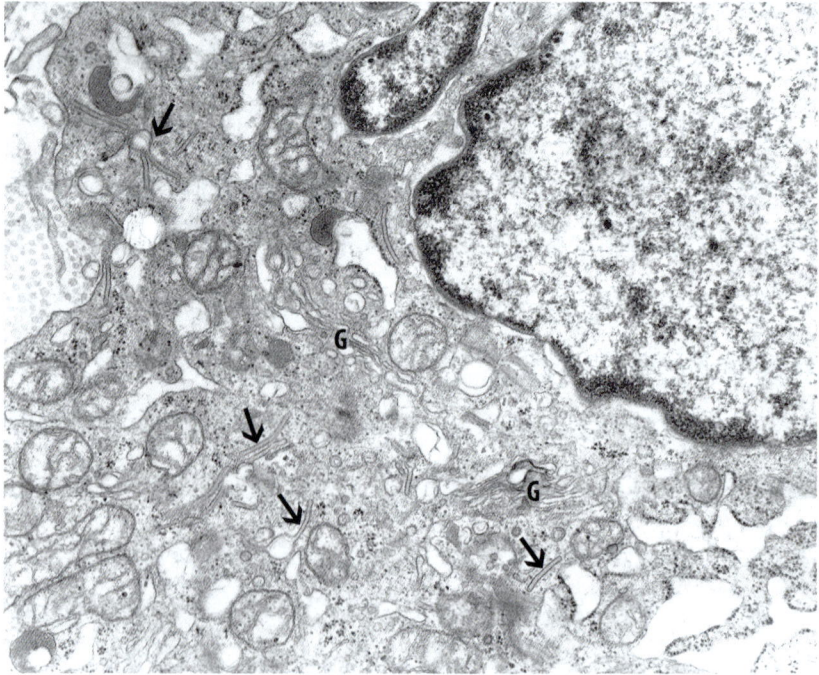

FIGURA 11.2 – Histiocitose das células de Langerhans. Célula de Langerhans com numerosos grânulos em raquete (**setas**). Complexo de Golgi (**G**). Aumento original × 15.000.

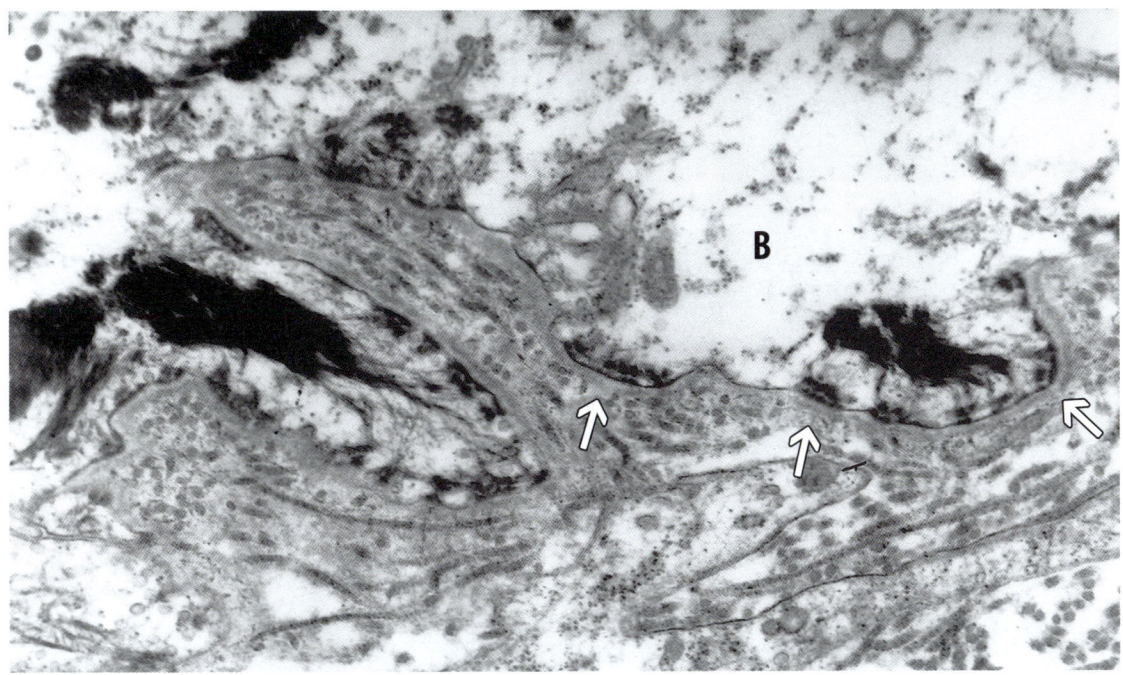

FIGURA 11.3 – Epidermólise bolhosa citolítica. Queratinócito basal (**B**) com lise parcial de seu citoplasma. Elementos da lâmina basal e fibrilas ancorantes com estrutura conservada (**setas**). Aumento original × 9.500.

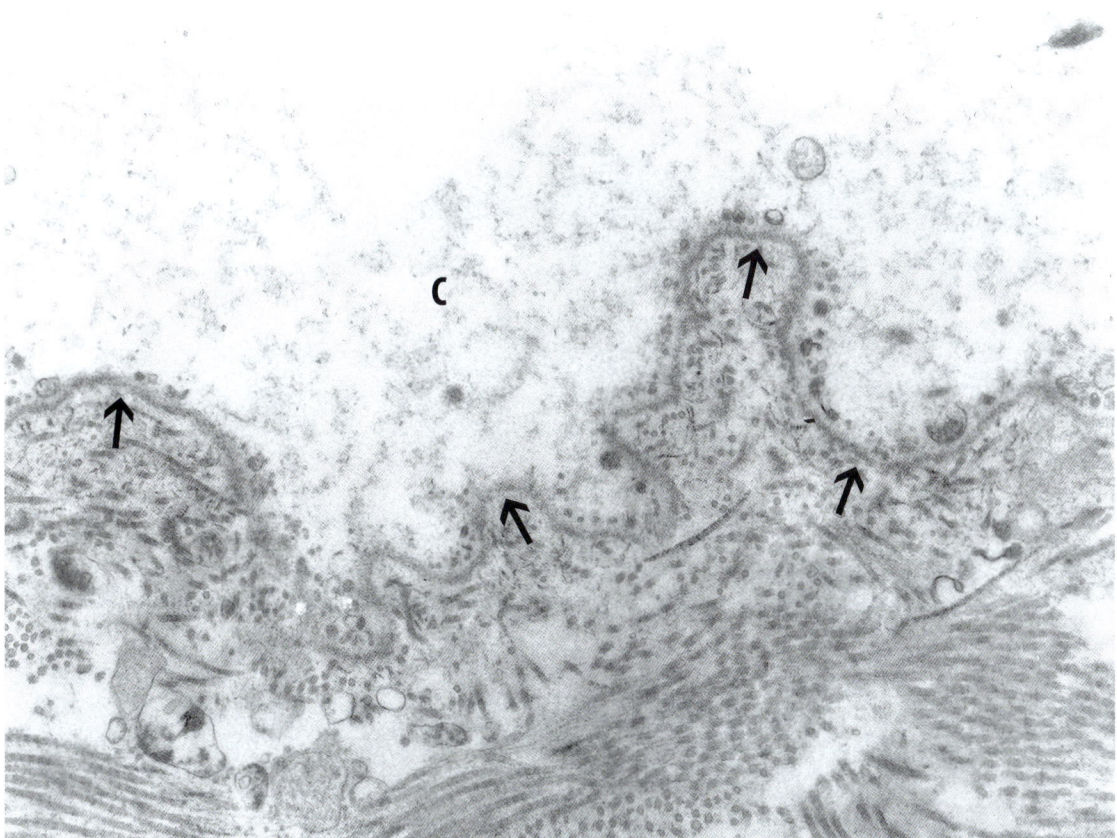

FIGURA 11.4 – Epidermólise bolhosa lucidolítica. Cavidade da bolha (**C**). Assoalho da bolha onde se nota a lâmina densa da lâmina basal e fibrilas ancorantes papilares (**setas**). Aumento original × 9.500.

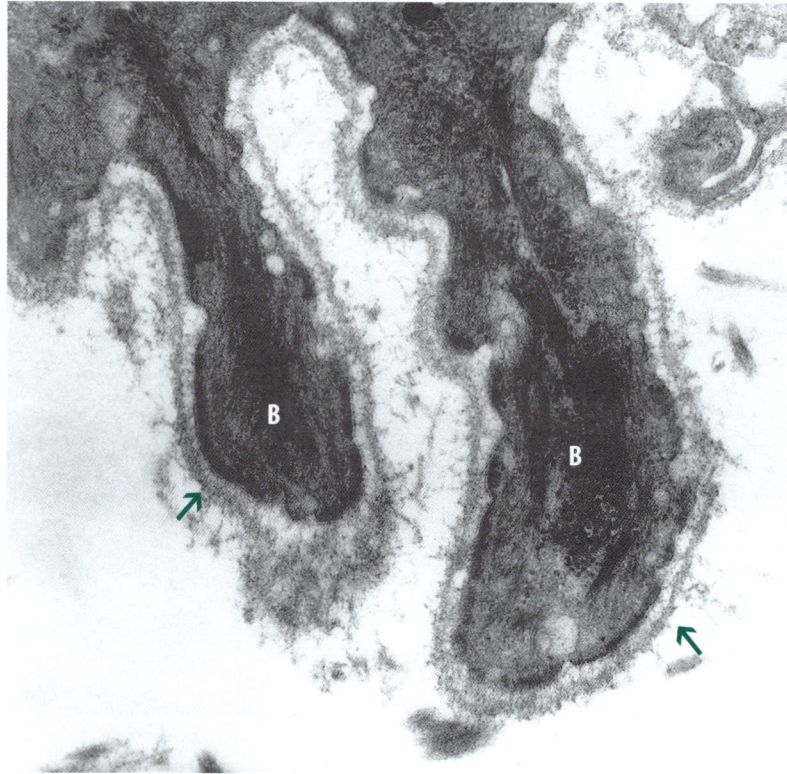

FIGURA 11.5 – Epidermólise bolhosa dermolítica, representado o teto da bolha. Citoplasma de queratinócitos basais (**B**). Elementos membranosos e laminares da zona da membrana basal conservados (**setas**). Aumento original × 15.000.

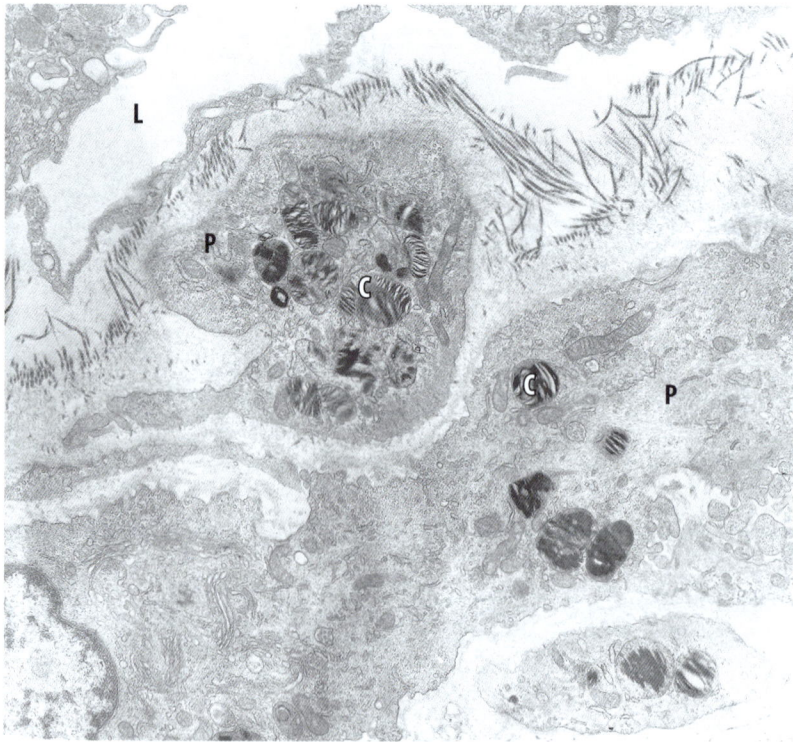

FIGURA 11.6 – Doença de Fabry. Pericitos (**P**) com numerosos corpos membranosos (**C**) em seu citoplasma. Lúmen de vaso dérmico (**L**). Aumento original × 13.800.

dominante, devida à mutação do gene *NOTCH3*, localizado no cromossomo 19, que codifica uma proteína receptora de membrana. Na doença, ocorre a deposição de material osmiofílico granular na parede das estruturas vasculares. Esse material osmiofílico granular, observado ao exame de microscopia eletrônica, é patognomônico para o diagnóstico da doença. O exame de microscopia eletrônica de pele sã, dos pacientes com suspeita clínica de Cadasil, pode revelar as alterações vasculares semelhantes àquelas do sistema nervoso central, e auxiliar na confirmação diagnóstica da doença. O material osmiofílico granular pode ser observado, no espaço extracelular, abaixo da membrana basal das células endoteliais e no interstício da túnica média, e também no citoplasma de células endoteliais e pericitos dos vasos sanguíneos dérmicos **(FIGURA 11.7)**. A natureza desse material é desconhecida, mas ele parece ser constituído de mucopolissacarídeos.

A angiomatose bacilar, causada por uma bactéria atualmente identificada como *Rochalimaea henselae*, ocasiona, nos pacientes portadores da Aids, lesões cutâneas angiomatosas cuja diagnose diferencial é representada pelo sarcoma de Kaposi e pelo granuloma piogênico. Os microrganismos podem ser identificados pela coloração de Warthin-Starry nos tecidos.

Entretanto, essa técnica é de difícil realização e os parasitas agrupados podem ser confundidos com grupos de precipitados de prata. O exame por microscopia eletrônica demonstra facilmente os parasitas, que são observados, agrupados, no interstício justavesicular **(FIGURA 11.8)**.

O exame de microscopia eletrônica tem custo elevado e só deverá ser usado em situações em que outros métodos e técnicas auxiliares de diagnóstico forem duvidosos.

Para o diagnóstico de neoplasias pouco diferenciadas, atualmente utilizam-se os métodos de imuno-histoquímica associados ao exame histopatológico de rotina, obtendo-se resultados mais rápidos e de menor custo. Na diagnose e na classificação das doenças mecanobolhosas, a técnica de imunomapeamento em microscopia de fluorescência substitui o uso da microscopia eletrônica, com a mesma especificidade e custo bem menor.

Microscopia imunoeletrônica

Esta técnica é adequada para a pesquisa. Um exemplo de uso é quando se quer determinar o sítio ultraestrutural de deposição de anticorpos, por exemplo, no estudo das doenças bolhosas acantolíticas, como o pênfigo foliáceo. A técnica de imunomarcação para o exame ao microscópio eletrônico de transmissão pode preceder a fixação e a embebição em resina plástica, como na técnica imunoenzimática que utiliza a peroxidase (que é elétron-densa) como marcador dos sítios de reação **(FIGURA 11.9)**.

A técnica de marcação com partículas de ouro coloidal pode ser realizada após a fixação e a embebição do material em resina plástica adequada. Pode ser realizada com anticorpo não marcado e solução de proteína A-ouro, ou com o uso de anticorpos conjugados com partículas esféricas de ouro (de 15 nm). Os sítios de reação imunológica são evidenciados pelas partículas esféricas de ouro, que são elétron-densas **(FIGURA 11.10)**. Essa técnica pode ser feita com dupla marcação, utilizando-se dois anticorpos secundários, conjugados com partículas de ouro de tamanhos diversos. Desse modo, pode-se demonstrar a colocalização de diferentes antígenos em uma mesma organela, célula, ou tecido, evidenciados pela deposição de partículas de ouro de diferentes tamanhos **(FIGURA 11.11)**.

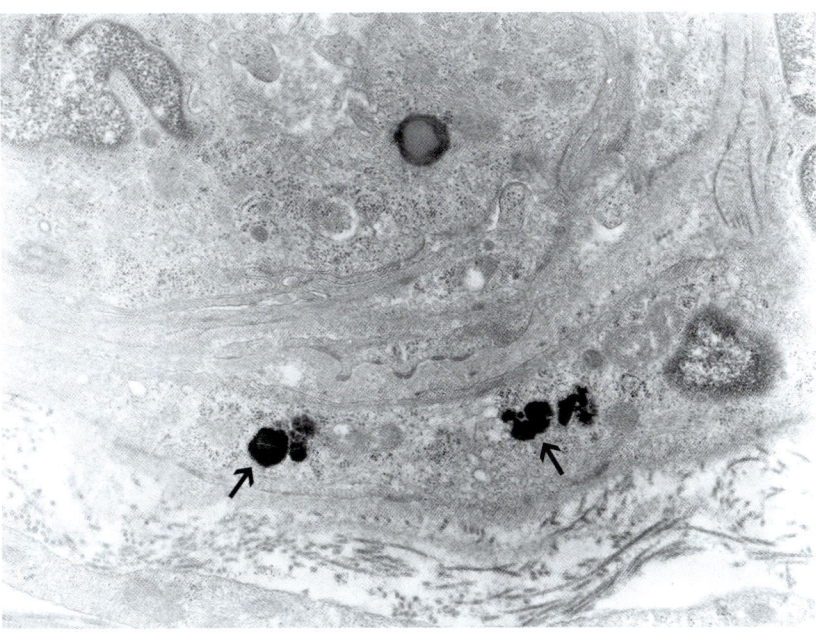

FIGURA 11.7 – Microscopia eletrônica de transmissão de pele sã de caso suspeito de Cadasil. Acúmulos de material osmiofílico granular no citoplasma de pericito (**setas**). Aumento original × 30.000.

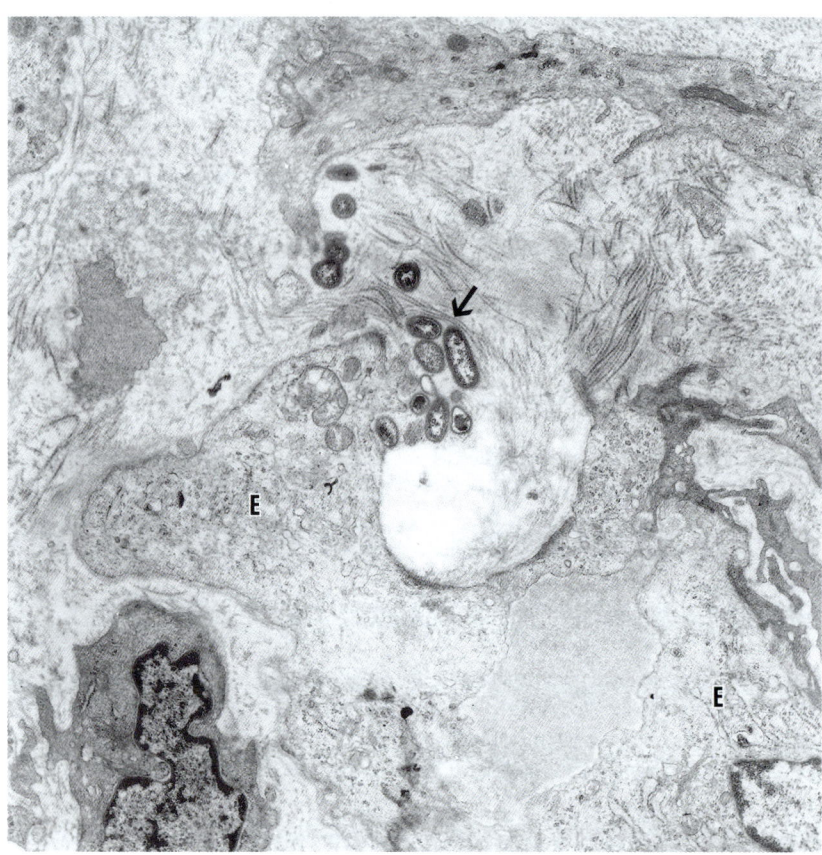

FIGURA 11.8 – Angiomatose bacilar (**seta**). Agrupamento de microrganismos no interstício justavascular. Células endoteliais (**E**). Aumento original × 13.800.

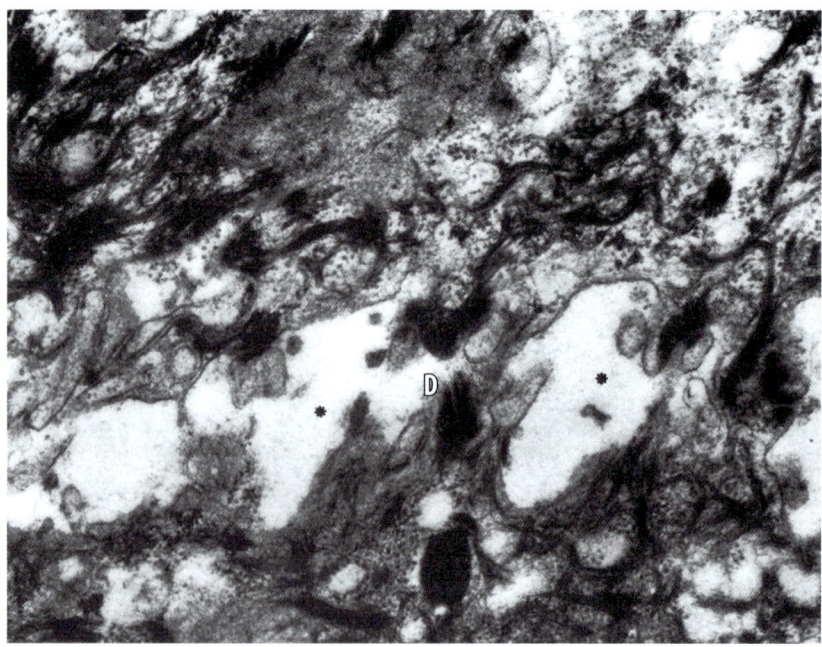

FIGURA 11.9 – Pênfigo foliáceo endêmico: pele. Imunoelétron-microscopia. Os produtos de reação aparecem como material elétron-denso, permeando junções celulares e delineando os contornos celulares. Desmossomos (**D**). Espaço intercelular alargado e preenchido por material amorfo frouxo (**asterisco**). Aumento original × 28.500.

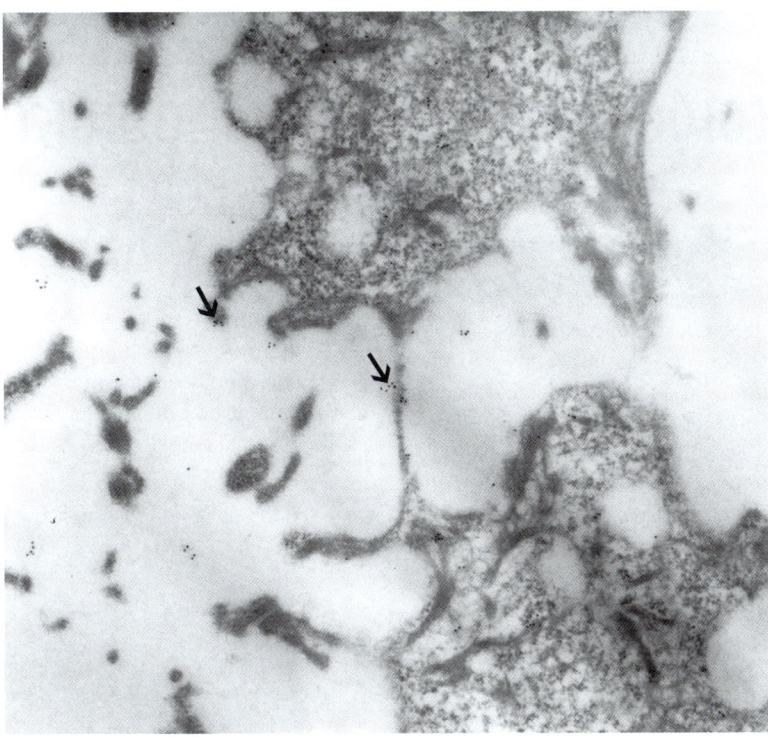

FIGURA 11.10 – Pênfigo foliáceo endêmico: pele. Imunoelétron-microscopia. Técnica da proteína A-ouro. As partículas de ouro coloidal depositam-se nos sítios de reação do anticorpo antiepitélio ao nível das junções desmossômicas de queratinócitos contíguos (**setas**). Aumento original × 45.000.

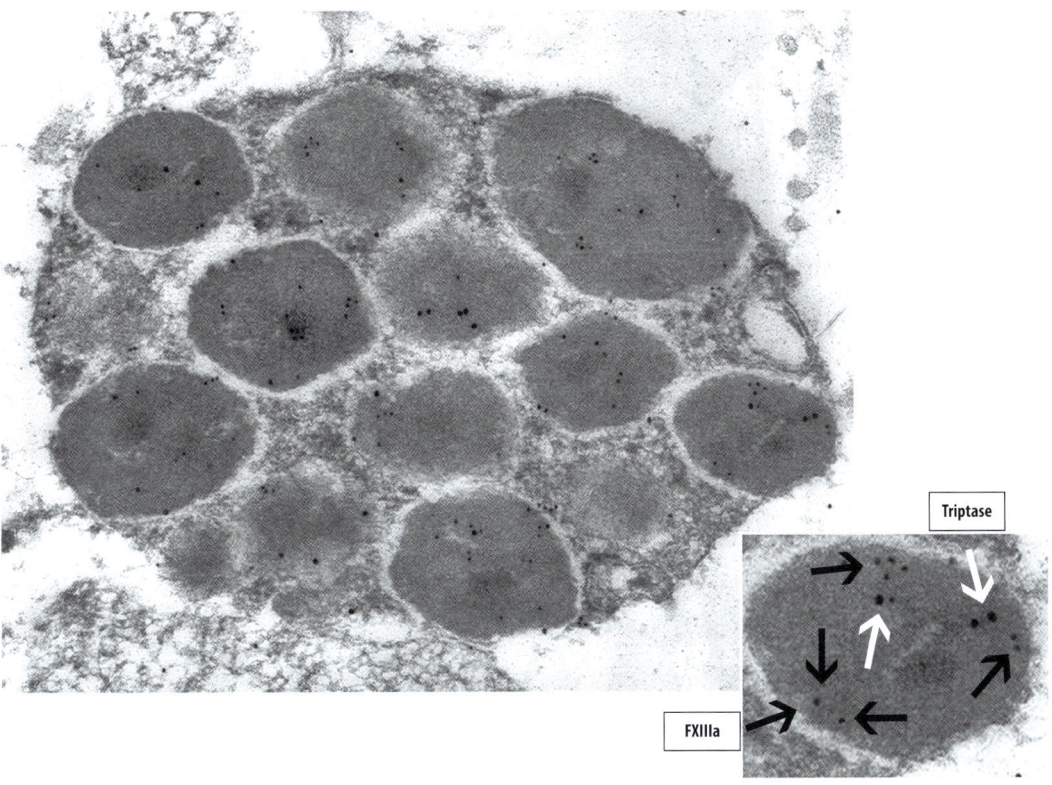

FIGURA 11.11 – Grânulos no citoplasma de mastócito. Imunoelétron-microscopia. Técnica de dupla marcação com partículas de ouro. Detalhe: a triptase é marcada com partículas de ouro de 15 nm (**setas brancas**), e o fator XIIIa, com partículas de ouro de 10 nm (**setas pretas**). Aumento original × 75.000.

CAPÍTULO 12

EXAMES MICOLÓGICOS E PROTOPARASITOLÓGICOS

EXAMES MICOLÓGICOS

O exame micológico é de emprego indispensável na prática dermatológica. Rotineiramente, são utilizados o exame micológico direto e a cultura, mas, eventualmente, são empregadas outras técnicas micológicas. Para o exame direto e cultura, o material deve ser obtido em ponto ativo da lesão. Nas lesões secas e escamosas, o melhor local, geralmente, é a borda, raspando-se com bisturi rombo ou cureta. Muitas vezes, a limpeza prévia com água e álcool é necessária. Materiais com gordura, suor, pomadas, cremes, talcos ou pós antifúngicos dificultam a visualização ao exame direto, além de formarem artefatos que simulam fungos e de impedirem o isolamento em cultura, com resultados falso-negativos.

Nas lesões vesiculosas, o melhor material para exame é o teto de vesículas, que pode ser colhido com tesoura de ponta fina ou pinça de Adson com dente. Cabelos e pelos são adequadamente colhidos com pinça depilatória. Fragmentos de unhas são obtidos com alicate ou tesoura de ponta romba.

EXAME DIRETO

O material pode ser submetido imediatamente a exame. É colocado em lâminas, e sobre ele se pinga uma ou duas gotas de solução clarificadora de hidróxido de potássio (KOH) em concentração de 10% (pele) e 30% (pelos e unhas). A preparação é coberta com lamínula, e espera-se cerca de 1 hora para o clareamento. Pode-se fazer o exame imediatamente aquecendo o material ligeiramente em lamparina a álcool. Deve-se ter o cuidado de não deixar ferver a potassa. Após o aquecimento, comprime-se ligeiramente a lamínula e retira-se o excesso de potassa com papel de filtro ou mata-borrão. O exame microscópico deve ser feito com pouca iluminação. Se o material não estiver convenientemente clarificado, pode-se aquecê-lo novamente ou esperar alguns minutos. Se houver dúvidas, as preparações devem ser revistas após 1 hora porque fragmentos de unhas e pelos podem demorar algum tempo para tornarem-se suficientemente clarificados. Pode-se utilizar o KOH a 10%, diluído em partes iguais com DMSO (dimetil-sulfóxido 40 mL e água destilada 60 mL), que permite exame imediato e sem aquecimento, em micoses superficiais e profundas.

Pode-se conservar o material colhido entre duas lâminas por vários dias sem que haja necessidade de exame imediato, porém, após o clareamento, deve-se fazer a leitura microscópica obrigatoriamente no mesmo dia.

Nas micoses superficiais, o exame direto é suficiente para a diagnose, e o cultivo pode ser feito para fins investigativos ou epidemiológicos. Havendo quadro clínico sugestivo, como nas onicomicoses, é preferível repetir o exame direto uma ou mais vezes, se inicialmente houver negatividade (FIGURAS 12.1 A 12.3).

Ainda que o exame direto possibilite a confirmação diagnóstica da candidose, a cultura pode ser feita, pois, em 48 horas, demonstra colônias cremosas brancas. Nas micoses profundas, o exame direto possibilita o achado do parasita,

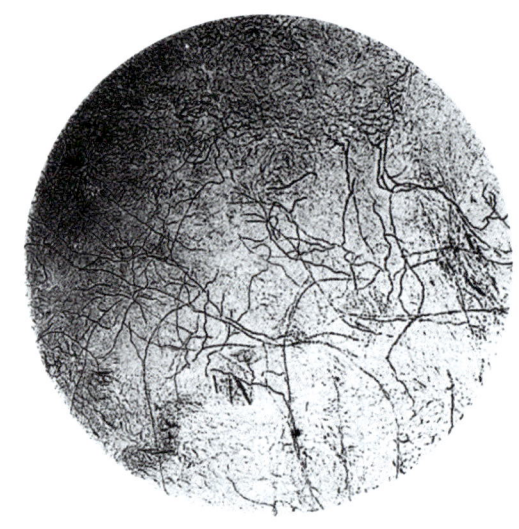

FIGURA 12.1 – Filamentos de dermatófito em escamas. Preparo em potassa a 40%.

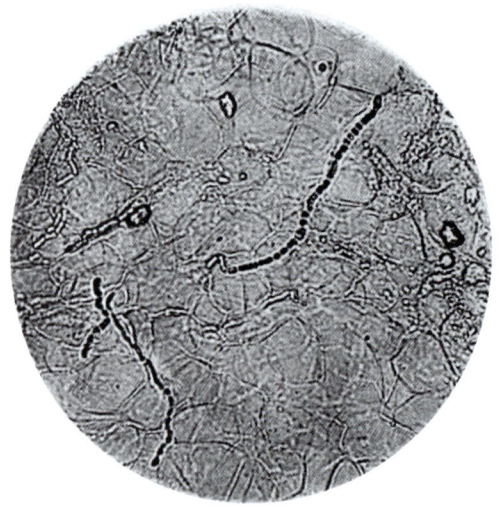

FIGURA 12.2 – Filamentos de dermatófito em teto de vesicopústula. Observe o micélio septado (artrósporos). Preparação em potassa a 40% (300 ×).

Exames micológicos e protoparasitológicos

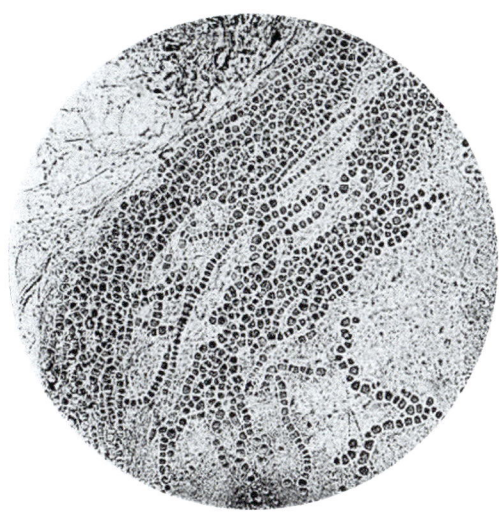

FIGURA 12.3 – Cabelo parasitado por *Trichophyton endothrix*. Preparação em potassa a 40% (460 ×). Cabelo levemente esmagado.

com exceção da esporotricose e histoplasmose, em que o cultivo é imprescindível. Na paracoccidioidomicose, o achado do parasita no exame direto permite a diagnose da espécie, com o encontro da múltipla gemulação (**FIGURA 12.4**). Nos actinomicetomas e eumicetomas, o cultivo é necessário para a caracterização das espécies e da terapia.

CULTIVOS

Utiliza-se o meio de ágar Sabouraud dextrose mais um antibiótico de amplo espectro, como o cloranfenicol ou a gentamicina, para inibir o crescimento bacteriano, e mais um antifúngico seletor, como a cicloeximida, que inibe o crescimento de fungos anemófilos – de crescimento rápido e invasivo – e permite o crescimento dos fungos patogênicos, com exceção do *Paracoccidioides brasiliensis*. Na pesquisa do agente em onicomicoses causadas por fungos filamentosos não dermatófitos, utilizar ágar Sabouraud, sem cicloeximida (**FIGURAS 12.5 A 12.7**).

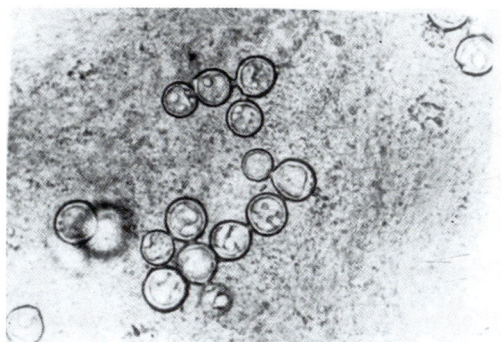

FIGURA 12.4 – *P. brasiliensis*. Células arredondadas em gemulação.

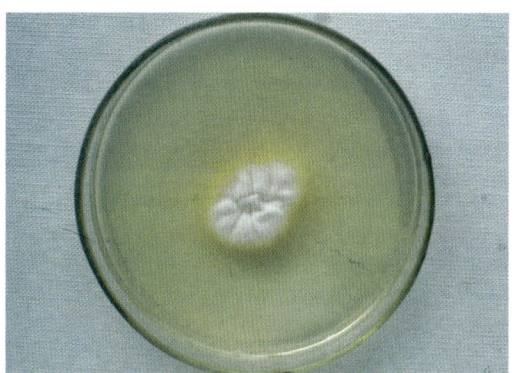

FIGURA 12.5 – Cultura de *M. canis*. Anverso.

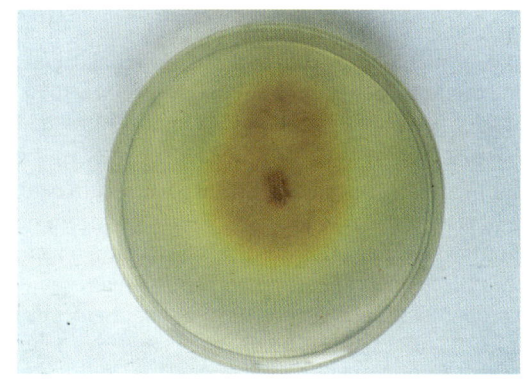

FIGURA 12.6 – Cultura de *M. canis*. Reverso.

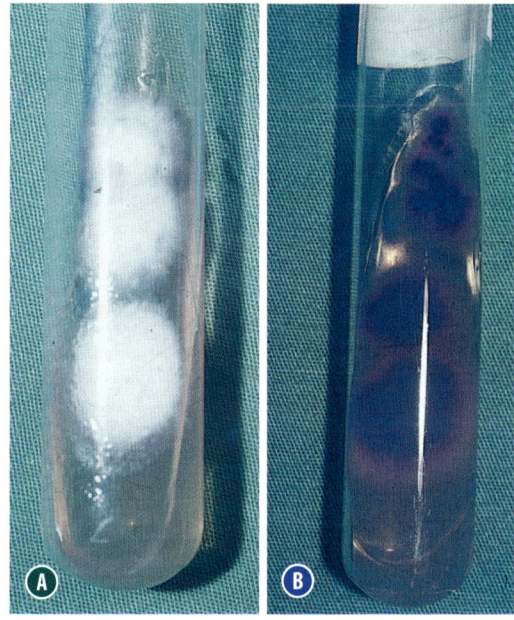

FIGURA 12.7 – Cultura de *T. rubrum*. **A** Anverso. **B** Reverso.

O *P. brasiliensis* é isolado com facilidade de lesões ganglionares fechadas em meios enriquecidos, como o meio de Fava Netto e o BHI; das demais lesões cutâneas, de mucosas e de escarro, o isolamento do fungo é mais difícil, pois há muita contaminação bacteriana e fúngica competindo e impedindo o seu crescimento.

Como já assinalado, além do exame micológico direto e cultura, por vezes são necessárias técnicas micológicas mais complexas em razão de pesquisa ou mesmo pela necessidade de identificação precisa dos fungos.

Assim, na identificação de fungos filamentosos, pode ser feito o exame microscópico do cultivo. As características macroscópicas e microscópicas das culturas permitem o diagnóstico da espécie do fungo estudado. Os aspectos microscópicos das culturas podem ser estudados por dois métodos:

1. Método do esgarçamento, no qual se colhe com alça de platina material do cultivo a ser examinado por meio da coloração lactofenol azul-algodão. É o método mais rápido, porém rompe estruturas fúngicas, tornando, por vezes, mais difícil sua identificação.
2. Microculturas nas quais os fungos são cultivados em lâminas em meio ágar batata. Tem a vantagem de não destruir a estrutura dos fungos e, além disso, o meio empregado estimula a produção de macro e microconídeos e a produção de pigmentos, elementos importantes na identificação das espécies. A coloração também é feita com lactofenol azul-algodão **(FIGURA 12.8)**.

Na identificação das cândidas, empregam-se, além das microculturas, a técnica do tubo germinativo, o auxanograma e a fermentação de carboidratos.

São outras técnicas não rotineiras: a prova da urease, utilizada principalmente para identificação do *Criptococcus neoformans*; e prova da perfuração de cabelos, para distinção entre *Trichophyton mentagrophites* e *Tricophyton rubrum*.

Na diagnose das micoses, além da demonstração do fungo por meio do exame direto e cultura, também são empregadas provas sorológicas, reações intradérmicas e, mais recentemente, métodos de biologia molecular, especialmente a reação em cadeia da polimerase (PCR).

As provas sorológicas são, por vezes, utilizadas no auxílio diagnóstico e também são aplicadas no controle da resposta terapêutica.

As reações intradérmicas com antígenos fúngicos também podem ser empregadas no auxílio diagnóstico, mas também são bastante aplicadas em inquéritos epidemiológicos.

A partir de 1990, foram introduzidas ao diagnóstico micológico técnicas de biologia molecular, especialmente a PCR com alta sensibilidade (em torno de 85%) e especificidade. Essas técnicas são extremamente úteis, sobretudo nos casos em que não se consegue obter a demonstração do fungo e em que as culturas não se desenvolvem. Essa técnica pode ser útil no monitoramento da terapêutica. A técnica depende da seleção de região-alvo do DNA/RNA para identificação do fungo, extração do DNA da amostragem e de métodos que demonstrem a presença da região-alvo do fungo na amostra estudada.

Os exames micológicos empregados na diagnose laboratorial das micoses serão analisados na abordagem de cada uma dessas afecções nos capítulos sobre micoses superficiais e micoses profundas.

EXAMES PROTOPARASITOLÓGICOS

LEISHMANIA

A pesquisa de *Leishmania* é feita em esfregaço em lâmina de material obtido de lesão recente, corado pela coloração de Leishman ou de Giemsa **(FIGURA 12.9)**.

PEDICULOSE

Na pediculose, os pedículos podem ser encontrados no couro cabeludo (*P. capitis*) **(FIGURA 12.10)** ou nas roupas (*P. corporis*), o que nem sempre é verificado. Na pediculose do couro cabeludo, as lêndeas são facilmente reconhecidas. Na ftiríase pubiana, são facilmente reconhecíveis o *Phthirus pubis*,

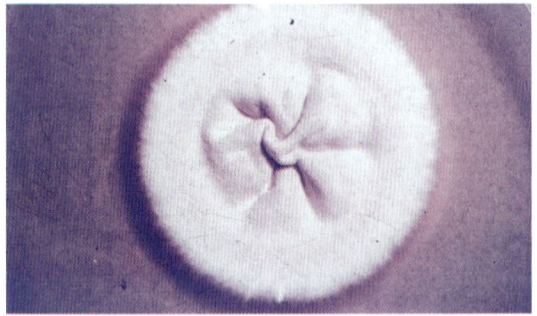

FIGURA 12.8 – Microcultura de *T. Tonsurans*.

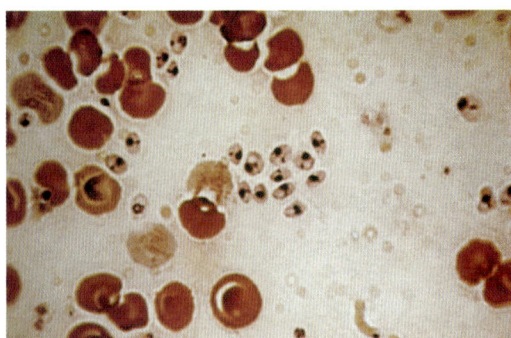

FIGURA 12.9 – *Leishmania*. Múltiplas formas amastigotas.

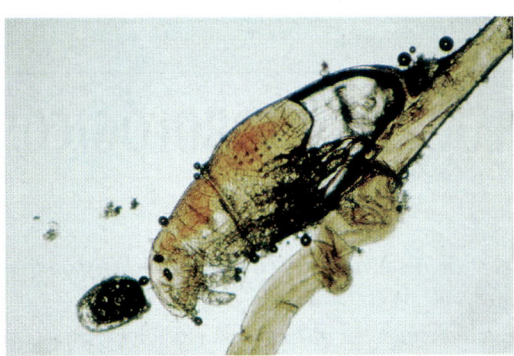

FIGURA 12.10 – *Pediculus capitis*. Ninfa abandonando lêndea aderida à haste do cabelo.

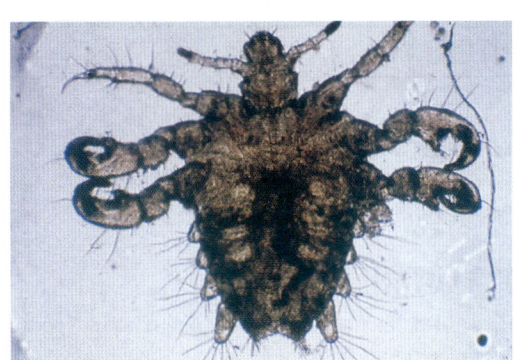

FIGURA 12.11 – *Phthirius pubis*.

aderente na base do pelo, e as suas lêndeas, na haste pilosa **(FIGURA 12.11)**.

ESCABIOSE

Na escabiose, a pesquisa do *Sarcoptes scabiei* deve ser realizada sempre que possível ou necessária **(FIGURA 12.12)**. O método mais preciso é a raspagem com bisturi das extremidades de vários túneis, colocando-a em lâmina com óleo, cobrindo-a com lamínula e examinando-as com pequeno aumento no microscópio. Podem ser visualizados os ácaros, seus ovos e suas fezes (cíbalos).

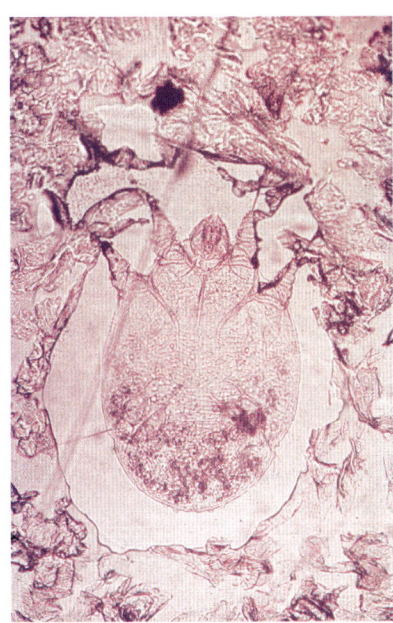

FIGURA 12.12 – *Sarcoptes scabiei*. Exemplar do ácaro entre escamas da pele.

CAPÍTULO 13

EXAMES BACTERIOLÓGICOS, VIROLÓGICOS E SOROLÓGICOS

FLORA CUTÂNEA NORMAL

A pele é normalmente habitada por bactérias que podem ser classificadas como **residentes**, isto é, bactérias que têm a pele como hábitat e nela se multiplicam; e **transitórias**, que nela se alojam ocasionalmente. Há variações na flora residente de indivíduo para indivíduo e, ao longo do tempo, na mesma pessoa. Existem, inclusive, algumas diferenças geográficas quanto à flora cutânea. As bactérias vivem na camada córnea ou no folículo pilossebáceo.

As bactérias que habitam os folículos não são atingidas por antissépticos ou desinfetantes e servem para recompor a flora bacteriana normal. Mecanismo importante no controle bacteriológico da pele é o pH, que varia entre 3 e 5 e dificulta o crescimento bacteriano. Nas áreas com pH mais alto e úmidas, como axilas, virilhas e dedos dos pés, o número de bactérias é maior.

- **Estafilococos:** há numerosas espécies de estafilococos não patógenos, residentes na pele. Já foram identificadas mais de uma dezena, sendo as mais comuns *Staphylococcus epidermitis* e *S. hominis* (os mais numerosos). Além destas, várias outras espécies de estafilococos são encontradas, como *S. saprophyticus, S. capitis, S. cohni, S. haemolyticus, S. warseri, S. xylonus* e *S. simulans*. O *Staphylococcus aureus* é raro na pele normal (menos de 10%), porém é frequente na pele doente. É a principal bactéria aeróbia achada em lesões eczematosas. No atópico, é encontrado em cerca de 90% das áreas eczematosas e em torno de 70% da pele sadia. O seu hábitat são as fossas nasais, onde é encontrado em um terço dos indivíduos, e o períneo (em 20% das pessoas), onde é residente, podendo tornar-se patógeno ao penetrar na pele. Microrganismos do gênero *Micrococcus* são menos numerosos do que os estafilococos na pele normal, mas ocorrem em áreas secas da pele infantil. As espécies principais encontradas na pele são: *M. luteus, M. variais, M. kristinae, M. sedentarius* e *M. Iylae*.
- **Estreptococos:** são geralmente encontrados na orofaringe e, raramente, na pele sadia, especialmente na pele perioral por contaminação pela boca.
- **Corinebactérias:** gênero de bactérias gram-positivas. O *Corynebacterium acnes* ou *parvum*, atualmente denominado de *Propionibacterium acnes*, é anaeróbio e habita a área sebácea e o folículo pilossebáceo, particularmente suas porções profundas, enquanto nas porções mais superficiais encontram-se cocos aeróbios e leveduras do gênero *Malassezia*. O *P. granulosum* é encontrado na glândula sebácea e na pele, e o *P. avidum*, em áreas úmidas, particularmente axilas e virilhas. O *Corynebacterium minutissimum* é o agente do eritrasma.
- **Corineformes ou difteroides:** morfologicamente semelhantes às corinebactérias, são, na sua maioria, aeróbios. São simplificadamente divididos em quatro grupos, *C. bovis, C. minutissimum, C. hofiniai* e *C. xerosus*. Existem espécies lipofílicas, que habitam as axilas e as áreas intertriginosas, e espécies não lipofílicas, que habitam em áreas de pele glabra. As espécies do gênero *Brevibacterium* são difteroides encontrados em áreas de dobras, particularmente nos interdígitos plantares. Relacionam-se a laticínios, e a produção de metanotiol é a provável causa do odor de queijo do suor dos pés. O *Brevibacterium mcbrellnei* é considerado copatógeno na agressão à bainha externa do pelo na *piedra* branca.
- **Bactérias gram-negativas:** em indivíduos normais, podem ser encontradas, em áreas intertriginosas, bactérias gram-negativas como *Escherichia coli* e espécies de *Enterobacter, Klebsiella, Proteus* e *Acinetobacter*.

PESQUISA DE BACTÉRIAS

A pesquisa de bactérias nas lesões cutâneas é feita por meio do exame do material obtido das lesões após colorações por vários métodos que empregam vários tipos de corantes. A presença de bactérias pode ainda ser demonstrada pelas culturas em meios apropriados, por imunofluorescência direta e por reação em cadeia da polimerase (PCR). Também podem auxiliar na diagnose de infecções bacterianas reações sorológicas específicas, como as reações sorológicas para sífilis, as clássicas e por imunofluorescência indireta, FTA-ABS.

Métodos de coloração para pesquisa de bactérias em secreções e material de lesões cutâneas (bacterioscopia e baciloscopia)

Coloração de Gram

Permite dividir as bactérias em dois grupos: gram-positivas, que se coram em roxo; e gram-negativas, que se coram em vermelho. Essa diferença na coloração se deve a diferenças na estrutura da parede bacteriana. As bactérias gram-positivas têm sua parede composta por peptoglicana, que retém o corante violeta, resistindo ao tratamento pelo álcool etílico; enquanto as bactérias gram-negativas têm sua parede composta por lipopolissacárides e lipoproteínas e não retém a violeta de genciana após descoloração pelo álcool etílico, assumindo a cor vermelha da coloração de fundo.

Em dermatologia, a coloração de Gram é útil na diagnose de estafilococcias, estreptococcias, no cancroide e na gonorreia.

Os estafilococos apresentam-se como cocos gram-positivos em forma de cachos irregulares, enquanto os estreptococos apresentam-se como cocos gram-positivos dispostos aos pares ou em cadeias.

O *Haemophilus ducreyi*, agente do cancroide, mostra-se à coloração de Gram como estreptobacilo gram-negativo disposto em cadeias. Para a colheita do material na pesquisa do *H. ducreyi*, deve-se fazer limpeza da lesão e coleta do material da borda por meio de esfregaço fino a ser corado pelo método de Gram.

Na pesquisa da *Neisseria gonorrhoeae* no homem, deve ser feita colheita intrauretral introduzindo-se a alça de platina na uretra. As secreções espontâneas devem ser evitadas, pois, em geral, as enzimas dos polimorfonucleares digerem o material microbiológico. Nas mulheres, a coleta deve ser de material vaginal, uretral e do colo do útero. O material obtido deve ser corado pelo método de Gram e revela diplococos gram-negativos (FIGURA 13.1). Nas infecções gonocócicas disseminadas com lesões cutâneas, a pesquisa da *Neisseria* é geralmente negativa.

Coloração de Ziehl-Neelsen

É indicada para diagnóstico de micobactérias, *M. tuberculosis*, *M. leprae* e micobactérias atípicas. A positividade dessa coloração (cor vermelha nas micobactérias) decorre de sua parede ser composta por grande quantidade de lipídeos (ácidos micólicos, que são ácidos β-hidroxi carboxílicos com cadeias de mais de 90 átomos de carbono) que se impregnam fortemente pela fucsina e resistem à descoloração pela solução de álcool ácida, motivo pelo qual esses microrganismos são chamados de bacilos álcool-acidorresistentes (BAAR). As demais bactérias se descoram por ação dessa solução e adquirem a coloração azul de metileno, que é aplicada na fase final do processo de coloração.

A álcool-acidorresistência é relacionada ao tamanho das cadeias de carbono dos ácidos micólicos existentes nas várias espécies. O *M. leprae* é muito menos álcool-acidorresistente do que o bacilo da tuberculose, daí a procura por métodos que melhor preservem essa propriedade.

No caso da pesquisa do *M. leprae*, a coleta deve ser feita em lesão com sinais clínicos de atividade. Deve-se obter o material por meio de uma pequena incisão com bisturi (5 mm de extensão e 3 mm de profundidade) e, a seguir, pela raspagem da porção intradérmica das bordas e do fundo para obtenção do material a ser disperso em esfregaços em lâminas, mantendo-se o local comprimido com os dedos ou com pinça Kelly para que não haja sangramento.

Nos pacientes com lesões ativas, deve ser coletado material do lóbulo auricular D, lóbulo auricular E, cotovelo D e de lesões. Nos pacientes sem lesões ativas, o material deve ser obtido dos lóbulos D e E e dos cotovelos D e E. Também pode se obter material do septo nasal com cotonete. O material deve sempre ser fixado levemente pelo calor e corado pelo método de Ziehl-Neelsen, que, em casos positivos, revelará bacilos corados em vermelho e aglomerados em globias.

Na hanseníase, devem ser considerados os aspectos quantitativos e qualitativos. Com relação aos aspectos qualitativos, traduzem-se pelo índice baciloscópico, que considera as seguintes possibilidades:

- **0+:** ausência de bacilos em 100 campos examinados.
- **1+:** 1 a 10 bacilos em 100 campos examinados.
- **2+:** 1 a 10 bacilos em 10 campos examinados.
- **3+:** 1 a 10 bacilos, em média, em cada campo examinado.
- **4+:** 10 a 100 bacilos, em média, em cada campo examinado.
- **5+:** 100 a 1.000 bacilos, em média, em cada campo examinado.
- **6+:** mais de 1.000 bacilos, em média, em cada campo examinado.

Para os índices baciloscópicos de 0 a 3+, devem ser examinados 100 campos; para os índices baciloscópicos de 4+ a 6+, podem ser examinados apenas 25 campos.

Quanto aos aspectos qualitativos, consideram-se as seguintes condições:

Bacilos íntegros: apresentam-se totalmente corados em vermelho sem falhas na parede celular. São bacilos vivos, viáveis e geralmente são obtidos de pacientes que não iniciaram o tratamento ou que estejam sofrendo recidivas da enfermidade.

Bacilos fragmentados: apresentam pequenas falhas em sua parede celular por interrupção da síntese de componentes desta parede. São considerados inviáveis ou mortos e são frequentemente obtidos em esfregaços de pacientes tratados.

Bacilos granulosos: apresentam grandes falhas na sua parede celular. Revelam apenas grânulos corados em vermelho e são inviáveis, sendo também observados em pacientes em fim de tratamento.

A coloração de Ziehl-Neelsen também pode ser aplicada a material histológico obtido por biópsia, tanto na hanseníase quanto na tuberculose e micobacterioses atípicas.

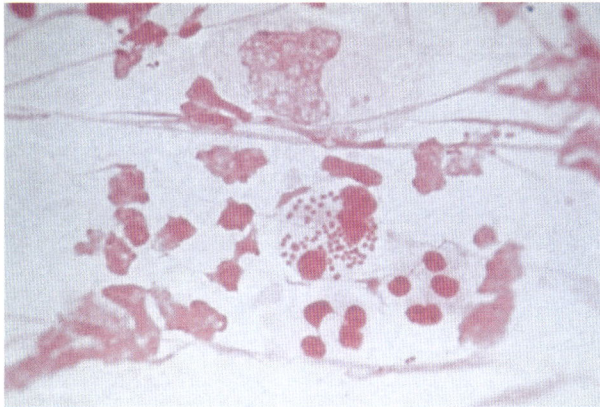

FIGURA 13.1 – *Neisseria gonorrhoeae*. Diplococos gram-negativos.

Existem inúmeras colorações que são modificações da coloração Ziehl-Neelsen, as quais são empregadas especialmente para pesquisa da *M. leprae* em material histológico:

Coloração de Wade
É variante da coloração de Ziehl-Neelsen que emprega diferentes concentrações de corante com menor tratamento com álcool-ácido.

Coloração de Fite
Nesta coloração, emprega-se na desparafinização o óleo de amendoim com xileno, minimizando a exposição da parede bacteriana a solventes orgânicos, visando a maior preservação da álcool-acidorresistência do *M. leprae*.

Coloração Fite-Faraco
Para melhor preservação da álcool-acidorresistência do *M. leprae*. Neste método, não se emprega o álcool nas fases de hidratação e desidratação, e usa-se como descolorante na solução de ácido sulfúrico a 10% sem álcool.

Coloração de Giemsa
É uma mistura de azul de metileno, eosina e Azur B. Liga-se às regiões do DNA ricas em adenosina-timidina. É empregado em hematologia corando plaquetas, citoplasma de linfócitos, monócitos e a cromatina nuclear, sendo utilizado para visualização dos cromossomos.

Em dermatologia, é útil na demonstração de clamídias, eventualmente fungos, como o histoplasma, e na evidenciação de mastócitos.

Na donovanose, é empregado na demonstração do *Calymmatobacterium granulomatis*, um bacilo anaeróbio gram-negativo. O melhor método para sua demonstração, no entanto, é a coloração pelo método de Giemsa (ou Leishman) aplicado a esfregaço de fragmento de biópsia.

Coloração de Leishman
Emprega metanol, azul de metileno e eosina, sendo usada principalmente em hematologia para estudo dos elementos figurados do sangue. Também é empregada no estudo dos cromossomos e em parasitologia, para identificação de agentes da malária e tripanossomos. Em dermatologia, é empregada na diagnose da donovanose (da mesma forma que a coloração Giemsa), na leishmaniose (em esfregaços), e em citologia, especialmente na pesquisa de células gigantes virais e células acantolíticas.

Coloração Fontana-Tribondeau
O melhor método para demonstração do *Treponema pallidum* nas lesões cutâneas ou nas mucosas da sífilis é o exame direto em campo escuro. Primeiramente, a lesão deve ser limpa com soro fisiológico; depois, deve ser comprimida, colocando-se a linfa obtida em uma lâmina, que deve ser recoberta com lamínula e examinada em campo escuro. Todas as demais técnicas são inferiores ao campo escuro. A coloração de Fontana-Tribondeau deve ser feita sobre material obtido da mesma forma descrita anteriormente, e trata-se de método de impregnação pela prata, que cora o *Treponema pallidum* em castanho **(FIGURA 13.2)**.

Existem métodos de impregnação pela prata para uso em material histológico, como o método de Levaditi e o de Wartin-Starry, hoje completamente superados pelo uso de métodos imuno-histoquímicos com anticorpos específicos antitreponema.

Como já se assinalou, o diagnóstico de infecções bacterianas pode ser feito por meio de métodos de imunofluorescência direta para demonstrar a bactéria, como a técnica de microimunofluorescência com anticorpo monoclonal para a *Chlamydia trachomatis*, e imunofluorescência indireta para demonstrar a presença de anticorpos dirigidos contra antígenos bacterianos, como na reação FTA-ABS para diagnóstico de sífilis e nas reações de imunofluorescência para diagnóstico de *Mycoplasma pneumoniae* (IgG e IgM posistivas confirmam o diagnóstico de infecção aguda. Os anticorpos IgM podem persistir por seis meses, apenas IgG positiva indica exposição prévia ao *M. pneumoniae*).

Sorologia para diagnose de infecções bacterianas

Também podem ser utilizadas na diagnose de infecções bacterianas reações sorológicas que detectam anticorpos contra antígenos do microrganismo infectante. São exemplos de interesse dermatológico as seguintes reações sorológicas.

Antiestreptolisina O (ASLO)
É determinada por método nefelométrico. São significativos títulos superiores a 1:200 UI/mL. Títulos persistentemente altos ou elevação dos títulos em amostra colhida duas semanas após a primeira colheita indicam infecção aguda por estreptococo β-hemolítico do grupo A ou consequência de infecção pregressa. Os títulos máximos ocorrem em 2 a 4 semanas após a infecção aguda e somente se normalizam 6 a 12 meses após, nos pacientes com hipersensibilidade ao estreptococo.

Anticorpos anti-*Borrelia burgdorferi*
São pesquisados por ensaio imunoenzimático (ELISA) e Western blot. O diagnóstico exige a demonstração de anticorpos específicos IgM e IgG. Pela existência de reações cruza-

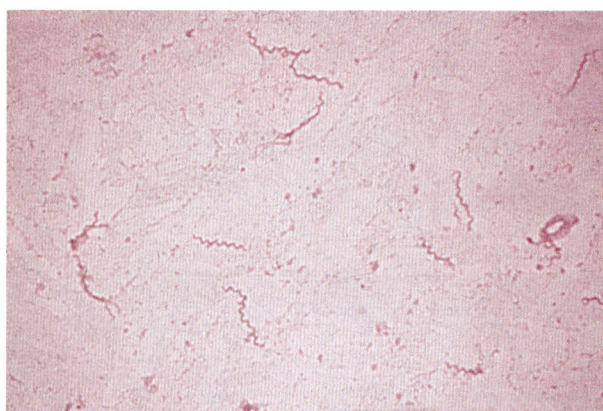

FIGURA 13.2 – *Treponema Pallidum*. Coloração pela prata.

das com outros espiroquetas, a positividade da reação do teste ELISA deve ser confirmada por meio do Western blot.

Gonofixação
Pode ser realizada por meio de reação de fixação do complemento. Títulos superiores a 1/8 são significativos para diagnose de infecções gonocócicas sistêmicas.

Demonstração de anticorpos anti-*Rickettsia* no soro
O método empregado é a aglutinação. Os anticorpos aparecem 4 a 5 dias após o início da infecção e, após 1 semana, atingem os níveis mais altos. Títulos superiores a 1:200 são significativos, mas tem mais valor diagnóstico a elevação dos títulos de quatro vezes em intervalo de 1 semana. É um teste pouco sensível e pouco específico, não distinguindo entre tifo epidêmico ou exantemático e tifo endêmico ou murino, e podem ocorrer falsos-positivos em hepatopatias graves e leptospirose.

Reações sorológicas para sífilis
São empregadas a reação de fixação do complemento (Wasserman) e de floculação (VDRL e floculação por RPR), que utilizam antígeno não treponêmico, a cardiolipina e, portanto, não são reações específicas. Como reações específicas que utilizam antígeno treponêmico, empregam-se a reação de imunofluorescência, FTA-ABS e a hemaglutinação passiva de hemácias recobertas com antígenos treponêmicos (TPHA, do inglês *Treponema pallidum hemagglutination assay*).

As reações não treponêmicas são úteis na diagnose e são as únicas empregadas para seguimento terapêutico, pois são quantificáveis, sendo os resultados expressos segundo as diluições do soro que mostram positividade da reação. Essas reações demoram mais a positivar-se (quando pesquisadas, são negativas em cerca da metade dos casos de cancro duro). Os títulos mais altos ocorrem na fase do secundarismo sifilítico, sendo baixos na sífilis terciária e nas situações de falsa positividade ou quando constituem cicatriz sorológica nos casos em que, mesmo adequadamente tratados, essas reações persistem em títulos baixos.

Atualmente, o VDRL vem sendo substituído pela reação de floculação com antígeno não treponêmico (RPR, do inglês *rapid plasma reagin*), que tem as mesmas interpretações do VDRL.

As reações específicas devem ser realizadas conjuntamente para que se afaste a possibilidade de reações falso-positivas, mas elas não são quantificáveis, não sendo, portanto, possível empregá-las no controle da resposta terapêutica.

Outra reação utilizada na sífilis é a reação FTA-ABS IgM empregada na diagnose de sífilis congênita (SC). A positividade do FTA-ABS IgM significa infecção aguda e permite, na sífilis congênita (SC), excluir-se a possibilidade de a positividade do FTA-ABS (realizado com IgG) ser decorrência da transferência passiva de anticorpos maternos à criança, uma vez que a IgM não cruza a placenta e, portanto, sua presença significa produção do anticorpo pelo neonato. A negatividade da IgM, no entanto, não exclui a diagnose de SC, uma vez que a reação é positiva em apenas 80% dos infectados.

Desde 2008 foram introduzidas provas diagnósticas para sífilis utilizando-se antígenos recombinantes Tp-47, Trup A, T 17 e Tp15 por meio de testes por quimioluminescência e ELISA. Um grande número de laboratórios no mundo adotaram essas provas, mas, fundamentalmente, por razões ergonômicas e de custos, e não por evidente superioridade sobre as provas sorológicas clássicas que já estão há muito tempo perfeitamente padronizadas em seus aspectos quantitativos. O próprio Center for Diseases Control (CDC) ainda emprega os testes sorológicos clássicos para sífilis.

Pesquisa de vírus
Pode ser realizada por microscopia óptica, utilizando-se anticorpos fluorescentes que revelam a presença do vírus por meio da microscopia de fluorescência, microscopia eletrônica, cultura, sorologia para pesquisa de anticorpos antivíricos, pesquisa de antígenos virais no sangue e fluidos corpóreos e pesquisa de DNA viral no sangue ou nas células.

Microscopia óptica
Não permite a visualização do vírus, pois suas dimensões são muito pequenas, mas presta-se ao exame citológico por meio da citodiagnose de Tzanck utilizada para pesquisa de células gigantes virais no herpes simples ou varicela-zóster.

À microscopia óptica, o exame histopatológico na coloração HE possibilita a diagnose de infecções virais: citomegalovirose em que se observa aumento do volume celular com a presença de inclusões virais intranucleares (em olho-de-coruja, grandes e únicas, eosinofílicas e circundadas por halo claro) e inclusões intracitoplasmáticas (de aspecto granuloso e eosinofílicas).

O exame histopatológico também revela as células gigantes virais no herpes simples e varicela-zóster.

No molusco contagioso, o exame histopatológico revela a presença de corpos de inclusão que se apresentam como grandes corpúsculos hialinos (corpúsculos do molusco ou de Henderson-Patterson) no interior do citoplasma dos queratinócitos que deslocam o núcleo celular para a periferia da célula.

Nas infecções por papilomavírus, o exame histopatológico revela coilocitose, que consiste em aumento do núcleo celular, aumento da relação núcleo-citoplasma, binucleação, irregularidade nuclear, hipercromasia nuclear e grande halo claro perinuclear.

Microscopia de fluorescência
O método de imunofluorescência na diagnose das viroses emprega soro com anticorpos antivírus marcados com fluoresceína, que se liga ao vírus presente no esfregaço obtido da lesão e permite sua visualização por meio da microscopia de fluorescência. Esse método é mais empregado no diagnóstico do herpes simples.

Microscopia eletrônica
Método apropriado para viroses que cursam com lesões cutâneas, útil para identificação de vírus de difícil cultivo. O método tem a vantagem da rapidez diagnóstica e a desvantagem de sua

baixa sensibilidade, pois somente detecta vírus quando estes estão presentes em grande quantidade no material em análise.

A identificação do vírus se faz pelo tamanho do virion e pela morfologia da superfície do vírus.

No caso do herpes, o vírus pode ser reconhecido pela sua imagem negativa.

Culturas

Diferentemente dos demais microrganismos, os vírus somente se propagam em células vivas, o que torna seu cultivo mais complexo. As células empregadas no cultivo de vírus são fibroblastos humanos, fibroblastos de camundongos e células epiteliais transformadas, como as células HeLa, as células HEp-2 e muitas células oriundas de outros tecidos animais – de rim de macacos verdes (células VERO), de rim de suínos (células SK6, PK15), de rim de cães (NDCR) e outras.

Os vírus são também cultivados em ovos de galinha embrionados, que podem ser utilizados para cultivos de herpes simples, poxvírus, vírus do sarampo e da caxumba e outros.

O material de lesões de pele pode ser coletado do líquido de vesículas ou por meio de *swab* e por biópsia de tecidos sólidos lesados.

Alguns vírus têm especificidade para determinados substratos, como o vírus do sarampo e do herpes simples, que se desenvolvem melhor em células HEp-2 e VERO.

A identificação do vírus nas culturas se faz pelo seu efeito citopático – por exemplo, células sinciciais no sarampo e no herpes simples; por meio da utilização de anticorpos antivirais fluorescentes; por hemaglutinação; ou por PCR.

Sorologia para diagnóstico de viroses

Existem inúmeras reações destinadas a pesquisar anticorpos virais circulantes, podendo-se, inclusive, quantificá-los.

Serão analisadas algumas reações sorológicas para diagnose de viroses de maior interesse em dermatologia.

Citomegalovírus

Detecção de anticorpo IgG no soro

- **Não reagente:** inferior a 15 UA/mL; indeterminado: 15 a 20 UA/ML.
- **Reagente:** quando superior a 20 UA/mL.

Reação positiva indica exposição prévia ao vírus: uma reação anteriormente negativa que se torna positiva em intervalo de tempo variável indica que, neste período, o indivíduo teve infecção aguda. Nos imunossuprimidos, a ascensão do título em duas amostras em tempos diferentes pode indicar reinfecção ou reativação.

Detecção de anticorpo IgM

Pode ser realizada por três métodos:

- Imunofluorimetria em micropartículas:
  - < 0,4: não reagente.
  - 0,4 a 0,8: indeterminado.
  - > 0,8: reagente.
- Imunofluorimetria:
  - < 0,7: não reagente.
  - 0,7 a 0,9: indeterminado.
  - > 0,9: reagente.
- Método imunoenzimático de captura:
  - < 0,8: negativo.
  - 0,8 a 1,2: indeterminado.
  - > 1,2: reagente.

O exame serve para a detecção de portador de infecção aguda ou com reinfecção por outro subtipo de vírus. Como os métodos atuais permitem detectar concentrações mínimas de IgM de 6 até 15 meses após a infecção, a positividade a IgM não significa, obrigatoriamente, infecção ativa, aguda, pelo citomegalovírus.

Coxsackie A

Detecção de anticorpos no soro

É realizada por meio de reação de fixação do complemento. São significativos títulos iguais ou superiores a 1:8. O teste detecta anticorpos para os tipos A2, A4, A7, A9, A10 e A16, que são os mais frequentes nos Estados Unidos. Títulos isolados até 1/16 não permitem diagnóstico de doença recente ou doença pregressa. Títulos iguais ou superiores a 1:32 indicam doença recente. Aumento de quatro vezes nos títulos em intervalo de 14 dias confirma o diagnóstico.

Dengue

Detecção de anticorpos IgG

Títulos abaixo de 0,9 são considerados não reagentes; entre 0,9 e 1,1 são indeterminados; e os títulos superiores a 1,1 são reagentes. Os anticorpos surgem 7 a 10 dias após a infecção. Uma amostra isolada positiva indica infecção aguda ou pregressa.

Detecção de anticorpos IgM

Valores inferiores a 0,9 não são considerados reagentes. Títulos entre 0,9 e 1,1 são considerados indeterminados; e títulos acima de 1,1 são reagentes.

Os anticorpos IgM surgem 6 a 7 dias após o início da infecção; portanto, até este período, pode haver falso-negativos. Em infecções posteriores por outros subtipos, a detecção da IgM é menos sensível.

Epstein-Barr vírus

Detecção de anticorpos IgM e IgG

A presença de anticorpos é considerada positiva, não se valorizando títulos.

A reação pesquisa anticorpos dirigidos ao antígeno do capsídeo viral (VCA, do inglês *viral capsid antigen*). Os anticorpos se positivam, em geral, em 7 dias, mas às vezes tardam 10 dias para positivar-se. A positividade isolada para IgM sem que ocorra soroconversão de IgG entre duas amostras pode ser devida a outras infecções, como citomegalia e toxoplasmose. Os anticorpos IgM podem persistir por até quatro meses. IgG isolada indica infecção pregressa.

Vírus herpes simples tipos 1 e 2
Detecção de anticorpos IgM e IgG
Consideram-se não reagentes títulos inferiores a 0,9; indeterminados, entre 0,9 e 1,1; e positivos, superiores a 1,1. A sorologia não distingue a infecção pelo tipo 1 ou 2 pela intensa reação cruzada entre esses subtipos. A presença de IgG não permite distinguir infecção atual de infecção pregressa, a não ser quando se detecta aumento de títulos em duas dosagens sucessivas, indicando infecção recente. O aumento de IgM se relaciona à infecção recente. O diagnóstico dos subtipos de vírus dependeria de oscilação dos títulos de IgG específica para os tipos 1 e 2.

Síndrome da imunodeficiência adquirida (Aids) – HIV
Detecção de anticorpos totais no soro
O método empregado é o imunoenzimático. Qualquer positividade tem significado e exige confirmação pelo Western blot. Da mesma forma, o exame confirmatório deve ser feito nos indivíduos em que o primeiro exame deu resultado indeterminado. Esse teste não distingue entre infecção pelo HIV-1 e HIV-2, o que é possível pelo Western blot.

Detecção de anticorpos anti-HIV pelo Western blot
A positividade independentemente de títulos confirma o diagnóstico. Os critérios da Organização Mundial da Saúde (OMS) para esse exame são os seguintes:

- **É considerado positivo** o soro em que há reatividade para proteínas de dois grupos gênicos diferentes, ENV (envelope) e GAG (do *core*), e polimerase, sendo um deles obrigatoriamente do envelope.
- **É considerado negativo** o soro que não apresenta reatividade.
- **São considerados indeterminados** soros que reagem isoladamente contra uma proteína do *core*, da polimerase ou do envelope ou mesmo contra duas proteínas, desde que do *core* ou da polimerase. Nesses casos, deve ser feito seguimento sorológico 30 a 60 dias após.

HTLV-1 e 2
Detecção de anticorpos IgG no soro
É um método imunoenzimático, e qualquer positividade é significativa e exige teste confirmatório por Western blot.

Detecção de anticorpos anti-HTLV-1 e 2 por Western blot
Os critérios para o exame são os seguintes:

- Reagente para HTLV-1: reatividade para GAG (p19 com ou sem p24) e mais duas proteínas do ENV (GD21 e rpg 46-1).
- Reagente para HTLV-2: reatividade para GAG (p24 com ou sem p19) e mais duas proteínas do ENV (GD21 e rgp 46-11).
- Reagente para HTLV: reatividade para GAG (p19 e p24) e para a proteína do ENV (GD21), mas, neste caso, não é possível distinguir o tipo de vírus.
- Indeterminado em quaisquer outras combinações de reatividades.
- Negativo: nenhuma reatividade para bandas específicas do HTLV.

Hepatites
Hepatite A
- **Detecção de anticorpos totais**: é feita por método eletroquimioluminométrico.
  Nos indivíduos normais, é não reagente. Nos indivíduos com títulos acima de 20 UI/mL, representa proteção contra a infecção. A presença de anticorpos IgM e IgG indica infecção pregressa. O teste IgG torna-se positivo 1 semana após o início da infecção e permanece como tal durante toda a vida; portanto, esses anticorpos não permitem diagnóstico de infecção aguda, a não ser que se verifique soroconversão.
- **Detecção de anticorpos IgM**: qualquer positividade é significativa e serve para diagnóstico, embora esses anticorpos surjam uma semana antes do início da enfermidade e possam permanecer positivos por 3 meses.

Hepatite B
Pesquisam-se anticorpos contra três sistemas antigênicos, sistemas S, E e C.

Sistema S
- **Detecção do antígeno de superfície por meio de anticorpos presentes no soro**: o antígeno de superfície (HBsAg) é também conhecido como antígeno Austrália. É a proteína principal do capsídeo viral do HBV. Nas infecções agudas, é o primeiro marcador a se positivar, 1 a 2 meses após o contágio, permanecendo positivo por 8 a 16 semanas após o início das manifestações clínicas.
- **Detecção de anticorpos totais contra o antígeno HBs**: é útil no seguimento das hepatites agudas, tornando-se positivo em 90% dos indivíduos que entraram em contato com o vírus. Surge 2 semanas após o desaparecimento do HBsAg e, geralmente, permanece positivo durante toda a vida, conferindo imunidade à doença.

  Expressa-se quantitativamente, e níveis iguais ou superiores a 10 UI/mL são considerados protetores.

  A presença de HBsAG indica infecção pelo HBV aguda ou crônica. Nas infecções agudas que evoluem à cura, sua negativação ocorre em 4 a 6 meses, seguida pela positivação do anti-HBs.

  A presença de HBsAg após 6 meses define infecção crônica, enquanto a presença de anti-HBs significa imunidade à infecção obtida pelo estímulo imunológico da doença ou da vacinação. Nesse último caso, é o único marcador positivo presente.

Sistema E
- **Detecção de anticorpos anti-e**: quando o antígeno Hbe (HbeAg) está reagente, indica replicação viral e infec-

ciosidade e está, em geral, presente nos indivíduos que evoluem para hepatite crônica. Esse antígeno se mostra positivo na fase aguda da hepatite B (em geral, 1 semana após a positivação do HBsAg), tornando-se negativo 1 semana antes da negativação do HBsAg.

Quando o antígeno Hbe é positivo, há pouca ou nenhuma replicação viral.

Nas infecções agudas, o HBeAg surge logo após o HBsAg. Quando há resolução espontânea de uma infecção aguda, ocorre negativação do HBeAg e positivação do anti-HBe. A ausência desta soroconversão do sistema E até 12 semanas de uma infecção aguda sugere evolução à forma crônica da doença. Portadores crônicos do HVB com HBeAg negativo geralmente apresentam anti-HBe positivo, replicação viral inexpressiva, sendo portadores inativos do HVB. Alguns indivíduos nessas condições apresentam, porém, doença ativa com carga viral elevada por mutações genômicas do vírus que não permitem a expressão do HBeAg, sendo, na realidade, casos de hepatite B crônica HBeAg negativa.

Sistema C

O HbcAg é o antígeno central (*core*) que não é detectado no soro, mas no tecido hepático; no entanto, o anticorpo contra esse antígeno (anti-HBc) é facilmente detectado no soro, indicando contato com o HBV. Se o anti-HBc IgM for positivo, indica infecção recente (surge 1 a 2 semanas após o HBsAg); se for negativo, mas o anti-HBc IgG ou total for positivo, sugere contato antigo com o HBV.

Nas infecções agudas, no período da janela imunológica, isto é, no intervalo entre a negativação do HbsAg e positivação do anti-HBs, este anticorpo, anti-HBc IgM, pode ser o único indicativo sorológico da infecção.

Em resumo, as possibilidades de comportamento da sorologia para hepatite B são:

- **Infecção aguda:** HBsAG+, anti-HBcIgM+, anti-HBs+, HBeAg±, anti-HBe±.
- **Infecção crônica com replicação viral:** HBsAg+, anti-HBcIgG+, anti-HBs–, HBeAg+, anti-HBe–.
- **Infecção crônica sem replicação viral:** HBsAg+, anti-HBcIgG+, anti-HBs–, HBeAg–, anti-HBe+.
- **Vacinados:** HbsAg–, anti-HBc–, anti-HBs+, HBeAg, anti-Hbe–.
- **Indivíduos imunes:** HBsAg–, anti-HBcIgG+, anti-HBs+, HbeAg–, anti-HBe–.

Hepatite C

- **Detecção de anticorpos anti-HCV:** a presença de anticorpos anti-HCV que surgem entre 4 e 12 meses após o contágio apenas indica contato prévio com o vírus, não indicando se há infecção aguda, crônica ou se houve cura. Deve-se, então, confirmar o exame positivo por *immunoblot* ou por PCR.
- **Detecção de anticorpos anti-HCV por *immunoblot*:** os critérios de interpretação podem ser não reagente – indeterminado quando há reatividade contra um antígeno, exceto SOD – e reagente – quando há reação positiva a dois ou mais antígenos, exceto SOD.

Hepatite D

- **Pesquisa do anticorpo IgG anti-δ:** permite a diagnose de infecção pelo vírus δ, que necessariamente se associa à infecção pela hepatite B – condição clinicamente mais grave.

O diagnóstico das viroses também é feito por técnicas de biologia molecular, PCR em herpes simples, HIV, hepatite B, hepatite C e hibridização nos papilomavírus.

CAPÍTULO 14

DERMATOSCOSPIA, CITODIAGNOSE E MÉTODOS DE IMAGEM

DERMATOSCOPIA

A dermatoscopia, microscopia de epiluminescência ou dermoscopia, é importante método auxiliar na diagnose diferencial das lesões pigmentadas benignas ou malignas, especialmente devido ao aumento da acurácia diagnóstica do melanoma nas fases iniciais.

Os primeiros aparelhos utilizados para o exame dermatoscópico foram os dermatoscópios, que têm uma fonte de luz somada a lentes de aumento com amplificações variadas. Posteriormente, foram desenvolvidas lentes objetivas específicas para a dermatoscopia, que, acopladas a uma máquina fotográfica comum, possibilitam o registro fotográfico da imagem dermatoscópica, permitindo melhor interpretação dos achados dermatoscópicos. O passo seguinte foi a adaptação de vídeo por câmeras ao dermatoscópio, facilitando a digitalização das imagens dermatoscópicas e sua transferência direta ao computador. Isso possibilitou a criação de softwares específicos para a dermatoscopia, que armazenam as imagens e realizam cálculos automáticos do tamanho, da forma, da textura e da coloração, auxiliando de forma especial na análise das lesões e aumentando a sensibilidade no reconhecimento de formas iniciais de melanoma. Essa mesma tecnologia vem permitindo o intercâmbio de imagens via Internet, possibilitando a análise dermatoscópica a distância.

O princípio básico da técnica é a diminuição da refração dos raios luminosos, com o auxílio de um meio líquido (geralmente, óleo mineral) entre a lente do aparelho e a superfície cutânea ou com aparelhos de luz polarizada. Há a penetração de luz através das camadas superficiais da pele, possibilitando a visualização de estruturas epidérmicas e dérmicas não acessíveis ao olho nu, tal como a observação da rede pigmentar, estrutura dermatoscópica característica das lesões melanocíticas (FIGURA 14.1).

Assim, o primeiro passo da semiologia dermatoscópica é diferenciar as lesões melanocíticas das não melanocíticas. Cada um desses dois grupos apresenta padrões dermatoscópicos característicos.

Lesões melanocíticas

- **Rede pigmentar**: pigmento melânico da junção dermoepidérmica e dos cones epidérmicos – padrão em "favo de mel" (FIGURA 14.2).
- **Glóbulos pigmentados**: ninhos de células névicas intensamente pigmentados – padrão em "pedra de calçamento" (FIGURA 14.3).
- **Estrias ramificadas**: desordem da arquitetura da junção dermoepidérmica (FIGURA 14.4).

Lesões não melanocíticas

- **Pseudocistos córneos**: globos de queratina intraepidérmicos sem conexão com a superfície (FIGURA 14.5).
- **Pseudodilatações foliculares**: globos de queratina intraepidérmicos com conexão com a superfície (FIGURA 14.6). Esses dois padrões estruturais são característicos de lesões papilomatosas, particularmente da queratose seborreica (QS), mas podem também ser observados no nevo intradérmico papilomatoso e em lesões papilomatosas.
- **Lagos venosos dilatados**: espaços vasculares aumentados e dilatados característicos das lesões angiomatosas.

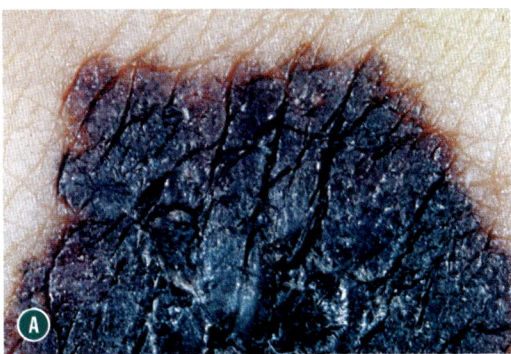 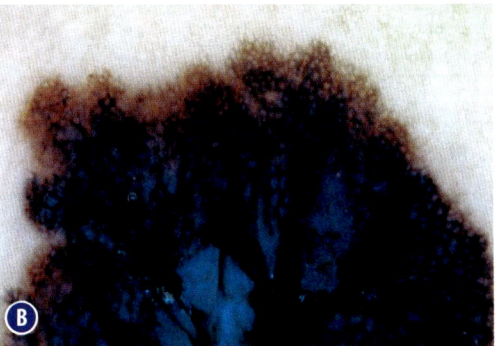

FIGURA 14.1 – Dermatoscopia de lesão pigmentada. **A** Foto microscópica sem o emprego de meio líquido. **B** Foto microscópica com o emprego de meio líquido. Observa-se com nitidez a rede pigmentar característica de lesão pigmentar melanocítica.

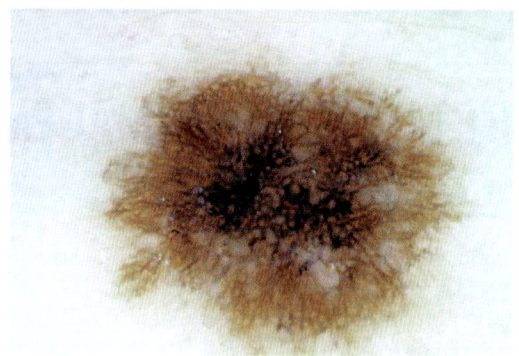

FIGURA 14.2 – Rede pigmentar. Padrão em "favo de mel".

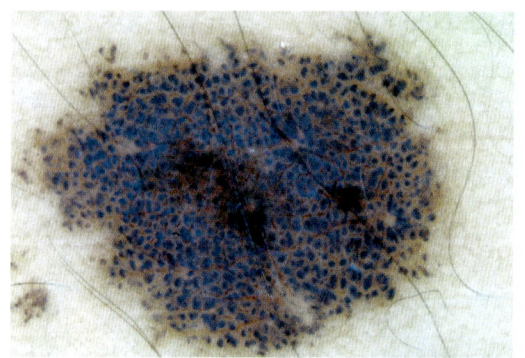

FIGURA 14.3 – Glóbulos pigmentados. Padrão em "pedra de calçamento".

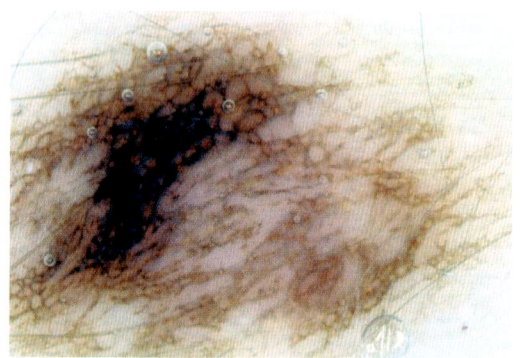

FIGURA 14.4 – Estrias ramificadas.

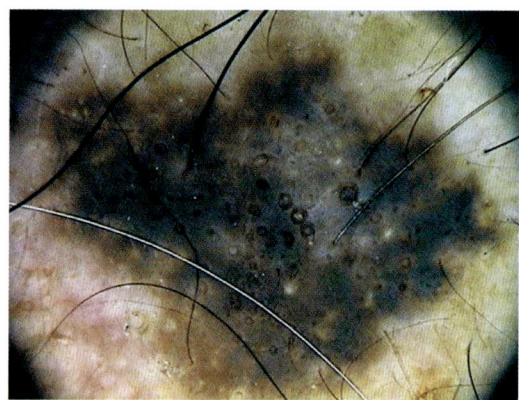

FIGURA 14.5 – Queratose seborreica. Pseudocistos córneos.

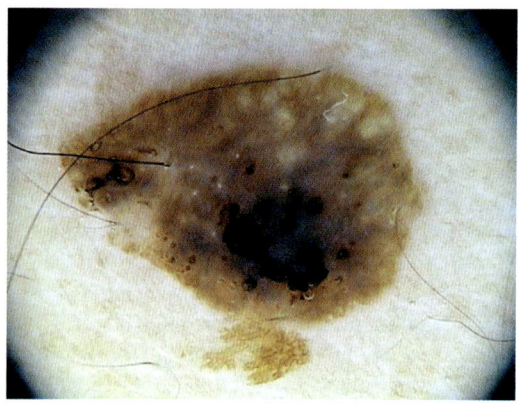

FIGURA 14.6 – Queratose seborreica. Pseudodilatações foliculares.

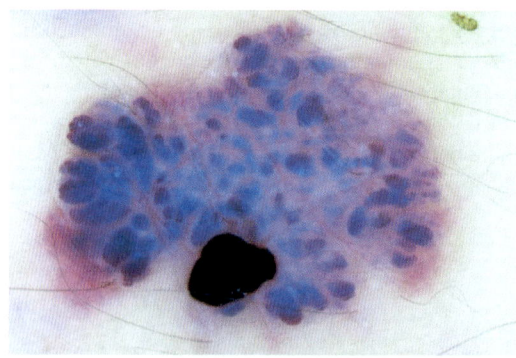

FIGURA 14.7 – Angioma. Lagos venosos dilatados.

Na presença de trombo, a coloração torna-se preto-avermelhado (FIGURA 14.7).

- **Vasos arborizados**: telangiectasias presentes no estroma e na superfície do tumor, característico do carcinoma basocelular (FIGURA 14.8).
- **Lóbulos acinzentados**: proliferação de células basaloides hiperpigmentadas do carcinoma basocelular pigmentado (FIGURA 14.9).

Estabelecida a diagnose dermatoscópica de lesão melanocítica, o procedimento seguinte é a diagnose diferencial entre lesão melanocítica benigna e maligna. Os achados dermatoscópicos característicos das principais lesões melanocíticas cutâneas são referidos a seguir.

Nevos

- **Nevo melanocítico juncional**: rede pigmentar regular, proeminente no centro e delgada na periferia. Condensação do pigmento (pontos pretos) ou despigmentação no centro da lesão (FIGURA 14.10).

Dermatoscospia, citodiagnose e métodos de imagem

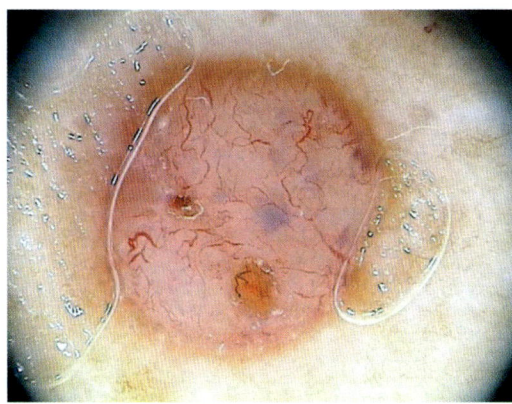

FIGURA 14.8 – Carcinoma basocelular. Vasos arborizados.

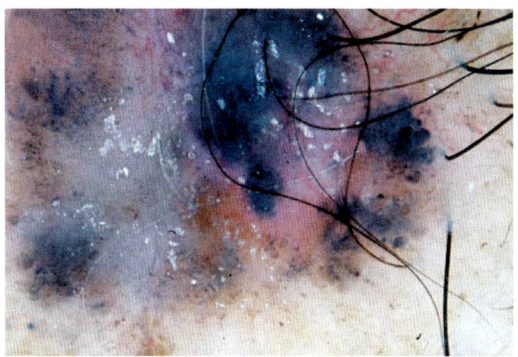

FIGURA 14.9 – Carcinoma basocelular pigmentado. Lóbulos acinzentados.

- **Nevo melanocítico intradérmico**: padrão globular. Glóbulos de tonalidade marrom-escuro ao acinzentado, isolados ou agrupados (padrão em "pedra de calçamento") **(FIGURA 14.11)**.
- **Nevo displástico**: rede pigmentar irregular. Áreas com a trama pigmentar proeminente com formação de estrias. Interrupção abrupta da rede pigmentar. Áreas de despigmentação central e/ou periférica. Glóbulos marrons isolados, bizarros, localizados fora dos limites da lesão (satelitose) **(FIGURA 14.12)**.
- **Nevo pigmentado de células fusiformes (nevo de Reed)**: centro enegrecido, amorfo. Periferia formada por glóbulos, estrias radiadas ou pseudópodes (aspecto em alvo ou radiado) **(FIGURA 14.13)**.
- **Nevo azul**: pigmentação homogênea de tonalidade cinza-azulada **(FIGURA 14.14)**.

Melanoma maligno

Apresenta características e padrões dermatoscópicos com altos índices de especificidade. Essas características podem ser dividas em padrões globais ou isoladas.

Padrões globais

- **Nodular**: área acinzentada associada a telangiectasias e véu observado na porção nodular do melanoma **(FIGURA 14.15)**.
- **Multicomponentes**: várias estruturas e cores em uma única lesão **(FIGURA 14.16)**.

Características isoladas

- **Pseudópodes**: terminações periféricas digitiformes **(FIGURA 14.17)**.
- **Estrias radiais**: estrias com orientação centrífuga **(FIGURA 14.18)**.

É importante salientar que os pseudópodes e as estrias radiadas estão relacionados com a expansão radial do tumor.

- **Áreas cinza-azuladas**: relacionadas histologicamente com derrame pigmentar **(FIGURA 14.19)**.

Indicações da dermatoscopia

- Diagnose diferencial de lesões pigmentadas cutâneas.
- Diagnose de provável lesão maligna.
- Diagnose e seguimento de lesões pigmentadas em indivíduos de alto risco, como portadores de múltiplos nevos, antecedentes pessoais ou familiares de melanoma.

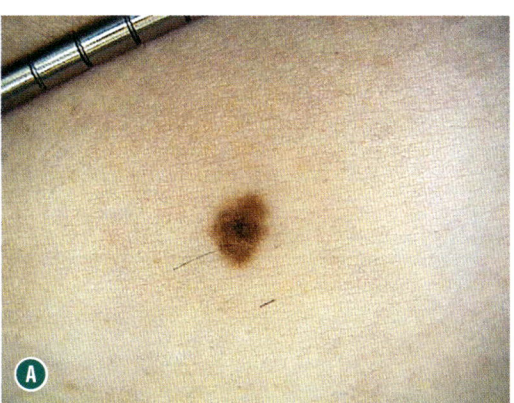
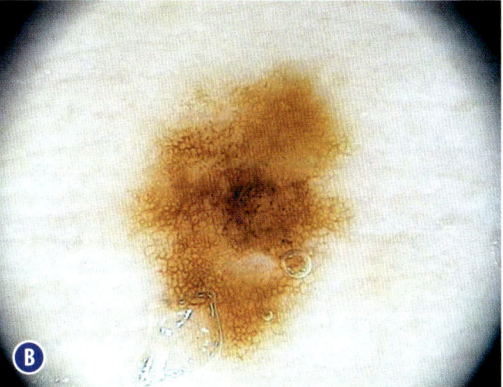

FIGURA 14.10 – Nevo melanocítico juncional. Ⓐ Aspecto clínico. Ⓑ Aspecto dermatoscópico.

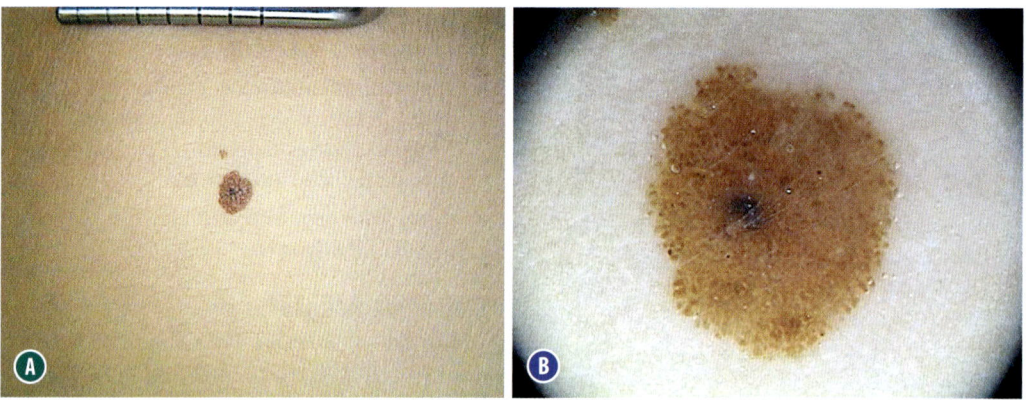

FIGURA 14.11 – Nevo melanocítico intradérmico. **A** Aspecto clínico. **B** Aspecto dermatoscópico.

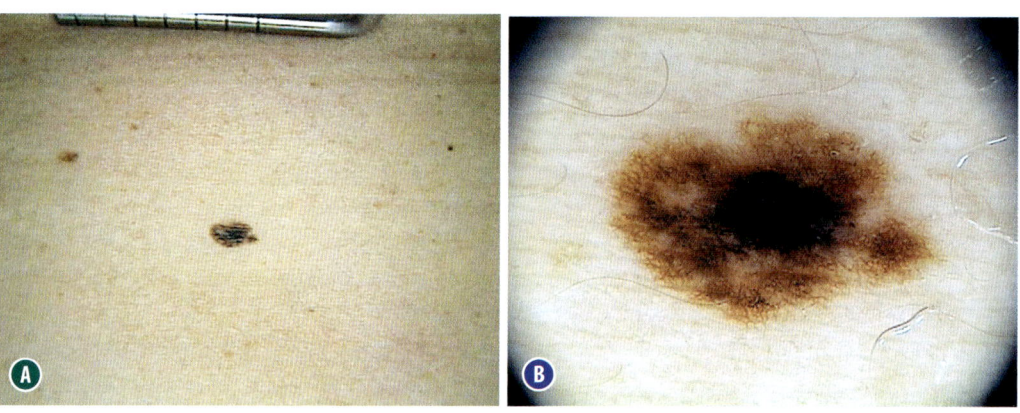

FIGURA 14.12 – Nevo displásico. **A** Aspecto clínico. **B** Aspecto dermatoscópico.

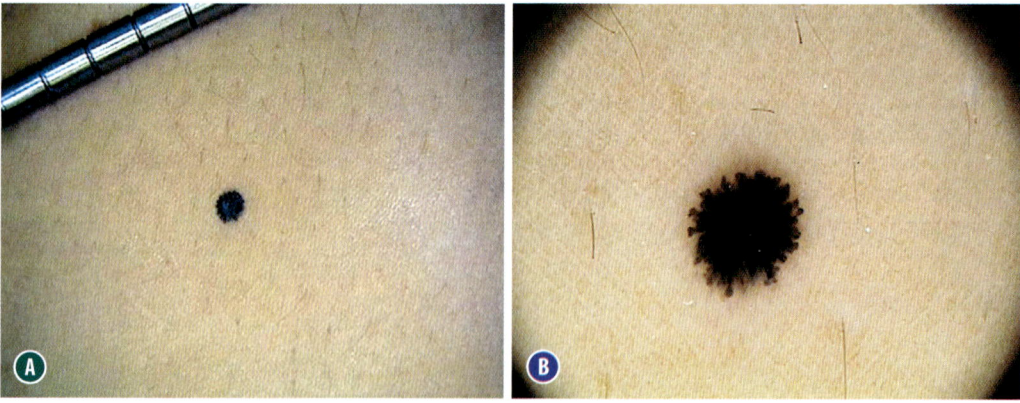

FIGURA 14.13 – Nevo pigmentado de células fusiformes (nevo de Reed). **A** Aspecto clínico. **B** Aspecto dermatoscópico.

Dermatoscospia, citodiagnose e métodos de imagem

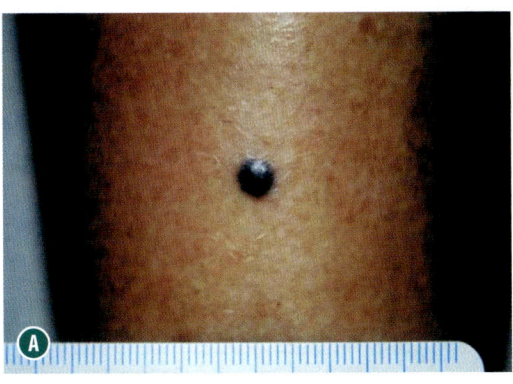
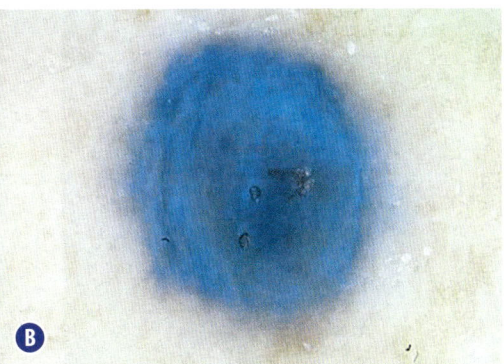

FIGURA 14.14 – Nevo azul. **A** Aspecto clínico. **B** Aspecto dermatoscópico.

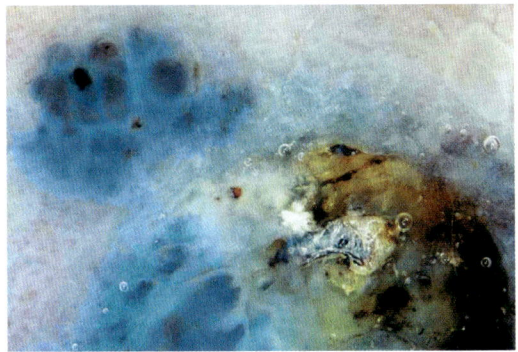

FIGURA 14.15 – Melanoma cutâneo. Padrão nodular.

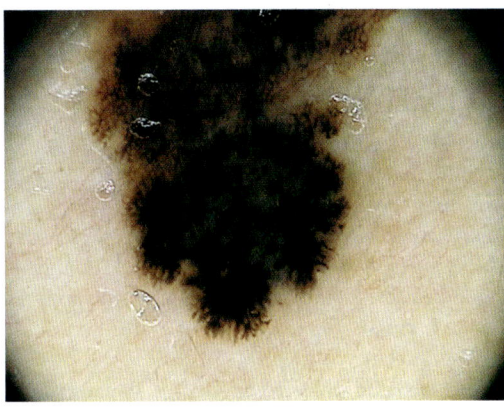

FIGURA 14.17 – Melanoma cutâneo. Pseudópodes.

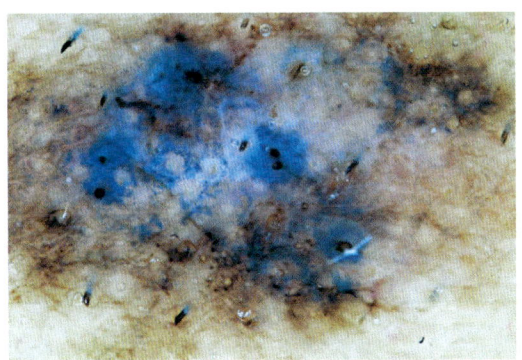

FIGURA 14.16 – Melanoma cutâneo. Padrão multicomponentes.

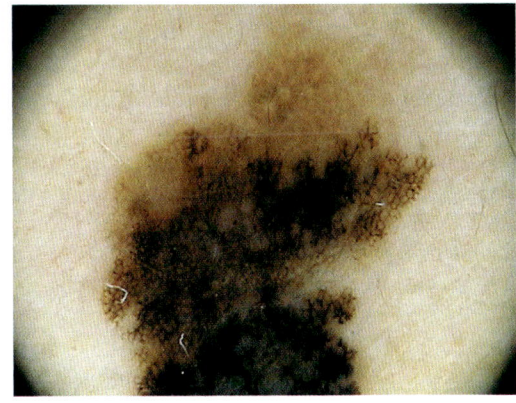

FIGURA 14.18 – Melanoma cutâneo. Estrias radiadas.

Como todo método diagnóstico, a dermatoscopia apresenta limitações. A sua sensibilidade depende da presença de características dermatoscópicas clássicas e, por conseguinte, é limitada no diagnóstico de melanomas muito iniciais, ainda pobres nas características dermatoscópicas. Nesses casos, o mapeamento fotográfico corporal e a dermatoscopia digital são de grande valor na detecção do melanoma ainda incaracterístico, considerando o critério de mudança e o crescimento ao longo do tempo. **(FIGURA 14.20)**.

A dermatoscopia é um procedimento não invasivo que melhora a habilidade clínica na diagnose de uma lesão como maligna ou provendo evidências satisfatórias de um processo benigno, como a QS ou neoplasia vascular. Esse procedimento, entretanto, não substitui o exame histopatológico. Quando há suspeita clínica de melanoma maligno, mesmo que a avaliação dermatoscópica não complemente essa suspeita, o exame histopatológico é imprescindível.

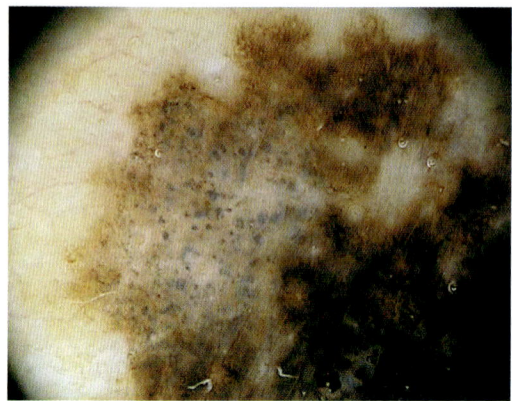

FIGURA 14.19 – Melanoma cutâneo. Áreas cinza-azuladas.

EXAME CITOLÓGICO IMEDIATO (TESTE DE TZANCK)

Embora frequentemente esquecido ou pouco difundido, o exame citológico reveste-se de grande importância prática na diagnose complementar na dermatologia.

Anteriormente, seu uso foi muito restrito à visualização das células gigantes virais do herpes simples. Atualmente, há uma tendência de esse método ser utilizado em várias dermatoses, tanto tumorais como infecciosas e de natureza imunológica e/ou genética.

Após o trabalho pioneiro de George Papanicolaou, em 1928, ao criar o método utilizado para a diagnose do câncer do colo uterino, Tzanck, em 1947, na França, o empregou como teste laboratorial dos pênfigos. Na dermatologia, Dr. Estevam de Almeida Neto, em 1960, o introduziu como auxílio na diagnose da hanseníase com a tese Dermograma na Lepra, orientada pelo professor Sebastição Sampaio.

O exame citológico pode ser realizado usando-se fixação do esfregaço a seco (ar ambiente) para coloração pelo Panóptico/Giemsa/Wright/Leishman ou fixando-se o material no álcool absoluto para o uso dos corantes hematoxilina-eosina (HE) ou Papanicolaou.

Esse método pode ser classificado como Exame Citológico Prático Imediato com fixação seca (tipo 1) ou Exame Citológico Científico (tipo 2), quando se usa fixação com o álcool.[1]

A coleta do material deve ser feita diretamente do soalho de uma lesão vesicobolhosa ou da borda de uma lesão tumoral (método abrasivo), ou por meio do método de punção com agulha fina.

A interpretação dos elementos celulares por parte do dermatologista torna-se cada vez mais fácil e atraente na repetição do uso desse procedimento laboratorial, podendo, por vezes, superar ou excluir a realização do exame histopatológico, além de ser muito útil para análise comparativa.

Vantagens da citopatologia cutânea

- Baixo custo, ampla abordagem da área a ser examinada.

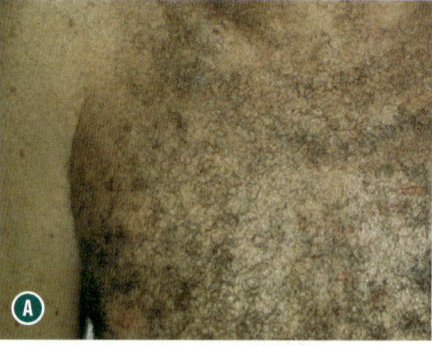
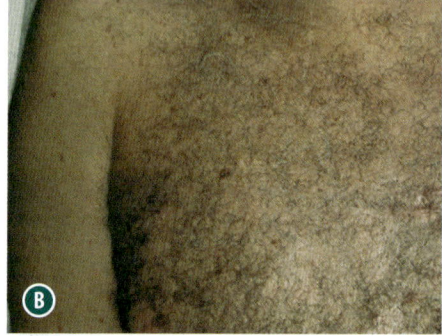
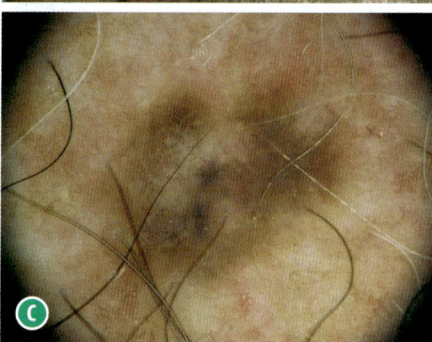

FIGURA 14.20 – **A-B** Mapeamento fotográfico corporal. Intervalo de seguimento de 1 ano. Destaca-se o crescimento de lesão pigmentada localizada no hemitórax direito. **C** Dermatoscopia da lesão melanocítica. Presença de características dermatoscópicas clássicas de melanoma, como multicomponentes, pontos e glóbulos atípicos, rede pigmentar invertida e pigmentação acinzentada tipo derrame pigmentar.

- Praticamente indolor, não requerendo uso de anestésicos locais.
- Melhor visualização individual das células, se comparada ao exame histopatológico.
- Diagnose em alguns minutos após a coleta e a coloração.
- Possibilidade de se tomar decisão terapêutica clínica ou cirúrgica rapidamente, beneficiando o paciente (excluir eczema herpético em uma dermatose pré-existente; diferenciar o carcinoma basocelular pigmentado do melanoma; ou avaliar base profunda de ressecção cirúrgica em um transoperatório de uma lesão tumoral).

A **FIGURA 14.21** apresenta a preparação do esfregaço de células na lâmina de vidro e as **FIGURAS 14.22 A 14.28** apresentam exemplos de células visualizadas em exames citológicos.

Dermatoscospia, citodiagnose e métodos de imagem

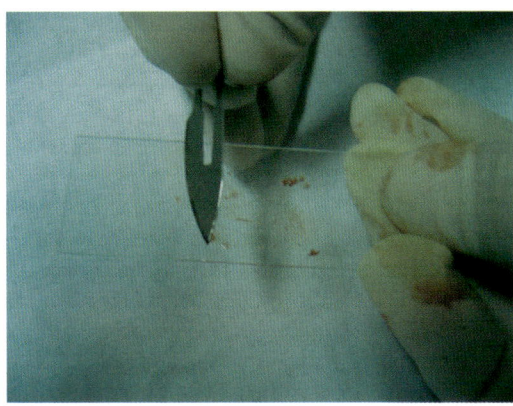

FIGURA 14.21 – Confecção do esfregaço de células na lâmina de vidro.

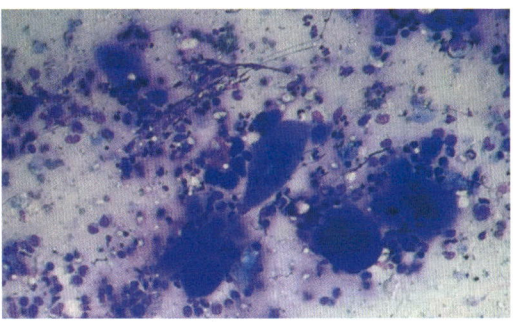

FIGURA 14.22 – Células gigantes virais multinucleadas ao lado de queratinócitos acantolíticos. Pênfigo de Hailey-Hailey com eczema herpético – Panóptico 400 ×.

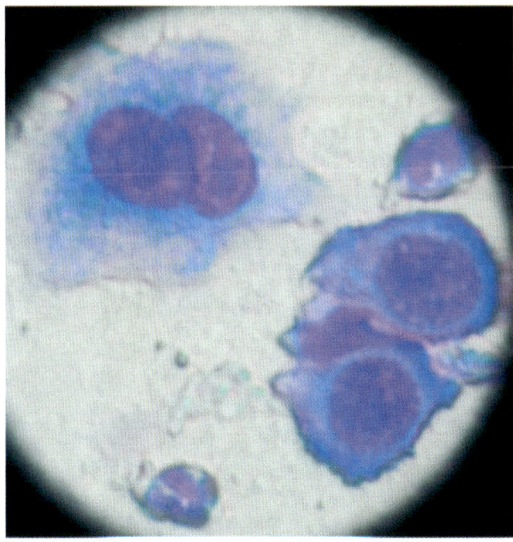

FIGURA 14.23 – Células acantolíticas de clivagem inferior na epiderme com retração do citoesqueleto. Pênfigo vulgar – Panóptico 400 ×.

MICROSCOPIA CONFOCAL REFLECTANTE

A microscopia confocal reflectante é um método *in vivo* que proporciona imagens instantâneas da região examinada no nível celular, em tempo real e com alta resolução. Assim,

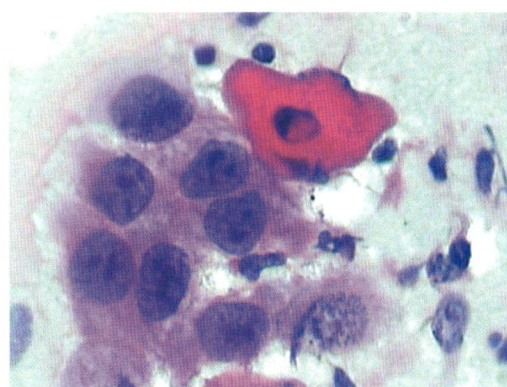

FIGURA 14.24 – Queratinócitos atípicos com disqueratose. Carcinoma de células escamosas – Papanicolaou 400 ×.

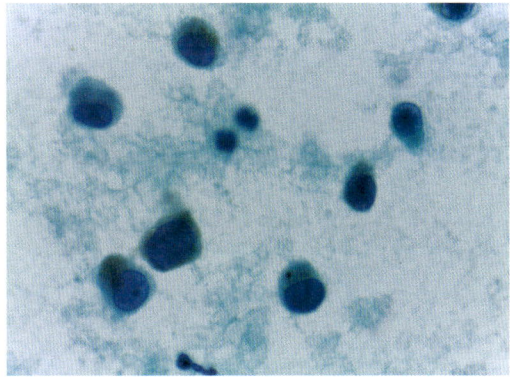

FIGURA 14.25 – Melanócitos epitelioides atípicos ricos em melanina. Nucléolos proeminentes. Melanoma – Papanicolaou 400 ×.

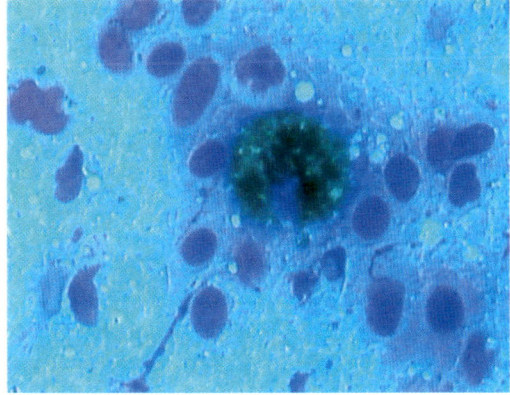

FIGURA 14.26 – Células monomórficas basaloides com melanófago de permeio. Carcinoma basocelular pigmentado – Panóptico 400 ×.

permite ao examinador a visualização das estruturas microanatômicas (células, núcleos e arquetetura tecidual) da pele e da mucosa em uma resolução muito próxima à da histopatologia convencional. Entretanto, as imagens da área examinada obtidas por esse método são em planos paralelos à pele (horizontais), diferente dos cortes histológicos convencionais

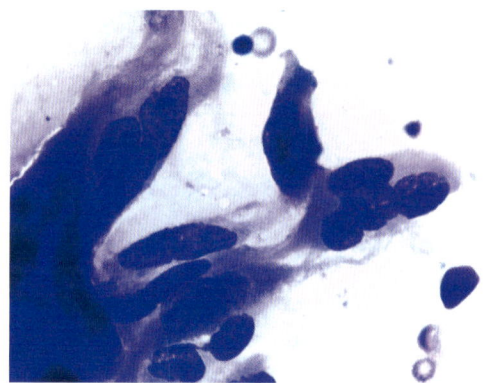

FIGURA 14.27 – Células fusiformes pleomórficas. Angiossarcoma – Panóptico 400×.

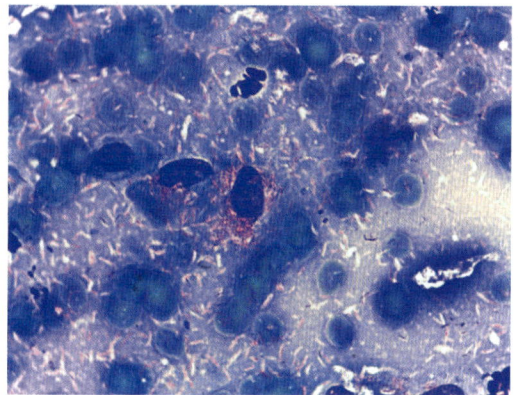

FIGURA 14.28 – Macrófago vacuolizado com numerosos bacilos álcool-acidorresistentes. Células de Virchow. Hanseníase virchowiana. Dupla coloração: Panóptico e Ziehl-Neelsen 400×.

(perpendiculares). Por essa razão, a correlação entre esses dois métodos é ainda considerado um desafio. Sua interpretação baseia-se na morfologia celular e no reconhecimento de padrões – ainda em estudo – associados aos achados histopatológicos. Veja a correlação das técnicas na **FIGURA 14.29**.

Os princípios físicos do microscópio confocal reflectante baseiam-se no índice de refração da pele. O índice de refração da epiderme é de aproximadamente 1.375 e, do estrato córneo, de 1.470. A melanina tem um índice de refração por volta de 1.700. Para obtenção de imagens de qualidade, é necessária a utilização de um fluido de contato com índice de refração entre 1.330 e 1.500, como gel de ultrassonografia ou a própria água. A luz *laser* incide sobre uma pequena área da lesão de interesse (0,5 mm^2) e é refletida e dispersada devido às variações no índice de refração das organelas e estruturas teciduais e, em razão dos elementos estruturais com o mesmo comprimento de onda da fonte de luz, resulta no contraste das imagens confocais (imagens em preto e branco). Utilizando-se o comprimento de onda de 830 nm, os melanossomos e a melanina produzem intensa refração e dispersão. Dessa forma, os melanócitos e os queratinócitos basais, por serem ricos em melanosomos e melanina, se apresentam extremamente brilhantes.

As imagens obtidas com o microscópio confocal permitem a visualização de detalhes celulares das diferentes camadas da pele e da mucosa no plano horizontal com resolução lateral de 0,5 a 1µm (espessura da seção óptica) e uma profundidade máxima de 300 µm, que corresponde à derme papilar.

Após passar pela lente objetiva, a luz incide sobre a áera de interesse e é refletida e dispersada. A luz refletida e dispersada atravessa novamente a lente objetiva e alcança a abertura seletiva (pinhole) que impede a passagem da luz fora do foco. A confocalidade do microscópio é proveniente basicamente do diêmetro da abertura seletiva, o qual determina a resolução axial. Quanto menor a abertura, maior é a qualidade da imagem.

O microscópio confocal produz imagens horizontais, chamadas de *stacks*, com a captura de imagens desde a superfície até a profundidade. A distância entre as imagens

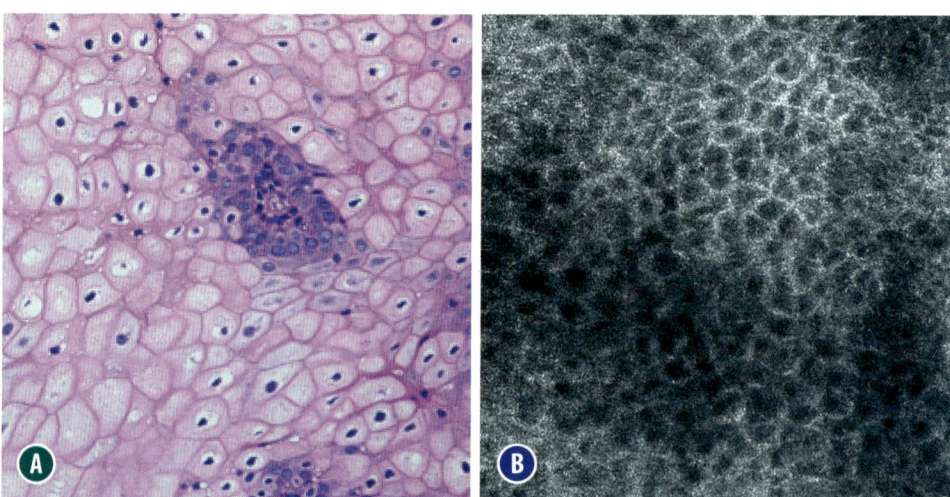

FIGURA 14.29 – Exemplo comparativo de corte horizontal da pele na microscopia convencional (hematoxilina-eosina) em **A** e, em **B**, corte horizontal visto no exame de microscopia confocal reflectante. Observar em **B** o padrão "favo de mel" dos queratinócitos normais.

capturadas e a profundidade máxima do estudo podem ser determinadas pelo examinador pelo software do aparelho. Imagens adjacentes, igualmente de 0,5 × 0,5 mm também podem ser capturadas sequencialmente, em um mesmo plano, chamado *blocks*. Isso permite a formação, pelo programa, de um mosaico representativo de toda a lesão em determinado plano horizontal.

Assim, o exame com o microscópio confocal reflectante, diferentemente de outras técnicas microscópicas da pele, não necessita de marcadores fluorescentes ou corantes teciduais. O contraste das imagens confocais ocorre devido às variações naturais do índice de refração das organelas e microestruturas nas diferentes camadas da pele. A queratina epidérmica, por exemplo, apresenta diferentes índices de refração dependendo do estado de diferenciação dos queratinócitos. Conforme sua maturação na epiderme, o peso molecular da queratina dentro dos queratinócitos aumenta, tornando-os mais refringentes e, assim, aumentando seu índice de refração, o que resulta em uma imagem confocal mais brilhante em queratinócitos bem definidos.

A melanina também tem um índice de refração alto, e, uma vez iluminada pela luz infravermelha, apresenta pouca absorção que, combinada ao seu alto índice de refração, leva ao aumento da luz refletida e dispersada e, consequentemente, a melanina aparece como uma coloração branca e brilhante à microscopia confocal. Com a microscopia confocal *in vivo*, é possível a visualização não só dos queratinócitos epidérmicos e dos melanócitos, mas também dos eritrócitos e leucócitos dos capilares da papila dérmica e bandas de colágeno na derme. Exemplos dessas estruturas são vistos na **FIGURA 14.30**.

As aplicações da microscopia confocal *in vivo* na prática clínica para a diagnose de diversas dermatoses é crescente. Inicialmente, utilizada para a observação de lesões melanocíticas pelo intenso contraste provocado pela melanina, o método também tem se mostrado útil no estudo de alterações que ocorrem na pela como o carcinoma epidermoide incipiente e a doença de Paget, além de doenças inflamatórias que se expressam na epiderme ou derme papilar, como os pênfigos, penfigoide e líquen plano, tanto na pele como nas mucosas **(FIGURA 14.31)**.

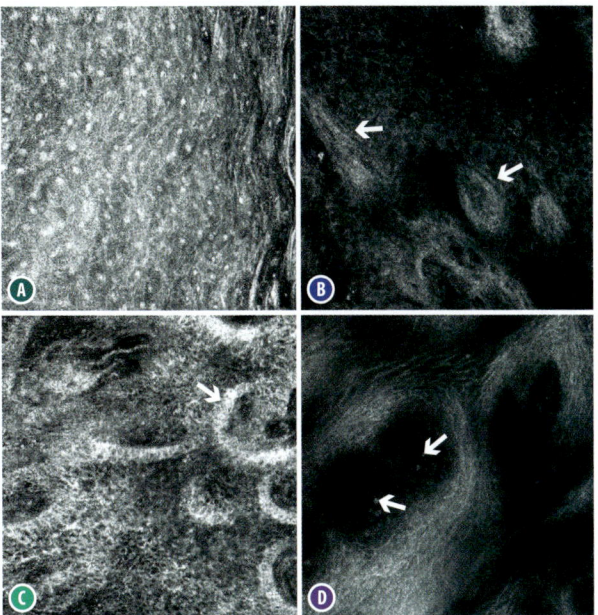

FIGURA 14.30 – Aspectos da pele observados no exame de microscopia confocal reflectante. **A** Queratinócitos superficiais em padrão de "favo de mel". **B** Folículos pilosos (**setas**), com células mais brilhantes que os queratinócitos e arquitetura em "chama de vela". **C** Queratinócitos basais pigmentados de aspecto brilhante intneso (**seta**). Notar o arranjo circular dessas células em torno da papila dérmica. **D** Papila dérmica com células inflamatórias (corpos brilhantes e redondos [**setas**]).

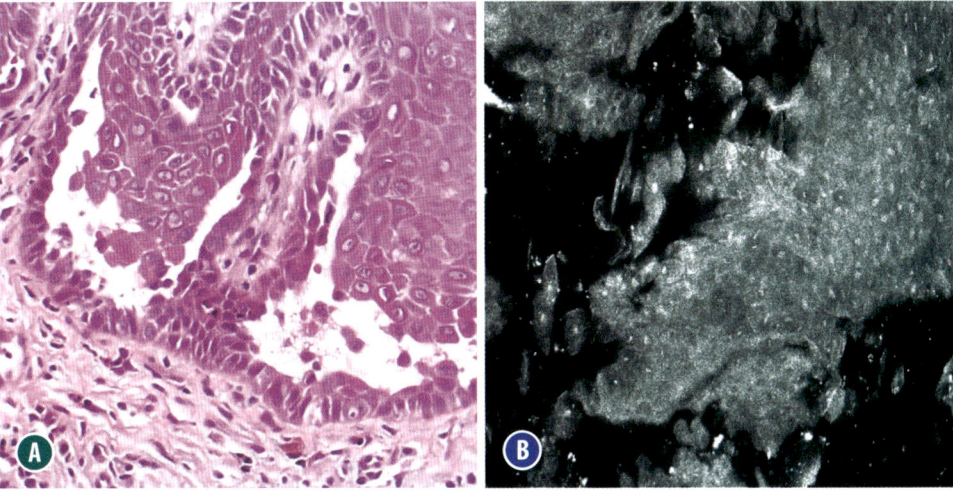

FIGURA 14.31 – Microscopia confocal em lesão bolhosa (pênfigo vulgar). **A** Aspectos histopatológicos da lesão com células acantolíticas. **B** Aspecto similar das células acantolíticas ao exame de microscopia confocal reflectante.

PARTE IV
ALTERAÇÕES MORFOLÓGICAS CUTÂNEAS EPIDERMODÉRMINCAS

CAPÍTULO 15

ERUPÇÕES ECZEMATOSAS

Os eczemas compreendem um padrão clínico e histopatológico de inflamação cutânea de etiologia variada, constituindo verdadeira síndrome, a síndrome eczematosa. Observa-se que todos os eczemas são dermatites, mas nem todas as dermatites são eczematosas; portanto, quando se emprega o termo "dermatite" para eczemas, a designação mais correta é "dermatite eczematosa".

Clinicamente, os eczemas caracterizam-se por eritema, edema, infiltração, vesiculação, secreção, formação de crostas, escamas e liquenificação. Essas lesões se sucedem ou se associam, formando os aspectos multiformes dos eczemas. O termo eczema, do grego *ekzein*, significa ebulição (*ek* = fora; *zein* = ferver) e já induz uma ideia do quadro clínico. As lesões são acompanhadas de prurido, um sintoma constante, e este pode ser ser mínimo, moderado ou intenso. Ele é causado pela liberação de substâncias que excitam as terminações nervosas cutâneas, sendo os estímulos levados ao córtex cerebral pelas vias nervosas. A síndrome eczematosa pode ser classificada em aguda, subaguda ou crônica, de acordo com o aspecto que apresenta. Quando ocorre eritema, edema, vesiculação e secreção, o eczema é agudo. Histopatologicamente, no eczema agudo, há intensa espongiose e vesículas na epiderme que, ao se romperem, promovem liberação de exsudato com aparecimento de secreção. Na epiderme, ocorre exocitose de linfócitos e, na derme, há vasodilatação (eritema), edema da derme papilar e infiltrado linfocitário (papulas e placas papulosas). Se o eritema e o edema são menos intensos e predominam as manifestações de secreção com formação de crostas, tem-se o eczema subagudo que, histopatologicamente, apresenta espongiose, microvesículas incipientes, discreta exocitose de linfócitos e, na derme, vasodilatação (eritema), edema e infiltrado linfocitário (papulas e placas papulosas). Os exsudatos, eliminados em menor quantidade nesta fase, dessecam-se na superfície da pele, determinando a formação de crostas. O eczema de evolução prolongada, com liquenificação, é a forma crônica na qual, ao lado da liquenificação, há eritema e descamação. Histopatologicamente, há hiperqueratose com focos de paraqueratose (descamação), acantose irregular (liquenificação), discreta espongiose, vasodilatação (eritema) e infiltrado linfocitário na derme. Outras designações são usadas para os eczemas, de acordo com a predominância de um ou outro aspecto. Assim, nas formas agudas e subagudas, quando há intenso eritema, ocorre o eczema rubro; quando predomina a vesiculação ou secreção, verifica-se o eczema vesiculoso ou secretante; e, finalmente, a forma crônica corresponde ao eczema liquenificado. Pode haver associações designadas de acordo com os aspectos clínicos, como eczema liquenificado secretante e outras.

Um fenômeno frequente observado nas dermatites eczematosas é a autoeczematização, que consiste na disseminação do processo eczematoso a partir de lesões primárias localizadas. Essa condição ocorre mais comumente em eczemas localizados nas pernas e nos pés, e pode verificar-se tanto nos eczemas iniciais como nos de longa duração, mas sempre em situações de exacerbação do foco eczematoso primário. Clinicamente, as lesões iniciam-se como pápulas eritematosas e edematosas que evoluem a placas eczematosas e, mais raramente, a lesões eritematosas e urticadas. A autoeczematização pode levar o paciente à eritrodermia. Nos mecanismos patogênicos, admite-se a possibilidade de surgimento de autoantígenos da própria pele lesada por modificações induzidas nos tecidos pelo processo inflamatório. Considera-se, ainda, a possibilidade de antígenos originados nos exsudatos, a participação de medicamentos empregados e agentes infecciosos secundários atuarem como novos antígenos. Nas autoeczematizações, constata-se aumento de linfócitos T circulantes, indicando mecanismos imunológicos para este fenômeno.

A síndrome eczematosa é uma das mais frequentes afecções cutâneas, causada por agentes exógenos (contatantes) ou endógenos (endotantes) que atuam com mecanismos patogenéticos diversos.

Por critério clínico e etiopatogênico, podem-se agrupar as seguintes formas de eczemas ou dermatites eczematosas:

- Eczema ou dermatite eczematosa de contato.

- Eczema ou dermatite eczematosa atópica.
- Eczema ou dermatite numular.
- Eczema ou dermatite de estase.
- Eczema disidrótico ou disidrose.
- Eczema ou dermatite eczematosa decorrente de uma farmacodermia.
- Líquen simples crônico ou neurodermite circunscrita.
- Dermatite eczematoide infecciosa ou eczema microbiano.

ECZEMA OU DERMATITE ECZEMATOSA DE CONTATO

Dermatose causada por substâncias do meio ambiente que entram em contato com a pele. Por isso, é considerada uma dermatose de origem exógena. Na grande maioria dos casos, a dermatite de contato se apresenta como um eczema em sua fase aguda, subaguda ou crônica, localizado na região do corpo do indivíduo que entrou em contato com o agente desencadeante. Os elementos responsáveis pela dermatite de contato podem estar relacionados ao trabalho do paciente, caracterizando, assim, dermatose ocupacional; ou podem estar relacionados a medicamentos, cosméticos e outras atividades.

Com relação à etiopatogenia, a dermatite de contato é classificada em:

- Dermatite de contato por irritante primário.
- Dermatite de contato alérgica.
- Dermatite de contato fototóxica.
- Dermatite de contato fotoalérgica.

Cerca de 80% das dermatites de contato são por irritação primária.

DERMATITE DE CONTATO POR IRRITANTE PRIMÁRIO

Causada pela exposição a agentes com propriedades de provocar dano tecidual. As alterações nos queratinócitos epidérmicos decorrem da ação cáustica das substâncias irritantes.

São irritantes comuns: sabões, detergentes, desinfetantes, xampus, limpadores industriais, solventes, álcalis, ácidos, óleos de corte, solventes orgânicos, agentes oxidantes, plantas, pesticidas, secreção de animais.

De acordo com o tipo de irritante, a dermatite de contato por irritante primário é subdividida em vários subtipos, descritos a seguir.

Dermatite de contato por irritante primário absoluto

Desencadeada pela ação cáustica de substâncias em contato único com a pele. O dano tecidual é tão intenso, que, imediatamente após o contato, o paciente refere sintomas como ardor e queimação. Surge eritema local acompanhado ou não de bolhas, e pode ocorrer, nas formas mais graves, necrose cutânea. O quadro clínico é de queimadura por agente químico. Em geral, a dermatite de contato por irritante primário absoluta é desencadeada por contato acidental com ácidos e substâncias alcalinas (FIGURA 15.1).

Dermatite de contato por irritante primário absoluto de efeito retardado

A ação cáustica da substância manifesta-se cerca de 12 a 24 horas após o contato com a pele. Algumas substâncias utilizadas para o tratamento de dermatoses têm esse mecanismo de ação, como a podofilina, a antralina, o peróxido de benzoíla, o calcipotriol, o lauril sulfato de sódio, a tretinoína, entre outras.

Dermatite de contato por irritante primário relativo

Forma mais frequente de dermatite de contato por irritante primário, tanto na infância como na adolescência e vida adulta. A substância desencadeante necessita de vários contatos com a pele para agir como um irritante. Sendo assim, pode surgir após dias, semanas, meses ou anos de exposição ao agente causador, dependendo do tempo e da periodicidade de exposição.

Os contatos múltiplos e frequentes provocam um dano à pele que ultrapassa seu limiar de tolerância, levando a uma dermatite eczematosa. Na clínica, observa-se um quadro compatível com eczema crônico, com predomínio de liquenificação sobre o eritema (FIGURA 15.2).

A orientação dada ao paciente para evitar o contato com o agente não leva à cura imediata, porque, na grande maioria das vezes, outros agentes (como a água) mantêm a dermatite. O desaparecimento do quadro clínico ocorre de forma lenta e progressiva.

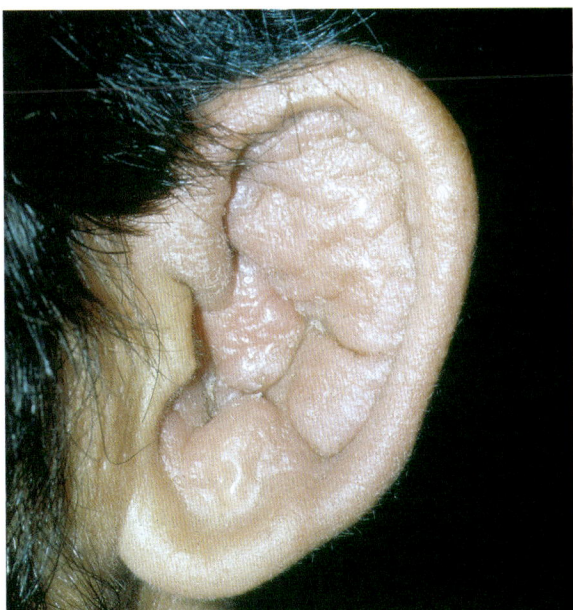

FIGURA 15.1 – Dermatite de contato irritativa aguda. Eritema, edema e vesiculação intensas.

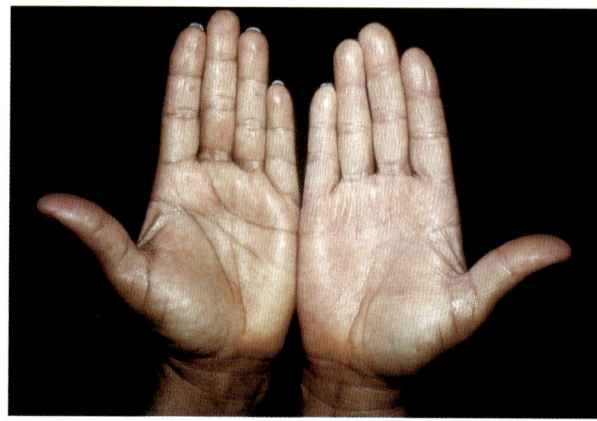

FIGURA 15.2 – Dermatite de contato irritativa crônica. Eritema na extremidade dos dedos e na região palmar.

Um exemplo comum é a dermatite irritativa de mãos observada em pacientes atópicos. Nesses casos, já existe uma predisposição individual a uma dermatite, que diminui a barreira de proteção da pele (camada córnea) e favorece a ação irritativa de água, sabão e detergente.

Cerca de 80% das dermatites das mãos, como o eczema do lar ("eczema da dona de casa") e outros eczemas ocupacionais, são desencadeados por irritante primário relativo. Na face, ocorre uma proporção inversa, sendo 80% dermatite de contato alérgica e 20% por irritante primário relativo. É importante ressaltar que, nos eczemas por irritante primário, os testes de contato são inúteis, já que não existe processo imunológico de sensibilização. A única maneira de investigar é pela exclusão do agente suspeito, com a melhora do quadro e a recidiva pela reexposição.

A urina e as fezes são irritantes primários relativos. A dermatite das fraldas é exemplo de dermatite de contato, desde o simples eritema até quadros graves. Em adultos com incontinência urinária ou de fezes, é frequente o quadro de dermatite de contato por irritante primário.

Patogenia

Na dermatite de contato por irritante primário, há vários fenômenos consequentes à ação do agente irritante: remoção dos lipídeos da superfície cutânea, alterações na retenção de água, dano das membranas celulares dos queratinócitos e efeitos citóxicos. Embora não haja participação de fenômenos imunológicos, há liberação de citocinas (IL-1 α, IL-1 β, TNF-α, GM-CSF, IL-6) e moléculas de adesão (ICAM-1 e LTA-1) pelos queratinócitos lesados como resultado do processo inflamatório; também há liberação de leucotrienos e prostaglandinas.

A característica química do agente irritante, sua concentração, o pH e o modo e a duração da exposição interferem no processo.

Além do fator extrínseco, admite-se a atuação de fatores predisponentes: há evidências de fatores genéticos de suscetibilidade. Existe um tipo de polimorfismo do gene *TNF* que representaria um fator genético de suscetibilidade. Com relação a fatores raciais, suspeita-se de maior suscetibilidade dos caucasianos, mas esse fato não está demonstrado definitivamente. Há predomínio de dermatite irritativa das mãos em mulheres, mas atribui-se essa observação a maior exposição das mulheres a agentes irritantes nas atividades domésticas.

A dermatite atópica (DA) é fator de predisposição pelo comprometimento da barreira cutânea, permitindo maior penetração dos agentes.

Reação irritante

É semelhante à dermatite de contato por irritante primário, mas, com o tempo, a dermatose desaparece, por adaptação da própria pele do indivíduo. É frequentemente descrita em cabeleireiros que, no início da carreira, apresentam dermatite de contato desencadeada por xampus, mas que se adaptam ao longo do tempo, graças a um aumento da espessura da camada córnea (*hardening*), favorecendo o desaparecimento da irritação.

Xerose de pele/eczemátide

Ocorre em pacientes com tendência à xerose de pele, como nos atópicos, nos pacientes idosos e naqueles com hábito de tomar banho várias vezes ao dia com água quente, fazendo uso de sabonete e esfregando a pele com buchas ou esponjas. A diminuição do manto lipídico, localizado sobre a camada córnea, aumenta a perda de água transepidérmica, favorecendo a xerose e, por consequência, o aparecimento de áreas tipo eczemátide.

Dermatite de contato irritativa traumática

Além da substância irritante, está presente um fator traumático. Exemplo típico é a dermatite de fraldas; além da oclusão, o contato da pele com a urina e a fricção da fralda leva a um quadro eczematoso nas áreas de maior atrito.

Dermatite de contato irritativa obstrutiva, acneiforme e pustulosa

Esse tipo de dermatite é desencadeado por substâncias que levam à oclusão dos folículos, como graxas, óleos de corte, substâncias oleosas, fibra de vidro, metais, etc.

Dermatite de contato sensorial ou subjetiva: pele sensível

Caracteriza-se pela sensação de ardor, prurido e/ou queimação quando em contato com certas substâncias. Ocorre principalmente na face, em cerca de 10% de usuários de cosméticos, sendo mais comum em pacientes com dermatose pré-existente, como DA, rosácea e dermatite seborreica. Na maioria dos casos, o paciente apresenta apenas os sintomas já referidos, acompanhados ou não de eritema no local. Entre os prováveis mecanismos responsáveis da pele sensível, destacam-se:

- Aumento do estímulo neurossensorial, levando à sintomatologia diante do mínimo estímulo cutâneo desencadeado por uma substância em contato com a pele, devido à alteração das terminações nervosas, aumentando a liberação de neurotransmissores.

- Diminuição da barreira de proteção da pele, pela presença de uma dermatose pré-existente, favorecendo a permeação cutânea.

As principais substâncias que provocam a pele sensível são: ácido benzoico, bronopol, ácido cinâmico e compostos, ácido lático, emulsificantes não iônicos, Dowicil™ 200, formaldeído, propilenoglicol, lauril sulfato de sódio, ureia, Quaternium-15 e ácido sórbico.

DERMATITE DE CONTATO ALÉRGICA

Considerada uma ruptura da tolerância aos haptenos do meio ambiente. Corresponde a uma reação imunológica do tipo IV, ativada por uma substância (hapteno) com características que a transformam em um antígeno. A tolerância às substâncias é fornecida pelos LT CD4+, células reguladoras que produzem IL-10, inibidora da reação inflamatória da dermatite de contato alérgica. A estimulação imunológica pelo hapteno leva à produção de LT CD8+, células citotóxicas efetoras da dermatite de contato alérgica. Os vários eventos que ocorrem permitem dividir a dermatite de contato alérgica em três fases: de indução (via aferente), de elicitação (via eferente) e fase de resolução da dermatite de contato alérgica.

Via aferente da dermatite de contato alérgica

Nesta fase, a substância química (hapteno) que entra em contato com a pele é o fator desencadeante.

- Esta substância tem características específicas, como baixo peso molecular, reatividade química e solubilidade lipídica, tornando-a capaz de penetrar no estrato córneo e reagir com componentes do sistema imune. O hapteno ou, eventualmente, algum produto de sua metabolização forma ligações covalentes com proteínas da pele, resultando no conjugado hapteno-proteína, tornando-se um antígeno para a pele. Esse antígeno, por meio de ligações covalentes, liga-se a glicoproteínas (hapteno-transportador proteico) da membrana plasmática das células de Langerhans. Os genes HLA-DR é que fornecem a especificidade ao transportador proteico. Pode haver ligação direta do hapteno com moléculas dos antígenos de histocompatibilidade MHC classe II presentes nas células dendríticas epidérmicas e nas células de Langerhans. Para que a sensibilização do contato ocorra, o hapteno precisa permanecer na pele de 18 a 24 horas.
- Células de Langerhans: derivadas da medula óssea, são células dendríticas que permitem a ligação entre células, formando uma rede, o que facilita o contato com o antígeno. Constituem 2 a 8% das células epidérmicas e estão localizadas na epiderme. São as principais células apresentadoras de antígeno na dermatite de contato e têm como função: processar e transportar o antígeno para o linfonodo regional, além de produzir IL-1, que estimula os queratinócitos a produzirem TNF e fator estimulador de colônias de granulócitos-macrófagos (GM-CSP).
- Interação células de Langerhans – linfócitos T (LT): o antígeno ligado a células de Langerhans entra em contato com LT na área paracortical do linfonodo regional, com proliferação de LT contra o antígeno. As moléculas de adesão participam dessa relação entre as células T e as células de Langerhans. Os antígenos podem ser apresentados não somente pelas células de Langerhans, mas também por queratinócitos que expressam HLA-DR, fato que contribui para aumentar a produção de citocinas e intensificar a inflamação. Um grupo de células T se diferencia em células de memória, o que faz o indivíduo acumular LT contra determinado antígeno. Outros linfócitos se tornam células efetoras que, pelo sangue, circulam em todo o corpo levando à disseminação da sensibilidade de contato. O tempo mínimo para se completar a via aferente é de 4 a 5 dias. Em seres humanos, são necessários 14 a 21 dias até que as células efetoras voltem a circular na pele.

Via eferente da dermatite de contato alérgica (fase de elicitação)

A fase de elicitação ocorre quando o indivíduo previamente sensibilizado entra novamente em contato com o antígeno. Os linfócitos previamente sensibilizados reagem contra o antígeno e em 24 a 48 horas, a reação inflamatória se desenvolve.

Os linfócitos sensibilizados localizam-se na pele, área de deposição do antígeno, por expressarem o antígeno leucocitário cutâneo (CLA). Contribuem ainda para a localização dos linfócitos na área de inflamação seus receptores de quimiocinas, particularmente da CCL27, a qual é produzida pelos queratinócitos, e as quimiocinas CCR10 e CCL27. Além das quimiocinas, moléculas de adesão como VL-4, LFA-1, ICAM e VCAM contribuem para a ligação dos linfócitos sensibilizados ao endotélio dos vasos e favorecem sua diapedese. Os linfócitos, sendo ativados pelo contato com o antígeno, ativam outros linfócitos e, os queratinócitos, havendo liberação de grande quantidade de citocinas, IL-2, IL-3, IL-6, interferon-γ e TNF, induzem a reação inflamatória. Além desses mecanismos, contribuem para o quadro inflamatório a ocorrência de apoptose de queratinócitos por liberação de Fas-ligante e perfurinas.

Histologicamente, observa-se acúmulo perivascular de LT e macrófagos, com edema na derme superior, foco de células mortas e microvesiculação; ocasionalmente, alguns eosinófilos são encontrados, sugerindo que outros mediadores possam estar envolvidos.

A reativação do quadro (*flare-up*), sem nova exposição ao antígeno, acontece quando alguns complexos antígeno-CL permanecem na pele e número suficiente de células T efetoras é gerado. Esses LT retornam ao lugar do contato com a substância, desencadeando dermatite de contato alérgica, sem nova exposição ao hapteno. Esse fenômeno ocorre com potentes sensibilizantes, como o dinitroclorobenzeno (DNCB), e é observado 7 a 10 dias após o contato.

Fase de resolução da dermatite de contato alérgica

A terceira etapa do mecanismo imunológico da dermatite de contato alérgica (fase de resolução) corresponde ao término da reação inflamatória. Nessa fase, também são liberadas citocinas como a IL-10, fator transformador de crescimento (TNF-β), que interferem na intensidade da inflamação. Esses mediadores têm papel importante na indução de supressão de LT. Nessa fase, LT CD4+ agem como reguladores, liberando citocinas que resolvem a reação.

Alguns trabalhos demonstraram a participação do sistema nervoso na dermatite de contato alérgica por meio de neuroendopeptidases (NEP) e da enzima conversora de angiotensina (ECA). Inativação de NEP e ECA aumenta substância P e bradicinina, que inibem a dermatite de contato alérgica. Modelos em animais mostram que a desnervação interrompe a mobilização de linfócitos. Sem nervos, o mecanismo imunológico não é completo. Além disso, demonstrou-se que a IL-1 medeia a ativação do eixo hipotálamo-pituitário-adrenal.

Com relação a fatores predisponentes à dermatite de contato alérgica, admite-se a influência de fatores genéticos de caráter não mendeliano. Essa influência genética parece ser importante na sensibilização ao níquel, mas não se sabe se atua facilitando a conjugação do níquel com proteínas epidérmicas ou se age favorecendo a absorção do níquel.

Quanto à atopia, há controvérsias. O defeito imune diminuiria a capacidade de sensibilização, mas a intensa exposição a emolientes e a medicamentos tópicos aumentaria as possibilidades de alergização, explicando resultados de estudos que demonstram frequente sensibilização de atópicos a medicamentos de uso tópico.

Ainda com relação a fatores predisponentes, não há diferenças em relação ao sexo, pois, embora as mulheres apresentem respostas celulares mediadas mais intensas, não apresentam maior suscetibilidade de sensibilização em relação aos homens. Observam-se influências hormonais, variações das respostas aos testes de contato nas diferentes fases do ciclo menstrual e exacerbações de dermatite de contato alérgica nos períodos pré-menstruais, mas essas variações devem decorrer das modificações fisiológicas próprias das oscilações hormonais. Quanto à idade, também não existe variação em relação à suscetibilidade de sensibilização, mas as faixas etárias mais afetadas correspondem aos períodos de maior atividade, adultos jovens, por maior exposição a alérgenos. O mesmo se refere às variações raciais, que parecem ser fruto exclusivo de variações à exposição a antígenos de contato.

Registram-se variações ambientais; assim, a exposição aos raios UV diminui as respostas cutâneas aos antígenos de contato por várias alterações imunológicas, especialmente diminuição do número de células apresentadoras de antígenos. No inverno, a xerose cutânea com pequenas fissuras pode favorecer a penetração de antígenos na pele. A sudorese aumenta a possibilidade de sensibilização a antígenos de roupas e calçados, pois a maior umidade pode facilitar a solubilização de antígenos, favorecendo sua penetração cutânea.

DERMATITE DE CONTATO FOTOTÓXICA

Tem o mesmo mecanismo etiopatogênico que a dermatite de contato por irritante primário, com a diferença de que a substância se torna irritante quando sua estrutura química é modificada pelo sol. Exemplo típico é a fitofotodermatose provocada por furocoumarinas existentes no limão.

Essa reação pode ser desenvolvida por qualquer indivíduo, desde que este esteja exposto à quantidade suficiente de luz e de substância. Para que uma reação fototóxica possa ocorrer, é necessário que a energia radiante seja absorvida por uma molécula denominada cromóforo (p. ex., DNA, melanina). A interação da energia absorvida pelos cromóforos e a substância fotossensibilizante determina a formação de radicais livres, moléculas de vida muito curta que seriam as iniciadoras do processo de dano celular. Uma vez que esse quadro não é mediado por processos imunes, a reação pode surgir minutos ou horas após a exposição solar e não requer o contato prévio com o agente causador.

DERMATITE DE CONTATO FOTOALÉRGICA

O mecanismo etiopatogênico é o mesmo da dermatite de contato alérgica. A substância adquire propriedades antigênicas quando apresenta modificações estruturais desencadeadas pela luz solar. Na maioria dos casos de fotoalergia as radiações responsáveis pertencem ao espectro da UVA. A formação da reação imunológica do tipo IV necessita da presença concomitante da radiação apropriada e do fotoalérgeno. Após a absorção da energia da luz, a substância é convertida em molécula em estado ativado. Nesse processo, a molécula se une a um transportador proteico para formar um antígeno completo. Uma vez que o antígeno é formado, o mecanismo que se segue é o mesmo da dermatite de contato alérgica.

Um exemplo comum em nosso meio é a dermatite de contato desencadeada por anti-histamínicos de uso tópico. Outras substâncias fotoalérgicas de uso tópico são os perfumes, os anti-inflamatórios não esteroides, especialmente o cetoprofeno, que reage cruzadamente com as benzofenonas (antimicóticos tópicos), particularmente o N-butil-4 clorosalicilanilida e o fenticlor; os antissépticos usados em xampus e sabonetes, como o hexaclorofeno, bitionol e as salicilanilidas halogenadas, tribromosalicilanilida e tetraclorsalicilanilida; e a eosina de batons e as quininas usadas em tônicos capilares. Além disso, são também fotossensibilizantes substâncias fotoprotetoras utilizadas em filtros solares, como PABA, dibenzilmetanos e benzofenonas. A dermatose localiza-se em áreas expostas e, por se tratar de um quadro de sensibilização, o quadro pode comprometer áreas não expostas por contiguidade.

Por vezes, quando a concentração do fotoalérgeno é elevada, podem ocorrer simultaneamente fototoxicidade e fotoalergia.

Existem situações em que mesmo após o afastamento do fotoalérgeno o processo de fotossensibilidade persiste evoluindo nos pacientes, o que se denomina fotorreator crônico. Os fotoalérgenos mais frequentemente envolvidos nessa condição são clorpromazina, prometazina, salicilanilidas e cetoprofeno.

Manifestações clínicas nas dermatites eczematosas de contato

O quadro clínico da dermatite de contato pode, em fase aguda, subaguda ou crônica, apresentar-se sob forma eritematosa (**FIGURA 15.3**) ou por várias modalidades: eritematovesiculosa (**FIGURAS 15.4 E 15.5**); eritematovesicossecretante (**FIGURAS 15.6 A 15.8**); e eritematossecretante infiltrativa liquenificada. O prurido, como já foi dito, é um sintoma constante. A delimitação e a localização do processo eruptivo são elementos importantes na diagnose dessa forma eczematosa (**FIGURAS 15.9 A 15.11**).

Enquanto o eczema atópico tem localizações preferenciais, como as áreas de dobras, e o eczema numular distribui-se irregularmente pelo tegumento, o eczema de contato situa-se regionalmente. Por se tratar de uma dermatite exógena, as principais localizações são as correspondentes às partes do corpo com maior exposição aos materiais componentes do ambiente: em primeiro lugar, as mãos, seguidas da face, do pescoço, dos pés e do tronco. O local envolvido corresponde àquele da exposição principal ao contatante. Entretanto, na dermatite de contato alérgica e na dermatite de contato fotoalérgica, as lesões podem ul-

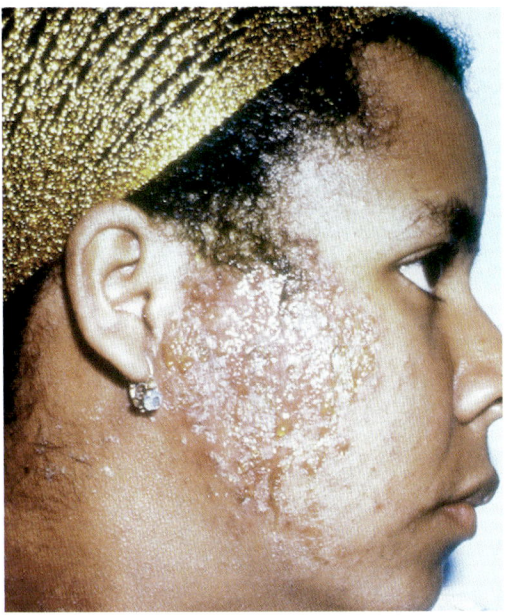

FIGURA 15.5 – Dermatite de contato. Eczema agudo infectado causado por pasta de alisar cabelos.

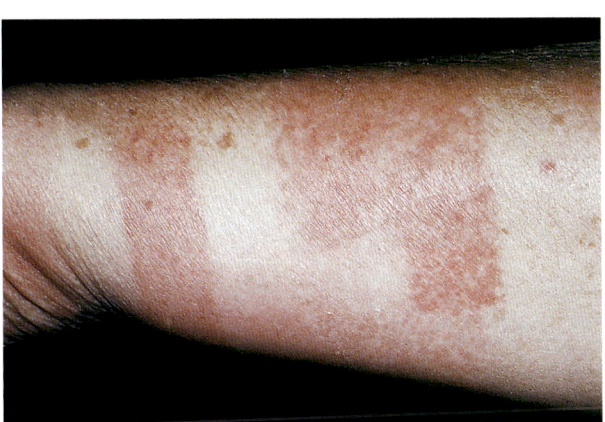

FIGURA 15.3 – Dermatite de contato. Áreas de eritema em pontos de contato com esparadrapo.

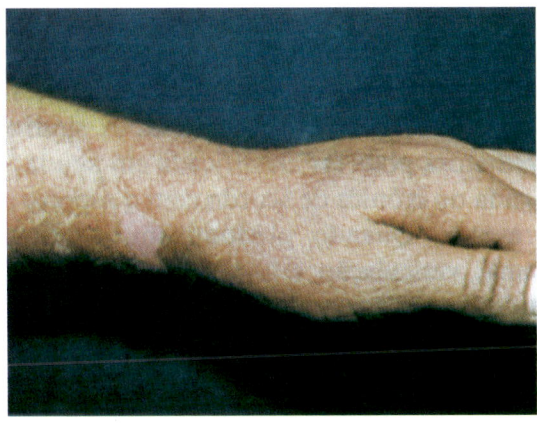

FIGURA 15.6 – Dermatite de contato. Forma aguda eritematovesiculosa causada por cimento.

trapassar o local do contato e até se estenderem a áreas distantes (pelo fenômeno de autossensibilização). A dermatite de contato fototóxica e a dermatite de contato fotoalérgica localizam-se nas áreas expostas à substância e às radiações ultravioleta.

O local do eczema é de grande importância, particularmente no início da erupção, quando é limitada à área de contato com o agente. Assim, a dermatite nas mãos está geralmente relacionada com fatores ocupacionais; na face, com cosméticos; e, nos pés, com produtos usados para calçados. Com o decurso do processo, pode haver comprometimento de outras áreas, particularmente nos casos de longa duração ou por tratamentos intempestivos. Infecção secundária pode complicar o quadro, ocorrendo tanto na fase aguda quanto na crônica.

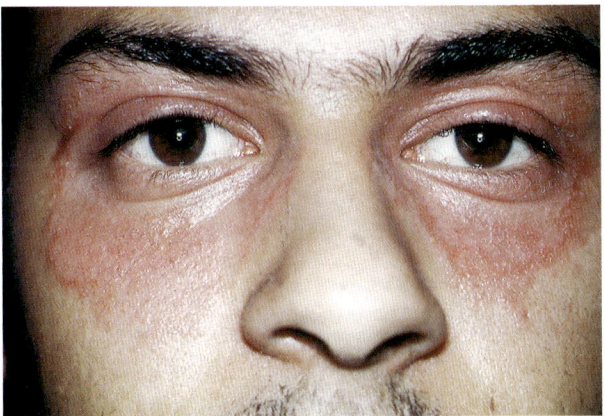

FIGURA 15.4 – Dermatite de contato. Causada por uso de tópico oftalmológico.

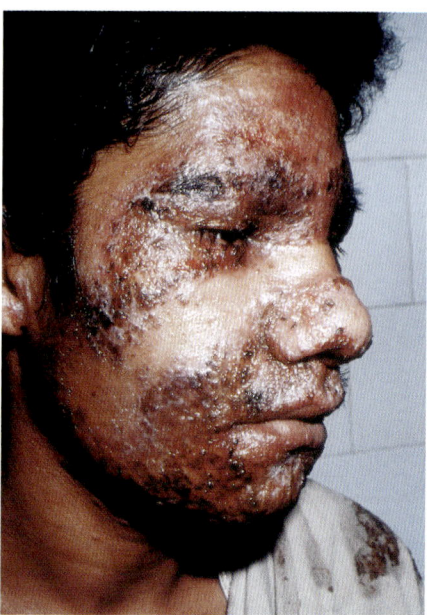

FIGURA 15.7 – Dermatite de contato. Forma aguda infectada, com lesões eritematoedematosas, vesiculosas, exsudação e crostas, causada por tópico contendo penicilina.

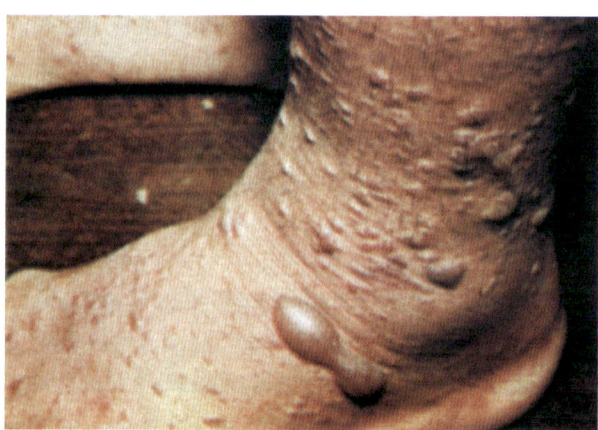

FIGURA 15.8 – Dermatite de contato. Quadro agudo vesicobolhoso causado por aroeira.

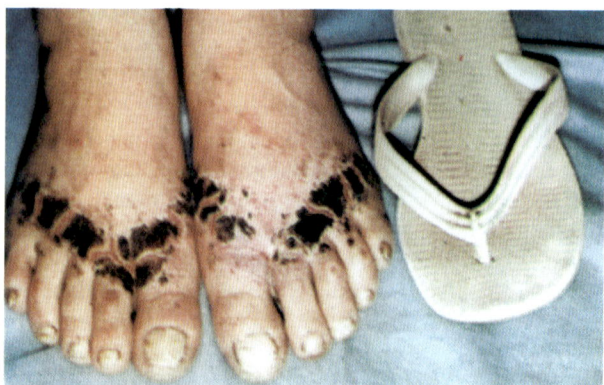

FIGURA 15.9 – Dermatite de contato. Disposição característica, reproduzindo o contato com a sandália.

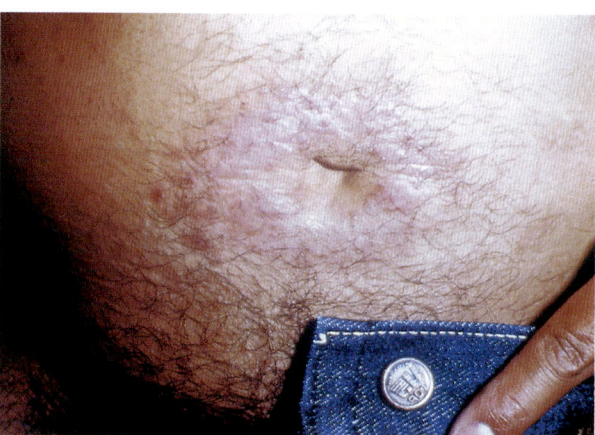

FIGURA 15.10 – Dermatite de contato por níquel. Placa eritematoliquenificada no ponto de contato com botão metálico.

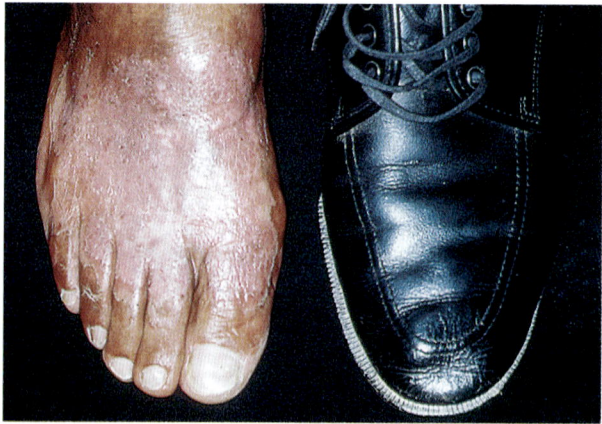

FIGURA 15.11 – Dermatite de contato por couro. Placa eritematoliquenificada e discromia na área de contato com o sapato.

Nos casos crônicos liquenificados de longa duração ou recidivantes, com a evolução do processo, desenvolve-se uma sensibilidade a múltiplos agentes, ao mesmo tempo em que ocorre, provavelmente, uma autoeczematização causada pelo círculo vicioso: coçadura-liquenificação-coçadura. Nesses casos, a despeito da retirada do agente responsável, o quadro se mantém e, inclusive, pode agravar-se.

Excepcionalmente, com a exposição contínua, desenvolve-se tolerância ao contatante.

Diagnose

A diagnose da dermatite de contato se faz pela história clínica, pelo exame clínico e pelo exame histopatológico; na dermatite de contato alérgica e na na dermatite de contato fotoalérgica, respectivamente, os testes de contato e o fototeste de contato confirmam o diagnóstico e determinam o agente responsável pelo quadro eczematoso.

- **História clínica**: início das lesões, número de surtos apresentados, história anterior de dermatite de contato, atividades ocupacionais, outras atividades habituais e hobbies e contato com substâncias químicas.
- **Quadro clínico**: presença de lesão eczematosa em qualquer fase evolutiva. A localização da lesão, na maioria das vezes, fornece os agentes suspeitos como desencadeantes da dermatite de contato.

Histopatologia

A histopatologia não é, em geral, utilizada na diagnose de rotina das dermatites eczematosas de contato, já que o quadro é similar em todas as erupções eczematosas. É variável, de acordo com o aspecto da erupção. Está indicada para auxiliar no diagnóstico diferencial de dermatoses não eczematosas e mostra as seguintes alterações:

Eczema agudo Estrato córneo normal. Epiderme normal ou espessada com a presença de edema entre queratinócitos progredindo para a formação de vesículas intraepidérmicas. Presença de exocitose de linfócitos. Infiltrado linfo-histiocitário ao redor dos vasos superficiais. Eosinófilos podem estar presentes tanto no infiltrado como nas áreas de espongiose (mais frequente nas dermatite de contato alérgica). Na dermatite de contato por irritante primário, pode ocorrer ulceração extensa, necrose dos queratinócitos e acantólise, dependendo do agente irritante.

Eczema subagudo Epiderme acantótica, com paraqueratose, pouca ou moderada espongiose. Infiltrado inflamatório menos proeminente.

Eczema crônico Hiperqueratose, paraqueratose, hipergranulose, com acantose moderada. Espongiose em focos mínimos. Infiltrado inflamatório esparso. Presença de fibrose nas papilas dérmicas.

Nas dermatites de contato por irritante primário, algumas substâncias determinam respostas teciduais peculiares. O óleo de cróton produz maior vesiculação; a cantaridina provoca necrose celular com formação de vesículas intraepidérmicas e bolhas subepidérmicas. Sais metálicos produzem respostas foliculares pustulosas.

Nas dermatites de contato por irritante primário relativo, nas quais o agente irritante atua por longo tempo, desenvolve-se hiperqueratose, paraqueratose e acantose.

Contatantes de acordo com localização e ocupação

Na **TABELA 15.1**, relaciona-se a localização com os agentes etiológicos mais comuns e, no **QUADRO 15.1**, os contatantes ocupacionais mais frequentes.

Testes de contato ou epicutâneos (*patch test*)

São utilizados para confirmar o diagnóstico e investigar a causa da dermatite de contato. Os resultados dependem da indicação, da técnica correta de aplicação e da interpretação da leitura do teste. O mecanismo etiopatogênico dos testes de contato é o mesmo da dermatite de contato alérgica. Supondo-se que o paciente já tenha realizado, em algum momento, a via aferente da dermatite de contato para determinado antígeno, a colocação em uma parte do corpo de substância suspeita induz a formação da via eferente por linfócitos T previamente sensibilizados, produzindo, no local da aplicação da substância, lesão clínica do tipo eczematosa.

Os testes epicutâneos são indicados unicamente na investigação de dermatite de contato alérgica. Na dermatite de contato por irritante primário, como referido, não existe mecanismo imunológico.

As principais indicações para realização dos testes de contato são:

TABELA 15.1 – Prováveis noxas segundo a localização de dermatites de contato

Cabeça e pescoço	Prováveis noxas
Couro cabeludo e orla	Tintas de cabelos, tônicos capilares, loções fixadoras, antisseborreicas e anticaspa. Permanentes, xampus, rinsagens, chapéus (principalmente a carneira), toucas de banho, grampos e perucas. Pomadas medicamentosas.
Face	Cosméticos em geral, como pós, cremes nutritivos e de limpeza, bases para pós, talcos, máscaras faciais, loções adstringentes, perfumes e colônias, *blush*, óleo para proteção ao sol e para bronzear, leites de colônia, depilatórios, agentes branqueadores, sabões, cremes e loções de barba, laquê, esmalte de unhas e corantes para cabelos. Materiais em suspensão no ar, como pó de cimento; serragem de madeiras, como a caviúna, aroeira e charão; inseticidas e materiais voláteis, como gasolina, terebintina e querosene. Instrumentos musicais, repelentes de insetos, roupas, máscaras de borracha, peles, joias e contatantes levados pela mão.
Lábio e região perioral	Batons, esmalte de unhas, instrumentos musicais de sopro, delineador de lábios, piteiras, cigarros, lenços perfumados ou de papel, pastas de dente, soluções para gargarejos e embrocações, anestesias dentárias, substâncias utilizadas por dentistas, gotas nasais e nebulizadores, pomadas e unguentos tópicos, fios dentários, lápis, borracha, grampos e outros objetos levados à boca. Frutas cítricas, maçã, figo, manga e tomate.

(Continua)

TABELA 15.1 – Prováveis noxas segundo a localização de dermatites de contato (*Continuação*)

Cabeça e pescoço	Prováveis noxas
Pálpebras e região periorbicular	Esmalte de unhas, sombreador de pálpebras, lápis de sobrancelhas, removedores de esmalte, fixadores de cílios postiços, corantes de cílios e de cabelos. Substâncias voláteis ou em aerossóis (*sprays*), gasolina, fluidos de limpeza, perfumes, material de uso profissional, aro e líquido para limpar vidros dos óculos, colírios, papel carbono, terebintina e pelos de animais. Substâncias levadas pelas mãos e inseticidas.
Orelha e região retroauricular	Perfumes e águas de colônia, cosméticos usados no couro cabeludo e esmalte de unhas. Armação dos óculos e brincos, particularmente niquelados ou cromados; gotas de ouvidos; receptores de telefone e estetoscópios. Protetores de borracha.
Pescoço	Esmalte de unhas, bijuterias, perfumes e águas de colônia, loções e óleos para bronzear, cimentos, serragens, tintas pulverizadas, gomas de colarinho, gravatas, golas de paletó, casacos de pele e pelos, agasalhos de lã. Inseticidas e cremes protetores antissolares. Tinturas de cabelo e cosméticos utilizados no couro cabeludo.

Tronco	Prováveis noxas
Tórax	Óleos para bronzear, sabões, medalhas, tecidos (particularmente tingidos), náilon, poliéster, roupas limpas a seco, agasalhos, sutiãs, cosméticos, cataplasmas, suspensórios e fechos metálicos.
Abdome	Cintas, calças de náilon e poliéster, elásticos das calças e cintas. Substâncias em suspensão no ar, como cimento, serragem e inseticidas. Medicamentos tópicos.
Nádegas	Calças de náilon e poliéster e assentos de vasos sanitários.
Genitália	Medicamentos para higiene íntima, cremes anticoncepcionais, desodorantes, pessários, náilon, poliéster, seda, raiom, tecidos limpos a seco, borracha, substâncias levadas pelas mãos, como perfumes, esmalte e sabões. Suspensórios elásticos ou de borracha, corantes, pós antimicóticos ou secativos. Pomadas de antibióticos ou de sulfas.
Perianal	Papel higiênico, fezes e produtos de sua decomposição, borracha, náilon, seda, poliéster, raiom, esmalte, perfumes, colônias, constituintes dos enemas e supositórios, alimentos ingeridos, frutas, óleos, condimentos. Roupa íntima e pós-antimicóticos.

Membros superiores	Prováveis noxas
Axilas	Antissudorais, desodorantes e depilatórios. Perfumes e águas de colônia. Tecidos, particularmente os tingidos. Desinfetantes de termômetros e inseticidas. Talcos.
Braços e antebraços	Cosméticos usados no couro cabeludo, roupas, substâncias transportadas pelas mãos, esmalte de unhas, material de uso na profissão, mangas de paletó, alças de bolsas, pulseiras e relógios. Vernizes, tintas e couros de mesas e braços de poltronas. Substâncias voláteis transportadas pelo ar, inseticidas, detergentes, perfumes, colônias, jornais, livros, óleos minerais, desengraxantes, gasolina e plantas.
Mãos	As mais diversas substâncias e em grande número, com predominância do material em uso na profissão. Tintas, vernizes, cimento e gasolina. Luvas, anéis, pastas de couro, moedas, direção do automóvel, tinta de jornais e canetas. Medicamentos de uso pessoal ou não. Todo objeto que possa ser tocado, manejado, segurado ou usado.

Membros inferiores	Prováveis noxas
Coxas	Depilatórios, meias de náilon e ligas das meias, tecidos das calças, particularmente os tingidos ou após a lavagem química. Objetos de uso nos bolsos, como moedas, chaves, isqueiros e fósforos.
Pernas	Depilatórios, tecidos das calças, meias de náilon, ligas das meias, elásticos de soquetes e botinas, estofamento de couro ou plástico, material cromado ou envernizado de cadeiras e poltronas. Plantas e inseticidas.
Pés	Medicamentos para micoses e hiper-hidroses, antissépticos, esmalte de unhas, plantas e outros materiais. Couro de sapatos, colas e corantes, meias de náilon ou tecidos tingidos e galochas.

Disseminada	
	Substâncias que possam entrar em contato com grandes áreas da pele como inseticidas, pós, serragens ou medicamentos; e cosméticos aplicados em várias regiões cutâneas, como águas de colônia, bronzeadores, repelentes, cremes e pomadas, antipruriginosos ou com outras finalidades.

QUADRO 15.1 – Prováveis noxas, conforme a ocupação, de dermatites de contato

- **Agricultura e jardinagem:** plantas, madeiras (aroeira), herbicidas, inseticidas, fertilizantes químicos, óleo diesel, óleo e graxas lubrificantes.

- **Barbearia e instituto de beleza:**
  - **Grupo I:** xampus preparados para ondulação a frio, laquês, fixadores e loções.
  - **Grupo II:** esmaltes, removedores de unhas, cremes de mão, propilenoglicol, bálsamo-do-peru, *cold cream* e acetona.
  - **Grupo III:** perfumes, batons, óleos essenciais, águas de colônia e desodorantes.

- **Escritórios, bancos e similares:** anilina, parafenilenodiamina, papel carbono, papel para reproduções, lápis, tinta (violeta de metila), tintas para cópias, tintas de carimbos e nanquim, eosina, carbofucsina e cromados.

- **Fotografias:** reveladores, fixadores, filmes, acetona, benzina, dicromato de potássio, hipoclorito de sódio, anilina, formalina e ácido acético.

- **Galvanização, gravação e cromeação:** sais de níquel, cobre, cromo, ouro, prata, alumínio, ácido bórico e hidróxido de sódio, cianeto de sódio, ácido nítrico e ácido clorídrico.

- **Indústria e comércio automobilístico:** terebintina (tíner – aguarrás), óleo diesel, benzina, óleo e graxas lubrificantes, óleo de ferramentas, gasolina, laca, querosene, pasta removedora, níquel, ácido muriático, cromo e plástico.

- **Indústria de borracha:** borracha, benzina, álcool; aceleradores na vulcanização, parafenilenodiamina, ácido sulfúrico, sulfato de cromo; e antioxidantes, monobenziléter da hidroquinona, isopropil-parafenilenodiamina (IPPD).

- **Indústria de couro:** formalina, tetracloreto de carbono, ácido tânico, ácido lático, níquel, trióxido de arsênico, parafenilenodiamina, terebintina, anilinas, derivados do ácido crômico, bicloreto de mercúrio, sulfato de cobre, benzina, amônia e resinas-epóxi.

- **Indústria de corantes, pintura e escultura:** parafenilenodiamina, anilina, corantes, terebintina, óleo de linhaça, querosene, benzina, vernizes, resinas sintéticas, tintas à base de cromo, chumbo, corantes azoicos, formalina, amoníaco, laca, caulim e substâncias alcalinas, cal e hidróxido de sódio.

- **Indústria de bebidas e alimentos conservados:** benzeno, corantes naturais e artificiais, preservativos, óleos essenciais e sucos, gasolina, querosene, resinas, sabões, chumbo, borracha, ácido sulfúrico, soda, vinagre, mostarda, sulfato de cobre, inseticidas, ácido cítrico, benzoato de sódio e ácido benzoico.

- **Indústria de doces e confeitarias:** essências naturais ou artificiais, amido, açúcar granulado e adoçantes, óleo de hortelã, extrato de baunilha, canela e ácidos cítrico e tartárico. Chocolate, amendoim e castanha-do-pará.

- **Indústria gráfica:** chumbo, zinco, tintas, gasolina, querosene, solventes químicos, vernizes, colas, graxas e cromatos.

- **Indústria de tecidos e vestuários:** fibras sintéticas, lã, sais de ferro, estanho, antimônio, alumínio, chumbo, zinco, cobre e cromo. Terebintina, benzeno, álcool metílico e tetracloreto de carbono.

- **Marcenaria e carpintaria:** madeiras de lei, caviúna, aroeira e cedro, zarcão, arseniato de sódio, ácido tânico, ácido oxálico, hipoclorito de sódio, dicromato de potássio, vernizes, anilinas, terebintina e níquel.

- **Material elétrico:** borracha, matérias plásticas, fita isolante, substâncias alcalinas (cal e hidróxido de sódio), óleos minerais, graxa, terebintina, alumínio, cobre, cromados e resinas.

- **Medicina, odontologia, enfermagem e ocupações auxiliares:** bórax, desinfetantes, como fenol, lisol, formol, iodo, mercúrio, álcool, detergentes, dicromato de potássio e sabonetes; anestésicos locais, como procaína e similares. Antibióticos e quimioterápicos, como estreptomicina, penicilina, sulfas, cloranfenicol e clorpromazina.

- **Serviços de construção e indústria de cimento:** cromados, cal, massa (fina e grossa), areia, sais de níquel e cobalto, cimento, gesso, impermeabilizantes, madeiras, gasolina e terebintina.

- **Serviços domésticos:**
  - **Grupo I:** inseticidas, ceras, detergentes, sabões, soda, tira-manchas, benzina, terebintina, desinfetantes, querosene e solventes.
  - **Grupo II:** polidores de metais, móveis, niquelados, borracha, bórax, esponjas metálicas e vernizes.
  - **Grupo III:** legumes, frutas (figo e laranja), flores, inseticidas, farinhas (corretivos: persulfato de amônio, bromato de potássio e bicarbonato de sódio), fermentos e substâncias aromatizantes: óleo de limão, baunilha e essências de amêndoas.
  - **Grupo IV:** cabos (vassouras, facas, ferro de passar e panela) niquelados, cromados, anilinas e plásticos.

- Pacientes com hipótese diagnóstica de dermatite de contato alérgica, tanto para confirmar o alérgeno como para identificá-lo.
- Todos os casos de dermatite de contato relacionados com o trabalho.
- Dermatites crônicas não controladas com os medicamentos tópicos comumente utilizados.
- Outras dermatoses, como a psoríase, que mostram sinais de piora apesar do uso da medicação.

Baterias de testes de contato

As substâncias utilizadas nas baterias de testes são sensibilizantes comuns. As concentrações e os veículos utilizados para diluição das substâncias têm o objetivo de sensibilizar, e não de irritar a pele.

As substâncias a serem testadas devem ser estar diluídas em veículo adequado e em concentrações já padronizadas. Recomenda-se a utilização de uma bateria de testes padrão para pesquisa da dermatite de contato.

Na TABELA 15.2 tem-se a bateria de testes epicutâneos preconizada pelo Grupo Brasileiro de Estudos em Dermatite de Contato (GBEDC). Consta de 22 elementos também pertencentes às baterias dos grupos internacionais, às quais foram adicionadas mais oito substâncias relacionadas, principalmente, com medicamentos tópicos e de uso frequente em dermatologia.

De acordo com a profissão do paciente e a localização da dermatose, muitas vezes é necessário realizar testes adicionais com elementos relacionados com a profissão, como dentistas, cabeleireiros, trabalhadores em hospital, indústrias de calçados, de cosméticos e outras.

Técnica dos testes de contato

O paciente, para ser submetido aos testes de contato, deve, no momento da aplicação, apresentar sua dermatose em fase inativa. Os testes, em geral, são aplicados no dorso dos pacientes, por se tratar de área que, pela sua extensão, possibilita colocação de número adequado de substâncias. Outras áreas, como coxas ou braços, podem ser utilizadas, eventualmente. Existem

TABELA 15.2 – Bateria de testes de contato Grupo Brasileiro de Estudos em Dermatite de Contato (GBEDC, 1996)

Substância	Concentração	Veículo	Substância	Concentração	Veículo
Antraquinona	2%	Vaselina sólida	Neomicina	20%	Vaselina sólida
Bálsamo-do-peru	25%	Vaselina sólida	Nitrofurazona	1%	Vaselina sólida
Benzocaína	5%	Vaselina sólida	Parabenos (2)	12%	Vaselina sólida
Bicromato de potássio	0,5%	Vaselina sólida	Parafenilenodiamina	1%	Vaselina sólida
Butil fenol p-terciário	3%	Vaselina sólida	Perfume-mix (3)	8%	Vaselina sólida
Carba-mix (1)	3%	Vaselina sólida	PPD-mix (4)	0,6%	Vaselina sólida
Cloreto de cobalto	1%	Vaselina sólida	Prometazina	1%	Vaselina sólida
Colofônia	20%	Vaselina sólida	Propilenoglicol	1%	Vaselina sólida
Etilenodiamina	1%	Vaselina sólida	Quaternium-15	2%	Vaselina sólida
Formaldeído	2%	Água	Quinolina-mix (5)	5%	Vaselina sólida
Hidroquinona	1%	Vaselina sólida	Resina-epóxi	1%	Vaselina sólida
Irgasan	1%	Vaselina sólida	Sulfato de níquel	5%	Vaselina sólida
Kathon CG	0,5%	Vaselina sólida	Terebintina	10%	Vaselina sólida
Lanolina	20%	Vaselina sólida	Timerosol	0,1%	Vaselina sólida
Mercaptobenzotiazol	1%	Vaselina sólida	Tiuram-mix (6)	1%	Vaselina sólida

(1) Difenilguanidina.
(2) Butil, etil, propil, metilparabenos, 3% cada.
(3) Eugenol, isoeugenol, álcool cinâmico, aldeído cinâmico, geraniol, hidroxicitronelal, álcool α-amil cinâmico, *oakmoss absolute*, 1% cada.
(4) N-fenil-N-ciclo-hexil-p-fenilenodiamina, N-iso-N-fenil-p-fenilenodiamina, N-N-difenil-p-fenilenodiamina, 0,2% cada.
(5) Clioquinol, clorquinaldol, 3% cada.
(6) Tetrametiltiuram dissulfito, tetrametiltiuram monossulfito, tetraetiltiuram dissulfito, dipentametilenetiuram monossulfito, 0,25% cada.

vários materiais que facilitam a aplicação dos testes. São fitas adesivas com câmaras de papel, alumínio ou plástico, sobre as quais são colocadas as substâncias da bateria de testes. Como exemplo, cita-se o FINN Chambers,[1] disponível em nosso meio. Na falta desses aplicadores, as substâncias podem ser aplicadas sobre quadrados de papel de filtro com 1 cm de lado, aderidos em fita adesiva de Rayon de viscose e distantes entre si cerca de 2 cm.

Após 48 horas da colocação, os testes são retirados e a primeira leitura é realizada. A segunda leitura é realizada após 96 horas. Os critérios adotados para leitura são os preconizados pelo International Contact Dermatitis Research Group, a saber (FIGURAS 15.12 E 15.13).

- (–) Negativo.
- (+) Discreto eritema com algumas pápulas.
- (++) Eritema, pápulas e vesículas.
- (+++) Intenso eritema, pápulas e vesículas confluentes.

Interpretação dos testes de contato

Quando o paciente apresenta todos os testes de contato negativos, pode-se identificar uma dermatite de contato por irritante primário ou um teste falso-negativo. Os testes falso-negativos podem ser decorrentes de:

- O local da aplicação do teste não reproduz as condições da região afetada pela dermatose, como sudorese, maceração, pressão ou fricção.
- Substância testada está fora dos padrões de concentração e veículo propostos na literatura.
- O teste foi molhado ou perdido.
- Exposição solar prévia no local da aplicação dos testes.
- O tempo para leitura do teste foi insuficiente.
- A substância causadora da dermatite não foi testada.
- A substância testada é fotossensibilizante e não foi realizado o fototeste de contato.
- Ocorreu uso de corticoide tópico no local da aplicação do teste.

Teste de contato positivo não prova que o alérgeno em questão é a causa da dermatite. A história clínica detalhada irá determinar se o teste é relevante ou não. O teste pode ser relevante para a dermatose atual ou para uma dermatose anterior. A substância pode ainda ser a causa primária ou um fator agravante da dermatite.

A relevância do teste pode ser possível, provável, ou de certeza. A relevância possível ocorre quando o teste de contato foi positivo para determinada substância e o paciente manipula um material que a contém. Exemplo: teste positivo para agentes vulcanizadores da borracha e uso de luvas domésticas. Relevância provável ocorre quando se obtém teste positivo para uma substância e para um produto de uso do paciente. Exemplo: teste positivo para um conservante de cosmético e com o próprio cosmético utilizado pelo paciente. A relevância de certeza é estabelecida quando há reexposição ao provável material causador da dermatose e há recidiva do quadro. Exemplo: teste positivo para agentes vulcanizadores da borracha, teste positivo com fragmento da luva, e a reutilização da luva desencadeia novamente a dermatite.

Quando o paciente apresentar três ou mais testes de contato positivo com substâncias não relacionadas, recomenda-se que eles sejam repetidos, distantes uns dos outros. Se esses testes tiverem intensidade (+++), deverão ser retestados um a um, com intervalo de no mínimo três semanas entre cada teste.

Causas de erros nos testes de contato

Reações falso-positivas

São possibilidades relativamente frequentes cujas principais causas são as seguintes:

- A substância testada é usada em concentração superior à preconizada.
- A substância testada é um irritante primário.
- Quantidade excessiva da substância foi aplicada sobre a pele.
- Veículo usado para o teste de contato é irritante para o paciente.

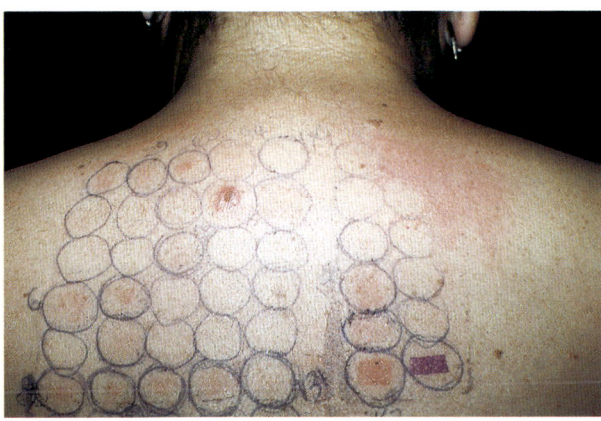

FIGURA 15.12 – Testes de contato. Positividade variável, desde bolha até eritema com vesiculação.

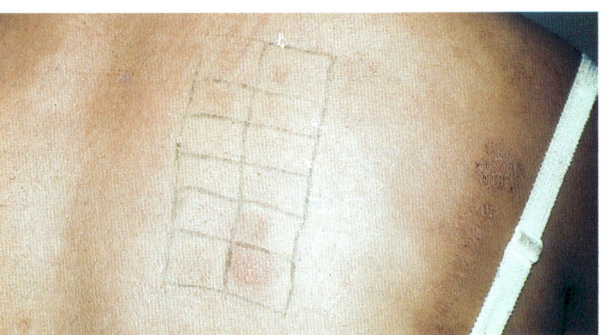

FIGURA 15.13 – Testes de contato. Positividade de dois testes correspondentes a derivados da borracha, em paciente com dermatite de contato causada por elástico de sutiã.

- O teste foi aplicado em áreas próximas a lesões em atividade.
- Reação forte à fita adesiva pode irritar a área de teste, simulando reações positivas.
- Substâncias testadas em veículo líquido podem tornar-se, com o tempo, mais concentradas.

Reações adversas aos testes de contato

- **Exacerbação ectópica**: teste de contato positivo pode levar à exacerbação da dermatose pré-existente.
- **Fenômeno de Köbner**: como na psoríase ou líquen plano, o teste positivo pode reproduzir a dermatose no local do teste.
- **Alteração da pigmentação**: hiperpigmentação por fragrâncias e hipopigmentação por componentes de borracha.
- **Irritação periférica**: ocorre pelo aumento de concentração da substância na periferia.
- **Formação de pústulas**: desencadeada por metais, observada em atópicos.
- **Necrose, escaras e queloide**: complicações raras quando as substâncias são empregadas em concentrações errôneas.
- **Síndrome da pele excitada (do inglês *angry back syndrome*)**: caracteriza-se pela presença de numerosos testes positivos na primeira testagem e que não são reproduzidos quando repetidos. É possível que a dermatite crônica de longa evolução e testes positivos próximos uns aos outros induzam à hiperreatividade da pele com testes falsos-positivos.

Existem estudos abordando testes *in vitro* para diagnose de dermatite de contato alérgica, porém, até hoje, não existem resultados concretos e padronização que permita sua utilização na prática clínica.

- **Teste de transformação blástica dos linfócitos**: se baseia na propriedade dos linfócitos sensibilizados, que, em contato com o antígeno, liberam citocinas que promovem a proliferação destas células.
- **Teste de inibição da migração de macrófagos**: cujo substrato é a propriedade dos linfócitos sensibilizados em contato com o antígeno que liberam um fator solúvel que inibe a migração de monócitos e macrófagos.
- **Teste de ativação pró-coagulante dos leucócitos**: é função da liberação, pelos leucócitos estimulados pelo antígeno, de substâncias que ativam a cascata intrínseca da coagulação. Apesar desses estudos, até hoje o diagnóstico de dermatite de contato alérgica depende dos testes de contato.

Seleção dos testes e quadros clínicos de dermatites contato

De acordo com a história clínica e a localização da dermatite, podem ser feitos os testes de contato. Pode-se empregar os produtos da mesma maneira pela qual são usados pelo doente. Analisando-se a frequência das dermatites eczematosas de contato, são considerados cinco grupos principais:

1. Dermatites por cosméticos, que se situam com maior frequência na face.
2. Dermatites por agentes ocupacionais, localizadas principalmente nas mãos, no antebraço (dorso) e em áreas expostas.
3. Dermatites por calçados, atingindo particularmente a região dorsal dos pés.
4. Dermatites por medicamentos, produzidas por medicamentos e veículos usados topicamente.
5. Dermatites por contatantes diversos.

Dermatites por cosméticos

Nesse grupo, os testes podem ser feitos com os produtos assim como eles são encontrados. Observa-se que essas dermatites podem ser causadas por irritante primário ou por sensibilização. Devem ser testados todos os produtos usados, como esmalte de unha, cremes diversos, perfumes, águas de colônia, batons, antissudorais, depilatórios, desodorantes, sombras, tintas de cabelos, laquê, bronzeadores e outros, considerando-se os informes da **TABELA 15.1**.

Dermatites por agentes ocupacionais

Nesse grupo, são comuns as dermatites das donas de casa, causadas, geralmente, por irritantes primários, como sabões e detergentes. Podem ser feitos testes para investigar a presença de sensibilização usando-se os sabões diluídos a 2% em água ou detergentes, a 1% em água. Desinfetantes de uso doméstico atuam também por irritação primária – pode ser testado um mecanismo de sensibilização diluindo-os em água a 1% como, por exemplo, o lisol e a creolina. Produtos à base de formol agem por irritação ou sensibilização, e o teste pode ser feito como especificado na **TABELA 15.2**. Causas frequentes de dermatites ocupacionais, como irritantes ou sensibilizantes, são os óleos lubrificantes, a benzina e a gasolina, que podem ser testados diluídos a 50% em óleo de oliva. Inúmeros outros produtos de contato ocupacional podem ser testados, encontrando-se informes sobre a concentração e os veículos em textos especializados. Alguns dos mais frequentes são enumerados no **QUADRO 15.1** e outros informes encontram-se no Capítulo 90.

Dermatites por calçados

São produzidas pelas substâncias usadas na fabricação dos sapatos, como colas, couros e substâncias usadas no preparo do couro, como bicromato de potássio, e também por materiais empregados nos calçados, como plástico, acrílico, borracha, náilon e outros. Essa dermatite deve ser distinguida das dermatofitoses. Estas atingem, em regra, a região plantar, enquanto a dermatite de contato localiza-se no dorso dos pés ou nas bordas, particularmente nas áreas de maior pressão do calçado. É sempre conveniente excluir dermatofitose por exame direto para fungo após clarificação pela potassa. O mecanismo pode ser por irritante primário ou por sensibilização. Os testes podem ser feitos usando materiais dos próprios calçados ou com os componentes mais comuns, enumerados na **TABELA 15.2**.

Dermatites por medicamentos

Constituem, provavelmente, o quadro mais frequente de dermatite de contato por sensibilização. A lista é bastante extensa, compreendendo, entre outros:

- Anti-histamínicos, como a prometazina, que é um potente fotossensibilizador.
- Anestésicos locais, como procaína, benzocaína, butesina e similares, que provocam reações cruzadas com parafenilenodiamina (corante usado em tecidos e tinturas de cabelos) **(TABELA 15.2)**, com ácido paraminobenzoico (usado em cremes protetores antissolares – **TABELA 15.2**) e com azocorantes (existentes em medicamentos e alimentos corados).
- Antibióticos, como bacitracina, cloranfenicol, estreptomicina, gentamicina, neomicina, penicilina, tetraciclinas e tirotricina.
- Antissépticos e quimioterápicos, como furacin, mercuriais (mercúrio-cromo, timerosal – que constituía anteriormente o princípio ativo do mertiolate, hoje substituído pela clorexidina, Metafen®), sulfamídicos e derivados halogenados de hidroquinoleínas (iodocloroquinoleínas).
- Veículos empregados, como polietilenoglicóis, lanolina, vaselina; e preservativos, como metil ou propilparabeno, podem, ocasionalmente, ter ação sensibilizante.
- As dermatites por medicamentos são as mais frequentes, porque outros mecanismos intervêm na sua gênese, como a fotossensibilização e as reações cruzadas já expostas. Os testes de contato podem ser feitos com os produtos como eles são encontrados, eventualmente testando-se os componentes, como enumerados nas **TABELAS 15.2 e 15.3**.

Dermatites provocadas por plantas

As dermatites de contato provocadas por plantas podem ocorrer por mecanismo alérgico, irritativo ou fototóxico.

Dermatites de contato provocadas por plantas por mecanismo alérgico (sensibilização)

Sensibilização por dialildissulfeto: ocorre pela manipulação de plantas da família das aliáceas, como o alho (*Allium sativum*), a cebola (*Allium cepa*) e a cebolinha (*Allium schoenoprasum*). Essas plantas, muito utilizadas na cozinha, têm grande capacidade de irritação na pele, mas em pessoas sensibilizadas aos dialildissulfetos, o contato constante com pequenas quantidades provoca quadros de eczema, o que exige que o paciente utilize proteção com luvas para a sua manipulação.

Sensibilização pelo cardanol e pelo cardol: respectivamente, um monofenol e um bifenol com 15 carbonos, são os sensibilizantes presentes na casca da castanha-de-caju, provocando quadros graves em trabalhadores da indústria do caju.

Também, neste caso, o caju pode causar irritações na pele em virtude da presença de ácido anacárdico, o que explica o uso popular do óleo da castanha-de-caju, fruto do cajueiro (*Anacardium occidentale*), como irritante no tratamento de alopecia areata e verruga vulgar.

Sensibilização por outros fenóis de cadeia longa: potentes sensibilizantes encontrados em árvores da família das Anacardiáceas, cujos representantes incluem, além dos cajueiros, as aroeiras-bravas (*Lithraea molleoides*) e as mangueiras (*Mangifera indica*).

No caso da aroeira-brava (*Lithraea molleoides*), esses fenóis semelhantes ao urushiol são liberados pela árvore por meio de partículas que, dispersas no ar, atingem os indivíduos sensibilizados, provocando eczemas nas áreas expostas, que se assemelham a quadros de fotodermatoses **(FIGURA 15.14)**. Segundo algumas versões populares, a "aroerite" que surge em indivíduos sensibilizados ao urushiol ocorre até mesmo por dormir na sombra da aroeira-brava, e seu tratamento deve ser feito com banhos com a aroeira-mansa (*Schinus terebinthifolius*), também conhecida como aroeira-pimenteira, por produzir a pimenta rosa. Evidentemente, os quadros causados por alergia à aroeira devem ser tratados convencionalmente como um eczema por qualquer outra causa.

Já no caso da mangueira, o sensibilizante, fenol de cadeia longa, é conhecido como mangol e está presente nas suas folhas, nos seus talos e na casca da manga.

Os toxicodendros, por meio do urushiol, provocam quadros de dermatite de contato por sensibilização na América do Norte e têm várias espécies: *Toxicodendron radicans* (hera-venenosa), *Toxicodendron diversilobum* (carvalho-venenoso) e *Toxicodendron vernix* (sumagre-venenoso).

A árvore de **Ginkgo biloba** (Ginkgoaceae) e a **grevílea robusta** (proteácea) produzem fenóis de cadeia longa, respectivamente o ácido de ginkgo e o 5-tridecil resorcinol, muito semelhantes ao urushiol, o que poderia explicar eventuais reações cruzadas entre esses sensibilizantes.

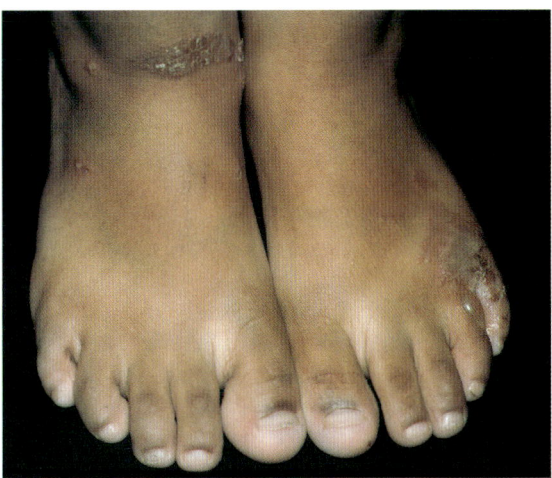

FIGURA 15.14 – Dermatite de contato por plantas. Eczema agudo em áreas irregulares, como se o corpo tivesse "esbarrado" na planta.

Sensibilização por sesquiterpenolactonas: substâncias encontradas em plantas da família das asteráceas (compostas) e em plantas da família das lauriáceas (louro), das hepáticas (frulânia) e das magnoliáceas (magnólia). Entre as asteráceas, destacam-se as margaridas, os crisântemos, a camomila, a arnica, a ambrósia, a losna-branca, a alcachofra, o picão, as dálias; além da alface, da chicória, do dente-de-leão e algumas ervas daninhas.

Sensibilização por ácido D-úsnico: substância produzida por fungos e algas que ocorrem em árvores e pedras de regiões úmidas. Apesar de seu baixo poder sensibilizante, pode causar quadros eczematosos importantes em pessoas alérgicas.

Sensibilização por quinonas: substâncias encontradas em algumas orquídeas e na prímula podem causar quadros eczematosos em pessoas que manipulam essas plantas, como floristas e donas de casa. Na prímula, essa quinona conhecida como primina está presente nos tricomas encontrados nas folhas, nas hastes e nos cálices das flores, e ao ser levada à face e a outros locais, pode provocar quadros eczematosos com vesículas dispostas linearmente, particularmente nos antebraços. É curioso o fato de que ouriços-do-mar têm em seus espinhos substância semelhante à primina, o que pode ocasionar quadros alérgicos em pessoas sensibilizadas à primina após contato com os organismos. No caso das orquídeas, os alérgenos descritos são a ciprepedina e o 2,6-dimetoxi-1,4-benzoquinona, além de outras substâncias derivadas da quinona.

Sensibilização por lactonas e glucosídeos: tanto as tulipalinas A e B (lactonas) como os tuliposídeos A e B (glucosídeos) presentes nos bulbos das tulipas da família das liliáceas podem sensibilizar jardineiros, floristas e cultivadores de tulipas, afetando principalmente as polpas digitais. As plantas da família das alstromeráceas, cultivadas pela beleza das suas flores, contêm tulipalina A, que explica casos de alergia chamada "dedos de tulipa", por manipulação dessas flores, e casos de dermatite em áreas expostas por aerodispersão dessa substância sensibilizante.

Sensibilização por substâncias do látex bálsamo-do-peru extraído do *Myroxylon pereirae*, da família das fabáceas: os alérgenos descritos no bálsamo-do-peru são o ácido, o álcool e o aldeído benzoico, benzilbenzoato, benzilcinamato, álcool coniferílico, benzoato coniferílico, cumarina, eugenol, isoeugenol, colofônia, limoneno, éster p-hidroxibenzoico, álcool, aldeído e ácido da canela. Desses, o mais importante é o aldeído da canela, que também pode ser obtido da árvore da canela (*Cinnamomum zeylanicum*) e é comumente usado como aromatizante em produtos medicamentosos e cosméticos tópicos e em vários alimentos. Os indivíduos alérgicos ao bálsamo-do-peru, que faz parte da série padrão dos testes de contato utilizada no Brasil, podem ter reações cruzadas com resinas de outros vegetais ou árvores e, por consequência, com o própolis, cujo alérgeno principal é o éster 1,1-dimetilalílico de ácido cafeínico, ou seja, o éster 3,4-dihidróxi do ácido da canela, que é simplesmente extraído pelas abelhas de árvores resiníferas, como o álamo e outras.

Dermatites de contato provocadas por plantas por mecanismo irritativo

As substâncias causadoras de dermatite de contato por mecanismo irritativo são cáusticas ou penetram na pele, provocando quadros inflamatórios.

A euforbina é uma seiva leitosa que existe em maior ou menor quantidade nos elementos das plantas pertencentes à família das euforbiáceas. Pertencem a essa família a *Euphorbia milii* (coroa-de-cristo), a *Euphorbia pulcherrima* (bico-de-papagaio), a *Euphorbia tirucalli* (avelós), a *Euphorbia cutinoides* (assacuí) e a *Euphorbia cyparissias* (erva-de-verruga). A euforbina é formada por ésteres de diterpenos e forbol e é eliminada após pequenos traumas na manipulação das plantas. Provoca irritação na pela, levando a quadros eczematosos agudos vesiculares. Essa seiva leitosa é utilizada pelo povo em tratamento alternativo de verrugas virais. O avelós é usado como cerca viva para afastar animais.

Ráfides ou pequenas agulhas (formadas por oxalato de cálcio e envoltas em substância mucilaginosa) estão presentes em plantas da família das aráceas, como a comigo-ninguém-pode (*Dieffenbachia picta*), que, quando maceradas, desprendem os cristais de oxalato de cálcio, produzindo irritações na pele; e, quando mastigadas pelos animais ou crianças, produzem edema das mucosas, incluindo a língua, sendo, por isso, conhecida como a planta da rouquidão.

Os oxalatos de cálcio sob formas de cristais também estão presentes nos bulbos dos narcisos (*Narcissus pseudonarcissus*), da família das amarilidáceas, e dos jacintos, da família das liliáceas, que geralmente provocam dermatite nas polpas digitais com fissuras e hiperqueratose que se estende à área subungueal. Esses quadros irritativos ocorrem em floristas, jardineiros e produtores dessas flores. Os cristais podem ser veiculados pelas roupas, provocando quadros de dermatites disseminadas por outras regiões do corpo. As bromeliáceas, como o abacaxi ou o ananás, também têm oxalato de cálcio que, em conjunto com a bromelina, enzima proteolítica, pode provocar estomatites, queilites e dermatites periorais. A agave (*Agave americana*), da família das agaváceas, muito usada para a fabricação de cordas e redes e para amarrar outras plantas forrageirras em ráfides – por conter oxalatos de cálcio – pode causar dermatites irritativas nas mãos de seus manipuladores.

A podofilina (*Podophyllum peltatum*), da família das Berberidáceas, pode provocar irritação nas mucosas e na pele em razão de sua composição de podofilotoxina e peltatina, sendo a podofilotoxina útil no tratamento de condilomas acuminados por sua atividade antimitótica.

Dermatites por contatantes diversos

Os dados fornecidos pela **TABELA 15.1**, **QUADRO 15.1** e os enumerados nas **TABELAS 15.2** e **15.3** fornecem dados que possibilitam, frequentemente, pistas elucidativas. Além dos componentes mais comuns, podem ser feitos testes usando-se componentes diretos como roupas, pós de madeiras (caviúna e aroeira) e outros contatantes. Inseticidas à base de DDT devem ser dissolvidos em acetona a 5%, efetuando-se testes descobertos.

TABELA 15.3 – Principais sensibilizantes

Antraquinona	
Definição	Corante amarelo.
Uso	Corantes amarelos, laxativos, repelentes de pássaros.
Reação cruzada	Parafenilenodiamina.
Bálsamo-do-peru	
Definição	Líquido viscoso, castanho-escuro, derivado de uma árvore (*Toluifera pereirae*). É um composto aromático utilizado em perfumes, flavorizantes e medicamentos. Tem atividades antifúngicas, antibacterianas e escabicidas. É o marcador de hipersensibilidade ao perfume.
Uso	Cosméticos, fragâncias, produtos infantis (talcos e óleos). Agentes flavorizantes (sorvetes, refrigerantes tipo cola, vinho, licores, massas de tortas e bolos). Medicamentos tópicos. Especiarias (cravo, canela, páprica, *chilli*, *chutney*). Cascas de laranja, limão e tangerina.
Reação cruzada	Colofônia, bálsamo-de-tolu, madeiras, terebintina, própolis, benjoim, ácido benzoico, ácido cinâmico, cumarínicos, eugenol, isoeugenol.
Benzocaína	
Definição	Substância química utilizada como anestésico local. Derivada do ácido benzoico e tem ação na inibição da despolarização e condução do impulso nervoso.
Uso	Medicamentos tópicos: queimadura solar, eczemas, calos, verrugas, antimicóticos, otalgia, medicamentos para realizar enemas, supositórios hemorroidários, colutórios, produtos para dor de dentes e dentição, *sprays* para dor de garganta, adstringentes. Outros medicamentos: pílulas para supressão do apetite, analgésicos. Anestésico local: butacaína, piruvato de butesin. Anestésico oftalmálmico: tetracaína. Anestésicos injetáveis: procaína (novacaína), tetracaína.
Reação cruzada	Procainamidas, sulfonamidas, hidroclortiazida, PABA, corantes (azocorantes e anilina), parafenilenodiamina, sulfas, parabenos, ésteres em alta concentração. Anestésicos alternativos para pacientes alérgicos à benzocaína: lidocaína (xilocaína), mevipacaína (carbocaína), bupivacaína (marcaína), prilocaína (citanest). Obs.: pode ocorrer fotossensibilização.
Bicromato de potássio	
Definição	Cromo é um metal lustroso, cinza, usado na manufatura do aço ou liga com níquel (aço inoxidável). É a causa mais comum de dermatite de contato alérgica ocupacional (particularmente em homens).
Uso	Cimento, tintura do couro, preservativo de madeira, metalurgia (ligas), fundição, fios elétricos, soldas, litografia e galvanização, cerâmica, indústria automobilística, manufatura de televisão, escritório (papel de fotocópias, tinta azul de carimbos), colas e adesivos (selos postais), cosméticos (sombra e rímel), tatuagem, revelação de fotos, preservativo de leite, tintas (verde, amarelo e alaranjado), cabeça de fósforos, explosivos (fogos de artifício), detergentes e branqueadores, ceras de chão, polidores de sapatos, substâncias anticorrosivas, bateria, impressão, pinos e parafusos ortopédicos, suturas (fios cromados), cigarros (cinzas).
Butilfenol-*p*-terciário	
Definição	Resina liberadora de formaldeído. Causa comum de dermatite de contato alérgica por sapatos.
Uso	Colas (para uso doméstico), cola para borracha e couro (pulseira de relógio, bolsas), cola para unhas, cola de cerâmica, adesivos, sapatos de couro e malas, cadarços, madeira compensada, caixas, ligações dentárias, reveladores de filmes, automóveis, óleo de motor, desinfetantes, desodorantes e inseticidas, tintas e papéis, joelheiras e braçadeiras, capas impermeáveis, isolantes.

(Continua)

TABELA 15.3 – Principais sensibilizantes (*Continuação*)

Carba-mix	
Definição	É a 1,3 difenilguanidina (DPG)/zinco dietilditiocarbamato (ZBC)/zinco dibutilditiocarbamato (ZDC). É um grupo de aceleradores da borracha.
Uso	Bandas elásticas em roupas, luvas (de uso caseiro e hospitalar), aparatos revestidos (couro, borracha), esponja de maquiagem, travesseiros e lençol (emborrachados), equipamentos médicos, próteses, preservativos e diafragmas, equipamentos de diálise, roupas de mergulho, pneus, brinquedos, produtos de borracha utilizados na indústria. Outros usos não relacionados com a borracha: desinfetantes, pesticidas, fungicidas e repelentes utilizados na agricultura, adesivos, sabões e xampus.
Reação cruzada	É comum relacionar com teste (+) ao Tiuram®.

Cloreto de cobalto	
Definição	Metal cinza pouco maleável usado em manufaturas de ligas e sais de cobalto (para colorir).
Uso	Corantes de tatuagem, pigmentos de corantes, corantes de cabelos/cosméticos, anilina violeta, tintas de impressão, tintas para quadros, corantes de vidros, cerâmicas e porcelanas, lápis de cera, antiperspirantes, esmaltes naturais e sintéticos, objetos esmaltados, adesivos, resinas, fertilizantes e aditivos, estabilizante da espuma da cerveja, joias, prótese articulares e dentárias, peças de maquinário, instrumentos, ferramentas e utensílios, fivelas, zíperes, botões, fechos, níquel (impureza), ligas metálicas, cimento.
Reação cruzada	+ Vitamina B12; + 80% dos indivíduos também são sensíveis ao níquel e ao cromato.

Colofônia	
Definição	Resina amarela e natural, obtida por destilação do pinho.
Uso	Papéis, colas e adesivos, fita isolante, tinturas de impressão, solventes, lubrificantes, óleos de corte, superfície de revestimento, verniz, ceras e polidores, graxa (sapatos), cimento dentário, cosméticos (máscaras, *blushes*, sombras, rímel e delineadores, batom, depiladores, sabonetes marrons), medicamentos tópicos (verrugas, curativos para feridas), resina de instrumentos de cordas, resina de sapatilhas de balé (para evitar escorregamento), plásticos, detergentes e desinfetantes (pinho), lustra-móveis, especiarias (páprica), goma de mascar, soldas, faixa elástica para atletas, jornal, plantas (crisântemo).

Etilenodiamina	
Definição	Líquido cáustico incolor e alcalino. Seu principal uso é dermatológico como estabilizante de cremes tópicos. Também é utilizado na indústria.
Uso	Cremes dermatológicos (nistatina), soluções oculares e nasais, preservativos e cosméticos, aminofilina (teofilina + etilenodiamina), anti-histamínicos, timerosal (mertiolate), anticoagulantes, fungicidas e inseticidas, preparações veterinárias, emulsificantes, piperazina, corantes, reveladores de cor, removedores de cera, solventes, graxas sintéticas, lubrificantes, resinas-epóxi, estabilizadores da borracha.
Reação cruzada	Difenildiamida (benadril), ciproeptadina (antibiótico).

Formaldeído	
Definição	Largo uso em produtos e no processo de reações químicas.
Uso	Cosméticos (xampus, antiperspirantes, endurecedores de unhas, loções de permanentes, sabonetes, base, sombras, perfumes, talcos), tinturas de cabelos, corantes de couro, fotografia, tecidos sintéticos, fixadores na patologia, soluções conservantes, borracha sintética, fertilizantes, plásticos e resinas, isolantes, fungicidas, inseticidas, adesivos e colas, papel (manufaturas), detergentes e desinfetantes, anticorrosivos, tintas, lacas e vernizes, polidores, vacinas, medicamentos (para verrugas), creme dental, manipulação de madeira.
Reação cruzada	Resinas liberadoras de formaldeído, quaternium-15, imidazolinidil eiaureia, DMDM hidantoína, resina arilsulfonamida.

(Continua)

TABELA 15.3 – Principais sensibilizantes (*Continuação*)

Hidroquinona	
Definição	Agente redutor antioxidante e despigmentante.
Uso	Materiais acrílicos, estabilizadores de plásticos, vernizes, manufatura da borracha, colas adesivas para borracha, coloração de peles, conservação de flores, agentes antimofo, antioxidantes (em alimentos de animais), agentes bacteriostáticos, cremes despigmentantes, tinturas de cabelos, conservantes de unhas, próteses dentárias, reveladores fotográficos, aditivos para motor, componentes de tintas.

Irgasam	
Definição	Preservativo e desinfetante.
Uso	Sabões e antissépticos (assepsia em cirurgia), cosméticos (xampus), desodorantes e antiperspirantes, talcos e *sprays* para pés, aditivos para banho, produtos para lavanderia, detergentes.

Kathon CG	
Definição	Corresponde a uma mistura de duas isotiazolinonas: cloroisotiazolinona e metilisotiazolinona.
Uso	Cosméticos em geral (xampus, espuma de banho, gel para corpo e cabelo, lenço umedecido), radiografias, medicamentos, ataduras, colas e adesivos, enchimentos (látex), máscaras, detergentes, amaciantes, conservantes, polidores, tintas e pigmentos.

Lanolina	
Definição	Unguento natural obtido do sebo do carneiro.
Uso	Cosméticos – cremes, loções e unguentos – óleo de banho, óleo de bebê, delineador, batom, *blush*, laquê, xampu, filtro solar, loção bronzeadora, medicamentos tópicos (supositórios, corticoides), polidores de mobília, cera, couro, tecidos, casacos de peles, papéis, tintas, óleos de corte, prevenção de corrosão de metais. Obs.: a lanolina é produto natural com vários componentes alergênicos e é utilizada em diversos preparados. O *patch test* pode resultar negativo por não corresponder ao preparado utilizado pelo paciente. É interessante que se use para teste o componente alergênico contido no preparado utilizado pelo paciente.
Reação cruzada	Cosméticos com álcool cetílico, cera Lanette®.

Mercaptobenzotiazol (MBT)	
Definição	Utilizado como acelerador da borracha (para ter elasticidade). Um dos 5 componentes químicos da borracha. Um dos alérgenos causadores de dermatite de contato mais comuns.
Uso	Sapatos de borracha, sola de sapatos de couro, luvas, esponjas de maquiagem, borracha das vestimentas, bandas elásticas, roupas de mergulho, travesseiros, equipamentos médicos, próteses, preservativos, diafragma, equipamento de diálise, pneus, tubos, brinquedos. Outros usos não relacionados com a borracha: óleo de corte, óleo solúvel, graxas, adesivos e cimento, detergentes, produtos veterinários (para pulgas e carrapatos), revelação de filmes fotográficos, agentes anticorrosivos, fungicidas, inseticidas, tintas, agentes anticoagulantes.

Neomicina	
Definição	Aminoglicosídeo muito utilizado topicamente.
Uso	Desodorantes, sabonetes, cosméticos, alimentos de animais, cremes antibióticos para pele, ouvidos e óleos (talcos e gotas), soluções para preparo de colo (pré-cirúrgico).
Reação cruzada	(Grupo neosamida) Gentamicina, kanamicina, estreptomicina, espectinomicina, tobramicina, paromomicina, butirozim, bacitracina, amicacina, outros aminoglicosídeos. Obs.: é frequente sua combinação com outros antibacterianos, antifúngicos e corticoides.

(*Continua*)

TABELA 15.3 – Principais sensibilizantes (*Continuação*)

Nitrofurazona

Definição	Antibiótico tópico.
Uso	Medicamentos tópicos (cremes, pomadas e talcos), antissépticos bucais, medicamentos de uso veterinário, alimentos de animais.

Parabenos

Definição	Corresponde à associação de metil, etil, propil e butil parabenos. Utilizado como preservativo em cosméticos, alimentos e medicamentos.
Uso	Cosméticos, alimentos (maionese, molhos para salada e tempero, mostarda, produtos congelados, peixes marinhos e vegetais industrializados), medicamentos tópicos e sistêmicos, na indústria de óleos, gorduras, gomas, polidores de sapatos e tecidos.

Parafenilenodiamina

Definição	Amina aromática utilizada como corante, principalmente em tintura de cabelos.
Uso	Cosméticos de coloração escura (tinta de cabelo permanente), corantes em couro (raros), antioxidante ou acelerador na indústria de borracha ou plástico, resina-epóxi (endurecedor), fotocópias, óleos, graxas e gasolina, revelador de filme fotográfico, almofada de carimbo.
Reação cruzada	Sulfas, sulfanilureia (medicamentos antidiabéticos), benzocaína (anestésicos), fotoprotetores à base da PABA, paratoluenodiamina, procaína, parabenos, borracha preta, ácido paraminosalicílico (para TBC).

Perfume-Mix

Definição	Contém: álcool cinâmico, aldeído cinâmico, eugenol, isoeugenol, geraniol, hidroxicitronela.
Uso	Condimentos, cosméticos em geral, óleos de essências (canela, jacinto, etc.). Fotossensibilizante.

PPD-mix

Definição	É utilizado como antioxidante na produção da borracha (principalmente borracha preta).
Uso	Manufatura de borracha primária, pneus, botas e luvas pretas de borracha, solas de sapatos, tubos e vedações, instrumentos de sopro, separador de cartas, enchimento de almofadas, fones de ouvido, cacetete, bola de *squash*, equipamento de windsurfe, máscaras, roupas íntimas (elástico), curvador de cílios, gasolina.

Prometazina

Definição	É um anti-histamínico e antiemético.
Uso	Medicamentos tópicos, loções e cremes comerciais para queimaduras de sol, outros medicamentos (xaropes antitussígenos, antieméticos).
Reação cruzada	Etilenodiamina e compostos do grupo para fenotiazinas, clorpromazinas. Fotossensibilizante.

Propilenoglicol

Definição	Utilizado como solvente e umectante, queratolítico, preservativo. Apresenta também atividade antibacteriana.
Uso	Cosméticos, medicamentos tópicos e injetáveis (geleias lubrificantes, gel para ECG), anticongelantes, alimentos (flavorizantes), produtos de limpeza, resinas e vernizes.

Quaternium-15

Definição	Preservativo de largo espectro (é o 7º mais frequentemente utilizado nas fórmulas cosméticas). Tem atividade contra bactérias (pseudomonas) e fungos. Sinônimo: Dowicil 200™.
Uso	Cosméticos (cremes, sabões, xampus, loções), medicamentos tópicos, polidores, ceras, cimento de junção (utilizado por dentistas), fluidos utilizados em metalurgia, materiais de construção, papéis, adesivos, tintas aquosas e látex.
Reação cruzada	Formol (por ser enzima liberadora de formaldeído).

(Continua)

TABELA 15.3 – Principais sensibilizantes (*Continuação*)

Quinolina-mix	
Uso	Antissépticos em geral (urinários, cirúrgicos), antifúngicos, sabões, compostos contendo mercúrio, liberadores de formaldeído. Sinônimo: viofórmio.
Resina-epóxi	
Definição	Utilizada como resina plástica de uso industrial. A sensibilização ocorre principalmente por seu composto monômero.
Uso	Adesivos e colas (de uso industrial e doméstico), cola dentária, laminados, tintas em geral, produtos de polivinil, plastificação, armação de óculos, luvas de vinil, sacolas e coleiras de plásticos, superfícies de revestimento, transformadores e capacitores, instalação elétrica, produtos para polimento.
Níquel	
Definição	Metal branco-prateado resistente à corrosão. É um dos sensibilizantes mais comuns, principalmente em mulheres.
Uso	Bijuterias, relógios e armação de óculos, acessórios de roupas (zíper, botões), moedas, chaves, metais em mobílias, objetos niquelados e prateados (ligas), lâminas de barbear, ferramentas, utensílios e instrumentos, óleo de corte, gordura hidrogenada, baterias, placas ortopédicas.
Terebintina	
Definição	É um óleo volátil obtido de espécies de Pinus.
Uso	Resinas sintéticas, resinas de pinho, polidores de móveis, limpadores de metais, solventes de graxa, óleos, tintas adesivas, veículo de tintas, inseticidas, sabonetes e óleo de banho, rubefacientes.
Reação cruzada	Crisântemo, colofônia e bálsamo de pinho.
Timerosal	
Definição	Utilizado como preservativo, antisséptico.
Uso	Cosméticos, medicamentos tópicos e sistêmicos (tintura de mertiolate, soluções para lente de contato, colírios), vacinas, antitoxinas, teste tuberculínico, antissépticos.
Reação cruzada	Piroxicam.
Tiuram-mix	
Definição	É composto por 4 substâncias: TMTD – tetrametil tiuram dissulfito; PTD – dipentametil N tiuram; TMTM – tetrametil tiuram monossulfito (Antabuse®); e TEDT – tetraetil tiuram dissulfito.
Uso	Luvas (de uso caseiro, trabalho e hospital), sapatos de borracha (tênis), sapatos de couro (adesivos e colas), esponja para maquiar e outras, roupas de borracha (neoprene), peças íntimas (elástico), travesseiros, preservativos e diafragmas, equipamentos médicos; equipamento de diálise renal, brinquedos, pneus, balões. Outros materiais não relacionados com a borracha: desinfetantes, repelentes, fungicidas, escabicidas, inseticidas utilizados na agricultura, adesivos, sabonetes e xampus, Antabuse®, tintas, óleo solúvel.

Outras técnicas de testes de contato

Teste provocativo de uso: utilizado para confirmar a presença de substância sensibilizante, em geral para cosméticos. O produto é aplicado na dobra cubital, duas vezes/dia, durante uma semana. A presença de reação positiva confirma dermatite de contato alérgica desencadeada pela substância positiva no teste epicutâneo e presente no produto utilizado.

Teste aberto: utilizado para materiais irritantes no teste fechado. O material é aplicado sobre a pele normal (geralmente região retroauricular) duas vezes/dia, durante dois dias.

Fototeste de contato: para substâncias fotossensibilizantes. A técnica é a mesma do teste fechado, diferenciando-se deste somente porque as substâncias são aplicadas em ambos os lados do dorso e, após 48 horas, os testes são retirados e é realizada a primeira leitura. A seguir, um dos lados é coberto e o outro lado é irradiado com ultravioleta A. A segunda leitura é realizada após 24 horas, comparando-se os resultados entre o local irradiado e o não irradiado.

Tratamento

O principal tratamento de dermatite de contato é evitar o contato com o agente causal. Quanto maior a habilidade do médico em auxiliar o paciente a encontrar o agente da sua dermatose, mais rápida será a resolução do quadro clínico.

Na dermatite de contato por irritante primário absoluto, imediatamente após a retirada da substância irritante, o processo de cura tem início. Na dermatite de contato por irritante primário relativo, o controle do quadro clínico é mais lento, porque vários agentes mantêm o processo, como o contínuo contato com a água, sabões e detergentes, principalmente nos casos de dermatite de contato em mãos.

A dermatite de contato alérgica tem os testes de contato como método complementar para se determinar o seu agente etiológico. Às vezes, é difícil para o paciente relacionar sua dermatose com alguns materiais ou produtos de uso habitual, como cosméticos, bijuterias e medicamentos tópicos.

Além da orientação para evitar o contato com as substâncias responsáveis pela dermatose, o tratamento da dermatite de contato deve ser orientado em relação à fase do quadro eczematoso: agudo, subagudo e crônico. No eczema agudo, utilizam-se compressas úmidas com água boricada, solução de Burow ou água de Alibour 1/10 ou 1/20, com a função de adstringência.

Associam-se medicamentos que atuam na reação inflamatória. Existem similaridades na reação inflamatória tanto da dermatite de contato irritativa como da dermatite de contato alérgica. As diferenças estão localizadas principalmente no local do dano inicial provocado pela substância responsável pelo quadro clínico, levando à liberação de mediadores da inflamação comuns em ambos os tipos de dermatite de contato.

Os principais medicamentos atuantes na inflamação da dermatite de contato são: corticoides, metotrexato, fototerapia, ciclosporina, pimecrolimo e tacrolimo.

Corticoides

Várias moléculas de corticoides já foram sintetizadas, variando de acordo com sua potência de ação. A efetividade anti-inflamatória dos corticoides via tópica é medida por meio de sua capacidade vasoconstritora. Quanto maior a vasoconstrição desencadeada por um corticoide tópico, maior a sua potência anti-inflamatória e atrofiante.

Os corticoides são os principais anti-inflamatórios utilizados para os casos de dermatite de contato com pouco tempo de evolução, sendo responsáveis pela diminuição do número de células de Langerhans e pela diminuição da produção de interleucina-1 (IL-1), interferon-γ (INF-γ) e interleucina-2 (IL-2).

Seu uso por curto período de tempo favorece o controle da dermatite de contato, porque seu efeito anti-inflamatório é maior que o antiproliferativo. Podem ser utilizados por via tópica, nos casos leves e moderados.

Na fase aguda do eczema, são utilizados em forma de cremes.

Associa-se corticoide por via sistêmica nos casos graves. A dose por via sistêmica corresponde ao equivalente de prednisona a 1 mg/kg/dia, com doses decrescentes, a partir do controle do quadro clínico.

No eczema subagudo, são indicados cremes de corticoides. Corticoides sistêmicos são administrados apenas nos casos extensos.

No eczema crônico, a preferência é pelos corticoides em forma de pomada ou unguento. Nesses casos, não se pode deixar de considerar os efeitos adversos desses medicamentos, utilizados por período prolongado. Entre os efeitos a serem considerados, salienta-se seu efeito antiproliferativo induzindo à atrofia de pele, a indução de telangiectasias e sua ação sistêmica sobre o eixo hipotálamo-hipofisário-adrenal.

Na dermatite de contato de longa duração, outros medicamentos imunomoduladores podem ser empregados, evitando-se, assim, os efeitos colaterais pelo uso crônico dos corticoides.

Pimecrolimo

Pimecrolimo é derivado da ascomicina, uma substância proveniente do fungo *Streptomyces hygroscopicus*, variedade *ascomycetes*, com atividade anti-inflamatória.

Trabalhos na literatura sobre sua utilização tópica no tratamento da DA e do eczema crônico de mãos demonstraram bons resultados; sendo assim, é um novo medicamento que poderá substituir os corticoides, principalmente nos casos de eczema crônico, pois seu uso prolongado não leva à atrofia de pele, como no caso dos corticoides tópicos, e seus efeitos colaterais são mínimos.

A ativação de linfócitos T se inicia quando ligantes estimuladores das células apresentadoras de antígenos (células de Langerhans) interagem com receptores de células T. Esse fato aumenta os níveis de cálcio livre dentro da célula, que se liga à calmodulina, ativando a calcineurina. A calcineurina leva à liberação de fator ativador de células T (NF-AT), responsável pela liberação de citocinas.

Pimecrolimo é um inibidor seletivo da citocinas inflamatórias. Age ligando-se à macrofilina no núcleo do linfócito T, inibindo a liberação de calcineurina. Sem calcineurina, não ocorre a ativação do fator ativador de células T (NF-AT), promotor da liberação de citocinas, principalmente interleucina-1 (IL-1), interferon-γ (INF-γ), interleucina-4 (IL-4) e interleucina-10 (IL-10).

Assim, pimecrolimo inibe a ação do linfócito Th1, atuando sobre IL-2 e INF-γ, e também a do linfócito Th2, inibindo a liberação de IL-4 e IL-10.

Atua também na produção de fator de necrose tumoral-α (TNF-α) e na produção e liberação de substâncias pró-inflamatórias, como a histamina.

Na dermatite de contato, pimecrolimo está indicado no tratamento de dermatites crônicas, como eczema de mãos, e em dermatites localizadas em áreas mais suscetíveis aos efeitos colaterais dos corticoides, como face, dobras e região genital.

Tacrolimo

O tacrolimo é um imunomodulador derivado do fungo *Streptomyces tsukubaensis*, representando uma nova classe de macrolídeos imunossupresores. Por via tópica de administração, atua em várias dermatoses inflamatórias e não apresenta os efeitos colaterais dos corticoides, principalmente a atrofia da pele.

O mecanismo de ação do tacrolimo é semelhante ao do pimecrolimo, atuando no núcleo do linfócito T, na liberação de calcineurina.

O tacrolimo une-se a uma imunofilina distinta, FKBP12. O complexo FKBP12-tacrolimo inibe diretamente a calcineurina, impedindo a desfosforilação do fator de transcrição NFAT e, consequentemente, inibindo a liberação da interleucina-2, responsável pela ativação dos linfócitos T.

Por ser uma molécula de baixo peso molecular e com características hidrofílicas, essa substância tem uma maior permeabilidade pelas estruturas da pele, o que lhe confere maior efetividade (relacionada em alguns trabalhos), bem como maior número de efeitos sistêmicos pelo seu uso tópico, quando comparado ao uso do pimecrolimo.

Ciclosporina

A ciclosporina foi o primeiro imunomodulador da classe dos inibidores da calcineurina. Isolada do fungo *Tolypocladium inflatum*, em 1970, seus efeitos imunossupressores foram descobertos em 1976. Tacrolimo e pimecrolimo correspondem a uma sequência dos estudos realizados com a ciclosporina e derivados.

Em relação a outras classes de imunossupressores, essa substância tem a vantagem de não ser mielotóxica e, seletivamente, afetar as células T, com poucos efeitos sobre outras células do sistema imune. Assim, os riscos de infecção e malignidade são menores, quando comparados a outros fármacos. No entanto, a ciclosporina é nefrotóxica, e sua segurança a longo prazo ainda não está estabelecida.

Esse medicamento é metabolizado no fígado via citocromo P-450 3A4 com excreção biliar. É uma molécula de alto peso molecular, por isso seu uso tópico tem pouca eficácia, por apresentar dificuldade em absorção epidérmica.

Ciclosporina está indicada em eczemas crônicos de difícil controle. A dose recomendada para o tratamento do eczema crônico é de 2 a 3 mg/kg/dia via oral (VO), por um tempo mínimo de 6 a 8 semanas para controle do quadro clínico.

Levando-se em conta os riscos e benefícios do uso do medicamento, a ciclosporina tem indicação apenas em casos em que não há outra opção terapêutica.

Metotrexato

Metotrexato é um agente antimetabólico. Em baixas doses, leva à diminuição das células mononucleares, da ação da interleucina-2 (IL-2) e da atividade das células de Langerhans.

O metotrexato é um análogo sintético do ácido fólico. Atua competindo com um sistema enzimático, inibindo a formação de folatos, primordiais para a síntese de RNA e DNA. Assim, atua como imunossupressor, diminuindo a população de células inflamatórias, bem como certos mediadores da inflamação.

O uso desse medicamento está indicado em casos de eczemas crônicos de contato com tendência à generalização do eczema. Inicia-se o tratamento com a dose recomendada de 15 mg/semana, VO, até o controle da dermatose.

Exames para controle das funções hepática e renal devem ser solicitados antes e durante a terapêutica.

Fototerapia

A ação imunossupressora e anti-inflamatória da fototerapia contribui para o controle do eczema crônico. Realiza-se PUVA ou UVB. A escolha do tipo de fototerapia está de acordo com a intensidade da reação inflamatória.

As fases de indução e elicitação da dermatite de contato alérgica podem ser bloqueadas pela fototerapia por vários mecanismos. O número de células de Langerhans HLA-DR positivas diminui significativamente. Células não Langerhans também são inibidas. A hiperplasia epidérmica é induzida, o que contribui para a inibição da ligação do antígeno às células de Langerhans.

PUVA sistêmico está indicado em casos intensos de eczema de contato. Aponta-se como uma alternativa aos corticoides para o tratamento dos casos graves.

Em pacientes corticodependentes, indica-se PUVA para diminuição progressiva e retirada do corticoide sistêmico.

A dose recomendada de psoralênico é de 0,4 a 0,6 mg/kg/dose de 8-metoxi-psoralem, uma a duas horas antes da sessão de fototerapia. A quantidade inicial de UVA é de 0,5 a 1,0 J/cm^2, de acordo com o tipo de pele do paciente. O aumento da dose se faz de modo progressivo. O número de sessões varia de duas a três por semana, de acordo com a gravidade do quadro clínico.

Para o PUVA tópico, utiliza-se, como psoralênico, o trissoralem tópico de 0,5 a 1%, diluído em álcool ou loção Lanette®, aplicado 30 minutos antes da sessão de luz. Inicia-se com 0,12 a 0,5 J/cm^2 de UVA, com duas sessões/semana.

Para UVB, a dose inicial é de 70% da dose eritematosa mínima do paciente, que, em geral, corresponde a 30 a 50 mJ/cm^2, realizando duas sessões/semana.

DERMATITES DE CONTATO NÃO ECZEMATOSAS

A dermatite eczematosa de contato é a forma mais comum de resposta da pele às substâncias irritantes ou sensibilizantes; porém, há outros aspectos clínicos de dermatite de contato não eczematosas, referidos nos respectivos capítulos e, a seguir, enumerados.

Dermatite de contato tipo eritema polimorfo: caracterizada por lesões tipo eritema polimorfo que se disseminam além da área de contato com o agente causal. Às vezes, são acompanhadas de lesões de vasculite. O mecanismo admitido para esse tipo de reação envolve reações de hipersensibilidade por imunocomplexos e de hipersensibilidade tipo tardia. São desencadeadas pelo contato com plantas (prímula, hera), com algumas madeiras (caviúna, jacarandá), com compostos químicos (formaldeído, resina-epóxi), com medicamentos (etilenodiamina, neomicina, sulfonamidas) e também pelo contato com corantes de tecidos, derivados da borracha e parafenilenodiamina de tinturas para cabelos.

Dermatite de contato purpúrica: o quadro se apresenta sob a forma de lesões purpúricas desencadeadas pelo contato com agentes oxidantes utilizados na indústria da borracha (isopropil-N-fenil-parafenilenodiamina), branqueadores de roupas (FIGURAS 15.15), corantes e resinas de tecidos, medicamentos (quinidina), cobalto, parafenilenodiamina, derivados da borracha e bálsamo-do-peru.

Dermatite de contato hipercromiante: lesão hipercrômica desencadeada pelo contato principalmente com perfumes, corantes e branqueadores de sabão em pó, azocorantes e outros corantes de tecidos, ácido rinoleico de batons e clorotalonil, fungicida utilizado em lavouras e como conservante de madeiras.

Dermatite de contato hipocromiante: ocorre hipocromia desencadeada principalmente pelo contato com compostos fenólicos, derivados da hidroquinona e alguns componentes da borracha, resina-epóxi, metacrilato e perfumes. O mecanismo de despigmentação pode ser por destruição pós-inflamatória de melanócitos ou ação melanocitotóxica das substâncias envolvidas (FIGURA 15.16).

Dermatite de contato liquenoide: aparecimento de lesões liquenoides desencadeadas pelo contato com produtos químicos encontrados em reveladores fotográficos, metais (como níquel e cobre), resinas-epóxi, parafenilenodiamina e, na mucosa oral, podem ocorrer lesões em decorrência do contato com materiais dentários, metais de amálgamas e substâncias derivadas de hortelã e canela.

Urticária de contato: ocorre a presença de lesões urticariformes, surgindo após o contato do alérgeno com a pele ou as mucosas, em minutos ou horas. Dois mecanismos podem estar envolvidos:

1. Imunológico, com a formação de anticorpos do tipo IgE, no primeiro contato com a substâncias. Nas exposições subsequentes, esses anticorpos aderem-se à parede dos mastócitos, levando à sua degranulação e consequente liberação de histamina, apenas no local do contato com a substância. A manifestação clínica é de uma urtica no local de contato. Os agentes mais frequentes são os alimentos (manga, tomate, kiwi, berinjela, frutos do mar) e o látex.
2. Não imunológico, no qual a reação ocorre pela capacidade que a substância, em contato com a pele, tem para promover a liberação direta de histamina pelos mastócitos.

Dermatites linfomatoides: são erupções em pápulas e placas infiltradas que simulam clinicamente lesões linfomatosas e histopatologicamente são sugestivas de micose fungoide. São provocadas por ouro em brincos, mas também fósforos, resinas formaldeídicas, parafenilenodiamina, amálgamas dentárias e níquel.

Dermatites granulomatosas: certos metais podem provocar reações não alérgicas de caráter granulomatoso, como o zircônio, o alumínio usado como adjuvante em vacinas injetáveis, ouro e paládio de brincos e corantes empregados em tatuagens. Também existem reações granulomatosas por ouro e materiais de uso odontológico.

Onicólise: pode ser produzida por substâncias usadas por cabeleireiros, por sensibilização por acrilatos, por material de unhas postiças, podendo acompanhar-se de distrofias ungueais.

DERMATITE DE FRALDAS

Localiza-se na área das fraldas (períneo, nádegas, abdome inferior e coxas). Ocorre não somente em crianças, mas também em adultos com incontinência urinária e/ou fecal que usam fraldas.

Compreendem a dermatite irritativa das fraldas primária (muito frequente), e as dermatites de contato alérgicas por material das fraldas (muito raras).

Patogenia

Múltiplos fatores contribuem para o surgimento da dermatite irritativa das fraldas: contato com fezes e urina, atrito, hiper-hidratação, temperatura elevada, irritantes químicos, presença de vários microrganismos e o próprio material das fraldas. Desses inúmeros fatores, o mais importante é o contato prolongado com as fezes, tanto que crianças que não apresentam a dermatite podem passar a apresentá-la após episódios diarreicos. Os agentes irritantes nas fezes são a acidez e a alcalinidade, as enzimas fecais, as proteases e lípases, as substâncias solúveis em água e os ácidos biliares. O papel das proteases e lípases parece ser pouco significativo na gênese do processo. No passado, considerava-se de grande importância a urina que seria decomposta por agentes bacterianos das fezes, gerando amônia, empregando-se inclusive a designação dermatite amoniacal, que não se sustenta atualmente devido à etiopatogenia, pois hoje sabe-se que a urina e a amônia, isoladamente, não são capazes de produzir dermatite.

O atrito pele-fralda e pele-pele, próprio da região acometida, também contribui para a dermatite, o que se evidencia pelo acometimento preferencial das áreas convexas dos genitais, das nádegas e da cintura. Também contribui para a gênese da dermatite a temperatura aumentada pela presença das fraldas, que produz vasodilatação, potencializando os fenômenos inflamatórios. A hiper-hidratação excessiva retida pela camada externa impermeável das fraldas favorece a maceração da pele da região, comprometendo a barreira cutânea e favorecendo a proliferação e penetração dos microrganismos. Vários microrganismos participam na patogenia da dermatite irritativa das fraldas. Destes, o mais importante é a *Candida albicans*; além desta, participam na produção da dermatite o *Bacterium ammoniagenes*, *Proteus*, *Pseudomonas*, *Escherichia coli*, enterococos, estreptococos e estafilococos. A *Candida albicans* presente nas

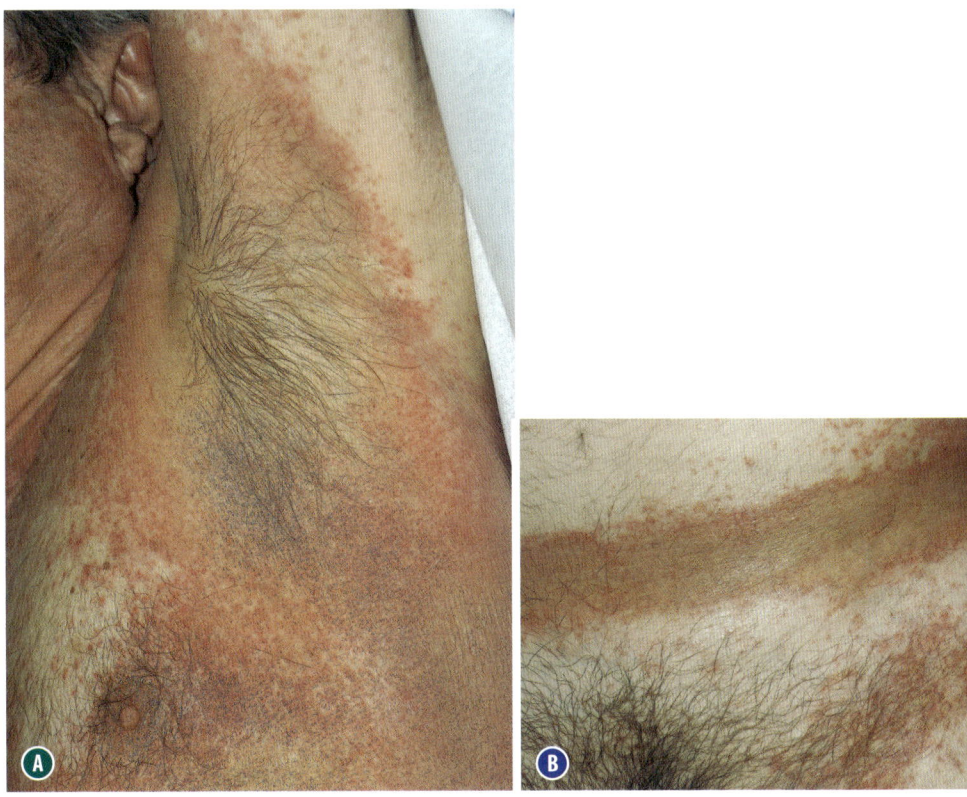

FIGURA 15.15 – Dermatite de contato por amaciantes de roupa. **A** Erupção pápulo purpúrica periflexural. **B** Erupção pápulo purpúrica nas áreas de maior contato com a roupa íntima.

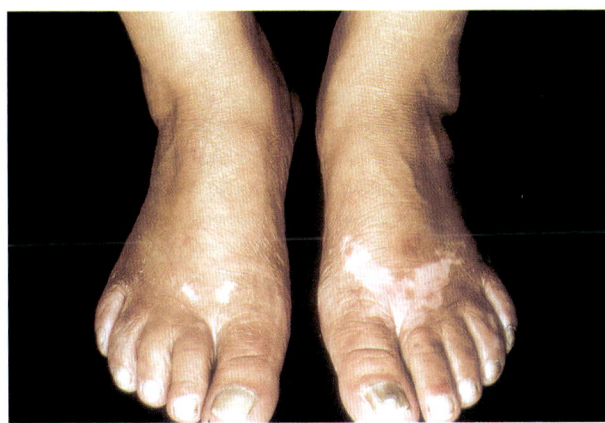

FIGURA 15.16 – Leucodermia de contato. Lesão acrômica por contato com borracha de sandália.

fezes contamina secundariamente o quadro inflamatório da dermatite irritativa das fraldas com frequência.

Além da dermatite irritativa das fraldas por irritação primária, raramente pode ocorrer dermatite de contato alérgica por material das fraldas, plástico e borracha; por produtos utilizados para higiene da região; ou por lanolina, neomicina e mercuriais de medicações tópicas.

Manifestações clínicas

O processo se inicia com eritema brilhante na região das fraldas, evolui para lesões papuloedematosas e descamativas atingem a superfície convexa das nádegas, coxas, parte inferior do abdome, púbis e genitália, lábios maiores da vulva e escroto, com tendência a poupar as pregas cutâneas da região **(FIGURA 15.17)**. Nas formas mais intensas, o processo extrapola a região das fraldas, atingindo também outras áreas vizinhas. Essas lesões podem sofrer infecção bacteriana secundária com surgimento de bolhas flácidas que se rompem, originando erosões e até mesmo ulcerações. É frequente a infecção secundária por *Candida*; neste caso, surgem lesões papulopustulosas e papuloerosivas que se dispõem como satélites da área principal acometida.

Existem duas variantes clínicas da dermatite irritativa das fraldas por irritação primária. A primeira variante é denominada "dermatite das marés", que se caracteriza por localizar-se exclusivamente às margens das fraldas, no abdome e nas coxas, resultando da ação maior dos múltiplos fatores patogênicos nas áreas de maior atrito e pressão das fraldas sobre a pele. A outra variante é o chamado "sifiloide pós-erosivo de Jaquet", que se expressa por lesões papulosas e até mesmo ulceradas, nas quais há participação frequente da infecção por *Candida*.

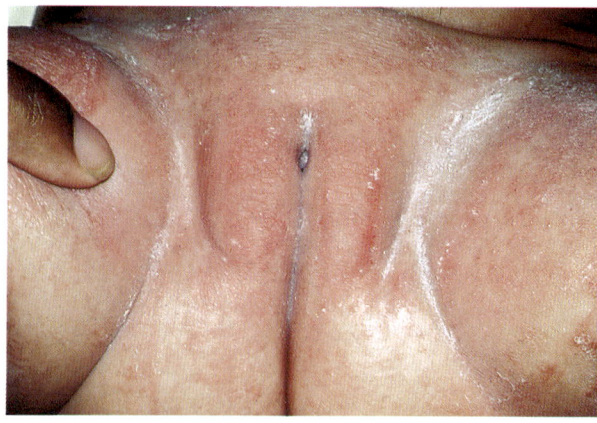

FIGURA 15.17 – Dermatite irritativa das fraldas. Eritema, pápulas eritematosas e maceração na região das fraldas.

Diagnose

É clínica pelos aspectos morfológicos e topográficos. Quando há suspeita de infecção secundária por *Candida*, deve-se fazer o exame micológico direto.

Na diagnose diferencial, a principal diferenciação seria entre a dermatite irritativa das fraldas por irritação primária e a dermatite de contato alérgica por material das fraldas – esta bastante rara. A dermatite de contato alérgica por material das fraldas deve ser suspeita quando não há resposta ao tratamento habitual da dermatite irritativa das fraldas. As lesões, em geral, são de caráter francamente eczematoso, com eritema, edema, vesiculação com posterior descamação e, quando se deve a medicações tópicas, não poupa as pregas cutâneas, pois a medicação acaba atingindo, também, essas áreas.

Os demais diagnósticos diferenciais necessários compreendem as dermatoses que também acometem a região das fraldas, DA, dermatite seborreica, psoríase, intertrigos, granuloma glúteo infantil, histiocitose de células de Langerhans, acrodermatite enteropática, miliária, condilomas planos da sífilis congênita, candidose, impetigo, doença estreptocócica perianal, herpes simples e escabiose. Geralmente, os elementos clínicos dessas afecções permitem a diagnose diferencial, eventualmente sendo necessários exames complementares, micológicos, bacteriológicos, virológicos e até mesmo biópsia.

Tratamento

Visa eliminar a ação dos inúmeros fatores causais da dermatite. Por essa razão, primariamente deve-se minimizar o uso de fraldas e efetuar as trocas com bastante frequência, a cada 3 a 4 horas; e já que os recém-nascidos urinam mais vezes, necessitam de trocas ainda mais frequentes. A cada troca, deve ser feita a higienização local com água morna. Quanto ao tipo de fraldas, as modernas descartáveis são superiores em qualidade às fraldas de pano por terem em sua composição acrilatos em gel com grande poder de absorção de água, mantendo a pele mais seca. Após a limpeza local, devem ser empregados cremes-barreiras, sendo muito úteis os cremes com óxido de zinco.

Nos casos leves de dermatite irritativa das fraldas, essas medidas (que são, inclusive, preventivas) são suficientes. Nos casos mais intensos, exige-se o uso de medicamentos tópicos. Podem ser empregados cremes de hidrocortisona a 1%, duas vezes/dia, sempre pelo menor tempo possível. Os corticoides fluorados são contraindicados devido aos seus efeitos colaterais, como atrofia, estrias e absorção sistêmica. Quando há infecção secundária, devem ser associados cremes antibióticos como neomicina, gentamicina e mupirocina. No caso de candidose associada, acrescentam-se cremes de nistatina 100.000 UI/g ou imidazólicos por 7 a 10 dias. É absolutamente excepcional o emprego de nistatina por VO para diminuir a quantidade de *Candida* nas fezes, na tentativa de diminuir a colonização da região das fraldas.

Dermatites de contato alérgicas em crianças

Existem poucos estudos relativos à epidemiologia da dermatite de contato alérgica em crianças. Há evidências de que, mesmo em crianças assintomáticas, a sensibilização a alérgenos de contato, como o níquel, pode ocorrer precocemente aos 6 meses de idade. Admite-se que a frequência de sensibilização aumente com a idade. Reunindo-se trabalhos relacionados a testes de contato em grande número de crianças até os 18 anos, observou-se que, em média, cerca de 50% das crianças estudadas apresentam pelo menos um teste de contato positivo. Teoricamente, as crianças podem sensibilizar-se a quaisquer antígenos aos quais os adultos sensibilizam-se, mas, evidentemente, sensibilizam-se menos a antígenos relacionados a atividades profissionais e estão mais expostas a alérgenos contidos em produtos para limpeza e cuidados com a pele em geral e com as resinas formaldeídicas de esmaltes de unhas.

Os alérgenos de contato mais relevantes em crianças e adolescentes são: níquel (brincos, pulseiras, *piercing* em adolescentes); perfumes (produtos com fragrâncias); derivados da borracha (luvas, balões, calçados, vestidos); resinas formaldeídicas (couro, sapatos, pulseiras de relógio); colofonia (colas, vernizes, pós adesivos usados por ginastas); cromo (couro); medicamentos tópicos; lanolina e propilenoglicol (veículos de cremes), preservativos de cremes; parafenilenodiamina (tinturas de cabelos); hena tatuagens temporárias); e plantas diversas.

ECZEMA OU DERMATITE ECZEMATOSA ATÓPICA (DA)

Também conhecida como **eczema constitucional** ou **neurodermite disseminada**, é uma manifestação eczematosa peculiar, frequentemente associada à asma e/ou à rinite alérgica e, eventualmente, à urticária. Caracteriza-se pelo curso crônico, com períodos de crises e de acalmia. Os surtos de eczema manifestam-se isolada ou simultaneamente ou intercalam-se com as crises de asma ou rinite. Cerca de 50% dos indivíduos com eczema atópico têm asma, 75% têm rinite alérgica, e 15% têm surtos de urticária. De outro ponto de vista, 70% referem antecedentes familiares de atopia (eczema, asma ou rinite alérgica).

A DA é, geralmente, a primeira manifestação clínica de atopia.

Epidemiologia

Os estudos epidemiológicos visam o conhecimento dos fatores de risco para profilaxia da doença ou para minimizar os fatores exacerbadores da afecção. A DA acomete, segundo múltiplos trabalhos, de 2 a 10% das crianças; 45% dos casos iniciam-se nos primeiros 6 meses de vida; 60% dos casos surgem até 1 ano de vida; 85% dos casos surgem antes dos 5 anos de idade; e mais de 70% dos casos desaparecem antes da adolescência.

Os dados de prevalência no mundo são extremamentes variáveis, desde 0,6% até 20,5%. No Brasil, em estudos realizados no norte e nordeste, a prevalência variou de 5,3 a 13%.

Observa-se, nas últimas décadas, um aumento real e significativo da prevalência da DA em todo o mundo, como demonstram alguns números: no Japão, a prevalência era de 15%, em 1985, e passou a 24,1%, em 1997. No Reino Unido, a prevalência em crianças de 8 a 13 anos era de 5,1%, em 1946, e atingiu 12%, em 1989.

Os estudos epidemiológicos registram prevalência maior da DA nas áreas urbanas em relação às áreas rurais, maior prevalência nas classes sociais mais elevadas, maior prevalência em famílias com filho único, comparativamente às famílias com numerosos filhos. Essas observações levaram à hipótese higiênica, admitindo-se que maior exposição a agentes infecciosos precocemente estimulariam o sistema imune, particularmente a produção de IL-10 e TGF-β, impedindo as desregulações próprias da DA. Existem evidências de que esse efeito protetor do contato com agentes microbianos é mais importante quando se considera a rota fecal-oral do que a via respiratória. Existem estudos que mostram maior colonização intestinal por lactobacilos em crianças não atópicas comparativamente a crianças atópicas, indicando possível papel protetor. Provavelmente, foi a partir desse tipo de observação que surgiram as discutíveis propostas de tratamento da DA com probióticos.

Quanto ao papel da alimentação materna, há controvérsias. Há trabalhos que concluem que um efeito protetor consiste em não introduzir alérgenos exógenos na criança, e que há a possibilidade de existirem, no leite materno, fatores estimulantes da imunidade normal. Por outro lado, existem trabalhos que concluem pela não influência da amamentação materna na eclosão da DA; e até mesmo trabalhos que concluem por favorecimento da DA pela amamentação materna.

Quanto aos alimentos, os resultados também são controversos. Os alimentos mais importantes, do ponto de vista de alergização, são leite de vaca, ovos de galinha, amendoim e soja, nas crianças menores; e trigo, peixe, nozes e frutos do mar, nas crianças maiores. Admite-se a possibilidade de defeitos-barreira também na parede intestinal e de deficiências de IgA que permitiriam a passagem de moléculas para a circulação, sensibilizando a criança. É difícil determinar a maneira pela qual os alimentos e os aeroalérgenos produzirão lesões cutâneas por meio de linfócitos cujo homing é a pele. O habitual das lesões de alergia alimentar é a produção de lesões urticariformes e não eczematosas. Em trabalho de 2012, Bergman estudou 135 crianças com DA com idade média de 4 anos, que foram submetidas a 364 exposições a alimentos suspeitos (leite de vaca, soja, trigo e frutos do mar). Observou-se negatividade em 89% das crianças e positividade em 11%, não sendo especificado se a resposta positiva foi eczematosa ou não. Em conclusão, alergia alimentar mediada por IgE em crianças atópicas pode ocorrer, mas a indução de eczema por alimentos é muito rara, como comprovam as discrepâncias clínicas entre o teste RAST e os afastamentos e exposições alimentares. Por essa razão, não se justificam dietas de exclusão rigorosas nas crianças atópicas, e somente devem ser afastados alimentos diante de evidências muito significativas.

Patogenia

O paciente atópico deve ser compreendido como indivíduo cujo limiar de reatividade é anômalo, motivo pelo qual reage anormalmente a inúmeros estímulos: contatantes, ingestantes, inalantes e injetantes. Os mecanismos responsáveis por essa reatividade alterada não são completamente conhecidos, sabendo-se, porém, que participam na patogênese da DA fatores genéticos, mecanismos imunológicos e não imunológicos.

Fatores genéticos

Ainda que a natureza familiar da DA já seja conhecida, o modo de herança permanece obscuro. Estudos retrospectivos verificaram que, quando ambos os pais são atópicos, 79% das crianças desenvolvem manifestações atópicas; quando apenas um dos pais é atópico, essa incidência cai para 58%. Estudos com gêmeos confirmam a importância dos fatores genéticos na determinação da tendência à atopia, havendo ocorrência maior da afecção em gêmeos homozigóticos em relação a gêmeos dizigóticos. Há também evidências de que a influência materna na transmissão da propensão à DA é maior que a influência paterna. A IgE do cordão umbilical de recém-nascidos é maior nos que têm mãe atópica do que nos que têm pai atópico. Além disso, os genes que codificam a IgE, localizados no cromossomo 11q13, são mais frequentemente herdados das mães. Muitos autores admitem herança poligênica.

Outro argumento favorável à influência de fatores genéticos na patogênese da DA é a sua associação com condições geneticamente determinadas, como a ictiose vulgar, autossômica dominante, presente em 2 a 6% dos pacientes com DA. Na surdez familiar, também há associação com atopia, bem como na síndrome de Wiskott-Aldrich, que é causada por alterações no cromossomo X e na qual há infecções recorrentes, trombocitopenia e lesões eczematosas que se superpõem às lesões da DA.

Quantos aos genes que influenciam a DA, dividem-se em dois grupos: genes relacionados a defeitos na barreira cutânea e genes envolvidos nas funções imunes.

Dos genes envolvidos nas alterações da barreira cutânea, o principal é o gene que codifica a filagrina (FLG), localizado no cromossomo 19q21.3.

A FLG no estrato córneo sofre proteólise e libera histidina, que é desaminada para formar o ácido transurocânico, convertido pelas radiações UV em ácido urocânico, participando da proteção a essas radiações. O ácido glutâmico liberado pela FLG é convertido a ácido piroglutâmico, que funciona como substância umectante natural da pele. No estrato granuloso, a FLG é formada a partir da profilagrina, uma proteína básica altamente fosforilada e rica em histidina. A FLG agrega os filamentos de queratina, provocando achatamento dos queratinócitos. Na camada granulosa, há ainda liberação de lipídeos e, a partir do aparelho de Golgi, liberam-se proteínas do envelope celular – os grânulos lamelares que participam da formação da barreira cutânea. As consequências das alterações da filagrina são múltiplas. Na superfície cutânea, causa diminuição dos metabólitos ácidos, elevando o PH, fato que produz aumento da adesividade e proliferação dos estafilococos e aumento da atividade de proteases, provocando inflamação epitelial. A deficiência de FLG diminui fatores umidificadores naturais, reduzindo a hidratação da pele, tornando-a mais seca.

No estrato córneo, as alterações da FLG diminuem sua hidratação, pois permitem maior perda transepidérmica da água e comprometem a função-barreira, favorecendo a exposição a antígenos por diminuição da densidade de corneodesmosina. Há também diminuição das junções intercelulares e comprometimento da maturação e excreção dos corpos laminares. Na porção interna do estrato córneo, a deficiência de FLG compromete a agregação dos filamentos de queratina, diminuindo a função-barreira; na camada granulosa, reduz as pró-proteínas nos grânulos de querato-hialina.

A importância da diminuição da FLG é muito grande, tanto que há correlação com a gravidade da DA: 20% de todos os casos de DA apresentam dimininuição da filagrina, mas nos atópicos graves, esse percentual é de 50%.

Além do gene da profilagrina, existem outros genes cujas mutações também favorecem o comprometimento da barreira cutânea:

Gene *SCCE* (enzima quimiotríptica do estrato córneo): localizado no cromossomo 19q13, cliva proteínas do estrato córneo, promovendo a descamação normal.

Gene *SPINK5*: localizado no cromossomo 5q32, que regula a proteólise na diferenciação normal do queratinócito. Na síndrome de Netherton, ocorrem mutações desse gene. O polimorfismo nucleotídico do gene *SPINK5* associa-se à gravidade da doença e à presença de alergia alimentar em crianças com DA.

Existe ainda um grupo de genes localizados no cromossomo 20q12 que têm funções idênticas ao gene *SPINK5* e que também se relacionam à DA.

Também participam como fatores genéticos na gênese da DA os genes relacionados às funções imunes:

- Genes localizados no cromossomo 5q31-33 codificadores de citocinas relacionadas aos linfócitos Th2: IL-4, IL-5, IL-13.
- Gene localizado no cromossomo 16q12 que codifica o receptor de IL-4.
- Gene localizado no cromossomo 11q22-2 que codifica a IL-8.
- Genes localizados no cromossomo 19q31-32 que codificam a IL-10.
- Gene que se localiza no cromossomo 11q13 que se relaciona ao prurido.
- Genes localizados no cromossomo 17q produtores de quimiocinas quimiotáticas.
- Gene localizado no cromossomo 3q21 responsável pela ativação de linfócitos T.
- Gene da subunidade β do receptor de alta afinidade para IgE (FcΣRI) localizado no cromossomo 14q11.2.
- Gene codificador da quimase do mastócito localizado no cromossomo 11q3.
- Genes relacionados à inflamação dérmica localizados nos cromossomos 1q21, 17q25 e 20p.

Portanto, os fatores genéticos são múltiplos, admitindo-se na gênese da DA herança poligênica e etiologia multifatorial com participação de fatores genéticos e ambientais.

Relatos esporádicos têm sugerido associações entre o sistema HLA e a DA. Por exemplo, ocorrência mais frequente de HLA-DRB1 em crianças coreanas atópicas e maior ocorrência de HLA-A36, HLA-B41 e HLA-B42 em iraquianos atópicos. Estudos maiores são necessários para elucidar possíveis relações entre HLA e DA, uma vez que relações definitivas ainda não foram estabelecidas.

Fatores não imunológicos

Compreendem a participação de alterações metabólicas, alterações fisiológicas e alterações farmacofisiológicas.

Alterações fisiológicas

Os pacientes atópicos apresentam inúmeras alterações em suas respostas fisiológicas. Existem anormalidades psicofisiológicas, alterações da sudorese, alterações no manto lipídico e anormalidades da reatividade vascular cutânea.

Fenômenos psicofisiológicos

Existem relatos de associação de DA com conflitos emocionais de todo tipo, não havendo, porém, estudos suficientemente controlados que permitam interpretação científica perfeita dessas associações. Da mesma forma, há tendência em admitir-se, em base de pura impressão clínica, um perfil de personalidade atópica envolvendo labilidade emocional, inteligência superior à média, hiperatividade e agressividade reprimida. À luz das interpretações psicanalíticas, o prurido relaciona-se à gratificação sexual e indicaria tendências masoquistas. Contrariamente às interpretações de caráter psicológico, Sulzberger e Rostemberg salientam o comportamento completamente normal do atópico quando livre de lesões.

Do ponto de vista psicobiológico, cada vez mais se conhecem as possíveis relações entre o psiquismo e a imunidade. Os dados emocionais, perceptuais e cognitivos são transmitidos ao sistema nervoso central e canalizados para o hipotálamo, por meio do qual, pelos neuro-hormônios e neurotransmissores, exercerão efeitos sobre o sistema imunológico. Esses hormônios atuam liberando fatores inibitórios para os hormônios da hipófise anterior ou liberando endorfinas, fatores de crescimento para fibroblastos e um fator estimulante de timócitos. A síntese e a liberação dessas substâncias são mediadas por neurotransmissores: norepinefrina, dopamina e serotonina, que estão presentes em grandes quantidades no hipotálamo. O hipotálamo também contém polipeptídeos neurorreguladores, como encefalinas, endorfinas e substância P, esta presente em fibras A-δ e C, que também contêm receptores para peptídeos opioides que medeiam a sensação de prurido. Os mastócitos também contêm receptores para neurotransmissores e, portanto, essas substâncias podem interferir na liberação de mediadores.

Vários fenômenos de influência emocional sobre condições biológicas têm sido assinalados na DA. Observaram-se, em atópicos sob estresse, aumento do prurido, acompanhado de eritema e vasodilatação. Também foi verificado, em atópicos comparativamente a controles, aumento da frequência cardíaca e da tensão muscular à eletromiografia. Existem, ainda, várias evidências experimentais de que o estresse pode causar alterações na imunidade celular. Na DA, numerosas anormalidades na diferenciação e funções das células T têm sido observadas; portanto, esta poderia ser outra via a sofrer influência emocional nos atópicos.

É preciso que se considere, também, a influência inversa que obviamente existe, isto é, a influência da DA sobre a condição emocional do paciente, pois há grande perda na qualidade de vida – pelo aspecto das lesões afetando a vida social dos doentes e pelo prurido intenso que é desconfortável, impede o sono e afeta não somente o doente, mas também sua família.

Prurido

Existem estudos experimentais sobre o prurido nos atópicos procurando comparar prurido induzido (p. ex., por tripsina) em indivíduos atópicos e controles normais, e estudos relativos à mensuração do prurido noturno por meio de eletrencefalogramas, eletromiografia e estudo do potencial elétrico da musculatura dos antebraços. Esses estudos têm demonstrado que, nos atópicos, o limiar do prurido é mais baixo, e que os estímulos prurigênicos produzem prurido mais intenso e duradouro e em áreas mais extensas.

Os estudos sobre o prurido noturno revelam que os atópicos têm episódios de prurido durante todas as fases do sono e, ainda que o número de surtos pruriginosos durante o sono esteja aumentado nos atópicos, sua média de duração não difere da observada em outras dermatoses pruriginosas. As causas do aumento do prurido nos atópicos são desconhecidas, existindo descrições de alterações nervosas, como diminuição da inervação pelo trauma da cocagem crônica; esclerose e desmielinização dos nervos nas áreas liquenificadas; e alterações venulares que poderiam produzir alterações isquêmicas nos nervos cutâneos. Alguns autores demonstram que o prurido é precedido por vasodilatação, sugerindo que os mediadores provocadores da vasodilatação produzem o prurido. A liberação de mediadores pelos mastócitos é seguramente um dos mecanismos envolvidos na produção do prurido, mas considera-se baixa a efetividade dos anti-histamínicos para combatê-lo, com exceção dos anti-histamínicos sedativos, cuja eficiência estaria mais relacionada à sua ação sedativa do que anti-histamínica. Alguns estudos demonstram, na pele do atópico, aumento dos níveis de histamina e leucotrienos. Achados recentes sugerem que neuropeptídeos, como a substância P, poderiam liberar mediadores dos mastócitos, capazes de produzir vasodilatação e prurido. A capsaicina atuaria no prurido por depletar os neuropeptídeos nas terminações nervosas. A acetilcolina apresenta-se aumentada nas lesões de eczema atópico, mas os anticolinérgicos não atuam no prurido dessa afecção.

Admite-se a participação de opioides na gênese do prurido, pois alguns autores, ainda que não todos que estudaram essas substâncias, registram sua atuação sobre o prurido no eczema atópico.

As proteases, inclusive triptase e quimase, liberadas pelos mastócitos parecem compor o conjunto de fatores produtores de prurido na DA, pois sua injeção determina prurido. Elas atuariam por meio dos receptores de proteases (PAR), principalmente o PAR-2. Também foram consideradas como atuantes no prurido as citocinas, ainda que, quando injetadas, não o provocam.

Na epiderme das lesões atópicas, as células T CLA+ expressam intensamente a IL-13, que também tem sido considerada como participante da gênese do prurido, pois é expressa em queratinócitos e macrófagos do processo inflamatório, e o maior indutor de sua expressão é o estafilococo, atuando como superantígeno.

Sudorese

Clinicamente, a sudorese, no paciente atópico, é acompanhada de prurido, mas as bases fisiológicas do fenômeno são controversas. Sulzberger e colaboradores[2] opinam que a queratina extremamente seca do indivíduo atópico rapidamente absorve o suor secretado e se entumesce, o que produz, no poro sudoríparo, um tampão córneo que bloquearia a saída da secreção sudoral, com ruptura do ducto, em fenômeno miliária-símile. Os mesmos autores admitem a possibilidade de eliminação de alérgenos pelo suor, determinando exacerbação dos fenômenos inflamatórios produzidos pela passagem do suor para a derme, pela ruptura da glândula sudorípara obstruída. Contrariamente ao sugerido por Sulzberger, alguns autores verificam aumento da sudorese nas áreas lesadas na DA. A observação do aumento da resposta sudoral à acetilcolina e derivados e do não aumento da sudorese com propanolol tem sido registrada em pacientes atópicos, reforçando a hipótese do bloqueio β-adrenérgico na enfermidade. Outras possibilidades seriam a liberação de neuropéptides por terminações nervosas das glândulas sudoríparas após a estimulação destas e reações IgE mediadas a componentes do suor liberados na derme – há estudos que testam o suor autólogo e que mostram reatividade muito maior em atópicos em relação a não atópicos.

Xerose cutânea

É constatação clínica habitual a sequidão da pele nos pacientes atópicos. Vários fatores devem contribuir para esse fenômeno: alterações sudorais e alterações do manto lipídico cutâneo. Na

DA, há redução dos lipídeos totais principalmente em virtude da deficiência de ceramidas, tanto na pele normal quanto na lesada. A deficiência de ceramida decorre, pelo menos parcialmente, da atividade aumentada da glucosilceramida esfingomielina deacilase. Além disso, as bactérias que colonizam em maior número a pele dos indivíduos atópicos produzem maiores quantidades de ceramidase, e essa enzima cliva as ceramidas em ácidos graxos livres e esfingomielina. Como as ceramidas são importantes na formação do envelope lipídico que envolve os queratinócitos, ao se ligarem à involucrina na camada córnea sua deficiência determina maior perda transepidérmica de água e xerose. Ainda que na DA ocorra diminuição dos lipídeos totais, os fosfolipídeos e os ácidos graxos livres estão aumentados na pele lesada e na não lesada, e existem correlações entre gravidade da dermatite e níveis de lipídeos. Diminuição do ácido graxo insaturado ômega 6 e elevação dos ácidos graxos monoinsaturados são observadas em casos de DA com prurido importante, xerose e aumento da perda de água transepidérmica. O ácido linoleico é um dos ácidos graxos insaturados ômega 6 e participa da formação das membranas lamelares. Na DA, há a possibilidade de ocorrerem aumento plasmático de ácido linoleico e diminuição do ácido γ-linoleico e outros metabólitos. Essa alteração metabólica seria a base fisiopatológica de tratamentos que propõem a administração de óleos ricos em ácido γ-linoleico.

Reatividade vascular cutânea anômala

Existem várias evidências de alterações nas respostas vasculares cutâneas na DA conforme apresentado a seguir.

A temperatura basal, especialmente nos segmentos acrais, é mais baixa nos pacientes atópicos e, com os aumentos de temperatura, a vasodilatação é bastante lenta.

Nos atópicos, ocorre dermografismo branco, isto é, paradoxalmente, o atrito sobre a pele produz branqueamento, em vez de vasodilatação. Trata-se de fenômeno não específico observado em outras condições, como psoríase e micose fungoide, decorrente de vasoconstrição.

A administração intradérmica de acetilcolina produz, na pele lesada de 70% dos pacientes com DA, branqueamento tardio, que sucede aos fenômenos eritematoedematosos iniciais. A causa desse fenômeno não é perfeitamente determinada, admitindo-se que possa decorrer de vasoconstrição ou, segundo outros pesquisadores, de edema que obscurece a vasodilatação normal. Esse fenômeno parece não ser específico da DA, pois já foi verificado em indivíduos normais e em dermatite de contato alérgica, podendo ser secundário a fenômenos inflamatórios cutâneos. O dermografismo branco pode refletir tendência dos pacientes atópicos em reagir excessivamente à acetilcolina, determinando aumento da liberação de histamina pelos mastócitos e basófilos. Existem, inclusive, evidências da presença de níveis elevados de acetilcolina na pele de indivíduos com DA. Admite-se, ainda, a possibilidade da acetilcolina, como substância neurotransmissora, atuar como elo entre o SNC e a pele, contribuindo para a ligação entre fenômenos emocionais e DA. Outra verificação de ordem fisiológica nos atópicos diz respeito às respostas adrenérgicas e às catecolaminas. Crianças com DA, ainda que tenham níveis normais de catecolaminas urinárias, ao receberem exogenamente noreprinefrina marcada por C_{14}, excretam quantidades menores de norepinefrina, sugerindo aumento das ligações dessa catecolamina com os receptores cutâneos. Os pacientes atópicos exibem respostas diminuídas às catecolaminas. O estímulo adrenérgico, diminuído nos atópicos, facilitaria a liberação dos mediadores dos mastócitos, fato que concorda com a teoria do bloqueio β-adrenérgico de Szentivanyi. Os ésteres do ácido nicotínico aplicados topicamente produzem, nos atópicos, o inverso do que ocorre nos indivíduos normais: respostas vasoconstritoras. Esse fenômeno também não parece ser específico da DA, ocorrendo em outras condições inflamatórias da pele.

A histamina participa de modo importante nos fenômenos inflamatórios da DA. Paradoxalmente, as respostas à sua administração intradérmica mostram-se diminuídas nos pacientes atópicos. Sua administração intramuscular produz, no entanto, eritema, particularmente na face, no pescoço e nas dobras antecubitais e poplíteas, mostrando peculiar sensibilidade dos vasos nessas áreas corpóreas. Verificaram-se, ainda, nos pacientes com DA, aumento plasmático de histamina, aumento dos níveis tissulares em pele sã e lesada e aumento do número de mastócitos, principalmente em áreas com lesão cutânea crônica. Observa-se, também, maior liberação de histamina dos basófilos estimulados por IgE ou concanavalina.

Bloqueio β-adrenérgico parcial

A teoria do bloqueio β-adrenérgico parcial de Szentivanyi explicaria várias alterações fisiológicas e farmacológicas observadas na DA, graças à exacerbação funcional dos receptores α-adrenérgicos. Esse mecanismo explicaria:

- Tendência maior à vasoconstrição.
- Maior favorecimento à liberação de mediadores pelas células efetoras, por diminuição dos níveis intracelulares de AMPc (adenosina monofosfato cíclico) e aumento dos níveis intracelulares de monofosfato de guanosina cíclico.
- Diminuição da resposta hiperglicêmica adrenalina-induzida.
- Aumento da resposta sudoral e branqueamento tardio por agentes colinérgicos.

Verificou-se, ainda, diminuição do efeito inibitório das catecolaminas na síntese de DNA, em cultivos de epiderme de atópicos; isto é, graças ao bloqueio β-adrenérgico parcial, há diminuição dos efeitos inibidores das catecolaminas sobre a reprodução celular, com aumento, portanto, das mitoses. Esse fato contribuiria para a tendência à acantose da epiderme na DA crônica e a consequente liquenificação que se constata clinicamente.

Existem observações de diminuição dos níveis de AMPc em leucócitos de atópicos, corroborando a hipótese do bloqueio β-adrenérgico parcial, mas algumas alterações observadas sugerem a possibilidade de outros defeitos, além das deficiências de AMPc. Registram-se, também, elevações da fosfodiesterase em leucócitos de atópicos, o que explicaria diminuição dos níveis de AMPc com maior liberação de mediadores PGE2 e IL-10. A elevação dos níveis de PGE2 inibe a produção de interferon-γ pelas células T e também estimula a produção de IL-4. A IL-4 atua sobre as células B, estimulando a produção de IgE. É importante salientar-se que níveis baixos de interferon-γ ocorrem nas fases agudas da DA, observando-se expressão normal dessa citocina nas fases crônicas.

O bloqueio β-adrenérgico talvez explique outras anormalidades observadas no paciente atópico: defeitos na quimiotaxia, alterações na atividade citotóxica e nas respostas dos granulócitos.

Fatores imunológicos
Imunidade humoral

Existem inúmeros argumentos favoráveis a uma explicação alérgica para a DA: associação com asma e rinite alérgica; reações imediatas positivas a alimentos e inalantes; e prova de Prausnitz-Küstner da transferência passiva positiva pela transferência do anticorpo reagínico, isto é, IgE. A maioria dos pacientes com DA tem níveis séricos de IgE elevados. Quando a única manifestação de atopia é a dermatite, os níveis de IgE são, geralmente, normais. Quando há associação com manifestações alérgicas respiratórias, os níveis de IgE tendem a ser elevados e correlacionam-se com a gravidade da dermatite. Pacientes com remissões longas tendem à normalização dos níveis de IgE.

As seguintes observações minimizam a importância da IgE na DA:

- IgE sérica normal em cerca de 20% dos pacientes com DA. Esse fato poderia decorrer de grande fixação de IgE nos tecidos ou níveis totais de IgE normais, porém com aumento da IgE específica a determinado antígeno.
- Ocorrência de erupções clinicamente indistinguíveis de DA, em pacientes com agamaglobulinemia.
- Níveis elevados de IgE em outras dermatoses, que não a DA.

Apesar dessas observações, as várias evidências demonstram participação, ainda que não isolada, da IgE na patogênese da DA. Células B de indivíduos atópicos produzem, *in vitro* e espontaneamente, grandes quantidades de IgE, comparativamente a células B de indivíduos normais. Esse fato pode decorrer de redução da ação supressiva T-específica ou de hiperatividade de células envolvidas na promoção da síntese de IgE. A elevação de IgE é policlonal e o paciente geralmente apresenta, aos prick tests e mesmo ao teste RAST, múltiplas positividades. A IgE aumentada leva também à formação de imunocomplexos demonstrados no sangue e depositados na pele, capazes de reagir com receptores para a porção Fc da IgE de macrófagos, células de Langerhans e células T, levando à liberação de leucotrienos, prostaglandina E e linfocinas.

Quanto à possível participação das IgA na patogênese da DA, as observações são controversas, existindo trabalhos que registram tanto diminuição como normalidade de seus níveis em pacientes com DA. Alguns autores admitem importância patogênica da IgA na atopia – excesso de antígenos (alimentares) nas fases iniciais da vida induziriam a deficiências transitórias de IgA com produção elevada de IgE. Evidencia-se a associação frequente de DA com deficiência seletiva de IgA. Enquanto, na população geral, a deficiência seletiva de IgA ocorre na proporção 1:600 a 1:800, nos indivíduos atópicos a ocorrência é de 1:200 a 1:400.

Imunidade celular

Demonstrou-se que os infiltrados cutâneos na DA são compostos predominantemente por células T. Subsequentemente, verificou-se que os linfócitos T dos infiltrados são quase exclusivamente do tipo *helper* (CD4), com poucos linfócitos supressores (CD8) (na proporção 7CD4+ :1 CD8+). As células T são componentes importantes do infiltrado inflamatório das lesões de DA, particularmente células Th2 nas lesões agudas e células Th1 e Th17 nas lesões crônicas. São evidências da importância dos linfócitos T em processos como a DA a observação que, também em doenças por imunodeficiências envolvendo células T (como a síndrome de Wiskott-Aldrich), frequentemente há aumento de IgE, eosinofilia e lesões eczematosas. Verificou-se, ainda, que a maioria desses linfócitos, além de expressar em sua superfície antígenos MHCII, mostrando-se ativados, apresenta respostas proliferativas autoimunes diante de células epidérmicas lesadas pela dermatite e mostrou citotoxicidade aumentada diante de fibroblastos.

Atualmente, também se admite a possibilidade de a diminuição das células T reguladoras (Tregs) contribuir para a desregulação imune e os subsequentes fenômenos inflamatórios na DA. Possíveis evidências da participação dos linfócitos Tregs na imunopatologia da DA decorrem da observação da prevenção de doenças autoimunes em ratos por meio da transferência adotiva de células Tregs e também da observação de que, em doenças genéticas com desregulação dessas células por mutações no gene *FOXP3*, se associam dermatite, hiper-IgE e alergia alimentar, como ocorre na síndrome IPEX. Além disso, verificou-se que as células Tregs inibem respostas Th2 antígeno-específicas; os corticoides aumentam o número de células Tregs; o superantígeno estafilocócico altera suas funções; e a expressão de RANKL (receptor ativador do ligante do fator nuclear κ B) pelos queratinócitos é importante na regulação das células dendríticas pelas células Tregs.

As células T participam do processo fundamentalmente por meio da produção de grande número de citocinas.

A pele não lesada dos pacientes com DA apresenta número aumentado de células que expressam IL-4 e IL-13, mas não IL-5, IL12 e INF-γ. As lesões agudas e crônicas da DA apresentam, comparativamente à pele normal, um número significativamente maior de células positivas para IL-4, IL-5, IL-13, mas as lesões agudas não contêm número significativo de células expressando INF-γ. O infiltrado linfocitário mostra predominância de CD3, CD4 e CD45RO. As lesões crônicas de DA expressam menos Il-4 e IL-13, mas de modo significativamente maior IL-2 e INF-γ, que favorecem crescimento e sobrevida de eosinófilos e macrófagos.

Na DA, há, também, aumento das células apresentadoras de antígenos, não somente células de Langerhans (CD1+), mas também células reticuladas interdigitantes, que são as células apresentadoras de antígeno a nível de linfonodos (RFD1+ CD1+). Essas células encontram-se em estreita relação topográfica com os linfócitos T *helper*, sugerindo a ativação destes, em padrão tipo reação de hipersensibilidade tardia. As células de Langerhans expressam níveis elevados de receptores para a fração Fc da IgE (Fc∑RI), fato que pode representar ligação entre as reações humorais ligadas à IgE e reações de hipersensibilidade tardia, pois os mesmos antígenos capazes de ligar-se à IgE dos mastócitos – produzindo a desgranulação e consequente liberação de mediadores, podem ser reconhecidos e processados pelas células de Langerhans, que os apresentam aos linfócitos T, produzindo sua proliferação e liberação de linfocinas. As células apresentadoras de antígenos atuam sobre os linfócitos por meio da IL-1, que é produzida normalmente pela epiderme e pelos macrófagos ativados. A IL-1 contribui para vários fenômenos inflamatórios: ação quimiotática sobre linfócitos T; potencialização da quebra da cadeia do ácido aracdônico com formação de leucotrienos e prostaglandinas, resultando em ação eritemogênica; ativação de neutrófilos; proliferação de queratinócitos; e liberação de histamina dos basófilos e mastócitos.

A ativação das células T, na DA aguda, é modelo de predominância do padrão Th2. Os linfócitos T maturam em duas categorias funcionais mutuamente exclusivas – Th1 e Th2. Os linfócitos Th1 secretam citocinas essenciais para a resposta imune celular: IL-2 e interferon-γ. Os linfócitos Th2 secretam linfocinas relacionadas à imunidade humoral: IL-4 e IL-5. Esses subtipos de linfocinas regulam-se mutuamente; assim, a IL-4 suprime a expressão de Th1 e o interferon-γ suprime a resposta Th2.

Nas lesões agudas da DA, o desvio para a função Th2 é intenso, com predominância da IL-4 sobre o interferon-γ, não ocorrendo esse fenômeno nas lesões crônicas, quando a expressão de interferon-γ é importante e há, portanto, tendência ao padrão Th1. Provavelmente, o aumento de interferon-γ nas lesões crônicas ocorra por estímulo pela IL-2, cuja origem, nesta fase, não está completamente esclarecida, mas provavelmente seja por meio dos eosinófilos recrutados durante as fases iniciais do processo inflamatório que caracteriza a DA.

Portanto, do ponto de vista imunológico, há um padrão bifásico de ativação dos linfócitos T na DA: na fase aguda, o padrão de resposta é Th2; e na fase crônica, o padrão de resposta é Th1.

As células T ativadas produzirão grandes quantidades de interferon, que ativa macrófagos, provoca a expressão de moléculas de adesão nas células endoteliais e epiteliais e, por meio dos fatores estimuladores da formação de colônias, ativa os eosinófilos e induz a produção de leucotrieno-4, que é eritemogênico.

As células T ativadas produzem, por meio do padrão Th2, a citocina considerada hoje a mais importante nos mecanismos patogênicos da DA, a IL-4, que atua sobre os linfócitos B, aumentando a expressão de antígenos de superfície (MH-CII e CD23) e o volume celular, contribuindo, de modo importante, para o aumento da produção de IgE por meio da conversão de linfócitos B em células produtoras de IgE.

Esses linfócitos B expressam níveis elevados de B7-2. Essa molécula coestimulatória associa-se ao desencadeamento de respostas tipo Th2. As células que expressam essa molécula produzem mais IgE, e a expressão de B7-2 é estimulada pela IL-4 e IL-13.

Recentemente, verificou-se que a IL-13, cujo receptor IL-6R é expresso por queratinócitos, tem importância no prurido da DA (observa-se em ratos em que se produz superexpressão de IL-13 o aparecimento de prurido intenso).

Na DA, também parece ser importante a IL-17 liberada por células T CD4+ e Th17+, que estimula os queratinócitos a produzir GM-CSR, TNF-α e IL-8. Os queratinócitos ativados pelo TNF-α e INF-γ também produzem quimiocinas, e são encontrados níveis elevados de RANTES.

Os linfócitos T ativados também são indutores da apoptose de queratinócitos, contribuindo para a espongiose. Também produzem linfopoetina e a citocina IL-7-símile, que estimula a sobrevivência, maturação e migração das células dentríticas, inclusive células de Langerhans.

São também importantes as quimiocinas CCL11 e CCL27, cujos níveis se correlacionam com a gravidade clínica da DA.

Existem inúmeras evidências de que, na DA, ocorre desgranulação contínua ou intermitente dos mastócitos e basófilos. *In vitro*, os basófilos dos indivíduos com DA mostram liberação espontânea de histamina maior do que os basófilos de indivíduos normais. A desgranulação dos mastócitos pode decorrer de vários mecanismos: reação do antígeno específico com a IgE da superfície dessas células (reação tipo I); pela ação de células T (IL-1); por meio da ação de macrófagos; pela ação dos eosinófilos e de imunocomplexos e da substância P. A desgranulação dos mastócitos libera vários mediadores: histamina, PGD2, leucotrienos C_4, D_4 e E_4 – que provocam eritema, edema, vasopermeabilidade e quimiotaxia de leucócitos, havendo liberação de enzimas proteolíticas e lisossômicas promotoras de destruições tissulares. Além disso, os mastócitos liberam IL-4 e INF-α.

As citocinas liberadas pelos mastócitos, queratinócitos ativados, monócitos e células T ativam as células endoteliais que expressam moléculas de adesão, como ICAM-1, que colaboram no recrutamento de leucócitos nas lesões da DA, contribuindo para os fenômenos inflamatórios.

A participação dos mastócitos, possivelmente, relaciona-se com certos antígenos, como alimentos, *S. aureus*, antígeno P1 (antígeno *major* do *Dermatophagoides pteronyssinus* da poeira domiciliar). Existem IgE sérica específica, respostas proliferativas dos linfócitos T circulantes e testes de contato positivos diante desse antígeno, nos pacientes atópicos.

A IgE aumentada leva à formação de imunocomplexos, cuja presença se demonstra, nos atópicos, no sangue em circulação e em depósitos na pele, e esses imunocomplexos são capazes de reagir com receptores para a porção Fc de macrófagos, células de Langerhans e células T, levando à liberação de leucotrienos, prostaglandina E e linfocinas.

Os indivíduos com DA apresentam evidências de depressão da imunidade celular de modo bem estabelecido a nível clínico e, no âmbito laboratorial, de modo ainda controverso. Clinicamente, verifica-se, nos indivíduos atópicos, grande suscetibilidade a infecções virais, bacterianas e fúngicas; erupção variceliforme de Kaposi por herpes simples; molusco contagioso (comumente sob a forma de lesões extensas); verrugas (frequência maior controversa); e coxsackiose A-16. O *S. aureus* coagulase-positiva coloniza intensamente 75 a 100% dos pacientes com DA e atua como superantígeno, ativando diretamente células T, sem participar de qualquer mecanismo imune subjacente. Os superantígenos compreendem toxinas do *S. aureus*, a enterotoxina e a toxina do choque tóxico-1. Os estafilococos isolados da pele de pacientes com DA produzem maior quantidade dessas toxinas do que os estafilococos isolados da pele de indivíduos normais. Muitos atópicos produzem IgE antitoxinas estafilocócicas e, por meio desses anticorpos específicos, os basófilos e mastócitos liberam histamina e demais mediadores inflamatórios. Em modelos animais, verifica-se que a associação dos superantígenos com os alérgenos produz respostas muito mais intensas do que o alérgeno isoladamente. Admite-se, ainda, que os superantígenos aumentam a síntese de IgE específica e induzem resistência aos corticoides. Além dos superantígenos, os estafilococos produzem outras toxinas, como a α-toxina e a proteína A, que podem contribuir para o processo inflamatório. A α-toxina provoca necrose dos queratinócitos, e os superantígenos e a proteína A são citotóxicos para o queratinócito, que sob sua ação produz TNF-α

Existem fatores favorecedores da colonização da pele atópica pelo estafilococo, que é mais intensa nas formas agudas. A inflamação compromete mais ainda a barreira cutânea e, juntamente com as escoriações provocadas pelo prurido intenso, favorece a penetração do estafilococo e seu contato com moléculas de adesão da derme. Também contribui para maior penetração do estafilococo a IL-4, por meio da indução da fibronectina, que é molécula adesiva para o germe; realmente, em ratos desprovidos de IL-4, não ocorre essa supercolonização pelo estafilococo.

Outro fator contribuidor para a colonização da pele atópica pelos estafilococos é a ação da IL-4 e IL-3 aumentadas, inibindo a produção de peptídeos antimicrobianos pelos queratinócitos; as defensinas, particularmente a defensina humana β-3 (HBD-3), a mais ativa contra os estafilococos; e a catelicidina LL-37. Esses peptídeos, por serem catiônicos, interagem com partes aniônicas da bactéria e rompem a membrana celular, levando à lise da bactéria.

A catelicidina LL-37 também atua contra vírus, e sua diminuição favorece as infecções herpéticas e a *vaccinia* observada no passado, quando havia vacinações antivariólicas, ambas responsáveis pela erupção variceliforme de Kaposi nos atópicos.

Estreptococos β-hemolíticos podem ocorrer em casos mais graves de dermatite infectada. Admite-se a possibilidade desses antígenos bacterianos, particularmente do *S. aureus*, atuarem na patogênese da dermatite. As manifestações clássicas de infecção podem não estar presentes, havendo apenas aumento do eritema e do prurido. As infecções fúngicas mais comuns nos pacientes atópicos são as devidas ao *T. rubrum*. Recentemente, encontrou-se, em indivíduos com DA, altos índices de *patch tests* positivos com antígenos do *Pityrosporum ovale* (64%), comparativamente a indivíduos normais (37%). Também se encontram, com frequência, anticorpos IgE contra esse agente, particularmente em atópicos com lesões na cabeça e no pescoço. Como esse microrganismo é encontrado em áreas seborreicas, questiona-se seu papel na patogênese de lesões localizadas nessas áreas.

Na DA, também existem fenômenos de autoimunidade demonstrados pela presença de anticorpos IgE contra proteínas de queratinócitos e células endoteliais. A coçagem e as lesões tissulares produzidas pela inflamação expõem essas proteínas intracelulares, surgindo autoanticorpos. As proteínas intracelulares podem mimetizar antígenos de microrganismos, contra os quais esses anticorpos também reagirão. Além disso, também se detectam anticorpos IgG anti-IgE. Evidentemente, a autorreatividade por meio dessas várias vias de ação, quando presente, contribui para a gravidade e cronicidade do processo inflamatório que constitui a DA.

Do ponto de vista laboratorial, os pacientes com DA se sensibilizam menos a contatantes como o DNCB e os antígenos vegetais (Rhus). Alguns estudos demonstram redução dos níveis de linfócitos T em indivíduos com DA. Aparentemente, a população linfocitária diminuída é de linfócitos T supressores, fenótipo CD8+. Existem evidências de depressão das funções dos linfócitos T, principalmente durante exacerbações da dermatite, diminuição das respostas proliferativas aos mitógenos e antígenos de memória: caxumba, SKSD. A resposta é frequentemente anormal na pele, enquanto os linfócitos T circulantes apresentam respostas normais, sugerindo que a deficiência se localiza no compartimento cutâneo. Verifica-se, ainda, nos atópicos, diminuição da capacidade de lise das células T CD8+, havendo, nesses pacientes, redução da citotoxicidade proporcionada pelas células NK e da citotoxicidade mediada por anticorpo. Também foram identificadas, na DA, células T CD8 supressoras que inibem as células T CD4, responsivas ao vírus do herpes simples. Esse mecanismo também pode ser importante na frequência com que se observa eczema herpético nos pacientes com DA. Essas alterações estão de acordo com a maior suscetibilidade dos atópicos às infecções.

Disfunção mieloide na dermatite atópica

Na DA, há alterações na quimiotaxia de monócitos, macrófagos e neutrófilos. Além disso, os neutrófilos mostram diminuição de sua capacidade fagocitária. Esses fenômenos favorecem extremamente a colonização cutânea pelos estafilococos e, para alguns autores, poderiam ser decorrentes de inibição dos neutrófilos pela histamina liberada pelos mastócitos. Identicamente aos neutrófilos, os monócitos têm, nos pacientes atópicos, suas propriedades de quimiotaxia, fagocitose e citotoxicidade reduzidas. Esse fato, além de contribuir para a maior colonização de estafilococos sobre a pele dos atópicos, também contribui para intensificação do eritema e do extravasamento de plasma após exposições aos antígenos, pois os macrófagos modulam negativamente a fase tardia da liberação de leucotrienos C_4 e D_4 pelos mastócitos. Os eosinófilos também estão envolvidos nesses processos. A proteína básica principal (MBP, do inglês *major basic protein*) dos eosinófilos é encontrada em níveis elevados no soro dos doentes e também é depositada extensivamente na pele. A MBP pode causar liberação de histamina dos mastócitos, amplificando as respostas mediadas por IgE.

Portanto, a DA é resultado de complexas alterações de ordem imunológica e não imunológica, que determinam que o indivíduo geneticamente predisposto reaja anormalmente a múltiplos estímulos endógenos e/ou ambientais.

Manifestações clínicas

O estudo das manifestações clínicas da DA compreende três períodos evolutivos: na infância; no período pré-puberal; e na idade adulta. Em qualquer uma das fases, ocorrem manifestações que representam critérios considerados absolutos para a diagnose da dermatite e os chamados critérios menores, que compreendem várias manifestações cutâneas que costumam ocorrer com frequência nos indivíduos atópicos.

São critérios maiores:

- Prurido: é manifestação constante na DA, em todas as suas fases.
- Morfotopografia: são localizações típicas da DA:
  - Na criança: o acometimento facial com lesões eczematosas agudas e subagudas na fronte e em regiões malares, poupando o maciço centro-facial.
  - No adulto: é característica a liquenificação nas áreas flexurais, dobras antecubitais, poplíteas e região do pescoço.
- Tendência à cronicidade e/ou recidivas frequentes.

Além dessas manifestações, praticamente constantes, podem estar presentes alterações que constituem os critérios menores de diagnose da DA: história pessoal ou familiar de manifestações atópicas; positividade aos testes cutâneos imediatos; dermografismo branco ou vasoconstrição prolongada, induzida por agentes colinérgicos; xerose; ictiose associada; exagero das linhas palmares; pitiríase alba; queratose pilar; palidez centrofacial com escurecimento orbitário; prega de Dennie-Morgan (representa uma dupla prega infrapalpebral ou, pelo menos, exacerbação da prega orbitária inferior por espessamento da pele); sinal de Hertogue (madarose da cauda das sobrancelhas por trauma determinado pelo prurido); tendência a dermatoses crônicas recidivantes das mãos; tendência a infecções cutâneas repetidas; e alterações oculares – catarata subcapsular anterior e queratocone.

Esses critérios são clássicos e elaborados por Hanifin e Rajka, em 1980. Para a diagnose de DA, são exigidos três ou mais critérios maiores e três ou mais critérios menores.

Em 1994, na Inglaterra, Williams e colaboradores[3] propuseram uma modificação dos critérios de Hanifin e Rajka, simplificando-os, o que demonstrou sensibilidade e especificidade, isto é, 85% de casos corretamente diagnosticados e 96% de casos corretamente excluídos.

Condição cutânea pruriginosa (ou, em crianças, relato da ocorrência de prurido pelos familiares) três ou mais das seguintes condições:

- Início abaixo dos 2 anos.
- História de envolvimento flexural (e regiões malares em crianças abaixo de 10 anos).
- História de xerose generalizada.
- História pessoal de outra doença atópica (ou história de qualquer doença atópica em familiar de primeiro grau em crianças abaixo dos 4 anos).
- Dermatite flexural visível (ou dermatite das regiões malares/fronte/porção externa dos membros em crianças abaixo dos 4 anos).

Na prática dermatológica, dificilmente são necessários preencherem-se esses critérios para diagnose clínica da DA. Eventualmente, em alguns casos duvidosos, esses critérios podem ser úteis, mas, em geral, são necessários em trabalhos científicos, porque não existem critérios laboratoriais para o diagnóstico de DA e essa é a forma de confirmar a diagnose, para que as conclusões do trabalho possam ser valorizadas.

Eczema infantil: surge, em regra, a partir do 3º mês de vida, manifestando-se como lesões vesicossecretantes crostosas, localizadas nas regiões malares **(FIGURAS 15.18 E 15.19)**. Pode permanecer localizado nessa área ou estender-se, atingindo toda a face, couro cabeludo, nuca, dobras antecubitais e poplíteas e, nos casos mais graves, generalizar-se **(FIGURAS 15.20 A 15.22)**. O prurido é variável, podendo, às vezes, ser intenso e determinar estado de agitação na criança, pela coçadura quase contínua. A complicação mais frequente é a infecção secundária, devendo-se notar que, mesmo a despeito da intensa coçadura, nunca surge a liquenificação. Complicação grave do eczema infantil é a infecção pelo contato com o vírus do herpes simples ou *vaccinia*, que determinam o quadro da erupção variceliforme de Kaposi (eczema herpético – eczema vacinal). A criança desenvolve um quadro febril, com sinais de toxemia, ao mesmo tempo que surgem lesões vesicopustulosas disse-

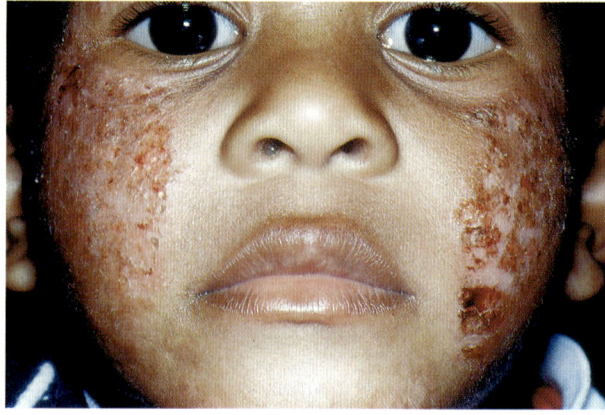

FIGURA 15.18 – Dermatite atópica tipo eczema infantil. Lesões vesicossecretantes e crostosas nas regiões malares. Maciço centrofacial poupado.

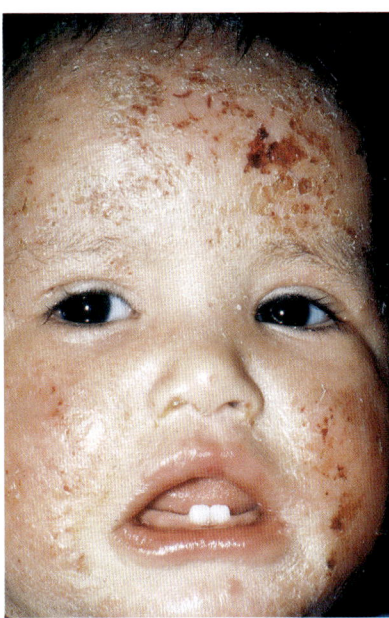

FIGURA 15.19 – Dermatite atópica. Eczema infantil. Eritema, edema, lesões vesicossecretantes, exulcerações e crostas nas regiões malares e fronte.

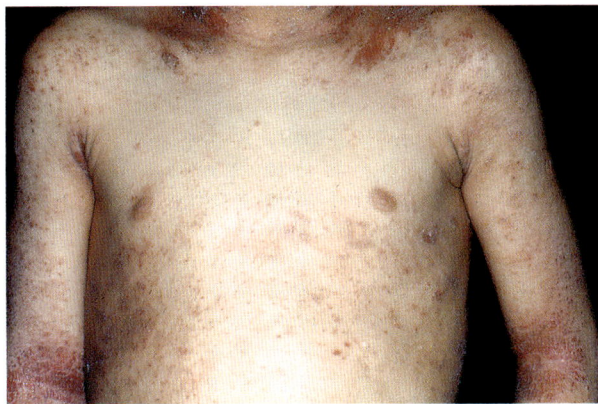

FIGURA 15.21 – Dermatite atópica. Lesões disseminadas com acometimento preferencial antecubital.

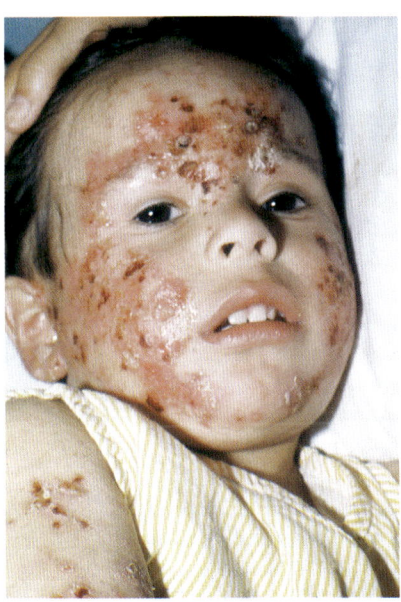

FIGURA 15.20 – Dermatite atópica infantil. Lesões de eczema agudo com infecção secundária na face, poupando o maciço centrofacial e disseminando-se para os membros superiores.

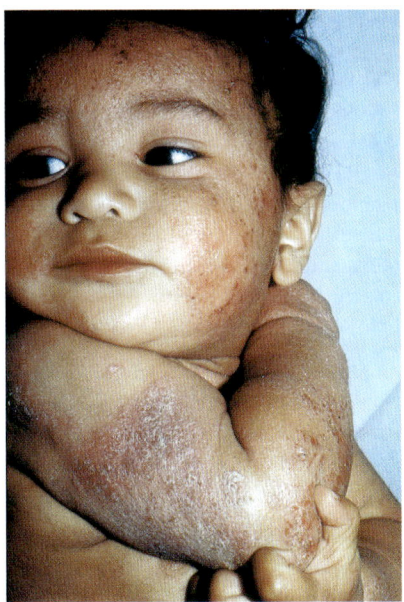

FIGURA 15.22 – Dermatite atópica infantil. Lesões típicas na face e placas eczematosas nos membros superiores. A foto surpreende o ato de coçar o membro superior.

minadas, particularmente nas áreas eczematosas. A evolução do eczema infantil é por surtos, com predomínio, em geral, nos dois primeiros anos de vida, quando tende a melhorar, podendo desaparecer completamente ou persistir em forma discreta com algumas lesões, surgindo na face ou nas áreas de dobras. O quadro bem conhecido de pitiríase alba pode, muitas vezes, representar uma forma mínima de eczema atópico, tendo como fator agravante ou desencadeante a luz solar.

Eczema atópico pré-puberal: pode manifestar-se como uma continuação do eczema infantil ou surgir alguns anos após o desaparecimento deste. Nas formas mais comuns, são comprometidas as regiões de dobras, como poplítea, pré-cubital e regiões como face, punhos e dorso das mãos e dos pés. O quadro clínico é de áreas de liquenificação com escoriações, isto é, de uma dermatite crônica (**FIGURA 15.23**). Há, entretanto, fases de agudização com eritema, vesiculação e secreção, podendo, inclusive, ocorrer generalização do quadro. O prurido é variável, às vezes intenso e contínuo, porém, a despeito da coçadura, raramente há infecção secundária. O quadro evolui por surtos, podendo agravar-se ou desaparecer.

Eczema atópico do adulto (neurodermite disseminada): o quadro atinge preferencialmente as áreas de flexão, como

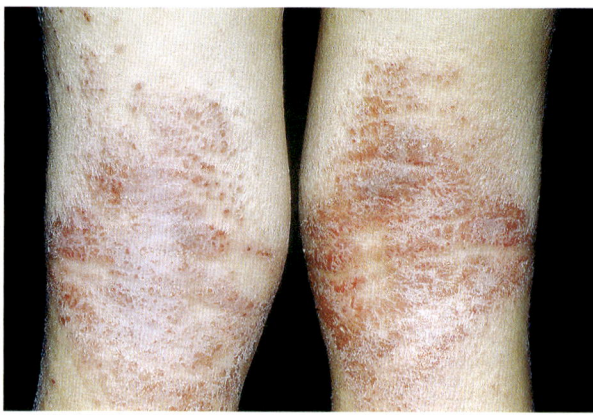

FIGURA 15.23 – Eczema atópico pré-puberal. Áreas de eritema, liquenificação acentuada e escamas nas dobras antecubitais.

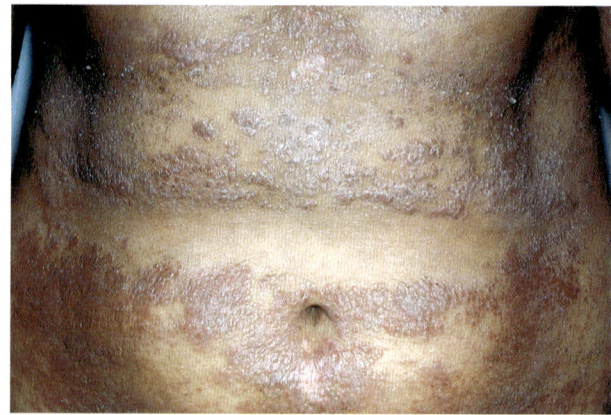

FIGURA 15.25 – Dermatite atópica do adulto. Lesões disseminadas no tronco sob a forma de placas eczematosas subagudas e crônicas.

pescoço, antecubital, poplítea (FIGURA 15.24) e a face, particularmente a região periorbital. Caracteriza-se por liquenificação e escoriações, sendo o prurido variável.

A pele é seca e ligeiramente descamativa, apresentando o chamado dermografismo branco. A evolução é por surtos com períodos de melhora e por surtos de agudização, e o quadro pode, eventualmente, generalizar-se (FIGURA 15.25), chegando à síndrome eritrodérmica.

Além das manifestações clássicas, várias outras manifestações menos típicas podem ocorrer:

Seboatopia: quadro eczematoso que surge entre 2 a 6 semanas de vida, atingindo o couro cabeludo e a face com escamas secas que apresentam características tanto de dermatite seborreica como de DA e que somente se define pela evolução, embora as duas possam ocorrer simultaneamente, situação que também se definirá pela evolução clínica (FIGURA 15.26).

Dermatite crônica das mãos: atingindo especialmente o dorso das mãos e dos punhos, podendo atingir também a superfície extensora dos cotovelos e joelhos sob forma de lesões eritematosas, descamativas, levemente infiltradas e com fissuração (FIGURA 15.27). Essas lesões podem acompa-

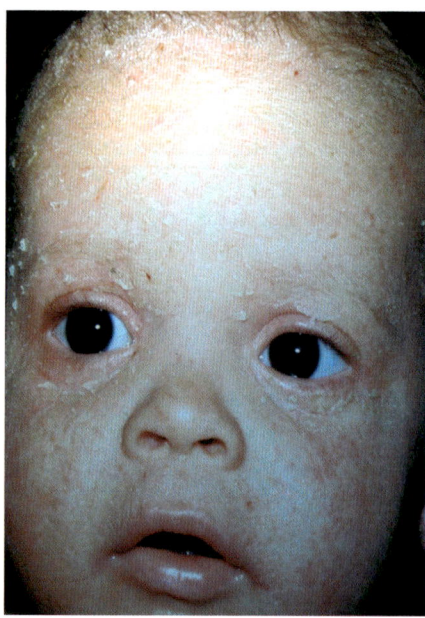

FIGURA 15.26 – Seboatopia. Quadro eritematodescamativo na face e couro cabeludo. Morfologia de dermtite seborreica e topografia de dermatite tópica e seborreica.

nhar as lesões clássicas da dermatite atópica ou representar a única manifestação do processo. É mais frequente em meninas, e, em geral, são casos de pior prognóstico.

Eczema disidrosiforme: entre as condições que produzem esse quadro, encontra-se a atopia. O processo pode ser isolado ou acompanhar outras manifestações de DA e será mais bem analisado adiante (FIGURA 15.28).

Dermatose plantar (palmar) juvenil e polpite descamativa crônica: constitui uma manifestação característica que, às vezes, ocorre isoladamente. É representada por eritema e descamação fina com eventual fissuração das polpas digitais das mãos, dos pés ou de ambos. Quando as lesões são muito intensas e atingem as dobras periungueais, há repercussões inflamatórias na matriz ungueal e surgem distrofias ungueais.

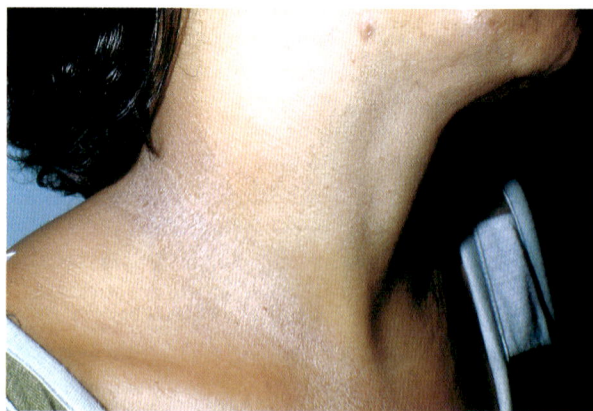

FIGURA 15.24 – Dermatite atópica do adulto. Lesões liquenificadas e descamativas na região cervical.

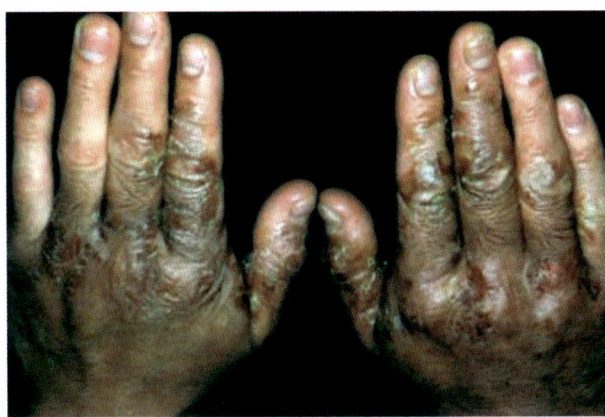

FIGURA 15.27 – Dermatite crônica das mãos: lesões eritematosas, descamativas, com erosões e liquenificação no dorso das mãos.

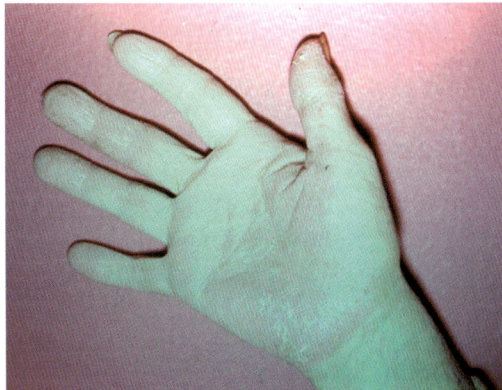

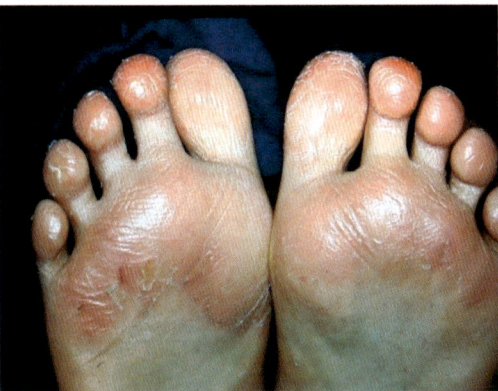

FIGURA 15.29 – Eritema e descamação fina com fissura nas polpas digitais. Dermatose palmar e plantar juvenil e polpite descamativa crônica.

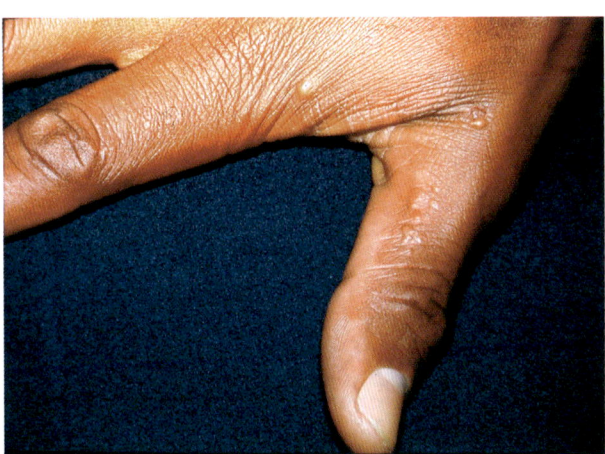

FIGURA 15.28 – Disidrose como manifestação de dermatite atópica.

O processo atinge também as regiões plantares, particularmente o hálux e a região calcânea, e pode tingir as regiões palmares. Há piora no inverno por agravamento da xerose e pelo uso de calçados de plástico e borracha **(FIGURA 15.29)**.

Pápulas periumbelicais pruriginosas: mais do que forma não clássica de DA, talvez seja, na realidade, um critério menor de DA por ser muito frequente. Trata-se da presença de pápulas foliculares eritematosas pruriginosas e, portanto, escoriadas que podem confluir em pequenas placas na região periumbilical **(FIGURA 15.30)**. Geralmente exigem diagnóstico diferencial com escabiose. Podem ser a única manifestação ou acompanhar o quadro clássico da DA.

Prurigo-eczema: ocasionalmente, especialmente em adultos, as manifestações atópicas compreendem lesões papulopruriginosas, tipo prurigo, que podem formar nódulos ou placas liquenificadas disseminadas, podendo apresentar-se de modo isolado ou, com mais frequência, concomitantemente a lesões eczematosas **(FIGURA 15.31)**.

Hiperpigmentação do pescoço, pescoço sujo (*dirty*): ocorre em 2% dos pacientes atópicos adultos e caracteriza-se por hi-

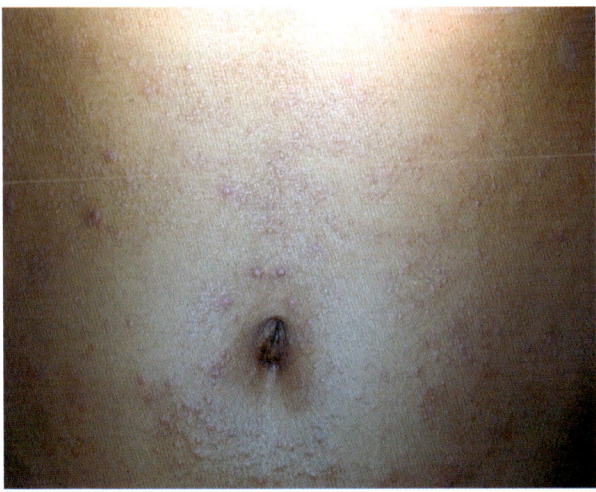

FIGURA 15.30 – Pápulas periumbilicais pruriginosas: pápulas foliculares eritematosas periumbilicais.

perpigmentação com padrão reticulado nas faces laterais do pescoço. Admite-se que seja pigmentação pós-inflamatória consequente a lesões eczematosas crônicas, mas, em algumas vezes, há indícios de fotossensibilização por medicamentos **(FIGURA 15.32)**.

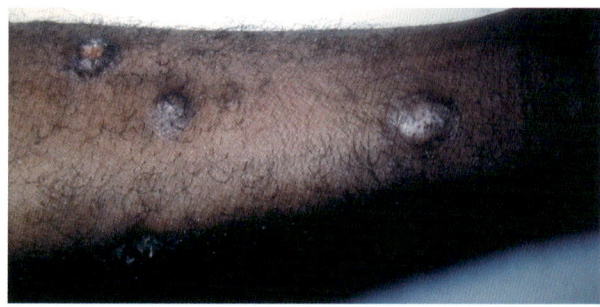

FIGURA 15.31 – Prurigo-eczema: lesões nodulares e em placa liquenificadas (tipo líquen simples crônico) disseminado.

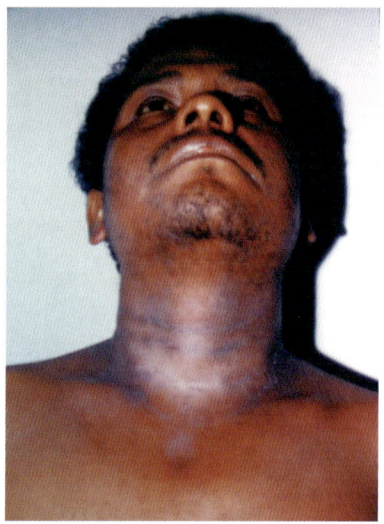

FIGURA 15.32 – "Pescoço sujo" (*dirty neck*): pigmentação reticulada nas faces laterais do pescoço.

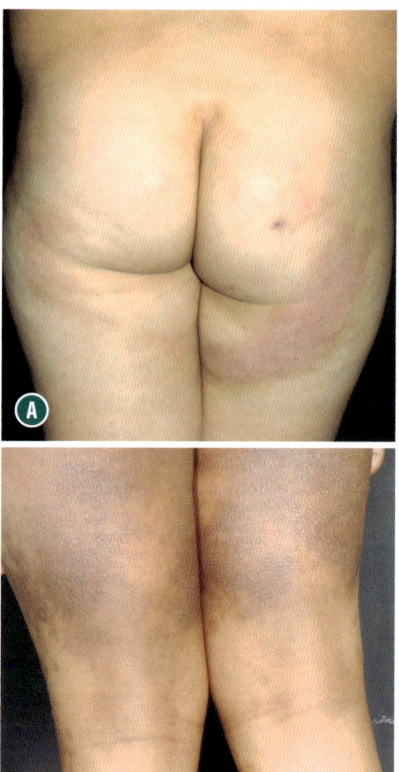

FIGURA 15.33 – Coxa atópica. **A** Lesões papulosas e eczematosas na porção inferior da região glútea. **B** Lesões papulosas e eczematosas na face posterior das coxas.

Coxa atópica: trata-se de lesões papulosas e eczematosas que atingem a porção inferior da região glútea e a face posterior das coxas; acometem especialmente crianças de 6 a 8 anos. Pela topografia, é frequentemente confundida com dermatite de contato ao plástico dos assentos e sanitários **(FIGURA 15.33)**. Ocorre em até 1% dos indivíduos atópicos e sua origem é discutida – pelo surgimento próximo ao início da vida escolar, admite-se influência de longos períodos na posição sentada, retenção sudoral naquelas áreas e até mesmo estresse psicológico.

Outra condição que pode ser considerada expressão não clássica de DA é o prurigo de Hebra, pelas suas relações com a atopia (essa condição é analisada no Capítulo 20).

Diagnose

A diagnose é clínica, por meio de anamnese, morfotopografia das lesões, presença de prurido, cronicidade e, eventualmente, pode ser demonstrado, especialmente nos casos em que a DA se associa a manifestações atópicas respiratórias, aumento de IgE.

Na diagnose diferencial, devem ser consideradas outras dermatites eczematosas; na infância, particularmente dermatite seborreica; nos adultos, dermatite seborreica e dermatite de contato e líquen simples crônico, eczema numular, dermatite friccional, escabiose eczematizada e eczemas secundários a picadas de inseto.

Além das dermatites eczematosas, pode ser necessária a diagnose diferencial com psoríase, eritrodermia ictiosiforme, dermatofitoses, candidoses, pitiríase rósea, líquen plano, histiocitose X, síndrome de Netherton, fenilcetonúria, síndrome de Wiskott-Aldrich, acrodermatite enteropática e síndrome da hiper-IgE, na qual ocorrem manifestações cutâneas pruriginosas idênticas à DA e há grande produção de IgE e deficiência da imunidade celular, determinando infecções cutâneas repetidas por estafilococos, infecções pulmonares recorrentes e candidose.

Também deve ser diferenciada a síndrome hipereosinofílica, na qual há erupção maculopapulosa, urticária ou angioedema e lesões de DA símiles ou eritrodermia. As alterações cutâneas são acompanhadas de alterações sistêmicas, cardíacas, pulmonares, gastrentéricas, hepáticas, neurológicas e, algumas vezes, têm como causa leucemia eosinofílica.

Tratamento

A DA é afecção crônica, recidivante, influenciada por inúmeros fatores etiopatogênicos. Por não existir nenhum recurso para sua cura definitiva, o objetivo do tratamento deve ser o controle da afecção, enquanto se aguarda por uma possível involução espontânea da dermatose, que pode ocorrer. Assim, o tratamento deve ser orientado para diminuir a sintomatologia e a reação inflamatória, reconhecendo, afastando ou excluindo fatores que agravam o quadro evolutivo da afecção. É interessante discutir com o paciente ou, no caso de crianças, com os pais, a cadeia multifatorial de causas da DA como estabelecida por Sulzberger e apresentada na FIGURA 15.34.

Cuidados gerais

Deve ser fornecida orientação sobre a dermatite e a sua evolução: as pioras com a exposição ao frio e ao calor excessivos, aos fatores ambientais, aos alimentares e aos psicológicos. Em relação às crianças, é fundamental explicar aos pais a predisposição familiar, esclarecendo que a causa da DA ainda não é conhecida. Deve-se relatar sobre o resultado prospectivo do tratamento, que possibilita o controle da afecção, para evitar falsa perspectiva e o abandono da terapia. Informar aos pais que, com o crescimento, as condições da pele tendem a melhorar, com consequente diminuição dos surtos e melhora progressiva até a puberdade, quando pode ocorrer remissão do quadro.

Banhos

Devem ser feitos em água morna, não demorando mais de 3 a 5 minutos. Sabonetes utilizados devem ser suaves ou os chamados neutros, que, na realidade, têm o mesmo pH alcalino dos demais, com a única vantagem de não terem fragrância. A pele do paciente atópico é desidratada, sem gordura, por isso os sabões devem ser usados o menos possível, no máximo uma vez/dia, ou a cada 2 a 3 dias, eventualmente só nas áreas das dobras. Nunca friccionar a pele com esponjas ou similares.

Após o banho, com a pele ainda úmida, passar emolientes, para a umectação da pele e para prevenir a perda de água do estrato córneo. Os corticoides são mais absorvidos após o banho. O uso de amido em uma almofada (3-4 colheres de sopa) durante o banho de chuveiro é eficaz. Banhos de imersão são úteis, usando-se amido, na proporção de 1 xícara de chá para 30 L de água. O uso de óleos miscíveis na água da banheira é recomendável. Existindo infecção, o permanganato de potássio, 1 g para cada 20 L de água, é indicado.

O banho de mar é preferível ao banho de piscina para o indivíduo atópico. Entretanto, para crianças, não se deve proibir a piscina, quando esta for uma de suas atividades favoritas. Nesses casos, deve-se tomar banho de ducha ao sair da piscina e aplicar óleo ou creme emoliente.

Hidratação e lubrificação

A pele do atópico é seca, devendo sempre ser usadas substâncias emolientes ou lubrificantes que evitem a desidratação. Os mais ativos são à base de vaselina líquida ou óleo de amêndoas, base dos chamados *cold creams*. Os produtos com propilenoglicóis são efetivos, ainda que potencialmente mais irritantes. Os tópicos devem ser aplicados após o banho e, quando necessário, várias vezes durante o dia.

A ureia, hidratante clássico, deve ser utilizada com cuidado porque, por vezes, produz irritação e ardor nos indivíduos atópicos.

Vestuário

As roupas que entram em contato com a pele devem ser compostas por algodão e folgadas, para permitir ventilação corporal adequada. O suor é um fator importante no desencadeamento do prurido. Deve-se evitar o contato da pele com tecidos de lã e fibras sintéticas. A lã incita o prurido e as fibras sintéticas não permitem a ventilação e a transpiração adequadas. Portanto, quando for necessário um agasalho, este deve ficar sobre o tecido de algodão. É recomendável que a lavagem de roupas seja feita com sabão, e não com detergentes. As peças lavadas com detergentes retêm partículas que, com o suor, são liberadas e irritam a pele. Também é recomendável não empregar branqueadores (cloro) nem amaciantes.

Corte de unhas

A consequência do prurido é a coçadura, e o instrumento da coçadura são as unhas. Especialmente em crianças, é indicado cortar as unhas duas vezes/semana, o que evitará escoriações. As luvas de algodão atenuam, mas não impedem o dano à pele pela coçadura.

Ambiente

A habitação e o local de trabalho devem ser limpos e isentos de poeira que contenham aeroalérgenos IgE-dependentes, ácaros (*Dermatophagoides pteronyssinus, D. farinae*), pelos de animais domésticos (gatos e cachorros) e fungos (*Alternaria* e *Cladosporium*). Procura-se manter temperatura estável (25-27 °C), sem muita oscilação para calor ou frio e com umi-

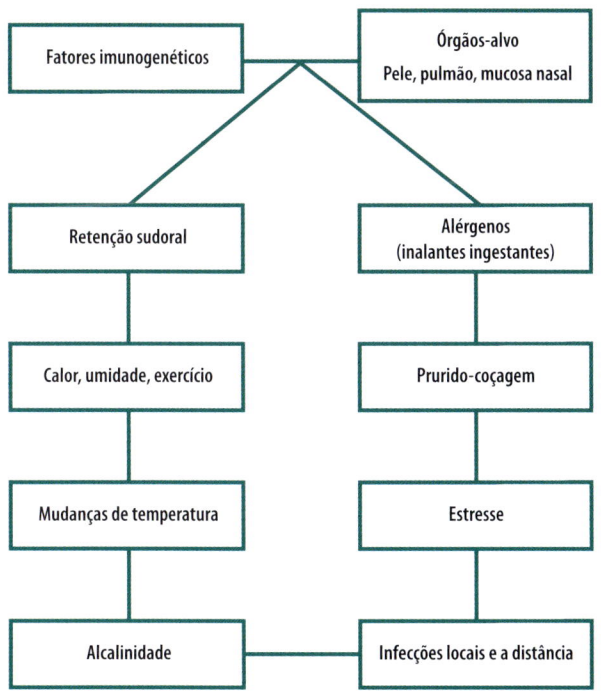

FIGURA 15.34 – Cadeia multifatorial de caudas da dermatite atópica estabelecida por Sulzberger.

dade relativa do ar. Em regiões onde a umidade atmosférica é muito baixa, vaporizadores ou umidificadores, sem aquecimento, durante a noite, contribuem para hidratar a pele.

O quarto do atópico deve ter poucos móveis. O colchão e o travesseiro devem ser compostos por espuma e revestidos de plástico. Os lençóis e as colchas devem ser compostos por algodão. No quarto da criança, não se deve permitir o uso de brinquedos de pelúcia ou de outros não laváveis. Tapetes, cortinas e carpetes também devem ser laváveis.

Alimentos

O papel dos alimentos na DA é extremamente controverso. Há pesquisas que apontam melhora do quadro com dietas de eliminação, particularmente as que excluem ovos, leite de vaca e derivados. Para pesquisar alérgeno alimentar, a prova mais conclusiva é de exclusão, isto é, eliminação do alimento suspeito, preferivelmente com o paciente hospitalizado. Quando a prova de exclusão for conclusiva, excluir o alérgeno. Nesse caso, orientar o paciente para a leitura da composição de alimentos enlatados.

Há trabalhos demonstrando que o uso isolado de leite materno em lactentes até 6 a 12 meses mostrou melhor resposta da DA do que a associação de leite materno com outros alimentos.

De modo geral não há indicação de dietas extremamente restritivas em pacientes atópicos.

Testes cutâneos e RAST

Os testes cutâneos, fricção ou minipicada (*prick*), podem revelar a presença de sensibilidade imediata, para aeroalérgenos ou alimentares. Entretanto, as tentativas de correlacionar esses testes cutâneos com alimentos e quadro clínico são, em geral, frustrantes. Também em relação aos aeroalérgenos (p. ex., pólen, pelos de animais, fungos e outros), os resultados são inconclusivos. Esses aeroalérgenos são provavelmente mais irritantes que sensibilizantes.

O teste RAST (*radioallergosorbent test*), feito no soro, pesquisa a sensibilidade imediata para IgE, para grupo de alérgenos, alimentos, pelos de animais, gramíneas, ácaros, fungos e outros. Pode ser indicado quando houver suspeita clínica, mas, em geral, não há qualquer correlação com a clínica, e o valor desse exame é muito relativo e sem utilidade prática na DA, sendo necessária a prova exposição-exclusão para conclusão definitiva. Atualmente, o teste RAST foi substituído pelo teste imunoenzimático, que tem a vantagem de não usar radioisótopos.

Medicamentos tópicos

Corticoides

Os corticoides tópicos são os medicamentos mais úteis no tratamento da DA. Deve-se esclarecer o paciente sobre sua natureza e suas vantagens e efeitos colaterais, para evitar, tanto quanto possível, a automedicação. São úteis em todas as formas clínicas da DA e em todas as idades, mas não devem ser empregados indiscriminadamente. Em crianças de 0 a 2 anos de idade, devem ser usados corticoides de baixa potência, de preferência a hidrocortisona, 0,5 a 1%, por períodos curtos, de 10 a 20 dias. Em crianças maiores de 2 anos, a hidrocortisona, de 1 a 2%, continua sendo o corticoide eletivo; em casos que o requeiram, podem ser empregados corticoides de média potência (como a mometasona e a desonida), encontrados em concentração de 0,1%. Os corticoides de potência alta (betametasona, difluocortolona, triancinolona) e os de potência muito alta (clobetasol) devem ser usados somente em adolescentes e adultos e em lesões crônicas, liquenificadas. No uso dos corticoides, as seguintes normas devem ser observadas:

- Empregar o corticoide de menor potência de acordo com o quadro clínico.
- Nunca usar corticoides de alta potência em crianças.
- O corticoide pode ser diluído em creme.
- Nunca retirar subitamente o corticoide; diminuir a potência ou frequência da aplicação gradualmente. Em casos mais resistentes, com recorrências frequentes da dermatite, pode-se utilizar corticoides tópicos duas vezes/semana nas áreas geralmente afetadas pelo eczema.

Existe uma forma de tratamento que pode ser empregada em pacientes internados com quadros intensos de dermatite, que consiste na utilização de corticoides tópicos de baixa potência sobre os quais se aplica bandagem umedecida com água morna e que é recoberta por bandagem seca. Esse tratamento pode ser feito à noite ou a cada 12 horas, e deve ser feito a curto prazo, em situações de eczema atópico grave.

Imunomoduladores tópicos

De introdução relativamente recente na terapêutica dermatológica, essas substâncias têm sua maior indicação na DA, porque atuam sobre os linfócitos ativados, impedindo a liberação das citocina proinflamatórias. São o pimecrolimo, usado em concentrações a 1% em cremes, e o tacrolimo, utilizado em concentrações de 0,03% e 1% em pomadas.

Esses fármacos mostram-se eficazes na DA em ensaios clínicos adequados e têm a grande vantagem de não produzirem os efeitos colaterais dos corticoides tópicos – atrofia, telangiectasias e estrias. Apenas ocasionalmente determinam sensação de ardor e queimação. Como desvantagem, são produtos de alto custo. São particularmente indicados em formas de DA menos intensas e localizadas em áreas com maior probabilidade de ocorrerem efeitos adversos com corticoides tópicos – face, especialmente região orbitária, dobras, genitais e quaisquer áreas do corpo que já mostrem os efeitos colaterais da corticoterapia tópica prolongada.

Esses fármacos são também extremamente úteis como terapia de manutenção após o uso de corticoides para a melhora de áreas de dermatite muito inflamadas.

Nos ensaios clínicos realizados, não houve efeitos sistêmicos por absorção sistêmica dos imunomoduladores, que apenas devem ser evitados na síndrome de Netherton, na qual, por deficiência da barreira cutânea, se detectaram níveis sanguíneos comparáveis ao uso sistêmico desses fármacos.

Alcatrões
O coaltar a 3% ou liquor *carbonis detergens* 5% em creme ou loção é uma opção para alternar com o corticoide tópico. É um tratamento eletivo para lesões localizadas.

Antibióticos tópicos
Quando houver infecção secundária, utilizar a mupirocina a 2%, que não deve ser empregada em áreas maiores que 20% da superfície corpórea, pelo risco de nefrotoxicidade. Pode ser substituída pelo ácido fusídico a 2% ou pela gentamicina a 0,1%.

Antissépticos
Nas formas agudas com infecção secundária, deve-se fazer uso de compressas de permanganato de potássio diluído, na proporção de 1 g para 20 L de água, ou solução de Burow, diluída na proporção de 15 mL para 750 mL de água ou água boricada a 2%. Como já referido, o permanganato de potássio pode ser utilizado em banhos de imersão.

O uso de cremes contendo substâncias germicidas, como o triclosan, vem sendo atualmente preconizado.

Medicamentos sistêmicos
Corticoides
O uso sistêmico deve ser evitado pela necessidade da administração contínua, e há possibilidade de rebote quando é retirado. Entretanto, em pacientes que não respondem a outros tratamentos, com prurido intenso ou eritrodermia sem infecção, o emprego pode ser imperativo. O fármaco de escolha é a prednisona 1 a 2 mg/kg/dia no início, procurando reduzir a dose gradualmente de acordo com a melhora. Deve-se procurar a menor dosagem possível, inclusive com a administração em dias alternados.

Antibióticos
A pele do indivíduo atópico tem colonização de *S. aureus*, cujo desenvolvimento é favorecido pela xerose, pelo prurido e pela liquenificação. A infecção é fator importante na exacerbação da afecção. Deve ser suspeitada sempre que ocorrer aumento do eritema, secreção ou aparecimento de pústulas, principalmente se o quadro estiver resistente ao tratamento. A infecção secundária recorrente ocorre em 40% das crianças atópicas.

Quando ocorrer infecção, é preciso recorrer a antibióticos por via sistêmica, de preferência após antibiograma, ou empregar a eritromicina, cefalosporina ou dicloxacilina, por um período de 10 dias.

Anti-histamínicos
São indicados eletivamente para o controle do prurido. Aqueles que são sedativos ajudam a conciliar o sono (como a hidroxizina, cetirizina, clorfeniramina), e devem ser administrados, de preferência, ao deitar, podendo ser empregado um não sedativo pela manhã, como a loratadina, fexofenadina e epinastina.

Quando houver associação com asma, o cetotifeno é indicado.

Também pode ser empregada a doxepina 10 a 50 mg/dia VO.

Imunomoduladores sistêmicos
- **Talidomida:** na experiência de alguns dermatologistas, é muito eficiente para o controle da DA, ainda que não existam estudos controlados definitivos. O efeito é evidente entre a 3ª e 4ª semanas de tratamento. Não deve ser empregada quando há possibilidade de gravidez.
- **Interferon-γ:** atua diminuindo a intensidade do prurido e a eosinofilia. Há relatos de efeitos favoráveis em formas graves. Entretanto, o tratamento é oneroso.
- **Inibidores de fosfodiesterase – teofilina:** 300 mg, VO, duas vezes/dia por 5 dias, pode aliviar os surtos, porém o uso por mais tempo leva à taquifilaxia.

Fototerapia
Todas as formas de fototerapia mostram-se úteis na DA: UVB, UVB *narrow-band* e PUVA.

UVB pode beneficiar a DA leve.

O PUVA tem os inconvenientes de uso sistêmico dos psoralênicos e os riscos de neoplasias.

Aparentemente, a melhor terapêutica baseada em luz é o UVB *narrow-band* ou UVA associado a UVB, iniciando com 3 a 5 J de UVA e 30 a 50 mJ de UVB, aumentando-se 0,5 J de UVA e 10 mJ de UVB por tratamento, que deve ser feito duas a três vezes/semana.

Sedativos
São, muitas vezes, necessários para melhorar o sono e evitar o ato compulsivo de coçar.

Psicoterapia
Há aspectos psicológicos nos indivíduos atópicos, porém não estão definidas relações específicas. Tratamentos psicológicos associados são indicados quando necessários. Técnicas de comportamento para controle do hábito de coçar são indicadas. Grupos educativos com pacientes, médicos, psicólogos e enfermeiros são muito eficientes para a orientação e o tratamento.

Imunossupressores
- **Ciclosporina:** indicada em formas graves e resistentes de DA. A dose é de 2,5 a 5 mg/kg/dia. Há, em geral, melhora evidente em 2 semanas, quando a dosagem pode ser diminuída, procurando-se a menor dose necessária. O tempo de administração é indeterminado. Não deve ser administrada conjuntamente com a eritromicina e quando houver suspeita de infecção pelo herpes-vírus (HSV) e *S. aureus*. Evitar o uso em crianças e em pacientes com hipertensão, nefropatia e hepatopatia. Seus efeitos colaterais são nefrotoxicidade, hipertensão, hipertrofia gengival, desconforto gastrintestinal e hipertricose.
- **Metotrexato:** há relato da administração em formas graves, dosagem de 15 mg/semana ou 2,5 mg quatro vezes/semana com eventuais melhoras.
- **Azatioprina:** há referência sobre o uso em formas graves, dosagem de 100 a 200 mg/dia por seis semanas, com eventuais melhoras.

- **Micofenolato de mofetil:** pode ser bastante útil em alguns pacientes na dose de 1,5 a 2 g/dia, por VO.

Hospitalização

É indicada em casos graves e resistentes. Possibilita afastar o paciente do seu ambiente, excluindo fatores agravantes e permitindo tratamento adequado. Esse procedimento também permite afastar alérgenos suspeitos.

Outros medicamentos

Timopentina: diminui a intensidade do prurido e o eritema. Empregada em injeções subcutâneas, diárias ou três vezes/semana.

Ervas chinesas: medicação tradicional que combina de 8 a 12 ervas em chá, escolhidas de acordo com o comprometimento cutâneo. Foi reportada, recentemente, uma investigação mostrando que, no grupo de pacientes atópicos que tomaram o chá, houve uma melhora, comparativamente ao grupo que recebeu placebo.

Deve-se salientar que essas ervas têm potencial de produzir hepatotoxicidade.

Suplementação dietética com probióticos, prebióticos e simbióticos

Probióticos São, segundo definição da FAO/WHO 2001[4], organismos vivos que, quando administrados em quantidades adequadas, conferem benefícios à saúde do hospedeiro.

Prebióticos São ingredientes nutricionais não digeríveis que afetam beneficamente o hospedeiro, estimulando o crescimento e a atividade de uma ou mais bactérias benéficas do colo, melhorando a saúde do hospedeiro.[5]

Simbióticos São suplementos que têm na sua composição prebióticos e probióticos.

Existem estudos utilizando *Lactobacillus rhamnosus* que sugerem efeitos benéficos com melhoras discretas após 8 semanas de tratamento, porém não existe ainda confirmação científica da eficácia desses tratamentos na DA.

O uso de óleo de prímula por VO ainda é preconizado por alguns dermatologistas, que referem alguns estudos demonstrando leve melhora em alguns pacientes. É uma medicação bastante discutível, e a maioria dos dermatologistas não acredita em sua ação efetiva.

Existem proposições terapêuticas com estudos insuficientes quanto à sua efetividade, como o cromoglicato dissódico por VO em doses altas; inibidores da fosfodiesterase, imunoglobulina intravenosa e antileucotrienos. Atualmente, há estudos com agentes biológicos na DA, particularmente o omalizumabe (Xolair®). Este medicamento tem seu uso aprovado apenas para asma refratária aos tratamentos clássicos, e não está aprovado para o tratamento da DA, mas existem muitos relatos de pacientes com DA tratados com essa medicação, e a maioria deles apresentou resultados favoráveis. Existem vários ensaios clínicos em andamento sobre a utilização desse fármaco em DA. Há algumas evidências de que atuaria melhor nos casos de DA com ausência de mutações da filagrina, ausência de alterações no perfil metabólico lipídico e com níveis elevados de IgE.

O omalizumabe é um anticorpo quimérico monoclonal humano derivado de DNA recombinante que se liga a IgE. Os resíduos de aminoácidos da região variável da imunoglobulina de camundongo que se ligam a IgE foram enxertados na região constante da IgG humana IgG1 κ, resultando uma nova proteína/imunoglobulina predominantemente humana (95%). Esta se liga à IgE livre, formando complexos triméricos ou hexaméricos, evitando sua ligação ao receptor FcΣRI das células efetoras e diminuindo, consequentemente, a liberação de mediadores por mastócitos e basófilos. É um medicamento de uso subcutâneo indicado para adultos e para crianças acima dos 12 anos de idade (ver Capítulo 44). As doses empregadas nos estudos relatados foram de 300 a 375 mg, via subcutânea, a cada 2 semanas.

ECZEMA OU DERMATITE NUMULAR

É um quadro eczematoso de causa desconhecida, provavelmente multifatorial, e no qual frequentemente existe um componente de infecção bacteriana.

Ocorre em ambos os sexos, surge em qualquer idade, sendo mais frequente em adultos e em pessoas idosas. Tende a piorar no inverno e a melhorar no verão. Em geral, é associado à pele seca e é agravado ou desencadeado pelo uso excessivo de sabão e água. Alguns autores associam o eczema numular à DA, o que não é observação constante, pois no eczema numular a IgE é normal e, embora na DA ocorram lesões numulares, a maioria dos casos de eczema numular não é expressão de atopia. Existem relatos de casos de eczema numular relacionados à hipersensibilização ao aloe, ao mercúrio, a depilatórios, à metildopa e ao ouro.

Manifestações clínicas

Caracteriza-se por placas papulovesiculosas, ovais ou redondas, cujas dimensões variam de um a vários centímetros. Com o dessecamento das secreções, formam-se crostas, muitas vezes melicéricas, pela infecção secundária. Em algumas lesões, há tendência para involução central, com progressão lenta na periferia, dando lugar a eflorescências anulares ou circinadas. As lesões são múltiplas e podem surgir em qualquer área, todavia são mais comuns nas extremidades, particularmente antebraços, pernas, dorso das mãos e dos pés (**FIGURAS 15.35 E 15.36**). Não são necessariamente simétricas. Cada surto dura de semanas a meses, com recorrências durante anos. As lesões desaparecem sem deixar cicatriz e as recidivas podem surgir no mesmo local ou em outras regiões.

Diagnose

A diagnose diferencial deve considerar a dermatofitose, que apresenta lesões circulares, com centro claro, bordas papulodescamativas e que pode ser excluída pelo exame micológico; algumas erupções medicamentosas, que podem ser excluídas

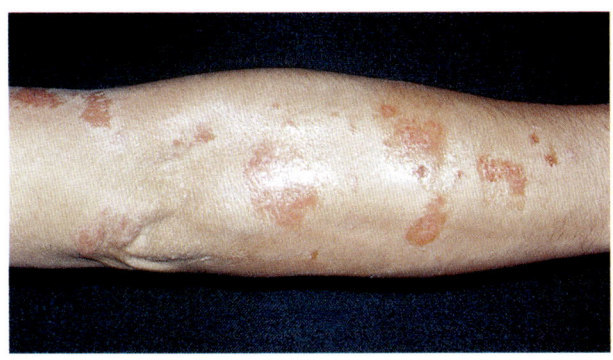

FIGURA 15.35 – Eczema numular. Placas ovaladas eritematopapulovesiculosas no membro superior.

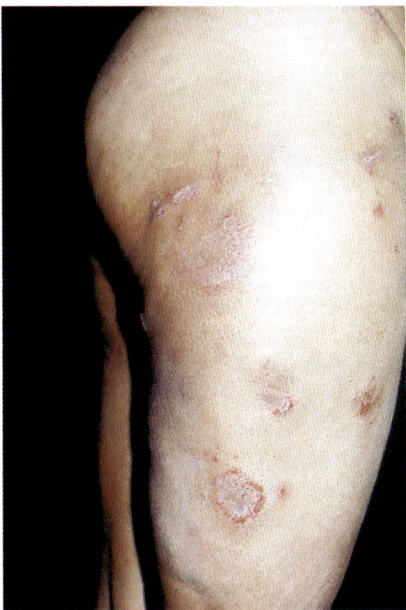

FIGURA 15.36 – Eczema numular. Placas numulares eritematopapulovesiculosas no membro inferior.

pela história; e, em crianças, o impetigo, no qual há sempre lesões pustulosas iniciais. Além disso, na diagnose diferencial devem ser considerados outros eczemas.

A exsudação e a vesiculação permitem excluir psoríase e parapsoríase, porém, em dúvida, fazer o exame histopatológico.

Histopatologia
Dermatite subaguda com espongiose, vesículas e acantose e áreas de paraqueratose. Não há microabscessos de Munro, o que exclui psoríase. Na derme, infiltrado inflamatório perivascular.

Tratamento
Deve-se evitar o uso de sabões, detergentes e antissépticos nas áreas afetadas. Proteger a pele, evitando o contato com lã e tecidos sintéticos e usar, preferencialmente, roupas interiores de algodão.

A terapia tópica é feita com creme ou pomada de corticoide fluorado ou com derivado de quinolina, eventualmente, em curativos oclusivos. Pode-se alternar o corticoide com pomada de coaltar de 1 a 3%. Ocorrendo infecção, usar antibiótico com o corticoide topicamente e, se necessário, administrar antibiótico por via sistêmica, como eritromicina e tetraciclinas. Os antibióticos são fundamentais no tratamento do eczema numular, mesmo quando a infecção não é evidente. O uso de corticoide pode ser alternado com as pomadas de pimecrolimo ou tacrolimo.

O prurido pode ser tratado com anti-histamínicos ou sedativos. Em casos extensos e resistentes à terapia tópica, pode ser administrado corticoide sistêmico, inicialmente com dose entre 60 e 40 mg de prednisona ou equivalente, por dia, gradualmente reduzida. No eczema numular, as recidivas após uso de corticoides sistêmicos são muito frequentes, sendo, por vezes, difícil sua retirada, motivo pelo qual somente devem ser utilizados em formas extensas e resistentes.

Em lesões localizadas, infiltrações intralesionais de corticoide. Usa-se a triancinolona diluída em soro fisiológico, 3 a 4 mg/mL, a cada 7 a 15 dias. Em casos extensos, também pode ser empregada a fototerapia, tanto UVB *narrow-band* como PUVA.

Em crianças, o fator causal mais importante é a xerose. Raramente ocorre antes de 1 ano de idade, sendo o início mais frequente nos primeiros anos de vida. Existem estudos que demonstraram que o eczema numular corresponde a 3,5% de todos os eczemas na infância. Nas crianças, a diagnose diferencial deve compreender o impetigo, a *tinea corporis*, os eczemas de contato (quando as lesões localizam-se não mãos e nos pés) e, em lesões mais disseminadas, devem ser consideradas a psoríase, pitiríase alba e pitiríase rósea.

ECZEMA OU DERMATITE DE ESTASE
O eczema ou dermatite de estase, eczema varicoso ou hipostático é doença crônica das pernas, decorrente da estase venosa nesta região. Ocorre em adultos, sendo mais frequente em mulheres, principalmente no período pós-parto. A causa mais comum de estase são varizes, por insuficiência valvular ou tromboflebites. Outros fatores que também podem determinar estase são obesidade, lesões trófias musculares, artrites deformantes ou fraturas nos membros inferiores e pés plano-valgos. Entre os sinais prodrômicos da afecção, estão o edema e a dermatite ocre, esta caracterizada por manchas vermelho-acastanhadas decorrentes da pigmentação hemossiderótica residual após púrpura de estase.

Manifestações clínicas
Localização inicial no terço inferior da perna, iniciando-se geralmente no tornozelo e estendendo-se gradualmente. Quadro eczematoso, eritematoso e vesicossecretante na fase aguda e liquenificação no período crônico **(FIGURA 15.37)**.

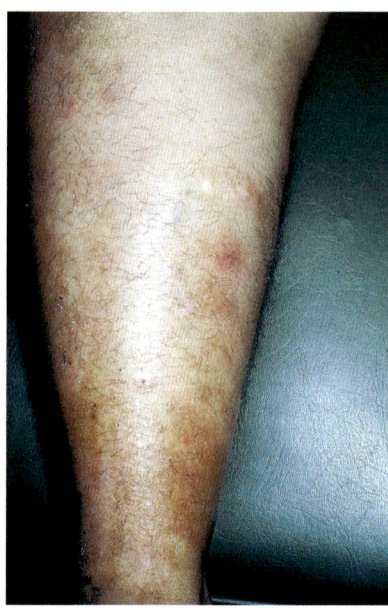

FIGURA 15.37 – Dermatite de estase. Edema, pápulas eritematosas, pápulas escoriadas e dermatite ocre no terço inferior da perna.

Há, frequentemente, infecção bacteriana associada (celulite), que pode evoluir para erisipela.

Após intervalo de tempo variável e por ausência de tratamento adequado, pode ocorrer disseminação do quadro eczematoso por mecanismo de sensibilização. O mesmo quadro pode ser devido ao emprego local de fármacos, particularmente fotossensibilizantes como sulfas e prometazina. Ulcerações podem se desenvolver, constituindo as úlceras da perna ou de estase, estudadas no Capítulo 24 **(FIGURA 15.38)**.

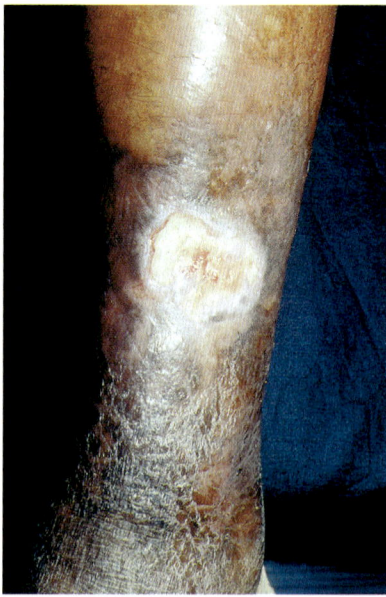

FIGURA 15.38 – Dermatite de estase. Estágio mais avançado com áreas de dermatite ocre, liquenificação, descamação e ulceração.

O complexo eczema-úlcera-erisipela no curso evolutivo pode conduzir à dermatoesclerose e à elefantíase.

Diagnose

Na diagnose diferencial, cumpre excluir a possibilidade de dermatofitose associada e o papel de contatantes, particularmente medicamentos, como agravantes. A realização de testes de contato pode ser indicada. Também é relativamente fácil a diagnose diferencial com a púrpura hipostática e dermatite ocre e as púrpuras pigmentosas, pela ausência do quadro eczematoso. A vasculite livedoide (atrofia branca) que também, frequentemente, compromete a estase venosa e caracteriza-se por lesões purpúricas com necrose e ulceração. Havendo edema persistente, excluir componente venoso, solicitando ultrassonografia com Doppler colorido para veias dos membros inferiores.

Tratamento

O tratamento local depende da fase da erupção. Na forma aguda, banhos ou compressas de permanganato de potássio a 1:25.000 ou de líquido de Burow diluído em água a 1:30 e cremes de corticoides. Na fase crônica, empregam-se apósitos oclusivos com corticoides ou pomada de pimecrolimo ou tacrolimo.

Administra-se corticoide por via sistêmica, de acordo com a intensidade do quadro, em doses iniciais equivalentes a 20 a 40 mg de prednisona, reduzidas gradualmente, e antibióticos de largo espectro, conjuntamente. Repouso e elevação da perna são indispensáveis na fase aguda. Na fase crônica, além da elevação da perna, pode ser útil o uso da meia elástica ou, eventualmente, da bota de Unna, se houver ulceração. Melhorado o quadro, fazer o tratamento da causa responsável pela estase.

ECZEMA DISIDRÓTICO (DISIDROSE) E OUTROS ECZEMAS DAS MÃOS

Os eczemas das mãos são muito frequentes, por vezes de difícil tratamento e não raramente impossibilitam o trabalho, configurando doenças profissionais. Por essas razões, muitos autores os estudam como capítulo a parte dentre os eczemas.

Os eczemas de mãos podem ser de origem exógena ou endógena. Os eczemas de mãos exógenos são principalmente dermatite de contato por irritante primário ou dermatite de contato alérgica e também podem, raramente, relacionar-se à ingestão de cromo, cobalto e níquel. Podem ainda ser consequência de ferimentos e infecções das mãos. Os eczemas de mãos endógenos são, por vezes, manifestação atópica. Admite-se ainda que possam ser desencadeados por estresse e, muitas vezes, são idiopáticos.

Entre os eczemas de mãos, destaca-se como forma peculiar com características morfológicas e topográficas próprias a disidrose ou pônfolix ou eczema disidrótico.

Eczema disidrótico ou disidrose ou pônfolix

Consiste em um quadro de lesões vesiculosas nas palmas e plantas, de caráter recidivante. Inicialmente, foi atribuído à retenção sudoral, mas, atualmente, é considerado como reação eczematosa de aspecto peculiar pelas características anatômicas das áreas comprometidas. Pela espessura da epiderme nas áreas acometidas, as vesículas e mesmo bolhas são maiores e mais duradouras. Quando ocorre nas mãos, também é chamado queiropônfolix, e nas regiões plantares corresponde ao podopônfolix. Entre seus principais fatores etiológicos, relacionam-se os seguintes:

- **Infecção fúngica e mícides:** dermatofitose em fase inflamatória aguda pode causar aparecimento da erupção vesiculosa nas mãos e/ou nos pés. São as reações "ides" (tricofítides, microsporides, epidermofítides), em que há ausência de fungos, e são devidas à absorção de antígenos fúngicos. Um quadro frequente é uma dermatofitose aguda, inflamatória, nos pés (com o exame direto positivo para dermatófito), ser responsável pelo aparecimento da erupção desidrótica nas mãos (nas quais o exame micológico é negativo).
- **Infecções bacterianas:** é possível a participação de antígenos bacterianos.
- **Endotantes:** fármacos, como a penicilina e outros antibióticos, ácido acetilsalicílico, anti-inflamatórios não esteroides e anticoncepcionais, podem desencadear erupção disidrótica. É possível que a ingestão de níquel, em indivíduos sensibilizados por contato, possa induzir o quadro.
- **Contatantes:** numerosas substâncias podem determinar erupção disidrótica por contato. O mecanismo pode ser por irritação primária ou por sensibilização.
- **Atopia:** alguns casos de eczema disidrótico podem representar uma manifestação de atopia.
- **Fatores emocionais:** são importantes como causa desencadeante, particularmente em indivíduos atópicos. É possível que o quadro disidrótico tenha, como causa única, fatores estressantes, principalmente quando apresenta associação com hiper-hidrose.

Manifestações clínicas

Quadro de aparecimento súbito, agudo, recorrente, caracterizado por lesões vesiculosas, estritamente limitado às palmas das mãos e/ou às plantas dos pés e faces laterais e palmar dos dedos (FIGURA 15.39). As lesões são bastante pruriginosas. Em 80% dos pacientes, são acometidas exclusivamente as mãos; em 10%, apenas os pés; e em 10%, pés e mãos são afetados simultaneamente. Evolutivamente, pode haver infecção secundária ou o processo adquire a configuração clássica dos eczemas, deixando de ser um processo exclusivamente vesicobolhoso e surgindo, também, eritema, edema, pápulas, erosões, crostas e descamação.

É bastante característica a falta de eritema, e as vesículas são numerosas, isoladas ou confluentes, eventualmente

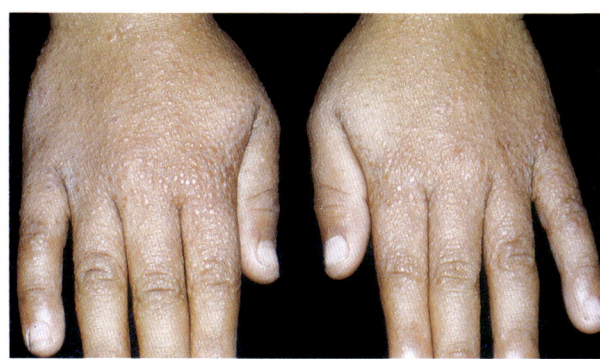

FIGURA 15.39 – Disidrose. Erupção vesiculosa bilateral nas mãos. Produzida por amoxicilina.

encontrando-se bolhas. Em alguns dias, por infecção secundária, podem tornar-se purulentas e ocorrer eritema inflamatório (FIGURA 15.40). A evolução do quadro é, em média, de 3 semanas, mas em alguns pacientes, o processo cronifica-se por meio de surtos recidivantes.

Histopatologia

A histopatologia mostra espongiose, vesículas e exocitose de linfócitos, sem nenhuma relação com ductos sudoríparos.

Diagnose

A diagnose diferencial verifica-se com a psoríase pustulosa ou a pustulose palmoplantar. Admite-se que a pustulose palmoplantar seja uma forma de psoríase pustulosa. O quadro caracteriza-se pelo aparecimento de lesões vesicopustulosas com reação inflamatória e de curso subagudo ou crônico. A entidade, descrita como bacteride pustulosa, é também considerada como forma de psoríase pustulosa.

Também devem ser considerados na diagnose diferencial, as dermatofitoses, especialmente nos pés. Nas formas crônicas que evoluem com lesões hiperqueratósicas, deve-se diferenciar a disidrose de psoríase palmoplantar e, em

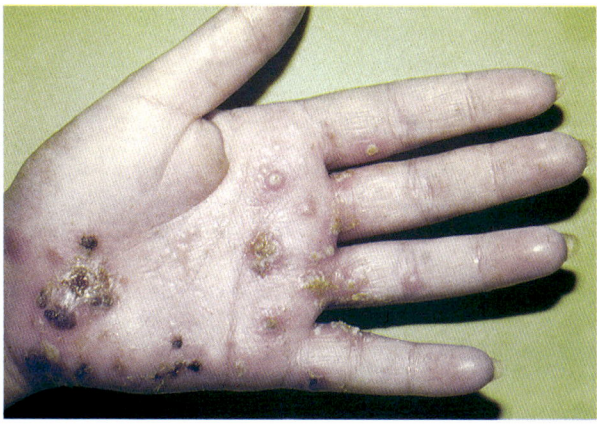

FIGURA 15.40 – Disidrose com infecção secundária. Vesículas, pústulas e lesões crostosas nas regiões palmares.

lesões bolhosas, devem ser diferenciadas doenças bolhosas que eventualmente acometem as extremidades, como penfigoide bolhoso, dermatite bolhosa por IgA linear e até mesmo o penfigoide gestacional.

Tratamento

Na fase inicial, empregam-se banhos ou compressas de solução aquosa de permanganato de potássio a 1:25.000 e cremes de corticoides associados com antibióticos, se necessário.

Nos quadros graves, deve-se administrar corticoides por via sistêmica. Quando ocorre infecção secundária, usam-se antibióticos de largo espectro, como as tetraciclinas ou macrolídeos. Penicilina deve ser evitada pela tendência a reações alérgicas disidrósicas. Anti-histamínicos e benzodiazepínicos podem ser úteis como coadjuvantes. Há relatos do uso em formas muito resistentes de metotrexato e radioterapia. Investigação e eliminação da causa. Deve-se fazer os testes de contato, quando necessários.

Em crianças

O eczema disidrótico é raro em crianças, bastante raro abaixo de 1 ano de idade e, quando ocorre, em geral surge nas idades pré-puberal e puberal. Na diagnose diferencial em crianças, deve-se considerar a acropustulose infantil, que ocorre nos primeiros meses de vida, contrariadamente ao eczema disidrótico. Também deve ser lembrada a doença mãos, pés e boca, que, diferentemente do pônfolix, apresenta lesões mucosas. Também devem ser diferenciadas doenças bolhosas, dermatite herpetiforme, penfigoide bolhoso e epidermólise bolhosa.

DERMATITES ECZEMATOSAS DAS MÃOS NÃO DISIDRÓTICAS

Além do eczema disidrótico, a maioria dos eczemas podem atingir as mãos: as dermatite de contato alérgica e as dermatites de contato por irritante primário, a DA, o eczema numular, o líquen simples crônico e a dermatite eczematoide infecciosa. No entanto, distinguem-se alguns padrões morfológicos nos eczemas de mãos que merecem análise, pois têm características bem definidas e podem orientar o dermatologista quanto a etiologia:

Eczema hiperqueratótico palmar ou plantar

Caracteriza-se por placas eritematosas, hiperqueratósicas com fissuras e descamação intensa que geralmente comprometem as atividades laborais do paciente. Pode ser devido à ação de contatantes, mas, frequentemente, é idiopático. Exige diagnose diferencial com psoríase e, no tratamento, empregam-se corticoides sob oclusão e até mesmo PUVA e raios Grenz. São também utilizados retinoides, particularmente o acitretina.

Descamação palmar (plantar) focal recorrente

Caracteriza-se pelo aparecimento, no verão, de descamação em escamas laminares nos dedos e nas regiões palmares ou plantares. Não há sinais de inflamação e o quadro é assintomático. Na investigação etiológica, deve-se considerar as possibilidades de dermatite de contato irritativa, DA e evolução de eczema disidrótico, embora nunca ocorram vesículas e, em geral, é suficiente para o tratamento o uso de emolientes.

Dermatite crônica acral

É um processo caracterizado por lesões eczematosas, papulovesiculosas acompanhadas de hiperqueratose localizada nas mãos e nos pés. É intensamente pruriginosa e se associa a elevações da IgE. Geralmente, do ponto de vista terapêutico, exige corticoterapia sistêmica.

Dermatite nas mãos em avental

Eczema de mãos que atinge as porções palmares de dois ou três dedos e a área palmar adjacente. Pode ser endógeno ou exógeno.

Dermatite de mãos de trabalhadores que manipulam vísceras animais

Eczema vesiculoso agudo que atinge os espaços interdigitais e as faces laterais dos dedos. De curso limitado, curando-se em 1 a 2 semanas. Provavelmente, trata-se de dermatite de dermatite de contato alérgica a proteínas animais.

Eczema das polpas digitais

Nesta variante, a dermatite acomete as polpas digitais de alguns ou de todos os dedos que se apresentam com eritema, descamação e fissuras dolorosas. Pode ser manifestação de atopia ou, mais frequentemente, de dermatite de contato irritativa e, menos comumente, de dermatite de contato alérgica.

Dermatite relacionada a alianças e anéis

A dermatite ocorre na área recoberta pelo anel e se estende às áreas próximas com aspecto eritematodescamativo. Em geral, é dermatite irritativa pelo acúmulo de sabões e detergentes sob o anel, agravada pelo atrito do anel contra a pele; mais raramente, trata-se de dermatite de contato alérgica por material do anel.

Dermatite por desgaste

Na dermatite por desgaste (do inglês *wear and tear* – usar até gastar), a pele dos dedos e da região palmar apresenta-se seca, eritematosa e com fissuras superficiais. O processo pode estender-se às regiões justa-articulares dos dedos e pode associar-se ao eczema das polpas digitais. É próprio das donas de casa e profissionais que permanecem por muito tempo com as mãos submetidas a contato com água, sabões e detergentes. O tratamento resume-se a afastamento dos agentes agressores e ao uso de corticoides tópicos – melhor sob forma de pomadas e cremes-barreira, como cremes de silicone.

LÍQUEN SIMPLES CRÔNICO

Também denominado **neurodermatite circunscrita** é uma placa liquenificada, bastante pruriginosa, de evolução crônica, progressiva. Mais comum em mulheres, é rara em crianças, e é mais frequente nos orientais.

O líquen simples crônico é uma resposta reativa cutânea que se inicia por estímulos exógenos que podem ser picadas de insetos ou irritantes relativos químicos ou físicos. É, às vezes, manifestação de atopia, mas muitos pacientes não têm características e nem antecedentes atópicos. O fator mais importante é, entretanto, o estado emocional em que há, sempre, na base, ansiedade ou obsessão compulsiva. O estímulo inicial determina o prurido e, pelo estado emocional, a necessidade incontrolável de coçar. A coçadura repetitiva, mesmo após a exclusão do estímulo inicial, leva à liquenificação que determina prurido, formando-se, assim, a reação em cadeia. A coçadura alivia o prurido, mas aumenta a liquenificação, que aumenta o prurido, com a participação do estado emocional.

Manifestações clínicas

Quando inteiramente desenvolvido, o quadro apresenta-se como placa liquenificada, caracterizada pela acentuação dos sulcos, espessamento e hiperpigmentação da pele. Na parte central, há a liquenificação e, ao redor, podem-se distinguir pápulas liquenoides. A hiperpigmentação é mais nítida na periferia. O prurido é sempre muito intenso.

Os sítios de predileção são a nuca, as regiões sacra e genital e membros, podendo ocorrer, entretanto, em outras áreas (FIGURAS 15.41 A 15.43).

Diagnose

Na diagnose diferencial, devem ser excluídos os seguintes processos:

- **Eczema atópico:** pode apresentar áreas de liquenificação, geralmente simétricas, nas dobras antecubitais e poplíteas. Há, frequentemente, história individual ou familiar de atopia – asma, eczema e rinite.

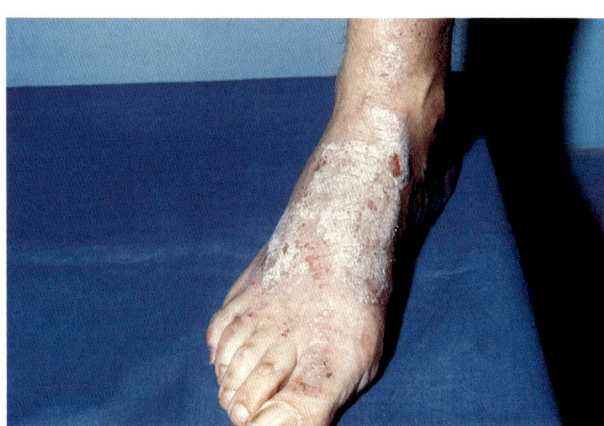

FIGURA 15.41 – Líquen simples crônico. Placas liquenificadas e hiperqueratósicas no dorso do pé.

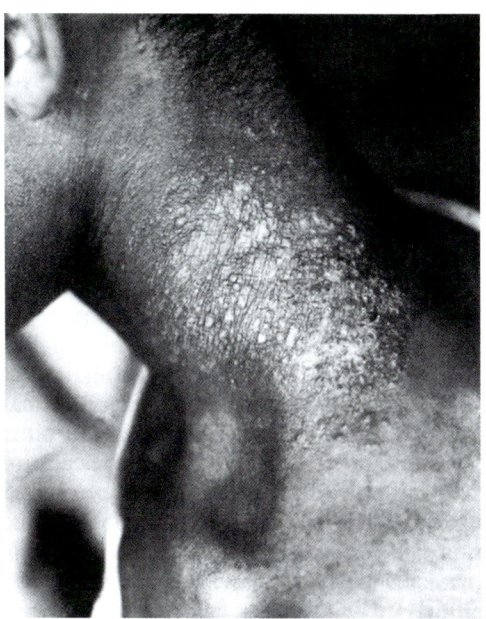

FIGURA 15.42 – Líquen simples crônico. Placa liquenificada na face lateral do pescoço.

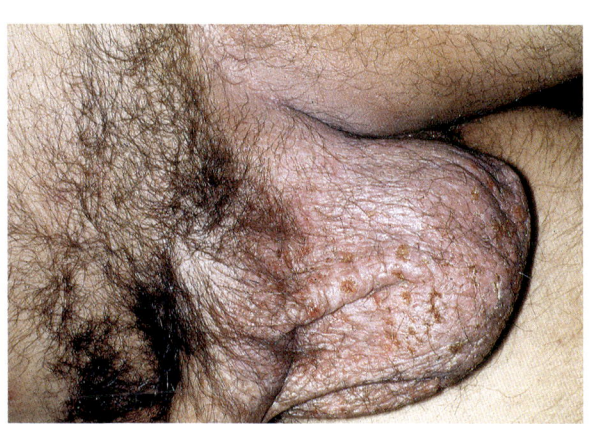

FIGURA 15.43 – Líquen simples crônico. Localização genital. Acentuada liquenificação com erosões na região escrotal.

- **Psoríase:** não é, em regra, pruriginosa, e atinge quase sempre os cotovelos e os joelhos.
- **Dermatite de estase:** é mais aguda e localiza-se nas pernas, sendo acompanhada dos sinais de insuficiência venosa.
- **Dermatite de contato:** pode ser liquenificada, mas os dados da história, incluindo a exposição, permitem a diagnose diferencial.
- **Líquen plano:** pode formar placa de liquenificação. O encontro de outras lesões, como nos punhos ou na mucosa bucal, possibilita confirmar a diagnose de líquen plano.

Histopatologia

Revela acantose, com hiperqueratose, com alargamento das cristas epiteliais. Na derme, há capilares dilatados com infiltrado linfo-histiocitário ao redor. As características histológicas não são específicas, mas permitem, em geral, diferenciar do líquen plano, que tem o aspecto liquenoide, e do eczema liquenificado, em que se encontra exocitose e espongiose.

Tratamento

- Esclarecer o paciente para não coçar, para que se possa interromper o círculo vicioso prurido, liquenificação, maior prurido e maior liquenificação. Eventualmente, administrar sedativos ou antipruriginosos. Aplicação de pomada de corticoide com plástico oclusivo, renovável a cada 24 horas. Pomadas de pimecrolimo ou tacrolimo podem ser úteis.
- Resultados mais efetivos são obtidos com infiltrações intralesionais de corticoide, triancinolona 4 a 5 mg/mL, dosagem de 10 a 20 mg, de acordo com a extensão da lesão, a cada 7 a 15 dias.
- Nos casos de lesões limitadas, de liquenificação acentuada e de aspecto verrucoso, pode ser indicado remover a área afetada por exérese simples ou com enxertia, se necessário.
- Importante é a administração de anti-histamínicos para evitar o prurido. A hidroxizina (25 mg até a dose máxima de 100 mg/dia) e a cetirizina (10 mg/dia, ao deitar) têm ação antipruriginosa, tranquilizante e hipnótica. Quando houver ansiedade, os benzodiazepínicos são úteis, pela ação ansiolítica e hipnótica. Quando ocorrer um estado obsessivo-compulsivo, com depressão, os antidepressivos tricíclicos são indicados.

Em crianças

O líquen simples crônico, embora possa ocorrer em qualquer idade, é raro em crianças, surgindo mais frequentemente no adulto jovem e aumentando em frequência com a idade. Na diagnose diferencial em crianças, deve-se considerar fundamentalmente lesões liquenificadas de DA e, nesses casos, a topografia das lesões e os antecedentes atópicos auxiliam na diferenciação. Outros diferenciais exigidos são líquen plano, psoríase em placas, *tinea corporis* e outros eczemas.

DERMATITE ECZEMATOIDE INFECCIOSA (ECZEMA MICROBIANO)

Processo eczematoso, geralmente agudo, que surge associadamente a processos infecciosos exsudativos purulentos, provavelmente por sensibilização de contato aos elementos do exsudato infeccioso, inclusive as próprias bactérias e, menos frequentemente, fungos.

O exemplo clássico da dermatite eczematoide infecciosa é o aparecimento de eczema agudo no pavilhão auricular, simultaneamente à otite purulenta (FIGURA 15.44). Também ocorrem lesões eczematosas agudas em torno de úlceras infectadas (eczema paratraumático). A denominação eczema microbiano também é empregada, mas não é adequada, pois pode induzir a interpretação de que se trata de um eczema infectado, complicação que pode ocorrer em qualquer tipo de eczema.

A diagnose é clínica e o tratamento é feito com antibióticos para eliminar o foco infeccioso gerador do quadro. Topicamente, compreende a abordagem dos eczemas agudos, com o emprego de compressas de água boricada ou permanganato de potássio e o uso de cremes de corticoides associados a antibióticos.

DERMATITE DISCOIDE LIQUENOIDE EXSUDATIVA (DOENÇA DE SULZBERGER-GARBE)

Caracteriza-se por placas exsudativas com pápulas liquenoides que surgem em áreas de extensão e/ou na genitália, comumente em homens de 40 a 70 anos. A individualização dessa dermatose é discutível. Pode representar uma forma aguda de eczema numular ou líquen simples.

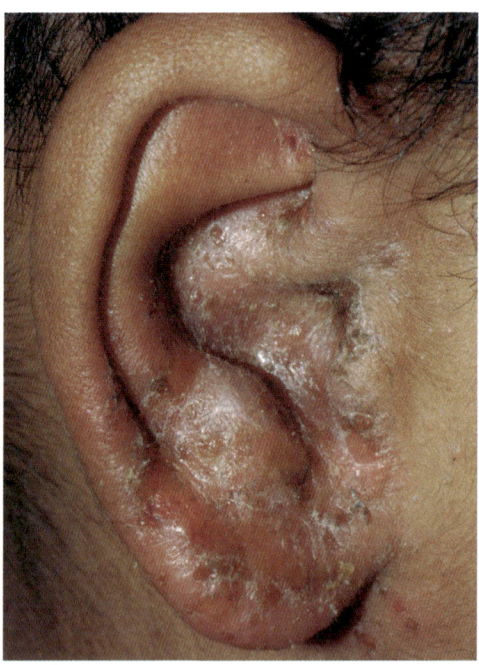

FIGURA 15.44 – Eczema microbiano. Lesões agudas na proximidade de foco infeccioso de otite.

CAPÍTULO 16

ERUPÇÕES ERITEMATOESCAMOSAS

DERMATITE SEBORREICA

Também denominada, **eczema seborreico** ou **eczemátide** é afecção de caráter constitucional, crônica, frequente, recorrente, não contagiosa, que ocorre em regiões cutâneas ricas em glândulas sebáceas e, eventualmente, em algumas áreas intertriginosas.

Nos Estados Unidos, a prevalência na população geral e de 1 a 2% e, nos adultos, é de 3 a 5%, sendo as formas mínimas, descamação visível da superfície do couro cabeludo ("caspa"), muito mais comuns.

Patogenia

A causa não é conhecida, porém, na patogênese, há uma alteração sebácea e um componente imunológico. Há, eventualmente, predisposição familiar (embora nenhum tipo de herança seja relacionado) e discreta predominância no sexo masculino. Recentemente, demonstraram-se quadros dermatite seborreica símile com lesões psoriasiformes em indivíduos com mutações no gene *ZNF750* relacionado ao zinco, mas não há qualquer deficiência detectável desse elemento na dermatite seborreica. A afecção é do grupo das dermatoses que têm multiplicação celular acelerada com a presença de células nucleadas na camada córnea. No couro cabeludo com dermatite seborreica, o número de células nucleadas é cerca de 20 vezes maior que no couro cabeludo normal.

A topografia das lesões de dermatite seborreica e suas relações com as variações funcionais das glândulas sebáceas ao longo da vida obrigam a relacioná-la a essas glândulas, mas os mecanismos não são claros. As alterações qualitativas do sebo na dermatite seborreica não são significativas, aumento da proporção de colesterol, triglicerídeos e parafina e menor proporção de colesterol, esqualeno, ácidos graxos e ésteres de ceras. Tais alterações podem ser decorrentes das anormalidades da queratinização. Quanto a possíveis alterações quantitativas na produção do sebo, observou-se que, embora muitos adultos jovens com dermatite seborreica apresentem seborreia, estudos medindo a secreção sebácea da fronte mostraram secreção normal em homens e reduzida em mulheres. Portanto, não se explicam também as relações entre dermatite seborreica e funcionamento quantitativo das glândulas sebáceas.

Há, no entanto, relação entre as variações funcionais das glândulas sebáceas ao longo da vida e a eclosão da dermatite seborreica.

Mais recentemente, tem-se valorizado a ação de agentes microbianos, particularmente leveduras do gênero *Malassezia*, especialmente as espécies *M. globosa*, *M. restricta* e *M. furfur* em adultos, enquanto em lactentes, é frequente a presença de *Candida albicans* no couro cabeludo. Nos indivíduos com dermatite seborreica, há maior quantidade de leveduras do gênero *Malassezia* comparativamente a indivíduos sem a afecção. Alguns autores consideram esse aumento de leveduras não primário, mas consequente à maior oferta de substrato pela descamação presente na afecção. No entanto, existem evidências da participação dessas leveduras na patogênese da dermatite seborreica, como produção de alterações histopatológicas semelhantes às da dermatite seborreica pela inoculação dessas leveduras, ainda que mortas. Também se demonstram níveis elevados de anticorpos anti-*Malassezia* em indivíduos com dermatite seborreica. Verifica-se, ainda, que a expressão de citocinas no infiltrado inflamatório dessa dermatite é similar ao observado nas infecções por leveduras. Finalmente, outro argumento favorecendo a hipótese de participação das leveduras na patogênese é a efetividade terapêutica de medicamentos antifúngicos. Considera-se, ainda, a possibilidade da elevada incidência de dermatite seborreica em indivíduos infectados pelo HIV ser decorrente do favorecimento à proliferação das leveduras pelo comprometimento imune dos enfermos.

As glândulas sebáceas são estimuladas por androgênios e estão ativas no nascimento graças a androgênios maternos, o que explica a dermatite seborreica do lactente. O estímulo androgênio cessa após alguns meses e a dermatite seborreica desaparece. Esta pode reaparecer na puberdade, atingindo sua maior ocorrência dos 18 aos 40 anos de idade e melhorando gradualmente. Entretanto, pode ocorrer no idoso, em condições em que há estimulação sebácea.

Fatores favorecedores da dermatite seborreica são calor, umidade e uso de roupas que retêm sebo e suor, como lã, flanela, seda e tecido sintético, por isso a denominação na literatura francesa de eczema flanelar.

Tensão emocional pode agravar a dermatite seborreica. Quadros neurológicos como siringomielia, poliomielite, lesões do trigêmeo, epilepsia e paralisia facial podem ser acompanhados de dermatite seborreica. Na doença de Parkinson, é frequente seborreia e dermatite seborreica.

Nenhum alimento foi relacionado à afecção. Alcoolismo é condição agravante. Excessiva ingestão de hidratos de carbono e alimentos condimentados pode agravar a erupção. Diabetes e obesidade favorecem o quadro. A deficiência de zinco provoca quadro seborreico-símile na face e no couro cabeludo, porém a dermatite seborreica não é influenciada pela administração de zinco.

Imunodeficiência e dermatite seborreica: o aparecimento de uma dermatite seborreica extensa e resistente ao tratamento ocorre com frequência em indivíduos HIV-positivos. É considerada como um marcador para essa infecção.

Existem inúmeros medicamentos capazes de desencadear ou agravar a dermatite seborreica, como ouro, neurolépticos, cimetidina, metildopa e vemurafenibe, entre outros.

Psoríase e dermatite seborreica são afecções distintas. Há casos em que pode haver confusão entre as duas afecções em razão da apresentação semelhante.

Manifestações clínicas

Ocorrem duas formas clínicas: do lactente e do adulto.

Dermatite seborreica do lactente

As lesões surgem precocemente no neonato ou nos primeiros meses de vida do lactente. São caracterizadas por escamas gordurosas e aderentes, sobre base eritematosa no couro cabeludo, não afetando os cabelos, constituindo a "crosta láctea". Ocorrem, também, manchas eritematoescamosas na face **(FIGURA 16.1)**, no tronco, nas áreas de dobras e intertriginosas (como pescoço, nuca, axilas) e regiões inguinal e genitoanal (área da fralda). O aparecimento de eritema ruborizado indica infecção secundária por bactérias, particularmente *Staphylococcus aureus* ou por levedura (em geral *Candida albicans*) ou até por dermatófito. Na candidose, que é a mais frequente complicação, são características as lesões satélites com colarete periférico.

O prurido é discreto e o decurso é crônico, melhorando gradualmente. Eventualmente, as lesões seborreicas podem ser a manifestação inicial de um quadro grave, eritrodérmico, que constitui a **doença de Leiner** ou a **eritrodermia esfoliativa do infante**. A erupção cutânea acompanha-se de diarreia, vômitos, anemia e febre e frequentemente há infecção bacteriana secundária. Deficiência de C_5, causando perturbação na função leucocitária (defeito na opsonização), é considerada responsável por esse quadro.

Dermatite seborreica do adulto

As lesões são eritematoescamosas e atingem o couro cabeludo, a face, particularmente o sulco nasogeniano e a glabela, a área retroauricular, a região pubiana e a axilar **(FIGURAS 16.2 A 16.4)**. Nas porções medianas do tórax, podem ser lesões figuradas, circinadas ou arcadas, constituindo a chamada dermatite mediotorácica de Brocq. No couro cabeludo, na forma descamativa mínima, é a pitiríase esteatoide ou *capitis* ("caspa"). Em crianças e jovens, as lesões podem formar escamas aderentes, espessas, difíceis de destacar, constituindo a chamada "pseudotínea". Blefarite e eczema do conduto auditivo externo são, também, manifestações de dermatite seborreica.

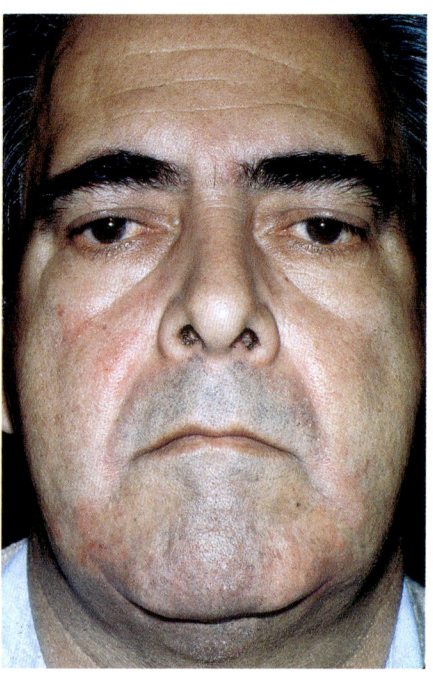

FIGURA 16.2 – Dermatite seborreica no adulto. Lesões eritematosas e eritematodescamativas na face, na região superciliar, nas regiões malares e nos sulcos nasogenianos.

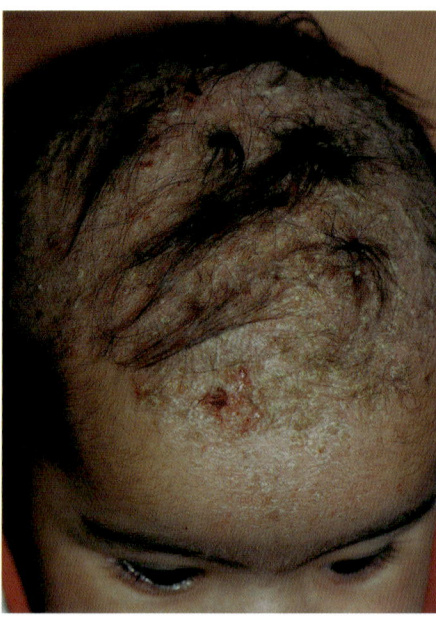

FIGURA 16.1 – Dermatite seborreica da infância. Lesões eritematoescamocrostosas progredindo do couro cabeludo para a fronte ("crosta láctea").

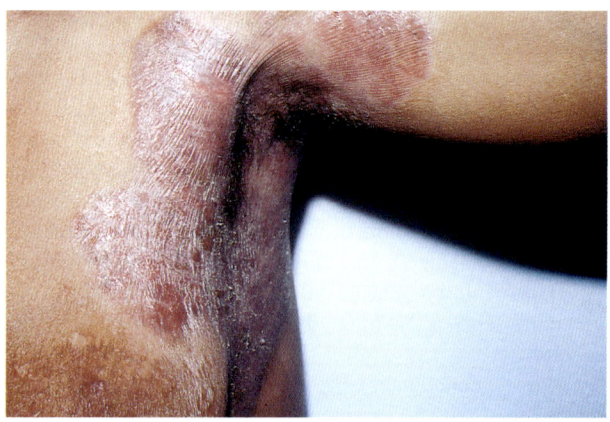

FIGURA 16.3 – Dermatite seborreica no adulto. Lesões eritematoescamosas na região axilar.

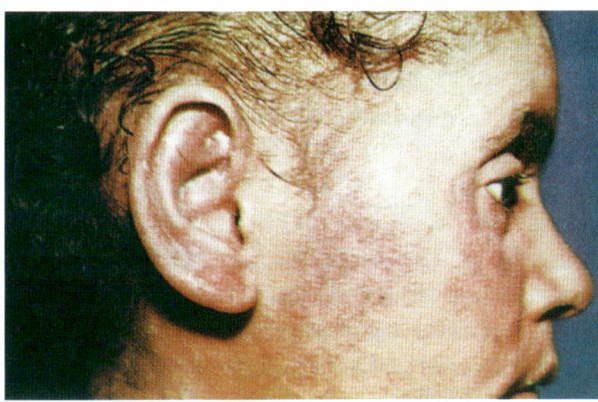

FIGURA 16.4 – Dermatite seborreica no adulto. Lesões eritematoescamosas localizadas na orelha e na face.

O quadro tem curso crônico, com fases de acalmia e de recaída. Calor, perspiração, fricção, ingestão excessiva de hidratos de carbono, alimentos condimentados, álcool e tensões podem agravar o quadro. Em áreas de dobras, são frequentes as infecções secundárias por bactérias ou candidose.

Há formas disseminadas de dermatite seborreica com lesões isoladas ou com grandes placas eritematoescamosas-secretantes. Em virtude de tratamentos irritantes ou sensibilizantes, podem surgir quadros eritrodérmicos.

Histopatologia

O quadro é de uma dermatite crônica com áreas de paraqueratose, moderada acantose e espongiose. Há exocitose e infiltrado mononuclear na derme. É um quadro psoriasiforme distinguindo-se da psoríase pela presença de espongiose. Na síndrome da imunodeficiência adquirida, o quadro histopatológico mostra paraqueratose difusa, queratinócitos necróticos, aumento de plasmócitos e leucocitoclasia.

Diagnose

Em geral, não apresenta dificuldade, devendo, entretanto, ser distinguida das seguintes afecções:

- **Psoríase:** as escamas são secas e há as lesões típicas nos cotovelos e joelhos. No couro cabeludo, a dermatite seborreica é difusa, enquanto a psoríase apresenta placas circunscritas. Há apresentações onde pode haver dificuldade na diagnose diferencial.
- **Pitiríase rósea:** quadro eruptivo atingindo particularmente o tronco, com múltiplas lesões ovaladas ou papulosas, prurido ausente ou discreto, não acometendo o couro cabeludo e sem localização preferencial nas áreas seborreicas.
- **Dermatite atópica:** no lactente, inicia-se mais tardiamente e são lesões papulovesiculosassecretantes. O comprometimento da dobra anterior do cotovelo e da dobra posterior do joelho e outras manifestações de atopia, asma e rinite identificam a afecção.
- **Candidose e dermatofitose:** a infecção secundária por levedura do gênero *Candida*, em geral *C. albicans*, é comum nas dobras, particularmente em lactentes. Pode, entretanto, ser primitiva. São características as lesões satélites em colarete. A dermatofitose pode apresentar lesões circinadas, simulando a dermatite seborreica figurada. A erupção é vista em áreas não seborreicas. Em ambas as afecções, o exame direto permite confirmar de imediato a diagnose.
- **Doença de Letterer-Siwe:** histiocitose que, em crianças, apresenta quadro cutâneo de lesões eritematoescamosas que lembram dermatite seborreica. Há, entretanto, um componente purpúrico nas lesões.
- **Dermatite infectiva:** quadro eczematoso infectado recidivante que incide em crianças que adquirem verticalmente a infecção pelo HTLV-1. Inicia-se em torno de 1 ano e meio de idade, mas pode acometer adultos jovens. As lesões atingem o couro cabeludo e as regiões retroauriculares. É frequente a presença de pústulas e a associação com infecções por estafilococos e estreptococos, apresentando quadro idêntico à dermatite seborreica infectada e, às vezes, simula também dermatite atópica infectada. O diagnóstico é confirmado pela sorologia.
- **Dermatite por deficiência múltipla de carboxilares:** nas crianças, pode ser necessária sua diferenciação com a dermatite seborreica, pois as lesões cutâneas podem ser semelhantes, mas, nesta condição, as lesões principais são neurológicas – convulsões, ataxia, retardo do desenvolvido e hipotonia.
- **Síndrome de Leiner:** deve ser diferenciada de outras condições que podem levar à eritrodermia na criança, como a dermatite atópica, psoríase e, ainda, de outras condições, como a eritrodermia ictiosiforme congênita não bolhosa e a acrodermatite enteropática.

Tratamento

Dermatite seborreica do lactente
Couro cabeludo
Remover as escamas com óleo mineral ligeiramente aquecido, limpando com solução de Burow a 1:30 ou com solução de permanganato de potássio a 1:40.000 ou com água boricada. Em seguida, creme de corticoide de baixa ou média potência, eventualmente com um antibacteriano ou antifúngico. Sabonete ou xampus antisseborreicos podem ser indicados.

Tronco e áreas intertriginosas
Exame direto para exclusão de candidose quando houver suspeita clínica. Limpeza com água boricada, solução aquosa de Burow diluída 1:30 ou de permanganato de potássio diluída a 1:40.000. Creme de corticoides associados com antibacteriano e antimicótico quando houver eritema intenso, somente por alguns dias. Em seguida, cremes ou pastas protetoras à base de óxido de zinco associado, eventualmente, com um medicamento antisséptico, como cetrimida.

Medidas gerais
É importante evitar o excesso de roupas e de aquecimento. Somente usar roupas de algodão ou linho. As fraldas devem ser trocadas frequentemente e, nos casos graves, devem ser eliminadas até melhora clínica.

Terapia sistêmica
Em geral, não é necessária. Nos casos mais intensos, é possível usar a prednisona por tempo limitado, iniciando com 0,5 a 1 mg/kg/dia e com redução gradual. Quando houver infecção bacteriana, antibióticos são necessários.

Eritrodermia descamativa (doença de Leiner)
Tratamento com internação. Antibioticoterapia sistêmica, transfusão de plasma ou sangue total e manutenção do estado geral. Localmente, aplicações de ultravioleta em doses suberitematosas, banhos de permanganato de potássio a 1:40.000 e cremes de corticoides, preferivelmente hidrocortisona, aplicando-se alternativamente em áreas diversas, pela possibilidade de absorção e efeito sistêmico.

Dermatite seborreica do adulto
Tratamento tópico
Couro cabeludo
Diversas substâncias em sabonetes ou xampus são usadas com resultados variáveis. Sabonetes com ácido salicílico (3%) e enxofre precipitado (10%). Xampus com zinco-piridiona (1%), sulfeto de selênio (1 ou 2,5%) que pode produzir descoloração nos cabelos, cetoconazol (2%) e ciclopirox-olamina (1%). Nas formas mais discretas, esses medicamentos permitem, em geral, o controle do quadro. Loções capilares com corticoides são úteis como terapia tópica única ou complementar ao uso do sabonete ou xampus referidos. Nas formas mais resistentes, xampu de coaltar (4-5%) e creme ou pomada de corticoide. O corticoides pode ser usado em curativo oclusivo (touca plástica) durante a noite. Lavar pela manhã e usar creme ou loção de corticoide. Em caso de crostas espessas e aderentes, a solução de propilenoglicol em água (50%), eventualmente com ácido salicílico a 3%, aplicada em curativo oclusivo por algumas horas, é recurso eficaz, previamente ao uso do creme de corticoide.

Face
Creme de corticoide não fluorado, preferivelmente de hidrocortisona a 1%, que pode ser alternado com creme de cetoconazol a 2%. Os antifúngicos imidazólicos não somente atuam sobre a *Malassezia*, mas também têm propriedades anti-inflamatórias e inibem a síntese de lipídeos pelas membranas celulares. Sabonetes com enxofre e ácido salicílico são úteis, ainda que eventualmente irritantes. Aplicações de ultravioleta B são indicadas nos casos resistentes. Há referências de resultados favoráveis com a pomada de tacrolimo e pimecrolimo. Nas blefarites, cremes ou pomadas oftalmológicas com hidrocortisona e um antibiótico.

Existem estudos que mostram bons resultados do metronidazol tópico na dermatite seborreica.

Tronco
Pomadas de corticoide, ou de corticoide e ácido salicílico, são eficazes nas formas figuradas do tronco. Sabonete de enxofre e ácido salicílico é útil para controle da recidiva.

Áreas intertriginosas
Exame micológico direto para exclusão de candidose ou dermatofitose, sempre que necessário. Cremes ou pomadas de corticoide com antibacteriano e antifúngico, por tempo limitado. Limpeza com água boricada. Manutenção com pasta de zinco com antibacteriano e antifúngico.

Fototerapia
Radiação ultravioleta B (UVB) pode ser efetiva em formas resistentes de dermatite seborreica. Em formas eritrodérmicas, o PUVA tem sido usado com bons resultados.

Análogos da vitamina D3
Calcipotriol e calcitriol podem ser usados em formas resistentes e na seboríase.

Tacrolimo
Tem sido usado com excelentes e bons resultados.

Tratamento sistêmico
Quando ocorrer infecção bacteriana ou fúngica, a administração de antibiótico ou antifúngico, respectivamente, é necessária. Em formas disseminadas ou exacerbadas, prednisona, na dose inicial de 1 mg/kg/dia, é indicada. Em casos resistentes, pode ser experimentada a tetraciclina, na dose de 500 mg, duas vezes/dia, por 10 dias, e 500 mg, uma vez/dia, por 20 dias. A isotretinoína, na dose de 1 mg/kg/dia, é indicada para casos graves e resistentes.

PSORÍASE
Condição comum, crônica e recorrente, imunomediada e de ocorrência universal. Foi descrita por Hipócrates (460 a 377 a.C.) por meio dos termos *psora* e *lepra*. Relatos subsequentes muitas vezes agrupavam as manifestações da hanseníase e psoríase como uma só doença. Robert Willan (1757-1812) descreveu, em 1808, uma dermatose escamosa e a associou originalmente ao termo *psoriasis*, favorecendo, no entanto, a designação "lepra" nos seus relatos subsequentes. Coube ao dermatologista austríaco Ferdinand Hebra (1816-1880) afastar o termo "lepra" das descrições dessa doença a favor de uma afecção única e original chamada psoríase.

Epidemiologia
A psoríase pode aparecer em qualquer idade, sendo mais frequente no adulto jovem, ocorrendo igualmente em ambos os sexos. A prevalência mundial estimada é de cerca de 2%, variando entre 0 e 4,8% de acordo com a população estudada. É rara ou mesmo ausente nas populações ameríndias das Américas e acomete 4,8% da população da Noruega. Nos Estados Unidos, a prevalência é de cerca de 2,5%, e no Reino Unido gira em torno de 1,5%. É rara nos países do oeste da África e na Ásia,

com 0,3% da população chinesa acometida e 0,8% na Índia. No Brasil, dados recentes avaliando cerca de 9 mil moradores em todas as capitais estaduais evidenciaram prevalência de 1,3% na população brasileira, com igual distribuição entre homens e mulheres. A maior prevalência pode ser observada nos estados do Sul e Sudeste e menor prevalência, nos estados do Norte.

A prevalência estimada em crianças varia de 0,55% a 1,4%. Cerca de um terço dos adultos com psoríase refere início da doença antes dos 16 anos de idade e, em 2%, antes dos 2 anos de vida. Embora no passado tenha sido observada maior prevalência de psoríase em crianças do sexo feminino, estudos atuais indicam que ambos os gêneros são afetados igualmente, como ocorre nos adultos. A gravidade durante a vida não parece associada à faixa etária de início da doença.

O risco de desenvolver psoríase é maior quando um ou ambos os pais são afetados. O risco de um descendente ter a doença é de 41% se ambos os pais forem afetados, 14% se apenas um dos pais for afetado e 6% se um irmão for afetado, comparado com 2% quando não correm casos na família. Entre os pacientes que desenvolvem psoríase na infância, 49% deles apresentam familiares de primeiro grau afetados pela doença, enquanto que nos pacientes com início das lesões na vida adulta, este número é de 37%.

Patogenia

A causa da psoríase é desconhecida. A predisposição à doença é geneticamente determinada. Estudos populacionais mostram marcada agregação familiar com 30% dos pacientes referindo um parente afetado. A concordância da psoríase em gêmeos monozigóticos é de 65 a 70%, sendo 15 a 20% em gêmeos dizigóticos. A não ocorrência de 100% entre os monozigóticos indica que fatores ambientais contribuem na etiologia da moléstia.

Os **antígenos leucocitários de histocompatibilidade** (HLA, do inglês *human leukocyte antigen*) da classe I mostram uma associação com B13, B17, B37 e especialmente com Cw6. Também foi demonstrada uma associação com o antígeno da classe II – DR7, parecendo haver dois genes de suscetibilidade para psoríase, um na região C (*Cw6* associado) e outro na região DR (*DR7* associado). O principal gene implicado na psoríase se encontra no cromossomo 6p21 e foi designado *PSORS I*.

Tipos especiais de psoríase, como a artropática do tipo espondilite anquilosante ou sacroileíte, estão associados ao *HLA-B27*, havendo forte sugestão de que o padrão clínico da moléstia também possa ser geneticamente pré-determinado.

Estudos mais recentes sugerem que o modo de herança da doença é multifatorial, implicando o efeito de diversos genes com fatores desencadeantes desempenhando papel importante na expressão da doença.

Diversos fatores têm sido implicados no desencadeamento ou na exacerbação da psoríase:

- **Trauma cutâneo de diversas naturezas:** físico, químico, elétrico, cirúrgico, inflamatório. Psoríase é uma das condições dermatológicas em que o trauma pode determinar o aparecimento de lesão em área não comprometida – fenômeno isomórfico ou reação de Köbner. Esse fenômeno pode ser verificado em 38 a 76% dos pacientes.
- **Infecções já foram implicadas no desencadeamento ou agravamento da psoríase.** Há mais de 50 anos se reconhece o possível papel do estreptococo β-hemolítico no desencadeamento da psoríase aguda, em gotas. Indivíduos com infecção pelo vírus da imunodeficiência humana (HIV, do inglês *human immunodeficiency virus*) apresentam exacerbação importante da moléstia.
- **Certos medicamentos, como o lítio, β-bloqueadores, antimaláricos e anti-inflamatórios não esteroides** (AINE), via de regra, agravam a psoríase. A administração e a interrupção de corticoide sistêmico podem resultar no agravamento da condição ou até no desenvolvimento de forma grave de psoríase – a psoríase pustulosa generalizada, forma que também pode ser desencadeada por hipocalcemia.
- **Estresse emocional** é, muitas vezes, relacionado, pelo paciente, ao desencadeamento ou à exacerbação da doença.
- **Outros fatores**, como distúrbios endócrinos e metabólicos, ingestão aumentada de álcool, variações climáticas, também já foram implicados.

Na psoríase, há a aceleração do ciclo germinativo epidérmico, aumento das células em proliferação, com marcado encurtamento do tempo da renovação celular na epiderme das lesões. Proliferação epidérmica aumentada é também constatada na pele clinicamente normal do paciente com psoríase. O aumento da síntese de DNA na epiderme psoriática se mantém até mesmo quando a inflamação é abolida. Isso é observado quando se transplanta a epiderme psoriática a ratos atímicos.

A constatação de que linfócitos T ativados podem ser identificados na epiderme e na derme das lesões de psoríase, bem como a evidência da eficácia terapêutica da ciclosporina A na doença, trouxeram subsídios para se considerar a psoríase uma doença mediada por mecanismos imunológicos.

No desencadeamento ou na manutenção de uma placa de psoríase, participam principalmente as células dendríticas, as células T, os queratinócitos e os neutrófilos. No modelo hipotético atual, as células dendríticas mieloides seriam inicialmente ativadas pela ação de interleucinas ou de células dendríticas plasmocitoides (que liberariam IF α), ou de células T *natural killer* (TNF-α, interferon-γ), de queratinócitos (IL-1β, IL-6, TNF-α) ou de macrófagos (TNF-α). Uma vez ativadas, as células dendríticas mieloides liberariam IL-12 e IL-23. As células T ativadas pela IL-12 entrariam em proliferação clonal, produzindo as citocinas Th1 (TNF-α, interferon-γ), enquanto a IL-23 seria responsável pela ativação de uma subpopulação de células T que produziriam IL-17A e IL-17F, então denominadas células Th-17. As células Th-17, em proliferação, liberariam também IL-22. Essas citocinas, atuando sobre queratinócitos e neutrófilos, promoveriam as alterações observadas na lesão de psoríase, sua ativação mantendo a cadeia pró-inflamatória observada na doença.

Manifestações clínicas

Psoríase em placas (psoríase vulgar)

Caracteriza a forma mais comum de psoríase, observada em cerca de 90% dos pacientes. Manifesta-se por placas eritematoinfiltradas com escamas secas, branco-prateadas, aderentes e estratificadas. As lesões são bem delimitadas, de tamanhos variados, afetando de forma simétrica a face de extensão dos membros, particularmente joelhos e cotovelos, couro cabeludo e região dorsal (FIGURAS 16.5 A 16.8). O número das lesões é muito variável, de uma a centenas, e qualquer outra área da pele pode estar acometida. Com menor frequência, pode atingir as dobras flexurais – psoríase invertida – quando a descamação se torna menos evidente pela sudorese e maceração locais (FIGURA 16.9). Pode também acometer áreas seborreicas (seboríase). Com alguma frequência, podem ser afetadas as semimucosas genitais ou dos lábios (FIGURA 16.10).

O comprometimento das unhas é frequente, sendo as depressões puntiformes da lâmina ungueal ou unha em dedal as manifestações mais características. Manchas de óleo, hemorragias em estilhaço, onicólise e hiperqueratose subungueal caracterizam lesões do leito ungueal, enquanto depressões (*pits* ungueais ou unha em dedal), manchas cor de salmão da lúnula, leuconíquia e sulcos de Beau são manifestações de lesões da matriz (FIGURAS 16.11 E 16.12). Lesões ungueais, especificamente aquelas da matriz ungueal, são comumente associadas à artrite psoriásica (entesite).

Outro aspecto importante da psoríase ungueal é a distinção com onicomicose dermatofítica, muitas vezes impossível clinicamente. Para afirmar a diagnose de psoríase ungueal, é necessário sempre excluir a onicomicose pelo exame micológico direto. Cabe, ainda, registrar a possibilidade de a

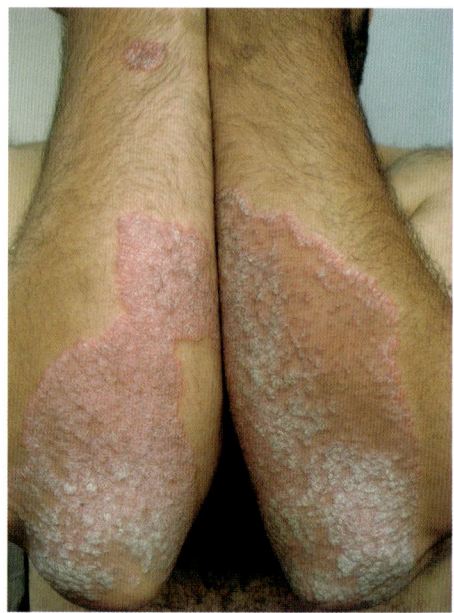

FIGURA 16.6 – Psoríase em placas. Placas eritematoescamosas com escamas laminares em localização característica: cotovelos.

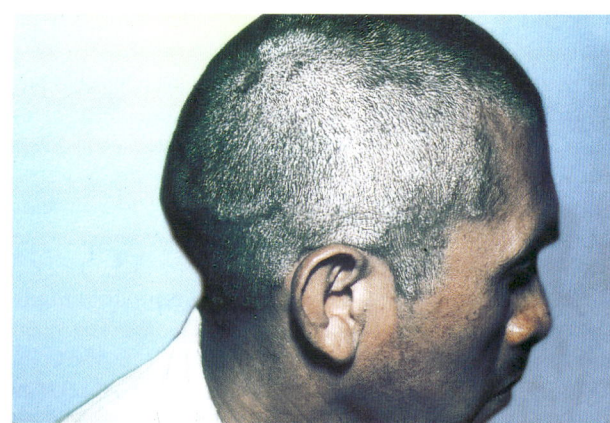

FIGURA 16.7 – Psoríase em placas em couro cabeludo. Placas eritematoescamosas de limites nítidos.

infecção fúngica estar associada à psoríase (micotização das unhas), considerando que a unha lesada é mais facilmente contaminada por dermatófitos.

Eventualmente, na pele com psoríase, ocorrem sintomas subjetivos, como prurido, queimação e ardência, que, de acordo com o estado emocional do paciente, atingem intensidade variável. A dor pode acompanhar as lesões com fissuras. A evolução é crônica, com períodos de exacerbação e de acalmia, quando podem ser observadas lesões anulares, características do quadro em remissão. O halo, ou anel de Woronoff (zona clara perilesional), é bastante característico da patologia, porém raramente observado.

A curetagem metódica de Brocq, que consiste na raspagem da lesão, fornece dois importantes sinais clínicos:

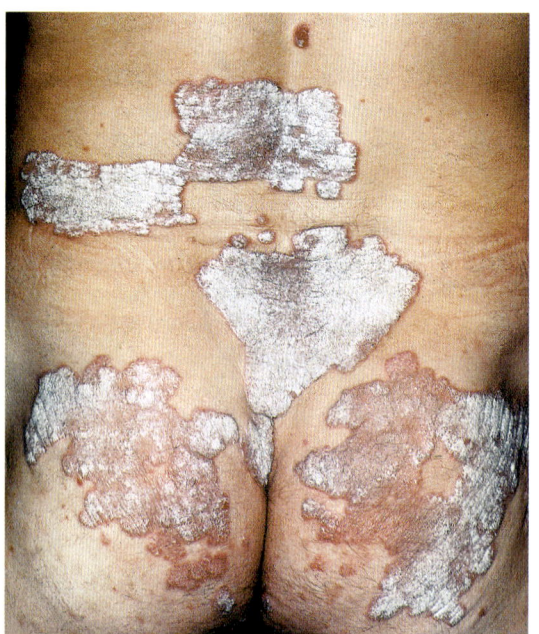

FIGURA 16.5 – Psoríase em placas. Placas múltiplas eritematoescamosas com escamas prateadas.

Erupções eritematoescamosas

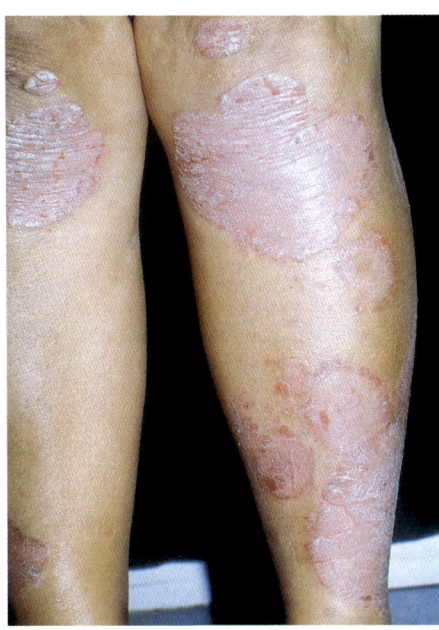

FIGURA 16.8 – Psoríase em placas. Múltiplas placas eritematoescamosas em membros inferiores, inclusive joelhos.

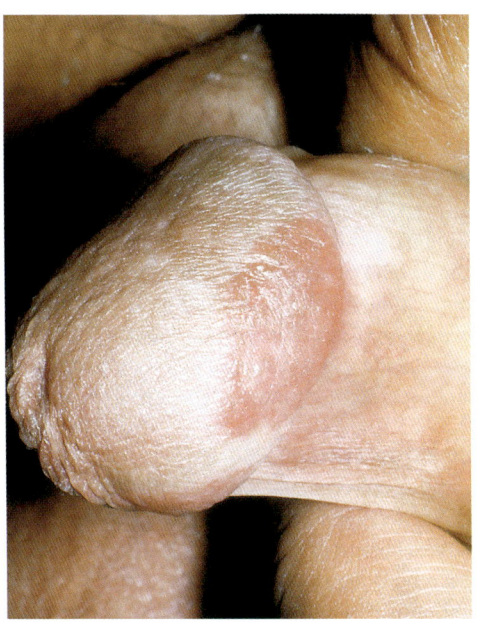

FIGURA 16.10 – Psoríase da glande. Placa eritematosa levemente descamativa.

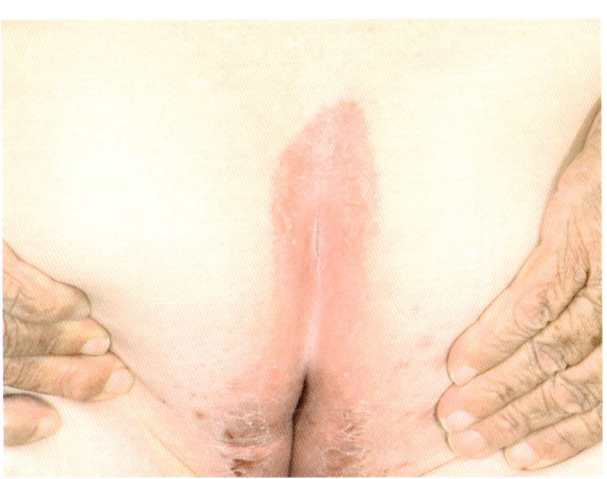

FIGURA 16.9 – Psoríase invertida em localização característica de sulco interglúteo.

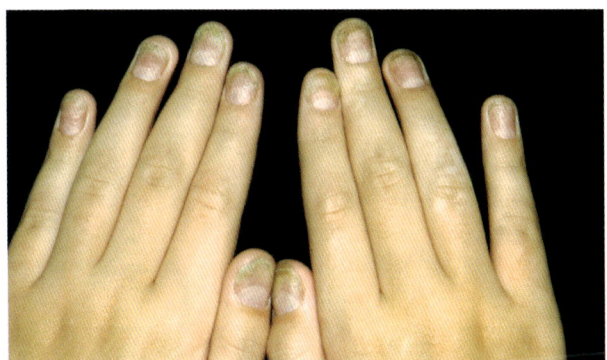

FIGURA 16.11 – Depressões cupuliformes ungueais e onicólise na psoríase.

1. **Sinal da vela:** pela raspagem da lesão, destacam-se escamas esbranquiçadas, semelhantes à raspagem da parafina de uma vela.
2. **Sinal do orvalho sangrento ou de Auspitz:** quando, pela continuação da raspagem, após a retirada das escamas, surge uma superfície vermelho brilhante com pontos hemorrágicos.

O fenômeno isomórfico de Köbner, originalmente descrito por Heinrich Köbner em 1872, corresponde ao surgimento da dermatose em áreas de pele sã após trauma local em pacientes geneticamente predispostos. A psoríase caracteriza o exemplo clássico do fenômeno de Köbner, ocorrendo em cerca de um terço dos pacientes. As lesões demoram entre 10 a 14 dias para

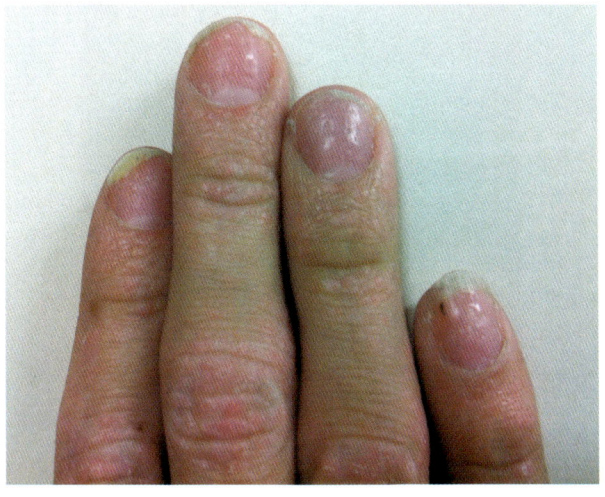

FIGURA 16.12 – *Pits* ungueais e onicólise distal nas unhas das mãos.

surgir após o trauma. No entanto, o surgimento de lesões após poucos dias ou mesmo após anos é relatado. A patogênese do fenômeno permanece controversa, enfocando principalmente alterações imunológicas e vasculares. Queratinócitos danificados poderiam se ativar e liberar citocinas, e sua interação com neutrófilos e células dendríticas poderiam explicar o fenômeno.

Outro fenômeno mais recentemente descrito, o fenômeno de Renbök, também designado Köbner reverso, expressa a situação na qual o traumatismo local imposto a uma placa de psoríase resulta no desaparecimento da lesão e o surgimento de pele aparentemente sã no local. Pacientes Köbner-positivos classicamente não apresentam o fenômeno de Renbök. Os dois eventos parecem ser mutuamente exclusivos.

Psoríase em gotas ou gotada

Mais comum em crianças, adolescentes e adultos jovens, manifesta-se pelo aparecimento súbito de pequenas pápulas eritematodescamativas de até 1 cm de diâmetro, geralmente localizadas no tronco e nos membros proximais (FIGURA 16.13). Em geral, a psoríase em gotas é precedida por uma infecção estreptocócica, comumente de vias aéreas superiores. Nas crianças, infecções da região perianal podem preceder o quadro. Em alguns casos, a infecção pode resolver espontaneamente após meses de evolução. As lesões, no entanto, podem persistir, aumentar de tamanho, tomando as características da psoríase em placas. Surtos recorrentes de psoríase em gotas também podem ocorrer.

Psoríase eritrodérmica

Eritema intenso, de caráter universal, acompanhado de descamação discreta. A eritrodermia pode ocorrer no curso evolutivo da doença. Mais frequentemente, é desencadeada por terapias intempestivas, por administração e posterior interrupção de corticoide sistêmico, podendo corresponder à exacerbação da doença em pacientes imunossuprimidos.

Na psoríase eritrodérmica, a atividade do processo psoriático é intensa, com proliferação aumentada e perda da maturação das células epidérmicas, levando à produção de queratinas anormais. Dessa forma, a descamação é discreta e predomina o eritema (FIGURA 16.14). Pela vasodilatação generalizada, há perda excessiva de calor, levando à hipotermia. A função barreira da pele está comprometida, podendo ocorrer bacteriemia e septicemia, além do aumento de perda de água transepidérmica. Nos casos de longa evolução, pode ocorrer diminuição do débito cardíaco e até mesmo comprometimento das funções hepática e renal.

Psoríase pustulosa

A psoríase pustulosa generalizada é forma grave com sinais e sintomas sistêmicos: manifesta-se por meio de placas eritematoedematosas e pústulas generalizadas, e é conhecida como psoríase do tipo Von Zumbusch (FIGURA 16.15). Pode ser desencadeada, em um paciente com psoríase em placas, por interrupção de corticoide sistêmico, por infecções, cirurgias, queimaduras, irritantes locais ou pode ocorrer de forma idiopática, por vezes sendo a primeira manifestação da psoríase. Geralmente, há comprometimento do estado geral, febre e leucocitose. A erupção explosiva persiste por poucas semanas, revertendo ao quadro anterior ou se transformando em psoríase eritrodérmica. Classicamente, demanda pronta intervenção e internação hospitalar devido aos altos índices de complicações. Recentemente, mutações do gene *IL36RN* foram identificadas em famílias e em casos isolados em pacientes da África, Europa e Ásia. Tais achados sugerem que uma mutação homozigota ou heterozigo-

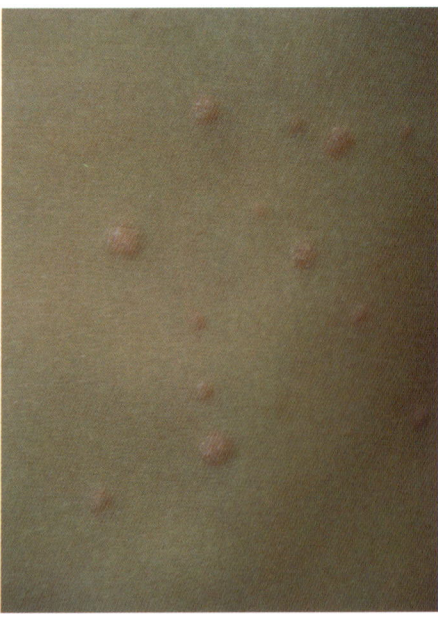

FIGURA 16.13 – Detalhe das pápulas eritematodescamativas uniformes da psoríase gotada.

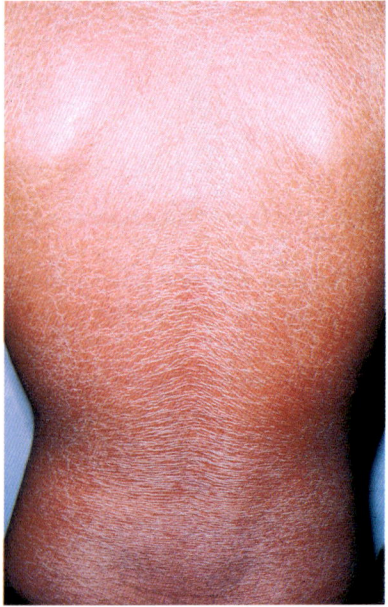

FIGURA 16.14 – Psoríase eritrodérmica. Eritema e descamação universais. Predomínio do eritema sobre a descamação.

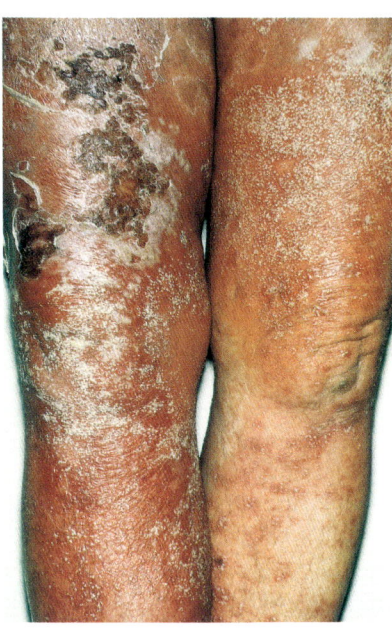

FIGURA 16.15 – Psoríase pustulosa generalizada.

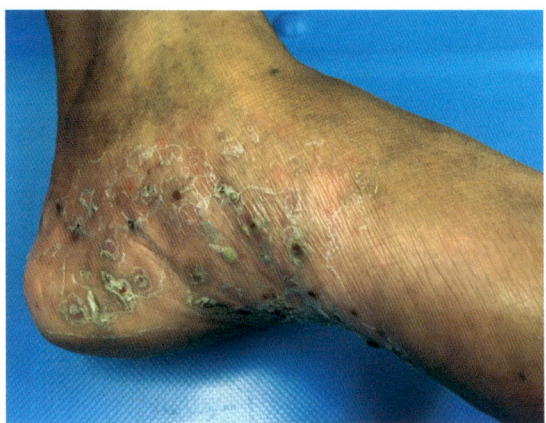

FIGURA 16.16 – Psoríase pustulosa palmoplantar. Eritema. Descamação e pústulas.

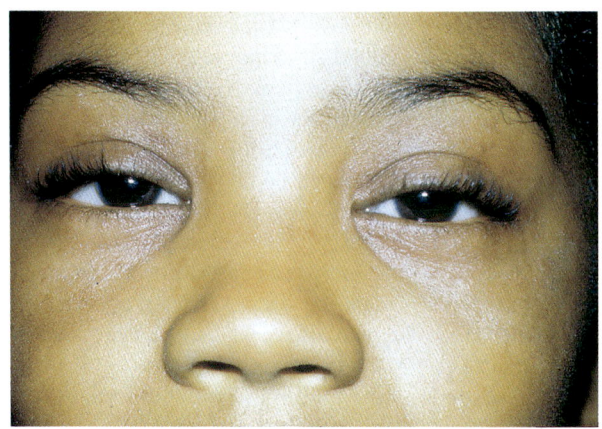

FIGURA 16.17 – Psoríase na criança.

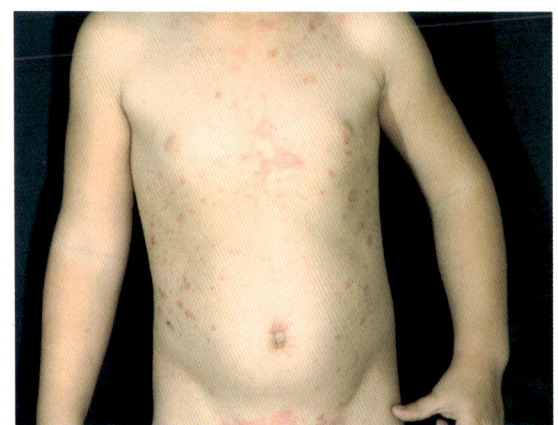

FIGURA 16.18 – Psoríase na infância. Lesão disseminada.

ta composta no gene codificador *IL36RN* pode ser relacionada à psoríase pustulosa generalizada em certos pacientes.

A forma localizada compreende três subformas, uma com lesão única ou algumas lesões com pústulas que, em geral, não evolui para a forma generalizada; outra subforma com lesões nas extremidades dos dedos das mãos e/ou artelhos, conhecida no passado com a denominação de acrodermatite contínua supurativa de Hallopeau. A terceira subforma – pustulose palmoplantar ou pustulose abacteriana – parece ser uma entidade distinta, uma vez que não está associada aos antígenos HLA-B13, HLA-B17, HLA-Cw6 e HLA-DR7 e também não apresenta aumento de síntese de DNA na epiderme não envolvida, como ocorre na psoríase. Manifesta-se por áreas bem definidas de eritema, descamação e pústulas em vários estágios evolutivos, geralmente bilaterais e simétricas nas palmas e/ou plantas, com sintomas de ardor e prurido. Ocorre mais frequentemente em mulheres e é comumente associada ao tabagismo **(FIGURA 16.16)**.

Outras manifestações

Psoríase na infância

A psoríase na criança apresenta-se eventualmente com aspectos insólitos. Placas eritematosas, ligeiramente descamativas, localizadas somente em uma área, como na região orbitária ou genital **(FIGURAS 16.17 E 16.18)**. Placa descamativa no couro cabeludo pode ser indistinguível da dermatite seborreica. Quadro semelhante à dermatite irritativa das fraldas é característico da primeira infância. A associação com artrite psoriásica é rara na faixa etária pediátrica.

Psoríase palmoplantar

Surge mais comumente em adultos e representa variante extremamente refratária ao tratamento. Apresenta nítida delimitação e simetria das placas e intensa hiperqueratose com ou sem fissuras. Pode ocorrer associada à psoríase vulgar. Deve ser diferenciada da psoríase pustulosa palmoplantar, da pitiríase rubra pilar, do eczema de contato, da *tinea pedis* e da dermatite atópica, principalmente. O comprometimento ungueal, a presença de lesões em outras regiões e o exame anatomopatológico auxiliam a diagnose (FIGURA 16.19).

Psoríase no idoso

A psoríase que se apresenta tardiamente na vida costuma ser menos agressiva. Mais frequentemente, o idoso apresenta formas mínimas, caracterizadas por lesões discretamente eritematosas e descamativas, geralmente nos membros inferiores, passíveis de confusão com dermatite asteatósica. O prurido tende a ser intenso. Formas localizadas do couro cabeludo também são comuns.

Artrite psoriásica

Caracteriza uma forma de artrite soronegativa, encontrada entre 5 e 42% dos pacientes com psoríase. A forma mais frequente é a mono ou oligoartrite assimétrica, que afeta principalmente articulações das mãos e dos pés. Outras formas menos frequentes apresentam comprometimento simétrico, axial e, até mesmo, mutilante. A artrite psoriásica faz parte do grupo das espondiloartropatias soronegativas que acomete três estruturas predominantemente: as entesis, a sinóvia e as articulações espinhais e sacroilíacas. A incidência na população geral é 0,02 a 0,1%. A artrite pode preceder (19%), aparecer concomitantemente (16%) ou surgir depois do início da psoríase na pele (65%) – em média, 10 anos após. Quase todas as formas de psoríase podem cursar com artrite; em geral, quanto mais grave os quadros cutâneos, maior a prevalência da artrite; entretanto, o quadro cutâneo e o articular não têm relação do ponto de vista de atividade e evolução. A idade de início do quadro articular é, em geral, na quarta década de vida (40-60 anos).

Sabe-se que a artrite psoriásica tem uma forte predisposição genética associada, sobretudo, ao HLA-Cw6, mas também a outros HLAs, inclusive HLA-B27, HLA-B39, HLA-B13, HLA-B17 e HLA-DR3. A patogênese parece estar relacionada a fatores ambientais, por exemplo, infecciosos (principalmente, HIV, VHC) e trauma e à atividade dos linfócitos T CD8 e seus mediadores inflamatórios. Fatores ambientais também têm participação na etiopatogênese da artrite psoriásica, entre eles, trauma e infecção (HIV, vírus da hepatite C, etc.).

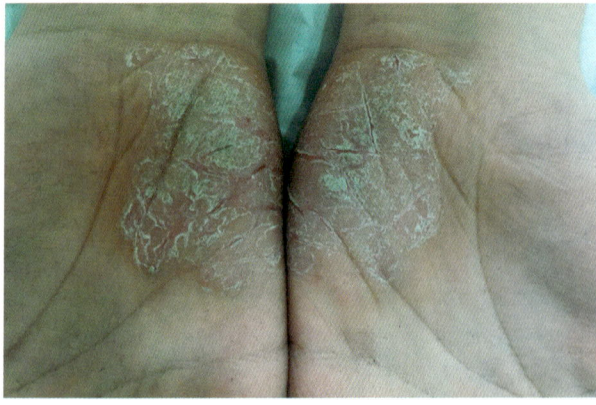

FIGURA 16.19 – Psoríase palmar.

As características da artrite psoriásica são artrite das articulações interfalangeanas distais, dactilite, entesite, neoformação óssea periosteal, oligoartrite assimétrica e espondilite. Os padrões de acometimento articular na artrite psoriásica podem ser assim classificados: acometimento articular periférico assimétrico ou simétrico (articulações interfalangeanas distais, pequenas articulações das mãos e dos pés, grandes articulações) e doença axial (espondilartrite, sacroileíte).

Sendo assim, pode-se caracterizar as seguintes formas clínicas:

- **Mono ou oligoarticular assimétrica:** inflamação das articulações interfalangeanas, tanto proximais como distais das mãos ou, mais raramente, dos pés, é a apresentação mais comum da artrite psoriásica. Diferentemente da artrite reumatoide, o acometimento da articulação metacarpofalangiana é incomum. Geralmente, caracteriza-se por fácil manejo clínico e bom prognóstico.
- **Simétrica:** caracteriza-se pelo envolvimento poliarticular, simétrico, de pequenas e médias articulações, em particular, interfalangeana proximal, metacarpofalangianas, do pulso, do cotovelo e dos tornozelos. Geralmente, os pacientes são soronegativos, mas podem apresentar positividade ao fator reumatoide; sendo assim, pode ser indistinguível da artrite reumatoide.
- **Axial:** acomete a coluna vertebral e/ou articulação sacroilíaca, porém pode apresentar envolvimento articular periférico associado. Os pacientes são, geralmente, HLA-B27-positivos e podem apresentar concomitantemente doença inflamatória intestinal e/ou uveíte.
- **Mutilante:** é a variante mais rara da artrite psoriásica. Os pacientes apresentam artrite de evolução rápida e grave que resulta em destruição articular e deformidades permanentes. Essa forma clínica pode ser indistinguível dos casos graves de artrite reumatoide e da artrite mutilante presente na retículo-histiocitose multicêntrica.

A matriz ungueal é frequentemente acometida na artrite psoriásica; 80 a 85% dos pacientes com doença articular apresentam manifestações ungueais, enquanto nos pacientes com manifestações cutâneas isoladas, esse valor varia entre 20 a 30%.

Quanto aos exames complementares, na artrite psoriásica evidencia-se aumento de proteínas inflamatórias da fase aguda (velocidade de homossedimentação [VHS]), porém com autoanticorpos negativos (fator antinúcleo [FAN], fosfatase alcalina [FA]). Na radiografia simples, pode-se observar desmineralização local, diminuição do espaço articular, erosão óssea e edema de tecido mole. Entre os principais diagnósticos diferenciais, estão: artrite reumatoide, gota, espondilite anquilosante, osteoartrite e doença de Reiter.

Quanto ao prognóstico, a artrite psoriásica produz menos algia e menor perda de função quando comparada a artrite reumatoide; entretanto, o conceito de benignidade daquela artropatia tem mudado recentemente. Idade de início precoce, quadro cutâneo extenso, sinovite poliarticular, infecção pelo HIV, VHS desde o início das manifestações clínicas e associação com HLA-B27, HLA-B39 e HLA-DLw3 são considerados indicadores de prognose desfavorável.

Os objetivos do tratamento da artrite psoriásica são aliviar sinais e sintomas da doença, inibir o dano estrutural articular, melhorar a qualidade de vida e reduzir a mortalidade. O American College of Rheumatology desenvolveu critério de melhora que, adicionalmente aos *end points* avaliados pelo PSARC, inclui elementos de dor, avaliação funcional e reagentes de fase aguda, o ACR-20, 50 e 70. Resposta ACR-20 indica melhora de 20% nas medidas de atividade inflamatória. ACR-50 e ACR-70 indicam melhora de 50 e 70%, respectivamente.

De forma geral, todos os pacientes com artrite psoriásica devem receber orientação em relação à sua doença, suporte psicológico e fisioterapia. As formas leves da doença podem responder a anti-inflamatórios não esteroides com ou sem infiltração intra-articular com glicocorticoide. As formas moderadas a graves devem ser inicialmente tratadas como a forma leve, associando-se ao uso de medicamentos antirreumáticos modificadores de doença (DMARDs). O uso de metotrexato, sulfassalazina e leflunomida é relatado em alguns estudos na literatura, sem evidência de efetividade sobre acometimento axial; os antimaláricos e sais de ouro não são recomendados e a ciclosporina tem pouca evidência de ação na artrite psoriásica. O uso de doses baixas de glicocorticoides – prednisona 5 mg/dia – pode ser um adjuvante, lembrando sempre que, na introdução desse medicamento, o desmame deve ser o mais lento possível para evitar o efeito rebote.

Os casos refratários são definidos como a falência a um DMARD ou a combinação deles por um período mínimo de 3 meses de uso. Importante lembrar que a dose-alvo deva ter sido atingida por pelo menos dois meses e o paciente não tenha obtido resposta; ou tenha apresentado intolerância ao medicamento ou efeito adverso. Para os casos refratários aos tratamentos acima, indicam-se os medicamentos imunobiológicos.

Comorbidades

Os mecanismos inflamatórios observados na psoríase são comuns a outras doenças. Realmente, a associação maior de psoríase com obesidade, síndrome metabólica, distúrbios cardiovasculares e doença inflamatória intestinal seria esperada e pode ser comprovada tanto em adultos quanto em crianças com psoríase. O conjunto de fatores de risco para doença cardiovascular, incluindo obesidade abdominal, dislipidemia, hipertensão arterial e intolerância à glicose, tem alta prevalência nos pacientes com psoríase, particularmente naqueles com a forma moderada a grave da doença. A associação de tais fatores caracteriza a síndrome metabólica, que, por sua vez, eleva substancialmente as taxas de mortalidade e morbidade na população com psoríase. Outros fatores que também aumentam o risco de doenças cardiovasculares, como tabagismo, sedentarismo e hiper-homocisteinemia, são também mais prevalentes em pacientes com psoríase.

A ocorrência da síndrome metabólica nessa população aumenta o risco relativo de morrer de doença coronariana em cerca de três vezes, especialmente quando adultos jovens com formas graves de psoríase são acometidos. Estudo retrospectivo realizado para determinar a prevalência das principais doenças concomitantes em pacientes com psoríase revelou que a hipertensão arterial, a dislipidemia, o diabetes melito e as doenças cardiovasculares eram as mais comuns. Além disso, a psoríase interfere muito na qualidade de vida do paciente. Compromete o relacionamento social e a autoestima, podendo levar à reclusão domiciliar, ao sedentarismo e ao alcoolismo.

Cerca de 10% dos pacientes, mais comumente aqueles com artrite psoriásica, apresentam algum acometimento ocular, mais frequentemente uveítes, blefarites e conjuntivites.

Diagnose

A identificação da psoríase é eminentemente clínica em face do tipo e da distribuição das lesões. Algumas formas de eczema podem apresentar aspecto psoriasiforme – especialmente o eczema numular. A pitiríase rósea de Gilbert pode, em regra, ser excluída pelos dois tipos de lesões e pela evolução para a cura em 8 semanas. A sífilis pode, no período secundário, apresentar lesões psoriasiformes, porém a presença de outros achados, como adenopatia, placas mucosas e a sorologia específica, confirma a infecção luética. O lúpus eritematoso cutâneo subagudo pode apresentar lesões psoriasiformes. A localização das lesões em áreas fotoexpostas e o exame histopatológico podem definir o diagnóstico.

A psoríase no couro cabeludo costuma se manifestar por placas bem delimitadas, o que as diferenciam das lesões de dermatite seborreica. A delimitação das lesões é também critério para diferenciar a dermatite seborreica da psoríase invertida.

A curetagem metódica de Brocq geralmente permite diferenciar a psoríase em gotas da pitiríase liquenoide em que a descamação não é estratificada. A psoríase eritrodérmica deve ser distinguida das eritrodermias encontradas em atópicos, nas erupções medicamentosas e nos linfomas (micose fungoide e síndrome de Sézary). A histopatologia pode ser necessária para a diagnose.

A psoríase pustulosa palmoplantar deve ser diferenciada da disidrose, que localiza-se, em geral, somente nas mãos. A presença de vesículas em vários estágios evolutivos pode definir a psoríase pustulosa palmoplantar. A diagnose com dermatofitose não tem dificuldade pela presença de lesões descamativas e intertriginosas e pelo exame micológico direto. As mícides ocorrem na presença de lesões ativas de dermatofitose dos pés.

Histopatologia

No início há, na derme, vasodilatação com infiltrado perivascular. Este infiltrado invade a epiderme, onde surge discreta espongiose, invasão de neutrófilos e paraqueratose. Em uma lesão definida de psoríase, nota-se alongamento das cristas epiteliais, com afinamento na porção suprapapilar. As papilas estão alargadas e edemaciadas. Na epiderme, ocorre paraqueratose, desaparecimento da camada granulosa e presença de agrupamentos de neutrófilos – os microabscessos de Munro. Pode ocorrer, particularmente na psoríase pustulosa, a presença de cavidades contendo neutrófilos – as pústulas espongiformes de Kogoj.

O quadro histológico da psoríase pode não ser específico. A presença de microabscesso de Munro ou da pústula espongiforme de Kogoj permite a confirmação da diagnose de psoríase.

Índices de gravidade

Existem diferentes métodos para a avaliação do grau de gravidade da psoríase. Destacam-se o Psoriasis Area and Severity Index (PASI), o Body Surface Area (BSA), o Physician's Global Assessment (PGA) e o Lattice System Physician's Global Assessment (LS-PGA), entre outros. São empregados comumente em protocolos de pesquisa e estudos clínicos. Nenhum deles é ideal para monitorizar a resposta terapêutica. Entre os inconvenientes, destacam-se o tempo gasto na sua realização e o fato de os resultados dependerem excessivamente do examinador que realiza o método.

O índice mais utilizado é o PASI, que leva em consideração o grau de eritema, infiltração e descamação de cada segmento corpóreo multiplicado pela área de acometimento. A pontuação do PASI varia de 0 a 72. PASI menor de 8 geralmente caracteriza psoríase leve; entre 8 e 12, moderada; e acima de 12, grave. Outro método de avaliação de gravidade bastante utilizado é o de avaliação da superfície corporal - BSA - que leva em consideração apenas a área corporal comprometida da psoríase em placas. O BSA utiliza a superfície de uma palma da mão (correspondente a 1% da superfície corporal total) como unidade de medida para o cálculo da extensão do acometimento da psoríase.

Existem também diferentes questionários desenvolvidos para avaliar a qualidade de vida dos pacientes com psoríase, destacando-se o índice de qualidade de vida em dermatologia (DLQI, do inglês *dermatology life quality index*). O DLQI é uma ferramenta validada para a determinação da qualidade de vida em todas as doenças de pele, tanto no cenário de pesquisa quanto na prática clínica, e a pontuação maior de 10 (variação de 0 a 30) demonstrou estar correlacionada a, no mínimo, um grande efeito sobre a qualidade de vida do indivíduo.

De modo simplificado, a "Regra dos 10" define como psoríase moderada a grave aquela com PASI > 10 ou BSA > 10 ou DLQI > 10. Por outro lado, define-se a porcentagem de pacientes que atingiram PASI 50 como a porcentagem de pacientes que melhoraram 50% em relação à semana zero de tratamento. O mesmo vale para se definir PASI 75, PASI 90, etc.

Tratamento

As características da doença devem sempre ser esclarecidas ao enfermo:

- Doença cutânea crônica, recorrente e não contagiosa.
- Possibilidade de comprometimento articular.
- Necessidade de exames laboratoriais prévios para a identificação de comorbidades e para a monitorização de efeitos colaterais que eventualmente podem ocorrer com o tratamento.
- Conhecimento dos fatores que podem desencadear ou exacerbar o quadro, como manipulação das lesões e uso de medicações (p. ex., corticoides sistêmicos e lítio).

Apesar da falta de um medicamento para a cura definitiva, os recursos terapêuticos atuais possibilitam o controle da afecção. O tratamento dependerá do tipo da psoríase, da extensão do quadro e também de fatores como idade, ocupação, condições gerais de saúde, nível intelectual e socioeconômico do paciente.

Há mais de 100 anos, são conhecidos os benefícios do ultravioleta da radiação solar na psoríase. A exposição ao sol, sempre que possível, particularmente em praias, deve ser recomendada.

Medicações tópicas
Corticoides tópicos

São empregados como loções no couro cabeludo, como cremes para a face e áreas intertriginosas e como pomadas para lesões no tronco e nos membros. Há uma relação direta entre a potência do corticoide e sua ação antipsoriática. A principal desvantagem dos corticoides tópicos é a ocorrência de taquifilaxia, por isso o paciente necessita de preparados cada vez mais potentes para o clareamento das lesões. A longo prazo, o uso de corticoides potentes, especialmente em áreas intertriginosas ou se utilizados sob oclusão, pode determinar atrofia da pele, com o aparecimento de telangiectasias, víbices e mesmo púrpura. No tratamento tópico de um paciente com psoríase, é sempre conveniente utilizar o corticoide em associação com outras medicações, prevenindo, na medida do possível, o uso exagerado e as consequências da medicação.

Análogos da vitamina D

Atuam diminuindo a proliferação e induzindo a diferenciação terminal dos queratinócitos. Modificam a resposta imune pela ligação com receptores da vitamina D. Em concentração a 0,0005%, têm eficácia moderada, semelhante à maioria dos corticoides potentes. Podem provocar irritação da pele e fotossensibilidade, especialmente da face, onde devem ser evitados. Recomenda-se, inclusive, que o paciente lave as mãos após aplicar a pomada em qualquer outra área. A associação de corticoide tópico com o calcipotriol possibilita, pela ação sinérgica, melhor resultado terapêutico.

Coaltar

Usado em concentrações de 2 a 5%, de acordo com a tolerância, em pomadas tendo como veículo a vaselina com 10 a 20% de óxido de zinco. As preparações de coaltar são bastante seguras, raramente ocorrendo efeitos colaterais. O coaltar pode, em lesões do couro cabeludo, ser usado sob a forma de *liquor carbonis detergens*. Essa é uma preparação solúvel de coaltar a 20% em álcool 95°, emulsificada com extrato de quilaia, usada diluída em cremes ou emulsões. Apesar da eficácia e do baixo custo, essas medicações têm se tornado pouco disponíveis no mercado, permanecendo apenas as formulações de xampus.

Método de Goeckerman

Indicado para o tratamento de psoríase disseminada, não eritrodérmica. É a associação do coaltar com a radiação ultravioleta B (UVB). A pomada de coaltar é aplicada, e o paciente deve permanecer com ela o maior tempo possível. A exposição ao ultravioleta B é feita em doses crescentes, diariamente ou em dias alternados, com a remoção parcial da pomada. Após a irradiação com ultravioleta, o paciente deve tomar banho para a retirada das escamas e reaplicar a pomada. A resposta costuma ocorrer após 20 a 30 aplicações. O método de Goeckerman possibilitava resultados similares ao PUVA. Pelo odor penetrante e por manchar e sujar roupas, dificulta ou impossibilita a rotina normal de muitos pacientes, ocorrendo resistência ao tratamento.

Antralina (ou ditranol)

Empregada em lesões localizadas ou disseminadas. Pode ser empregada em baixas concentrações (0,1-0,5%) durante 24 horas ou em altas concentrações (1-3%) em aplicações de apenas 15 a 30 minutos – terapia de contato curto. O clareamento das lesões costuma ocorrer em 3 a 4 semanas. Por ser uma substância irritante, deve ser evitada em áreas intertriginosas e próximas aos olhos e às mucosas. A pele ao redor da lesão deve ser protegida. Apesar dessa proteção, é muito frequente a pigmentação perilesional com o tratamento. Além da pele, a antralina também mancha as roupas. Pode ser associada ao ultravioleta. É o método de Ingram.

Fototerapia

Fototerapia (UVB *broadband* e *narrow band*)

Trata-se de uma opção terapêutica utilizada de modo isolado ou combinado a outras modalidades terapêuticas, tópicas ou sistêmicas. O mecanismo de ação da fototerapia se faz por meio da atividade antiproliferativa, anti-inflamatória e imunossupressora. Todos os tipos de psoríase podem ser tratados com esse método, mas a melhor indicação é psoríase moderada, com predomínio de placas finas. Deve ser realizada de duas a três vezes/semana. O efeito colateral mais comum é a queimadura, sendo baixo o risco de câncer de pele. As contraindicações para o método são, principalmente, fotossensibilidade e antecedentes de melanoma.

Fototerapia sistêmica com PUVA (psoraleno ultravioleta A)

Consiste na administração oral de substância fotoativa, o 8-metoxipsoraleno (8-MOP), seguida de exposição à radiação de ondas longas, entre 320 e 400 mm, a UVA. Indicada em casos de psoríase moderada e grave, podendo ser monoterapia ou associada a medicações tópicas ou sistêmicas. É um método altamente eficaz e pode ser continuado na manutenção. Inicialmente, são realizados dois a três tratamentos/semana com 8-MOP na dose de 0,6 mg/kg/dose, seguido de aplicação de UVA em doses progressivas, 1 hora após. Toda a pele, bem como a retina, ficam sensíveis à radiação UV por cerca de 12 horas após ingestão de 8-MOP. Sendo assim, deve-se recomendar o uso de óculos escuros e proteção à luz solar por 24 horas após a tomada da medicação. Os efeitos colaterais imediatos do PUVA são náusea, eritema, prurido e queimaduras. A longo prazo, ocorre bronzeamento da pele, envelhecimento precoce, maior potencial de desenvolvimento de carcinomas e de catarata. Por esse motivo, não deve ser recomendado para crianças, indivíduos com fotossensibilidade e antecedentes de melanoma ou de câncer de pele não melanoma. Somente é considerado ineficaz se não houver resposta após 20 sessões.

Tratamento sistêmico

Metotrexato

O metotrexato representa o tratamento sistêmico mais tradicional no manejo da psoríase, aprovado para o tratamento das formas moderadas e graves pela Food and Drug Administration (FDA) em 1972. É um inibidor da enzima di-hidrofolatoredutase e antagonista do ácido fólico. É empregado em casos moderados a graves de psoríase vulgar e em casos de psoríase eritrodérmica e pustulosa generalizada. É também altamente eficaz na artrite psoriásica. Apesar de apresentar uma série de efeitos colaterais e contraindicações, a sua alta eficácia, posologia prática e baixo custo favorecem a sua indicação.

A medicação está disponível em comprimidos de 2,5 mg e em solução injetável de 2 mL (50 mg de metotrexato) e de 20 mL (500 mg de metotrexato) para uso subcutâneo ou intramuscular. Para o tratamento inicial da doença, alguns autores preconizam realizar uma "dose teste" de 5 a 7,5 mg via oral de metotrexato, colhendo-se exames laboratoriais que incluem hemograma completo e função hepática, após uma semana. Esse cuidado é principalmente indicado para pacientes com fatores de risco para o medicamento e auxilia no diagnóstico precoce de reações de idiossincrasia, podendo ser realizado para todo paciente iniciando tratamento. A dose total semanal varia de 7,5 a 25 mg/semana, podendo ser tomada a cada 12 horas num único dia da semana, ou como dose única oral ou injetável semanal. Alguns autores preconizam iniciar com doses mais baixas, a fim de evitar efeitos adversos, enquanto outros iniciam o tratamento com a dosagem plena. Com o controle da doença, pode-se reduzir a dose semanal ou aumentar o intervalo das tomadas para cada 2 a 4 semanas.

De 36 a 60% dos pacientes atingem o PASI 75, ou seja, melhoram em cerca de 75% em relação ao seu quadro inicial, após 12 semanas de tratamento. A resposta terapêutica tende a aparecer após quatro semanas de tratamento. Polimorfismos genéticos acometendo genes relacionados ao metabolismo do metotrexato em indivíduos com psoríase parecem não interferir no sucesso terapêutico do medicamento.

As contraindicações absolutas incluem gestação e lactação, cirrose hepática, infecção hepática ativa e insuficiência hepática. Devem ser feitos controles hematológicos, hepáticos e renais, a princípio semanalmente e, depois, a cada 30 a 90 dias. O risco de hepatotoxicidade é uma realidade com o uso do metotrexato, porém dados recentes indicam que o risco de fibrose hepática e cirrose é menor do que presumida no passado. A dosagem do peptídeo aminoterminal do pró-colágeno III e os métodos inovadores de imagem, como a tomografia com emissão de prótons, têm-se mostrado promissores como marcadores da lesão hepática. A indicação de biópsia hepática permanece controversa, alguns autores aconselham realizá-la apenas nos pacientes com fatores de risco para hepatotoxicidade ou mesmo somente após 3,5 a 4 g de dose total da medicação.

Clinicamente, um dos sinais mais precoces de intolerância é o aparecimento de lesões aftoides na mucosa oral, traduzindo leucopenia importante. O ácido folínico é antídoto à superdosagem do metotrexato, devendo ser introduzido precocemente. O efeito colateral mais frequente do metotrexato é a intolerância gástrica. O uso de ácido fólico ou ácido folínico, bem como a sua dosagem, é controverso, e alguns estudos demonstram diminuição da eficácia terapêutica do metotrexato quando se associa o ácido fólico. Por outro lado, seu potencial em minimizar os efeitos adversos hematológicos, hepáticos e gastrintestinais parece favorecer a sua utilização. Ácido fólico na dose de 1 mg/dia, excetuando-se ou não os dias de uso do metotrexato, ou ácido folínico na dose de 5 mg, em três doses a cada 12 horas, iniciado 12 a 36 horas após a última dose semanal de metotrexato, são opções válidas. Pneumonite aguda pode ocorrer de forma idiossincrásica e fibrose pulmonar deve ser aventada quando ocorrerem queixas respiratórias. Há relatos de fotossensibilidade com o uso de metotrexato, fato que deve ser considerado se o medicamento for associado com a fototerapia. O risco de desenvolver neoplasias parece similar ao observado durante o tratamento com outras substâncias imunossupressoras; reativação de tuberculose e hepatite também foram relatados. O fármaco apresenta ainda múltiplas interações medicamentosas, especialmente com sulfametoxazol-trimetoprima, dapsona e anti-inflamatórios não esteroides.

A necessidade de investigação de tuberculose latente por meio de PPD e radiografia de tórax previamente ao início do tratamento ainda é debatida. Apesar de seu efeito imunossupressor, o metotrexato não atua sobre o granuloma primário da tuberculose, não ocorrendo risco de reativação da doença tal qual observado com os imunobiológicos anti-TNF.

O metotrexato é abortivo e teratogênico. Mulheres em idade fértil devem fazer uso de método anticoncepcional durante o tratamento. Interrompido o tratamento, mulheres devem aguardar até 3 meses para tentar engravidar. Como o medicamento afeta a espermatogênese, homens também devem aguardar no mínimo 3 meses antes da concepção.

Recentemente, o efeito protetor do metotrexato sobre a doença cardiovascular e o potencial risco de infarto agudo do miocárdio associados à psoríase moderada a grave têm sido avaliados. Revisões sistemáticas têm sugerido efeito protetor do fármaco sobre o sistema cardiovascular, diminuindo o risco de doença cardiovascular e de infarto em pacientes com psoríase. No entanto, mais estudos são necessários a fim de determinar o papel preciso desse fármaco sobre o sistema cardiovascular.

Acitretina

A acitretina é um derivado da vitamina A (retinol) e representa um retinoide sintético de segunda geração, agindo sobre o crescimento e a diferenciação celular epidérmica. Está especialmente indicada na psoríase pustulosa generalizada, onde atua rapidamente, sendo também utilizada em casos de psoríase em placas generalizadas e nas outras variantes da doença cutânea. Em casos resistentes ao tratamento, pode ser associada ao PUVA (RePUVA). Não atua na artrite psoriásica.

A medicação está disponível em cápsulas de 10 e 25 mg. A dose preconizada é de 0,5 a 1,0 mg/kg/dia, em tomada única após a refeição, e deve ser aumentada ou diminuída de acordo com a eficácia e a intensidade dos efeitos adversos, sendo 75 mg/dia a dose máxima recomendada para adultos. Alguns autores preconizam iniciar o tratamento com doses baixas, a fim de minimizar os efeitos adversos. No entanto, essa conduta tende a retardar o início da melhora clínica, que já tende a ser lenta nos casos de psoríase em placas generalizada. Uma das grandes vantagens da acitretina é que, avaliando-se o paciente de forma adequada periodicamente, pode-se manter a medicação por longos períodos de tempo, ajustando-se a dosagem de acordo com a resposta do paciente e a presença de efeitos adversos. A associação da acitretina com fototerapia determina uma maior eficácia terapêutica, além de permitir uma diminuição da frequência, duração e dose acumulativa dos tratamentos.

Entre as contraindicações absolutas estão gestação ou desejo de engravidar nos próximos três anos, insuficiência hepática e renal graves e alergia ao parabeno contido nas cápsulas. Os efeitos colaterais mais comuns incluem: queilite leve-grave (dose-dependente), xerose e prurido, epistaxe, conjuntivite, paroníquia, granulomas piogênicos periungueais, fotossensibilidade e alopecia. A teratogenicidade é o efeito adverso mais temido e restringe o uso da medicação para mulheres em idade fértil. Mulheres com potencial de engravidar devem assinar termo de consentimento e ser orientadas a usar método contraceptivo por até 3 anos após a interrupção da medicação. Obrigatoriamente, deverão realizar teste de gravidez (β-HCG) pré-tratamento e, a seguir, mensalmente. No homem, a acitretina não altera a espermatogênese. Tanto mulheres quanto homens em uso de acitretina não devem doar sangue durante o tratamento e por mais 3 anos.

As alterações laboratoriais mais importantes são elevação das enzimas hepáticas, hipertrigliceridemia e hipercolesterolemia, que tendem a reverter com a diminuição da dose. A avaliação inicial deve incluir hemograma completo, dosagem de enzimas hepáticas, função renal, colesterol total e triglicerídeos, glicemia, ureia, creatinina e análise de urina, devendo ser repetida periodicamente. Densitometria óssea e/ou cintilografia óssea devem ser realizadas anualmente em crianças e adolescentes.

Ao contrário do que ocorre com o metotrexato, a acitretina apresenta poucas interações medicamentosas. Há relatos da interação com anticonvulsivantes e também com contraceptivo oral em microdosagem de progesterona, sendo esse tipo de pílula contraindicado durante o tratamento com acitretina. O uso concomitante de outros retinoides e tetraciclinas deve ser evitado, a fim de evitar o risco de hipertensão intracraniana.

Ciclosporina

A ciclosporina é um peptídeo derivado de fungos que atua, essencialmente, inibindo os linfócitos T CD4 ativados, impedindo a liberação de IL-2. Utilizada como medicação imunossupressora nos transplantes de órgãos, tem sido utilizada para o tratamento da psoríase desde a década de 1970. A melhora do quadro costuma ser precoce, ocorrendo já nas primeiras semanas de tratamento. É uma das medicações mais eficientes para a psoríase eritrodérmica, sendo indicada para uso intermitente. É também preconizada para o tratamento das formas rapidamente progressivas de psoríase em placas generalizadas, para os casos de rebote após a retirada de corticoides sistêmicos e como medicamento de resgate no agravamento do quadro do paciente sob tratamento com imunobiológicos. Apresenta eficácia comprovada na psoríase pustulosa generalizada e na artrite psoriásica. Apresenta múltiplas interações medicamentosas. Pode ser utilizada em grávidas (categoria C).

Os efeitos adversos incluem nefrotoxicidade, hipertensão, náusea, sensações parestésicas, hiperplasia gengival, hipertricose e aumento do risco de neoplasias. Requer monitorização renal, hematológica e hepática a cada duas a quatro semanas. Controles pressóricos devem ser realizados semanalmente. Os efeitos renais são dose-dependentes e regridem espontaneamente com a suspensão da medicação. Até 30% dos pacientes desenvolvem hipertensão arterial, que deve ser controlada com o uso de bloqueadores de canal de cálcio. Sintomas gripais ocorrem em até 10% dos casos. As alterações laboratoriais que podem ser observadas incluem hipercalemia e aumento do ácido úrico, hipomagnesemia, elevação de triglicerídeos e do colesterol. As contraindicações ao uso de ciclosporina são anormalidades na função renal, hipertensão arterial sistêmica não controlada, malignidades e lactação.

A dose inicial é de 2,5 a 3 mg/kg/dia, dividida em duas tomadas, que pode ser aumentada de 0,5 a 1 mg/kg/dia a cada 4 a 6 semanas, não devendo ultrapassar a dose de 5 mg/kg/dia. Os cursos de ciclosporina devem ser breves e intermitentes, durando, preferencialmente, de 3 a 4 meses. Não ocorre rebote com a suspensão da medicação. Por outro lado, recorrências tendem a ocorrer já nos primeiros meses após a suspensão do medicamento. Não há correlação entre os níveis séricos de ciclosporina e a eficácia do fármaco. Apenas na eventualidade da associação de medicações que possam interagir com a ciclosporina, a dosagem de ciclosporina sérica pode ser útil. Melhoras rápidas e significativas ocorrem em cerca de 60 a 86% dos pacientes após 8 a 12 semanas de tratamento, respectivamente.

Estudos com novos inibidores da calcineurina, como a voclosporina (ISA247), sugerem altos índices de eficácia e segurança no manejo da psoríase em placas.

Imunobiológicos e pequenas moléculas

Os imunobiológicos representam grupo de medicamentos que interferem de maneira específica e pontual com o sistema imune. Atuam bloqueando ou estimulando uma ou mais vias da resposta imunológica. Apesar de sua alta complexidade e variabilidade estrutural, todos os imunobiológicos representam proteínas obtidas por meio de modernas técnicas de biotecnologia. O alvo desses agentes terapêuticos inclui o tráfego dos linfócitos da microcirculação para a pele, a apresentação antigênica das células apresentadoras de antígeno aos linfócitos e, por fim, as diferentes citocinas. Estão indicados, principalmente, em casos de psoríase moderada a grave e recalcitrante; na contraindicação, intolerância ou fracasso à terapia sistêmica clássica; em casos de pacientes com grave deterioração da qualidade de vida e/ou incapacidade física ou psicossocial. Atualmente, três tipos de imunobiológicos estão aprovados ou em aprovação para o uso no tratamento da psoríase: citocinas humanas recombinantes, proteínas de fusão ou anticorpos monoclonais. Novos imunobiológicos e novas pequenas moléculas estão em desenvolvimento – estas últimas, inibidores da fosfodiesterase 4 ou de proteinocinases, podendo atuar tanto por via sistêmica como por via tópica.

Citocinas recombinantes

Caracterizam proteínas humanas produzidas de forma recombinante. Geralmente, são substâncias mediadoras, como interleucinas ou fatores de crescimento, obtidas na maioria das vezes por meio de bactérias.

Na psoríase, ocorre diminuição relativa de citocinas do tipo Th2: IL-4 e IL-10. No intuito de inibir a resposta Th1 e procurando redirecionar a resposta Th1 para Th2, estudos clínicos avaliaram a eficácia e o perfil de segurança da administração de IL-10 e IL-4 no tratamento da psoríase. Os resultados demonstraram boa tolerância e eficácia à aplicação subcutânea e parenteral dessas substâncias, bem como manutenção moderada da resposta terapêutica a longo prazo.

Anticorpos monoclonais

Caracterizam anticorpos capazes de se ligar a diferentes estruturas envolvidas na resposta imune, como mediadores solúveis e antígenos da superfície celular. São obtidos primariamente a partir de animais, geralmente murinos, por meio da imunização. No intuito de minimizar a produção de autoanticorpos, essas proteínas têm a sua porção antigênica (fragmento Fab) acoplada à porção Fc de imunoglobulinas humanas. O produto final são anticorpos quiméricos, humanizados ou mesmo humanos, de baixa imunogenicidade.

Proteínas de fusão

Proteínas obtidas por meio do acoplamento de uma imunoglobulina humana a um domínio que se liga ao antígeno.

As medicações imunobiológicas disponíveis atualmente no tratamento da psoríase no Brasil incluem:

- **Bloqueadores do TNF-α:**
    - Infliximabe.
    - Etanercepte.
    - Adalimumabe.
- **Bloqueadores de IL-12 e IL-23:**
    - Ustequinumabe.
    - Outro bloqueador das IL-12 e IL-23, o briaquinumabe, não chegou a ser comercializado.
- **Bloqueadores da IL-17:**
    - Secuquinumabe.

Outros bloqueadores da IL-17, o ixequizumabe (anti-IL-17A) e o brodalumabe (bloqueador do receptor das IL-17), aprovados nos Estados Unidos, ainda não estão disponíveis no Brasil. Estudos promissores estão sendo realizados com imunobiológicos bloqueadores específicos da IL-23.

Devido ao alto custo dos imunobiológicos, os produtos chamados biossimilares vêm se tornando cada vez mais presentes em todo o mundo. São proteínas recombinantes que mimetizam a ação farmacológica de um produto biológico já existente (inovador). Caracterizam cópias autorizadas dos produtos biológicos submetidos ao exercício de comparabilidade em relação ao produto inovador quanto à qualidade, à eficácia e à segurança. A regulamentação dos biossimilares varia de acordo com o país em questão, e temas como a nomenclatura desses fármacos, a intercambialidade e a extrapolação das suas indicações permanecem alvo de debate.

Efeitos adversos

Infecções e doença oncológica são uma preocupação clínica significativa nas terapias biológicas, embora não se conheçam os riscos reais associados, particularmente no caso da psoríase. Tratamentos imunossupressores anteriores ou concomitantes e terapia com PUVA podem compor esses riscos. Outras toxicidades potencialmente graves incluem doença desmielinizante, doenças autoimunes com positivação frequente do FAN e descompensação da insuficiência cardíaca congestiva, relacionados mais especificamente às medicações anti-TNF-α.

A tuberculose representa um risco particularmente associado a agentes anti-TNF, uma vez que o anti-TNF-α desempenha um papel importante na defesa do hospedeiro contra infecções micobacterianas. Parece haver um risco maior de infecção não pulmonar e infecção disseminada. Assim, torna-se mandatória a investigação minuciosa para tuberculose presente ou passada, na forma de intradermorreação com PPD (ou exames sanguíneos avaliando liberação de interferon-γ, como Quantiferon), radiografia de tórax e questionando-se antecedentes pessoais e familiares de tuberculose. Os pacientes com evidência de tuberculose ativa ou tuberculose anterior tratada de maneira inadequada devem receber tratamento contra a tuberculose antes da terapia com imunobiológicos. Casos com PPD reator (maior ou igual a 5 mm) ou Quantiferon positivo devem fazer quimioprofilaxia com isoniazida antes de iniciar o tratamento.

Os riscos de tratamento com imunobiológicos no contexto de infecção pelo vírus da imunodeficiência humana (HIV) não são conhecidos, mas infecções oportunistas graves e disseminadas foram relatadas nos pacientes positivos para HIV. Infecções graves também ocorreram em pacientes HIV-negativos, não sendo recomendado o uso concomitante de vacinas vivas e atenuadas em todos os pacientes.

Anticorpos antinucleares e anticorpos anti-DNA de cadeia dupla podem desenvolver-se durante a terapia com anti-TNF. Síndromes semelhantes ao lúpus induzido por drogas foram relatadas e normalmente desaparecem com a suspensão da medicação.

Antes do início da terapia biológica, além de atualização da carteira vacinal, preconiza-se solicitar os seguintes exames:

- PPD ou Quantiferon e radiografia de tórax.
- Hemograma completo, bioquímica, enzimas hepáticas, função renal, teste de gravidez e urina-I.
- Sorologias para hepatite B e C e para HIV.

Infliximabe

Anticorpo monoclonal murino quimérico isotipo IgG1 humanizado (25% murino), com uma elevada afinidade de ligação, avidez e especificidade por TNF-α. Forma complexos estáveis com todas as formas de TNF-α solúveis e transmembranosas.

A primeira aplicação da medicação em seres humanos ocorreu em 1994 nos Estados Unidos, em um protocolo de pesquisa. Desde então, infliximabe foi aprovado para o uso em psoríase moderada a grave, artrite psoriásica, doença de Crohn, artrite reumatoide e espondilite anquilosante.

O infliximabe é administrado por infusão intravenosa durante um período de 2 horas. Na psoríase, preconiza-se um curso padrão de indução (5 mg/kg nas semanas 0, 2 e 6) seguido de infusões repetidas únicas de manutenção em intervalos de 8 semanas na mesma dosagem. O início de ação da medicação é extremamente rápido, podendo-se obter resposta terapêutica evidente já após as primeiras infusões. Séries de casos indicam que a monoterapia com infliximabe é benéfica para pacientes anteriormente resistentes a terapias sistêmicas múltiplas. Relatos de casos documentam a eficácia da medicação em psoríase grave instável e em psoríase pustulosa generalizada.

Eventos adversos: reações à infusão ocorrem durante ou logo após o período de infusão e afetam até 20% de todos os pacientes tratados e raramente podem resultar em choque anafilático. Dados de ensaios clínicos indicam que, embora as infecções sejam comuns, em geral, os índices de infecção não são muito maiores do que com placebo. Entretanto, existem relatos de infecções graves e oportunistas. A reativação da tuberculose ocorre com agentes anti-TNF, e os riscos são maiores com infliximabe. Dados de segurança não indicam, até o momento, aumento dos índices de doença oncológica, inclusive os transtornos linfoproliferativos, com relação aos índices normais existentes na população. Anticorpos para infliximabe podem desenvolver-se durante a terapia. Não foi estabelecida para a psoríase a significância clínica do desenvolvimento desses anticorpos. Em outras doenças, os anticorpos têm sido associados a um resultado terapêutico mais pobre, e o risco de seu desenvolvimento é reduzido pela administração regular de metotrexato concomitantemente.

Etanercepte

É a forma solúvel de um receptor de fator de necrose tumoral (TNF, do inglês *tumor necrosis factor*) totalmente humano. A medicação recebeu sua primeira aprovação em 1998 para artrite reumatoide moderada a grave, tendo sido posteriormente aprovada para o tratamento de crianças e adolescentes portadores de artrite reumatoide juvenil (atualmente chamada de artrite idiopática juvenil) em 1999. Etanercepte foi aprovado em 2004 para o tratamento de adultos portadores de psoríase em placa moderada à grave e, posteriormente, para a psoríase na infância.

A ativação das células T constitui evento fundamental na patogênese de doenças inflamatórias crônicas como a artrite reumatoide, psoríase e artrite psoriásica. O mecanismo fisiopatológico dessas enfermidades é marcado por um aumento do TNF e consequente aumento de outras citocinas, gerenciando uma cascata de fenômenos pró-inflamatórios que seriam responsáveis pela inflamação e destruição articular. O etanercepte é um receptor do TNF recombinante solúvel formado pela fusão de dois receptores do TNF humano e a porção Fc da IgG1 humana. O fármaco inibe a ligação do TNF circulante aos receptores da superfície celular, inibindo, assim, a ação do TNF, visto que bloqueia a produção e ação das citocinas inflamatórias. Dessa forma, no seu mecanismo de ação, o etanercepte reproduz a inibição fisiológica do TNF. A medicação liga-se ao TNF com afinidade 50 vezes maior que os receptores solúveis fisiológicos.

Indicações: psoríase em placa moderada à grave, mediante intolerância, contraindicação ou falha a duas terapias sistêmicas convencionais. O etanercepte está aprovado pela FDA para o tratamento de artrite reumatoide, artrite idiopática juvenil, espondilite anquilosante e artrite psoriásica, além da psoríase.

O etanercepte é autoadministrado pelo paciente por via subcutânea (SC). Está disponível em seringas com 25 ou 50 mg. Para o tratamento da psoríase, a dose inicial de etanercepte é de 50 mg/semana por 12 semanas, seguida por uma dose de 50 mg/semana, de forma contínua. Para crianças a partir dos 8 anos de idade com psoríase em placas de moderada à grave, a dose é de 0,8 mg/kg/semana (máximo de 50 mg/semana). Nos estudos realizados em crianças dos 4 aos 17 anos, na semana 12 de tratamento, 57% das crianças tratadas com etanercepte atingiram PASI 75, comparado com 11% do grupo placebo.

Contraindicações: hipersensibilidade ao etanercepte ou a qualquer componente da formulação do produto. Etanercepte é contraindicado em pacientes com septicemia ou em risco de septicemia. O tratamento com etanercepte não deve ser iniciado em pacientes com infecções ativas sérias, incluindo infecções crônicas ou localizadas. Eventos adversos: reações no local da administração (maior no primeiro mês) e infecções (incluindo a da tuberculose). As infecções do trato respiratório superior foram as infecções não sérias mais frequentemente relatadas.

Efeitos adversos incomuns: trombocitopenia. Raros: anemia, leucopenia, neutropenia e pancitopenia. Distúrbios do sistema nervoso: convulsões, eventos desmielinizantes, incluindo esclerose múltipla. Houve relatos de piora de insuficiência cardíaca congestiva.

Adalimumabe

Caracteriza uma imunoglobulina recombinante completa. Representa um anticorpo monoclonal anti-TNF que contém sequências peptídicas exclusivamente humanas. Os estudos clínicos de fase I iniciaram-se em 1997, e o adalimumabe foi primeiramente aprovado pela FDA para o tratamento de pacientes com artrite reumatoide nos Estados Unidos, em dezembro de 2002, e em 15 países da União Europeia, em setembro de 2001.

O adalimumabe liga-se ao TNF-α com alta afinidade e especificidade. Essa ligação impede a interação do TNF-α com seus receptores de superfície celular p55 e p75 de forma definitiva. O adalimumabe pode ligar-se tanto à forma solúvel do TNF-α como à forma que se encontra ligada a células e é capaz de produzir lise destas células. O adalimumabe não tem atividade sobre o TNF-β (linfotoxina).

Além de psoríase em placas moderada a grave, está indicado no tratamento de artrite reumatoide, artrite psoriásica, espondilite anquilosante e doença de Crohn. É um medicamento aprovado nos Estados Unidos, na União Europeia e em diferentes países em todo o mundo. Atua também na hidrosadenite.

O adalimumabe tem uma meia-vida que varia de 10 a 20 dias com uma média ao redor de 2 semanas. Adalimumabe é autoadministrável por via SC, utilizando uma seringa comercializada pré-preenchida, contendo 40 mg de adalimumabe em 0,8 mL de solução. A dose utilizada na psoríase é 80 mg na semana 0 e 40 mg na semana 1 para indução, e, depois, 40 mg a cada 14 dias como manutenção. Na artrite reumatoide, artrite psoriásica e espondilite anquilosante, a dose habitual é de 40 mg a cada 14 dias. Na doença de Crohn, há necessidade de doses de indução maiores.

Eventos adversos mais comumente associados ao uso de adalimumabe foram reações no local da injeção, que em geral são leves e não requerem a retirada do medicamento. As infecções mais comuns em pacientes usando o medicamento foram do trato respiratório superior e do trato urinário. Como todos os demais antagonistas do TNF-α, o adalimumabe deve ser usado com precaução em pacientes portadores do vírus da hepatite B, com doenças desmielinizantes e insuficiência cardíaca congestiva. O uso de antagonistas de TNF-α em combinação com o anakinra está contraindicado. Antes de iniciar o uso de antagonistas de TNF-α, os pacientes devem ser avaliados quanto à presença de tuberculose ativa ou inativa.

Ustequinumabe

Anticorpo monoclonal IgG1κ completamente humano que se liga com alta afinidade e especificidade à subunidade proteica p40 das citocinas humanas IL-12 e IL-23. Inibe a bioatividade da IL-12 e da IL-23 humanas, impedindo que essas citocinas se liguem ao seu receptor proteico IL-12Rβ1 expresso na superfície das células do sistema imunológico. O fármaco não se liga à IL-12 nem à IL-23 pré-ligada aos receptores de superfície celular IL-12Rβ1.

IL-12 e IL-23 são citocinas heterodiméricas secretadas por células apresentadoras de antígeno ativadas, como os macrófagos e células dendríticas. IL-12 e IL-23 participam da função imunológica, contribuindo com a ativação da célula *natural killer* (NK) e diferenciação e ativação da célula T CD4+. Entretanto, regulação anormal da IL-12 e IL-23 foi associada a doenças mediadas pelo sistema imune, como a psoríase. O ustequinumabe evita que a IL-12 e IL-23 contribuam para a ativação da célula imune, como a sinalização intracelular e secreção de citocinas tanto do padrão Th1 como Th17.

A medicação é indicada para o tratamento da psoríase em placa moderada a grave, em adultos que não responderam, ou que têm contraindicação, ou que são intolerantes às terapêuticas sistêmicas tradicionais e fototerapia.

A aplicação do medicamento é por injeção SC na dose de 45 mg nas semanas 0 e 4 e, depois, a cada 12 semanas. Em pacientes com peso corpóreo > 100 kg, a dose preconizada é de 90 mg. A resposta terapêutica deverá ocorrer em até 28 semanas, período após o qual, na ausência de resposta, deve ser considerada a suspensão da medicação. Na falta de resposta adequada, preconiza-se aumentar a dose para 90 mg SC. Nos pacientes já em uso de 90 mg ou com resposta persistentemente insuficiente, o intervalo das aplicações poderá ser diminuído para oito semanas.

Na 12ª semana, 67% e 66% dos pacientes tratados com 45 mg e 90 mg de ustequinumabe, respectivamente, alcançam PASI 75, em comparação a 3% do grupo placebo (p < 0,001 para cada grupo de comparação com placebo). A diferença entre o grupo de tratamento e o de placebo é aparente na 4ª semana de tratamento. Eficácia máxima foi geralmente observada em torno da 24ª semana, após três aplicações (0, 4, 16).

Os eventos adversos mais comumente relatados (≥ 5% dos pacientes tratados com ustequinumabe) incluem nasofaringite, infecção do trato respiratório superior e cefaleia. Efeitos adversos graves incluem relatos isolados de celulite de membros inferiores, herpes-zóster, acidente vascular encefálico e hipertensão, bem como casos de câncer de próstata, tireoide e colo (um caso de cada). Até o presente momento, há raros relatos de reativação de tuberculose latente e não foram observadas reações anafiláticas ou tipo doença do soro associadas ao ustequinumabe. As reações nos locais de injeção tendem a ser leves e transitórias. A formação de anticorpos contra o fármaco gira em torno de 5% nos estudos controlados, porém seu real papel na inativação do fármaco ainda não está elucidado.

A análise de eventos de segurança por pelo menos cinco anos de tratamento, por meio dos dados agrupados dos estudos de fase II e III, mostraram dados comparáveis aos obtidos nos estudos de curto prazo. As taxas cumulativas de câncer de pele e de órgãos sólidos, bem como de eventos cardiovasculares, mantiveram-se estáveis e menores que 1% ao ano. As taxas de infecções sérias também se mantiveram estáveis e em torno de 1% ao ano. Não foi observada toxicidade cumulativa com o aumento do tempo de exposição ao ustequinumabe.

Secuquinumabe

É um anticorpo monoclonal IgG1k totalmente humano que inibe seletivamente a ligação da IL-17A ao seu receptor. Essa inibição previne a ativação da proliferação de queratinócitos, a liberação de citocinas inflamatórias, a ativação de neutrófilos e a angiogênese.

Foi aprovado para uso em psoríase moderada a grave, no Brasil, em dezembro de 2015. Atua tanto na pele como nas articulações. Apresenta rápido início de ação com 50% dos pacientes alcançando PASI 75 já na 4ª semana de uso. O pico de ação ocorre na semana 16, com altos índices de respostas PASI 90 e PASI 100. É indicado aos pacientes de psoríase moderada a grave nos quais a terapia convencional não controla mais o quadro ou não pode ser mais indicada por efeitos colaterais ou indisponibilidade.

O secuquinumabe está disponível em canetas pré-preenchidas para uso subcutâneo, contendo 150 mg da medicação. Na indução, o paciente utiliza duas seringas (300 mg) uma vez/semana por 5 semanas seguidas. Na fase de manutenção, são autoadministradas 300 mg a cada 4 semanas.

O perfil de segurança do fármaco é comparável ao dos outros imunobiológicos. Dados de segurança específicos foram relacionados à ocorrência de candidíase oral ou genital em cerca de 3% dos casos, geralmente não graves e de fácil controle; neutropenia transitória e desencadeamento ou piora de doença inflamatória intestinal. Deve ser usado com cautela nos portadores de doença de Crohn ou retocolite ulcerativa.

O secuquinumabe pode ser particularmente útil nos pacientes de psoríase que se tornaram não mais responsivos aos outros imunobiológicos.

Apesar da causa da psoríase permanecer desconhecida, avanços na elucidação da sua fisiopatologia têm sido notáveis. Os estudos clínicos nos últimos anos têm contribuído significativamente na elucidação dos fatores implicados na etiopatogenia da lesão de psoríase e no desenvolvimento de medidas terapêuticas cada vez mais eficazes.

A cura da psoríase ainda não é uma realidade, mas o controle do quadro por tempo prolongado e de maneira bastante segura tem sido obtido com as novas medicações disponíveis.

PITIRÍASE RÓSEA

Afecção inflamatória subaguda frequente, autolimitada, caracterizada por lesões eritematoescamosas disseminadas, sucessivas e progressivas, com regressão posterior e cura.

Patogenia

Em nosso meio, é mais observada no outono e verão. Ocorre em ambos os sexos, sendo mais frequente dos 20 aos 30 anos. Também ocorre, ainda que menos frequentemente, em crianças. O quadro evolutivo sugere etiologia infecciosa, porém a dermatose não é contagiosa. Nos últimos anos, desenvolveram-se estudos que atribuem a etiologia da pitiríase rósea a vírus do grupo herpes, particularmente HHV-7 e HHV-6, e menor número de estudos considera a possibilidade de envolvimento do HHV-8.

A base desses estudos está na busca de etiologia infecciosa da enfermidade que se assemelha muito a exantemas virais, embora raramente se constate nesses pacientes sintomas constitucionais. Alguns estudos demonstraram a presença de DNA viral, predominantemente do HHV-7, mas também em menor escala do HHV-6 no plasma de pacientes com pitiríase rósea, fato não observado em controles sadios. Também se detectou RNA mensageiro do HHV-7 e menos frequentemente do HHV-6 nos leucócitos dos infiltrados inflamatórios de lesões de pitiríase rósea, o que não ocorre em pele normal e mesmo em outras lesões cutâneas inflamatórias. Outros estudos com relação ao HHV-7 e HHV-6 mostraram resultados negativos em relação à presença desses vírus na pitiríase rósea e, portanto, do ponto de vista cientifico, a questão permanece em aberto. Se esses vírus exercerem algum papel na enfermidade será a produção de exantema viral por sua reativação sistêmica. Imunologicamente, é uma reação do tipo tardio. A ocorrência na gravidez não causa anormalidade fetal. A recidiva é rara.

Manifestações clínicas

A erupção se inicia com típica lesão ovalada ou arredondada, eritematoescamosa, chamada medalhão, com bordas ligeiramente elevadas e centro amarelado descamativo. Na pitiríase rósea, o colarete descamativo, diferentemente do colarete de Biet da sífilis, não se localiza na periferia da lesão, mas sim mais internamente em relação à borda da lesão **(FIGURA 16.20)**. Uma a duas semanas após, novas lesões, com as mesmas características, mas menores, surgem, em grande número. Essas lesões têm o longo eixo paralelo às linhas de clivagem da pele e se localizam, via de regra, em áreas cobertas da pele – tronco, raiz dos membros e pescoço **(FIGURA 16.21)**. Raramente, atingem a face, as mãos e os pés. O couro cabeludo é sempre respeitado.

O prurido, quando ocorre, é discreto. Pode, eventualmente, ser mais intenso em pacientes emotivos ou quando a dermatose é irritada por medicações intempestivas como antifúngicos ou antizooparasitários.

O tempo de evolução é de 4 a 8 semanas, com regressão total. As recorrências são muito raras (2%) e podem ocorrer meses ou anos após o primeiro episódio da enfermidade.

Histopatologia

O quadro é de uma dermatite perivascular superficial com infiltrado linfocitário em torno dos vasos, podendo ocorrer espongiose, exocitose e paraqueratose.

Diagnose

A diagnose é clínica, podendo ser diferenciada da dermatite seborreica pela localização e da psoríase pelo tipo de lesão e localização. A placa inicial pode ser confundida com dermatofitose e, em dúvida, deve ser feito exame micológico. A roséola da sífilis secundária não tem as lesões ovalares características, pode atingir as palmas e plantas e apresentar placas mucosas e ter polimicroadenopatias; em dúvida, a sorologia esclarece a diagnose.

Em crianças, especialmente nas formas papulosas, deve se feita a diagnose com exantemas virais, particularmente *roseola infantum* e rubéola, e em formas vesiculosas com a varicela.

Tratamento

Não é, em regra, necessário, uma vez que o quadro evolui para a cura em 4 a 8 semanas, excepcionalmente, 14 semanas. Quando houver prurido, usar hidrocortisona. Tem sido indicado o uso de ultravioleta em doses suberitematosas, para abreviar o decurso evolutivo, o que é questionável e, inclusive, pode ter ação irritante. Nos casos eczematizados por tratamentos intempestivos, usar cremes de corticoides, anti-histamínicos e, eventualmente, corticoides sistêmicos.

Na literatura, existem relatos do uso, com base na possível etiologia viral, de aciclovir, que teria abreviado o curso da afecção comparativamente a placebo. Até o momento, não existe justificava científica para essa terapêutica. Também houve relatos de utilidade do uso de eritromicina e azitromicina, mas também não há bases científicas para antibioticoterapia na pitiríase rósea.

Eventualmente, formas muito extensas poderiam se beneficiar de fototerapia, mas há risco de hiperpigmentação pós-inflamatória. Na conduta na pitiríase rósea, deve se considerar sempre que se trata de doença benigna autolimitada e de cura espontânea.

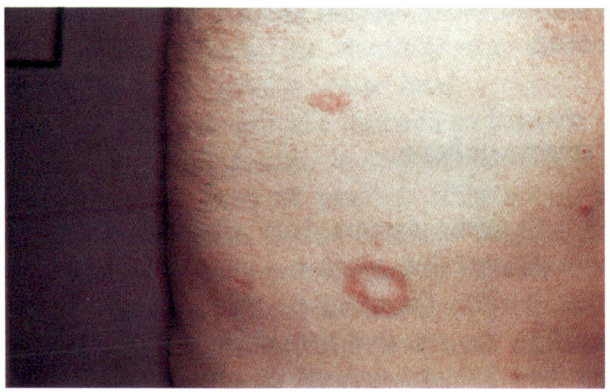

FIGURA 16.20 – Pitiríase rósea. Medalhão com placa mestra. Lesão ovalada anular acompanhada de lesões papulosas menores.

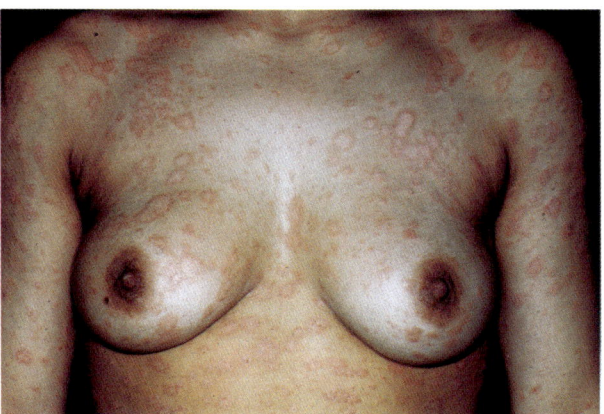

FIGURA 16.21 – Pitiríase rósea. Elementos eritematodescamativos lenticulares e numulares com configuração anular no tronco e nos membros superiores.

PARAPSORÍASE

O termo parapsoríase agrupa afecções caracterizadas por lesões eritematoescamosas, não pruriginosas ou com discreto prurido, de evolução crônica e que se assemelham à psoríase. Há duas afecções: a **parapsoríase em grandes placas** e a **parapsoríase em pequenas placas**.

A maioria dos casos de parapsoríase em pequenas placas tem curso crônico benigno e, em geral, não evolui para micose fungoide. As formas de parapsoríase em grandes placas, nas séries estudadas, evoluem a micose fungoide na proporção de cerca de 11% dos casos por década, mas para alguns autores constituem micose fungoide *ab initio*. Outros autores, ainda, consideram ambas as formas como manifestações de micose fungoide incipiente.

Patogenia

Em todas as formas de parapsoríase em pequenas ou grandes placas, as células envolvidas são células T CD4+ e, essas condições, juntamente com a pitiríase liquenoide crônica e a papulose linfomatoide, são doenças nas quais ocorre proliferação dessas células. Até mesmo em dermatites eczematosas há proliferação dessas células. Provavelmente, o que define a evolução dessas enfermidades é a policlonalidade ou monoclonalidade dos infiltrados celulares presentes. Nas entidades de evolução benigna, predominam os infiltrados policlonais, enquanto nas enfermidades de caráter tumoral, predominam os infiltrados monoclonais. Em determinadas condições, uma dermatite policlonal poderá evoluir para uma dermatite monoclonal. Assim, uma dermatite eczematosa crônica pode, em certas circunstâncias, evoluir a uma condição monoclonal, caracterizando um linfoma. É o que ocorre com algumas dermatites eczematosas pré-micose fungoide. Em situações intermediárias, estariam as parapsoríases em pequenas placas mais próximas de condições inflamatórias predominantemente policlonais e a parapsoríase em grandes placas com maior ocorrência de clonalidade dominante e possibilidade de evolução à micose fungoide. Existem estudos que demonstram a possibilidade de evolução a linfoma de 20% em cinco anos para dermatites com clonalidade predominante.

Manifestações clínicas

A parapsoríase em grandes placas (anteriormente denominada parapsoríase liquenoide ou variegata) caracteriza-se por lesões, geralmente em áreas cobertas, inicialmente eritematosas, discretamente escamosas, que podem evoluir para um aspecto poiquilodérmico, de cor róseo-castanha, com superfície mosqueada. Alguns autores distinguem uma variante da parapsoríase em grandes placas que designam como **parapsoríase retiforme**, que se apresenta como placas eritematodescamativas de aspecto retiforme. Provavelmente, trata-se de variante da forma poiquilodérmica.

As parapsoríases em grandes placas, quando acometem a região das mamas e nádegas, têm maior probabilidade de já tratar-se de micose fungoide ou evoluir para esta forma de linfoma cutâneo **(FIGURA 16.22)**.

A parapsoríase em pequenas placas **(FIGURA 16.23)** apresenta lesões eritematoescamosas, de cor rósea a castanho-amarelada, com discreta ou nenhuma infiltração. As lesões ocorrem, geralmente, no tronco e nas coxas e são persistentes. Há uma variante digitiforme, muito característica, que praticamente nunca evolui a linfoma. O aparecimento de infiltração é indício de evolução para linfoma.

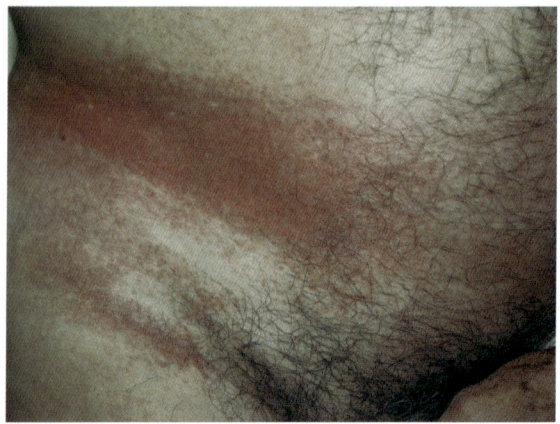

FIGURA 16.22 – Parapsoríase em grandes placas. Placas de aspecto ligeiramente poiquilodérmico no abdome.

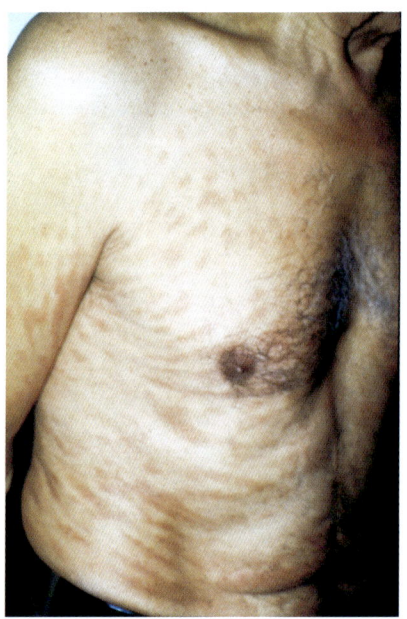

FIGURA 16.23 – Parapsoríase em pequenas placas. Placas acastanhadas com aspecto digitiforme nas faces laterais do tronco.

Histopatologia

O quadro é inespecífico com acantose, paraqueratose, focos de espongiose, exocitose e discreto infiltrado linfocitário na derme. Na forma em grandes placas, pode haver atrofia de epiderme e processo inflamatório liquenoide, de interface. As células que compõem o infiltrado são células T CD4+. O acompanhamento histopatológico é indispensável, podendo ser necessário fazer exames sucessivos para exclusão de micose fungoide. O infiltrado linfocitário torna-se atípico com exocitose e eventual aparecimento de microabscessos de Pautrier. Algumas vezes, na parapsoríase em grandes placas, o exame histopatológico já revela característica de micose fungoide, e, nesses casos, a diagnose deve ser de micose fungoide e não de parapsoríase.

Diagnose

As lesões eritematoescamosas, liquenoides, poiquilodérmicas ou em placas são sugestivas para a diagnose, sendo indispensável a confirmação histopatológica. A diagnose diferencial deve ser feita com as seguintes afecções:

- **Psoríase:** geralmente não apresenta dificuldade, pela simetria das lesões, localização nos cotovelos e nas unhas, comprometimento do couro cabeludo e das unhas e sinais da vela e de Auspitz.
- **Pitiríase rósea:** deve ser considerada na diagnose diferencial nas formas em pequenas placas, mas a ausência de medalhão inicial e a evolução diferenciam o processo.
- **Sífilis secundária:** a história e a evolução são subagudas, com lesões morbiliformes, adenopatias e lesões nas mucosas. Para confirmação, solicitar sorologia.
- **Hanseníase:** as lesões em placa têm semelhança com as manchas da hanseníase indeterminada ou tuberculoide. Fundamental a pesquisa da sensibilidade. Se não houver anestesia ou hipoestesia, a hanseníase pode ser excluída.
- **Micose fungoide:** a parapsoríase pode ser o quadro inicial da micose fungoide. Por esse motivo, o exame histopatológico é indispensável. Quando for necessário, fazer seguimento clínico e histopatológico.
- **Outras condições poiquilodérmicas:** na variante poiquilodérmica parapsoríase em grandes placas, devem ser consideradas outras condições poiquilodérmicas, como dermatomiosite, lúpus eritematoso e radiodermite crônica, além das poiquilodermias congênitas.

Tratamento

Evitar tratamentos agressivos. Utilizar cremes ou pomadas de corticoides. Eventualmente, infiltração de corticoides. Aplicação de ultravioleta B ou PUVA podem clarear as lesões.

Evolução crônica e prolongada por anos. A parapsoríase pode ser *ab initio* micose fungoide ou evoluir para este quadro após período variável.

ERITRODERMIA ESFOLIATIVA

Síndrome caracterizada por eritema generalizado e persistente, acompanhado de descamação e prurido com intensidade variável e decurso subagudo ou crônico atingindo pelo menos 90% da superfície corpórea. Ocorre mais em homens em relação às mulheres na proporção 2:1 a 4:1. É mais frequente entre os 40 e 65 anos, sendo 48 anos de idade a idade média de acometimento nos vários estudos efetuados **(FIGURA 16.24)**.

Existem eritrodermias congênitas que serão estudadas no capítulo das genodermatoses (ver Capítulo 66). Neste capítulo, serão analisadas as eritrodermias adquiridas.

Patogenia

Existem três grupos principais de causas de eritrodermia: evolução ou agravamento de dermatoses pré-existentes,

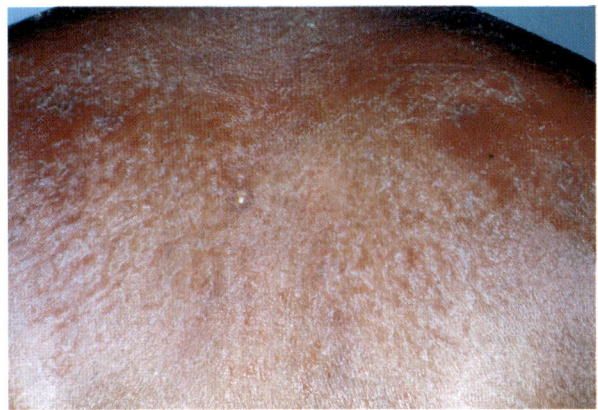

FIGURA 16.24 – Eritrodermia. Eritema e descamação generalizados de evolução crônica.

reação a drogas e linfomas cutâneos, especialmente micose fungoide e síndrome de Sézary.

Além dessas causas principais, as eritrodermias podem, mais raramente, ocorrer como manifestação secundária a doenças sistêmicas não infecciosas, secundárias a infecções gerais, secundárias a malignidades e, finalmente, há os casos idiopáticos em que não se determina nenhuma causa.

Quanto às frequências relativas das múltiplas causas, os trabalhos a respeito apontam os seguintes números:

- **Eritrodermias decorrentes de dermatoses pré-existentes:** 15 a 65% (média de 52%).

  Neste grupo, devem ser consideradas dermatoses em que a eritrodermia é parte da evolução do quadro clínico e dermatoses em que a eritrodermia resulta de agravamento da dermatose. No primeiro grupo em que a eritrodermia é inerente à dermatose, situam-se a pitiríase rubra pilar e o pênfigo foliáceo clássico e endêmico. No segundo grupo, a eritrodermia representa agravamento de dermatoses pré-existentes, geralmente por tratamentos intempestivos e, nesse grupo, situam-se a psoríase, a dermatite atópica, a dermatite de contato, a dermatite de estase (por autoeczematização), fotodermatites que se disseminam e líquen plano.

  São causas mais raras de eritrodermias secundárias a dermatoses pré-existentes as resultantes de reticuloide actínico, pustulose exantemática generalizada aguda, pênfigo paraneoplásico, penfigoide bolhoso, eritema *gyratum repens*, necrólise epidérmica tóxica, síndrome estafilocócica da pele escaldada e dermatofitoses.

  Com relação às frequências relativas das dermatoses pré-existentes, as séries estudadas apontam: psoríase em 25% dos casos; dermatites em 20% (dermatite atópica em 9%, dermatite de contato em 6%, dermatite seborreica em 4% e dermatite actínica crônica em 3%). As eritrodermias consequentes a dermatofitose, líquen plano, sarna crostosa e dermatomiosite em conjunto correspondem a 5% dos casos de eritrodermia por dermatoses pré-existentes.

- **Eritrodermias por exposição a drogas:** 4 a 39% (média de 15%).

As substâncias mais frequentemente envolvidas nas eritrodermias deste grupo são arsenicais, ouro, anestésicos, bismuto, sulfonamidas, alopurinol, cimetidina, bloqueadores dos canais de cálcio, lítio, quinidina, antibiótico e, muito frequentemente, fármacos de uso em neurologia, especialmente anticonvulsivantes, fenitoína, carbamazepina, lamotrigina e fenobarbital.

- **Eritrodermias por linfomas e leucemias:** correspondem a 15% dos casos.
- **Eritrodermias idiopáticas:** correspondem a cerca de 15% dos casos.
- **Eritrodermias secundárias a infecções gerais:** são raras (menos de 1%) e envolvem infecções por HHV-6, HIV, vírus das hepatites e *Toxoplasma gondii*.
- **Eritrodermias relacionadas a malignidades não linfomatosas:** existem registros de eritrodermias em tumores sólidos (carcinomas de mama, de esôfago, de estômago, de reto, de tireoide, de ovário, das trompas de Falópio, da tireoide, do pulmão e da próstata) e em outras condições, como síndrome hipereosinofílica, histiocitoses malignas, sarcomas e doença de Rosai-Dorfman.
- **Eritrodermias associadas a doenças sistêmicas não infecciosas e não tumorais:** muito raras, mas têm sido registradas em associação à doença de Reiter, doença enxerto *versus* hospedeiro, sarcoidose, lúpus eritematoso cutâneo subagudo, dermatomiosite, doença celíaca e tireotoxicose.

Quanto aos mecanismos etiopatogênicos, relacionam-se as causas subjacentes.

Manifestações clínicas

Aparecimento súbito ou insidioso de eritema generalizado, acompanhado de descamação e prurido variável. As escamas podem ser furfuráceas ou foliáceas. Pode ocorrer alopecia discreta ou intensa.

Há sintomas gerais como anorexia, sensação de frio e febre. O quadro evolui com exacerbações e remissões e tende a persistir por meses e anos, surgindo, então, liquenificações e enfartamento de linfonodos. Este enfartamento pode ser uma reação inespecífica (linfadenopatia dermopática) ou constituir processo linfomatoso do linfonodo.

O aparecimento de placas infiltrativas, nódulos-tumores, indica linfoma, provavelmente micose fungoide. A síndrome de Sézary inicia-se por quadro eritrodérmico, inicialmente inespecífico (síndrome pré-Sézary), posteriormente surgindo células de Sézary no sangue.

Nas eritrodermias, a cronicidade do processo leva ao surgimento de alterações sistêmicas. A vasodilatação crônica e generalizada na pele leva à intensa perda de calor e os pacientes sentem frio permanentemente, exibindo inclusive calafrios. A intensa vasodilatação periférica produz também aumento da volemia, e indivíduos cuja função cardíaca está no limite podem sofrer descompensação cardíaca, resultando em insuficiência cardíaca. Além disso, a vasodilatação periférica provoca vasoconstricção esplâncnica para manutenção da homeostasia. Essa vasoconstrição atingindo o tubo digestivo leva à diminuição da absorção dos alimentos, fato que produz quadros de desnutrição nesses pacientes, que, em 70% dos casos, apresentam anemia, e, em mais de 30% dos casos, apresentam hipoproteinemia, fatores que favorecerão complicações infecciosas. Outra alteração frequente nas eritrodermias é o edema pré-tibial e dos pés.

O quadro é crônico, possibilitando surgir infecção, septicemia, ou outra complicação sistêmica com eventual êxito letal.

Histopatologia

Nas eritrodermias, devem ser realizadas biópsias em três pontos representativos para aumentar a acuidade do diagnóstico histopatológico.

O exame histopatológico varia de acordo com a causa da síndrome. Possibilita elementos para esclarecimento ou permite a conclusão diagnóstica em dois terços das eritrodermias decorrentes de doenças cutâneas pré-existentes.

Diagnose

É baseada no aspecto clínico e na anamnese. A história clínica permitirá detectar se há existência de dermatoses pré-existentes e também informará quanto aos seus aspectos morfotopográficos. No caso da psoríase, é importante averiguarem-se fatores que possam ter determinado a evolução à eritrodermia, como retirada de medicamentos (metotrexato, corticoides e imunobiológicos), introdução de novos medicamentos (lítio, terbinafina e antimaláricos), uso de medicações tópicas irritantes, doenças sistêmicas e infecções, particularmente pelo HIV, queimaduras consequentes à fototerapia, gravidez e situações estressantes.

O exame histopatológico é fundamental. Permite a diagnose de 60% das eritrodermias causadas por psoríase. O exame histopatológico fornece dados que auxiliam na diagnose etiológica da eritrodermia. Nas eritrodermias de origem eczematosa, aspecto histopatológico significativo é a espongiose. Nas eritrodermias por DRESS, histopatologicamente há infiltrado pseudolinfomatoso com eosinófilos. Na síndrome de Sézary, poderão ser visualizados à histopatologia linfócitos atípicos e eventualmente microabscessos de Pautrier. O exame histopatológico dos linfonodos, por vezes necessário nas eritrodermias suspeitas de linfomas, poderá informar se o acometimento linfonodal é simples linfadenopatia dermopática ou se corresponde à linfoma ou metástase.

Quanto ao exame dermatológico, pode oferecer indícios para a diagnose etiológica: prurido importante e suas consequências cutâneas ocorrem em mais de 90% dos casos de eritrodermia por dermatite atópica ou síndrome de Sézary. Presença de queratodermia palmoplantar é frequente manifestação de pitiríase rubra pilar. Queratodermia crostosa é parte do quadro clínico da sarna norueguesa. Queratodermia com fissuras dolorosas é comum na síndrome de Sézary. Alterações ungueais estão presentes em 40% dos casos de eritrodermia e podem decorrer da própria eritrodermia ou podem estar relacionadas a processos pré-existentes como unhas em dedal da psoríase. Na síndrome de Sézary, é frequente a presença de unhas distróficas e espessadas.

Na diagnose da causa da eritrodermia, alguns exames laboratoriais são úteis: linfocitose com células atípicas ocorre mais frequentemente nas eritrodermias por linfomas, DRESS ou infecções virais. Eosinofilia ocorre mais frequentemente em eritrodermias por DRESS e linfomas, particularmente Hodgkin. Aumento de enzimas hepáticas faz parte da síndrome DRESS, mas pode estar presente em linfomas e doenças sistêmicas. IgE elevada ocorre nas eritrodermias por atopia, psoríase grave, síndrome de Sézary e, eventualmente, por drogas.

Quando há suspeita de linfoma, vários exames podem auxiliar na diagnose: relação CD4/CD8 quando maior ou igual a 10 sugere linfoma de células T CD4+; pesquisa de células de Sézary no sangue periférico, quando encontradas até 10%, representam achado inespecífico, podendo ser encontradas nessa proporção em várias doenças cutâneas inflamatórias, em proporção de 20% ou mais é achado significativo para a diagnose de Sézary. Também auxilia na diagnose de linfomas a perda de expressão de marcadores celulares dos linfócitos CD2, CD3, CD4, CD5 e CD7.

Outro elemento importante na diagnose de linfoma é a presença de rearranjo monoclonal do receptor TCR dos linfócitos. Esse fenômeno ocorre em 40 a 80% das eritrodermias por linfomas e em apenas 0 a 5% das eritrodermias não linfomatosas (ver Capítulo 78).

Tratamento

Orientado de acordo com a causa. Na fase inicial do tratamento das eritrodermias sem causa determinada, deve ser feito tratamento tópico com compressas úmidas ou banhos suaves se houver exsudação. Usam-se também emolientes e corticoides de baixa potência. Sistemicamente, utilizam-se anti-histamínicos sedantes, antibióticos se houver infecção, diuréticos para o edema periférico e reposições hidreletrolíticas proteicas.

Nas formas idiopáticas em que não há resposta às medidas iniciais descritas, podem ser utilizados vários medicamentos, corticoides sistemicamente, metotrexato, ciclosporina, acitretina e micofenolato de mofetil. Se houver suspeita de psoríase, evitar corticoides sistêmicos.

Quando há causas determinadas para a eritrodermia, o tratamento será o da doença subjacente.

As formas graves exigem internação hospitalar para os cuidados gerais, reposições hidreletrolíticas e proteicas e tratamento dermatológico.

PITIRÍASE RUBRA PILAR

Afecção incomum, crônica, caracterizada por placas eritematoescamosas e pápulas foliculares das quais existem formas familiares raras que se iniciam, em geral na infância, e formas adquiridas, mais comuns. A doença apresenta dois picos de incidência em relação à idade, durante a 1ª e a 2ª décadas e na 6ª década.

Patogenia

Na forma familiar, há uma anomalia congênita da queratinização, com provável herança autossômica dominante com expressão variável e penetrância incompleta. Nas formas adquiridas, a etiologia é desconhecida, podendo a afecção surgir sem causa desencadeante ou após uma doença grave, infecção, acidente ou alguma terapêutica medicamentosa.

Desde muito tempo se admite possível papel da vitamina A na enfermidade e ainda hoje se considera a possibilidade de dificuldades no transporte da vitamina A à pele resultarem em alterações da queratinização.

Também se admite a possibilidade de agentes infecciosos atuarem como superantígenos participando na gênese da afecção, especialmente nas suas formas juvenis, pois existem casos precedidos de infecções respiratórias e digestivas por estafilococos estreptococos. Existem quadros sobreponíveis a pitiríase rubra pilar em indivíduos infectados pelo HIV, sugerindo a possibilidade de respostas imunes anormais como causa da enfermidade. Existem casos associados à furunculose, deficiência de IgA, hipogamaglobulinemia e alterações funcionais das células T.

Também existem relatos de associação com hipotireoidismo, hiperparatireodismo, miastenia grave e doença celíaca, assim como há registro de pitiríase rubra pilar em portadores da síndrome de Down.

Manifestações clínicas

Reconhecem-se seis formas em função das características clínicas e evolutivas:

Tipo I – forma adulta clássica

É a forma mais comum, incidindo igualmente em homens e mulheres entre os 40 e 60 anos.

As lesões iniciais são pápulas foliculares eritematosas que coalescem formando placas eritematoescamosas, lembrando placas psoriásicas (FIGURA 16.25). Nas pessoas de pele clara, o eritema é de cor salmão. A erupção inicia-se, geralmente, pelo couro cabeludo e estende-se para a face, a nuca, o tronco e as extremidades, podendo generalizar-se. A esse quadro, associa-se queratodermia palmoplantar, com eritema e fissuras (FIGURA 16.26).

É patognomônica a presença de pápulas foliculares, com espículas córneas, localizadas no dorso da primeira e segunda falange dos dedos. Prurido é discreto e eventual. O decurso é crônico, com exacerbações e remissões. Evolui, com frequência, para um quadro eritodérmico, com algumas áreas de pele indenes (FIGURA 16.27). As unhas mostram-se espessadas com pontos hemorrágicos, mas não há distrofia ungueal e lesões em dedal são mínimas. Não há comprometimento sistêmico e, evolutivamente, em 80% dos casos há resolução do processo em 1 a 3 anos, sendo as recorrências raras.

Tipo II – forma adulta atípica

Corresponde a 5% dos casos de pitiríase rubra pilar. Há, concomitantemente, hiperqueratose folicular intensa em algumas

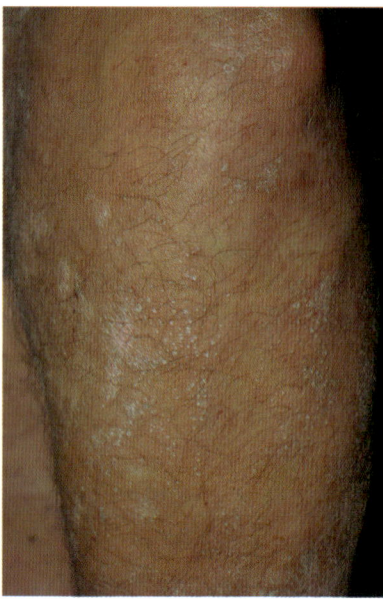

FIGURA 16.25 – Pitiríase rubra pilar. Eritema e descamação folicular próximos ao cotovelo.

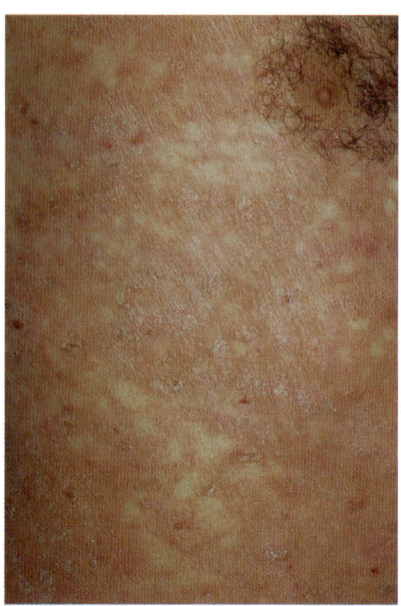

FIGURA 16.27 – Pitiríase rubra pilar. Eritema cor salmão, acentuação folicular e áreas bem delimitadas de pele poupada.

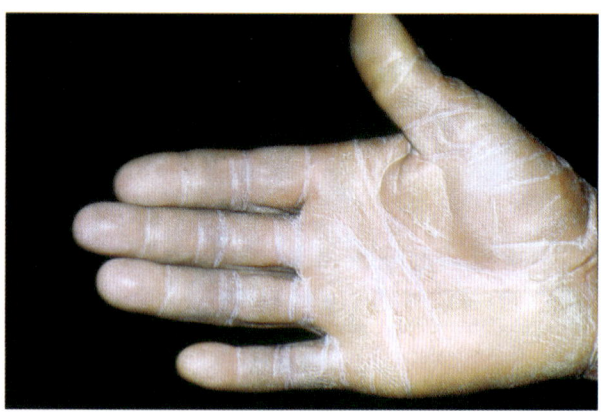

FIGURA 16.26 – Pitiríase rubra pilar. Queratodermia palmoplantar.

áreas e descamação lenticular em outras áreas, particularmente nos membros inferiores. Pode acompanhar-se de lesões eczematosas e é menos frequente a evolução à eritrodermia.

Tipo III – forma juvenil clássica

Inicia-se entre os 5 e 18 anos, sendo clinicamente do tipo I. Geralmente regride após 1 a 2 anos, mas pode evoluir ao tipo IV. Surge eritema vermelho-alaranjado acompanhado de descamação na cabeça, no pescoço e no tronco, simulando dermatite seborreica.

Progressivamente, aparecem novas lesões, evidenciando-se pápulas perifoliculares eritematosas centradas por rolhas córneas foliculares. As lesões progridem no sentido craniocaudal e coalescem evoluindo à eritrodermia, mas preservando-se ilhotas de pele normal. Progressivamente, surge a queratodermia palmoplantar e as unhas tornam-se espessas, amareladas e curvas.

Tipo IV – forma juvenil circunscrita

Inicia-se em pacientes com menos de 12 anos de idade e caracteriza-se por placas eritematosas bem demarcadas com queratose folicular evidente localizadas em joelhos e cotovelos, podendo acompanhar-se de lesões eritematodescamativas no tronco e couro cabeludo e queratodermia palmoplantar. Essa forma tem evolução variável sendo, às vezes, persistentes, porém, em alguns casos, regride ao final da adolescência. Às vezes evolui para o tipo III.

Tipo V – forma juvenil atípica

A grande maioria dos casos familiares pertence a esse tipo, iniciando-se ao nascimento ou nos primeiros anos de vida com lesões eritematosas e hiperqueratósicas, sendo as lesões mais características as de queratose folicular. A queratodermia palmoplantar é praticamente constante e alguns pacientes apresentam lesões esclerodermiformes nos dedos. É forma de evolução crônica sem tendência a cura que apresenta aspectos de ictiose e de eritroqueratodermias.

Tipo VI – forma de pitiríase rubra pilar em indivíduos com infecção pelo HIV

É a forma de pitiríase rubra pilar que afeta indivíduos infectados pelo HIV e que clinicamente é semelhante ao tipo I. Pode acompanhar-se de líquen espinuloso, acne conglobata e hidrosadenite e pode responder ao tratamento antirretroviral.

Histopatologia

Os aspectos histopatológicos variam conforme a fase evolutiva. Na forma clássica, há hiperqueratose folicular e áreas de paraqueratose. Não há afinamento epidérmico acima das papilas dérmicas como na psoríase, e, diferentemente desta, os capilares mostram-se dilatados, mas não tortuosos. Na derme, há discreto infiltrado linfo-histiocitário.

Na forma juvenil circunscrita, há hiperqueratose, a camada granulosa apresenta-se normal ou aumentada e há acantose discreta. Na derme, há vasodilatação capilar e infiltrado inflamatório linfo-histiocitário pouco intenso.

Diagnose

A diagnose é clínica e a afecção mais similar para a diagnose diferencial é a psoríase. O caráter evolutivo, a presença de lesões nos cotovelos e joelhos, no couro cabeludo e os sinais da vela e de Auspitz são elementos importantes na diagnose diferencial. As pápulas foliculares com espículas córneas são características da pitiríase rubra pilar, bem como o tom salmão das lesões, melhor observado nas lesões palmoplantares e nos quadros eritrodérmicos.

Na forma eritrodérmica, pode haver semelhança com a forma eritrodérmica da micose fungoide ou síndrome de Sézary. Nessas formas, também pode ser necessária a diferenciação com a eritroqueratodermia simétrica progressiva. A histopatologia pode ser indicada para confirmação diagnóstica e exclusão de outros diagnósticos.

Tratamento

A vitamina A, na dose de 150.000 a 300.000 unidades/dia, por várias semanas, pode produzir remissão. O etretinato (0,5-1 mg/kg/dia) ou a isotretinoína (0,75-1,5 mg/kg/dia), na dose de 0,5 a 1 mg/kg/dia, são os medicamentos de escolha. A resposta à terapêutica é, em geral, demorada. Aparentemente, as crianças respondem melhor à isotretinoína. A terapia pode ser continuada por meses, com os controles necessários, particularmente colesterol e triglicerídeos, procurando a menor dose ativa. Em pacientes do sexo feminino, considerar o efeito teratogênico do retinoide.

Em casos resistentes, fármacos citostáticos, como o metotrexato na dose de 10 a 25 mg/semana (pode inclusive ser associado aos retinoides). O metotrexato é mais efetivo em adultos em relação às crianças. Podem também ser empregadas a azatioprina (100 a 150 mg/dia) e a ciclosporina (5 mg/kg/dia). Atualmente, há relatos do uso de agentes biológicos infliximabe, etanercepte e efalizumabe isoladamente ou associados aos retinoides com resultados variáveis.

O tratamento tópico é pouco efetivo. Corticoides são utilizados quando houver prurido. Importante é não usar tópicos agressivos. A fototerapia com UVB, UVB *narrow band* e PUVA é controversa, havendo casos com melhoras e casos com exacerbações da enfermidade.

A evolução é variável. As formas familiares são mais resistentes à terapia. A maioria dos pacientes apresenta melhora do quadro dentro de um período de 3 anos e a terapia diminui o decurso evolutivo.

PITIRÍASE LIQUENOIDE

Há duas formas de pitiríase liquenoide: aguda e crônica. A pitiríase liquenoide e varioliforme aguda e pitiríase liquenoide crônica são espectros de uma mesma doença que podem coexistir. Existe uma terceira forma extremamente rara denominada doença ulceronecrótica febril de Mucha Habermann, que usualmente comporta-se como entidade a parte, mas que, por vezes, evolui a partir tanto da pitiríase liquenoide e varioliforme aguda quanto da pitiríase liquenoide crônica.

A forma mais comum é a crônica, atingindo crianças e adultos jovens, sendo mais frequentemente no sexo masculino, enquanto em adultos a incidência é igual em ambos os sexos. Um mesmo paciente pode apresentar simultaneamente lesões das formas aguda e crônica. A etiologia não está esclarecida. Ocorrem preferencialmente em adultos jovens. Podem involuir em meses ou perdurar por longos períodos.

Patogenia

A etiologia da pitiríase liquenoide é desconhecida e atualmente se a considera como enfermidade decorrente da proliferação e ativação de linfócitos T. No passado, tentou-se vincular a pitiríase liquenoide a infecções por *Toxoplasma gondii*, Epstein-Barr vírus, parvovírus B19, citomegalovírus e até HIV, mas as investigações resultaram negativas.

Na pitiríase liquenoide, há diminuição das células de Langerhans, os queratinócitos e as células endoteliais mostram-se HLA-DR+, sugerindo sua ativação.

Na pitiríase liquenoide e varioliforme aguda, predominam células T CD8+, enquanto na pitiríase liquenoide crônica, predominam em geral células T CD4+, embora também se observem casos com predomínio das células T CD8+. Muitas dessas células T são CD45RO, isto é, células de memória. Por essas razões, admite-se ser a pitiríase liquenoide resposta linfoproliferativa de células T de memória citolíticas em resposta a antígenos desconhecidos. Em cerca de 50% dos casos de pitiríase liquenoide e varioliforme aguda há clonalidade dominante, o que ocorre em apenas na minoria de casos de pitiríase liquenoide crônica. Há depósitos de IgM, C_3 e fibrina na zona da membrana basal (ZMB) e na parede dos vasos, sugerindo participação da imunidade humoral. Essa possibilidade de a pitiríase liquenoide ser resposta linfoproliferativa a aproxima da papulose linfomatoide, sendo as relações entre essas doenças não plenamente estabelecidas, mas na pitiríase liquenoide não há células CD30+ e não há perda de marcadores (CD2, CD3 e CD) como ocorre na papulose linfomatoide.

Manifestações clínicas

Pitiríase liquenoide e varioliforme aguda

A lesão inicial é pápula eritematoedematosa que evolui à vesiculação central com necrose hemorrágica. A erupção evolui por surtos e, consequentemente, se encontram lesões em diferentes estágios evolutivos, conferindo aspecto polimórfico ao quadro. As áreas atingidas são preferencialmente as áreas flexurais dos membros superiores, o tronco e as coxas. Raramente, as lesões acometem o couro cabeludo, a face e as regiões palmoplantares, mas existem formas generalizadas. Podem ocorrer lesões nas mucosas, também raramente. Evolutivamente, as lesões podem deixar sequelas varioliformes e lesões hipocrômicas residuais **(FIGURA 16.28)**. Eventualmente, o paciente pode apresentar manifestações gerais, febre baixa, mal-estar, cefaleia e artralgias.

Pitiríase liquenoide crônica

Nesta forma, que ocasionalmente pode coexistir com lesões de pitiríase liquenoide e varioliforme aguda, as lesões características são pápulas liquenoides eritematoacastanhadas. O aspecto acastanhado é muito característico e decorre da hemorragia dérmica própria da doença e observada histologicamente. As escamas que recobrem as lesões se destacam como um todo por curetagem. Residualmente, pode haver lesões hiperpigmentadas e hipopigmentadas, sendo muito característica a hipopigmentação residual que deixa máculas hipocrômicas dispersas pelo tegumento, que podem ser bastante persistentes **(FIGURA 16.29)**. A distribuição das lesões é idêntica à da pitiríase liquenoide e varioliforme aguda, preferencialmente no tronco, nas coxas e nos membros superiores. No entanto, existem, raramente, formas acrais e segmentares. A pitiríase liquenoide crônica não se acompanha de manifestações gerais.

O curso evolutivo é variável, a maioria dos casos tem surtos por algumas semanas com clareamento das lesões em cerca de 6 meses, mas pode haver surtos recorrentes por meses e até mesmo anos.

Estudos em crianças apontam duração da pitiríase liquenoide e varioliforme aguda de 18 meses e da pitiríase liquenoide crônica de 20 meses. Comparações entre crianças e adultos apontam para maior duração, maior extensão das lesões e menor resposta ao tratamento em crianças.

Forma ulceranecrótica febril de Mucha Habermann

Forma fulminante da doença que pode, inclusive, ser fatal. Ocorre predominantemente em adultos (50-75% dos casos) com predomínio no sexo masculino. Usualmente, o quadro é peculiar desde o início, mas se descrevem caso que evoluíram a partir de pitiríase liquenoide e varioliforme aguda e mesmo de pitiríase liquenoide crônica. As lesões são do tipo pitiríase liquenoide e varioliforme aguda, mas muito mais intensas, formando-se pápulas e nódulos edematosos que evoluem para necrose hemorrágica e se acompanham de sintomas gerais intensos, febre elevada, mal-estar, fraqueza, mialgias, linfadenopatias e até mesmo alterações neuropsiquiátricas. O exame histopatológico revela infiltrado inflamatório intenso com vasculite, extravasamento de eritrócitos e pode se detectar necrose fibrinoide de vasos mais profundos, trombos, necrose de folículos pilosos e de glândulas écrinas. Há depósitos de IgM, C_3 e fibrina nas paredes vasculares e na ZMB. Os elementos clínicos e histopatológicos apontam tratar-se de vasculite mediada por imunocomplexos como base patogênica do processo.

Histopatologia

Consoante à fase evolutiva das lesões, há na epiderme espongiose, acantose discreta e paraqueratose. Na derme, infiltrado linfocitário predominantemente perivascular. Os capilares estão dilatados e há extravasamento de hemácias. Na pitiríase liquenoide e varioliforme aguda, predominam as células CD8 e, na pitiríase liquenoide crônica, células CD8 ou CD4. Podem ser encontrados depósitos de IgG e C na ZMB e nas paredes vasculares.

Diagnose

A diagnose é clínica e histopatológica. Na diagnose diferencial da pitiríase liquenoide e varioliforme aguda, devem ser consideradas picadas de inseto, exantemas virais, vasculite leucocitoclástica, papulose linfomatoide e sífilis secundária. Na pitiríase liquenoide crônica, devem ser diferenciadas a psoríase gutata, o líquen plano, as erupções medicamentosas, a papulose linfomatoide, a sífilis secundária e a síndrome de Gianotti Crosti.

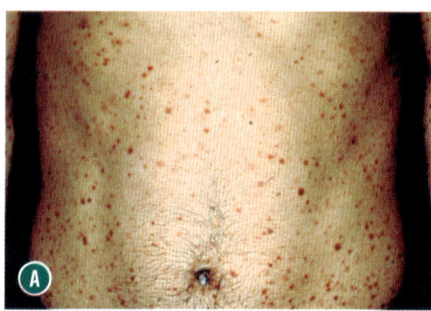
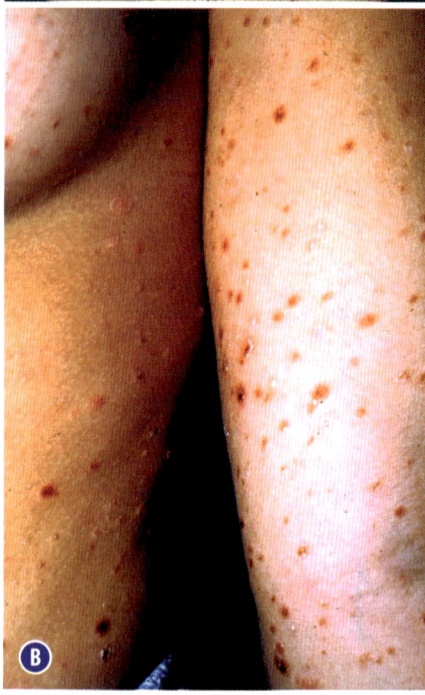

FIGURA 16.28 – Pitiríase liquenoide e varioliforme aguda. **Ⓐ** Lesões papulopurpúricas. **Ⓑ** Lesões purpúricas com necrose.

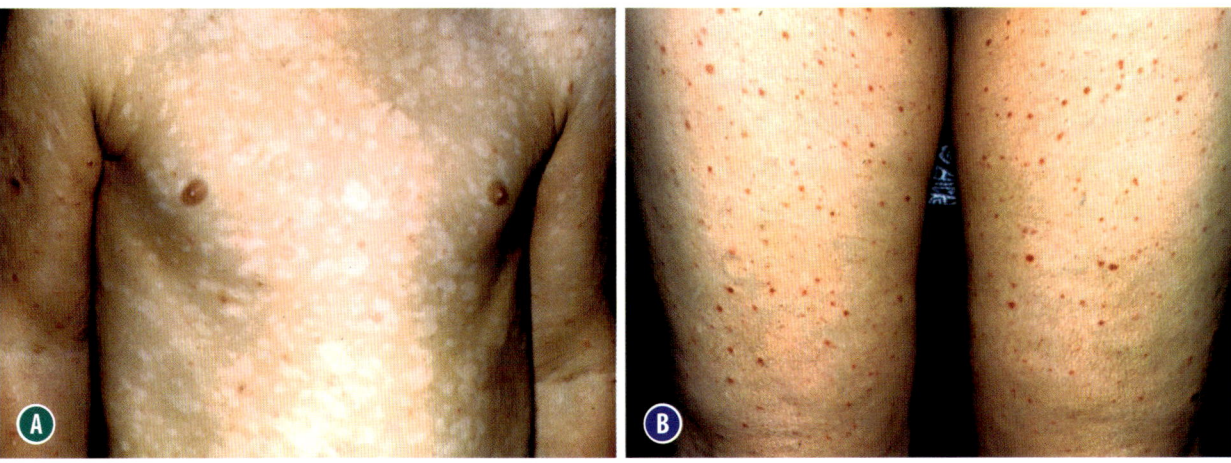

FIGURA 16.29 – Pitiríase liquenoide crônica. **A** Manchas hipocrômicas residuais. **B** Lesões pepulopurpúricas.

Tratamento

Não há terapia eletiva. As **primeiras opções** são:

- Corticoide tópico.
- Fototerapia com UVB ou UVA em doses progressivas, que pode ser associada com psoralênico.
- Tetraciclina ou eritromicina, duas doses de 500 mg/dia por 6 a 8 semanas ou minociclina 100 mg duas vezes/dia.

Outros recursos constituem-se em:

- Tópico: tracolimo.
- Via oral: prednisona 1 a 0,5 mg/kg/dia; metotrexato 10 a 25 mg por via oral, uma vez/semana; ciclosporina 2,5 a 4 mg/kg/dia divididos em duas doses/dia; retinoides – acitretina (25-50 mg/dia) ou isotretinoína (0,5-1,0 mg/kg/dia).
- Fototerapia, UVB, UVB *narrow band* e PUVA.

CAPÍTULO 17

ERUPÇÕES ERITEMATOPAPULONODULARES

ERITEMA POLIMORFO (FORMAS *MINOR* E *MAJOR*)

O eritema polimorfo é uma síndrome de hipersensibilidade, frequentemente recorrente (30% dos casos), caracterizada pelo aparecimento súbito de lesões eritematovesicobolhosas na pele e/ou nas mucosas. Apresenta duas formas clínicas polares:

1. **Forma *minor*:** mais comum, designada simplesmente eritema polimorfo ou multiforme, tem sintomas gerais discretos, não acomete mucosas e a evolução é benigna.
2. **Forma *major* ou síndrome de Stevens-Johnson:** pouco frequente, atinge pele e mucosas, com sintomas sistêmicos e decurso evolutivo grave. Como atualmente a maioria dos autores reconhece a síndrome de Stevens-Johnson como doença diversa do eritema polimorfo, recomenda-se evitar a designação "eritema polimorfo *major*" para a síndrome de Stevens-Johnson. Ocorre, predominantemente, em adolescentes e adultos jovens, e há ligeiro predomínio em homens em relação às mulheres (ver Capítulo 47).

Patogenia

As causas do eritema polimorfo são múltiplas. Atualmente, o herpes-vírus é considerado a causa mais frequente.

- **Viroses:** frequentes no decurso ou após o herpes simples (eritema polimorfo pós-herpético). Em metade dos casos, pode-se estabelecer clinicamente a conexão entre o herpes e o eritema polimorfo. Quando não há evidência clínica dessa relação, em 10 a 40% dos casos se demonstra DNA viral do HSV nas lesões de eritema polimorfo. São ainda eventualmente envolvidas na gênese do eritema polimorfo a mononucleose, a infecção por HIV, vírus do ectima contagioso (ORF, vírus do gênero *Parapoxvirus*), varicela, hepatite B, sarampo, parotidite epidêmica, vacínia e outras viroses e vacinas. Na maioria dos casos, o eritema polimorfo parece ser desencadeado pelo HSV, predominantemente tipo I, mas também pelo tipo II. Metade dos casos de eritema polimorfo é precedida por herpes labial por cerca de 3 a 14 dias. Algumas vezes, as lesões de herpes ocorrem simultaneamente ou até mesmo após o eritema polimorfo. O DNA do HSV nas lesões de eritema polimorfo pode permanecer por até 3 meses após a cura.
- **Drogas:** qualquer medicamento, particularmente os analgésicos e anti-inflamatórios não esteroides (p. ex., fenazona, paracetamol, pirazolona, fenilbutazona, sulindac, celecoxibe, rofecoxibe, etoricoxibe, piroxicam); antibióticos (p. ex., penicilina, rifampicina, amoxicilina, cefalosporinas, ampicilina, vancomicina, ofloxacino); barbitúricos (p. ex., hidantoína, carbamazepina, fenotiazina, mianserina, quetiapina, risperidona, lítio, trazodona, indapamina, sertralina, bupropiona, minoxidil, metformina); sulfas (p. ex., hidroxizina, griseofulvina, terbinafina, didanosina, progesterona, danazol, talidomida, metotrexato, GM-CSF); e ervas chinesas.
- **Bacterioses:** infecções das vias respiratórias, rinites, tonsilites, faringites, laringites e bronquites por estreptococos ou outras bactérias. Aparentemente, a causa mais importante das bacterioses é o *Mycoplasma pneumoniae*, sendo, talvez, a principal causa em crianças. O quadro surge, em geral, 2 ou 3 semanas após a infecção bacteriana (febre, anorexia, dores musculares e articulares). É na forma anginosa ou reumática do eritema polimorfo em que pode ocorrer aumento da estreptolisina. O quadro também é observado relacionado a outras infecções bacterianas, como pneumonias, febre tifoide, difteria, yersinose, sífilis, tularemia, tuberculose, pós-BCG e outras vacinas bacterianas. Infecções por clamídia e micoplasma podem ser responsáveis pela síndrome. Em nosso meio, *Mycobacterium leprae* é causa frequente de eritema polimorfo, que, com o eritema nodoso, constitui o quadro cutâneo do estado reacional da forma lepromatosa.
- **Micoses:** em algumas micoses profundas, como histoplasmose e coccidioidomicose.
- **Diversos:** após uso de soros e proteínas estranhas, inalação ou ingestão de drogas e alimentos deteriorados e tóxicos. Pode surgir em doenças malignas, no decurso de tratamento radioterápico e no lúpus eritematoso sistêmico, dermatomiosite e poliarterite nodosa. Excepcionalmente, ocorre no último período da gravidez e por pílulas anticoncepcionais.

Há casos, especialmente em jovens, em que nenhuma causa pode ser determinada.

Em caucasoides com eritema polimorfo, tem sido encontrada maior frequência de HLA-DQw33, HLA-DRw53 e HLA-Aw33.

Quanto ao mecanismo de doença a partir da infecção herpética, consideram-se alguns fatores: após um episódio recorrente de herpes, o vírus permanece circulando no sangue durante alguns dias. O DNA viral é transportado à epiderme por células que fagocitam fragmentos do DNA viral, monócitos, macrófagos e células de Langerhans, que exibem receptores para o antígeno CLA dos linfócitos cujo *homing* é a pele. Essas células transmitem predominantemente aos queratinócitos da camada basal fragmentos do DNA viral, inclusive o gene da polimerase (*Pol*). São, então, recrutadas células T citotóxicas, surgindo inicialmente respostas vírus-específicas que são seguidas de respostas autorreativas ampliadas, com ativação de moléculas de adesão e produção de citocinas, resultando no processo de hipersensibilidade tardia, que leva à inflamação própria do eritema polimorfo. Quando o gene *Pol* é incorporado ao queratinócito, pode neste permanecer por meses, mas a expressão da proteína por ele codificada dura somente dias. Por esse motivo, as lesões são autolimitadas. Essas respostas à proteína Pol são variáveis de indivíduo a indivíduo; por esse motivo, apenas casos com resposta imune mais duradoura são recorrentes.

Manifestações clínicas

O início é súbito, com lesões eritematopapulosas **(FIGURA 17.1)** ou eritematovesicobolhosas **(FIGURAS 17.2 E 17.3)** ou purpúricas **(FIGURA 17.4)**, eventualmente urticadas, isoladas ou confluentes. Aspecto característico são lesões eritematosas de bordas pa-

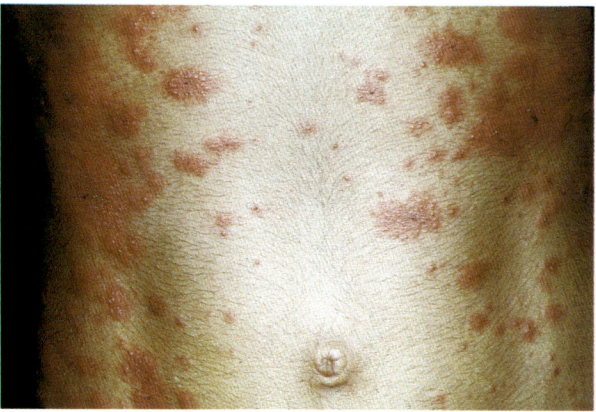

FIGURA 17.3 – Eritema polimorfo. Lesões em placas eritematopapulovesiculosas disseminadas.

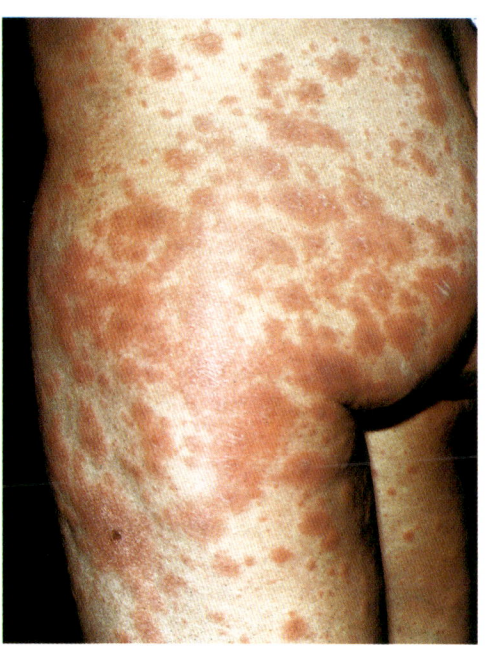

FIGURA 17.1 – Eritema polimorfo. Lesões eritematopapulosas formando placas, algumas das quais com centro purpúrico.

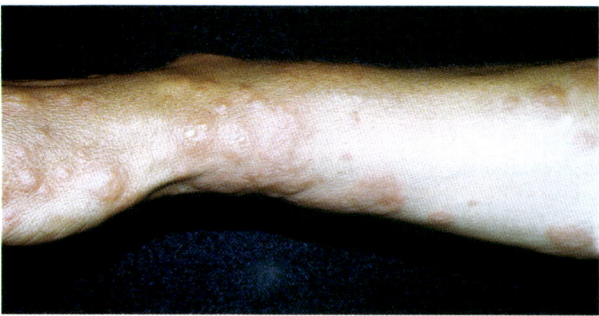

FIGURA 17.2 – Eritema polimorfo. Lesões eritematopapulosas, placas eritematopapulosas e edematosas, algumas das quais exibem vesículas.

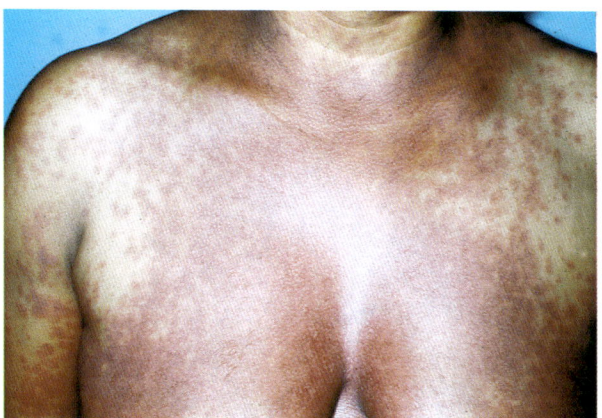

FIGURA 17.4 – Eritema polimorfo. Lesões eritematopurpúricas disseminadas.

pulosas ou vesiculosas com centros deprimidos, purpúricos ou pigmentados.

Manchas eritematoedematosas com vesícula central constituem as chamadas lesões em alvo ou íris. As lesões em alvo típicas apresentam três zonas, área central eritematosa brilhante ou, muito frequentemente, purpúrica, em torno da qual há área edematosa mais pálida e um anel externo eritematoso com limites bem definidos, que constitui a terceira zona da lesão em alvo. As chamadas lesões em alvo atípicas são compostas por apenas duas zonas, a porção central e a área edematosa subsequente. Há ardor e prurido discreto **(FIGURAS 17.5 E 17.6)**.

As mucosas podem estar comprometidas, podendo ocorrer, na cavidade bucal, enantema e erosões ou manchas esbranquiçadas por ruptura de bolhas bastante dolorosas **(FIGURAS 17.7 E 17.8)**. As lesões surgem em surtos durante dias e desaparecem em 1 a 2 semanas. A topografia preferencial das lesões compreende o dorso das mãos, os punhos, as regiões palmares, as superfícies de extensão dos cotovelos e os joelhos. No eritema polimorfo *major*, o comprometimento do estado geral é mais intenso; há maior quantidade de lesões em alvo, e as lesões mucosas estão sempre presentes e mais

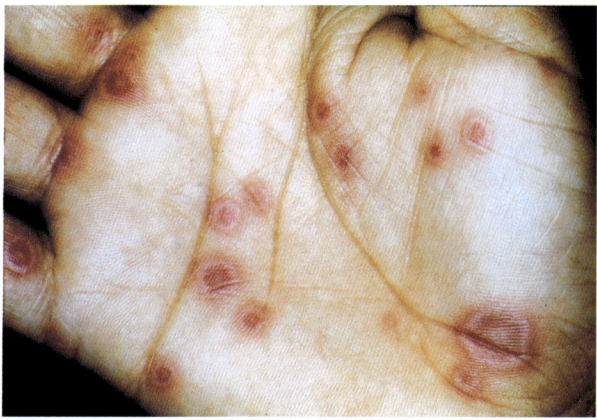

FIGURA 17.5 – Eritema polimorfo. Lesões em alvo na região palmar. Lesões eritematosas de bordas papulovesiculosas com centro purpúrico.

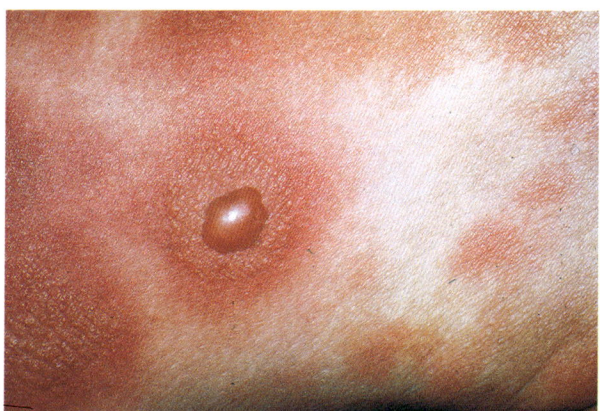

FIGURA 17.6 – Eritema polimorfo. Lesão em íris. Placas eritematoedematosas com vesícula central.

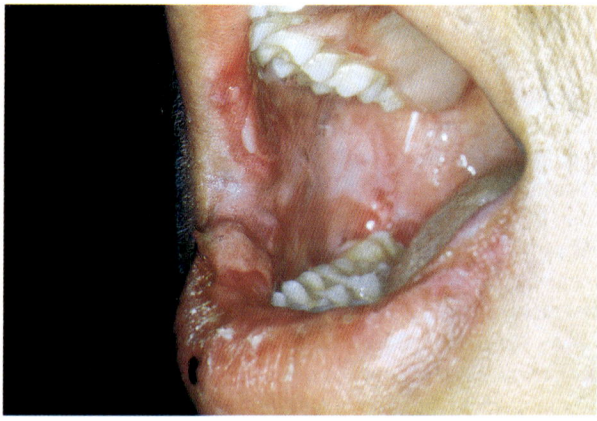

FIGURA 17.7 – Eritema polimorfo. Lesões orais. Erosões e maceração resultantes da ruptura de bolhas.

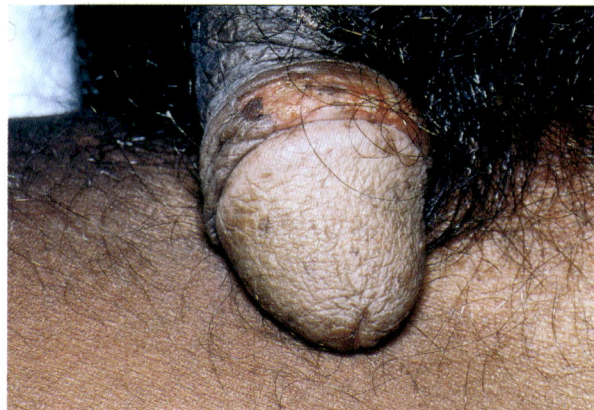

FIGURA 17.8 – Eritema polimorfo. Lesões genitais. Erosão com crostas, resultante da ruptura de bolha no sulco balanoprepucial.

intensas; e, geralmente, há um período prodrômico com sintomas gerais, como febre e artralgia, antecedendo as lesões cutâneas. Existem formas vesicobolhosas localizadas compostas por bolha central e vesículas dispostas perifericamente. Também se observam formas persistentes nas quais as lesões se mantêm por semanas ou mesmo meses, assim como há, também, formas subentrantes, nas quais lesões se sucedem continuamente. Existem apresentações incomuns, como disposição das lesões ao longo das linhas de Blaschko, e formas nas quais lesões de granuloma anular sucedem as lesões de eritema polimorfo *minor* nos mesmos locais. Nos exames complementares, podem ser encontrados albuminúria, leucocitose e aumento da hemossedimentação.

Histopatologia

O quadro histológico do eritema polimorfo revela um infiltrado perivascular composto principalmente por células mononucleares. Podem ser encontrados eosinófilos. Há edema na derme papilar que, quando pronunciado, determina a formação de vesicobolhas. Lesão característica é a necrose de queratinócitos por apoptose. Em formas graves e na síndrome de Stevens-Johnson, o edema determina a formação de vesículas ou bolhas intraepiteliais, podendo ocorrer necrose eosinofílica dos queratinócitos. Ocasionalmente, é encontrado extravasamento de hemácias, sem serem observadas vasculites. Depósitos de IgM e C_3 são encontrados eventualmente nas paredes dos vasos.

Diagnose

Na diagnose diferencial, o quadro deve ser distinguido, pelo aspecto clínico, da urticária, do eczema numular, dos pênfigos, dos penfigoides, da dermatite herpetiforme, da dermatose bolhosa por IgA linear, do herpes gestacional e da dermatose bolhosa crônica da infância. Outras afecções que podem apresentar aspectos morfológicos que exigem diferenciação com o eritema polimorfo são: lúpus eritematoso subagudo, eritema anular centrífugo, granuloma anular, erupção medicamentosa fixa, micose fungoide e vasculite. Em caso de dúvida, o exame histopatológico e a imunofluorescência direta permitem a definição.

A diagnose etiológica necessita primariamente de uma história cuidadosa de exposição ou ingestão de drogas, de vacinações e infecções no período de 3 semanas anterior ao surto. É preciso inquirir sobre doenças malignas e colagenoses, tratamentos radioterápicos, gravidez e pílulas anticoncepcionais. De acordo com os dados do exame clínico geral e da história, diversos exames devem ser solicitados.

O exame histopatológico e a imunofluorescência permitem excluir outras dermatoses bolhosas. Na histopatologia, é sempre indicada a pesquisa para bacilos álcool-acidorresistentes.

Tratamento

Tópico

- Nos casos discretos com áreas erosivas, limpeza com solução aquosa de ácido bórico a 2% (água boricada) ou com permanganato de potássio 0,1 g em 3.000 mL de água.
- Creme com corticoide ou com associação de corticoide e antibiótico.
- Lesões da cavidade oral podem ser tratadas com água oxigenada (10%) diluída a 1:15 em água. Outros antissépticos bucais podem ser empregados e, se houver suspeita de candidose, deve ser associada nistatina. Em formas dolorosas, deve-se administrar xilocaína viscosa para alívio da dor, particularmente antes das refeições.

Sistêmico

- Em casos leves com prurido, anti-histamínico pode ser útil.
- Quando houver suspeita de etiologia herpética, administração de aciclovir na dose de 1 g diária (200 mg cinco vezes/dia), por 5 a 10 dias. Em formas graves, doses maiores ou aciclovir por via intravenosa. Nas formas com recorrências frequentes e sucessivas, pode-se realizar tratamento profilático da infecção herpética com aciclovir oral 10 mg/kg/dia ou valaciclovir 500 a 1.000 mg/dia ou fanciclovir 250 mg duas vezes/dia, na tentativa de, progressivamente, encontrar a menor dose capaz de impedir os surtos.
- Quando houver possibilidade de origem bacteriana, particularmente estreptocócica, com infecção de vias aéreas, febre, mal-estar e outros sinais, administração de antibióticos como eritromicina ou cefalosporina. Não usar penicilina, ampicilina ou sulfas pelo risco de reações de hipersensibilidade.
- Corticoides são efetivos, isoladamente ou associados com terapia antivirótica ou antibacteriana. Pode-se iniciar com uma aplicação via intramuscular e continuar com prednisona oral em doses decrescentes, iniciando-se com 0,5 a 1 mg/kg/dia, em duas doses, de acordo com a intensidade dos sintomas. Há dermatologistas que não indicam o uso de corticoides.
- Utiliza-se também talidomida, que, por vezes, evita recidivas por possível ação imunomoduladora. Também existem relatos do uso de ciclosporina, micofenolato de mofetil, dapsona, azatioprina e até PUVA.

- Eliminar sempre fármacos suspeitos. Pelo potencial sensibilizante, não usar medicações anti-inflamatórias, como indometacina, diclofenaco, piroxicam e outros analgésicos do grupo da pirazolona, como a dipirona e a fenilbutazona.
- Em caso de comprometimento ocular, solicitar a colaboração de oftalmologista e de outros especialistas e do clínico, quando necessária. Os pacientes com formas graves de eritema polimorfo (Stevens-Johnson) precisam ser internados. Em casos de média gravidade, a hospitalização pode ser indicada.

ERITEMA NODOSO

Eritema nodoso, ou contusiforme, é a síndrome de hipersensibilidade a agentes infecciosos, drogas e outras causas, caracterizado por lesões nodulares nos membros inferiores, particularmente nas pernas.

Nas crianças, ocorre igualmente em meninos e meninas; nos adultos, predomina nas mulheres. Nas crianças, ocorre com mais frequência entre os 10 e os 14 anos e, nos adultos, é mais frequente entre os 20 e os 30 anos.

Patogenia

O eritema nodoso é uma síndrome de hipersensibilidade a vários estímulos (bacterianos, virais e químicos, entre outros) e caracteriza-se como reação de hipersensibilidade tardia, considerando-se as citocinas envolvidas na inflamação própria da afecção, IL-2 e interferon-γ, caracterizando padrão de resposta Th1. Além disso, demonstra-se participação intensa de moléculas de adesão que se expressam no endotélio dos vasos VCAM-1, PECAM-1, HLA-DR e E--selectina, e, nas células inflamatórias, detecta-se ICAM-1, VLA-4, E-selectina e HLA-DR. Admite-se que o eritema nodoso seja resultante do depósito de imunocomplexos nas vênulas dos septos do subcutâneo.

Estudos sobre eritema nodoso em pacientes com sarcoidose apontam para possível participação de fator genético envolvendo o alelo II do gene codificador de TNF.

Além desses possíveis mecanismos imunes, admite-se, com base em observações ultraestruturais, a possibilidade de que alterações isquêmicas por degeneração do endotélio causem a lesão.

Ainda que os mecanismos de produção da lesão não sejam perfeitamente conhecidos, reconhecem-se vários fatores causais do eritema nodoso:

- **Infecções estreptocócicas:** mais comum em crianças e adolescentes, surgindo 2 a 3 semanas após o quadro das vias aéreas respiratórias, podendo se associar com febre reumática. É a causa infecciosa mais comum. Em adultos, as infecções estreptocócicas correspondem de 10 a 30% dos casos, e as demais infecções que também podem estar implicadas respondem por 5% dos casos.
- **Tuberculose:** no decurso da primoinfecção tuberculosa. Encontrada principalmente em crianças e adolescentes.

- **Hanseníase:** constitui o quadro reacional da forma lepromatosa.
- **Infecções diversas:** salmonelose, shigeloses, sífilis, infecção por *Campylobacter*, linfogranuloma inguinal e outras infecções por *Chlamydia*, doença da arranhadura do gato, coqueluche, mononucleose, coccidioidomicose, histoplasmose, esporotricose, aspergilose, blastomicose e dermatofitoses, infecção por HIV, hepatite B, brucelose, micobacterioses atípicas, difteria, meningococemia, cancroide, blenorragia, infecções por herpes-vírus, citomegalovirose, sarampo e infecção por *Mycoplasma*, toxoplasmose, amebíase, giardíase, ancilostomíase e ascaridíase. Também se admite possível papel do *Propionibacterium acnes* como antígeno capaz de despertar eritema nodoso; no entanto, os casos de acne com eritema nodoso são casos de acne fulminante tratados com isotretinoína, havendo possibilidade de este fármaco também participar da gênese do eritema nodoso nesses casos. Na Europa, são relatados casos de eritema nodoso após surtos de infecções por *Yersinia enterocolítica*.
- **Sarcoidose:** na Escandinávia, é a causa principal de eritema nodoso. Existem referências da ocorrência de eritema nodoso em 20% dos pacientes com sarcoidose pulmonar e com lesões cutâneas. A associação do quadro com tumefação de linfonodos no hilo pulmonar na sarcoidose constitui a síndrome de Löefgren.
- **Fármacos:** sulfonamidas, anticoncepcionais, brometos, iodetos, penicilina, minociclina, nitrofurantoina, D-penicilamina, clortiazídicos, vacinas para hepatite B, talidomida, isotretinoina, interleucina 2, azatioprina, salicilatos e outros.
- **Doenças diversas:** doença de Crohn, da qual pode ser a primeira manifestação, retocolite ulcerativa, síndrome de Reiter, arterite de Takayasu, nefropatia por IgA, síndrome de Sjöegren, hepatite crônica, linfomas, leucemias e carcinomas, sarcomas, doença de Behçet e síndrome de Sweet.
- **Gravidez:** raramente pode surgir eritema nodoso no curso da gravidez.

Apesar dessa multiplicidade de possíveis etiologias, na maioria das vezes, no entanto, o eritema nodoso é idiopático, pois não se consegue determinar a causa.

De toda essa ampla quantidade de causas de eritema nodoso, as mais comuns, além das formas idiopáticas, são as estreptocócicas, as infecções gastrentéricas e respiratórias, as drogas ou as doenças inflamatórias intestinais e, em alguns países, a sarcoidose.

Manifestações clínicas

O quadro inicia-se com febre, dores articulares e nas panturrilhas e com o aparecimento de manchas eritematosas e nódulos e placas, mais palpáveis do que visíveis, que são duros e dolorosos bilateralmente nas pernas (FIGURA 17.9). Na evolução, os nódulos podem adquirir cor violácea e amarelo-esverdeada pela destruição da hemoglobina, como

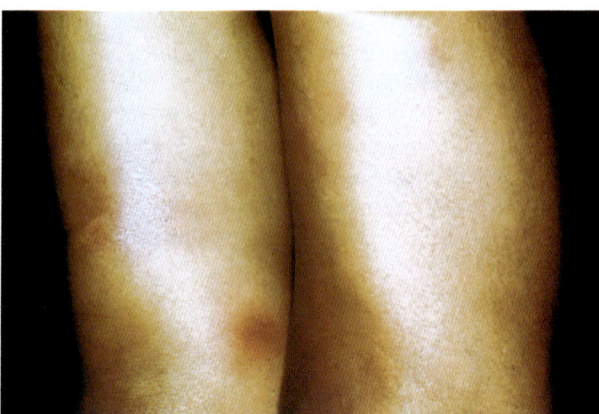

FIGURA 17.9 – Eritema nodoso. Nódulos e placas eritematosas bilateralmente nas pernas.

ocorre nos hematomas, daí a denominação de eritema contusiforme. O decurso total da síndrome é de três a seis semanas. As lesões nunca se ulceram e nunca produzem atrofia, deixando, por vezes, apenas manchas acastanhadas.

Histopatologia

Histopatologicamente, é uma paniculite septal sem vasculite, mas, evolutivamente, a periferia dos lóbulos adiposos pode também apresentar-se envolvida; no entanto, nos casos de paniculite lobular sem alterações septais, o eritema nodoso pode ser excluído.

Há um processo inflamatório no subcutâneo e na derme profunda limítrofe, perivascular e nos septos interlobulares. Há infiltrado linfo-histiocitário, observando-se extravasamento de hemácias e, ocasionalmente, neutrófilos. Aspecto histopatológico característico do eritema nodoso é o chamado granuloma de Miescher, constituído por histiócitos que se dispõem radialmente à pequena fenda. Podem ocorrer flebite e infiltrado granulomatoso com presença de gigantócitos. A imunofluorescência direta raramente demonstra depósitos de imunoglobulinas nas paredes dos vasos.

Diagnose

Na diagnose diferencial, o quadro deve ser distinguido do eritema indurado, forma de tuberculose cutânea que se caracteriza por nódulos formando placas, de evolução crônica, indolores, frios e que podem se ulcerar.

A vasculite nodular caracteriza-se por nódulos ou placas nodulares; pela disseminação das lesões, nos membros inferiores e superiores; pela ausência do aspecto contusiforme; e pela evolução crônica de meses ou anos.

Outras paniculites devem ser diferenciadas, como a paniculite pancreática, que, em geral, evolui para ulceração e acomete outras áreas além das pernas. Também deve ser afastada a paniculite lúpica, as paniculites factícias e a erisipela. Eventualmente, picadas de insetos podem originar nódulos inflamatórios, que necessitam diferenciação em relação ao eritema nodoso.

Na diagnose etiológica, de acordo com os dados clínicos, cumpre investigar doença estreptocócica, tuberculose, por meio de exame clínico, PPD, ASLO e raio X de tórax, hanseníase e outras infecções. O exame histopatológico é importante, devendo ser feita biópsia profunda, atingindo sempre o subcutâneo. Pela história, excluir drogas.

Tratamento

- Repouso e elevação dos membros para diminuir o edema e a dor. Uso de meia elástica para pacientes de ambulatório.
- Tratamento da causa responsável, se esclarecida.
- Corticoides tópicos em curativos simples ou oclusivos. Eventualmente infiltrações.
- Aspirina 2 a 3 g/dia para alívio da dor. Podem ser usados anti-inflamatórios não esteroides como indometacina, diclofenaco, piroxicam, naproxeno e derivados do grupo da pirazolona (como fenilbutazona e dipirona), que, no entanto, devem ser evitados em presença de doença inflamatória intestinal, que pode ser agravada por esses medicamentos. Nas doenças inflamatórias intestinais, o uso de inibidores do TNF pode melhorar as lesões do eritema nodoso que eventualmente acompanham o quadro, mas não é indicação para o eritema nodoso em si.
- Excluída possível etiologia infecciosa, corticoides podem ser usados sistemicamente.
- Iodeto de potássio na dose inicial de 300 a 1.000 mg/dia, por 3 a 6 semanas, pode oferecer resultados, mas não foram feitos estudos controlados para avaliar adequadamente os resultados dessa terapia. O iodeto de potássio atuaria diminuindo a resposta imune, inibindo a quimiotaxia dos neutrófilos e diminuindo a geração de oxigênio por estas células, minimizando o dano tissular.
- No eritema nodoso hanseniano, o fármaco eletivo é a talidomida.
- No eritema nodoso que acompanha a doença de Behçet, a administração de colchicina é útil.

PANICULITE NODULAR MIGRATÓRIA SUBAGUDA

É considerada variante do eritema nodoso. Ocorre mais frequentemente em mulheres e, na maioria dos casos, é idiopática, podendo, no entanto, estar associada à infecção estreptocócica e doença tireoidiana.

Manifestações clínicas

Caracteriza-se pela presença unilateral nos membros inferiores de lesões nodulares que se expandem centrifugamente com clareamento central (FIGURA 17.10). As lesões são menos dolorosas do que as lesões do eritema nodoso clássico e, muito raramente, há sintomas sistêmicos.

Histopatologia

É de paniculite septal crônica com espessamento septal e reação granulomatosa.

Diagnose

Clínica e histopatológica, devendo ser diferenciado do eritema nodoso clássico e de outras paniculites.

Tratamento

O melhor tratamento é o iodeto de potássio na dose de 300 a 1.000 mg/dia.

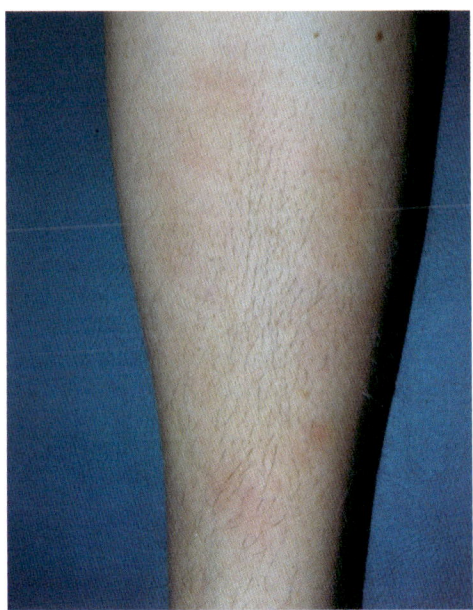

FIGURA 17.10 – Paniculite nodular migratória. Placa nodular unilateral, de expansão centrífuga.

CAPÍTULO 18

ERUPÇÕES PURPÚRICAS

As púrpuras são manchas resultantes do extravasamento de sangue na pele. Puntiformes ou com até 1 cm de tamanho, denominam-se petéquias; até quatro centímetros, equimoses; e as maiores, hematomas.

As petéquias têm cor inicial vermelho-brilhante, que se torna, posteriormente, castanho-escura pela formação de hemossiderina (FIGURA 18.1). Equimoses e hematomas inicialmente têm cor vermelho-escura que se torna, subsequentemente, azulada, depois esverdeada e, finalmente, amarelada, em função da decomposição da hemoglobina. Nas equimoses traumáticas, as alterações cromáticas têm algum valor, em Medicina Legal, na determinação do tempo em que ocorreu o trauma. A coloração vermelho-escura ocorre nos 2 primeiros dias, do 3º ao 6º dia predomina a coloração azulada, entre o 7º e o 12º dia estabelece-se coloração amarelada e, a seguir, a pele retorna à sua coloração normal.

As lesões purpúricas podem estar associadas a eritema e, nesse caso, a compressão das lesões pode determinar branqueamento parcial com desaparecimento da coloração avermelhada determinada pela vasodilatação e permanência da coloração avermelhada na área de extravasamento de hemácias.

Semiologicamente, é muito útil a distinção entre lesões purpúricas planas e a chamada púrpura palpável, que, como a própria designação indica, trata-se de lesão purpúrica elevada decorrente de maior quantidade de hemácias extravasadas e da presença de edema e inflamação que não ocorrem nas lesões planas. Geralmente, a púrpura palpável traduz processos vasculíticos leucocitoclássicos.

Existe uma configuração morfológica das lesões purpúricas, a chamada púrpura retiforme, em que as lesões purpúricas se dispõem em rede ramificada e que traduz oclusão da microvasculatura por processos vários: crioglobulinemia, anticorpos antifosfolipídicos, vasculites e coagulação intravascular disseminada.

As lesões purpúricas podem estar associadas com outros sintomas, como sangramento de mucosas.

Quando há lesão dos vasos, existem mecanismos homeostáticos para conter o sangramento. A hemostasia se processa em duas fases: primária e secundária. A hemostasia primária é conseguida por meio de vasoconstrição que lentifica o fluxo sanguíneo, permitindo adesão das plaquetas que, ativadas, permitem o desenvolvimento do coágulo que irá interromper a perda sanguínea. Trata-se de mecanismo fundamental para reparo das lesões da microvasculatura. Quando o mecanismo primário é insuficiente, por estarem envolvidos vasos maiores, desencadeia-se a hemostasia secundária, que ocorre por meio da cascata da coagulação que envolve plaquetas, fatores de coagulação e várias proteínas e enzimas. Alterações em qualquer destes elementos provoca hemorragias inclusive cutâneas. Os defeitos plaquetários geralmente provocam púrpura, petéquias e equimoses, além de epistaxe; enquanto defeitos envolvendo fatores da coagulação provocam equimoses, hematomas, hemartroses e sangramentos em cirurgias.

Atualmente, os mecanismos de coagulação consideram o modelo baseado nas superfícies celulares em substituição da simples hipótese da cascata da coagulação (FIGURA 18.2). Esse modelo propõe a ativação do processo da coagulação sobre diferentes superfícies celulares, considerando quatro fases superpostas (iniciação, amplificação, propagação e finalização), levando à formação de tampão de fibrina e permanência de substâncias pró-coagulantes ativadas no ponto de lesão vascular.

O processo da coagulação inicia-se pela exposição do fator tecidual (FT) na corrente sanguínea. O FT é uma proteína transmembrânica que atua como cofator para o fator VII (FVII). Está presente nas células ao redor do leito vascular, como miócitos dos músculos lisos e fibroblastos, e é exposto na circulação não somente por lesões das células endoteliais e das células vizinhas citadas, mas também pela ativação de células endoteliais e monócitos. Também existem evidências do FT estar presente no sangue em micropartículas derivadas de membranas celulares fragmentadas de várias células, leucócitos, células endoteliais e plaquetas.

A fase de iniciação ocorre quando as células que expressam o FT em sua superfície são expostas ao sangue na

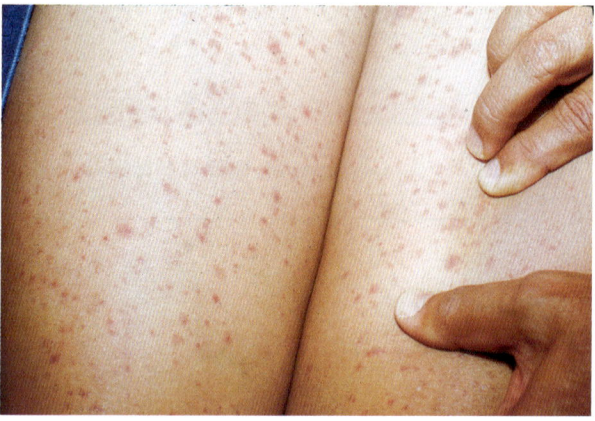

FIGURA 18.1 – Petéquias. Manchas avermelhadas que não desaparecem quando se pressiona a pele.

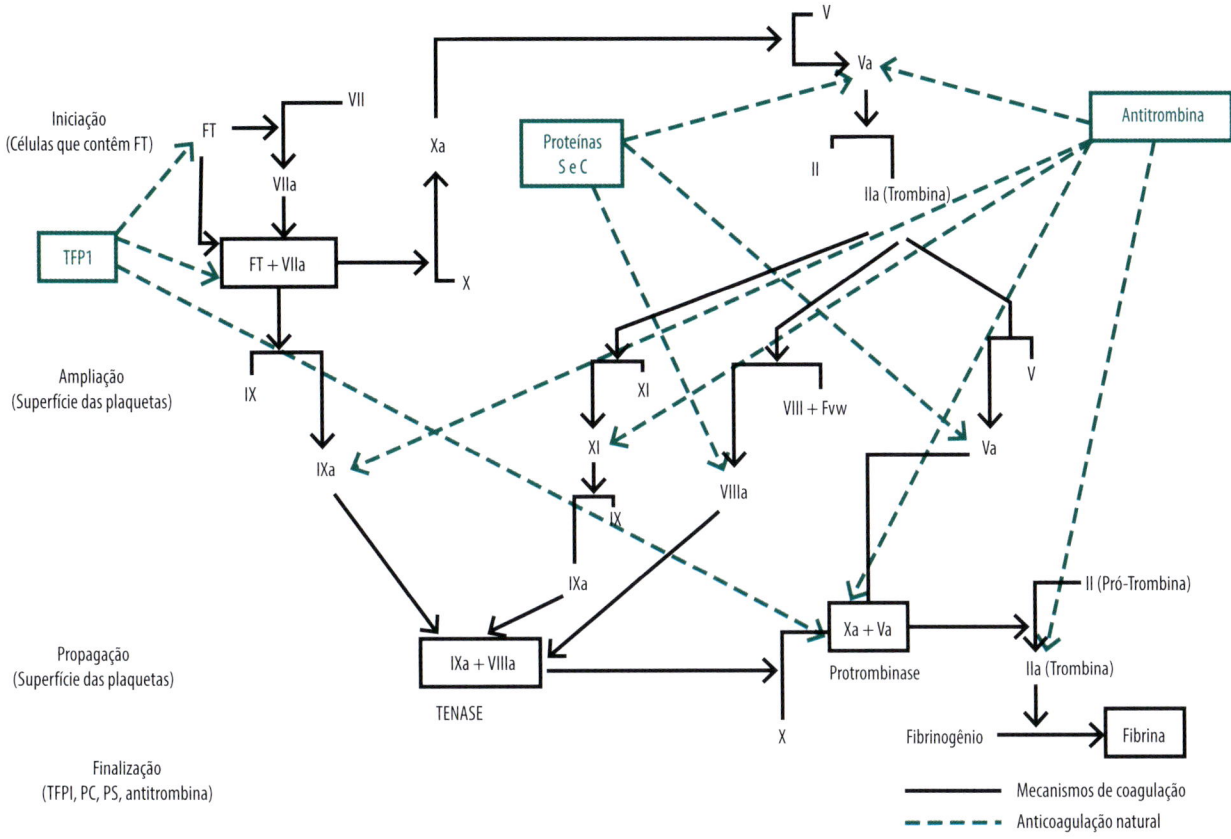

FIGURA 18.2 – Mecanismo de coagulação.

área de lesão. O FT liga-se ao fator VII presente no sangue, ativando-o (FVIIa). Forma-se um complexo FVIIa/FT que ativa pequenas quantidades dos fatores IX (FIX) e X(FX). O FX ativado (FXa) associado a seu cofator, o fator V ativado (FVa), forma um complexo denominado protrombinase. Esse complexo FXa/FVa transforma pequenas quantidades de protrombina (fator II–FII) em trombina (FIIa). A fase de amplificação somente ocorre quando há lesão vascular que permita contato entre plaquetas e FVIII com o tecido extravascular, onde aderem às células que expressam o FT. Quando há lesão vascular, o fator de Von Willebrand (FvW) e as plaquetas saem do espaço intravascular e ligam-se ao colágeno e a outros componentes da matriz extracelular (MEC), sendo ativados e formando o tampão plaquetário responsável pela hemostasia primária. Pequenas quantidades de trombina originadas das células que expressam o FT interagem com as plaquetas e o complexo FVIII/FvW, culminando na formação, a partir do fibrinogênio, de fibrina estável que reforça o tampão plaquetário inicial, resultando na hemostasia secundária. A trombina gerada pelas células que expressam o FT ativa plaquetas que expõem receptores e sítios de ligação para os fatores de coagulação ativados. As plaquetas ativadas produzem fatores quimiotáticos para os fatores de coagulação, além de liberar FVa. A trombina também ativa os fatores FV e FVIII na superfície das plaquetas. O complexo FVIII/FvW é dissociado, e o FvW favorece a adesão e agregação plaquetárias no local da lesão vascular. Pequenas quantidades de trombina também ativam FXI e FXIa na superfície das plaquetas. Por mecanismos quimiotáticos, todos os fatores são atraídos à superfície das plaquetas, iniciando-se a fase de propagação, na qual há grande número de plaquetas. O FIXa ativado na fase de iniciação liga-se ao FVIIIa na superfície das plaquetas, formando o complexo tenase, e também há produção de protrombinase. O complexo FIXa/FVIIIa produz maior quantidade de FXa. Finalmente, o FXa se associa ao FVa ligado às plaquetas na fase de amplificação, resultando na formação do complexo protrombinase, que converte grande quantidade de protrombina em trombina, responsável pela clivagem do fibrinogênio à fibrina, a qual consolida o tampão plaquetário inicial. Segue-se a fase de finalização, que permite que o coágulo de fibrina se limite à área da lesão para que não ocorra oclusão trombótica do vaso. Nessa fase, intervêm anticoagulantes naturais, o inibidor da via do fator tecidual (TFPI, do inglês *tissue factor pathway inhibitor*) a proteína C (PC) a proteína S (PS) e a antitrombina (AT).

O TFPI é secretado pelo endotélio, formando um complexo quaternário FT/FVIIa/Fxa/TFPI que inibe os fatores ativados, limitando a coagulação. As proteínas C e S são dependentes da vitamina K e inativam os fatores procoagulantes Fva e FVIIIa, provocando proteólise destas moléculas. A proteína C é ativada pela trombina ligada à trombomodulina (TM), proteína transmembrânica das células endoteliais intactas, e provoca proteólise dos fatores Va e VIII. A antitrombina inibe a atividade da trombina e dos fatores FLXa, Fxa, FXIa e FXIIa. O fator XIII é o fator de Hageman, que é ativado quando há lesão vascular. A precalicreína liberada é transformada a calicreína, que ativa o fator de Hageman (FXIIIa), que, por sua vez, ativa o fator IX a IXa.

Qualquer noxa pode causar púrpura. Os mecanismos patogenéticos das púrpuras são seis, atuando de por si só ou associados:

1. **Alterações plaquetárias:** diminuição do número de plaquetas ou anomalias qualitativas.
2. **Distúrbios da coagulação:** deficiência ou alteração dos fatores de coagulação ou presença de substâncias que impedem a coagulação ou estimulam a fibrinólise.
3. **Alterações vasculares:** lesões das paredes dos vasos ou aumento da permeabilidade capilar.
4. **Perda do apoio tecidual:** defeitos ou alterações do tecido conectivo da derme, pela perda do suporte, possibilitam rupturas de vasos.
5. **Disproteinemias:** por anormalidades das proteínas plasmáticas.
6. **Psicogênicas:** desencadeadas ou produzidas por fatores emocionais.

PÚRPURAS POR ALTERAÇÕES PLAQUETÁRIAS

Púrpuras trombocitopênicas

Ocorrem por diminuição do número de plaquetas. Os sangramentos são raros quando o número de plaquetas está acima de 50.000 por mm^3. Abaixo desse nível, surgem sangramentos variáveis em gravidade e extensão, em função de outras alterações, como do endotélio capilar, da permeabilidade e contratilidade dos capilares e de outros fatores.

Púrpura de Wiskott-Aldrich

Doença hereditária recessiva, ligada ao cromossomo X, que afeta somente o sexo masculino. É causada por mutações no gene *WASP*, localizado no braço curto do cromossomo X, Xp11.22-11.23, que codifica uma proteína citoplasmática, WASP. Quando esta proteína está alterada, afeta a ativação das células T, a migração das células T e B e a resposta anticórpica primária. Quando a proteína está ausente ou truncada (menor), resulta na síndrome de Wiskott-Aldrich clássica; e quando a molécula está apenas mutada, há trombocitopenia ligada ao cromossomo X. Os pacientes apresentam diminuição do número e das funções das células T e B, defeitos na quimiotaxia, defeitos na imunidade humoral com presença de globulinas anômalas, diminuição da resposta anticórpica a antígenos polissacarídicos, defeitos nas células NK, deficiência na migração das células dendríticas e na ativação e quimiotaxia de macrófagos.

Clinicamente, a tríade clássica, que não ocorre em todos os casos, compõe-se de alterações hemorrágicas, infecções piogênicas recorrentes e dermatite crônica.

O quadro eczematoso é similar ao eczema atópico, ocorre em 80% dos casos e se inicia nos primeiros meses de vida.

Atinge especialmente a face, o couro cabeludo e as áreas flexurais, disseminando-se posteriormente por toda a pele. As lesões eczematosas com frequência infectam-se secundariamente e, além do quadro eczematoso, pode haver infecção secundária por bactérias e vírus (herpes e molusco contagioso) assim como coexistir urticária, asma e manifestações de alergia alimentar. Há suscetibilidade a infecções, e otites, sinusites, conjuntivites, furunculose, pneumonias, meningites e até mesmo pneumocistose e septicemia podem ocorrer. As manifestações hemorrágicas e purpúricas iniciam-se nas primeiras semanas de vida, com diarreia sanguinolenta, podendo surgir epistaxe, hematêmese, hematúria e até mesmo hemorragias intracranianas, além de petéquias cutaneomucosas. São decorrentes de trombocitopenia persistente, apesar da ausência de aglutininas plaquetárias, número normal ou aumentado de megacariócitos e tempo de vida normal de plaquetas transfundidas. Ocorrem ainda alterações imunológicas, vasculites na pele, no trato gastrintestinal e no sistema nervoso central. Pode haver anemia hemolítica autoimune e nefropatia por IgA. Na pele, também podem ocorrer manifestações de natureza imune, como eritema nodoso, angioedema, pioderma gangrenoso e dermatomiosite. O tratamento é feito com corticoide, imunoglobulinas, antibióticos, quimioterápicos e antivirais (como aciclovir) para as infecções. O tratamento mais eficaz para a síndrome é o transplante de medula óssea, que pode normalizar as funções plaquetárias e imunes. A prognose é grave, com êxito fatal por infecção secundária. Os pacientes que chegam à adolescência têm tendência ao desenvolvimento de linfomas, particularmente doença de Hodgkin com predomínio de formas nodais e acometimento cerebral.

Anemia de Fanconi

Alteração da medula óssea, rara, surge geralmente na primeira década de vida, sendo com frequência familiar por transmissão autossômica recessiva, envolvendo mutações em vários genes: *FANC A, B, C, D1, D2, E, F, G, N, O* e *P*. O fenótipo variável decorre não somente do gene específico envolvido, mas também do tipo de mutação. Cerca de 75% dos pacientes apresentam anomalias congênitas, baixa estatura, anormalidades do polegar e do rádio, anormalidades testiculares, microcefalia, anormalidades oculares, renais, cardíacas, retardo do desenvolvimento, anormalidades auriculares e surdez. Podem ser observadas alterações cutâneas pigmentares, inclusive manchas café com leite. Hematologicamente, pode haver macrocitose precedendo a trombocitopenia, e anemia aplástica que provoca, além de anemia, trombocitopenia e neutropenia, que se traduzem na pele por petéquias, equimoses, palidez e púrpura. A neutropenia predispõe a infecções. Existem pacientes que apresentam anemia aplástica sem defeitos congênitos e outros que apresentam apenas as anomalias congênitas sem alterações hematológicas. Cerca de 10% dos pacientes desenvolvem leucemia, principalmente leucemia mieloide aguda, e há, nos portadores da afecção, maior incidência de vários tipos de tumores sólidos, de faringe, esôfago, vulva, vagina, colo uterino, mamas, pulmões, rins, estômago, colo, sarcomas osteogênicos e retinoblastoma. Há também maior incidência de linfomas e tumores cutâneos não melanoma. Além disso, há maior incidência de linfomas e tumores hepáticos em decorrência do tratamento a longo prazo com androgênios.

O tratamento é feito com medicações de suporte para a anemia aplástica, transfusões de sangue, androgênios, fatores de crescimento de colônias, transplante de células-tronco, antibióticos para as infecções e, às vezes, cabem medidas cirúrgicas para correção das anomalias congênitas.

Púrpura neonatal

A púrpura neonatal caracteriza-se por petéquias, equimoses, hematomas e sangramentos, inclusive intracranianos no neonato, que podem ocorrer intraútero e durante o parto. Os fenômenos hemorrágicos podem ser leves ou moderados, resolvendo-se na primeira semana de vida sem sequelas. Mais raramente, podem ser graves pelas hemorragias cerebrais, as quais podem ser fatais ou evoluírem a sequelas neurológicas. Pode ter dois mecanismos patogenéticos:

1. **Comprometimento da produção de plaquetas:** mecanismo de trombocitopenia neonatal mais frequente. A trombocitopenia está presente ao nascimento ou desenvolve-se nas primeiras 72 horas de vida. A maioria dos recém-nascidos não apresenta defeitos imunológicos ou alterações da coagulação, mas são prematuros de gestações complicadas por insuficiência placentária e/ou hipoxia fetal. Há comprometimento da produção de megacariócitos com diminuição das plaquetas.

2. **Consumo e sequestro plaquetário:** ocorre no baço e em outros órgãos por passagem de anticorpos antiplaquetários da mãe para o feto (anticorpos da mãe dirigidos a antígenos plaquetários do feto recebidos do pai, ou púrpura trombocitopênica idiopática e lúpus eritematoso sistêmico [LES] maternos), ou em decorrência da presença de autoanticorpos antiplaquetários produzidos pelo feto. Nesses casos, pode haver asfixia perinatal, coagulação intravascular disseminada e septicemia. Nesse processo, a trombocitopenia pode agravar-se pela presença de infecções, como as chamadas TORCH (acrônimo de **t**oxoplasmose, **o**utras [sífilis e **o**utras infecções virais], **r**ubéola, **c**itomegalovirose e **h**erpes). Nas formas mais tardias, após 72 horas, também podem interferir infecções bacterianas por estreptococos, *Escherichia coli* e *Haemophilus influenzae*.

Púrpura trombocitopênica idiopática (Werlhof)

Na púrpura trombocitopênica idiopática as lesões purpúricas ocorrem difusamente com hemorragias frequentes nas mucosas, menstruações profusas e, eventualmente, hematúria. Raramente, ocorre nas formas agudas em crianças, com hemorragias intracranianas. A púrpura trombocitopênica idiopática é uma afecção autoimune na qual anticorpos, geralmente da classe IgG, ligam-se a glicoproteínas da superfície das plaquetas, que são então fagocitadas por meio dos receptores Fc-γγ e receptores de complemento dos macrófagos, predominantemente, mas não exclusivamente no baço. O quadro pode ser agudo ou crônico. A **forma aguda** é de aparecimento súbito em crianças e adultos jovens, geralmente após infecções virais, como mononucleose, varicela, rubéola, citomegaloviroses e hepatites, sendo mais frequentes infecções virais dos aparelhos respiratório superior e gastrintestinal. Também são descritas trombocitopenias transitórias após vacinações com vírus vivos. Trombocitopenias também pode ocorrer na fase aguda e ao longo do curso da infecção pelo HIV. Evolui em algumas semanas ou meses para a cura. A **forma crônica** instala-se gradualmente com exacerbações e remissões, mais frequente em mulheres adultas. O número de plaquetas está sempre abaixo do normal. O tratamento da forma aguda é com corticoide e eventual transfusão de sangue. A prognose é favorável com mortalidade de cerca de 1%. Na forma crônica, empregam-se corticoides como primeira escolha. A segunda escolha é a imunoglobulina intravenosa (IgIV). Para pacientes Rh(d) positivos com baço intacto, a imunoglobulina Rho intravenosa (RhIg) tem eficácia comparável, é menos toxica, de administração mais fácil e menos dispendiosa que a IgIV. Em plaquetopenias muito intensas, são necessárias transfusões de plaquetas. Também são empregados imunossupressores, ciclosporina A, azatioprina e ciclofosfamida. Também se utiliza danazol e, atualmente, há relatos do emprego de rituximabe. Em casos resistentes, pode ser necessária esplenectomia.

Púrpura infecciosa

Na púrpura infecciosa as lesões purpúricas podem surgir no decurso de infecções, principalmente em infecções graves, septicemias, febre tifoide, meningococemia, gonococemia, endocardites bacterianas e outras. O quadro purpúrico pode ser devido à trombocitopenia ou por distúrbios da coagulação ou lesões vasculares. A trombocitopenia nas infecções pode ser devida à diminuição da produção de plaquetas, pode ser imunomediada ou, como ocorre nas septicemias, pode ser consequente também ao aumento da fagocitose por elevação da produção de fatores de crescimento de colônias. Na infecção pelo HIV, em particular, a plaquetopenia pode decorrer de diminuição da produção de plaquetas (por infecção das células que intervêm na sua produção) por maior destruição, por formação de plaquetas defeituosas ou por mecanismos de eliminação imune das plaquetas.

Nas púrpuras infecciosas por lesão vascular, pode haver agressão direta do vaso pelo microrganismo ou pode ocorrer necrose das arteríolas e vênulas por reações antígeno-anticorpo na parede vascular – ambas as condições permitem extravasamento de hemácias com aparecimento de púrpura (sinal de Osler, manchas de Janeway).

Púrpura neoplásica

Nos linfomas e leucemias, por invasão da medula óssea, surge plaquetopenia. A plaquetopenia também pode ser consequente à produção de substâncias antiplaquetárias pelos clones tumorais. Metástases medulares de mieloma múltiplo e neoplasias sólidas podem causar plaquetopenia. Quanto às neoplasias sólidas, a trombocitopenia pode ser provocada não somente por metástases medulares, mas também como consequência de mecanismos imunes e de quimioterapia e radioterapia.

Púrpura por drogas, toxinas e irradiações

Por agressão aos órgãos hematopoiéticos, por mecanismos imunes ou não imunes, surge plaquetopenia e, consequentemente, púrpura. Certas drogas provocam mielossupressão seletiva dos megacariócitos, levando à plaquetopenia – é o caso de diuréticos tiazídicos, etanol e tolbutamida. São ainda drogas produtoras de púrpura trombocitopênica o sulfametoxazol associado ao trimetoprim, a quinina e quinidina, a sulfonilureia, o dipiridamol e os salicilatos. As medicações podem ainda produzir púrpura por meio do aumento da fragilidade vascular ou por produzirem lesões de vasculite. O anestésico tópico EMLA induz púrpura por efeito tóxico sobre o endotélio capilar, e os corticoides, por via tópica, sistêmica e inalatória, por fragilização dos capilares. Pode ainda surgir púrpura por doses excessivas de anticoagulantes e como parte das vasculites leucocitoclássicas induzidas por drogas.

Púrpura em doenças autoimunes

No LES, é comum o aparecimento de púrpuras por trombocitopenia em razão de anticorpos antiplaquetários, ou por lesões vasculares por imunocomplexos. Por outro lado, lesões purpúricas podem ser devidas à corticoterapia. Na síndrome antifosfolipídeo, ocorrem títulos elevados de anticorpos antifosfolipídeos, tromboses, plaquetopenia, anemia hemolítica e abortos. Esses anticorpos constituem um grupo heterogêneo de imunoglobulinas, incluindo anticorpos anticardiolipinas e anticoagulantes lúpicos. Clinicamente, encontra-se livedo reticular, púrpuras e ulcerações necróticas.

Púrpura pós-transfusão

Púrpura trombocitopênica, grave, eventualmente fatal, pode surgir dentro de uma semana após transfusão. Ocorre devido à formação de anticorpos antiplaquetários. O tratamento indicado é a plasmaférese, para a remoção dos anticorpos.

Púrpuras por anomalias plaquetárias

Púrpura tromboastênica (síndrome de Glanzmann-Naegeli): quadro raro, autossômico recessivo

O número de plaquetas é normal, porém há anomalia plaquetária com falha na formação do coágulo, com sangramentos e púrpuras. As plaquetas contêm níveis muito baixos ou defeitos na glicoproteína GpIIb/IIIa, que é uma integrina indispensável ao processo de coagulação, pois quando as plaquetas são ativadas, ela liga-se ao fator de Von Willebrand, à vitronectina e à fibronectina, permitindo a interação entre as plaquetas e o fibrinogênio para a formação do coágulo. Clinicamente, além da púrpura, há sangramento gastrintestinal, menorragia e aumento de sangramento durante cirurgias. Laboratorialmente, o tempo de sangramento está aumentado, mas o número de plaquetas, o tempo de protrombina e o tempo parcial de tromboplastina são normais. Nesses pacientes deve-se evitar fármacos como o ácido acetilsalicílico, os anti-inflamatórios não esteroides (AINE) e anticoagulantes. São usados agentes fibrinolíticos (ácido ε-aminocaproico e ácido tranexêmico) e pode ser necessária transfusão de plaquetas. Pode ser feito transplante de células-tronco hematopoiéticas.

Púrpura trombocitêmica

O número de plaquetas está muito elevado e o tempo de sangramento, aumentado. Há uma forma idiopática, rara. Quando há número elevado de plaquetas, pode haver insuficiência relativa do fator de Von Willebrand, e a adesão plaquetária apresenta-se prejudicada, com prejuízo da coagulação. Existe uma forma idiopática de púrpura trombocitêmica rara, considerada doença mieloproliferativa que em metade dos casos é assintomática, sendo diagnosticada por exames hematológicos rotineiros. Em 50% dos casos, detecta-se mutação no gene *JKA*. Pode cursar com manifestações de oclusão da microvasculatura, isquemia cerebral transitória, isquemia digital e, nos casos graves, com gangrena. Podem ocorrer tromboses de vasos maiores. Os fenômenos hemorrágicos podem provocar púrpura e sangramentos de trato gastrintestinal e do aparelho respiratório superior. Hepatomegalia e esplenomegalia discretas podem estar presentes.

A diagnose é estabelecida pela presença de plaquetose (mais de 600.000 plaquetas/mm^3) e por proliferação de megacariócitos na medula revelada por mielograma.

O tratamento compreende o uso de hidroxiureia, interferon-α e anagrelide, além da possibilidade de aférese das plaquetas. Na diagnose, é essencial que se afastem causas de plaquetose secundária, como observada em deficiências de ferro, esplenectomia, cirurgias, drogas, infecções como tuberculose, inflamações como doença inflamatória intestinal, doenças do tecido conectivo, câncer metastático, doenças linfoproliferativas e policitemia vera.

PÚRPURAS POR DISTÚRBIOS DA COAGULAÇÃO

Síndrome de Kasabach-Merritt

Presença em neonatos e infantes de hemangiomas do tipo hemangioendotelioma kaposiforme, angioma em tufos e, muito raramente, outros tumores vasculares nos membros, no tronco ou na face com trombocitopenia, petéquias e sangramento de mucosas. Às vezes, o fenômeno se associa a traumatismo da lesão vascular. Mais de 80% dos casos ocorrem no 1º ano de vida, a afecção é mais frequente no sexo masculino e a mortalidade atinge 20% dos casos.

Admite-se que as plaquetas sejam sequestradas pelo endotélio, rapidamente proliferadas no interior do hemangioma e, também, ativadas, promovendo maior crescimento vascular e consumo secundário dos fatores da coagulação. Resulta em plaquetopenia intensa (menos de 50.000/mm^3) e drástico encurtamento da meia vida das plaquetas. O fluxo sanguíneo excessivo também contribui para maior ativação das plaquetas. O sequestro e consumo das plaquetas e dos fatores da coagulação e o início da fibrinólise resultam em sangramento intralesional, provocando aumento do volume do angioma, além de favorecer outros sangramentos, podendo ocorrer coagulação intravascular disseminada. São fatores indicativos de gravidade do quadro o envolvimento visceral especialmente do retroperitônio e do mediastino, trombocitopenia intensa, coagulação intravascular disseminada, infecção grave associada e complicações iatrogênicas ligadas a procedimentos intervencionistas, como cirurgia e embolização.

Clinicamente, as lesões angiomatosas são, em geral, grandes, mas, eventualmente, podem ser pequenas e múltiplas. Apresentam-se aumentadas de volume, dolorosas, violáceas ou castanho-avermelhadas e podem ulcerar-se, o que favorece infecções. A maioria das lesões localiza-se nas extremidades, mas podem apresentar-se em outras localizações, podendo ocasionar complicações: lesões no tórax que produzem compressões, pelo aumento de volume, gerando dificuldades respiratórias. Existem casos em que as lesões angiomatosas são exclusivamente viscerais, podendo observar-se aumento do volume abdominal em decorrência da presença de lesões intra-abdominais. O aumento do fluxo circulatório nos angiomas pode levar à insuficiência cardíaca.

Na diagnose diferencial, devem ser consideradas as lesões vasculares em geral e as alterações da coagulação, como púrpuras trombocitopênicas.

A diagnose diferencial compreende outras condições vasculares, como hemangioma da infância, hemangiopericitoma, hemangiomatose neonatal difusa, malformações arteriais, arteriovenosas e linfáticas, condições trombocitopênicas, outras alterações da coagulação vascular e tumores, como teratomas e neuroblastomas.

O tratamento medicamentoso envolve corticoides, inclusive por meio de pulsos intravenosos, interferon-α, 2 a 3 milhões de unidades/m^2/dia ou três vezes/semana, ou interferon peguilado, uma vez/semana. Muitos medicamentos são empregados segundo a gravidade e com eficácia variável: pentoxifilina para redução da viscosidade sanguínea; heparina; enoxiparina; e agentes antiplaquetários (aspirina, ticlopidina e dipiridamol) para redução de trombos no interior dos angiomas. Agentes fibrinolíticos, como ácido aminocaproico e ácido tranexâmico também são empregados. Para inibir a proliferação celular, podem ser utilizados agentes antineoplásicos, como vincristina, ciclofosfamida e dactinomicina. Atualmente, em uma verdadeira inovação no tratamento dos angiomas, emprega-se o propanolol, que determina vasoconstrição, diminuição da expressão de VEG e bFGC e que desencadeia apoptose das células endoteliais dos capilares.

Quando possível, podem ser feitos tratamentos intervencionistas, como cirurgia e procedimentos radiológicos com embolização das lesões. Para lesões localizadas nas extremidades, às vezes é possível o uso de compressão pneumática intermitente (90 segundos de compressão intercalados com 30 segundos de repouso) por períodos extensos.

Doença hepática

Púrpura e equimoses podem ocorrer nas hepatopatias por diminuição da síntese dos fatores de coagulação, pois o fígado é responsável pela produção de todos os fatores da coagulação, exceto o fator VIII. Nas hepatopatias, os fenômenos hemorrágicos também podem ser consequentes a deficiências na absorção da vitamina K. Os sangramentos observados nas hepatopatias crônicas decorrem da atividade diminuída da protrombina, e, nos cirróticos, pode haver hiperesplenismo com redução das plaquetas, também favorecendo púrpura, equimoses e sangramentos.

Doença renal

Na insuficiência renal, podem surgir púrpuras e sangramentos, o que constitui a **síndrome hemolítica urêmica**. O ácido guanidinosuccínico, parte das escórias nitrogenadas retidas na insuficiência renal, inibe a atividade plaquetária, predispondo a sangramentos. A anemia própria da insuficiência renal também contribui para as hemorragias, pois as hemácias favorecem a interação entre as plaquetas e o endotélio. Além disso, as alterações qualitativas das plaquetas fazem com que estas diminuam a produção do fator III, com consequente diminuição da formação e estabilização da fibrina, contribuindo para a ocorrência de fenômenos hemorrágicos.

Deficiência de vitamina K

A deficiência de vitamina K é rara em adultos, sendo mais frequente em crianças. Raramente é causada por deficiências dietéticas, sendo mais comumente provocada por prematuridade, medicamentos que interferem na sua absorção (cefalosporinas, colestiramina, varfarina, salicilatos e anticonvulsivantes), doenças biliares e hepáticas crônicas, síndromes de má absorção, ingesta excessiva de óleos minerais e alcoolismo grave. Raramente, a deficiência de vitamina K pode decorrer de coagulação intravascular disseminada (CIVD), policitemia vera, síndrome nefrótica, fibrose cística, LES e leucemias.

A vitamina K é essencial à síntese hepática da protrombina (fator II) e dos fatores de coagulação VII, IX e X e também das proteínas anticoagulantes C e S. Relaciona-se, ainda, à regulação do cálcio da matriz óssea. Sua deficiência provoca púrpura na pele e nas mucosas e hemorragias, podendo, inclusive em recém-nascidos, ocasionar hemorragia cerebral e alterações ósseas.

Coagulação intravascular disseminada

Denominada também **síndrome trombo-hemorrágica**, é causada pela ativação imprópria do sistema de coagulação. Há ativação sistêmica da coagulação, resultando na formação de microtrombos em vários órgãos, levando a importantes alterações funcionais com grave comprometimento do estado geral do paciente. É uma complicação que surge em várias condições, particularmente em infecções com septicemia, mas também, menos frequentemente, em outras situações patológicas, como traumas neurológicos, acidentes vasculares hemorrágicos com hipertermia, lesões destrutivas de órgãos, como nas pancreatites, tumores sólidos ou condições malignas linfoproliferativas, reações transfusionais graves, complicações obstétricas, síndrome de Kasabach-Merritt, insuficiência hepática, envenenamentos, púrpura fulminante e síndrome do anticorpo antifosfolipídico catastrófica. Existem formas agudas quando há exposição rápida do sangue a fatores procoagulantes, particularmente o fator tecidual (FT), e formas crônicas quando o sangue é exposto contínua e intermitentemente a pequenas quantidades do FT. Esta última forma é mais frequentemente observada em pacientes com tumores sólidos e grandes aneurismas aórticos. Vários mecanismos atuam na patogênese da CIVD: geração de trombina por meio do FT, provocando ativação das plaquetas e aumentando sua agregação; ativação dos fatores da coagulação V, VII, XI, aumentando a produção de trombina; ativação dos fatores da coagulação XII e XIIa, aumentando a produção de fibrina; e ativação do fator de inibição da fibrinólise, tornando o coágulo mais resistente. O fator VIIa parece ser o principal fator de coagulação envolvido na CIVD desencadeada por septicemias. A geração do FT relaciona-se às células endoteliais, mononucleares e polimorfonucleares. Outro fator patogênico é o comprometimento da inibição dos fatores da coagulação, redução da trombina, degradação da antitrombina pela elastase dos polimorfonucleares e diminuição da produção de antitrombina por diminuição da perfusão hepática. Além disso, há diminuição da produção e da atividade da proteína C, diminuição da fibrinólise e, também, a inflamação e a produção de citocinas contribuem para ativação dos fatores da coagulação.

Clinicamente, além dos sintomas e sinais da condição mórbida subjacente e indutora da CIVD, há sangramentos gengivais e do sistema gastrintestinal, e sangramentos nas áreas corpóreas submetidas a procedimentos como cirurgias, drenagens, colocação de cateteres e traqueostomia. Na pele, observam-se petéquias, equimoses, bolhas hemorrágicas, icterícia por hemólise ou por insuficiência hepática, cianose acral, lesões necróticas tipo púrpura fulminante, principalmente nos membros inferiores, áreas de gangrena, hematomas, sangramento de feridas e tromboses.

Na diagnose diferencial, devem ser consideradas a púrpura trombocitopênica trombótica, as microangiopatias por quimioterápicos e por infecções por HIV, trombocitopenias por heparina, síndrome hemolítico-urêmica e disfibrinogenemias.

Laboratorialmente, detecta-se trombocitopenia moderada a grave, alterações da coagulação com aumento do tempo de ativação parcial da tromboplastina e do tempo de protrombina, diminuição da antitrombina e da proteína C, aumento da fibrina solúvel e diminuição do fibrinogênio.

Histologicamente, há, em vários órgãos, inclusive na pele, necrose por depósitos de fibrina nos vasos de pequeno e médio calibre e presença de trombos.

No tratamento, é fundamental a manutenção dos sinais vitais em função do múltiplo acometimento orgânico; nos casos mais frequentes, associados a infecções graves e septicemia, é empregada antibioticoterapia intensa intravenosa. Quanto às alterações da coagulação, podem ser tratadas com transfusão de plaquetas, heparina para trombose e administração de proteína C ativada de acordo com as condições hematológicas.

Púrpura fulminante

A púrpura fulminante é uma síndrome rara caracterizada por tromboses e enfartos hemorrágicos da pele, rapidamente progressiva que se acompanha de choque e CIVD. Classifica-se em três formas, neonatal, idiopática e infecciosa aguda.

Púrpura fulminante neonatal

Associa-se à deficiência hereditária das proteínas anticoagulantes S e C e da antitrombina III. A deficiência de proteína C pode ser decorrente de mutações homo ou heterozigotas. Sua ausência completa causa púrpura fulminante. A deficiência da proteína S também é causada por mutações homo e heterozigotas e também pode provocar púrpura fulminante. A deficiência de antitrombina III predispõe a eventos trombóticos.

Nas primeiras 72 horas do nascimento, surgem lesões purpúricas na pele, particularmente na região perineal, nas coxas e no abdome. As lesões cutâneas evoluem a bolhas hemorrágicas com subsequente necrose e formação de escaras enegrecidas. As margens das lesões apresentam-se eritematosas e endurecidas.

Púrpura fulminante idiopática ou púrpura fulminante crônica

Segue-se a infecções bacterianas e virais após período variável de latência. O mecanismo patogênico central é a deficiência de proteína S, e a CIVD é o principal mecanismo da gangrena periférica.

A maioria dos casos ocorre em crianças, e o processo é precedido por infecções, mais comumente varicela ou estreptocócicas. Cerca de 7 a 10 dias após o início da infecção surgem máculas eritematosas que evoluem a áreas bem demarcadas de necrose hemorrágica progressiva, e paralelamente surgem alterações da coagulação. Frequentemente, há comprometimento circulatório importante dos membros e dedos, podendo haver acometimentos viscerais, pulmonares, cardíacos e renais por tromboembolismo. Em alguns pacientes, há ausência das proteínas C, S e antitrombina (FIGURA 18.3).

Púrpura fulminante infecciosa aguda

É a forma mais comum de púrpura fulminante e ocorre concomitantemente a infecções bacterianas com septicemia. O equilíbrio entre a atividade procoagulante e anticoagulante do endotélio se rompe por ação das endotoxinas bacterianas com intervenção de múltiplos fatores, citocinas inflamatórias (IL-12, interferon-γ, TNF-α e IL-1), consumo de AT III, de proteínas C e S. Também pode haver participação de microêmbolos e lesão bacteriana direta do vaso. As infecções mais comuns são por meningococos e pelo vírus da varicela, mas também podem ser desencadeadas por infecções por germes gram-negativos, estafilococos, riquétsias, estreptococos e vírus do sarampo.

As principais características da síndrome são infecção grave associada, lesões purpúricas cutâneas extensas, febre, hipotensão e CIVD.

Há uma forma de púrpura fulminante chamada de síndrome de Waterhouse-Friderichsen ou adrenalite hemorrágica.

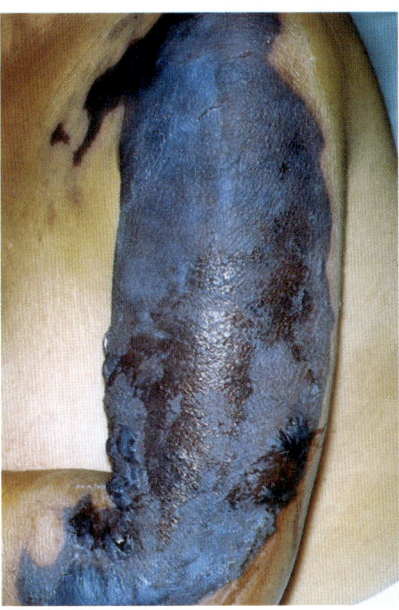

FIGURA 18.3 – Púrpura fulminante. Extensa equimose com necrose atingindo grande parte do braço.

Em decorrência de infecção, geralmente por *Neisseria meningitidis* (menos frequentemente por estreptococos, *Pseudomonas aeruginosa*, *Streptococcus pneumoniae* e *Staphylococcus aureus*); raramente por drogas coagulantes, plaquetopenia, trombose da veia renal e síndrome antifosfolipídica primária, há insuficiência adrenal devido à hemorragia maciça e necrose dessas glândulas **(FIGURA 18.3)**.

PÚRPURAS VASCULARES

Telangiectasia hemorrágica hereditária

A telangiectasia hemorrágica hereditária também pode ser chamada de síndrome de Rendu-Osler. As lesões purpúricas e os sangramentos decorrem da ruptura das telangiectasias na pele e nas mucosas (ver Capítulo 34)

Púrpura *simplex*

Em indivíduos normais, equimoses ou hematomas podem ocorrer após traumas, sucção ou contrações musculares violentas que determinam aumento da pressão intravascular (como ocorre em acessos de tosse ou vômitos intensos), o que pode provocar o surgimento de petéquias na face e no pescoço **(FIGURA 18.4)**. Em mulheres, ocorrem ocasionalmente no período menstrual. Às vezes, surgem sem causa desencadeante. São devidas às rupturas de vasos, podendo haver fragilidade vascular. As lesões purpúricas localizam-se mais frequentemente nas coxas, nas nádegas e nos braços. A contagem de plaquetas e as provas de coagulação são normais. Na maioria das vezes, não se determinam causas, embora eventualmente possam relacionar-se à ingestão de ácido salicílico e outros anticoagulantes. Desaparecem em alguns dias.

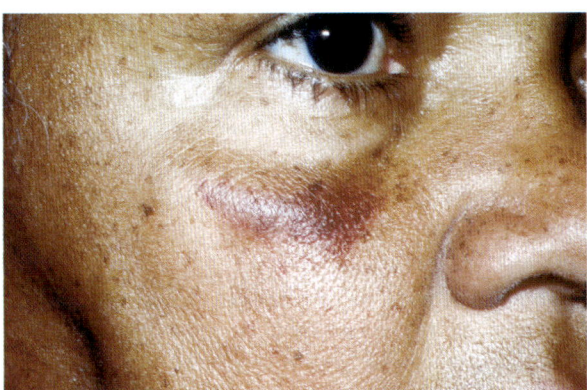

FIGURA 18.4 – Púrpura *simplex*. Mancha purpúrica na face.

Púrpura hipostática

A púrpura hipostática aracteriza-se por petéquias e equimoses que, ocorrendo nas pernas e nos tornozelos, confluem deixando áreas de pigmentação acastanhada, hemossiderótica. É o quadro da **dermatite ocre** **(FIGURA 18.5)**, também chamado de **angiodermite pigmentar e purpúrica (Favre-Chaix)**. Observada em adultos e idosos que permanecem em pé por muito tempo ou nas condições que causam estase: varizes, obesidade, atrofias musculares, artrites, deformidades ósseas e pés planos. Em razão do aumento da pressão hidrostática intracapilar, há o extravasamento de hemácias, com depósito de hemossiderina. Não há regressão do quadro, que é um precursor ou está associado com a dermatite ou úlcera de estase. Para evitar a progressão, além da correção da causa de estase, deve ser indicada a elevação dos membros inferiores e, sempre que possível, o uso de meia elástica.

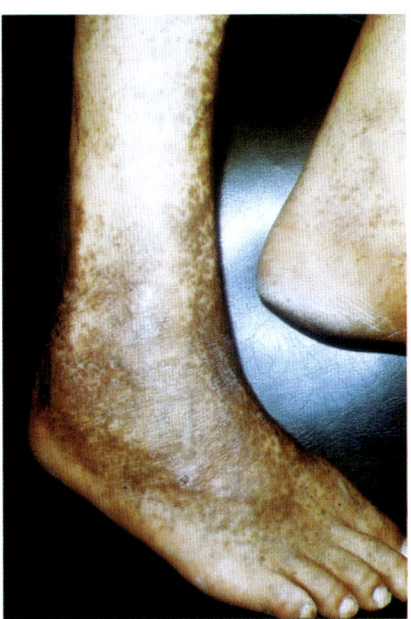

FIGURA 18.5 – Dermatite ocre. Petéquias, equimose e intensa pigmentação hemossiderótica no terço inferior das pernas e do pé.

Púrpura do escorbuto

Atualmente excepcional, é decorrente de alterações da parede dos vasos, pela avitaminose C. Na pele, além de petéquias, há lesões hemorrágicas perifoliculares, hiperqueratose folicular, pelos em saca-rolha emergindo de folículos hiperqueratósicos e cabelos quebradiços (ver Capítulo 53).

Púrpura infecciosa

Nas infecções, pode ocorrer lesão de parede vascular por ação direta do agente infeccioso ou por mecanismos imunológicos. A alteração vascular pode ser a única patogenia envolvida, porém, em geral, há associação com distúrbios da coagulação.

Púrpura vascular por drogas

As púrpuras por drogas podem ser causadas por plaquetopenia, alterações funcionais das plaquetas e por lesões dos vasos. É relativamente frequente a púrpura por alteração vascular exclusiva. O coagulograma é normal e a prova do laço, em geral, é positiva. Entretanto, pode haver associação com alterações dos fatores de coagulação. As púrpuras por lesões vasculares induzidas por drogas podem decorrer de alterações não inflamatórias dos vasos ou por vasculites, isto é, processos inflamatórios que atingem as paredes vasculares. Exemplos de alteração estrutural não inflamatória dos vasos são as púrpuras provocadas por corticoterapia sistêmica ou tópica por redução da produção de colágeno, diminuindo o suporte conectivo dos vasos. Quanto às púrpuras decorrentes de vasculites, as drogas que mais frequentemente as causam são alopurinol, aspirina, antibióticos β-lactâmicos, carbamazepina, carbimazol, cotrimoxazol, diltiazen, eritromicina, furosemida, ouro, citocinas (G-CSF e GM-CSF), hidralazina, interferons, metotrexato, minocicliona, AINE, penicilamina, propiltiuracil, retinoides, sulfazalazina, sulfonamidas, tiazídicos e agentes trombolíticos, entre outros. Importante é a história de prévia exposição. Todo fármaco deve ser suspeito. O quadro se desenvolve por ação tóxica ou sensibilização e pode ser acompanhado de hemorragias das mucosas e comprometimento renal e gastrintestinal. O desaparecimento, após a retirada, sugere o fármaco como causa. A confirmação pela readministração não é aconselhável, pelo risco de reação grave. O tratamento na fase aguda é com corticoide por via sistêmica.

Púrpura em doença sistêmica

Pode ocorrer por lesões vasculares em doenças como hipertensão, arteriosclerose, nefropatia com uremia, hemocromatose, diabetes, desnutrição, amiloidose sistêmica, malignidades, embolismo gorduroso, doenças endócrinas (como síndrome de Cushing) e colagenoses.

Capilaropatia de Willebrand

Afecção rara, hereditária, devida à deficiência na hemostasia, por anomalia da contratilidade capilar.

Púrpura de Henoch-Schönlein

Também chamada de **púrpura anafilactoide** e **púrpura reumática**, é uma síndrome de hipersensibilidade vascular por infecções, particularmente estreptocócicas ou por alimentos ou outras noxas. É mais comum em crianças, com evolução por tempo limitado. Frequentemente observada após infecções das vias respiratórias. É um processo inflamatório que envolve particularmente vasos da derme, que constitui a vasculite leucocitoclástica. O quadro clínico é de petéquias e equimoses, associadas muitas vezes com urticas, localizadas principalmente nas nádegas e extremidades (FIGURA 18.6). A porção central da lesão purpúrica pode ser papulovesiculosa ou apresentar necrose. Prova do laço é, em geral, positiva. Há febre, artralgias, dores abdominais, eventualmente melenas, e pode ocorrer glomerulonefrite, com edema, hipertensão e hematúria. Leucocitose pode ser encontrada. Com frequência, a prognose é favorável, com cura em algumas semanas, porém, há recaída. Eventualmente, a glomerulonefrite é grave, pode tornar-se crônica e causar morte. O tratamento consiste em repouso acamado e administração de corticoide em dose inicial alta, gradualmente reduzida. Penicilina ou outro antibiótico para a infecção estreptocócica, quando responsável. Eliminação de outras possíveis causas como focos inflamatórios e drogas (ver Capítulo 34)

Púrpuras pigmentosas crônicas

Compreendem cinco entidades semelhantes: moléstia de Schamberg, púrpura anular telangiectásica de Majocchi, dermatite purpúrica liquenoide de Gougerot-Blum, a púrpura eczematoide de Doucas-Kapetanakis e líquen áureo. A patogenia é similar. Há um estreitamento dos capilares com

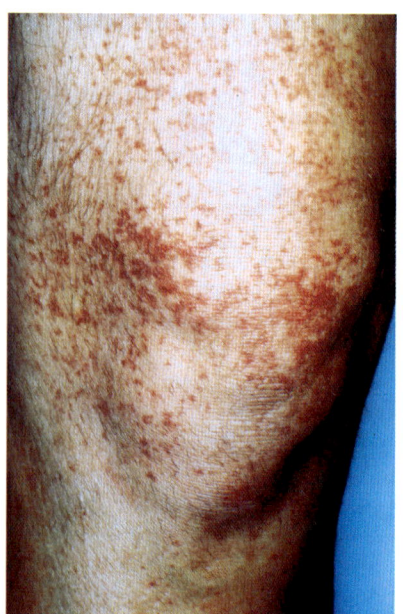

FIGURA 18.6 – Púrpura de Henoch-Schönlein. Lesões de púrpura no membro inferior.

edema endotelial e infiltrado inflamatório pericapilar de linfócitos T, com extravasamento de hemácias e depósito de hemossiderina. O aumento da pressão hidrostática deve ser um fator contribuinte. Ocorrem mais em homens adultos e a causa não é conhecida. Há possibilidade de participação de drogas como desencadeantes, particularmente as que contêm carbamatos, diazepínicos e meprobamatos.

Moléstia de Schamberg ou púrpura pigmentar progressiva

Ocorre em qualquer idade, predominado em jovens do sexo masculino. Caracteriza-se pelo aparecimento de petéquias isoladas ou agrupadas ao lado de manchas acastanhadas residuais, nas quais observam-se pontos purpúricos classicamente comparados a grãos de pimenta-caiena. Observa-se, ao longo do tempo, involução de algumas lesões paralelamente ao aparecimento de lesões purpúricas novas, mas pode haver desaparecimento espontâneo das lesões. A erupção é, em geral, assintomática, mas eventualmente há prurido discreto. As lesões localizam-se nos tornozelos e nas pernas e evoluem de forma crônica e progressiva (FIGURA 18.7), mas podem disseminar-se de forma ascendente, atingindo coxas e nádegas e até mesmo o tronco.

Púrpura anular telangiectásica de Majocchi

Ocorre predominantemente em adolescentes e jovens, atingindo igualmente ambos os sexos. Inicia-se nas pernas, porém pode atingir as coxas. A confluência de lesões purpúricas forma contornos anulares (FIGURA 18.8), arqueados ou circinados de coloração purpúrica, acastanhada ou amarelada, de acordo com o tempo de evolução das lesões. Também podem estar presentes pontos purpúricos semelhantes a grãos de pimenta-caiena. Algumas lesões desaparecem, mas são substituídas por lesões novas ao longo da evolução, que é eminentemente crônica.

Dermatite purpúrica liquenoide de Gougerot-Blum

Tem o mesmo quadro de petéquias e manchas acastanhadas com a presença de pápulas liquenoides. É mais frequente em homens entre 40 e 60 anos.

Púrpura eczematoide de Doucas-Kapetanakis

Caracteriza-se pelo aparecimento de petéquias e manchas acastanhadas, com discreta descamação, prurido mínimo ou acentuado e, eventualmente, leve liquenificação. Inicia-se nos tornozelos ou no terço inferior das pernas, progredindo para as coxas, podendo atingir o tronco. Evolução crônica perdurando por meses. Histopatologicamente, observam-se as alterações próprias das púrpuras pigmentares acompanhadas de alterações epidérmicas variáveis, como espongiose e até mesmo exocitose (FIGURA 18.9).

Existem casos com as mesmas características de púrpura eczematoide relacionados a fármacos como carbromal, carbamazepina, meprobamato e diazepínicos. Além disso, dermatites por roupas e borracha podem produzir quadros morfologicamente semelhantes.

Líquen áureo ou líquen purpúrico

É quadro raro, caracterizado por lesões liquenoides, purpúricas, acastanhadas, unilaterais, com prurido discreto ou ausente. Frequentemente, as lesões são únicas e localizam-se no tronco, nos membros e até mesmo na face. O quadro é mais frequente em crianças e adultos jovens e, às vezes, é necessária a distinção com equimoses em evolução regressiva. A histopatologia é similar à encontrada nas púrpuras pigmentares crônicas. A causa não é conhecida. Fármacos têm sido incriminados. Tratamento tópico com creme de corticoide (FIGURA 18.10). Mais recentemente, existem relatos de bons resultados do uso de imunomoduladores tópicos no líquen áureo. Há relatos de casos com boas respostas com PUVA, UVB, ciclosporina, griseofulvina e dobesilato de cálcio.

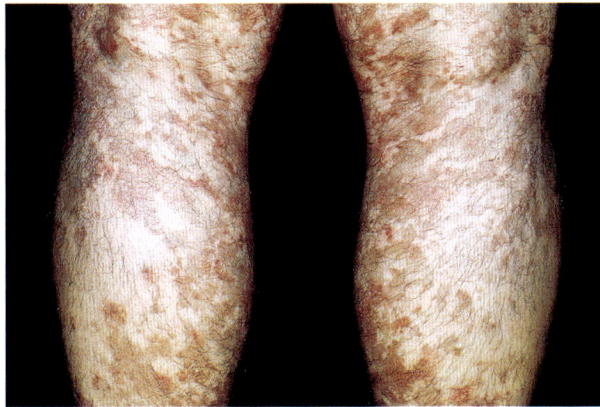

FIGURA 18.7 – Moléstia de Schamberg. Grande quantidade de manchas pigmentares acastanhadas residuais sobre as quais se observam lesões purpúricas recentes.

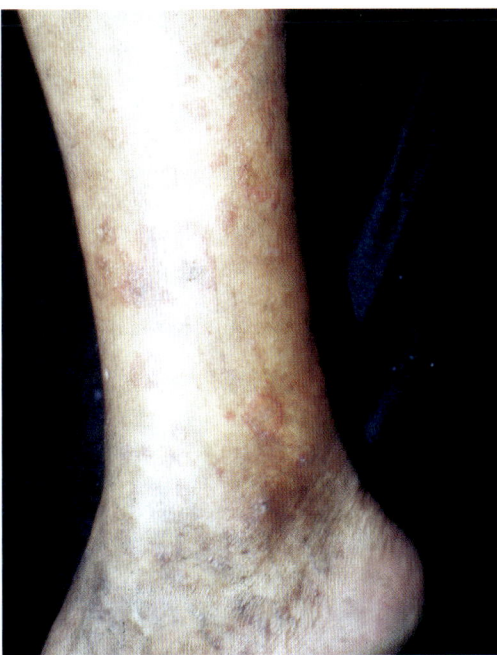

FIGURA 18.8 – Púrpura anular telangiectásica de Majocchi. Ao lado de manchas hemossideróticas residuais, observam-se lesões purpúricas recentes com configuração anular.

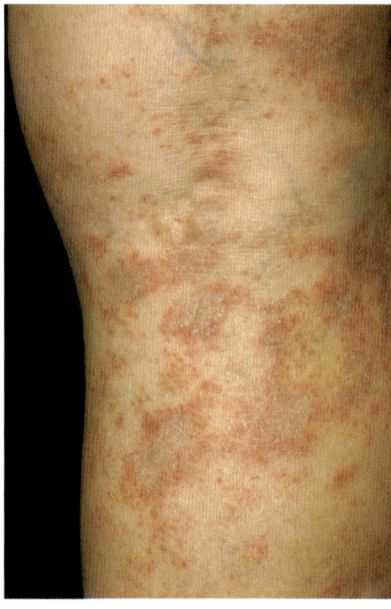

FIGURA 18.9 – Púrpura pigmentosa crônica: manchas purpúricas anulares associadas à descamação. Associação dos aspectos "púrpura anular" e "púrpura eczematoide".

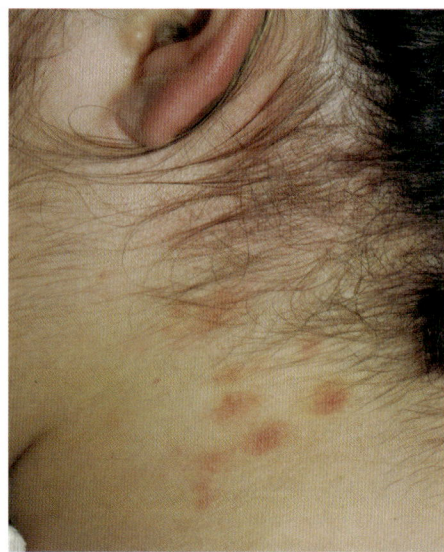

FIGURA 18.10 – Líquen áureo. Manchas e pápulas purpúricas restritas a uma única localização.

Existem casos de púrpura pigmentosa crônica secundária a doenças sistêmicas, drogas, endotantes, contatantes e infecções. As doenças sistêmicas nas quais essas lesões têm sido relatadas ocasionalmente são: neoplasias (especialmente micose fungoide, mas também leucemias, doenças de Hodgkin, neoplasias de mama, pulmão, bexiga e intestino) e colagenoses (lúpus e artrite reumatoide).

Com relação a drogas, são registradas lesões tipo púrpura pigmentosa em erupções por antagonistas dos canais de cálcio, antibióticos e antibacterianos (ampicilina, minociclina, e cotrimoxazol), AINE, paracetamol, polivinilpirrolidona, furosemida, vitamina B1, β-bloqueadores, inibidores da conversão da angiotensina, nitritos, antidepressivos, clordiazepóxido, carbamazepina, bezafibrato, raloxifeno glipizida, pseudoefedrina, acetato de medroxiprogesterona e interferon-α. Além disso, há relatos envolvendo a tartrazina como aditivo de alimentos e suplementos nutritivos com creatina.

Quanto a contatantes que provocam lesões do tipo púrpura pigmentosa crônica, relatam-se corantes de tecidos e derivados da borracha.

Também podem relacionar-se a esse tipo de manifestação cutânea infecções como estreptococias, toxoplasmose, riquetsioses, hepatites B e C e infecções dentárias.

O tratamento das púrpuras pigmentares crônicas não é satisfatório. Entretanto, o problema é mais cosmético. Excluir causas de estase e fármacos suspeitos. Elevação, sempre que possível, dos membros inferiores e o uso de meias elásticas. Topicamente, aplicação de cremes de corticoides. A eficácia de vitamina C, da rutina ou do ácido nicotínico (15-50 mg, três vezes/dia) não está comprovada. Na púrpura eczematoide administração via oral de corticoide pode ser indicada, acompanhando o uso tópico e anti-histamínicos, se necessários, para o prurido.

Existem variantes incomuns de púrpura pigmentosa crônica, formas raras em que há histologicamente granulomas, formas familiares de púrpura de Schamberg e de púrpura de Majocchi, formas lineares ou zosteriformes e formas que atingem um único quadrante corpóreo

Hematoma paroxístico do dedo (síndrome de Achenbach)

Caracterizado pelo aparecimento súbito de hematomas nos dedos das mãos ou artelhos em idosos, espontaneamente ou após traumas mínimos. É devido a uma ruptura de veia, sendo mais frequente em mulheres. A causa não está esclarecida, podendo ser devida a uma fragilidade vascular local.

Vasculite livedoide: caracteriza-se por lesões purpúricas no dorso dos pés e da porção inferior das pernas, com áreas de necrose. Pela cicatrização, formam-se cicatrizes esbranquiçadas com telangiectasias (**atrofia branca**). É uma vasculite necrotizante (ver Capítulo 34).

PÚRPURAS POR PERDA DE APOIO TECIDUAL

Afecções congênitas ou hereditárias do conectivo

Possibilitam o aparecimento de púrpuras pela ruptura de vasos, por falta de sustentação. Na **síndrome de Ehlers-Danlos**, particularmente no tipo IV, equimoses e hematomas são frequentes. Púrpuras podem ocorrer no **pseudoxantoma elástico** e na **síndrome de Marfan**.

Púrpura na síndrome de Cushing

Na síndrome de Cushing ou no Cushing por corticoide, é constante o aparecimento das estrias purpúricas, pelas alterações no conectivo e rupturas de vasos.

Púrpura senil (púrpura de Bateman ou púrpura actínica)

Quadro comum, particularmente em idosos. Caracteriza-se por equimoses ou hematomas principalmente no dorso das mãos, nos punhos e antebraços, surgindo, porém, em outras áreas (FIGURA 18.11). A causa é a diminuição do suporte conectivo perivasal, pela atrofia senil da pele; nas áreas expostas, acrescida da fotolesão. Aparecem após traumas, às vezes mínimos, não observados. A equimose, inicialmente vermelho-escura, torna-se verde-amarelada e castanho-arroxeada, desaparecendo em uma ou duas semanas. O uso de ácido acetilsalicílico, outros anticoagulantes e corticoides é fator predisponente ou agravante. A presença de púrpura senil associada à artrite reumatoide ou corticoterapia indica maior probabilidade de desenvolvimento de osteoporose da coluna. O tratamento é profilático, com o uso de cremes hidratantes, principalmente com ureia (5%) e fotoproteção.

PÚRPURAS POR DISPROTEINEMIAS

Púrpura hiperglobulinêmica (Waldenström)

A forma primária, benigna, por hipergamaglobulinemia policlonal, caracteriza-se pelo aparecimento de petéquias, ocorrendo por surtos, geralmente nos membros inferiores. Pode acompanhar-se de artralgias, fenômeno de Raynaud e, por vezes, adenomegalias. É uma doença de provável origem autoimune, mais frequente no sexo feminino. A imunoglobulina aumentada é IgG; pode haver aumento de IgA, porém IgM é normal ou baixa. Pode ocorrer presença de crioglobulinas, discreta anemia e aumento da eritrossedimentação, mas não há plaquetopenia ou alterações da coagulação. A doença não evolui para mieloma múltiplo. Na forma secundária, a hiperglobulinemia surge em doenças como lúpus eritematoso, síndrome de Sjögren, hepatite crônica ativa, cirrose, tuberculose, doenças reumáticas, anemia hemolítica, leucemia linfática crônica e diabetes. No tratamento, empregam-se imunossupressores, como clorambucil, micofenolato de mofetil e até mesmo plasmaférese.

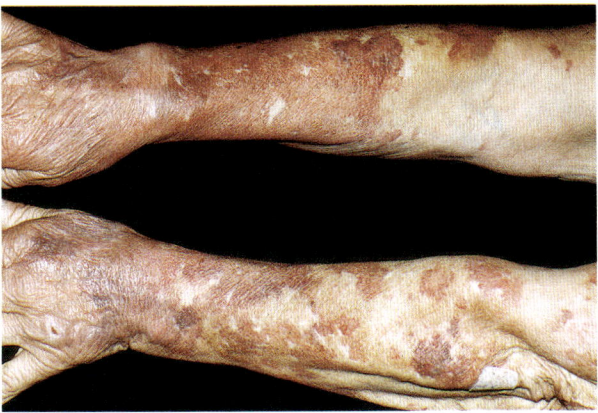

FIGURA 18.11 – Púrpura senil. Manchas purpúricas equimóticas ao longo dos antebraços bilateralmente.

Macroglobulinemia (Waldenström)

Doença própria de idades mais avançadas em virtude da produção excessiva de macroglobulina IgM monoclonal. É mais frequente em homens, e é caracterizada por hepatoesplenomegalia, linfadenopatia, citopenia, fadiga relacionada à anemia, epistaxe e hiperviscosidade sanguínea, que acarreta hemorragias retinianas e acidentes vasculares cerebrais. Pode haver neuropatia periférica e, às vezes, associa-se à síndrome nefrótica. É considerada uma doença imunológica com componente familiar. Pode haver infiltrações viscerais com consequências variáveis de acordo com os órgãos acometidos, estômago e intestino (diarreia), glândulas exócrinas (esteatorreia) e pele (púrpura). Alguns *loci* indicadores de suscetibilidade foram identificados nos cromossomos 6p21.3 e 4q, e metade dos pacientes tem deleção 6q nas células proliferadas. Recentemente, uma mutação somática MYD 88 foi identificada em 80% dos pacientes. A diagnose é estabelecida pelo quadro clínico, pela demonstração de IgM monoclonal no soro por meio de eletroforese e imunoeletroforese, e por biópsia de medula óssea, que mostra acima de 10% de células linfoplasmocíticas monoclonais que são positivas para CD19 e CD20, mas são negativas para CD3 e CD103. Exames de imagem podem evidenciar lesões viscerais. O diagnóstico diferencial deve ser feito com mieloma múltiplo, leucemia linfática crônica, linfomas não Hodgkin e com doenças que aumentam IgM, como hepatites, síndrome da imunodeficiência adquirida e doenças reumáticas.

Nas fases assintomáticas, os pacientes são apenas acompanhados periodicamente. Nos pacientes sintomáticos, várias terapêuticas são utilizadas, alquilantes, derivados purínicos, rituximabe, bortezomide e combinações dessas fármacos, inclusive corticoides. A sobrevida média é de 5 anos após início do tratamento, existindo formas estáveis ou de evolução muito lenta antes de exigirem terapêutica.

Crioglobulinemia

As lesões são petéquias e equimoses, particularmente nas pernas. Somente em um terço dos pacientes elas surgem após exposição ao frio. Outros sinais são fenômeno de Raynaud, acrocianose, livedo reticular, vasculite leucocitoclástica, ulcerações e gangrenas. As crioglobulinas são imunoglobulinas que precipitam em temperatura do soro abaixo de 37 °C. Quanto mais elevada a quantidade de crioglobulinas, mais elevada é a temperatura de precipitação. A causa da crioglobulinemia em um terço dos casos é idiopática. Nos restantes, associa-se a múltiplas doenças, como macroglobulinemia, linfomas, mieloma múltiplo, neoplasias malignas, doenças do conectivo e infecções, como leishmaniose visceral, malária, hanseníase, cirrose e doenças hepáticas crônicas.

Criofibrinogenemia

Quadro clínico é similar ao da crioglobulinemia. O fibrinogênio, proteína encontrada no plasma, forma a fibrina do coágulo. A criofibrinogenemia é rara; há uma forma idiopática e outra secundária associada com cânceres, principalmente da próstata e leucemia. Pode ser transitória, encontrada ocasionalmente no diabetes, em colagenoses, no infarto do miocárdio, na gravidez, no uso de contraceptivos orais e devido ao fumo excessivo.

PÚRPURAS PSICOGÊNICAS

Síndrome de sensibilização autoeritrocitária (Gardner-Diamond)

São equimoses e hematomas ocorrendo quase sempre em mulheres que apresentam problemas emocionais, mais frequentemente síndromes depressivas. Em geral, a doença se inicia após traumas mecânicos, procedimentos cirúrgicos, esforços físicos intensos e situações estressantes, embora possa surgir independentemente desses fatores. Clinicamente, pode haver pródromo caracterizado por mal estar e fadiga. As lesões se iniciam com ardor seguido de placas eritematosas endurecidas dolorosas que evoluem a equimoses, tornando-se progressivamente azul-esverdeadas, depois amareladas, até seu desaparecimento, que ocorre em cerca de uma semana. As lesões localizam-se mais frequentemente no tronco, nos braços e nas pernas (FIGURA 18.12).

A patogênese é desconhecida, cogitando-se ser fruto das conexões entre o sistema nervoso central e a imunidade. Admite-se que a autossensibilização ao sangue ocorra por meio da fosfatidilserina da membrana das hemácias, mas, também, existem relatos de sensibilização à hemoglobina e ao DNA.

A diagnose se faz pelo quadro clínico, pela ausência de alterações da coagulação, pela presença concomitante de alterações emocionais e, não sempre, mas por vezes, pela positividade de teste que demonstra autossensibilização a hemácias. O teste consiste na injeção intradérmica de 1 mL de suspensão a 80% de eritrócitos autólogos lavados, tendo como controle injeção de solução salina sem hemácias. O teste é positivo quando há resposta inflamatória dentro de 24 horas, que gradualmente progride a equimose.

O exame histopatológico nas fases iniciais revela edema e infiltrado moderado na derme superior e, nas fases tardias apenas extravasamento de eritrócitos.

Na diagnose diferencial, devem ser consideradas alterações da coagulação, vasculites, inclusive vasculite leucocitoclássica, síndrome do anticorpo antifosfolipídico, escorbuto e doença de Ehlers-Danlos. É possível que grande número de casos tratem-se, na realidade, de púrpura factícia. Ainda que a prognose seja favorável, muitos casos evoluem com remissões e recidivas ao longo dos anos. Não há tratamento específico e, por vezes, o tratamento do distúrbio psíquico subjacente melhora o processo.

Púrpura artefata

O quadro, muitas vezes, passa longo tempo sem ser diagnosticado. Lesões purpúricas de aspecto insólito, contornos geométricos, simétricas, em locais que possam ser atingidos pelas mãos, e também podem ser provocadas por sucção. Recidivam constantemente, particularmente em mulheres com problemas emocionais.

Pode ser difícil a diferenciação entre púrpura factícia e púrpura por autossensibilização eritrocitária. Nesta última, há presença prévia de ardor e dor e, posteriormente, surgem os elementos equimóticos, enquanto na púrpura factícia, nunca há dor prévia e o teste de autossensibilidade a hemácias é sempre negativo.

DIAGNOSE

O quadro clínico das púrpuras é característico, podendo constituir a única manifestação ou estar associado com outros elementos como eritema, pápulas, nódulos e urticas. O número, a forma e a distribuição das lesões e, eventualmente, exames complementares, permitem distinguir os quadros cutâneos dos cutâneo-sistêmicos. A história é básica, particularmente nas formas agudas, permitindo informes sobre infecções ou doenças sistêmicas ou exposição a endotantes (ingestantes, inalantes, injetantes), como antibióticos, quimioterápicos e outros medicamentos.

A prova do laço, ou Rumpel-Leede (ver Capítulo 7), é positiva na púrpura de origem vascular. Pode-se também fazer a pinçagem da pele para avaliar a resistência vascular. O coagulograma, incluindo contagem de plaquetas, eritrograma e leucograma são imprescindíveis para a diagnose quando houver suspeita de alteração plaquetária ou distúrbios da coagulação. Na suspeita de disproteinemia, fazer a dosagem das proteínas, globulinas, imunoglobulinas e, quando indicado, das crioglobulinas.

TRATAMENTO

De acordo com a causa. Topicamente, cremes protetores ou hidratantes.

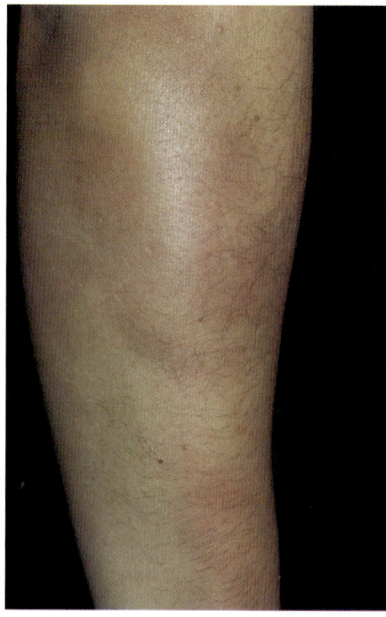

FIGURA 18.12 – Púrpura de Gardner-Diamond. Lesões contusiformes.

CAPÍTULO 19

ERUPÇÕES URTICADAS

URTICÁRIA

Erupção caracterizada pelo súbito aparecimento de urticas, que são pápulas edematosas, de duração efêmera e extremamente pruriginosas. A urtica é produzida por liberação de mediadores, principalmente histamina de mastócitos, localizados em torno de vasos da derme.

A pele humana contém cerca de 7 mil mastócitos por cm^3. Em roedores, está provada a existência de dois tipos de mastócitos, e existem, no homem, evidências da heterogeneidade dessas células.

A maioria dos mastócitos da pele humana contém triptase, quimase e carboxipeptidase, enquanto os mastócitos da mucosa do intestino delgado e do pulmão contêm apenas triptase. Essa heterogeneidade determina comportamento funcional diverso. Assim, apenas os mastócitos cutâneos liberam mediadores por ação do composto 48/80, C_{5a}, morfina e codeína. Os mastócitos contêm histamina, fatores quimiotáticos para eosinófilos e neutrófilos, hidrolases ácidas e proteases neutras. Produzem prostaglandina $DPGD_2$, leucotrienos, fator ativador de plaquetas (PAF, do inglês *platelet-activating factor*), citocinas e quimiocinas. Após liberação da histamina, os mastócitos necessitam de um dia ou mais para acumulá-la novamente.

Os mastócitos produzem dois tipos de mediadores: aqueles armazenados nos grânulos citoplasmáticos (mediadores pré-formados); e os formados no momento da atuação dos mastócitos (mediadores neoformados).

Os mediadores pré-formados compreendem a histamina, fatores quimiotáticos, heparina e o fator de necrose tumoral (TNF). Entre os mediadores neoformados, encontram-se os derivados do ácido araquidônico e o PAF (FIGURA 19.1).

- **Histamina:** ativa receptores de superfície específicos de quatro categorias: H_1, H_2, H_3 e H_4. A ativação dos receptores H_1 produz contração do músculo liso dos brônquios e do intestino, aumento da permeabilidade vascular, aumento da secreção da mucosa nasal, aumento da quimiocinesia de eosinófilos e granulócitos polimorfonucleares (PMN), aumento do monofosfato de guanosina cíclico (GMPc), favorecendo a liberação de mediadores e o aumento da produção de prostaglandinas. Portanto, na pele, a ativação dos receptores H1 provoca eritema, edema e prurido. A ativação dos receptores H_2 promove aumento da secreção ácida do estômago, aumento da produção de muco na árvore respiratória, aumento da permeabilidade vascular, inibição da liberação de linfocinas e enzimas dos PMN, diminuição da migração de eosinófilos e PMN, ativação de linfócitos T supressores e aumento dos níveis de adenosina monofosfato cíclico (AMPc) nos linfócitos. O aumento da permeabilidade vascular observado nas urticárias decorre em 85% da ativação dos receptores H_1, e apenas 15% é consequente à ativação dos receptores H_2. Os receptores H_3 localizam-se exclusivamente no tecido nervoso e não participam em reações cutâneas. São inibidores, pois sua ativação diminui a liberação de histamina. Quanto aos receptores H_4 em camundongos, quando ativados, provocam prurido, mas não existe comprovação desta ação em humanos.

- **Fatores quimiotáticos eosinofílico e neutrofílico:** além de favorecer a quimiotaxia de neutrófilos e eosinófilos, induzem a expressão de receptores C_{3b} na superfície dos eosinófilos. Os fatores quimiotáticos eosinofílicos aumentam a expressão de receptores para o complemento e a síntese do PAF, que é o mais potente quimiotático para os eosinófilos. Os fatores quimiotáticos para os neutrófilos são o HMW-CF (fator de quimiotaxia para neutrófilos), o leucotrieno B4 (LTB4) e o PAF.

Os eosinófilos atraídos à área de ativação liberam várias substâncias, a proteína básica principal (MBP, do inglês *major basic protein*), a proteína catiônica eosinofílica (ECP, do inglês *eosinophil cationic protein*), a neurotoxina derivada do eosinófilo (EDN, do inglês *eosinophil-derived neurotoxin*) e a peroxidase do eosinófilo. Essas proteínas, particularmente a MBP e a ECP, apresentam-se aumentadas na pele com lesões de urticária e, às vezes, inclusive na pele não lesada. Os neutrófilos também liberam substâncias favorecedoras da produção de histamina.

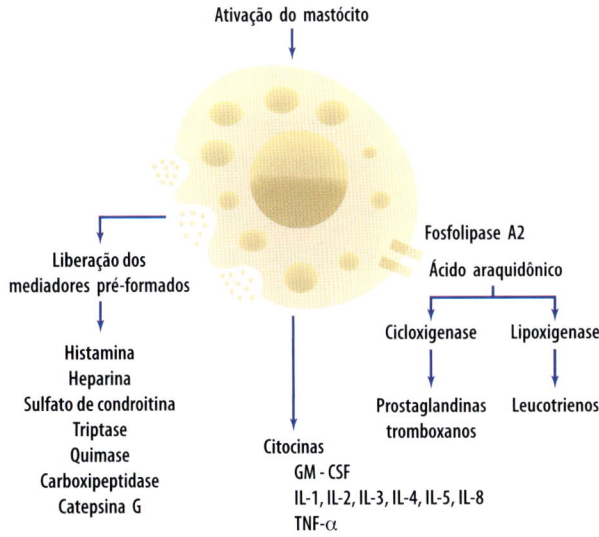

FIGURA 19.1 – Ativação do mastócito.

- **Enzimas:** os mastócitos da pele liberam triptase e quimase. A triptase cliva moléculas de alto peso molecular, inativa o fibrinogênio e cliva C_3 em C_{3a} e C_{3b}. C_{3a} favorece a degranulação dos mastócitos, e C_{3b} atua na via alternativa do complemento. A quimase cliva a epiderme ao nível da lâmina lúcida e converte a angiotensina I em angiotensina II. Além da triptase e quimase, outras proteases são liberadas, levando à ativação do fator Hageman e à degradação de glicoproteínas e proteinoglicanas.
- **Heparina:** além dos clássicos efeitos anticoagulantes, liga-se à proteína básica ou principal do eosinófilo, aumenta a atividade da elastase neutrofílica, inibe a cascata do complemento em vários pontos, promove a liberação do PAF, fosfolipase A e lipase triglicerídica.
- **Fator de necrose tumoral:** produz ativação da fagocitose e quimiotaxia dos PMN e ativação das células endoteliais. Produz destruição dos eosinófilos, inibe a proliferação dos queratinócitos, diminui o número de células apresentadoras de antígenos e estimula a produção de outras citocinas. Produz, ainda, necrose hemorrágica nos tecidos, febre e choque.
- **Derivados do ácido araquidônico:** a PGD_2 produz eritema e edema com duração de 2 a 4 horas por meio de vasodilatação e infiltração de PMN. Os leucotrienos produzem vasodilatação e quimiotaxia de PMN. Os leucotrienos provavelmente têm maior importância patogênica em algumas formas de urticária, como demonstra a resposta aos antagonistas dos leucotrienos em pacientes com urticária relacionada à aspirina.
- **Fator ativador de plaquetas:** não é liberado pelos mastócitos da pele, ainda que, injetado intradermicamente, produza vasodilatação.

Portanto, muitas substâncias, além da histamina, são liberadas em virtude da ativação dos mastócitos, explicando a reação da fase aguda das urticárias (0-2 horas).

A liberação de histamina pelos mastócitos pode ocorrer por mecanismos imunológicos e não imunológicos. Provavelmente, ainda que a histamina seja o principal mediador envolvido nos fenômenos de vasodilatação e exsudação plasmática, principal substrato anatomopatológico das urticárias, participam também nessa reação outros mediadores, como a bradicinina, serotonina, leucotrienos, prostaglandinas, acetilcolina e anafilatoxinas.

A urticária é extremamente frequente, e 15% da população apresenta pelo menos um episódio dessa afecção ao longo da vida. Ocorre em qualquer idade, sendo mais frequente em adultos jovens. Associa-se ao angioedema em 50% dos casos e, em 40% das vezes, é fenômeno isolado. Os 10% restantes correspondem a casos de angioedema isolado.

Fatores patogênicos não imunológicos nas urticárias

Liberadores químicos de histamina

Existem substâncias capazes de liberar histamina e outros mediadores por ação direta sobre o mastócito, independentemente de qualquer mecanismo imune. São elas:

- **Bases orgânicas:** aminas e derivados amidínicos, como o composto 48/80.
- **Drogas de uso clínico:** morfina, codeína, D-tubocurarina, polimixina, tiamina, quinina, vancomicina, papaverina, aspirina, anti-inflamatórios não esteroides (AINE) e contrastes radiológicos (**FIGURA 19.2**).
- **Polímeros biológicos:** produtos de *Ascaris*, celenterados, lagostas, toxinas bacterianas, venenos de cobras, extratos de tecidos de mamíferos, peptonas, dextrans, alimentos (como o morango) e neurotransmissores, especialmente a substância P liberada pelas fibras amielínicas do tipo C de nervos sensoriais, após estímulos retrógrados (**FIGURA 19.2**). Alguns mastócitos localizam-se junto a terminações nervosas, e a liberação de histamina estimularia a liberação de neuropeptídeos, especialmente a substância P, capaz de promover degranulação de mastócitos e o reflexo neuroaxonal responsável pelo eritema reflexo da tríplice reação de Lewis.

O mecanismo pelo qual essas substâncias são capazes de provocar liberação de histamina dos mastócitos é desconhecido, admitindo-se que interfiram diretamente nos níveis celulares de AMPc. Discute-se a existência de receptores específicos para opiáceos nos mastócitos. Além dessas substâncias acima referidas, também a acetilcolina derivada das terminações nervosas colinérgicas da pele é capaz de induzir a liberação de histamina por vias desconhecidas não imunológicas.

O conhecimento desses fatos pode ser muito importante não só no diagnóstico etiológico da urticária como também na conduta terapêutica. Merece menção especial a aspirina, medicamento de amplo uso e que produz exacerbações clínicas em 20 a 40% dos pacientes com urticária crônica, inclusive urticária colinérgica e de pressão. O ácido acetilsalicílico inibiria a síntese de prostaglandinas reduzindo o teor celular de AMPc, favorecendo a liberação da histamina dos mastócitos.

Efeitos diretos de agentes físicos sobre os mastócitos

Na maioria dos casos, o mecanismo de ação dos agentes físicos é desconhecido, porém, muitas vezes, há mecanismos imunológicos subjacentes demonstrados por resultados positivos de transferência passiva de soro de paciente a indivíduos normais posteriormente submetidos ao agente físico desencadeante (**FIGURA 19.2**).

São produzidas por esse mecanismo as urticárias ao frio, de pressão, ao calor e à luz e o dermografismo.

Nas urticárias físicas, detectam-se, especialmente nas urticárias ao frio, solar e colinérgica, aumento dos fatores quimiotáticos neutrófilos e eosinófilos. Existem evidências da participação de neuropeptídeos na gênese das urticárias físicas. Na urticária ao frio e no dermografismo, há aumento da substância P e do peptídeo intestinal vasoativo (VIP, do inglês *vasoactive intestinal peptide*). Também se observa nas urticárias ao frio e ao calor diminuição das lesões após aplicação prévia de capsaicina, que depleta neuropeptídeos.

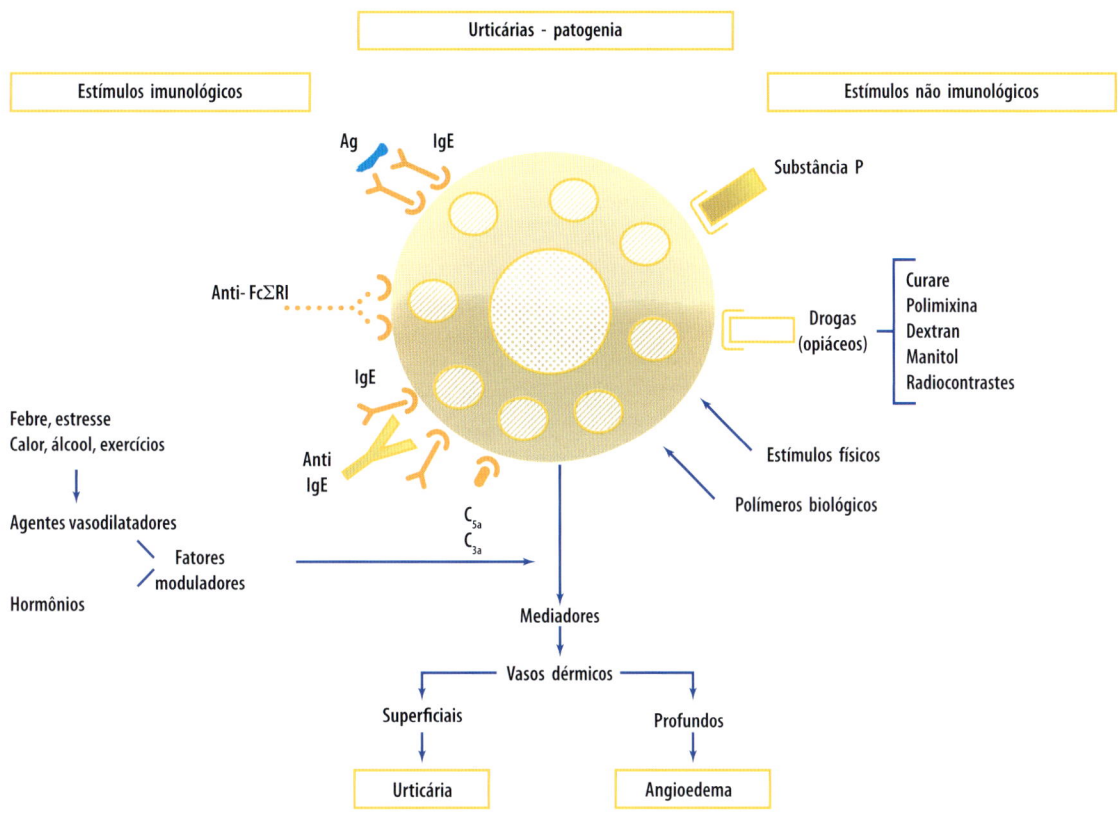

FIGURA 19.2 – Patogenia das urticárias centrada no mastócito.

Fatores patogênicos imunológicos nas urticárias

Estão muito mais comumente envolvidos nas formas agudas de urticária. Obedecem classicamente às reações imunológicas de tipo I, com participação da IgE ligada aos mastócitos, que tem de 1 a 5×10^5 receptores de alta afinidade para essa imunoglobulina (FcΣRI) em sua superfície. As IgE ligadas aos mastócitos, reagindo com o antígeno específico, desencadeiam uma série de reações intracelulares, com participação de íons cálcio e microtúbulos, resultando na diminuição dos níveis de AMPc e liberação de histamina. A duração da ligação IgE antígeno-específica ao mastócito é de cerca de 13 dias e, portanto, o tempo de tratamento das urticárias nunca pode ser inferior a 2 semanas. Outro tipo de reação imunológica que pode estar envolvido na gênese da urticária é o tipo III com participação de IgG e IgM, resultando na ativação do complemento e na liberação das anafilatoxinas C_{3a} e C_{5a}, que são capazes de produzir liberação de histamina pelos mastócitos, sendo a fração C_{5a} 100 vezes mais potente em sua capacidade de produzir liberação de mediadores. Pertencem a esse tipo de urticárias as chamadas **urticárias por hipocomplementenemia** (VER FIGURA 19.2).

A presença de depósitos da proteína básica principal nos eosinófilos da pele de pacientes com urticária crônica sugere a possibilidade de essa proteína ser capaz de liberar mediadores dos mastócitos. Também certas linfocinas produzidas por linfócitos, monócitos ativados, neutrófilos e plaquetas conseguem degranular basófilos e, provavelmente, mastócitos.

Mais recentemente demonstrou-se a existência de urticárias autoimunes devida à presença de autoanticorpos antirreceptores de alta afinidade por IgE (FcΣRI), anti-IgE, ou ambos (VER FIGURA 19.2). Os anticorpos anti-FcΣRI têm, como epítopo ao qual se ligam, a cadeia α_2 dos receptores de alta afinidade por IgE. Os anticorpos que se ligam à cadeia α_1 não produzem liberação de mediadores. Os anticorpos anti-FcΣRI compreendem principalmente as subclasses IgG1 e IgG3. Anticorpos anti-FcΣRI são encontrados não somente em urticárias crônicas, mas também em pacientes com lúpus eritematoso sistêmico (LES), pênfigo vulgar e penfigoide bolhoso, e os anticorpos anti-IgE são encontrados em 5 a 10% de pacientes com dermatite atópica e mesmo em indivíduos normais. Nessas urticárias autoimunes, os anticorpos causais do tipo anti-FcΣRI são cerca de quatro vezes mais frequentes que os anticorpos anti-IgE. Alguns pacientes com urticária crônica apresentam, ainda, outros fatores circulantes liberadores de histamina diferentes desses anticorpos. Segundo alguns trabalhos, as urticárias autoimunes compreendem 25% das urticárias crônicas em geral, e cerca de 60% dos pacientes com urticária crônica grave apresentam anticorpos anti-FcΣRI ou anticorpos anti-IgE, ou outros fatores circulantes liberadores de histamina.

Aparentemente, existe associação entre urticária autoimune e doença tireoideana autoimune, pois em 27% dos pacientes com urticária crônica registra-se positividade para anticorpos antitireoideanos, comparativamente a apenas 4% em indivíduos normais.

A detecção dos anticorpos anti-FcΣRI foi feita inicialmente por meio de testes *in vitro* envolvendo a liberação de histamina de basófilos de doadores normais. Esses processos são complexos, não pertencendo à rotina clínica, sendo mais utilizados em investigação. Posteriormente, introduziu-se o teste cutâneo com soro autólogo, que vem sendo padronizado com o objetivo de incluir na investigação clínica das urticárias idiopáticas elementos para a discriminação de casos suspeitos de urticária autoimune. O fundamento do teste reside na introdução, por meio do soro do próprio paciente, dos autoanticorpos na área injetada, onde promoverão a liberação de mediadores com o consequente aparecimento da lesão urticada no ponto de injeção. A técnica envolve a injeção de 0,05 μl de soro do paciente (obtido por centrifugação a 500 g por 15 minutos de sangue venoso obtido por venopuntura) na face anterior do antebraço, onde também se injeta como controle a mesma quantidade de soro fisiológico. A leitura deve ser feita em 30 minutos, considerando-se o teste positivo quando a urtica obtida pela injeção do soro tem diâmetro de, pelo menos, 1,5 mm maior em relação à urtica produzida pela injeção de solução salina. Com esse critério, a sensibilidade do teste situa-se em torno de 70% e a especificidade, em torno de 80%. Pequenas variações na técnica, como profundidade da injeção e volume injetado, podem causar erros na interpretação do teste do autossoro.

Além dos fatores etiopatogênicos imunológicos e não imunológicos, participam na gênese das urticárias fatores moduladores e fatores genéticos.

Fatores moduladores

Compreendem fatores favorecedores de vasodilatação: ingestão de álcool; calor; febre; exercícios; estresse emocional; e fatores hormonais que explicariam exacerbações pré-menstruais e pós-menopausa, às vezes observados nas urticárias (VER FIGURA 19.2).

Fatores genéticos

São representados pelo angioedema hereditário, decorrente de anormalidades da fração sérica inibidora da primeira fração ativada do complemento, urticária ao frio familiar, urticária ao calor localizada familiar, angioedema vibratório e urticária solar da protoporfiria eritropoiética.

Fatores causais

Por meio desses mecanismos imunes e não imunes, vários fatores causais estão envolvidos na produção das urticárias:

- **Drogas:** são as causas mais comuns. Ocorrem por mecanismos imunes, geralmente por meio de reações dos tipos I e III, ou por atuação direta sobre o mastócito. Os fármacos mais comumente produtores de urticária são as penicilinas, sulfas, sedativos, analgésicos, aspirina e AINE, laxativos, hormônios e diuréticos. Além desses, são importantes os fármacos capazes de liberar histamina diretamente dos mastócitos. Entre eles, salienta-se o ácido acetilsalicílico, capaz de exacerbar 20 a 40% das urticárias crônicas, inclusive as urticárias colinérgicas. Alguns fármacos podem atuar por meio da inibição da diaminoxidase intestinal, que é a principal enzima que degrada a histamina. Nessa situação, pode haver maior quantidade de histamina favorecendo o aparecimento de urticária. É o caso dos seguintes fármacos: acetilcisteína, ácido clavulânico, cloroquina, imipenem, metoclopramida e cefuroxima. Devem ser consideradas todas as vias de administração – oral, parenteral e tópica (pele e mucosas), ainda que a via parenteral seja a mais frequentemente detectada.
- **Alimentos:** em geral, estão mais envolvidos nas urticárias agudas. São responsáveis não somente as proteínas intrínsecas do alimento como também os aditivos, corantes, aromatizantes e preservativos. Os alimentos que mais frequentemente são responsáveis por urticárias são ovos, peixes, nozes e frutos do mar. Alguns alimentos podem atuar por meio de seu conteúdo rico em histamina, como peixes, queijos, tomate e bebidas (p. ex., vinho e cerveja). Quanto aos aditivos, os de maior importância na gênese de urticárias são salicilatos, ácido cítrico, azocorantes (especialmente tartrazina), derivados do ácido benzoico e penicilina. Os alimentos e os aditivos podem produzir urticária por mecanismos imunológicos envolvendo reações tipos I e III ou por mecanismos não imunológicos por meio de ação direta sobre os mastócitos.
- **Inalantes:** raramente estão implicados na produção de urticária. Devem ser considerados: inseticidas, poeira, pólens, penas, cosméticos – pós, perfumes, laquês e desodorantes –, desodorizantes, desinfetantes e outros produtos voláteis. Geralmente, o mecanismo envolvido é imunológico com participação de IgE, ocorrendo mais frequentemente em indivíduos atópicos.
- **Parasitoses em geral:** podem determinar urticária por mecanismos imunológicos ou não imunológicos pela ação de polímeros biológicos diretamente sobre os mastócitos.
- **Infecções:** bactérias, fungos e vírus, por meio de antígenos próprios, podem determinar urticária. É o caso da produção de urticária por focos infecciosos dentários, sinusites, otites, focos broncopneumônicos, gastrintestinais e urinários. Recentemente, têm-se considerado também infecções por *Helicobacter pylori* na gênese das urticárias, onde atuaria por meio de antígenos de seu envelope, que levariam à produção de anticorpos que reagiriam cruzadamente com o receptor FcΣRI. Não existem, no entanto, evidências científicas suficientes dessa possibilidade, e, inclusive, é frequente a observação de casos de urticária em que há infecção pelo *H. pylori* associada, mas que não há cura da urticária apesar da erradicação da bactéria pelo tratamento antibiótico adequado. Leveduroses e dermatofitoses podem produzir urticária, assim como viroses tipo hepatite, coxsackioses e mononucleose, que podem exacerbar urticárias crônicas por ação de quimiocinas e citocinas circulantes.
- **Doenças internas:** não é frequente urticária como manifestação de doença interna, ainda que possa ocorrer em afecções como LES, linfomas e leucemias, câncer visceral, hipertireoidismo, febre reumática e artrite reu-

matoide juvenil. Lesões inflamatórias do tubo digestivo poderiam permitir a absorção de proteínas bacterianas ou de alimentos normalmente não absorvidos, a não ser após sua digestão a aminoácidos. Essas proteínas anormalmente absorvidas poderiam atuar como antígenos no desencadeamento de urticária.

- **Agentes físicos:** luz, calor, frio e pressão podem produzir urticárias de substrato imunológico ou não imunológico.
- **Contatantes:** raramente, a absorção de substâncias por via cutânea pode determinar urticária. Esse fenômeno pode ocorrer com alimentos, substâncias têxteis, pelos e saliva de animais, artrópodes, vegetais, medicamentos, cosméticos e antígenos em suspensão aérea. Nesses casos, ocorre, em geral, o que se denomina **urticária de contato**, uma forma especial de dermatite de contato dérmica, que raramente se acompanha de urticária generalizada. As urticárias de contato são reações urticariformes que surgem na pele ou nas mucosas por mecanismos imunológicos ou não imunológicos, cerca de 30 a 60 minutos após o contato com o agente causal e que desaparecem após cerca de 24 horas.
- **Fatores psicogênicos:** são comumente agravantes e somente podem ser cogitados como agentes etiológicos primários após exclusão de outros fatores causais.
- **Anormalidades genéticas:** podem determinar formas especiais de urticária, especificamente o angioedema hereditário.

Manifestações clínicas

Aparecimento de urticas que podem ter alguns milímetros a diversos centímetros em tamanho ou formar placas extensas. As lesões atingem somente algumas regiões ou estendem-se por quase toda a superfície cutânea. Pode ocorrer esmaecimento central, constituindo-se aspectos bizarros com contornos circulares, arcados, policíclicos e serpiginosos. O prurido está sempre presente, de intensidade variável, às vezes insuportável **(FIGURAS 19.3 E 19.4)**.

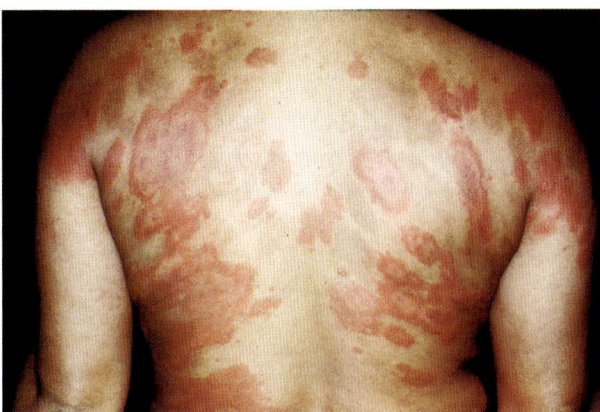

FIGURA 19.3 – Urticária. Placas eritematopapuloedematosas de tamanhos e formas variáveis.

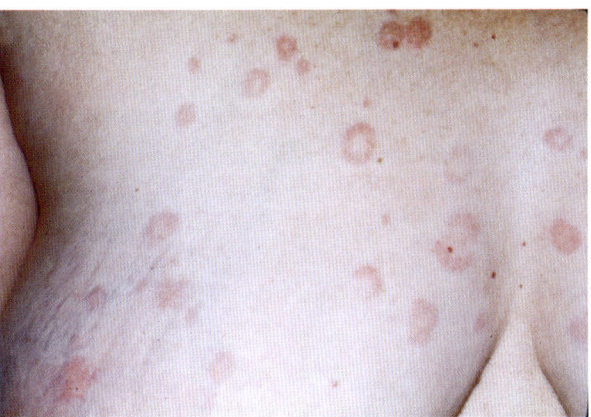

FIGURA 19.4 – Urticária. Placas eritematopapuloedematosas anulares, policíclicas por esmaecimento parcial.

Há uma forma especial, denominada angioedema, edema de Quincke ou urticária gigante, na qual os fenômenos anatomopatológicos localizam-se na derme profunda e no subcutâneo. Resulta em edema agudo, intenso e localizado, que atinge mais frequentemente extremidades, pálpebras, lábios, língua e laringe, dificultando a respiração e constituindo risco de vida pela asfixia por obstrução mecânica, podendo até ser necessária traqueostomia **(FIGURAS 19.5)**.

As lesões individuais de urticária persistem somente por algumas horas, surgindo, em outras áreas, novos elementos.

O quadro pode ter caráter agudo, desaparecendo após alguns dias, ou tornar-se crônico. As urticárias agudas são mais comumente produzidas por drogas, alimentos, inalantes e picadas de insetos.

A urticária passa a ser considerada crônica quando sua duração ultrapassa seis semanas, quando as lesões são menos intensas, menos extensas e mais persistentes.

As urticárias crônicas podem ser subdivididas em:

- **Urticária crônica intermitente:** quando há surtos intermitentes a intervalos de tempo variáveis. As causas mais frequentes são, em geral, as mesmas dos processos agudos, particularmente drogas, alimentos e inalantes.
- **Urticária crônica contínua:** quando, continuamente, surgem lesões. Nesses casos, os agentes etiológicos mais comuns são drogas, alimentos, inalantes e condições endógenas, distúrbios gastrintestinais, infecções focais, infestações, alterações endócrinas e doenças internas, autoimunidade e, eventualmente, fatores psicogênicos.

O quadro clínico da urticária é bastante característico, porém a descoberta do agente causal pode ser extremamente difícil. Nas formas agudas, é frequentemente possível a elucidação etiológica, mas, nas formas crônicas, em pelo menos 70% das vezes, a causa permanece obscura.

A clínica das urticárias é pobre em subsídios ao diagnóstico etiológico. Na urticária colinérgica, há predomínio do eritema sobre o edema, sendo o quadro clínico composto por urticas pequenas de 1 a 3 mm circundadas por halo eritema-

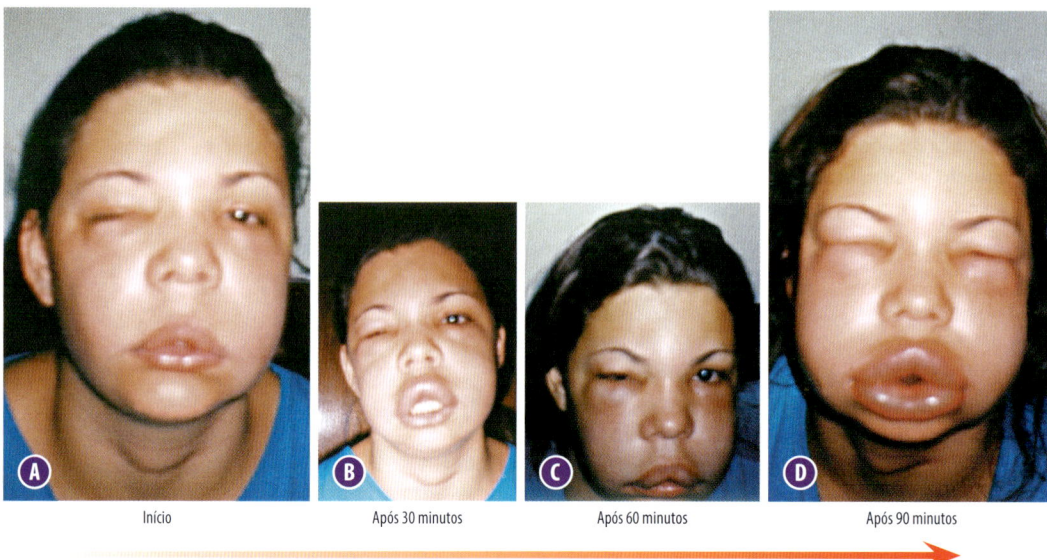

FIGURAS 19.5 – **A-D** Progresso de angioedema por ácido acetilsalicílico.

toso intenso. Nas urticárias do tipo urticária-vasculite (vasculite urticariforme), nas quais há lesão orgânica vascular e que às vezes relaciona-se patogenicamente ao complemento, as lesões são mais duradouras, menos fugazes, apresentam hiperpigmentação e descamação residuais e, em vez de prurido, despertam dor e ardor. Podem ser acompanhadas por artralgias, artrites ou outros fenômenos sistêmicos.

Nas urticárias à luz, a topografia das lesões pode ser muito sugestiva, atingindo áreas expostas, e o dermografismo caracteriza-se por lesões lineares. Na maioria das vezes, no entanto, a morfologia clínica das lesões não orienta no sentido do diagnóstico etiológico.

Histopatologia

Nas urticárias comuns, a alteração histopatológica fundamental é o edema da derme papilar e reticular; no angioedema, o edema atinge a derme profunda e a hipoderme. Paralelamente, as vênulas mostram-se dilatadas e há infiltrado inflamatório perivascular composto por linfócitos T (CD4 e CD8), neutrófilos e eosinófilos.

Diagnose

Em geral, o aspecto papuloedematoso, o prurido e a duração fugaz permitem facilmente o diagnóstico de urticária. Excepcionalmente, é necessário o diagnóstico diferencial com algumas formas de eritema polimorfo. Mais comum é a necessidade de diferenciação das urticárias com as lesões urticariformes por picadas de inseto, escabiose, pediculose e com as dermatite de contato urticariformes. Portanto, enquanto o diagnóstico clínico das urticárias é fácil, sendo excepcional a necessidade de diagnose diferencial, a diagnose etiológica pode ser extremamente difícil, exigindo, além da anamnese minuciosa, exame físico completo, observação prolongada do paciente e investigação laboratorial.

Anamnese

Na anamnese, vários fatores devem ser analisados:

- Periodicidade em relação ao dia, à semana e ao mês: eventualmente, alguns achados podem auxiliar na diagnose etiológica das urticárias. Por exemplo, indivíduos que apresentam urticária apenas no período noturno. Esse dado poderá sugerir fatores do ambiente do quarto de dormir, como o uso de inseticidas. Outro exemplo: mulheres que têm crises de urticária com periodicidade mensal. Esse fato poderá decorrer do uso de medicações utilizadas no alívio de cólicas menstruais.

- Ambiente em que ocorrem as crises de modo predominante – em casa, no ambiente de trabalho ou em outros ambientes específicos. Essas observações podem indicar fatores ambientais.

- Influências de afastamentos, como viagens ou férias. A ausência de lesões nessas situações sugere fatores ambientais do cotidiano.

- Interrogatório rigoroso sobre medicamentos, considerando-se todas as vias de administração. É preciso considerar que, muitas vezes, os pacientes não reconhecem como medicamentos os fármacos de uso rotineiro. Processo às vezes útil é o interrogatório sobre medicamento por meio dos sintomas: quando tem cefaleia, qual medicamento emprega? Sofre de obstipação intestinal? Qual medicamento utiliza para esta condição?

- Influência de alimentos. Neste caso, a anamnese auxilia muito pouco, a não ser no caso de alimentos ingeridos muito esporadicamente que permitem ao paciente relacionar com crises de urticária. Na realidade, quando há suspeita de alimentos envolvidos na etiologia da urticária, a única solução é a realização de dietas de exclusão.

- Presença de sintomas concomitantes. Por exemplo, cólicas abdominais acompanhando os surtos de urticária indicam a necessidade de se investigar verminoses ou infecções intestinais. A presença associada de dores articulares orienta para a investigação de doenças reumáticas. A presença de febre concomitante exige investigação de infecções e colagenoses.
- Influência de agentes físicos, frio, calor, pressão e luz indicam urticárias físicas, e a topografia das lesões e a história de manuseio de determinadas substâncias pode indicar urticárias de contato.

Exame físico

O exame físico pode revelar alterações indicativas de possível condição clínica associada a urticária e pode, inclusive, orientar a pesquisa diagnóstica laboratorial para confirmação diagnóstica desta condição que poderá ser a causa da urticária.

Exames laboratoriais

Atualmente está suficientemente demonstrado que investigações laboratoriais extensas e indiscriminadas não contribuem significativamente para a diagnose etiológica das urticárias. É recomendável que se realizem apenas alguns exames básicos, como hemograma, velocidade de hemossedimentação (VHS), exame de urina tipo I e protoparasitológico. Quando indicados pela anamnese e pelo exame físico, poderão ser necessários outros exames complementares, como perfil bioquímico, sorologia para colagenoses, pesquisa de imunocomplexos circulantes, pesquisa de anticorpos antitireoideanos, raios X de dentes e de seios da face, entre outros. Na suspeita de urticária autoimune, deve-se proceder a realização do teste intradérmico com autosoro.

São ainda importantes o teste do gelo nas urticárias ao frio e, eventualmente, o exame histopatológico para a exclusão de outros diagnósticos.

Os testes cutâneos de escarificação pouco contribuem na investigação causal, porém a exclusão de inalantes e as dietas de eliminação podem ser úteis.

TRATAMENTO DAS URTICÁRIAS EM GERAL

As primeiras medidas terapêuticas na urticária são a descoberta e o afastamento do agente causal. Além dessas medidas primárias, pode-se aliviar os sintomas por meio do tratamento medicamentoso, mesmo porque, na maioria das urticárias crônicas, o agente causal não é determinado, e a única medida viável será o tratamento medicamentoso. Observa-se que, ainda que não se determine sua causa, as urticárias evoluem para a cura. Em 6 meses, observam-se 50% de curas; em 1 ano, 70%; e, em 5 anos, 90% dos casos observados estão curados.

Tratamento da urticária aguda

O quadro instala-se subitamente como reação anafilactoide após período de latência em que ocorre a sensibilização e absorção do antígeno (ingerido, injetado ou inalado). A terapia dependerá da gravidade da reação. Nos casos com risco de vida, com angioedema, edema da laringe e da glote, broncoespasmo, náuseas, vômitos, hipotensão, é indicada a epinefrina (adrenalina) solução a 1:1.000 (1 mg/mL), injetando-se por via subcutânea de 0,5-1 mL a cada 2 a 3 horas, até melhora dos sintomas. Em casos extremamente graves, usar a via intravenosa, diluindo 1 mL da solução de epinefrina em 10 mL de solução fisiológica e aplicando-se lentamente, gota a gota. Eventualmente, pode ser necessária intubação e administração de oxigênio. Para pacientes com reexposição eventual ao antígeno (p. ex., picada de abelha) e possibilidade de choque anafilático, há um autoinjetor de epinefrina (EpiPen® ou EpiPen Jr®).

Após a terapia de urgência ou nos quadros disseminados, sem risco de vida, usar corticoides e anti-histamínicos. Administrar um corticoide injetável a cada 2 a 3 horas ou, então, outro de ação terapêutica rápida e prolongada e, mais tarde, corticoide via oral (VO), como a prednisona, dose inicial de 0,5 a 1 mg/kg, gradualmente reduzida. Simultaneamente, administração de anti-histamínico. Com a melhora do quadro, a dose diária do corticoide é reduzida e, posteriormente, administrada em dias alternados, porém o anti-histamínico deve ser mantido até 1 ou 2 semanas após o desaparecimento das urticas. Nas formas agudas, com poucas lesões, pode-se usar somente anti-histamínico. A terapia tópica é de pouca eficácia, podendo ser prescrito um creme de corticoide. O paciente deve ser orientado para evitar o uso de ácido acetilsalicílico e anti-inflamatórios, tranquilizantes, laxativos e alimentos considerados potencialmente urticariogênicos, como camarões, mariscos, tomates, chocolate e morangos. É aconselhável evitar exercícios físicos excessivos, banhos muito quentes e tensões emocionais.

Tratamento da urticária crônica

Fármacos empregados

Corticoides

Embora não sejam rotineiramente empregados no tratamento das urticárias crônicas, por vezes são extremamente úteis em ciclos de duração limitada em doses iniciais de 30 a 40 mg de prednisona, progressivamente diminuídas e sempre associadas a anti-histamínicos.

Anti-histamínicos H_1

Os anti-histamínicos H_1 têm indicação eletiva. São usadas a meclastina, na dose de 1 a 6 mg/dia; difenidramina, dose de 12,5 a 50 mg/dia; e clorfeniramina, 6 a 18 mg/dia. Entretanto, os anti-histamínicos de maior ação na urticária são a hidroxizina, na dose de 10 a 100 mg/dia, e a ciproeptadina, na dose de 12 a 16 mg/dia. A hidroxizina é muito sedativa e deve ser usada com cuidado durante o dia. É eletiva no dermografismo e na urticária colinérgica, enquanto a ciproeptadina é mais efetiva na urticária ao frio. Há anti-histamínicos H_1 que não se ligam a receptores do sistema nervoso central e não têm ação sedante: a loratadina, 10 mg/dia; a desloratadina, 5 mg/dia; a fexofenadina, 180 mg/dia; a mizolastina, 10 mg/dia; a ebastina, 10 mg/dia; a rupatadina, 10 mg/dia; a epinastina, 10 a 20 mg/dia; e a bilastina, 20 mg/dia. Outro anti-histamínico de introdução recente é a cetirizina, derivado da hidroxizina, com menor efeito sedante, empregado na dose única diária de 10 mg/dia. A levocetirizina é utilizada na dose de 5 mg/dia. Não existem estudos que demonstrem superioridade farmacológica de algum dos anti-histamínicos não sedantes sobre outros. Também é importante referir que existem inúmeros trabalhos em que aumentos das doses dos anti-histamínicos não sedantes de duas a quatro vezes as doses habituais beneficiam alguns pacientes que não respondem às doses clássicas.

Outra possibilidade terapêutica em relação aos anti-histamínicos é a substituição de um dos fármacos que estiver sendo utilizado sem resultado satisfatório por outro de grupo químico diverso, pois poderá se obter melhor resposta terapêutica, provavelmente por diferente metabolização de diferentes fármacos.

Outro recurso frequentemente empregado nas urticárias é a associação de anti-histamínicos preferentemente de grupos químicos diferentes, como a loratadina e cetirizina ou fexofenadina e cetirizina. Por vezes, são obtidas respostas favoráveis com essas associações por provável sinergismo entre esses fármacos.

É prático associar um anti-histamínico não sedante pela manhã, com outro de ação sedativa à noite.

Anti-histamínicos H_2

Indicados para uso em associação com os anti-histamínicos H_1. Nas urticárias crônicas refratárias ao tratamento com anti-histamínico H_1, pode-se associar um anti-H_2. O mais utilizado é a cimetidina, na dose de 400 a 1.200 mg/dia, mas alguns estudos apontam para superioridade da ranitidina na dose de 150 mg, duas vezes/dia, geralmente associada à hidroxizina, associação esta também usada no dermografismo. O uso prolongado da cimetidina e, em muito menor intensidade, da ranitidina, pode causar efeitos antiandrogênicos e, em idosos, neutropenia e confusão mental.

Antidepressivos tricíclicos

Os antidepressivos tricíclicos têm efeito bloqueador sobre receptores H_1 e exercem ação inibidora sobre receptores H_2. Um dos antidepressivos, a doxepina, pode ser empregado em casos de urticária crônica, angioedema e urticária ao frio, mesmo se o paciente não for deprimido. A doxepina inibe parcialmente o fator ativador de plaquetas e tem indicação eletiva na urticária ao frio, deve ser empregada cautelosamente em idosos e não deve ser empregada na presença de glaucoma. A dose usual é de 10 mg, dose única, à noite.

Antileucotrienos

Ainda que superiores a placebo, são menos efetivos do que os anti-histamínicos H_1 não sedantes. Bloqueiam a ligação dos leucotrienos a seu receptor CIS-LT1, impedindo a formação de LT4. São o montelucaste, utilizado na dose de 10 mg/dia; e o zafirlucaste, empregado na dose de 20 mg a cada 12 horas.

β-Bloqueadores

Inibem a liberação de mediadores por meio do aumento dos níveis intracelulares do AMPc. O fármaco deste grupo usado na urticária é a terbutalina, mas seu uso é excepcional, e a sua efetividade, variável.

Colchicina

Pode ser empregada nos casos em que não há resposta aos anti-histamínicos, particularmente nas urticárias com predomínio de infiltrado inflamatório neurofílico. As ações da colchicina são supressão da geração de leucotrienos, diminuição da migração e da adesividade dos neutrófilos. As doses empregadas são de 0,5 a 1,5 mg/dia.

Dapsona

Também oferece melhores resultados nas urticárias com infiltrado neutrofílico e na urticária de pressão. Promove supressão das prostaglandinas, inibição da liberação de enzimas lisossomais, inibição da adesão dos neutrófilos mediada por integrinas e inibição da quimiotaxia dos neutrófilos. As doses empregadas são de 50 a 150 mg/dia.

Hidroxicloroquina

Suprime a ativação dos linfócitos, interfere no processamento de antígenos por alcalinização dos vacúolos intracelulares e estabiliza as membranas lisossômicas. É empregada nas doses de 200 a 400 mg/dia, sendo mais efetiva nas vasculite urticariforme.

Imunossupressores

Podem ser empregados ciclosporina e metotrexato no tratamento das urticárias crônicas não responsivas ao tratamento clássico. A ciclosporina é empregada na dose de 3 a 5mg/kg/dia, por, no máximo, 3 meses, e o metotrexato é empregado na dose de 15 mg/semana, divididos em três doses a cada 12 horas. Eventualmente, não havendo resposta, aumenta-se a dose em 5 mg a cada 2 semanas, até o máximo de 25 mg/semana.

Levotiroxina

Pode ser útil em pacientes com urticária crônica e autoanticorpos antitireoideanos na dose de 1,7 µg/kg/dia. O objetivo do tratamento é a diminuição do TSH sem provocar hipertireoidismo. A ação seria sobre o processo autoimune, envolvendo a tireoide e provocando urticária. A resposta pode tardar 2 semanas, e, após remissões prolongadas, o medicamento deve ser retirado gradativamente.

Fototerapia

Há publicações que relatam eficiência da associação de anti-histamínicos com UVB *narrow band* e PUVA em urticárias crônicas refratárias. A possível ação da fototerapia seria decorrente de ações imunossupressoras das radiações ultravioleta.

Omalizumabe

Foi aprovado em 2014 para urticária crônica idiopática resistente aos tratamentos habituais para adultos e crianças de 12 anos ou mais. É um anticorpo monoclonal que se liga seletivamente a IgE, inibindo sua ligação com os receptores FcΣRI da superfície dos mastócitos e basófilos, impedindo sua degranulação. Também reduz os níveis de IgE e o número de receptores FcΣRI dos basófilos. Provoca, ainda, apoptose de eosinófilos e suprime a produção de IL-2 e IL-3. A dose empregada é de 300 mg por via subcutânea a cada 2 a 4 semanas, no total de três doses.

Sulfassalazina

Diminui a síntese de leucotrienos, inibe a degranulação dos mastócitos mediada por IgE e inibe a proliferação e diferenciação dos linfócitos B. A dose utilizada é de 2,0 a 3 g/dia.

Vitamina D

Existem relatos de eficácia quando associada a anti-histamínicos e antileucotrienos. Tem efeito anti-inflamatório e imunomodulador, e a dose recomendada é de 4.000 UI.

Diante dos múltiplos fármacos passíveis de serem empregados no tratamento da urticária crônica, sugere-se a seguinte sequência progressiva de opções:

- **Primeiras opções:**
  - Anti-histamínicos H_1 não sedantes.
  - Anti-histamínicos H_1 não sedantes pela manhã, mais anti-histamínicos H_1 sedantes ao deitar.
  - Anti-histamínicos H_1 não sedantes mais anti-histamínicos H_2.
  - Anti-histamínicos H_1 não sedantes, mais anti-histamínicos H_1 sedantes ao deitar, e mais anti-histamínicos H_2.
- **Segundas opções:**
  - Aumento das doses dos anti-histamínicos não sedantes e/ou sedantes.
  - Substituição dos anti-histamínicos.
  - Associação de anti-histamínicos de diferentes grupos químicos.
  - Ciclos de corticoides por VO, mais anti-histamínicos H_1 não sedantes e/ou sedantes.
  - Anti-histamínicos mais antileucotrienos.
- **Terceiras opções:**
  - Colchicina.
  - Dapsona.
  - Metotrexato.
  - Ciclosporina.
  - Hidroxicloroquina.
  - Sulfassalazina.
  - Vitamina D, mais anti-histamínicos, mais antileucotrienos.
  - Fototerapia UVB *narrow band* ou PUVA, mais anti-histamínicos.
  - Omalizumabe, ainda em início de utilização, recém aprovado, poderá representar futuramente uma opção importante nas urticárias resistentes ao tratamento clássico.

Dentro da gama de opções, deve-se respeitar as melhores indicações de alguns medicamentos, como a colchicina e a sulfona para urticárias neutrofílicas, a tireoxina para associações com tireoidite autoimune e a hidroxicloroquina para vasculite urticariforme.

Outras terapias

Cromoglicatos

Inibem a liberação de mediadores pela interferência sobre o cálcio, com aumento dos níveis intracelulares de AMPc, estabilizando a membrana do mastócito. São empregados por inalação, sendo muito mal absorvidos por VO (1% de absorção no caso do cromoglicato dissódico). Poderiam ser indicados em urticárias de origem alimentar.

Há referências sobre o emprego de inibidores da calicreína, como a aprotina intravenosa, e inibidores da prostaglandina, como a indometacina, esta última droga é administrada, particularmente, na vasculite urticariforme. Existem, ainda, relatos de tratamento de vasculite urticariforme com outros medicamentos, como colchicina, hidroxicloroquina e sulfona.

Em urticárias crônicas de causas não definidas, podem-se realizar provas terapêuticas com antibióticos (como as tetraciclinas) ou com antifúngicos (como o cetoconazol ou itraconazol), considerando-se a possibilidade de eliminar possíveis focos bacterianos ou fúngicos.

Nas urticárias autoimunes, existem relatos da utilização de γ-globulina intravenosa nas doses de 0,4 mg/kg/dia por 5 dias. Nas urticárias crônicas graves, refratárias aos anti-histamínicos, existem outras terapias imunossupressoras, plasmaférese, ciclosporina na dose de 2,5 a 5 mg/kg/dia por 4 semanas.

Existem relatos discutíveis sobre a possível associação de urticárias crônicas com infecções pelo *Helicobacter pylori* que responderam ao tratamento desta bactéria com amoxicilina 1 g, duas vezes/dia, por 14 dias; ou claritromicina 500 mg, duas vezes/dia, por 14 dias; ou tetraciclina 500 mg, quatro vezes/dia, por 14 dias.

Outros fármacos utilizados esporadicamente com relatos de sucesso em urticárias crônicas são: nifedipina (10-20 mg, três vezes/dia, por 4 semanas) e cetotifeno (1 mg/dia, por 2 semanas). Existem, ainda, relatos de urticárias crônicas autoimunes estrogênicas que se agravam nos períodos menstruais e que respondem à administração de tamoxifeno (10 mg, duas vezes/dia, por 3 dias).

Quando, concomitantemente à urticárias crônicas, existem doenças sistêmicas ou focos sépticos, evidentemente, estas condições devem ser tratadas.

Urticária colinérgica

A urticária colinérgica ou sudoral caracteriza-se por urticas de 1 a 3 mm de tamanho e halo de eritema, muito pruriginosas, surgindo em qualquer região, exceto as palmoplantares **(FIGURA 19.6)**. O quadro é acompanhado por condições de sudorese e elevação da temperatura, exercícios físicos, tensões emocionais, banhos quentes ou quadros febris. Eventualmente, ocorrem náuseas, hipersalivação, cefaleia e perturbações intestinais. Há forma minimizada em que há somente prurido, sem lesões e que constitui o **prurido colinérgico**.

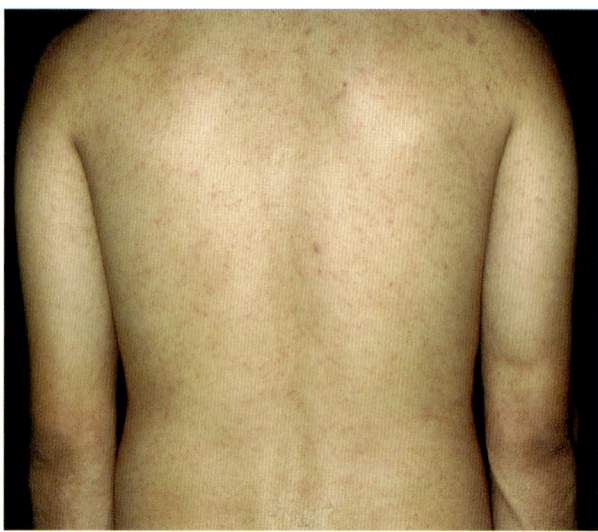

FIGURA 19.6 – Urticária colinérgica. Inúmeras urticas diminutas.

A urticária colinérgica compreende cerca de 5 a 7% das urticárias crônicas e acomete principalmente jovens de 15 a 25 anos. Pode coexistir com dermografismo, urticária ao frio, por pressão e aquagênica.

A urticária colinérgica é causada pela deficiência da inibição de acetilcolina pela colinesterase ou pelo excesso de liberação de acetilcolina pelas fibras simpáticas e parassimpáticas. A acetilcolina libera histamina e outros mediadores dos mastócitos, determinando o quadro clínico. Um aumento da histamina no plasma pode ser encontrado nas formas graves de urticária colinérgica. O mecanismo é, pois, não imunológico, ainda que haja raros relatos de transferência passiva pelo soro. É possível que, nestes casos, ocorra uma associação com mecanismo IgE-dependente. As injeções intradérmicas de acetilcolina, metacolina ou pilocarpina provocam urticas com halo eritematoso. Isso pode ocorrer também nas urticárias alérgicas com componente colinérgico.

Diagnose

É determinada pela história e característica da erupção e pelo teste do banho quente, que consiste na imersão de um membro em água com temperatura de 40 a 41 °C por 10 a 20 minutos. As lesões surgem na área imersa e em outros locais. Outro teste consiste em fazer exercício, provocando sudorese. Podem-se fazer também testes intradérmicos com injeções de cloreto de acetil-B-metacolina (Mecolil), nicotina e soluções salinas hipertônicas. O teste intradérmico com Mecolil é o mais factível para uso rotineiro porque é substância estável e tem ação mais prolongada. Injeta-se 0,1 mL de solução na concentração de 0,015 mg/mL. A positividade do teste no sentido da diagnose de urticária colinérgica é representada pelo aparecimento de urticas satélites. O simples aumento da urtica provocada pela injeção também ocorre no dermografismo. O teste intradérmico com nicotina é feito pela injeção intradérmica de 0,1 mL de solução na concentração de 0,001 mM/L, e a resposta positiva também é expressa pelo surgimento de urticas satélites. Da mesma forma, a injeção intradérmica de 0,1 mL de solução salina hipertônica na concentração de 684 mM/L pode provocar urticas satélites nos pacientes com urticária colinérgica. Deve-se salientar que todos esses testes intradérmicos têm valor muito relativo, somente sendo positivos em casos intensos de urticária colinérgica e, portanto, os melhores testes diagnósticos são os provocativos, isto é, o teste do exercício e o do banho quente.

Tratamento

Medicamento eletivo é a hidroxizina administrada na dose de 10 a 25 mg, três vezes/dia, eventualmente aumentada até a dose máxima de 100 mg/dia, para o controle do quadro. Posteriormente, diminuir a dose até a mínima necessária, que pode ser administrada por longo período, eventualmente substituindo-a pela cetirizina. É importante avaliar o estado psicossomático, podendo ser indicada psicoterapia. Em formas resistentes, podem ser experimentados diazepínicos ou ergotamina. Existem relatos da eficácia do tratamento com danazol 200 mg, três vezes/dia, utilizado por 1 mês.

Urticária adrenérgica

Caracteriza-se por urticas circundadas por halo branco, surgindo após situações de estresse emocional ou que podem ser provocadas por injeção intradérmica de adrenalina. Existem relatos da utilização, com sucesso, de propanolol 20 mg, três vezes/dia, para seu tratamento.

Urticárias físicas

Dermografismo

O dermografismo é uma resposta normal exagerada da pele. Quando se exerce uma fricção ou pressão linear sobre a pele, com um estilete ou ponteiro, provoca-se a tríplice reação de Lewis. Esta caracteriza-se pelo eritema inicial (após 3-15 segundos), pelo eritema reflexo (após 30-90 segundos) e pela urtica (após 2-3 minutos). Essa reação é discreta na maioria dos indivíduos e bem evidente em 25 a 50% da população. No dermografismo, a resposta está alterada e o eritema reflexo e a urtica adquirem dimensões exageradas **(FIGURA 19.7)**. O dermografismo é observado entre 1,5 a 5% da população e em 22% dos pacientes com urticária crônica idiopática, de acordo com diferentes relatos. Não existe uma padronização clínica do dermografismo. Foi proposta uma pressão com estilete de 5.000 g/cm^2, devendo a urtica ser maior que 2 mm. A reação diminui após 15 minutos e desaparece após 30 minutos. Pode-se distinguir dois tipos de dermografismo: simples, sem prurido; e, sintomático, com prurido de intensidade variável, que pode ser muito desconfortável.

O dermografismo é devido a uma dilatação capilar (eritema inicial), a uma dilatação arteriolar axônica (eritema reflexo) e a um edema por extravasamento (urtica). É causado por excessiva degranulação de mastócitos com a participação de mediadores, como a histamina, bradicinina, leucotrienos e heparina. É possível que, em alguns casos, ocorra alteração na condução nervosa pela ação da substância P. Em outros,

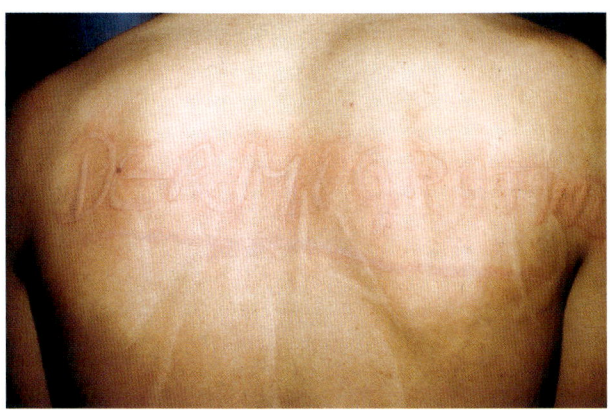

FIGURA 19.7 – Dermografismo. Lesões lineares e letras produzidas por pressão linear exercida sobre a pele.

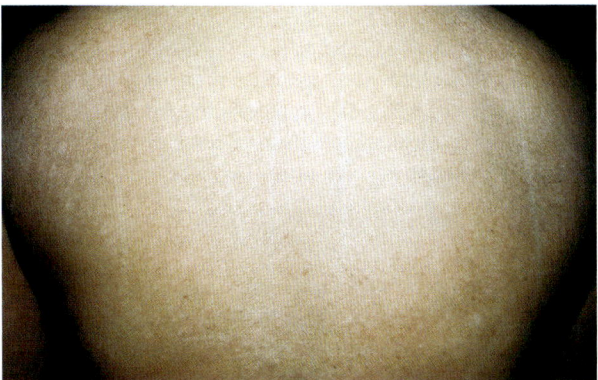

FIGURA 19.8 – Dermografismo branco. Linhas brancas provocadas por pressão linear sobre a pele.

há participação de imunoglobulinas, particularmente IgE, que reagiria com neoantígenos liberados pelo estímulo mecânico sobre a pele, já que há relatos sobre a transferência passiva do dermografismo com soros de indivíduos afetados.

O dermografismo pode ser uma característica individual congênita, eventualmente hereditária, ou pode ser adquirido. Nesse caso, pode surgir após uso de fármacos (penicilina, barbitúricos, codeína, sulfonamidas e outras) ou aparecer após infecções, infestações ou crises emocionais. Pode ser epifenômeno em doenças sistêmicas, como diabetes, fenilcetonúria, hiper ou hipotireoidismo e doenças hematológicas. A duração do dermografismo é variável de meses a anos e, às vezes, surge de modo intermitente.

Tratamento

Primeiramente, deve-se excluir noxas agravantes ou desencadeantes. O medicamento eletivo é a hidroxizina, administrado na dose de 10 a 100 mg/dia, que, em casos resistentes, pode ser associado com a cimetidina, na dose de 400 a 1.200 mg/dia. A hidroxizina pode ser substituída pelo seu derivado, a cetirizina, na dose de 10 mg/dia. Há relatos de benefícios com fototerapia com UVB *narrow band* e PUVA. Em formas não controladas, faz-se uma tentativa de dessensibilização com doses crescentes da solução milesimal de histamina aplicadas intradermicamente.

Dermografismo branco

O dermografismo branco é uma reação da pele, diversa do dermografismo. A fricção ou pressão linear determina na pele uma estria branca que surge após 5 a 15 segundos e desaparece em torno de 20 minutos **(FIGURA 19.8)**. É devida à vasoconstrição e/ou compressão por edema. Observado na dermatite atópica, em liquenificações, na psoríase, na dermatite seborreica, no líquen plano, na pitiríase rubra pilar, em eritrodermias e na doença enxerto *versus* hospedeiro.

Dermografismo preto

Nome impróprio dado às estrias escuras causadas por pigmentação artificial de braceletes, anéis ou adornos, na pele.

Dermografismo tardio

É um quadro raro. Após a resposta ao dermografismo ter desaparecido, surge no local, depois de 3 a 6 horas, urtica que persiste por 24 a 48 horas. Pode estar associado à urticária de pressão.

Urticária de pressão

É uma forma rara de urticária isoladamente, mas acompanha, com frequência, urticária crônica. É uma reação similar ao dermografismo tardio, desencadeada por pressão demorada em área da pele. Após 30 minutos (tipo imediato) ou 2 a 6 horas (tipo tardio), surge a placa de urtica que perdura de 6 a 48 horas. É encontrada mais frequentemente em sítios de pressão (como de sutiãs, cintos, suspensórios e roupas) e também em regiões glúteas (em decorrência do ato de sentar), nas mãos – de acordo com a atividade laboral, e nos pés – como consequência do caminhar.

Pode ser acompanhada de prurido e/ou dor e manifestações gerais como febre, calafrios, artralgias e mialgias. Laboratorialmente, pode haver leucocitose e aumento da VHS.

Na patogenia do dermografismo tardio e da urticária de pressão, há a participação de cininas, prostaglandinas e histamina.

Diagnose

História e quadro clínico. Pode-se fazer o teste da cinta, colocando-se uma faixa de 10 cm de largura sobre o ombro com um peso de 8 a 10 kg, ou o teste do cilindro, com um peso de 8 a 10 kg, com 4 cm de diâmetro, sobre a coxa por 10 a 20 minutos.

A prova é positiva se surge placa de urtica em 10 a 30 minutos (tipo imediato) ou após 2 a 3 horas (tipo tardio).

Tratamento

Similar ao do dermografismo, mas as doses de anti-histamínicos não sedantes devem ser maiores do que as habituais. Em formas graves, pode-se usar prednisona 30 mg/dia. Existem relatos de respostas à colchicina, sulfona e sulfazalazina 500 mg/dia até 4 g/dia, isoladamente ou em associação com prednisona, e também a antileucotrienos 10 mg/dia. Corticoides potentes sob oclusão podem auxiliar o tratamento.

Urticária ao calor

Muito rara, caracterizada pelo aparecimento de urticas localizadas, alguns minutos após aplicação direta de objeto quente ou aquecimento. É devida a uma sensibilidade dos mastócitos ao calor. A transferência passiva é negativa e o teste do Mecolil é negativo. Há uma forma hereditária em que o aparecimento de urticas é mais tardio.

Diagnose

É determinada pela história e é comprovada de imediato, colocando-se um tubo de ensaio com água aquecida (38-42 °C) sobre a pele, onde surgem urticas após alguns minutos.

Tratamento

Anti-histamínicos e, eventualmente, diazepínicos. Também há relatos de dessensibilização por meio de exposições repetidas ao calor.

Urticária de reaquecimento

Variante rara de urticária ao calor, observada eventualmente em indivíduo atópico que entra em ambiente aquecido após permanência em ambiente frio.

Urticária ao frio

Quadro bem definido, ocorrendo, após exposição ao frio, eritema e urticas. Estas lesões localizam-se somente na área de exposição (tipo de contato) ou à distância (tipo reflexo). Há uma forma anafilática que pode surgir após banhos de mar, em piscinas e lagos com temperatura fria, caracterizada por urticas, angioedema e artralgias de gravidade variável, que pode ser letal.

Existem formas familiares raras, outras associadas com anormalidades sorológicas e infecções e formas idiopáticas. As familiares são de herança autossômica dominante e podem ser do tipo imediato ou tardio. Nas do tipo imediato, após exposição ao frio, surgem eritema, urticas, febre e dores abdominais. Nas do tipo tardio, após 9 a 18 horas da exposição, surge angioedema. Nas urticárias ao frio associadas com alterações sorológicas, podem ser encontradas crioglobulinas, criofibrinogênio, aglutininas e hemolisinas ao frio. O quadro clínico pode ser acompanhado de púrpura, fenômeno de Raynaud e até de alterações isquêmicas. Ocasionalmente, a urticária ao frio pode estar associada com mononucleose, ascaridíase, infecções focais e alergia alimentar.

Na patogenia, o simples frio pode agir sobre os mastócitos, mas frequentemente, há participação de IgE com a liberação de mediadores, histamina, prostaglandinas e fatores quimiotáticos neutrofílico e eosinofílico.

Diagnose

História e testes de exposição ao frio. Na forma de contato, coloca-se gelo sobre a pele **(FIGURA 19.9)** ou a mão ou o antebraço em água fria de 5 a 6 °C por 5 a 10 minutos. Na forma reflexa, pode-se colocar ambos os antebraços em água fria. Devem ser pesquisados crioaglutininas, hemolisinas, aglutininas e criofibrinogênio.

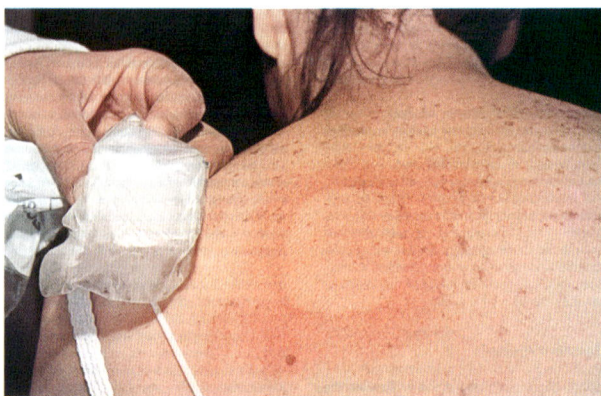

FIGURA 19.9 – Urticária ao frio. Placa eritematoedematosa produzida por contato com gelo.

Tratamento

Anti-histamínicos, sendo mais efetiva a ciproeptadina (12-16 mg/dia). Há relatos do uso de penicilina G, na dose de 1.000.000 unidades/dia, via intravenosa, por 2 a 3 semanas, com eventual ação benéfica. Em formas resistentes, experimentar a cloroquina, 250 mg/dia, por 3 a 4 semanas, ou a doxepina, 10 a 20 mg, três vezes/dia.

Urticária aquagênica

Forma rara, familiar ou esporádica. Ocorre 2 a 30 minutos após imersão em água. O mecanismo não está esclarecido. É possível a ocorrência de fenômeno semelhante ao da urticária colinérgica. Outra possibilidade é a dispersão para a derme de antígeno solúvel em água, existente na camada córnea, que induziria a liberação de histamina pelos mastócitos. Há uma forma minimizada, somente com prurido, que constitui o **prurido aquagênico**.

Prurido aquagênico sem urticária pode ser idiopático, mas pode acompanhar policitemia vera, doença de Hodgkin, síndrome mielodisplásica e síndrome hipereosinofílica.

Diagnose

Pela história ou pelo quadro clínico.

Tratamento

Com hidroxizina, ciproeptadina ou clemastina.

Urticária solar

Quadro raro, no qual surgem urticas após exposição solar. O mecanismo pode ser similar ao da urticária colinérgica, ainda que sejam relatados casos de transferência passiva pelo soro. Pode, assim, haver associação com mecanismo imunológico e com atopia. Vários comprimentos de onda têm sido apontados como responsáveis.

É necessário excluir fotossensibilizantes, endotantes ou contatantes, lúpus eritematoso e protoporfiria eritropoiética, pois estes quadros podem-se acompanhar de lesões urticariformes nas áreas expostas.

Diagnose
Pela história e pelo quadro clínico.

Tratamento
Fotoprotetores. Há relatos de eficácia da cloroquina e de tratamento com PUVA. Anti-histamínicos e betacaroteno são pouco efetivos.

Urticária factícia
Quadro de lesões urticadas, lineares ou dispersas, causadas pelo ato de coçar, por atrito ou pela ação de esfregar a pele. Há queixa de prurido, presença de dermografismo e escoriações. Ocorre geralmente pela manhã ou ao deitar. É um estado de irritabilidade cutânea encontrada em situações psicossomáticas e psiconeuroses.

Diagnose
Pela história e pelo quadro clínico.

Tratamento
Anti-histamínicos, sedativos e, se necessário, consulta psiquiátrica.

Angioedema vibratório
Angioedema desencadeado por estímulo vibratório ou similar. Há uma forma familiar autossômica dominante e outra associada com urticária colinérgica.

Vasculite urticariforme (urticária-vasculite)
São quadros clínicos urticariformes que têm, no entanto, substrato anatomopatológico de vasculite. Correspondem a cerca de 2% das urticárias crônicas. Compreendem formas hipocomplementêmicas (que ocorrem quase exclusivamente no sexo feminino) e formas normocomplementêmicas (nas quais há discreto predomínio nas mulheres). O pico de incidência ocorre na quarta década de vida e há descrição de casos em gêmeos, sugerindo, pelo menos em alguns casos, predisposição genética.

Manifestações clínicas
Do ponto de vista clínico, as lesões são urticariformes, porém, mais duradouras que as da urticária comum, deixam hiperpigmentação residual e, em vez de prurido, há sensações de dor e ardor (FIGURA 19.10). Existem formas cutâneas puras e formas com manifestações sistêmicas variáveis. As manifestações sistêmicas são quase exclusivas das formas hipocomplementêmicas, que frequentemente se associam a colagenoses, especialmente LES e síndrome de Sjöegren, mas também às hepatites e deficiências hereditárias do complemento; no entanto, a maioria dos casos é idiopática. As manifestações sistêmicas são artralgias e artrites com sinovites (76%); alterações renais (36%), como glomerulonefrites difusas ou focais, membranosas, intersticiais, angiopáticas e tubulointersticiais; alterações respiratórias (29%), como bronquite e asma; atrofia do nervo óptico (12%); uveítes e episclerites (11%); e, em 10% dos casos, outros órgãos podem ser afetados, ocorrendo cardiopatias, esplenomegalia, adenopatias e fenômeno de Raynaud.

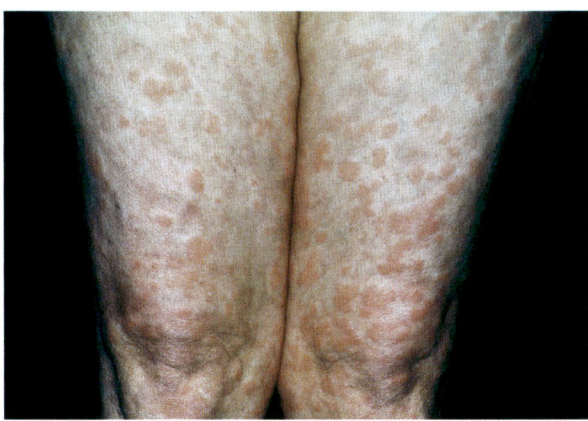

FIGURA 19.10 – Vasculite urticariforme. Placas eritematoedematosas e manchas residuais hiperpigmentadas nos membros inferiores.

Diagnose
É clínica e confirmada pela presença de vasculite leucocitoclástica ao exame histopatológico, inclusive depósitos de complemento e fibrina nas paredes vasculares e, nos casos associados a LES, presença de banda lúpica com depósitos de IgM, IgA e IgG na zona da membrana basal.

Diagnose diferencial
Urticária crônica comum, LES e outras doenças do colágeno, vasculites cutâneas e cutâneo-sistêmicas, principalmente doença de Wegener e poliangeíte microscópica. Para a diagnose diferencial, devem ser feitas provas sorológicas para LES e outras colagenoses, ANCA e dosagem do complemento. Nas formas hipocomplementêmicas, pela possibilidade de lesões pulmonares, é importante o estudo radiológico dos pulmões.

Patogenia
Na patogenia dos quadros mais graves, estão envolvidos imunocomplexos que se depositam nas paredes vasculares com ativação do complemento e afluxo de neutrófilos que liberam enzimas, resultando em lesões vasculares. Os pacientes com formas hipocomplementêmicas podem apresentar anticorpos anti-C_{1q} e contra células endoteliais. Existem casos desencadeados por fármacos, como inibidores da enzima conversora da angiotensina, penicilina, sulfas, acetato de glatiramer, diltiazen, cimetidina, tiazídicos, AINE e iodeto de potássio. A vasculite urticariforme pode ser manifestação de LES e de síndrome de Sjögren, e pode associar-se a gamopatias por IgA e IgM, crioglobulinemias mistas, malignidades hematológicas e neoplasias sólidas. Mais raramente, associa-se a infecções, hepatites B e C, infecções pelo Epstein-Barr vírus e borrelioses. Embora as formas hipocomplementêmicas por vezes se associem a LES, existem casos com anticorpos antinucleares presentes, mas que não configuram completamente LES. Quando há anticorpos anti-C_{1q}, há maior incidência de angioedema, lesões oculares, lesões renais e doença pulmo-

nar obstrutiva crônica. As formas normocomplementêmicas raramente se associam a colagenoses, e existem formas primárias e secundárias a outras doenças, LES, síndrome de Sjögren, hepatite B, mononucleose infecciosa, deficiências hereditárias do complemento e síndrome de Schnitzler.

Histopatologia
O quadro histológico da vasculite urticariforme caracteriza-se por venulite necrotizante com degeneração fibrinoide na derme superior com leucocitoclasia e extravasamento de hemácias. A imunofluorescência das lesões recentes mostra depósitos de IgG e C_3 na parede vascular.

Tratamento
Nas formas cutâneas puras, é possível controle com anti-histamínicos. Eventualmente, são necessários ciclos de corticoides sistêmicos e AINE, como a indometacina. Como segunda opção, podem ser empregadas sulfona, colchicina e hidroxicloroquina. Nas formas sistêmicas, geralmente são necessários corticoides e imunossupressores, particularmente azatioprina e micofenolato de mofetil. Mais recentemente, há relatos de bons resultados com rituximabe em formas resistentes aos outros tratamentos.

SÍNDROMES URTICARIFORMES
Síndrome de Schnitzler
A **síndrome de Schnitzler** caracteriza-se pela presença de lesões de urticária crônica tipo vasculite leucocitoclástica. As lesões urticariformes predominam no tronco e nos membros, poupando a face, as palmas e plantas e não são pruriginosas **(FIGURA 19.11)**. Angioedema ocorre raramente. O quadro cutâneo é acompanhado de febre elevada, mal-estar, linfadenopatia (40%), hepatomegalia (30%), esplenomegalia (30%), artralgia, mialgia, perda de peso, e, em 70% dos pacientes, ocorre dor óssea, especialmente na pélvis, no fêmur, nas tíbias, na coluna, nas clavículas e no osso do antebraço. À radiografia de ossos, evidencia-se osteoesclerose, que lentamente progride a hiperostose, especialmente nos ossos longos. Na maioria dos pacientes, está presente gamopatia monoclonal tipo IgM e, eventualmente, IgG sem a presença de doença linfoproliferativa. Quando há gamopatia monoclonal, em 7 a 10% dos pacientes, ocorre neuropatia periférica sensitivo-motora. Na diagnose diferencial, devem ser considerados: a doença de Still com início no adulto, a crioglobulinemia, a síndrome POEMS (acrônimo do inglês ***p**olyneuropathy, **o**rganomegaly, **e**ndocrinopathy, **M** protein and **s**kin changes* – polineuropatia, organomegalia, endocrinopatia, proteína M e alterações da pele), a macroglobulinemia de Waldenström, a síndrome por hiper-IgD, o LES, urticária de pressão tardia, deficiência adquirida dos inibidores de C_1 e mastocitose. A prognose é boa, com curso benigno em 90% dos casos, embora, em alguns pacientes, haja evolução para linfoma e também para a macroglobulinemia de Waldenström e mieloma IgM. Não há tratamento definido. Os anti-histamínicos não controlam a erupção urticariforme. Os corticoides são úteis apenas em altas doses, mas sua retirada implica no retorno do quadro. AINE, particularmente o ibuprofeno, podem ser úteis. Colchicina e sulfonas

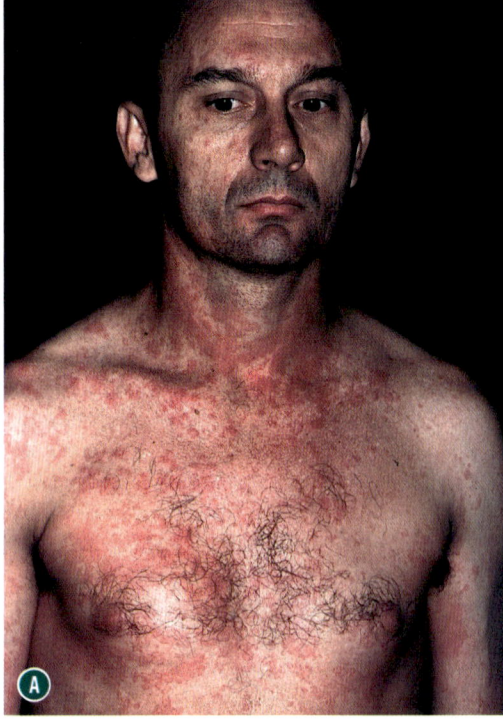
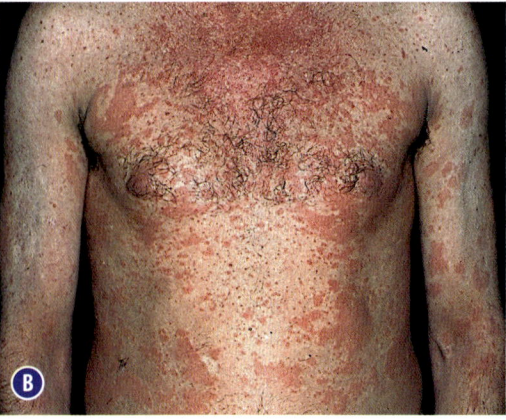

FIGURA 19.11 – **A** Síndrome de Schnitzler. Lesões urticariformes extensas. **B** Síndrome de Schnitzler. Detalhe do mesmo doente.

têm resultados muito variáveis. Têm sido utilizados, com alguma eficácia: imunossupressores, ciclofosfamida, azatioprina e clorambucil (com resultados variáveis). Plasmaférese e imunoglobulina intravenosa também são alternativas.

Febre do mediterrâneo familiar

Doença hereditária autossômica recessiva resultante de mutações no gene *MEVR1* localizado no cromossomo p16. Atinge predominantemente árabes, judeus sefarditas e armênios.

Na pele, ocorrem lesões erisipela-símile nas pernas, que podem acompanhar-se de lesões urticariformes e de vasculites. Alguns pacientes desenvolvem amiloidose renal. O tratamento é feito com colchicina.

Síndrome periódica associada à criopirina (síndrome de Muckle-Wells)

Doença hereditária dominante consequente a mutações no gene *CIAS1* localizado no cromossomo 1q14.

Clinicamente, há lesões eritematosas ou urticária em surtos que se acompanham de calafrios e febre com duração de cerca de 24 horas. Ao longo dos anos, aparece surdez nervosa e amiloidose renal.

O tratamento é feito com anankira. Na diagnose diferencial, devem ser consideradas a febre do mediterrâneo, a doença de Still e a síndrome de Schnitzler.

Síndrome periódica associada ao receptor de TNF

Resulta de mutações no gene que codifica o receptor de TNF situado no cromossomo 12.

Clinicamente, há febre, artralgias, conjuntivite, sinovites, pleurisia, amiloidose de fígado e rins e, na pele, surge exantema migratório macular, que pode ser acompanhado de placas eritematoedematosas. Deve ser diferenciada da febre do mediterrâneo, da síndrome periódica associada à criopirina e da síndrome por hiper-IgD.

Síndrome por hiper-IgD

Caracteriza-se por febre periódica e lesões cutâneas constituídas por máculas eritematosas, eritema anular, nódulos e urticária. Sistemicamente, há linfadenopatia cervical, dores abdominais e artralgias. Laboratorialmente, há leucocitose, aumento da VHS e aumento sérico da vitamina D.

Síndrome CINCA

A síndrome CINCA (acrônimo do inglês **c**hronic **i**nfantile **n**eurologic **c**utaneous and **a**rticular syndrome – síndrome crônica infantil neurológica cutânea e articular) é também chamada de **NOMID** (acrônimo do inglês **n**eonatal **o**nset **m**ultisystem **i**nflamatory **d**isease – doença inflamatória multissistêmica de início neonatal). É rara, de herança autossômica dominante consequente a mutações no gene *CIAS1* que codifica a criopirina localizada no cromossomo q44.

Clinicamente, se expressa por lesões cutâneas, articulares e neurológicas. As lesões cutâneas correspondem à primeira manifestação e são de caráter urticariforme ou do tipo eritema marginado e surgem nos primeiros dias de vida **(FIGURA 19.12)**. As manifestações articulares são representadas por artropatias e artrites deformantes. Os sintomas neurológicos são macrocefalia com atrofia cerebral, atrofia do nervo óptico, surdez, retardo do desenvolvimento e convulsões.

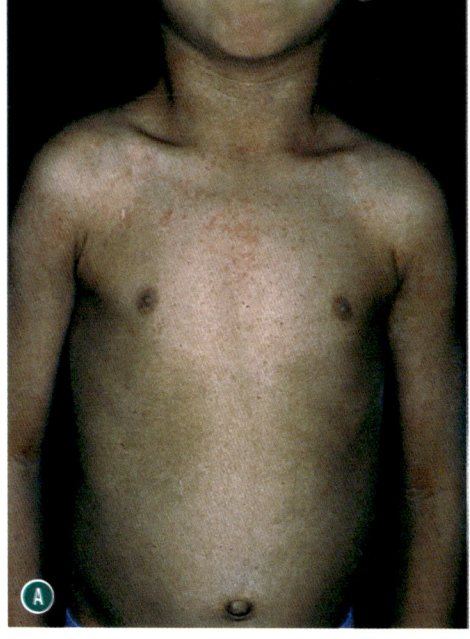
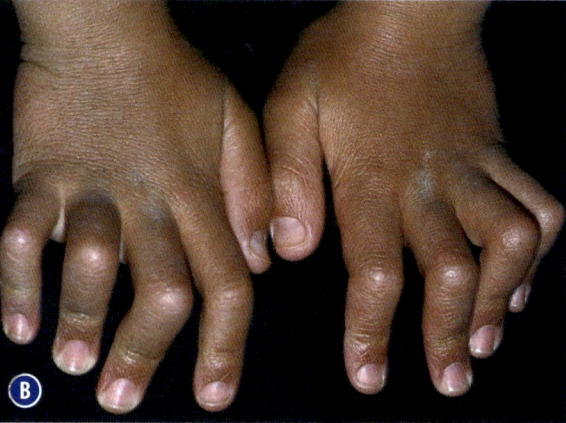

FIGURA 19.12 – Síndrome CINCA. **A** Lesões urticariformes. **B** Artrite grave.

Doença de Still do adulto

Trata-se de forma de artrite reumatoide que ocorre entre os 16 e 35 anos. As manifestações articulares são de artrite, inicialmente discreta, que evolui para acometimentos mais intensos, atingindo tornozelos, joelhos, ombros, punhos e articulações interfalangianas proximais. As manifestações cutâneas caracterizam-se por erupção macular ou maculopapular no tronco e na porção proximal dos membros, de caráter fugaz. Em geral, as lesões cutâneas se associam a picos febris próprios da enfermidade. Também podem ocorrer lesões urticadas, lesões purpúricas e lesões eczematosas **(FIGURAS 19.13 E 19.14)**. Além das manifestações articulares, cutâneas e febre, pode haver mialgias e linfadenomegalias.

O exame histopatológico das lesões revela dermatite inspecífica com infltrado perivascular de monócitos ou polimorfonucleares e, laboratorialmente, há aumento da ferritina. A diagnose diferencial principal se faz com a síndrome de Schnitzler, e o tratamento mais eficaz consiste em metotrexato em doses semanais.

Síndrome do escape capilar sistêmico (síndrome de Clarkson)

Rara, se caracteriza por exsudação maciça de plasma dos capilares em vários órgãos, podendo, inclusive, atingir a pele com angioedema. Estabelece-se situação choque-símile e a mortalidade alta. É acompanhada de paraproteína por IgG. Pode-se observar quadro idêntico na terapia por IL-2. No tratamento, utiliza-se aminofilina e terbutalina.

Angioedema episódico com eosinofília (síndrome de Gleich)

Caracteriza-se por episódios recorrentes de angioedema e urticária acompanhados de febre e infiltração eosinofílica da derme. Durante as crises, há elevação de IL-5 e, às vezes, IL-6 e TNF-α. O tratamento é feito com corticoides sistêmicos.

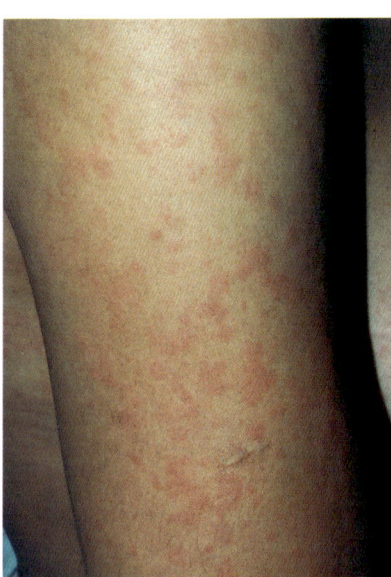

FIGURA 19.13 – Doença de Still. Lesões urticariformes fugazes.

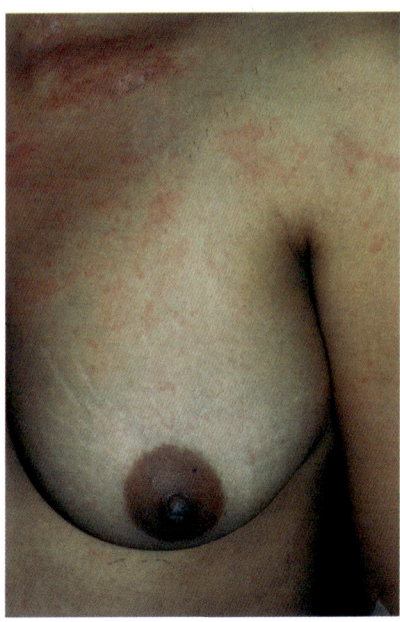

FIGURA 19.14 – Doença de Still. Lesões urticariformes lineares associadas a placas pápulo crostosas.

EDEMA ANGIONEURÓTICO FAMILIAR

É uma forma de angioedema de caráter hereditário autossômico dominante por alteração no gene que codifica a síntese da primeira fração ativada do complemento (C1NH), que se localiza no braço longo do cromossomo 11.2-q13. É mais frequente nas mulheres. Em 10% dos casos, trata-se de mutação, e os pais são normais.

Manifestações clínicas

Na pele, caracteriza-se por edema não pruriginoso das mãos, dos pés, dos braços, das pernas, da face, do tronco e dos genitais. Acomete, ainda, o aparelho digestivo e a laringe. Quando localizado no aparelho digestivo, produz náuseas, vômitos e cólicas; quando atinge a via respiratória, se reveste de grande gravidade pela possibilidade de asfixia. Os surtos pioram progressivamente nas primeiras 24 horas; após, regridem. Em geral, inicia-se na infância, embora existam formas de início tardio na vida adulta. Varia em frequência e intensidade ao longo da vida. Pode surgir espontaneamente ou após trauma, especialmente manipulações dentárias e até mesmo em decorrência de intubação. Contrariamente ao angioedema comum, a forma familiar apresenta índices elevados de mortalidade pelo acometimento respiratório.

Diagnose

O diagnóstico é obtido pela anamnese, com história familiar positiva, pelo quadro clínico e, laboratorialmente, pela constatação de ausência do inibidor da primeira fração ativada do complemento (C1INH) e pela diminuição dos substratos naturais desta fração, as frações C_2 e C_4 do complemento.

Na diagnose diferencial, devem ser considerados o angiodema comum não hereditário, linfedemas, macroqueilia da síndrome de Melkersson-Rosenthal e outros edemas de origem cadáca e renal.

Existem formas adquiridas de deficiência da α-globulina sérica inibidora da primeira fração do complemento, que ocorrem em pacientes com doenças linfoproliferativas (mieloma, leucemia linfática crônica, linfomas de células B não Hodgkin) e outras condições, como macroglobulinemia de Waldenström, crioglobulinemia essencial, mielofibrose, gamopatias monoclonais, adenocarcinomas, LES e em situações em que há produção de anticorpos contra o inibidor de C_1 esterase, independentemente da presença de linfomas. Nesses casos, existe a doença de base, não há história familiar e há redução dos níveis da primeira fração do complemento que não ocorre nas formas hereditárias. Nessas formas, além do tratamento da doença de base, pode se usar danazol no tratamento, o que é eficaz em alguns casos, mas não quando há autoanticorpos contra o inibidor de C_1 esterase. Nessas formas, as melhores respostas são obtidas com ácido tranexêmico e corticoides.

Mais recentemente, se propôs um terceiro tipo de angioedema hereditário que tem sido denominado angioedema hereditário estrogênio-dependente, que ocorre em mulheres com história familiar de angioedema recorrente da via respiratória e nas quais os níveis da fração inibidora de C_1 esterase e de C_4 são normais. Tem-se constatado em algumas famílias mutações no gene codificador do fator Hageman.

Atualmente, nos ataques agudos, considera-se a melhor terapêutica a administração de concentrado pasteurizado do C1NH (Berinert®). Existe uma formulação nanofiltrada e pasteurizada de C1NH (Cynrise®) usada na profilaxia das crises. Na fase aguda, são ainda utilizados, além dos concentrados de C1NH, os inibidores de calicreína e plasma fresco.

Existe um inibidor recombinante de C_1 esterase denominado Ruconest, cuja eficácia nos ataques laríngeos ainda não está determinada. Novos fármacos para o tratamento de crises agudas do angioedema hereditário são o ecallantide (Kalbitor®) e o icatibant (Firazyr®). O ecallantide é empregado por via subcutânea na dose de 30 mg. A repetição de seu uso pode levar à produção de anticorpos contra o fármaco e, após múltiplos tratamentos, podem ocorrer reações de tipo anafilático.

O icatibant também é usado na dose de 30 mg por via subcutânea.

Existem condições subjacentes que favorecem as crises que devem ser eliminadas, como infecções por *H. pylori* e outros agentes infecciosos; anticoncepcionais; hormônios para reposição hormonal; e enzimas conversoras da angiotensina.

No tratamento profilático, emprega-se o danazol, substância androgênica que normaliza os níveis de C_4 e da estearase inibidora da primeira fração ativada do complemento. A dose empregada de início é 600 mg/dia, posteriormente reduzida a 200 ou 300 mg/dia. A longo prazo, pode provocar hipertensão, e exige monitoramento hepático, uma vez que é hepatotóxico e pode provocar tumores hepáticos. São contraindicações ao danazol: tumores prostáticos; gravidez; lactação; e também não pode ser empregado em crianças. São menos eficientes, mas podem ser empregados, especialmente quando há contraindicações ao danazol, antifibrinolíticos como o ácido tranexêmico (2,0-4,5 g/dia) e o ácido epsiloaminocaproico (12-18 g/dia).

Para profilaxia de curto prazo, prévia a intervenções cirúrgicas, administra-se 24 horas antes infusões de C1NH, e também podem ser feitas transfusões de plasma fresco um dia antes do procedimento cirúrgico.

Patogenia

Fisiopatologicamente, os fenômenos clínicos decorrem de alterações da α2-globulina sérica inibidora do primeiro componente ativado do complemento.

Existem dois mecanismos patogênicos no angioedema hereditário:

1. Ausência da esterase inibidora da primeira fração ativada do complemento (tipo I). Corresponde a 85% dos casos.
2. Presença da esterase, porém destituída da sua função inibidora sobre a primeira fração ativada do complemento (tipo II). Corresponde a 15% dos casos.

A esterase inibe não somente a primeira fração ativada do complemento como também o fator Hageman ativado. Por conseguinte, sua ausência ou a ausência de sua função determina a atuação persistente da primeira fração ativada do complemento e maior ação do fator Hageman ativado.

A maior ativação do complemento determinará, por meio da maior liberação de cininas e anafilatoxinas, aumento da permeabilidade vascular, possibilitando o edema.

A maior ação do fator Hageman ativado resultará em maior ativação do sistema cininas e do sistema fibrinolítico, com maior produção de cininas e de plasmina. Esta última, por sua vez, atua sobre a primeira fração do complemento, ativando-a, reforçando a cadeia de eventos bioquímicos que propiciam o edema.

A ativação do fator Hageman por traumatismos teciduais e a deficiência de sua inibição na ausência da esterase inibidora da primeira fração ativada do complemento explicaria a maior frequência de crises de angioedema hereditário após traumas, inclusive cirurgia, particularmente de orofaringe.

Tratamento

O angioedema hereditário reveste-se de grande gravidade, uma vez que o número de casos fatais por edema de glote é extremamente alto, cerca de 25% dos casos. Nos casos de edema de glote agudo, são necessárias intubação e traqueostomia. Adrenalina subcutânea é frequentemente utilizada, mas sua eficácia real permanece duvidosa.

Anti-histamínicos e corticoides não atuam na prevenção ou na supressão dos ataques.

PECULIARIDADES DA URTICÁRIA NA CRIANÇA

Os dados relativos à incidência de urticária em crianças são variáveis, existindo relatos de ocorrência na população escolar de 6% (na Suécia) e 3,5% (no Reino Unido). Os estudos existentes apontam para a ocorrência de urticária isolada em 65% dos casos, 6% com angioedema associado, e cerca de 9% dos casos são de angioedema isolado.

Quanto aos fatores etiológicos da urticária em crianças, até os 6 meses de vida são predominantes os fatores alimentares, especialmente leite de vaca; e nas crianças maiores, são predominantes as infecções e os medicamentos, além dos agentes físicos. Entre as infecções, são mais importantes as viroses e parasitoses. As várias viroses são registradas como causais de urticária em crianças, adenoviroses, enteroviroses, hepatites, particularmente a hepatite B, sarampo, rubéola, caxumba, varicela, citomegalovirose, infecções por EBV e infecções herpéticas. As infecções bacterianas são menos frequentemente responsáveis por urticária em crianças, bem como infecções fúngicas, inclusive candidoses. Os medicamentos são fatores importantes na etiologia das urticárias em crianças, especialmente AINE, antibióticos e os fármacos liberadores de histamina dos mastócitos, como a aspirina. Vacinas e picadas de inseto também podem desencadear urticária. Nos quadros urticariformes em crianças, devem ser lembradas as doenças autoinflamatórias que muito frequentemente se iniciam na infância (síndrome CINCA, Muckle-Wells, hiper-IgD). Urticária relacionada a neoplasias e linfomas é muito rara na criança. Da mesma forma que ocorre nos adultos, grande número de casos em crianças não tem sua causa determinada, constituindo as formas idiopáticas. A prognose é considerada boa, com cura em tempo variável, na grande maioria dos casos. Quanto ao tratamento, obedece as linhas gerais do tratamento das urticárias dos adultos, apenas devendo se considerar as doses adequadas das medicações. As doses de anti-histamínicos para crianças são as seguintes:

- **Cetirizina** (indicada apenas para crianças acima dos 2 anos de idade) (solução oral: 1 mg/mL)
  - 2 a 6 anos (segurança não completamente estabelecida): 2,5 mL (2,5 mg), duas vezes/dia.
  - 6 a 12 anos: 5 mL (5 mg), duas vezes/dia.
- **Clemastina** (xarope com 0,75 mg/15 mL)
  - 1 a 3 anos: 5 a 10 mL de xarope.
  - 2 a 6 anos: 10 mL de xarope, duas vezes/dia.
  - 6 a 12 anos: 10 a 20 mL de xarope, duas vezes/dia.
- **Desloratadina** (solução oral: 0,5 mg/mL)
  - 6 a 11 meses: 2 mL (1 mg), uma vez/dia.
  - 1 a 5 anos: 2,5 mL (2,5 mg), uma vez/dia.
  - 7 a 11 anos: 5 mL (2,5 mg), uma vez/dia.
- **Dextroclorfeniramina**
  - 2 a 6 anos: 1,25 mL ou 5 gotas, três vezes/dia (máximo 30 gotas ou 3 mg/dia).
  - 6 a 12 anos: 2,5 mL ou 10 gotas, três vezes/dia (máximo 6 mg/dia).
- **Ebastina** (solução oral: 1 mg/mL)
  - 2 a 5 anos: 2,5 mL (2,5 mg), uma vez/dia.
  - 6 a 11 anos: 5,0 mL (5 mg), uma vez/dia.
- **Fexofenadina** (suspensão oral: 6 mg/mL)
  - 6 meses a 2 anos (peso 10,5 kg ou menos): 2,5 mL (15 mg), duas vezes/dia.
  - 3 a 11 anos (peso acima de 10,5 kg): 5 mL (30 mg), duas vezes/dia.
- **Hidroxizina** (solução oral: 2 mg/mL)
  - 6 a 8 kg: 1,5 a 2,0 Ml, duas a quatro vezes/dia.
  - 8 a 10 kg: 2,0 a 2,5 mL, duas a quatro vezes/dia.
  - 10 a 12 kg: 2.5 a 3,0 mL, duas a quatro vezes/dia.
  - 12 a 24 kg: 3,0 a 6,0 mL, duas a quatro vezes/dia.
  - 25 kg a 40 kg: 6,0 a 12,5 mL, duas a quatro vezes/dia.

URTICÁRIA MULTIFORME

Uma variante de urticária com algumas peculiaridades que tem sido relatada em crianças. É uma síndrome urticariforme aguda também chamada de urticária anular aguda que ocorre, em geral, em crianças de 4 meses a 4 anos de idade.

Manifestações clínicas

As lesões iniciam-se como pequenas máculas urticariformes, pápulas e placas, que rapidamente evoluem a lesões urticariformes policíclicas e anulares, cujo centro pode apresentar-se equimótico. As lesões estendem-se pelo tronco, pela face e pelos membros e, a exemplo das urticárias em geral, as lesões individualmente têm duração fugaz, e o processo dura cerca de 2 a 12 dias, com resolução total do quadro. As lesões são pruriginosas, e edema da face, das mãos e dos pés é comum. Também se observa a presença de lesões de dermografismo, lineares ou geométricas **(FIGURA 19.15)**.

O estado geral é preservado, podendo ocorrer febre durante alguns dias. Em geral, há antecedentes imediatos de infecções virais do trato respiratório superior, otite ou outras infecções, mas apenas alguns pacientes apresentam sintomas constitucionais além da febre. Com relação ao uso de medicamentos prévios, os mais frequentemente envolvidos são antibióticos, particularmente amoxilina, cefalosporinas e macrolídeos, além de analgésicos antitérmicos, inclusive a aspirina, que também pode participar na patogênese da afecção.

Diagnose e diagnose diferencial

A diagnose é clínica e baseada na idade, no antecedente infeccioso e no uso de medicamentos, assim como pelo quadro morfológico característico.

Na diagnose diferencial, devem ser considerados o eritema polimorfo, a vasculite urticariforme, eritema anular centrífugo e o edema hemorrágico da infância. O eritema polimorfo necessita ser afastado em razão de lesões que podem simular

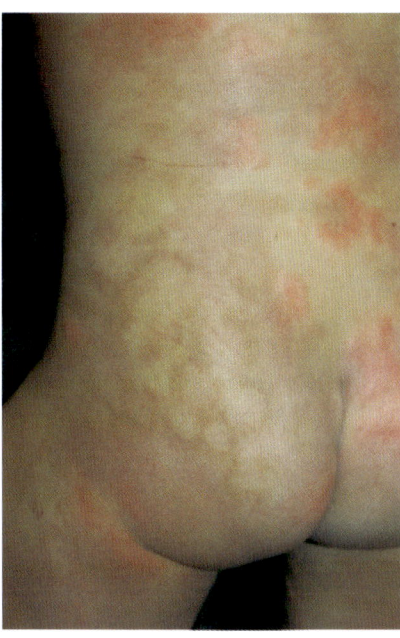

FIGURA 19.15 – Urticária multiforme. Placas urticadas policíclicas e áreas residuais pigmentadas e violáceas.

alvos na urticária multiforme, mas, em geral, constitui quadro mais grave, atinge mucosas e, geralmente, não há prurido. As lesões de vasculite urticariforme são mais persistentes, deixam hiperpigmentação residual, há mais dor e ardor do que prurido.

Patogenia

É uma reação de hipersensibilidade aguda mediada ou não por IgE. Na história clínica, sempre há infecções (geralmente virais), imunizações ou uso de antibióticos – todos fatores capazes de desencadear reações de hipersensibilidade.

Histopatologia

Biópsia geralmente não é necessária ao diagnóstico, mas os achados histopatológicos revelam as mesmas alterações da urticária comum, edema da derme e infiltrado linfocítico perivascular entremeado por alguns eosinófilos.

Tratamento

Suspensão das medicações suspeitas e anti-histamínicos H_1, especialmente hidroxizina, eventualmente associada à ranitidina. Podem ser utilizados corticoides sistêmicos em quadros mais intensos e refratários aos anti-histamínicos.

CAPÍTULO 20
PRURIDO E ERUPÇÕES PAPULOPRURIGINOSAS

PRURIDOS

Prurido é definido como a sensação desagradável que incita à coçagem. Constitui o sintoma principal das doenças da pele, mas também ocorre como manifestação de doença sistêmica.

É importante fazer a distinção entre o prurido agudo (de curta duração, como o desencadeado por picadas de inseto) e o prurido crônico (que dura meses, compromete a qualidade de vida do paciente e envolve múltiplos componentes emocionais e cognitivos).

Admitem-se dois mecanismos gerais para o prurido. O primeiro consiste na sensibilização periférica, que representa a diminuição do limiar de percepção e aumento da atividade basal relacionada ao prurido por meio de receptores e fibras nervosas. O segundo consiste na sensibilização central, quando estímulos não prurigênicos são percebidos como prurido ou aumentam o prurido já existente.

O prurido é desencadeado pela estimulação de terminações nervosas livres, sem receptores especiais, localizadas na junção dermoepidérmica. Os estímulos pruriginosos são conduzidos por pelo menos dois tipos de fibras C ao corno posterior da medula. Por meio de microneurografia e eletrofisiologia, identificam-se vias próprias para condução dos estímulos pruriginosos. Há uma via desencadeada por estímulo pela histamina conduzida por fibras mecanoinsensíveis e outra via estimulada por espículas da planta *Mucuna pruriens*, que causam intenso prurido sem eritema, sendo útil para o estudo do prurido não histaminérgico. Essa planta, diferentemente da histamina, estimula fibras C polimodais mecanorresponsivas. Esses estímulos periféricos são conduzidos por um primeiro neurônio ao corno posterior da medula, onde ocorre sinapse com o segundo neurônio, cujos axônios dirigem-se ao trato espinotalâmico contralateral; e a sinapse com um terceiro neurônio ocorre no tálamo, de onde os axônios se projetam a regiões corticais e subcorticais, mais especificamente córtex singulado anterior, córtex insulado e massa cinzenta periaquedutal, onde se produz a consciência do prurido. Estímulos produtores de dor podem ativar as vias de prurido. Comprovou-se que bradicinina e capsaicina, agentes algogênicos, estimulam as vias histaminérgicas de prurido. Alguns investigadores admitem que há conexões entre as vias de prurido e dor por meio de neurônios que modulam a atividade de cada uma das vias, provavelmente na medula espinal. As fibras C são também responsáveis pela condução de estímulos térmicos, fato que explicaria a observação de diminuição do limiar de prurido com o aumento da temperatura cutânea.

Indivíduos com analgesia congênita não têm prurido, mas fármacos como a morfina, ainda que eliminem a dor, podem desencadear prurido.

Atualmente, estudos neurofisiológicos têm demonstrado a existência, entre as fibras C, de pequeno contingente de fibras que aparentemente é especializado na transmissão dos estímulos pruriginosos.

Toda a pele, a conjuntiva palpebral, a mucosa traqueal e as junções mucocutâneas são suscetíveis ao prurido, porém há grandes diferenças regionais e individuais. São particularmente sensíveis as áreas anogenitais, orelhas, pálpebras e narinas.

Para que ocorra prurido, são necessários mediadores que atuem sobre receptores na pele, especialmente nas terminações nervosas livres. Até mesmo os queratinócitos expressam inúmeros mediadores neurais e receptores, podendo atuar como receptores de estímulos pruriginosos. Tanto mediadores como receptores podem atuar em diferentes tipos de prurido. Na **TABELA 20.1**, são descritos alguns mediadores que atuam no prurido de algumas dermatoses.

O melhor conhecimento dos mediadores e receptores tem permitido e permitirá melhores opções de tratamento do prurido. Os primeiros medicamentos efetivos são e foram os anti-histamínicos, que competem com a histamina pelos seus receptores. Atualmente, são bastante estudados e utilizados como medicamentos antipruriginosos os antagonistas dos opioides, como a naloxona e naltrexona, que ocupam os receptores dessas substâncias, minimizando o prurido.

A estimulação das fibras nervosas é produzida por múltiplos mediadores químicos liberados ou introduzidos na derme ou resultantes de lesões celulares: histamina, peptídeos, neuropeptídeos, peptídeos opioides, prostaglandinas, triptase e citocinas.

A histamina injetada na pele causa intenso prurido e é a substância mais empregada para a produção experimental de prurido. Sua ação prurigênica é potencializada pela prostaglandina 1.

A serotonina é pouco prurigênica e sua ação também é potencializada pela prostaglandina. Provavelmente, também exerce ação prurigênica por via central, por meio de neurotransmissores opioides. Quanto aos neuropeptídeos, a substância P atua por meio da liberação de histamina dos mastócitos. É liberada dos neurônios terminais pela ação da triptase dos mastócitos sobre o receptor ativado de proteinase 2 (PAR-2). Admite-se que a ação antipruriginosa da capsaicina decorra de depleção da substância P dos neurônios das fibras C. O peptídeo relacionado ao gene da calcitonina, também localizado nas terminações nervosas, causa vasodilatação e aumento da permeabilidade vascular, mas não produz prurido quando injetado. Esses mediadores participam da chamada "inflamação neurogênica" da pele.

Os peptídeos opioides são capazes de produzir prurido por ação periférica e central. A morfina, injetada intramedularmen-

TABELA 20.1 – Mediadores e receptores que atuam no prurido de algumas dermatoses

Mediadores	Receptores
Dermatite tópica	
Histamina	H1, H3 e H4
Proteases	Receptores de serina
	Receptores de cisteina
	PAR-2 (receptor ativado de proteinase 2)
Opioides	Receptores opioides u e k
IL-31	Receptor de IL-31
Canabinoides	Receptores canabinoides (CB1 CB2)
Neurotrofinas	Receptores Trk NTR
Prurigo nodular e líquen simples crônico	
Opioides	Receptores opioides (CB1 CB2)
Endovaniloides	TRPV1 (receptor de potencial transitório vaniloide 1)
IL-31	Receptor de IL-31
Neurotrofinas	Trk NTR

te para analgesia, causa prurido intenso na maioria dos pacientes por sua ligação com receptores opioides centrais. No entanto, injetada intradermicamente, produz prurido, que é inibido apenas parcialmente por antagonistas dos receptores opioides, sendo, porém, substancialmente inibido por anti-histamínicos H_1, o que demonstra que a liberação de histamina pelos mastócitos provocada pela morfina independe de receptores opioides.

A prostaglandina E não é prurigênica isoladamente, mas potencializa o prurido induzido por histamina.

Inflamações cutâneas provocam aumento de COX-2 na medula espinal, cujos níveis correlacionam-se com prurido de origem central.

A triptase liberada do mastócito ativado atua sobre os receptores PAR-2 das fibras C terminais, promovendo a liberação de neuropeptídeos, inclusive substância P, que, por sua vez, ativa o mastócito, completando o ciclo de ligação entre os mastócitos e o sistema nervoso.

Com relação às citocinas, a IL-2 produz prurido por injeção intradérmica experimentalmente e também clinicamente, quando empregada na imunoterapia de tumores. O prurido provocado pela IL-2 não é inibido por anti-histamínicos e anti-inflamatórios esteroides e, como há um período de latência para o desencadeamento do prurido, admite-se ação indireta da IL-2 na indução do prurido, mesmo porque este é acompanhado de alterações inflamatórias.

O prurido pode ser generalizado ou localizado, agudo ou crônico, grave (*ferox*) ou discreto (*mitis*), contínuo ou por surtos. Ele pode ser desencadeado ou estimulado por diversos fatores, como calor, exercício, transpiração, fricção, roupas oclusivas e alterações bruscas de temperatura. O frio tende a diminuí-lo. Agentes químicos diversos, particularmente sabões que reduzem o manto oleoso protetor, exacerbam o prurido. Inatividade aumenta o prurido pela consciência que dele se toma, enquanto o trabalho tende a diminuí-lo, pela presença de estímulos ambientais. É predominante em numerosas dermatoses, como urticária, eczemas, líquen plano e outras. Pode ser devido ao contato ou à introdução na pele de substâncias prurigênicas encontradas em plantas e insetos. Pode resultar da administração de medicamentos: como a morfina, codeína, beladona, tramadol, fentanil (prurido neurogênico), estolato de eritromicina, sulfas, captopril, estrogênios, clorpromazina (prurido por colestase), 8-metoxipsoraleno (prurido por fototoxicidade), clofibrato, estatinas, retinoides, β-bloqueadores, tamoxifeno, busulfan (prurido por xerose), paracetamol, minociclina, fenitoína, isoniazida, amoxicilina, ácido clavulânico, halotano (prurido por hepatotoxicidade), lítio, cloroquina, clonidina, ouro (prurido por mecanismos desconhecidos).

O prurido pode ser atualmente classificado em: pruridoceptivo, neurogênico, neuropático e psiquiátrico.

O prurido pruridoceptivo é o que se origina na pele doente, como na dermatite atópica, na urticária e em outras dermatoses. O prurido neurogênico se origina do sistema nervoso por ação de mediadores, sem que existam lesões orgânicas, sendo exemplo o prurido provocado por neuropeptídeos opioides. O prurido neuropático decorre de lesões das vias sensoriais aferentes do sistema nervoso periférico (nervos e raízes nervosas) e do sistema nervoso central (medula espinal e cérebro). São exemplos a notalgia parestésica, o prurido braquiorradial, as neoplasias da medula espinal e as doenças inflamatórias desmielinizantes do cérebro, como a esclerose múltipla. O prurido psiquiátrico é de origem puramente psíquica, e é associado mais comumente a quadros depressivos.

Há síndromes crônicas de prurido, generalizadas e localizadas, que devem ser individualizadas. Entre as primeiras, estão o prurido autotóxico e o asteatósico e, entre as formas localizadas, o prurido anogenital e o da orelha externa.

PRURIDO AUTOTÓXICO

É prurido difuso encontrado no decurso de doenças sistêmicas e na gravidez.

Manifestações clínicas

De intensidade variável, acompanha-se de escoriações em maior ou menor número. Nas formas crônicas, há liquenificação, linfadenopatias e melanodermias. As doenças descritas na sequência devem ser consideradas.

Diabetes

Ocorre geralmente em pacientes mal controlados, particularmente nos casos com xerodermia. O prurido provocado por diabetes não é generalizado, mas sim localizado, especialmente na área anogenital, geralmente em decorrência de candidoses favorecidas pela doença. Ocasionalmente, a neuropatia diabética produz prurido no couro cabeludo, que pode ser tratado por capsaicina tópica. Deve ser distinguido do prurido medicamentoso observado em diabéticos tratados com antidiabéticos sulfamídicos.

Outras afecções endócrinas, como tireotoxicose, mixedema e hiperparatireoidismo, podem produzir prurido. No mixedema, o prurido relaciona-se à xerose cutânea.

Colestase

O prurido é observado em 25% dos casos, sem relação com a gravidade do quadro, e é de intensidade variável. Pode ocorrer no período pré-ictérico ou desaparecer ainda na presença da icterícia. É relacionado ao aumento de ácidos biliares no sangue e, por isso, é mais frequente na icterícia obstrutiva. Quando é eliminada a obstrução das vias hepáticas, há imediata melhora do prurido. O mecanismo do prurido é desconhecido, admitindo-se ser consequência da elevação sanguínea dos sais biliares, que, por suas propriedades detergentes, solubilizariam os lipídeos das membranas celulares, liberando enzimas proteolíticas, com consequente irritação das terminações nervosas. Não existe, no entanto, correlação direta entre níveis de sais biliares no plasma e intensidade do prurido, mas a perfusão do plasma por meio de filtros de carvão ativado melhora o prurido. Admite-se a possibilidade de substâncias desconhecidas ligadas aos ácidos biliares, envolvidas na gênese do prurido, serem removidas, explicando as melhoras com medidas que diminuem tais ácidos, como a supracitada filtragem com carvão e o uso de resinas como a colestiramina, que absorvem sais biliares. Outro possível mecanismo é a liberação de mediadores, especialmente histamina, pelos sais biliares. O resultado medíocre dos anti-histamínicos no controle do prurido ligado à doença hepática depõe contra a importância deste último mecanismo. Existem evidências da participação de neuropeptídeos opioides na gênese do prurido das icterícias, pois a colestase se associa a aumento dos níveis sanguíneos e tissulares desses peptídeos. Verificou-se, ainda, que pacientes com prurido por colestase respondem a antagonistas dos receptores de opioides. Aparentemente, o prurido da colestase é multifatorial, com participação dos sais biliares, neuropeptídeos opioides e outros mediadores.

No tratamento do prurido colestático, utiliza-se a colestiramina em doses de 4 a 16 g/dia, em tomadas de 4 g uma hora após as refeições e ao deitar. Também são empregados os antagonistas opioides, naloxona, 0,2 µg/kg/minuto, via intravenosa; naltrexona 25 a 50 mg, via oral (VO); e o nalfeneme 0,25 µg/kg, VO. Também pode ser utilizada a rifampicina, que ativa o citocromo P450 que promove a hidroxilação dos ácidos biliares, estimulando sua excreção renal e, provavelmente, facilitando a eliminação não somente dos sais biliares, mas também de outros agentes pruridogênicos. A dose empregada é de 300 a 600 mg, VO, em duas tomadas em prazos curtos, pois produz hepatotoxicidade. O fenobarbital de ações semelhantes à ação da rifampicina também pode ser empregado nas doses de 2 a 5 mg/kg/dia, mas, aparentemente, é pouco efetivo no prurido em si, apenas sendo útil pelos efeitos sedativos.

Outro fármaco que pode ser empregado no prurido colestático é o ácido ursodesoxicólico, que diminui a proporção de sais biliares endógenos que são lesivos aos hepatócitos. A dose recomendada é de 10 a 15 mg/kg/dia, na dose máxima de 60 mg/m^2/dia. Estudos realizados por meio de metanálise apontam para baixa efetividade desse fármaco.

Outra possibilidade terapêutica no prurido de origem hepática é a fototerapia com UVB, cuja eficácia, no entanto, é menor que a demonstrada para o prurido urêmico. Podem ainda ser empregadas no prurido colestático a sertralina, fármaco que inibe a recaptação da serotonina, na dose de 75 a 100 mg/dia, e a mirtazapina, que inibe a recaptação da noradrenalina e da serotonina e que, por meio de bloqueio dos receptores 5-HT2, diminui centralmente a percepção do prurido. É especialmente útil no prurido noturno e empregada na dose de 7,5 a 15 mg/dia. Também se utiliza o ondansetron, que é antagonista do receptor HT3 da serotonina, empregado por VO, na dose de 8 mg/dia em adultos.

No prurido colestático da gravidez, são utilizadas, em geral, medidas locais, mas existem relatos, sem estudos controlados, de resultados favoráveis com ácido ursodesoxicólico, fototerapia com UVB, colestiramina e fenobarbital.

Doença renal

Ocorre em razão de uremia, por insuficiência renal crônica, pielonefrites e tumores prostáticos. A diminuição da ureia sanguínea determina a melhora do prurido. Provavelmente, vários fatores contribuam para o prurido da uremia. Histologicamente, na pele normal desses pacientes, há diminuição das glândulas sudoríparas e aumento da densidade de mastócitos, mas não há correlação entre densidade de mastócitos e intensidade do prurido. Frequentemente, esses enfermos apresentam hiperparatireoidismo secundário, e o paratormônio aumenta a população de mastócitos. Em alguns pacientes, a paratireoidectomia melhora o prurido, mas não se estabeleceu relação direta entre níveis de paratormônio e prurido. Também se registrou nesses pacientes crescimento anormal de fibras amielínicas na pele, o que poderia contribuir para maior sensibilidade a estímulos prurigênicos. Também se aventou a possibilidade da participação de sobrecarga de alumínio por meio da diálise no prurido desses pacientes. Há possibilidade de participação das citocinas no prurido, pois há aumento das células Th1 na derme, mas a comparação entre a elevação de linfócitos circulantes em pacientes renais em hemodiálise com prurido e sem prurido não demonstrou diferenças e, além disso, o tacrolimo mostrou-se ineficaz. Há aumento de peptídeos opioides, e os antagonistas opioides melhoram o prurido. Foram consideradas, ainda, a possibilidade de o prurido relacionar-se aos fármacos utilizados pelos pacientes, ao possível aumento das concentrações de vitamina A na pele e à liberação de fator prurigênico pelo tubo gastrintestinal.

Quanto ao tratamento do prurido da insuficiência renal crônica, mostra-se bastante útil a fototerapia com UVB, admitindo-se que as radiações UV não somente inibam mediadores pró-inflamatórios (como IL-1, TNF-α), mas também liberem neuropeptídeos anti-inflamatórios. Também se considera a possibilidade das radiações UV liberarem substâncias antipruriginosas e de atuarem diretamente sobre as terminações nervosas. Alguns trabalhos sugerem maior efetividade do uso da associação UVB-UVA, mas a maioria dos autores indica superioridade do UVB *narrow band*.

Nas primeiras 2 semanas, a fototerapia pode provocar piora do prurido, e somente após 1 a 2 meses de tratamento, observa-se melhora significativa.

Outra terapêutica passível de emprego é o carvão ativado por VO (6 g/dia) ou fazendo-se o plasma passar através de filtros de carvão. A ação seria realizada por absorção de substâncias prurigênicas.

Mais recentemente, vem se empregando a gabapentina, cujo mecanismo de atuação exato não é conhecido, admitindo-se que iniba vias centrais de prurido. As doses utilizadas variam de 300 a 3.200 mg/dia, VO. Em pacientes em hemodiálise, empregam-se doses baixas, 100 mg após cada sessão de diálise, três vezes/semana.

Os antagonistas opioides, úteis no prurido urêmico, também podem ser empregados no prurido colestático, mas os resultados são ainda conflitantes. São a naltroxona, na dose de 25 mg/dia, elevada posteriormente para 50 mg/dia ou 100 mg/dias alternados; a naloxona 0,2 µg/kg/minuto, via intravenosa, e a nalfurafina ainda em estudos.

Inibidores da recaptação da serotonina também são empregados, atuando provavelmente por alteração das concentrações de neurotransmissores no SNC. Os mais empregados são a paroxetina e a fluvoxamina. A resposta demora cerca de 2 a 3 semanas. A paroxetina é empregada por VO, na dose inicial de 10 mg, aumentando-se progressivamente de acordo com a resposta obtida a 20, 40 e até 60 mg/dia. A fluvoxamina é empregada na dose inicial de 25 mg/dia, que pode ser aumentada progressivamente a 50, 100 e até 150 mg/dia.

Outro fármaco que por vezes beneficia os pacientes com prurido da insuficiência renal crônica é a eritropoietina, cuja administração reduz os níveis plasmáticos de histamina. É empregada na dose de 36 µg/kg.

Os anti-histamínicos, ainda que de baixa efetividade, podem ser usados (particularmente a hidroxizina e a doxepina) no auxílio do combate ao prurido noturno, provavelmente mais pelos seus efeitos sedativos que anti-histamínicos. Excepcionalmente, se o prurido renal for localizado, podem ser empregados tratamentos tópicos, como a capsaicina a 0,25% e paroxitina a 1% em cremes. Os imunomoduladores tópicos não se mostraram melhores do que o placebo. Também pode auxiliar a utilização de cremes emolientes com endocanabinoides, com melhora da xerose, e possível ação dos canabinoides nos receptores opioides.

Linfomas

O prurido é sintoma frequente, prodrômico, único ou associado com lesões inespecíficas ou específicas dos linfomas. A prevalência de prurido crônico é estimada em cerca de 30% dos pacientes com Hodgkin e em 15% dos pacientes com linfoma não Hodgkin.

Não existem estudos que demonstrem receptores específicos para o prurido dos linfomas. O aumento das citocinas, particularmente IL-6 e IL-8, seguramente faz parte dos mecanismos de prurido nos linfomas.

No tratamento do prurido dos linfomas, além da terapêutica específica, preconiza-se o uso dos neurolépticos (gabapentina), dos inibidores da recaptação da serotonina (paroxetina ou fluvoxamina), a associação desses dois grupos de fármacos ou os antagonistas dos receptores opioides (naloxona, naltrexona e nafuralfina) ou até mesmo ciclos curtos de corticoides sistêmicos.

Policitemia

Cerca de 50% dos pacientes podem apresentar prurido associado. Trata-se de prurido aquagênico induzido pelo contato com água, independentemente de sua temperatura (prurido de banho), que dura 30 a 60 minutos, iniciando-se com a saída do banho. A real causa do prurido na policitemia vera não é conhecida, admitindo-se a hipótese do sangue hiperviscoso, ao circular nos *vasa nervorum*, provocar irritação das terminações nervosas com subsequente prurido. Quanto ao tratamento, além das medidas próprias ao tratamento da enfermidade (flebotomia, hidroxiureia, aspirina em baixas doses), para o prurido são empregados anti-histamínicos tanto H_1 sedantes e não sedantes, como anti-histamínicos H_2; inibidores da recaptação de serotonina, como a paroxetina e a fluoxetina; e fototerapia UVA, PUVA, UVB e, atualmente, UVB *narrow band*.

Malignidades viscerais

Eventualmente, pode haver prurido acompanhando cânceres viscerais, particularmente do aparelho digestivo, mas é uma associação rara.

Gravidez

No último trimestre da gravidez, pode ocorrer prurido de intensidade variável, persistente, e que desaparece após o parto. A causa parece ser a estase hepatobiliar, com elevação sanguínea dos sais biliares. Pode haver confirmação diagnóstica da colestase hepática por aumento da fosfatase alcalina, TGO e TGP, aumento da bilirrubina e retardo na excreção da bromossulfaleína. Há controvérsias quanto aos riscos fetais, mas, em 45% dos casos, há eliminação de mecônio, bem como parto prematuro. Sofrimento fetal e mesmo morte fetal são assinaladas em algumas séries em até 13% dos casos, o que indicaria antecipação do parto em mulheres com prurido da gravidez e presença de sinais de sofrimento fetal.

Prurido psicogênico

Admite-se a existência de prurido de origem psíquica (neurótica ou psicótica) de difícil diagnóstico, por exclusão de outras causas. O prurido psicogênico pode ser generalizado ou localizado, este último, geralmente na área anogenital, produz abundantes escoriações, resultantes de surtos de prurido.

O prurido psicogênico é encontrado em 30% da população esquizofrênica, em pacientes com transtorno obsessivo-compulsivo (TOC) e em outras doenças psiquiátricas, como delírio de parasitoses, que serão consideradas no Capítulo 62.

Existem trabalhos que demonstram correlação direta entre depressão e prurido em várias dermatoses, psoríase, urticária crônica idiopática e dermatite atópica. O possível mecanismo seria a ativação do sistema nervoso por meio de várias vias com participação da substância P induzindo a degranulação de mastócitos com liberação de histamina e interleucinas promotoras de prurido.

- **Prurido da anorexia nervosa**: situa-se no grupo dos pruridos psicogênicos que são de origem puramente psíquica e se caracterizam pelo impulso excessivo que o paciente tem de coçar-se. O prurido é reconhecido como sintoma da anorexia nervosa, e deve-se pensar nesta condição quando se está diante de perda de peso significativa associada a prurido, uma vez excluídas doenças internas sistêmicas.

Prurido da infecção pelo HIV

Pode estar associado a enfermidades cutâneas, como escabiose, infecções bacterianas, dermatite seborreica, xerose ou reações medicamentosas. Pode ainda ser consequência de acometimentos viscerais, hepático, renal ou linfomatoso. Finalmente, pode ocorrer como fenômeno primário sob a forma de prurigo resultante da reativação de hipersensibilidades a picadas de inseto ou consequente à atopia como fruto da desregulação imune. As lesões assumem o aspecto de prurigo, podendo também ocorrer lesões de foliculite eosinofílica, pápulas foliculares e não foliculares, lesões urticariformes e placas localizadas na porção superior do tronco, das extremidades e da face.

As formas iniciais de pruridos generalizados autotóxicos são dificilmente distinguíveis de formas discretas de escabiose. A presença de algumas lesões suspeitas, familiares atingidos ou exacerbação noturna, podem indicar terapêutica de prova para a escabiose.

Em todo caso de prurido autotóxico, glicemia, bilirrubinemia, dosagem de ureia no sangue e sorologia para HIV devem ser solicitados. Em caso de suspeita de linfoma, exames dos linfonodos, exames hematológicos, radiografia de tórax e ultrassom de abdome são necessários.

Outras formas de prurido

- **Prurido aquagênico**: provocado pelo contato com água a qualquer temperatura e dura cerca de 30 a 60 minutos sem que surjam alterações visíveis na pele. Ocorre em indivíduos normais, mas pode preceder quadros de policitemia vera. Pode estar associado a várias outras condições: síndrome hipereosinofílica, uso de antimaláricos, síndromes mielodisplásicas, carcinoma de colo uterino e xantogranuloma juvenil. A causa é desconhecida, tendo-se observado aumento dos níveis de colinesterase.

- **Notalgia parestésica**: condição pruriginosa acompanhada de sensações parestésicas localizadas na área interescapular e eventualmente estendendo-se para o dorso, ombros e porção anterior e superior do tronco. Não há alterações cutâneas específicas, excetuando-se as decorrentes da coçagem como hiperpigmentação. Pode haver, secundariamente, pelo trauma da coçagem, depósito de substância amiloide, o que torna difícil o diagnóstico diferencial com amiloidose cutânea primária, exigindo-se, ainda, diferencial com prurigo melanótico, pela presença de hiperpigmentação. Atribui-se a afecção à compressão dos nervos espinais quando de sua passagem pela musculatura dorsal. É tratada com corticoides tópicos, e as respostas são bastante satisfatórias com capsaicina empregada cinco vezes/dia na 1ª semana, e três vezes/dia nas 3ª a 6ª semanas subsequentes. Existem trabalhos com emprego da toxina botulínica A ainda em avaliação.

- **Prurido braquiorradial**: ocorre em indivíduos com compleição clara que se expõem ao sol com frequência. Atinge a face externa do braço, nas proximidades do cotovelo, podendo disseminar-se ao longo das regiões expostas do membro superior. Associa-se a evidente dano actínico da pele e pode ser tratado com capsaicina tópica. Sistemicamente, existem relatos de bons resultados com a gabapentina por VO. Pode haver associação com compressões dos troncos neurais-cervicais.

- **Prurido pós-herpético**: às vezes, a neuralgia pós-herpética é acompanhada de prurido, e pode-se empregar no tratamento a gabapentina, da mesma forma que na neuralgia, com bons resultados.

Tratamento

O tratamento dos vários tipos de prurido já foi delineado, cabendo lembrar aqui as medidas gerais para todas as formas de prurido.

Deve-se afastar agravantes: cortar as unhas para evitar inflamação pelo traumatismo; combater a xerose por meio do uso de emolientes; se houver insônia, podem ser necessários hipnóticos; fatores externos, como uso de lã, de peles, álcool, cafeína, bebidas quentes e alimentos picantes, devem ser evitados. Fatores endógenos agravantes, como depressão, TOC, infecções virais e estafilocócicas (a toxina δ dos estafilococos provoca degranulação dos mastócitos), devem ser tratados. Como o aumento de temperatura agrava o prurido, o ambiente deve ser mantido fresco, e o suor da pele deve ser removido.

Localmente, empregam-se loções antipruriginosas, banhos de amido ou de aveia.

São também úteis no tratamento tópico a doxepina a 5% em creme, cuja absorção percutânea pode provocar sonolência. A capsaicina em creme nas concentrações 0,025 a 0,3% também é utilizada. Ela provoca a liberação de neuropeptídeos e sua aplicação continuada leva à depleção destas substâncias com eliminação do prurido. Pode produzir irritação no local de aplicação. O mentol a 1% é antipruriginoso clássico, e sensibilizando os receptores térmicos produz sensação refrescante que alivia o prurido.

PRURIDO ASTEATÓSICO

Trata-se de prurido difuso que apresenta como causa básica a diminuição do manto lipídico cutâneo, com alterações na cútis. Além da diminuição dos lipídeos do manto cutâneo, outras alterações contribuem para a xerose, como alterações da maturação epidérmica por produção insuficiente de filagrina. Em geral, não há diminuição dos lipídeos do estrato córneo ou da composição de aminoácidos, mas há redução das camadas mais externas desse estrato. O trânsito dos queratinócitos por meio da camada córnea é mais lento, por isso há corneócitos danificados por mais tempo na camada córnea. O prurido provocado pela xerose decorreria da penetração de irritantes através da camada córnea alterada e por diminuição do limiar de prurido decorrente de neuropatia muito discreta, subclínica. Há duas formas clínicas: prurido senil e hiemal.

Manifestações clínicas

O prurido é sintoma básico, de intensidade variável, contínuo ou por surtos. Há descamação e sequidão difusa da pele e, por vezes, áreas eritematosas. São atingidas, de preferência, as faces de extensão, particularmente pernas e coxas. Nas formas crônicas, encontram-se escoriações, podendo surgir liquenificação, linfadenopatias e melanodermia. Pode-se observar desgaste das unhas pela coçagem contínua. O prurido senil ocorre em pessoas idosas por diminuição da secreção sebácea, ao que se soma o uso de água quente e sabão e a estação fria. Inicia-se, geralmente, nas pernas. Deve ser diferenciado de pruridos difusos autotóxicos. Frequentemente, evolui para lesões francamente eczematosas, eritematopapulodescamativas e liquenificadas **(FIGURA 20.1)**.

Em indivíduos idosos, pode surgir prurido intenso após acidentes vasculares cerebrais que deve ser tratado com lubrificação da pele, anti-histamínicos e até mesmo amitriptilina ou carbamazepina.

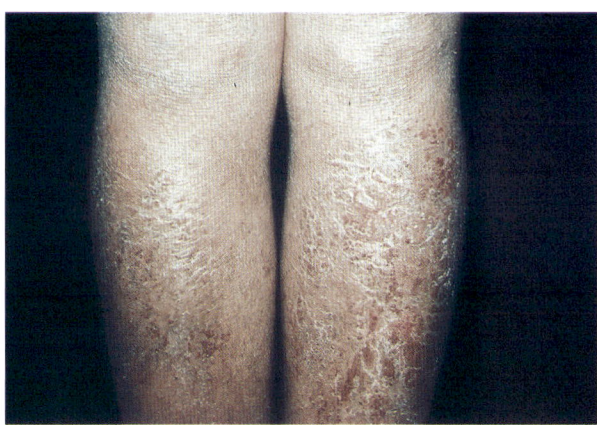

FIGURA 20.1 – Dermatite asteatósica. Placas eritematodescamativas com aspecto "craquelê" nas pernas.

O prurido hiemal incide na estação fria em indivíduos com xerodermia ou em pessoas com cútis normal, que, nesta época, fazem uso excessivo de banho quente e sabão. Caracteriza-se pelo prurido e descamação, particularmente nas faces de extensão, às vezes com áreas de eritema. Pode estar localizado unicamente nas pernas.

Embora a xerose seja a causa da maioria dos casos de prurido em idades avançadas, algumas vezes existe prurido em idosos sem xerose. Considera-se, nesses casos, como possíveis fatores favorecedores, alterações das fibras nervosas e perda da sensibilidade à dor, que levaria à desinibição central da sensação de prurido. Além disso, haveria diminuição do *clearance* de substâncias que penetram a derme, alterações da camada córnea (já referidas), diminuição da secreção sebácea e sudoral.

Tratamento

Evitar banhos quentes e restringir o uso de sabão. Na fase inicial, o uso de pomada de corticoide é eficaz, com melhora imediata. Ulteriormente, é indicado o uso de cremes diluídos de corticoides ou mesmo cremes simples após o banho.

PRURIDO ANOGENITAL

Os pruridos anal, vulvar e escrotal são síndromes frequentes, semelhantes no aspecto clínico e relacionados etiopatogeneticamente, razão pela qual podem ser analisados em conjunto. Numerosas dermatoses podem se localizar na região genitoanal e causar prurido. De outro lado, afecções urogenitorretais também podem determinar prurido. Acresce notar que prurido ocasional dessa área pode ser considerado fisiológico, por ela ser rica em terminações nervosas excitáveis e de significação psicoerótica. Finalmente, as condições de normalidade cutânea são facilmente deterioráveis nessa área intertriginosa em razão da oclusão, do calor, da umidade e da contaminação por fezes, urina e, na mulher, por secreção vaginal.

Manifestações clínicas

Há, na área comprometida, eritema e escoriações. A superfície pode ser seca e escamosa ou úmida com escamas e crostas maceradas. O prurido é variável, contínuo ou com períodos de acalmia e paroxismos, geralmente mais intenso à noite. Com a cronicidade do quadro e em decorrência da coçagem, ocorre a liquenificação, podendo surgir melanodermia regional e perda de pelos.

A liquenificação determina maior prurido e, assim, forma-se o binômio prurido-liquenificação, que pode agravar e manter o quadro, independente da causa inicial.

Numerosas dermatoses são causas de prurido vulvar, escrotal e anal. Doenças urogenitais e do reto também podem ser responsabilizadas. Substâncias químicas irritantes de alimentos como pimentas podem determinar prurido anal. A umidade da região em consequência a diarreias frequentes ou, às vezes, incontinência fecal, ainda que mínima, favorecem irritação da pele da região e também o surgimento de candidose, especialmente em diabéticos ou portadores de HIV. Há casos em que nenhuma etiologia é determinada. As causas conhecidas são analisadas a seguir:

- **Eczema de contato**: irritação ou sensibilização por numerosos produtos, como roupas íntimas de náilon, raiom, seda, corantes de tecidos, suspensórios ou cintas de borracha e papel higiênico; produtos químicos diversos levados pelas mãos; anticoncepcionais; desodorantes; sabões; talcos e pós antimicóticos; pomadas; fezes; urina; e produtos de decomposição.
- **Dermatite seborreica e psoríase**: ambas as dermatoses frequentemente atingem essas regiões, porém as dobras inguinocrurais são comprometidas, e as lesões são placas eritematoescamosas bem delimitadas. A existência de outras lesões permite a distinção entre as duas entidades.
- **Líquen simples crônico**: pode localizar-se nessa área, caracterizando-se como placa liquenificada, geralmente escoriada e unilateral. O prurido é intenso e, com a evolução, aumenta gradualmente a liquenificação.
- **Intertrigo**: oclusão, calor e umidade causam eritema, maceração, fissuração e prurido. Ocorre por obesidade, transpiração excessiva, uso de roupas justas, falta de higiene e ocupações sedentárias, sendo mais comum nas épocas de calor.
- **Candidose**: o quadro é de eritema intertriginoso, porém há frequentemente escamas maceradas esbranquiçadas no centro e lesões pustulosas e descamativas satélites. Quando se inicia na região perianal, é, em geral, após o uso oral de tetraciclinas ou outros antibióticos de largo espectro. Na região genital, na mulher, pode ser consequente a uma candidose vulvovaginal. Em todos os casos de candidose, deve-se sempre investigar diabetes.
- **Tínea crural**: placa eritematoescamosa, com borda nítida papulovesiculosa, que atinge a face interna da coxa ou da região glútea.
- **Escabiose e pediculose pubianas**: no homem, a escabiose tem localização eletiva no pênis. O parasita da pediculose pubiana atinge também os pelos desta região, ocasionando prurido.
- **Líquen plano**: as lesões são encontradas na mucosa da vulva e da glande. São lesões papuloesbranquiçadas, arboriformes, que podem ser pruriginosas e não devem ser confundidas com leucoplasia.
- **Líquen escleroso e atrófico**: ocorre na região genital, sendo denominado craurose vulvar e balanite xerótica obliterante, conforme localizado, respectivamente, na vulva ou na glande. São lesões atrófico-esbranquiçadas que produzem prurido.
- **Leucoplasia**: encontrada na mucosa da vulva e na da glande e no prepúcio. Ocorre como placa esbranquiçada que deve ser distinguida do líquen plano e da atrofia senil. É imprescindível a biópsia para a diagnose e orientação terapêutica.

Em relação ao prurido anal, deve-se considerar a possibilidade de infestação por *Enterobius vermiculares* (comum em crianças, rara no adulto) e processos anorretais como hemorroidas, fissuras, fístulas, papilites e outros. Carcinoma retal pode ter como sintoma inicial prurido anal.

Podem ser responsáveis pelo prurido vulvar as infecções produtoras de corrimento como tricomoníase, candidose, infecções por *Gardnerella* e até enterobiose. São, também, causas do prurido vulvar as afecções dermatológicas como dermatite seborreica, dermatite de contato por produtos utilizados na região (como desodorantes vaginais, antissépticos e mesmo roupas apertadas), líquen simples crônico, psoríase e líquen escleroso e atrófico. Mais raramente, neoplasias intraepiteliais da vulva, doença de Paget extramamária e carcinoma vulvar podem provocar prurido, e também existem casos de vulvodínia que são acompanhadas de prurido.

A diagnose, nos casos de prurido anogenital, inclui história clínica cuidadosa, testes de contato, pesquisa micológica, exame da secreção vaginal para cândida e tricomonas. Nos casos de prurido vulvar, exame de urina, parasitológico das fezes e glicemia.

Os **pruridos idiopáticos** constituem-se em nas formas de prurido anal, escrotal e vulvar cujos fatores etiológicos não são determinados. Geralmente, eles têm início insidioso e podem agravar-se continuadamente. Em geral, nesses casos, existe fator psicossomático desencadeante do prurido.

Tratamento

Deve ser sintomático e etiológico. No primeiro caso, estão os banhos de permanganato de potássio a 1:15.000, pasta de zinco, isoladamente ou em associação com nistatina, e cremes de corticoides com neomicina ou garamicina nas fases agudas, e pomadas destes mesmos medicamentos nas fases crônicas. Como medicações sistêmicas sintomáticas, anti-histamínicos, sedativos e, eventualmente, corticoides. O paciente deve ser instruído no sentido de evitar o calor, transpiração e o uso de roupas justas. A limpeza anal deve ser feita com cuidado, usando-se bolas de algodão ou, simplesmente, lavando cuidadosamente a região com água e evitando sempre o uso de papel higiênico. É fundamental evitar a coçagem, para impedir a liquenificação e progressão do processo. Em relação ao tratamento etiológico, quando houver suspeita de eczema de contato, cumpre excluir os contatantes. O tratamento das infecções por cândida ou dermatófitos e de outras dermatoses será referido nos capítulos respectivos. Quando houver processos urogenitais e retais, o paciente deve ser encaminhado aos especialistas correspondentes.

OTITE EXTERNA – PRURIDO DO MEATO ACÚSTICO

A otite externa é afecção frequente devida a causas múltiplas, caracterizada por processo inflamatório no meato e prurido. A má ventilação do meato ou mesmo estreitamento anatômico em alguns indivíduos são condições predisponentes, como também excessivo calor, umidade e natação. Alguns fungos (*Aspergillus* e *Candida*) e bactérias (*Staphylococus* e *Pseudomonas*) podem, muitas vezes, ser encontrados nessa síndrome, porém são, em geral, invasores secundários.

Manifestações clínicas

A dermatite seborreica é a causa mais comum. Geralmente, há lesões nas áreas seborreicas: retroauricular, couro cabeludo, supercílios e outras. O meato (às vezes), a concha e outras porções da orelha estão comprometidos. Há eritema, descamação, secreção e maceração. O prurido é geralmente intenso e persistente. São outras causas:

- **Eczema atópico:** as lesões podem ser eritematossecretantes ou liquenificadas. Há história de lesões de eczema atópico nas áreas de dobras.
- **Psoríase:** as lesões são eritematoescamosas e são também encontradas em localizações típicas, como cotovelo, joelhos, couro cabeludo e região sacra.
- **Dermatite infecciosa eczematoide:** um furúnculo ou otite média pode causar o quadro caracterizado por eritema, secreção e crostas purulentas.
- **Líquen simples crônico:** há placa liquenificada, pruriginosa, unilateral em torno do orifício externo do meato.
- **Eczema de contato:** eritema, edema e, às vezes, secreção. A causa mais frequente é medicação tópica aplicada para uma das condições previamente citadas.

Tratamento

Evitar o uso de sabão e água quente para limpeza. Compressas com solução de Burow, diluída a 1:20, são úteis. Cremes ou soluções de corticoides com neomicina podem ser usados. Eventualmente, podem ser associados com nistatina ou polimixina B, quando houver suspeita de *Candida* ou pseudômonas, respectivamente. No caso de dermatite infecciosa eczematoide, é conveniente associar antibiótico de largo espectro, por via sistêmica.

PRURIGOS

São síndromes caracterizadas por prurido com lesões papulosas associadas. As pápulas apresentam vários aspectos: foliculares, individuais, puntiformes ou achatadas, poligonais, brilhantes, agrupadas em placas liquenificadas. Podem também ser edematosas com vesículas encimadas na parte central. Há aspectos especiais em crianças e adultos.

ESTRÓFULO

O estrófulo, líquen urticado, urticária infantil ou urticária papulosa, é quadro comum no primeiro ou segundo ano de vida, podendo estender-se até os seis anos, caracterizado por urticas e papulovesículas.

Patogenia

O estrófulo é reação de hipersensibilidade a diversos agentes. Os alérgenos mais frequentes parecem ser toxinas de picadas de insetos (mosquitos e pulgas). São evidências desse mecanismo da doença: **1)** a correspondência entre os padrões da erupção e os hábitos do inseto picador; **2)** as prevalências de incidências sazonais em correspondência aos períodos de maior atividade do inseto responsável; **3)** maior positividade dos testes alérgicos aos antígenos de insetos na população doente em relação a controles normais; **4)** identidade histopatológica entre reações a picadas de inseto e lesões de estrófulo.

O quadro parece estar também relacionado à anomalia do desenvolvimento imunológico de resposta retardada e imediata, atingindo mais frequentemente crianças com constituição atópica e indivíduos infectados pelo HIV, em função da desregulação imune própria da doença.

Manifestações clínicas

Aparecimento súbito de urticas em número variável, às vezes disseminadas. Há sempre prurido, às vezes intenso. Muitas das lesões urticarianas apresentam, no centro, pápulas de alguns milímetros de tamanho, encimadas por vesículas minúsculas (seropápula de Tomasoli) **(FIGURA 20.2)**.

As lesões urticadas desaparecem em algumas horas, permanecendo as papulovesículas ou, pelo dessecamento destas, pápulas com crostículas amareladas.

Existem formas intensamente vesiculosas e mesmo bolhosas. As lesões bolhosas são mais frequentemente encontradas nas extremidades.

Nos casos provocados por pulgas, as lesões são predominantes nas áreas cobertas, e as pápulas podem dispor-se de forma a indicar sequência de picadas, relativamente próximas umas das outras. Nos casos provocados por mosquitos, as áreas expostas são mais frequentemente acometidas.

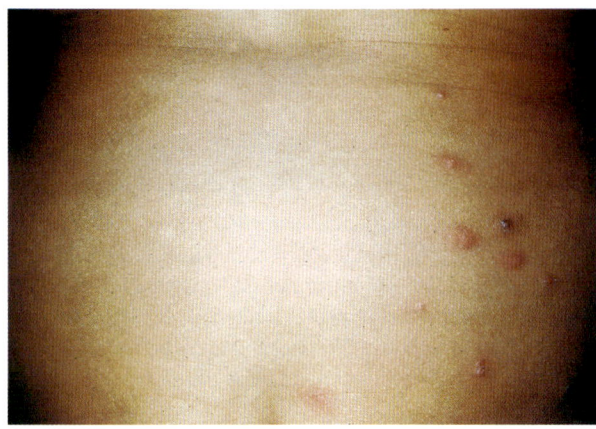

FIGURA 20.2 – Estrófulo. Criança com múltiplas pápulas urticadas, eritematoedematosas, algumas encimadas por microvesículas, outras, por crostas.

Admite-se que algumas lesões não resultem diretamente das picadas de insetos, mas podem ser resultado de autossensibilização.

A evolução é por surtos de intensidade variável. Com a coçagem, escoriações e infecção secundária associam-se ao quadro.

Histopatologia

Há processo inflamatório caracterizado por edema na derme papilar, infiltrado linfocitário com eosinófilos, disposto predominantemente em torno dos vasos da derme superior. As vesículas, quando presentes, localizam-se intraepidermicamente ou são subcórneas.

Diagnose

A diagnose diferencial mais importante é feita com a escabiose, pesquisando-se com cuidado os sulcos dessa parasitose e sua existência em familiares. Em casos de dúvida, pode-se recorrer a tratamento de prova. As formas vesicobolhosas exigem diagnose diferencial em relação às doenças bolhosas infantis. Pode, eventualmente, ser necessária a diagnose diferencial com varicela.

Tratamento

Deve ser dirigido à prevenção dos surtos, por meio do combate aos insetos pelo uso adequado de inseticidas, mosquiteiros, repelentes e medidas higiênicas de ordem geral. O repelente mais eficaz é o N,N-dietil-m-toluamida, que, em crianças, deve ser utilizado em concentrações inferiores a 10% em até três aplicações diárias e aplicado somente após os dois anos de idade, pela possibilidade de absorção sistêmica (mesmo motivo pelo qual é contraindicado na gravidez). Outros repelentes que podem ser empregados com as mesmas restrições etárias são a icaridina e a permetrina, que têm, aparentemente, efeito mais duradouro. Além disso, é necessário o tratamento sintomático das lesões por meio de anti-histamínicos por VO, em doses variáveis, de acordo com o peso da criança e a intensidade da afecção. Nos surtos mais agudos, pode-se recorrer aos corticoides por via sistêmica.

A medicação tópica é pouco efetiva. Pode-se empregar a pasta d'água e os cremes de corticoides.

O tratamento tópico da infecção secundária e, se necessário, sistêmico, é feito com antibióticos.

Na maioria dos casos, há cura espontânea, após curso de um ou dois anos, decorrente, provavelmente, da própria evolução imunológica por dessensibilização específica natural pela repetida exposição aos alérgenos por meio das picadas dos insetos. A dessensibilização com alérgenos de insetos por meio de vacinas é de eficácia discutível e não pertence à rotina terapêutica.

PRURIGO SIMPLES

É afecção encontrada em adolescentes e adultos e que se assemelha ao prurigo-estrófulo da criança. Compreende diversas formas clínicas e ocorre em razão de causas diversas.

Patogenia

Aparentemente, trata-se de reação de hipersensibilidade de causas múltiplas, inclusive a picadas de insetos. Por vezes, é fenômeno de hipersensibilidade à luz, sendo variante da erupção lumínica polimorfa. Outras vezes, relaciona-se à gestação, admitindo-se influências hormonais, inclusive por contraceptivos. Alguns autores admitem a possibilidade de participação de focos infecciosos e parasitários. À semelhança do prurido autotóxico, do qual é, às vezes, evolução, o prurigo simples do adulto persistente exige a exclusão de doenças sistêmicas como diabetes, hepatopatias, nefropatias, linfomas e malignidades viscerais.

Manifestações clínicas

Elementos seropapulosos e eritematourticarianos aparecem em surtos, mais ou menos simetricamente, afetando em particular as superfícies de extensão das extremidades, com prurido intenso.

As lesões que surgem no verão, em áreas expostas aos raios solares, constituem o **prurigo estival**, variante da erupção polimorfa à luz, na qual, frequentemente, às lesões de prurigo, somam-se lesões eczematosas.

Outra forma é caracterizada por erupção, que surge a partir do 3º ou 4º mês de gestação, e que desaparece após o parto: é o **prurigo gravídico** *(prurigo gestationis)*, que tem sido registrado em cerca de 0,5% das gestações (ver Capítulo 84).

Nessa forma, frequentemente, existe um terreno atópico de base. As lesões são constituídas por pápulas escoriadas, preferencialmente nas superfícies de extensão dos membros. Algumas vezes, nas semanas finais da gravidez, associam-se lesões urticariformes ou mesmo eritema polimorfo no abdome e tronco.

Histopatologia

Revela processo inflamatório com edema e vasodilatação da derme papilar e infiltrado linfocitário, às vezes com neutrófilos e eosinófilos. Podem existir vesículas intraepidérmicas ou subcórneas.

Diagnose

Na diagnose diferencial, deve ser excluída a dermatite herpetiforme, pela falta de agrupamento das lesões e, se necessário, por exame histopatológico. Além disso, devem ser distinguidas as afecções zooparasitárias, particularmente a escabiose.

Tratamento

Deve ser orientado na pesquisa da causa. Nos casos de prurigo simples agudo difuso, convém inquirir sobre picadas de artrópodos, drogas e alimentos, e devem ser excluídas possíveis doenças associadas. Como medicação sintomática, empregam-se anti-histamínicos e/ou corticoides por via sistêmica e loções ou cremes antipruriginosos.

PRURIGO-ECZEMA

O prurigo-eczema do adulto é pruridermia, com lesões eczematoides, podendo ser forma de atopia – eczema atópico – ou apresentar outros aspectos: prurigo discoide e prurigo linfadênico.

Manifestações clínicas

Erupção papulovesiculosa de lesões individuais ou formando placas que precocemente evoluem para liquenificação. O prurido é intenso e persistente.

Frequentemente, há coexistência de áreas exsudativo-crostosas e papuloliquenificadas, distribuídas mais ou menos simetricamente.

Na forma de eczema atópico, neurodermite disseminada ou prurigo diatésico, existem antecedentes atópicos familiares e individuais (asma, rinite, eczema), e as lesões localizam-se eletivamente nas grandes dobras articulares (cubitais, poplíteas e inguinais), na face e no pescoço. As dobras axilares são geralmente poupadas.

O prurigo discoide e liquenoide é a forma clínica caracterizada por áreas de lesões papulossecretantes que evoluem para áreas de liquenificação. Pode constituir variante do eczema numular.

O prurigo linfadênico tem aspecto variado desde lesões papulourticadas até áreas exsudativas, escoriações, áreas liquenificadas e infiltradas que, algumas vezes, são acompanhadas de adenomegalias significativas. É manifestação inespecífica de linfoma.

Diagnose

A diagnose de eczema atópico é feita pela localização e pelos antecedentes. Nos quadros de aparecimento súbito, sem antecedentes atópicos, inalantes, ingestantes e injetantes devem ser pesquisados, particularmente drogas. As formas crônicas persistentes devem ser biopsiadas, tanto a pele como os linfonodos, se presentes, para exclusão de linfoma, lembrando que as adenomegalias podem tratar-se de linfadenites dermopáticas.

Tratamento

Deve ser orientado na pesquisa da causa. Corticoides são indicados tanto em aplicação local como por via sistêmica. Anti-histamínicos VO podem aliviar o prurido.

PRURIGO NODULAR (DE HYDE)

É afecção rara, constituída por lesões papulopruriginosas acompanhadas de prurido ferox. Acomete mais frequentemente mulheres de meia-idade.

Patogenia

É de etiologia desconhecida, mas verifica-se, nesses pacientes, aumento da reatividade a neuromediadores com a substância P e o peptídeo relacionado ao gene da calcitonina, que são liberadores de histamina, o que explicaria o prurido intenso. Também se observa aumento da expressão do fator de crescimento neural p75 nas células de Schwann e nas células perineurais, o que pode ser a causa da hiperplasia das terminações nervosas observada nesses pacientes.

Manifestações clínicas

Caracteriza-se por lesões papulonodulares de 0,5 a 3 cm de diâmetro hiperqueratósicas e hiperpigmentadas, frequentemente escoriadas na superfície, localizadas predominantemente nas superfícies de extensão dos antebraços e das pernas, sendo, em geral, poupados o tronco e a face. As lesões variam em número, desde poucas lesões até mais de uma centena. A evolução é extremamente crônica e não mostra tendência à regressão. Pode associar-se à dermatite atópica ou a causas sistêmicas de prurido, mas, na maioria dos casos, não há causa determinada (FIGURAS 20.3 E 20.4).

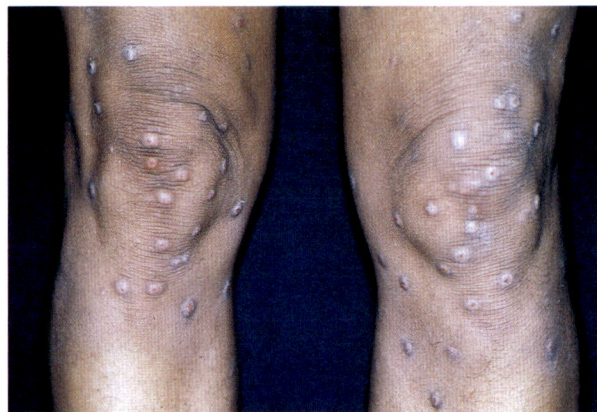

FIGURA 20.3 – Prurigo nodular de Hyde. Lesões papulonodulares, superficialmente escoriadas disseminadas nos membros inferiores.

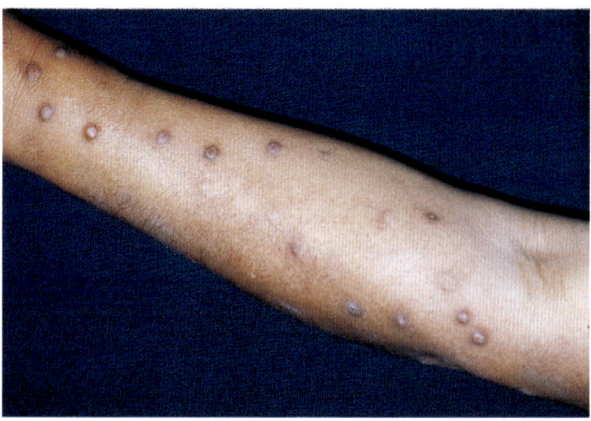

FIGURA 20.4 – Prurigo nodular de Hyde. Lesões papulonodulares disseminadas no membro superior.

Histopatologia

As alterações histopatológicas assemelham-se às do líquen simples crônico, hiperqueratose, acantose irregular, papilomatose e infiltrado inflamatório crônico linfo-histiocitário na derme. Ocorre, às vezes, hiperplasia das terminações nervosas com proliferação de fibras nervosas e células de Schwann, que podem ser primárias, mas, mais provavelmente, são de natureza reativa, em decorrência do trauma da coçagem intensa e crônica.

Diagnose

Na diagnose diferencial, devem ser consideradas outras formas de prurigo crônico, lesões disseminadas de líquen simples crônico, especialmente formas hipertróficas à variante córnea do líquen plano, doenças perfurantes, penfigoide nodular e até mesmo queratoacantomas múltiplos.

Tratamento

O tratamento pode ser feito com corticoides potentes em oclusão ou com infiltrações intralesionais de corticoide. A administração da talidomida (100-200 mg/dia), com todas as óbvias precauções necessárias, produz resultados terapêuticos excelentes e é o tratamento de escolha. São, também, utilizados, na terapêutica, capsaicina de 0,025% a 0,3%, quatro a seis vezes/dia; fototerapia com UVB ou UVA e PUVA. Os anti-histamínicos H_1, a doxepina, a paroxetina e a naltrexona são empregados como antipruriginosos, e existem relatos de casos tratados com sucesso por imunossupressores: azatioprina e ciclosporina, por VO, em casos graves e resistentes a outras medicações.

PRURIGO MELANÓTICO

Atinge, predominantemente, a mulher adulta, consistindo em prurido e em áreas melanodérmicas de cor acastanhada a negra, localizadas particularmente na porção alta do dorso, nos ombros e nos braços. Deve ser diferenciado da amiloidose e da notalgia parestésica por exame histopatológico.

Como tratamento, podem ser empregados corticoides locais e por via sistêmica e/ou anti-histamínicos.

PRURIGO DE HEBRA

O prurigo de Hebra (anteriormente, observado com frequência em nosso meio; atualmente, é raro) é síndrome de hipersensibilidade encontrada em crianças, particularmente da raça negra, caracterizada por erupção papulosa e lesões secundárias. Picadas de insetos atuam, provavelmente, como agentes desencadeantes. A maioria dos enfermos tem constituição atópica, com níveis elevados de IgE, e testes intradérmicos positivos a extratos de insetos. A própria picada do inseto, experimentalmente provocada, demonstra, clínica e histologicamente, reação de hipersensibilidade.

Manifestações clínicas

Erupção de pápulas de 2 a 3 mm de tamanho, secas, agrupadas, mais palpáveis que visíveis e extremamente pruriginosas. Localizam-se principalmente nas faces de extensão dos membros, atingindo também o tronco, respeitando a face e as pregas de flexão **(FIGURA 20.5)**.

Como consequência da coçagem, há escoriações, crostas hemáticas, áreas de liquenificação e manchas hipercrômicas ou acrômicas. A infecção secundária é pouco frequente.

A criança está geralmente desnutrida, há tumefação, às vezes volumosa, dos gânglios linfáticos inguinais, axilares e cervicais. Estão sempre particularmente aumentados os linfonodos inguinocrurais.

A evolução é por surtos com períodos de remissão. Inicia-se nos primeiros anos de vida, prolongando-se eventualmente até a puberdade.

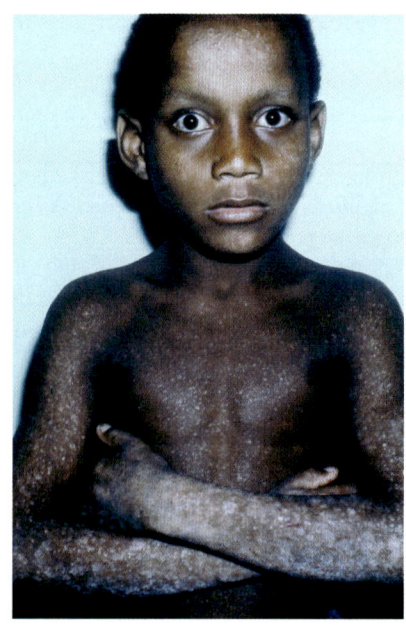

FIGURA 20.5 – Prurigo de Hebra. Lesões papulosas, liquenificadas e discromias predominantes nas superfícies de extensão.

Histopatologia

Caracteriza-se por infiltrado dérmico perivascular moderado composto por linfócitos, histiócitos e eosinófilos configurando reação de hipersensibilidade.

Tratamento

Anti-histamínicos e, em certos casos, corticoides por via sistêmica.

No local, aplicam-se pasta de zinco ou pomadas de corticoides.

Nos casos mais graves, a hospitalização ou o afastamento do meio ambiente são indicados.

PRURIGO PIGMENTOSO

Afecção rara que ocorre predominantemente em asiáticos, sendo a maioria dos casos descrita em japoneses e mais frequente em mulheres adultas.

Patogenia

É desconhecida. Alguns casos são descritos em diabéticos, indivíduos anoréticos ou em dietas rigorosas, admitindo-se a possibilidade de influência de fatores metabólicos, inclusive da acidose.

Manifestações clínicas

Caracteriza-se por lesões eritematopapulosas confluentes em placas, às vezes com vesículas, que, ao involuir, deixam áreas de hiperpigmentação reticular. As lesões localizam-se predominantemente no pescoço e no tronco e são pruriginosas (FIGURA 20.6).

Histopatologia

Os achados são inespecíficos, caracterizando processo inflamatório liquenoide, e a imunofluorescência é negativa.

Diagnose

É clínica corroborada por histopatologia compatível. Na diagnose diferencial, devem ser excluídos processos eczematosos, particularmente dermatite de contato, papilomatose reticulada e confluente de Gougerot-Carteaud, líquen plano e erupções liquenoides.

Tratamento

A terapêutica de escolha é a minociclina 200 mg/dia. Alguns pacientes respondem à sulfona. Os anti-histamínicos e os corticoides são inefetivos.

LÍQUEN PLANO

Erupção papulosa, pruriginosa, de curso crônico, que frequentemente compromete as mucosas. A maioria dos casos ocorre entre os 30 e 60 anos. As formas mucosas são mais frequentes na meia-idade e em idosos. Existem estudos que apontam para maior frequência do líquen plano em mulheres. Existem raros relatos de casos familiares que, em geral, surgem mais precocemente e tendem a ser mais graves e mais recidivantes.

Etiopatogenia

A etiologia é desconhecida, existindo hipóteses ainda carentes de comprovação definitiva. A possibilidade de origem viral é ainda considerada pelos achados de microscopia óptica e eletrônica, que mostram corpos de inclusão que, hoje, porém, admite-se serem de natureza não viral. A ocorrência, ainda que rara, de casos familiares, sugere etiologia infecciosa, e, ultimamente, tem-se associado a ocorrência de líquen plano, particularmente mucoso, à presença de hepatite viral (especialmente hepatite C), além da ocorrência pós-imunização para hepatite B.

A origem psicogênica é considerada pela observação clínica da influência de fatores emocionais na evolução da dermatose, pois tensões nervosas ou estados emocionais podem atuar como fatores desencadeantes ou predisponentes do quadro. A hipótese de alterações enzimáticas produzirem líquen plano decorre da observação de deficiência da glicose-6-fosfatodesidrogenase na pele acometida pela afecção e da ocorrência de erupções liquenoides por drogas, metais pesados e substâncias utilizadas na indústria fotográfica em indivíduos com deficiência desta enzima.

A possível origem imunológica alicerça-se no encontro de depósitos de imunoglobulinas ao nível da junção dermo-epidérmica em 95% dos casos de líquen plano estudados pela imunofluorescência. Esses depósitos são fundamentalmente representados por IgM com configuração globular na derme papilar e em porções superiores da derme reticular. Menos frequentemente, esses depósitos são de IgA, IgG e C_3. Podem também ocorrer depósitos de IgM e fibrinogênio e, às vezes, IgG, ao longo da zona da membrana basal (ZMB). Aparentemente, predominam, no líquen plano, mecanismos próprios da imunidade celular. O infiltrado dérmico é composto por células T CD4 e T CD8, enquanto na epiderme encontram-se apenas células T CD8. Essas células T CD8 citotóxicas reconheceriam antígenos de natureza desconhecida da superfície dos queratinócitos, que poderiam ser autoantígenos ou antígenos relacionados a fárma-

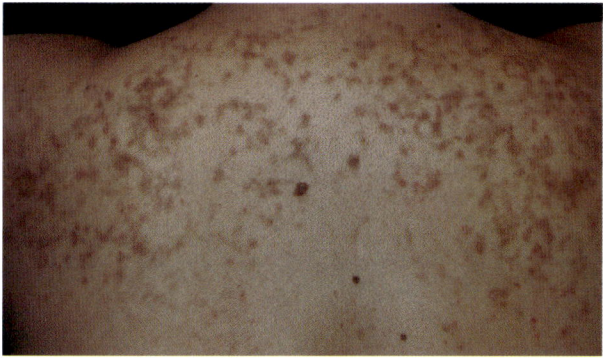

FIGURA 20.6 – Prurigo pigmentoso. Pápulas e pigmentação de aspecto reticulado.

cos, a agentes infecciosos virais ou bacterianos ou alérgenos de contato. Pacientes com reações liquenoides orais mostram aumento da reação linfocitária a mercúrio inorgânico, um dos componentes das amálgamas empregadas em tratamentos dentários. As células de Langerhans, que se apresentam aumentadas, ou mesmo os queratinócitos ativados, apresentariam o antígeno às células T por meio dos sistemas de histocompatibilidade MHC I e II. Os linfócitos ativados produziriam citocinas tanto do padrão Th1 como Th2, IL-2, IL-4, IL-10, interferon-γ e TNF-α e também produziriam moléculas de adesão ICAM-1 e VCAM-D. Além das inúmeras citocinas que atuam no processo inflamatório liquenoide, muitas quimiocinas – CXCL (IP10), MCP-1, MIG (CXCL), RANTES (CCL5) E CTAC (CCL27) – participam do processo exercendo ações quimiotáticas sobre os linfócitos T, conduzindo-os à junção dermoepidérmica. A ativação dos linfócitos provocaria apoptose dos queratinócitos por vários possíveis mecanismos: ligação do TNF-α a seu receptor da superfície do queratinócito, ligação do Fas-ligante ao receptor Fas do queratinócito ou mesmo por meio da secreção de granzima B que penetra no queratinócito por meio de poros induzidos na membrana celular por perfurinas. Como resultado final da ativação dos linfócitos, produção de citocinas e moléculas de adesão, ocorre apoptose dos queratinócitos, produzindo-se corpos coloides, infiltração linfocitária dérmica intensa, lesão da membrana basal e subsequente reparo epidérmico com hipergranulose. Pela presença de infiltrado inflamatório constituído por linfócitos imunologicamente ativos com disposição subepidérmica e que agride a epiderme, admite-se ser o líquen plano doença autoimune dirigida contra antígenos epiteliais (p. ex., queratinócitos modificados por fatores exógenos, como infecções). A resposta liquenoide seria um processo de eliminação dos queratinócitos alterados. Existe um modelo murino de líquen plano obtido pela utilização de células T autorreativas produtoras de TNF-α e interferon-γ que, inoculadas no animal, podem produzir alterações liquenoides na pele. Outro elemento a favor de etiologia imune do líquen plano é a ocorrência frequente de erupções liquenoides nas reações enxerto *versus* hospedeiro, em pacientes com transplante de medula óssea. Esse fato levou alguns autores a considerar a possibilidade de existirem, no líquen plano, mecanismos imunológicos semelhantes aos observados na reação enxerto *versus* hospedeiro. Recentemente, tem-se levantado a hipótese de o vírus da hepatite C representar exoantígeno de importância nas formas mucosas. Ainda que vários trabalhos, ao utilizarem como controles doadores normais de bancos de sangue ou pacientes de psoríase, tenham revelado prevalência significativa de infecção pelo vírus da hepatite C nos pacientes com líquen plano, esses achados não foram definitivamente confirmados, e essa possível associação permanece controversa.

Existem trabalhos que registram maior frequência de HLA-DR6 em pacientes com líquen plano oral associado à hepatite C, sugerindo a possibilidade de que células T CD4 positivas ativadas por peptídeos do vírus da hepatite C via HLA-DR6 poderiam estar envolvidas na gênese do líquen plano.

A associação do líquen com doenças neurológicas, siringomielia, neurites periféricas, paralisia bulbar e sua ocasional localização conforme trajetos nervosos evoca possível etiologia neurológica.

Manifestações clínicas

A lesão característica é pápula poligonal achatada, de 0,5 a 2 mm de diâmetro, de superfície lisa, brilhante e de cor vermelho-violácea **(FIGURA 20.7)**.

Na superfície da pápula, há estrias ou pontuações opalinas em rede, mais bem visualizadas quando se umedece a pápula (estrias de Wickham) **(FIGURA 20.8)**.

Encontram-se também pápulas incipientes puntiformes, brilhantes, róseas e placas de forma e extensão variáveis, ou lesões anulares **(FIGURA 20.9)**.

As pápulas podem se dispor em linhas, que muitas vezes surgem após escoriações ou outros traumatismos (fenômeno de Köbner) **(FIGURA 20.10)**.

Há certa simetria na erupção, que se localiza de preferência nas superfícies flexoras dos punhos, terço inferior

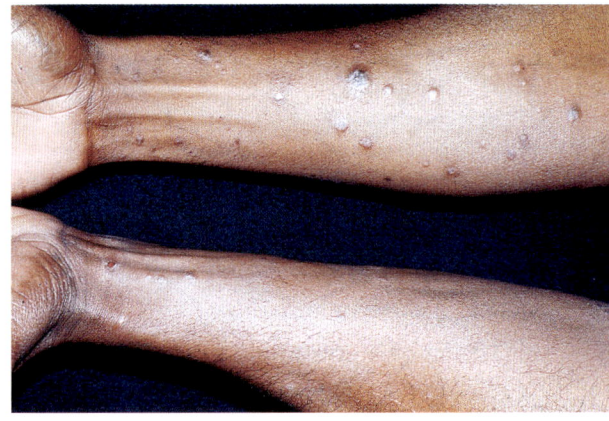

FIGURA 20.7 – Líquen plano. Pápulas poligonais achatadas, brilhantes, de cor vermelho-violácea, situadas nos antebraços.

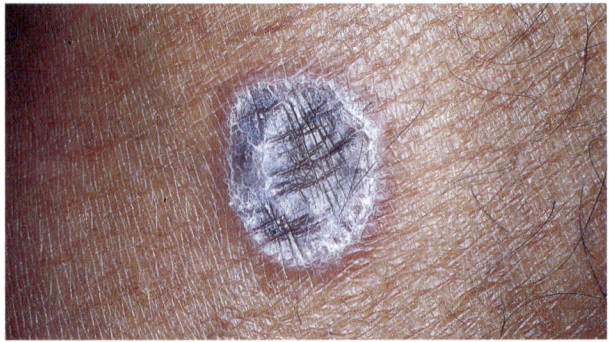

FIGURA 20.8 – Líquen plano. Placa papulosa com estrias em rede (estrias de Wickham) e cor eritematoviolácea.

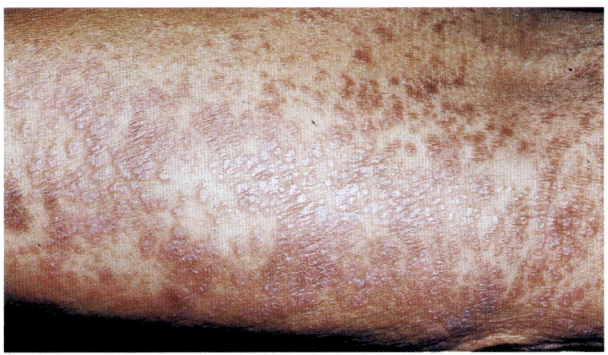

FIGURA 20.9 – Líquen plano. Placas papulosas constituídas por múltiplas pápulas poligonais achatadas brilhantes.

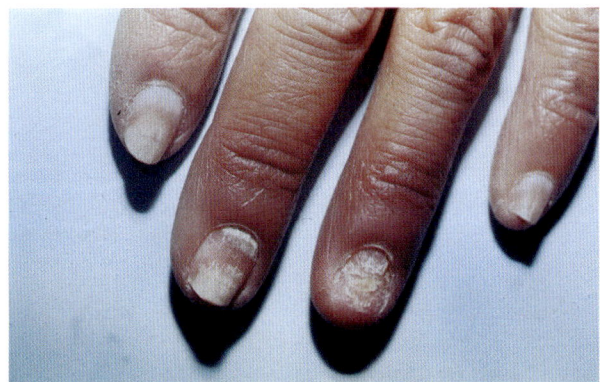

FIGURA 20.11 – Líquen plano ungueal. Distrofia ungueal com alteração de coloração e destruição da lâmina ungueal.

Líquen plano hipertrófico
Pápulas ou placas liquenificadas ou verrucosas, pruriginosas, geralmente nas pernas e no dorso dos pés. Costuma ser a variante mais pruriginosa e é acompanhada, com frequência, de insuficiência venosa com estase. **(FIGURAS 20.12 E 20.13)**.

Líquen plano agudo
Aparecimento súbito e disseminado de lesões, lembrando pitiríase rósea. Ocasionalmente, ocorrem elementos vesicobolhosos **(FIGURA 20.14)**.

Líquen plano atrófico
Extensão centrífuga das pápulas, com centro atrófico pigmentado. Ocorre mais frequentemente no tronco e nos membros inferiores **(FIGURA 20.15)**.

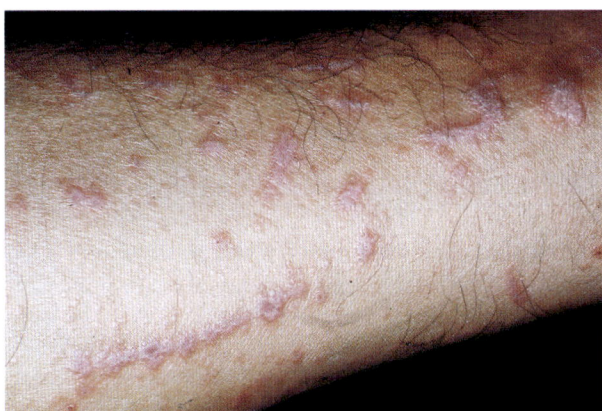

FIGURA 20.10 – Líquen plano. Pápulas eritematovioláceas e lesões lineares (fenômeno de Köbner).

Líquen plano pilar
Pápulas queratósicas eritematosas de localização folicular, principalmente no couro cabeludo, com frequente atrofia e alopecia. Existem formas foliculares de líquen plano que atingem o tronco e as faces mediais dos membros. A alopecia frontal fibrosante é variante do líquen plano pilar do couro cabeludo com disposição topográfica peculiar. A tríade líquen plano pilar da pele ou do couro cabeludo, lesões típicas de líquen

das pernas, coxas, região sacral e abdome. Existem formas de líquen plano que atingem axilas, regiões inguinocrurais, dobras inframamárias e, eventualmente, dobras antecubitais e poplíteas.

As lesões mucosas, de boca e genitália, ocorrem em cerca de um terço dos casos. Podem constituir manifestação isolada. Na boca, encontram-se manchas opalinas em rede ou arboriformes, que podem passar despercebidas.

Na genitália, as pápulas formam pequenas placas ou lesões anulares.

Em cerca de 10% dos casos, há acometimento ungueal expresso por alterações da superfície ungueal, coloração acastanhada, fragilidade da borda livre e, ocasionalmente, onicoatrofia progressiva, que pode chegar a anoníquia **(FIGURA 20.11)** (pterígio ungueal).

O prurido é discreto, moderado, intenso ou "apaixonado".

O curso é crônico, variando de meses a anos, com frequente involução espontânea. A pigmentação residual é duradoura, e quanto mais escura a pele do paciente, mais intensa ela é. Ocasionalmente, pode haver atrofia. As recidivas não são incomuns e podem ocorrer em tempo variável.

As principais variantes clínicas são as descritas na sequência.

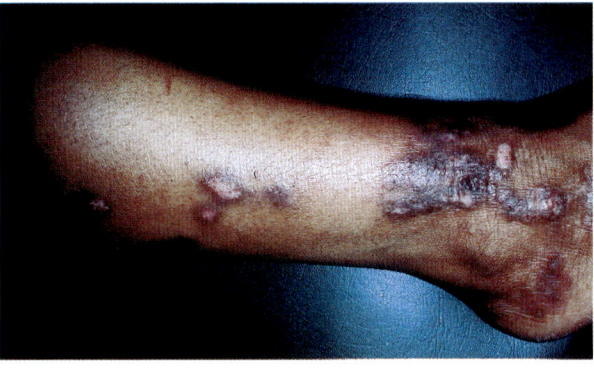

FIGURA 20.12 – Líquen plano hipertrófico. Placas liquenificadas dispersas no pé e no terço inferior da perna. Áreas acrômicas por escoriação continuada.

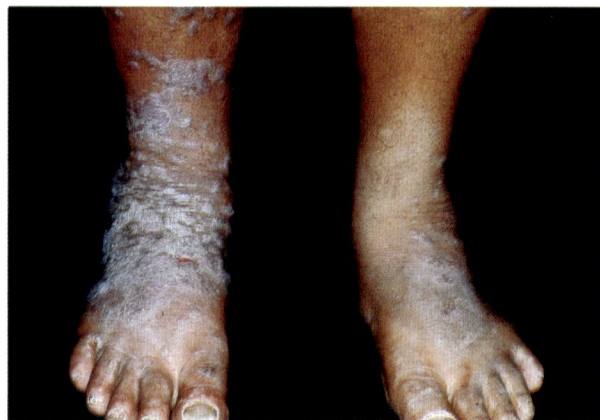

FIGURA 20.13 – Líquen plano hipertrófico. Placas verrucosas na porção inferior das pernas e dos pés. Algumas áreas mostram placas liquenificadas de coloração eritematoviolácea.

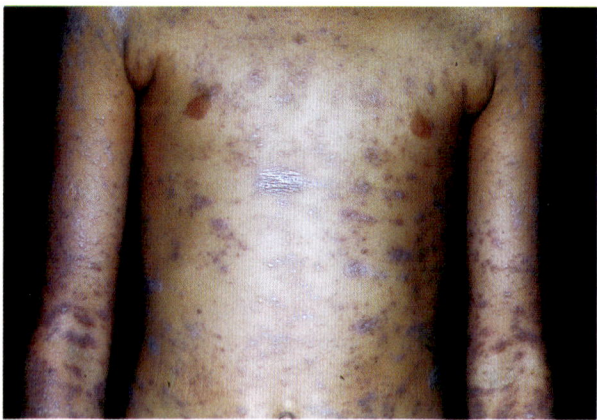

FIGURA 20.14 – Líquen plano agudo. Pápulas e placas papulosas liquenificadas de coloração lilás disseminadas pelo tegumento.

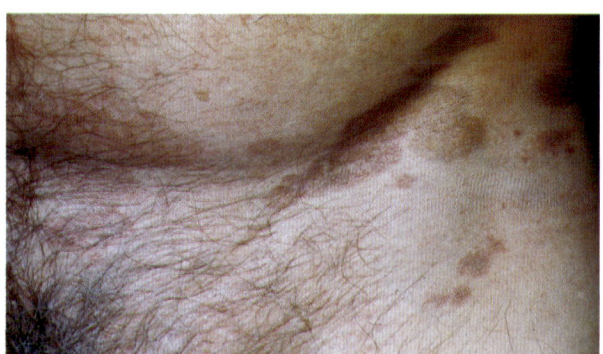

FIGURA 20.15 – Líquen plano atrófico. Pápulas e placas hiperpigmentadas ligeiramente atróficas.

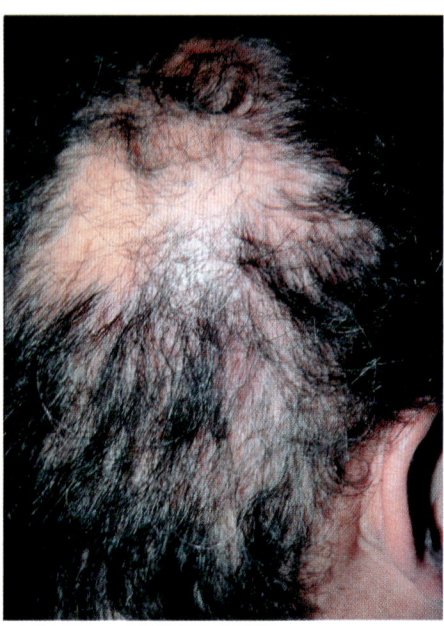

FIGURA 20.16 – Líquen plano pilar. Extensas áreas de alopecia cicatricial.

Líquen plano bolhoso e líquen plano penfigoide

No líquen plano bolhoso, surgem bolhas (as quais, histologicamente, são subepidérmicas) sobre as lesões típicas e de longa duração de líquen plano. Mais raramente, as lesões vesiculosas e vesicobolhosas tensas surgem não somente sobre as lesões, mas também em pele aparentemente normal não acometida pelas lesões próprias do líquen **(FIGURA 20.17)**. O sinal de Nikolsky está presente. Essa variante é denominada **líquen plano penfigoide**, e é de difícil distinção com o penfigoide bolhoso, inclu-

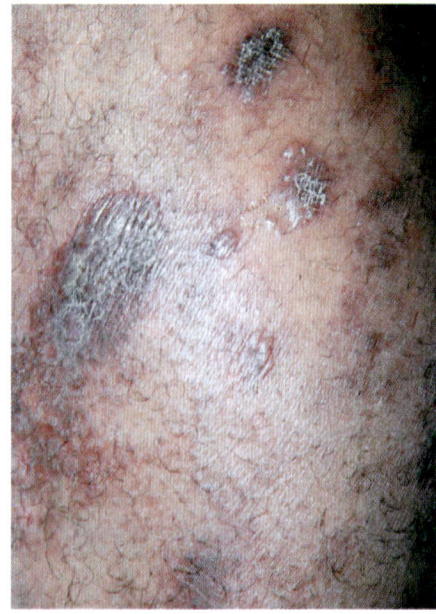

FIGURA 20.17 – Líquen plano bolhoso. Presença de vesículas ao redor de pápulas típicas.

plano cutâneo ou mucoso e a presença de alopecia cicatricial multifocal constituem a síndrome de Graham-Little-Piccardi-Lassueur. Podem ocorrer depressões ou queratose subungueal nas unhas **(FIGURA 20.16)**.

sive por achados semelhantes de imunofluorescência e imunomicroscopia eletrônica, o que leva alguns autores a considerar esse quadro uma coexistência de líquen plano e penfigoide bolhoso. Nesta variante, admite-se que o dano produzido sobre os queratinócitos pelos linfócitos T ativados exporia antígenos ocultos, que levariam à produção de anticorpos que induziriam à formação de bolhas. Os achados histopatológicos são semelhantes aos do líquen plano bolhoso, e a imunofluorescência direta revela depósitos de IgG e C_3 na junção dermoepidérmica e, por meio da técnica de *salt-split skin*, verifica-se que o soro dos pacientes contém anticorpos que reagem com o lado epidérmico da clivagem. Na realidade, os anticorpos detectados no soro reagem contra os aminoácidos 46 a 59 do domínio não colagênico extracelular do antígeno BP 180 do penfigoide bolhoso (epítopo MCW), mas não reagem com o antígeno BP 230. Pelas diferenças observadas em relação aos antígenos, o líquen plano penfigoide parece tratar-se de variante do líquen plano, distinta do penfigoide bolhoso, ainda que existam raros relatos de evolução de líquen plano penfigoide a penfigoide nodular.

Líquen plano actínico

Variante que ocorre especialmente em crianças e adultos jovens, em que as lesões, geralmente de caráter anular e de coloração eritematoacastanhada, são encontradas em áreas expostas **(FIGURA 20.18)**, face, pescoço, superfície de extensão dos braços e dorso das mãos, sendo mais comumente acometidas as faces laterais da fronte. Ocorre, em geral, em idades mais precoces, tem curso mais longo e ocorre preferentemente em mulheres de compleição mais escura.

Líquen plano eritematoso

Nesse caso, as lesões apresentam-se como pápulas eritematosas não pruriginosas.

Líquen plano anular

Corresponde a 10% dos casos e compreende lesões constituídas por bordas papulosas anulares em torno da área central em que as lesões involuíram, aproximando-se da pele normal. Essas lesões, geralmente, encontram-se associadas a lesões papulosas típicas de líquen plano e são frequentes na região peniana, inguinocrural, axilar e em extremidades. **(FIGURAS 20.19 E 20.20)**.

Líquen plano linear

Lesões lineares são frequentes no líquen plano, como resultado do fenômeno de Köbner. Existem, no entanto, formas com disposição linear não metamérica ao longo das linhas de Blaschko que se localizam mais frequentemente nas extremidades e raramente na face. Pode, ainda, ocorrer, como manifestação do fenômeno isomórfico de Wolf, líquen plano com disposição zosteriforme sobre lesões residuais de herpes-zóster **(FIGURA 20.21)**.

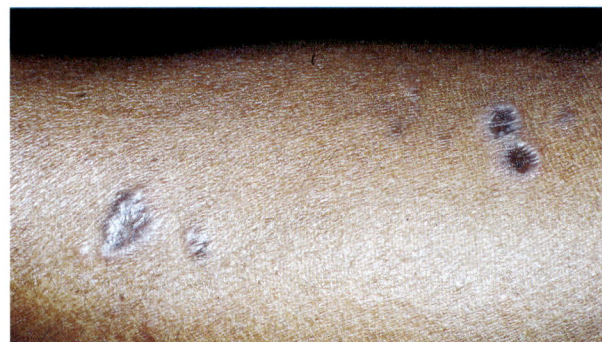

FIGURA 20.19 – Líquen plano anular. Lesões anulares de bordas papulosas eritematovioláceas e centro deprimido hiperpigmentado.

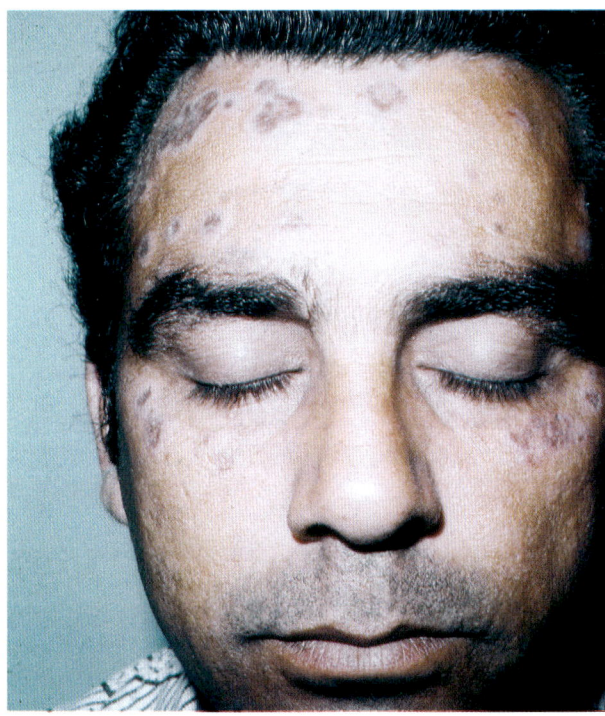

FIGURA 20.18 – Líquen plano actínico. Lesões anulares hiperpigmentadas em áreas expostas.

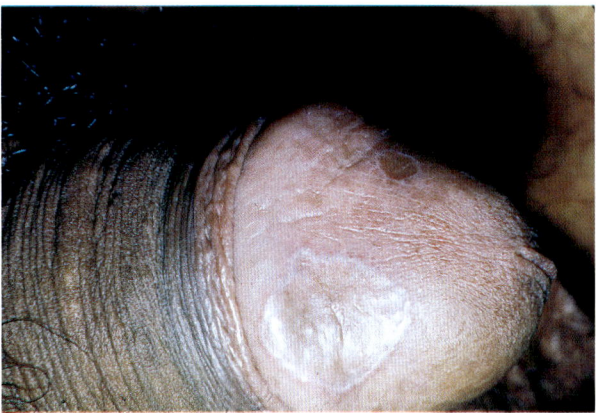

FIGURA 20.20 – Líquen plano anular genital. Lesão anular de borda leucoqueratósica na glande.

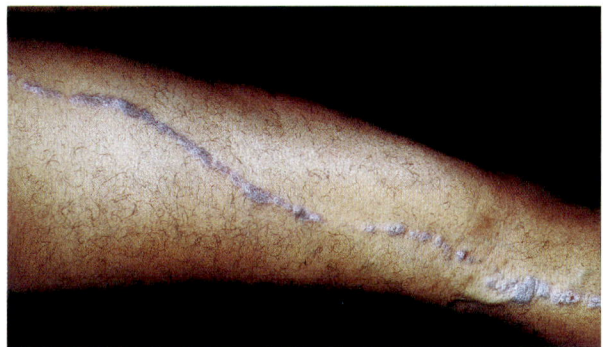

FIGURA 20.21 – Líquen plano linear. Lesão linear constituída por pápulas eritematovioláceas confluentes.

Líquen plano das mucosas

Lesões de líquen plano podem ocorrer nas mucosas, particularmente na mucosa oral, mas também nas mucosas genitais, anal, do nariz, da laringe, da conjuntiva e da uretra. As lesões da mucosa oral ocorrem em 60 a 70% dos pacientes com líquen plano e podem ser exclusivas em 20 a 30% dos enfermos. Apresentam-se sob várias formas: reticulada, em placas, atrófica, papulosa, erosiva e bolhosa. A mais comum das formas orais é a reticulada, composta por lesões esbranquiçadas arboriformes que atingem predominantemente a mucosa bucal e que são geralmente assintomáticas **(FIGURA 20.22)**. Os lábios também podem ser acometidos **(FIGURA 20.23)**. A forma erosiva é mais comum em pacientes idosos, e sobre placas esbranquiçadas surgem áreas erosivas bastante dolorosas, sendo mais atingidas as mucosas bucal, gengival e da língua **(FIGURAS 20.24 E 20.25)**. O acometimento da mucosa gengival é frequente e expressa-se sob a forma de gengivite descamativa crônica. Na controvérsia das relações entre líquen plano e hepatite C, essa associação é considerada mais frequente em relação ao líquen plano oral. Alguns autores consideram existir diferenças entre a forma reticular e em placas entre os pacientes com hepatite C e os não infectados, enquanto outros autores relacionam a infecção por hepatite C com a forma

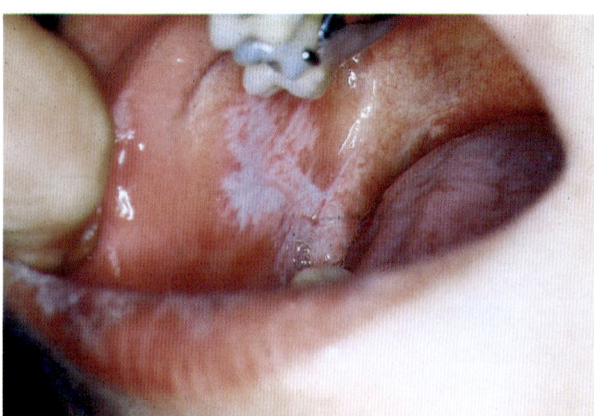

FIGURA 20.22 – Líquen plano oral. Placa esbranquiçada de aspecto arborescente na mucosa jugal.

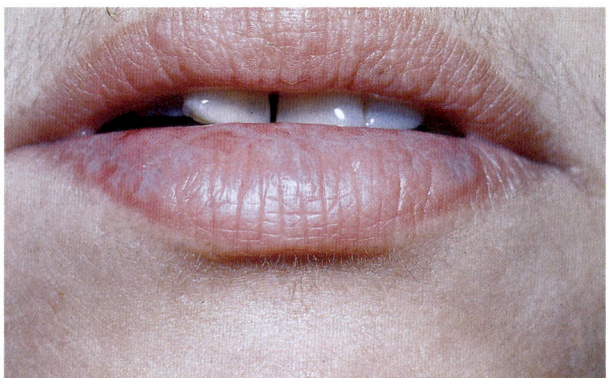

FIGURA 20.23 – Líquen plano labial. Lesões esbranquiçadas arborescentes no vermelhão do lábio inferior.

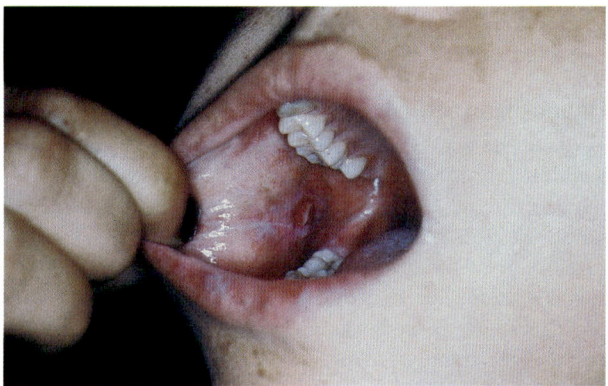

FIGURA 20.24 – Líquen plano erosivo. Sobre a placa leucoqueratósica, observa-se área exulcerada.

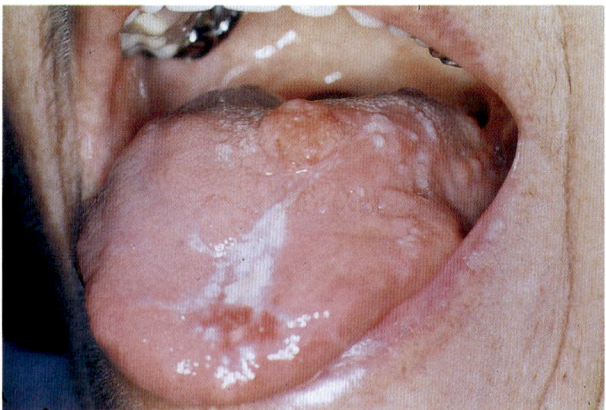

FIGURA 20.25 – Líquen plano erosivo. Erosão sobre área leucoqueratósica da língua.

oral erosiva. Na associação com hepatite C, também são consideradas as localizações na língua, mucosa labial e gengivas como mais frequentes. A malignização das lesões orais de líquen plano é tema controverso, admitindo-se que seja evento raro verificado em 0,5 a 5% dos pacientes, ocorrendo, predominantemente, nas formas erosivas. A área de malignização mais frequente é a língua, seguindo-se a mucosa bucal e gengival e, raramente, os lábios. As mucosas genitais são afetadas em 25% dos casos nos homens, sendo mais particularmente atingida a glande sob a forma de lesões anulares. Nas mulheres, ocorrem placas leucoplásicas, às vezes com erosões e às vezes sob a forma de vaginite descamativa difusa. Na mucosa anal, ocorrem lesões leucoqueratósicas, erosões e fissuras.

Líquen plano palmoplantar
Forma incomum, se expressa como placas eritematosas hiperqueratósicas e descamativas. Nas margens laterais dos dedos, as lesões mostram-se mais individualizadas como pápulas eritêmato-hiperqueratósicas.

Líquen plano erosivo e ulcerado
Essa forma atinge os pés e caracteriza-se por lesões bolhosas, erosivas e ulceradas que acometem os dedos, os espaços interdigitais e a região plantar, resultando em cicatrizes. A destruição das unhas é frequente. As lesões são extremamente dolorosas e de evolução crônica. Nessas formas de caráter crônico cicatricial, é necessário vigilância quanto ao aparecimento de carcinoma espinocelular sobre as lesões.

Líquen plano ungueal
Em 10 a 15% dos pacientes com líquen plano, ocorrem lesões ungueais que podem raramente representar a única manifestação da doença. Observam-se afinamento da lâmina ungueal, onicólise, estriações longitudinais, hiperqueratose subungueal, pterígio ungueal (extensão e aderência anormal do eponíquio que se estende da prega ungueal posterior à borda livre da unha) ou até anoníquia. Eventualmente, pode ocorrer comprometimento das 20 unhas que se apresentam distróficas (traquioníquia).

Líquen-lúpus
Existem relatos de pacientes com superposição de líquen plano e lúpus eritematoso (LE). As lesões ocorrem predominantemente nas extremidades e não há lesões clássicas de líquen. Clinicamente, os pacientes apresentam placas atróficas e placas hiperpigmentadas, com descamação mínima e, eventualmente, bolhas. Em geral, não há manifestações de fotossensibilidade. Histopatologicamente, observam-se simultaneamente características de líquen plano e LE e, à imunofluorescência direta, observam-se corpos citoides IgG e IgM e, ocasionalmente, depósitos lineares ou granulosos de IgM e C_3 na ZMB.

Histopatologia
É caracterizada por hiperqueratose, aumento focal da granulosa, acantose em dentes de serra, degeneração hidrópica da camada basal e infiltrado linfocitário na interface epiderme-derme que se estende em faixa na derme papilar. Na porção inferior da epiderme, observam-se queratinócitos degenerados, os corpos coloides. A imunofluorescência direta demonstra a presença de IgM e, menos frequentemente, IgA, C_3 e fibrina nos corpos coloides localizados subepidermicamente.

Diagnose
Na diagnose diferencial, devem ser consideradas a sífilis secundária (formas papulosas), as erupções liquenoides por drogas (atebrina, ouro) ou por contato com reveladores fotográficos, psoríase nas formas papulodescamativas, líquen simples crônico e erupções liquenoides por drogas e líquen amiloidótico. Nas formas anulares, devem ser considerados na diagnose diferencial o granuloma anular e as tíneas do corpo. Nas formas lineares, cabe a diagnose diferencial com líquen estriado, *nevus unius lateralis*, o nevo verrucoso inflamatório linear (NEVIL) e a queratose liquenoide crônica. Nas formas hipertróficas, a diagnose diferencial deve ser feita como líquen simples crônico e o prurigo nodular. Nas formas atróficas, considerar o líquen escleroso e atrófico. Nas formas foliculares, considerar o líquen nítido e o líquen espinuloso. Nas formas pigmentares, considerar a dermatose cinzenta.

Nas lesões mucosas, devem ser lembrados na diagnose diferencial o pênfigo paraneoplásico, a candidose, o LE, a sífilis secundária, lesões leucoqueratósicas e lesões traumáticas. O líquen plano da mucosa bucal deve ser distinguido da leucoplasia. Esta ocorre mais comumente no lábio inferior e na língua e forma placas sem a disposição reticular. As lesões genitais devem ser diferenciadas de psoríase e escabiose.

Em certos casos, a histopatologia pode ser necessária.

Tratamento
Não existe tratamento de eficácia absoluta para o líquen plano, uma vez que sua etiologia não é conhecida. Os tratamentos devem considerar a extensão das lesões e o grau de desconforto que o paciente experimenta, que pode, por vezes, comprometer de tal forma a qualidade de vida que o uso de fármacos potentes, ainda que com efeitos colaterais importantes, se justifica.

Nas formas disseminadas agudas, os corticoides sistêmicos são extremamente eficazes e devem ser utilizados por VO nas doses de 30 a 60 mg/dia por 4 a 6 semanas, devendo ser descontinuados progressivamente em 3 a 6 semanas após o desaparecimento das lesões. Os anti-histamínicos são úteis para alívio do prurido. Quando há contraindicação aos corticoides ou estes não podem ser retirados por recidiva do processo, outros fármacos podem ser testados: acitretina 30 mg/dia, por cerca de 8 semanas; imunossupressores, como ciclosporina, 1 a 6 mg/kg/dia; azatioprina, 1 a 2 mg/kg/dia, e micofenolato de mofetil, 1 a 1,5 g, duas vezes/dia. Também podem ser utilizados ciclofosfamida, metotrexato e PUVA e UVB *narrow band*.

Existem relatos esporádicos, sem estudos sistematizados, da utilização de griseofulvina, talidomida (100-200 mg/dia), hidroxicloroquina 200 a 400 mg/dia, metronidazol 500 mg, duas vezes/dia, e DDS 200 mg/dia, por prazos longos, em torno de 6 meses.

Nas formas cutâneas localizadas, prefere-se tratamento tópico com corticoides potentes, como o dipropionato de betametasona, clobetasol, valerato de betametasona, acetonido de fluocinolona e acetonido de triamcinolona. Esses tópicos podem ser utilizados em curativos oclusivos. Nas formas localizadas, particularmente nas formas hipertróficas, também é possível a utilização de infiltrações intralesionais de corticoides.

Nas formas orais de líquen plano, indicam-se cuidados rigorosos de higiene bucal e remoção de restaurações metálicas, não só de amálgama, mas até mesmo de ouro, pois frequentemente a remoção desses materiais produz sensível melhora das lesões. Os corticoides tópicos podem ser empregados em veículos tipo orabase, que permitem contato eficiente do corticoide com a lesão e, além disso, protegem as lesões erosadas e ulceradas, aliviando a dor. Devem ser aplicados várias vezes ao dia. Podem ser empregados soluções de clorexidina (pela ação antisséptica) e antifúngicos, para evitar candidose que frequentemente complica essas lesões. Eventualmente, podem ser necessários corticoides sistêmicos, nas doses já referidas.

Ainda que irritantes, os retinoides tópicos podem ser utilizados no líquen plano oral, particularmente a tretinoína em gel, que é especialmente útil nas lesões orais não ulceradas.

A acitretina pode ser empregada em casos resistentes, nas doses de 0,5 a 1 mg/kg/dia, particularmente nas formas orais erosivas.

Localmente, podem ser usados imunossupressores: pimecrolimo, tacrolimo e até mesmo ciclosporina, 5 mL, três vezes/dia, na concentração de 100 mg/mL. Excepcionalmente, as formas orais podem ser tratadas com imunossupressores sistêmicos: ciclosporina, azatioprina e o micofenolato de mofetil nas doses usuais.

Outros tratamentos ainda experimentais são alefacept, efalizumabe, bazilimabe, *excimer laser* e terapia fotodinâmica.

No líquen plano pilar, empregam-se os corticoides por VO nas doses de 30 a 40 mg/dia, com diminuição progressiva em função da resposta clínica pelo período mínimo de três meses na tentativa de preservarem-se os folículos pilosos. Localmente, devem ser empregados corticoides potentes. Com frequência, a cessação da terapêutica segue-se de recidivas do processo.

No líquen plano penfigoide, por similaridade ao penfigoide bolhoso, há relatos do uso de tetraciclinas e nicotinamida.

Com relação à prognose no líquen plano, é variável. A maioria dos casos evolui por 1 a 2 meses, podendo, no entanto, ocorrer recidivas ao longo de muitos anos em 15 a 20% dos casos, especialmente nas formas generalizadas.

ERUPÇÕES LIQUENOIDES

As erupções liquenoides caracterizam-se por assemelhar-se clinicamente ao líquen plano e apresentarem histopatologia semelhante, com degeneração hidrópica da camada basal e infiltrado inflamatório predominantemente linfocitário na interface dermoepidérmica, que se estende em faixa à derme superior. Compreende duas condições dermatológicas apresentadas a seguir.

Dermatite de contato liquenoide

Pode ser provocada por corantes de uso industrial e por ésteres do ácido metacrílico. As reações a estas substâncias podem ser agudas de caráter eczematoso ou subagudas de caráter liquenoide, havendo formas transicionais que contêm ambos elementos morfológicos. Nas formas liquenoides, as lesões são semelhantes às lesões do líquen plano e iniciam-se nas áreas de contato, podendo, posteriormente, disseminar-se. Não há lesões mucosas.

Também se observa o processo por contato com ésteres do ácido metacrílico empregado na indústria automobilística. Como essa substância pode estar presente em alguns aparelhos dentários, há chances de provocar lesões orais. Outros agentes de dermatites de contato liquenoides são ouro, níquel e antibióticos aminoglicosídeos.

Erupções liquenoides por drogas

São lesões liquenoides disseminadas, geralmente poupando as áreas clássicas de acometimento pelo líquen plano, com morfologia liquenoide, mas com componentes eczematosos, psoriasiformes ou com erupção pitiríase rósea-símile. Ocorrem após semanas ou meses do emprego do fármaco. O acometimento oral é raro. O desaparecimento do processo após a interrupção do fármaco é bastante demorado, podendo tardar até 2 anos, mas, em geral, as lesões desaparecem após cerca de 4 meses. Formas de longa duração podem apresentar hiperpigmentação e atrofia, inclusive das glândulas sudoríparas, levando à anidrose das áreas afetadas. Existe uma forma em que as lesões são pápulas vermelho-purpúricas com placas liquenoides que apresentam substrato histopatológico granulomatoso.

Os fármacos que causam erupções liquenoides são muitos: ouro; antimaláricos, especialmente mepacrina, mas também quinina e quinidina (esta podendo causar lesões fotodistribuídas); antibióticos, como tetraciclinas e estreptomicina; anti-inflamatórios não esteroides (AINE), como ácido acetilsalicílico; naproxeno; estatinas, como sinvastatina, pravastatina, fluvastatina e lovastatina; diuréticos, como tiazídicos e furosemida; antituberculosos, como, isoniazida, pirazinamida, etambutol e ciclosserina; fármacos de ação no sistema nervoso, como levopromazina, metildopa, carbamazepina; anti-histamínicos; fármacos antiagregantes plaquetários, como clopidogrel e ticlopidina; antivirais, como interferon e ribavirina; 5-fluoruracil; imatinib; etanercepte; adalimumabe; imunoglobulina intravenosa; ranitidina; propanolol; amlodipina; enalapril; ácido ursodesoxicólico; isotretinoína; penicilina; levamisol; clorpropamida; propiltiouracil; inibidores da bomba de prótons; vacinações; e PUVA.

Lesões orais podem ser provocadas por ouro, AINE, fármacos metabolizados pelo citocromo P450, enzimas conversoras da angiotensina, sulfonilureias, penicilamina, lítio, zidovudina, metildopa, clopidogrel, alopurinol e cetoconazol.

Na diagnose das erupções liquenoides por fármacos, o exame histopatológico auxilia na diagnose diferencial com líquen plano. Nessas, diferentemente do líquen plano, há paraqueratose focal, interrupções da camada granulosa, corpos citoides presentes na camada córnea e granulosa, há maior quantidade de plasmócitos e eosinófilos, há exocitose de linfócitos e o infiltrado inflamatório estende mais profundamente na derme. Os achados de imunofluorescência são idênticos aos do líquen plano. No tratamento, é fundamental a exclusão dos fármacos e, às vezes, são necessários corticoides sistemicamente.

LÍQUEN NÍTIDO

O líquen nítido é afecção rara de causa desconhecida. Mais comum em crianças e adultos jovens.

Patogenia

Etiologicamente, o achado anatomopatológico de granuloma sugeriu tratar-se de forma de tuberculide ou de granuloma independente. Outros autores, baseando-se no encontro de aspectos histopatológicos de líquen nítido em casos de líquen plano, consideram a enfermidade variante rara do líquen plano. Existem raros casos relatados em associação com doença de Crohn, dermatite atópica e artrite reumatoide juvenil.

Manifestações clínicas

Caracteriza-se por pápulas de 2 a 5 mm de tamanho, achatadas, brilhantes, cor da cútis ou rósea ou em pessoas de pele escura, hipocrômicas, que ocorrem em grupos, porém não coalescem. Os sítios de predileção são genitália e superfície anterior dos antebraços e dorso das mãos (FIGURA 20.26). Não há prurido e o fenômeno de Köbner costuma estar presente.

Histopatologia

A histopatologia é característica, mostrando na derme ninhos de linfócitos e histiócitos e algumas células epitelioides, tipo Langerhans, abraçados pelos cones epiteliais contíguos.

Diagnose

Na diagnose diferencial, deve ser considerado o líquen plano, que pode coexistir com o líquen nítido, as verrugas planas, algumas formas papulosas de granuloma anular, o líquen espinuloso, sifílides liquenoides, o líquen escrofuloso, sarcoidose e líquen amiloide, dermatite friccional e, mais remotamente, papulose bowenoide.

Tratamento

Não há tratamento.

Há tendência à cronicidade e à recorrência, podendo as lesões regredir espontaneamente. Os corticoides tópicos são úteis e, eventualmente, em quadros generalizados, os corticoides sistêmicos podem ser empregados em cursos de curta duração. Há relatos de bons resultados com acitretina por VO e tacrolimo tópico, PUVA e UVB, particularmente UVB *narrow band*. Excepcionalmente, a literatura registra casos tratados com sucesso com itraconazol e ciclosporina em doses baixas.

LÍQUEN ESTRIADO

Enfermidade rara, assintomática, de caráter linear, que ocorre quase sempre em crianças.

Patogenia

Desconhecida. O caráter linear das lesões poderia sugerir participação de nervos ou vasos linfáticos, mas nada se evidenciou nesse sentido. A disposição linear favorece a hipótese de mosaicismo, em que células epiteliais produzem um clone aberrante ao longo das linhas de Blaschko, contra o qual, por ação de fatores precipitantes (como infecções virais, vacinas ou outros agentes), se estabeleceria, por meio dos linfócitos CD8+, reação imune contra essas células aberrantes, até então toleradas pelo organismo, surgindo os fenômenos inflamatórios expressos clínica e histopatologicamente.

Manifestações clínicas

Aparecem, de maneira súbita, minúsculas pápulas liquenoides que coalescem para formar faixa linear, contínua ou interrompida, que se estende ao longo dos membros, geralmente braços e pernas, e, eventualmente, no pescoço e tronco, em padrão correspondente às linhas de Blaschko. Quando as lesões se estendem às unhas, ocorrem alterações ungueais variáveis, onicólise, sulcos longitudinais e até perda da unha. As lesões involuem espontaneamente em tempo variável, de 3 meses a 1 ano (FIGURA 20.27).

Histopatologia

É dermatite subaguda com hiperqueratose, paraqueratose, acantose e espongiose discreta. Na derme, observam-se vasos dilatados e discreto infiltrado linfo-histiocitário perivascular com grau variável de acometimento das glândulas sudoríparas e dos folículos pilosos. Há áreas de infiltrado liquenoide agredindo a epiderme que exibe edema, degeneração hidrópica da camada basal, exocitose de linfócitos e paraqueratose.

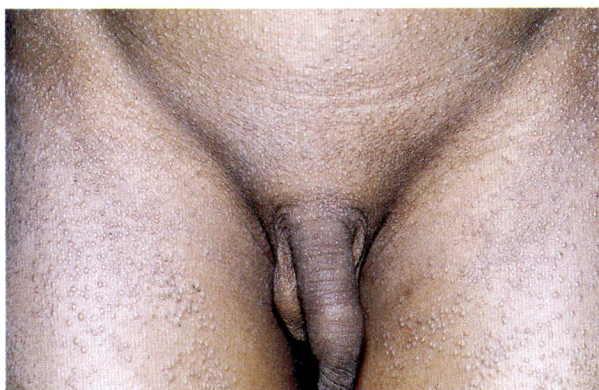

FIGURA 20.26 – Líquen nítido. Pápulas individualizadas atingindo áreas extensas do abdome inferior, coxas e pênis.

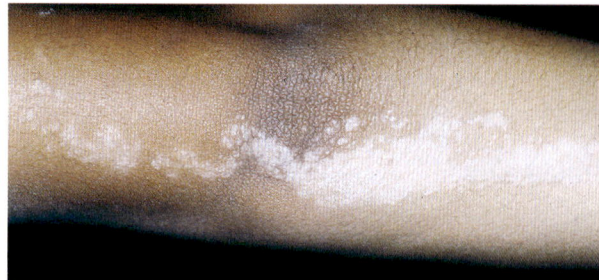

FIGURA 20.27 – Líquen estriado. Pápulas liquenoides coalescentes formando faixa linear ao longo do membro superior.

Diagnose

Pelo caráter linear, o líquen estriado deve ser diferenciado do nevo verrucoso inflamatório linear (NEVIL), de lesões lineares de líquen plano, psoríase e poroqueratose zosteriforme e formas lineares da doença de Darier.

Tratamento

Corticoides tópicos sob a forma de creme ou mesmo como curativos oclusivos determinam regressão da lesão.

QUERATOSE LIQUENOIDE CRÔNICA (DOENÇA DE NEKAM)

Enfermidade rara que ocorre, na maioria dos casos, entre os 20 e os 40 anos de situação nosológica não completamente definida. Alguns autores consideram-na entidade individualizada, e outros admitem que ela é variante do líquen plano. A patogenia é desconhecida.

Manifestações clínicas

Compõe-se de lesões papulosas e nodulares hiperqueratósicas violáceas com disposição linear e reticulada, que atinge predominantemente as extremidades e as nádegas, e, nas formas extensas, atinge simetricamente as faces de extensão dos antebraços, as dobras antecubitais, a área lombossacral, as faces posteriores das coxas e dobras poplíteas **(FIGURAS 20.28 E 20.29)**. Na face, há lesões dermatite seborreica-símiles e podem ocorrer lesões mucosas orais e genitais. Na mucosa oral, existem lesões em cerca de 50% dos casos com aspecto aftoide, recorrentes, ulcerações ou pápulas queratósicas. As unhas podem mostrar-se espessadas e com sulcos longitudinais. A evolução é crônica e progressiva, e existem relatos de associação com glomerulonefrite e doenças linfoproliferativas.

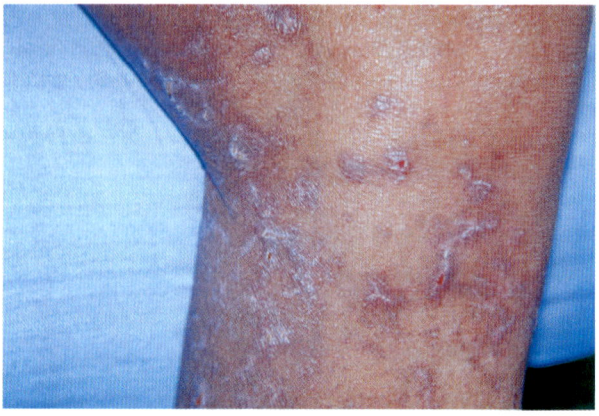

FIGURAS 20.29 – Queratose liquenoide crônica. Lesões papulosas lineares, eritematoqueratósicas, confluentes, em padrão reticulado.

Histopatologia

As alterações histológicas são de dermatite inespecífica, mas podem ser encontradas alterações liquenoides.

Diagnose

É clínica, devendo haver compatibilidade histológica. Na diagnose diferencial, devem ser considerados o líquen plano e a doença de Darier.

Tratamento

É doença de tratamento difícil, podendo ser empregados acitretina, PUVA, isoladamente ou associado à acitretina, e há relatos do emprego de terapia fotodinâmica.

LÍQUEN ESCROFULOSO

Ver Capítulo 38.

DOENÇA ENXERTO *VERSUS* HOSPEDEIRO

É uma síndrome grave, caracterizada por alterações hepáticas, intestinais e cutâneas, observada fundamentalmente após transplante alogênico de medula óssea, embora, com menor frequência, possa ocorrer após transplante singênico de medula óssea, após transfusões de sangue e, muito raramente, após transplantes de outros órgãos. A doença enxerto *versus* hospedeiro (GVHD, do inglês *graft-versus--host disease*) ocorre em cerca de 25 a 40% dos receptores de enxertos de irmão com HLA *major* compatíveis. Essa incidência elevada provavelmente ocorre por diferenças em

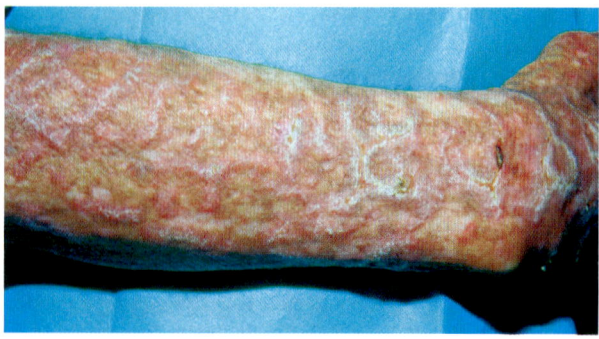

FIGURAS 20.28 – Queratose liquenoide crônica. Lesões papulosas lineares eritematoqueratósicas.

antígenos de histocompatibilidade *minor*. Pode ter evolução fatal, de acordo com sua intensidade. A mortalidade na forma aguda varia de 12 a 55%, e, nas formas crônicas, a sobrevida de 10 anos é cerca de 42%.

Atualmente, além do transplante de medula, emprega-se no tratamento de algumas malignidades hematológicas o transplante autólogo ou alogênico de células-tronco do sangue periférico. Deve-se lembrar que o transplante de células-tronco também pode provocar GVHD, uma vez que a enfermidade significa reação imunológica específica à introdução de células linfoides alogênicas em um hospedeiro. O transplante de células autólogas não produz GVHD, e manifestações cutâneas que possam surgir devem ser consideradas reações de recuperação linfocítica.

Patogenia

A síndrome decorre da reação das células imunologicamente ativas do doador contra órgão específico do receptor (pele, fígado ou intestinos). Como os indivíduos transplantados recebem material histocompatível do doador, admite-se que a reação dos linfócitos T citotóxicos do doador ocorra com antígenos não relacionados ao sistema HLA. Admite-se que os linfócitos efetores da GVHD sejam linfócitos T CD8+ e células NK produtoras de perforinas (proteínas que produzem poros nas membranas celulares das células-alvo, determinando sua morte). É provável que as lesões epidérmicas ocorram por ação combinada das células T CD8+ e células NK associadamente à ação de citocinas, como TNF-α e IL-12, produzidas pela ativação das células T do doador pelos antígenos do receptor. Participam, ainda, do processo, citocinas do padrão Th1, interferon-γ e IL-2, que ativam monócitos e macrófagos.

Com relação à forma crônica da GVHD, admite-se que, além das células T do doador, participem na patogenia da doença células T CD4+ pós-tímicas que se tornam autorreativas. Alguns autores postulam que as manifestações esclerodermoides da afecção sejam resultado de aumento da síntese de colágeno por fibroblastos ativados por mastócitos.

Manifestações clínicas

A GVHD compreende duas formas clínicas: aguda e crônica.

Doença enxerto *versus* hospedeiro aguda

Surge entre a 1ª a 3ª semanas do transplante, podendo surgir até 3 meses após.

O processo se inicia com manchas eritematosas que podem atingir qualquer região cutânea, mas que se localizam preferencialmente nas regiões palmoplantares e auriculares. As lesões tornam-se, evolutivamente, eritemato-papulosas com edema, disseminando-se especialmente na porção superior do dorso e tronco, onde as lesões tendem à disposição perifolicular. Posteriormente, o processo se generaliza sob forma de eritrodermia e, finalmente, podem surgir bolhas, conferindo ao paciente aspecto semelhante ao observado na necrólise epidérmica tóxica, estando presente o sinal de Nikolsky **(FIGURA 20.30)**. Na mucosa oral,

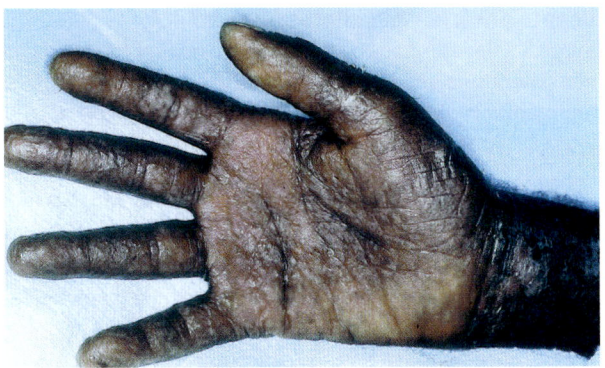

FIGURA 20.30 – Doença enxerto *versus* hospedeiro. Forma aguda. Lesões liquenoides palmares e áreas erosadas por ruptura de bolhas no punho.

também ocorrem enantema, edema, erosões e ulcerações; e no aparelho ocular, congestão conjuntival ou conjuntivite pseudomembranosa.

Além do acometimento cutâneo, que é o inicial, há sinais de comprometimento hepático e intestinal manifesto por náuseas, vômitos, cólicas abdominais, diarreia líquida intensa e alterações laboratoriais hepáticas.

Classifica-se a GVHD aguda em vários estágios, considerando-se o quadro cutâneo, a bilirrubinemia e o acometimento intestinal traduzido clinicamente por diarreia:

- **Estágio 1**: acometimento cutâneo menor que 25% da área corpórea, bilirrubinas entre 2 a 3 mg/100 mL de sangue e diarreia de 500 a 1.000 mL/dia.
- **Estágio 2**: acometimento de 25 a 50% da superfície corpórea, bilirrubinemia de 3 a 6 mg/100 mL de sangue e diarreia de 1.000 a 1.500 mL/dia.
- **Estágio 3**: acometimento de mais de 50% da superfície corpórea ou eritrodermia, bilirrubinemia de 6 a 15 mg/100 mL de sangue e diarreia de 1.500 a 2.000 mL/dia.
- **Estágio 4**: eritrodermia com bolhas, bilirrubinemia superior a 15 mg/100 mL de sangue e diarreia superior a 2.000 mL/dia.

As complicações da GVHD aguda podem ser bastante graves, havendo risco de septicemias pela intensa imunossupressão preparatória ao transplante. Além disso, quando ocorrem quadro bolhosos extensos, a ruptura da barreira cutânea aumenta as possibilidades de septicemia e produz distúrbios hidreletrolíticos importantes.

Na diagnose diferencial da GVHD aguda, devem ser considerados os diagnósticos de erupção medicamentosa, particularmente necrólise epidérmica tóxica, exantemas virais e dermatose acantolítica transitória.

Na diagnose diferencial, deve-se considerar também a reação cutânea por transplante de células-tronco autólogas, que se caracteriza pelo aparecimento de máculas e pápulas eritematosas de localização e distribuição variável que, eventualmente, pode evoluir à eritrodermia. A erupção é limitada, resolvendo-se com descamação das lesões.

Doença enxerto *versus* hospedeiro crônica

Surge 3 a 6 meses após o transplante e pode ser precedida ou não pela forma aguda. Quando sucede a forma aguda, pode representar evolução progressiva da doença ou pode ocorrer intervalo entre a forma aguda e o aparecimento da forma crônica. As estruturas acometidas na forma crônica são: pele, mucosa oral e ocular, glândulas salivares e fígado. As manifestações cutâneas são de duas ordens: manifestações liquenoides e manifestações esclerodermiformes, que podem ocorrer isolada, concomitante ou sucessivamente, iniciando-se pela forma liquenoide.

Nas formas liquenoides, as lesões surgem cerca de 3 meses após o transplante e caracterizam-se por pápulas liquenoides de coloração violácea assintomáticas ou ligeiramente pruriginosas localizadas nas extremidades, particularmente nas regiões palmoplantares. Há xerose cutânea e, evolutivamente, surge descamação fina **(FIGURA 20.31)**. Na mucosa oral, surgem lesões esbranquiçadas arboriformes semelhantes às lesões orais de líquen plano, que também podem sofrer erosão ou ulceração provocando disfagia e, às vezes, infectando-se secundariamente por *Candida* **(FIGURA 20.32)**.

As lesões oculares ocorrem sob forma de conjuntivite ou queratoconjuntivite.

Na forma esclerodermiforme, que se manifesta em torno de 6 meses após o transplante, surgem, principalmente no tronco, nas nádegas e nas coxas, áreas de esclerose cutânea de tamanhos variados que podem apresentar-se isoladamente ou confluir formando extensas áreas escleróticas nas quais a pele se mostra endurecida e não pregueável, podendo ocorrer diminuição da mobilidade e contraturas articulares como resultado de fasciite, particularmente no tronco e nos membros **(FIGURA 20.33)**. Nesses casos, a pele subjacente é móvel e elástica e o aspecto esclerótico é mais profundo. Há perda de pelos, distrofias ungueais e diminuição da sudorese. Frequentemente surgem, também, lesões hipopigmentadas semelhantes a vitiligo e lesões poiquilodérmicas na face. As alterações cutâneas esclerodermiformes podem se apresentar isoladamente ou podem estar associadas a lesões liquenoides e lesões de mucosas, que, na mucosa oral, se apresentam como placas esbranquiçadas ou erosões, podendo também ocorrer disfunção das glândulas salivares, produzindo-se condição Sjögren-símile.

Na GVHD crônica, também podem ocorrer complicações importantes. O risco de infecção com septicemia é grande e esta complicação é a principal causa de morte entre os pacientes. Nas formas de evolução crônica, podem surgir carcinomas espinocelulares sobre as lesões orais, sendo a possibilidade de malignização aumentada especialmente por tratamentos com ciclosporina, irradiações e idades mais avançadas.

Histopatologia

Doença enxerto *versus* hospedeiro aguda

Na epiderme e no epitélio dos folículos pilosos, há vacuolização da camada basal, exocitose de linfócitos e células disqueratósicas apoptóticas nas suas porções inferiores. Na derme papilar e reticular superior, observa-se infiltrado inflamatório linfocitário. Nas formas mais graves, há clivagem subepidérmica com formação de vesículas e bolhas. Os vasos dérmicos mostram edema endotelial com estreitamento das luzes vasculares. A fenotipagem das células do infiltrado inflamatório

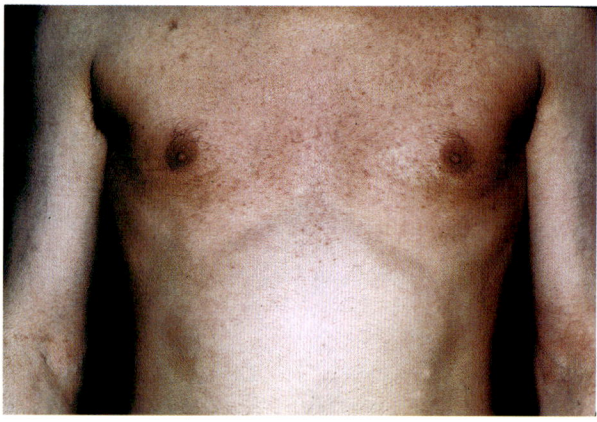

FIGURA 20.31 – Doença enxerto *versus* hospedeiro. Forma crônica. Forma liquenoide. Pápulas liquenoides disseminadas no tronco.

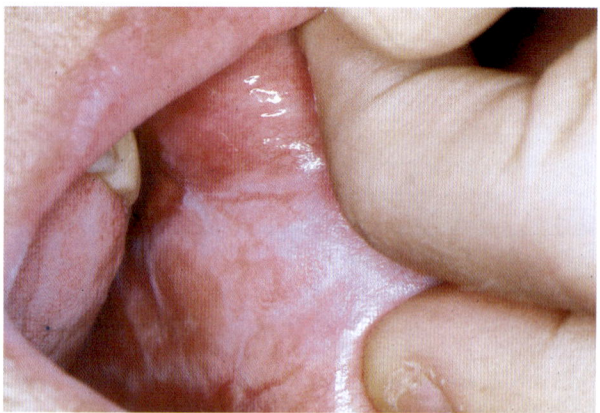

FIGURA 20.32 – Doença enxerto *versus* hospedeiro. Forma crônica. Forma liquenoide. Placas brancas liquenoides na mucosa oral.

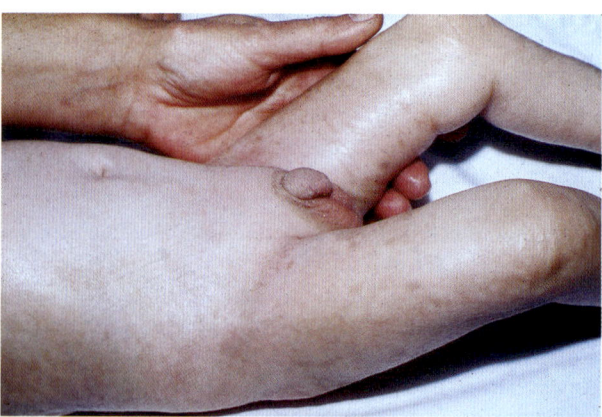

FIGURA 20.33 – Doença enxerto *versus* hospedeiro. Forma crônica. Forma esclerodermiforme. Criança com pele de aspecto esclerodermiforme.

mostra células CD4 CD8 e células CD56 (NK), e há expressão de HLA-DR nos queratinócitos, nas células endoteliais e nos linfócitos. À imunofluorescência, registram-se resultados controversos, positividade de IgM e C_3 na ZMB, padrão granuloso, positividade de C_3 isoladamente e negatividade tanto das imunoglobulinas como do complemento.

Doença enxerto *versus* hospedeiro crônica liquenoide

O exame histopatológico revela, na epiderme, hiperqueratose ortoqueratósica, hipergranulose, acantose moderada e irregular, vacuolização da camada basal e presença de queratinócitos disqueratósicos isolados e linfócitos na camada basal e porções inferiores da camada malpighiana. Na derme papilar e reticular superior, observa-se infiltrado inflamatório linfocitário, melanófagos e raros plasmócitos. A imunofluorescência demonstra a presença de depósitos de IgM, padrão globular ou linear ao longo da ZMB.

Histopatologia das lesões mucosas

Há lesões de interface ao longo do epitélio sem acantose e há infiltrado inflamatório na porção glandular das glândulas salivares com destruição progressiva dos ácinos. As mesmas alterações são encontradas nas glândulas lacrimais.

Doença enxerto *versus* hospedeiro crônica esclerodermiforme

A epiderme é normal ou mostra discretas alterações semelhantes às observadas na forma liquenoide. Há infiltrado inflamatório linfocitário perivascular e perianexial e grande hialinização do colágeno, desde a derme superior até a profundidade, com perda dos anexos.

Na GVHD crônica, pode haver envolvimento sistêmico, particularmente do sistema gastrintestinal, do fígado, dos pulmões e do sistema musculesquelético. Os pacientes são especialmente suscetíveis a infecções bacterianas e virais pela imunossupressão que sofrem, pela própria enfermidade ou pelos fármacos utilizados no tratamento.

O prognóstico é pior nos pacientes com as formas liquenoides em relação às formas esclerodermiformes.

Diagnose

É feita pela história de transplante, exame dermatológico e histopatologia. Na diagnose diferencial da forma aguda, devem ser considerados os exantemas virais, erupções medicamentosas, dermatose acantolítica transitória e, nas formas bolhosas, a necrólise epidérmica tóxica. Nas formas crônicas liquenoides, devem ser diferenciados o líquen plano, erupções liquenoides a drogas, a pitiríase liquenoide crônica. Nas formas esclerodermiformes, a esclerodermia e poiquilodermias.

Tratamento

Na prevenção da GVHD, utilizam-se vários processos: remoção das células T da medula a ser transplantada por meio de processos físicos ou tratamento *in vitro* com antibióticos, quimioterapia imediatamente após o transplante e irradiação pré-transfusional de hemoderivados a serem transfundidos ao paciente. Atualmente, utiliza-se ciclosporina ou tacrolimo, sistemicamente, em combinação com metotrexato, por 180 dias pré-transplante, quando esses fármacos são retirados progressivamente. Desenvolvendo-se GVHD, introduzem-se os corticoides, sistemicamente 2 mg/kg de metilprednisona, mantendo-se o tacrolimo (4-20 mg/dia) ou a ciclosporina (12-15mg/kg/dia VO; ou 3-5 mg/kg/dia IV).

Para tratamento da doença estabelecida, utilizam-se talidomida, corticoides sistêmicos, hidroxicloroquina, ciclosporina, azatioprina, micofenolato de mofetil (2 g/dia), clofazimina, globulina antimocítica (15 mg/kg/dia), acitretina, PUVA e fotoférese. Atualmente, estão sendo empregados agentes imunobiológicos, etanercepte, infliximabe, daclizumabe e rituximabe. Em lesões localizadas, podem ser empregados corticoides fluorados topicamente e tacrolimo, e, para controle do prurido, os anti-histamínicos são úteis.

PECULIARIDADES DAS AFECÇÕES PAPULOPRURIGINOSAS NA INFÂNCIA

Algumas dessas afecções são praticamente próprias das crianças, tal a frequência com que ocorrem nessa faixa etária. É o caso do prurigo agudo infantil, do líquen estriado e do líquen nítido.

O prurigo nodular de Hyde é muito mais frequente em adultos, mas pode ser observado em crianças, apresentando-se com as mesmas características do quadro nos adultos.

Nas crianças, descreve-se o chamado prurigo de verão de Sutton, que representa a chamada **dermatite friccional**, que é, geralmente, manifestação de atopia e se caracteriza pela presença de pápulas da cor da pele ou eritematosas, especialmente nos cotovelos, menos frequentemente nos joelhos e mais raramente no dorso das mãos e no tronco. Ocorre com mais frequência em crianças abaixo dos 13 anos. Admite-se que o atrito seja fator localizador do processo, especialmente em indivíduos com substrato atópico. No tratamento, empregam-se lubrificantes e, se necessário, corticoides tópicos. Se houver prurido, podem ser utilizados anti-histamínicos por VO. Geralmente, o processo se resolve até espontaneamente com recidivas ocasionais.

Quanto ao líquen plano, ainda que muito mais comum em adultos, pode ser observado em crianças. Nas séries estudadas, a incidência na infância varia de menos de 1 a 11%. Formas foticulares e formas bolhosas são muito raras em crianças. As lesões orais, nas séries publicadas, ocorrem em 4 a 40% dos casos em crianças, sendo a forma mais comum, em pápulas ou placas reticuladas na mucosa jugal e na língua. As formas erosivas são muito raras em crianças. Aparentemente, manifestações ungueais de líquen plano, como traquioníquia, são mais comuns em crianças em relação aos adultos. A conduta terapêutica é a mesma preconizada para adultos.

CAPÍTULO 21

ERUPÇÕES VESICOBOLHOSAS

Vesículas e bolhas podem ocorrer de forma primária em afecções cutâneas ou podem constituir epifenômeno de processos de causas específicas, como queimadura química ou física, ação de toxina, infecção bacteriana ou viral. Há, porém, dermatoses em que as vesículas e bolhas constituem a manifestação cutânea primária e fundamental.

Inicialmente, a diagnose dessas afecções era feita em bases puramente clínicas. Posteriormente, a histopatologia permitiu a diferenciação de algumas afecções pela localização da vesicobolha (intraepidérmica, subcórnea, suprabasal e subepidérmica) e por outros aspectos histológicos. Em seguida, os avanços em imunologia trouxeram as técnicas imunológicas, que detectam autoanticorpos contra a pele. Nesses casos, utilizando as técnicas de imunofluorescência, é possível diagnosticar os pênfigos, o penfigoide bolhoso, a dermatite herpetiforme, a epidermólise bolhosa adquirida e a dermatose por IgA linear. Outras técnicas mais precisas, como o *imunoblotting* e a imunoprecipitação, têm possibilitado melhorar a diagnose das enfermidades bolhosas, como o pênfigo vulgar, o pênfigo foliáceo e a epidermólise bolhosa adquirida. Finalmente, com os progressos da biologia molecular, está sendo possível chegar à definição dos componentes moleculares da pele envolvidos nessas enfermidades e, com isso, conhecer melhor a patogenia das enfermidades bolhosas, como a epidermólise bolhosa simples, a epidermólise bolhosa juncional e a epidermólise bolhosa distrófica.

Na patogenia das enfermidades bolhosas, ocorrem mecanismos múltiplos. Em algumas enfermidades bolhosas, que aparecem nos primeiros anos de vida, de caráter genético (dominante ou recessivo), ocorre mutação genética de um dos componentes moleculares da epiderme ou da união dermoepidérmica. Essas enfermidades constituem as **genodermatoses bolhosas** (FIGURA 21.1), compreendendo o pênfigo familiar benigno (doença de Hailey-Hailey), a incontinência pigmentar em seu estágio vesiculoso, algumas formas congênitas de ictiose (como a eritrodermia ictiosiforme congênita e a ictiose bolhosa de Siemens) e as epidermólises bolhosas.

Existem doenças bolhosas causadas por infecções bacterianas, como o impetigo bolhoso e a síndrome da pele escaldada; virais, como o herpes simples, o herpes-zóster e a doença mãos-pés-boca, causada por coxsackievírus. Também podem produzir manifestações bolhosas na pele reações por hipersensibilidade a medicamentos, como o eritema pigmentar fixo, o eritema polimorfo bolhoso, a síndrome de Stevens-Johnson e a necrólise epidérmica tóxica (síndrome de Lyell). As lesões bolhosas na pele podem, ainda, decorrer de alterações metabólicas, como o diabetes e as porfirias.

Em outros casos, os pacientes com enfermidades bolhosas sensibilizam-se a certos antígenos da epiderme ou da união dermoepidérmica. Nesses casos, a enfermidade é adquirida e os pacientes produzem autoanticorpos contra esses antígenos localizados em estruturas específicas da pele. São

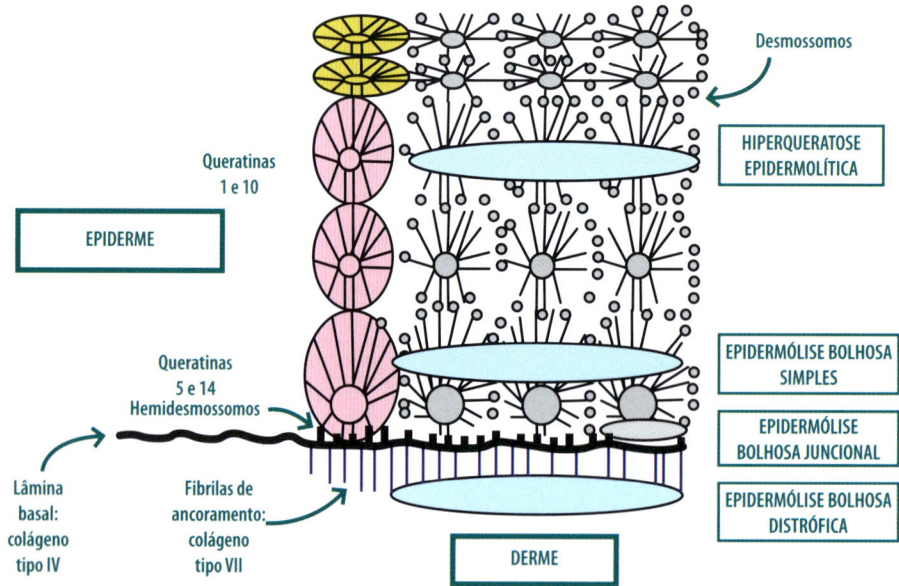

FIGURA 21.1 – Genodermatoses bolhosas.

as **dermatoses bolhosas autoimunes**, que se classificam, conforme o sítio de formação da bolha, em intraepidérmicas e subepidérmicas **(FIGURA 21.2)**.

Doenças vesicobolhosas intraepidérmicas:

- Pênfigo foliáceo clássico.
- Pênfigo foliáceo endêmico.
- Pênfigo vulgar.
- Pênfigo vegetante.
- Pênfigo por IgA.
- Pênfigo paraneoplásico.
- Pênfigo induzido por medicamentos.

Doenças vesicobolhosas subepidérmicas:

- Penfigoide bolhoso.
- Penfigoide das membranas mucosas.
- Herpes gestacional.
- Dermatose por IgA linear.
- Dermatite herpetiforme.
- Epidermólise bolhosa adquirida.
- Lúpus eritematoso bolhoso.

PÊNFIGOS

O termo pênfigo origina-se do grego *pemphix* (bolha) e foi inicialmente utilizado para designar doenças bolhosas. Atualmente, os pênfigos referem-se a um grupo de doenças com comprometimento cutâneo e/ou mucoso, que apresenta como característica comum a presença de bolhas intraepidérmicas. Essas bolhas ocorrem por acantólise, que é a perda da adesão entre as células epiteliais da camada de Malpighi.

A acantólise caracteriza-se pela dissociação das células epidérmicas que, uma vez livres das forças de tensão superficial, perdem sua configuração poliédrica, tornando-se arredondadas, com núcleo central e condensação periférica do citoplasma (**células acantolíticas**), formando-se clivagem intraepidérmica alta, subcórnea ou granulosa, no pênfigo foliáceo, ou baixa, suprabasal, no pênfigo vulgar. Ocorre a produção de autoanticorpos dirigidos contra antígenos do desmossomo, estrutura celular responsável pela adesão celular epitelial. Esses antígenos são as desmogleínas, glicoproteínas transmembrânicas desmossômicas que pertencem à superfamília das moléculas de adesão, célula-célula, cálcio-dependentes, conhecidas como caderinas. Os autoanticorpos antidesmogleínas circulantes nos pênfigos pertencem à classe IgG e são patogênicos, uma vez que reproduzem a dermatose humana em modelos murinos, dos pontos de vista clínico, histopatológico e imunopatológico.

Os pênfigos são classificados em diferentes variantes clínicas e etiopatogênicas. As formas clínicas mais frequentemente descritas são o pênfigo vulgar e o pênfigo foliáceo. Existem formas menos frequentes, como o pênfigo desencadeado por drogas, o pênfigo herpetiforme, o pênfigo paraneoplásico e o pênfigo por IgA.

O pênfigo vulgar tem duas variedades: a comum e a vegetante, caracterizada por lesões vegetantes localizadas.

O pênfigo foliáceo, por sua vez, apresenta duas formas distintas: o pênfigo foliáceo não endêmico (pênfigo de Cazenave) e o pênfigo foliáceo endêmico (fogo selvagem).

O pênfigo herpetiforme caracteriza-se por ser variedade clínica observada em casos de pênfigo foliáceo ou pênfigo vulgar, caracterizada por lesões vesiculosas e em arranjo herpetiforme.

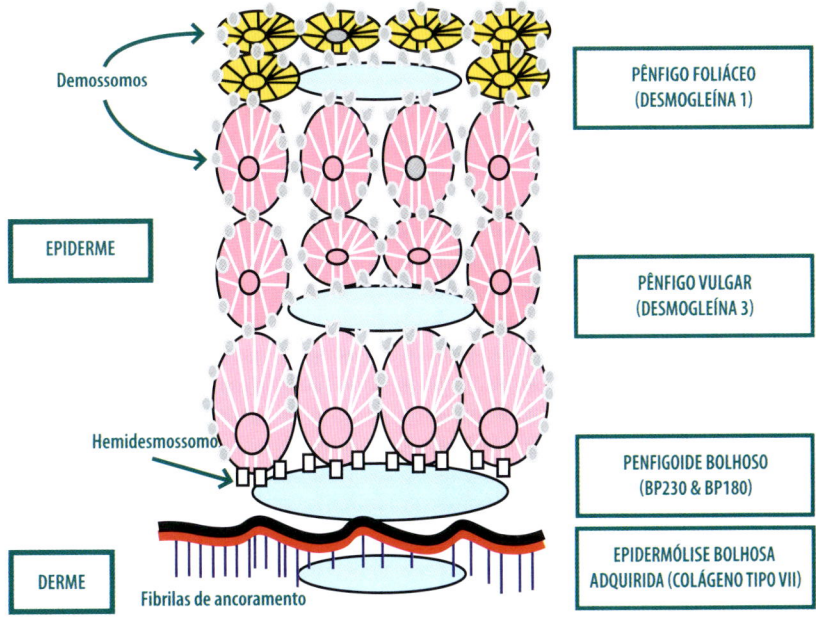

FIGURA 21.2 – Bolhas mediadas por autoanticorpos.

Os pênfigos por IgA compreendem dois subtipos: a dermatose pustulosa subcórnea; e a dermatose neutrofílica intraepidérmica.

A etiologia é desconhecida, embora, em certos casos, o agente possa ser suspeitado, como no pênfigo foliáceo endêmico ou imputado como, nos pênfigos desencadeados por drogas ou na síndrome do pênfigo paraneoplásico. Fatores genéticos provavelmente estão implicados na predisposição individual para desenvolver a doença.

O sinal de Nikolsky caracteriza-se pelo deslizamento da pele aparentemente normal próxima de área comprometida, quando se faz uma fricção, indicando existência de acantólise **(FIGURA 21.3)**. É um excelente recurso diagnóstico dos pênfigos, embora não seja patognomônico.

A prognose dos pênfigos mudou completamente com a introdução dos corticoides, a partir de 1950. Anteriormente, a maioria dos doentes evoluía para o êxito letal. Com os corticoides, antibióticos e imunossupressores, tornou-se possível a cura ou o controle da maioria dos casos.[1-2]

PÊNFIGO FOLIÁCEO

Pode ocorrer de forma não endêmica e de forma endêmica. O pênfigo foliáceo não endêmico foi descrito por Cazenave, e, por essa razão, denomina-se "pênfigo foliáceo de Cazenave", ou clássico. É de ocorrência universal e acomete pacientes nas 4ª ou 5ª décadas de vida, sem relatos de casos familiares.

O pênfigo foliáceo endêmico, ou fogo selvagem, tem ocorrência familiar, incide predominantemente em adultos jovens e crianças que vivem próximos a córregos e rios, em áreas rurais e em algumas tribos indígenas. É encontrado na América do Sul, principalmente no Brasil (Goiás, Distrito Federal, Mato Grosso, Mato Grosso do Sul, Tocantins, Minas Gerais, Paraná e São Paulo). Mais recentemente, têm sido relatados casos no Amazonas, na Rondônia e no Acre.[3] Esses aspectos epidemiológicos sugerem que a doença seja desencadeada por um agente ambiental. Nas áreas endêmicas, os casos familiares são frequentes.

Outro aspecto observado é que recém-nascidos de mães com pênfigo foliáceo, tanto endêmico quanto não endêmico, não apresentam lesões clínicas sugestivas da doença, embora apresentem imunoglobulinas tipo IgG fixadas na pele e soro, transitoriamente detectáveis por técnicas de imunofluorescência após o parto.

Patogenia

Na patogenia do pênfigo foliáceo endêmico devem ser considerados fatores de ordem ambiental, genética e imunológicos que, interagindo, produzirão a enfermidade.

Fatores ambientais

A endemicidade da enfermidade com a existência de focos geograficamente definidos e sua ocorrência em áreas rurais em colonização sugerem influência de fatores ambientais no desencadeamento do pênfigo foliáceo endêmico. A doença ocorre em áreas rurais em colonização. Os doentes são habitualmente lavradores ou familiares que vivem em habitações precárias, próximas a córregos, com pouca higiene, em meio a animais domésticos e expostos a grande quantidade e variedade de insetos. Os principais focos da enfermidade situam-se nas regiões Central e Sudeste do Brasil.[4]

Observou-se que, particularmente em São Paulo, a colonização levou a modificações ambientais importantes, acarretando acentuado declínio da prevalência da doença. Também se observou que pacientes tratados e controlados, ao retornarem à área onde adoeceram, apresentam maior probabilidade de reativações, comparativamente aos indivíduos que se fixam em áreas não endêmicas. Desde os primeiros estudos do pênfigo foliáceo endêmico realizados nos focos endêmicos de São Paulo, levantou-se a suspeita da participação de determinados insetos hematófagos, especialmente dos simulídeos (*Simulium nigrimanum*) e, mais recentemente, dos flebótomos (*Lutzomiya longipalpis*), na gênese da doença.[4]

Inicialmente, considerou-se a possibilidade de esses insetos atuarem como vetores de infecções, particularmente virais. Ao longo do tempo, os estudos afastaram a origem viral da enfermidade e, com a ampliação do conhecimento sobre os autoanticorpos antiepiteliais, formulou-se a hipótese do mimetismo antigênico, ou seja, simulídeos ou flebótomos, ao picarem o indivíduo, introduziriam ou modificariam antígenos que despertariam a formação de anticorpos, os quais, por meio de reação cruzada com a desmogleína 1, levariam à produção de autoanticorpos contra esse autoantígeno. Exposições repetidas ao antígeno desencadeariam a enfermidade em indivíduos geneticamente predispostos. Estudos epidemiológicos caso-controle demonstram que existe maior risco para o pênfigo foliáceo endêmico nos indivíduos que habitam moradias precárias e encontram-se expostos a insetos hematófagos, reforçando a hipótese ambiental.

Fatores genéticos

Desde os estudos iniciais, verificou-se ocorrência de casos familiares de pênfigo foliáceo endêmico. Esse fato poderia ser atribuído a fatores genéticos ou poderia ser decorrente do con-

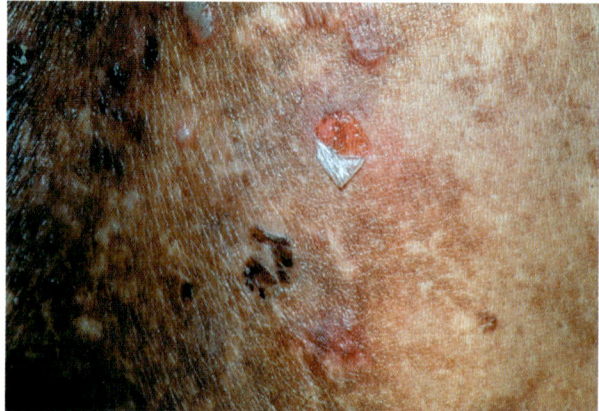

FIGURA 21.3 – Sinal de Nikolsky positivo.

vívio dos indivíduos no mesmo ambiente. Estudos posteriores, com séries de doentes, reafirmaram a alta ocorrência familiar e indicaram claramente a importância dos fatores genéticos, pois verificou-se, nos casos familiares, superioridade (93%) da ocorrência entre indivíduos com ligações genéticas de consanguinidade (p. ex., pais e filhos, irmãos) em relação a indivíduos da família sem relações genéticas (7%), isto é, com relações puramente sociais (sogros e noras ou genros). Posteriormente, a relevância dos fatores genéticos foi definitivamente demonstrada em estudos dos antígenos de histocompatibilidade (HLA). Estudos em várias populações, mestiços, índios xavantes e terenas, demonstraram que determinados alelos conferem maior risco relativo para a doença (HLA-DRB1*0404; HLA-DRB1*1402 e HLA-DRB1*1406). Verificou-se, ainda, que todos esses alelos apresentam a mesma sequência de oito aminoácidos, LLEQRRAA, nas posições 67 a 74 da terceira região hipervariável do gene *DRB1*. Supõe-se que apenas os indivíduos com essa sequência de aminoácidos possam desenvolver a enfermidade, após o estímulo ambiental adequado.

Fatores imunológicos

Em 1964,[5] demonstrou-se que os pênfigos são doenças autoimunes. Estudos de imunofluorescência direta (IFD) e indireta (IFI) revelaram a presença de autoanticorpos antiepiteliais dirigidos contra os espaços intercelulares da epiderme. Durante algum tempo, admitia-se a possibilidade de que esses anticorpos fossem um epifenômeno; no entanto, a demonstração cabal da patogenicidade desses anticorpos foi obtida pelo modelo animal desenvolvido: o camundongo Balb/c neonato.[6] Em 1985, obteve-se, nesses animais, a reprodução clínica, histopatológica e imunológica da doença por meio da injeção intraperitoneal de soro de doentes de fogo selvagem. Em 1989, verificou-se que a principal subclasse de IgG envolvida no pênfigo foliáceo endêmico é a IgG4 e, em menor intensidade, IgG1 e IgG2, com ausência da IgG3 entre os anticorpos antiepiteliais intercelulares. Obteve-se, inclusive, a reprodução da enfermidade por meio da injeção de IgG4 purificada de soro de doentes de pênfigo foliáceo endêmico, demonstrando-se a patogenicidade dessa subclasse de imunoglobulina na doença. No mesmo ano, 1989,[7] foi caracterizado o antígeno-alvo do pênfigo foliáceo, tanto da forma clássica quanto da endêmica, a desmogleína 1. As desmogleínas são moléculas da superfamília das caderinas, presentes nos desmossomos. São moléculas transmembrânicas, que possuem um domínio intracelular, uma porção transmembrânica e vários domínios extracelulares (EC) repetitivos, cálcio-dependentes. Em 1995, demonstrou-se que os autoanticorpos do pênfigo foliáceo, inclusive do pênfigo foliáceo endêmico, reagem contra os domínios EC1 e EC2 da desmogleína 1, os mais afastados da membrana celular.[8]

Posteriormente, além das técnicas de imunofluorescência, desenvolveram-se técnicas de *immunoblotting* e imunoprecipitação para a detecção dos autoanticorpos antidesmogleína. Graças às técnicas de imunoprecipitação, estudando-se soros de indivíduos sadios da região endêmica de Limão Verde (MS), foi realizado o seguimento clínico-laboratorial dessa população de alto risco para o pênfigo foliáceo endêmico. Inicialmente, esses indivíduos eram soronegativos para a desmogleína 1 por imunofluorescência, mas já apresentavam reatividade contra a glicoproteína por imunoprecipitação. Com a vigilância clínico-laboratorial constante, verificou-se que esses indivíduos tornaram-se doentes 2 a 3 anos após a colheita inicial do soro. Demonstrou-se, assim, a existência de período de incubação do pênfigo foliáceo endêmico.

Sucedeu-se o desenvolvimento de técnicas de ELISA para a detecção de anticorpos antidesmogleína, e foi possível mapear sorologicamente a população doente e sadia do foco de Limão Verde, verificando-se expressiva positividade nos doentes (98%) e elevada positividade da reação ELISA em indivíduos normais da área endêmica (55%). De modo curioso, a frequência de sorologia positiva para desmogleína 1 por ELISA, em áreas não endêmicas do Brasil foi positiva em 19%, enquanto em soros procedentes de outros países a positividade foi de apenas 2%. Demonstrou-se, portanto, nítida relação da presença de anticorpos antidesmogleína com as áreas endêmicas. Seguiram-se estudos verificando o percentual de soros positivos, bem como a intensidade da reação de ELISA em doentes da área endêmica (97%), parentes normais de doentes na área endêmica (65%) indivíduos normais na área endêmica sem parentesco com doentes (39%), indivíduos normais de Aquidauana, distante 25 km da área endêmica (11%), indivíduos normais de Campo Grande, distante 160 km da área endêmica (6%) e indivíduos normais de São Paulo, distante 1.200 km da área endêmica (5%), além de soros de indivíduos do Japão e dos Estados Unidos (2%). Esses dados demonstram inequívoca relação entre presença de anticorpos antidesmogleína 1 e situação geográfica. Quanto mais próximo do foco endêmico, maior a presença de anticorpos antidesmogleína 1; quanto maior a distância do foco endêmico, menor frequência de positividade para tais anticorpos, fortalecendo o elo entre produção de anticorpos antidesmogleína 1 e fatores ligados ao ambiente.[9]

Outra observação realizada foi a verificação de que, nos indivíduos sadios, mas com positividade aos anticorpos antidesmogleína 1, e nos doentes em remissão, a subclasse de IgG predominante é a IgG1; quando esses indivíduos tornam-se doentes, ou quando doentes em remissão entram em atividade clínica, ocorre transposição das subclasses de IgG1 (remissão) para IgG4 (atividade do pênfigo foliáceo endêmico). Portanto, verificou-se que indivíduos normais com anticorpos antidesmogleína positivos e doentes mostram a mesma resposta IgG; nos doentes, entretanto, a resposta IgG4 é mais elevada. Da mesma forma, os doentes em fase ativa apresentam resposta IgG4 muito maior em relação à remissão. O início da fase ativa se associa à pequena elevação da IgG1, mas grande elevação da IgG4. Essas observações conduzem a várias questões:

- Somente indivíduos com os alelos de suscetibilidade dos genes HLA são capazes de realizar a transposição IgG1 a IgG4?
- Os anticorpos IgG4 reconhecem diferentes epítopos em relação aos anticorpos IgG1?

Admite-se que ocorra no pênfigo foliáceo endêmico o fenômeno da expansão de epítopos (*epitope spreading*), isto é, inicialmente os anticorpos originados pelos fatores ambientais desconhecidos reconhecem o domínio extracelular EC5 da desmogleína 1, mas esse fenômeno não leva à acantólise e, portanto, não produz doença. Quando os anticorpos antidesmogleína 1 passam a reconhecer os domínios EC1 e EC2, o que ocorre nos indivíduos geneticamente predispostos, produz-se acantólise e surge a doença ativa (FIGURA 21.4).

Estudou-se a presença de anticorpos antidesmogleína 1 no soro de doentes de dermatoses infecciosas que ocorrem também em áreas endêmicas de pênfigo foliáceo (hanseníase, paracoccidioidomicose) e de doenças em cuja cadeia de transmissão participam insetos vetores que também existem nas áreas de ocorrência do pênfigo foliáceo endêmico (leishmaniose, transmitida por flebotomídeos; oncocercose, transmitida por simulídeos; e doença de Chagas, transmitida por triatomídeos). Verificou-se positividade significativa dos anticorpos antidesmogleína nas doenças que têm insetos como vetores, oncocercose (83%), leishmaniose (43%) e doença de Chagas (58%) em relação às doenças em que não há participação de insetos na cadeia de transmissão, hanseníase (17%) e paracoccidioidomicose (25%). Por outro lado, verificou-se que os anticorpos presentes no soro desses doentes reagem contra o epítopo EC5 da porção extracelular da desmogleína, não havendo, portanto, indução de acantólise. Admite-se que componentes da saliva do inseto, e não o parasita em si, possam desencadear a produção de anticorpos IgM, IgE e IgG1, não patogênicos, dirigidos contra o domínio EC5 da desmogleína 1 e indivíduos de áreas endêmicas portadores dos alelos de suscetibilidade do HLA supracitados, através do *epitope spreading*, passam a reconhecer os domínios patogênicos EC1 E EC2, com produção de IgG4 antidesmogleína 1, levando à acantólise e formação de bolhas (FIGURA 21.5).

Nos últimos anos, novas observações de ordem imunológica no fogo selvagem têm sido registradas. Foram estudados anticorpos antidesmogleína 1 das classes IgM e IgE no soro de doentes de fogo selvagem e em indivíduos normais da área endêmica, comparativamente a indivíduos normais de áreas não endêmicas, portadores de pênfigo vulgar e pênfigo foliáceo não endêmico e outras dermatoses bolhosas de áreas não

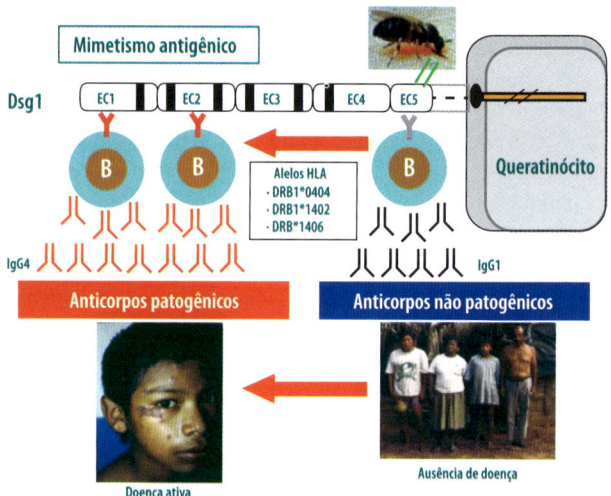

FIGURA 21.5 – Relação entre desmogleína 1, insetos e pênfigo foliáceo endêmico.

endêmicas. Verificou-se significativa positividade desses anticorpos, ainda que em frequência inferior à IgG antidesmogleína 1. Essa positividade também se correlaciona à distância do foco endêmico, à semelhança do observado com os anticorpos IgG antidesmogleína. Verificou-se ainda que a presença desses anticorpos IgM inicia-se a partir dos 5 anos, aumentando progressivamente com a idade. Sabe-se que a resposta anticórpica inicial frente a estímulos antígenos é da classe IgM posteriormente substituída pela resposta IgG. Aparentemente, os anticorpos IgM antidesmogleína 1 representam a primeira resposta imune frente ao antígeno ambiental. Porém, como os indivíduos das áreas endêmicas permanecem continuamente expostos ao antígeno ambiental, apesar do surgimento da resposta IgG, os anticorpos IgM permanecem positivos, fato que é significativamente menor em doentes de pênfigo vulgar e de pênfigo foliáceo clássico. Pode-se, inclusive, formular a hipótese de os anticorpos IgM antidesmogleína representarem marcador sorológico do fogo selvagem.

Com relação aos anticorpos antidesmogleína da classe IgE, o comportamento é semelhante ao observado com os anticor-

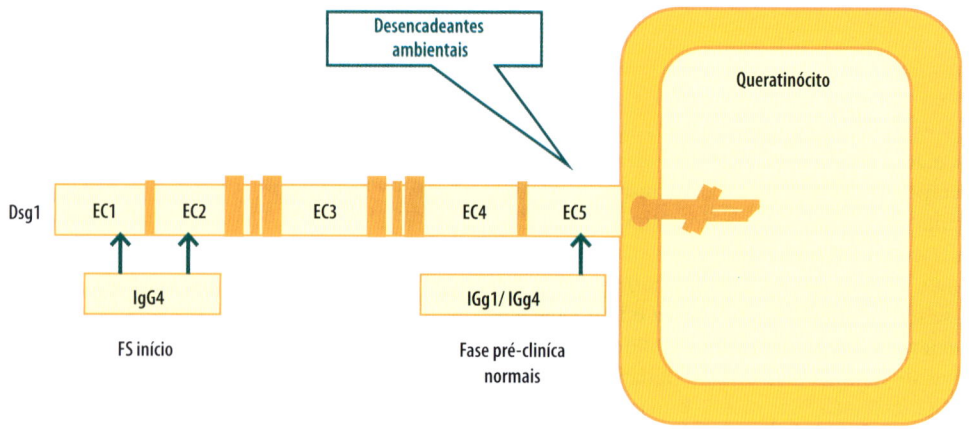

FIGURA 21.4 – Desmogleína 1 (Dsg1).

pos IgG antidesmogleína 1 e com os anticorpos IgM antidesmogleína 1 com positividade nos doentes e indivíduos normais da área endêmica, sendo, porém, negativos no pênfigo foliáceo não endêmico. Esse fato, considerando-se o papel da IgE nas sensibilizações, pode sugerir que o agente ambiental que provoca o aparecimento de anticorpos antidesmogleína 1 também promove reação de sensibilização com produção de IgE.

Outros trabalhos recentes estudaram o sialotranscriptoma (isto é, as proteínas das glândulas salivares) de insetos existentes na área endêmica, como *Triatoma matogrossensis*, *Simulium nigrimanum* e *Lutzomia longipalpis*. A saliva desses insetos contém ampla gama de substâncias destinadas a ações anticoagulantes, antiplaquetárias e vasodilatadoras para facilitar a alimentação desses hematófagos. Procurou-se comparar as enzimas e proteínas das glândulas salivares com a molécula de desmogleína 1.

Com relação à saliva do *Triatoma matogrossensis*, observou-se baixa identidade molecular e alguma similaridade. Com relação aos simulídeos, apenas similaridades. Com relação à *Lutzomia*, seu antígeno salivar principal é a proteína LJM11 e outros antígenos são LJM17 e LJM143. Verificou-se que soros de doentes de fogo selvagem apresentam níveis de IgE e IgG4 antiproteínas da saliva desses insetos em níveis significantemente maiores que os soros de controles normais procedentes dos Estados Unidos. Verificou-se ainda que dois anticorpos monoclonais antidesmogleína 1 de doentes de fogo selvagem reagiram a antígenos salivares da *Lutzomia*. Por outro lado, verificou-se que o antígeno principal das glândulas salivares da *Lutzomia* é reconhecido pelo soro de doentes de fogo selvagem e por anticorpos monoclonais antidesmogleína 1. Verificou-se ainda que os epítopos reconhecidos pelo soro dos doentes nas proteínas salivares da *Lutzomia* são conformacionais e cálcio dependentes, a exemplo dos anticorpos antidesmogleína 1 patogênicos. Além disso, verificou-se que o soro de três camundongos imunizados com o antígeno LJM11 da *Lutzomia* reagiram fortemente com a desmogleína humana. Portanto, essas observações reforçam a teoria do mimetismo antigênico para a proteína LJM11 da saliva da *Lutzomia longipalpis*.

Manifestações clínicas

Clinicamente, o pênfigo foliáceo, tanto endêmico quanto não endêmico, caracteriza-se por bolhas superficiais que se rompem com facilidade, deixando áreas erodidas **(FIGURAS 21.6 E 21.7)**. Formam-se erosões que confluem, na maioria das vezes, formando áreas eritematosas recobertas por crostas e escamas. Não há acometimento mucoso. As lesões iniciais ocorrem na face, pescoço e parte superior do tronco, permanecendo nessas localizações, às vezes, por meses ou anos. É a forma frusta ou localizada **(FIGURAS 21.8 A 21.12)**, chamada **pênfigo eritematoso**. Os doentes, na sua maioria, apresentam rápida disseminação das lesões no sentido craniocaudal, de forma simétrica, a assim chamada forma generalizada invasivobolhosa **(FIGURAS 21.13 A 21.16)**. Há sensação de ardor ou queimação, o que originou o nome "fogo selvagem". Há sensibilidade aumentada ao frio e piora com a exposição solar. Alguns desses pacientes evoluem para a forma eritrodérmica **(FIGURAS 21.17 A 21.19)**,

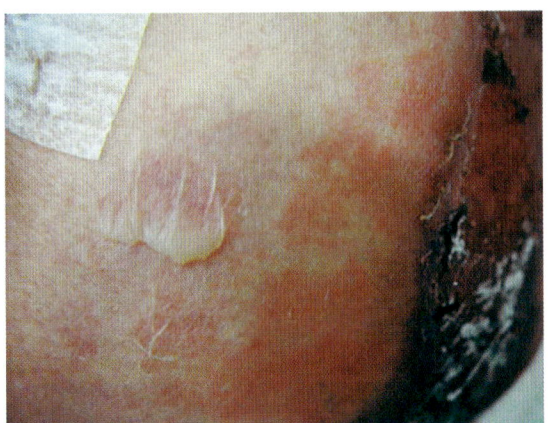

FIGURA 21.6 – Pênfigo foliáceo. Bolha flácida.

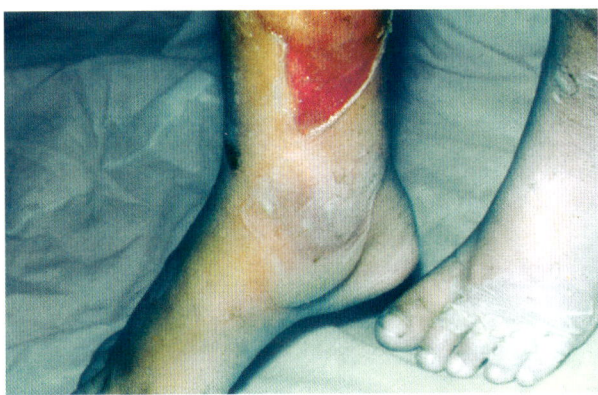

FIGURA 21.7 – Pênfigo foliáceo. Bolhas flácidas e erosões nos membros inferiores.

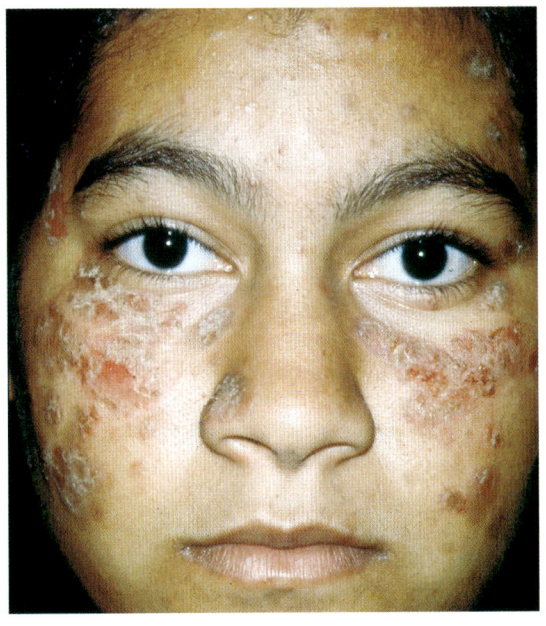

FIGURA 21.8 – Pênfigo foliáceo. Forma frusta. Lesões eritematoescamocrostosas com erosões na face.

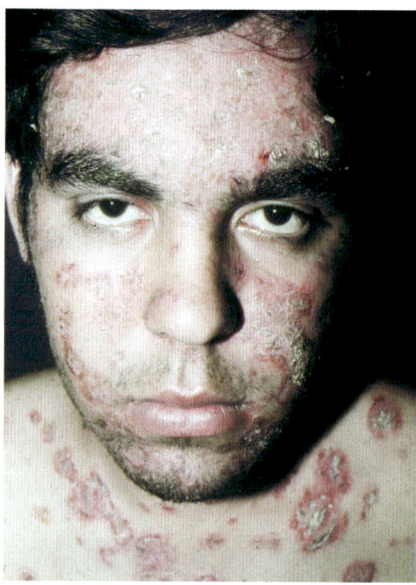

FIGURA 21.9 – Pênfigo foliáceo. Forma frusta. Lesões eritematoescamocrostosas na face e porção superior do tronco.

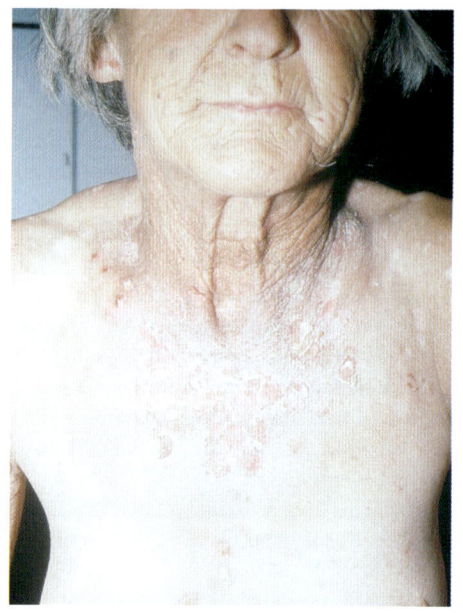

FIGURA 21.11 – Pênfigo foliáceo. Forma frusta. Lesões eritematosas erosivas e descamativas na região pré-esternal.

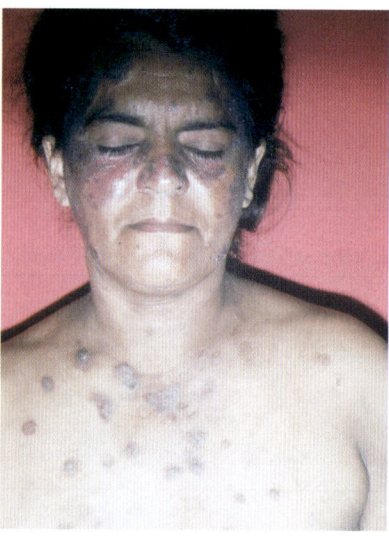

FIGURA 21.10 – Pênfigo foliáceo. Forma frusta. Lesões eritematodescamativas na face e lesões eritematoescamocrostosas na face anterior do tronco.

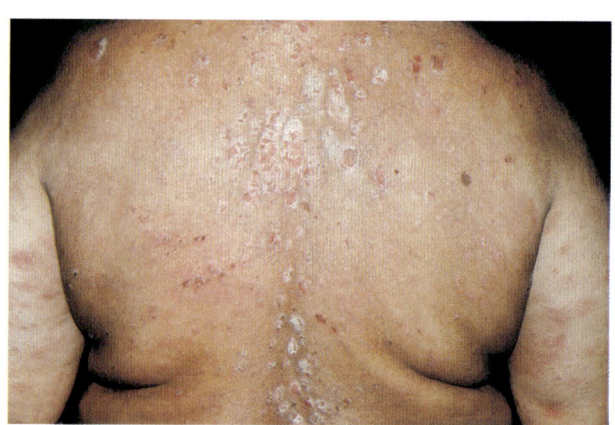

FIGURA 21.12 – Pênfigo foliáceo. Forma frusta. Lesões eritematosas, eritematodescamativas erosivas e escamocrostosas na região posterior do tronco.

em que as bolhas tornam-se menos evidentes, predominando o eritema e a descamação crônicos, distribuídos de forma universal na pele. Observa-se odor característico, e a cama do doente apresenta-se recoberta de escamas. Esses doentes, na fase pré-corticoterapia, permaneciam nesse estado grave por vários anos, ou evoluíam para o êxito letal.

Outros doentes, durante a evolução, apresentam lesões pigmentares de aspecto verrucoso **(FIGURA 21.20)**, muitas vezes com distrofias ungueais e queratodermias palmoplantares. É a **forma queratósica**, que pode evoluir para lesões pigmentadas residuais, assim chamada de **forma pigmentar**, que indica remissão da enfermidade.

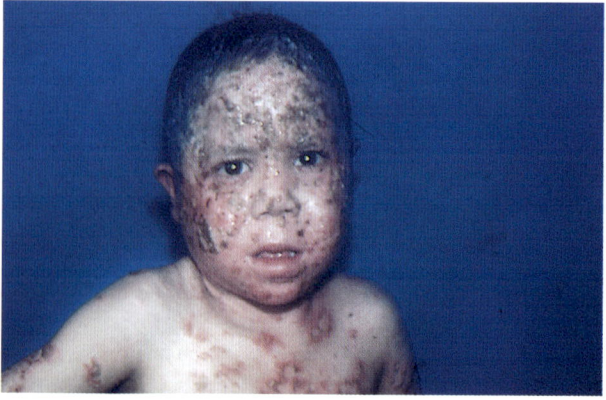

FIGURA 21.13 – Pênfigo foliáceo. Criança em fase de invasão bolhosa.

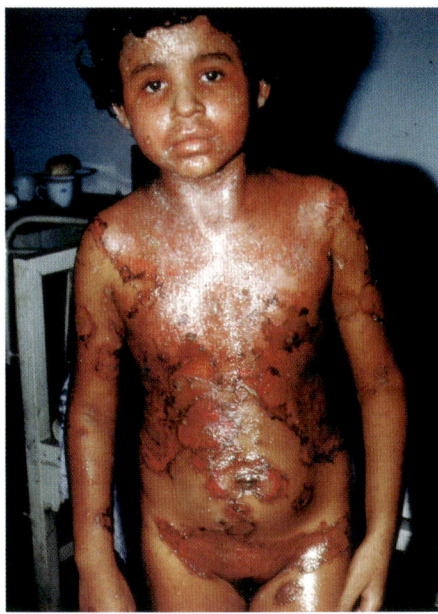

FIGURA 21.14 – Pênfigo foliáceo. Fase de invasão. Progressão das lesões com confluência de áreas erosadas no tronco e lesões isoladas nos membros.

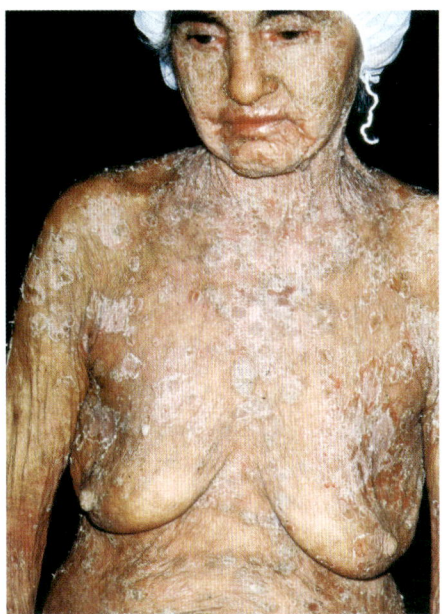

FIGURA 21.16 – Pênfigo foliáceo. Disseminação das lesões em evolução para eritrodermia.

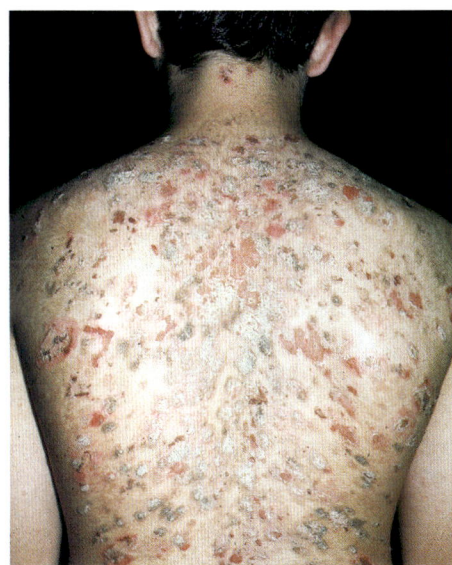

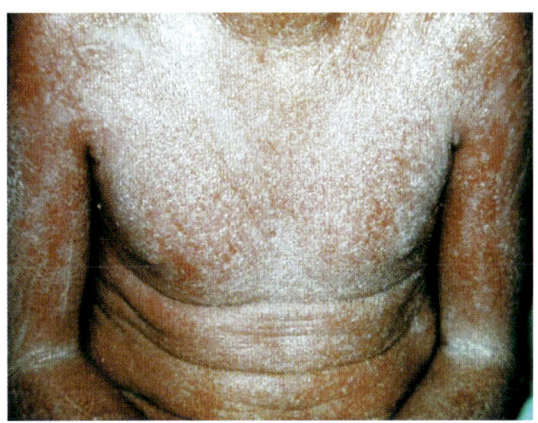

FIGURA 21.17 – Pênfigo foliáceo endêmico. Fase eritrodérmica.

FIGURA 21.15 – Pênfigo foliáceo. Disseminação das lesões escamocrostosas e erosivas no sentido craniocaudal.

Podem ocorrer complicações, como retardo do crescimento de crianças acometidas pela enfermidade **(FIGURA 21.21)**, dermatofitoses **(FIGURA 21.22)**, escabiose, estrongiloidíase ou disseminação do herpes-vírus levando à erupção variceliforme de Kaposi **(FIGURA 21.23)**.

Histopatologia

Demonstra clivagem acantolítica, caracterizada pela presença de células dissociadas, localizadas nas porções superiores

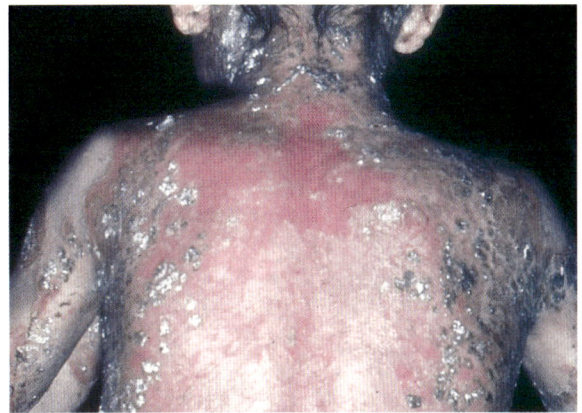

FIGURA 21.18 – Pênfigo foliáceo. Fase eritrodérmica.

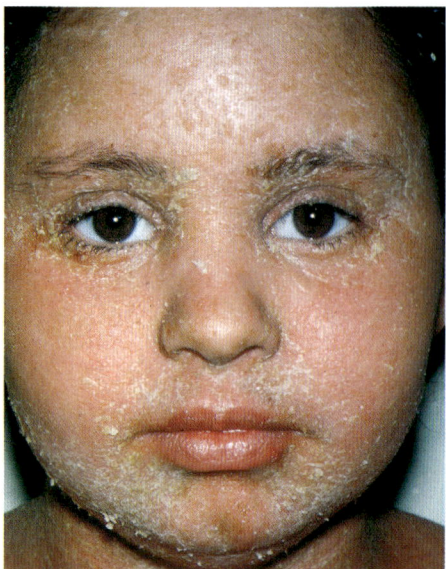

FIGURA 21.19 – Pênfigo foliáceo. Face de criança em fase eritrodérmica.

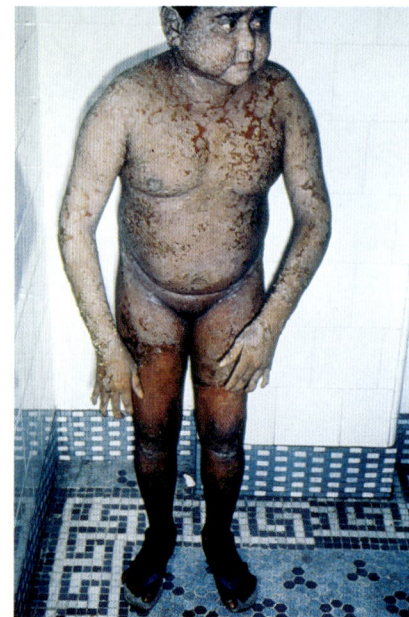

FIGURA 21.21 – Pênfigo foliáceo. Paciente enferma desde a infância com nanismo e lesões generalizadas.

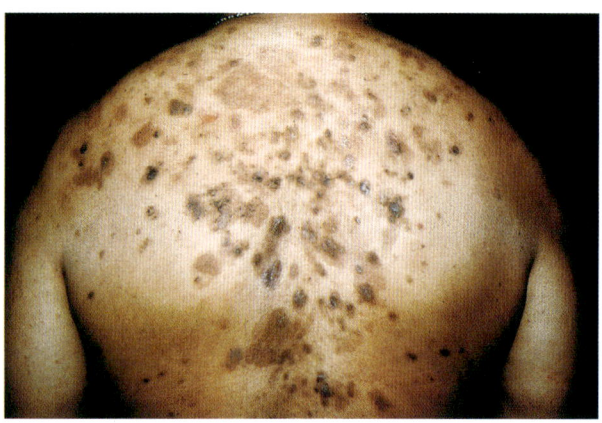

FIGURA 21.20 – Pênfigo foliáceo. Lesões hiperpigmentadas e hiperqueratósicas no tronco.

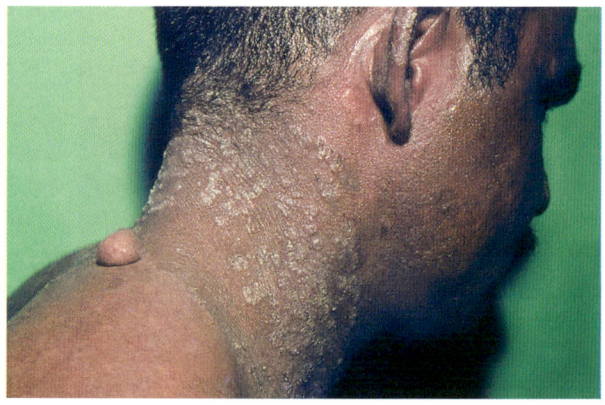

FIGURA 21.22 – Pênfigo foliáceo. Presença de lesões de dermatofitose em doente de pênfigo foliáceo.

da epiderme, na camada córnea e granulosa, isto é, clivagem acantolítica alta. Esse fenômeno decorre da maior expressão da desmogleína 1, o antígeno-alvo do pênfigo foliáceo, nas porções superiores da epiderme.

Diagnose

Feita a suspeita clínica, a diagnose deve ser confirmada laboratorialmente por exame citológico, histopatológico e provas imunológicas que detectem a presença de anticorpos antidesmogleína 1.

Na citologia, demonstram-se células acantolíticas, que permitem a diagnose de pênfigo, mas sem especificidade, pois ocorrem em todas as formas de pênfigos.

A histopatologia, como já citado, revela clivagem intraepidérmica acantolítica subcórnea ou granulosa.

A IFD demonstra depósitos de IgG e C_3 através de toda a epiderme, em 100% dos casos em atividade clínica; a IFI é positiva em 90 a 100% dos casos, em geral, em títulos bastante elevados quando em atividade clínica, havendo, na maioria dos casos, correlação entre títulos e atividade da doença. Para diagnose, na grande maioria dos casos, as reações de imunofluorescência são suficientes, mas existem outras técnicas imunológicas, mais empregadas em pesquisa, que também podem ser empregadas na diagnose. Uma delas é o *immunoblotting* – técnica na qual se faz a extração da proteína do epitélio humano normal e, após solubilização e separação dessas proteínas por eletroforese e transferência para papel de nitrocelulose, testam-se essas proteínas para detecção de reatividade antidesmogleína 1. Essa técnica não é habitualmente utilizada na diagnose e tem baixa sensibilidade. Também pode ser empregada a técnica da imunoprecipitação, muito mais sensível que o *immunoblotting*, utilizando-se desmogleínas recombi-

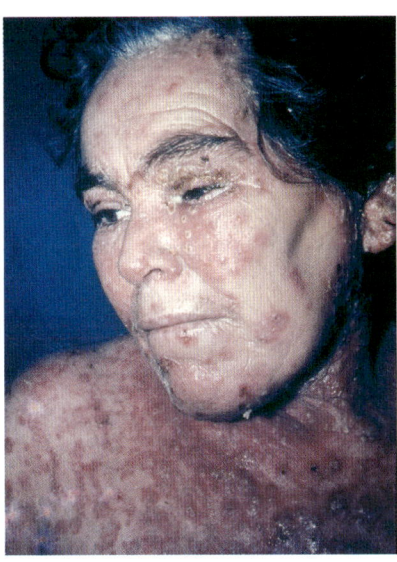

FIGURA 21.23 – Pênfigo foliáceo. Lesões de herpes simples disseminadas na face de paciente de fogo selvagem.

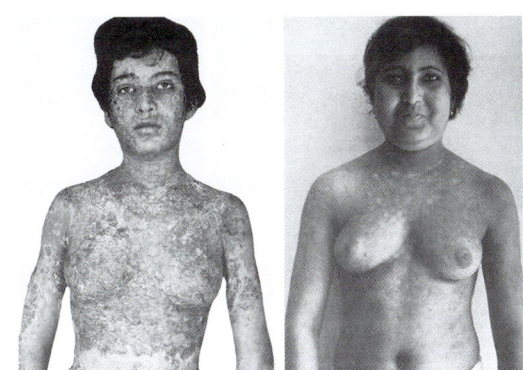

FIGURA 21.24 – Pênfigo foliáceo antes e após corticoterapia.

nantes. A técnica de ELISA, comercialmente disponível com desmogleínas recombinantes 1 e 3, tem sido a técnica moderna de diagnóstico sorológico.

Na diagnose diferencial clínica dos pênfigo foliáceo, devem ser consideradas as demais dermatoses bolhosas, particularmente o pênfigo vulgar. Nas formas frustas, devem ser diferenciados a dermatite seborreica e o lúpus eritematoso e, nas formas eritrodérmicas, devem ser consideradas as outras eritrodermias primárias e as dermatoses capazes de evoluir para essa condição.

Tratamento

Antes do advento dos corticoides, não havia nenhum tratamento efetivo para o pênfigo, com evolução fatal em 80 a 90% dos casos. Dos doentes de pênfigo foliáceo endêmico, 40% morriam nos 2 primeiros anos, 50% tinham evolução crônica, com períodos de acalmia e exacerbação e êxito letal por intercorrências. Somente 10% dos doentes com formas frustas apresentavam remissão espontânea. Com a introdução dos corticoides, houve mudança crucial na evolução e prognose da afecção. Em geral, o pênfigo foliáceo responde mais rapidamente e com doses menores de corticoide do que o pênfigo vulgar.

Habitualmente, utiliza-se prednisona 1 mg/kg/dia (dose máxima de 100-120 mg/dia). Se não houver resposta no prazo de 7 a 10 dias, substituir a prednisona por triamcinolona na dose equivalente (5 mg de prednisona equivalem a 4 mg de triamcinolona). A redução do corticoide deve ser iniciada após a completa resolução das lesões. A dose é reduzida em 10 mg/semana, até atingir 40 mg/dia. A partir dessa dose, a redução deve ser mais lenta, 5 a 10 mg/mês. Quando se atinge a dose diária de 10 mg, a retirada ocorre com diminuição de 2,5 mg a cada 2 ou 3 meses, conforme a evolução clínica **(FIGURAS 21.24 A 21.26)**.

Medicamentos imunossupressores como azatioprina e ciclofosfamida apresentam pouca eficácia no pênfigo foliáceo. Quando não há melhora com a corticoterapia sistêmica, associa-se micofenolato mofetil 35 a 45 mg/kg/dia (dose máxima de 3 g/dia). Sulfona pode ser indicada como medicação adjuvante nas formas leves e resistentes de pênfigo foliáceo, quando há dificuldade na redução da corticoterapia sistêmica. A cloroquina é utilizada nas mesmas situações, ou quando as lesões localizam-se preferencialmente nas áreas expostas ao sol. O uso de imunoglobulina intravenosa não tem eficácia confirmada no pênfigo foliáceo, e a plasmaférese é opção te-

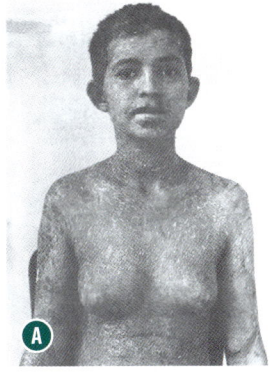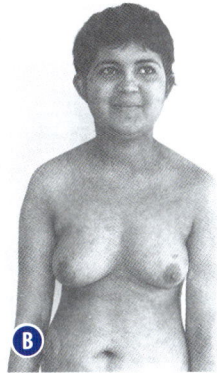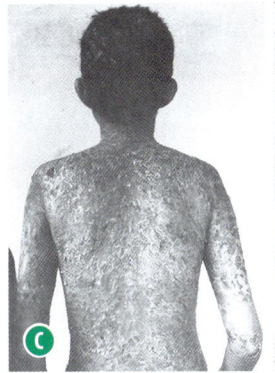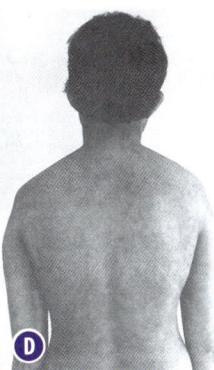

FIGURA 21.25 – Pênfigo foliáceo. Forma eritrodérmica. **A** e **C** Antes do tratamento. **B** e **D** Após a corticoterapia.

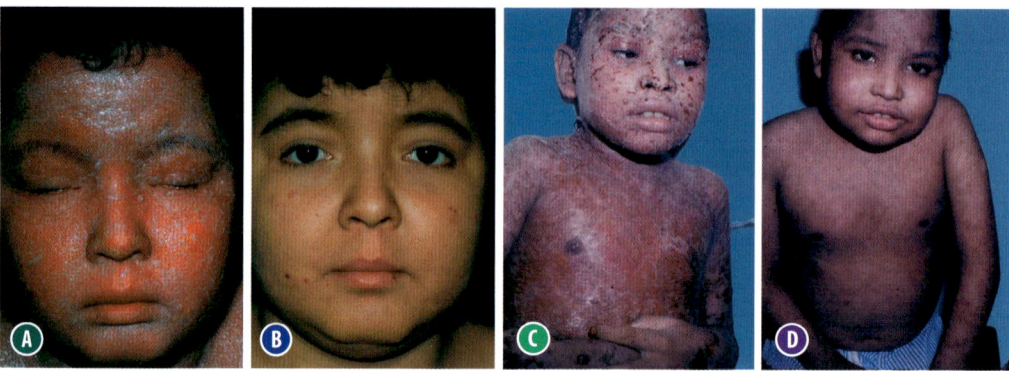

FIGURA 21.26 – Pênfigo foliáceo. **A** e **C** Antes do tratamento. **B** e **D** Após tratamento com corticoide.

rapêutica pouco utilizada. O anti-CD20 (rituximabe) utilizado na dose de 375 mg/m²/semana, pertencente ao grupo dos medicamentos biológicos, pode ser utilizado em doentes refratários em associação com prednisona e mostra resultados promissores com relação ao controle da enfermidade.

Corticoterapia tópica (valerato de betametasona 0,1%) pode ser indicada nas lesões crônicas de pênfigo foliáceo, particularmente nas crianças com formas generalizadas e que apresentam pouca resposta à corticoterapia sistêmica. Deve ser indicada por segmentos corpóreos, a cada 3 ou 4 dias, podendo ser utilizada a oclusão noturna. Não deve ser indicada quando há infecção bacteriana cutânea, e é necessário monitoramento em relação à formação de estrias, atrofia cutânea e absorção sistêmica, evitando seu uso prolongado. Infiltração intralesional de triamcinolona 5 mg/mL ou uso de imunomoduladores tópicos (pimecrolimo ou tacrolimo) podem ser indicados nas lesões crônicas, localizadas e resistentes ao tratamento tópico.

Devido à imunossupressão, há maior facilidade de infecções bacterianas, como septicemias, pneumonias, tuberculose e infecções virais, como o herpes simples e a citomegalovirose. São mais frequentes as infecções cutâneas, como piodermites, dermatomicoses e candidoses. Todo doente de fogo selvagem deve ser tratado, profilaticamente, pelo menos por duas vezes, para estrongiloidíase, mesmo com exame de fezes negativo. Uma das causas de morte em doentes de fogo selvagem sob corticoterapia é estrongiloidíase disseminada. Há necessidade de cuidados gerais, sendo aconselháveis banhos de permanganato de potássio a 1:30.000 e o uso de cremes e pomadas, eventualmente com algum antibiótico como a neomicina ou gentamicina. Antibioticoterapia sistêmica deve ser indicada quando há infecção bacteriana secundária das lesões, pois a infecção contribui para piora da doença bolhosa. Aciclovir intravenoso (IV) é utilizado quando há erupção variceliforme de Kaposi.

Complicações decorrentes da corticoterapia sistêmica devem ser monitoradas, como osteoporose, hipertensão arterial, diabetes melito, gastrite, úlceras gástricas e duodenais, catarata. Necrose asséptica da cabeça de fêmur e fraturas patológicas devem ser também consideradas. A investigação de osteoporose deve incluir densitometria óssea prévia ao início da corticoterapia sistêmica, devendo ser repetida anualmente. O uso de cálcio e vitamina D deve ser orientado de acordo avaliação clinicolaboratorial. Quando houver osteopenia ou osteoporose, o acompanhamento endocrinológico é obrigatório.

PÊNFIGO ERITEMATOSO (SENEAR-USHER)

Denominação errônea de autores estrangeiros, atualmente não mais justificável, a síndrome de Senear-Usher, descrita em 1926,[10] agrupava casos clinicamente similares de pênfigos, lúpus eritematoso e dermatite seborreica, com lesões eritematodescamativas na face e em áreas seborreicas, indistinguíveis na época, pelos recursos existentes.

O pênfigo eritematoso é uma forma inicial ou frusta de pênfigo foliáceo e, eventualmente, de pênfigo vulgar, perfeitamente distinguível, pelos recursos atuais, do lúpus eritematoso ou da dermatite seborreica.

Embora alguns autores admitam a possibilidade de a síndrome de Senear-Uscher ser associação entre lúpus eritematoso e pênfigo, a maioria dos estudiosos acredita tratar-se de manifestação de pênfigo foliáceo e explicam a presença de depósitos de IgG e complemento na zona de membrana basal registrada nestes casos como consequência do fenômeno de disseminação dos epitopos. Após ocorrer, a resposta imune intercelular dos pênfigos permitiria a exposição de antígenos da zona da membrana basal, surgindo secundariamente anticorpos contra elementos da zona de membrana basal.

PÊNFIGO VULGAR

Considerado a forma mais grave de pênfigo. Inicia-se, em mais de 50% dos casos, com lesões exulceradas em mucosa oral, que lembram aftas, podendo permanecer nessas áreas por vários meses, antes do aparecimento de lesões na pele. Pode surgir em qualquer idade, mas, frequentemente, ocorre entre a 4ª e a 6ª década da vida. Tem distribuição universal, mas, entre os judeus, é descrito maior número de casos. Estudos de histocompatibilidade têm mostrado uma aumentada incidência do HLA-DR4 (em judeus asquenazes) e DRw6 (em outros grupos étnicos).[11]

Alguns recém-nascidos de mães com pênfigo vulgar apresentam doença clínica e laboratorial de forma transitória, desaparecendo alguns meses após o nascimento, demonstrando, dessa maneira, a passagem dos anticorpos através da placenta.

Patogenia

Doentes de pênfigo vulgar em atividade apresentam autoanticorpos das subclasses IgG1 e IgG4, porém os autoanticorpos patogênicos são da subclasse IgG4.

O antígeno do pênfigo vulgar com acometimento apenas mucoso é a desmogleína-3 de 130 kD, que é uma caderina desmossômica envolvida na adesão celular da epiderme.

Estudos recentes demonstram que doentes de pênfigo vulgar com lesões mucosas apresentam autoanticorpos somente contra a desmogleína-3, o que se denomina **pênfigo vulgar mucoso**. Doentes de pênfigo vulgar com comprometimento mucoso e cutâneo apresentam autoanticorpos contra desmogleínas-3 e também contra a desmogleína 1, e a doença é denominada **pênfigo vulgar mucocutâneo**.

Outra observação na patogenia dos pênfigos é a demonstração de anticorpos antidesmogleína 4 (anti-Dsg4) em todas as formas de pênfigo. O papel patogênico da desmogleína 4 não está determinado, mas conseguiu-se reproduzir pênfigo no modelo animal com anticorpos anti-Dsg4, ainda que alguns autores tenham tido resultados negativos. Os anticorpos anti-Dsg4 reagem cruzadamente com anticorpos antidesmogleína 1 (anti-Dsg1), e os anticorpos anti-Dsg4 obtidos do soro de pênfigo vulgar adsorvidos com IgG anti-Dsg1 não são patogênicos. Como a Dsg4 tem grande expressão no couro cabeludo, admite-se a possibilidade de que esses anticorpos estejam implicados nas lesões do couro cabeludo presentes com grande frequência nos pênfigos.

Quanto aos linfócitos T nos pênfigos, demonstrou-se tanto no pênfigo vulgar como no pênfigo foliáceo clones de linfócitos T CD4 que proliferam frente às desmogleínas. Também se demonstrou que a resposta proliferativa dos linfócitos T é restrita aos antígenos de histocompatibilidade HLA-DR, pois quando se acrescenta às preparações anticorpos anti-HLA-DR não há proliferação desses linfócitos frente às desmogleínas. Também se demonstrou que o perfil de ativação desses linfócitos é do tipo Th2, uma vez que as citocinas produzidas são IL-3, IL-4 e IL-6, sendo, portanto, linfócitos capazes de estimular as células B à produção de anticorpos.

Na patogenia dos pênfigos, em geral, permanece ainda não elucidado o mecanismo pelo qual a ligação dos anticorpos com as desmogleínas produz acantólise. Várias hipóteses são consideradas:

- Impedimento espacial ou funcional às atividades de adesão das desmogleínas.
- Os anticorpos antidesmogleína determinariam a formação de desmossomos deficientes em desmogleína.
- A ligação dos anticorpos antidesmogleína com a desmogleína dos desmossomos ativaria sinais intracelulares de transdução.

As desmogleínas atuam na adesão entre os queratinócitos por meio de ligações homotípicas, isto é, os domínios aminoterminais EC1 e parte do domínio EC2 da porção extracelular da desmogleína do desmossomo de uma célula ligam-se aos mesmos domínios da desmogleína da célula vizinha. Uma hipótese de alteração da função de adesão das desmogleínas nos pênfigos seria que, pela ligação do anticorpo antidesmogleína com os domínios aminoterminais da molécula, ficaria espacialmente impossibilitada a adesão entre as moléculas de desmogleína.

Verificou-se que IgG de pênfigo foliáceo causa dissociação de queratinócitos sem bloquear as ligações homofílicas das moléculas de desmogleína, sugerindo que o impedimento espacial não é o mecanismo patogênico primário da acantólise.

Os anticorpos antidesmogleína determinariam a formação de desmossomos deficientes em desmogleína. Essa hipótese decorre da observação de culturas de queratinócitos incubadas com IgG antidesmogleína 3 de pênfigo vulgar. Observa-se desaparecimento da Dsg3 dos desmossomos em 30 horas sem interferência em outras moléculas desmossômicas.

Fenômenos de ativação intracelular

Fosforilação da Dsg3

A ligação da IgG anti-Dsg3 de pênfigo vulgar causa fosforilação da Dsg3 que provoca sua dissociação da placoglobina. Observação que apoia a participação desse fenômeno na acantólise é a verificação de que camundongos deficientes em placoglobina têm 20 vezes menos desmossomos e, à microscopia eletrônica, a inserção dos tonofilamentos é anormal. Por outro lado, camundongos deficientes em placoglobina, quando tratados com anticorpos anti-Dsg3, não apresentam acantólise, demonstrando a importância dessa molécula na dissociação dos queratinócitos.

Família das RHOGTPases

Pertencem à superfamília RAS e regulam diversos processos celulares: mitose, reorganização do citoesqueleto, polaridade celular e ciclo celular. Sua ativação bloqueia a perda de Dsg3 e desmoplaquina da superfície celular e bloqueia a separação dos queratinócitos. Ao contrário, sua inibição desestabiliza os desmossomos. Admite-se que a ligação dos anticorpos antidesmogleína com a desmogleína iniba a RHOGTPase, desestabilizando os desmossomos.

c-MYC

A IgG de pênfigo vulgar causa superexpressão do c-*MYC* nuclear e padrão proliferativo nas células. Esse fenótipo hiperproliferativo não é observado com IgG de pênfigo foliáceo. Formula-se a hipótese de relação entre o padrão hiperproliferativo determinado pelo c-*MYC* e o aspecto hiperproliferativo do pênfigo vegetante.

P38MAPK (proteinocinase ativadora de mitógenos)

Queratinócitos humanos tratados por IgG de pênfigo vulgar mostram aumento dos níveis de P38MAPK fosforilada. Inibidores dessa enzima impedem sua fosforilação e impedem a perda de adesão dos queratinócitos frente à IgG de pênfigo vulgar. Além disso, em animais tratados por IgG de pênfigo vulgar os inibidores de P38MAPK impedem o aparecimento de bolhas, porém experimentações em humanos não mostraram nenhuma efetividade.

Inibidores de proteases

Em culturas de pele, a dissociação celular produzida pela IgG de pênfigo vulgar é bloqueada por inibidores de proteases. A IgG de pênfigo vulgar induz a secreção do ativador de plasminogênio e a expressão de seus receptores na superfície de queratinócitos em cultura. No passado, admitia-se a possibilidade de o ativador de plasminogênio transformar o plasminogênio em plasmina, e esta digeriria a desmogleína, produzindo acantólise. Essa hipótese foi afastada, pois a IgG de pênfigo vulgar produz acantólise com bolhas em camundongos desprovidos do fator ativador de plasminogênio.

Fosfolipase C

Inibidores de fosfolipase inibem a formação de bolhas induzidas por IgG de pênfigo vulgar em modelos animais.

Enfim, ainda que os mecanismos de acantólise não estejam esclarecidos, aparentemente, múltiplos fatores intervêm no processo e no futuro a atuação sobre esses fatores pode representar novas linhas de tratamento dos pênfigos, por meio da inibição do fenômeno acantolítico.

Outros estudos imunológicos recentes dizem respeito ao possível papel das células T reguladoras (TREGS) nos pênfigos. Essas células são importantes para a homeostase imune do organismo, exercendo regulação negativa sobre células imunes e prevenindo reações excessivas e reações autoimunes. Sua desregulação poderia, portanto, favorecer os fenômenos autoimunes dos pênfigos. Existem trabalhos mostrando que a proporção de células TREGS nos doentes de pênfigo vulgar é 10 vezes menor do que em controles normais. Essa observação reforçaria a possibilidade da participação dessas células na imunopatogenia do pênfigo vulgar. Contrariamente a essa possibilidade, estudos sobre fogo selvagem demonstraram que a proporção de células TREGS é praticamente igual em doentes e controles normais.

Manifestações clínicas

As manifestações iniciais da doença são a presença de lesões nas mucosas orais em 50 a 70% dos doentes **(FIGURAS 21.27 A 21.33)**. As lesões mucosas ocorrem em 90% dos doentes, durante a evolução. As lesões podem acometer toda a mucosa bucal,

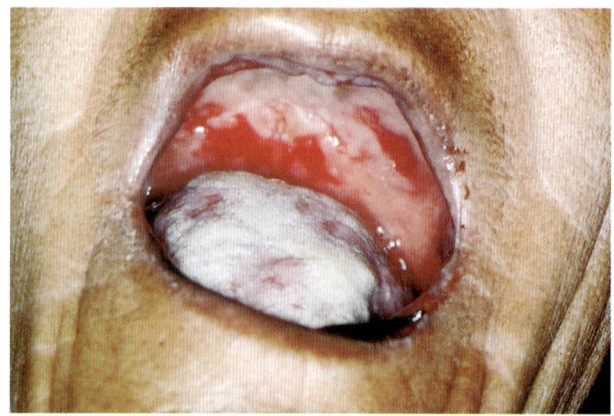

FIGURA 21.28 – Pênfigo vulgar. Erosões por ruptura de bolhas no palato.

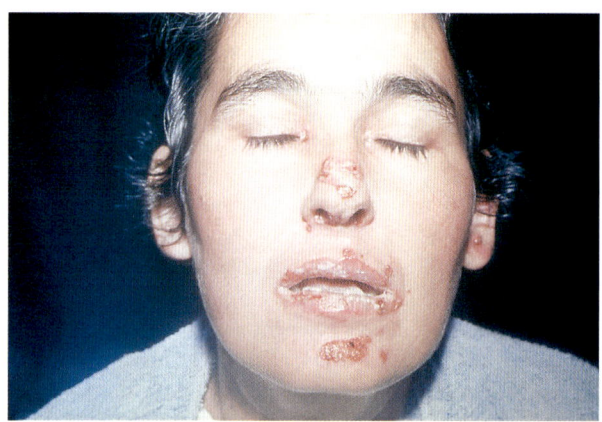

FIGURA 21.29 – Pênfigo vulgar. Lesões erosivas e crostosas nos lábios e nariz.

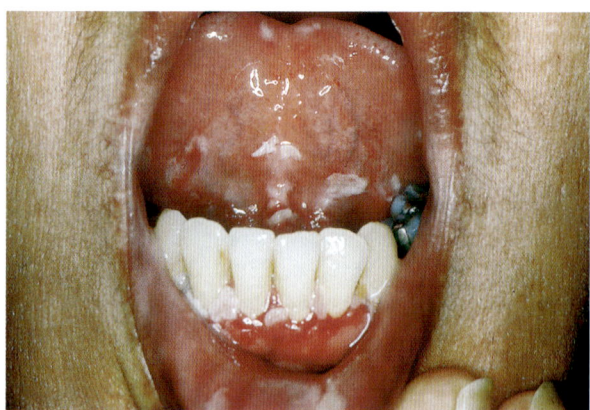

FIGURA 21.27 – Pênfigo vulgar. Lesões aftoides na língua.

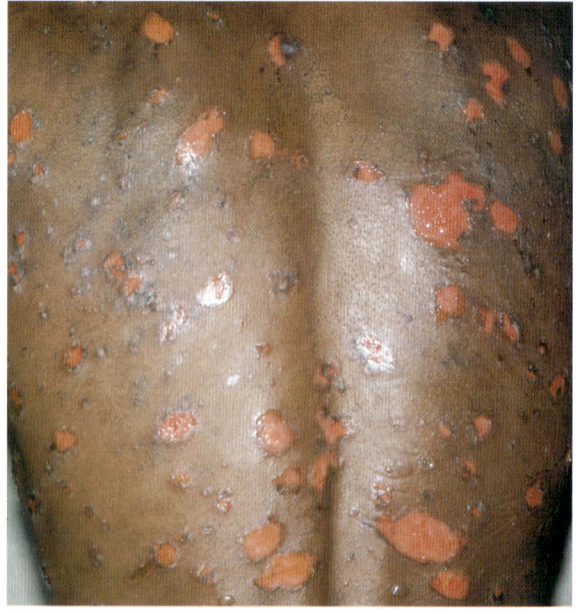

FIGURA 21.30 – Pênfigo vulgar. Áreas erosadas, sem tendência à reepitalização, resultantes da ruptura das bolhas.

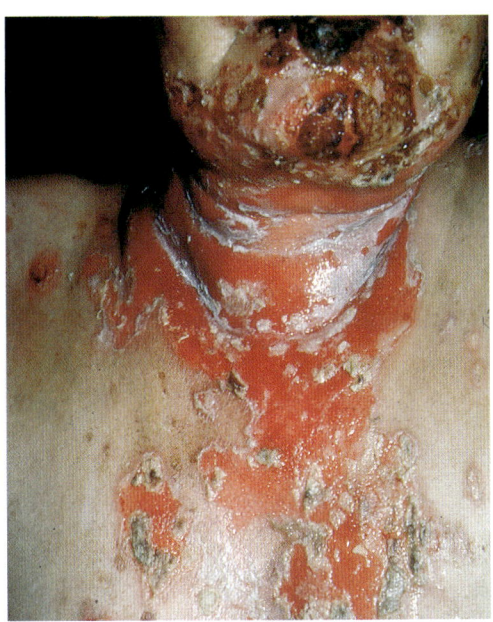

FIGURA 21.31 – Pênfigo vulgar. Raras bolhas íntegras, extensas erosões marginadas por retalhos de bolhas rotas e crostas.

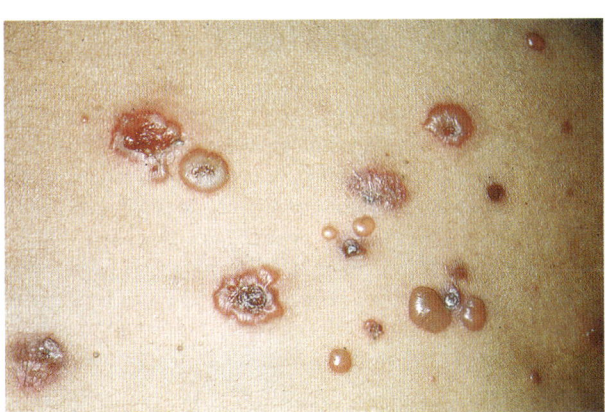

FIGURA 21.32 – Pênfigo vulgar. Bolhas tensas e flácidas sobre pele aparentemente normal.

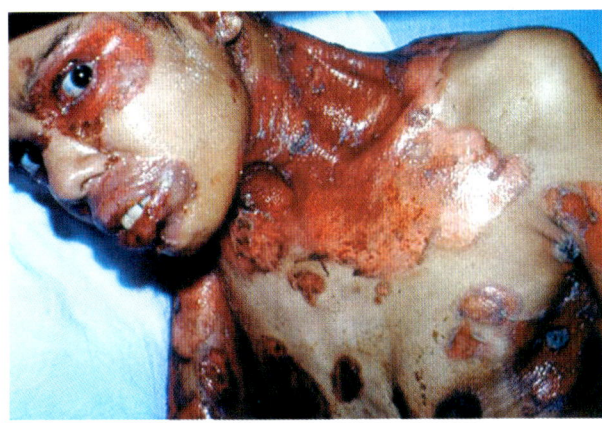

FIGURA 21.33 – Pênfigo vulgar. Exulcerações extensas na face e tronco.

mas predominam na mucosa jugal, palato e gengivas. O pênfigo vulgar pode se apresentar como gengivite descamativa. Outras mucosas podem também estar acometidas, conjuntival, nasal, faríngea, laríngea, esofagiana, vaginal, cervical, uretral e anal. As lesões mucosas são representadas por bolhas flácidas, que se rompem formando erosões dolorosas que sangram facilmente. As lesões orais dificultam a alimentação, com comprometimento do estado geral e nutricional.

O pênfigo vulgar pode ficar restrito ao acometimento oral (tipo mucoso, com mínimo acometimento cutâneo) ou evoluir para acometimento cutâneo (tipo mucocutâneo), com bolhas flácidas sobre áreas de pele normal ou eritematosa **(VER FIGURA 21.30)**. As bolhas são frágeis e formam-se áreas erodidas, úmidas, sangrantes, algumas recobertas por crostas hemáticas, confluentes, dolorosas e sem tendência à cicatrização **(VER FIGURAS 21.30 A 21.32)**. A fricção ou pressão exercida na pele aparentemente normal, próxima à lesão, induz ao descolamento epidérmico (sinal de Nikolsky) que indica atividade da doença e representa clinicamente a acantólise ou perda de adesão celular. Esse fenômeno, expressão clínica da acantólise, ocorre em todos os pênfigos.

As lesões cutâneas podem ser localizadas ou generalizadas, sendo comuns as lesões no couro cabeludo, face, axilas e virilhas.

As lesões evoluem com discromia (hipercromia ou hipocromia), sem cicatriz. O pênfigo vulgar é uma doença grave, crônica e com períodos de remissão e exacerbação, podendo evoluir para óbito se não for tratado.

Infecção bacteriana secundária é uma das complicações frequentes do pênfigo vulgar, podendo ocorrer sepse e choque séptico. Desnutrição e caquexia podem ocorrer. Como regra, o acometimento do estado geral no pênfigo vulgar é intenso, muito mais acentuado do que no pênfigo foliáceo.

A gestação pode precipitar ou agravar o pênfigo vulgar. No feto, pode ocorrer retardo de crescimento, prematuridade e morte intrauterina. Gestantes com pênfigo vulgar podem transmitir seus autoanticorpos para o feto, com o desenvolvimento de pênfigo neonatal. O pênfigo neonatal tende a desaparecer espontaneamente em 3 semanas, pois resulta, exclusivamente, da transferência de anticorpos que são progressivamente eliminados.

Diagnose

A partir da suspeita clínica, a diagnose é confirmada por exame citológico, exame histopatológico, imunofluorescência e, eventualmente, por *immunoblotting*, imunoprecipitação e ELISA, da mesma forma como foi descrito para o pênfigo foliáceo. A diferença está no antígeno detectado pelas várias técnicas: Dsg3 de 130 kD no pênfigo vulgar mucoso e Dsg1 e Dsg3 (160 kD e 130 kD) no pênfigo vulgar mucocutâneo.

O exame histopatológico demonstra clivagem acantolítica suprabasal.

O exame citológico, coletado de bolha íntegra, mostra a presença de células acantolíticas.

O exame de IFD, realizado na área perilesional, demonstra autoanticorpos anti-IgG nos espaços intercelulares da epiderme, bem como complemento, esse depositando-se especialmente nas camadas inferiores da epiderme. A IFI detecta autoanticorpos circulantes IgG, evidenciando IgG intercelular. Existe correlação entre a atividade de doença e os títulos de anticorpos. *Immunoblotting* e imunoprecipitação não são rotineiramente utilizados na diagnose laboratorial.

O teste ELISA é um método sensível e específico para Dsg1 e Dsg3.

Na diagnose diferencial, devem ser excluídas as demais formas de pênfigo e as doenças bolhosas, penfigoide bolhoso, penfigoide de membranas mucosas e epidermólise bolhosa adquirida. Devem ser ainda excluídas as dermatoses bolhosas medicamentosas, a síndrome de Stevens-Johnson e a necrólise epidérmica tóxica.

Tratamento

O tratamento indicado para o pênfigo vulgar é corticoterapia sistêmica, habitualmente prednisona nas doses de 1 a 2 mg/kg/dia (dose máxima de 100-120 mg/dia), de acordo com a gravidade da doença. A eficácia da terapia é avaliada em um período de 7 a 10 dias. Não havendo melhora, indica-se a associação com medicação imunossupressora. Os imunossupressores utilizados são, primeiramente, a azatioprina na dose de 2 mg/kg/dia. Como 2ª opção, utiliza-se o micofenolato mofetil 35 a 45 mg/kg/dia (dose máxima 3 g/dia). A ciclofosfamida na dose de 2 mg/kg/dia é utilizada mais raramente devido aos seus efeitos colaterais. Os doentes que não apresentam melhora significativa podem ser tratados com pulsoterapia com metilprednisolona 1 g/dia IV em 3 dias consecutivos. Pulsoterapia com ciclofosfamida IV 10 mg/kg também pode ser indicada. Imunoglobulina IV na dose total de 2 g, dividida em 5 dias consecutivos é outra opção terapêutica. Sulfona 100 mg/dia pode ser indicada como medicação coadjuvante à corticoterapia sistêmica nos quadros leves ou nas lesões mucosas resistentes. Na experiência de Sampaio, este medicamento é, por vezes, superior aos imunopressores. Outra opção para formas resistentes é o rituximabe – agente anti-CD20 que é empregado na dose de 375 mg/m²/semana. A plasmaférese, indicada para diminuição dos autoanticorpos circulantes, não apresenta resultados conclusivos em relação à eficácia. Também se empregam técnicas de imunoadsorção para remoção dos anticorpos circulantes. Tanto a plasmaférese como a imunoadsorção exigem o emprego concomitante de imunossupressores para evitar-se o fenômeno de rebote.

A dose da prednisona deve ser mantida até a completa cicatrização das lesões, o que ocorre em tempo médio de 3 a 4 semanas, e a diminuição das doses deve ser lenta e gradual.

Em nosso meio, devem ser realizados exames parasitológicos de fezes ou mesmo tratamento para estrongiloidíase antes do início do tratamento com corticoides e imunossupressores.

PÊNFIGO VEGETANTE

Forma incomum de pênfigo vulgar que ocorre entre 1 a 2% dos casos. É considerado uma variante benigna e costuma ocorrer em doentes mais jovens.

Manifestações clínicas

Como no pênfigo vulgar, as lesões costumam iniciar-se na mucosa oral. Evoluem, acometendo grandes dobras flexurais intertriginosas e particularmente axilas, regiões inguinocrurais, perianais e genitais. As bolhas são flácidas e, ao se romperem, dão lugar a áreas exulceradas envolvidas por vegetações que formam placas de aspecto verrucoso e hiperpigmentado **(FIGURAS 21.34 E 21.35)**.

Histopatologia

Revela acantólise suprabasal com hiperplasia epitelial e a presença de microabscessos de eosinófilos.

Tratamento

No pênfigo vegetante, o tratamento é idêntico ao do pênfigo vulgar, mas, como o curso da doença costuma ser mais benigno, as doses de corticoides são menores. A prognose é boa e alguns pacientes, antes da era dos corticoides, evoluíam para cura exclusivamente com tratamentos de suporte. Pode-se, também, fazer infiltrações locais de corticoides e empregar a dapsona.

FORMAS TRANSICIONAIS ENTRE PÊNFIGO VULGAR E PÊNFIGO FOLIÁCEO

Existem raros relatos de doentes que apresentam simultaneamente lesões de pênfigo foliáceo e de pênfigo vulgar, com características clínicas e histológicas típicas de cada uma das formas de pênfigo, por exemplo, lesões no couro cabeludo com características clínicas e histopatológicas de pênfigo foliáceo e no tronco lesões clínicas e histopatológicas de pênfigo vulgar.

Existem ainda vários relatos de transição entre essas duas formas de pênfigo, sendo mais frequentes na literatu-

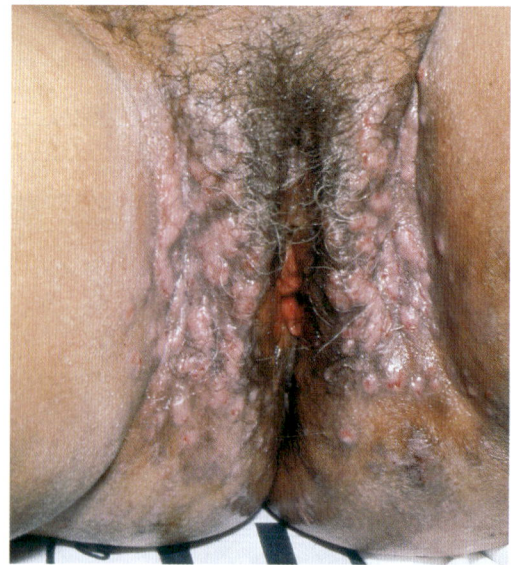

FIGURA 21.34 – Pênfigo vegetante. Placas vegetantes nas regiões genital e inguinocrural.

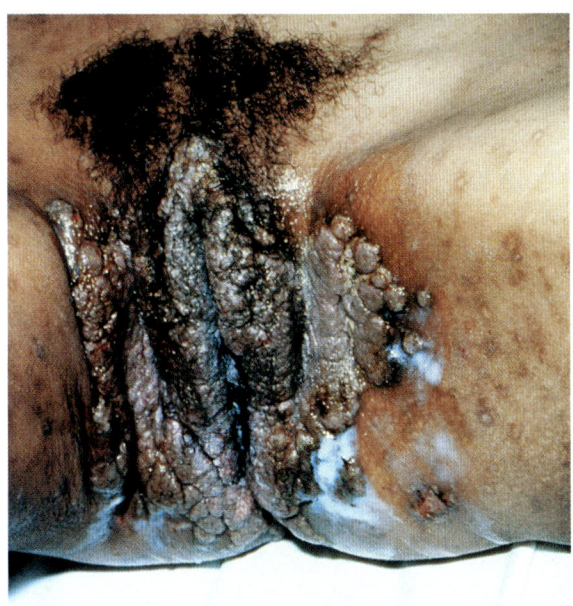

FIGURA 21.35 – Pênfigo vegetante. Lesões vegetantes na vulva.

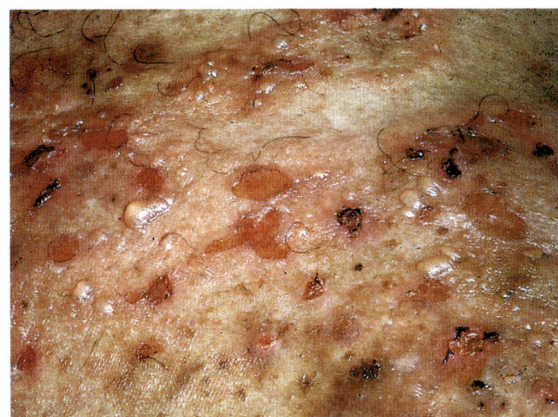

FIGURA 21.36 – Pênfigo herpetiforme. Lesões bolhosas agrupadas e erosões.

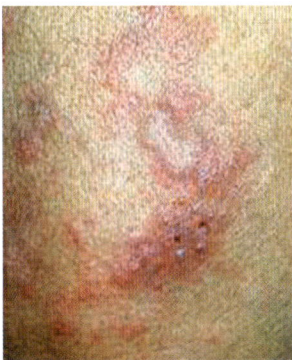

FIGURA 21.37 – Pênfigo herpetiforme. Placa eritematoedematosa encimada por vesículas agrupadas.

ra os relatos de transição de pênfigo vulgar a pênfigo foliáceo e, menos frequente, a evolução de pênfigo foliáceo para pênfigo vulgar. A transição clínica também é acompanhada de transição imunológica detectada por ELISA. No caso da transformação de pênfigo vulgar em pênfigo foliáceo, observa-se modificação do perfil imunológico de Dsg3+/Dsg1+ para Dsg3–/Dsg1+. Nos casos de transição pênfigo foliáceo a pênfigo vulgar, o perfil Dsg3–/Dsg1+, transforma-se a Dsg3+/Dsg1+. Atribui-se à transição entre as formas de pênfigo ao fenômeno de *epitope spreading*, isto é, os fenômenos inflamatórios da forma inicial da doença permitem a exposição de outros antígenos, surgindo anticorpos dirigidos a esses neoantígenos e levando à modificação do fenótipo da enfermidade.

Esse mesmo fenômeno explica os raros casos de transição de pênfigo foliáceo a penfigoide bolhoso.

PÊNFIGO HERPETIFORME

Variante clínica do pênfigo foliáceo clássico, pênfigo foliáceo endêmico ou pênfigo vulgar, que ocorre em até 7,3% dos pacientes, sem predileção por sexo.

A doença pode se manifestar inicialmente como pênfigo herpetiforme e evoluir para outras formas de pênfigo, ou doentes já com diagnóstico de pênfigo vulgar ou pênfigo foliáceo clássico ou endêmico podem apresentar mudança no quadro clínico e desenvolver características de pênfigo herpetiforme.

Manifestações clínicas

Caracteriza-se pelo aparecimento de placas eritematoedematosas pruriginosas, circundadas por vesículas e bolhas de conteúdo seroso ou hemorrágico **(FIGURAS 21.36 E 21.37)**, localizadas preferencialmente no tronco e na região proximal dos membros. O surgimento dessas lesões pode ocorrer como manifestação inicial da doença, concomitante às lesões clássicas do pênfigo foliáceo ou pênfigo vulgar ou na recidiva do quadro dermatológico. Os doentes com pênfigo herpetiforme também podem apresentar as lesões herpetiformes como manifestação única da doença, não vindo a apresentar o quadro clássico de pênfigo.

Histopatologia

O exame histopatológico de lesão cutânea de pênfigo herpetiforme revela espongiose eosinofílica com ou sem acantólise.

Diagnose

O diagnóstico baseia-se na correlação entre os achados clínicos e histopatológicos e é confirmado por IFD, com a presença de depósitos intercelulares de IgG e C_3 ou da IFI, com a detecção de autoanticorpos IgG antidesmogleína 1 e/ou antidesmogleína 3 no soro dos doentes. Com a técnica de ELISA, também é possível demonstrar a presença de autoanticorpos IgG antidesmogleína 1 e/ou 3.

O diagnóstico diferencial se faz com dermatite herpetiforme, penfigoide bolhoso e dermatose bolhosa por IgA linear.

Tratamento

A terapêutica indicada para a doença inclui corticoides sistêmicos, sulfona e, eventualmente nos doentes resistentes, imunossupressores.

PÊNFIGO POR IgA

O pênfigo por IgA é um grupo de doenças autoimunes caracterizadas por erupção vesicopustulosa, infiltração neutrofílica com acantólise e autoanticorpos da classe IgA. Acomete indivíduos de meia-idade e idosos, sendo raro na infância. Pode estar associado à gamopatia monoclonal por IgA, mieloma por IgA e linfoma de células B. Também ocorre associação com neoplasia pulmonar, doença de Crohn, artrite reumatoide e infecção por HIV.

O pênfigo por IgA é classificado em dois subtipos distintos: a **dermatose pustulosa subcórnea** e a **dermatose neutrofílica intraepidérmica**. Há discreta predominância do subtipo dermatose pustulosa subcórnea.

Existem vários relatos de casos de pênfigo por IgA, variante dermatose pustulosa subcórnea, com gamopatia monoclonal por IgA e também existem casos associados a mieloma múltiplo, mas nem todos os casos de gamopatia evoluem para mieloma. Epidemiologicamente, a doença atinge de modo quase igual homens e mulheres, e a idade média de início da doença nas séries estudadas situa-se em torno aos 50 anos.

Patogenia

Os autoanticorpos IgA na variante dermatose pustulosa subcórnea são dirigidos contra o domínio extracelular da desmocolina 1, que corresponde à caderina desmossômica que se expressa fortemente na parte superior da epiderme. Na variante dermatose neutrofílica intraepidérmica, os estudos imunológicos descrevem autoanticorpos contra Dsg1, Dsg3 e Dsg1-3, porém o antígeno-alvo permanece indeterminado. Aparentemente, estudos de imunomicroscopia eletrônica localizam esse antígeno no espaço intercelular fora das áreas desmossômicas. A multiplicidade de anticorpos, antidesmogleína 1 e 3 e desmocolinas 1, 2 e 3 envolvidos na variante dermatose neutrofílica intraepidérmica sugere a participação do fenômeno de disseminação dos epítopos (*epitope spreading*).

Citocinas Th2 (IL-5) podem estar ativadas no pênfigo por IgA, estimulando os linfócitos B a produzir anticorpos IgA. Os anticorpos da classe IgA possuem sítios de ligação para receptores para fração Fc-IgA (CD89) superfície dos neutrófilos, o que pode ser responsável pelo acúmulo de neutrófilos intraepidérmicos.

Desde 2005, têm sido relatados casos com participação de IgA e IgG, havendo controvérsias quanto a representarem variante do pênfigo por IgA ou nova entidade nosológica, pênfigo por IgA e IgG.

Manifestações clínicas

A dermatose pustulosa subcórnea caracteriza-se clinicamente por placas eritematodescamativas disseminadas, compostas por vesicopústulas, predominantes nas superfícies flexoras de axilas, virilhas e regiões inframamárias, sem envolvimento mucoso (**FIGURA 21.38**).

A dermatose neutrofílica intraepidérmica apresenta clinicamente lesões cutâneas com numerosas pústulas e crostas em todo corpo, em arranjo anular (aspecto em girassol).

No exame histopatológico de lesão cutânea da dermatose pustulosa subcórnea, observa-se pústula subcórnea com raras células acantolíticas. No exame histopatológico de lesão cutânea da dermatose neutrofílica intraepidérmica, observa-se pústula intraepidérmica.

Diagnose

É clínica, histopatológica e mediante imunofluorescência direta e indireta.

O exame de IFD no subtipo dermatose pustulosa subcórnea demonstra fluorescência intercelular na epiderme superior com o conjugado anti-IgA. No subtipo dermatose neutrofílica intraepidérmica, ocorre fluorescência de IgA intercelular de forma uniforme em toda a espessura da epiderme.

Estudos de IFI utilizando como substrato células COS-7 (células de rins de macacos verdes africanos) transfectadas com desmocolinas humanas mostram a desmocolina 1 (Dsc-1) como antígeno do subtipo dermatose pustulosa subcórnea. O antígeno do subtipo dermatose neutrofílica intraepidérmica não foi ainda identificado.

Existem casos de pênfigo por IgA em que os anticorpos reagem contra Dsg1 ou Dsg3.

Na diagnose diferencial, devem ser considerados pênfigo foliáceo, pustulose subcórnea, dermatite herpetiforme e foliculite pustulosa eosinofílica.

Tratamento

O tratamento de escolha para pênfigo por IgA é sulfona. Outros medicamentos que podem ser utilizados são prednisona, acitretina ou isotretinoína, colchicina, fototerapia, micofenolato mofetil e adalimumabe.

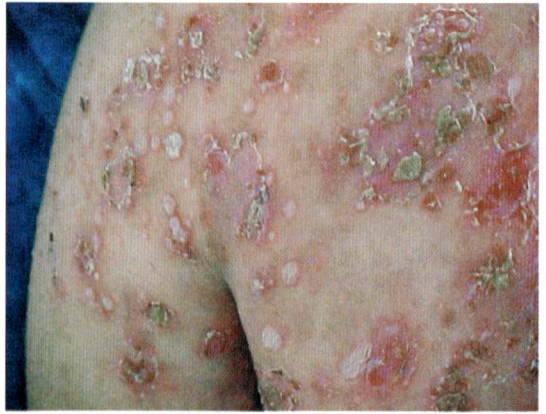

FIGURA 21.38 – Pênfigo por IgA. Lesões pustulosas e crostosas.

PÊNFIGO PARANEOPLÁSICO

O pênfigo paraneoplásico foi descrito em 1990 por Grant Anhalt como doença bolhosa autoimune associada a neoplasias, sendo as neoplasias linfoproliferativas as mais comuns.

Lesões orais e labiais persistentes e de difícil controle terapêutico são características clínicas da doença. O quadro cutâneo é polimorfo, apresentando lesões semelhantes ao pênfigo vulgar, penfigoide bolhoso, eritema polimorfo e líquen plano.

O pênfigo paraneoplásico é associado a vários autoanticorpos dirigidos contra antígenos do desmossomo, do hemidesmossomo e da zona de membrana basal da epiderme. A prognose do pênfigo paraneoplásico é melhor quando associado à neoplasia benigna. Nos casos de neoplasias malignas, a evolução é geralmente fatal pela própria evolução da neoplasia associada, por septicemia ou por insuficiência respiratória por acometimento do aparelho respiratório pela doença.

Imunopatogenia

O pênfigo paraneoplásico é caracterizado pela presença de vários autoanticorpos que são dirigidos contra antígenos localizados nos desmossomos como a Dsg1 e a Dsg3, na placa desmossômica 1 como a envoplaquina, periplaquina, desmoplaquina I e desmoplaquina II e no hemidesmossomo BPAg1 e plectina.

O antígeno de 170 kD foi recentemente descrito como α2-macroglobulina 1^{12} (A2ML1), inibidor de protease presente nos epitélios estratificados (TABELA 21.1).

A presença do amplo espectro de autoanticorpos e os exames de imunofluorescência demonstrando depósitos dos autoanticorpos na pele sugerem a participação da imunidade humoral. Os achados histopatológicos como a apoptose de queratinócitos e dermatite de interface apontam também para participação da imunidade celular.

Na patogenia do pênfigo paraneoplásico, aventam-se várias hipóteses: autoanticorpos antitumorais produzidos contra antígenos do tumor reagiriam cruzadamente com antígenos epiteliais. Sugere-se que o alvo inicial seria a Dsg3, seguindo-se dano à membrana basal e, por meio do fenômeno de disseminação dos epítopos (*epitope spreading*), seriam reconhecidos outros antígenos, inclusive das placas desmossômicas.

Outra hipótese considerada, mas sem nenhuma evidência confirmatória, seria a produção de anticorpos pelos tumores que reagiriam contra os antígenos epiteliais. Considera-se, ainda, a possibilidade de produção de grande quantidade de citocinas pelo tumor, levando à desregulação imune. A favor dessa possibilidade, existem algumas evidências: o uso terapêutico de citocinas pode produzir quadros idênticos ao pênfigo paraneoplásico; doentes de pênfigo paraneoplásico apresentam níveis elevados de IL-6, células tumorais da doença de Hodgkin, da leucemia mieloide crônica e da doença de Castleman produzem quantidades elevadas de IL-6 e, além disso, sabe-se que a IL-6 promove a diferenciação das células B para a produção de IgG e, portanto, sua desregulação pode promover fenômenos autoimunes. Admite-se, ainda, a participação de outros mecanismos como a citotoxicidade mediada por células, para a qual existem, como evidências, os fenômenos histopatológicos de alterações liquenoides e necrose individual de células observadas na doença.

A injeção de soro de doentes de pênfigo paraneoplásico em camundongos BALB-C neonatos produz bolhas na pele do animal, demonstrando a patogenicidade dos anticorpos observados nos doentes. A multiplicidade de anticorpos sugere mecanismo de disseminação de epítopos (*epitope spreading*).

Manifestações clínicas

O achado clínico mais frequente é a estomatite erosiva, manifestação da mucosa bucal geralmente inicial e de difícil tratamento. A estomatite caracteriza-se por erosões e ulcerações que se recobrem de crostas hemorrágicas e acometimento da orofaringe, atingindo preferencialmente as bordas linguais e estendendo-se para os lábios (FIGURA 21.39). Outras mucosas podem estar acometidas como nariz, faringe, laringe, esôfago, conjuntivas e região anogenital. As lesões cutâneas do pênfigo paraneoplásico são polimorfas, representadas por bolhas e erosões, que fazem diagnóstico diferencial com pênfigo vulgar e síndrome de Stevens-Johnson e NET (FIGURA 21.40).

TABELA 21.1 – Antígenos-alvos no pênfigo paraneoplásico

Antígeno	Peso molecular
Desmogleína 3 (Dsg3)	130 kD
Desmogleína 1 (Dsg1)	160 kD
Envoplaquina	210 kD
Periplaquina	190 kD
Desmoplaquina I	250 kD
Desmoplaquina II	210 kD
Antígeno 1 do penfigoide bolhoso (BPAg1)	230 kD
Plectina	> 400 kD
α2-macroglobulina-símile-1 (A2ML1)	170 kD

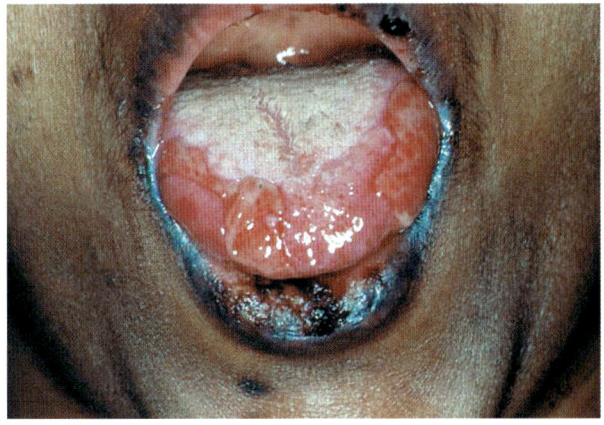

FIGURA 21.39 – Pênfigo paraneoplásico. Exulceração extensa de difícil cicatrização na língua.

Lesões liquenoides podem ser a única manifestação cutânea (FIGURA 21.41) ou estar associadas às lesões vesicobolhosas. A predominância da imunidade celular e/ou humoral é responsável pela heterogenicidade das manifestações clínicas.

O pênfigo paraneoplásico pode acometer órgãos internos. O envolvimento pulmonar manifesta-se como quadro obstrutivo que pode evoluir para bronquiolite obliterante, que é uma das causas de morte pela doença.

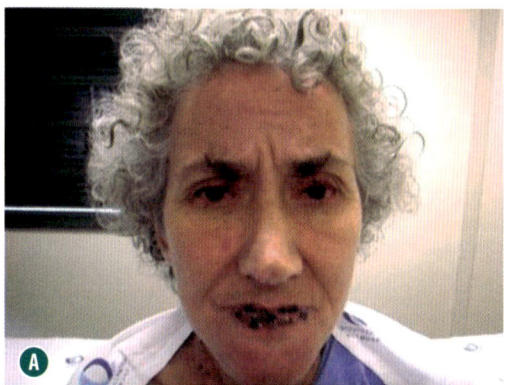
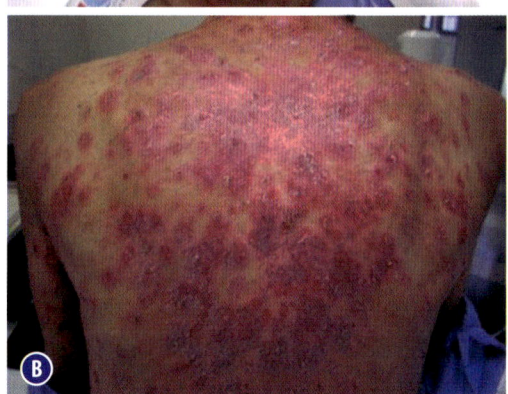
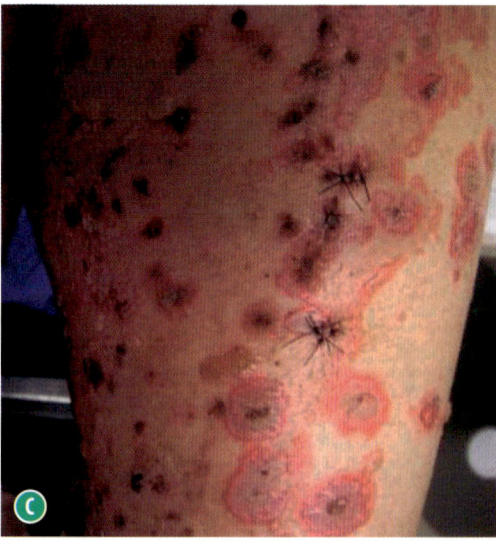

FIGURA 21.40 – Pênfigo paraneoplásico. **A** Mucosite crônica. **B** Lesões erosivo--descamativas assemelhando-se à pênfigo foliáceo. **C** Lesões eritema polimorfo--símiles.

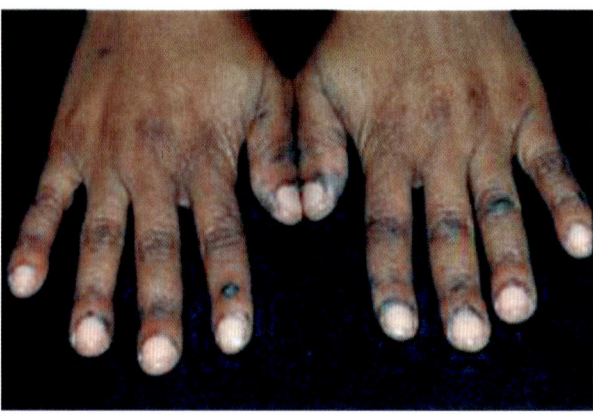

FIGURA 21.41 – Pênfigo paraneoplásico. Lesões liquenoides no dorso das mãos.

Histopatologia

O exame histopatológico de lesão cutânea demonstra acantólise suprabasal, disqueratose, alteração vacuolar da camada basal e exocitose de células inflamatórias, sendo significativos os achados de acantólise associada à dermatite de interface.

Diagnose

É clínica, histopatológica e imunológica.

A IFD revela depósito de IgG no padrão típico dos pênfigos, associado a um depósito na zona de membrana basal.

A IFI mostra depósito de IgG indistinguível dos pênfigos. Para diferenciar os anticorpos circulantes dos encontrados nos pênfigos, utiliza-se epitélio estratificado e não estratificado. A bexiga de rato é o substrato de epitélio escamoso não estratificado mais utilizado. O soro de doentes com pênfigo paraneoplásico reage com ambos substratos, enquanto que o soro de doentes de pênfigo foliáceo e pênfigo vulgar reage somente com epitélio estratificado.

Além da IFI e indireta habituais, utiliza-se a IFI tendo como substrato a bexiga de rato e, sendo positiva, evidencia a presença de anticorpos dirigida às plaquinas e cuja sensibilidade e especificidade são elevadas (75 e 83%). O diagnóstico será mais preciso com o emprego de outras técnicas como *immunoblotting*, imunoprecipitação e ELISA.

A IFI em bexiga de rato também pode ser positiva, ainda que mais raramente no pênfigo vulgar especialmente mucoso, no pênfigo foliáceo, no eritema polimorfo e na NET; portanto, a diagnose de pênfigo paraneoplásico deve considerar, além dos dados de IFI na bexiga de rato, outros aspectos, como IFD, aspectos clínicos e histopatológicos.

Na diagnose diferencial, é necessária a diferenciação com pênfigo vulgar, penfigoide bolhoso, penfigoide das mucosas, líquen plano oral, estomatites aftosas, eritema polimorfo, síndrome de Stevens-Johnson e necrólise epidérmica tóxica.

A prognose do pênfigo paraneoplásico está relacionada à neoplasia associada. Alguns autores consideram que os casos com lesões mucosas e cutâneas graves, com lesões tipo eritema polimorfo e histologicamente necrose de queratinócitos têm prognose mais grave. Nas neoplasias benignas, a doença cutaneomucosa cursa com remissão após tratamento da neoplasia. Nas neoplasias malignas, a evolução do pênfigo paraneoplásico é progressiva, potencialmente fatal, sendo a bronquiolite obliterante causa importante de óbito.

As neoplasias associadas ao pênfigo paraneoplásico e seu percentual de ocorrência são apresentadas na TABELA 21.2 e os critérios para diagnóstico, na TABELA 21.3.

Tratamento

O tratamento do pênfigo paraneoplásico tem dois objetivos, o tratamento da neoplasia associada e o tratamento do quadro cutaneomucoso. O tratamento da neoplasia pode ser clínico, como quimioterapia, e/ou cirúrgico. O quadro dermatológico segue o tratamento das outras doenças bolhosas autoimunes como corticoterapia sistêmica, podendo associar com imunossupressores como a azatioprina ou o micofenolato mofetil, ciclofosfamida, plasmaférese e imunoglobulina intravenosa. Terapêutica com rituximabe tem mostrado eficácia especialmente em doentes com linfoma folicular. Como os linfomas B são os mais comumente associados ao pênfigo paraneoplásico, o uso de rituximabe, droga que atua nos receptores CD20 dos linfócitos B, teria benefício para tratamento do linfoma e na diminuição da produção patogênica dos autoanticorpos do pênfigo paraneoplásico. O uso do rituximabe parece não ser efetivo para o tratamento da bronquiolite obliterante. O uso de forma precoce talvez possa evitar a instalação da doença pulmonar.

PÊNFIGO IgA/IgG

Como já referido, existem raros casos de variante de pênfigo em que se detectam depósitos epidérmicos de IgA e IgG. As características clínicas e imunopatológicas podem variar, mas, em geral, há erupção vesicopustulosa com acantólise e infiltração de neutrófilos na epiderme e a diagnose é confirmada por IFD que demonstra depósitos de IgG e IgA na epiderme.

Aparentemente, os casos predominam em mulheres, sendo que os casos descritos ocorreram entre 11 anos e 80 anos.

O aspecto clínico das lesões é variável com pápulas, placas, vesículas, pústulas e crostas. Acompanham-se de prurido e, às vezes, as lesões são anulares. As localizações mais frequentes são tronco e extremidades. Alguns casos relatados associam-se a neoplasias malignas de pulmão, pâncreas, ovário, vesícula biliar e também linfomas, mas, pelo pequeno número de casos, não se pode concluir, por ora, tratar-se de doença paraneoplásica.

Histologicamente, na maioria dos casos há células acantolíticas, disqueratose de queratinócitos e infiltrado neutrofílico.

Quanto à imunofluorescência, é essencial a diagnose revelando depósitos epidérmicos, na superfície dos queratinócitos, no padrão próprio dos pênfigos, de IgA e IgG. Utilizando-se outros métodos, particularmente ELISA, observa-se que os antígenos envolvidos são muito variáveis: desmogleínas 1 e 3, desmocolinas 1, 2 e 3, sugerindo participação do fenômeno de *epitope spreading*. O tratamento é semelhante ao do pênfigo por IgA.

PÊNFIGO INDUZIDO POR DROGAS

Os medicamentos podem exacerbar ou induzir pênfigos, sendo a forma de pênfigo mais frequentemente induzida por drogas o pênfigo foliáceo. Os medicamentos mais comumente implicados no pênfigo induzido por medicamentos são aqueles que contêm um grupo sulfidril (medicamentos tióis), tais como penicilamina, bucilamina, lisinopril, piritinol, tiomalato sódico de ouro, penicilinas, piroxicam e captopril. Medicamentos com grupos fenóis, como cefalosporinas (ceftriaxone), rifampicina, ácido acetilsalicílico, levodopa e

TABELA 21.2 – Neoplasias associadas ao pênfigo paraneoplásico

Neoplasia	Percentual (%)
Linfoma não Hodgkin	38,6
Leucemia linfoide crônica	18,4
Doença de Castleman	18,4
Macroglobulinemia de Waldenström	1,2
Linfoma de Hodgkin	0,6
Gamopatia monoclonal	0,6
Carcinomas	8,6
Sarcomas	6,2
Melanoma	0,6

TABELA 21.3 – Critérios para diagnóstico do pênfigo paraneoplásico

Tipo	Achados
Clínico	Estomatite com ou sem lesões cutâneas pleomorfas na vigência de neoplasia oculta ou presente
Histopatológico	Acantólise, necrose de queratinócitos e dermatite de interface
Imunofluorescência direta	Depósito de IgG e C$_3$ nos espaços intercelulares da epiderme e da zona da membrana basal
Imunofluorescência indireta	Depósito de IgG nos espaços intercelulares de epitélio escamoso estratificado e transicional
Imunoprecipitação	Complexo de proteínas: desmoplaquina I (250 kD), antígeno penfigoide bolhoso (230 kD), desmoplaquina II (210 kD), periplaquina (190 kD) e antígeno de 170 kD

fenobabrbital, podem induzir pênfigos. Outros medicamentos não tióis e não fenóis, como os inibidores da enzima de conversão da angiotensina (enalapril, ramipril, fosinopril), nifedipina e vacinas também podem ser indutores de pênfigos. Outras substâncias que podem provocar pênfigo são propanolol, levodopa, heroína, fenobarnital, carbamazepina e progesterona. Dos casos descritos de pênfigo induzido por drogas, cerca de 50% foram causados por penicilamina.

Muitos doentes desenvolvem pênfigo semanas após o início do medicamento, sendo mais frequente o aparecimento das lesões 6 a 12 meses após o início do uso do medicamento. É o que ocorre com a penicilamina.

Especula-se quanto à influência do tipo de substância na indução de determinada forma de pênfigo e também quanto ao prognóstico. Os tióis aparentemente induzem predominantemente pênfigo foliáceo, enquanto não tióis geralmente provocam pênfigo vulgar que raramente regride após suspensão da substância. Considerando-se a totalidade dos casos, a suspensão da medicação responsável leva à remissão completa da doença em 50% dos casos relacionados ao grupo tiol e 15% dos casos ligados ao grupo não tiol.

O mecanismo de ação das drogas não é conhecido, admitindo-se algumas possibilidades: induziriam acantólise diretamente sem mediação imunológica; ou seus metabólitos estabeleceriam ligações com proteínas, originando antígenos que estimulariam as células T e B, produzindo anticorpos antidesmogleína; ou as drogas modificariam a desmogleína, originando resposta anticórpica a esse neoantígeno. Outras possibilidades consideradas são inibição de enzimas que participam da adesão celular e ativação de enzimas acantolíticas. Drogas fenólicas poderiam liberar citocinas como o TNF e IL-1 que atuariam sobre o ativador de plasminogênio que poderia gerar plasmina causando acantólise. Admite-se também participação de fatores genéticos, já que nem todos os indivíduos submetidos a essas drogas desenvolvem pênfigo.

As manifestações clínicas são superponíveis aos pênfigos não induzidos por drogas e a diagnose se faz pela anamnese que revela o uso de medicações capazes de induzir pênfigo, pelo exame dermatológico, pelo exame histopatológico e por imunofluorescência direta, que é positiva em 75 a 90% dos casos e IFI, positiva em 70% dos doentes.

No tratamento, é fundamental a suspensão da droga suspeita e, nos casos em que a doença persiste, mesmo após a retirada da droga serão necessários corticoides e imunossupressores.

PENFIGOIDE BOLHOSO

Doença bolhosa autoimune subepidérmica que acomete indivíduos idosos, sendo comum acima dos 70 anos de idade, embora possa raramente ocorrer também na infância. A maioria dos estudos mostra que o penfigoide bolhoso é mais frequente nas mulheres que nos homens.

Patogenia

Autoanticorpos da classe IgG são identificados na doença e dirigem-se contra antígenos hemidesmossômicos de 230 kD e 180 kD, designados respectivamente como BP230 Ag1 e BP180 Ag2 (também conhecido como colágeno XVII). O BP230 localiza-se na placa hemidesmossômica intracelular. O BP180 é uma glicoproteína transmembrânica, cujo domínio extracelular ultrapassa a lâmina lúcida da zona de membrana basal, correspondendo aos filamentos de ancoragem.

Experimentalmente, a transferência de anticorpos anti-BP180 de ratos (produzidos por meio da sensibilização de coelhos) produz lesões bolhosas subepidérmicas idênticas às do penfigoide bolhoso humano nos animais de experimentação. Verificou-se ainda que anticorpos dirigidos ao domínio não colagênico da molécula do BP180 de 16 aminoácidos (anti-BP180NC16A) purificado a partir de soro de doentes de penfigoide bolhoso provocam separação dermoepidérmica de criossecções de pele humana normal. O domínio NC16A é o alvo principal dos autoanticorpos no penfigoide bolhoso. Estudos de células T e B de doentes de penfigoide bolhoso mostram reatividade muito maior dessas células com o BP180 do que com o BP 230, isto é, tudo indica que o anticorpo patogênico mais importante no penfigoide bolhoso é o anticorpo anti-BP180. Possivelmente, a reação imune inicial ocorre com o domínio NC16A da porção extracelular da molécula do BP180 e, após o desencadeamento dos fenômenos inflamatórios, há exposição do BP230, que é intracelular e, então, surgem os anticorpos anti-BP230. Além de anticorpos anti-BP180 e anti-BP230 também foram identificados no soro de doentes de penfigoide bolhoso anticorpos contra outros componentes da membrana basal, alfa 6 integrina e laminina, todos seguramente de aparecimento secundário por exposição dessas moléculas após o insulto imune inicial.

A reação antígeno anticorpo fixa complemento na membrana basal atraindo polimorfonucleares. Também há aumento de eotaxina na região da membrana basal atraindo também eosinófilos que aumentam a inflamação, ativam a cascata da coagulação contribuindo também para as lesões teciduais que levam à clivagem dermoepidérmica. Outras citocinas participam do processo, inclusive IL-16 que recruta células T CD4+. Também se detectam no soro de doentes de penfigoide bolhoso aumento de quemoquinas e aumento de metaloproteases na zona da membrana basal. Todos esses fatores participam da gênese das lesões, particularmente a digestão enzimática dos tecidos pelas proteases dos polimorfonucleares que leva à clivagem dermoepidérmica própria do penfigoide bolhoso.

Existem relatos de casos associados a medicações como furosemida, ibuprofeno e outros anti-inflamatórios não esteroides, captopril, penicilinase e antibióticos, além de relatos, especialmente em crianças, de surgimento do processo após vacinações.

Recentemente, foram descritos, com a técnica de ELISA, autoanticorpos da classe IgE, dirigidos contra o domínio NC16A do BP180 (colágeno XVII), em 20 a 77% do soro de doentes de penfigoide bolhoso. O papel desses autoanticorpos IgE no penfigoide bolhoso ainda não está totalmente elucidado, mas verificou-se que quanto maior a gravidade do quadro clínico, maiores níveis de anticorpos IgE anti-BP 180 são detectados.

A associação de neoplasias e penfigoide bolhoso é relatada, mas parece não haver aumento de incidência de doenças malignas nos doentes de penfigoide bolhoso, quando comparados com indivíduos da mesma faixa etária. Alguns autores sugerem que doença maligna associada e a presença de lesões mucosas seriam mais frequentes nos doentes de penfigoide bolhoso sem anticorpos circulantes detectados no exame de IFI. Alguns estudos evidenciam relação entre penfigoide bolhoso e doenças neurológicas. Estudos comparando doentes de penfigoide bolhoso com controles normais pareados por idade revelaram maior frequência, estatisticamente significante, de acidente vascular encefálico e demência nos doentes de penfigoide bolhoso.

A hipótese patogênica para explicar essa associação reside na presença de isoformas neurais do BP180. As alterações teciduais decorrentes da doença neurológica expõem a isoforma neural do BP180, permitindo a produção de anticorpos anti-BP180, os quais, reagindo cruzadamente com o BP180 da membrana basal, lesões cutâneas de penfigoide bolhoso.

Manifestações clínicas

Caracteriza-se por bolhas grandes e tensas de conteúdo claro ou hemorrágico que aparecem sobre pele normal ou sobre lesões eritematoedematosas urticariformes e intensamente pruriginosas **(FIGURAS 21.42 A 21.44)**. As lesões têm predileção pelas áreas flexurais, particularmente face interna das coxas, virilha, axilas, parte inferior do abdome, podendo acometer todo o corpo, embora alguns doentes possam apresentar doença de forma localizada. Pode haver comprometimento mucoso que ocorre em cerca de 10 a 35% dos doentes, geralmente limitado à mucosa bucal. Os lábios são raramente acometidos.

Existem apresentações clínicas menos comuns, formas urticariformes que podem permanecer como tal longo tempo antes do aparecimento de bolhas, formas vegetantes que lembram pênfigo vegetante e formas nodulares com lesões semelhantes a prurigo nodular que podem evoluir com aparecimento de bolhas sobre as lesões tipo prurigo ou na pele aparentemente normal.

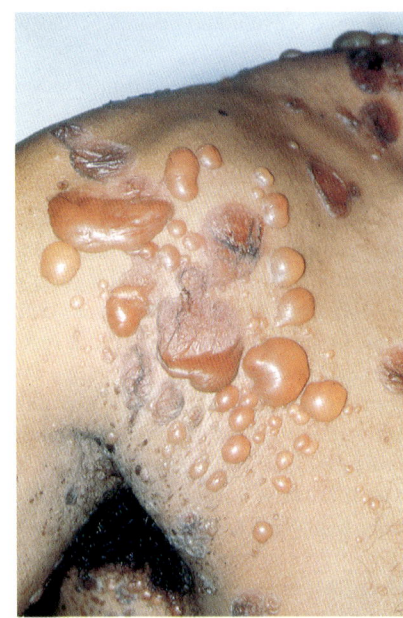

FIGURA 21.43 – Penfigoide bolhoso. Inúmeras bolhas, algumas rotas, originando erosões sobre pele aparentemente normal.

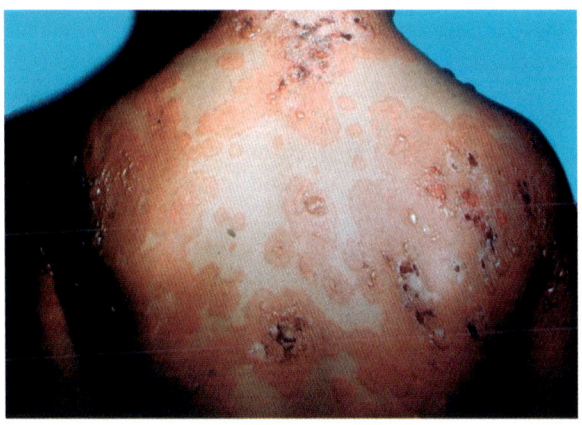

FIGURA 21.44 – Penfigoide bolhoso. Lesões eritematoedematosas urticariformes. Vesículas e bolhas.

Em crianças, as lesões atingem preferencialmente a face, regiões palmares e plantares.

Doentes com penfigoide bolhoso podem apresentar em 50% dos casos de eosinofilia no sangue periférico, fenômeno que pode estar relacionado ao aumento sérico de IgE.

Histopatologia

Histologicamente, o penfigoide bolhoso apresenta bolha subepidérmica, não acantolítica, e infiltrado inflamatório com numerosos eosinófilos, monócitos e alguns neutrófilos. O grau do infiltrado depende do ponto de biópsia: se de área de pele inflamada, ou não. A imunomicroscopia eletrônica mostra que o depósito de IgG está localizado na lâmina lúcida e em hemidesmossomos da zona da membrana basal (ZMB).

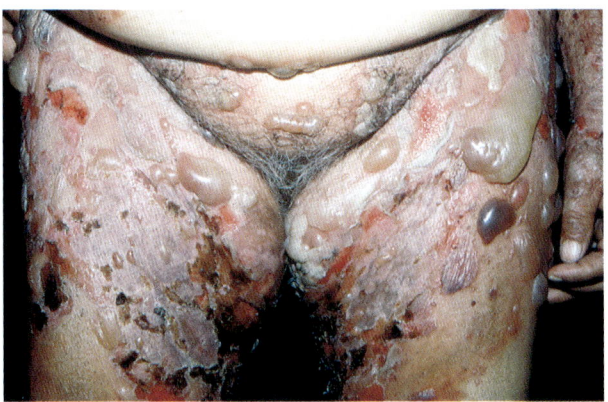

FIGURA 21.42 – Penfigoide bolhoso. Grande quantidade de bolhas tensas de conteúdo claro ou hemorrágico, exulcerações por ruptura de bolhas e crostas sobre base eritematosa no abdome inferior, região inguinocrural e coxas.

As biópsias deverão ser retiradas de área perilesional, preferencialmente flexural.

Também podem estar presentes no infiltrado inflamatório, neutrófilos e mastócitos.

Diagnose

Feita a suspeita clínica, é necessária a confirmação laboratorial via exame histopatológico e imunofluorescência. A IFD apresenta depósito linear ou em faixa ao longo da ZMB de C_3 em torno de 100% dos casos e de IgG em aproximadamente 90% dos casos. Ocasionalmente, deposita-se IgA e/ou IgM. A IFI é importante para se descartar os outros diagnósticos diferenciais, pois o penfigoide bolhoso apresenta anticorpos circulantes em torno de 70% dos pacientes. Os anticorpos são do tipo IgG e da subclasse IgG4. Para melhor esclarecimento diagnóstico na IFI, usa-se a técnica de separação dermoepidérmica *in vitro* com NaCl (do inglês *salt-split skin*), na qual se observa que a fluorescência ocorre no teto ou no soalho da bolha. Essa técnica é usada para diferenciar o penfigoide bolhoso da epidermólise bolhosa adquirida, pois no penfigoide bolhoso a fluorescência ocorre, predominantemente, no teto, e, da epidermólise bolhosa adquirida, no soalho.

Outra técnica laboratorial, ainda não incorporada à rotina laboratorial e que pode auxiliar na diagnose do penfigoide bolhoso é a técnica de ELISA com BP180 recombinante, apresentando sensibilidade de 70 a 98%.

A diagnose diferencial terá de ser feita com os pênfigos, herpes gestacional, penfigoide cicatricial, penfigoide de membranas mucosas, epidermólise bolhosa adquirida, lúpus eritematoso sistêmico bolhoso, dermatite herpetiforme e dermatose por IgA linear.

Tratamento

Os tratamentos indicados para o penfigoide bolhoso são corticoides sistêmicos, habitualmente prednisona 0,5 a 1 mg/kg/dia até o controle das lesões e redução gradual. Outros tratamentos indicados são dapsona 100 mg/dia; tetraciclina 2 g/dia (ou doxiciclina 100-200 mg/dia) associada a nicotinamida 1,5 g/dia; metotrexato 5 mg/semana; azatioprina 2 mg/kg/dia; ciclofosfamida 2 mg/kg/dia; micofenolato mofetil 25-35 mg/kg/dia até a dose de 3 g/dia; ciclosporina 3 mg/kg/dia; imunoglobulina intravenosa 2 mg/kg/mês. A American Society for Apheresis indica plasmaférese somente para pênfigo vulgar (categoria III grau 2C – papel da aferese não estabelecido; recomendação fraca ou muito baixa – decisão individualizada). Não há referência para uso no penfigoide bolhoso. Corticoides tópicos, como propionato de clobetasol, podem ser indicados na doença localizada. Existem relatos de casos resistente tratados com sucesso com rituximabe.

A prognose do penfigoide bolhoso mostra uma mortalidade de 17% após 3 meses de evolução e 31% após 6 meses de evolução, sendo as principais causas de óbito sepse e doença cardiovascular. São fatores de pior prognóstico: idade maior de 86 anos, estado geral comprometido e doença cutânea generalizada.

HERPES GESTACIONAL

O herpes gestacional ou penfigoide gestacional é dermatose bolhosa autoimune que geralmente ocorre no segundo ou terceiro trimestre da gestação. A incidência é rara, variando de 1:10.000 a 1:50.000 gestações.

Patogenia

Os autoanticorpos, da subclasse IgG1, no herpes gestacional são dirigidos contra a proteína hemidesmossômica de 180 kD (antígeno BP2) e, muito menos frequentemente, o antígeno BP230. Predisposição genética é referida com aumento da frequência dos genótipos HLA-B8, -DR3 e -DR4 nos doentes acometidos.

Alguns autores aventam a possibilidade de anticorpos dirigidos contra a membrana basal amniótica reagirem cruzadamente com o antígeno hemidesmossômico BP180. A doença já foi descrita associadamente à mola hidatiforme e coriocarcinoma.

Manifestações clínicas

Início abrupto de pápulas e placas urticadas, vesículas e bolhas tensas de conteúdo seroso, algumas vezes de configuração anular e pruriginosas (FIGURAS 21.45 E 21.46). As lesões iniciam-se no abdome, particularmente na região periumbilical, e progridem para tronco e extremidades. A doença pode eclodir em qualquer época da gestação, mas, em geral, surge nos 2º e 3º semestres. Pode ocorrer exacerbação do quadro no pós-parto imediato e em raros casos, a doença inicia-se nessa fase. Recorrência do herpes gestacional pode ocorrer nas gestações subsequentes. Após semanas ou meses do parto, a doença pode apresentar remissão espontânea. Exacerbação no período menstrual ou relacionada ao uso

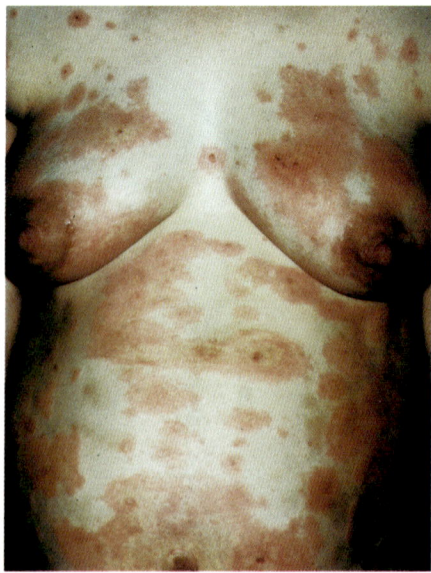

FIGURA 21.45 – Herpes gestacional. Placas eritematoedematosas, urticariformes, com vesículas.

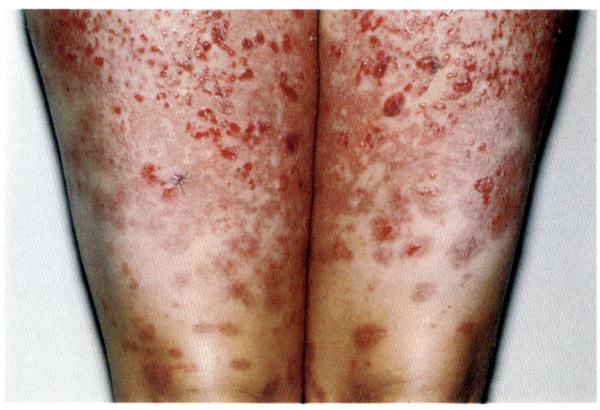

FIGURA 21.46 – Herpes gestacional. Grande quantidade de bolhas integras e rotas sobre base eritematosa.

de contraceptivos pode ocorrer. Existem relatos isolados da persistência das lesões com evolução semelhante a do penfigoide bolhoso.

Até 10% dos recém-nascidos de mãe com herpes gestacional podem apresentar lesões cutâneas autolimitadas. Prematuridade e recém-nascidos de baixo peso podem ocorrer.

Histopatologia

O exame histopatológico de lesão cutânea revela clivagem subepidérmica com necrose dos queratinócitos basais e infiltrado inflamatório rico em eosinófilos.

Diagnose

É clínica, histopatológica e imunológica. A IFD revela depósito linear de C_3, com ou sem depósito de IgG, na zona da membrana basal.

Cerca de 20% dos doentes com herpes gestacional apresentam autoanticorpos circulantes da classe IgG contra a zona de membrana basal, detectados por IFI. Essa positividade pode ser aumentada quando se acrescenta fonte de complemento. Essa IgG ávida por complemento é classicamente denominada fator HG.

A IFI com a técnica de *salt-split skin* demonstra os autoanticorpos da classe IgG no lado epidérmico da clivagem.

Na diagnose diferencial, devem ser considerados o quadro de pápulas e placas urticariformes da gravidez, a dermatite herpetiforme e o eritema polimorfo.

Tratamento

O tratamento do herpes gestacional é a prednisona em doses de 0,5 a 1 mg/kg/dia.

Quando ocorre persistência após o parto, pode associar-se a azatioprina 1 a 2 mg/kg/dia, se não houver contraindicações.

Os recém-nascidos de mães de herpes gestacional que receberam doses elevadas de corticoides durante a gestação devem ser monitorados para insuficiência adrenal.

PENFIGOIDE DAS MEMBRANAS MUCOSAS

Inicialmente denominado **penfigoide benigno das mucosas**, hoje é denominado **penfigoide das membranas mucosas,** pois há vesicobolhas subepidérmicas não acantolíticas.

O penfigoide das membranas mucosas é doença bolhosa subepidérmica que acomete preferencialmente as mucosas e ocasionalmente a pele. O penfigoide das membranas mucosas é também conhecido como penfigoide cicatricial devido à tendência para formação de cicatrizes. A doença é rara, acomete mais idosos e mulheres, na proporção de 1,5 a 2 vezes mais que nos homens.

O penfigoide das membranas mucosas corresponde a um grupo heterogêneo de doenças que se assemelham do ponto de vista clínico, histológico e imunopatológico, porém diferem nos alvos antigênicos localizados na membrana basal. O penfigoide das membranas mucosas não é considerado uma entidade nosológica, e sim expressão fenotípica. Doentes com o fenótipo penfigoide das membranas mucosas podem ter autoanticorpos contra vários antígenos, sendo relatados: BP180, BP230, laminina 332 (anteriormente conhecida como laminina 5 ou epiligrina), as 2 subunidades α6β4 da integrina, antígeno mucoso de 168 kD e colágeno VII, antígeno epitelial de 120 kD e antígeno epitelial de 45 kD. Desses antígenos, os mais relevantes são o BP180 e a laminina 5 (epiligrina). Os anticorpos são fundamentalmente da classe IgG, subclasse IgG4, mas podem existir anticorpos IgA. Não existem diferenças clínicas em relação aos antígenos-alvos de cada caso. Raramente os doentes de epidermólise bolhosa adquirida podem apresentar esse fenótipo clínico com predominância de lesões mucosas. Em brancos americanos, registra-se associação com HLA-DQB1*0301.

Manifestações clínicas

De acordo com os critérios clínicos, o penfigoide das membranas mucosas acomete uma ou mais mucosas com ou sem cicatriz clinicamente visível, sendo o acometimento da pele esporádico. Os sítios de acometimento do penfigoide das membranas mucosas são, em ordem decrescente de frequência: mucosa bucal **(FIGURA 21.47)**, ocular **(FIGURAS 21.48 E 21.49)**, nasal, nasofaríngea, anogenital, pele, laringe e esôfago.

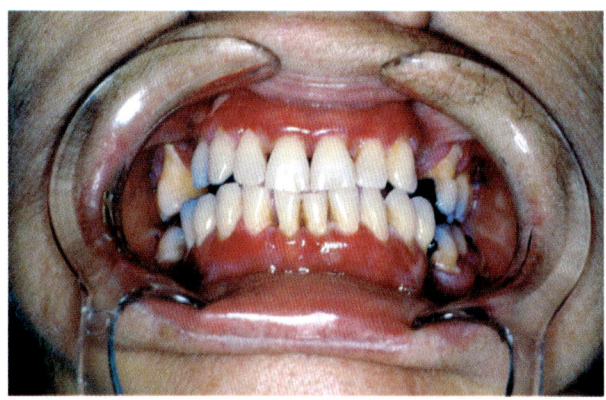

FIGURA 21.47 – Penfigoide de membranas mucosas. Gengivite descamativa.

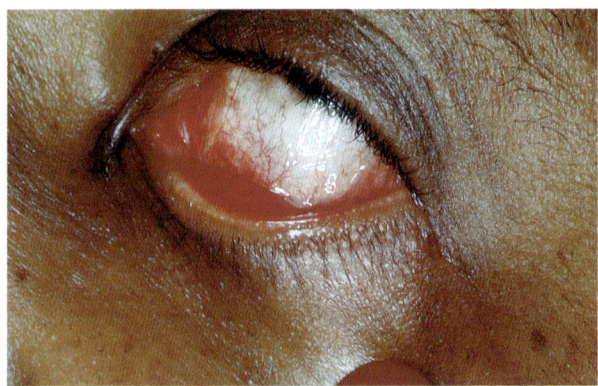

FIGURA 21.48 – Penfigoide de membranas mucosas. Lesão ocular, intenso processo inflamatório conjuntival.

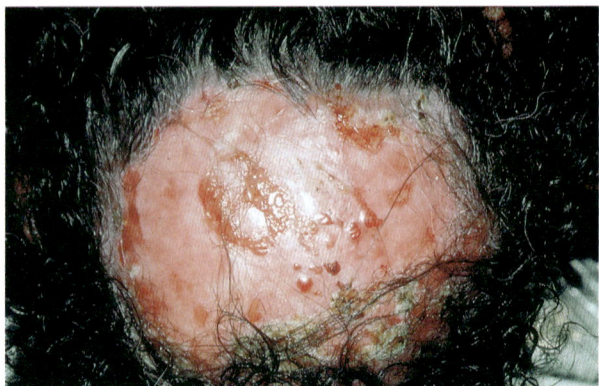

FIGURA 21.50 – Penfigoide cicatricial de Brunsting-Perry. Lesões bolhosas, lesões exulceradas e fibrose cicatricial no couro cabeludo.

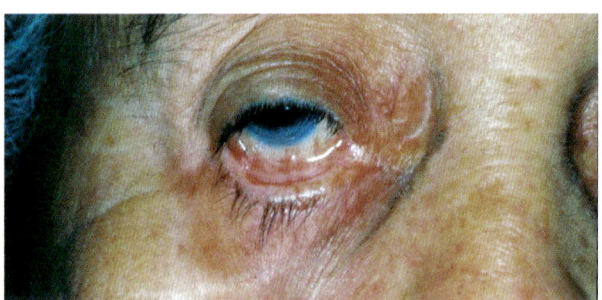

FIGURA 21.49 – Penfigoide de membranas mucosas com acometimento ocular.

A principal manifestação bucal é a gengivite descamativa, com edema e eritema gengiva, podendo progredir para bolhas e erosões. Além da gengiva, podem ocorrer lesões na mucosa bucal, palato, língua e lábio inferior. A cicatrização é lenta, com tendência à formação de cicatrizes e sinéquias.

A conjuntiva é o segundo local de acometimento mais frequente. Inicia-se com conjuntivite crônica, com ardor e lacrimejamento, podendo evoluir para cicatrizes e simbléfaros da conjuntiva bulbar e palpebral. Podem ocorrer triquíase, entrópio, opacidade da córnea e perda da visão.

As manifestações na pele podem ser de dois tipos: lesões vesiculosas e bolhas recorrentes, sem tendência à involução com cicatrizes ou o tipo conhecido como Brunsting-Perry **(FIGURA 21.50)**, com lesões bolhosas no couro cabeludo e pescoço, sem envolvimento mucoso, sendo que as lesões do couro cabeludo podem evoluir para alopecia cicatricial.

Lesões nasais, nasofaríngeas, laríngeas e esofágicas podem evoluir com obstruções, disfagia e odinofagia, e as cicatrizes podem levar à necessidade de traqueostomia.

Acometimentos genital e anal podem evoluir para estenose uretral, diminuição do conduto vaginal e sinéquias anais.

Histopatologia

O exame histopatológico de lesão cutânea ou mucosa mostra clivagem subepidérmica, com infiltrado inflamatório composto por neutrófilos, eosinófilos, linfócitos e plasmócitos, podendo ocorrer fibrose nas lesões antigas.

Diagnose

Clínica, histopatológica e imunológica. A IFD da mucosa ou pele perilesional mostra depósitos lineares de IgG e C_3 e, mais raramente, IgA e IgM na zona de membrana basal. A IFI (positiva em 20% dos casos) revela baixos títulos de IgG contra antígenos da ZMB. A sensibilidade técnica de IFI pode ser aumentada usando a técnica de *salt-split skin*. A maioria dos doentes apresenta autoanticorpos que se ligam ao lado epidérmico da clivagem, enquanto, em uma pequena porcentagem de doentes, os autoanticorpos ligam-se ao lado dérmico ou a ambos os lados (epidérmico e dérmico) da clivagem.

A associação de penfigoide de membranas mucosas com neoplasias sólidas ocorre quando os autoanticorpos dirigem-se contra laminina 332 (laminina 5).

Na diagnose diferencial, devem ser consideradas as doenças bolhosas, especialmente penfigoide bolhoso, pênfigo vulgar, pênfigo paraneoplásico e epidermólise bolhosa adquirida.

Tratamento

É orientado para o órgão, extensão e gravidade da doença. A maioria dos casos não responde adequadamente aos corticoides sistêmicos (prednisona 1-1,5 mg/kg/dia). Dapsona, na dose de 100 a 150 mg/dia, ocasionalmente controla a doença. A droga de escolha tem sido a ciclofosfamida, 1 a 2 mg/kg/dia, pois há relatos de completa remissão da doença após seu uso. A azatioprina é a alternativa para os pacientes que não toleram a ciclofosfamida. Também podem ser empregadas a ciclosporina, o micofenolato de mofetil e a imunoglobulina intravenosa. Existem relatos do uso de rituximabe em doentes resistentes a terapia clássica, mas o número de casos estudados ainda é pequeno. De todas as formas, os casos mais graves são de terapêutica muito difícil e complementarmente esses doentes podem necessitar de cirurgias oculares, traqueostomia e dilatações esofágicas pelas estenoses cicatriciais que podem desenvolver.

DERMATOSE BOLHOSA POR IgA LINEAR

A dermatose bolhosa por IgA linear é doença autoimune que acomete a pele e mucosas. Apresenta dois picos de incidência, com discreto predomínio no sexo feminino: duas formas clínicas são descritas: a dermatose por IgA linear da infância e a do adulto.

Na infância, a doença tem início aos 4 a 5 anos de idade e raramente persiste após a puberdade. Na forma dos adultos, o início da doença ocorre após a puberdade ou após 60 a 65 anos de idade. Embora as duas formas possam apresentar aspectos clínicos distintos, apresentam os mesmos achados histológicos e imunológicos. Nas duas formas, ocorre discreto predomínio no sexo feminino.

Patogenia

Os autoanticorpos na dermatose bolhosa por IgA linear reagem contra antígenos da zona da membrana basal, em particular as moléculas de 97 kD (LABD97) e de 120 kD (LAD-1) produzidas a partir da clivagem do domínio extracelular do antígeno de 180 kD do penfigoide bolhoso. Outros antígenos como BP 230 kD e colágeno VII foram identificados como alvos dos anticorpos IgA na dermatose bolhosa por IgA linear, o que poderia justificar a diversidade clínica da doença.

A reação dos autoanticorpos com os antígenos da ZMB ativam complemento promovendo quimiotaxia de polimorfonucleares e as proteases e outros elementos do processo inflamatório levam à clivagem subepidérmica.

A dermatose bolhosa por IgA linear pode ser induzida por medicamentos, especialmente antibióticos (vancomicina, ceftriaxone, metronidazol, penicilina, ampicilina, moxifloxacina, amoxilina-clavulanato) e anti-inflamatórios (diclofenaco, naproxeno, piroxicam), bem como lítio, furosemida, atorvastatina, captopril, amiodarona, sulfas, fenitoína, interferon-γ, IL-2 e ciclosporina.

Existem relatos de associação de dermatose bolhosa por IgA linear com neoplasias hematológicas como doença de Hodgkin, linfomas B e leucemia linfocítica crônica, policitemia vera, mieloma múltiplo e neoplasias de órgãos sólidos, tais como bexiga, rim, tireoide, mama, útero, colo, pâncreas e esôfago, além da doença de Crohn, retocolite ulcerativa, lúpus eritematoso sistêmico e outras doenças.

Manifestações clínicas

O quadro clínico da forma da infância é caracterizado por vesículas e bolhas tensas de conteúdo seroso ou hemorrágico que podem ocorrer na configuração anular ou arciforme. Novas lesões bolhosas na periferia de lesões prévias conferem o aspecto de roseta. As lesões bolhosas podem ocorrer sobre pele normal ou sobre placas urticariformes (FIGURAS 21.51 A 21.53). As localizações mais frequentes são região perioral, períneo e áreas flexurais. As mucosas podem estar acometidas, sobretudo oral com lesões na mucosa labial e palato e ocular com comprometimento variável de conjuntivite à simbléfaro e perda visual. O prurido pode variar de ausente a intenso.

Usualmente, o aparecimento é abrupto e não acompanhado de comprometimento sistêmico. O prurido varia de ausente a intenso. Algumas vezes, a doença é benigna e autolimitada. Pode ocorrer remissão espontânea após 3 a 5 anos, enquanto, outras vezes, a afecção perdura até a puberdade.

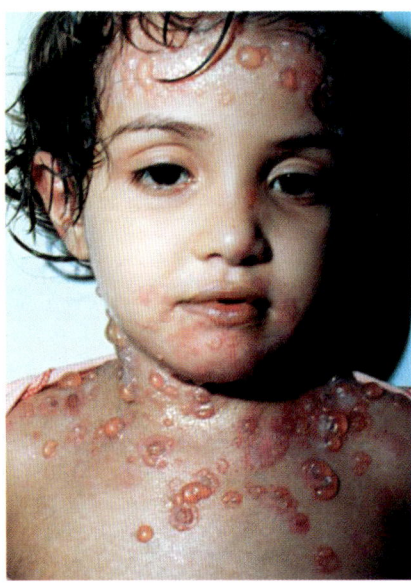

FIGURA 21.51 – Dermatose por IgA linear. Vesículas e bolhas em aspecto de roseta sobre placas urticadas.

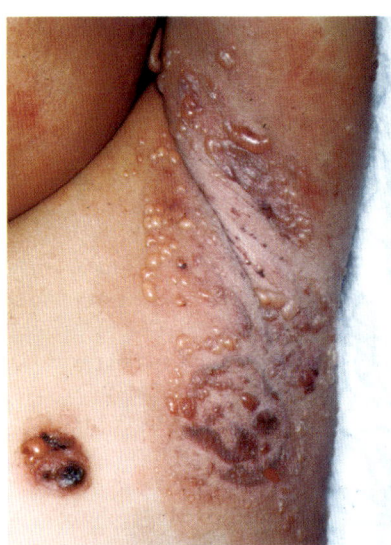

FIGURA 21.52 – Dermatite por IgA linear. Bolhas agrupadas sobre base eritematoedematosa na região axilar.

Na forma dos adultos, a manifestação clínica pode ser similar às bolhas tensas presentes no penfigoide bolhoso, ou às vesículas agrupadas encontradas na dermatite herpetiforme, ou às pápulas eritematoedematosas observadas na urticária. Como na infância, as mucosas também podem estar acometidas.

Histopatologia

Os achados histopatológicos correspondem à clivagem dermoepidérmica com infiltrado inflamatório rico em neutrófilos e presença de eosinófilos e linfócitos. Apoptose de queratinócitos pode ser encontrada nas formas induzidas por drogas.

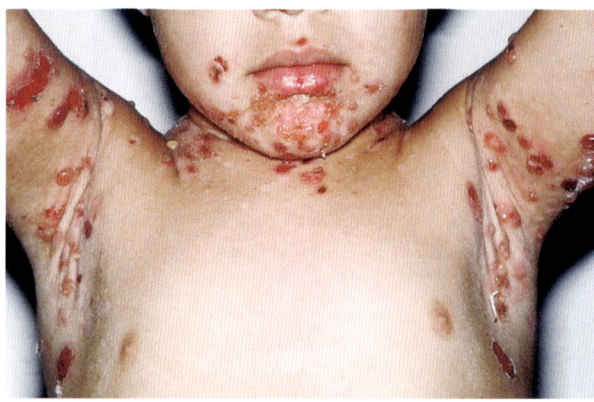

FIGURA 21.53 – Dermatite por IgA linear. Lesões bolhosas nas axilas e face de criança.

Diagnose
Clínica, histopatológica e imunológica.

O exame de IFD revela depósito de IgA homogêneo e linear na zona da membrana basal. Esse exame laboratorial é característico da doença.

A presença de autoanticorpos IgA circulantes é demonstrada por IFI em cerca de 30% dos doentes quando se utiliza pele normal como substrato. Com o uso da técnica *salt-split skin*, a positividade pode aumentar para até 50%, observando-se depósitos do lado epidérmico ou em ambos os lados.

Na diagnose diferencial, considerar as doenças bolhosas particularmente, penfigoide bolhoso, epidermólise bolhosa adquirida e lúpus bolhoso.

Tratamento
A terapêutica é semelhante nos adultos e crianças, respeitando-se as contraindicações próprias da faixa etária. O tratamento indicado é sulfona na dose média de 100 mg/dia para adultos e 2 mg/kg/dia para crianças isoladamente ou associada à prednisona 1 mg/kg/dia, em especial quando há comprometimento mucoso. Outras opções para os doentes resistentes à terapêutica convencional incluem a colchicina, ciclosporina, tetraciclina associada à nicotinamida, micofenolato de mofetila e imunoglobulina intravenosa. Suspensão do medicamento indutor nas formas relacionadas a drogas promove melhora clínica em aproximadamente 3 semanas.

DERMATITE HERPETIFORME (DERMATITE DE DUHRING)

Foi descrita em 1884 e, posteriormente, relacionada a anormalidades na mucosa jejunal (1966)[13] e ao depósito de IgA na derme papilar. É uma dermatose bolhosa crônica associada à enteropatia sensível ao glúten (doença celíaca), clínica ou subclínica. Ambas apresentam características genéticas e fisiopatogênicas semelhantes e remissão com dieta isenta de glúten.

A dermatite herpetiforme acomete indivíduos na faixa etária de 30 a 40 anos, podendo ocorrer na infância ou nos idosos. Existem relatos de 15 a 25% de incidência de dermatite herpetiforme nos doentes com doença celíaca. Menos de 10% dos doentes de dermatite herpetiforme apresentam quadro evidente de doença celíaca com diarreia, desconforto abdominal e perda de peso por menor absorção de nutrientes. Parentes em 1º grau de doentes com doença celíaca ou dermatite herpetiforme podem apresentar uma das duas manifestações.

A dermatite herpetiforme é rara nos negros e asiáticos em comparação com os brancos.

Patogenia
A fisiopatogenia da dermatite herpetiforme não é totalmente conhecida. A doença apresenta acentuado componente genético, demonstrado pela associação do HLA-11 no lócus do cromossomo 6: 90% dos doentes têm HLA-DQ2 e o restante, HLA-DQ8. Acredita-se que, nos indivíduos geneticamente predispostos, ocorra a desaminação dos peptídeos do glúten pela transglutaminase tecidual (TG2), enzima expressa na mucosa do intestino delgado, formando moléculas que interagem com alta afinidade com o HLA-DQ2 e o HLA-DQ8. Esses complexos estimulam os linfócitos T CD4+ a produzirem metaloproteinases e interferon-α, e os linfócitos T CD8+ intraepiteliais a aumentarem o dano tecidual e a intolerância ao glúten, contribuindo para a formação de autoanticorpos IgA. A transglutaminase também é expressa nos queratinócitos das camadas superiores da epiderme, sendo denominada transglutaminase epidérmica (TG3), e possui epítopos semelhantes à transglutaminase tecidual.

Nos doentes com dermatite herpetiforme e doença celíaca, podem ser detectados outros anticorpos circulantes, além dos anticorpos antitransglutaminase tissular e epidérmica, anticorpos antiendomísios (80% dos doentes de dermatite herpetiforme e mais de 95% dos pacientes com doença celíaca), anticorpos antirreticulina e antigliadina além de aumentos de zonulina (proteína que modula as junções entre as células do aparelho gastrentérico). Verifica-se também que os neutrófilos circulantes apresentam expressão aumentada do receptor CDllb, que aumenta a capacidade de ligação com a IgA. As citocinas liberadas pelos neutrófilos induzem a liberação de colagenase e estromelisina (metaloprotease que ativa a colagenase), que também contribuem com o dano tissular e a formação de bolhas. Também se detectam aumentos de E-selectina solúvel, fator de necrose tumoral alfa, IL-8 e outras metaloproteases, fatores que contribuem para maior intensidade dos fenômenos inflamatórios.

Há evidências de que, nos indivíduos com enteropatia sensível ao glúten, ocorra expressão patogênica da transglutaminase epidérmica nas papilas e pequenos vasos da derme, formando complexos com a IgA que atraem neutrófilos e induzem edema e vesiculação. Essas alterações podem ser observadas na IFD, com presença de depósitos de IgA no topo das papilas dérmicas.

Manifestações clínicas
Caracteriza-se por lesões papulovesiculosas, intensamente pruriginosas, que evoluem para bolhas tensas, simétricas, de tamanhos variados, com tendência a agrupar-se tomando o

aspecto herpetiforme. Tem predileção pelas superfícies externas de cotovelos e joelhos, linha de implantação de cabelos na fronte, dorso superior, região sacral e nádegas, regiões escapulares, podendo ocorrer em qualquer área do corpo (FIGURAS 21.54 A 21.56). Púrpura nos quirodáctilos e pododáctilos é outro sinal da doença. Geralmente, não há acometimento mucoso. É mais frequente em adultos, evolui por surtos e não compromete o estado geral. A precisa relação patogênica entre pele e intestino não está ainda bem esclarecida, mas as lesões cutâneas e as anormalidades intestinais diminuem significativamente com dieta prolongada isenta de glúten.

As lesões apresentam-se escoriadas pela coçagem. Poucos doentes apresentam sinais e sintomas clínicos gastrintestinais, porém 75% dos doentes apresentam atrofia subtotal ou total da mucosa de intestino delgado como achado histopatológico. O restante dos doentes apresenta alterações histopatológicas mínimas com infiltrado inflamatório linfocitário intraepitelial na mucosa intestinal.

Anemia, osteopenia, osteoporose, alterações dentárias, infertilidade e aborto podem ser encontrados na dermatite herpetiforme, decorrentes de má absorção.

Associação da dermatite herpetiforme com outras doenças autoimunes é descrita, particularmente doenças da tireoide, diabetes insulino-dependente, lúpus eritematoso, síndrome de Sjögren, sarcoidose, vitiligo, alopecia areata, anemia perniciosa, artrite reumatoide, nefropatia por IgA, cirrose biliar primária, hepatite crônica ativa, doença de Addison e retocolite ulcerativa.

Histopatologia

O exame histopatológico da lesão cutânea revela microabscessos neutrofílicos característicos na papila dérmica, podendo ocorrer clivagem subepidérmica.

Diagnose

Clínica, histopatológica e imunológica, podendo ser complementada com investigação jejunal, até mesmo biópsia.

Para estudo histológico da pele, a biópsia deverá ser retirada de lesão urticada eritematosa próxima às bolhas. O exame histológico revela vesicobolha não acantolítica subepidérmica com infiltrado inflamatório neutrofílico na derme papilar. A IFD sela o diagnóstico, demonstrando a presença de depósito de imunoglobulinas predominantemente tipo IgA, de forma granular, fibrilar ou pontilhada, concentrada nas papilas dérmicas e ao longo da ZMB. A IFI é negativa.

Anticorpos séricos direcionados contra gliadina, endomísio e transglutaminase tecidual estão presentes na doença glúten-sensível. Testes sorológicos que detectam esses autoanticorpos são úteis para diagnosticar a doença intestinal nos doentes com dermatite herpetiforme. O exame de IFI para o anticorpo antiendomísio nos doentes com dermatite herpetiforme em dieta normal de glúten apresenta sensibilidade de 90% e especificidade de 96%. A transglutaminase tecidual tem sido implicada como o autoantígeno envolvido na doença glúten-sensível. A transglutaminase epidérmica é considerada

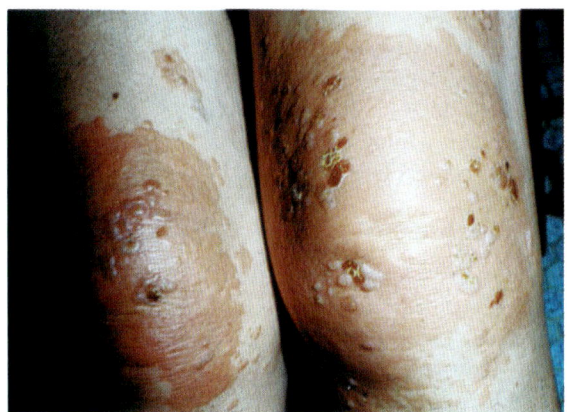

FIGURA 21.54 – Dermatite herpetiforme. Vesículas e bolhas em arranjo herpetiforme sobre placas urticadas.

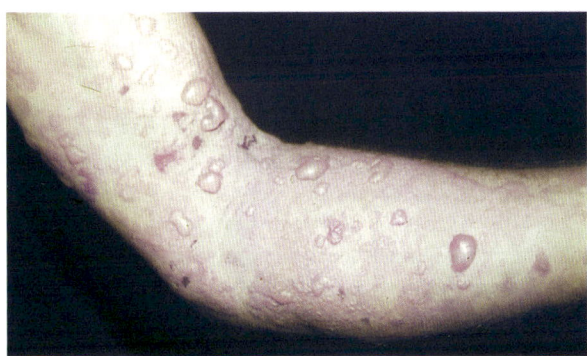

FIGURA 21.55 – Dermatite herpetiforme. Placas eritematoedematosas, vesículas e bolhas agrupadas.

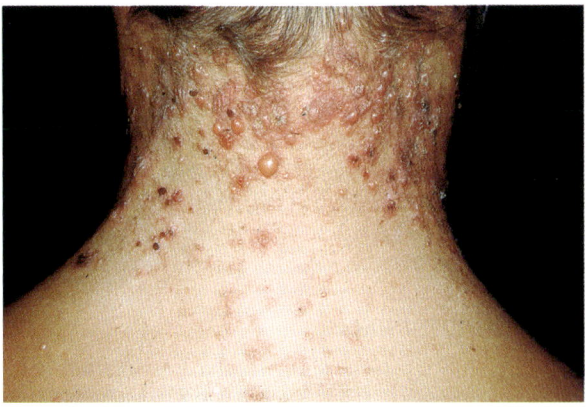

FIGURA 21.56 – Dermatite herpetiforme. Bolhas tensas, vesículas agrupadas de modo herpetiforme, sobre base eritematoedematosa.

como o autoantígeno nas lesões cutâneas da dermatite herpetiforme. Ocorrem reações cruzadas entre os anticorpos que reconhecem as transglutaminases epidérmicas e intestinais. O autoanticorpo IgA contra a transglutaminase tecidual é detectado pela reação de ELISA, apresentando sensibilidade de 89% e especificidade de 97% para os doentes com dermatite herpetiforme. Esse exame é útil para monitorar a resposta terapêutica e a aceitação da dieta isenta de glúten.

Na diagnose diferencial, devem-se considerar eritema polimorfo, escabiose, prurigo, escoriações neuróticas, dermatose acantolítica transitória, penfigoide, herpes gestacional e dermatose por IgA linear.

Tratamento

O tratamento da dermatite herpetiforme consiste na restrição rigorosa de glúten na dieta e no uso de sulfona, na dose média para adultos de 100 mg/dia. Nos pacientes com deficiência de glicose 6-fosfato desidrogenase é possível utilizar colchicina 1 a 2 g/dia ou sulfassalazina 2 a 4 g/dia, e até mesmo, com menor efetividade, prednisona e azatioprina.

Risco de malignidades associado à dermatite herpetiforme é descrito, especialmente com linfomas, sendo que 78% ocorrem no trato gastrintestinal.

A dieta isenta de glúten parece ter papel protetor contra o desenvolvimento de linfomas.

EPIDERMÓLISE BOLHOSA ADQUIRIDA

A epidermólise bolhosa adquirida é doença bolhosa cutânea ou mucosa associada com autoimunidade ao colágeno tipo VII (COL7) pertencente às fibrilas de ancoragem, localizadas na sublâmina densa da zona de membrana basal. O acometimento da ZMB resulta em redução das fibrilas de ancoragem e perda de adesão dermoepidérmica, com consequente fragilidade cutânea e resolução com formação de cicatrizes.

A epidermólise bolhosa adquirida recebeu essa denominação devido à semelhança clínica com a forma hereditária da epidermólise bolhosa distrófica recessiva.

Além dos anticorpos anticolágeno VII (COL7), traumas também contribuem para o aparecimento das lesões, explicando suas localizações mais frequentes: superfícies de extensão dos cotovelos, joelhos, tornozelos e nádegas.

Anticorpos anticolágeno 7 de camundongos produzidos em coelhos quando injetados em camundongos provocam a formação de bolhas, mas quando esses anticorpos são injetados em camundongos desprovidos de complemento não há formação de bolhas, demonstrando que os anticorpos são patogênicos e que há participação do complemento na gênese das bolhas.

Manifestações clínicas

O quadro clínico cutâneo e/ou mucoso da epidermólise bolhosa adquirida é bastante polimorfo. Caracteriza-se por apresentar duas variantes clínicas principais: não inflamatória ou mecanobolhosa e inflamatória.

A variante não inflamatória ou mecanobolhosa clássica é caracterizada pela presença de fragilidade cutânea e bolhas em área propensas a trauma como regiões acrais (mãos e pés), cotovelos, joelhos e região sacra. As lesões na pele evoluem com formação de cicatrizes atróficas com hipo e ou hiperpigmentação, *milia*, distrofias ungueais e contraturas em flexão dos quirodáctilos de forma similar ao que ocorre na epidermólise bolhosa distrófica recessiva (FIGURA 21.57). As lesões mucosas são frequentes e muitas vezes responsáveis por evoluções com alta morbidade devido à formação de sinéquias como a estenose esofágica.

A forma inflamatória possui quatro variantes que se assemelham às outras dermatoses bolhosas autoimunes.

1. **Semelhante ao penfigoide bolhoso**: representa a forma clínica mais comum e é acompanhada de prurido. As lesões consistem em placas eritematoedematosas e bolhas sem predileção por áreas de trauma. Em contraste com a forma mecanobolhosa, esta forma não evolui com cicatrizes atróficas (FIGURA 21.58).

2. **Semelhante ao penfigoide cicatricial**: nesta forma clínica, predominam as lesões mucosas com bolhas e erosões que acometem a boca, esôfago faringe, laringe, esôfago, conjuntiva, ânus e vagina. As lesões mucosas

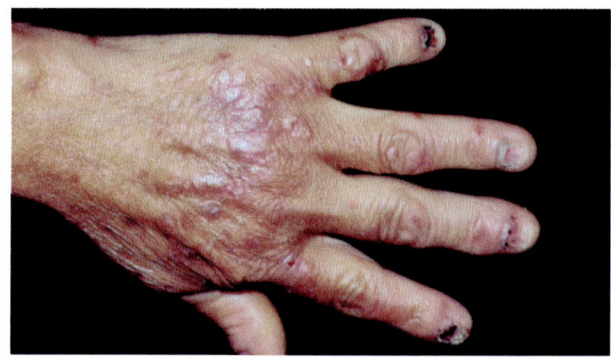

FIGURA 21.57 – Epidermólise bolhosa adquirida. Lesões atróficas, *milia* e distrofias ungueais.

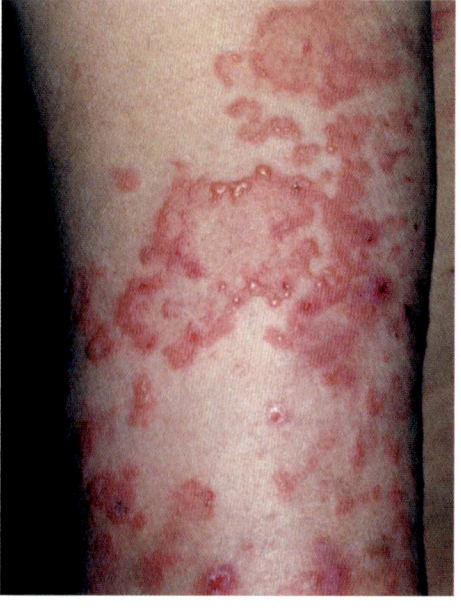

FIGURA 21.58 – Epidermólise bolhosa adquirida. Forma inflamatória.

muitas vezes evoluem com a formação de sinéquias, levam a quadros de alta morbidade, como a estenose esofágica, e necessitam de dilatações endoscópicas repetidas, podendo evoluir com consequente gastrostomia. A mesma evolução pode ocorrer nas lesões laríngeas com consequente rouquidão, podendo evoluir para traqueostomia. As lesões oculares também podem ser graves, levando à perda visual. A evolução das lesões mucosas pode ser subclínica com diagnóstico tardio.

3. **Semelhante ao penfigoide de Brunsting-Perry**: predomínio de lesões na cabeça e pescoço, com evolução para cicatriz. O envolvimento mucoso é mínimo ou ausente. O penfigoide de Brusting-Perry é considerado atualmente variante clínica da epidermólise bolhosa adquirida.

4. **Semelhante à dermatose por IgA linear**: as lesões são bolhas tensas que podem ter distribuição em padrão anular e acometimento mucoso. Os autoanticorpos são da classe IgA, IgG ou ambos. Essas diferentes apresentações clínicas podem coexistir no mesmo paciente ou modificar-se no curso da doença.

A epidermólise bolhosa adquirida na infância é rara e também apresenta diversas apresentações clínicas, semelhante à dermatose por IgA, ao penfigoide bolhoso e também como forma clássica. Pode haver acometimento mucoso. A prognose e o tratamento da epidermólise bolhosa adquirida na infância é mais favorável que a epidermólise bolhosa adquirida do adulto.

A forma congênita da epidermólise bolhosa adquirida pode ocorrer pela passagem da IgG materna ao feto. O quadro de lesões no neonato é transitório.

A epidermólise bolhosa adquirida tem sido associada a diferentes doenças sistêmicas, sendo mais frequente a doença inflamatória intestinal. Cerca de 30% dos doentes de epidermólise bolhosa adquirida tem doença de Chron. Essa associação pode estar relacionada à presença do colágeno VII no colo e na sublâmina densa da ZMB. A presença de autoanticorpos contra colágeno VII foi demonstrada em mais de 60% dos doentes com doença inflamatória intestinal. A ausência de lesões bolhosas na maioria desses doentes com doença inflamatória intestinal está relacionada as subclasses dos autoanticorpos que são da classe IgG1 e IgG4 na epidermólise bolhosa adquirida e IgG3 na doença inflamatória intestinal. Esta geralmente precede a manifestação cutânea.

Doentes com lúpus eritematoso sistêmico bolhoso apresentam autoanticorpos contra colágeno VII.

Exame histopatológico

O exame histopatológico de lesão cutânea ou mucosa revela clivagem subepidérmica rica em neutrófilos podendo conter eosinófilos, linfócitos e monócitos. O grau de infiltrado inflamatório na derme superior relaciona-se com a forma clínica da doença; em geral, a apresentação clássica tem infiltrado inflamatório mínimo.

O diagnóstico da epidermólise bolhosa adquirida baseia-se nos achados clinicopatológicos e imunológicos.

A IFD revela depósito linear com IgG e/ou IgA e C_3 na junção dermoepidérmica.

A IFI revela anticorpos IgG circulantes anti-ZMB, com deposição na junção dermoepidérmica com padrão linear. O uso da técnica de *salt-split skin*, que produz a clivagem da ZMB com NaCl a 1 M, permite o diagnóstico diferencial entre a epidermólise bolhosa adquirida e outras dermatoses bolhosas subepidérmicas, em especial o penfigoide bolhoso. O soro de doente com epidermólise bolhosa adquirida reage do lado dérmico da clivagem, enquanto o soro de doente com penfigoide bolhoso reage com o lado epidérmico da clivagem.

Diagnose

Na diagnose diferencial cabem penfigoide bolhoso, penfigoide cicatricial, lúpus bolhoso, dermatose por IgA linear e, nas formas não inflamatórias, deve-se diferenciar a porfiria cutânea tarda.

Tratamento

A epidermólise bolhosa adquirida é doença crônica e muitas vezes refratária a várias modalidades terapêuticas.

Corticoterapia sistêmica em doses altas ($\geq$ 1 mg/kg/dia) nem sempre é terapêutica eficaz e muitos casos são refratários.

Outros medicamentos imunossupressores citados são ciclosporina (2,5-5 mg/kg/dia), micofenolato mofetil (2-3 g/dia), methotraxate (7,5 mg/semana) e ciclofosfamida na forma de pulsoterapia.

Dapsona na dose de 25 a 100 mg/dia e colchicina 0,5 a 1,5 mg/dia podem ser drogas efetivas em alguns casos, inclusive como monoterapia.

A imunoglobulina intravenosa na dose de 1,5 a 2 mg/kg em 3 a 5 dias pode também ser utilizada como monoterapia ou associada a drogas imunossupressoras.

Rituximabe (anticorpo monoclonal quimérico anti-CD20) tem sido considerado promissor no tratamento da epidermólise bolhosa adquirida, principalmente nos casos refratários. Dois esquemas terapêuticos são propostos: dose de 375 mg/m^2 semanais por 4 semanas ou 1.000 mg/semana por 2 semanas.

Plasmaférese ou imunoadsorção são terapêuticas que removem os autoanticorpos e utilizadas no tratamento de doenças bolhosas autoimunes. Na epidermólise bolhosa adquirida, existem poucos casos relatados.

A epidermólise bolhosa adquirida é doença de tratamento multidisciplinar especialmente nos casos com envolvimento das superfícies mucosas. Após o diagnóstico clínico patológico e imunológico, devem ser feitas avaliações oftalmológica, otorrinolaringológica, ginecológica e gastroenterológica, para o diagnóstico e o tratamento precoce das lesões que geralmente têm evolução subclínica. Em caso de lesões esofágicas e do trato respiratório, a avaliação e o tratamento devem ser cuidadosos, com uso de técnicas e equipamentos apropriados para minimizar o risco de trauma.

CAPÍTULO 22

ERUPÇÕES PUSTULOSAS

PUSTULOSE SUBCÓRNEA DE SNEDDON E WILKINSON

Dermatose rara que atinge mais frequentemente mulheres acima dos 40 anos.

Patogenia

A etiologia é desconhecida, admitindo-se a participação de fenômenos imunológicos, principalmente pela ocorrência de associações com enfermidades ligadas a alterações da IgA. Têm sido detectados, nesses enfermos, aumentos séricos de IgA, associações com paraproteinemia por IgA, associada ou não a mieloma, e paraproteinemia por IgG. Também existem relatos esporádicos de associação com artrite reumatoide, pioderma gangrenoso, retocolite ulcerativa, doença de Crohn, linfoma anaplásico de grandes células CD30+, LES, síndrome de Sjöegren, esclerose múltipla, hipo e hipertireoidismo, apudomas, timoma e síndrome SAPHO (acrônimo de **s**inovite, **a**cne, **p**ustulose, **h**iperostose e **o**steíte).

Em extratos de escamas, encontram-se níveis aumentados de substância quimiotáticas para neutrófilos, IL-1 β, IL-6, IL-8, leucotrieno B4 e C_{5a}. No soro e fluido de pústulas, há aumento de TNF-α.

Há algumas discussões quanto às relações entre pustulose subcórnea, psoríase pustulosa e pênfigo por IgA (variante subcórnea). Existem casos de pustulose subcórnea que evoluem para formas típicas de psoríase em placas. Por outro lado, as formas típicas de pustulose subcórnea não apresentam depósitos de anticorpos da classe IgA nos espaços intercelulares da epiderme, mas alguns autores acreditam que esses anticorpos poderiam surgir mais tardiamente, e, pelo menos em alguns casos, seria forma de pênfigo por IgA.

Manifestações clínicas

Caracterizam-se pela ocorrência de surtos de lesões pustulosas assépticas sobre pele normal ou ligeiramente eritematosa, que coalescem, formando lesões anulares, policíclicas ou serpiginosas. O dessecamento e a ruptura das pústulas, que ocorre dias após o aparecimento das lesões, leva ao surgimento de áreas descamativas e crostosas. Não ocorrem sintomas gerais, mas apenas prurido e ardor. Topograficamente, a erupção é simétrica, atingindo particularmente as regiões axilares, inguinocrurais, abdome e áreas flexoras dos membros. Raramente ocorrem lesões palmoplantares, e o couro cabeludo, a face e as mucosas nunca são acometidos (**FIGURA 22.1**).

Histopatologia

Histopatologicamente, a doença caracteriza-se pela presença de pústula subcórnea com grande quantidade de polimorfonucleares e, raramente, eosinófilos. Não há acantólise, a não ser excepcionalmente, em lesões antigas, pela ação de proteases neutrofílicas sobre as células epidérmicas.

As imunofluorescências direta e indireta são negativas, não havendo depósitos de IgA na epiderme.

Diagnose

É clínica e histopatológica. Embora os aspectos histopatológicos sejam indistinguíveis dos observados no impetigo, a esterilidade das pústulas afasta essa possibilidade.

Na diagnose diferencial, devem ser considerados, além do impetigo, a dermatite herpetiforme, o pênfigo foliáceo, o pênfigo por IgA, o eritema necrolítico migratório, a foliculite eosinofílica, as dermatofitoses, a pustulose exantemática generalizada aguda e a psoríase pustulosa.

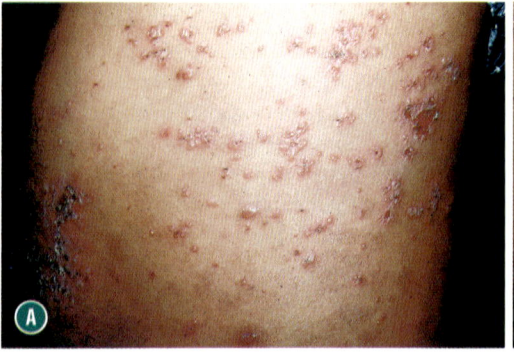 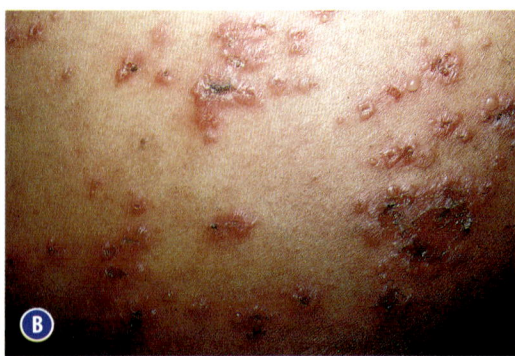

FIGURA 22.1 – Pustulose subcórnea. **A** Lesões pustulosas confluentes, configurando placas anulares, policíclicas e lineares na face lateral do tronco. **B** Maior aproximaxão das lesões da Figura A.

Tratamento

O fármaco de escolha é a sulfona, na dose de 50 a 150 mg/dia, buscando-se a menor dose que controle a doença. Por vezes, após alguns meses de tratamento, é possível a suspensão da medicação. Existem relatos de bons resultados terapêuticos com retinoides, acitretina e isotretinoína, que seriam tratamentos alternativos na impossibilidade de utilização de DDS. Existem relatos de sucesso terapêutico com colchicina, UVB, UVB *narrow band* PUVA e RePUVA. Existem relatos do emprego de etanercepte, infliximabe e adalimumabe associadamente a micofenolato de mofetil.

Não tratada, a doença evolui em surtos de duração variável, sem comprometimento do estado geral.

PUSTULOSE EXANTEMÁTICA GENERALIZADA AGUDA

Dermatose rara, febril, caracterizada por processo eruptivo pustuloso, com duração de algumas semanas.

Patogenia

Desde que as pústulas são estéreis, admite-se que a enfermidade seja de natureza alérgica em resposta a infecções agudas, particularmente virais (como citomegalovirose ou infecções pelo Epstein-Barr vírus), mas principalmente como reação a fármacos (90% dos casos), especialmente antibióticos, mais frequentemente, betalactâmicos e macrolídeos. Também são descritos casos desencadeados por bloqueadores de canais de cálcio. Os fármacos mais frequentemente citados como causadores da pustulose exantemática generalizada aguda são: penicilinas, particularmente ampicilina e amoxacilina, amoxicilina mais ácido clavulânico; espiramicina; eritromicina; pristinamicina; propicilina; imipenen; cefalosporinas; doxiciclina, cloranfenicol; teicoplanina; sulfamídicos; terbinafina; diltiazen; carbamazepina; metronidazol; isoniazida; mesalazina; captopril, enalapril; furosemida, hidroclorotiazida; azatioprina; nitrazepan; morfina; ácido acetilsalicílico; naproxeno; alopurinol; pirimetamina; eprazinona; pseudoefedrina; fenitoína e mercúrio. Em crianças, as causas mais comuns são infecções virais e vacina antipneumocócica. Admite-se que se trate de reação de tipo Arthus, com aparecimento de vasculite leucocitoclástica por imunocomplexos.

Parecem existir fatores genéticos predisponentes a essa particular sensibilidade a fármacos, sendo mais frequentes nesses pacientes os seguintes antígenos de histocompatibilidade: HLA-B5, HLA-DR11 e HLA-DQ3. O tempo de aparecimento da erupção pode ser muito rápido (provavelmente em indivíduos previamente sensibilizados) ou pode ser mais tardio, até 3 semanas após o início da exposição ao fármaco.

O acúmulo de neutrófilos nas lesões e a neutrofilia sanguínea que pode ser observada sugerem a liberação de fatores quimiotáticos como a IL-3, IL-8 e G-CSF.

Sugere-se que o fármaco ative especificamente linfócitos CD4+ e CD8+ que secretam fatores quimiotáticos para neutrófilo, quimiocinas (como CXCL, GM-CSF), bem como IL-4 e RANTES. A liberação dessas substâncias ativa os queratinócitos, e as células T são estimuladas pelos queratinócitos ativados que, juntamente com as células de Langerhans, apresentam o fármaco aos linfócitos T. Estes migram para a epiderme, levando à formação de vesículas por mecanismos de destruição tissular por meio do sistema perfurina-granzima e pelo sistema Fas-Fas-ligante. Finalmente, os neutrófilos recrutados preenchem as vesículas, formando-se as pústulas.

Manifestações clínicas

É uma erupção aguda acompanhada de febre que se inicia por lesões eritematoedematosas recobertas por pústulas (FIGURA 22.2) que acometem o couro cabeludo, a face, o tronco, as porções distais das extremidades, principalmente os punhos, as mãos e os pés, poupando, em geral, as regiões palmoplantares. As mucosas podem ser acometidas e podem ocorrer lesões tipo eritema polimorfo. As lesões surgem, em geral, 2 a 3 semanas após o início da utilização do fármaco desencadeante da erupção. Evolutivamente, a ruptura das pústulas leva ao surgimento de descamação e crostas. Geralmente, o processo involui em 7 a 10 dias.

Histopatologia

Há pústulas espongiformes subcórneas e intraepidérmicas, edema da derme papilar e infiltrado inflamatório perivascular com neutrófilos e eosinófilos.

Na minoria das vezes, há necrose de queratinócitos, alteração indicadora de erupção medicamentosa, e pode ser detectada vasculite leucocitoclástica. Na diferenciação histopatológica com psoríase pustulosa, são relevantes edema maciço da derme superficial, exocitose de eosinófilos, necrose de queratinócitos e vasculite, enquanto na psoríase são mais evidentes a acantose e a papilomatose.

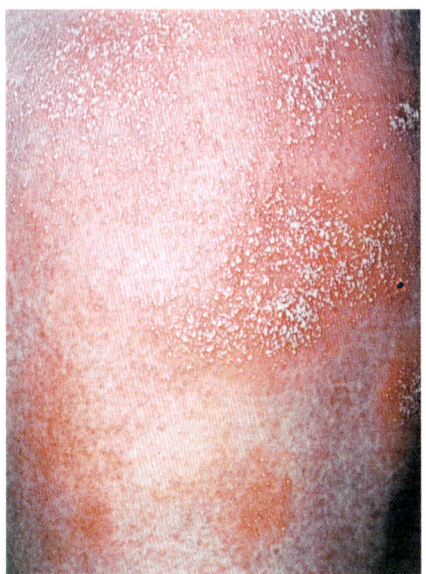

FIGURA 22.2 – Pustulose exantemática generalizada aguda pela bamifilina. Placas eritematoedematosas recobertas por pústulas.

Diagnose

A erupção pustulosa aguda de pústulas estéreis com febre e, geralmente, após episódio infeccioso agudo tratado com antibióticos, pode sugerir a possibilidade diagnóstica que será confirmada pelo exame histopatológico. Leucocitose é comum e pode haver eosinofilia associada. É interessante observar que testes de contato com os fármacos suspeitos revelam positividade maior em relação às outras erupções medicamentosas. Esse fato pode auxiliar na diagnose e indicar, juntamente com testes de transformação blástica de linfócitos diante dos fármacos causais, participação dos linfócitos na patogenia da afecção. A diagnose diferencial deve ser feita com psoríase pustulosa, pustulose subcórnea, impetigo, SSSS (do inglês *staphylococcal scalded skin syndrome*), septicemias estafilocócicas e por *N. meningitidis* e *N. gonorrhoeae*, miliária pustulosa, eritema necrolítico migratório, erupção variceliforme de Kaposi e DRESS (do inglês *drug rash with eosinophilia and systemic symptoms*), vasculites com pustulização e, nas formas mais graves, necrólise epidérmica tóxica.

Tratamento

É essencial a retirada do fármaco desencadeante, e, em casos muito intensos, pode ser utilizada a prednisona, 1 a 2 mg/kg/dia. Topicamente, também podem ser empregados corticoides em cremes.

PUSTULOSES QUE REPRESENTAM VARIANTES DE PSORÍASE

Existem vários quadros clínicos pustulosos que, no passado, foram considerados entidades nosológicas individualizadas, mas que, hoje, são considerados variantes clínicas de psoríase pustulosa. São o impetigo herpetiforme, a acrodermatite contínua de Hallopeau e a pustulose palmoplantar.

IMPETIGO HERPETIFORME (PSORÍASE PUSTULOSA DA GRAVIDEZ)

O impetigo herpetiforme é uma variante de psoríase pustulosa que ocorre na gravidez. Geralmente, surge no terceiro trimestre da gestação, embora existam casos em que se inicia no primeiro trimestre. Admite-se que decorra de alterações hormonais, mas o processo eventualmente pode ocorrer na ausência de gravidez, inclusive em mulheres menopausadas. Pode ocorrer no puerpério, em períodos menstruais e mesmo em mulheres que utilizam anticoncepcionais. Recorre nas gestações subsequentes e sempre mais precocemente.

Patogenia

Sendo variante de psoríase pustulosa, sua etiologia é desconhecida, embora existam relatos de sua associação com deficiência de paratormônio durante a gestação e pós-tireoidectomia com extirpação das paratireoides. A alteração hormonal atuaria como desencadeante da psoríase.

Manifestações clínicas

Sobre as áreas eritematosas, surgem pústulas que confluem e, ao se romperem, originam descamação. As lesões se dispõem em placas eritematopustulodescamativas, com configuração circinada ou serpiginosa, atingindo mais intensamente o tronco, particularmente as áreas flexurais, embora os membros também possam ser acometidos. O quadro pode evoluir à eritrodermia, e a regressão das lesões pode se suceder de hiperpigmentação. Geralmente, o quadro dermatológico é acompanhado de manifestações gerais, febre, cefaleia, calafrios e também pode ocorrer tetania por hipocalcemia. A doença envolve riscos maternos, antecipação do parto, hipertensão gestacional, hipoparatiroidismo, diabetes, hipoalbulinemia, hipocalcemia e até mesmo septicemia. Também existem riscos fetais, podendo ocorrer insuficiência placentária, que pode provocar prematuridade, alterações fetais e morte neonatal, motivo pelo qual é indicada a antecipação do parto. Característica típica da enfermidade é sua rápida resolução após o parto. (FIGURA 22.3).

Histopatologia

O quadro histopatológico revela a presença de pústula espongiforme, à semelhança da psoríase pustulosa clássica.

Diagnose

É clínica e histopatológica. Laboratorialmente, há leucocitose com neutrofilia, aumento da VHS, anemia ferropriva e, menos comumente, diminuição do cálcio, fósforo e vitamina D. Alguns autores somente diferenciam o impetigo herpetiforme da psoríase pustulosa quando existe, associadamente ao quadro cutâneo, a presença de hipoparatireoidismo. Na diagnose diferencial, devem ser cogitadas a pustulose subcórnea, a pustulo-

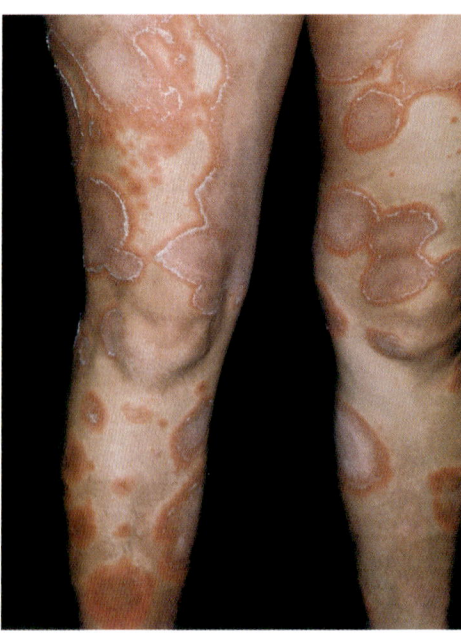

FIGURA 22.3 – Impetigo herpetiforme. Lesões anulares e circinadas eritematosas com bordas constituídas por pústulas confluentes.

se exantemática generalizada aguda, a dermatite herpetiforme, o penfigoide gestacional, a pustulose subcórnea, o pênfigo por IgA, erupções pustulosas relacionadas à doença inflamatória intestinal e infecções bacterianas.

Tratamento

O melhor tratamento é representado pelos corticoides, 40 e 60 mg/dia de prednisona. Frequentemente, é necessário o uso de antibióticos sistêmicos, pois, apesar da esterilidade das pústulas, as lesões cutâneas facilitam a penetração das bactérias, favorecendo bacteriemias e septicemias. Outro fármaco que tem sido empregado em casos que não respondem aos corticoides é a ciclosporina, nas doses de 3 a 5 mg/kg. A gravidez ainda é critério de exclusão do uso do fármaco, mas em determinadas situações poderia ser empregada. Outros fármacos relatados no tratamento do impetigo herpetiforme são metotrexato, acitretina (com as restrições próprias da gravidez e lactação) e, também, PUVA. Na presença de hipoparatireoidismo, é necessária a administração de cálcio.

ACRODERMATITE CONTÍNUA DE HALLOPEAU

Patogenia

Como variante localizada de psoríase pustulosa, sua etiologia é desconhecida, sendo que, por vezes, é desencadeada por traumas ou infecções das extremidades. É afecção rara, acometendo mais frequentemente mulheres. Inicia-se, geralmente, entre os 20 e 60 anos de idade.

Manifestações clínicas

A enfermidade inicia-se nas extremidades de um ou dois quirodáctilos ou, mais raramente, pododáctilos, sob a forma de eritema, sobre o qual surgem numerosas pústulas que, às vezes, confluem, formando verdadeiros lagos de pus. As lesões atingem, inclusive, o leito ungueal, terminando por destruir a unha. Como resultado final, a extremidade do dedo acometido torna-se eritematosa, extremamente fina, descamativa e atingida por surtos subentrantes de pústulas. O processo permanece, em geral, confinado à extremidade do dedo, mas pode progredir ao longo do dedo, podendo, inclusive, atingir o dorso da mão ou do pé **(FIGURAS 22.4 E 22.5)**. Eventualmente, durante

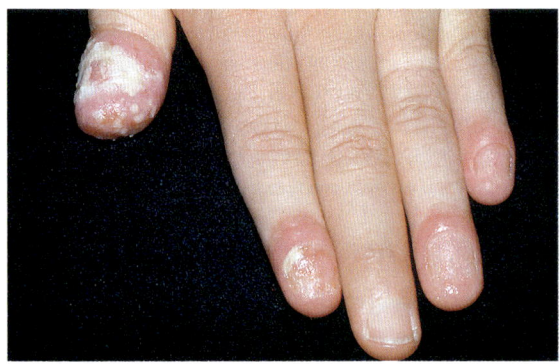

FIGURA 22.4 – Acrodermatite contínua de Hallopeau. Pústulas confluentes destrutivas em extremidades, atingindo mais intensamente o polegar.

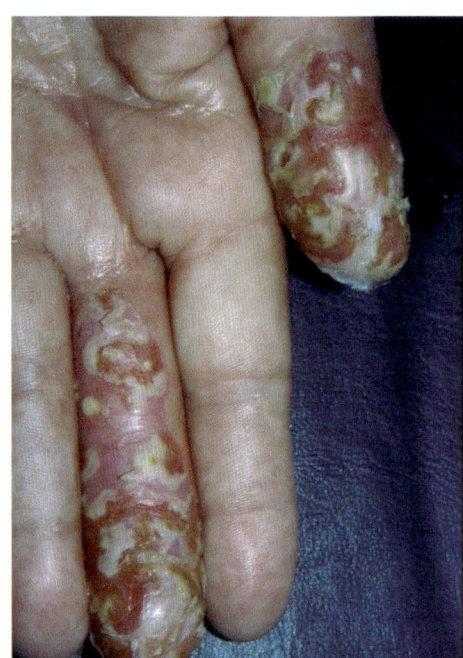

FIGURA 22.5 – Acrodermatite de Hallopeau. Pústulas acrais confluentes.

a evolução, alguns pacientes apresentam surto de pustulização disseminada, com febre e manifestações sistêmicas, configurando quadro de psoríase pustulosa generalizada clássica.

Histopatologia

O quadro histopatológico mostra a presença de pústula espongiforme.

Diagnose

A cronicidade, a topografia e as características clínicas levam à hipótese diagnóstica, que é confirmada histopatologicamente pela presença da pústula espongiforme. A diagnose diferencial compreende infecções bacterianas, fúngicas, particularmente candidoses em imunodeprimidos, infecções virais (herpes simples), disidrose infectada e dermatites eczematosas de contato secundariamente infectadas.

Tratamento

Por ser um processo localizado, deve-se inicialmente tentar tratamentos tópicos para o controle da afecção. São utilizados os corticoides sob oclusão, sendo necessário o controle dos efeitos atrofiantes, uma vez que a enfermidade, por si só, já produz atrofia. Existem relatos de bons resultados com tacrolimo tópico a 1% isoladamente ou em combinação sequencial com calcipotriol. Formas intensas podem exigir tratamento sistêmico, podendo ser utilizadas tetraciclinas, colchicina e sulfona, por suas ações antiquimiotáticas. Podem, ainda, ser empregados PUVA, metotrexato e acitretina, ciclosporina, micofenolato de mofetil, nimesulida, e já existem relatos de casos tratados com sucesso com agentes biológicos anti-TNF, particularmente adalimumabe, mas também etanercepte e infliximabe.

PUSTULOSE PALMOPLANTAR

É erupção de pústulas estéreis, localizada nas regiões palmoplantares, crônica e recorrente, que também representa variante de psoríase pustulosa. É mais frequente em mulheres.

Patogenia

No passado, vinculou-se esse tipo de erupção à presença de focos bacterianos, principalmente dentários e amigdalianos, que determinariam fenômenos de hipersensibilidade tipo "ide" nas regiões palmoplantares. Utilizava-se, inclusive, a designação "bacteride pustulosa" para a afecção. Trabalhos japoneses enfatizam a relação entre pustulose palmoplantar e tabagismo, amigdalites, alta umidade e temperaturas elevadas. É sugerido que os pacientes tenham resposta anormal à nicotina. Existem relatos de casos isolados considerando a possível influência de infecções pelo *H. pylori*, doenças autoimunes da tireoide e fatores psicológicos.

Manifestações clínicas

Surgem múltiplas pústulas individualizadas e confluentes, nas regiões palmares, difusamente, e nas regiões plantares, particularmente no cavo plantar. As pústulas tendem a dessecar e, em dado momento, encontram-se lesões em vários estágios de evolução, pústulas recentes amareladas, pústulas dessecadas de coloração acastanhada e áreas descamativas sobre base eritematosa. As lesões podem iniciar-se e permanecer unilateralmente dispostas, mas, em geral, são bilaterais. Por outro lado, as lesões podem atingir exclusivamente regiões plantares ou palmares, mas, com frequência, acometem ambas as regiões simultaneamente. As unhas podem ser acometidas pela presença de pústulas subungueais, *pitting*, onicólise e destruições da lâmina ungueal. **(FIGURAS 22.6 E 22.7)**.

Lesões pustulosas palmoplantares são uma das manifestações cutâneas que podem associar-se a lesões ósseas inflamatórias e estéreis, constituindo a síndrome SAPHO. Nesta síndrome, os ossos mais frequentemente acometidos são os da parede torácica, particularmente as articulações esternoclavicular, manúbrio-esternal, e esternocostal. Outras articulações podem ser acometidas, como a articulação sacroilíaca e as articulações periféricas. A síndrome pode ser acompanhada de outras manifestações dermatológicas além da pustulose palmoplantar, tais como acne comum e acne fulminante, psoríase comum ou pustulosa, pustulose subcórnea, síndrome de Behçet, síndrome de Sweet, pioderma gangrenoso e doença de Lyme.

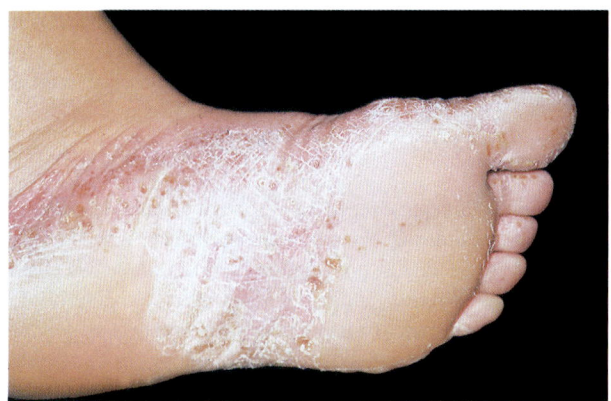

FIGURA 22.7 – Pustulose palmoplantar. Pústulas dessecadas sobre placa eritematoescamosa no cavoplantar.

Histopatologia

Observa-se pústula intraepidérmica contendo polimorfonucleares associada à presença de alterações espongiformes na epiderme em torno da pústula. No infiltrado inflamatório, estão presentes eosinófilos e mastócitos.

Diagnose

Os aspectos clínicos e histopatológicos permitem a diagnose. Devem ser diferenciadas as dermatofitoses dos pés associadas a mícides nas mãos, à disidrose infectada e às dermatites de contato com infecção secundária.

Tratamento

Formas discretas podem ser tratadas por meio do uso tópico de corticoides potentes, inclusive sob oclusão. Formas mais intensas exigem tratamento sistêmico, que pode ser feito com fármacos inibidores da quimiotaxia de neutrófilos, como as tetraciclinas e a colchicina. Formas mais resistentes podem ser tratadas com PUVA tópico ou sistêmico, metotrexato, nas doses de uso habitual em psoríase, ou acitretina, 25 a 50 mg/dia. Existem relatos de respostas terapêuticas satisfatórias com colchicina, ciclosporina em baixas doses e PUVA localizado.

ACROPUSTULOSE INFANTIL

É dermatose vesicopustulosa rara, de causa desconhecida, que ocorre em crianças nos dois primeiros anos de vida. Seria uma especial reação de hipersensibilidade a infecções e infestações, existindo casos que surgem após escabiose curada.

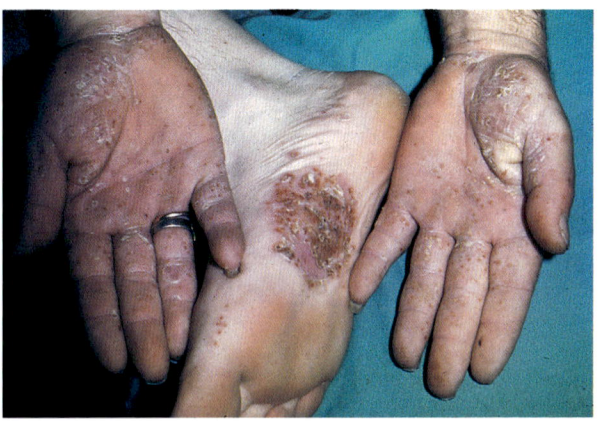

FIGURA 22.6 – Pustulose palmoplantar. Lesões pustulosas sobre placas eritematodescamativas nas regiões palmares e no cavoplantar.

Manifestações clínicas

As lesões iniciam-se como vesículas que, rapidamente, transformam-se em pústulas estéreis, que, dessecando-se, originam lesões descamativas de coloração acastanhada. As pústulas localizam-se predominantemente nas regiões palmoplantares e, apenas ocasionalmente, nos punhos, nos tornozelos e nas nádegas, e ocorrem em surtos com uma a duas semanas de duração. As lesões iniciam-se nas primeiras semanas ou meses de vida, desaparecendo espontaneamente, de modo definitivo, aos dois ou três anos de idade (FIGURA 22.8).

Histopatologia

Caracteriza-se pela presença de pústula intraepidérmica, localizada nas porções superiores da epiderme e contendo polimorfonucleares neutrófilos, eosinófilos e células mononucleares. Na derme, há edema e infiltrado linfo-histiocitário perivascular.

Diagnose

A diagnose é sugerida pelas características morfotopográficas da erupção, pela idade do enfermo, evolução em surtos e esterilidade das pústulas. Na diagnose diferencial, devem ser considerados a escabiose infectada, o eritema tóxico neonatal, a melanose pustulosa transitória neonatal, os eczemas infectados e mesmo infecções como o impetigo, candidose e herpes simples.

Tratamento

Pela benignidade do quadro, o tratamento é predominantemente tópico, com corticoides em cremes. Excepcionalmente, em casos muito intensos, pode ser empregada a prednisona, na dose de 1 a 2 mg/kg/dia ou DDS, 1 a 3 mg/kg/dia.

FOLICULITE EOSINOFÍLICA (DOENÇA DE OFUJI)

É uma afecção rara que compreende atualmente três formas clínicas, a forma clássica, a forma relacionada à imunossupressão e a forma infantil.

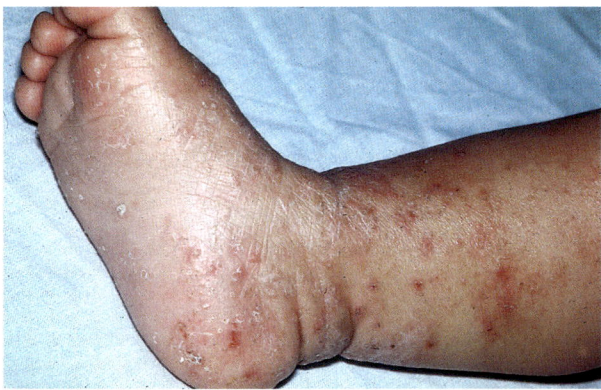

FIGURA 22.8 – Acropustulose infantil. Vesicopústulas e lesões eritematodescamativas na região plantar e no terço inferior das pernas.

A forma clássica, ainda que ocorra em todas as raças, é mais frequente em japoneses na terceira a quarta década de vida. A forma relacionada à imunossupressão é relacionada principalmente à infecção pelo HIV, sendo hoje a forma mais comum. Mais raramente, pode ocorrer em outras condições de imunossupressão, como malignidades hematológicas, linfomas, leucemias e policitemia vera e em pacientes submetidos a transplante de medula óssea. A forma infantil surge entre os 2 a 10 meses de vida.

FORMA CLÁSSICA

Atinge predominantemente homens.

Patogenia

A etiologia é desconhecida. O encontro de RAST positivo ao *Dermatophagoides pteronissimus* levou à hipótese de reação de hipersensibilidade a esse ácaro ou ao *Demodex foliculorum*. O encontro de depósitos de IgM e IgG nos espaços intercelulares da epiderme em suas porções inferiores levou à hipótese de ocorrerem, na doença, anticorpos circulantes dirigidos a antígenos epiteliais. A ocorrência de quadros semelhantes em indivíduos atópicos portadores de deficiências de imunoglobulinas, portadores de doenças hematológicas malignas e em pacientes infectados pelo HIV, sugere tratar-se de reação folicular inespecífica decorrente de várias alterações imunológicas relacionadas com as condições patológicas acima referidas.

Manifestações clínicas

Caracterizam-se por surtos de lesões papulosas e pustulosas, pruriginosas, de localização folicular e extrafolicular, que atingem predominantemente a face, a porção superior do tronco e as extremidades. Ocasionalmente, formam-se nódulos. O prurido é discreto e não há sintomas gerais. Após a regressão das lesões, observam-se manchas hiperpigmentares e cicatrizes (FIGURAS 22.9 E 22.10). Os surtos têm duração de 7 a 10 dias e ocorrem a cada 3 a 4 semanas.

Histopatologia

É característica e compreende a presença de pústulas foliculares com grande quantidade de eosinófilos. O infiltrado inflamatório também contém neutrófilos e linfócitos e dispõe-se não somente em torno dos folículos, mas também perivascularmente.

Diagnose

É clínica e histopatológica, sendo necessária a diagnose diferencial com foliculites bacterianas e fúngicas e com erupções acneiformes; pela localização topográfica, devem ser eventualmente diferenciados o LE e a dermatite seborreica.

Tratamento

Além de tratamento tópico com corticoides em cremes, podem ser tentados sistemicamente, nos casos muito intensos,

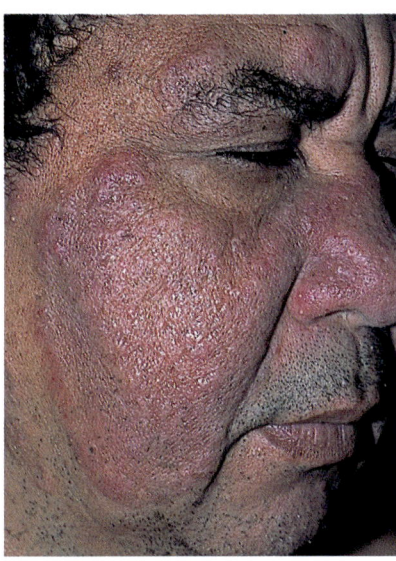

FIGURA 22.9 – Foliculite eosinofílica (doença de Ofuji). Placas pápulo edematosas policíclicas na face.

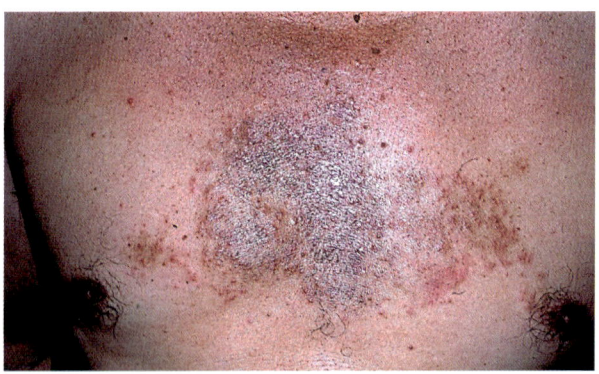

FIGURA 22.10 – Foliculite eosinofílica (doença de Ofuji). Placas circinadas no tronco.

DDS (100-150 mg/dia), minociclina e colchicina, corticoides associados a antibióticos e indometacina (50-75 mg/dia). Há casos tratados com imunomoduladores tópicos, particularmente tacrolimo. Há relatos de bons resultados com fototerapia por UVB mormente quando associada à indometacina.

FOLICULITE EOSINOFÍLICA ASSOCIADA À AIDS

É erupção histologicamente semelhante à foliculite pustulosa eosinofílica observada em pacientes com Aids.

Patogenia

Admite-se que a desregulação imune produzida pela Aids leva à produção de níveis elevados de IL-4, IL-5 e quimiocinas, que determinariam os acúmulos eosinofílicos que caracterizam histologicamente a afecção.

Manifestações clínicas

É uma erupção papulosa folicular pruriginosa que difere clinicamente da doença de Ofuji por não haver pústulas. As lesões são de diâmetro maior, intensamente pruriginosas e atingem, preferencialmente, a face, o couro cabeludo e a porção superior do tronco e as extremidades proximais. As lesões são individualmente mais persistentes e ocorrem quando os níveis de células T CD4+ estão abaixo de 300 células/mm^3.

Histopatologia

É idêntica à da doença de Ofuji.

Diagnose

Clínica e histopatológica, além da comprovação da infecção pelo HIV. Na diagnose diferencial, devem ser consideradas as foliculites por bactérias, por *Pityrosporum ovale*, a demodecidose, a candidose e o prurigo da infecção pelo HIV.

Tratamento

O tratamento é o mesmo da infecção pelo HIV, que, melhorando a contagem dos linfócitos T CD4+, pode levar ao desaparecimento das lesões.

Quando os pacientes não respondem à terapêutica antirretroviral, podem ser úteis, sintomaticamente, a fototerapia por UVB, isotretinoína, itraconazol (não por suas propriedades antifúngicas, mas por ações anti-inflamatórias) e interferon-α e γ. Para o prurido, podem ser empregados os anti-histamínicos.

FOLICULITE EOSINOFÍLICA INFANTIL

Alguns autores questionam tratar-se de variante da foliculite eosinofílica do adulto ou outra entidade nosológica.

Patogenia

É desconhecida. Existe relato de três crianças com a enfermidade que apresentam IgE específica ao *Dematophagoides pteronyssimus,* sugerindo possível participação da hipersensibilidade ao ácaro na gênese da afecção.

Manifestações clínicas

A enfermidade se caracteriza por surtos recorrentes de placas policíclicas pruriginosas compostas por papulopústulas coalescentes e estéreis que, na infância, têm especial predileção pelo couro cabeludo. Também se observa no couro cabeludo a presença de pústulas isoladas disseminadas. Além do couro cabeludo, as lesões podem acometer face, tronco, mãos, pés, regiões inguinocrurais e genitais. Nas crianças pequenas, não são observadas as placas anulares e serpiginosas observadas nos adultos e não ocorrem sintomas gerais. Os surtos se sucedem a cada 2 a 8 semanas, e as lesões antigas involuem em 5 a 10 dias sob a forma de crostas, que deixam como resíduo manchas pigmentares. A doença é mais frequente no sexo masculino, mas na faixa etária dos 4 aos 9 anos, é mais comum em meninas nas quais, topograficamente, as lesões não são frequentes no couro cabeludo e, clinicamente, existem mais lesões em placas arciformes idênticas às observadas na forma adulta.

Diagnose

A diagnose é clínica corroborada pelo exame histopatológico. No diagnóstico diferencial, devem ser consideradas as foliculites estafilocócicas, especialmente no couro cabeludo, bem como a escabiose, o eritema tóxico neonatal, a melanose pustulosa neonatal transitória, infecções herpéticas, acropustulose infantil, histiocitose de células de Langerhans, incontinência pigmentar, síndrome hipereosinofílica e erupções medicamentosas.

Tratamento

Pela raridade da afecção, não existem tratamentos padronizados. São empregados os corticoides tópicos, imunomoduladores tópicos e, sistemicamente, anti-histamínicos para o prurido, especialmente a cetirizina por sua ação antiquimiotática para os eosinófilos. Também há relatos de eficácia da cimetidina. Para formas mais resistentes, pode ser utilizada a sulfona na dose de 2 mg/kg/dia. A resposta aos antibióticos é variável, tendo sido empregadas penicilina, cefalexina e eritromicina.

CAPÍTULO 23

AFECÇÕES ATRÓFICAS

Caracterizam-se por afinamento e perda da elasticidade da pele decorrentes da diminuição do tecido conectivo dérmico. A atrofia ocorre em grande número de condições cutâneas e é de etiologia múltipla. Muitas dessas afecções dermatológicas não têm qualquer correlação, motivo pelo qual são estudadas em diferentes capítulos.

As principais doenças dermatológicas que se expressam predominantemente por atrofia da pele são:

- Acrodermatite crônica atrofiante (Capítulo 37).
- Atrofia branca (Capítulo 34).
- Atrofia cutânea associada a doenças reumáticas.
- Atrofia cutânea por corticoides.
- Atrofia localizada da parede abdominal.
- Atrofia maculosa hereditária.
- Atrofia maculosa varioliforme.
- Atrofias maculosas (anetodermias).
- Atrofia senil (Capítulo 83).
- Atrofoderma folicular.
- Atrofoderma vermiculata.
- Cicatrizes reticuladas congênitas.
- Displasia dérmica facial focal.
- Eritema polimorfo atrofiante infantil.
- Estrias.
- Hemiatrofia facial (Capítulo 31).
- Líquen escleroso e atrófico.
- Panatrofias.
- Poiquilodermias.
- Síndrome de Hallermann-Streiff.

ATROFIA MACULAR (ANETODERMIA)

São afecções raras, mais frequentes em mulheres, que ocorrem predominantemente entre os 15 e 30 anos.

Patogenia

O defeito básico consiste em alteração das fibras elásticas, mas o mecanismo destas alterações é desconhecido. Nas formas familiares, estão implicadas causas genéticas, admite-se a possibilidade de mecanismos autoimunes e também infecciosos, pela produção de lesões atrofiantes na acrodermatite crônica atrofiante causada por *Borrelia*. Existem casos de anetodermia produzidos por penicilamina, provavelmente por interferência deste fármaco na lisiloxidase, enzima essencial à síntese das fibras elásticas. Também, considera-se a possibilidade de aumento da elastase oriunda de células inflamatórias, que destruiria focalmente as fibras elásticas. Certas citocinas, como IL-6, e as progelatinases aumentadas, também participariam da destruição das fibras elásticas. Recentemente, estabeleceu-se relação entre anetodermias e presença de anticorpos antifosfolipídicos, apontando para possível origem autoimune das anetodermias e estabelecendo-se ligação concreta com as associações com sífilis, borreliose e lúpus eritematoso sistêmico. Nesse sentido, registraram-se recentemente relatos de depósitos de C_3 nas fibras elásticas nas anetodermias.

Existem anetodermias primárias, não associadas a condições subjacentes, anetodermias secundárias a processos inflamatórios produzidos por enfermidades dermatológicas e, ainda, anetodermias secundárias a condições sistêmicas.

Manifestações clínicas

Afecção pouco frequente, é caracterizada por lesões ovalares, atróficas, enrugadas, localizadas principalmente no tronco **(FIGURA 23.1)**. Pela palpação com a ponta dos dedos, tem-se a impressão de um orifício herniário. A alteração ocorre ao nível do tecido conectivo, com diminuição localizada de fibras elásticas, e as áreas preferentemente atingidas são o tronco, o pescoço e as extremidades.

A atrofia macular ou anetodérmica pode ter várias formas clínicas:

- **Anetodermia idiopática de Schweninger-Buzzi:** não precedida por evidência clínica de processo inflamatório. As lesões podem assumir aspecto pseudotumoral sob forma de pequenas elevações arredondadas, distribuindo-se preferencialmente pelo tronco **(FIGURAS 23.2 E 23.3)**.

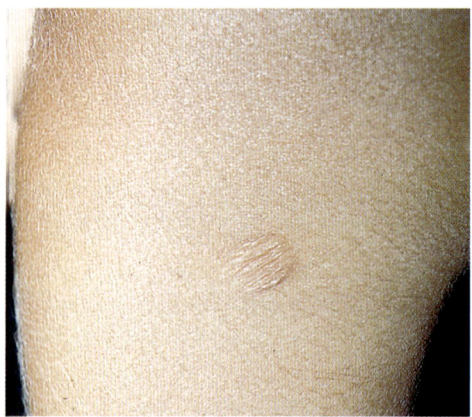

FIGURA 23.1 – Anetodermia. Lesão ovalada atrófica de superfície pregueada.

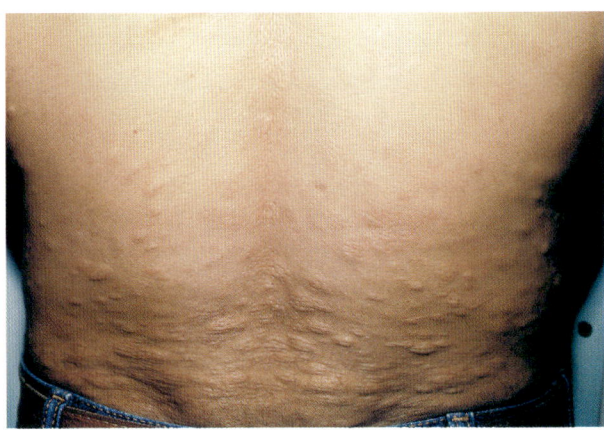

FIGURA 23.2 – Anetodermia de Schweninger-Buzzi. Lesões atróficas elevadas pseudotumorais no tronco.

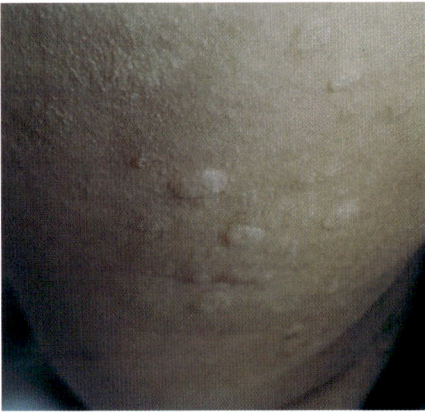

FIGURA 23.3 – Anetodermia. Múltiplas herniações lenticulares.

- **Anetodermia de Jadassohn:** na qual o estado atrófico é precedido por eritema inflamatório ou urtica, que, regredindo, dá lugar a lesões lenticulares atróficas que se distribuem principalmente pelo tronco e pela raiz dos membros.
- **Anetodermia de Pellizari:** na qual o estado atrófico é precedido por placas urticadas que, na involução, deixam grandes máculas atróficas na face, no pescoço, no tronco e na raiz dos membros. Resulta em um estado de calazodermia, conferindo ao paciente aspecto envelhecido, com extrema flacidez da face.
  Atualmente, muitos autores atribuem a essa classificação valor exclusivamente histórico, pois em um mesmo paciente pode-se observar lesões inflamatórias e não inflamatórias; e, por essa razão, as anetodermias são classificadas simplesmente em primárias, sem causa aparente, e secundárias, que ocorrem como consequência da destruição das fibras elásticas dérmicas por processos inflamatórios ou infiltrados.
- **Anetodermias secundárias:** suas possíveis causas são sífilis; infecção por HIV; tuberculose; hanseníase virchowiana; foliculites; varicela; sarcoidose; xantomatose; linfocitoma cútis; micose fungoide; ou outros linfomas de células B e T, como a cútis laxa granulomatosa **(FIGURA 23.4)**, lúpus eritematoso discoide crônico e sistêmico, lúpus profundo, lúpus por deficiência da fração C_2 do complemento e síndrome do anticorpo antifosfolipídico. Outras condições que podem produzir anetodermias secundárias são granuloma anular, mastocitose, líquen plano e amiloidose nodular. É interessante assinalar que as lesões anetodérmicas podem surgir em áreas não afetadas pela doença causal. Também é bem conhecida a anetodermia provocada por penicilamina. Existem também anetodermias localizadas associadas à xantogranuloma juvenil, pilomatricoma, nevos melanocíticos, hemangiomas, nevos hamartomatosos congênitos e dermatofibromas.

Histopatologia

As fibras elásticas mostram-se fragmentadas, encurtadas e, por vezes, completamente ausentes na derme papilar e/ou derme reticular média. Mesmo nas formas sem expressão clínica de inflamação, existem, histopatologicamente, infiltrados inflamatórios mononucleares. A imunofluorescência revela depósitos de C_3 e imunoglobulinas na zona da membrana basal, em torno de vasos e, às vezes, em torno das fibras elásticas.

Diagnose

Pelo aspecto atrófico, as anetodermias devem ser diferenciadas de cicatrizes, de lúpus eritematoso discoide, líquen escleroso e atrófico e atrofoderma de Pasini e Pierini. Pela herniação que apresentam, as anetodermias necessitam ser diferenciadas dos neurofibromas, do nevo lipomatoso superficial, da hipoplasia dérmica focal, da elastorrexe papulosa e do nevo conectivo.

Tratamento

Não existe tratamento, a não ser pequenas cirurgias para correções estéticas. Existem relatos de benefícios com uso

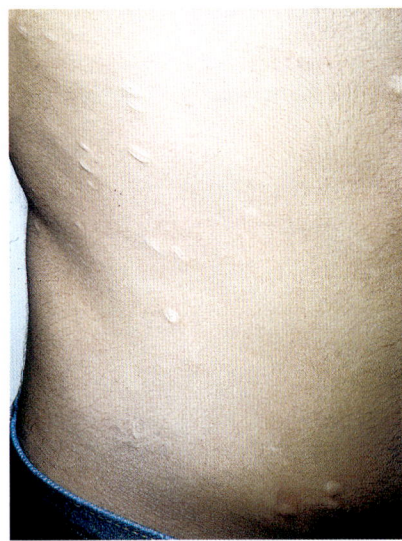

FIGURA 23.4 – Anetodermia secundária pós-sífilis recente.

de colchicina e hidroxicloroquina, mas não para as lesões já estabelecidas.

ESTRIAS ATRÓFICAS

São lesões lineares atróficas frequentemente observadas resultantes da distensão da pele. Ocorrem principalmente na puberdade, com predominância no sexo feminino (60%), comparativamente ao sexo masculino (40%). Ocorrem por causas fisiológicas como puberdade, gravidez, crescimento rápido, aumento de volume muscular por exercícios físicos e condições patológicas, como obesidade e hipercorticismo (como na síndrome de Cushing), ou por tratamentos sistêmicos com corticoides e ACTH e tratamentos tópicos, especialmente com corticoides fluorados, particularmente em áreas intertriginosas. Atualmente, também tem sido descrito o aparecimento de estrias em infectados pelo HIV recebendo indinavir.

Patogenia

Embora as estrias surjam em condições de hiperextensibilidade da pele, como aumento de peso, solicitação por exercícios físicos e aumentos de massa muscular ou gravidez, os corticoides endógenos ou exógenos parecem ter influência decisiva, bem como existe predisposição genética. Na gravidez e em pacientes com síndrome de Cushing, o desenvolvimento de estrias é relacionado à atividade adrenocortical e, no jovem adulto obeso, com um ligeiro aumento do cortisol.

Manifestações clínicas

As estrias atróficas caracterizam-se por faixas de enrugamento e atrofia da pele. São inicialmente eritematopurpúricas (FIGURA 23.5) e, posteriormente, ligeiramente despigmentadas (FIGURA 23.6). As estrias atróficas que ocorrem na síndrome de Cushing ou aquelas induzidas por terapia sistêmica por esteroides são mais largas e mais amplamente distribuídas, podendo envolver várias regiões, inclusive a face.

A localização das estrias é muito característica. Nos jovens, ocorrem predominantemente nas regiões lombossacral e coxas. Na gravidez, são mais observadas nas faces laterais e anterior do abdome, nas coxas e nas mamas. As primigestas jovens são

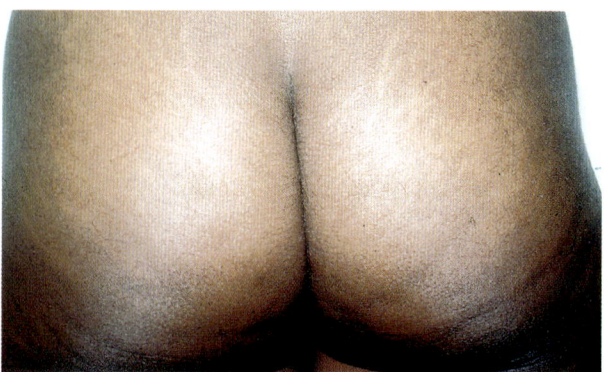

FIGURA 23.6 – Estrias. Aspecto tardio. Lesões lineares hipocrômicas.

mais sujeitas e estrias do que as grávidas de maior idade. Existe estudo apontando as estrias na gravidez como preditoras de maior possibilidade de laceração vaginal no parto. Nas doenças endócrinas acompanhadas de obesidade, elas surgem no abdome, nas nádegas, nas coxas e nas pregas axilares.

Histopatologia

A epiderme mostra-se atrófica e, na derme, o colágeno apresenta-se homogeneizado e as fibras elásticas estão extremamente diminuídas. Os folículos pilosos e demais anexos estão ausentes.

Diagnose

É clínica, sendo difícil a necessidade de diagnose diferencial, que, eventualmente deve ser feita com a elastose linear focal que se caracteriza por faixas estria-símiles de cor amarelada localizadas na parte inferior do dorso, palpáveis, e que ocorrem mais frequentemente em idosos.

Tratamento

Não há tratamentos efetivos. Nas formas iniciais, há relatos de melhora com o ácido retinoico (0,05-0,1%), ácido glicólico a 5 a 20%, vitamina C tópica nas concentrações 5 a 15%, *peelings* de ácido tricloroacético a 15 a 20% em aplicações repetidas. Também há referência a melhoras com cirurgia (subcisão). Também há relatos de melhoras com *laser* de 585 nm, e dermoabrasão superficial. No tratamento das estrias, deve se considerar que as evidências científicas dos benefícios dos vários tratamentos são controversas e que, ainda que incomodem os pacientes, elas não têm consequências médicas, portanto, lembrar sempre do princípio *primum non nocere*.

LÍQUEN ESCLEROSO E ATRÓFICO

É afecção pouco frequente, de incidência maior nas mulheres em relação aos homens (10:1). Acomete mais comumente a região anogenital, que pode ser atingida isolada ou concomitantemente a outras áreas corpóreas. É mais frequente entre a 5ª e 6ª décadas da vida, mas há um pico de incidência em meninas dos 8 aos 13 anos.

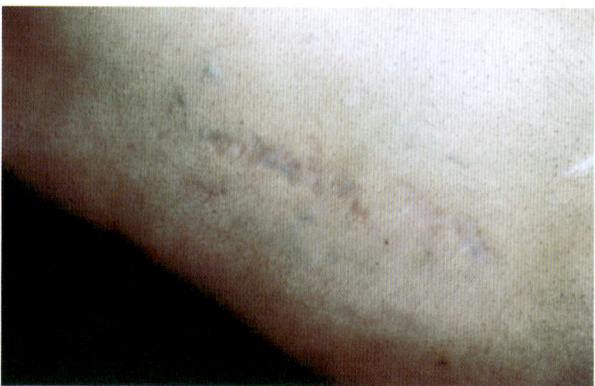

FIGURA 23.5 – Estria recente. Lesão linear atrófica eritematopurpúrica.

Patogenia

A etiologia é desconhecida, existindo hipóteses de alterações hormonais, fenômenos autoimunes e ativação excessiva da elastase, que digeriria as fibras elásticas normais.

Em favor da hipótese autoimune, demonstrou-se a presença de autoanticorpos contra a proteína 1 da matriz extracelular e contra o colágeno XVII. Além disso, há associação significativa com outros processos autoimunes, como doenças da tireoide, alopecia areata e vitiligo.

Também se demonstrou alteração funcional dos fibroblastos com maior produção de colágeno. Em uma série significativa, encontrou-se associação com HLA-DQ7, -DQ8 e -DQ9. Há história de vaginite precedendo alguns casos, e a frequência maior do líquen escleroso e atrófico em homens não circuncisados favorece a hipótese de influências infecciosas.

Manifestações clínicas

Caracteriza-se pela presença de lesões brancas atróficas, isoladas ou agrupadas, de poucos milímetros de tamanho, que apresentam, na parte central, espículas córneas foliculares **(FIGURAS 23.7 E 23.8)**.

As localizações mais frequentes são as regiões da nuca, dos ombros, a lombossacral, a perianal e da genitália. A fragilidade da junção dermoepidérmica, pela perda dos cones epidérmicos, permite o aparecimento de bolhas, frequentemente hemorrágicas, nas lesões. Balanite xerótica obliterante e craurose vulvar são consideradas formas clínicas de líquen escleroso e atrófico, de localização na glande e vulva, onde pode haver prurido importante **(FIGURAS 23.9 E 23.10)**.

Nas mulheres, é frequente o acometimento simultâneo genital e perianal, configurando lesão em ampulheta. As lesões são hipocrômicas ou acrômicas, atróficas e se ero-

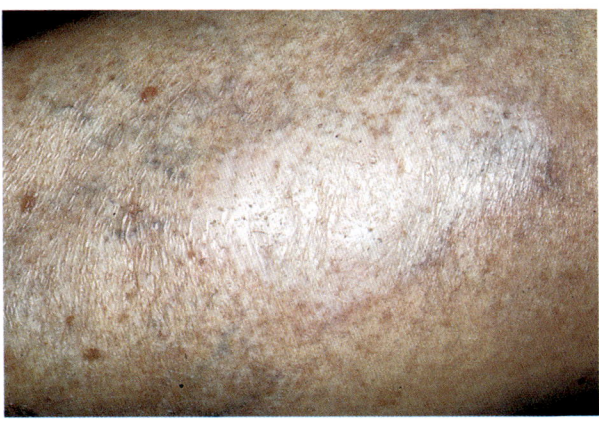

FIGURA 23.8 – Líquen escleroso e atrófico. Placa esbranquiçada superficialmente atrófica com espículas foliculares.

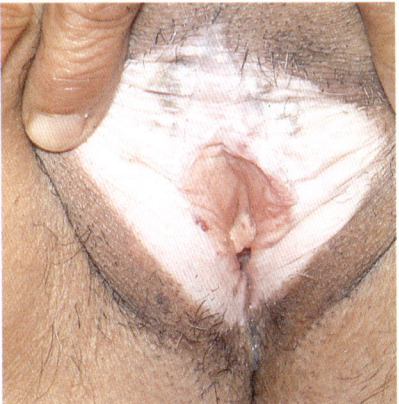

FIGURA 23.9 – Líquen escleroso e atrófico. Craurose vulvar. Lesões atróficas e acromias vulvares.

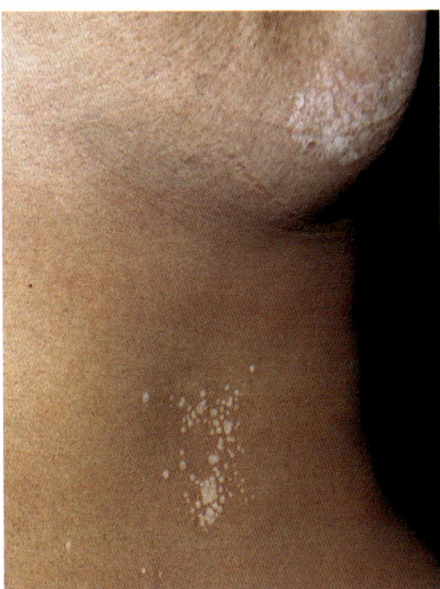

FIGURA 23.7 – Líquen escleroso e atrófico. Lesões lenticulares de disposição perifolicular (*white spot disease*) localizadas no abdome e submamário.

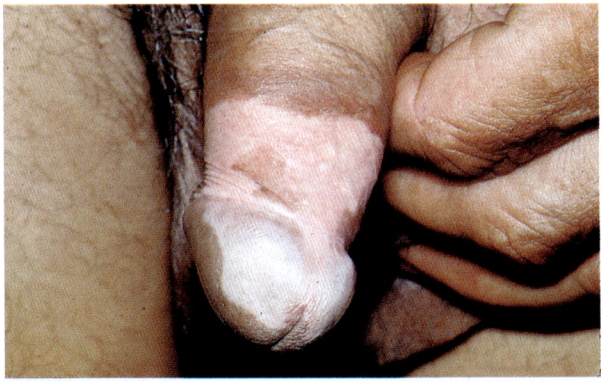

FIGURA 23.10 – Líquen escleroso e atrófico. Balanite xerótica obliterante. Placa atrófica e acrômica na região do pênis.

sam com facilidade. A atrofia pode envolver toda a vulva, os grandes e pequenos lábios e o clitóris, podendo haver, inclusive, estenose da vulva. As lesões traumáticas, pela grande fragilidade propiciada pela atrofia e os estreitamentos vulvares, podem impossibilitar a atividade sexual.

No sexo masculino, o envolvimento perianal geralmente não ocorre, mas as lesões também são hipocrômicas ou acrômicas. Pode haver sinéquias, levando à fimose intensa, quando há acometimento do folheto interno do prepúcio, e, pode haver estenose do meato uretral, levando a dificuldades urinárias e sexuais.

Eventualmente, os pacientes podem apresentar lesões orais sob a forma de placas esbranquiçadas na mucosa jugal e palato, que podem apresentar-se superficialmente ulceradas.

As lesões, usualmente, aparecem espontaneamente, sem qualquer fator precipitante; nas meninas, as lesões podem desaparecer espontaneamente na puberdade.

Histopatologia

Revela atrofia da epiderme com hiperqueratose folicular. Na derme papilar, há uma faixa de edema e hialinização do colágeno, onde há perda das fibras elásticas. Imediatamente abaixo dessa área hialinizada, há infiltrado inflamatório perivascular disposto em faixa.

Diagnose

É clínica e histopatológica. Na diagnose diferencial, devem ser considerados, nas formas extragenitais, a esclerodermia e o vitiligo e as formas atróficas de líquen plano. Nas formas genitais, devem ser lembradas várias condições – vitiligo, líquen plano erosivo e eritroplasia de Queyrat. Nas mulheres com lesões genitais sinequiantes, deve ser excluído o penfigoide das membranas mucosas; nas crianças, pode ser necessária a diagnose diferencial com lesões decorrentes de abuso sexual.

Não há confirmação do líquen escleroso e atrófico tratar-se de lesão pré-cancerosa, mas esta possibilidade deve ser monitorada, pois trata-se de lesão cicatricial crônica.

Tratamento

Os corticoides fluorados potentes são extremamente úteis, devendo ser usados pelo tempo mínimo suficiente para o controle da afecção. Infiltrações intralesionais de corticoides podem ser empregadas em casos mais resistentes.

Atualmente, são relatados resultados muito bons com os imunomoduladores tópicos.

Muito menos eficiente é o propionato de testosterona a 2% em petrolato aplicado em fricção suave, duas vezes/dia. Essa medicação pode, em mulheres, produzir efeitos colaterais indesejáveis, aumento do clitóris, acne e hirsutismo. Nesses casos, pode-se substituir a testosterona por progesterona, em cremes contendo 300 mg de progesterona em 100 g de unguento hidrofílico, aplicado duas vezes/dia. Os resultados com testosterona ou progesterona podem tardar 4 a 6 meses, portanto, são tratamentos de longo prazo. Existem relatos de bons resultados no tratamento do líquen escleroso e atrófico com acitretina, 10 a 50 mg/dia. Há relatos anedóticos de sucesso com micofenolato de mofetil, ciclosporina, sulfasalazina e hidroxicloroquina. Também há relatos de bons resultados com calcipotriol tópico e fototerapia com UVB *narrow band* e UVA1 nas formas extragenitais.

Casos com grande estenose do orifício vaginal ou do prepúcio ou meato uretral, ou casos complicados por carcinoma espinocelular, ocorrência possível, mas rara, exigem tratamento cirúrgico.

Peculiaridades do líquen escleroso e atrófico em crianças

Na infância, o líquen escleroso e atrófico é muito mais frequente em meninas. As lesões iniciam-se com eritema e prurido, resultando em escoriações, liquenificação e hipocromia ou acromia com aparecimento progressivo de atrofia. Pela fragilidade cutânea decorrente da atrofia, podem surgir lesões purpúricas, equimoses e bolhas hemorrágicas. Comumente, as lesões extendem-se à região perianal, configurando, com as lesões genitais, aspecto em ampulheta. O acometimento perianal pode tornar a defecação dolorosa e, como consequência, ocorre retenção fecal. Muito raramente, há lesões cicatriciais que na idade adulta poderão levar a problemas urinários ou relacionados à atividade sexual.

Quanto ao tratamento com corticoides potentes (como o clobetasol), é necessário maior cuidado, devendo-se utilizar quantidades que permitam que o fármaco fique restrito às áreas afetadas. A medicação deve ser aplicada à noite por quatro semanas, depois em noites alternadas por mais quatro semanas e, finalmente, duas vezes/semana pelo tempo necessário, em função da evolução clínica. Outra opção são os imunomoduladores tópicos. A maioria das crianças evolui à cura, sem sequelas.

ATROFIA POR CORTICOIDE

Corticoides administrados tópica ou sistemicamente podem produzir atrofia. Sistemicamente, quando utilizados em doses elevadas e por tempo prolongado, produzem afinamento da pele, fácil aparecimento de púrpura aos mínimos traumas e estrias geralmente mais largas do que quando provocadas por outros fatores. A corticoterapia tópica também produz atrofia importante, tanto mais acentuada quanto mais potente o corticoide empregado. Por essa razão, a atrofia por corticoides tópicos é mais frequentemente observada com corticoides fluorados, mas também pode ocorrer com hidrocortisona. O processo é mais intenso quando do uso em curativos oclusivos e quando a medicação é aplicada em dobras ou em áreas de pele mais fina, como genitais e face. Inicialmente, observa-se afinamento da pele com diminuição da cor normal e maior visibilidade dos vasos da região tratada. Progressivamente, o afinamento se acentua e surge grande quantidade de telangiectasias, que conferem aspecto eritematoso constante da área afetada. Assim, o afinamento da pele continua aumentando e surgem estrias importantes. Além disso, podem surgir pseudocicatrizes estreladas e cicatrizes atróficas hipopigmentadas (FIGURA 23.11). Quando o processo de atrofia é inicial, a interrupção dos corticoides permite a reversão do processo.

A infiltração intradérmica de corticoides também pode provocar atrofia. Na área injetada, a pele apresenta-se depri-

Afecções atróficas

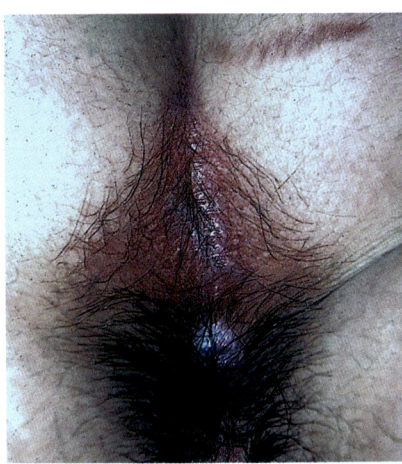

FIGURA 23.11 – Atrofia por corticoide tópico. Eritema telangiectásico e estria. Uso local de corticoides fluorados para prurido anal.

mida e hipocrômica. Geralmente, essa alteração é reversível a longo prazo.

Os efeitos atrofiantes dos corticoides decorrem de sua ação sobre os fibroblastos inibindo a atividade de enzimas que participam da síntese do colágeno. Os corticoides também diminuem a síntese da colagenase e, desta forma, reduzem o *turnover* do colágeno, que sofre menor renovação. Além disso, sua ação vasoconstritora reduz o aporte sanguíneo, contribuindo para a atrofia cutânea.

Alguns autores recomendam tratamento com vitamina C por via tópica e sistêmica e o uso concomitante de retinoides quando do tratamento tópico com corticoides, a fim de minimizar seus efeitos atrofiantes.

ATROFIA CUTÂNEA ASSOCIADA A DOENÇAS REUMÁTICAS

Nos pacientes acima dos 60 anos com artrite reumatoide, é comum observar-se atrofia cutânea, que é mais evidente no dorso das mãos e nos antebraços. No dorso das mãos, a pele torna-se visivelmente afinada, frouxa, lisa e mais transparente, tornando mais visíveis as veias e os tendões. Histopatologicamente, há apenas afinamento da derme. Os corticoides podem agravar o quadro.

CICATRIZES ESTRELADAS E DISCOIDES

São observadas em idosos, geralmente em associação com púrpura senil que, com frequência, precede essas cicatrizes. Apresentam-se como lesões esbranquiçadas e atróficas com forma estrelada ou irregular nas áreas expostas dos membros superiores, particularmente a superfície exposta dos antebraços. Corticoterapia tópica prolongada e porfiria cutânea tarda podem propiciar o aparecimento dessas cicatrizes estreladas. No diabetes, essas lesões podem ser observadas na região tibial, porém apresentam coloração acastanhada (ver Capítulo 61).

ATROFIA MACULOSA VARIOLIFORME (CICATRIZES ESPONTÂNEAS ATRÓFICAS DAS BOCHECHAS)

É afecção rara, possivelmente autossômica dominante, relacionada a defeito do tecido elástico. Ocorre igualmente em homens e mulheres, atingindo desde crianças até adultos jovens.

Clinicamente, o processo se inicia com leve eritema e prurido e, 1 a 2 dias após, surgem cicatrizes lineares, arredondadas, varioliformes ou irregulares de 2 mm a 1 cm, que se dispõem na face, nas regiões temporais, infraorbitárias, bucal, mandibular e mentoniana. O aparecimento das lesões cessa após o surto inicial, e não há história clínica ou evidências objetivas de processos inflamatórios prévios. Existem relatos de associação com doença biliar extra-hepática e com paquidermodactilia.

O exame histopatológico demonstra diminuição ou fragmentação do tecido elástico na derme superficial e média. Na diagnose diferencial, é necessária a exclusão de cicatrizes secundárias a processos inflamatórios cutâneos, anetodermias e uleritema ofriogenes.

Não há tratamento para essa dermatose, que se constitui em problema exclusivamente estético.

CICATRIZES RETICULADAS CONGÊNITAS

Afecção extremamente rara, caracteriza-se pela presença, ao nascimento, de placas eritematosas, vesículas e erosões disseminadas pelo tegumento, poupando a face e as regiões palmoplantares. Essas lesões curam-se em cerca de três meses, deixando cicatrizes reticuladas e anidróticas. O exame histopatológico revela substituição da derme reticular por tecido fibrocicatricial com ausência de glândulas sudoríparas. Na diagnose diferencial, devem ser consideradas a aplasia cútis, a síndrome de Rothmund-Thomson, a acrodermatite crônica atrofiante e a hipoplasia dérmica focal.

ATROFIA MACULOSA HEREDITÁRIA

É uma dermatose hereditária descrita em 1968 por dois dermatologistas brasileiros, Zamith e Cardoso. Caracteriza-se por máculas hipocrômicas e acrômicas, atróficas, brilhantes, de 0,5 a 1,5 cm de diâmetro, distribuídas pelo tronco e pelos membros superiores, poupando mucosas e anexos. Histopatologicamente, traduz-se por dermoepidermite crônica inespecífica. A patogenia é desconhecida e não há tratamento para essa dermatose.

PANATROFIA LOCALIZADA

Condição rara que se caracteriza por perda parcial ou total do tecido subcutâneo, acompanhada de atrofia da pele suprajacente e, às vezes, de atrofia das estruturas subjacentes, dos músculos e dos ossos. Existem dois tipos de panatrofia localizada: de Gower e esclerótica. Esta última é, às vezes, relacionada à esclerodermia em placas.

PANATROFIA DE GOWER

É mais frequente em mulheres. Caracteriza-se pelo aparecimento, em algumas semanas, de áreas em que o tecido subcutâneo desaparece, formando-se lesões atróficas, de conformação triangular ou retangular, de tamanho variável de até 20 cm, que localizam-se predominantemente no dorso, nos membros superiores, nas nádegas e nas coxas. Após meses de progressão, o processo se estabiliza e as lesões permanecem inalteradas. Não há relação com esclerodermia e admite-se que se relacione à anormalidade do sistema nervoso simpático, pois observa-se, nas áreas afetadas, redução da resposta simpática e maior produção de ácidos graxos não esterificados após estímulo com noradrenalina.

PANATROFIA ESCLERÓTICA

Nesse caso, há atrofia do subcutâneo, às vezes, atingindo músculo e osso, formando lesões escleróticas atrófico-cicatriciais ao longo de um membro ou em distribuição metamérica no tronco. As lesões em geral iniciam-se na infância e podem ser acompanhadas de alterações clínicas e histopatológicas de morfeia.

Na diagnose diferencial, devem ser consideradas as paniculites.

POIQUILODERMIAS

As poiquilodermias definem-se pela presença de atrofia cutânea associada à hiperpigmentação e hipocromia ou acromia e teleangectasias.

Podem ser congênitas de origem hereditária, como a síndrome de Rothmund-Thompson, a síndrome de Bloom, a síndrome de Kindler, a disqueratose congênita, a poiquilodermia acroqueratótica de Weary, a dermatose maculosa atrófica difusa e a síndrome de Degos-Touraine, que são analisados no Capítulo 68.

Além dessas síndromes congênitas, existem várias outras condições nas quais as manifestações poiquilodérmicas são adquiridas, como a poiquilodermia de Civatte (Capítulo 49).

Outras afecções em que podem existir lesões poiquilodérmicas são a dermatomiosite (Capítulo 31), o líquen plano (Capítulo 20), o lúpus eritematoso (Capítulo 31) e, mais raramente, a esclerodermia (Capítulo 31) e em algumas formas de micose fungoide (Capítulo 78).

ATROFODERMA LINEAR DE MOULIN

É uma condição cutânea rara adquirida que, na maior parte dos casos, se inicia na infância e adolescência, ainda que se registrem casos de aparecimento mais tardio. Compõe-se de lesões atróficas e pigmentadas, dispostas ao longo de linhas de Blaschko (FIGURA 23.12).

Patogenia

Não está definitivamente estabelecida. É considerada resultante de mosaicismo cutâneo causado por mutações ocorridas na embriogênese que determinam a presença de duas ou mais linhagens celulares somáticas no mesmo indivíduo. As relações nosológicas com esclerodermia linear e atrofoderma de Pasini-Pierini não estão plenamente estabelecidas.

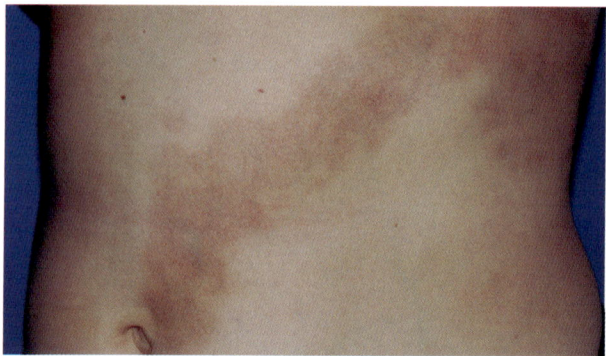

FIGURA 23.12 – Atrofodermia de Moulin. Atrofia segmentar unilateral.

Manifestações clínicas

As lesões apresentam-se como faixas atróficas e hiperpigmentadas ao longo das linhas de Blaschko, localizando-se predominantemente no tronco e nos membros. Essas lesões não são precedidas de manifestações inflamatórias, bem como não há esclerose subsequente. A doença é autolimitada e não há manifestações sistêmicas.

Histopatologia

Há hiperpigmentação de células basais de epiderme com ligeiro espessamento das fibras colágenas da derme e infiltrado inflamatório discreto e esparso. Não há evidências de atrofia da derme, e o aspecto clinicamente atrófico deve-se à redução da espessura do subcutâneo. Não ocorre a esclerose própria da esclerodermia linear.

Diagnose

Clínica e de compatibilidade histopatológica. Os principais diagnósticos diferenciais são a esclerodermia linear e a atrofodermia de Pasini-Pierini, sendo diferenciada da primeira por ausência de esclerose e da segunda pela distribuição ao longo das linhas de Blaschko exclusiva da atrofia de Moulin. Outros diagnósticos diferenciais que podem ser exigidos são líquen estriado, hipoplasia dérmica focal, melanose nevoide e incontinência pigmentar.

Tratamento

Não existe terapêutica específica. Há relatos do uso de penicilina intravenosa, vitamina E, potaba, corticoides tópicos e calcipotriol tópico, com poucos resultados efetivos. Existem raros relatos do uso de metotrexato sem conclusões cabais quanto à sua eficácia.

A prognose é satisfatória, uma vez que não há acometimento dos tecidos profundos, muscular e ósseo e não há manifestações sistêmicas.

CAPÍTULO 24

AFECÇÕES ULCEROSAS

As ulcerações e as úlceras constituem lesões básicas em numerosas dermatoses. Devem ser consideradas em relação ao número, à forma, à profundidade, às bordas, à configuração, à cor, à secreção, à sensibilidade e à localização. Podem ser agudas, subagudas ou crônicas. As que progridem rapidamente em superfície denominam-se **fagedênicas**; as muito profundas, **terebrantes**.

As ulcerações são produzidas por traumas mecânicos, físicos e químicos; infecções agudas diversas, como piodermites, cancro mole e septicemias; ou infecções crônicas granulomatosas, como sífilis, blastomicose, esporotricose, actinomicose, leishmaniose, tuberculose; tumores malignos, isto é, epiteliomas, melanomas, sarcomas e linfomas; alterações neurotróficas observadas no diabetes, hanseníase, siringomielia, *tabes dorsalis* e lesões de nervos periféricos; afecções vasculares, como arteriosclerose, tromboflebites e vasculites; ou quadros de alterações sanguíneas, como anemia falciforme, agranulocitose e disproteinemias. Podem ser, eventualmente, factícias. Como os aspectos clínicos das úlceras cutâneas das mais diversas causas são muito similares, faz-se necessária investigação laboratorial em muitos casos, para elucidação diagnóstica. Podem ser solicitadas pesquisa direta de agentes infecciosos, culturas, intradermorreações e exames sorológico, histopatológico, hematológico e da vasculatura.

A gangrena é resultante da mortificação de área cutânea, inicialmente caracterizada por lividez e hipotermia e, depois, pela formação de escara, eliminação e ulceração consequente. Ocorre mais frequentemente nas extremidades. Pode ser causada por agentes físicos, particularmente frio, tóxicos químicos ou picadas de animais venenosos; infecções agudas; doenças vasculares, como arterioesclerose; afecções, como disproteinemias, diabetes e esclerodermia difusa. Escaras comumente antecedem o quadro de úlcera de decúbito. Em quadros insólitos, deve ser considerada a possibilidade de causa factícia.

ÚLCERAS DA PERNA

A úlcera da perna (*ulcus cruris*) é síndrome extremamente frequente, com múltiplos aspectos e numerosas causas. Fatores predisponentes importantes são ortostatismo, vulnerabilidade da perna a traumas e infecções e os efeitos do aumento da pressão venosa e da diminuição do fluxo arterial. As suas principais formas são apresentadas a seguir.

Úlcera de estase

A úlcera de estase, úlcera hipostática ou varicosa, é a forma mais comum da úlcera da perna.

Patogenia

Ocorre em razão da insuficiência venosa crônica por sequela de trombose venosa profunda, varizes primárias, anomalias valvulares venosas constitucionais ou outras causas que interferem no retorno do sangue venoso.

A trombose venosa profunda resulta de lentidão no fluxo sanguíneo, hipercoagulabilidade ou alterações nas paredes venosas. As causas mais comuns são grandes cirurgias, particularmente urogenitais ou abdominais, fraturas, queimaduras, insuficiência cardíaca congestiva, insuficiência respiratória, gravidez (*trombosis post-partum* e *ante-partum*), varizes, infecções, imobilizações prolongadas, anticoncepcionais orais (reduzem a atividade inibitória do fator X ativado) e neoplasias. Destas, as mais comuns são as indutoras de tromboses paraneoplásicas, as neoplasias de pulmão, pâncreas e estômago. São causas menos comuns de trombose, a retocolite ulcerativa, anemia falciforme, presença de anticorpos antifosfolipídicos e deficiência de antitrombina III.

Durante o processo de trombose venosa profunda, o interior das veias é totalmente ocupado por coágulos sanguíneos. Suas válvulas ficam mergulhadas na intimidade dos coágulos. Ao se fazer a recanalização desses vasos, acontece a destruição valvular. Quando o processo trombótico se localiza nas pernas, a lesão valvular leva à insuficiência do sistema propulsor do sangue venoso dos membros inferiores, representado pela musculatura da panturrilha e pelas veias contidas em seu interior.

Varizes primárias e hipertensão venosa crônica podem ser causadas por defeitos estruturais congênitos das paredes venosas e/ou das suas válvulas. Na síndrome de Klippel-Trenaunay-Weber, também há insuficiência venosa por permanência da veia ciática, que se estende ao longo da face posterolateral da perna desde a região do pé até a região glútea. Essa veia, que normalmente regride após a vida fetal, é uma via de refluxo que atua nos pacientes que podem, ainda, apresentar atresias venosas anômalas, tanto superficiais como profundas, que também favorecem a estase venosa. A dilatação do sistema venoso superficial também pode ser devida a outros fatores, como gestações sucessivas, ortostatismo, artrites, fraturas dos membros inferiores, doenças musculares e pés planos. O regime de hipertensão crônica no sistema venoso – qualquer que seja sua causa – provoca aumento da pressão nas vênulas e nos capilares, perturbando o fluxo sanguíneo normal. O baixo fluxo nos capilares causa a adesão dos leucócitos no endotélio, levando à isquemia e a dano da membrana basal dos capilares pela liberação de mediadores como colagenase e radicais livres, resultando na passagem de proteínas plasmáticas (inclusive fibrinogênio) que, por polimerização, formam tampões de fibrina, levando à hipoxia.

Além disso, outras macromoléculas extravasadas além do fibrinogênio (como albumina e α2-macroglobulina) absorvem fatores de crescimento, impedindo que atuem no reparo dos tecidos. Também há menor depuração de substâncias resultantes da respiração celular, como lactato e dióxido de carbono, que também contribuem para o dano tissular. Portanto, o regime de hipertensão venosa crônica transmitido ao leito arteriocapilar interfere nas trocas metabólicas locais, gerando alterações teciduais da epiderme, derme e subcutâneo e, neste território lesado, espontaneamente ou por traumatismo, instala-se a úlcera hipostática de estase venosa crônica.

Do ponto de vista clínico, a estase venosa crônica propicia o aparecimento de edema, púrpura, pigmentação, úlcera, dermatoesclerose e eczematização; frequentemente, há infecção secundária. O edema é depressível, mais intenso durante o dia. Os pacientes apresentam a chamada **corona flebectática**, que se constitui de grande número de vasos na região do tornozelo, conferindo coloração azul-avermelhada a esta área. Ainda, estão presentes em número e intensidade variáveis as varicosidades constituídas por dilatações de veias maiores. A dilatação dos vasos superficiais permite extravasamento de hemácias, surgindo, particularmente nas porções distais dos membros inferiores, púrpura e hiperpigmentação acastanhada pela transformação da hemoglobina extravasada a hemossiderina, conferindo coloração ocre à pele (**dermatite ocre**). As úlceras formam-se, em geral, após traumas e infecções, mas admite-se a possibilidade de surgimento espontâneo na área de estase. Uma possível explicação seria a produção, na posição ortostática, de área de isquemia por impedimento ao adequado fluxo sanguíneo nos capilares, por compressão das veias dilatadas e submetidas à pressão elevada. As úlceras são portas de entrada para infecções.

Além desses elementos, é frequente a eczematização. A eczematização pode ser decorrente da própria estase em função de vários fatores, resposta inflamatória aos depósitos de hemoglobina e hemossiderina, influência das modificações metabólicas consequentes às alterações circulatórias e, talvez, por ativação de linfócitos T. Também é frequente a eczematização por alergia de contato por medicamentos empregados na tentativa de tratar o processo. Pode, ainda, ocorrer o chamado eczema paratraumático ou dermatite eczematoide infecciosa, por ação dos germes e exsudatos presentes nas ulcerações; ou pode haver infecção secundária com surgimento de eczema infectado. Também é frequente no eczema de estase sua disseminação por mecanismos de autoeczematização.

O quadro de eczema de estase também é composto pela dermatoesclerose, que corresponde à fibrose que sucede os fenômenos inflamatórios endógenos ou as infecções secundárias, especialmente erisipelas e celulites, que frequentemente atingem os membros acometidos de estase venosa crônica. Finalmente, como consequência de microtrombos que reduzem o número de capilares, pode somar-se ao quadro de dermatite de estase a chamada atrofia branca, caracterizada por cicatrizes estreladas, irregulares, atróficas, brancas com telengiectasias nas bordas. Além de poderem estar presentes na estase venosa,

essas lesões caracterizam a vasculopatia livedoide (Capítulo 34) e podem estar presente em casos de lúpus eritematoso, esclerodermia, policitemia vera, leucemias e crioglobulinemias. As infecções surgem por redução das defesas tissulares locais pelas várias alterações circulatórias e metabólicas já descritas.

Por vezes, ao edema já referido da estase acrescenta-se linfedema secundário à obstrução de vasos linfáticos pela fibrose, especialmente após erisipelas de repetição. Em casos crônicos, pode haver grande aumento de volume do membro inferior, constituindo a chamada elefantíase nostra, que é acompanhada de intenso espessamento da pele da região afetada, que se apresenta com aspecto vegetante e verrucoso, o chamado pé musgoso.

Nas úlceras de estase, que aparecem em pacientes portadores de fístulas arteriovenosas crônicas, além do componente venoso, há isquemia tecidual determinada pela comunicação arteriovenosa.

Todas as vezes em que há associação de insuficiência venosa com doença arterial, esta pode contribuir para o agravamento da úlcera e os tratamentos compressivos agravarão ainda mais o quadro. Em estudo realizado no Hospital das Clínicas da Faculdade de Medicina da Universidade de São Paulo (HCFMUSP), verificou-se presença de doença arterial associada à úlcera venosa crônica em 25% dos casos, e, adotando-se a medida do índice tornozelo-braço por meio de ultrassonografia Doppler (que permite a diagnose de insuficiência arterial quando menor que um) verificou-se que índices anormais ocorreram em 40,9% dos hipertensos e em apenas 7% dos normotensos. Portanto, em hipertensos com úlceras venosas, é importante afastar-se doença arterial associada para que sejam evitados tratamentos compressivos.

Existem fatores de risco que favorecem o aparecimento de úlceras venosas: idade, pois há aumento da ocorrência de insuficiência venosa crônica com a idade; sedentarismo, pois a imobilidade diminui a ação da bomba propulsora de sangue exercida pelos músculos da panturrilha; atividades que exigem a permanência em pé por longos períodos, pois essa posição aumenta a pressão hidrostática nos membros inferiores; obesidade, que atua por meio do aumento da pressão intrabdominal, dificultando o retorno venoso; e gravidez, na qual o aumento do volume uterino provoca compressões venosas. Além disso, hoje se sabe que pacientes com úlceras venosas crônicas têm alta prevalência de trombofilias, especialmente mutações no gene que codifica o fator V de Leiden. Além disso, pacientes com síndrome de Klinefelter têm risco aumentado de desenvolver úlceras venosas por anormalidades na agregação plaquetária e da fibrinólise, além de apresentarem altos níveis do inibidor 1 do ativador de plasminogênio.

Manifestações clínicas

A úlcera de estase é uma complicação da dermatite de estase e, portanto, é acompanhada de todas as manifestações clínicas dessa dermatite, já analisadas à luz de sua patogenia. São sinais prodrômicos da úlcera de estase hipostática ou varicosa o edema vespertino nos tornozelos, a **corona flebectática** e a dermatite ocre, caracterizada por manchas vermelho-castanhas decorrentes da pigmentação hemossiderótica originada do extravasamento de hemácias – púrpura hipostática. Outros quadros que podem preceder, coincidir ou suceder a úlcera são eczema, celulite e infecção estreptocócica – celulite e erisipela. A ulceração surge, frequentemente, após trauma inicial ou infecções. A localização habitual é no terço inferior e na face interna da perna, região supramaleolar **(FIGURA 24.1)**. Geralmente única, progride lentamente, constituindo úlcera de formas e tamanhos variáveis. No início, apresenta bordas irregulares e fundo hemorrágico ou purulento; porém, com a evolução, as bordas se tornam calosas e aderentes aos tecidos subjacentes. A associação com eczema e/ou erisipela produz dermatofibrose da área circunjacente, agravando o quadro. Os surtos de erisipela aumentam a estase e a fibrose, o que predispõe a novos surtos de infecção. Forma-se um círculo vicioso que leva à dermatoesclerose e/ou elefantíase da perna **(FIGURA 24.2)**, como já se assinalou anteriormente.

Diagnose

Na diagnose diferencial, devem ser excluídas leishmaniose, esporotricose, neoplasias, sífilis e tuberculose – eritema indurado. Deve-se considerar a possibilidade da estase como fator contribuinte no quadro dessas afecções.

Os outros tipos de úlcera da perna – úlcera anêmica, hipertensiva, isquêmica e decubital – serão considerados a seguir.

Lesões com cicatrização tipo atrofia branca devem ser diferenciadas das de vasculopatia livedoide e das outras condições que podem acompanhar esse tipo de lesões.

Tratamento

O primeiro cuidado deve ser a prevenção do edema ortostático. É necessário evitar a permanência por longo período em posição ereta, fazer repouso com membros elevados durante o dia e ao deitar-se, e eventual uso de meia elástica. Estas devem ser substituídas a cada 6 meses pela perda progressiva da elasticidade. Essas medidas deveriam, aliás, ser adotadas como rotina durante a gravidez, em algumas semanas no pós-parto e após tratamento cirúrgico e cicatrização da úlcera.

Existem bombas para compressão pneumática intermitente que estariam indicadas para pacientes que não melhoram com os tratamentos compressivos habituais. No nosso

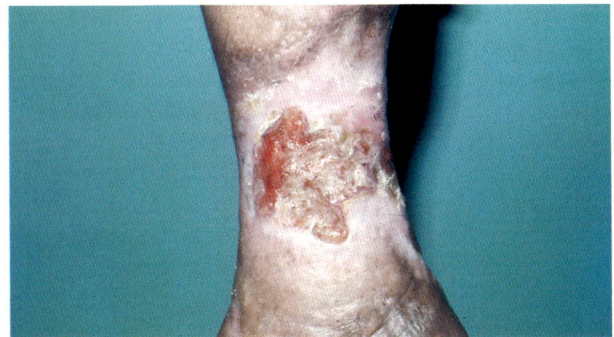

FIGURA 24.1 – Úlcera de estase. Dermatite ocre, dermatoesclerose e úlcera na região supramaleolar.

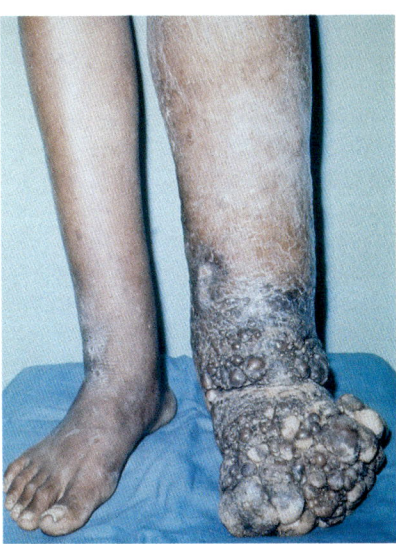

FIGURA 24.2 – Elefantíase nostra. Intenso edema do membro inferior, dermatite de estase e lesões vegetantes no pé e no terço inferior da perna.

meio, essas bombas não são utilizadas, pois são muito dispendiosas e demandam horas de imobilidade do paciente.

Quando existe associação com eczema hipostático, este deve ser primeiramente tratado, como referido no Capítulo 15. O tratamento inicial da úlcera deve ser a limpeza com soluções levemente antissépticas, como permanganato de potássio a 1:20.000 ou líquido de Burow diluído a 1:30. Pode-se usar pomada de neomicina, polimixina e gentamicina, que são sensibilizantes, enquanto mupirocina e eritromicina são menos sensibilizantes. O peróxido de benzoíla a 20% também é útil, e géis com metronidazol são empregados em úlceras com mau odor. Também é útil o uso de sulfadiazina prata em curativos. Administrar antibiótico sistemicamente, se indicado. Deve-se salientar que o repouso no leito, com os membros elevados, é fator básico para a melhora clínica.

O recurso mais eficiente para a cicatrização das úlceras de estase, em tratamento de ambulatório, é a bota de Unna. Consiste no uso de cola de Unna, que se liquefaz quando aquecida e se solidifica em temperatura ambiente, sendo aplicada com gaze. Outros métodos são preconizados, como a aplicação de esponjas macias sobre a úlcera, mantidas com gaze ou atadura de crepe.

Atualmente, também vêm sendo muito utilizados vários tipos de curativos, hidrogéis, alginatos, hidrocoloides, espumas e filmes (Capítulo 93). Para úlceras venosas muito exsudativas, as melhores indicações seriam alginatos, espumas de poliuretano e hidrofibras, que são compostos a base de carboximetilcelulose. Para úlceras moderadamente exsudativas, estão indicadas as espumas e os hidrocoloides; e para as úlceras levemente exsudativas, indicam-se os hidrocoloides e hidrogéis. Quando as úlceras têm odor forte, empregam-se as espumas, os alginatos ou os curativos com carvão. Pode ser feito debridamento químico (colagenase, papaína) ou cirúrgico das úlceras com anestesia tópica com gel de lidocaína ou associações de lidocaína/prilocaína. O debridamento cirúrgico pode agravar úlceras com componente arterial. Também pode-se tratar úlceras com enxertos em estampilha.

Existem tratamentos físicos não completamente avaliados, sendo mais empregado o exigênio hiperbárico. Outros tratamentos físicos são ultrassom, *laser* e curativos a vácuo.

A cirurgia das varizes, quando indicada, deve ser feita somente após cicatrização da úlcera e cura do eczema ou de infecção porventura associados. É necessário considerar se a intervenção cirúrgica efetivamente melhorará as condições de estase. Assim, nos casos de longa evolução, com alterações cutâneas estabelecidas, liquenificações, atrofia e fibrose, o resultado da cirurgia, mesmo quando corretamente indicada, não influi apreciavelmente no quadro cutâneo, que se mantém a despeito da eliminação da causa primeira, e pode, inclusive, agravar-se. Assim, quando houver indicação de conduta cirúrgica, os resultados serão excelentes ou bons, nos casos recentes, e regulares ou nulos, nos casos antigos e crônicos, pela irreversibilidade das lesões dérmicas.

Existe uma variante da dermatite de estase que merece menção por simular o sarcoma de Kaposi. É a chamada acroangiodermatite.

Acroangiodermatite (pseudossarcoma de Kaposi)

É uma proliferação reativa de pequenos vasos secundária à hipertensão venosa, consequente à insuficiência venosa crônica por varizes ou pela presença de fístulas arteriovenosas por malformações venosas ou produzidas para realização de hemodiálise.

Manifestações clínicas

As lesões apresentam-se como placas eritematovinhosas ligeiramente elevadas e nitidamente delimitadas, localizadas na porção inferior das pernas ou dos pés, que, eventualmente, ulceram e sangram **(FIGURA 24.3)**. Lesões bilaterais em geral associam-se à insuficiência venosa, enquanto lesões unilaterais geralmente relacionam-se a malformações vasculares subjacentes. Ocorrem, em geral, em virtude de malformações arteriovenosas locais, com alterações do fluxo sanguíneo.

Histopatologia

Caracteriza-se por acantose da epiderme, aumento dos capilares dérmicos, fibrose, extravasamento de hemácias, depósitos de hemossiderina e infiltrado linfocitário focal na derme.

Ao exame imuno-histoquímico, as células fibroblásticas perivasculares mostram-se positivas para o fator XIIIa, enquanto as células endoteliais dos vasos hiperplasiados são CD34 positivas. Além disso, a pesquisa de HVH 8 é negativa.

Diagnose

A importância do quadro é devida à sua semelhança com o sarcoma de Kaposi, do qual deve ser diferenciada por meio do exame histopatológico.

Tratamento

É o da dermatite de estase. Malformações arteriovenosas devem ser corrigidas cirurgicamente.

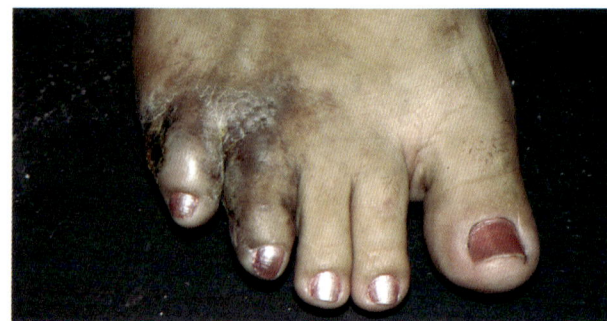

FIGURA 24.3 – Pseudo sarcoma de Kaposi. Tumefação violácea mal delimitada com ulcerações e crostas.

Úlceras de perna de origem não venosa

Além da estase venosa crônica, existe uma grande série de patologias que levam às ulcerações das pernas ou dos pés. É possível enumerar as neoplasias cutâneas ulceradas, as úlceras infectoparasitárias, arteriais e neurotróficas.

As úlceras infectoparasitárias ocorrem com maior frequência no meio rural, produzidas por traumatismos infectados ou infecções crônicas como leishmaniose, esporotricose, cromomicose, blastomicose e outras. Nas populações urbanas, tais processos são menos encontrados. Nesses grupos, incidem, mais frequentemente, lesões cutâneas desencadeadas por doenças sistêmicas como diabetes, hipertensão ou arteriosclerose. Finalmente, embora mais raramente, são comuns a qualquer população certas doenças neurológicas que, levando a comprometimento variável do trofismo cutâneo, podem determinar úlceras da perna ou do pé. Entre essas doenças, estão as polineuropatias periféricas do diabetes, do etilismo, da hanseníase, a *tabes*, a siringomielia, os traumatismos dos nervos periféricos e outras neuropatias metabólicas ou degenerativas.

As lesões cutâneas ulceradas das neoplasias da pele e as infectoparasitárias são estudadas em capítulos específicos. Serão discutidas, a seguir, as úlceras arteriais e neurotróficas.

As úlceras arteriais acontecem sempre por isquemia cutânea. A presença da isquemia de pele pode ser desencadeada por lesões arteriais tronculares ou por processos patológicos da rede arteriolocapilar decorrentes de processos que acometem a circulação arterial por várias condições: alterações extravasculares por compressão dos vasos por fibrose, como ocorre em cicatrizes, na radiodermite e na esclerodermia ou mesmo por compressões tumorais. Existem, ainda, alterações arteriais por espessamento da parede vascular, como ocorre nas placas ateromatosas na arteriosclerose. Finalmente, podem ocorrer alterações intravasculares, como em estados de hipercoagulabilidade que levam à produção de trombos intramurais. No primeiro caso, situam-se as lesões arterioscleróticas ou arteríticas que comprometem as grandes artérias responsáveis pela irrigação do membro inferior. No segundo caso, estão os processos isquêmicos desencadeados por lesões arteriolocapilares da própria área de pele onde aparece a lesão tegumentar. Um grande grupo de doenças pode ser responsável por tal mecanismo patogenético, destacando-se a microangiopatia hipertensiva, microangiopatia diabética e diferentes vasculites dependentes de processos infecciosos imunoalérgicos ou autoagressivos.

Finalmente, no que diz respeito à isquemia e necrose cutânea, devem ser citados aqueles casos em que o sistema arterial e arteriocapilar é normal ou doente, mas a deficiência da irrigação surge em função de processos de coagulação intravascular primários ou mesmo por microembolizações periféricas. Tais fenômenos podem ser observados em neoplasias, infecções graves, doenças imunológicas, doenças hematológicas, como as policitemias, crioglobulinemias, anemias hemolíticas ou cardiopatias, e aneurismas arteriais.

Úlcera anêmica

Úlcera da perna que pode ocorrer em vários tipos de anemias hemolíticas – esferocítica, não esferocítica, de Cooley e, particularmente, falciforme, associando-se à esplenomegalia, icterícia, hepatomegalia e outros sintomas. A anemia das hemácias em foice, falciforme ou drepanocítica, eletiva da raça negra ou de mestiços, é encontrada em nosso meio. A úlcera, que é bastante dolorosa, localiza-se no terço inferior da perna, sem características específicas (FIGURA 24.4). A ausência de sinais de estase, particularmente em mulheres jovens, e a raça são elementos para a diagnose. Correção da anemia por transfusão sanguínea ou outros recursos são indicados no tratamento da úlcera.

Úlceras microangiopáticas

Úlcera de perna que pode ocorrer por microangiopatia na vigência de hipertensão arterial diastólica, microangiopatia diabética e outras vasculites localizadas no tecido dérmico.

Úlcera hipertensiva (de Martorell)

São úlceras que surgem em indivíduos com hipertensão arterial diastólica. São mais frequentes em mulheres entre os 40 e 60 anos de idade.

Patogenia

Alguns pacientes hipertensos apresentam, na pele dos membros inferiores, lesões arteriolares semelhantes às observadas no rim e em outros órgãos e que irão produzir lesões cutâneas consequentes à isquemia.

Manifestações clínicas

São úlceras rasas, extremamente dolorosas, com base necrótica, em geral de ocorrência bilateral e que acometem predominantemente a face anterolateral ou posterolateral das pernas, acima dos tornozelos. As bordas são irregulares, podem ser circundadas por tecido cianótico, e o fundo é pobre em tecido de granulação (FIGURA 24.5).

Histopatologia

Há hialinização intensa da arteríola, entre o endotélio e a lâmina elástica, ao lado de proliferação endotelial, levando à estenose da arteríola.

Diagnose

Deve ser diferenciada de outras úlceras de perna, por estase venosa, arteriosclerose e diabetes, e das lesões ulceradas de vasculites.

Tratamento

Combate à hipertensão, controle da dor, que é muito intensa, com a utilização de anti-inflamatórios não esteroides (AINEs), vasodilatadores. Localmente, utilizam-se as medidas habituais no tratamento das úlceras crônicas, porém, nesses casos, são absolutamente contraindicados tratamentos compressivos e, por vezes, são necessários enxertos.

Úlcera arteriosclerótica

Úlcera de perna ou pé, encontrada em indivíduos idosos, às vezes diabéticos e/ou hipertensos, mas desencadeada fundamentalmente por isquemia cutânea dependente de lesões arteriais tronculares. Geralmente, aparece após traumas.

Manifestações clínicas

São úlceras de bordas cortadas a pique, irregulares e dolorosas, localizadas nos tornozelos, nos maléolos ou nas extremidades digitais. Há palidez, ausência de estase, retardo no retorno da cor após elevação do membro, diminuição ou ausência das pulsações das artérias do pé e dor de intensidade variável, especialmente à noite, quando o paciente repousa deitado, diminuindo o fluxo sanguíneo comparativamente à posição em pé.

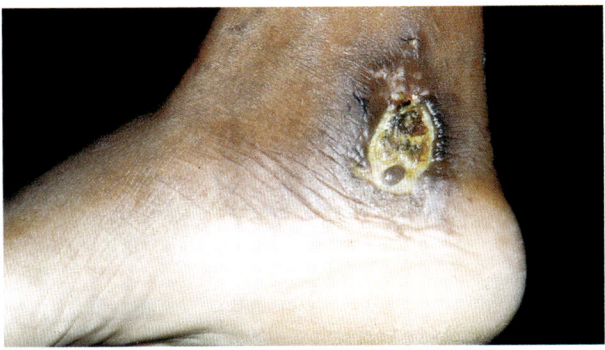

FIGURA 24.4 – Úlcera anêmica por anemia falciforme.

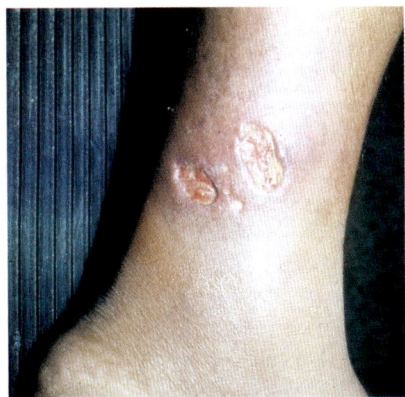

FIGURA 24.5 – Úlcera hipertensiva de localização supramaleolar.

Histopatologia

As artérias apresentam-se estriadas, pela presença de placas de ateroma com depósitos lipídicos e fibrose, com destruição da membrana elástica interna e calcificação da média.

Tratamento

O tratamento é feito com medicações antissépticas locais, antibióticos, quando necessários, sedativos e analgésicos. Os vasodilatadores, como a pentoxifilina (400 mg três vezes/dia) e o cilostazol (50-100 mg duas vezes/dia), têm valor questionável. Correção da anemia ou insuficiência cardíaca, quando presentes. Repouso é útil, todavia, por motivos óbvios, a elevação dos membros e a aplicação da bota de Unna são absolutamente contraindicados. A confusão com úlcera de estase induz ao uso da bota, que agrava a úlcera e aumenta a dor. Esses casos sempre devem ser avaliados por angiologista e, nos casos mais graves, empregam-se simpatectomia, enxertos arteriais ou outra cirurgia.

TROMBOANGEÍTE OBLITERANTE (DOENÇA DE BUERGER)

Ver Capítulo 34.

ÚLCERA NEUROTRÓFICA – MAL PERFURANTE

O trofismo da pele depende não só de uma perfeita condição circulatória, irrigação e drenagem, como também de uma perfeita integridade neurológica. A neuropatia, por si só, acarreta alterações do tônus vascular, inibição da sudorese, anestesia da pele e diminuição da propriedade de regeneração cutânea. A anestesia permite a progressão de lesões traumáticas, pois o paciente não sente dor, portanto, não assume atitudes defensivas. A neuropatia, além de sensorial, pode ser motora, havendo desequilíbrios musculares que podem provocar deformidades dos pés e que contribuem para aumentar o número de pontos onde os ossos podem exercer pressão sobre a pele, levando a ulcerações.

O mal perfurante é ulceração crônica em área anestésica, por trauma ou pressão. Ocorre na hanseníase, *tabes*, siringomielia, lesões ou afecções de nervos periféricos, como no etilismo crônico, e em outros quadros neurológicos, como ausência congênita de dor e síndrome de Thévenard. Diabetes, causando neuropatia periférica, é causa frequente de mal perfurante e, além disso, é frequente o comprometimento simultâneo da microcirculação que representa mais um fator favorecedor da necrose tecidual.

Manifestações clínicas

A lesão localiza-se em área de trauma ou pressão, como a região calcânea ou metatarsiana. Inicialmente, há calosidade, surgindo, depois, fissura e ulceração.

O aspecto típico é de úlcera não dolorosa e de bordas hiperqueratósicas (FIGURA 24.6). Por infecção secundária, há sinais inflamatórios e pode haver comprometimento dos ossos, com osteomielite e eliminação de sequestros.

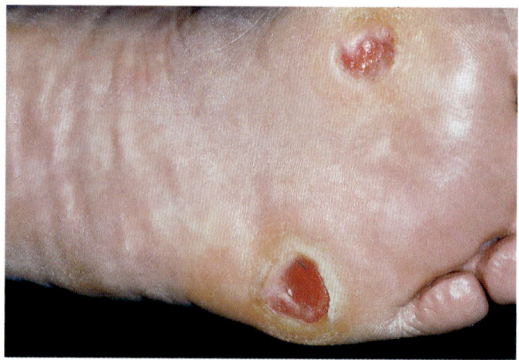

FIGURA 24.6 – Mal perfurante plantar em MHV. Úlceras necróticas de bordas hiperqueratósicas na região plantar.

Diagnose

A diagnose, em regra, não apresenta dificuldade. A úlcera arteriosclerótica é, como referida, dolorosa e é acompanhada de outros sinais de isquemia arterial. Cabe elucidar a causa do mal perfurante, considerando, particularmente, hanseníase e diabetes.

Tratamento

Deve ser orientado no sentido de controlar a infecção secundária e diminuir a pressão na área afetada. Cirurgia pode ser necessária em casos de osteomielite e infecções profundas que comprometam e levem à necrose de tendões, músculos e aponeuroses. Simultaneamente, deve ser tratada a doença primitiva, e devem ser tomadas medidas que minimizem a pressão sobre a pele nos pontos ulcerados por meio de dispositivos ortopédicos e calçados especiais. Eventualmente, cirurgias para corrigir as deformidades dos pés podem ser indicadas.

ÚLCERA DE DECÚBITO (ÚLCERA DE PRESSÃO)

Lesões ulceradas que ocorrem na região lombossacra, nos tornozelos, nos calcanhares e em outras regiões de pacientes acamados por longos períodos, debilitados ou paraplégicos.

São determinadas pela pressão contínua que se exerce sobre determinada área cutânea e dependem de mecanismos vasculares e neurotróficos. Quando o paciente se encontra em decúbito dorsal, os pontos de pressão localizam-se essencialmente nos calcanhares, na região sacral e na região occipital. Quando o paciente se encontra em decúbito ventral no tronco anterior e nos joelhos ou em posição sentada, a maior pressão situa-se nas tuberosidades dos ísquios. Algumas condições, como fricção e maceração, agravam o problema e favorecem infecções. Alterações neurológicas, como espasticidade e contraturas, propiciam mais pontos de pressão sobre os tecidos. A ausência de dor em processos neurológicos agrava o problema, pois sem sentir dor o paciente não se defende da pressão sobre os tecidos, não se movimentando. Nos indivíduos idosos, o processo tende a ser mais grave pela fragilidade da pele. Inicialmente observa-se, na região de pressão, área de lividez, que progride com o aparecimento de escara enegrecida ("escara de decúbito"). Após alguns dias, a escara caduca e é eliminada, restando, então, a úlcera (FIGURA 24.7).

Entidades americanas e europeias que emitem diretrizes gerais sobre as úlceras de pressão as classificam em vários estágios:

- **Estágio inicial:** não há ruptura, apenas ocorre coloração púrpura ou acastanhada.
- **Estágio I:** área de eritema que desaparece à digitopressão e, eliminada a pressão geradora do problema, o eritema desaparece em 24 horas. Se não ocorre remoção da pressão sobre o tecido, o eritema não mais desaparece à digitopressão, mas a pele continua intacta, ainda que possa apresentar-se lívida pela isquemia.
- **Estágio II:** a ulceração mostra-se recoberta por escara e atinge a epiderme, a derme ou ambas as camadas.
- **Estágio III:** A ulceração atinge toda a espessura da pele com dano ou necrose atinge o subcutâneo, mas não a fáscia.
- **Estágio IV:** a ulceração atinge toda a espessura da pele com destruição da fáscia, músculos, tendões e ossos.

Existem apresentações não passíveis de estagiamento, como grandes úlceras recobertas por escara, cuja real profundidade não pode ser avaliada sem a sua remoção.

Nos estágios I e II, o tratamento é sempre clínico. Ocorre redução da pressão sobre os tecidos, desbridamento, antibióticos para a infecção e curativos, sendo hoje empregados hidrocoloides e outros curativos biológicos, como carvão, espumas, hidrogéis e alginatos. Nos estágios III e IV, pode ser necessário tratamento cirúrgico com excisão da úlcera e, sendo o fechamento primário raramente conseguido, muitas vezes utilizam-se enxertos e, principalmente, retalhos cutâneos, retalhos miocutâneos e retalhos livres nutridos, via anastomoses venosas e arteriais por meio de técnicas de microcirurgia.

Também são empregados tratamentos alternativos, oxigênio hiperbárico e eletroterapia. Curativos a vácuo ainda não foram plenamente avaliados cientificamente.

É fundamental a prevenção com cuidados adequados de enfermagem, como mudança frequente de posição do enfermo e uso de colchões e almofadas apropriados. Quando instaladas, são lesões de difícil cicatrização, pelo trofismo alterado da região. Osteomielite, pioartrose, fístulas uretrais, septicemia, disreflexia autonômica, anemia e amiloidose são complicações das úlceras de pressão.

ÚLCERA DE MARJOLIN

É quando há o desenvolvimento de carcinoma espinocelular em úlcera crônica ou cicatriz antiga. Relativamente rara, ocorre, em geral, em úlceras de perna de origem venosa, porém também é observada em cicatrizes de queimadura e em fístulas crônicas, radiodermite e ulceras de pressão. Clinicamente, caracteriza-se pela progressão da úlcera, que assume aspecto vegetante e/ou verrucoso, particularmente na borda (FIGURA 24.8). O período de malignização parece bastante longo, de 25 a 40 anos nas séries estudadas, mas o comportamento é agressivo, ocorrendo metástases nos linfonodos em 30 a 40% dos casos, quando não é feito tratamento precoce. É imprescindível a biópsia em todo caso de úlcera que se torna vegetante ou verrucosa. O tratamento é a exérese, e o seguimento deve ser feito a longo prazo, pois o índice de recidivas é elevado, cerca de 25 a 50%.

ÚLCERA GANGRENOSA DE FOURNIER

É ulceração aguda, de aparecimento súbito e progressão rápida, que se desenvolve na região genital masculina, atingindo rapidamente o escroto, o pênis e o períneo, podendo progredir até a região perianal e pubiana. É encontrada em todas as idades, com mais frequência entre os 50 e 70 anos, sendo manifestação de fasciíte necrotizante que atinge a região genital, e é causada por diversos microrganismos (ver Capítulo 8). O tratamento é antibioticoterapia, de acordo com os achados bacteriológicos, e desbridamento cirúrgico. Ocorre em indivíduos diabéticos. A evolução pode ser grave e eventualmente fatal se não tratada precocemente. Quadro similar na genitália feminina é excepcionalmente raro.

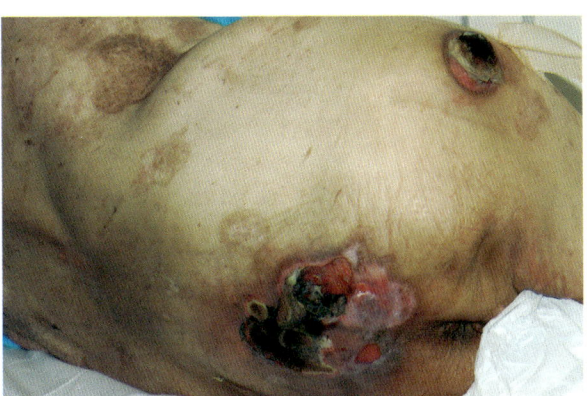

FIGURA 24.7 – Úlceras de decúbito, ainda com a escara, na região sacral e sobre a tuberosidade isquiática.

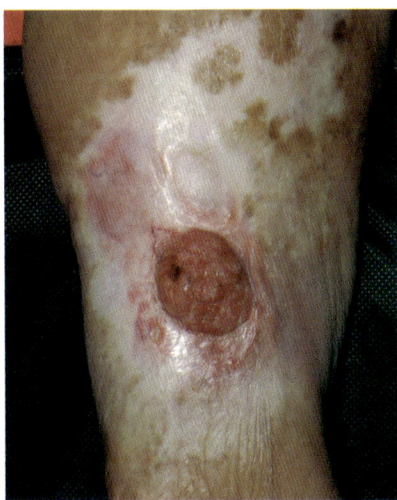

FIGURA 24.8 – Úlcera de Marjolin. Tumoração vegetante em área cicatricial. Carcinoma espinocelular.

CAPÍTULO 25

DISCROMIAS

A cor da pele é dada pela melanina (cor vermelha, marrom até preta), pelos tecidos constituintes da pele e subcutâneo e pelo sangue dos vasos da derme. Há duas formas de melanina nos mamíferos: a eumelanina e a feomelanina, ambas derivadas da tirosina, pela ação da tirosinase. A tirosinase é sintetizada no Complexo de Golgi e forma a melanina nos vacúolos citoplasmáticos que formam os melanossomas que são injetados nos queratinócitos. A unidade melânica epidérmica é constituída por um melanócito que alimenta cerca de 36 queratinócitos. A cor da pele é controlada por 3 a 6 genes. A principal função da melanina é a filtragem das radiações principalmente entre 200 e 800 nm.

Além disso, ao absorver a radiação ultravioleta (UV), não somente diminui a penetração dessas radiações na pele, como também elimina radicais de oxigênio reativo que, a exemplo das radiações UV, também produzem dano ao DNA. Por outro lado, a melanina ativada pelas radiações UV pode produzir radicais livres capazes de eliminar células alteradas por mecanismo fototóxico. Os raios UV, ao atingirem os indivíduos cuja pele contém mais melanina, determinam maior absorção de calor, levando a aumento da temperatura, o que resulta em maior sudorese.

A produção de melanina é influenciada pelas radiações UV e por fatores endócrinos, parácrinos e autócrinos.

As radiações UV induzem a produção de fatores de crescimento e citocinas que provocam proliferação de melanócitos ou maior melanogênese. Doses elevadas de radiação UV provocam inibição da proliferação na fase G2 do ciclo celular por aumento da produção de p53, mas há aumento da atividade da tirosinase com consequente aumento da melanogênese. Paralelamente, as radiações UV aumentam o tamanho dos melanócitos e de seus dendritos.

Os fatores endócrinos que atuam sobre os melanócitos por estímulo à melanogênese são os estrogênios, como é evidente na gravidez, e as melanocortinas produzidas pela hipófise, que estão aumentadas na doença de Addison.

Mediadores inflamatórios como IL-1α e IL-1β, PGE2 e PGF2α aumentam a melanogênese (os melanócitos também sintetizam essas substâncias – ação autócrina e parácrina), e os leucotrienos C_4 e D_4 são mitógenos para melanócitos. Esses fatores intervêm nas pigmentações pós-inflamatórias.

O fator básico de crescimento de fibroblastos tem ação parácrina sobre os melanócitos por se ligar a seus receptores de tirosinocinase, induzindo sua proliferação. As endotelinas também têm ação parácrina sobre os melanócitos, estimulando sua proliferação e diminuindo sua apoptose.

Discromias são alterações de cor da pele resultantes da diminuição (leucodermias) ou do aumento da melanina (melanodermias) ou da deposição, na derme, de pigmentos ou substâncias de origem endógena ou exógena (hipercromias).

LEUCODERMIAS

Leucodermias congênitas e hereditárias

ALBINISMO OCULOCUTÂNEO (ALBINISMO)

É uma acromia-hipocromia hereditária devida à ausência total ou quase total de melanina na pele, nos cabelos e nos olhos. O albinismo oculocutâneo caracteriza-se por cor branca da pele, cabelos branco-amarelados, íris translúcida e rósea, nistagmo, diminuição da acuidade visual, fotofobia e fundo de olho hipopigmentado **(FIGURA 25.1)**. Quando limitado somente aos olhos, trata-se do **albinismo ocular**.

O sistema óptico depende da melanina para seu desenvolvimento normal. Quando há deficiência de melanina, ocorrem alterações na decussação das fibras nervosas, levando a predomínio da visão monocular sobre a visão binocular. A maior dispersão da luz no interior do globo ocular provoca fotofobia e alterações na retina e córnea. Há hipoplasia da fóvea e nistagmo, este já presente nos três primeiros meses de vida.

Na pele há diminuição ou mesmo a ausência de pigmento melânico produz aspecto extremamente claro, fotossensibilidade intensa e propensão ao desenvolvimento de tumores relacionados à exposição aos raios UV.

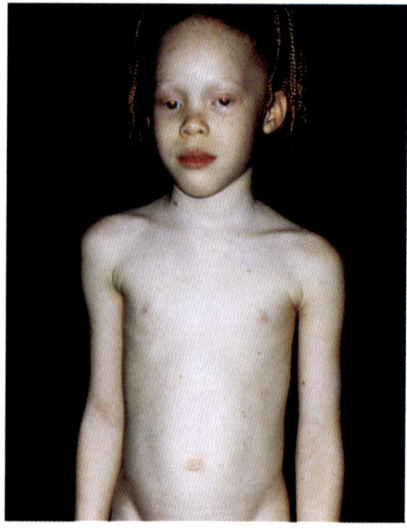

FIGURA 25.1 – Albinismo oculocutâneo. Cor branca da pele, cabelos amarelados.

O albinismo é uma genodermatose autossômica recessiva cuja incidência é, na maioria dos países, em torno de 1:20.000 indivíduos. A maior incidência de albinismo ocorre em índios Cuna, na ilha de San Blas, Panamá, 6,3 por 1.000 indivíduos. Há diferentes tipos de albinismo, porém o defeito genético envolve a síntese da melanina. O número de melanócitos na epiderme é normal em todos os tipos, exceto em dois, porém em todos a atividade de formação da melanina está afetada. Em alguns tipos, falta tirosinase; em outros, a atividade é baixa. Albinos tirosinase-positivos têm a enzima normal, mas outros fatores limitam a formação de melanina.

Identificam-se pelo menos 10 diferentes tipos de albinismo oculocutâneo, todos autossômicos recessivos, por suas características genéticas, bioquímicas, incidência e clínica:

- Albinismo oculocutâneo:
  - Albinismo oculocutâneo 1.
  - Albinismo oculocutâneo 1A.
  - Albinismo oculocutâneo 1B.
  - Albinismo oculocutâneo 2.
  - Albinismo oculocutâneo 3.
- Albinismo ocular (este tipo de albinismo, por não ser acompanhado de alterações cutâneas, não será abordado):
  - Albinismo ocular 1.
  - Albinismo ocular autossômico recessivo.

ALBINISMO OCULOCUTÂNEO 1

É determinado por mutações no gene que codifica a tirosinase localizado no cromossomo 11 (11q14-21). Há dois subtipos 1A e 1B.

ALBINISMO OCULOCUTÂNEO 1A

Corresponde ao albinismo tirosinase-negativo, pois a tirosinase produzida é completamente inativa. A pele e os cabelos são brancos, e os olhos são azuis, com íris translúcida. Os doentes não se bronzeiam e estão sob risco de câncer cutâneo. Há fotofobia, nistagmo severo e diminuição da acuidade visual.

ALBINISMO OCULOCUTÂNEO 1B (ALBINISMO AMARELO MUTÁVEL)

Resulta de mutação do gene da tirosina que permite certo grau de atividade da enzima. É mais raro, e o grau de despigmentação é variável; com a idade, os cabelos tornam-se amarelos, os nervos pigmentam e surgem sardas pela exposição solar. Os sintomas oculares (fotofobia, nistagmo) e a acuidade visual também melhoram ao longo do tempo.

Há uma variante do albinismo oculocutâneo 1B denominada – termossensível, pois a mutação que ocorre determina a produção de tirosinase termossensível cuja atividade diminui em temperaturas mais elevadas e aumenta em temperaturas mais baixas, resultando em despigmentação do couro cabeludo e das axilas e maior pigmentação nos braços e nas pernas.

ALBINISMO OCULOCUTÂNEO 2

Clássico albinismo tirosinase-positivo. É o tipo de albinismo de maior prevalência e decorre de mutação no gene da proteína P localizado na posição 15q11-13. Essa proteína relaciona-se ao transporte da tirosina. Clinicamente, a pigmentação é variável, desde quase ausente a quase normal. O pigmento ausente ao nascimento aumenta com a idade, havendo pigmentação de nevos e aparecimento de efélides. As alterações oculares também melhoram progressivamente.

ALBINISMO OCULOCUTÂNEO 3

Decorre de mutação no gene codificador da proteína TRP-1 que regula a produção de eumelanina; o fenótipo resultante não está determinado em brancos e asiáticos, mas em negros a pele e os cabelos apresentam-se com coloração marrom-clara ou marrom-avermelhada. Não há alterações oculares significativas, e alguns autores não consideram esse quadro um verdadeiro albinismo.

SÍNDROMES RELACIONADAS AO ALBINISMO
SÍNDROME DE HERMANSKY-PUDLAK

Albinismo oculocutâneo tirosinase-positivo com alterações de plaquetas (defeito na armazenagem, diminuição dos grânulos e níveis reduzidos de serotonina) que favorecem hemorragias e alterações do metabolismo lipídico consequentes a mutações localizadas no cromossomo 10, 10q23.1-23.3. É registrada em habitantes de Porto Rico, tendo sido relatada também no Brasil. Assim, ao lado das alterações similares ao albinismo oculocutâneo tirosinase-positivo, há hemorragias e equimoses, alterações lipídicas incluindo acúmulo de substância ceroide nos lisossomos, levando a fibrose pulmonar, doença granulomatosa intestinal e insuficiência renal. Cerca de 50% dos doentes vão a óbito por complicações da síndrome, sendo a sobrevida média de 30 a 50 anos.

SÍNDROME DE CHEDIAK-HIGASHI

Albinismo oculocutâneo tirosinase-positivo com anomalias hematológicas e neurológicas. É uma doença autossômica recessiva por mutação no gene *CHS1* localizado no cromossomo 21, posição 1q42-43 que codifica a proteína expressa no citoplasma das células; essas mutações determinam anormalidades na síntese e no armazenamento de vários grânulos secretores em vários tipos de células, lisossomo de fibroblastos e leucócitos, corpos densos das plaquetas, grânulos azurófilos dos neutrófilos e melanossomas dos melanócitos. Todas essas estruturas se apresentam aumentadas e com configuração irregular. O comprometimento dessas células explica o quadro clínico, alterações das plaquetas provocam fenômenos hemorrágicos, alterações dos neutrófilos levam à neutropenia, e defeitos na quimiotaxia favorecem infecções de repetição.

A doença frequentemente é fatal nas crianças por infecções graves ou pelo desenvolvimento de quadros similares a linfoma favorecidos por infecções virais, em particular pelo Epstein-Barr vírus. Nos poucos doentes que sobrevivem, desenvolvem-se alterações neurológicas graves, convulsões, parkinsonismo, demência e neuropatias periféricas. O albinismo oculocutâneo acompanha-se de alterações oculares graves. A pele é branca e os cabelos são louros ou de cor cinza-prateada (FIGURA 25.2). À microscopia os cabelos mostram agrupamentos de grânulos de pigmento distribuídos regularmente. São frequentes infecções, piodermites, infecções sinusais e pulmonares, infecções orais, gengivite, doença periodontal e viroses. Às vezes, há hepatoesplenomegalia e alterações hemorrágicas; laboratorialmente, a diagnose pode ser estabelecida pela presença dos grânulos característicos nos neutrófilos por exame de esfregaços do sangue periférico. O mielograma também demonstra a presença dos mesmos grânulos nas células precursoras dos leucócitos. Também há hipergamaglobulinemia e neutropenia.

Na diagnose diferencial, devem ser considerados albinismo, síndrome de Gricelli, infecções bacterianas e virais, pioderma gangrenoso e linfomas cutâneos de células T. O tratamento de eleição é o transplante de medula.

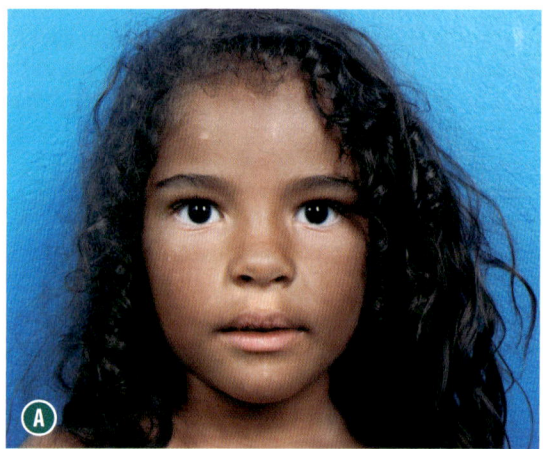

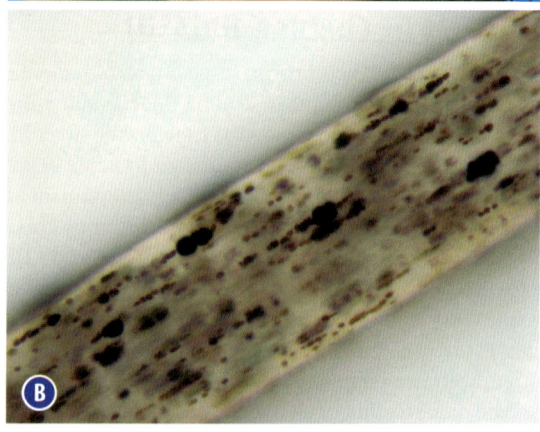

FIGURA 25.2 – Síndrome de Chediak-Higashi. Ⓐ Coloração bronzeada e cabelos acinzentados (caracteristicamente, de difícil vizualização em fotografias). Ⓑ Exame microscópico dos cabelos. Pequenos agrupamentos de melanina regularmente organizados.

SÍNDROME DE GRICELLI

É caracterizada por albinismo parcial que se acompanha de alterações neurológicas (tipo I determinado por mutações no gene *MYO5A*) ou por alterações imunológicas (tipo II determinado por mutações no gene *RAB27A*). Ambos os genes atuam na migração dos melanossomas e, em ambas as formas, há despigmentação. Uma das primeiras manifestações é o cabelo prateado. No tipo II, o defeito imune é expresso por manifestações de ativação descontrolada dos linfócitos T e macrófagos tipo síndrome hemofagocítica ou linfo-histiocitose hemofagocítica que geralmente leva a criança ao óbito. Essas manifestações podem estar associadas a infecções virais (EBV, hepatite A, herpesvírus). Esses doentes também podem ter manifestações neurológicas intermitentes por invasão do sistema nervoso central.

Os doentes de tipo I apresentam alterações neurológicas precoces e que não regridem, diferentemente do que ocorre no tipo II. Pode haver hidrocefalia, hipotonia, descoordenação motora, encefalopatia, paralisia facial periférica, espasticidade, convulsões e retardo do desenvolvimento psicomotor.

Laboratorialmente, pode haver pancitopenia, hipofibrinogenemia, hipertrigliceridemia, hipoproteinemia e alterações da resposta imune das células *natural killer* (NK) e dos linfócitos. Diferentemente da síndrome de Chediak-Higashi, não há grânulos nos neutrófilos nos esfregaços do sangue periférico.

O único tratamento da síndrome hemocitofagica é o transplante de medula óssea. Nos pacientes com infecções utilizam-se antibióticos e antivirais. Nos caso com mutação no gene *MYO5A* não há tratamento especifico.

SÍNDROME DE CROSS

Provavelmente autossômica dominante, caracteriza-se por despigmentação generalizada da pele e cabelos prateados. É acompanhada de alterações neurológicas importantes, como ataxia e espasticidade, além de retardo mental e anormalidades oculares, como nistagmo, microftalmia e opacidades da córnea.

SÍNDROME DE ANGELMAN E SÍNDROME DE PRADER-WILLI

Ambas caracterizam-se por hipopigmentação cutânea e decorrem de alterações do gene *UBE3A*.

Na **síndrome de Angelman**, ocorre perda da expressão materna do gene *UBE3A* localizado no cromossomo 15q11. Há grave retardo do desenvolvimento psicomotor, convulsões e expressão facial de sorriso permanente.

Na **síndrome de Prader-Willi**, há retardo do desenvolvimento psicomotor, mãos e pés pequenos. Na pele, além da hipopigmentação, evidenciam-se lesões causadas por manipulação cutânea. Há hipotonia, choro fraco, dificuldade em mamar, hipoplasia genital (criptorquidia, hipoplasia escrotal, hipoplasia clitoriana). Há hiperfagia, que leva à obesidade. Na idade adulta, podem surgir diabetes, arteriosclerose precoce, apneia do sono e alterações comportamentais.

SÍNDROME DE TIETZ

Provavelmente autossômica dominante, caracteriza-se por ausência total de pigmento na pele e nos cabelos, hipoplasia das sobrancelhas, surdo-mudez, olhos normais e edema doloroso não supurativo da parede anterior do tórax.

Diagnose complementar do albinismo

Na microscopia óptica, o aspecto é normal. A detecção da tirosinase é pela incubação em levodopa, com a distinção de tirosinase negativa e positiva. A tirosinase pode ser negativa na epiderme e positiva nos bulbos pilosos. A eletromicroscopia permite identificar e classificar os melanossomas (os pré-melanossomas e os vários estágios dos melanossomas I, II, III, IV), importante na classificação dos tipos de albinismo oculocutâneo.

Evolução do albinismo

Os albinos são extremamente sensíveis à exposição solar, pela falta de melanina. Exposições curtas provocam queimadura solar. A ação cumulativa de doses mínimas actínicas determina a pele fotolesada (elastose, telangiectasias, queratoses) e subsequentemente tumores malignos.

Tratamento do albinismo

Fotoprotetores. Criocirurgia, curetagem e eletrocoagulação e exérese precoce de queratoses e tumores malignos.

Atualmente, admite-se potencial uso do medicamento nitisinona no tratamento do vitiligo ocular. Esse medicamento é aprovado para o uso na tirosinemia hereditária tipo 1 por elevar os níveis plasmáticos da tirosina e por aumentar a pigmentação do olho e dos cabelos.

ALBINOIDISMO

É uma afecção predominante autossômica dominante e representa uma forma de albinismo tirosinase-positivo com diminuição da produção melânica na pele e com alterações mínimas nos olhos. A hipopigmentação da pele e dos cabelos não é intensa como no albinismo, e os doentes bronzeiam-se; as alterações são pequenas, podendo haver fotofobia e às vezes miopia. O estado geral não é afetado.

ALBINISMO OCULAR

A despigmentação é somente ocular. A transmissão é autossômica recessiva ou dominante. São identificáveis cinco tipos.

PIEBALDISMO

Também chamado de albinismo parcial, é uma afecção autossômica dominante devida à mutação no proto-oncogene *KIT* que codifica um receptor da tirosinocinase que participa do desenvolvimento dos melanócitos. Caracteriza-se na forma típica por uma madeixa de cabelos brancos (poliose circunscrita) associada com área triangular de despigmentação. Esta pode ir da fronte à raiz do nariz. A parte medial das sobrancelhas e os cílios podem ser acrômicos **(FIGURA 25.3)**. Esse quadro pode estar associado com máculas amelanóticas disseminadas, eventualmente simétricas. Algumas vezes, pode faltar a lesão frontal, e o piebaldismo tem somente essas máculas. No interior das máculas amelanóticas, podem ser encontradas ilhotas de pigmentação, que auxiliam na diagnose diferencial com vitiligo.

Os exames complementares revelam ausência ou raros melanócitos nas áreas despigmentadas. A eletromicroscopia mostra que esses raros melanócitos estão alterados. Nas áreas despigmentadas, os melanócitos estão ausentes ou às vezes há um número reduzido de melanócitos anormais grandes. Nas áreas hiperpigmentadas, existem melanócitos que exibem melanossomas normais e melanossomas anômalos, esféricos e granulosos. É importante o exame pela luz de Wood para localizar todas as áreas despigmentadas.

O piebaldismo pode estar associado com surdez (**síndrome de Woolf recessiva ligada ao cromossomo x**); com surdez, hipertrofia da base do nariz, afastamento dos *canthi* internos, displasia craniana, hipertricose superciliar e heterocromia da íris (**síndrome de Waardenburg**).

Atualmente, consideram-se quatro variantes da síndrome. O tipo I é a forma clássica; o tipo II não apresenta afastamento dos *canthi*, mas tem incidência elevada de surdez congênita e heterocromia da íris; o tipo III é semelhante ao tipo I, mas se associa a anormalidades dos membros e há afastamento dos *canthi*; o tipo IV às vezes apresenta maior despigmentação e se associa à doença de Hirschsprung.

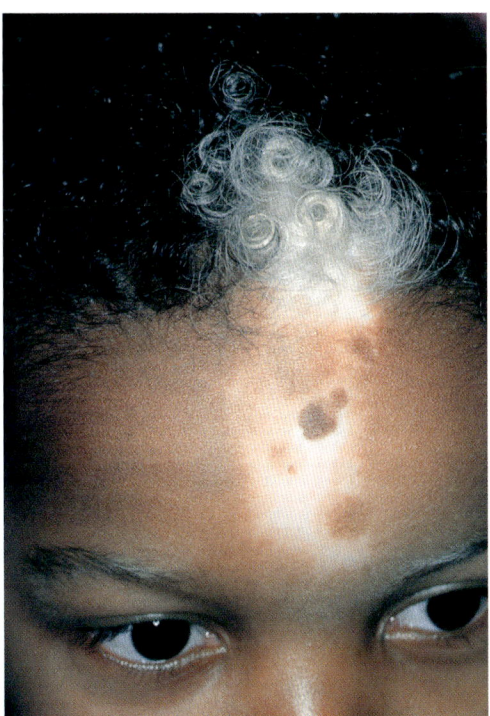

FIGURA 25.3 – Piebaldismo. Afecção autossômica dominante com madeixa de cabelos brancos.

NEVO ACRÔMICO (NEVO HIPOCRÔMICO OU *DEPIGMENTOSUS*)

É uma área com hipocromia (o nome nevo hipocrômico seria mais indicado), com forma e tamanho variáveis. Pode ser imperceptível após o nascimento, evidenciando-se com o desenvolvimento e a exposição solar. Pode ser mais bem evidenciado pelo exame com luz de Wood. A microscopia óptica revela melanócitos em número normal, mas menos reativos à DOPA, portanto alterados funcionalmente, e que à microscopia eletrônica mostram alterações morfológicas nos melanossomas. O nevo acrômico é uma anomalia congênita, porém pode ter herança autossômica dominante. Pode representar uma forma localizada de piebaldismo. Excepcionalmente, pode estar associado com retardo mental, convulsões e hipertrofia de membro (FIGURA 25.4).

A diagnose diferencial deve ser feita com vitiligo e nevo anêmico. O exame com luz de Wood revela uma hipocromia, não mostrando a cor branca-nacarada do vitiligo. Por outro lado, a localização e a duração da lesão são importantes para a exclusão de vitiligo. Lesão localizada em criança, com meses ou anos de duração, que não apresenta a cor branca-nacarada, é provável nevo acrômico. A vitropressão feita na borda da lesão e pele normal mostrando a mesma coloração pela compressão dos vasos possibilitam confirmar a diagnose de nevo anêmico. Existem formas raras sistematizadas que exigem diagnose diferencial com a hipomelanose de Ito.

HIPOMELANOSE DE ITO (INCONTINÊNCIA PIGMENTAR ACROMIANTE)

Leucodermia de provável herança autossômica dominante, rara, mais frequente no sexo feminino, que se caracteriza por lesões despigmentadas, lineares, consoante as linhas de Blaschko, ou por manchas irregulares não simétricas que podem atingir os dois lados do corpo. Em geral, as lesões envolvem mais de duas regiões dermatômicas. Pode haver repigmentação de lesões ao longo do tempo (FIGURA 25.5). Há associação com retardo mental, convulsões, dismorfismo craniofacial, alterações dentárias, palato fendido, hipertelorismo e outras alterações musculesqueléticas como hemi-hipertrofia corporal, anormalidades dos membros, além de alterações neurológicas como retardo mental, convulsões e hipotonia. Defeito na crista neural explica essas alterações. Admite-se que a hipomelanose de Ito seja causada por mutações esporádicas e mosaicismo cromossômico, mas os genes mutados não foram identificados. O número de melanócitos na epiderme está normal ou diminuído, a DOPA-reação revela diminuição na formação da melanina e a eletromicroscopia mostra alterações nos melanossomas.

Melanófagos não são encontrados na derme, diversamente da incontinência pigmentar, razão pela qual o nome de hi-

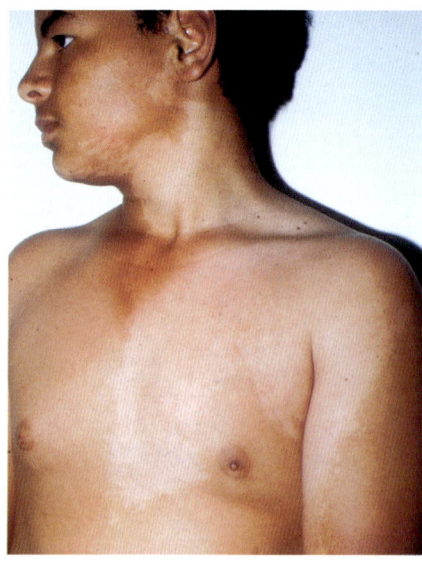

FIGURA 25.4 – Nevo acrômico. Área hipocrômica irregular atingindo predominantemente um hemicorpo.

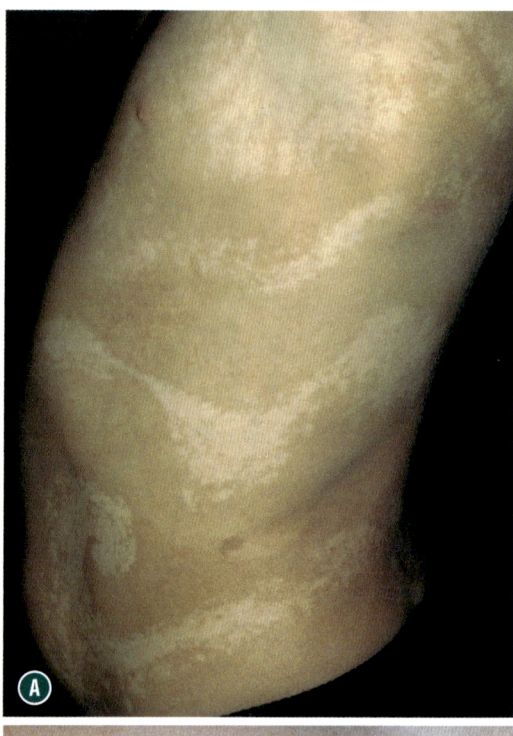

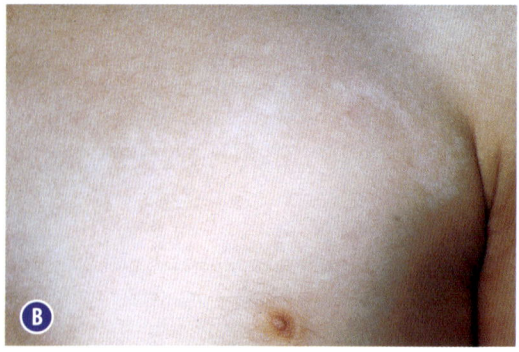

FIGURA 25.5 – Hipomelanose de Ito. Ⓐ Hipocromias em faixas e em espirais. Ⓑ Lesões leucodérmicas lineares irregulares.

pomelanose de Ito é preferível ao de incontinência pigmentar acromiante.

Na ausência de manifestações sistêmicas, pode-se cosmeticamente usar de modo tópico psoralênico e exposição à radiação UV.

FENILCETONÚRIA

É um quadro autossômico recessivo, raro, que ocorre pela deficiência ou falta de uma enzima, a fenilalanina-oxidase. Não há consequentemente a oxidação da fenilalanina para formar tirosina. Ocorre o acúmulo de fenilalanina no sangue e a excreção de seus derivados na urina: ácidos fenilpirúvico e fenilacético. O alto nível de fenilalanina no sangue bloqueia a formação de melanina.

O quadro clínico é de pele e cabelos descorados, olhos azuis, lesões eczematosas e esclerodermiformes, retardo mental com anomalias no eletroencefalograma (ver Capítulo 56).

Leucodermias adquiridas

VITILIGO

Leucodermia adquirida relativamente frequente afetando em torno de 0,5 a 2% da população, caracterizada pelo aparecimento de lesões acrômicas devidas à destruição de melanócitos.

Patogenia

A causa não está esclarecida. Há componente genético, pois em 30% dos casos encontra-se ocorrência familiar. Eventualmente, há noxa desencadeante, com o vitiligo surgindo após traumas ou queimaduras de sol.

Há três teorias para explicar a destruição dos melanócitos: imunológica, citotóxica e neural. É possível também uma etiologia multifatorial.

A **teoria imunológica** admite que o vitiligo é uma doença autoimune com participação da imunidade humoral e celular. É assinalada a associação com doenças imunológicas como tireoidite de Hashimoto, doença de Graves, doença de Addison, diabetes insulino-dependente, anemia perniciosa, alopecia areata, psoríase, doença inflamatória intestinal, lúpus eritematoso sistêmico, esclerose sistêmica, síndrome de Down, insuficiência idiopática das adrenais e miastenia grave. Doentes de endocrinopatias familiares e candidose mucocutânea podem desenvolver anticorpos antimelanócitos, não citotóxicos. Anticorpos antimelanócitos são encontrados no vitiligo e também no melanoma maligno, mas não em outras discromias. Relatos recentes referem ação deletéria *in vitro* e *in vivo* de soro de doentes de vitiligo sobre células de melanoma maligno. A injeção de soro de doentes de vitiligo provoca destruição dos melanócitos em enxertos de pele normal em camundongos nus. No nevo halo há eliminação das células névicas e melanócitos ao redor determinando o halo acrômico. Nesses nevos, além de anticorpos antimelanócitos, existe participação dos linfócitos T. Há grande infiltrado linfocitário composto predominantemente por linfócitos T CD8 citotóxicos (4CD8+ :1 CD4+) que se admite exercerem efeito citotóxico direto sobre as células névicas e melanócitos epiteliais da periferia do nevo. Também se encontram células T CD8 citotóxicas na periferia de lesões de vitiligo comum; nos doentes de vitiligo também são encontradas células T circulantes melanócito-específicas. Cerca de 10% dos doentes de melanoma metastático têm vitiligo. Em linfomas, especialmente micose fungoide, Hodgkin e mieloma múltiplo, pode surgir vitiligo. Portanto, os anticorpos imputam imunidade humoral, mas estudos histológicos e a presença de célula T no sangue sugerem também componentes de imunidade celular.

A **teoria citotóxica** baseia-se no fato de que derivados da hidroquinona são tóxicos *in vitro* para melanócitos. As estruturas de derivados da hidroquinona são similares às estruturas da dopaquinona ou de indóis formados durante a síntese da melanina. É possível que esses metabólitos intermediários possam destruir as células melanocíticas. Atualmente, valoriza-se como forma de citotoxicidade o chamado estresse oxidativo. Verificou-se que a pele vitiligosa apresenta acúmulo de pteridinas por defeito na homeostase da tetraidrobiopteridina que provoca acúmulo de peróxido de hidrogênio, o qual é melanocitotóxico. A dosagem de superóxido dismutase e catalase demonstra aumento acentuado da primeira e níveis baixos da catalase na pele de doentes de vitiligo, sugerindo aumento do estresse oxidativo que resultaria em aumento de radicais livres tóxicos que destruiriam os melanócitos.

A **teoria neural** baseia-se na localização unilateral ou segmentar observada em formas de vitiligo. Os seguintes argumentos são favoráveis à teoria neural: indivíduos com lesões de vitiligo nas áreas denervadas; pode ser observado aumento da vasoconstrição e sudorese nas áreas despigmentadas, sugerindo aumento da atividade adrenérgica; há registro de excreção urinária aumentada de neurometabólitos como o ácido vanilmandélico e o ácido homovanílico em doentes de vitiligo; o mecanismo da ação neural ocorreria pela produção de neuromediadores, a partir das terminações nervosas, que interfeririam na melanogênese.

Outra teoria admite destruição dos melanócitos por defeitos intrínsecos. Os melanócitos não possuiriam mecanismos normais capazes de remover precursores tóxicos da melanina.

Nenhuma das teorias isoladamente explica a patogênese nas várias apresentações observadas de vitiligo, sendo o mais provável a origem multifatorial, talvez com predomínio de alguns mecanismos em cada forma de vitiligo.

Manifestações clínicas

A maioria dos casos de vitiligo surge entre os 10 e 30 anos. Nas áreas de vitiligo, pode ocorrer ou não leucotríquia. Quando presente, a leucotríquia indica pior prognose, pois a repigmentação ocorre predominantemente por reservas melanocitárias do folículo piloso. Existe uma apresentação clínica do vitiligo designada tricrômica quando entre a área despigmentada central e a área normalmente pigmentada existem áreas não completamente acrômicas, mas menos pigmentadas. Dessa forma, observam-se nas lesões três colorações, a pigmentação normal, a área menos pigmentada e a área acrômica. Evolutivamente, em geral as áreas menos pigmentadas acabam por sofrer despigmentação completa. Muito raramente, as bordas das lesões de vitiligo apresentam-se eritematosas e levemente elevadas; nesses casos, o exame histopatológico da borda mostra infiltrado inflamatório linfo-histiocitário. No vitiligo, o fenômeno de Köbner é extremamente frequente como resposta a mínimos traumas de qualquer natureza, sendo comum o desencadeamento do vitiligo por queimaduras solares.

Alguns autores classificam o vitiligo em formas localizadas e formas generalizadas. As formas localizadas subdividem-se em focais, quando representadas por uma ou mais manchas em determinada área, ou segmentares, quando as manchas se distribuem de modo pelo menos aproximadamente dermatômico. Existem formas localizadas de distribuição exclusivamente mucosa.

As formas generalizadas são classificadas em acrofaciais quando as lesões atingem áreas periorificiais e extremidades dos dedos, formas vulgares quando as lesões são disseminadas, e formas mistas quando ocorrem lesões acrofaciais e disseminadas. Consideram-se ainda as formas universais, quando as lesões atingem praticamente todo tegumento.

A variabilidade da extensão e da distribuição das lesões de vitiligo apresenta relação com possíveis causas. As formas localizadas, como o vitiligo segmentar, devem envolver preponderantemente causas de ação localizada. As formas disseminadas de vitiligo mais provavelmente devem resultar de causas de ação sistêmica e têm inclusive maior probabilidade de se associar a outras patologias, principalmente autoimunes, bem como encerram maior possibilidade de se acompanhar de lesões extracutâneas, como lesões oculares.

No início, há manchas hipocrômicas, depois acrômicas, marfínicas, de limites nítidos, geralmente com bordas hiperpigmentadas, com forma e extensão variáveis, não pruriginosas.

Há tendência à distribuição simétrica e predileção por áreas maleolares, punhos, face anterolateral das pernas, dorso das mãos, dedos, axilas, pescoço e genitália; no couro cabeludo, poliose **(FIGURAS 25.6 A 25.10)**. É raro nas palmas e nas plantas, po-

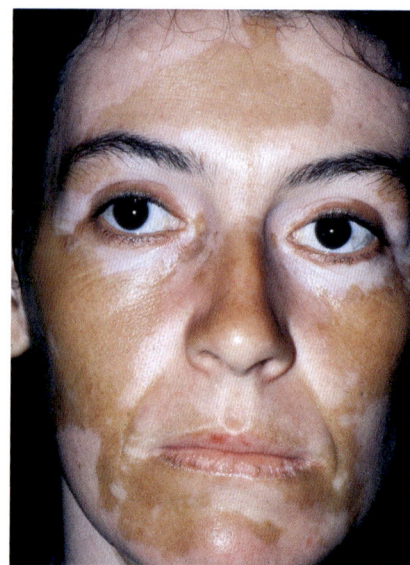

FIGURA 25.7 – Vitiligo. Lesões acrômicas na face.

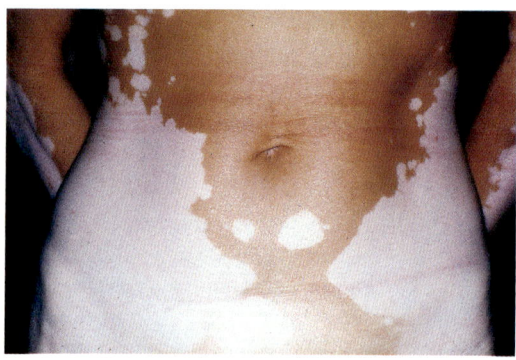

FIGURA 25.8 – Vitiligo. Lesões acrômicas e leucomelanodérmicas extensas, simétricas no abdome.

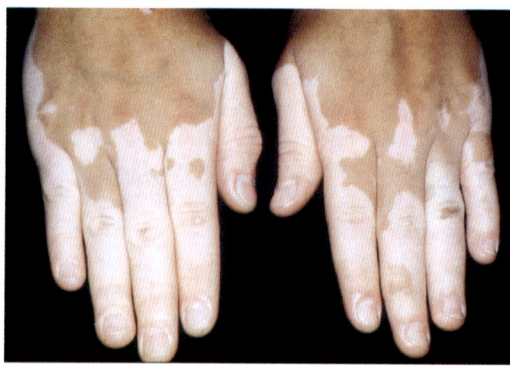

FIGURA 25.9 – Vitiligo. Acromia das extremidades superiores.

rém é frequente em localização genital, perioral e periorbitária, podendo atingir os olhos. A mesma noxa que lesa os melanócitos da pele pode atingir as células pigmentares dos olhos. Em cerca de 7% dos doentes de vitiligo, ocorre uma uveíte subclí-

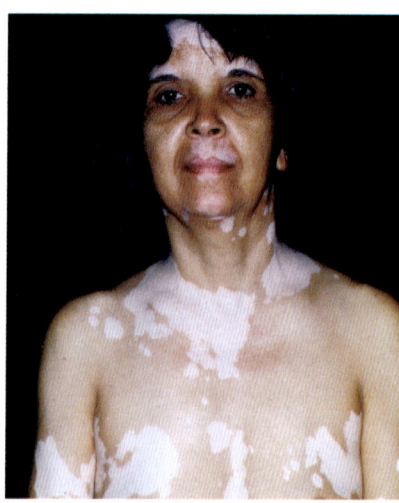

FIGURA 25.6 – Vitiligo. Manchas acrômicas e leucomelanodérmicas disseminadas.

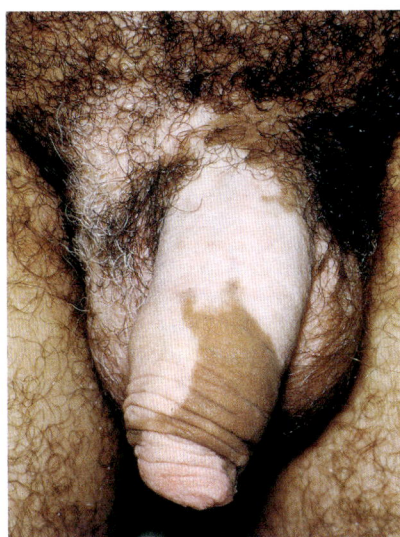

FIGURA 25.10 – Vitiligo. Mancha acrômica na genitália masculina. Localização frequente.

nica e eventualmente pode haver lesão na mácula. A ocorrência de vitiligo em doentes de patologias oculares (uveíte e irites) é significativamente maior que na população. Finalmente, na síndrome de Vogt-Koyanagi, há a associação de manchas vitiliginosas, alterações oculares e do sistema nervoso.

Também se registram anormalidades auditivas em doentes de vitiligo, pois o labirinto contém melanócitos que podem ser lesados. Existem estudos relatando vitiligo familiar associado à hipoacusia.

Histopatologia

Verifica-se ausência de melanócitos nas áreas despigmentadas, por dopa-negatividade e eletromicroscopia. Na periferia ou em lesões recentes, em áreas hipopigmentadas, podem-se encontrar alguns melanócitos dopa-positivos e grânulos de melanina em células basais.

Diagnose

Em geral, não apresenta dificuldades. É importante o exame pela luz de Wood, que, tornando as lesões mais evidentes, permite verificar a extensão da afecção, excluir afecções hipocrômicas e acompanhar a evolução.

A diagnose diferencial inclui albinoidismo e nevo acrômico, acromias de contato por derivados da hidroquinona, usados em indústrias de borracha, em particular o monobenzil éter de hidroquinona; pitiríase alba, que apresenta lesões hipocrômicas na face, nos membros superiores e no dorso; hipocromia residual na pitiríase versicolor e psoríase; hanseníase com lesões hipocrômicas que apresentam discreta infiltração nas bordas e distúrbio da sensibilidade.

Além dessas afecções, devem ser consideradas na diagnose diferencial também pinta, piebaldismo, hipomelanose gutata idiopática, esclerose tuberosa e micose fungoide hipocromiante.

Evolução

É imprevisível, não havendo qualquer critério clínico ou laboratorial que oriente a prognose. Pode estacionar, progredir ou regredir. A repigmentação espontânea não é rara e se inicia com ilhotas pontuadas ou gotadas nos óstios foliculares no interior da mancha ou de modo centrípeto a partir das bordas.

A repigmentação é devida à ativação e à migração de melanócitos que estão nos folículos pilosos para a camada basal da pele despigmentada. Consequentemente, áreas da pele com poucos folículos (mãos e pés) ou com pelos brancos respondem mal ao tratamento, enquanto na face, nos braços e no tronco há melhor resposta. A repigmentação também pode advir, em menor proporção, de melanócitos remanescentes da área acrômica e a partir de melanócitos das bordas da mancha acrômica. Irradiação e inflamação podem estimular a proliferação de melanócitos; corticoides e imunomoduladores podem estimular a divisão e a migração de melanócitos.

Tratamento

A primeira conduta é a exclusão de doenças eventualmente associadas.

O uso de fotoprotetores é imprescindível, pois:

- Lesões de vitiligo queimam-se facilmente pela exposição solar.
- As margens da lesão pigmentam mais e tornam maior o contraste.
- Exposição solar ou ultravioleta em doses suberitematosas é útil por estimular os melanócitos. Exposição solar ou ultravioleta em doses supraeritematosas é lesiva e pode aumentar ou desencadear novas lesões por lesionar melanócitos.

Tratamentos tópicos

Corticoides

Lesões localizadas podem responder ao uso tópico de corticoides tópicos de média potência (betametasona ou similar) em soluções ou cremes, aplicados diariamente. A repigmentação inicia-se após 3 a 4 meses e pode ocorrer em até 50% dos doentes. É um tratamento eletivo em crianças. Pode ser associado com luz solar ou UVB em doses suberitematosas.

Psoralênicos

A repigmentação pode ser obtida com psoralênicos por via tópica. O óleo de bergamota, pouco ativo, contém bergapteno (5-metoxipsoraleno [5-MOP]), em solução a 25% em álcool 95°, sendo aplicado nas manchas, com exposição ao sol após 15 minutos, iniciando com 2 a 3 minutos e aumentando 2 a 3 minutos a cada 2 a 3 dias. Mais ativo é o 8-metoxipsoralênico existente em uma planta egípcia, o *Ammi majus*. Da raiz de uma planta comum no Brasil Central, "mama-cadela", *Brosimum gaudichaudii*, é extraída uma seiva que contém psoralênicos naturais muito ativos, comercializada em solução ou comprimidos com o nome de Viticromin®. Dois psoralênicos são produzidos sinteticamente: o 8-metoxipsoraleno (*8-MOP-*

-Methoxsalen) e o trimetilpsoraleno (Trioxsalen), ambos usados por via tópica ou oral. O uso tópico somente é indicado em formas localizadas. Pode-se usar a solução de metoxisaleno. Após a aplicação, deve-se esperar 15 minutos. Deve-se começar com 1 minuto de exposição e aumentar 1 ou 2 minutos a cada 2 a 3 dias, se não ocorrer eritema, ou manter o mesmo tempo se surgir eritema. O importante é não expor ao sol a área tratada, após a aplicação, pelo risco de superexposição com reação grave de eritema agudo e bolhas extensas. Deve-se proteger sempre a área tratada usando, quando necessário, fotoprotetores.

Imunomoduladores
Há referências ao uso de pimecrolimus e tacrolimo. A tolerância é excelente e têm sido reportados resultados muito favoráveis, principalmente com o tacrolimo. Constituem a 2ª opção em lesões localizadas, após o uso de corticoides. Aparentemente os melhores resultados com os imunomoduladores são obtidos em lesões da cabeça e do pescoço.

Análogos da vitamina D
Calcitriol e tacalcitol também têm sido usados com respostas variáveis com base na ação desses compostos sobre a maturação e diferenciação dos melanócitos e a ativação da melanogênese. Os resultados mais efetivos são obtidos com o uso associado a UVB *narrow band* e PUVA.

Kellin
É a 5-8 dimetoxi-2-metil 4-5-furo 6-7 cremona, substância furocumarínica extraída da planta *Ammi visnaga*. Foi relatado seu uso a 4% em gel ou emulsão aplicada 30 minutos antes da exposição solar, e existem trabalhos de seu emprego sistêmico com UVA, mas os poucos trabalhos controlados não mostram superioridade em relação a placebo.

Tratamento fototerápico exclusivo

UVB *narrow band*
Atualmente, é muito utilizada a fototerapia com UVB *narrow band*, que é considerada terapia de escolha no vitiligo. Realizam-se duas a três sessões/semana em dias não consecutivos. É uma modalidade segura, inclusive para crianças. Existem dados discutíveis considerando vantajosa a associação com vitamina E por via oral.

Excimer laser
É outra modalidade terapêutica, a qual utiliza *laser* que emite radiação de 308 nm, podendo ser aplicado localizadamente nas lesões. É indicado para formas localizadas de vitiligo, e as sessões devem ser realizadas duas vezes/semana. Em geral, são necessárias de 24 a 48 sessões. Existem trabalhos que apontam uma maior efetividade quando seu uso é associado a tacrolimo tópico.

Tratamento sistêmico

Corticoides
Em adultos, na fase inicial, com lesões disseminadas, a primeira opção é corticoide por via oral. Deve-se administrar, na dose inicial, prednisolona de 1 mg por kg/dia, devendo depois ser reduzida. Pode ser feita também a pulsoterapia. Deve-se associar exposição solar suberitematosa ou UV, preferivelmente UVA em doses progressivas. Não ocorrendo melhoras evidentes em 6 meses, deve-se usar a segunda opção.

Psorasol
A 2ª opção em formas com lesões múltiplas ou disseminadas é a associação de psoralênico e luz solar. Devem-se administrar comprimidos de trioxsalen (0,3-0,6 mg/kg), duas a três vezes/semana, com exposição solar após 2 a 3 horas da ingestão do medicamento. Essa exposição deve ser preferivelmente entre 10 e 14 horas, iniciando com 10 minutos e aumentando progressivamente até 60 minutos. Quando ocorrer o eritema, não é necessário aumentar o tempo de exposição ao sol; se o eritema for mínimo, deve-se aumentar o período de exposição ou a dosagem do medicamento. Após cada exposição, o paciente não deve se expor ao sol por 12 horas, tempo necessário para a eliminação do medicamento. É preciso o uso de óculos de proteção visual quando houver exposição.

A repigmentação só se inicia após 30 a 40 exposições. Os psoralênicos naturais e o trioxsalen são atóxicos e efeitos colaterais não foram relatados mesmo após longos períodos de administração. O trioxsalen pode ser substituído pelo metoxisaleno na dosagem de 0,6 mg/kg.

PUVA (psoralênico-ultravioleta A)
Metoxisaleno (8-MOP): a 3ª opção é o método PUVA, que usa metoxisaleno (8-MOP) com UV, como descrito na terapia da psoríase. Após a administração do psoralênico, é feita a exposição ao UVA. Tem a facilidade de aplicação do UV e pode propiciar melhor resposta terapêutica. Deve ser feito sob supervisão de dermatologista em unidade de fototerapia. Não é indicado em crianças ou em adultos com pele clara. Geralmente são necessárias 50 a 300 sessões. Aplicações por longos períodos podem contribuir para fotoenvelhecimento, queratoses actínicas, carcinomas e catarata.

Despigmentação
Quando o vitiligo atinge área superior a 50% da superfície cutânea, a possibilidade de repigmentação é diminuta. Nessa condição, é indicada a despigmentação. É feita com monobenziléter de hidroquinona a 20% em creme (Benoquin®), com uma ou duas aplicações diárias por 3 a 12 meses. Como a droga destrói os melanócitos, a despigmentação é definitiva, o que deve ser bem esclarecido ao doente, que não poderá se expor ao sol ou deverá usar fotoproteção para sempre. A ação deletéria total do monobenziléter de hidroquinona é sobre os melanócitos. Assim não é indicado o uso em melanodermias, tendo em vista que, com os melanócitos sendo atingidos, em geral surge despigmentação gotada, em confete, definitiva.

Recentemente foi introduzida uma técnica de despigmentação usando creme de metoxifenol (*4-methoxyphenol* [4MP]) e *Q-switched ruby* (QSR) com resultados efetivos. Soluções cirúrgicas podem ser tentadas em casos especiais, vitiligo segmentar e formas localizadas que tenham se mantido estáveis por pelo menos 2 anos.

Enxertos

Usam-se enxertos de pele autóloga normal obtida por sucção, minienxertos ou cultura de melanócitos, ou mesmo suspensões de epiderme normal contendo queratinócitos e melanócitos. Existem trabalhos relatando bons resultados com a simples realização de curetagem de pele afetada. É uma técnica especializada indicada para lesões crônicas, com resultados eventualmente satisfatórios.

Betacaroteno

A ingestão de alimentos com caroteno ou a administração de betacaroteno, 50 mg/dia, origina cor amarelada da pele, a carotenodermia, que tem alguma ação protetora e algum efeito cosmético. Não tem efeito colateral nos olhos e não induz hipervitaminose A.

Camuflagem

Numerosos produtos cosméticos permitem a camuflagem com excelentes resultados, inclusive com preparados água-resistentes.

Fator emocional

O desencadeamento ou agravamento do vitiligo por problema emocional é excepcional. O oposto é mais comum, ou seja, o vitiligo trazer disfunção emocional, tornando necessário tratamento psicológico.

Tratamentos sem comprovação científica

Afecção em geral esteticamente deprimente, com resultados terapêuticos imprevisíveis, induzindo o tratamento por medicamentos sem ação comprovada. O extrato placentário, produzido em Cuba, é referido como tendo ação. Entretanto, nunca foram feitos no local estudos controlados comparativos. Acresce notar que experimentações no México e na Venezuela com grupos placebo não comprovaram qualquer ação terapêutica. Também numerosas substâncias, como a fenilalanina, são utilizadas empiricamente.

Charlatanismo

Como referido no item anterior, o vitiligo é campo fértil para impostores e visionários.

SÍNDROME DE VOGT-KOYANAGI

Quadro raro caracterizado por manchas vitiliginosas, poliose ciliar, áreas alopécicas, hipoacusia e uveítes (FIGURA 25.11). Há, inicialmente, uma meningoencefalite linfocitária asséptica, com febre, mal-estar, cefaleia, náuseas, vômitos e alterações psiconeurológicas como confusão mental, afasia e paraplegia, paralisia de nervos faciais, hemiparesias, mielite transversa; posteriormente, ocorrem uveítes e outras manifestações oculares e, a seguir, as manchas acrômicas nas pálpebras, na face, no pescoço ou em outras áreas. Pode ocorrer diminuição da audição, zumbido e vertigens e poliose dos cílios e das sobrancelhas.

O exame histopatológico da pele demonstra infiltrado inflamatório mononuclear, em que predominam linfócitos T

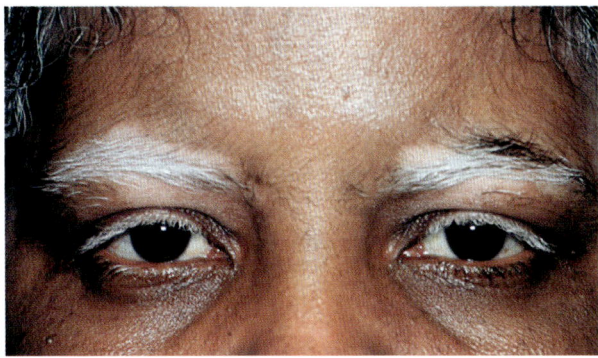

FIGURA 25.11 – Síndrome de Vogt-Koyanagi. Acromia nos supercílios e poliose nos cílios e nas sobrancelhas.

dispostos perifolicularmente e em torno das glândulas écrinas. Nas áreas acrômicas, os melanócitos estão ausentes e pode haver na derme vasodilatação, infiltrado linfocitário e melanófagos.

A etiologia é desconhecida. Pode ser autoimune ou viral. Existe frequência aumentada de determinados antígenos de histocompatibilidade, HLA-DR4, HLA-DR53, HLA-DQ4 e HLA-Dq7. A mesma noxa que destrói melanócitos cutâneos e oculares pode atingir os melanócitos meningeanos causando a meningite, os melanócitos da pele causando acromia, os melanócitos da úvea levando à uveíte, e os melanócitos do ouvido interno provocando zumbido e perda auditiva.

A síndrome pode associar-se a outras doenças autoimunes, como síndrome autoimune poliglandular, tireoidite de Hashimoto, síndrome de Guillain-Barré e nefropatia por IgA.

A evolução é favorável, exceto para as lesões oculares, que podem evoluir para a cegueira. Por esse motivo, para as lesões oculares, o tratamento com corticoides sistêmicos deve ser precoce e intenso (1-2 mg/kg/dia), e topicamente podem ser usados colírios com corticoides. O tratamento sintomático e o uso de corticoides devem ser estabelecidos para evitar a progressão das lesões oculares.

A **síndrome de Alezzandrini** pode ser considerada uma forma unilateral da síndrome de Vogt-Koyanagi. Caracteriza-se por vitiligo facial unilateral, degeneração unilateral da retina, cabelos brancos, poliose e surdez.

NEVO HALO

O nevo halo, nevo de Sutton, vitiligo perinévico, leucoderma centrífugo adquirido é um halo despigmentado ao redor de nevo melanocítico. Geralmente são múltiplos em vários estágios, isto é, em alguns, halo hipocrômico com nevo melanocítico; em outros, halo acrômico com regressão parcial do nevo e, em outros, área acrômica com o nevo totalmente ou quase totalmente desaparecido. Costuma surgir em adolescentes. Pode estar associado com o vitiligo.

A histopatologia na fase inicial exibe um infiltrado inflamatório linfo-histiocitário, com raros plasmócitos envolvendo as células névicas melanocíticas e posteriormente desaparecimento das células névicas e do infiltrado.

O nevo halo resulta de uma reação imunológica, célulo-mediana, e da formação de anticorpos antimelanócitos que destroem os melanócitos névicos e os melanócitos da pele ao redor.

Não necessita de tratamento. Com a destruição dos melanócitos, o halo acrômico irá gradualmente desaparecer. A exérese pode ser feita por estética.

PITIRÍASE ALBA

Também chamada de **Dartos volante**, é um quadro comum, caracterizado por hipocromia, ocorrendo principalmente em crianças e adolescentes, em particular em indivíduos de pele morena e com asteatose. Tem associação significante com antecedentes atópicos, podendo ser considerada como mini-sintoma da dermatite atópica. Não tem qualquer relação com a dermatite seborreica. A hipocromia da pitiríase alba resulta de um bloqueio da transferência de melanossomas dos melanócitos para os queratinócitos, por mecanismo desconhecido. A exposição solar é o principal fator desencadeante no verão; sabões e banhos que agravam a asteatose são fatores contribuintes no inverno.

Manifestações clínicas

Manchas hipocrômicas, ligeiramente descamativas, localizadas na face, na porção superior do dorso, nas faces externas dos braços e eventualmente em outras áreas. O tamanho das manchas é variável, de um a vários centímetros (FIGURA 25.12). Mais raramente existem formas muito extensas, disseminadas de modo simétrico, predominantemente no tronco. São assintomáticas e surgem principalmente no verão após permanência nas praias.

A diagnose diferencial mais importante quando localizadas no tronco é com a pitiríase versicolor. Na dúvida, o exame com luz de Wood ou o exame micológico esclarece a diagnose. Distingue-se do vitiligo por ser mancha hipocrômica, e não acrômica nacarada, o que se evidencia nitidamente na luz de Wood. Outros diagnósticos diferenciais são lesões hipocrômicas pós-inflamatórias, formas atípicas de psoríase na infância, hanseníase indeterminada e micose fungoide hipocromiante.

Somente está indicada biópsia quando há suspeita de micose fungoide. O exame histopatológico na pitiríase alba revela dermatite crônica inespecífica com diminuição da melanina na epiderme, composta por hiperqueratose, paraqueratose, espongiose e infiltrado inflamatório crônico perivascular discreto.

Tratamento

Creme hidratante pós-banho ou exposição solar. O paciente deve usar sempre creme fotoprotetor na exposição solar. Cremes ou pomadas com corticoides não têm ação superior aos hidratantes. Somente são indicados quando o quadro é uma minimanifestação de dermatite atópica, quando pimecrolimus e tacrolimo também são indicados. Tópicos com ácido salicílico, enxofre, queratolíticos ou redutores não têm indicação.

PITIRÍASE VERSICOLOR

Infecção comum do estrato córneo pela *Malassezia furfur* (*Pityrosporum ovale – P. orbiculare*), levedura lipofílica, evidencia-se clinicamente por manchas de cor variável, castanha a branca; daí o nome versicolor (ver Capítulo 41). A levedura converte ácidos graxos da pele em ácido azeláico, que, penetrando na pele, inibe a atividade da tirosinase e causa a hipocromia. Esta ocorre durante a atividade da afecção, mas persiste semanas ou meses após a eliminação da levedura. Às vezes é muito resistente, e a estimulação dos melanócitos com trioxsalen e UV pode ser indicada.

LEUCODERMIA SOLAR GOTADA (HIPOMELANOSE GUTATA IDIOPÁTICA)

Foi descrita pela primeira vez em nosso meio com esta denominação. A designação de hipomelanose gotada idiopática, usada na literatura inglesa, além de posterior é errônea. Idiopática designa afecção de causa desconhecida, o que não é real. A afecção é devida à ação prolongada e cumulativa da luz solar em áreas expostas. As lesões são manchas hipocrômicas ou acrômicas, gotadas, de 2 a 5 mm de diâmetro, com atrofia discreta, em áreas expostas, principalmente nos braços e nas pernas (FIGURA 25.13) (ver Capítulo 49). É devida às alterações dos melanócitos com atrofia da epiderme, pela ação actínica. Na eletromicroscopia, os melanócitos na epiderme exibem redução de seu número e redução ou ausência de melanossomas, havendo também diminuição dos grânulos de melanina na camada basal.

A fotoproteção é fundamental para evitar a progressão. No tratamento, tem-se utilizado crioterapia e abrasão superficial com alguns resultados.

LEUCODERMIAS EM INFECÇÕES E AFECÇÕES DERMATOLÓGICAS

Processos inflamatórios de infecções e afecções podem afetar a função melanogênica. Lesões hipocrômicas ocorrem

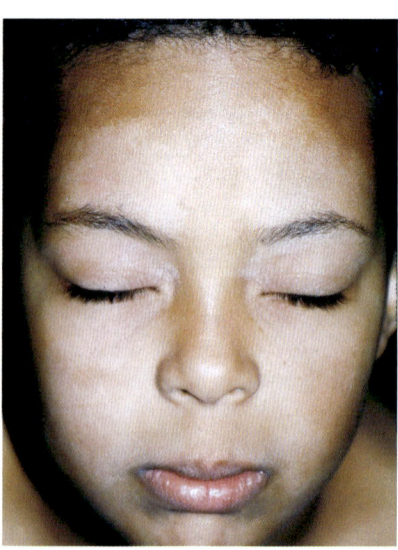

FIGURA 25.12 – Pitiríase alba. Manchas hipocrômicas de limites imprecisos na face. Em algumas áreas, há leve eritema e descamação.

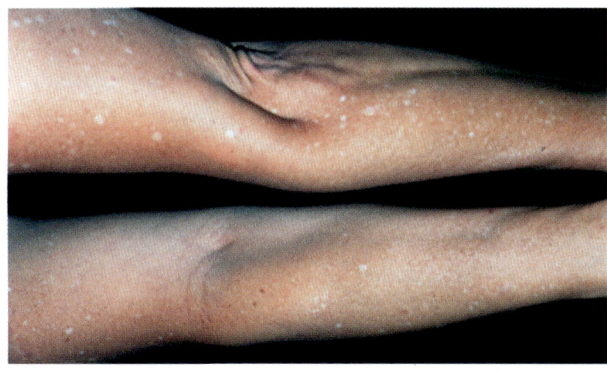

FIGURA 25.13 – Leucodermia solar gotada. Múltiplas lesões acrômicas nas faces expostas de braços e antebraços.

comumente na hanseníase. Na sífilis, era encontrada uma malha de manchas discrômicas, em geral no pescoço, lembrando um colar (colar de Vênus). A acromia vitiligoide caracteriza a pinta tardia.

Em várias afecções como psoríase, parapsoríase, líquen plano, pitiríase liquenoide e eczema atópico, geralmente após a melhora do quadro clínico, pode ocorrer hipocromia residual. Hipocromia também é vista na sarcoidose e no linfoma cutâneo de células T.

Fazem parte do quadro da esclerose tuberosa manchas acrômicas ovaladas em forma de folha, irregularmente distribuídas, que com frequência são a primeira manifestação da enfermidade.

No lúpus eritematoso, na esclerodermia e no líquen escleroso e atrófico, são encontradas alterações hipoacrômicas por destruição de melanócitos.

LEUCODERMIAS EM DOENÇAS SISTÊMICAS

Na desnutrição e no kwashiorkor, a hipocromia é devida à carência proteica. No hipogonadismo masculino, no hipopituitarismo e no hipotireoidismo, a diminuição do pigmento, algumas vezes encontrada, provavelmente ocorre pela deficiência do estímulo da melanogênese.

LEUCODERMIAS POR NOXAS FÍSICAS OU QUÍMICAS

Queimaduras podem destruir os melanócitos, resultando em cicatrizes acrômicas. Compostos fenólicos podem produzir despigmentação por inibição da tirosinase. O mais ativo é o monobenzileter de hidroquinona, usado na indústria de borracha, responsável por leucodermia ocupacional ou pelo contato com borracha. A droga é usada para a despigmentação de formas extensas de vitiligo. Numerosos compostos fenólicos e catecóis, como butilfenol e aminofenol, usados em germicidas, inseticidas, detergentes, desodorantes e resinas, podem ocasionar hipocromias. Cosméticos podem conter hidroquinona ou outros compostos fenólicos, podendo causar despigmentação.

Alguns medicamentos podem causar despigmentação. Cloroquina administrada por longo período pode produzir hipocromia da pele e dos cabelos, com recuperação após a suspensão do medicamento.

CANÍCIE

Embranquecimento dos cabelos e dos pelos devido à perda de atividade dos melanócitos constitucional ou hereditária. Na alopecia areata, no início da repilação, os cabelos são despigmentados. Quadros com sinais de envelhecimento precoce se acompanham de canície, como progéria e síndromes de Werner e Rothmund-Thomson.

MELANODERMIAS

Melanodermias congênitas ou hereditárias

EFÉLIDES

As efélides ou sardas são manchas castanho-claras ou escuras, de 2 a 4 mm de diâmetro, que surgem dos 6 aos 18 anos, após exposição actínica e principalmente após queimadura solar. Em geral têm caráter hereditário, provavelmente autossômico dominante, ocorrendo mais comumente em indivíduos de pele clara, tipo I e II, cabelos loiros ou vermelhos. A distribuição é simétrica, atingindo principalmente a face, os antebraços, os braços, os ombros e a porção superior do tronco. Acentuam-se no verão com a exposição ao sol e melhoram no inverno, se não houver exposição actínica **(FIGURA 25.14)**.

Nas efélides, há um aumento de melanina na camada basal que podem apresentar-se com tamanho maior, maior

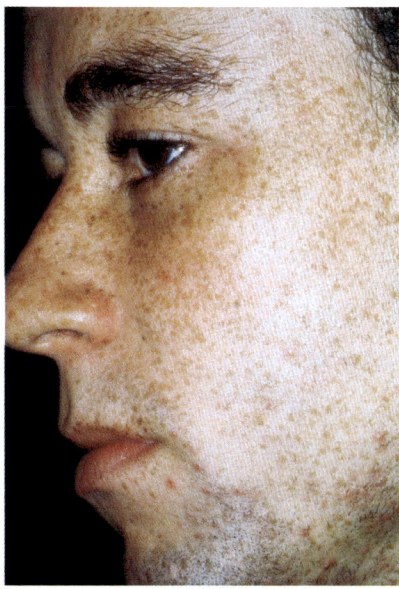

FIGURA 25.14 – Efélides. Grande quantidade de manchas lenticulares acastanhadas na face.

número de dendritos e maior número de melanossomos. Provavelmente, por informação genética, os melanócitos sintetizam melanina mais rapidamente e em maior quantidade.

Formas de efélides extensas que não melhoram na ausência de exposição solar podem representar formas mínimas de xeroderma pigmentoso. Outras condições genéticas também se acompanham de efélides, neurofibromatose, progeria e síndrome de Moynahan.

O tratamento fundamental é preventivo, isto é, evitar exposição actínica e usar fotoprotetores, preferivelmente fator de proteção opaco para UVB e UVA. É possível melhora aliando-se a fotoproteção rigorosa ao uso de hidroquinona a 4% pela manhã e ácido retinoico à noite. Também podem ser úteis aplicações de neve carbônica, nitrogênio líquido ou *laser*.

MÁCULA LABIAL MELANÓTICA

Localizada na mucosa labial, comumente em mulheres jovens, tem a histopatologia da efélide, isto é, aumento da melanina na camada basal. Pode ser feita exérese, mas é uma lesão benigna (FIGURA 25.15).

SÍNDROME DE PEUTZ-JEGHERS

Autossômica dominante, caracteriza-se por manchas semelhantes a efélides na pele, em especial no dorso das mãos, nas regiões perioral e periorbital, nos lábios e na mucosa oral, associadas com a polipose intestinal (ver Capítulo 68).

SÍNDROME DE LAUGIER-HUNZIKER (HIPERPIGMENTAÇÃO MUCOCUTÂNEA ESSENCIAL)

É uma alteração pigmentar rara dos lábios, da mucosa bucal e das unhas, benigna, sem substrato genético e de etiologia e patogenia desconhecidas, que surge mais frequentemente entre os 20 e os 40 anos.

Manifestações clínicas

Caracteriza-se pela presença de máculas hiperpigmentadas dos lábios, em particular do lábio inferior e da mucosa oral, mas que também pode envolver as gengivas, a língua, o palato mole e o palato duro. As manchas são lenticulares ou alongadas, isoladas ou confluentes, e têm coloração marrom, negra ou ardósia (FIGURA 25.16). Além da pigmentação oral, há alterações pigmentares nas unhas (60% dos casos) caracterizadas principalmente por estrias longitudinais, mas também pode haver pigmentação de metade da unha ou pigmentação completa da unha e pode haver extensão da pigmentação para as pregas laterais das unhas. Não existe qualquer manifestação sistêmica acompanhando o quadro.

Histopatologia

Há aumento de melanina na camada basal da epiderme e aumento de melanófagos na derme papilar. À microscopia eletrônica, há aumento de melanossomas maduros nos queratinócitos basais e melanófagos dérmicos.

Diagnose

É clínica e, na diagnose diferencial, devem ser consideradas síndrome de Peutz-Jeghers, doença de Addison, pigmentação por drogas, lentigos, líquen plano, lúpus eritematoso e nevos pigmentares. Havendo dúvidas em relação a Peutz-Jeghers, estarão indicados estudos endoscópicos e radiológicos do aparelho digestivo.

A afecção não necessita de tratamento, mas há relatos de benefícios com *laser* e criocirurgia.

INCONTINÊNCIA PIGMENTAR (SÍNDROME DE BLOCH-SULZBERGER)

Afecção hereditária, dominante, *sex-linked*, encontrada somente no sexo feminino, já que é letal para o sexo masculino. Tem três estágios, vesicobolhoso, papuloverrucoso e pigmentar, sendo que a pigmentação, que é o terceiro estágio, pode constituir a única manifestação da afecção (ver Capítulo 68).

MANCHA MELÂNICA

Denominadas manchas hepáticas ou café com leite (*café au lait*), são manchas com cor castanho-clara a escura, diâmetro entre 2 e 10 cm, ocorrendo em qualquer região cutânea. São congênitas ou hereditárias, devidas, como as efélides, ao au-

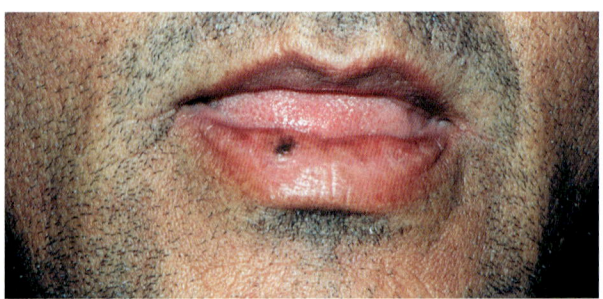

FIGURA 25.15 – Mácula labial melanótica. Mancha hiperpigmentada irregular no lábio inferior.

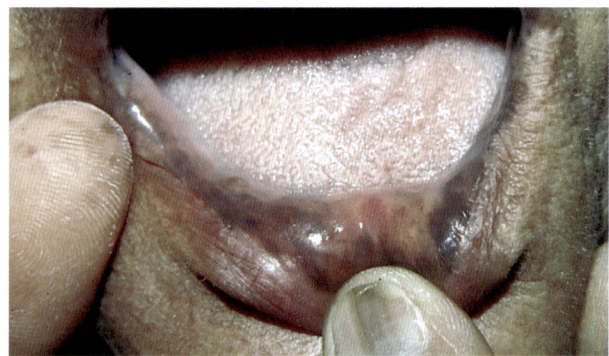

FIGURA 25.16 – Doença de Laugier Hunziker. Pigmentação acral, ungueal e mucosa.

mento de atividade dos melanócitos, sem alteração no número. Ocorrem por **malformação congênita,** sem outras anomalias.

Na **neurofibromatose** ou **moléstia de Recklinghausen**, podem ser a única manifestação, sem as tumorações e o quadro neurológico. Essa diagnose deve ser lembrada quando forem múltiplas manchas. Quando localizadas nas axilas, constituem o sinal de Crowe.

Na **síndrome de Albright**, em que há alterações ósseas, endócrinas e puberdade precoce, as manchas melânicas surgem nos primeiros dois anos de vida, principalmente nas áreas com comprometimento ósseo.

LENTIGO

Lentigo ou **lentigo** *simplex* são máculas pontuadas ou gotadas de cor castanho-escura a preta, que surgem nos primeiros anos de vida e continuam a aparecer no decurso da infância, adolescência e no adulto, em qualquer região da pele, inclusive em áreas não expostas ao sol. Lentigos eventualmente surgem após queimadura solar, porém não são limitados em algumas áreas como as efélides.

O lentigo pode ser congênito ou hereditário. Histopatologicamente, há um aumento do número de melanócitos e alongamento regular das cristas epiteliais, com hiperprodução de melanina que se distribui nos melanócitos e queratinócitos.

O lentigo é facilmente diferenciável da melanose solar (lentigo senil ou solar), que se localiza sempre em áreas expostas e tem diâmetro maior.

Em relação ao nevo juncional, a diferenciação é feita em base histológica, podendo ocorrer associação de lentigo com nevo juncional.

Os lentigos aumentam com a idade. Não necessitam de tratamento, mas podem ser retirados por exérese superficial ou dermoabrasão. Raramente sofrem transformação maligna.

LENTIGINOSE

Caracteriza-se por lentigos disseminados por toda a pele, podendo ser acompanhados de manchas melânicas.

LENTIGINOSE PROFUSA

Quadro exclusivamente cutâneo, congênito, presente no nascimento ou surgindo na infância por lesões isoladas ou em surtos com periodicidade irregular.

LENTIGINOSE UNILATERAL (LENTIGINOSE ZOSTERIFORME)

As lesões lentiginosas ocupam um dos lados do corpo ou estão dispostas dermatomicamente. Em alguns casos, existem alterações neurológicas associadas.

LENTIGINOSE ERUPTIVA

Nessa forma de lentiginose, as lesões surgem de modo eruptivo e disseminado, em geral em adolescentes e adultos jovens, sem que haja qualquer acometimento sistêmico.

SÍNDROMES DE LENTIGINOSE MÚLTIPLA

Há que se caracterizam por lentiginose com anormalidades em outros órgãos que estão descritas a seguir.

SÍNDROME DE MOYNAHAN

De herança autossômica dominante esta síndrome é decorrente de mutações no gene *PTPN11* que codifica a tirosinocinase localizado no cromossomo 12q24.1. É também denominada **síndrome LEOPARD**, acrônimo de lentigos (**L**), defeitos de condução eletrocardiográficos (**E**), hipertelorismo ocular (**O**), estenose pulmonar (**P**), alterações genitais (**A**), retardo do crescimento (**R**) e surdez (**D**, do inglês *deafness*).

As seguintes alterações estão presentes nesta síndrome:

- **L**entigos estão presentes ao nascimento ou surgem precocemente, aumentando em número até a puberdade. Podem atingir todo o corpo, predominando no pescoço e na parte superior do tronco **(FIGURA 25.17)**.
- Histologicamente, as lesões exibem alongamento regular das cristas epiteliais e aumento dos melanócitos. Do ponto de vista ultraestrutural, evidenciam-se melanossomas no interior de células de Langerhans e presença de melanossomas gigantes tanto na pele lesada como na pele normal.
- Alteração **E**letrocardiográfica: por defeitos de condução. Às vezes, há estenose subaórtica ou pulmonar. As alterações cardíacas são *causa mortis* em alguns doentes da síndrome.
- Hipertelorismo **O**cular às vezes acompanhado de prognatismo.
- Estenose **P**ulmonar.
- **A**lterações da genitália: hipoplasia gonadal, hipospadia, retardo puberal.
- **R**etardo do crescimento.
- Surdez (*Deafness*) neurossensorial.

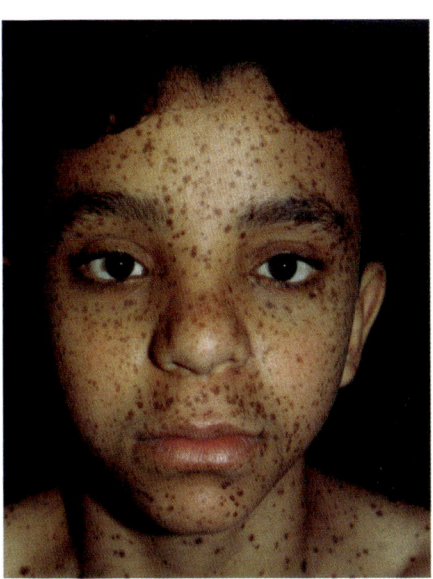

FIGURA 25.17 – Síndrome LEOPARD. Lentiginose, hipertelorismo.

COMPLEXO DE CARNEY

É uma síndrome autossômica dominante de penetrância variável que se exterioriza por três características principais: lentiginose e nevos azuis da face e das mucosas, doença adrenocortical e tumores endócrinos dos quais os principais são os mixomas atriais.

A síndrome é consequente à mutação no gene *PRKAR1A* localizado no cromossomo 17, posição 17q22-24, que codifica a subunidade 1 A da proteinocinase. Esse gene atua como supressor tumoral e interfere na diferenciação e no crescimento celular.

Manifestações clínicas

Cutâneas
Manchas lentiginosas e nevos azuis na face, no tronco, nos ombros, nos lábios, na esclera e na mucosa genital, de tamanhos variados e coloração de castanho ao negro.

Mixomas cutâneos podem atingir qualquer área corporal, localizando-se com maior frequência nas pálpebras e no canal auditivo. Também podem estar presentes fibroadenomas mixoides mamários.

Manifestações cutâneas consequentes a alterações suprarrenais: hiperpigmentação generalizada, obesidade, estrias e aparência cushingoide.

Alterações por tumores endócrinos
Manifestações de alterações das suprarrenais já citadas, alterações tireoidianas caracterizadas por nódulos que podem provocar hipo ou hipertireoidismo e hiperparatireoidismo. Tumores hipofisários podem provocar acromegalia. Podem surgir tumores testiculares.

Tumores não endócrinos
Os principais são os mixomas cardíacos, que podem se localizar em qualquer uma das válvulas, mas em 90% das vezes localizam-se no átrio. Esses mixomas atriais são em geral únicos, mas podem ser múltiplos e são bastante recorrentes à cirurgia. Podem ser sede de trombos, gerando embolias que podem provocar acidentes vasculares encefálicos e lesões coronárias, de retina, artérias renais, artéria celíaca, pulmonar e femoral. Além disso, podem causar síncope, morte súbita e insuficiência cardíaca, sendo responsáveis por 25% das mortes que ocorrem na síndrome.

Também ocorrem schwanomas psamomatosos melanocíticos, principalmente no trato gastrintestinal, em particular no esôfago e no estômago, que metastatizam em 10% dos casos.

Diagnose
É estabelecida em bases clínicas e laboratoriais. Em função das manifestações gerais, podem ser realizados ultrassonografia, eletrocardiograma, tomografias, ressonâncias magnéticas, ultrassonografias e dosagens hormonais para diagnose das disfunções endócrinas.

Os exames histopatológicos das lesões cutâneas revelam sardas, lentigos e nevos azuis. Na síndrome de Carney, mas não exclusivamente, demonstram-se nevos azuis peculiares denominados nevos azuis epitelioides, nos quais se encontram dois tipos celulares, melanócitos globulares ou fusiformes intensamente pigmentados e melanócitos levemente pigmentados poligonais de citoplasma abundante.

Os schwanomas psamomatosos melanocíticos apresentam peculiar pigmentação melanocítica intensa e calcificação.

Na diagnose diferencial, devem ser considerados na pele outras lentiginoses e nevos melanocíticos e, nos aspectos gerais, doenças endócrinas e tumores.

Quanto ao tratamento, é função das alterações endócrinas apresentadas; quanto aos mixomas, o tratamento é cirúrgico.

Hoje se consideram as síndromes NAME e LAMB variações da síndrome de Carney.

- A **síndrome NAME** compreende nevos (**N**), mixomas atriais (**A**), mixoma de pele (**M**) e efélides (**E**).
- A **síndrome LAMB** compreende lentiginose (**L**), mixomas atriais (**A**), mixomas mucocutâneos (**M**) e nevos azuis (**B**, do inglês *blue nevus*).

Na evolução e no tratamento das lentiginoses, é importante a exclusão de comprometimento sistêmico. Lentigos podem ser retirados por exérese superficial ou dermoabrasão. O caráter de afecção autossômica dominante deve ser sempre esclarecido.

NEVO *SPILUS*

Raramente encontrado, é uma placa castanho-clara com pontos escuros. Está presente desde o nascimento ou torna-se evidente na infância. Histologicamente, é uma combinação de mancha melânica com nevo juncional, isto é, aumento da pigmentação basal e presença de células névicas. Não precisa de tratamento. Raramente sofre transformação maligna (Capítulo 77).

MELANOSE NEVIFORME (MELANOSE PILOSA DE BECKER)

Também chamada de **nevo pigmentado e piloso**, caracteriza-se por placa hiperpigmentada e hipertricose. Em geral surge na adolescência, em indivíduos masculinos, no ombro, no braço ou na porção superior do tronco, geralmente após exposição solar, e aumenta por alguns meses até dois anos. Essa melanose é devida a uma maior atividade de melanócitos, sem células névicas. O aparelho piloso mostra espessamento da haste pilosa. Não é necessário tratamento, exceto por razões estéticas com *laser*.

MANCHA MONGÓLICA

Mácula castanho-azulada na região lombossacra, comum em mongoloides e negroides, menos frequente em mestiços e rara em caucasoides (FIGURA 25.18).

Está presente no nascimento e em geral desaparece após alguns anos.

Pode ocasionalmente ocorrer em outras áreas. Do ponto de vista histológico, verificam-se melanócitos névicos na

Discromias

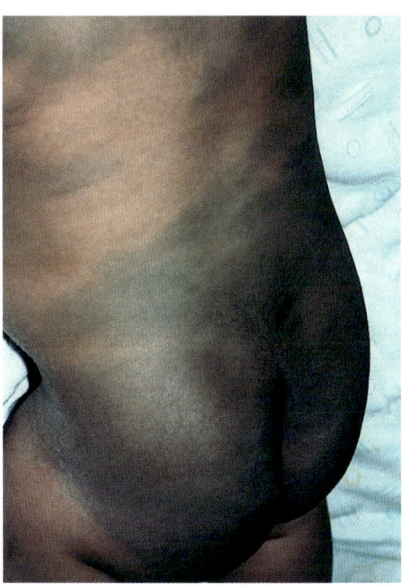

FIGURA 25.18 – Mancha mongólica. Extensa mancha cinza-azulada em localização característica.

derme reticular, motivo da cor azulada. Não necessita de tratamento e não sofre transformação maligna.

NEVO DE OTA

Denominado **nevo fusco-caeruleus-ophtalmo-maxillaris**, é uma mácula castanho-azulada, frequente em mongoloides, localizada na área do primeiro e do segundo ramo do nervo trigêmeo. É quase sempre associado com pigmentação ocular e eventualmente da mucosa nasal, palatina ou faringiana **(FIGURA 25.19)**. Tem histopatologia similar à mancha mongólica.

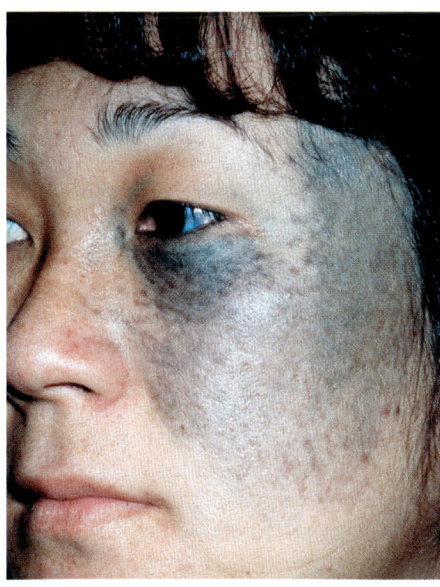

FIGURA 25.19 – Nevo de Ota. Mácula castanho-azulada na área trigeminal, inclusive com acometimento da conjuntiva.

NEVO DE ITO

Denominado **nevo fusco-caeruleus acromiodeltoideus**, é uma mancha idêntica ao nevo de Ota, porém localizada no ombro, na área supraclavicular e no pescoço **(FIGURA 25.20)**.

MELANOSE PERIOCULAR OU PERIORBITAL

Denominada também **hiperpigmentação periorbital**, conhecida comumente como olheiras, é uma hipercromia na região periocular, observada mais em mulheres, em particular morenas. Com frequência a cor escura fica mais evidente e ligeiramente arroxeada após tensão ou insônia. O quadro é devido ao aumento da melanina na epiderme das pálpebras, porém ocorrem alterações vasculares que explicam a variação do quadro após tensão ou insônia. Ele é familiar, transmitido por gene autossômico dominante.

Existem vários fatores desencadeantes ou predisponentes, como rinite alérgica, que causa edema da mucosa nasal e paranasal, dificultando a drenagem das veias palpebrais e favorecendo maior volume sanguíneo, com consequente vasodilatação na área afetada. Outro fator são inflamações locais, como dermatite atópica e dermatite de contato. O dano actínico por exposição excessiva ao sol provoca aumento da melanogênese e atrofia da pele, tornando o plexo vascular mais superficial. A flacidez que aumenta com a idade contribui para agravar o quadro. Terapêuticas hormonais com frequência aumentam a melanogênese, agravando a pigmentação. Colírios para glaucoma análogos da prostaglandina favorecem a vasodilatação e a reabsorção da gordura orbital. Outras medicações, como psicotrópicos e quimioterápicos, favorecem a pigmentação periorbital. Deficiência de vitamina K pode favorecer hemorragias capilares, aumentando a hemossiderina, que contribui para a hiperpigmentação.

Existem numerosas propostas para o tratamento da hiperpigmentação periorbitária, como *peelings* de ácido tioglicólico a 10%, tópicos associando fitadiona a 2%, retinol a 0,1%, vitamina C a 0,1% e vitamina E a 0,1%, uso de tópicos com hidroquinona a 2% associada a ácido retinoico a 0,01% isoladamente ou seguido de QSR *laser*. Outras propostas são

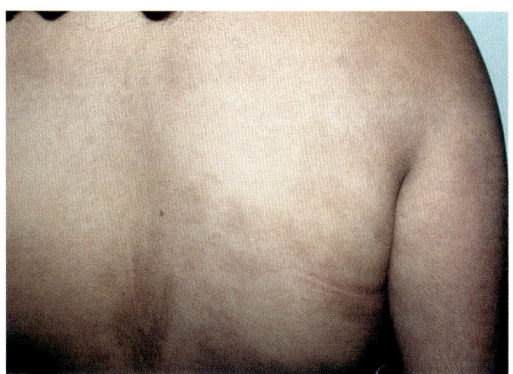

FIGURA 25.20 – Nevo de Ito. Manchas hiperpigmentadas na face posterior do ombro e na região escapular.

Haloxyl® gel, vários tipos de *laser* como CO_2, *Q switched Alexandrite*, Er:YAG *laser*, *dye lasers* e luz pulsada. Outras terapêuticas preconizadas são uso de preenchedores como ácido hialurônico e transplantes autólogos de gordura, que modificariam a arquitetura da região alterando as condições de refração e reflexão da luz e produzindo clareamento da região.

A grande quantidade de terapêuticas sugeridas já demonstra que não há tratamento realmente satisfatório e sem dúvida a melhor proposta é o uso de bases corretivas cosméticas, que não envolvem riscos e atenuam satisfatoriamente o problema.

SÍNDROME DE MCCUNE-ALBRIGHT

Caracteriza-se por manchas café com leite, displasia poliostótica fibrosa e endocrinopatias hiperfuncionantes, puberdade precoce (nas meninas) e hipertireoidismo.

Patogenia

Essa síndrome decorre de fenômenos de mosaicismo em fases precoces do desenvolvimento, resultado da presença de células normais e células mutantes. A mutação que origina a enfermidade ocorre no gene *GNAS1*. A apresentação e a extensão da enfermidade variam extremamente em função da quantidade de células mutantes.

Manifestações clínicas

Manchas café com leite podem estar presentes ao nascimento, mas em geral surgem entre os 4 meses e 2 anos. São manchas grandes de coloração marrom e bordas irregulares dentadas de distribuição assimétrica, localizadas predominantemente no lado do corpo onde as alterações ósseas são mais intensas, principalmente no tronco, nas coxas e nas nádegas **(FIGURA 25.21)**.

Alterações de displasia poliostótica fibrose determinam dores ósseas, fraturas e deformidades.

Alterações endócrinas como puberdade precoce (nas meninas), hipertireoidismo, tumores tireóideos, Cushing, acromegalia, cistos ovarianos e outras alterações.

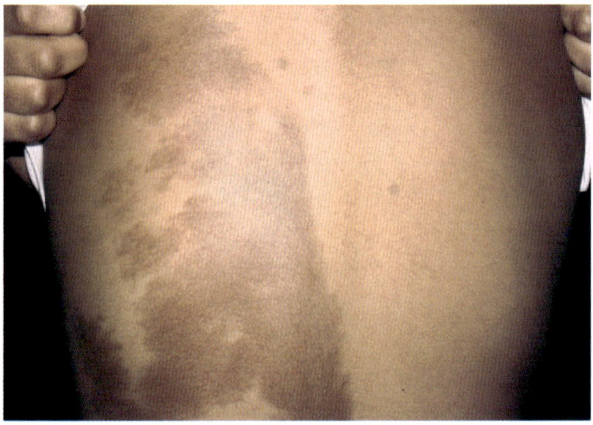

FIGURA 25.21 – Síndrome de McCune Albright. Mancha pigmentada segmentar de contornos irregulares.

Histopatologia

Nas manchas café com leite, não há aumento de melanócitos.

Diagnose

A diagnose é clínica, complementada por exames de imagem, radiológicos, tomográficos e por ressonância magnética, além de ultrassom. Também são fundamentais exames hormonais para a diagnose das alterações endócrinas.

A semelhança com a neurofibromatose, que também apresenta manchas café com leite, alterações endócrinas e ósseas, obriga a diagnose diferencial, sendo elementos a favor da hipótese de neurofibromatose maior número de manchas café com leite, presença de efélides axilares e nódulos de Lisch na íris.

Tratamento

O tratamento é sintomático para a correção das alterações endócrinas e ortopédico para lesões ósseas.

HIPERPIGMENTAÇÃO FAMILIAR PROGRESSIVA

Rara, de caráter autossômico recessivo, caracteriza-se pela presença desde o nascimento de máculas hiperpigmentadas disseminadas atingindo inclusive as mucosas que aumentam de tamanho com a idade. Não há associação com outras condições patológicas.

ACROPIGMENTAÇÕES RETICULADAS

Compreendem as seguintes entidades: acropigmentação de Kitamura, doença de Dowling-Degos, síndrome de Haber, doença de Galli-Galli e acropigmentação reticulada de Dohi. A maioria dos casos dessas raras enfermidades foi descrita em japoneses.

DOENÇA DE DOWLING-DEGOS

Doença hereditária autossômica dominante ou esporádica aparentemente com maior incidência no sexo feminino. Também é consequente à mutação no gene *KRT5*, que leva a alterações no transporte dos melanossomas.

Do ponto de vista clínico, inicia-se entre os 20 e os 30 anos, manifestando-se por lesões efelidoides nas áreas flexurais dos braços, nas regiões inguinais, na face interna das coxas e na face posterior dos joelhos e do pescoço. Existem formas localizadas que podem inclusive atingir os genitais. A exposição solar e a gravidez acentuam a pigmentação, cujo padrão é variado, reticulado ou mosqueado, com pontos negros foliculares, máculas e pápulas pigmentadas de coloração variável do marrom ao negro **(FIGURAS 25.22 E 25.23)**. Podem coexistir manchas ou pápulas de cor mais clara que pele normal e podem existir cicatrizes puntiformes deprimidas semelhantes a cicatrizes de acne. Existem formas não pigmentadas em que as lesões são eritematosas. Aparentemente, os doentes de Dowling-Degos são mais sujeitos a hidrosadenite, e há relatos de associação com queratoacantoma, carcinomas espinocelulares, distrofias ungueais, ausência de velus, queratoses sebor-

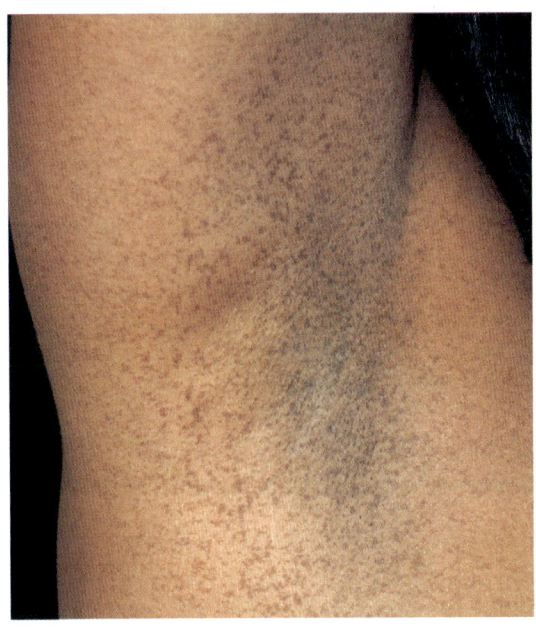

FIGURAS 25.22 – Doença de Dowling Degos. Pigmentação lenticular flexural.

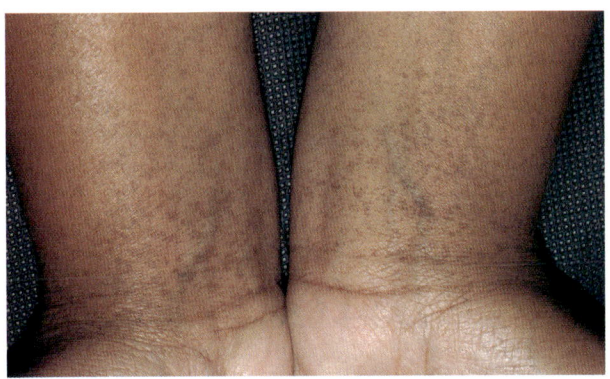

FIGURAS 25.23 – Doença de Dowling Degos. Pigmentação lenticular.

reicas e triquilemomas. Existem relatos de superposição com lesões de acropigmentação de Kitamura.

DOENÇA DE HABER

Caracteriza-se por erupção rosaceiforme com eritema e telangiectasias na face relacionada à exposição solar e manchas pigmentares com padrão reticular nas áreas flexurais. Além disso, existem comedões no dorso e no pescoço, cicatrizes puntiformes na face e lesões verrucosas pigmentadas semelhantes a queratoses seborreicas.

ACROPIGMENTAÇÃO SIMÉTRICA DE DOHI (DISCROMATOSE SIMÉTRICA HEREDITÁRIA)

Doença hereditária autossômica dominante eventualmente autossômica recessiva resultante de mutação no gene *ADAR1* localizado no cromossomo 1q11-21 que codifica a adenosina-deaminase RNA-específica. Clinicamente, manifesta-se por manchas hiper e hipocrômicas conferindo aspecto moteado à pele do dorso das mãos e dos pés e também, em menor quantidade, nos antebraços e nas pernas. Evolutivamente pode acometer as regiões cervicais laterais e supraclaviculares e, na face, pode haver manchas efelidoides. Essas alterações se estabilizam na adolescência. Histopatologicamente, nas lesões pigmentadas, observa-se a presença de melanócitos nas várias camadas da epiderme e grande quantidade dessas células na camada basal, e nas manchas hipocrômicas diminuição dos melanócitos basais.

Na diagnose diferencial, deve-se considerar a acropigmentação de Kitamura, a doença de Dowling-Degos, a discromatose universal, o xeroderma pigmentoso, o vitiligo tricrômico, a acromelanose e dermatites de contato hipocromiantes.

DOENÇA DE GALLI-GALLI

É uma variante acantolítica da doença de Dowling-Degos, de herança autossômica dominante. Em função de mutações no gene *KRT5*, há alterações na estrutura da camada basal favorecendo as lesões acantolíticas, e o prejuízo no transporte dos melanossomas responde pelas alterações pigmentares. Caracteriza-se por pápulas hiperqueratósicas vermelho-acastanhadas descamativas e máculas hiperpigmentadas confluentes com padrão reticular no tronco, no pescoço e nas superfícies flexurais. Histologicamente, há hiperqueratose, acantose com cones epiteliais alongados com projeções digitiformes, afinamento suprapapilar, hiperpigmentação da camada basal e acantólise suprabasal formada de fendas. Na derme, há infiltrado linfo-histiocitário. Na diagnose diferencial, deve-se considerar a doença de Dowling-Degos, a epidermólise bolhosa simples com pigmentação moteada, a acropigmentação de Kitamura, a discromatose hereditária, a doença de Darier e a dermatose acantolítica transitória. UVB *narrow band* e corticoides tópicos seriam úteis para alívio do prurido.

ACROPIGMENTAÇÃO RETICULADA DE KITAMURA

Doença rara hereditária predominantemente, mas não exclusivamente autossômica dominante. É consequente à mutação no gene *KRT5* que codifica a queratina 5, levando à diminuição da produção dessa proteína, que está envolvida no transporte dos melanossomas dos melanócitos aos queratinócitos, resultando em alterações pigmentares. Clinicamente, caracteriza-se por lesões puntatas, semelhantes a efélides, atróficas, dispostas em padrão reticular, que surgem nas duas primeiras décadas de vida, inicialmente no dorso das mãos e pés, e que evolutivamente podem se disseminar pelos membros e atingir outras partes do corpo. Associa-se a pits palmares, descontinuidade das impressões digitais e cistos epidermoides. Há relatos de casos em que ocorre hiperpigmentação reticulada das áreas flexurais, indicando superposição com a doença de Dowling-Degos. Histopatologicamente, há atrofia da epiderme com alongamento dos cones epiteliais e aumento de melanina na camada basal.

Não há tratamento satisfatório, registrando-se melhoras mínimas com ácido azelaico, hidroquinona e retinoides tópicos associadamente e corticoides tópicos.

ACROMELANOSE

Hiperpigmentação congênita da pele, mais frequente em indivíduos de pele escura, na maioria das vezes esporádica, mas que pode ser herdada de modo autossômico recessivo. Do ponto de vista clínico, caracteriza-se pelo aparecimento, logo após o nascimento, de hiperpigmentação inicialmente periungueal e que se estende de maneira variável ao longo do dorso dos dedos das mãos e dos pés. Eventualmente, a hiperpigmentação estende-se para a porção proximal dos membros e do tronco. Há casos em que ocorre pigmentação na região umbilical, ocular e genital. Há uma pequena progressão inicial, que depois estabiliza e posteriormente pode ocorrer diminuição da pigmentação. Do ponto de vista histológico, observa-se aumento da pigmentação basal e às vezes há acantose e aumento de melanócitos.

Na diagnose diferencial, devem ser consideradas a doença de Kitamura, a doença de Dohi e a doença de Addison.

DISCROMATOSE HEREDITÁRIA UNIVERSAL

Dermatose hereditária, autossômica dominante, resultante de mutação no gene *16q24.2-25.2* que determina alterações na velocidade da síntese de melanina, aumento determinando manchas hipercrômicas e diminuição determinando manchas hipocrômicas. A maioria dos casos descritos é de japoneses, mas já foi relada em numerosos países. Clinicamente, caracteriza-se por manchas hipercrômicas e hipocrômicas de tamanhos e coloração variáveis, conferindo padrão moteado, e que se distribuem universalmente pelo tegumento, podendo atingir inclusive as regiões palmo-plantares (**FIGURA 25.24**). É mais frequente no sexo feminino, e 80% dos doentes apresentam as lesões antes dos 6 anos, ainda que eventualmente existam casos mais tardios. Histopatologicamente, há aumento ou diminuição da melanina na camada basal conforme as lesões sejam hiper ou hipocrômicas e, ocasionalmente, há incontinência pigmentar.

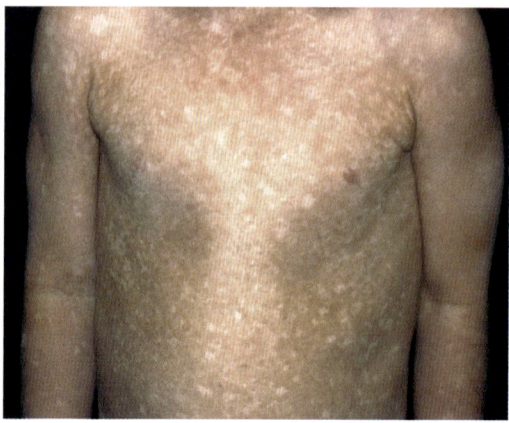

FIGURA 25.24 – Discromatose universal. Áreas lenticulares hipocrômicas, hipercrômicas e normocrômicas.

HIPERPIGMENTAÇÃO EM NEGROS

Há uma forma, familiar e progressiva, caracterizada por pigmentação reticulada na pele e atingindo a mucosa oral e a conjuntival.

Outros tipos de pigmentação ocorrem em negros com caráter familiar, como a linha de Futcher (ou Voigt), que são linhas pigmentares bem demarcadas bilaterais, nos braços e nas pernas, separando a região anterolateral mais escura da região amterolateral mais clara. Ocorrem em 25% dos indivíduos negros. São variações normais da cor da pele que podem simular condições patológicas encontradas na região deltóidea e nos braços.

Melanodermias adquiridas

SÍNDROME DE CRONKHITE-CANADA

Síndrome não hereditária rara que ocorre na meia-idade e é caracterizada por hiperpigmentação cutânea, alopecia, distrofias ungueais e polipose gastrintestinal. A maioria dos relatos provém do Japão e a etiopatogenia é desconhecida, admitindo-se a possibilidade de causas imunológicas ainda não definidas.

Manifestações clínicas

A doença, em geral, inicia-se pelo quadro gastrintestinal manifesto por cólicas, diarreia importante, às vezes melena, náuseas e vômitos. Semanas ou meses após iniciam-se as manifestações dermatológicas, que são as seguintes:

Hiperpigmentação composta por lesões semelhantes a lentigo, de coloração marrom-clara ou marrom-escura, com cerca de 10 cm de diâmetro, dispersas pelo tegumento, predominando na face e nas extremidades superiores e inferiores; há hiperpigmentação difusa das palmas das mãos e na superfície palmar dos dedos. Eventualmente, as lesões pigmentares acometem as mucosas, e alguns doentes apresentam pigmentação difusa da pele. As unhas apresentam onicosquizia e onicomadese e há perda de pelos não somente no couro cabeludo, mas em todo o corpo. No aparelho gastrintestinal, há polipose hamartomatosa com localização predominante no colo, mas que também atinge o estômago e o intestino delgado. As manifestações sistêmicas são intensas, com grande perda de peso, edema de intensidade variável até anasarca, alterações eletrolíticas, anemia importante, alterações neurológicas e psíquicas em sua maioria consideradas consequentes à desnutrição.

Histopatologia das manifestações cutâneas

As lesões hiperpigmentares demonstram aumento da melanina sem aumento de melanócitos. A alopecia do couro cabeludo revela diminuição do número e miniaturização dos folículos pilosos e aumento dos glicosaminoglicanos na derme.

O tratamento é sintomático, visando a reconstituição nutricional do doente e o alívio dos sintomas. Os melhores resultados são obtidos com corticoides sistêmicos associados a dietas e medidas para correção da desnutrição. Por vezes, são necessárias medidas cirúrgicas para as complicações do aparelho digestivo, obstruções e tumores. As alterações pigmentares da pele podem regredir com a melhora do estado nutricional.

A prognose é reservada, havendo 50% de mortalidade entre os doentes.

BRONZEAMENTO

Pigmentação adquirida pela exposição ao UV do sol ou de fonte artificial.

MELANOSE ACTÍNICA OU SOLAR

A melanose solar, impropriamente denominada **lentigo senil** ou **solar**, não tem nenhuma relação etiopatogenética com o lentigo. É um quadro extremamente frequente, originado pela ação cumulativa da luz solar na pele, após a terceira ou a quarta década de vida. Estudos genéticos demonstram, em alguns casos de melanose solar, mutações nos genes *FGFR3* e *PIK3CA* que poderiam ser induzidas pela radiação UV. A época de aparecimento e a intensidade dependem de dois fatores: tipo de pele e tempo de exposição à luz solar.

Caracteriza-se por manchas de alguns milímetros até 1,5 cm de diâmetro, de cor castanho-clara ou escura, localizadas no dorso das mãos, no punho, nos antebraços e na face. A superfície pode ser rugosa, quando há associação com queratose actínica.

O quadro histológico da melanose actínica mostra alongamento das cristas epiteliais, com aumento ou número normal de melanócitos. Estes têm um aumento da capacidade de produção de melanina, a qual se acumula na epiderme e também é encontrada em melanófagos na derme, que em geral também mostra a chamada alteração basófila do colágeno.

A diagnose diferencial com efélides ou lentigo não apresenta dificuldades. A queratose seborreica em área exposta, na fase inicial e pigmentada, deve ser excluída. A superfície ligeiramente verrucosa e elevada possibilita a diferenciação. Na diagnose diferencial, também devem ser considerados o lentigo maligno e as queratoses actínicas hiperpigmentadas.

A melanose actínica excepcionalmente evolui para degeneração maligna. Quando isso ocorre, torna-se mais extensa, infiltrada e de cor castanho-preta. É a melanose blastomatosa ou lentigo maligno (ver Capítulo 73).

Tratamento

A primeira recomendação é o uso constante de fotoprotetores, mesmo em exposições de curta duração. O recurso que propicia melhor resultado é a crioterapia com neve carbônica (dióxido de carbono) ou nitrogênio líquido. A aplicação é feita por 2 a 4 segundos. O resultado na face é de bom a excelente, particularmente em indivíduos de pele clara; no dorso das mãos, é de regular a bom, necessitando de várias aplicações feitas mensalmente.

O *laser*, principalmente o *rubi laser*, é usado com resultados.

A aplicação de ácido tricloroacético a 35% tem resultados inconstantes.

A tretinoína (0,05-0,1%), aplicada de noite e retirada pela manhã, propicia melhora após alguns meses de uso. O uso, associado à crioterapia, de cremes branqueadores compostos por hidroquinona (4%), acetonido de fluocinolona (0,01%) e tretinoína (0,01%) aumentaria a efetividade terapêutica. É necessário usar fotoprotetor durante o dia. Quando houver irritação, deve-se fazer a aplicação a cada 2 a 3 dias.

MELANOSE PENIANA E VULVOVAGINAL

É um quadro adquirido cuja importância é o diagnóstico diferencial com lesões pigmentadas malignas ou pré-malignas. Clinicamente, tanto no homem como na mulher, surgem nas regiões genitais manchas irregulares relativamente grandes de coloração marrom ou marrom-escura, negras ou azuladas. Nos homens, as manchas localizam-se na glande e/ou no corpo do pênis **(FIGURA 25.25)** e, nas mulheres, distribuem-se pela região vulvar e vaginal.

Histologicamente, há aumento do pigmento melânico, mas não há atipias ou aumento de melanócitos.

Na diagnose diferencial, é necessária a exclusão de nevos melanócitos, melanoma, carcinomas basocelulares pigmentados e síndromes com lentiginose que podem acometer os genitais, como as síndromes de LEOPARD e de Peutz-Jeghers.

São lesões benignas que não necessitam de tratamento, mas apenas de esclarecimento do paciente.

MELANODERMIAS EM AFECÇÕES E INFECÇÕES CUTÂNEAS

Em todos esses quadros, ocorre uma ação sobre os melanócitos. O número é normal, porém a quantidade de melanina está aumentada. Eventualmente, há uma ruptura da barreira

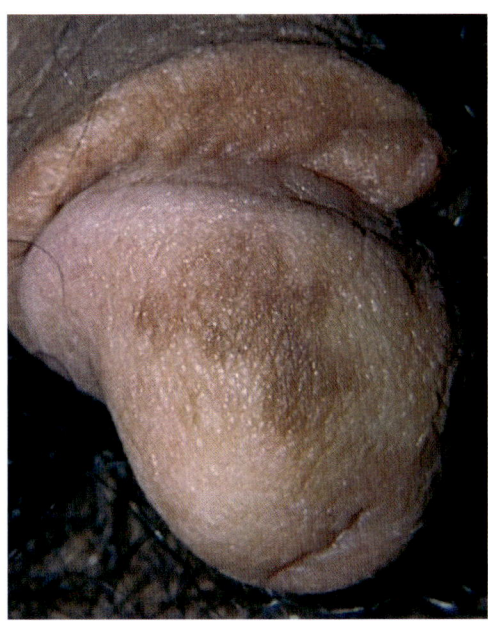

FIGURA 25.25 – Melanose genital. Pigmentação acastanhada.

epiderme-derme, ocorrendo então a deposição de melanina na derme, encontrada geralmente no interior de melanóforos. Quando isso ocorre, a pigmentação pode ser permanente. Existem múltiplas causas:

Afecções e infecções cutâneas podem deixar pigmentação residual, como acne, eczemas liquenificados, líquen plano, herpes-zóster, varicela, sífilis. No fogo selvagem, ocorre na fase de cura. Picadas de insetos com frequência deixam pigmentação residual. Cicatrizes podem ser hiperpigmentadas.

MELANODERMIAS POR NOXAS FÍSICAS OU MECÂNICAS

Além da luz UV, hipercromias localizadas ocorrem após radioterapia; por exposição ao calor; por irritação mecânica, como atrito ou coçadura.

MELANODERMIAS POR NOXAS QUÍMICAS

São muito comuns, particularmente por drogas que atuam como endotantes ou contatantes.

Endotante

Observada com drogas, a hiperpigmentação ocorre por vários mecanismos: deposição da droga ou de seus metabólitos na derme, aumento da produção de melanina com ou sem aumento de melanócitos ou, quando as drogas produzem reações inflamatórias, ocorre hiperpigmentação pós-inflamatória. A pigmentação depende das características da droga e da dose cumulativa. Algumas drogas produzem hiperpigmentação em áreas fotoexpostas, como a amiodarona, a daunorrubicina, os psoralênicos e o 5-fluoruracil. A bleomicina produz um tipo peculiar de hiperpigmentação, denominada flagelata pelo aspecto linear estriado das manchas pigmentares dispostas predominantemente no tronco. A adriamicina provoca placas pigmentadas na mucosa oral, especialmente nas bordas laterais da língua. A sulfadiazina prata pode provocar, pelo uso prolongado em áreas extensas e por absorção, pigmentação acinzentada generalizada semelhante à argiria. A crisiase produz pigmentação cinza-azulada especialmente nas áreas expostas. A injeção de sais de ferro pode provocar pigmentação azul-acinzentada dérmica. A minociclina pode produzir pigmentação azul-acinzentada na face relacionada a cicatrizes e áreas de inflamação de acne. Também pode provocar hiperpigmentação azul-acinzentada dos antebraços e nas regiões pré-tibiais. Há um terceiro tipo de hiperpigmentação provocada pela minociclina que é difuso, de cor marrom na área exposta. Os dois primeiros tipos tendem a desaparecer, enquanto o tipo de pigmentação difuso é permanente. A azidotimidina (AZT) produz hiperpigmentações mucocutâneas e ungueais. A emtricitabina produz hiperpigmentação predominantemente palmar e plantar. Os fenotiazínicos, clorpromazina principalmente, a imipramina e a desipramina provocam pigmentação cinza-acastanhada das áreas expostas. Os colírios de latanoprost e bimatoprost usados para tratamento de glaucoma podem provocar hiperpigmentação periocular e até mesmo pigmentação difusa da face. O imatinib pode ocasionar hiperpigmentação azul-acinzentada da mucosa oral e da face. Os antimaláricos produzem hiperpigmentação da face, do nariz, das orelhas, da fronte, da mucosa oral, principalmente palato duro e regiões pré-tibiais. Na erupção fixa medicamentosa, a cor vermelho-azulada é devida ao eritema e à melanina. Na pigmentação vermelho-acastanhada da clofazimina, há um componente melânico, o que também ocorre na amiodarona. Na mulher, estrogênios e progestogênios podem produzir hiperpigmentação.

Contatante

Melanodermia de contato

Ocorre em áreas de contato com componentes existentes em produtos industriais, de petróleo, plásticos, borracha, couros e madeiras, particularmente caviúna.

Melanodermia tóxica

É uma hiperpigmentação melânica por contato com derivados do petróleo, cosméticos e materiais têxteis, às vezes em áreas expostas pela ação fotodinâmica da luz solar. Pode ser ocupacional em trabalhadores, sendo encontrada mais frequentemente em indivíduos de pele escura.

O quadro clínico inicial é de eritema com descamação, surgindo posteriormente a hipercromia reticulada, por vezes difusa. Com a evolução, podem surgir telangiectasias. A localização dependerá do agente causal. Quando cosméticos, a localização mais frequente é a face. Quando materiais têxteis, acomete principalmente as faces anteriores das axilas e das coxas. Quando a substância é fotossensibilizante, são acometidas as áreas fotoexpostas **(FIGURA 25.26)**.

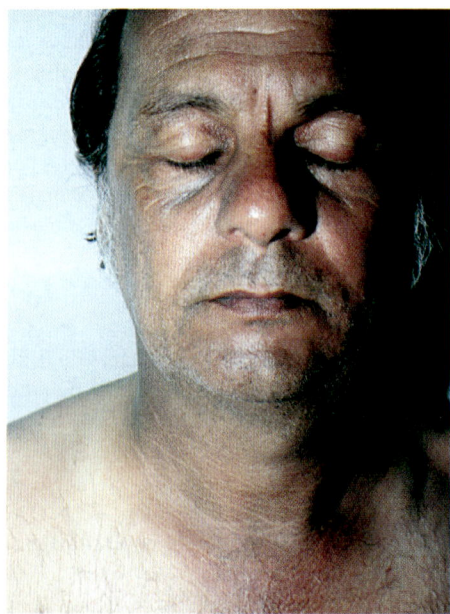

FIGURA 25.26 – Melanodermia tóxica. Hiperpigmentação com predileção pelas áreas fotoexpostas.

Quanto aos agentes, são mais frequentes entre os cosméticos o pigmento Red 31, o amarelo 10 e 11, azopigmentos, anilhas, corantes de cabelos, carbanilidas e ácido rinoleico. Entre os perfumes, são mais importantes óleo de sândalo, óleo de lavanda, citronela, musk ambrette, bálsamo do Peru e eugenol. Outros alérgenos que podem estar envolvidos são o butilfenol paraterciário, o minoxidil, o níquel e o cromo.

A diagnose é clínica e baseada na história e no exame dermatológico. Os testes de contato podem ser úteis na determinação etiológica, e o exame histopatológico é de compatibilidade, demonstrando degeneração hidrópica da camada basal e, na derme, infiltrado inflamatório linfo-histiocitário discreto contendo melanófagos.

Na diagnose diferencial, devem ser consideradas a poiquilodermia de Civatte, a amiloidose maculosa e papulosa, as dermatites de contato em geral inclusive a dermatite dos berloques e a ocronose.

A medida terapêutica principal é o afastamento dos agentes suspeitos. Podem ser usados cremes com hidroquinona associada à tretinoína e também cremes com ácido glicólico. Afastada a causa, haverá melhora progressiva do processo.

Tratamento e evolução: com a retirada do contatante, há melhora do quadro.

Entretanto, consoante a quantidade de melanina que extravasou para a derme (incontinência pigmentar), pode ocorrer pigmentação permanente.

MELANOSE DE RIEHL

A melanose de Riehl é considerada por muitos autores a mesma entidade clínica que a melanose tóxica, mas não se afasta a hipótese aventada por Riehl de se tratar de alteração provocada por desnutrição, observada em Viena por ocasião do final da Primeira Guerra Mundial.

ERITROSE PERIBUCAL PIGMENTAR DE BROCQ

Atinge predominantemente mulheres de meia-idade e caracteriza-se por pigmentação marrom-avermelhada em torno da boca poupando os lábios e estreita faixa da pele perioral. Pode estender-se para fronte, têmporas e ângulos mandibulares. Admite-se como causa a presença de substâncias fotossensibilizantes em cosméticos. Quadro semelhante pode ser observado como hiperpigmentação pós-inflamatória à dermatite perioral. O eritema é variável, mas a pigmentação é persistente se a causa não for removida.

É uma melanodermia tóxica.

MELANODERMIA DORSAL

Caracteriza-se por pigmentação reticulada na porção média do dorso, observada em mulheres, principalmente na área (ou próximo da área) de contato com o sutiã. A causa não é conhecida. É possível que materiais existentes no sutiã (incluindo o níquel ou o plástico do fecho) provoquem irritação e prurido. A coçadura posterior determinaria o quadro, que não se restringe à área de contato e que apresenta discreta liquenificação.

Na histopatologia, além das alterações epiteliais, há aumento da melanina e da incontinência pigmentar. A diagnose diferencial deve ser feita com amiloidose macular localizada nessa área anatômica. Às vezes é possível observar-se disposição moniliforme da pigmentação em casos de amiloidose. A diagnose final de amiloidose dependerá da presença de substância amiloide ao exame histológico. Ambas as condições são passíveis do mesmo tratamento medicamentoso, pomadas de corticoides de média ou alta potência; nos casos de melanose dorsal sem amiloidose, devem ser eliminados possíveis agentes contatantes.

O tratamento é evitar contatantes e usar pomadas de corticoides de média ou alta potência. Quando o prurido for mais intenso, deve ser feita infiltração com triancinolona e anti-histamínicos por via oral, se necessário.

MELANODERMIAS EM DOENÇAS SISTÊMICAS

Pigmentação generalizada ocorre em várias doenças sistêmicas, devido ao aumento da melanina na epiderme. Assim, é observada em doenças metabólicas como porfiria cutânea tarda. Nesta, evidentemente nas áreas expostas, em particular na face; na hemocromatose e na cirrose hepática. Nesta, a hiperpigmentação é difusa, mas mais evidente nas áreas expostas, em especial na cirrose biliar primária. Há coloração bronzeada ou cinzenta inicialmente nas áreas expostas, que posteriormente se dissemina. Na insuficiência renal, há hiperpigmentação marrom difusa mais intensa nas mãos e na face, e podem ocorrer manchas de hiperpigmentação nas palmas e nas plantas por aumento da melanina na epiderme e também palidez decorrente de anemia; além disso, há coloração amarelada da pele por deposição de carotenoides e lipocromos. Na doença de Gaucher, ocorrem manchas acastanhadas semelhantes a melasma na face e também manchas nas mãos e no pescoço. Também surge pigmentação simétrica da porção inferior das pernas com margens nitidamente demarcadas no polo inferior e mal delimitadas no polo superior. Na doença de Niemann-Pick, há pigmentação acastanhada difusa mais intensa na face. Na anemia perniciosa, há hiperpigmentação cutânea com acentuação da cor das linhas palmares, dorso das mãos e pés, áreas intertriginosas, mucosa oral e sobre cicatrizes recentes. Aparentemente, essas alterações pigmentares relacionam-se à deficiência de vitamina B12. Na pelagra, existem alterações pigmentares características nas áreas expostas (ver Capítulo 53). No Kwashiorkor, podem surgir áreas de hiperpigmentação em placas que podem ter bordas levemente elevadas e que progressivamente escurecem e descamam (*crackled skin*). Em outras afecções, existem alterações pigmentares que serão estudadas nos respectivos capítulos. É o caso da esclerodermia em todas as suas formas, no lúpus eritematoso e na dermatomiosite. Na doença inflamatória intestinal, as alterações pigmentares estão relacionadas à desnutrição subjacente. Nas endocrinopatias, em tumores produtores de hormônio adrenocorticotrófico (ACTH, de *adrenocorticotropic hormone*) e hormônio estimulador dos melanócitos (MSH, do inglês *melanocyte-stimulating hormone*) e na acromegalia, também ocorre hiperpigmentação.

Na doença de Addison, a hiperpigmentação melânica é característica. A insuficiência da secreção de cortisona pelas adrenais determina maior secreção de ACTH e MSH pela pituitária. Os melanócitos da pele e das mucosas estimulados pelo MSH produzem mais melanina e consequente pigmentação. Há melhora com a corticoterapia, ainda que discreta hipercromia possa ser permanente.

Na gravidez, pela estimulação pelo MSH, há aumento da pigmentação, nas aréolas mamárias, em nevos e consoante predisposição na face (melasma).

Nas neoplasias, também pode haver hiperpigmentação, em geral de caráter difuso. Em carcinomas brônquicos, essa alteração é comum, provavelmente pela produção de alguma substância semelhante ao MSH. No melanoma, pode aparecer raramente melanose dérmica difusa de cor azul-ardósia acompanhada de melanúria em casos de metástases. Hiperpigmentação também pode ocorrer nos linfomas cutâneos, linfoma de Hodgkin, linfossarcomas e leucemias.

FITOFOTODERMATOSE

Quadro bastante frequente em nosso meio. Foi inicialmente reconhecido na França com o nome de dermatite *en berloque* pelo uso de água de colônia e similares.

Verificou-se que ocorria após exposição solar. Esses perfumes tinham extrato de limão, que tem uma furocumarina, do grupo psoralênico, o bergapteno, que é fotossensibilizante. Atualmente em nosso meio há uma variedade de limão, o Taiti, que é a causa mais comum de fitofotodermatite.

Após o contato com a pele e a exposição ao sol, surgem manchas eritematosas com disposição irregular, consoante as áreas de contato-exposição. Eventualmente, ocorrem até bolhas. Em seguida, surge a melanodermia, que irá gradualmente esmaecer, desaparecendo em algumas semanas, mesmo sem tratamento **(FIGURAS 25.27 E 25.28)**.

Plantas que produzem furocumarinas, como o psoraleno, produzem na pele reações fototóxicas por serem cromóforos que absorvem a luz na faixa dos raios UVA (320-400 nm).

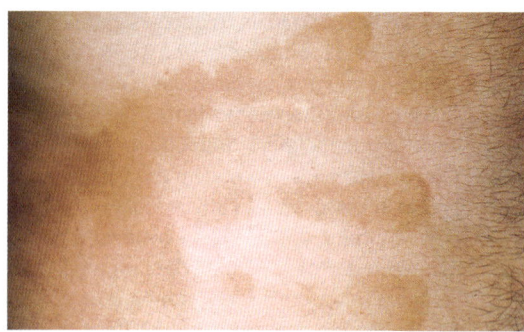

FIGURA 25.28 – Fitofotodermatose. Manchas acastanhadas reproduzindo o contato com os dedos da mão (por limão).

As plantas da família das rutáceas como o limão galego (*Citrus limmonia*), o limão Taiti (*Citrus medica*), a laranja (*Citrus sinensis*), a mexerica ou tangerina (*Citrus reticulata* ou *Citrus nobilis*) e a arruda (*Ruta graveolens*) podem produzir a fitofotodermatose, pois contêm, no caso das frutas cítricas, grande quantidade de metoxipsoraleno em suas cascas e, quando manipuladas, produzem o quadro clínico típico no dorso das mãos e em qualquer lugar que a mão alcance e que receba sol **(FIGURA 25.29)**. Eventualmente, ocorre nas outras pessoas que são tocadas na pele por quem manipulou as plantas **(FIGURA 25.30)**.

Outras plantas que podem provocar fitofotodermatoses:

- **Apiáceas (umbelíferas)**:
  - Cenoura (*Daucus carota*).
  - Chirivia (*Pastinaca sativa*).
  - Aipo (*Apium graveolens*).
  - Angélica (*Angelica archangelica*).
  - Funcho (*Anethum foeniculum*).
  - Salsinha (*Petroselinum crispum*).
  - Coentro (*Coriandrum sativum*).
  - Erva-doce ou anis (*Pimpinella anisum*).
  - Endro ou dil (*Anethum graveolens*).

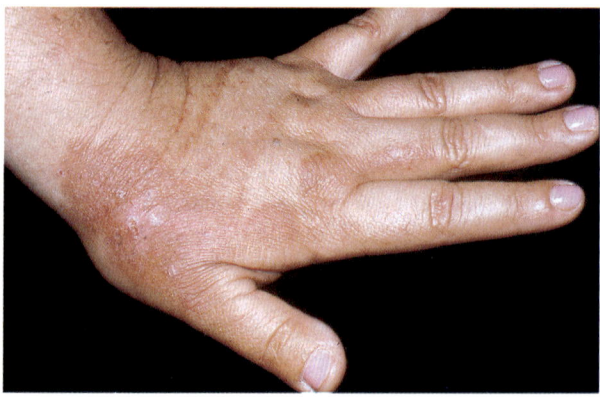

FIGURA 25.27 – Fitofotodermatose. Manchas acastanhadas irregulares no dorso da mão, produzidas por limão.

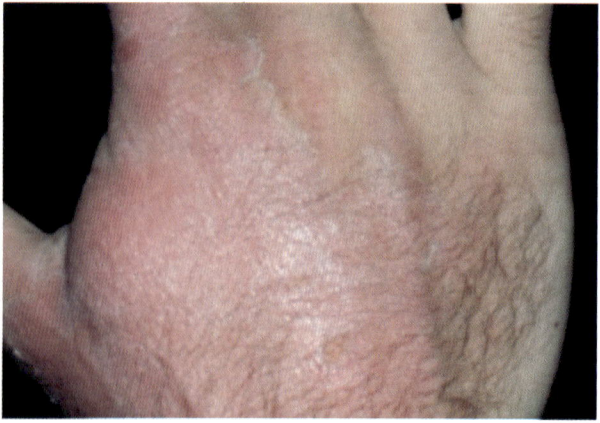

FIGURA 25.29 – Fitofotodermatose. Fase aguda eritematosa no dorso da mão.

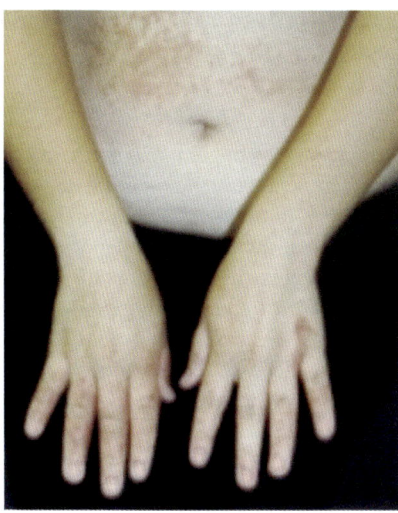

FIGURA 25.30 – Fitofotodermatose. Lesões nas mãos.

- **Fabáceas (leguminosas)**:
  - Imburana de cheiro (*Amburana cearensis*).
  - Vinhático (*Plathymenia foliosa*).
  - Babchi (árvore chinesa) (*Psoralea corylifolia*).
- **Moráceas**:
  - Figueira (*Ficus carica*).
  - Mama-cadela ou inharé (*Brosimum gaudichaudii*).
- **Gutíferas**:
  - Hipérico ou erva-de-são-joão (*Hypericum perforatum*).
- **Caparidáceas**:
  - Mussambê de espinho (*Cleome spinosa*).

Existem dúvidas a respeito da capacidade de fototoxicidade das substâncias derivadas da sesquiterpeno lactona produzidas pelas plantas da família das asteráceas, particularmente do picão (*Bidens pilosa*), muito usado no nosso meio para passar na pele como tratamento de dermatoses.

MELASMA (CLOASMA)

Melasma (*melas*, do grego significando preto) e cloasma (*Chloazein*, do grego significando esverdeado) são melanodermias que ocorrem na face, quase sempre em mulheres, em geral com mais de 25 anos, após gravidez ou terapia hormonal. Entretanto, podem ocorrer em mulheres jovens que nunca engravidaram ou receberam estrogênios e/ou progestogênios e também em homens. É um quadro eventualmente desfigurante que pode causar distúrbios emocionais.

Etiologia

Não definida, com múltiplos fatores contribuintes:

- **Predisposição constitucional**: racial ou familiar, sendo a melanodermia mais frequente em indivíduos de pele castanha a parda.
- **Gravidez**: o aparecimento de melasma na gravidez é registrado desde a antiguidade (cloasma gravídico, pano da gravidez), ocorrendo entre 50 a 70% de acordo com o tipo constitucional. Na gravidez, há um estímulo da melanogênese, com aumento da pigmentação da aréola mamária e aparecimento da *linea nigra*, uma linha pigmentada que vai do púbis ao umbigo.
- **Estrogênios-progestogênios**: ocorre entre 8 e 29% das mulheres que tomam anticoncepcionais. Observada também na terapia de substituição de estrogênios e/ou progestogênios na menopausa. Estrogênios e/ou progestogênios estimulam a melanogênese, o que explicaria a pigmentação observada na gravidez e no uso de anticoncepcionais. Os níveis plasmáticos das duas formas do MSH, α e β, são normais. As funções tireoidiana, da prolactina e gonadotróficas com dosagens de tireotropina (TSH), tri-iodotironina (T3), tiroxina (T4), tiroxina livre (T4 livre), prolactina (PRL), estradiol, hormônio folículo-estimulante (FSH, do inglês *follicle-stimulating hormone*), hormônio luteinizante (LH, do inglês *luteinizing hormone*) e ACTH são normais. Os 17-cetosteroides e 17-hidroxiesteroides urinários têm níveis normais, mas, apesar dos níveis normais de estrogênios nas lesões de melasma, detecta-se aumento de receptores estrogênicos. Não foi ainda estabelecida qualquer correlação entre disfunção hormonal e melasma.
- **Exposição solar**: fator desencadeante mais importante no melasma. O UV aumenta a atividade dos melanócitos, provocando a pigmentação. As radiações UV provocam aumento da produção do MSH e da corticotropina, bem como de interleucina 1 (IL-1) e endotelina, que contribuem para o aumento da produção de melanina pelos melanócitos epidérmicos. Além disso, verifica-se no melasma aumento da expressão do receptor c-*KIT* da tirosinase, que também contribuiria para o aumento da melanogênese. Finalmente, as radiações UVA, UVB e a luz visível podem causar peroxidação dos lipídeos das membranas, levando os melanócitos a produzir maiores quantidades de melanina. O melasma pode surgir de súbito, após exposição intensa à luz solar, ou se instalar gradualmente pela exposição constante. Ele em geral, melhora no inverno e se agrava no verão. Há recidiva ocorrendo reexposição solar. Na população andina, que vive em altitudes acima de 2.000 m, o melasma ocorre na maioria da população, inclusive no sexo masculino, pelo tipo constitucional e pela maior concentração de raios UV.
- **Cosméticos**: produtos que contenham derivados de petróleo, psoralênicos e outros medicamentos fotossensibilizantes podem contribuir para o agravamento do quadro.

Manifestações clínicas

Manchas de cor castanho-clara a escura, localizadas geralmente nas regiões malares, podendo atingir a região frontal, labial superior e masseterina. Há três padrões clínicos: centro-facial, malar e maxilo-mandibular. No centro-facial, mais frequente, as lesões localizam-se nas regiões malares, frontal, labial superior, nasal e mental **(FIGURA 25.31)**. No padrão malar, as lesões atingem as regiões malares e nasal, com a disposição em vespertílio. No padrão maxilo-mandibular, localizam-se principalmente nas regiões masseterinas e na parte inferior da região bucal.

A intensidade da pigmentação é variável, às vezes discreta, quase imperceptível, outras vezes muito acentuada, causando máscara desfigurante com graves problemas psicológicos.

O exame pela luz de Wood permite a classificação do melasma em quatro tipos, indispensável para a prognose terapêutica:

1. **Epidérmico (frequência de 70%)**: na luz de Wood, a cor torna-se mais acentuada.
2. **Dérmico (10-15%)**: há atenuação ou nenhuma alteração da cor.
3. **Misto (15-20%)**: há áreas em que há acentuação e áreas de atenuação da cor.
4. **Inaparente**: as lesões visíveis na luz do dia tornam-se inaparentes na luz de Wood. Encontrado em peles claras, tipo V ou VI.

O aspecto na luz de Wood pode ser correlacionado com a histopatologia. No tipo epidérmico, a melanina está mais depositada na epiderme, em particular nas camadas basal e suprabasal. No tipo dérmico, encontra-se na epiderme e na derme superficial e profunda, às vezes no interior de melanófagos. Essa correlação, comportamento à luz de Wood e histopatologia, nem sempre se verifica.

Histopatologia

Demonstra aumento de melanina na epiderme ou na derme, ou na epiderme e na derme. Na epiderme, a melanina aumentada localiza-se nos queratinócitos basais e suprabasais. Os melanócitos em geral não estão aumentados em número, mas mostram-se maiores e mais ricos em prolongamentos dendríticos. Na derme, a melanina encontra-se no interior de melanófagos localizados na derme superior, predominantemente em situação perivascular. O infiltrado inflamatório é mínimo ou ausente.

Diagnose

A diagnose do melasma em geral não apresenta dificuldade. Na diagnose diferencial, a melanodermia de contato é fácil de ser afastada pela localização e pelo caráter evolutivo. A melanodermia tóxica, incluindo a melanose de Riehl, é difusa, ocorrendo em áreas de maior contato, como na região frontal e malar, e com frequência atingindo a região retroauricular e o pescoço. Outros diagnósticos diferenciais passíveis de serem considerados são ocronose exógena, lúpus eritematoso discoide, hiperpigmentação pós-inflamatória e reações de fotossensibilidade a drogas.

Tratamento

Afastamento de fatores favorecedores

Hormônios, inclusive anticoncepcionais, devem ser eliminados, quando possível.

Fotoproteção

Uso constante de fotoprotetor total para UVB e UVA, que contenha, além de agentes químicos, substâncias como o dióxido de titânio ou o óxido de zinco, agentes físicos opacos, que refletem a luz solar.

Derivados fenólicos

Hidroquinona

É o medicamento mais efetivo no tratamento do melasma. Inibe a melanogênese, atuando sobre o melanócito. As preparações são usadas em concentração de 2 a 4% em creme hidrofílico ou em álcool anidro-propilenoglicol em partes iguais. Como a hidroquinona oxida facilmente, é preciso acrescentar antioxidante em quantidade suficiente; na ausência de antioxidante, a preparação pode ser usada no máximo até 30 dias. Alguns autores preconizam iniciar com a concentração mais baixa, enquanto outros indicam a concentração de 4% como dose inicial de ataque. Deve-se usar duas vezes/dia, pela manhã e à noite; os resultados terapêuticos só aparecem após 6 a 8 semanas de tratamento. A hidroquinona é um irritante primário; eritema e descamação, proporcionais à concentração empregada, podem preceder a despigmentação. Despigmentação em confete pode surgir, excepcionalmente, com concentrações mais elevadas, que regride, ao contrário do que acontece com o uso do monobenzileter de hidroquinona. Outra reação tóxica, muito rara, é a ocronose, caracterizada por pigmentação reticulada castanho-azulada, por depósito de pigmento na derme, encontrada pelo uso extenso e constante da hidroquinona.

Para aumentar a eficácia e diminuir a irritação, é bastante usada a fórmula de Kligman e Willis, que associa hidroquinona, tretinoína e corticoide.

A tretinoína aumenta a penetração da hidroquinona, além de reduzir a atividade dos melanócitos. O corticoide atenua a ação irritativa, além de ter ação inibidora da melanogênese. A fórmula original contém hidroquinona 5%, tretinoína 0,1% e

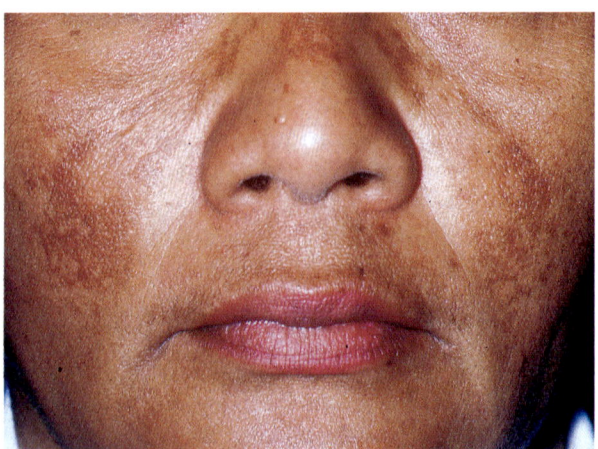

FIGURA 25.31 – Melasma centro-facial. Manchas acastanhadas nas regiões malares, do nariz e supralabial.

dexametasona 0,1% em creme hidrofílico ou solução álcool-propilenoglicol. Recentemente foram introduzidos cremes comerciais com composições similares. É possível usar separadamente esses três agentes, possibilitando melhor manejo terapêutico. Assim, deve-se iniciar com tretinoína (0,05% e depois 0,1%), após alguns dias iniciar a hidroquinona (3%, depois 4 e 5%), e, se surgir irritação, deve-se administrar corticoide, não fluorado. As preparações devem ser aplicadas de noite e de manhã. Alguns autores indicam a substituição da tretinoína pelo adapaleno nos tratamentos associados acreditando em resultados idênticos com menores efeitos irritativos.

Há produtos comerciais que associam a hidroquinona com fotoprotetores. Entretanto, se a irritação for intensa, deve-se usar somente à noite. Quando for ocorrer exposição prolongada ao sol, não se deve usar pela manhã. Em casos de melasmas muito extensos e resistentes, podem-se tentar concentrações mais altas de hidroquinona.

Outros compostos fenólicos

Mequinol é um derivado metilado da hidroquinona, utilizado em concentrações de 5 a 10% em preparações comerciais.

Arbutin é a β-D-glucopiranosida da hidroquinona de ocorrência natural em plantas. É usado nas mesmas concentrações e em associação com ácidos α hidroxílicos em preparações comerciais.

Diversos derivados são relatados com resultados que necessitam de comprovação. O N-acetil-4-5-cisteaminilfenol é um composto fenólico, que atua somente sobre melanócitos ativos. O N-2-4-cetoxifenil-tio-etil acetamida é mais estável.

Retinoides

A tretinoína tópica, na concentração de 0,05 a 0,1%, atua no melasma como em outras melanodermias. Deve ser usada somente à noite pela ação fotossensibilizante. A melhora do melasma necessita de seis meses de uso. Pode ser aplicada conjuntamente com a hidroquinona ou com ácido azeláico. A isotretinoína tópica é menos irritante que a tretinoína.

O **ácido azeláico** é o ácido dicarboxílico, de ocorrência natural, empregado em concentração de 20% no tratamento da acne. Interfere na síntese da melanina e é a alternativa à hidroquinona e à tretinoína. Não tem qualquer toxicidade sistêmica e não tem fotossensibilidade. A tolerância tópica é excelente, e em geral não há irritação; quando ocorre, regride com a continuação do tratamento. Deve ser aplicado duas vezes/dia, de manhã e à noite. Pode ser associado à hidroquinona ou à tretinoína.

Miscelânea

Quanto ao ácido ascórbico possui relatos referindo uma ação inferior à da hidroquinona, podendo ser associado.

O ácido kójico (2-hidroxi-2-hidroximetil-4-pirona) é um derivado fúngico hidrófilo das espécies *Acetobacter, Aspergillus e Penicillium* e atua como a hidroquinona por inibição da tirosinase. Usado a 1%, é sensibilizante e pode causar dermatite de contato.

Há relatos de outros medicamentos tópicos que necessitam de comprovação, como a sulfoximina butionina e o isopropil-catecol.

Compostos de ervas: o extrato de alcaçuz, cujo principal componente é a glabridina, tem ação similar ao ácido kójico. Outros extratos vegetais são usados sem comprovação.

Esfoliação e dermoabrasão

Não devem ser empregadas. A esfoliação (*peeling*) com resorcina, fenol ou ácido tricloroacético (25-35%) pode oferecer melhora temporária, porém há recidiva e até agravamento. O mesmo ocorre com a dermoabrasão.

Lasers

Os resultados com diversos tipos de *laser* são irregulares. Existem referências a melhores resultados com *lasers* que permitem fototermólise fracionada, mas há relatos de hiperpigmentações reativas com esses tratamentos, sendo ainda necessários novos estudos.

Conclusão

Fundamental no melasma é a fotoproteção. A resposta ao tratamento é variável. Essencial é o exame na luz de Wood, que possibilita prever a ação terapêutica. Os epidérmicos respondem melhor ao tratamento, enquanto os dérmicos e mistos têm melhora irregular, permanecendo alguma pigmentação quando há incontinência pigmentar. Considerando o impacto psicológico, deve-se usar sempre base corretiva cosmética (Capítulo 84).

HIPERCROMIAS NÃO MELÂNICAS

Originam-se de vários pigmentos ou substâncias que se depositam na derme.

DERMATITE OCRE

Resulta da evolução da púrpura hipostática. Pelo extravasamento de hemácias e subsequente destruição, a hemossiderina é depositada na derme, livre ou no interior de melanóforos. A cor é amarelo-castanha escura e a localização é nas pernas e nos tornozelos (ver Capítulo 17). Não é indicado tratamento, sendo importante a elevação dos membros e o uso de meia elástica, que evitam o agravamento do quadro.

CAROTENODERMIA

É a pigmentação amarelada da pele por depósito de caroteno ou provitamina A. Origina-se em geral pela ingestão exagerada de caroteno, abundante em frutas ou vegetais como mamão, manga, cenoura, tomate, beterraba e outros. É encontrada em crianças e em adultos com dietas ricas de caroteno. Excepcionalmente no diabetes e no hipotireoidismo, o fígado pode falhar na transformação do caroteno em vitamina A, resultando em carotenemia e carotenodermia.

A cor amarelada é difusa, sendo mais evidente nas palmas e nas plantas, nos sulcos nasogenianos, nas regiões retroauriculares e nas axilas (FIGURA 25.32). As escleróticas estão livres e não há prurido, o que, juntamente com a localização palmoplantar,

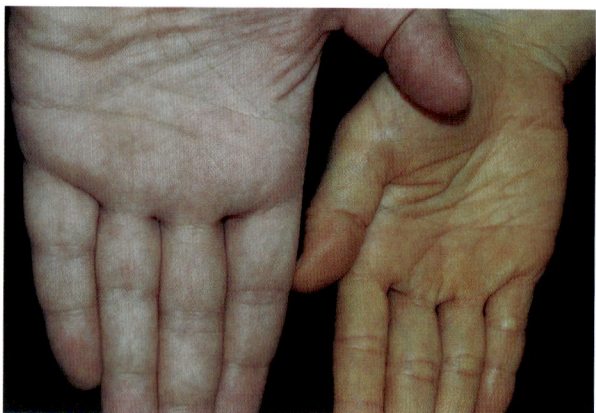

FIGURA 25.32 – Carotenodermia. Coloração alaranjada comparada a aspecto normal em outro indivíduo.

permite diferenciar da icterícia. Pigmentação amarelada da pele é observada pela ingestão de quinacrina.

Não é necessário tratamento, podendo ser diminuída a ingestão de frutas ou vegetais ricos em caroteno. Deve-se investigar diabetes ou hipotireoidismo quando houver suspeita.

ICTERÍCIA

Caracteriza-se por hiperbilirrubinemia e cor amarelada pelo depósito de pigmento biliar na pele, nas membranas mucosas e escleróticas, sendo facilmente diferenciada da carotenodermia por localização, pigmentação das conjuntivas e antecedentes.

A **síndrome do bebê bronzeado** (**hiperbiliverdinemia**) é uma cor cinzenta-bronze que atinge a pele e as mucosas e surge em neonatos com icterícia após início da fototerapia. Provavelmente o pigmento resulta de foto-oxidação da bilirrubina ou de fotoproduto da porfirina-cúprica. A pele volta à cor normal após a interrupção da fototerapia.

ALCAPTONÚRIA

Denominada também **ocronose endógena**, é uma doença autossômica recessiva provocada por mutações no gene *HMO* localizado no cromossomo 3q1 que determinam a falta da enzima oxidase do ácido homogentísico. Este é excretado na urina e acumula-se na pele, nas cartilagens e em outros órgãos, polimeriza-se e forma o pigmento. As manchas pigmentares têm cor castanho-cinzenta ou preta, com predileção por certas áreas, como cartilagens das orelhas, nariz, escleróticas. Na pele, localizam-se na face, na fronte, nas regiões malares, nas axilas, nas regiões genitais, no leito ungueal e também acometem a mucosa bucal, a laringe, os tendões e o tímpano **(FIGURA 25.33)**. A coloração anormal da pele é determinada pela presença de grânulos ocronóticos na derme e glândulas apócrinas e, portanto, as lesões são mais percebidas em áreas de pele fina como ponta nasal, orelhas e tendões extensores das mãos. O acúmulo de pigmento no músculo cardíaco pode determinar alterações inflamatórias que podem levar a valvulopatias.

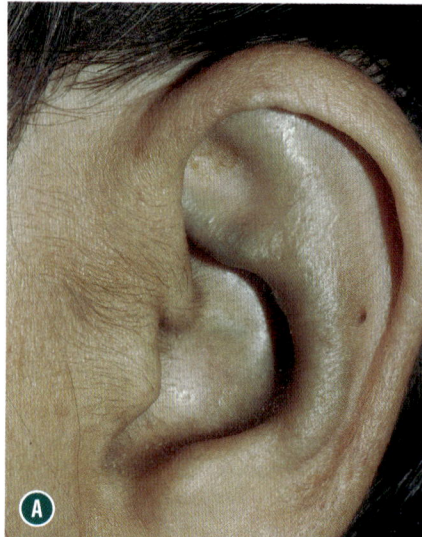
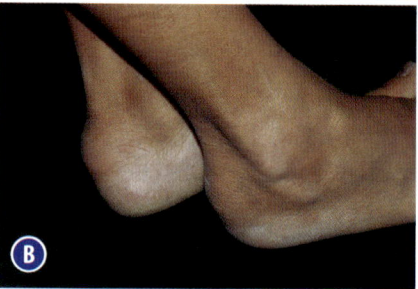

FIGURA 25.33 – Ocronose endógena. **A** Pigmentação da cartilagem auricular. **B** Artrite.

Deve ser lembrado que certas medicações podem provocar ocronose por inibição da oxidase do ácido homogentísico. É o caso da quinacrina; também podem se observar lesões de ocronose nos pontos de injeção de quinina.

Histopatologicamente, observam-se nas lesões de pele corpos de cor âmbar nas fibras elásticas, em macrófagos, nas células endoteliais e nas glândulas apócrinas e membranas basais na derme superior e média. Em adultos, em geral há artrite por depósitos do ácido homogentísico nas articulações, em especial ombros e joelhos. Importante na diagnose é a alcaptonúria, quando a urina se torna escura após algum tempo ou pela alcalinização com solução aquosa a 10% de hidróxido de potássio.

A diagnose pode ser confirmada pela demonstração do ácido homogentísico no sangue e na urina. Na diagnose diferencial, deve ser considerada a argiria.

O tratamento é a restrição da tirosina e da fenilalanina na dieta e o uso de cosméticos, se necessários.

Atualmente, está sendo testada a nitisinona, que já foi aprovada pela Food and Drugs Administration (FDA) para tirosinemia tipo 1. A droga inibe a hidrofenilpiruvato-dioxigenase, reduzindo o acúmulo de ácido homogentísico. Até o momento, registraram-se melhoras dos parâmetros bioquímicos sem melhora paralela dos parâmetros clínicos, admitindo-se sua utilidade no uso precoce e em jovens para prevenir a artropatia.

OCRONOSE EXÓGENA

Alteração pigmentar que pode ocorrer após uso prolongado de hidroquinona, fenol ou resorcina, trinitrofenol, ácido pícrico, benzeno, mercúrio e antimaláricos. A cor é castanho-escura e o quadro pode resultar da inibição da oxidase do ácido homogentísico na pele, que se acumula e se polimeriza, formando pigmento ocronótico **(FIGURAS 25.34 E 25.35)**. O tratamento da ocronose exógena é insatisfatório; deve-se excluir o contatante para evitar o agravamento, usar creme de corticoide na fase aguda e fotoproteção.

ARGIRIA

Impregnação da pele por exposição a sais de prata, por ingestão especialmente de medicamentos, por contato prolongado com a pele, por absorção ou por inalação. Pode ser observada em mineiros e trabalhadores que manipulam o metal.

Existem formas localizadas e universais. São exemplos de formas localizadas casos provocados por gotas nasais contendo prata, ou em tatuagens em que se utilizaram corantes com prata, ou ainda na mucosa oral pelo uso de materiais dentários contendo o metal. As formas universais decorrem da ingestão de medicamentos contendo prata coloidal ou por inalação de partículas finas.

Caracteriza-se pela cor cinza-azulada difusa, mais evidente na face, nas mãos e nas unhas; em geral, a alteração pigmentar é observada primeiramente nas áreas fotoexpostas. Nos casos mais intensos, a pele inteira torna-se azul-acinzentada **(FIGURA 25.36)**. Nas formas intensas, se a exposição excessiva ao metal continua, surgem manifestações sistêmicas graves, trombocitopenia, bronquite severa, alterações neurológicas como convulsões e descoordenação motora e comprometimento dos movimentos respiratórios. A diagnose é confirmada pelo exame histopatológico em campo escuro, quando se encontram granulações brilhantes, na derme papilar e ao redor das glândulas sudoríparas. O quadro é irreversível. Na atualidade, é extremamente raro, pelo uso reduzido de sais de prata em terapêutica; no entanto, ainda se registram casos pelo uso oral de prata coloidal e também por absorção através da pele pelo uso extenso e prolongado de sulfadiazina de prata.

CRISÍASE

É a impregnação da pele por sais de ouro. Há relatos de depósitos na córnea. Costuma surgir em geral a partir da dose acumulada de 50 mg/kg e sempre aparece quando a dose acumulada é de 150 mg/kg. A hiperpigmentação, de cor azulada, é encontrada em áreas de exposição à luz e nas escleróticas. As partículas de ouro depositam-se na derme e são fagocitadas por macrófagos. Espectroeletromicroscopia pode identificar o ouro. O quadro é irreversível e atualmente raro. Tem-se descrito lesões de crisíase desencadeada por *laser* Alexandrite em doentes que receberam tratamento prévio com ouro. Na diagnose diferencial, deve-se considerar a argiria e pigmentações por medicamentos que atingem áreas fotoexpostas, tetraciclinas e clorpromazina.

HIDRARGIRIA

O uso de tópicos com derivados mercuriais era frequente no passado. Podia ocorrer uma pigmentação preto-acinzentada

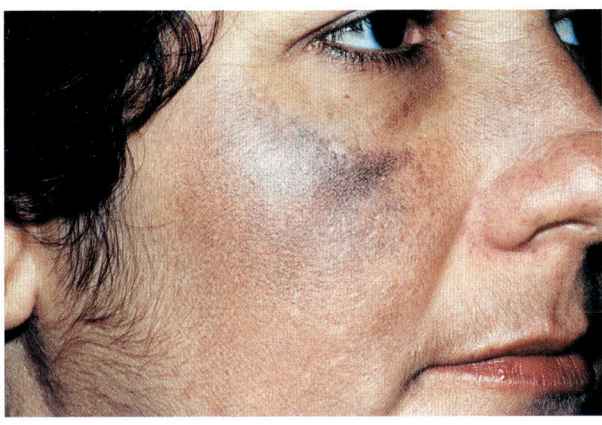

FIGURA 25.34 – Ocronose exógena. Mancha castanho-escura com padrão reticular na face.

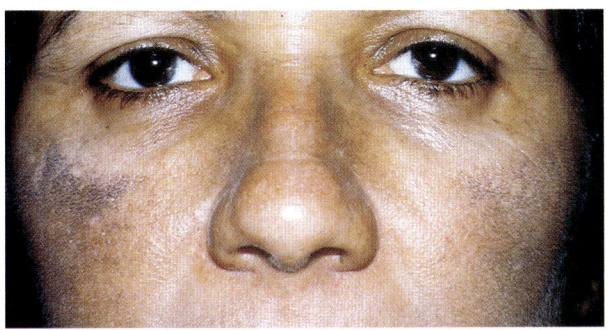

FIGURA 25.35 – Ocronose exógena. Manchas castanho-acinzentadas na face.

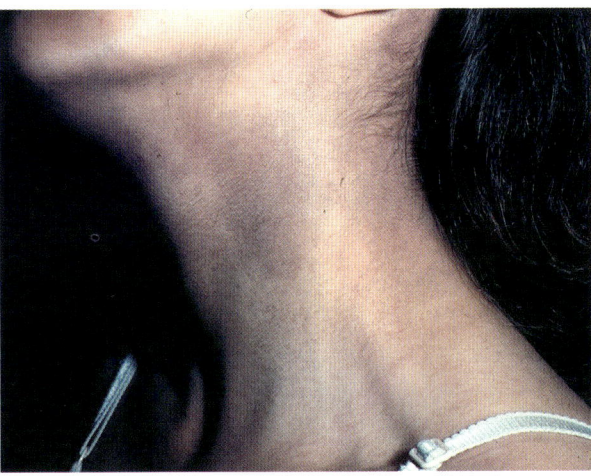

FIGURA 25.36 – Argiria. Pigmentação acinzentada.

nas áreas de contato. Usava-se também mercúrio por via sistêmica e podiam ocorrer depósitos na pele e nas gengivas. Identificável por eletromicroscopia.

BISMUTO

Na administração do bismuto por longo período, ocorria depósito na gengiva, de cor cinzenta. Havia também discreta tonalidade cinzenta da pele.

QUINACRINA

Antimaláricos, mepacrina, atebrina e quinacrina depositam-se na pele e causam cor amarelada. As escleróticas são poupadas.

AMIODARONA

Esse medicamento, bastante usado em cardiologia, excepcionalmente determina uma cor em áreas expostas à luz. Isso é devido à formação de um pigmento – a lipofuscina – na derme (FIGURA 25.37).

TATUAGENS

Resultam da introdução na derme de pigmentos insolúveis, que permanecem indefinidamente (FIGURA 25.38). O mais comum é a tinta da China, preta, introduzida por agulhas. De acordo com a profundidade, a cor varia de preta a azulada. O tratamento da tatuagem era feito com exérese ou dermoabrasão.

Atualmente usa-se *rubi laser* ou outro tipo de acordo com a cor de pigmento na tatuagem.

Há tatuagens acidentais, como as da explosão da pólvora a curta distância, com penetração de partículas de carvão na pele, e também as ocupacionais em acidentes na indústria.

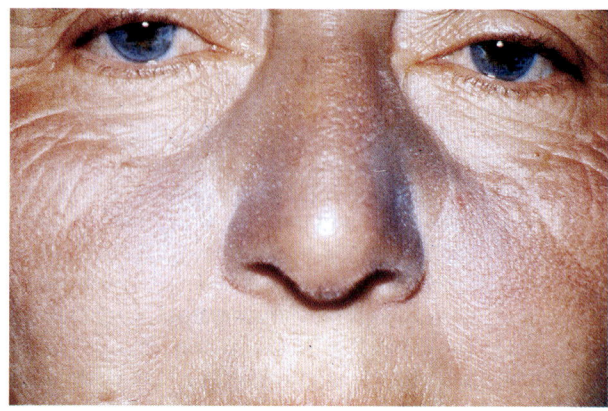

FIGURA 25.37 – Pigmentação por amiodarona. Manchas azul-acinzentadas nas regiões malares e no dorso nasal.

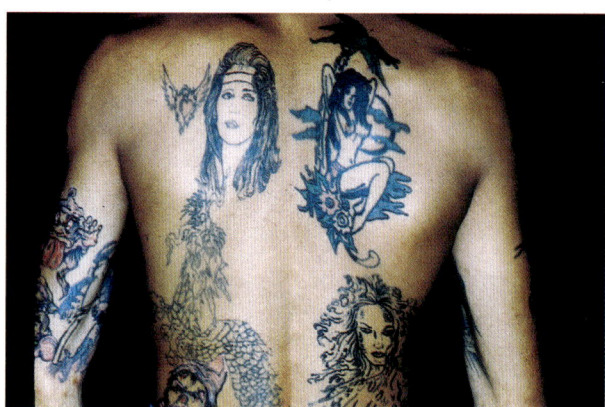

FIGURA 25.38 – Tatuagens. Múltiplas tatuagens no dorso e nos braços.

CAPÍTULO 26

AFECÇÕES QUERATÓSICAS E DERMATOSES PERFURANTES

AFECÇÕES QUERATÓSICAS

Este extenso grupo de dermatoses compreende quadros hereditários e adquiridos. Neste capítulo, serão estudadas as principais alterações da queratinização fundamentalmente adquiridas, ainda que algumas delas possam eventualmente se apresentar com ocorrência familiar.

Afecções queratósicas hereditárias

Os principais quadros de afecções queratósicas hereditárias discriminados a seguir serão analisados no Capítulo 66.

- Ictioses.
- Síndrome de Netherton.
- Síndrome de Sjögren-Larsson.
- Doença de Refsum.
- Síndrome de Tay (tricotiodistrofia).
- Síndrome de Conradi-Hunermann-Happle.
- Doença de armazenamento lipídico com ictiose (síndrome de Chanarin-Dorfman) (tesaurismose de lipídeos neutros).
- Síndrome KID.
- Síndrome HID.
- Síndrome NISCH.
- Síndrome CHILD.
- Ictiose folicular com alopecia e fotofobia.
- Síndrome de Neu-Laxova.
- Síndrome CHIME.
- Síndromes genéticas esporádicas com ictiose.
- Ictiose associada a alterações neurológicas e oculares.
- Ictiose associada a doença renal.
- Ictiose e defeitos esqueléticos.
- Ictiose com defeitos imunes.
- Síndrome de *peeling* cutâneo:
  - *Peeling* adquirido das regiões palmares.
  - *Peeling* acral.
- Síndromes familiares de *peeling* cutâneo.
- Doença de Oudtshoorn.
- Eritroqueratodermias:
  - Eritroqueratodermia *variabilis*.
  - Eritroqueratodermia simétrica progressiva.
- Alterações queratóticas foliculares:
  - Queratose pilar.
  - Queratose pilar com atrofia.
  - Eritromelanose folicular *faciei et colli*.
  - Ictiose folicular.
  - Queratose folicular espinulosa decalvante.
- Doença de Darier.
- Poroqueratoses.
- Queratoses filiformes.
- Queratodermias palmoplantares.

Afecções queratósicas adquiridas

ICTIOSES ADQUIRIDAS

São próprias de adultos, apresentam características clínicas da ictiose vulgar e geralmente associam-se a condições patológicas sistêmicas, como neoplasias, outras doenças não neoplásicas e exposição a determinadas drogas. O diagnóstico da doença associada pode preceder, o que é mais frequente, ou ser simultâneo ou posterior ao desenvolvimento da ictiose. Não há relações estabelecidas entre prognose e ictiose.

Manifestações clínicas

São semelhantes às manifestações da ictiose vulgar: pele xerótica, escamas furfuráceas ou laminares sem sinais inflamatórios e com localização predominante no tronco e na superfície de extensão dos membros **(FIGURA 26.1)**. Pode haver associadamente

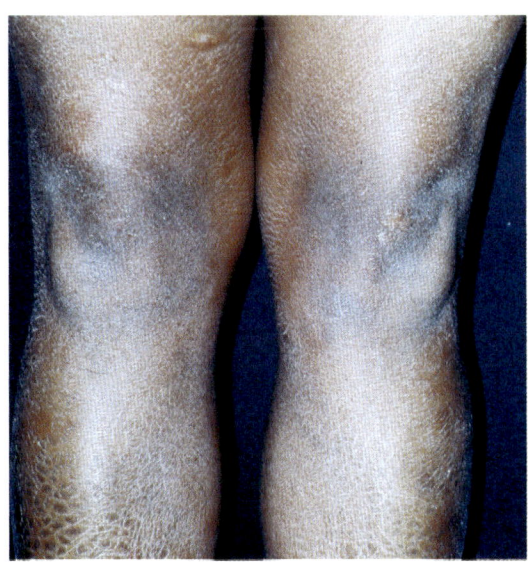

FIGURA 26.1 – Ictiose adquirida por clofazimina. Escamas poligonais acastanhadas nos membros inferiores.

hiperqueratose palmoplantar com fissuras e, com frequência, o quadro clínico é acompanhado de queratose pilar nas faces laterais do pescoço, dorso superior, coxas e nádegas.

Eventualmente, nas formas associadas a neoplasias malignas, pode haver ao mesmo tempo acantose nigricante.

Patogenia

Considerando as formas associadas a neoplasias malignas, estas compreendem 50% dos casos, dos quais um terço corresponde à doença de Hodgkin, que é a malignidade mais frequentemente associada à ictiose adquirida. Outras neoplasias que podem se associar são linfomas cutâneos de células T, linfomas não Hodgkin, mieloma múltiplo, policitemia vera, histiocitoses e mielodisplasias. Também se registram casos de ictiose adquirida associada a tumores sólidos como brônquicos, mamários, renais, hepáticos, de colo de útero, laríngeos, vesicais, ovarianos e sarcomas, leiomiossarcomas, rabdomiossarcomas e sarcoma de Kaposi.

A ictiose adquirida pode acompanhar inúmeras outras doenças não neoplásicas, que correspondem a 25% das associações. Essas afecções são de natureza variada, nutricionais e metabólicas, como desnutrição, deficiência de vitamina A, síndromes de mal absorção por doença celíaca e doença de Crohn e insuficiência pancreática. Outras associações são diabetes, hipotireoidismo, hipopituitarismo, hiperparatireoidismo, erros inatos do metabolismo como acidemia metilamônica, deficiências de biotinase e holocarboxilase. Outras condições eventualmente associadas à ictiose adquirida são insuficiência renal, colagenoses, lúpus eritematoso sistêmico, dermatomiosite, esclerodermia sistêmica e fasciite eosinofílica; doenças granulomatosas como hanseníase, sarcoidose; infecções por HIV e HTLV-1; transplante de medula, doença enxerto *versus* hospedeiro e **síndrome de Haber** (erupção rosácea-símile e cicatrizes atróficas pontuadas na face e lesões queratósicas no tronco).

Aparentemente, todas essas afecções de algum modo alteram o metabolismo lipídico, inclusive as drogas indutoras da afecção.

Realmente, verifica-se nas ictioses adquiridas diminuição da lipogênese cutânea e aumento do fator transformador de crescimento, bem como aumento dos receptores dos fatores de crescimento na epiderme que promoveriam hiperproliferação epitelial, inclusive nas ictioses adquiridas não neoplásicas. Considerando-se a importância do colesterol na queratinização, é compreensível que condições e medicamentos que interfiram com os lipídeos do epitélio participem da gênese da ictiose adquirida. Os medicamentos que podem induzir o aparecimento de ictiose adquirida mais comumente são o ácido nicotínico, o triparanol, as butirofenonas, a cimetidina e a clofazimina.

Diagnose clínica

Deve-se considerar a presença de afecções sistêmicas ou o uso de medicamentos potencialmente capazes de provocar a afecção, e a presença de alterações histopatológicas compatíveis com a diagnose caracterizadas por hiperortoqueratose e ausência ou diminuição da camada granulosa.

Na diagnose diferencial, devem ser consideradas as ictioses hereditárias, o eczema asteatósico e, eventualmente, a xerose da dermatite atópica.

Tratamento

A principal medida terapêutica é o tratamento da doença sistêmica associada. Quando bem sucedido, a afecção pode desaparecer em 1 a 6 meses. Além disso, são indicados cuidados para a pele xerótica, banhos mornos e rápidos, emolientes com propilenoglicol, ureia, lactato de amônio e α-hidroxiácidos. Há relatos do uso de retinoides tópicos, havendo também, em casos excepcionalmente graves, referência a retinoides sistêmicos, acitretina e isotretinoína.

PITIRÍASE ROTUNDA

É uma afecção rara que é caracterizada por placas ictiosiformes e que pode estar associada a doenças sistêmicas, inclusive neoplasias.

Patogenia

Existem formas associadas a neoplasias malignas, principalmente hepatocarcinomas, mas também leucemia crônica e mieloma múltiplo. Também existem casos associados a doenças sistêmicas não neoplásicas como tuberculose, doenças hepáticas benignas, insuficiência renal crônica e desnutrição. Há registro de casos familiares com provável herança autossômica dominante.

Os autores dividem-se, considerando a pitiríase rotunda variante de ictiose vulgar, ou forma de ictiose adquirida ou doença paraneoplásica.

Manifestações clínicas

A enfermidade manifesta-se por placas circulares, de limites nitidamente definidos, compostas por descamação ictiosiforme, de tamanho variável de 0,5 a 20 cm, desde poucas lesões até um grande número delas, que se distribuem predominantemente nas regiões das nádegas, coxas, abdome, tronco e extremidades superiores e inferiores **(FIGURA 26.2)**. Nos

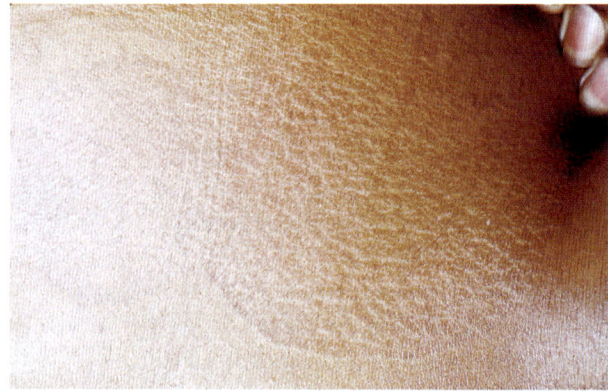

FIGURA 26.2 – Pitiríase rotunda. Placa descamativa de limites nítidos com escamas acastanhadas.

indivíduos de pele clara, as lesões podem ser hipocrômicas, enquanto nos indivíduos de pele mais escura, as lesões são hiperpigmentadas.

Atualmente, os autores consideram duas formas:

- **Tipo 1:** forma que ocorre em asiáticos e africanos com mais de 60 anos, em geral com doenças sistêmicas associadas, inclusive neoplasias (30%), com menos de 30 lesões e sem história familiar.
- **Tipo 2:** ocorre em doentes brancos de menos de 40 anos, sem doença sistêmica associada, com mais de 30 lesões e com história familiar positiva.

Histopatologia

Os achados são semelhantes aos da ictiose vulgar, isto é, orto-hiperqueratose e diminuição da camada granulosa. Pode haver infiltrado inflamatório linfocitário perivascular e incontinência pigmentar.

Diagnose

Clínica e de compatibilidade histopatológica. Na diagnose diferencial, devem ser considerados pitiríase versicolor, eritrasma, *tinea corporis*, pitiríase rósea, pitiríase alba, eczema numular, erupção medicamentosa fixa, hanseníase e sarcoidose.

Nos casos de suspeita de associação com doença sistêmica, devem ser realizados exames gerais e de imagem.

Tratamento

Fundamentalmente, realiza-se o tratamento da doença de base, se houver, e lubrificação da pele com emolientes com ácido láctico, ureia e lactato de amônio.

HIPERQUERATOSE LENTICULARIS PERSTANS (DOENÇA DE FLEGEL)

Trata-se de anormalidade da queratinização, eventualmente de caráter familiar, com provável padrão de herança autossômica dominante. A etiologia é desconhecida, mas há, nessa afecção, ausência ou anormalidades ultraestruturais dos corpos lamelares de Odland dos queratinócitos. Admite-se que os lipídeos desses corpúsculos atuem na descamação normal da camada córnea, e a ausência ou alterações desses elementos impedem a diferenciação normal dessa camada, resultando em hiperqueratose.

Manifestações clínicas

A afecção acomete predominantemente homens de meia-idade e caracteriza-se por erupção de pequenas pápulas de coloração eritêmato-acastanhada, com rolhas córneas localizadas nas extremidades, no dorso dos pés, nas regiões distais dos braços e nas pernas, inclusive regiões palmoplantares, onde as lesões podem se expressar como pequenas depressões queratósicas (*pits*) **(FIGURA 26.3)**. A remoção da hiperqueratose das lesões provoca sangramento, o que não ocorre nas estucoque-

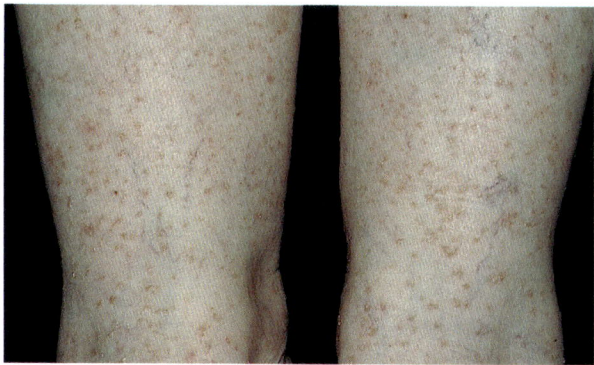

FIGURA 26.3 – Doença de Flegel. Múltiplas lesões pápulo queratósicas isoladas.

ratoses. Às vezes, pela confluência das pápulas, formam-se placas psoriasiformes.

Histopatologia

A epiderme mostra-se retificada e atrófica, com acentuada hiperqueratose, com paraqueratose focal e hipogranulose. Na derme, há infiltrado inflamatório linfocitário em faixa e capilares dilatados.

Diagnose

O diagnóstico é feito em bases clínicas e pela exclusão de outras afecções pelo exame histopatológico. Exigem diagnóstico diferencial: doença de Kyrle, doença de Darier, poroqueratose de Mibelli, em particular a forma disseminada superficial, elastose perfurante, acroqueratose verruciforme e estucoqueratoses.

Tratamento

Não existe tratamento específico, embora existam relatos de resultados satisfatórios com 5-fluoruracil tópico e PUVA, isoladamente ou associado a calcipotriol tópico. São também empregados topicamente ácido retinoico e queratolíticos. Também são relatados bons resultados com dipropionato de betametasona tópico. Quando o número de lesões é pequeno, podem ser realizadas a dermoabrasão, a crioterapia com nitrogênio líquido e até mesmo ressecções cirúrgicas. Os resultados relatados com os retinoides sistêmicos são contraditórios.

Síndromes da pele decídua adquiridas (Síndromes de *peeling* cutâneo adquiridas)

PELE DECÍDUA ADQUIRIDA DAS MÃOS (*PEELING* ADQUIRIDO DAS MÃOS, QUERATÓLISE ESFOLIATIVA, *PEELING* PALMAR RECORRENTE, DISIDROSE LAMELAR)

Quadro frequente, próprio de adultos jovens, mais observado no verão (descamação estival), no qual a superfície da camada córnea se destaca em áreas, formando-se lesões circulares confluentes nas quais, na periferia, observam-se retalhos descamativos e, na porção central em reparação, por apresentar camada córnea mais fina, há coloração mais eritematosa. Não há sintomas, e o processo ocorre predominantemente nas regiões palmares e na face palmar dos quirodáctilos, podendo acometer também as regiões plantares e a face plantar dos pododáctilos. Aos poucos, a descamação desaparece, e a pele recompõe-se totalmente. Do ponto de vista histológico, há clivagem da camada córnea logo acima do estrato granuloso. A causa é desconhecida, admitindo-se influência de fatores genéticos e possível influência de sudorese excessiva. Admite-se também possível papel da água salgada por observação da afecção em pescadores. Os sabões e os detergentes pioram o quadro. Há tendência à cura espontânea, mas as recidivas são frequentes. O emprego de emolientes com ureia e ácido láctico e cremes de silicone ameniza o quadro. Na diagnose diferencial, devem ser consideradas a dermatite de contato por irritante primário e manifestações de atopia como dermatose plantar juvenil e polpite descamativa crônica.

HIPOQUERATOSE PALMAR CIRCUNSCRITA (HIPOQUERATOSE PALMAR FOCAL)

Afecção rara caracterizada por alteração genética da epiderme que atinge as regiões acrais, predominantemente a região palmar e, com menos frequência, a região plantar. Acomete principalmente mulheres na proporção 4:1 em relação aos homens, sendo a idade média de início em torno dos 60 anos.

Patogenia

A gênese da afecção é desconhecida, admitindo-se que se trate de um distúrbio genético da queratinização. Alguns trabalhos identificam dois subtipos: um mais frequente, de localização palmar, em que há diminuição das citoqueratinas k6 e k16, sendo k9 normal, e outro, de localização plantar, em que há diminuição da citoqueratina k26 e da conexina. Essas alterações determinam fragilidade dos queratinócitos por promover decomposição dos desmossomos nas porções superiores da camada granulosa e dos corneossomos nas porções inferiores da camada córnea. Essa fragilidade pode ser consequentes à alta atividade proteolítica, o que está de acordo com a abundância de corpos de Odler presentes na afecção.

Outros autores admitem que a enfermidade se deva à expansão clonal de queratinócitos que perderam a capacidade de se diferenciar a queratinócitos hiperqueratósicos palmo-plantares.

Manifestações clínicas

A enfermidade em geral apresenta-se como lesão única, circular, de 1 a 4 cm de diâmetro, deprimida, eritematosa, de limites nítidos e assintomática **(FIGURA 26.4)**. Simula uma área erosada reepitelizada recentemente. Localiza-se mais frequentemente na região palmar nas eminências tênar ou hipotênar e, na região plantar, na porção central. Existem relatos

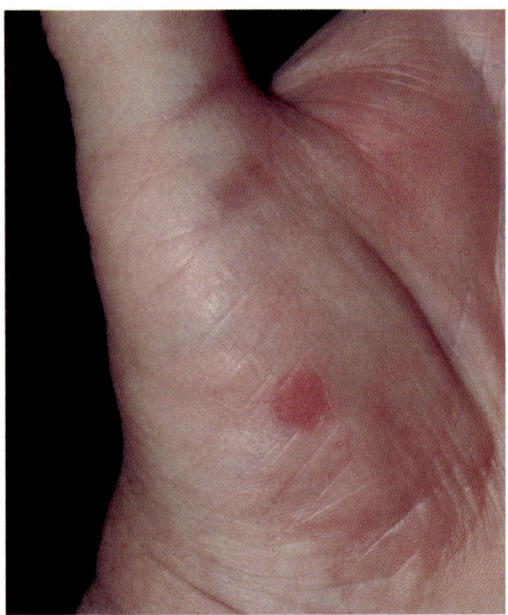

FIGURA 26.4 – Hipoqueratose palmar. Depressão numular eritematosa.

de acometimento do dorso dos dedos das mãos e, excepcionalmente, de localizações acrais e no tronco.

Histopatologia

A epiderme revela depressão, que se apresenta nitidamente separada em degrau da epiderme normal. Na área da depressão, há afinamento da camada granulosa e córnea, e os queratinócitos superficiais mostram-se vacuolizados e basofílicos, enquanto os corneócitos mais profundos são hipereosinofílicos. Na derme, há discreto infiltrado inflamatório linfocitário perivascular.

Diagnose

É clínica pela morfologia, topografia e histopatologia.

Na diagnose diferencial, devem ser consideradas a poroqueratose de Mibelli e a doença de Bowen.

Tratamento

Não existe tratamento específico. A afecção não responde a corticoides, retinoides tópicos e curativos hidrocoloides. Há relatos de bons resultados com calcipotriol tópico, 5-fluoruracil tópico e crioterapia, e existem casos de resolução espontânea.

HIPERQUERATOSE NEVIFORME DOS MAMILOS

É um defeito de caráter névico que ocorre isoladamente em mulheres entre a 2ª e a 3ª década de vida, caracterizado por espessamento e hiperpigmentação da pele do mamilo, que se apresenta com aspecto verrucoso, papilomatoso. Às vezes estão acometidos exclusivamente os mamilos ou somente as aréolas ou ambas as estruturas **(FIGURA 26.5)**.

Aspecto hiperqueratósico semelhante nas aréolas e nos mamilos acompanha processos dermatológicos outros como

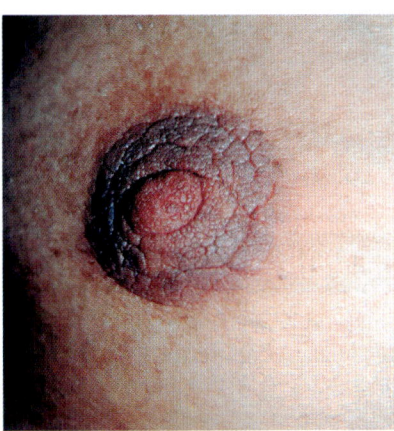

FIGURA 26.5 – Queratose neviforme da aréola. Espessamento papilomatoso da aréola e do mamilo.

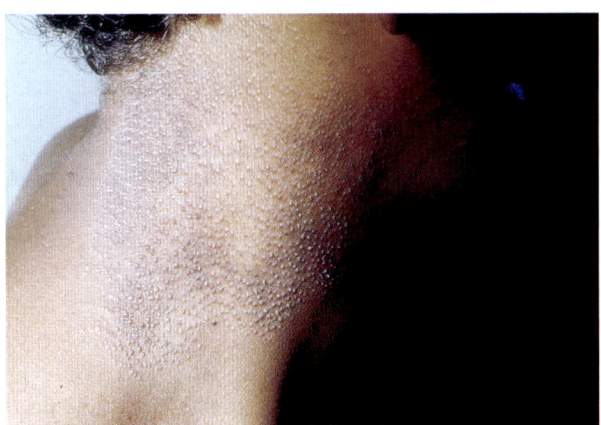

FIGURA 26.6 – Líquen espinuloso. Placa constituída por pápulas foliculares, muitas das quais encimadas por espículas córneas.

ictioses, doença de Darier, linfomas e acantose nigricante, manifestação paraneoplásica que acompanha adenocarcinomas viscerais mais frequentemente abdominais, em particular o adenocarcinoma gástrico.

Histopatologicamente, observa-se hiperqueratose ortoqueratósica, acantose discreta, papilomatose acentuada e, na derme, infiltrado linfocitário perivascular discreto. Na diagnose diferencial, devem-se considerar os eczemas de mama, de contato e atópico, e o "mamilo dos corredores".

Para o tratamento, são propostos calcipotriol tópico, cremes de ácido láctico a 12%, gel de ácido salicílico a 6%, tretinoína tópica, e até acitretina por via oral associada a calcipotriol tópico. Além disso, são propostos também métodos cirúrgicos, *laser* de CO_2 e criocirurgia.

LÍQUEN ESPINULOSO

É uma anomalia da queratinização, rara, provável variante da queratose pilar, de causa desconhecida, que ocorre em crianças e adultos jovens (pico de incidência na adolescência). Caracteriza-se por pápulas foliculares encimadas por espículas córneas. As lesões agrupam-se em placas arredondadas ou ovaladas, simetricamente distribuídas nos membros, no abdome e no pescoço **(FIGURA 26.6)**. É possível remover a espícula sem remoção da pápula, o que o diferencia da queratose pilar. A patogenia é desconhecida, mas aparentemente a afecção representa um padrão de reatividade da pele, podendo ser observada não somente de modo isolado, mas também acompanhando líquen plano, dermatite seborreica, reações a dermatofitoses, sífilis e tuberculose. Existem relatos da presença de líquen espinuloso em doentes de HIV e doença de Crohn. A presença de casos familiares sugere suscetibilidade genética. Histopatologicamente, há folículos pilosos dilatados preenchidos por tampão córneo e, na derme, infiltrado inflamatório linfocitário perifolicular. Na diagnose diferencial, deve ser considerada a foliculite infundibular disseminada recorrente, a foliculite pitirospórica, a dermatite friccional, o frinoderma e a tricostase espinulosa. O tratamento é feito com emolientes com ácido salicílico, ureia, lactato de amônia e tretinoína.

Preconiza-se tretinoína à noite e emolientes pela manhã. Também há relatos de bons resultados com tacalcitol tópico.

INFUNDIBULOFOLICULITE DISSEMINADA E RECORRENTE

É uma afecção rara própria de indivíduos masculinos, jovens e afrodescendentes, de etiologia não definida. É favorecida por ambientes quentes e úmidos, e muitos autores consideram ser especial padrão de resposta atópica pela frequência significativa de antecedentes de atopia nesses doentes.

Clinicamente, manifesta-se por erupção monomorfa composta por grande número de pápulas foliculares diminutas, com hiperqueratose folicular variável, sem eritema e que atinge a face anterior do tronco e o dorso. A erupção é persistente e com frequência recorrente.

Histopatologicamente, verifica-se espongiose e exocitose na porção superior do epitélio folicular e infiltrado inflamatório linfocitário na derme superior.

A diagnose diferencial deve considerar as foliculites em geral, inclusive pitirospórica, dermatite atópica, frinoderma, queratose pilar, líquen simples crônico e miliária. O tratamento é feito com emolientes, vitamina A por via oral (VO), PUVA e até mesmo isotretinoína por VO.

PAPILOMATOSE CONFLUENTE RETICULADA (PAPILOMATOSE DE GOUGEROT-CARTEAUD)

Patogenia

Esta afecção, conhecida como **papilomatose de Gougerot-Carteaud**, provavelmente representa uma entidade nosológica definida, embora alguns autores considerem-na relacionada ao prurigo pigmentoso e até variante benigna da acantose nigricante.

Muitos autores consideram a afecção resultante de alterações da queratinização, hipótese que encontra respaldo em estudos de microscopia eletrônica que evidenciam aumento de grânulos lamelares na camada granulosa e também aumento da involucrina, da queratina 16 e da expressão de ki-67, indicando diferenciação e maturação anormal dos queratinócitos. Outros admitem influências endócrinas, como, por exemplo, resistência à insulina pela associação às vezes observada com diabetes, obesidade, doenças hipofisárias e tireoidianas. Por outro lado, a resposta a antibióticos sugere tratar-se de especial resposta de hipersensibilidade a agentes infecciosos. Além disso, o encontro de *Malassezia furfur* em alguns casos sugere reação verruciforme a esse fungo.

Manifestações clínicas

Doença mais frequente em adultos jovens. O quadro clínico compreende lesões papulosas ligeiramente elevadas e queratóticas, de coloração cinzenta ou acastanhada, confluentes, configurando aspecto reticulado, que atingem preferencialmente as regiões esternal, mamária e epigástrica; eventualmente, ocorrem formas mais extensas, atingindo abdome, pescoço, ombros e dorso (FIGURA 26.7).

Histopatologia

A histopatologia revela hiperqueratose, acantose, papilomatose. Observa-se aumento da melanina nos melanócitos da camada basal, e há discreto infiltrado inflamatório linfocitário perivascular na derme. Em raros casos, encontraram-se depósitos de amiloide, fato que levou alguns autores a considerar a possibilidade de se tratar de variante de amiloidose, mas a raridade deste achado afasta tal possibilidade.

Diagnose

A diagnose diferencial deve ser feita com acantose nigricante, pseudoacantose nigricante, amiloidose, doença de Dowling-Degos, doença de Darier, prurigo pigmentoso e pitiríase versicolor.

Tratamento

Por vezes, obtêm-se bons resultados com minociclina por VO e ácido retinoico tópico, este considerado a terapêutica de eleição. Outros antibióticos, eritromicina, azitromicina e claritromicina e inclusive mupirocina tópica também podem ser empregados. Podem ser utilizados retinoides, isotretinoína e acitretina sistemicamente. Também se empregam, topicamente, queratolíticos como ácido salicílico, análogas da vitamina D, tazaroteno e 5-fluoruracil.

Acantose nigricante

Dermatose relacionada a alterações orgânicas extracutâneas, benignas ou malignas. Caracteriza-se por lesões papilomatosas e queratósicas, escuras, de localização predominante em dobras. As formas associadas a processos benignos são mais frequentes, ocorrem principalmente em indivíduos obesos e são mais comuns em indivíduos de pele escura, enquanto as formas malignas são bastante raras.

Patogenia

Existem várias formas de acantose nigricante segundo o fator causal relacionado. Algumas formas benignas relacionam-se a quadros de insulino-resistência, decorrente de defeitos nos receptores de insulina, como ocorre na síndrome de resistência à insulina tipo A, observada em mulheres jovens com acantose nigricante, sinais de virilização e hiperandrogenismo ou pela presença de anticorpos anti-insulina presentes na síndrome de resistência à insulina tipo B, na qual são afetadas mulheres mais velhas com acantose nigricante e doenças autoimunes associadas.

A resistência tissular à insulina leva à hiperinsulinemia, que leva a insulina a se ligar, não somente a seus receptores clássicos, mas também a receptores do fator de crescimento semelhante à insulina (IGF-1, do inglês *insulin-like growth factor*), induzindo a proliferação de queratinócitos e fibroblastos, com o consequente aparecimento das lesões próprias da acantose nigricante. São evidências da participação desses mecanismos as seguintes observações: os receptores IGF-1 são encontrados em fibroblastos e queratinócitos em cultura; a insulina, quando em concentrações elevadas no sangue, cruza a junção dermoepidérmica e atinge não somente fibroblastos, mas também queratinócitos; além disso, há correlação evidente entre intensidade das lesões de acantose nigricante e concentração da insulina de jejum nos obesos. A hiperinsulinemia também pode desencadear hiperandrogenismo ovariano em mulheres resistentes à insulina e com ovários policísticos e, nessas pacientes, também pode ocorrer acantose nigricante.

Quanto à acantose nigricante associada a malignidades, têm sido registrados aumentos do fator transformador de crescimento α (TGF-α, do inglês *transforming growth factor*) e do fator de crescimento epidérmico (EGF, do inglês *epidermal growth factor*), que seriam produzidos pelas células tumorais e que seriam responsáveis pela indução das lesões de acantose nigricante.

As localizações em dobras sugerem a sudorese e o atrito como fatores coparticipantes.

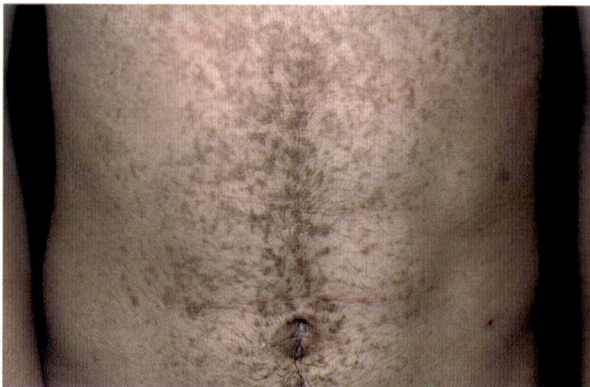

FIGURA 26.7 – Papilomatose confluente de Gougerot-Carteaud. Lesões acastanhadas e reticuladas, de superfície aveludada.

ACANTOSE NIGRICANTE BENIGNA GENÉTICA

Forma hereditária dominante, não associada a doenças internas, presente ao nascimento ou com surgimento na infância ou na puberdade, atingindo axilas, pescoço e dobras antecubitais. Excepcionalmente, ocorrem lesões mucosas, e a intensidade do quadro clínico é discreta em relação às formas malignas.

ACANTOSE NIGRICANTE BENIGNA COMO MANIFESTAÇÃO DE SÍNDROMES HEREDITÁRIAS

Estas formas são autossômicas recessivas e iniciam-se ao nascimento ou mais tardiamente na infância ou na puberdade e envolvem alterações genéticas que, entre as múltiplas anomalias que produzem, provocam resistência à insulina, a qual se relaciona patogenicamente ao aparecimento da acantose nigricante. As seguintes síndromes podem cursar em associação com lesões de acantose nigricante:

- **Síndrome de Berardinelli-Seip**: nesta síndrome, mutações nos receptores de insulina ou defeitos pós-receptores determinam resistência à insulina com hiperinsulinemia. A principal característica da síndrome é a intensa lipoatrofia (ver Capítulo 32).
- **Síndrome de Bloom**: é uma das poiquilodermias congênitas estudada no Capítulo 68.
- **Síndrome de Miescher**: caracteriza-se por retardo do crescimento, malformações orofaciais, diabetes insulino-resistente, retardo mental e cútis vértice girata.
- **Síndrome de Crouzon**: caracteriza-se por anomalias cranianas, anomalias oculares, anomalias orais, hipoplasia do maxilar superior e surdez. O início da acantose nigricante que atinge não somente as axilas, mas também os ângulos comissurais da boca e os lábios, pode ocorrer na infância ou na puberdade.
- **Síndrome de Rabson-Mendenhall**: por defeitos nos receptores, há resistência à insulina com hiperglicemia e glicosúria. Caracteriza-se por macroglossia, displasias dentárias, aparência envelhecida, mandíbula proeminente e puberdade precoce por hiperplasia adrenocortical.
- **Síndrome de Prader-Willi**: caracteriza-se por hipotonia neonatal, hiperfagia, oligofrenia, obesidade, nanismo e criptorquidia, estrabismo e dimensões pequenas das mãos e dos pés.
- **Leprechaunismo (síndrome de Donohue)**: nesta síndrome, foram detectadas mutações do gene que codifica o receptor de insulina e ocorre resistência à insulina. A acantose nigricante surge tardiamente e, como muitos desses pacientes vão a óbito precocemente, por vezes não apresentam ainda essa manifestação cutânea quando diagnosticados. Os doentes apresentam ausência de tecido subcutâneo, acantose nigricante, hiperpigmentação e hipertricose. Apresentam fácies de duende, com rugas periorificiais, lábios grossos e hipertrofia gengival. Há aumento da genitália e visceromegalias, e algumas vezes as regiões palmoplantares apresentam-se amareladas, com nódulos hiperqueratósicos. Podem ainda apresentar manchas café com leite, implantação baixa das orelhas e unhas pequenas e hiperconvexas.
- **Síndrome HAIR-AN**: síndrome multissistêmica que acomete mulheres e é caracterizada por hiperandrogenismo (**HA**), insulino-resistência (**IR**) e acantose nigricante (**AN**).

ACANTOSE NIGRICANTE BENIGNA ADQUIRIDA (PSEUDOACANTOSE NIGRICANTE)

Forma de acantose nigricante relacionada à obesidade, atingindo principalmente adultos, mas também crianças, e sendo mais frequente em indivíduos de pele escura. Pode acompanhar-se de resistência à insulina. As lesões costumam ser discretas, mas podem acompanhar-se de lesões tipo acrocórdon. O controle da obesidade leva à redução das lesões.

ACANTOSE NIGRICANTE BENIGNA ASSOCIADA A ENDOCRINOPATIAS ADQUIRIDAS

A acantose nigricante pode acompanhar condições endócrinas benignas tumorais ou não tumorais como adenomas de hipófise, ovários e suprarrenais, craniofaringiomas, acromegalia, síndrome de Cushing, doença de Addison e ovários policísticos, além de diabetes.

ACANTOSE NIGRICANTE PRODUZIDA POR MEDICAMENTOS

Diversos medicamentos podem produzir lesões de acantose nigricante: estrogênios, testosterona, triazinato, antirretrovirais e medicamentos que interferem no metabolismo lipídico, como o ácido nicotínico e os corticoides sistêmicos. Também existem relatos de casos por insulina subcutânea e ácido fusídico tópico.

ACANTOSE NIGRICANTE AUTOIMUNE

Existem casos de acantose nigricante que acompanham doenças autoimunes, por exemplo, resistência à insulina tipo B, na qual existem autoanticorpos antirreceptores de insulina. Também há relatos de acantose nigricante associada a doenças autoimunes como lúpus eritematoso sistêmico, síndrome de Sjögren, esclerodermia sistêmica e tireoidite de Hashimoto.

ACANTOSE NIGRICANTE ACRAL (ANOMALIA ACROACANTÓTICA)

Ocorre em indivíduos saudáveis, com mais frequência em afrodescendentes, sendo as lesões localizadas no dorso das mãos e pés.

ACANTOSE NIGRICANTE UNILATERAL OU NEVOIDE

É hereditária autossômica dominante. As lesões dispõem-se unilateralmente ao longo das linhas de Blaschko. Tornam-se evidentes na infância ou mais tardiamente e localizam-se preferentemente na face, no couro cabeludo, no tronco, no abdome, em especial na região umbilical, no dorso e nas coxas. Não se relaciona a endocrinopatias. Após a fase de progressão, estabiliza-se, podendo inclusive haver certa regressão.

ACANTOSE NIGRICANTE MALIGNA

Nesta forma, as lesões são clinicamente mais expressivas, e sempre há associação com neoplasias malignas, configurando verdadeira manifestação cutânea paraneoplásica. Ocorre predominantemente em adultos e precede o diagnóstico da neoplasia em 20% dos casos, ocorre sincronicamente ao tumor em 60% dos casos, e ocorre após diagnóstico da neoplasia maligna em 20% dos casos.

As neoplasias mais comumente associadas à acantose nigricante são adenocarcinomas, principalmente abdominais, em particular adenocarcinoma gástrico (60%). Cerca de 30% dos casos acompanham outros adenocarcinomas abdominais não gástricos, originários de pâncreas, vesícula biliar, colo, reto, útero, ovários, bexiga e próstata. Em 10% dos casos, a neoplasia associada tem origem extra-abdominal, particularmente em esôfago, pulmões e mamas. Ocorre ainda com menos frequência associação com neoplasias malignas endócrinas (carcinoide, feocromocitoma, tumores tireoidianos e testiculares), sarcomas, melanoma e linfomas. As neoplasias associadas à acantose nigricante em geral são bastante agressivas, de curso rapidamente fatal.

Admite-se que o aparecimento das lesões cutâneas se relacione à produção de fatores de crescimento tissular pelas células tumorais. Tem-se detectado, em alguns casos, aumento dos níveis urinários de TGF-α, bem como aumento de receptores para fatores de crescimento epitelial. A remoção do tumor determina, por vezes, a involução das lesões cutâneas.

Manifestações clínicas

A acantose nigricante exterioriza-se por placas papilomatosas, vegetantes ou liquenificadas, hiperpigmentadas, de coloração castanho-escura, localizadas simetricamente nas axilas, no pescoço, nas dobras antecubitais, inguinocrurais, nas regiões umbilical, genital e perianal e em outras áreas intertriginosas **(FIGURA 26.8)**. Também podem ser observadas lesões papilomatosas nos lábios **(FIGURA 26.9)**.

Enquanto nas formas benignas essas lesões são mais discretas, nas formas malignas são muito mais intensas e, principalmente nas formas malignas, podem-se observar lesões associadas de acrocórdon, hiperqueratose palmoplantar, papilomatose reticulada e confluente de Gougerot-Carteaud e exagero das impressões palmoplantares (paquidermatoglifia).

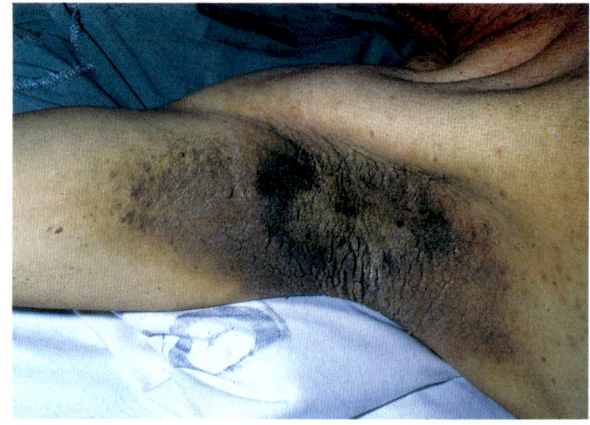

FIGURA 26.8 – Acantose nigricante maligna. Lesões hiperqueratóticas, papilomatosas, hiperpigmentares na axila.

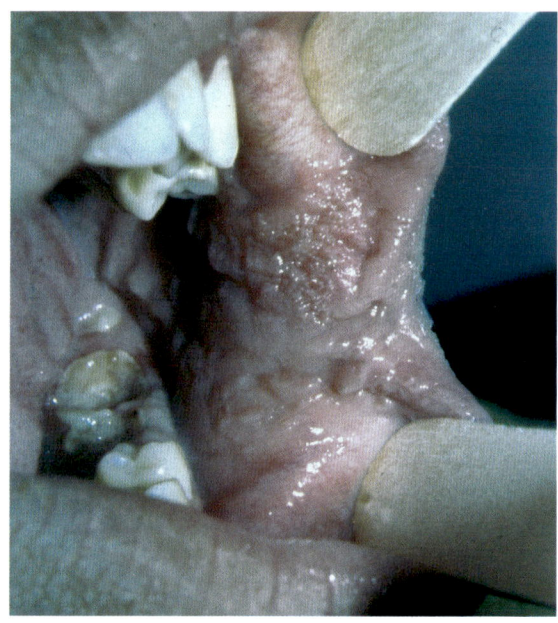

FIGURA 26.9 – Acantose nigricante. Espessamento mucoso e papilomatose.

Diagnose

É clínica, devendo ser confirmada histologicamente, pois o quadro histopatológico é característico, representado por hiperqueratose, acantose discreta, papilomatose e aumento de pigmento na camada basal. Os exames complementares devem ser orientados, na busca das causas endócrinas, por pesquisa de glicemia, insulinemia e dosagens hormonais. Possíveis neoplasias associadas devem ser pesquisadas por exame físico e exames complementares: ultrassonografia, exames radiológicos, tomografia e endoscopia.

Na diagnose diferencial, devem ser considerados o pênfigo vegetante, a doença de Darier, a doença de Dowling-Degos e, nas lesões mucosas, devem ser diferenciados a lipoidoproteinose, a doença de Cowden e a disqueratose congênita.

Tratamento

Quando se detectam fatores causais, o tratamento é a remoção desses fatores, quando possível, pelo tratamento das endocrinopatias ou neoplasias. Como tratamento sintomático, podem ser utilizados os retinoides, tópica e sistemicamente (tretinoína a 0,05% e acitretina e isotretinoína nas doses habituais). Também se utilizam combinações clássicas de tretinoína (0,05%), hidroquinona (4%) e acetonido de fluocinolona (0,01%) com o objetivo de melhorar também a hiperpigmentação. O lactato de amônio a 12% também é utilizado. Existem relatos do uso de *laser* alexandrita e dermoabrasão e também PUVA em formas malignas, para alívio dos sintomas.

DERMATOSE ACANTOLÍTICA TRANSITÓRIA (DOENÇA DE GROVER)

É uma dermatose papulovesiculosa polimorfa caracterizada histopatologicamente por acantólise e disqueratose.

Patogenia

A causa da enfermidade é desconhecida, existindo, porém, relação com vários fatores, como calor, exposição solar, sudorese, doenças febris, gravidez e radiações ionizantes. Aparentemente, é mais frequente em indivíduos predispostos a dermatite asteatósica e dermatite atópica.

Manifestações clínicas

A enfermidade ocorre com mais frequência em homens brancos acima dos 40 anos com sinais de dano solar. As lesões são papulosas, lisas ou verrucosas ou papulovesiculosas. A eczematização é frequente, e as lesões recobrem-se de crostículas. Localizam-se predominantemente no tronco, no pescoço e nas porções proximais dos membros e são intensamente pruriginosas **(FIGURA 26.10)**.

Histopatologia

Histopatologicamente, a enfermidade caracteriza-se por acantólise, expressando-se por vários padrões, tipo doença de Darier, tipo pênfigo, tipo doença de Halley-Halley e um tipo caracterizado por espongiose, com células acantolíticas no interior das vesículas. Esses vários padrões podem se apresentar isolada ou combinadamente, e as alterações são focais. Por esse motivo, frequentemente são necessários cortes seriados para a observação de aspectos característicos da enfermidade.

Diagnose

Na diagnose diferencial, devem ser considerados quadros papulosos e pruriginosos, prurigo simples, eczemas, escabiose, foliculites, miliária, dermatite herpetiforme e doença de Darier.

Histopatologicamente, as doenças caracterizadas por acantólise devem ser diferenciadas. As reações de imunofluorescência são negativas.

Tratamento

A grande maioria dos casos é controlada com corticoides tópicos. Nos casos intensos, pode ser necessário o uso de corticoides sistêmicos, em doses baixas, em torno de 15 mg de prednisona, mas é comum a recorrência com a supressão do medicamento. Em casos muito intensos, podem ser usados a acitretina ou a isotretinoína, nas doses de 40 mg/dia, por 2 a 12 semanas. Os anti-histamínicos podem ser úteis no controle do prurido. Existem relatos de melhoras com vitamina A, na dose de 150.000 U/dia, por 2 semanas, depois 50.000 U/dia, por 12 semanas, bem como com PUVA. Como medidas gerais, devem ser evitados calor, situações favorecedoras da sudorese, exposição ao sol, exercício físico intenso e roupas com tecidos pesados.

PARAQUERATOSE GRANULOSA

Distúrbio raro da queratinização no qual se observam pápulas e placas queratósicas de coloração que varia de avermelhada a castanho-enegrecida, localizadas unilateral ou bilateralmente em áreas intertriginosas. O aspecto pode lembrar o de "sujeira" aderida à pele, porém as lesões não são destacáveis à fricção com gaze ou detergentes **(FIGURA 26.11)**. É mais comum em mulheres de meia-idade e em crianças, principalmente as com diátese atópica.

Foi considerada uma forma peculiar de reação cutânea causada por antiperspirantes, no entanto a causa é desconhecida, acreditando-se que certos fatores ambientais possam comprometer a barreira cutânea e levar à proliferação e à maturação alteradas dos queratinócitos em indivíduos predispostos.

Diagnose

É clínica. O exame histopatológico mostra paraqueratose associada à retenção de grânulos de querato-hialina na camada córnea, que se apresenta desproporcionalmente espessada, estando presente a camada granulosa. O exame citológico de raspado superficial pode demonstrar os grânulos de querato-hialina e a presença dos núcleos nos queratinócitos.

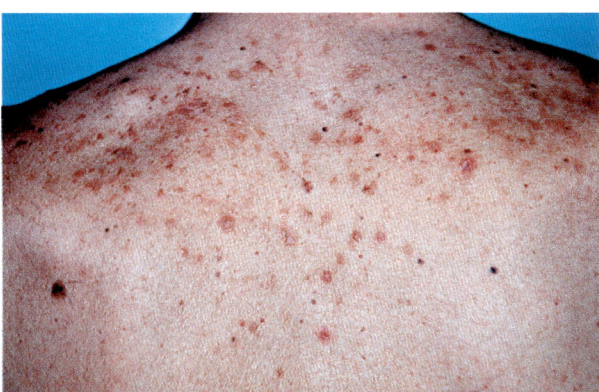

FIGURA 26.10 – Doença de Grover. Múltiplas pápulas, algumas recobertas por crostículas, na região interescapular.

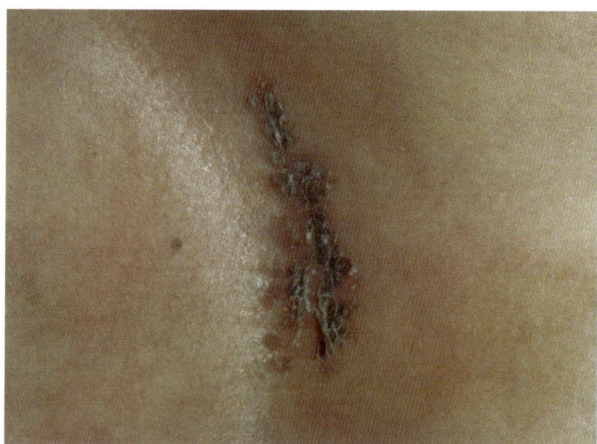

FIGURA 26.11 – Paraqueratose granular. Placa queratósica na prega inguinal em bebê.

Tratamento

É difícil, não havendo tratamento satisfatório para todos os casos. Podem ser tentados, topicamente, o lactato de amônio, a tretinoína e o calcitriol, além de se descontinuar o uso de antiperspirantes.

DERMATOSES PERFURANTES

Nestas dermatoses, há ruptura do limite dermoepidérmico por fenômenos patológicos originados na epiderme ou na derme com eliminação, através de canais epidérmicos (a chamada eliminação transepidérmica), de material tecidual alterado, corpos estranhos e agentes infecciosos. O processo provoca hiperplasia da epiderme que circunda o material a ser eliminado.

São **dermatoses perfurantes de origem epitelial**: a doença de Kyrle e a foliculite perfurante.

São **dermatoses perfurantes de origem dérmica**: a colagenose reativa perfurante, o granuloma anular perfurante, a elastose perfurante serpiginosa e o pseudoxantoma perfurante e as chamadas dermatoses perfurantes adquiridas. Excepcionais, e também de origem dérmica, são o osteoma perfurante, o angioma perfurante e os cálculos cutâneos perfurantes.

DOENÇA DE KYRLE

A doença de Kyrle (ou *hyperkeratosis follicularis et parafollicularis in cutem penetrans*) é uma dermatose crônica que se inicia, em geral, da 3ª à 5ª década de vida, ainda que também possa ocorrer em crianças, sendo mais frequente em mulheres.

Atualmente, admite-se que o número de casos da doença de Kyrle seja bastante reduzido, sendo mais frequentes as formas de dermatoses perfurantes adquiridas que são de difícil distinção com a doença de Kyrle. A ausência de condições clínicas associadas, que ocorrem nas formas adquiridas, seria um critério diferencial, ainda que existam relatos de associação, não estatisticamente significativos, da doença de Kyrle com diabetes. Não há associação entre doença de Kyrle e doença renal.

Manifestações clínicas

A lesão elementar é uma pápula hiperqueratósica, inicialmente da cor da pele, que aumenta progressivamente, formando pápulas e nódulos, ou mesmo pequenas placas intensamente hiperqueratósicas, de cor amarelo-acastanhada ou acinzentada, que confluem formando lesões verrucosas agrupadas de modo policíclico, havendo cura central e deixando áreas hipo ou hiperpigmentadas. As lesões evoluem cronicamente em surtos e são assintomáticas ou intensamente pruriginosas. Topograficamente, as lesões atingem preferencialmente as superfícies de extensão dos membros, as nádegas e as regiões escapulares, mas axilas, face, mãos e pés podem ser acometidos. Embora possam ocorrer lesões perianais e vulvares, as mucosas são poupadas **(FIGURA 26.12)**.

Há autores que consideram a doença de Kyrle mera consequência da intensa escoriação de lesões de queratose pilar que provocaria fenômenos de perfuração.

Histopatologia

Nas lesões plenamente desenvolvidas, observa-se, no infundíbulo folicular ou acrossiríngeo, dilatação preenchida por tampão córneo eosinofílico, cuja porção central consiste em uma coluna de células paraqueratósicas que, na profundidade, se comunicam com células disqueratósicas. Esse tampão córneo mantém contato com a derme através de defeito focal na zona da membrana basal próximo à abertura do ducto sebáceo ou do acrossiríngeo. A epiderme ao redor apresenta-se, geralmente, acantótica e, na derme, há infiltrado inflamatório composto por polimorfonucleares, linfócitos e células gigantes de tipo corpo estranho contendo, em seu interior, fragmentos eosinófilos de queratina fagocitada. No epitélio interfolicular, as alterações são semelhantes, mas menos intensas.

Diagnose

É clínica e histopatológica. As lesões iniciais podem lembrar disqueratose folicular, psoríase ou queratose pilar. Histopatologicamente, devem ser diferenciadas as outras dermatoses perfurantes, mas há o tampão córneo originando-se de célu-

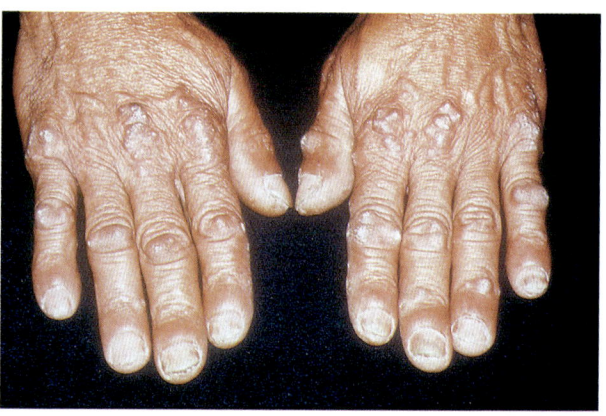

FIGURA 26.12 – Doença de Kyrle. Placas verrucosas no dorso das mãos e dos dedos.

las disqueratósicas da camada basal, e a coluna de células paraqueratósicas não ocorre em outras dermatoses perfurantes.

Tratamento

Não há tratamento satisfatório e as lesões recorrem rapidamente após as melhoras obtidas com os vários tratamentos utilizados. Topicamente, são empregados queratolíticos e ácido retinoico e procedimentos como eletrocirurgia, criocirurgia, *lasers* e mesmo excisão cirúrgica de lesões extensas. Sistemicamente, empregam-se vitamina A em altas doses, retinoides orais e retinoides orais em combinação com psoraleno com radiação ultravioleta (PUVA) (RE-PUVA).

FOLICULITE PERFURANTE

É doença perfurante crônica que atinge adultos jovens de ambos os sexos.

Patogenia

A etiologia é desconhecida, admitindo-se a possibilidade de agentes exógenos, como o formaldeído presente em tecidos ou fragmentos de pelos curvos que produzem perfuração da parede folicular, com eliminação secundária de material dérmico.

Manifestações clínicas

As lesões são pápulas foliculares eritematosas com tampão queratósico esbranquiçado, fortemente aderido, trespassado, às vezes, por um pelo, que evoluem para uma cicatriz atrófica superficial ou hipopigmentada. As lesões evoluem em surtos e atingem preferencialmente as áreas pilosas dos braços, antebraços, coxas e nádegas e são assintomáticas ou levemente pruriginosas **(FIGURA 26.13)**.

Histopatologia

Nas lesões plenamente desenvolvidas, como resultado de eliminação do material folicular para a derme através da perfuração do folículo, observa-se material queratinoso misturado a restos necróticos de fibras elásticas, fragmentos de pelos e células inflamatórias dentro do folículo ou em tampões córneos na derme adjacente.

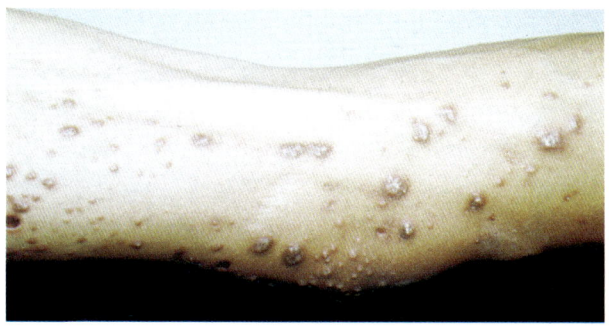

FIGURA 26.13 – Foliculite perfurante. Lesões eritematopapulosas de centro queratósico.

Diagnose

É clínica e histopatológica, devendo ser diferenciadas as demais dermatoses perfurantes, as foliculites bacterianas, a acne e as erupções acneiformes e a queratose pilar.

Tratamento

Não existe tratamento específico. Utilizam-se, com resultados variáveis, queratolíticos e ácido retinoico topicamente; e isotretinoína, acitretina e PUVA sistemicamente.

COLAGENOSE REATIVA PERFURANTE

É afecção rara, de caráter familiar, que se inicia na infância.

Patogenia

É doença hereditária autossômica recessiva.

Manifestações clínicas

Caracteriza-se por lesões papulosas umbilicadas com centro queratósico, que evoluem a papulopústulas, desaparecendo em 6 a 8 semanas sem deixar sequelas. As lesões podem surgir em surtos, espontaneamente, mas, em geral, são induzidas por traumatismos de qualquer natureza, inclusive picadas de insetos. Por esse motivo, as lesões localizam-se predominantemente em áreas expostas, particularmente nos membros, especialmente nos braços e mãos. O fenômeno de Köbner é elemento clínico constante.

Existe uma variante, não familiar, rara, denominada **colagenoma perfurante verruciforme**, na qual, após trauma importante da pele, surgem pápulas verrucosas com eliminação transepidérmica de colágeno.

Histopatologia

Histopatologicamente, as lesões caracterizam-se por cavidade intraepidérmica pela qual, em razão da perfuração epitelial, são eliminados restos celulares e fibras colágenas lisadas.

Diagnose

Clínica e histopatológica. Como diagnósticos diferenciais, devem ser consideradas as demais dermatoses perfurantes.

Tratamento

A raridade do processo torna escassa a experiência terapêutica, não existindo tratamento específico, utilizando-se queratolíticos e ácido retinoico topicamente e isotretinoína, acitretina e PUVA sistemicamente.

GRANULOMA ANULAR PERFURANTE

Apresentação clínica especial do granuloma anular (ver Capítulo 52), na qual as lesões se apresentam como pápulas umbilicadas que exibem orifício central através do qual se elimina secreção serosa, formando crostas ou pequenos tampões que se localizam preferencialmente nas mãos e nos dedos (FIGURA 26.14).

Histopatologicamente, ocorre necrobiose do colágeno, que é eliminado pela perfuração epitelial. A evolução é crônica. Não ocorre fenômeno de Köbner e, na diagnose diferencial, devem ser cogitadas as outras dermatoses perfurantes e verrugas planas.

ELASTOSE PERFURANTE SERPIGINOSA

É doença na qual ocorrem alterações morfológicas e bioquímicas das fibras elásticas, que atuam como material estranho ao organismo e são eliminadas transepidermicamente. Além das fibras elásticas, ocorrem também alterações nas fibras colágenas.

Patogenia

A elastose serpiginosa pode ocorrer esporadicamente, mas existem formas familiares com modo de herança provavelmente autossômico dominante, com penetrância variável. Em cerca de um quarto dos pacientes, está associada a doenças caracterizadas por alterações do tecido conectivo, como a síndrome de Marfan, o pseudoxantoma elástico, a osteogênese imperfeita, a síndrome de Ehlers-Danlos, a síndrome de Rothmund-Thomson e a acrogeria. É particularmente frequente a associação com a síndrome de Down. Também é descrita a ocorrência da elastose perfurante serpiginosa em pacientes tratados com D-penicilamina para doença de Wilson, cistinúria ou em crianças tratadas por artrite reumatoide. O mecanismo de produção da doença pela D-penicilamina é desconhecido, mas o fármaco é quelante de cobre, que é cofator para a lisil-oxidase, que é a enzima responsável pelo *crosslinking* da elastina.

Manifestações clínicas

A afecção é mais frequente em homens. A lesão elementar é uma pápula umbilicada eritematosa ou da cor da pele normal com rolha córnea central. As pápulas confluem formando lesões circulares, arciformes serpiginosas (FIGURA 26.15). Evolutivamente, as lesões regridem centralmente, ocasionando novas lesões na periferia, o que provoca, ao longo de meses e anos, cicatrizes atróficas e hipocrômicas. As lesões localizam-se preferencialmente no pescoço e nas extremidades superiores. Na maioria das vezes, as lesões são localizadas, mas existem formas disseminadas, em geral associadas à síndrome de Down e à penicilamina terapia.

Histopatologia

Observa-se área de acantose da epiderme que apresenta canais através dos quais o tecido elástico penetra conjuntamente a material composto por restos basofílicos, fibras, células epiteliais degeneradas, núcleos paraqueratósicos e tecido de granulação envoltos por processo inflamatório, contendo, inclusive, células gigantes multinucleadas.

Diagnose

É clínica e histopatológica e devem ser diferenciados o granuloma anular, a sarcoidose, a poroqueratose de Mibelli, a doença de Kyrle e outras doenças perfurantes.

Tratamento

O tratamento mais indicado é a crioterapia com nitrogênio líquido. Os corticoides tópicos e mesmo por infiltração não dão bons resultados, e outros procedimentos cirúrgicos, como dermoabrasão, exérese e eletrocirurgia, envolvem maiores riscos de cicatrizes queloideanas. Recentemente, há relatos do uso da isotretinoína sistemicamente e da utilização de *lasers*.

PSEUDOXANTOMA PERFURANTE

Podem ocorrer formas perfurantes de pseudoxantoma elástico pela eliminação transepidérmica das fibras elásticas calcificadas. Resultam lesões de pseudoxantoma sobre as quais existem áreas necróticas, crostosas ou com aspecto de come-

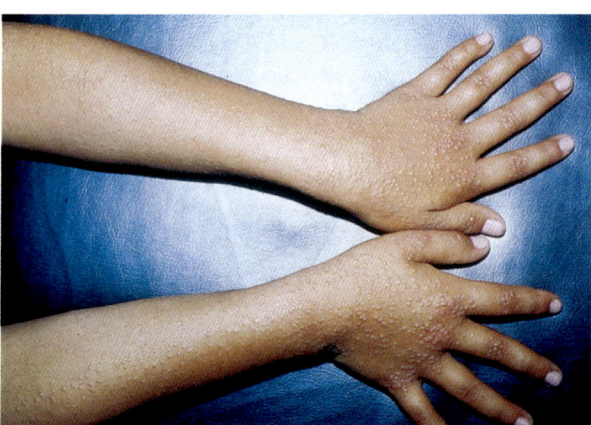

FIGURA 26.14 – Granuloma anular perfurante. Lesões papulosas umbilicadas, múltiplas, no dorso das mãos.

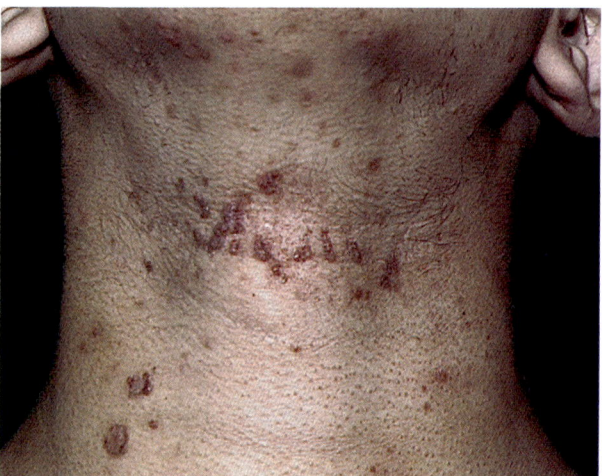

FIGURA 26.15 – Elastose perfurante serpiginosa. Lesões papuloqueratósicas e anulares em localização característica. Paciente em uso de D-penicilamina.

dões. Esta variante ocorre mais frequentemente na região periumbilical (ver Capítulo 69).

DERMATOSES PERFURANTES ADQUIRIDAS

Nos últimos anos, dentro do grupo das dermatoses perfurantes, definiram-se as chamadas dermatoses perfurantes adquiridas, relacionadas à insuficiência renal crônica com ou sem hemodiálise e ao diabetes melito.

Patogenia

A patogenia desses processos é desconhecida, admitindo-se alterações anatomofuncionais da epiderme e derme decorrentes das alterações metabólicas próprias do diabetes e da insuficiência renal, influência do prurido e alterações imunológicas. Uma das hipóteses admite que microvasculopatia da derme, como a que ocorre no diabetes, poderia provocar uma resposta cutânea anômala ao trauma, por exemplo, da coçagem. Outra observação é o aumento da fibronectina da matriz extracelular no soro, o que poderia resultar em aumento da migração epitelial, favorecendo perfuração da epiderme. Também existe a hipótese de que o aumento do silicone plasmático ou deficiências de vitamina A nos pacientes em hemodiálise favorece o surgimento dessas dermatoses.

Manifestações clínicas

Essas afecções se caracterizam pela presença de pápulas umbilicadas contendo rolhas queratósicas esbranquiçadas na sua porção central, que podem confluir formando placas. As localizações preferenciais são braços e pernas, mas qualquer área da superfície corpórea pode ser afetada, inclusive tronco e couro cabeludo. As lesões são pruriginosas, e o ato de coçar leva à produção do fenômeno de Köbner, com lesões hiperqueratósicas lineares sobre as escoriações **(FIGURA 26.16)**.

Embora essas alterações se associem, como regra, a diabetes e à insuficiência renal, têm sido relatados casos associados a hipotireoidismo, hiperparatireoidismo, doenças hepáticas e até mesmo infecção pelo HIV.

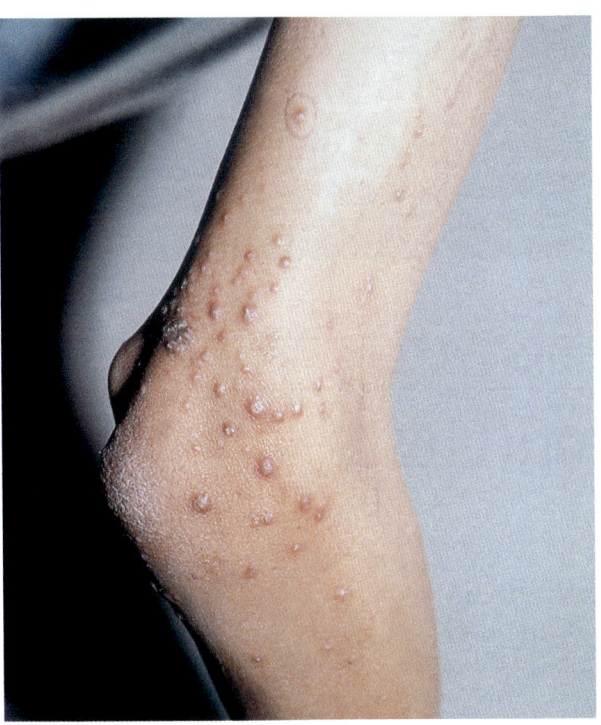

FIGURA 26.16 – Dermatose perfurante em insuficiência renal.

Histopatologia

Há extrusão de material dérmico composto por tecido necrótico basofílico através da depressão em taça, resultante da invaginação epidérmica.

Diagnose

É clínica e histopatológica, devendo ser diferenciadas as demais dermatoses perfurantes. A presença do fenômeno de Köbner exige diagnose diferencial com as dermatoses em que está presente, particularmente psoríase, líquen plano e verrugas.

PARTE V
AFECÇÕES DOS ANEXOS CUTÂNEOS

CAPÍTULO 27

FOLICULOSES

ACNE VULGAR

A acne vulgar ou acne juvenil é uma das dermatoses mais frequentes. As lesões surgem na puberdade, em quase todos os jovens, de ambos os sexos. Em alguns, são mínimas, quase imperceptíveis, e assim permanecem durante toda a adolescência. Em outros, as lesões tornam-se mais evidentes e polimorfas, de intensidade variável, comprometendo a qualidade de vida durante a adolescência e desencadeando ou agravando problemas emocionais que podem tornar-se extremamente graves. Na ausência de tratamento adequado, a acne vulgar persiste, em geral, até o final da adolescência e, eventualmente, com lesões isoladas, pode manter-se durante muitos anos. Estudos epidemiológicos mostram que, aos 44 anos, 12% das mulheres e 3% dos homens ainda apresentam lesões de acne. Tratamentos inadequados deixam cicatrizes inestéticas e indeléveis.

Patogenia

Localização
A acne é uma afecção dos folículos pilossebáceos que se localizam na face e na região anteroposterior do tórax. A característica desses folículos é ter uma glândula sebácea hipertrofiada e um pelo fino rudimentar.

Herança
Existe uma tendência hereditária na acne, transmitida por genes autossômicos dominantes. O tamanho da glândula sebácea, sua atividade na puberdade e a queratinização anômala folicular podem ter influência genética. Quando ambos os pais têm acne, a possibilidade de aparecimento da acne no(s) descendente(s) é de 50%, com gravidade variável.

Distúrbio da queratinização folicular
Há uma queratinização anômala no infundíbulo folicular, com hiperqueratose, que produz a obstrução do orifício folicular e a formação do comedão. Portanto, o comedão resulta de anormalidades da proliferação e diferenciação das células do ducto folicular. A presença de marcadores, como timidina tritiada, Ki-67 e o aumento de K16 demostram a hiperproliferação dos queratinócitos do ducto folicular. Provavelmente, alterações na composição lipídica das glândulas afetadas também contribuam para a hiperqueratinização do ducto folicular. Os pacientes acneicos têm níveis mais altos de esqualeno e ésteres céreos e baixos níveis de ácidos graxos. O ácido linoleico também se apresenta reduzido no sebo dessas glândulas e retorna a níveis normais após tratamento. Experimentalmente, em animais, demonstra-se que níveis baixos de sais do ácido linoleico promovem hiperqueratinização folicular. Da mesma forma, alterações na apoptose demonstradas em animais também devem contribuir para a hiperqueratinização folicular. No início, ocorre o **microcomedão**, invisível clinicamente, constituído por corneócitos (células queratinizadas) acumulados no infundíbulo. O aumento contínuo dos corneócitos determina a formação do **comedão fechado** ou **cravo branco**, lesão esférica, similar ao *milium*, com um orifício central dificilmente visível. O acúmulo de corneócitos e sebo, por hipersecreção sebácea, ocasiona a formação do **comedão aberto** ou **cravo preto**, com cor escura na extremidade.

Hipersecreção sebácea
A hipersecreção sebácea é o segundo fator fundamental para o desenvolvimento da acne associada à hiperqueratose folicular. Há correlação entre o nível de secreção sebácea e gravidade clínica da acne. O desenvolvimento das glândulas sebáceas ocorre na puberdade pela ação de androgênios, especialmente testosterona e seus derivados. A hipersecreção sebácea e a eclosão da acne podem ocorrer por dois mecanismos.

O primeiro, pouco frequente, por aumento dos androgênios circulantes, como ocorre na síndrome SAHA (acrônimo de **s**eborreia, **a**lopecia, **h**irsutismo, **a**cne), em síndromes virilizantes, na síndrome de Cushing e como manifestação iatrogênica na terapia com hormônios androgênicos. Na maioria dos pacientes com acne, não existem alterações hormonais subjacentes. Endocrinopatias somente devem ser investigadas em situações especiais, acne de início súbito e grave, acne resistente à terapêutica, recidivas rápidas após tratamentos adequados, sinais clínicos de hiperandrogenismo (irregularidade menstruais, hirsutismo e hipersecreção sebácea) e diante de apresentações clínicas incomuns, quantidade anormalmente elevada de comedões, intensa hipersecreção sebácea e acne de início tardio e localização perioral.

O segundo mecanismo, que é o encontrado na acne vulgar, ocorre pela ação periférica do androgênio, isto é, há uma resposta hipersecretória da glândula sebácea ao estímulo androgênio, por fatores genéticos ou constitucionais. As glândulas sebáceas e os queratinócitos têm várias enzimas, como 5α-redutase, 3β e 17β-hidroxiesteroide desidrogenases, capazes de metabolizar androgênios. As glândulas sebáceas das áreas suscetíveis a acne apresentam níveis aumentados de α-redutase, indicando maior possibilidade de ação dos androgênios sobre essas glândulas. Assim, foi demonstrado que a pele acneeica tem a capacidade de transformar a testosterona em di-hidrotestosterona (OHT), que é o hormônio ativo, em taxa superior à pele normal. A administração de estrogênios em altas doses pode diminuir a atividade das glândulas sebáceas. Os antiandrogênios, como a ciproterona, que bloqueiam os receptores androgênios da glândula sebácea, melhoram a acne com recidiva após a suspensão do medicamento. A isotretinoína tem ação direta sobre a glândula sebácea e a queratinização folicular e normaliza a função da glândula, possibilitando a cura da acne.

Outras substâncias também estimulam a hiperatividade das glândulas sebáceas, como o hormônio de crescimento insulinasímile e receptores ativados da proliferação de peroxissomos (regulam a homeostase da glicose, lipídeos e de inflamações).

A glândula sebácea também é ativada pelos hormônios liberadores de corticotrofina.

Portanto, para a eclosão da acne, são fundamentais a hiperqueratose folicular e a hipersecreção sebácea. Seborreia sem acne ocorre em adultos e em indivíduos com doença de Parkinson.

Bactérias

Bactérias participam na patogênese da acne. Na porção profunda do folículo pilossebáceo, é encontrado, constante e abundantemente, o *Propionibacterium acnes*; em menor número, o *P. granulosum;* e, raramente, o *P. parvum*. Logo, é do *P. acnes* o papel fundamental no desenvolvimento da acne. Com a retenção sebácea, esse microrganismo prolifera e hidrolisa, pelas esterases que tem, os triglicerídeos do sebo, liberando ácidos graxos que são irritantes para a parede folicular e que induzem queratinização desta. A pressão do sebo acumulado pode romper o epitélio folicular, enquanto os ácidos graxos e a proliferação dos microrganismos atuam na derme circunjacente. Inicia-se, assim, o processo inflamatório, com a formação de anticorpos e participação de linfócitos, neutrófilos, macrófagos e linfocinas. O *P. acnes* tem fator solúvel que, na presença de linfócitos T CD4+, ativa os receptores *Toll-like 2* dos monócitos e neutrófilos, provocando a liberação de mediadores pró-inflamatórios, como IL-8, IL-12, TNF, IL-1 β, prostaglandinas e leucotrienos.

Existem estudos demonstrando presença de inflamação previamente à hiperqueratinização folicular. Essa inflamação é composta predominantemente por linfócitos T CD4+ e macrófagos em torno dos folículos pilosos nas áreas da pele suscetíveis à acne. Essas células liberam citocinas que configuram resposta Th1, interferon-γ e TNF-β. Admite-se que essa inflamação prévia às alterações do ducto folicular decorrem de estímulo antigênico oriundo do *P. acnes*. Na parede desta bactéria, existem carboidratos antigênicos que estimulam a produção de anticorpos e que também podem estimular a resposta imune celular. Portanto, também há componentes imunológicos na patogenia da acne ligados a antígenos do *P. acnes*. Na porção superficial do folículo, habita o *Staphylococcus epidermidis* e outros micrococos produtores de lipases, que contribuirão para o agravamento do quadro.

Na superfície da pele e no orifício folicular, encontra-se, frequentemente, a levedura *Pityrosporum furfur* (*P. ovale*, *P. orbiculares*, *Malassezia furfur*), que não tem nenhum papel patogênico na acne.

Tensão emocional, ciclo menstrual, alimentos e fármacos

Fatores emocionais podem atuar como agravantes da acne, pela ação do córtex cerebral sobre o sistema neuroendócrino. Nas mulheres, é frequente a exacerbação da acne no período pré-menstrual, admitindo-se que esse fenômeno ocorre mais em função de hiper-hidratação do epitélio do ducto folicular do que por alterações da secreção sebácea pelas variações hormonais. Da mesma forma, a hiper-hidratação do ducto folicular explica o agravamento da acne pela sudorese. Quanto aos efeitos da radiação ultravioleta na acne, as observações são controversas, mas existem descrições de acne desencadeada por PUVA. Em relação a alimentos, existe o conceito, entre leigos, de que alguns alimentos agravariam a acne, como chocolate e alimentos gordurosos. A influência alimentar na evolução da acne é raramente observada.

Manifestações clínicas

O quadro clínico é polimorfo, caracterizado por comedões, pápulas, pústulas, nódulos e abscessos localizados na face, nos ombros e na porção superior do tórax, geralmente associado com seborreia **(FIGURA 27.1)**. De acordo com o número e o tipo das lesões, definem-se as formas clínicas ou os graus da acne vulgar.

A acne é classificada como **acne não inflamatória**, quando apresenta somente comedões, sem sinais inflamatórios; e como **acne inflamatória**, que, conforme o número, a intensidade e as características das lesões, compreende formas clínicas ou graus **(QUADRO 27.1)**.

Acne não inflamatória

Acne comedônica – acne grau I

Caracteriza-se pela presença de comedões, porém a existência de algumas pápulas e raras pústulas foliculares ainda permite considerar o quadro como acne grau I **(FIGURA 27.2)**.

Há três tipos de comedões: microcomedão, comedão fechado e comedão aberto.

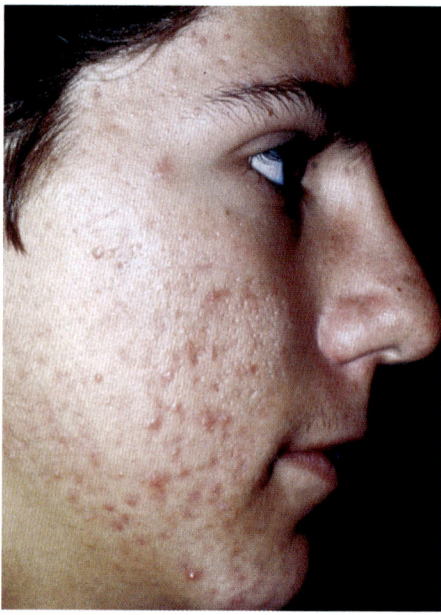

FIGURA 27.1 – Acne vulgar. Comedões, pápulas eritematosas, pústulas e cicatrizes.

1. **Microcomedão:** acúmulo de corneócitos no infundíbulo produz uma dilatação folicular não visível, mas encontrada histologicamente. A queratose folicular, que eventualmente é observada em jovens, no início da puberdade, na fronte ou no dorso do nariz, indica a existência de microcomedões.
2. **Comedão fechado (cravo branco):** o aumento de corneócitos no acroinfundíbulo folicular adquire forma esférica. O orifício folicular é, eventualmente, visível no centro do comedão. A lesão é esbranquiçada ou cor da pele e similar ao *milium*, sendo mais bem identificada quando a pele é distendida. Pela espremedura, após perfurar o comedão com a ponta de uma agulha, pode-se extrair massa esbranquiçada.
3. **Comedão aberto (cravo preto):** resulta do acúmulo de corneócitos e sebo e da colonização pelo *P. acnes*. Na extremidade, encontram-se estafilococos e *P. furfur*. A cor escura da extremidade do comedão resulta da presença de melanina, e não pela oxidação da queratina ou do **sebo**. Quando se examina o comedão com luz de Wood, pode-se encontrar uma cor vinho por causa da produção de porfirina pelo *P. acnes*.

QUADRO 27.1 – Formas clínicas ou graus da acne vulgar

Acne não inflamatória
- Acne comedônica ou acne grau I

Acne inflamatória
- Acne papulopustulosa ou acne grau II
- Acne nódulo-abscedante, acne nodulocística ou acne grau III
- Acne conglobata ou acne grau IV
- Acne fulminante, acne *fulminans* ou acne grau V

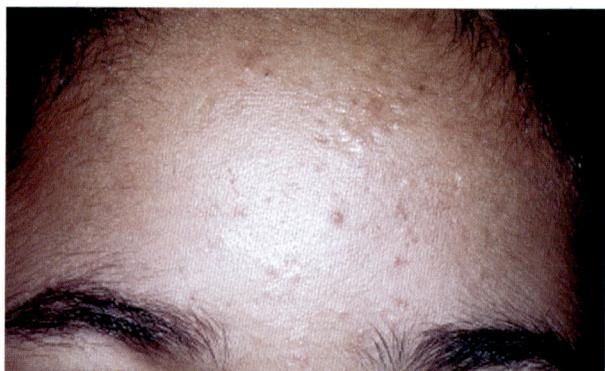

FIGURA 27.2 – Acne grau I. Múltiplos comedões, raras pápulas eritematosas na fronte.

Acne inflamatória

Acne papulopustulosa – acne grau II

Caracteriza-se pela presença de comedões abertos, de pápulas, com ou sem eritema inflamatório, e de pústulas. O quadro tem intensidade variável, desde poucas lesões até numerosas, com inflamação bem intensa. A seborreia está sempre presente (**FIGURA 27.3**).

Acne nódulo-abscedante ou nodulocística – acne grau III

Há comedões abertos, pápulas, pústulas e seborreia. Devido à ruptura da parede folicular, há reação inflamatória aos corneócitos e bactérias. Essa reação atinge a profundidade do folículo até o pelo, formando-se nódulos furunculoides. No interior desses nódulos, que contêm corneócitos degenerados, pode ocorrer a formação de pus. Esses nódulos que,

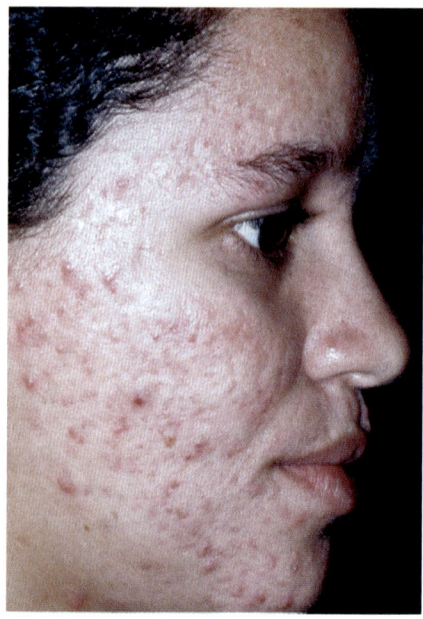

FIGURA 27.3 – Acne grau II. Comedões, pápulas eritematosas e pústulas.

pela drenagem, eliminam queratina e pus, são impropriamente chamados de cistos (FIGURA 27.4).

Acne conglobata – acne grau IV
Constitui forma grave de acne em que, ao quadro anterior, associam-se nódulos purulentos, numerosos e grandes, formando abscessos e fístulas que drenam pus. Há canais entre os abscessos, formando-se bridas e lesões queloidianas. Essa forma é mais frequente em homens e, em geral, acomete a face, o pescoço e as faces anterior e posterior do tórax, podendo chegar até a região glútea (FIGURAS 27.5 E 27.6).

Acne *fulminans* – acne grau V
Forma extremamente rara de acne na qual, em meio a quadro de acne abscedante ou conglobata, surge subitamente febre, leucocitose, poliartralgia e hemorragia em algumas lesões. Histologicamente ocorre vasculite leucocitoclásica.

Manchas pigmentares e cicatrizes residuais
Podem ocorrer, principalmente em peles tipo III e IV, manchas residuais ocasionadas particularmente pelo traumatismo das lesões. Cicatrizes ocorrem na evolução da acne inflamatória, deixando depressões desde mínimas até marcas indeléveis. A acne conglobata deixa cicatrizes deformantes, com bridas de fibrose e lesões queloidianas.

Histopatologia
A lesão inicial, o microcomedão, caracteriza-se histologicamente por folículo dilatado com tampão de queratina. Evolutivamente, o aumento de corneócitos no acroinfundíbulo folicular leva o folículo a adquirir forma esférica, constituindo o comedão branco (fechado).

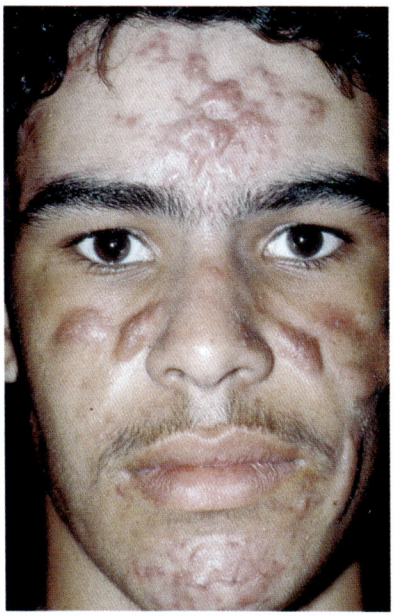

FIGURA 27.5 – Acne grau IV. Conglobata. Comedões, pápulas, lesões nodulocísticas com abscessos múltiplos comunicantes.

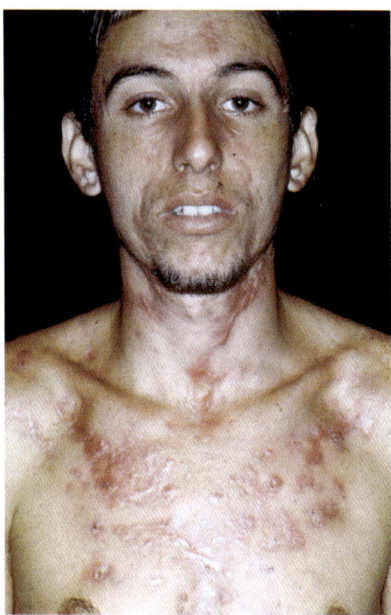

FIGURA 27.6 – Acne grau IV. Em involução por tratamento. Observam-se cicatrizes queloidianas na face e no tronco.

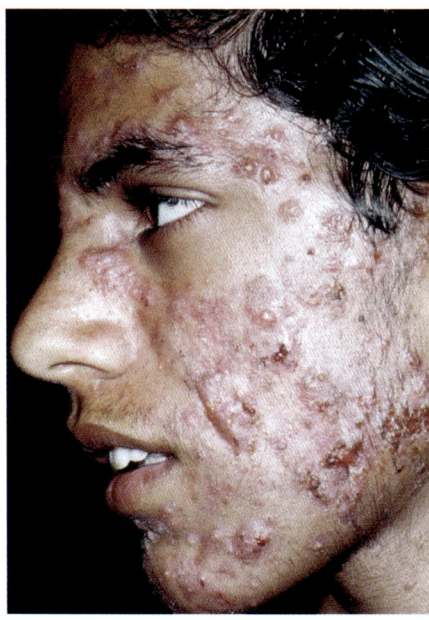

FIGURA 27.4 – Acne grau III. Nodulocística. Comedões, pápulas e lesões nodulocísticas na face.

Posteriormente, havendo proliferação do *P. acnes* nesse folículo, paralelamente ao aumento de corneócitos, surge o comedão aberto. Com a ruptura da parede folicular dos comedões, elimina-se para a derme sebo contendo ácidos graxos livres, corneócitos e bactérias, ocasionando intenso processo inflamatório através da derme, que poderá evoluir à fibrose. Na fase inicial, o infiltrado neutrofílico situa-se intrafolicularmente e há infiltrado inflamatório perifolicular de linfócitos e plasmócitos. Com a ruptura do folículo, os neutrófilos também invadem o infiltrado perifolicular, formando-se abscessos com remanescentes da parede folicular, neutrófilos, linfócitos, plasmócitos e macrófagos e, eventualmente, até mesmo células gigantes de tipo corpo estranho. Em síntese, histopatologicamente, a acne é uma foliculite aguda e crônica.

Diagnose

A acne vulgar é bastante característica e, com frequência, não necessita de diagnose diferencial. A acne pós-adolescência deve ser distinguida das várias formas de erupção acneiforme. A rosácea pode apresentar pápulas foliculares, porém, a idade, a predominância no sexo feminino, o eritema e a localização médio-facial e na fronte permitem, em geral, a diagnose. O quadro descrito com a denominação de pioderma facial é considerado, pela maioria dos autores, uma variante da rosácea. Também devem ser consideradas na diagnose diferencial as foliculites bacterianas por cândida, a foliculite pitirospórica e as erupções acneiformes.

Tratamento

A evolução das formas de tratamento compreende três períodos conforme descritos a seguir.

Primeiro período

Caracterizava-se pela ausência de qualquer medicamento efetivo por via sistêmica. Era a época pré-antibióticos e quimioterápicos. A terapia era tópica. Usavam-se loções desengordurantes, antissépticas leves ou preparações esfoliantes de enxofre, ácido salicílico, resorcina e outras, que possibilitavam discreta melhora. Outros recursos eram a retirada dos comedões e aplicações de ultravioleta ou neve carbônica, que também melhoravam discreta ou moderadamente o quadro. Todos esses recursos eram usados continuadamente por anos até a cura da acne pós-adolescência pela evolução natural. Nas formas resistentes, indicava-se a radioterapia, que era o único recurso que trazia algum benefício ao paciente. A radioterapia foi abandonada pelos graves efeitos colaterais tardios. Há numerosos relatos de câncer, particularmente da tireoide, relacionados ao uso da radioterapia na acne. Há, ainda, o radioenvelhecimento cumulativo ao fotoenvelhecimento.

Segundo período

O aparecimento e o desenvolvimento de fármacos e antibióticos possibilitaram recursos efetivos tópicos e sistêmicos para o tratamento da acne. Esses medicamentos permitiram o controle da erupção, sem a cura definitiva da acne, que ocorria no final da adolescência pela evolução natural da afecção. Eles são indicados no tratamento da acne comedônica não inflamatória e no da forma papulopustulosa da acne inflamatória. Na acne comedônica, o tratamento tópico é eletivo. A primeira indicação é a tretinoína, usada na concentração de 0,05%, em gel, aplicada à noite, após limpeza, e retirada pela manhã. Quando, pelo uso diário, ocorrer irritação, é recomendado espaçar as aplicações. Evitar exposição ao sol durante o tratamento, porque a tretinoína deixa a pele mais sensível. Eventualmente, quando for programada uma exposição ao sol, deixar de passar a tretinoína na noite anterior. A tretinoína está, atualmente, sendo substituída pela isotretinoína, também em gel e na concentração de 0,05%, por ter igual atividade e menor ação irritativa. Outros retinoides tópicos efetivos são o adapaleno, que é menos irritante e efetivo, e o tazaroteno. O ácido azelaico a 20% foi introduzido para ser usado uma ou duas vezes/dia, sem necessidade de evitar a luz solar, porém mostrou-se pouco efetivo.

A extração manual de comedões abertos (cravos pretos) não é necessária, a não ser excepcionalmente. Há melhora temporária, porém há risco de infecção pelo manuseio das lesões. Os comedões fechados (cravos brancos) podem ser abertos com ponta de agulha ou de um eletrocoagulador.

No tratamento tópico da acne inflamatória papulopustulosa, grau II, após a limpeza da pele com sabonete ou loção para pele oleosa, a indicação eletiva é o peróxido de benzoíla em concentrações de 2,5 a 5%. É aplicado uma ou duas vezes/dia após limpeza, espaçando-se as aplicações quando ocorrer irritação. Atualmente, a fórmula mais efetiva é o peróxido de benzoíla dissolvido e não mais disperso, em concentração de 4%, mais efetiva e com menor ação irritativa. Dois antibióticos são usados topicamente nessa forma de acne: a eritromicina (2-4%) em solução ou gel e a clindamicina a 1% em solução alcoólica, que têm ação anti-inflamatória. Atualmente, são mais indicadas a associação do peróxido de benzoíla (5%) com clindamicina (1%) em gel, muito efetiva na terapia tópica, ou a associação também efetiva da isotretinoína (0,05%) com eritromicina (2%) em gel. Outra associação empregada é adapaleno (0,1%) com peróxido de benzoíla (2,5%). Alguns dermatologistas utilizam a nicotinamida a 4% em gel.

Há reações adversas com o peróxido de benzoíla. Após algumas aplicações, pode surgir irritação e, neste caso, elas devem ser espaçadas. Excepcionalmente, ocorre sensibilização, que impede o uso do fármaco. A eritromicina e a clindamicina raramente causam irritação ou sensibilização.

Quando não houver resposta ao tratamento tópico, é indicada a administração sistêmica. As primeiras indicações são a tetraciclina (ou oxitetraciclina) na dose de 500 mg, duas vezes/dia, a minociclina (100-200 mg/dia), a lincomicina (150-300 mg/dia) e a azitromicina (250-500 mg, três vezes/semana). Todos esses fármacos podem provocar efeitos colaterais. As tetraciclinas podem provocar alterações gastrentéricas e candidíases genitais; a eritromicina pode produzir intolerância gastrintestinal e hepatotoxicidade; a doxiciclina pode causar fotossensibilidade; e a minociclina pode produzir hiperpigmentação nas cicatrizes da própria acne, no palato duro, nas bordas alveolares e nas regiões tibiais anteriores. Também pode provocar hepatite autoimune, reações tipo doença do soro-símile e reações lúpus-símiles. As outras alternativas são: eritromicina (500 mg, duas vezes/dia), ou doxiciclina (100 mg/dia) ou sulfametoxazol-trimetoprima (1 comprimido de 400-80 mg, duas vezes/dia). Nos 2 primeiros meses, as melhoras em geral são discretas e se tornam mais evidentes após 2 a 4 meses. Quando houver melhora significativa (superior a 80%), as doses devem ser reduzidas. Observa-se que as tetraciclinas devem ser administradas 30 minutos antes ou 2 horas e meia após as refeições, com água, e não podem ser usadas em mulheres grávidas ou com possibilidade de gravidez. Podem ser substituídas com segurança pelo estearato de eritromicina, nunca devendo-se empregar o estolato de eritromicina. A eritromicina deve ser ingerida, de preferência, antes das refeições, porém, a doxiciclina e o sulfametoxazol-trimetoprima devem ser preferentemente administrados durante ou após as refeições. A azitromicina é também administrada em forma de pulso-terapia – 500 mg por 3 dias, 7 dias de interrupção e repetir por 3 vezes. Há melhora com recidiva.

A administração de tetraciclina ou eritromicina frequentemente causa reações gastrintestinais, como náuseas, vômitos controlados com ranitidina ou omeprazol e diarreia medicada com loperamida e, excepcionalmente, ocorre candidose vaginal. Pode surgir uma foliculite por gram-negativos, caracterizada pelo súbito aparecimento de numerosas pústulas, com o desenvolvimento de bactérias do gênero *Klebsiella*, *Serratia*, *Proteus* ou *Escherichia* ou contaminação das lesões por *Candida*.

Os tratamentos com medicamentos tópicos ou antibióticos por via sistêmica não curam a afecção, possibilitam somente o controle, precisando ser mantidos por tempo indeterminado, eventualmente por anos, até a cura natural da acne.

Atualmente, vem se registrando crescente resistência do *P. acnes* aos antibióticos usados com mais frequência, particularmente eritromicina. Aparentemente, o uso tópico de peróxido de benzoíla, associadamente aos antibióticos, diminui a emergência de cepas resistentes. É interessante observar que, às vezes, mesmo na presença de cepas resistentes ao antibiótico empregado, ocorrem melhoras pela atividade anti-inflamatória dos antibióticos.

Terceiro período
Este período se iniciou em 1979, com a introdução da isotretinoína, atualmente indispensável no tratamento da acne. Foi inicialmente, e ainda é, indicada, por dermatologistas dos Estados Unidos e da Europa, somente para os graus III e IV da acne. Não concordando com esta restrição, empregamos a isotretinoína desde 1982 não somente na acne abscedante (cística), conglobata e fulminante (graus III, IV e V), mas também na acne papulopustulosa (grau II) resistente ao tratamento tópico. A isotretinoína evita anos de tratamento, melhora a qualidade de vida do adolescente e previne o aparecimento de cicatrizes indeléveis.

Isotretinoína
A isotretinoína é o ácido 13-*cis*-retinoico derivado do retinol (vitamina A). Atua eletivamente sobre a glândula sebácea, diminui e normaliza a sebogênese e a queratinização folicular alterada. Assim, cessam as condições para a proliferação bacteriana. Na maioria das vezes, a normalização do folículo pilossebáceo mantém-se após o decurso do tratamento.

Dosagem e administração
No início, usavam-se doses mais altas da isotretinoína, 1 a 1,5 mg/kg/dia. Hoje, preconizam-se doses menores, porém com dosagem mínima acima de 0,5 mg/kg/dia (em geral, em torno de 40 mg/dia). O período mínimo de tratamento é em torno de 5 meses, e a dosagem total deve alcançar 120 mg/kg. As cápsulas devem ser administradas durante ou após as refeições. A maioria dos pacientes responde a esse tratamento com cura definitiva da acne. Quando se administra a isotretinoína em doses inferiores a 0,5 mg/kg/dia ou por período de tempo menor do que 5 meses, há melhoras, mas ocorrem recidivas cujo número é proporcional à dosagem usada e ao período de administração. Alguns pacientes podem necessitar de manutenção da isotretinoína por um período maior, de 6, 7 e até 10 meses. Essa maior resistência ao tratamento encontra-se em algumas formas graves. As recorrências da acne após tratamento oral com isotretinoína são frequentes, variando na literatura de 10 a 60%. Todos os estudos que buscaram fatores preditivos da recidiva concluíram que a única variável significativa é a dose cumulativa total, sendo as recidivas muito mais frequentes nos pacientes que recebem doses totais inferiores a 120 mg/kg. Quando, após a cura da acne, ocorrer recidiva, pode-se administrar novamente a isotretinoína na mesma dosagem, por período menor, por várias vezes, sem qualquer inconveniente. Em acne de adultos (acima de 30 anos), é preferível administrar dosagem menor de isotretinoína (inferior a 0,5 mg/kg/dia) por tempo mais prolongado.

Efeitos colaterais
Teratogenia: a isotretinoína é medicação segura, e o único risco irreversível é, em mulheres, a ação teratogênica. Cabe ao dermatologista esclarecer enfaticamente esse fato à paciente e somente prescrever a isotretinoína quando estiver excluída seguramente a possibilidade de gravidez. Havendo possibilidade de ocorrer gravidez, iniciar primeiramente método anticoncepcional, principalmente os anticoncepcionais hormonais. A isotretinoína é eliminada em um mês e, após esse período, não existe mais risco para a gravidez.

Exacerbação: quando se inicia o tratamento com isotretinoína, pode haver exacerbação das lesões que melhoram subsequentemente. Essa exacerbação ocorre, geralmente, no final do 1º mês, porém a partir do 2º mês as melhoras são nítidas, e no 3º mês de tratamento e nos meses subsequentes, em geral, não há mais lesões, podendo surgir lesões esporádicas raramente.

Secura labial (100%) e queilite (95%): ocorrem de 7 a 10 dias após o início do tratamento. De intensidades variáveis, são controlada com o uso reparador labial, como bastão de manteiga de cacau ou pomada de dexpantenol. Quando houver infecção, usar pomada de antibiótico.

Queilite angular (80%): controlada com o uso de pomada de antibiótico e/ou de cetoconazol.

Secura das mucosas nasais (50%), oral (40%) e ocular (20%): controlada respectivamente com instilações de solução salina, bochechos com água e lubrificante ocular.

Eritema e/ou dermatite na face (40%): não é necessário tratamento, não sendo indicado o uso de cremes hidratantes.

Epistaxe (30%): consequente à secura da mucosa nasal.

Prurido (25%): causado pela asteatose.

Eflúvio telógeno (25%): desaparece após o término do tratamento.

Conjuntivite (20%): causada pela secura da mucosa ocular.

Dermatite asteatósica (20%): áreas de eritema descamativo ou de eczematização, particularmente nos membros. Terapia com cremes hidratantes.

Mialgias e artralgias: acometem eventualmente pacientes praticantes de atividade física, que deve ser restringida.

Obstipação intestinal e cefaleia: ocorrências excepcionais controladas com medicamentos sintomáticos. As reações colaterais não impedem a continuação do tratamento.

Hipertensão benigna intracraniana: foi relatada em pacientes que tinham feito uso de tetraciclina concomitante.

Hiperostose: não é observada pelo tempo curto de administração.

Depressão e suicídio: quadros depressivos e eventualmente suicídio ocorrem em todas as faixas etárias, particularmente em adolescentes. Foi lembrada a possibilidade de uma relação da isotretinoína com depressão e suicídio. Todos os estudos epidemiológicos até agora não mostraram nenhuma associação da isotretinoína com depressão e suicídio. A acne, por seu aspecto, é fator que contribui para a depressão, e, frequentemente, com a cura da acne, há melhora do quadro mental. Entretanto, é indicado avaliar sempre o risco de depressão ou suicídio em pacientes com acne que serão tratados com isotretinoína.

Outros efeitos: na literatura, referem-se outros efeitos colaterais atribuídos à isotretinoína que podem ser ocorrências coincidentes, necessitando confirmação.

Controle laboratorial

O controle laboratorial deve ser feito mensalmente durante o tratamento para maior segurança do paciente, ainda que alguns autores considerem desnecessária essa periodicidade, se houver boa tolerância inicial.

Hemograma: deve ser feito no início do tratamento e mensalmente.

Colesterol e triglicerídeos:

- **Em adolescentes e em adultos,** devem ser feitos antes do início da isotretinoína. Repetir após 30 dias, de acordo com os resultados. Elevação discreta do colesterol e triglicerídeos é observada frequentemente, com volta à normalidade após o término. Quando há aumento, prescrever dieta e, se ultrapassar 300 mg/dL de colesterol ou triglicerídeos, reduzir a dosagem de isotretinoína. Quando ultrapassar 400 mg/dL, interromper o fármaco, que poderá ser readministrado após a volta à normalidade.

Transaminases: devem ser feitas no início do tratamento e mensalmente para exclusão de alterações hepáticas. Eventualmente, podem surgir elevações leves, reversíveis durante o tratamento.

Grupo de risco: constituído por pacientes obesos, diabéticos ou com hipercolesterolemia ou trigliceridemias. É importante inquirir sobre as taxas de colesterol e triglicerídeos paterno ou materno. Quando há história familiar, a terapia deve ser feita com controle laboratorial rigoroso. Doença hepática contraindica o tratamento. Em doença sistêmica ou alteração renal, gastrintestinal ou pulmonar, a isotretinoína pode ser prescrita quando absolutamente necessária e com controle clínico rigoroso. Igualmente, em psicóticos, pode ser usada com concordância e seguimento de psiquiatra.

Intercorrências: doença sistêmica subclínica pode tornar-se sintomática e necessitar de tratamento, que, eventualmente, pode ser feito em conjunto. Acidentes graves, intervenções cirúrgicas, doenças infecciosas surgindo durante o decurso do tratamento podem tornar necessária a interrupção da isotretinoína, que pode ser reiniciada oportunamente.

Existe recomendação geral de usar-se a isotretinoína somente a partir dos 12 anos de idade, mas em acne neonatal e acne juvenil intensas e resistentes aos antibióticos, admite-se o uso abaixo dessa idade.

Condutas nas formas clínicas

Na acne papulopustulosa, grau II, com reação inflamatória discreta, usar sabonetes ou loções antigordurosas e antibióticos tópicos ou a associação de eritromicina com peróxido de benzoíla. Se a resposta não for satisfatória, pode-se introduzir antibióticos sistêmicos, e se não houver melhora suficiente, introduz-se isotretinoína sistêmica. Neste caso, deve-se suspender o tratamento tópico. Quando ocorrer muitas lesões, pode-se associar antibióticos sistemicamente (exceto tetraciclinas), macrolídeo, como a eritromicina ou cefalosporina, por 2 a 4 semanas. Lembrar que, no início do tratamento, como já referido, pode haver exacerbação do quadro.

Na acne abscedante ou nodulocística, conglobata e fulminante, deve-se associar, no início, a isotretinoína com antibióticos. A dosagem da isotretinoína deve ser maior, de 1 a 1,5 mg/kg com antibiótico macrolídeo, como eritromicina de 1 a 1,5 g/dia, em duas ou três doses de 500 mg. Pode-se usar cefalosporina em dosagem equivalente.

Corticoides: nas formas muito inflamatórias da acne cística e conglobata, é indicada, também, a administração de prednisolona em uma dose única diária de 20 mg, posteriormente reduzida até a melhora do quadro. Na acne fulminante, a administração de prednisolona é indispensável, na dose de 40 a 20 mg/dia, associada à isotretinoína e ao antibiótico. Com a melhora do quadro, diminuir a dosagem do corticoide, mantendo o antibiótico até o desaparecimento dos sinais inflamatórios, e continuar com a isotretinoína até a regressão total da acne **(FIGURAS 27.7 E 27.8)**.

Em lesões císticas, infiltrações intralesionais de acetonido de triancinolona, 0,05 a 2,5 mL de suspensões de 2,5 a 10 mg/mL a cada 3 semanas são bastante úteis.

Antiandrogênios: não são necessários na acne vulgar. A ciproterona (2 mg) associada ao etinil-estradiol (0,035 mg) me-

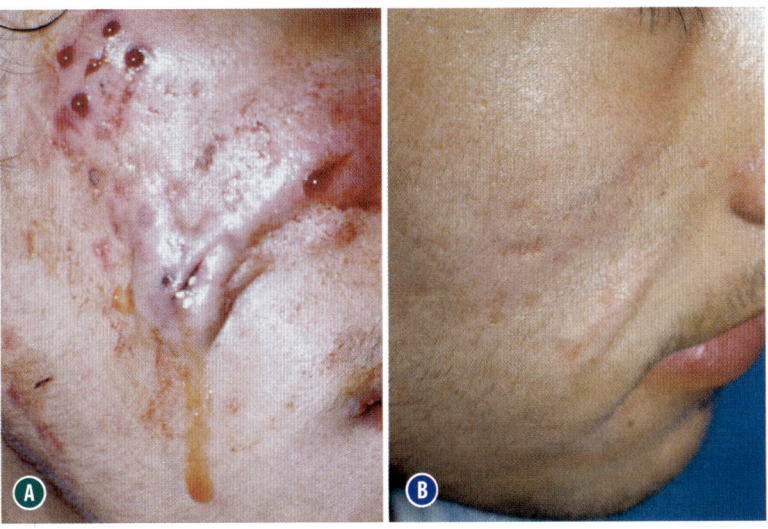

FIGURA 27.7 – Acne grau III. Tratamento com isotretinoína. **A** Estado inicial. **B** Após 2 meses do término do tratamento.

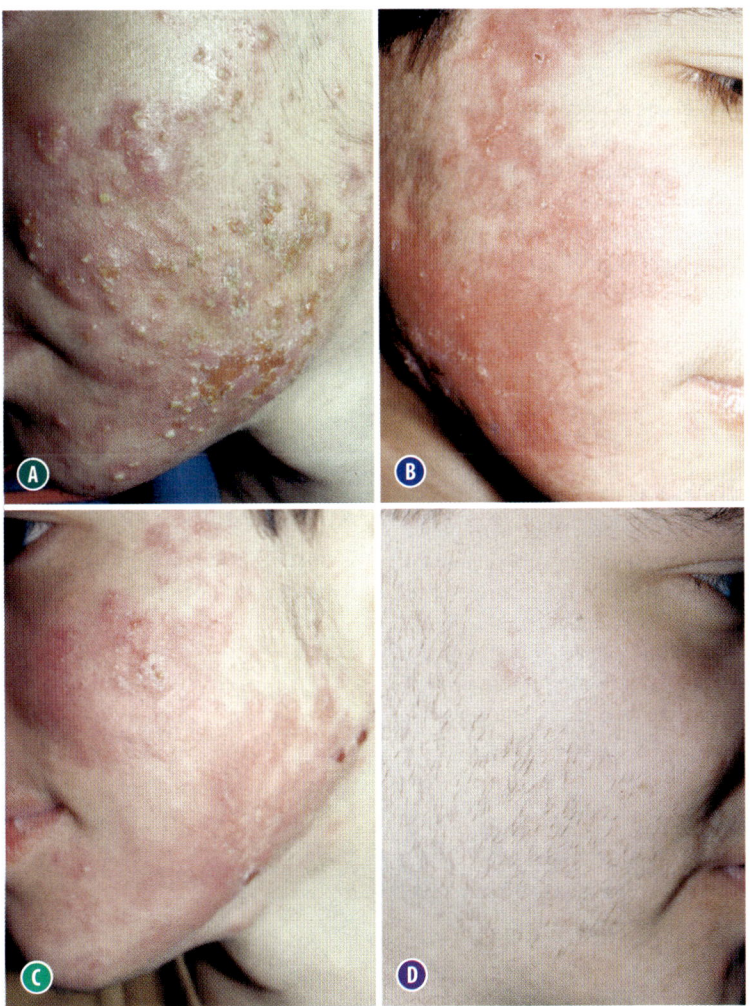

FIGSURA 27.8 – Acne vulgar. Tratamento com isotretinoína. **A** Estado inicial. **B** Após 2 meses. **C** Após 6 meses do término do tratamento. **D** Após 12 meses – controle.

lhora a acne na mulher, porém há recidiva após a interrupção. Os anticoncepcionais suprimem a liberação de gonadotrofinas, reduzindo a produção de androgênios pelos ovários, além de aumentarem a síntese hepática das globulinas ligantes dos hormônios sexuais, diminuindo a testosterona livre circulante. Essa associação é indicada em duas condições: como anticoncepcional, quando há risco de gravidez, e em alguns casos de acne endócrina, como na síndrome SAHA.

Alguns autores utilizam a espironolactona (25-200 mg/dia) por via oral (VO) isoladamente ou associadamente à isotretinoína, especialmente na acne na mulher, após os 25 anos. Esse fármaco diminui a produção de androgênios, bem como liga-se aos seus receptores, diminuindo sua ação. Tem como efeitos colaterais tontura, hipersensibilidade mamária e dismenorreia. É necessária monitorização da pressão arterial e dos níveis de potássio, e a gravidez deve ser evitada pela possibilidade de feminilização do feto masculino.

Existem tentativas terapêuticas para acne utilizando técnicas fototerápicas e *lasers*, que, diante da eficácia das medicações existentes e dos custos desses tratamentos, pelo menos atualmente, não fazem sentido.

Procedimentos cirúrgicos
Drenagem de abscessos
A drenagem das pústulas, dos cistos e abscessos em todas as formas de acne é indispensável para o sucesso do tratamento. As pústulas podem ser abertas e drenadas sem necessidade de anestesia. Nos cistos e abscessos, aplicar anestesia intradérmica e fazer pequena incisão com ponta de bisturi. Após esvaziar o conteúdo por espremedura, realizar a curetagem e aplicar o ácido tricloroacético (50-70%). Curativo adesivo compressivo, se necessário.

Dermoesfoliação-dermoabrasão
Após o término do tratamento, pode ser necessária. Quando há cicatrizes mínimas, usar gel de tretinoína ou isotretinoína; e, quando indicado, *peeling* superficial com ácido salicílico ou tretinoína. Restando cicatrizes mais evidentes, *peelings* médios; e, nas cicatrizes profundas, é indicada a dermoabrasão. Pode ser feita 2 a 3 meses após o término do tratamento. Possibilita uma melhora em torno de 50% das cicatrizes, fato que deve ser esclarecido ao paciente. Pode ser repetida 1 ou 2 vezes, podendo-se atingir uma melhora de até 80%. É um procedimento doloroso que deve ser efetuado em centro cirúrgico, com anestesia local em paciente sedado ou com anestesia geral. O pós-operatório, para recuperação da pele, é de 3 a 4 semanas, e deve ser evitada a exposição solar por 3 a 4 meses.

Técnicas de preenchimento
Há diversas técnicas de preenchimento para corrigir as depressões cicatriciais pós-tratamento, expostas no Capítulo 96.

OUTRAS FORMAS DE ACNE
Compreendem quadros com lesões acneicas com diferentes aspectos e etiopatogenias. São elas: a acne neonatal; a acne infantil; a acne pós-adolescência; a acne andrógena; a acne escoriada; a síndrome SAPHO (acrônimo de **s**inovite, **a**cne, **p**ustulose, **h**iperostose e **o**steíte); a síndrome PAPA (acrônimo do inglês *sterile **p**yogenic **a**rthritis, **p**yoderma gangrenosum and **a**cne* – artrite piogênica, pioderma gangrenoso e acne); a doença de Morbihan; e a acne granulomatosa.

Acne neonatal
Clinicamente, caracteriza-se por comedões, pápulas e pústulas atingindo preferentemente as bochechas, que se inicia em média 3 semanas após o nascimento, desaparecendo, em geral, após 3 meses. Decorre da produção de androgênios que estimulam as glândulas sebáceas no último trimestre da gestação, quando as glândulas sebáceas fetais são ativadas para a produção do *vernix caseoso* pela chamada zona fetal das glândulas adrenais, que regride por apoptose no 1º trimestre da vida. Quando há retardo dos fenômenos apoptóticos, a fonte androgênica poderá continuar no recém-nascido, participando da gênese da acne neonatal. A diagnose diferencial deve ser feita com foliculites, melanose pustulosa neonatal transitória, erupções acneiformes por uso de tópicos ou por fármacos utilizados pela mãe, como lítio, fenitoína e corticoides. O tratamento, se necessário, poderá ser feito com peróxido de benzoíla (2,5%), antibióticos tópicos e, eventualmente, ácido azelaico.

Acne infantil
Caracteriza-se por pápulas e comedões. É menos frequente o aparecimento de papulopústulas e, mais raramente, há lesões graves tipo acne conglobata, que podem resultar em cicatrizes permanentes. Na infância, surge na face, em geral após o 3º mês de vida. Admite-se que seja consequente à hiperprodução androgênica ou à hipersensibilidade dos receptores de androgênios. Pode ser tratada por tretinoína, isotretinoína tópica, adapaleno, peróxido de benzoíla e eritromicina tópica **(FIGURA 27.9)**. As formas graves podem exigir o uso de eritromicina VO e até mesmo isotretinoína (0,3-2 mg/kg/dia).

Acne pós-adolescência
Caracteriza-se por papulopústulas menores, menos dolorosas, surgindo por surtos, em menor número e com comedões

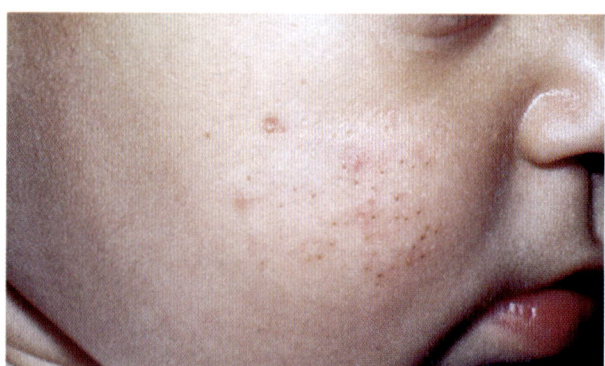

FIGURA 27.9 – Acne infantil. Criança com comedões e pápulas eritematosas na face.

pequenos. Nos homens, coincide com a pele seborreica. Nas mulheres, as lesões exacerbam-se no período pré-menstrual e não há hiperandrogenismo. O mecanismo patogênico é uma resposta excessiva das glândulas sebáceas ao estímulo de androgênio. O tratamento é o da acne vulgar, podendo, inclusive, ser usada a isotretinoína oral em doses menores e com menor período de administração.

Acne andrógena

É o quadro de acne que compõe a síndrome SAHA. Resulta da produção excessiva de androgênios por ovários policísticos (síndrome de Stein-Leventhal) ou outra alteração endócrina (síndrome adrenogenital ou Cushing). A diagnose confirma-se por exames hormonais (testosterona livre plasmática, androstenediona, sulfato de desidroepiandrosterona, hormônio folículo-estimulante e prolactina) e pela ultrassonografia ovariana. Para tratamento da acne, é imprescindível a isotretinoína e, para os demais sintomas, devem ser usados antiandrogênios.

Acne escoriada

Na literatura francesa, era denominada *acne excoriée des jeunes-filles*, quadro observado quase exclusivamente em mulheres e caracterizado por escoriações e cicatrizes na face. Há comedões e pápulas que a paciente traumatiza constantemente. É quadro fundamentalmente psíquico, relacionado à depressão, à ansiedade, a transtornos obsessivo-compulsivos ou alterações de personalidade, com escoriações e cicatrizes. Empregam-se tópicos para a acne e medicação antidepressiva ansiolítica e sedante, como a doxepina. Quando necessário, encaminhar para orientação psiquiátrica.

Acne fulminante

Também conhecida como **acne maligna**, **acne conglobata ulcerativa febril aguda**, essa é uma forma aguda, febril de acne conglobata predominante em adolescentes masculinos. Além de lesões cutâneas, é acompanhada de manifestações sistêmicas importantes. Alguns autores consideram essa forma de acne relacionada à síndrome SAPHO.

Patogenia

A patogênese é pouco conhecida, admitindo-se algumas hipóteses: elevações da testosterona ou de esteroides anabólicos, levando à hipersecreção sebácea e proliferação de *P. acnes*. Também se admite a possibilidade de ser reação imune a antígenos do *P. acnes* e, ainda, doença autoimune por imunocomplexos circulantes. Além disso, parecem existir influências genéticas.

Manifestações clínicas

Ocorre em pacientes que apresentam formas discretas ou moderadas de acne. As lesões cutâneas caracterizam-se pelo aparecimento abrupto de lesões císticas confluentes, necróticas e hemorrágicas que tendem à ulceração, com aparecimento de áreas de tecido de granulação exuberante. As lesões acometem sobretudo face, pescoço, dorso e braços (FIGURA 27.10). Sistemicamente, há artralgias e artrite atingindo de modo predominante as articulações iliossacral, ilíacas e joelhos. Além disso, há lesões de osteomielite asséptica (25% dos casos) que atingem de modo especial a articulação esternoclavicular. Há comprometimento do estado geral com febre, mialgias e hepatoesplenomegalia. Laboratorialmente, há leucocitose e anemia; e, radiologicamente, as lesões de osteomielite séptica revelam lesões líticas. Podem surgir, concomitantemente, lesões de eritema nodoso.

Histopatologia

Há presença de hemorragias e vasculite leucocitoclástica.

Diagnose

É clínica pela presença de acne conglobata adicionada à manifestações sistêmicas e confirmadas laboratorialmente.

Nunca ocorrem, histologicamente, hemorragias e vasculite leucocitoclástica nas outras formas de acne.

Na diagnose diferencial, considerar acne conglobata, acne tropical (que consiste na exacerbação abrupta de acne pré-existente em condições de calor e umidade excessivos) e, eventualmente, pioderma gangrenoso.

Tratamento

Prednisona, 1 mg/kg/dia, por semanas, até melhora evidente do quadro clínico. Podem ser necessários antibióticos, cefalosporinas ou claritromicina por 10 dias. Geralmente, após 4 semanas do tratamento com prednisona, introduz-se a isotretinoína oral em doses baixas (0,2-0,5 mg/kg/dia).

Quando existe eritema nodoso associado, alguns autores preconizam o uso de diaminodifenilsulfona (DDS) associado à isotretinoína. Também há relatos anedóticos do uso de ciclosporina e infliximabe. As lesões com tecido de granulação excessivo podem ser tratadas com ácido tricloroacético ou corticoides potentes.

Síndrome SAPHO

De etiologia desconhecida, a síndrome SAPHO (acrônimo de **s**inovite, **a**cne, **p**ustulose, **h**iperostose, **o**steíte) é relacionada por alguns autores à acne fulminante.

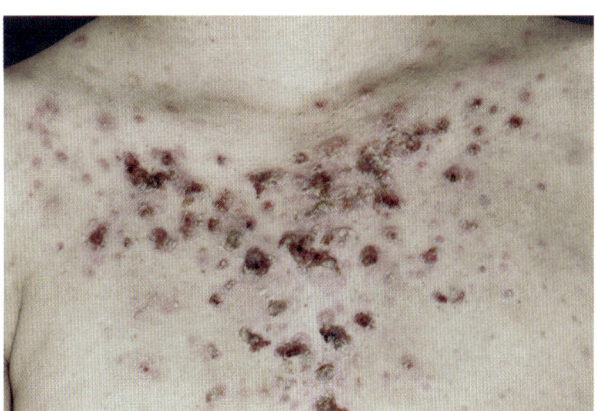

FIGURA 27.10 – Acne fulminante.

Caracteriza-se por acne fulminante, hiperostose da parede torácica anterior, pustulose palmoplantar e hidrosadenite supurativa.

O tratamento mais efetivo é feito com anakinra na dose de 1 mg/kg/dia, por 1 semana. Também existem relatos de resultados favoráveis com infliximabe. São ainda empregados anti-inflamatórios não esteroides, sulfazalazina e, para as lesões ósseas, bifosfatos.

Síndrome PAPA

A síndrome PAPA (acrônimo do inglês *sterile pyogenic arthritis, pyoderma gangrenosum and acne* – artrite piogênica, pioderma gangrenoso e acne –) é uma doença autoinflamatória hereditária, autossômica dominante. É resultante de mutações no gene *PSTPIP1* localizado no cromossomo 15, que codifica a proteína 1 ligante de CD2, a qual interage com a pirina, havendo ativação da via da IL-1 β, que se apresenta aumentada nesses pacientes.

Clinicamente, a síndrome compreende a associação de acne com pioderma gangrenoso e artrite piogênica estéril. As lesões articulares surgem mais precocemente e podem causar graves destruições, exigindo correções cirúrgicas com próteses. As lesões cutâneas surgem na puberdade. A acne é geralmente grave do tipo nodulocística, e o pioderma gangrenoso é acompanhado de patergia, que pode ocorrer inclusive nas áreas submetidas à cirurgia articular. Existem casos que são acompanhados de alterações intestinais inflamatórias **(FIGURAS 27.11 E 27.12)**.

O tratamento é feito com corticoides e derivados sulfônicos. Atualmente, os melhores resultados parecem ser obtidos com agentes biológicos, como infliximabe, adalimumabe, etanercept e anakinra.

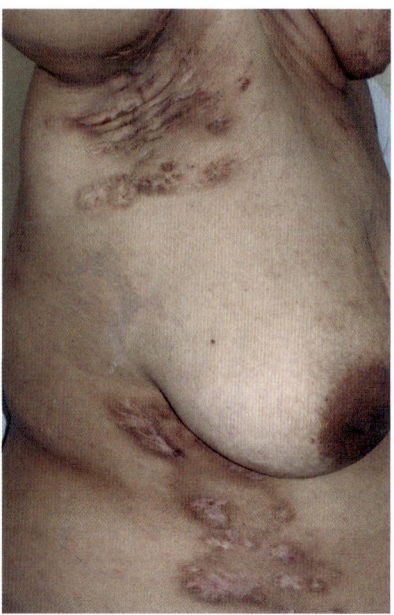

FIGURA 27.12 – Síndrome PAPA. Lesões de pioderma gangrenoso.

Doença de Morbihan

Também conhecida como **edema facial sólido**, trata-se de afecção rara em que a acne é acompanhada, independentemente de sua intensidade, de eritema e edema significativo, de consistência firme, simétrico ou assimétrico, persistente, localizado no terço médio da face e das bochechas, que ocorre em presença de acne ativa ou mesmo após sua regressão. O edema varia em intensidade ao longo da evolução, mas não há regressão espontânea.

Histopatologicamente, observa-se quadro inespecífico com edema da derme, infiltrado linfo-histiocitário perivascular e perianexial com vasos linfáticos dilatados e, eventualmente, presença de granulomas.

Admite-se que seja edema linfático consequente a alterações obstrutivas dos vasos linfáticos provocadas pela inflamação própria da acne em indivíduos que já apresentavam previamente certo grau de hipoplasia linfática. Na diagnose diferencial, devem ser consideradas lesões metastáticas da região orbital, sarcoidose, hanseníase, leishmaniose, lúpus eritematoso túmido, granuloma facial, síndrome de Melkersson-Rosenthal e pseudolinfomas.

O tratamento é feito com isotretinoína em doses baixas (0,2-0,5 mg/kg/dia), isolada ou em associação com corticoides por via sistêmica. Também existem relatos de resultados favoráveis com cetotifeno (1-2 mg/dia) e clofazimina por 4 a 5 meses.

Acne granulomatosa

Consiste em reação granulomatosa de patogenia desconhecida decorrente de inflamação acneica que, clinicamente, se caracteriza por lesões localizadas, mas intensamente inflamatórias. Responde mal tanto a antibióticos como à iso-

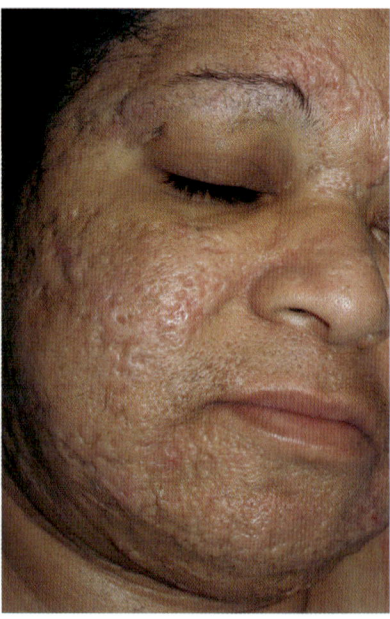

FIGURA 27.11 – Síndrome PAPA. Lesões nodulocísticas na face.

tretinoína, sendo frequentemente necessária a associação com corticoides. As recidivas são frequentes.

ACNES INDUZIDAS OU ERUPÇÕES ACNEIFORMES

As acnes induzidas ou erupções acneiformes são quadros acneicos causados por noxas que atuam diretamente na pele (agentes contatantes) ou por absorção (agentes endotantes), que podem ser ingestantes, inalantes, injetantes e percutantes, constituindo dois grupos de acnes induzidas. Em relação à patogênese, enquanto a acne inicia-se pela alteração da queratinização no infundíbulo, com microcomedões e comedões, a erupção acneiforme inicia-se pela inflamação do folículo, podendo não ocorrer comedões. Outra distinção é a localização (que, na erupção acneiforme, atinge a face, região anterior e posterior do tronco, braços e, eventualmente, região glútea e coxas) e também o fato de não existir faixa etária de ocorrência predominante, como ocorre na acne. Finalmente, o quadro é monomorfo e de evolução aguda ou subaguda. A denominação acne para esses quadros é imprópria, mas é a mais usada.

As erupções acneiformes podem ser produzidas por agentes químicos, físicos ou ter caráter nevoide.

Acne por contatantes

Também conhecida como **acne venenata**, essa forma de acne compreende os tipos descritos a seguir.

Acne por cosméticos

Forma mais frequente de acne induzida e ocorre quase exclusivamente em mulheres pós-adolescência, na 3ª ou 4ª década de vida, pelo uso de cosméticos. Numerosas substâncias usadas em cosméticos são comedogênicas, e cerca de 50% dos cremes faciais têm alguma ação comedogênica. O uso excessivo de sabões ou sabonetes pode ter ação comedogênica, quadro também observado com sabões ou sabonetes com fármacos em sua composição, como o hexaclorofeno. Vários componentes de cosméticos são comedogênicos, como lanolina, vaselina, óleos vegetais, butilesterato, lauril álcool e ácido oleico, entre outros. O quadro caracteriza-se por comedões e pápulas, raras pústulas na face, particularmente na região perioral em mulheres que tiveram acne ou têm seborreia e que usam cremes faciais. Existe uma forma particular de erupção acneiforme por cosméticos que é chamada acne pomada, em razão do uso de cosméticos gordurosos no couro cabeludo. Acomete a fronte, orla do couro cabeludo e outras áreas próximas à aplicação desses produtos. Pode, além de desencadear acne, exacerbar, nessas áreas, quadros de acne pré-existentes.

No tratamento, a primeira conduta é a exclusão dos cremes faciais, esclarecendo a inutilidade do uso em peles seborreicas. O tratamento é feito com retinoide tópico, peróxido de benzoíla ou antibióticos tópicos.

Acne por medicamentos tópicos

O uso de pomadas e cremes medicamentosos, principalmente em áreas seborreicas, pode induzir a formação de comedões e pápulas. Estes podem ocorrer em virtude de veículos como vaselina ou lanolina ou de medicamentos, principalmente corticoides.

Acne por fricção ou acne mecânica

Resulta do contato com faixas, carneiras de chapéus ou capacetes; há, também, acne dos cotos de amputação por atrito com as próteses. As lesões são pápulas ou papulopústulas decorrentes da oclusão folicular que resulta de hiperqueratinização ou hiper-hidratação do folículo piloso em consequência à ação irritativa pelo atrito, podendo haver, posteriormente, infecção secundária. Forma frequente é observada no pescoço de quem toca violino. O tratamento é a exclusão da causa e proteção. Eventual uso de tópicos.

Também existe outra forma de acne mecânica determinada por imobilidade prolongada. São exemplos: erupção acneiforme na região perioral após imobilidade prolongada da boca pós-cirurgias odontológicas; ou erupção acneiforme que surge no dorso de adolescentes acamados por longos períodos, em geral por cirurgias ortopédicas. Provavelmente, a imobilidade favoreça maior retenção da secreção sebácea, podendo ocorrer rupturas foliculares com inflamação subsequente.

Acne estival

Relatada primeiramente em turistas, na ilha de Majorca, e, por esse fato, denominada por autores estrangeiros "acne de Majorca", caracteriza-se por papulopústulas, com poucos comedões, e atinge face, dorso, ombros e pescoço. Prurido discreto ou moderado. Quadro discreto de acne é fator predisponente. O aparecimento dessa acne de verão pode ser consequente ao edema do orifício folicular pela sudorese excessiva, com inflamação subsequente. Entretanto, o uso de cremes ou pomadas fotoprotetoras é, talvez, o fator mais importante na gênese do quadro. O tratamento é com sabonetes antiacneicos e loções de antibióticos. Em alguns pacientes pode ser necessário um antibiótico, macrolídeo ou tetraciclina, 500 mg VO, duas vezes/dia, por 1 a 3 semanas.

Acnes ocupacionais

Ocorrem em trabalhadores por contatantes ocupacionais. A **acne clórica** ou **cloracne** ocorre em virtude do contato com compostos orgânicos clorados e é encontrada em trabalhadores da indústria química que manipulam estes produtos. Caracteriza-se por comedões e lesões inflamatórias em áreas expostas. As lesões localizam-se predominantemente em ambos os lados do pescoço, face, especialmente regiões temporal, pré e retroauriculares, região mandibular e, em casos mais graves, podem atingir axilas, nádegas, escroto, tronco e extremidades. Esses compostos absorvidos por via percutânea ou pulmonar podem ocasionar, além das lesões cutâneas, manifestações sistêmicas que podem ser graves, alterações hematológicas, neurológicas, hepáticas e metabólicas e, eventualmente, morte. A **acne dos pesticidas** é observada em trabalhadores agrícolas que manipulam esses produtos clorados orgânicos, usados como defensivos (fungicidas, inseticidas, herbicidas) em agricultura. O quadro é similar ao da cloracne, podendo, por absorção, causar sintomas gerais. Os agrotóxicos mais empregados são: pentaclorofenol (PCP, do inglês *pentachlorophenol*), pentaclorofenato de sódio, pentacloronitrobenzeno (PCNB), clorotalonil e ácido triclorofenoxiacético, que contém dioxina, fármaco com potente ação acnegênica. Há vários relatos de acidentes industriais graves que, permitindo exposição casual a esses agentes (particularmente a dioxina), poduziram grande número de casos com manifestações cutâneas e sistêmicas. Em relação ao tratamento, formas puramente cutâneas podem ser tratadas com tretinoína ou isotretinoína topicamente. Eventualmente, antibiótico VO, macrolídeo ou tetraciclina e até mesmo isotretinoína. Formas com comprometimento sistêmico precisam de tratamento especializado e, com frequência, de hospitalização.

No grupo das acnes ocupacionais, a mais frequente é a **acne dos óleos e graxas (elaioconiose)** causada pelo contato com essas substâncias, encontrada em trabalhadores que manuseiam óleos ou graxas minerais. O quadro é sugestivo com pontos negros nos óstios foliculares, visíveis principalmente nos dedos das mãos, antebraços e coxas. Com a oclusão dos óstios foliculares, surgem pápulas e nódulos inflamatórios. No tratamento, o primeiro cuidado é a prevenção do contato, evitando usar roupas impregnadas e a esterilização do óleo, quando este é reaproveitado, já que é veículo da infecção bacteriana. Pode-se empregar tretinoína topicamente e, quando houver infecção, um antibiótico VO. Em casos resistentes, a isotretinoína é indicada. A **acne por asbestos** é encontrada em trabalhadores da indústria de asbestos.

Acne por endotantes
Acne por drogas e medicamentos
Os medicamentos podem agravar a acne vulgar ou podem desencadear erupções acneiformes.

Nas acnes induzidas por medicamentos, inclusive por corticoides e hormônios, a erupção é de pápulas pequenas ou papulovesicopústulas, às vezes, com crostículas hemáticas. As lesões são, em geral, disseminadas, atingem face, pescoço, tronco, ombros, braços e até a região glútea e coxas. Não há comedões, ou somente um pequeno número, e não são encontrados no início da erupção. Há prurido discreto ou moderado. Os medicamentos mais comumente responsáveis por erupções acneiformes são:

- Corticoides, ACTH, androgênios, anticoncepcionais.
- Halógenos (iodo, cloro, bromo).
- Vitaminas B12, B6, B1 e D2.
- Isoniazida, rifampicina, etionamida.
- Fenobarbitúricos, trimetadiona, hidantoína.
- Lítio, hidrato de cloral.
- Quinina, disulfiran.
- Tiouracil, tioureia e similares.
- Ciclosporina.
- Psoralênicos.
- Antineoplásicos antirreceptores do fator de crescimento epitelial.

As erupções acneiformes produzidas por corticoides são bastante frequentes. São mais intensas nos indivíduos com propensão à acne e caracterizam-se por aspecto monomorfo com raros comedões **(FIGURAS 27.13 E 27.14)**. São dose-dependentes e raras antes da puberdade. Há alterações da queratinização folicular, mas não há aumento da população de *P. acnes*.

As erupções causadas pelos antirreceptores do fator de crescimento epitelial (gefitinibe, cetuximabe, erlotinibe, transtuzumabe) utilizados no tratamento de glioblastomas, tumores de cabeça e pescoço e tumores do pulmão manifestam-se por erupção papulopustulosa perifolicular que acomete a face e a porção superior do tronco. O quadro acneiforme pode se acompanhar de paroníquia.

Histopatologicamente, observa-se foliculite asséptica com grande quantidade de neutrófilos dispostos intrafolicularmente, com linfócitos dispostos perifolicularmente.

Há correlação entre a intensidade da erupção cutânea e a resposta antitumoral. O mecanismo patogênico relaciona-se à elevada presença de receptores do fator de crescimento epitelial

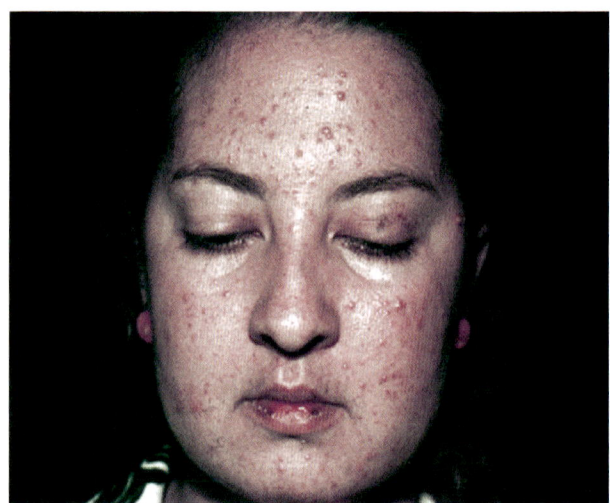

FIGURA 27.13 – Acne por corticoide. Lesões papulopustulosas.

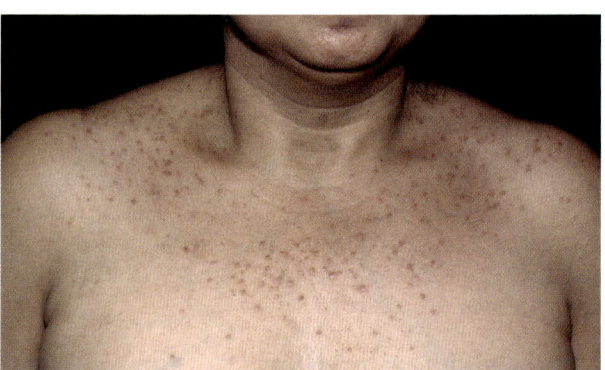

FIGURA 27.14 – Erupção acneiforme por corticoide.

(EGF, do inglês *epidermal growth factor*) na camada basal da epiderme, nos queratinócitos foliculares e no epitélio sebáceo.

Radiações também podem provocar erupções acneiformes. As radiações ultravioletas podem provocar erupções acneiformes na fronte e na região peitoral e, por exposição crônica, podem produzir comedões na síndrome de Favre-Racouchaud, na qual o dano solar que degenera as fibras da derme permite a dilatação dos folículos pilosos com retenção de corneócitos, formando-se os inúmeros comedões observados nesses pacientes.

Em relação à terapia, após a retirada do fármaco responsável, pode-se empregar tretinoína ou antibióticos tópicos ou, eventualmente, por via sistêmica.

Erupções acneiformes de caracter névico

É clássico o nevo comedônico descrito no Capítulo 71. Existem formas nevoides de acne que se expressam por meio de lesões unilaterais com erupção acneica. Eventualmente, são observados em alguns pacientes quadros acneiformes com comedões, pápulas, pústulas e até mesmo cistos na região glútea bilateralmente, às vezes se estendendo até as regiões inguinocrurais, que, provavelmente, representam se não alterações nevoides, malformações do aparelho pilossebáceo dessas áreas corpóreas. São casos de tratamento extremamente difícil, tanto com antibióticos quanto com isotretinoína. As erupções têm curso crônico, sendo bastante desconfortáveis aos pacientes.

DERMATITE PERIORAL

A dermatite perioral é erupção caracterizada pela presença de eritema, pápulas e pústulas na face. Ocorre particularmente ao redor da boca e, em mulheres, na 2ª e 3ª década de idade. É relacionada ao uso prévio de corticoide fluorado e, eventualmente, de corticoide potente não fluorado. As alterações iniciais que induzem o uso do corticoide são dermatite seborreica ou dermatite irritativa por cosmético ou lesões acneicas. A melhora inicial com o corticoide fluorado determina o uso contínuo e o aparecimento da erupção. Quando o corticoide é suspenso, recidiva o processo, formando-se círculo vicioso, no qual o corticoide melhora temporariamente e agrava progressivamente a erupção. Apesar de ser essa etiopatogenia a responsável na maioria dos pacientes, é registrado o aparecimento do quadro sem o uso prévio de corticoide. Outros mecanismos podem ser responsáveis, como o uso de cremes hidratantes que, por sua ação oclusiva, possibilitam a proliferação da flora cutânea e o desencadeamento do quadro. Considera-se a possibilidade de pastas de dentes que contêm flúor desencadearem o quadro, mas é pouco provável. Também têm sido relatados casos associados a corticoides inalados para tratamento de asma. A dermatite é excepcionalmente encontrada em adultos masculinos. É, também, reportada em crianças, desde os 7 meses de idade, com igual ocorrência em ambos os sexos.

Manifestações clínicas

O aspecto clínico é bastante sugestivo. Há área eritematosa atingindo total ou parcialmente as regiões labial, bucal, mentoniana e sulcos nasogenianos com pápulas e pústulas. Em formas mais extensas, há o comprometimento da glabela e de áreas ao redor dos olhos. Os lábios não são atingidos e, em torno, há uma margem estreita livre da erupção. As regiões zigomáticas, em geral, não são atingidas (FIGURA 27.15).

Histopatologia

A histopatologia é similar à da rosácea, com espongiose na epiderme e no folículo, edema da derme papilar e infiltrado inflamatório inespecífico, por vezes granulomatoso, perifolicular.

Diagnose

A **diagnose diferencial** é com dermatite seborreica, rosácea e dermatite de contato. A dermatite seborreica é eritematodescamativa, atinge, em geral, o couro cabeludo, regiões retroauriculares e não tem pústulas. A rosácea atinge mais as regiões nasal e zigomática, eventualmente frontal, apresenta telangiectasias e ocorre mais na 4ª e 5ª década de vida. A dermatite de contato na região perioral, decorrente do uso de instrumentos musicais, dentifrícios ou outros agentes, atinge, em geral, também os lábios, e a história possibilita a identificação da noxa.

Tratamento

Suspensão do corticoide fluorado quando houver uso prévio. Administração de tetraciclina 500 mg VO, duas vezes/dia, por 3 a 4 semanas, posteriormente reduzida para 500 mg/dia, por outras 3 a 4 semanas. A tetraciclina pode ser substituída pela doxiciclina, 200 ou 100 mg/dia. Após a suspensão do corticoide fluorado, pode ocorrer exacerbação do quadro, que deve ser tratada com compressas de solução de Burow diluída a 1:40 ou de água boricada. Quando a reação for muito intensa, pode ser necessário usar temporariamente creme de hidrocortisona a 1% ou administrar prednisona, na dosagem de 10 mg/dia até o clareamento das lesões. À interrupção do antibiótico, pode haver recidiva, e será necessário repetir o tratamento.

Eritromicina é menos efetiva, mas é utilizada na mesma dosagem quando a tetraciclina for contraindicada. Pode eventualmente ser substituída por outro macrolídeo. Quando não for possível a medicação sistêmica, empregar topicamente a eritromicina a 2%, clindamicina a 1% ou metronidazol a

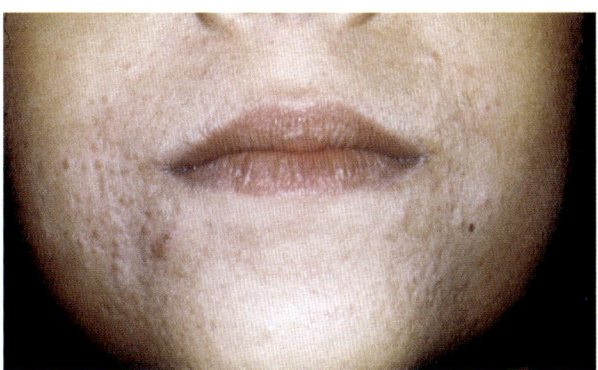

FIGURA 27.15 – Dermatite perioral. Lesões papulopustulosas nas áreas periorais.

0,75 a 1%, este com resultados favoráveis principalmente em crianças. Pacientes com dermatite perioral são muito sensíveis a medicamentos tópicos, inclusive produtos cosméticos. Finalmente, em formas resistentes, a isotretinoína é indicada na dosagem de 0,2 a 0,5 mg/kg/dia por 8 a 12 semanas.

DERMATITE PERIORAL GRANULOMATOSA

Variante rara de dermatite perioral com características próprias. É mais comum em crianças da raça negra, daí a denominação FACE (do inglês *facial Afro-Caribbean childhood eruption* – erupção afro-caribenha facial) utilizada por alguns autores. A causa é desconhecida; os fatores predisponentes são os mesmos da dermatite perioral, sobretudo o uso prolongado de corticoides fluorados tópicos na face; cremes dentais fluorados, produtos de uso local em veículo oleoso e até gomas de mascar têm sido considerados em alguns casos, mas é comum não se identificar nenhum desencadeante.

Manifestações clínicas

Ocorrem inúmeras e diminutas pápulas infiltradas, acastanhadas, firmes, localizadas inicialmente na região perioral; são frequentes também lesões nas narinas, na glabela, nas pálpebras inferiores e na fronte. O quadro é monomorfo e pouco inflamatório **(FIGURA 27.16)**. A evolução costuma ser longa, sendo comum a demora em se chegar ao correto diagnóstico pelo desconhecimento da afecção ou por tratamentos indevidos.

Diagnose

A diagnose diferencial deve compreender dermatite de contato, acne, rosácea, sarcoidose, histiocitose cefálica e granuloma anular papuloso.

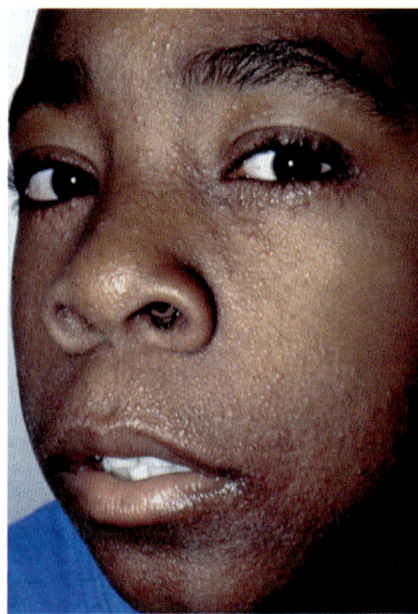

FIGURA 27.16 – Dermatite perioral granulomatosa. Inúmeras pápulas infiltradas na região perioral, glabela e pálpebras inferiores.

Histopatologia

Mostra granulomas epitelioides na derme em disposição perifolicular, com ruptura da arquitetura do folículo piloso.

Tratamento

Devem-se identificar e afastar possíveis fatores de piora, como corticoides tópicos. Metronidazol local 0,75 a 1% pode ser útil. As medicações de escolha são os antibióticos orais do grupo das tetraciclinas, 1 g/dia, ou limecilina, 150 mg/dia em maiores de 8 anos. Em menores de 8 anos, usar eritromicina 30 a 50 mg/kg/dia. A medicação deve ser mantida até o controle do quadro (2-3 meses), sendo então gradualmente diminuída, para que não haja recaídas, que são frequentes.

ROSÁCEA

Afecção crônica da face caracterizada por eritema, edema, telangiectasias e pápulas que podem ser acompanhadas por pústulas e nódulos. É uma entidade definida, que não tem nenhuma relação etiopatogênica com a acne vulgar ou com as erupções acneiformes. Há similitude com essas afecções pela localização na face e pela presença de pápulas e pústulas, por isso a denominação de "acne rosácea", atualmente em desuso.

A rosácea inicia-se na 3ª e 4ª década de vida e é mais frequente em mulheres do que em homens. Entretanto, em geral, o quadro é mais localizado e moderado nas mulheres, enquanto formas mais extensas e graves são encontradas nos homens.

A causa da rosácea não é conhecida. Vários fatores têm sido apontados como predisposição constitucional – doença gastrintestinal, colecistopatia ou hipertensão, sem conclusão definitiva no papel etiopatogênico.

Os estudos endoscópicos não confirmaram maior frequência de gastrite nos pacientes de rosácea.

Nas lesões de rosácea, foram detectados níveis elevados de catelicidina, que, além das suas funções defensivas imunes contra microrganismos, é capaz de promover inflamação por meio da promoção de quimiotaxia de leucócitos e angiogese. Admite-se que também participe da patogênese da rosácea.

Há, na rosácea, uma resposta vascular alterada responsável pelos surtos eritematosos na face, a princípio, de duração curta, porém aos poucos se prolongando até o eritema permanente. Com a evolução, surgem os demais elementos do quadro clínico.

Há várias noxas desencadeantes ou agravantes da resposta vascular alterada. Luz solar, álcool, vento, calor e fatores emocionais, que são fatores importantes no desenvolvimento da rosácea. É pouco provável que alimentos influam na afecção. A cafeína tem sido apontada, porém foi demonstrado que não influi na rosácea. É provável que o calor do café e do chá, e não a cafeína, seja o responsável pelo agravamento da afecção. Aliás, alimentos quentes podem agravar a rosácea. A pele fotolesada foi lembrada como fator predisponente. Considera-se que a fotolesão do tecido conectivo dérmico que altera o suporte conectivo dos vasos favoreceria dano endotelial e a libertação de líquido intravascular, com edema e inflamação. Alguns autores consideram a possibilidade de reatividade vascular anômala, valorizando possível associação da rosácea com enxaqueca. Essas anormalidades vasculares ocorreriam exclusivamente na face, pois não se registram alterações dos capilares nas dobras ungueais por meio da capilaroscopia, embora sejam detectados, nas lesões da face, telangiectasias e neoangiogênese. Parece existir aumento do fator de crescimento do endotélio vascular (VEGF, do inglês *vascular endothelial growth factor*), sugerindo sua participação nas alterações vasculares.

Óxido nítrico: as terminações nervosas liberam óxido nítrico, que tem papel importante na vasodilatação. A meia-vida do óxido nítrico nos tecidos é de 10 a 60 segundos, formando nitritos e, posteriormente, nitratos que não têm atividade biológica e são eliminados. É possível que o óxido nítrico contribua para os surtos de ruborização.

Helicobacter pylori: essa bactéria gram-negativa tem um papel fundamental no desenvolvimento da gastrite, da úlcera péptica e do câncer gástrico. Na infecção pelo *H. pylori*, a mucosa gástrica secreta muito óxido nítrico. A participação da bactéria na etiopatogenia da rosácea não está definida. Atualmente, admite-se que ela seja fator agravante e não etiológico.

Demodex folliculorum: encontra-se, na rosácea, particularmente nas formas inflamatórias, eventualmente em grande número, o ácaro *Demodex folliculorum*. Foi sugerida a possibilidade de este estar relacionado com a patogenia da afecção. Atualmente, admite-se que o ácaro não tem nenhum papel na etiologia e que, como oportunista, pode proliferar nas formas inflamatórias, contribuindo para o agravamento do quadro. Em algumas séries estudadas, a presença do *Demodex folliculorum* nas lesões ocorreu em cerca 50% dos pacientes com rosácea.

Manifestações clínicas

Na fase pré-rosácea, há eritema discreto na face (*couperose*, de acordo com autores franceses), que se agrava com surtos de rubor. É a ruborização-*flushing* de duração variável, surgindo espontaneamente ou pela ação de fatores como luz solar, calor, frio, vento, álcool e alimentos quentes. De acordo com a frequência dos surtos e o desenvolvimento das lesões, podem-se distinguir quatro formas clínicas ou graus.

Rosácea eritematotelangiectásica (grau I)

Há eritema persistente com ou sem telangiectasias, que afetam a área centrofacial com surtos agravantes (*flushing*) por fatores já referidos **(FIGURA 27.17)**.

Rosácea papulopustulosa (grau II)

Nas áreas eritematosas, surgem pápulas e pústulas. O eritema é acompanhado de edema, é mais inflamatório e pode se estender até a área de implantação dos cabelos, regiões retroauriculares e pré-esternal **(FIGURA 27.18)**.

Rosácea infiltrativa-nodular (grau III)

Desenvolvem-se placas eritematoedematosas infiltrativas, particularmente na região mentoniana e nasal. Surgem nódulos por hiperplasia sebácea, eventualmente inflamatórios, e podem aparecer abscessos **(FIGURA 27.19)**.

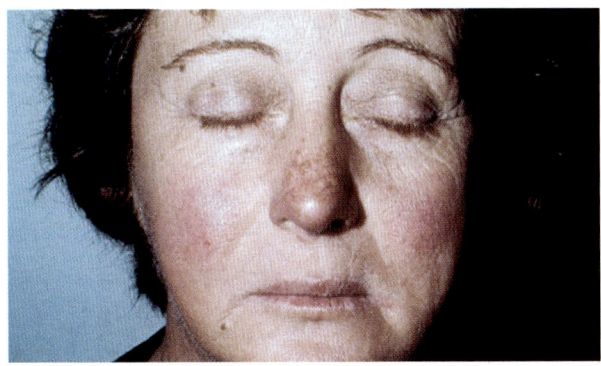

FIGURA 27.17 – Rosácea. Eritema e telangiectasias de localização centro-facial.

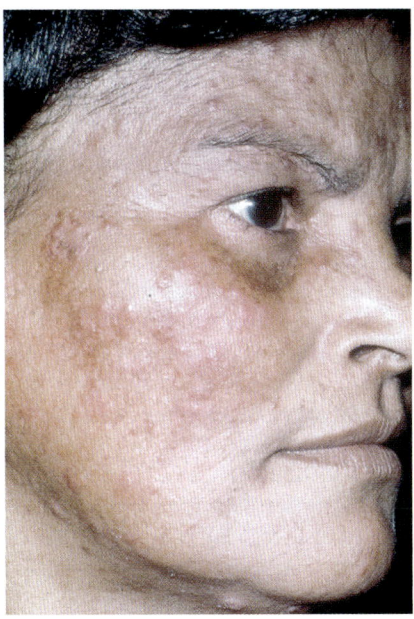

FIGURA 27.18 – Rosácea papulopustulosa. Eritema, telangiectasias, pápulas e pústulas.

Rosácea fulminante (grau IV)

Quadro agudo, de aparecimento súbito, com intensa reação inflamatória, com nódulos e abscessos. Foi descrito com a denominação de **pioderma facial**.

Ainda não está perfeitamente definido se esta afecção é variante de rosácea ou de acne vulgar. Predomina em mulheres. Clinicamente, se caracteriza pelo aparecimento abrupto de lesões inflamatórias císticas que se intercomunicam e que se dispõem sobre base eritematosa e edematosa na face, particularmente nas bochechas, na mandíbula e no mento. Alguns casos surgem durante a gravidez, e há descrição de alguns relacionados a determinadas medicações, como interferon-α_2 e ribavirina.

Rosácea ocular

Em cerca de 50% dos pacientes, há comprometimento ocular, podendo ocorrer blefarite, conjuntivite, episclerite, irite

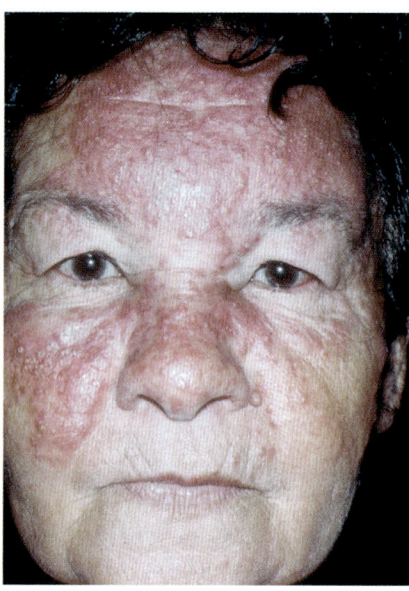

FIGURA 27.19 – Rosácea infiltrativa-nodular. Placas eritematoedematosas infiltrativas na face.

e queratite, sendo necessária consulta com oftalmologista. Não há correlação entre o grau de rosácea cutânea e ocular, porém, é relatado que o comprometimento ocular está relacionado com a frequência dos surtos. O tratamento da rosácea ocular é o mesmo da rosácea cutânea, recomendando-se evitar a isotretinoína pelos seus efeitos oculares.

Síndrome de Morbihan

A síndrome de Morbihan (linfedema crônico da face já analisado anteriormente neste capítulo) pode surgir como complicação da rosácea, assim como ocorre na acne, porém mais raramente.

Rosácea e corticoides

O uso de corticoides fluorados na face, por tempo prolongado, para tratamento de dermatite seborreica, eczema atópico ou outras condições, pode induzir um quadro de rosácea-símile por corticoide. Outro quadro é observado em pacientes de rosácea tratados com corticoides potentes por períodos de tempo prolongados. Nessas condições, pode surgir alteração do quadro de rosácea com atrofia, aumento das telangiectasias, eritema escuro ou lívido, pápulas e pústulas foliculares e comedões. Quando o corticoide é retirado, geralmente ocorre exacerbação do quadro.

Diagnose

Na forma eritematotelangiectásica, devem ser considerados o lúpus eritematoso sistêmico e a síndrome carcinoide para a diagnose diferencial. O quadro referido de rosácea-símile, consequente ao uso de corticoides fluorados na face, é caracterizado por eritema, pápulas e telangiectasias. A **síndrome de Haber** é uma genodermatose que começa na infância, com lesões rosácea-símile, pigmentação acastanhada, pápulas e nódulos verruciformes nas axilas, no pescoço e no dorso. A **doença de Dowling-Degos** é familiar, inicia-se na infância e tem pigmentação reticulada das flexuras, além de aspecto rosácea-símile da face. A forma infiltrativa nodular deve ser diferenciada de alguns casos de bromoderma ou iododerma e tubercúlides.

Histopatologia

O quadro histopatológico da rosácea varia de acordo com a forma clínica. Na rosácea eritematotelangiectásica, há infiltrado linfo-histiocitário inespecífico perivascular e capilares dilatados na derme. Na forma papulopustulosa, há infiltrado inflamatório com neutrófilos dispostos perifolicularmente, o que pode destruir o folículo. Na rosácea infiltrativa nodular, há aumento das glândulas sebáceas, com ductos dilatados contendo material queratinoso, vasos dilatados e infiltrado inflamatório crônico. Em cerca de 10% desses quadros, há um infiltrado granulomatoso com células epitelioides e gigantócitos e aspecto tuberculoide. Esses casos de rosácea granulomatosa foram erroneamente identificados no passado como forma de tuberculose cutânea (**tubercúlide rosaceiforme de Lewandowsky**).

Tratamento

Medidas gerais

Todas as causas agravantes ou desencadeantes devem ser afastadas, como bebidas alcoólicas, exposição solar, vento, frio e ingestão de alimentos quentes. A princípio, não é necessário nenhum regime alimentar, inclusive com exclusão de café ou chá, porque a cafeína não influencia a rosácea. Entretanto, se o paciente referir que certos alimentos agravam o quadro, deve-se aconselhá-lo a evitá-los. Em pacientes tensos, ansiolíticos diazepínicos são indicados. Cremes com fins cosméticos e fotoprotetores devem ser sempre indicados.

Medicamentos sistêmicos

O medicamento eletivo é a tetraciclina, na dose de 500 mg VO duas vezes/dia, por 3 a 6 semanas, até ocorrer melhora significativa, quando é reduzida para 500 mg/dia, por 6 a 12 semanas ou por período maior, se necessário. Após a interrupção do fármaco, pode ocorrer recidiva. A tetraciclina pode ser substituída por doxiciclina na dosagem de 200 mg/dia e, posteriormente, 100 mg/dia. Recentes publicações referem eficácia da doxiciclina na dosagem de 40 mg/dia. Outros antibióticos, como a eritromicina e cefalosporinas, minociclina e limeciclina, podem ser empregados quando as tetraciclinas forem contraindicadas, porém são menos efetivos.

O metronidazol, na dose de 200 mg VO, duas vezes/dia, tem efeito favorável, porém inferior à tetraciclina. A sua interação com álcool (efeito dissulfiram), as reações neurotóxicas (neuropatia periférica) e a possível ação carcinogênica e/ou mutagênica não recomendam o uso prolongado. Em formas graves ou resistentes, a isotretinoína é a medicação eletiva na dosagem diária de 0,5 a 1 mg/kg/dia. Os cuidados e o tempo de administração são idênticos aos referidos no tratamento da acne vulgar. As recaídas são pouco frequentes, e podem ser feitos retratamentos. No caso de rosácea infiltrativa nodular e fulminante, a isotretinoína deve ser associada com prednisona e com um antibiótico macrolídeo (como a eritromicina ou cefalosporina) no início da terapia, até melhora do quadro. Em mulheres na menopausa, o uso de estrogênios pode beneficiar a rosácea pela supressão das crises de calor e eritema.

Na rosácea fulminante, o tratamento é feito com corticoides, 1 mg/kg/dia e, após melhoras clínicas, se associa a isotretinoína na dose de 0,2 a 0,5 mg/kg/dia, por cerca de 4 meses. Antibióticos são úteis no início do tratamento. Também são utilizados sulfona e tratamentos tópicos com peróxido de benzoíla.

Na rosácea ocular, o tratamento sistêmico é imperativo até a cura do quadro, considerando as consequências das lesões oculares não tratadas.

Medicamentos tópicos

Evitar o uso excessivo de sabões e soluções alcoólicas pela ação irritativa. Compressas de solução de Burow, diluída a 1:40, são úteis em lesões inflamadas, ou hidrocortisona em creme a 1%, estando o paciente sob terapia sistêmica e por tempo limitado. Nunca usar corticoide fluorado ou corticoide não fluorado potente, pois estes, inicialmente, melhoram, mas, depois, agravam a rosácea, aumentando a reação vascular e as telangiectasias.

Antibióticos tópicos, como a eritromicina ou clindamicina, são úteis no controle das lesões papulopustulosas.

O metronidazol na concentração de 0,75 a 1%, em gel ou loção, é o tópico mais efetivo nas formas incipientes e conjuntamente com a terapia sistêmica nas formas mais intensas, sendo, posteriormente, utilizado como terapia de manutenção. Outro tópico efetivo é uma loção com enxofre (5%) associado com sulfacetamida (10%). Recentemente, foi introduzido o ácido azelaico a 15% em gel.

Loções de clindamicina e eritromicina são menos efetivas.

Quando há numerosas lesões inflamatórias e presença de grande número de *Demodex folliculorum*, loção com permetrina ou sabonetes com enxofre e ácido salicílico são indicados.

Atualmente, há experimentos com uso da terapia fotodinâmica na rosácea.

Telangiectasias e rubor

Não há nenhum fármaco efetivo. Para as telangiectasias e o rubor persistente, o tratamento eletivo compreende os *lasers* vasculares e a luz pulsada.

Atualmente, já foi aprovado pela Food and Drug Administration (FDA) a brimonidina empregada topicamente em gel a 0,33% (Mirvaso®). Trata-se de um agonista α-adrenérgico que produz vasoconstrição. Deve ser utilizado com cautela em pacientes com alterações cardiovasculares, inclusive insuficiência coronária, insuficiência vascular cerebral, depressão, fenômeno de Raynaud, hipotensão ortostática, tromboangeíte obliterante, esclerodermia e doença de Sjögren. Somente deve ser empregado em adultos, acima dos 18 anos. Emprega-se uma vez/dia utilizando-se quantidade equivalente ao tamanho de uma lentilha na fronte, no nariz, nas bochechas e no mento. A duração do efeito vasoconstritor é de cerca de 12 horas. Pode provocar sensação de queimação e ardor, dermatite de contato e, mais raramente, boca seca e cefaleia.

Foliculite por gram-negativos

Durante o tratamento da acne vulgar ou da rosácea com tetraciclinas ou macrolídeos, pode subitamente surgir quadro de pústulas, que podem estar acompanhadas de lesões nodulares e císticas. As culturas do material das lesões podem revelar *Escherichia coli* ou *aerogenes, Proteus mirabilis, Klebsiella pneumoniae, Serratia marcescens* ou outros organismos gram-negativos. O tratamento é com sulfametoxazol-trimetoprima ou antibióticos, após seleção pelo antibiograma, que eventualmente pode ser necessário administrar-se por longo tempo. Em casos resistentes, é indicada a isotretinoína.

RINOFIMA

Fima, do grego, significa inchaço ou tumefação. Rinofima é um intumescimento progressivo do nariz, observado exclusivamente em homens com mais de 40 anos de idade, frequentemente associado com rosácea, porém, podendo ocorrer como única manifestação. Ocorre devido à progressiva hiperplasia de glândulas sebáceas e de tecido conectivo, associado com alterações vasculares. A hiperplasia sebácea pode ser decorrente de resposta anômala ao estímulo androgênico. Outros tipos de fimas são o gnatofima – intumescimento de queixo –, o metofima da fronte, o otofima das orelhas e o blefarofima das pálpebras.

Manifestações clínicas

Há duas formas de rinofima. Na primeira, forma fibroangiomatosa, mais frequentemente associada com rosácea, há intumescimento nasal, com eritema e pústulas. Na segunda, forma glandular, ocorre o aumento do nariz, podendo-se notar e palpar nódulos. Com a evolução, o intumescimento nasal torna-se proeminente e lobulado, assimétrico, separado por sulcos, superfície irregular, com telangiectasias salientes e entrecruzadas. Os poros sebáceos estão dilatados e, à expressão, eliminam substância branco-amarelada fétida. No curso evolutivo, o nariz adquire dimensões vultosas (**FIGURA 27.20**).

Histopatologia

Na forma fibroangiomatosa, há fibrose, telangiectasia, inflamação e hiperplasia moderada das glândulas sebáceas. Na forma glandular, há hiperplasia sebácea vultosa associada à do tecido conectivo, presença de alterações vasculares e de massas elastóticas decorrentes de ação actínica.

Tratamento

Na forma fibroangiomatosa, que se associa à rosácea, a tetraciclina melhora o quadro. Aplicações de neve carbônica ou nitrogênio líquido podem ser úteis. As telangiectasias precisam ser eletrocoaguladas.

Em quadro incipiente, associado ou não à rosácea, a isotretinoína é a terapia eletiva, administrada no mesmo esquema terapêutico da acne.

Quando houver intumescência nasal, a cirurgia é indicada, podendo o excesso de tecido ser removido por barbirese (*shaving*), dermatoabrasão ou eletrodissecção. Com qualquer

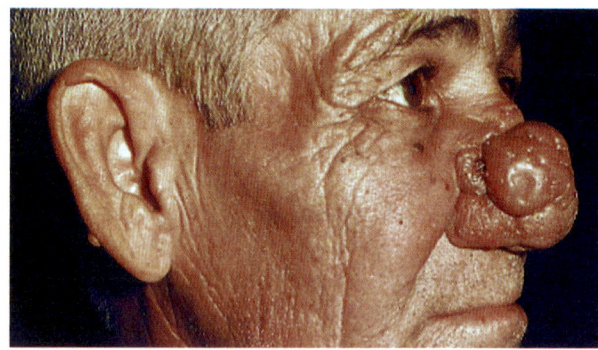

FIGURA 27.20 – Rinofima. Aumento de volume do nariz e hiperplasia das glândulas sebáceas nasais.

destes métodos, o resultado é excelente porque a epitelialização ocorre sem problemas pelos numerosos folículos pilossebáceos existentes, que permanecem após a cirurgia.

Também são utilizados, atualmente, *laser* de CO_2, argônio e YAG *laser*.

ACNE NECRÓTICA

Também conhecida como **acne varioliforme** ou **foliculite necrotizante**, é uma afecção do couro cabeludo e da face que deixa cicatrizes varioliformes. Não tem nenhuma relação com a acne e a etiologia não está esclarecida. Há um prurido constante que determina trauma, por isso há possibilidade de um fator psicogênico. Têm sido isolados das lesões estreptococos e/ou estafilococos cujo papel não está determinado.

Manifestações clínicas

Caracteriza-se por lesões papulopustulosas no couro cabeludo ou na orla de implantação dos cabelos, excepcionalmente no tronco, muitas vezes com localização folicular. Pode ocorrer dermatite seborreica. O prurido é constante, e, pela coçagem, surgem crostículas hemáticas.

Histopatologia

Inicialmente, há infiltrado inflamatório linfocítico com espongiose e exocitose linfocítica do folículo piloso. Evolutivamente, há necrose do aparelho pilossebáceo, surgindo granulomas de corpo estranho, e, na fase final, fibrose substitui o infiltrado inflamatório.

Tratamento

Limpeza com sabonetes ou xampus antissépticos. Aplicação de cremes com antibióticos, ácido fusídico, mupirocina, neomicina-bacitracina ou eritromicina. Administração de antibióticos após cultura e antibiograma ou sulfametoxazol-trimetoprima. Eventualmente, são utilizados corticoides sistêmicos para alívio da fase aguda e isotretinoína, que oferece resultados variáveis. O tratamento da dermatite seborreica é feito com xampus, quando presente. Para as condições emocionais, usar ansiolíticos e antidepressivos, se indicados.

FOLICULITE PITIROSPÓRICA

Erupção de pápulas e, ocasionalmente, de pústulas superficiais, discretamente pruriginosas, na região dorsal. O exame direto revela sempre *P. furfur* (*M. furfur*) nas lesões. A terapia é com tópicos imidazólicos. Em formas resistentes, imidazólicos por via sistêmica ou tetraciclina.

DEMODECIDOSE (DEMODICOSE)

Afecção rara que ocorre em virtude da invasão de folículos por *Demodex folliculorum* e, mais raramente, *Demodex brevis*. A existência nosológica da demodecidose ainda é controversa, mas a maioria dos autores aceita a afecção, considerando que esta possa ocorrer quando há hipertroliferação do ácaro com grande número destes nos folículos pilosos.

O *D. folliculorum* e o *D. brevis* são ácaros não patogênicos que habitam o folículo pilossebáceo. O *D. folliculorum* encontra-se no infundíbulo folicular na face, no couro cabeludo e na porção superior do tronco; enquanto o *D. brevis* é encontrado nos ductos das glândulas sebáceas e da glândula de Meibomius, podendo provocar blefarites. Admite-se que esses ácaros, quando em número excessivo ou quando penetram na derme, possam provocar doença, principalmente se houver imunossupressão por Aids ou neoplasias hematológicas malignas. Clinicamente, reconhecem-se as seguintes manifestações clínicas:

- **Demodecidose rosácea-símile:** erupção papulopustulosa envolvendo varias regiões da face.
- **Demodecidose tipo dermatite perioral:** erupção composta por pápulas e pústulas foliculares de localização perioral ou nas sobrancelhas.
- **Demodecidose tipo rosácea granulomatosa:** pápulas disseminadas na face, sem pústulas evidentes, acometendo a face, o pescoço e a porção superior do tronco.
- **Demodecidose pitiríase folicular-símile:** numerosas pápulas com pequeno tampão folicular sobre base eritematosa e descamativa com prurido.

A diagnose pode ser feita pela expressão do conteúdo do folículo e pelo exame direto com o achado do ácaro. Deve-se lembrar que, na rosácea, em geral, há grande número de *Demodex*, no entanto, seu papel patogênico é discutível, pois cura-se a rosácea sem tratamento específico para o *Demodex*.

Na diagnose diferencial, devem-se considerar a acne, a rosácea (inclusive a forma granulomatosa), a dermatite perioral e a pustulose eosinofílica de Ofugi.

Na patogenia, consideram-se as seguintes possibilidades: obstrução dos folículos pelos ácaros em excesso, levando à ruptura folicular com a consequente inflamação; reação inflamatória imunomediada a antígenos do ácaro; reação inflamatória tipo corpo estranho, representado pela quitina do ácaro, que chega à derme ou admite-se a possibilidade de o ácaro atuar como vetor de infecções bacterianas. O tratamento é feito com os tópicos usados na escabiose, com sabonetes ou loções de enxofre ou de permetrina, mas os tratamentos mais eficientes são metronidazol tópico ou metronidazol VO; nos casos refratários, ivermectina VO.

CAPÍTULO 28

HIDROSES

As hidroses são afecções que podem acometer as glândulas sudoríparas écrinas ou apócrinas.

ASPECTOS GERAIS DAS GLÂNDULAS SUDORÍPARAS

Glândulas écrinas

Originam-se do broto écrino da epiderme, compreendem 2 a 4 milhões de glândulas distribuídas por toda a pele, exceto na mucosa labial, no leito ungueal, nos pequenos lábios da vulva, na glande, na face interna do prepúcio, no clitóris e no canal auditivo externo. São encontradas em maior número e mais desenvolvidas nas regiões palmares, plantares e axilares. O tamanho das glândulas écrinas varia de indivíduo a indivíduo, fato que explica as variações individuais da sudorese. Somente começam a funcionar a partir dos 2 anos de idade. São glândulas tubulares, que têm uma parte enovelada secretória e um ducto que, saindo da derme, atravessa a epiderme (acrossiríngio) e se abre diretamente na superfície da pele. Este orifício é invisível exceto nas palmas e plantas, em que podem ser reconhecidos com lupa. As glândulas écrinas secretam quantidade variável de suor após estímulos exógenos (como calor do meio ambiente) ou endógenos (por alterações metabólicas). Secretam, também, por estímulos emocionais, osmóticos e podem ter seu funcionamento alterado por lesões neurológicas. A sudorese desencadeada pelo aumento de temperatura ocorre especialmente na face e na porção superior do tronco, enquanto os estímulos emocionais originam sudorese, especialmente das regiões palmoplantares.

A inervação das glândulas sudoríparas écrinas compreende as seguintes vias: cérebro-hipotálamo – medula – corno contralateral da medula – gânglios simpáticos – glândulas sudoríparas. As fibras condutoras dos estímulos sudorais são fibras C não mielinizadas predominantemente colinérgicas, havendo, porém, alguma ação muito menor de estímulos α e β-adrenérgicos.

Outros fatores que também interferem na secreção sudoral são hormônios, alterações circulatórias e reflexos axonais espinais. As porções secretoras das glândulas écrinas têm receptores androgênicos, fato que talvez explique o aumento da sudorese na puberdade e a observação de que, em geral, há maior sudorese nos homens.

A composição do suor varia de indivíduo a indivíduo, em momentos diversos em um mesmo indivíduo e também conforme a área corpórea analisada. De acordo com a intensidade dos estímulos, a secreção pode ser localizada apenas nas regiões palmoplantares e/ou axilares, ou generalizada. Na fase secretória, as células glandulares não alteram sua forma e seu tamanho, a secreção é quase imediata após o estímulo e demora apenas 10 a 30 segundos no trajeto da parte secretória ao poro sudoríparo. Havendo estímulo, têm várias horas de contínua atividade. Um estímulo térmico de grande intensidade, como exercício, pode produzir até 3 L de suor por hora.

O suor é secreção hipotônica clara, inodora, com 99,5% de água. Os principais componentes são sódio, potássio, cálcio, magnésio, cloreto, ureia e lactato, e suas concentrações variam de acordo com a reabsorção ductal. No suor, existe glicose em baixas concentrações, 3 mg/100 mL, que aumenta nos diabéticos descompensados, favorecendo infecções cutâneas. Há, no suor, uma enzima – a uroquinase ativadora de plasminogênio – que digere tampões de glicoproteínas, favorecendo a permeabilidade do ducto sudoríparo. Podem ser encontrados vestígios de aminoácidos, imunoglobulinas, prostaglandinas, vitaminas e drogas administradas sistemicamente. O cetozonazol e a griseofulvina são excretados pelo suor, favorecendo sua ação nas micoses. Nos casos de dermatite atópica, a IgE é excretada no suor, e se desconhece se esse fenômeno tem participação na patogenia das lesões cutâneas.

A função secretória das glândulas écrinas não substitui a função renal, nem mesmo parcialmente. A função primordial das glândulas écrinas é a termorregulação, ou seja, manter, pela sudorese, a temperatura do corpo.

Glândulas apócrinas

Originam-se do broto epitelial primário, conjuntamente com as glândulas sebáceas e pelos. Diferenciam-se das écrinas não somente pela embriogênese, mas também pela função, distribuição, tamanho e tipo de secreção. Enquanto as écrinas são indispensáveis para a termorregulação, as apócrinas têm uma função odorífica, atávica no homem, porém, importante no comportamento sexual, em animais. Um grande mestre de anatomia, Alfonso Bovero, referia as glândulas apócrinas das axilas como um órgão sexual cutâneo. As glândulas apócrinas são encontradas nas axilas, aréolas mamárias, regiões esternal, periumbilical, pubiana e anogenital, excepcionalmente no tronco e no couro cabeludo. As glândulas ceruminosas dos canais auditivos, as glândulas de Moll das pálpebras e as glândulas mamárias são glândulas apócrinas modificadas. Estão localizadas na derme reticular e são, em média, 10 vezes maiores que as écrinas. O canal excretor abre-se no infundíbulo, próximo ao orifício folicular. Na puberdade, por influência hormonal, as glândulas apócrinas aumentam de tamanho e iniciam sua secreção. Esta é fundamentalmente apócrina, mas secreções holócrinas ou merócrinas podem ocorrer.

A inervação é simpática, com a secreção induzida por fibras α e β-adrenérgicas e colinérgicas. Após a estimulação, há produção de um líquido viscoso, branco-amarelado, contendo quantidades variáveis de colesterol, triglicerídeos, ácidos graxos, ésteres de colesterol e esqualeno. Podem ser encontrados vestígios de amônia, carboidratos e hormônios, como a desidroepiandrosterona e androsterona.

A secreção, inicialmente estéril e inodora, é, principalmente nas axilas, decomposta por microrganismos, principalmente *Corynebacterium,* surgindo odor característico, variável individualmente e, em geral, desagradável.

Há que distinguir, na função das glândulas apócrinas, particularmente nas axilas, a secreção contínua, por estímulos hormonais e nervosos, da secreção por surtos, por contração das células mioepiteliais, por estímulos nervosos, particularmente emocionais. A secreção apócrina diminui com a idade, porém pode persistir até idade avançada.

AFECÇÕES DAS GLÂNDULAS ÉCRINAS

A sudação é extremamente variável de indivíduo para indivíduo, de acordo com a idade e a raça, e é influenciada por fatores endógenos e exógenos. A sudorese excessiva constitui a hiper-hidrose. O odor desagradável do suor é a bromidrose e a alteração da cor é a cromidrose. A hiper-hidrose pode ser generalizada ou localizada em algumas regiões.

Atualmente, consideram-se hiper-hidroses neurais por estímulos do córtex (hiper-hidrose cortical); por estímulos que chegam ao hipotálamo (hiper-hidrose hipotalâmica); por lesões no sistema nervoso central ou periférico; ou pelas próprias glândulas sudoríparas; e hiper-hidroses não neurais; além de hiper-hidroses por alterações genéticas da secreção écrina.

Outros transtornos da sudorese são sua diminuição – a hipoidrose – ou sua ausência – a anidrose –, que são condições que podem interferir na homeostase térmica, levando à grande intolerância ao calor. Devem-se ainda considerar as síndromes de retenção sudoral, nas quais dificuldades na eliminação do suor levam à ruptura dos ductos sudoríparos, o que ocasiona o aparecimento de fenômenos inflamatórios e subsequentes lesões cutâneas.

HIPER-HIDROSES DE ORIGEM NEURAL

A hiper-hidrose pode ter origem neural ou não neural. As hiper-hidroses de origem neural podem ser corticais, hipotalâmicas, gustativas, por lesões da medula espinal, por lesões de troncos e fibras nervosas ou reflexas. As hiper-hidroses não neurais decorrem de ação do calor sobre a pele, da ação de drogas, por alterações do fluxo sanguíneo ou por alterações das próprias glândulas sudoríparas.

HIPER-HIDROSE CORTICAL OU EMOCIONAL

Hiper-hidrose generalizada mais evidente em certas áreas, como regiões axilares, palmoplantares e períneo-inguinal, podendo, eventualmente, aparecer de forma localizada. A existência de casos familiares é frequente, sugerindo que, pelo menos, alguns casos decorrem de herança autossômica dominante.

Patogenia

Quadro agravado ou desencadeado por fatores ou estados emocionais. As glândulas sudoríparas são normais e não há alteração da colinesterase. Admite-se que impulsos oriundos de núcleo específico localizado na área pré-motora do córtex sejam processados pelo hipotálamo, a partir do qual são conduzidos pelas vias nervosas até as fibras simpáticas das glândulas sudoríparas, produzindo liberação de quantidades excessivas de acetilcolina, com consequente aumento da sudorese. Aliás, a hiper-hidrose cortical melhora durante o sono, o que seria explicado pela diminuição dos impulsos nervosos. Além disso, não se altera em ambientes mais quentes, demonstrando não existir influência de estímulos termossensíveis.

A **hiper-hidrose cortical** generalizada ocorre em maior intensidade nas regiões mais ricas em glândulas sudoríparas, como couro cabeludo, fronte, virilhas, axilas, regiões plantares e palmas das mãos. No couro cabeludo e na fronte, é desagradável, mas, em geral, não traz complicações secundárias. Nas virilhas, facilita a instalação de erupções intertriginosas, como candidíase, dermatofitoses e dermatites de contato. De interesse maior são as hiper-hidroses axilares e palmoplantares, que podem causar aflição constante, dificultar o trabalho e alterar o comportamento psicossocial do indivíduo. É a forma mais comum, afetando de 50 a 60% dos pacientes.

A **hiper-hidrose plantar**, geralmente de início precoce, constitui substrato para a instalação de infecções fúngicas e de dermatite de contato por sapatos, além de favorecer o aparecimento de infecções produtoras do quadro de hiperqueratose plantar sulcada. Nas mãos e nos pés, a hiper-hidrose pode estar associada com disidrose, e ambos, pela evaporação do suor, apresentam-se geralmente frios, o que também estimula o sistema nervoso simpático, contribuindo para agravar a hiper-hidrose.

Deve-se anotar que algumas formas de genodermatoses, como paquioníquia congênita, epidermólise bolhosa distrófica recessiva, eritrodermia ictiosiforme congênita e muitas queratodermias palmoplantares hereditárias, como de Unna-Thost, de Vörner, de Greither, de Papillon-Lefèvre, de Meleda, de Olmsted, síndrome de Jadassohn-Lewandowsky e síndrome de Richner-Hanhart, são acompanhadas de hiper-hidrose palmoplantar de origem cortical de patogenia não conhecida.

A **hiper-hidrose axilar** inicia-se após a puberdade. Há uma variação racial de acordo com o desenvolvimento das glândulas sudoríparas. É constante, naturalmente intensificando-se com fatores emocionais, calor e exercício. Pode ser a queixa principal do paciente, ainda que, em 25% dos casos, exista, concomitantemente, discreta hiper-hidrose palmoplantar. A hiper-hidrose axilar, contrariamente à hiper-hidrose palmoplantar, responde variavelmente aos estímulos térmicos. Observa-se que as glândulas apócrinas são inervadas por fibras adrenérgicas, ao contrário das écrinas, que são estimuladas por fibras colinérgicas.

A hiper-hidrose axilar pode favorecer o aparecimento de infecções piogênicas, eritrasma, candidíase e de dermatite de contato por vestuário, por produtos usados para diminuí-la ou por desodorantes.

As hiper-hidroses são, geralmente, agravadas pela obesidade, porque, provavelmente, pela camada mais espessa do tecido gorduroso subcutâneo, esses pacientes têm menor perda de calor, exigindo maior sudorese para homeostase térmica.

Tratamento

Na hiper-hidrose cortical, deve-se esclarecer para o paciente a influência dos fatores emocionais, eventualmente prescrevendo-se tranquilizantes, como diazepínicos. O uso de medicamentos anticolinérgicos pode ser experimentado, com alívio temporário.

Como fármaco anticolinérgico em adultos, o glicopirrolato (*glycopyrrolate*) pode ser usado na dose de 1 a 2 mg, duas a três vezes/dia, não ultrapassando 8 mg/dia. Tem uma série de contraindicações e interações. Mais recentemente, tem sido empregado na terapêutica das hiper-hidroses um anticolinérgico, a oxibutenina, contraindicada em glaucoma, gravidez e lactação. Esse fármaco é empregado em doses baixas e os efeitos colaterais mais frequentes são boca seca e cefaleia, mas, nos estudos realizados, é bem tolerado, e os efeitos colaterais parecem ser menores quando são administradas doses crescentes de modo progressivo – 2,5 mg à noite por 1 semana, depois 2,5 mg, duas vezes/dia.

Deve-se considerar os efeitos colaterais desses medicamentos, como sequidão da boca, distúrbios da acomodação visual, diminuição da libido e tonturas, anotando-se que não haverá resposta na hiper-hidrose axilar.

A hiper-hidrose palmoplantar pode ser tratada com anidróticos, como o cloreto de alumínio, formol e derivados (fórmulas 36, 37, 39 e 39). O cloreto de alumínio a 25%, em solução alcoólica, é bastante efetivo na hiper-hidrose palmoplantar, aplicado à noite, com ou sem oclusão com plástico. Nas axilas, o cloreto de alumínio é usado a 6,25% em etanol ou a 15% em solução aquosa.

Método de eficiência variável no tratamento das hiper-hidroses é a iontoforese com água da torneira, feita por meio de aparelhos especiais em que a água é colocada em papel de filtro, sobre o qual se coloca a área a ser tratada. Existem aparelhos com configuração para tratamento das regiões palmares, plantares e também regiões axilares. O tratamento é feito em sessões de 30 minutos com corrente de 15 a 25 mA, uma vez/dia, obtendo-se melhoras em 1 semana. Com a melhora da hiper-hidrose, realiza-se o tratamento uma vez/semana e, depois, uma vez a cada 2 semanas. O mecanismo de ação da iontoforese é desconhecido, admitindo-se que induza a formação de tampões córneos ao nível das glândulas sudoríparas écrinas. Existem aparelhos comerciais de iontoforese para uso individual.

Na hiper-hidrose palmoplantar, podem ser empregados o formol e o glutaraldeído. A formalina de 3 a 10% em água diminui bastante a sudorese, porém, tem, frequentemente, ação irritativa primária ou sensibilizante. O glutaraldeído (fórmula 37), além da ação anidrótica, tem efeito antibacteriano, antifúngico e antivirótico. Deve ser empregado em aplicações, duas a quatro vezes/semana, podendo-se aumentar, para os pés, a concentração de 10% de glutaraldeído e 1,6% de bicarbonato de sódio. Deve-se notar que, interrompidas as aplicações, há recorrência da hiper-hidrose. Esses fármacos são hoje pouco utilizados, pois são irritantes e sensibilizantes, podendo causar dermatite de contato e, além disso, o glutaraldeído provoca coloração escura da pele tratada.

Atualmente, utiliza-se, no tratamento das hiper-hidroses palmoplantares e axilares, a toxina botulínica A, que atua impedindo a liberação de acetilcolina das fibras nervosas colinérgicas, inibindo, consequentemente, a sudorese. A toxina é aplicada por meio de injeções intradérmicas por multipunturas distribuídas a cada 20 ou 25 mm de distância entre si. Nas regiões palmoplantares, indica-se anestesia por bloqueio dos nervos da área a ser tratada, enquanto nas regiões axilares pode ser feita anestesia prévia com cremes de uso tópico. Para maior precisão das aplicações da toxina, pode-se previamente demarcar a sudorese da área a ser tratada com amido-iodo, no sentido de selecionarem-se os pontos de maior sudorese para a injeção da toxina. Nas regiões palmoplantares, usa-se, em geral, cerca de 100 a 200 U da toxina, introduzidas por meio de 50 a 100 injeções; e, nas regiões axilares, cerca de 50 a 100 U em cada axila, distribuídas em 10 a 20 pontos de injeção. O efeito anidrótico é obtido em 24 a 72 horas e pode durar 4 a 5 meses, quando novo tratamento deve ser realizado. Além da dor obviada pela anestesia, podem ocorrer, como efeitos adversos, fraqueza ou mesmo paralisias reversíveis da musculatura das mãos e dos pés, por difusão da toxina para áreas mais profundas ou mesmo por injeções inadvertidamente mais profundas.

Para tratamento da hiper-hidrose axilar, também há relatos de aplicação de dispositivo de radiofrequência, que provoca termólise das glândulas sudoríparas por meio da emissão de micro-ondas de curto alcance com resultados iniciais bastante satisfatórios (redução de cerca de 80% da sudorese após a primeira aplicação). Para maior conforto do paciente, utiliza-se anestesia local com lidocaína, e, após a aplicação, durante alguns dias, pode haver eritema e edema local, que podem ser tratados com compressas frias ou mesmo anti-inflamatórios não esteroides (AINE). Nos estudos iniciais, parecem ser necessárias no máximo três aplicações para a resolução do problema.

Para a hiper-hidrose plantar, é necessário usar meias de algodão, sempre que possível, e sapatos de sola de couro e, preferivelmente, tipo sandália. O uso de sapatos ou botas de solas de borracha agrava o quadro. Quando ocorrerem infecções secundárias bacterianas ou fúngicas, banhos de permanganato de potássio a 1:40000 e tratamentos específicos são indicados.

Em casos graves de hiper-hidrose palmoplantar não resolvidos de outra forma, pode ser indicado tratamento cirúrgico com simpatectomia do tronco neural na altura de T2 e T3, inclusive por técnica endoscópica (técnica de Kux). São complicações da simpatectomia cérvico-torácica: o aparecimento da síndrome de Horner (ptose da pálpebra superior, discreta elevação da pálpebra inferior, constrição da pupila, estreitamento da fenda palpebral, anidrose e rubor homolateral da face), pneumotórax e hipotensão. Simpatectomia lombar para tratamento da hiper-hidrose palmoplantar é feita apenas excepcionalmente, e simpatectomia cérvico-torácica mais baixa em T5 para a hiper-hidrose axilar não é empregada, pois os resultados não são previsíveis devido às grandes variações anatômicas da inervação simpática axilar.

Outra opção terapêutica cirúrgica para casos mais graves de hiper-hidrose axilar, não controlável por meio de anidróticos tópicos ou iontoforese, ou quando o paciente quer resultados mais definitivos dos que os oferecidos pela toxina botulínica, é a ressecção em bloco das glândulas écrinas, conforme referida no Capítulo 95, ou lipoaspiração com cânula, que apresenta, na abertura distal, rebordo cortante com função de cureta, cujos resultados são, em geral, satisfatórios. Ponto interessante a ser observado é que, nas cirurgias de remoção em bloco das glândulas sudoríparas, nunca ocorre hiper-hidrose compensatória, frequentemente observada nas simpatectomias.

Complicação do tratamento das hiper-hidroses por simpatectomia é o surgimento da hiper-hidrose compensatória, na qual glândulas sudoríparas de uma área tornam-se hiperativas para compensar a anidrose produzida pela denervação simpática. A hiper-hidrose compensatória pós-simpatectomia ocorre predominantemente no tronco.

Existem outras condições, além da simpatectomia, capazes de provocar hiper-hidrose compensatória, como o diabetes, no qual, pela neuropatia e microangiopatia nas extremidades, pode estabelecer-se anidrose nessas áreas e surgimento de hiper-hidrose compensatória, especialmente no tronco. Eventualmente, na miliária, especialmente miliária rubra de longa duração e miliária profunda, que interrompem a função de grande número de glândulas sudoríparas écrinas, pode surgir hiper-hidrose compensatória na face.

HIPER-HIDROSE HIPOTALÂMICA OU TÉRMICA

Decorrente do estímulo dos centros reguladores da temperatura do hipotálamo, que podem, eventualmente, apresentar uma sensibilidade aumentada. Dessa maneira, estímulos mínimos podem desencadear uma hiper-hidrose intensa.

A principal fonte estimuladora do hipotálamo é o aumento da temperatura por causas exógenas (calor) ou endógenas: exercícios e doenças que causam elevação da temperatura, infecções, particularmente tuberculose, malária, brucelose e linfomas. Além disso, grande número de condições pode provocar hiper-hidrose hipotalâmica como as descritas a seguir.

- **Alterações metabólicas**: hiperpituitarismo, hipertireoidismo, diabetes melito, gota, obesidade, gravidez, menopausa, hipoglicemia, porfirias, alcoolismo. No diabetes, a hiper-hidrose pode ocorrer nos episódios de hipoglicemia ou como hiper-hidrose compensatória por estímulo térmico no tronco, especialmente no dorso, como decorrência da hipo ou anidrose consequente à microangiopatia e neuropatia, que atingem principalmente os membros inferiores. No diabetes, pode-se ainda observar hiper-hidrose gustatória na face e no pescoço e, nos diabéticos descompensados, pode ocorrer hiper-hidrose do couro cabeludo, que tende a cessar com o controle da doença.
- **Substâncias tóxicas**: por arsenicismo crônico e drogas ilícitas.
- **Fármacos**: grande número de fármacos pode provocar hiper-hidrose hipotalâmica: antitérmicos; AINE ácido acetilsalicílico, indometacina piroxicam, sulindaco, naproxeno); anticolinérgicos (acetilcolina, fisiostigmina, pilocarpina, metacolina), adrenérgicos (epinefrina, norepinefrina, dopamina, isoproterenol); e fármacos de ação sobre o sistema nervoso central (amitriptilina, anfetamina, cafeína, clorpromazina, doxepina, fenotiazina, fluoxetina, haloperidol, ioimbina, nortriptilina, paroxetina, tiotixeno, tioridazina, trifluoperazina).
- **Alterações cardiovasculares**: choque cardiogênico, insuficiência cardíaca e isquemia miocárdica.
- **Alterações neurológicas**: lesões corticais, tumores, abscessos ou acidentes vasculares cerebrais podem provocar hiper-hidrose contralateral, doença de Parkinson e encefalites.
- **Alterações vasomotoras**: fenômeno de Raynaud, eritrocianose, acrocianose, lesões por frio e alterações vasculares das colagenoses.
- **Outras alterações**: feocromocitomas (ativação do hipotálamo pelas catecolaminas liberadas), carcinoide, doença de Hodgkin, síndrome de Chediak-Higashi, fenilcetonúria, síndrome POEMS (do inglês *polyneuropathy, organomegaly, endocrinopathy, M protein and skin changes* [polineuropatia, organomegalia, endocrinopatia, proteína M e alterações da pele]) e vitiligo.

Existem ainda formas raras de hiper-hidrose hipotalâmica, como a hiper-hidrose postural e de pressão, na qual mudanças na postura e na pressão exercidas sobre a pele desencadeiam vários padrões de hiper-hidrose: lateral, hemi-hidrose horizontal e hemi-hidrose cruzada. Outra forma rara é a hiper-hidrose circunscrita unilateral idiopática, na qual, sob estímulos térmicos (mas, às vezes, gustativos), desencadeia-se hiper-hidrose unilateral da face e do pescoço.

É de se notar que a hiper-hidrose hipotalâmica não diminui durante o sono, podendo, inclusive, tornar-se mais intensa.

O tratamento da hiper-hidrose hipotalâmica é sintomático ou orientado para a correção da causa.

HIPER-HIDROSES GUSTATIVAS

Em muitos indivíduos normais, podem ocorrer graus discretos de sudorese na face após a ingestão de alimentos condimentados, álcool ou cítricos. Os estímulos gustatórios originam impulsos nos receptores das papilas gustativas, que são conduzidos pelas fibras do nervo glossofaríngeo a um núcleo específico na medula oblonga, e desta, por meio das vias efetoras, chegam às glândulas salivares, estimulando a salivação e não a sudorese. Admite-se que em indivíduos geneticamente predispostos exista, na medula oblonga, um segundo núcleo de células (próximo ao núcleo responsável pela salivação) capazes de estimular a sudorese a partir de impulsos gerados nas papilas gustativas. A essa condição praticamente fisiológica corresponde a condição patológica representada pela hiper-hidrose gustativa, em que a sudorese atinge níveis de significância clínica e é desencadeada por estímulos gustativos. A origem da hiper-hidrose gustativa pode estar na glândula parótida, quando esta é atingida por infecções (abscessos piogênicos, caxumba), lesões traumáticas ou cirúrgicas. Podem ainda ser consequentes a alterações do sistema nervoso central, como siringomielia ou encefalite ou, ainda, por alterações dos ramos do sistema nervoso simpático.

As lesões parotídeas citadas podem permitir conexões entre fibras simpáticas e parassimpáticas. Estímulos nas fibras parassimpáticas – que normalmente suprem as glândulas salivares – por meio das neoconexões consequentes às lesões da parótida, atingem as glândulas sudoríparas e as fibras simpáticas –, que normalmente são exclusivas das glândulas sudoríparas – estabelecendo conexões com o tecido parotídeo.

Clinicamente, o estímulo das papilas gustativas pelos alimentos e bebidas produz sudorese, geralmente unilateral, na região das bochechas e em áreas adjacentes do pescoço. Esse quadro é conhecido como **síndrome de Frey** ou, pela correspondência com o território nervoso atingido, **síndrome auriculotemporal**.

Em determinados casos, pode ser necessário tratamento cirúrgico com secção do IX par craniano, ressecção intratimpânica do nervo de Jacobson, excisão de pequenas áreas da pele com sudorese ou simpatectomia por toracoscopia.

Existem variantes desse processo: quando a sede de lesões é a glândula submandibular, ocorre sudorese na região mandibular. O mesmo processo pode ocorrer após simpatectomia cérvico-torácica, após tireoidectomias, por carcinoma de pulmão ou aneurismas subclávios, em que poderão estabelecer-se conexões entre fibras do nervo vago e o sistema simpático. Nesse caso, a hiper-hidrose poderá ocorrer na face, no pescoço, no tronco e nos membros superiores.

Existem hiper-hidroses gustativas causadas por lesões do sistema nervoso, particularmente siringomielia e encefalites. Envolvem participação dos nervos glossofaríngeo e vago e núcleos medulares. Não há conexões entre o sistema simpático e parassimpático, mas sim a nível central, ocorrendo alterações no núcleo medular da salivação.

HIPER-HIDROSES POR LESÕES DA MEDULA ESPINAL

Podem ocorrer até anos após a lesão medular e têm várias origens.

Hiper-hidrose associada à disreflexia autonômica

Ocorre em paraplégicos com lesão de T6 ou lesões mais altas. Admite-se que estímulos viscerais, como distensão da bexiga ou dos intestinos, produzam descargas simpáticas autonômicas que provocam hiper-hidrose profusa da face, do pescoço e da porção superior do tronco acompanhada de vasodilatação, bradicardia ou taquicardia, cefaleia pulsátil, piloereção e parestesias.

Hiper-hidrose associada à hipotensão ortostática

Ocorre tardiamente em tetraplégicos, com secção da medula cervical. Ao assumirem posições mais elevadas, os pacientes sofrem súbita hipotensão, que se sucede por rápida elevação da pressão arterial e sudorese intensa da face, do pescoço, da porção superior do tronco e dos braços. Nesses casos, a hipotensão postural desencadeia o estímulo simpático para a sudorese.

Hiper-hidrose por doenças medulares

Siringomielia e *tabes dorsalis* geralmente são acompanhadas de anidrose abaixo do nível da lesão medular, mas ocorrem episódios de hiper-hidrose segmentar variáveis, que são acompanhados de outras alterações autonômicas, sensoriais e motoras, à semelhança do descrito na disreflexia autonômica dos paraplégicos.

Tratamento

Na hiper-hidrose associada à disreflexia autonômica, relatam-se bons resultados com propoxifeno por via oral. Na hiper-hidrose associada à hipotensão ortostática, corticoides, e na hiper-hidrose por siringomielia, o tratamento é a cirurgia da cavidade medular.

Além de todas essas formas de hiper-hidrose mais extensa, existem formas raras de hiper-hidroses localizadas.

HIPER-HIDROSES POR REFLEXO AXONAL (INFLAMATÓRIAS)

É um discreto aumento da sudorese de pequena monta e praticamente sem significância clínica. Trata-se do aumento da sudorese observado perilesionalmente a certos processos inflamatórios cutâneos e, às vezes, na pele circundante a pontos de injeções intradérmicas. Admite-se que sejam respostas reflexas axonais envolvendo liberação de acetilcolina. Provavelmente, vários mediadores, como a substância P, prostaglandinas, cininas, dopamina, angiotensina e nucleotídeos estejam envolvidos nessa resposta reflexa.

HIPER-HIDROSES NÃO NEURAIS

Essas hiper-hidroses, ainda que designadas como não neurais, exigem, para que ocorram, integridade do sistema nervoso, mas não são produzidas por nenhum tipo de alteração das fibras nervosas. São causadas por calor, drogas e alterações do fluxo sanguíneo das glândulas sudoríparas. É comum, por esse mecanismo, observar-se hiper-hidrose sobre lesões nevoides, como o nevo écrino angiomatoso, síndrome de Maffucci, tumores glômicos, lesões de *blue rubber bleb nevus* e fístulas arteriovenosas congênitas. Com relação aos fármacos capazes de produzir hiper-hidrose, já foram citados em parte anterior deste capítulo.

ÁREAS LOCALIZADAS DE HIPER-HIDROSE (HIPER-HIDROSE AREATA)

Podem surgir na infância ou na vida adulta, em determinados indivíduos, áreas estritamente localizadas de hiper-hidrose. Essas áreas podem estar localizadas em qualquer parte do tegumento, sendo que as lesões localizadas nos braços têm sido chamadas de **nevos sudoríferos**. A gênese do processo pode estar na glândula sudorípara, nos centros hipotalâmicos ou na inervação periférica.

HIPER-HIDROSES COMPENSATÓRIAS

É condição na qual as glândulas sudoríparas de algumas áreas do corpo tornam-se hiperfuncionantes para compensar hipo ou anidrose de outras áreas causadas por denervação, por doença ou pela própria cirurgia para hiper-hidrose, que fez cessar a sudorese nessas áreas. Além da causa cirúrgica, a hiper-hidrose compensatória é encontrada nas seguintes condições:

- Miliária rubra profunda de longa duração que interrompe a função de grande número de glândulas sudoríparas do tronco. Surge hiper-hidrose compensatória da face, especialmente em climas quentes.
- No diabetes, como mencionado anteriormente, alterações da sudorese por neuropatia periférica e também pela microangiopatia, especialmente das pernas, podem provocar hiper-hidrose compensatória no tronco, especialmente no dorso. Nesses pacientes, também pode ocorrer exacerbação da hiper-hidrose gustativa fisiológica para compensar a hipoidrose nos membros inferiores.
- Finalmente, é relativamente frequente hiper-hidrose compensatória pós-simpatectomia cérvico-torácica. Localiza-se preferentemente no tronco e também pode haver aumento da hiper-hidrose gustativa fisiológica, que se torna clinicamente perceptível.

DISTÚRBIOS DA SECREÇÃO ÉCRINA POR DOENÇA SISTÊMICA

Discreto aumento da concentração de sódio e cloreto no suor pode ocorrer em bronquiectasias, enfisema pulmonar, diabetes melito, doença de Addison e mixedema. Na fibrose cística, a concentração de íons no suor é um achado frequente, em virtude de um defeito na reabsorção de eletrólitos nos ductos. Na uremia, há um aumento da ureia no suor e, na calcinose sistêmica, pode ser detectado cálcio no suor. Em doenças metabólicas, com fenilcetonúria, hipermetioninemia e outros aminoácidos, seus derivados são excretados pelo suor. Esses metabólitos, sendo odoríficos, dão ao portador cheiro característico. A deficiência da trimetilamina-oxidase no fígado produz aumento da trimetilamina no soro, que é eliminada pela urina, pelo suor e pelo hálito, causando o odor de peixe no indivíduo. Em geral, a doença inicia-se precocemente na época do desmame, embora alguns casos tenham início mais tardio. É a síndrome do peixe podre (do inglês *rotten-fish odor syndrome*). Dieta que elimine ovos, peixe, fígado e outros alimentos contendo colina ou lecitina, rins, ervilhas, repolho, couve-flor, couve de Bruxelas, amendoim, feijão, soja, peixes de água salgada e frutos do mar e cursos episódicos de antibióticos (diminuindo a população bacteriana intestinal) pode auxiliar no controle da afecção. Também, com o mesmo objetivo, podem ser empregados laxativos.

DISTÚRBIOS DA SECREÇÃO ÉCRINA POR ALTERAÇÕES GENÉTICAS

Disautonomia familiar (síndrome de Riley)

É uma genodermatose autossômica recessiva, por mutações no gene *IBKAP* localizado no cromossomo 9, que determina alterações no sistema nervoso autônomo. É encontrada em judeus *ashkenazim*. O sintoma principal é a ausência de dor. Além disso, há hiper-hidrose, diminuição de lágrimas, vômitos, convulsões, escoliose e labilidade da pressão arterial. A maioria das crianças vai a óbito por pneumonias aspirativas.

Granulose Rubra Nasi

É uma alteração rara de caráter hereditário autossômico dominante de patogenia desconhecida que se caracteriza pelo aparecimento precoce, na infância, de lesões maculosas eritematosas localizadas na região nasal, acompanhadas de hiper-hidrose local acentuada, sendo visíveis gotas de suor na área afetada **(FIGURA 28.1)**. Evolutivamente, o processo pode estender-se às bochechas, à região labial superior e ao mento. Provavelmente, o processo decorra de hiper-hidrose e retenção sudoral das glândulas écrinas da porção central da face. Pode haver, associadamente, hiper-hidrose palmoplantar.

Histologicamente, há vasodilatação de capilares e linfáticos com infiltrado linfocitário perivascular e dilatação dos ductos sudoríparos.

Na diagnose diferencial, devem ser consideradas a rosácea, a acne, a dermatite perioral, lúpus eritematoso e lúpus pérnio. Não há tratamento efetivo. O processo tende a desaparecer na puberdade, ainda que eventualmente torne-se permanente, podendo deixar, como resíduo, telangiectasias.

ANIDROSES

Anidrose é a incapacidade total ou parcial de produzir suor ou de eliminá-lo diante de estímulo adequado. Pode ser revelada

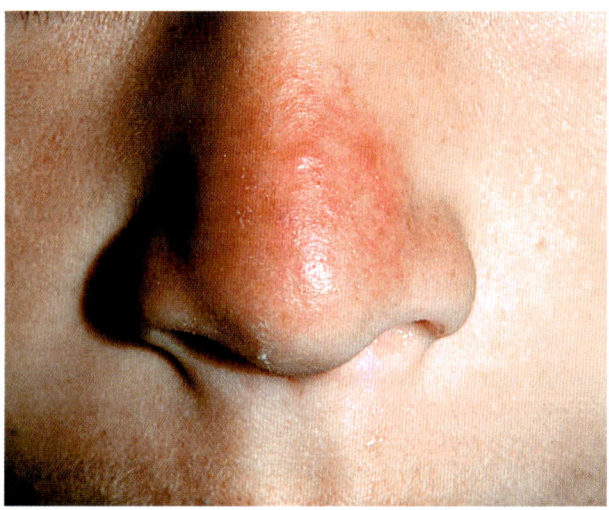

FIGURA 28.1 – Granulose rubra nasi. Eritema vivo e hiper-hidrose.

pelo paciente ou verificada nas suas formas localizadas por testes como do amido-iodo ou com outras substâncias, como o cloreto férrico, cloreto de cobalto e azul bromofenol. Pode-se fazer, também, a prova da pilocarpina, referida no Capítulo 7.

A anidrose pode ser congênita ou adquirida, localizada ou generalizada. A forma generalizada é grave, pois significa a perda da principal defesa fisiológica contra os fatores que aumentam a temperatura do organismo.

Os indivíduos com essa deficiência toleram muito mal o calor e, à mínima exposição, apresentam mal-estar, fadiga, cefaleia. Podem ocorrer náuseas, tonturas, taquicardia, hiperpneia e elevação da temperatura corpórea.

As causas da anidrose podem ser congênitas ou adquiridas e podem ter três patogenias diversas: por alterações neuropsíquicas, por alterações das glândulas écrinas e por causas diversas.

No grupo das **anidroses neuropsíquicas,** há, em primeiro lugar, a histeria, provavelmente causada por inibição dos centros hipotalâmicos por influência do córtex cerebral. Há uma série de alterações do sistema nervoso, particularmente neoplasias, que, localizando-se no hipotálamo, no cerebelo, na medula ou comprometendo troncos e filetes nervosos, podem causar anidrose. Cabe salientar, nesse grupo, a anidrose na hanseníase, na neuropatia diabética, na neurite alcoólica, na amiloidose nervosa e em alguns casos de polirradiculoneurite, em decorrência de lesão de troncos e filetes nervosos. Há também as anidroses causadas por drogas anticolinérgicas e outras drogas que lesam fibras nervosas.

Na **anidrose por alterações das glândulas écrinas**, existem as formas congênitas, que podem ser localizadas ou generalizadas. No defeito ectodérmico congênito ou displasia ectodérmica, afecção recessiva ligada ao cromossomo X que ocorre em indivíduos masculinos, há uma forma anidrótica, por ausência de glândulas écrinas. As mulheres portadoras podem ter apenas hipoidrose por redução numérica das glândulas sudoríparas écrinas.

O quadro clínico completa-se com alterações dos cabelos, dentes e unhas, das glândulas sebáceas e mucosas. A "fácies" é característica, com fronte olímpica e nariz em sela. Malformações com ausência de glândulas écrinas associada com ausência de pelos e de outros anexos podem ocorrer em qualquer parte do corpo (ver Capítulo 68). Nas ictioses e síndromes ictiosiformes, há diminuição da secreção sudoral, com menos tolerância ao calor.

A **anidrose adquirida generalizada por atrofia** ou **lesão glandular** é encontrada nas seguintes condições: pele senil; desnutrição; avitaminose A; esclerodermia; síndrome de Sjögren; doença de Addison; mixedema; diabetes; caquexia de Simmonds (pan-hipopituirarismo); e nas intoxicações por arsênico, flúor, formaldeído, chumbo, morfina e tálio. A anidrose localizada, por atrofia ou destruição glandular, é encontrada em cicatrizes, aplasia cútis, radiodermites, lesões de lúpus eritematoso, acrodermatite crônica atrofiante, linfomas cutâneos, doença de Fabry, incontinência pigmentar e outras condições. A anidrose por oclusão ou bloqueio do ducto sudoríparo é observada em afecções cutâneas como eczema atópico, de contato, psoríase, pênfigos, ictiose, síndromes ictiosiformes e em dermatites esfoliativas. Também pode-se observar anidrose associada a algumas condições hereditárias, angioqueratoma corpóreo difuso, **síndrome de Helwig-Larssen**, que é familiar, na qual a anidrose presente ao nascimento se associa à displasia ectodérmica e à surdez labiríntica que se manifestam na quarta ou quinta década da vida. Há grande redução do número de glândulas sudoríparas, havendo dificuldades na homeostasia térmica, e as glândulas remanescentes são hipertróficas. Também há anidrose na **síndrome de Franceschetti-Jadassohn**, na qual, além da hipoidrose, há displasia ectodérmica, hiperpigmentação reticulada, queratodermia palmoplantar, ausência de impressões digitais e ausência de dentes.

As **anidroses por causas diversas** incluem numerosos quadros em que podem ocorrer lesões de fibras nervosas e de glândulas sudoríparas. Nesse grupo, pode-se citar desidratação; intoxicações pelo chumbo, tálio, arsênico, flúor e morfina; uremia; cirrose; diabetes; moléstia de Addison; e hipotireoidismo. Em algumas síndromes congênitas, podem atuar ambos os mecanismos. Deve-se notar que, nos recém-nascidos e prematuros, pode ocorrer anidrose nas primeiras semanas, por atraso no desenvolvimento dos centros hipotalâmicos.

Existe uma forma de anidrose generalizada que determina o aparecimento de sensações dolorosas durante a ação de estímulos sudorais. O exame histopatológico revela oclusão ductal por material PAS positivo oriundo dos grânulos das células escuras da glândula sudoríparas.

Na **síndrome de Ross,** ocorre degeneração das vias nervosas simpáticas e há hipoidrose generalizada, embora esta eventualmente possa ser localizada e, quando a hipoidrose é extensa, surgem áreas de hiper-hidrose compensatória intensa, bastante desconfortáveis para o paciente. Além disso, as pupilas são anormais, assimétricas e com contorno irregular com respostas de miose e midríase lentas aos estímulos luminosos. Também há perda de reflexos dos tendões profundos.

Diagnose

Em geral, não apresenta dificuldade. A verificação da anidrose pode ser feita com a prova iodo-amido. Injeta-se 0,1 a 0,2 mL da solução de cloridrato de pilocarpina a 1%, intradermicamente, que determina, em 1 a 2 minutos, secreção sudoral. Na forma generalizada, exercício físico permite verificar o grau de anidrose. Deve ser feito sob controle, pela possibilidade de acidente em virtude de possível hipertermia.

Tratamento

As medidas terapêuticas consistem em remover a causa, quando possível, e cuidados sintomáticos, como evitar exposição ao calor, nas formas generalizadas, e uso de cremes umectantes, já que a falta de secreção sudoral diminui o conteúdo de água da camada córnea.

MILIÁRIA

A miliária é erupção causada pela obstrução dos ductos sudoríparos com ruptura e subsequente extravasamento de suor na pele. Há três formas de miliária: cristalina ou sudamina, na qual a obstrução e a ruptura ocorrem dentro da camada córnea; rubra (brotoeja), em que a obstrução e a ruptura ocorrem na camada malpighiana; e profunda, em que a obstrução e a ruptura ocorrem na junção dermoepidérmica.

Patogenia

A miliária decorre de obstrução mecânica ou ruptura dos ductos sudoríparos écrinos, impedindo a adequada eliminação do suor produzido pelas glândulas écrinas.

Na miliária cristalina (sudamina), a obstrução ocorre dentro da camada córnea, sendo provocada pelo calor, por dermatoses inflamatórias com paraqueratose, em que há destruição da porção intraepidérmica do acrossiríngio (dermatoses eczematosas) ou por precipitação de proteínas, provocada por agentes exógenos que desnaturam a queratina, bloqueando os poros sudoríparos, como o formol e o glutaraldeído.

Na miliária rubra, a obstrução ocorre na porção intraepidérmica do acrossiríngio; na miliária profunda, a obstrução ocorre na porção do ducto sudoríparo situada ao nível da junção dermoepidérmica. A sudorese retida infiltra o interstício e leva à ruptura do ducto, originando reação inflamatória. Essas alterações são provocadas por várias condições: calor intenso associado à umidade elevada, que embebe a camada córnea, bloqueando a saída do suor; fluxo iônico intenso obtido por iontoforese, detergentes e proliferação de bactérias, particularmente o *Staphylococcus epidermidis*, que produz um polissacarídeo extracelular que obstrui o ducto sudoríparo.

Manifestações clínicas

Na miliária cristalina (sudamina), a erupção é assintomática e constituída por pequenas vesículas claras, não inflamatórias (FIGURA 28.2). Ocorre particularmente em adultos e pessoas idosas após condições que causam sudorese excessiva, como temperatura externa elevada, surtos febris e outras.

Na miliária rubra, há pápulas e vesículas com halo de eritema ruborizado, e a erupção é pruriginosa. Quando as vesículas evoluem a pústulas, surge a variante de miliária rubra designada **miliária pustulosa**. As lesões são assépticas inicialmente, mas podem sofrer infecção bacteriana secundária (FIGURA 28.3). O quadro é observado particularmente em crianças ou adolescentes e é causado por excessiva sudorese. Entre as condições responsáveis, podem ser citadas: temperatura ambiental elevada, com alto teor de umidade; exposições demoradas ao sol; excesso de agasalhos no verão; banhos prolongados; surtos febris; e exercícios físicos. O uso de substâncias químicas, como os chamados bronzeadores, repelentes, pomadas e óleos, que obstruem os poros glandulares, são condições predisponentes. Dermatites inflamatórias e o eczema atópico constituem outras condições que facilitam a instalação do quadro. A miliária rubra é frequente no dorso de indivíduos acamados por tempo longo.

Na miliária profunda, as lesões são pápulas róseo-claras de alguns milímetros de tamanho, mais evidentes no tronco, geralmente não pruriginosas. Pode haver associação com miliária rubra.

O quadro descrito com o nome de hidradenite infantil, periporite ou abscessos sudoríparos dos lactentes é, no início, uma forma de miliária profunda na qual ocorre infecção bacteriana secundária, já que, clinicamente, ao lado dos abscessos, encontram-se as pápulas da retenção sudoral.

As infecções secundárias das lesões de miliária transformam as lesões em pústulas, constituindo o que se denomina **miliária pustulosa**.

Nas formas extensas de miliária rubra ou profunda, paradoxalmente, pode ocorrer quadro de insolação-símile, isto é, astenia, dispneia e taquicardia, pela elevação da temperatura decorrente da falta de sudorese, pela própria retenção sudoral.

Histopatologia

Na miliária, em todas as suas formas, nas fases mais tardias, observam-se tampões ortoqueratósicos ou paraqueratósicos que obstruem os ductos sudoríparos em níveis variados, segundo a forma de miliária. Esses tampões não são, na realidade, causa da obstrução do ducto, pois surgem mais tardiamente durante o processo de reparação epitelial e apenas

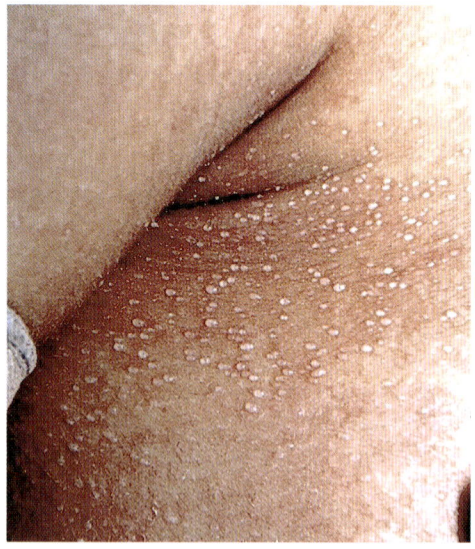

FIGURA 28.2 – Miliária cristalina. Múltiplas vesículas com conteúdo citrino (sudamina).

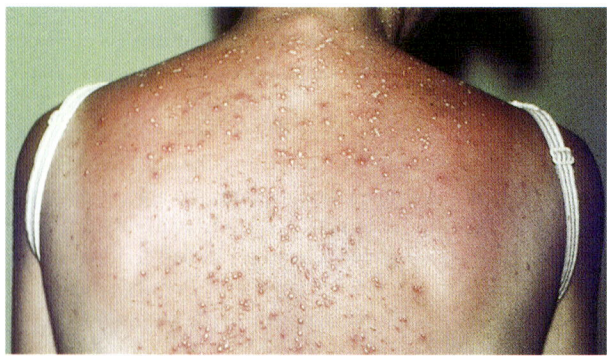

FIGURA 28.3 – Miliária rubra. Pápulas e papulopústulas disseminadas no dorso.

agravam a obstrução prévia do ducto sudoríparo. Na miliária cristalina (sudamina), a obstrução ocorre na camada córnea; na miliária rubra, na camada malpighiana; e, na miliária profunda, na junção dermoepidérmica; na miliária cristalina, não há infiltrado inflamatório dérmico, que está presente nas demais formas.

Diagnose

A miliária deve ser distinguida das foliculites que não têm o caráter agudo e apresentam localização folicular, do eritema tóxico neonatal, da pustulose cefálica neonatal, da candidíase, da doença de Grover e, eventualmente, da escabiose.

Tratamento

A primeira medida é colocar o paciente em ambiente fresco e ventilado ou com ar-condicionado e usando roupas leves, preferivelmente de algodão. Na miliária rubra, podem ser feitas compressas com solução de Burrow diluída a 1:15 ou de permanganato de potássio a 1:15.000 em solução aquosa. O uso de pasta d'água pode ser útil e, se houver prurido intenso, creme de corticoide. Na miliária rubra ou profunda, quando há infecção secundária, o emprego de antibióticos por via sistêmica é indicado.

PERIPORITE (ABSCESSOS MÚLTIPLOS DAS GLÂNDULAS SUDORÍPARAS DOS RECÉM-NASCIDOS)

É forma rara de estafilococcia cutânea que atinge as glândulas sudoríparas écrinas.

Patogenia

É infecção por *Staphylococcus aureus* que atinge recém-nascidos com desnutrição e disproteinemias e, portanto, com suas defesas debilitadas, podendo, às vezes, ser complicação evolutiva da miliária.

Manifestações clínicas

Nódulos eritematosos múltiplos, arredondados ou ovalados, não dolorosos, com tendência a evoluir para flutuação, com drenagem de pus, localizados no couro cabeludo, no pescoço, no dorso e nas regiões glúteas (FIGURA 28.4).

Diagnose

A diagnose é clínica, podendo ser feita a confirmação do agente etiológico por meio de culturas que, também, permitirão a realização de antibiograma, com vistas à terapêutica. Na diagnose diferencial, devem ser considerados as foliculites e os furúnculos, mas, nessa afecção, não há carnegão.

Tratamento

Antibióticos, de preferência indicados pelo antibiograma. Pode ser necessária a drenagem cirúrgica de nódulos flutuantes.

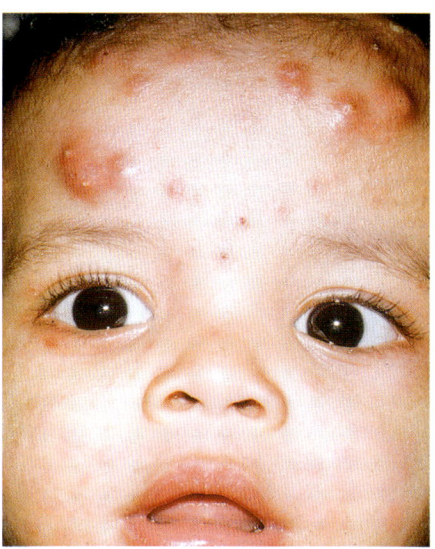

FIGURA 28.4 – Periporite. Múltiplos nódulos eritematosos, alguns com pústulas na região frontal.

DISIDROSE-PÔNFOLIX

A disidrose é uma erupção de vesículas nas mãos e nos pés, originariamente descrita como uma disfunção das glândulas écrinas. Atualmente, é incluída entre as doenças eczematosas (ver Capítulo 15) como quadro de hipersensibilidade a várias noxas, como drogas e fungos, e ocorre, também, como manifestação de atopia. Há uma forma rara de disidrose, associada exclusivamente com hiper-hidrose. O termo pônfolix designa uma variante da disidrose, associada com hiper-hidrose, que apresenta vesículas e numerosas bolhas, de dimensões variadas, nas mãos e nos pés. Na evolução, surge, em geral, infecção bacteriana, com linfangite e celulite, que torna imprescindível o emprego de medicamentos antibacterianos por via sistêmica. Nas lesões plantares, é necessária a exclusão de dermatofitose.

DESCAMAÇÃO LAMELAR

Denominada também esfoliação ou disidrose lamelar. Caracteriza-se por lesões discoides de 2 a 15 mm, descamativas, formando colaretes. Essas lesões ocorrem em razão de vesículas ou bolhas que secam rapidamente. O distúrbio é observado nos pés e/ou nas mãos, particularmente durante o verão, em indivíduos com hiper-hidrose palmoplantar. Admite-se influência de agressões físicas ou químicas ao extrato córneo, hipótese reforçada pela observação eventual de dermatite irritativa associada. Nos pés, deve ser sempre feito o exame micológico para exclusão de dermatofitose. O tratamento consiste em cuidado higiênico e, se necessário, antiperspirante.

QUERATÓLISE PLANTAR SULCADA (*PITTED KERATOLYSIS*)

Afecção superficial, não inflamatória, na região plantar. Ocorre em casos de hiper-hidrose plantar ou em condições que causam sudorese excessiva ou mantêm umidade excessiva nos pés, como o calor ambiental, o uso prolongado de meias de tecidos sintéticos e calçados oclusivos, como botas, botinas ou tênis. Há uma infecção da camada córnea por *Corynebacterium* ou outros cocos, que produzem erosões por lise de corneócitos. Clinicamente, observam-se lesões circulares, crateriformes, que coalescem, adquirindo formas e dimensões variadas. As áreas envolvidas têm cor acastanhada e pode existir odor.

A diagnose clínica pode ser confirmada por exame direto com coloração de Gram.

Tratamento

Quando houver hiper-hidrose, utilizar os recursos já referidos, como o cloreto de alumínio e iontoforese. Usar meias de algodão e evitar calçados oclusivos.

A eritromicina a 2% em solução alcoólica, aplicada uma ou duas vezes/dia, é efetiva para a cura e para prevenir as recidivas.

HIDRADENITE ÉCRINA NEUTROFÍLICA

Ocorre em crianças e adultos submetidos à quimioterapia antineoplásica por vários medicamentos: metotrexato, ciclofosfamida, 5-fluoruracil, bleomicina e, especialmente, citarabina e antraciclinas. Também podem desencadear a erupção o fator estimulador do crescimento de colônias (CSF, do inglês *colony-stimulating factor*), fator estimulador de colônias de macrófagos e granulócitos (GM-CSF, do inglês *granulocyte--macrophage colony-stimulating factor*) e zidovudina administrada a pacientes HIV-positivos. Caracteriza-se por erupção papulopustulosa que atinge predominantemente o tronco e as extremidades.

Patogenia

É pouco conhecida, admitindo-se tratar-se de processo citotóxico que atinge as glândulas sudoríparas écrinas pelas quais há excreção do fármaco. Outra hipótese é tratar-se de dermatose neutrofílica paraneoplásica.

Manifestações clínicas

Alguns dias após a administração do fármaco, surge erupção papulopustulosa localizada no tronco e nas extremidades, mas que pode disseminar-se. Também podem ser observadas lesões infiltradas eritematoedematosas, placas de tamanhos variados, lesões lineares, anulares ou tipo eritema polimorfo, assemelhando-se às lesões da síndrome de Sweet.

Histopatologia

As glândulas écrinas apresentam, ao lado de alterações vacuolares das células secretoras e ductais, infiltrado inflamatório neutrofílico.

Diagnose

É clínica e histopatológica, devendo diferenciar-se da síndrome de Sweet, do eritema polimorfo e do eritema elevado diutino.

Tratamento

Suspensão da medicação suspeita e de antibióticos, especialmente nos pacientes neutropênicos. Os corticoides sistêmicos parecem abreviar o quadro, mas devem ser empregados com cautela, pois são pacientes imunossuprimidos e frequentemente neutropênicos. A diaminodifenil sulfona foi empregada com sucesso na dose de 100 mg/dia (ver Capítulo 47).

Além dessa forma de hidradenite écrina neutrofílica causada por quimioterápicos, existem formas associadas a determinadas afecções (como doença de Behçet) e como manifestação paraneoplásica em indivíduos com leucemia independentemente de quimioterapia. Também ocorrem formas associadas à infecção pelo HIV e infecções por *Serratia*, estafilococos e enterococos em imunossuprimidos.

Existe, ainda, uma forma denominada **hidradenite palmoplantar recorrente,** caracterizada por placas eritematosas dolorosas nas regiões plantares, eventualmente palmares de crianças entre os 18 meses e 15 anos. São lesões que evoluem em surtos com 3 semanas de duração, mas, geralmente, recorrentes. Por vezes, associam-se a exercícios físicos excessivos, à exposição ao frio e ao uso de calçados úmidos. Histologicamente, observa-se necrose epitelial écrina e infiltrado periglandular neutrofílico. O tratamento é feito com compressas frias e corticoides tópicos e/ou sistêmicos.

AFECÇÕES DAS GLÂNDULAS APÓCRINAS

BROMIDROSE

É caracterizada pelo odor desagradável, às vezes intenso, resultante da decomposição do suor por bactérias encontradas nas axilas e nos pés. Na bromidrose, que afeta mais intensamente as regiões axilares, há participação importante da secreção apócrina. As substâncias odoríferas são derivadas do ácido hexenoico presente na secreção apócrina.

A decomposição da secreção apócrina por bactérias do grupo *Corynebacterium* também contribui para a bromidrose.

Bromidrose axilar

Tem início na pós-puberdade, quando as glândulas apócrinas iniciam sua secreção e esta pode perdurar quase toda a vida, involuindo somente em idade avançada. É menos frequente ou evidente em mulheres em razão da depilação dos pelos axilares, o que facilita a limpeza. As glândulas apócrinas em negros são mais desenvolvidas e, por essa razão, a bromidrose é mais frequente e acentuada. Asiáticos têm glândulas apócrinas menos desenvolvidas, e a bromidrose é rara ou mínima. A anosmia em indivíduos com bromidrose pode trazer problemas no relacionamento social.

Quanto à secreção écrina, a ação das bactérias sobre a queratina amolecida pelo suor contribui para a bromidrose. O processo é evidentemente favorecido pela falta de higiene. Do ponto de vista terapêutico, recomenda-se higiene rigorosa, sabões antissépticos, agentes bactericidas, desodorantes e antiperspirantes (cloreto de alumínio de 6 a 12%, pois a redução da sudorese écrina pode auxiliar no tratamento). A toxina botulínica também é efetiva. Em casos extremos, resistentes aos tratamentos, pode-se cogitar cirurgia, com exérese das glândulas apócrinas e écrinas.

Bromidrose plantar

Ocorre em virtude da decomposição por bactérias do suor das glândulas écrinas, nas regiões plantares. Encontrada em indivíduos com hiper-hidrose palmoplantar ou com higiene precária. O tratamento e a prevenção são feitos com higiene, limpeza frequente e pós antissépticos.

Bromidrose intertriginosa

Observada em áreas intertriginosas, submamárias em mulheres, inguinal em ambos os sexos, em obesos ou diabéticos, por decomposição de secreção sudoral. Frequentemente há associação com candidose. O tratamento é feito com limpeza e cremes isolantes. Havendo infecção por cândida, usar creme antimicótico.

Bromidrose constitucional

Na maioria das vezes, ocorre em razão de higiene ou lavagem de roupas deficientes. Entretanto, há indivíduos que, apesar dos banhos diários e das mudanças de roupas, têm um odor que os obriga ao uso de perfumes.

Bromidrosefobia

É um quadro delirante em que o paciente apresenta-se convicto de ter um odor especial, difuso ou localizado nas axilas, na região genital ou no conduto auditivo. É patologia análoga ao delírio de parasitose, devendo ser tratada com antipsicóticos.

CROMIDROSE

É o suor colorido observado nas axilas, mais raramente, na face e, excepcionalmente, nas aréolas mamárias. Deriva da ação de bactérias cromogênicas, particularmente do gênero *Corynebacterium*, especialmente o *Corynebacterium tenuis* e o *Piedraia hortae*, sobre a secreção apócrina ou ocorre em razão da produção de lipofucsinas no interior da glândula apócrina, condição que representaria a verdadeira cromidrose. Corantes de vestuário ou de preparados usados nas axilas podem causar cromidrose artificial (*pseudocromidrose*).

Histologicamente, encontram-se grânulos de lipofucsina no citoplasma das células secretoras das glândulas apócrinas. Clinicamente, o processo somente se inicia a partir da puberdade, pois relaciona-se às glândulas apócrinas e pode acometer, além das axilas – a sede mais frequente –, também a face, particularmente regiões malares, fronte e pálpebras. A sudorese assume colorações variadas – amarelada, esverdeada, azulada, azul-negra ou castanho-negra. A evolução é crônica, tendendo a regredir ao longo dos anos. Não há terapêutica específica, apenas higiene e antissépticos tópicos e a mesma orientação feita para a bromidrose axilar.

A capsaicina, por depletar a substância P dos neurônios, pode interromper os estímulos para a secreção apócrina, melhorando o quadro. Também há relatos do uso da toxina botulínica.

HIDRADENITE

A hidradenite é uma inflamação crônica e supurativa das unidades pilossebáceas associadas a glândulas apócrinas. Admite-se a possibilidade do processo iniciar-se a partir de oclusão do folículo pilossebáceo ou do ducto apócrino, condições que levariam à dilatação e à inflamação da glândula apócrina, com infecção bacteriana e inflamação do ducto, da glândula e de tecidos vizinhos, com posterior fibrose e formação de trajetos fistulosos.

É mais comum em mulheres e se inicia durante ou após a puberdade, já que é neste período que se desenvolvem as glândulas apócrinas. Ainda que as axilas sejam as regiões mais atingidas, outras áreas de glândulas apócrinas podem ser comprometidas, como aréola mamária, genitais externos, região inguinocrural e perianal. O quadro é associado à acne vulgar ou à acne conglobata.

Patogenia

Aparentemente, ocorre obstrução das glândulas apócrinas por tampões de queratina, dilatação dos ductos apócrinos, ruptura e colonização bacteriana a partir do folículo, com alterações inflamatórias intensas e acometimento progressivo de glândulas adjacentes. Mais recentemente, alguns estudos põem em dúvida essa patogenia com participação essencial das glândulas apócrinas, pois, em determinadas localizações – inframamária, inguinal e nádegas – frequentemente não são encontrados, nos cortes histopatológicos, elementos do aparelho apócrino, nem secretores, nem ductais, mas são encontrados cistos de origem folicular sem inflamação de glândulas apócrinas. Nessa hipótese, o acometimento das glândulas apócrinas seria secundário à ruptura desses cistos foliculares e às foliculites frequentemente observadas nesses casos.

A irritação cutânea causada pelo uso de desodorantes e antiperspirantes, a raspagem, a depilação mecânica ou por depilatórios e roupas justas podem atuar como fatores na gênese da obstrução. Doenças sistêmicas, como diabetes, anemia e obesidade podem ser causas predisponentes. Aparentemente, existem formas familiares autossômicas dominantes com baixa penetrância.

Manifestações clínicas

A lesão clínica é uma pápula que evolui rapidamente para um nódulo profundo, eritematoso e extremamente doloroso.

À lesão inicial, geralmente, seguem-se outras, formando conjunto de nódulos dolorosos. As lesões costumam romper-se na superfície, dando saída a material purulento **(FIGURA 28.5)**.

A lesão pode ser única, mas, geralmente, ocorrem múltiplas lesões, com tendência à recorrência e à cronicidade, com formação de cicatrizes retráteis e viciosas **(FIGURA 28.6)**.

A localização mais comum é nas axilas, porém outras áreas também podem ser comprometidas, particularmente a região inguinocrural e a região perianal **(FIGURA 28.7)**.

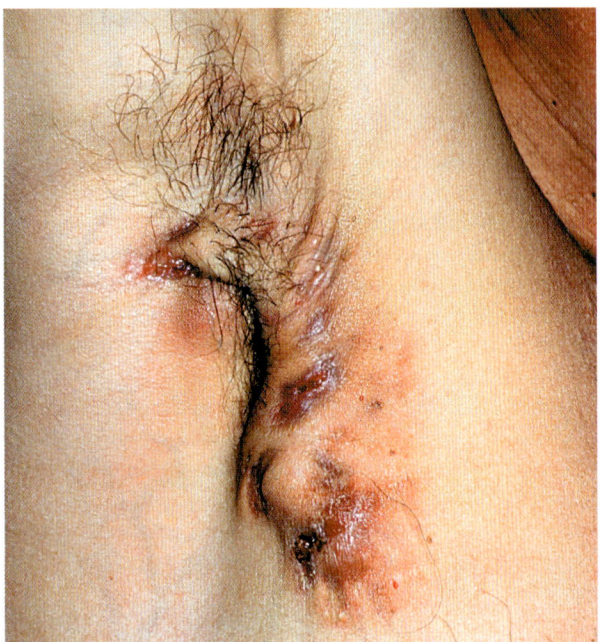

FIGURA 28.5 – Hidradenite. Nódulos, fístulas e cicatrizes na axila, localização mais comum.

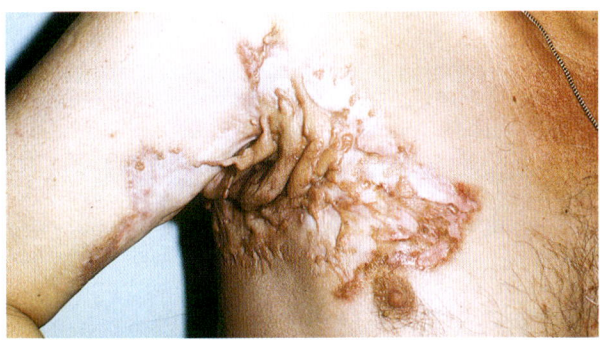

FIGURA 28.6 – Hidradenite. Fase crônica. Lesões cicatriciais com cordões fibrosos retráteis e áreas de atrofia cicatricial na região axilar avançando para a área peitoral.

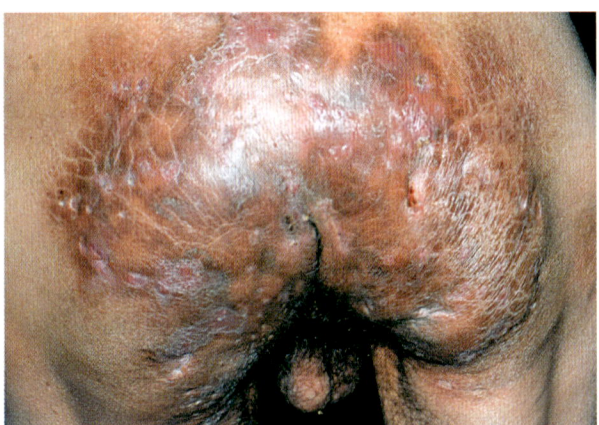

FIGURA 28.7 – Hidradenite. Quadro exuberante acometendo a região glútea.

Há duas formas clínicas de hidradenite:

A forma *minor*, mais frequente, caracteriza-se por pápula ou nódulo, que evolui para nódulo profundo e se torna eritematoso e doloroso. Forma-se abscesso, que supura. Pode haver múltiplas lesões que se desenvolvem simultaneamente ou sucessivamente. Essa forma de hidradenite é mais encontrada em mulheres, na região inguinocrural ou axilar, geralmente secundária à depilação ou ao uso de desodorantes.

A forma *major*, menos comum, porém mais grave, de hidradenite, chamada de acne inversa, é mais encontrada em homens, associada eventualmente com acne nódulo-abscedante ou conglobata. Há, na região inguinocrural, glútea ou axilar, nódulos profundos inflamatórios, com abscessos e fístulas, bridas cicatriciais e supuração. O exame bacteriológico do pus revela estafilococos, estreptococos e, eventualmente, outros germes, como *Escherichia coli* ou espécies de *Proteus*. Anaeróbios patógenos geralmente não estão presentes.

Histopatologia

Há infiltrado inflamatório misto agudo e crônico com abscessos neutrófilos que podem conectar-se às sinus que se dirigem à superfície cutânea. Há fibrose, tecido de granulação e, às vezes, células gigantes tipo corpo estranho.

Diagnose

Na forma *minor*, a afecção deve ser distinguida principalmente do furúnculo. Este é mais superficial e não tem caráter destrutivo como a hidradenite.

Na forma *major*, deve ser distinguida de linfadenopatias supurativas e de doenças fistulizantes, como tuberculose, actinomicose, linfogranuloma venéreo e, ainda, nas localizações pararretais, devem ser diferenciadas das fístulas retais de origens variadas, da doença de Crohn e da retocolite ulcerativa.

Tratamento

Na hidradenite *minor*, a primeira medida terapêutica é evitar as causas desencadeantes, isto é, raspagem de pelos, depilação, desodorantes e talcos, que contribuem para a obstrução dos ductos. Dessas causas, a mais frequente é a depilação mecânica ou química, que possibilita a obstrução e a infecção do folículo. Eventualmente eficaz, para evitar o aparecimento de novas lesões, é fazer a limpeza da pele antes da depilação com sabonete antisséptico e aplicar um creme de corticoide com antibiótico. Para a cura definitiva, é indicada a depilação com *laser*.

Quando há abscessos, estes devem ser drenados, curetados e deve-se colocar, na lesão, ácido tricloroacético, diluído a 50%. O uso sistêmico de antibióticos é indicado, preferindo-se tetraciclina ou eritromicina, na dose de 1 a 1,5 g/dia, via oral, por 2 a 3 semanas. É possível substituir a tetraciclina pela doxiciclina, na dose de 100 a 200 mg/dia, ou administrar sulfametoxazol-trimetoprim. Nos casos crônicos e recidivantes, outros antibióticos podem ser usados, segundo indicação do antibiograma. Quando os nódulos tornam-se fibrosados e há recidivas frequentes, o recurso definitivo é a exérese do nódulo.

Na hidradenite *major*, a administração de antibióticos por via oral, selecionados por meio de cultura e antibiograma, é necessária por meses, para controle da infecção. São mais empregadas a tetraciclina, amoxacilina, doxiciclina, eritromicina, cefalosporinas e clindamicina, isoladamente ou associada à rifampicina. Sulfametoxazol-trimetroprim é também indicado. Localmente, antissépticos e antibióticos tópicos, como clindamicina e peróxido de benzoíla. A administração de isotretinoína na dose empregada na acne vulgar, por alguns meses é, em geral, pouco útil, podendo no máximo produzir melhora regular para moderada em alguns pacientes. Deve ser sempre tentada quando houver associação com acne, mas muitas vezes se obtém apenas resultados para a acne, sem melhoras da hidradenite. Também existem relatos do uso de corticoides sistêmicos, azatioprina, ciclofosfamida, dapsona e metotrexato, mas os resultados são inconsistentes.

Nos últimos anos, vem sendo tentado na hidradenite supurativa grave o infliximabe. A dose recomendada é de 5 mg/kg por infusão nas semanas zero, 2 e 6 e, se necessário, na semana 10. Os resultados são bastante variáveis e não existe indicação formal desse fármaco na enfermidade. Em fase de investigação, o infliximabe é considerado uma opção terapêutica para a hidradenite. Atualmente, também vem sendo empregado o dupilumabe, anticorpo monoclonal, que inibe a IL-4, IL-13, e o adalimumabe.

Em casos resistentes, a cura definitiva é a ressecção cirúrgica, com eletrocoagulação e cicatrização por segunda intenção.

Nas formas crônicas e recidivantes, com cicatrizes e fístulas, a ressecção cirúrgica ou drenagem ampla, com cicatrização por segunda intenção, é indicada. Nos casos de lesões múltiplas e recidivantes, cada foco deve ser cuidadosamente incisado e explorado com curetagem e eletrocoagulação. Nos casos crônicos, com fístulas e fibrose persistentes, recorre-se à cirurgia do cavo axilar, com exérese da pele e tecido celular subcutâneo, procurando retirar todo o tecido fibrosado e as fístulas, bem como as glândulas apócrinas remanescentes do cavo axilar. Na região anal e perianal, em formas graves, a cirurgia exigida, em casos excepcionais, pode ser de tal extensão que pode ser necessária colostomia transitória, que permanecerá até a cicatrização por segunda intenção, quando então se reconstitui a continuidade intestinal, eliminando-se a colostomia.

MOLÉSTIA DE FOX-FORDYCE

Também chamada de **miliária apócrina** ou de **erupção papulopruriginosa crônica das axilas e do púbis**.

Patogenia

Resulta de obstrução e ruptura da porção intraepidérmica do ducto das glândulas apócrinas. A melhora na gravidez, com anticoncepcionais, e a melhora espontânea na menopausa sugerem influências hormonais na patogenia da afecção.

Manifestações clínicas

Relativamente rara, ocorre quase exclusivamente em mulheres, entre os 14 e 35 anos de idade. Há relatos de casos em pacientes com síndrome de Turner, indicando possíveis influências genéticas. A enfermidade compromete as áreas das glândulas apócrinas, isto é, axilas, púbis, aréola mamária e região inguinocrural. O quadro caracteriza-se por pápulas arredondadas, foliculares, individualizadas e pruriginosas, da cor da pele ou levemente hiperpigmentadas. Pode haver ausência ou diminuição de pelos axilares e da transpiração (FIGURA 28.8).

Histopatologia

Observa-se vesícula na porção intraepidérmica do ducto apócrino, presença de tampão córneo do ducto apócrino, espongiose e acantose na área de ruptura do ducto apócrino e presença de infiltrado inflamatório e depósito de mucina na derme adjacente à ruptura ductal.

Diagnose

É clínica e histopatológica. Na diagnose diferencial, devem ser considerados o líquen plano, o líquen nítido, siringomas e foliculites.

Tratamento

O tratamento mais efetivo é o uso de anovulatórios, particularmente com ciproterona, que pode ser continuado por vários meses, se houver resultados – principalmente alívio do prurido.

O uso de corticoide intralesional pode ser útil, podendo, também, administrar-se corticoide sistemicamente. Ácido retinoide tópico a 0,1% em creme pode ser útil, reduzindo o prurido e promovendo o reaparecimento dos pelos. Há relatos do uso de pimecrolimo tópico com bons resultados.

Loções antibióticas tópicas, particularmente clindamicina, podem diminuir o prurido sem modificar a morfologia da afecção. Também há relatos de benefícios com UVB.

Em casos resistentes, a ressecção cirúrgica da área afetada pode ser indicada.

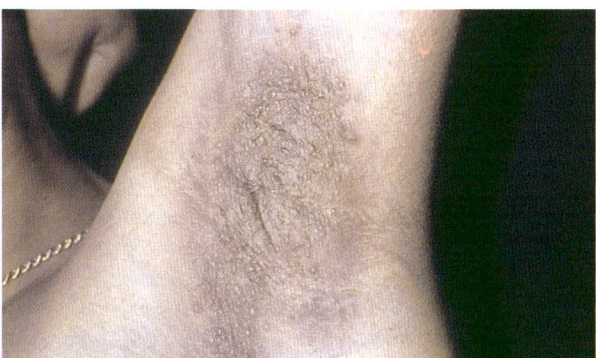

FIGURA 28.8 – Moléstia de Fox-Fordyce. Pápulas foliculares e diminuição dos pelos no cavo axilar.

CAPÍTULO 29

TRICOSES

Neste capítulo serão abordados de forma objetiva os sinais e sintomas, os métodos diagnósticos, os diagnósticos diferenciais e o tratamento das principais manifestações das alterações da haste pilosa, alopecias cicatriciais e não cicatriciais, bem como das hipertricoses e do hirsutismo.

PELOS

A estrutura dos pelos foi referida no Capítulo 1. Filogeneticamente, os pelos têm função de proteção contra a luz solar e a perda de calor e aumento da sensibilidade tátil. No homem, os cabelos e os pelos nas narinas, nos condutos auditivos e nos olhos têm ainda a função de proteção mecânica. Entretanto, pelos e cabelos têm fundamentalmente uma importância estética e na comunicação social, e suas alterações acarretam alterações psicossociais, eventualmente graves, e perda de qualidade de vida.

Os pelos são classificados em três tipos: lanugos, velos e terminais. Os lanugos, ou pelos fetais, são pelos finos que recobrem toda a superfície cutânea do feto, com exceção do couro cabeludo. Após o nascimento, são substituídos por pelos velos, pequenos, não pigmentados, desprovidos de músculo eretor do pelo, e por pelos terminais, mais espessos e pigmentados.

As características e a distribuição dos pelos variam nas diversas raças e individualmente e são determinadas por fatores genéticos e hormonais. Em crianças, os pelos terminais são encontrados no couro cabeludo, nos cílios e nas sobrancelhas. Durante a puberdade, os altos níveis de androgênios no sexo masculino estimulam a transformação de velos em pelos terminais sensíveis a androgênios como os da barba, do tronco e do triângulo suprapubiano. Outros pelos respondem à menor concentração de androgênios e passam de velos a terminais em ambos os sexos como os das axilas, do púbis e dos membros.

Os pelos não crescem continuadamente, mas se transformam de forma cíclica no chamado ciclo piloso. Atualmente são reconhecidas as seguintes fases: crescimento (anágena), regressão (catágena), descanso (telógena) e expulsão da haste (exógena). Alguns autores consideram ainda uma fase à parte denominada quenógena, que compreende o estado do folículo sem haste após a fase exógena, que ainda não iniciou a fase anágena.

O ciclo do pelo envolve grandes transformações do epitélio folicular e também do mesênquima e na matriz extracelular e é regulado por múltiplos fatores de sinalização como citocinas, hormônios, neurotransmissores e seus receptores, fatores de transcrição e enzimas, que atuam por via endócrina, parácrina e/ou autócrina.

No couro cabeludo dos seres humanos, a fase **anágena**, de crescimento ativo, tem a duração média de 2 a 6 anos, podendo perdurar por mais tempo. É a duração da fase anágena que determina o comprimento máximo dos cabelos. A velocidade de crescimento dos cabelos também depende da fase anágena, sendo de cerca de 1 mm a cada 3 dias, ou seja, 1 cm por mês. Nessa fase, há aumento do número de células da papila dérmica e altas taxas de mitose principalmente das células da matriz para produção da haste e diferenciação das células foliculares **(FIGURAS 29.1 E 29.2)**. Segue-se a fase **catágena**, com duração de aproximadamente 2 semanas, em que se interrompe a proliferação celular e a produção de melanina e há apoptose maciça de queratinócitos, com involução da porção inferior do folículo e formação da estrutura em forma de clava na ponta da haste, porém ainda aderente ao saco epitelial **(FIGURA 29.3)**. Na fase **telógena** **(FIGURA 29.4)**, que tem a duração aproximada de 3 meses, o folículo piloso tem quase metade do tamanho do folículo anágeno e não há síntese proteica nem divisão celular significativa até que haja sinalização para o desprendimento ativo da clava de seu saco epitelial, caracterizando a fase exógena. Em estados normais, cerca de 85% dos

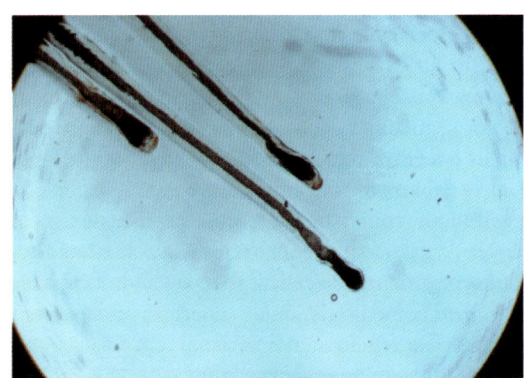

FIGURA 29.1 – Cabelo anágeno com bainha radicular.

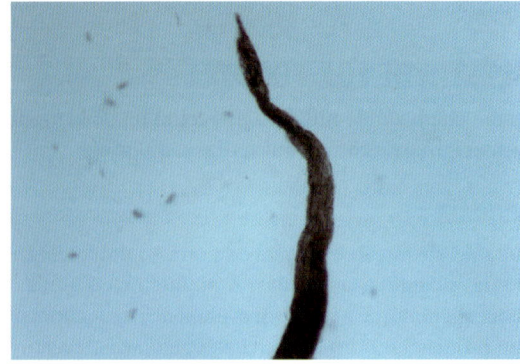

FIGURA 29.2 – Cabelo anágeno distrófico, demonstrando extremidade afilada.

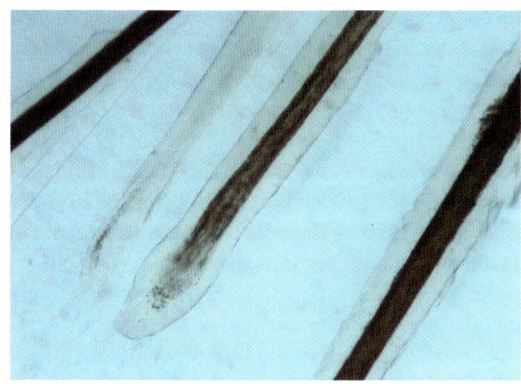

FIGURA 29.3 – Cabelo catágeno.

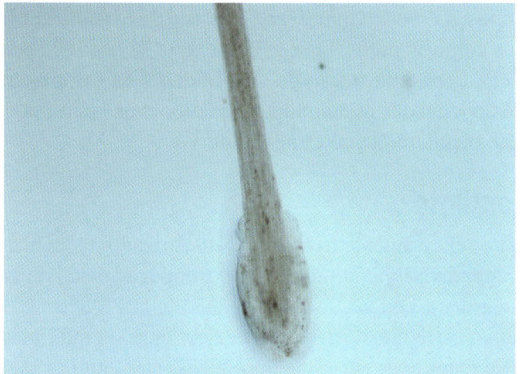

FIGURA 29.4 – Cabelo telógeno.

folículos no couro cabeludo estão na fase anágena; 15%; na telógena; e 1%; na catágena e na exógena.

As alterações dos cabelos podem ser qualitativas, incluindo aqui os distúrbios pigmentares e as displasias pilosas, ou quantitativas, caracterizando as alopecias, as hipotricoses e o hirsutismo.

ALTERAÇÕES DA HASTE PILOSA

ALTERAÇÕES DA COR

Leucotricoses

O embranquecimento dos cabelos corresponde à diminuição ou à ausência de melanina na haste capilar que pode ser adquirida ou congênita, difusa ou localizada.

A canície é a descoloração fisiológica adquirida com a idade e pode ser classificada em senil e prematura. A idade de início da canície depende da raça: em média 30 anos em brancos, final dos 30 em asiáticos e início dos 40 em negros. Em relação ao sexo, os homens apresentam maior incidência e maior intensidade de embranquecimento que as mulheres. Em geral, o processo inicia-se nas têmporas e progride para todo o couro cabeludo e posteriormente para a barba e os pelos do corpo. Há uma progressiva diminuição de melanossomas na haste que torna os fios acinzentados, até que, na ausência de pigmentação, os fios tornam-se brancos. Admite-se que o fenômeno seja secundário ao dano de melanócitos e à diminuição na reserva de células-tronco de melanócitos pelo constante estresse oxidativo e pela exaustão dos processos celulares reparativos. Costuma ser um processo progressivo e permanente, mas há relatos de repigmentação de cabelos grisalhos espontaneamente ou após doenças inflamatórias e uso de medicações. Ainda não há tratamento para a canície, exceto a tintura.

Canície precoce é o aparecimento de fios brancos antes da idade de 20 anos em brancos, antes dos 25 anos em asiáticos e antes dos 30 anos em negros. Pode ser uma característica isolada, sem patologia subjacente, de transmissão autossômica dominante, mas também pode ocorrer em associação com doenças sistêmicas, classicamente anemia perniciosa e hiper ou hipotireoidismo, e como parte de várias síndromes de envelhecimento precoce, como progeria, síndrome de Werner, síndrome de Down e atopia. Deficiências nutricionais como perda crônica de proteína (*kwashiorkor*, doença renal, doença celíaca e outras causas de má absorção), deficiência de ferro severa e deficiência de cobre também podem causar hipopigmentação reversível dos fios de cabelo. Também pode haver hipopigmentação secundária a drogas, sendo um exemplo clássico a cloroquina.

Outras causas de leucotricoses incluem vários tipos de albinismo oculocutâneo que podem se apresentar de forma difusa ou localizada. Cabelos mais claros também podem fazer parte da síndrome de Menkes, fenilcetonúria, histidinemia e homocistinúria.

A poliose é uma forma de leucotriquia localizada que pode ser observada na síndrome de Vogt-Koyanagi-Harada, na síndrome de Woolf, na síndrome de Ziprkowski-Margolis, na esclerose tuberosa, no vitiligo do couro cabeludo ou após lesão do nervo periférico ou trauma por calor ou radioterapia. Poliose acometendo caracteristicamente a porção frontal do couro cabeludo é observada no piebaldismo e na síndrome de Waardenburg. Poliose de cílios e sobrancelhas é uma característica da síndrome de Alezzandrini.

Heterocromia

Heterocromia é a presença de diferentes cores de pelos em um mesmo indivíduo. A forma mais comum é a fisiológica, também chamada simétrica, e representa cores diferentes em diferentes grupos de pelos, por exemplo, barba mais avermelhada e cabelos castanhos, fios mais claros nas axilas do que no couro cabeludo. Quando a distribuição do cabelo de diferentes cores é assimétrica ou coincidente com as linhas de Blaschko, pode ser secundária a mosaicismo somático dos genes que regulam a produção de pigmento. Além de ser simétrica ou assimétrica em localização, a heterocromia pode ser segmentada ou ocorrer em tufos. A segmentada corresponde à alternância de bandas de cores diferentes em uma haste pilosa, o que sugere uma interrupção transitória da produção de melanina pelos melanócitos foliculares e, em geral, é associada com anemia por deficiência de ferro, tendo reversão completa com a reposição.

Cabelos verdes

A coloração esverdeada dos cabelos deve-se a depósitos insolúveis de cobre que se fixam no córtex dos fios após permanência prolongada na água, principalmente de piscinas. A presença do cobre na água pode ser atribuída a altas concentrações de substâncias algicidas ricas em cobre, bem como a fluoração das águas, aumentando a concentração de cobre por diminuição do pH da água. Dano capilar devido à exposição solar excessiva, ao calor ou mesmo ao uso de permanentes ou xampus alcalinos favorece a deposição de cobre. Essa alteração pode ser mais facilmente evidenciada nos cabelos claros e loiros.

Cabelos prateados

Tonalidade caracteristicamente prateada dos cabelos, dos cílios e das sobrancelhas observada na infância pode estar associada a diferentes genodermatoses e se deve basicamente a alterações dos melanossomas. Cabelos prateados associados a imunodeficiências primárias ocorrem na **síndrome de Chediak-Higashi** e na **síndrome de Griscelli**; a associação com distúrbios neurológicos severos, fácies hipotônica e criptorquidia ocorre na **síndrome de Elejalde**.

DISPLASIAS PILOSAS

Também chamadas de **tricodistrofias**, são alterações da haste do pelo. Adquiridas, congênitas ou hereditárias, constituem uma manifestação localizada ou generalizada dos pelos, sempre expressando o mesmo padrão morfológico característico. O diagnóstico específico depende da análise da haste, classicamente com microscopia óptica. No entanto, recentemente a dermatoscopia tem sido muito útil para diagnóstico dessas alterações, já que a maioria das anormalidades pode ser facilmente identificada com aumentos de 10×. A dermatoscopia é rápida e precisa e poupa o paciente da inconveniência de arrancar ou cortar os cabelos para exame em microscópio. Como a maioria das doenças de haste não é difusa, sendo as alterações limitadas a alguns fios, a dermatoscopia aumenta a acurácia do exame, pois possibilita o exame de todo o couro cabeludo e também das sobrancelhas e dos cílios, que podem ser os únicos locais afetados em algumas condições.

Muitas vezes, as displasias pilosas representam apenas um defeito isolado, sem repercussões sistêmicas; em outros casos, constituem sinal diagnóstico de uma genodermatose. Algumas anormalidades estão associadas à fragilidade da haste e consequentemente à quebra e perda capilar e à rarefação. Não há tratamento específico.

DISPLASIAS PILOSAS ADQUIRIDAS COM AUMENTO DA FRAGILIDADE CAPILAR

Tricorrexe nodosa

A mais frequente das displasias pilosas e pode ser congênita ou adquirida, sendo a última muito mais frequente. A tricorrexe nodosa adquirida é causada pela exposição a agentes externos ao fio, como danos mecânicos (escovações e manipulações repetidas), químicos (alisamentos, permanente, descoloração e tinturas) e térmicos (chapinhas ou piastras e secadores), que progressivamente destroem a cutícula e o córtex, causando os nódulos de fraturas, principalmente nas pontas dos fios. Portanto, é mais frequente na parte distal de cabelos longos, mas pode acometer toda a extensão dos cabelos, pelos da barba e pelos pubianos. Existe também a forma localizada, com um grupo de fios afetados por trauma local, por exemplo, em placas de líquen simples crônico. As fibras exteriores rompem-se e são empurradas para fora, causando um aumento segmentar no diâmetro do cabelo, o que forma os nódulos **(FIGURA 29.5)**. O dermatoscópio permite a visualização de nódulos brancos múltiplos em intervalos irregulares, e maiores aumentos permitem a observação de inúmeras pequenas fibras que se assemelham a duas escovas alinhadas em oposição. Os cabelos são opacos e pouco maleáveis, e as fraturas produzem fios de vários comprimentos. O teste do puxão (*TUG test*) é positivo, ou seja, com uma tração da área afetada, há rompimento da haste no local das pseudonodosidades com desprendimento da porção distal, indicando fragilidade.

Tricoptilose

Quadro relativamente frequente, caracterizado por cabelos frágeis com divisão longitudinal da extremidade distal do cabelo, popularmente conhecido como pontas duplas. A dermatoscopia mostra a extremidade distal partida em duas ou múltiplas pontas. Também pode ser vista em regiões mais centrais da haste, assemelhando-se aos *pili bifurcati*. Quando vista em cabelos curtos, pode ser causada por atrito ou tricotilomania. Assim como a tricorrexe nodosa, está associada com causas externas de desgaste da haste que danificam a cutícula.

Cabelo-bolha

Ocorre quando o cabelo molhado é submetido a altas temperaturas por secadores de cabelo, chapinhas ou modeladores térmicos. A água rapidamente vira vapor dentro do fio, quebrando o córtex, a medula e a cutícula do cabelo, formando as bolhas. Na dermatoscopia, as bolhas aparecem como espaços ovais brancos, formando estruturas semelhantes a um queijo suíço.

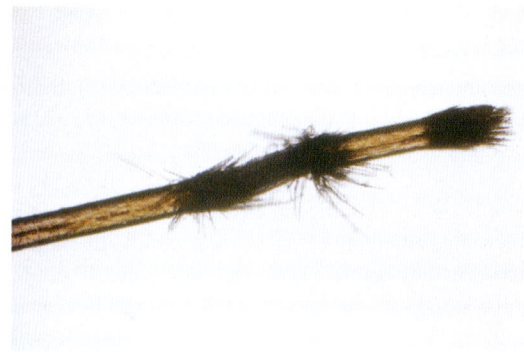

FIGURA 29.5 – Tricorrexe nodosa. Aspecto microscópico do cabelo. Áreas de separação em fibras da estrutura capilar que, macroscopicamente, formam pseudonodosidades.

Tricosquise

Corresponde à fratura transversal associada a áreas focais de perda cuticular. É mais bem caracterizada na microscopia de luz polarizada, sendo um achado frequente na tricotiodistrofia.

Triconodose

Alteração relativamente comum, porém com frequência passa despercebida. Caracteriza-se pela presença de verdadeiros nós ou laços na haste pilar, determinando uma mudança no ângulo de direção do fio, tornando-o quebradiço. Em geral poucos fios são afetados, e somente um exame minucioso detecta a alteração. Além dos cabelos, pelos do púbis podem estar atingidos. O quadro parece estar relacionado a traumas mecânicos ou tiques nervosos.

DISPLASIAS PILOSAS CONGÊNITAS COM AUMENTO DA FRAGILIDADE CAPILAR

Moniletrix

Doença genética rara de expressão variável, que pode ser autossômica dominante (mutações dos genes *KRT81*, *KRT83* e *KRT86* associados às tricoqueratinas) ou autossômica recessiva (mutação no gene da desmogleína 4, com malformação dos desmossomos da haste). Em geral, surge na infância, caracterizada por dilatações e estreitamentos que resultam em variações na espessura da haste de intervalos regulares (FIGURA 29.6). Os nódulos correspondem ao diâmetro de um cabelo normal que apresenta medula, e as áreas internodais são afinadas por ausência de medula. Os cabelos e pelos, incluindo cílios e sobrancelhas, adquirem aspecto em rosário ou colar de contas (*monile,* do latim significando colar; *thrix,* do grego significando cabelo). Nos pontos de constrição, há fragilidade e fraturas. Nas regiões temporal e occipital, há maior número de hastes alteradas em comparação com o resto do couro cabeludo e há mais fraturas na região occipital, que é mais exposta à fricção. Em pacientes com quadros mais severos, os fios podem ser extremamente curtos pelas fraturas que ocorrem logo após a eminência folicular ou até mesmo dentro do couro cabeludo. Nesses casos, as hastes fraturadas podem romper a bainha radicular externa e causar granulomas do tipo corpo estranho, que clinicamente correspondem a pápulas vermelhas ou à hiperqueratose folicular principalmente na região occipital, muito características. Não há tratamento efetivo, mas o distúrbio tende a melhorar com o passar dos anos (FIGURA 29.7). Alguns autores consideram o moniletrix de herança autossômica recessiva como uma entidade separada, mais recentemente descrita, chamada de hipotricose localizada autossômica recessiva. As mutações no gene da desmogleína 4 foram relacionadas a rarefação de cabelos e intensa fragilidade, no couro cabeludo, no tronco e nas extremidades, alterações da haste que se assemelham ao moniletrix e erosões no couro cabeludo por fragilidade epidérmica.

Pseudomoniletrix

Trata-se de uma alteração de haste que se assemelha ao moniletrix por também ter aspecto de nodosidades múltiplas e imagem em colar de contas. No entanto, as áreas correspondentes aos nódulos correspondem a segmentos da haste mais planos, como vários entalhes na fibra normal, e as áreas internodais correspondem à espessura normal da haste. Os nódulos têm diversos formatos e estão em intervalos irregulares. Não há qualquer defeito aparente na estrutura com a cutícula e o córtex intactos, mas os cabelos são frágeis, secos e quebradiços. Há uma forma familiar de herança autossômica dominante, mas também pode ser secundário aos agentes externos, como tratamentos químicos ou manobras repetidas ou compulsivas de pentear os cabelos. Pode levar a uma hipotricose difusa ou localizada.

Tricorrexe invaginada

Também conhecida como cabelo em bambu, é uma alteração rara, classicamente associada à síndrome de Netherton. A síndrome é uma genodermatose autossômica recessiva causada por mutações do gene *SPINK 5*, que codifica um inibidor de protease sérica, o *LEKT 1*. Clinicamente, é caracterizada pela tríade de tricorrexe invaginada, ictiose linear circunflexa

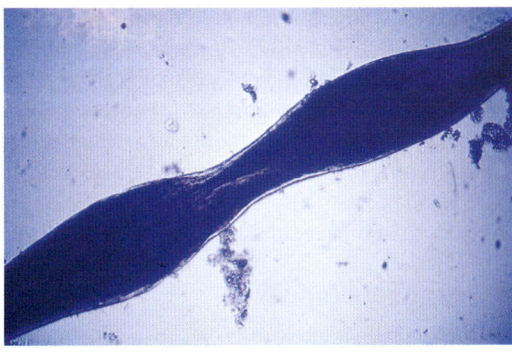

FIGURA 29.6 – Moniletrix. Aspecto microscópico do cabelo. Áreas de estreitamento intercaladas com áreas de espessura normal do cabelo.

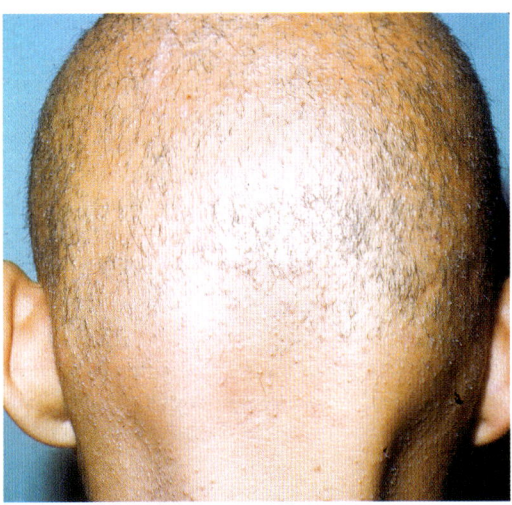

FIGURA 29.7 – Moniletrix. Rarefação capilar, pelos fragmentados e hiperqueratose folicular occipital.

e atopia. Os cabelos são rarefeitos, sem brilho, quebradiços e curtos. Na dermatoscopia, são vistos pequenos nódulos em intervalos irregulares ao longo da haste, e maiores aumentos permitem o reconhecimento da invaginação da parte distal da haste sobre sua parte proximal, que dá o aspecto de bola no copo ou suporte de bola de golfe. Essa alteração está presente em cerca de 20 a 50% dos fios de cabelo e está particularmente presente nas sobrancelhas. Podem também estar presentes outras alterações com fragilidade como *pili torti* e tricorrexe nodosa. Os cabelos tendem a melhorar com a idade ou com o tratamento com retinoides sistêmicos.

Tricotiodistrofia

Este termo engloba vários distúrbios genéticos que apresentam em comum cabelos com alterações secundárias à deficiência de enxofre na haste. Esses distúrbios são causados por mutações nos genes *XPD*, *XPB* ou *TTDA*, que afetam o reparo do DNA e/ou a transcrição gênica, ou no gene *TTDN1*, de função desconhecida. As características clínicas são muito variáveis, desde alteração capilar isolada até malformações neuroectodérmicas e distúrbios de desenvolvimento. A gestação de fetos com esses distúrbios tem maior risco de pré-eclâmpsia e síndrome HELLP, e muitos deles nascem prematuros ou com baixo peso. Ao nascimento, podem se apresentar como bebê colódio e evoluir para ictiose e fotossensibilidade. Os cabelos e pelos são escassos, secos, curtos e frágeis, com exceção dos cílios, geralmente longos. Com frequência apresentam também tricorrexe nodosa, tricosquise e *pili torti*. Podem estar associados retardo mental e de crescimento, alteração da marcha e outras disfunções motoras, micrognatia, nariz pequeno e orelhas grandes, microcefalia, infertilidade e alterações dentárias, ósseas, oculares e ungueais. Há maior risco de doenças infecciosas graves, que levam a aumento da mortalidade. A dermatoscopia não é específica, revelando estruturas não homogêneas, como grãos de areia e contorno levemente ondulado em algumas hastes, e é útil para seleção da amostra para exame específico. À microscopia óptica, os cabelos são achatados e torcidos, com contorno ondulado e de superfície irregular. Somente o exame sob luz polarizada permite um diagnóstico definitivo pela visualização da imagem característica de faixas transversais claras e escuras, alternadas em intervalos regulares, conhecida como "cauda de tigre", considerada essencial para o diagnóstico. Outro exame útil para o diagnóstico é a dosagem de aminoácidos na haste, que revela diminuição de cistina, rica em enxofre.

Pili torti

Quadro raro em que os cabelos se apresentam torcidos em torno de seus próprios eixos, em ângulos de 180° e em intervalos irregulares, resultando em cabelos frágeis e curtos. Pode ser encontrado em pequeno número no couro cabeludo normal, em associação com outras anormalidades da haste. Também pode fazer parte de alguma síndrome genética e como forma adquirida. A herança em geral é autossômica dominante, e menos comumente autossômica recessiva. O defeito pode ser associado com outras malformações, tais como distrofia ungueal, alterações dentárias e oculares, hiperqueratose folicular e retardo mental.

Ele é notado na infância pela fragilidade. Os cabelos têm aspecto trançado, com brilho peculiar conforme a incidência da luz, são claros, secos e frágeis, principalmente nas regiões occipital e temporal. Sobrancelhas, cílios e pelos do corpo podem estar afetados. Microscopicamente, as torções ocorrem em grupos de 3 a 5 antes da normalização da haste. *Pili torti* podem ser parte de uma síndrome genética como tricotiodistrofia, síndrome de Björnstad, displasias ectodérmicas como síndrome de Bazex, síndrome de Crandall e síndrome de Menkes. Já a forma adquirida se apresenta nas alopecias cicatriciais, provavelmente secundária à torção do folículo pela fibrose perifolicular.

Tricopoliodistrofia (síndrome de Menkes)

Também denominada "*pili torti* com deficiência de cobre" ou síndrome de Menkes, é um distúrbio genético neurodegenerativo de transmissão recessiva ligada ao X, causado por mutação do gene *ATP7A* que codifica uma enzima transportadora de cobre. Na forma clássica, somente os homens são afetados, mas as mulheres carreadoras, apesar de fenótipo normal, podem apresentar alterações da haste em uma frequência de 50%. Recentemente, mulheres com translocações X-autossômicas envolvendo o lócus ATP7A foram identificadas, sendo as alterações atualmente consideradas como variantes da síndrome de Menkes. Há um distúrbio da transferência intercelular de cobre e de sua utilização, levando à má-absorção intestinal com níveis plasmáticos de cobre e ceruloplasmina baixos. As características clássicas incluem hipotonia, atraso no desenvolvimento, convulsões, frouxidão da pele e dos ligamentos, *pili torti* com ou sem hipopigmentação e alterações do tecido conectivo, tais como tortuosidade vascular cerebral e divertículos da bexiga. Uma forma mais branda é vista ocasionalmente em homens com deficiência intelectual leve, fraqueza muscular, tremor, ataxia, *pili torti* e convulsões de início tardio.

A alteração dos cabelos ocorre por malformação nas pontes dissulfeto dos cabelos. Nos primeiros meses, os cabelos tornam-se torcidos, sem brilho, quebradiços, brancos ou prateados. A diminuição da pigmentação, tanto da pele quanto dos cabelos, deve-se à diminuição da atividade da tirosinase, que é uma enzima dependente de cobre. À microscopia óptica, observam-se cabelos polidisplásicos, dominando o aspecto de *pili torti* e tricorrexe nodosa (*kinky hair*). As sobrancelhas também são atingidas. A diagnose pode ser confirmada pelos níveis baixos de cobre e ceruloplasmina no soro. O tratamento consiste em alívio sintomático e intervenções específicas em áreas de deficiências físicas e cognitivas. O tratamento parenteral com reposição de cobre tem benefício clínico variável, provavelmente porque a barreira hematoencefálica atua como um obstáculo à passagem de cobre na ausência de sua proteína transportadora. O prognóstico é ruim, e a morte ocorre nos primeiros anos de vida.

Tricorrexe nodosa congênita

A doença congênita pode ocorrer isoladamente por herança autossômica dominante ou estar associada a síndromes genéticas como síndrome de Netherton, síndrome de Tay, doença de Menkes, acidúria arginossuccínica e deficiência de biotinidase ou a outros distúrbios da haste com fragilidade, como *pili torti*, monilétrix ou tricotiodistrofia. Pode acometer a porção proximal da haste pilosa, determinando placas hipotricósicas de pseudoalopecia, ou a porção distal, ocorrendo um maior número de fraturas e uma apresentação mais difusa do que as formas adquiridas.

DISPLASIAS PILOSAS CONGÊNITAS SEM AUMENTO DA FRAGILIDADE CAPILAR

Pili annulati (pelos anulares)

Distrofia rara, congênita, de herança autossômica dominante e relatos de casos esporádicos, com penetrância e expressividade variável. Uma região de suscetibilidade gênica foi mapeada na região telomérica do cromossomo 12q, mas a mutação específica não foi identificada. Os cabelos apresentam um padrão periódico de alternância de bandas claras e escuras, sendo as bandas claras correspondentes às cavidades no córtex preenchidas por ar. Clinicamente, os cabelos têm um aspecto rajado ou salpicado, com brilho peculiar. Os pelos do corpo também podem ser afetados. O crescimento do cabelo e a resistência à tração estão dentro dos limites normais, mas os fios são mais suscetíveis aos danos externos, sendo frequente o achado de tricorrexe nodosa associada. A patogênese é incerta, e os mecanismos propostos incluem anormalidades de citoqueratinas, defeito de formação da matriz folicular ou defeito de proteínas reguladoras afetando o conjunto de proteínas estruturais na matriz extracelular. A dermatoscopia e a microscopia óptica são diagnósticas, sendo que a primeira é muito útil na seleção da amostra, já que nem todos os fios são afetados e um mesmo fio pode ser parcialmente afetado. Os diagnósticos diferenciais são a "medula intermitente" e os pseudo-*pili annulati*. A "medula intermitente", ou medula descontínua, é um achado associado à normalidade, visto principalmente em hastes mais espessas. Os pseudo-*pili annulati* são um cabelo de secção transversal elíptica e parcialmente torcido que reflete a luz de modo a simular bandas claras e escuras. Há relatos de associação de *pili annulati* com alopecia areata, nevos azuis, leuconiquia, melanodermia, sindactilia e polidactilia. No entanto, a maioria dos pacientes não tem anormalidades concomitantes e muitas vezes nem se queixa da alteração capilar. Não existe tratamento específico.

Síndrome dos cabelos impenteáveis (pili trianguli et canaliculi)

É uma displasia pilosa de transmissão autossômica dominante com penetrância variável e casos esporádicos. Afeta crianças ou adultos jovens, sem predileção por sexo, e a patofisiologia ainda é desconhecida. Os cabelos são loiros ou castanhos, abundantes e volumosos, e apresentam-se secos, rebeldes e de textura áspera, com aspecto de lã de vidro. O crescimento dos fios é normal, e a queixa principal é o difícil manejo ao pentear e escovar. Apenas o couro cabeludo é afetado. A microscopia eletrônica de varredura, o exame padrão-ouro, revela canais longitudinais ao longo de toda a haste capilar, caracterizando pelos canaliculares (*pili canaliculi*) de secção transversal reniforme, bem como fios de configuração triangular em cortes transversais da haste pilosa, chamados pelos triangulares (*pili trianguli*). A dermatoscopia mostra a orientação dos fios em múltiplas direções e pode identificar os sulcos longitudinais. Não há tratamento específico, mas pode melhorar espontaneamente após a puberdade. Há relatos de melhora com a suplementação de biotina.

Cabelo lanoso (woolly hair)

O termo designa cabelos encaracolados, lembrando os cabelos negroides, no entanto os fios tendem a ser finos, enovelados e hipopigmentados, com textura suave ao toque, semelhante à lã. Na microscopia óptica, os fios são mais finos do que o normal; na secção transversal, o cabelo é oval, e não redondo. A dermatoscopia dos cabelos lanosos mostra ciclos de ondulações mais curtos do que o cabelo encaracolado normal, lembrando uma cobra rastejando. Não deve ser confundido com a síndrome dos cabelos impenteáveis. Há uma forma difusa, chamada cabelo lanoso hereditário, transmitida de forma autossômica dominante, não associada à fragilidade e com crescimento normal. Há tendência a melhorar com a idade e já foi associado com doença de Naxos, síndrome de Carvajal, queratodermia palmoplantar e anormalidades cardíacas. Outra forma, chamada cabelo lanoso familiar, é transmitida por herança autossômica recessiva, com fragilidade e hipotricose e redução da fase anágena, resultando em fios rarefeitos, finos, claros e curtos. Também há a forma localizada, com aspecto de lesão névica do couro cabeludo, como forma esporádica. Metade dos casos está associada a um nevo epidérmico linear ou verrucoso. O termo **síndrome do nevo lanoso** engloba a associação de cabelos lanosos com alterações capilares, ósseas, neurológicas, oftalmológicas, cardíacas e renais.

Pili multigemini

Malformação rara, caracterizada pela presença de grupos de cabelos de diferentes tamanhos que se originam da mesma matriz. Os fios têm sua própria cutícula, separada, e emergem juntos através de um único canal pilar. Essa malformação pode ser observada mais frequentemente na região da barba e no couro cabeludo de crianças, e foi relatada em associação com disostose cleidocraniana e síndrome tricorinofalangeana. A causa ainda é desconhecida. Foi sugerido que os fios são produzidos por uma papila subdividida ou que são produto de uma fusão parcial de várias papilas. Outra hipótese é a de que a reativação de germes epiteliais embrionários resulte em fios multigeminados.

Pili bifurcati (pelos bifurcados)

Displasia rara, caracterizada pela bifurcação intermitente da haste em intervalos irregulares. Cada bifurcação produz dois ramos paralelos com cutículas separadas que se fundem novamente em uma única haste, produzida por uma única papila. Parece ser uma alteração transitória e acomete uma pequena porcentagem do cabelo. Podem ocorrer associados com *pili canaliculi* e moniletrix, e há relatos da associação com deficiência proteica secundária à retocolite ulcerativa e ressecção intestinal. O principal diagnóstico diferencial é a tricoptilose, que é uma divisão longitudinal da haste secundária ao trauma e que, portanto, não tem cutícula recobrindo as subdivisões.

DISPLASIAS PILOSAS ADQUIRIDAS SEM AUMENTO DA FRAGILIDADE CAPILAR

Encrespamento adquirido progressivo

Em inglês chamado de *acquired progressive kinking of hair*, é um fenômeno raro, com início na adolescência, caracterizado pelo rápido aparecimento de cabelos curvos, grossos, opacos e de difícil estilização, assemelhando-se aos pelos sexuais secundários, em áreas circunscritas do couro cabeludo, principalmente região frontal, temporal e vértex. Pode haver alteração da coloração dos fios. Alguns autores consideram a entidade como variante de cabelos lanosos, outros de alopecia androgenética. Também pode ser secundária ao uso de retinoides sistêmicos. Em alguns casos de homens jovens com forte histórico familiar de alopecia androgenética e com alterações em áreas androgênio-sensíveis, o aparecimento desses cabelos alterados precedeu o início da miniaturização característica da alopecia androgenética. Na microscopia óptica, há redução do diâmetro da haste, com secções dilatadas alternando com segmentos achatados de forma irregular. Na microscopia eletrônica, há torções parciais dos cabelos ao longo do eixo longitudinal com rotação de 180°, *pili canaliculi* variável, dilatações fusiformes com ocasional fratura e aumento do número de células cuticulares nos locais torcidos.

Cabelo lanoso difuso parcial

Corresponde à forma adquirida dos cabelos lanosos. Geralmente, tem início na adolescência na forma de áreas de cabelos encaracolados entremeados por cabelos normais, sem história familiar. Afeta com mais frequência mulheres, e o curso é crônico e progressivo. Alguns autores acreditam que resulta da miniaturização do cabelo envolvendo alguns folículos pilosos dispersos.

Síndrome dos cabelos anágenos frouxos

É caracterizada por rarefação e comprimento reduzido dos cabelos, que se desprendem facilmente do couro cabeludo, de forma indolor, por uma leve tração. Acomete principalmente crianças entre os 2 e os 6 anos. A incidência e a prevalência da síndrome são desconhecidas, mas é provável que sejam subestimadas, principalmente no sexo masculino. A maioria das publicações é de crianças brancas de cabelos loiros ou castanho-claros, porém indivíduos com cabelos escuros também foram relatados. Clinicamente, os cabelos são mais finos e não necessitam ser cortados com frequência. Podem apresentar-se sem brilho, secos e indisciplinados, mas sem fragilidade associada. Não há cicatrizes ou sinais inflamatórios. Sobrancelhas, cílios e pelos do corpo raramente são envolvidos. Embora a maioria seja esporádica, foram observados casos familiares com herança autossômica dominante com penetrância variável. A patogênese não é conhecida, mas provavelmente envolve distúrbios nos mecanismos de ancoragem dos cabelos. Mutações nos genes que codificam para as citoqueratinas foram identificadas em alguns casos, e possivelmente resultam em queratinização anormal da bainha radicular interna. A aderência deficiente dos pelos pode resultar na cessação prematura da fase anágena, reduzindo o comprimento do cabelo. O diagnóstico é confirmado por meio da tração firme de mechas de cabelo e do exame microscópico dos pelos extraídos. Em indivíduos normais, apenas fios telógenos em pequena quantidade são extraídos na tração. Já os cabelos anágenos frouxos se desprendem em maior número e são anágenos desprovidos de sua bainha interna e externa, com bulbos de formato irregular, longos e afilados ou torcidos, apresentando em sua porção proximal cutícula enrugada com aspecto de "meia frouxa". O tricograma revela grande porcentagem de cabelos anágenos distróficos com poucos ou nenhum telógeno. A maioria dos doentes continua apresentando uma pequena porcentagem de cabelos anágenos frouxos ao teste de tração suave e ao tricograma, porém de forma menos intensa, durante a vida adulta.

Tricostasia espinulosa

É encontrada no couro cabeludo, na barba e nos pelos do corpo. Consiste no acúmulo de vários pelos velos cercados por uma bainha de queratina em um mesmo óstio folicular dilatado, por esse motivo o aspecto de ponteado negro. Na maioria das vezes, é um achado isolado, mas também pode ser secundário a lesões expansivas não destrutivas que estreitam os infundíbulos, como nevos melanocíticos, queratoses seborreicas, siringomas, ou carcinomas basocelulares nodulares, ou, mais raramente, como o resultado de hamartomas folículo-sebáceos com várias unidades em torno de um poro central (tricofoliculomas). Quando acomete os óstios foliculares do nariz e da região malar, tende a simular comedões abertos. Como tratamento, pode-se tentar o uso de queratolítico, cera depilatória ou depilação definitiva por *laser*, eletrocoagulação ou eletrólise.

Triquíase

Quadro caracterizado pela direção alternada dos cílios. Quando estes crescem em direção ao globo ocular, podem causar irritação conjuntival. Pode ser secundária a inflamação ou processo de malformação, existindo, inclusive, uma forma congênita.

Pili recurvati (pelos ulotríquios)

Pelos da barba e da nuca nascem obliquamente, encurvam e penetram na pele. Quadro frequente, encontrado particularmente em negros, em geral secundário ao barbear ou raspar os cabelos. Os pelos encravados podem causar uma reação inflamatória do tipo corpo estranho, constituindo quadro da pseudofoliculite da barba. O tratamento consiste em fazer a barba após o banho, com o menor trauma possível, usando, em seguida, creme de corticoide associado com antibiótico.

Em casos graves, pode ser tentada a depilação definitiva com *laser*, eletrocoagulação ou eletrólise.

Pelos enovelados

A sinonímia é cistos de pelos enovelados e o quadro caracteriza-se por rolhas córneas em poros foliculares com pelos enovelados subjacentes, particularmente nas faces dorsais dos membros e no abdome inferior. Ocorre em ictioses, queratose pilar, sendo também visto em adultos normais ou indivíduos obesos.

ANOMALIAS DOS PELOS EM DOENÇAS SISTÊMICAS

Em desnutrição, pelagra e avitaminoses, emagrecimento excessivo, caquexia, hipotireoidismo, mixedema, doenças toxêmicas e condições similares, os pelos podem apresentar-se mais finos, quebradiços, rarefeitos, sem brilho, ou descorados. Essas alterações são também encontradas em doenças congênitas metabólicas, como fenilcetonúria, acidúria arginossuccínica, triptofano (síndrome de Chediak-Higashi), mucopolissacarídeos (síndrome de Hurler) e cobre (síndrome de Menkes).

ALOPECIAS

Alopecia, do grego *alōpekia*, significa diminuição de pelos ou cabelos. As alopecias podem ser difusas ou localizadas, decorrentes de falhas na formação dos cabelos, alterações do ciclo capilar e destruição folicular.

HIPOTRICOSES CONGÊNITAS

São divididas em dois grandes grupos, de acordo com a ausência (hipotricose hereditária não sindrômica) ou a presença (hipotricose hereditária sindrômica) de alterações associadas. Em muitas das hipotricoses congênitas, além da diminuição da quantidade de cabelos, há também alterações na estrutura da haste pilosa. Alopecia universal congênita, atriquia com pápulas, hipotricose hereditária simples, hipotricose localizada autossômica recessiva e hipotricose hereditária de Marie-Unna fazem parte do grupo das hipotricoses hereditárias não sindrômicas. A alteração dos pelos é um achado isolado e não há alterações de unhas, dentes, sudorese ou retardo mental e de crescimento.

O grupo das hipotricoses hereditárias sindrômicas é muito vasto e inclui displasias ectodérmicas congênitas (síndrome de Christ-Siemens-Touraine, síndrome KID), síndromes associadas às ictioses, imunodeficiências congênitas, poiquilodermia congênita (síndrome de Rothmund-Thomson), progeria, disqueratose folicular (doença de Darier), doenças metabólicas congênitas (síndrome de Laron e raquitismo dependente de vitamina D com alopecia), síndrome de Björnstad, hipoplasia cartilagem-cabelo, neuropatia axonal gigante com cabelo ondulado. Uma forma peculiar de hipotricose acontece na síndrome de Hallermann-Streiff, uma síndrome rara que afeta principalmente a cabeça e o rosto. Os pacientes apresentam alopecia localizada nas regiões frontal e parietal sobre as suturas cranianas, alopecia sutural, associada com atrofia cutânea facial e múltiplas anomalias craniofaciais e oculares.

ALOPECIA UNIVERSAL CONGÊNITA E ATRIQUIA COM PÁPULAS

Conhecidas também como atriquia congênita e alopecia congênita com lesões papulares, são doenças hereditárias autossômicas recessivas associadas a mutações do mesmo gene, o *hairless*. São consideradas variantes da mesma doença pela maioria dos autores. O gene *hairless* atua como um correpressor da transcrição e é essencial para o ciclo de crescimento do cabelo, mas não para a morfogênese do folículo piloso. Assim, na maioria dos doentes, cabelos normais ou pouco rarefeitos estão presentes ao nascimento, mas esses cabelos neonatais caem nos primeiros meses de vida e nunca são substituídos, correspondendo provavelmente à inabilidade de iniciar um novo ciclo capilar. Em casos individuais, a perda de cabelo ocorre durante os primeiros 2 a 3 anos de vida. Os pelos normalmente são ausentes do couro cabeludo, da axila e do corpo e muito rarefeitos nas sobrancelhas e nos cílios. Não há desenvolvimento de pelos sexuais. O exame histológico da pele do couro cabeludo mostra ausência de estruturas foliculares maduras. Os doentes com a variante atriquia com pápulas, além da perda dos pelos, começam a desenvolver múltiplas pápulas foliculares, principalmente abaixo da linha entre os olhos, em toda a face e nas extremidades, em geral no primeiro ano de idade. As pápulas correspondem a cistos foliculares preenchidos com material cornificado, uma anormalidade cutânea única entre alopecias hereditárias. Há grande variação no aparecimento, na distribuição e no número de pápulas entre os afetados, sendo descritas idades de início de 1 a 10 anos. Outro sinal clínico descrito é a presença de faixas ou linhas hipopigmentadas esbranquiçadas no couro cabeludo. O principal diagnóstico diferencial é a alopecia areata universal (FIGURA 29.8).

HIPOTRICOSE HEREDITÁRIA SIMPLES

Atualmente corresponde a um grupo clínica e geneticamente heterogêneo, de herança tanto autossômica dominante quanto autossômica recessiva. O cabelo é normal ao nascimento e há uma perda gradual e difusa com o passar dos anos, com afinamento, mas sem alterações da haste, até que no final da segunda década de vida pode haver perda completa dos cabelos. Sobrancelhas, cílios e pelos faciais podem ser normais ou pouco afetados, e pode haver grande variação fenotípica interfamiliar. Nas formas autossômicas dominantes, foram identificadas mutações nos genes *Corneodesmosina* (*CDSN*), *Adenomatosis polyposis downregulated 1* (*APCDD1*) e *Small nuclear ribonucleoprotein E* (*SNRPE*).

As formas autossômicas recessivas, agrupadas sob o nome de hipotricose localizada autossômica recessiva (LAH, do inglês *localized autosomal recessive hypotrichosis*), são divididas em três tipos: LAH1, associadas a mutações do gene da desmogleína 4 (*DSG4*), LAH2 com mutação do

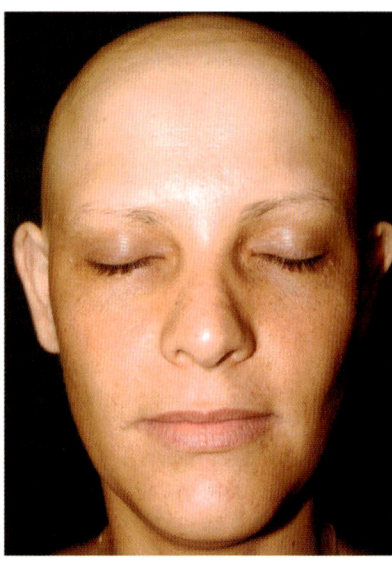

FIGURA 29.8 – Atriquia com pápulas. Alopecia e múltiplas lesões císticas na face.

gene da lipase H (*LIPH*), e LAH3 com mutação do gene receptor de ácido lisofosfatídico 6 (*LPAR6*). Na forma LAH1, os pacientes têm anormalidades da haste do cabelo que se assemelham ao moniletrix. Nas formas LAH2 e LAH3, as anormalidades das hastes assemelham-se aos cabelos lanosos, e cílios, sobrancelhas e pelos do corpo são rarefeitos ou estão ausentes. A maioria dos casos relatados apresenta alterações dos cabelos de forma isolada, mas já foram descritos casos com fragilidade da pele, displasias ectodérmicas, queratodermias palmoplantares e cardiomiopatias.

HIPOTRICOSE HEREDITÁRIA DE MARIE-UNNA

Distúrbio autossômico dominante de expressividade variável, devido à mutação do gene *U2HR*, caracterizada por ausência ou escassez de pelos, principalmente do couro cabeludo. Ao nascimento, os indivíduos afetados podem se apresentar com cabelos normais, esparsos ou ausentes. Na infância, os cabelos aumentam e tornam-se grossos, duros e torcidos e, posteriormente, progridem para hipotricose difusa não cicatricial e miniaturização dos folículos pilosos na infância e na puberdade. Sobrancelhas, cílios, barba e pelos do corpo também são afetados. A perda capilar, em geral, inicia-se na região temporal ou na fronte, posteriormente estendendo-se para o vértice e a coroa, assemelhando-se à alopecia androgenética. A microscopia óptica revela hastes grossas, achatadas e retorcidas, com sulcos longitudinais e cutícula irregular. Histopatologicamente, há redução de folículos, com infiltrado inflamatório leve a moderado, sem fibrose ou cicatrizes.

ALOPECIA TRIANGULAR CONGÊNITA

Também conhecida como alopecia triangular temporal, é uma alopecia benigna, não cicatricial, de patologia desconhecida. Apesar do nome congênita, em geral é notada a partir do terceiro ano de vida, quando os cabelos terminais substituem os cabelos finos e a rarefação localizada se torna evidente. Clinicamente, corresponde uma área de rarefação triangular, ovalada, arredondada ou em forma de lança, com os lados medindo 2 a 4 cm. A maioria dos casos não é totalmente alopécica, com poucos fios terminais no centro da lesão, e tem limites imprecisos. Não há alteração da pele subjacente, e não há sintomas. A região frontotemporal é a mais frequentemente acometida, mas pode se localizar nas regiões parietais e occipital. Cerca de 80% dos casos são unilaterais e 20%, bilaterais. A lesão mantém-se inalterada durante toda a vida. O exame histopatológico mostra a maioria dos folículos tipo velos e raros pelos terminais. Alguns trabalhos têm associado a alopecia triangular a doenças como síndrome de Down, retardo mental, epilepsia, facomatose pigmentovascular e outras anormalidades. Os diagnósticos diferenciais são alopecia areata, *tinea capitis*, alopecias cicatriciais congênitas por malformação como aplasia de cútis e nevo sebáceo, cicatrizes por queimaduras químicas ou danos físicos, por exemplo, por fórceps, alopecia sutural de Hallermann-Streiff. Não existe um tratamento específico, mas a maioria dos casos não requer tratamento. Há relato de sucesso com o uso de minoxidil 3%, com crescimento de pelos terminais, porém com involução após suspensão. Pode ser feito transplante capilar ou excisão cirúrgica com resultados satisfatórios.

ALOPECIAS NÃO CICATRICIAIS

As alopecias não cicatriciais resultam da perda de cabelos e/ou pelos, sem atrofia cicatricial.

ALOPECIA AREATA

A alopecia areata, pelada, é uma afecção frequente, acometendo cerca de 2% da população, caracterizada por áreas de alopecia localizada ou generalizada, por vezes com severo impacto psicossocial. A perda de cabelos ou pelos ocorre em áreas caracteristicamente redondas ou ovais, por isso a denominação, sem sinais inflamatórios ou de atrofia da pele, podendo apresentar um ligeiro eritema em alguns casos. Ocorre quase sempre no couro cabeludo ou na barba. De distribuição universal, afeta ambos os sexos, ainda que haja referências como mais frequente no sexo masculino. É encontrada em qualquer idade, com pico de incidência entre os 15 e os 29 anos. Até 60% dos doentes apresentarão a primeira placa de alopecia areata antes dos 20 anos.

A etiologia é desconhecida. A possibilidade de ação reflexa por focos infecciosos dentários ou sinusais nunca foi comprovada, bem como a participação endócrina. Fatores emocionais podem atuar como agentes desencadeantes ou agravantes, o que também pode ser observado após traumas físicos, particularmente encefálicos.

Os seguintes fatores têm sido implicados em sua etiopatogenia:

- **Genéticos:** a participação genética é apoiada pela existência de casos familiares em até 20% dos indivíduos afetados e pela associação com doenças congênitas, como as síndromes de Down e Vogt-Koyanagi-Harada. A história familiar é maior nos indivíduos com início precoce da alopecia, alcançando 37% nos doentes com início do processo antes dos 30 anos e 7,1% quando a afecção se inicia após os 30 anos. Acredita-se que a alopecia areata seja de base poligênica, e diversos genes já foram relacionados, como *CTLA4; IL2/IL21; ULBP3/ULBP6; IL2RA; EOS/ERBB3; IL13; CLEC16A; PRDX5; STX17*. Os estudos sobre associação com HLA demonstram associação com HLA tipo 2, localizado no cromossomo 6p 21.32, particularmente HLA DR4, DR5 e DQ3.

- **Imunológicos:** uma série de evidências apoia a definição da alopecia areata como doença de participação imunológica. Acredita-se que o folículo piloso seja um tecido "imunologicamente privilegiado", protegido das células T autorreativas, e que a falha de tal privilégio imunitário desempenhe um papel fundamental na patogênese da alopecia areata. Há um infiltrado linfocitário de linfócitos T em torno dos folículos pilosos na área afetada, acometendo os melanócitos foliculares ou queratinócitos da matriz. Além disso, encontra-se associação de alopecia areata com atopia, urticária e doenças autoimunes, como tireoidites, vitiligo, doença celíaca, artrite reumatoide e diabetes tipo 1.

Manifestações clínicas

O início é brusco, com perda de cabelos ou pelos em áreas circulares ou ovais, única ou múltipla, sem qualquer outra alteração. A placa da pelada é lisa e brilhante. Na borda, podem ser retirados pelos que são afilados e descorados para o lado da raiz, que apresenta dilatação. São os cabelos peládicos, em ponto de exclamação. A placa cresce em tamanho, atingindo dimensões variáveis **(FIGURA 29.9)**.

A prognose é, em regra, favorável. Após 2 a 6 meses, pode haver reponta; os cabelos são, no início, de cor branca, adquirindo, posteriormente, a cor normal. Novas áreas de pelada podem surgir concomitante ou subsequentemente. A prognose é menos favorável quando há ocorrências repetidas, comprometimento de outras áreas, como barba, sobrancelhas e cílios, e quando surge antes da puberdade. A pelada decalvante é mais grave. Começa por áreas múltiplas que, depois, coalescem. Outro tipo de evolução desfavorável, mais encontrado em crianças, é a chamada pelada em coroa ou ofíase, que se inicia na nuca, progredindo para a frente pela orla do couro cabeludo **(FIGURA 29.10)**. A forma ofíase inversa (ou sisaifo) é uma forma muito rara de alopecia que acomete a região fronto-parieto-temporal. Outras formas menos comuns de apresentação são a forma reticular, na qual ocorrem várias placas de alopecia areata separadas por faixas de cabelos não acometidos pela doença **(FIGURA 29.11)**, e a forma difusa, que apresenta um afinamento agudo e difuso. Pode haver com-

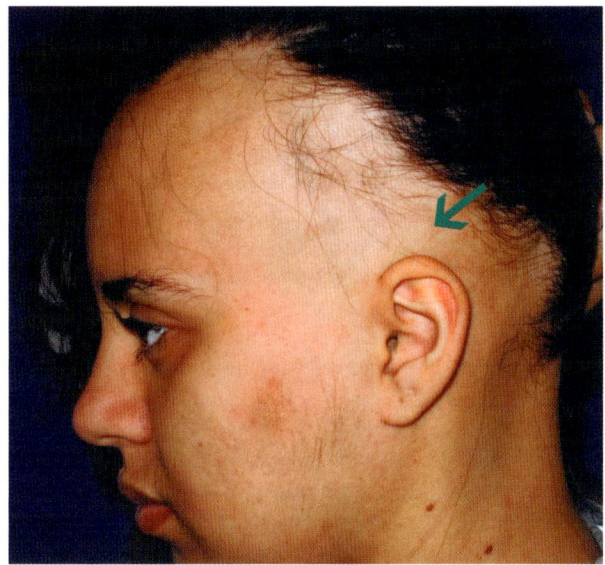

FIGURA 29.10 – Alopecia areata ofiásica. Área alopécica que se inicia na nuca e progride pela orla do couro cabeludo.

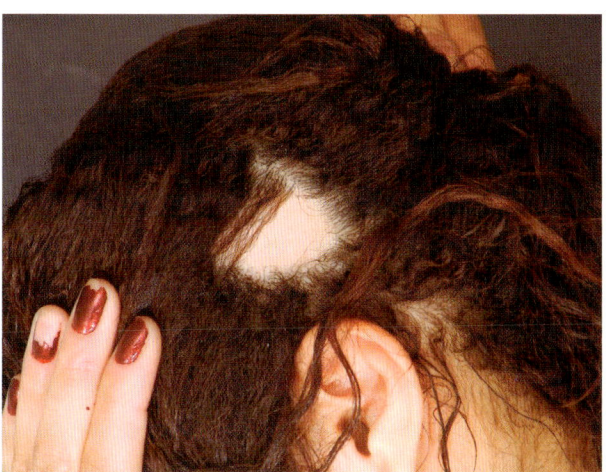

FIGURA 29.9 – Alopecia areata em placa. Área alopécica sem alteração inflamatória.

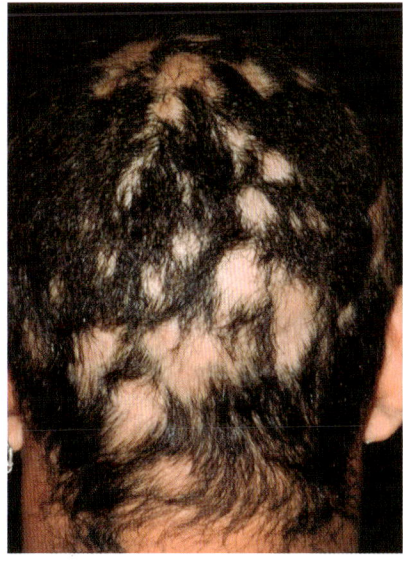

FIGURA 29.11 – Alopecia aerata reticular. Placas de alopecia areata separadas por faixas de cabelos não acometidos.

prometimento de todo o couro cabeludo (alopecia total) ou de todos os cabelos e pelos (alopecia universal) **(FIGURA 29.12)**.

Uma das formas de avaliação da severidade da alopecia areata é pela utilização do escore SALT (do inglês *severity of alopecia tool score*). Ele é calculado dividindo-se o couro cabeludo em quatro áreas: vértex, lado direito, lado esquerdo e região posterior, que correspondem, respectivamente, a 40, 18, 18 e 24% da superfície total do couro cabeludo. A porcentagem de perda de cabelo em qualquer uma dessas regiões é calculada multiplicando a porcentagem de perda de cabelo da área estudada pela porcentagem da área da superfície do couro cabeludo correspondente. Posteriormente, o valor encontrado em cada região é somado e enquadrado em alguma das seguintes categorias, denominadas S (*scalp hair loss*): S0: sem queda de cabelo; S1: até 25% de queda de cabelo; S2: 26 a 50% de queda de cabelo; S3: 51 a 75% de queda de cabelo; S4: 76 a 99% de queda de cabelo; S5: 100% de queda de cabelo. Por exemplo, se a porcentagem de queda de cabelo no vértex, no lado direito, no lado esquerdo e na região posterior for, respectivamente, de 20, 30, 40 e 50%, o escore SALT deve ser calculado da seguinte forma: $(20 \times 0,4) + (30 \times 0,18) + (40 \times 0,18) + (50 \times 0,24) = 32,6$, que deve ser classificado como S2.

O acometimento das unhas ocorre em 10% dos casos de alopecia areata. Depressões puntiformes das lâminas ungueais podem ser vistas, sendo encontradas com maior frequência nos casos mais graves. Traquioníquia de algumas ou todas as unhas pode ocorrer.

Anormalidades oftalmológicas também foram associadas à alopecia areata, entre elas a presença de drusas (excrescências hialinas na coroide), opacidades do cristalino, catarata subcapsular posterior e diminuição da acuidade visual.

A alopecia areata deve ser distinguida das tíneas. Estas ocorrem na infância e se caracterizam pela tonsura dos cabelos. Outra diagnose diferencial é com alopecias cicatriciais, nas quais a pele perde o brilho, a cor e a consistência, com desaparecimento dos folículos pilosos. A tricotilomania, principalmente em crianças, deve ser incluída na diagnose diferencial. As formas difusas devem ser diferenciadas de eflúvio telógeno, alopecia androgenética e alopecia sifilítica.

A evolução da alopecia areata relaciona-se com a forma clínica. As formas localizadas em geral regridem de modo espontâneo, enquanto que as formas extensas, tipo ofíase total ou universal, são extremamente resistentes e de prognose grave, apresentando grande impacto psicossocial.

Histopatologia

Os achados histopatológicos revelam infiltrado inflamatório peribulbar de células T ao redor de folículos anágenos terminais, fornecendo a imagem característica em "enxame de abelha", que consiste em ambos os linfócitos CD4+ e CD8+, podendo conter eosinófilos em alguns casos. O infiltrado inflamatório pode estar ausente em casos crônicos; nessa situação, o diagnóstico de alopecia areata pode ser difícil. Também ocorre a presença de folículos miniaturizados, folículos pilosos em fase catágena/telógena e grumos de melanina. Esses achados são visualizados em ambos os cortes transversais e verticais.

Dermatoscopia

Os principais achados dermatoscópicos da alopecia areata são pontos pretos, fios peládicos ou em ponto de exclamação, cabelos quebrados, pontos amarelos e velos curtos. Para o diagnóstico, os achados mais sensíveis são os pontos amarelos e os velos curtos, enquanto os pontos pretos, os fios peládicos e os cabelos quebrados são os achados mais específicos. A dermatoscopia da alopecia areata varia conforme o grau de atividade da doença. Na doença em atividade, observam-se fios peládicos, cabelos quebrados, pontos pretos e *coudability hairs* (cabelos de aspecto normal afilados na extremidade proximal do couro cabeludo). Nas doenças menos ativas e crônicas, predominam pontos amarelos e cabelos velos. Na fase de repilação, observam-se cabelos curtos de repilação (com ponta distal afilada e que rapidamente se tornam grossos) e cabelos finos circulares, os "cabelos de rabo de porco". Além do diagnóstico, a dermatoscopia é útil no acompanhamento e na avaliação da resposta ao tratamento.

Tratamento

A alopecia areata não tem repercussões sistêmicas, mas tem tendência a recorrências. Não existem, até o momento, recursos para impedir as recorrências. Quadros localizados acometendo menos de 40% do couro cabeludo tendem a ser autolimitados; repilação espontânea tende a ocorrer no prazo de 1 ano em até 80% dos casos. As opções terapêuticas são inúmeras e variam de acordo com a extensão do quadro.

Formas localizadas

Tópicos rubefacientes não são mais usados. Corticoide tópico de alta potência em loção ou creme é a primeira opção, podendo inclusive ser feito em esquema oclusivo. Foliculite é o principal efeito colateral. Eventualmente, são realizadas aplicações de neve carbônica. Em casos resistentes, infiltra-

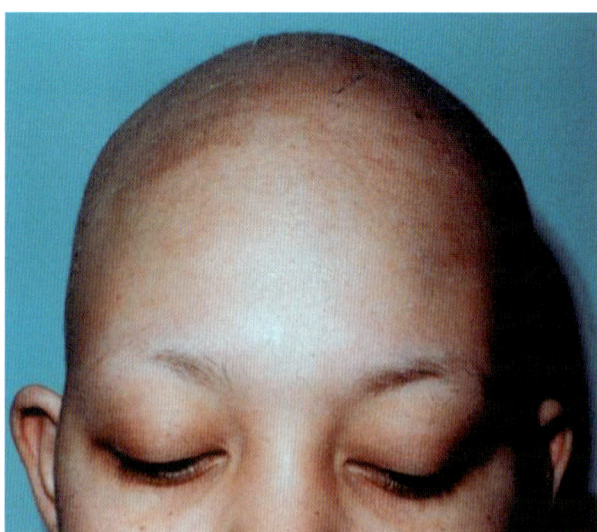

FIGURA 29.12 – Alopecia areata total. Observa-se ausência total de cabelos.

ção com triancinolona, 3 a 4 mg/mL até 10 mg/mL de soro fisiológico, pode ser indicada. Atrofia temporária pode ocorrer. Para casos com placas de alopecias limitadas, de curta duração (menos de 1 ano), pode-se optar por não tratar, uma vez que a regressão espontânea ocorre com frequência.

Formas disseminadas

- **Infiltração com corticoide:** é o recurso mais efetivo. Emprega-se a triancinolona, na diluição de 3 a 4 mg/mL até 10 mg/mL, dose total de 10 a 20 mg, por aplicação semanal ou quinzenal, posteriormente mais espaçada, consoante a resposta clínica. O corticoide é injetado logo abaixo da derme, no subcutâneo superior.
- **Antralina:** atua pela ação irritativa e é empregada em concentração de 1%, inicialmente deixando agir por 30 minutos no método de curta aplicação, que deve ser aumentado 10 minutos semanalmente.
- **Medicamentos sensibilizantes:** inicialmente, foi empregado o dinitroclorobenzeno (DNCB). Demonstrou-se, posteriormente, uma ação mutagênica do DNCB em animais, com possível risco carcinogênico, razão pela qual seu uso foi abandonado. Atualmente, usa-se o dibutilester do ácido esquárico (SADBE, do inglês *squaric acid dibutylester*) e a difenciprona (DPCP, do inglês *diphenylcyclopropenone*). São indicados quando a área alopécica é superior a 40% no couro cabeludo. Repilação ocorre em 50 a 60% dos pacientes, porém recidivas são frequentes. Há reações adversas como urticária, eritema multiforme, dermatite de contato e vitiligo. A técnica utilizada é sensibilização inicial em área de 4 cm^2 com a solução a 2% de SADBE ou difenciprona. Após 1 semana, deve-se usar, em parte do couro cabeludo, solução a 0,001% e, de acordo com a reação, aumentar semanalmente a área e a concentração da solução para 0,0025 a 0,005%, 0,01 a 0,025%, 0,05 a 0,1%, 1 a 2%. Localmente, ocorre eritema ou erupção eczematosa. Eventualmente, ocorrem áreas acrômicas. Reações adversas sistêmicas são reportadas como urticária e eritema multiforme. O tratamento deve ser descontinuado após seis meses se não houver resposta clínica.
- **Fotoquimioterapia:** exposição ao ultravioleta A após uso de psoralênico tópico ou sistêmico (PUVA). Os resultados são variáveis, o índice de recidivas é extremamente alto após a interrupção do tratamento, e a terapia contínua em geral é necessária para manter o resultado, o que pode levar a uma alta dose cumulativa de UVA. Preconiza-se de 20 a 40 sessões até que ocorra resultado favorável.
- **Minoxidil:** estudos demonstram resultados conflitantes e variáveis. É utilizado em soluções a 5%, isoladamente ou em associação com antralina e corticoides tópicos. Mostra-se pouco efetivo nas formas graves.
- **Imunossupressores sistêmicos e tópicos:** não são efetivos.
- **Análogos da prostaglandina F2α:** resultados variáveis com o uso do latanoprost e do bimatoprost nos pacientes com alopecia areata das sobrancelhas.
- **Terapia com *laser*:** alguns estudos mostraram repilação com o uso de *laser* diodo e *excimer laser*.

ALOPECIA TOTAL

A infiltração de triancinolona, a cada 7 ou 15 dias, na dosagem máxima de 12 mg/sessão, é o tratamento efetivo e a primeira indicação, devendo ser complementada pelo uso tópico de corticoide para a alopecia total do couro cabeludo.

ALOPECIA TOTAL OU UNIVERSAL

- Deve-se iniciar o tratamento com corticoide por via sistêmica na dosagem de 1 mg/kg/dia de prednisona ou equivalente e diminuir progressivamente a dose. Com a interrupção do corticoide, em geral há recidiva. Caso seja possível um controle com dose baixa, este pode ser mantido.
- O corticoide pode ser prescrito sob a forma de pulsoterapia a cada 3 a 4 semanas, considerando os efeitos colaterais. Caso não ocorra uma resposta favorável, o tratamento sistêmico deve ser abandonado, tendo em vista os efeitos colaterais da corticoterapia.
- O metotrexato usado na dose de 15 a 25 mg/semana, associado ou não ao corticoide oral, demonstrou resultados satisfatórios em alguns estudos clínicos.
- A terapia com PUVA não tem demonstrado resultados satisfatórios.
- Ciclosporina, usada tópica ou sistemicamente, isolada ou associada com corticoide, não tem eficácia comprovada. Recidivas são frequentes quando o tratamento é interrompido. O minoxidil a 2 a 5% topicamente é pouco eficaz. Outros medicamentos relatados com possível ação terapêutica são mostarda nitrogenada, zinco e dapsona.
- As medicações biológicas, em particular os inibidores do fator de necrose tumoral (TNF, do inglês *tumor necrosis factor*), são ineficazes. Existem alguns relatos de aparecimento de alopecia areata em pacientes recebendo anti-TNF por outros motivos.
- Isoprinosina é um medicamento antigo que apresenta propriedades antivirais e imunoestimulatórias e respostas variáveis na alopecia areata.
- Nas formas de alopecia total ou universal resistentes à terapia, muitos pacientes masculinos têm vida normal, aceitando a afecção, sem usar qualquer recurso. Em mulheres, recursos como perucas possibilitam bons resultados estéticos.

ALOPECIAS DIFUSAS

O crescimento dos cabelos ocorre continuamente, por meses e anos (fase anágena). Com a parada do crescimento (fase catágena), após algumas semanas, inicia-se a queda (fase telógena). Isso ocorre assincronicamente nos diversos folículos pilosos. Noxas podem atuar sobre os cabelos, com ação aguda e rápida, causando dano intenso, perturbando o metabolismo e inibindo a atividade mitótica da matriz. O cabelo eliminado é mais fino, irregular e com fraturas em áreas de constrição, em dias ou semanas, consoante a intensidade da noxa. É o cabelo anágeno-distrófico, que ocorre na alopecia difusa aguda do tipo imediato ou eflúvio anágeno-distrófico. O dano é severo o suficiente para gerar alteração na taxa de crescimento do cabelo, mas não converte o pelo anágeno em telógeno, como ocorre no eflúvio telógeno. Outras noxas podem atuar sobre o cabelo de maneira lenta e gradual, determinando uma interrupção do período de crescimento dos cabelos, ou seja, da fase anágena, e conversão para a fase telógena. Por isso, há maior perda de cabelos por aumento dos cabelos telógenos. Estes podem ser facilmente reconhecidos, pois se apresentam descorados e mais finos na proximidade da raiz, tendo o bulbo dilatado (cabelo em clava), eventualmente com um saco epitelial que envolve a clava. É a alopecia difusa crônica, do tipo tardio ou eflúvio telógeno. Existem quadros intermediários entre as duas formas.

EFLÚVIO ANÁGENO-DISTRÓFICO

Diversas causas podem causar alopecia aguda difusa, em dias ou semanas, com a eliminação de cabelos anágeno-distróficos.

- Moléstias infecciosas agudas, febris.
- Medicamentos, em particular aqueles usados em quimioterapia oncológica. Geralmente ocorre quando se utilizam medicamentos combinados, sendo os causadores mais comuns doxorrubicina, paclitaxel, ciclofosfamida, etoposide, metotrexato e bleomicina. Os novos agentes quimioterápicos também estão associados ao eflúvio anágeno, como os inibidores da tirosinocinase, sorafenibe e sunitinibe, e os inibidores do receptor do fator de crescimento epidérmico, cetuximabe. Além da quimioterapia, são citados bismuto, levodopa, colchicina e ciclosporina como causadores de eflúvio anágeno.
- Radioterapia.
- Intervenções cirúrgicas prolongadas, com longo tempo de recuperação.
- Na sífilis secundária, há uma perda de cabelos em clareiras, que pode constituir a queixa principal. A presença de micropoliadenopatia, dados da história e sorologia confirmam a diagnose.
- Exposição a agentes tóxicos como mercúrio, boro, tálio, cádmio e cobre, que se ligam ao enxofre presente na queratina do cabelo.

Tratamento

Excluída a causa, é indicada alimentação rica em proteínas e administração de preparações com vitaminas e sais minerais. Deve-se usar um corticoide tópico. Nas alopecias após quimioterapia oncológica, há relato de recuperação mais rápida com o uso de minoxidil tópico.

Prognóstico

O eflúvio anágeno-distrófico costuma ser reversível, e o crescimento do cabelo ocorre em 3 a 6 meses. O novo cabelo pode apresentar características diferentes do original, podendo se tornar cacheado, grisalho ou até mesmo liso, provavelmente devido aos efeitos da quimioterapia ou radioterapia nos melanócitos dos folículos e no epitélio da bainha radicular interna.

Em algumas situações, pode ocorrer alopecia permanente, principalmente após altas doses de busulfan, docetaxel, paclitaxel e ciclofosfamida. Nessas situações, ocorre o crescimento capilar incompleto, com afinamento difuso, podendo lembrar alopecia androgenética. A fisiopatologia da alopecia permanente pós-quimioterapia ainda é desconhecida, mas pode resultar de dano tóxico às células-tronco do "bulge" ou na quebra dos mecanismos de estimulação do ciclo capilar ou por disfunção endócrina.

O exame histopatológico demonstra redução de folículos pilosos terminais sem fibrose cicatricial, associada a numerosos tratos fibrosos, pelos miniaturizados, preservação de glândulas sebáceas e músculo eretor do pelo e aumento de pelos telógenos. Observa-se ausência ou leve infiltrado inflamatório perifolicular ou perianexial. Esses achados são compatíveis com alopecia permanente não cicatricial.

EFLÚVIO TELÓGENO

A manifestação é a queixa de perda excessiva de cabelos. Eventualmente, o paciente traz até uma porção de cabelos para mostrar a perda. A queda diária considerada normal é bastante variável: sendo a quantidade total de fios no couro cabeludo de 75.000 a 150.000, a média de queda estimada varia de menos de 50 a mais de 100 cabelos/dia. Alguns pacientes referem afinamento bitemporal e cabelos curtos na linha de implantação dos fios. Alguns pacientes se queixam de tricodinia, que se refere a dor, desconforto ou parestesia na pele do couro cabeludo. O eflúvio telógeno pode ser dividido em agudo, com duração de até 6 meses, ou crônico, com duração maior que 6 meses.

Na maioria dos eflúvios telógenos agudos, há algum desencadeante identificável. Já no eflúvio telógeno crônico, apesar de poder se iniciar como um eflúvio telógeno agudo, na maioria dos casos não há gatilho evidente. Muitos autores consideram o eflúvio telógeno crônico como uma perda difusa de cabelo cíclica em mulheres. Foi proposto que o eflúvio telógeno crônico seja secundário a fenômenos de sincronização do ciclo do cabelo, com encurtamento da fase anágena ou teloptose prematura. O paciente típico é uma mulher saudável, entre 30 e 60 anos, com densidade capilar normal e fios grossos, sem miniaturização. Pode haver aumento do recesso bitemporal e testes objetivos demonstrando queda aumentada, porém, apesar de meses ou anos de queda, não há evolução para rarefação ou falhas.

Headington classificou o eflúvio telógeno em cinco subtipos, de acordo com os diversos mecanismos fisiopatológicos que atuam desregulando o ciclo capilar:

1. **Liberação anágena imediata:** na qual o folículo anágeno entra prematuramente em fase telógena. É o mecanismo

mais comum da queda, por estresse fisiológico, incluindo episódios de febre alta e estresse psicológico, provavelmente por ação das citocinas circulantes. Como a queda envolve a transição do anágeno para o catágeno, a perda de cabelo ocorre de 2 a 3 meses após o evento desencadeante.

2. **Liberação anágena retardada:** na qual ocorre prolongamento da fase anágena, resultando em queda sincrônica de fios telógenos. O exemplo clássico é o eflúvio telógeno pós-parto. Durante a gestação, há estímulo ao crescimento dos fios e prolongamento do anágeno por ação estrogênica. Após o parto, há retorno dos níveis hormonais ao padrão normal, e os fios ciclam para telógeno de forma sincrônica. O mesmo mecanismo ocorre na suspensão de pílulas anticoncepcionais e reposição hormonal.

3. **Síndrome do anágeno curto:** na qual ocorre encurtamento da fase anágena, gerando aumento da fase telógena. Há aumento na queda e diminuição do comprimento dos fios, como ocorre na alopecia androgenética.

4. **Liberação telógena imediata:** na qual ocorre encurtamento da fase telógena, o que leva os folículos a entrarem prematuramente em fase anágena; um exemplo clássico é a queda causada no início do tratamento com minoxidil.

5. **Liberação telógena retardada:** na qual ocorre um prolongamento da fase telógena e atraso na transição para a fase anágena, gerando aumento dos fios em queda. É o provável mecanismo da troca de pelagem dos mamíferos e das quedas sazonais.

As principais causas de eflúvio telógeno são doença grave febril, parto, cirurgias, anemia, hiper e hipotireoidismo, dieta de emagrecimento, tanto por carência alimentar ou, eventualmente, por anorexígenos e medicamentos utilizados no regime. Medicamentos diversos, como β-bloqueadores, retinoides, anticoagulantes, anticonvulsivantes, antitireoidianos e psicotrópicos, geram queda por liberação anágena ou telógena imediata. Estados estressantes prolongados podem ser causa de alopecias difusas, provavelmente pela ação do córtex sobre o sistema neuroendócrino, o que gera uma liberação anágena imediata. Deve-se pesquisar também a presença de doenças crônicas como insuficiência renal ou hepática crônica, neoplasia avançada, doenças pancreáticas, lúpus eritematoso sistêmico, outras doenças do tecido conectivo como dermatomiosite e infecção pelo HIV. Infecções ou processos inflamatórios locais, como dermatite seborreica e dermatite de contato alérgica a tinturas, podem causar queda por liberação de citocinas inflamatórias.

Sabe-se que deficiência proteica (má-nutrição, gastrenterites, parasitoses, glomerulonefrites), anemia ferropriva, deficiência de zinco (acrodermatite enteropática e nutrição parenteral sem zinco) e deficiência de biotina (deficiência congênita de biotinidase) alteram a produção dos cabelos, sendo causas de eflúvio telógeno. No entanto, a relação da perda de cabelo com a diminuição desses elementos sem deficiência comprovada, como valores de ferritina baixos sem anemia, é mais complexa e controversa. Ainda não há estudos definitivos sobre o papel da dosagem desses nutrientes como *screening* nem sobre reposições nutricionais em pessoas saudáveis sem outros sinais clínicos de deficiência além de queda de cabelo.

Apesar da investigação detalhada, em um terço dos eflúvios telógenos agudos não há identificação do desencadeante.

Manifestações clínicas

O exame do couro cabeludo em geral não mostra alterações. Na dermatoscopia, não existem achados específicos, porém pode ser observado um diâmetro uniforme dos fios, a presença de fios em crescimento e unidades foliculares apresentando uma única haste ou até mesmo aberturas foliculares vazias. É importante a exclusão de outras causas de alopecia, principalmente alopecia androgenética, muitas vezes coexistente. Outro diagnóstico diferencial é o pseudoeflúvio psicogênico, um transtorno dismórfico corporal (dismorfofobia), cujo critério central é a preocupação excessiva com uma perda ou desfiguração na aparência física, que ou não existe ou só é extremamente leve.

A diagnose confirma-se pelas seguintes provas:

- **Prova da tração leve ou manobra de Sabouraud:** devem-se introduzir os dedos abertos entre os cabelos; então, fecha-se o polegar, o indicador e os dedos do meio e realiza-se uma tração leve a moderada em cerca de 20 a 60 pelos a partir da base perto do couro cabeludo. Se mais de 10% dos pelos forem removidos, o teste de tração é positivo e implica queda de cabelo ativa. O paciente não deve lavar os cabelos um dia antes. Deve-se verificar se são cabelos telógenos, examinando-os com fundo escuro.

- **Prova da tração forte (tricograma):** permite verificar a proporção de cabelos anágenos e telógenos e também a variabilidade do diâmetro das hastes. O exame deve ser feito no quinto dia após a última lavagem. Retiram-se de 50 a 100 cabelos com um porta-agulha ou uma pinça de Halsted (mosquito) com a ponta envolta por manguito de látex. Deve-se fazer pressão lateral com os dedos e, com um golpe único, retirar os fios na direção de seu crescimento. Esses fios poderão ser examinados a vista desarmada ou microscopicamente. Para isso, serão cortados, a parte distal e a proximal com a raiz, colocados em lâmina e cobertos com lamínula e embebidos em água. O exame em pequeno aumento permite verificar se o pelo é anágeno, anágeno-distrófico, telógeno e outras alterações. O tricograma normal revela pelo menos 80 a 90% de cabelos anágenos, 10 a 20% de telógenos e 1 a 2% de distróficos. O tricograma telógeno revela mais de 20% de cabelos telógenos, e o distrófico, mais de 2% de anágeno-distróficos.

- **Fototricograma:** por meio de *softwares* de computadores, realiza-se a contagem da densidade capilar, a contagem de fios velos e terminais pela espessura dos fios e a estimativa de telógenos e anágenos. No primeiro dia, é feita raspagem dos fios em área padronizada na altura do couro cabeludo, deixando todos os fios no mesmo comprimento. Após 2 a 3 dias, é feita a leitura da região raspada por foto do local, tirada após tintura dos tocos de cabelo com o intuito de aumentar o contraste do fio com o couro cabeludo. O *software* interpreta que os fios sem crescimento estão em telógeno e calcula as proporções.

Em caso de dúvida, pode-se proceder ao exame anatomopatológico, no qual se verifica aumento no número de fios em fase telógena e relação T:V acima de 8:1. As glândulas sebáceas encontram-se normais, e não há evidências de infiltrado inflamatório.

Na diagnose, exames complementares podem ser solicitados como hemograma completo, sorologia para sífilis, função tireoidiana, FAN e outros, quando indicados. A dosagem de ferro sérico, ferritina, zinco e outros nutrientes pode ser solicitada dependendo do caso.

Tratamento

Consiste na identificação e na correção da causa, se possível. É crucial o esclarecimento do paciente quanto à natureza autolimitada da condição e o oferecimento de suporte psicológico para a ansiedade e o medo que a perda de cabelos traz. O eflúvio telógeno agudo remite em alguns meses em 95% dos casos.

Minoxidil a 2 a 5% diariamente pode ser útil por prolongar a fase anágena. No entanto, por causar teloptose prematura, há acentuação da queda no início do tratamento. Alguns trabalhos demonstraram benefício no uso de suplementos vitamínicos e corticoides tópicos, porém ainda não há estudos controlados em seres humanos.

É possível acompanhar objetivamente a evolução do tratamento, em particular em pessoas com temperamento obsessivo, da seguinte maneira: 1 semana por mês, conservar todos os cabelos, em caso de perda excessiva. Assim, é possível contar 1/3 ou um 1/4, multiplicando e depois dividindo por 7, para saber a perda diária. Repetir a contagem por 4 a 6 meses, para análise da evolução.

Prognóstico

O eflúvio telógeno agudo, em geral, é autolimitado. Uma proporção pequena de eflúvio telógeno pós-parto pode apresentar quedas episódicas devido à não reversão para um padrão de crescimento assincrônico. Mulheres na pós-menopausa também podem não apresentar recuperação completa dos fios devido à concomitância com alopecia senil ou alopecia androgenética. Eflúvio telógeno agudo que não remite após um período prolongado pode representar uma alopecia androgenética inicial ou uma alopecia areata difusa.

ALOPECIA ANDROGENÉTICA

A mais frequente das alopecias, acometendo até 50% dos homens e 40% das mulheres em torno dos 50 anos. É referida no papiro de Ebers, no século XVII a.C. Hipócrates, o pai da medicina, era calvo, por isso a denominação de calvície hipocrática. É quadro geneticamente determinado com a participação de hormônios androgênios. O mecanismo hereditário ainda não está completamente elucidado, ocorrendo mais provavelmente uma heterogenicidade genética, que varia de autossômica dominante com ou sem penetrância variável, herança ligada ao sexo até herança poligênica e multifatorial. Um dos genes mais relacionados à alopecia androgenética é o gene do receptor de androgênio, que está localizado no cromossomo X. No entanto, esse gene não explica o padrão de transmissão genética de pai para filho, uma vez que o homem herda o cromossomo X de sua mãe. Além disso, estudos com genes de receptores de androgênios são difíceis de serem reproduzidos ou interpretados nas mulheres, uma vez que o gene está localizado no cromossomo X e, por isso, uma de suas cópias será inativada aleatoriamente.

A instalação do quadro depende da ação androgênica, e a di-hidrotestosterona (DHT), um metabólito da testosterona, parece ter papel preponderante em sua etiopatogenia. A alopecia androgenética surge após a puberdade, período no qual os androgênios passam a interagir com os folículos pilosos androgênio-sensíveis geneticamente determinados, resultando em uma sequência de eventos que incluem a miniaturização folicular (transformação do folículo terminal em velos), devido à redução do volume da papila dérmica, e a alteração do ciclo de crescimento capilar com redução da fase anágena, culminando com o afilamento progressivo e a definitiva queda dos cabelos. Indivíduos castrados antes da puberdade não desenvolvem a alopecia, porém, se receberem terapia androgênica, desenvolverão perda de cabelos do tipo masculino. Igualmente, os eunucos não ficavam calvos.

O padrão e o grau da alopecia androgênica são determinados pela distribuição dos receptores de androgênios e das enzimas conversoras de androgênios nos folículos das diferentes regiões do couro cabeludo. A suscetibilidade androgênica pode variar nas unidades foliculares das diferentes regiões do couro cabeludo, determinando o padrão masculino de alopecia, ou pode variar entre os folículos individuais de uma mesma unidade folicular, determinando o padrão feminino de alopecia.

A enzima 5-α-redutase catalisa a conversão de testosterona em DHT. A DHT é considerada responsável pela miniaturização progressiva dos folículos pilosos geneticamente determinados, encurtando a fase de crescimento anágeno dos cabelos e reduzindo o volume da matriz celular dos folículos. Há dois tipos de 5-α-redutase (1 e 2), cujos genes responsáveis se encontram nos cromossomos 5 e 2, respectivamente. A 5-α-redutase tipo 1 é encontrada na pele e nas glândulas sebáceas, e o tipo 2 é encontrado na próstata, na papila do pelo e no aparelho geniturinário. A testosterona, penetrando na célula, é reduzida pela 5-α-redutase em DHT, que se liga a uma proteína receptora de androgênio. Esse complexo penetra no núcleo, ligando-se ao ácido ribonucleico (RNA), e estimula o pelo em áreas androgênio-dependentes. No couro cabeludo, devido a uma alteração genética, o complexo, penetrando nas células pilosas, pode determinar depressão no desenvolvimento do pelo com a fase anágena, tornando-se de menor duração e aumentando a fase telógena. Essa ação ocorre, na maioria das vezes, com níveis normais de testosterona e, excepcionalmente, com níveis aumentados. Tanto homens quanto mulheres apresentam níveis de 5-α-redutase e receptores de androgênios superiores na região frontal em relação à região occipital, porém os homens apresentam maior quantidade de 5-α-redutase e receptores de androgênios na região frontal quando comparados às mulheres.

A importância da 5-α-redutase tipo 2 na etiopatogenia da alopecia androgênica é evidenciada pelo fato de indivíduos com deficiência hereditária da 5-α-redutase nunca desenvolverem alopecia androgenética. Já no couro cabeludo de homens com alopecia androgenética, ocorre elevada conversão de testosterona em DHT. Nas mulheres, as variações clínicas da alopecia androgenética, quando comparadas ao padrão masculino, provavelmente se devem às menores concentrações de androgênios e da enzima 5-α-redutase, bem como de níveis elevados de aromatase, enzima conversora de testosterona em estradiol. Antes da menopausa, os estrogênios atuam como agentes antiandrogênicos.

ALOPECIA ANDROGENÉTICA MASCULINA

A calvície masculina inicia-se pela perda de cabelos na linha frontal do couro cabeludo, com entradas laterais e/ou no vértex. Utiliza-se a escala de Hamilton e Norwood para classificar o grau de acometimento.

A progressão pode ser lenta ou rápida, sendo, geralmente mais intensa quanto mais cedo se iniciar. Quando se instala na 4ª ou 5ª década de vida, dificilmente evolui para uma alopecia extensa. Quando o início é precoce, na adolescência, a evolução é mais rápida, e a calvície atinge quase todo o couro cabeludo, poupando somente as têmporas e o occipício. Com a diminuição dos cabelos anágenos, aumentam os telógenos. Os cabelos eliminados são finos e descorados e apresentam bulbo terminal em clava. Progressivamente, os cabelos tornam-se mais finos, desaparecem os cabelos terminais e, na fase final, permanecem pelos do tipo velo.

Geralmente, no homem, a alopecia acompanha-se de seborreia, pelo estímulo androgênio das glândulas sebáceas. A seborreia é um fator associado à calvície, sem qualquer papel etiológico. Entretanto, é possível que, pela própria alteração genética, haja maior sensibilidade das glândulas sebáceas ao androgênio e que a seborreia possa representar um fator agravante na calvície.

Não há associação com doença sistêmica. Há, entretanto, estudos limitados que referem maior risco de doença coronariana e aumento significativo do colesterol e dos triglicerídeos nos calvos em comparação com não calvos.

ALOPECIA ANDROGENÉTICA FEMININA

Apesar de compartilhar a mesma característica histopatológica de miniaturização do folículo piloso, a alopecia androgenética feminina apresenta algumas peculiaridades em relação à alopecia androgenética masculina. Nas mulheres, não foi suficientemente demonstrada a dependência da perda de cabelo aos androgênios, e pode ocorrer mesmo na ausências deles. Provavelmente, nas mulheres, os hormônios femininos também desempenhem função importante na regulação do crescimento e do ciclo dos pelos, e os mecanismos de perda dos fios não foram totalmente elucidados. Por esses motivos, atualmente prefere-se o uso do termo "padrão feminino de perda capilar".

Os cabelos tornam-se mais finos e há uma rarefação difusa, principalmente nas regiões frontoparietais, com acentuação frontal (padrão chamado "em árvore de natal"), sem formar áreas de alopecia. Utiliza-se a escala de Ludwig para classificar o grau de acometimento **(FIGURA 29.13)**. Na maioria das vezes, não existe alteração hormonal e não há seborreia.

Distúrbios menstruais, infertilidade, hirsutismo, acne, obesidade e diabetes devem ser investigados para se diagnosticarem eventuais distúrbios associados, tais como síndrome dos ovários policísticos, hiperplasia adrenal congênita e a síndrome SAHA (seborreia, alopecia, hirsutismo, acne), na qual ocorre alopecia no couro cabeludo relacionada a aumento de androgênios de origem ovariana ou das adrenais (ver Hirsutismo adiante).

A associação com eflúvio telógeno deve sempre ser considerada e, se diagnosticada, deve ser tratada de acordo com sua etiologia.

Diagnose

A diagnose da alopecia androgenética no homem e na mulher, em geral, não apresenta dificuldades. Na mulher, principalmente se a perda de cabelos se assemelhar com o padrão masculino, deve ser distinguida da síndrome SAHA e de outras alopecias devidas a alterações hormonais, como referido no item Hirsutismo. No homem, os critérios para o diagnóstico da alopecia androgenética incluem:

- Início do quadro após a puberdade.
- Padrão de recesso e afilamento capilar bitemporal, frontal ou do vértex.
- Miniaturização visível dos fios.
- História familiar de alopecia androgenética em parentes de 1º ou 2º grau.

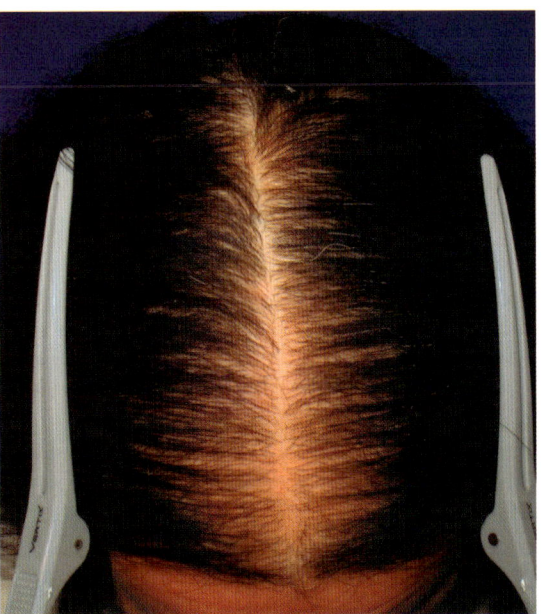

FIGURA 29.13 – Alopecia androgenética feminina. Rarefação e afinamento fronto-parietal.

Dermatoscopia

A alopecia androgenética pode apresentar diversos achados dermatoscópicos, entre eles presença dos pontos amarelos (que significa o óstio folicular sem haste, com presença de sebo), aumento da proporção de fios finos, aumento na variabilidade do diâmetro da haste dos fios, unidades foliculares com haste única e sinal peripilar (halo amarronzado ao redor dos folículos, correspondendo ao infiltrado inflamatório). Alguns autores sugerem critérios dermatoscópicos diagnósticos, como se seguem:

- **Critérios maiores:**
  - Presença de quatro pontos amarelos na região frontal, em quatro imagens com aumento de 70×.
  - Espessura média dos fios na região frontal menor que da região occipital.
  - Mais de 10% de cabelos finos (< 0,03 mm) na região frontal.
- **Critérios menores:**
  - Razão da porcentagem de fio único por unidade pilossebácea, frontal:occipital > 2:1.
  - Razão do número de velos, frontal:occipital > 1,5:1.
  - Razão de folículos com descoloração peripilar, frontal:occipital > 3:1.

O diagnóstico de alopecia androgenética pode ser feito na presença de dois critérios maiores ou um maior e dois menores.

Histopatologia

As alopecias androgenéticas masculina e feminina apresentam o mesmo padrão histológico. Observa-se um número normal de unidades foliculares, apresentando miniaturização (diminuição de pelos terminais e aumento de pelos velos), gerando uma relação T:V menor que 4:1. Outro achado é o aumento do número de fios telógenos e de tratos regressivos. Pode haver presença de infiltrado inflamatório linfocitário perifolicular leve ou ausente.

Tratamento

Tratamento tópico

Minoxidil

Eficaz na alopecia androgenética, masculina ou feminina, usado a 2 a 5% em uma ou duas aplicações diárias. Na alopecia androgenética masculina, é recomendada a concentração a 5%, que eventualmente pode ser usada na alopecia androgenética feminina. O minoxidil foi inicialmente introduzido por via oral para tratamento da hipertensão arterial por seu efeito vasodilatador. O mecanismo de ação na alopecia androgenética não está bem definido, porém *in vitro* há um aumento das mitoses das células do folículo piloso. O minoxidil não atua em todos os casos, admitindo-se haver melhor resultado, consoante a regra, menos 40-10-10, isto é, menos de 40 anos de idade, menos de 10 anos de duração e menos de 10 cm de área. O medicamento recupera cabelos telógenos e os mantém anágenos, sendo menos eficaz na região frontal do couro cabeludo. Uma vez interrompido o tratamento, os cabelos voltam a cair. Assim, o medicamento tem de ser mantido indefinidamente. Não há efeitos colaterais nocivos relatados com o uso do minoxidil por vários anos, continuadamente, em pacientes hígidos. Sendo o minoxidil usado como agente hipotensor por via sistêmica em cardiopatas, podem ocorrer reações adversas como dores anginoides e taquicardia, e o uso deve ser indicado com a aprovação do cardiologista. Também pode ocorrer hipertricose localizada ou difusa, em geral mais proeminente na fronte. Resultados mais efetivos são observados aplicando, previamente ao minoxidil, uma solução de tretinoína a 0,05% em uma aplicação diária, de preferência à noite. O retinoide atua no crescimento, na diferenciação e na regeneração de cabelos. Além disso, a tretinoína facilita a penetração do minoxidil pela ação esfoliante e queratolítica. Eventualmente, ocorre irritação pelo uso da tretinoína ou pelo diluente propilenoglicol, caracterizando dermatite de contato irritativa. Também pode haver sensibilização específica ao minoxidil, caracterizando dermatite de contato alérgica.

Alfaestradiol

Há relatos favoráveis com o emprego do alfaestradiol em solução alcoólica a 0,025%, que deve ser aplicado no couro cabeludo uma vez/dia, de preferência à noite. A ação do medicamento seria um estímulo da aromatase, com aumento da produção de 17-β-estradiol pela testosterona e consequente diminuição da síntese da DHT. No entanto, alguns estudos demonstram resultado inferior ao minoxidil.

Progesterona

Em solução alcoólica de 2 a 4%, é utilizada topicamente na alopecia androgenética feminina em aplicação diária por 4 a 12 meses, com alguns resultados favoráveis.

Tratamento sistêmico

Na alopecia androgenética masculina, é eficiente a finasterida, antiandrogênio utilizado na hipertrofia prostática. A finasterida inibe a 5-α-redutase tipo 2, existente na papila do pelo, na próstata e no aparelho geniturinário, responsável pela conversão da testosterona em DHT. É administrada na dose diária de 1 mg. Há crescimento de cabelos no primeiro e no segundo ano de tratamento entre 48 e 66%. Os principais efeitos colaterais são diminuição da libido ou disfunção da ereção, ginecomastia, infertilidade por perda de qualidade seminal e depressão. A frequência desses efeitos ainda não foi definitivamente determinada, porém a maioria dos relatos teve remissão com a interrupção do medicamento. Os estudos recentes não encontraram associação do medicamento com câncer de próstata e com câncer de mama em homens. Quantidades mínimas de finasterida podem ser encontradas no sêmen. Existindo gravidez, a parceira deve evitar contato com esse sêmen e com a medicação. A dutasterida inibe a 5-α-redutase tipo 1 e 2, e alguns estudos demonstram superioridade de eficácia, quando utilizada na dose de 0,5 mg/dia, em relação à finasterida na dose de 1 mg/dia, porém eficácia similar quando comparada à finasterida na dose de 5 mg/dia.

Na alopecia androgenética feminina, o uso de antiandrogênios sistêmicos pode ser benéfico, mesmo em baixa dosagem, a exemplo das formulações de pílulas anticoncepcionais com progestogênios antiandrogênicos, como clormadinona, drospirenona e ciproterona. Em associação às pílulas, podem ser usadas a espironolactona (100-200 mg/dia), cujos principais efeitos colaterais incluem hipotensão, hiperpotassemia, alterações do ciclo menstrual, náuseas e depressão; o acetato de ciproterona (25-100 mg/dia) durante os 10 primeiros dias do ciclo menstrual, cujos efeitos são hepatotoxicidade e alterações de humor; e a finasterida (2,5-5 mg/dia), formalmente contraindicada em mulheres em idade fértil. A finasterida a 1 mg/dia foi ineficaz em mulheres na pós-menopausa, enquanto em mulheres na pré-menopausa seu uso é controverso (há especialistas que acreditam ser benéfica na dose de 2,5 mg em associação com pílula anticoncepcional). A flutamida, potente antagonista do receptor de androgênio, foi proibida por efeitos colaterais graves, inclusive morte, principalmente por hepatotoxicidade. Todos os antiandrogênios devem ser usados associados a métodos contraceptivos pelo risco de feminização dos fetos masculinos.

Tratamento cirúrgico

Transplante

É um recurso efetivo para a alopecia androgenética no homem ou na mulher. Atualmente, com a técnica de transplante de unidades foliculares, os resultados cosméticos são excelentes (ver Capítulo 95).

Tricotilomania

É uma forma de alopecia de tração que resulta da remoção habitual e repetitiva do próprio cabelo, gerando áreas visíveis de perda dos fios. Os pacientes apresentam uma grande tensão antes de puxar os cabelos e grande gratificação e alívio após puxá-los, e isso gera sofrimento ou prejuízo no funcionamento social ou ocupacional. Acomete predominantemente mulheres entre 9 e 13 anos. O quadro clínico apresenta placas irregulares de alopecia ou placas apresentando cabelos em diversos comprimentos, acometendo principalmente o couro cabeludo, porém outras localizações também podem ocorrer, como sobrancelhas, cílios, braços, pernas e região pubiana. O *pull* teste é negativo.

A dermatoscopia da tricotilomania apresenta pontos pretos, pelos quebrados, cabelos com ponta "em vassoura" ou em "V", cabelos em formatos bizarros (em chama, ganchos e tulipas), pontos amarelos e pseudopeládicos (fios que têm a extremidade distal alargada pela quebra das fibras do cabelo).

O exame anatomopatológico da tricotilomania demonstra tricomalácia, grumos de melanina, aumento de velos, tratos fibrosos e aumento da proporção de catágenos e telógenos.

O tratamento da tricotilomania em casos pediátricos e adolescentes costuma ser conservador, com terapia comportamental, devido ao alto risco de suicídio com os tratamentos antidepressivos nessas faixas etárias. Nos adultos, podem ser tentados inibidores seletivos da receptação da serotonina, antidepressivos tricíclicos, antipsicóticos, antagonistas opioides e N-acetilcisteína.

ALOPECIA INVOLUTIVA

Quadro que se desenvolve após os 50 anos, principalmente em mulheres após a menopausa, por essa razão chamado de alopecia senil ou da senescência. Há rarefação, diminuição da espessura e aumento dos cabelos telógenos. Não há história familiar de alopecia androgenética. O principal diagnóstico diferencial é com alopecia androgenética. Não é necessário tratamento, podendo, entretanto, ser usado o minoxidil.

ALOPECIA CIRCUNSCRITA NÃO CICATRICIAL

Alopecia temporária por processos inflamatórios localizados no couro cabeludo que regride sem destruir os folículos pilosos. Pode ser causada por infecções como sífilis, erisipela, furúnculo, impetigo e outras, ou por dermatoses como eczemas crônicos, psoríase, etc. As tíneas, exceto a favosa, não produzem alopecia.

ALOPECIA INFANTIL

Encontrada em lactentes, nas primeiras semanas de vida, sendo observada particularmente na região occipital, onde há pressão de contato. A alopecia é gradual, porém, às vezes é rápida, chamando a atenção dos pais. Não necessita de tratamento, bastando esclarecer que se trata de alopecia transitória.

ALOPECIA FISIOLÓGICA DO ADOLESCENTE

A perda de cabelos na região frontoparietal no homem desenvolve-se na adolescência por fatores genéticos, raciais e presença de hormônios androgênicos. Ocasionalmente, pode ser observada na mulher.

ALOPECIA DAS PERNAS

Manifestação caracterizada pela alopecia na superfície lateral das pernas, acima dos tornozelos, é mais comum nos homens, sendo causada por pressão ou atrito do vestuário.

ALOPECIA DE TRAÇÃO

Ocorre em mulheres que fazem tração dos cabelos, sendo encontrada nas regiões temporais ou na orla do couro cabeludo – alopecia marginal, geralmente apresentando cabelos preservados na região anterior da falha, gerando o "sinal da franja". É muito observada em negras, após o alisamento dos cabelos (FIGURA 29.14). Outra forma de alopecia de tração é vista em indivíduos que usam bonés ou outra proteção constante e apertada na cabeça e curativos contensivos no couro cabeludo. Com a manutenção da tração por longos períodos, o quadro pode se tornar permanente.

Na dermatoscopia, observam-se fios quebrados e pontos pretos, porém o achado mais característico são os *casts*, cilindros que circundam os fios próximos ao couro cabeludo, que correspondem à bainha radicular destacada. Na fase tardia, há presença de fios velos e óstios patentes.

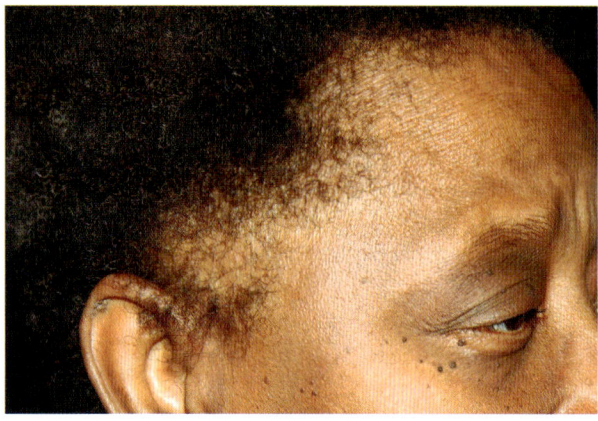

FIGURA 29.14 – Alopecia de tração.

O exame histopatológico apresenta, em estágios iniciais, preservação dos folículos terminais e das glândulas sebáceas, com tricomalácia e aumento do número de folículos telógenos e catágenos. Nas fases tardias, observa-se preservação das glândulas sebáceas, porém com aumento de velos e diminuição dos folículos terminais, com aumento de tratos fibrosos.

O tratamento baseia-se principalmente na suspensão do fator agressor, podendo-se utilizar soluções tópicas de minoxidil.

ALOPECIA DE PRESSÃO

Ocorre por um período prolongado de imobilização da cabeça em uma superfície firme, gerando isquemia e hipóxia dos folículos. Geralmente ocorre após permanências prolongadas em UTI nos estados pós-operatórios. O quadro clínico inicia-se 3 a 28 dias após a cirurgia, podendo apresentar edema e crostas antes do início da alopecia, que pode ser temporária ou permanente. A localização mais acometida é a região occipital. O exame anatomopatológico demonstra, em estágios iniciais, congestão intravascular, trombose, lipólise, infiltrado inflamatório perivascular e perifolicular, necrose bulbar, formação de grumos de melanina, conversão dos folículos para a fase catágena e telógena. Em estágios tardios, pode ocorrer alopecia permanente. O prognóstico geralmente é favorável, exceto nos casos de alopecia permanente.

ALOPECIA LIPEDEMATOSA

É uma entidade ainda controversa, rara, de etiologia desconhecida. A maioria dos relatos é de mulheres afro-americanas adultas, mas casos em outras etnias e idades, inclusive na forma congênita, também foram descritos. Caracteriza-se por um couro cabeludo espesso e com consistência esponjosa ou amolecida, secundário ao aumento de espessura do tecido adiposo subcutâneo, envolvendo principalmente vértex e occipício. Pode estar associado a diferentes graus de perda de cabelo. Sintomas são comuns e incluem dor difusa, parestesias, cefaleia, queimação e prurido. A histologia revela espessamento do tecido subcutâneo com invasão na derme e distorção da arquitetura do subcutâneo, edema dérmico e vasos linfáticos ectásicos, além de uma diminuição no número de folículos. Tem sido sugerido que os capilares foliculares cercados por adipócitos fornecem suprimento vascular inadequado, levando à atrofia folicular. Exames de imagem como ultrassonografia, tomografia computadorizada ou ressonância magnética revelam o aumento da espessura do couro cabeludo (10-16 mm) comparada com a de indivíduos normais (5-6 mm). Há relatos de associação com diabetes melito, hiperextensibilidade da pele e hiperelasticidade de articulações, insuficiência renal, síndrome de Sjögren, hiperlipidemia e cistos ovarianos. Não há tratamento específico.

ALOPECIAS CICATRICIAIS

Nas alopecias cicatriciais, há ausência ou diminuição de pelos pela destruição de folículos pilosos, que são substituídos por fibrose. Desse modo, elas são definitivas e, na dermatoscopia, não há visualização das aberturas foliculares, e podem ou não ser acompanhadas de atrofia cicatricial da pele circunjacente. São chamadas de primárias quando o dano é específico contra o folículo, e secundárias quando o dano folicular é secundário a um processo da pele em geral, como em traumas ou queimaduras físicas ou químicas, infecções fúngicas, bacterianas ou virais, neoplasias, e em dermatoses, quando localizadas no couro cabeludo como no lúpus eritematoso discoide (LED) e na esclerodermia. As alopecias cicatriciais primárias são classificadas de acordo com o infiltrado inflamatório predominante na fase aguda da doença em alopecias:

- Linfocíticas.
- Neutrofílicas.
- Mistas.
- Inespecíficas.

ALOPECIAS CICATRICIAIS PRIMÁRIAS LINFOCÍTICAS

Compreendem o líquen plano pilar, a alopecia frontal fibrosante, a síndrome de Graham-Little-Piccardi-Lassueur, a pseudopelada de Brocq, a alopecia central centrífuga, a alopecia mucinosa e a queratose folicular espinulosa e decalvante.

LÍQUEN PLANO PILAR

A nomenclatura líquen plano pilar deve-se ao infiltrado liquenoide contra o folículo piloso caracteristicamente encontrado na histologia. A etiopatogenia da doença é desconhecida, porém provavelmente seja autoimune mediada por células T, e a associação com outras formas de líquen plano não é rara. Clinicamente é caracterizada por hiperqueratose e eritema perifolicular ao redor das hastes **(FIGURA 29.15)**, além de perda dos orifícios foliculares nas áreas cicatriciais, que geralmente mantém a epiderme sem grandes alterações **(FIGURA 29.16)**. Um teste de tração com saída de fios anágenos com bainha indica

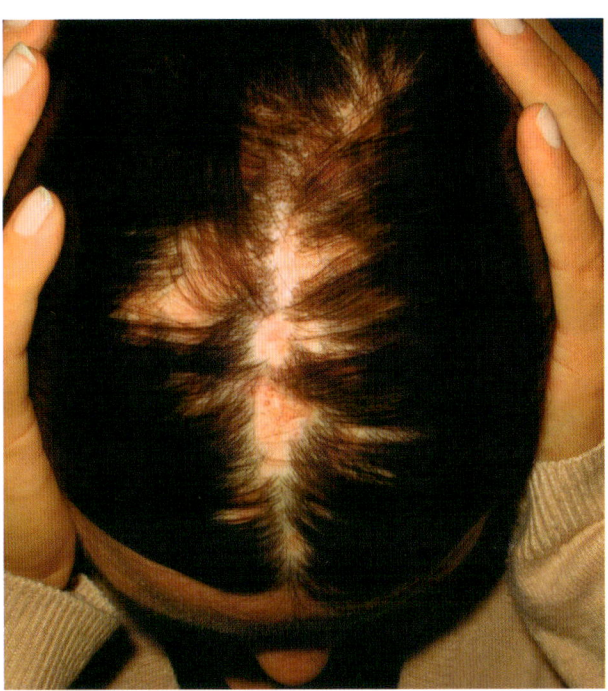

FIGURA 29.15 – Líquen plano pilar. Placas de alopecia cicatriciais.

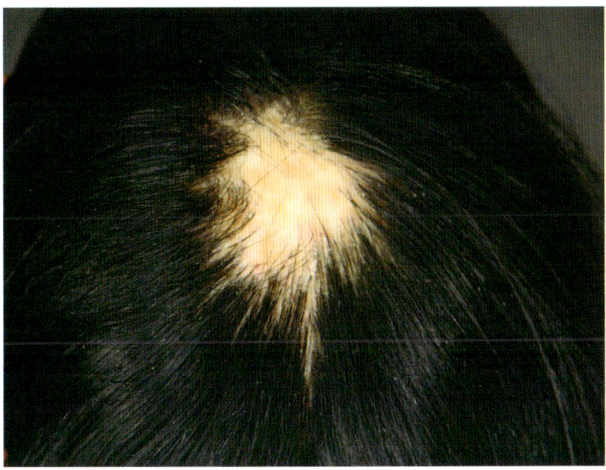

FIGURA 29.16 – Líquen plano pilar. Placas de alopecia cicatriciais. Líquen plano pilar. Placas de alopecia cicatriciais com eritema e descamação peripilar.

atividade de doença. Em fototipos altos, é possível identificar pequenas áreas de fibrose, chamadas de pontos brancos, e halos azul-acinzentados perifoliculares, correspondentes ao derrame pigmentar. As áreas de alopecia podem ser múltiplas ou únicas e mais comumente afetam vértex e região parietal. Pequenas áreas de alopecia podem progredir lentamente e tornar-se interligadas umas com as outras, levando a um padrão reticulado. Outra forma clínica, chamada de **alopecia fibrosante em padrão de androgenética**, apresenta acometimento difuso no couro cabeludo, sem a formação de áreas óbvias de alopecia cicatricial. A extensão da doença é variável e pode, em alguns casos, envolver todo o couro cabeludo. As áreas acometidas podem sofrer infecção secundária e apresentar pústulas e crostas. Os pacientes com frequência se queixam de sintomas de dor, ardor ou prurido.

O exame histopatológico de áreas ativas de líquen plano pilar revela infiltrado liquenoide perifolicular ao redor do istmo e do infundíbulo e graus variados de fibrose concêntrica perifolicular que, progressivamente, vai afastando o infiltrado inflamatório. Também há acometimento das glândulas sebáceas. Com a evolução da doença, diminui o infiltrado inflamatório e restam tratos cicatriciais. O principal diagnóstico diferencial do líquen plano pilar é o LED. O LED, por ser uma alopecia cicatricial secundária, apresenta mais alterações epidérmicas como discromia e rolhas córneas e tem infiltrado inflamatório mais difuso e profundo, diferente do líquen plano pilar, que poupa a epiderme interfolicular. A imunofluorescência direta pode ser útil para diferenciar as duas doenças, sendo que, no líquen plano pilar, há positividade a diversas imunoglobulinas em corpos citoides.

O tratamento ainda não é curativo e consiste em anti-inflamatórios, que diminuem a progressão da doença. São utilizadas hidroxicloroquina, doxiciclina e agonistas do PPAR-γ (pioglitazona). Pequenas séries de pacientes foram tratadas com micofenolato de mofetila e ciclosporina, com resultados variáveis e sem seguimento a longo prazo. Para controle local, podem ser aplicados corticoides de alta potência ou infiltrações de triancinolona. Alguns autores sugerem corticoides sistêmicos como ponte para o início de outros tratamentos.

SÍNDROME DE GRAHAM-LITTLE-PICCARDI-LASSUEUR

Doença rara, considerada uma forma disseminada de líquen plano pilar, caracterizada pela tríade de alopecia cicatricial multifocal do couro cabeludo, queratose folicular disseminada e hipotricose das regiões axilares e pubianas. Acomete principalmente mulheres adultas. A histologia de todas as regiões acometidas demonstra fibrose cicatricial, com graus variados de inflamação. No couro cabeludo, as lesões podem ser tipo líquen plano pilar ou pseudopelada de Brocq. Nos membros e no tronco, a queratose folicular corresponde à atividade liquenoide nos pelos corporais e nas regiões axilares e pubianas; apesar da histologia inflamatória, clinicamente há pouca inflamação, com preservação dos óstios foliculares. Na maioria dos casos, o acometimento do couro cabeludo precede as outras manifestações. Há grande associação com líquen plano cutâneo e das mucosas. Os diagnósticos diferenciais principais são queratose folicular espinulosa e decalvante e alopecia frontal fibrosante. O tratamento assemelha-se ao do líquen plano pilar, e relatos com medicamentos diversos mostram resultados inconsistentes.

PSEUDOPELADA DE BROCQ

Afecção pouco frequente e controversa. Alguns autores acreditam que a pseudopelada de Brocq seja uma entidade individualizada, enquanto outros acreditam se tratar de fase final ou forma pouco inflamatória de outras alopecias cicatriciais primárias. As áreas de alopecia são lisas, brilhantes, atróficas, rosadas ou cor da pele, de contornos bem delimitados, sem nenhuma evidência de inflamação em todo o decurso evolutivo. Dentro da área atrófica, podem-se notar alguns pelos solitários que persistem por muito tempo, o que é bastante sugestivo, ou ser totalmente alopécica (FIGURA 29.17). Inicia-se, em geral, por focos múltiplos de alopecia que, gradualmente, estendem-se ou permanecem localizados, o que dá o aspecto característico de "pegadas na neve". Os pacientes podem referir dor, ardor ou prurido.

A pseudopelada deve ser distinguida da alopecia areata (pelada) pela evolução mais demorada, pelas placas menores e, fundamentalmente, pela ausência de aberturas foliculares e presença de cicatriz. Quando a doença está em atividade, o teste de tração pode retirar fios anágenos com bainha (sinal de Sampaio [FIGURA 29.18]). A pseudopelada deve ser distinguida de outras formas de alopecias cicatriciais, particularmente do LED e do líquen plano. A histologia revela tratos cicatriciais foliculares com pouca inflamação perifolicular. Alguns autores consideram que, na pseudopelada, há preservação da bainha elástica perifolicular e sugerem um mecanismo intrínseco não inflamatório de perda da estrutura folicular.

Não há tratamento efetivo para a pseudopelada. Podem ser utilizados medicamentos anti-inflamatórios, à semelhança do líquen plano pilar. A evolução é lenta, e pode ocorrer estabilização espontânea.

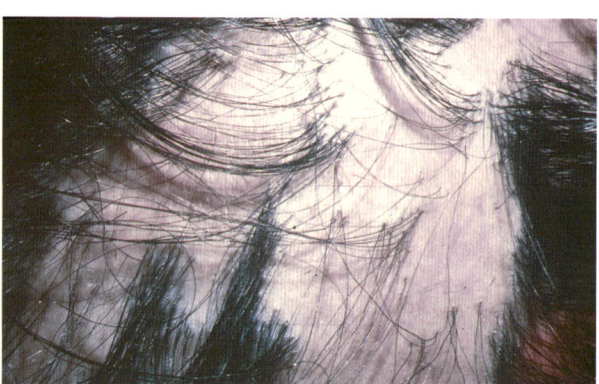

FIGURA 29.17 – Pseudopelada de Brocq. Áreas de alopecia cicatricial em meio às quais persistem alguns pelos em pequenos tufos.

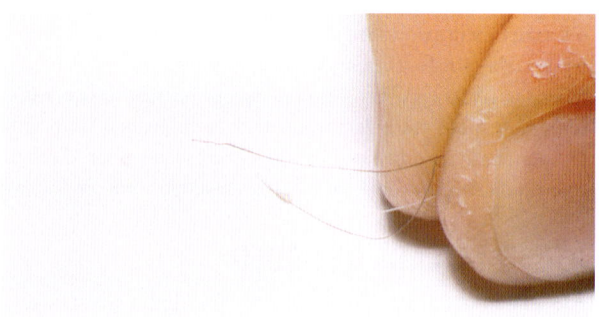

FIGURA 29.18 – Sinal de Sampaio. Presença de massa gelatinosa em torno da raiz de cabelo retirado de área com pseudopelada de Brocq.

ALOPECIA FRONTAL FIBROSANTE

Desde sua descrição em 1994, a alopecia frontal fibrosante vem sendo cada vez mais relatada e é considerada por alguns autores uma epidemia. Muitas vezes é classificada como um subtipo de líquen plano pilar que afeta a linha de implantação do couro cabeludo, principalmente a região frontotemporal, com perda dos supercílios, preferencialmente em mulheres pós-menopausa (FIGURA 29.19). A etiologia não está definida, mas possivelmente envolva um desencadeante ambiental e fatores hormonais. Outras formas de líquen plano como cutâneo e mucoso podem estar associadas.

No couro cabeludo, frequentemente há sinais inflamatórios: eritema e descamação peripilares e eritema difuso, como no líquen plano pilar. Sintomas de dor, ardor ou prurido são comuns. Um sinal precoce muito característico é a ausência de velos na linha de implantação frontal. No exame clínico, podem ser vistos pontos pretos e cabelos quebrados e tortuosos, cabelos remanescentes isolados em uma região de alopecia (*lonely hairs*), e o teste da tração pode desprender fios anágenos com bainha, indicativo de atividade. Nas regiões além do couro cabeludo, a perda geralmente não apresenta sinais inflamatórios. O exame histopatológico é semelhante ao do líquen plano pilar. Ao contrário do líquen plano pilar, a alopecia frontal fibrosante é considerada uma alopecia generalizada com acometimento frequente de outros pelos além do couro cabeludo e lesões cutâneas principalmente na face. A perda das sobrancelhas quase sempre está presente e precede a perda no couro cabeludo em 40% dos casos. Pode haver alopecia de cílios, pelos do corpo, axilares e pubianos. Alterações na face são frequentes e incluem pápulas faciais e pontos vermelhos foliculares que correspondem ao acometimento dos pelos velos; eritema perifolicular e difuso, às vezes com um padrão reticular, e aparecimento gradual de máculas hipo ou hiperpigmentadas, que correspondem à dermatite de interface epidérmica. As máculas hiperpigmentadas foram descritas como líquen plano pigmentoso associado à alopecia frontal fibrosante e se assemelham a um melasma dérmico (FIGURA 29.20).

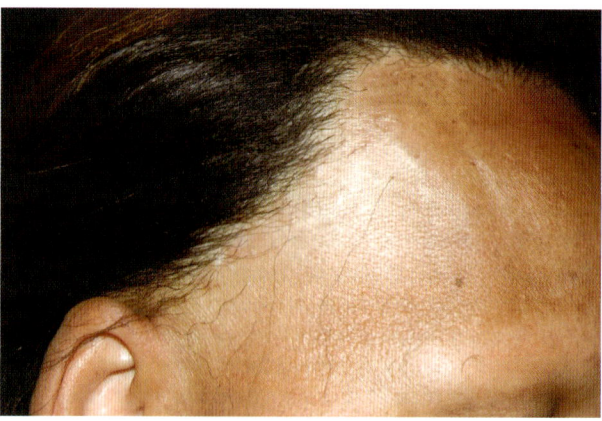

FIGURA 29.19 – Alopecia frontal fibrosante. Acentuação da linha de implantação do couro cabeludo e perda da sobrancelha.

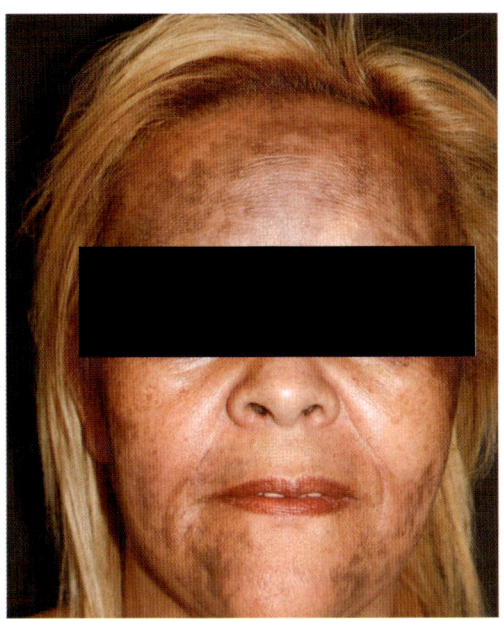

FIGURA 29.20 – Líquen plano pigmentoso na face em paciente portadora de alopecia frontal fibrosante.

O tratamento também é semelhante ao do líquen plano pilar e inclui anti-inflamatórios, tetraciclinas e corticoides. Ademais, imunomoduladores tópicos e a finasterida têm bons resultados, corroborando a participação hormonal na patogênese da doença.

ALOPECIA CENTRAL CENTRÍFUGA

Trata-se de uma alopecia cicatricial de pacientes afrodescendentes, principalmente mulheres. O termo foi instituído em substituição a *hot comb alopecia*, pois inicialmente foi relacionada a procedimentos estéticos de alisamento térmico, estilização com tração das hastes e relaxantes químicos, mas trabalhos recentes não demonstraram essa associação. Atualmente existe a hipótese de que a doença possa iniciar como uma alopecia androgenética em padrão feminino, com miniaturização dos folículos e associação com distúrbios hormonais. Clinicamente, os pacientes apresentam uma perda de cabelo no centro do couro cabeludo que se expande lentamente de forma centrífuga. O couro cabeludo torna-se liso e brilhante, com perda de aberturas foliculares. Geralmente, o quadro é pouco inflamatório, mas podem estar presentes discreto eritema e descamação perifolicular, pústulas foliculares e politriquia, principalmente nos pelos da periferia da área alopécica. A dermatoscopia revela distorção da rede pigmentar normal do couro cabeludo, com pontos brancos que correspondem aos tratos cicatriciais e halos perifoliculares cinza-azulados ou esbranquiçados, que correspondem ao derrame pigmentar e à fibrose concêntrica perifolicular, respectivamente. Alguns autores descrevem alterações histopatológicas características da doença, como descamação prematura da bainha radicular interna, preservação focal das glândulas sebáceas e paraqueratose no canal pilar, porém essas alterações são questionadas por outros autores. Há muitos relatos de casos familiares. Alguns trabalhos relacionaram a alopecia central centrífuga com síndrome metabólica. O tratamento consiste principalmente em corticoides tópicos e intralesionais e outros anti-inflamatórios, à semelhança do líquen plano pilar, e apesar da falta de evidência sólida da associação com as práticas de cuidado do cabelo, recomenda-se a diminuição de práticas potencialmente prejudiciais, incluindo o aumento dos intervalos entre relaxamentos, a diminuição do uso de calor e a diminuição da tração de penteados e tranças.

ALOPECIA MUCINOSA

Também chamada de **mucinose folicular**, é tradicionalmente dividida em primária, benigna e secundária a neoplasias, em geral hematológicas, principalmente micose fungoide. Entretanto, em muitos casos, essa distinção entre as duas formas é bastante difícil, tanto na clínica quanto na histopatologia. Não há fatores preditores para diferenciar as duas formas, incluindo idade, extensão, localização, histopatologia, clonalidade ou resposta ao tratamento.

A clínica é bastante variável. A forma típica caracteriza-se por áreas de alopecia, nas quais há pápulas foliculares, placas papulosas e infiltração nodular. Algumas lesões podem apresentar saída de mucina à expressão. À semelhança da micose fungoide foliculotrópica, as lesões podem sem comedonianas ou acneiformes. Outras apresentações incluem afinamento difuso dos pelos, áreas de alopecia completa ou com cabelos quebrados e pontos pretos, placas eritematodescamativas, pústulas, pseudovesículas, eritema e descamação peripilar simulando líquen plano pilar, e perda difusa não cicatricial simulando alopecia areata. Podem ser áreas pequenas ou extensas, únicas ou múltiplas. Afeta principalmente a região da cabeça e do pescoço, preferencialmente couro cabeludo e sobrancelhas, mas pode acometer qualquer área pilosa **(FIGURA 29.21)**.

A histopatologia mostra degeneração mucinosa inicialmente na bainha radicular externa e, depois, em todo o epitélio folicular e sebáceo, associada a um infiltrado linfocítico perifolicular e perivascular. A alopecia mucinosa, na maioria dos

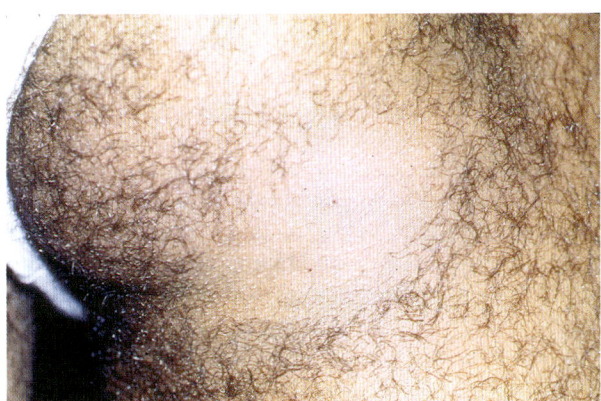

FIGURA 29.21 – Alopecia mucinosa. Placa alopécica com pápulas foliculares em caso associado a linfoma.

casos, é temporária, mas pode ser cicatricial se houver destruição do folículo piloso pela mucina. A avaliação do rearranjo do gene do receptor de células T, a citometria de fluxo e a imuno-histoquímica contribuem para o diagnóstico pela identificação de monoclonalidade. No entanto, a forma primária e outras dermatoses inflamatórias benignas, como líquen plano cutâneo, também podem apresentar monoclonalidade.

Em conclusão, nos casos de alopecia mucinosa, é necessário acompanhamento clínico regular, com avaliação dos sintomas sistêmicos e um exame completo da pele e dos linfonodos. Nos pacientes que apresentam doença progressiva ou persistente, biópsias repetidas são recomendadas. Presença de ulceração da lesão, sintomas gerais e rápida evolução podem indicar transformação maligna.

A forma primária em geral evolui espontaneamente para a cura, sem deixar cicatriz. O principal tratamento é com corticoides tópicos ou intralesionais. Também há relatos de melhora com antibióticos orais, retinoides, dapsona e fototerapia. Nas formas associadas a neoplasias, o tratamento é o da doença de base.

QUERATOSE FOLICULAR ESPINULOSA E DECALVANTE

Conhecida também como **KFSD** (do inglês *keratosis follicularis spinulosa decalvans*), é um tipo de alopecia cicatricial genética do grupo das queratoses pilares atróficas, doenças caracterizadas por pápulas foliculares ceratóticas, inflamação não purulenta de grau variável, perda de cabelo irreversível e cicatrizes atróficas deprimidas. Quando há pústulas, também recebe o nome de foliculite espinulosa e decalvante. A maioria dos casos tem transmissão ligada ao X, mas há relatos de casos de herança autossômica dominante e casos esporádicos. Há relatos de associação com a síndrome de Down, a síndrome de Noonan e a aminoacidúria. Os sinais começam na infância com múltiplos tampões córneos foliculares e *milia* no nariz e nas bochechas e, mais tarde, nas sobrancelhas, no couro cabeludo, no pescoço e no corpo. Alopecia cicatricial do couro cabeludo, das sobrancelhas e dos cílios torna-se evidente na infância e progride até a puberdade. Sintomas inflamatórios e pústulas no couro cabeludo costumam ser vistos apenas na adolescência. As áreas alopécicas apresentam descamação difusa e peripilar intensa e eritema difuso, muito semelhantes ao líquen plano pilar. Alterações oculares estão presentes em metade dos casos e incluem fotofobia, distrofia córnea, conjuntivite e catarata. Outras características associadas incluem queratodermia palmoplantar, cutículas longas, atopia, xerose ictiosiforme, eritema facial, surdez, retardo mental, alterações dentárias e ósseas. Não há tratamento específico para queratose folicular espinulosa e decalvante. Vários medicamentos têm sido tentados para retardar a formação de cicatrizes, como isotretinoína e outros retinoides e dapsona. Antibióticos sistêmicos podem ser úteis em casos com pústulas. Para alívio sintomático, são utilizados emolientes, corticoides tópicos ou intralesionais e agentes queratolíticos.

FOLICULITE DECALVANTE

A foliculite decalvante é uma afecção rara, que acomete predominantemente jovens e adultos de meia-idade, em geral do sexo masculino. A etiologia é incerta, mas acredita-se que essa entidade represente uma interação entre infecção por *Staphylococcus aureus* e um defeito na resposta imune do hospedeiro.

Clinicamente, apresenta-se com o aparecimento de reação inflamatória folicular, incluindo pápulas e pústulas foliculares, crostas e erosões perifoliculares, com áreas alopécicas cicatriciais, principalmente no vértex e na região occipital **(FIGURAS 29.22 E 29.23)**. Também pode ser encontrada a foliculite em tufos, que é caracterizada pela presença de múltiplos fios (5-20) emergindo de um mesmo orifício folicular **(FIGURA 29.24)**. O quadro evolui cronicamente e distingue-se da pseudopelada pela presença de foliculite.

Na dermatoscopia, observa-se a presença de vários pelos emergindo de uma única abertura folicular dilatada, crostas amareladas, pústulas foliculares, alças capilares retorcidas, além de áreas branco-leitosas sem aberturas foliculares.

O diagnóstico pode ser corroborado pela biópsia de uma lesão ativa, além de culturas bacterianas e *swab* nasal para identificação de possível reservatório de *S. aureus*. O exame anatomopatológico demonstra, em lesões recentes e ativas, dilatação do infundíbulo folicular com agregação de queratina e infiltrado inflamatório neutrofílico perifolicular e intrafolicular. Em lesões tardias, o infiltrado é constituído de neutrófilos, linfócitos e plasmócitos, podendo se estender até a derme, com ausência de folículos e fibrose no centro da placa.

O tratamento consiste na administração sistêmica de antibióticos na fase de atividade da doença, como doxiciclina, eritromicina, minociclina, sulfametoxazol-trimetoprima,

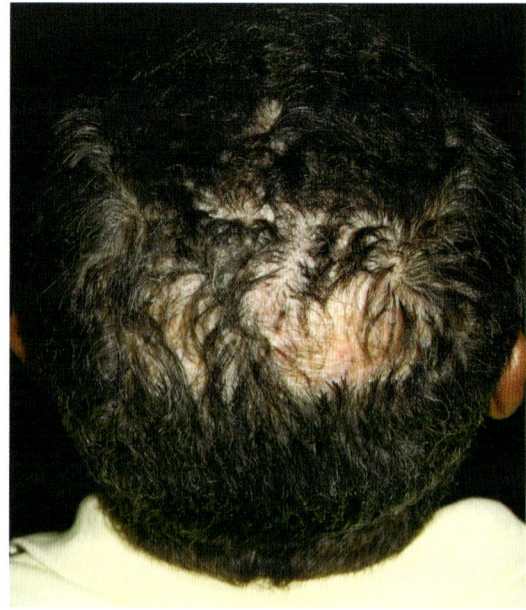

FIGURA 29.22 – Foliculite decalvante. Pápulas foliculares, crostas e erosões, com áreas alopécicas cicatriciais.

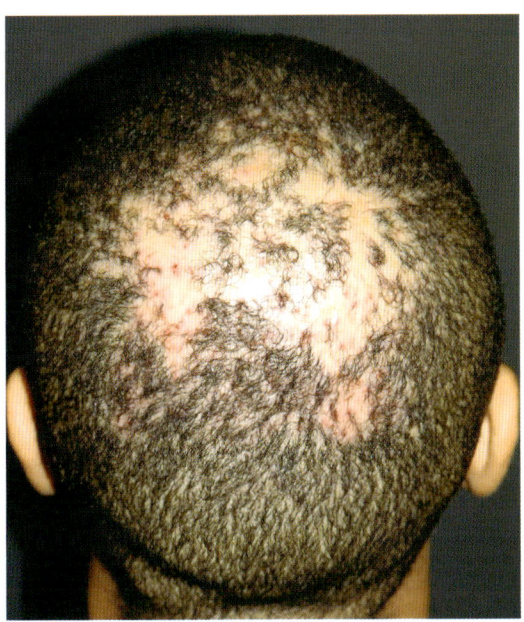

FIGURA 29.23 – Foliculite decalvante. Pápulas foliculares, crostas e erosões, com áreas alopécicas cicatriciais.

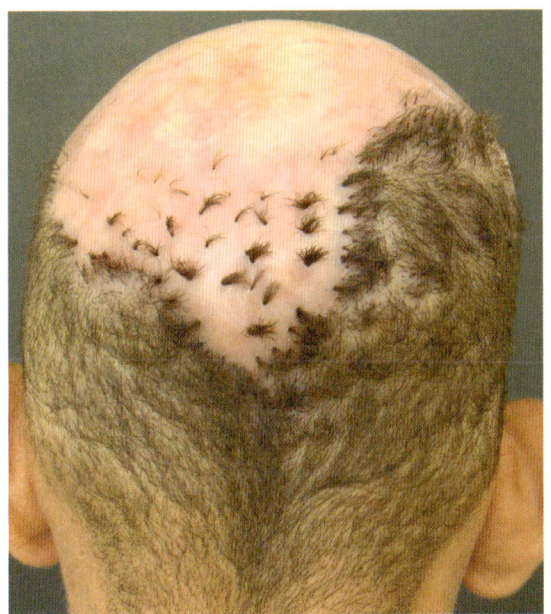

FIGURA 29.24 – Foliculite em tufos.

A evolução é crônica, com prognose reservada quanto ao retorno dos cabelos (ver Capítulo 37).

FOLICULITE ABSCEDANTE

Também chamada de **celulite dissecante**, **foliculite dissecante**, *perifolliculitis capitis abscedens et suffodiens* ou **doença de Hoffman**, predomina em pacientes masculinos, afrodescendentes, entre 20 e 40 anos. Ela pode ocorrer em associação com acne conglobata, hidradenite supurativa e cistos pilonidais, e esses casos são referidos como a tétrade da oclusão folicular. A etiologia está relacionada à hiperqueratose folicular, com oclusão do folículo piloso.

O quadro clínico apresenta recorrentes pústulas foliculares, nódulos que eventualmente fistulizam, abscessos e tratos sinusais intercomunicantes, gerando placas de alopecia cicatriciais nas lesões antigas (**FIGURA 29.25**). Os abscessos, em geral, são estéreis.

Na dermatoscopia, observam-se, em lesões iniciais, áreas alopécicas com pontos pretos e amarelos, simulando alopecia areata. Os estágios tardios são caracterizados por áreas branco-marfim com ausência de óstios foliculares.

O exame histopatológico demonstra, em lesões recentes, infiltrado inflamatório denso de neutrófilos, linfócitos, histiócitos e plasmócitos, predominantemente na hipoderme. Abscessos podem estar presentes na derme e no subcutâneo. Em estágios tardios, granulomas podem ser observados. Tratos sinusais subcutâneos também podem ser vistos.

O tratamento consiste na administração sistêmica de isotretinoína em uma duração variável entre 3 meses e 1 ano, e algumas fontes sugerem a associação da isotretinoína com prednisona. Alguns autores sugerem o uso de sulfato de

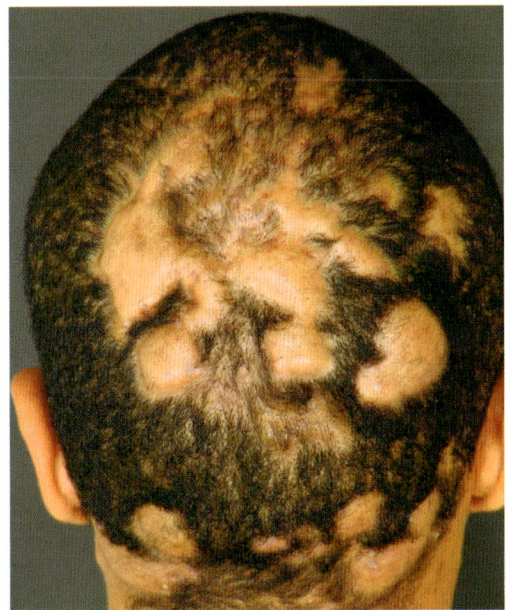

FIGURA 29.25 – Foliculite Abscedante. Abscessos e tratos sinusais intercomunicantes, gerando placas de alopecia cicatricais.

rifampicina, clindamicina e dapsona. Outra opção de tratamento é a combinação de ácido fusídico oral com sulfato de zinco. Alguns autores sugerem o uso tópico de antibióticos para casos leves e o uso de corticoides tópicos e intralesionais para reduzir a inflamação e os sintomas, porém com resultados controversos. Além disso, são indicados cuidados com a higiene, como usar soluções antissépticas, limpar o couro cabeludo diariamente com remoção das crostas e evitar o uso de chapéus e bonés, pois podem ser reservatórios do *S. aureus*.

zinco, antibióticos como ciprofloxacino, sulfametoxazol-trimetoprima e tetraciclina e antiandrogênios. Em casos refratários, podem ser tentados os procedimentos cirúrgicos e biológicos (ver Capítulo 37).

FOLICULITE QUELOIDIANA DA NUCA

Também conhecida como acne queloidiana da nuca, é um distúrbio folicular visto principalmente em homens africanos, com uma proporção de acometimento entre homens e mulheres de 20:1. A etiologia da doença não está completamente entendida, mas sugere-se a participação do tipo de pelo africano, que, por crescer se recurvando para dentro da pele, gera uma foliculite induzida mecanicamente. Outros fatores contribuintes estão trauma, irritação crônica, seborreia e níveis aumentados de testosterona.

O quadro clínico demonstra a presença de pústulas foliculares, pápulas recobertas por crostas e pápulas fibróticas na região occipital. Em casos avançados, as pápulas podem coalescer e formar extensas placas fibróticas de alopecia. Os tufos de pelos também podem ser encontrados. Na dermatoscopia, podem-se observar as pústulas e os tufos.

O exame histopatológico demonstra inflamação perifolicular crônica com presença de plasmócitos e destruição de folículos pilosos, associada à fibrose dérmica; ao contrário do que o nome sugere, queloide não é visto.

O tratamento inclui medidas como diminuir o traumatismo na região e usar soluções antissépticas a fim de evitar infecções secundárias. Em casos leves a moderados, podem ser utilizados os corticoides tópicos de alta potência, associados ou não com antibióticos tópicos. Em casos mais extensos, prefere-se o uso de corticoides injetáveis, associados ou não com doxiciclina, por seu efeito anti-inflamatório. Para casos refratários, a excisão cirúrgica deve ser considerada (ver Capítulo 37).

ACNE (FOLICULITE) NECRÓTICA

Costuma acometer adultos de ambos os sexos, em geral afetando a região frontal do couro cabeludo e a face, podendo também atingir as regiões seborreicas do pescoço e do tronco. O quadro clínico caracteriza-se por pápulas e pústulas foliculares, dolorosas ou pruriginosas, que podem se tornar umbilicadas e necrosar, desenvolvendo uma crosta hemorrágica central e cicatriz varioliforme no local.

A fisiopatologia da acne necrótica permanece desconhecida, mas acredita-se que possa estar relacionada à infecção por *Propionibacterium acnes* e *S. aureus*, além de hipersensibilidade do hospedeiro.

O exame anatomopatológico demonstra, em estágios iniciais, uma foliculite linfocítica, podendo apresentar espongiose e exocitose de linfócitos, e que evolui para uma foliculite infundibular mista com necrose de queratinócitos.

O tratamento inclui o uso de antibióticos orais como tetraciclinas, antissépticos tópicos e isotretinoína oral para casos recalcitrantes (ver Capítulo 27).

DERMATOSE PUSTULOEROSIVA DO COURO CABELUDO

Quadro raro, cuja etiologia é desconhecida, mas parece estar associada com atrofia de pele secundária ao dano solar, cirurgia ou trauma local (como crioterapia, quimioterapia tópica, *laser*, enxerto).

Acomete principalmente mulheres brancas idosas. Clinicamente, apresenta-se com pústulas estéreis, lagos de pus, erosões e crostas amareladas no couro cabeludo, predominantemente em áreas alopécicas, podendo evoluir para quadros de alopecia cicatricial. Existem alguns relatos de acometimento das pernas. O processo evolui gradualmente no decurso de meses ou anos.

O exame anatomopatológico demonstra pústulas espongiformes com neutrófilos na epiderme, erosões e atrofia. Na derme, observa-se infiltrado inflamatório linfoplasmocitário e neutrofílico. A imunofluorescência direta é negativa.

Culturas normalmente são negativas, porém, do material de lesões, já foram cultivados *Staphylococcus sp.*, *Pseudomonas aeruginosa*, *Proteus mirabilis*, *Candida sp.* e *Aspergillus ochraceus*, como agentes contaminantes secundários.

O tratamento consiste em antibióticos de acordo com o contaminante encontrado e corticoide por via oral ou intralesional. Há referências favoráveis com o uso sistêmico de sulfato de zinco, isotretinoína, tacrolimo, calcipotriol e dapsona tópicos.

ALOPECIA PARVIMACULATA

Caracteriza-se por lesões atróficocicatriciais de cerca de 0,5 cm de tamanho, no couro cabeludo, em especial na região parieto-occipital, possivelmente lesões residuais de foliculites.

HIPERTRICOSES

A hipertricose é o aumento exagerado de pelos em alguma área do corpo. Pode ser congênita ou adquirida, difusa ou localizada. A hipertricose deve ser considerada em relação ao indivíduo, já que a distribuição e o número de pelos variam por influência genética, constitucional e conforme cor e raça. Negros e amarelos têm menor pilosidade que brancos. Entre estes, os semitas, em geral, são mais pilosos.

HIPERTRICOSES CONGÊNITAS

Hipertricoses congênitas difusas

Podem ser encontradas em múltiplas doenças hereditárias raras, conforme citado a seguir, podendo ser aparentes ao nascimento ou se manifestar nos primeiros meses ou anos de vida. A ingestão de minoxidil ou diazóxido pela grávida também pode ser um fator causal.

Alteração genética única
- Hipertricose lanuginosa.
- Hipertricose dominante ligada ao X.

- Hipertricose pré-puberal.
- Síndrome de Ambras.

Alteração associada com outra malformação genética
- Síndrome de Cornélia de Lange.
- Leprechaunismo.
- Fibromatose gengival.
- Osteocondrodisplasia.
- Síndrome de Coffin-Siris.
- Síndrome de Seip-Berardinelli.
- Síndrome de Rubinstein-Taybi.
- Síndrome de Barber-Say.

Hipertricose lanuginosa congênita

Doença rara autossômica dominante, com expressividade variável, na qual o lanugo não é substituído por pelos terminais. Clinicamente, apresenta-se ao nascimento ou na infância com pelos lanugos finos, prateados a loiros, cobrindo a superfície corporal com exceção das palmas, das plantas, da superfície dorsal das falanges distais e do prepúcio, podendo crescer até atingir comprimentos de 10 cm.

Anormalidades podem estar associadas à hipertricose lanuginosa congênita, como alterações dentárias, das orelhas, estenose pilórica, retardo físico e mental.

HIPERTRICOSE PRÉ-PUBERAL

Geralmente é observada em recém-nascidos e crianças saudáveis mediterrâneas e asiáticas. Apresenta-se com o aumento de pelos terminais pigmentados, principalmente na região da fronte, das têmporas, pré-auricular, das sobrancelhas, do membro e do dorso. Em alguns pacientes, observa-se um aumento nos níveis de testosterona total e livre.

HIPERTRICOSE CONGÊNITA LOCALIZADA

Consiste em pelos longos, terminais, ocorrendo em lesões névicas, como nevo de Becker e nevos epidérmicos, no hamartoma do músculo liso, no neurofibroma plexiforme, entre outros.

HIPERTRICOSE ASSOCIADA COM ESPINHA BÍFIDA

Área de hipertricose circunscrita na região sacral. Constitui sinal de alerta para a diagnose necessária e importante de espinha bífida (FIGURA 29.26) (ver Capítulo 69).

HIPERTRICOSES ADQUIRIDAS

Hipertricose lanuginosa paraneoplásica

Caracteriza-se pelo aparecimento súbito de pelos finos, lanugos difusos ou somente na face. Mais comum em mulheres, é uma síndrome paraneoplásica, associada com tumores malignos, entre eles câncer de pulmão, colo, mama

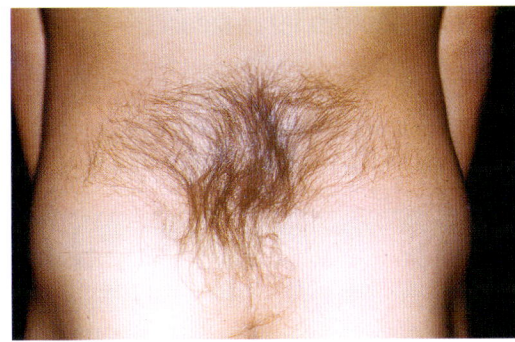

FIGURA 29.26 – Nevus piloso associado a espinha bífida. Hipertricose composta por tufos de pelos longos na região sacral.

ou linfomas, podendo preceder o diagnóstico da neoplasia. Alguns casos estão associados a outras manifestações cutâneas paraneoplásicas (ver Capítulo 81).

Hipertricoses em doenças sistêmicas e dermatoses

Consistem no aumento dos pelos, que pode ser encontrado em desnutridos, endocrinopatias, dermatomiosite, acrodinia e infecção pelo HIV. Na porfiria, ocorrem particularmente na face. Também são observadas na epidermólise bolhosa distrófica, na lipodistrofia e no mixedema pré-tibial.

Hipertricose adquirida iatrogênica

É relacionada ao uso de medicamentos como difenil-hidantoína, corticoide, estreptomicina, diazóxido, penicilamina e psoralênicos, e, nesses casos, o quadro costuma ser de hipertricose generalizada, principalmente na fronte, nas têmporas e na porção flexora das extremidades e do tronco. Esse quadro, em geral, é reversível com a suspensão do medicamento causador.

O minoxidil, medicamento anti-hipertensivo, induz como efeito colateral o aumento dos pelos, sendo por essa ação usado topicamente na alopecia androgenética (FIGURA 29.27). Há referência ao aparecimento de hipertricose em outras áreas com o uso de minoxidil tópico.

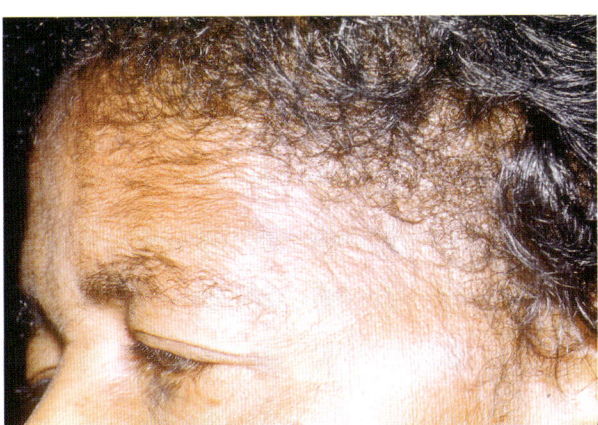

FIGURA 29.27 – Hipertricose adquirida iatrogênica. Hipertricose na região fronto-parietal por uso de minoxidil tópico.

Hipertricose adquirida localizada

Traumas repetidos, como mordedura, atritos, coçagem e processos inflamatórios, podem induzir o aumento localizado de pelos, o que também ocorre em tratamentos depilatórios, por *laser*, eletrocoagulação, eletrólise e outros métodos.

HIRSUTISMO

Aumento exagerado de pelos terminais sexuais masculinos na mulher, definido por uma pontuação igual ou maior que 8 na escala de Ferriman e Gallwey. Apresenta-se com três manifestações clínicas: constitucional, idiopático e androgênico.

HIRSUTISMO CONSTITUCIONAL

Hirsutismo sem qualquer anormalidade hormonal. O desenvolvimento de pelos terminais na mulher é devido a fatores constitucionais, familiares e raciais. A pilosidade normal para uma mulher semita pode ser patológica para uma da raça amarela. A transformação de pelos lanugos em terminais inicia-se na puberdade e progride na região labial superior, mental, mamas, tronco, membros e abdome.

HIRSUTISMO IDIOPÁTICO

Desenvolve-se sem qualquer fator genético, familiar ou racial. Não há anormalidade hormonal, e os exames, como testosterona total e livre, sulfato de desidroepiandrosterona (SDHEA), hormônio luteinizante (LH), prolactina e hormônio folículo-estimulante estimulante (FSH), são normais. A ultrassonografia ovariana não revela cistos ovarianos. É possível que o hirsutismo idiopático resulte de maior capacidade do folículo piloso de utilizar os androgênios.

HIRSUTISMO ANDROGÊNICO

Resulta de uma anormalidade endócrina. O quadro de hirsutismo pode-se acompanhar de outras alterações, como a síndrome SAHA, ou de perturbações menstruais, com sinais de virilização como aumento do clitóris, alteração da voz e outros.

É causado por diferentes patologias endócrinas:

- **Ovário policístico (síndrome de Stein-Leventhal):** os cistos ovarianos levam ao aumento da produção de testosterona pelos ovários, e os níveis podem estar aumentados no sangue. O quadro clínico é composto por infertilidade, amenorreia secundária ou alterações menstruais e, por vezes, obesidade. Bioquimicamente, ocorre uma redução no FSH e um aumento do LH, além do aumento da testosterona.
A diagnose é estabelecida pelo quadro de hiperandrogenismo clínico (principalmente hirsutismo) ou laboratorial, associado a alterações menstruais e pode ser corroborado pela ultrassonografia ovariana. Essas pacientes também precisam ser investigadas quanto ao risco de síndrome metabólica.

- **Tumores ovarianos:** tumores ovarianos, que secretam androgênios, produzem hirsutismo que se desenvolve rapidamente e é acompanhado de outros sinais de virilização. Esses tumores são adenomas, arrenoblastomas, tumor das células de Leydig, e outros. Luteomas, que surgem na gravidez, podem causar hirsutismo, particularmente em mulheres negras.

- **Hiperplasia adrenal:** na síndrome adrenogenital, há deficiência de 21-hidroxilase, com bloqueio da hidroxilação da 17-hidroxiprogesterona, com baixos níveis de cortisol e elevados níveis de testosterona, androstenediona e hormônio adrenocorticotrófico (ACTH). Como resultado, ocorre uma hiperatividade das adrenais, procurando manter o nível normal de cortisol, com consequente hirsutismo e virilização. A síndrome adrenogenital é genética, autossômica recessiva. Quadros similares podem ocorrer por outros defeitos genéticos, na síndrome de Cushing e em tumores adrenais.

- **Hiperatividade hipofisária:** a hiperatividade hipofisária pode determinar o aumento da produção de androgênios das adrenais e ovarianos. Um aumento na produção de ACTH causa hirsutismo por estimular as adrenais. O excesso de produção de prolactina pela hipófise pode ser causado por adenoma pituitário, hipotireoidismo, doenças do hipotálamo, drogas psicoativas e pílulas anticoncepcionais, que estimulam androgênios adrenais e ovarianos.

- **Hirsutismo iatrogênico:** terapia com hormônios androgênicos na mulher ou uso de anabolizantes androgênicos pode determinar pilosidade facial e em outras áreas. Discreto hirsutismo tem sido relatado com o uso prolongado de anovulatórios.

Diagnose

No hirsutismo, há indicação do perfil endocrinológico, que inclui a dosagem de testosterona, total e livre, e androstenediona (avaliação ovariana); SDHEA, LH, FSH, prolactina (avaliação hipofisária); SDHEA, 17-α hidroxil progesterona e cortisol (avaliação das adrenais); globulina ligadora de hormônios sexuais (SHBG), cuja função é o transporte plasmático de estradiol, testosterona e outros esteroides, e ultrassonografia ovariana; hormônio estimulador da tireoide (TSH) e perfil lipídico.

Eventualmente, deve-se solicitar dosagem de insulina, principalmente na obesidade e em síndromes em que haja resistência à insulina. O aumento da insulina circulante determina o aumento da produção androgênica nos ovários e reduz a produção de SHBG pelos hepatócitos com elevação dos androgênios circulantes. Estando esses exames alterados, trata-se de hirsutismo androgênico, sendo recomendado seguimento especializado. Não havendo alterações, trata-se de hirsutismo constitucional.

Tratamento sintomático

A redução sintomática dos pelos pode ser feita por descoloração, barbeamento, depilação temporária ou definitiva.

O uso constante dessas técnicas não determina aumento de pelos, e elas podem ser repetidas periodicamente conforme a necessidade.

- **Descoloração:** torna menos aparentes os pelos nos membros, na face e particularmente no lábio superior. A fórmula comumente usada é a mistura de 30 mL de peróxido de hidrogênio (água oxigenada 20 vol), com 5 mL de amônia a 20%, aplicada por 5 a 10 minutos. Há vários preparados comerciais. Pode haver dermatite de contato por irritação primária.
- **Raspagem ou barbeamento:** é feita com lâminas (barbeamento úmido) ou com aparelhos elétricos (barbeamento seco) e permite resultados cosméticos favoráveis, principalmente nas pernas e nas axilas.
- **Depilação mecânica:** a retirada dos pelos pode ser feita com pinças, técnica de depilação com linha e ceras. A retirada com pinças e linha tem a vantagem de não causar danos à epiderme. As ceras quentes são uma mistura de cera de abelha, parafina, vaselina, resina e óleos, com ponto de fusão baixo. O composto é aquecido e aplicado na área pilosa. Com o resfriamento, há o endurecimento, e a cera é retirada com os pelos aderidos. Em geral, não oferece complicações, mas pode causar foliculite, particularmente na região inguinal. Na maioria dos casos, há melhora com creme de corticoide com um antibiótico após a depilação. Devido à existência de glândulas apócrinas na região inguinal, pode ocorrer hidradenite, sendo indicada a depilação definitiva.
- **Depilação química:** a depilação química é feita com preparados que destroem a haste pilosa, rompendo as pontes de dissulfeto. Os compostos mais empregados são o ácido glicólico e os tioglicanatos, mas também são usados sulfeto de bário, estrôncio ou sódio. A preparação contém também um detergente, como o laurilsulfato de sódio, para a remoção do sebo que protege o pelo; um adesivo, como a parafina ou ácido cetílico; um entumecedor, como a ureia, para permitir maior penetração do agente; e um corretor do pH. Com frequência, a depilação química determina dermatite de contato por irritação primária ou por sensibilização. Não é eficaz para pelos grossos, como os da barba.
- **Inibidor enzimático:** a eflornitina diminui a síntese dos pelos, pela inibição irreversível da ornitina-descarboxilase, necessária para a síntese de poliaminas, diminuindo a taxa de divisão celular e de crescimento dos pelos. Os estudos clínicos foram restritos à face, e o inibidor não deve ser utilizado em outros locais. Os efeitos adversos são pinicação, formigamento e queimação local. Não tem efeitos sistêmicos e raramente causa dermatite de contato ou foliculite. A eflornitina é usada em creme com 13,9% de hidrocloreto de eflornitina, uma ou duas vezes/dia. A redução dos pelos pode ser observada no 2º mês de tratamento, mas pode ser mantida por longos períodos. Não está disponível no Brasil.
- **Depilação com *laser* ou luz intensa pulsada:** apresenta resultados extremamente favoráveis, com diminuição do estresse emocional e melhora da qualidade de vida. Classicamente, várias sessões são necessárias para a redução do número de fios. Os pelos hipopigmentados como loiros, ruivos e finos apresentam baixo índice de sucesso, e a escolha do *laser* deve ser feita de acordo com o fototipo do paciente. Cremes de corticoides, associados ou não a antibióticos tópicos, podem ser utilizados a fim de minimizar ardor, edema, eritema e hiperpigmentação pós-inflamatória.

Tratamento antiandrogênico

Na suspeita de estados hiperandrogênicos, por alterações ao exame clínico, em testes laboratoriais e/ou ultrassonografia, sugere-se o encaminhamento ao endocrinologista ou ginecologista.

O tratamento farmacológico não é necessário em todos os pacientes, já que os casos leves são tratados de forma satisfatória com os tratamentos sintomáticos.

A 1ª linha no tratamento do hirsutismo nas mulheres na pré-menopausa consiste em anticoncepcionais orais combinados, compostos de etinilestradiol e um progestogênio sintético. Eles atuam sobre os androgênios por três mecanismos diferentes:

1. O estrogênio aumenta a produção hepática da SHBG, diminuindo a porção de testosterona livre circulante.
2. O progestogênio suprime a secreção de LH e diminui a produção ovariana de androgênios.
3. Os progestogênios competem em graus diferentes com o receptor de androgênios e com a 5-α-redutase.

A antiandrogenicidade dos progestogênios varia de acordo com o tipo e a dosagem. Os progestogênios mais antigos, como levonorgestrel, norgestrel e noretisterona, têm maior atividade androgênica do que os mais novos, como norgestimato, desogestrel e gestodeno, considerados mais neutros. Os progestogênios acetato de ciproterona, acetato de clormadinona, dienogeste e drospirenona são considerados antiandrogênicos e são preferíveis aos demais, apesar de todos os anticoncepcionais orais terem papel antiandrogênico. Contraindicações ao uso dos anticoncepcionais orais incluem: lactantes com menos de 6 semanas após o parto, idade maior ou igual a 35 anos e fumante (mais de 20 cigarros/dia), hipertensão arterial moderada ou grave, acidente vascular encefálico ou infarto do miocárdio, doença e fatores de risco para doença tromboembólica, enxaqueca com aura, doença hepática e história de câncer de mama e diabetes.

Os anticoncepcionais orais combinados podem ser usados em monoterapia ou em associação a um antiandrogênio, sendo as combinações mais eficazes. As medicações antiandrogênicas são contraindicadas na gravidez pelo risco de feminilização de fetos masculinos e devem ser prescritas com um método de contracepção. São eles:

- **Acetato de ciproterona:** diminui a produção de androgênio adrenal e ovariano e é um fraco agonista glicocorticoide, que bloqueia a ação do androgênio no folículo pilossebáceo por competir com a DHT por seu receptor, além de inibir a secreção de gonadotrofinas, pela redução dos níveis de LH. Atualmente, é mais usado na forma de anticoncepcional, com 2 mg de ciproterona e 0,035 mg de etinilestradiol, mas pode ser prescrito em doses maiores, geralmente orientado por endocrinologista. Os efeitos colaterais principais são irregularidade menstrual, náuseas, cefaleia, sensibilidade das mamas, aumento do peso e disfunção sexual.

- **Espironolactona:** antagonista da aldosterona com ação dose-dependente de inibição competitiva ao receptor androgênico e à 5-α-redutase. É considerada o tratamento de escolha por muitos autores em associação com anticoncepcionais orais. Não há consenso sobre a dose-alvo, sendo doses de 50 a 200 mg/dia eficazes. É um medicamento seguro e bem tolerado, sendo os principais efeitos colaterais seu efeito diurético, irregularidade menstrual e sensibilidade das mamas. Em mulheres jovens e saudáveis, a hipercalemia é um evento infrequente, sendo recomendado o acompanhamento com exames laboratoriais apenas nas pacientes mais velhas com doença cardíaca ou renal ou que usam a associação com drospirenona. Não há aumento do risco de câncer de mama.

- **Finasterida:** inibidor da enzima 5-α-redutase tipo 2, diminuindo a conversão de testosterona em DHT. É usada na dose de 2,5 a 5 mg/dia. Efeitos colaterais incluem xerose cutânea, alterações sexuais, sensibilidade das mamas, depressão e cefaleia.

- **Flutamida:** potente antiandrogênio não esteroide que inibe a captação dos androgênios e a união a receptores nucleares. É indicada como antiandrogênio no tratamento do câncer de próstata em estágio avançado, na dose de 250 mg/dia, com relatos de melhora também em doses menores e com menos efeitos colaterais. No entanto, é uma medicação hepatotóxica, e o registro da substância no Brasil não prevê seu uso em pacientes do sexo feminino. Pode causar hepatite fulminante em mulheres jovens e óbito. É droga que nunca deve ser usada em dermatologia pela gravidade de sua hepatotoxidade.

Mudanças de estilo de vida por melhora da dieta e realização de exercícios físicos podem ter um impacto positivo nos pacientes com hiperandrogenismo, principalmente na fertilidade e na síndrome metabólica, mas têm pouco impacto em reduzir o hirsutismo. Medicações sensibilizadoras da insulina como a metformina e as tiazolidinedionas também têm pouco impacto sobre os pelos e são utilizadas somente em casos de resistência à insulina.

A resposta terapêutica pode ser lenta, e recomenda-se a modificação do tratamento, apenas se houver falha, a cada seis meses. A suspensão do tratamento frequentemente leva a recidivas.

Quando o hirsutismo é secundário a hiperadrenalismo, não tumoral, é indicada a administração de dexametasona, na dose de 0,5 a 1 mg, ou prednisona, 5 a 7,5 mg, diariamente ao deitar, o que deve ser orientado por endocrinologista. No hirsutismo iatrogênico, a primeira medida é a exclusão do medicamento responsável. Contudo, os pelos podem persistir.

CAPÍTULO 30

ONICOSES

As unhas são lâminas queratinizadas que recobrem as últimas falanges dos dedos. A unha, como referida no Capítulo 1, tem quatro partes: a posterior ou matriz, que está em uma dobra ou prega da pele; a placa ou lâmina, aderente ao leito ungueal na sua porção inferior; as dobras ou pregas laterais; e a borda livre. A raiz ou matriz ungueal, parcialmente recoberta pela dobra ungueal posterior, tem uma parte visível mais clara, que é a lúnula. A dobra ungueal posterior apresenta um prolongamento da epiderme que recobre a porção proximal da unha, a cutícula, e, abaixo dela, o epiníquio, que adere à lâmina ungueal.

O ponto de separação da lâmina do leito ungueal é o hiponíquio. A lâmina ungueal é uma proteína de ácidos aminados ricos em enxofre, porém com pouco cálcio, formando uma queratina dura. É constituída pelas células da matriz, mas, eventualmente, pode ocorrer participação do leito ungueal com uma queratina mais mole que a queratina dura da matriz. A lâmina ungueal absorve água e sua flexibilidade depende do conteúdo de água. Quando saturada, pode ter até 30% do seu peso total em água. Uma unha seca é quebradiça, sem brilho e mais endurecida, enquanto a unha hidratada é mole e mais fácil de aparar. Por este motivo, o corte da unha é facilitado quando se coloca o dedo, durante alguns minutos, em água morna.

A espessura das unhas varia de 0,5 a 0,75 mm. O crescimento é cerca de 0,1 mm/dia, sendo mais lento nos pododáctilos, com variações individuais, e diminui com a idade. Pode ser influenciado por dermatoses, doenças sistêmicas e noxas locais.

As unhas têm importância como órgãos funcionais e estéticos. As alterações patológicas das unhas são multiformes, podendo ser congênitas/hereditárias ou adquiridas. Estas podem ser causadas por noxas locais ou por repercussões de dermatoses e doenças sistêmicas. Na sequência deste capítulo, serão referidos um glossário de semiótica ungueal e os quadros das alterações ungueais.

GLOSSÁRIO DE SEMIÓTICA UNGUEAL

Onicodistrofias

As unhas podem sofrer alterações de vários tipos, quanto à espessura, ao desenvolvimento, ao tamanho, à consistência, à curvatura, à adesão ao leito ungueal, às modificações da superfície e à coloração. Essa grande quantidade de alterações resulta em modificações clinicamente detectáveis das unhas que constituem a semiologia ungueal. As onicodistrofias recebem designações específicas que constituem o glossário a seguir.

Anoníquia Ausência da unha. Pode ser congênita – em consequência de malformação – ou adquirida em consequência de doenças que atingem o aparelho ungueal (FIGURA 30.1).

Braquioníquia Unhas encurtadas.

Coiloníquia Unha adelgaçada, fina, com a lâmina côncava, "em colher".

Depressões cupuliformes (unhas em dedal) Pequenas depressões puntiformes, dispersas na lâmina ungueal.

Distrofia canalicular da unha Canal mediano longitudinal por trauma da matriz ungueal.

Hapaloníquia Unha com consistência diminuída, mole, adelgaçada.

Helconixe Unha erosada ou ulcerada.

Hiperqueratose subungueal Acúmulo progressivo de material córneo sob a lâmina ungueal, afastando-a do leito ungueal.

Leuconíquia Presença de pontos ou estrias brancas. Pode ser:

- **Leuconíquia pontuada**: manchas brancas puntiformes.
- **Leuconíquia estriada**: estriações brancas transversas, localizadas no terço proximal da unha.
- **Leuconíquia total**: toda a lâmina ungueal assume aspecto branco-porcelânico (FIGURA 30.2).

Macroníquia Unhas grandes.

Melanoníquia A lâmina ungueal adquire coloração acastanhada. Pode ser:

- **Melanoníquia estriada**: com estrias acastanhadas longitudinais (FIGURA 30.3).
- **Melanoníquia parcial**: surgem pontos ou faixas acastanhadas com disposição transversa ou longitudinal (FIGURA 30.4).
- **Melanoníquia total**: toda a superfície da lâmina ungueal adquire coloração marrom.

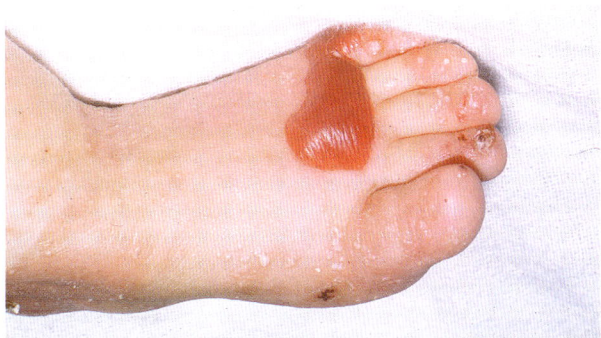

FIGURA 30.1 – Anoníquia. Ausência de unhas em paciente de epidermólise bolhosa.

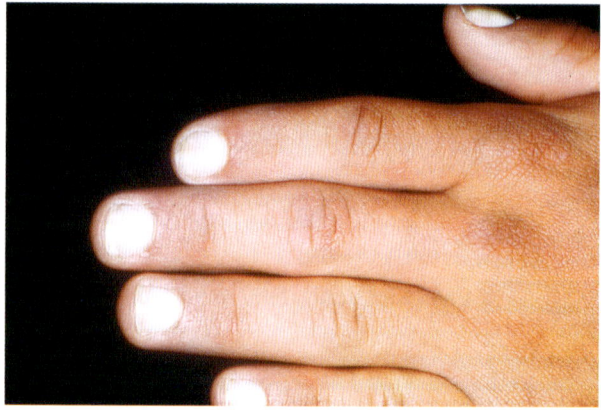

FIGURA 30.2 – Leuconíquia total. Coloração branca de toda a lâmina ungueal.

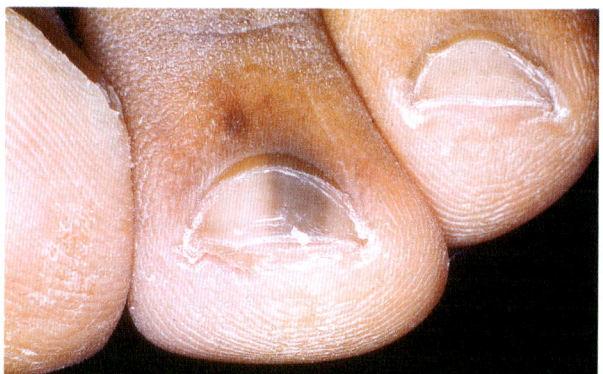

FIGURA 30.3 – Melanoníquia estriada. Pigmentação em faixa da lâmina ungueal.

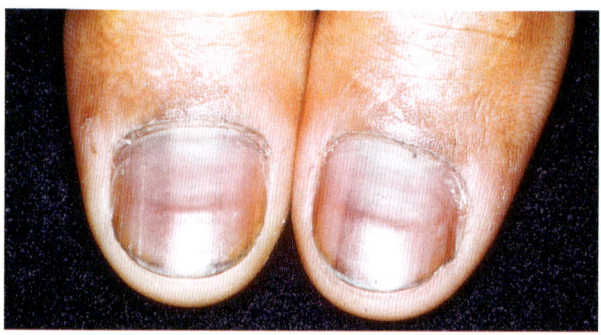

FIGURA 30.4 – Melanoníquia parcial. Faixas hiperpigmentadas transversas na lâmina ungueal.

Microníquia Unhas pequenas.

Onicoatrofia Redução pronunciada do desenvolvimento normal da unha com relação ao tamanho e à espessura. Resulta em unha pequena, deformada e frágil.

Onicofagia Impulso irresistível de roer as unhas.

Onicogrifose A lâmina ungueal está espessada, alongada e encurvada, por isso a denominação "unha em garra". A unha mais comprometida é a do hálux.

Onicólise Separação da lâmina ungueal do leito, na metade distal.

Onicomadese Descolamento da lâmina ungueal, a partir da matriz (FIGURA 30.5).

Onicomalácia Diminuição da consistência da unha.

Onicorrexe Unha quebradiça, fragmentada ou com fissurações longitudinais (FIGURA 30.6).

Onicosquizia Cisão da unha ou fissuração da borda livre, que se apresenta em duas ou três camadas sobrepostas (FIGURA 30.7).

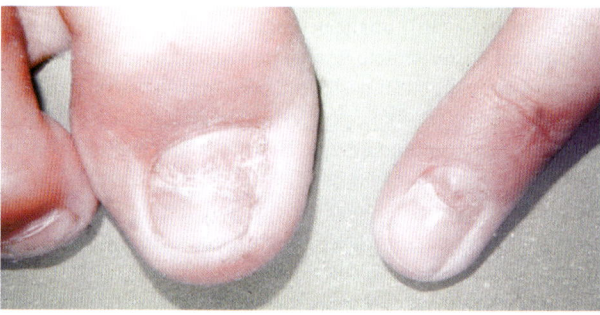

FIGURA 30.5 – Onicomadese. Descolamento da lâmina ungueal a partir da matriz.

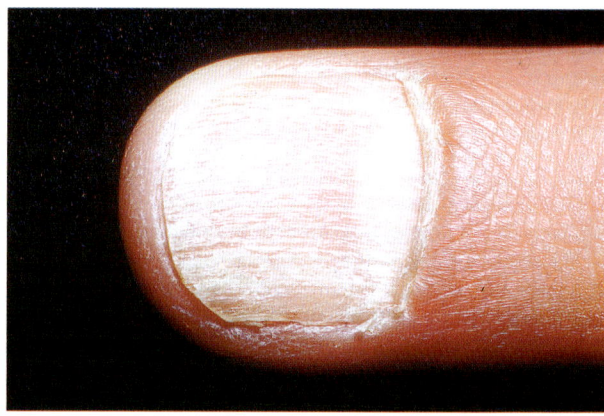

FIGURA 30.6 – Onicorrexe. Fissurações longitudinais da lâmina ungueal.

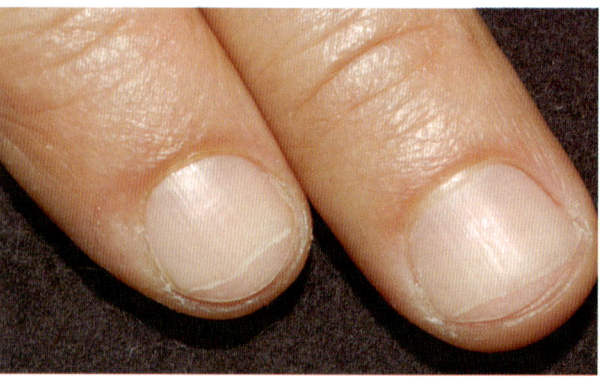

FIGURA 30.7 – Onicosquizia. Delaminação distal da lâmina ungueal.

Paquioníquia Aumento da espessura da lâmina ungueal (FIGURA 30.8).

Platoníquia Unha plana ou com curvatura diminuída.

Pterígio ungueal Destruição da matriz e da lâmina ungueal com a formação de cicatriz pela adesão da dobra ungueal ao epitélio subungueal.

Sulcos de Beau Sulcos transversais, resultantes da interrupção funcional temporária da matriz ungueal por enfermidade pregressa grave. Visto que a média de crescimento ungueal é de 3 a 4 mm/mês, a posição do sulco indica a data da doença que o originou (FIGURA 30.9).

Sulcos longitudinais Sulcos longitudinais múltiplos que percorrem toda a lâmina ungueal, desde a lúnula até a borda livre (FIGURA 30.10).

Unha hipocrática Unha de convexidade exagerada, "em vidro de relógio".

Unhas em usura Unhas desgastadas, brilhantes (como que polidas), por coçagem constante.

CLASSIFICAÇÃO MORFOLÓGICA DAS ALTERAÇÕES UNGUEAIS

- **Alterações pela ausência ou atrofia da lâmina ungueal**:
  - Anoníquia.
  - Onicoatrofia.
- **Alterações ungueais das dimensões da lâmina ungueal**:
  - Braquioníquia.
  - Macroníquia.
  - Microníquia.
- **Alterações da consistência da lâmina ungueal**:
  - Hapaloníquia.
  - Onicosquizia.
  - Onicorrexe.
- **Alterações da espessura da lâmina ungueal**:
  - Paquioníquia.
  - Onicogrifose.

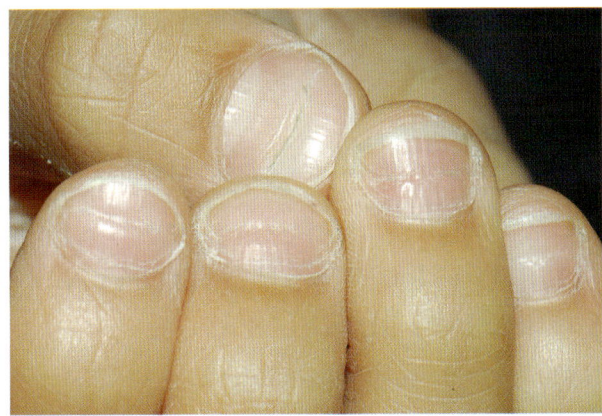

FIGURA 30.9 – Sulcos de Beau. Sulcos transversais equidistantes da matriz ungueal.

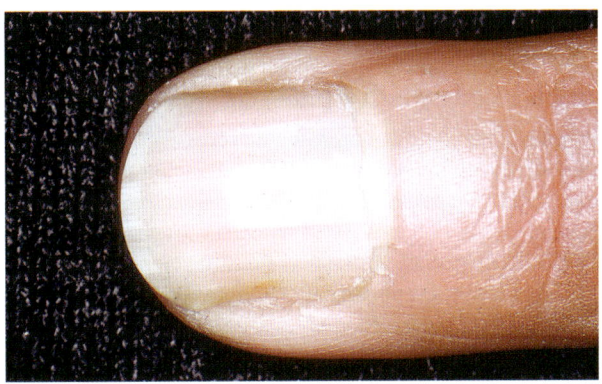

FIGURA 30.10 – Sulcos longitudinais. A lâmina ungueal apresenta múltiplos sulcos longitudinais.

- **Alterações da curvatura da lâmina ungueal**:
  - Onicogrifose.
  - Platoníquia.
  - Coiloníquia.
  - Unha hipocrática.
  - Paquioníquia.
- **Alterações da adesão da lâmina ao leito ungueal**:
  - Onicólise.
  - Onicomadese.
  - Hiperqueratose subungueal.
  - Pterígio ungueal.
- **Alterações da superfície da lâmina ungueal**:
  - Sulcos de Beau.
  - Sulcos longitudinais.
  - Distrofia canaliforme mediana da unha.
  - Depressões cupuliformes.
  - Onicorrexe.
  - Helconixe.
  - Unhas em usura.

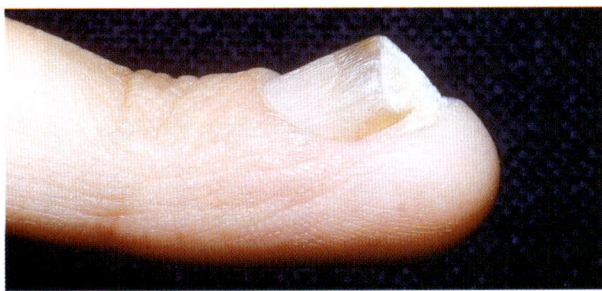

FIGURA 30.8 – Paquioníquia. Acentuado espessamento da lâmina ungueal.

- **Alterações da cor da lâmina ungueal:**
  - Leuconíquia.
  - Melanoníquia.
  - Unhas azuladas.
  - Unhas avermelhadas.
  - Unhas amareladas.

ALTERAÇÕES UNGUEAIS EM AFECÇÕES CONGÊNITAS E HEREDITÁRIAS

Unha em raquete (braquioníquia)

Alteração autossômica dominante, mais comum em mulheres. Mais encontrada no pólex e, eventualmente, no hálux. A alteração da unha é secundária à alteração da última falange, que é mais curta e, às vezes, mais larga. Consequentemente, a unha é mais curta e mais larga.

Displasia ou defeito ectodérmico

Anomalia hereditária dominante ou recessiva, caracterizada pelo desenvolvimento incompleto dos anexos cutâneos. As alterações ungueais são mais encontradas na forma hidrótica. Assim, há hipo ou anidrose, hipoplasia dentária, hipotricose e onicodistrofias, com unhas finas, de crescimento lento e incompleto e, eventualmente, ausente. Pode haver retardo mental (ver Capítulo 68).

Disqueratose congênita

Afecção rara, hereditária e recessiva, ocorre somente em homens. Caracteriza-se pelo aspecto poiquilodérmico, por leucoqueratoses, hiperqueratoses palmoplantares e hipoplasia das unhas (ver Capítulo 68).

Paquioníquia congênita

Afecção rara, hereditária, autossômica dominante, caracterizada pelo intenso espessamento da lâmina ungueal nas 20 unhas (paquioníquia). Associa-se com queratodermia palmoplantar, leucoqueratose da mucosa bucal e córnea ocular. Podem ocorrer alterações dentárias, mentais e de crescimento.

Síndrome unguealpatelar

Afecção rara, autossômica dominante, caracterizada por anoníquia, hiponíquia ou outras alterações ungueais e patelas diminutas ou ausentes. Podem ser encontradas anomalias no aparelho urogenital, nos olhos e ossos.

Pterígio ungueal inverso

Anomalia eventualmente familiar, em que desaparece o sulco subungueal pela proliferação tecidual do hiponíquio, que se eleva acima da unha. O distúrbio impede o corte das unhas rente à pele, pois há dor e sangramento. Quadro clinicamente similar, porém de mecanismo diverso, ocorre na acroesclerose, por pequenos enfartamentos e fibrose cicatricial no hiponíquio.

ALTERAÇÕES UNGUEAIS ESSENCIAIS

Com frequência, ocorrem alterações exclusivas em unha(s), como constitucional, idiopática, por traumas ou por compressão, espessamento, coiloníquia, onicorrexe, anoníquia, leuconíquia e melanoníquia.

Síndrome das 20 unhas

Surge, em geral, na infância, caracterizada pelo comprometimento das unhas dos 20 dedos, que apresentam as lâminas ungueais opacas, acinzentadas, com estrias longitudinais e traquioníquia. Pode aparecer isolada ou associada a dermatoses como a alopecia areata ou líquen plano. Formais isoladas e benignas involuem espontaneamente em alguns anos.

ALTERAÇÕES UNGUEAIS EM AFECÇÕES CUTÂNEAS

Psoríase

Frequente causa de deformidade ungueal e pode ser a única manifestação da afecção. As alterações mais frequentes são depressões cupuliformes, onicólise, hiperqueratose subungueal, superfície rugosa, perda de brilho e mudança de cor, conforme a estrutura ungueal afetada pelo processo **(FIGURA 30.11)**. Forma especial de psoríase consiste na presença de pústulas na última falange e em alterações ungueais, quadro denominado acrodermatite contínua (de Hallopeau). A diagnose diferencial da psoríase ungueal é com onicomicose e líquen plano. Deve-se, pois, sempre fazer exame micológico.

O tratamento é difícil, com resposta variada: corticoides oclusivos ou por infiltração intralesional precedida por anestesia troncular da falange pode dar bons resultados. O tratamento sistêmico está indicado em casos graves ou associados

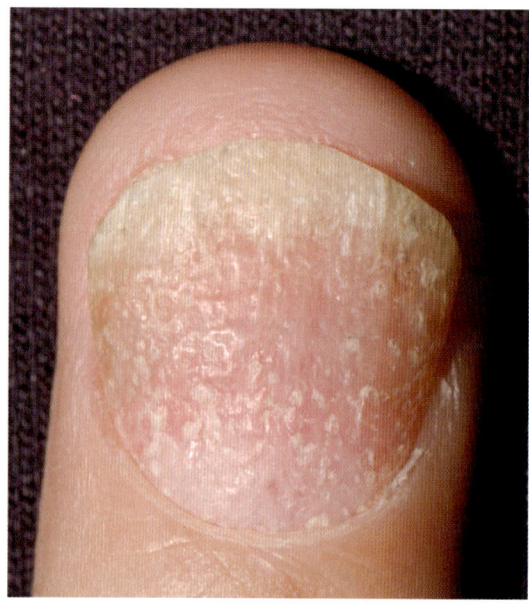

FIGURA 30.11 – Psoríase ungueal. "Unha em dedal".

à psoríase cutânea extensa. Na acrodermatite contínua pode-se tentar a tetraciclina 1 g/dia associada aos corticoides locais.

Líquen plano

É a doença ungueal mais grave. Pode localizar-se na unha, como única manifestação, ou associar-se ao quadro cutaneomucoso, o que ocorre em torno de 10% dos casos de líquen plano. Em geral, são lesões discretas, como cristas ou sulcos na lâmina ungueal. No entanto, formas graves podem originar cicatrizes e atrofia na lâmina e no leito, levando à onicólise, onicoatrofia, pterígio e anoníquia definitivos **(FIGURA 30.12)**.

O tratamento deve ser vigoroso, para que não haja sequelas. Os corticoides podem ser utilizados sob oclusão, infiltração intralesional (após anestesia troncular da falange), ou por via sistêmica, em administração contínua ou em pulsos de 7 dias por mês. Lesões cicatriciais são irreversíveis.

Alopecia areata – dermatites eczematosas

São encontradas em 10% dos casos de alopecia areata depressões puntiformes ou lineares, superfície rugosa e sem brilho; raramente há leuconíquia, onicólise e coiloníquia, **(FIGURA 30.13)**. Eczema atópico e disidrótico, com frequência tem repercussões ungueais, geralmente depressões pontuadas ou estriadas. Ocasionalmente, ocorre traquioníquia das 20 unhas, indistinguível da traquioníquia idiopática. Em eczemas de contato crônico das mãos, pode haver lesões conspícuas, como sulcos, espessamentos e deformidades.

Doença de Darier

É característica a presença de estria ou estrias brancas ou avermelhadas da cutícula à borda livre, terminando com pequena chanfradura triangular **(FIGURA 30.14)**.

Epidermólise bolhosa

Atrofia ou perda da unha por fibrose do leito ungueal.

Incontinência pigmentar

Alterações ungueais podem aparecer nos pacientes a partir da adolescência. Caracterizam-se pela presença de queratoses subungueais circunscritas e intensamente dolorosas. São formadas por células disqueratósicas.

Pênfigos e penfigoides

Descolamento da unha (onicomadese) por lesões bolhosas na dobra próxima ou no leito.

Pitiríase rubra pilar

Sulcos, espessamento da unha e hiperqueratose subungueal.

Necrólise epidérmica tóxica (síndrome de Lyell) e síndrome de Stevens-Johnson

Descolamento (onicomadese) e perda da unha. Pode haver recuperação ou permanecer sequela de onicoatrofia.

ALTERAÇÕES UNGUEAIS EM DOENÇAS SISTÊMICAS

Doenças cardiorrespiratórias

Unhas hipocráticas ou unhas "em vidro de relógio"

As unhas têm uma convexidade exagerada, com cianose no leito ungueal e dedos "em baqueta de tambor". Encontradas

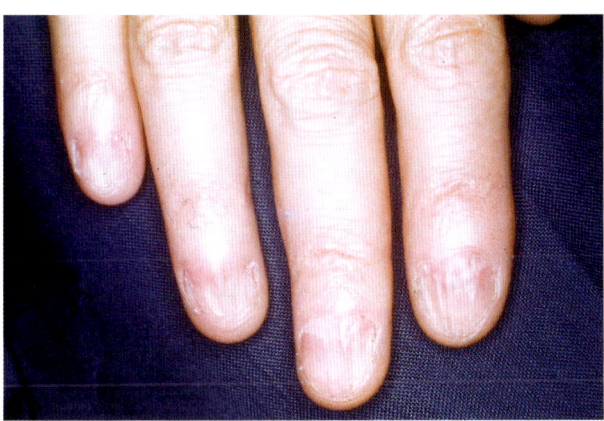

FIGURA 30.12 – Unha no líquen plano. Unhas atróficas com pterígio ungueal.

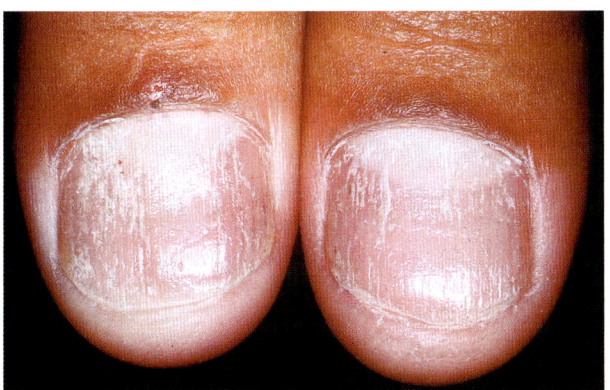

FIGURA 30.13 – Unhas na alopecia areata. Depressões cupuliformes e áreas de leuconíquia.

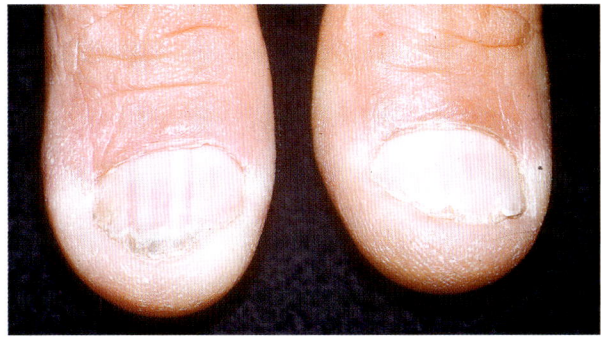

FIGURA 30.14 – Unha na doença de Darier. Estrias e hiperqueratose subungueal.

em cardiopatias e em doenças pulmonares com insuficiência respiratória. A unha "em vidro de relógio" pode, raramente, ser constitucional em pessoas saudáveis (FIGURA 30.15). Diversas outras alterações podem ser encontradas. Assim, na endocardite bacteriana, petéquias e estrias; em insuficiência cardíaca, coiloníquia; após infarto, linhas de Beau ou onicomadese.

Síndrome das unhas amarelas

Quadro pouco frequente, que pode atingir as 20 unhas ou somente algumas. As lâminas ungueais são espessadas, ligeiramente encurvadas e de cor amarelo-esverdeada. O crescimento é lento e pode ocorrer onicólise e paroníquia (FIGURA 30.16). A síndrome é frequentemente associada com processos pulmonares, como bronquite crônica, bronquiectasia, derrame pleural, por infecção ou neoplasia. Há linfedema, primeiramente nos membros inferiores e, eventualmente, nos membros superiores e na face. A alteração ungueal é devida a uma anormalidade constitucional dos linfáticos. A síndrome foi também relatada após terapia com penicilamina e infecção por HIV (pneumonia, particularmente pelo *P. carinii*).

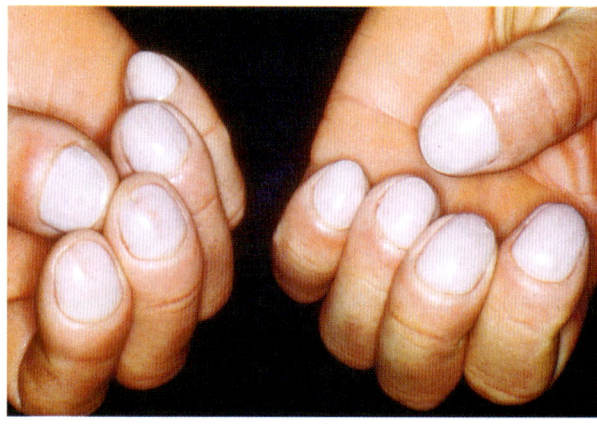

FIGURA 30.15 – Unhas "em vidro de relógio" e dedos "em baqueta de tambor" de cardiopata.

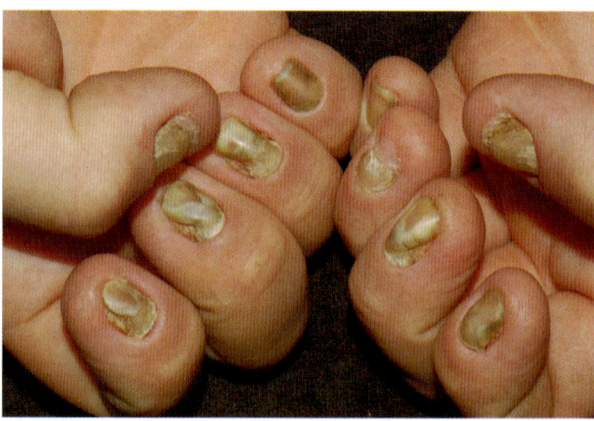

FIGURA 30.16 – Síndrome das unhas amarelas. Paquioníquia, cor amarela, onicólise, perda das cutículas e paroníquia.

Doenças hepáticas

Alterações como onicorrexe, coiloníquia, estrias e fragilidade ungueal são achadas em hepatopatias crônicas e cirrose hepática. Em hepatopatias com hipoalbuminemia, podem ocorrer manchas brancas ou as linhas de Muehrcke, que são estriações brancas transversais, separadas entre si e da lúnula, por faixas eritematosas. Parecem ocorrer em razão de perturbações vasculares. A unha em cristal opalino ou unha de Terry, encontrada na cirrose hepática, caracteriza-se pela coloração esbranquiçada do leito em toda a unha, exceto em pequena porção distal. A pigmentação amarelada da unha é observada em processos ictéricos, enquanto, na hemocromatose, há pigmentação cinzento-escura por depósito de melanina e ferro. Na doença de Wilson (degeneração hepatolenticular), a unha pode tornar-se azulada pelo depósito de cobre. Na porfiria, podem ocorrer onicomadese, coiloníquia e onicólise.

Doenças gastrintestinais

Nas enteropatias crônicas, como colite ulcerosa, doença de Crohn, ressecções gastrintestinais, polipose e outras, em que há diarreia e má absorção intestinal, as unhas podem apresentar alterações como onicorrexe, coiloníquia e onicólise. Essas alterações podem, também, surgir na síndrome de Plummer-Vinson (disfagia com glossite, anemia hipocrômica, esplenomegalia e atrofia da mucosa da boca, da faringe e do esôfago) e na síndrome de Peutz-Jeghers (polipose e pigmentação mucocutânea).

Doenças renais

Na síndrome nefrótica e em doenças renais com hipoalbuminemia, podem ser encontradas as estrias brancas transversais (linhas de Muehrcke). A chamada "unha meio a meio" ocorre na insuficiência renal crônica. A porção proximal tem cor esbranquiçada, enquanto a distal tem cor vermelho-rósea e, às vezes, castanha. Alterações como coiloníquia, melanoníquia, platoníquia, unhas frágeis e outras são encontradas em doenças renais crônicas. Em crises agudas de insuficiência renal, podem surgir linhas de Beau e onicomadese.

Doenças endócrinas

Na acromegalia, pode haver macroníquia, coiloníquia e linhas de Beau; enquanto no hipopituitarismo, pode ocorrer cor mais escura. No hipertireoidismo, pelo crescimento mais rápido, pode haver onicomalacia, onicorrexe, onicólise, coiloníquia e estrias. No hipotireoidismo, pelo crescimento mais lento, as unhas são finas e frágeis, podendo apresentar onicorrexe, onicólise, estrias e outras anomalias. No hiperparatireoidismo, pela reabsorção óssea da última falange, ocorre braquioníquia. No hipoparatireoidismo, ocorrem onicorrexe, estrias e fragilidade. Nas síndromes de Cushing e de Addison, pode surgir cor escura por depósito de melanina. No diabetes, há anomalias ungueais secundárias à neuropatia ou à vasculopatia diabética. Além disso, pelas infecções por bactérias ou leveduras, ocorrem deformações nas unhas.

Doenças hematológicas

Anomalias ungueais, como onicorrexe, onicólise e outras, ocorrem em anemias crônicas e na policitemia. Em anemias graves, há palidez do leito ungueal, enquanto na policitemia, há cor vermelho-azul. Na micose fungoide e em linfomas em que há prurido intenso, pode haver desgaste da unha pela coçagem constante (unha em usura).

Afecções neurogênicas e psicogênicas

Doenças ou traumas dos sistemas nervosos central e periférico originam paralisias ou disfunções que podem causar anomalias ungueais, como crescimento lento, estrias, onicomadese, onicomalacia, onicólise e outras. Na onicofagia, o impulso compulsivo leva à destruição parcial ou total da lâmina ungueal. Em escoriações neuróticas, a unha pode estar desgastada pela coçagem constante, unha em usura.

Doenças vasculares

Na síndrome de Raynaud e nas vasculopatias periféricas, ocorrem diversas anomalias das unhas, como onicólise, onicomadese, onicosquizia e outras. Em oclusões arteriais, há cianose do leito ungueal e o desprendimento da unha. No linfedema das extremidades, verificam-se alterações da cor e da curvatura, estrias e onicólise. A alteração mais característica é a síndrome das unhas amarelas, já referida.

Doenças carenciais e metabólicas

Nos estados carenciais, ocorrem anomalias ungueais, como fragilidade, estrias, onicólise, onicorrexe e outras. Na avitaminose A, as unhas podem estar adelgaçadas, unhas "em casca de ovo". Na deficiência por vitamina B12, são descritas alterações pigmentares, enquanto na deficiência por niacina (pelagra), é relatada leuconíquia. Na avitaminose C, petéquias e equimoses. Na deficiência de ferro, encontram-se unhas frágeis, sulcos e coiloníquia. Na acrodermatite enteropática, em virtude da deficiência de zinco, encontra-se, quase sempre, onicodistrofia e paroníquia. Na hiperuricemia, estrias e onicorrexe. Tofos gotosos localizados nas falanges provocam anomalias ungueais.

Doenças do colágeno

No lúpus eritematoso sistêmico e na dermatomiosite, é frequente o eritema periungueal. Encontram-se, também, hemorragias subungueais. Lesões de lúpus eritematoso discoide acral podem determinar alterações ungueais cicatriciais. Na esclerodermia com fenômeno de Raynaud, ocorrem diversas alterações ungueais. Na acroesclerose, pequenos enfartamentos subungueais podem provocar o pterígio inverso; enfartamentos maiores provocam necroses extensas no hiponíquio, muito dolorosas. Com a evolução da acroesclerose, a lâmina ungueal encurva-se e, com o aumento do hiponíquio, surge pterígio inverso.

Doenças infecciosas

Nas infecções agudas, há sulcos transversais (sulcos de Beau) ou ocorre o desprendimento da lâmina ungueal. No decurso de septicemias, como endocardite bacteriana e meningite meningocócica, podem surgir as hemorragias em "estilhaço".

Drogas e toxinas

Nas intoxicações agudas por drogas e toxinas, principalmente pelo arsênico, são encontradas linhas brancas transversais na lâmina e linhas de Mees, que se iniciam junto à lúnula e se deslocam em direção à borda livre. Outras anomalias são os sulcos de Beau. Onicólise foi relatada com o uso da dimetilclortetraciclina. Em administração prolongada de tetraciclinas e derivados, pode surgir cor amarelada e, mais raramente, foto-onicólise. Pigmentação escura tem sido relatada com o uso de cloroquina e, no passado, eram conhecidas as pigmentações por prata ou arsênico. A administração do etretinato e isotretinoína pode induzir crescimento excessivo de tecido de granulação na borda da unha.

ALTERAÇÕES UNGUEAIS POR NOXAS LOCAIS

Infecções das unhas

Perionixe

A perionixe (perionixite, panarício periungueal) é processo inflamatório agudo dos tecidos periungueais causado por bactérias como estafilococos, estreptococos, pseudomonas e outras. O quadro surge após trauma e pode evoluir para formação de abscesso. O tratamento é com antibiótico de largo espectro, se não houver identificação bacteriológica e antibiograma. Frequentemente, é necessária a drenagem cirúrgica. Quadro similar à perionixe aguda pode ser causado por infecção pelo vírus do herpes simples (panarício herpético); ocorre em crianças e em indivíduos imunossuprimidos (Aids). Caracteriza-se por vesicopústulas dolorosas na última falange de um quirodáctilo.

Há um tipo de infecção ungueal relativamente frequente denominada **síndrome das unhas verdes** ou **cloroníquia** causada pela *Pseudomonas aeruginosa*. A denominação decorre do aspecto clínico das unhas afetadas, que mostram-se com coloração azul-esverdeada, verde-escura ou azul-acinzentada, de localização subungueal. Essa coloração se deve à produção de piocianina e pioverdina pela bactéria que se introduz abaixo da lâmina ungueal. O maior fator de risco é a onicólise, que permite a separação entre a lâmina ungueal e o leito ungueal, favorecendo a penetração da bactéria. Outros fatores de risco são: contato frequente com água; microtraumatismos; onicotilomania; e doenças ungueais, como psoríase. A coloração escura, às vezes, pode suscitar diagnóstico diferencial com lesões pigmentadas da unha, inclusive melanoma. No tratamento, recomenda-se remover a parte descolada das unhas, manter as unhas secas e evitar traumatismos. Antibióticos tópicos são efetivos, particularmente bacitracina e polimixina B; excepcionalmente, é necessário o uso de ciprofloxacino por via oral.

Paroníquia

A paroníquia ou unheiro é uma inflamação crônica da dobra ungueal posterior e compromete parte das dobras laterais. Há edema e eritema, com dor mais intensa nas fases de agudização (**FIGURA 30.17**). Com o descolamento da lâmina ungueal posterior, há a formação de um fundo de saco que, pela compressão, pode eliminar material seropurulento. Antigamente considerada de causa infecciosa (cocos, *Candida*, *Pseudomonas*), atualmente considera-se a paroníquia forma especial de intertrigo facilitada pela perda da cutícula com consequente penetração, sob a dobra ungueal, de água e irritantes, como detergentes. Infecção local, quando ocorre, é secundária.

É encontrada como doença ocupacional em donas de casa, empregadas domésticas e lavadeiras, que estão com as mãos constantemente úmidas, e em indivíduos que trabalham em serviços de copa, de bares e restaurantes. A umidade constante leva à excessiva hidratação da cutícula, sua consequente perda e exposição da região da matriz aos irritantes. Outro fator importante em mulheres é a retirada da cutícula por imposição estética, o que facilita a instalação do quadro. A inflamação da matriz leva à deformidade da lâmina. O tratamento consiste, fundamentalmente, na proteção contra a umidade, aconselhando-se enxugar e secar as unhas com o auxílio do calor seco oriundo de lâmpada incandescente ou de secador de cabelos, em cada manipulação de água. É aconselhável exame do material da dobra ungueal para pesquisa micológica. Os corticoides, por via local (em associação a antibióticos ou antifúngicos) ou mesmo sistêmicas, são indicados, além de cremes protetores. É imprescindível proibir a retirada das cutículas e, como doença ocupacional, pode ser necessário o afastamento do trabalho por um período de tempo, ou proteção com luvas. A melhora do quadro é diretamente relacionada à formação de uma nova cutícula.

Onicomicoses

São as infecções das unhas por fungos. A lâmina ungueal é atacada por dermatófitos, por leveduras e, raramente, por fungos filamentosos não dermatófitos. Quadro frequente, ocorre em 15 a 20% da população adulta entre os 40 e 60 anos de idade. É rara em crianças, provavelmente pelo crescimento mais rápido da unha, que dificulta o desenvolvimento do fungo, ou pela própria composição da queratina da lâmina ungueal. Mais comum nos pododáctilos que nos quirodáctilos, e no hálux e pólex. Os dermatófitos responsáveis pela dermatofitose ungueal ou tínea da unha (*Tinea unguium*) são de três espécies:

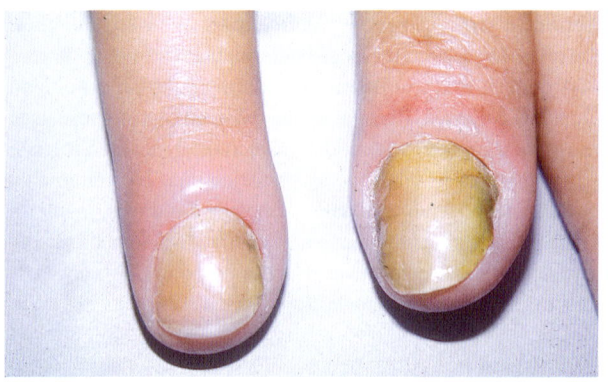

FIGURA 30.17 – Paroníquia. Edema e eritema nas dobras periungueais.

Trichophyton rubrum, *Trichophyton mentagrophytes* e *Epidermophyton floccosum*. A candidose primária da lâmina ungueal é rara, ocorrendo em casos de alteração imunológica (candidose mucocutânea crônica). As onicomicoses por outros fungos filamentosos não dermatófitos são raras, causadas por fungos dos gêneros *Scopulariopsis*, *Hendersonula*, *Aspergillus*, *Penicillium*, *Fusarium*, *Acremonium* e outros.

Dermatofitose ungueal

São descritas as seguintes formas clínicas, de acordo com a via de penetração do agente:

- **Distal:** a mais comum. O dermatófito penetra pelo hiponíquio, levando à onicólise e à queratose subungueal, associadas a estrias subungueais esbranquiçadas ou amareladas.
- **Superficial:** ocorrem manchas esbranquiçadas na superfície ungueal, sem onicólise. Causada pelo *T. mentagrophytes* em indivíduos sãos e pelo *T. rubrum* em imunocomprometidos.
- **Proximal:** característica dos imunocomprometidos (Aids, outros), o agente penetra pela dobra ungueal proximal, causando descoloração esbranquiçada na região subungueal proximal.
- **Total:** forma evolutiva das apresentações já descritas, a unha apresenta-se totalmente distrófica, impossibilitando detectar-se a forma de penetração do agente.

O chamado "dermatofitoma" consiste na presença de verdadeiras concreções formadas exclusivamente por hifas de dermatófitos sob a lâmina, visualizadas ao exame micológico direto. Pode ocorrer em casos de longa evolução.

A diagnose de dermatofitose deve ser sempre confirmada pelo exame micológico direto, para exclusão de outras causas, como psoríase e líquen plano. A coleta do material se fará de acordo com a apresentação clínica: por debaixo da lâmina a partir da borda livre (onicomicose distal); raspando-se a mancha na superfície ungueal (onicomicose superficial); ou perfurando-se a lâmina (onicomicose proximal).

Candidose ungueal

A candidose primária da lâmina ungueal é rara, ocorrendo mais comumente em casos de alteração imunológica (candidose mucocutânea crônica). Colonização secundária por leveduras é comum em casos de onicólise traumática.

Onicomicoses por fungos filamentosos não dermatófitos

São semelhantes às dermatofitoses. A diagnose é feita pelo exame micológico seguida de cultura. Sua correta diagnose é importante, pois os agentes não respondem à terapêutica sistêmica usual. Podem ser tentados os curativos oclusivos com pasta de ureia a 40% ou aplicação de tintura iodada.

O tratamento das onicomicoses é referido no Capítulo 41.

Verruga peri ou subungueal

É frequente a localização da verruga nas dobras da unha, eventualmente subungueal. Com a progressão, ocorre deformidade da lâmina ungueal. A diagnose não apresenta dificuldade pela lesão verrucosa de superfície mosqueada, podendo haver verrugas em outras áreas. O tratamento é referido no Capítulo 35.

TRAUMAS FÍSICOS E QUÍMICOS

Hematoma subungueal

Causado por trauma, é muito comum em atividades diversas, principalmente esportivas. Os dedos mais atingidos são hálux e pólex, e, mais raramente, o segundo pododáctilo, em indivíduos em que este é mais comprido que o hálux. Em trauma violento, o hematoma forma-se de imediato e é bastante doloroso. A dor pode ser imediatamente aliviada, perfurando-se a lâmina ungueal, com a ponta de um clipe incandescente que drena o hematoma. Em traumas menos intensos, após deambulação ou práticas esportivas, é pouco ou nada doloroso. Às vezes, constitui um simples achado de exame, e, em outras, é motivo de consulta. Deve ser, então, afastada, pela história (trauma, aparecimento súbito) e pela evolução, a possibilidade de melanoma.

Onicogrifose

Quadro mais comum em idosos, frequentemente naqueles que têm dificuldade em cortar as unhas. É comum a presença de fungos dermatófitos **(FIGURA 30.18)**.

Onicólise

Muito comum tanto nos pés como nas mãos. Tem, na maioria das vezes, origem traumática, e é perpetuada pelo hábito, consagrado entre as manicures, de se limpar o hiponíquio com espátulas. É comumente confundida com infecção fúngica e tratada sem sucesso como tal, daí a importância de sempre se realizar o exame micológico. O tratamento se faz evitando-se esse tipo de traumatismo e mantendo as unhas curtas **(FIGURA 30.19)**.

Onicosquizia

Cisão da unha ou fissuração da borda livre, que se apresenta em 2 ou 3 camadas sobrepostas. De causa desconhecida, acredita-se ocorrer em virtude da perda de água da lâmina ungueal, sendo comum em mulheres. O tratamento consiste em imersão em água por alguns minutos, seguida de aplicação de creme com ureia. Podem ser prescritos complexos vitamínicos ou biotina por via oral.

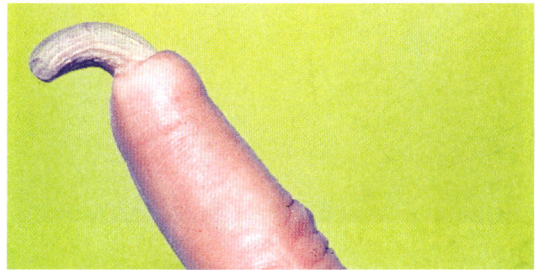

FIGURA 30.18 – Onicogrifose. Unha espessada e em forma de garra.

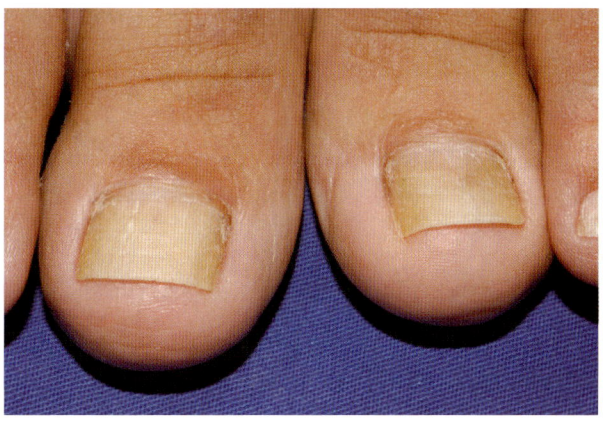

FIGURA 30.19 – Onicólise. A região amarelada está descolada do leito.

UNHAS EM USURA

Ocorre em dermatoses com prurido intenso, na qual a coçagem provoca o desgaste da unha, que se apresenta com aspecto brilhante, como se esmaltada **(FIGURA 30.20)**.

Distrofia mediana da unha

Depressão canalicular de aspecto estriado que se inicia na lúnula, a qual se apresenta aumentada e progride até a borda livre na porção média da lâmina. Comum no pólex, pelo hábito compulsivo de se traumatizar continuamente a região da cutícula com a unha do indicador da mesma mão **(FIGURA 30.21)**.

Onicocompulsões

Há vários tipos com a retirada contínua da cutícula, levando à lesão da matriz com consequente deformidade da lâmina; por vezes, ocorre escurecimento da lâmina, por ativação dos melanócitos da matriz. A onicofagia é a mordedura das unhas, podendo atingir até a cutícula. As unhas polidas são outra forma de dermatocompulsão, em que há o atrito constante sobre um tecido ou alguma área da pele. As lâminas ungueais ficam

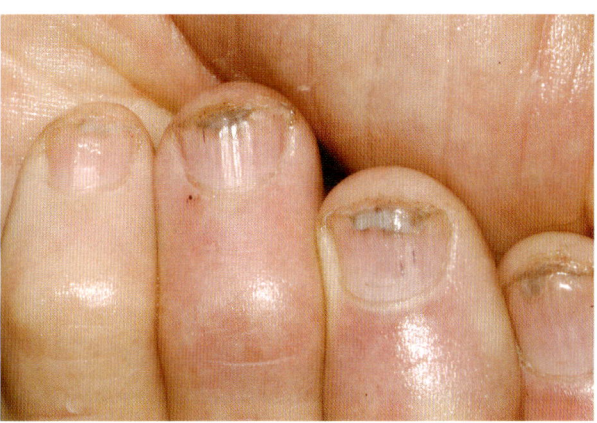

FIGURA 30.20 – Unhas em usura. As unhas apresentam-se brilhantes, desgastadas e com onicólise devido à coçadura continuada – prurigo linfadênico.

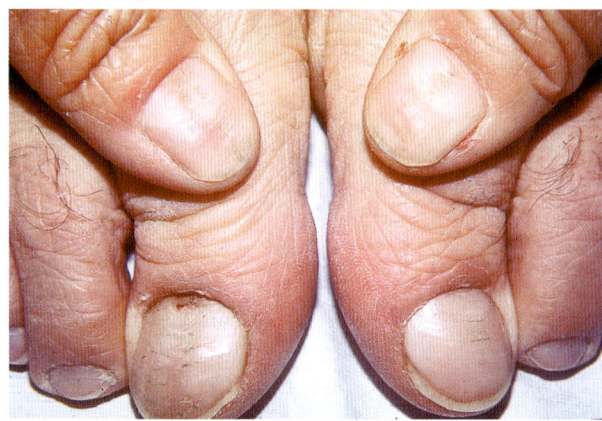

FIGURA 30.21 – Onicocompulsão. Deformidades ungueais por trauma repetido na dobra ungueal posterior que resultam em depressão canalicular da unha.

brilhantes e mais finas. As unhas em usura são observadas em escoriações neuróticas.

Unha encravada

Ou unha incarnada (*Unguis incarnatus*) resulta da penetração do canto da unha, principalmente nos grandes artelhos, no tecido circunjacente, com reação inflamatória. É mais comum em pessoas que têm a lâmina ungueal bastante convexa. O processo inflamatório desencadeado pela penetração do canto da unha no tecido mole é complicado frequentemente pelo aparecimento de tecido de granulação periungueal **(FIGURA 30.22)**.

Além do fator predisponente, representado pela convexidade exagerada da lâmina ungueal, os calçados muito justos e o corte inadequado das unhas favorece, também, o encravamento. O corte das unhas deve ser feito de tal maneira que a extremidade livre faça ângulo de 90° com as margens. A dor é característica importante, chegando a perturbar seriamente a deambulação. A unha encravada pode servir como base para celulite e erisipela. O tratamento consiste em libertar os cantos das unhas. Quando o processo de encravamento não é muito intenso, consegue-se separar a lâmina ungueal do leito colocando-se, sob os cantos, entre ela e o leito ungueal, pequeno chumaço de algodão, que é mantido até que o desencravamento se processe e que a unha tenha crescido alguns milímetros. O tecido de granulação pode ser eliminado com aplicações de ácido tricloroacético. Para as formas mais graves, é indicada cirurgia, como descrito no Capítulo 95.

Hipertrofia cuticular

A hipertrofia cuticular, padrasto ou espigo (*hangnail*), encontrada mais comumente em crianças, é o alargamento da cutícula aderente à unha, que não acompanhando o crescimento da unha, hipertrofia-se e rompe-se nos cantos, formando fissuras e espículas. Por traumas ou procedimentos intempestivos, pode ocorrer infecção com dor, edema ou eritema das dobras periungueais, evoluindo para paroníquia. O tratamento consiste na proteção do local e no uso de cremes lubrificantes.

Tumores na unha

Cisto mucoide digital

Pápula translúcida que se localiza na falange distal, junto à base da unha, que, quando puncionada, deixa sair material gelatinoso. Por compressão, produz deformidade ungueal canalicular **(FIGURA 30.23)**. Associa-se mais comumente à osteoartrose e ocorre em razão da produção de ácido hialurônico, com diminuição da formação de colágeno. O tratamento é feito com infiltração de corticoide e, eventualmente, eletrocoagulação ou criocirurgia.

Fibroma subungueal

Pode ocorrer na região da matriz ou ser subungueal. Conforme o tamanho e a localização, produz deformidades canali-

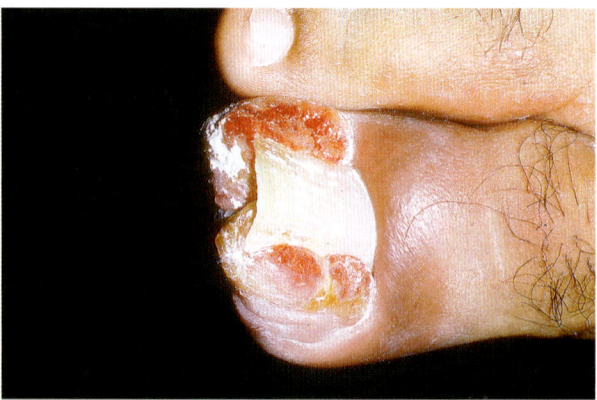

FIGURA 30.22 – Unha encravada. A unha apresenta-se encravada bilateralmente induzindo a produção de tecido de granulação exuberante.

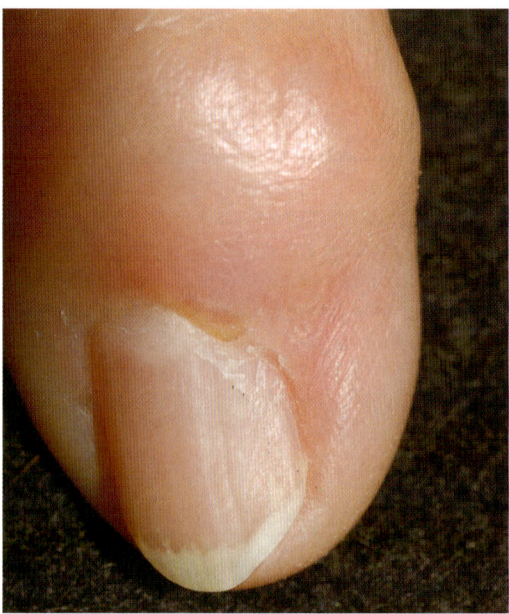

FIGURA 30.23 – Cisto mixoide. Tumoração translúcida levando à distrofia canalicular por compressão da matriz.

culares na lâmina ou onicólise. Pode ocorrer isoladamente, ou como parte da síndrome da esclerose tuberosa (FIGURA 30.24).

Tumor glômico
A localização mais frequente é a subungueal. Apresenta-se como lesão única, vermelho-azulada, com dor intensa à pressão ou mesmo espontânea, que é característica (FIGURA 30.25). Em lesões pequenas e pouco visíveis, indica-se exploração radiológica do leito ungueal (ultrassonografia, ressonância magnética) para evidenciar a lesão. O tratamento é a exérese cirúrgica.

Onicomatricoma
Recentemente descrito, é tumor fibroepitelial originado da matriz ungueal. Caracteriza-se por bandas queratósicas longitudinais amareladas que espessam intensamente a lâmina ungueal, associadas à hipercurvatura e a áreas hemorrágicas. A avulsão da unha demonstra uma área vilosa na matriz, que se interdigita com orifício na base da lâmina (FIGURA 30.26).

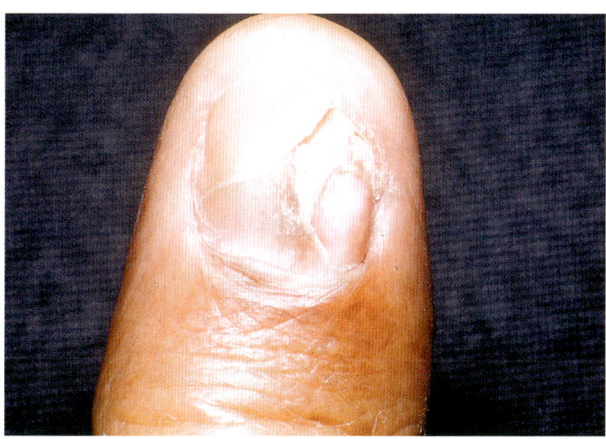

FIGURA 30.24 – Fibroma subungueal. Proliferação fibrosa alongada emergindo da prega ungueal proximal.

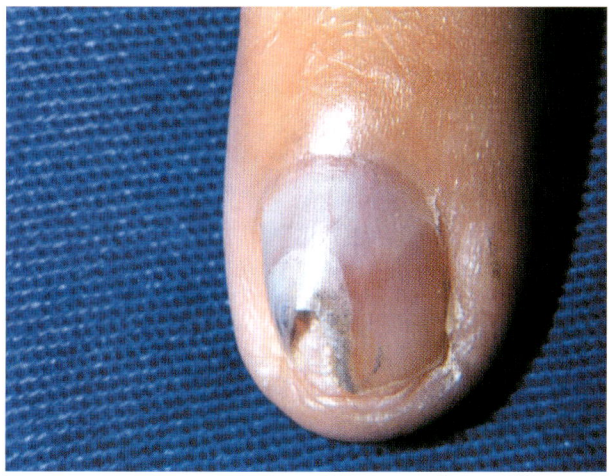

FIGURA 30.25 – Tumor glômico. Tumefação violácea do leito ungueal associada à onicodistrofia.

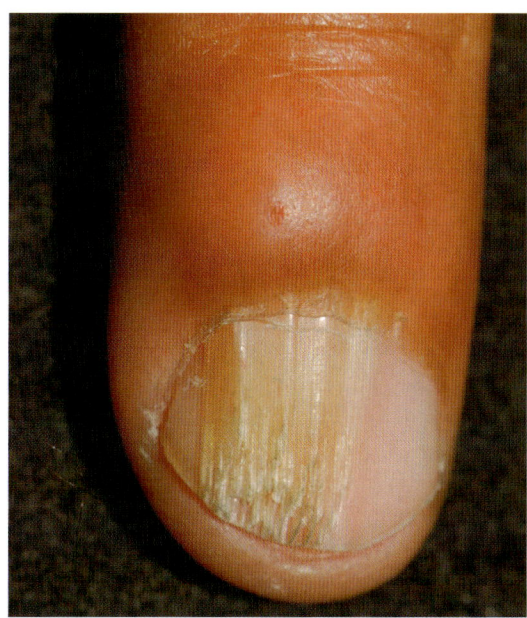

FIGURA 30.26 – Onicomatricoma. Espessamento amarelado e estriado da lâmina, com tumefação periungueal.

Melanoníquia estriada e melanoma
O aparecimento de estria longitudinal acastanhada em uma ou várias unhas pode ocorrer pela ativação dos melanócitos da matriz da unha, por vários motivos. A causa mais comum é a presença de uma mácula melanótica na matriz. Essa pode ser única ou múltipla, quando ocorrem pigmentações estriadas em várias unhas, podendo ocorrer também nas polpas digitais, na genitália e na mucosa oral (doença de Laugier-Hunziker). É mais comum em orientais e negros. Nevos nevocelulares são raros nessa região.

Outra causa comum é a manipulação continuada da dobra ungueal proximal (onicocompulsão), que ativa os melanócitos da região.

O melanoma pode, raramente, surgir na matriz ungueal. Inicialmente, observa-se lesão isolada de melanoníquia estriada, a princípio delgada que, com o tempo, torna-se mais larga. Com a evolução, a pigmentação se estende para a dobra ungueal (sinal de Hutchinson). Casos avançados levam à destruição do aparato ungueal pela tumoração pigmentada. O melanoma amelanótico pode também ocorrer na unha; a lesão é friável e sangrante, podendo ser confundida com o granuloma piogênico.

Eritroníquia estriada
A presença de uma fina estria avermelhada indo da base até a extremidade da lâmina está associada a distintos processos que podem acometer a matriz ou o leito. Em casos com lesão, pode ou não haver onicólise com pequena queratose subungueal na área correspondente à banda avermelhada (FIGURA 30.27). Devem ser pesquisados o onicopapiloma, tumor glômico, doença de Bowen e melanoma amelanótico. Quando a eritroníquia estriada está presente em várias unhas, está

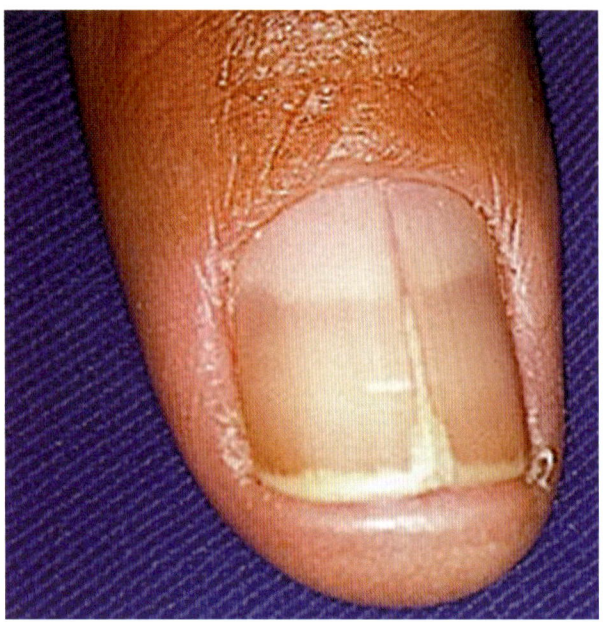

FIGURA 30.27 – Eritroniquia estriada. Fina linha eritematosa longitudinal a partir da matriz, com onicólise distal. O estudo demonstrou onicopapiloma.

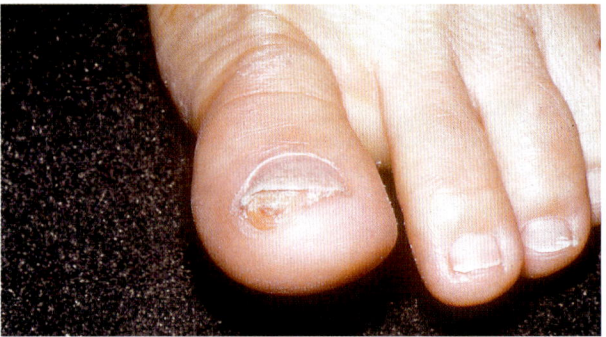

FIGURA 30.28 – Exostose subungueal. A exostose produziu levantamento e deformidade da borda livre da unha.

associada à doença enxerto *versus* hospedeiro e líquen plano. Em lesões isoladas, é recomendado estudo imagenológico antes de realizar abordagem cirúrgica.

Exostose subungueal
Tumoração óssea, dolorosa, dos pododáctilos, particularmente do hálux, que ocorre mais frequente em adolescentes do sexo feminino, que produz levantamento e deformidade da unha. Radiologicamente, pode ser detectada opacidade ligada ao osso, comprimindo as partes moles. O tratamento é cirúrgico **(FIGURA 30.28)**.

Outros tumores
Diversos outros tumores, como carcinoma espinocelular ou carcinoma basocelular e condromas, podem ter localização sob ou junto à unha, assumindo aspectos diversos, diagnosticados por meio da histopatologia.

TRATAMENTOS DAS ONICOPATIAS

Recursos tópicos
Além da terapia específica, há procedimentos tópicos indicados para algumas alterações.

Paquioníquia
Para a redução da espessura da lâmina ungueal, nas várias formas de paquioníquia, é importante o lixamento da unha, que pode ser feito com lixa ou com aparelhos de lixamento (onicoabrasão). Outro procedimento é a avulsão química da unha com a seguinte fórmula: ureia (40%); em vaselina (40%); lanolina (15%); e cera (5%). Aplicada em curativo oclusivo, deve permanecer por 1 semana, possibilitando a retirada da lâmina ungueal.

Unhas frágeis
Associada à terapia sistêmica, a aplicação de calor local é indicada. A aplicação de creme de ureia (15-20%) ou de ácido láctico (5-10%) pode ser útil.

PARTE VI
ALTERAÇÕES DO COLÁGENO, HIPODERME, CARTILAGENS E VASOS

CAPÍTULO 31
AFECÇÕES DO TECIDO CONECTIVO

LÚPUS ERITEMATOSO

O lúpus eritematoso (LE) é doença autoimune do tecido conectivo que se caracteriza pela presença de lesões cutâneas localizadas ou disseminadas e/ou um amplo espectro de manifestações sistêmicas. As manifestações cutâneas usualmente se apresentam nas áreas expostas à radiação solar e a fração ultravioleta (UV) é particularmente responsável pela indução ou pelo agravamento das lesões de pele.

Espectro clínico do lúpus eritematoso

A enfermidade tem amplo espectro de manifestações clínicas, que vão desde formas puramente cutâneas, como o lúpus eritematoso discoide (LED), no qual os sintomas gerais estão geralmente ausentes, ao lúpus eritematoso sistêmico (LES), no qual, além da participação cutânea, há envolvimento de outros aparelhos e sistemas. Os pacientes desenvolvem sintomas gerais, além de alterações imunopatológicas características durante os períodos de atividade inflamatória, com presença de autoanticorpos circulantes de diferentes especificidades e de imunocomplexos. A doença sistêmica apresenta-se, frequentemente, em mulheres jovens (20-40 anos), crianças e neonatos; enquanto a forma cutânea ocorre em grupo etário maior (40 anos). Além disso, existem quadros semelhantes ao LE induzidos por fármacos e enfermidades do colágeno sobrepostas, em que os sintomas de lúpus estão associados a manifestações de esclerodermia e/ou polimiosite. O LE frequentemente causa lesões incapacitantes e compromete de maneira significativa a qualidade de vida de seus portadores. Atualmente, vêm sendo utilizados índices de gravidade, como o CLASI (do inglês *cutaneous lupus erythematosus disease area and severity index*), que permitem avaliar de maneira mais precisa a gravidade da doença cutânea, assim como são ferramentas muito úteis para se avaliar a resposta aos tratamentos utilizados.

As lesões cutâneas do LE podem ser específicas ou não específicas. As específicas são próprias da doença e permitem considerar três quadros clínicos cutâneos, que podem evoluir com ou sem comprometimento sistêmico. Compreendem:

- Lúpus eritematoso cutâneo crônico (LECC).
- Lúpus eritematoso cutâneo subagudo (LECSA).
- Lúpus eritematoso cutâneo agudo (LECA).

As lesões não específicas encontradas no LE compreendem fotossensibilidade, fenômeno de Raynaud, alopecia, urticária e vasculite urticariforme, vasculite, mucinose e calcinose cutânea.

Aspectos históricos

O termo "lúpus" (do latim *lobo*) começou a ser utilizado na medicina no século XIII para descrever lesões erosivas da face. Cazenave, na década de 1850, teria sido o primeiro a utilizar a denominação lúpus eritematoso, contribuindo para distinguir o lúpus eritematoso do lúpus vulgar, forma de tuberculose cutânea muito prevalente na Europa no século XIX. O conceito do LE como doença sistêmica aparece pela primeira vez em 1875, em descrições de Moritz Kaposi, esboçando os primeiros traços do conceito atual do LE como doença espectral.

Etiopatogenia do lúpus eritematoso cutâneo

A etiopatogenia do lúpus eritematoso cutâneo (LEC) é multifatorial e não completamente compreendida. Os principais fatores envolvidos em sua etiopatogenia são:

- Radiação UV.
- Apoptose de queratinócitos.
- Liberação de citocinas.
- Hiperatividade das células B.
- Ativação de linfócitos T e células dendríticas.

Radiação ultravioleta

A radiação ultravioleta, em especial a UVB, induz a produção e liberação de citocinas, apoptose e necrose de queratinócitos, expressão de autoantígenos nos queratinócitos, recrutamento e ativação de células do sistema imune. A radiação ultravioleta estimula diretamente a produção e a liberação de diversas citocinas, entre elas destacam-se: interferon (IFN), fator de necrose tumoral alfa (TNF-α), interleucina (IL)-1, IL-6, IL-8, IL-10 e IL-17.

Apoptose de queratinócitos

A radiação UV inicia o processo de apoptose dos queratinócitos. Os pacientes com lúpus apresentam aumento da apoptose além de um mecanismo deficiente do *clearence* dessas células apoptóticas, levando ao acúmulo de queratinócitos apoptóticos. Esse acúmulo de células apoptóticas leva à necrose secundária, liberação de citocinas pró-inflamatórias e potenciais autoantígenos.

Liberação de citocinas e hiperatividade das células B
Interferon

O IFN é uma das citocinas de maior destaque na patogênese do LEC. Entre os subtipos de IFN, merecem destaque os do tipo I, compreendendo os interferon α e β, que são produzidos pelas células dendríticas plasmocitoides da derme.

Os interferons do tipo I participam na ativação inicial do sistema imune inato e adaptativo e na autoimunidade. Entre suas ações, destacam-se: estimulação da proliferação e diferenciação das células B; diferenciação de monócitos em células apresentadoras de antígeno; ativação da via inflamatória Th1; estimulação das células dendríticas; supressão de células T regulatórias; e modulação de citocinas.

Fator de necrose tumoral-α

Os pacientes com LEC apresentam níveis aumentados de TNF-α no soro e nas lesões cutâneas. Na pele, o TNF-α é produzido nos queratinócitos, fibroblastos e mastócitos. A produção de TNF-α pelos queratinócitos é estimulada pela radiação UV e por citocinas inflamatórias, com destaque para IL-1α, IL-18 e IFN-γ.

O TNF-α é uma citocina que desempenha papel importante na patogênese do lúpus. Entre suas ações, destacam-se:

- Estimulação da produção de citocinas e moléculas de adesão, sendo evidenciadas IL-1, IL-6, CXCL8, CCL20, selectinas e moléculas de adesão celular, como VCAM-1 e ICAM-1.
- Ativação das células de Langerhans.
- Atuação como fator de crescimento para as células B.
- Estimulação da produção de anticorpos pelas células B.
- Redução da liberação de IFN-α pelas células dendríticas.

Embora o TNF-α desempenhe papel importante na patogênese do lúpus, pacientes tratados com inibidores do TNF-α podem apresentar quadros de lúpus induzido por medicamentos. A provável explicação para essa manifestação seria que o bloqueio do TNF-α levaria ao aumento da produção de IFN-α, desencadeando a reação inflamatória.

Interleucina 1

Considerada citocina central na regulação do sistema imune. Nos queratinócitos, estimula a produção de TNF-α e outras citocinas, como CCL5, CCL20, CCL22 e CXCL8. Nos quadros de LES, existe correlação entre seu nível sérico e atividade da doença sistêmica.

Interleucinas 6 e 10

Induzem a hiperatividade das células B. Nos quadros de LES, existe correlação entre seu nível sérico e atividade da doença sistêmica.

Interleucinas 17 e 18

As duas citocinas mais recentemente descritas também parecem desempenhar papel importante na patogênese do LEC, tendo sido observados níveis aumentados nessas lesões.

LÚPUS ERITEMATOSO CUTÂNEO CRÔNICO

O LECC tem como variante clínica mais comum o LED, o que faz com que muitos considerem este como sinônimo daquele.

LÚPUS ERITEMATOSO DISCOIDE

Dermatose de evolução crônica provavelmente desencadeada por processo autoimune. É doença de ocorrência universal em todas as raças e mais frequente em mulheres acima dos 40 anos, sendo raro em crianças. A ocorrência familiar é excepcional, porém casos são descritos em familiares de pacientes com LES ou mesmo com LED, o que sugere intercorrência de fatores genéticos. As lesões cutâneas são desencadeadas ou agravadas pela exposição à radiação UV, ao frio ou a fármacos e exibem evolução crônica e insidiosa.

Manifestações clínicas

As lesões discoides caracterizam-se por pápulas e placas eritematosas de cor rosada a violeta, com atrofia central e descamação, que afetam frequentemente a face, especialmente as regiões malares e o dorso do nariz, adquirindo aspecto característico em vespertílio ou asa de borboleta, e involuem deixando cicatriz. Outras localizações são: pavilhões auriculares; couro cabeludo; lábios; mucosas; e semimucosas oral, nasal, conjuntival e genital. Com menor frequência, surgem no V do decote, nos antebraços e nas mãos, especialmente nos quadros disseminados. O comprometimento do couro cabeludo é frequente e ocasiona áreas de alopecia cicatricial. Em etapas tardias, podem surgir hiperpigmentação residual e telangiectasias. As escamas exibem, na porção inferior, espículas córneas que penetram nos óstios foliculares e sudoríparos e constituem dado clínico importante para a identificação semiótica da lesão cutânea (FIGURAS 31.1 A 31.6). Nas formas localizadas de LED, em que as lesões são restritas ao segmento cefálico, os sintomas gerais são raros. Nas formas disseminadas, eventualmente há

Afecções do tecido conectivo

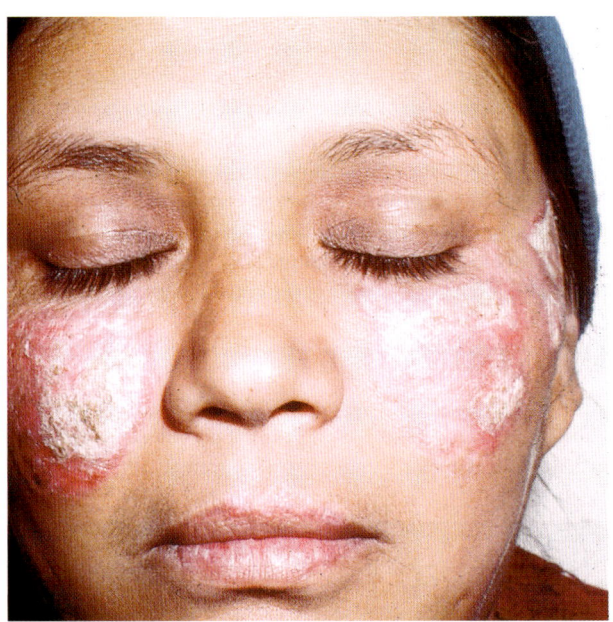

FIGURA 31.1 – Lúpus eritematoso discoide. Lesões eritematodescamativas e hiperqueratóticas nas regiões malares.

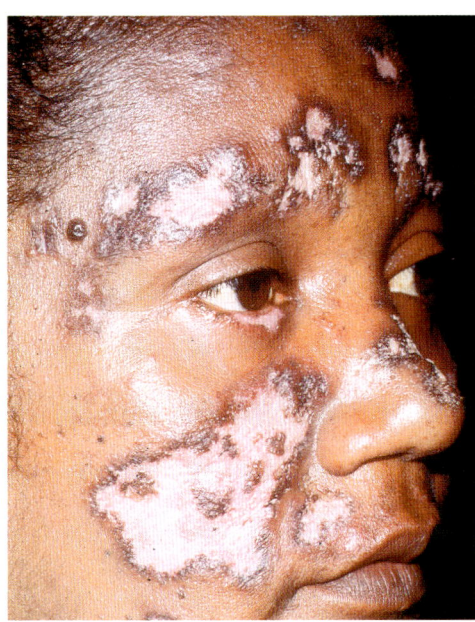

FIGURA 31.3 – Lúpus eritematoso discoide. Lesões eritematodescamativas com hiperpigmentação periférica na face.

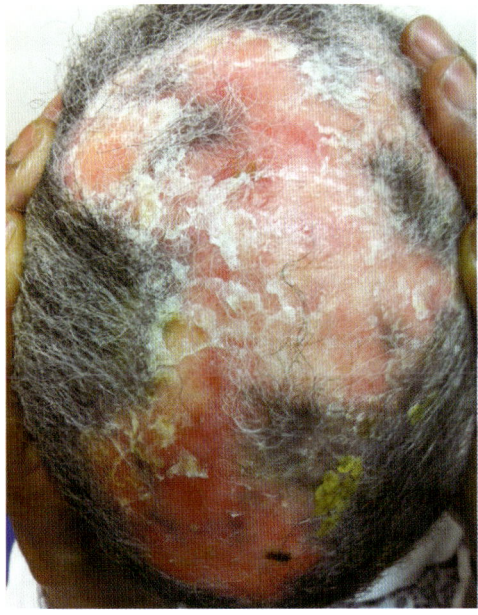

FIGURA 31.2 – Lúpus eritematoso discoide. Lesões ativas com atrofia e descamação acometendo o couro cabeludo.

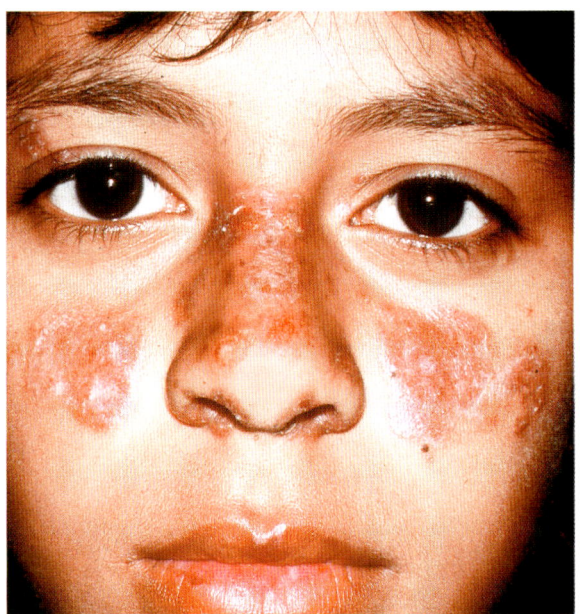

FIGURA 31.4 – Lúpus eritematoso discoide. Lesões eritematoatróficas e descamativas em vespertílio.

febre, astenia, cefaleia e artralgias; a persistência dos sintomas sugere transição para a forma sistêmica da doença.

LÚPUS ERITEMATOSO HIPERTRÓFICO OU VERRUCOSO

Forma rara de LED, na qual há exacerbação do componente queratósico das lesões, levando ao desenvolvimento de lesões hipertróficas e verrucosas. Deve ser diferenciado de outras dermatoses verrucosas **(FIGURA 31.7)**, além da exclusão de carcinoma espinocelular, que pode surgir em lesões crônicas de LED.

PERNIOSE LÚPICA

Pacientes com LED por exposição prolongada ao frio podem apresentar acrocianose e lesões papulonodulares achatadas,

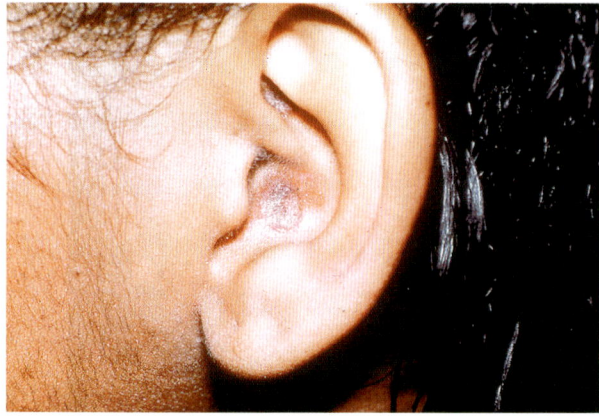

FIGURA 31.5 – Lúpus eritematoso discoide. Lesão atrófica em localização característica: pavilhão auricular.

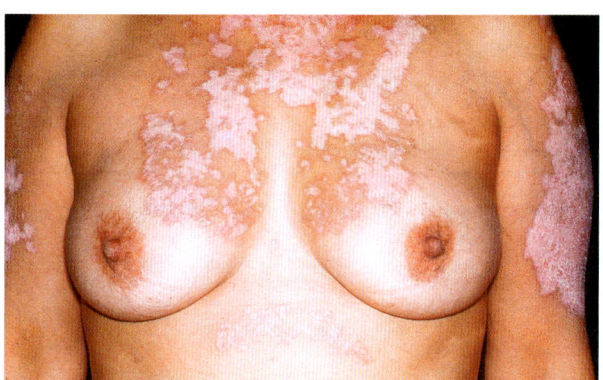

FIGURA 31.6 – Lúpus eritematoso discoide. Lesões atróficas e descamativas disseminadas no tronco e nos braços.

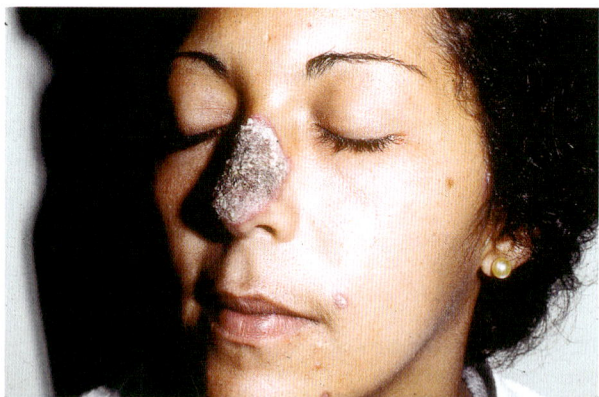

FIGURA 31.7 – Lúpus eritematoso discoide. Placa verrucosa de bordas eritematosas no nariz.

eritematovioláceas nas mãos, no nariz e nas orelhas, caracterizando o quadro clínico de perniose lúpica, que deve ser diferenciado do líquen plano e da sarcoidose. Estima-se que 20% dos pacientes que cursam com perniose lúpica evoluem para LES.

PANICULITE LÚPICA

Também denominado **lúpus profundo**, manifesta-se por lesões subcutâneas, nodulares ou em placas, aderidas aos planos profundos, localizadas na face, no dorso, nos membros superiores e nas nádegas. São nódulos subcutâneos firmes, de limites nítidos, pouco dolorosos, que, ao regredirem, deixam cicatrizes deprimidas **(FIGURAS 31.8 E 31.9)**. Podem ou não ser encimados por lesões discoides e, quando isso ocorre, prefere-se a terminologia lúpus eritematoso profundo.

LÚPUS ERITEMATOSO TÚMIDO

A variante clínica lúpus eritematoso túmido, também denominado lúpus intermitente, se caracteriza por cursar com lesões urticadas ou eritematoedematosas infiltrativas, apresenta pou-

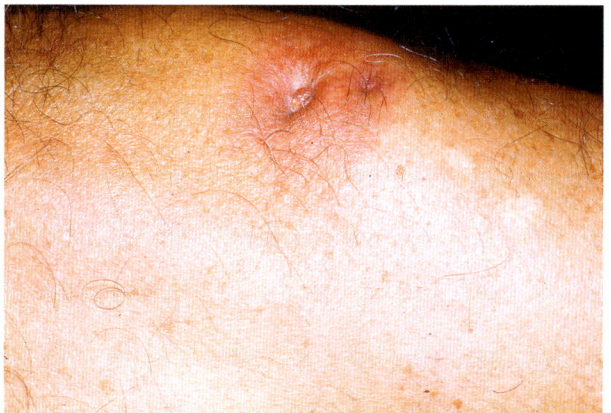

FIGURA 31.8 – Lúpus eritematoso profundo. Lesões eritematosas deprimidas por fibrose no subcutâneo.

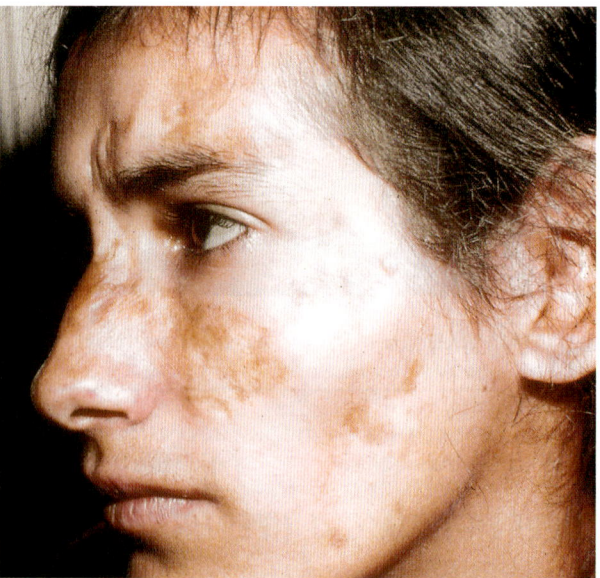

FIGURA 31.9 – Lúpus eritematoso profundo. Lesões na face, residuais, deprimidas por destruição do tecido subcutâneo.

ca ou nenhuma descamação, deve ser diferenciada da erupção polimorfa à luz e do pseudolinfoma. É considerada a variante clínica de LEC com maior fotossensibilidade (FIGURA 31.10).

Diagnose

O LED deve ser diferenciado da rosácea pela limitação da área de eritema e pelo aspecto escamoso e atrófico; da psoríase e da dermatite seborreica pela descamação e o ponteado córneo; da queratose solar pelo eritema, menor grau de queratose e idade do indivíduo. As lesões atroficocicatriciais do couro cabeludo que constituem quadro de alopecia cicatricial devem ser distinguidas da alopecia da esclerodermia, do líquen plano pilar, da pseudopelada, da tínea favosa e de quadros alopécicos não cicatriciais. Também, deve-se descartar a erupção polimorfa à luz, a infiltração linfocitária de Jessner, o linfocitoma cútis e a dermatite perioral. Atualmente, a maioria dos autores tende a considerar a infiltração linfocitária de Jessner forma de LE túmido.

O diagnóstico de LEC é feito com base nas manifestações clínicas, nos achados histopatológicos e de imunofluorescência direta. O quadro histopatológico, apesar de característico, não permite a distinção do subtipo clínico. As principais alterações histopatológicas encontradas são: hiperqueratose; rolhas córneas foliculares; liquefação da camada basal; corpos citoides; e infiltrado inflamatório linfoplasmocitário perivascular, perianexial e em papilas dérmicas. Há espessamento da membrana basal da epiderme e da parede folicular, evidenciado pela coloração de PAS. A imunofluorescência direta da pele lesada mostra depósito de IgG, IgM, IgA, C_3 e fibrinogênio na junção dermoepidérmica. Na pele sã exposta e não exposta, não ocorre deposição de imunoglobulinas, muito embora depósitos granulosos discretos de IgM possam ser encontrados na pele normal de indivíduos sadios.

Os exames de laboratório no LED são geralmente negativos. Formas disseminadas podem apresentar anemia, leucopenia e trombocitopenia discretas, hiperglobulinemia, Coombs positivo, crioglobulinas e anticorpos antinucleares com títulos baixos. Anticorpos anti-DNA dupla-hélice (anti-nDNA) ou anti-DNA hélice simples (anti-ssDNA) surgem nos quadros disseminados da doença, com provável evolução sistêmica, e são indicativos de evolução grave com possibilidade de comprometimento renal.

Tratamento

Já que a exposição à fração UV da luz solar tem um papel relevante no desencadeamento ou agravamento das lesões, é indispensável o uso de roupas adequadas e filtros protetores solares, assim como evitar medicamentos ou substâncias fotossensibilizantes.

Interrupção do tabagismo

O hábito do tabagismo deve ser evitado nos pacientes com lúpus, por comprometer a eficácia do tratamento dos antimaláricos e constituir fator de risco para desenvolvimento de LE.

Tratamento das lesões com métodos físicos

Eventualmente, lesões verrucosas podem ser tratadas com nitrogênio líquido, dermoabrasão e *laser*.

Tratamento tópico

Corticoides

As lesões cutâneas podem ser tratadas com pomadas ou apósitos oclusivos de corticoides fluorados ou infiltração intralesional de triancinolona, empregada na concentração de 2,5 a 5 mg/mL.

Inibidores da calcineurina

Os inibidores da calcineurina, pimecrolimo e tacrolimo, se mostram eficazes no tratamento das lesões de LEC, porém apresentam como limitante seu baixo poder de penetração na lesão. São opções de tratamento para os pacientes que cursam com lesões pouco espessas, em especial na face, devendo ser evitado nas formas hipertróficas.

Tratamento sistêmico

Antimaláricos

Fármacos de escolha para todos os subtipos de LEC. São utilizados a hidroxicloroquina na dose de 400 mg diários e o difosfato de cloroquina na dose de 250 mg diários, atingindo-se a concentração plasmática terapêutica a partir da 3ª semana de administração do fármaco. A quinacrina não é utilizada por não estar disponível no meio dermatológico. O tratamento com antimalárico, na grande maioria dos casos, é utilizado por vários meses. Eventualmente, ocorrem efeitos colaterais hematológicos, hepáticos ou oftalmológicos, neste caso por deposição do fármaco na retina, motivo pelo qual o uso crônico de antimaláricos deve ser monitorado com exame oftalmológico periódico e exames de laboratório. A deposição retiniana de antimaláricos é mais frequente com o difosfato de cloroquina e excepcional em relação à hidroxicloroquina. Atualmente, admite-se que a segurança está mais relacionada à dose diária e não à duração do tratamento ou à dose máxima administrada. Preconizam-se doses de 3,5 a

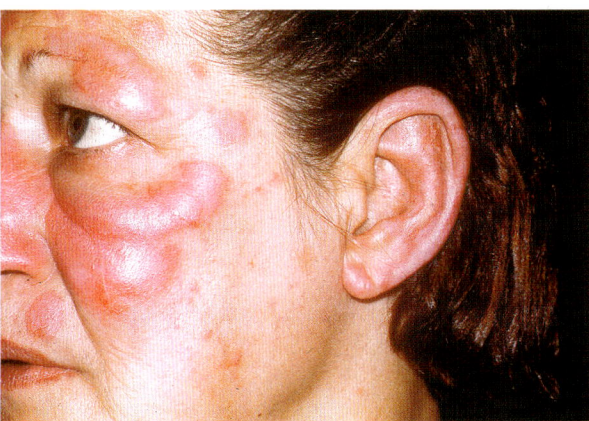

FIGURA 31.10 – Lúpus eritematoso túmido. Lesões eritematoedematosas infiltrativas sem descamação.

4 mg/kg/dia de difosfato de cloroquina e 6 a 6,5 mg/kg/dia de hidroxicloroquina, que devem ser calculados levando-se em conta o peso ideal do paciente. Outros efeitos adversos oculares ocorrem em consequência da deposição corneana do antimalárico; são reversíveis, não evoluem para maculopatia e não contraindicam o tratamento. São, ainda, relatados como efeitos colaterais: náusea; hiperpigmentação das membranas mucosas, da face e das extremidades; branqueamento dos cabelos; erupção cutânea; psicose; miastenia; leucopenia; trombocitopenia; e diminuição da *clearance* da creatinina. A indicação dos antimaláricos na gravidez é controversa, seu uso pode ser considerado levando-se em consideração análise criteriosa da relação risco/benefício. Os antimaláricos são contraindicados na vigência de hepatopatias e deficiência congênita de glicose-6-fosfato-desidrogenase. O modo de ação dos antimaláricos é complexo, interferindo em inúmeros processos biológicos: unem-se ao DNA, estabilizam membranas celulares, inibem enzimas hidrolíticas, interferem na síntese das prostaglandinas e bloqueiam a quimiotaxia. Os pacientes tabagistas que fazem uso de antimaláricos devem ser estimulados a interromper o hábito, pois apresentam menor resposta terapêutica aos antimaláricos quando comparados aos não tabagistas.

Corticoides e outros agentes sistêmicos

O uso de corticoides sistêmicos no LED deve ser limitado aos casos de intolerância à cloroquina ou hidroxicloroquina, casos que cursam com lesões disseminadas e pouco responsivas aos antimaláricos. Seu uso também está indicado em associação aos antimaláricos na fase inicial do tratamento de casos de maior gravidade, enquanto não se atingem níveis terapêuticos dos antimaláricos. Outros medicamentos úteis, na ausência de resposta às medicações anteriores, são a talidomida, dapsona, clofazimina, acitretina e imunossupressores. Entre os imunossupressores, os mais utilizados são o metotrexato e a azatioprina. Nos casos de difícil controle, podem, ainda, ser utilizados o micofenolato mofetil e a pulsoterapia com metilprednisolona. A talidomida é geralmente usada na dose de 100 mg diários, principalmente nas formas verrucosas; no entanto, o efeito teratogênico limita sua indicação em mulheres em idade gestacional. Quando extremamente necessária, deve-se assegurar a anticoncepção. Os principais efeitos secundários são sonolência, constipação intestinal, secura da mucosa oral e cefaleia, além da neuropatia periférica irreversível.

A maioria dos pacientes com LED tem boa evolução, a doença permanece restrita à pele em cerca de 80 a 90% dos casos. Em proporção variável de 5 a 20%, há ocorrência de fadiga, febre baixa recorrente, alopecia difusa não cicatricial, dores articulares, fotossensibilidade e/ou fenômeno de Raynaud sugerindo sistematização da doença.

LÚPUS ERITEMATOSO CUTÂNEO SUBAGUDO

O LECSA é forma disseminada cutânea do LE, com importante componente de fotossensibilidade e lesões cutâneas que involuem sem atrofia cicatricial, podendo deixar hipopigmentação residual e lesões vitiligoides. O comprometimento sistêmico é discreto, as alterações laboratoriais são peculiares, e, em 50% dos casos, as manifestações clinicolaboratoriais preenchem os critérios do Colégio Americano de Reumatologia (ACR, do inglês American College of Rheumatology) para o diagnóstico de LES. Mesmo nas formas sistêmicas, o comprometimento do sistema nervoso central e as lesões de vasculite são raros e o comprometimento renal é menos grave. É mais frequente em mulheres jovens e de meia-idade, embora possa ocorrer em qualquer idade, em especial quando há manifestação cutânea do lúpus eritematoso induzido por medicamentos. Apresenta associação significativa com antígenos de histocompatibilidade HLA-B8 e HLA-DR3.

Na patogenia das lesões cutâneas, interagem anticorpos anti-Ro, mediadores liberados por células mononucleares e queratinócitos, fatores hormonais e genéticos, luz UV e fármacos. A luz UV facilita a expressão antigênica de Ro pelos queratinócitos e pode interferir na migração de células inflamatórias para a pele, permitindo a liberação dos mediadores dos queratinócitos e células de Langerhans.

Manifestações clínicas

Caracteriza-se por lesões papuloeritematosas com descamação tênue que formam placas com aspecto psoriasiforme ou anular policíclico. As lesões psoriasiformes exibem escamas finas e superfície rendilhada; as anulares podem adquirir aspecto em íris e apresentar vesicobolhas na borda periférica. As lesões cutâneas do LECSA surgem, preferencialmente, na porção superior do tronco, nos ombros, no V do decote, na face extensora dos membros superiores e no dorso das mãos, sendo eventuais na face (**FIGURAS 31.11 A 31.13**). Evoluem com importante componente de fotossensibilidade e involuem com hipocromia ou acromia residual e telangiectasias sem atrofia.

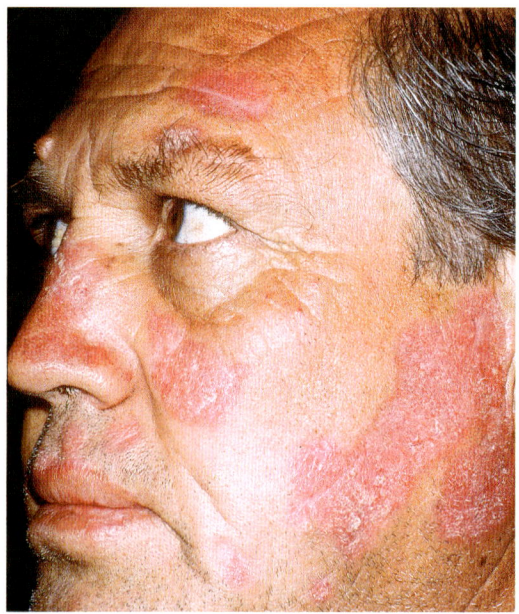

FIGURA 31.11 – Lúpus eritematoso cutâneo subagudo. Placas eritematodescamativas psoriasiformes na face.

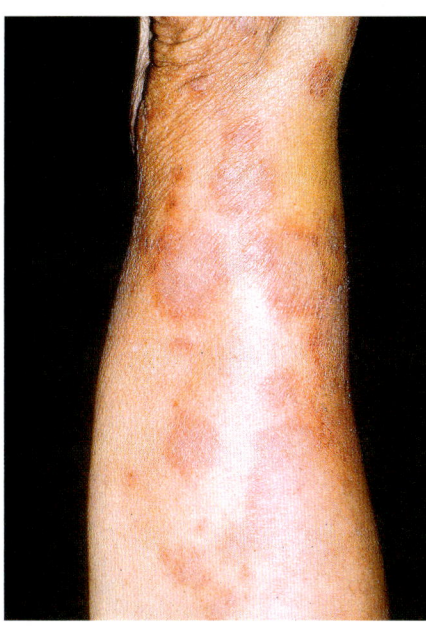

FIGURA 31.12 – Lúpus eritematoso cutâneo subagudo. Lesões anulares eritematopigmentares.

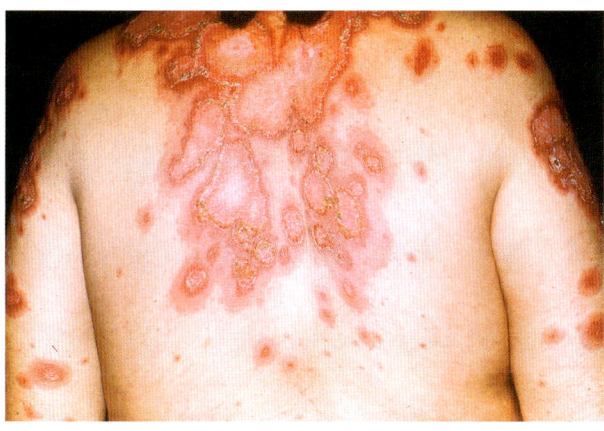

FIGURA 31.13 – Lúpus eritematoso cutâneo subagudo. Lesões eritematodescamativas anulares policíclicas no dorso e nos braços.

A evolução é crônica e, em 50% dos casos, há comprometimento sistêmico, no geral benigno.

O LECSA pode preceder ou surgir durante a evolução de outras doenças reumatológicas, como artrite reumatoide e síndrome de Sjögren.

Diagnose

Deve ser diferenciada da forma discoide da doença pela ausência da atrofia cicatricial e de escamas com espículas córneas e da dermatomiosite pela ausência do eritema e edema periorbitais, de lesões justarticulares e prurido. É necessário excluir psoríase, eritemas persistentes, eritema polimorfo, dermatite seborreica e erupção a fármaco, por meio de exame anatomopatológico e imunofluorescência direta.

O diagnóstico é feito com base na clínica e pode ser confirmado pelos achados histopatológicos e de imunofluorescência direta. As alterações histológicas são semelhantes às observadas nas demais lesões cutâneas de LE. Eventualmente, ocorre clivagem dermoepidérmica em decorrência da intensidade das alterações vacuolares basais, com aparecimento de vesicobolhas nas lesões cutâneas. A imunofluorescência direta é positiva na lesão em 40 a 50% dos pacientes e, em 25%, na pele sã. Os anticorpos antinucleares são encontrados com padrão pontilhado ou homogêneo em 70 a 80% dos pacientes e correspondem à presença de anticorpos anti-Ro/SSA, que, no geral, ocorrem associados aos anticorpos anti-LA/SSB. É raro o encontro de anticorpos anti-Sm e anti-RNP.

Tratamento

O tratamento local visa à proteção solar por meio de roupas apropriadas e filtros solares. Medicações tópicas incluem o uso de corticoides tópicos e imunomoduladores, como pimecrolimo e tacrolimo. Para o tratamento sistêmico, estão indicados os antimaláricos, como citado para o LECC, associados ou não à prednisona em doses baixas. Casos refratários ao tratamento com antimaláricos e corticoides são tratados com dapsona, talidomida e metotrexato. A sulfona é empregada em doses variáveis de 50 a 150 mg/dia, com o cuidado prévio de dosar a glicose-6-fosfato-deidrogenase, pela possibilidade de meta-hemoglobinemia e anemia hemolítica.

LÚPUS ERITEMATOSO CUTÂNEO AGUDO

O LECA ocorre exclusivamente no LES em atividade, sendo um importante marcador clínico de atividade da doença.

A variante clínica mais comum do LECA é a forma localizada na face, que cursa com lesões eritematosas com descamação fina e edema discreto, formando placas em asa de borboleta (**FIGURA 31.14**). Mais raramente, o quadro pode se estender por toda a face, porção superior do tronco e face extensora dos membros, caracterizando o quadro de LECA generalizado. São lesões fugazes, de aparecimento súbito, que persistem por horas ou alguns dias e, no geral, involuem sem sequelas, podendo deixar hiperpigmentação residual nos indivíduos melanodérmicos.

Outra manifestação clínica é a fotossensibilidade, que se manifesta nas áreas expostas de pacientes de LES após exposição solar. São lesões maculosas e/ou maculopapulosas isoladas ou em placas, intensamente eritematosas, com descamação fina e, por vezes, com componente purpúrico. Devem ser diferenciadas da erupção polimorfa à luz, erupção a fármaco e eritema polimorfo (**FIGURA 31.15**).

Uma variante rara de LECA é a que simula um quadro de necólise epidérmica tóxica e se caracteriza pelo comprometimento de grandes áreas de pele, preferencialmente nas áreas fotoexpostas, podendo comprometer as mucosas. O quadro clínico é sobreponível ao da necrólise epidérmica tóxica, ocorrendo o descolamento da pele comprometida em retalhos. Essa manifestação ocorre em decorrência de uma apoptose maciça dos queratinócitos da epiderme.

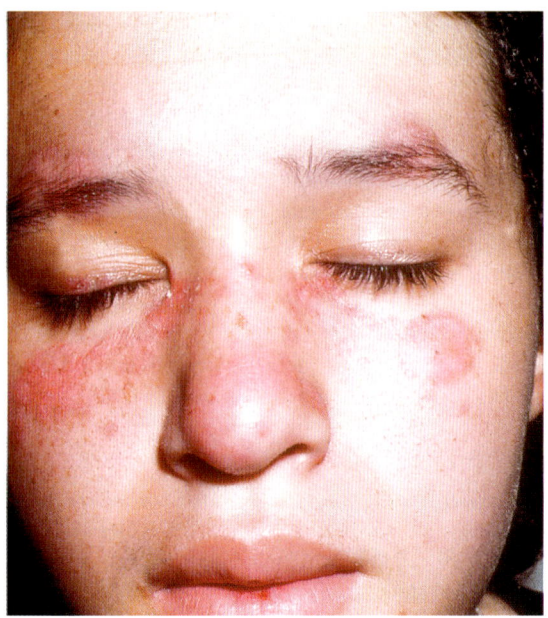

FIGURA 31.14 – Lúpus eritematoso sistêmico. Lesões eritematosas em asa de borboleta.

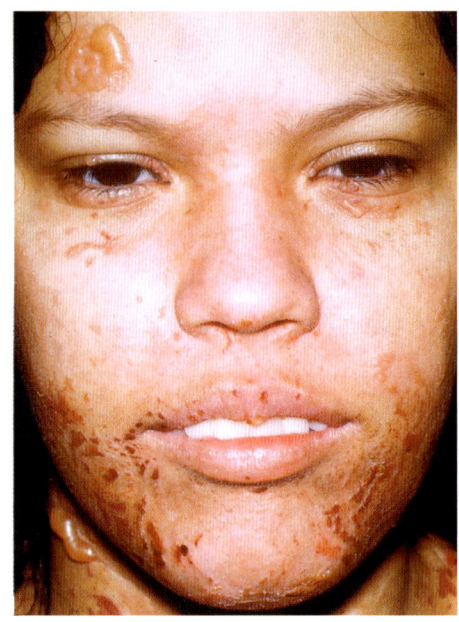

FIGURA 31.16 – Lúpus bolhoso. Lesões bolhosas e crostosas na face.

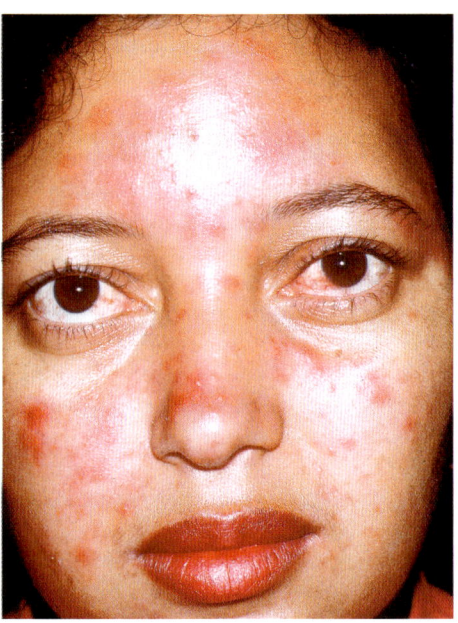

FIGURA 31.15 – Lúpus eritematoso sistêmico. Lesões eritematosas e eritematopapulosas na face.

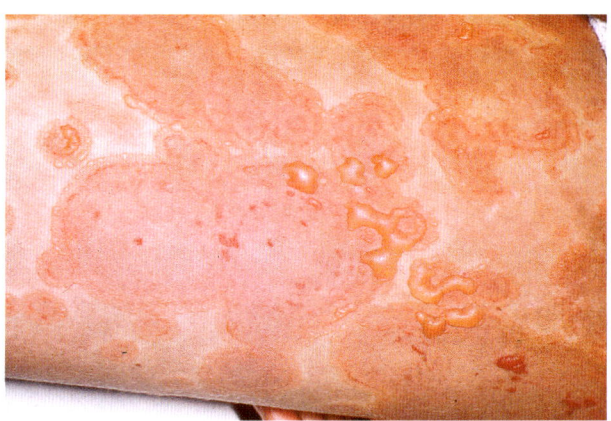

FIGURA 31.17 – Lúpus bolhoso. Placas eritetematoedematosas com bolhas tensas nas bordas.

Os pacientes com LES podem ainda apresentar um quadro de lesões vesicobolhosas disseminadas que surgem na pele sã ou sobre base eritematosa, correspondendo ao lúpus eritematoso sistêmico bolhoso (LESB), que deve ser diferenciado do pênfigo vulgar, penfigoide bolhoso, epidermólise bolhosa, dermatite herpetiforme, eritema polimorfo e de farmacodermias bolhosas **(FIGURAS 31.16 E 31.17)**.

LÚPUS ERITEMATOSO SISTÊMICO

O LES é enfermidade inflamatória crônica, autoimune, multifatorial, produzida por alterações da regulação imunológica. Estão envolvidos em sua patogênese fatores genéticos, hormonais e ambientais. Assim como no LEC, a radiação ultravioleta é o principal fator ambiental envolvido, podendo ser responsável pelo agravamento e desencadeamento de manifestações cutâneas e sistêmicas. O papel de agentes infecciosos, em especial os vírus, vem sendo pesquisado há várias décadas. Atualmente, vem recebendo destaque o Epstein-Barr vírus, reforçado por achados que evidenciam que a soroconversão para este vírus é universal nos pacientes com LES.

Manifestações sistêmicas do lúpus eritematoso sistêmico

O LE foi considerado o protótipo de doença autoimune pela grande quantidade de manifestações imunopatológicas, produto da hiperatividade das células B. Diversos autoanticorpos podem estar presentes no soro dos pacientes. Entre os mais relevantes, estão aqueles dirigidos contra o ácido desoxirribonucleico (DNA) de cadeia dupla (nDNA) ou de cadeia simples (ssDNA); contra ácido ribonucleico ou pequenos RNAs ou suas ribonucleoproteínas (Sm, RNP); contra histonas; e contra fosfolipídeos.

Os anticorpos contra DNA podem formar complexos imunes circulantes em pacientes com a doença em atividade, com consumo de frações do complemento. O depósito dos complexos imunes no endotélio de capilares glomerulares provavelmente desencadeia as lesões glomerulares, nas quais são detectadas imunoglobulinas, complemento e outros imunorreagentes. O depósito de complexos imunes a nível cutâneo induz, na junção dermoepidérmica, a formação da banda lúpica.

Perfil de anticorpos antinucleares

Os autoanticorpos podem estar dirigidos contra o DNA de cadeia dupla (nDNA) e são específicos de LES, enquanto que outra população de autoanticorpos está dirigida contra DNA desnaturado ou de cadeia simples (ssDNA). Estes também estão presentes no LES e podem ser encontrados em outras enfermidades com títulos baixos. A determinação de anticorpos anti-nDNA tem importância, pois títulos elevados correlacionam os períodos de atividade da doença, principalmente doença renal ativa.

Em relação à determinação de anticorpos antinucleares no soro, existem vários padrões de fluorescência: homogêneo, periférico (característico dos anticorpos anti-nDNA), granular fino (característico dos anticorpos antirribonucleoproteínas), centromérico (característico da síndrome CREST (acrônimo de calcinose [*c*alcinosis], fenômeno de Raynaud [*R*aynaud phenomenon], hipomotilidade esofágica [*e*sophageal dysmotility], esclerodactilia [*s*clerodactyly] e telangiectasia [*t*elangiectasia]) e nucleolar. Este é característico de soros que reconhecem constituintes da RNA-polimerase III, U3/fibrilarina presentes em soros de pacientes com esclerodermia e/ou polidermatomiosite.

A especificidade dos autoanticorpos no LES pode sintetizar-se naqueles dirigidos contra DNA e DNA-histonas e nos que reconhecem proteínas não histonas. Em indivíduos sadios, são, no geral, negativos ou surgem em títulos baixos. Os títulos são elevados nas doenças do tecido conectivo e intermediários em outras enfermidades. A positividade dos anticorpos antinucleares aumenta com a idade e ocorre em pacientes com história familiar de LE, com neoplasias e em transplantes de órgãos sólidos. Sua prevalência é variável, com fatores raciais, métodos laboratoriais, substratos utilizados, etc. A tabela abaixo mostra a prevalência de autoanticorpo no LES, sua prevalência e padrão do anticorpo antinúcleo (TABELA 31.1).

Manifestações clínicas

Os pacientes com LES têm doença multissistêmica que, no entanto, não afeta simultaneamente todos os órgãos ou sistemas. A participação cutânea ocorre em 80% dos pacientes e, em 25%, constitui a manifestação inicial da doença. As lesões podem ser agudas, crônicas ou subagudas. A lesão aguda

TABELA 31.1 – Prevalência dos autoanticorpos no lúpus eritematoso sistêmico

Autoantígeno	Prevalência de autoanticorpos	Características moleculares	Padrão de anticorpos antinucleares (FAN)
nDNA	40-50%	DNA de cadeia dupla	Homogêneo e periférico nuclear
ssDNA	70%	DNA de cadeia simples	Homogêneo e fibrilar nuclear
Histonas	70%	H1, H2A, H2B, H3 e H4	Homogêneo e fibrilar nuclear
Sm	30%	Peptídeos de 29, 28, 16 e 13 kD granular nuclear em complexo com U1, U2, U4, U5 e U6 RNAs	Pontilhado
nRNP	30%	Proteínas 70 kD e peptídeos de 32 e 23 kD	Granular nuclear
Ro/SSA	35%	Proteína de 60 kD em complexo com Y1-Y5 RNAs, proteína de 52 kD	Granular nuclear e citoplasmático
La/SSB	15%	Fosfoproteína de 48 kD em complexo com RNA-polimerase III	Granular nuclear e citoplasmático
Ku	10%	Proteínas de 66 e 86 kD	Nucleolar em certa fase do ciclo celular
RNP ribossomal	10%	Fosfoproteínas de 38, 16 e 15 kD	Granular nuclear e citoplasmático
PCNA/Ciclina	3%	Proteína de 36 kD	Nucleolar em certa fase do ciclo celular

mais representativa é o "eritema em asa de borboleta", que corresponde a lesões eritematosas na região malar e no dorso do nariz (FIGURA 31.18), geralmente provocadas pela exposição à luz solar ou induzidas artificialmente por irradiação UV. O eritema pode atingir as demais áreas expostas, as regiões palmoplantares e os dedos das mãos e dos pés, assim como adquirir aspecto poiquilodérmico. Nas falanges distais dos quiro e pododáctilos surgem telangiectasias, particularmente nas polpas digitais e regiões periungueais (FIGURAS 31.19 E 31.20). Outra manifestação aguda da doença é o quadro bolhoso, já referido (VER FIGURAS 31.16 E 31.17). A forma intermediária corresponde às lesões anulares ou eritematoescamosas do LECSA, às quais se associam os anticorpos anti-Ro. Os pacientes com LES e lesões subagudas muitas vezes têm baixa incidência de complicações renais. Cerca de 20 a 25% dos pacientes com LES podem apresentar lesões discoides durante a evolução e, em cerca de 15%, as lesões discoides são a primeira manifestação clínica da doença, com localização preferencial no couro cabeludo, nas orelhas, na face ou no pescoço. Nas fases de exacerbação clínica, além da alopecia cicatricial própria da lesão discoide, ocorre alopecia difusa não cicatricial. As mucosas e semimucosas, particularmente o vermelhão dos lá-

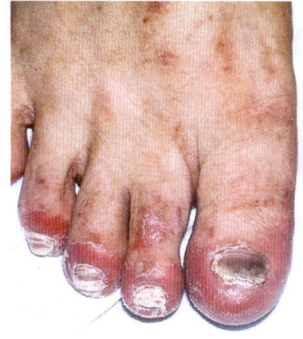
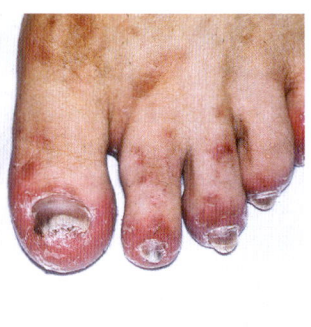

FIGURA 31.20 – Lúpus eritematoso sistêmico. Lesões eritematopurpúricas na extremidade dos quirodáctilos.

bios, podem apresentar eritema, edema, erosões e ulcerações (VER FIGURA 31.18), sendo frequente o encontro de púrpura palatina (FIGURA 31.21).

Manifestações cutaneovasculares são frequentes. Pode-se observar fenômeno de Raynaud, livedo reticular, que nas formas graves pode estar associado aos anticorpos antifosfolipídeos, vasculite urticariforme, vasculopatias e, eventualmente, angioedema, quando há deficiência das frações C_2 ou C_4 do complemento. Alopecia difusa não cicatricial acompanha os períodos de exacerbação clínica, e na região frontoparietal surgem os "cabelos lúpicos", que são cabelos curtos, finos e enrolados.

Os sintomas gerais incluem febre, anorexia, astenia, fraqueza muscular e cefaleia. Entre as manifestações sistêmicas mais frequentes, está a afecção renal glomerular, que acomete aproximadamente 50% dos pacientes, sendo o achado laboratorial mais comum a proteinúria. A nefrite lúpica no LES é associada com pior prognóstico.

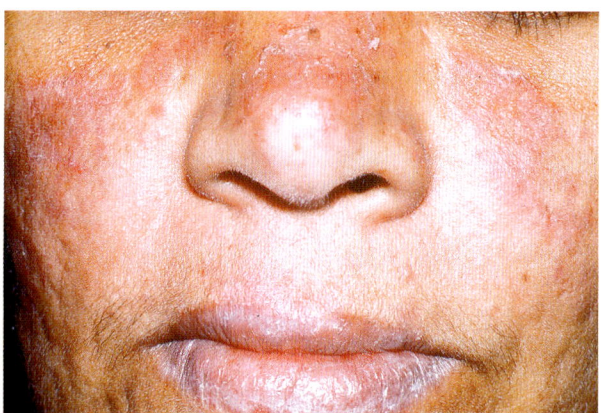

FIGURA 31.18 – Lúpus eritematoso sistêmico. Lesões em vespertílio e lesões labiais.

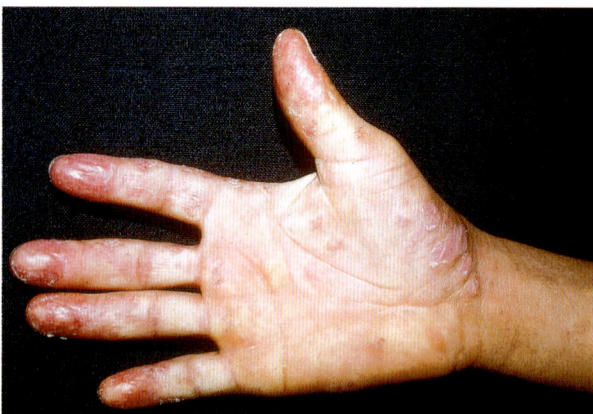

FIGURA 31.19 – Lúpus eritematoso sistêmico. Características lesões de vasculite, eritematopurpúricas nos dedos e na região palmar.

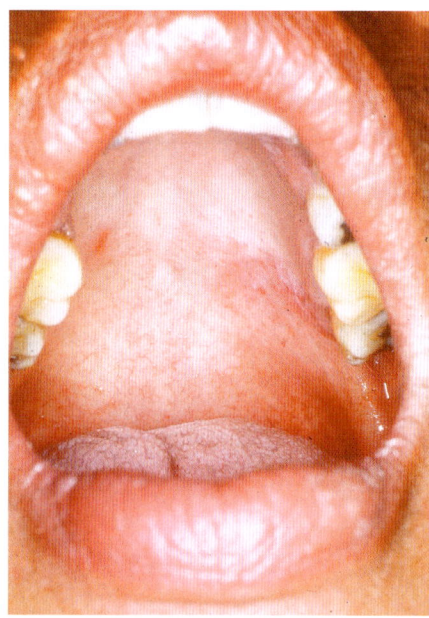

FIGURA 31.21 – Lúpus eritematoso sistêmico. Lesões purpúricas no palato.

Outras manifestações são pleuropulmonares observadas em até 40% dos casos e caracterizadas por pleurite e/ou derrame pleural, pneumonite lúpica e, eventualmente, hemorragia pulmonar maciça; eventos tromboembólicos associados aos anticorpos antifosfolipídeos; complicações cardíacas (pericardite, miocardite e endocardite verrucosa de Libman e Sacks); manifestações gastrintestinais e hepáticas ocasionais; alterações hematológicas com anemia, leucopenia e trombocitopenia, acompanhada de lesões purpúricas e/ou necrotizantes e esplenomegalia. O sistema nervoso pode ser acometido, surgindo crises convulsivas, psicose, depressão e quadros isquêmicos, normalmente associados aos anticorpos antifosfolipídeos. A coreia e a mielite transversa são manifestações muito raras. Há, com frequência, manifestações musculesqueléticas com aparecimento de artralgias e sinovites, que podem evoluir para deformidades discretas.

A gravidez na gestante com LES pode ocorrer sem intercorrências clínicas quando a doença sistêmica estiver bem controlada; no entanto, pode ocorrer reativação no período gestacional.

A gravidez é considerada de risco no LES pelo aumento de complicações hipertensivas durante a gestação e pelo aumento do risco de perdas fetais, recém-nascidos de baixo peso e pequenos para a idade gestacional. Existe, ainda, risco adicional relacionado aos efeitos adversos das medicações sistêmicas frequentemente utilizadas pelas pacientes lúpicas. Em raras ocasiões, os anticorpos maternos atravessam a placenta e podem ocasionar síndromes neonatais associadas aos anticorpos anti-Ro, como é o caso do lúpus neonatal. Recomenda-se que as pacientes com LES planejem a gravidez com aconselhamento médico e que realizem acompanhamento pré-natal clínico laboratorial mensal.

Diagnose

A diagnose clínica de LES foi padronizada pelo Colégio Americano de Reumatologia em 1972, modificado em 1982, e revisado em 1997. Considera-se a diagnose de LES diante de quatro ou mais dos critérios abaixo relacionados:

- *Rash* malar (lesão "em asa de borboleta").
- Lesões discoides.
- Fotossensibilidade.
- Ulcerações orais ou rinofaringite.
- Artrite não erosiva comprometendo duas ou mais articulações periféricas, dolorosa e edematosa.
- Serosite: pleurite ou pericardite.
- Alterações renais persistentes: proteinúria > 0,5/dia persistente ou cilindrúria.
- Alterações neurológicas: convulsões ou psicose.
- Alterações hematológicas: anemia hemolítica, leucopenia < 4.000/mm^3, linfopenia < 1.500/mm^3, trombocitopenia < 100.000/mm^3.
- Alterações imunológicas: presença de anti-nDNA ou anti-Sm ou anticorpos antifosfolipídeos.
- Presença de anticorpos antinúcleo (fator antinúcleo).

O diagnóstico de LES é feito com base nas manifestações clínicas, nos achados histopatológicos, nos achados de imunofluorescência direta e em exames complementares. As alterações histológicas das lesões eritematoedematosas são sempre acompanhadas de espessamento da membrana basal ao PAS. A degeneração hidrópica da camada basal está, no geral, associada a edema da derme superior, extravasamento de hemácias e depósitos de material fibrinoide e mucina. A hipoderme pode exibir, além de infiltrado inflamatório, espessamento das trabéculas fibroadiposas. A imunofluorescência direta da lesão mostra, em cerca de 90% dos casos, deposição de IgG, IgM, IgA e complemento na zona da membrana basal (ZMB), e é negativa em lesões com evolução inferior a 2 meses. Na pele sã exposta, há deposição de imunoglobulinas e complemento na ZMB em cerca de 80% dos pacientes não tratados; na pele sã coberta, em 50% dos casos em atividade e em 33% nos pacientes controlados. A porcentagem da incidência da banda lúpica é maior em pacientes com comprometimento renal difuso. Estudos imuno-histoquímicos mostram deposição dos imunorreagentes na sublâmina densa, na substância fundamental e, ocasionalmente, nas fibrilas de ancoragem.

Os anticorpos antinucleares são positivos em 100% dos pacientes, na dependência do método laboratorial e substratos utilizados. Os títulos correlacionam a atividade da doença e exibem padrões variados de fluorescência. O padrão periférico é específico do anti-DNA nativo (anti-nDNA) ou dupla-hélice (anti-dsDNA) e é indicativo de nefrite lúpica. O padrão homogêneo corresponde aos anticorpos anti-DNA hélice simples e anti-histona, anticorpos inespecíficos detectáveis em outras afecções do colágeno. No entanto, a presença do anticorpo anti-DNA hélice simples (anti-ssDNA) tem valor prognóstico na ausência de anti-nDNA, pois há evidências de sua participação na patogenia da nefrite lúpica. Os anticorpos anti-histona surgem nos casos de lúpus induzido por medicamentos. O padrão pontilhado identifica a presença dos antígenos Sm, RNP e Ro-SSA/La-SSB. Os anticorpos anti-Sm são específicos do LES, porém são detectados em apenas 25% dos pacientes e não conotam quadro clínico específico. Os anticorpos anti-Ro/SSA correlacionam-se com quadros de fotossensibilidade, comprometimento renal discreto e/ou pneumonite intersticial. Os anticorpos La/SSB surgem em baixa porcentagem e, no geral, associados ao Ro/SSA.

Outras alterações laboratoriais ocorrem nos períodos de atividade da doença: aumento da velocidade de hemossedimentação e de mucoproteínas, hipocomplementenemia, hipergamaglobulinemia, RSS falso-positivas anemia, leucopenia, trombocitopenia, imunocomplexos circulantes e outras alterações hematológicas na dependência das doenças associadas. Podem surgir crioaglutininas, crioglobulinas, anticorpos antifosfolipídeos, etc.

Tratamento

A exposição à luz solar deve ser restringida e o uso de protetores solares está indicado. O tratamento sistêmico inclui o uso de corticoides, antimaláricos e imunossupressores. Os esquemas terapêuticos variam de acordo com o grau de atividade da doença e a presença de complicações, como a nefropatia.

Os corticoides constituem a base do tratamento farmacológico do LES. Utiliza-se a prednisona em doses variáveis de 1 a 2 mg/kg/dia, de acordo com a atividade da doença. A dose inicial deve ser mantida até o controle da atividade inflamatória e progressivamente reduzida até a dose mínima necessária para controle satisfatório da doença. Em casos não responsivos, é necessária a associação com fármacos imunossupressores ou pulsoterapia com metilprednisona, na dose de 1 g em infusão intravenosa diária de 30 minutos, por 3 dias consecutivos, com observação dos efeitos secundários da corticoterapia sistêmica.

Os antimaláricos são indicados nas formas predominantemente cutâneas, e os mais usados são o difosfato de cloroquina ou a hidroxicloroquina. Outros fármacos, como os anti-inflamatórios não esteroides (AINE), podem ser usados como sintomáticos. A aspirina é especialmente útil na síndrome de anticorpos antifosfolipídeos. Tratamentos complementares como a plasmaférese têm utilidade em algumas etapas da atividade do LES, para remover complexos imunes ou nos casos de hiperviscosidade sérica associada.

LÚPUS ERITEMATOSO E VASCULITE HIPOCOMPLEMENTENÊMICA

Vasculite hipocomplementenêmica ou vasculite urticariforme ou síndrome não comum relacionada ao lúpus eritematoso é uma entidade clínica caracterizada por alterações clínicas e imunopatológicas características, decorrentes de moléstia por imunocomplexos ou de reação não específica a múltiplos agentes etiológicos, com graus variáveis de gravidade clínica. Há alterações cutâneas representadas por lesões semelhantes à urticária persistente ou quadros de eritema polimorfo de longa duração, com componente purpúrico. São acompanhadas de sintomas sistêmicos como artralgias, artrite, febre, dores abdominais, adenopatia e glomerulonefrite. Há diminuição dos níveis séricos de complemento e presença de quadro histológico de vasculite necrosante, por vezes com imunofluorescência direta (IFD), revelando deposição de imunoglobulinas e complemento nos vasos da derme. Há imunocomplexos circulantes e negatividade do FAN e de anti-ENA. Os anti-histamínicos e corticoides sistêmicos podem ser usados, com pouca eficácia terapêutica.

LÚPUS ERITEMATOSO E DEFICIÊNCIA DE COMPLEMENTO

Em pacientes com deficiência das várias funções do complemento, principalmente mulheres com deficiência de C_2, foi descrita síndrome semelhante ao LE. Há fotossensibilidade, lesões de LES, sintomas articulares iguais aos da artrite reumatoide, baixa incidência de comprometimento renal e anticorpos anti-DNA (FIGURA 31.22). É necessário, para o diagnóstico, determinar os níveis séricos de C_{450}.

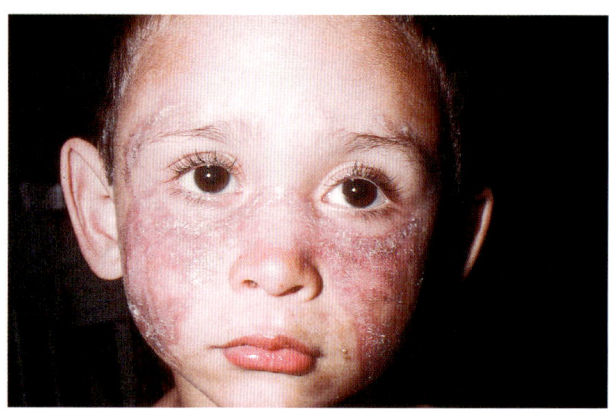

FIGURA 31.22 – Lúpus eritematoso por deficiência de complemento. Criança com lesões típicas de lúpus eritematoso na face.

SÍNDROME DOS ANTICORPOS ANTIFOSFOLIPÍDEOS SECUNDÁRIA NO LÚPUS ERITEMATOSO

Pacientes com LES e anticorpos antifosfolipídeos podem cursar com trombose arteriovenosa recorrente, trombocitopenia, perdas fetais no 1º trimestre da gestação, alterações cardíacas e hipertensão pulmonar. A manifestação cutânea mais frequente é o livedo racemoso, acompanhado ou não de acrocianose, lesões de vasculite hialinizante e mesmo de lesões simulando moléstia de Degos, úlceras de perna, gangrenas digitais e necrose cutânea. Caracteriza-se por um grupo heterogêneo de autoanticorpos contra macromoléculas com propriedades anticoagulantes, localizadas nas células endoteliais. Tais anticorpos são dirigidos contra um complexo fosfolipídico, B2 glicoproteína 1. São detectados por meio da pesquisa de anticoagulante lúpico ou anticardiolipina e as reações sorológicas antilipóidicas para sífilis, VDRL, são positivas. Podem também ser encontrados na hanseníase e em quadros de farmacodermia por clorpromazina.

LÚPUS ERITEMATOSO E PORFIRIA CUTÂNEA TARDA

Foram descritos casos de associação de LES com porfiria cutânea tarda. Em casos suspeitos, é necessário dosar as porfirinas urinárias. O tratamento deve ser cauteloso, pois flebotomia pode exacerbar o LE, e os antimaláricos, a porfiria cutânea tarda.

LÚPUS ERITEMATOSO E LÍQUEN PLANO

Ocasionalmente, pacientes de LE podem evoluir com lesões cutâneas de líquen plano, com o aparecimento de lentículas e/ou placas eritematovioláceas, pigmentadas, raramente com hiperqueratose, pouco dolorosas, nas extremidades e regiões palmoplantares, acompanhadas de prurido e fotossensibilidade. O diagnóstico diferencial pode ser difícil pela similaridade dos achados clínicos e histopatológicos. Corticoides são utilizados no tratamento.

LÚPUS NEONATAL

O lúpus neonatal é uma síndrome rara caracterizada por lesões cutâneas transitórias subagudas e/ou bloqueio cardíaco congênito, que ocorre em neonatos de mães com manifestação clínica ou subclínica de lúpus, síndrome de Sjögren ou artrite reumatoide. Decorre da transmissão placentária de anticorpos anti-Ro/SSA e/ou anti-LA/SSB e, ocasionalmente, anti-nRNP (U1RNP), que são anticorpos IgG1 direcionados ao antígeno Ro. Admite-se que por meio de mecanismo de citotoxicidade celular envolvendo as células T, estas reconheçam os queratinócitos pela intensa expressão antigênica de Ro e desencadeiem as lesões cutâneas. Também provocariam reações inflamatórias cardíacas responsáveis por defeitos na condução e no aparecimento do bloqueio cardíaco. Os autoanticorpos desaparecem da circulação do neonato em meses.

Caracteristicamente, as lesões cutâneas surgem nos primeiros dias de vida, são raras ao nascimento e desaparecem espontaneamente em torno do 6º mês. O quadro dermatológico se manifesta pela presença de lesões anulares eritematoescamosas, com descamação leve e discreta atrofia central, que, ao involuírem, podem deixar telangiectasias e leve discromia (FIGURAS 31.23 E 31.24). As lesões predominam nas áreas fotoexpostas, principalmente na face, com distribuição característica nas regiões ao redor dos olhos, e são raras no tronco. Devem ser diferenciadas da dermatite seborreica e psoríase infantil, da tínea da face e de genodermatoses, como as síndromes de Rothmund-Thomson, de Cockayne e de Bloom. Associadamente, pode haver bloqueio cardíaco congênito, trombocitopenia, comprometimento hepático transitório, anemia aplástica e sintomas neurológicos secundários à vasculopatia.

Embora a expressão clínica da doença seja autolimitada, pode persistir, desaparecer e, eventualmente, ressurgir na idade adulta. A doença cardíaca decorrente de transtornos da condução e bloqueio cardíaco ocorre em aproximadamente 50% dos casos. A maioria dos neonatos sobrevive e há compensação da função cardíaca. Eventualmente, é necessária a implantação de marca-passo. Gestantes com anticorpos anti-Ro, anti-La ou anti-U1RNP devem ser acompanhadas no período pré-natal no sentido de detecção precoce de alteração cardiológica fetal.

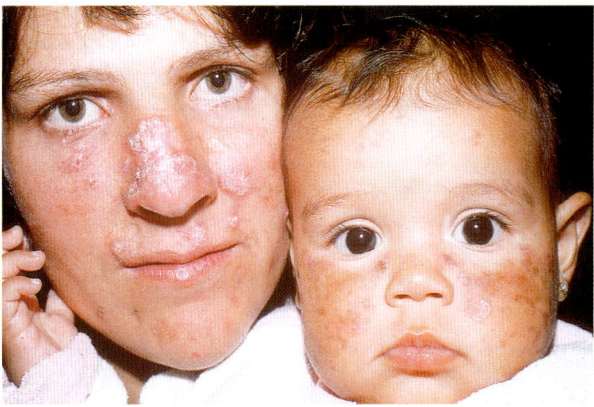

FIGURA 31.24 – Lúpus neonatal. Mãe com lesões do tipo discoide e filho com lesões eritematopigmentares nas regiões malares.

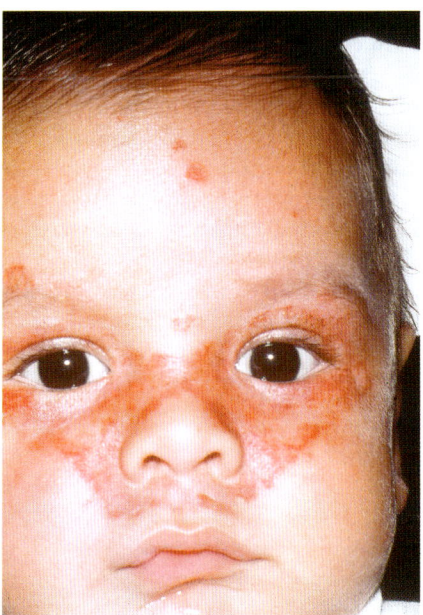

FIGURA 31.23 – Lúpus neonatal. Lesões eritematopúricas na face.

LÚPUS ERITEMATOSO SISTÊMICO BOLHOSO

O LESB é forma hiperaguda, sistêmica da doença caracterizada por erupção vesicobolhosa em decorrência de clivagem subepidérmica e deposição de imunorreagentes na ZMB, abaixo ou no interior da lâmina densa. As alterações histológicas são de dermatose neutrofílica, observando-se clivagem dermoepidérmica com microabscessos neutrofílicos nas papilas dérmicas e intensa exsudação neutrofílica na derme, além de abundante reposição de mucina. Nas regiões onde não ocorreu a clivagem, observa-se espessamento da membrana basal ao PAS. A imunofluorescência direta mostra deposição linear ou granular de imunoglobulinas e complemento ao longo da ZMB (banda lúpica), o que permite excluir dermatite herpetiforme. A imunoeletromicroscopia demonstra que as imunoglobulinas estão localizadas abaixo da lâmina densa e não na lâmina lúcida, como ocorre no penfigoide bolhoso. Em cerca de 35% dos pacientes, há anticorpos contra antígenos da epidermólise bolhosa adquirida, cujo significado patogênico não é conhecido. Os pacientes com LESB podem apresentar resistência ao tratamento com prednisona, sendo boa a resposta terapêutica com sulfona.

LÚPUS ERITEMATOSO INDUZIDO POR MEDICAMENTOS

Caracteriza-se por um quadro de LE com características clínicas, histológicas e imunológicas similares ao lúpus eritematoso idiopático, porém as lesões são desencadeadas por medicamento e melhoram após a suspensão do medicamento causal. Assim como o lúpus eritematoso idiopático, pode-se classificá-lo nas formas sistêmica, cutâneo subagudo e cutâneo crônico. Das formas cutâneas, o LECSA é a principal forma clínica do lúpus eritematoso induzido por medicamentos. Os quadros de lúpus sistêmico induzido por medicamentos geralmente apresentam comprometimento sistêmico leve. Apresentam como marcador sorológico o anticorpo anti-histona, que está presente em cerca de 70% dos casos. A seguir, estão listados os medicamentos mais comumente imputados como indutores de lúpus.

- **Padrão LECSA:**
    - Inibidores da enzima conversora de angiotensinogênio (captopril).
    - Antiepiléticos (fentoína).
    - Antimaláricos (hidroxicloroquina).
    - Agentes antimicrobianos (griseofulvina, terbinafina e tetraciclina).
    - Antagonistas β-adrenérgicos (acebutolol).
    - Bloqueadores de canais de cálcio (diltiazem e nifedipina).
    - Agentes quimioterápicos (tamoxifeno e docetaxel).
    - AINE (naproxeno e piroxicam).
    - Inibidores da bomba de próton (omeprazol).
    - Sulfonilureias (gliburida).
    - Diuréticos tiazídicos (hidroclorotiazida).
    - Outros (bupropiona, leflunomida e interferon).
- **Padrão LES:**
    - Hidralazina.
    - Isoniazida.
    - Medicamentos hipolipemiantes (pravastatina, sinvastatina).
    - Minociclina.
    - Procainamida.
    - Inibidores do TNF-α (etanercepte e infliximabe).

DERMATOMIOSITE

A dermatomiosite é uma doença multissistêmica adquirida, caracterizada por alterações inflamatórias da pele e da musculatura estriada, podendo estar associada a disfunções de órgãos internos. São frequentes as lesões cutâneas de predomínio em áreas fotoexpostas, fraqueza muscular proximal e simétrica, disfonia e disfagia e, menos comumente, alterações em musculatura respiratória, alterações visuais, artrite e dores abdominais.

Classificação e critérios diagnósticos

A primeira classificação da dermatomiosite foi feita por Bohan e Peter em 1975,[1] que dividiram a doença em dermatomiosite clássica, hoje denominada dermatomiosite primária idiopática, dermatomiosite juvenil, dermatomiosite associada à neoplasia e dermatomiosite associada à outra doença do tecido conectivo. Esta classificação foi revista, em 1996, por Drake,[2] que acrescentou ao grupo a dermatomiosite sem miosite ou dermatomiosite amiopática.

Os critérios para o diagnóstico são:

- Alterações cutâneas típicas: heliotropo, pápulas de Gottron, eritema violáceo descamativo simétrico em ombros, joelhos, maléolos ou dorso e tronco.
- Perda da força muscular simétrica e proximal progressiva com ou sem disfagia ou alteração da musculatura respiratória.
- Elevação das enzimas musculares séricas, especialmente da creatinocinase, mas também das transaminases, da desidrogenase lática e da aldolase.
- Eletroneuromiografia com unidades de potenciais motores polifásicos de pequena amplitude e curta duração, fibrilações, ondas pontiagudas positivas e descargas espontâneas, bizarras e de alta frequência (atualmente sendo substituída pela ultrassonografia e ressonância nuclear magnética).
- Exame anatomopatológico da biópsia muscular apresentando anormalidades, como degeneração, regeneração, necrose, fagocitose e infiltrado mononuclear intersticial.

A doença é considerada "possível" quando há presença de dois critérios citados acima; é considerada "provável" quando há presença de três daqueles critérios; e é considerada "definida" quando há presença de quatro dos cinco critérios citados acima. Salienta-se que a avaliação clínica prevalece sobre quaisquer critérios propostos. Não se deve aguardar o aparecimento de todos os critérios acima para início do tratamento, pois a introdução da terapêutica adequada precoce melhora o prognóstico da doença.

Epidemiologia

A dermatomiosite é uma doença com influência sazonal e ambiental. Apresenta dois picos de incidência: um na infância, entre 5 e 14 anos, e outro no adulto, entre 45 e 65 anos.

A doença é mais comum em mulheres na proporção de 2:1, com aumento dessas proporções quando há dermatomiosite associada à outra doença do tecido conectivo, afetando, neste caso, mulheres mais jovens e afro-americanos. Na dermatomiosite associada à neoplasia e na dermatomiosite juvenil, essa relação é a mesma. Já a dermatomiosite amiopática ocorre em 10% dos casos e é mais comum em adultos. Todas as raças podem ser afetadas.

Etiologia

A dermatomiosite está intimamente ligada a uma resposta autoimune alterada (predisposição genética), com a presença de antígenos de histocompatibilidade, como: HLA-B8, HLA-B14, HLA-DR3, HLA-DRw52 e HLA-DQA1. Os HLA-B18, HLA-B35 e HLA-DR4 estão associados à dermatomiosite induzida por medicamentos, e os HLA-B8, HLA-DR3 ao HLA-DQA1*0501, com dermatomiosite juvenil. A formação de anticorpos anti-Jo-1 é frequente em pacientes com HLA-DR53 e anticorpos anti-Mi2 com HLA-DR7 e HLA-DRw53. A síndrome de superposição (*overlap*) pode se desenvolver em indivíduos com HLA-B14, HLA-B40, HLA-B7 e HLA-DRB1*0101.

Outros importantes fatores precipitantes da dermatomiosite são as infecções virais, entre elas estão o vírus da hepatite B, influenza A, coxsackie, o picornavírus, o HIV e o HTLV. Há ainda, a associação com protozoários, como na toxoplasmose e toxocaríase.

A dermatomiosite pode ser desencadeada pela radiação UV. Ela altera a produção das citocinas, promove maior expressão das moléculas de adesão e diminui a resistência a infecções. Além disso, estimula o aumento da resposta imunológica, elevando os níveis de autoantígenos dermatomiosite-específicos Mi-2. A radiação UV induz uma cascata de eventos envolvendo o IFN tipo I, que culmina em alterações nas proteínas de estresse, interleucinas IL-1, IL-6, TNF-α, fator de ativação nuclear kappa B (NF-κB, do inglês *nuclear factor κB*) e adesão molecular. Os queratinócitos sensibilizados com a radiação UV respondem com rápido aumento nos níveis de proteínas Mi-2.

A doença pode ser induzida pelo uso de medicamentos, como a D-penicilamina, a hidroxiureia, AINE, a colchicina, algumas terapias antilipidêmicas (estatinas e zetimibe), fármacos anti-HIV (particularmente zidovudina), terapias antivirais (interferon), antimaláricos (hidroxicloroquina), agentes imunossupressores (glicocorticoides, neflunomida), antifúngicos (voriconazol), fenitoína e triptofano. Mais recentemente, foram relatadas também a associação com vários medicamentos imunobiológicos inibidores do TNF. Há, ainda, a suspeita do implante de silicone ser precipitante da dermatomiosite.

Patogenia

Acredita-se que a dermatomiosite seja causada por uma microvasculopatia mediada por complemento com deposição de complexos C_{5b-9} de ataque às membranas na junção dermoepidérmica, vasos da derme e músculos, causando isquemia.

As alterações da imunidade humoral parecem ser as mais importantes na patogenia da dermatomiosite e são a base da microangiopatia muscular, com a participação de células CD4+, células B, depósitos de imunoglobulinas e complemento nos infiltrados inflamatórios dos órgãos afetados pela doença, diferente da polimiosite, em que há atividade de células CD8 contra um antígeno muscular específico não identificado. Fatores associados à imunidade humoral são importantes na patogênese das miosites inflamatórias idiopáticas, como os autoanticorpos dirigidos contra mioglobinas e miosinas da musculatura esquelética, além de anticorpos miosite-específicos contra tRNA sintetase, não sintetase, antígenos citoplasmáticos e antígenos nucleares. A presença de complexos C_{5b-9} nas arteríolas pode ser a causa dos microtrombos com infartos à distância. Tais observações sugerem que as anormalidades na microvasculatura muscular são realmente mediadas por complemento, e que a via do complemento é ativada por anticorpos patogênicos, dirigidos contra antígenos vasculares ou contra depósitos de imunocomplexos circulantes. Alguns estudos recentes questionam a teoria supracitada e demonstram que os depósitos dos complexos estão localizados ao redor dos vasos e não dentro deles, mostrando que a fisiopatogenia da doença ainda não está clara.

A participação da resposta imune celular também é importante, e a apoptose é o fenômeno mais característico dessa via na dermatomiosite. Comprovando o mecanismo de ação da imunidade celular na patogênese da doença, encontram-se linfócitos CD8 na pele e nos músculos, miosite experimental em ratos causada por linfócitos, aumento da expressão de *Ki-67* e *p53* nos queratinócitos após irradiação por UVB, aumento da expressão de CD40 nas células musculares, diminuição de linfócitos CD54 positivos circulantes e presença de Fas-ligante nas células T e Fas-receptores nas células musculares.

No tocante ao processo inflamatório, encontra-se maior expressão das citocinas derivadas de células T nos infiltrados musculares, com predomínio de monocinas, como a IL-1, IL-1β e TNF-α. Há forte expressão de IL-1α nos capilares e de MHC-I nas fibras musculares acometidas pela doença. A ativação de células endoteliais evidencia-se pela presença de moléculas de adesão, como a molécula de adesão intercelular 1 (ICAM-1) e a molécula de adesão de células vasculares 1 (VCAM-1). A KAL-1, uma molécula de adesão recentemente descoberta, encontra-se diminuída na dermatomiosite ativa e é regulada após terapêutica com imunoglobulina. Há relação entre decréscimo da função muscular com aumento da expressão de IL-1α e moléculas de adesão nas células endoteliais e, também, entre decréscimo de função muscular com aumento da expressão de MHC-1 nas fibras musculares. A IL-6 e a IL-18 também estão elevadas e associadas com a atividade da doença e a presença de doença pulmonar intersticial.

Em resumo, as células envolvidas no processo inflamatório incluem as células T CD4+, as células B, as células dendríticas, os macrófagos e os mastócitos. Vários estudos mostram acúmulo dessas células no infiltrado inflamatório das miofibrilas perifasciculares, nos infiltrados perivasculares e na junção dermoepidérmica. A radiação UV causa apoptose e translocação de autoantígenos induzida pelo TNF-α, com formação de bolhas nas membranas plasmáticas e exposição de corpos apoptóticos ao sistema imune. O polimorfismo provocado pelo alelo TNF-α-308 A, que é uma variante do TNF-α, está associado à calcinose, a ulcerações cutâneas e ao curso crônico na dermatomiosite juvenil, sendo considerado fator de risco para dermatomiosite.

Autoanticorpos

A produção de autoanticorpos é desencadeada por antígenos e influenciada pelos genes que codificam o complexo HLA. Entretanto, é necessário um fator iniciador, possivelmente uma infecção viral ou a radiação UV. A clivagem de antígenos durante a apoptose celular, principalmente por proteases apoptóticas, produz fragmentos únicos de antígenos com potencial para a sua formação.

Os autoanticorpos para dermatomiosite e polimiosite são classificados em específicos e não específicos para miosite. O fator antinuclear (FAN) (anticorpo não específico) está fracamente positivo em 95% dos pacientes com dermatomiosite, sendo seus títulos mais altos nos casos de dermatomiosite associada à outra doença do tecido conectivo. Anticorpos anti-RNP, anti-PM-Scl e anti-Ku estão associados à miosite nas síndromes de superposição. O anti-RNP está presente na doença mista do tecido conectivo e no LES quando estes estão relacionados à dermatomiosite e polimiosite. O anticorpo anti-PM-Scl apresenta-se positivo quando a esclerodermia está associada com dermatomiosite e polimiosite. Anticorpos anti-Ku podem acompanhar síndromes de superposição com miosite associada à esclerodermia ou LES.

Anticorpos miosite-específicos (MSA, do inglês *myositis-specific antibodies*) são encontrados em aproximadamente um terço dos casos de dermatomiosite e polimiosite, ocorrendo, com maior frequência, nos casos não associados à malignidade. Esses anticorpos são direcionados a proteínas citoplasmáticas e a RNAs envolvidos no processo de síntese proteica. É raro uma pessoa expressar mais que um tipo de MSA, e estes geralmente precedem o aparecimento da miosite, podendo se correlacionar com a atividade da doença e, geralmente, desaparecendo após a sua remissão. Há quatro grupos principais de MSA:

O primeiro grupo se constitui de anticorpos contra RNAt e são chamados anti-aminoacilsintetases, sendo eles: anti-Jo-I ou anti-histidil-tRNA sintetase; anti-PL-7 ou anti-treonil-tRNA sintetase; anti-PL-12 ou anti-alanil-tRNA-sintetase; anti-OJ ou anti-isoleucil-tRNA sintetase; anti-EJ ou anti-glicil-tRNA sintetase; anti-KS ou anti-asparaginil-tRNA-sintetase; anti-Zo ou anti-fenilalanil-tRNA-sintetase; e anti-Ra ou anti-tirosil-tRNA sintetase.

O segundo grupo apresenta anticorpos contra proteínas da partícula de reconhecimento de sinais, que são moléculas sintetizadoras de proteínas do retículo endoplasmático (anticorpos anti-SRP). Os anticorpos desse grupo são considerados específicos para polimiosite, ocorrem em poucos pacientes e indicam doença grave com lesão muscular extensa, mialgias e alterações no músculo cardíaco.

O terceiro grupo é formado por anticorpos direcionados contra o complexo de proteínas nucleares chamado Mi-2, são altamente específicos para dermatomiosite, porém, pouco sensíveis, ocorrendo em aproximadamente 25% dos pacientes. Estão associados à dermatomiosite primária idiopática sem doença pulmonar intersticial e baixo risco de malignidade. É marcador de lesões cutâneas, como alterações nas cutículas e sinal do xale. A doença apresenta curso monocíclico e boa resposta terapêutica aos corticoides. Ocasionalmente, estão presentes na dermatomiosite juvenil.

Ainda há um quarto grupo menos comum formado por anticorpos sem associação clara com doenças reumatológicas.

A associação de polimiosite e dermatomiosite com artrite simétrica não erosiva, pneumopatia intersticial, fenômeno de Raynaud, "mãos de mecânico", febre de origem indeterminada e anticorpos antissintetase é chamada de síndrome antissintetase. Esses pacientes apresentam miosite aguda e grave, principalmente na primavera, com frequente associação com HLA-DR3, HLA-DRw52, e HLA-DQAr*050I, e, geralmente, apresentam resistência terapêutica aos corticoides e imunossupressores. Anticorpos anti-Jo-1, EJ e PL-7 são preditivos de miosite, porém raramente são vistos na dermatomiosite, sendo mais frequentes na polimiosite, e correlacionam-se com a doença ativa.

Na dermatomiosite juvenil, os títulos de FAN acima de 1:160 ocorrem na minoria dos casos e não se correlacionam com atividade da doença. Geralmente, seus títulos retornam ao normal após o tratamento e estão relacionados à presença de imunocomplexos. O autoanticorpo anti-MJ está sendo associado à dermatomiosite juvenil, e o anticorpo anti-Zo, comum em crianças, foi relacionado à malignidade, quando presente nos adultos. O anticorpo-anti-p155/140 (TIF-1) confere maior risco de doença cutânea, associação com neoplasias e curso prolongado da dermatomiosite, já o anti-p-140 confere maior risco de calcinose. Na dermatomiosite do adulto, esses autoanticorpos estão relacionados a neoplasias. Na dermatomiosite amiopática, há aumento na prevalência de anticorpos anti-EJ e PL-12, e o anticorpo anti-KS está associado à doença pulmonar sem evidência clínica de miosite.

Recentemente, descobriu-se a associação da dermatomiosite com o autoanticorpo contra a proteína 5 associada a diferenciação do melanoma (MDA5). Os pacientes apresentam poliartrite simétrica semelhante à artrite reumatoide, com características clínicas da síndrome antissintetase; porém, os autoanticorpos antissintetases estão ausentes.

Os testes para autoanticorpos devem ser solicitados de acordo com a clínica do paciente. Por exemplo, quando há a suspeita da síndrome de superposição, solicita-se FAN e antígenos extraídos do núcleo (SSA, SSB, RNP, Sm). Os MSA trazem informações adicionais sobre classificação e prognóstico da doença.

Manifestações clínicas

As manifestações cutâneas da dermatomiosite são características, porém muito variáveis. O quadro dermatológico da dermatomiosite precede a fraqueza muscular em 56% dos casos; a fraqueza muscular precede as lesões cutâneas em 16% dos casos; e os dois sinais aparecem simultaneamente em 28% dos pacientes.

As alterações cutâneas são divididas em patognomônicas (pápulas e sinal de Gottron), características (telangiectasias periungueais, heliotropo, sinal do xale e "mãos de mecânico") e compatíveis com dermatomiosite (poiquilodermia vascular atrofiante e calcinoses).

O quadro clínico típico consiste em eritema róseo-violáceo do rosto, especialmente das pálpebras, da região malar, da fronte e das têmporas (eritema heliotrópico), com edema palpebral e periorbitário (FIGURAS 31.25 E 31.26). É comum edema e eritema descamativo das mãos ("mãos de mecânico") e membros superiores, assim como placas eritematocianóticas na base da unha. Em cerca de 70% dos casos, podem ser observadas as pápulas de Gottron caracterizadas por pápulas violáceas ou cor da pele sobre as articulações interfalangeanas ou metacarpofalangeanas, cotovelos ou joelhos e o sinal de Gottron, que consiste em mácula ou placa atrófica

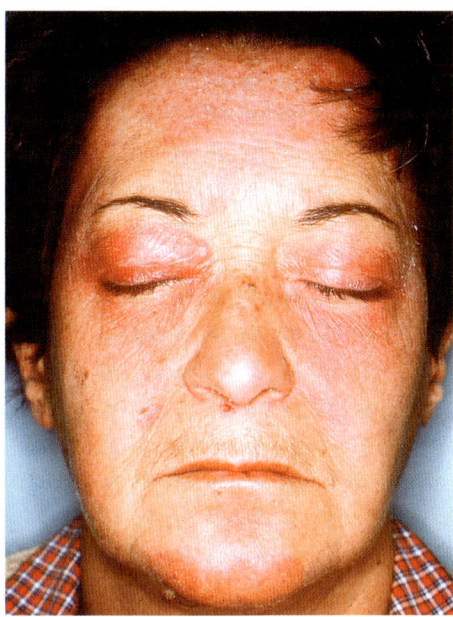

FIGURA 31.25 – Dermatomiosite. Eritema heliotrópico. Eritema e edema palpebral e periorbitário.

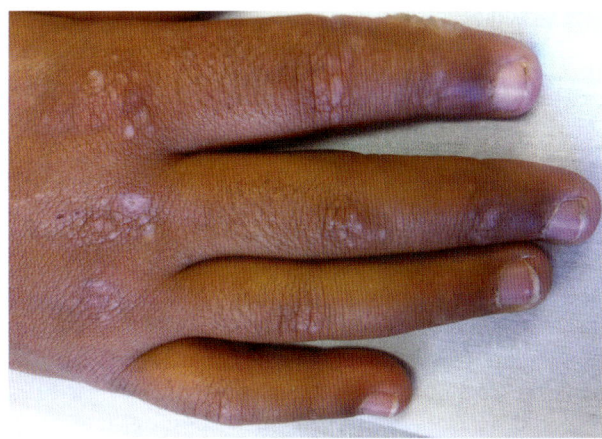

FIGURA 31.27 – Pápulas de Gottron localizadas sobre as articulações da mão.

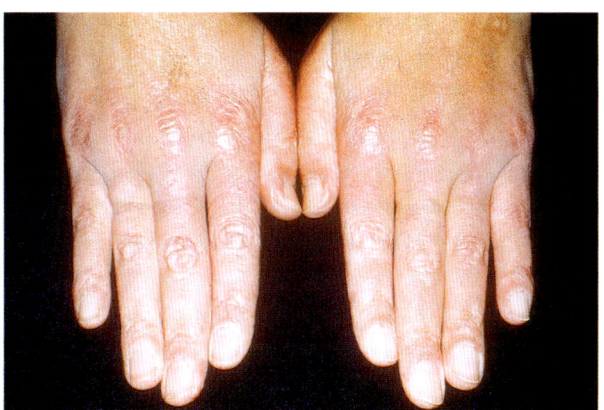

FIGURA 31.28 – Dermatomiosite. Sinal de Gottron. Placas eritematosas localizadas sobre as articulações da mão.

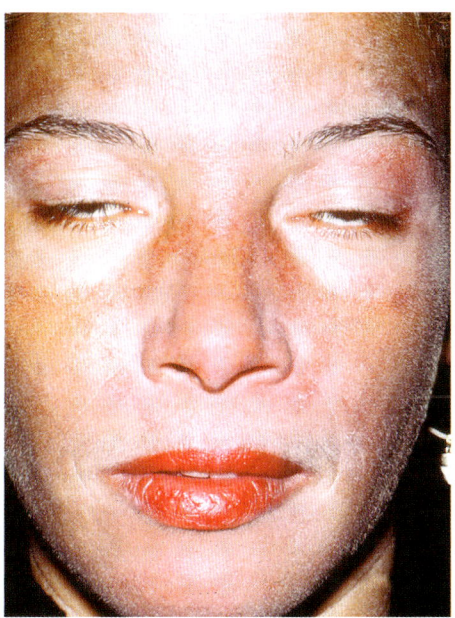

FIGURA 31.26 – Dermatomiosite. Eritema, edeme e aspecto poiquilodérmico da face.

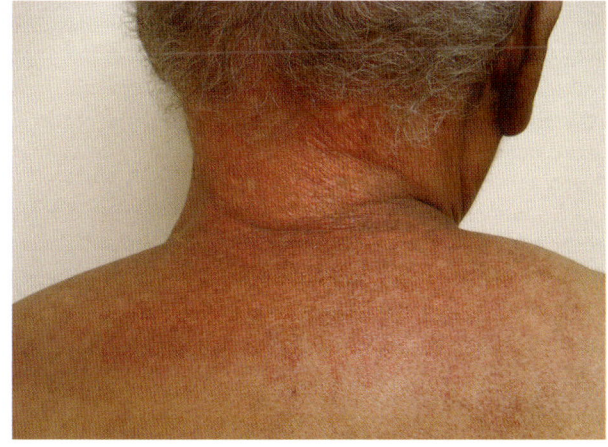

FIGURA 31.29 – Sinal do xale na dermatomiosite.

de coloração eritematoviolácea nas mesmas distribuições supracitadas **(FIGURAS 31.27 E 31.28)**. Ao nível das articulações, é frequente a descamação. Pode haver também alopecia difusa. Outra manifestação clássica é a presença de máculas eritematovioláceas com distribuição simétrica, principalmente no V do decote, ombros e dorso (sinal do xale), que podem se tornar poiquilodérmicas (poiquilodermatomiosite) ou endurecidas devido ao depósito secundário de mucina **(FIGURA 31.29)**. Muitas vezes, o quadro cutâneo é discreto ou inespecífico. Pode haver apenas um eritema difuso e fugaz da face e do pescoço. As lesões podem também ser bolhosas, urticarianas, exulceradas ou ulceradas, do tipo eritema nodoso ou eritema polimorfo, apresentando quadros de fotossensibilidade, paniculite, lesões esclerodermiformes ou livedo reticular. A doença pode se iniciar em ou mesmo evoluir para a eritrodermia.

As manifestações musculares também são características. Os músculos mais atingidos são: porção proximal dos membros, cintura escapular e pélvica, faringe e língua. Há flacidez muscular e fraqueza do grupo de músculos atingidos, levando à queixa de dificuldade em subir escadas, pentear cabelos, na linguagem, disfagia e dispneia. Pode também acometer a musculatura do intestino delgado. Há casos nos quais o comprometimento cutâneo pode passar despercebido ou não existir; neste caso, a doença é a polimiosite. Há, ainda, a considerar a dermatomiosite amiopática, que caracteriza um grupo de pacientes com lesões cutâneas típicas de dermatomiosite e ausência de comprometimento muscular. Alguns pacientes desenvolverão miopatia em período variável de tempo. Eventualmente, podem apresentar alteração de um único parâmetro muscular.

A febre e o mal-estar são sintomas comuns da doença, podendo haver toxemia. A dor e o edema articulares são frequentes. Pode ocorrer comprometimento pulmonar, cardíaco e renal. A calcinose é uma consequência da inflamação e ocorre, sobretudo, em crianças. Ao contrário da esclerodermia, em que há acometimento das pequenas articulações, na dermatomiosite ela ocorre formando placas. Na dermatomiosite juvenil, a associação com neoplasias é rara. São frequentes manifestações de vasculopatia, contraturas, atrofia e calcificação.

A dermatomiosite associada à neoplasia tem início agudo com manifestações cutâneas precoces e intensas e, às vezes, presença de necroses e úlceras. As alterações musculares podem ser retardadas, porém com gravidade rapidamente progressiva e resistência a corticoides. A presença de necrose cutânea na forma de erosões crostosas superficiais acometendo o tronco e a porção proximal dos membros parece ser um dos achados mais característicos da dermatomiosite paraneoplásica. "Eritema maligno", caracterizado por intenso eritema resistente ao tratamento, acometendo áreas fotoexpostas, também tem sido associado a essa categoria. Estudos amplos apresentam a incidência da dermatomiosite associada à neoplasia entre 15 e 25% dos casos. O diagnóstico da neoplasia pode anteceder a dermatomiosite (40%), ser subsequente a ela (34%) ou as duas doenças podem ser diagnosticadas simultaneamente (26%).

A síndrome de superposição ocorre quando existe o diagnóstico de duas ou mais doenças do tecido conectivo associadas, como dermatomiosite com a artrite reumatoide, a esclerodermia, o LES, a síndrome de Sjögren, a poliarterite nodosa poliarterite nodosa ou a doença mista do tecido conectivo.

Diagnose

Em pacientes com suspeita de dermatomiosite, são importantes as avaliações da história clínica, exame físico completo e exames laboratoriais, além da biópsia cutânea e da eletroneuromiografia. A biópsia muscular é o exame *gold standard* para o diagnóstico de miosite. Todas as enzimas musculares devem ser solicitadas, pois há casos em que apenas uma enzima encontra-se alterada.

A biópsia cutânea evidencia dermatite vacuolar de interface, infiltrado perivascular de linfócitos, edema dérmico e depósito de mucina com espessamento da membrana basal ao PAS, semelhante ao observado no LE, do qual deve ser diferenciada pela imunofluorescência direta e pelos demais exames laboratoriais. A imuno-histoquímica do infiltrado inflamatório apresenta aumento da proporção de linfócitos CD4+ e macrófagos HLA-DR+.

O exame histopatológico do músculo é, quase sempre, característico, desde que a biópsia seja de feixe muscular acometido. Deve ser realizada em regiões onde, clinicamente, os músculos estejam mais afetados, geralmente na musculatura proximal, como bíceps ou quadríceps, sempre dando preferência para o músculo tríceps, pois o comprometimento do deltoide é mais tardio. A localização dos feixes musculares para realização da biópsia pode ser dirigida pela palpação, onde encontra-se edema, consistência pastosa e dor local, ou pela ressonância magnética (RM). Nos músculos acometidos, a histopatologia demonstra alterações características, que são as combinações de atrofia de fibras musculares, principalmente do tipo II e atrofia perifascicular, além de necrose (microinfartos), regeneração e hipertrofia das células musculares.

A RM e a RM espectroscópica são importantes para evidenciar comprometimento muscular, inclusive nos casos subclínicos, sendo consideradas exames fundamentais no diagnóstico da doença. Nos casos em que há a suspeita de dermatomiosite amiopática, a RM em repouso pode ser normal, enquanto, durante exercícios físicos, pode mostrar alterações significativas. Outro exame de imagem auxiliar no diagnóstico é a ultrassonografia da musculatura acometida, que, também, por ser menos dispendioso, pode ser utilizado para orientar a biópsia.

Os exames laboratoriais que demonstram lesão muscular são: aumento dos níveis séricos de creatinofosfocinase, aldolase, transaminases (ALT, AST) e desidrogenase láctica. A hemossedimentação está aumentada e pode haver hipergamaglobulinemia. O indicador mais sensível da atividade da doença é a creatinofosfocinase.

O diagnóstico diferencial da dermatomiosite inclui outras colagenoses, como o LE e a doença mista do tecido conectivo, erupção a fármaco, quadros de fotossensibilidade e doenças infecciosas, como toxoplasmose e toxocaríase.

Investigação de neoplasias

Todo paciente adulto com dermatomiosite deve ser devidamente investigado quanto à presença de neoplasias. Os exames a serem solicitados variam de acordo com o sexo e a idade do paciente, sendo repetidos a cada novo sintoma ou anualmente nos primeiros 3 anos após o diagnóstico. Na dermatomiosite juvenil, a avaliação para neoplasia deverá ser realizada quando houver a presença de algum sinal ou sintoma sugestivo.

Os autoanticorpos podem auxiliar na avaliação dos pacientes nos quais há suspeita de neoplasia associada. A presença de anticorpos do tipo anti-155/140 apresenta alta especificidade e valor preditivo positivo para o diagnóstico de doença paraneoplásica. Por outro lado, anticorpos classicamente associados à miosite, como anti-Jo-1, anti-Mi-2 e anti-U1-RNP, estão associados com baixa probabilidade da associação com neoplasias.

Na Europa, as neoplasias mais frequentemente associadas à dermatomiosite incluem, em ordem decrescente de frequência, os cânceres dos ovários, dos pulmões, das mamas, do colo, do reto, do estômago e do pâncreas. Já nos países asiáticos, a neoplasia mais comum é o câncer da nasofaringe. Em mulheres, a associação ocorre principalmente com neoplasias de mamas e ovários; nos homens, com cânceres de pulmões, colo e reto. Por outro lado, recente meta-análise mostrou aumento significativo de neoplasias do sistema linfático e hematopoiético entre os pacientes com dermatomiosite.

Tratamento

O fármaco de 1ª linha para o controle da doença é a prednisona na dose de 1 mg/kg para adultos e 1 a 2 mg/kg para crianças, em dose única diária, administrada por 4 a 6 semanas ou até a melhora clínica confirmada efetivamente por meio do exame clínico específico para força muscular e normalização dos níveis de creatinofosfocinase. Após, o fármaco é diminuído lentamente no período de um ano. Melhora na fraqueza muscular deve ser notada até o terceiro mês de tratamento. Outro recurso utilizado nos casos de doença grave ou de diagnóstico tardio são os pulsos intravenosos de metilprednisolona na dose de 30 mg/kg/dia, por 3 a 5 dias consecutivos/mês, durante 3 meses. A fim de minimizar os efeitos colaterais dos corticoides, sugere-se realizar tratamento para verminoses previamente ao uso da prednisona e profilaxia da osteoporose com suplemento de vitamina D3 e cálcio, além de inibidores da bomba de prótons para proteção gástrica.

Na vigência da doença acompanhada de falência respiratória ou disfagia, em que exista comprometimento sistêmico progressivo, em casos nos quais haja alguma contraindicação ao uso dos corticoides, como diabetes melito ou hipertensão arterial graves ou, ainda, se não houver resposta clínica satisfatória após 3 a 4 meses de corticoterapia, esta deverá ser associada a um fármaco imunossupressor. Em adultos, os mais indicados são o metotrexato, a azatioprina, a ciclofosfamida ou a ciclosporina. Além desses, também são usados o micomofetil fenolato e o tacrolimo. A **FIGURA 31.30** ilustra as possibilidades terapêuticas para a dermatomiosite.

Casos resistentes são beneficiados com a administração de imunoglobulina intravenosa ou rituximabe. Novos fármacos imunobiológicos estão sendo estudados recentemente, com resultados promissores para dermatomiosite. Os principais são o anakinra, o abatacepte e o sifalimumabe.

Exercícios físicos, fisioterapia precoce e terapia ocupacional são necessários.

O tratamento da calcinose, frequente em crianças, é difícil. Agentes quelantes, como difosfonatos, hidróxido de alumínio e dieta pobre em cálcio podem ser utilizados. Calcinoses dolorosas ou fistulizadas devem ser removidas cirurgicamente. O prurido do couro cabeludo tende a ser extremamente refratário à terapêutica e a persistir mesmo após a melhora clínica.

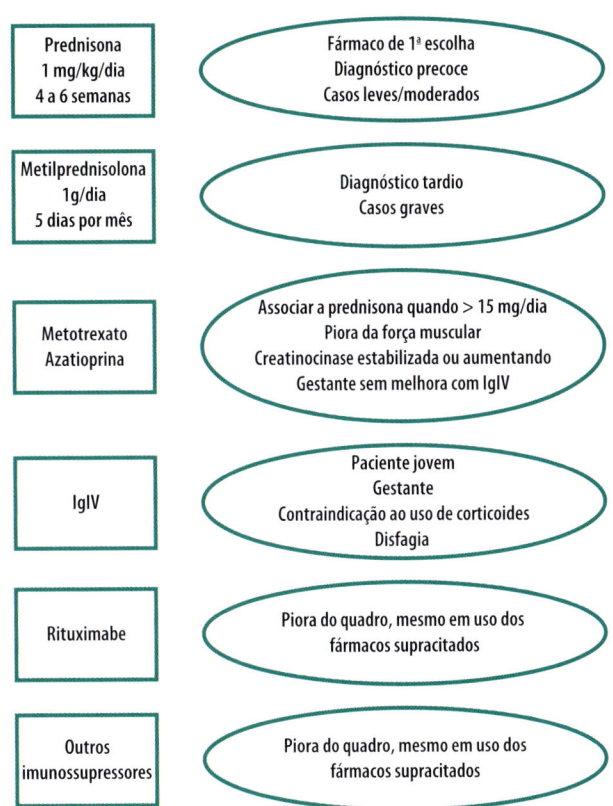

FIGURA 31.30 – Opções terapêuticas da dermatomiosite.
IgIV, imunoglobulina intravenosa.

A doença pode ter uma evolução aguda, subaguda ou crônica e, ainda que a prognose seja grave, pode ocorrer remissão completa da afecção. Cerca de 20% dos pacientes morrem no primeiro ano, e a morte pode ocorrer por infecção, insuficiência cardíaca ou pela neoplasia eventualmente associada.

ESCLERODERMIA

A esclerodermia é uma doença do tecido conectivo que se manifesta por meio da esclerose cutânea e de um amplo espectro de manifestações sistêmicas. Duas categorias são conhecidas: a esclerose sistêmica, caracterizada por esclerose cutânea e acometimento visceral, evolução crônica e alta morbidade; e a esclerodermia localizada ou morfeia, geralmente confinada à pele e/ou a tecidos subjacentes, de evolução autolimitada, e na qual as alterações extracutâneas tendem a ser fortuitas.

Etiologia

Apesar de desconhecida, a etiopatogênese da esclerose sistêmica e da esclerodermia cutânea parece, em muitos casos, similar. Há referências ao desencadeamento por infecção viral ou bacteriana, como também pela *B. burgdorferi*. Fatores genéticos foram implicados e diversos estudos relatam associação da doença com especificidade de alguns alelos do complexo principal de histocompatibilidade. Entre os de classe I, destacam-se o HLA-A9, o B8 e o B35. Os alelos relevantes de classe II são DR52, DR5, DR3 e DR1. Em relação aos de classe III, existe associação com o alelo nulo C_4. Estudos mais apurados buscaram a associação entre alelos e anticorpos anticentrômero (ACA, do inglês *anticentromere antibodies*). Trabalhos relatam um aumento significativo da frequência de DR4 e dos subtipos DRB1*0403 e *0407 em pacientes ACA-positivos (pc = 0.009), e também encontram uma forte associação de HLA-DQB1 em pacientes com esclerodermia e ACA. Esses resultados sugerem que essa associação é determinada pelos aminoácidos polares tirosina ou glicina, localizados na posição 26 do DQB1.

Têm sido associados ao desencadeamento do quadro o contato com as mais variadas substâncias (como inalação de sílica e cloreto de polivinil), aplicação intramuscular de vitamina K, pentacozide e corticoides, o uso sistêmico de bleomicina, hidroxitriptofano, carbidopa, bem como os implantes de silicone.

Patogenia

Anormalidades vasculares e do metabolismo do colágeno são implicadas na patogênese da esclerodermia e associadas à disfunção imune. Os fibroblastos desempenham um papel central na fisiopatologia da doença, cujo estigma é a produção exagerada de colágeno do tipo I e VI na pele e nos vasos. Estudos de hibridização *in situ* com sondas de DNA complementar, em fragmentos de pele lesional, demonstram que existe uma superexpressão do RNAm das cadeias pró-1 (tipo I) e 2 (tipo VI).

O efeito inotrópico de diversas citocinas pode mediar a expressão de colágeno. Entre elas, se destacam: o fator transformador de crescimento 8 (TGF-8, do inglês *transforming growth factor 8*), do qual existe superexpressão nas lesões, detectada por meio de seu RNAm. Além disso, verificou-se que a transcrição do gene *v-erbB* está elevada na esclerodermia. Este proto-oncogene codifica o receptor de crescimento epidérmico, que também participa da enfermidade. O estudo em animais das reações enxerto-hospedeiro, cujo quadro clínico tardio é semelhante ao da esclerodermia sistêmica, permitiu a compreensão de várias anormalidades do metabolismo do colágeno.

Os sintomas vasculares, que ocorrem na forma sistêmica da doença e precedem a fase fibrótica, e os marcadores de lesão vascular, como o fator Willebrand, favorecem a hipótese de ocorrer alteração fibromucinosa primária na parede dos capilares, artérias e veias da pele e de órgãos internos, precedendo as alterações do metabolismo do colágeno. Também foi proposto que um fator citotóxico endotelial, secretado pelas células T, e anticorpos antiendoteliais associados ao fenômeno da vasoconstrição atuariam no dano endotelial. Os anticorpos antiendoteliais seriam mais frequentes nos pacientes com fibrose pulmonar e comprometimento cardiológico. Outra hipótese para início do dano microvascular é o trauma, tendo sido reportado em casos de morfeia e principalmente em pacientes com hemiatrofia facial progressiva na população pediátrica. Acredita-se que a exposição de antígenos endoteliais consequente à apoptose de células do endotélio vascular determinaria alterações de permeabilidade capilar, espessamento da íntima e depósito de colágeno na subíntima, culminando com o estreitamento do lúmen vascular, isquemia e necrose.

Alterações que sugerem processo autoimune são descritas, como elevação de anticorpo antinuclear e a associação com outras doenças como LES e artrite reumatoide.

Classificação

Em 1995, Peterson e colaboradores[3] estabeleceram uma classificação para a esclerodermia localizada. Essa classificação é abrangente e amplamente utilizada nos diferentes protocolos de pesquisa, como segue:

- Morfeia em placa:
  - Morfeia em placa – forma clássica.
  - Morfeia gotada ou em gotas.
  - Atrofodermia de Pasini e Pierini.
  - Morfeia queloidiana (nodular).
  - Líquen escleroso e atrófico.
- Morfeia generalizada.
- Morfeia bolhosa.
- Morfeia linear:
  - Morfeia linear (esclerodermia linear).
  - Em "golpe de sabre".
  - Hemiatrofia facial progressiva.
- Morfeia profunda:
  - Morfeia profunda.
  - Morfeia subcutânea.
  - Fasciite eosinofílica.
  - Morfeia panesclerótica da infância.

Em 2004, na Conferência do Consenso de Pádua, na Itália, um grupo da Sociedade Europeia de Reumatologia Pediátrica estabeleceu uma nova proposta de classificação para a esclerodermia localizada, na qual incluíram a morfeia mista, que acomete 15% das crianças com morfeia (QUADRO 31.1).

QUADRO 31.1 – Classificação de morfeia ou esclerodermia localizada estabelecida na Conferência do Consenso de Pádua[4]

- Morfeia circunscrita:
  - Superficial
  - Profunda

- Esclerodermia linear:
  - Tronco/extremidades
  - Cabeça

- Morfeia generalizada

- Morfeia panesclerótica

- Morfeia mista

ESCLERODERMIA LOCALIZADA – SUBTIPOS

MORFEIA EM PLACAS

A forma mais frequente de esclerodermia localizada em adultos é a morfeia em placa, circunscrita, tipicamente confinada à derme. Manifesta áreas delimitadas de pele endurecida e brilhante-marfínica, ovais ou arredondadas, acometendo um ou mais territórios anatômicos, com maior frequência no tronco e nos membros proximais. Nas fases iniciais, é possível observar um halo violáceo e edematoso característico ao redor da placa, que corresponde à fase inflamatória da lesão. Com o tempo, as lesões se tornam escleroatróficas, com dificuldade ao pregueamento, caracterizando a fase de estado da doença **(FIGURA 31.31 E 31.32)**. Alopecia e diminuição da sudorese podem ocorrer. Alterações de pigmentação (hiper ou hipocromia) e perda da rigidez podem ocorrer nas fases tardias da doença. Histologicamente, todas as formas de esclerodermia localizada e sistêmica apresentam as mesmas alterações e consistem em área localizada de depósito de colágeno denso

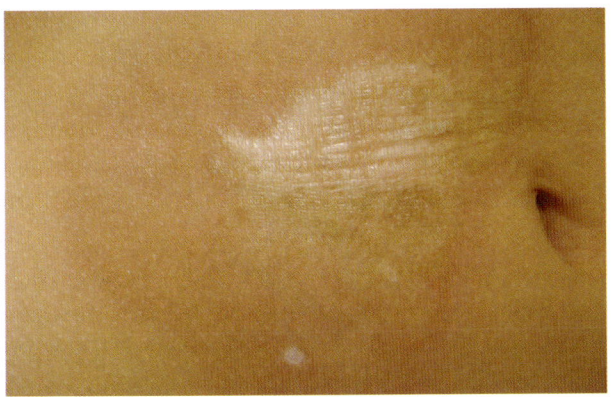

FIGURA 31.31 – Morfeia em placa com halo inflamatório e esclerose central.

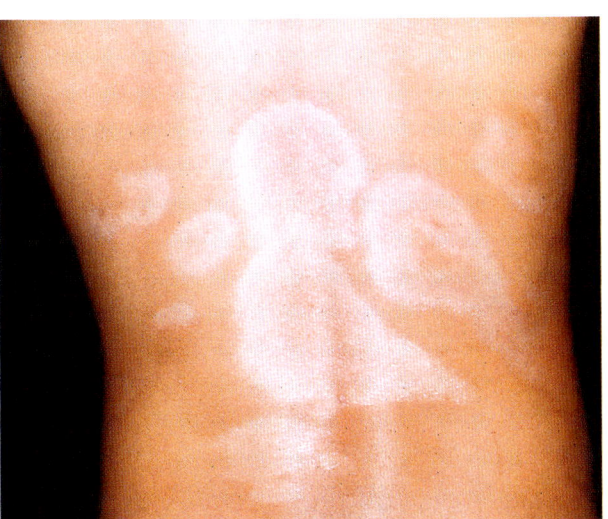

FIGURA 31.32 – Esclerodermia em placas. Múltiplas placas escletoatróficas no dorso.

na derme, que pode se estender para o tecido conectivo profundo, fáscia e músculo.

Quando as lesões se manifestam de início por meio de placas levemente deprimidas com hiperpigmentação difusa e sem esclerose evidente, o quadro é denominado atrofodermia de Pasini e Pierini. As lesões acometem preferencialmente o dorso, com configuração oval ou esférica, limites bem definidos e vários centímetros de diâmetro **(FIGURA 31.33)**. O quadro histopatológico revela discreto espessamento de fibras colágenas com escasso infiltrado inflamatório. Muitos autores acreditam que essas lesões sem endurecimento da pele constituem uma variante de morfeia, vista como uma forma abortiva desta ou uma variante mais superficial, na qual a esclerose fica restrita à derme papilar. Ocorre coexistência de lesões do tipo atrofodermia de Pasini e Pierini com morfeia em placas em 20% dos casos.

A esclerodermia em gotas caracteriza-se por dezenas de lesões lenticulares escleroatróficas, brilhantes, localizadas no tronco ou nas extremidades **(FIGURA 31.34)**. O quadro deve ser diferenciado do líquen escleroso e atrófico, cuja manifestação clássica acomete a mucosa genital de ambos os sexos. Na pele, observam-se pequenas lesões marfínicas, levemente deprimidas, podendo acometer qualquer topografia. A proximidade ou mesmo sobreposição com placas de morfeia não é incomum.

A morfeia nodular ou queloidiana representa variante rara, caracterizada por nódulo endurecido, muitas vezes pruriginoso, de diâmetro variável, geralmente associada a placas de morfeia típicas.

LÍQUEN ESCLEROSO E ATRÓFICO

Participa da síndrome escleroatrófica e é considerado por muitos autores variante da esclerodermia cutânea. É analisado no Capítulo 23.

MORFEIA GENERALIZADA

Caracteriza uma das variantes mais graves de esclerodermia cutânea. Mais comum em mulheres, já foi aventado exercício físico como fator desencadeante. Clinicamente, é constituída

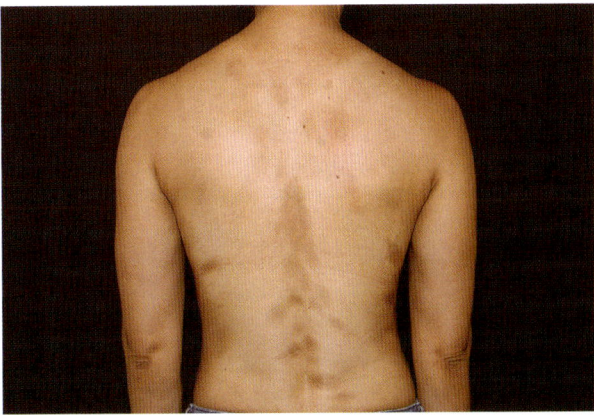

FIGURA 31.33 – Atrofodermia de Pasini e Pierini. Lesões hipercrômicas discretamente deprimidas em localização típica.

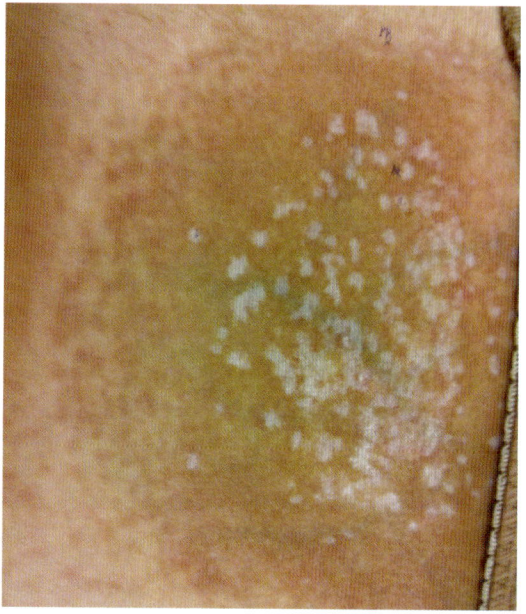

FIGURA 31.34 – Morfeia em gotas sobre placa de morfeia.

Revisão da literatura permite comprovar que quadros descritos com uma clínica similar são referenciados tanto como morfeia generalizada quanto como morfeia profunda. Ambos os termos são, por vezes, utilizados para a descrição da mesma situação clínica em que o processo escleroso afeta fundamentalmente a derme profunda e o tecido adiposo, mas também a fáscia e o músculo superficial de uma maneira extensa. O termo morfeia generalizada faz referência à extensão que a fibrose pode alcançar, enquanto o termo morfeia profunda pretende descrever os achados histológicos de acometimento do músculo superficial, fáscia, tecido adiposo e derme profunda de forma localizada.

MORFEIA BOLHOSA

A presença de uma ou várias bolhas sobre as placas de morfeia caracteriza a morfeia bolhosa. As bolhas tendem a ser tensas e de conteúdo translúcido (FIGURA 31.36). As bolhas podem romper, determinando áreas de erosão e despigmentação residual. É também descrita a transição histopatológica de líquen escleroso e atrófico para morfeia bolhosa.

por placas disseminadas e espessas, mal definidas e, por vezes, pigmentadas (FIGURA 31.35). Frequentes no tronco e nas extremidades, podem estar aderidas a planos profundos, fáscia e músculo. A progressão da esclerose é relativamente rápida durante um período de alguns meses. Os sinais de inflamação aguda, como edema e eritema, podem estar ausentes. É possível, embora infrequente, a coexistência de lesões de líquen escleroso e atrófico e formação de bolhas na superfície das placas.

A morfeia generalizada se distingue da esclerose sistêmica. Os pacientes podem desenvolver esclerose dos dedos, mas não costumam apresentar ulcerações, reabsorção de falanges, alteração de capilares da prega ungueal ou fenômeno de Raynaud. A face geralmente é poupada. Por outro lado, são frequentes contraturas em flexão das articulações e manifestações musculoarticulares. De forma ocasional, foram documentadas anomalias pulmonares, esofágicas, renais e cardíacas associadas ao quadro.

MORFEIA OU ESCLERODERMIA LINEAR

A esclerodermia linear é frequentemente observada na infância e adolescência, com distribuição semelhante entre ambos os sexos. Representa uma das variantes mais frequentes neste grupo. Cerca de 70% dos pacientes com esclerodermia linear são diagnosticados antes dos 18 anos. Geralmente, é uma lesão única, unilateral, de distribuição linear, que, com frequência, acomete as extremidades, a face ou o couro cabeludo. Muitas vezes, as lesões seguem as linhas de Blaschko, outras vezes acometem todo um membro, caracterizando variante segmentar (FIGURA 31.37 E 31.38).

A esclerodermia linear pode acometer músculos e ossos subjacentes, causando grave distúrbio de crescimento e anquilose. Metade dos pacientes com esclerodermia linear tem esclerodermia em placas associada. As formas "mistas" (esclerodermia linear da face associada à morfeia em pla-

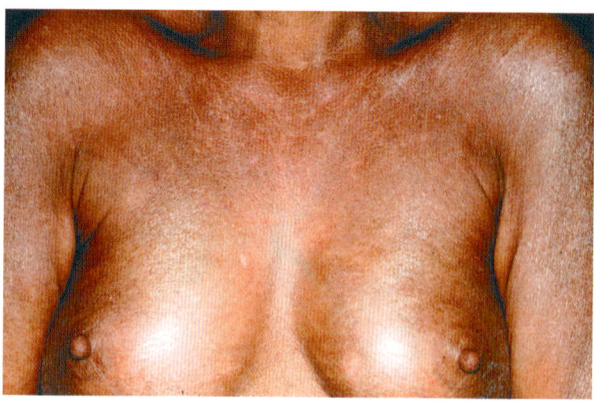

FIGURA 31.35 – Morfeia generalizada.

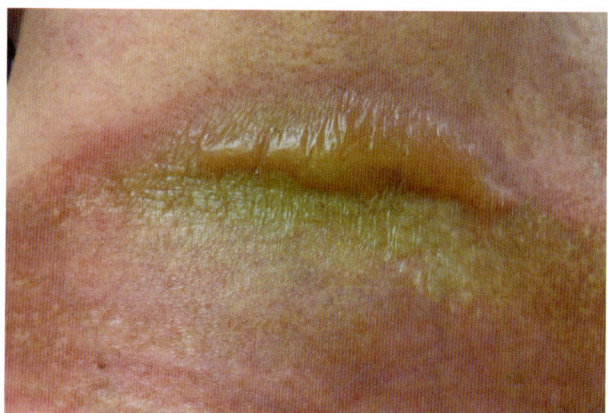

FIGURA 31.36 – Morfeia bolhosa.

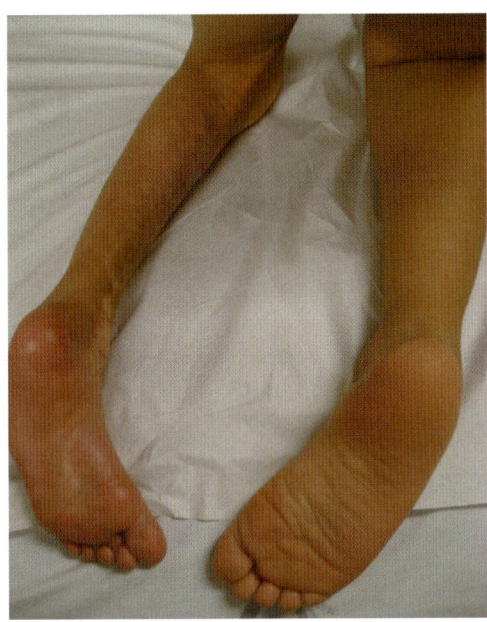

FIGURA 31.37 – Esclerodermia segmentar grave com déficit de crescimento do membro afetado.

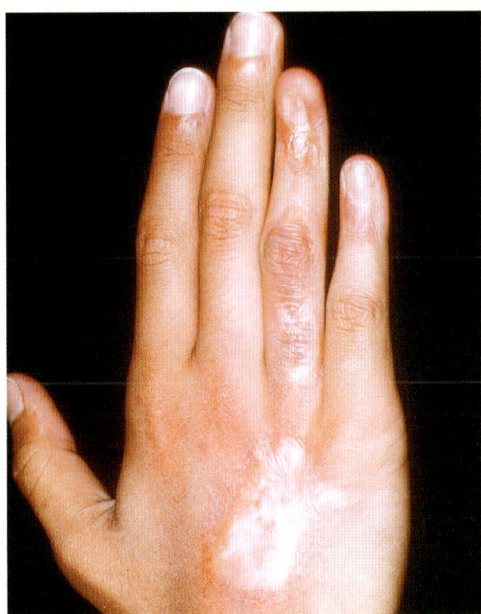

FIGURA 31.38 – Escletodermia segmental. Placas escleroatróficas com disposição linear no dorso da mão e dedo.

ca ou associada à esclerodermia linear em outras áreas do corpo) são uma variante peculiar das crianças e raramente vistas em adultos. A evolução pode ser arrastada, e recidivas não são raras.

A doença demanda pronta intervenção terapêutica sistêmica não somente para limitar a progressão das lesões, mas principalmente para evitar contraturas dos membros e graves distúrbios no desenvolvimento do membro afetado.

ESCLERODERMIA "EM GOLPE DE SABRE"

Quando a esclerodermia linear acomete o couro cabeludo, origina uma placa de alopecia de disposição linear, muitas vezes atrófica e deprimida, com pele lisa, brilhante, endurecida e às vezes pigmentada, denominada esclerodermia "em golpe de sabre". Geralmente, é unilateral, acometendo a região parietal e com tendência para deformar o osso, originando lesões deprimidas **(FIGURA 31.39)**. A lesão tende a ser única; raros casos de esclerodermia bilinear e mesmo trilinear são reportados. Pode se estender à região malar, nasal e ao lábio superior, levando a sérias deformidades. A gengiva e a língua ipsilateral podem ser atróficas e escleróticas, e o espaço e direção dos dentes pode ser afetado. A mandíbula pode ser acometida, bem como os ossos do crânio. Quando há deformidade da mandíbula, pode cursar com consequente má oclusão dental, implantação inadequada dos dentes, atrofia das raízes e atraso na aparição dos dentes.

Acomete principalmente crianças, com predomínio em pacientes do sexo feminino, com relação de 3:1 e maior incidência na menarca. A idade média de início é em torno dos 13 anos de idade, e a fase de atividade das lesões cutâneas, geralmente, dura de 2 a 5 anos. Estudos têm reportado prevalência de manifestações internas e em órgãos proximais às lesões em 10 a 20% dos pacientes com essa variante de esclerodermia, compreendendo alterações neurológicas (incluindo convulsões, vasculite do sistema nervoso central, malformação vascular e calcificações e anormalidades de imagem, entre outras) e oftalmológicas, com destaque para os quadros de ptose, pseudoparalisia oculomotora, miopatia dos músculos externos dos olhos, uveíte, episclerite, iridociclite, enoftalmo e exoftalmo. Outras alterações sistêmicas, como fenômeno de Raynaud e refluxo gastresofágico, também foram descritas.

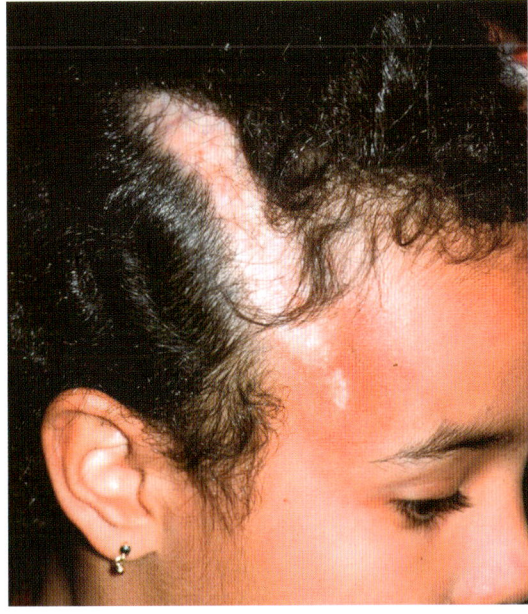

FIGURA 31.39 – Esclerodermia "em golpe de sabre".

HEMIATROFIA FACIAL PROGRESSIVA

A hemiatrofia facial progressiva, ou síndrome de Parry-Romberg, foi descrita por Parry, em 1825, e por Romberg, em 1846. Caracteriza raro distúrbio de etiologia desconhecida que geralmente se desenvolve entre a 1ª e 2ª décadas de vida. Cursa com atrofia unilateral da face, acometendo em graus variáveis pele, subcutâneo, músculo e estruturas ósseas subjacentes, muitas vezes afetando dermátomos de um ou múltiplos ramos do nervo trigêmeo. Na maioria dos casos, inflamação, esclerose e aderência da pele a planos profundos estão ausentes ou são mínimas. Geralmente, é mais frequente o acometimento abaixo da região dos olhos (FIGURA 31.40).

O processo causa atrofia de todo o tecido adiposo e do músculo, por vezes com deformidade óssea, aparentemente sem alteração da pele. O quadro tende a evoluir por anos, seguido de estabilização, predominando o acometimento na mulher 2-3:1. Casos pronunciados de hemiatrofia facial progressiva parecem estar associados com acometimento importante do SNC, que é observado nos pacientes com doença de início precoce ou história prévia de trauma precedendo a lesão.

A hemiatrofia facial progressiva é uma das apresentações que pode ser clinicamente muito similar à esclerodermia "em golpe de sabre", podendo coexistir em cerca de 20 a 37% dos pacientes, tornando difícil a distinção entre ambas. Há também relatos de pacientes com esclerodermia "em golpe de sabre" convertendo em hemiatrofia facial progressiva.

MORFEIA PROFUNDA

O subtipo classificado como morfeia profunda geralmente se manifesta como lesão única no tronco próximo à coluna vertebral. A pele suprajacente pode ter aspecto normal, estar atrófica ou endurecida, quase sempre estará deprimida ou aderida ao plano profundo (FIGURA 31.41). Ocasionalmente, ocorre surgimento de bolhas. Geralmente, é assintomática e não está associada ao acometimento visceral. São descritos alguns casos de morfeia profunda isolada ou lesões similares relacionadas à aplicação de vacinas ou injeção intramuscular de vitamina K.

FASCIITE EOSINOFÍLICA

Fasciite eosinofílica, ou síndrome de Schulman, é considerada um raro distúrbio esclerodermiforme. Sua inclusão no grupo das morfeias é de grande discussão na literatura. É caracterizada por endurecimento da pele das extremidades, bilateral e simétrica. Esforço físico tem sido reportado como desencadeante do quadro. Este se inicia com edema e eritema leve ou difuso nas extremidades, que pode ser efêmero ou mesmo passar despercebido, seguido por endurecimento e irregularidade da pele das extremidades superiores e da face interna dos músculos (FIGURA 31.42). Isso ocorre como consequência de bandas de esclerose que atravessam perpendicularmente o panículo adiposo, unindo focalmente a derme profunda com a fáscia. Em um estágio final, a pele fica lisa, endurecida e aderida a planos profundos. Lesões típicas de morfeia em placa são observadas no tronco em cerca de 30% dos pacientes com fasciite eosinofílica. Geralmente, essas lesões não são sincrônicas com a fasciite, podendo aparecer antes ou depois da inflamação da fáscia.

Muitos achados da fasciite eosinofílica são compartilhados com morfeia profunda ou generalizada. É provável que todos esses termos façam referência à mesma situação clínica. Porém, a existência de formas "puras" de cada uma dessas situações clínicas, provavelmente, mantém conservada a distinta terminologia.

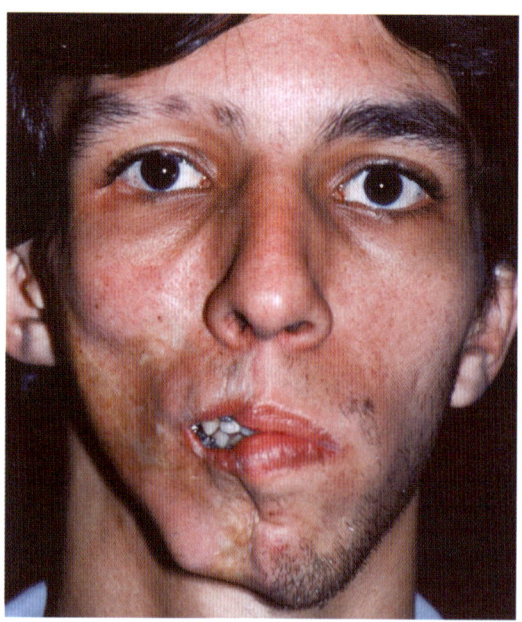

FIGURA 31.40 – Hemiatrofia facial progressiva.

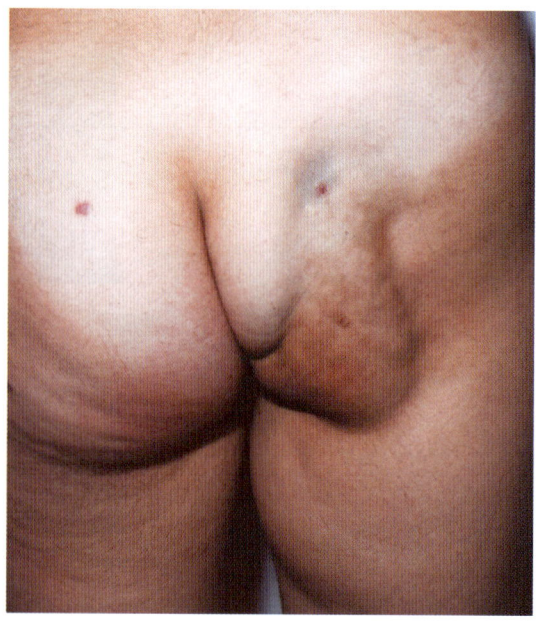

FIGURA 31.41 – Morfeia profunda.

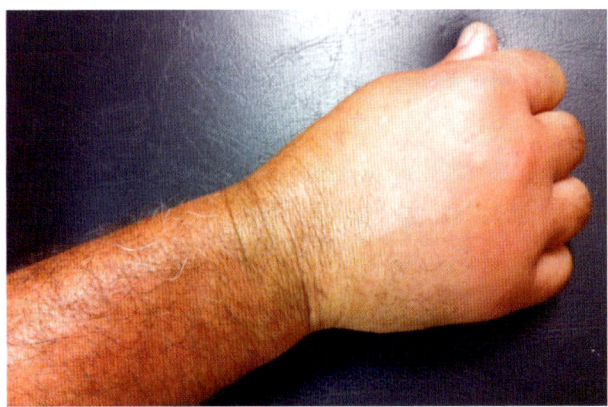

FIGURA 31.42 – Aspecto escleroedematoso da mão na fasciite eosinofílica.

MORFEIA PANESCLERÓTICA DA INFÂNCIA

A morfeia panesclerótica da infância tende a ser agressiva e mutilante. Apesar de mais frequente na infância, seu início já foi descrito na vida adulta. A manifestação é semelhante à da morfeia generalizada, mas com um acometimento mais extenso de todas as camadas da pele, subcutâneo, músculo, tendão e osso. É característico o surgimento de placas de esclerose na superfície de extensão dos membros e do tronco, que, de forma progressiva, afeta a totalidade da pele, incluindo face, pescoço e couro cabeludo. Respeita a ponta dos dedos das mãos e dos pés, não apresentando fenômeno de Raynaud. Ocorrem contraturas articulares, deformidades, ulcerações muito dolorosas e calcificações. Ocasionalmente, surge carcinoma espinocelular sobre as placas escleróticas de longa evolução.

ESCLEROSE SISTÊMICA

A esclerose sistêmica é uma doença do tecido conectivo, multissistêmica e progressiva, caracterizada por depósito de colágeno nos vasos da pele e nos órgãos internos. Acomete principalmente o trato gastrintestinal, pulmão, coração e rins.

Manifestações clínicas

As lesões cutâneas da esclerose sistêmica caracterizam-se por infiltração e esclerose da pele e do subcutâneo, de progressão lenta com subsequente atrofia e fibrose. A pele endurecida adere firmemente aos planos profundos. As lesões podem iniciar nas extremidades, no geral precedidas por edema e fenômeno de Raynaud, constituindo o quadro de acroesclerose ou esclerodactilia. Quando há envolvimento facial, desaparece a mímica e surge microstomia **(FIGURA 31.43)**. Na forma generalizada, a esclerose inicia-se no tronco, tem caráter centrífugo e o envolvimento visceral é precoce.

Outras lesões cutâneas podem surgir, como hiperpigmentação difusa da pele, que adquire aspecto addisoniano e/ou discromia reticulada, que, associada a telangiectasias, constitui um quadro poiquilodérmico. Calcinose cutânea, ulcerações e gangrenas de extremidades também podem ser encontradas. As mucosas oral e genital podem ser compro-

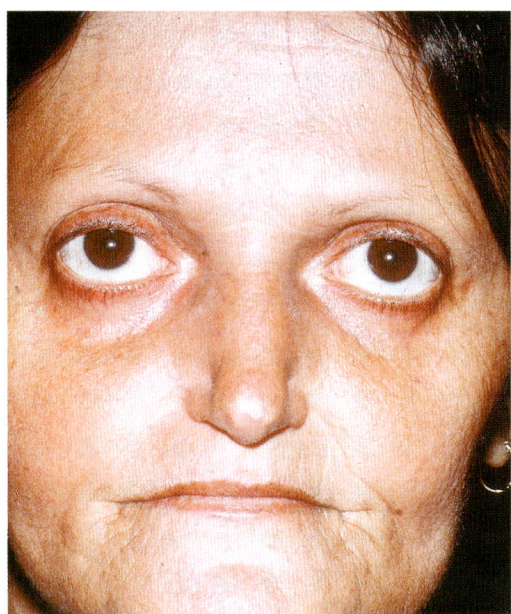

FIGURA 31.43 – Esclerodermia sistêmica. Expressão facial rígida e microstomia.

metidas. Além da microstomia, pode-se observar diminuição da motilidade lingual, depapilação e alargamento da membrana periodontal (sinal de Blackburn) ao exame radiológico.

Nas formas difusas, ocorre envolvimento articular com tenosinovite e fibrose, que resultam em contraturas das mãos, síndrome do carpo e atrofia muscular. Os sintomas gastrintestinais são frequentes e a manifestação mais comum é a hipomotilidade esofágica, além de transtornos da motilidade intestinal por perda do músculo liso. Há síndrome de má absorção, refluxos gastresofágicos, disfagia, náuseas, vômitos e anorexia. Ocorre fibrose intersticial pulmonar com ou sem pleurite fibrosa crônica e, em alguns casos, hipertensão pulmonar. O coração pode ser acometido pela fibrose, surgindo alterações na condução elétrica, arritmias e pericardite. O comprometimento renal não é raro e é responsável pela hipertensão maligna, que pode evoluir para o óbito.

Das formas intermediárias, a variante denominada síndrome CREST, descrita em 1964 por Winterbauer, tem particular interesse na dermatologia por suas características clinicoimunológicas. Uma das primeiras manifestações cutâneas, além das telangiectasias disseminadas, inclusive palmoplantares, é o edema das mãos e, ocasionalmente, dos pés. Aos poucos, o edema é substituído por um endurecimento da pele, caracterizando a esclerodactilia e, consequentemente, a função de apreensão torna-se limitada. Paralelamente, desenvolvem-se transtornos vasculares nas extremidades, surge o fenômeno de Raynaud e uma isquemia intermitente dos dedos. Há acrocianose bilateral (cor violácea de mãos e pés) e diminuição distal da temperatura corpórea. Ocasionalmente, há fissuras nas polpas digitais e, em casos graves, necrose dactilar distal. Geralmente, o fenômeno de Raynaud é induzido pela exposição ao frio e ocorre em razão do vasoespasmo associado às alterações estruturais da íntima das artérias digitais.

O acometimento vascular, com diminuição da luz dos pequenos vasos e, consequentemente, da circulação capilar, causa dilatação e tortuosidades dos vasos não afetados, que formam aglomerados visíveis, as chamadas telangiectasias, uma das manifestações clínicas característica da síndrome CREST. Outro traço clínico importante é a deposição de cálcio no tecido subcutâneo, principalmente nas superfícies extensoras dos cotovelos, pulsos, joelhos, etc. As massas calcárias são facilmente detectáveis à palpação e, em algumas ocasiões e em decorrência de sua densidade, podem ser visualizadas radiologicamente (FIGURA 31.44).

O envolvimento do tubo digestivo em pacientes com síndrome CREST caracteriza-se por hipomotilidade do terço distal do esôfago, incoordenação do músculo liso esofágico e comprometimento da cárdia, causando disfagia, refluxo péptico e esofagite.

A evolução da síndrome CREST tende a ser prolongada e frequentemente benigna em relação ao êxito letal. No entanto, pode cursar com hipertensão pulmonar, envolvimento renal e necrose de extremidades, que, em alguns casos, evolui para amputação.

Diagnose

A diagnose clínica de esclerodermia cutânea é feita pelas características da lesão. O diagnóstico laboratorial engloba o estudo histológico das lesões, pesquisa de anticorpos antinucleares e, no caso da esclerodermia generalizada, o estudo de comprometimento visceral. As alterações histopatológicas são comuns aos vários tipos e semelhantes às encontradas na esclerodermia sistêmica. A biópsia deve ser realizada preferencialmente nas áreas indicativas de atividade, ocorrendo aumento das fibras colágenas na derme reticular e hipoderme, adelgaçamento da epiderme, atrofia de anexos, perda do coxim adiposo perianexial, hialinização e fibrose das arteríolas e infiltrado inflamatório perivascular e no limite dermo-hipodérmico. Na morfeia profunda e na panesclerótica da infância ocorre uma paniculite hialina linfocitária semelhante à encontrada no lúpus eritematoso profundo. A imunofluorescência direta, em cerca de 35% dos casos, mostra deposição de imunoglobulinas, principalmente IgM, e complemento na ZMB e na parede vascular. Estudos imuno-histoquímicos mostram aumento de células fator XIIIa+ e diminuição de células CD34+. O encontro de anticorpos antinucleares é eventual, sendo relatada sua presença nas formas em placa generalizada e, em crianças, na forma linear. Nos casos disseminados, foi detectada a presença de ICAM-1 em níveis elevados.

A evolução clínica é imprevisível. As lesões tendem à remissão espontânea com desaparecimento das alterações indicativas de atividade e, eventualmente, da esclerose, em média, em torno de cinco anos. O prognóstico é favorável, no entanto, permanecem lesões atróficas deformantes e, algumas vezes, anquiloses. As lesões segmentares dos membros inferiores podem ulcerar e, na dependência do grau de esclerose, exibir a formação de bolhas e, com o passar dos anos, degenerações neoplásicas com desenvolvimento de carcinoma espinocelular.

A diagnose diferencial da esclerodermia sistêmica deve ser feita com outras doenças com manifestações esclerodermoides, entre as quais escleromixedema, escleredema, doença enxerto *versus* hospedeiro crônica, fasciite eosinofílica, porfiria cutânea tarda, dermopatia nefrogênica fibrosante, síndrome carcinoide, etc. As alterações histológicas da pele são semelhantes às observadas na esclerodermia cutânea. As artérias digitais dos pacientes com fenômeno de Raynaud mostram fibrose da íntima e adventícia, com diminuição da luz vascular. Alterações semelhantes ocorrem no parênquima renal e pulmonar, responsáveis pela hipertensão pulmonar. O tecido conectivo dos órgãos internos mostra extensas áreas de fibrose e esclerose.

Na esclerodermia sistêmica, os anticorpos antinucleares alcançam uma positividade em até 90% dos casos, e são característicos os padrões nucleolares e os centroméricos. A imunoespecificidade mostra que os principais sistemas de autoanticorpos nucleolares reconhecem o antígeno Scl-70 ou DNA-topoisomerase I, associados à maior incidência de fibrose pulmonar, frequência intermediária de comprometimento visceral difuso e melhor evolução. Os anticorpos anticentrômero são característicos da síndrome CREST e podem ser detectados nas outras formas clínicas de esclerodermia sistêmica, e em baixa proporção em outras doenças autoimunes, como a cirrose biliar primária, artrite reumatoide, fibrose pulmonar idiopática, diabetes melito e anemia hemolítica autoimune, entre outras. Sua presença na esclerodermia associa pacientes com baixo índice de doença visceral e melhor sobrevida. Outros anticorpos que se apresentam em menor proporção são os dirigidos contra RNA-polimerase III, anti-fibrilarina e anti-NOR-90. Os anticorpos anti-RNA-polimerase III relacionam pacientes com intenso comprometimento da pele, com grande risco de desenvolver doença renal e menor sobrevida.

Resumidamente, as investigações específicas na esclerose sistêmica devem incluir:

- Biópsia cutânea.
- Função renal.
- Dosagem de autoanticorpos.

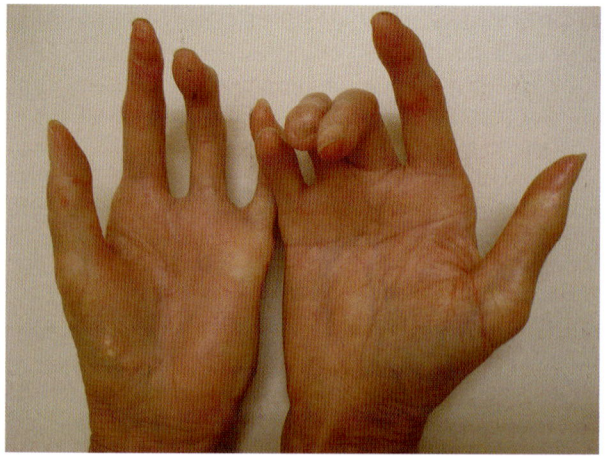

FIGURA 31.44 – Síndrome CREST. Esclerodactilia, calcificação e telangiectasias acrais.

- Radiografia de tórax.
- Função pulmonar.
- Ecocardiograma.

Tratamento

A esclerodermia localizada ou morfeia tende a ser refratária à terapia, e a estabilização e a regressão do quadro muitas vezes decorrem da evolução natural da doença. As terapias de primeira linha incluem:

- **Lesões extensas**: fototerapia (UVA de amplo espectro, UVA-1 ou UVB *narrow band*).
- **Lesões com envolvimento de planos profundos**: metotrexato + corticoides sistêmicos.
- **Lesões localizadas**: calcipotriol pomada (com ou sem oclusão); tacrolimo tópico (com ou sem oclusão); corticoides tópicos, sob oclusão ou intralesionais.

Medidas terapêuticas de segunda linha incluem a fototerapia com PUVA, o micofenolato mofetil, o abatacepte e o uso tópico de imiquimode e a associação calcipotriol-betametasona. Fármacos de terceira linha englobam a ciclosporina, a combinação de medicações sistêmicas descritas acima, bem como a associação de medicações sistêmicas com fototerapia. Na fase esclerótica, com finalidade de lubrificação, estão indicados cremes emolientes. A fisioterapia é importante e imprescindível nas formas segmentar e generalizada, no sentido de controlar contraturas e anquiloses.

Na esclerose sistêmica, utilizam-se diversos esquemas de tratamento, com resultados discutíveis. Em geral, administram-se medicamentos que inibem o processo inflamatório, assim como os que bloqueiam a produção excessiva de colágeno. Fármacos de 1ª linha incluem a nifedipina, o iloproste (análogo da prostaciclina) e os inibidores da ECA. Fármacos de 2ª linha são o metotrexato, a ciclofosfamida, a prednisolona, a losartana, a acitretina, a colchicina, o UVA e o micofenolato. Finalmente, a fotoquimioterapia extracorpórea, o imatinibe, a ciclosporina, o rituximabe, o transplante autólogo de células-tronco, a talidomida, o etanercepte e a minociclina caracterizam opções de 3ª linha. No tratamento estético das telangiectasias, pode-se indicar laserterapia; e para controlar o prurido, PUVA e corticoides fluorados. Para o fenômeno de Raynaud e ulcerações, pode ser empregado a sildenafila.

DOENÇA MISTA DO TECIDO CONECTIVO

A doença mista do tecido conectivo, ou síndrome de Sharp, caracteriza-se clinicamente por sintomas de LE e/ou dermatomiosite e/ou esclerodermia e/ou artrite reumatoide. Sorologicamente, exibe anticorpos circulantes contra antígenos solúveis de extração nuclear (ENA, do inglês *extractable nuclear antigen*) em títulos elevados, persistentes, com padrão salpicado e não há anticorpos anti-DNA. O antígeno encontrado na doença mista do tecido conectivo é a fração ribonucleoproteína (RNP), sensível à digestão com ribonuclease e é termolábil, ao contrário da fração Sm, encontrada no LES, que é termoestável e não é digerida pela ribonuclease.

A doença mista do tecido conectivo ocorre em crianças e adultos, em qualquer raça, e é mais comum no sexo feminino. A etiopatogenia é desconhecida, embora várias alterações imunológicas sejam descritas. Há imunocomplexos circulantes, hipergamaglobulinemia, níveis normais ou discretamente baixos de complemento e leucopenia. É referida deposição de IgG, IgM e complemento ao nível da membrana basal glomerular, junção dermoepidérmica, na parede vascular e entre as fibras musculares. Também há relatos de fluorescência nos núcleos das células epidérmicas com IgG. A razão de formação dos anticorpos anti-RNP é desconhecida, bem como a explicação da sua persistência. Provavelmente, não participam na formação de imunocomplexos circulantes, o que diferenciaria de outras doenças por imunocomplexos, como o LES, cuja nefrite lúpica é induzida pela formação de complexos DNA-anti-DNA. Há alterações vasculares de grandes e pequenos vasos, em decorrência da proliferação da média e íntima, com diminuição da luz vascular. Foram descritos acometimentos da aorta, artérias pulmonar, renal, coronárias e arteríolas de vários órgãos, o que poderia explicar parte das manifestações sistêmicas.

Manifestações clínicas

A doença mista do tecido conectivo apresenta, como características típicas, o fenômeno de Raynaud, poliartralgia ou artrite, edema de mãos e espessamento da pele dos quirodáctilos e aderência aos planos subjacentes, conferindo aos dedos aspecto "em charuto" ou "em salsicha", hipomotilidade esofágica, miopatia inflamatória proximal e comprometimento pulmonar **(FIGURA 31.45)**. Tais sintomas podem surgir simultaneamente ou serem precedidos meses ou anos pelo fenômeno de Raynaud, acompanhado de mialgias e fadiga. Nessa fase, as alterações laboratoriais são de hipergamaglobulinemia e presença de anticorpos antinucleares elevados, com padrão pontilhado. Após meses ou anos de evolução, há

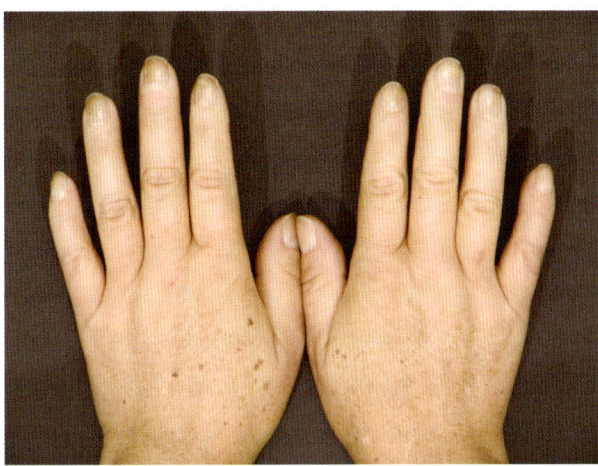

FIGURA 31.45 – Dedos "em salsicha" na doença mista do tecido conectivo.

intensificação das manifestações clínicas, surgindo quadro mais sugestivo da diagnose.

O fenômeno de Raynaud, manifestação básica de doença mista do tecido conectivo, na dependência da intensidade e duração, é acompanhado de isquemia e/ou necrose de extremidades, levando ao aparecimento de cicatrizes estelares. Podem surgir telangiectasias periungueais, sendo rara a contratura digital. Outras manifestações cutâneas comumente encontradas são eritema facial em vespertílio e de mãos, alopecia difusa não cicatricial, lesões de mucosa oral e quadros de fotossensibilidade, semelhante ao que ocorre no LES (FIGURA 31.46). Além disso, há edema e eritema heliotrópico, eritema e descamação justarticulares, lesões urticarianas, telangiectasias na face, mãos e dedos e, por vezes, lesões ulceradas de extremidade.

A miopatia é caracterizada por fraqueza muscular proximal com ou sem mialgia, acompanhada de elevação dos níveis séricos de creatinofosfocinase e aldolase, de alterações eletromiográficas e histopatológicas condizentes com miopatia. Há degeneração das fibras musculares e infiltrado inflamatório linfoplasmocitário perivascular. A imunofluorescência direta pode demonstrar deposição de IgG, IgM e complemento entre as fibras musculares normais, em torno ou na membrana sarcoplásmica do tecido conectivo perimisial e na parede de vasos normais. O comprometimento articular é simétrico, poliarticular, decorrente de alterações sinoviais e edema difuso articular. Surge artrite, normalmente não deformante, e, eventualmente, erosões ósseas e deformidades articulares. Quando ocorrem, são restritas às mãos e aos punhos, podendo ser acompanhadas de nódulos subcutâneos.

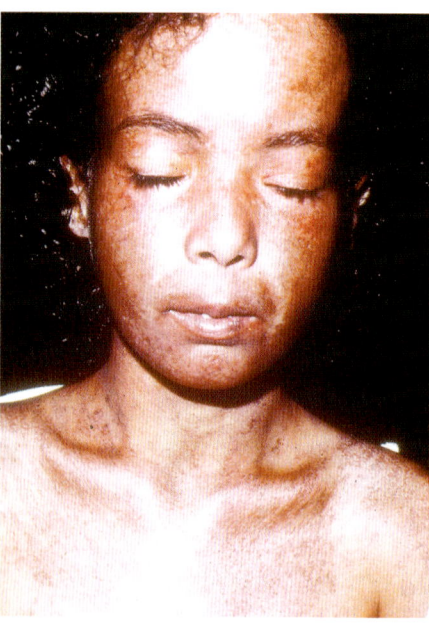

FIGURA 31.46 – Doença mista do tecido conectivo. Lesões poiquilodérmicas da face e tronco.

A hipomotilidade esofágica decorre da diminuição da peristalse nos dois terços inferiores do esôfago, acompanhada de diminuição da pressão esfincteriana, condicionando o aparecimento de disfagia, pirose e regurgitação. O acometimento pulmonar manifestado por dispneia progressiva decorre de fibrose basal bilateral, diminuição de volume do parênquima pulmonar e menor capacidade de ventilação. Outros órgãos, como rins, coração, sistema nervoso central e sistema reticuloendotelial, podem ser envolvidos no processo mórbido. Assim, hipercelularidade mesangial, glomerulite focal, glomerulonefrite membranoproliferativa e alterações vasculares com intensa proliferação da íntima são achados de autópsia ou de biópsias renais. Em alguns casos, foi descrita deposição de imunoglobulinas e complemento na membrana basal glomerular por estudos de imunofluorescência e depósitos eletrodensos em várias regiões do mesângio pela microscopia eletrônica. A alteração mais frequente do sistema nervoso central é a neuropatia sensorial do trigêmeo, embora cefaleia, meningite asséptica e distúrbios mentais possam ocorrer. Hepatoesplenomegalia, linfadenopatia, anemia e leucopenia podem surgir, sendo raras a anemia hemolítica e a trombocitopenia. Febre e queda do estado geral podem acompanhar as manifestações sistêmicas.

Diagnose

A diagnose da doença mista do tecido conectivo deve ser lembrada em quadro clínico com sintomas de doença do tecido conectivo, na presença de títulos elevados de anticorpos antinucleares com padrão salpicado e positividade de anticorpos anti-RNP. Devem ser excluídas síndromes *overlap* ou de superposição de doenças do tecido conectivo, LES, dermatomiosite, esclerodermia e artrite reumatoide. É importante lembrar que os anticorpos anti-RNP ocorrem em 13% dos casos de LES, em 8% dos pacientes com dermatomiosite e esclerose sistêmica progressiva, e em 6% de pacientes com outras doenças autoimunes não bem definidas.

A diagnose diferencial com esclerose sistêmica progressiva é feita pela maior incidência de poliartrite, miosite, linfadenopatia, leucopenia e menor esclerose da pele. Ao contrário do LES, a doença mista do tecido conectivo apresenta fenômeno de Raynaud e edema de mãos em todos os casos; há miosite, hipomotilidade esofágica, fibrose pulmonar, menor acometimento do sistema nervoso central e renal. A hipocomplementenemia é rara, e as células LE e anticorpos anti-DNA nativo estão, em geral, ausentes. Em relação à dermatomiosite, a intensidade do fenômeno de Raynaud é maior, ocorrem fenômenos articulares, edema de mãos, hipomotilidade esofágica, fibrose pulmonar, linfadenopatia, leucopenia e hipergamaglobulinemia.

A diagnose laboratorial baseia-se no encontro de anticorpos antinucleares em títulos superiores a 1:1.000, com padrão salpicado, e, também, anticorpos anti-RNP em títulos superiores a 1:1.000.000. Esses anticorpos persistem tanto na fase ativa quanto de remissão da doença, e os títulos podem sofrer variações durante a evolução clínica sem correlação com a atividade do quadro mórbido. Raramente, anticorpos anti-Sm, anti-DNA nativo e células LE são detectados no soro dos pacientes. Os níveis séricos de complemento geralmente são normais ou discretamente baixos e há aumento de creatinofosfocinase, TGO e aldolase.

A imunofluorescência direta da pele sã e comprometida mostra deposição de IgG nos núcleos epidérmicos e em faixa, na ZMB, com aspecto pontilhado. Em fragmentos musculares, a imunofluorescência direta evidencia a deposição de IgG e IgM, como já citado, entre as fibras musculares, na parede de vasos normais e na membrana perimisial, acompanhada de deposição de complemento. Biópsias renais, também submetidas à técnica para imunofluorescência direta, demonstram deposição de IgG, IgM e complemento na membrana basal glomerular.

O estudo radiológico das articulações evidencia osteoporose e, eventualmente, lesões erosivas, e o radiografia de pulmões mostra a presença de fibrose pulmonar em graus variáveis.

Tratamento

Manifestações leves e moderadas são controláveis com AINE ou doses baixas de corticoides. Casos mais graves requerem o uso de corticoesteroides sistêmicos em altas doses, devendo ser reduzidas gradualmente, acompanhando o controle das manifestações clinicolaboratoriais. Dose mínima de manutenção deve ser mantida até o desaparecimento completo ou quase total dos sintomas, preferencialmente em dias alternados. Exacerbações ocorrem e são controladas com aumento da dose. É eventual a necessidade de associação com imunossupressores.

A evolução é satisfatória, na maioria dos casos, com remissão total ou parcial do quadro clínico, com melhora, inclusive, das alterações esclerodermiformes, da motilidade esofágica e, mesmo, das alterações pulmonares. Cerca de 7% dos casos evoluem para óbito por insuficiência renal, infarto do miocárdio, perfurações gastrintestinais, hemorragia cerebral ou infecções disseminadas.

SÍNDROME DE SJÖGREN

Doença autoimune que acomete as glândulas salivares e lacrimais, ocasionando queratoconjuntivite seca e xerostomia; na maioria das vezes, está associada à artrite. Incide em qualquer raça e é mais frequente em mulheres na quarta e quinta década de vida. É considerada primária quando só ocorrem sintomas orais e oculares; e é considerada secundária quando está associada a outras doenças autoimunes, das quais a mais frequente é a artrite reumatoide. No entanto, a síndrome de Sjögren é descrita na esclerodermia sistêmica, LES, dermatomiosite, linfomas e púrpura hiperglobulinêmica de Waldenström.

A queratoconjuntivite provoca fotofobia, prurido, ardor, sensação de corpo estranho, diminuição ou ausência da secreção lacrimal, diagnosticada pelo teste de Schirmer ou coloração de rosa-bengala. A xerostomia manifesta-se por secura persistente da cavidade oral, causando dificuldade na ingestão de alimentos e sensação gustativa desagradável. A língua torna-se enantematosa, seca e fissurada e ocorrem alterações dentárias. Além da secura ocular e oral, pode haver diminuição das secreções das mucosas orofaringianas, gástrica e vaginal. As manifestações cutâneas associadas incluem xerose, prurido, lesões purpúricas, vasculite urticariforme, livedo reticular, úlceras de perna, eritema nodoso, eritema polimorfo, eritema persistente, síndrome de Sweet e linfoma cutâneo de células B. A alteração laboratorial característica é a presença de anticorpos anti-Ro/SSA ou anti-La/SSB, que, isolados, não confirmam o diagnóstico. Às vezes é necessário realizar biópsia as glândulas salivares para complementação da diagnose. O tratamento é sintomático e de acordo com a doença associada.

CAPÍTULO 32

AFECÇÕES DA HIPODERME

PANICULITES

As doenças do panículo adiposo são genericamente denominadas **paniculites**. Clinicamente, a apresentação das paniculites é muito semelhante, pois todas se expressam por nódulos ou placas eritematosas e violáceas frequentemente localizadas nas pernas e que podem ou não evoluir à ulceração. Às vezes, a anamnese, a distribuição das lesões ou mesmo os aspectos morfológicos podem orientar a diagnose, mas o estudo das paniculites consiste na sua interpretação em bases histopatológicas. Esse fato explica, inclusive, as dificuldades de classificação das paniculites, pois seu estudo histológico é dificultado, em primeiro lugar, pelo uso de *punches* para biópsia, fornecendo material limitado para análise de fenômenos muito extensos, e, em segundo lugar, pela ampla gama de fenômenos de ordem histopatológica comuns a todas as paniculites, qualquer que seja sua causa. Assim, em todas as paniculites, os seguintes aspectos histopatológicos são constantes:

- **Fase inicial de fenômenos inflamatórios não específicos**: caracterizada por exsudatos celulares de neutrófilos, ocasionalmente eosinófilos, linfócitos, plasmócitos e alterações vasculares.
- **Fase de necrose gordurosa focal**: o fenômeno predominante é a necrose gordurosa com aparecimento de macrófagos que fagocitam a gordura – os lipófagos. Nessa fase, surgem ainda células epitelioides e células gigantes.
- **Fibrose cicatricial**: corresponde à substituição dos elementos inflamatórios por fibrose com consequente aparecimento de depressões cicatriciais do ponto de vista clínico.

Sendo, portanto, os aspectos histopatológicos essenciais na diagnose das paniculites, as biópsias devem ser profundas, envolvendo epiderme, derme e subcutâneo em toda a sua espessura, e, muitas vezes, é preferível a utilização de bisturi em vez de *punches* para obtenção do material tissular a ser estudado.

De acordo com o acometimento do panículo adiposo ao nível dos septos ou lóbulos adiposos, as paniculites podem ser septais e/ou lobulares, podendo ser eruptivas ou não na sua apresentação clínica. Não há paniculites exclusivamente septais ou lobulares, mas paniculites em que predomina o envolvimento septal e paniculites predominantemente lobulares e, muitas vezes, ocorrem paniculites mistas septais e lobulares. Também é importante na análise histopatológica das paniculites a presença de vasculite associada, pois essa característica pode auxiliar na diagnose.

A classificação clínica e histopatológica das paniculites é bastante difícil. Várias noxas produzem lesões no tecido subcutâneo, mas as respostas do tecido adiposo a essas agressões são limitadas e, como resultado macroscópico, as lesões são morfologicamente muito semelhantes. Da mesma forma, as diferenças histopatológicas entre as paniculites são mínimas, às vezes dificultando o diagnóstico histopatológico, exigindo-se correlação clinicopatológica apurada. Por outro lado, a evolução dos conhecimentos fez com que quadros morfológicos anteriormente considerados não mais sejam aceitos hoje. Assim, não se considera mais, como entidade nosológica, a chamada paniculite de Weber-Christian, pois verifica-se, hoje, que os quadros antes reconhecidos como tal, na realidade compreendem casos de paniculite por deficiência de α1-antitripsina ou paniculite pancreática ou mesmo paniculite lúpica. Da mesma forma, não se aceita mais, como entidade nosológica, o que anteriormente se denominou paniculite de Rothman e Makai, considerada variante da paniculite de Weber-Christian.

PANICULITES LOBULARES

Nas paniculites lobulares, embora ocorram primordialmente alterações nos lóbulos do tecido adiposo, em sua maioria encontram-se também lesões nos grandes vasos septais, surgindo, consequentemente, alterações nos septos fibroadiposos. Há diferentes tipos de necrose de gordura. Esta pode iniciar-se por meio da lise da membrana do adipócito, que, ao atingir grande parte do lóbulo adiposo, confere um aspecto microscópico de micropseudocistos, como ocorre na vasculite nodular. Outras vezes, surgem alterações basofílicas e granulosas no citoplasma da célula adiposa, que progridem para áreas extensas de necrose lobular, como ocorre na paniculite pancreática. A eliminação de ácidos graxos a partir da gordura neutra existente no interior do adipócito facilita a deposição de cálcio.

Diversos quadros clínicos, com expressão histopatológica de paniculite lobular, foram referidos em outros capítulos. Compreendem a vasculite nodular (Capítulo 34), eritrocianose com nódulos (Capítulo 34), paniculite do lúpus eritematoso (LE) (Capítulo 31), paniculites da sarcoidose (Capítulo 52), hanseníase (Capítulo 39) e tuberculose (Capítulo 38), micoses profundas (Capítulo 44), linfomas e paniculite do granuloma anular perfurante (Capítulo 52).

PANICULITES LOBULARES NEONATAIS

Existem duas formas de paniculites próprias dos neonatos: a adiponecrose subcutânea e o esclerema neonatal. Admite-se que os neonatos sejam especialmente suscetíveis ao frio pela grande superfície corpórea em relação ao peso e pela distribuição das gorduras com predomínio das gorduras insaturadas em relação às saturadas, determinando diferente comportamento em relação ao ponto de fusão e solidificação das substâncias graxas do tecido adiposo subcutâneo.

ADIPONECROSE SUBCUTÂNEA NEONATAL

Paniculite com tendência a acometer localizadamente o tecido subcutâneo de recém-nascido de termo e com saúde geral normal.

Patogenia

Traumas mecânicos, especialmente partos prolongados ou auxiliados por fórceps, anoxia e frio (p. ex., as hipotermias induzidas para cirurgias cardíacas) são causas observadas. Essas agressões produzem necroses gordurosas circunscritas, para o que contribuiria a alta proporção de ácidos graxos saturados em relação aos insaturados, favorecedora de cristalização da gordura, pois os ácidos graxos saturados têm maior tendência à solidificação por exposições ao frio em relação aos ácidos graxos insaturados. Admite-se, ainda, influência de outros fatores: pré-eclampsia, diabetes da gestante, hipoglicemia, anoxia, aspiração de mecônio, prolapso do cordão umbilical e incompatibilidade do fator Rh.

Além disso, também se cogita a possibilidade de deficiência de algum inibidor de proteases, à semelhança do que ocorre com a α1-antitripsina na paniculite, própria de sua deficiência, pois explicaria o papel dos traumas no desencadeamento do processo. Alguns autores aventam a possibilidade de tratar-se de patologia da gordura marrom, pois as lesões topograficamente dispõem-se com mais frequência em áreas onde existe esse tipo de gordura.

Manifestações clínicas

Nas primeiras semanas de vida, surgem nódulos e placas eritematovioláceos únicos ou múltiplos, que embora eventualmente evoluam para calcificação, em geral resolvem-se espontaneamente em meses. As áreas mais acometidas são as mais pressionadas no parto ou na utilização de fórceps – ombros, dorso, coxas, nádegas e face. Durante toda a evolução, a saúde geral da criança mantém-se normal **(FIGURA 32.1)**. Foram descritas, em alguns casos, especialmente com lesões extensas e predominando no tronco, hipercalcemia e trombocitopenia, que pode surgir tardiamente 1 a 4 meses após o início do processo.

Histopatologia

Paniculite predominantemente lobular. Evidenciam-se focos múltiplos de necrose gordurosa do subcutâneo acompanhados de processo inflamatório granulomatoso com neutrófilos, linfócitos, histiócitos e células gigantes e fibrose. No interior das células gigantes e adipócitos, podem ser visualizados cristais birrefringentes em forma de agulha.

Diagnose

É clínica (considerando-se os dados de anamnese) e histopatológica. A diagnose diferencial deve ser feita com esclerema neonatal, celulites bacterianas e lesões traumáticas.

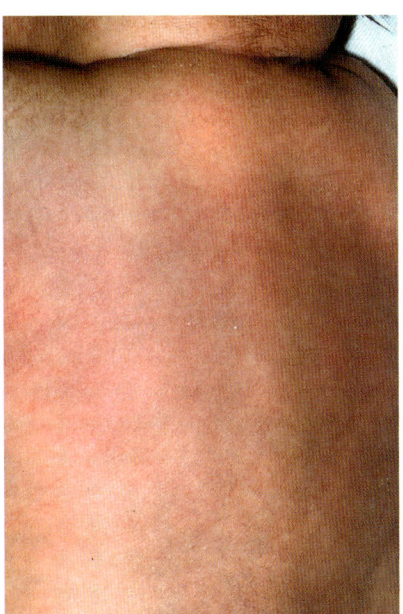

FIGURA 32.1 – Adiponecrose. Placas profundas enduradas sob pele eritematosa.

Tratamento

Não é necessário, pois ocorre regressão espontânea das lesões, geralmente sem sequelas, em semanas ou meses.

Em casos resistentes de hipercalcemia associada à paniculite, podem ser necessários furosemida, dietas com restrição de cálcio e bifosfonatos.

ESCLEREMA NEONATAL

Afecção rara que atinge neonatos, em geral prematuros, com doença primária grave, com alta mortalidade, admitindo-se que 50% dos casos evoluem a óbito.

Patogenia

Consideram-se fatores patogênicos: presença prévia de insuficiência placentária, prematuridade, hipotermia, desnutrição, infecções, doença cardíaca congênita e perdas hidreletrolíticas, porém o mecanismo de produção das lesões não é conhecido, admitindo-se influência da maior proporção de ácidos graxos saturados em relação aos ácidos graxos insaturados, com solidificação do tecido adiposo pelas baixas temperaturas tissulares. Considera-se também a possibilidade de defeitos da lipólise no interior do tecido adiposo impedirem adequada mobilização da gordura, levando à impossibilidade de manutenção da homeostase térmica.

Manifestações clínicas

Há um endurecimento não depressível de toda a pele, que se inicia pelas nádegas e pelos membros inferiores, progredindo simétrica e ascendentemente. A pele mostra-se pálida e cérea e, às vezes, cianótica e fria. Sistemicamente, a criança mostra-se sonolenta, hipotérmica, com dificuldades respiratórias e de alimentação. Podem ocorrer, concomitantemente, infecções gastrentéricas, icterícia, hemorragias pulmonares e choque. É rara a ocorrência simultânea de adiponecrose subcutânea associada. A prognose é grave e, nas formas generalizadas, há rápida evolução para o óbito. Em formas localizadas da doença, com adequado tratamento da doença primária, pode ocorrer cura da enfermidade.

Histopatologia
É uma paniculite lobular com infiltrado linfo-histiocitário mínimo ou ausente, observando-se, nos adipócitos e nas raras células gigantes que podem estar presentes, fendas citoplasmáticas alongadas, em forma de agulhas, com distribuição radial, difusamente distribuídas, que correspondem a cristais de triglicerídeos dissolvidos durante a preparação histológica.

Diagnose
A diferenciação deve ser feita com a adiponecrose neonatal, que é mais localizada e atinge crianças sem doença primária e com estado geral conservado.

Tratamento
O tratamento consiste em medidas gerais de sustentação, controle hidreletrolítico, prevenção de infecções, tratamento da doença primária, quando existente, e corticoterapia sistêmica, cuja indicação é controversa. Exsanguineotransfusões repetidas parecem reduzir a mortalidade.

PANICULITE PÓS-CORTICOTERAPIA
Quadro raro que incide em crianças com corticoterapia sistêmica prolongada, interrompida bruscamente. Surge, geralmente, 1 a 14 dias após a suspensão do corticoide.

Patogenia
Não é conhecida. Cogita-se a possibilidade da remoção rápida de lipídeos, após a interrupção da corticoterapia produzir lesões nos adipócitos ou alterar a relação entre ácidos graxos saturados e insaturados.

Manifestações clínicas
Caracteriza-se pelo aparecimento de nódulos subcutâneos, nas regiões malares, nos membros superiores e no tronco, dolorosos e pruriginosos, que geralmente desaparecem espontaneamente ou com a readministração do corticoide.

Histopatologia
As alterações histopatológicas são semelhantes às encontradas na necrose subcutânea do recém-nascido, inclusive com cristais em forma de agulha.

Tratamento
Não é necessário nos casos leves, pois há involução espontânea das lesões em semanas ou meses. Nas formas muito intensas, reintroduzem-se os corticoides para posterior retirada gradual.

PANICULITE PANCREÁTICA (PANICULITE ENZIMÁTICA)
Ocorre em 2% dos pacientes com doença pancreática. Mais comumente, as doenças pancreáticas subjacentes são pancreatites agudas e crônicas especialmente relacionadas ao alcoolismo e a carcinomas pancreáticos. Menos frequentemente, outras pancreatopatias podem estar associadas, pseudocistos pancreáticos e pancreatites traumáticas.

Nas formas associadas aos cânceres pancreáticos, o predomínio da incidência em homens é de 5:1; enquanto nas formas associadas às pancreatites, o predomínio masculino é de 3:1. Os tumores pancreáticos que provocam paniculites podem ser tanto acinares como adenocarcinomas, sendo mais frequentes as paniculites produzidas por tumores acinares, ainda que estes sejam os tumores pancreáticos menos frequentes.

Patogenia
As paniculites pancreáticas decorrem, provavelmente, da ação de lipases pancreáticas que atingem a pele por via hematogênica. Provavelmente, estão envolvidas as lipases, a amilase e a tripsina. Admite-se que a tripsina e a amilase provoquem aumento da permeabilidade vascular, permitindo a passagem da lipase que hidrolisa as gorduras neutras, formando-se glicerol e ácidos graxos livres, que promovem inflamação e necrose da gordura do tecido subcutâneo. Realmente, demonstra-se a presença de lipases em aspirados de lesões cutâneas e das serosites que podem acompanhar as lesões cutâneas. A estase venosa favorece o processo, explicando a localização mais frequente das lesões nos membros inferiores. As lesões de paniculite podem anteceder o diagnóstico de pancreatite de meses e, nos casos de carcinoma, podem indicar metástase da doença. As paniculites associadas aos carcinomas são mais graves, mais persistentes e recorrentes.

Manifestações clínicas
A paniculite pancreática apresenta-se sob forma de nódulos eritematovioláceos, dolorosos e depressíveis, que ocorrem em surtos. Acomete predominantemente os membros superiores, o tronco, o abdome inferior e os membros inferiores, particularmente as regiões pré-tibiais, e até couro cabeludo. Ocasionalmente, há drenagem de material oleoso. Em muitos casos, às manifestações de paniculite, associam-se artrites e serosites, ascite, pleurites, pericardites e sinovites.

Histopatologia

As alterações histopatológicas são características, surgindo degeneração granulosa, basofílica dos adipócitos, causando necrose de coagulação, aparecendo células adiposas-fantasmas e vários graus de calcificação, sob a forma de grânulos basófilos no interior dos adipócitos. Concomitantemente, há infiltrado inflamatório variável, com neutrófilos, leucocitoclasia e histiócitos multinucleados. São alterações idênticas àquelas da gordura peripancreática e do tecido adiposo peritoneal, periarticular, pericárdico, periadrenal e da medula óssea, encontradas nos casos de pancreatite aguda hemorrágica. Nas lesões mais antigas, diminuem os adipócitos-fantasmas, e o infiltrado inflamatório torna-se granulomatoso com histiócitos e células gigantes.

Diagnose

A histopatologia é o exame mais importante na confirmação da diagnose clínica. O aumento dos níveis séricos e urinários da amilase e lipase também contribuem para a diagnose, mas essas alterações podem ocorrer de modo intermitente no curso da doença. Entram na diagnose diferencial outras paniculites, eritema nodoso, paniculite lúpica, paniculites traumáticas, infecciosas e a paniculite por deficiência de α1-antitripsina.

Tratamento

É o mesmo realizado para a doença pancreática, clínico ou cirúrgico.

PANICULITE POR FRIO

Forma de paniculite desencadeada pelo frio, admitindo-se mecanismos de hipersensibilidade tardia na produção das lesões.

Surge principalmente em neonatos e crianças maiores, 6 a 12 horas após a exposição ao frio. Eventualmente, pode ocorrer em adultos. Manifesta-se por nódulos eritematovioláceos, dolorosos, que desaparecem espontaneamente em 1 a 2 semanas, localizados mais frequentemente em áreas expostas, face e extremidades. Na face de crianças, pode decorrer de sorver picolés ou gelo (paniculite do picolé). Entre adultos, é mais frequente em mulheres obesas, nas nádegas, nas coxas e no abdome.

Histopatologia

Histologicamente, há necrose adiposa, formação de microcistos e infiltrado inflamatório de neutrófilos, histiócitos e linfócitos com disposição predominantemente lobular. Há criofibrinogenemia, embora não haja crioglobulinas.

Diagnose

Clínica, pelos aspectos morfológicos, pelos comemorativos de exposição ao frio e pelos aspectos histológicos. Na diagnose diferencial, devem ser consideradas outras paniculites, particularmente o eritema indurado.

Tratamento

O único tratamento consiste em evitar a exposição ao frio.

NECROSE GORDUROSA TRAUMÁTICA (PANICULITE TRAUMÁTICA)

Resulta de trauma mecânico acidental provocado ou consequente a procedimentos cirúrgicos que levam à inflamação e a necrose do tecido adiposo subcutâneo.

Manifestações clínicas

Surgem nódulos e placas eritematosos que podem evoluir à necrose e ulceração. As áreas mais comumente afetadas são extremidades inferiores, sobretudo a região tibial (sede frequente de traumas) e a face anterolateral das coxas de mulheres, área também frequentemente traumatizada contra peças do mobiliário. São, ainda, localizações frequentes: os cotovelos e as mamas de mulheres obesas com mamas volumosas, sendo, nestas, necessária a diagnose diferencial com carcinomas.

Histopatologia

É uma paniculite predominantemente lobular, observando-se áreas de necrose gordurosa circundadas por fibrose, hemorragia e infiltrado inflamatório lipofágico.

Tratamento

Consiste na eliminação do agente traumatizante. O processo regride espontaneamente, podendo permanecer nódulo fibrótico residual.

NECROSE GORDUROSA NODULOCÍSTICA (LIPOMA ENCAPSULADO MÓVEL OU NECROSE GORDUROSA ENCAPSULADA)

É variante da paniculite traumática na qual o trauma produz alterações circulatórias que provocam áreas de necrose no tecido subcutâneo que são isoladas por tecido fibroso e, às vezes, tardiamente, evoluem à calcificação distrófica.

Manifestações clínicas

Atinge mais frequentemente adolescentes masculinos e mulheres de meia-idade sob a forma de nódulos de tamanho variável, de milímetros até 15 cm, solitários ou múltiplos, não dolorosos, localizados sobretudo nas extremidades inferiores e, ocasionalmente, na parede abdominal.

Histopatologia

Revela áreas de necrose com adipócitos anucleados com infiltrado inflamatório discreto encapsulados por tecido fibroso, podendo, nas lesões mais antigas, haver calcificação.

Diagnose

Clínica e histopatológica, sendo que, em 30% dos casos, os pacientes identificam traumas prévios. Na diagnose diferencial, devem ser considerados os lipomas, a paniculite pancreática e a paniculite membranosa.

NECROSE GORDUROSA LIPOMEMBRANOSA

Caracteriza um quadro específico de necrose do tecido gorduroso observada na histopatologia da lipodermatoesclerose. Ocorre na doença Nasu-Hakola, afecção genética em que a necrose gordurosa lipomembranosa atinge o tecido adiposo subcutâneo, os ossos longos e se associa à leucodistrofia do cérebro.

Na pele, parece tratar-se de padrão de resposta histopatológica que ocorre na lipodermatoesclerose, no LE, no diabetes, na esclerodermia em placas, na dermatomiosite e em paniculites por quimioterápicos.

O quadro clínico observado é idêntico ao da lipodermatoesclerose – placas nas pernas e nos tornozelos de mulheres de meia-idade com estase venosa crônica.

PANICULITES POR DEPÓSITO DE CRISTAIS

PANICULITE CALCIFICANTE DA INSUFICIÊNCIA RENAL (CALCIFILAXIA)

Paniculite associada à calcinose do subcutâneo, observada em pacientes com insuficiência renal crônica, predominante em mulheres. A mortalidade é elevada.

Patogenia

Nos pacientes com insuficiência renal, a deposição de cálcio nos tecidos é favorecida pela dificuldade na eliminação de fosfatos e pela diminuição na hidroxilação da vitamina D3 que ocorre no rim. A produção diminuída da 1,25 di-hidroxivitamina D3 resulta em diminuição da absorção de cálcio com consequente hipocalcemia. A hipocalcemia leva a aumento do paratormônio, aumentando a mobilização de cálcio e fosfato. A concentração sérica de cálcio permanece normal, mas há hiperfosfatemia, e o desequilíbrio cálcio-fósforo favorece a deposição de cálcio nos tecidos, que poderá ocorrer sob a forma de calcificação metastática benigna ou como calcifilaxia, na qual ocorre calcificação com hiperplasia da íntima e oclusão das pequenas artérias cutâneas, levando à necrose. Admite-se, ainda, que a desregulação de inúmeros fatores, entre eles o fator de ativação nuclear kappa B (NF-κB, do inglês *nuclear factor-κB*), o TNF-α e anormalidades na proteína C, poderiam contribuir para o estabelecimento de estados de hipercoagulabilidade, que contribuiriam no desenvolvimento das lesões necróticas. Também há possíveis influências favorecedoras de desnutrição, diabetes, obesidade, traumas, corticoterapia, imunossupressão e alcalose pós-hemodiálise.

Raramente, ocorre calcifilaxia em indivíduos com função renal normal, mas outras doenças graves, como carcinomas de mama, colangiocarcinoma, mieloma múltiplo, hepatopatias graves e hiperparatireoidismo primário, podem favorecer o surgimento do quadro.

Manifestações clínicas

Surgem nódulos e placas violáceas, reticulares, livedoides, muito dolorosas que evoluem para áreas necróticas que se desprendem formando ulcerações (FIGURA 32.2). As lesões localizam-se principalmente nas coxas, nas nádegas, no tronco, no abdome, mas podem atingir os membros superiores e genitais. O estado geral é grave, podendo ocorrer, como complicações às vezes fatais, gangrena e septicemia.

Histopatologia

O achado fundamental é a calcificação das paredes das artérias pequenas ou médias da derme e hipoderme. Há necrose gordurosa, infiltrado inflamatório de neutrófilos, linfócitos e histiócitos espumosos.

Diagnose

Na diagnose diferencial, devem ser consideradas as vasculites nodulares de várias etiologias, a síndrome do anticorpo antifosfolipídeo, a púrpura fulminante e outros estados de hipercoagulabilidade, como a coagulação intravascular disseminada.

Tratamento

Consiste em cuidados apropriados com as lesões necróticas, inclusive debridamento cirúrgico e antibioticoterapia, pois as septicemias por infecções das lesões cutâneas são uma das causas de morte. A paratireoidectomia é indicada nos pacientes com condições cirúrgicas.

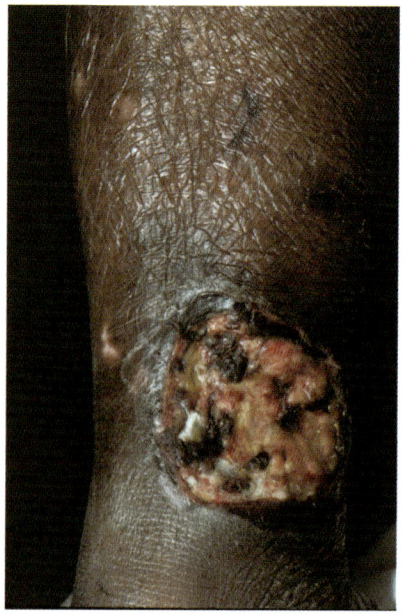

FIGURA 32.2 – Calcifilaxia. Grande lesão ulceronecrótica. Na proximidade, áreas iniciais de necrose.

Existem relatos esporádicos de resultados favoráveis com oxigênio hiperbárico, corticoides sistêmicos, heparina, bifosfonatos e tiossulfato de sódio. A doença é grave e, apesar dos tratamentos empregados, a mortalidade é de 60 a 70%.

PANICULITE POR OXALOSE

Extremamente rara, cursa em associação com insuficiência renal, podendo ser hereditária e adquirida. O acometimento cutâneo é mais comum nas formas adquiridas. Clinicamente, observam-se depósitos miliares de oxalato de cálcio nas faces plantares dos dedos das mãos. Histopatologicamente, há reação granulomatosa com cristais de oxalato de cálcio. Na oxalose primária, hereditária, as lesões de pele são raras e decorrem de depósitos de oxalato nas paredes vasculares, determinando livedo reticular e lesões gangrenosas acrais.

PANICULITE POR DEFICIÊNCIA DE α1-ANTITRIPSINA

Paniculite lobular ulcerada, grave, recorrente, associada à deficiência de α1-antitripsina. Provavelmente, muitos dos casos descritos como paniculite nodular febril não supurativa (doença de Weber-Christian) tratavam-se desse tipo de paniculite.

Patogenia

A doença decorre de deficiência da α1-antitripsina, que é sintetizada no fígado e que representa importante inibidor de proteases, tripsina, quimiotripsina, plasmina, trombina, colagenase, fator VII, calicreína, elastase pancreática e elastase neutrofílica. Em condições normais, quando há liberação dessas substâncias, a α1-antitripsina bloqueia suas ações, e o processo de digestão tissular, promovido por essas substâncias, é inibido. Quando ocorre deficiência da α1-antitripsina, a atividade dessas substâncias, particularmente da elastase e colagenase, não é inibida e continua sua ação proteolítica sobre os tecidos de modo muito mais intenso, levando a lesões importantes em vários órgãos, sobre o tecido adiposo subcutâneo e tecido conectivo adjacente, produzindo lesões de paniculite: no fígado – levando à cirrose; no pulmão – ocasionando enfisema; no pâncreas – provocando pancreatite; e no rim – levando à glomerulonefrite membranoproliferativa. Na eclosão da paniculite, traumas parecem ser um fator desencadeante importante para início do processo inflamatório, que também é intensificado pela ativação de linfócitos e macrófagos e pela falta de inibição da cascata do complemento decorrente da deficiência de α1-antitripsina.

É uma doença de base genética. Existem 26 alelos para o gene codificador da α1-antitripsina, sendo mais comuns os genes M, S e Z. O genótipo mais frequente, e que corresponde à produção normal dessa glicoproteína (níveis séricos de 0,78-2,0 g/L), é MM, isto é, homozigose para o alelo M. Os genótipos heterozigóticos para um alelo S ou Z, genótipos MZ e MS resultam em fenótipos caracterizados por deficiência moderada de α1-antitripsina; e os genótipos homozigóticos para o alelo Z, ZZ resultam em fenótipos com as deficiências mais graves.

Manifestações clínicas

As lesões são nódulos e placas eritematosas, eritematovioláceas ou eritematopurpúricas, de localização subcutânea, dolorosas, que evoluem para necrose, eliminando exsudato serossanguinolento e material oleoso resultante da necrose da gordura (FIGURA 32.3). Em muitos pacientes, registra-se história de trauma local prévio. As lesões atingem, preferencialmente, as porções inferiores do tronco, flancos, nádegas e coxas, mas podem atingir membros superiores e face. A resolução das lesões resulta em cicatrizes deprimidas por fibrose do subcutâneo. As lesões de paniculite podem ser acompanhadas de outras alterações cutâneas, vasculites, angioedema, psoríase grave e síndrome de Marshall, além das manifestações viscerais já enumeradas.

Diagnose

Clínica com confirmação histopatológica e por meio da dosagem da α1-antitripsina, que se apresenta em níveis inferiores aos normais. Na diagnose diferencial, devem ser lembradas as demais formas de paniculite que são acompanhadas de ulceração e liquefação da gordura.

Histopatologia

Paniculite lobular com áreas inicialmente focais de necrose gordurosa acompanhadas de infiltrado inflamatório predominantemente neutrofílico. Reconhece-se, como característica dessa paniculite, a presença de infiltrado neutrofílico dissociando as fibras colágenas na derme reticular. Nas fases tardias, há substituição do tecido adiposo por fibrose, entremeada por infiltrado linfocitário, histiócitos espumosos e linfócitos.

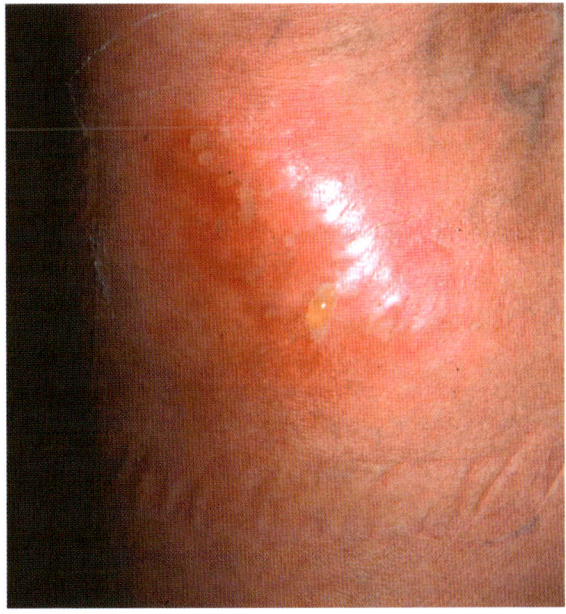

FIGURA 32.3 – Paniculite por deficiência de α1-antitripsina. Placa inflamatória com liquefação central e eliminação de gotículas de gordura.

Tratamento

É muito difícil, particularmente nas deficiências importantes da α1-antitripsina. Nas formas leves, observam-se respostas a sulfona, minociclina, doxiciclina (200 mg, duas vezes/dia por 3 meses), devido a suas ações antiquimiotáticas. Nas formas graves, a única medida terapêutica é a reposição da glicoproteína por plasmaférese. Ainda que não seja de uso rotineiro, pelas dificuldades técnicas de obtenção e preço, o melhor resultado terapêutico é obtido com reposição da α1-antitripsina por via intravenosa na dose de 60 mg/kg/semana, administrada por 3 a 7 semanas, de acordo com a resposta, e repetida quando necessário. Existem relatos de sucesso com transplante hepático em indivíduos com lesão hepática grave.

Não se recomenda debridamento cirúrgico pela possibilidade de agravamento das lesões.

PANICULITE HISTIOCÍTICA CITOFÁGICA

Forma de paniculite rara que, em muitos casos, está associada a linfomas de células T, correspondendo a um linfoma subcutâneo de células T paniculite-símile. Mais raramente, também foram registrados casos associados a linfomas de células B e linfomas de células NK. Há também relatos de transplantados de medula tratados com interferon que desenvolveram o processo. Existem, ainda, casos, até mesmo fatais, em que é impossível demonstrar-se a presença de linfoma associado, e casos em que existe associação com LE. Portanto, ainda que não completamente definida nosologicamente, a paniculite histiocitária citofágica parece ter causas diversas, sendo, porém, frequentemente relacionada a linfomas. Existem casos secundários a infecções, especialmente virais, como Epstein-Barr vírus, citomegalovírus e HTLV-1.

A doença atinge igualmente homens e mulheres, particularmente jovens, e indivíduos de meia-idade, mas existem casos em crianças.

Manifestações clínicas

Nódulos e placas subcutâneas eritematosas ou hemorrágicas dolorosas que, em geral, evoluem para necrose e ulceração, localizadas principalmente nos membros superiores e inferiores, mas também no tronco e na face. Em geral, há sintomas gerais associados, febre, perda de peso, linfadenopatia, hepatoesplenomegalia, trombocitopenia, coagulação intravascular e sinais de insuficiência hepática. Nas formas com comprometimento sistêmico importante, a mortalidade é alta. Existem formas benignas nas quais ocorrem apenas lesões cutâneas e sintomas gerais menores (p. ex., febre), e, nesses casos, a doença assume curso crônico.

Histopatologia

Trata-se de paniculite predominantemente lobular ou mista que mostra infiltrado inflamatório composto principalmente por linfócitos e com neutrófilos, histiócitos e plasmócitos. Os histiócitos exibem citofagocitose de eritrócitos intactos e fragmentados, linfócitos, leucócitos ou restos celulares que são visualizados em seu citoplasma (emperipolese). Nos casos associados a linfomas, podem ser identificadas células linfoides atípicas.

Diagnose

Clínica, histopatológica e, de acordo com os acometimentos sistêmicos, outros elementos diagnósticos podem ser obtidos por meio de exames gerais, estudos hematológicos, mielograma, fenotipagem de linfócitos e até mesmo estudos de rearranjo gênico dos receptores dos linfócitos, visando-se o diagnóstico de linfoma. Outras paniculites devem ser diferenciadas, especialmente nas formas mais benignas, pois, nas formas graves, o acometimento sistêmico direciona a diagnose.

Tratamento

Nas formas benignas, não associadas a linfomas, são empregados corticoides sistêmicos, isoladamente ou associados a azatioprina e imunoglobulinas por via IV; sulfona, ciclosporina e iodeto de potássio são empregados em doses baixas. Nas formas associadas a linfomas, o tratamento é poliquimioterápico, mas o prognóstico é insatisfatório.

PANICULITE DERMATOESCLERÓTICA PÓS-IRRADIAÇÃO

Observada em mulheres submetidas à mastectomia radical e radioterapia por câncer de mama que desenvolvem, 1 a 6 meses após a radioterapia, placas eritematosas induradas na área irradiada. A grande importância desse processo é o diagnóstico diferencial com metástase cutânea. Histopatologicamente, consiste em paniculite lobular sem vasculite com feixes colágenos hialinizados na derme e septos do subcutâneo com infiltrado inflamatório linfoplasmocitário nos lóbulos e, às vezes, granulomas lipofágicos associados. São outros diagnósticos diferenciais a morfeia profunda, que é predominantemente septal, e a paniculite lúpica, que apresenta pseudofolículos linfoides. Não há tratamento efetivo, mas há tendência a melhoras ao longo do tempo.

LIPOGRANULOMA ESCLEROSANTE (PANICULITE QUÍMICA)

É relacionada a injeções de insulina, corticoide e substâncias para reconstrução plástica, polimetilmetacrilato, polimetilsiloxane, colágeno bovino, parafina líquida ou silicone, além de outros fármacos, como meperidina e vitamina K, pentazocina e interleucina-2. As substâncias injetadas, geralmente com finalidade estética, são mais empregadas na face, nas mamas, nos genitais, nas pernas, nas nádegas e, atualmente, também no dorso das mãos. Surgem nódulos duros, com aspecto calcificado que, eventualmente, drenam material gorduroso, que persistem indefinidamente (FIGURA 32.4). Às vezes, as lesões são migratórias pelo deslocamento da substância injetada. São frequentes episódios de agudização com exacerbação do processo inflamatório.

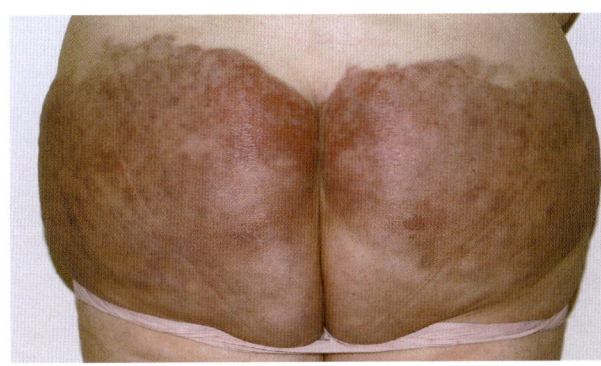

FIGURA 32.4 – Lipogranuloma esclerosante. Nódulos inflamatórios confluentes decorrentes de uso de injeções de silicone.

Histopatologia

Há quadro de paniculite supurativa, e, no caso de injeções de parafina ou silicone, surge o aspecto "em queijo suíço" pela presença de grandes vacúolos que contêm, no seu interior, o material injetado. No caso da injeção de fármacos, ocorrem alguns aspectos diversos, a vitamina K produz esclerose da derme e subcutâneo e infiltração por linfócitos e mastócitos. Portanto, o exame histopatológico permite, geralmente, identificar a substância introduzida na pele que, por vezes, o paciente não somente desconhece como, com certa frequência, oculta sua utilização.

Os parafinomas mostram lipogranuloma com múltiplos espaços pseudocísticos, conferindo aspecto de "queijo suíço", circundados por fibrose e células gigantes de tipo corpo estranho substituindo o tecido adiposo normal.

O silicone injetado produz paniculite lobular com histiócitos espumosos contendo vacúolos de diferentes tamanhos acompanhados de células gigantes de corpo estranho, lembrando também aspecto de "queijo suíço".

O polimetilsiloxano produz granulomas com espaços císticos irregulares contendo corpos translúcidos, denteados, não birrefringentes e células gigantes de corpo estranho.

O polimetilmetacrilato em microesferas produz granulomas de corpo estranho com numerosos vacúolos arredondados com a mesma forma e o mesmo tamanho, no interior dos quais se observam corpos estranhos não birrefringentes.

Os dextranômeros provocam reação granulomatosa e contêm corpos estranhos de cor rósea, de forma poligonal não birrefringentes.

Tratamento

Consiste na exérese cirúrgica, sempre que possível. Para alívio dos episódios de agudização, podem ser utilizados corticoides intralesionalmente ou até mesmo sistemicamente por períodos curtos.

PANICULITE FACTÍCIA

Variante especial de paniculite química decorrente da autoinjeção de várias substâncias por pacientes com problemas psiquiátricos e, eventualmente, indivíduos mentalmente normais que desejam, ao simular doença, vantagens como afastamento do trabalho, aposentadoria ou indenizações.

É quadro inflamatório que ocorre por injeção de leite, ácidos, fármacos, como a pentazocina (em indivíduos dependentes químicos deste fármaco) e outras substâncias, até mesmo urina e fezes. No início, há paniculite lobular supurativa, com formação de vacúolos de tamanhos variados. A pentazocina produz intensa fibrose da derme e subcutâneo, necrose gordurosa e trombose de pequenos vasos, o que produz sequelas cicatriciais graves. A qualidade da substância introduzida pode, eventualmente, ser determinada por luz polarizada ou técnicas espectroscópicas e cromatográficas. As formas bizarras das lesões e o comportamento do paciente podem sugerir a diagnose **(FIGURA 32.5)**.

O tratamento de base, quando existem distúrbios mentais, é psiquiátrico.

PANICULITES ASSOCIADAS ÀS DOENÇAS DO TECIDO CONECTIVO

PANICULITE LÚPICA (LÚPUS PROFUNDO)

Ver Capítulo 31.

Forma particular de LE que pode ocorrer isoladamente ou pode estar associada mais frequentemente a quadros de LE cutâneo crônico, LE discoide crônico e, com menos frequência, de LE sistêmico (LES).

Como forma isolada, representa 2 a 3% dos pacientes de LE. Predomina entre adultos, com prevalência, nas mulheres, de 2:1 a 4:1. A patogenia da doença é a mesma do LE em geral, havendo vários casos descritos em pacientes com deficiência de C_4.

Manifestações clínicas

As lesões consistem em nódulos e placas subcutâneas de consistência firme, recobertos por pele normal, levemente

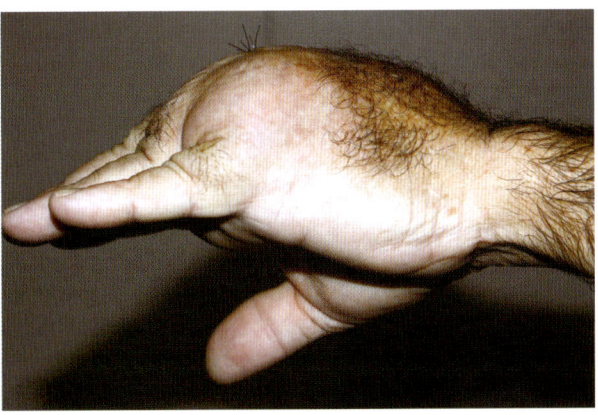

FIGURA 32.5 – Paniculite artefata. Tumefação profunda decorrente do uso de injeção de silicone.

eritematosa ou com aspecto das lesões próprias do LE discoide, com atrofia, eritema e hiper e hipopigmentação. Evolutivamente, pela destruição do subcutâneo, as lesões tornam-se nitidamente deprimidas. As localizações preferenciais no lúpus profundo são face, porções superoexternas dos membros superiores, ombros e tronco e nádegas.

Histopatologia

Paniculite lobular com infiltrado inflamatório linfoplasmocitário, às vezes com arranjo folicular dos linfócitos. Evolutivamente, o processo se estende aos septos. Há necrose hialina do tecido adiposo, vasculite linfocitária, depósito de mucina e até calcificações. A epiderme e derme suprajacentes podem apresentar as alterações próprias do LE.

Diagnose

Clínica, histopatológica e por imunofluorescência (depósitos de IgM, IgG e C_3 na junção dermoepidérmica). No caso de associação com LES, a sorologia para lúpus é positiva.

Na diagnose diferencial, devem ser lembrados: o eritema nodoso, o eritema indurado, a paniculite pancreática, a paniculite traumática e outras paniculites e tromboflebites.

Tratamento

É o mesmo do LE, de acordo com a forma clínica e em função dos acometimentos existentes. Nas formas cicatriciais inativas, especialmente na face, as depressões sequelares podem ser tratadas com lipoenxertia, com melhora da aparência dos pacientes.

PANICULITE DA DERMATOMIOSITE

Ver Capítulo 31.

Embora acometimentos microscópicos do subcutâneo ocorram na dermatomiosite, paniculite como manifestação clínica é rara, muito menos frequente que a paniculite lúpica.

Manifestações clínicas

Placas e nódulos dolorosos localizados nos braços, no abdome, nas coxas e nas nádegas, que podem evoluir para ulceração e lipoatrofia. Podem preceder ou cursar paralelamente ao quadro geral da doença.

Histopatologia

Traduz-se por quadro de paniculite lobular ou mista com infiltrado inflamatório linfoplasmocitário. Podem ocorrer vasculite linfocitária, calcificações e degeneração vacuolar da camada basal da epiderme.

Diagnose

Clínica, histopatológica e laboratorial, demonstrando-se as alterações próprias da dermatomiosite. Na diagnose diferencial, devem ser consideradas a paniculite lúpica e outras paniculites.

Tratamento

É o mesmo da dermatomiosite, já analisado no Capítulo 31. Existem relatos de respostas satisfatórias com a associação de baixas doses de metotrexato e prednisona e também com imunoglobulina intravenosa.

LIPODERMATOESCLEROSE (PANICULITE ESCLEROSANTE)

É uma forma de paniculite localizada nas pernas, de curso crônico, relacionada à insuficiência venosa, admitindo-se patogenia semelhante à dermatite de estase.

Manifestações clínicas

Apresenta-se sob a forma de uma placa esclerótica localizada na porção média da perna, logo acima do maléolo, unilateralmente. Na fase aguda, há eritema, que diminui com a cronificação do processo, quando predomina a presença de placa esclerótica nitidamente demarcada à palpação, de coloração eritematoacastanhada pela presença de hemossiderina. As lesões são dolorosas ao longo da evolução, particularmente nas fases de agudização (FIGURA 32.6).

Frequentemente, observa-se que pacientes com lipodermatoesclerose apresentam hipertensão pulmonar e mesmo embolias pulmonares, admitindo-se que essa associação se relacione a tromboses dos membros inferiores que ocorrem nesses enfermos.

Patologia

Há sinais de estase venosa, fibrose, vasos dilatados e congestos. De início, há necrose da gordura lobular acompanhada de infiltrado inflamatório nos septos interlobulares, extravasamento de hemácias, presença de hemossiderina e tromboses. Evolutivamente, ao infiltrado inflamatório, acrescentam-se granulomas lipofágicos, e a fibrose se acentua com espessamento e hialinização dos septos. É característica do quadro a formação de espaços císticos circundados por paredes com aspecto papilar formadas pela degeneração das membranas

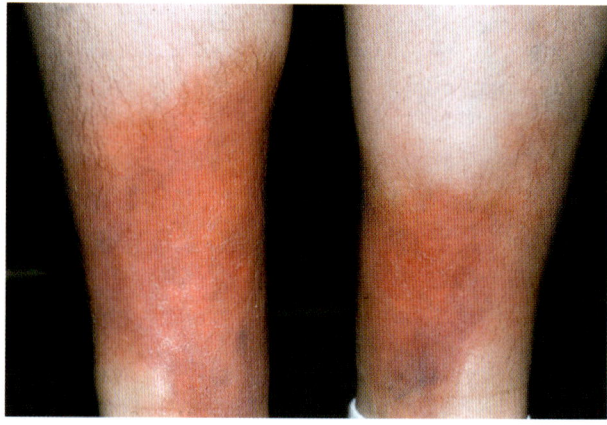

FIGURA 32.6 – Lipodermatoesclerose. Lesões eritematoescleroatróficas nas pernas.

celulares dos adipócitos e macrófagos e em cujo interior se encontra material eosinofílico resultante da oxidação de ácidos graxos insaturados (necrose gordurosa lipomembranosa). A imunofluorescência revela depósitos pericapilares de fibrina.

Diagnose

É essencialmente clínica e, menos frequentemente, recorre-se à histopatologia pelas dificuldades de cicatrização da biópsia pela topografia da lesão, estase venosa e fibrose intensa. Na diagnose diferencial, consideram-se o eritema nodoso, o eritema indurado, outras paniculites e a erisipela.

Tratamento

Consiste em antibióticos nas fases agudas, sendo recomendável a utilização a longo prazo de penicilina benzatina e meias elásticas, quando toleradas. Têm sido relatados bons resultados com estanozolol, medicamento anabolizante com propriedades fibrinolíticas, na dose de 2 a 5 mg, duas vezes/dia.

Outras paniculites devem ser diferenciadas, especialmente nas formas mais benignas, pois, nas formas graves, o acometimento sistêmico direciona a diagnose.

PANICULITES INFECCIOSAS

Muitos microrganismos pode localizar-se e multiplicar-se no subcutâneo, produzindo paniculites de natureza infecciosa. Estas ocorrem mais comumente em pacientes imunossuprimidos, portadores de neoplasias, infectados pelo HIV, pacientes de colagenoses ou transplantados, ou em pacientes com outras condições clínicas predisponentes à infecção, como o diabetes melito.

Grande número de microrganismos podem causar paniculites infecciosas, sendo os mais comuns: estafilococos; estreptococos; pseudômonas; klebsiela; micobactérias atípicas; *Mycobacterium tuberculosis*; *Mycobacterium leprae*; cândidas; *Fusarium*; Histoplasma; criptococos; *Actinomyces*; *Sporothrix*; Paracoccidioides; *Loboa lacazi;* e agentes da cromomicose.

Patogenia

O acesso do microrganismo ao subcutâneo pode ocorrer diretamente, como acontece em micoses profundas ou micobactérias; por extensão de tecidos subjacentes infectados, linfonodos ou vísceras, como ocorre na tuberculose e actinomicose; ou por via hematogênica, como é o caso de candidose, infecções bacterianas oportunistas e micobactérias.

Manifestações clínicas

Caracteriza-se por nódulos e placas subcutâneas eritematosas e edematosas que evoluem para flutuação e ulceração com drenagem de material necrótico e purulento. As lesões em geral são múltiplas e localizam-se mais frequentemente nos pés e nas pernas, mas outras regiões corpóreas podem ser acometidas, como braços, mãos, tronco e abdome.

Histopatologia

Quadro de paniculite que pode ser predominantemente septal ou predominantemente lobular ou misto – lobular e septal. É variável de acordo com a etiologia do processo. Há necrose gordurosa e infiltrado inflamatório variável composto por neutrófilos, linfócitos, plasmócitos histiócitos e, por vezes, células gigantes em função do agente etiológico. São extremamente importantes as colorações específicas para detecção dos microrganismos envolvidos: Gram, Gomori, PAS e ZN. Podem ser empregadas técnicas de imunoperoxidase com anticorpos dirigidos a antígenos específicos, como anti-BCG. Podem ser utilizadas, também, técnicas de reação em cadeia da polimerase (PCR) para detecção do DNA específico dos agentes microbianos envolvidos.

Diagnose

Clínica, histopatológica e laboratorial. Envolve exame direto por meio de esfregaços, exame micológico direto e culturas para bactérias aeróbias e anaeróbias, para micobactérias e para fungos de material obtido para esfregaços; ou por meio de biópsias, reações sorológicas e intradérmicas e inclusive PCR para identificação de DNA microbiano.

Tratamento

Clínico, por meio da utilização de antibióticos ou outros antimicrobianos, ou até mesmo cirúrgico, de acordo com o agente causal detectado.

PANICULITES POR NEOPLASIAS

A invasão do tecido subcutâneo por células tumorais, por contiguidade ou por metástase, pode expressar-se clinicamente por lesões que simulam paniculites. São exemplos: a paniculite histiocítica hemocitofágica relacionada a linfomas, as infiltrações leucêmicas e as metástases de tumores sólidos que infiltram o subcutâneo. Nesses casos, a diagnose histopatológica é fundamental, e o tratamento será o da doença causadora da infiltração tumoral.

PANICULITE PLANTAR (ERITEMA DOLOROSO PLANTAR)

Existem casos caracterizados por nódulos eritematosos dolorosos plantares e, eventualmente, palmares, nos quais se tem encontrado, histopatologicamente, hidradenite écrina neutrofílica, paniculites lobulares e septais com vasculite, vasculites e lesões de urticária. Além disso, essas lesões podem ser parte dos quadros de eritema nodoso, paniculites traumáticas e paniculites por frio.

PANICULITES SEPTAIS

Podem apresentar vasculite, que pode acometer pequenos vasos, como vasculite leucocitoclástica (Capítulo 34), que afeta os capilares e vênulas dos septos interlobulares e capilares da derme. O processo inflamatório atinge a periferia dos lóbulos adiposos contíguos. As paniculites septais que acometem grandes vasos ocorrem na poliarterite nodosa (Capítulo 31), nas lesões agudas de esclerodermia e na tromboflebite migratória ou varicosa (Capítulo 34). Aquelas sem vasculite são encontradas no eritema nodoso (Capítulo 17), na esclerodermia, fasciite eosinofílica e na paniculite nodular migratória.

PANICULITE NODULAR MIGRATÓRIA

Também denominada hipodermite nodular subaguda migratória de Vilanova-Piñol-Aguadé ou eritema nodoso migratório.

A maioria dos casos é idiopática, mas, algumas vezes, pela presença de títulos altos de antiestreptolisina A, é relacionada a estreptococcias.

Manifestações clínicas

Acomete preferencialmente mulheres e caracteriza-se pelo aparecimento de um, dois ou três nódulos subcutâneos, com disposição unilateral e assimétrica nas faces anterolaterais das pernas. Os nódulos aumentam de tamanho e confluem formando placas inflamatórias, que podem sofrer regressão central. As lesões surgem em surtos com tendência à recidiva.

Histopatologia

Histologicamente, traduz-se por fenômenos inflamatórios exclusivos dos septos conectivos interlobulares do panículo adiposo, com alterações vasculares variáveis, desde estreitamento até oclusão total dos vasos.

Tratamento

Consiste em iodeto de potássio em doses baixas, em torno de 100 mg/dia.

PANICULITE DA ESCLERODERMIA (MORFEIA PROFUNDA)

Ver Capítulo 31.

O tecido adiposo subcutâneo pode ser acometido na esclerodermia cutânea em várias circunstâncias: pode haver acometimento predominante do subcutâneo isoladamente (morfeia subcutânea); pode haver acometimento do subcutâneo e da fáscia muscular (morfeia profunda); e, na morfeia panesclerótica, pode haver acometimento da derme profunda, do subcutâneo, da fáscia, do músculo e do osso.

Manifestações clínicas

Nas morfeias subcutânea e profunda, observam-se placas e nódulos indurados que evoluem para a atrofia e hiperpigmentação, ocorrendo predominantemente no tronco e nos membros superiores.

Histopatologia

É a de uma paniculite septal, com espessamento fibroso dos septos com hialinização e homogeneização das fibras colágenas na derme e subcutâneo e infiltrado linfoplasmocitário. Pode ocorrer calcificação.

Tratamento

É o mesmo da esclerodermia.

Paniculite relacionada à fasciite eosinofílica

Alterações histopatológicas no subcutâneo podem ser resultantes da invasão, a partir da fáscia, dos septos e dos lóbulos pelo processo inflamatório próprio da fasciite eosinofílica. Alterações idênticas podem estabelecer-se em outras enfermidades, como morfeia profunda, lúpus profundo, síndrome do óleo tóxico, síndrome mialgia – eosinofilia induzida por triptofano, infecções e síndromes paraneoplásicas. Clinicamente, essas alterações expressam-se como placas induradas.

PANICULITES COM VASCULITES

A presença de vasos nos septos do tecido celular subcutâneo determina que muitas doenças predominantemente vasculares atinjam, inicialmente, os septos interlobulares e, depois, os lóbulos do tecido subcutâneo. É o caso das vasculites leucocitoclásticas (Capítulo 34), da poliarterite nodosa (Capítulo 31), das tromboflebites (Capítulo 34), da vasculite nodular (Capítulo 34) e do eritema indurado de Bazin (Capítulo 38), os quais são analisados nos capítulos indicados.

Outras formas de paniculite com vasculite serão analisadas a seguir.

PANICULITE NEUTROFÍLICA

Clinicamente, caracteriza-se por nódulos subcutâneos eritematosos localizados no abdome inferior e extremidades com aspecto indistinguível do eritema nodoso clássico.

Histopatologicamente, há processo inflamatório predominantemente neutrofílico nos septos, que se dissemina para os lóbulos e, algumas vezes, encontram-se focos de vasculite leucocitoclástica (principalmente em casos relacionados à artrite reumatoide).

Atualmente, interpreta-se esse processo como padrão de reatividade que pode ocorrer em inúmeras condições, como a síndrome de Sweet atípica que acomete apenas o subcutâneo (a síndrome de Sweet clássica pode apresentar lesões tipo eritema nodoso com paniculite neutrofílica septal). O processo de paniculite neutrofílica também pode ocorrer em síndromes mielodisplásicas, como em reação à administração de GCSF, em doenças inflamatórias intestinais e na artrite reumatoide juvenil e do adulto. Esses quadros devem ser diferenciados da paniculite por deficiência de α1-antitripsina, paniculites factícias, paniculites químicas e infecciosas.

PANICULITE VASCULITE EDEMATOSA CICATRICIAL (LINFOMA HIDROA-SÍMILE)

Entidade rara e grave que tem sido descrita em crianças da América Latina e da Ásia. Atualmente, é relacionada ao Epstein-Barr vírus.

Patogenia

A origem desse linfoma parece estar vinculada à infecção crônica pelo Epstein-Barr vírus em populações geneticamente suscetíveis. Inicialmente, haveria hipersensibilidade a picada de insetos, que evolui a quadros clinicamente sobreponíveis a hidroa vacininforme e, em menor porcentagem, de pacientes, haveria evolução a linfoma de células T.

Manifestações clínicas

Os pacientes apresentam intenso edema da face e das mãos, sobre o qual assestam-se áreas necróticas que se entremeiam com cicatrizes varioliformes não somente na face e mãos, mas também no tronco e nas extremidades. Ainda que existam semelhanças com hidroa vacininforme, dela difere, pois compromete o estado geral, provoca grandes ulcerações necróticas nas áreas expostas e nas áreas não expostas e é acompanhada de febre, emagrecimento, linfadenopatias e hepatoesplenomegalia. Existem casos em que a evolução a linfomas ocorre somente após anos de doença.

Histopatologia

Revela denso infiltrado inflamatório na derme e, frequentemente, no subcutâneo composto por linfócitos atípicos e histiócitos. Em algumas áreas, o infiltrado é angiocêntrico com proliferação de linfócitos no interior de vasos. O infiltrado também se distribui em torno dos anexos e nervos.

A hibridização *in situ* detecta o Epstein-Barr vírus, e a presença do gene *EBER*, que codifica o RNA do vírus, demonstra sua participação na etiologia do processo.

A marcação imuno-histoquímica é positiva para *EBER*, CD3, CD45Ro e CD8.

Diagnose

Clínica, histopatológica e imuno-histoquímica. A diagnose diferencial deve ser feita com hidroa vacininforme, prurigo actínico, linfomas cutâneos de células NK, outras paniculites linfomatosas e linfomas anaplásicos de grandes células.

Alguns autores consideram que a afecção é, desde o princípio, linfoma, enquanto outros autores consideram-na entidade clinicopatológica individualizada com potencial de malignização. Alguns autores preferem considerar o processo uma forma de hidroa vacininforme, em que este quadro seria o polo maligno do espectro. Alguns autores acreditam que, pelo menos inicialmente, não deveriam ser feitos tratamentos agressivos, mas apenas tentar diminuir a carga viral do Epstein-Barr vírus, enquanto outros preferem tratamentos quimioterápicos com ciclofosfamida e corticoides. Existem publicações relatando bons resultados com talidomida.

A mortalidade é elevada por infecções, coagulação intravascular disseminada e síndrome hemofagocítica.

LIPODISTROFIAS

São síndromes caracterizadas por ausência de tecido adiposo em áreas corpóreas localizadas ou, difusamente, em todo o corpo, configurando, respectivamente, a lipodistrofia parcial e a lipodistrofia generalizada.

Existem formas hereditárias congênitas e formas adquiridas.

LIPODISTROFIAS HEREDITÁRIAS

LIPODISTROFIA GENERALIZADA CONGÊNITA (SÍNDROME DE BERARDINELLI-SEIP)

Patogenia

Doença hereditária autossômica recessiva consequente a mutações em vários genes, permitindo que se reconheçam quatro tipos:

- **Tipo 1:** por mutações no gene *AGPAT2* localizado no cromossomo 9q34 que codifica a síntese da acilglicerol-3-fosfato-O-aciltransferase, que atua na síntese de fosfolipídeos das membranas celulares.

- **Tipo 2:** é determinado por glicerofosfolipídeos das membranas celulares. As mutações nesses gene determinam redução da quantidade de triglicerídeos nos adipócitos e redução dos glicerofosfolipídeos das membranas celulares.

- **Tipo 3:** é determinado por mutações no gene *BSCL2* localizado no cromossomo 11q13 que codifica a serpina, proteína de funções desconhecidas mas que tem grande expressão no tecido cerebral, fenômeno que provavelmente se relacione com a alta frequência de retardo mental em grau variável nos pacientes desse subtipo. Mais recentemente, identificaram-se outros genes envolvidos na doença. Um deles é o o gene *CAVI*, cujas mutações originam o subtipo 3 da enfermidade.

- **Tipo 4:** definido pela presença do gene *PTRF,* outro gene identificado recentemente.

Os genes *CAVI* e *PTRF* relacionam-se à homeostase lipídica e à captação celular dependente de insulina.

Manifestações clínicas

A perda de gordura é generalizada, conferindo aspecto pseudomusculoso aos pacientes.

Manifesta-se em época variável, após o nascimento, desde os primeiros meses de vida até a idade adulta. Associadamente à perda de gordura, há acantose nigricante no pescoço, nas axilas, nas regiões inguinocrurais e no tronco (FIGURAS 32.7 A 32.9). Por aumento do metabolismo basal, essas crianças têm alta necessidade energética e aumento do apetite. As meninas podem

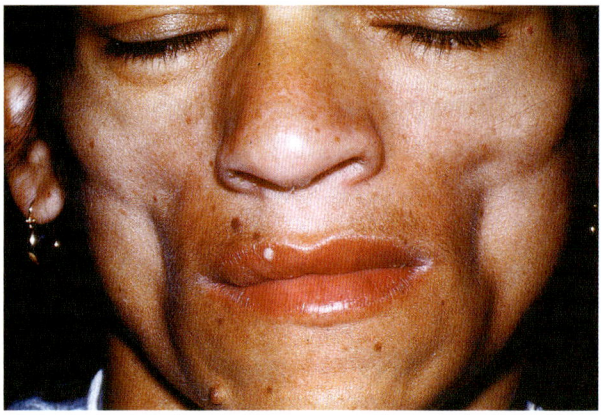

FIGURA 32.7 – Lipodistrofia generalizada. Face encovada por perda da gordura subcutânea.

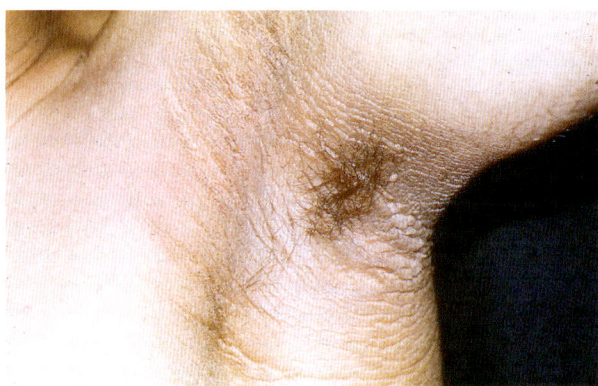

FIGURA 32.8 – Lipodistrofia generalizada. Acantose *nigricans* axilar, que faz parte do quadro clínico.

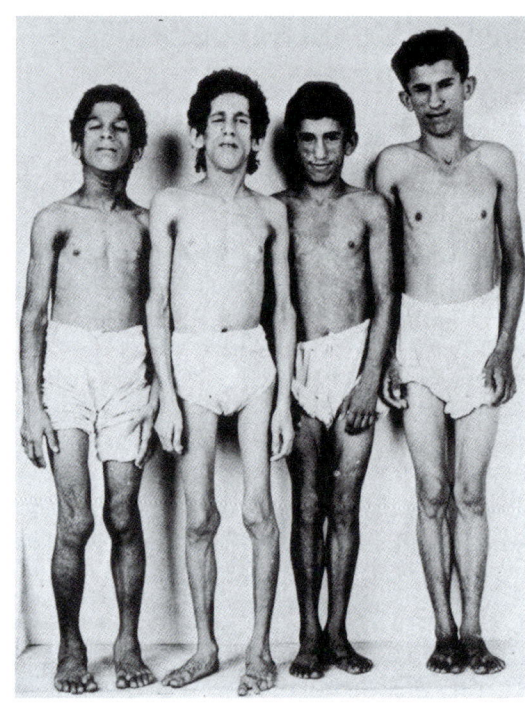

FIGURA 32.9 – Lipodistrofia generalizada congênita (síndrome de Lawrence-Seip--Berardinelli). Da esquerda para a direita, duas irmãs com 7 e 10 anos e dois irmãos com 13 e 18 anos.

apresentar sinais de virilização, hirsutismo, aumento do clitóris, ovários policísticos e amenorreia ou oligomenorreia e, em alguns casos, há retardo mental moderado. Pode haver xantomas. A maioria dos pacientes apresenta hepatomegalia por esteatose, que pode evoluir à cirrose. Há diminuição da tolerância à glicose, diabetes com insulinorresistência, que pode evoluir com as habituais complicações renais, neurológicas e retinianas, e hipertrigliceridemia que pode provocar pancreatite.

Tratamento

É sintomático. Devem ser tomadas medidas dietéticas e medicações para diabetes, assim como para as complicações clínicas que advierem.

LIPODISTROFIA PARCIAL FAMILIAR (SÍNDROME DE KOBBERLING-DUNNIGAN)

Síndrome hereditária autossômica dominante. Resultante de mutações no gene *LMA* que codifica as lamininas A e C, cujas alterações levam à perda da integridade nuclear com morte celular dos adipócitos, além de outras células.

Manifestações clínicas

Há perda progressiva e simétrica da gordura subcutânea, principalmente da região glútea, das extremidades e do tronco, com acúmulo compensatório de gordura na face e no pescoço e na região supraclavicular, que se inicia na puberdade. Nas áreas de lipoatrofia, as veias tornam-se mais evidentes, e a musculatura, que eventualmente pode hipertrofiar-se, torna-se muito aparente. Podem ocorrer xantomas tuberosos, hirsutismo, acantose nigricante e aumento dos lábios maiores da genitália feminina por excesso de gordura. Acompanha-se de várias alterações metabólicas, hiperinsulinemia, intolerância à glicose, diabetes, baixos níveis de HDL e hipertrigliceridemia, que pode levar a complicações cardíacas.

Existe uma variante ainda mais rara – a chamada lipoatrofia parcial familiar, variante displástica mandibulofacial, na qual há hipoplasia da mandíbula e clavícula e anormalidades ectodérmicas da pele, dos cabelos, de unhas e dentes, além de baixa estatura.

Modificações dos hábitos alimentares, exercícios físicos e hipolipemiantes melhoram as alterações metabólicas, reduzindo as complicações cardiovasculares.

LIPODISTROFIAS ADQUIRIDAS

Ainda que raras, são mais frequentes que as formas hereditárias.

LIPODISTROFIA PARCIAL ADQUIRIDA (SÍNDROME DE BARRAQUER-SIMONS)

Patogenia

É desconhecida. Mais de 90% dos pacientes apresentam diminuição de C_3 acompanhada da presença do fator nefrítico C_3 e de imunoglobulina G policlonal, que bloqueia a degradação da C_3 convertase, resultando em ativação contínua do complemento, com aumento de consumo de C_3. Verificou-se, ainda, que soro contendo fator nefrítico C_3 é tóxico para os adipócitos. A maioria dos casos inicia-se em torno dos 10 anos de idade, após viroses. A doença predomina em mulheres na proporção 3:1, e pode ser acompanhada de alterações metabólicas, diabetes tipo 2, resistência a insulina e hiperlipemia.

Manifestações clínicas

Há perda gradual, lentamente progressiva, da gordura subcutânea, em áreas nitidamente delimitadas e simétricas. O processo, em geral, se inicia na face, progredindo de modo descendente, atingindo até parte das coxas. As áreas não acometidas podem parecer obesas não somente pelo contraste com as áreas lipoatróficas, como também pode haver hipertrofia compensatória do tecido adiposo, especialmente nos quadris e nas pernas. A perda de tecido adiposo pode ocorrer na porção superior do corpo com ou sem hipertrofia adiposa da metade inferior do corpo, ou pode haver hemilipodistrofia atingindo a hemiface ou o hemicorpo. A localização facial confere aos pacientes fácies característica, com face encovada pela ausência ou diminuição da bola de Bichat. Nas áreas afetadas, a ausência de gordura torna o relevo muscular e vascular extremamente nítido, simulando aspecto hipertrófico. Nas regiões acometidas, o tecido adiposo das vísceras subjacentes também tende a desaparecer. Há diminuição do complemento, principalmente às custas de C_3, o que determina maior suscetibilidade a infecções, particularmente pela *Neisseria meningitidis*. Além disso, o fator nefrítico C_3 presente é responsável pelo desenvolvimento de glomerulonefrite mesangiocapilar, que pode levar à insuficiência renal. Muitos pacientes desenvolvem enfermidades sistêmicas, LES, dermatomiosite, esclerodermia, dermatite herpetiforme, doença celíaca, vasculite leucocitoclástica, hipotireoidismo, anemia perniciosa e alterações do sistema nervoso central, como convulsões, retardo mental e surdez nervosa.

Tratamento

Podem ser tentados autoenxertos de gordura ou materiais de preenchimento nas áreas lipoatróficas, e lipectomia ou lipoaspiração nas áreas de hipertrofia do tecido gorduroso. Os pacientes devem ser seguidos a longo prazo para detecção de possíveis doenças sistêmicas que possam surgir. Para tratamento da nefropatia, têm sido relatados bons resultados com imunoglobulinas intravenosamente, por conterem anticorpos antifator nefrítico.

LIPODISTROFIA GENERALIZADA ADQUIRIDA (SÍNDROME DE LAWRENCE)

A etiologia e a patogênese são desconhecidas. É mais frequente no sexo feminino, iniciando-se após os 15 anos de idade. Em 25% dos pacientes, surgem, precedendo a perda da gordura, nódulos subcutâneos inflamatórios que histologicamente constituem paniculite granulomatosa. Após a regressão dos nódulos, essas áreas mostram perda da gordura que depois se estende a todo o corpo. A perda de gordura é clinicamente semelhante à lipodistrofia generalizada congênita, porém menos intensa, atingindo face, abdome e extremidades e, às vezes, regiões palmoplantares e até mesmo a gordura intra-abdominal. Alguns casos se associam a doenças autoimunes, particularmente dermatomiosite juvenil. Associadamente, há aumento do apetite, acantose nigricante e hepatomegalia por esteatose. Também podem associar-se diabetes, alterações do colesterol e hipertrigliceridemia, que pode resultar em pancreatite.

Lipodistrofia associada aos inibidores de proteases dos pacientes infectados pelo HIV

Trata-se de alterações na quantidade e na distribuição do tecido adiposo de provável etiologia multifatorial observada em pacientes com infecção pelo HIV relacionada à terapia antirretroviral altamente ativa (HAART, do inglês *highly active antiretroviral therapy*). Estima-se que ocorra em cerca de 42% dos pacientes tratados com inibidores de proteases, embora existam casos descritos em pacientes que não receberam terapêutica retroviral.

Patogenia

O tratamento com inibidores de proteases (IP) e inibidores da transcriptase reversa tanto análogos de nucleosídeos (ITRN) como não análogos aos nucleosídeos (ITRNN) induzem alterações no tecido adiposo. Os mecanismos são vários, como comprometimento da diferenciação, aumento da apoptose dos adipócitos, toxicidade mitocondrial, comprometimento da lipogênese induzida pela insulina e aumento da lipólise. Os análogos de nucleosídeos, particularmente estavudine e zidovudine, provocam aumento da lipólise, aumentam a produção de TNF-α e outras citocinas inflamatórias, diminuem a secreção de adiponectina e têm ação citotóxica direta sobre os adipócitos.

A lipo-hipertrofia que pode ser observada pode ser resultado de outras ações desses medicamentos ou apenas resposta compensatória para manutenção das reservas adiposas. Quanto às alterações metabólicas, os ITRN contribuem para a resistência à insulina. O efavirenz atua na lipoatrofia por diminuir a expressão de SREBP 1, que é marcador da diferenciação dos adipócitos. Os IP nelfinavir e ritonavir também diminuem a expressão dos marcadores de diferenciação dos adipócitos e, juntamente com nelfinavir, saquinavir e indinavir, também promovem lipólise.

Admite-se que algumas proteínas virais também contribuam para a apoptose dos adipócitos e resistência à insulina, e algumas proteínas aumentariam a sensibilidade aos corticoides endógenos, gerando alguns fenômenos cushingoides.

Participam, ainda, nas alterações do tecido adiposo, citocinas inflamatórias, TNF-α, IL-6 e substâncias hormonais, como a adiponectina, que se relaciona à obesidade e resistência à insulina e que tem seus níveis diminuídos após administração de IP; e também a leptina, que apresenta-se diminuída nos pacientes com lipoatrofia e aumentada nos pacientes com lipo-hipertrofia.

Manifestações clínicas

O início do processo ocorre de 2 a 21 meses após a introdução do tratamento, aumentando progressivamente. Pode haver vários padrões de alteração do tecido adiposo, lipoatrofias, lipo-hipertrofias e simultaneidade entre lipoatrofias e lipo-hipertrofias.

Os fatores de risco mais significativos para desenvolvimento da lipodistrofia por HIV são: idade superior a 40 anos, gravidade da infecção no início da terapêutica, CD4 abaixo de 200, carga viral alta e tempo de tratamento.

Há perda da gordura subcutânea da face, especialmente das regiões bucal, parotídea e pré-auricular, e da gordura retro-orbital, conferindo aspecto caquético, com acentuação das áreas zigomáticas **(FIGURA 32.10)**. Além disso, há perda de gordura das nádegas e das extremidades, tornando mais visíveis as veias e a configuração muscular. O acúmulo de gordura perivisceral que resulta em protrusão do abdome. Também ocorre deposição de gordura na região dorsocervical superior, pescoço, mamas, áreas suprapúbica, submandibular, supraclavicular, região mamária e face anterior do pescoço. O início do processo ocorre de 2 a 21 meses após início da terapêutica retroviral e atinge mais de 50% dos pacientes. Paralelamente, ocorrem alterações metabólicas, hipercolesterolemia, hipertrigliceridemia, resistência à insulina com hiperinsulinemia, podendo desencadear diabetes e doenças cardiovasculares. Atualmente, o aspecto da face, já conhecido, é fator estigmatizante para os pacientes, o que pode levar a interrupções do tratamento, favorecendo o desenvolvimento de resistência aos antirretrovirais. Além das alterações de ordem física, a doença provoca alterações psicológicas e dificuldades sociais.

Diagnose

Clínica, pelo histórico de infecção pelo HIV e de tratamento com HAART. Na diagnose diferencial, devem ser consideradas outras lipodistrofias e a caquexia da síndrome da imunodeficiência adquirida avançada.

Tratamento

Pode ser feito autoenxerto de gordura ou podem ser empregados materiais de preenchimento e também lipoaspiração das áreas com depósito excessivo de gordura. Para as alterações metabólicas, utilizam-se antidiabéticos orais.

LIPOATROFIAS LOCALIZADAS

LIPOATROFIAS POR INJEÇÃO DE MEDICAMENTOS

Lipoatrofia por corticoides injetados

É bastante comum, particularmente quando são utilizadas suspensões empregadas em infiltrações intralesionais para tratamento da alopecia areata e outras dermatoses. Há atrofia da derme e também pode haver atrofia do subcutâneo. O processo é reversível e não necessita tratamento.

Lipodistrofia por insulina

Ocorre com mais frequência em crianças e mulheres nas áreas de injeção, surgindo, em geral, cerca de 6 meses a 2 anos após o início das injeções. O processo ocorre muito mais frequentemente com insulinas não purificadas, e a substituição da insulina utilizada por formas mais purificadas resulta em melhora da atrofia em semanas.

Deve-se salientar que, por vezes, as injeções de insulina produzem hipertrofia do tecido adiposo, e que tanto em atrofias como em hipertrofias detectam-se anticorpos anti-insulina.

LIPOATROFIA INVOLUTIVA

Ocorre predominantemente em mulheres. As causas e a patogenia são desconhecidas.

Clinicamente, surgem áreas focais ovaladas de atrofia do tecido subcutâneo de 2 a 8 cm de diâmetro, sem sinais inflamatórios, que se localizam predominantemente nas nádegas e na porção superior dos braços. Às vezes, há relatos de injeções nessas áreas, mas, outras vezes, não há esse dado na história do paciente.

LIPOATROFIA SEMICIRCULAR

Caracteriza-se por faixa circular de atrofia do tecido adiposo localizada, em geral, na face anterolateral da coxa, do

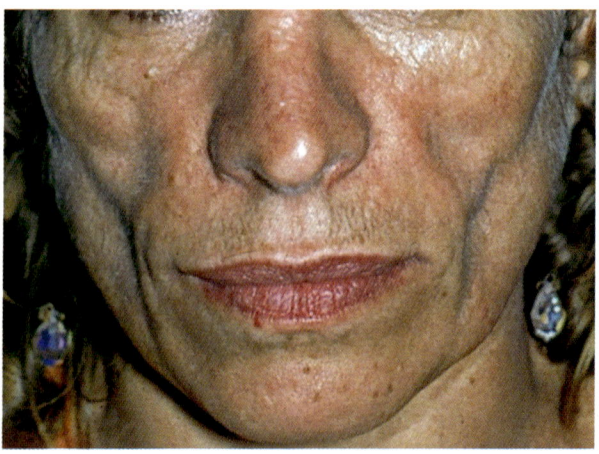

FIGURA 32.10 – Lipodistrofia induzida pelos antirretrovirais. Perda da gordura zigomática.

pescoço ou do braço, eventualmente na perna ou no braço, que surge em semanas, formando faixas anulares de 2 a 4 cm no sentido horizontal, sem consequências além do aspecto cosmético (FIGURA 32.11). Ocorre mais frequentemente em mulheres jovens e, às vezes, há história de fator traumático desencadeante. Por exemplo, às vezes parece haver nítida relação topográfica com o trauma representado pela pressão da coxa na borda da cadeira na qual o paciente permanece sentado trabalhando por longo tempo. Existem relatos da ocorrência de vários casos em uma mesma empresa, o que levou à hipótese de aumento da atividade lipofágica de macrófagos por campos magnéticos gerados por computadores e outros aparelhos eletrônicos. O processo regride espontaneamente. Existe uma variante denominada **lipoatrofia anular**, na qual surge área circular no braço, no antebraço ou nos tornozelos de mulheres jovens de cerca de 10 cm, profunda, pseudoesclerótica. Neste caso, há processo inflamatório edematoso e doloroso inicial. Não há tratamento.

LIPOATROFIA INFLAMATÓRIA LOCAL

Clinicamente, surgem múltiplos nódulos eritematosos subcutâneos que evoluem para depressões atróficas localizadas predominantemente nas extremidades. Histopatologicamente, há paniculite lobular linfocitária, devendo ser excluídas a paniculite lúpica e a paniculite por esclerodermia.

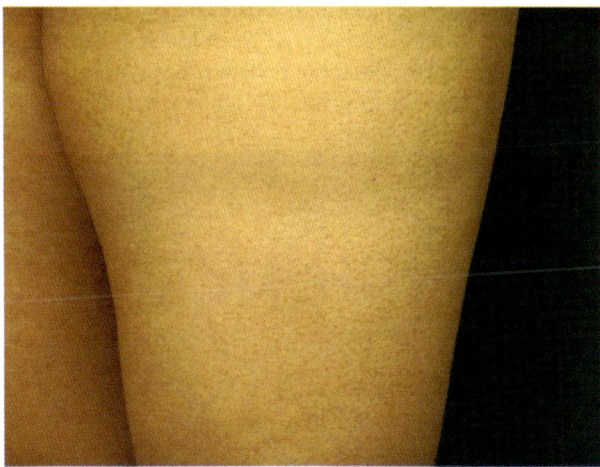

FIGURA 32.11 – Lipoatrofia semicircular. Área em faixa com atrofia profunda ao redor da coxa.

LIPODISTROFIA ABDOMINAL CENTRÍFUGA INFANTIL

A maioria dos casos foi relatada no Japão. É de início precoce, entre os 3 e 5 anos, e caracteriza-se por áreas bem demarcadas de atrofia com eritema e descamação na periferia. Inicia-se na região inguinal e, eventualmente, na região axilar, difundindo-se centrifugamente para o tronco e o abdome, acompanhando-se de linfadenopatia regional. Após evolução por anos, desaparece de modo espontâneo em torno dos 13 anos de idade.

ATROFIA HEMIFACIAL DE PARRY-ROMBERG

É forma de esclerodermia cutânea que produz atrofia não somente da pele como também das cartilagens e dos ossos (ver Capítulo 31.)

Lipoatrofia linear hemifacial não progressiva de início tardio

Ocorre em indivíduos idosos na região malar.

LIPODISTROFIA GINOIDE ("CELULITE")

Lipodistrofia ginoide ou ginecoide (do grego *gynec-oid*) é um distúrbio do tecido adiposo, peculiar ao sexo feminino, principalmente após a adolescência, não inflamatório, que provoca uma retração irregular da superfície cutânea, constituindo o aspecto de casca de laranja. Há ondulações e nodosidades eventualmente dolorosas à palpação. O quadro é mais comum nas coxas, na região glútea, no abdome e, excepcionalmente, pode ser encontrado no tórax, nas mamas e nos braços. Histopatologicamente, há uma alteração de células adiposas e fibrose. Na etiologia do quadro, há um fator genético-constitucional influenciado por alterações hormonais, hábitos alimentares e sedentários.

Com relação ao tratamento, se recomenda perda de peso e exercícios físicos adequados. Também é recomendado evitar o uso de anticoncepcionais hormonais. Não existem testes duplo-cegos ou outras demonstrações cabais de benefícios de mesoterapia; além disso, esses procedimentos podem causar complicações. As mesmas dúvidas existem quanto a benefícios de termoterapia e drenagem linfática. Alguns autores consideram bons os resultados de subcisão, aplicação focal de ultrassom e também há relatos do emprego de *lasers* e infravermelho. Considerar sempre os riscos de tentativas terapêuticas cientificamente discutíveis.

CAPÍTULO 33

AFECÇÕES DAS CARTILAGENS

POLICONDRITE RECIDIVANTE

Doença autoimune inflamatória, rara, que atinge especialmente as cartilagens nasais, auriculares e das vias respiratórias e que pode ser acompanhada de múltiplas alterações sistêmicas. Acomete igualmente homens e mulheres, ocorrendo mais frequentemente na 5ª década de vida.

Patogenia

Existem, atualmente, evidências suficientes para se considerar a policondrite recidivante uma doença autoimune com participação da imunidade humoral e celular. Vários estudos demonstram a presença de autoanticorpos circulantes nos pacientes. Em 30 a 70% dos casos, detectam-se anticorpos anticolágeno II, IX e XI específicos das cartilagens. Nas fases agudas, os níveis de autoanticorpos anticolágeno II correlacionam-se com a gravidade clínica da afecção. Discute-se se esses anticorpos são fenômenos secundários à agressão inflamatória do tecido cartilaginoso que exporia antígenos contra os quais seriam produzidos anticorpos. Consideram-se possíveis autoantígenos várias proteínas, α-tubulina, componente dos microtúbulos; vimentina, componente dos filamentos intermediários; calreticulina, proteína ligadora de cálcio relacionada ao tecido cardíaco; e coligina 1 2 2. Esses anticorpos são observados em outras condições autoimunes, sendo mais específica apenas a IgG antitubulina, com valor diagnóstico maior.

Existem evidências da participação associada da imunidade celular na patogênese do processo. Modelos experimentais em ratos demonstram a atuação de linfócitos T CD4+, CD4– e CD8– e das células NK; e pacientes com policondrite recidivante têm diminuição do número dessas células em relação a indivíduos sadios. Por outro lado, as citocinas IL-8, a proteína inflamatória macrofágica 1 e a proteína quimiotática de monócitos 1 estão aumentadas nesses enfermos. Essas proteínas exercem ações quimiotáticas para neutrófilos, eosinófilos e macrófagos, contribuindo para os fenômenos inflamatórios que caracterizam a doença. Também são demonstrados linfócitos T reativos a colágeno II, e são produzidas, em animais de experimentação, lesões nas cartilagens auriculares pela imunização com esse tipo de colágeno. Em pacientes com policondrite recidivante e lesões respiratórias, foram detectados anticorpos antimatrilina 1, que é proteína não colágena da cartilagem. Além disso, existem evidências da participação do complemento e de imunocomplexos na gênese das lesões, e há associação significativa com HLA-DR4.

Outra evidência da natureza autoimune da policondrite recidivante é sua frequente associação com outras doenças autoimunes. Também se observa associação de policondrite recidivante com neoplasias malignas quando a doença parece comportar-se como doença paraneoplásica.

Manifestações clínicas

As manifestações mais frequentes são: condrite das cartilagens auriculares e artrites, que podem ser acompanhadas de sintomas gerais (como febre e queda do estado geral); e pode haver comprometimento multissistêmico envolvendo o aparelho respiratório, o sistema digestivo, o cardiovascular, os rins e o sistema nervoso central. A condrite atinge mais frequentemente as regiões auriculares (85-90%), mas outras cartilagens podem ser acometidas, como as nasais (50-70%), e até mesmo as cartilagens do aparelho respiratório e do arcabouço costal.

As áreas cartilaginosas atingidas apresentam sinais inflamatórios, eritema, edema, calor e dor. O lobo da orelha é sempre poupado, o que não ocorre nas celulites de orelha. Os surtos têm periodicidade variável, de semanas a meses, e duram de 1 a 2 semanas. Os surtos recidivantes levam à destruição inflamatória das cartilagens com substituição fibrosa, resultando em deformidades auriculares e nasais (FIGURA 33.1). Grande parte dos pacientes têm, associadamente, artrites, mono ou poliartrites e, eventualmente, pode haver lesões dos aparelhos auditivo, ocular e respiratório. Podem ocorrer lesões audiovestibulares, com náuseas, vômitos, tonturas e zumbido. Nos

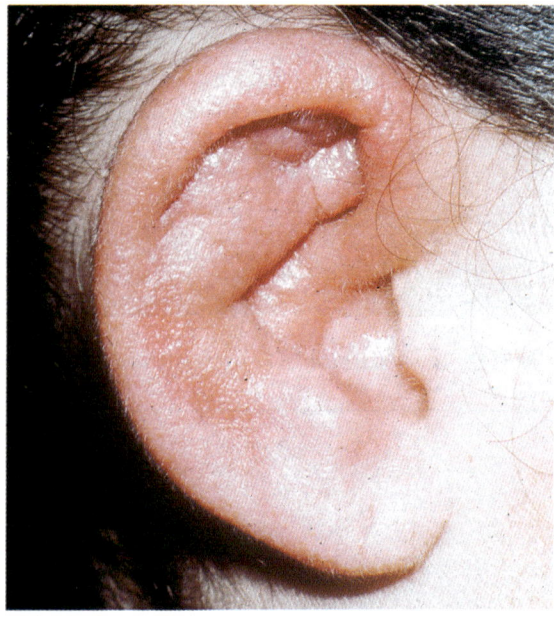

FIGURA 33.1 – Policondrite recidivante. O pavilhão auricular mostra-se deformado, eritematoso e edematoso.

olhos, podem ocorrer conjuntivites, queratites e irites. No aparelho respiratório, as lesões podem provocar dispneia, rouquidão e afonia, por acometimento das cartilagens da traqueia e brônquios. Eventualmente, podem surgir lesões cardíacas, aortite e aneurismas aórticos, e a moléstia pode ser fatal.

Especialmente nos pacientes com outras condições patológicas associadas, podem ocorrer outras lesões cutâneas além das lesões auriculares – aftas, púrpura palpável, livedo reticular, síndrome de Sweet, eritema *elevatum diutinum*, vasculite urticariforme, poliarterite nodosa cutânea e nódulos tipo eritema nodoso, paniculite e erupções pustulosas, entre outras.

Muitos pacientes têm, associadamente, artrite reumatoide ou outras doenças autoimunes. Também há associação com linfomas e síndromes mielodisplásicas e vasculites leucocitoclásticas. Foi, ainda, descrita forma de superposição com a doença de Behçet, que foi denominada síndrome MAGIC (acrônimo do inglês *mouth and genital ulcers with inflamed cartilage* – úlceras da boca e genitais com cartilagem inflamada).

Histopatologia

Há perda da basofilia normal da cartilagem e infiltrado inflamatório pericondrial, inicialmente em virtude de polimorfonucleares e, depois, de mononucleares, com destruição progressiva do tecido cartilaginoso, que é substituído por fibrose, à medida que os surtos se sucedem.

Diagnose

Além do quadro clínico sugestivo, os pacientes apresentam VHS aumentado, pode haver leucocitose e anemia e, em 1/3 dos pacientes, podem ser demonstrados, por técnica de ensaio imunoenzimático, anticorpos circulantes anticolágeno-II, que não são, no entanto, específicos, ocorrendo em outras doenças reumatológicas.

Devem ser diferenciadas a erisipela de orelhas, as doenças reumáticas, o lúpus eritematoso sistêmico, a artrite reumatoide, a poliarterite nodosa e, nos casos de lesões aftoides, a doença de Behçet e sífilis. Nos casos com comprometimento respiratório, devem ser diferenciadas a doença de Wegener, o nódulo doloroso das orelhas e as orelhas em couve-flor.

Tratamento

Nos surtos agudos, corticoides sistemicamente, prednisona nas doses de 40 a 60 mg/dia. Anti-inflamatórios não esteroides e imunossupressores podem ser eventualmente empregados. A sulfona, em doses de 50 a 200 mg/dia, pode ser útil em alguns casos, e fármacos imunossupressores, como azatioprina, metotrexato (em doses semanais), ciclofosfamida e ciclosporina, podem ser empregados em casos graves, isoladamente ou associados a corticoides.

Atualmente, existem relatos de uso com sucesso, em casos graves de policondrite recidivante, de inibidores do fator de necrose tumoral, como infliximabe, etanercepte e adalimumabe; anakinra, antagonista do receptor de IL-1; leflunomida, que inibe a síntese de pirimidina; e de rituximabe, agente biológico anti-CD20.

ORELHAS EM COUVE-FLOR (HEMATOMA AURICULAR TRAUMÁTICO)

Patogenia

Deformidade das regiões auriculares própria de boxeadores e praticantes de artes marciais, consequente aos traumatismos repetidos, que levam a descolamentos do pericôndrio em relação à cartilagem, com ruptura de vasos, formando-se hematomas no espaço pericondrial. Estes hematomas não tratados sofrem organização com formação não somente de fibrose, como também estimulam a formação de neocartilagem e até mesmo e calcificações.

Outra causa de orelha em couve-flor é a pericondrite infecciosa da cartilagem auricular decorrente da colocação de *piercings* na porção superior da orelha. A policondrite recidivante também pode provocar aspecto morfológico de orelha em couve-flor, mas difere por apresentar sintomatologia sistêmica e atingir outras cartilagens.

Manifestações clínicas

Após trauma, surge edema auricular que, não tratado, persiste, transformando-se em tumefação endurecida e de coloração da pele ou ligeiramente arroxeada. As lesões repetidas levam a espessamentos e irregularidades da concha auricular, pois, além da fibrose, a presença de hematoma estimula a formação desordenada da cartilagem, havendo como consequência final deformidades permanentes dos pavilhões auriculares.

Histopatologia

É de hematoma organizado com fibrose, formação de neocartilagens e calcificações.

Diagnose

Clínica pela história de traumas e, eventualmente, histopatológica, para afastar outros diagnósticos.

Cabem no diagnóstico diferencial: a policondrite recidivante, pseudocistos auriculares e cistos epidermoides.

Tratamento

O tratamento é cirúrgico, sendo ideal a drenagem dos hematomas na primeira semana de sua ocorrência, para evitar a evolução para organização. Quando o quadro está estabelecido, a cirurgia visa à reparação das estruturas.

NÓDULO DOLOROSO DAS ORELHAS (CONDRODERMATITE NODULAR DA HÉLICE)

É lesão nodular da região auricular, dolorosa, de caráter inflamatório, que atinge a pele da região, o pericôndrio e, ocasionalmente, a cartilagem, que, no entanto, frequentemente não apresenta alterações. A maioria dos casos ocorre entre os 50 e 80 anos, embora o processo também possa ocorrer em crianças. A enfermidade predomina no sexo masculino.

Patogenia

Admite-se que os fatores causais sejam representados por traumas de várias naturezas a que está exposto o pavilhão auricular, que é pouco protegido, por falta de tecido subcutâneo e pela vasculatura pobre representada apenas por pequenos vasos.

Entre os traumas, são considerados importantes o trauma mecânico, particularmente a pressão do pavilhão auricular sobre o travesseiro, o frio, o vento e a exposição solar. Uma hipótese admite que, em função desses traumas, o processo se inicia no pericôndrio, estendendo-se secundariamente à derme e à epiderme. Outra possibilidade é a inversa. O processo iniciaria na pele e, secundariamente, atingiria o pericôndrio e, às vezes, até mesmo a cartilagem. Pela observação da afecção ser mais frequente a partir da meia-idade, ser menos frequente em indivíduos de pele escura e ser acompanhada, frequentemente, de lesões actínicas da pele, alguns autores postulam tratar-se de granuloma necrobiótico fotoinduzido com alterações secundárias da epiderme e do pericôndrio.

Raramente, a condrodermatite nodular da hélice ocorre associadamente a doenças autoimunes, tireoidite, lúpus eritematoso sistêmico, dermatomiosite e esclerodermia. Essa associação é mais frequente em mulheres jovens e crianças.

Manifestações clínicas

As lesões consistem em nódulos da cor da pele ou eritematosos de cerca de 1 cm, geralmente apresentando escama ou crosta central aderente (FIGURA 33.2). As lesões são dolorosas espontaneamente, intensificando-se por compressão, impedindo, por vezes, o paciente de deitar-se do lado afetado. As lesões localizam-se mais frequentemente na hélice nos homens e na anti-hélice nas mulheres. Na hélice, as lesões situam-se principalmente na porção superior, e, na anti-hélice, nas suas porções média e inferior. Lesões bilaterais ocorrem mais raramente.

Histopatologia

Na epiderme, há área localizada de acantose, paraqueratose e hipergranulose. Esta área pode mostrar tampão queratótico e fragmentos dérmicos, evidenciando eliminação transepidérmica de material dérmico. Na derme subjacente, há edema, degeneração fibrinoide, necrobiose do colágeno e tecido de granulação, além de infiltrado inflamatório linfoplasmo histiocitário e células epitelioides. O pericôndrio contíguo e, às vezes, a própria cartilagem, são invadidos pelo infiltrado inflamatório.

Diagnose

A diagnose é clínica e histopatológica. Na diagnose diferencial, devem ser considerados a queratose actínica, o corno cutâneo, o carcinoma basocelular, o carcinoma espinocelular, o queratoacantoma, a colagenose reativa perfurante, o tofo gotoso e a calcinose cutânea.

Tratamento

O tratamento curativo é a excisão cirúrgica. Outras medidas terapêuticas utilizadas apresentam resultados variáveis e nem sempre resolvem o problema, como corticoides tópicos e por infiltrações intralesionais (10-40 mg/mL de triamcinolona), criocirurgia, eletrocoagulação e curetagem e *laser* de dióxido de carbono.

NÓDULOS DAS ORELHAS RELACIONADOS À FOTOSENESCÊNCIA

Na literatura inglesa, são chamados de *weathering nodules*, que autores brasileiros traduziram como nódulos climáticos, uma designação não ideal.

Propomos a denominação nódulos auriculares relacionados à fotosenescência e colocamos os nódulos elastóticos das orelhas como variante clínica, por apresentarem características clínico-patológicas diversas, mas com uma possível mesma patogenia, o dano actínico.

São pequenas pápulas localizadas na hélice que, nas séries estudadas, ocorreram em homens brancos com idade acima dos 70 anos, história e manifestações cutâneas de exposição solar crônica.

A patogenia aceita é que se relacione ao fotodano, pois é mais frequente em indivíduos brancos idosos com sinais clínicos de fotosenescência e história de exposição solar intensa.

Manifestações clínicas

São pápulas ou pequenos nódulos translúcidos ou da cor da pele, assintomáticos, que se dispõem de modo enfileirado na

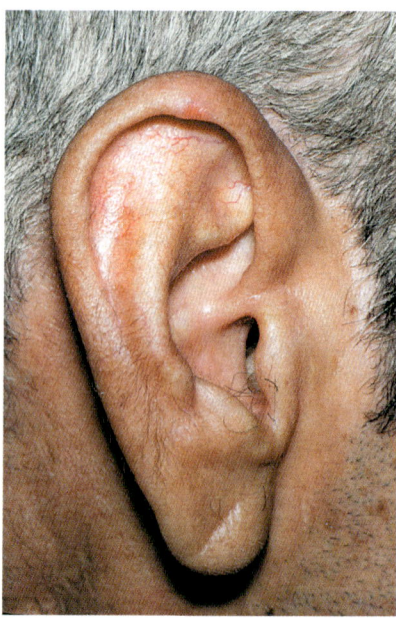

FIGURA 33.2 – Nódulo doloroso da orelha. Presença de nódulo inflamatório na porção superior da hélice.

borda da hélice. Na maioria dos pacientes, ocorrem bilateralmente. Geralmente, são acompanhados de dano solar crônico da pele.

Histopatologia

O nódulo é composto por tecido fibroso penetrado por projeção de tecido cartilaginoso metaplásico, que rompe o pericôndrio. Não há infiltrado inflamatório e a epiderme suprajacente mostra atrofia; na derme, há elastose solar e telangiectasias.

Tratamento

Sendo os nódulos assintomáticos e pouco perceptíveis, não necessitam tratamento. Existem raros relatos da utilização de nitrogênio líquido.

É muito provável que os chamados nódulos elastóticos das orelhas sejam variante deste quadro e, seguramente, também sejam relacionados ao fotodano. Clinicamente, apresentam-se como pápulas e nódulos pequenos assintomáticos localizados predominantemente na porção anterior da anti-hélice. Raramente, situam-se na hélice, onde podem simular a condrodermatite nodular da hélice. Histologicamente, também diferem por apresentarem degeneração elástica acentuada da derme com fusão de fibras elásticas que constituem massa elastótica. A epiderme mostra ortoqueratose e acantose; e, na derme, também se observam telangiectasias e neocolágeno, mas não existem alterações da cartilagem.

PSEUDOCISTO AURICULAR

Patogenia

É desconhecida, mas há inegável participação dos traumatismos, tanto que a lesão é observada em praticantes de artes marciais. Foi observado um caso em que a lesão foi desencadeada por coçagem intensa por prurido linfadênico. Alguns autores aventam a possibilidade de fenda embrionária, que possibilitaria o desencadeamento por traumas.

Manifestações clínicas

Caracteriza-se por aumento de volume da região da fossa triangular do pavilhão auricular **(FIGURA 33.3)**.

Histopatologia

Revela cavidade no interior da cartilagem, cujas paredes podem mostrar áreas de degeneração cartilaginosa. No interior da cavidade, há líquido e pode haver tecido de granulação e fibrose. Não há condrite.

Diagnose

Clínica e histopatológica. Na diagnose diferencial, deve-se considerar a policondrite recidivante e as orelhas em couve-flor.

Tratamento

Pode ser feita punção aspirativa com injeção intralesional de triamcinolona, e, no caso de persistência, pode ser feita cirurgia com drenagem e destruição da cavidade. Após o tratamento, sempre deve-se manter o curativo compressivo.

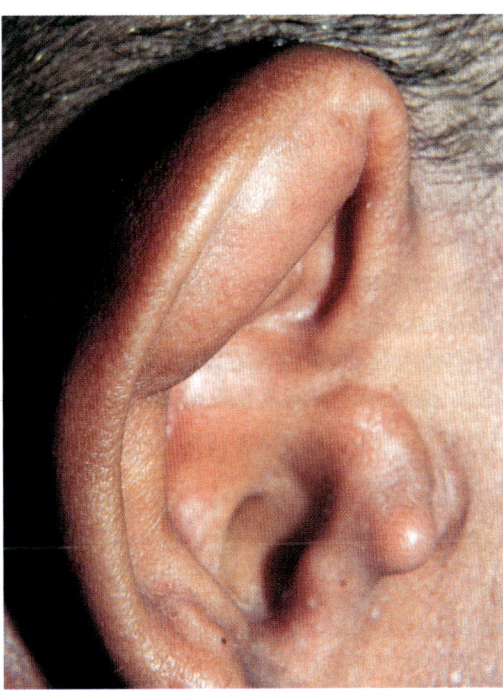

FIGURA 33.3 – Pseudocisto auricular. Tumefação na fossa triangular da orelha.

CAPÍTULO 34

AFECÇÕES DOS VASOS

Pela enorme extensão da rede vascular cutânea, são muito comuns as manifestações dermatológicas das afecções vasculares. Estas podem ocorrer isoladamente, configurando enfermidades estritamente dermatológicas, ou fazer parte de processos gerais, constituindo manifestações dermatológicas de doenças sistêmicas e até fatais. As consequências clínicas e a evolução das afecções vasculares são decorrentes não só do tipo de acometimento, mas, principalmente, do território orgânico suprido pelo vaso acometido. As manifestações dermatológicas observadas podem ser constituídas por uma multiplicidade de lesões, ora monomorfas, ora polimorfas, como manchas (desde cianose, lividez e eritema), púrpuras, pápulas eritematosas, pápulas purpúricas, nódulos cutâneos e/ou subcutâneos, pústulas, bolhas hemorrágicas, placas e ulcerações necróticas. As afecções dos vasos sanguíneos podem ser incluídas em quatro grandes grupos: (**1**) síndrome de oclusão microvascular; (**2**) vasculopatias; (**3**) vasculites e dermatoses neutrofílicas com desordens vasculares associadas; (**4**) varizes, microvarizes e telangiectasias.

SÍNDROMES DE OCLUSÃO MICROVASCULAR

Alterações por tampões de plaquetas

NECROSE POR HEPARINA (TROMBOCITOPENIA INDUZIDA POR HEPARINA)

É um quadro de necrose desencadeado por exposição à heparina por via subcutânea (SC) ou venosa que atinge 5 a 10% dos adultos que recebem heparina, dos quais cerca de 30% desenvolvem tromboses.

Patogenia

O processo resulta da reação de anticorpos dirigidos ao complexo formado pelo fator plaquetário 4 presente na superfície das plaquetas e heparina. Dessa reação, ocorre ativação das plaquetas com liberação de micropartículas pró-coagulantes, agregação e consumo plaquetário e trombocitopenia. Há geração de trombina, ativação de células inflamatórias e lesão endotelial que provoca tromboses arteriais e venosas. O quadro é mais frequente com a heparina não fracionada, em comparação com a heparina de baixo peso molecular.

Manifestações clínicas

Na pele, surgem áreas dolorosas nitidamente demarcadas, purpúricas ou necróticas, com configuração retiforme e com margens irregulares. As lesões podem situar-se nas áreas de injeção SC ou podem ocorrer à distância. O quadro é bastante grave pelas complicações sistêmicas, além de trombocitopenia, gangrena de membros inferiores, infarto adrenal bilateral, trombose venosa profunda, embolismo pulmonar, acidentes vasculares encefálicos e infartos por tromboembolismo arterial.

Diagnose

É clínica, pela história do uso de heparina e pela trombocitopenia. São significativas as quedas de 50% no número de plaquetas; no entanto, se não forem conhecidos dados prévios, o número de plaquetas poderá estar aparentemente normal apesar da queda importante.

Na diagnose diferencial, devem ser considerados septicemia com coagulação intravascular disseminada, hemoglobinúria paroxística noturna, trombocitopenias por drogas, lúpus eritematoso sistêmico (LES), púrpura trombocitopênica trombótica, trombofilias, púrpura trombocitopênica idiopática e síndrome do anticorpo antifosfolipídico (SAAF).

Tratamento

Interrupção da heparina. O uso de varfarina pode diminuir a atividade da proteína C e provocar tromboses importantes. Se necessário, devem-se empregar outros anticoagulantes, como argatroban, danaparoid ou bivalirudin e fondaparinux. Esses doentes exigem medidas de suporte geral em unidade de terapia intensiva (UTI).

TROMBOCITOSE SECUNDÁRIA E DOENÇAS MIELOPROLIFERATIVAS

Desse grupo de doenças, duas têm maior probabilidade de provocar lesões cutâneas: a trombocitemia essencial (trombocitose) e a policitemia vera.

Patogenia

Nessas afecções, o funcionamento anormal das plaquetas leva a oclusão vascular e hemorragias.

Manifestações clínicas

Em 20% dos doentes de trombocitemia, existem lesões cutâneas, púrpura, fenômeno de Raynaud, eritromelalgia, hematomas, livedo reticular, urticária, vasculite de pequenos vasos, úlceras de perna, tromboflebite superficial e gangrena. Geralmente existem manifestações sistêmicas acompanhando as lesões cutâneas, esplenomegalia, cianose avermelhada na policitemia, alterações sanguíneas variáveis de acordo com a doença de base.

Histopatologia
Há micro-oclusão dos vasos dérmicos ou subcutâneos por tampões plaquetários.

Diagnose
Clínica e laboratorial, podendo, nessas doenças, revelar anemia, alterações nas contagens de leucócitos e plaquetas, além de alterações morfológicas das plaquetas. As mutações do gene *JAK2* estão presentes em 90 a 95% dos doentes de policitemia vera e em 50 a 70% dos doentes de trombocitemia.

Na diagnose diferencial, cabem alterações hematológicas consequentes a deficiências de ferro, infecções e malignidades.

Tratamento
Para a trombocitemia e a policitemia, utiliza-se anagrelida, que diminui o número de plaquetas. Também se utiliza ácido acetilsalicílico na prevenção de tromboses, que também melhora substancialmente a dor da eritromelalgia provocada pela trombocitemia.

HEMOGLOBINÚRIA PAROXÍSTICA NOTURNA

É um quadro que associa anemia hemolítica, trombocitopenia e trombose.

Patogenia
É uma anemia hemolítica que ocorre devido à mutação somática que afeta um gene ligado ao cromossomo X, o qual codifica o glicosil fosfatidil inositol. A esta molécula aderem-se várias proteínas na membrana celular, das quais algumas protegem as células sanguíneas e as plaquetas de lesões produzidas pelo complemento. A falta desses fatores protetores permite lise das hemácias e ativação de plaquetas.

Antigamente, admitia-se que a acidose do sono levasse à ativação do complemento, com destruição das hemácias durante a noite; no entanto, hoje se sabe que a coloração escura da urina pela hemoglobinúria de manhã se deve a sua concentração e que os fenômenos hemolíticos ocorrem de modo contínuo.

Manifestações clínicas
Em 40% dos doentes, há tromboses venosas por oclusão plaquetária inclusive da artéria hepática provocando a síndrome de Budd-Chiari (trombose da veia hepática, ascite, dor abdominal e hepatomegalia). Também podem ocorrer tromboses de veias abdominais com infarto intestinal, tromboses cerebrais e de outros órgãos. Na pele, podem surgir púrpura retiforme, bolhas hemorrágicas e úlceras de perna; além disso, por tromboses dérmicas, pode haver nódulos eritematosos particularmente no dorso, atingindo áreas extensas e evoluindo a necroses que podem exigir tratamento cirúrgico.

Histopatologia
As áreas lesadas demonstram histopatologicamente oclusão microvascular por tampões plaquetários.

Diagnose
O quadro clínico, a presença de hemólise e hemoglobinúria e tromboses orientam a diagnose. Na diagnose diferencial, devem-se considerar outras doenças trombóticas.

Tratamento
Utilizam-se corticoides e anticoagulantes e recentemente introduziu-se um agente biológico, o eculizumab (Soliris), que inibe o estágio terminal da cascata do complemento, alertando-se que aumenta o risco de meningococcemia.

PÚRPURA TROMBOCITOPÊNICA TROMBÓTICA (SÍNDROME HEMOLÍTICO-URÊMICA)

A forma primária de púrpura trombocitopênica trombótica é consequente à presença de anticorpos ADAMT13, os quais diminuem a atividade da metaloprotease que cliva o fator de Von Willebrand, resultando em aumento no plasma de multímeros desse fator que determinam agregação plaquetária e formação de microtrombos. A forma secundária constitui a síndrome hemolítico-urêmica, que é precipitada por colite hemorrágica e outras infecções, gravidez, alguns medicamentos (tacrolimo, gencitabina, quinina, ciclosporina, mitomicina C e ticlopidina), carcinoma metastático, lúpus eritematoso e SAAF.

Manifestações clínicas
Compreendem febre, alterações renais, alterações neurológicas, trombocitopenia e, na pele e nas mucosas, lesões purpúricas petequiais por trombocitopenia, e não por oclusão vascular.

Histopatologia
Na pele, alterações microvasculares são raras, mas, em outros locais, há oclusão microvascular de arteríolas e capilares.

Diagnose
Clínica pelas alterações do sistema nervoso central (SNC), pelas alterações renais, por alterações microangiopáticas e pelo encontro de fragmentação de hemácias nos esfregaços de sangue periférico. Na diagnose diferencial, deve-se considerar septicemia com CIVD e SAAF.

Tratamento
Na forma primária, plasmaférese ou administração de plasma fresco.

Os corticoides são empregados, e também se indica vincristina para casos refratários. Atualmente, existem relatos de bons resultados com rituximabe, anticorpo monoclonal anti--CD20.

Alterações oclusivas microvasculares por crioaglutinemia, crioglobulinemia e criofibrinogenemia

As manifestações cutâneas dessas condições são lesões purpúricas ou necróticas acrais, cianose, fenômeno de Raynaud e livedo reticular. Também há relatos de vasculite leucocitoclástica (ver Capítulo 48).

Alterações oclusivas microvasculares por proliferação intravascular de microrganismos

Geralmente ocorrem em imunossuprimidos nos quais há proliferação de bactérias, como *Pseudomonas aeruginosa*, *Serratia marcescens*, *Aeromonas hydrophila*, *Klebsiella pneumoniae*, *Vibrio vulnificus*, Moraxella, *Morganella morganii*, *Escherichia coli* e *Staphylococcus aureus*, e fungos, como *Candida albicans*, *Mucor*, *Aspergillus fumigatus*, *Fusarium* e *Scytalidium dimidiatum*.

Clinicamente, traduzem-se por ectima gangrenoso, máculas eritematosas que evoluem para púrpura e necrose com bolhas hemorrágicas e pústulas frequentemente com configuração retiforme. Há invasão pelas bactérias das paredes vasculares, com oclusão dos vasos e necrose subsequente. Os fungos também produzem lesões necrotizantes por invasão vascular e trombose, como na mucormicose. O fenômeno de Lucio deve-se ao bacilo de Hansen.

Alterações microvasculares oclusivas por êmbolos químicos

ÊMBOLOS DE COLESTEROL

É uma doença que acomete homens com doença arteriosclerótica, em geral acima dos 50 anos.

Patogenia

Existem dois mecanismos patogênicos:

1. Desprendimento de cristais de colesterol de placas de arteriosclerose que caem na circulação e ocluirão arteríolas de 100 a 200 micrometros de calibre. A presença de cristais desperta reação inflamatória de corpo estranho e fibrose adventicial, ocluindo o vaso e levando à isquemia do órgão atingido.
2. No outro mecanismo, grandes placas arterioscleróticas fragmentam-se e ocluem grandes artérias, levando a infarto e insuficiência aguda do órgão afetado. Geralmente neste segundo caso há traumas por procedimentos intervencionistas como angiografias ou em doente sob anticoagulação. O material coagulado sobre a placa se fragmenta e entra na circulação.

Manifestações clínicas

O quadro clínico é grave e variável de acordo com os vasos atingidos. Há febre, perda de peso, hipertensão, taquicardia, e pode haver infarto do miocárdio, acidente vascular encefálico, paraplegias, insuficiência renal aguda, hemorragias e infartos intestinais, pancreatite, mialgias e insuficiência adrenal. Na pele, pode observar-se livedo reticular e púrpura retiforme, gangrenas periféricas, cianose, ulcerações e nódulos.

Patologia

O material de biópsia deve compreender o tecido subcutâneo e demonstra lacunas alongadas devidas à dissolução dos cristais de colesterol associadas com frequência a trombos. Mais tardiamente, observam-se histiócitos multinucleados e fibrose da camada adventícia do vaso.

Diagnose

Clínica, histopatológica e conforme os órgãos afetados, exames correspondentes, exames de imagem como angiografias e outros. Há aumento da velocidade de hemossedimentação (VHS) e da proteína C-reativa. Em 80% dos doentes, há eosinofilia sanguínea, e um grande marcador da enfermidade é a presença na urina de eosinofilia, ao lado de proteinúria e hematúria microscópica. Na diagnose diferencial, devem ser consideradas outras condições tromboembólicas.

Tratamento

Compreende medidas gerais de sustentação. São indicados ácido acetilsalicílico, outros medicamentos antiplaquetários, estatinas, anticoagulação, corticoterapia. Quando houver lesões renais, infusões de iloprost e até tratamentos cirúrgicos devem ser realizados caso seja possível interromper o embolismo com essas medidas.

ÊMBOLOS DE OXALATO

Afecções raras ocorrem em indivíduos com hiperoxalúria por alterações metabólicas que produzem aumento da produção de ácido oxálico ou aumento de sua absorção intestinal, determinando hiperoxalemia e depósitos de oxalato de cálcio nos tecidos.

Existem formas secundárias por excesso de ingestão de precursores, maior absorção intestinal, deficiência de piridoxina, disfunção renal ou doença inflamatória intestinal.

Manifestações clínicas

O processo inicia-se na infância com urolitíase pelos depósitos renais de oxalato, que podem levar à insuficiência renal, quando então começam a se manifestar depósitos em outros órgãos. A morte pode ser precoce quando o processo se inicia na infância.

Na pele, o processo manifesta-se por acrocianose, livedo reticular, fenômeno de Raynaud, gangrena, necroses acrais, nódulos eritematosos que ulceram, depósitos miliares de cálcio e lesões semelhantes à calcifilaxia.

Patologia

No interior e em torno dos vasos da derme média e subcutâneo, observam-se depósitos de cristais birrefringentes de coloração amarelo-acastanhada em padrão radial ou retangular.

Diagnose

Clínica e histopatológica, reforçado pela história de repetidos cálculos renais. Na diagnose diferencial, devem ser distinguidos a calcifilaxia e os êmbolos de colesterol.

Tratamento

Não há tratamento específico. Recomenda-se hidratação e alcalinização da urina.

Outras síndromes relacionadas à embolização

MIXOMAS ATRIAIS

Podem produzir embolização cutânea que se manifesta por pápulas acrais, lesões purpúricas, violáceas anulares ou serpiginosas nas polpas digitais, hemorragias puntiformes, fenômeno de Raynaud, livedo reticular, necroses digitais e *flush* malar eritematovioláceo.

ENDOCARDITE MARÂNTICA

É uma endocardite trombótica não bacteriana que se associa a câncer ou outras condições de hipercoagulabilidade, inclusive septicemias e doenças autoimunes. Formam-se massas assépticas nas válvulas cardíacas que, desprendendo-se, produzem êmbolos, especialmente cerebrais.

Na pele, pode provocar manifestações isquêmicas nas extremidades digitais, com petéquias e ulcerações.

SÍNDROME HIPEREOSINOFÍLICA

Pode provocar na pele, em decorrência de êmbolos originados de trombos murais intracardíacos, hemorragias puntiformes, lesões necróticas purpúricas e bolhas hemorrágicas.

ALTERAÇÕES VASCULARES MICRO-OCLUSIVAS POR COAGULOPATIAS

Alterações microvasculares oclusivas por alterações das proteínas C e S congênitas e adquiridas.

- Síndrome do anticorpo antifosfolipídico: ver conteúdo na página 537.
- Síndrome de Sneddon: ver página 540.
- Vasculopatia livedoide: ver página 532.
- Papulose atrófica maligna de Degos: ver página 535.

VASCULOPATIAS

Entre as vasculopatias, incluem-se enfermidades de etiologia desconhecida, nas quais existe um fenômeno de hiper-reatividade dos vasos sanguíneos da pele, produzindo alterações circulatórias (p. ex., livedo reticular, fenômeno de Raynaud, eritromelalgia, acrocianose, etc.), necroses por oclusão dos vasos sanguíneos (aterosclerose obliterante, doença de Buerger), ou alterações inflamatórias que parecem ser mediadas por linfócitos (p. ex., vasculopatia livedoide e papulose atrófica maligna), ou ainda por neutrófilos (p. ex., pioderma gangrenoso e granuloma facial).

Serão analisadas as seguintes vasculopatias: síndrome dos dedos azuis, livedo, acrocianose, eritromelalgia, fenômeno de Raynaud, eritema pérnio, atrofia branca e vasculopatia livedoide, aterosclerose obliterante, tromboangeíte obliterante (doença de Buerger), papulose atrófica maligna (doença de Degos), tromboflebite superficial, SAAF.

SÍNDROME DOS DEDOS AZUIS

O desenvolvimento súbito, nos dedos dos pés, de aspecto cianótico e instalação de dor, confere o diagnóstico de síndrome dos dedos azuis. Esta síndrome pode ser determinada por uma extensa variedade de estados mórbidos:

- **Êmbolos do sistema arterial ou cardíaco**: ateroembolia (êmbolos de colesterol), embolia de mixoma atrial.
- **Distúrbios de hipercoagulação adquiridos**: policitemia vera, trombocitose, síndrome do anticorpo antifosfolipídeo, sífilis secundária, crioglobulinemia mista essencial, macroglobulinemia de Waldenströn.
- **Patologia vascular periférica**: fenômeno de Raynaud, poliarterite nodosa, doença arterial oclusiva decorrente de aterosclerose.

Manifestações clínicas

Ao exame físico, a presença do aspecto morfológico dos dedos dos pés azuis pode levar ao diagnóstico de uma doença interna relevante por meio de uma história clínica cuidadosa, exame físico detalhado, incluindo os pulsos arteriais e avaliação laboratorial dirigida.

Diagnose

Quando um fenômeno de embolização é suspeito, exame ecográfico do coração, da aorta e dos vasos periféricos podem ser úteis, antes da realização da arteriografia, a fim de evitar exarcebação da embolização dos cristais de colesterol. A ecocardiografia transesofágica ou a ressonância magnética podem ser necessárias para exclusão de uma fonte embolizadora na aorta torácica.

Pacientes com desordens mielodisplásicas como a policitemia vera e a trombocitemia essencial apresentam risco elevado de tromboses arteriais ou venosas. A policitemia vera apresenta mais eventos trombóticos venosos em relação à trombocitemia essencial. O risco de complicação arterial isquêmica ocorre em 24 a 43% destes pacientes, particularmente aqueles com fatores de risco cardiovascular (tabagismo). Nas doenças mieloproliferativas, vários distúrbios microcirculatórios podem ser observados: síndrome dos dedos azuis, fenômeno de Raynaud, isquemia digital, eritromelalgia, acrocianose, livedo reticular e ulcerações cutâneas. Essas manifestações podem preceder a síndrome mielodisplásica por vários meses.

LIVEDO

O livedo constitui um padrão de reação cutânea de descoloração cianótica, ou eritematocianótica, que assume um aspecto rendilhado, decorrente de diferentes condições clínicas e patológicas. Quando a trama reticulada não é constituída por linhas que confluem e fecham, denomina-se **livedo racemoso**, o qual, em geral, acompanha-se de estados patológicos; quando a trama reticulada ocorre de forma completa com interligação nítida, que delimita internamente áreas da pele com aspecto normal, ou mesmo pálidas, denomina-se **livedo reticular**, o qual pode ser fisiológico (**cútis marmorata**) ou acompanhar doenças subjacentes ou exposição a certos medicamentos **(FIGURA 34.1)**. O distúrbio circulatório primário determina redução do fluxo sanguíneo e localiza-se nas arteríolas que nutrem áreas da pele suprajacente, de superfície de 1 a 4 cm de área. Essa unidade comporta-se como uma pirâmide de base invertida, onde o ápice (ponto inferior) é constituído pela arteríola cutânea, e a base (porção superior), o território da pele dependente de sua irrigação sanguínea **(FIGURA 34.2)**. Há estagnação do sangue nas vênulas e nos capilares por fluxo sanguíneo lento, resultando em dessaturação de oxigênio do sangue, o que gera coloração azulada. Associa-se a alterações do fluxo sanguíneo como a vasoconstrição induzida por frio ou por distúrbios do fluxo sanguíneo determinado por condições patológicas como a policitemia e crioprecipitação por crioaglutininas, crioglobulinas e criofibrinogenemia.

Reconhecem-se as seguintes formas de livedo:

- **Forma congênita:**
  - Cútis marmorata telangiectásica.
- **Formas adquiridas:**
  - Livedo reticular fisiológico ou cútis marmorata.
  - Livedo reticular idiopático ou primário.
  - Livedo reticular por vasoespasmo.
  - Livedo reticular por alterações intravasculares.
  - Livedo reticular por doenças da parede vascular.
  - Livedo reticular por obstrução vascular.
  - Livedo reticular provocado por drogas.

O livedo por vasoespasmo é a causa mais comum de livedo e é morfologicamente racemoso. Associa-se à doença do tecido conectivo e ao fenômeno de Raynaud. Ocorre no LES, na dermatomiosite, na artrite reumatoide e na poliarterite nodosa cutânea e sistêmica. Também ocorre em doenças neurológicas como a distrofia simpática reflexa em que há vasoespasmo.

O livedo reticular pode ser causado por alterações intravasculares em estados de hiperviscosidade sanguínea como presença de crioaglutininas, crioglobulinas, criofibrinogênio e paraproteínas e também aumentos de células sanguíneas como na policitemia vera e na trombocitemia essencial e ainda em estados de hipercoagulabilidade como nas trombofilias por deficiência de proteína C ou S, mutações do fator V de Leiden e de antitrombina III, homocistinúria e hiper-homocisteinemia. Ocorre ainda na síndrome do anticorpo antifosfolipídico, na anemia falciforme, na trombose venosa profunda, na CIVD, em trombocitopatias, na síndrome hemolítico-urêmica, na insuficiência cardíaca congestiva e em embolias por trombos hemáticos, por microrganismos (meningococcemia, endocardite) e por colesterol e oxalatos, mixomas atriais, embolias gasosas e gordurosas, descompressão pelo nitrogênio e calcifilaxia. Em todos esses casos, o livedo também é morfologicamente do tipo racemoso.

O livedo pode ser produzido por doenças da parede vascular em várias condições, aterosclerose, doenças endócrinas como hipotireoidismo, hiperparatireoidismo, pseudo-hiperparatireoidismo, calcifilaxia, pancreatite, doenças do tecido conectivo, lúpus eritematoso, dermatomiosite, esclerodermia sistêmica, poliarterite nodosa cutânea e sistêmica, síndrome de Sneddon, síndrome de Sjögren, doença de Still, síndrome de Sharp, vasculite de pequenos vasos, vasculite ANCA-positiva (granulomatose de Wegener, doença de Churg-Strauss, e vasculites induzidas por propiltiouracil).

Em muitas afecções, a associação com livedo reticular é determinada por vários mecanismos. Por exemplo, nas enfermidades do colágeno, pode ocorrer por vasoespasmo ou por lesões vasculíticas. As infecções podem produzir livedo por êmbolos sépticos ou por vasculites de hipersensibilidade.

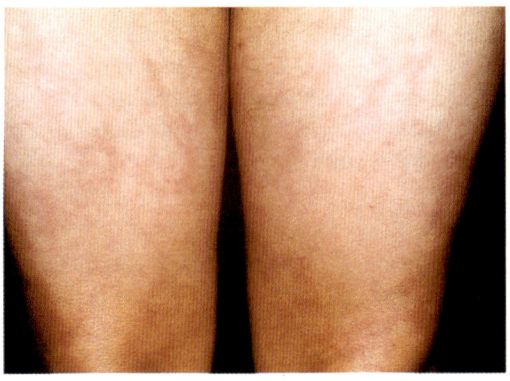

FIGURA 34.1 – Livedo. Lesões reticulares cianóticas nas coxas.

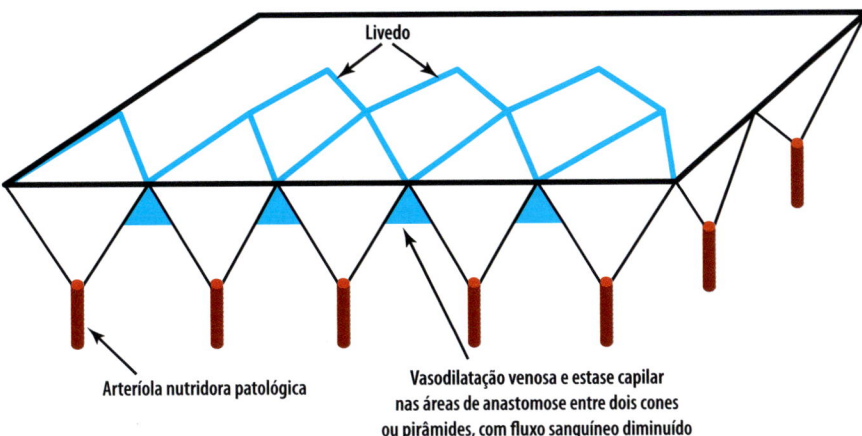

FIGURA 34.2 – Mecanismo hemodinâmico do livedo reticular.

As neoplasias podem causar livedo por paraproteínas circulantes como no mieloma múltiplo ou por crioproteínas, ou ainda por vasoespasmo como no feocromocitoma.

Os tumores mais frequentemente associados a livedo são linfomas, micose fungoide, leucemia linfática crônica, carcinoma inflamatório de mama e carcinomas renais.

Medicamentos também podem provocar livedo. O mais conhecido dos medicamentos produtores de livedo é a amantadina, e o mecanismo não está completamente definido, admitindo-se que produza depleção de catecolaminas nas terminações dos nervos periféricos. Outros medicamentos causais de livedo são heparina, trombolíticos, minociclina, gencitabina, gefitinib, hidroxiureia, catecolaminas, quinidina, arsfenamina, interação eritromicina/lovastatina e injeções intra-arteriais de bismuto e pentazocina.

Outras enfermidades capazes de provocar livedo são pelagra, pancreatite, hipogamaglobulinemia congênita, hepatite C.

Manifestações clínicas

O livedo reticular fisiológico (**cútis marmorata**) ocorre em cerca de 50% da população (crianças e adultos), em geral é desencadeado pela temperatura fria e cede com o reaquecimento da pele. No **livedo reticular idiopático**, há predileção por acometer mulheres jovens, na terceira ou quarta década, constituindo-se de uma trama mais extensa e marcada do que a cútis marmorata, cuja etiologia não é esclarecida, porém frequentemente é associado com outras condições agravadas pelo frio: acrocianose, (fenômeno de Raynaud e eritema pérnio). Distribui-se nos braços e nas pernas, porém, em certos casos, estende-se ao tronco. Em geral, inicia-se no inverno e, diferentemente da cútis marmorata, progride e permanece estacionário, mesmo em temperatura ambiente neutra.

Várias desordens sistêmicas podem cursar com o livedo reticular, situação esta em que é denominado **livedo reticular secundário** ou **patológico**. As diferentes condições que cursam com esse livedo costumam produzir morfologicamente livedo do tipo racemoso. Essas desordens associadas podem ser constituídas por obstruções intravasculares ou doença da parede vascular.

Histopatologia

Não existem alterações histopatológicas específicas, havendo dilatação vascular. No livedo racemoso, pode haver oclusão parcial ou total das arteríolas envolvidas e poderá haver expressão histopatológica das enfermidades causais, por exemplo, processo inflamatório característico nas vasculites, depósitos de colesterol no livedo provocado por obstrução intravascular, e assim por diante nas várias causas com alterações histopatológicas próprias.

Diagnose

É clínica, sendo a histopatologia importante para a exclusão de verdadeiras vasculites. Com relação às causas, investigações sistêmica e clínica e exames laboratoriais são necessários.

Morfologicamente, devem ser lembrados, na diagnose diferencial, o angioma serpiginoso, o eritema *ab igne*, o eritema infeccioso pelo aspecto reticulado e as reações medicamentosas, que eventualmente podem assumir padrão reticulado.

O livedo reticular pode acompanhar a vasculite livedoide, mas, nesta condição, há associadamente fenômenos necróticos e cicatrizes atróficas brancas.

Tratamento

A terapêutica mais efetiva é a proteção contra o frio. Nos casos de livedo reticular idiopático com ulceração, o uso de terapêutica anticoagulante pode ser útil. Os corticoides não são efetivos. Simpatectomia pode ser tentada e azatioprina tem sido usada. Nos casos de livedo reticular patológico (racemoso), o tratamento é o da doença de base.

ACROCIANOSE

A acrocianose ocorre por vasoespasmo crônico com dilatação compensatória secundária dos capilares e do plexo venoso subpapilar nas extremidades. Esse processo determina coloração eritematocianótica e sensação de frio, às vezes com hiper-hidrose e parestesias nas áreas afetadas.

Patogenia

Admite-se que a doença decorra de vasoespasmo crônico das arteríolas por defeito da musculatura dos vasos, por distúrbios do sistema nervoso simpático ou por ação de drogas. O processo pode ser agravado por alterações da flexibilidade dos eritrócitos, por aumento da adesividade plaquetária ou por fatores que aumentam a viscosidade do plasma.

Existem formas primárias idiopáticas e formas secundárias que cursam associadamente a inúmeros processos relacionados aos fenômenos que regem sua patogenia:

- **Alterações emocionais e mentais:** esquizofrenia, retardo mental, anorexia nervosa e bulimia.
- **Doenças autoimunes:** LES, esclerodermia sistêmica progressiva, doença mista do tecido conectivo, artrite reumatoide, SAAF.
- **Doenças neoplásicas:** paraproteinemias, doença de Castleman multicêntrica, câncer de ovário e doença de Hodgkin.
- **Doenças neurológicas:** lesões medulares, neuropatia do plexo braquial, compressões do plexo cervical, costela cervical supranumerária, síndrome do escaleno anterior, distonia neurovegetativa, paralisia espástica familiar.
- **Crioglobulinemias primárias e secundárias a infecções** como mononucleose, citomegalovirose, caxumba, influenza, listeriose e infecções por micoplasma, sífilis congênita e sífilis secundária.
- **Alterações metabólicas:** fucosidose, acidúria etil-malônica e hiperoxalúria tipo 1.
- **Alterações ortostáticas:** taquicardia ortostática postural, intolerância ortostática crônica.
- **Alterações hematológicas:** trombocitemia essencial, hemoglobinúria paroxística ao frio.
- **Medicamentos e outras substâncias:** interferon-α2, imipramina, fluoxetina, ergotamina, arsênico.
- **Outras:** infecção pelo HIV, síndrome de Pickwick.

Manifestações clínicas

O quadro é persistente, sendo discreto no verão e acentuado no inverno, ocorrendo mais em mulheres jovens. As mãos e os pés são comumente afetados, e em alguns casos mais graves, a cianose é observada também nas orelhas, no nariz e nos mamilos. A despeito da cronicidade do processo, não ocorrem ulcerações, atrofia ou outras alterações nas extremidades. Pode associar-se eventualmente ao livedo reticular. Em mulheres que utilizam roupas curtas, as panturrilhas e mesmo as coxas podem ser afetadas (**eritrocianose crural**).

Diagnose

Clínica, pela anamnese e pelo exame dermatológico e geral; os exames laboratoriais são necessários para confirmação ou exclusão de possíveis causas. Na diagnose diferencial, deve-se considerar o fenômeno de Raynaud, o eritema pérnio e a eritromelalgia.

Tratamento

Não há tratamentos específicos, sendo recomendada apenas a proteção contra o frio.

ERITROMELALGIA

É uma afecção rara constituída por vasodilatação paroxística das extremidades. Ocorre em adultos, em particular no sexo masculino, sendo rara nas crianças. Com frequência surge após aquecimento dos pés, devido a banhos quentes ou meias. Basicamente, há três tipos de eritromelalgia:

- **Tipo 1:** associado à trombocitemia e que melhora com o uso do ácido acetilsalicílico.
- **Tipo 2:** primário ou idiopático e geralmente congênito, que pode ser familiar, desencadeado pelo exercício ou pela exposição a um ambiente aquecido. A eritromelalgia familiar é autossômica dominante, resultando de mutação no gene *SCN9A* localizado no cromossomo 2q24 que codifica o canal de cálcio NAV1.7. Esses canais de cálcio são mais intensamente expressos em neurônios dos gânglios nervosos da raiz posterior dos nervos que incluem nociceptores, onde amplificam pequenas despolarizações, interferindo no limiar da dor, aumentando a resposta aos estímulos e lentificando sua desativação, o que explica o aumento da intensidade da dor e sua maior duração.
- **Tipo 3:** secundário a doença vascular inflamatória, vasculites, doença vascular periférica, doenças autoimunes como lúpus eritematoso, esclerodermia, artrite reumatoide, doença de Raynaud, gota, diabetes e alterações neurológicas.

Patogenia

Admite-se a participação de disfunção das plaquetas e de alterações da hemodinâmica vascular; nas formas primárias, admite-se participação de disfunção simpática pós-ganglionar, hipersensibilidade das fibras C e má distribuição da perfusão cutânea resultante de *shunts* arteriovenosos, que provoca desequilíbrio entre as funções de perfusão termorreguladoras e nutricionais. O gene responsável pela eritromelalgia primária familiar foi localizado no cromossomo 2q31-32.

Manifestações clínicas

Caracterizada por eritema edematoso ruboriforme ou cianótico, com aumento local da temperatura, queimação, dor e, frequentemente, sudorese local. O quadro ocorre por resposta vascular anômala à excitação térmica. Os sintomas ocorrem na faixa de temperatura de 32 a 36 °C e atingem com mais frequência os pés (90%) em relação às mãos (25%) e mais raramente a cabeça e o pescoço. O tipo 1 pode ser unilateral, sendo o que mais frequentemente pode evoluir para necrose isquêmica, enquanto o tipo 2 idiopático costuma ser bilateral.

Além da temperatura, também são desencadeantes febre, exercício, permanecer em pé e caminhar.

Histopatologia

No tipo 1, há proliferação da íntima e presença de trombos nas arteríolas e artérias digitais. Nas demais formas, as lesões são inespecíficas, com discreto infiltrado mononuclear perivascular e edema endotelial.

Diagnose

O principal diagnóstico diferencial a ser considerado é a distrofia simpática reflexa, que se segue a traumatismos e pode produzir um quadro clínico semelhante. Também devem ser consideradas na diagnose diferencial as neuropatias periféricas e a tromboangeíte obliterante. A condição também pode ser provocada por intoxicação com metais pesados, mercúrio, arsênico, tálio e medicamentos como a nicardipina. Devem ser diferenciadas, também, alterações disautonômicas no diabetes.

Tratamento

Quando identificada a doença de base, esta deve ser tratada. Pequenas doses de ácido acetilsalicílico (50-100 mg/dia) são efetivas no tipo 1 e, para a trombocitemia, os hematologistas utilizam a hidroxiureia. Outros medicamentos que são empregados incluem venlafaxina, amitriptilina, gabapentina, diltiazem, flecainida e misoprostol. Por via via intravenosa (IV), são empregados nitroprussiato, prostaglandina E1 e lidocaína em associação com mexiletina oral. Para casos mais intensos e refratários, podem ser empregadas infusões epidurais de opiáceos e bupivacaína e até mesmo simpatectomia.

FENÔMENO DE RAYNAUD

O fenômeno de Raynaud constitui um distúrbio vasoespástico. Quando se trata de manifestação isolada, constitui a doença de Raynaud, e quando se associa a outras enfermidades, trata-se do fenômeno de Raynaud. Na doença de Raynaud (ou fenômeno de Raynaud primário), as crises são desencadeadas pelo frio, as lesões são bilaterais e simétricas, não há necrose e não há doença associada clínica ou laboratorialmente.

Patogenia

O fenômeno de Raynaud pode estar associado às seguintes condições:

- **Doenças autoimunes do tecido conectivo:** esclerodermia sistêmica progressiva (90%), doença mista do tecido conectivo (85%), LES, dermatopolimiosite, síndrome de Sjögren, artrite reumatoide.
- **Vasculite e doenças vasculares oclusivas:** êmbolos periféricos, doença de Degos, tromboangeíte obliterante, aterosclerose obliterante.
- **Alterações neurológicas:** distrofia simpática reflexa, síndrome do túnel do carpo.
- **Distúrbios hematológicos:** policitemia vera, crioglobulinemia, criofibrinogenemia, SAAF, hemoglobinúria paroxística noturna, linfomas, leucemias, mieloma e macroglobulinemia de Waldenström.
- **Exposição ambiental ou ocupacional:** digitadores, vibração, uso de artefatos pneumáticos, doença do vinil cloreto, síndrome do óleo tóxico, exposição a frio, chumbo, arsênico, solventes orgânicos como xileno, tolueno.
- **Medicamentos:** bleomicina, cisplatina, vimblastina, vincristina, metisergida, derivados do ergot, β-bloqueadores, anticoncepcionais orais, interferon e metilfenidato.
- **Doenças metabólicas:** acromegalia, mixedema, diabetes, doença de Fabry e hipertireoidismo.
- **Outras doenças:** carcinomas ocultos, particularmente adenocarcinoma de pulmão, feocromocitoma, hipertensão pulmonar primária, hipotireoidismo.

Manifestações clínicas

Ocorrem classicamente três fases sucessivas: palidez pela vasoconstrição, seguida de cianose secundária a estase sanguínea e, por fim, rubor consequente a vasodilatação compensatória (FIGURA 34.3). Essas alterações ocorrem predominantemente nos capilares e nas arteríolas e, em menor grau, nas artérias e nas veias. O fenômeno de Raynaud, em geral, é determinado pela exposição ao frio ou a estresse emocional. Como já referido, quando essa reação ocorre de forma primária e não associada a outra desordem subjacente, é denominada doença de Raynaud. Essa doença é incomum, constituindo até 20% dos casos, e o fenômeno de Raynaud representa cerca de 80% dos casos.

Diagnose

Como o fenômeno de Raynaud, muitas vezes, constitui o pródromo de esclerodermia sistêmica, dermatomiosite, doença mista do tecido conectivo ou lúpus eritematoso, é necessária a exclusão dessas afecções para que se possa considerar o quadro como verdadeira doença de Raynaud.

O diagnóstico diferencial inclui eritromelalgia, acrocianose, doença vascular periférica oclusiva e eritema pérnio.

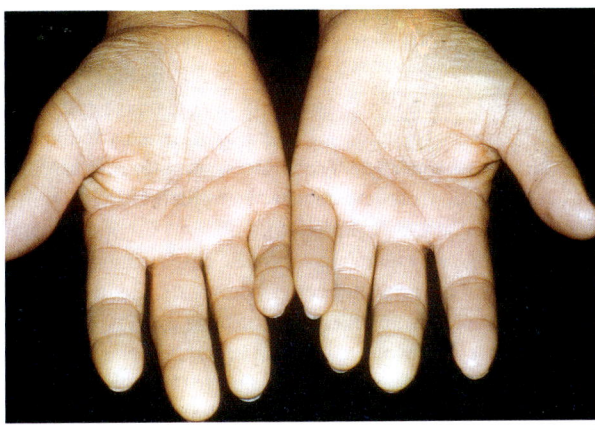

FIGURA 34.3 – Fenômeno de Raynaud. Observa-se intensa palidez na extremidade de alguns dedos.

Tratamento

O tratamento é o da doença de base. Proteção contra o frio é necessária para evitar o desencadeamento do quadro. Também é necessária a eliminação do fumo. Vasodilatadores podem ser úteis nas formas idiopáticas, principalmente a nifedipina 30 a 120 mg, uma vez/dia, para formas de liberação lenta. Inúmeras medicações têm sido tentadas sem conclusões definidas: nitroglicerina tópica a 1 a 2%, iloprost, inibidores da recaptação da serotonina (fluoxetina, sertralina, escitalopram), inibidores da fosfodiesterase (sildenafila, tadalafila e vardenafila), losartana, toxina botulínica, bosentan e N-acetilcisteína em casos de esclerodermia com ulcerações digitais. Simpatectomia tem sido executada apenas nos casos graves e excluídas as doenças autoimunes do tecido conectivo.

ERITEMA PÉRNIO

Ver Capítulo 48.

ATROFIA BRANCA E VASCULOPATIA LIVEDOIDE

A atrofia branca constitui uma doença cutânea comum, com prevalência estimada em 1 a 5% da população. Coube ao francês Milian a primeira descrição da doença em 1929, porém as primeiras publicações na literatura de língua inglesa surgiram no início da década de 1950. Vários sinônimos têm sido utilizados desde então: capilarite alba, atrofia branca de Milian, livedo reticular com ulcerações no verão, vasculite hialinizante segmentar, vasculite com atrofia branca, PURPLE (acrônimo do inglês *painful purpuric ulcers with reticular pattern of the lower extremities* – úlceras purpúricas dolorosas com distribuição reticulada nas extremidades inferiores) e vasculopatia livedoide. A atrofia branca é descrita em 9 a 38% dos pacientes com insuficiência venosa crônica. Particularmente nos pacientes com úlceras venosas das pernas recorrentes, a incidência da atrofia branca é alta, acima de 73%.

Na atualidade, consideram-se duas condições completamente distintas que compartilham a morfologia característica da atrofia branca, isto é, cicatrizes estelares de cor branco-porcelana, a atrofia branca ligada à insuficiência venosa crônica e a atrofia branca ligada à vasculopatia livedoide.

O sexo feminino é mais acometido, com a taxa entre mulheres e homens sendo de 4:1. A faixa etária mais acometida encontra-se entre os 30 a 60 anos. Doenças sistêmicas associadas às lesões com aspecto clínico de atrofia branca incluem a esclerodermia, o LES e a poliarterite nodosa. Esporadicamente, encontram-se na literatura relatos de casos demonstrando a atrofia branca em pacientes com síndrome de Klinefelter, síndrome de Sneddon, policitemia, doença de cadeias γ pesadas, trombocitose essencial, talassemia *minor*, patologia aórtica abdominal, vasculite necrotizante, infartos digitais, leucemia mieloide crônica e linfoma. Contudo, admite-se que quase todos os pacientes com atrofia branca apresentam insuficiência venosa crônica.

Patogenia

A patogênese da atrofia branca ainda permanece controversa. No caso da atrofia branca relacionada à insuficiência venosa crônica, vários fatores são considerados: possibilidade de o fluxo sanguíneo retrógrado nas veias propiciar aumento da pressão venosa e contínuo aumento da pressão capilar com dilatação dos capilares, resultando em escape de fibrina do intravascular, que formaria um manguito ao redor dos vasos, constituindo barreira para a permeação do oxigênio e de nutrientes ao tecido circunjacente. Além disso, a dilatação capilar determina uma diminuição da velocidade do fluxo nos capilares e a adesão de leucócitos, induzindo a liberação de enzimas proteolíticas e metabólitos superóxido e causando destruição tecidual. A estase local realimenta esse processo de adesão leucocitária. Distúrbios entre fatores pró-coagulantes e anticoagulantes, aliados à estase, determinam coagulação intravascular local. A oclusão vascular diminui as tensões teciduais de oxigênio, levando à fibrose e à oclusão de capilares na derme e ao surgimento do aspecto clínico morfológico da atrofia branca (FIGURA 34.4). O trauma mínimo determina o surgimento de ulcerações. A atrofia branca pode surgir após ulceração ou como um fenômeno "de novo".

A presença de vasculite livedoide sem relação com a insuficiência venosa crônica sugere o envolvimento local de desordens da coagulação.

Os fatores envolvidos na trombose não inflamatória dos vasos são alterações no fluxo sanguíneo e condições de hiperviscosidade sanguínea como ocorre na leucemia mieloide crônica, crioglobulinemia e doenças de cadeia pesada. Por outro lado, várias condições podem lesar o endotélio: hiper-homocisteinemia e doenças autoimunes do tecido conectivo (LES, esclerodermia, artrite reumatoide, doença mista do tecido conectivo e poliarterite nodosa) e trombofilias hereditárias, que com frequência são achadas em doentes de atrofia branca inclusive no material do HC da FMUSP (mutações que determinam deficiências de inúmeros fatores como proteína C, proteína S, fator V de Leiden, protrombina e antitrombina), além de alterações nos níveis plasmáticos dos fatores de coagulação VIII, IX e XI e aumento dos níveis de inibidor do ativador do plasminogênio. Além das trombofilias hereditárias, trombofilias adquiridas podem causar a vasculopatia livedoide, como a SAAF, crioglobulinemias, criofibrinogenemia, aumento da homocisteína e da lipoproteína A.

A ocorrência de lesões clinicamente consistentes com a morfologia da atrofia branca na área entre o joelho e o tornozelo torna imperioso o estudo flebológico para se diagnosticar ou excluir a insuficiência venosa crônica. Excluída a presença de insuficiência venosa crônica ou caso haja lesões em outras áreas além das anteriormente mencionadas, estão indicadas avaliações em direção às doenças sistêmicas.

Portanto, o aspecto de atrofia branca pode ocorrer em inúmeras condições etiopatogenicamente bastante diferentes, desde doenças como dermatite de estase até vasculites leucocitoclásticas, idiopáticas ou secundárias à doença vascular do colágeno e trombofilias hereditárias ou adquiridas.

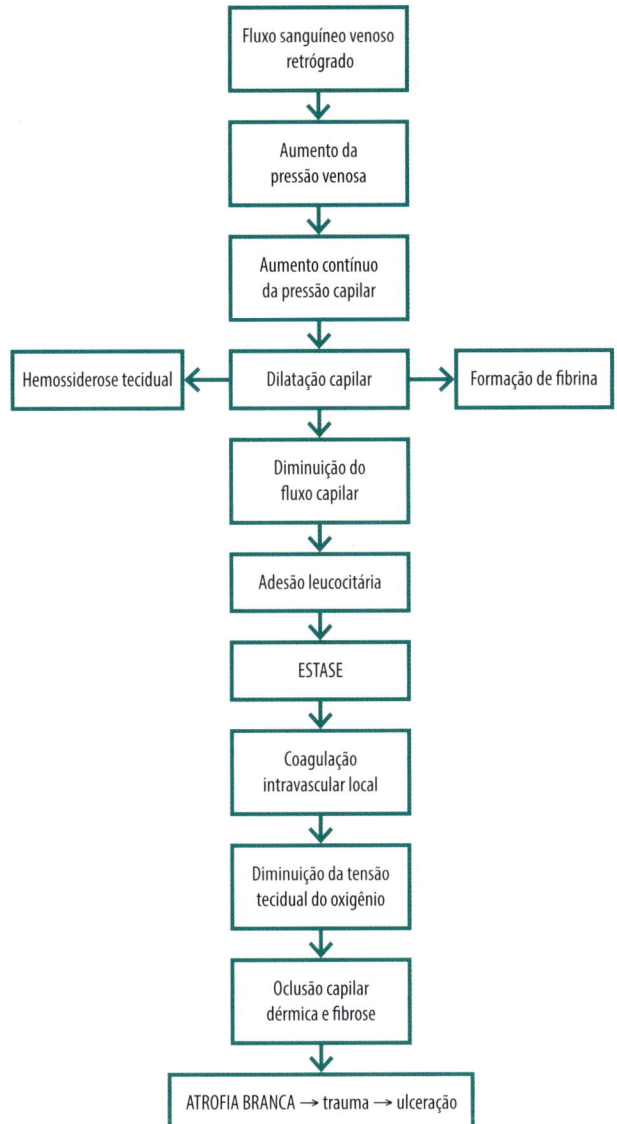

FIGURA 34.4 – Fisiopatologia das lesões de atrofia branca.

A designação vasculite livedoide ou vasculite hialinizante segmentar é a que caracteriza a forma primária idiopática de cicatrizes brancas estelares das extremidades inferiores. Como se verá na descrição histopatológica, não há vasculite verdadeira e, portanto, o nome mais adequado seria **vasculopatia livedoide**.

Manifestações clínicas

A doença classicamente localiza-se na porção inferior das pernas e pés e é caracterizada por um aspecto morfológico particular, havendo a possibilidade de originar ulcerações dolorosas e de difícil cicatrização.

As lesões caracterizam-se por pequenas manchas purpúricas que evoluem para necrose hemorrágica e ulcerações muito dolorosas e que são seguidas de lenta cicatrização e, em seu aspecto evolutivo final, apresentam-se como pequenas áreas cicatriciais esbranquiçadas (atrofia branca) e estelares circundadas por halo purpúrico ou hiperpigmentado, no qual se observam finas telangiectasias **(FIGURA 34.5)**. A doença tem curso crônico, e as lesões evoluem por surtos de intensidade variável. Observam-se lesões em vários estágios evolutivos. As lesões são bastante dolorosas e com frequência são acompanhadas de livedo reticular, eventualmente fenômeno de Raynaud. Existem casos descritos em que a vasculopatia livedoide se acompanha de mononeurite *multiplex*, fato que dificulta a diagnose diferencial com poliarterite nodosa.

Histopatologia

As características mais importantes são observadas principalmente nos vasos da derme superficial. Os capilares encontram-se dilatados com alças tortuosas. A maioria desses vasos exibe edema, espessamento e proliferação do endotélio. Alguns vasos encontram-se ocluídos com material fibrinoide ou hemácias, ou ocasionalmente estão substituídos por material fibrinoide. A fibrina está depositada em camadas lineares ao redor dos capilares. Esse quadro histopatológico define a **vasculopatia livedoide**. O pequeno número de leucócitos polimorfonucleares e a ausência de fragmentação nuclear (cariorréxis) em torno dos vasos são os sinais mais significativos que diferenciam a **vasculopatia livedoide** da vasculite leucocitoclástica.

Diagnose

Clínica e histopatológica, devendo ser afastadas as formas secundárias à estase venosa, as verdadeiras vasculites de hipersensibilidade, poliarterite nodosa, ulcerações de insuficiência arterial, ulcerações das colagenoses, doenças de Degos e líquen escleroso e atrófico. Os exames complementares são essenciais para se afastarem as vasculites das colagenoses.

Tratamento

Não há consenso no tratamento da vasculopatia livedoide. Contudo, utilizam-se três grupos de medicamentos: medica-

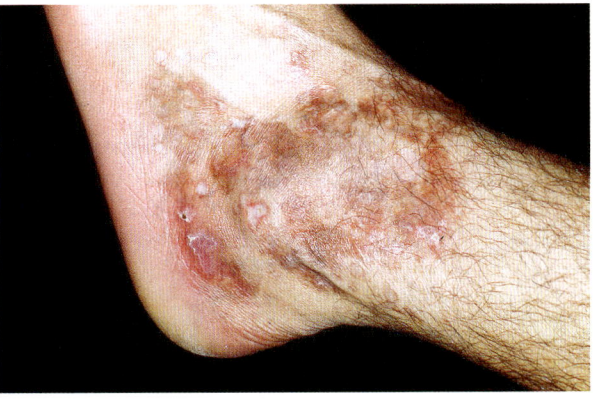

FIGURA 34.5 – Atrofia branca de Milian. Em meio a manchas de hemossiderose, observam-se pequenas áreas cicatriciais esbranquiçadas circundadas por halo purpúrico.

mentos que estimulam a atividade fibrinolítica endógena (em estudo o ativador tecidual do plasminogênio [TPA, do inglês *tissue plasminogen activator*]), medicamentos que inibem a formação do trombo (ácido acetilsalicílico, dipiridamol, heparina de baixo peso molecular e agentes hemorreológicos como a pentoxifilina) (400 mg três vezes/dia) e medicamentos vasodilatadores como a nifedipina (20 mg três vezes/dia). Contudo, o tratamento inicial de escolha da atrofia branca é a terapia de compressão. Em úlceras de cicatrização lenta, parece-nos que os melhores resultados são obtidos com heparina, ácido acetilsalicílico (325 mg três vezes/dia) e dipiridamol (75 mg, três a quatro vezes/dia).

Na experiência da Divisão de Dermatologia do Hospital das Clínicas da Faculdade de Medicina da Universidade de São Paulo (HC-FMUSP), houve bons resultados com a ciclosporina nas doses habituais de 3 a 5 mg/kg/dia. Observaram-se, porém, recidivas com a suspensão do medicamento.

Existem relatos de tratamentos com fenformina associada a etilestrenol, que aumenta a atividade fibrinolítica. Também há referências, para o tratamento da vasculite livedoide associada à hiper-homocisteinemia, ao uso de vitamina B12, mais vitamina B6 mais ácido fólico, pois são cofatores do metabolismo da cisteína. Também há referências ao uso de imunoglobulinas intravenosas (IgIV) 2 g/kg a cada 4 semanas, obtendo-se remissões significativas após cerca de seis ciclos.

Está em testes um novo medicamento, o rivaroxaban, que inibe o fator Xa em sua ação de transformar a protrombina em trombina, reduzindo o risco de tromboses.

Atualmente, com a evidência de que muitas vezes a gênese da vasculopatia livedoide está ligada a trombofilias, ampliou-se o uso de anticoagulantes, especialmente heparinas de baixo peso molecular, e também da varfarina. As doses não estão padronizadas, mas os registros da literatura relatam o emprego das seguintes doses:

- Heparinas não fracionadas: 5.000 UI a cada 12 horas/dia ou a cada 3 dias.
- Heparinas de baixo peso molecular:
  - Enoxaparina 1 mg/kg a cada 12 horas; 30 mg a cada 12 horas; 40 mg/dia e 20 mg/dia SC.
  - Dalteparina 2.500 UI/dia, depois a cada 2 dias por via SC.
  - Nadroparina 2.850 UI/dia SC.
- Varfarina: inicialmente 1 a 2 mg/dia, aumentando-se lentamente 1 a 2 mg/dia até atingir-se o índice internacional normalizado (INR, do inglês *International Normalized Ratio*). Deve ser empregada até um a dois meses após a cicatrização das lesões.

Como pode ser observado, não existe, como já referido, padronização de medicamentos ou doses; nesses casos de anticoagulação, pode ser útil acompanhamento paralelo por hematologista.

Quando a vasculopatia livedoide ocorre em conjunção com anticorpos antifosfolipídicos, o tratamento deve ser orientado no sentido de se evitar tromboses. Apesar dessa conduta racional, não há estudos controlados e suficientes para indicar o tratamento anticoagulante profilático nos pacientes que não tenham tido tromboses prévias.

ATEROSCLEROSE OBLITERANTE

A aterosclerose obliterante em geral ocorre na quinta ou na sexta década de vida, por obliteração progressiva na luz dos vasos dos pés e, excepcionalmente, das mãos. Com frequência é encontrada em associação com diabetes.

A evolução é crônica, apresentando-se com claudicação intermitente e, às vezes, neurite periférica e diminuição ou ausência dos pulsos periféricos.

Manifestações clínicas

A elevação da perna produz palidez, com retorno mais demorado à cor anterior. Consequentemente à isquemia, a pele apresenta-se seca, escamosa e alopécica, podendo-se observar calosidade plantar. Os traumatismos causam ulcerações de difícil cicatrização, em geral localizadas nos dedos e na região do calcanhar, em oposição às úlceras de estase, que se situam nos tornozelos. Quando há oclusão de vasos, surge área de gangrena, que pode atingir um ou vários pododáctilos ou uma área maior. A região apresenta-se lívida, bem demarcada, fria, dolorosa, às vezes com borda eritematosa. Com a progressão, ocorre necrose e ulceração.

Diagnose

No diagnóstico, além da investigação do diabetes melito e de alterações lipídicas, radiografias das extremidades podem ser úteis para evidenciar calcificações arteriais.

Tratamento

O tratamento consiste na administração de antibióticos, quando houver infecção secundária, e na correção do eventual diabetes. Simpatectomia e cirurgia vascular podem ser indicadas. Vasodilatadores têm valor duvidoso.

TROMBOANGEÍTE OBLITERANTE (DOENÇA DE BUERGER)

Essa condição parece ser uma entidade distinta das outras formas de oclusão vascular, com diferenças no aspecto patológico dos vasos e no tipo de população afetada. Foi descrita em 1908 por Leo Buerger em Nova Iorque (EUA) em indivíduos jovens, entre os quais havia em comum o hábito do tabagismo intenso. A doença é caracterizada pela inflamação crônica das veias das extremidades superiores e inferiores, atingindo exclusivamente adultos jovens (25-40 anos) e predominando no sexo masculino.

Patogenia

O tabagismo é invariavelmente o principal fator contribuinte ou desencadeante para a oclusão vascular progressiva. Autoanticorpos, em particular anticélulas endoteliais, estão presentes em altos títulos na fase de atividade da doença e podem ser usados para monitorar essa atividade.

Também se observam nesses doentes reações de hipersensibilidade intensas a extratos de tabaco injetados intradermicamente e aumento de hipersensibilidade celular ao colágeno I e III indicando possível participação imune na patogenia. Por outro lado, a maior frequência dos antígenos de histocompatibilidade HLA-A9 e HLA-A54 entre os doentes sugere suscetibilidade genética.

Manifestações clínicas

O sintoma mais comum é a claudicação intermitente, isto é, dores nos músculos dos pés (especialmente característica) e/ou das pernas, desencadeada pela deambulação ou pelo exercício e que desaparece com o repouso. Contudo, a dor pode ocorrer sob outras formas: no repouso, durante o sono, mais intensa à noite; dor associada a neuropatia isquêmica, ulceração ou tromboflebite. O quadro costuma ser unilateral, com redução da pulsação na região acometida. A pele apresenta palidez e diminuição da temperatura. Ulceração ou gangrena pode ocorrer precocemente no curso da doença, em particular após traumatismos, e comumente inicia em torno das unhas ou ponta dos dedos **(FIGURA 34.6)**. Pode haver alterações tróficas, tromboflebites e edema. A evolução é crônica, durante meses a anos, com períodos de quiescência. Além das tromboflebites superficiais recorrentes, que determinam cordões eritematosos superficiais de 0,5 a 3 cm, pode haver trombose venosa profunda associada. Alguns casos cursam com nódulos de eritema nodoso.

Histopatologia

Na fase aguda, revela trombos inflamatórios praticamente sem lesão das paredes vasculares. Há células gigantes e polimorfonucleares neutrófilos. Na fase subaguda, há organização do trombo e até discreta recanalização; na fase final, observam-se trombo e fibrose, sendo mantida a integridade da parede vascular, o que diferencia da arteriosclerose e das vasculites.

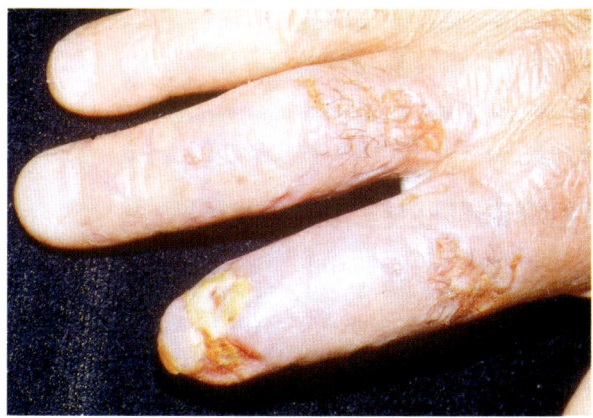

FIGURA 34.6 – Tromboangeíte obliterante. Ulcerações isquêmicas das mãos.

Diagnose

Com frequência, os pulsos proximais estão conservados, enquanto os distais (pedial dorsal, tibial posterior e radial) são perdidos no estágio inicial da doença. A VHS em geral é elevada, e a arteriografia frequentemente conduz ao diagnóstico, com estenoses e oclusões múltiplas das artérias distais e várias colaterais.

Os principais diagnósticos diferenciais a serem considerados são ergotismo, êmbolos de colesterol, aterosclerose precoce, vasculopatia diabética e arterite reumatoide, além de vasculites das colagenoses, doença de Raynaud e acrocianose.

Tratamento

O tratamento consiste em repouso, proibição do fumo e assistência especializada de um cirurgião vascular. Pela natureza de acometimento distal difuso, a cirurgia reconstrutiva arterial tem pouca aplicação. Há relatos de bons resultados no retardo da evolução com iloprosta IV. A simpatectomia é uma alternativa à excisão de dedos com gangrena, quando necessária. Nos pacientes que persistem com o tabagismo, pode haver perda de mãos e pés.

PAPULOSE ATRÓFICA MALIGNA (DOENÇA DE DEGOS)

Trata-se de uma endovasculite obliterante de artérias de pequeno e médio calibre que produz infarto tissular. Constitui uma afecção incomum de causa desconhecida que se expressa por lesões características de infarto cutâneo, podendo acometer também o trato gastrintestinal (50%) e o SNC (20%). Devido ao possível acometimento desses dois últimos sistemas, pode ser fatal.

Patogenia

É desconhecida, admitindo-se que seja um defeito primário das células endoteliais que levaria à trombose. Existe trabalho recente que reforçaria essa hipótese. Os doentes de Degos apresentam expressão aumentada do fator (SDF)-1/CXCL-12 (presente no endotélio e na medula óssea) em células inflamatórias de localização perivascular, intravascular e perineural. Esse fator é um ativador de precursores de megacariócitos e coestimula a ativação plaquetária. Também se suspeita de possível participação da fração C_5 do complemento, pois medicamento recente, o eculizumab, que bloqueia essa fração, mostrou-se eficiente no tratamento da enfermidade. Alguns autores cogitam a possível participação viral, pois se encontram com frequência inclusões virais-símiles em células endoteliais e fibroblastos. Admite-se ainda a possibilidade de influências genéticas.

Manifestações clínicas

Na pele, costuma manifestar-se com lesões assintomáticas, predominantemente no tronco e nos membros superiores, em número de poucas a centenas. Em geral, poupa as palmas, as plantas, a face e o couro cabeludo, mas o acometimento peniano não é raro. Surge inicialmente como máculas rosadas, as quais rapidamente dão origem a pápulas eritematosas firmes, de 2 a 5 mm de diâmetro. Após algumas semanas, a pápula torna-se umbilicada. As lesões são constituídas de duas zonas: uma porção central deprimida, de cor aporcelanada e centro escamoso, e um halo periférico róseo ou violáceo, de 1 a 2 mm de diâmetro, no qual há delicadas telangiectasias. Por vezes, a borda desaparece, permanecendo apenas uma cicatriz branca varioliforme (FIGURA 34.7). Raramente as lesões excedem 2 cm de diâmetro. Pode afetar esclera, episclera, coroide e nervo óptico.

O acometimento do trato gastrintestinal, que apenas ocasionalmente precede o envolvimento cutâneo, indica prognóstico grave. Após semanas, meses ou anos de manifestações puramente cutâneas, o paciente pode ser acometido por dor abdominal, náusea, melena e diarreia. A constelação de sintomas pode simular pancreatite, gastrite, ulceração péptica, íleo paralítico e disenteria. A laparoscopia revela infartos em diferentes partes do intestino delgado, que também podem ser encontrados no esôfago, no estômago, no colo e no reto. O acometimento intestinal pode levar a perfuração, peritonite e morte.

Sinais e sintomas neurológicos ocorrem em 22% dos pacientes, principalmente como resultado de infartos cerebrais e medulares. Pode haver multiplicidade de áreas envolvidas no sistema nervoso, determinando hemiparesia, afasia, monoplegia, quadriplegia flácida, ptose, neurite óptica e amaurose, diplopia e papiledema. Demência e meningoencefalite podem evoluir para coma.

Exames de autópsia têm revelado infartos em múltiplos sistemas: miocárdio, rins, bexiga, pulmões, pleura, fígado e pâncreas, que geralmente são assintomáticos até a fase final da doença.

Histopatologia

A histopatologia das lesões cutâneas varia de acordo com o estágio da lesão biopsiada. Há três padrões sequenciais: estágio precoce, fase estabelecida e estágio tardio. A fase de estágio precoce é definida pelas pápulas iniciais da cor da pele, menores que 1 cm de diâmetro, em que se observa infiltrado inflamatório linfocitário superficial e profundo, perivascular, perianexial e perineural, com depósito de mucina na derme reticular e que lembra o lúpus eritematoso túmido, e no centro da lesão há alterações vacuolares com queratinócitos necróticos na junção dermoepidérmica. Na fase estabelecida com pápula com centro aporcelanado e halo eritematoso, observa-se uma dermatite de interface proeminente, atrofia epidérmica, derrame pigmentar na derme e uma zona de esclerose na derme papilar, que lembra a fase inicial do líquen escleroso e atrófico. Ainda pode ser observado infiltrado linfocitário proeminente nas vênulas na camada média e no subendotélio, com depósitos de fibrina na parede e trombo intraluminal. Além disso, há um infiltrado intersticial e perianexial de neutrófilos e eosinófilos. Na fase tardia, sem halo de eritema, há esclerose na metade superior da derme e infiltrado linfocitário esparso recoberto por uma epiderme atrófica e com ortoqueratose.

Diagnose

Clínica e histopatológica e, quando há acometimentos sistêmicos, outros exames complementares são necessários para a caracterização das lesões. A SAAF e o LES devem ser investigados.

Cerca de 4 a 15% dos pacientes parecem ter evolução "benigna", sem acometimento sistêmico fatal. Para alguns autores, a doença de Degos não constitui uma entidade nosológica separada, mas um padrão distinto de expressão de diferentes processos patológicos, principalmente o lúpus eritematoso, mas também outras doenças autoimunes do tecido conectivo e SAAF.

Tratamento

Não existe tratamento satisfatório para a doença, embora existam relatos de benefícios, em formas cutâneas puras, da associação de dipiridamol e ácido acetilsalicílico, havendo também relatos de alguma eficiência da IgIV. Os únicos medicamentos que parecem ter alguma efetividade são o eculizumab, que bloqueia a fração C_5 do complemento, e o treprostinil, medicamento utilizado na hipertensão pulmonar, existindo relatos do uso de ambos os medicamentos associadamente. Os resultados não parecem ter a efetividade que inicialmente se admitiu, mas novos estudos ainda são necessários.

Pode ser necessário tratamento cirúrgico para perfurações do aparelho digestivo e para hemorragias do SNC.

TROMBOFLEBITE SUPERFICIAL

Tromboflebite é a inflamação de veia com formação de trombo e consequente oclusão. Na ausência de um dano vascular evidente, a trombose de uma veia superficial geralmente ocorre devido a fluxo lento dentro de uma veia varicosa, podendo ocorrer de forma isolada. Também deve ser considerada a coexistência de uma trombose venosa profunda silenciosa. Por outro lado, a tromboflebite que ocorre em veias superfi-

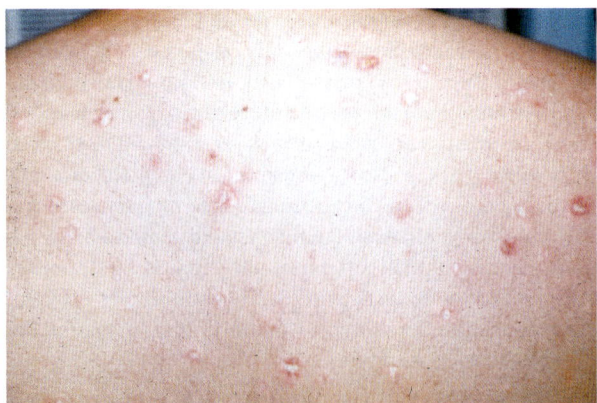

FIGURA 34.7 – Papulose atrófica maligna (doença de Degos). Lesões atróficas esbranquiçadas, algumas rodeadas por eritema, disseminadas no tronco.

ciais aparentemente normais deve alertar a possibilidade de malignidade subjacente ou coagulopatia trombosante.

Manifestações clínicas

Quando se localiza na safena e/ou em seus ramos superficiais, caracteriza-se por lesões eritematonodulares ou cordão infiltrativo em trajeto venoso. Há dor moderada e edema do membro, podendo haver sinais flogísticos. As tromboflebites superficiais podem ocorrer em veia varicosa ou não:

- **Tromboflebite superficial associada a veia varicosa:** é a forma mais comum. Apresenta-se sob a forma de eritema e calor sobre nódulos subcutâneos palpáveis, dolorosos, em cordão. Um aspecto de eritema e infiltração, celulite-símile, pode ocorrer, dificultando sua distinção de um quadro infeccioso. Não há linfadenite ou edema periférico, a não ser que haja trombose venosa profunda subjacente. O estudo pelo ultrassom duplex está indicado para diagnóstico e exclusão de trombose venosa profunda associada.
- **Tromboflebite superficial não associada a veia varicosa:** pode ocorrer após injeção IV, inserção de cateter IV com infecção (tromboflebite séptica) ou sem infecção. Quando esse tipo de tromboflebite é recorrente ou disseminado, deve-se pesquisar a associação com doenças sistêmicas como câncer, estados de hipercoagulabilidade (deficiência de proteína C, proteína S, SAAF, mutação do fator V de Leiden, hiper-homocisteinemia, deficiência da antitrombina III, gravidez nos dois últimos trimestres [redução da atividade fibrinolítica], estados pós-operatórios, uso de anticoncepcionais hormonais), outras doenças como doença de Behçet ou doença de Buerger.
- **Tromboflebite migratória:** caracteriza-se por tromboses superficiais de repetição que ocorrem em diferentes partes do corpo, com maior frequência nas extremidades inferiores. Há relatos de associação com neoplasias, particularmente carcinoma da cauda do pâncreas.
- **Doença de Mondor:** é uma tromboflebite superficial da mama que atinge, sob a forma de cordões dolorosos, a região anterolateral da porção superior da mama ou área da porção inferior da mama quando o cordão inflamatório cruza a dobra mamária em direção ao gradeado costal ou ao epigástrio.

A causa é desconhecida, devendo-se pesquisar neoplasia, embora seja mais frequente em mulheres com deficiência da proteína C ou em uso de anticoncepcionais. Na diagnose diferencial da tromboflebite superficial, devem-se considerar celulites e linfangites. A tromboflebite de Mondor também pode acometer a veia dorsal do pênis. Surge abruptamente como cordão indurado no dorso do pênis. Sua patogenia é desconhecida. Além da região peniana, pode acometer abdome, braços e axila. Na região axilar, pode surgir após linfadenectomia radical ou mesmo após pesquisa de linfonodo sentinela. Na região peniana, a tromboflebite de Mondor deve ser diferenciada da **linfangite esclerosante não venérea do pênis**.

Essa afecção atinge especialmente jovens dos 20 aos 40 anos e clinicamente apresenta-se como cordão indolor indurado da cor da pele que em geral se localiza na coroa do pênis. Costuma surgir 24 a 48 horas após a atividade sexual ou mesmo masturbação intensa, e em geral desaparece em 2 a 3 semanas, eventualmente após seis semanas.

A patogenia da afecção é desconhecida, atribuindo-se como casual o traumatismo da atividade sexual intensa, que provocaria a oclusão de linfáticos da região. Alguns autores aventam a possibilidade dos fenômenos cicatriciais pós-postectomia atuarem como fatores predisponentes.

Normalmente, o diagnóstico é clínico e não costuma haver necessidade de biópsia; no entanto, quando realizada, revela espessamento da parede dos vasos linfáticos, com obstrução parcial ou total e escasso infiltrado inflamatório crônico.

Alguns autores tendem a considerar a tromboflebite de Mondor e a linfangite esclerosante não venérea a mesma afecção, mas existem diferenças inquestionáveis: a linfangite esclerosante, ao contrário da tromboflebite peniana, não é dolorosa. Além disso, a tromboflebite de Mondor atinge o corpo do pênis em extensão variável, enquanto a linfangite esclerosante atinge a coroa peniana. Além disso, a linfangite esclerosante resolve-se espontaneamente apenas com repouso da atividade sexual, enquanto a tromboflebite pode necessitar de analgésicos, heparina local e até, raramente, em casos resistentes, pode ser feita trombectomia com ressecção do vaso afetado.

Tratamento

Nas tromboflebites superficiais, o tratamento sintomático pode ser o único utilizado, a menos que haja trombose venosa profunda associada. Anti-inflamatórios não esteroides orais podem ser úteis, e anticoagulação não é necessária, a menos que haja extensão para a junção safeno-femoral, safeno-poplítea ou trombose venosa profunda associada.

SÍNDROME DO ANTICORPO ANTIFOSFOLIPÍDICO

O termo **síndrome do anticorpo antifosfolipídico** (SAAF), também conhecida como **síndrome de Hughes**, é utilizado para conceituar um complexo de manifestações clínicas e patológicas mediadas por um grupo de autoanticorpos direcionados contra fosfolipídeos carregados negativamente, **anticorpos anticardiolipina** (ACA, do inglês *anticardiolipin antibodies*) e **anticoagulante lúpico** (AL). Clinicamente, há tromboses arteriais ou venosas e/ou perdas fetais.

Patogenia

O fenômeno fundamental é a alteração da homeostase do sistema de coagulação. Uma possibilidade admitida é um defeito na apoptose que permitiria a exposição na superfície da membrana celular de fosfolipídeos que se ligariam a proteínas plasmáticas como a $\beta 2$-glicoproteína I ($\beta 2$-GPI), originando-se um complexo proteína-fosfolipídeo, contra o qual os anticorpos reagiriam. Outros mecanismos que participam da alteração hemostática da coagulação são produção de anticorpos antiproteínas S e C, protrombina e anexinas. Haveria também ativação das plaquetas e das células endoteliais, ambas as situações favorecendo a adesão plaquetária ao endotélio. Também se admite como participante importante do processo a ativação do complemento, especialmente no mecanismo de perda fetal, uma das características da síndrome. Esse conjunto de fatores cria condições de hipercoagulabilidade que originarão as tromboses arteriais e venosas, que definem o quadro e que determinarão a gravidade do processo conforme sua extensão e suas localizações.

Manifestações clínicas

Clinicamente, a SAAF é caracterizada pela ocorrência de tromboses arteriais e/ou venosas, perdas fetais recorrentes e trombocitopenia moderada e pela presença do AL e/ou dos ACAs IgM ou IgG em títulos considerados significantes.

O AL constitui um grupo heterogêneo de autoanticorpos, principalmente IgG e/ou IgM, os quais interferem nos estágios da coagulação sanguínea *in vitro*, dependentes de fosfolipídeos, inibindo tanto a via intrínseca como a via comum da cascata de coagulação, em especial com interferência no complexo ativador da protrombina. Assim, o AL *in vitro* determina um prolongamento do tempo de protrombina (TP), do tempo de tromboplastina parcialmente ativado (TTPA) e do tempo do veneno da víbora de Russell diluído (DRVVT, do inglês *dilute Russell viper venom time*), testes pelos quais é detectado. Paradoxalmente, *in vivo* o AL está relacionado a fenômenos trombóticos. A fim de diferenciarem-se os pacientes portadores do AL dos pacientes com deficiências verdadeiras de fatores da coagulação sanguínea, executam-se os exames de pesquisa do AL, misturando-se o sangue do paciente com o de doadores de plasma normais. Caso haja uma deficiência isolada de fator de coagulação, haverá uma normalização nas provas de coagulação sanguínea. Entretanto, na presença do AL, o estudo da coagulação não será normal.

A reagina foi o primeiro anticorpo antifosfolipídico (AAF) descrito e usado no teste de fixação do complemento para detectar-se um autoanticorpo contra a cardiolipina, um fosfolipídeo carregado negativamente, purificado de extrato de coração bovino, em pacientes portadores de sífilis. Posteriormente, um antígeno misto modificado composto de cardiolipina, fosfatidilcolina e colesterol, chamado antígeno do VDRL (do inglês *Venereal Diseases Research Laboratory*), foi desenvolvido para ser utilizado no teste de detecção da reagina. O uso amplo do teste do VDRL levou à observação da existência de um grupo de indivíduos portadores de testes biológicos sorológicos falso-positivos agudos para sífilis, os quais podem ser transitoriamente falso-positivos na vigência de outros estados infecciosos, que na sífilis desaparecem com a cura da infecção, ou podem ser falso-positivos crônicos ou persistentes, sendo detectados principalmente em pacientes portadores de doenças autoimunes (em especial no LES).

A SAAF pode ocorrer de forma **primária** em pacientes nos quais inclusive não se encontram evidências de exposição a medicamentos, ou de forma **secundária** em indivíduos com outra doença associada. A forma secundária pode estar relacionada com diversas doenças.

Doenças autoimunes

- **Doenças autoimunes do tecido conectivo:** LES, lúpus eritematoso discoide, síndrome de Sjögren, artrite reumatoide, dermato/polimiosite, esclerodermia sistêmica, doença mista do tecido conectivo, doença indiferenciada do tecido conectivo.
- **Vasculites:** poliarterite nodosa, arterite de células gigantes, arterite de Takayasu, doença de Behçet.
- **Outras:** polimialgia reumática, espondilite anquilosante, doença de Crohn, doença tireoidiana autoimune, diabetes melito, púrpura trombocitopênica autoimune, anemia hemolítica autoimune, hepatite crônica ativa.

Doenças Infecciosas

- **Bacterianas:** sífilis, hanseníase, infecção pelo micoplasma, borreliose, tuberculose, endocardite infecciosa, sepse.
- **Virais:** hepatite A, parvovírus, sarampo, rubéola, infecção pelo HIV, adenovírus, varicela e mononucleose.
- **Parasitas:** malária.

Malignidades

Tumores sólidos (carcinoma de pulmão, rim, próstata, colo do útero, ovários), micose fungoide, mieloma múltiplo, leucemia, doença de Hodgkin e outras doenças linfoproliferativas.

Doenças hematológicas

Doença de Von Willebrand, paraproteinemias, mielofibrose.

Medicamentos

Fenotiazinas, procainamida, clorotiazida, anticoncepcionais orais, interferon-α, quinina, quinidina, fenitoína, hidralazina, etossuximida, estreptomicina, clozapina.

Doenças neurológicas

Síndrome de Sneddon, esclerose múltipla, miastenia grave, cefaleia tipo enxaqueca.

Os AAFs foram inicialmente encontrados nos pacientes com LES, nos quais o TTPA era prolongado, e em pacientes com outras doenças autoimunes. Posteriormente, esses anticorpos foram observados em associação com um grande número de outras situações como as já referidas ou eventualmente como achado isolado.

A principal manifestação clínica associada à SAAF é a trombose. Ela pode ocorrer no segmento arterial ou venoso. A trombose das veias das pernas e a embolia pulmonar são os eventos mais frequentes das tromboses venosas no contexto da SAAF. No segmento arterial, as principais manifestações são os ataques isquêmicos transitórios (AIT) e o infarto cerebral. Contudo, as tromboses podem ocorrer praticamente em qualquer segmento do organismo e afeta grandes, médios e pequenos vasos.

O acometimento sistêmico da SAAF pode ser observado na **FIGURA 34.8**.

Em todas as circunstâncias, quando se suspeita de uma condição de estado de hipercoagulação, além dos AAF, devem ser investigadas outras etiologias, sugerindo-se os seguintes exames: fator V de Leiden (mutação genética do fator V da coagulação, que resulta em uma resistência à proteína C ativada), proteína C, proteína S, antitrombina III, lipoproteína A, homocisteína, plasminogênio/ativador do plasminogênio e fibrinogênio.

Uma minoria de pacientes desenvolve a SAAF catastrófica, com envolvimento clínico de múltiplos órgãos, dados histopatológicos de oclusão vascular múltipla de grandes e pequenos vasos, e títulos altos dos AAF. A maioria desses casos, cerca de 50%, resulta em morte por falência de múltiplos órgãos. O diagnóstico diferencial nesses casos deve ser feito com a CIVD e com a púrpura trombocitopênica. Em cerca de 28% dos casos de SAAF catastrófica, há alterações laboratoriais compatíveis com a CIVD. Essa forma catastrófica está associada com manifestações dermatológicas em cerca de 70% dos casos, entre elas o livedo reticular patológico, a acrocianose, a necrose cutânea disseminada, o eritema palmar e a gangrena. Há casos nos quais não se consegue obter positividade nos testes de ACA e/ou AL durante a fase ativa da doença, com essa positividade ocorrendo apenas na fase de recuperação da doença. O fenômeno pode ser explicado pelo consumo dos AAF na fase de atividade da doença. Na SAAF catastrófica, o tratamento deve ser orientado no sentido de utilizar-se a combinação de corticoides, anticoagulação, plasmaférese e/ou IgIV.

Diversas manifestações dermatológicas estão associadas com a SAAF, basicamente as que envolvem oclusões vasculares. Representam manifestações extremamente diversas e heterogêneas, variando desde sintomas e sinais menores até condições de morbidade importante. Torna-se vital que os dermatologistas reconheçam prontamente os sinais cutâneos associados à SAAF, permitindo o diagnóstico e o tratamento precoces. Os trabalhos existentes demonstram que cerca de 40% dos pacientes com AL têm lesões cutâneas como um primeiro sinal da doença, e 40% desses pacientes com manifestações cutâneas tiveram fenômenos trombóticos sistêmicos durante o curso da doença, refletindo a importância dos achados dermatológicos como marcadores do diagnóstico.

As manifestações dermatológicas mais frequentemente relacionadas à SAAF são livedo reticular patológico, vasculopatia livedoide, infartos cutâneos, síndrome de Sneddon, anetodermia, acrocianose, ulceração cutânea, isquemia ou gangrena digital, síndrome dos dedos azuis, capilarite, máculas purpúricas ou cianóticas, tromboflebite, hemorragias cutâneas, nódulos cutâneos, hemorragias lineares subungueais, fenômeno de Raynaud, cicatrizes branco-porcelana ou semelhantes à atrofia branca.

O **livedo reticular** é a manifestação dermatológica mais comum da SAAF, sendo observado em cerca de 55% dos casos de SAAF primária. Contudo, o observado no contexto da SAAF é o livedo reticular patológico, **livedo racemoso**, o qual difere daquele observado em condições fisiológicas como a exposição ao frio. Nessa situação, o livedo reticular é fixo, não apenas nas temperaturas ambientes frias; além disso, a trama eritematoviolácea, que o constitui, acomete não só

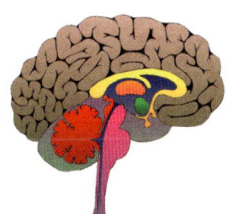
- Síndrome de Sneddon
- Demência por infartos múltiplos
- Encefalopatia múltipla
- Acidente vascular encefálico
- Síndrome de Guillain-Barré
- Mielite transversa

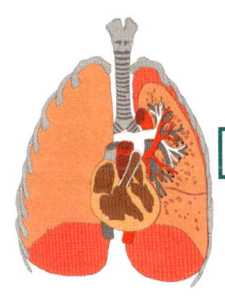
- Hipertensão pulmonar tromboembólica

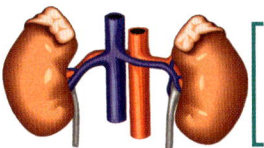
- **ADRENAL:** Doença de Addison hipoadrenalismo
- **RINS:** Oclusão ou estenose da artéria renal Microangiopatia trombótica

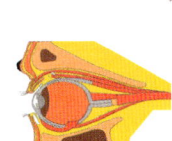
- Trombose da artéria ou veia da retina

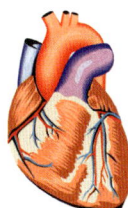
- Cardiomiopatia aguda
- Cardiomiopatia crônica
- Disfunção ventricular segmentar
- Endocardite pseudoinfecciosa
- Massa intracardíaca
- Lesões valvulares
- Tromboembolia
- Infarto agudo do miocárdio

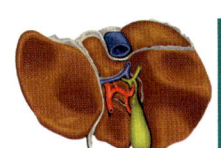
- Síndrome de Budd-Chiari
- Hepatomegalia e aumento das enzimas hepáticas
- Infarto hepático
- Hiperplasia regenerativa nodular

FIGURA 34.8 – Lesões sistêmicas na síndrome do anticorpo antifosfolipídico.

as extremidades inferiores, como geralmente o faz na forma fisiológica, mas também atinge o tronco e até os membros superiores. Essa coloração lívida é determinada pela estagnação do sangue nos capilares e nas vênulas superficiais dilatados na periferia, como forma de compensar as alterações patológicas nos vasos maiores profundos. Assim, o centro adquire tonalidade pálida, mais clara, e a periferia adquire cor lívida.

Sneddon, em 1965, descreveu seis pacientes com isquemia cerebral e livedo reticular, sendo seu nome adotado para denominar a associação desses achados.

A **síndrome de Sneddon** é, em alguns doentes, uma manifestação da SAAF, enquanto, em outros, ocorre independentemente dos AAFs. Clinicamente, predomina no sexo feminino, em geral iniciando-se na 3ª ou na 4ª década de vida. Há livedo reticular persistente e disseminado, hipertensão e lesões neurológicas, acidente vascular encefálico, alterações da visão, hemiparesias, hemiplegias e alterações psíquicas. As alterações histológicas são representadas por edema e hiperplasia subendotelial da camada íntima, com oclusão parcial ou total das arteríolas. Na diagnose diferencial da síndrome de Sneddon, devem ser consideradas as outras condições capazes de provocar livedo reticular persistente: doenças autoimunes, trombofilias, aterosclerose e mixomas atriais capazes de produzir êmbolos. A diagnose exige a pesquisa dos AAF e a exclusão de outras enfermidades produtoras de livedo persistente.

As **úlceras cutâneas** constituem uma das manifestações cutâneas mais comuns na SAAF. Cerca de dois terços dos pacientes com LES e AL positivo apresentam ulcerações necróticas, as quais podem ser classificadas nos seguintes tipos:

- Ulcerações **semelhantes à doença de Degos**.
- Ulcerações grandes **semelhantes ao pioderma gangrenoso**, porém sem as bordas subminadas típicas e dispostas nas extremidades inferiores, ou nódulos semelhantes ao sarcoma de Kaposi.
- Pequenas ulcerações dolorosas nas pernas assemelhando-se à **vasculopatia livedoide**, as quais depois podem evoluir para os tipos descritos anteriormente.

Necrose cutânea pode constituir a manifestação inicial da SAAF. A denominação **púrpura necrotizante** tem sido aplicado a essa situação. A necrose geralmente ocorre na face, nas orelhas e nas pernas, podendo ser disseminada e sugerindo o aspecto da púrpura fulminante. A necrose cutânea superficial disseminada tem sido relatada na SAAF primária e na secundária ao LES e pode apresentar características similares às observadas nas deficiências de proteína C e proteína S, na crioglobulinemia monoclonal e na criofibrinogenemia.

Múltiplas hemorragias lineares subungueais são encontradas em pacientes com SAAF. Podem também constituir um sinal de endocardite infecciosa e ocorrer em menor número em pessoas normais. A multiplicidade dessas lesões sugere fortemente um processo patológico embolizante ou trombótico.

Lesões de **anetodermia** têm sido descritas na SAAF, em especial nos pacientes com LES. A associação de anetodermia com AAF, testes biológicos sorológicos cronicamente falso-positivos para sífilis, AL e SAAF, primária ou secundária ao LES, ou mesmo casos de AAFs desenvolvidos no curso da infecção pelo HIV têm sido relatados recentemente, e postula-se que a pele deprimida e atrófica que caracteriza a anetodermia poderia ser determinada por microtromboses. Na literatura, tem-se descrito casos de anetodermia secundária ao LES, lúpus eritematoso discoide, associada a anticorpos antinucleares, hipergamaglobulinemia, esclerose sistêmica e doença de Graves.

Edema e **eritema cutâneos** podem surgir secundariamente à trombose venosa superficial e profunda. O infarto cutâneo na SAAF é desproporcional ao grau de eritema da pele suprajacente e correlaciona-se com características anatomopatológicas de trombose microvascular não inflamatória.

Nódulos cutâneos dolorosos e **máculas cianóticas** nos dedos foram descritos na SAAF e apresentam melhora com o uso de derivados do salicilato.

Sintomas cutâneos isquêmicos distais evoluindo para gangrena digital por oclusão arteriolar ou arterial também são descritos. No LES, a gangrena digital pode ser ocasionada também por crioglobulinemia, vasculite ou CIVD.

Ainda como manifestações cutâneas da SAAF, têm sido observados **síndrome dos dedos azuis, fasciite eosinofílica, micose fungoide, morfeia, líquen áureo** e **dermatite liquenoide purpúrica e pigmentosa de Gougerot-Blum**.

A trombocitopenia é uma das características principais da SAAF, ocorrendo em cerca de 37% dos pacientes com SAAF secundária ao LES ou doenças semelhantes ao lúpus. Parece dever-se à destruição plaquetária e à remoção das plaquetas revestidas de AAF, pelo sistema monocítico-macrofágico.

As complicações obstétricas observadas na SAAF incluem perdas fetais recorrentes no final do primeiro trimestre por aborto espontâneo e no segundo ou no terceiro trimestre por óbito fetal. É descrita também a ocorrência de síndrome HELLP (do inglês *hemolysis* [hemólise], *elevated liver enzymes* [elevação de enzimas hepáticas], *low platelet count* [baixo nível de plaquetas]), pré-eclampsia grave, síndrome da serosite no pós-parto, retardo de crescimento fetal. Estima-se que o risco de perda fetal em mulheres portadoras de ACA seja em torno de 50%. Postula-se que os mecanismos envolvidos sejam trombose e infarto placentários, bloqueio da produção de prostaciclinas e implantação embrionária defeituosa.

Diagnose

Os AAF compreendem dois grupos: o AL e o ACA. O AL constitui um grupo de anticorpos capazes de prolongar os testes de coagulação dependentes de fosfolipídeos, *in vitro*. O ACA é detectado pela fase sólida do método ELISA ou por sistemas de radioimunoensaio (RIE) empregando-se cardiolipina como antígeno filtrado. Os AAF são detectados em cerca de 8% da população normal. A frequência dessa positividade aumenta com a idade, porém títulos elevados são significativos para um estado de doença. O AL predomina em mulheres jovens, enquanto o ACA não tem predileção por sexo ou idade.

Os ACA IgM e/ou IgG são detectados no soro pelo método do ELISA. Os ACA que ocorrem na presença de doenças autoimunes são diferentes dos encontrados nos pacientes com doenças infecciosas. Os ACAs presentes nas doenças autoimunes ocorrem em títulos mais elevados, são do tipo IgG (principalmente IgG2 e IgG4) e necessitam de um cofator, a β2-GPI, uma glicoproteína catiônica do soro, também conhecida como apolipoproteína H. A β2-GPI contribui com uma atividade anticoagulante natural em superfícies do organismo que apresentam atividade procoagulante aniônica, inibe a via intrínseca da coagulação sanguínea e a protrombinase *in vitro*, liga-se à proteína C-ativada, interage com a heparina e inibe a agregação plaquetária. Assim, a presença de anticorpos anti-β2-GPI explicaria o efeito protrombótico e indica a possibilidade de complicações clínicas observadas na SAAF. Os anticorpos que ocorrem nas doenças infecciosas se ligam à cardiolipina, mesmo na ausência da β2-GPI. Recentemente, demonstrou-se que, nos pacientes com LES e SAAF, há um aumento na frequência de anticorpos IgG anti-β2-GPI. Dessa forma, conclui-se que, nas doenças autoimunes com AAF, o ACA reconhece um antígeno proteico (β2-GPI), além de um antígeno de fosfolipídeo, e nas doenças infecciosas, o ACA é direcionado apenas à fração fosfolipídica.

Podem ser observadas semelhanças entre o AL e o ACA, tais como: ambos são anticorpos policlonais direcionados contra complexos de fosfolipídeos-proteínas e podem ser observados em pacientes com SAAF e doenças autoimunes. As principais diferenças entre o AL e o ACA são: **1)** o ACA observado na sífilis, bem como em outras doenças infecciosas, não apresenta a atividade do AL nos testes de coagulação *in vitro*; **2)** alguns pacientes com SAAF têm ou AL ou ACA, porém é raro ambos estarem associados, e esses anticorpos não demonstram uma correlação específica com determinada característica clínica da SAAF; **3)** a proteína cofator identificada para o ACA é a β2-GPI, enquanto que para cofator do AL foi descrita uma série de proteínas do sistema de coagulação; **4)** os AAFs com reatividade para o ACA e o AL podem ser separados por técnicas de cromatografia. As diferenças entre os AAF induzidos por estados infecciosos e pelas doenças autoimunes são as seguintes:

- **AAF nas doenças autoimunes:** predominância de IgG, com frequência IgG2 e IgG4, alta afinidade, título alto, geralmente mantido, atividade anticoagulante, frequentemente presente *in vitro*, associado à síndrome.
- **AAF nas doenças infecciosas:** predominância de IgM, comum IgG1 e IgG3, baixa afinidade, título baixo, geralmente transitório, atividade anticoagulante ausente, não associado à síndrome.

Para o diagnóstico da SAAF são necessários alguns elementos, os quais não precisam ser observados concomitantemente, denominados critérios maiores; eles incluem eventos trombóticos arteriais ou venosos, perdas fetais repetidas e plaquetopenia. Um achado clínico que colabora com o diagnóstico é o **livedo reticular**, sendo o diagnóstico confirmado laboratorialmente pelo encontro do AL e/ou de títulos elevados do ACA, em mais de uma ocasião, com intervalo de 12 semanas. Os resultados obtidos na pesquisa do ACA devem ser expressos de forma quantitativa. O International Symposium on Antiphospholipid Antibodies considerou como valores-padrão de medida do ACA IgM e IgG as unidades *MPL* e *GPL*, que respectivamente indicam a atividade ligante de 1 μg/mL de IgM ou IgG ao antígeno proteína-fosfolipídeo. Os valores para os ACA da classe IgM e IgG são os seguintes:

- **ACA IgM:** título positivo baixo: < 6 MPL; título positivo moderado: 6 a 50 MPL; título positivo elevado: > 50 MPL.
- **ACA IgG:** título positivo baixo: 5 a 15 GPL; título positivo moderado: 15 a 80 GPL; título positivo elevado: > 80 GPL.

Com o objetivo de padronizar os critérios de classificação da SAAF, em 1999 realizou-se um consenso internacional em Sapporo (Japão), que estabeleceu critérios de classificação com o objetivo de utilizá-los em estudos clínicos e investigações científicas sobre a SAAF. Os autores enfatizaram que esses critérios não devem ser aplicados aos casos individuais apresentados a seguir.

Critérios clínicos

- **Trombose vascular:** um ou mais episódios clínicos de trombose arterial, venosa ou de pequenos vasos, em qualquer tecido ou órgão. A trombose deve ser confirmada por estudo de imagem ou Doppler ou histopatologia, com exceção da trombose venosa superficial. Para confirmação histopatológica, a trombose deve estar presente sem evidência significativa de inflamação na parede do vaso.
- **Morbidade na gravidez:**

a. Um ou mais óbitos de feto morfologicamente normal na 10ª semana de gestação ou após, com morfologia fetal normal documentada por ultrassom ou exame direto do feto.

b. Um ou mais nascimentos prematuros de neonato morfologicamente normal na 34ª semana de gestação ou antes, devido à pré-eclampsia ou eclampsia grave, ou insuficiência placentária grave.

c. Três ou mais abortos espontâneos consecutivos sem causa definida antes da 10ª semana de gestação, excluídas as causas relacionadas a anormalidades anatômicas ou hormonais maternas e cromossômicas paternas e maternas.

Em estudos com populações de pacientes que tenham mais de um tipo de morbidade na gravidez, encoraja-se os investigadores a estratificar grupos de indivíduos de acordo com os itens **a**, **b** ou **c**, relacionados anteriormente.

Critérios laboratoriais

- ACA isotipo IgG e/ou IgM no sangue, presente em médio ou alto título, em duas ou mais ocasiões, com pelo menos seis semanas de intervalo, mensurado por um ELISA padronizado para ACA β2-GPI-dependentes.

- AL presente no plasma, em duas ou mais ocasiões, com pelo menos 6 semanas de intervalo, detectado de acordo com as recomendações da International Society on Thrombosis and Hemostasis, nos seguintes passos:
    - Demonstração de uma coagulação prolongada dependente de fosfolipídeo em teste de triagem, em geral TTPA, tempo de coagulação da Kaolin, DRVVT, TP diluído, tempo da textarina.
    - Incapacidade de correção do tempo de coagulação prolongado, em teste de triagem, pela mistura com plasma normal pobre em plaquetas.
    - Redução ou correção do tempo de coagulação prolongado no teste de triagem pela adição de excesso de fosfolipídeos.
    - Exclusão de outras coagulopatias, em geral fator inibidor VIII, ou heparina, quando necessário.
    - A SAAF é considerada presente quando pelo menos um dos critérios clínicos e um dos critérios laboratoriais estão presentes.

Na diagnose diferencial, deve-se considerar CIVD, púrpura trombocitopênica trombótica e endocardite infecciosa.

Histopatologia

O achado histopatológico mais constante nas lesões cutâneas da SAAF é a trombose não inflamatória dos pequenos vasos da derme e, menos frequentemente, observam-se endarterite obliterante dos vasos dérmicos, proliferação capilar na derme subpapilar, hemorragia de derme e depósito de hemossiderina.

Tratamento

Frente a pacientes com AAF positivos, porém sem SAAF, há controvérsias quanto à conduta. O controle dos lipídeos plasmáticos e do diabetes melito, além do afastamento do fumo e do álcool, é recomendado, recomendando-se também evitar o uso de estrogênios exógenos. Alguns autores postulam o uso de ácido acetilsalicílico em doses baixas diárias, com a finalidade de prevenir eventos trombóticos nos pacientes portadores desses anticorpos, porém ainda sem eventos tromboembólicos prévios.

No tratamento da SAAF, a anticoagulação é a escolha nos eventos trombóticos instalados, bem como nos pacientes com AAF e história prévia de tromboses. Sugere-se que a terapêutica de anticoagulação deva ser ajustada a fim de se manter a taxa de normalização internacional em 3 ou mais, para minimizar o risco de tromboses recorrentes. Nos pacientes em que se indica a anticoagulação, utiliza-se a varfarina sódica (Coumadin). Isso deve ser adaptado a cada caso para evitar o maior risco de iatrogenia. Quando há apenas trombose venosa superficial, doses baixas de ácido acetilsalicílico são suficientes. Os corticoides sistêmicos estão indicados quando há SAAF secundária à doença sistêmica subjacente. Agentes de segunda linha como plasmaférese, γ-globulina IV, hidroxicloroquina, dapsona e derivados de óleo de peixe têm sido utilizados em casos isolados, com resultados variados.

VASCULITES

As vasculites podem ser definidas como um processo de inflamação vascular, imunologicamente mediado, determinando um dano funcional e estrutural na parede dos vasos. De acordo com a constituição predominante do infiltrado inflamatório desse processo, as vasculites foram classificadas em neutrofílicas, linfocíticas e granulomatosas, envolvendo pequenos e/ou grandes vasos.

Embora as etiologias sejam diversas, as manifestações histopatológicas das vasculites são limitadas. A **vasculite necrotizante** manifesta-se por áreas segmentares de infiltração transmural por neutrófilos e ruptura da arquitetura da parede do vaso e necrose fibrinoide associada, sendo denominada **vasculite leucocitoclástica**. Esses fenômenos podem ocorrer na presença ou na ausência de inflamação de caráter granulomatoso. Edema endotelial, debris de granulócitos (**leucocitoclasia**) com frequência são vistos, porém não necessariamente estejam presentes para o diagnóstico. A **venulite necrotizante cutânea**, devido a suas características histopatológicas, acometendo as pequenas vênulas pós-capilares da derme, constitui o protótipo dermatológico da vasculite cutânea de pequenos vasos e é mediada por imunocomplexos.

As características anatomopatológicas dependem do local onde foi obtida a biópsia e do tempo de evolução da lesão escolhida. Nas lesões com menos de 12 horas de instalação ou naquelas com mais de 48 horas, um grande infiltrado linfocitário pode ser observado, além de poder estar ausente a clássica leucocitoclasia e a necrose fibrinoide, impedindo o diagnóstico definitivo de vasculite necrotizante.

A forma de vasculite eosinofílica pode ser observada nos casos de vasculites sistêmicas como a poliarterite nodosa sistêmica e na síndrome de Churg-Strauss ou nas vasculites que ocorrem dentro do contexto das doenças autoimunes do tecido conectivo (artrite reumatoide, LES, síndrome de Sjögren). A presença de infiltração eosinofílica perivascular dérmica sem vasculite necrotizante pode ser observada em casos de síndrome hipereosinofílica, no angioedema episódico com hipereosinofilia e na síndrome de Wells (celulite eosinofílica). Há casos esporádicos e recorrentes de vasculite necrotizante eosinofílica cutânea dos pequenos vasos da derme, determinando clinicamente púrpura palpável e eosinofilia periférica, relatados na literatura. A eosinofilia periférica sanguínea, associada a lesões cutâneas e/ou angioedema, também pode ser observada em diferentes doenças como parasitoses intestinais e urticária, síndrome hipereosinofílica e vasculite cutânea de pequenos vasos da derme como na síndrome de Churg-Strauss, granulomatose de Wegener, poliangeíte microscópica, erupções cutâneas a drogas, e nas vasculites relacionadas a doenças autoimunes do tecido conectivo.

Nas fases tardias, pode haver mecanismos patogênicos diferentes e ainda totalmente não conhecidos, que determinam evolução do processo para um infiltrado cutâneo linfocitário.

Não há amplo consenso na classificação das vasculites. Existem classificações que as dividem em dois grandes grupos, **vasculite cutânea de pequenos vasos e vasculite** necrotizante de grandes vasos, levando em consideração aspectos clínicos, etiopatogênicos e histopatológicos das vasculites:

- **Vasculite cutânea de pequenos vasos:** vasculite cutânea de pequenos vasos idiopática; de causa infecciosa, por doenças inflamatórias, por medicamentos e por neoplasias, púrpura de Henoch-Schönlein; crioglobulinemia mista essencial; púrpura hiperglobulinêmica de Waldenström; púrpura associada à doença autoimune do tecido conectivo; urticária vasculite; *erythema elevatum diutinum*; nódulos reumatoides; reação hansênica; vasculite séptica.
- **Vasculite necrotizante de grandes vasos:** poliarterite nodosa (forma cutânea benigna e forma sistêmica); vasculite granulomatosa (granulomatose de Wegener, granulomatose alérgica [Churg-Strauss] e granulomatose linfomatoide; arterite de células gigantes (arterite temporal e doença de Takayasu); vasculite de grandes vasos com doença autoimune do tecido conectivo; vasculite nodular.

O tamanho do vaso sanguíneo correlaciona-se intimamente com sua profundidade nas camadas da pele: quanto mais profunda a localização, maior o calibre do vaso. Os "pequenos vasos" incluem os capilares, as vênulas pós-capilares e as arteríolas não musculares, os quais constituem vasos que em geral têm menos que 50 μm de diâmetro e são encontrados especialmente dentro da derme papilar superficial. Os vasos de "médio calibre" são aqueles que possuem entre 50 e 150 μm de diâmetro, contêm parede com camada muscular e estão localizados na derme reticular profunda e próximos da junção dermossubcutânea. Os vasos maiores que 150 μm de diâmetro não são encontrados na pele. Dessa forma, biópsias cutâneas que não incluem o tecido subcutâneo são inadequadas quando se quer investigar vasculites que acometem vasos de médio calibre, devendo assim ser realizadas biópsias com *punch* profundo ou em bloco excisional.

O termo **angeíte** ou **vasculite de hipersensibilidade** é um conceito estabelecido pelo American College of Rheumatology (ACR), que corresponde à **vasculite cutânea de pequenos vasos**, ainda que as lesões cutâneas possam estar associadas ao envolvimento sistêmico dos pequenos vasos. A vasculite necrotizante sistêmica que acomete vasos sanguíneos de qualquer tecido, porém não preenche qualquer categoria de diagnóstico e é acompanhada por lesões cutâneas, é denominada **poliangeíte sistêmica**.

Um esquema de classificação proposto por Fiorentino, em 2003, para as vasculite cutânea de pequenos vasos, com base na predominância do tamanho dos vasos acometidos nas vasculites cutâneas, parece ser mais racional, o qual aqui é adaptado.

Classificação das vasculites cutâneas

- **Vasculites predominantemente de pequenos vasos:** vasculite cutânea de pequenos vasos, vasculite associada a malignidade, vasculites crioglobulinêmicas, urticária vasculite, púrpura de Henoch-Schönlein, edema agudo hemorrágico do lactente.
- **Vasculites predominantemente de vasos de médio calibre:** poliarterite nodosa clássica, poliarterite nodosa cutânea.
- **Vasculites de vasos de pequeno e médio calibre, associadas ao anticorpo anticitoplasma de neutrófilo** *(*ANCA*, do inglês* antineutrophil cytoplasmic antibody*)* ("pauci-imunes"): poliangeíte microscópica, granulomatose de Wegener, síndrome de Churg-Strauss, induzidas por drogas.
- **Vasculites associadas com doenças autoimunes do tecido conectivo:** artrite reumatoide, LES, síndrome de Sjögren, CREST e esclerose sistêmica progressiva.
- **Dermatoses neutrofílicas com desordens vasculares associadas:** púrpura hipergamaglobulinêmica de Waldenström, granuloma facial, *erythema elevatum diutinum*, doenças inflamatórias intestinais, dermatoses neutrofílicas (pioderma gangrenoso e síndrome de Sweet), picadas de artrópodes, vasculite nodular.
- **Vasculites de grandes vasos:** arterite de Takayasu, arterite de células gigantes.

Vasculites predominantemente de pequenos vasos

VASCULITE CUTÂNEA DE PEQUENOS VASOS

Os possíveis **agentes precipitantes** da vasculite cutânea de pequenos vasos encontram-se relacionados a seguir:

- **Infecções/infestações:**
  - **Bacterianas:** estreptococos β-hemolíticos do grupo A, *Staphylococcus aureus*, *Mycobacterium leprae*.
  - **Virais:** hepatite A, B, C, herpes simples, vírus da influenza.
  - **Por protozoários:** *Plasmodium malariae*.
  - **Por helmintos:** *Schistosoma mansoni*, *Schistosoma haematobium*, *Onchocerca volvulus*.
- **Medicamentos:** anticoncepcionais hormonais, derivados do soro, vitaminas, vacina anti-influenza, sulfonamidas, fenolftaleína, ácido aminossalicílico, estreptomicina, hidantoína, insulina, diuréticos tiazídicos, fenotiazina, estreptoquinase, tamoxifeno, zidovudina, antileucotrienos, agentes biológicos anti-TNF.
- **Produtos químicos:** inseticidas e derivados do petróleo.
- **Alérgenos alimentares:** proteínas do leite, glúten.

A vasculite cutânea de pequenos vasos pode ocorrer **em associação com doenças coexistentes**, conforme relacionado a seguir:

- **Doenças crônicas:**
  - Artrite reumatoide.

- Doença de Behçet.
- LES.
- Síndrome de Sjögren.
- Síndrome do *bypass* intestinal.
- Fibrose cística.
- Cirrose biliar primária.
- Retocolite ulcerativa.
- Crioglobulinemia.
- Estados de hipercoagulabilidade.
- Soropositividade para o HIV ou presença de Aids.
- **Neoplasias malignas:**
    - Doenças linfoproliferativas (micose fungoide, doença de Hodgkin, leucemia de células T do adulto, mieloma múltiplo, linfossarcoma).
    - Tumores sólidos (carcinoma do pulmão, carcinoma da mama, carcinoma da próstata, carcinoma do colo, câncer da cabeça e do pescoço, câncer renal).

Em muitos pacientes, a etiologia da vasculite cutânea de pequenos vasos permanece desconhecida, o que ocorre em cerca de 60% dos pacientes. A maioria dos fatores etiológicos tem sido relacionada mais por associação do que por demonstração direta. Fatores etiológicos verdadeiramente comprovados são a proteína M estreptocócica, o *Mycobacterium tuberculosis* e o antígeno de superfície da hepatite B.

Segundo Fiorentino, a etiologia das vasculites cutâneas é distribuída estatisticamente entre as seguintes condições:

- Idiopáticas (45-55%).
- Infecções (15-20%).
- Doenças inflamatórias (15-20%).
- Medicamentos (10-15%).
- Malignidades (2-5%).

Patogenia

O termo vasculite cutânea de pequenos vasos é utilizado para descrever as vasculites confinadas à pele, não definindo uma etiologia, e sim apenas o local do acometimento patológico. Apesar disso, uma história de exposição a novas medicações ou agentes infecciosos com frequência é obtida.

A vasculite leucocitoclástica corresponde a uma reação imunológica do tipo III de Gel & Coombs (reação do tipo fenômeno de Arthus ou doença mediada por imunocomplexos), em que existe um ambiente de excesso moderado de antígenos, os quais acabam determinando a vasculite cutânea de pequenos vasos.

A vasculite leucocitoclástica inicia-se com a deposição dos imunocomplexos na parede das vênulas pós-capilares da derme. A deposição desses imunocomplexos pode ser influenciada por fatores como:

- Pressão hidrostática, principalmente nas áreas pendentes do organismo (como os membros inferiores) e pelo fluxo sanguíneo turbulento na circulação terminal da pele.
- Estado funcional do sistema macrofágico tecidual, o qual pode estar parcialmente deficiente, não removendo de modo eficiente os imunocomplexos depositados.
- Liberação plaquetária de histamina e serotonina (facilitando a vasopermeabilidade e a deposição inicial dos imunocomplexos nas vênulas pós-capilares).
- Capacidade das hemácias de transportar imunocomplexos relacionados ao complemento e fixá-los no sistema macrofágico (as hemácias expressam receptores da fração C_{3b} do complemento).
- Ativação do sistema fibrinolítico, o qual está exacerbado nas fases iniciais da doença, propiciando a vasopermeabilidade e a deposição inicial dos imunocomplexos.

Os imunocomplexos circulantes interagem com o endotélio e ativam as células endoteliais, provocando a liberação de altos níveis do TPA, que ativam inicialmente o sistema fibrinolítico.

Dessa forma, o endotélio vascular atua na regulação da homeostase, na permeabilidade capilar e no tônus vascular, com função primordial nas reações imunológicas locais. Em condições fisiológicas, a superfície endotelial tem características anticoagulantes. O desequilíbrio entre propriedades anticoagulantes e pró-coagulantes, nas fases tardias da doença, conduz à trombose do vaso e ao estabelecimento clínico de púrpura palpável e necrose local.

A **FIGURA 34.9** mostra a fisiopatologia da vasculite leucocitoclástica.

Os imunocomplexos depositados ativam a cascata do complemento, via clássica e alternativa, produzindo C_{3a} e C_{5a}, os quais degranulam mastócitos e atraem neutrófilos para a área lesada (Fase 1 da **FIGURA 34.9**). Os neutrófilos, por sua vez, aderem-se à superfície endotelial e migram para o tecido perivascular, onde podem fagocitar e degradar imunocomplexos. Nesse momento, os neutrófilos sofrem desintegração do núcleo (carriorréxis ou leucocitoclasia), liberando enzimas lisossomais (proteases, colagenases e elastase), que danificam o endotélio vascular, o que também é favorecido pela produção neutrofílica de radicais de oxigênio e ferro livres, que são particularmente tóxicos ao endotélio (Fase 2 da **FIGURA 34.9**).

Dados clínicos demonstram que os imunorreagentes são detectados somente nas lesões inicias da vasculite cutânea de pequenos vasos, em torno de 3 a 12 horas. Toda a cadeia de eventos, que inclui a deposição de imunocomplexos e complemento até sua remoção, ocorre em cerca de 18 a 24 horas.

Sob vários estímulos, o endotélio é ativado (leucotrieno B4, histamina dos mastócitos, imunocomplexos, anóxia, trombina e várias citocinas, como IL-1, IL-2, TNF-α, IFN-γ, que são secretadas devido à interação dos imunocomplexos e seu receptor Fc nos linfócitos locais) (Fase 3 da **FIGURA 34.9**). Com a exposição de células endoteliais, fibroblastos e outros tipos celulares à IL-1 e ao TNF-α, ocorre a produção da IL-8, a qual se torna a principal substância a exercer função quimiotáxica para os neutrófilos. Estabelece-se um estado inflamatório pela presença das citocinas pró-inflamatórias (IL-1,

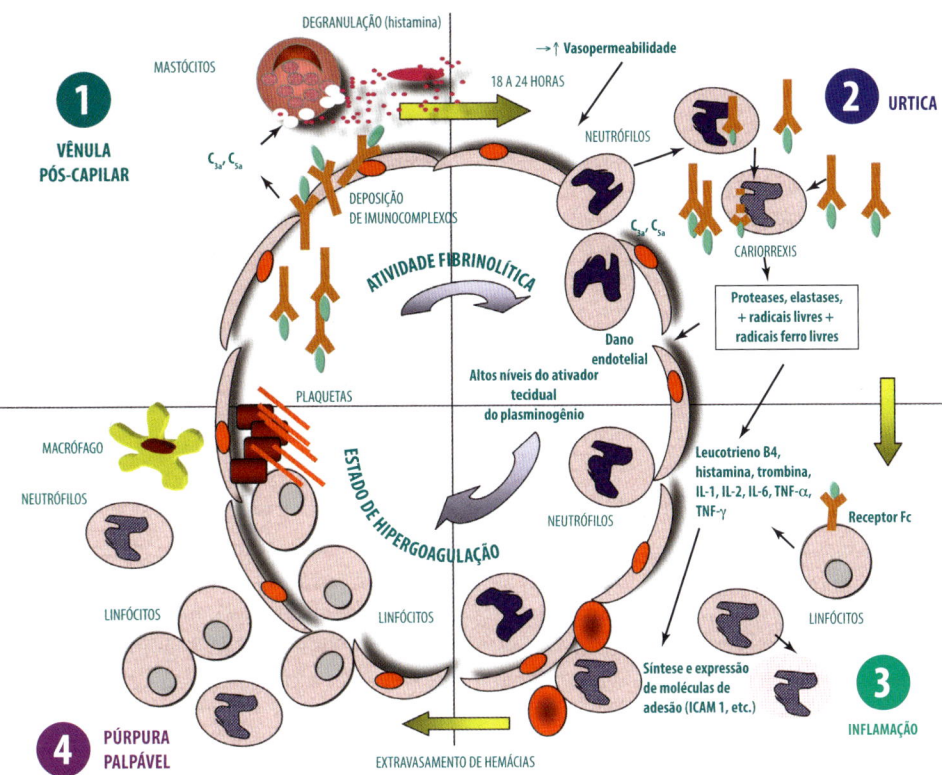

FIGURA 34.9 – Fisiopatologia da vasculite leucocitoclástica.

TNF-α e IL-8). Nessas circunstâncias, há expressão de várias moléculas de adesão no endotélio, aumentando o influxo de neutrófilos para o extravascular. O dano consequente do endotélio provocaria a exposição na membrana celular dessas células de antígenos, reconhecidas pelas células imunológicas como "não próprias" ou *not self*. Alguns autores observaram um aumento relevante da IL-2 durante as fases ativas de vasculite sistêmica.

Na fase tardia da vasculite leucocitoclástica (Fase 4 da **FIGURA 34.9**), as células T e as células dendríticas iniciam uma resposta imunológica, agora mediada por células, ou contribuem para a perpetuação do processo inflamatório. Muitas células endoteliais participam como células apresentadoras de antígenos, liberando mediadores inflamatórios (citocinas), os quais provocam a expressão de antígenos de classe I e II do complexo principal de histocompatibilidade (MHC, do inglês *major histocompatibility complex*) na superfície endotelial, criando também um ambiente de hipercoagulabilidade, com microtrombose vascular, isquemia tecidual, extravasamento de hemácias e necrose.

Dessa forma, é estabelecida a natureza dinâmica da vasculite cutânea de pequenos vasos, em que um infiltrado dérmico, neutrofílico no início, tardiamente apresenta predomínio de linfócitos. A fase inicial hiperfibrinolítica, caracterizada clinicamente por lesões urticadas, é seguida por uma fase hipofibrinolítica, com aspecto clínico de púrpura palpável, devido à redução da liberação do TPA e a altos níveis do inibidor do ativador do plasminogênio. A redução da atividade fibrinolítica determina deposição de fibrina e trombose.

Outras substâncias provavelmente envolvidas na vasculite cutânea de pequenos vasos são os neuropeptídeos (tais como a substância P e a neurocinina A), que atuam com função de neurotransmissores ou imunomoduladores. Sua função na vasculite ainda é pouco conhecida. Sabe-se que os neuropeptídeos podem atuar de várias maneiras:

- Modulando o sistema fibrinolítico.
- Modulando o sistema imune local.
- Ativando macrófagos e mastócitos, os quais liberam citocinas (IL-1, TNF-α), histamina, leucotrienos e prostaglandina D2, que induzem a expressão de moléculas de adesão no endotélio e têm ação quimiotáxica nos neutrófilos e monócitos.
- Provocando vasodilatação transitória e aumentando a permeabilidade capilar.

Os linfócitos T γ/δ (células T γ/δ) têm sido observados nas vasculite cutânea de pequenos vasos em pacientes com etiologia infecciosa documentada. Esses pacientes expressam proteínas de choque térmico (HSPs, do inglês *heat shock proteins*) de 72 kD nas células endoteliais e nas células apresentadoras de antígeno, o que sugere que agentes infecciosos poderiam seletivamente elevar os níveis dessas proteínas, que por fim seriam reconhecidas imunologicamente como "não próprias" por células T γ/δ.

Manifestações clínicas

A vasculite cutânea de pequenos vasos é caracterizada por um espectro variado de lesões cutâneas, mas a **púrpura palpável** é a lesão dermatológica mais comum.

Em geral, a pele costuma ser o único órgão envolvido, porém pode haver comprometimento sistêmico.

No início, a maioria dos pacientes apresenta púrpura, a qual pode ou não ser palpável. Com a evolução da doença, as lesões podem variar em tamanho, de puntiforme a vários centímetros, tornando-se papulosas, papulonodulares, vesiculares, bolhosas, pustulosas ou ulceradas com infartos superficiais. As lesões em geral ocorrem no mesmo estágio evolutivo, surgindo em surtos, estando localizadas inicialmente nas pernas, nos tornozelos ou em outras áreas pendentes ou sob maior pressão (FIGURAS 34.10 E 34.11). São incomuns na face, nas membranas mucosas, nas áreas intertriginosas, na área palmar e na área plantar. Os sintomas variam de prurido moderado a dor e regridem dentro de 3 a 4 semanas, levando a cicatrizes atróficas ou hipocromia e hipercromia residual. O frio, a estase e as alterações constitucionais podem predispor ao desenvolvimento da vasculite.

Formas clínicas de aspecto anular da vasculite leucocitoclástica têm sido descritas em circunstâncias diversas como urticária vasculite (normo ou hipocomplementenêmica), mieloma múltiplo e gamopatia monoclonal de significado indeterminado, gravidez, eritema anular recorrente com púrpura, sarcoidose, púrpura de Henoch-Schönlein, doença inflamatória intestinal, *erythema elevatum diutinum*, edema agudo hemorrágico do lactente. As mucosas podem ser acometidas, com lesões geralmente assintomáticas, embora possam determinar queimação ou prurido.

O curso costuma ser autolimitado, porém as lesões podem recorrer ou se tornar crônicas ou intermitentes, durante meses ou anos. Os episódios podem estar associados com mal-estar, artralgias, febre e mialgias. Pode haver fenômeno de Köbner ou patergia em áreas manipuladas pelo paciente. Cerca de 10% dos pacientes terão doença recorrente no intervalo de meses a anos.

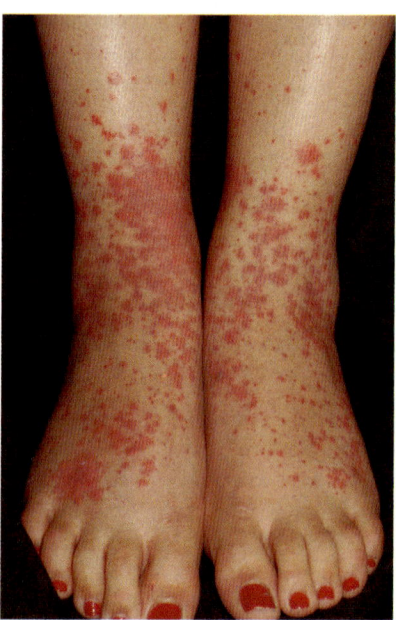

FIGURAS 34.10 – Vasculite leucocitoclásica. Predomínio de pápulas edêmato purpúricas.

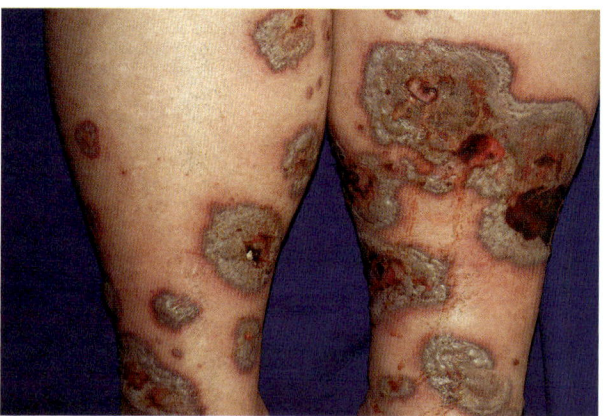

FIGURAS 34.11 – Vasculite leucocitoclásica. Predomínio de bolhas hemorrágicas e necrose.

Manifestações sistêmicas associadas à vasculite cutânea de pequenos vasos são incomuns, porém podem estar presentes e são as seguintes:

- **Rins:** nefrite com hematúria microscópica e proteinúria, insuficiência renal aguda ou crônica.
- **Pulmões:** tosse e hemoptise.
- **Ouvido, nariz e garganta:** particularmente nas vasculites granulomatosas.
- **Articular:** artralgia e/ou artrite.
- **Coração:** angeíte miocárdica, pericardite.
- **Olhos:** vasculite retiniana, ceratite, conjuntivite, edema de papila por pseudotumor cerebral.
- **SNC:** cefaleia, diplopia, hipoestesia e parestesia.
- **Trato gastrintestinal:** cólica, náusea, vômito, melena, diarreia, hematêmese.
- **Miscelânea:** febre, pancreatite, sintomas constitucionais.

A síndrome de Sjögren pode estar associada à vasculite cutânea de pequenos vasos em 20 a 30% dos casos. As lesões variam de petéquias à púrpura palpável com equimoses extensas e mesmo vesículas.

Lesões de **vasculite pustulosa**, com pústulas em base purpúrica, podem ocorrer não apenas na vasculite cutânea de pequenos vasos, como também em outras afecções como a doença de Behçet, a síndrome da artrite-dermatose associada à doença intestinal, a gonococcemia, a meningococcemia crônica e outras erupções cutâneas primárias idiopáticas. A histopatologia dessas lesões, em cada uma dessas doenças, varia e, dependendo da lesão biopsiada, há um espectro que varia desde a vasculite leucocitoclástica completamente desenvolvida a uma reação vascular neutrofílica com alterações vasculares diversas, porém sem a necrose fibrinoide da parede vascular, com leucocitoclasia menos pronunciada e menor extravasamento de hemácias, semelhante ao que ocorre na síndrome de Sweet, e para as quais se adota a denominação de **reações vasculares neutrofílicas**.

Histopatologia

O padrão clássico da vasculite cutânea de pequenos vasos é a vasculite leucocitoclástica, a qual se caracteriza por:

- Inflamação angiocêntrica segmentar.
- Edema das células endoteliais.
- Necrose fibrinoide da parede vascular (vênulas pós-capilares).
- Infiltrado inflamatório em torno e dentro da parede dos vasos sanguíneos da derme composto por grande número de neutrófilos, os quais apresentam fragmentação nuclear (cariorréxis ou leucocitoclasia).
- Extravasamento de hemácias.
- Na fase tardia, pode haver trombose e hialinização das vênulas pós-capilares, necrose fibrinoide da parede vascular, bem como linfócitos e monócitos podem predominar no infiltrado.

A correlação clinicopatológica é sempre obrigatória no diagnóstico das vasculites. O clínico deve ter em mente que a doença tem um espectro contínuo de evolução natural, e a biópsia cutânea simplesmente representa um dado momento dessa evolução. Dessa forma, as lesões que tenham se instalado há pouco tempo ou aquelas que já se estabeleceram há muito tempo podem não demonstrar as características neutrofílicas necessárias para se firmar o diagnóstico. Entretanto, a observação de antígenos e imunorreagentes nos vasos da derme pela imunofluorescência pode ser útil ao diagnóstico. Na vasculite cutânea de pequenos vasos, os estudos de microscopia eletrônica e imunoeletrônica demonstram a presença de depósitos elétron-densos e amorfos, sem a periodicidade da fibrina, sugestivos de imunocomplexos, depositados na membrana basal da parede venular pós-capilar, no lado do lúmen do vaso, nas lesões instaladas recentemente, e material semelhante nos vacúolos citoplasmáticos dos neutrófilos perivasculares.

A necrose fibrinoide da parede vascular é a característica mais relevante na distinção histopatológica entre uma **vasculite leucocitoclástica** verdadeira e outras **reações ou dermatoses vasculares neutrofílicas**, nas quais esse fenômeno de necrose fibrinoide da parede vascular está ausente. As **reações ou dermatoses vasculares neutrofílicas** incluem também a vasculite leucocitoclástica e outras afecções cutâneas, as quais são discutidas ao final do texto sobre vasculites.

Imunofluorescência direta

Nas vasculites leucocitoclásticas cutâneas (vasculite de hipersensibilidade de Zeek), os níveis de complemento costumam ser normais, mas cerca de 50% dos pacientes têm achados positivos na imunofluorescência direta (IFD), demonstrando deposição granular de IgM > IgG > C_3 dentro e ao redor da parede dos vasos sanguíneos. Contudo, esses achados podem variar de acordo com a série de pacientes estudados. Alguns autores relatam como imunoglobulina (Ig) mais comumente encontrada a IgA (82% dos casos), seguida pela IgM (56%) e pela IgG (20%). Vale ressaltar que os depósitos de IgA foram, em sua maioria, encontrados nas vasculites que não preenchiam critérios para o diagnóstico de púrpura de Henoch-Schönlein. Além disso, fora do contexto da púrpura de Henoch-Schönlein, depósitos vasculares de IgA podem ocorrer em várias circunstâncias: na pele não lesada em pacientes com nefropatia por IgA, no alcoolismo, em reações a medicamento (carbamazepina), na dermatite herpetiforme e também na vasculite leucocitoclástica relacionada à doença intestinal inflamatória, na espondilite anquilosante e em outras espondiloartropatias, na síndrome de Sjögren, na artrite reumatoide e em vasculites associadas a neoplasias malignas como carcinoma da próstata, carcinoma broncogênico, paraproteinemias (mieloma múltiplo) e linfomas.

VASCULITE ASSOCIADA A MALIGNIDADE

A vasculite cutânea de pequenos vasos pode associar-se a malignidades, em especial com doenças linfoproliferativas e menos frequentemente com tumores sólidos.

As vasculites como manifestações paraneoplásicas são incomuns, em especial em relação às doenças linfoproliferativas, ocorrendo na literatura apenas relatos de casos isolados ou séries pequenas de doentes estudados. Contudo, há de considerar-se que a vasculite possa constituir o primeiro sinal de malignidade. Em alguns pacientes, a vasculite cutânea de pequenos vasos pode preceder em 2 a 4 anos o surgimento das manifestações clínicas do tumor, sendo a púrpura palpável dos membros inferiores a mais comum, porém pode apresentar-se como urticária vasculite ou *erythema elevatum diutinum*.

As **vasculites associadas às doenças linfoproliferativas** normalmente são classificadas em vasculites cutâneas e/ou sistêmicas, sendo as cutâneas as mais comuns entre as duas:

- **Vasculites cutâneas:**
  - **Vasculite leucocitoclástica:** linfoma linfocítico, linfoma cutâneo de células T, síndrome de Sèzary, linfadenopatia angioimunoblástica, doença de Hodgkin, leucemia de células cabeludas.
  - **Vasculites granulomatosas:** linfoma e linfadenopatia angioimunoblástica.
  - **Linfoma de células T e hipereosinofilia.**
- **Vasculites sistêmicas:**
  - **Crioglobulinemia:** linfoma linfocítico, doença de Hodgkin, leucemia linfocítica crônica, macroglobulinemia de Waldenström, linfadenopatia angioimunoblástica.
  - **Poliarterite nodosa:** leucemia de células cabeludas.
  - **Granulomatose de Wegener:** doença de Hodgkin.

- **Angeíte granulomatosa do SNC:** linfoma linfocítico, doença de Hodgkin.
- **Arterite temporal:** linfoma linfocítico, leucemia de células cabeludas.
- **Púrpura de Henoch-Schönlein:** linfoma linfocítico.
- **Glomerulonefrite necrotizante:** linfoma linfocítico.
- **Vasculite necrotizante sistêmica com eosinofilia:** doença de Hodgkin.

Em uma revisão de três grandes séries de casos de vasculites, apenas 1% estava relacionado a doenças linfoproliferativas. Entre as vasculites cutâneas, o padrão mais comum é a vasculite leucocitoclástica, necrotizante. Outras formas menos comuns são as vasculites granulomatosas e vasculites específicas com características de linfoma de células T e hipereosinofilia. Entre as vasculites sistêmicas associadas a doenças linfoproliferativas, as mais comuns são as associadas com crioglobulinemia. Os mecanismos propostos para o desenvolvimento de vasculite nesses pacientes se encontram resumidos a seguir: (**1**) induzida por imunocomplexos, pelas crioglobulinas ou por antígenos tumorais; (**2**) anticorpos dirigidos a antígenos tumorais sensibilizantes, que determinam reação cruzada com antígenos endoteliais; (**3**) anticorpos dirigidos às células endoteliais originando-se de células malignas, que se comportam como um "enxerto" dentro de seu hospedeiro; (**4**) doença por imunocomplexo induzida por infecções ou medicamentos, devido a bloqueio da vigilância imunológica pela doença tumoral ou exposição a vários fármacos; (**5**) produtos das células malignas (substâncias vasoativas, enzimas, fatores quimiotáxicos) e depósito de proteína monoclonal nos vasos sanguíneos e início de inflamação e oclusão; (**6**) invasão direta da célula tumoral no endotélio e liberação de citocinas; e (**7**) destruição da parede vascular por efeito mecânico direto do trombo ou êmbolo tumoral.

Uma vez que a vasculite pode preceder a malignidade, especialmente nas vasculites em indivíduos idosos, deve-se proceder à minuciosa avaliação e ao monitoramento de doenças linfoproliferativas.

VASCULITES CRIOGLOBULINÊMICAS

As crioglobulinemias podem cursar também com púrpura palpável nas extremidades inferiores.

As vasculites crioglobulinêmicas são vasculites mediadas por imunocomplexos que acometem predominantemente pequenos vasos. Com menos frequência, podem envolver vasos de médio ou grande calibre.

As crioglobulinas são Igs que se precipitam em temperaturas frias e que, quando reexpostas ao calor, dissolvem-se. São constituídas principalmente por IgG ou IgM (macroglobulina) ou raramente IgA. As crioglobulinemias são classificadas em três tipos, conforme se segue:

- **Tipo I:**
  - **Componente:** crioglobulinas monoclonais (IgM, IgG, etc.).
  - **Doenças associadas:** doenças linfoproliferativas ou mieloproliferativas.
- **Tipo II:**
  - **Componente:** crioglobulinas mistas com um componente monoclonal (geralmente IgM) e um componente monoclonal (geralmente IgG).
  - **Doenças associadas:** doenças linfoproliferativas, doenças autoimunes, infecções bacterianas e virais.
- **Tipo III:**
  - **Componente:** crioglobulinas mistas policlonais (um ou mais componentes).
  - **Doenças associadas:** doenças linfoproliferativas, doenças autoimunes, infecções bacterianas e virais.

A maioria dos casos de vasculite crioglobulinêmicas, também chamada de **vasculite crioglobulinêmica "essencial ou idiopática"**, pode na verdade ser atribuída à infecção pelo vírus da hepatite C (VHC). Estima-se que mais de 50% dos pacientes portadores do VHC apresentem crioglobulinemia mista, e destes cerca de 30 a 50% evoluam com sintomas de vasculite. A vasculite crioglobulinêmicas pode, ainda, ocorrer secundariamente a doenças do tecido conectivo (LES, síndrome de Sjögren primária, dermatopolimiosite e artrite reumatoide), linfomas e, menos frequentemente, infecções, algumas das quais cursam com crioglobulinemia transitória (vírus da hepatite B [VHB], HIV, varicela-zóster, citomegalovírus, HTLV-I, vírus da rubéola, hanseníase, sífilis, endocardite bacteriana, malária, toxoplasmose, vírus da hepatite A e parvovírus B19).

Na crioglobulinemia mista essencial, as manifestações cutâneas típicas em geral são dependentes da estação do ano (estações frias). A chamada "púrpura ao frio" apresenta-se como petéquias hemorrágicas nas áreas expostas ao frio, em especial nas mãos e nos pés, ou como grandes equimoses. Pode ocorrer aspecto clínico a ser diferenciado do **eritema pérnio**. Podem estar presentes urticária ao frio, fenômeno de Raynaud, ulceração cutânea, livedo racemoso, acrocianose e artralgias.

As manifestações clínicas da vasculite crioglobulinêmicas, associada ou não com infecção pelo VHC, são as seguintes:

- **Sintomas comuns (> 70% dos pacientes):** púrpura (menos frequentemente urticária, livedo, exantema, necrose acral, ulcerações nas pernas); artralgias/artrites; fraqueza.
- **Sintomas frequentes (40-70% dos pacientes):** polineuropatia distal, motora e/ou sensitiva, simétrica ou não, mononeurite aguda *multiplex*; alveolite linfocítica subclínica.
- **Sintomas menos comuns (< 40% dos pacientes):** tríade de Meltzer (púrpura, artralgia e fraqueza); fenômeno de Raynaud; síndrome de Sjögren secundária; miocardite, coronarite; envolvimento retiniano; síndrome nefrótica ou nefrítica; poliarterite nodosa; mialgia/miosite; acome-

timento do SNC (acidente vascular encefálico, vasculite cerebral, encefalopatia difusa, perda auditiva); acometimento gastrintestinal (dor abdominal, hematêmese, diarreia, infarto intestinal); arterite temporal secundária.

Nos pacientes com vasculite crioglobulinêmicas, podem ser encontrados os seguintes achados sorológicos: anticorpos anti-VHC (90%), anticorpos anti-VHB (40%), HBsAg (4%), fator reumatoide (70-80%), hipocomplementenemia (90%), transaminases elevadas (25-40%), anticorpos anti-tireoide (10%), ANCA (< 5%), antígenos nucleares extraíveis (ENAs, do inglês *extractable nuclear antigens*) (8%), anticorpos antinucleares (20%). Os autoanticorpos com frequência são detectados na vasculite crioglobulinêmicas, tornando assim complicado o diagnóstico diferencial entre doenças autoimunes do tecido conectivo com vasculite crioglobulinêmicas secundária e vasculite crioglobulinêmicas associada à infecção pelo VHC associada a fenômenos autoimunes. Caso o curso clínico ou a presença de hipocomplementenemia, fator reumatoide e achados imuno-histológicos sejam sugestivos de vasculite crioglobulinêmicas, não sendo as crioaglutininas detectadas, deve-se investigar a criofibrinogenemia.

Na investigação dos doentes de vasculite de pequenos vasos, deve-se ter a confirmação diagnóstica pela histopatologia. A imunofluorescência deve ser realizada porque poderá auxiliar na diagnose. É fundamental verificar se a vasculite é puramente cutânea ou cutâneo-sistêmica. Para esse esclarecimento, é necessário exame físico completo e provas laboratoriais, hemograma, VHS e proteína C. Para a avaliação renal, é importante verificar a presença de hematúria e proteinúria pelo exame de urina tipo 1. Para a verificação de infecções, devem-se realizar antiestreptolisina O (ASLO), sorologia para hepatites B e C, citomegalovírus, HIV, parvovírus 19, hemograma e hemoculturas. Para a detecção de doenças primárias, devem-se realizar sorologias múltiplas, fator antinuclear (FAN), anti-DNA, ANCA, complemento total e frações, fator reumatoide, eletroforese de proteínas, crioglobulinas e radiografia de pulmão. De acordo com possíveis acometimentos sistêmicos, outros exames podem ser necessários, inclusive biópsias de rim, arteriografias e outros testes.

Tratamento

É evidente que o melhor tratamento é o etiológico; no entanto, detecta-se causa tratável em apenas 50% dos casos. Nos 50% restantes, o tratamento será sintomático. Nas formas exclusivamente cutâneas, podem ser empregados anti-inflamatórios não esteroides e anti-histamínicos, e é recomendável repouso relativo e elevação dos membros quando são as áreas afetadas. Se o quadro, ainda que exclusivamente cutâneo, for intenso e doloroso e causas infecciosas tiverem sido afastadas, podem ser empregados os corticoides nas doses de 30 a 80 mg/dia, sendo retirados progressivamente em três semanas. Outros medicamentos que também são empregados são pentoxifilina (400 mg, três vezes/dia), colchicina (0,6 mg, duas vezes/dia) e dapsona (100 mg/dia).

Quando existem lesões ulceradas cutâneas exclusivas, indicam-se talidomida, metotrexato semanalmente (baixas doses – menos de 25 mg/semana) e corticoides.

Nos casos de vasculites cutaneossistêmicas, empregam-se corticoides, azatioprina (2 mg/kg/dia), ciclofosfamida (2 mg/kg/dia), ciclosporina (3-5 mg/kg/dia), micofenolato de mofetila (1 g, duas vezes/dia), interferon-α quando há hepatite associada, γ-globulina IV (doses não padronizadas variando de 0,5 g/kg, 0,6 g/kg, 1 g/kg até 2 g/kg). Mais recentemente, há referências ao uso, com bons resultados, de infliximabe e rituximabe.

URTICÁRIA VASCULITE

Ver Capítulo 19.

PÚRPURA DE HENOCH-SCHÖNLEIN

Atualmente, a púrpura de Henoch-Schönlein é definida como vasculite de pequenos vasos envolvendo deposição de complexos imunes compostos por IgA que caracteristicamente envolve a pele (100%), o sistema gastrintestinal (35-85%) e os glomérulos (44-47%), com ou sem artralgia ou artrite (60-84%).

Acomete principalmente crianças do sexo masculino, com pico de incidência (75% dos casos) entre os 2 e os 11 anos. A púrpura de Henoch-Schönlein é a forma de vasculite mais comum em crianças, porém há casos descritos mesmo aos 89 anos, sendo mais comum no sexo masculino, bem como em brancos e hispânicos. Há uma predominância sazonal na primavera e no inverno entre as crianças; e, no verão, entre os adultos. Na dermatologia, utiliza-se o termo púrpura de Henoch-Schönlein para pacientes com vasculite cutânea de pequenos vasos com imunocomplexos do tipo IgA. A doença é, por vezes, precedida em 1 a 3 semanas por infecção estreptocócica, estando esse microrganismo envolvido em cerca de um terço dos casos, em que há culturas de orofaringe positivas para estreptococos β-hemolíticos do grupo A ou títulos elevados da ASLO ou infecção do trato respiratório superior.

Patogenia

A púrpura de Henoch-Schönlein é uma doença por imunocomplexos de IgA. Há no soro aumento de IgA, complexos imunes de IgA circulantes e depósitos de agregados ou imunocomplexos de IgA nos órgãos afetados, em especial pele, tubo digestivo e glomérulos. Esses complexos imunes ativam mediadores de inflamação como prostaciclina, interleucinas, IL-1, IL-6 e TGF-β, que é estimulador da produção de IgA. Há aumento do, fator de crescimento do endotélio vascular, que também contribui com os demais fatores para a inflamação que lesa os tecidos, em particular os vasos e o glomérulo.

Os antígenos contra os quais a IgA reage são variados, agentes infecciosos, alimentos, picadas de inseto, soro de cavalo, exposição ao frio e medicamentos como amoxicilina, eritromicina, penicilina, quinina e quinidina, entre outros.

Os agentes infecciosos capazes de desencadear a púrpura de Henoch-Schönlein são muitos, sendo destacadamente o mais importante o estreptococo β-hemolítico do grupo A. Além desse microrganismo, podem desencadear o processo *Haemophilus parainfluenzae*, micoplasma, *Legionella*, *Yersinia*, *Shigella*, salmonela e também Epstein-Barr vírus, parvovírus, vírus varicela-zóster, e vacinas contra cólera, paratifo, entre outras.

Manifestações clínicas

No início, em cerca de 40% dos pacientes, há febre, cefaleia, sintomas articulares e dor abdominal por cerca de duas semanas. Uma erupção urticariforme pode preceder as manifestações cutâneas típicas, de petéquias hemorrágicas simétricas ou púrpura palpável nos membros inferiores e nas nádegas, em geral sendo poupado o tronco **(FIGURA 34.12)**. Fenômeno de Köbner pode ocorrer nas áreas sujeitas ao trauma. Em casos raros, há bolhas, erosões e necrose cutânea. As lesões cutâneas regridem em 10 a 14 dias. O prurido é mínimo ou está ausente. O edema doloroso do couro cabeludo, da face, das áreas periorbitárias, das orelhas e das extremidades é característico nas crianças pequenas e pode constituir a única manifestação cutânea. Edema escrotal e aspecto contusiforme com edema testicular e dor, simulando torção de testículo, ocorrem em cerca de um terço dos pacientes masculinos.

O acometimento articular ocorre nos joelhos e nos tornozelos com artrite e/ou artralgias. Pode constituir a primeira manifestação em 25% dos pacientes. O trato gastrintestinal pode ser envolvido, determinando cólicas, vômitos, intussuscepção intestinal em 50 a 65% dos pacientes, melena em 50% e enterorragia ou hematêmese em 15%. Os sintomas gastrintestinais podem constituir a primeira manifestação da doença em cerca de 14% dos pacientes. A ultrassonografia do abdome é o método de eleição para avaliar o acometimento gastrintestinal, uma vez que estudos radiológicos contrastados estão contraindicados pelo risco de perfuração intestinal. Pode haver glomerulonefrite aguda focal ou difusa, sendo frequentes a hematúria e a proteinúria. Relata-se progressão para insuficiência renal aguda ou crônica, mesmo após décadas da fase aguda da doença. São considerados fatores preditivos de acometimento renal disseminação da púrpura acima da linha da cintura, VHS elevada e febre associada. No SNC, são relatadas cefaleia, irritabilidade, convulsões e diplopia. As alterações neurológicas acometem 2 a 8% dos pacientes. Hemorragia intracraniana, déficit neurológico focal, mononeuropatias e polirradiculopatias também são descritos.

Histopatologia

A biópsia cutânea na púrpura de Henoch-Schönlein demonstra vasculite leucocitoclástica com depósitos granulosos de IgA, C_3 e fibrinogênio dentro da parede dos vasos da derme em 75 a 93% das biópsias de lesões recentes. Embora a presença dos depósitos granulosos de IgA nos vasos dérmicos seja um critério sensível para o diagnóstico da púrpura de Henoch-Schönlein, não é específica. Depósitos de IgA nos vasos suportam o diagnóstico, porém podem ser encontrados em outras doenças, como LES, endocardite, dermatite herpetiforme, alcoolismo, nefropatia por IgA, doença intestinal inflamatória, espondilite anquilosante, reações a medicamentos, síndrome de Sjögren, artrite reumatoide e vários carcinomas.

A biópsia cutânea permanece sendo a ferramenta mais adequada no estudo histopatológico dos casos suspeitos de púrpura de Henoch-Schönlein. A biópsia renal apenas é indicada quando a presença de sintomas e sinais de nefropatia é suficientemente relevante para sugerir a necessidade do uso de tratamento imunossupressor. Quando os sinais urinários se restringem à hematúria e à proteinúria limitadas, não há necessidade de imunossupressão. Assim, nesses casos, bem como na ausência de sinais de nefropatia, a execução da biópsia cutânea com emprego da IFD é suficiente para o diagnóstico dos pacientes.

Diagnose clínica, histopatológica e por imunofluorescência

Do ponto de vista dermatológico, a púrpura de Henoch-Schönlein pode ser confundida com urticária, urticária vasculite, erupções devidas a medicamentos, exantemas virais e vasculites associadas a doenças autoimunes do tecido conectivo (LES, artrite reumatoide) e outras vasculites sistêmicas (poliarterite nodosa, crioglobulinemia, granulomatose de Wegener e síndrome de Churg-Strauss). Nas crianças pequenas, o principal diagnóstico diferencial é o edema agudo hemorrágico do lactente.

Tratamento

Geralmente, a evolução é benigna, durando algumas semanas até o desaparecimento, embora em alguns casos a duração do processo seja bastante longa. Medidas sintomáticas como anti-inflamatórios não esteroides, quando não há lesão renal, costumam ser suficientes. Em formas mais intensas, ainda que aparentemente não modifiquem o curso geral da doença, empregam-se os corticoides, que melhoram significativamente a artrite e as dores abdominais. Utilizam-se doses de 1 mg/kg/dia por duas semanas, quando se diminuem progressivamente as doses até a retirada do medicamento em mais 2 semanas.

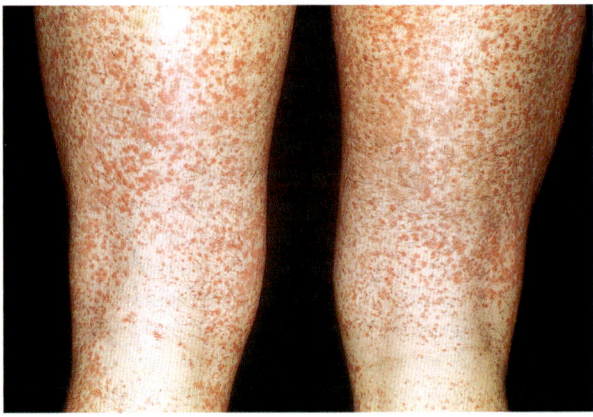

FIGURA 34.12 – Púrpura de Henoch-Schönlein. Lesões de púrpura palpável nos membros inferiores.

Também se emprega dapsona na dose de 100 mg/dia, que, além de melhorar as lesões cutâneas, encurta o tempo de cura.

O problema maior é quando existem lesões renais, sendo necessário o uso de corticoides em doses altas isoladamente ou, se necessário, em associações com azatioprina ou ciclosporina. Em formas com lesão renal mais intensa, utilizam-se pulsos de metilprednisolona e imunossupressores azatioprina ou ciclofosfamida. Os pacientes com lesões renais, mesmo controlados, devem ser acompanhados clínica e laboratorialmente por tempo longo.

Peculiaridades nas crianças

A púrpura de Henoch-Schönlein é a vasculite mais comum em crianças. O pico de incidência situa-se entre 4 e 7 anos. Início da doença antes dos cinco anos ocorre em 50% dos casos, e antes dos sete anos correspondem a 75% dos casos. Em crianças, há ligeiro predomínio do sexo masculino, de 1,2 a 2:1. A frequência dos antígenos de histocompatibilidade nas crianças acometidas varia conforme as regiões estudadas, mas um trabalho europeu indicou que crianças com HLA-B35 desenvolvem nefrite com maior frequência.

Quanto aos desencadeantes infecciosos, o mais comum, igualmente ao observado em adultos, é o estreptococo β-hemolítico A. Outros microrganismos apontados são *Helicobacter pylori*, *S. aureus*, *Bartonella henselae* e *Haemophilus influenzae*, bem como adenovírus, coxsackie vírus, VHB e parvovírus. Em relação a medicamentos, são considerados mais frequentemente desencadeantes da enfermidade nas crianças claritromicina, ampicilina, paracetamol, etanercepte e infliximabe, e vacinações (influenza, hepatite B e sarampo). Em comparação aos adultos, a púrpura de Henoch-Schönlein mostra-se mais polimórfica nas crianças, mas raramente há lesões necróticas. As articulações mais acometidas nas crianças são joelhos e tornozelos, enquanto as articulações dos membros superiores são menos afetadas.

Cerca de 75% das crianças têm sangramento intestinal, em geral oculto, mas complicações hemorrágicas significativas e intussuscepção são raras.

As complicações renais nas crianças com menos de dois anos são raras. A possibilidade de nefropatia é maior acima dos dois anos nas crianças que têm dor abdominal persistente por mais de quatro semanas. Apenas 1 a 2% das crianças com a doença desenvolvem nefropatia crônica, enquanto entre as crianças que durante a enfermidade cursam com glomerulonefrite ou síndrome nefrótica há evolução para nefropatia crônica em 20% dos casos.

Quanto ao tratamento, em crianças a eleição é pelos corticoides em doses iguais às dos adultos, 1 mg/kg/dia, e quando necessário sulfona 0,5 a 1,3 mg/kg/dia.

Quando há nefropatia, podem associar-se imunossupressores, ciclofosfamida, azatioprina e ciclosporina.

EDEMA AGUDO HEMORRÁGICO DO LACTENTE

Outra variante de vasculite cutânea de pequenos vasos é o **edema agudo hemorrágico do lactente**, caracterizado pelo início abrupto de edema das extremidades e púrpura palpável em crianças menores de dois anos. Na verdade, é uma variante anatomoclínica rara da vasculite leucocitoclástica, apresentando-se como petéquias e equimoses dolorosas, as quais se tornam edematosas e assumem o aspecto de alvo ou íris.

Patogenia

Ainda que não se conheça a etiologia e a patogenia da doença, admite-se a ação de mecanismos imunológicos desencadeados por infecções, imunizações ou medicamentos, pois em mais de 80% dos casos há história pregressa de infecções respiratórias e intestinais por estreptococos e uso de medicamentos, especialmente antibióticos.

Manifestações clínicas

O edema agudo hemorrágico do lactente em geral tem início rápido, com as lesões assumindo o aspecto de alvo no prazo de 1 a 3 dias. Outros sinais cutâneos que podem se manifestar são púrpura de aspecto reticulado, numular ou em arcos concêntricos, urticariforme, e lesões necróticas, especialmente nos pavilhões auriculares e nas extremidades, às vezes atingindo o escroto. Desde o início, o quadro pode ser trissintomático: edema das extremidades, febre e púrpura, porém em alguns casos pode ser mono ou bissintomático, estando ausente a febre ou o edema, ou não ser purpúrico **(FIGURAS 34.13 E 34.14)**. Apesar do aspecto dramático, os pacientes mantêm-se em bom estado geral. Por vezes, há leucocitose no sangue periférico, em algumas ocasiões com desvio à esquerda, elevação da VHS e trombocitose. O acometimento visceral é raro, com casos isolados de diarreia serossanguinolenta, intussuscepção intestinal, melena, hematúria macroscópica e proteinúria leve. A resolução completa do quadro e de forma espontânea em geral ocorre em 1 a 3 semanas, dependendo do número de recrudescências durante a evolução da doença. A histopatologia é típica da vasculite leucocitoclástica.

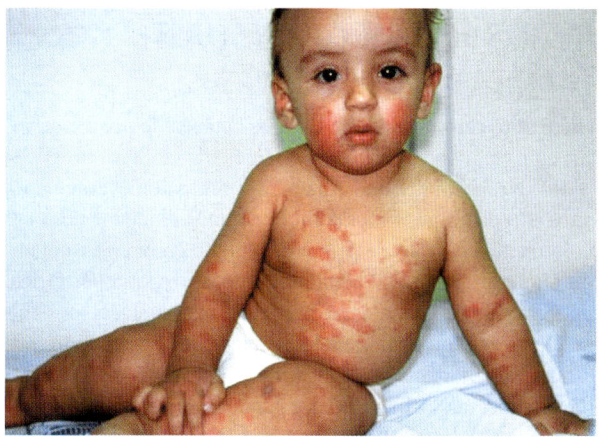

FIGURA 34.13 – Edema hemorrágico. Placas edematopurpúricas generalizadas. Notar o bom estado geral do doente.

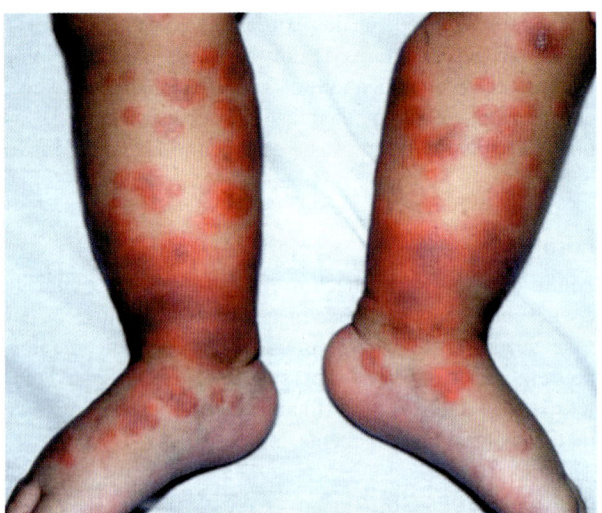

FIGURA 34.14 – Edema hemorrágico. Placas edematopurpúricas nas extremidades.

Diagnose clínica e histopatológica

Os diagnósticos diferenciais do edema agudo hemorrágico do lactente devem ser feitos com a púrpura de Henoch-Schönlein, a meningococcemia (púrpura fulminante), a síndrome de Sweet, o eritema polimorfo e maus tratos infantis. Quando o edema acral é a única manifestação, há de lembrar-se da síndrome de Kawasaki. Alguns autores postulam que o edema agudo hemorrágico do lactente e a púrpura de Henoch-Schönlein sejam parte de um espectro contínuo com a vasculite de hipersensibilidade. A maioria dos estudiosos acredita que sejam entidades nosológicas distintas.

Tratamento

Não há tratamento específico, apenas medidas de sustentação. Ainda que o emprego de corticoides e anti-histamínicos seja discutível, podem ser empregados nas formas mais intensas para alívio sintomático. Além disso, havendo infecções presentes, empregam-se antibióticos.

OUTRAS DOENÇAS COM VASCULITE CUTÂNEA DE PEQUENOS VASOS

Na **artrite reumatoide**, a vasculite cutânea de pequenos vasos com frequência ocorre em pacientes portadores do HLA-DR4. Nesses indivíduos, há artrite reumatoide grave com altos títulos do fator reumatoide, nódulos cutâneos com envolvimento de vasos de pequeno e médio calibre. Associam-se sintomas e sinais sistêmicos como neuropatia periférica, púrpura palpável, ulceração cutânea, escleromalácia, possibilidade de envolvimento renal, cardíaco e pulmonar, gangrena digital, sangramento gastrintestinal, infartos no leito ungueal ou telangiectasias, ulcerações e pequenas petéquias digitais e pápulas nas polpas digitais (lesões de Bywater).

Nos indivíduos **soropositivos para o HIV ou com Aids**, a púrpura palpável ou as lesões petequiais hemorrágicas são manifestações clínicas características da vasculite cutânea de pequenos vasos. As pernas e os braços são os locais de predileção. A púrpura palpável pode desenvolver-se nesses indivíduos em localização perifolicular. Tende a ocorrer de forma simétrica na face anterior das pernas, nos tornozelos e no escroto, como pápulas purpúricas perifoliculares de 3 a 5 mm de diâmetro. O quadro mimetiza as lesões cutâneas do **escorbuto**. Na infecção pelo HIV, parecer haver uma redução total das reservas de vitamina C no organismo, de forma suficiente para produzir acentuação folicular de certas doenças cutâneas.

A vasculite cutânea de pequenos vasos pode ocorrer na **doença do soro** ou nas **reações semelhantes à doença do soro**, nos indivíduos expostos a **fármacos**, por uma reação de imunocomplexos. Sintomas como mal-estar, febre, artralgias, linfadenopatia, náuseas e vômitos em geral surgem 7 a 10 dias após a exposição primária ou 2 a 4 dias após uma segunda exposição e duram quatro dias ou mais, sem deixar sequela.

Vasculites predominantemente de vasos de médio calibre

POLIARTERITE NODOSA CLÁSSICA

A poliarterite nodosa clássica é uma inflamação necrotizante dos vasos de pequeno e médio calibre produzindo microaneurismas que se rompem, levando a hemorragia e trombose, com consequente isquemia ou infarto do território irrigado pelo vaso lesado.

Patogenia

A doença atinge as artérias de pequeno e médio calibre, as arteríolas, os capilares e o sistema venoso, poupando as grandes artérias. As lesões ocorrem nas bifurcações e nas ramificações das artérias acometidas. Há grande relação entre poliarterite nodosa e hepatite B e, nessa associação, a doença parece comportar-se como enfermidade de imunocomplexos, mas nas demais formas se admite a hipótese de se tratar de doença por disfunção endotelial. Também se relaciona a poliarterite nodosa a várias outras infecções como hepatite C, por vírus varicela-zóster, parvovírus 19, citomegalovírus, HIV e HTLV, estreptococos, *Klebsiella*, *Pseudomonas*, *Toxoplasma* e riquétsias.

Constitui uma doença multissistêmica que pode provocar grande morbidade. As lesões cutâneas ocorrem em apenas 20 a 50% dos pacientes, sendo a vasculite cutânea de pequenos vasos (púrpura palpável) a manifestação mais comum. As lesões cutâneas sugestivas de envolvimento de vasos maiores (envolvem também artérias musculares) manifestam-se como úlceras cutâneas grandes "pontuadas" e gangrena digital.

São características da poliarterite nodosa clássica:

- É um doença multissistêmica.
- Acomete mais homens.

- Ocorre em qualquer idade (máxima ocorrência entre os 40-60 anos).
- Sintomas constitucionais: febre, mal-estar, perda de peso, artralgias.

A vasculite determina sintomas e sinais como perda de peso significativa, fadiga muscular, dor abdominal, mononeurite múltipla, hipertensão arterial (acometimento das pequenas artérias e arteríolas, levando à hipertensão renovascular e insuficiência renal), orquite (mais comum em associação com infecção pelo VHB), insuficiência cardíaca congestiva. Tem o VHB como causa em 5 a 7% (a literatura varia de 5-54% dos casos).

Há dilatações múltiplas nas artérias de médio calibre dos rins, do fígado e de outras vísceras. Contudo, isso não é patognomônico; ocorre também na displasia fibromuscular, na aterosclerose, no LES, na endocardite infecciosa, na neurofibromatose, na ateroembolia, na síndrome de Ehlers-Danlos e no mixoma do átrio esquerdo.

Entre as manifestações cutâneas, a principal é a "púrpura palpável", podendo ocorrer também outras (doença dos vasos médios), como livedo reticular, úlceras grandes, áreas de gangrena, nódulos subcutâneos (de 0,5-2 cm de diâmetro, no trajeto das artérias superficiais e especialmente em torno dos joelhos, na porção anterior das pernas e dorso dos pés) e raramente infarto digital.

POLIARTERITE NODOSA CUTÂNEA

É uma forma rara de vasculite cutânea que atinge as artérias de pequeno e médio calibre da derme e do subcutâneo, sem qualquer envolvimento sistêmico.

Patogenia

Admite-se ser uma doença por imunocomplexos; há produção de anticorpos da classe IgM contra complexos de protrombina mais fosfatidilserina. A reação antígeno-anticorpo provoca ativação do complemento, levando à inflamação vascular. Há relatos de associação entre poliarterite nodosa cutânea e granulomatose de Wegener e também com a enfermidade de Churg-Strauss.

Na poliarterite nodosa cutânea, as lesões tegumentares ocorrem como nódulos dérmicos ou subcutâneos, especialmente dispostos na porção inferior das pernas, próximos aos maléolos, podendo ascender às coxas e às nádegas e eventualmente às mãos e aos pés. Esses nódulos podem ulcerar, remitem deixando uma pigmentação livedoide tipo "poeira estelar" ou deixam cicatrizes estelares marfínicas tipo atrofia branca (FIGURA 34.15). Nas crianças, é observada gangrena digital. Neuropatia periférica ocorre em 20% dos doentes, do tipo mononeurite múltipla nas extremidades inferiores em sua porção distal, nos maléolos, mas pode se estender às coxas e às nádegas. A poliarterite nodosa cutânea está associada com infecção estreptocócica (especialmente nas crianças), parvovírus B19, HIV, infecção pelo VHB, tuberculose, além de doença intestinal inflamatória e trombose da veia cava inferior.

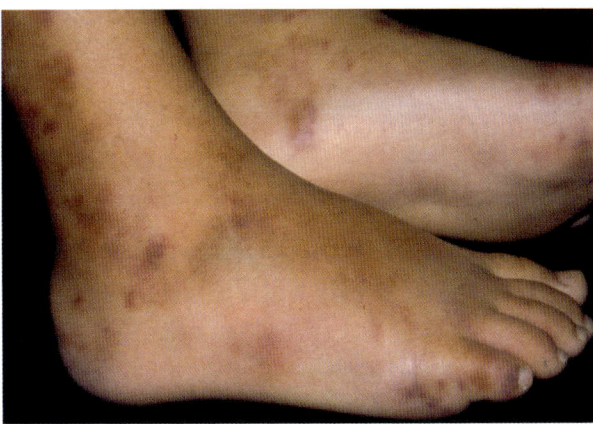

FIGURA 34.15 – Poliarite nodosa cutânea. Manchas livedoides e nódulos profundos.

Histopatologia

Há necrose fibrinoide das paredes vasculares com infiltrado inflamatório neutrofílico, e à imunofluorescência pode haver depósitos de IgM.

Tratamento

Empregam-se corticoides e, quando a resposta não é satisfatória, acrescentam-se imunossupressores, ciclofosfamida, azatioprina e metotrexato. Em formas muito discretas, podem ser tentados apenas anti-inflamatórios não esteroides, e quando há infecções, estão indicados antibióticos.

Frente a um doente com suspeita clínica de poliarterite nodosa cutânea, deve-se proceder à avaliação do acometimento sistêmico, pesquisando-se a possível etiologia por anamnese (medicamentos, infecções, outras doenças) e exame físico completo. Deve-se solicitar ASLO, PPD e sorologia para os vírus da hepatite B e C. O seguimento do doente com aparente doença exclusivamente cutânea deve ser realizado a cada 6 a 12 meses. Se o paciente for assintomático, deve-se submetê-lo a rigorosa anamnese e exame físico completo, com aferição da pressão arterial, solicitação de hemograma, VHS, frações do complemento, função renal e hepática. Caso o paciente apresente sintomas sugestivos da poliarterite nodosa sistêmica (clássica), deve-se solicitar hemograma, VHS, anticorpos antinucleares, ANCA, fator reumatoide e ASLO.

São assinalados em séries estudadas cinco fatores associados com maior mortalidade entre os doentes de poliarterite nodosa sistêmica:

- Creatinina > 1,58 mg/dL.
- Proteinúria > 1 g/dia.
- Acometimento do trato gastrintestinal (sangramento, perfuração, infarto ou pancreatite).
- Acometimento do SNC.
- Cardiomiopatia.

Com relação à sobrevida em cinco anos dos doentes de acordo com a presença das manifestações relacionadas anteriormente, a literatura registra: nenhum fator (88%), um fator presente (74%), dois ou mais fatores presentes (54%).

Vasculites de vasos de pequeno e médio calibre

VASCULITES ASSOCIADAS AO ANTICORPO ANTICITOPLASMA DE NEUTRÓFILO

Além dos fatores etiopatogênicos envolvidos nas vasculite cutânea de pequenos vasos, os quais também se aplicam às vasculites necrotizantes de médios e grandes vasos, atualmente o envolvimento dos superantígenos (SAg) tem sido demonstrado nesse grupo de vasculites. Os SAg são fatores potentes capazes de induzir vários processos imunológicos e exercem um papel importante na manutenção do estado inflamatório. O SAg liga-se a uma proteína não processada pelas células apresentadoras de antígenos, a moléculas do MHC de classe II nas regiões não polimórficas, as quais são regiões diferentes dos locais de ligação de antígenos imunologicamente processados. Dessa forma, os SAgs podem interagir com um grande número de linfócitos T, os quais não necessitam apresentar um receptor de célula T específico para aquele dado antígeno, tendo assim a capacidade de estimular mais de 20% da população das células T residentes no local. Em sua maioria, os SAgs são moléculas de origem microbiana. Estudos têm demonstrado que, tanto na granulomatose de Wegener como na síndrome de Kawasaki, na arterite de Takayasu, na poliangeíte microscópica e na arterite de células gigantes, SAgs do *Staphylococcus aureus* e, em menor extensão, do *Streptococcus pyogenes* podem perpetuar o processo de vasculite nos pacientes que são carreadores nasais dessas bactérias ou as abrigam na pele.

As vasculites associadas ao ANCA são vasculites associadas a autoanticorpos direcionados contra antígenos específicos e não específicos dos neutrófilos. O ANCA ocorre em 5% da população normal. Na imunofluorescência indireta (IFI), há três padrões:

1. ANCA citoplasmático (C-ANCA).
   - Alvo: proteinase 3 (PR3).
2. ANCA perinuclear (P-ANCA).
   - Alvo: mieloperoxidase; outros: catepsina G, lactoferrina, elastase, etc.
3. ANCA atípico.

Os pacientes expressam C-ANCA ou P-ANCA; quando expressam ambos os anticorpos concomitantemente, sugere-se vasculite induzida por drogas. O P-ANCA é menos específico e ocorre na poliangeíte microscópica, na síndrome de Churg-Strauss, na glomerulonefrite necrotizante crescente idiopática, na granulomatose de Wegener e nas vasculites induzidas por drogas.

Vasculites de pequenos vasos associadas ao ANCA (VPV-ANCA) apresentam sintomas sobrepostos com as diferentes vasculites a eles associadas, como hemorragia pulmonar e glomerulonefrite necrotizante em crescente (GNNC), sendo assim denominada síndrome pulmonar-renal. Cerca de 10% dos doentes têm hemorragia pulmonar ocasionando cerca de 50% dos óbitos. O espectro renal varia desde hematúria e proteinúria a GNNC e doença renal terminal. As VPV-ANCA são denominadas pauci-inflamatórias, uma vez que a IFD não demonstra ou revela escassas evidências de depósitos de imunocomplexos na parede ou ao redor dos vasos. O uso de IFI com ELISA nas VPV-ANCA positivas para mieloperoxidase e PR3 tem sensibilidade e especificidade, respectivamente, de 85 e 98%. O ANCA deve ser pesquisado frente a suspeita de VPV-ANCA nas seguintes situações clínicas:

- Presença de hemorragia pulmonar.
- Presença de glomerulonefrite.
- Presença de otite ou sinusite de longa evolução.
- Presença de massa retro-orbitária (suspeitar de granulomatose de Wegener).
- Presença de qualquer vasculite sistêmica com aspecto multiorgânico.

POLIANGEÍTE MICROSCÓPICA

É uma vasculite sistêmica que acomete vasos sanguíneos de tamanho desde capilares até artérias de médio calibre, embora algumas vezes haja apenas acometimento venoso. É uma vasculite necrotizante, com pouco ou sem depósitos imunes.

Patogenia

É uma vasculite com poucas evidências de lesão imunológica por não haver depósitos de Igs ou complemento nas paredes vasculares. Atualmente, atribui-se importância aos anticorpos antimieloperoxidase (P-ANCA), que interagiriam com células inflamatórias lesando o endotélio e danificando os vasos. Nos Estados Unidos, acomete 6 a 8 pessoas por milhão/ano. Pode estar presente arterite necrotizante envolvendo pequenas e médias artérias. A glomerulonefrite necrotizante é muito comum (79-90% dos casos), e a capilarite pulmonar ocorre frequentemente (25-50%), com hemorragias em 12 a 29% dos doentes. Ainda que os principais acometimentos sistêmicos sejam pulmonares e renais, pode haver lesões gastrintestinais com ulcerações do colo e hemorragia, podendo haver também lesões neurológicas com mononeurite múltipla e neuropatias periféricas simétricas. Na poliangeíte microscópica, ocorrem sintomas sistêmicos como febre, mialgia, perda de peso e artralgias, que podem preceder em anos as lesões pulmonares e renais. A púrpura palpável manifesta-se em 46% dos pacientes na época da apresentação da doença, e cerca de 90% dos doentes têm ANCA positivo no soro.

Na diagnose diferencial, devem ser consideradas a granulomatose de Wegener, a síndrome de Churg-Strauss, as vasculite cutânea de pequenos vasos e a poliarterite nodosa.

Quanto ao tratamento, utilizam-se corticoides em altas doses e imunossupressores, preferentemente ciclofosfamida. As remissões atingem 75 a 90% dos doentes. O metotrexato pode ser usado como imunossupressor, mas as recidivas são muito mais frequentes. Plasmaférese e filtração do plasma são empregadas, e mais recentemente, em alguns casos, foi empregado o rituximabe, com bons resultados.

GRANULOMATOSE DE WEGENER

É uma doença multissistêmica rara cujo substrato anatomopatológico é constituído por uma vasculite granulomatosa necrotizante. Constitui-se de uma tríade compreendendo vasculite de pequenos vasos, vasculite necrotizante granulomatosa do trato respiratório e glomerulonefrite.

Patogenia

Admite-se que o substrato da doença é imunológico, valorizando-se como antígeno o *S. aureus*, porque é alta a frequência de doentes que são portadores nasais desse microrganismo e porque são frequentes lesões nasais nesses enfermos. Além disso, os estafilococos possuem uma sequência peptídica que mimetiza a PR3, que é o antígeno contra o qual o C-ANCA reage, despertando a produção desse anticorpo. Além desse fato, os neutrófilos ativados por citocinas ou por apoptose degranulam, liberando mais protease 3, contra a qual se produzem e reagem os anticorpos C-ANCA. Por outro lado, a PR3 produz forte resposta imune celular pelas células T, que, liberando citocinas, atraem mais neutrófilos, havendo maior liberação de proteases e maior lesão endotelial e vascular. Os neutrófilos aderidos ao endotélio e exibindo PR3 sofrerão reação com o C-ANCA, aumentando a inflamação e a agressão vascular.

Manifestações clínicas

As manifestações clínicas mais frequentes são granuloma centrofacial, enfermidade pulmonar (presente em 94% dos pacientes) manifestada por tosse, dispneia, hemoptise e dor pulmonar, assim como infiltrado nodular na radiografia do tórax. Outros dados são dor nos seios nasais, secreção purulenta, epistaxe, úlceras nasais e otite média **(FIGURA 34.16)**. São frequentes lesões edematosas e ulceronecróticas na região nasal. Alguns pacientes apresentam, em algumas ocasiões, sinais e sintomas não específicos como febre, mal-estar geral, perda de peso, artralgias e mialgias. A granulomatose de Wegener pode afetar qualquer órgão, como pele, olhos, traqueia, SNC, coração, mamas, próstata, trato gastrintestinal, vulva e cérvice.

Manifestações cutâneas ocorrem em 45% dos casos e são polimorfas, podendo ocorrer púrpura palpável, nódulos, ulcerações necróticas, vesículas, pústulas e lesões tipo pioderma gangrenoso **(FIGURAS 34.17 E 34.18)**. As alterações cutâneas raramente dominam o quadro clínico, em geral sendo parte menor do envolvimento multissistêmico e tendo curso paralelo à atividade da doença.

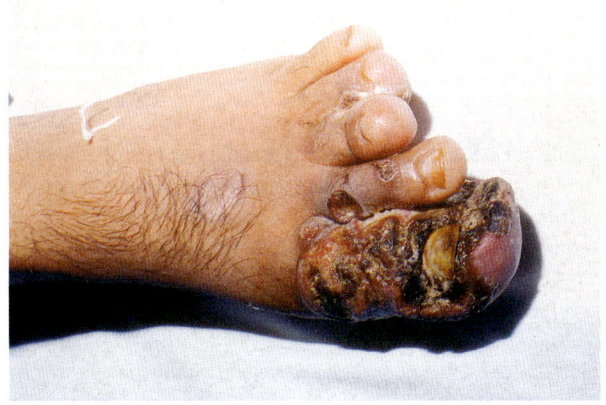

FIGURA 34.17 – Granulomatose de Wegener. Lesões ulceronecróticas tipo pioderma gangrenoso no pé.

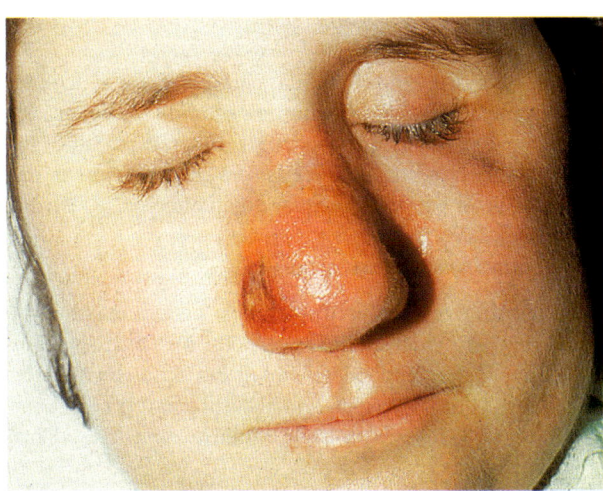

FIGURA 34.16 – Granulomatose de Wegener. Eritema, edema e ulcerações da região nasal.

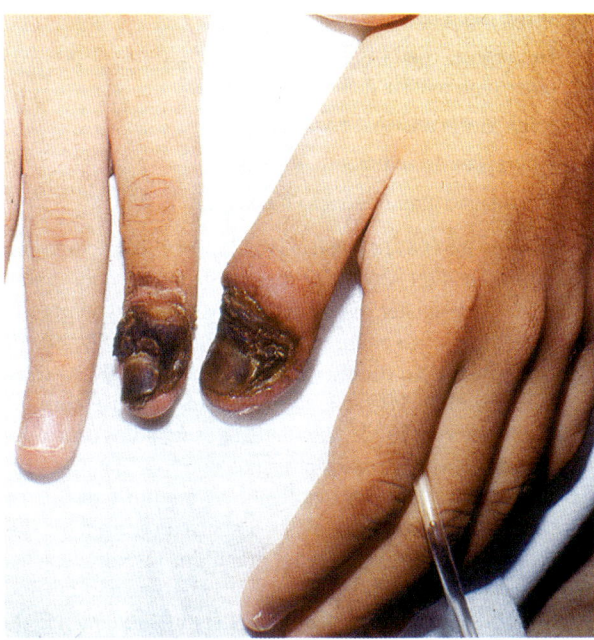

FIGURA 34.18 – Granulomatose de Wegener. Lesões ulceronecróticas nos dedos da mão.

A granulomatose de Wegener é uma entidade clinicopatológica, motivo pelo qual as manifestações clínicas devem ser complementadas com achados histológicos de vasculite necrotizante granulomatosa em algum dos órgãos afetados, fundamentalmente no tecido pulmonar, já que a vasculite granulomatosa no tecido renal é muito rara, e a glomerulonefrite segmentar e focal, que pode ser observada, não é específica dessa doença.

Histopatologia

As lesões da granulomatose de Wegener caracterizam-se por infiltrados nodulares, como abscessos, com grandes acúmulos de polimorfonucleares rodeados de linfócitos, plasmócitos, histiócitos em paliçada, fibroblastos e células gigantes. A presença de vasculite granulomatosa nas lesões cutâneas pode ocorrer, mas não é frequente. Nos vasos cutâneos, é mais comum observar-se vasculite leucocitoclástica.

Diagnose

Clinicamente, a tríade clássica – granulomas necrotizantes do trato respiratório, vasculite necrotizante cutânea e glomerulonefrite – orienta o diagnóstico, mas essas alterações não necessariamente estarão presentes de modo simultâneo.

Os achados de laboratório, em geral, não são específicos, revelando somente enfermidade inflamatória sistêmica com anemia, trombocitose, velocidade elevada de sedimentação globular, presença de proteína C reativa; anomalias na função renal com aumento das cifras de nitrogênio ureico, creatinina e alteração na depuração de creatinina e no sedimento urinário.

Os critérios clínicos e histológicos propostos pelo ACR podem constituir um guia útil no diagnóstico da doença e são:

- Inflamação nasal ou oral.
- Hemoptise (dado indispensável quando não é possível obter uma biópsia de tecido pulmonar).
- Radiografia anormal do tórax.
- Alterações no sedimento urinário.
- Inflamação granulomatosa na biópsia.

Davies, em 1982, e Van der Woude, em 1985, demonstraram a presença de ANCA no soro de pacientes com granulomatose de Wegener. Esses anticorpos são marcadores sorológicos da doença e têm uma especificidade de 99,3%. Os que apresentam um padrão citoplasmático (C-ANCA) estão dirigidos contra a PR3, que é uma serina-protease com um peso molecular de 29 kD, distribuída nos grânulos azurófilos (lisossomos) dos neutrófilos humanos.

Em relação aos aspectos genéticos que influenciam na patogenia da enfermidade, existe associação entre a expressão de ANCA em pacientes com granulomatose de Wegener e os genes de classe II do MHC, de tal forma que a frequência do HLA-DQw7 em caucasianos está significativamente aumentada para 53%, contra 27% dos controles, sendo o risco relativo de 2,9%. Aparentemente, o haplótipo DQw7 associado ao DR2 faz os ANCA serem persistentemente positivos.

Sugeriu-se que os ANCA desempenham um papel patogênico no desenvolvimento de lesões em nível endotelial, já que, *in vitro*, induzem sinais de transdução via proteinocinase C, que produz degranulação dos neutrófilos, cujo efeito citotóxico afeta as células endoteliais. Esses eventos parecem ser relevantes na indução de vasculites.

A diagnose diferencial deve estabelecer-se com poliarterite nodosa clássica, vasculite de hipersensibilidade, síndrome de Goodpasture, vasculite alérgica de Churg-Strauss, sarcoide necrotizante e granulomatose linfomatoide.

O tratamento nesses pacientes deve ser estabelecido de forma precoce, à base de esteroides, prednisona (1 mg/kg/dia) e imunossupressores, especificamente ciclofosfamida (2 mg/kg/dia), para evitar um curso fatal da enfermidade, já que, sem tratamento, 90% dos pacientes morrem antes de dois anos, devido à uremia ou à insuficiência respiratória.

SÍNDROME DE CHURG-STRAUSS

É uma vasculite rara caracterizada por asma, eosinofilia sanguínea e vasculite necrotizante com granulomas extravasculares.

Patogenia

São considerados fatores desencadeantes da síndrome de Churg-Strauss: vacinações, dessensibilização, uso dos inibidores dos leucotrienos (ainda controverso, pois alguns acreditam que os casos de asma tratados com antileucotrienos na verdade já seriam, desde o início, casos de síndrome de Churg-Strauss, e não asma pura) e suspensão rápida de corticoides.

Verifica-se na síndrome de Churg-Strauss que os eosinófilos têm sobrevida maior por diminuição da apoptose e, portanto, há maior ação dos produtos próprios dos eosinófilos, proteína eosinofílica básica maior, proteína eosinofílica catiônica e neurotoxina derivada dos eosinófilos que causam lesões tissulares. A proteína catiônica eosinofílica é um marcador de ativação dos eosinófilos, e seus níveis correlacionam-se com a atividade da doença, servindo inclusive para se antecipar as recidivas.

Manifestações clínicas

É uma doença que é própria da meia-idade e que acomete igualmente os sexos masculino e feminino. A doença em geral inicia-se por manifestações respiratórias asmatiformes ou de rinite, que podem preceder em muito tempo as manifestações de vasculite ou que, eventualmente, podem ser simultâneas.

Os principais sistemas acometidos são:

- **Aparelho respiratório:** pulmões: podem existir infiltrados pulmonares, difusos ou nodulares, sem tendência à cavitação e que podem evoluir em surtos. Resulta em quadro clínico de asma, sem história pregressa de atopia. Vias aéreas superiores: rinite e sinusite, sem antecedentes atópicos.
- **Sistema nervoso:** neuropatia periférica, expressa como mononeurite *multiplex*, ocorre em cerca de 60% dos casos.

- **Aparelho digestivo:** é acometido em cerca de 60% dos casos, ocorrendo granulomas e vasculites que resultam em dores abdominais, perfurações e obstruções intestinais e vasculites mesentéricas com diarreia e hemorragias digestivas.
- **Aparelho cardiovascular:** podem surgir miocardites, pericardites e doença coronariana, sendo as lesões cardíacas *causa mortis* em 40% dos doentes.
- **Manifestações cutâneas:** ocorrem em cerca de 50% dos casos e se expressam por uma ampla gama de lesões de origem vascular, erupção maculopapulosa (25%), púrpura palpável (48%), erupções urticariformes (25%) e nódulos subcutâneos no couro cabeludo e nas extremidades inferiores (30%).

O prognóstico dessa vasculite é melhor que o da poliarterite nodosa ou da granulomatose de Wegener.

A síndrome de Churg-Strauss apresenta três fases evolutivas distintas:

- **1ª fase:** rinite alérgica, polipose nasal e asma.
  - Persiste por anos ou décadas.
- **2ª fase:** pneumonia eosinofílica, gastrenterite e eosinofilia periférica.
  - Recorrências frequentes.
- **3ª fase:** vasculite sistêmica com inflamação granulomatosa.
  - Até 30 anos após as manifestações iniciais (em média 3 anos).

A avaliação laboratorial na síndrome de Churg-Strauss revela alterações semelhantes às observadas na granulomatose de Wegener. Contudo, na síndrome de Churg-Strauss, há eosinofilia proeminente (> 10%/mL) e ANCA positivo em 60 a 70% dos pacientes, com padrão de anticorpos antimieloperoxidase (P-ANCA).

Existem trabalhos que estabelecem critérios para um escore de gravidade na Síndrome de Churg-Strauss que orientam a prognose e a terapêutica:

- Creatinina ≥ 1,58 mg/dL.
- Proteinúria ≥ 1,00 g/24 horas.
- Envolvimento específico do SNC.
- Cardiomiopatia específica.
- Comprometimento específico do aparelho gastrintestinal (hemorragia, necrose e/ou pancreatite).

Em estudos de séries de doentes considerando-se esses fatores, verificou-se: nenhum fator presente a sobrevida de 5 anos observada foi de 88%; na presença de um desses fatores registrou-se sobrevida de 5 anos de 74% e, na presença de dois ou mais fatores, a sobrevida de 5 anos foi de 54%.

Tratamento

Corticoides sistêmicos isoladamente controlam a enfermidade na grande maioria dos casos. Alguns doentes mais recalcitrantes necessitam do acréscimo de imunossupressores, em particular ciclofosfamida ou IgIV.

VASCULITES INDUZIDAS POR DROGAS

Há fortes evidências da ocorrência com o uso de hidralazina, propiltiouracil (e agentes correlatos), minociclina, penicilamina, alopurinol ou sulfasalazina. Outros medicamentos relacionados a vasculites induzidas por drogas associadas ao ANCA são metimazol, fenitoína, tiazidas, cefotaxima e retinoides.

As lesões dermatológicas comuns a esse grupo ocorrem como placas e nódulos purpúricos acrais (face, mamas, extremidades e orelhas) e gangrena digital. O exame anatomopatológico revela vasculite leucocitoclástica na derme superficial e profunda com IFD negativa. Geralmente associam-se glomerulonefrite necrotizante e hemorragia pulmonar. A **vasculite induzida por hidralazina** associada ao ANCA com frequência é erroneamente diagnosticada como lúpus induzido por medicamentos. As duas condições podem ser diferenciadas porque no lúpus eritematoso costuma haver anticorpos anti-DNA dupla hélice e, muito raramente, anticorpos tipo ANCA. Além disso, a vasculite induzida por drogas não se associa ao fenótipo de acetilador lento.

A **vasculite induzida por minociclina** associada ao ANCA apresenta livedo reticular e/ou nódulos subcutâneos nas extremidades, febre e artralgias, e a maioria dos pacientes tem P-ANCA ou anticorpos antimieloperoxidase. Os doentes em geral não têm anticorpos anti-histona (diferentemente do lúpus eritematoso induzido por medicamentos). A minociclina é conhecida por induzir reações imunes que incluem doença do soro-símile, lúpus induzido por medicamentos, hepatite autoimune, pneumonite eosinofílica e vasculite. A maioria dos casos de vasculite induzida por minociclina ocorre após um longo uso do medicamento (> 2 anos), principalmente em doentes tratando acne. Essa associação deve ser lembrada, em particular nas vasculites em mulheres jovens que utilizam o medicamento e exibem manifestações clínicas autoimunes.

A **vasculite de hipersensibilidade ao propiltiouracil** (PTU) representa uma vasculite do tipo leucocitoclástica dos vasos dérmicos superficiais e profundos, que inclusive pode ocorrer com medicamentos antitireoidianos quimicamente relacionados ao PTU. Demonstrou-se aumento da prevalência dos autoanticorpos ANCA (mieloperoxidase) em crianças com doença de Graves de 6,7% antes do tratamento para 64% após o tratamento, contudo nenhuma das crianças tinha vasculite manifesta. O espectro de manifestações varia desde febre e artralgia até síndrome pulmonar-renal. Esse tipo de vasculite apresenta achados reumatológicos como dores articulares, acompanhadas de febre, mal-estar, perda de peso, nefrite, hepatite, pericardite, que fazem parte das reações semelhantes a lúpus induzidas pelo PTU. Esses achados podem ocorrer com lesões purpúricas e necróticas na pele, particularmente acrais e no pavilhão auricular, além de úlceras necróticas na cavidade oral e na orofaringe (FIGURAS 34.19 A 34.21). Após remoção do PTU, ocorre resolução clínica da vasculite de hipersensibilidade, acompanhada de normalização dos exames laboratoriais.

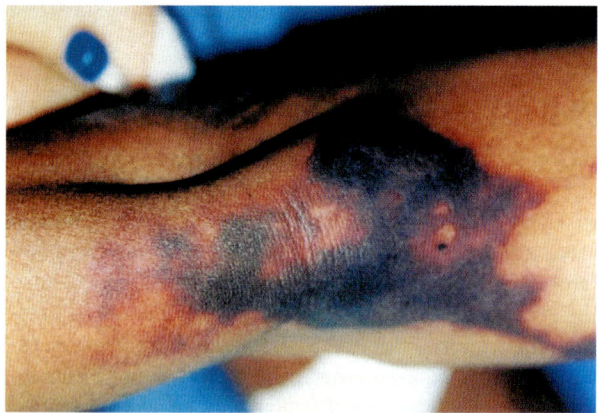

FIGURA 34.19 – Vasculite de hipersensibilidade ao propiltiouracil. Grande placa hemorrágica e necrótica.

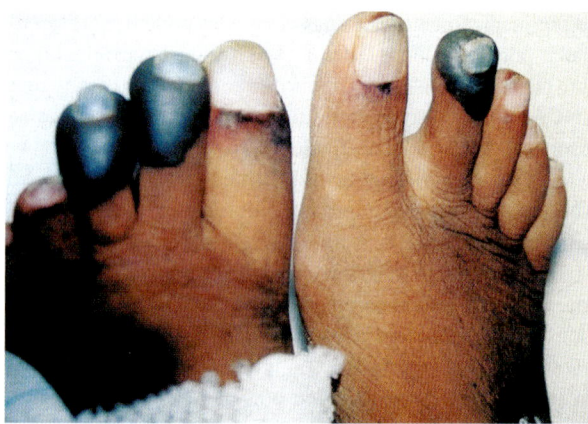

FIGURA 34.20 – Vasculite de hipersensibilidade ao propiltiouracil. Lesões necrótico-hemorrágicas.

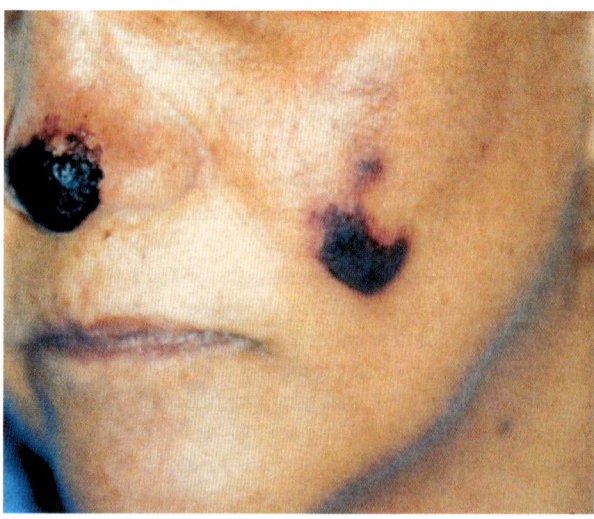

FIGURA 34.21 – Vasculite de hipersensibilidade ao propiltiouracil. Lesões necrótico-hemorrágicas na extremidade nasal e hemiface.

Os **retinoides** tais como a isotretinoína e a acitretina são derivados da vitamina A, regulam a proliferação e a diferenciação celular e afetam a função de queratinócitos, monócitos e linfócitos. Esses compostos são principalmente utilizados no tratamento de doenças dermatológicas, como psoríase e artrite relacionada, acne e doenças da proliferação epidérmica e doenças mieloproliferativas. Nos últimos anos, tem-se relatado um maior número de manifestações sistêmicas adversas, que incluem febre, perda de peso, anemia, dor óssea, artrite, anormalidades mimetizando espondiloartropatias soronegativas e hiperostose óssea difusa. São descritas diversas síndromes vasculíticas com o uso dos retinoides, como capilarites pulmonares, vasculites necrotizantes sistêmicas, poliarterite nodosa e granulomatose de Wegener, com positividade do ANCA em alguns casos. Os retinoides podem originar a **síndrome do ácido retinoico**, que se caracteriza por surgimento de febre e desconforto respiratório, ganho de peso, anemia, dor óssea, derrame pleural e pericárdico, hipotensão e ocasionalmente hemorragia alveolar secundária à capilarite pulmonar.

Conclui-se que certos medicamentos, em particular a hidralazina e o PTU, podem desencadear o surgimento de autoanticorpos ANCA (mieloperoxidase). Os pacientes com vasculite e altos títulos desses anticorpos devem ser questionados sobre o uso desses medicamentos; se utilizado, o medicamento deve ser imediatamente descontinuado.

De forma geral, as manifestações clínicas das VPV-ANCA são:

- **Constitucionais:** febre, perda de peso, anorexia, mal-estar geral.
- **Músculo-esquelético:** mialgia e artralgia.
- **Pele:** púrpura palpável e urticária.
- **Rins:** proteinúria, hematúria, insuficiência renal, glomerulonefrite necrotizante.
- **Trato respiratório:** dispneia, tosse, hemoptise, infiltrados pulmonares, doença pulmonar intersticial, hemorragia pulmonar.
- **Sistema nervoso:** neuropatia periférica, especialmente mononeurite.
- **Trato gastrintestinal:** sangue nas fezes, aumento das enzimas hepáticas, diarreia, náusea, vômitos, dor abdominal.

VASCULITES ASSOCIADAS COM DOENÇAS AUTOIMUNES DO TECIDO CONECTIVO

- Artrite reumatoide.
- LES.
- Síndrome de Sjögren.
- CREST e esclerose sistêmica progressiva.

A vasculite constitui uma manifestação incomum, porém importante das doenças autoimunes. É observada com mais frequência em doentes de artrite reumatoide, no LES, na esclerodermia sistêmica e na síndrome de Sjögren.

A vasculite reumatoide acomete 5 a 15% dos doentes de artrite reumatoide e está associada com grande morbi-letalidade. Ela costuma acometer doentes de artrite reumatoide de meia idade que são tabagistas de meia-idade e doença reumatoide terminal com altos títulos de fator reumatoide. A pele e os nervos são os tecidos mais frequentemente acometidos, determinando gangrena periférica e mononeurite múltipla.

No LES, qualquer vaso pode ser acometido, porém as pequenas arteríolas e vênulas da pele são mais atingidas. O espectro clínico de manifestações dermatológicas inclui púrpura palpável, urticária, microinfartos digitais e ulcerações profundas, o que sugere vasculite sistêmica. A vasculite costuma ocorrer durante os surtos de agudização da doença sistêmica, o que determina uma piora no prognóstico.

Na síndrome de Sjögren, a vasculite cutânea pode se manifestar em 20% dos doentes sob a forma de púrpura palpável, equimoses ou urticária. Também pode ser encontrada a presença do fenômeno de Raynaud e de nódulos eritematosos nas coxas.

Na esclerodermia sistêmica ou nos doentes que sofrem de CREST, os pequenos vasos da pele são acometidos primariamente, causando ulcerações e cicatrizes nas pontas dos dedos das mãos e dos pés.

Dermatoses neutrofílicas com desordens vasculares associadas

As dermatoses neutrofílicas constituem um grupo heterogêneo de doenças unificadas pelos achados histopatológicos em comum: infiltrado inflamatório dérmico extenso neutrofílico e não infeccioso. Manifestações extracutâneas e doenças sistêmicas com frequência são associadas com as dermatoses neutrofílicas, e mesmo uma superposição entre as entidades é observada. Historicamente, essas doenças têm sido classificadas com base na presença ou na ausência de vasculite nas lesões cutâneas:

- **Sem vasculite na patogênese primária** (embora dano vascular possa ser observado de forma secundária): síndrome de Sweet, pioderma gangrenoso, dermatite neutrofílica reumatoide, síndrome de artrite-dermatite associada ao intestino.
- **Com vasculite leucocitoclástica**: doença de Behçet, *erythema elevatum diutinum*, granuloma facial.

Dentro das dermatoses neutrofílicas, é difícil determinar se a agressão vascular é um mecanismo patogênico primário, tal como um dano mediado por imunocomplexo (i.e., vasculite primária), ou constitui uma ocorrência secundária ou um epifenômeno (i.e., vasculite secundária). A presença de imunocomplexos dentro da parede vascular observada pela IFD é um indicativo de diagnóstico de vasculite primariamente mediada por imunocomplexos. Entretanto, a ausência desses achados de IFD não exclui inteiramente a vasculite como processo primário.

DOENÇA DE BEHÇET

Ver Capítulo 51.

Vasculites crônicas fibrosantes localizadas na pele

Este grupo é constituído por duas formas de vasculites cutâneas que, caracteristicamente, resolvem-se com uma reação cutânea fibrosante, porém têm um aspecto de dermatose neutrofílica durante sua evolução: *erythema elevatum diutinum* e **granuloma facial**. São doenças cutâneas distintas, ligadas apenas pelas similaridades histopatológicas.

ERYTHEMA ELEVATUM DIUTINUM

Acomete em maior proporção o sexo feminino, e o substrato anatomopatológico é a vasculite leucocitoclástica. Pode estar associado com anormalidades hematológicas, em particular gamopatia monoclonal por IgA. Também tem sido associado com HIV, herpes-vírus humano tipo 6, leucemia mieloide, mielodisplasia, infecções crônicas (entre elas, estreptocócicas), doença inflamatória intestinal ou após transplante hepático.

Patogenia

Parece relacionar-se a estímulos infecciosos, em particular estreptocócicos, pois infecções estreptocócicas e mesmo a estreptoquinase exacerbam a enfermidade.

Além disso, relatam-se outras associações com infecção como sífilis, hepatite e tuberculose; além do que, pacientes infectados pelo HIV podem apresentar a doença. Também se registram associações com doenças autoimunes, artrite reumatoide, doença celíaca, doença inflamatória intestinal e diabetes tipo 1. Existem relatos de associação com hipergamaglobulinemia, gamopatia monoclonal por IgA, mielodisplasia, mieloma múltiplo, pioderma gangrenoso e policondrite recidivante. O verdadeiro significado dessas associações não está estabelecido, mas devem ser lembradas na investigação dos casos.

Manifestações clínicas

As lesões cutâneas podem ocorrer como pápulas, placas papulosas ou nódulos não purpúricos, de curso crônico, eritematosos ou por vezes de cor acastanhada, que preferencialmente ocorrem na superfície extensora das extremidades e na pele sobre as articulações das mãos e dos joelhos, distribuição esta extremamente característica. Também podem se localizar nas nádegas e sobre o tendão de Aquiles. A face e as orelhas podem ser envolvidas, porém geralmente poupam o tronco e as mucosas. A superfície costuma ser lisa, porém pode haver discreta descamação sobre as lesões. Pode ocorrer nas lesões a presença de púrpura, bolhas, crostas hemorrágicas, com ulceração, em especial nas lesões muito edematosas. Nas lesões mais antigas, a fibrose pode conferir um aspecto que lembra os xantomas (FIGURAS 34.22 E 34.23). No curso da doença, as lesões

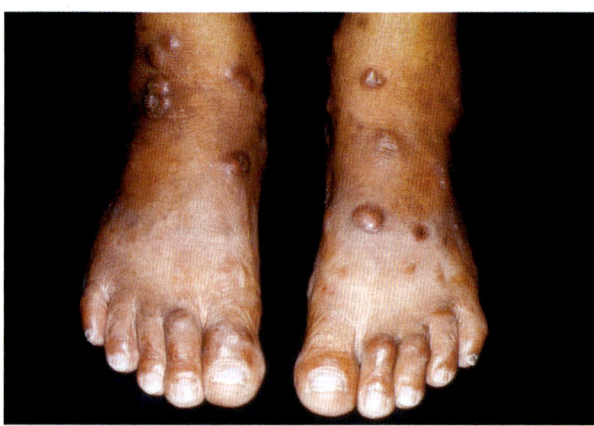

FIGURA 34.22 – *Eritema elevatum diutinum*. Placas eritematopurpúricas nos membros inferiores.

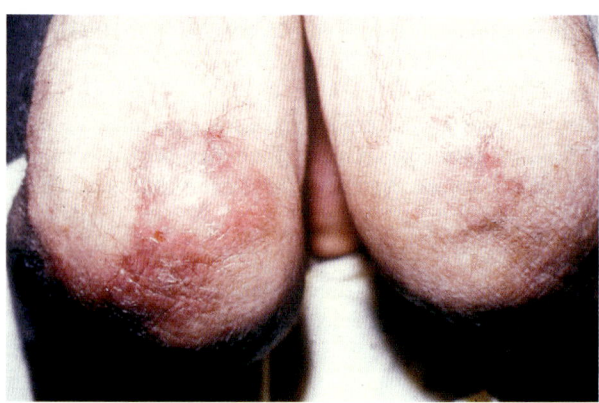

FIGURA 34.23 – *Erytema elevatum diutinum*. Lesões crônicas. Placas eritematosas fibróticas nos cotovelos.

podem involuir espontaneamente, deixando áreas atróficas com hiper ou hipopigmentação. As lesões podem ser assintomáticas ou causar dor em alguns doentes, além de sintomas como ardor ou pinicação. Cerca de 40% dos pacientes experimentam artralgias. O curso é crônico e pode ter atividade clínica por cerca de 5 a 10 anos, quando, por vezes, ocorre involução. O clima frio parece agravar a doença.

Histopatologia

Nas lesões recentes, o achado é característico de vasculite leucocitoclástica. Nas lesões antigas, há tecido de granulação e fibrose, podendo observar-se depósitos extracelulares de colesterol.

Tratamento

Há uma boa resposta terapêutica à dapsona e à sulfapiridina. Há referências aos efeitos supressivos da niacinamida na atividade da doença. Formas localizadas podem ser tratadas com corticoides intralesionais ou tópicos de alta potência. Formas com fibrose muito intensa podem ser abordadas cirurgicamente para o alívio sintomático do doente.

GRANULOMA FACIAL

É uma afecção incomum que ocorre principalmente em adultos e é caracterizada pelo aparecimento de lesão ou lesões castanho-purpúricas na face. Manifesta-se como placas papulosas ou nodosas, em geral localizadas nas regiões frontal, nasal ou bucal. A superfície é lisa, porém pode haver acentuação dos óstios foliculares (**FIGURA 34.24**). Raramente outras áreas que não a face são acometidas, como couro cabeludo, tronco e extremidades (**FIGURA 34.25**). Existe uma variante que atinge a mucosa nasal (fibrose angiocêntrica eosinofílica), que raramente coexiste com as lesões cutâneas faciais (**FIGURA 34.26**).

Patogenia

É desconhecida. Admite-se ser uma variante de vasculite leucocitoclástica com infiltrado eosinofílico predominante. Observou-se expansão clonal de células T produtoras de IL-5, poderoso quimiotático para eosinófilos.

Histopatologia

O exame histopatológico revela vasculite leucocitoclástica, infiltrado com plasmócitos, linfócitos, histiócitos, neutrófilos e numerosos eosinófilos.

À imunofluorescência, podem-se detectar depósitos de IgA, IgG, IgM e C_3 nas paredes dos vasos, sugerindo participação de imunocomplexos na gênese da lesão.

Diagnose

Clínica e histopatológica. Na diagnose diferencial, estão incluídos linfomas, pseudolinfomas, sarcoidose, sífilis, lúpus eritematoso túmido, hanseníase, rosácea granulomatosa e erupção polimorfa à luz. As formas extrafaciais devem ser distinguidas do *erythema elevatum diutinum*.

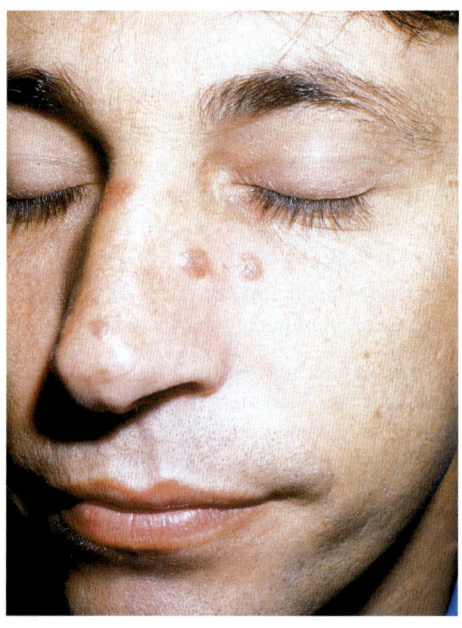

FIGURA 34.24 – Granuloma facial. Lesões nodulares acastanhadas na face.

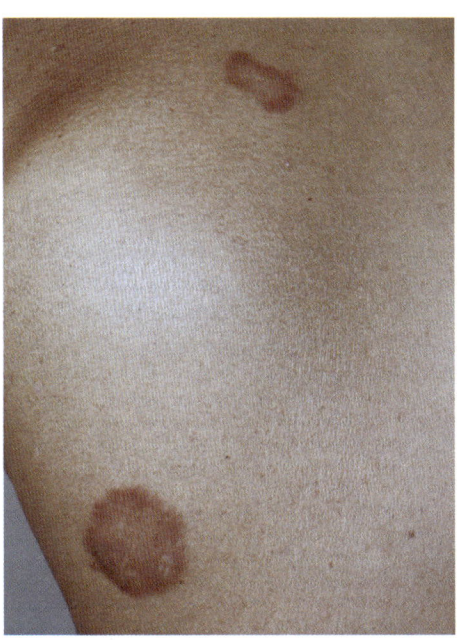

FIGURA 34.25 – Granuloma facial extra-facial. Lesões no ombro.

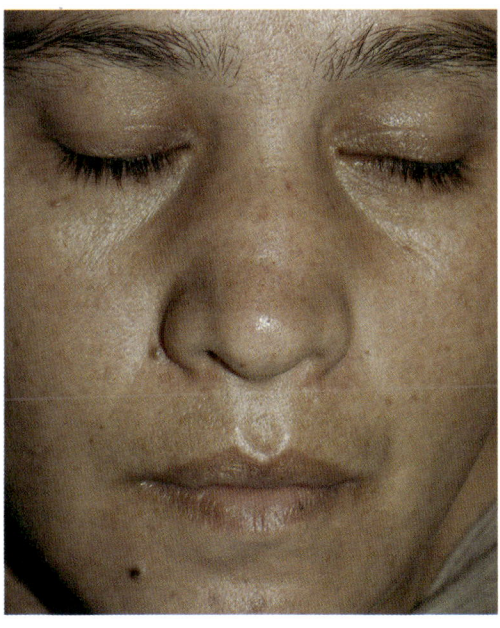

FIGURA 34.26 – Fibrose eosinofílica angiocêntrica. Alargamento da pirâmide nasal pela infiltração do septo.

Tratamento

São utilizados corticoides topicamente e em infiltração intralesional. Também se relatam bons resultados com tacrolimos tópico em tratamento prolongado. Sistemicamente são empregados sulfona, anti-inflamatórios não esteroides, clofazimina e antimaláricos. Há relatos de bons resultados com *laser*. A criocirurgia é efetiva, mas podem aparecer cicatrizes. Em determinadas situações, pode ser indicada exérese cirúrgica.

DERMATITE NEUTROFÍLICA AGUDA FEBRIL (SÍNDROME DE SWEET)

Vasculite da derme média e superior, caracterizada por alterações da parede vascular e infiltração maciça de polimorfonucleares neutrófilos. É mais frequente em mulheres em relação aos homens, na proporção de 4:1, ocorrendo em qualquer idade, porém com mais frequência entre 30 e 60 anos.

Atualmente é classificada em três vertentes:

1. **Clássica** (em geral associada a infecções, especialmente do aparelho respiratório).
2. **Associada a malignidades.**
3. **Induzida por drogas.**

Patogenia

Na variante clássica, que corresponde à maioria dos casos e que predomina em mulheres, ocorrem previamente processos infecciosos, em especial de vias aéreas superiores, geralmente por estreptococos, mas também infecções intestinais por Yersinia, mas não há demonstração definitiva da participação de microrganismos na gênese do processo. Também se associa a doenças inflamatórias intestinais.

Quando associada a enfermidades malignas, o que ocorre em 20 a 25% dos casos, atinge igualmente homens e mulheres, e as neoplasias mais frequentes são predominantemente leucemia mieloide aguda, mas também tumores sólidos como de mama, do trato gastrintestinal, em especial de colo, e tumores urogenitais.

Finalmente, os casos relacionados a drogas ocorrem com mais frequência com o fator estimulador de colônias de granulócitos (G-CSF, do inglês *granulocyte-colony stimulating factor*), mas também com carbamazepina, anticoncepcionais orais, minociclina, sulfametoxazol mais trimetoprima, hidralazina, Mirena (dispositivo intrauterino), doxiciclina, diazepam, azatioprina, nitrofurantoína, lenalonida, bortezomib, PTU, decitabina, clindamicina, abacavir, IL-2, furosemida, entre outros.

Existem ainda outras situações patológicas que têm sido relatadas em associação com a síndrome de Sweet: eritema nodoso, artrite reumatoide, sarcoidose, doenças da tireoide e doença de Behçet. Além disso, eventualmente a doença ocorre na gravidez. Admite-se tratar-se de reação de hipersensibilidade a agentes infecciosos ou a antígenos tumorais. Atualmente, considera-se a possibilidade de desregulação das citocinas IL-1, IL-3, IL-6, IL-8, G-CSF, GM-CSF e interferon-γ na gênese das lesões. Detecta-se na síndrome de Sweet aumento dos níveis de GCS-F, que suprime a apoptose prolongando a vida dos neutrófilos. Também se registrou maior frequência de HLA-Bw54 entre os doentes.

Manifestações clínicas

Ocorre de modo predominante em mulheres de meia-idade. Em geral, precedendo o quadro, há história de infecção respiratória. O curso é persistentemente febril, não há alterações sistêmicas, e as lesões cutâneas são nódulos e placas eritematosas brilhantes, edematosas e dolorosas. O edema, por vezes, é tão intenso que confere aspecto pseudovesiculoso às lesões. A superfície das placas pode apresentar vesículas, bolhas e pústulas, e as lesões localizam-se assimetricamente nas extremidades, na face e no pescoço (FIGURAS 34.27 E 34.28). A variante vesicopustulosa pode evoluir a ulceração, surgindo lesões semelhantes ao pioderma gangrenoso. Essa forma é a que mais frequentemente se associa à leucemia mieloide. As formas mais disseminadas ocorrem nos casos ligados à malignidade. Há casos em que as lesões se dispõem nas áreas fotoexpostas e casos em que as lesões se limitam ao dorso dos dedos e das mãos. Às vezes, observa-se o fenômeno de Köbner. Pode associar-se ao eritema nodoso. Lesões mucosas são raras, iniciando-se como pústulas e evoluindo para lesões aftoides. Eventualmente, ocorrem sintomas sistêmicos: febre, mialgias, artralgias e artrite, em especial de punhos e joelhos. Muito raramente ocorrem alterações pulmonares, hepáticas, pancreáticas, neurológicas, renais ou ósseas.

O curso da doença é de 4 a 8 semanas. Laboratorialmente, há leucocitose com neutrofilia e aumento da hemossedimentação.

Histopatologia

Na derme média e superior, observa-se infiltrado inflamatório difuso ou perivascular com predominância de neutrófilos, às vezes com intensa leucocitoclasia. Há edema importante da derme papilar, com alterações epiteliais secundárias como paraqueratose e espongiose.

Diagnose

Clínica, histopatológica e laboratorial, pela detecção de neutrófilos no sangue periférico. Na diagnose diferencial, é obrigatória a exclusão de eritema polimorfo, eritema nodoso, hanseníase, pioderma gangrenoso, bromoderma *erythema elevatum diutinum*, vasculites, edema hemorrágico da infância, erisipela/celulite, lúpus eritematoso, infiltração leucêmica e urticária.

Tratamento

O tratamento é efetivo e consiste no emprego de corticoide por via sistêmica em dose inicial mais elevada (60 mg/dia de prednisona para adulto), posteriormente reduzida em 4 a 6 semanas. Pode-se também fazer o uso de corticoides tópicos ou por infiltrações intralesionais. Também podem ser utilizados em quadros menos intensos o iodeto de potássio por via oral, 900 mg/dia por 2 semanas, e a colchicina, 1,5 mg/dia por 7 dias, com redução gradual a 0,5 mg/dia por mais 3 semanas.

Existem relatos de respostas favoráveis com outros medicamentos: interferon, clofazimina, ciclosporina, talidomida, dapsona e indometacina.

VASCULITE NODULAR

A vasculite nodular é uma paniculite lobular com vasculite septal crônica e recidivante. Para alguns autores, confunde-se com o eritema indurado de Bazin, entidade vinculada à tuberculose, mas a tendência atual é se considerar os quadros ligados à tuberculose como eritema indurado de Bazin, e as formas não ligadas à tuberculose como vasculite nodular ou eritema indurado de Whitfield e, neste caso, múltiplas etiologias podem estar envolvidas.

Patogenia

Em ambas as condições, há reação de hipersensibilidade a antígenos endógenos e exógenos. Quando se trata do eritema indurado de Bazin, o antígeno é o bacilo da tuberculose. No caso do eritema indurado de Whitfield, outros antígenos estão implicados, outras bactérias que não o bacilo de Koch, estreptococos, vírus da hepatite C e medicamentos. Também às vezes há relação com colite autoimune e carcinoma de colo.

A **vasculite nodular** acomete principalmente mulheres de 30 a 60 anos. As pernas são predominantemente afetadas, com

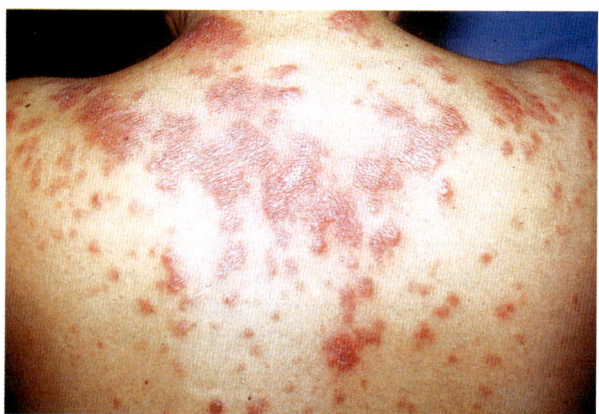

FIGURA 34.27 – Síndrome de Sweet. Nódulos e placas eritematoedematosos no dorso.

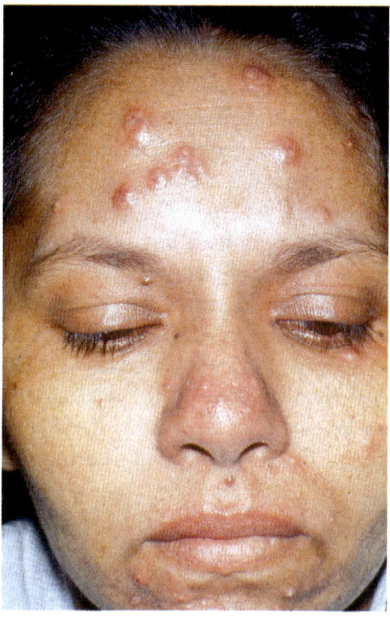

FIGURA 34.28 – Síndrome de Sweet. Nódulos eritematoedematosos múltiplos na face.

lesões nodulares, em particular nas regiões posterolaterais, porém podem surgir lesões nas coxas e nos braços. A evolução dos nódulos em geral é lenta. As lesões que não ulceram podem curar dentro de 2 a 6 semanas, com cicatriz e pouca atrofia. Os nódulos surgem em intervalos regulares, durante meses e anos. As lesões podem ser unilaterais. A histopatologia pode demonstrar a vasculite cutânea de pequenos vasos e o acometimento do tecido celular subcutâneo com uma paniculite verdadeira, lobular, granulomatosa com vasculite septal e vasculite neutrofílica. Classicamente, denominam-se os casos de vasculite nodular que ocorrem como manifestação tipo tubercúlide de foco tuberculoso à distância, como **eritema indurado de Bazin**. Nessa circunstância, vários autores têm obtido o isolamento de fragmentos do DNA do *Mycobacterium tuberculosis,* por análise tecidual dessas lesões com a técnica da reação em cadeia da polimerase (PCR, do inglês *polymerase chain reaction*).

Diagnose

Clínica e histopatológica, devendo-se buscar as causas, inicialmente tuberculose, quando a diagnose será de eritema indurado de Bazin; quando não houve tuberculose, devem-se investigar outras possíveis infecções e medicamentos. São diagnósticos diferenciais eritema nodoso, outras paniculites (infecciosa, por deficiência de α1-antitripsina, pancreática e lúpica), linfoma paniculítico subcutâneo de células T e poliarterite nodosa.

Tratamento

No caso do eritema indurado de Bazin, é o tratamento da tuberculose. Nos casos não tuberculosos e se for encontrado agente casual trata-se e quando a causa não é encontrada utilizam-se medidas de suporte, anti-inflamatórios não esteroides, meias elásticas, repouso e, eventualmente, corticoides ou iodeto de potássio.

Vasculites de grandes vasos

ARTERITE DE TAKAYASU

É uma arterite granulomatosa que atinge artérias de grande e médio calibre, com predileção pela aorta e por seus ramos. As lesões são de três tipos: estenóticas, oclusivas e aneurismáticas; a gravidade do quadro clínico depende de quais artérias são atingidas.

A gênese do processo é imunológica, provavelmente desencadeada por antígenos infecciosos e ambientais, inclusive tendo sido dada importância etiológica ao bacilo tuberculoso, fato que pode ocorrer em alguns casos. Aparentemente, há fatores genéticos, tendo sido assinalados vários antígenos de histocompatibilidade mais frequentes, conforme as populações estudadas, aparentemente predominando o grupo HLA-B.

Manifestações clínicas

Doença sistêmica com sintomas em função das artérias acometidas. Hipertensão arterial é um achado frequente por lesões das artérias renais. O comprometimento de artérias do aparelho digestivo produz dores abdominais, sangramento e perfurações. O envolvimento do arco aórtico e de seus ramos provoca claudicação dos membros superiores, ausência dos pulsos braquiais ou radiais e sopros nas subclávias. Pode haver insuficiência aórtica, isquemia coronária com infartos e insuficiência cardíaca.

As lesões cutâneas encontradas em um terço dos casos são vasculites necrotizantes, tipo vasculite nodular/eritema indurado, lesões tipo eritema nodoso, lesões semelhantes a pioderma gangrenoso, púrpura palpável, lesões nodulares ulceradas, lesões eritematopapulosas nos dedos e nas mãos, erupções semelhantes a lúpus, indicando que a doença também acomete vasos pequenos.

Histopatologia

Caracteriza-se por panarterite com infiltrado inflamatório em torno dos *vasa vasorum* que são substituídos progressivamente por fibrose. A estenose dos vasos decorre de estenose e de trombos intraluminais.

Diagnose

Além dos aspectos clínicos e histopatológicos, exames de imagem são importantes na diagnose, como a angiografia e a ressonância magnética, que revelam as lesões estenóticas da aorta e de seus ramos.

Na diagnose diferencial, deve-se considerar coarctação da aorta, tromboangeíte obliterante, arterite de células gigantes, granulomatose de Wegener, arteriosclerose, doença de Kawasaki, LES, artrite reumatoide, doença de Behçet e doença relacionada à IgG4.

Tratamento

O tratamento visa deter a inflamação e combater a hipertensão. O tratamento fundamental é feito com corticoides na dose de 1 mg/kg/dia. Quando os corticoides não controlam o processo, podem ser empregados imunossupressores como ciclofosfamida, azatioprina e metotrexato. Em casos resistentes, empregam-se agentes biológicos, infliximabe e rituximabe e, mais recentemente, um agente biológico que bloqueia a IL-6, o tocilizumab.

ARTERITE TEMPORAL

É uma arterite granulomatosa da aorta e de seus ramos maiores, com predileção pelos ramos extracranianos da artéria carótida. O local mais frequente da afecção, que pode ser uni ou bilateral, é a região temporal. Apresenta-se com maior frequência em mulheres caucasianas de idade avançada e costuma se associar à polimialgia reumática.

Admite-se que envolva reação imune frente a antígenos infecciosos com substrato genético, pois há frequência maior de alguns antígenos de histocompatibilidade nos doentes, HLA-DR4, HLA-A, HLA-B.

Há ativação de células dendríticas presentes na adventícia das artérias que ativam células T à produção de citocinas, inclusive interferon-γ, que ativa macrófagos e células gigantes que se localizam entre a camada adventícia e a camada íntima das artérias, havendo produção de fator de crescimento derivado de plaquetas (PDGF, do inglês *platelet-derived growth factor*) e fator de crescimento do endotélio vascular e outras citocinas inflamatórias. Resultam em hiperplasia da íntima e neovascularização, que provoca oclusão e isquemia. As manifestações clínicas são cefaleia, claudicação mandibular e da língua ou alterações da deglutição, quando o acometimento é da artéria temporal. Podem ocorrer alterações oculares com perda temporária ou até permanente da visão quando a artéria orbital é afetada. Quando é atingida a artéria vertebrobasilar, há ataxia, surdez e vertigens. São fenômenos mais raros acidente vascular encefálico, alterações neuropsíquicas e alterações cardíacas. Com relação à pele, a lesão clássica característica é a presença de áreas inflamadas e edemaciadas na região temporal, que à palpação se mostra como cordão doloroso (FIGURA 34.29). Os cabelos que recobrem a área podem cair. Púrpuras, bolhas e úlceras são raras. O pulso da artéria temporal mostra-se diminuído.

Diagnose

É clínica e histopatológica, por biópsia da artéria afetada, em geral a artéria temporal, facilmente acessível. É importante se assinalar que a biópsia pode ser negativa considerando o momento da doença e a possibilidade de lesões focais; por essa razão, recomendam-se biópsias mais extensas. São úteis na diagnose ultrassonografia com Doppler, tomografia e ressonância magnética. Nos exames de laboratório, encontram-se anemia e velocidade de sedimentação acelerada. A histopatologia mostra uma panarterite granulomatosa, com presença de células gigantes multinucleadas.

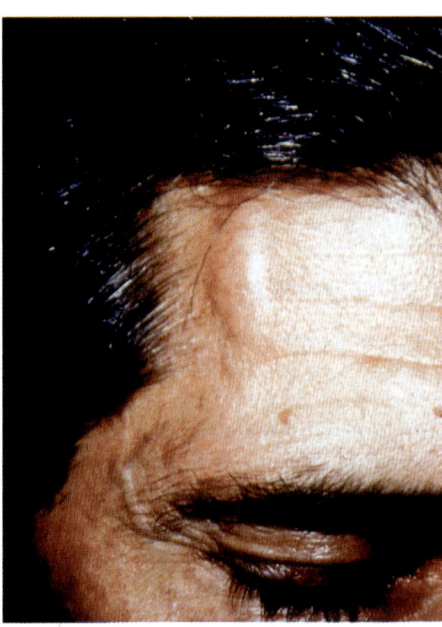

FIGURA 34.29 – Artrite temporal. Lesões sob forma de cordão na região fronto-temporal.

Na **FIGURA 34.30**, é apresentado um algoritmo de investigação das vasculites.

O **QUADRO 34.1** apresenta um resumo para o tratametno das vasculites

VARIZES, MICROVARIZES, TELANGIECTASIAS E OUTRAS ANOMALIAS VASCULARES

Varizes

Varizes são veias dilatadas, especialmente nos membros inferiores, com calibre maior que 5 mm. Entre 2 e 5 mm, constituem as microvarizes. As dilatações de capilares, arteríolas ou vênulas menores de 2 mm são as telangiectasias.

Para a compreensão da fisiopatologia das varizes, são necessários alguns elementos sobre a anatomia normal e a fisiologia do sistema venoso. O fluxo venoso dos membros inferiores é dividido em três componentes: o **superficial**, o **comunicante** e as **veias profundas**. O superficial compreende as veias safena interna, externa e suas tributárias. A veia safena interna origina-se da porção médio-terminal do arco venoso dorsal do pé e ascende a perna e a coxa medialmente. Une-se à veia femoral logo abaixo do ligamento inguinal. A safena externa origina-se da porção lateral do arco venoso dorsal do pé, passa posteriormente ao maléolo lateral e ascende pela via SC na linha média da panturrilha. Ela se insere na veia poplítea já próximo à fossa poplítea. O sistema venoso superficial é conectado ao sistema venoso profundo através de pequenas veias comunicantes ou perfurantes. As veias do sistema profundo são divididas em intramusculares ou intermusculares. O sistema profundo é constituído por três grupos de veias tibiais que confluem e formam a veia poplítea. No nível do canal adutor, a veia poplítea é renomeada como veia femoral superficial, que se une com a veia femoral profunda no trígono femoral e forma a veia femoral comum. O sistema superficial, as comunicantes e o sistema profundo são equipados com valvas bicúspides de fluxo unidirecional, as quais são direcionadas ao sistema venoso profundo, dirigindo o fluxo sanguíneo na direção cefálica e, normalmente, impedindo o refluxo no sistema. O sangue é impelido da perna ao coração primariamente pela ação bombeadora dos músculos da perna. No repouso, em posição ereta, a pressão nos sistemas superficial e profundo é de cerca de 80 mmHg, que representa a pressão hidrostática na posição ereta. Com a deambulação, os músculos da panturrilha contraem-se, comprimindo o sistema profundo venoso, no qual a pressão se eleva transitoriamente, impulsionando o sangue na direção cefálica. As valvas fecham-se quando a pressão se eleva no sistema profundo, prevenindo o fluxo retrógrado e a transmissão de uma alta pressão ao sistema superficial. O esvaziamento do sistema profundo determina uma queda abrupta na pressão das veias profundas para 0 a 10 mmHg, o que determina nova abertura das valvas e direcionamento do fluxo do sistema superficial para o profundo novamente. A manutenção de um sistema venoso intacto e da "bomba muscular" da pan-

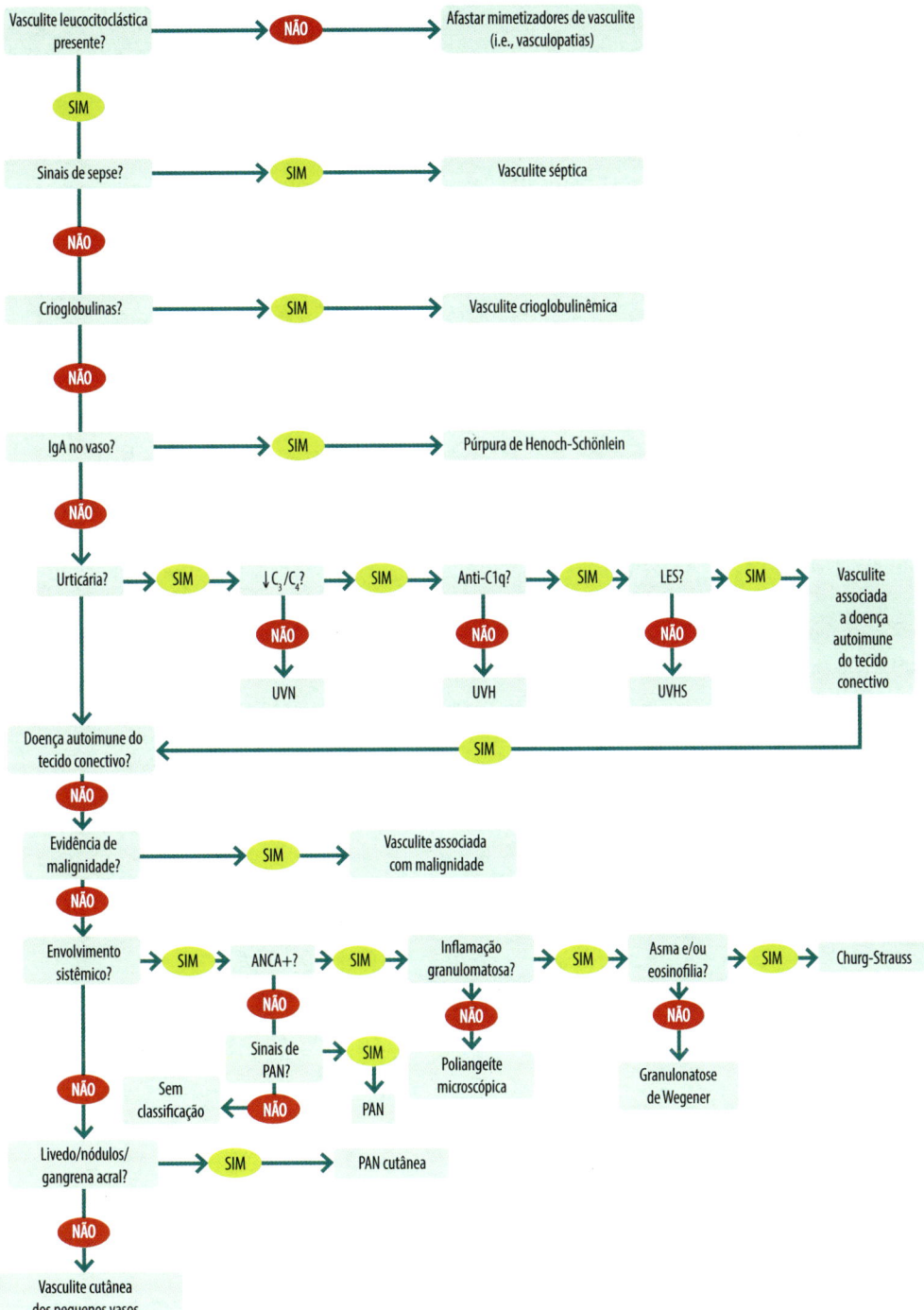

FIGURA 34.30 – Algoritmo para diagnóstico das vasculites.
LES, lúpus eritematoso sistêmico; PAN, poliarterite nodosa.

turrilha é essencial para evitar-se o fluxo sanguíneo retrógrado ao sistema superficial.

Na presença de doença do sistema venoso ou insuficiência da "bomba muscular" da panturrilha, a pressão venosa no sistema profundo com a deambulação pode cair minimamente ou parcialmente. Essa pressão mantida elevada à deambulação é denominada "hipertensão venosa". Finalmente, a hipertensão venosa no sistema profundo pode ser transmitida ao sistema superficial. A hipertensão venosa também é conhecida como "insuficiência venosa crônica" e pode ocorrer por um de quatro mecanismos fisiopatológicos: (**1**) disfunção valvar no sistema superficial e/ou nas comunicantes secundária a incompetência congênita ou adquirida; (**2**) disfunção das valvas no sistema profundo devido a sua ausência congênita, fragilidade

QUADRO 34.1 – Sinopse do tratamento das vasculites

PARA TODAS AS VASCULITES:

1º passo: exclusão de etiologia infecciosa, neoplásica ou inflamatória óbvia.
Etiologia tratável existe em 50% dos pacientes.

2º passo: exclusão de envolvimento sistêmico ou abordagem adequada.
Presente (excluindo-se artralgias) em 20% dos pacientes com manifestação cutânea.

3º passo: escolha terapêutica.

VASCULITES CUTÂNEAS DE PEQUENOS VASOS:

1ª linha: AINE^D, AAS^D, bloqueadores H1/H2^D.

2ª linha: Antimaláricos^D, colchicina (0,6 mg/duas vezes/dia)^C, dapsona^D, corticoides.

3ª linha: dieta de eliminação^D, azatioprina (2 mg/kg/dia)^D, IgIV, ciclofosfamida^E, metotrexato (< 25 mg/semana)^E, troca de plasma^E.

VASCULITES CRIOGLOBULINÊMICAS (VHC NEGATIVAS):

1ª linha: corticoides, dieta de eliminação^A.

2ª linha: colchicina^C, interferon-α^E, ciclofosfamida^D.

3ª linha: ciclosporina^E, azatioprina^E, IgIV^E, melfalano^E, clorambucil^E.

VASCULITES CRIOGLOBULINÊMICAS (VHC POSITIVAS):

1ª linha: interferon-α (3 milhões UI, três vezes/semana, 12 a 18 meses, SC)^A.

2ª linha: ribavirina ± interferon-α^C, ciclofosfamida ± corticoides (0,1-0,3 mg/kg/dia para púrpura, artralgia e fadiga, ou 0,5-1,5 mg/kg/dia para doença renal ou do SNC) ± troca de plasma^D.

3ª linha: colchicina^C.

URTICÁRIA VASCULITE:

1ª linha: bloqueadores H1/H2^D, indometacina^D, dapsona (± pentoxifilina)^C, antimaláricos^D, corticoides (síndrome da urticária vasculite hipocomplementenêmica) (± agente citotóxico)^D.

2ª linha: azatioprina^D, colchicina^C.

3ª linha: ciclosporina (síndrome da urticária vasculite hipocomplementenêmica)^E.

PÚRPURA DE HENOCH-SCHÖNLEIN:

1ª linha: cuidados gerais de suporte.

2ª linha: corticoides (prevenir GN)^A; corticoides (dor abdominal/artrite)^C; corticoides + azatioprina (tratar GN)^C; corticoides + ciclofosfamida (tratar GNRP)^D; dapsona (erupção urticariforme)^D.

3ª linha: IgIV (tratar dor abdominal e GN)^E.

POLIARTERITE NODOSA CLÁSSICA ASSOCIADA AO VHB:

1ª linha: troca de plasma + vidarabina (+ corticoide*)^B ou troca de plasma + interferon-α 2b (+ corticoide*)^C.

2ª linha: lamivudina^D; troca de plasma + corticoide*^{B}; troca de plasma + corticoide* + ciclofosfamida^B.

3ª linha: IgIV.

(Continua)

QUADRO 34.1 – Sinopse do tratamento das vasculites (*Continuação*)

PAN CLÁSSICA NÃO ASSOCIADA AO VHB:

A troca de plasma é ineficaz.
Para os pacientes com doença grave (escore de 5 fatores ≥ 2): ciclofosfamida + poliarterite nodosa[B].

POLIARTERITE NODOSA CUTÂNEA:

1ª linha: AINE[D]; AAS[D]; penicilina (quando associada a estreptococcia)[D].

2ª linha: corticoides[C]; IgIV; metotrexato (7,5-15 mg/semana, por 6 a 12 meses)[E]; IgIV[E].

3ª linha: pentoxifilina (400 mg/VO/três vezes/dia); sulfapiridina (quando associada a doença intestinal inflamatória)[E].
Para formas de apresentação com necrose acral: prostaglandina (PGI2 50 µg IV/dia) e nifedipina (60 mg/dia).

SÍNDROME DE CHURG-STRAUSS E POLIANGEÍTE MICROSCÓPICA:

Postula-se tratamento similar aos casos de poliarterite nodosa clássica sem VHB:
Para os pacientes com doença grave (escore de 5 fatores ≥ 2): ciclofosfamida + corticoides.
Para os pacientes com escore de 5 fatores < 2: corticoides[B].
Considerar agentes citotóxicos se houver: neuropatia, GN refratária aos corticoides, doença miocárdica, isquemia gastrintestinal grave ou acometimento do SNC.

GRANULOMATOSE DE WEGENER:

Indução de remissão:
Ciclofosfamida + corticoide[B] (1ª linha)
Metotrexato + corticoide[B] (2ª linha)
Micofenolato de mofetila[C] ou IgIV[D] (3ª linha)

Manutenção:
Azatioprina + corticoide[A] (1ª linha)
Ciclofosfamida + corticoide[B] (2ª linha)
Micofenolato de mofetila[C] (3ª linha)

Recidiva:
Ciclofosfamida + corticoide[C] (1ª linha)
IgIV[B] (2ª linha)

Níveis de evidência: A, estudo duplo-cego, randomizado; **B**, estudo clínico com mais de 20 doentes, contudo ausência de controles adequados; **C**, estudo clínico com menos de 20 doentes, relatos de casos com casuística maior que 20 doentes ou análise retrospectiva de dados; **D**, séries com cinco doentes ou menos; **E**, casos isolados.
*Devido ao risco de replicação viral, deve ser usado para controle inicial por curto período.
AAS, ácido acetilsalicílico; AINE, anti-inflamatórios não esteroides; GN, glomerulonefrite; GNRP, glomerulonefrite rapidamente progressiva; IgIV, imunoglobulina intravenosa; SC, via subcutânea; SNC, sistema nervoso central; VHB, vírus da hepatite B; VHC, vírus da hepatite C; VO, via oral.
Fonte: Adaptado de Fiorentino.[1]

---

herdada ou dano trombótico; (**3**) obstrução ao fluxo venoso profundo; (**4**) disfunção muscular e incapacidade funcional da "bomba muscular", por desordens inflamatórias das articulações, dos músculos, fibrose ou neuropatia. Não há concordância sobre a sequência dos eventos patogênicos que conduzem a evolução da hipertensão venosa até a ulceração venosa. Embora as úlceras venosas possam ocorrer em pacientes com apenas incompetência das veias superficiais ou perfurantes, elas em geral estão associadas com insuficiência do sistema profundo. Pouco menos que 10% das úlceras venosas decorrem de incompetência venosa profunda isolada.

Dessa forma, as varizes resultam de:

- Defeitos congênitos, como na síndrome de Klippel--Trenaunay, em que há anastomoses ou comunicações arteriovenosas, ou em síndromes de fragilidade do tecido conectivo.

- Insuficiência congênita das valvas, em associação com fatores coadjuvantes como permanência prolongada em pé ou sentado, pouca atividade dos músculos das pernas, pés planos, obesidade, uso de sapatos inadequados, ou outros fatores que determinem dificuldade ao retorno do sangue. Nas mulheres, outros fatores agravantes são as gestações e o uso de anticoncepcionais hormonais.

- Trombose ou tromboflebite das veias profundas das pernas, com consequente destruição da integridade valvar.

Várias hipóteses têm sido propostas para explicar o desenvolvimento da ulceração venosa: (**1**) depósitos de fibrina pericapilar e anormalidades fibrinolíticas (a hipertensão venosa transmite-se aos capilares, que se distendem e permitem a passagem de macromoléculas, como o fibrinogênio, do intravascular para a derme e subcutâneo, onde se polimeriza e forma manguitos de fibrina pericapilar, impedindo a difusão ideal de oxigênio e nutrientes); (**2**) hipótese do bloqueio dos fatores de crescimento (α2-macroglobulina e outras macromoléculas perdidas para o extravascular podem atuar com neutralizadoras de fatores de crescimento, como o fator transformador de crescimento β [TGF-β], incapacitando a reparação de pequenas feridas traumáticas e predispondo à ulceração); (**3**) hipótese do bloqueio leucocitário (o fluxo reduzido no leito capilar determina a compactação dos leucócitos, causando isquemia local, além de liberar enzimas proteolíticas, citocinas, radicais livres e fatores quimiotáxicos, que realimentam a deposição de fibrinogênio pericapilar).

Manifestações clínicas

A associação das varizes com os fatores coadjuvantes mencionados ocasiona o surgimento de sensação de peso nas pernas, queimação, cãibras e edema dos membros inferiores, em especial à noite. Complicação eventual é a erisipela, em geral após ferimento ou por tínea interdigital dos pés. O tamanho das veias varicosas pode variar desde discreta dilatação venosa submaleolar a variados graus de dilatação venosa. Alterações progressivas da insuficiência venosa crônica incluem hiperpigmentação purpúreo-acastanhada, devido ao extravasamento de hemácias e deposição de hemossiderina dentro dos macrófagos da derme, denominada **dermatite ocre**, e depósito de melanina.

Alterações eczematosas com eritema, descamação, prurido e ocasionalmente exsudação costumam estar presentes e são denominadas **eczema** ou **dermatite de estase**. A dermatite é causada ou agravada por sensibilização alérgica a medicamentos tópicos aplicados na pele desses doentes. Edema gravitacional desenvolve-se ao final do dia devido ao escape de fluidos dos capilares. A atrofia branca ocorre como áreas de esclerose e atrofia na pele, branco-porcelana, salpicada com telangiectasias, em cerca de 38% dos pacientes com insuficiência venosa crônica. Embora a atrofia branca seja observada no contexto de outras doenças vasculares e/ou sistêmicas, quase todos os doentes demonstram sintomas de incompetência venosa. Podem surgir ulcerações extremamente dolorosas na atrofia branca, com tendência a lenta cicatrização.

Na doença venosa de longa duração, a pele circunjacente pode tornar-se indurada e fibrótica, envolvendo eventualmente todo o terço inferior da perna, determinando aspecto de garrafa invertida. A indução costuma ser restrita à porção medial da perna e nitidamente é delimitada pela pele normal proximal. Atrofia da epiderme suprajacente e alterações pigmentares são comuns. A esses achados clínicos denomina-se **dermatoesclerose**. A maioria dos autores concorda que essa afecção é altamente associada com insuficiência venosa ou está restrita às pernas de pacientes com insuficiência venosa. O grau da induração da dermatoesclerose parece correlacionar-se diretamente ao mau prognóstico da doença.

A dermatoesclerose frequentemente precede o surgimento de ulceração venosa. Contudo, a dermatoesclerose não está invariavelmente presente, sugerindo que mecanismos outros ou diferentes possam estar envolvidos na patogênese das ulcerações venosas. Infecções recorrentes agravam progressivamente a dermatoesclerose, conduzindo à **elefantíase nostra** (Ver Capítulo 24).

Tratamento

A cura definitiva das varizes, quando muito calibrosas, é a cirurgia; no entanto, quando moderadas a mínimas, podem ser controladas com medidas clínicas como a terapia compressiva com meias elásticas, uma vez que o tratamento da insuficiência venosa crônica tem como objetivo a redução do edema e o alívio da dor, além de melhora da dermatoesclerose, cura das ulcerações e prevenção da recorrência. A elevação das pernas à noite, com a colocação de um apoio de 15 a 20 cm sob os pés da cama, melhora a microcirculação. Também auxilia durante o dia a elevação das pernas acima do nível do coração, por cerca de 30 minutos, três a quatro vezes/dia. O Daflon®, uma fração flavonoide micronizada e purificada, parece diminuir a compactação de leucócitos na microcirculação e sua adesão às células endoteliais, reduzindo o aumento da permeabilidade capilar e aumentando a velocidade do fluxo sanguíneo. Preconiza-se o uso de 1.000 mg/dia por via oral, conjugado à compressão com meias elásticas.

ECZEMA DE ESTASE

Ver Capítulo 16.

PÚRPURA DE ESTASE

Ver Capítulo 18.

DERMATITE OCRE OU HEMOSSIDERÓTICA

Ver Capítulo 18.

CELULITE E ERISIPELA

Ver Capítulo 37.

ÚLCERA DE ESTASE

Ver Capítulo 24.

MICROVARIZES

As microvarizes são pequenos vasos, dilatados e tortuosos, situados no tecido celular subcutâneo dos membros inferiores e que fazem relevo na superfície da pele. Têm dimensões entre 2 e 5 mm de calibre, sendo intermediárias entre as varizes e as telangiectasias. Em geral são assintomáticas, porém inestéticas. Podem ser sinais únicos ou associados com varizes e telangiectasias. O tratamento costuma ser o emprego de medicamentos esclerosantes, porém com frequência ocorrem complicações, como miniulcerações e hiperpigmentação residual. O método eletivo é o procedimento cirúrgico, relativamente simples, com mini-incisões com pinçamento e ligadura dos vasos.

TELANGIECTASIAS

São dilatações anormais e permanentes de capilares e arteríolas do plexo subpapilar e vênulas, principalmente menores que 2 mm de calibre. Têm disposição linear e sinuosa, podendo formar emaranhados ou ter aspecto aracneiforme, ou ainda retiforme. Eventualmente, apresentam-se como dilatações pontuadas. Telangiectasias ocorrem em muitas condições, dermatoses estritamente cutâneas (p. ex., mastocitose cutânea, trauma, dano solar ou radiodermite) ou constituindo um espectro de doenças sistêmicas (p. ex., doenças autoimunes do tecido conectivo, doença enxerto *versus* hospedeiro), podendo constituir a característica principal da afecção. Ocorrem em muitos processos que levam à atrofia da pele, independentemente da causa. Também são resultado de processos em que há vasodilatação crônica como na rosácea, ou as telangiectasias que secundam varizes dos membros inferiores.

A coloração das telangiectasias depende do calibre do vaso dilatado; dilatações maiores apresentam-se com cor azul-escura, enquanto dilatações menores são vermelhas. As telangiectasias como processos patológicos primários incluem as seguintes doenças: telangiectasia nevoide unilateral, telangiectasia essencial generalizada, telangiectasia hemorrágica hereditária, telangiectasia benigna hereditária e ataxia telangiectasia.

TELANGIECTASIA NEVOIDE UNILATERAL

Descreve uma condição caracterizada pela distribuição das telangiectasias ao longo de um dermátomo (FIGURA 34.31). As lesões distribuem-se unilateralmente e consistem em numerosas telangiectasias. Os dermátomos mais frequentemente acometidos são os do trigêmio e o 3º e o 4º cervical. As lesões podem ser congênitas ou adquiridas. A forma congênita é mais comum em homens, enquanto a adquirida é mais comum em mulheres. Nas mulheres, ocorre durante aumentos fisiológicos dos níveis estrogênicos, tais como durante a puberdade ou a gravidez, ou elevações patológicas dos estrogênios, como na doença hepática crônica. As telangiectasias podem esmaecer quando os níveis de estrogênio diminuem. Além da pele, as telangiectasias podem ocorrer na boca e na mucosa gástrica. A histopatologia revela capilares dilatados na derme superior. Comparando-se com a pele normal, há um aumento no número dos receptores de estrogênio e progesterona.

Telangiectasias hereditárias

TELANGIECTASIA HEMORRÁGICA HEREDITÁRIA

Conhecida também como doença de Rendu-Osler-Weber, é uma doença autossômica dominante caracterizada pelo

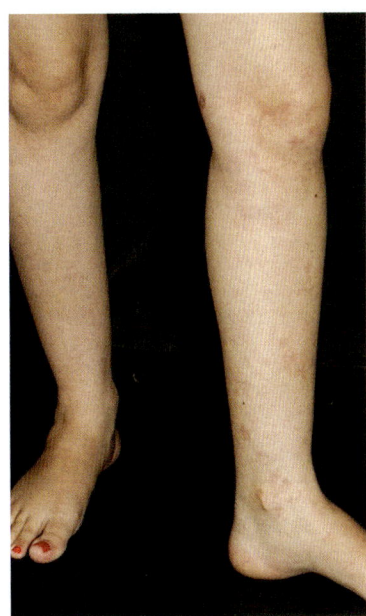

FIGURA 34.31 – Telangiectasia nevoide unilateral. Manchas telangiectásicas formando lesão segmentar unilateral.

acometimento cutâneo por telangiectasias, as quais também ocorrem nas mucosas e nos órgãos internos.

Patogenia

Doença autossômica que envolve mutações em dois genes, havendo diferenças clínicas características da doença conforme os genes envolvidos. Uma das mutações ocorre no gene *ENG* que codifica a endoglina e a proteína ALK-1 situada no cromossomo 9q34, que determina o que se denomina telangiectasia hemorrágica hereditária tipo 1. A deficiência de endoglina e ALK-1, que são receptores endoteliais específicos do fator de crescimento dos fibroblastos β (TGF-β), influencia negativamente a proliferação e a migração das células endoteliais. Os doentes desse tipo de telangiectasia hemorrágica hereditária (tipo 1) têm maior prevalência de malformações arteriovenosas pulmonares. Outras mutações também envolvidas na doença ocorrem no gene *ACVRL1* (do inglês *activin* receptor-*like kinase* – cinase semelhante ao receptor de ativina), o qual se situa no cromossomo 12q, que também é receptor do TGF-β, e sua deficiência também altera o desempenho das células endoteliais, mas produz uma forma mais branda da telangiectasia hereditária hemorrágica, designada tipo 2. A doença em geral é benigna na infância, com a ocorrência de epistaxes, porém as telangiectasias características de pele, mucosa oral, inclusive a língua, e mucosa nasal não aparecem até a adolescência. As telangiectasias podem ser puntiformes ou lineares, raramente de tipo *spider*, e lesões nodulares podem estar presentes, mas são raras em comparação com as demais lesões (FIGURA 34.32). As telangiectasias nos órgãos internos são particularmente frequentes no trato gastrintestinal, com a melena sendo

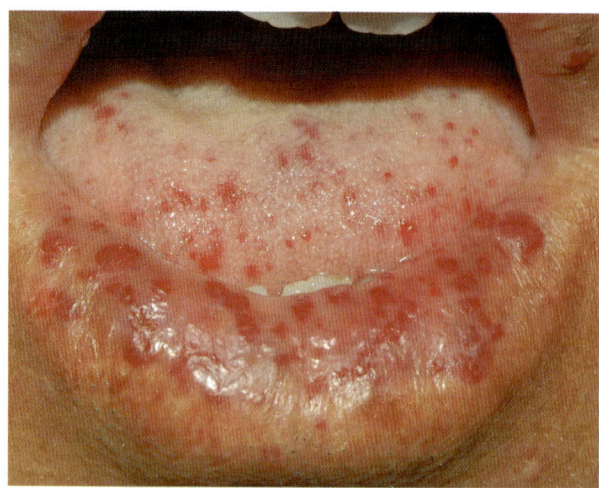

FIGURA 34.32 – Telangiectasia hemorrágica hereditária. Múltiplas pápulas por dilatação vascular na mucosa labial e na língua.

uma complicação esperada. Outros locais de sangramento incluem o fígado, os pulmões e o cérebro, nos quais pode haver fístulas arteriovenosas ou outras malformações vasculares. As lesões cutâneas consistem em telangiectasias que ocorrem nas palmas e nas plantas, em especial sob as unhas, e lesões nos lábios, na língua, no palato e na mucosa nasal. Na histopatologia, há vasos dilatados, intimamente apostos com a epiderme suprajacente ou o epitélio mucoso. Os vasos são compostos por apenas uma camada de células endoteliais planas, e em torno dos vasos há um infiltrado linfocitário. Há ausência de pericitos nesses vasos.

Esses doentes devem ser investigados no sentido de verificar-se a existência de lesões internas importantes por hemograma, hematócrito, pesquisa de sangue oculto nas fezes, ressonância magnética, tomografias e radiografias de pulmão.

TELANGIECTASIA BENIGNA HEREDITÁRIA

Termo aplicado à contraparte benigna da telangiectasia hereditária. É transmitida de forma autossômica dominante e caracteriza-se pela presença de telangiectasias disseminadas, que se iniciam na infância, raramente ao nascimento, e que atingem preferencialmente áreas fotoexpostas. Não há acometimento mucoso e também não ocorrem hemorragias ou doença vascular sistêmica (ver Capítulo 76).

ATAXIA TELANGIECTASIA

Constitui uma doença autossômica recessiva, com envolvimento dos sistemas nervoso e linfático, também denominada **síndrome de Louis-Bar**.

Patogenia

É uma doença determinada por mutações homozigóticas no gene *ATM* que determinam diminuição da capacidade de reparo do DNA, favorecendo aumento do risco de câncer e alterações neurológicas. As telangiectasias estão sempre presentes e aparecem na infância, em torno dos três anos, inicialmente na conjuntiva bulbar e em seguida acometendo a face, as orelhas, o pescoço, o dorso das mãos e dos pés. Também há hipersensibilidade à luz, fotoenvelhecimento precoce e canície prematura. O fator mais importante quanto ao prognóstico é a ataxia cerebelar progressiva, que se inicia no segundo ano de vida, desenvolvendo-se ao longo da infância com disartria, coreoatetose, mioclonias e retardo mental. Há disfunção imune profunda com infecções sinusais e pulmonares, disfunções endócrinas várias, diabetes insulinorresistente, insuficiência gonadal e retardo do crescimento, e maior risco de desenvolvimento de linfoma e leucemia e neoplasias sólidas, especialmente câncer de mama. Os indivíduos homozigóticos do gene mutante têm especial hipersensibilidade às radiações ionizantes e aos medicamentos radiomiméticos e, quando necessitam dessas terapias, devem receber doses menores (ver Capítulo 63).

SÍNDROME DE BLOOM, COCKAYNE E ROTHMUND-THOMSON

São síndromes hereditárias, recessivas, em que há telangiectasias em associação com outros sintomas (ver Capítulo 70).

ANGIOMA SERPIGINOSO

Caracteriza-se por lesões telangiectásicas pontuadas em placa eritematosa, ocorrendo particularmente em mulheres jovens. É provável que seja uma lesão névica vascular, porém foram relatados casos familiares (ver Capítulo 76).

Telangiectasias adquiridas

TELANGIECTASIA ESSENCIAL GENERALIZADA

É mais comum nas mulheres. As lesões inicialmente surgem nos membros inferiores e progridem de modo gradual e simétrico pelo tronco e pelos braços. Em algumas situações, a conjuntiva e a mucosa oral podem ser envolvidas, porém não há diátese hemorrágica ou associação com doença interna. Na histopatologia, observam-se capilares dilatados na derme papilar. Não há maior expressão de receptores de estrogênio e progesterona nesses casos.

Tratamento com Nd:YAG *laser* pode ajudar o paciente, mas há tendência a recidivas.

Telangiectasias secundárias

A ocorrência de telangiectasias em várias condições é comum. As principais são apresentadas a seguir.

TELANGIECTASIA FACIAL

É frequente o aparecimento de telangiectasias nas regiões nasal e malar, a partir das 3ª e 4ª décadas de vida. Decorrem da ação cumulativa de noxas externas como luz, calor e frio, que provocam a atrofia da pele com o desenvolvimento de dilatações vasculares.

TELANGIECTASIAS DOS MEMBROS INFERIORES

São bastante comuns, em particular nas mulheres, devido ao aumento da pressão venosa capilar. O tratamento das telangiectasias é com eletrólise, eletrocoagulação ou *laser*.

TELANGIECTASIAS NAS DOENÇAS CUTÂNEO-SISTÊMICAS

Surgem quase constantemente, em particular nos estágios avançados de várias afecções como dermatomiosite, esclerodermia, lúpus eritematoso, acrodermatite crônica atrofiante e hepatopatias, especialmente na cirrose hepática.

TELANGIECTASIAS POR CORTICOIDES

O uso dos corticoides por períodos longos pode determinar o aparecimento das telangiectasias.

TELANGIECTASIA ARANHOSA (*NEVUS ARANEUS*)

O angioma aranhoso ou nevus araneus ocorre em cerca de 10 a 15% de adultos normais e crianças. A face, o pescoço, o tronco superior e o braço são as regiões mais envolvidas. Nas crianças, tende a ocorrer nas mãos e nos dedos. Há uma alta incidência entre as gestantes e nos hepatopatas crônicos. Ao final da gravidez, muitas lesões desaparecem de modo espontâneo. Clinicamente é caracterizada por dilatação vascular central, levemente elevada, da qual radialmente emergem vasos sanguíneos dilatados, como uma aranha (FIGURA 34.33). Ocasionalmente, observa-se pulsação central. A eletrocoagulação do vaso central erradica a lesão, porém pode haver recidiva. *Lasers* também podem ser empregados.

TELANGIECTASIAS POR BLOQUEADORES DE CÁLCIO

Ocorrem principalmente nas áreas expostas e desaparecem alguns meses após interrupção do medicamento.

Ectasia venosa

Denominada também **lago venoso**, é uma ectasia cística de cor vermelho-azulada, quase negra, localizada no lábio inferior e, eventualmente, na orelha ou na face. É encontrada principalmente nos idosos, sendo desencadeada provavelmente por traumas mínimos e repetitivos. O tratamento da ectasia venosa é a eletrocoagulação, com a cicatrização ocorrendo em 10 a 15 dias. Também pode ser feita excisão cirúrgica.

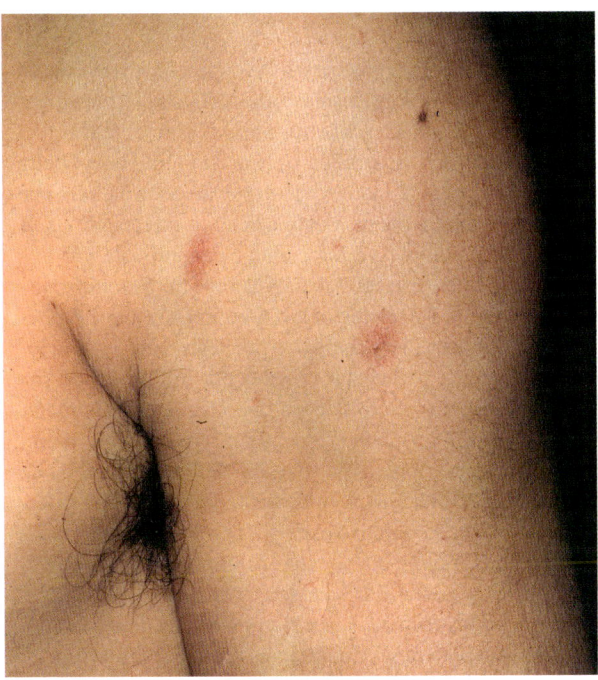

FIGURA 34.33 – Nevo araneo. Manchas telangiectásicas radiadas, de centro papuloso.

PARTE VII
INFECÇÕES E INFESTAÇÕES

CAPÍTULO 35
DERMATOSES POR VÍRUS

Os vírus são agentes infecciosos cujo tamanho varia de 15 a 300 nm. São microrganismos que replicam sempre dentro das células; sendo, portanto, obrigatoriamente intracelulares. Utilizam o sistema de síntese da célula hospedeira para sua replicação e induzem a produção de proteínas que transferem seu genoma para outras células, infectando-as. A partícula viral completa e infectante é denominada vírion e consiste em uma parte central, o nucleoide ou genoma constituído por um ácido nucleico (DNA ou RNA) e um envoltório proteico, o capsídeo, composto por segmentos chamados capsômeros, que pode estar envolto por um envelope (ou membrana) lipoproteico. O envelope origina-se das membranas da célula hospedeira, membrana plasmática, membrana nuclear, membranas do aparelho de Golgi e do retículo endoplasmático quando da saída dos vírions da célula infectada. Na formação do envelope, glicoproteínas codificadas pelo genoma viral são adicionadas à dupla membrana lipídica originada das células hospedeiras. O envelope pode apresentar projeções formadas por glicoproteínas denominadas espículas que podem ser importantes na adesão dos vírus.

Os capsômeros contêm um ou mais tipos de cadeias polipeptídicas. As proteínas do capsídeo são codificadas pelo genoma viral, e este confere proteção, rigidez e aderência ao vírus.

O material do genoma mais a cápsula proteica constitui o que se designa como nucleocapsídeo.

O nucleocapsídeo pode ter várias configurações: icosaédrica, helicoidal ou uma configuração dita complexa. Os vírus icosaédricos podem ter envelope (grupo herpes, rubéola, febre amarela) ou podem não possuir envelope (poliovírus, adenovírus). Os vírus helicoidais também podem não ter envelope (não há vírus humano com essa configuração que é encontrada apenas no vírus do mosaico do tabaco) **(FIGURA 35.1)**.

As proteínas virais podem ser estruturais ou não estruturais. As proteínas estruturais são as que fazem parte do capsídeo e do envelope, enquanto as proteínas não estruturais são enzimas envolvidas no processo de transcrição do genoma, isto é, na replicação. Uma importante proteína não estrutural é a transcriptase reversa que produz cópias de DNA a partir de molde de RNA.

Os vírus com envelope podem ser liberados lenta e continuamente sem provocar morte celular produzindo infecção crônicas, enquanto os vírus sem envelope, quando liberados, em geral produzem morte da célula infectada.

Os vírus têm somente um único ácido nucleico, DNA ou RNA, enquanto os demais seres vivos têm os dois. Não têm metabolismo independente e replicam somente dentro de células hospedeiras vivas. Nos vírus DNA, a réplica do ácido nucleico ocorre no núcleo da célula hospedeira e do componente proteico no citoplasma, enquanto a réplica no vírus RNA ocorre somente no citoplasma da célula hospedeira. Como os outros organismos vivos, podem se reproduzir com continuidade genética ou ter mutações.

Os vírus são classificados fundamentalmente conforme o ácido nucleico em vírus DNA ou RNA. Os vírus DNA são mais estáveis, enquanto nos vírus RNA as mutações são fre-

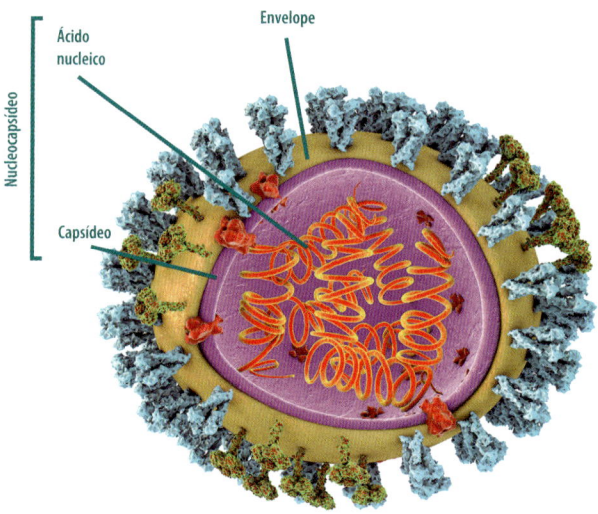

FIGURA 35.1 – Esquema geral de vírus.

quentes. As mutações são responsáveis pelo aparecimento de cepas causadoras de novas doenças. Há um grupo de vírus RNA, os retrovírus da família Retroviridae com vírion entre 80 e 100 nm, que têm uma replicação única. O RNA genômico é usado como molde para a síntese de DNA por intermédio da enzima transcriptase reversa. A partir desse DNA viral, é sintetizado DNA complementar que é integrado dentro do DNA da célula hospedeira onde é usado para transcrição.

Os vírus são também classificados conforme o organismo hospedeiro em vírus bacterianos, vegetais e animais. Os vírus recebem designações aleatórias de acordo com a origem (p. ex., reovírus [acrônimo do inglês *respiratory, enteric, orphan virus*]); modo de transmissão (p. ex., arbovírus, transmitidos por artrópodes); ou consoante as doenças, sintomas ou sinais (p. ex., poliovírus, poxvírus).

São também designados pelo local onde foram inicialmente isolados (p. ex., coxsackievírus).

Os vírus animais de maior interesse em patologia humana estão descritos a seguir.

VÍRUS DNA

- **Adenovírus:** 70 a 80 nm – infecções respiratórias.
- **Hepadnavírus:** 40 a 50 nm.
  - **Ortho-hepadnavírus:** hepatite B.
- **Herpes-vírus:** 120 a 200 nm.
  - **Alfa-herpes-vírus.**
    - **Herpes simples vírus:** herpes *simplex*.
    - **Vírus varicela-zóstes:** varicela e herpes-zóster.
  - **Beta-herpes-vírus.**
    - **Herpes-vírus humano 5 (HHV 5):** citomegalovirose.
    - **Roseolovírus (HHv6):** *exantema subitum*.
  - **Gama-herpes-vírus.**
    - **Linfocriptovírus:** Epstein-Barr vírus.
- **Papilomavírus:** vírus HPV – verrugas planas, vulgares e genitais.
- **Parvovírus:** vírus B19 – eritema infeccioso.
- **Poliomavírus:** tumor de Merkel.
- **Pox vírus.**
  - **Orthopoxvírus:** vírus da vacina antivariólica.
  - **Parapoxvírus:** Orf.
  - **Molluscipox vírus:** molusco contagioso.

VÍRUS RNA

- **Arenavírus:** 50 a 300 nm.
  - **Delta-vírus:** hepatite D.
- **Filovírus:** 80 a 1.400 nm.
  - **Vírus ebola.**
- **Flavivírus:** 40 a 60 nm – febre amarela.
- **Orthomixovírus:** 80 a 129 a 2.000 nm.
  - **Influenza A.**
  - **Influenza B.**
  - **Influenza C.**
- **Paramixovírus:** 150 a 200 nm e 1.000 a 10.000 nm.
  - **Morbilivírus:** sarampo.
- **Picornavírus:** 22 a 30 nm.
  - **Enterovírus:** poliomielite.
  - **Rhinovírus:** resfriado.
  - **Hepatovírus:** hepatite A.
- **Reovírus:** 60 a 80 nm.
  - **Rotavírus:** rotavirose.
- **Retrovírus:** 80 a 100 e 100 a 430 nm.
- **Rhabdovírus:** 45 a 100 e 100 a 430 nm.
  - **Vesiculovírus:** estomatite vesicular.
  - **Lyssavírus:** raiva.
- **Togavírus:** 70 nm.
  - **Rubivírus:** rubéola.

Existem vírus atípicos, dos quais os mais importantes são os viroides e os príons. Os viroides contêm apenas RNA, são vírus pequenos com menos de 400 nucleotídeos com RNA circular e sem envelope. São associados a doenças de vegetais, e o único vírus assemelhado aos viroides capaz de provocar doença humana é o que causa a hepatite D.

Os príons são pequenos, compostos exclusivamente por partículas proteicas, sendo controverso se possuem ou não algum ácido nucleico, mas, se contiverem, a quantidade é tão pequena que seria impossível de codificar proteínas. Produzem algumas doenças como Kuru, doença de Creutzfeldt-Jacob e a síndrome de Gertsmann-Straussler.

PATOGENIA DA INFECÇÃO VIRAL

Em geral, os vírus penetram no organismo através das mucosas por inalação, ingestão ou por contato. Há transmissão direta pessoa a pessoa, por via fecal-oral, por contato sexual, por contato mão-boca, boca-olhos, boca a boca, por sangue contaminado e também por transplante de órgãos infectados. Além disso, existe transmissão entre animais quando o homem pode ser hospedeiro acidental, por meio da transmissão por artrópodes. O processo de infecção das células pelos vírus compreende várias etapas: adsorção, desnudamento, penetração, replicação, montagem de novos vírions e liberação dos vírions da célula.

A adsorção se faz com a ligação do vírus à célula por meio de proteínas de fixação viral que se ligam a receptores específicos da superfície celular que podem ser proteínas, carboidratos ou lipídeos.

O vírus do herpes simples tem proteínas que se ligam ao sulfato de heparan presente nas membranas celulares de queratinócitos e neurônios. Os vírus HIV têm as glicoproteínas gp-41, gp120 com afinidade para receptores presentes em linfócitos, inclusive CD4.

Após a adsorção, a penetração do vírus no interior da célula obedece a vários mecanismos. Alguns vírus com envelope se fundem com a membrana plasmática e os componentes do vírion são liberados no interior da célula. Alguns vírus são interiorizados por invaginações dessa membrana, os endossomos. O vírion funde-se com a membrana do endossomo, resultando na liberação dos componentes virais no citoplasma das células. Vírus que não possuem envelope cruzam diretamente a membrana plasmática ou a membrana do endossomo. A entrada do vírus na célula produz inúmeras alterações morfológicas visíveis ao exame microscópico que constituem o efeito citopático viral que se traduz por edema, vacuolização, perda da polaridade, desprendimento das células vizinhas e mesmo morte celular. Os vírus podem induzir apoptose. Quando essa ocorre antes da replicação viral representa mecanismo de defesa, pois impede a multiplicação do vírus e a agressão de novas células. Outros vírus retardam a apoptose para assegurar sua disseminação a outra célula uma vez efetuada a replicação viral. Os vírus podem ainda modificar a expressão gênica das células infectadas.

Após a adsorção e a penetração do vírus, ocorre o desnudamento do vírus, isto é, o capsídeo é removido pela ação de enzimas lisossômicas expondo o genoma viral. Após o desnudamento do vírus, segue-se a replicação viral que, com os vírus DNA, ocorre no núcleo da célula, e com os vírus RNA, no citoplasma. A replicação viral é processo complexo. Após o desnudamento, o genoma viral inicia seu ciclo replicativo ou se integra ao cromossomo da célula hospedeira. O aparelho celular produz os elementos virais, em vírus mais simples por meio de enzimas celulares e, nos vírus complexos, por meio de suas próprias enzimas replicativas.

Após a replicação, segue-se a fase de montagem do vírus quando as proteínas se agregam ao genoma formando o nucleocapsídeo.

Após a montagem ocorre a liberação do vírus da célula infectada que pode ocorrer por citólise ou pode ocorrer o chamado ciclo lisogênico. A citólise geralmente ocorre com os vírus envelopados. A quantidade de vírus produzida no interior da célula e tão grande que causa a ruptura celular, liberando as novas partículas virais que penetrarão em outras células. No chamado ciclo lisogênico, o genoma viral se incorpora ao DNA da célula infectada que continua suas funções normais e durante a mitose o material genético viral é transmitido às células-filhas.

Há outros dois tipos de infecção viral não citolítica: a indução de uma **transformação neoplástica** ou ocorrência de **infecção latente** em que a replicação viral é mínima ou ausente, com genoma viral intacto, podendo ser reativado.

As infecções virais podem ser exclusivas da pele como as verrugas ou molusco contagioso, ou podem ser manifestações cutâneas de infecção sistêmica como a varicela ou sarampo.

HERPES-VÍRUS

São os vírus da família Herpesviridae, agentes etiológicos de infecções no homem e em animais. Compreendem três subfamílias conforme o comprometimento do hospedeiro, ciclo evolutivo e crescimento em cultura, Alpha herpesvirinae (com dois gêneros, *Simplexvirus* e *Varicellavirus*), *Betaherpesvirinae* e *Gammaherpesvirinae*.

Todos os herpes-vírus possuem a capacidade de permanecer longo tempo em latência em célula do hospedeiro. Para cada tipo de vírus, essa latência ocorre em número restrito de tipos celulares. São os chamados **santuários virais**.

Os herpes (h) da subfamília Alphaherpesvirinae são:

- *h.B*: vírus do gênero *Simplexvirus* infecta macacos asiáticos e pode ser transmitido ao homem por mordidas desses animais e causar infecção geralmente fatal.
- *Bovine h.1, bovine h.2; equine h.1, h.3 e h.4; felid h.1; gallid h.1, h.2 e h.3*: vírus dos gêneros *Simplexvirus* e *Varicellavirus* agentes de infecções em bovinos, equinos e aves domésticas.
- H*uman h.1* (HHV-1): gênero *Simplexvirus*, que causa predominantemente infecção humana não genital, também chamado herpes simples vírus 1 (HSV).
- H*uman h.2* (HHV-2): gênero *Simplexvirus* de transmissão sexual que causa primariamente infecção genital, também chamado herpes simples vírus 2 (HSV-2).
- *Human h.3* (HHV-3): gênero *Varicellavirus* agente da varicela e herpes-zóster. Também chamado varicela-zóster vírus (VZV).

Os **herpes simples vírus** (HSV-1-2) e o VZV após a primoinfecção podem permanecer em latência em gânglios sensoriais cerebroespinhais.

Os vírus da subfamília Betaherpesvirinae são:

- *Human h.5* (HHV-5): gênero *Cytomegalicvirus* agente da doença de inclusão citomegálica. Também chamado citomegalovírus (CMV).
- *Human h.6* (HHV-6): agente do *exantema subitum*. Pode causar infecção assintomática em adultos.
- *Human h.7* (HHV-7): relacionado com HHV-6, não é associado com nenhuma doença.

O citomegalovírus (CMV-5) tem disseminação sistêmica e pode ficar latente em glândulas secretórias e tecidos linfoides. O HHV-6 é responsável pelo exantema súbito, com tropismo por linfócitos B e alterações linfoproliferativas em imunocomprometidos. O HHV-7 não é associado com nenhuma doença, porém infecta tecido linfoide e linfócitos CD4

Os vírus da subfamília Gammaherpesvirinae são:

- *Human h.4* (HHV-4): agente da mononucleose infecciosa. É associado com a leucoplasia pilosa oral, doença de Gianotti-Crosti, neoplasias linfoides como o linfoma

de Burkitt e neoplasias em imunocomprometidos. Também chamado Epstein-Barr vírus (EBV).
- *Human h.8* (HHV-8): associado com sarcoma de Kaposi, linfoma primário de efusão, doença de Castleman tipo plasma-celular. Também chamado de **herpes-vírus associado ao Sarcoma de Kaposi**.

HERPES SIMPLES

O vírus do herpes simples, *Herpesvirus homini*, determina quadros variáveis benignos ou graves. É doença universal. Há dois tipos de vírus: o HSV-1, responsável pela maioria das infecções na face e tronco, herpes não genital e o HSV-2, agente das infecções na genitália e de transmissão geralmente sexual, herpes genital. Cerca de 80 a 90% de infecção viral não genital é pelo HSV-1 e 10 a 20% pelo HSV-2; a porcentagem é inversa com a infecção genital. Este vírus tem antigenicidades diversas e pode ser distinguido sorologicamente pela presença das glicoproteínas gC-1 no HSV-1 e gC-2 no HSV-2.

A transmissão da infecção ocorre por contato pessoal. As partículas virais infectam pela mucosa ou por soluções de continuidade da pele. A primoinfecção herpética é encontrada em indivíduos que nunca tiveram contato prévio com o vírus sem proteção imunológica. O HSV-1 ocorre em 80 a 90% das crianças com menos de 10 anos de idade. Cerca de 90% dos adultos têm sorologia positiva para HSV-1.

A transmissão do HSV-2 é geralmente por contato sexual. Anticorpos anti-HSV-2 são raramente observados antes da adolescência.

O período de incubação da primoinfecção é em torno de 10 dias. O quadro clínico é variável, pode ser grave para a infecção com HSV-1 podendo perdurar semanas. Quando discreta ou assintomática – o que ocorre na grande maioria dos casos –, passa despercebida, e o indivíduo torna-se portador do vírus sem apresentar sintomas. Após a infecção primária, o vírus permanece em latência em gânglios de nervos cranianos ou espinhais. Quando reativado por várias causas migra pelo nervo periférico e retorna pele ou mucosa. É o herpes simples recidivante **(FIGURA 35.2)**.

O vírus pode ser transmitido na ausência da lesão clínica ou portador sem sinais de infecção. Essa possibilidade explica o herpes genital por contato sexual com parceiro clinicamente sadio. A eliminação do vírus para o ambiente na ausência de qualquer sintoma pode ocorrer em 1 a 2% dos indivíduos imunocompetentes e pode ocorrer em até 6% dos infectados nos primeiros 6 meses da infecção, fato que pode ser importante na possibilidade de infecção perinatal. Eventualmente, nesses casos, a infecção pode ocorrer após longo tempo de relacionamento sexual. A revolução sexual que ocorreu nas últimas décadas tem determinado aumento extraordinário da incidência e prevalência do herpes simples genital. Nos Estado Unidos, avalia-se entre 40 e 60 milhões a prevalência da infecção pelo HSV-2.

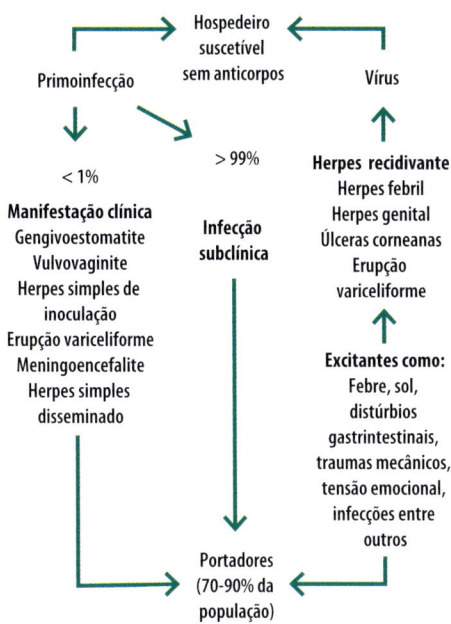

FIGURA 35.2 – Relação parasita-hospedeiro nas infecções pelo *Herpesvirus hominiss*.[1]

HERPES SIMPLES NÃO GENITAL
GENGIVOESTOMATITE HERPÉTICA PRIMÁRIA

É de observação mais comum em crianças, predominantemente entre os 6 meses e 5 anos, na grande maioria das vezes relacionada ao HSV-1. O tempo de incubação entre a exposição e o aparecimento dos sintomas é de 3 a 10 dias. Pode variar de um quadro discreto, com algumas lesões vesicoerosivas e subfebril até quadros graves como erupção vesiculosa com febre alta, adenopatias e comprometimento do estado geral. Com o rompimento das vesículas formam-se exulcerações, logo recobertas de placas esbranquiçadas: a gengiva fica edemaciada e a alimentação torna-se difícil. É comum acometimento perioral por contaminação pela saliva. A faringe e as amígdalas podem ser comprometidas sendo essas lesões, nos adultos mais frequentes que lesões da cavidade oral.

A fase aguda dura de 5 a 7 dias e os sintomas desaparecem em 2 semanas, mas a eliminação do vírus pela saliva continua por, pelo menos, 3 semanas **(FIGURAS 35.3 E 35.4)**.

PRIMOINFECÇÃO HERPÉTICA GENITAL

Pode ser assintomática, mas quando clinicamente aparente caracteriza-se por sintomas gerais, febre, mal-estar, cefaleia que, no entanto, podem não estar presentes em alguns casos. Na mulher, a primoinfecção, em geral, é mais intensa que no homem e se caracteriza por vesículas na área genital, nos genitais externos, no vestíbulo vaginal e no introito. A ruptura das vesículas leva a exulcerações dolorosas e a mucosa vaginal apresenta edema significativo. Eventualmente, a cérvix vaginal é atingida e são consequências comuns das lesões disúria, secreção vaginal e uretral.

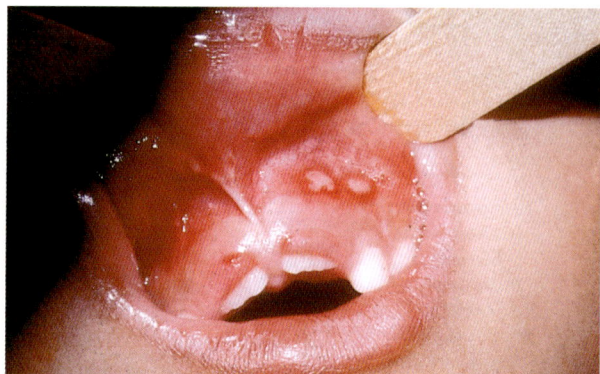

FIGURA 35.3 – Gengivoestomatite herpética primária. Lesões vesicopustulosas circundadas por halo eritematoso na mucosa oral.

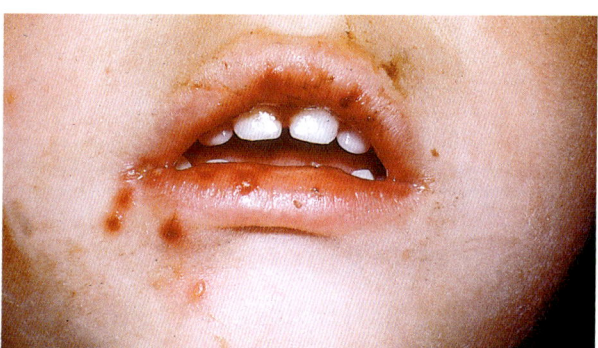

FIGURA 35.4 – Primoinfecção herpética. Além da mucosa oral, as lesões vesicopustulosas se propagaram para o lábio e região perioral.

No homem, surgem vesículas na glande, prepúcio, corpo do pênis e, às vezes, no escroto, coxas e nádegas. Às vezes, acompanham-se de disúria e corrimento uretral por uretrite.

As lesões tanto no homem quanto na mulher duram cerca de 15 dias, e a eliminação viral permanece por cerca de 12 dias. Quando a via de transmissão é retal, há procite com vesiculação.

QUERATOCONJUNTIVITE HERPÉTICA

A primoinfecção pode ser no globo ocular com vesículas e erosões na conjuntiva e córnea. Após a regressão, podem surgir recidivas. A infecção pode causar ulcerações profundas, eventualmente levando à cegueira.

A duração da primoinfecção é de 2 a 6 semanas com tendência à cura, sem deixar sequelas. Na fase inicial, a presença de vesículas agrupadas possibilita a diagnose. Quando o quadro evolui, deve ser distinguido da candidose, aftose, síndrome de Stevens-Johnson e infecções bacterianas.

HERPES RECIDIVANTE

Uma vez tendo penetrado no organismo, o vírus permanece inativado nas células dos gânglios sensoriais da raiz posterior dos nervos correspondentes à região da primoinfecção.

Quando o vírus é reativado, surgem as recidivas nas quais nunca ocorrem sintomas sistêmicos, e a intensidade do processo é muito menor comparativamente à primoinfecção. O aparecimento das lesões é precedido por sensações parestésicas e dolorosas na área de infecção e, posteriormente, surgem as vesículas agrupadas sobre base eritematoedematosa. A recorrência dura cerca de 3 a 7 dias.

É interessante assinalar que, no herpes recidivante da região sacral, as recorrências podem apresentar-se mais extensas simulando herpes-zóster.

PANARÍCIO HERPÉTICO

Infecção herpética recidivante atingindo os dedos das mãos, hoje raramente encontrada. Como referido, 70 a 90% da população é portadora do HSV eventualmente eliminando partículas virais na saliva. Médicos, dentistas, enfermeiras e auxiliares de odontologia, trabalhando sem proteção, são expostos à inoculação nos dedos e mãos. Na primoinfecção, o quadro inicial é de vesículas que coalescem, podendo formar uma única bolha, com adenopatia e eventualmente febre. Após a cura da primoinfecção, ocorrem recidivas locais, em geral acompanhadas de linfoadenopatia.

Nos trabalhadores de saúde, é geralmente causado pelo HSV-1. Da mesma forma, em crianças, a maioria dos casos é causada pelo HSV-1 por inoculação de lesões orais em decorrência do habito de levar frequentemente as mãos à boca. Nos adultos, é muitas vezes causado pelo HSV-2 via autoinoculação a partir de lesões de herpes genital.

HERPES NÃO GENITAL RECIDIVANTE

É de observação mais comum em adultos, surgindo em qualquer área da pele ou mucosa após a inoculação primária. O aparecimento das lesões é, em geral, precedido de horas ou dias de discreto ardor ou prurido local; surgindo depois as lesões características, vesículas agrupadas sobre base eritematosa, que se tornam pústulas e se ulceram **(FIGURA 35.5)**. A localização mais frequente é nos lábios **(FIGURA 35.6)**. Tem como fatores desencadeantes traumas, exposição ao sol, tensão emocional, menstruação e infecções respiratórias.

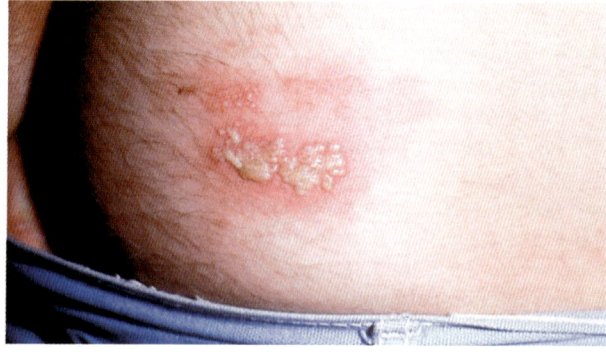

FIGURA 35.5 – Herpes recidivante. Lesões vesicopustulosas agrupadas sobre base eritematoedematosa.

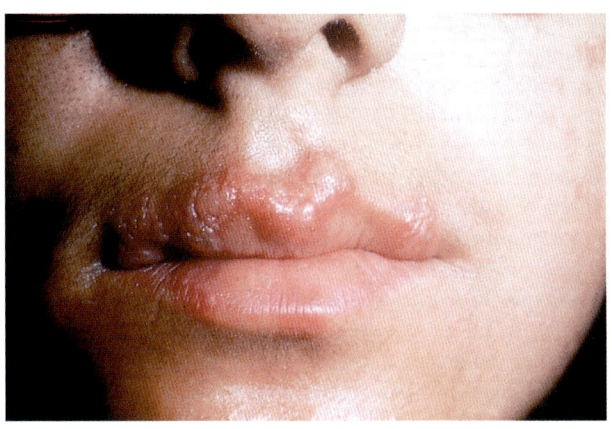

FIGURA 35.6 – Herpes recidivante labial. Edema e lesões vesiculosas agrupadas no lábio superior.

HERPES GENITAL RECIDIVANTE

É frequente e caracteriza-se também por vesículas que se rompem formando pequenas ulcerações. Não costuma ter sintomas gerais. Perdura de 5 a 10 dias (FIGURA 35.7).

HERPES SIMPLES CONGÊNITO

A infecção pelo HSV-2 em gestante pode ser responsável por alterações na embriogenia. Infecção intrauterina precoce ou tardia pode ocasionar defeitos congênitos. A primoinfecção herpética pode ser causa de abortamentos. O herpes simples é uma das causas da síndrome de TORCH (acrônimo de **t**oxoplasmose, **o**utras infecções – hepatites B e C, retrovírus, adenovírus, sífilis, Epstein-Barr vírus, varicela-zóster, micoplasma –, **r**ubéola, **c**itomegalovírus, **h**erpes simples) na qual o agente cruza a barreira placentária com sintomas na criança podendo ser clinicamente silencioso na mãe.

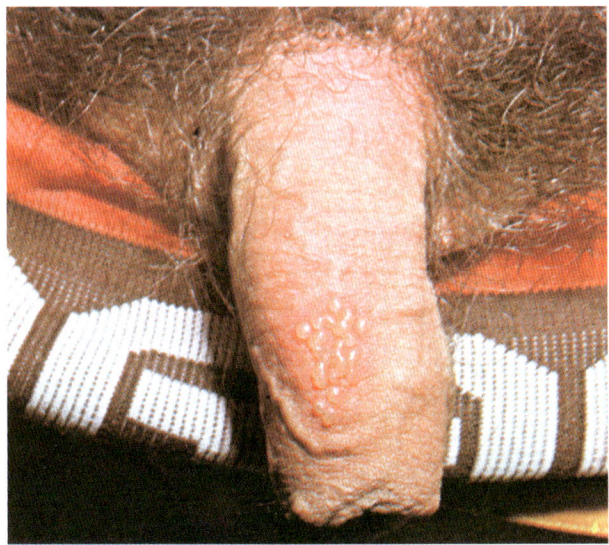

FIGURA 35.7 – Herpes recidivante genital. Agrupamento de vesículas no prepúcio.

É uma forma rara e grave de infecção herpética intraútero transplacentária pelo HSV, geralmente, tipo 2. As infecções são mais frequentes quando as mães desenvolvem primoinfecção herpética em relação às infecções decorrentes das formas recidivantes.

Quando ocorre nas primeiras 20 semanas de gestação, a infecção fetal pode resultar em abortos, natimortos e anomalias congênitas. Quando ocorre mais tardiamente, as crianças sobreviventes apresentam lesões vesiculosas na pele, erosões cicatrizes tipo aplasia cútis, corioretinite, microcefalia, hidranencefalia, microftalmia e pode haver infecção das meninges. Exclusão de infecção pelo HSV-1 e HSV-2 é importante quando houver dados comemorativos.

HERPES SIMPLES NEONATAL

Ocorre quando a parturiente apresenta herpes genital, ocorrendo contaminação do neonato durante o parto. A maioria dos casos é causada pelo HSV-2. São fatores de risco a primoinfecção materna durante a gestação (risco superior a recidivas) e a ruptura precoce das membranas amnióticas. As manifestações clínicas podem ser localizadas, disseminadas, pneumonites e meningoencefalites.

As manifestações localizadas acometem a pele, os olhos e a boca (forma SEM, do inglês *skin, eye, mouth*). Essas formas não tratadas podem evoluir as formas disseminadas, na pele, caracteriza-se por vesículas e bolhas que se erodem, recobertas por crostas. As lesões cutâneas acompanham-se de lesões vesiculosas na mucosa oral e lesões oculares, queratoconjuntivite e corioretinite. O quadro ocorre na cabeça ou nas nádegas, consoante a apresentação fetal, sendo devido, na maioria dos casos, ao HSV-2. O herpes simples neonatal é quadro grave e muitas vezes fatal, caracterizando-se por grande acometimento do estado geral, febre, dificuldades na alimentação, convulsões, hepatomegalia com icterícia e dispneia. Além das formas disseminadas, existem ainda pneumonites que podem disseminar-se e meningoencefalites. Dos sobreviventes, 50% têm sequelas neurológicas ou oculares.

Mulheres com herpes genital devem fazer cesariana. Esta também pode ser indicada com história recente de herpes genital ou de exposição ao parceiro com herpes genital ativo.

MENINGOENCEFALITE HERPÉTICA

Na primoinfecção ocorre uma viremia, caracterizada por febre, cefaleia, mialgia, fraqueza, anorexia. Em cerca de 1 a 2% dos doentes, surgem sintomas de meningite ou meningoencefalite.

Outros casos ocorrem em doentes com evidência sorológica de infecção herpética pregressa provavelmente por reativação de infecções latentes no bulbo olfativo ou no gânglio trigeminal ou no próprio cérebro. A meningoencefalite herpética também pode ser parte do quadro clínico de herpes congênito e herpes neonatal.

ERITEMA POLIMORFO HERPÉTICO

O HSV é uma das etiologias mais frequentes (50%) do eritema polimorfo, que deve ser considerada quando houver antecedente. Na forma inicial, surge 7 a 10 dias após a infecção. As lesões localizam-se mais nas extremidades, como máculas eritematosas ou eritematopurpúricas, eventualmente havendo comprometimento das mucosas. Há recidivas com surtos sucessivos.

O eritema polimorfo desencadeado pelo herpes simples parece decorrer de reação imune celular dirigida aos queratinócitos que expressam o antígeno viral que entram em apoptose por ação de células T particularmente linfócitos CD8+ citotóxicos.

Nesses casos, pode-se detectar o antígeno do HVS na pele de biópsias das lesões por imunofluorescência e reação em cadeia da polimerase (PCR).

HERPES SIMPLES EM IMUNODEPRIMIDOS

O HSV em latência surge frequentemente pela imunodepressão, em pênfigos, micose fungoide e outros linfomas, leucemias, mielomas, transplantes e doenças crônicas. É uma das complicações mais frequentes na Aids (ver Capítulo 40). As lesões são mais numerosas, exuberantes e com ulcerações mais profundas. A infecção pode se generalizar com alta mortalidade podendo comprometer fígado, baço ou pâncreas ou evoluir para uma encefalite herpética.

ERUPÇÃO VARICELIFORME DE KAPOSI (ECZEMA HERPÉTICO, ECZEMA *VACINATUM*)

A erupção variceliforme de Kaposi é um quadro de disseminação viral pelo vírus herpético (eczema herpético) ou da vacínia (eczema *vacinatum*).

A afecção pode resultar de autoinoculação de material das lesões de herpes do doente sobre áreas da pele afetadas pela doença cutânea de base ou pode resultar da infecção oriunda de algum portador de herpes. No passado, quando da realização de campanhas de vacinação antivariólica em São Paulo, na primeira campanha os doentes de fogo selvagem internados no Hospital de Pênfigo foram vacinados e muitos deles desenvolveram erupção variceliforme pelo vírus *vaccinia*, por meio da autoinoculação de suas próprias lesões de pega vacinal. Na campanha seguinte, os doentes não foram vacinados, mas alguns desenvolveram a erupção variceliforme por contágio com material das lesões de pega vacinal de funcionários do hospital que foram vacinados.

Atualmente, não mais sendo realizada a vacinação antivariólica, a erupção variceliforme de Kaposi é causada exclusivamente pelo vírus do herpes. É evidente que, no eczema herpético ambas as formas de HSV-1 e HSV-2 podem estar implicadas, bem como o processo pode ser consequência de primoinfecção ou de infecções recorrentes. Nos casos de eczema herpético, do Hospital do Fogo Selvagem de São Paulo, na grande maioria dos casos, o processo foi originado por herpes simples recidivante.[2]

Na maioria das vezes, ocorre em atópicos que, eventualmente, mesmo sem lesões em atividade, podem desenvolver o quadro, sendo também observado na doença de Darier, pênfigo de Hailey-Hailey, dermatite seborreica e síndrome de Wiskott-Aldrich. Também já foi descrito em queimaduras de 2º grau, inclusive queimaduras solares e também em doentes submetidos a dermoabrasão, ictiose vulgar, hiperqueratose epidermolítica e linfomas. Em nosso meio é encontrado em doentes de fogo selvagem.

O quadro se caracteriza pelo aparecimento súbito de vesículas disseminadas ou em áreas da pele comprometidas. As vesículas rapidamente transformam-se em pústulas que, pelo dessecamento formam crostas com eventual infecção bacteriana. Na vacínia, algumas vesículas podem ser umbilicadas (FIGURA 35.8). Sintomas gerais como febre, prostração, toxemia e adenopatias estão presentes. Mais raramente complicações como queratite herpética podem ocorrer com sequelas oculares graves (FIGURA 35.9).

HERPES GENITAL E INFECÇÃO PELO HIV

Além da relação oportunista dos dois vírus, há evidências que sugerem que o herpes-vírus pode ampliar a patogenicidade do HIV e vice-versa. Quando existem lesões ativas de herpes genital, o processo inflamatório concentra células imunologicamente competentes, inclusive células T CD4+, alvo principal do HIV, que atingirá facilmente essas células pela ruptura epitelial que favorecerá sua penetração. Pesquisas evidenciam que, em presença do vírus do herpes, o HIV aumenta sua replicação por meio da amplificação de suas proteínas e da ação de citocinas liberadas pelas células infectadas pelo HVS. Por outro lado, a depressão imune dos infectados pelo HIV favorece lesões mais intensas e extensas do herpes genital com ulcerações que atingem tecidos profundos e com tempo de cicatrização extremamente longo.

HERPES GENITAL E MALIGNIDADE

Há estudos associando o carcinoma do colo uterino com o HSV-2. Entretanto, mesmo com os recursos da biologia

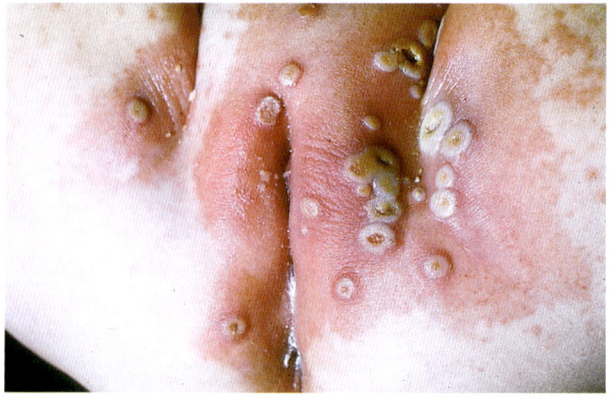

FIGURA 35.8 – Eczema *vaccinatum*. Lesões pustulosas umbilicadas, isoladas e confluentes, sobre dermatite de fraldas.

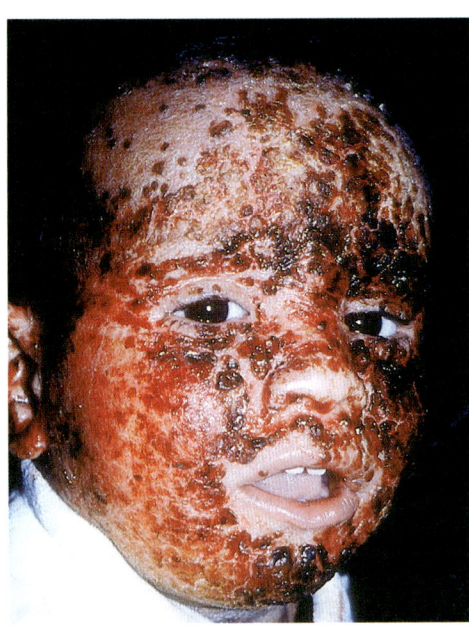

FIGURA 35.9 – Eczema herpético. Disseminação do vírus do herpes simples sobre eczema atópico.

molecular não foi demonstrada relação de causa e efeito. Dessa maneira, pode-se admitir que talvez o que ocorra é o câncer de colo uterino predispor à infecção pelo HSV.

Diagnose diferencial

As lesões mucosas da primoinfecção pelo HSV-1 na infância devem ser distinguidas da candidose, aftose, erupção por drogas, herpangina e infecções virais e bacterianas. As lesões genitais do HSV-2 devem ser diferenciadas do cancro duro e cancroide, podendo haver associação, do eritema fixo medicamentoso e de lesões traumáticas. Deve-se considerar a possibilidade de associação eventual entre HSV-2 e cancro duro ou cancroide.

Diagnose laboratorial

Citodiagnose de Tzanck

É o método eletivo. Fazer uma lâmina com o raspado do soalho de uma vesícula ou erosão recente. Corar pelo Giemsa, Leishman ou HE. A diagnose se faz ao se constatar a presença de células gigantes multinucleadas.

A coloração pelo HE permite leitura mais segura, porque o citoplasma cora-se em rosa e os núcleos em azul. Células similares são encontradas na varicela e herpes-zóster.

Histopatologia

Permite também a diagnose devendo a biópsia ser feita em vesícula íntegra e recente. O quadro histopatológico é a presença de vesícula intraepidérmica, acantólise, degeneração reticular ou balonizante de células epiteliais, similar ao da varicela e herpes-zóster. Podem ser encontrados corpúsculos de inclusão eosinofílicos intranucleares.

Imunofluorescência

Na diagnose pode ser empregada a imunofluorescência direta do raspado das lesões ou de material das vesículas utilizando-se anticorpo fluorescente anti-HSV, podendo, inclusive, utilizar-se anticorpos específicos para distinguir infecções pelo HSV-1 e HSV-2. Esses anticorpos também podem ser empregados em material de culturas.

Microscopia eletrônica

Pode ser feita em material de vesícula ou tecido. Possibilita encontrar partículas virais, com o mesmo aspecto em todas as infecções por herpes-vírus. A **PAGE** (do inglês *polyacrylamide gel electrophoresis*), ou eletroforese com poliacrilamida gel, permite diferenciar os vírus do HSV-1 e HSV-2.

Cultura

São utilizadas células do rim de macaco *Rhesus* (células Vero) ou células de embrião de galinha. O HSV-1 cresce melhor nas células Vero, enquanto o HSV-2 tem melhor desenvolvimento nas células de embrião de galinha.

Inoculação

É feita em membrana corioalantoide de ovos embrionados. O HSV-1 e HSV-2 tem tamanhos diferentes. O VZV e CMV não crescem em ovos embrionados.

Sorologia

A sorologia pode ser feita por várias técnicas. Imunoenzimática para anticorpos IgG que possibilita a titulação e imunofluorescência indireta para anticorpos IgM. Os títulos de anticorpos IgG variam, e há indivíduos com títulos sorológicos altos, sem sinais clínicos de infecção. Assim, para confirmar uma infecção recente pelo HSV, a sorologia deve se elevar em duas amostras feita com 15 dias de intervalo. Western blot é quase 100% específico e sensível. Há técnicas sorológicas baseadas em identificação das glicoproteínas gC-1 e gC-2 que possibilitam distinguir o HSV-1 do HSV-2.

Biologia molecular

A PCR detecta material genético do vírus. Em imunocomprometidos, possibilita distinguir o HSV de outros membros da família. Importante em suspeita de meningoencefalite, porque a PCR permite o achado do DNA viral no líquido cefalorraquidiano (LCR). Outra técnica de biologia molecular que pode ser utilizada é a REA (do inglês *restricton endonuclease analyses*), na qual a endonuclease hidrolisa o DNA viral.

Tratamento

O medicamento efetivo é o aciclovir (acicloguanina) que pela timidinacinase é fosforilada e transformada em monofostato de aciclovir. As cinases da célula hospedeira transformam o novo composto em difosfato e trifosfato que, incorporando-se ao DNA viral, inibem a DNA-polimerase viral interrompendo a replicação viral. O penciclovir e o valaciclovir atuam de maneira similar.

O aciclovir é administrado em doses de 200 mg, cinco vezes/dia, com intervalos aproximados de 4 horas, omitindo-se a administração noturna. O tratamento é por 5 dias, mas pode ser estendido por até 10 dias nas primoinfecções. Em imunocomprometidos, a dosagem deve ser duplicada. Em formas graves, disseminadas, com sintomas sistêmicos e na meningoencefalite ou em herpes congênito e herpes neonatal é indicada a hospitalização e a administração de aciclovir, por via intravenosa (IV) 5 mg/kg a cada 8 horas. Nas primoinfecções menos graves, pode ser empregado o aciclovir pela via oral na dose de 500 mg, cinco vezes/dia por 5 a 10 dias.

A recidiva deve ser tratada com a mesma dose de 200 mg, cinco vezes/dia, por 5 dias, cada vez que ocorre. Com a repetição do medicamento, verifica-se menor duração do surto e diminuição do número de recidivas. No herpes genital as doses são semelhantes, na primoinfecção 200 mg de aciclovir por via oral (VO) cinco vezes/dia por 10 dias ou 400 mg via oral a cada 8 horas por 7 a 10 dias. Nas recorrências, 200 mg, cinco vezes/dia por 5 dias.

São derivados igualmente efetivos o valaciclovir e o famciclovir que possuem maior biodisponibilidade permitindo o uso de doses menores:

Na primoinfecção, as doses empregadas são: valaciclovir 1 g a cada 12 horas por 10 dias e famciclovir 250 mg a cada 8 horas por 7 a 10 dias. Nas recorrências, valaciclovir 500 mg de 12 em 12 horas por 3 dias; e famciclovir nas recorrências orais; 1.500 mg em dose única ao início dos sintomas; e nas recorrências genitais 1.000 mg a cada 12 horas iniciando-se imediatamente após os primeiros sintomas. Quando a recidiva ocorre com muita frequência, pode ser feita terapia supressora por 6 a 12 meses. O aciclovir deve ser administrado na dosagem de 200 mg três a quatro vezes/dia inicialmente, buscando-se progressivamente a menor dose eficaz. A terapêutica supressora também pode ser feita com valaciclovir na dosagem de 500 mg/dia ou com famciclovir, 250 mg a cada 12 horas, uma ou duas vezes/dia, até o desaparecimento das recidivas e no mínimo por 6 meses.

As reações adversas com aciclovir são raras, as mais comuns são náuseas, vômitos, diarreia. O aciclovir tem uma interação potencialmente perigosa com o tenofovir e a meperidina. Quando há insuficiência renal, a eliminação é mais lenta e a dose deve ser diminuída. Não foi demonstrado efeito teratogênico com o aciclovir em animais e em estudos limitados na gravidez humana. Por essa razão, a administração em gestantes deve ser avaliada considerando o risco-benefício. O aciclovir é eliminado pelo leite materno.

Topicamente, realizar limpeza das lesões e usar antissépticos. A idoxuridina (IDU), vidarabina, ou aciclovir são pouco efetivos. O aciclovir tópico é útil na queratite herpética, mas é pouco eficaz nas lesões cutâneas e mucosas. Aparentemente, o pemciclovir tópico é mais efetivo que o aciclovir nas lesões de herpes recidivante. Atualmente, desenvolvem-se estudos ainda não conclusivos sobre o emprego do imiquimod para o herpes genital recidivante.

Há relatos de raros casos de ineficácia do aciclovir. É possível que a ausência da enzima viral ou celular seja responsável por esta ineficácia. A primeira alternativa é o foscarnet que inibe a transcriptase reversa do HIV. Outras drogas, o cidofovir e vidarabina por via sistêmica são terapêuticas alternativas.

No eritema polimorfo herpético, pode se associar o aciclovir com corticoide, que não deve ser administrado isoladamente.

Na criança imunocomprometida com mais de 2 anos de idade, a dosagem é igual do adulto não imunocomprometido. Para pacientes com menos de 2 anos, administrar metade da dosagem. A administração intravenosa de aciclovir é indicada em imunocomprometidos e no herpes simples neonatal.

Profilaxia

A infecção herpética é um problema importante em saúde pública, particularmente pela crescente incidência do herpes genital.

De 1938 até o final da década de 1970, foram usadas imunizações com vacina antivariólica, da influenza, poliomielite e com vírus herpético morto ou atenuado, recursos abandonados pela ineficácia. Não há comprovação de que a imunoestimulação com isoprinosine seja eficaz.

A partir de 1991, surgiram vacinas usando como antígeno as glicoproteínas do envelope viral com ensaios ainda não conclusivos. Mais recentemente, estão sendo pesquisadas as chamadas vacinas gênicas, com vírus geneticamente modificados que impedem a replicação viral. Dessa forma, o vírus infectando o organismo induz a resposta imunológica, sem a capacidade de completar o ciclo evolutivo.

Em resultados preliminares de vacina anti-herpética tipo 2 (Gen-003) usada por via intramuscular em três doses, verificou-se diminuição de 51% da frequência de eliminação do vírus através do aparelho genital comparativamente a controles não vacinados.

VARICELA-HERPES-ZÓSTER

O vírus da varicela-herpes-zóster (VZV ou HHV-3) em geral infecta o homem na infância, causando o quadro de varicela. Após a fase de disseminação hematogênica em que atinge a pele, caminha pelos nervos periféricos até os gânglios nervosos, onde poderá permanecer em latência por toda a vida. Noxas diversas podem causar uma reativação do vírus que, caminhando centrifugamente pelo nervo periférico, atinge a pele, causando a característica erupção do herpes-zóster.

Essa é a maneira habitual do desenvolvimento do herpes-zóster. Excepcionalmente, há pacientes que desenvolvem herpes-zóster após contato com doentes de varicela até mesmo com outro doente de zóster, o que indica a possibilidade de uma reinfecção em paciente já previamente imunizado. É também possível uma criança adquirir varicela por contato de doente de zóster.

Herpes-zóster generalizado em adultos, varicela símile, é encontrado em quadros de imunodeficiência, como linfomas, leucemias, doença de Hodgkin, Aids e em doentes em terapia com imunossupressores como citostáticos e corticoides.

VARICELA

É uma primoinfecção pelo VZV, caracterizada pelo aparecimento de vesículas em base eritematosa na pele e mucosas. De distribuição universal a infecção ocorre em geral na infância, também é encontrada em adolescentes. É frequente em imunodeprimidos (herpes-zóster generalizado). A transmissão viral é aérea, sendo altamente contagiante. O período de incubação é de 2 a 3 semanas. Em geral, confere imunidade por toda a vida: 98% dos adultos são soropositivos.

Após a penetração do vírus, ocorre sua proliferação seguindo-se a primeira viremia após 4 a 6 dias da infecção. Uma segunda replicação do vírus ocorre nos órgãos internos particularmente fígado e baço, seguida da segunda viremia 14 a 16 dias após o início da infecção, permitindo que o vírus atinja as células endoteliais dos capilares cutâneos e a epiderme, surgindo alterações virais nas células malpighianas que clinicamente se traduzirão em vesículas.

O quadro inicia-se com mal-estar, febre moderada e pequenas manchas eritematosas nas quais surgem vesículas de 1 a 3 mm de tamanho cujo conteúdo torna-se purulento e pelo dessecamento formam crostas. As lesões ocorrem em surtos; assim, observa-se o clássico polimorfismo da varicela, com a presença de lesões em vários estádios evolutivos. A erupção é mais numerosa no tronco, com menor número nas extremidades. Há lesões na mucosa (FIGURAS 35.10 E 35.11).

Em cerca de 1 semana, a febre desaparece e deixam de aparecer novas lesões, permanecendo somente as crostas, que se eliminam em alguns dias.

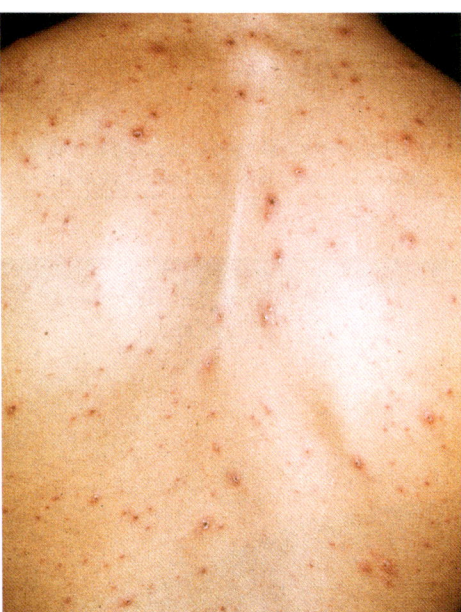

FIGURA 35.10 – Varicela. Lesões no dorso em vários estádios de evolução, pápulas eritematosas, pústulas e lesões crostosas.

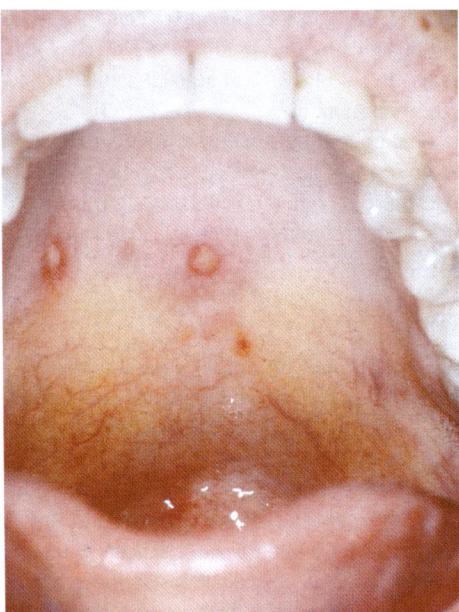

FIGURA 35.11 – Varicela. Lesões mucosas. Vesicopústulas rotas rodeadas por eritema no palato.

Excepcionalmente, a varicela em crianças pode determinar febre elevada, com lesões muito numerosas, particularmente nas mucosas. Em adultos, geralmente a febre é elevada, com cefaleia, anorexia, mau estado geral e a doença é mais grave.

A varicela neonatal é uma infecção grave, frequentemente fatal, por contágio, em geral quando a mãe tem varicela alguns dias antes do parto.

Em doentes imunocomprometidos, a infecção pelo VZV ocasiona quadro grave, com eventual aparecimento de lesões hemorrágico-necróticas e complicações sistêmicas como pneumonia e encefalite.

As lesões cutâneas são mais extensas e frequentemente há pneumonia que pode ser grave.

Quando a infecção acomete mulheres grávidas, especialmente no terceiro trimestre da gestação, pode haver lesões fetais, produzindo baixo peso, anormalidades oculares (microftalmia, catarata, atrofia óptica), retardo psicomotor por lesões do sistema nervoso central e membros hipoplásicos, além das cicatrizes no tegumento.

Antigamente, na diagnose diferencial, considerava-se a varíola, de caráter muito mais monomorfo; hoje devem ser diferenciadas as dermatites de contato, a doença mãos-pés-e-boca e a pitiríase liquenoide varioliforme aguda.

Diagnose laboratorial

Em geral não é necessária. A citodiagnose de Tzanck, como referida para o herpes simples, revela células multinucleadas. A histopatologia mostra vesícula epidérmica com células balonizantes. Podem ser encontradas inclusões eosinofílicas em núcleo de células epiteliais e em células endoteliais. Antígeno viral pode ser evidenciado em lâminas ou cortes histológicos por imuno-histoquímica, usando anticorpos monoclonais específicos para VZV. O vírus pode ser demonstrado por uma coloração negativa na microscopia eletrônica e o DNA pode ser evidenciado pelo PCR. Tem ação citopática em cultivos de fibroblastos embrionários.

Sorologicamente pelo método imunoenzimático a presença de anticorpos da classe IgM sugere infecção recente. A soroconversão da IgG ou o aumento significativo do título entre duas amostras com intervalo de 10 dias indica também infecção recente.

Tratamento

Repouso, paracetamol ou dipirona para controle da febre. Não é indicado usar aspirina em crianças pelo risco da síndrome de Reye (encefalopatia inflamatória aguda associada a degeneração gordurosa de órgãos internos). Topicamente, limpeza das lesões com água boricada ou solução de Burow, diluída a 1:20 e antibacterianos. Para o prurido, anti-histamínico. Nas formas mais intensas em crianças, pode ser empregado o aciclovir VO na dose de 20 mg/kg/dose quatro vezes/dia por 5 dias. Nos adultos, a dose recomendada é de 800 mg por via oral cinco vezes/dia por 7 dias (a droga somente é efetiva quando introduzida nas primeiras 24 horas).

Em crianças imunossuprimidas e adultos com formas graves, emprega-se o aciclovir por via intravenosa, 10 mg/kg a cada 8 horas, em infusões com duração de 1 hora por 7 a 14 dias.

Profilaxia

Observação por 2 semanas dos indivíduos não imunes que tiveram contato. Imunodeprimidos devem evitar contato e, se ocorrer varicela-zóster, está indicada a imunoglobina varicela-zóster (VZIG) administrada até 96 horas após a exposição, na dose de 125 U/kg. É também recomendada para gestantes suscetíveis com eventual exposição e para neonatos com mães infectadas pouco antes do nascimento. A proteção da imunoglobina é em torno de 3 semanas.

A vacina-varicela-zóster (cultura Oka) é altamente eficiente. É efetiva na prevenção da doença entre 70 e 90% e impede a ocorrência de formas mais graves. A vacina é constituída de vírus vivos atenuados e deve ser ministrada a todas as crianças entre os 12 e 18 meses e repetida entre os 4 a 6 anos de idade

HERPES-ZÓSTER

Herpes-zóster resulta da reativação do vírus varicela-zóster que permanece latente nos gânglios da raiz nervosa posterior dos nervos desde sua penetração no organismo quando causou varicela.

O maior risco de zóster é observado em indivíduos imunodeprimidos por doenças como malignidades hematológicas e Aids. Também são fatores de risco: imunodepressão iatrogênica em transplantados, corticoterapia e quimioterapia. Outros fatores de riscos encontrados em estudos populacionais são asma, doença renal crônica, doença pulmonar obstrutiva crônica, depressão artrite reumatoide e doença inflamatória intestinal.

Manifestações clínicas

O quadro clínico é, quase sempre, típico. A maioria dos doentes refere, antecedendo as lesões cutâneas, dores nevrálgicas; menos frequentemente, sensações parestésicas; e, raramente, até mesmo prurido. Nessa fase pré-eruptiva, que em geral dura cerca de 48 horas, mas que pode estender-se por dias, a dor pode simular cefaleia comum, dor cardíaca, pleurisia, pancreatite ou dor ciática.

A lesão elementar é uma vesícula sobre base eritematosa. A erupção é unilateral, raramente ultrapassando a linha mediana, seguindo o trajeto de um nervo (distribuição dermatômica). Surgem de modo gradual, levando de 2 a 4 dias para se estabelecerem totalmente sob a forma de áreas eritematosas sobre a qual surgem vesículas agrupadas de modo herpetiforme. Nessa fase, a dor continua intensa (FIGURAS 35.12 A 35.14). Quando não ocorre infecção secundária, as vesículas se dessecam, formam-se crostas e o quadro evolui para a cura em 2 a 4 semanas. Excepcionalmente, podem ocorrer algumas vesículas fora da área dermatômica. Paralelamente à involução das lesões, sobretudo em indivíduos jovens, a dor cessa. Nos indivíduos idosos, porém, a dor pode continuar com bastante intensidade, configurando a nevralgia pós-herpética.

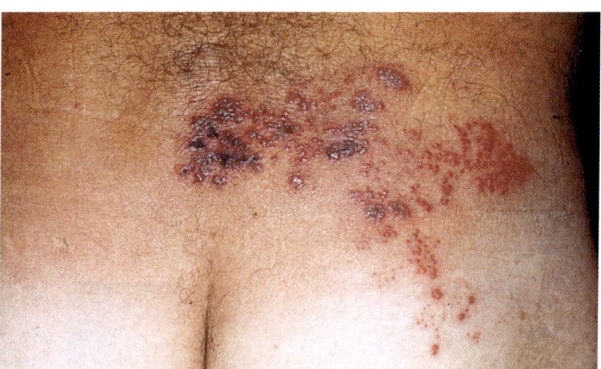

FIGURA 35.12 – Herpes-zóster. Lesões vesiculosas, algumas hemorrágicas, agrupadas e dispostas linearmente ao longo de área dermatômica.

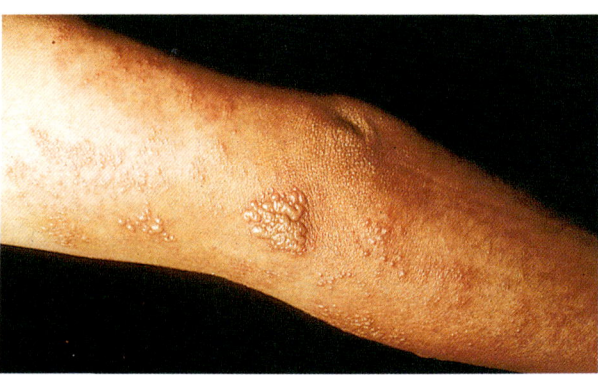

FIGURA 35.13 – Herpes-zóster. Grupos de lesões vesiculosas sobre base eritematosa ao longo do membro superior.

Dermatoses por vírus

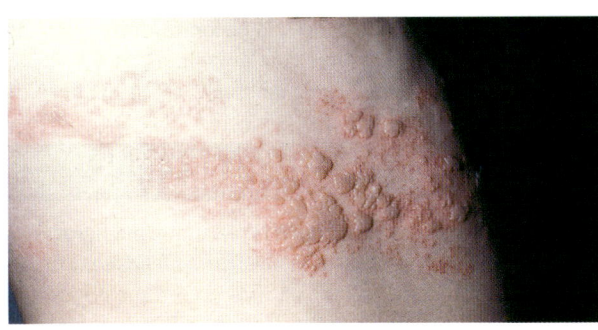

FIGURA 35.14 – Herpes-zóster. Lesões vesiculosas e vesicobolhosas agrupadas e dispostas linearmente ao longo da região intercostal do tronco, localização extremamente frequente.

Devem ser considerados os seguintes aspectos:

- A infecção é mais comum em adultos e idosos, mas também é encontrada em adolescentes e adultos jovens.
- Em 20% dos doentes, a nevralgia é intensa e pode persistir por meses particularmente quando não é feito o tratamento eletivo. A nevralgia pós-herpética é, em geral, mais intensa no herpes oftálmico e no herpes que acomete as porções superiores do corpo.
- Em alguns doentes, particularmente idosos ou debilitados, além da nevralgia intensa as lesões cutâneas podem ser hemorrágico-necróticas.
- O comprometimento do trigêmeo, particularmente do ramo oftálmico, pode comprometer a córnea **(FIGURA 35.15)**.
- A doença é mais comum e grave em indivíduos com doenças sistêmicas, particularmente com imunodepressão (linfomas, transplantados, infecção por HIV). Nesses doentes, pode se generalizar constituindo o zóster-varicela.
- O acometimento do nervo facial (**paralisia de Bell**) mostra a característica distorção da face.
- No comprometimento do gânglio geniculado, pela lesão do nervo facial e auditivo, ocorre paralisia facial com as vesículas herpéticas podendo ocorrer zumbido, vertigem e distúrbio da audição (**síndrome de Ramsay-Hunt**).
- O quadro neurológico pode ser intenso e as lesões cutâneas discretas que podem passar despercebidas possibilitando erros na diagnose. Excepcionalmente, pode haver apenas o comprometimento neural (*zoster sine herpete*).

Diagnose

Clínica corroborada pelo exame citológico do material das lesões que revela a presença de células gigantes virais (obviamente não distingue o herpes-zóster do herpes simples), eventualmente pela histopatologia que pode ser necessária em casos atípicos e que demonstra vesículas intraepidérmica com acantólise e degeneração balonizante dos queratinócitos. A presença de células gigantes multinucleadas também é característica das infecções herpéticas. Na derme, a presença de vasculite leucocitoclástica diferencia o herpes-zóster de outras infecções herpéticas.

Na diagnose diferencial, deve-se considerar na fase pré-eruptiva cólica biliar, calculose renal, neuralgia do trigêmeo, compressões de nervos espinhais, infecções dentarias, infarto do miocárdio, pancreatites e dor ciática. Na fase de lesões cutâneas ativas, os diagnósticos diferencias que podem ser considerados são dermatites eczematosas e, eventualmente, doenças bolhosas.

Diagnose laboratorial

Quando necessária pode ser feita a citodiagnose ou a histopatologia. A sorologia, habitualmente, não é utilizada podendo ser feita imunofluorescência com anticorpos antivírus varicela-zóster e pesquisa do antígeno viral por PCR.

Importante investigar alguma causa predisponente, investigando, quando indicado, doenças sistêmicas como diabetes, anemia, linfomas e particularmente quadros de imunodepressão, incluindo HIV.

Evolução

As lesões cutâneas cicatrizam em 2 semanas e deixam manchas pigmentares ou cicatrizes. A neuralgia pós-herpética é a complicação mais grave do herpes-zóster. Ocorrendo falha no tratamento adequado, pode ser intensa e perdurar por meses ou anos. Atinge principalmente doentes idosos. Pode haver comprometimento de fibras motoras, como paralisia facial e, também excepcionalmente, ocorrer paralisia intestinal ou disfunção urinária como sequelas de comprometimento de nervos lombares.

Tratamento

- A terapia eletiva é com aciclovir, na dose de 800 mg, via oral, cinco vezes/dia (dosagem diária 4 g), 7 dias que deve ser iniciada precocemente. Pode ser substituído pelo famciclovir, 1 g a cada 12 horas, igualmente por 7 a 10 dias. Este tratamento feito precocemente previne a neuralgia pós-herpética. Pacientes imunocomprometidos

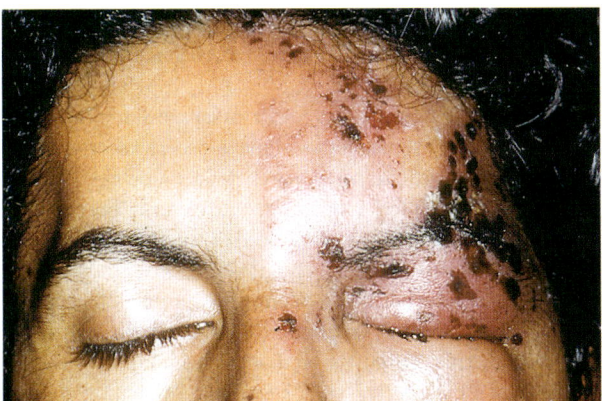

FIGURA 35.15 – Herpes-zóster oftálmico. Sobre base eritematosa delimitada unilateralmente, vesículas, erosões, áreas necróticas e edema acentuado da região orbitária.

necessitam de doses maiores. Em pacientes com insuficiência renal, a frequência da administração deve ser diminuída de acordo com o grau de lesão renal, avaliado pelo *clearance* da creatinina.

- Analgésicos, consoante a intensidade da dor. Localmente, limpeza com água boricada e eventualmente se houver infecção secundária, antibacterianos tópicos. A VZIG não é útil na terapia.
- O emprego de corticoides sistemicamente é controverso, embora muitos dermatologistas, inclusive os autores, os utilizem. A indicação se baseia na possibilidade de redução da dor aguda e prevenção da nevralgia pós-herpética pela ação anti-inflamatória sobre a neurite. Deve ser sempre associado aos antivirais, e as doses usualmente empregadas são de 40 a 60 mg VO por 1 semana e retirada progressiva da droga em 1 a 2 semanas. Também são empregados corticoides de depósito por via intramuscular. Isso pode ser útil em casos de neuralgia intensa, sempre associado ao aciclovir. Nunca usar em imunodeprimidos.
- Formas graves de herpes-zóster devem ser tratadas com aciclovir por infusão IV, na dose de 10 mg/kg em solução aplicada no mínimo por 1 hora, a cada 8 horas.
- Neuralgia pós-herpética: complicação mais frequente do zóster que pode perdurar por meses.

Além de analgésicos, empregam-se:

- Carbamazepina, com a dosagem inicial para adulto de 100 a 200 mg, duas vezes/dia.
- Amitriptilina ou outro antidepressivo tricíclico. Iniciar amitriptilina de 10 a 25 mg/dia, podendo-se aumentar até 75 mg/dia.
- Gabapentina: 300 a 400 mg, duas a quatro vezes/dia com bons resultados. Alguns autores acreditem que os resultados da associação gabapentina (até 1.800 mg) com nortriptilina (10-25 mg) são superiores ao uso isolado dessas drogas.
- Infiltrações com triancinolona-lidocaína (4 mg em 1 mL de lidocaína a 2% sem vasoconstritor). Aplicação semanal, dosagem por aplicação até 20 mg de triamcinolona.
- Lidocaína tópica, creme a 4% na área comprometida.
- Creme de capsaicina (0,025-0,075%) na área comprometida.
- Neuralgia continua e intensa aplicação por anestesiologista de metilprednisolona por via intratecal associado com xilocaína (60 mg de acetato de metilprednisolona em 3 mg de xilocaína a 3%), uma vez/semana, até quatro aplicações. Há melhora imediata na dor.

Desde 2011, foi aprovada nos Estados Unidos uma vacina para herpes-zóster a ser utilizada em indivíduos com idade acima dos 60 anos. Estudos com seguimento longo demonstraram que a vacina reduziu em 70% o risco de zóster comparativamente a placebo.

Também existe um estudo que encontrou níveis baixos de vitamina C em indivíduos com nevralgia pós-herpética, sugerindo-se administração de vitamina C nessa condição.

INFECÇÃO POR EPSTEIN-BARR VÍRUS

O Epstein-Barr vírus (EBV ou HHV-4), um gama-herpes-vírus, é o agente etiológico da mononucleose infecciosa. Em doentes com imunodeficiências e na Aids, é corresponsável pela leucoplasia pilosa oral e linfoma de Células B.

Atualmente, é considerado um dos vírus mais relacionados com a síndrome de Gianotti-Crosti. Participa também na etiopatogenia de doenças malignas como o linfoma de Burkitt, linfoma de Células T, doença de Hodgkin e carcinoma do nasofaringe.

O EBV tem distribuição universal, sendo a transmissão pela saliva, secreção ou contato oral. Foi relatada a presença do vírus em secreções genitais e leite materno. A primoinfecção ocorre na infância ou adolescência. Nos Estados Unidos, 60 a 80% das crianças são soropositivas para EBV e, na adolescência, a prevalência é de 80 a 95%. O vírus localiza-se e replica nas células epiteliais do nasofaringe. Pelo contato com células epiteliais, linfócitos B são infectados induzindo uma resposta imune que interrompe a replicação do vírus na orofaringe. A imunidade celular mediata intacta anti-EBV previne a transformação e imortalização dos linfócitos B. Deficiente nos imunocomprometidos, possibilita a imortalização dos linfócitos B e com o vírus latente. Os vírus latentes podem se reativar reinfectando a orofaringe ou induzindo enfermidades linfoproliferativas.

A primoinfecção em crianças é assintomática ou é uma faringite com febre baixa.

MONONUCLEOSE INFECCIOSA

A primoinfecção pelo EBV na adolescência pode-se manifestar por faringite, febre, linfocitose com atipias linfocitárias e em 1/3 das infecções há aumento dos linfonodos. Na faringite da mononucleose, surgem petéquias no palato, lesão que não ocorre em outras viroses, mas que pode estar presente nas faringites estreptocócicas. Também, ainda que raro, edema da úvula é sugestivo de mononucleose.

A erupção cutânea é rara leve e desaparece rapidamente, podendo ocorrer exantema maculopapuloso ou escarlatiniforme pruriginoso, urticas, petéquias e edema palpebral.

O mais frequente é o aparecimento de uma **reação medicamentosa** quando, no decurso da mononucleose, é administrada a ampicilina, eventualmente observada com a amoxilina, cefalosporinas e penicilina e, menos frequentemente, com meticilina, eritromicina, azitromicina levofloxacina e cefalexina. Surge 7 a 10 dias após a administração do antibiótico e caracteriza-se por exantema maculopapuloso pruriginoso que cede em alguns dias. É devida a anticorpos IgG e IgM da infecção pelo EBV que reagem com o antibiótico, mas os indivíduos que apresentam esse processo não são alérgicos aos β-lactâmicos e, após a cura da mononucleose, novas exposições a esses antibióticos não provocam erupção.

A diagnose é de processo infeccioso com febre, faringite e adenopatias. O hemograma confirma a diagnose mostrando linfocitose elevada, acima de 50.000 células por dL com atipias. Há também discreta trombocitopênia e aumentos das transaminases.

O tratamento é sintomático. O uso de aciclovir ou de aciclovir-corticoide não influencia a evolução da enfermidade. Corticoide é indicado em eventuais complicações, como faringite grave, anemia hemolítica e trombocitopênia.

REATIVAÇÃO VIRAL

Ocorre em imunodeprimidos. Algumas manifestações têm sido associadas como faringites, erupção papulopurpúrica e nódulos necrotizantes, eritema polimorfo e síndrome da fadiga crônica.

LEUCOPLASIA PILOSA ORAL

É quadro com participação do EBV. Ocorre em HIV-infectados, sendo até considerada um marcador para Aids. Entretanto ocorre também em outros imunodeprimidos. É caracterizada por placas brancas, confluentes nas bordas laterais da língua, geralmente assintomáticas. Há frequente associação com candidose. Tratamento sintomático (ver Capítulo 87).

MALIGNIDADES

O EBV tem potencial oncogênico. Em doentes imunodeprimidos, pode induzir doenças malignas como linfomas de células B incluindo o tumor de Burkitt, linfomas em imunossuprimidos (transplantados e infectados pelo HIV), alguns linfomas T como o linfoma angioimunoblástico de células T, linfoma de células NK/T tipo nasal, carcinomas nasofaríngeos e alguns subtipos de carcinomas gástricos e linfoma de Hodgkin.

Diagnose

A sorologia pode ser útil, como a pesquisa de anticorpo antiantígeno precoce do EBV conjuntamente com a de anticorpos anti-VCA (antígeno do capsídeo viral). Também são realizadas por imunofluorescência indireta a pesquisa de anticorpos IgG e IgM e o exame quantitativo dos anticorpos IgM e IgG para EBV.

Tratamento

O tratamento deve ser instituído de acordo com o quadro clínico.

INFECÇÃO POR CITOMEGALOVÍRUS (CITOMEGALIA)

O citomegalovírus (CMV-HHV-5) é um beta-herpes-vírus de ocorrência universal com alta prevalência que pode chegar a 100% nos países subdesenvolvidos. A transmissão se faz por contato com fluidos corpóreos infectados, saliva, sangue, urina, leite, sêmen e secreções vaginais e também por meio de órgãos ou células hematopoiéticas transplantadas.

Após a regressão da infecção inicial, o vírus permanece em latência e pode ser reativado por causas diversas particularmente imunodepressão. Devido ao aumento dos imunodeprimidos, por transplantes, quimioterapias e HIV a incidência de formas disseminadas de CMV tem aumentado extraordinariamente.

A transmissão do vírus pode ser congênita ou adquirida por contato, inclusive sexual e por transfusão de sangue. A transmissão congênita é frequente e com outras cinco infecções constitui a síndrome TORCH.

Na citomegalia adquirida, a infecção pode ser assintomática ou similar ao quadro da mononucleose com febre, linfadenomegalia, esplenomegalia e pode haver exantema maculopapular morbiliforme, rubeoliforme ou escarlatiniforme. Como na mononucleose, a administração de ampicilina pode causar um quadro de exantema pruriginoso.

A diagnose diferencial deve ser feita com hepatites autoimunes, infecção recente pelo HIV, enteroviroses, hepatites virais, infecções pelo HHV-6, mononucleose e toxoplasmose.

A imunodepressão por doença maligna, queimaduras, medicamentos imunossupressores e por HIV pode reativar o CMV causando quadro sistêmico, como pneumonia, encefalite e outros. As lesões cutâneas são raras, mas entre elas as mais frequentes são ulcerações perianais e genitais (**FIGURA 35.16**).

Diagnose

A diagnose laboratorial é feita por vários métodos. Pode ser feita a sorologia para anticorpo IgG em duas amostragens para verificar a alteração do título, anticorpo IgM, detecção do DNA viral ou PCR e detecção do CMV por cultura.

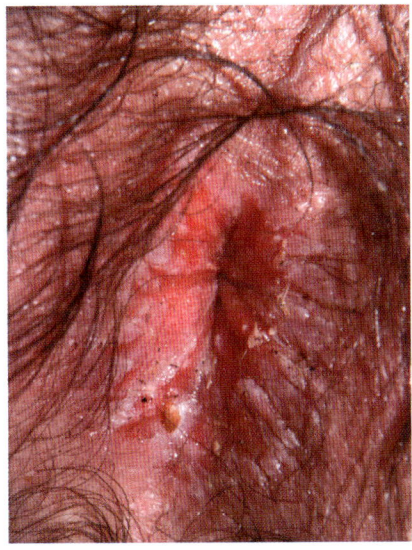

FIGURA 35.16 – Úlcera anal por citomegalovírus. O comprometimento se dá por progressão de lesão retal.

Histopatologia

O exame histopatológico é característico com infiltrado linfocítico e alterações epiteliais mínimas, porque o CMV não infecta queratinócitos, mas células endoteliais, que estão duas ou três vezes aumentadas de tamanho, apresentando inclusões intranucleares eosinofílicas.

Tratamento

Os indivíduos imunocompetentes não necessitam de tratamento. Quando exigido, as drogas eletivas são o ganciclovir ou valganciclovir. Eventualmente indicados foscarnet, cidofovir e formivirsen.

Profilaxia

A profilaxia é feita pela diagnose precoce, evitando-se a exposição de suscetíveis. Existem vacinas em estudo.

INFECÇÃO PELO *HUMAN HERPES VIRUS* 6 (*EXANTHEMA SUBITUM* OU *ROSEOLA INFANTUM*)

O HPV-6 é um gama-herpes-vírus agente etiológico do *exanthema subitum* ou *roseola infantum*. Foi inicialmente isolado em doentes com HIV e considerado vírus linfotrópico para linfócitos B, mas posteriormente foi demonstrado tropismo para linfócito T CD4+. Após a infecção inicial, o vírus permanece latente em linfócitos e monócitos. Existem sugestões não comprovadas de possível associação com esclerose múltipla e síndrome da fadiga crônica também é aventada a possibilidade de ação oncogênica sobre linfócitos gerando linfomas.

A transmissão é pela saliva, tendo o vírus sido isolado na saliva e glândulas salivares. É uma frequente infecção viral da infância, atingindo predominantemente crianças entre os 6 meses e 2 anos, e a maioria das crianças acima de 2 a 3 anos tem sorologia positiva para HHV-6 (do inglês *human herpes virus*). Em geral, esta passa despercebida, porém excepcionalmente tem o quadro do *exanthema subitum* ou *roseola infantum* caracterizado pela febre geralmente elevada que dura 3 dias, após os quais segue-se exantema, similar ao da rubéola, composto por pequenas pápulas róseo-pálidas ou de tipo maculopapuloso que dura cerca de 2 dias. Na mucosa oral, o enantema consiste em pápulas eritematosas no palato mole e base da úvula (sinal de Nagayama). A evolução é favorável ainda que excepcionalmente ocorram complicações sistêmicas. Em adolescentes e adultos, a primoinfecção é similar à mononucleose.

Após a primoinfecção, o vírus permanece em estado de latência e pode ser reativado em imunodeprimidos especialmente transplantados e HIV-infectados podendo ser responsável por quadros sistêmicos com febre alta e exantema, pneumonites e por rejeição de transplantes.

Diagnose

A diagnose laboratorial raramente é realizada pelo quadro clínico, benigno e de evolução rápida mas pode ser feito isolamento do vírus, pesquisa de anticorpos IgM e IgG e detecção do DNA viral em monócitos do sangue periférico por PCR.

Na diagnose diferencial, devem ser consideradas outras viroses, especialmente echoviroses, rubéola, adenoviroses.

Tratamento

Em geral, não é necessário porque a infecção é benigna. Em quadros graves de imunodeprimidos, têm sido utilizados a ganciclovir e o foscarnet.

INFECÇÃO PELO *HUMAN HERPES VIRUS* 7

O HHV-7 é também um gama-herpes-vírus responsável por infecção similar ao HHV-6. Nenhuma síndrome clínica foi até agora associada com o vírus. É possível que alguns casos de eritema súbito sejam devidos ao vírus. Foi descrita associação com pitiríase rósea não confirmada. A diagnose laboratorial é similar à do HHV-6 e não há ainda tratamento específico.

INFECÇÃO POR *HUMAN HERPES VIRUS* 8

O HHV-8 ou KSHV (sarcoma de Kaposi associado ao herpes-vírus) é um gama-herpes-vírus que em latência é encontrado na maioria das formas de sarcoma de Kaposi (SK). O SK é um dos marcadores da Aids; quando encontrado nessa infecção, é denominado SK epidêmico, para diferenciá-lo do SK clássico, do SK endêmico que ocorre na África e do SK observado em transplantados imunodeprimidos (ver Capítulo 78).

A soroprevalência para o HHV-8 em regiões geográficas corresponde às taxas de incidência do SK.

A primoinfecção com HHV-8 e o mecanismo de transmissão ainda não estão esclarecidos, admitindo-se transmissão pela saliva, por sangue, por via sexual e por órgãos doados, além de transmissão vertical. Também ainda não está definido o mecanismo pelo qual o HHV-8 atua para o desenvolvimento SK. Além do SK, o HHV-8 pode estar associado com a doença de Castleman, particularmente formas múltiplas. Também se associa a linfomas de efusão primária (linfomas raros que ocorrem em Aids e que se caracterizam por derrames linfomatosos nas cavidades corpóreas, pleura, pericárdio, peritônio) que são de mau prognóstico.

Clinicamente, o SK caracteriza-se inicialmente por manchas vermelho-roxas ou acastanhadas que evoluem para nódulo e tumorações. O exame histopatológico confirma a endoteliose vascular maligna. No tratamento do SK, além da terapia retroviral na forma epidérmica, há vários recursos, como a radioterapia, interferon intralesional, crioterapia e por via sistêmica ácido retinoico, talidomida e imunoglobinas.

INFECÇÕES POR PAPOVAVÍRUS

Os papovavírus (acrônimo de **pa**piloma humano, **po**lioma do hamster e **va**cuolar do macaco) são vírus DNA da família Papovaviridae, de 45 a 55 nm de diâmetro, que tem um vírion icosaédrico, sem invólucro, com 72 capsômeros em arranjo enviesado. O genoma tem uma única molécula circular de DNA bifilamentar, com o tamanho de 5 kpb para os poliomavírus e 8 kpb para os papilomavírus. O vírus tem 5 a 8 proteínas liberadas pela destruição celular. A transmissão é por contato, aéreo ou por artrópodes. Há duas subfamílias: Papillomavirinae e Polyomavirinae, com um único gênero em cada família (papilomavírus e poliomavírus).

PAPILOMAVÍRUS

Em animais há várias espécies responsáveis por papilomatoses em bovinos, caninos, equinos e coelhos.

Em humanos, há uma única espécie, o *human papilloma virus* (HPV) que causa verrugas na pele, genitália, papilomas nas mucosas, como na laringe e cérvix, a epidermodisplasia verruciforme e tem capacidade oncogênica de induzir cânceres na pele, mucosa, genitália e cérvix.

Todos os papilomavírus têm hospedeiros específicos. Uma espécie do vírus infecta somente uma espécie de hospedeiro e não infecta espécies heterólogas. O HPV infecta unicamente humanos. Cerca de 2/3 dos indivíduos que têm contato sexual com parceiros infectados desenvolvem lesões após período de incubação estimado de 3 semanas a 8 meses.

Os doentes imunossuprimidos por drogas ou com defeitos na imunidade celular infectados pelo HIV são especialmente suscetíveis às infecções pelo HPV.

Existe correlação direta entre incidência de infecção pelo HPV e cânceres relacionados com o início precoce da atividade sexual e número de parceiros. Em relação às infecções anais e cânceres associados, há relação com homossexualidade e coito anal receptivo.

O genoma do papilomavírus tem aproximadamente um vigésimo do tamanho do genoma do herpes-vírus e tem cerca de 8.000 nucleotídeos. A inteira sequência dos nucleotídeos dos genomas da maioria dos papilomavírus está atualmente determinada. No genoma, os genes codificam oito ou nove proteínas. Os genes E-1 e E-2 responsáveis pela replicação codificam as proteínas precoces E (*early*). Outros E-genes são transformantes e os genes L1-L2 codificam proteínas tardias L (*late*) que formam o capsídeo.

Os HPV6 e 11, de baixo risco oncogênico, produzem condilomas e lesões pré-cancerosas de baixo grau. Os HPV 16 e 18 são de alto potencial oncogênico sendo responsáveis por lesões intraepiteliais de alto grau que podem evoluir a carcinomas especialmente das mucosas genital e anal. As proteínas E6 e E7 dos HPV de alto risco inativam os genes supressores tumorais *p53* e *Rb* favorecendo a proliferação tumoral.

Admite-se que para sua ação oncogênica os HPV necessitam de cofatores como tabaco, uso de anticoncepcionais por mais de 5 anos, gravidez, deficiência de folato, ultravioleta e supressão imune.

As relações entre determinados tumores e HPV estão definitivamente estabelecidas. O genoma do HPV é encontrado em 95% dos tumores de colo de útero, em 90% dos cânceres vulvares, em 40% dos canceres vaginais, em 12% dos cânceres de faringe e em 3% dos cânceres orais.

Atualmente, pelo método de hibridização e outros, já foram diferenciados mais de 120 tipos ou genótipos de HPV, responsáveis por quadros clínicos similares ou diversos, alguns com capacidade oncogênica. Uma relação entre os quadros clínicos e os tipos de HPV e o potencial de malignidade é apresentada a seguir, salientando que não há uma concordância total entre os investigadores.

QUADRO CLÍNICO E TIPOS DE HPV

- **Doenças cutâneas não genitais:**
  - Verrugas vulgares: tipos 1, 2, 4, 26, 27, 29, 41, 57, 65, 75 a 78.
  - Verrugas plantares: tipos 1, 2, 4, 60, 63.
  - Verrugas planas: tipos 3, 10, 27, 28, 38, 41, 49.
  - Verrugas nas mãos de manipuladores de carne, peixes e aves: tipos 4, 7, 10, 28.
  - Verrugas em mosaico: tipos 2, 27, 57.
  - Carcinoma espinocelular ungueal: tipo 16.
  - Epidermodisplasia verruciforme benigna: tipos 2, 3, 10, 12, 15, 17, 19, 20 a 25, 36, 37, 38, 46.
  - Epidermodisplasia verruciforme maligna ou benigna: tipos 5, 8, 10, 14, 17, 20 a 25, 37, 38.
  - Epidermodisplasia verruciforme: lesões não verrucosas: tipos 37, 38.
- **Doenças mucosas não genitais:**
  - Papilomatose respiratória: tipos 6, 11.
  - Carcinoma espinocelular de pulmão: tipos 6, 11, 16, 18.
  - Papiloma de laríngeo: tipos 6, 11.
  - Carcinoma espinocelular de sínus: tipos 16, 18.
  - Papilomas conjuntivais: tipos 6, 11.
  - Carcinoma de conjuntiva: tipo 16.
  - Hiperplasia epitelial oral focal (doença de Heck): tipos 13, 32.
  - Carcinoma oral: tipos 16,18.
  - Leucoplasia oral: tipos 16, 18.
  - Carcinoma espinocelular de esôfago: tipos 16, 18.
- **Doenças anogenitais:**
  - Condiloma acuminado: tipos 1 a 6, 10, 11, 16, 18, 30, 31, 33, 35, 39 a 45, 51 a 59, 70, 83.
  - Papulose bowenoide: tipos 16, 18, 34, 39, 40, 42, 45.

- Doença de Bowen: tipos 16, 18, 31, 34.
- Condiloma acuminado gigante (Buschke-Löwenstein): tipos 6, 11, 57, 72, 73.
- Neoplasia intraepitelial inespecífica: tipos 30, 34, 39, 40, 53, 57, 59, 61, 62, 64, 66 a 69.
- Lesões intraepiteliais escamosas de baixo grau: tipos 6, 11, 16, 18, 26, 27, 30, 31, 33 a 35, 40, 42, 45, 51 a 58, 61, 62, 71 a 74, 79, 81 a 84.
- Lesões intraepiteliais escamosas de alto grau: tipos 6, 11, 16, 18, 31, 33, 35, 39, 42, 44, 45, 51, 52, 56, 58, 59, 61, 64, 66, 68, 82.
- Carcinoma de vulva: tipos 6, 11, 16, 18.
- Carcinoma de colo de útero: tipos 16, 18, 31, 33, 35, 39, 45, 51, 52, 56, 58, 59, 66, 68, 70, 73, 82.
- Carcinomas de ânus: tipos 16, 31, 32, 33.
- Eritroplasia de Queyrat: tipo 16.
- Carcinoma de pênis: tipos 16, 18.

VERRUGAS

Proliferações epiteliais na pele e mucosas causadas por diversos tipos de HPV. Tem ubiquidade e ocorrem em qualquer idade, sendo mais comum em crianças e adolescentes. O contágio é direto ou indireto, particularmente pela exposição em piscinas, recintos esportivos, praias e outros locais. É autoinoculável. O tempo de incubação é variável em torno de 3 meses. As verrugas, de acordo com o estado imunitário, podem involuir espontaneamente ou aumentar em número e tamanho.

VERRUGAS VULGARES

São as mais comuns. A lesão é pápula ou nódulo, de consistência firme, com superfície dura, hiperqueratótica. Na superfície da lesão, observam-se, com frequência, pontos escuros ou pretos, que correspondem a alças capilares, trombosadas junto à superfície (FIGURA 35.17). As verrugas vulgares ocorrem em qualquer área da pele, porém são mais encontradas no dorso das mãos e dedos. Nos dedos, podem se localizar no leito ungueal ou dobras periungueais (FIGURA 35.18).

VERRUGAS FILIFORMES

Apresentam-se como projeções exofíticas digitiformes finas e alongadas. Ocorrem na face, especialmente nas pálpebras, em torno da boca e nariz e no pescoço. Podem causar prurido. Os subtipos de HPV que mais comumente causam verrugas filiformes são HPV1, 2, 4, 27 e 29.

VERRUGAS PLANTARES

As verrugas plantares, como decorrência da pressão do corpo, são poucos salientes. O aspecto é de uma área central anfractuosa envolta por um anel hiperqueratótico. Por esse aspecto, a verruga plantar é conhecida vulgarmente por **olho de peixe**. Devido à pressão, a proliferação epitelial penetra na derme, tornando-se muito dolorosa e, muitas vezes, dificultando a deambulação (FIGURA 35.19). A verruga plantar profunda é denominada mirmécia.

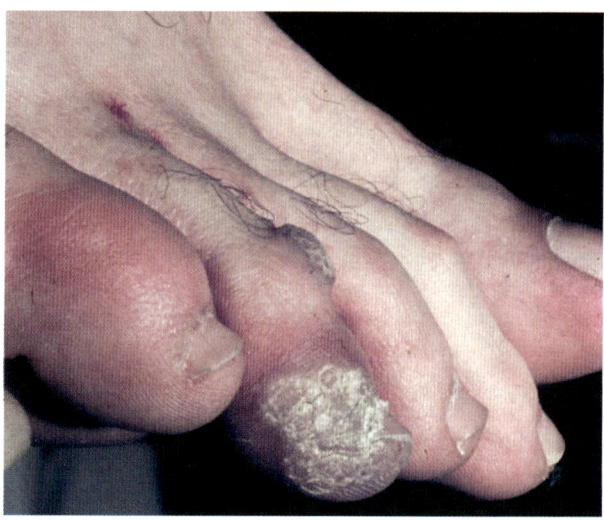

FIGURA 35.18 – Verruga periungueal no pododáctilo.

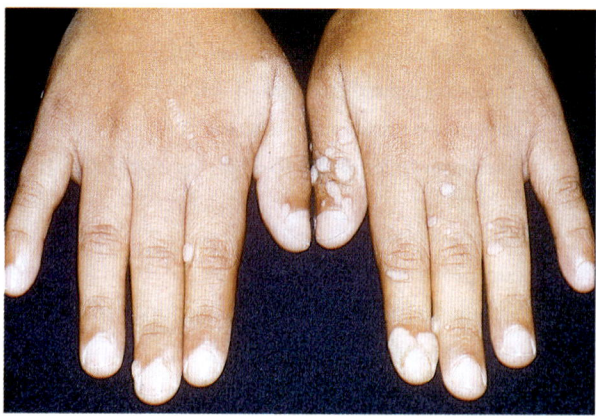

FIGURA 35.17 – Verrugas vulgares. Pápulas queratóticas de superfície áspera e irregular nos dedos das mãos.

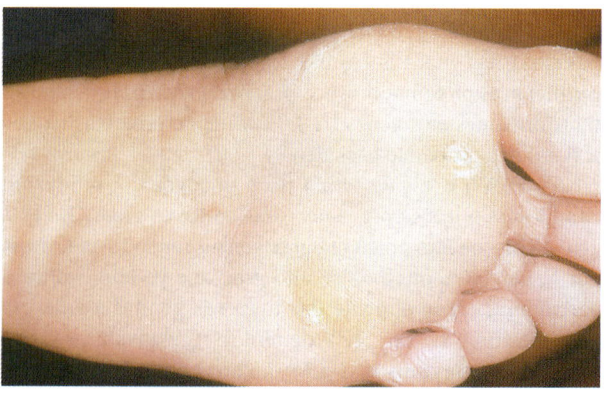

FIGURA 35.19 – Verruga plantar. Mirmécia.

Muitas vezes, as verrugas plantares desenvolvem-se mais em superfície, formando placas hiperqueratóticas. São as verrugas em mosaico menos dolorosas para a deambulação (FIGURA 35.20).

VERRUGAS PLANAS

Pápulas planas de 1 a 5 mm de diâmetro, levemente amareladas, ligeiramente salientes. Ocorrem principalmente em crianças e adolescentes, por isso, a denominação de verruga plana juvenil. São, em geral numerosas, dezenas ou centenas, e localizam-se de preferência na face, dorso das mãos e antebraços (FIGURAS 35.21 E 35.22).

Especialmente nas verrugas de formas planas, é comum a disposição linear das verrugas por autoinoculação em escoriações, simulando o fenômeno de Köbner.

VERRUGAS GENITAIS – CONDILOMAS ACUMINADOS

Apresentam-se como pápulas vegetantes, róseas, não corneificadas, ocorrendo na mucosa da glande, vulva, ânus e vagina (FIGURAS 35.23 E 35.24).

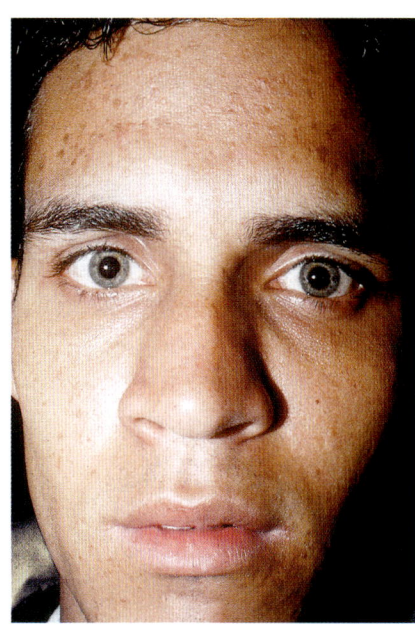

FIGURA 35.22 – Verrugas planas. Múltiplas pápulas planas hiperpigmentadas na face, predominantemente na fronte.

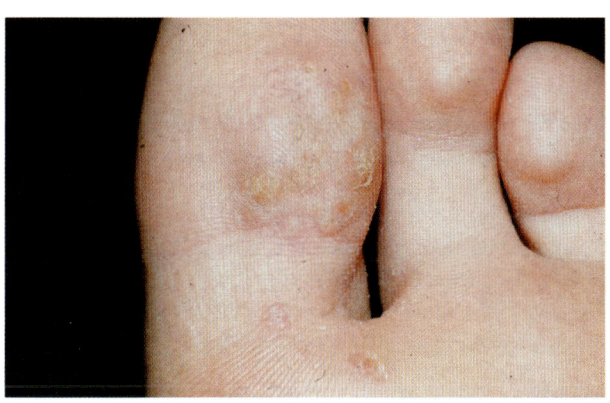

FIGURA 35.20 – Verruga plantar. Confluência de pápulas queratósicas. Verruga em mosaico.

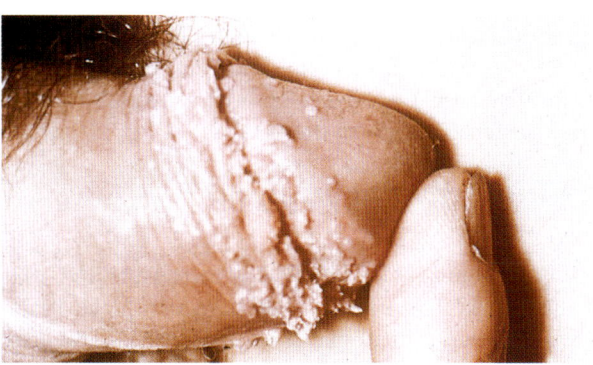

FIGURA 35.23 – Condiloma acuminado. Múltiplas lesões papulosas vegetantes no pênis.

Podem desenvolver assumindo um aspecto similar à couve-flor, o que explica a denominação de condiloma acuminado. Nas lesões das mucosas peniana, vaginal ou retal, a aplicação da solução de ácido acético 3 a 5% permite visualizar verrugas inaparentes que adquirem cor esbranquiçada.

Quando as verrugas atingem a pele da região genital ou perianal, o aspecto é de pápulas queratóticas, pigmentadas, que podem estar associadas com as lesões da mucosa.

As verrugas genitais em adultos, na maioria das vezes, são devidas à transmissão sexual. Em crianças deve ser investigada a possibilidade de abuso sexual.

CONDILOMAS ACUMINADOS GIGANTES (BUSCHKE-LÖWENSTEIN)

Ocorrem pelo crescimento exuberante das lesões que formam massas vegetantes em torno da glande ou que obstruem

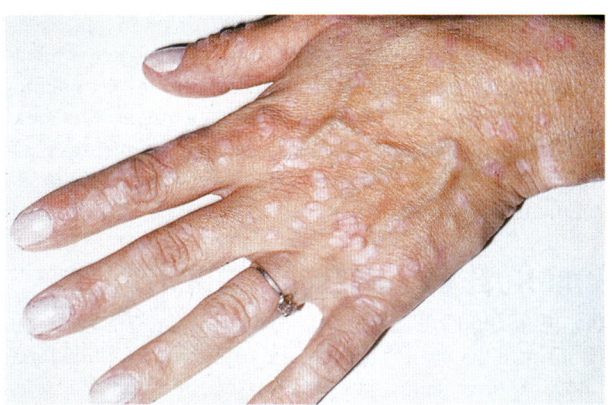

FIGURA 35.21 – Verrugas planas. Múltiplas pápulas planas, isoladas e confluentes, no dorso da mão. Observa-se disposição linear.

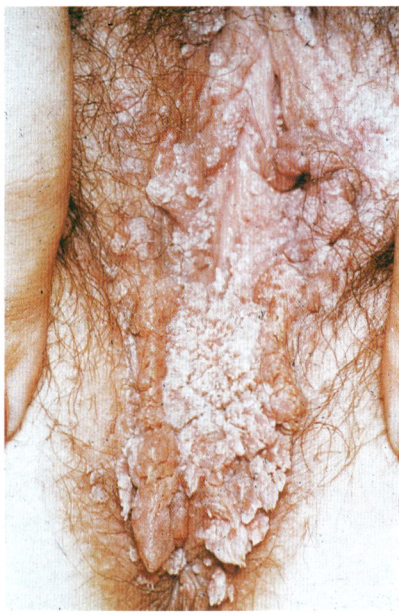

FIGURA 35.24 – Condiloma acuminado. Múltiplas lesões papulosas vegetantes espiculadas na genitália feminina.

a vulva ou ânus. São devidas especialmente aos tipos 6 a 11 de HPV e podem estar em associação com depressão imunitária. Na mulher, a gravidez estimula o crescimento de verrugas, e condilomas gigantes **(FIGURA 35.25)**.

PAPILOMATOSE BOWENOIDE

Caracteriza-se por lesões papulosas, planas, de 4 a 5 mm de diâmetro, com a cor do vermelho ao castanho-escuro, mais frequentes no homem que na mulher. No homem, são localizados no pênis, particularmente na mucosa prepucial e glande e, na mulher, na vulva.

O aspecto sugere verruga genital ou queratose seborreica **(FIGURA 35.26)**. Clinicamente, as lesões parecem benignas, porém o exame histopatológico revela atipias celulares na epiderme, similares ao quadro da moléstia de Bowen. Na diagnose diferencial, devem ser consideradas outras lesões, as demais verrugas genitais, queratose seborreica, doença de Bowen e líquen plano. A evolução do quadro pós-tratamento é benigna embora alguns relatos assinalem 2,6% de evolução à malignidade.

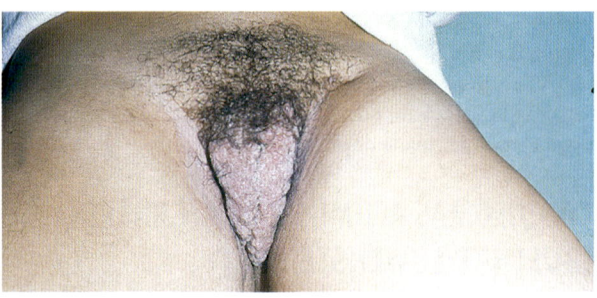

FIGURA 35.25 – Condilomas acuminados gigantes (Buschke-Löwenstein).

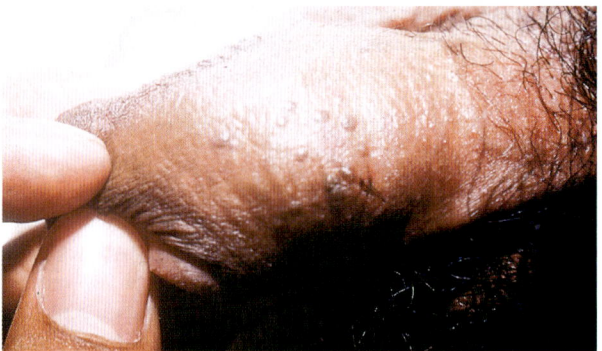

FIGURA 35.26 – Papulose bowenoide. Pápulas hiperpigmentadas castanho-enegrecidas no pênis.

HIPERPLASIA EPITELIAL FOCAL (DOENÇA DE HECK)

O quadro clínico é de múltiplas pápulas alvacentas, individualizadas ou formando placas pequenas na mucosa bucal. É causada por HPV, não é de transmissão sexual, sendo encontrada em ameríndios e excepcionalmente em outras raças.

EPIDERMODISPLASIA VERRUCIFORME (LUTZ-LEWANDOWSKI)

Causada por alguns tipos de HPV em indivíduos com defeito na imunidade celular. Assim, há disseminação das lesões verrucosas, em geral planas, e pela ação oncogênica dos vírus, desenvolvimento de queratoses e carcinomas principalmente em áreas de exposição solar, pela ação da luz solar como cofator. Em cerca de 25% dos casos, há ocorrência familiar. Herança autossômica recessiva é a transmissão mais comum, ainda que haja casos com herança ligada ao cromossomo X.

Manifestações clínicas

Iniciam-se na infância ou na adolescência. Há xerodermia e erupção papulosa disseminada. As pápulas são planas, achatadas, com 2 a 6 mm de diâmetro similares as lesões da verruga plana. Podem coalescer formando placas ou apresentar disposição linear. Ao lado das verrugas planas **(FIGURAS 35.27 E 35.28)**, podem ser encontradas lesões papuloverrucosas nas extremidades tipo verruga vulgar. Nas áreas expostas ao sol, são encontradas melanose ou queratose actínica, lesões papulonodulares ou nódulo-ulceradas que são carcinomas, baso ou espinocelulares **(FIGURAS 35.29 E 35.30)**.

DIAGNOSE DAS INFECÇÕES POR HPV

O aspecto clínico é característico. A histopatologia, em geral, confirma a diagnose. Há acantose, papilomatose e hiperqueratose. São características as células vacuolizadas e massas de querato-hialina. O HPV pode ser detectado por métodos imuno-histoquímicos ou de biologia molecular, hibridização ou PCR.

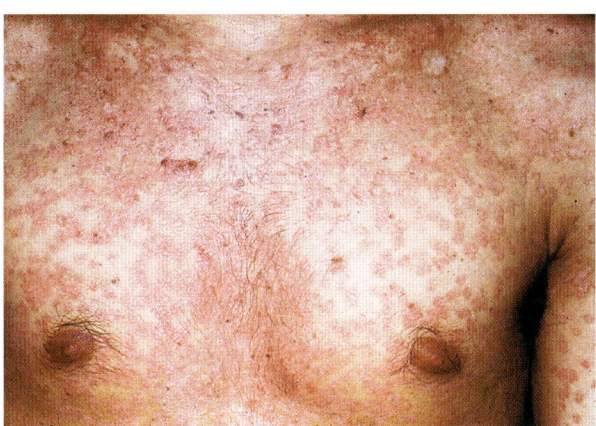

FIGURA 35.27 – Epidermodisplasia verruciforme. Manchas e pápulas eritematosas planas disseminadas (verrugas planas).

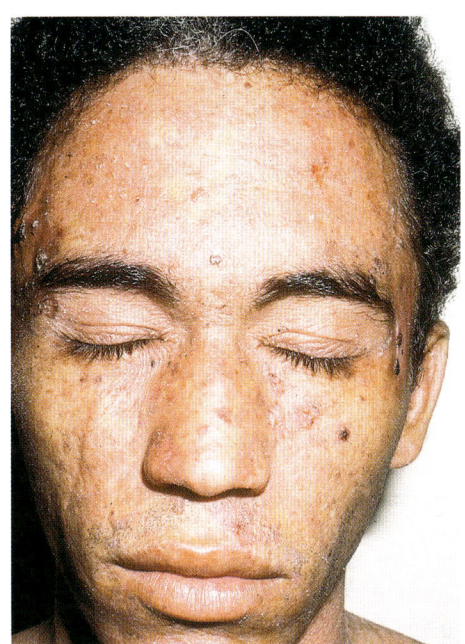

FIGURA 35.29 – Epidermodisplasia verruciforme. Lesões de verruga plana, melanoses e queratoses solares.

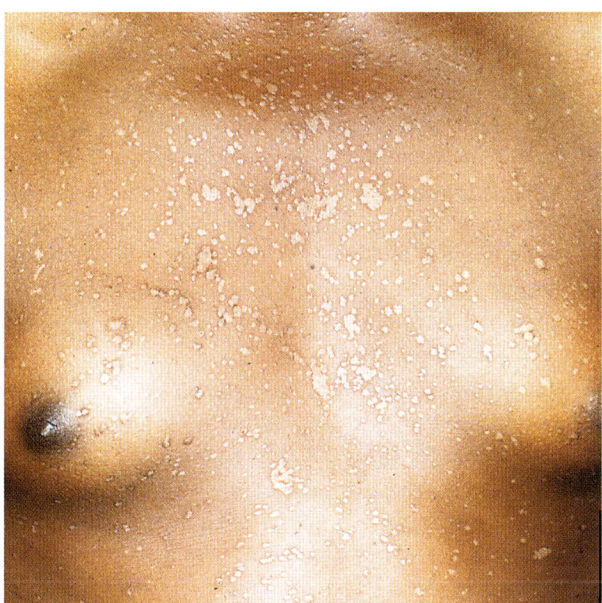

FIGURA 35.28 – Epidermodisplasia verruciforme. Pápulas planas hipocrômicas disseminadas (verrugas planas).

HPV E MALIGNIDADE

Vários tipos de HPV, como referido, têm potencial oncogênico. Em indivíduos imunocompetentes, verrugas resistentes ao tratamento devem ser biopsiadas para exame histopatológico considerando a possibilidade de carcinoma ou doença de Bowen.

Está comprovado que a infecção com HPV é a causa principal de câncer do cérvix. Consoante o tipo de HPV e a imunidade celular, varia o tempo de evolução para a carcinogênese.

Formas invasivas de condiloma acuminado gigante são relativamente benignas, provavelmente por resultarem de tipos de HPV de baixo potencial oncogênico. Lesões vege-

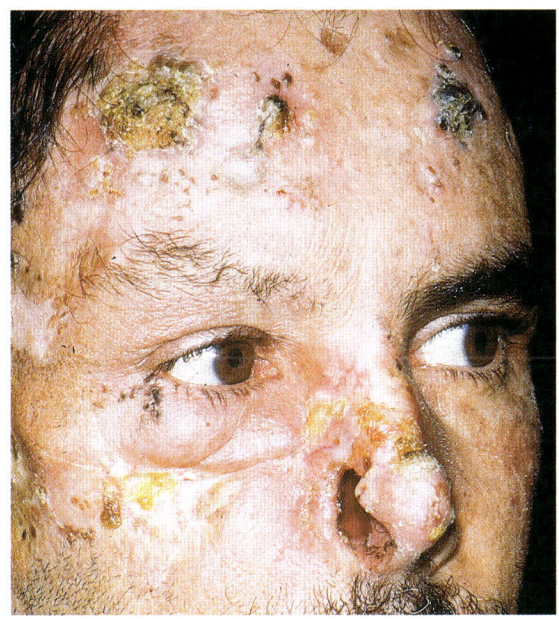

FIGURA 35.30 – Epidermodisplasia verruciforme. Múltiplas lesões de queratose actínica e carcinomas espinocelulares na face.

tantes e verrucosas localizadas na cavidade bucal são denominadas **papilomatose florida**; enquanto na genitália, dedos das mãos e pés, regiões plantar e palmar, são designadas genericamente como **carcinoma verrucoso**. São relativamente benignas, em geral estão associadas com HPV de baixo potencial carcinogênico, como os tipos 6 e 11.

Tratamento

Verrugas vulgares

- **Terapia sistêmica**: não há até agora medicação VO efetiva. Relatos com possível ação da cimetidina ou outras drogas não foram comprovadas.
- **Terapia tópica**: há numerosos recursos e procedimentos.
- **Eletrocoagulação**: tratamento eletivo das verrugas vulgares preferivelmente com elétrons de corrente amortecida pela maior ação de coagulação. Em crianças, fazer anestesia prévia tópica com lidocaína-prilocaína ou xilocaína (4%) e complementar pela anestesia infiltrativa. O cirurgião dermatológico deve usar máscara para proteção contra partículas virais. Após a coagulação inicial, retirar a crosta com cureta ou pinça e, em seguida, coagular alguns pontos escuros remanescentes da verruga. A eletrocoagulação não deve ser profunda, evitando atingir o subcutâneo, pela cicatrização mais demorada. Após eletrocoagulação aplicação local de antissépticos particularmente clorexidina.
  A cicatrização ocorre em cerca de 2 semanas. Recidivas são raras e devem ser retratadas com a mesma técnica. O *laser* de CO_2 tem o mesmo resultado da eletrocoagulação, é de custo mais elevado e expõe o cirurgião dermatológico a maior inalação de partículas virais.
- **Ácido salicílico (16,5%) e ácido láctico (14,5%) em colódio flexível**: Aplicar somente na lesão, proteger com esparadrapo, uma vez/dia. Não usar em lesões de mucosa ou da face.
- **Nitrogênio líquido**: fazer compressão usando uma haste com algodão na ponta ou com sonda fechada. É doloroso e requer várias aplicações.
- **Imiquimod**: uso eventual em lesões resistentes. Umedecer para amolecer a queratina e raspar. Aplicar o imiquimod e fechar com esparadrapo. Repetir a aplicação suspendendo quando ocorrer irritação.
- **Antígeno de *C. albicans***: há relato de aplicação intralesional do antígeno usado para testes intradérmico com resultado.
- **Imunoterapia de contato**: uso eventual em lesões resistentes. É feita com SADBE (do inglês *squaric acid dibutyester*) em lugar do DNCB. A técnica é similar. Após sensibilização com a solução a 2%, aplicar a solução a 1% nas lesões.
- **Evolução espontânea e psicoterapia**: as verrugas podem involuir espontaneamente. Em crianças, cerca de 65% das verrugas podem desaparecer espontaneamente dentro de 2 anos. As verrugas, principalmente em adultos, podem desaparecer após psicoterapia por sugestão, incluindo nesse grupo drogas homeopáticas e as "promessas e simpatias".
- **Nunca fazer**: cirurgia com exérese e sutura por disseminar localmente o vírus em redor da lesão retirada. Radioterapia está definitivamente condenada, pela dose alta necessária e consequente radiodermite.

Verrugas periungueais
São de difícil tratamento.

- **Eletrocoagulação**: nas lesões menores, a eletrocoagulação com curetagem é eletiva. Em lesões extensas tem de ser feita em etapas, sem lesar a matriz ungueal.
- **Nitrogênio líquido**: sessões de 10 a 30 segundos, já que a aplicação é bastante dolorosa.
- **Cantaridina 0,7%**: em acetona e colódio flexível, em curativo fechado sob supervisão médica a cada 2 dias, possibilita resultados favoráveis.

Verrugas filiformes
- **Exérese**: seccionar a lesão na sua base e eletrocoagular, após anestesia tópica ou infiltrativa.

Verrugas plantares
- **Ácido nítrico fumegante (66%)**: método eletivo. Aplicar após raspagem da lesão. Deve ser feito sob supervisão médica com curativos a cada 2 a 3 dias. Tratamento demorado, por várias semanas, mas altamente eficaz. Não causa dor e não impede a atividade normal. Após regressão da lesão, ficar sob observação e, se ocorrer recidiva, retratar.
- **Nitrogênio líquido**: pode ser experimentado, porém, o congelamento é bastante doloroso, com frequente formação de bolha, em geral hemorrágica, de cicatrização demorada.
- **DNCB**: em aplicação local, após sensibilização foi usado, mas pela possível ação oncogênica foi substituído pelo SADBE com técnica similar.
- **Bleomicina (sulfato de)**: injeções na base da verruga da solução (1 mg/mL) de preparação recente. Aplicação muito dolorosa com resultados inconstantes.
- **Formalina**: indicação eletiva nas verrugas plantares superficiais chamadas em mosaico. Usar em concentração de 4%. Dissolver 15 mL de formalina em 100 mL de água morna e imergir a região plantar por 20 minutos. Repetir a aplicação diariamente após raspagem prévia. Quando surgir irritação primária, espaçar as aplicações. Ocorrendo dermatite de contato por sensibilização ao formol, caracterizada por eritema e prurido, suspender o tratamento.
- **Imiquimod**: eventual uso em casos resistentes, com a técnica já exposta.
- **Nunca fazer**: eletrocoagulação com curetagem. A cicatrização é demorada e pode resultar em cicatriz dolorosa perene.
  Cirurgia excisional pela recidiva com disseminação do vírus.

Verrugas planas
- **Tretinoína**: em creme ou gel de 0,05 a 0,1% diariamente, à noite, por 4 a 6 semanas. Este tratamento pode ser feito conjuntamente com a aplicação de nitrogênio líquido ou com eletrocoagulação.
- **Nitrogênio líquido**: com bastonete com algodão ou sonda fechada em cada lesão por 4 a 5 segundos.

- **Eletrocoagulação**: efetiva, precisa ser bem superficial, não devendo o doente se expor ao sol. Após 2 semanas, a tretinoína pode ser usada. A eletrocoagulação pode ser substituída pelo *laser* de CO_2.
- **5-Fluoruracil (5-FU)**: usado em creme a 5%, aplicado diariamente. Após uma semana, ocorrendo irritação, a medicação deve ser suspensa, podendo ser reaplicada consoante avaliação.

Verrugas genitais – condilomas acuminados

- **Eletrocoagulação e curetagem** nas verrugas genitais localizadas na pele do pênis e da vulva é a terapia eletiva. O *laser* de CO_2 possibilita o mesmo resultado.
- **Podofilina**: nas verrugas nas mucosas genitais, é efetiva. A podofilina (antimitótico extraído da *Euphorbia resinifera*) é usada a 25% em álcool a 95°. Aplicar somente nas lesões protegendo com vaselina a área em redor. Retirar a podofilina após 4 a 6 horas, lavando com água. Repetir o tratamento após 1 a 3 dias conforme o grau de irritação. Não usar a podofilina em crianças, mulheres grávidas, na vagina e cérvix.
- **Podofilotoxina**: atualmente, substitui a podofilina por não ter ação displásica. Usada em creme ou solução alcoólica a 0,5%. Aplicar uma ou duas vezes/dia, 3 dias consecutivos por semana, até 4 semanas. Não deve ser usada na gravidez, na vagina e no cérvix.
- **Imiquimod**: usado em creme a 5%. Recurso atual e eficaz. Aplicar diariamente retirando após 8 a 10 horas. Não usar por mais de 16 semanas. Espaçar as aplicações quando ocorrer irritação.
- **Ácido tricloroacético**: de 50 a 70% para cauterização das lesões.
- **Nitrogênio líquido**: aplicar com bastão ou sonda por 3 a 4 segundos.
- **5-FU**: a 5% em creme, é aplicado diariamente alguns dias. Quando ocorrer a irritação, lavar e suspender e reaplicar após cessar o quadro irritativo, se necessário. Há um procedimento de uso intralesional a 3,3% em veículo de gel de colágeno com adrenalina (0,1%).
- **Interferon**: o inferferon-α2 intralesional é uma alternativa particularmente indicada para prevenir recidivas. Admite-se que o interferon intralesional seja mais eficiente que a via sistêmica, mas sua eficácia é controversa. Utiliza-se injeção na base de cada verruga com agulha 30 na dose de 3 milhões de UI, três vezes/semana por 3 semanas.
- **Sinatequinas**: empregadas em pomada a 15%. Substâncias derivadas das folhas de chá verde (*Camellia sinensis*). Atuam ativando a apoptose dos queratinócitos infectados e já estão sendo comercializadas em alguns países. Devem ser utilizadas aplicando-se nas lesões três vezes/dia por até 16 semanas.
- **Peniscopia**: importante no seguimento do tratamento. É feita pela aplicação de ácido acético a 5% por 5 a 10 minutos. Recomenda-se, após o branqueamento das lesões, a aplicação de solução de bicarbonato de sódio para neutralização do excesso remanescente. Há reações falso-positivas em lesões de candidose, psoríase, líquen plano e cicatrizes. Lesões incipientes tornam-se visíveis como pontos esbranquiçados.

Condiloma acuminado gigante (Buschke-Löwenstein)

- **Eletrocirurgia ou *laser***: indicação eletiva para a eliminação.
- **Imiquimod**: efetivo como 2ª opção.
- **Podofilina-podofilotoxina**: também é efetiva. Não usar em crianças, na gravidez, vagina e no cérvix.
- **Etretinato ou acitretina**: indicado em lesões muito volumosas, possibilita a redução das lesões facilitando o uso da eletrocirurgia ou *laser*.
- **Interferon**: por via intralesional, é indicado para prevenir recidiva.

Papulose bowenoide

Alguns autores recomendam nunca usar podofilina, pois acreditam que muitos casos ocorram pós-tratamento do condiloma acuminado pela podofilina por estímulo da ação oncogênica de seus vírus HPV envolvidos. Esta posição é bastante discutível, e a maioria dos autores não contraindica a podofilina. Criocirurgia com nitrogênio líquido é a terapia eletiva. O imiquimod também é empregado bem com eletrocoagulação, *laser* e 5-FU. Seguimento com o uso de tópicos antibacterianos e antileveduras pode ser suficiente.

- **Hiperplasia epitelial focal (Heck)**: não necessita de tratamento. Eletrocirurgia, *laser* ou criocirurgia podem ser usadas.
- **Epidermodisplasia verruciforme (Lutz-Lewandovsky)**: acitretina VO que pode ser associado com interferon. Eletrocirurgia, *laser*, criocirurgia ou cirurgia excisional das neoplasias.

VERRUGAS E CARCINOMAS

Quando, pelo aspecto clínico ou histopatológico, há indícios de malignização (carcinoma verrucoso – papilomatose florida) a indicação é cirurgia.

Ocorrendo lesões exuberantes ou difusas, tratamento prévio com acitretina ou eventualmente metotrexato.

HPV E HIV

Em lesões exuberantes e terapia-resistentes de HPV, a exclusão de coinfecção por HIV é indispensável.

Profilaxia

O primeiro recurso é evitar o contato. A vacinação é de grande interesse em saúde pública, já que o HPV é um dos responsáveis pelo carcinoma do colo uterino. A primeira vacina anti-HPV foi introduzida para os vírus HPV 16 a18, principais responsáveis pela maioria das verrugas genitais.

No Brasil, já se encontra em uso uma vacina quadrivalente recombinante contra HPV tipos 6, 11, 16, e 18 (Gardasil®) que deve ser aplicada intramuscularmente em 3 doses. Dois meses após a primeira dose, deve ser feita a segunda e, 6 meses após a primeira dose, a terceira.

Desde 2014, está sendo empregada nos Estados Unidos vacina nonavalente contra HPV tipos 6, 11, 16, 18, 31, 33, 45, 52 e 58 também intramuscular em três doses e com a mesma periodicidade.

POLIOMAVÍRUS

Há várias espécies responsáveis por infecções humanas. Os primeiros poliomavírus identificados foram os vírus BK e JC. A maioria dos indivíduos se infecta na infância com manifestações inespecíficas leves. Quando esses vírus são reativados por imunossupressão podem provocar doença graves. O vírus JC se associa à leucoencefalopatia multifocal e o vírus BK causa doença renal com estenose uretral, cistite hemorrágica e nefropatia. Em 2007, foram isolados novos poliomavírus, o KI (Karolinska Institute) e o WU (Washington University) de aspirados nasofaríngeos de crianças com infecção respiratória aguda. Em 2008, foi isolado do tumor de Merkel o vírus MCPyV, que investigações posteriores mostraram estar presente em cerca de 80% desses tumores e que hoje se considera o agente causal desse tumor.

Em 2010, foram isolados três novos poliomavírus, dois da pele de indivíduos saudáveis (HPyV 6 e 7) e outro associado à tricodisplasia espinulosa (pápulas foliculares com espículas de localização predominante na face, nariz, supercílios e pavilhões auriculares) em doentes imunossuprimidos. Outro poliomavírus foi isolado da urina de um transplantado renal assintomático (HPy 9). Em 2012, novos poliomavírus foram identificados: o HPYV-10 de lesões de condiloma acuminado de doente imunodeficiente com a síndrome WHIM (verruga [do inglês *wart*], **h**ipogamaglobulinemia, **i**nfecções, **m**ielocatexia [leucopenia e neutropenia por deficiência hereditária]), o MWPyV de amostra fecal de criança saudável de Malawi, o MXPyV de amostra fecal de criança com diarreia no México e o STLPyV de amostra fecal de criança saudável de Saint Louis.

Dessas observações, o importante é que hoje existem evidências incontestes de que o polioma vírus é causa do tumor de Merkel, admitindo-se que existam cofatores associados como radiações ultravioleta e imunossupressão.

INFECÇÕES POR POXVÍRUS

VACÍNIA

Vacínia ou vacina é moléstia localizada, restrita ao ponto de inoculação, decorrente da infecção com o vírus vacínico *Poxvirus officinale,* usada para o desenvolvimento da imunidade antivaríola.

Quando o vírus é introduzido, surge lesão localizada, que é a "pega vacinal", ficando o indivíduo imunizado à varíola. Excepcionalmente, ocorria uma vacínia generalizada. Outra complicação era a disseminação do vírus em indivíduos com alterações da imunidade, como ocorria no atópico ou no fogo selvagem (eczema *vaccinatum*). Atualmente, com a extinção da varíola, a vacinação foi abolida.

VARÍOLA

A varíola é causada pelo *Poxvirus variolae*, com duas formas: uma grave, frequentemente fatal, a varíola *major* (bexiga), e outra benigna, a varíola *minor* (alastrim).

O período de incubação é de cerca de 2 semanas surgindo erupção eritematopapulosa generalizada que, em 2 ou 3 dias forma vesículas umbilicadas que evoluem para pústulas. As lesões têm o mesmo estádio de desenvolvimento, comprometendo preferencialmente face e extremidades.

Quadro toxêmico grave, febre elevada, mal estado geral, evolução fatal em 25% dos doentes, pneumonia viral, miocardite ou encefalite. Na varíola *minor* (alastrim), a erupção cutânea é similar, porém, a febre é moderada, o estado geral é bom, com evolução para a cura. A diagnose laboratorial da varíola era feita pela citodiagnose e identificação do vírus.

Não havia tratamento específico empregando-se cuidados gerais, medicamentos sintomáticos e antibióticos.

A vacinação, pelo vírus da vacínia, possibilitou a erradicação da varíola. A varíola, uma das grandes epidemias do passado está extinta. O último caso registrado foi em 1977. A facilidade de propagação do vírus da varíola e a ausência da imunidade, por não se fazer mais a imunização pela vacina, possibilita o emprego da varíola no bioterrorismo.

COWPOX

Infecção rara por um orthopoxvírus que atinge bovinos e eventualmente felídeos, mas que se acredita circular entre roedores silvestres. Em humanos, parece ser adquirida por contato direto com animais infectados e na maioria dos casos atualmente relatados houve contato com gatos. Os casos descritos são originados da Europa. Clinicamente, podem existir sintomas gerais com febre e mal-estar e no ponto de inoculação do vírus surge mácula eritematosa que evolui a papulovesícula, formando-se a seguir escara enegrecida rodeada por eritema, edema e infiltração. Em 1 a 2 meses, a escara é eliminada deixando cicatriz residual. As lesões podem ser únicas ou em pequeno número e atingem predominantemente as mãos e a face. Às vezes, há linfangite com adenite satélite. Pode haver acometimento ocular com edema periorbital, conjuntivite e queratite. Na diagnose diferencial deve-se considerar o carbúnculo, ectima, herpes simples, nódulo dos ordenadores, orf e esporotricose.

Em fins do século XVIII, Jenner introduziu a vacinação antivariólica empregando o vírus da *cowpox*, pois observara que quem tinha tido *cowpox* não adquiria a varíola. O vírus da vacínia, que também confere imunidade, é outra espécie provavelmente originada de uma mutação do vírus da varíola ou da *cowpox*.

MOLUSCO CONTAGIOSO

Afecção frequente, causada por um parapoxvírus, cujo tamanho oscila entre 200 e 300 nm, que atinge exclusivamente a pele e excepcionalmente as mucosas. Existem quatro subtipos, o subtipo I causa mais de 90% das infecções e o subtipo II as restantes. Não há qualquer correlação clínica ou topográfica com o subtipo de vírus causal. Os subtipos III e IV raramente estão envolvidos. A maioria dos casos de molusco contagioso em infectados pelo HIV é causada pelo subtipo II. É de distribuição universal e mais comum em crianças.

É transmitida pelo contato individual. Na área genital em adultos, em geral, é por transmissão sexual. Em crianças, é mais frequente em atópicos. As lesões são mais abundantes e maiores em imunodeprimidos.

Manifestações clínicas

A lesão do molusco é uma pápula semiesférica, séssil, geralmente umbilicada ou com discreta depressão central. É assintomática, exceto se infectada, quando pode ser dolorosa. Geralmente, ocorrem numerosas pápulas que podem se localizar em qualquer região da pele, mas são mais comuns no tronco, membros e genitália. As pápulas apresentam dimensões diversas consoante o seu desenvolvimento, desde as puntiformes até as típicas umbilicadas (FIGURAS 35.31 E 35.32). Em atópicos, pode ser encontrada uma área de eczematização envolvendo pápulas de molusco. Em imunodeprimidos, são mais numerosas e podem ter grandes dimensões.

Na diagnose diferencial, deve-se considerar verruga plana, verruga vulgar, granuloma anular perfurante, foliculite perfurante e, nos doentes com Aids, também deve se diferenciar de criptococose e histoplasmose.

Diagnose laboratorial

Geralmente desnecessária, pois o quadro dermatológico é característico. O exame de lesão permite confirmar a diagnose. Espremer uma pápula entre duas lâminas e corar pelo Giemsa ou Leishman, encontrando os queratinócitos com inclusões citoplasmáticas. Em preparações com potassa a 10%, é possível também reconhecer as inclusões citoplasmáticas intracelulares.

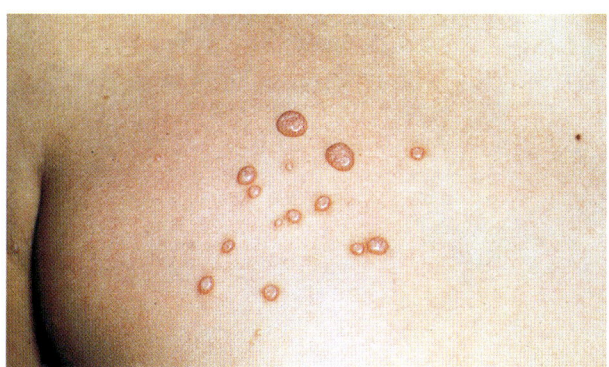

FIGURA 35.31 – Molusco contagioso. Múltiplas pápulas de centro umbilicado.

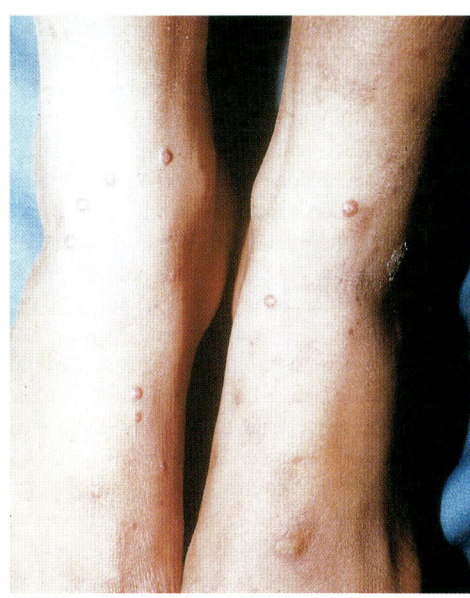

FIGURA 35.32 – Molusco contagioso. Pápulas umbilicadas nas pernas e pés.

O exame histopatológico é extremamente característico com o material viral eosinofílico ocupando o citoplasma e deslocando o núcleo dos queratinócitos para a periferia.

Tratamento

- **Curetagem**: procedimento eletivo. Após a curetagem, aplicar tintura de iodo e curativo compressivo para hemostasia. Pode ser feita a espremedura das lesões com pinça. Em crianças, o procedimento deve ser feito após prévia anestesia tópica, usando 1 ou 2 horas antes lidocaína-prilocaína ou lidocaína. É necessário o retorno a cada 2 semanas, para tratamento de lesões que se evidenciam posteriormente.
- **Nitrogênio líquido**: tocar a pápula levemente com um cotonete com nitrogênio por 3 a 5 segundos. É doloroso e, muitas vezes, é necessário repetir a aplicação.
- **Hidróxido de potássio**: empregado a 5 ou 10%. Aplicar nas lesões diariamente, suspendendo quando surgir irritação. Eficiente, simples e econômico indicado em lesões numerosas e recidivantes.
- **Imiquimod**: uso eventual em casos resistentes e recidivantes, particularmente em imunodeprimidos. Aplicação por várias semanas.
- **Cura espontânea**: há referências de evolução natural, considerando a possibilidade de duração limitada da infecção. Conduta errônea considerando a eficácia do tratamento, o risco de transmissão e impossibilidade de prever a duração da infecção.

ORF (ECTIMA CONTAGIOSO)

Infecção rara, própria de ovinos e caprinos, de cujas lesões o homem se infecta ainda que se admita a infecção por fômites porque o vírus vive longo tempo no meio ambiente. Atinge principalmente populações que trabalham com esses animais ou com suas carnes. Após período de incubação de 3 a 7 dias, surge no local do inóculo mancha eritematosa pruriginosa que evolui a papulovesícula com umbilicação central que se torna nodular encimada por crosta necrótica que, eliminada, pode revelar ulcera de superfície papilomatosa. Eventualmente, pode ocorrer linfangite. A diagnose é clinicamente associada à história de contato com os animais citados. Excepcionalmente, pode ser feita a diagnose por meio de exame por microscopia eletrônica de material das crostas. Ao exame histopatológico verificam-se alterações citopáticas virais nos queratinócitos e presença de corpos de inclusão virais.

Na diagnose diferencial devem ser considerados os nódulos dos ordenhadores, picadas de inseto, infecções bacterianas, esporotricose, micobacterioses.

O tratamento é sintomático, mas alguns autores afirmam que *shaving* ou curetagem seguida de eletrocoagulação permitem cura mais rápida do processo. Também se indicam crioterapia, imiquimod e cidofovir em creme.

NÓDULOS DOS ORDENHADORES (*MILKER NODULES*)

Virose rara causada por um parapoxvírus que atinge indivíduos que trabalham com gado, particularmente ordenhadores e pessoas que manipulam carnes frescas. A infecção humana é acidental quando, pelo contato com animais ou carnes infectadas, o vírus penetra na pele. O período de incubação é de 5 a 15 dias quando surgem no local da inoculação pápulas eritematosas que evoluem a nódulos eritematovioláceos que progridem à ulceração levemente deprimida que se recobre de crostas. A cura ocorre em 6 a 8 semanas e, a exemplo do orf, pode ser abreviada por *shaving* ou curetagem e eletrocoagulação. Eventualmente, pode haver linfangite. As lesões são em pequeno número, de 2 a 5 e localizam-se nos dedos das mãos, nas mãos e antebraços.

A diagnose é clínica e por anamnese. O exame histopatológico demonstra hiperqueratose, paraqueratose, acantose, alterações citopáticas nos queratinócitos caracterizadas por degeneração balonizante. Podem ser encontrados corpos de inclusão no citoplasma dos queratinócitos e na derme infiltrado mononuclear com grande quantidade de eosinófilos.

ACRODERMATITE PAPULOSA INFANTIL (SÍNDROME DE GIANOTTI-CROSTI)

A síndrome foi descrita pela primeira vez em 1953 como dermatose infantil eruptiva de provável etiologia viral. Tem distribuição universal, ocorrendo na maioria dos casos, entre 3 e 6 anos, sendo que 90% dos casos surgem antes dos 4 anos de idade. É frequente a ocorrência de antecedente atópico individual ou familiar. Existem relatos da síndrome em mulheres adultas.

Entre os fatores etiológicos, há relação com infecções virais. Inicialmente a síndrome foi associada com o vírus da hepatite B, mas atualmente há relatos de associação com o vírus da hepatite A e C, Epstein-Barr vírus (hoje, o mais frequentemente relacionado), citomegalovírus, herpes-vírus-6, rotavírus, parvovírus, paramixovírus (parotidite), poxvírus (molusco contagioso), coxsackievírus, echovírus, poliovírus, citomegalovírus, adenovírus, enterovírus, rubéola, vírus sincicial respiratório e parainfluenza. Tem sido também relacionada com infecções bacterianas e com imunizações, vacinas antivariólica, vacinas para hepatites, encefalite japonesa, poliomielite, DTP e BCG. Foram reportados dois casos associados com HIV, não suficientemente esclarecidos.

A patogênese não está esclarecida, podendo ocorrer uma interação entre a infecção e o estado atópico.

Manifestações clínicas

Erupção benigna que ocorre principalmente em crianças. Sintomas prodrômicos são febre, mal-estar, diarreia ou tosse. A erupção cutânea surge após 1 semana localiza-se na face, pescoço, nádegas e membros, excepcionalmente nas palmas e plantas. São pápulas eritematosas ou purpúricas, sem tendência a confluir. Em crianças abaixo de 1 ano, as lesões são mais edematosas e em crianças maiores são pápulas não edematosas. Não ocorrem lesões no tronco e mucosas, podendo haver linfadenopatia difusa, hepatite em geral anictérica e esplenomegalia. A erupção dura de 20 a 30 dias e termina por descamação pitiriásica **(FIGURAS 35.33 A 35.35)**.

A diagnose diferencial pode ser feita com púrpura de Henoch-Schöenlein, eritema polimorfo, estrófulo, prurigo de Hebra, pitiríase liquenoide e escabiose.

Exames laboratoriais

O exame hematológico mostra, no sangue, 5 a 10% de células mononucleares atípicas. As enzimas hepáticas podem estar alteradas. A histopatologia revela discretas alterações na epiderme, como espongiose, acantose e ocasionalmente paraqueratose. Na derme, infiltração linfo-histiocitária. Podem ser encontradas inclusões virais. Pesquisa de antígenos virais pode ser realizada.

Tratamento

Não há tratamento específico, podendo ser empregado anti-histamínicos para o prurido, corticoides tópicos e excepcionalmente corticoide sistêmico.

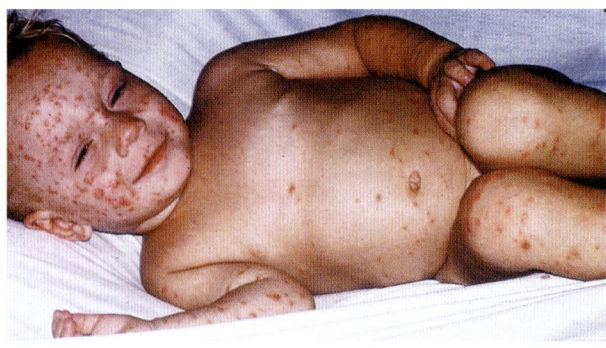

FIGURA 35.33 – Acrodermatite papulosa infantil (Gianotti-Crosti). Lesões papulosas na face, membros superiores e inferiores.

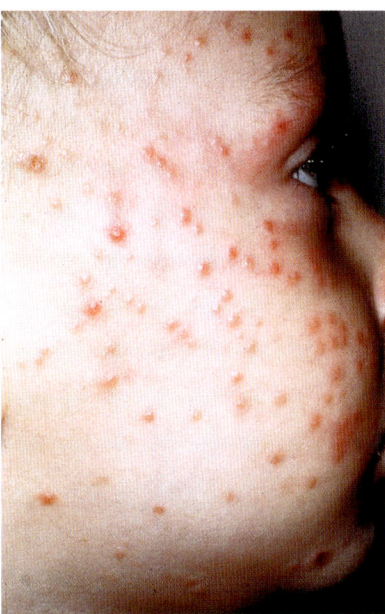

FIGURA 35.34 – Acrodermatite papulosa infantil (Gianotti-Crosti). Lesões eritematopapulosas dispostas isoladamente na face.

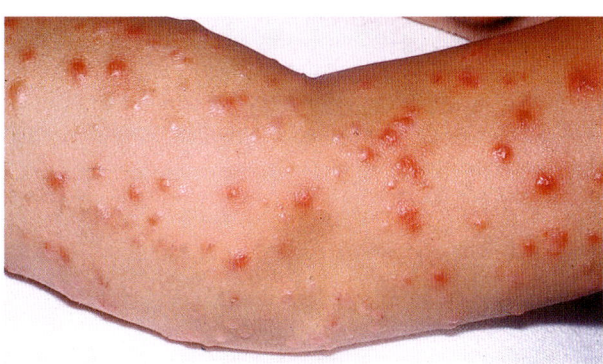

FIGURA 35.35 – Acrodermatite papulosa infantil (Gianotti-Crosti). Lesões papulosas eritematosas e da cor da pele normal disseminadas no braço.

SARAMPO

O sarampo (em inglês *measles* ou *rubeola*, o que causa confusão com a rubéola em português) é uma infecção extremamente contagiosa por paramixovírus. Em geral, atinge crianças ou adolescentes, propagando-se rapidamente em populações não imunes. O contágio é por contato ou inalação de partículas virais, eliminadas pelo doente 2 dias antes e até 4 dias após o exantema.

Manifestações clínicas

O período de incubação é de 1 a 2 semanas. Os sintomas prodrômicos são coriza, conjuntivite e tosse com febre e, com frequência, linfadenopatia.

De 1 a 7 dias após, surge a erupção cutânea caracterizada por exantema morbiliforme que se inicia na face e se alastra em alguns dias para o pescoço, tronco e extremidades. O exantema esmaece surgindo em alguns dias uma fina descamação. Às vezes, é discreto e excepcionalmente ausente (FIGURA 35.36). Para a diagnose clínica é importante o **sinal de Koplik** na mucosa bucal oposta aos molares, caracterizado por pequenos pontos brancos ligeiramente salientes com halo eritematoso.

Diagnose

A diagnose de sarampo é basicamente clínica. A diagnose diferencial mais frequente é com erupção por droga, que pode ser excluída pela anamnese e pela presença da coriza, conjuntivite e sintomas das vias respiratórias no sarampo.

Há evolução para a cura em cerca de 10 dias. Complicações e sequelas são raras. São reportadas encefalites, púrpura trombocitopênica, infecção bacteriana secundária, particularmente em desnutridos e imunodeprimidos. O sarampo, pela depressão da imunidade, pode ser causa agravante ou desencadeante da tuberculose.

- **Sarampo atenuado**: observado, particularmente em crianças que foram vacinadas e desenvolveram imunidade parcial. Os sintomas gerais são mais discretos; a erupção é pouco confluente e pode não haver sinal de Koplik.
- **Sarampo atípico**: forma rara que ocorre após contágio em indivíduo vacinado com vírus mortos. São lesões principalmente purpúricas com sintomas gerais incluindo pulmonares.

Exames laboratoriais

O exame histopatológico da pele revela paraqueratose, espongiose e células multinucleadas sinciciais. Cultura e isolamento do vírus são técnicas de difícil execução. O exame sorológico na fase inicial e, posteriormente, na convalescença, mostra uma diminuição do título confirmando a diagnose após a cura da moléstia.

Tratamento

É sintomático. Repouso, antipiréticos (evitar aspirina em crianças), antitussígenos, cremes ou loções cremosas protetoras para a pele. Vitamina A em altas doses é eficaz, sendo prin-

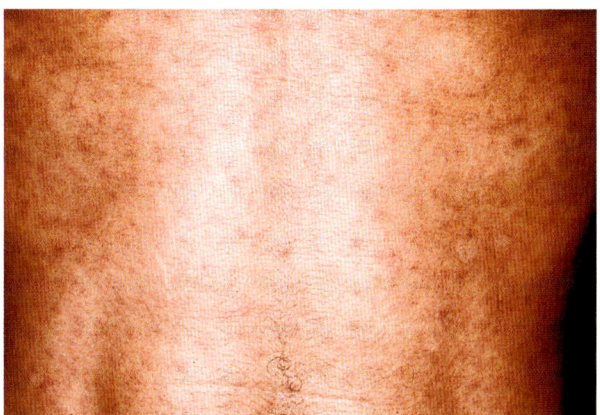

FIGURA 35.36 – Sarampo. Exantema morbiliforme no tronco.

cipalmente indicada para diminuir a morbidade e mortalidade em coletividades. É dada sob a forma de palmitato de retinol, 200.000 UI, duas vezes/dia, por 2 dias.

Imunoglobulina na dose de 0,25 a 0,5 mL/kg, dose máxima de 15 mL, pode prevenir o sarampo em crianças não vacinadas até 6 dias após a exposição.

Profilaxia

Vacina com vírus atenuado é altamente eficiente na profilaxia da infecção, sendo em geral administrada entre os 15 e 18 meses de idade, para evitar que anticorpos maternos existentes possam interferir na resposta imunitária.

RUBÉOLA

A rubéola (em inglês é *rubella*, enquanto *rubeola* designa sarampo) é uma infecção devida a um vírus RNA, da família Togavirinae, transmitida por contágio direto ou por inalação de partículas virais. De evolução benigna exceto quando adquirida durante a gravidez, condição em que pode causar malformações fetais. O período de transmissão é de 5 a 7 dias antes do exantema e de até 3 a 5 dias depois do seu aparecimento.

Manifestações clínicas

O período de incubação é de 2 a 3 semanas. O exantema inicia-se na face e depois atinge o pescoço, tronco e membros. É geralmente discreto. Os sintomas gerais que precedem ou se associam são febre moderada, coriza, tosse, cefaleia e conjuntivite. Ocasionalmente, podem ser encontradas manchas eritematosas ou petéquias no palato ou úvula (sinal de Forscheimer).

Há linfoadenopatia generalizada sendo característica a tumefação dos linfonodos occipitais e cervicais. Artralgias e artrites são mais comuns em adultos que em crianças. Excepcionalmente, ocorrem lesões purpúricas por trombocitopenia. A evolução é benigna com a cura em uma semana.

A diagnose é feita pelo quadro clínico devendo ser diferenciada do sarampo, mononucleose infecciosa, toxoplasmose, sífilis, outras viroses e exantema medicamentoso.

Exames laboratoriais

O vírus pode ser isolado da garganta, reto ou urina.

A sorologia para rubéola por hemaglutinação é de grande utilidade. A presença de anticorpos da classe IgG indica imunidade ativa e a de anticorpos anti-IgM indica infecção aguda. O vírus pode ser detectado por PCR no líquido amniótico ou sangue do cordão.

O tratamento é sintomático. A vacinação, feita conjuntamente com a do sarampo e parotidite, é altamente eficiente.

- **Teratogenia**: aproximadamente 50% das mulheres que desenvolvem rubéola no primeiro trimestre da gravidez têm filhos com anomalias congênitas.

Toda a mulher deveria fazer sorologia para rubéola antes da gravidez e ser vacinada se necessário.

CAXUMBA

A caxumba ou parotidite é uma infecção causada por um paramixovírus ocorrendo, geralmente, na pré-puberdade, embora adultos também sejam afetados. É disseminada pelo contato direto com as partículas virais transportadas em gotículas pelo ar, por fômites contaminados por saliva infecciosa, eventualmente urina. A infecção é com frequência subclínica, mas quando apresenta manifestações o principal sintoma é a parotidite que se caracteriza pelo intumescimento doloroso de uma ou ambas as glândulas parótidas, mas outras glândulas salivares podem ser comprometidas.

Pode ocorrer comprometimento de outros órgãos, no homem orquiepididimite e na mulher ooforite. Eventualmente, meningoencefalite ou pancretite.

A evolução aguda e a idade são importantes para a diagnose diferencial com parotidites obstrutivas, inflamatórias ou neoplásicas. Detecção de anticorpos IgM e IgG, no soro ou liquor possibilitam confirmação laboratorial.

O tratamento é sintomático. A profilaxia com a vacina tríplice, sarampo, rubéola e parotidite é altamente eficiente.

ERITEMA INFECCIOSO (QUINTA DOENÇA)

O eritema infeccioso ou quinta doença é uma infecção de ocorrência universal devida a vírus DNA o **Parvovírus B19**. É encontrado no Brasil particularmente na região Amazônica. O contágio é por via respiratória com viremia na 2ª semana e exantema na 3ª ou 4ª semana. A replicação viral é na medula óssea sem que ocorram perturbações na crase sanguínea na maioria dos doentes.

Manifestações clínicas

Os sintomas prodrômicos são vagos e, em geral, discretos, por vezes inexistentes, resumindo-se a febre baixa, mal-estar, dores musculesqueléticas e náuseas. Correspondem à fase virêmica. Após alguns dias, surge o exantema, inicialmente na face, onde exibe aspecto confluente, com edema das bochechas, configurando a chamada **fácies esbofeteada** (FIGURA 35.37).

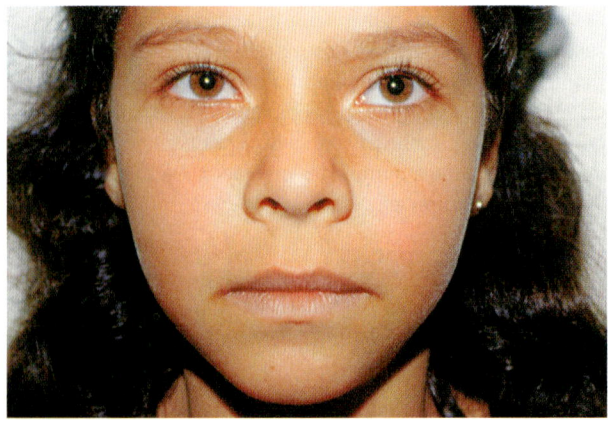

FIGURA 35.37 – Eritema infeccioso. Fácies "esbofeteada".

Tronco e membros são logo acometidos por um eritema maculopapular, de aspecto reticulado, muito sugestivo da virose **(FIGURAS 35.38 E 35.39)**. O prurido quando presente é discreto. Eventualmente, em especial em adultos, há poliartropatia de intensidade e duração variáveis.

A infecção regride em até 3 semanas, podendo recidivar por estímulos variados com exposição solar, tensões emocionais, uso de corticoides e outros.

Em imunocomprometidos, podem ocorrer anemias hemolíticas e outras afecções hematológicas, já que deficiência na produção de IgG pode prolongar a replicação do vírus na série eritroide da medula óssea.

Na gravidez, não há ocorrência de malformações fetais. Excepcionalmente, pode ocorrer a transmissão para o feto, podendo causar anemia fetal grave.

O eritema infeccioso é uma doença rubéola-símile e provavelmente muito casos deixam de ser diagnosticados. Deve ser diferenciado das demais doenças exantemáticas de expressão morbiliforme e eventualmente de formas agudas de LE e dermatomiosite.

Exames laboratoriais

A contagem dos reticulócitos pode estar diminuída, mesmo em doentes sem anemia pela ação do vírus na série eritroide. A contagem de leucócitos está normal e pode haver eosinofilia discreta. A infecção aguda pode ser confirmada pelo encontro de IgM ou elevação significativa de IgG em amostras sucessivas. Em imunocomprometidos, os títulos podem ser baixos ou ausentes. O vírus pode ser identificado pela PCR.

Tratamento

Sintomático. Quando ocorrer aplasia medular, reposição globular. Em imunodeficientes, tem sido utilizada a imunoglobulina. Esses doentes, bem como os que estão em fase de crise aplástica devem ser colocados em isolamento de contato e respiratório, por serem contagiantes. Não há vacina para a profilaxia até agora.

DENGUE

Infecção encontrada em áreas tropicais e semitropicais, causada por vírus RNA do grupo B da família Togaviridae e transmitida por mosquitos do gênero *Aedes*. No Brasil, o único transmissor é o *Aedes aegypti* e, de 31 de janeiro de 2016 a 14 de maio de 2016 foram notificados 1.277.520 casos.[3] É uma infecção aguda com dois diferentes tipos: clássico e hemorrágico.

Na dengue clássica, há cefaleia, febre, prostração, mialgias, artralgias e linfoadenopatia. As lesões cutâneas surgem inicialmente nos joelhos e cotovelos e em 2 ou 3 dias formam exantema morbiliforme ou escarlatiniforme. Na fase final evolutiva, podem ser encontradas petéquias.

Na dengue hemorrágica, que ocorre por infecção por vírus diferente do anterior, aparecem petéquias, equimoses e sufusões e derrames hemorrágicos em cavidades. Pode ocorrer coagulação intravascular.

Na dengue clássica, a evolução é benigna, com cura em uma semana. Na forma hemorrágica, a prognose é menos favorável, podendo ocorrer choque hemorrágico e, eventualmente, morte.

A diagnose da dengue é clínica podendo o vírus ser isolado em cultura. A diagnose sorológica é pela pesquisa de anticorpos IgG e IgM que são detectáveis no sangue 7 a 14 dias do início da infecção.

Tratamento

O tratamento é sintomático. A prevenção da dengue é feita pelo combate ao transmissor. No Brasil, a dengue é endêmica, com surtos surgindo em diferentes regiões. A forma mais comum é a dengue clássica, sendo a hemorrágica menos frequente.

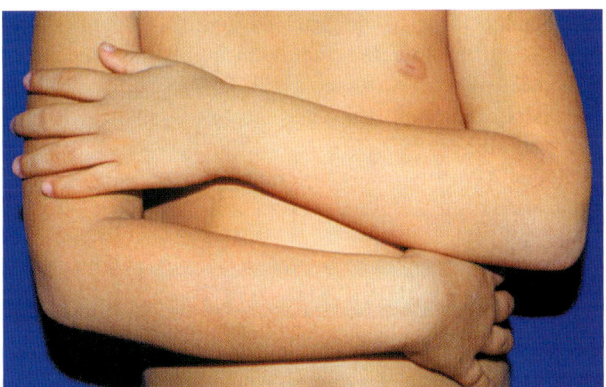

FIGURA 35.38 – Eritema infeccioso. Aspecto reticulado do eritema.

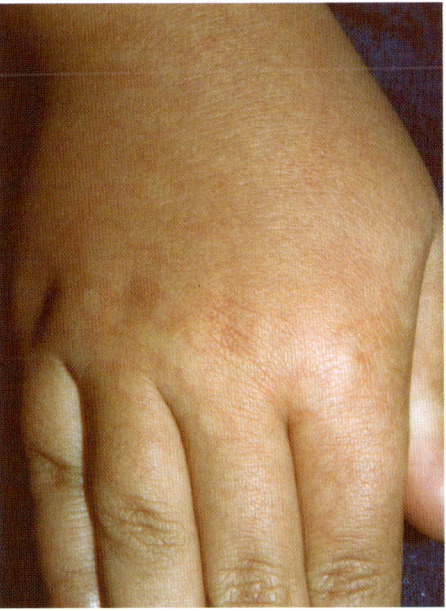

FIGURA 35.39 – Eritema infeccioso. Lesões eritematosas reticuladas no dorso da mão.

FEBRE CHIKUNGUNYA

E infecção viral causada pelo vírus CHIKV da família Togaviridae transmitida pelo *Aedes aegypti* e menos frequentemente pelo *Aedes albopictus*. Os primeiros casos desta virose estão sendo registrado atualmente no Brasil. Em outubro de 2014, haviam sido registrados 824 casos e em novembro do mesmo ano o número de casos aumentou para 1.364. Em 2015, foram registrados 38.332 casos.[3]

Clinicamente, assemelha-se à dengue, com sintomas gerais de febre, cefaleia, mal-estar e dores pelo corpo. As manifestações cutâneas são exantema macular ou maculopaposo que acomete 50% dos doentes e que surge 2 a 5 dias após o início da febre, acometendo principalmente tronco e extremidades, inclusive as regiões palmoplantares podendo também acometer a face. Nas crianças, as lesões podem ser vesicobolhosas. Outras manifestações cutâneas que podem ocorrer são dermatite esfoliativa, hiperpigmentação, fotossensibilidade, lesões eritema nodoso símile e ulcerações orais. A grande diferença em relação à dengue é o acometimento articular que se caracteriza por poliartralgias e artrite em punhos, articulações das mãos, mas também joelhos, ombros e coluna. Podem ocorrer manifestações neurológicas como mielite, meningoencefalite, paralisa facial, síndrome de Guillain Barré, uveíte, retinite, hepatite, nefrite e miocardite.

Após 7 a 10 dias de evolução a maioria dos dentes tem grandes melhoras, mas alguns podem manter dores articulares por meses ou anos. Nos idosos com outras comorbidades, esse quadro pode produzir alterações funcionais que inclusive dificultam a deambulação comprometendo a qualidade de vida.

FEBRE DO VÍRUS ZIKA

Doença febril aguda causada pelo vírus zika identificado em 1947, na Uganda, em um macaco Rhesus. A primeira descrição de caso humano ocorreu em 1954 na Nigéria. Desde então, foram descritos casos esporádicos na África tropical e sudeste da Ásia. Em 2007, registrou-se importante surto da doença na Micronésia. No Brasil, o vírus foi detectado em maio de 2015, na Bahia, provavelmente trazido por algum turista. De abril de 2015 a maio de 2016, foram notificados 138.108 casos.[3]

O vírus zika pode atingir macacos e seres humanos que constituem reservatórios nos quais os vetores, no Brasil *Aedes aegypti* e potencialmente o *Aedes albopictus* (ainda não foram encontrados mosquitos desta espécie contaminados) se infectam e, com suas picadas, inoculam o vírus em outros hospedeiros.

Além do contágio pela picada dos vetores, a via de infecção mais importante, admite-se a possibilidade de transmissão sexual, ocupacional em laboratórios e perinatal.

Clinicamente, após período de inoculação de 3 a 12 dias surgem as manifestações que se estima ocorram em 1 em cada 5 indivíduos infectados. Os sintomas são febre baixa intermitente (38-38,5 °C), cefaleia, dores musculares, dores articulares das mãos e pés, dor nos olhos, fotofobia e exantema maculopapular pruriginoso que se iniciam na face, disseminando-se, a seguir, pelo tronco e membros. O exantema começa a regredir a partir do 2º ou 3º dia desaparecendo após uma semana. A duração total do processo é de 1 semana, embora as dores articulares desapareçam por vezes somente após 1 mês. Do ponto de vista clínico, impõe-se a diagnose diferencial com dengue e febre chikungunya. A grande importância da afecção são as complicações. Aparentemente, a doença pode precipitar a síndrome de Guillain-Barré, polirradiculoneurite desmielinizante inflamatória autoimune, e a complicação mais grave é a possibilidade de mulheres grávidas infectadas darem à luz crianças com problemas neurológicos, calcificações intracranianas, dilatação dos ventrículos cerebrais, alterações da fossa posterior e, especialmente, microcefalia.

Em maio de 2016, registravam-se 1.326 casos de microcefalia[3] confirmados como relacionados à febre zika. O risco é muito maior no primeiro trimestre da gestação, mas no segundo trimestre de gravidez também podem ocorrer anomalias neurológicas no feto e mais dificilmente quando a infecção materna ocorre no terceiro trimestre da gravidez.

A diagnose é sorológica pela demonstração de anticorpos antivírus zika por PCR. O tratamento é sintomático: repouso, analgésicos e antitérmicos, especialmente paracetamol e dipirona, evitando-se a aspirina pela possibilidade de hemorragias.

INFECÇÕES POR PICORNAVÍRUS

Numerosos vírus deste grupo RNA, como coxsackievírus, ecovírus, arbovírus, são responsáveis por infecções que frequentemente apresentam erupções cutâneas.

DOENÇA DAS MÃOS, PÉS E BOCA

De ocorrência universal já observada no Brasil. É causada por enterovírus, principalmente pelo coxsackievírus, A16. Outros tipos de coxsackievírus podem ocasionalmente causar a enfermidade, A5, 7, 9,10, B2, B5 e o enterovírus 75. A maior incidência ocorre entre 1 e 10 anos de idade. É bastante contagiosa e, com frequência, atinge familiares. O tempo de incubação é de 3 a 6 dias e caracteriza-se por febre moderada e vesículas alongadas, ovoides, nos dedos das mãos, pés e mucosa bucal. Na mucosa oral, as vesículas se rompem gerando erosões dolorosas dificultando a alimentação e, logo após o aparecimento das lesões orais, surge exantema. Podem ser encontradas vesículas nas margens laterais das palmas e plantas (FIGURA 35.40 E 35.41). O quadro regride em alguns dias. Existem formas monossintomáticas que acometem somente mãos e pés ou apenas a mucosa oral.

Diagnose

A diagnose é clínica. A sorologia é de valor limitada já que há 67 sorotipos de enterovírus. O vírus pode ser isolado de lesões por cultura em tecido. A PCR possibilita o reconhecimento do vírus em secreções.

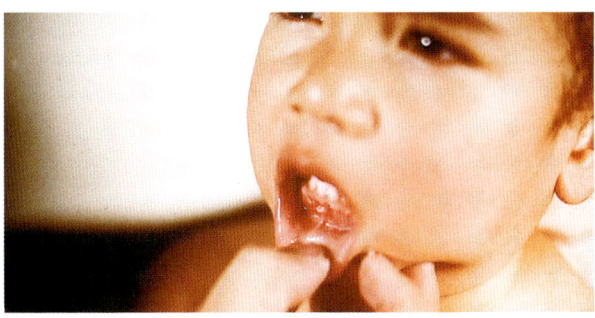

FIGURA 35.40 – Doença das mãos, pés e boca. Vesícula rota na mucosa oral.

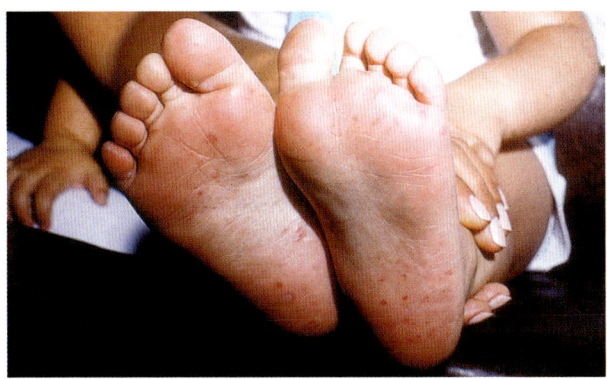

FIGURA 35.41 – Doença das mãos, pés e boca. Lesões eritematosas e vesiculosas de configuração oval nas regiões plantares.

A doença é de duração limitada e o tratamento é sintomático.

HERPANGINA

Infecção por enterovírus do grupo A do coxsackievírus que acomete mais frequentemente crianças entre os 3 e 10 anos. É caracterizada por lesões papulovesiculosas ou ulcerações na orofaringe localizadas principalmente na parede posterior da faringe, úvula, amígdalas, pilares e palato mole acompanhadas por sintomas gerais como febre, cefaleia, angina e dores no corpo. Distingue-se da doença das mãos, pés e boca pela localização e de outras afecções de mucosa orofaringiana como candidose, estomatite aftoide pela presença dos sintomas gerais. Deve ainda ser distinguida do herpes *simplex* e faringites bacterianas. A infecção é de duração limitada e o tratamento é sintomático.

INFECÇÕES POR ROTAVÍRUS

Rotavírus são incluídos na família Reoviridae. São vírus RNA sendo que alguns tipos sorológicos infectam humanos. A infecção é frequente causando diarreia em crianças. Alguns sintomas dermatológicos têm sido associados com este quadro, como exantema, síndrome de Gianotti-Crosti e edema agudo hemorrágico infantil. A diagnose é por cultura de fezes. A evolução é favorável em imunocompetentes.

VIROSES HEMORRÁGICAS TROPICAIS

São quadros graves, caracterizados por púrpuras disseminadas com epistaxe, melena e coagulação intravascular e sintomas gerais como febre, cefaleias, mialgias e outros. Há diversos grupos de vírus responsáveis da família Arenavírus (vírus sabiá no Brasil, junin na Argentina, machupo na Bolívia), hantavírus, bunyvírus e filovírus (vírus marboug e ebola). São infecções em animais que eventualmente atingem o homem. A diagnose pode ser confirmada pelo isolamento do vírus e por métodos sorológicos.

O tratamento é sintomático e a taxa de mortalidade em algumas das viroses é muito elevada.

PRÍONS

Os príons (do inglês *protein infectious agents*) são proteínas infecciosas, mal caracterizadas, de desenvolvimento lento, responsáveis por alterações degenerativas no sistema nervoso, as encefalopatias espongiformes. Em animais as doenças são *scrapie* do carneiro e cabra e a encefalopatia espongiforme bovina (BSE, do inglês *bovine spongiform encephalopathy* – doença da vaca louca). Em humanos, as encefalopatias espongiformes são o kuru (morte sorridente), encontrado unicamente na população da área de Nova Guiné e as doenças de Creutzfeldt-Jacob e Gerstmann-Sträussler-Scheinker que são sempre fatais.

Clinicamente, essas doenças têm como sintomas principais a ataxia e a demência progressiva. Na década de 1980, surgiu na Inglaterra um surto epidêmico de BSE atingindo milhares de animais que foram sacrificados. Nessa ocasião, apareceram doentes de uma variante da doença de Creutzfeldt-Jacob atribuídos a ingestão de carne bovina contaminada. Atualmente, o número de casos ultrapassa 120, a maioria no Reino Unido.

Os príons são proteínas celulares alteradas designadas de PrPsc (do inglês *protein prion scrapie*). Em contato com proteínas celulares, induzem a formação de isoformas resistentes a digestão pelas proteases, que se acumulando no cérebro induzem os quadros clínicos.

Os príons pela ausência de ácido nucleico são resistentes aos recursos que inativam os vírus e não incitam resposta imune.

A possibilidade da participação de príons na gênese de algumas dermatoses, é possível. Carneiros com *scrapie* desenvolvem prurido, perda de pelos e ulcerações. PrPsc foi detectada na pele de dois doentes com encefalopatia espongiforme. Também há registros de detecção destas proteínas em pele normal, pele afetada por psoríase, eczemas e ulceras de perna. É possível que a infecção por príons no futuro cause impacto na saúde pública porque, além da ingestão da carne contaminada, há a possibilidade de infecção por produtos de origem bovina, usados na alimentação, em cosméticos e preparados farmacêuticos, como glicerina e glicerol, utilizados em cápsula de medicamentos, supositórios e formulações tópicas; ceramidas muito empregadas em formulações tópicas, implantes de colágeno e até mesmo o soro de bovinos utilizado em cultura de células que talvez exijam processos de esterilização diferentes dos clássicos.

CAPÍTULO 36

RIQUETSIOSES E BARTONELOSES

RIQUETSIOSES

A ordem Rickettsiales é caracterizada por microrganismos, gram-negativos, pequenos, em formas de bastões, elipsoides, cocoides ou como diplococcus, encontrados como parasitos, em geral intracelulares, de vertebrados e invertebrados. Esta ordem inclui as famílias Rickettsiaceae, Bartonellaceae e Anaplastamataceae.

A família Rickettsiaceae tem os gêneros *Rickettsia* (H. Ricketts), *Coxiella* (H. Cox) e *Ehrlichia* (P. Ehrlich). O gênero *Rickettsia* tem cerca de 20 espécies reconhecidas, agentes de infecções graves, como as febres maculosas e os tifos (não confundir com febre tifoide). O gênero *Coxiella* tem uma única espécie de interesse, a *C. burnetti*, agente da febre Q, e o gênero *Ehrlichia* também tem uma única espécie, a *E. chaffeensis*, responsável pela ehrlichiose. As riquétsias foram primeiramente identificadas por Rocha Lima, pesquisador brasileiro, que encontrou, nas células gástricas de piolhos contaminados pelo tifo exantemático, minúsculos microrganismos que ele denominou de *Rickettsia prowazeki* em homenagem a dois pesquisadores, H. T. Ricketts e S. Prowazek, vitimados quando estudavam o tifo. As riquetsioses são zoonoses que têm como hospedeiros artrópodes e/ou vertebrados (piolhos, pulgas ou carrapatos). A infecção humana ocorre pela picada ou eventualmente por contato dos ectoparasitos ou de suas fezes, com soluções de continuidade na pele ou mucosas. Atualmente, esses microrganismos também são considerados nos estudos sobre bioterrorismo.

A família Bartonellaceae tem o gênero *Bartonella* (A. L. Barton) com os microrganismos anteriormente incluídos nos gêneros *Rochalimaea* e *Grahamella*. Hoje esse gênero tem cerca de 11 espécies, das quais cinco têm interesse médico: *B. henselae*, agente da doença da arranhadura do gato, angiomatose bacilar e endocardite; *B. quintana*, responsável pela febre da trincheira e angiomatose bacilar; *B. bacilliformis*, agente da febre de Oroya (verruga peruana). Há outras duas espécies individualizadas como patógenas: *B. elizabethae*, causadora de endocardite, e a *B. clarridgeiae*, na doença da arranhadura do gato.

FEBRE MACULOSA

É causada pela *Rickettsia rickettsii*. Nos Estados Unidos, é a febre das Montanhas Rochosas (do inglês *Rocky Mountain spotted fever*) e, no Brasil, é a febre maculosa brasileira.

FEBRE MACULOSA BRASILEIRA

O principal vetor da infecção é o *Amblyomma cajennense*, carrapato abundante em nossos campos e cerrados, conhecido vulgarmente como carrapato-de-cavalo ou carrapato-estrela. Os carrapatos infectam-se ao sugarem animais silvestres, roedores, gambás e até mesmo cães, ocorrendo também a transmissão entre os carrapatos. A doença ocorre esporadicamente, em particular, em São Paulo e Minas Gerais.

O período de incubação é de 2 a 14 dias, quando surge quadro agudo com febre elevada, cefaleia, mialgias, mau estado geral e, do 2º ao 6º dia de infecção, surge exantema maculopapuloso de desenvolvimento centrípeto que acomete preferencialmente o tronco, punhos, cotovelos, regiões palmares e plantares. Após alguns dias, o exantema adquire caráter petequial e, em algumas áreas, surgem equimoses. Na 2ª semana de evolução, as lesões purpúricas tornam-se hiperpigmentadas, assim permanecendo por semanas ou meses. Sem tratamento, há evolução rápida com manifestações neurológicas caracterizadas por irritabilidade, agitação e convulsões, podendo o doente evoluir para um estado comatoso. Em 50% dos casos, se estabelece quadro de coagulação intravascular disseminada (CIVD) com trombocitopenia. São complicações frequentes infecções bacterianas secundárias, principalmente pneumonias. As formas graves podem evoluir ao êxito letal.

A diagnose laboratorial pode ser feita pelo teste de Weil-Félix, que é um teste de aglutinação com antígenos de cepas de *Proteus vulgaris*. É um teste muito sensível, mas pouco específico. Títulos entre 1/40 e 1/80 são suspeitos. Acima de 1/160 são quase confirmatórios de infecção recente pelo gênero *Rickettsia*. A hemaglutinação indireta e a imunofluorescência indireta com antígenos de *Rickettsia rickettsii* possibilitam diagnose segura. Esta também pode ser demonstrada em tecidos por técnica de avidina-biotina-peroxidase ou por ampliação pela reação em cadeia da polimerase (PCR).

Na diagnose diferencial cabe considerar meningococcemia, tifo murino, leptospirose, septicemias e outras doenças exantemáticas como sarampo atípico, rubéola, enteroviroses, escarlatina e ainda reações medicamentosas.

O tratamento é com tetraciclina (2 g/dia), doxiciclina (200 mg/dia) ou cloranfenicol (2 g/dia). Para crianças, a dose inicial de cloranfenicol é de 50 a 100 mg/kg/dia. O tratamento antibiótico deve ser feito por pelo menos 10 dias. Quando precoce, possibilita, quase sempre, a cura da infecção.

TIFO MURINO

Infecção do rato, que raramente atinge o ser humano, transmitida pela pulga (*Xenopsylla cheopis*). O ser humano é infectado quando a pulga, ao picar uma pessoa, elimina em suas fezes a riquétsia, que penetra pela solução de continuidade da pele produzida pela própria picada.

Outras possibilidades são a inalação de aerossóis ou ingestão de alimentos contaminados com fezes de pulgas infectadas. É causada pela *Rickettsia typhi (R. mooseri)*. O período de incubação é de 4 a 15 dias, período após o qual surgem febre alta e cefaleia intensa. Em 50% a 80% dos casos, entre o 3º e o 5º dia de evolução, aparece o exantema, maculopopular, sem petéquias que dura alguns dias. A evolução é, em geral, favorável. A diagnose diferencial deve ser feita com outras riquetsioses, leptospirose, enteroviroses e rubéola. Tratamento com tetraciclina ou doxiciclina, cloranfenicol e ciprofloxacino.

TIFO EPIDÊMICO

Causado por *Rickettsia prowazeki*, transmitida pelo piolho, de grande letalidade, ocorreu em grandes epidemias no passado, não tendo sido observada no Brasil.

FEBRE Q E OUTRAS RIQUETSIOSES

Causadas pela *Coxiella burnetti*, infecção de ovinos, bovinos e caprinos, os quais constituem reservatórios naturais do agente causal. A transmissão entre os animais se faz por meio de carrapatos. Eventualmente, atinge o homem, por inalação ou ingestão de leite contaminado. Quadro febril com pneumonite e discreta hepatoesplenomegalia. Na forma crônica, às vezes, há como complicação endocardite. Exantema raramente observado. Evolução benigna. Tratamento com tetraciclinas ou cloranfenicol. O diagnóstico se faz por reação de fixação de complemento ou por detecção de anticorpos específico a antígenos polissacarídeos da *Coxiella burnetti*. Também se empregam reações de micro-hemaglutinação, imunofluorescência indireta e ensaio imunoenzimático.

Na diagnose diferencial, considerar febre tifoide, malária, leptospirose, meningite, dengue, brucelose e outras riquetsioses e, no caso de pneumonias intersticiais, considerar infecções por *Mycoplasma pneumoniae*, pneumonias por influenza e doença dos legionários. A *R. tsutsugamomushi*, não encontrada no Brasil, é responsável por um tifo, registrado no Japão, China, Austrália, Índia e sudeste da Ásia. A *erlichiose* observada nos Estados Unidos é causada pela *Ehrlichia chaffensis* e tem quadro similar à febre maculosa americana.

BARTONELOSES

Grupo de bactérias patogênicas de mamíferos que exigem vetores específicos na sua transmissão. Algumas dessas bactérias produzem substâncias análogas ao fator de crescimento endotelial que estimulam a angiogênese. Outras como a *Bartonella moniliformis* levam à imunossupressão por provocarem diminuição das células T. A *Bartonella henselae* e a *Bartonella moniliformis* penetram nas hemácias e provocam anemia hemolítica.

ANGIOMATOSE BACILAR

Infecção hoje relativamente frequente, afetando imunodeprimidos, em particular com infecção por HIV, mas também transplantados e doentes com neoplasias em tratamento quimioterápico. A afecção rara (no Brasil, registra-se cerca de 1,2 a 1,4 caso por 1.000 infectados pelo HIV) vem se tornando ainda mais rara com a introdução da terapêutica antirretroviral de alta efetividade. Há alguns casos registrados em imunocompetentes. Os bacilos isolados são a *B. henselae* e *B. quintana*.

O reservatório da *B. henselae* é o gato doméstico (*Felis domesticus*) e a transmissão seria por escoriações ou mordidas ou por um vetor, sendo o mais provável a pulga do gato, *Ctenocephalides felis*. O reservatório da *B. quintana* ainda não é conhecido.

Foram descritos pequenos surtos de infecção pela *B. quintana* em indivíduos HIV positivos infestados por piolhos.

Manifestações clínicas

Iniciam-se com pápulas vasculares eritematosas, com tonalidade vinhosa, crescimento exofítico, formando nódulos envoltos por colaretes de escamas, com ou sem eritema. Algumas lesões, ao erodirem-se, sangram e tornam-se crostosas. Às vezes, as lesões formam placas hiperqueratósicas. São lesões sarcóidicas que lembram o sarcoma de Kaposi. Quando situadas no subcutâneo, são nódulos similares a cistos epidérmicos ou lipomas. O número de lesões é variável, desde poucas lesões até centenas. Atingem qualquer região da pele, podendo inclusive acometer mucosa oral, anal e a conjuntiva. As lesões surgem também em outros órgãos como linfonodos, ossos, cérebro e fígado. Podem existir lesões laríngeas que dificultam a respiração. Lesões pulmonares e do sistema nervoso central também são relatadas. As lesões ósseas mais frequentemente situam-se na tíbia e fíbula e são dolorosas. A associação de lesões subcutâneas e ósseas é mais observada em infecções pela *B. quintana*. A linfadenopatia assimétrica é indicativa de infecção pela *B. henselae* (ver Capítulo 40).

Doentes infectados por HIV e com angiomatose bacilar podem apresentar a chamada peliose hepática, que significa a presença de espaços císticos cheios de sangue no parênquima hepático. Essa condição ocorre em casos de tuberculose, câncer e pelo uso de esteroides anabolizantes. Essas lesões hepáticas foram observadas na angiomatose bacilar exclusivamente em infecções por *B. henselae*. A maioria dos casos ocorre em doentes com HIV nos estágios avançados da infecção, quando a contagem de CD4 está abaixo de 100 células/mm^3.

A diagnose clínica diferencial é feita com sarcoma de Kaposi, devendo-se observar que são encontradas as associações das duas entidades, em doentes com infecção por HIV. Outra eventual diagnose diferencial é com o granuloma piogênico. A confirmação diagnóstica é pelo exame histopatológico que mostra proliferação vascular e infiltrado inflamatório com neutrófilos e leucocitoclasia. Os bacilos não são visíveis em colorações para micobactérias, fungos ou pelo gram. Deve-se utilizar a coloração pela prata de Warthin-Starry ou a microscopia eletrônica. Pode-se também empregar técnica de imuno-histoquímica com soro de coelho anti-*B. henselae*. Os bacilos podem ser cultivados de lesões da pele ou do sangue, porém crescem lentamente. Podem ser identificados pelo PCR antes do tratamento com antibiótico.

TRATAMENTO

Eritromicina (500 mg a cada 6 horas) ou doxiciclina (100 mg a cada 12 horas), por 8 a 12 semanas são as drogas eletivas. Outros medicamentos efetivos são as tetraciclinas, azitromicina e roxitromicina (ver Capítulo 40).

DOENÇA DA ARRANHADURA DO GATO

Infecção benigna, causada pela *B. henselae*, com evolução espontânea para a cura em 6 a 12 semanas. É a mais comum das bartoneloses de indivíduos imunocompetentes e acomete principalmente crianças (80% dos doentes tem idade inferior a 21 anos). O reservatório da bactéria é o gato e a sua pulga cujas fezes contêm a bartonela, podendo esta ser um vetor ocasional. Cerca de 50% dos doentes referem uma arranhadura ou mordida de gato e, após alguns dias, surge no local uma pápula ou pústula que involui em 3 semanas sem deixar cicatriz. Após 1 ou 2 semanas, aparece a linfadenopatia regional, que, em geral, se manifesta em um único linfonodo e que em cerca de 1/3 dos doentes supura. A febre, em geral, é baixa e acompanhada de anorexia e cefaleia, com possíveis náuseas, vômitos, angina e esplenomegalia. Em geral, a doença regride, mas em cerca de 20% dos casos, a linfadenopatia persiste por meses. Um aspecto peculiar da enfermidade é a **síndrome de Parinaud**, que ocorre em 2% a 3% dos casos e se caracteriza por conjuntivite unilateral e linfadenopatia pré-auricular por possível penetração do microrganismo através da conjuntiva por contato direto com o gato ou pela mão contaminada do próprio doente. Excepcionalmente, foram relatados: erupção maculopapulosa, eritema nodoso, púrpura trombocitopênica, encefalopatia, granuloma hepático, osteomielite e comprometimento pulmonar. Há uma referência de casos de doença causados pela *B. clarridgeiae*.

A histopatologia da lesão cutânea revela, na hematoxilina-eosina, área de necrose e supuração com presença de linfócitos, histiócitos e gigantócitos. O mesmo quadro pode ser encontrado nos linfonodos. A demonstração dos bacilos necessita dos métodos referidos para a angiomatose bacilar.

TRATAMENTO

Na maioria dos casos, considerando-se a evolução benigna, o tratamento pode não ser necessário. Eritromicina e doxiciclina são efetivas administradas por duas ou três semanas. Há referências sobre a eficácia de azitromicina, rifampicina, gentamicina, trimetoprima, mais sulfametoxasol e claritromicina.

FEBRE DA TRINCHEIRA – ENDOCARDITE

Durante a Primeira Guerra Mundial (1914-1918), aconteceu uma das grandes epidemias, atingindo os combatentes dos dois lados. Foi causada pela *B. quintana* inoculada pelo piolho do corpo. Recentemente foram registrados alguns casos nos Estados Unidos e França.

FEBRE DE OROYA – VERRUGA PERUANA (DOENÇA DE CARRION)

A febre de Oroya, verruga peruana ou doença de Carrion é uma moléstia infecciosa, não contagiosa, é causada pela *Bartonella bacilliformis* e transmitida por espécies de *Phlebotomus*, sendo a principal espécie transmissora a *Lutzomia veryucarum*. Ocorre no oeste da América do Sul, especialmente no Peru, com casos reportados no Equador, Bolívia e Colômbia. Apresenta duas formas clínicas: a **febre de Oroya**, caracterizada por febre e anemia, e a **verruga peruana**, que exibe lesões verrucosas.

A doença foi observada sob forma epidêmica no século passado durante a construção de uma estrada de ferro de Lima a Oroya. Em 1885, Daniel Carrion, estudante de Medicina, inoculou-se com material da verruga e desenvolveu a forma febril anêmica. Morreu após 39 dias, demonstrando a identidade dos dois quadros, razão da denominação de doença de Carrion. Em 1905, A. Barton descreveu o agente da moléstia denominado em sua honra, *Bartonella bacilliformis*.

Manifestações clínicas

Após a inoculação, há um período de incubação extremamente variável de 10 a 210 dias (em média 60 dias). Começa, então, a fase hemática caracterizada por febre, calafrios, fraqueza, dores pelo corpo e anemia discreta a grave e eventualmente fatal. A anemia é hemolítica podendo provocar dispneia e icterícia. Nessa fase, que constitui a chamada febre de Oroya, o diagnóstico diferencial deve ser feito com malária, febre tifoide, febre amarela e brucelose. Dores articulares, adenopatias, hepato e esplenomegalia e acometimento do sistema nervoso com sonolência, convulsões e coma podem ocorrer nas formas graves. A febre dura de 2 a 4 semanas, quando se inicia a segunda fase, a chamada verruga peruana caracterizada pelo aparecimento, na pele e mucosas, de lesões papulonodulares, verrucosas, de cor rósea ao vermelho-purpúrico, com colarete descamativo. Existem três apresentações clínicas, uma forma dita miliar com pequenas pápulas disseminadas, uma forma nodular com lesões maiores, de localização mais profunda e uma forma composta por lesões nodulares, mas com superfície erodida e com aspecto angiomatoso, que duram de algumas semanas até 3 a 4 meses. Essas lesões são similares às do sarcoma de Kaposi, granuloma piogênico e angiomatose bacilar. Outros diagnósticos diferenciais a considerar são hemangiomas, tumores anexiais, nevo de Spitz e hiperplasia angiolinfoide com eosinofilia.

A depressão imunitária possibilita o aparecimento frequente de salmonelose e, eventualmente, de infecções como tuberculose, malária, amebíase, salmonelose, toxoplasmose e histoplasmose.

A diagnose laboratorial é feita, na fase hemática, pela pesquisa do bacilo no sangue periférico em esfregaço corado pelo Giemsa. Na fase verrucosa, pode ser feita a sorologia com antígeno da *B. bacilliformis*. A histopatologia revela quadro similar ao da angiomatose bacilar, mas são encontradas, no interior de células endoteliais, as características inclusões de Rocha Lima, que são bactérias degeneradas. Coloração pela prata possibilita identificar o microrganismo.

Tratamento

Na fase da febre de Oroya, devido à frequente associação com a salmonelose, é indicado o cloranfenicol, sendo também indicada a ciprofloxacina. Na fase de verruga peruana, o tratamento de escolha é a rifampicina sendo também efetivas a ciprofloxacina, as tetraciclinas e os macrolídeos.

CAPÍTULO 37

PIODERMITES E OUTRAS DERMATOSES POR BACTÉRIAS

INFECÇÕES BACTERIANAS DA PELE EM GERAL

Patogenia

As infecções bacterianas da pele podem representar um processo patogênico cutâneo primário ou uma manifestação cutânea secundária à infecção inicial de outro órgão. Podem ser supurativas, decorrentes da proliferação das bactérias na pele ou podem ser decorrentes de manifestações de hipersensibilidade a antígenos bacterianos e, nesse caso, as lesões cutâneas não são supurativas. Existem vários mecanismos de defesa da pele a infecções. As características mecânicas da camada córnea, dificultam a penetração das bactérias depositadas em sua superfície. O baixo pH (5,5) da pele também é considerado mecanismo defensivo, embora muitas bactérias patogênicas sejam capazes de multiplicar-se em pH baixos. Na pele existem, ainda, substâncias constituintes da secreção sebácea como ácidos graxos insaturados, que são dotados de propriedades antibacterianas. Existe ainda grande quantidade de peptídeos antimicrobianos na superfície cutânea produzidos pelos queratinócitos que, além de ação antibacteriana direta, são ativadores potentes da resposta imune. Considera-se, também, fator limitante do crescimento de bactérias, particularmente gram-negativas, a relativa sequidão da pele. Na limitação do crescimento de bactérias patogênicas na pele, também é importante o fenômeno da interferência bacteriana, isto é, o efeito supressor de cepas bacterianas sobre outras. É o caso da limitação do desenvolvimento do *Staphylococcus aureus* pela presença de estafilococos não patógenos como o *Staphylococcus epidermidis*, normalmente presente na pele. Nesse aspecto, é importante a composição da flora bacteriana normal da pele, analisada no Capítulo 13.

A ação das bactérias não patogênicas presentes na pele se faz por meio de vários mecanismos, por exemplo, o *S. epidermidis* secreta serino proteases que inibem a colonização pelo *S. aureus*. Secreta ainda modulinas fenol-solúveis que têm ação antimicrobiana direta sobre o *S. aureus* e ativam os receptores *Toll-like* 2 nos queratinócitos, levando à produção de defensinas e catelicidinas, contribuindo para a eliminação do *S. aureus*. Nas lesões de dermatite, há redução nos níveis de defensinas e catelicidinas, admitindo-se ser o fator responsável pela maior frequência de colonização do *S. aureus* nesses doentes.

Portanto, graças a uma série de características, a pele normal intacta é resistente às invasões bacterianas, e a maioria das infecções da pele ocorre quando há ruptura da barreira cutânea por maceração, traumatismos, feridas crônicas, dermatites e picadas de insetos. A importância da barreira cutânea é percebida quando se observa que, havendo sutura na pele, o número de bactérias necessárias para a produção de infecções experimentais é menor.

Além desse fator, são de extrema importância na defesa às infecções cutâneas os fatores imunológicos, imunidade humoral e imunidade celular, como demonstra a grande frequência de infecções cutâneas bacterianas em indivíduos com deficiência imune, celular e/ou humoral.

Nas defesas imunes, atuam os peptídeos antimicrobianos, os receptores *Toll-like* e o sistema complemento. Os receptores *Toll-like* detectam os patógenos invasores, os TL2 reconhecem os peptidoglicanos dos germes gram-positivos e os receptores TL5 reconhecem a flagelina das bactérias flageladas. A partir da detecção das bactérias invasoras, o sistema imune é acionado. O sistema do complemento é ativado pela ligação da lecitina da manose aos carboidratos da parede bacteriana, desencadeando-se a cascata do complemento até a formação do complexo de ataque à membrana que destrói a bactéria.

Os anticorpos podem determinar a opsonização que favorecerá a fagocitose das bactérias, podem neutralizar toxinas e podem ativar o complemento.

Na patogênese da infecção bacteriana da pele, devem ser considerados fatores determinantes do comportamento clínico da infecção: a patogenicidade do microrganismo, a porta de entrada do germe e as respostas do hospedeiro à infecção.

A penetração do germe diretamente na pele habitualmente produz inflamação e supuração e, em seguida, colonização cutânea primária. Pode determinar disseminação da bactéria via hematogênica com bacteremia e septicemia. Contudo, quando a infecção primária ocorre em outro órgão, por meio de disseminação via hematogênica, as bactérias atingem a pele, determinando comprometimento das paredes dos vasos cutâneos, onde ocorre trombose vascular com hemorragia e, por vezes, necrose do território cutâneo correspondente ao vaso ocluído.

A virulência do microrganismo decorre, fundamentalmente, do potencial invasivo da bactéria, em geral, determinado pela presença de elementos antifagocitários na superfície do microrganismo e da sua capacidade de produção de toxinas. As toxinas bacterianas são exotoxinas liberadas pelas bactérias independentemente de sua ruptura e as endotoxinas, parte integrante da parede bacteriana, somente são liberadas por ruptura da bactéria. As toxinas podem ser responsáveis por fenômenos sistêmicos observados em algumas infecções, como, por exemplo, nas infecções produzidas por bactérias gram-negativas, choque, febre, anorexia, caquexia e coagulação intravascular disseminada. No caso do *S. aureus*, vários fatores interferem na sua virulência: proteínas A da superfície da bactéria que juntamente com os polissacarídeos da cápsula da bactéria a protegem da fagocitose; as invasinas (hialuronidase, cinases) que lisam células do hospedeiro e digerem tecidos favorecendo a invasão da bactéria; adesinas que facilitam a ligação da bactéria à fibronectina contribuindo para a invasão dos tecidos pelo microrganismo; propriedades bioquímicas do germe como presença de carotenoides e catalase que favorecem a sobrevida das bactérias no interior dos fagócitos. Algumas cepas de estafilococos produzem toxinas que atuam como superantígenos levando à ativação de linfócitos T com grande produção de citocinas como a TSST-1 (do inglês *toxic schock syndrome toxin-1*) responsável pelo choque desencadeado pelo germe em algumas infecções, enterotoxinas responsáveis pelas intoxicações alimentares estafilocócicas e toxinas que degradam moléculas de adesão como a toxina esfoliativa responsável pela síndrome estafilocócica da pele escaldada que cliva a desmogleína 1. Muitas vezes, os efeitos patogênicos das bactérias são produzidos por ambos mecanismos: invasão local e produção de toxinas. É o caso dos estreptococos, no qual a capacidade de invasão local é determinada pela ação antifagocitária do envelope bacteriano que, pela produção da toxina eritrogênica, pode provocar o exantema escarlatiniforme, que caracteriza a escarlatina.

Muitas das manifestações das infecções da pele podem ser produzidas via mecanismos imunológicos, como, por exemplo, a produção de citocinas, o fator de necrose tumoral e as interleucinas 1, 6 e 8. O fator de necrose tumoral é capaz de produzir aumento da síntese de proteínas da fase aguda (inclusive fibrinogênio pelo fígado), ativa o sistema de coagulação através de seus efeitos no endotélio, diminui a pressão sanguínea e reduz a contratilidade do miocárdio, contribuindo para o choque séptico. A interleucina-1 (IL-1) produz febre, estimula a produção de proteínas da fase aguda e contribui para a caquexia. A interleucina-6 induz a produção de proteínas da fase aguda e a interleucina-8 atua sobre a quimiotaxia dos leucócitos.

São importantes, ainda, como respostas cutâneas à infecção sistêmica, as vasculites por êmbolos bacterianos ou por reações de hipersensibilidade como ocorre nas lesões petequiais da meningococcemia ou no eritema nodoso por estreptococos.

IMPETIGO

O impetigo é dermatose infecciosa por estafilococos plasmo-coagulase positivos e, ocasionalmente, por estreptococos hemolíticos. Há duas formas, uma com bolhas (impetigo bolhoso) e outras com vesicocrostas (impetigo não bolhoso). No impetigo bolhoso os responsáveis são estafilococos, enquanto que no não bolhoso isolam-se misturas de estafilococos e estreptococos. O estreptococo mais frequentemente causal de impetigo é o *S. pyogenes*. O impetigo não bolhoso é a forma mais comum e mais contagiosa e também é neste tipo de impetigo que se encontram com mais frequência estafilococos resistentes a meticilina. É possível que a infecção inicial seja estreptocócica, sendo o estafilococo agente infectante secundário. Em impetigo não bolhoso em que predominam as crostas, os *Staphylococcus aureus* são responsáveis por menos que 10% dos casos, predominando nestas formas estreptococos do grupo A.

Patogenia

Com relação ao impetigo estreptocócico, verifica-se a colonização da pele previamente ao aparecimento das lesões cutâneas, que são favorecidas por solução de continuidade por picadas de insetos ou outros traumas. Após a introdução desses germes na pele, pode, eventualmente, ocorrer disseminação para o trato respiratório. Em relação ao impetigo estafilocócico, ocorre inicialmente colonização da mucosa nasal e, a partir desta, há contaminação da pele, com surgimento das lesões cutâneas.

A colonização da pele pelos estreptococos e estafilococos se faz através da ligação entre os ácidos teicoicos da parede celular das bactérias com a fibronectina da pele. Na pele intacta a fibronectina não está exposta, mas com rupturas da barreira cutânea há possibilidade da ligação entre essas moléculas e os ácidos teicoicos, produzindo-se colonização da pele por bactérias.

O impetigo é mais comum em crianças, e a falta de higiene costuma ser fator predisponente. Esses germes podem instalar-se em afecções anteriores como escabiose e eczemas, quando, então, usa-se o atributo "impetiginizado" para a dermatose primária. A infecção é contagiosa, particularmente em crianças.

Condições de imunossupressão como infecção pelo HIV, pós-transplantes, diabetes, quimioterapia, hemodiálise, radioterapia ou corticoterapia prolongada são favorecedores das piodermites em geral, inclusive de impetigo. Formas recorrentes de impetigo podem ocorrer em indivíduos com deficiência de IgA, IgM ou IgG.

Manifestações clínicas

No impetigo não bolhoso, a lesão inicial é mácula eritematosa que logo se transforma em vesicopápula ou mesmo bolha purulenta, bastante superficial, por isso mesmo, de duração efêmera. O conteúdo seroso ou seropurulento pelo dessecamento forma crosta melicérica, característica do impetigo. No impetigo estreptocócico, as crostas costumam ser mais escuras. É comum o aparecimento de lesões satélites que podem permanecer isoladas ou coalescer (FIGURAS 37.1 E 37.2).

Pode ocorrer linfadenopatia regional. As lesões são mais comuns em áreas expostas, particularmente na face especialmente nas áreas perinasal e perioral e extremidades, mas qualquer área corpórea pode ser atingida.

No impetigo estafilocócico, predominam lesões vesicobolhosas flácidas, porém, mais duradouras do que as observadas no impetigo estreptocócico. É frequente que se observem áreas com as bolhas recentemente rotas, constituídas por erosões circundadas por restos de bolhas na periferia das lesões e recobertas por crostas melicéricas (FIGURA 37.3). O descuido no tratamento pode levar à formação de ulcerações. Sintomas sistêmicos como febre, mal-estar e diarreia são raros no impetigo, mas quando ocorrem são mais frequentes nas formas bolhosas.

Os casos não complicados se curam sem deixar sequelas e a complicação mais grave que pode ocorrer é a glomeru-

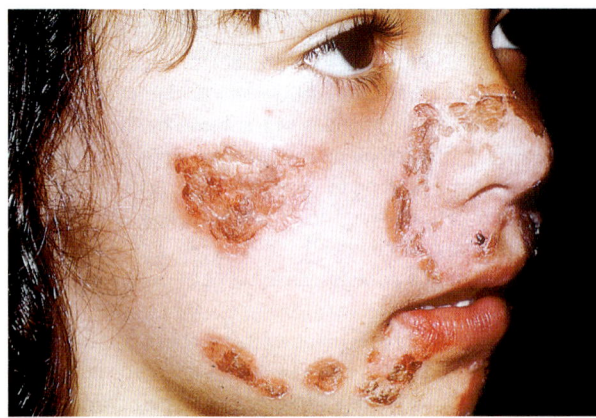

FIGURA 37.1 – Impetigo. Lesões crostosas (crostas melicéricas) na face.

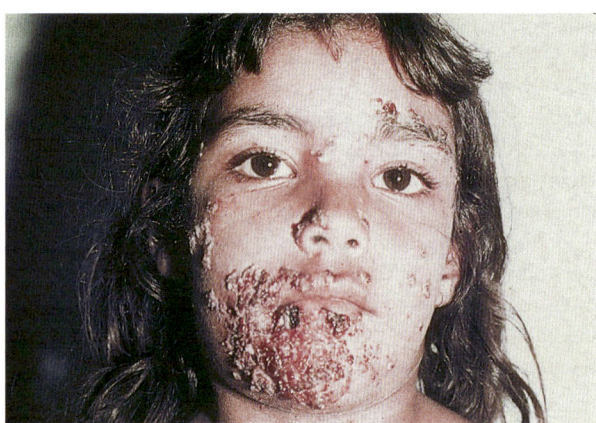

FIGURA 37.2 – Impetigo. Múltiplas pústulas e placas crostosas na face.

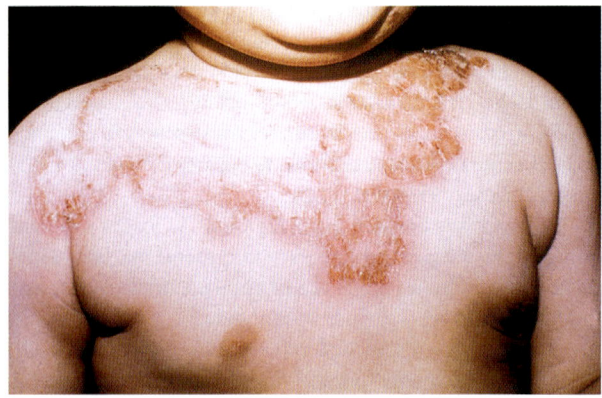

FIGURA 37.3 – Impetigo estafilocócico. Áreas exulceradas confluentes recobertas por crostas e mostrando, na periferia das lesões, retalhos epidérmicos que representam restos das bolhas rotas.

lonefrite nos impetigos produzidos por estreptococos. Esta atinge mais frequentemente crianças entre os 2 e 4 anos, iniciando-se, em geral, 10 dias após o quadro cutâneo. Além dessa complicação, no impetigo estreptocócico podem ocorrer escarlatina, urticária e eritema polimorfo.

Histopatologia

Geralmente não é necessária ao diagnóstico. No impetigo bolhoso, a epiderme é clivada ao nível do estrato granuloso e não somente na epiderme, mas também na bolha subgranulosa observam-se neutrófilos e, ocasionalmente, células acantolíticas por digestão do cimento intercelular pelas proteases dos neutrófilos ou pela ação da toxina esfoliativa sobre a desmogleína ou pelos dois fatores. No impetigo não bolhoso, observa-se crosta entremeada de polimorfonucleares neutrófilos, espongiose e na derme infiltrado neutrofílico. O quadro é semelhante, mas as bolhas são discretas e transitórias.

Diagnose

A diagnose é, em geral, clínica. Em casos especiais, pode ser feito exame bacterioscópico e culturas para identificação do agente causal. Na diagnose diferencial, pode ser necessária a exclusão de micoses superficiais nas formas com clareamento central, herpes *simplex*, quando há certo agrupamento das vesicobolhas e, eventualmente, devem ser afastados iododerma e bromoderma, Kerion e candidose, especialmente em áreas de dobras.

Tratamento

Medida essencial é a limpeza e remoção das crostas com água morna e sabão ou água D'Alibour forte, diluída a 10 ou 20%. Essa limpeza deve ser feita duas a três vezes/dia para prevenir a formação de novas crostas. Se houver dificuldade na retirada, as crostas devem ser amolecidas previamente com óleo ou vaselina ligeiramente aquecida. Em seguida, aplica-se pomada ou creme de antibiótico, sendo preferível as de uso tópico exclusivo e de baixo poder sensibilizante, como a mupirocina ou ácido fusídico, duas a três vezes/dia. Também se emprega hoje a retapamulina topicamente, que apresenta espectro de ação mais amplo que a mupirocina. Quando há lesões disseminadas, é conveniente a administração de antibiótico por via sistêmica, do tipo penicilina comum ou penicilinas semissintéticas penicilinase resistentes como a oxacilina e dicloxacilina. As cefalosporinas são também indicadas. Antibióticos macrolídeos como a eritromicina são eficazes, indicados em pacientes alérgicos à penicilina.

ECTIMA

Tem algumas semelhanças com o impetigo, a partir do qual pode iniciar-se. É causado principalmente por estreptococos predominantemente o *S. pyogenes*, mas também existem formas em que se associa o *S. aureus* e formas produzidas exclusivamente por estafilococos. A lesão inicial, fugaz, é uma vesícula ou vesicopústula que, estendendo-se mais profundamente ao romper-se, deixa uma ulceração. As crostas formam-se precocemente e são secas, duras e aderentes **(FIGURA 37.4)**. A cura pode ocorrer com ou sem cicatriz residual. Coçagem e má higiene favorecem evolução mais protraída. As possíveis complicações são as mesmas do impetigo, particularmente a glomerulonefrite. As crianças são mais sujeitas e a localiza-

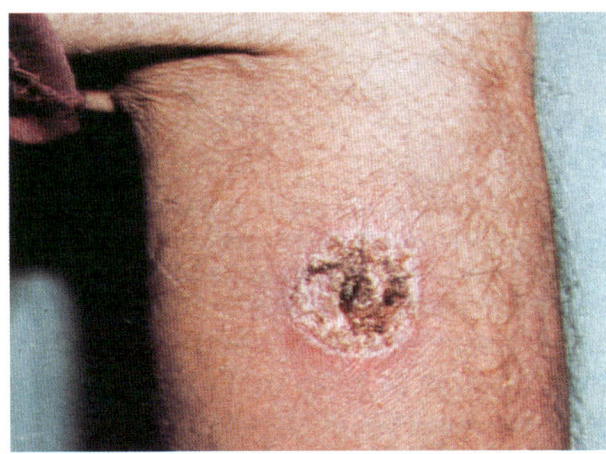

FIGURA 37.4 – Ectima. Lesão ulcerosa pustulocrostosa rodeada por halo eritematoso.

ção mais frequente é nas pernas, mas também coxas e nádegas podem ser afetadas. O tratamento basicamente, é o mesmo do impetigo, podendo coexistir as duas formas de piodermite.

DACTILITE BOLHOSA DISTAL

É uma infecção superficial do coxim da gordura anterior das extremidades dos dedos das mãos. É causada por estreptococos β-hemolíticos do grupo A e B, eventualmente por *S. aureus*. Caracteriza-se por bolha(s) purulenta(s) e hemorrágica(s) na face palmar dos dedos. É mais comum em crianças e adolescentes, ocorrendo excepcionalmente em adultos. A diagnose etiológica é confirmada por exame bacterioscópico e cultura. O tratamento é drenagem da bolha, tópicos com mupirocina ou ácido fusídico e antibiótico antiestreptocócico, penicilina V ou eritromicina por via sistêmica.

SÍNDROME ESTAFILOCÓCICA DA PELE ESCALDADA

A síndrome estafilocócica da pele escaldada é um quadro causado por exotoxinas esfoliativas A e B do *Staphylococcus aureus*. O fago-grupo responsável é o 2 (tipos 3A, 3B, 3C, 71 e 55), porém têm sido identificadas toxinas produzidas pelos fagogrupos 1 e 3. Em geral, o foco infeccioso não se encontra na pele, mas em outros pontos, sob a forma de otites, conjuntivites e outras infecções.

Patogenia

As toxinas esfoliativas A e B se comportam como serinoproteases e clivam a desmogleína 1 após o resíduo 361 do ácido glutâmico entre os domínios 3 e 4. Essa clivagem ao nível da camada granulosa permite a esfoliação e erosões superficiais observadas clinicamente nos doentes e permite ainda a disseminação do estafilococo na pele. É doença própria de crianças, admitindo-se que a imunidade e a função renal ainda imaturas não permitam o combate adequado à infecção e a excreção eficaz da toxina, que é eliminada pela via renal. A doença ocorre mais raramente em adultos pela eliminação mais eficiente da toxina e pela neutralização da toxina por anticorpos. Os adultos mais atingidos são imunossuprimidos ou tem insuficiência renal.

Manifestações clínicas

Ocorre habitualmente em recém-nascidos (doença de Ritter von Rittershain) ou em crianças maiores e, muito raramente, em adultos. Existem surtos em enfermarias de recém-nascidos. Alguns dias após o início de faringites, conjuntivites, otites ou outras infecções estafilocócicas, surgem febre e eritema difuso, sobre o qual formam-se grandes bolhas flácidas, que rapidamente se rompem, originando grandes áreas erosivas circundadas por retalhos epidérmicos, correspondentes à epiderme destacada. O sinal de Nikolsky está presente (FIGURAS 37.5 E 37.6). Podem ocorrer manifestações gerais como febre e mal-estar. Não há comprometimento mucoso.

Histopatologia

Observa-se clivagem alta na epiderme ao nível da camada granulosa, acompanhada de discreto infiltrado inflamatório na epiderme e derme.

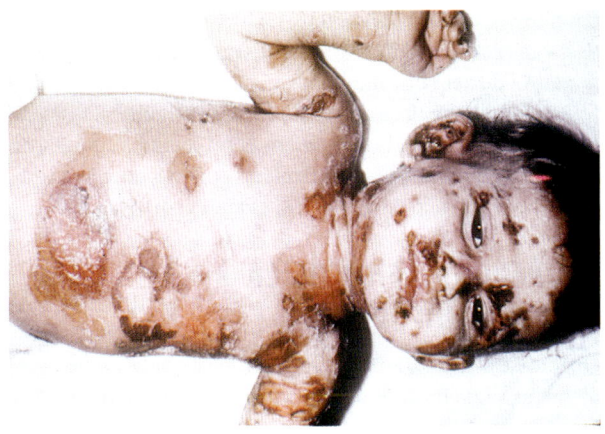

FIGURA 37.5 – Síndrome estafilocócica da pele escaldada. Em evolução. Extensas áreas erosivas com restos de bolhas e recobertas por crostas.

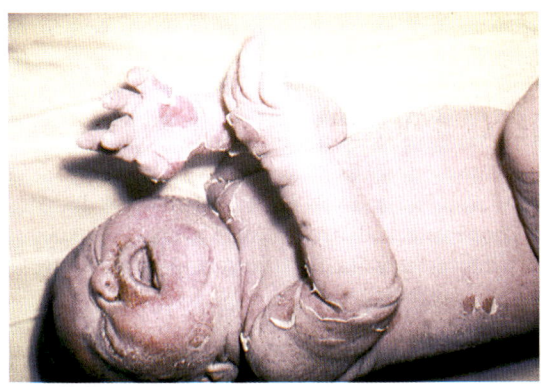

FIGURA 37.6 – Síndrome estafilocócica da pele escaldada. Eritema difuso com áreas erodidas e restos de bolhas na periferia das erosões.

Diagnose

O principal diagnóstico diferencial deve ser feito com a necrólise epidérmica tóxica. Nesse caso, há sempre história de uso de medicamentos e a presença de foco infeccioso não é obrigatória.

Pode ser útil a realização de exame citológico que, pela clivagem alta na síndrome estafilocócica da pele escaldada, demonstrará a presença de células epiteliais sem células inflamatórias, enquanto na necrólise epidérmica tóxica, em virtude da clivagem subepidérmica, há presença de células inflamatórias.

A histopatologia do retalho da bolha demonstra, na síndrome estafilocócica da pele escaldada, apenas camada córnea e granulosa, enquanto na necrólise epidérmica tóxica, pela clivagem subepidérmica, esse retalho se mostrará composto pela totalidade da epiderme. Finalmente, o exame histopatológico da lesão permitirá a diagnose definitiva com clivagem subgranulosa na síndrome estafilocócica da pele escaldada e clivagem subepidérmica na necrólise epidérmica tóxica.

Tratamento

Deve ser feito com penicilinas semissintéticas resistentes à penicilinase, como a oxacilina por via intravenosa (IV) – 50 a 100 mg/kg/dia em recém-nascidos e 100 a 200 mg/kg/dia em adultos, sendo a dosagem fracionada em doses aplicadas a cada 4 a 6 horas. Após melhora clínica importante, a via IV pode ser substituída por via oral (VO) – cloxacilina 50 mg/kg/dia em doses divididas a cada 6 horas. São ainda importantes as medidas de ordem geral, como a hidratação adequada e cuidados complementares com o foco infeccioso, inclusive drenagem de abscessos, quando indicada.

ERUPÇÃO ESTAFILOCÓCICA ESCARLATINIFORME

Quadro devido à exotoxina estafilocócica, com exantema indistinguível da escarlatina estreptocócica, enantema e febre. Não surgem bolhas.

Pode ser considerado como forma discreta da síndrome estafilocócica da pele escaldada. Diferentemente da escarlatina, não há o foco estreptocócico amigdaliano habitual. Muitos casos foram observados em mulheres, pelo uso de tampões vaginais (particularmente superabsorventes), onde isola-se *S. aureus*.

DOENÇA DE KAWASAKI

É vasculite multissistêmica caracterizada por febre elevada, erupção na pele e mucosas e comprometimento das coronárias. Ocorre, em geral, na infância. A causa não é conhecida, mas há indícios da participação de toxinas estafiloestreptocócicas (ver Capítulo 51).

FOLICULITES

Foliculites são piodermites que se iniciam no folículo piloso. Compreendem forma superficial (ostiofoliculite) e duas formas profundas (sicose e hordéolo). O termo sicose aplica-se à foliculite supurativa das regiões pilosas da face. São doenças universais, que incidem em todas as idades. As sicoses, obviamente, ocorrem mais no adulto. O germe habitualmente encontrado é o estafilococo plasmocoagulase positivo; não obstante, em condições de debilidade do hospedeiro, o processo possa ser desencadeado por outros microrganismos como bacilos coliformes e estafilococos plasmocoagulase negativos.

São fatores favorecedores de foliculites, em geral: o barbear frequente, dermatoses pré-existentes, uso prolongado de antibióticos, exposição a calor e umidade, obesidade, diabetes melito e, atualmente, o uso de inibidores dos receptores do fator decrescimento epitelial que vêm sendo empregados em tratamentos oncológicos.

As áreas mais frequentemente acometidas por foliculites são face, couro cabeludo, tronco, axilas, coxas, regiões inguinais e nádegas.

FOLICULITE SUPERFICIAL, OSTIOFOLICULITE OU IMPETIGO DE BOCKHART

É forma particular de impetigo que resulta de infecção do óstio folicular pelo *S. aureus*. Clinicamente, apresenta-se como pequena pústula folicular centrada por um pelo com pequeno halo eritematoso que, após ruptura e dessecação, recobre-se de pequena crosta. A pústula não interfere no crescimento do pelo ou cabelo. As lesões são geralmente numerosas, localizando-se de preferência no couro cabeludo nas suas margens e extremidades frequentemente evoluindo por surtos que se repetem. O processo, ganhando a profundidade, pode cronificar-se.

Na diagnose diferencial, devem considerar-se erupções acneiformes, foliculite decalvante, *tinea capitis*, foliculites pitirospóricas e miliária pustulosa. No tratamento para formas simples superficiais, apenas banhos com sabões antissépticos são suficientes. Para formas mais profundas antibióticos tópicos e sistêmicos. Há referências ao uso de cloreto de alumínio hexa-hidratado a 6,25% em álcool anidro para lesões de foliculite crônica.

SICOSE DA BARBA

A lesão é pústula folicular centralizada por pelo e podem ocorrer placas vegetantes e infiltradas (FIGURA 37.7). Se não forem tratadas em tempo, as lesões tendem a se cronificar. A sicose da barba não interfere com o crescimento dos pelos. Existe uma forma denominada sicose lupoide, na qual a lesão é cicatricial, com disposição circinada e atividade na periferia das lesões.

A única diagnose diferencial da sicose da barba é com a tínea da barba. O exame micológico elimina a dúvida.

HORDÉOLO OU TERÇOL

É a infecção aguda de cílios e glândulas de Meibomius (FIGURA 37.8). Quando há infecção das glândulas de Zeiss e Moll, que são as glândulas sebáceas dos folículos pilosos correspondentes aos cílios, constitui-se o chamado hordéolo externo. Quando a infecção atinge a glândula de Meibomius

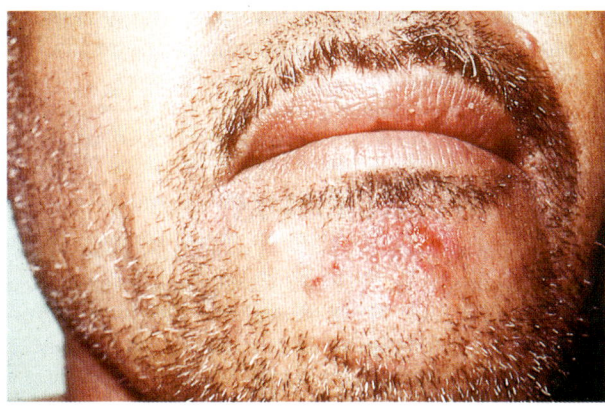

FIGURA 37.7 – Sicose da barba. Papulopústulas foliculares na região da barba.

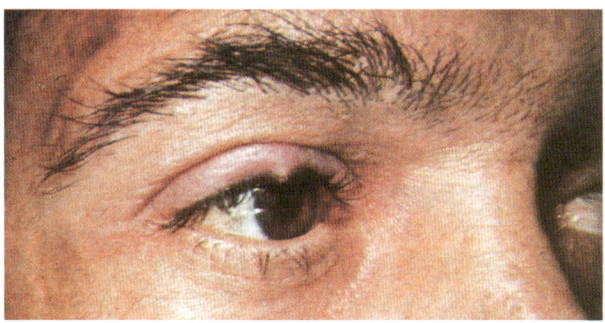

FIGURA 37.8 – Hordéolo. Lesão pustulosa acompanhada de edema e eritema na pálpebra superior.

que produz a camada lipídica do filme lacrimal, trata-se do hordéolo interno. Quando ocorre inflamação da glândula de Meibomius não por infecção, mas por sua obstrução, produz-se o calázio (cisto meibomiano).

O hordéolo externo apresenta-se como nódulo eritematoso, discretamente edematoso, às vezes, centrado por pústula localizado na borda palpebral. O hordéolo interno apresenta-se como nódulo eritematoso não na borda palpebral, mas na face interna da pálpebra.

O calázio, às vezes, se origina de hordéolo interno. O calázio é inflamação de evolução mais tórpida apresentando-se como nódulo inflamatório crônico na pálpebra. Os fatores favorecedores do hordéolo e calázio são blefarite crônica, pois favorece obstrução e infecção das glândulas envolvidas, a não remoção de maquilagem dos olhos, manipulação inadequada e falta de higiene com lentes de contato e rosácea ocular.

Para o tratamento, recomenda-se limpeza minuciosa com compressas de água morna que, às vezes, é suficiente para formas mais superficiais. Às vezes, são necessários antibióticos em colírios e pomadas oftálmicas antibióticas. Em casos crônicos, tórpidos, especialmente de calázio, pode estar indicado tratamento cirúrgico.

Tratamento

Nas foliculites superficiais, o tratamento é semelhante ao do impetigo bolhoso. Nas foliculites profundas, o tratamento tem que ser mais enérgico do que nas superficiais. O exame bacteriológico com antibiograma é útil para escolha do antibiótico específico. A terapêutica tópica é importante e deve ser feita como foi referida a propósito do impetigo.

FURÚNCULO E ANTRAZ

Podem ser estudados conjuntamente. Antraz é um conjunto de furúnculos. Resultam da infecção estafilocócica do folículo piloso e da glândula sebácea anexa. A infecção destrói esses anexos da pele e deixa cicatriz. O furúnculo e o antraz ocorrem somente em regiões onde há folículos pilossebáceos.

Manifestações clínicas

O furúnculo inicia-se a partir de foliculite superficial ou *ab initio* como nódulo situado profundamente.

O antraz compromete mais que um folículo pilossebáceo (FIGURA 37.9).

O nódulo do furúnculo é eritematoso, doloroso e quente. Após 2 a 4 dias, torna-se flutuante.

Após a ruptura do furúnculo, há eliminação do tecido necrosado que ocupa o centro do furúnculo, o carnicão (FIGURA 37.10).

Os furúnculos ocorrem mais frequentemente em áreas pilosas sujeitas a atrito e sudorese mais intensa: pescoço, face, axilas, nádegas. Os furúnculos ou a furunculose, que é a eclosão ou sucessão de múltiplos furúnculos, podem complicar

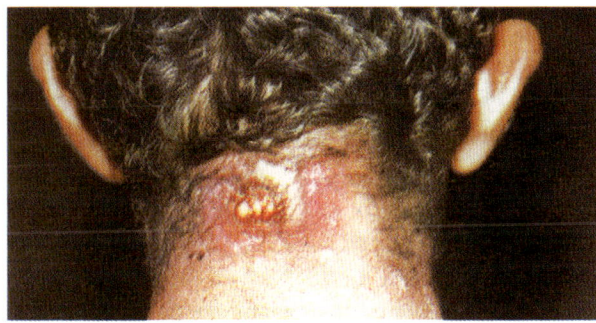

FIGURA 37.9 – Antraz. Múltiplos abscessos confluentes na região da nuca, localização mais comum.

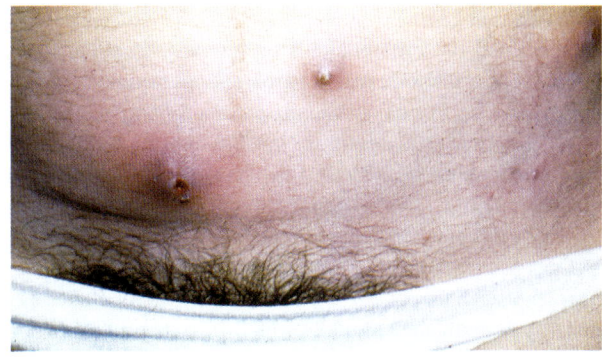

FIGURA 37.10 – Furúnculos. Nódulos eritematoedematosos com formação de pus.

dermatoses secundariamente infectadas, como a pediculose e a escabiose.

Nos casos de furunculose, na maioria das vezes, não há distúrbios predisponentes; excepcionalmente, encontram-se diabetes, doenças hematológicas, subnutrição, defeitos na quimiotaxia de neutrófilos, deficiência de imunoglobulinas e imunodepressões infecciosas ou medicamentosas. A presença de estafilococos nas fossas nasais dos portadores de furúnculos é frequente em casos de furunculose, mas não em casos de furúnculos isolados.

O antraz é o aparecimento simultâneo de múltiplos furúnculos em um mesmo local. A área apresenta-se eritematosa, edematosa, com múltiplos pontos de drenagem de pus.

Diagnose

Na diagnose de laboratório, faz-se exame bacteriológico e antibiograma, mais com finalidade de orientar o tratamento do que para confirmação diagnóstica, pois o quadro clínico é típico.

Tratamento

No início do furúnculo, compressas quentes são úteis, contribuindo para a evolução do quadro. Administração de antibiótico sistêmico é indicada. Após alguns dias, quando há o aparecimento do ponto central do abscesso, a drenagem é indicada, com espremedura moderada para a eliminação do carnicão. Drenagem cirúrgica precoce ou espremedura violenta do furúnculo são contraindicadas. Na furunculose recidivante os cuidados higiênicos são importantes. As vestes e os objetos de uso pessoal devem ser mantidos separados até que sejam convenientemente limpos e, eventualmente, desinfetados. As mãos e a face do paciente devem ser rigorosamente limpas, devendo-se usar para todo o corpo sabonete com triclosano a 1% ou outro antisséptico.

É conveniente manter secas as regiões do corpo habitualmente úmidas. Com esse objetivo, são usados desodorantes e antiperspirantes, além de loções contendo álcool. Essa medida é conveniente porque a sequidão inibe o crescimento de bactérias na pele. Os processos sistêmicos que podem ser predisponentes devem ser pesquisados e, se presentes, corrigidos.

Fatores predisponentes externos, como exposição a agentes químicos industriais, particularmente óleos, pressão excessiva de roupas e cintos, obesidade, hiper-hidrose e pelos encravados devem ser tratados. Pesquisar, se indicado, fonte de estafilococos em familiares. Importante é a aplicação de antibióticos tópicos na região nasal, hábitat frequente de estafilococos, a partir da qual há disseminação para a pele.

As lesões abertas devem ser tratadas com antibióticos tópicos, mupirocina ou ácido fusídico e mantidas sob curativos oclusivos.

Exame bacteriológico e antibiograma. É indicado o uso por via sistêmica de antibiótico adequado, devendo a administração ser feita por várias semanas. Em furúnculos tratados fora de ambiente hospitalar com 2 g/dia de cefalexina por 10 dias há boas respostas. Há referência de resultado favorável com a associação de cloxacilina 500 mg, a cada 6 horas e rifampicina 600 mg/dia, por 10 dias. Em casos resistentes, há relatos sobre a eficácia da administração da rifampicina, 600 mg/dia, ou clindamicina, 150 mg/dia, por 3 meses.

Vacinas antibacterianas e anatoxinas apresentam resultados controversos. Atualmente não são recomendadas.

FOLICULITES SECUNDÁRIAS

Consideram-se, neste capítulo, três entidades clínicas que são possivelmente variações do mesmo processo patológico de oclusão folicular: hidrosadenite, acne conglobata e foliculite dissecante do couro cabeludo. Nas três, a patogenia é a mesma. Nos doentes dessas afecções, há tendência inata à hiperqueratose folicular. Esta leva à obstrução do óstio folicular e à consequente retenção dos produtos que deveriam ser eliminados; segue-se a infecção. Os seguintes elementos clínicos são comuns às três entidades: formação de numerosos comedões; presença de abscessos múltiplos intercomunicantes; trajetos fistulosos por onde se elimina o material purulento; tendência à formação de cicatrizes hipertróficas e queloidianas.

HIDROSADENITE

Ver Capítulo 28.

ACNE CONGLOBATA

Ver Capítulo 27.

FOLICULITE DISSECANTE DO COURO CABELUDO (*FOLLICULITIS ABSCEDENS ET SUFFODIENS*)

É uma forma crônica e grave de foliculite que se caracteriza por cicatrizes alopécicas, formação de fístulas e abscessos. É afecção rara que se admite resulta da oclusão das unidades pilossebáceas que leva à ruptura da parede com penetração de queratina, de restos foliculares e de germes na derme, resultando em reação inflamatória purulenta e granulomatosa de corpo estranho. Após esses fenômenos, há infecção secundária e se isolam com frequência *S. aureus*, *S. albus* e *S. epidermidis*.

Manifestações clínicas

Ocorre principalmente em jovens. Ao exame, observam-se nódulos e abscessos drenando pus e serosidade. Os abscessos são subminantes – por isso, *suffodiens* –, comunicando-se uns com os outros.

A inspeção cuidadosa mostrará a presença de comedões que, provavelmente, são o ponto de partida da moléstia. A evolução é tórpida, com melhoras e recidivas. Na evolução, formam-se cicatrizes hipertróficas e queloidianas, destruição de folículos pilosos com áreas de alopecia de tamanhos variados, no couro cabeludo (FIGURA 37.11). O mesmo paciente pode apresentar hidrosadenite ou acne conglobata.

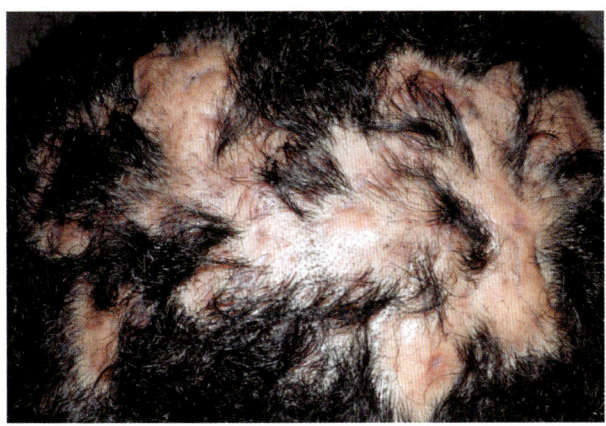

FIGURA 37.11 – Foliculite dissecante do couro cabeludo. Abscessos, cicatrizes e alopecia.

Histopatologia

Há intenso processo inflamatório com abscessos, reação granulomatosa de corpo estranho em torno a fragmentos de cabelos, fístulas e áreas cicatriciais.

Diagnose

É clínica. Devem ser lembrados, na diagnose diferencial, a acne queloidiana e quadros idênticos produzidos por dermatófitos. Realmente, em crianças ou adultos jovens, o processo pode confundir-se com infecções fúngicas do couro cabeludo, já que fungos dermatófitos podem determinar quadro semelhante. Outros diagnósticos diferenciais que podem ser necessários são foliculite decalvante e acne queloidiano da nuca. Na diagnose de laboratório, são importantes os exames bacteriológico e micológico, para estabelecer a natureza exata do processo.

Tratamento

Atualmente se considera o tratamento de escolha isotretinoína por VO na dose de 0,5 a 1,0 mg/kg/dia, por meses mesmo após a melhora clínica das lesões. Os resultados são melhores associando-se antibióticos de acordo com antibiograma especialmente, rifampicina, 300 mg duas vezes/dia, por 4 meses. Também, são úteis doxiciclina, eritromicina, ciprofloxacino e dapsona. Existem relatos de bons resultados com sulfato de zinco por VO, 400 mg três vezes/dia, por 12 semanas, seguido de 600 mg/dia por 10 semanas. Já existem casos tratados com bons resultados com infliximabe 5mg IV a cada 8 semanas por 12 meses e adalimumabe 40 mg subcutaneamente na 1ª e 2ª semanas, seguido de 40 mg em semanas alternadas.

Também existem casos tratados com *laser* ablativo, de CO_2 e *lasers* depilatórios como o *laser* Nd:YAG em casos resistentes a tratamentos clínicos. Como opção final, nos casos recalcitrantes, pode ser tentado tratamento cirúrgico com excisões e enxertias.

FOLICULITE DECALVANTE

É uma forma rara de foliculite de caráter crônico que leva à destruição dos folículos, resultando alopecia cicatricial.

Patogenia

Os verdadeiros mecanismos de produção das lesões, atrofia e intensa destruição folicular, não são conhecidos. Frequentemente se cultiva a partir das lesões *S. aureus* e, ocasionalmente germes gram-negativos. A invasão bacteriana parece ser apenas um dos mecanismos da doença. Alguns autores admitem ser a infecção o processo primário e as toxinas estafilocócicas liberadas desencadeariam a inflamação da derme superior, levando à destruição dos folículos com surgimento de áreas cicatriciais.

Manifestações clínicas

Surgem placas com pústulas foliculares na periferia, ocorrendo progressão centrífuga das lesões que, plenamente desenvolvidas, mostram-se como placas alopécicas com atrofia central e presença ocasional de alguns tufos capilares com múltiplos cabelos emergindo de uma abertura folicular. O curso é crônico e progressivo. Quando o processo ocorre no couro cabeludo, denomina-se **foliculite decalvante do couro cabeludo (FIGURA 37.12)**; quando ocorre nos membros inferiores é a **foliculite decalvante de Arnozan-Dubreuilh (FIGURA 37.13)** e na barba constitui a **sicose lupoide**.

Histopatologia

Demonstra a presença de pústulas foliculares nas áreas ativas e alopecia cicatricial inespecífica nas áreas atróficas centrais.

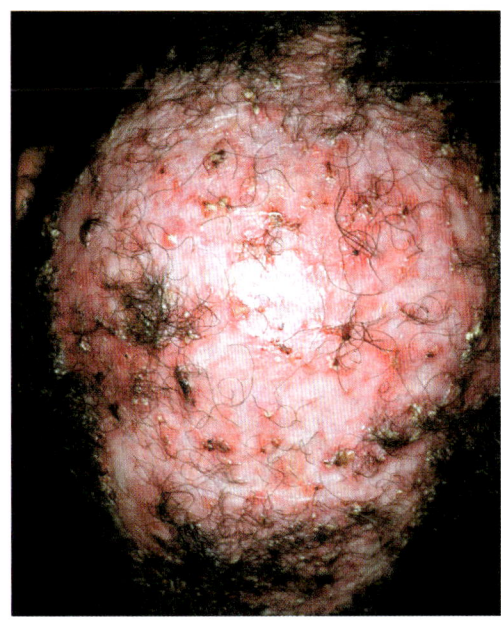

FIGURA 37.12 – Foliculite decalvante do couro cabeludo. Alopecia cicatricial.

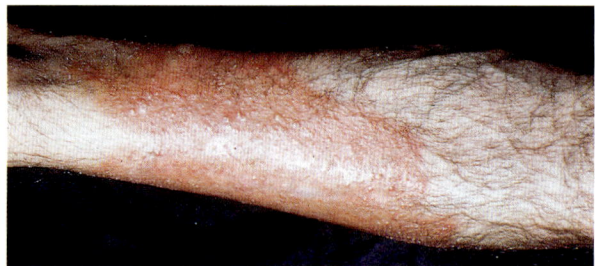

FIGURA 37.13 – Foliculite decalvante de Arnozan-Dubreuilh. Placa eritematosa composta por pústulas foliculares com destruição dos pelos.

Diagnose

É feita em bases clínicas, histopatológicas e por meio do cultivo para bactérias. Na diagnose diferencial, devem ser consideradas, no couro cabeludo, alopecias cicatriciais em geral, foliculite abscedante, pseudopelada, lúpus eritematoso discoide e tínea favosa. Nos membros inferiores, devem ser considerados o granuloma tricofítico e outras foliculites. Finalmente, na face, exigem diagnose diferencial o lúpus eritematoso discoide crônico e o lúpus vulgar.

Tratamento

Deve ser feito com antibióticos tópicos (mupirocina ou ácido fusídico) e antibióticos sistêmicos. Pela frequência da presença de estafilococos resistentes à antibioticoterapia sistêmica, esta deve ser orientada por antibiograma. Há relato sobre a eficácia do uso da combinação de 300 mg de rifampicina e 300 mg de clindamicina duas vezes/dia, ou rifampicina (300 mg duas vezes/dia) e cefalexina (500 mg duas vezes/dia), durante 2 meses. Em caso de resultado, o tratamento pode ser repetido duas ou três vezes. Há referência sobre o uso da dapsona, 100 mg/dia, com sucesso.

FOLICULITE EM TUFOS (*TUFTED FOLLICULITIS*)

Forma de foliculite em que há um grupo de pelos em um mesmo folículo. Há inflamação com pústulas e presença de *S. aureus*. Pode ser diferenciada da foliculite decalvante pelos tufos pilosos, isto é, a presença de pelos em um mesmo folículo. É devida ao processo de fibrose de folículos adjacentes e à retenção de pelos telógenos. Ainda que eventualmente possa ser individualizada, em geral é um estádio final da foliculite decalvante ou da foliculite queloidiana.

FOLICULITE QUELOIDIANA DA NUCA (*ACNE KELOIDALIS*)

Processo que acomete principalmente homens da raça negra.

Patogenia

A predominância na raça negra e a associação frequente com pseudofoliculite da barba sugerem que, por sua curvatura, os pelos ulotríquios penetram na pele formando pápulas inflamatórias. O processo possibilita também a entrada de germes na pele, havendo processo inflamatório neutrofílico agudo devido às bactérias e processo granulomatoso de corpo estranho devido à queratina dos pelos introduzidos na derme. Em seguida, ocorre fibrose com distorção e oclusão da luz folicular provocando retenção da haste capilar e perpetuando-se o processo inflamatório com formação de cicatrizes queloidianas.

Manifestações clínicas

A zona mais frequentemente comprometida é a nuca. É comum a coexistência com pseudofoliculite da barba. A lesão fundamental é uma pápula dura, folicular e acompanhada, quase sempre, de pústulas foliculares e abscessos. Característica do processo é a reparação com formação de lesões queloidianas isoladas ou, mais comumente, confluentes. Resulta a formação de extensas placas queloidianas, fibrosas, características da doença (**FIGURA 37.14**).

Histopatologia

Há inflamação com muitos plasmócitos, fibrose intensa através da derme, fístulas e estruturas foliculares deformadas.

Diagnose

A diagnose diferencial se faz com a foliculite dissecante do couro cabeludo. A diagnose de laboratório é, habitualmente, desnecessária, empregando-se apenas o antibiograma, para orientação terapêutica.

Tratamento

A moléstia é rebelde à terapêutica. Como medidas locais, indicam-se remoção com pinça depiladora dos pelos encravados; drenagem dos eventuais abscessos e aplicação de antibióticos tópicos em loção ou creme isoladamente ou associados a corticoides, que devem ser usados também nas fases em que a doença está inativa.

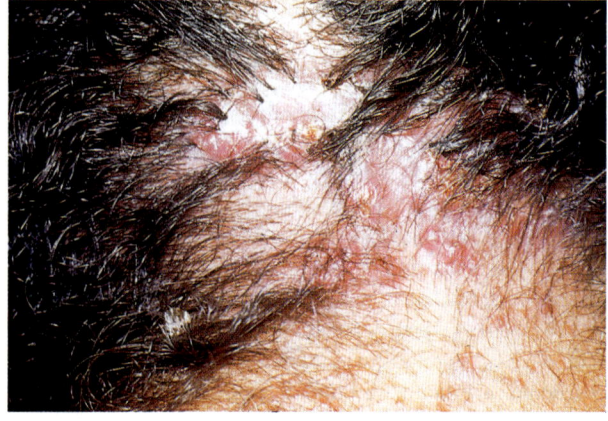

FIGURA 37.14 – Foliculite queloidiana. Pápulas, pústulas e placas queloidianas na região da nuca.

Como terapêutica geral, emprega-se a antibioticoterapia, orientada por antibiograma. Há relatos do uso de isotretinoína com bons resultados. Em áreas isoladas podem ser feitas infiltrações de corticoides intralesionalmente. Também se emprega crioterapia com a desvantagem da hipopigmentação residual. Existem relatos do uso de *lasers* de CO_2 e *lasers* Nd:YAGs. Em casos extremamente rebeldes, pode-se associar a radioterapia. Eletrocoagulação ou cirurgia excisional são recursos que também podem ser utilizados.

FOLICULITE NECROTIZANTE (ACNE NECRÓTICA)

A foliculite necrotizante ou acne necrótica é afecção observada em adultos, particularmente do sexo masculino, após os 40 anos de idade.

Atribui-se importância ao *S. aureus* e ao *P. acnes*, mas existe a possibilidade desses agentes serem meros contaminantes da lesão primária. Alterações emocionais são frequentes nesses doentes, e as escoriações podem ser importantes na formação das lesões. Aventa-se a possibilidade de resposta imune necrotizante do doente.

Clinicamente reconhecem-se duas formas, varioliforme e miliar.

A acne necrótica varioliforme caracteriza-se por lesões papulosas eritematosas que evoluem rapidamente a necrose, recobrindo-se de crosta hemorrágica aderente que, em 3 a 4 semanas, é eliminada, deixando cicatriz varioliforme. As lesões em geral surgem em surtos e produzem prurido e ardor. Acometem particularmente a margem anterior do couro cabeludo e as têmporas. Eventualmente, atingem as bochechas e o nariz e raramente a face anterior do tronco e o dorso. As recorrências são frequentes.

A forma miliar produz lesões vesicopustulosas esparsas no couro cabeludo que não evoluem a necrose e não deixam cicatrizes.

Histopatologicamente, há foliculite linfocítica com necrose dos queratinócitos da membrana externa do folículo piloso e da epiderme adjacente.

A diagnose é clínica corroborada pela histopatologia e os diagnósticos diferenciais a serem considerados são tubercúlide papulonecrótica e sífilis terciária.

O tratamento se faz com tetraciclinas a longo prazo, à semelhança do que é feito na acne. Se o prurido for significativo, utilizam-se anti-histamínicos, e se ao prurido se agrega ansiedade evidente, administra-se doxepina.

PSEUDOFOLICULITE DA BARBA

Afecção mais comum em indivíduos da raça negra ou mestiços, do sexo masculino. Ocorre particularmente em pacientes que têm o hábito de barbear-se regularmente. É decorrente de fator anatômico dos pelos da barba, especialmente nos negros e mestiços, serem do tipo ulotríquio, isto é, têm a tendência de serem recurvados. Fator secundário na sua patogênese é a infecção. Os pelos são encurvados no folículo e, com o crescimento, novamente introduzem-se na epiderme (os pelos encravados), sendo, então, infectados secundariamente por estafilococos saprófitas da pele, em geral do tipo considerado não patogênico e plasmocoagulase negativo.

Manifestações clínicas

O ato de barbear-se é requisito obrigatório. As lesões fundamentais são pápulas ou pústulas situadas na região atingida. São frequentes hiperpigmentação, cicatrizes e lesões queloidianas. As lesões decorrem do encravamento de pelos na pele. Como somente os pelos curtos são capazes de introduzir-se, torna-se clara a razão pela qual a afecção somente ocorre em indivíduos que se barbeiam regularmente. Não ocorre em homens da raça branca, a não ser excepcionalmente, porque nesses indivíduos os pelos não são ulotríquios, isto é, não são fortemente encurvados **(FIGURA 37.15)**.

Histopatologia

Nas áreas de penetração dos pelos, existem abscessos e processo inflamatório de corpo estranho acompanhados de fibrose.

Diagnose

Habitualmente, é desnecessário o uso de recursos laboratoriais. Em casos excepcionais, poderá surgir dúvida com relação à diagnose diferencial com sicoses bacterianas ou micóticas. Os exames citobacteriológico e micológico podem, facilmente, esclarecer a diagnose. Outros diagnósticos diferenciais possíveis são outras foliculites e sarcoidose.

PSEUDOFOLICULITE DA VIRILHA

Nos últimos anos, vem sendo observado quadro de pseudofoliculite da virilha em mulheres. Com o uso de trajes esportivos mais sumários, a depilação dessa região tornou-se hábito. Com frequência, instala-se quadro semelhante ao da pseudofoliculite da barba. Ocasionalmente, é vista no púbis, nas coxas e pernas.

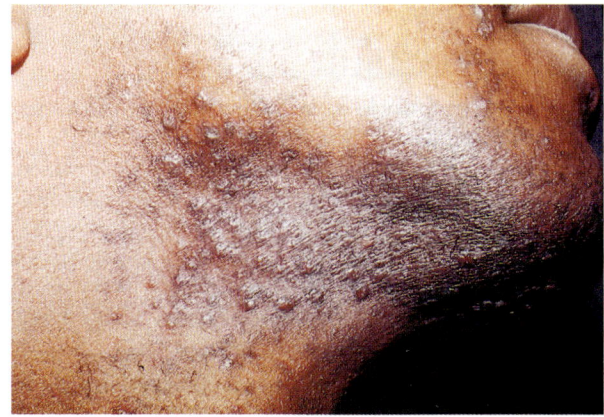

FIGURA 37.15 – Pseudofoliculite da barba. Pápulas foliculares ao longo da região da barba.

Tratamento

Não existe tratamento regularmente eficiente para esses casos. Medida realmente eficaz seria o abandono do ato de barbear ou depilar-se. Para o controle do quadro, usar sabonete antisséptico com triclosano a 1%, antes e após o ato de barbear ou depilar. Em seguida, um antibiótico tópico eventualmente associado com corticoide. Podem ser usadas substâncias depilatórias que na realidade apenas dissolvem a haste pilosa, sulfeto de bário a 2%, tioglicolato de cálcio, que devem ser utilizadas a cada 3 dias para não ocorrer irritação da pele. Também se emprega a eflornitina que é usada no hirsutismo, mas que também pode ser útil na pseudofoliculite. A eflornitina é empregada em cremes a 13,9% (Vaniqa®). Não remove o pelo, mas bloqueia a ornitina descarboxilase e diminui a produção de poliaminas necessárias ao crescimento e diferenciação das células do folículo e, dessa forma, retarda o crescimento dos pelos. Também se usam corticoides para reduzir a inflamação isolados ou associados a antibióticos (eritromicina ou clindamicina isoladas ou associadas a peróxido de benzoíla). Quando existe pustulização evidente, administrar tetraciclinas por VO. A associação de hidroquinona aos corticoides tópicos pode melhorar a hiperpigmentação. A associação com ácido retinoico pode ser útil por facilitar a emergência do pelo. Resultado definitivo é com a depilação, que era feita com eletrocoagulação ou eletrólise e atualmente é realizada com *laser*.

INFUNDÍBULO FOLICULITE DISSEMINADA RECORRENTE

É erupção crônica e recorrente constituída por pápulas foliculares, eventualmente pústulas, disseminada pelo tronco e membros poupando áreas flexurais. Histologicamente, as alterações inflamatórias restringem-se ao infundíbulo. É mais comum em indivíduos negros, podendo iniciar-se na infância ou na idade adulta. Não há participação de microrganismos e existem relatos de melhoras com isotretinoína e vitamina A.

ERISIPELA – CELULITE

Infecções da pele causadas predominantemente por estreptococos. Enquanto a erisipela é infecção mais superficial, atingindo a derme e a porção superior do tecido subcutâneo, a celulite é processo mais profundo atingindo predominantemente o tecido subcutâneo. É evidente que com frequência essas condições se imbricam, a celulite atingindo pontos mais superficiais e a erisipela se aprofundando.

Etiologicamente, em adultos, o principal agente dessas infecções é o estreptococo β-hemolítico do grupo A. Raramente, quadros clínicos semelhantes são produzidos por *Staphylococcus aureus* isoladamente ou associados a estreptococos e, em crianças, existem casos de celulite facial causados pelo *Haemophilus influenzae*. É infecção universal, não tendo prevalência em nenhum grupo etário. A penetração do estreptococo ocorre, em geral, por soluções de continuidade na pele. São portas de entrada frequentes, nos membros inferiores, ulcerações e dermatomicoses. Há formas que ocorrem após traumas ou sem nenhuma noxa local. A erisipela e a celulite ocorrem quase sempre nas pernas, principalmente quando há condições locais favoráveis ao desenvolvimento da infecção como edema e estase venosa. Doenças gerais, cardiorrespiratórias, hematológicas, diabetes e imunodeficiências são condições que facilitam o desenvolvimento da infecção.

ERISIPELA DOS MEMBROS INFERIORES

Manifestações clínicas

A instalação e a evolução são agudas, com sintomas e sinais gerais de infecção. Há febre, calafrios, mal-estar e adenite satélite à região comprometida. A área comprometida tem eritema rubro, edema, dor, com aumento da temperatura. A zona afetada apresenta borda nítida, a qual avança com a progressão da moléstia. Podem surgir bolhas – erisipela bolhosa (**FIGURA 37.16**). Após regressão pode haver surtos repetidos de erisipela, erisipela recidivante, pela permanência de linfedema local, que favorece novos surtos da infecção. Surtos sucessivos de erisipela podem conduzir ao aumento progressivo da região, com edema e fibrose, que constitui o quadro da elefantíase.

CELULITE DOS MEMBROS INFERIORES

Infecção subaguda crônica profunda acometendo derme e hipoderme causada em adultos em geral por estreptococos grupo A e *S. aureus* e eventualmente por outras bactérias. Em crianças menores de 3 anos, a *Haemophilus influenzae* tipo B pode ser uma causa.

Manifestações clínicas

Há edema, eritema com discreto aumento local da temperatura. Ocorre muitas vezes em torno de lesões ulcerativas da

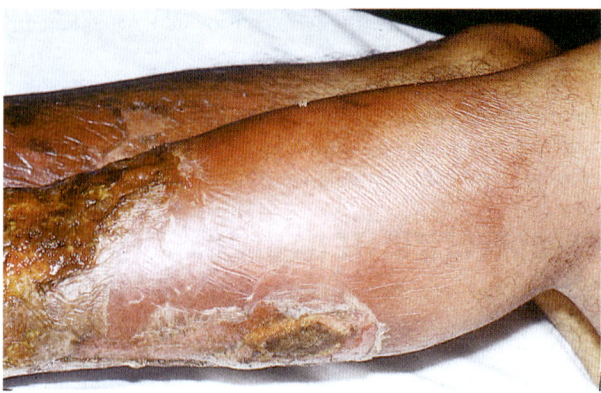

FIGURA 37.16 – Erisipela. Eritema, edema e bolhas rotas com crostas e áreas de necrose na perna.

pele, podendo surgir supuração. Em geral, não há sintomas, eventualmente adenite.

Como na erisipela há condições locais e gerais que facilitam o aparecimento e a cronicidade do quadro. Não há uma separação nítida entre celulite e erisipela e há, com frequência, concomitância entre as duas infecções.

Diagnose

A diagnose laboratorial é habitualmente desnecessária. Em formas de celulites resistentes é indicada a identificação da bactéria responsável pela infecção, fazendo-se cultura com material obtido por punção aspirativa. Eventualmente, o quadro é causado por bactérias como *Proteus mirabilis*, *Escherichia coli* e *Clostridium septicum*.

Tratamento

Na erisipela, o repouso é essencial, principalmente quando o processo acomete o membro inferior. Na erisipela, a droga de escolha para o tratamento é a penicilina. De acordo com a intensidade da infecção, pode ser indicada a administração de penicilina G cristalina na dosagem diária de 5 a 10 milhões de unidades, por via intramuscular (IM) ou IV a cada 4 a 6 horas. Opção é a penicilina G potássica procaína 400.000 unidades, duas a três vezes/dia. Na possibilidade de associação estreptoestafilocócica, é indicada a oxacilina, 500 mg a cada 4 a 6 horas. É possível associar a penicilina com sulfatametoxazol-trimetoprima.

Elevação das pernas é indispensável e compressas frias para alívio da dor, se necessário. Após a fase aguda para prevenir recaída, é conveniente administrar penicilina ou sulfa por 3 a 4 semanas como: penicilina-benzatina, 1.200.000 unidades, uma vez/semana, IM ou sulfametoxazol-trimetoprima. Indispensável manter elevação das pernas à noite e, se houver edema vespertino, usar meia elástica. A penicilina pode ser substituída por cefalosporinas.

Na celulite usar antibiótico quando há edema, eritema e aumento local da temperatura, como cefalosporina ou macrolídeos. Sulfametoxazol-trimetoprima é também indicada.

Elevação das pernas de noite e de dia quando possível. Usar meias elásticas (preferencialmente de alta ou média compressão), evitar sempre a posição ereta e deambular o máximo possível são requisitos importantes para melhora e prevenção das recidivas.

Em quadros com edema muito intenso, podem ser prescritos, associadamente ao antibiótico, corticoides sistêmicos por breve tempo, com o intuito de regressão mais rápida do processo inflamatório e tentando-se evitar fibrose.

Em ambas infecções são indispensáveis a investigação e o tratamento de doenças sistêmicas e de condições responsáveis por edema dos membros inferiores como flebites e tromboflebites, quadros ortopédicos, neurológicos e outros.

Nas erisipelas de repetição é indicado tratamento profilático com penicilina benzatina por longos períodos. Admite-se que a cada novo surto de erisipela novos linfáticos são lesados contribuindo para que permaneça linfedema residual, que favorece novas infecções; dessa forma, o processo pode evoluir a elefantíase, daí a importância da profilaxia.

ERISIPELA E CELULITE EM OUTRAS LOCALIZAÇÕES

FACE

Quadros raros com as mesmas características clínicas da localização nas pernas. Surgem após traumas ou ferimentos, mas frequentemente não se encontra porta de entrada da bactéria (FIGURA 37.17). Nesses casos, excluir infecções locais, como sinusites, amidalites e infecções dentárias. O tratamento é a administração de antibiótico ou sulfamídico.

A localização ocorre em qualquer região da face, eventualmente com dois aspectos: a celulite em redor dos olhos e a periorbital. Nessas infecções, em crianças, o quadro pode ser devido ao *Haemophilus influenzae* e frequentemente o processo é unilateral e acompanhado de otite ipsilateral, uma frequente porta de entrada da infecção em crianças. Complicações são raras, excepcionalmente ocorrendo comprometimento do sistema nervoso central (SNC).

Tratamento

A administração de penicilina, amoxicilina-clavulanato de potássio, eritromicina ou outro macrolídeo, sulfametoxazol-trimetoprima em dosagem de acordo com a intensidade dos quadros.

OUTRAS ÁREAS

Excepcionalmente, são observados quadros de erisipela ou celulites em outras áreas da pele após traumas, ferimentos, que regridem com tratamento antibacteriano.

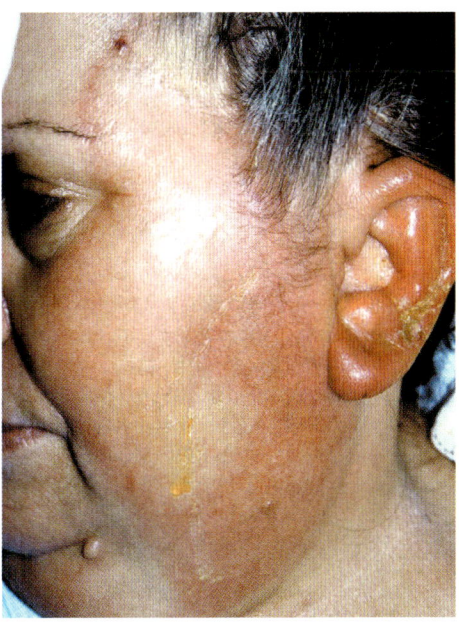

FIGURA 37.17 – Erisipela. Eritema e edema na orelha, progredindo para a face.

CELULITE PERIANAL (DERMATITE PERIANAL ESTREPTOCÓCICA)

É devida ao estreptococo β-hemolítico grupo A, com início em redor do ânus, caracterizada pelo eritema perianal, edema secreção, prurido e dor anal ao evacuar. Por vezes o processo se estende à vulva e, nos meninos, à região escrotal e ao pênis. Ocorre mais comumente em crianças entre os 6 meses e os 10 anos e não deve ser confundida com candidose, fazendo-se exame micológico quando necessário.

Tratamento

Administração de antibiótico, em geral penicilina ou amoxicilina. Localmente, pomada de mupirocina ou creme de ácido fusídico.

INTERTRIGO ESTREPTOCÓCICO

A colonização de intertrigos simples por estreptococos provoca a formação de fissuras que se recobrem de crostas. Uma das localizações mais frequentes dessa complicação dos intertrigos é a região retroauricular. O tratamento com antibióticos tópicos é eficaz, mas as recidivas são frequentes. As condições favorecedoras como umidade devem ser corrigidas. Na diagnose diferencial, devem ser afastadas psoríase e candidose.

INFECÇÕES NECROTIZANTES DO SUBCUTÂNEO

São infecções graves que provocam gangrena dos tecidos subcutâneos e, eventualmente, da fáscia e dos músculos que são provocadas por germes aeróbios, anaeróbios e flora mista. Reconhecem-se três tipos bem definidos: tipo I polimicrobiano; tipo II por estreptococos β-hemolíticos do grupo A e tipo III por clostridium.

Epidemiologicamente, constata-se aumento desses quadros em decorrência de imunossupressão por doenças como HIV e câncer, por tratamentos antineoplásicos, em transplantados, ou por diabetes e alcoolismo.

GANGRENA ESTREPTOCÓCICA

É uma infecção necrotizante mais grave, frequentemente fatal, produzida por estreptococos hemolíticos do grupo A. Ocasionalmente, há infecção sinérgica com estafilococos. Em geral, ocorre por penetração do estreptococo em soluções de continuidade da pele pós-traumáticas, em áreas de injeções ou de feridas cirúrgicas. Em alguns casos, não se detecta porta de entrada. Frequentemente, os doentes apresentam diabetes ou doença vascular periférica.

Manifestações clínicas

Há febre e sinais de toxemia, que se instalam agudamente. Em cerca de 72 horas, estabelece-se área necrótica irregular circundada por eritema e edema muito dolorosa, com bolhas hemorrágicas e surgem lesões a distância, em virtude da bacteriemia.

Diagnose

Pode ser feita cultura do material da lesão, que, frequentemente, mostra outros germes além do estreptococo, mas as hemoculturas detectam o estreptococo.

Tratamento

Além da antibioticoterapia, deve ser feito o desbridamento cirúrgico para remoção total da área necrótica.

FASCIITE NECROSANTE

É uma infecção rara e grave, de caráter necrotizante, devida a um ou mais microrganismos anaeróbicos: *Peptostreptococcus*, bacteroides, associados a estreptococos não pertencentes ao grupo A e outras bactérias, como enterobacter e proteus.

Manifestações clínicas

Geralmente, há antecedentes de trauma de partes moles, trauma cirúrgico, úlceras de decúbito, abscessos perirretais ou perfuração intestinal. Há febre elevada, toxemia, área eritematoviolácea, edematosa, bolhosa e dolorosa, que evolui para necrose. Ocorre nas extremidades, face, parede abdominal, períneo e áreas de feridas cirúrgicas.

Diagnose

O aspecto clínico é característico. Eventualmente, fazer ultrassonografia, tomografia computadorizada ou ressonância magnética para determinar a extensão e profundidade do processo. Cultura e antibiograma são indispensáveis.

Tratamento

Além da antibioticoterapia intensa, consoante achados bacteriológicos e antibiograma, fazer desbridamento cirúrgico, com remoção da fáscia e subcutâneo. Tratamento com oxigênio hiperbárico é útil.

GANGRENA DE FOURNIER

Infecção necrosante das regiões genitais e anogenitais, que atinge os tecidos moles. É, por vezes, considerada forma de localização anogenital da fasciite necrotizante, mas, na realidade, trata-se de processo infeccioso que produz não somente fasciite, mas também celulite e miosite nessas regiões corpóreas.

Patogenia

Na maioria dos casos, trata-se de infecção polimicrobiana em indivíduo predisposto por diabetes, traumas, cateteres urinários, *piercings* genitais, injeções de cocaína na veia dorsal do pênis, invasão infiltrativa de carcinomas vesicais e cirurgias na região genitoperianal. São condições anorretais que podem desencadear a doença: abscessos perianais, perirretais e isquiorretais; fissuras anais; doenças colorretais como doença inflamatória intestinal e neoplasias colorretais; apendicite e diverticulite. Na mulher, que tem incidência dez vezes menor da enfermidade, o processo pode ser desencadeado por abscessos vulvares e bartolinites, aborto, histerectomia e episiotomia.

Condições cutâneas, como ulcerações genitais, hidrosadenite e traumas, podem atuar como desencadeantes do processo.

Os agentes microbianos mais comumente implicados na infecção são o *Staphylococcus aureus, Escherichia coli, Bacteroides* e *Clostridium*. Mais raramente, *Pseudomonas aeruginosa* e *Haemophilus influenzae*.

Manifestações clínicas

O processo se inicia com pequena área de necrose no escroto que, em 1 a 2 dias, progride para franca necrose da pele e subcutâneo e rapidamente estende-se ao períneo e parede abdominal anterior e coxas. A área apresenta-se com ulceração necrótica, edema intenso, eritema, bolhas hemorrágicas e o paciente apresenta-se toxemiado e febril, podendo haver retenção urinária. Geralmente, o processo necrosante poupa a glande, os testículos e os cordões espermáticos.

Histopatologia

Revela necrose fibrinoide nos vasos, trombos de fibrina e necrose de coagulação na epiderme, derme e anexos. Há intenso infiltrado inflamatório de polimorfonucleares e mononucleares e grande quantidade de bactérias podem ser observadas nas porções superiores da derme com colorações apropriadas.

Diagnose

Clínica histopatológica e microbiológica mediante cultivos de material de biópsia. Na diagnose diferencial, devem ser considerados os hematomas pós-traumáticos, outras infecções necrotizantes, granulomatose de Wegener e herpes simples em imunodeprimidos.

Tratamento

Desbridamento cirúrgico extenso e profundo e antibioticoterapia dirigida pelo antibiograma. Como o processo é de rápida evolução e muito destrutivo, deve-se iniciar, até a determinação etiológica bacteriana, antibioticoterapia com antibióticos de largo espectro do grupo das penicilinas ou ciprofloxacina associada a metronidazol.

Após a cura, geralmente é necessária cirurgia reparadora com enxertos ou retalhos.

GANGRENA POR CLOSTRIDIUM

É doença necrosante de partes moles e músculos produzida por várias espécies de *Clostridium* sendo o *Clostridium perfringes* a causa mais frequente.

As lesões são produzidas por exotoxinas que provocam mionecrose de rápida evolução praticamente sem manifestações purulentas.

Manifestações clínicas

As áreas afetadas apresentam eritema violáceo, aspecto hemorrágico, bolhas hemorrágicas e crepitação dos tecidos pela presença de gás. Há grande comprometimento do estado geral, com toxemia e choque.

Cerca de 50% dos casos surgem após traumas, fraturas, queimaduras, acidentes e úlceras de decúbito.

Diagnose

O diagnóstico é clínico, mas pode ser feita coloração de Gram das secreções das lesões que revelam presença de *Clostridium* com ausência de polimorfonucleares. Também se pode pesquisar nas secreções e soro a presença de neuramidase, e os exames de imagem revelam bolhas de gás dissecando partes moles e músculos ou de localização intrabdominal.

Na diagnose diferencial devem ser consideradas infecções necrosantes, por estreptococo e outras.

Tratamento

Essas infecções necrosantes necessitam suporte via UTI, desbridamento cirúrgico, antibioticoterapia IV preferentemente com penicilina (quando de alergia à penicilina, clindamicina ou cloranfenicol).

ÚLCERA TROPICAL

Sob esta denominação são designadas lesões ulcerosas diversas, localizadas principalmente nos membros inferiores. São encontradas em países tropicais e subtropicais, ainda que possam ocorrer em países de climas temperados. A doença tem como denominador comum a ocorrência em indivíduos em más condições higiênicas e subnutridos. Os organismos isolados da úlcera tropical são a *Borrelia vincentii* e *Fusobacterium fusiformis*, ainda que outros organismos como estreptococos hemolíticos, estafilococos plasmocoagulase positivos, bacilo coli, proteus e outros bacilos possam ser isolados das lesões.

Manifestações clínicas

Clinicamente, encontram-se uma ou mais lesões ulcerosas, até cerca de 10 centímetros em tamanho, de bordas figuradas, com fundo gelatinoso e odor fétido, usualmente nas pernas em indivíduos jovens. O exsudato é abundante e, como escorre pela área afetada, a lesão é chamada "úlcera que chora". O quadro pode ser agudo, instalando-se sobre uma ulceração traumática ou de ectima, ou pode ocorrer como infecção secundária de ulceração crônica de outra moléstia, como leishmaniose tegumentar, cromomicose ou esporotricose.

Diagnose

Faz-se pelo aspecto clínico, pela demonstração do espiroqueta e do bacilo fusiforme e de outros organismos, excluindo-se por exames complementares as doenças primárias eventuais.

Tratamento

Penicilina, na dose de 1.000.000 de unidades/dia, associada à estreptomicina, na dose de 1 g/dia, por 7 a 10 dias. Outros antibióticos indicados são a tetraciclina e a eritromicina, na dose de 2 g/dia, entre 7 e 10 dias. Repouso e internação em hospital, para melhora das condições gerais do doente, são úteis. O tratamento tópico é com pomada de mupirocina, polimixina B ou creme de ácido fusídico usados até a completa cicatrização da úlcera. Imprescindível melhora das condições gerais e, quando houver, tratamento da moléstia primária.

TRICOMICOSE AXILAR (*LEPTOTRIX*)

Quadro frequente, comprometendo os pelos da axila e, às vezes, da região pubiana. Não é infecção fúngica, mas bacteriana, devida ao gênero *Corynebacterium*, particularmente *Corynebacterium tenuis,* que forma densas colônias na superfície dos pelos. São condições predisponentes a fraca higiene e hiper-hidrose.

Manifestações clínicas

A infecção é assintomática. Os pelos estão envolvidos por pequenas concreções sólidas, aderentes. Existem três variedades, em que as concreções são amareladas (flava), vermelhas (rubra) e pretas (*nigra*). A forma frequente é a flava; a nigra e a rubra são raras. Com frequência, além da hiper-hidrose, há bromidrose e cromidrose. (FIGURA 37.18).

Diagnose

A diagnose clínica é imediata, porém, a bactéria pode ser encontrada em exame direto, após clarificação pelo KOH ou corada, sendo gram-positiva. Não há acometimento da pele.

Na diagnose diferencial, pode ser necessária, na região pubiana, a diferenciação com fitiríase.

Tratamento

Consiste na raspagem ou corte dos pelos e em aplicações de álcool iodado, creme ou sabão antibacteriano. Os imidazólicos, soluções alcoólicas de ácido salicílico de 3 a 5%, de cloreto de alumínio de 3 a 5% são efetivos.

ERITRASMA

Moléstia de incidência universal, causada pela bactéria *Corynebacterium minutissimum*, mais frequente em países de clima quente e úmido. Ocorre em homens e mulheres, com ligeira preferência pelo sexo masculino, sendo excepcional na infância.

Manifestações clínicas

Manchas castanhas ou marrons, descamativas, de bordas bem delimitadas, que, nas fases iniciais, apresentam coloração avermelhada (FIGURA 37.19). É característica a localização das lesões em zonas intertriginosas, principalmente nas regiões axilares ou inguinocrurais e nos espaços interdigitais dos pés. Eventualmente, as lesões não se limitam às áreas intertriginosas, ocorrendo também nas paredes torácica e abdominal. Essas lesões devem ser distinguidas da dermatite seborreica e da tínea crural. A associação de eritrasma com diabetes é referida e, geralmente, nesses doentes as lesões são mais extensas com grandes placas acometendo axilas, dobras inframamárias, abdome e regiões inguinocrurais.

Diagnose

Confirma-se pelo exame com luz de Wood quando surge uma fluorescência vermelho-coral característica. Essa fluorescência é devida a uma porfirina produzida pela bactéria, a copro-

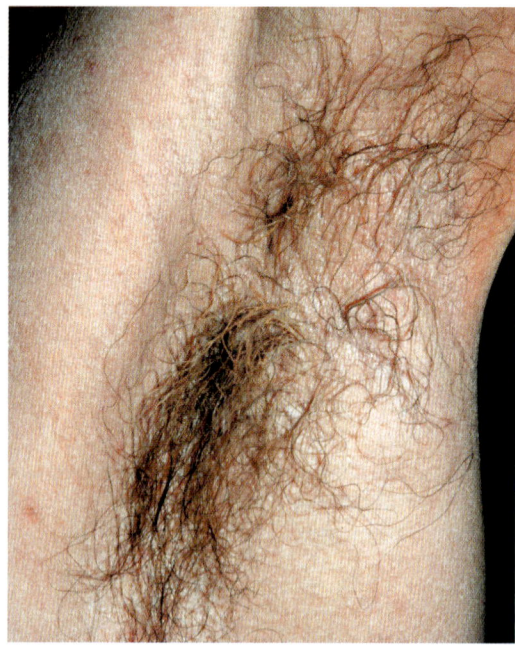

FIGURA 37.18 – Tricomicose axilar. Variedade flava. Presença de concreções amareladas nos pelos.

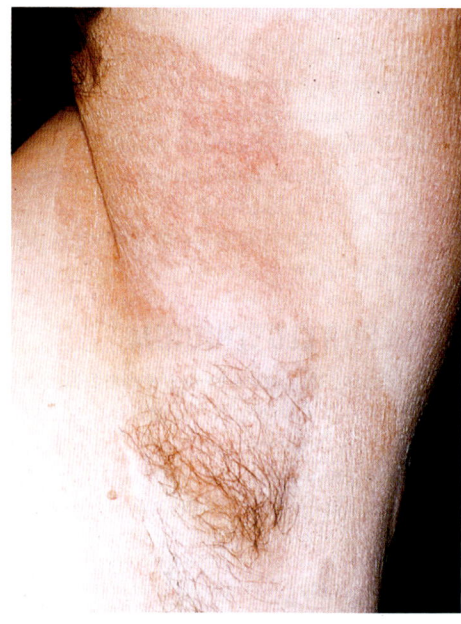

FIGURA 37.19 – Eritrasma. Mancha acastanhada de limites precisos na axila.

porfirina III que, eventualmente, pode ter sido eliminada se a lesão foi lavada recentemente. A diagnose laboratorial pode ser feita pelo encontro da bactéria. As preparações pelo KOH são raramente elucidativas, possibilitando, porém, excluir infecção fúngica. Necessário corar pelo gram, que mostra organismos gram-positivos com formas filamentosas ou cocoides de alguns micras de tamanho. Cultura não é necessária, exceto para fins investigativos.

Na diagnose diferencial, é necessário considerar *tinea corporis*, particularmente *tinea cruris* e pitiríase versicolor. Nos espaços interdigitais em que há maceração, considerar, além da *tinea pedis*, a candidose interdigital.

Tratamento

Nas formas localizadas, recorre-se ao uso de queratolíticos aplicados localmente – ácido salicílico a 2 ou 4%. Também podem ser empregadas solução de clindamicina a 2%, eritromicina a 2% e imidazólicos. Nas lesões mais extensas, obtêm-se melhores resultados com antibióticos por VO – eritromicina na dose de 1 g/dia, por 5 a 10 dias. As tetraciclinas também são eficientes. Recidivas são frequentes.

ERISIPELOIDE

É um quadro eventualmente encontrado, causado por um bacilo gram-positivo, o *Erysipelothrix rhusiopathiae* (*insidiosa*), responsável por erisipela no porco e em outros animais domésticos, sendo, também, encontrado em peixes. A contaminação do homem é acidental, por ferimento, ao manusear material contaminado, sendo mais comum em pescadores, açougueiros, veterinários, cozinheiros e donas de casa.

Manifestações clínicas

Reconhecem-se três variedades clínicas: a forma cutânea localizada (erisipeloide de Rosenbach) muito mais comum em relação às outras formas, a cutânea generalizada e a sistêmica.

A partir do ponto de inoculação, ocorre celulite com rubor que se estende progressiva e centrifugamente com bordas nítidas em geral com regressão após 2 semanas. As lesões ocorrem mais frequentemente nas mãos, nos dedos das mãos e, de modo eventual, nos antebraços. As lesões se estendem durante alguns dias e, em geral, desaparecem após 15 dias. Pode haver febre baixa, mal-estar geral, linfangite e linfadenopatia regional **(FIGURA 37.20)**.

As formas cutâneas disseminadas são raras e apresentam-se como lesões violáceas com crescimento centrífugo e resolução central podendo acompanhar-se de manifestações gerais. Também resolvem-se espontaneamente, mas o curso é mais longo e podem ocorrer recorrências.

As formas sistêmicas também raras podem atingir articulações, ossos, cérebro, pleura e podem provocar endocardite geralmente da válvula aórtica podendo determinar insuficiência cardíaca. O estado geral é comprometido e na pele podem surgir áreas edematosas centradas por necrose ou pápulas perifoliculares.

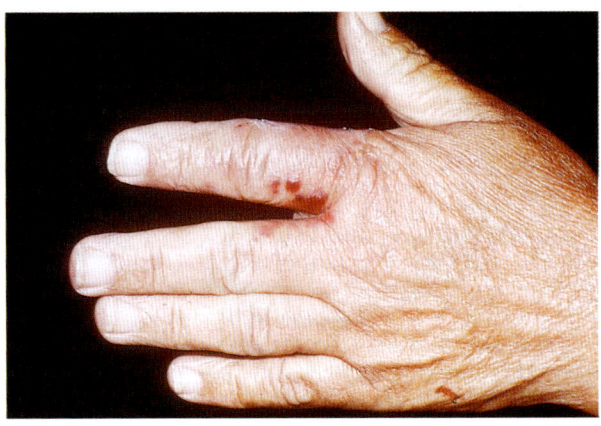

FIGURA 37.20 – Erisipeloide. Área eritematoedematosa e purpúrica na mão.

Histopatologia

Caracteriza-se por espongiose ou até vesiculação da epiderme, edema da derme, vasodilatação e infiltrado neutrofílico e eosinofílico. Raramente se visualiza o agente causal.

Diagnose

A diagnose diferencial deve ser feita com a erisipela. O bacilo é dificilmente encontrado no exsudato da lesão, podendo ser cultivado da borda de uma lesão recente ou de material de biópsia. Hemocultura é indicada em forma grave.

Tratamento

Penicilina é o antibiótico indicado, na dose de 2.000.000 a 3.000.000 unidades/dia, por 7 a 10 dias. Cefalosporinas, eritromicina, tetraciclinas e ciprofloxacina são também efetivas. A prognose é favorável com cura do quadro.

DIFTERIA

A ocorrência de comprometimento cutâneo na difteria é rara. Surge, em geral, por contaminação de um ferimento ou de lesões cutâneas eczematosas, piogênicas ou outras, pelo *Corynebacterium diphteriae*, oriundo de angina ou rinite diftérica. O quadro é de ulcerações recobertas por membrana fibrinopurulenta **(FIGURA 37.21)**. Existem formas primárias cutâneas, que se apresentam como lesões pustulosas que se ulceram e se recobrem de membrana acinzentada localizadas em geral nos membros inferiores. Na difteria cutânea, há frequente comprometimento cardíaco e neurológico.

Diagnose

Esfregaço da margem da lesão permite o encontro do bacilo, para confirmação diagnóstica. Na diagnose diferencial, devem ser consideradas as piodermites e a úlcera tropical.

Tratamento

O tratamento nos casos de comprometimento cutâneo é o mesmo da difteria, consistindo no uso de soro antidiftérico (anti-

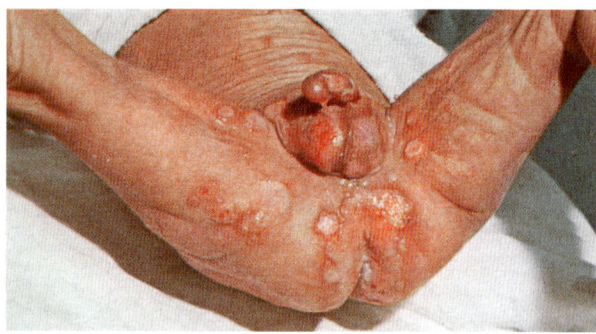

FIGURA 37.21 – Difteria cutânea. Múltiplas ulcerações recobertas por pseudomembrana fibrinopurulenta.

toxina) e de antibióticos: penicilina, na dose de 2 a 4 M UI/dia ou eritromicina, na dose de 2 g/dia, no adulto.

LISTERIOSE

A listeriose é causada pela *Listeria monocytogenes*, bactéria da família Corynebacteriaceae. Ocorre em geral em gestantes ou lactentes. O quadro clínico é polimorfo, sendo as principais manifestações alterações do SNC com meningite, meningoencefalite e abscessos cerebrais, além de bacteriemia. Apresentam esse quadro imunocomprometidos e mulheres grávidas. Os indivíduos imunologicamente normais quando expostos a grandes cargas da bactéria desenvolvem gastroenterite com diarreia e febre de evolução benigna.

A infecção se processa por meio de alimentos contaminados e em fazendeiros e veterinários que auxiliam o nascimento dos animais por manipulação das crias e abortos. Nesses casos, podem surgir nas áreas de exposição (geralmente mãos e antebraços) lesões papulopustulosas ou papulovesiculosas. Nas formas septicêmicas, podem surgir lesões generalizadas eritematopapulosas ou petequiais, que podem se tornar pustulosas. Frequentemente, há adenopatias. A diagnose se estabelece pelo isolamento da bactéria e o tratamento de escolha é a penicilina em altas doses. Ampicilina, sulfametoxazol-trimetoprima e eritromicina são também efetivas.

BRUCELOSE

A brucelose é causada por várias espécies do gênero *Brucella*, sendo a espécie mais patogênica a *B. melitensis*. É uma zoonose que se transmite ao homem acidentalmente através do contato com animais infectados (bovinos, ovinos ou suínos) ou por ingestão de leite ou outros produtos derivados de animais contaminados.

A brucelose sintomática pode ser aguda, crônica ou localizada. As formas localizadas podem situar-se em qualquer área corpórea, sendo mais comuns osteomielite, abscessos esplênicos, lesões do trato urogenital e lesões de endocardite. As formas cutâneas compreendem lesões não específicas que ocorrem em 1 a 14% dos doentes de brucelose.

As lesões cutâneas na brucelose podem obedecer vários mecanismos, inoculação direta, hipersensilidade, depósitos de complexos imunes e disseminação hematogênica. Na pele, no quadro agudo, ocorrem exantemas morbiliforme, escarlatiniforme e rosoliforme, menos frequentemente há lesões papulosas, vesiculosas, pustulosa hemorrágicas e lesões tipo eritema polimorfo. No quadro crônico, podem ocorrer prurido e urticária.

A brucelose é uma infecção sistêmica com manifestações clínicas variadas de acordo com os órgãos comprometidos.

Profissionais que têm contato direto com animais infectados, como fazendeiros e veterinários, podem desenvolver alergia aos antígenos da Brucella. Podem apresentar quadro de prurido, lesões eczematosas, lesões urticadas que se seguem de quadro cutâneo constituído por pápulas foliculares que podem evoluir a vesículas e lesões tipo eritema polimorfo. Essas lesões duram até 2 semanas após o contato com o animal infectado (brucelose de contato).

Brucelose sistêmica é tratada com 2 g/dia de tetraciclina, por um período mínimo de 2 semanas, eventualmente associada à estreptomicina. Doxiciclina associada à estreptomicina ou rifampicina é também efetiva.

Brucelose de contato é tratada como dermatite de contato.

CARBÚNCULO

O carbúnculo (em inglês *anthrax*), causado pelo *Bacillus anthracis* é uma zoonose que, geralmente, se transmite ao homem por ferimento na manipulação de animais com carbúnculo. No local da inoculação, surge pápula e, depois de algumas horas, pústulas e vesículas circundando a zona central que fica enegrecida, necrótica (pústula maligna). Há uma forma furunculoide que é um nódulo com centro deprimido que, posteriormente evolui para escara. As lesões são pouco dolorosas ou indolores. Há formas graves e com tratamento tardio pode ocorrer êxito letal.

O carbúnculo é motivo de preocupação em relação ao bioterrorismo. Em 2001, ocorreram ataques ao Congresso dos Estados Unidos por meio da postagem de esporos do bacilo que resultaram em 5 mortes e 17 pessoas infectadas.

INFECÇÕES POR *PSEUDOMONAS*

As infecções pela *Pseudomonas aeruginosa* são atualmente muito frequentes. Com ampla distribuição na natureza, o bacilo piociânico é também um saprófita da pele humana e, por esse fato, constitui um dos principais responsáveis por infecções hospitalares, quando encontra condições favoráveis para o seu crescimento e disseminação. Determina otites e infecções respiratórias, urinárias, digestivas, nervosas, cardíacas e septicemia. As infecções cutâneas pela *P. aeruginosa* são caracterizadas por pus esverdeado, espesso, com odor de uva, fétido e apresentam vários quadros clínicos. Há grande polimorfismo, como ulcerações, abscessos, área de necrose ou esfacelo, celulite, lesões ungueais, com paroníquia e unhas de coloração azulada ou esverdeada, intertrigos dos espaços interdigitais dos pés, que mostram maceração e coloração esverdeada. A foliculite por *Pseudomonas* tem vários graus de intensidade. Quadro bem definido atualmente é a foliculite por gram-negativos inclusive por *Pseudomonas* que surge em indivíduos com o hábito de uso de banheiras. Surgem lesões maculosas, papulopustulosas disseminadas, porém mais intensas nas áreas cobertas pelo traje de banho. Nos quadros de septicemia que ocorrem em indivíduos com doenças graves e imunocomprometidos, em geral não ocorrem lesões cutâneas, mas quando existem manifestam-se por áreas eritematosas dolorosas, lesões purpúricas, lesões celulite símiles ou lesões bolhosas que atingem preferencialmente áreas úmidas como axila, períneo e nádegas. Essas lesões podem evoluir a necrose. Fisiopatologicamente, nesses casos, ocorre invasão de artérias e veias pelas bactérias por via hematogênica ou por inoculação direta na pele resultando necrose. Esses quadros são denominados ectima gangrenoso. A maioria dos casos é provocada pela *P. aeruginosa*, mas outros germes gram-positivos e gram-negativos também podem causar o processo.

Nas infecções comuns por *Pseudomonas* estão indicados topicamente banhos ou compressas com água com 5% de ácido acético, cremes de sulfadiazina de prata (1%) ou pomada de polimixina B.

Por via sistêmica, ciprofloxacina, 500 mg, duas a três vezes/dia.

SÍNDROME DO PÉ QUENTE POR *PSEUDOMONAS*

Ocorre em crianças que nadaram em piscinas com água contaminada por *Pseudomonas*. Caracteriza-se por eritema difuso, nódulos vermelho-purpúricos dolorosos, nas plantas dos pés. Sintomas gerais ocorrem somente em infecções intensas. O tratamento é tópico.

MENINGOCOCCEMIA

O comprometimento cutâneo na meningococcia é bastante frequente. No surto epidêmico de meningite que ocorreu em São Paulo em 1974, tivemos ocasião de verificar a frequência das lesões cutâneas, servindo, inclusive, de elemento complementar na diagnose clínica. A infecção pela *Neisseria meningitidis* inicia-se nas vias aéreas respiratórias superiores e, por via hematogênica, atinge o sistema nervoso, ocasionando o quadro meningítico e atingindo outros órgãos, particularmente a pele.

Na fase septicêmica da infecção, surgem na pele lesões eritematopetequiais e, eventualmente, equimoses. As lesões são disseminadas, em número variável. Podem ocorrer lesões vesicopustulosas ou bolhosas.

O meningococo pode ser encontrado nas lesões cutâneas, podendo causar necrose (FIGURA 37.22).

O tratamento é o da meningite, sendo feito com o uso de elevadas doses de penicilina ou, eventualmente, de ampicilina e cefalosporina.

RINOSCLEROMA

Doença crônica, infecciosa, causada por uma bactéria gram-negativa, a *Klebsiella rhinoscleromatis*, que é endêmica em várias regiões, particularmente na América Central e em al-

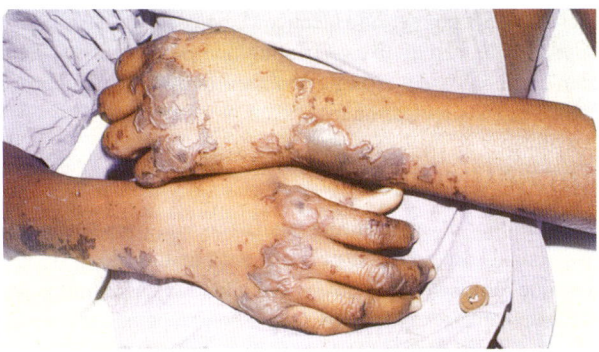

FIGURA 37.22 – Meningococcemia. Lesões purpúricas e necróticas nos membros superiores.

guns países da América do Sul. A contaminação se faz pela inalação de gotículas de material contaminado. A relação CD4/CD8 mostra níveis diminuídos de CD4 nas lesões sugerindo resposta celular deficiente ao microrganismo. Os mucopolissacarídeos da cápsula provavelmente inibem a fagocitose da bactéria e, aparentemente existem alguns antígenos de histocompatibilidade que conferem suscetibilidade à infecção. A infecção inicia-se, em geral, nas fossas nasais e, gradualmente, invade a faringe, a laringe, a traqueia e o lábio superior, formando nódulos e nodosidades, de consistência dura, avermelhados e de tamanhos variáveis (FIGURA 37.23). Pode ocorrer ulceração, mas a dor é praticamente ausente. A diagnose se estabelece pelo achado da bactéria em exames bacteriológicos, pela histopatologia, que mostra infiltrado celular rico em plasmócitos, e com dois elementos característicos: a célula de Mikulicz e os corpúsculos de Russell. A célula de Mikulicz é um enorme histiócito que contém em seu interior a *K. rhinoscleromatis* ou bacilo de Frisch. Os corpúsculos de Russell são plasmócitos degenerados. Devem ser considerados, na diagnose diferencial, a leishmaniose cutaneomucosa, paracoccidioidomicose, hanseníase, sífilis terciária sarcoidose, polipose nasal, doença de Rosai Dorfman extranodal, linfomas e outros tumores como carcinoma basocelular e carcinoma verrucoso. O tratamento do rinoscleroma é com estreptomicina, na dose de 1 g/dia, por 2 a 3 meses. Pode ser usada, também, a tetraciclina, na dose

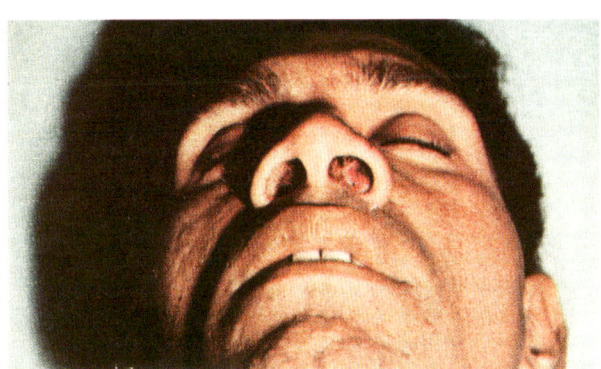

FIGURA 37.23 – Rinoscleroma. Lesão polipoide na fossa nasal.

de 1 a 2 g/dia, por período idêntico. Cefalosporina e gentamicina também são efetivas. O antibiótico pode ser associado com corticoides, e a cirurgia pode ser necessária para correção de estenoses cicatriciais.

BOTRIOMICOSE

A botriomicose, actinofitose estafilocócica, pseudomicose bacteriana, caracteriza-se pela presença de tumoração fistulosa que elimina pus. Grãos ou grânulos são encontrados no pus ou nos focos supurativos. O quadro é semelhante aos micetomas, e os grânulos se assemelham aos encontrados nestes, sendo distinguidos pelo exame bacterioscópico ou exame histopatológico pelo gram. Nas culturas, são encontrados *Staphylococcus aureus* e outros germes. O quadro é resistente a tratamentos, sendo utilizados antibióticos, sulfamídicos e, eventualmente, cirurgia (ver Capítulo 44).

QUERATÓLISE PLANTAR SULCADA

É uma infecção superficial da pele, ocorrendo na camada córnea, causada por microrganismos filamentosos e cocoides de diferentes espécies, principalmente *Streptomyces* e *Corynebacterium*, sendo um dos agentes mais frequentes o *Dermatophitus congolensis* e também o *Micrococcus sedentarius*. A umidade é fator agravante, sendo frequentemente decorrente ou associada à hiper-hidrose. É comum em atletas e trabalhadores que usam botas de borracha por longos períodos.

Manifesta-se por numerosas erosões superficiais da camada córnea da região plantar, que configuram lesões circulares, discretas, crateriformes, que coalescem formando áreas erosivas de formas irregulares e tamanhos variados (FIGURA 37.24). As áreas envolvidas apresentam coloração acastanhada. Geralmente, é assintomática, podendo, porém, haver dor e ardor, em particular nas áreas de pressão. Com frequência, o processo é acompanhado de bromidrose.

A diagnose clínica é confirmada pelo exame direto (coloração de Gram) e pela cultura, e, na diagnose diferencial, deve ser considerada a *tinea pedis*. A condição pode regredir espontaneamente com a remoção da umidade dos pés ou melhora da hiper-hidrose. No tratamento, usar loções anti-hidróticas e ou antibacterianas de eritromicina, tetraciclinas e clindamicina em álcool. Há relatos de bons resultados com a redução da hiper-hidrose com aplicações de toxina botulínica.

PIODERMITES VEGETANTES

A individualidade nosológica dessas entidades é discutível, sendo descritas uma forma vegetante que se apresenta como úlcera crônica que evolui com proliferações papilomatosas. Originam-se de piodermites comuns ou de úlceras infectadas e bacteriologicamente isola-se o estreptococo β-hemolítico do grupo A e/ou *Staphylococcus aureus,* raramente bactérias gram-negativas. As áreas mais frequentemente acometidas são as extremidades. Sobre placas ulceradas e necróticas, desenvolvem-se lesões papilomatosas vegetantes ou verrucosas, com múltiplas pústulas que se recobrem de crostas. A retirada das crostas põe à mostra superfície granulosa vegetante que, à pressão, elimina pus. Em geral, a lesão é única, mas, raramente, existe mais de um foco da afecção e o curso é extremamente crônico. Existem várias descrições de doentes com enfermidades subjacentes como colite ulcerativa, linfomas, artrite psoriática e alcoolismo (FIGURA 37.25).

Na diagnose diferencial, devem ser considerados o pioderma gangrenoso, pênfigo vegetante, halogenodermas, tu-

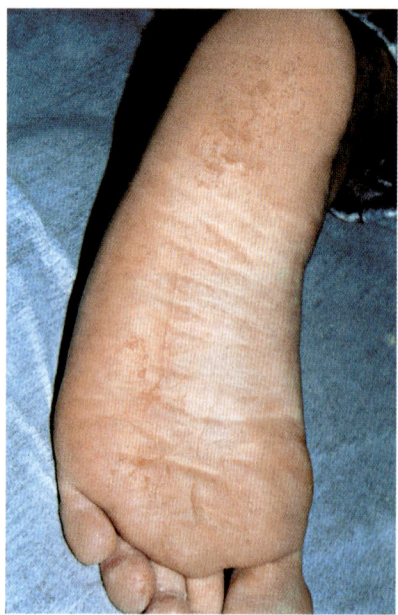

FIGURA 37.24 – Queratólise plantar sulcada. Erosões superficiais coalescentes formando lesões circulares ao longo da região plantar.

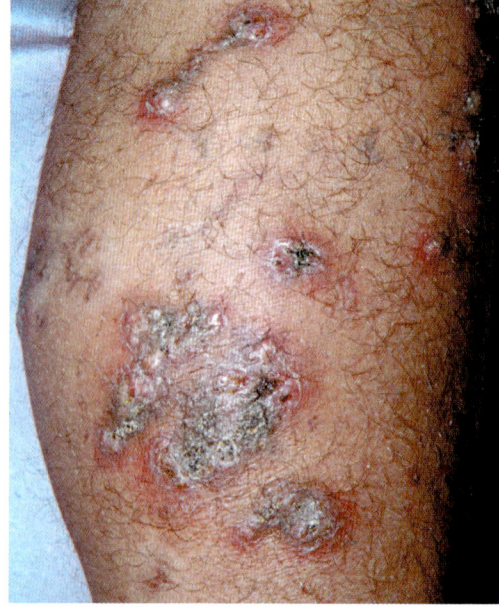

FIGURA 37.25 – Piodermite vegetante. Lesões ulceradas, ulceronecróticas recobertas por crostas, algumas com tendência vegetante-verrucosa.

berculose, botriomicose, queratoacantoma gigante, paracoccidioidomicose, esporotricose e micetomas.

O tratamento é feito com antibiótico consoante o antibiograma. Caso necessário, limpeza cirúrgica das lesões e antissépticos tópicos.

A forma pseudoepiteliomatosa de Azua é um processo inicialmente papulonodular, que evolui para lesões pustuloulceradas e vegetantes, em forma de placas. Essas placas são recobertas por crostas que, retiradas, põem à mostra superfície irregular sangrante e purulenta. As lesões são múltiplas e atingem, preferentemente, os membros. Provavelmente esta entidade é uma variante vegetante do pioderma gangrenoso. O tratamento é com a associação de antibiótico com corticoide.

PIODERMITE CANCRIFORME

É uma condição caracterizada por ulceração de limites nítidos de base indurada circundada por eritema, em geral, única e localizada com mais frequência em torno da boca, nas pálpebras e, eventualmente, em genitais e que pode acompanhar-se de linfadenopatia. Admite-se que seja reação necrotizante a infecção por *S. aureus*. Indica-se tratamento antibiótico tópico e sistêmico. Na diagnose diferencial, devem ser consideradas várias entidades, carcinomas, sífilis, tuberculose e outras micobacterioses e leishmaniose.

BORRELIOSE (DOENÇA DE LYME)

Doença infecciosa causada por espiroquetas do gênero *Borrelia* e transmitida por picadas de carrapatos, particularmente do gênero *Ixodes*. Há atualmente três genoespécies de borrélia: *Borrelia burgdorferi*, responsável pela infecção nos Estados Unidos; *B. afzelli*, dominante na Europa e Ásia; e *B. garinii*, sendo ainda identificadas outras espécies como *B. valaisiana*, *B. lusitaniae*. No Brasil, a borrélia responsável ainda não está identificada. Embora com manifestações clínicas similares, títulos sorológicos baixos, PCR negativo, culturas negativas para *B. burgdorferi*, os casos observados em nosso meio, indicam outra borrélia como responsável pela doença.

Manifestações clínicas

São extremamente polimorfas, sendo acometidos múltiplos sistemas orgânicos, particularmente a pele, as articulações, o sistema nervoso e o coração. Analogamente à sífilis, reconhecem-se três estádios na evolução da borreliose:

- **Estádio I**: ocorre de 3 a 30 dias após a picada do carrapato e caracteriza-se pelas seguintes manifestações clínicas nos vários sistemas orgânicos:
  - **Pele**: eritema crônico migratório, linfocitoma cútis, exantema, urticária e linfadenopatia regional ou generalizada.
  - **Aparelho respiratório**: dor de garganta, traqueobronquite tosse.
  - **SNC**: cefaleia.
  - **Aparelho ocular**: edema periorbital, conjuntivite e irite.
  - **Sistema musculesquelético**: dores musculares e artralgias.
  - **Aparelho gastrintestinal**: náusea, vômitos, diarreia, dores abdominais, hepatite e esplenomegalia. Essas manifestações podem ser acompanhadas de sintomas agudos como febre, mal-estar geral, astenia e calafrios, geralmente, de curta duração, tendendo a desaparecer em semanas, ainda que não haja tratamento.
- **Estádio II**: surge semanas ou meses após o início da enfermidade, podendo ocorrer múltiplas manifestações:
  - **SNC**: encefalite, meningite, neurite de nervos cranianos, mielite, coreia e radiculites sensitivo-motoras.
  - **Aparelho ocular**: irite, panoftalmite.
  - **Sistema musculesquelético**: dores articulares, musculares e ósseas migratórias.
  - **Coração**: pancardite, pericardite, cardiomegalia e bloqueio atrioventricular variável.
- **Estádio III**: surge após meses ou até 2 anos do início da doença, com as seguintes manifestações clínicas:
  - **Pele**: acrodermatite crônica atrofiante.
  - **SNC**: encefalomielite progressiva que se manifesta por alterações mentais, sintomas cerebelares e paralisias espásticas.
  - **Sistema musculesquelético**: surtos de artrite tipo mono, oligo ou poliartrite que acomete preferentemente os joelhos.

Exames complementares

Anticorpos IgG e IgM específicos contra antígenos de espiroquetas purificados podem ser evidenciados no soro pelo método de ensaio imunoenzimático + Western blot. Na possibilidade de reações cruzadas falso-positivas, é necessário confirmar o resultado positivo do teste imunoenzimático por Western blot.

Cultura da borrélia em meios artificiais do sangue ou de lesões cutâneas são pouco sensíveis, indicadas somente para fins investigativos. A detecção do espiroqueta pela análise com PCR é indicada também em pesquisas.

Manifestações cutâneas da borreliose

Podem surgir tanto nos estádios iniciais como tardios da enfermidade e são o eritema crônico migratório, as lesões de linfocitoma cútis e a acrodermatite crônica atrofiante.

Eritema crônico migratório

É o principal marcador cutâneo da doença de Lyme. Em torno da área correspondente à picada do carrapato transmissor da borreliose, surge mancha eritematosa, inicialmente homogênea que, na maioria das vezes, tende a regressão na porção central e progride centrifugamente, configurando-se lesão anular que pode atingir mais de 20 cm de diâmetro. O processo, em geral, dura semanas ou meses, mas, em alguns pacientes, pode durar até um ano, com períodos de desaparecimento e exacerbação. A lesão pode ser assintomática, mas pode ser pruriginosa e acompanhar-se de adenopatia. As localizações mais frequentes são as extremidades inferiores, mas, em crianças, a localização facial é comum. A lesão, em geral, é única, mas, às vezes, podem ocorrer lesões múltiplas após a lesão inicial ou simultaneamente a esta, em consequência da disseminação hematogênica da borrélia.

Histopatologia
A epiderme é normal e há edema da derme superior e infiltrado linfocitário perivascular, às vezes, contendo plasmócitos e eosinófilos e, eventualmente, pode-se demonstrar a *Borrelia* com colorações pela prata.

Diagnose
É clínica, secundada pela história de picada de carrapatos. A sorologia positiva confirma, mas a negativa não exclui a diagnose. Os melhores exames são ensaio imunoenzimático, Western blot e imunofluorescência indireta. O cultivo da *Borrelia* a partir de material de biópsia de pele tem indicação eventual.

Na diagnose diferencial do eritema crônico migratório, devem ser consideradas as seguintes condições clínicas: eritemas figurados outros, reações inespecíficas a picadas de insetos, granuloma anular, erupção medicamentosa fixa, tínea *corporis*, lúpus eritematoso, eritema polimorfo e síndrome de Sweet.

Linfocitoma cútis
A lesão constitui-se de nódulo isolado de cor eritematoviolácea, acompanhado de linfadenopatia regional cujas localizações mais frequentes são face, lóbulo auricular, região do mamilo e aréola mamária, nariz e região escrotal. As lesões podem ser assintomáticas, discretamente pruriginosas ou dolorosas. Em geral, ainda que não obrigatoriamente, as lesões surgem nas áreas onde ocorreram as picadas dos carrapatos.

Histopatologia
Em geral, a epiderme não apresenta alterações e, na derme, há intenso infiltrado inflamatório linfocitário policlonal, que pode se organizar focalmente em folículos germinativos.

As colorações pela prata identificam a *Borrelia* em cerca de 40% dos casos. As técnicas com anticorpos poli ou monoclonais estão em desenvolvimento e são de difícil interpretação.

Diagnose
É clínica confirmada por exames complementares. A sorologia pode confirmar a diagnose. Cultura tem indicação eventual.

Na diagnose diferencial, devem ser considerados linfomas, picadas de insetos em geral, erupção polimorfa à luz, granuloma facial, granuloma anular, lúpus eritematoso túmido e sarcoidose.

Acrodermatite crônica atrofiante
As lesões atingem preferentemente as extremidades, iniciando-se, em geral, nos membros inferiores, particularmente no pé, tornozelo ou joelho. Posteriormente, as lesões atingem os membros superiores, dorso das mãos e região do cotovelo e tendem a progredir do sentido distal para o proximal, podendo atingir a região glútea. Inicialmente, surgem lesões edematosas, eritematovioláceas, que se apresentam sob formas de surtos e que evoluem para espessamentos fibrosos em faixas e nódulos com aspecto esclerodermiforme. Finalmente, anos após, as lesões evoluem para atrofia quando então a pele se apresenta apergaminhada, sem fâneros e com grande proeminência dos vasos que se tornam extremamente visíveis em função do adelgaçamento da pele. Além das alterações cutâneas, os doentes podem apresentar linfadenomegalias, dores, especialmente quando de traumatismos nas saliências ósseas, neuropatia periférica com parestesias, fraqueza muscular, cãibras, bursites e sinovites.

Histopatologia
Nas fases inflamatórias, revela, na derme, telangiectasias e infiltrado linfocitário denso ao longo da derme e hipoderme composto de linfócitos e plasmócitos. Nas fases tardias, há degeneração das fibras elásticas e colágenas, diminuição do infiltrado inflamatório, atrofia da derme, inclusive dos folículos pilosos e glândulas sebáceas.

Diagnose
É clínica e confirmada pela histopatologia, devendo ser complementada pela sorologia. Eventualmente, culturas de material cutâneo.

A diagnose diferencial deve ser feita com eritema pérnio, acrocianose e esclerodermia.

Tratamento
Doxiciclina 100 mg, duas a três vezes/dia ou amoxicilina 500 a 1.000 mg, três vezes/dia, por 2 a 4 semanas.

Tetraciclina, penicilina, cefalosporinas (2ª e 3ª gerações) são opções. Cefalosporina (1ª geração), quinolonas, sulfametoxazol-trimetoprima e eritromicina não são indicados. Em gestantes, lactentes e crianças não usar doxiciclina e tetraciclinas em geral. Controle sorológico quando indicado.

No início do tratamento, alguns pacientes têm uma reação tipo Jarisch-Herxheimer que não impede a continuação da terapia.

PROFILAXIA DA DOENÇA DE LYME
Usar repelentes em regiões infestadas. Vacinas não existem atualmente.

CAPÍTULO 38

TUBERCULOSE E MICOBACTERIOSES ATÍPICAS

Embora existam dezenas de bactérias do gênero *Mycobacterium*, apenas poucas espécies têm importância na patologia humana. Porém, as doenças que elas produzem são ainda grandes problemas de saúde pública no mundo, como a hanseníase, causada pelo *Mycobacterium leprae*, e a tuberculose, causada pelo *Mycobacterium tuberculosis* e pelo *Mycobacterium bovis*. Além dessas afecções, existem as chamadas micobacterioses atípicas causadas por micobactérias não tuberculosas, infecções também relevantes.

TUBERCULOSE CUTÂNEA

As lesões cutâneas da tuberculose resultam de infecção pelo *Mycobacterium tuberculosis*, *Mycobacterium bovis* ou pelo bacilo de Calmette Guerin (BCG), forma atenuada do bacilo utilizada em imunizações. Na África tropical, é reconhecida a espécie *Mycobacterium africanum,* com características da *M. tuberculosis* e *M. bovis*. Na última década, verificou-se aumento da prevalência da tuberculose pulmonar. Explicam essa recrudescência a maior suscetibilidade à infecção tuberculosa dos doentes infectados pelo HIV, maior número de indivíduos sob imunossupressão iatrogênica para evitar-se a rejeição de transplantes e para tratamento de neoplasias e doenças autoimunes, fatores que contribuem para o aumento do número de portadores e, portanto, de transmissores da infecção. Outro fato importante que também contribui para maior incidência da doença é o surgimento de resistência às drogas antituberculosas, em decorrência da qual os doentes permanecem mais tempo infectados e na condição de transmissores da enfermidade.

No Brasil, como em toda a América Latina, a tuberculose é importante problema de saúde pública, situando-se o país em 16º lugar entre os 22 países que concentram 80% dos casos de tuberculose e, considerando-se todos os países, o Brasil se coloca como o 111º em incidência da doença. A prevalência da tuberculose no país é de 33,5 casos por 100 mil habitantes. A maioria dos casos ocorre em homens (66,5%) e são mais atingidas as populações de moradores de rua, população carcerária e indígenas.[1] Calcula-se que as formas extrapulmonares correspondam a 14% dos casos e destes, 1% a 2% dos doentes seriam portadores de formas cutâneas de tuberculose, permitindo aos estudiosos uma estimativa de 100 a 200 casos novos por ano.

As lesões cutâneas podem decorrer de colonização da pele pelo bacilo, tuberculoses cutâneas propriamente ditas – ou podem ser consequência de processo de hipersensibilidade a foco tuberculoso ativo, localizado em outro ponto do organismo – tuberculídes. No primeiro caso, as lesões são bacilíferas e, no segundo, abacilares ou paucibacilares.

As respostas patológicas ao bacilo da tuberculose são variadas, os tipos clínicos de lesões também, e são relacionadas a vários fatores: virulência do bacilo, estado imunitário do hospedeiro e via de infecção.

Virulência do bacilo

Como o *M. tuberculosis* não produz toxinas ou moléculas de superfície que impeçam a ação das defesas do organismo, a virulência é determinada por genes e suas mutações que resultam na produção de lipídeos, proteínas, enzimas e outras substâncias que interferem na ação do hospedeiro sobre o bacilo. São exemplos desse mecanismo a ação de genes que impedem a fusão dos fagossomos com os lisossomos evitando a ação das hidrolases lisossômicas e do oxigênio reativo que destroem os bacilos. Outro exemplo são genes que codificam vias lipídicas, proteínas e vias de transdução que permitem aos bacilos adaptarem-se as condições limitadas de sobrevida no interior dos macrófagos.

Ainda com relação à virulência do bacilo, observa-se que, na maioria dos casos de lúpus vulgar, trata-se de bacilos de baixa virulência, aproximada ao do bacilo de Calmette-Guerin, que é forma atenuada do microrganismo.

Condições do hospedeiro

Inúmeros fatores interferem na suscetibilidade: idade; estado geral de saúde; estado nutricional; e, até mesmo, fatores genéticos. A imunidade em relação ao bacilo é extremamente importante na evolução da enfermidade, sendo inclusive diferentes as manifestações da enfermidade em indivíduos que nunca entraram em contato com o bacilo e em indivíduos que já tiveram contato prévio com o microrganismo e que, portanto, já têm seus mecanismos imunes desenvolvidos em relação à micobactéria.

O contato inicial com o bacilo de Koch ocorre quase sempre na infância. Após a infecção, geralmente por inalação de partículas em suspensão contendo o bacilo, este penetra nos pulmões. Na infecção pelo *M. bovis*, a penetração ocorre no aparelho digestivo por ingestão de leite contaminado. A primoinfecção tuberculosa pode ocorrer na pele, mas é excepcional. Caso isso aconteça, desenvolve-se o complexo primário tuberculoso que é a tuberculose primária da pele. A tuberculose secundária ocorre em indivíduo previamente infectado, tuberculino positivo e com certo grau de imunidade.

Estudos demonstram que existem doentes que respondem fortemente ao bacilo com resposta de linfócitos Th1 intensa com altos níveis de interferon-γ e IL-2 que ativam macrófagos e estimulam a formação de linfócitos T citotóxicos efetores de sistemas de destruição bacilar. Os verdadeiros mecanismos de destruição bacilar são ainda controversos parecendo existir várias vias de eliminação dos bacilos, ativação de macrófagos por interferon-γ e TNF-α, destruição de macrófagos com destruição simultânea das micobactérias fagocitadas e alguns mecanismo envolvendo morte das bactérias durante certas formas de apoptose de células infectadas inclusive macrófagos. A apoptose se relaciona a níveis altos de prostaglandinas E2 e baixos níveis de lipoxina A4. Todos esses mecanismos determinam baixa replicação dos bacilos nesses indivíduos.

Em contraposição, existe o grupo de doentes considerados de baixa resposta ao bacilo, nos quais a multiplicação das micobactérias é intensa.

Graças a esses mecanismos, frequentemente o organismo elimina a infecção, mas em cerca de 5 a 10% dos indivíduos expostos a infecção progride e surge a doença. Às vezes, os bacilos permanecem dormentes e podem posteriormente reativar-se.

Mais recentemente, a importância desses mecanismos defensivos, em particular o TNF-α ficou evidenciada de modo indiscutível com o desencadeamento de tuberculose por agentes biológicos terapêuticos que bloqueiam o TNF-α.

Porta de entrada da micobactéria

A porta de entrada do bacilo também é importante na determinação do tipo de tuberculose cutânea que se produzirá. A infecção pode ser exógena, pode ocorrer por autoinoculação ou pode ser consequência de foco endógeno. A infecção exógena produzirá o cancro tuberculoso ou, quando já existir reação imune ao bacilo, a tuberculose verrucosa cútis. A tuberculose decorrente de vacinação pelo BCG também é um exemplo de infecção exógena. A disseminação endógena da micobactéria pode ocorrer através de extensão por contiguidade de foco tuberculoso subjacente no escrofuloderma ou por disseminação linfática no lúpus vulgar ou por disseminação hematogênica, tanto no lúpus vulgar como na tuberculose miliar aguda da pele. No lúpus vulgar, menos frequentemente, pode ocorrer disseminação por contiguidade e por inoculação. Também existe a disseminação hematogênica a partir de foco primário resultando abscessos tuberculosos metastáticos (gomas tuberculosas), isso geralmente quando há comprometimento imune do doente ou como parte da tuberculose miliar.

Formas de tuberculose periorificial, perioral e perianal pode ocorrer por secreções respiratórias deglutidas ou por ingestão de leite contaminado.

O aspecto clínico da infecção dependerá, ainda, da localização na pele do processo tuberculoso, se na derme ou no tecido celular subcutâneo.

Esse conjunto de fatores, virulência do bacilo, defesas imunes do hospedeiro, contato prévio com o bacilo, e a porta de entrada do microrganismo determina as várias formas da tuberculose cutânea, bem como a quantidade de bacilos presentes nas lesões. Atualmente os autores costumam classificar as formas de tuberculose cutânea em paucibacilares e multibacilares:

- **Inoculações na pele** – doentes sem contato prévio com o bacilo.
  - Cancro tuberculoso.
- **Formas multibacilares**

Formas com baixa imunidade em relação ao bacilo.
  - Por autoinoculação.
    - Tuberculose orificial.
  - Por disseminação hematogênica.
    - Tuberculose miliar aguda.
    - Gomas tuberculosas.
  - Disseminação por contiguidade.
    - Escrofuloderma.
- **Formas paucibacilares**

Formas com alta imunidade em relação ao bacilo.
  - Por inoculação direta.
    - Tuberculose verrucosa.
    - Lúpus vulgar (eventualmente).
  - Por disseminação hematogênica.
    - Lúpus vulgar.
  - Tubercúlides.
    - Tubercúlide papulonecrótica.
    - Eritema indurado de Bazin.
    - Líquen escrofulosorum.

TUBERCULOSES PRIMÁRIAS

Cancro tuberculoso

Resulta da inoculação da micobactéria na pele de indivíduo não previamente infectado com tuberculose. A maioria dos casos acontece em crianças, mas pode ocorrer também em adolescentes e adultos jovens.

Patogenia

O bacilo originário de doentes com formas abertas de tuberculose penetra por meio de abrasões ou feridas na pele. Lesões orais podem ser oriundas de bacilos bovinos presentes no leite não pasteurizado que penetram na mucosa em áreas traumatizadas ou em sítios de extrações dentárias.

Manifestações clínicas

Três a quatro semanas após a inoculação, surge pápula, placa ou nódulo inflamatório que evolui cronicamente a ulceração, sem tendência à cicatrização (FIGURA 38.1) e se segue do aparecimento de linfadenopatia regional, com ou sem linfangite que, após semanas ou meses, fistuliza, formando-se um abscesso frio. As áreas mais frequentemente acometidas são face, mãos e extremidades inferiores e as mucosas oral e conjuntival também podem ser afetadas. O conjunto, cancro tuberculoso e a adenite relacionada constituem o complexo primário tuberculoso cutâneo.

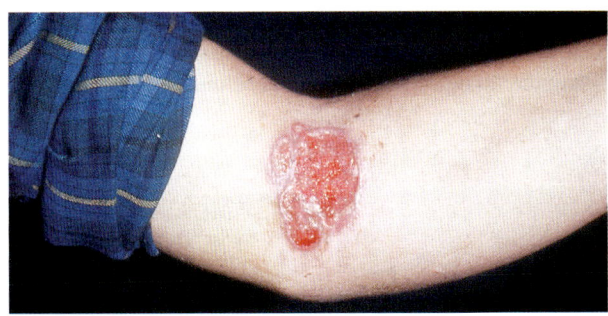

FIGURA 38.1 – Cancro tuberculoso. Úlcera crônica de bordas infiltradas no braço.

Na cavidade oral, podem se formar ulcerações pouco dolorosas, e a inoculação dos dedos pode originar paroníquia não dolorosa. O material drenado das lesões é extremamente rico em bacilos.

A enfermidade é de evolução crônica e, não sendo tratada, ainda que tenda à cura espontânea, pode permanecer ativa por muitos meses. Em raros casos, pode surgir, em cancros tuberculosos cicatrizados, lúpus vulgar, e, também raramente, pode haver evolução a formas miliares de disseminação hematogênica. Em 10% dos casos, acompanha-se de eritema nodoso.

Histopatologia

Inicialmente, mostra apenas infiltrado inflamatório agudo inespecífico. Após 3 a 6 semanas, paralelamente ao desenvolvimento de positividade à tuberculina, o infiltrado assume o típico aspecto de granuloma tuberculoide e podem ser demonstrados bacilos álcool-acidorresistentes (BAAR) nas lesões.

Diagnose

É confirmada pelo achado de bacilos nas secreções e cortes histológicos e pela cultura em meios específicos. O PPD, inicialmente negativo, positiva-se ao longo da evolução. Na diagnose diferencial, devem ser consideradas a esporotricose, doença da arranhadura do gato, sífilis, outras micobacterioses e outras formas de tuberculose cutânea, particularmente o escrofuloderma.

Tuberculose cutânea consequente ao BCG

A vacina BCG (bacilo de Calmette Guerin) é constituída por cepa atenuada de *M. bovis* e confere proteção importante frente à infecção primária a níveis subclínicos.

A vacina pelo BCG pode provocar as seguintes complicações:

- **Complicações não específicas:** são erupções exantemáticas, urticária, eritema polimorfo, eritema nodoso, reações eczematosas, granulomas, cistos epiteliais e cicatrizes queloidianas. Existem raras reações observadas após vacinações repetidas que se caracterizam por erupção generalizada maculopapulosa ou purpúrica acompanhada de dores abdominais, artralgias e mialgias.

- **Lesões específicas provocadas pelo bacilo atenuado:**
  - **Lúpus vulgar:** pode surgir após meses e até 3 anos depois da vacinação; em 25% dos casos, encontram-se bacilos na lesão, e as características clínicas são as do lúpus vulgar com localização na área da inoculação do BCG (**FIGURA 38.2**).
  - **Fenômeno de Koch:** ocorre em indivíduos previamente sensibilizados ao bacilo e corresponde a necrose e ulceração, frequentemente acompanhadas de linfadenite regional.
  - **Escrofuloderma:** pode ocorrer com fistulização que pode persistir meses.
  - **Linfadenite regional intensa:** complicação mais comum.
  - **Abscessos subcutâneos:** ocorrem quando o material de vacinação é injetado muito profundamente.
  - **Erupções tipo tubercúlide:** ocorrem muito raramente e são de vários tipos, líquen escrofuloso, tubercúlides papulonecróticas atípicas e eritema indurado de Bazin.

TUBERCULOSES SECUNDÁRIAS

LÚPUS VULGAR

Forma crônica de tuberculose cutânea que ocorre em indivíduos tuberculino-positivos. É forma rara em nosso meio, sendo mais frequente em mulheres.

Patogenia

Forma secundária de tuberculose cutânea que acomete indivíduos previamente sensibilizados e com moderada imunidade ao bacilo. Origina-se de foco tuberculoso, mais frequentemente pulmonar, ósseo ou de adenite cervical por disseminação hematogênica, linfática ou por contiguidade. Raramente surge a partir da vacinação pelo BCG e por inoculação exógena.

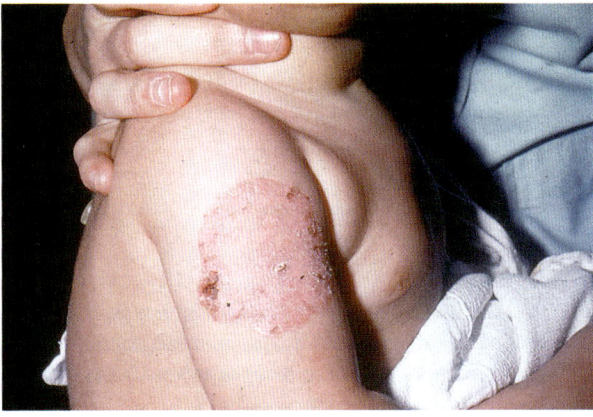

FIGURA 38.2 – Lúpus vulgar sobre BCG. Placa eritematoinfiltrada com crostas na área de vacinação pelo BCG.

Manifestações clínicas

As localizações preferenciais são face e mento podendo haver invasão das mucosas oral, nasal e conjuntival sob a forma de pápulas, nódulos ou ulcerações. Também atinge nádegas e membros inferiores. A lesão inicial é mácula, pápula ou nódulo de cor vermelho-acastanhada e consistência mole. Da coalescência das lesões, resultam placas infiltradas circulares ou giratas que, com a evolução, podem apresentar atrofia central e ulceração com importantes destruições tissulares. Pela vitropressão, obtém-se cor amarelada de geleia de maçã (FIGURAS 38.3 A 38.5).

Reconhecem-se algumas formas clínicas:

- **Formas em placas**, nas quais as lesões são planas, serpiginosas ou policíclicas, lisas ou recobertas por escamas psoriasiformes. As placas maiores mostram áreas irregulares de cicatrização com ilhas de lesões ativas.
- **Formas hipertróficas**, nas quais se observam nódulos e hiperqueratose.
- **Formas ulcerosas**, nas quais correm áreas de necrose com destruição das estruturas cartilaginosas nasais e auriculares.
- **Formas cicatriciais**, nas quais ocorrem áreas cicatriciais subsequentes ou sem relação com ulcerações prévias, havendo cicatrizes queloidiformes entremeadas por nódulos (FIGURA 38.6).
- **Formas vegetantes**, nas quais há infiltração, ulceração e necrose com poucas cicatrizes. As mucosas podem ser invadidas e as cartilagens podem ser destruídas resultando destruições teciduais desfigurantes.
- **Formas tumoriformes**, apresentam-se como nódulos pseudotumorais ou como hiperplasia epitelial com formação de massas hiperqueratósicas. Existem formas em que os lóbulos auriculares apresentam-se muito aumentados.

Como complicações, podem ocorrer microstomia, ectrópio, estenose da laringe e cicatrizes deformadoras do palato mole.

A evolução da doença sem tratamento é extremamente crônica, de anos ou décadas, e uma possível complicação é o surgimento de carcinomas espinocelulares sobre as lesões crônicas.

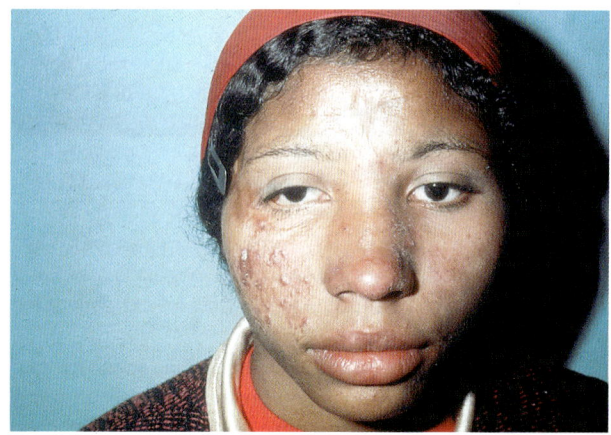

FIGURA 38.4 – Lúpus vulgar. Lesões policíclicas com pápulas, nódulos infiltrados e áreas descamativas atingindo o nariz e regiões malares. Na porção orbital e frontal, lesões cicatriciais.

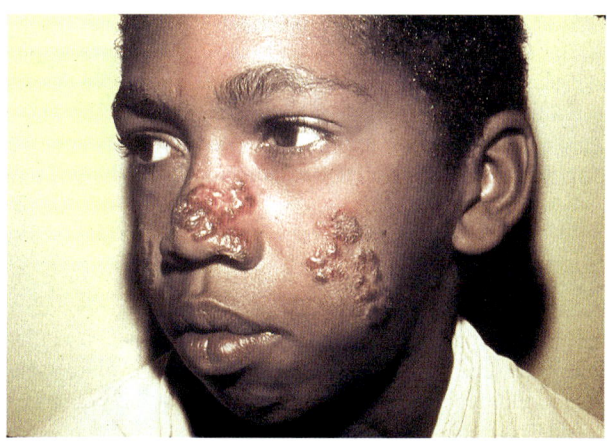

FIGURA 38.5 – Lúpus vulgar. Nódulos e placas infiltradas no dorso nasal e regiões malares.

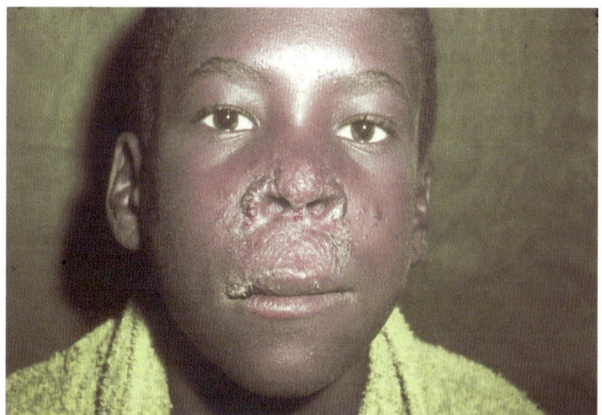

FIGURA 38.3 – Lúpus vulgar. Placa papulosa infiltrada atingindo a porção central da face, invadindo mucosa nasal e lábio.

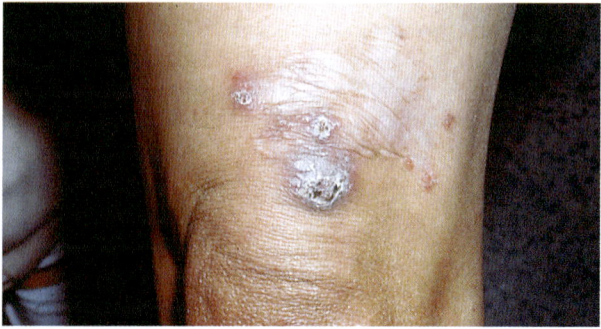

FIGURA 38.6 – Lúpus vulgar. Forma cicatricial. Sobre lesão cicatricial, pápulas eritematosas e nódulos ulcerados.

Histopatologia

Caracteriza-se por granulomas tuberculoides dérmicos com tendência a necrose caseosa central. A epiderme é mais frequentemente atrófica, mas pode mostrar acantose e hiperqueratose. Bacilos são raramente encontrados.

Diagnose

Feita em bases clínicas e confirmada pelo exame histopatológico, PPD fortemente positivo e positividade de culturas em meios específicos. No lúpus vulgar, bem como nas demais formas de tuberculose cutânea, e mesmo nas demais micobacterioses, pode ser empregada, na diagnose, a reação de polimerase em cadeia (PCR) que demonstra a presença do DNA da micobactéria em tecido cutâneo lesado obtido por biópsia. A reação PCR permite inclusive reconhecer o DNA específico da espécie de micobactéria presente nas lesões.

Na diagnose diferencial, devem ser considerados lúpus eritematoso, linfocitoma, sarcoidose, hanseníase, paracoccidioidomicose, leishmaniose, sífilis terciária e também pode ser necessária a diagnose diferencial com psoríase e doença de Bowen.

TUBERCULOSE VERRUCOSA

É uma forma verrucosa de tuberculose cutânea que acomete doentes previamente sensibilizados ao bacilo, por meio de infecção exógena.

Patogenia

O bacilo penetra através de soluções de continuidade da pele, em indivíduos que já tiveram contato prévio com o bacilo e possuem certo grau de imunidade à infecção sendo PPD positivos. No passado, a enfermidade acometia com grande frequência profissionais de saúde particularmente médicos, patologistas e laboratoristas que se infectavam acidentalmente na atividade profissional. Da mesma forma, fazendeiros e açougueiros podem contaminar-se profissionalmente com o *M. bovis*. Também pode decorrer de autoinoculação por escarro do próprio doente.

Manifestações clínicas

A lesão inicial é pápula ou papulopústula no ponto de inoculação do bacilo. As lesões evoluem muito lentamente, transformando-se em placas verrucosas de crescimento excêntrico, podendo ocorrer atrofia central **(FIGURA 38.7)**. As lesões localizam-se mais comumente no dorso das mãos ou dedos e, eventualmente, nos pés, unilateralmente.

Histopatologia

Há hiperplasia epitelial com hiperqueratose e papilomatose e, na derme, há infiltrado inflamatório com células epitelioides e células gigantes e, eventualmente, granulomas tuberculoides. Bacilos são encontrados apenas em raras ocasiões.

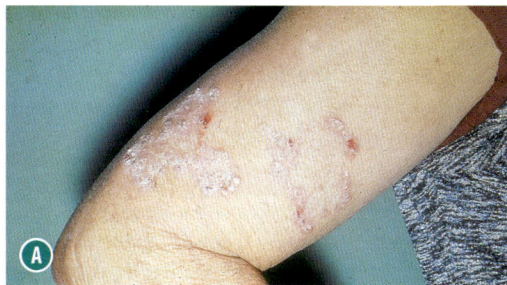
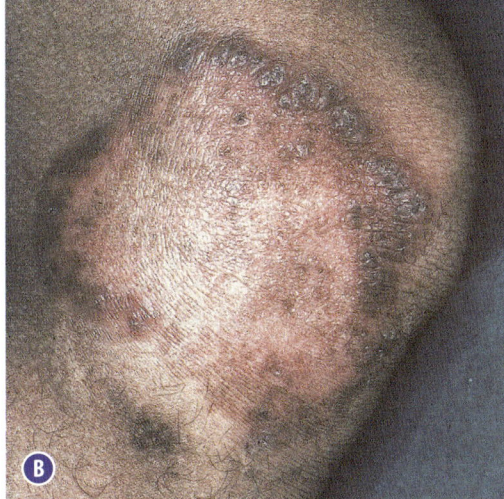

FIGURA 38.7 – Tuberculose verrucosa. **A** Lesões em placa de bordas infiltradas e verrucosas. **B** Lesão verrucosa com áreas cicatriciais, de crescimento lento.

Diagnose

A diagnose clínica é confirmada pela histopatologia, positividade do PPD, PCR e culturas em meios específicos. Na diagnose diferencial, devem ser consideradas outras moléstias que determinam a chamada síndrome verrucosa (LECT, ou seja, leishmaniose, esporotricose, cromomicose e tuberculose) e ainda outras afecções como paracoccidioidomicose, micobacterioses atípicas, queratoacantoma centrífugo, carcinomas, bromoderma, piodermites vegetantes, líquen plano hipertrófico e líquen simples hipertrófico.

ESCROFULODERMA (TUBERCULOSE COLIQUATIVA)

Forma de tuberculose mais comum em nosso meio, ocorrendo, em geral, no pescoço. Resulta da propagação à pele de lesões tuberculosas, em geral, de linfonodos ou ossos e eventualmente de articulações ou do epidídimo.

Patogenia

O escrofuloderma usualmente decorre de propagação à pele de foco tuberculoso de estruturas subjacentes já referidas. Raramente decorre da inoculação exógena do bacilo no subcutâneo por trauma ou injeção com agulha contaminada.

Mais raramente ainda, em idosos, pode decorrer de disseminação hematogênica do bacilo, com posterior localização no subcutâneo. Em geral, são doentes que já têm uma infecção tuberculosa e são, portanto, PPD positivos. Ocorre mais frequentemente em crianças, adolescentes e idosos.

Manifestações clínicas

As lesões localizam-se mais frequentemente nas regiões submandibular, cervical e supraclavicular. Iniciam-se como nódulos subcutâneos eritematosos inflamatórios que fistulizam e ulceram eliminando material caseoso e purulento (FIGURAS 38.8 A 38.10).

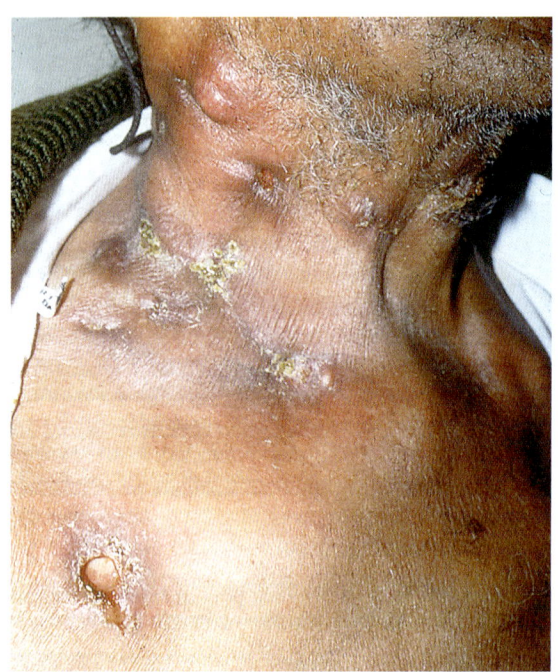

FIGURA 38.8 – Escrofuloderma. Nódulos, fístulas e ulcerações na região cervical e torácica.

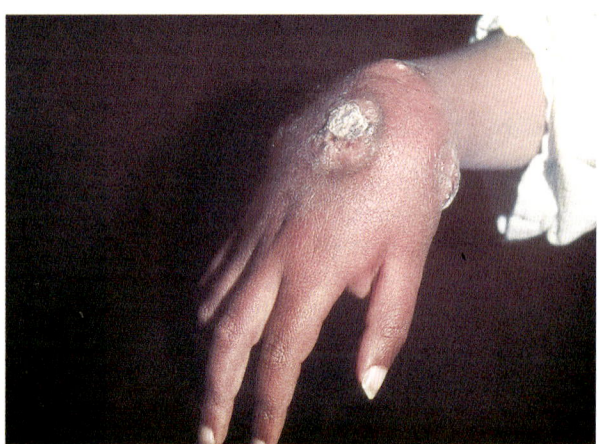

FIGURA 38.9 – Escrofuloderma. Ulcerações decorrentes da propagação de lesões ósseas à pele.

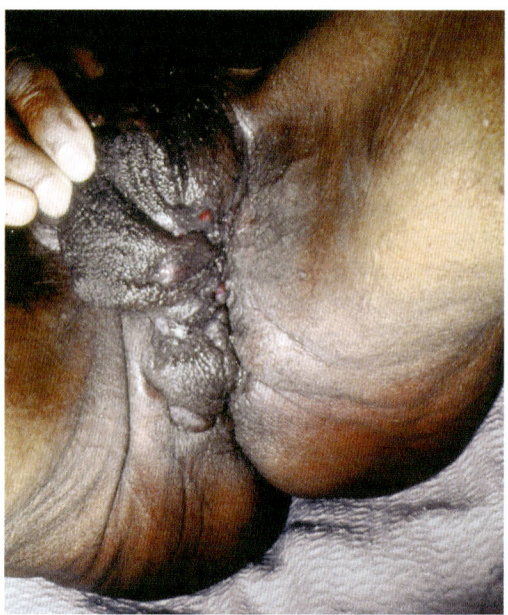

FIGURA 38.10 – Escrofuloderma. Fístulas na região perineal e escrotal por propagação à pele de lesões tuberculosas urogenitais.

Histopatologia

O processo inflamatório no centro da lesão não é específico, mas, nas porções periféricas da lesão, observam-se granulomas tuberculoides e ocasionalmente encontram-se bacilos.

Diagnose

A confirmação do diagnóstico clínico é feita pela histopatologia, positividade do PPD, PCR e cultivo do material em meios específicos. A diagnose diferencial compreende, fundamentalmente, a paracoccidioidomicose e a actinomicose, devendo-se também excluir gomas sifilíticas, esporotricose e hidrosadenites.

TUBERCULOSE ORIFICIAL

Forma rara de tuberculose das mucosas e da pele periorificial decorrente de autoinoculação em doentes com tuberculose visceral progressiva.

Patogenia

Trata-se, geralmente, de doentes com tuberculose avançada, anérgicos com PPD negativo que eliminam grandes quantidades de bacilos que produzirão lesões por autoinoculação, na boca e lábios nos portadores de tuberculose pulmonar, em torno do ânus em portadores de tuberculose intestinal e nos genitais externos em indivíduos com tuberculose urogenital.

Manifestações clínicas

As lesões mucosas iniciam-se como pápulas e papulopústulas que ulceram, originando úlceras irregulares circundadas por edema da mucosa.

As úlceras são extremamente dolorosas. Na boca, interferem na alimentação e localizam-se mais frequentemente na língua, palato mole e palato duro; e, nas formas mais avançadas, atingem os lábios produzindo aumento de volume pela presença de granulomas.

Histopatologia
Há infiltrado inflamatório inespecífico e, na profundidade do cório, granulomas tuberculoides. Os bacilos são facilmente demonstrados nos preparados histológicos.

Diagnose
Quando já existe o diagnóstico de tuberculose de órgãos internos, a diagnose é mais fácil, devendo ser confirmada pela pesquisa dos bacilos, histopatologia e cultura.

Na diagnose diferencial, devem ser consideradas lesões mucosas de sífilis, aftas e lesões neoplásicas.

TUBERCULOSE MILIAR AGUDA
É uma forma muito rara de tuberculose devida à disseminação hematogênica, que ocorre em crianças.

Patogenia
É uma forma septicêmica de infecção tuberculosa a partir de foco pulmonar ou meníngeo que pode seguir-se a infecções que reduzam as defesas imunológicas, inclusive Aids. Os doentes são anérgicos, tuberculino-negativos.

Manifestações clínicas
Surgem lesões disseminadas, atingindo predominantemente o tronco, maculosas, papulosas, eritematosas, vesiculosas, pustulosas e purpúricas, às vezes com necrose central e crostas.

Histopatologia
Há necrose e infiltrado inflamatório inespecífico, encontrando-se bacilos em torno e no interior dos vasos.

Diagnose
A presença de tuberculose grave permite a suspeita diagnóstica que será confirmada pela histologia, baciloscopia e cultura. Na diagnose diferencial, como em geral trata-se de crianças, devem ser consideradas a doença de Letterer-Siwe, a pitiríase liquenoide aguda varioliforme, exantemas medicamentosos e sífilis secundária.

TUBERCULOSE GOMOSA (ABSCESSOS TUBERCULOSOS METASTÁTICOS)
Decorre da disseminação hematogênica da micobactéria a partir de foco primário ocorrendo em situações de imunodeficiência ou imunossupressão ou ainda como consequência de desnutrição em crianças. Os bacilos localizam-se no subcutâneo podendo invadir subsequentemente a derme.

Manifestações clínicas
Caracteriza-se por nódulos subcutâneos inflamatórios, amolecidos com flutuação, isolados ou múltiplos que evoluem a ulceração ou fistulização e que se localizam na cabeça, tronco ou extremidades.

Histopatologia
Revela necrose e abscessos e as colorações específicas demonstram grande quantidade de BAAR.

Diagnose
É clínica e histopatológica com encontro do bacilo e confirmada por cultura ou PCR. Os doentes são baixos reatores ao PPD e deve-se proceder a cultura para isolamento e identificação do bacilo. No diagnóstico diferencial, devem ser consideradas as paniculites em geral, sífilis, micoses profundas e, em determinadas localizações, a hidrosadenite.

TUBERCÚLIDES
São manifestações de hipersensibilidade à distância por foco de tuberculose. São lesões abacilares ou paucibacilares sendo extremamente difícil o encontro do bacilo na lesão, motivo pelo qual, nessas formas, as reações de PCR são extremamente úteis, ainda que não rotineiras. São consideradas tubercúlides: a tubercúlide papulonecrótica, o líquen escrofuloso e o eritema indurado de Bazin.

TUBERCÚLIDE PAPULONECRÓTICA

Patogenia
Ocorre em indivíduos tuberculino-positivos. Admite-se que bacilos procedentes de um foco tuberculoso são liberados periodicamente na circulação, localizando-se em capilares cutâneos. Também foi descrita após vacinação pelo BCG por disseminação hematogênica dos bacilos atenuados. Nessas condições, a tubercúlide papulonecrótica representaria uma reação tipo Arthus acompanhada de reação de hipersensibilidade tardia ao bacilo. Em alguns doentes, comprovou-se a presença de imunocomplexos. Pela reação de PCR em vários estudos, demonstrou-se a presença de DNA do *Mycobacterium tuberculosis* em pelo menos 50% dos casos.

Manifestações clínicas
As lesões ocorrem em surtos com localização preferencial nas superfícies de extensão dos membros, particularmente joelhos, cotovelos, dorso das mãos e dos pés e porções inferiores do troco e nádegas (FIGURAS 38.11 A 38.13). As lesões são pápulas e nódulos que sofrem pustulização e necrose central com formação de crosta que, ao cair, deixa cicatriz varioliforme.

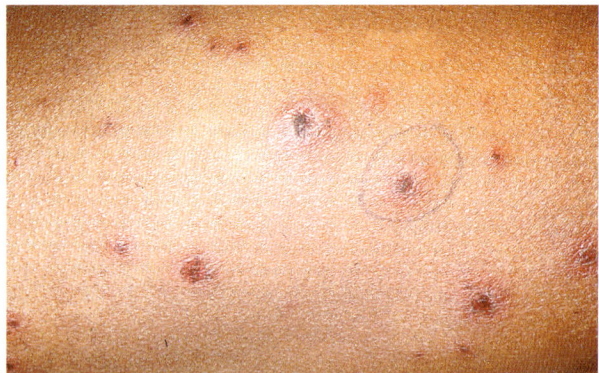

FIGURA 38.11 – Tubercúlide papulonecrótica. Lesões papuloeritematosas de centro necrótico.

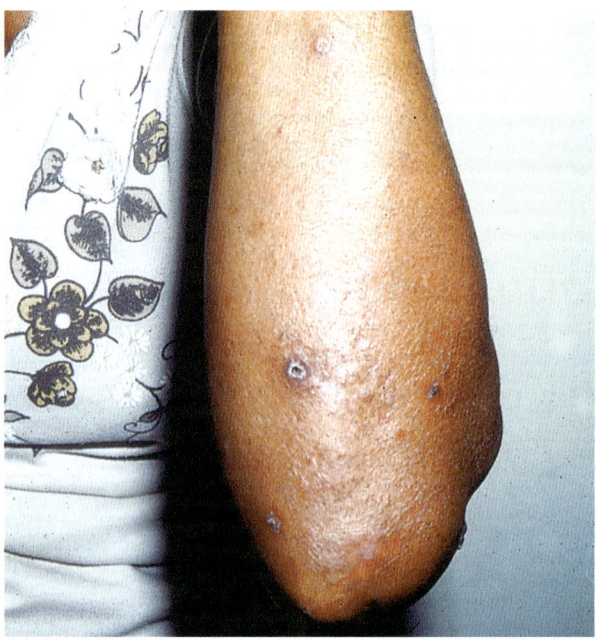

FIGURA 38.12 – Tubercúlide papulonecrótica. Lesões papulosas e papulonecróticas em cotovelo.

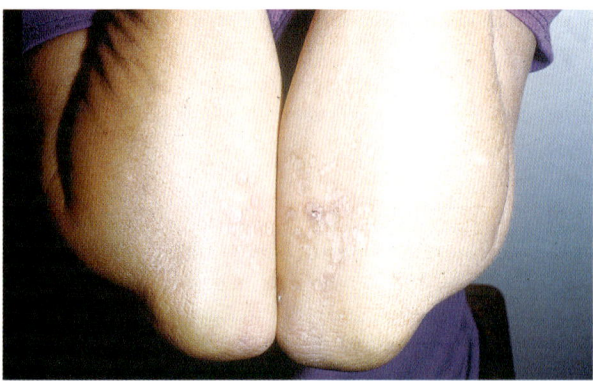

FIGURA 38.13 – Tubercúlide papulonecrótica. Lesões cicatriciais varioliformes nos cotovelos.

Histopatologia

Há definida necrose da derme que atinge a porção correspondente da epiderme e que é circundada por infiltrado inflamatório não específico ou contendo granulomas tuberculoides. Há lesão vascular granulomatosa com formação de trombos podendo ocorrer recanalização vascular. Em geral, não se encontram bacilos ao exame histopatológico.

Diagnose

O diagnóstico clínico deve ser confirmado pela presença de PPD positivo, PCR e pela histopatologia. Na diagnose diferencial, devem ser considerados os quadros de pitiríase liquenoide e varioliforme aguda, prurigos, vasculites e sífilis secundária.

TUBERCÚLIDE LIQUENOIDE (LÍQUEN ESCROFULOSO)

Erupção liquenoide observada em crianças com tuberculose pulmonar, ganglionar, articular ou óssea. Também se registrou sua ocorrência após teste tuberculínico, após vacinação pelo BCG e associada à infecção por *M. avium-intracellulare* e *M. szulgai*.

Patogenia

Admite-se ser um tipo de tubercúlide, isto é, reação de hipersensibilidade de indivíduo hipérgico a componentes do *Mycobacterium tuberculosis* quando de sua disseminação hematogênica.

Manifestações clínicas

Caracteriza-se por pápulas liquenoides da cor da pele normal ou eritematosas com disposição folicular conglomeradas em placas com localização preferencial no tronco, no abdome e nas coxas. A evolução é lenta, com involução espontânea em alguns meses **(FIGURA 38.14)**.

Histopatologia

Há granulomas de tipo tuberculoide com células gigantes de Langhans e, eventualmente, pequenos focos de necrose caseosa, de localização predominantemente perifolicular, e, às vezes, em torno aos dutos sudoríparos. Pode haver, simultaneamente, infiltrado inflamatório não específico e não se detectam bacilos.

Diagnose

O diagnóstico é clínico e histopatológico e cabem, na diagnose diferencial, o líquen plano, o líquen nítido, sífilis e sarcoidose papulosa, erupções a drogas, líquen espinuloso e queratose pilar.

Tratamento

Habitualmente, há resolução espontânea em alguns meses. Existindo TB ativa, obviamente deve ser tratada. Corticoides tópicos, em baixas concentrações, podem ser úteis.

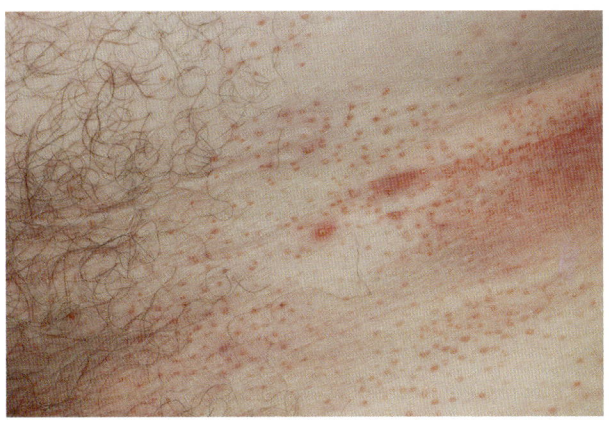

FIGURA 38.14 – Líquen escrofuloso. Inúmeras lesões liquenoides foliculares.

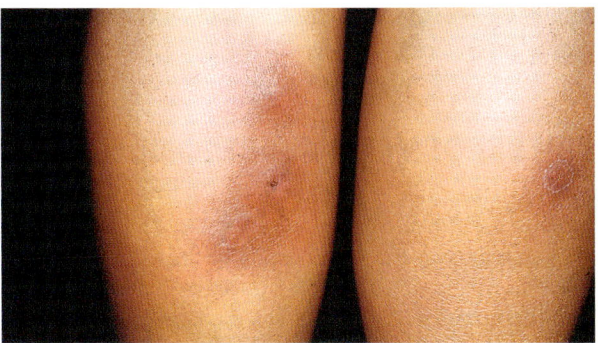

FIGURA 38.15 – Eritema indurado de Bazin. Nódulos inflamatórios em evolução para úlcera nas pernas, bilateralmente.

ERITEMA INDURADO DE BAZIN

É um processo no qual ocorrem nódulos nas pernas e que, algumas vezes, relaciona-se à tuberculose, constituindo-se então em verdadeira tubercúlide.

Patogenia

Considera-se, hoje, esse processo uma síndrome de paniculite lobular que, às vezes, relaciona-se à tuberculose e, nessa condição, deve ser denominada **eritema indurado de Bazin**. Quando outra etiologia que não a tuberculose estiver envolvida, deverá ser empregada a designação **vasculite nodular**. Admite-se que pode resultar da interação entre a liberação hematogênica de raros bacilos e condições circulatórias próprias desses doentes que, em geral, apresentam alterações eritrocianóticas das pernas, perniose e livedo reticular. Considera-se a possibilidade de células T especificamente sensibilizadas a proteínas da micobactéria determinarem resposta imune tardia frente aos antígenos bacterianos no local das lesões. O teste tuberculínico poderá ser positivo ou negativo de acordo com a participação da tuberculose na gênese do processo.

Manifestações clínicas

A afecção caracteriza-se pela presença de nódulos de caráter inflamatório localizados preferencialmente na parte posterior das pernas, com tendência à ulceração **(FIGURAS 38.15 E 38.16)**. Frequentemente, os nódulos são acompanhados por eritrocianose, livedo, perniose e hiper-hidrose palmoplantar.

Histopatologia

Revela paniculite lobular ou septolobular granulomatosa com granuloma lipofágico e vasculite neutrofílica envolvendo pequenos e grandes vasos. Raramente encontram-se bacilos nas lesões.

Diagnose

Deve ser confirmada por exame histopatológico, positividade do PPD, PCR e pesquisa do bacilo ou seu cultivo, que pode ser difícil. Na diagnose diferencial, devem ser considerados

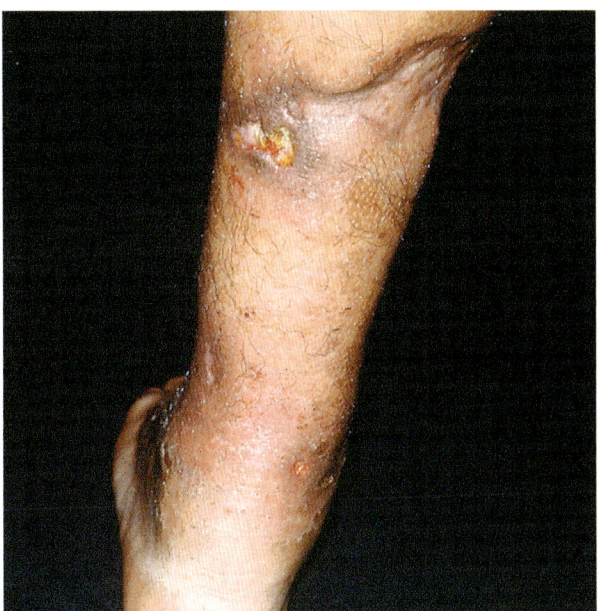

FIGURA 38.16 – Eritema indurado de Bazin. Lesão ulcerosa e cicatriz deprimida na face posterior da perna.

o eritema nodoso e vasculites nodulares de outras etiologias. Deve ser lembrado que existem vasculites de hipersensibilidade leucocitoclásticas provocadas por micobactérias.

SÚMULA DOS MÉTODOS DIAGNÓSTICOS NAS TUBERCULOSES CUTÂNEAS

Nos últimos anos, às técnicas clássicas de diagnóstico laboratorial da tuberculose cutânea acrescentaram-se novas metodologias.

PESQUISA DIRETA DO BACILO EM ESFREGAÇOS DE MATERIAL DE LESÕES

Feita por coloração de Ziehl-Neelsen que demonstra a presença de BAAR. A sensibilidade é baixa existindo possibilidade do encontro do bacilo apenas nas formas multibacilares, cancro tuberculoso, escrofuloderma, tuberculose periorificial, tuberculose miliar e abscessos tuberculosos.

CULTURA DE MATERIAL OBTIDO DE LESÕES

Método altamente específico e sensível na diagnose de tuberculose. Os meios empregados são de Lowenstein-Jensen e Ogawa-Kudoh. O tempo de crescimento da micobactéria varia de 14 a 30 dias, podendo demorar até 8 semanas. Permite a identificação da espécie de micobactéria por métodos bioquímicos, fenotípicos e por técnicas moleculares e também permite testar a sensibilidade das bactérias às drogas antituberculosas. Está particularmente indicada em doentes com tratamentos prévios, em pacientes imunocomprometidos, especialmente HIV positivos, em falhas de tratamentos e nas populações com maior chance de albergar formas resistentes (profissionais de saúde, moradores de rua, encarcerados e indígenas).

Na tuberculose pulmonar, a sensibilidade é de 80 a 85% e a especificidade é de 98,5%; mas, na tuberculose cutânea, a positividade é muito inferior, cerca de 23% com os meios tradicionais. Com a introdução dos meios radiométricos de cultura (culturas automatizadas em meio líquido), a positividade aumentou para 75%.

TESTE TUBERCULÍNICO

Consiste na injeção intradérmica de derivados proteicos purificados do bacilo (PPD-RT23). Positiva-se em 2 a 10 semanas da infecção. O teste é positivo quando o diâmetro da reação é de 5 mm ou mais. Para a tuberculose cutânea a sensibilidade é de 33 a 96% e a especificidade é de 62,5%. A positividade varia nas múltiplas formas de tuberculose cutânea. O PPD é negativo no cancro tuberculoso, na tuberculose miliar e na tuberculose orificial e é fortemente positivo no escrofuloderma, no lúpus vulgar e na tuberculose verrucosa.

REAÇÃO EM CADEIA DA POLIMERASE (PCR)

Baseia-se na detecção de sequências de ácidos nucleicos específicos das micobactérias. Pode ser realizado em amostras de tecido fresco, sangue ou em blocos parafinados. A positividade será maior nas formas multibacilares. De modo geral, em média, em tuberculose cutânea, considerando todas as formas, a sensibilidade é de 25% e a especificidade de 75%. Nas formas paucibacilares de tuberculose cutânea, a positividade do PCR está em torno de 55% na tuberculose verrucosa, 60% em lúpus vulgar e 54% no eritema indurado de Bazin.

TESTE DE LIBERAÇÃO DO INERFERON-γ

Demonstra infecção latente pela mensuração do interferon produzido por células T em indivíduos expostos ao *Mycobacterium tuberculosis*.

Existem dois testes comercialmente disponíveis: quantiferon-TB Gold (QTF-G) e T-SPOT.TB. Os resultados obtidos são os seguintes:

- **Tuberculose pulmonar:**
  - QTF-G.
  - Sensibilidade média: 76%.
  - Especificidade: 99% para não vacinados e 96% para vacinados.
  - T-SPOT.TB.
  - Sensibilidade: 90%.
  - Especificidade: 93% em vacinados e não vacinados.
- **Tuberculose cutânea:**
  - T-SPOT.TB.
  - Sensibilidade: 91,6%.
  - Especificidade: 75,8%.

Relatam-se resultados indeterminados com elevada proporção de falso-negativos em grupos etários acima dos 65 anos. Também há quantidade significativa de resultados indeterminados em indivíduos com doenças graves, desnutridos ou linfopênicos.

Esses testes têm maior utilidade como exames discriminadores de tuberculose latente em candidatos à terapêutica por drogas anti-TNF, indivíduos a serem submetidos a transplantes, no auxílio à diagnose em crianças e contatos de doentes com Aids e no esclarecimento diagnóstico de eritema indurado e eritema nodoso relacionados a tuberculose.

GENOTIPAGEM

Técnicas moleculares que permitem tipar diferentes cepas de *M. tuberculosis*. São mais empregadas para estudos epidemiológicos do que diagnósticos. Permitem discriminar os patógenos por gêneros, espécie e subespécie, ajudam a interpretar a dinâmica da transmissão e para estudar surtos da enfermidade. Permitem determinar se nesses surtos a infecção é causada por uma única cepa ou múltiplas cepas da micobactéria; também permitem verificar se as recorrências são por falhas terapêuticas ou são decorrentes de infecção por nova cepa. Também servem ao estudo da resistência terapêutica às drogas antituberculosas. Compreendem três técnicas: Spoligotipagem, RLFP e MIRU-VNTR.

HISTOPATOLOGIA

Importante recurso diagnóstico, pois em geral o quadro histopatológico com granulomas e necrose caseosa é forte indicador da doença, mas podem ser encontrados granulomas sem necrose caseosa e granulomas mal constituídos com necrose caseosa intensa. O achado de bacilos que praticamente confirma a diagnose não é frequente, havendo maior possibilidade nas formas multibacilares. Caso o bacilo não seja encontrado, será necessária a diagnose diferencial histopatológica com outros granulomas infecciosos, rosácea granulomatosa e sarcoidose.

A correlação anatomoclínica e demais provas analisadas em conjunto permitem a diagnose.

Tratamento das tuberculoses cutâneas

PRINCIPAIS MEDICAMENTOS EMPREGADOS

- **Isoniazida:** utilizada nas doses de 5 a 7 mg/kg/dia, na dose máxima de 400 mg/dia para adultos. Concomitantemente, deve ser empregada a piridoxina para prevenção da neuropatia periférica induzida pela isoniazida. Deve ser empregada por 6 meses.
- **Rifampicina:** utilizada na dose de 600 mg/dia por via oral (VO) em jejum para indivíduos com mais de 50 kg de peso e 450 mg/dia para doentes com menos de 50 kg/peso. É administrada com a isoniazida por seis meses.
- **Pirazinamida:** empregada na dose de 1,5 g/dia para pacientes com mais de 50 kg de peso e 450 mg/dia para doentes com menos de 50 kg de peso por 2 meses.
- **Etambutol:** empregado na dose de 15 a 25 mg/kg/dia por VO. Não deve ser administrado a doentes com idades inferiores aos 13 anos. Deve ser empregado juntamente com rifampicina e isoniazida nos primeiros dois meses.
- **Estreptomicina:** empregada na dose de 1 a 2 g/dia combinadamente com a isoniazida e outro fármaco.
- **Medicamentos de segunda linha:** são a pirazinamida, etionamida, kanamicina cicloserina e ácido P-aminosalicílico.

Em 2009, o antigo tratamento com rifampicina, isoniazida e pirazinamida foi modificado principalmente pela resistência crescente surgida especialmente em relação à isoniazida. Adicionou-se ao esquema clássico o etambutol como quarto fármaco a ser empregado na fase intensiva do tratamento correspondente aos dois primeiros meses. Portanto, hoje o tratamento básico é o RHZE (R-rifampicina, H-isoniazida, Z-pirazinamida, E-etambutol).

A isoniazida e a pirazamida são os medicamentos com maior efeito bactericida seguidas pela rifampicina. Esses medicamentos destroem populações de bacilos dormentes.

A estreptomicina e o etambutol ainda que efetivos são medicamentos menos potentes.

A orientação do Ministério da Saúde quanto ao tratamento da tuberculose determina o emprego dos quatro medicamentos referidos por meio de comprimidos que contenham todos os fármacos nas seguintes doses em um único comprimido: 150 mg de rifampicina, 75 mg de isoniazida, 400 mg de pirazinamida e 275 mg de etambutol.

O tratamento das formas extrapulmonares (exceto meningoencefalite) deve ter 6 meses de duração. As medicações devem ser ministradas 1 hora antes ou 2 horas após o café da manhã.

Os esquemas terapêuticos utilizados são descritos a seguir.

Esquema básico para adultos e crianças acima dos 10 anos para todas as formas de tuberculose pulmonar e extrapulmonar (exceto meningoencefalite) infectados ou não pelo HIV

Fase de tratamento intensivo (2 meses)

- Comprimidos com rifampicina + isoniazida + pirazinamida + etambutol nas doses padronizadas acima referidas (150 mg, 75 mg, 400 mg e 275 mg respectivamente).
- **Doses:**
  - **25 a 35 kg/peso** – 2 comprimidos.
  - **36 a 50 kg/peso** – 3 comprimidos.
  - **Mais de 50 kg/peso** – 4 comprimidos.

Fase de manutenção (4 meses)

- **25 a 35 kg/peso** – 1 comprimido ou cápsula com 300 mg de rifampicina e 200 mg de isoniazida.
- **36 a 50 kg/peso** – 1 comprimido ou cápsula de 300 mg de rifampicina e 200 mg de isoniazida mais um comprimido ou cápsula com 150 mg de rifampicina e 100 mg de isoniazida.
- **Mais de 50 kg/peso** – 2 comprimidos ou 2 cápsulas de 300 mg de rifampicina mais 200 mg isoniazida.

Esquema básico para crianças de menos de dez anos

Fase intensiva do tratamento (2 meses)

- **Acima de 20 kg/peso:**
  - Rifampicina – 10 mg/kg/dia.
  - Isoniazida – 10 mg/kg/dia.
  - Pirazinamida – 35 mg/kg/dia.
- **De 20 a 35 kg/peso:**
  - Rifampicina – 300 mg/dia.
  - Isoniazida – 200 mg/dia.
  - Pirazinamida – 1 g/dia.
- **De 35 a 45 kg/peso:**
  - Rifampicina – 450 mg/dia.
  - Isoniazida – 300 mg/dia.
  - Pirazinamida – 1,5 g/dia.
- **Mais de 45 kg/peso:**
  - Rifampicina 600 mg/dia.
  - Isoniazida – 400 mg/dia.
  - Pirazinamida – 2 g/dia.

Fase de manutenção (4 meses)

- **Acima de 20 kg/peso:**
  - Rifampicina – 10 mg/kg/peso.
  - Isoniazida – 10 mg/kg/peso.

- **De 20 a 35 kg/peso:**
  - Rifampicina – 300 mg/dia.
  - Isoniazida – 200 mg/dia.
- **De 35 a 45 kg/peso:**
  - Rifampicina – 450 mg/dia.
  - Isoniazida – 300 mg/dia.
- **Mais de 45 kg/peso:**
  - Rifampicina – 600 mg/dia.
  - Isoniazida – 400 mg/dia.

Tuberculose sem infecção pelo HIV

- Rifampicina + isoniazida + pirazinamida + estreptomicina ou etambutol, diariamente, 2 meses; depois rifampicina + isoniazida, diariamente ou duas vezes/semana ou três vezes/semana, durante 4 meses.
- Rifampicina + isoniazida + estreptomicina + etambutol, diariamente, 2 semanas; depois rifampicina + isoniazida + pirazinamida + estreptomicina ou etambutol, diariamente por 2 semanas. Depois rifampicina + isoniazida, 4 meses.
- Rifampicina + isoniazida + estreptomicina ou etambutol, três vezes/semana, 6 meses.

A duração mínima de todos os tratamentos deve ser de 6 meses.

Tuberculose com infecção pelo HIV

Qualquer dos esquemas de tratamento por 18 a 24 meses.

MICOBACTERIOSES ATÍPICAS OU AMBIENTAIS

As **micobactérias oportunísticas**, também denominadas atípicas ou ambientais, receberam a designação de **micobactérias outras que não as da tuberculose** na Conferência Internacional de Denver, em 1979; alguns autores também as denominam **paratuberculose**, mas a primeira designação é a de uso corrente.

São moléstias causadas por diversas micobactérias, diferentes das da tuberculose e da hanseníase, representam 10% das micobacterioses e são microrganismos oportunistas que muito frequentemente atingem os indivíduos infectados pelo HIV.

As micobactérias oportunísticas ou atípicas são BAAR quando corados pelo método de Ziehl-Neelsen; são ubiquitárias; contêm alto teor de glicolipídeos em sua parede e tem características culturais e sorológicas (soroaglutinação e de tipagem com o glicolipídeo fenólico) diferentes dos bacilos da tuberculose (*M. tuberculosis, bovis* ou *africanum*).

Causam mais comumente infecções pulmonares, mas também podem provocar infecções cutâneas, sendo essas mais frequentemente produzidas por *M. marinum, M. ulcerans* e pelas micobactérias do complexo Fortuitum (*M. fortuitum, M. peregrinum, M. chelonae, M. abscessens* e *M. mucogenicum*). Nos indivíduos imunocompetentes, as lesões são habitualmente localizadas no ponto de penetração do microrganismo, geralmente após traumas. Nos indivíduos imunocomprometidos as infecções são disseminadas.

História

Até 1873, pensava-se que as micobactérias não causavam doenças no homem. Naquele ano, Hansen demonstrou que o *Mycobacterium leprae* era o agente etiológico de importante endemia que, na época, assolava a Europa e, hoje, persiste nos países tropicais e subtropicais com o nome da antiga "lepra" ou atual "hansenose" (hanseníase). Até agora, não se conseguiu cultivar o bacilo de Hansen em meios artificiais (ver Capítulo 39).

Em 1882, 9 anos depois, Koch descreve outra micobactéria – *Mycobacterium (M.) tuberculosis,* como causadora da tuberculose humana. Em 1885 descreveu-se o *M. smegmatis,* porém só recentemente descrita como patogênica para o homem. A partir daí, outras espécies também foram correlacionadas a moléstias humanas (*M. bovis; M. avium* – reconhecido em 1890 como doença das galinhas*; M. intracellulare* – inicialmente chamado *Batley bacillus,* foi cultivado a partir de vários doentes de um sanatório para tuberculose na Geórgia*; M. ulcerans; M. marinum;* etc.).

Atualmente são conhecidas mais de 100 espécies de micobactérias atípicas, mas poucas são patogênicas para o homem: *M. avium, M. chelonae, M. fortuitum, M. gordonae, M. intracellulare, M. kansasii, M. marinum* e *M. ulcerans*. Destas, o *Mycobacterium ulcerans* é a mais frequente, sendo porém o complexo *M. avium-M. intracellulare* predominante nos infectados pelo HIV.

Desde 1950, consolidou-se o conceito de micobacterioses cutâneas atribuídas a outras micobactérias, que não as de Hansen ou da tuberculose. Essas infecções estão relacionadas a imunodeficiências celulares, muitas vezes, específicas.

Patogenia

Há que se considerar, sob o ponto de vista patogênico e clínico, três grupos de micobactérias:

1. Mycobacterium leprae.
2. *Mycobacterium tuberculosis* (incluindo-se o *bovis* e o *africanum*).
3. Micobactérias oportunistas ou ambientais ou atípicas.

No laboratório, é muito difícil diferenciar o *M. avium* do *M. intracellulare,* exceto por soroaglutinação. O **complexo MAI** tem sido encontrado com frequência nos doentes com imunodeficiências imunológicas (transplantados e infectados por HIV).

A maioria das espécies de micobactérias vive livremente no meio ambiente, em especial na água: piscinas, rios, estuários, etc., no solo, na poeira domiciliar, em vegetais, em laticínios e em fezes humanas e em animais. São transmitidas por inalação, ingestão ou penetração através da pele.

As micobactérias podem ser divididas em quatro grupos, segundo classificação de Runyon, 1959, de acordo com temperatura de desenvolvimento das colônias e pigmentação e velocidade de crescimento das colônias; o meio utilizado é o de Löenstaen.

- **Grupo 1:** culturas de crescimento lento, fotocromogênicas, tornam-se amarelo-alaranjadas após exposição a luz, devido à produção de betacaroteno (p. ex., *Mycobacterium kansasii* e *M. marinum*).
- **Grupo 2:** culturas de crescimento lento, escotocromogênicas, tornam-se amareladas quando expostas ou não à luz (p. ex., *Mycobacterium scrofulaceum*).
- **Grupo 3:** culturas de crescimento lento, não cromogênicas, não produzem pigmentos (p. ex., *Mycobacterium intracellulare*).
- **Grupo 4:** as culturas de crescimento rápido – colônias crescem em até 5 dias (p. ex., *M. chelonei* e *M. fortuitum*).

A virulência do *M. tuberculosis* e do *M. avium* parece ser inversamente proporcional à capacidade de o microrganismo induzir produção de citocinas nos hospedeiros. O fator de necrose tumoral alfa (TNF-α) e interferon gama (IFN-γ) são os mais importantes e os polissacarídeos micobacterianos podem ser seu principal determinante. Apesar das semelhanças entre o *M. tuberculosis* e do *M. avium*, eles causam doença nos polos extremos da doença HIV. Quando a tuberculose ocorre no início da infecção por HIV, pode promover replicação do HIV via indução de citocinas. Devido ao mútuo sinergismo desses patógenos, pode-se desencadear acelerada evolução para Aids.

A entrada das micobactérias nas células mononucleares do sistema fagocitário é dependente do complemento. A aderência do *M. tuberculosis* é facilitada pelos receptores de complemento C_1 e principalmente C_3; e, é sorodependente. Já o *M. avium* também depende da fibronectina e de receptores como o manosil-flucosil. Parece que a virulência não está relacionada às diferenças de fagocitose. Essas duas micobactérias se localizam em vesículas dos macrófagos humanos.

Um componente do *M. tuberculosis* induz expressão de *ICAM-1* em células humanas normais e é sinérgico com TNF-α para induzir níveis altos de adesão de moléculas.

A incidência de tuberculose tem aumentado; da mesma forma, a frequência de moléstias atribuídas a outras micobactérias tem sido cada vez mais relatada.

A imunossupressão por tumores malignos; por corticoides e quimioterápicos; por transplantes de órgãos e também devido à infecção por HIV (síndrome da imunodeficiência adquirida), provocou profundas alterações nos aspectos epidemiológicos e clínicos das infecções e doenças micobacterianas em geral, tornando-as mais comuns e de forma disseminada.

As micobacterioses, como outras infecções, podem ser um cofator para aumentar a imunossupressão. Nos doentes com Aids existência de tuberculose pulmonar é fator de inclusão no estádio III e tuberculose extrapulmonar é critério para o estádio IV (Classificação de Atlanta). Em doentes transplantados, acometimento pulmonar por micobactérias é relatado em 38%, cutâneo em 12% e formas disseminadas ocorrem em 11% dos doentes.

Outra fonte de infecção importante por micobactérias atípicas são procedimentos médicos por deficiências na esterilização dos materiais e equipamentos utilizados. Desde 2003, em vários estados brasileiros, notificam-se surtos de infecção por micobactérias de crescimento rápido (*M. abscessens*, *M. chelonae* e *M. fortuitum*) relacionados a diferentes procedimentos invasivos, como implantes de próteses mamárias, videocirurgias, lipoaspiração, mesoterapia e procedimentos estéticos. Até 2009, foram registrados 2.128 casos, o que levou o Ministério da Saúde e as Secretarias Estaduais de Saúde a elaborarem normas técnicas para o combate ao problema por meio de recomendações dirigidas à melhor qualidade da esterilização dos materiais e equipamentos.

Manifestações clínicas

As micobacterioses produzem doença pulmonar, linfadenites, lesões da pele e tecidos moles e quadros de doença disseminada em imunossuprimidos, particularmente em doentes infectados pelo HIV. Nos indivíduos imunocompetentes, a doença se restringe a pele e tecidos subjacentes.

MICOBACTERIOSE POR *M. MARINUM*

Manifestações clínicas

As lesões se desenvolvem pela inoculação da micobactéria após traumas ou em úlceras pelo contato com água inclusive de aquários e piscinas ou pelo contato com peixes ou outros animais aquáticos; daí a designação granuloma das piscinas ou dos pescadores.

Em geral, é lesão única no ponto de inoculação que surge após período de incubação de 1 a 6 semanas sob a forma de pústula ou papulanódulo geralmente localizado nos membros superiores especialmente mãos e cotovelos ainda que possa ocorrer em outras áreas como joelho e pés. Nas lesões adquiridas na limpeza de aquários a localização mais frequente envolve mãos e quirodáctilos (FIGURA 38.17). As lesões papulonodulares confluem formando placas que podem ulcerar-se e fistulizar-se drenando material purulento ou eventualmente podem formar-se placas psoriasiformes ou verrucosas. Podem ainda surgir lesões secundárias ao longo dos linfáticos conferindo aspecto esporotricoide ao processo. Os linfonodos apenas aumentam de volume, mas geralmente não fistulizam.

Em alguns doentes, podem surgir lesões mais profundas como sinovites, tenossinovites e artrites sépticas e nos doentes imunossuprimidos pode haver disseminação das lesões.

Histopatologia

Nos primeiros meses da infecção pode existir apenas infiltrado inflamatório não específico, mas as lesões mais antigas caracterizam-se por infiltrado inflamatório tuberculoide e abscessos na derme. Nos indivíduos imunocompetentes, o encontro da micobactéria é muito difícil (10%).

Diagnose

Baseia-se nos aspectos clínicos, histológicos e nos dados epidemiológicos, história de trauma em piscinas, aquários ou

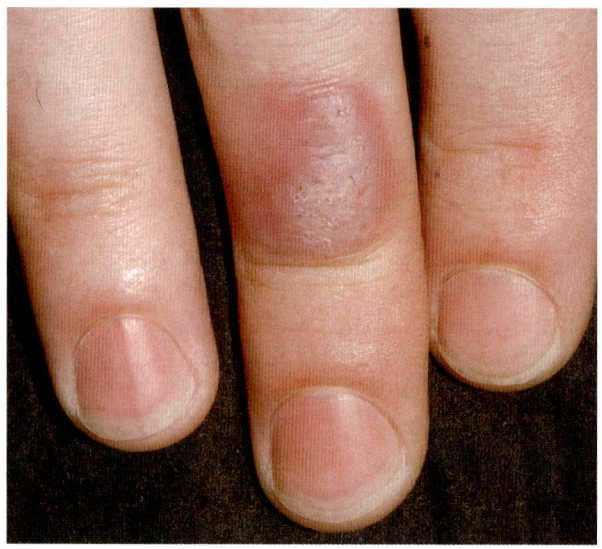

FIGURA 38.17 – Granuloma das piscinas. Lesão única em profissional cuidador de aquários.

tanques de peixes, e manipulação de peixes ou contato com outros animais aquáticos. O diagnóstico deve ser confirmado por cultura cuja positividade é alta, com técnicas adequadas. Na diagnose diferencial, devem ser considerados outras doenças granulomatosas, como outras micobacterioses, tuberculose inclusive, micoses profundas, paracoccidioidomicose, histoplasmose, cromomicose, esporotricose, nocardiose, leishmaniose e sífilis terciária.

Tratamento

A doença pode curar-se espontaneamente em cerca de dois anos. Não há tratamentos padronizados, e a análise da sensibilidade da micobactéria a fármacos por meio de cultivos é útil. Aparentemente as drogas mais efetivas são a rifampicina e a rifabutina. Também são eficazes a claritromicina (uma das drogas de escolha), aminociclina, doxicina, amicacina, moxifloxacina e sulfametoxazol. Com as provas *in vitro* verificou-se que o etambutol, o ciprofloxacino, levofloxacino e trimetoprim são menos efetivos.

Lesões bem localizadas ou resistentes à terapêutica podem ser excisadas cirurgicamente, quando possível.

MICOBACTERIOSE POR *M. ULCERANS*

O *M. ulcerans* parece relacionar-se a áreas alagadiças e existem animais naturalmente infectados como gambás e coalas.

A doença atinge mais frequentemente crianças e mulheres.

Admite-se a possibilidade de penetração da micobactéria na pele por meio de picadas de insetos infectados, pois já se encontrou a bactéria nas glândulas salivares destes.

Manifestações clínicas

A lesão inicial é nódulo subcutâneo isolado assintomático que aumenta progressivamente evoluindo para ulcerações extensas de bordas subminadas. Essas ulcerações extensas são resultado da ação de uma toxina lipídica, a miolactona, que é necrotizante. Às vezes, as lesões têm extensão tal que acometem todo um membro. As ulcerações podem atingir também, além dos braços e pernas a cabeça e o tronco. São assintomáticas, não acompanhadas de linfadenopatia não havendo qualquer manifestação sistêmica. As ulcerações são geralmente únicas, mas podem ocorrer lesões satélites. As grandes ulcerações podem levar a cicatrizas extensas, linfedema e podem resultar deformidades importantes. Eventualmente, pode haver comprometimento articular, muscular e ósseo por contiguidade.

Histopatologia

O quadro corresponde à paniculite septal com necrose circundada por tecido de granulação não ocorrendo necrose caseosa e formação de granulomas tuberculoides. Na área necrosada, sempre se encontram as micobactérias em aglomerados.

Diagnose

Feita em bases clínicas e por histopatologia e cultura. Esfregaços das bordas das ulceras corados por ZN podem demonstrar numerosos bacilos. Nos casos em que não se encontra a micobactéria no exame histopatológico ou as culturas são negativas, o diagnóstico pode ser confirmado por PCR. A diagnose diferencial compreende, nas fases iniciais de nódulo subcutâneo, ficomicose, fasciíte nodular, paniculites, granuloma de corpo estranho, vasculite nodular, cisto sebáceo, tumores de anexos e, na fase ulcerosa, pioderma gangrenoso, celulite necrotizante, micoses profundas e paniculites supurativas.

Tratamento

O tratamento de escolha é cirúrgico, com exérese da lesão e, se necessário, enxertos. Calor local (40 °C) e oxigênio hiperbárico podem atuar. O tratamento medicamentoso é pouco efetivo podendo ser tentados nas fases iniciais rifampicina, etambutol, estreptomicina, sulfametoxazol-trimetoprim, minociclina e sulfona.

O tratamento preconizado pela Organização Mundial de Saúde é a associação de rifampicina (10 mg/kg/dia) com estreptomicina (15 mg/kg/dia) ou rifampicina mais amicacina por 8 semanas.

MICOBACTERIOSE POR *M. AVIUM* E *M. INTRACELLULARE*

O *M. avium* e o *M. intracellulare* são relacionados, de difícil diferenciação e são considerados um complexo (MAC, *M. avium complex*) ao qual se agrega, às vezes, o *M. scrofulaceum* constituindo outro complexo, o MAIS (*M. avium-intracellulare-scrofulaceum*). Esses organismos são encontrados saprofiticamente na água, laticínios, solo e animais domésticos. Podem produzir doença pulmonar, ocorrência mais frequente, doença dos linfonodos, doença intestinal, óssea e doença disseminada. Lesões cutâneas primárias são raras. A incidência dessa infecção aumentou muito após a pandemia da Aids, tornando-se a infecção bacteriana oportunística mais comum nos indivíduos infectados pelo HIV, sendo própria dos estádios terminais da doença, ocorrendo de forma disseminada em 15 a 40% desses pacientes.

Manifestações clínicas

A forma cutânea primária se manifesta por placas únicas ou múltiplas, amareladas, descamativas, indolores, lúpus vulgar símiles ou apresenta-se sob a forma de nódulos subcutâneos que evoluem lentamente a ulceração (FIGURA 38.18). Nas formas disseminadas observadas hoje, nos indivíduos infectados pelo HIV, o acometimento cutâneo se caracteriza por edema de partes moles, placas eritematoinfiltradas, papulopústulas e ulcerações. Nessas formas, podem haver sintomas gerais, febre, emagrecimento, linfadenopatia e hepatoesplenomegalia.

Histopatologia

Infiltrado inflamatório macrofágico sem necrose e contendo grande quantidade de bacilos e grande quantidade de macrófagos com morfologia histoide.

Diagnose

Estabelece-se pelo quadro clínico, presença de comorbidades produtoras de imunossupressão, pelo exame histopatológico e culturas de material de biópsia da pele ou, especialmente nas formas disseminadas hemoculturas ou culturas de material de medula óssea ou de biópsias de fígado.

Na diagnose diferencial das formas cutâneas, devem ser consideradas hanseníase virchowiana, micoses profundas, paniculites, tuberculose e outras micobacterioses.

Tratamento

Formas isoladas, se possível, devem ser tratadas cirurgicamente. Formas não passíveis de cirurgia ou formas disseminadas podem ser tratadas com drogas isoladamente ou em associação. O fármaco considerado mais efetivo é o claritromicina que deve sempre participar dos esquemas terapêuticos. Outros fármacos com ação sobre o complexo *M. avium – intracellulare* são minociclina, azitromicina, tetraciclina, estreptomicina, rifampicina, etambutol e clofazimina.

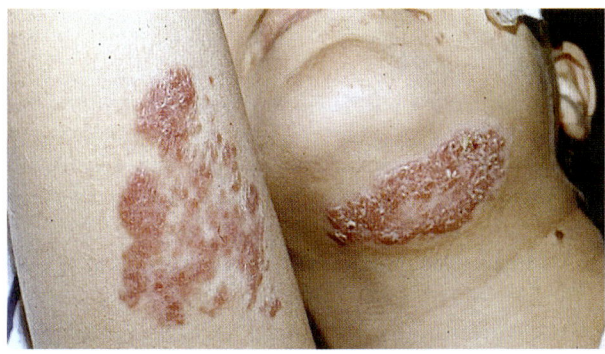

FIGURA 38.18 – Micobacteriose atípica (*M. avium*). Placas infiltradas com áreas cicatriciais, semelhantes ao lúpus vulgar.

MICOBACTERIOSE POR *M. SCROFULACEUM*

Como já citado, pode associar-se em complexos com o *M. avium* e o *M. intracellulare* e pode produzir infecções isoladamente. É encontrado no leite, laticínios, ostras, água e no solo. Atinge preferentemente crianças por via inalatória e por ingestão.

Manifestações clínicas

A principal manifestação clínica nas infecções por *M. scrofulosum* são linfadenopatias principalmente cervicais, submandibulares e submaxilares com fistulização provocando quadros indistinguíveis do escrofuloderma. Geralmente, não há envolvimento de outros órgãos e o curso da doença é autolimitado.

Histopatologia

O quadro histopatológico é indistinguível da tuberculose sendo composto por granulomas tuberculoides, alguns com necrose central.

Diagnose

É clínica, histopatológica e fundamentalmente estabelecida por cultura de material de biópsia. Na diagnose diferencial, devem ser afastadas a tuberculose tipo escrofuloderma (que atinge mais frequentemente os linfonodos cervicais anteriores), outras micobacterioses atípicas, a esporotricose e outras causas de linfadenopatia cervical.

Tratamento

Quando exequível, excisão cirúrgica, e, quando esta não for possível, os fármacos que mostram ação são rifampicina, isoniazida e claritromicina.

MICOBACTERIOSE POR *M. KANSASII*

O *M. kansasii* é encontrado na água, mas já foi recuperado de bovinos e suínos, admitindo-se que penetre na pele através de traumas.

Em mais de 70% dos casos a doença atinge imunossuprimidos por Aids, quimioterapia, doenças autoimunes e transplantes.

Manifestações clínicas

Embora o órgão mais frequentemente acometido por essa micobactéria seja o pulmão, podem ocorrer lesões cutâneas especialmente em doentes imunodeprimidos. As lesões podem ser multiformes, pápulas com distribuição semelhante à esporotricose, nódulos, placas verrucosas, celulite e ulcerações.

Histopatologia

O quadro histopatológico pode ser indistinguível da tuberculose ou pode haver infiltrado inflamatório polimorfo com ou sem abscessos e com necrose.

Diagnose

A confirmação diagnóstica exige cultura. Na diagnose diferencial, devem ser consideradas esporotricose e outras micobacterioses, inclusive tuberculose.

Tratamento

O *M. kansasii* é suscetível a medicações antituberculosas, rifampicina, isoniazida, etambutol, estreptomicina, e também a minociclina, amicacina e sulfas.

O tratamento mais empregado para lesões extrapulmonares é a associação rifampicina e etambutol por 9 meses, prolongados nos imunossuprimidos em até 15 a 24 meses. Se a resposta não for adequada, deve associar-se estreptomicina e claritromicina ou azitromicina.

MICOBACTERIOSES POR *M. FORTUITUM*, *M. CHELONAE*, *M. ABSCESSUS* E *M. SMEGMATIS*

Embora sejam bactérias distintas, usualmente formam um complexo. São micobactérias da água, solo, animais e poeira. Podem ser veiculadas por instrumental médico contaminado.

Manifestações clínicas

Nos indivíduos imunocompetentes, a apresentação clínica mais comum é um abscesso localizado em área de trauma. Nos indivíduos imunossuprimidos, não há história de trauma e as lesões são disseminadas. Na pele surgem nódulos subcutâneos múltiplos, há linfadenite cervical, queratite e eventualmente endocardite.

As infecções por *M. chelonae* e *M. abscessens* são geralmente disseminadas. As lesões por *M. fortuitum* são em geral localizadas em áreas de trauma ou procedimentos, cirurgias, lipoaspiração e próteses mamárias. As infecções por *M. chelonae* e *M. abscessens* são também complicação de procedimentos, injeções, lipoaspiração, lipoescultura. Nas infecções por *M. chelonae* são mais frequentes nódulos subcutâneos eritematosos, celulite, abscessos e até osteomielite. Quanto ao *M. smegmatis*, as lesões que mais frequentemente provoca são abcessos, celulite e osteomielite.

Histopatologia

Simultaneamente, observam-se microabscessos com polimorfo nucleares e lesões granulomatosas de tipo corpo estranho com ou sem necrose. No interior dos microabscessos, as micobactérias podem ser visualizadas.

Diagnose

Clínica, histopatológica e essencialmente através da cultura de material obtido por biópsia. No diagnóstico diferencial, devem ser afastados granulomas de corpo estranho, micoses profundas, osteomielite e micoses profundas.

Tratamento

Quando possível, exérese cirúrgica. Como tratamento medicamentoso podem ser empregadas para o *M. fortuitum*, amicacina, cefoxitina, imipenem, ciprofloxacino e sulfas; para o *M. chelonei*, claritromicina e azitromicina. Para formas cutâneas mais severas e para lesões ósseas essas medicações devem ser associadas com amicacina (maior eficácia), cefoxitin ou imipenem.

O *M. smegmatis* tem como melhor tratamento sulfas, amicacina, impenem e doxiciclina. E para o *M. abscessus,* a claritromicina.

MICOBACTERIOSE POR *M. HAEMOPHILUM*

Acomete imunossuprimidos, infectados pelo HIV, transplantados e portadores de linfoma sob quimioterapia.

Manifestações clínicas

As lesões observadas são pápulas, nódulos, pústulas e placas papulosas que evoluem para abscedação e ulceração localizadas mais frequentemente nas extremidades nas regiões justarticulares. Pode haver comprometimentos mais extensos com perda de peso, artrite, tenossinovite, infecções respiratórias e osteomielite.

Histopatologia

Caracteriza-se por infiltrado inflamatório misto com supuração ao lado de resposta granulomatosa tipo tuberculoide em meio a qual se encontram os BAAR aglomerados em globias.

Diagnose

Clínica, histopatológica e por meio da cultura de material de biópsia que é tecnicamente difícil de obter-se.

Na diagnose diferencial, devem-se considerar outras doenças granulomatosas e outras micobacterioses.

OUTRAS MICOBACTERIOSES

Outras micobacterioses menos comuns são:

- **Micobacteriose por *M. szulgai*:** pode provocar nódulos eritematosos na pele que fistulizam. Essas manifestações podem estar localizadas no tronco, pescoço ou extremidades.
- **Micobacteriose por *M. gordonae*:** clinicamente se expressa por lesões papulonodulares eritematovioláceas que se ulceram e às vezes se distribuem de modo semelhante à esporotricose. Pode acompanhar-se de sintomas sistêmicos, febre, calafrios, náuseas e vômitos.
- **Micobacteriose por *M. malmoense*:** pode causar na pele nódulos eritematosos especialmente no tronco.
- **Micobacteriose por *M. xenopi*:** as lesões cutâneas representam a fistulização para a pele de focos ósseos, do epidídimo, de linfonodos ou de articulações.

CAPÍTULO 39

HANSENÍASE

A hanseníase ou doença de Hansen é causada pelo *Mycobacterium leprae*, parasita intracitoplasmático do macrófago, de alta infectividade e baixa patogenicidade. Na maioria dos casos, admite-se que a transmissão ocorra de pessoa para pessoa, pelo contato com pacientes multibacilíferos (MB), que eliminam o bacilo pelo trato respiratório superior, principalmente ao falar e tossir.

Tatus-de-nove-bandas (*Dasypus novemcinctus*) e algumas espécies de macacos africanos (*sooty mangabey*) estão entre os animais naturalmente infectados com *M. leprae*. Há evidências de que os tatus da espécie mencionada tenham infectado seres humanos. Outra micobactéria, o *M. lepromatosis*, foi identificada, inicialmente, em pacientes com formas graves da doença, principalmente em algumas regiões do México. Mais recentemente, verificou-se que essa nova espécie pode ocasionar formas paucibacilares.

O tempo médio de incubação é variável, de 2 a 5 anos para os casos paucibacilares e 5 a 10 anos para os multibacilares. O risco de adoecer, em relação à população geral, é 2 a 3 vezes maior entre os comunicantes de pacientes paucibacilares e 5 a 10 vezes entre os comunicantes dos multibacilares. Em áreas endêmicas, a maioria da população adulta está infectada com *M. leprae*, porém estima-se que 5% desenvolverão doença. Como o bacilo é obrigatoriamente intracelular, a maioria dos pacientes não transmite a doença. Entretanto, casos lepromatosos não tratados excretam *M. leprae* pela mucosa nasal e pele antes do início do tratamento poliquimioterápico. Embora possa haver eliminação de bacilos pela pele, a única via de transmissão comprovada em estudos epidemiológicos, são as vias aéreas superiores de pacientes MB não tratados.

EPIDEMIOLOGIA

Após a introdução e implementação do tratamento poliquimioterápico (PQT) para a hanseníase na década de 1980, verificou-se importante declínio da prevalência global: de aproximadamente 5 milhões de enfermos em 1982, para menos de um milhão em 1991. Mais de 25 milhões de doentes foram considerados curados com a PQT desde a sua introdução.

O sucesso da PQT estimulou a Organização Mundial da Saúde (OMS), em 1991, a recomendar a eliminação da hanseníase, em nível global, até o ano 2000. A meta da eliminação foi definida como redução da prevalência para menos de um doente por 10.000 habitantes (1/10.000). Sem nenhuma evidência robusta, postulou-se que quando se atingisse essa meta, a transmissão seria muito reduzida e, com o tempo, a enfermidade desapareceria naturalmente. Graças ao empenho dos responsáveis pelos programas de controle da doença em todos os países endêmicos, a meta global da eliminação foi atingida no ano 2000. Entretanto, no início de 2014, 102 países registraram casos novos de hanseníase, com número preocupante em áreas previamente endêmicas. O Brasil é um dos poucos países que não atingiram a meta da eliminação e registra, até o momento, mais de 30.000 casos por ano.

A meta de eliminação leva em conta apenas a prevalência, ou seja, o número de casos registrados em tratamento. Epidemiologicamente, esses dados devem ser interpretados com cautela, pois não estão relacionados à redução da transmissão do *M. leprae*, mas referem-se à redução do tempo de tratamento e consequentemente da prevalência.

Em relação à incidência (número de casos diagnosticados por ano), verificou-se redução progressiva – de 775.000 em 2001 para 215.656 casos novos no mundo, em 2013. Em muitos países, inclusive o Brasil, chamam atenção os casos novos entre crianças e enfermos recém-diagnosticados apresentando deformidades. Os dados de 2013 demonstram que, entre os novos casos, 13.289 apresentavam grau 2 de incapacidade no momento do diagnóstico, o que reflete a baixa capacidade dos sistemas de saúde para detectar a doença precocemente; 9,2% dos casos acometeram crianças, o que também indica a transmissão importante da doença.

Atualmente, os indicadores utilizados para monitoramento da endemia são: número de casos novos, taxa de detecção de casos novos, taxa de conclusão do tratamento e casos novos com grau 2 de incapacidade instalada, no momento do diagnóstico. Esses indicadores, juntamente com a taxa de detecção em menores de 15 anos, refletem melhor o quadro epidemiológico da doença.

GENÉTICA

A noção de que a hanseníase é doença hereditária não é nova: se, por um lado, observações como a concentração de casos em famílias e a maior prevalência em determinados grupos étnicos reforçaram o estigma classicamente associado à doença, por outro, levaram à hipótese, amplamente aceita no período anterior à descoberta dos microrganismos, de que a hanseníase é uma doença controlada por fatores inatos. A descoberta de Hansen desafiou esse paradigma e marcou o início de um período com intensa investigação das doenças infecciosas com foco no patógeno e não mais no hospedeiro, além de fatores de risco ambientais, sociodemográficos e econômicos. Hoje, sabe-se que a exposição ao agente patogênico é necessária, mas não suficiente para explicar qualquer infecção. Esse fenômeno é particularmente evidente na hanseníase, doença com manifestação clínica muito variada que não pode ser entendida apenas sob a perspectiva do *M. leprae*, bactéria de baixíssima variabilidade em todo o planeta. Assim, diferenças no grau de suscetibilidade a fenótipos da hanseníase, tais como a doença *per se*, suas formas de manifestação clínica e a ocorrência de estados reacionais devem ser, em grande parte, explicadas por variações inatas do hospedeiro. Portanto, a hanseníase pode ser vista como doença genética complexa, ou seja: sob controle parcial de fatores de risco genéticos, que atuam em combinação com fatores ambientais (relativos ou não ao patógeno) e fatores não genéticos do hospedeiro.

Na verdade, a característica virtualmente clonal do *M. leprae* faz da hanseníase um modelo ideal para o estudo do componente genético humano envolvido no controle de infecção em geral. Nesse sentido, décadas de pesquisas têm contribuído para o acúmulo de evidências que validam a hipótese de que fenótipos da hanseníase estão sob forte controle genético, e parte desses resultados tem contribuído para o entendimento de outras doenças infecciosas e inflamatórias crônicas.

As primeiras evidências da existência de efeito genético principal controlando a suscetibilidade à hanseníase foram produzidas por estudos epidemiológicos observacionais, tais como análises de agregação familial de casos, estudos de gêmeos e análises de segregação complexa. Um estudo clássico, realizado na Índia, mostrou alta taxa de concordância da ocorrência da hanseníase entre gêmeos monozigóticos, quando comparada com gêmeos dizigóticos (59,7% vs. 20%, respectivamente). O mesmo efeito foi observado para forma clínica da doença. Diversas análises de segregação complexa concordam em refutar modelo esporádico de ocorrência da hanseníase, em favor de modelos de herança, que incluem a presença de efeito de gene principal, modificado por fatores ambientais e sociodemográficos, além de outros fatores genéticos modificadores. Por exemplo, análise de segregação complexa, envolvendo a população completa da Vila do Santo Antônio do Prata, ex-colônia de hanseníase localizada a 110 quilômetros de Belém, no Pará, revelou modelo de codominância como o que apresentava melhor ajuste aos *pedigrees* observados, com efeito de gene principal, explicando completamente a agregação de casos em famílias. Nesse modelo, a penetrância do efeito genético (dada pela probabilidade de ocorrência do fenótipo "doença" na presença do genótipo de suscetibilidade) em indivíduos do sexo masculino com idade superior a 30 anos, foi próxima de 85%, surpreendentemente alta para característica complexa. Esses dados, embora não contribuam para a identificação dos genes e variantes genéticas envolvidas, constituem forte evidência do papel central da genética na patogênese da hanseníase.

Com o surgimento das técnicas de análise genética molecular, pesquisadores passaram a investigar a natureza do componente genético envolvido no controle da hanseníase, ou seja, o número, localização e identidade dos genes envolvidos, bem como das variantes genéticas responsáveis pelo efeito observado. Com a evolução da tecnologia de acesso ao genoma humano, rapidamente se tornou possível a progressão de estudos de um ou poucos genes e/ou regiões genômicas candidatas para estratégicas geradoras de hipóteses, com base no rastreamento de genomas completos. Em razão desses esforços, diversos genes têm sido descritos como participantes no controle da suscetibilidade do hospedeiro a fenótipos da hanseníase. Variantes genéticas localizadas no complexo MHC/HLA têm sido classicamente associadas à suscetibilidade a diversas doenças infecciosas, incluindo hanseníase. Um estudo pangenômico de ligação, seguido do mapeamento fino por análise de associação, envolvendo duas amostras populacionais independentes, recrutadas no Vietnã e Brasil, levou à identificação de polimorfismos do gene *PARK2* (ou Parquina) como fatores de risco para hanseníase. Estudo recente demonstrou papel central do *PARK2* no controle de diversas doenças infecciosas, em diferentes modelos experimentais, além de humanos. Estudos de associação de genoma completo (GWAS, do inglês *genome-wide association studies*), envolvendo milhares de casos e controles levaram à identificação dos genes *HLA-DR-DQ*, *NOD2*, *TNFSF15*, *CCDC122-LACC1* e *RIPK2* como fatores envolvidos no controle da suscetibilidade à hanseníase. Alguns desses resultados como, por exemplo, as associações observadas para *NOD2* e *CCDC122-LACC1*, já foram validados independentemente em amostras populacionais etnicamente distintas, reforçando a importância desses genes na patogênese da doença. Finalmente, pesquisas mais recentes têm abordado a hipótese de que os estados reacionais da hanseníase – tipos 1 e 2 – também estejam, em parte, sob controle genético. Nesse sentido, genes como *TNFSF8* e *IL6* (para reação do tipo 1 e 2, respectivamente), foram descritos em associação com estados reacionais. Os estudos relacionados à hanseníase serviram como modelo para se entender outras doenças. Genes de suscetibilidade à hanseníase parecem ser compartilhados com a doença de Crohn e doença de Parkinson, sugerindo eixo comum na patogênese dessas condições, de natureza ainda desconhecida.

Hoje, apesar dos avanços, o cenário continua desafiador: por exemplo, a suscetibilidade à hanseníase (e outras doenças complexas) parece ser controlada não por um pequeno número de genes exercendo efeito principal, mas por grande número de genes, cada um contribuindo com pequena fração do efeito final. Nesse cenário, a identificação do componente genético dessas doenças se torna difícil. Além disso, a identidade das variantes genéticas causais dos efeitos biológicos estudados ainda é um desafio, possivelmente abordável com o uso das novas tecnologias de sequenciamento de DNA de altíssimo rendimento (NexGen, do inglês *next generation sequencing*). Essas plataformas poderosas de análise genômica permitem, pela primeira vez, o sequenciamento completo do genoma humano em tempo e custo razoáveis. A aplicação dessa tecnologia poderá reduzir o tempo para a identificação das bases moleculares da suscetibilidade à hanseníase, levando ao desenvolvimento de novos alvos para tratamento e prevenção da doença.

IMUNOLOGIA

A resposta de imunidade desenvolvida pelo hospedeiro contra o *Mycobaterium leprae* é fator determinante de vários desfechos: desenvolvimento ou não da doença, forma clínica no espectro e aparecimento das reações hansênicas.

O *M. leprae* é agente intracelular de multiplicação lenta e baixa patogenicidade, com pouca variabilidade genética, o que ressalta a importância dos fatores de resistência do hospedeiro desencadeados pela resposta imune, na evolução e apresentação espectral da hanseníase. Historicamente, Rotberg especulava o "fator N" que seria responsável pela resistência contra o bacilo, presente em 90 a 95% dos indivíduos adultos. Pelo fato de o *M. leprae* ser parasita intracelular, a resposta da imunidade celular resulta em ativação macrofágica e destruição bacilar, enquanto os mecanismos de imunidade humoral não conferem proteção. O êxito de uma resposta imune eficaz contra o *M. leprae* é igual à destruição bacilar, com mínimo dano tecidual. Para tanto, é fundamental o desenvolvimento rápido e equilibrado dos mecanismos de imunidade inata na fase precoce da infecção.

Imunidade inata

Esta primeira linha de defesa contra a infecção pelo bacilo de Hansen se dá com atuação rápida, mas nem sempre suficiente para a destruição total do patógeno. Ocorre, então, interação com a resposta imune adaptativa, cuja atuação específica, via linfócitos T e B, amplifica e complementa as ações da imunidade imediata.

A resposta de imunidade inata envolve diversos elementos celulares, com destaque para as células apresentadoras de antígeno, tais como os macrófagos e as células dendríticas. O reconhecimento do *M. leprae* por células do sistema imune inato se realiza pela expressão em suas membranas de receptores de reconhecimento padrão (PRR, do inglês *pattern recognition receptors*), sendo bem conhecidos os *Toll-like receptors* (TLR). A ligação dos TLR localizados na superfície celular com moléculas do bacilo – em especial o TLR1, 2, 4 e 6 – inicia uma cadeia de eventos intracelulares regulados pelo fator transcricional NF*k*B, permitindo a ativação de genes de quimiocinas e citocinas que interferem diretamente com a resposta imune, atraindo e ativando outras células como linfócitos T e B. Assim, faz-se a conexão com a resposta de imunidade adaptativa, podendo ser desencadeada resposta protetora ou inflamatória por meio de elementos da imunidade inata, num mecanismo de interação e retroalimentação. Um exemplo é a produção de IL-12 após ativação do TLR2/1 por lipoproteínas do *M. leprae*, induzindo ao estímulo de células Th1 com resposta de imunidade celular, o que permite ativação macrofágica e destruição do bacilo. Também participam da resposta imune inata TLR de localização intracelular como TLR3 e 9, que podem reconhecer porções de RNA e DNA do *M. leprae*. Outro tipo de PRR localizados no citoplasma, os NOD (do inglês *nucleotide-binding oligomerization domain*) reconhecem componentes da parede da micobactéria, ativando proteínas do inflamassoma, com indução de IL-1β e IL-18.

Os macrófagos participam ativamente na defesa contra as micobactérias e, no caso da hanseníase, podem se tornar o principal hospedeiro do *M. leprae*. A fagocitose é mediada por receptores do complemento (CR1, CR3, CR4), sendo fundamental para o desenvolvimento de mecanismos digestivos no fagossomo que permitem o processamento e apresentação dos antígenos para indução de imunidade adaptativa. Além disso, a fusão dos fagossomos com os lisossomos promove a destruição do bacilo. Portanto, a sobrevivência do *M. leprae* no interior do macrófago depende do desenvolvimento de mecanismos que impeçam a fusão fagossomo-lisossomo, o que certamente ocorre no polo lepromatoso. A função macrofágica é regulada pela imunidade inata, por meio de citocinas como a IL-15, que estimula mecanismos antimicrobianos associados a vitamina D.

As células dendríticas são importantes na interação entre imunidade inata e adaptativa, ao apresentar antígenos proteicos aos linfócitos T CD4+ e CD8+, via MHC classe II e classe I, respectivamente. Também, antígenos lipídicos e glicolipídicos são apresentados via CD1, com ativação de células T e produção de IFN-γ ou estímulo de atividade citolítica, mecanismo importante na resposta imune contra microrganismos que apresentam grande quantidade de lipídeos na sua parede celular, como é o caso do *M. leprae*.

Imunidade adquirida

Após a apresentação antigênica, e na dependência de quimiocinas e citocinas produzidas por células da imunidade inata, os linfócitos CD4+ e CD8+ respondem com proliferação, diferenciação e produção de diversas citocinas de ações distintas, como exemplo clássico: as do tipo Th1, como IFN-γ, associada a estímulo da imunidade celular; Th2, como IL-4, indutora de imunidade humoral; Th17 como IL-17, vinculada à resposta inflamatória. O complexo espectro clínico da hanseníase descrito na classificação de Ridley-Jopling se associa a padrões diferentes de resposta imune, fazendo dessa doença um modelo de estudo para entendimento dos mecanismos imunes associados aos desfechos clínicos. Assim, no polo tuberculoide há predomínio da resposta Th1, com predominância de células T CD4+ no infiltrado granulomatoso, onde não se consegue detectar a presença do bacilo e se encontra produção tecidual de linfotoxina α/β, IL-12p70, IL-18, GM-CSF, IL-2, e IFN-γ. A resposta imune humoral é fraca, muitas vezes não sendo possível detectar anticorpos específicos contra os antígenos do bacilo. No outro extremo, o polo lepromatoso, existe predomínio de células CD8+ e macrófagos contendo grande quantidade de bacilos no infiltrado celular, além de células T regulatórias. As células Treg (CD4+FoxP3+CD25+, e CD8+FoxP3+CD25+) também estão aumentadas no sangue periférico dos pacientes LL, sugerindo papel importante ao inibir a resposta Th1 e facilitar a disseminação do *M. leprae*. As células Treg atuam, entre outros mecanismos, mediante a produção de TGF-β, encontrado em lesões LL e ausente nas lesões tuberculoides, contribuindo para a supressão da atividade Th1 pela inibição da produção de IFN-γ. A maior resposta Th2 no polo LL também se caracteriza pela produção de IL-4 e IL-5; por exemplo, com aumento da imunidade humoral e depressão da resposta de imunidade celular. A consequência desse processo: esses pacientes não apresentam proliferação de linfócitos T frente a antígenos micobacterianos, e essa anergia persistirá mesmo após o tratamento específico e cura. A ausência de imunidade celular específica levará os pacientes LL e BL a produzirem altos títulos de anticorpos contra o *M. leprae*, podendo ocorrer também geração de autoanticorpos. Essa resposta humoral exacerbada não se associa com ativação macrofágica, não sendo, portanto, protetora e pode estar associada à patogênese da reação tipo 2.

Recentemente, documentou-se que a expressão dos interferons é variável, de acordo com a forma clínica da hanseníase, havendo elevada expressão tecidual de IFN-γ e baixa expressão do perfil IFN-β no polo TT; ocorre o contrário no polo LL. A via IFN-β prevalente na forma lepromatosa induz produção de IL-10 enquanto a via IFN-γ induz ativação de genes, que, por meio da participação da vitamina D, se associam à produção de peptídeos antimicrobianos (catelicidina e a defensina-β_2).

No entanto, essa dicotomia Th1/Th2 descrita nos extremos do espectro não é encontrada em muitos pacientes, já que as formas *borderline* se caracterizam por resposta imune instável e grande heterogeneidade funcional. A compreensão da complexa rede de resposta imune implicada na proteção contra o *M. leprae* e patogênese da hanseníase necessita de mais estudos.

Imunopatogênese das reações hansênicas

As reações hansênicas tem origem em fenômenos de instabilidade e hiper-reatividade imunológica, como resposta à presença de antígenos do bacilo na pele e nervos periféricos.

A reação tipo 1 (RT1) ou reação reversa (RR) é consequente ao mecanismo de hipersensibilidade tardia a antígenos do *M. leprae*, sendo mais comum em pacientes *borderline*, durante a poliquimioterapia. Na RR, a imunidade celular contra o bacilo está aumentada, promovendo mecanismos de destruição bacteriana e intensa inflamação tecidual que pode produzir danos irreversíveis, principalmente nos nervos periféricos. Durante a RT1, as lesões cutâneas apresentam aumento da quantidade de células de Langerhans, aumento da expressão de HLA-DR pelos queratinócitos e infiltração de células T na epiderme. Na derme, o denso infiltrado celular é composto principalmente por monócitos e células CD4+, com edema associado ao granuloma. Existe mudança no perfil de produção de citocinas, que passa de Th2 para Th1 nos pacientes multibacilares, possibilitando apresentarem resposta positiva ao teste de Mitsuda.

A resposta de imunidade inata tem participação direta nos eventos da RT1 pelo aumento da expressão da defensina humana tipo 3 (hBD3) na lesão cutânea e também da maior produção de CXCL-10, quimiocina que atrai células Th1 para os locais de reações de hipersensibilidade tardia, induzindo produção de IFN-γ. A elevação plasmática de CXCL-10 e também de IL-6, documentada em pacientes com RT1, sugere aplicabilidade futura como marcadores séricos dessa reação.

Nas lesões de RR, observa-se maior expressão de RNA mensageiro para IL-1α, IL-2, IL-6, TNF-α e IFN-γ, com diminuição de IL-4, IL-5 e IL-10. Essa resposta Th1 e inflamatória exacerbada se reflete no aumento dos níveis séricos de TNF-α, receptor solúvel de IL-2 e moléculas de adesão. Nesse ambiente, rico em citocinas inflamatórias, tais como IFN-γ e TNF-α, existe infiltração do granuloma por células CD4+, enquanto células CD8+ se colocam na periferia. Algumas dessas células podem apresentar atividade citotóxica e promover lise de macrófagos ou células de Schwann, com eliminação do bacilo e possibilidade de destruição tecidual, principalmente nos nervos periféricos. Também, as células de Schwann apresentam antígenos micobacterianos para células CD4+ e CD8+, amplificando a resposta citotóxica em resposta à presença de IL-6, em associação com IL-2 ou IFN-γ. Ocorre, ainda, maior expressão tecidual de TNF-α nos nervos periféricos do que na pele em pacientes com RT1; essa citocina também está associada com as lesões teciduais dos nervos periféricos. Finalmente, a maior presença de células FoxP3 na lesão de RT1 em comparação com a lesão de RT2 sugere que as células T regulatórias possam também estar envolvidas na patogênese da RT1, talvez como resposta de homeostase, na tentativa de diminuir a inflamação tecidual.

A reação tipo 2 (RT2) ou eritema nodoso hansênico é caracterizada por reação inflamatória sistêmica, em pacientes LL e BL, muitas vezes precipitada pelo início da poliquimioterapia. A lesão cutânea do eritema nodoso hansênico se caracteriza por denso e profundo infiltrado inflamatório, podendo ocorrer vasculite. O infiltrado é composto principalmente de polimorfonucleares e linfócitos, com predominância de células CD4+. A RT2 tem patogenia complexa e obscura. Embora o dano tecidual e em nervos periféricos possa estar associado à deposição de imunocomplexos e hiperatividade Th2, existe também aumento transitório da resposta de imunidade celular contra o *M. leprae*.

A maior expressão de citocinas Th2, tais como IL-4, IL-5 e IL-10, entre outras, aumenta a produção de anticorpos contra o bacilo em pacientes BL e LL, com carga antigênica elevada, levando à formação de imunocomplexos, ativação de complemento, atração de granulócitos e inflamação, com lesão tecidual. Também tem sido aventada a possível produção de autoanticorpos contra antígenos cutâneos e neurais. No entanto, a presença de imunocomplexos nas lesões de eritema nodoso hansênico necessita de maior comprovação.

Durante a fase aguda do eritema nodoso hansênico, os pacientes desenvolvem aumento local progressivo de RNAm para IL-6, IL-8 e IL-10, enquanto a expressão de RNAm para IL-4 e IL-5 se mantém persistente. Os níveis de TNF-α e IL-1α se encontram elevados no soro e lesões desses pacientes. Além disso, a infiltração maciça de neutrófilos nas lesões agudas de eritema nodoso hansênico contribui para a produção elevada de TNF-α e IL-8, ampliando o processo inflamatório tecidual. A participação do TNF-α na RT2 tem sido documentada de várias maneiras: a melhora clínica dos pacientes, após uso de talidomida ou pentoxifilina, drogas que inibem a produção dessa citocina; ocorre de modo paralelo, a involução das manifestações clínicas e a diminuição dos níveis séricos e do RNAm tecidual para TNF-α. Assim como se observa na RT1, o TNF-α também participa do dano em nervos periféricos de pacientes com eritema nodoso hansênico.

Embora na reação tipo 2 haja intensa produção de citocinas Th2, tem se documentado também maior produção de

IL-12 (citocina que amplifica a via Th1) e IFN-γ *in situ,* e no sangue periférico. O IFN-γ pode aumentar a produção de TNF-α e assim contribuir para alimentar o circuito inflamatório. Finalmente, o envolvimento da via Th17 na RT2 tem sido aventado pela documentação da diminuição na expressão de componentes inflamatórios desta via, em lesões de eritema nodoso hansênico, após uso de talidomida.

A exemplo da RT1, a busca por marcadores séricos com aplicabilidade clínica na RT2 demonstrou que IL-6, IL-7 e PDGF-BB estão elevados no soro de pacientes com RT2, abrindo a possibilidade de uso prático para detecção pré-clínica dessa reação ou auxiliando no controle da resposta terapêutica.

Ainda há muito a elucidar com relação aos mecanismos imunológicos envolvidos na patogênese das reações hansênicas. A melhor compreensão da complexa rede de interação imunológica e inflamatória que ocasiona a RT1 e RT2 é essencial para esclarecer as etapas e agentes mais importantes e, assim, identificar os principais alvos de intervenção terapêutica no futuro.

CLASSIFICAÇÃO E MANIFESTAÇÕES CLÍNICAS

Para fins de diagnóstico, a Organização Mundial de Saúde[1] adota a seguinte definição de caso de hanseníase:

> "Toda pessoa que apresenta uma ou mais das características abaixo mencionadas e que necessite de tratamento poliquimioterápico:
>
> - Lesão ou lesões hipopigmentadas ou eritematosas, com alteração evidente da sensibilidade.
> - Acometimento de nervos periféricos, bem evidente, com aumento de volume e/ou espessamento, com alteração da sensibilidade na área correspondente.
> - Esfregaço cutâneo positivo para BAAR."

A hanseníase possui largo espectro de apresentações clínicas, cujo diagnóstico baseia-se principalmente na presença de lesões de pele, perda de sensibilidade e espessamento neural. As variadas formas clínicas de apresentação são determinadas por diferentes níveis de resposta imune celular ao *M. leprae*. Classicamente, a hanseníase apresenta dois polos: tuberculoide e lepromatoso ou virchowiano. Essas formas polares tendem a ser imunologicamente estáveis. Entre essas duas formas polares, existe um grupo de pacientes, imunologicamente instáveis, denominados *borderline*. Esse grupo *borderline*, ainda hoje, é denominado, erroneamente, como "dimorfos", ou seja, doentes que têm as duas formas polares – tuberculoide e virchowiano. Na realidade, o termo *borderline* refere-se a grupos de doentes que não se enquadram nas formas polares e que podem, ao longo do tempo, caminhar para uma ou outra destas. Em português, a melhor designação para esses pacientes seria **interpolar**.

A classificação de Ridley e Jopling é a mais aceita em todo o mundo. De acordo com essa classificação, durante a sua evolução, os enfermos apresentam quadros clínicos, baciloscópicos, histopatológicos e imunológicos variáveis. São mantidas as formas polares, tuberculoide (T) e virchowiano

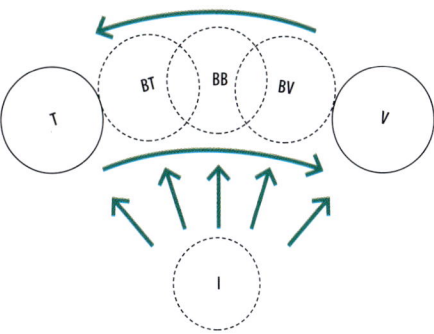

FIGURA 39.1 – Classificação de Ridley e Jopling da hanseníase.

(V). Entre esses polos temos pacientes mais próximos da forma T – denominados *borderline* tuberculoide (BT); doentes que se situam no meio do espectro – *borderline-borderline* (BB); e pacientes próximos do polo virchowiano – *borderline* virchowiano (BV) **(FIGURA 39.1)**.

A escola latino-americana de hansenologia admite que todas as formas clínicas de hanseníase iniciam-se com manchas hipocrômicas ou manifestações neurais, mal definidas – são denominados **indeterminados (I)**. Para a escola inglesa, os indeterminados não são relevantes para a classificação.

Existem casos de hanseníase sem manifestações cutâneas, que se apresentam apenas com acometimento de nervos periféricos e sintomas nas áreas correspondentes – são conhecidos como **formas neurais** de hanseníase.

Para simplificar e operacionalizar o tratamento na rede de atenção primária à saúde, a OMS recomenda classificar os pacientes, em dois grupos: **paucibacilares (PB)** e **multibacilares (MB)**. São **PB** todos os pacientes que apresentarem até cinco lesões de pele e **MB** todos com mais de cinco lesões de pele.

FORMAS CLÍNICAS

HANSENÍASE INDETERMINADA

Na maioria dos pacientes, as lesões iniciais de hanseníase são caracterizadas por manchas hipocrômicas **(FIGURA 39.2)**. A boa iluminação é essencial para o exame adequado do paciente. Característica importante dessa apresentação é a alteração da sensibilidade térmica na área, quando avaliada pelo teste do tubo de ensaio com água quente ou fria. As sensibilidades dolorosa e tátil estão normais. O número de lesões depende da imunidade celular, geneticamente determinada, específica para *M. leprae*. Quanto maior a resistência ao *M. leprae,* menor será o número de manchas e/ou nervos envolvidos.

Um excelente método diagnóstico nessa forma clínica é a prova da histamina. A aplicação de uma gota de solução milesimal de histamina na pele normal, seguida de escarificação com agulha estéril, provoca o surgimento, em segundos ou minutos, da tríplice reação de Lewis **(FIGURA 39.3)**. Na pele comprometida pela hanseníase, não ocorrerá a fase secundária, que depende da integridade dos filetes nervosos.

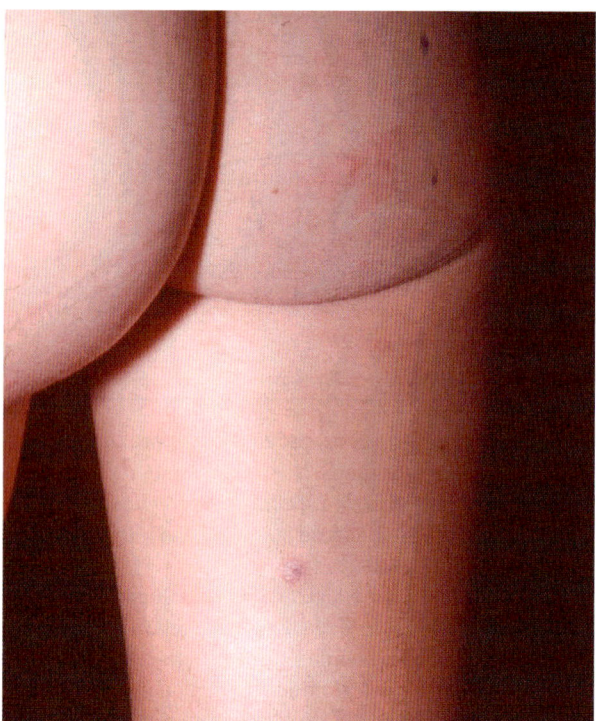

FIGURA 39.2 – Hanseníase inderterminada. Mancha hipocromica com bordas imprecisas.

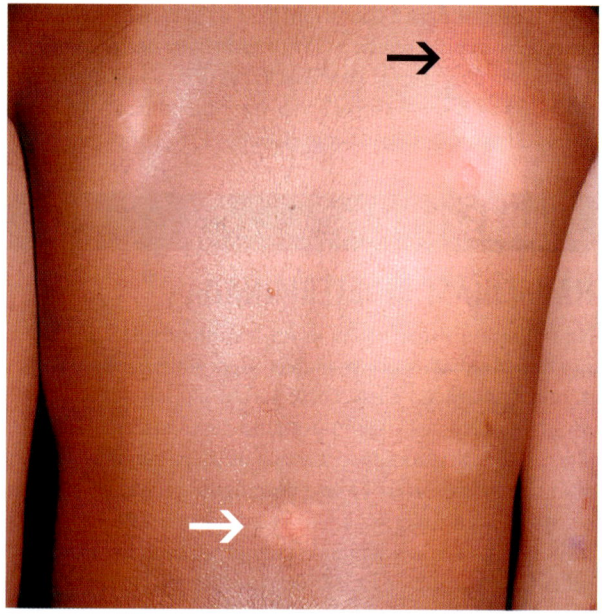

FIGURA 39.3 – Hanseníase indeterminada. Prova da histamina incompleta, no centro da macha hipocromica localizada na região lombar (**seta branca**). Prova da histamina completa, na pele normal – região escapular (**seta preta**).

A queda de pelos no interior da mancha e a alteração franca da sensibilidade dolorosa ou tátil indica transformação para hanseníase tuberculoide **(FIGURA 39.4)**.

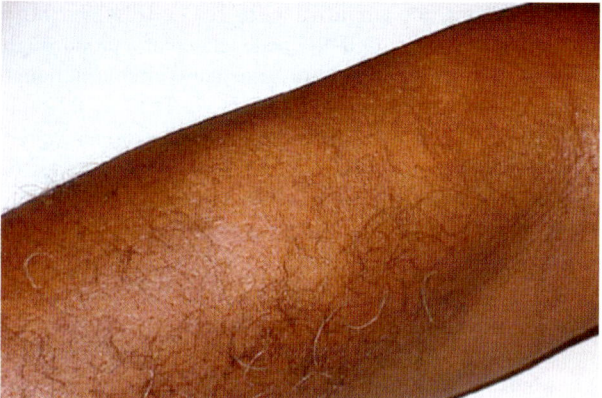

FIGURA 39.4 – Hanseníase indeterminada, evoluindo para hanseníase tuberculoide. A presença de queda de pelos indica agressão importante do folículo piloso. Quase sempre, a sensibilidade dolorosa está alterada.

A principal indicação do teste da histamina é o diagnóstico diferencial da forma indeterminada com outras doenças que se manifestam com manchas hipocrômicas (eczemátide, hipocromia residual e outras); é útil também na impossibilidade do teste de sensibilidade (crianças, simuladores).

Sem tratamento, os casos com pequeno número de lesões evoluem para hanseníase tuberculoide, hanseníase *borderline* tuberculoide ou cura espontânea. Os doentes com numerosas ou incontáveis lesões evoluem para as formas *borderline* ou virchowiana.

O diagnóstico da hanseníase indeterminada pode ser difícil, dependendo, particularmente, da experiência do profissional de saúde, condições emocionais do paciente ao responder aos testes de sensibilidade, disponibilidade de laboratório (baciloscopia, histopatologia). Na realidade, é pequeno o número de hanseníase indeterminada corretamente diagnosticados.

Em geral, a baciloscopia é negativa na hanseníase indeterminada; se positiva indica evolução para formas multibacilares. Na histopatologia, observa-se infiltrado inflamatório pouco específico, constituído por linfócitos e, às vezes, histiócitos, em torno de vasos superficiais e profundos, podendo acometer os anexos cutâneos, em especial os filetes neurais e a musculatura piloeretora, com raros bacilos. Grande número de bacilos indica evolução para MB. A presença das características histológicas descritas anteriormente, mesmo sem bacilos, possibilita a emissão de laudo de compatibilidade, que deve ser correlacionado clinicamente **(FIGURA 39.5)**.

Fazem parte do diagnóstico diferencial da hanseníase indeterminada: pitiríase versicolor, eczemátide, micose fungoide, dermatite seborreica, hipocromia macular progressiva, nevo hipocromico, vitiligo e outras enfermidades que se apresentem com hipocromia.

HANSENÍASE TUBERCULOIDE

Em geral, na hanseníase tuberculoide observa-se poucas lesões; são pequenas, com aspecto em placa e bordas bem de-

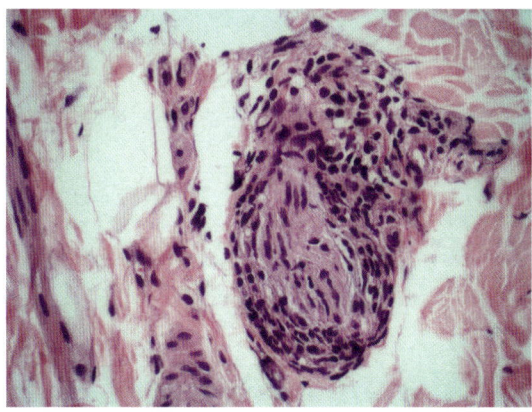

FIGURA 39.5 – Hanseníase indeterminada. Infiltrado linfo-histiocitário inespecífico ao redor de filete neural.

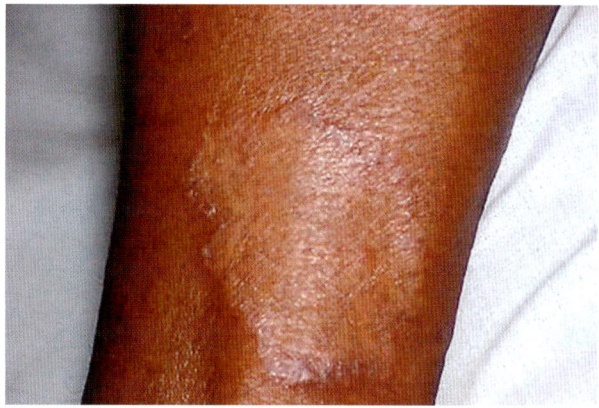

FIGURA 39.7 – Hanseníase tuberculoide. Placa eritêmato-hipocromica com micropapulas nas bordas.

finidas em relação à pele normal. Na fase inicial da evolução de hanseníase indeterminada para hanseníase tuberculoide pode-se observar lesões papulosas sobre as máculas hipocrômicas. Pode haver aumento do tamanho das lesões e regressão central, com cicatrização. Na pele branca, há eritema e hipocromia; na escura, pode ser hipocrômica ou cor de cobre **(FIGURAS 39.6 E 39.7)**.

Alguns casos de hanseníase tuberculoide podem apresentar somente lesão macular, com graus variáveis de atrofia. Como ocorre na maioria dos casos de hanseníase tuberculoide, verifica-se alteração da sensibilidade térmica, dolorosa e tátil. Existem doentes de hanseníase tuberculoide com áreas bem definidas que apresentam alteração completa da sensibilidade, sem lesões cutâneas ou acometimento de troncos nervosos periféricos.

Um tipo particular de hanseníase tuberculoide é observado em crianças, a **hanseníase tuberculoide da infância**, também conhecida como **nodular infantil**. Clinicamente, pode haver lesão nodular ou pequenas placas. É comum a cura espontânea dessa forma de hanseníase tuberculoide **(FIGURA 39.8)**.

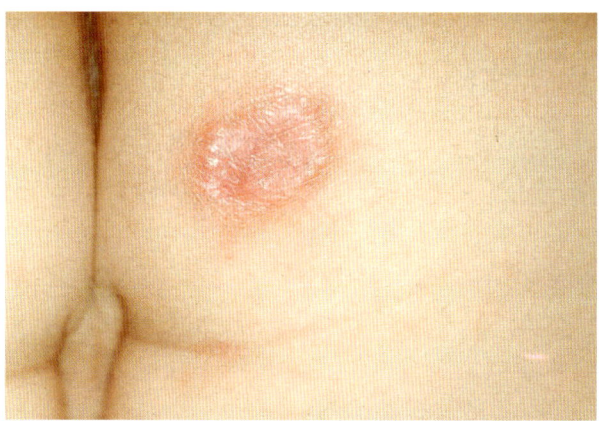

FIGURA 39.8 – Hanseníase tuberculoide. Variedade tuberculoide infantil.

É importante lembrar que nos casos hanseníase tuberculoide, localizados na face, mesmo em lesões com longa evolução, a sensibilidade pode estar normal – a rica inervação sensorial compensa as alterações que ocorrem nas terminações neurais da lesão. A sudorese pode estar diminuída ou ausente na hanseníase tuberculoide; é frequente a queda de pelos nos casos com longa evolução.

Em todas as formas clínicas de hanseníase, exceto na hanseníase indeterminada, existe a possibilidade de espessamento dos nervos periféricos, tais como: ulnar, mediano, radial, fibular (ciático poplíteo externo) e tibial posterior. A neurite pode ser a primeira manifestação da doença **(FIGURA 39.9)**.

A baciloscopia da hanseníase tuberculoide é negativa. Na histopatologia, evidencia-se a presença de granulomas, localizados em torno de vasos, anexos cutâneos e filetes nervosos, constituídos de células epitelioides bem diferenciadas, células gigantes tipo Langhans e linfócitos, esses dispostos em nítida orla ao redor dos granulomas, e representam o grau máximo de resposta imunológica aos bacilos **(FIGURAS 39.10 E 39.11)**. Os granulomas, quando superficiais, entram em contato íntimo com a epiderme **(FIGURA 39.12)**. A pesquisa de bacilos é quase sempre negativa. A distribuição do infiltrado nos anexos

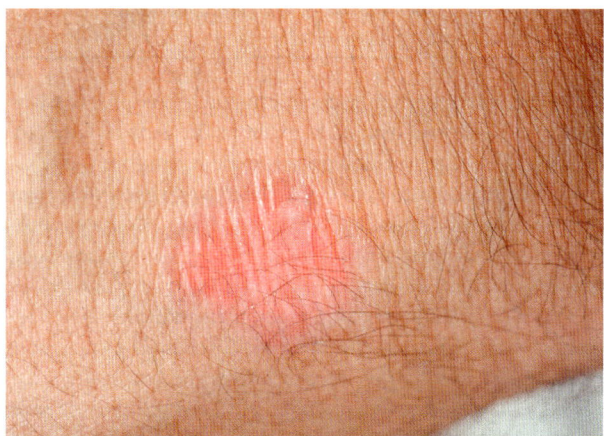

FIGURA 39.6 – Hanseníase tuberculoide. Alteração bem nítida da sensibilidade dolorosa e tatil.

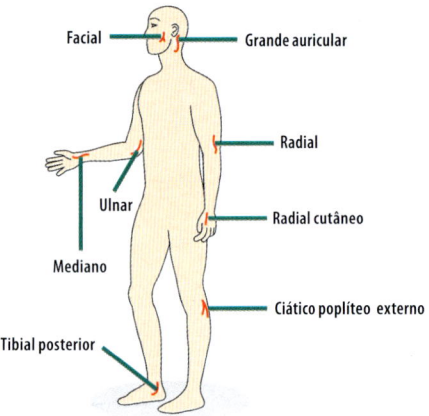

FIGURA 39.9 – Identificação anatômica de nervos periféricos.

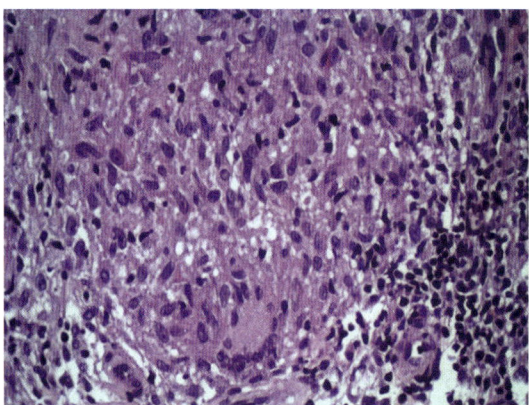

FIGURA 39.11 – Hanseníase tuberculoide. Granuloma epitelioide não caseoso com célula gigante do tipo Langhans e coroa linfoplasmocelular ao redor do granuloma. HE 400×.

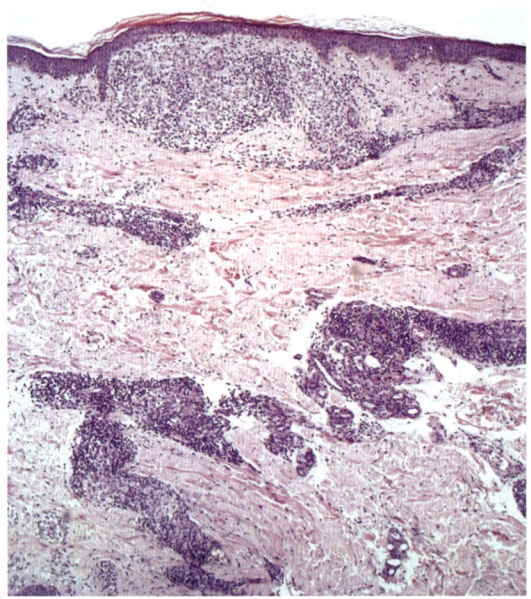

FIGURA 39.10 – Hanseníase tuberculoide. Granulomas alongados (em charuto) na derme reticular. HE 50×.

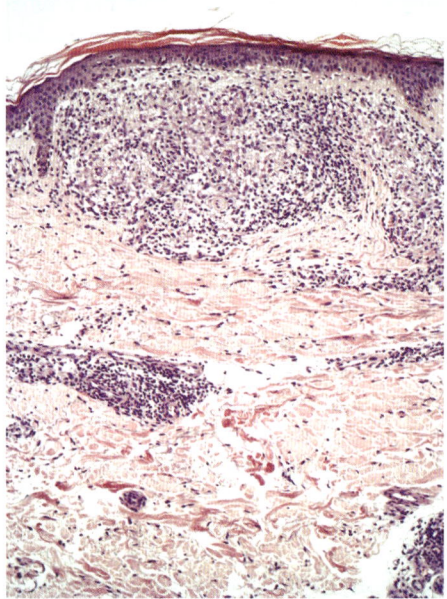

FIGURA 39.12 – Hanseníase tuberculoide. Granuloma epitelioide não caseoso alcança a camada basal da epiderme. HE 100×.

cutâneos e nos filetes nervosos possibilitam o diagnóstico de compatibilidade com hanseníase; o diagnóstico final deve ser correlacionado com o quadro clínico.

No diagnóstico diferencial estão incluídos a dermatofitose, granuloma anular, granuloma facial, sífilis secundária, sarcoidose, lúpus eritematoso crônico, psoríase, esclerodermia em placa, dermatite seborreica, pitiríase rósea de Gilbert, tuberculose cutânea e outras enfermidades que se manifestem clinicamente com placas.

HANSENÍASE VIRCHOWIANA

Os pacientes de hanseníase virchowiana são anérgicos, não desenvolvem imunidade celular para o *M. leprae*. É comum surgir a partir da forma indeterminada, nos pacientes que apresentam grande número de lesões, simetricamente distribuídas, que adquirem aspecto eritematoso e, progressivamente, infiltram-se, ocupando extensas áreas do tegumento. A hanseníase virchowiana pode, também, surgir a partir da evolução de pacientes com hanseníase *borderline-borderline* e hanseníase *borderline* virchowiana. Alguns pacientes apresentam-se com quadros típicos de hanseníase virchowiana, sem histórico ou evidencia clínica de lesões hipocrômicas prévias. Sem tratamento, áreas aparentemente normais do tegumento também se infiltram e toda (ou quase) a superfície cutânea é envolvida por intensa infiltração; em muitos casos pode haver desaparecimento dos sulcos normais da pele **(FIGURAS 39.13 A 39.15)**. Nas áreas infiltradas, verifica-se a queda progressiva dos pelos. A queda dos pelos, inicialmente da parte externa das sobrancelhas, ocasiona o aspecto clínico sugestivo de hanseníase virchowiana, denominado **madarose** (FIGURA 39.16). Os cílios também caem nos casos de hanseníase virchowiana com muita infiltração.

A infiltração progressiva e intensa da face produz o aspecto clínico clássico da hanseníase virchowiana, denominado **fácies leonina** (FIGURA 39.17). Infiltração das mãos e pés são comuns nos casos mais avançados. Ictiose adquirida é frequente nos membros inferiores. Lentamente, as áreas infiltradas são recobertas por lesões papulosas e nodulares, isoladas ou confluentes, aumentando de tamanho com o tempo.

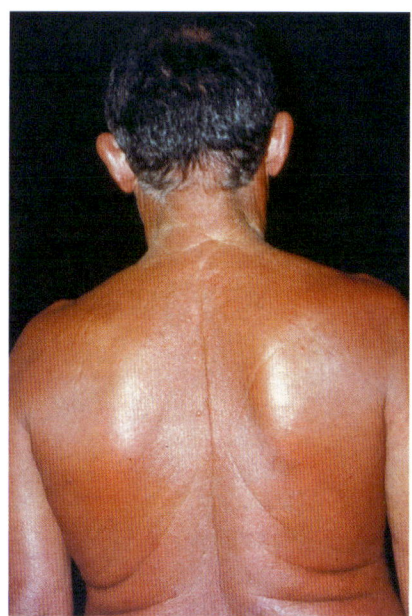

FIGURA 39.15 – Hanseníase virchowiana. Aspecto eritrodérmico.

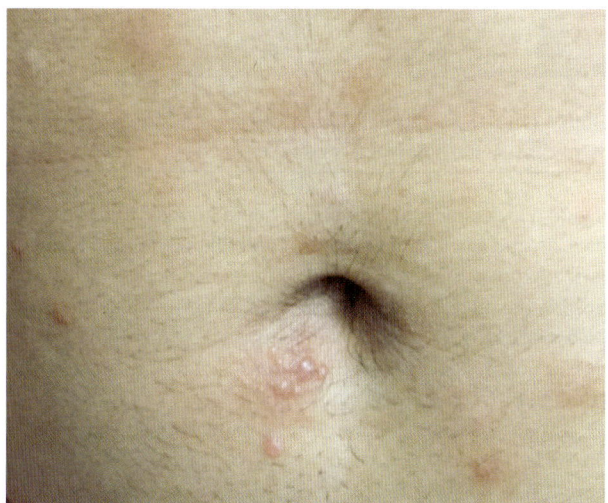

FIGURA 39.13 – Hanseníase virchowiana. Areas infiltradas, disseminadas e hansenomas na área periumbilical.

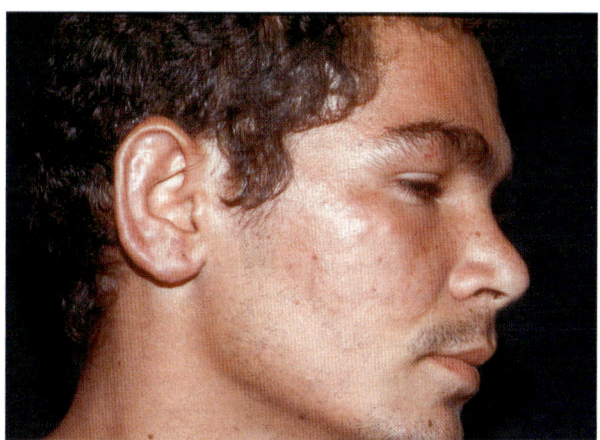

FIGURA 39.16 – Hanseníase virchowiana. Infiltração nas orelhas e na face. Madarose inicial.

Áreas mais quentes do corpo, tais como as axilas, virilhas, períneo e couro cabeludo, em geral, são poupadas ou pouco envolvidas.

Com a progressão da doença, os troncos nervosos periféricos também podem infiltrar-se e aumentar de volume. A consequência será a diminuição da sensibilidade nas mãos, pés e outras áreas comprometidas. Dependendo do grau de comprometimento neural, podem surgir incapacidades. Na hanseníase virchowiana, o infiltrado celular dos nervos não é tão agressivo quanto o que se observa nos casos de hanseníase *borderline*; portanto, as deformidades ocorrem com menor intensidade e depois de muito tempo de evolução, sem tratamento.

Existe um grupo de pacientes VV caracterizados por lesões nodulares, com as bordas bem definidas e superfície

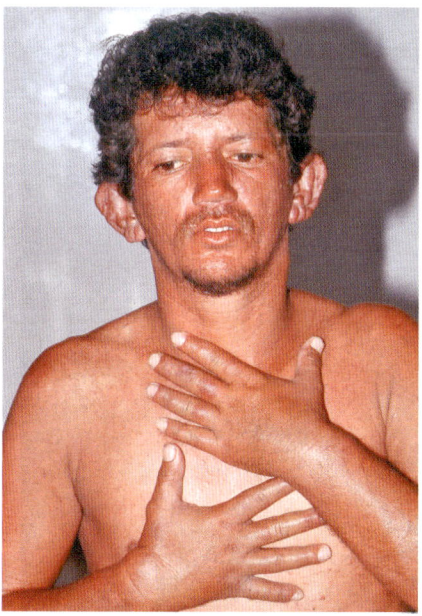

FIGURA 39.14 – Hanseníase virchowiana. Infiltração difusa dos pavilhões auriculares, face, mãos e em praticamente todo o tegumento.

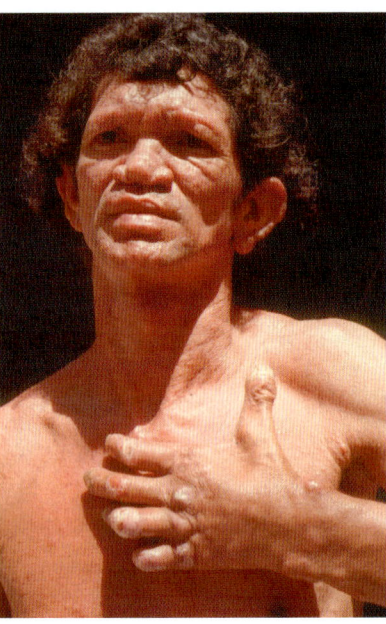

FIGURA 39.17 – Hanseníase virchowiana. Infiltração da face, madarose e deformidade nas mãos.

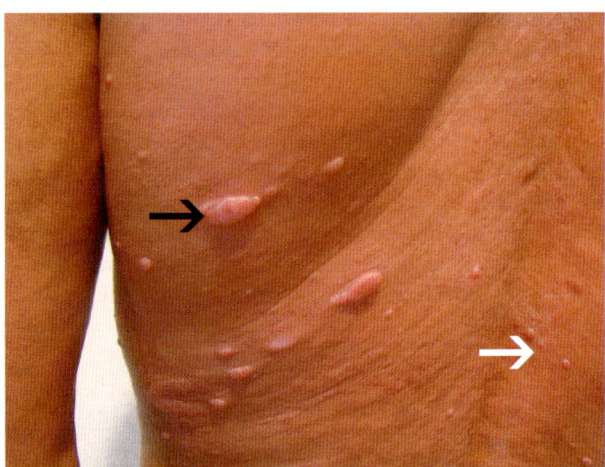

FIGURA 39.18 – Hanseníase virchowiana. Lesões do tipo histoide (**seta preta**), hansenomas clássicos (**seta branca**) e infiltração.

lisa, brilhante. Esses casos são denominados **hanseníase histoide de Wade** (FIGURA 39.18). Essa variedade clínica tem sido frequentemente encontrada em doentes com resistência medicamentosa, particularmente à dapsona. A designação histoide é consequente ao aspecto histopatológico das lesões, que lembram o dermatofibroma.

Outro subgrupo da hanseníase virchowiana é a **hanseníase de Lúcio-Latapi-Alvarado.** Caracteriza-se por infiltração difusa, com aspecto brilhante de todo o tegumento cutâneo, dando o aspecto conhecido como "lepra bonita". Tem-se a impressão que a pele está saudável. O fenômeno de Lúcio, caracterizado por vasculite e necrose é frequente nesses casos; são observadas ulcerações, de tamanhos variáveis, disseminadas (FIGURAS 39.19 E 39.20). Lesões nodulares e placas não são comuns nesses casos. A hanseníase de Lúcio-Latapi é diagnosticada com maior frequência no México.

Em todas as variedades clínicas da hanseníase virchowiana, pode haver acometimento mucoso do trato respiratório superior, ocasionando coriza, exsudato seropurulento e epistaxe. Em casos graves, pode ocorrer envolvimento e destruição óssea da pirâmide nasal, com deformidade permanente do nariz. Os olhos também podem ser acometidos em casos com diagnóstico tardio, ocorrendo anestesia da córnea, uveíte, glaucoma e

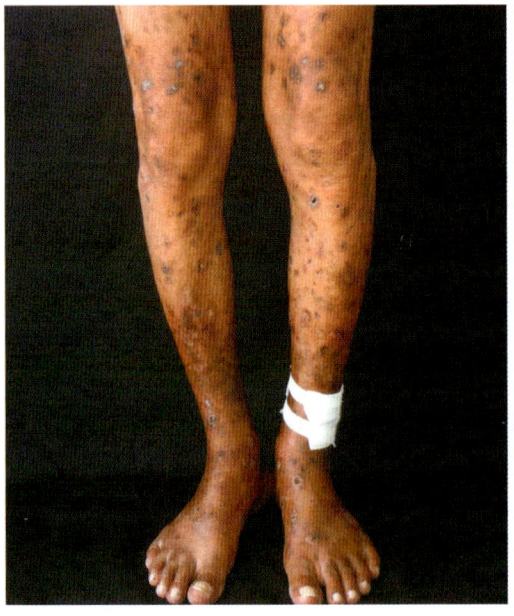
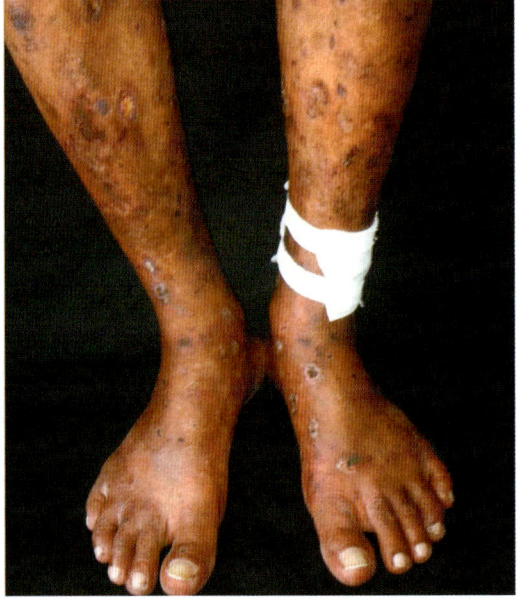

FIGURA 39.19 – Variedade de Lucio-Latapi-Alvarado.

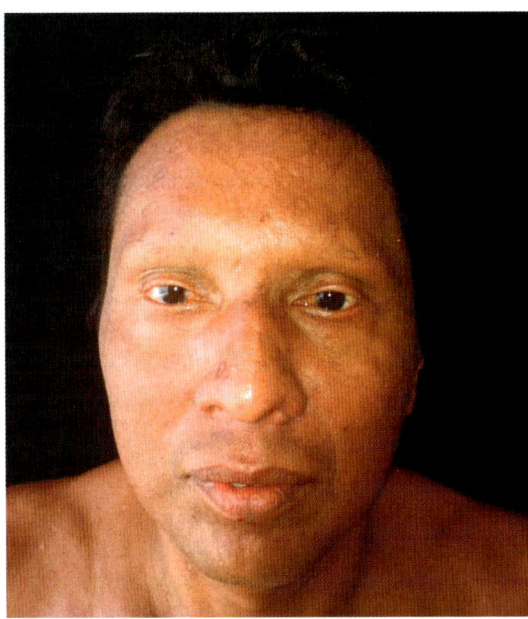

FIGURA 39.20 – Hanseníase virchowiana. Paciente da Figura 39.18 apresentando infiltração difusa da face, madarose e queda dos cílios.

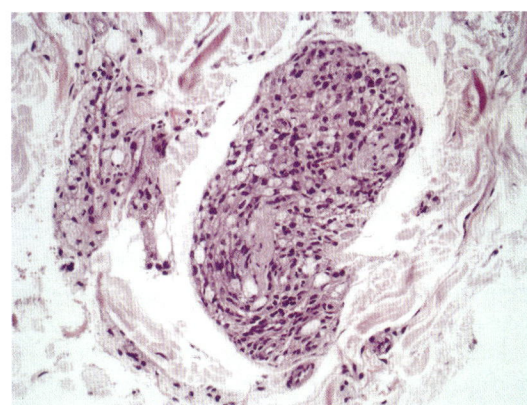

FIGURA 39.22 – Hanseníase virchowiana. Infiltrado inflamatório rico em macrófagos espumosos ao redor de filete nervoso em corte longitudinal. HE 200×.

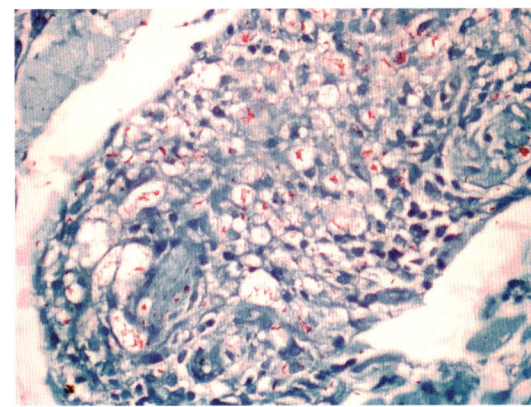

FIGURA 39.23 – Hanseníase virchowiana. Mesmo corte histológico da figura anterior apresentando numerosas globias. Ziehl-Neelsen 400×.

cegueira. Fígado, baço, suprarrenais e medula óssea também podem ser envolvidos na hanseníase virchowiana. Os ossos da face, mãos, pés e outros ossos também podem ser envolvidos, contribuindo para o desenvolvimento de incapacidades.

Nos pacientes VV, a baciloscopia é fortemente positiva. A histopatologia evidencia infiltrado composto de macrófagos vacuolizados, contendo numerosos bacilos – células de Virchow; também são encontradas globias. O processo inflamatório é mais difuso, ocupando toda a extensão da derme e, por vezes, o tecido celular subcutâneo. Os histiócitos apresentam-se multivacuolados, sendo frequente a presença de plasmócitos **(FIGURAS 39.21 A 39.23)**. Nas fases mais avançadas, podem ser observados grandes vacúolos, globias e células gigantes, tipo corpo estranho. Na hanseníase virchowiana, não há infiltrado na zona subepidérmica (zona Grenz) e as bainhas de muitos filetes nervosos adquirem o aspecto denominado "em casca de cebola".

O diagnóstico diferencial se faz com lues secundária, linfomas/leucemias cutâneas, xantoma eruptivo, farmacodermia, eritema nodoso, leishmaniose anérgica, doença de Jorge Lobo, lúpus eritematoso sistêmico, neurofibromatose e outros quadros dermatológicos.

HANSENÍASE *BORDERLINE*

De acordo com a classificação de Ridley e Jopling, a maioria dos casos de hanseníase pertence ao grupo *borderline*. Nessas formas, o acometimento de troncos nervos periféricos é múltiplo e mais grave. Quanto maior for o número de lesões cutâneas, maior será a chance de os troncos nervosos periféricos serem acometidos e, consequentemente, o desenvolvimento de paralisias e incapacidades.

A instabilidade é característica deste grupo: com tratamento, tendem a evoluir em direção ao polo T; sem tratamento, pioram, progressivamente, em direção a hanseníase virchowiana. Os pacientes de hanseníase *borderline*, com frequência, apresentam quadros reacionais, denominados tipo 1; as lesões rea-

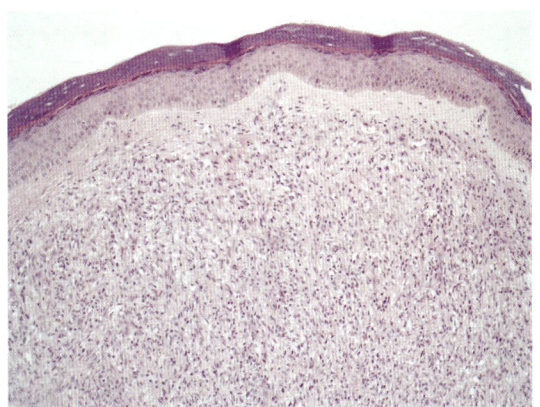

FIGURA 39.21 – Hanseníase virchowiana. Infiltrado inflamatório linfo-histiocitário, com macrófagos espumosos e faixa de Unna ou zona Grenz. HE 200×.

cionais caracterizam-se pelo aumento da infiltração, intensificação do eritema e, dependendo da gravidade, amolecimento e ulceração; é comum o comprometimento neural.

HANSENIASE *BORDERLINE* TUBERCULOIDE

As lesões cutâneas (10-20, ou mais) são caracterizadas por placas, de tamanhos, cores e formas variáveis, muitas vezes similares às observadas na hanseníase tuberculoide (FIGURA 39.24). Também são classificados como hanseníase *borderline* tuberculoide, pacientes com grandes placas e digitações a partir das bordas ou pequenas lesões periféricas; as lesões com longa evolução apresentam cicatriz central e bordas elevadas, bem evidentes (FIGURA 39.25). A coloração é variável – as lesões podem ser hipocrômicas, eritematosas, ou eritêmato-hipocrômicas. Pequenos nervos ou troncos nervosos periféricos podem ser envolvidos, particularmente aqueles que estão nas proximidades das placas. É comum a hanseníase *borderline* tuberculoide apresentar-se com placas eritematosas, amolecidas, com tendência a ulceração. São pacientes com reação tipo 1. A função neural pode ser comprometida rapidamente, ocasionando incapacidades físicas.

Alguns pacientes podem apresentar somente manchas hipocrômicas, as vezes com aspecto atrófico e alteração bem definida da sensibilidade. Esses casos são denominados "*borderline* tuberculoide macular" (FIGURA 39.26).

A baciloscopia é variável: negativa ou positiva, com índice baciloscópico (IB) até 2. No exame histopatológico, evidencia-se infiltrado inflamatório constituído de células epitelioides e linfócitos, similares ao que se encontra na hanseníase tuberculoide, porém os granulomas não tocam a epiderme, existindo faixa de colágeno preservado na derme papilar, separando o infiltrado inflamatório da epiderme, denominada faixa de Unna ou zona Grenz. Há menor quantidade de linfócitos, que se dispõem difusamente no granuloma; também há menor número de células de Langhans. Nesses casos, podem ser encontrados bacilos em pequeno número.

No diagnóstico diferencial da hanseníase *borderline* tuberculoide, entram as doenças relacionadas no diagnóstico diferencial da hanseníase tuberculoide.

HANSENÍASE *BORDERLINE-BORDERLINE*

O aspecto clássico dessa variedade clínica é a presença de placas apresentando centro aparentemente poupado (geralmente hipocrômico) e bordas internas relativamente bem definidas; as bordas externas são mal definidas, difusas, invadindo a pele normal. Esse conjunto de manifestações clínicas é denominado "aspecto em queijo suíço" (FIGURA 39.27). Em geral, a coloração é eritematoferruginosa. Máculas, pápulas e infiltrações também podem estar presentes. A distribuição das lesões, em geral, é simétrica. O acometimento neural é variável nesses doentes. Pode ser grave durante os quadros reacionais tipo 1, comuns nesses enfermos. A hanseníase

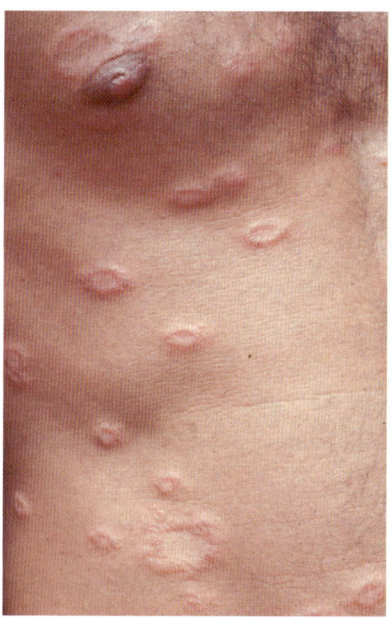

FIGURA 39.24 – Hanseniase *borderline* tuberculoide. Numerosas placas do tipo hanseníase tuberculoide.

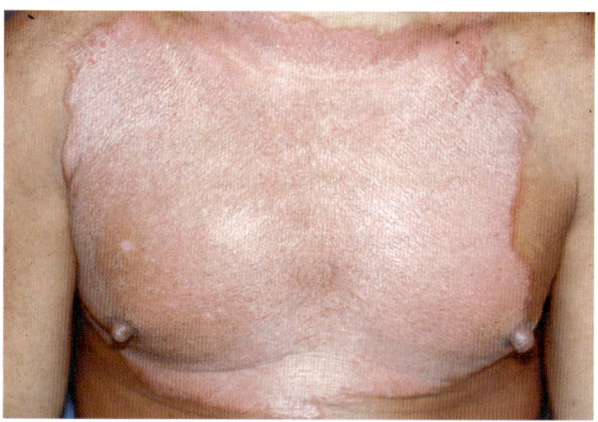

FIGURA 39.25 – Hanseniase *borderline* tuberculoide. Baciloscopia negativa; presença de granuloma tuberuloide e raros bacilos.

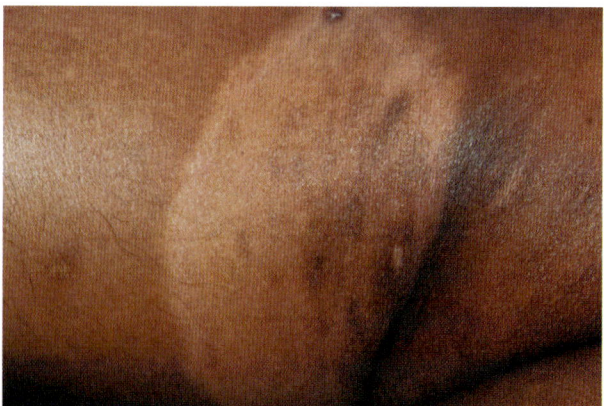

FIGURA 39.26 – Hanseníase indeterminada evoluindo para hanseníase *borderline* tuberculoide. Alteração da sensibilidade térmica e dolorosa. Baciloscopia negativa.

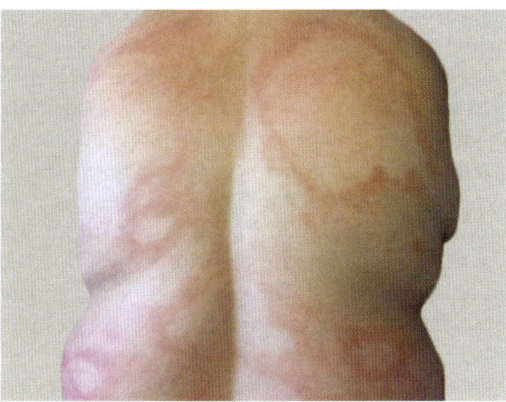

FIGURA 39.27 – Hanseníase *borderline-borderline*. Centro hipocromico e bordas infiltradas, difusas.

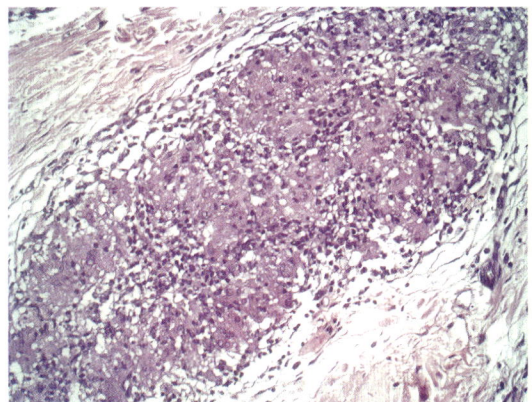

FIGURA 39.29 – Hanseníase *borderline-borderline*. Imagem histológica.

borderline-borderline típica é pouco frequente, sendo considerada a mais instável dentro do espectro. Em pouco tempo, dependendo de o doente estar sendo tratado ou não, evolui em direção aos polos T ou V.

A baciloscopia, quase sempre, é fortemente positiva com o IB variando de 2 a 4. A histopatologia consiste em infiltrado inflamatório linfo-histiocitário, com bacilos facilmente detectados, visíveis no interior de histiócitos vacuolizados; não há globias. Embora possam ser encontradas células epitelioides, granulomas bem formados são raros e apresentam pouca coroa linfocitária ao seu redor **(FIGURAS 39.28 E 39.29)**.

HANSENIASE *BORDERLINE* VIRCHOWIANA

Idêntico ao que se observa nas outras formas clínicas, a hanseníase *borderline* virchowiana inicia-se com múltiplas manchas hipocrômicas, apresentando distribuição simétrica. Com o tempo, as máculas aumentam de tamanho, tornam-se eritematosas e infiltram-se. As margens dessas lesões são irregulares e invadem a pele normal. Progressivamente, extensas áreas tornam-se eritematosas e infiltradas. Placas, pápulas e nódulos são frequentes nos casos com longa evolução, simulando a hanseníase virchowiana **(FIGURA 39.30)**. Nervos periféri-

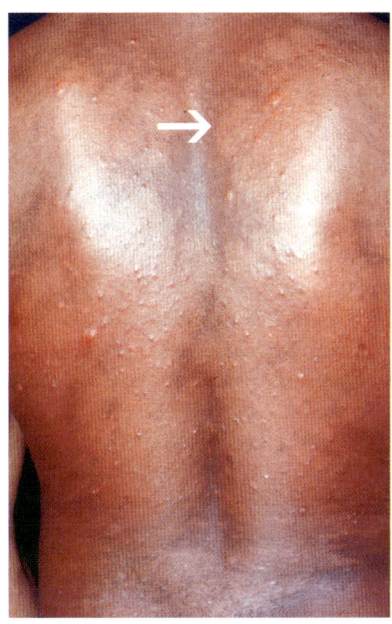

FIGURA 39.30 – Hanseníase *borderline* virchowiana. Infiltração difusa, com áreas definidas em relação à pele normal (**seta branca**).

cos aumentados são encontrados na maioria dos hanseníase *borderline* virchowiana. Reações do tipo 1 e 2 são frequentes nessa forma clínica. Sem tratamento, os casos de hanseníase *borderline* virchowiana podem tornar-se indistinguíveis dos HVV. Com o tratamento, podem melhorar a imunidade para o *M. leprae* e apresentarem lesões reacionais similares aos BT.

A baciloscopia é fortemente positiva e na histopatologia são observados histiócitos vacuolizados contendo grande número de bacilos. As globias não são frequentes; quando encontradas, são pequenas e em número reduzido. O infiltrado tende a ser mais nodular e se observam pequenos grupos de células de aparência epitelioide entre os histiócitos espumosos e linfócitos. O infiltrado disseca o filete nervoso em laminas concêntricas, produzindo o aspecto em "casca de cebola".

Para o diagnostico diferencial da hanseníase *borderline-borderline* e hanseníase *borderline* virchowiana, conside-

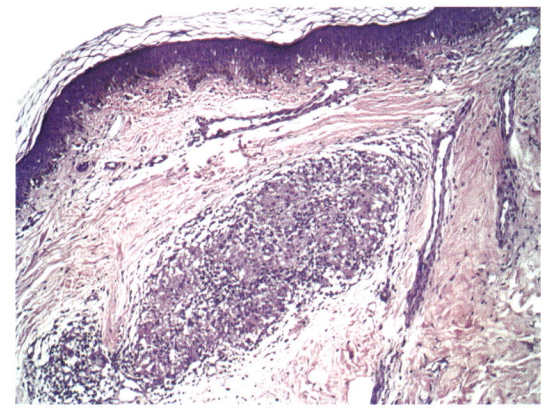

FIGURA 39.28 – Imagem histológica hanseníase *borderline-borderline*.

ram-se as condições do diagnóstico diferencial da hanseníase virchowiana.

MANIFESTAÇÕES NEUROLÓGICAS

A hanseníase é, essencialmente, doença dos nervos periféricos, constituindo a causa mais frequente de neuropatia periférica tratável. O acometimento e eventual destruição dos nervos periféricos, em todas as formas de hanseníase, parecem estar relacionados aos seguintes aspectos:

- Presença do *M. leprae* ou seus antígenos nas partes mais frias do corpo, permitindo a localização e multiplicação bacteriana nos nervos subcutâneos.
- Relação entre trauma e infecção neural dos nervos mais superficiais.
- Pressão intraneural aumentada, por edema e infiltrado inflamatório, ocasionando isquemia e lesão do nervo.
- Alterações vasculares intraneurais, com oclusão da luz dos vasos e isquemia.

Na fase inicial, ocorre a invasão dos nervos dérmicos ou superficiais; a consequência desse processo será a diminuição da sensibilidade térmica, tátil, dolorosa e alterações autonômicas, com perda da sudorese e pelos. A extensão e o grau da perda de sensibilidade e paralisia dependem da forma clínica da doença, quantidade e duração das estruturas envolvidas e episódios reacionais. Nos estádios mais avançados, um ou mais troncos nervosos, com fibras nervosas mistas são infectados e lesionados, podendo haver perda da sensibilidade superficial e profunda, bem como paralisia muscular. A lesão neural pode persistir sem a presença do bacilo; enzimas citotóxicas produzidas pela resposta imunológica são as responsáveis pela manutenção do processo.

Nos diferentes tipos de hanseníase, o comprometimento dos nervos ocorre mais frequentemente em determinados segmentos: nervo ulnar, em sua passagem pela goteira epitrocleana; nervo mediano, antes do túnel do carpo; nervo fibular, na cabeça da fíbula e porção anterior do tornozelo; nervo tibial posterior, na região retromaleolar interna; nervo radial superficial, no punho; nervo sural, na região retromaleolar externa; nervo grande auricular, na margem posterior do musculo esternocleidomastóideo; e nervo facial, em seus ramos supraorbitários e cervical.

Na anamnese, o histórico de dor e/ou parestesias nas áreas correspondentes aos nervos afetados, bem como a sensação de "dormência" em extremidades ou outras áreas específicas da pele são os sintomas preponderantes. No exame neurológico, o espessamento dos troncos neurais é o achado clínico mais comum. Essas hipertrofias são decorrentes da fibrose epi, peri e, principalmente, endoneural; multiplicação dos granulomas endoneurais; processo inflamatório, com a presença de histiócitos (macrófagos), linfócitos, células epitelioides e edema; e necrose caseosa com hialinização do nervo. Além do espessamento, também pode ocorrer diminuição da mobilidade dos nervos afetados.

Nos casos com processo inflamatório intenso, o acometimento das funções motoras e sensitivas pode evoluir rapidamente. Lesões de pele com alterações sensitivas nas proximidades do nervo comprometido podem definir o diagnóstico. Em pacientes tratados previamente, a neuropatia, muitas vezes, evolui sem dor, de forma lenta, com déficit motor, sensitivo, autonômico e trófico. Esse quadro neurológico é denominado **paralisia neural silenciosa**, também denominada **neurite silenciosa**. A perda isolada da função muscular não é relatada na hanseníase. A paralisia dos músculos sempre coexiste com a perda da sensibilidade cutânea.

O diagnóstico da neurite silenciosa é feito por meio da correlação clínica com a estesiometria periódica: são identificadas perdas progressivas das funções sensitivas e motoras. Também são úteis para o diagnóstico a ultrassonografia e a ressonância magnética do tronco neural acometido: observa-se espessamento do nervo. A eletroneuromiografia é outro exame que pode auxiliar no diagnóstico e número de troncos neurais acometidos: encontra-se neuropatia sensitivo-motora.

Na lesão neural sem tratamento e orientação adequada, pode haver destruição parcial do nervo, com dor e/ou dormência e perda da função; nos casos com longa evolução pode ocorrer a destruição total do nervo, com perda funcional grave, sem possibilidade de recuperação. Garras palmares (completas ou incompletas), garras plantares, queda do pé (**"pé caído"**), ulcerações plantares consequentes à anestesia da região plantar (**mal perfurante plantar**), perda óssea, incapacidade para o fechamento adequado das pálpebras (**lagoftalmo**) e cegueira estão entre as principais complicações tardias da hanseníase (FIGURAS 39.31 A 39.34).

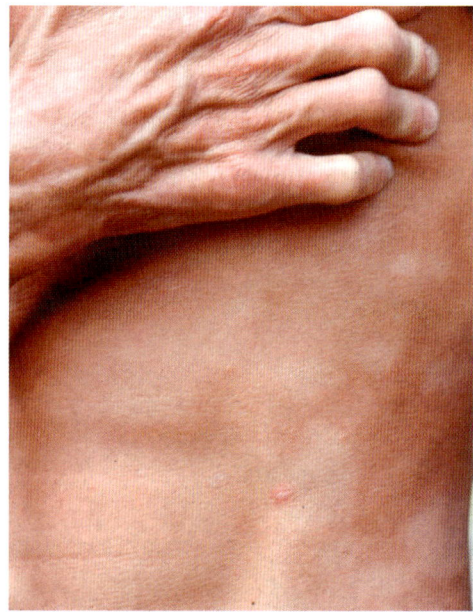

FIGURA 39.31 – Hanseníase *borderline-borderline*. Garra palmar e amiotrofia dos músculos interosseos. Oservar áreas hipocromicas e infiltrações periféricas

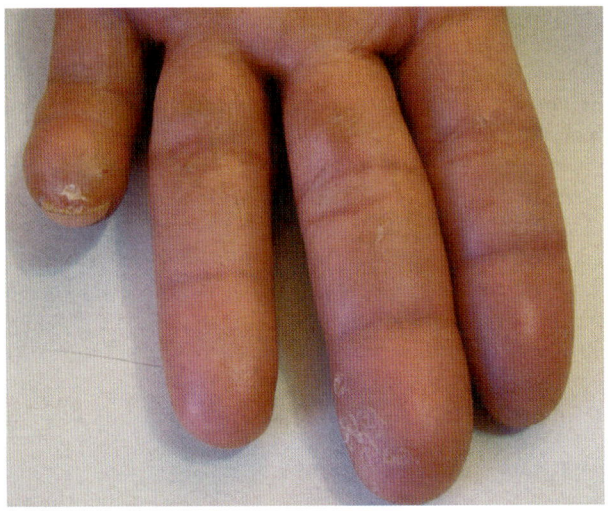

FIGURA 39.32 – Ulceração e perda óssea decorrente de anestesia e queimadura.

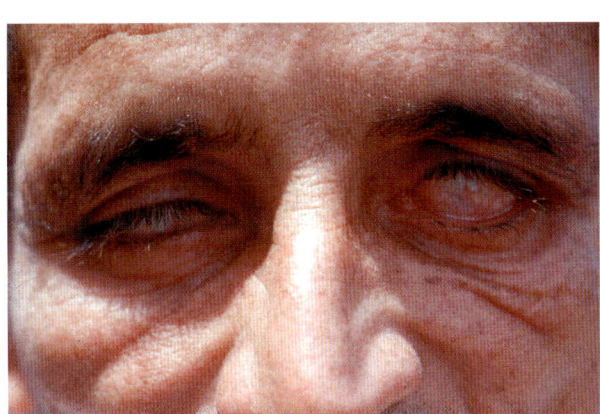

FIGURA 39.34 – Hanseníase *borderline*. Lagoftalmo.

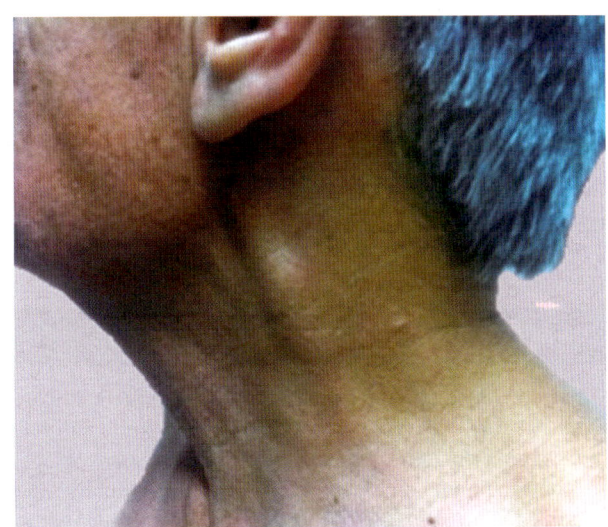

FIGURA 39.35 – Espessamento do auricular.

Nos indivíduos com forma indeterminada, os ramos superficiais dos nervos são comprometidos; porém, os troncos nervosos são poupados (neuropatia superficial).

Na hanseníase tuberculoide, os pacientes são resistentes ao *M. leprae*, restringindo a doença a poucos locais. O comprometimento neural, na maioria dos casos, é isolado (mononeuropatia) **(FIGURA 39.35)**; eventualmente, pode ser múltiplo (mononeuropatia múltipla). A lesão neural é consequente à reação de hipersensibilidade do tipo tardio a antígenos do *M. leprae*, com reação granulomatosa e, em alguns casos, necrose dos nervos superficiais e profundos. Nesses casos, pode haver necrose caseosa e formação de abscesso.

Na hanseníase virchowiana, os pacientes são anérgicos ao *M. leprae*, ocorrendo grande disseminação bacilar, via corrente sanguínea, para todos os tecidos. A lesão do parênquima é mínima nas fases iniciais, embora as células de Schwann contenham grande número de bacilos. O comprometimento neural evolui silenciosa e gradualmente, podendo ocorrer polineuropatia distal e simétrica, na verdade, neuro-

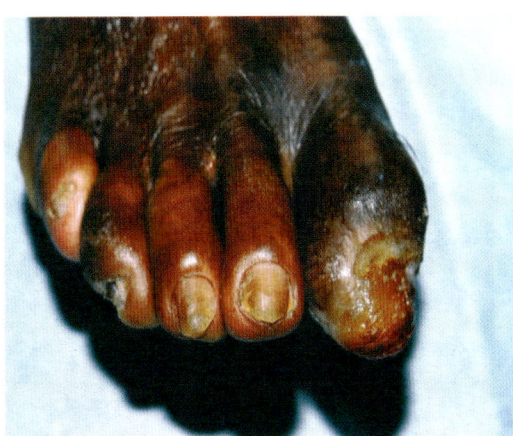
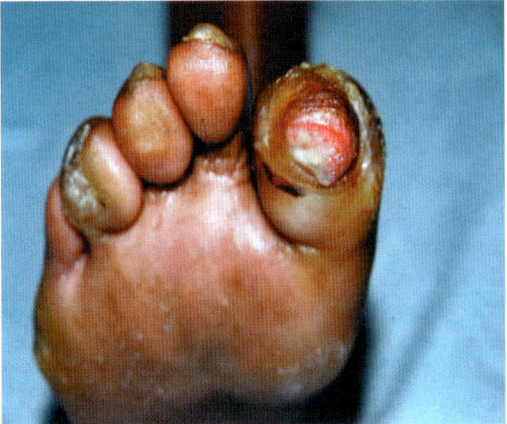

FIGURA 39.33 – Ulcerações plantares decorrentes de anestesia.

patia confluente ou mononeuropatia múltipla, dando a impressão de simetria.

Nas formas *borderline*, vários troncos nervosos podem ser afetados, com possibilidades de deformidades mais graves e maior incidência de mononeuropatias múltiplas.

A hanseníase é doença de evolução silenciosa, na maioria dos pacientes. Porém, pode haver episódios reacionais (tipos 1 e 2) e comprometimento agudo dos nervos periféricos e, consequentemente, incapacidades se o paciente não for adequadamente tratado.

HANSENÍASE NEURAL PURA

Pode ser definida como infecção crônica, ocasionada pelo *M. leprae*, caracterizada pela perda sensitiva em área correspondente ao nervo espessado, com ou sem comprometimento motor. Não há lesão cutânea e a baciloscopia é negativa. A doença pode se apresentar como mononeuropatia, mononeuropatias múltiplas ou polineuropatias.

O diagnóstico da hanseníase neural pura é feito pelo exame dermatoneurológico, juntamente com o teste de Semmes-Weinstein (estesiometria), palpação dos troncos nervosos periféricos, avaliação da força muscular, reflexos cutâneos e testes para verificar a acuidade visual.

Outros exames podem ser úteis no diagnóstico das formas neurais puras: eletroneuromiografia, ultrassonografia de nervos, ressonância magnética dos nervos, biópsia do nervo e PCR.

REAÇÕES HANSÊNICAS

Caracterizam-se por manifestações clínicas, principalmente cutâneas e neurais, decorrentes de alterações inflamatórias agudas, consequentes a mecanismos imunológicos. Ocorrem antes, durante ou após o tratamento da hanseníase. São classificadas em **reação tipo 1**, também denominada reação reversa (RR), e **reação tipo 2**, cuja manifestação clínica mais frequente é o eritema nodoso hansênico.

As reações do tipo 1 ocorrem no âmbito das diferentes formas clínicas dos pacientes *borderline* (hanseníase *borderline* tuberculoide, hanseníase *borderline-borderline* e hanseníase *borderline* virchowiana). Estão relacionadas à hipersensibilidade celular, correspondendo ao tipo IV e III da classificação de Gell e Coombs. As reações do tipo 1 podem resultar em melhora ou piora da hanseníase, ao longo do espectro *borderline*. Nos quadros reacionais, quanto mais próximo do polo tuberculoide, mais graves serão as lesões nervosas. As formas polares, hanseníase tuberculoide e hanseníase virchowiana, são estáveis, mesmo na vigência de reações.

A reação do tipo 2 é considerada uma síndrome de imunocomplexos; ocorre nos multibacilares, principalmente nos casos de hanseníase virchowiana e, com menor frequência, nos casos de hanseníase *borderline* virchowiana.

Aproximadamente 30% dos pacientes desenvolvem reação hansênica durante a evolução da doença. Entre os fatores precipitantes das reações, destacam-se: gravidez, parto, puberdade, quadros febris, viroses, coinfecções (em especial a tuberculose), alcoolismo, parasitoses intestinais, infecções dentárias, vacinas, cirurgias, medicamentos à base de iodeto de potássio e brometos, fármacos utilizados no tratamento multidroga, estresse físico e/ou psicológico.

Alguns autores observaram que pacientes com envolvimento de três ou mais áreas corporais têm 10 vezes mais chances de desenvolver reação tipo 1, quando comparados com pacientes apresentando duas ou menos áreas acometidas. Da mesma forma, aqueles com índice baciloscópico maior ou igual a 2 no momento do diagnóstico têm maior chance de desenvolver episódios reacionais tipos 1 e 2.

REAÇÃO TIPO 1

Manifestações cutâneas

Durante as reações, podem surgir novas lesões; as pré-existentes ficam mais edemaciadas, eritematosas ou vinhosas **(FIGURAS 39.36 E 39.37)**. Se o edema for muito acentuado, poderá haver descamação e/ou ulceração. Nas lesões, a sensibilidade, geralmente, está exacerbada, isto é, os doentes

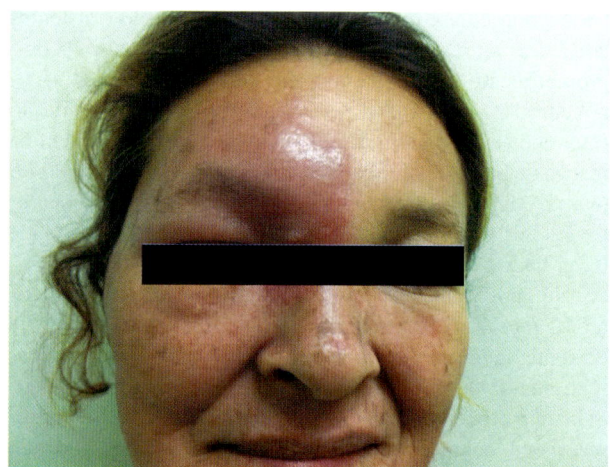

FIGURA 39.36 – Hanseníase *borderline* tuberculoide reacional.

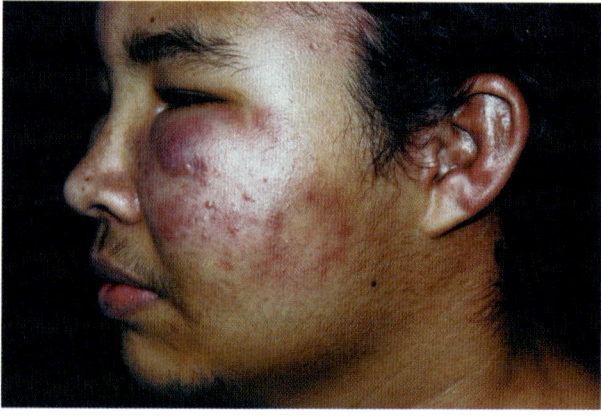

FIGURA 39.37 – Hanseníase *borderline* virchowiana reacional.

queixam-se de dor, às vezes intensa, a pequenos traumatismos. Podem recorrer e durar meses ou anos.

A presença de placas cutâneas em regiões sobrepostas a troncos nervosos ou áreas perioculares indica maior gravidade da reação hansênica, face ao maior risco de comprometimento neural e paralisia **(FIGURA 39.38)**.

Nos pacientes *borderline*, além das alterações cutâneas descritas, pode haver edema das mãos, pés e face; manifestações sistêmicas, tais como febre, mal-estar e anorexia, também podem ser observadas.

Como já foi visto, o comprometimento de troncos nervosos é frequente e pode ter graves consequências.

Manifestações neurais

O comprometimento neural pode ocorrer em todas as formas clínicas. É comum surgirem manifestações agudas e, posteriormente, evolução para neuropatia crônica. As lesões neurais podem ocasionar incapacidades físicas e sequelas irreversíveis. O acometimento neural pode afetar a função sensitiva e/ou sensitivo-motora.

Qualquer nervo cutâneo ou tronco nervoso periférico pode ser envolvido durante os quadros reacionais. Os nervos mais acometidos são o ulnar, mediano, fibular (ciático poplíteo externo), tibial posterior, facial e seus ramos. Na reação tipo 1, as lesões neurais podem ser muito graves e levar ao aparecimento súbito de mão em garra, pé caído, pé em garra, mal perfurante plantar, lagoftalmo e outros agravos. Nesses casos, os pacientes devem receber tratamento emergencial. A perda recente da função neural sensitiva ou sensitivo-motora, dor espontânea ou hipersensibilidade à palpação dos nervos periféricos e/ou aumento de volume do nervo, mesmo sem perda da função, são sugestivos de lesão neural.

REAÇÃO TIPO 2
Manifestações cutâneas

Na reação tipo 2, a manifestação clínica mais comum é o eritema nodoso hansênico. Na pele, aparentemente normal, surgem pápulas, nódulos e placas, dolorosos e tensos ao toque; a coloração dessas lesões é eritematosa ou eritematoviolácea **(FIGURAS 39.39 E 39.40)**. Lesões vesicobolhosas, pustulosas ou ulcerosas também podem ocorrer, caracterizando o quadro denominado eritema nodoso necrosante **(FIGURA 39.41)**. Por vezes, em geral nos membros inferiores surgem áreas endurecidas, formando plastrões.

As lesões hansênicas pré-existente podem permanecer inalteradas. A reação tipo 2 pode evoluir de modo intermitente ou contínuo. Em geral, a distribuição das lesões é simétrica, com localização preferencial na face, tronco e membros, preferencialmente na superfície extensora das extremidades.

Em alguns casos, o aspecto clínico da reação tipo 2 pode ser idêntico ao eritema polimorfo, com placas eritematopur-

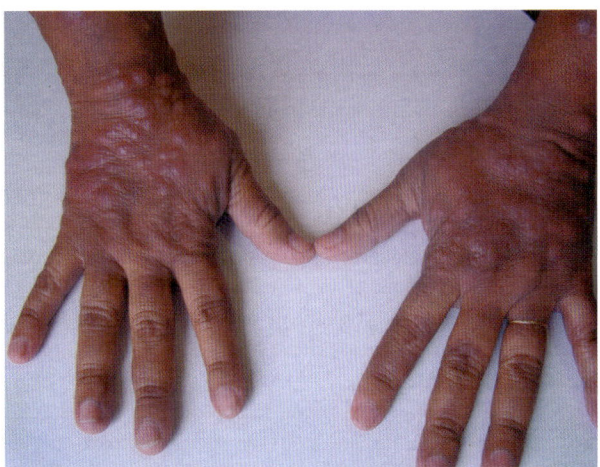

FIGURA 39.39 – Reação do tipo 2. Eritema nodoso hansênico com lesões papulosas e nodulares.

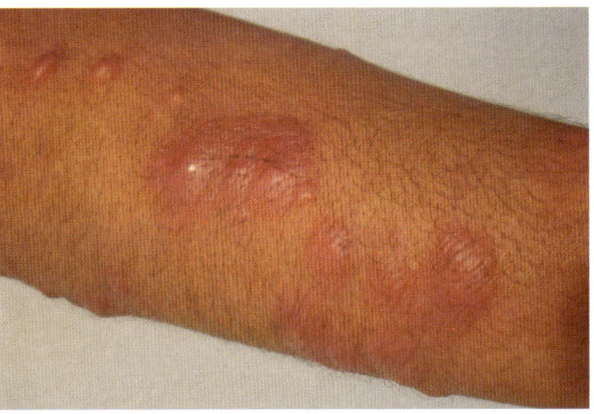

FIGURA 39.40 – Reação do tipo 2. Eritema nodoso hansênico com lesões papulosas, nodulares e placas.

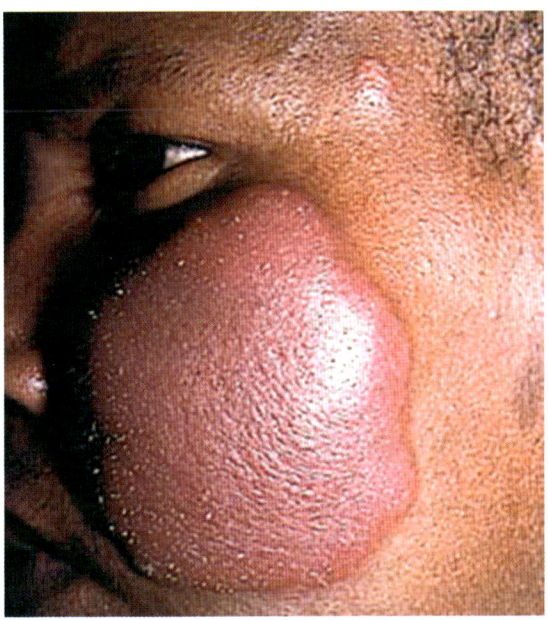

FIGURA 39.38 – Hanseníase *borderline* tuberculoide reacional.

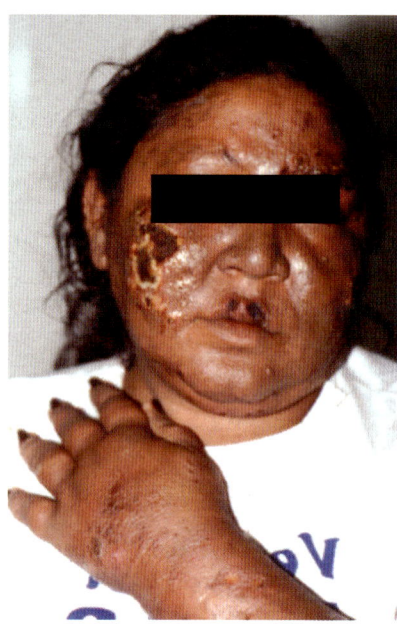

FIGURA 39.41 – Eritema nodoso ulcerado. Observar a acentuada infiltração das mãos e face.

púricas, bolhas e vesículas. Envolvimento extracutâneo também pode ocorrer.

FENÔMENO DE LÚCIO

Apresenta manifestação clínica específica, associada a distúrbios da coagulação, e tem sua imunopatogênese ainda pouco compreendida. O quadro é caracterizado por necrose arteriolar. O endotélio vascular é invadido por grande quantidade de *M. leprae*.

Clinicamente, na fase inicial são observadas lesões cutâneas eritematosas ou cianosadas, às vezes bolhosas, geralmente dolorosas; após alguns dias, necrosam e ulceram. Essas lesões ocorrem por episódios e podem deixar cicatrizes. No fenômeno de Lúcio, há vasculopatia importante, com trombose dos vasos profundos e superficiais, resultando em hemorragia e infarto cutâneo. O fenômeno de Lúcio é característico da variedade clínica de hanseníase virchowiana denominada lepra de Lúcio-Latapi-Alvarado.

ASPECTOS LABORATORIAIS GERAIS

Não existem testes diagnósticos considerados padrão-ouro para hanseníase, devido à história natural da doença, bem como ao padrão espectral observado nas suas formas clínicas. O diagnóstico baseia-se na história epidemiológica, na anamnese, no exame dermatoneurológico, e, sempre que possível, na baciloscopia e/ou histopatologia.

Baciloscopia

Deve ser realizada, sempre que disponível, no momento do diagnóstico, mediante a coleta de material de esfregaço dérmico nos lóbulos auriculares, nos cotovelos e/ou em duas áreas infiltradas, de qualquer parte do corpo. Recomenda-se colher material de, pelo menos, quatro locais. O índice baciloscópico (IB) é calculado pela soma dos índices encontrados em cada local da coleta, dividida pelo número de locais da coleta. O IB dos pacientes tratados diminui lentamente, caindo, em média, uma unidade após um ano e depois, aproximadamente, 0,66 por ano, até chegar a zero. Nos pacientes com baciloscopia positiva no momento do diagnóstico, recomenda-se repeti-la no momento da alta terapêutica.

A baciloscopia negativa não exclui o diagnóstico. Nas formas de hanseníase indeterminada, hanseníase tuberculoide e hanseníase *borderline* tuberculoide, a baciloscopia é, geralmente, negativa. Na hanseníase indeterminada, a baciloscopia positiva indica evolução para formas multibacilares. A pesquisa de bacilos nas formas de hanseníase virchowiana, hanseníase *borderline-borderline* e hanseníase *borderline* virchowiana é sempre positiva. A baciloscopia é importante no diagnóstico diferencial das formas multibacilares com outras doenças e nos casos com suspeita de recidiva.

Histopatologia

O exame histopatológico é importante quando a baciloscopia é negativa ou não está disponível. Quando se usa a classificação de Ridley & Jopling, a correlação clínico-histopatológica é indispensável para a classificação final. A amostra deve sempre incluir o tecido subcutâneo, para análise dos filetes nervosos envolvidos. As colorações de Fite-Faraco, Ziehl-Neelsen e Wade-Klingmueller (ou, simplesmente, Wade) são as mais adequadas para a pesquisa do bacilo de Hansen.

Sorologia

Testes de sorologia, para detecção de anticorpos anti-PGL-I, componente específico da parede celular do *M. leprae*, por técnicas como ensaio imunoenzimático, *dipstick* e teste rápido do tipo fluxo lateral (ML *flow*), refletem a carga bacilar dos pacientes, com os MB apresentando soropositividade de 80 a 90%. Entre os PB, a positividade é de 20 a 40%. Entretanto, aproximadamente, metade dos indivíduos anti-PGL-I positivos não desenvolve a doença, que, por sua vez, pode se manifestar em indivíduos soronegativos. Alguns indivíduos saudáveis de área endêmica também podem ter sorologia anti-PGL-I positiva.

A decodificação completa do genoma do *M. leprae*, no início da década de 2000, demonstrou que o bacilo tem genes únicos, que não são compartilhados com outras micobactérias. A partir dessa descoberta, vários grupos de pesquisa têm investigado o potencial de novos antígenos do *M. leprae* para uso em testes laboratoriais. A sorologia é útil na classificação dos pacientes, no monitoramento da terapia, diagnóstico diferencial entre reação e recidiva e no diagnóstico precoce e seguimento de população de alto risco.

Testes de produção de IFN-γ *in vitro*

Os testes para a detecção de IFN-γ, em culturas de células do sangue periférico estimuladas por proteínas recombinantes ou peptídeos específicos de micobactérias, que têm sido utilizados em tuberculose com vistas à substituição do teste de PPD. São chamados de ensaio de liberação de IFN-γ (IGRA, do inglês *interferon-gamma releasing assay*), que têm como produto comercial o quantiferon. Com a definição de genes e proteínas observadas unicamente em *M. leprae* e, também, com a definição das proteínas imunodominantes de *M. leprae*, uma série de ensaios tem sido realizada para avaliação da resposta imune celular a partir da produção de IFN-γ *in vitro*. Os dados sugerem que há possibilidade de infecção a partir da forte resposta (altos níveis de IFN-γ) em contatos de pacientes paucibacilares, quando confrontados *in vitro* por peptídeos de *M. leprae*.

Reação em cadeia de polimerase no diagnóstico de hanseníase

A alta especificidade e sensibilidade da técnica de reação em cadeia da polimerase (PCR) confere-lhe a possibilidade de utilização em quase todos os tipos de amostras clínicas, sendo a maioria dos estudos realizados a partir de amostras de biópsia de pele. Nesse sentido, a PCR tem sido utilizada como suporte no diagnóstico de hanseníase; sistemas simples e específicos, que amplificam diferentes regiões gênicas do *M. leprae*, têm sido aperfeiçoados.

A automatização dos ensaios de PCR (PCR em tempo real) revolucionou o processo de quantificação de fragmentos de DNA e RNA, tornando possível determinar de forma precisa a carga bacilar. Dessa maneira, tem ajudado a definir a classificação de pacientes (MB *versus* PB). A PCR também contribui para o diagnóstico da forma neural primária, quando a presença de BAAR no exame histopatológico da amostra de nervo colhida por biópsia é negativa. Assim, a detecção de DNA de *M. leprae* por PCR pode ser sugerida como ferramenta confirmatória, quando a etiologia da neuropatia é duvidosa.

Tratamento

O tratamento da hanseníase é ambulatorial, utilizando-se os esquemas terapêuticos padronizados pela OMS, de acordo com a classificação operacional. Três medicamentos são utilizados como 1ª linha no tratamento padrão da hanseníase – rifampicina, dapsona e clofazimina. Nenhum deles deve ser utilizado como monoterapia.

ESQUEMAS TERAPÊUTICOS PARA O TRATAMENTO DA HANSENÍASE

Esquema-padrão (OMS/MS)

Os esquemas atuais, denominados multidrogaterapia (MDT), são altamente eficazes e têm por finalidade, principalmente, tratamento mais rápido, cura e prevenção de resistência medicamentosa.

- **Formas paucibacilares (baciloscopia negativa):** T, I e BT (com até cinco lesões de pele).

Adultos		Crianças	
Dose mensal supervisionada	Dose diária autoadministrada	Dose mensal supervisionada	Dose diária autoadministrada
Rifampicina 600 mg		Rifampicina 450 mg	
Dapsona 100 mg	Dapsona 100 mg	Dapsona 25 a 100 mg	Dapsona 25 a 100 mg

O tratamento estará concluído com seis doses supervisionadas em até nove meses consecutivos. Caso contrário, será necessário reiniciar o tratamento.

- **Formas multibacilares (baciloscopia positiva):** V, BV, BB e BT (com mais de cinco lesões de pele).

Adultos		Crianças	
Dose mensal supervisionada	Dose diária autoadministrada	Dose mensal supervisionada	Dose diária autoadministrada
Rifampicina 600 mg		Rifampicina 450 mg	
Clofazimina 300 mg	Clofazimina 50 mg	Clofazimina 150 mg	Clofazimina 50 mg
Dapsona 100 mg	Dapsona 100 mg	Dapsona 25 a 100 mg	Dapsona 25 a 100 mg

As doses mensais de rifampicina e clofazimina são supervisionadas, ou seja, serão administradas pelo médico, enfermeiro ou auxiliar. Não há necessidade de a rifampicina ser ingerida em jejum, podendo ser tomada em qualquer horário. A gravidez, tratamento para Aids e o aleitamento não contraindicam o tratamento PQT padrão.

Os doentes MB terão alta quando completarem 12 doses do esquema PQT, em até 18 meses. Casos multibacilares que iniciam o tratamento com numerosas lesões e/ou extensas áreas de infiltração cutânea, poderão apresentar regressão mais lenta. Esses doentes continuarão melhorando, após a conclusão do tratamento com 12 doses.

Os pacientes que não completarem o tratamento preconizado (PB – seis doses, em até 9 meses, e MB – 12 doses, em até 18 meses) deverão ser avaliados quanto à necessidade de reinício ou possibilidade de aproveitamento das doses anteriores, visando à finalização do tratamento.

Para o paciente que apresentar coinfecção com tuberculose, a orientação é manter os esquemas terapêuticos apropriados para tuberculose e hanseníase, nas doses e tempo previstos. A rifampicina será administrada diariamente, de acordo com as recomendações para tuberculose.

Os principais efeitos colaterais relacionados com os medicamentos da PQT são os descritos a seguir.

Dapsona: hemólise, meta-hemoglobinemia, manifestações gastrintestinais, complicações neuropsíquicas (cefaleia e fadiga), neuropatias periféricas, complicações cutâneas (fotodermatite, urticária, eritema polimorfo, eritema pigmentar fixo, necrólise epidérmica tóxica e eritrodermia), tonturas e fraqueza muscular, dificuldade respiratória e choque, manifestações hepáticas (sobretudo do tipo colestática ou alterações da função hepática), agranulocitose. Não foram registrados efeitos teratogênicos até o momento. A dapsona pode ser usada na gravidez, mesmo nos primeiros meses.

Síndrome sulfona: quadro raro e caracteriza-se por exantema papuloso ou esfoliativo, acompanhado de febre, linfadenomegalia, alteração do estado geral e, às vezes, outros sintomas, como hepatomegalia, dores abdominais e icterícia; são acompanhados por elevação das transaminases. Esse quadro é atualmente denominado síndrome DRESS (do inglês *drug rush with eosinophilia and systemic symptoms*); a evolução é grave, podendo ser fatal.

Rifampicina: manifestações gastrintestinais, cutâneas e de hipersensibilidade; a hepatotoxicidade caracteriza-se por icterícia, hepatomegalia dolorosa e provas de função hepática alteradas, principalmente transaminases elevadas, configurando, em geral, colestase intra-hepática. A síndrome pseudogripal é verificada com a utilização intermitente da rifampicina, e caracteriza-se por febre, calafrios, cefaleia e osteoalgias. Em geral, o quadro surge uma a duas horas após a administração da rifampicina, entre o 2º e 6º mês de tratamento; eosinofilia, leucopenia, hemólise, anemia e trombocitopenia. É importante ressaltar que a rifampicina pode inibir o efeito dos anticoncepcionais, devendo-se esclarecer as pacientes quanto aos riscos de gravidez.

Clofazimina: pigmentação cutânea, manifestações gastrintestinais, xerodermia, fotossensibilidade, edema dos membros.

OUTROS FÁRMACOS COM AÇÃO SOBRE O *M. LEPRAE*

A atividade bactericida de outros antibióticos contra o *M. leprae* tem sido demonstrada em modelos animais e estudos com pacientes multibacilares. Entre eles, temos ofloxacino, sparfloxacino, claritromicina e minociclina. Esses medicamentos têm sido utilizados em esquemas alternativos, ainda em caráter experimental, nos casos de intolerância grave ou contraindicação a um ou mais fármacos do esquema-padrão PQT/OMS. Para se evitar o problema de resistência medicamentosa, não é recomendada a sua utilização como monoterapia.

- **Ofloxacino e Sparfloxacino:** vem sendo investigada em esquemas alternativos há alguns anos. Há evidências que doses diárias de 400 mg de ofloxacino tornam inviáveis 99,99% dos *M. leprae* após 4 semanas. Esse medicamento não deve será administrado para indivíduos com idade inferior a 5 anos, mulheres grávidas ou que esteja amamentando. Há risco de lesão da cartilagem articular e retardo da ossificação.

  Entre os principais efeitos colaterais do ofloxacino, encontram-se a náusea, fotodermatite, pigmentação cutânea, diarreia e outras manifestações gastrintestinais, alterações do sistema nervoso central, tais como insônia, cefaleia, tontura, nervosismo e alucinações. Efeitos colaterais, às vezes, graves, são raros. O ofloxacino deve ser administrado com cautela para pacientes epilépticos ou com história de convulsão e deficiência de glicose-6-fosfato-desidrogenase.

- **Minociclina:** é a única tetraciclina com ação bactericida sobre o *M. leprae*. A ação bactericida desse medicamento mostrou-se superior à claritromicina, porém significativamente inferior à rifampicina. No tratamento da hanseníase, tem-se empregado a dose padrão de 100 mg/dia. O principal efeito colateral é a descoloração dentária. É contraindicada em crianças e grávidas. Além da pigmentação da pele e mucosas, podem ocorrer sintomas gastrintestinais e do sistema nervoso central, tais como instabilidade e tonturas. São raros os efeitos adversos sérios, como hepatite autoimune e síndrome lúpus-símile.

- **Claritromicina:** faz parte do grupo dos macrolídeos e demonstrou ter ação bactericida sobre o *M. leprae*. Na dose de 500 mg/dia, durante 28 dias, a claritromicina destrói 99% dos bacilos viáveis e 99,9%, quando tomada durante 56 dias. Os efeitos adversos mais frequentes são os distúrbios gastrintestinais – principalmente náusea, vômito e diarreia.

ESQUEMAS ALTERNATIVOS

Todos os esforços devem ser feitos para que o paciente faça o esquema-padrão, pauci ou multibacilar. Os esquemas alternativos devem ser restritos a casos especiais, nas seguintes situações:

- **Intolerância à dapsona (DDS):**

Paucibacilares		Multibacilares	
Dose mensal supervisionada	Dose diária autoadministrada	Dose mensal supervisionada	Dose diária autoadministrada
Rifampicina 600 mg		Rifampicina 450 mg	
Clofazimina 50 mg	Clofazimina 50 mg	Clofazimina 300 mg	Clofazimina 50 mg
		Ofloxacino 400 mg ou Minociclina 100 mg	Ofloxacino 400 mg ou Minociclina 100 mg
Critério de alta: 6 doses em até 9 meses		**Critério de alta: 12 doses em até 18 meses**	

- **Intolerância à rifampicina (RFM):**

Paucibacilares		Multibacilares	
Dose mensal supervisionada	Dose diária autoadministrada	Dose mensal supervisionada	Dose diária autoadministrada
Dapsona 100 mg	Dapsona 100 mg	Dapsona 100 mg	Dapsona 100 mg
Ofloxacino 400 mg ou Minociclina 100 mg	Ofloxacino 400 mg ou Minociclina 100 mg	Ofloxacino 400 mg ou Minociclina 100 mg	Ofloxacino 400 mg ou Minociclina 100 mg
		Clofazimina 300 mg	Clofazimina 50 mg
Critério de alta: 6 doses em até 9 meses		Critério de alta: 24 doses em até 36 meses	

- **Intolerância à rifampicina (RFM) e dapsona (DDS):**

Paucibacilares		Multibacilares	
Dose mensal supervisionada	Dose diária autoadministrada	Dose mensal supervisionada	Dose diária autoadministrada
		Primeiros 6 meses	
Clofazimina 50mg	Clofazimina 50 mg	Clofazimina 300 mg	Clofazimina 50 mg
Ofloxacino 400 mg ou Minociclina 100 mg	Ofloxacino 400 mg ou Minociclina 100 mg	Ofloxacino 400 mg	Ofloxacino 400 mg
Critério de alta: 6 doses em até 9 meses		Minociclina 100 mg	Minociclina 100 mg
		18 meses subsequentes	
		Clofazimina 300 mg	Clofazimina 50 mg
		Ofloxacino 400 mg ou Minociclina 100 mg	Ofloxacino 400 mg ou Minociclina 100 mg
		Critério de alta: 24 doses em 36 meses	

- **Intolerância a clofazimina (CFZ):**

Multibacilares	
Dose mensal supervisionada	Dose diária autoadministrada
Rifampicina – 600 mg	
Dapsona – 100 mg	Dapsona – 100 mg
Ofloxacino – 400 mg ou Minociclina – 100 mg	Ofloxacino – 400 mg ou Minociclina – 100 mg
Critério de alta: 12 doses em até 18 meses	

Observações:

- Em crianças menores de 8 anos de idade, quando houver necessidade de retirada da rifampicina, esta deverá ser substituída por ofloxacino na dose de 10 mg/kg/dia. Nessa faixa etária, há contraindicação formal da minociclina.
- Em gestantes, MB ou PB, com intolerância à dapsona, o esquema terapêutico recomendado é a associação da rifampicina com a clofazimina; há risco para o feto se for utilizado o ofloxacino ou minociclina.

MDT-U – Esquema uniforme de tratamento da hanseníase

Apesar dos progressos com a multifarmacoterapia, o tempo para obtenção da cura dos doentes ainda é demorado. Além disso, há dificuldades para operacionalização do esquema na atenção primária, o que causa, com frequência, erros de classificação, levando ao sub-tratamento de casos MB erroneamente classificados como PB pela contagem do número de lesões. Por outro lado, muitos pacientes com mais de cinco lesões, porém imunologicamente com características de PB, recebem tratamento por um tempo maior do que o necessário.

Um esquema único de tratamento usando Dapsona + rifampicina + clofazimina (MDT/MB) por um período de 6 meses para todos os pacientes, tornando desnecessária qualquer tipo de classificação para fins terapêuticos, foi objeto de diversos ensaios clínicos desenvolvidos em países endêmicos como Índia, Bangladesh, China e Brasil. Entre eles destaca-se o ensaio clínico brasileiro intitulado "Estudo independente para determinar efetividade do esquema uniforme de MDT de seis doses (U-MDT) em pacientes de hanseníase".[2]

Os resultados deste estudo evidenciaram claramente não haver diferença estatisticamente significativa quando comparados aos grupos controle (MDT/MB tratados por 12 meses e MDT/PB tratados por 6 meses), com relação à frequência de reações hansênicas, queda do índice baciloscópico, número de recidivas/reinfecção e progressão de incapacidade física.

Dessa forma, a Organização Mundial da Saúde vem adotando as medidas para implementar, como política mundial, um esquema uniforme para todos os pacientes de hanseníase, sem necessidade de qualquer classificação para fins de tratamento. Assim, espera-se que este esquema, em breve, substitua os atuais esquemas terapêuticos para hanseníase.

- **Multifarmacoterapia uniforme para hanseníase:**

Adultos		Crianças	
Dose mensal supervisionada	Dose diária auto-administrada	Dose mensal supervisionada	Dose diária auto-administrada
Rifampicina 600 mg	–	Rifampicina 450 mg	–
Clofazimina 300 mg	Clofazimina 50 mg	Clofazimina 150 mg	Clofazimina 50 mg
Dapsona 100 mg	Dapsona 100 mg	Dapsona 25-100 mg	Dapsona 25-100 mg
Critério de alta: 6 doses em até 9 meses			

NOVOS FÁRMACOS COM POTENCIAL PARA O TRATAMENTO DA HANSENÍASE

Para os fármacos apresentados a seguir, ainda não existem estudos controlados publicados em humanos.

- **Moxifloxacino:** fluoroquinolona sintética de 4ª geração com atividade contra bactérias gram-positivas e gram-negativas. Como outras fluoroquinolonas, atua por inibição das enzimas topoisomerase II (DNA girase) e topoisomerase IV, necessárias para a replicação, transcrição e reparo do DNA da bactéria; através desse mecanismo, inibe a replicação celular.
O moxifloxacino demonstrou potente atividade bactericida contra o *M. leprae*. Uma única dose de 150 mg/kg destrói cinco vezes mais *M. leprae* que a mesma dose de ofloxacino. Estudos com humanos demonstraram que doses diárias de 400 mg de moxifloxacino inviabilizam mais de 99% dos *M. leprae* após sete dias de tratamento. Poderá ser alternativa ao ofloxacino, minociclina ou claritromicina.
- **Rifapentina:** derivado semissintético da rifamicina, com meia-vida mais prolongada. Como todos os derivados da rifamicina, age na RNA polimerase, enzima necessária para a síntese do RNA e consequente produção proteica da bactéria.
No tratamento da hanseníase, a rifapentina exibe atividade bactericida mais potente que a rifampicina, tanto em ratos como em humanos. Estudos em pata de camundongo mostraram que dose única de 10 mg/kg de rifapentina destruiu 20 vezes mais *M. leprae* que a dose única de 10 mg/kg de rifampicina. Por sua vez, uma única dose da combinação rifapentina + moxifloxacino + minociclina eliminou 50 vezes mais *M. leprae* que uma só dose da combinação rifampicina + ofloxacino + minociclina.
- **Diarilquinolina (R207910):** novo mecanismo de ação, agindo por inibição da síntese de ATP da micobactéria. Demonstrou atividade para o *M. tuberculosis*, inclusive para o multirresistente.
Uma única dose de 25 mg/kg mostrou-se bactericida contra o *M. leprae*. É tão eficaz quanto a rifamicina, a rifapentina e o moxifloxacino, e mais eficaz que a minociclina. Em ratos, uma dose de 25 mg/kg, uma vez por mês, mostrou-se tão eficaz quando a mesma dose cinco vezes/semana. Diante da sua longa meia-vida (1 semana em humanos), o fármaco poderá ser utilizado para substituir a minociclina nos esquemas combinados de tratamento da hanseníase, com administração mensal.

RESISTÊNCIA MEDICAMENTOSA

De acordo com os dados existentes, desde a introdução e a implementação da PQT nos anos 1980, a eficácia desse esquema terapêutico é alta (superior a 95%).

Há vários relatos de resistência à dapsona e rifampicina; são raros os casos de resistência à clofazimina. Entretanto, os relatos de casos com resistência multimedicamentosa têm aumentado e já se impõe a vigilância desses casos.

Entre as mais prováveis causas de resistência medicamentosa, temos: tomada irregular do fármaco, insuficiência terapêutica por erro de classificação, monoterapia e administração de doses baixas de medicamentos.

A resistência pode ser primária ou secundária. A resistência secundária é verificada nos pacientes que utilizavam a medicação, tiveram bom resultado inicial, depois recaíram e não responderam adequadamente ao tratamento. A resistência primária é observada no doente que se infecta com bacilos de doentes com resistência secundária.

Suspeita-se de resistência medicamentosa quando o doente recair clínica e bacteriologicamente, após tratamento regular. Nos casos paucibacilares, a confirmação da resistência é bem mais difícil, mas as novas técnicas de PCR estão aprimorando o diagnóstico das mutações já identificadas para a sulfona (gene *folP*), rifampicina (*rpoB*) e ofloxacino (*GyrA* e *GyrB*). Nos casos com diagnóstico de recidiva tardia, o exame microscópico revela riqueza de bacilos e a inoculação animal pode confirmar a resistência. Clinicamente, lesões do tipo encontrado na variedade histoide, e infiltrações em áreas habitualmente poupadas – fossas antecubitais, axilas, virilhas, nuca, linha média dorsal (ao longo da coluna vertebral) e conjuntiva ocular – são bastante sugestivas de resistência. Tais casos devem seguir protocolo oficial de vigilância de resistência medicamentosa, ou sejam, exames laboratoriais de rotina em unidades de referência e coleta de material para inoculação animal e testes moleculares.

TRATAMENTO DAS REAÇÕES

- **Reação tipo 1 ou reação reversa:** o tratamento desse tipo de reação deve ser considerado uma emergência médica, pois a demora para o início da terapêutica pode implicar em lesões neurais graves, irreversíveis e importantes deformidades.

   A droga de 1ª linha é o corticoide. Em geral, utiliza-se a prednisona; porém, qualquer outro corticoide pode ser indicado.

   Recomenda-se a dose inicial (prednisona) de 1 a 2 mg/kg de peso/dia, até o controle da reação. A seguir, reduz-se a dose, lentamente, até retirá-la, depois de 2 a 6 meses, dependendo da gravidade. Todos os efeitos colaterais devem ser considerados; porém, este é o melhor medicamento para as reações do tipo 1.

   Quando houver contraindicação aos corticoides, a ciclosporina e azatioprina são drogas alternativas.

- **Reação tipo 2:** a talidomida é o fármaco de 1ª linha. Dependendo da gravidade da reação, a dose pode variar de 100 a 400 mg/dia. Faz-se a redução lenta do medicamento, ao longo de 1 a 4 meses. É comum ser necessário tratamentos mais prolongados.

   Face aos efeitos teratogênicos, a talidomida só deve ser utilizada por mulheres em idade fértil em casos excepcionais e, obrigatoriamente, acompanhada de medidas para evitar a gravidez (dois métodos anticoncepcionais, sendo um de barreira). Outro efeito colateral importante da talidomida é a neuropatia periférica. Os pacientes sempre devem ser avaliados em relação a essa possibilidade, ao longo de todo o tratamento com a droga.

   Para os enfermos que não possam tomar a talidomida, a segunda opção é o corticoide (prednisona ou outro), nas mesmas doses recomendadas para a reação tipo 1. Porém, ao longo do tempo, além dos efeitos colaterais, a interrupção do corticoide é muito difícil; os pacientes apresentam recidivas frequentes e tornam-se dependentes do medicamento. Antes de se administrar o corticoide, é sempre importante pensar em drogas alternativas, tais como a ciclosporina, pentoxifilina, azatioprina e metotrexate.

   A clofazimina, em doses de 100 a 300 mg/dia tem sido utilizada, isoladamente ou junto com a prednisona. Essa droga tem boa ação anti-inflamatória e facilita a interrupção da prednisona e controle da reação.

   O acometimento nervoso também é importante durante as reações tipo 2. Paralisias e deformidades também podem ocorrer se não houver tratamento adequado.

COINFECÇÃO HIV/AIDS/HANSENÍASE

Contrariando as expectativas, na coinfecção HIV/hanseníase não foram observadas alterações importantes da história natural e manifestações clínicas dessas doenças. Esses pacientes apresentam lesões hansênicas típicas, não diferindo do quadro clínico dos pacientes HIV-negativos. Da mesma forma, a incidência de deformidades parece, também, não estar aumentada, assim como não se observa aumento do número de casos de hanseníase multibacilar. As reações hansênicas e neuropatias também não são mais frequentes em pacientes coinfectados pelo HIV.

A síndrome da reconstituição imune, caracteriza-se por piora inesperada, paradoxal, do paciente com Aids, que está se recuperando clínica e imunologicamente. Casos de hanseníase, classificados como síndrome da reconstituição imune, de início abrupto, caracterizados, principalmente, por quadros reacionais do tipo 1, têm sido descritos com relativa frequência nos últimos anos. Manifestações clínicas com aspecto *borderline*, pauci ou multibacilar, são os quadros dermatológicos mais diagnosticados.

Os conhecimentos atuais relacionados à coinfecção HIV/Aids/hanseníase possibilitam classificá-la em três grupos:

1. Pacientes com linfócitos T CD4+ acima de 200, que não definiram Aids. Em geral, nesses casos, não se observam modificações da evolução da hanseníase ou da progressão do HIV. A hanseníase é tratada com os esquemas terapêuticos habituais; o seguimento é o habitualmente recomendado pelo Programa Nacional do Controle de Hanseníase.

2. Pacientes com linfócitos T CD4+ abaixo de 200, que definiram Aids e ainda não receberam HAART. Nesse contexto, têm sido diagnosticados raros casos de hanseníase multibacilar. Nesses enfermos, a hanseníase poderia ser classificada como doença oportunista. Como foi mencionado anteriormente, são numerosos os casos de tuberculose diagnosticados em pacientes com Aids e grave imunodepressão.

3. Pacientes que definiram Aids, estão sob HAART e desenvolvem quadros de hanseníase pauci ou multibacilar. A maioria dos casos diagnosticados nos últimos anos está neste grupo. Enquadram-se na definição de síndrome da reconstituição imune.

PROFILAXIA

Pelo fato de não existir vacina eficaz contra o *M. leprae*, a profilaxia da hanseníase é secundária e consiste em um elenco de ações que têm por objetivo o controle da doença, ou seja, a interrupção da transmissão e infecção do *M. leprae*, bem como a interrupção da progressão da infecção para doença estabelecida, mediante o diagnóstico precoce e o tratamento eficaz.

Assim, sempre visando à efetividade das medidas de controle, a profilaxia da hanseníase depende de um conjunto de ações e intervenções inter-relacionadas e dinâmicas, tais como: divulgação para a população dos sinais e sintomas iniciais da doença; captação de casos novos e tratamento imediato; exame de comunicantes e aplicação de BCG; notificação de casos e análise epidemiológica; busca ativa de casos nas áreas mais endêmicas; e combate ao estigma. Também devem ser considerados o manejo adequado dos surtos reacionais, avaliação, prevenção e reabilitação das incapacidades físicas, atenção psicossocial, capacitação de recursos humanos, incentivo à pesquisa e organização no Sistema Único de Saúde (SUS). Cabe ressaltar as ações políticas e sociais visando intervir, ou pelo menos, minimizar os fatores determinantes, relacionados à elevação do índice de desenvolvimento humano das comunidades.

A quimioprofilaxia com 600 mg de rifampicina em dose única para contatos de pacientes[3] é controversa, não adotada como rotina em nenhum outro país endêmico. Essa portaria seleciona alguns municípios dos estados de Pernambuco, Mato Grosso e Tocantins para estabelecer profilaxia pós-exposição (PEP), em projeto piloto, de campo para avaliar a efetividade dessa medida.[4]

> "Essa estratégia baseia-se essencialmente na ampliação da cobertura de exame de contatos intradomiciliares, de vizinhança e sociais ou comunitários de áreas territoriais de alto risco de transmissão da doença, com vistas à melhoria da qualidade dos registros dos exames de contatos, administração de vacina BCG e de quimioprofilaxia com rifampicina em dose única."

Essa possibilidade foi discutida e rechaçada em plenária no Congresso Mundial de Hanseníase em Bruxelas-Bélgica por não haver evidência robusta que possa recomendá-la em larga escala e pela enorme possibilidade de o uso exponencial da rifampicina trazer um enorme impacto negativo às ações de controle da tuberculose em que esse medicamento é âncora de seus esquemas terapêuticos.

Agradecimento

Agradecemos ao Professor de Patologia da Faculdade de Medicina da Universidade Federal do Ceará, Dr. José Telmo Valença Júnior, pela colaboração na cessão das fotos de Histopatologia da Hanseníase.

CAPÍTULO 40
DOENÇAS SEXUALMENTE TRANSMISSÍVEIS E AIDS

As doenças sexualmente transmissíveis (DST) são um agrupamento heterogêneo de infecções cujo denominador comum é a relação com a atividade sexual. As DST estão entre as doenças infecciosas mais disseminadas no mundo e, apesar dos avanços terapêuticos, continuam importantes causas de morbidade e mortalidade devido a suas complicações, como doença inflamatória pélvica, infertilidade, gravidez ectópica, morte fetal, abortamentos e infecções congênitas. Além disso, facilitam a infecção pelo HIV, cuja epidemia cresce mais rapidamente nas regiões onde as DST são pouco controladas. Esse termo é atualmente adotado em substituição a "doenças venéreas" (de Vênus, a deusa do amor), que englobava cinco infecções: sífilis, gonorreia, cancroide, linfogranuloma venéreo e granuloma inguinal, em que se admitia o contato sexual como fonte principal de transmissão da infecção.

A introdução de novos recursos possibilitando uma terapia efetiva trouxe um relaxamento na profilaxia e de outro lado, com o desenvolvimento dos métodos anticoncepcionais, ocorreu modificação no comportamento sexual da sociedade. Atualmente, incluem-se nas DST infecções em que a relação sexual representa uma das maneiras de transmissão. São, assim, incluídas nesse grupo, 16 diferentes infecções. As DST constituem importante problema em saúde pública. A sífilis era a mais importante doença de transmissão sexual, porém atualmente, nas DST, a síndrome da imunodeficiência adquirida (Sida ou Aids, do inglês *acquired immunodeficiency syndrome*) constitui problema maior em saúde pública. O conceito de DST, por relacionamento homo ou heterossexual, não se aplica apenas à cópula genital, mas a todas as outras práticas, como felação, sodomia, contatos orogenital e anolingual e outras.

Essas práticas possibilitaram a transmissão de infecções por vírus, bactérias, leveduras, protozoários e artrópodes. As seguintes doenças são frequentes ou eventualmente sexualmente transmissíveis:

- Sífilis.
- Cancroide ou cancro mole.
- Linfogranuloma venéreo.
- Donovanose ou granuloma inguinal.
- Gonorreia.
- Uretrites não gonocócicas.
- Herpes simples genital.
- Verruga genital ou condiloma acuminado.
- Molusco contagioso.
- Hepatite B.
- Candidose genital.
- Tricomoníase.
- Gardnerelose.
- Ftiríase pubiana.
- Escabiose.
- Infecções bacterianas do aparelho digestivo (shigelose, salmonelose, amebíase, giardíase).
- Dermatites irritativas ou traumáticas na genitália.
- Síndrome da imunodeficiência adquirida.

Alguns autores classificam as DST da seguinte forma:

- **Doenças essencialmente transmitidas por contágio sexual:**
  - Sífilis.
  - Gonorreia.
  - Cancro mole.
  - Linfogranuloma venéreo.
- **Doenças frequentemente transmitidas por contágio sexual:**
  - Donovanose.
  - Uretrite não gonocócica.
  - Herpes simples genital.
  - Verruga genital.
  - Candidíase genital.
  - Tricomoníase.
  - Gardnerelose.
  - Sida (Aids).
  - Hepatite B.
- **Doenças eventualmente transmitidas por contágio sexual:**
  - Molusco contagioso.
  - Pediculose.
  - Escabiose.
  - Hepatite C.
  - Infecções do aparelho digestivo (shigelose, salmonelose, amebíase, giardíase e oxiuríase).

SÍFILIS E TREPONEMATOSES

As treponematoses são um grupo de doenças causadas por microrganismos espiriformes da ordem *Spirochaetales*. Os treponemas podem produzir as seguintes doenças no homem:

- Sífilis: *Treponema pallidum*.
- Bouba: *Treponema pallidum* (subespécie *pertenue*).
- Pinta: *Treponema carateum*.
- Sífilis endêmica: *Treponema pallidum endemicum*.

Há numerosas espécies de treponemas saprófitas e uma única espécie patogênica para animais, que produz a sífilis do coelho – *Treponema cuniculi*.

SÍFILIS

A sífilis é uma doença infecciosa crônica, de transmissão sexual e, eventualmente, transplacentária, causada pelo *Treponema pallidum*. Caracteriza-se por apresentar longos períodos de silêncio clínico e capacidade de atingir múltiplos sistemas orgânicos, produzindo mais frequentemente lesões cutâneas, mucosas, cardiovasculares e nervosas.

HISTÓRICO

A sífilis ou lues foi uma das mais importantes doenças da humanidade. Pode ter existido na China e no Japão, porém, provavelmente, era doença autóctone na América e surge na Europa após a descoberta da América, levada pelos marinheiros de Colombo que teriam adquirido a moléstia de mulheres indígenas do Haiti. Segundo essa teoria, chamada colombiana, no seu retorno à Europa, os marinheiros de Colombo infectados, alguns com formas latentes da doença, disseminaram a enfermidade. O primeiro surto verifica-se durante a invasão da Itália e o cerco de Nápoles pelas tropas francesas de Carlos VII, em 1494, em cuja defesa participam soldados espanhóis vindos de Barcelona inclusive marinheiros da expedição de Colombo.

Ruy Diaz de Isla escreveu em 1539 seu livro Da enfermidade serpentina, reconhecendo que os doentes que havia tratado na nau "La Niña", 46 anos antes, tinham sofrido de sífilis.

São ainda argumentos favoráveis à origem americana da moléstia as observações de lesões ósseas inquestionavelmente sifilíticas em esqueletos pré-colombianos, demonstrando a existência da enfermidade no continente americano antes da chegada de Colombo.

A sífilis surge na França, Alemanha, Suíça e Escócia em 1495, na Holanda e Grécia em 1496 e na Hungria e Rússia em 1497. Na Ásia, a enfermidade aparece após a chegada dos portugueses. Chamada inicialmente de lues (praga) venérea, a doença é denominada pelos italianos "mal francês" e pelos franceses "mal napolitano". Os russos a chamam de "mal polonês" e os espanhóis a denominam "La Española", designação da ilha em que aportaram os navios de Colombo.

Os autores que não concordam com a teoria colombiana da origem da sífilis referem-se a alterações ósseas de caráter sifilítico em esqueletos australianos e africanos. Referem-se ainda a escritos chineses do século VII a.C., nos quais há descrições superponíveis às lesões sifilíticas bucais, genitais e anais. Aludem ainda a escritos romanos, gregos e bíblicos relativos à sífilis. Consideram o centro da África o grande reservatório de treponemas a partir de onde as mutações teriam se sucedido, originando a enfermidade. Por meio de mutações sucessivas, os treponemas teriam se adaptado aos territórios genitais humanos, tornando-se, assim, sexualmente transmissíveis. A partir da África, a doença pode ter se disseminado para a Ásia Menor, Índia, Indochina do Pacífico e Manchúria e daí para as Américas. A maioria dos autores admite uma origem comum para as treponematoses. A partir das primeiras mutações sofridas por treponemas de vida livre, teria surgido o primeiro treponema patogênico, o *Treponema carateum*, capaz de provocar lesões cutâneas. Mutações subsequentes teriam produzido o *Treponema pertenui*, capaz de causar não somente lesões cutâneas, mas também ósseas.

As migrações de grupos humanos albergando treponemas para áreas mais secas e de clima frio levou os treponemas extremamente sensíveis ao dessecamento a adaptarem-se, por meio de modificações biológicas, às áreas mais úmidas do organismo, surgindo então sua localização genital e seu posterior caráter sexual de transmissão. O nome "sífilis" surge a partir de um poema médico de Fracastoro, datado de 1530, *Syphilis sive morbus gallicus* (sífilis ou mal gálico), que descreve a moléstia.

Nesse poema, Syphilis é um pastor que recebe a doença como castigo divino e, a partir desse poema, a doença recebe sua designação.

Jean Feires (1506 a 1558) denomina a enfermidade de lues (praga) venérea.

Em 1536, Ambroise Paré e Paracelsus consideram a blenorragia um efeito da sífilis na mucosa uretral.

Em 1767, John Hunter, mediante errônea interpretação de experimentos de autoinoculação, retrocede à teoria unicista de todas as infecções venéreas, que permanecerá vigente durante o século XVIII, quando Cockburne, Balfour e Elis começam a defender a teoria dualista que considera a sífilis e a gonorreia doenças produzidas por diferentes agentes.

Em 1831, Ricordi diferencia as duas modalidades de cancro e separa a sífilis da blenorragia. Em 1903, Metchnikoff e Roux conseguem a transmissão da sífilis em macacos, mas somente em 1905, Schaudinn e Hoffmann identificam o agente da sífilis, um espiroqueta denominando-o *Spirochaeta pallida*, atualmente *Treponema pallidum*, encontrando-o em lesões primárias e em linfonodos adjacentes às lesões. Outros marcos na história da sífilis são a criação da sorologia, em 1906, por Wassermann, e a introdução do arseno-benzeno, em 1910, por Ehrlich, na terapia da moléstia. Esse fato é o marco do início da quimioterapia, não somente na sífilis, como também na medicina. Somente após a introdução da penicilina em 1943 por Mahoney, Arnold e Harris, é que a sífilis diminui a sua incidência e prevalência. Dada a extrema efetividade do antibiótico, pensou-se até na possibilidade de extinção da infecção. No decurso dos anos, por diversos fatores, como alterações no comportamento sexual e menor uso da penicilina, ocorreu o recrudescimento da moléstia. Dados recentes revelam o aumento em alguns países, inclusive no Brasil, do número de casos de sífilis adquirida e congênita.

A partir de 1979, surge, nos Estados Unidos, a Aids, registrada no Brasil pela primeira vez em 1980. A propagação da Aids, que veio a constituir um grave problema de saúde pública, trouxe um novo aspecto: a associação com vírus HIV pode alterar o aspecto clínico e a evolução da sífilis.

O *T. pallidum* é um espiroqueta com 4 a 10 μm de comprimento, 0,25 μm de espessura e com 3 a 12 espirais. A sequência completa do genoma da bactéria foi recentemente determinada tendo 1.138.006 pares de base predizendo 1.041 sequências codificadas.

O *T. pallidum* é um organismo procariótico, isto é, não tem membrana nuclear e o DNA não está subdividido em cromossomos. Multiplica-se por fissão binária a cada 32 a 36 horas. O envelope externo do *T. pallidum* compõe-se de três camadas e a interna contém uma macromolécula heteropolímera peptidoglicana, a *sacculus mureinico*, formada por sequências de ácido N-acetil-murâmico e N-metil-glicosamina com ligações cruzadas tetrapeptídicas que compõem a estrutura que garante a forma do treponema e o protege de agressões externas, além de atuar como filtro para macromoléculas.

O *T. pallidum* bem como os demais treponemas patogênicos não são cultiváveis em meios artificiais. A chamada cepa de Nichols corresponde a um *T. pallidum* virulento que se obteve por inoculação em testículo de coelho de treponemas presentes no líquido cefalorraquidiano de doente com paralisia geral em 1912. Manteve-se patogênico apesar da passagem contínua em testículos de coelho e é empregado em exames laboratoriais. O treponema de Reiter foi isolado em 1920 de lesão sifilítica e mantido em meios artificiais. É facilmente cultivado e não é patogênico, sendo provavelmente mutante do *T. pallidum*, mas saprófita contaminante da lesão sifilítica da qual foi isolado. É substrato para absorção na reação FTA-ABS para avaliar-se a especificidade.

O *T. pallidum* deve ser diferenciado dos treponemas saprófitas da cavidade oral (*T. macrodentium* e *T. microdentium*) e da área prepucial (*T. calligira* e *T. minutum*) e das borrélias da área genital. Ao exame em campo escuro, o *T. pallidum* tem mais espiras, é mais delgado e não sofre deformidades quando de seu deslocamento e seus movimentos são mais lentos em relação aos treponemas saprófitas.

EPIDEMIOLOGIA

A sífilis é uma doença universal que atinge todas as classes sociais. Após grandes picos de incidência entre 1935 e 1947, após a introdução da penicilina, a enfermidade apresentou declínio progressivo, atingindo um mínimo em 1957, quando se observou aumento de incidência sem as proporções do passado. São mais acometidos os jovens, especialmente entre os 15 e 24 anos por terem maior atividade sexual e contatos mais promíscuos, grupos itinerantes (classicamente, marinheiros) e hoje também turistas e militares por seus deslocamentos. São ainda importantes grupos de risco prostitutas e homossexuais masculinos.

As causas do recrudescimento da sífilis e das DST em geral são múltiplas, de ordem social e médica. Atualmente, o início da vida sexual é mais precoce, e as melhores condições de vida e as medicações hoje existentes para as disfunções eréteis prolongam a atividade sexual aumentando o número de indivíduos sob risco de contágio. Acrescente-se a esses fatos a incorporação da mulher à vida sexual mais precocemente pelo advento dos anticoncepcionais. Tem ainda importância o êxodo rural urbano que traz à atividade sexual indivíduos procedentes da zona rural. O turismo e o deslocamento de tropas favorecem o aparecimento de casos nos quais é impossível rastrear o contato infectante. Além das múltiplas causas de ordem social existe a participação de fatores médicos. A falsa segurança transmitida pelas curas com antibióticos diminuiu o temor às infecções venéreas e os cuidados preventivos. O ensino médico diminuiu as cargas horárias às DST, contribuindo para deficiências na formação dos médicos na área, fato que pode retardar diagnósticos, aumentando as possibilidades de contágio. A Saúde Pública desviou recursos destinados às DST para outras áreas então mais prementes. De certa forma, há tendência de reversão dessas condições em função da Aids. Nos Estados Unidos, segundo o Central for Disease Control and Prevention (CDC), os menores níveis de sífilis primária e secundária ocorreram no ano 2000 (2,1 casos por 100 mil habitantes). Mais tarde, novamente cresceram, estabilizando-se em 2009 e 2010 para depois aumentarem de novo, sendo em 2013 registrados 5,3 casos por 100 mil habitantes. Esse aumento foi observado em homens (91,1% dos casos), havendo diminuição nas mulheres, de 1,5 por 100 mil habitantes em 2008 para 0,9 por 100 mil habitantes em 2013. O aumento da doença observado em homens atinge particularmente homens que praticam sexo com homens. Na Inglaterra, apesar da queda de 3% na incidência de DST, houve aumento de 20% nos casos de sífilis entre 2014 e 2015.

No Brasil, existe registro de aumento de casos de sífilis congênita, de menos de 1 para cada 1.000 nascidos vivos em 2005 para 5 por 1 mil nascidos vivos em 2011. Ainda que deva se considerar a influência de melhora nas notificações, sem dúvida existe aumento da sífilis congênita que indiretamente traduz aumento da sífilis em geral no país. No Brasil, segundo dados do Ministério da Saúde, a taxa de inciência de sífilis por 100 mil habitantes elevou-se de 0,52 em 2010 para 42,7 em 2014. Quanto à taxa de incidência na gestação (por 100 mil gestações), houve crescimento de 2,4 em 2010 para 12,4 em 2015.

A transmissão da sífilis adquirida é sexual e na área genitoanal, na quase totalidade dos casos. O contágio extragenital é raro, encontrado particularmente nos lábios, por lesões contagiantes na mucosa bucal. Os treponemas são capazes de penetrar a pele e as mucosas íntegras, mas essa penetração é extremamente favorecida por soluções de continuidade. Admite-se que cerca de 50% dos contatos adquiram a infecção.

Os fômites são via praticamente teórica de infecção sifilítica que na realidade se comporta, excetuando-se as formas congênitas e transfusionais, como doença de transmissão sexual exclusiva. Os treponemas transmitidos pelo contato multiplicam-se localmente e penetram na corrente sanguínea e linfática atingindo outros tecidos. Na sífilis congênita, há infecção fetal por via hematogênica, transplacentária a partir das primeiras semanas da gravidez. A transmissão não sexual da sífilis é excepcional. Existem inoculações acidentais por manipulação de lesões contaminadas em médicos, dentistas e técnicos de laboratório. No sangue total e plasma conservados a 4 °C, os treponemas permanecem viáveis por 24 horas, o que representa potencial risco de transmissão por via transfusional. Outra possibilidade é o uso de drogas intravenosas ilícitas que ocorre particularmente em doentes coinfectados pelo T. pallidum e pelo HIV.

A multiplicação dos treponemas é inicialmente intensa pela ausência de anticorpos e da imunidade celular. A bactéria tem uma proteína presente na sua superfície, a adesina, que se fixa a um receptor, presente na superfície da célula hospedeira, a fibronectina, constituída por carboidratos. A propriedade de aderência distingue o T. pallidum de treponemas não patogênicos. O treponema secreta hialuronidase que degrada a ligação célula-célula possibilitando a sua penetração. Necessita de ferro livre e se liga à lactoferrina sendo capaz de dissociar o ferro da molécula sem degradar a lactoferrina. Liga-se a lipoproteínas séricas e mucopolissacarídeos, proteoglicanos ou glicosaminoglicanos, necessários para o seu desenvolvimento que interferem na evasão de treponemas, na medida em que envolvendo os microrganismos são reconhecidos pelo sistema imune como estrutura do hospedeiro.

Não há imunidade natural contra a sífilis. A inoculação em indivíduos sadios produz sempre a infecção, que desencadeia uma resposta humoral e celular. Os anticorpos são produzidos contra antígenos treponêmicos e não treponêmicos, o complexo cardiolipina, lecitina e colesterol, resultante da ação do treponema. O anticorpo antitreponêmico IgM é o primeiro a aparecer, depois o IgG e em seguida os anticorpos não treponêmicos. A imunidade celular surge posteriormente, o que explica a disseminação da infecção. O macrófago é a célula efetora na eliminação bacteriana. Na lesão da sífilis primária há predominância de linfócitos CD4+ e nas lesões da sífilis secundária estão presentes linfócitos CD8+.

Com o desenvolvimento da imunidade humoral e celular, os treponemas são gradualmente destruídos, sobrevivendo apenas em alguns tecidos. É o estado de latência que pode perdurar por tempo indeterminado. Os treponemas que permaneceram em alguns tecidos podem ficar inativos ou ser eliminados com a cura biológica da infecção e quando reativados determinar quadros da sífilis tardia. Na sífilis tardia, latente ou sintomática, há diminuição da imunidade humoral e celular e o indivíduo pode ser reinfectado.

Classificação da sífilis

- **Sífilis adquirida e sífilis congênita:** sífilis adquirida é a infecção pelo T. pallidum após o nascimento e sífilis congênita é a infecção *in utero* por via transplacentária.
- **Sífilis recente e tardia:** no início da infecção, há a disseminação dos treponemas, em geral, com manifestações cutâneas e sistêmicas. Com a evolução imunológica os treponemas são gradualmente inativados e sobrevivem somente em alguns locais com sintomatologia consoante à localização. Isso ocorre particularmente no decurso do primeiro ano da infecção e, por esse motivo, convencionou-se dividir em sífilis recente, até um ano do início da infecção, e sífilis tardia, após um ano da infecção.

Ainda que arbitrário, esse critério é fundamentado em bases clínicas e epidemiológicas, pois no início da infecção há disseminação dos treponemas com manifestações cutâneas e sistêmicas e as lesões são contagiantes, pois albergam treponemas, condição essa muito mais provável de ocorrer no primeiro ano da infecção. Além disso, o acometimento do sistema nervoso ocorre com muito maior probabilidade na infecção com mais de um ano de evolução; às vezes, até muito tardiamente, anos após a infecção.

A sífilis adquirida recente compreende a chamada sífilis primária, a sífilis secundária e a forma latente, isto é, a forma de até 1 ano de evolução sem sinais clínicos da enfermidade sendo detectável apenas por meio de exames laboratoriais.

A sífilis adquirida tardia compreende a sífilis terciária cutânea, a sífilis cardiovascular, nervosa, visceral e latente tardia que é assintomática apenas revelada por provas laboratoriais.

História natural da sífilis

As observações de Boeck e seus seguidores Brusgard e Gisland (1891-1958) e as polêmicas e antiéticas observações em Tuskegee, no Alabama, na qual indivíduos da população negra foram observados sem receber tratamento mesmo após a introdução da penicilina possibilitaram conhecer-se a história natural da sífilis. Estas duas observações permitiram verificar-se qual a evolução da sífilis sem interferência de tratamentos:

- Cerca de 60% dos infectados evoluem sem manifestações da doença, isto é, para a cura espontânea ou latência permanente.
- Cerca de 40% evoluem com manifestações viscerais da doença: 10,8% vão a óbito por sífilis; 6,6% evoluem a neurossífilis; 10,4% evoluem a sífilis cardiovascular; 15,8% evoluem para tardia cutânea ou outras formas.

SÍFILIS ADQUIRIDA

SÍFILIS ADQUIRIDA RECENTE

Compreende a sífilis **primária** e a **secundária** que, com o desenvolvimento da imunidade na infecção não tratada, evolui para a sífilis **latente**.

SÍFILIS PRIMÁRIA

A lesão inicial, denominada cancro duro ou protossifiloma, surge, em média, 3 semanas após a infecção. Todavia, o período de incubação pode durar até 40 dias. Essa lesão é geralmente única, erosiva de fundo limpo cujas bordas descem suavemente, e não a pique, para o fundo da lesão. Tem a base infiltrada, de consistência dura, cartilaginosa (pelo intenso infiltrado inflamatório presente na base de lesão). A lesão é indolor até mesmo quando manipulada e por essa razão quando em localização não visível (p. ex., colo do útero) passa despercebida. Localiza-se quase sempre nos genitais externos, mas pode ter situação intrauretal no homem e situar-se nos genitais internos na mulher. O cancro intrauretal pode apresentar-se com discreta secreção uretral e, eventualmente, pode detectar-se área palpável de infiltração ao longo da uretra sendo a diagnose geralmente difícil.

Os cancros podem ter localizações extragenitais sendo mais frequentes nas áreas corpóreas que participam do jogo amoroso: oral, mamária, anal ou retal. Nesses casos, a lesão mantém suas características, exceto por sua evolução mais crônica, pela presença frequente de dor e por seu tamanho geralmente maior.

Atualmente, há frequência elevada de cancros duros, sem suas características típicas bem definidas. Decorrem fundamentalmente de antibioticoterapia prévia ou tratamentos tópicos inadequados e, mais comumente, de infecções associadas por herpes simples ou bactérias. Também ocorre infecção associada com o *Haemophilus ducreyi*, o chamado cancro misto de Rollet. Nesse caso, a lesão inicialmente tem características de cancro mole surgindo 1 a 3 dias após a infecção e posteriormente vão surgindo características do cancro duro **(FIGURAS 40.1 E 40.2)**. Após o surgimento do cancro duro, uma ou duas semanas depois, ocorre adenite satélite, com gânglios duros, não inflamatórios e pouco dolorosos. Vários linfonodos apresentam-se aumentados e um deles sempre se destaca do conjunto (linfonodo prefeito) **(FIGURA 40.3)**. O cancro duro pode regredir espontaneamente por mecanismo imunitário, habitualmente sem deixar cicatriz, em um período de aproximadamente 4 a 5 semanas.

A diagnose diferencial do cancro duro é com lesões ulceradas da genitália, particularmente com o cancro mole e herpes genital. O cancro duro é único, em geral erosivo, com infiltração na base e indolor, enquanto o cancro mole é ulcerativo e múltiplo por autoinoculação e doloroso. A pesquisa

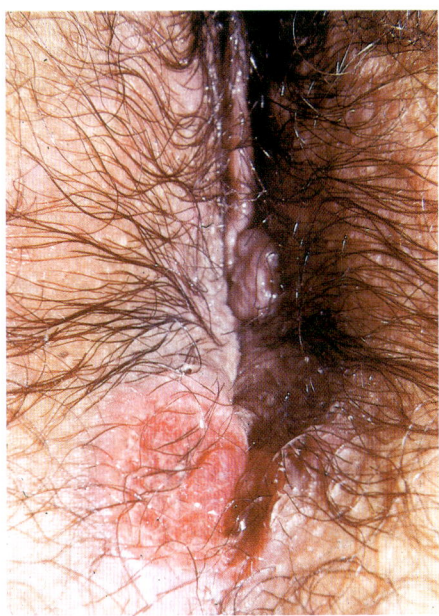

FIGURA 40.2 – Cancro duro. Lesão erodida de fundo limpo e localização perianal.

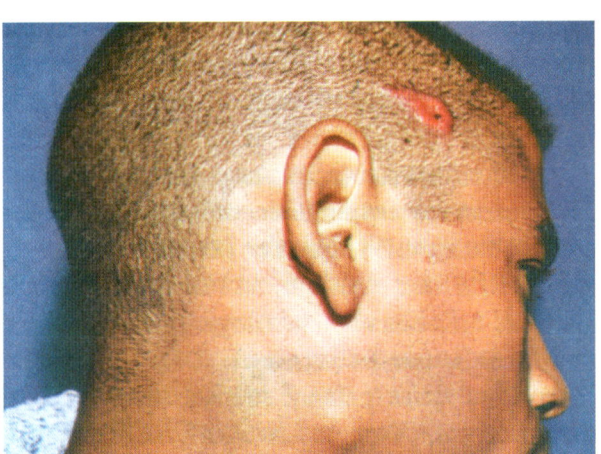

FIGURA 40.3 – Sífilis recente primária. Cancro duro no couro cabeludo. Notar a adenopatia satélite.

em campo escuro para o *T. pallidum* e o exame bacterioscópico para *H. ducreyi* possibilitam a diagnose. Pode ocorrer a associação do cancro duro com o cancro mole, constituindo o cancro misto. O herpes genital caracteriza-se pelo aparecimento de vesículas sobre base eritematosa que se ulceram. Várias outras condições podem necessitar de diferenciação, lesões iniciais do linfogranuloma venéreo, donovanose, lesões traumáticas, erupção medicamentosa fixa, lesões genitais de eritema polimorfo, vulvites, balanites, lesões aftoides da síndrome de Behçet, lesões genitais de líquen plano, de psoríase, da doença de Reiter e, eventualmente, pelo caráter infiltrativo da lesão, deve ser diferenciado o carcinoma espinocelular, especialmente na localização labial. A anamnese é fundamental para a diagnose. As reações sorológicas para sífilis (RSS) tornam-se positivas entre a 2ª e a 4ª semanas do

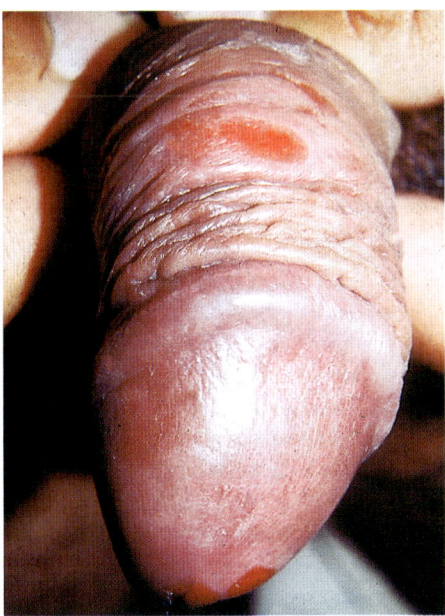

FIGURA 40.1 – Cancro duro. Lesão erodida de fundo limpo no pênis.

aparecimento do cancro, primeiramente as treponêmicas e, depois, as não treponêmicas. Em doentes coinfectados pelo HIV, essas reações podem permanecer não reagentes.

SÍFILIS SECUNDÁRIA

Essa fase é caracterizada pela disseminação de treponemas pelo organismo. Suas manifestações ocorrem 4 a 8 semanas após o aparecimento do cancro duro. A lesão mais precoce é constituída por exantema morbiliforme não pruriginoso: é a roséola, muitas vezes acompanhada de mal-estar, dores articulares, cefaleia e polimicroadenopatia, especialmente na região cervical e epitrocleana. Essas manifestações regridem, mesmo sem tratamento, devido ao aparecimento dos anticorpos que permitem o desenvolvimento de imunidade relativa. Têm duração efêmera e podem passar despercebidas ou serem desconsideradas pelo doente, uma vez que desaparecem espontaneamente. Posteriormente, podem surgir lesões papulosas e eritematosas disseminadas pelo tronco e atingindo também a região palmoplantar. Existem inúmeras variantes clínicas, lesões foliculares que excepcionalmente podem ser pustulosas, lesões papulodescamativas, psoriasiformes ou liquenoides, lesões nodulares que confluindo na face podem determinar aspecto infiltrado ao doente (FIGURAS 40.4 A 40.8). Podem estar presentes lesões corimbiformes, nas quais há uma lesão nodular central circundada por lesões satélites, papulosas menores que lembram a eflorescência em corimbo. Em todas essas variedades morfológicas, é importante na diagnose a topografia das lesões. As sifílides secundárias distribuem-se pelo tronco, face, particularmente região peribucal, sulcos nasogenianos, fronte e regiões palmoplantares, que, às vezes, se apresentam como única localização. Nessa região, por vezes se observam le-

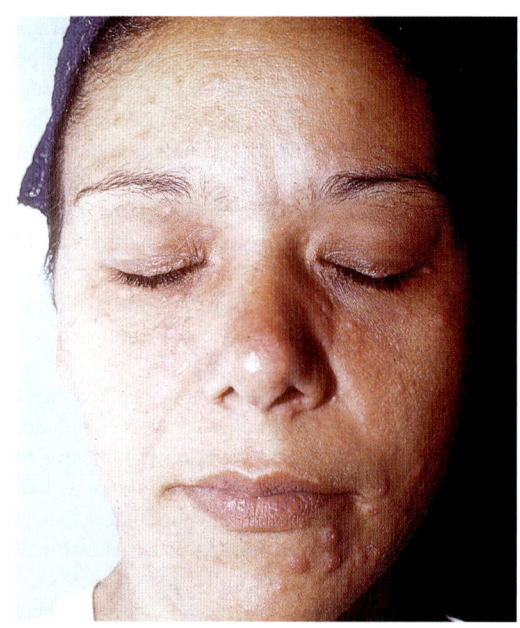

FIGURA 40.5 – Sífilis recente secundária. Lesões eritematopapulosas e nodulares na face, na região perioral, ao longo das regiões genianas e fronte.

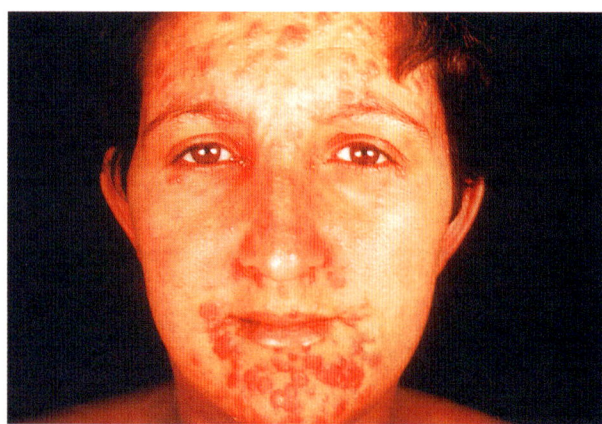

FIGURA 40.6 – Sífilis recente secundária. Lesões eritematopapulosas e eritematonodulares em localizações características na face.

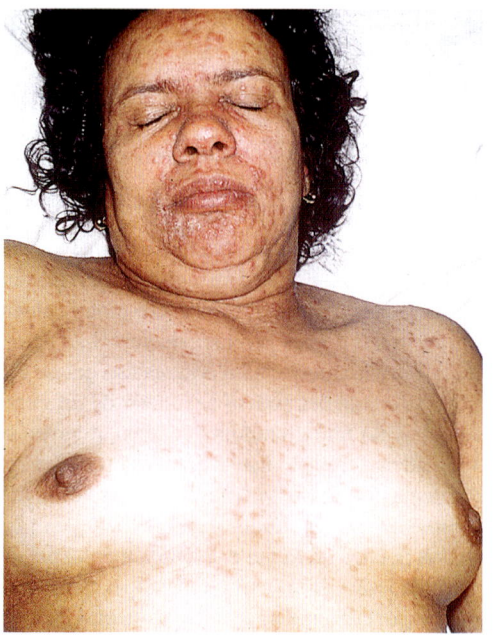

FIGURA 40.4 – Sífilis recente secundária. Erupção eritematopapulosa na face e tronco.

sões hiperqueratósicas e descamativas que podem até simular calosidades (FIGURAS 40.9 E 40.10).

Nas lesões descamativas, o elemento morfológico importante é o chamado "colarete de Biet", que se expressa por colarete descamativo na periferia das lesões. Esse achado clínico pode ser útil na diferenciação diagnóstica com a pitiríase rósea na qual o colarete descamativo se dispõe interiormente, e não na periferia da lesão (FIGURA 40.11).

Na sífilis secundária, além das lesões cutâneas ocorrem lesões mucosas equivalentes, mas com aspectos peculiares devidos às características anatomofuncionais próprias das mucosas. Ocorrem especialmente na língua e na face interna dos lábios, constituindo as chamadas placas mucosas que se traduzem por áreas de maceração esbranquiçada sobre base

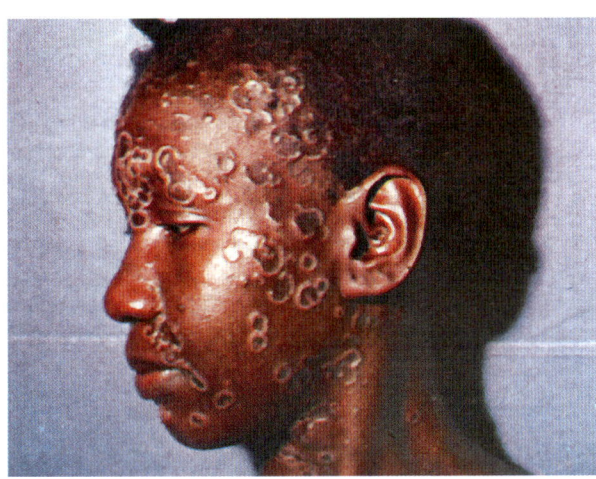

FIGURA 40.7 – Sífilis recente secundária. Lesões circinadas encontradas principalmente em negros (sifílides elegantes).

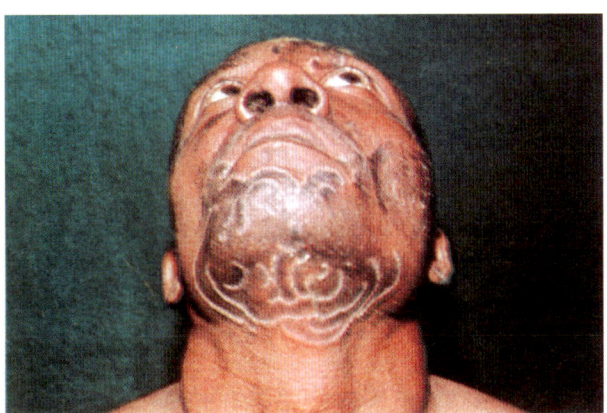

FIGURA 40.8 – Sífilis recente secundária. Sifílides elegantes.

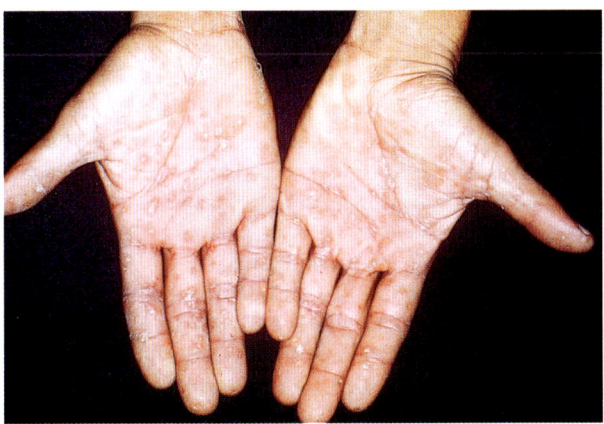

FIGURA 40.9 – Sífilis recente secundária. Lesões eritematodescamativas palmares.

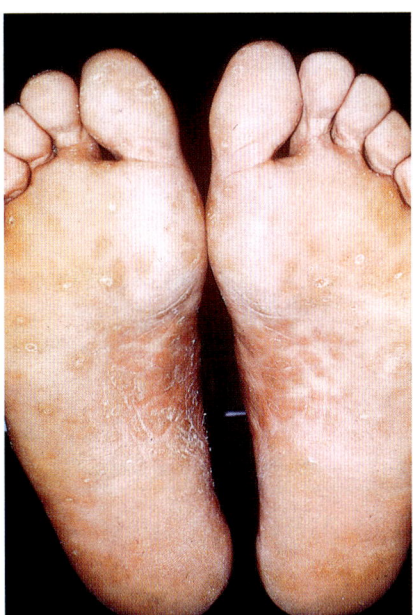

FIGURA 40.10 – Sífilis recente secundária. Lesões eritematodescamativas e eritematoqueratóticas plantares.

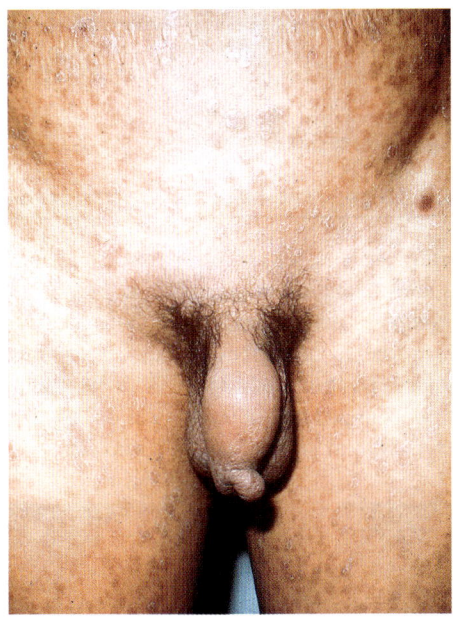

FIGURA 40.11 – Sífilis recente secundária. Lesões eritematodescamativas. Observar colarete descamativo na periferia das lesões (Biet) e parafimose por cancro, localizado no folheto interno do prepúcio.

erodida **(FIGURA 40.12)**. São lesões ricas em treponemas, portanto contagiantes. Nas regiões genitais e perianais, extremamente úmidas, as lesões papulosas sofrem maceração, transformando-se em lesões papuloerosivas hipertróficas de superfície macerada. São também ricas em treponemas e, portanto, contagiantes e são denominadas condilomas planos devendo ser diferenciadas dos condilomas acuminados **(FIGURA 40.13)**. Esse mesmo tipo de lesão pode ocorrer em outras áreas úmidas como comissuras labiais, regiões axilares e espaços interdigitais dos pés.

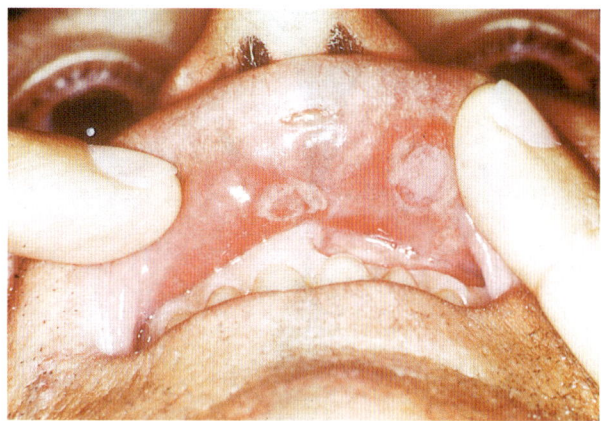

FIGURA 40.12 – Sífilis recente secundária. Placas mucosas.

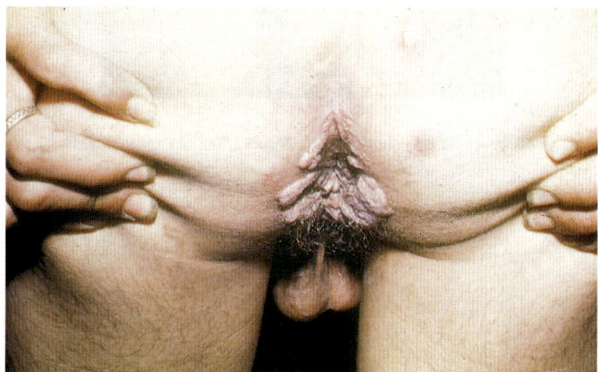

FIGURA 40.13 – Sífilis recente secundária. Condilomas planos perianais.

Na sífilis secundária pode ocorrer alopecia sendo a apresentação mais comum e característica a "alopecia em clareiras", composta por pequenas áreas alopecias localizadas predominantemente nas regiões parietais, desacompanhadas de descamação ou atrofia (FIGURA 40.14). A alopecia da sífilis secundária também pode ser difusa, tipo eflúvio telógeno, que ocorre três a cinco meses após início da infecção.

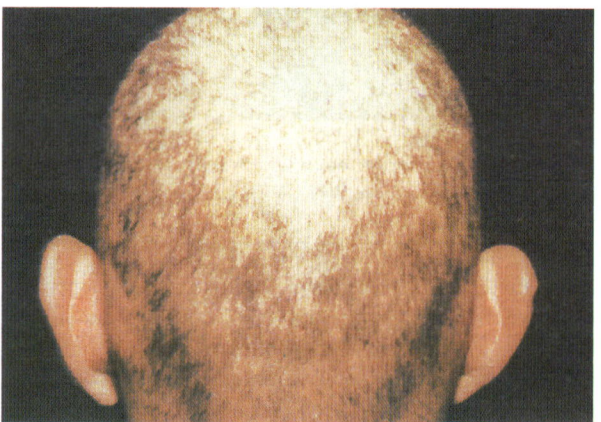

FIGURA 40.14 – Sífilis recente secundária. Alopecia em clareiras.

A sífilis secundária acompanha-se ainda de micropoliadenopatia generalizada observável nas regiões cervicais, axilares, inguinocrurais e epitrocleares.

Em geral, a sífilis secundária não se acompanha de manifestações sistêmicas, mas podem estar presentes cefaleia, sinais de meningismo, mal-estar geral, artralgias, mialgias, dor de garganta, rouquidão e emagrecimento. Em menos de 2% dos casos, há manifestações gástricas, hepatite, síndrome nefrótica transitória, glomerulonefrite, miosite, neurite do nervo auditivo, labirintite sifilítica e neurossífilis sintomática com ou sem comprometimento dos pares cranianos e dos olhos.

O secundarismo sifilítico também tende a desaparecer mesmo sem tratamento, mas cerca de 25% dos doentes têm recidivas, em alguns casos, múltiplas e, em 80% dos casos, as recidivas cessam após o primeiro ano de evolução da doença.

Após o desaparecimento dos sinais e sintomas da sífilis secundária, o doente entra na fase de latência denominada latência recente durante o primeiro ano de infecção e, após esse período, latência tardia.

As lesões de sífilis secundária podem deixar sequelas hiperpigmentares ou hipopigmentares; estas últimas, mais frequentes, localizam-se predominantemente no pescoço (colar de Vênus), mas podem atingir outras áreas, inclusive a região peniana. Raramente o processo inflamatório próprio das lesões de sífilis secundária destrói o tecido elástico provocando a transformação das lesões em anetodermias secundárias, sequela grave por não haver tratamento e constituir, pela disseminação das lesões, problema estético grave e permanente.

Histopatologia

Na sífilis recente há comprometimento das células endoteliais que apresentam edema e proliferação e infiltrado inflamatório composto de linfócitos e plasmócitos. Eventualmente podem ser identificados treponemas por colorações pela prata (Levaditi, Warthin-Starry) ou por imunofluorescência, usando-se anticorpos antitreponêmicos.

Diagnose diferencial

Pelo extremo polimorfismo das lesões do secundarismo, a sífilis já foi chamada de grande imitadora. As lesões maculosas da roséola sifilítica comportam a diagnose diferencial com exantema por medicamentos e exantemas virais como sarampo e rubéola entre outros. Nas lesões eritematodescamativas, exige-se diagnóstico diferencial, com pitiríase rósea de Gibert e psoríase. As sifílides papulosas devem ser diferenciadas do líquen plano e da psoríase. As sifílides nodulares devem ser diferenciadas de erupções por drogas, linfomas, hanseníase, sarcoidose e paracoccidioidomicose sarcoídea.

Quanto às lesões mucosas orais, devem ser diferenciadas da candidose, líquen plano oral e outras lesões leucoplásicas. Nas mucosas genitais e nas lesões da região anal devem ser diferenciados os condilomas acuminados. Quanto à alopecia sifilítica, pode exigir diagnose diferencial com alopecia areata e deflúvio telógeno de outras causas.

SÍFILIS MALIGNA PRECOCE

É uma forma rara de sífilis recente na qual ocorrem lesões necróticas associadas a manifestações sistêmicas que no passado observavam-se em indivíduos com mau estado geral por desnutrição, alcoolismo ou outros estados patológicos e que hoje se observa em doentes com Aids. Admite-se que se trata de resposta imune alterada ao *T. pallidum* em que há destruição tecidual com vasculite obliterante de vasos de médio calibre. É menos aceita a possibilidade de tratar-se de infecção por cepas mais virulentas do *T. pallidum*. Essa hipótese é considerada porque raramente existem casos observados em indivíduos imunocompetentes. Clinicamente, inicia-se por lesões papulopustulosas e nodulares que evoluem para lesões ulceronecróticas bem delimitadas e recobertas por crostas rupioides. Atingem comumente a face e o couro cabeludo e frequentemente as lesões disseminadas surgem quando ainda está presente o cancro duro porque esse tem duração mais prolongada. Sistemicamente, há cefaleia, mal-estar geral, artralgias e mialgias. Extremamente rara no passado, hoje observa-se em doentes com coinfecção sífilis – HIV; um dos estudos assinala que 7% dos casos de sífilis em coinfectados apresentam-se como sífilis maligna precoce. Trata-se de forma especial de sífilis secundária diferindo da sífilis terciária pelo grande número de lesões, morfologia diferente das gomas sifilíticas e pela presença de sintomas sistêmicos.

SÍFILIS RECENTE LATENTE

Neste período, não existem manifestações visíveis, mas há treponemas localizados em determinados tecidos. A possibilidade diagnóstica é feita pela anamnese, eventualmente apoiada por cefaleia discreta, polimicroadenopatia e alopecia. A diagnose é estabelecida por testes sorológicos lipídicos e treponêmicos reagentes.

SÍFILIS ADQUIRIDA TARDIA

A lues é considerada tardia após o 1º ano de evolução e ocorre em doentes não tratados ou que receberam terapêutica inadequada. As manifestações clínicas podem surgir depois de um período variável de latência e compreendem formas cutânea, óssea, cardiovascular, nervosa e outras. As reações sorológicas são reagentes.

SÍFILIS TARDIA LATENTE

Caracteriza-se pela ausência de sinais clínicos, tempo de duração superior a 1 ano. A diagnose é pela anamnese, confirmada pela sorologia reagente. Pode permanecer latente por toda a vida ou tornar-se sintomática em qualquer época.

SÍFILIS CUTÂNEA TARDIA

Primitivamente chamada sífilis terciária. As lesões podem surgir nos primeiros 2 anos após a sífilis secundária. São as chamadas lesões precoces. Também podem surgir até 30 anos após essa fase, mas, em geral, surgem entre 2 e 7 anos após o secundarismo. Caracteriza-se por lesões nodulares, nódulo-ulceradas e gomas onde raramente são encontrados treponemas.

As lesões nodulares e nódulo-ulceradas costumam ser agrupadas, formando placas serpiginosas, arciformes, policíclicas. Podem ser recobertas por crostas e descamação assumindo aspecto psoriasiforme. Nas áreas cicatriciais podem ocorrer hiperpigmentação, hipopigmentação e atrofia.

As lesões gomosas caracterizam-se por nódulos que necrosam centralmente formando ulcerações destrutivas, circulares ou reniformes, às vezes, com material necrótico aderente e que cicatrizam em um a dois meses. Quando a goma se localiza na região peniana constitui o chamado "pseudocancro *redux*" e quando se localiza sobre a cicatriz do cancro duro é o "cancro *redux*".

Quando ocorrem nas mucosas, podem produzir alterações na língua, a glossite superficial atrófica ou a glossite profunda com lesões de aspecto leucoplásico que tem caráter pré-neoplásico. Podem ainda ocorrer perfurações no palato e destruição do septo cartilaginoso nasal e de áreas ósseas adjacentes (FIGURAS 40.15 A 40.18), onde raramente são encontrados treponemas. Devem ser diferenciadas de outras infecções granulomatosas como tuberculose, esporotricose, paracoccidioidomicose, leishmaníase, hanseníase e de neoplasias. Finalmente pode apresentar lesões verrucosas.

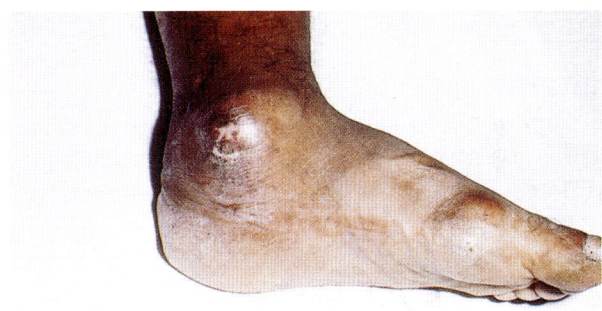

FIGURA 40.15 – Sífilis cutânea tardia. Lesão nodulogomosa no pé.

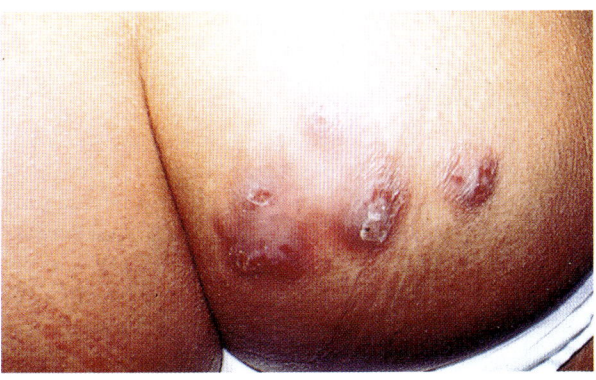

FIGURA 40.16 – Sífilis cutânea tardia. Lesões nodulogomosas.

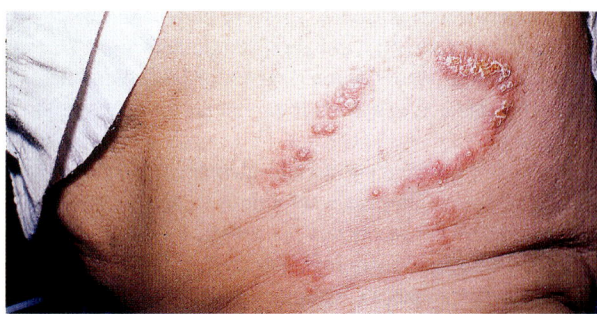

FIGURA 40.17 – Sífilis cutânea tardia. Lesões papulodescamativas policíclicas.

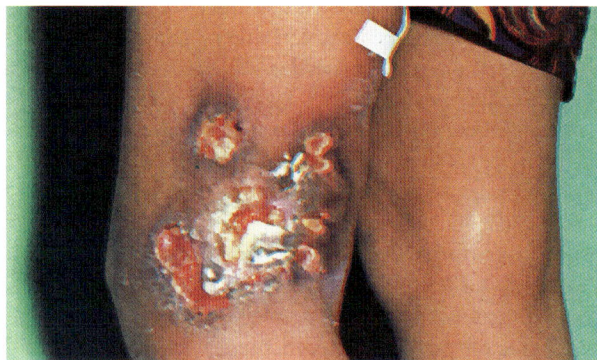

FIGURA 40.18 – Sífilis cutânea tardia. Goma, lesões nódulo-ulceradas de caráter gomoso.

Histopatologia

Na sífilis tardia, há infiltrado inflamatório granulomatoso com células epitelioides e gigantócitos e muito raro o encontro de treponemas mesmo com as colorações com prata.

SÍFILIS ÓSSEA

Na forma recente pode ocorrer periostite dos ossos longos, osteoalgias e artralgias. Na sífilis tardia pode surgir osteíte gomosa, periostite, osteíte esclerosante, artralgias, artrites, nódulos justarticulares e lesões das vértebras (espondilite sifilítica). As lesões podem ser proliferativas e/ou destrutivas.

SÍFILIS CARDIOVASCULAR

Ainda que na sífilis recente possam ocorrer alterações eletrocardiográficas transitórias, o comprometimento cardiovascular ocorre em geral 10 a 30 anos após o início da infecção, raramente ocorrendo antes de 5 anos, exceto em portadores do HIV, nos quais o comprometimento cardiológico pode ocorrer alguns meses após o secundarismo. É mais comum em homens e em negros. O quadro mais frequente é a aortite que pode, no decorrer da sua evolução, determinar insuficiência aórtica, aneurisma e estenose orificial das coronárias. Outros vasos, inclusive periféricos, podem ser comprometidos, ocorrendo um processo de aneurisma ou endarterite obliterante.

Também podem ocorrer gomas que atingem principalmente as paredes do ventrículo esquerdo ou a porção superior do septo interventricular, provocando cicatrizes, formação de aneurismas cardíacos e distúrbios da condução atrioventricular.

SÍFILIS NEURAL

Na sífilis recente, pode haver comprometimento transitório do sistema nervoso. Caracterizada por cefaleia e, muito raramente, rigidez da nuca ou paralisia de nervos cranianos. Essas alterações são por lesões nas meninges e são acompanhadas de alterações liquóricas transitórias. O comprometimento do sistema nervoso na sífilis tardia é encontrado após 5 a 35 anos, sendo mais comum em brancos do que em negros. Há relatos de neurossífilis, na vigência do secundarismo em doentes coinfectados pelo HIV. A sífilis do sistema nervoso é assintomática ou sintomática com as seguintes formas clínicas: meningovascular, meningite aguda, paralisia espástica de Erb, goma do cérebro ou da medula, crise epileptiforme, atrofia do nervo óptico, lesão do sétimo par, paralisia geral e *tabes dorsalis*.

A paralisia geral é uma meningoencefalite crônica; caracteriza-se por quadro de demência e paralisia. A *tabes dorsalis*, em que há lesões das raízes posteriores e funículo posterior da medula e tronco cerebral, apresenta sintomatologia variável. Entre os sinais da *tabes dorsalis* incluem-se as perturbações da marcha, alterações dos reflexos, sinal de Romberg, sinal da pupila de Argyll-Robertson, junta de Charcot e mal perfurante plantar.

OUTRAS LOCALIZAÇÕES

Em relação ao fígado e baço na sífilis recente, pode ocorrer excepcionalmente hepatite ou hepatoesplenomegalia. Na sífilis tardia, goma no fígado ou no aparelho gastrintestinal, cuja sintomatologia dependerá da localização e dimensão da lesão.

No órgão visual, são descritas: irite, coriorretinite, queratite intersticial e atrofia do nervo óptico. Finalmente, no testículo, pode haver goma ou uma orquite intersticial fibrosante não dolorosa.

DIAGNÓSTICO LABORATORIAL

Além da importância diagnóstica, as provas laboratoriais, pelo menos algumas delas, são elementos decisivos no controle de cura da moléstia.

A escolha das provas laboratoriais, no decurso evolutivo da sífilis, é função do comportamento da infecção, relacionando-se o papel do *T. pallidum* e a resposta organoimunitária do hospedeiro. Assim, em suas primeiras fases, a sífilis caracteriza-se pela reprodução e disseminação de seu agente, enquanto nas fases tardias este diminui em número e tende a localizar-se. Paralelamente, o organismo movimenta suas defesas imunitárias que repercutirão em suas respostas humorais.

A seguir, constam os vários exames de laboratório empregados e a análise do período de sua indicação, seus mecanismos e limitações.

Provas caracterizadas pela demonstração direta do agente etiológico

Tais provas, em se tratando de processo infeccioso, inegavelmente são superiores, pois são decisivas e não sujeitas à interferência de mecanismos cruzados, isto é, falso-positivos. A demonstração do *T. pallidum* evidentemente só tem indicação nas fases iniciais da enfermidade, em que tais microrganismos são numerosos. Por esse motivo, encontram sua indicação máxima no acidente primário, isto é, no protossifiloma e, de modo menos preciso, podem ser utilizadas na fase secundária, em lesões abertas, ou seja, placas mucosas e condilomas planos.

Veja as provas descritas a seguir.

Exame em campo escuro

Das provas diretas é a superior, pois permite observar o *T. pallidum* vivo, móvel, com todas as suas características morfodinâmicas, executando movimentos de rotação, torção e flexão sem deformar-se.

A indicação máxima de campo escuro reside na sífilis primária. Pode-se usar o processo nas lesões papuloerosivas da sífilis secundária, isto é, condilomas planos e placas mucosas. Os inconvenientes são positividade menor, pela contaminação secundária que, frequentemente, tais lesões apresentam, e existência de treponemas saprófitos que podem constituir-se em causas de erro.

Pesquisa direta com material corado

- **Impregnação pela prata de Fontana**: o treponema cora-se em marrom.
- **Método de Giemsa**: o treponema cora-se em vermelho-claro.
- **Método de Levaditi**: utilizado para cortes histológicos.

Todos os métodos de coloração são inferiores ao exame em campo escuro.

Provas sorológicas

A invasão do organismo pelo *T. pallidum* promove o desenvolvimento de múltiplos anticorpos. Tais anticorpos são de dois tipos básicos: dependentes da interação treponema-tecido e dependentes do treponema em si.

Os primeiros denominam-se reaginas e são medidos por antígenos extraídos de tecidos, como a cardiolipina, um lipídeo derivado do coração de bovinos e são denominados não treponêmicos e os outros testes treponêmicos, que utilizam antígenos do próprio treponema.

Testes não treponêmicos

São basicamente dois os tipos de provas: provas de floculação e reações de fixação de complemento. Das provas de floculação, a mais bem padronizada e amplamente utilizada é o VDRL, e das provas de fixação de complemento, a mais utilizada é a reação de Wassermann.

Essas reações não treponêmicas são habitualmente designadas reações sorológicas para sífilis.

Tais reações, dependendo das reaginas, surgem habitualmente 3 a 5 semanas após o aparecimento do protossifiloma. Há, portanto, uma fase pré-sorológica na lues primária, explicando que tal fase pode ser sorologicamente, em relação à RSS, positiva ou negativa.

Tais reações podem ser realizadas no sangue e líquido cefalorraquiano (LCR).

Sendo reações não treponêmicas, não são específicas e, além de positivas em outras treponematoses como a bouba e a pinta, podem estar presentes em outras enfermidades que não a sífilis, sendo, nesses casos, chamadas de reações sorológicas falso-positivas biológicas.

Essas reações falso-biológicas podem ser agudas e crônicas. No primeiro caso, a positividade rapidamente desaparece e, em geral, as reações não constituem problema diagnóstico.

Existem alguns testes não treponêmicos que também são empregados: o teste rápido para reagina plasmática (RPR, do inglês *rapid plasma reagin*) e o teste do soro não aquecido com vermelho toluidina (USR, do inglês *unheated serum reagin*), em que há necessidade de aquecimento do soro e a visualização da floculação é facilitada pelos corantes ou por carvão.

Testes treponêmicos

Prova de imobilização dos treponemas (TPI)

Utiliza como antígenos treponemas virulentos vivos obtidos de sifilomas testiculares do coelho.

Trata-se de reação altamente específica, demonstrando a presença de imobilizinas ao *T. pallidum* no sangue e no liquor. O anticorpo imobilizado surge nas etapas recentes da infecção sifilítica, porém após as reaginas. Instituindo-se tratamento adequado e precoce, existe a possibilidade de nunca se detectar o anticorpo imobilizador, mas em casos de sífilis latente ou tardia, em que houve tempo para reação orgânica mais intensa, a TPI não decrescerá de forma significativa, qualquer que tenha sido a terapêutica. Por esse motivo, não pode ser usada como controle de cura. A TPI é negativa nos indivíduos sãos ou portadores de outras enfermidades que não a lues, à exceção das outras treponemoses.

A TPI é prova de difícil execução e extremamente dispendiosa e, assim, não passou para a rotina clínica, sendo reservada à investigação ou a casos excepcionalmente duvidosos.

Prova de fixação de complemento com proteína de reiter (RPCF)

Utiliza como antígeno uma fração proteica derivada da cepa de treponemas avirulentos de Reiter, cultivada em meio artificial desde 1922. A prova é de fácil execução técnica, e o antígeno é bastante acessível, do ponto de vista econômico. Os treponemas de Reiter compartilham antígeno de grupo comum com o *T. pallidum*. Essa prova parece depender de um anticorpo que difere das imobilizinas e reaginas, tendo sensibilidade e especificidade maiores do que as RSS, mas é menos específica e sensível que a TPI, daí o motivo de suas limitações.

FTA-200

Trata-se de prova que emprega como antígeno o *T. pallidum*, cepa de Nichols, liofilizado. Tais treponemas são reconstituídos com água destilada, espalhados em lâminas e recobertos com o soroproblema. Havendo anticorpos antitreponema, estes aderirão à superfície dos microrganismos. A seguir, adiciona-se antiglobulina humana combinada à fluoresceína. Existindo anticorpo, isto é, γ-globulinas aderidas à superfície dos treponemas, estes se tornam visíveis ao microscópio de fluorescência, graças à reação entre o anticorpo e a antigamaglobulina humana fluorescente adicionada.

Pela existência demonstrada de antígenos comuns a muitos espiroquetas, como o *T. pallidum*, treponema não patógeno de Reiter, *T. microdentia*, *Treponema zulzeri*, tal reação não atinge especificidade absoluta.

Prova de absorção de anticorpo do treponema fluorescente (FTA-ABS)

Atualmente é o melhor dos testes treponêmicos existentes. Trata-se do FTA-200 modificado por Deacon e colaboradores (1957). Difere do FTA-200 por ser o soroproblema previamente tratado com extratos de treponemas de Reiter. Tal passagem tem por finalidade absorver do soro suspeito os anticorpos antitreponêmicos de grupo. Desse modo, permanecem no soroproblema apenas os anticorpos anti-*Treponema pallidum*, livres para reagir com o antígeno. Após tal passagem, realizam-se as operações que constituem o FTA-200.

Essa reação é mais sensível e tão específica quanto a TPI. Sua grande superioridade se dá em função da rapidez de execução, facilidade de obtenção dos reagentes, que existem no comércio, baixo preço e possibilidade de ser realizada em qualquer laboratório que disponha de microscópio de fluorescência.

A desvantagem que as reações de imunofluorescência (FTA-200 e FTA-ABS) apresentam é a não existência, ainda, de padronização quantitativa adequada, não permitindo, portanto, sua utilização para controle de cura. São utilizadas, por esse motivo, principalmente para os casos de diagnóstico problemático.

Na sífilis primária, como as reações sorológicas podem ser positivas ou negativas, têm maior indicação as provas de demonstração de treponema da lesão, principalmente o exame em campo escuro. Na sífilis secundária, as RSS são sempre positivas, enquanto a demonstração do agente etiológico, nas lesões abertas, está sujeita a erros por contaminação secundária e presença de treponemas espófitos. No secundarismo, o título das RSS usualmente varia de 1:16 a 1:128 ou mais, mas exceções ocorrem.

No período latente, os títulos são geralmente mais baixos, podendo verificar-se, porém, varrições individuais. Na sífilis terciária ativa, os títulos podem ser tão altos ou até maiores que os títulos do secundarismo. Entretanto, na tabe dorsal e na sífilis cardiovascular, as RSS podem apresentar titulagens muito baixas ou ser completamente negativas **(FIGURA 40.19)**.

Os testes treponêmicos, dos quais o melhor é o FTA-ABS, são utilizados nos casos-problema, isto é, RSS positivas sem confirmação anamnéstica ou clínica de lues, possibilidade de RSS falso-positivas biológicas, diagnóstico de lues tardia, tabe dorsal, sífilis cardiovascular e comprometimentos oculares tardios nos quais as RSS já se negativaram.

Nos últimos anos, entre os testes treponêmicos específicos, introduziram-se as reações de micro-hemaglutinação para *T. pallidum* (MHA-TP), que muitos serviços estão adotando como o teste específico de maior praticidade e menor custo. A literatura define a micro-hemaglutinação como o teste que, na sífilis não tratada, tem sensibilidade no mínimo igual à do

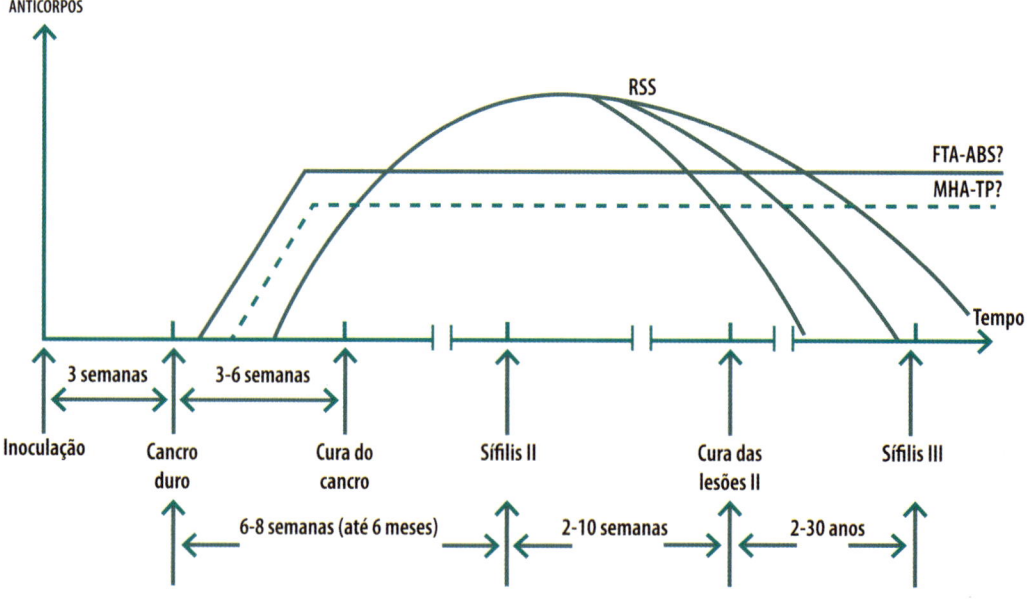

FIGURA 40.19 – Evolução clínica e sorológica da sífilis.
RSS, reações sorológicas para sífilis.

FTA-ABS, à exceção da sífilis primária inicial, quando este último teste é mais sensível, uma vez que os anticorpos responsáveis pela hemaglutinação surgem dias após a positivação do FTA-ABS. Há trabalhos nos quais, em neurossífilis, no líquido cefalorraquidiano, a MHA-TP teve sensibilidade idêntica à do FTA-ABS e sua execução foi tecnicamente muito mais simples. Outros trabalhos analisam o valor da MHA-TP no *screening* de doadores de sangue em comparação com os testes cardiolipídicos, verificando sensibilidade superior da MHA-TP.

O teste de microaglutinação com antígeno do *T. pallidum* (TPHA) também pode ser feito para detecção específica de anticorpos anti-IgM contra o treponema (IgM-TPHA) exame que pode ser útil para diagnose de sífilis congênita para distinguir anticorpos formados recentemente pelo feto e anticorpos anti-IgG que podem ser apenas resultado de transferência da mãe para o feto.

Existem testes de amplificação molecular, proteína C-reativa (PCR) e amplificação de RNA. O PCR é particularmente útil em situações em que o número de treponemas é muito baixo como, por exemplo, neurossífilis e também em sífilis congênita cujo diagnóstico por testes sorológicos pode ter interpretação difícil. A amplificação do RNA é mais sensível que o PCR e sua positividade indica presença de microrganismos vivos. Não são rotineiros e ainda não fazem parte da prática clínica diária.

São causas de RSS falso-positivas viroses agudas (gripe, mononucleose, pneumonias virais, hepatites, herpes simples, herpes-zóster, linfogranuloma venéreo), vacinações (febre tifoide e febre amarela) e gravidez. Estas, decorrido algum tempo, negativam-se. Mais problemáticas são as RSS falso-positivas crônicas que se mantêm positivas, podendo sua interpretação dificultar o diagnóstico. São induzidas por colagenoses (lúpus eritematoso, artrite reumatoide, poliarterite nodosa), anemia hemolítica autoimune, tireoidite, hepatite crônica, hanseníase, tuberculose, malária, calazar, leptospirose.

No LCR, podem ocorrer reações falso-positivas biológicas crônicas em casos de neurotuberculose, hemorragias meníngeas e tumores cerebrais.

No caso das reações falso-positivas, os títulos em regra são baixos e títulos altos, superiores a 1/16 são sugestivos de infecção sifilítica. Em cerca de 2% dos doentes imunocompetentes pode ocorrer, nos testes antilipídicos, o fenômeno de prozona que é um teste falso-negativo quando se usa o soro não diluído por excesso de anticorpos, pela presença de anticorpos bloqueadores ou ambos. O problema se elimina pela diluição do soro.

Os testes antilipídicos que necessitam ser confirmados por um teste antitreponêmico são importantes para investigação epidemiológica e indispensáveis no seguimento póstratamento. Permitem acompanhar a evolução sorológica, detectando pela queda ou elevação do título melhora, recaída ou reinfecção. Recentes avanços tecnológicos são a cardiolipina sintética e a possibilidade de ensaio imunoenzimático (ELISA) cardiolipínico.

Todas as reações sorológicas não treponêmicas estão sujeitas às mesmas dificuldades, como se comprovou mediante estudos comparativos com as reações treponêmicas.

Devem-se repetir todas as RSS se a suspeita clínica justificar a medida e, quando permanecer dúvida diagnóstica, devem-se empregar as provas treponêmicas. A grande importância da sorologia clássica reside em seu aspecto quantitativo já bem padronizado, permitindo o controle de cura da infecção sifilítica.

Com o tratamento, as RSS tendem a se negativar em grau dependente de vários fatores, como adequação terapêutica, caráter da infecção e tempo de doença prévio ao tratamento. A negativação é mais frequente quando o tratamento é instituído em estádios precoces da infecção, tornando-se cada vez mais difícil quando a enfermidade é prolongada. Na sífilis, as RSS às vezes nunca se tornam positivas ou, então, desaparecem rapidamente com o tratamento. Na sífilis secundária a negativação é bastante lenta, podendo ocorrer até cerca de 1 ano após o início do tratamento. É por esse motivo que, no controle de cura da enfermidade, tais reações são realizadas apenas a cada três meses.

Na sífilis tardia, as provas sorológicas podem até mesmo nunca se negativar, apesar do tratamento. Essas reações são consideradas fixas e irreversíveis, constituindo o que se denomina de cicatriz sorológica.

Desde 2008, vem sendo utilizados testes diagnósticos para sífilis empregando-se vários antígenos recombinantes de *T. Pallidum* (Tp47, Trup A, T17, Tp15) por meio dos métodos ELISA e de quimioluminescência. Desde então, muitos laboratórios em todo o mundo vêm empregando esses novos exames. No entanto, esses exames não são superiores aos exames clássicos utilizados para o diagnóstico de sífilis. A maior motivação, até então, para o emprego dessas técnicas, repousa em razões ergonômicas, pois são técnicas que envolvem muito menos trabalho para sua execução. O próprio Centers for Disease Control dos Estados Unidos, ainda que estude essas novas metodologias, ainda não as utiliza, preferindo utilizar as técnicas clássicas para o diagnóstico da sífilis.

Líquido cefalorraquiano

O comprometimento do sistema nervoso é comprovado pelo exame do LCR. Na sífilis recente, primária e secundária, ocorre inicialmente pleocitose e alteração das proteínas em cerca de 40% dos doentes e, em 25%, testes lipídicos e treponêmicos tornam-se reagentes. É relatado o achado de *T. pallidum* no LCR ainda com testes não reagentes. Testes reagentes no LCR são comprobatórios dos sinais clínicos de sífilis nervosa. O FTA-ABS não reagente aparentemente exclui a sífilis. A ELISA-IgC é mais sensível no LCR que os demais testes.

SÍFILIS CONGÊNITA

O aborto antes do 4º mês, causado pela sífilis, é excepcional. É conhecida a frase "a sífilis não mata embriões, mas, sim, fetos". O fato teria sua explicação pela existência na placenta das células de Langerhans, que impediriam a passagem dos treponemas. Com o desenvolvimento fetal há redução dessas células, facilitando a passagem dos espiroquetas. Esta, entretanto pode ocorrer precocemente, já nas primeiras semanas de gestação. A contaminação do feto pode provocar, segundo a gravidade e a extensão da infecção, aborto ou natimorto. No entanto, quando a penetração dos treponemas é tardia e/ou em pequeno número, a criança pode nascer com sinais clínicos que constituem a sífilis congênita recente. Por outro lado, se a infecção fetal for pouco intensa em vista do estado imunitário materno, em que se desenvolve, a criança nasce aparentemente normal. Entretanto, no seu desenvolvimento, surgirão manifestações que compõem o quadro clínico da sífilis congênita tardia. A sífilis congênita compreende duas formas: a recente até um ano após o nascimento com sinais clínicos, ou latente, e a tardia referente à sífilis congênita com manifestações ou sem sinais clínicos (sífilis congênita tardia latente).

SÍFILIS CONGÊNITA RECENTE

Caracteriza-se por lesões cutaneomucosas como placas mucosas, lesões palmoplantares, fissuras radiadas periorificiais (FIGURAS 40.20 E 40.21) e condilomas planos anogenitais. A sífilis congênita recente pode ser clinicamente semelhante à sífilis secundária, mas, diferentemente desta, pode apresentar lesões vesiculosas e bolhosas. Além das lesões cutâneas, há rinite hemorrágica.

A secreção nasal e as lesões cutâneas podem conter treponemas e serem contagiantes. Também causam hepatoesplenomegalia ou, mais frequentemente, hepatomegalia com alterações das enzimas hepáticas ou colestase.

As lesões ósseas são de metafisite que pode se traduzir por aumento ou diminuição da densidade dos ossos longos. Mais tardiamente surgem erosões ósseas; na tíbia, a presença de erosão constitui o sinal de Winberg ou da mordida de gato. Pode haver pseudoparalisia de Parrot que é imobilização do membro afetado por inflamação óssea dolorosa. No 1º ano, pode aparecer periostite. Em exames microscópicos, foram encontradas lesões nos pulmões, rins, meninges, testículos e miocárdio.

SÍFILIS CONGÊNITA TARDIA

A forma distrófica é sugerida especialmente pela tríade de Hutchinson: queratite parenquimatosa, surdez labiríntica e dentes mostrando entalhes semilunares na borda cortante dos incisivos centrais superiores (FIGURA 40.22). A queratite pode levar à cegueira bilateral que tende a desenvolver-se por ocasião da puberdade da mesma forma que a surdez. Podem ser observados dentes molares deformados (molar de Mulberry) e palato em ogiva. As ranhuras de Parrot são fissuras ou ragádias em torno das comissuras labiais e/ou do ânus. Ocorrem, ainda, osteíte e periostite, responsáveis pelo aparecimento da tíbia em lâmina de sabre, nariz em sela e fronte olímpica. Na lues congênita tardia pode haver comprometimento de estruturas nervosas, levando à *tabes* e à paralisia geral.

Diagnose

Quando a criança nasce sem sinais clínicos, porém há suspeita de sífilis, por exemplo, mãe com sífilis que fez tratamento irregular, as RSS são positivas na mãe e na criança. Há duas maneiras de sorologicamente confirmar ou infirmar a diagnose.

A primeira é fazer, mensalmente, o VDRL ou RPR que são quantitativos. Quando a criança não for portadora de sífilis, os anticorpos maternos presentes na criança irão diminuir com queda progressiva dos títulos dos testes. Outro recurso é fazer o teste de imunofluorescência no sangue da criança (FTA-ABS), usando uma antiglobulina marcada unicamente contra IgM que não passa a barreira placentária. A presença de IgM antitreponêmica no sangue do lactente indica que foi produzida pelo lactente, que é, portanto, portador de sífilis. Da mesma forma e com a mesma interpretação, pode ser feito o

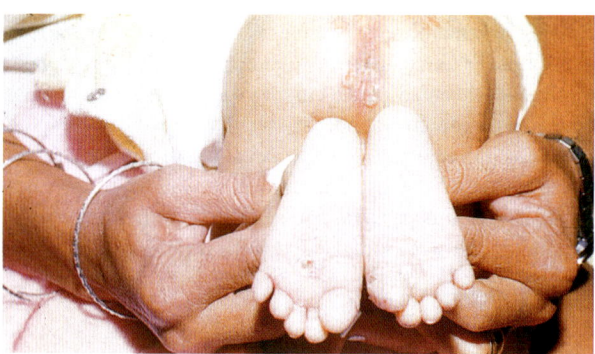

FIGURA 40.20 – Sífilis congênita recente. Lesões plantares e lesões perianais.

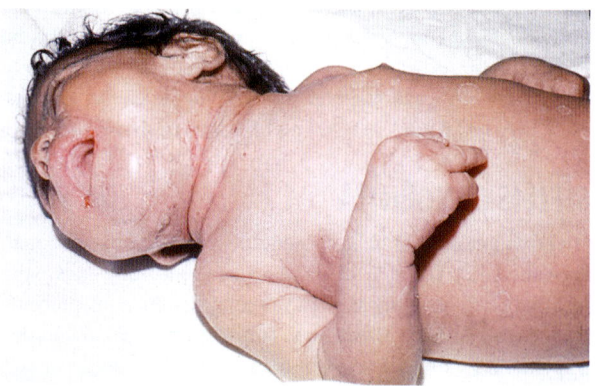

FIGURA 40.21 – Sífilis congênita recente. Lesões papulodescamativas na face, pescoço e tronco.

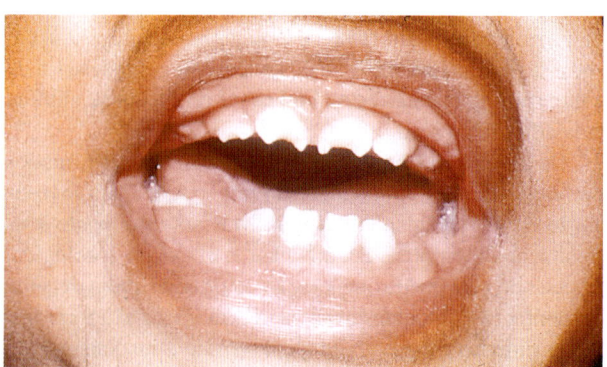

FIGURA 40.22 – Sífilis congênita tardia. Dentes de Hutchinson. Entalhes semilunares na borda cortante.

TPHA – IgM. Novos recursos desenvolvidos em biologia molecular poderão substituir esses procedimentos sorológicos.

Na sífilis congênita recente, é indicada a realização do exame do LCR e pesquisa de HIV e na sífilis congênita tardia com mais de dois anos de duração, é necessário o exame de LCR para exclusão de neurolues.

SÍFILIS E AIDS

A associação de sífilis e da síndrome da imunodeficiência adquirida é atualmente relatada. De acordo com o grupo social esta associação pode ocorrer em até 25% dos doentes. Na maioria dos doentes com sífilis e infecção pelo HIV, as lesões ulcerosas são mais numerosas e extensas, com fácil sangramento e tempo de cicatrização maior, sugerindo um quadro no passado denominado de sífilis maligna precoce (FIGURAS 40.23 E 40.24). As lesões não ulcerosas têm tempo maior de desaparecimento, em comparação aos não coinfectados. Os títulos sorológicos são em média, mais elevados nos doentes coinfectados pelo HIV. No seguimento sorológico, a queda do título sorológico pode não ocorrer. Os títulos mais elevados são devidos a estimulação policlonal das células B. Entretanto, pela depleção imune-humoral, há soros não reagentes. Lipoproteínas do *T. pallidum* contribuem para aumento da replicação do HIV.

Tratamento

Sífilis recente
Primária, secundária e latente (menos de um ano de duração): penicilina G benzatina – duas doses de 2.400.000 unidades, aplicadas com intervalo de uma semana, via intramuscular (IM) profunda (região glútea). Dosagem total 4.800.000 unidades.

Sífilis tardia
Latente, cutânea, cardiovascular e outras, com exclusão da neurolues: penicilina G benzatina – três a quatro doses de 2.400.000 unidades, aplicadas com intervalo de 1 semana. Dosagem total 7.200.000 a 9.600.000 unidades.

Neurossífilis
Todas as formas: penicilina G aquosa potássica, 12 a 24 milhões de unidades/dia, administradas com intervalo de 4 horas, por via intravenosa (IV), por 10 a 14 dias ou penicilina G procaína, 2 a 4 milhões de unidades/dia, IM, por 10 a 14 dias, associada com probenecida, 500 mg, quatro vezes/dia.

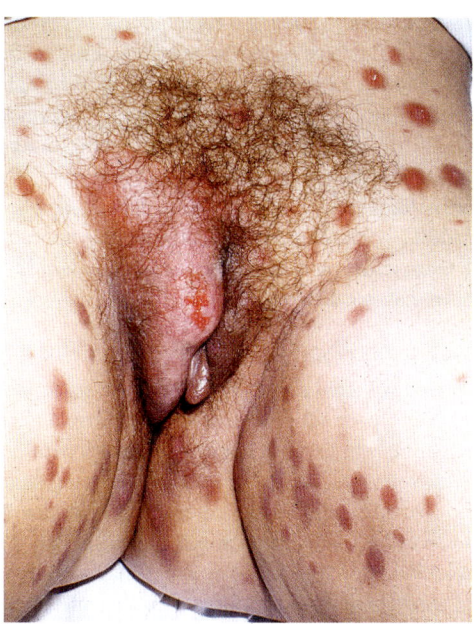

FIGURA 40.24 – Sífilis maligna precoce. Persistência do cancro duro com ulceração e edema e lesões ulcerosas em reparação.

Sífilis congênita recente (criança com menos de um ano)
Criança assintomática, sem alterações laboratoriais, filho de mãe com infecção não tratada ou com tratamento insuficiente: penicilina G benzatina, 50.000 unidades por kg de peso, via IM profunda.

Criança, filha de mãe tratada adequadamente, porém com o título de VDRL/RPR pós-parto maior que o materno, deve receber o mesmo tratamento.

Criança, com sinais clínicos e/ou sororreagentes devem fazer LCR. Não estando alterado, aplicar penicilina G benzatina, 50.000 unidades/kg, dose única, via IM profunda. Ocorrendo alterações no LCR, aplicar penicilina G procaína, 50.000 unidades/kg/dia por 10 dias, via IM.

Sífilis congênita tardia (criança com mais de 1 ano)
- **LCR normal:** duas a três doses de penicilina G benzatina na dose de 40.000 a 50.000 unidades/kg, com intervalo de 1 semana, via IM profunda, dosagem total de 100.000 a 120.000 unidades por kg.
- **LCR alterado:** penicilina G procaína, na dose de 50.000 unidades/kg/dia, via IM, por 10 dias.

Doentes alérgicos à penicilina
Se houver alergia comprovada à penicilina, podem-se utilizar outros antibióticos, sendo os mais indicados a tetraciclina ou a eritromicina (estearato ou etilsuccinato). As doses indicadas para a sífilis recente são de 500 mg, a cada 6 horas por 20 dias;

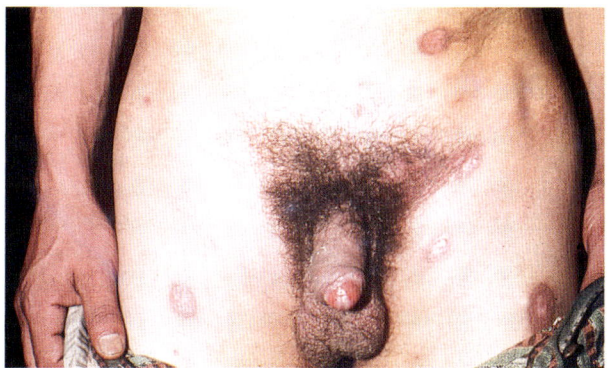

FIGURA 40.23 – Sífilis maligna precoce. Lesões ulcerosas e rupioides.

e, para a sífilis tardia, 500 mg a cada 6 horas por 30 dias, por via oral (VO). Também podem ser empregadas a doxiciclina 100 mg VO a cada 12 horas por 15 dias na sífilis recente e por 30 dias na sífilis tardia; e a ceftriaxona 250 mg/dia IM por 10 dias na sífilis recente, lembrando-se das possibilidades de reações cruzadas com penicilina.

A tetraciclina pode ser substituída pela doxiciclina, 100 mg, a cada 12 horas. Em crianças, dosagem de acordo com o peso. A tetraciclina ou doxiciclina somente podem ser administradas a maiores de 8 anos.

Sífilis recente em coinfectados pelo HIV

O *Treponema pallidum* atinge precocemente o sistema nervoso central (SNC) e pode ser detectado no LCR. O tratamento com a penicilina-benzatina não alcança níveis treponemicidas no LCR. Provavelmente, o estado imunitário impede, na maioria dos não infectados pelo HIV, o desenvolvimento dos microrganismos no SNC após tratamento com a penicilina-benzatina. Estando lesada a imunidade no coinfectado, a terapia unicamente com a penicilina-benzatina é insuficiente. Quando há alterações no LCR, devem-se utilizar, posteriormente, fármacos que alcancem níveis treponemicidas no SNC. Os seguintes esquemas são recomendados:

- Amoxicilina: 2 g, a cada 8 horas, associada com probenecida, 500 mg VO, a cada 6 horas, por 14 dias ou doxiciclina, 200 mg VO, a cada 12 horas, por 15 dias ou ceftriaxona, 1 g/dia IM, por 14 dias.

Sífilis na gravidez

A exclusão da sífilis na gestante deve ser feita por sorologia no 1º trimestre. Caso haja suspeita de infecção posterior, nova sorologia deve ser feita. O tratamento da gestante com sífilis, sem história de alergia por penicilina, é o da sífilis adquirida. Se houver alergia comprovada por penicilina, utilizar eritromicina (estearato, etilsuccinato ou eritromicina-base) nas mesmas doses recomendadas para a sífilis adquirida. Nunca utilizar o estolato de eritromicina ou tetraciclinas, pelos efeitos prejudiciais sérios para a mãe e o feto.

Reações adversas

Reação de Jarisch-Herxheimer é uma exacerbação das lesões cutâneas acompanhada de febre, mal-estar geral que ocorre algumas horas após a primeira dose de penicilina. Pode ser tratada com ácido acetilsalicílico, podendo ser prevenida ou diminuída pela administração prévia de corticoide.

Reações alérgicas à penicilina são do tipo anafilactoide (urticária, prurido, dispneia) e devem ser distinguidas de quadro de lipotimia eventualmente ocorrido em tratamento anterior. Em caso de dúvida, administrar previamente, ao doente, corticoide e anti-histamínico, já que o teste intradérmico com penicilina pode desencadear a reação anafilactoide. O teste para avaliar a sensibilidade com a penicilina, que é inócuo, emprega a peniciloilpolisina, dificilmente encontrada em nosso meio.

Tratamento preventivo

Indivíduos que tiveram contato com doente comprovadamente com sífilis podem receber, profilaticamente, uma injeção de penicilina G benzatina de 2.400.000 unidades. Essa orientação é particularmente importante para casais, fazendo-se a profilaxia da sífilis conjugal, que ocorre quando um cônjuge infecta o outro e, após fazer o tratamento, é reinfectado.

Seguimento pós-tratamento

Na sífilis recente, a negativação sorológica ocorre, em geral, do 6º ao 9º mês após o tratamento. Há uma queda do título sorológico das reações lipídicas ou não específicas (VDRL/RPR) que são as primeiras a se negativarem. As reações treponêmicas são as últimas a se tornarem negativas. Na sífilis tardia, há uma queda do título sorológico, com a negativação podendo ocorrer no segundo ano. Dessa maneira, o controle sorológico é feito a cada 6 meses, por dois anos. Se, após esse período, o título sorológico estiver baixo e o exame do LCR for normal, o resultado do tratamento pode ser considerado satisfatório. A persistência de anticorpos em títulos baixos pode durar vários anos e, caso não haja elevação do título, não há necessidade de retratamento. A persistência da positividade das RSS, na sífilis tardia após tratamento, pode ser devida somente ao sistema imunológico ou pela persistência de treponemas em certas áreas que, mesmo não virulentos, mantêm sua capacidade antigênica. É indicado fazer exame do LCR para exclusão de neurossífilis. Uma elevação acentuada do título sorológico indica recidiva ou mais provavelmente uma reinfecção e o doente deve ser retratado.

Profilaxia

O recrudescimento da sífilis nos últimos anos ocorreu por vários fatores, entre eles a diminuição do cuidado individual, as alterações no comportamento sexual com a maior exposição, as migrações turísticas e outros. A sífilis constitui um problema de importância em saúde pública, sendo conclusivo que educação, diagnose e tratamento precoce e cuidados preventivos são indispensáveis no controle da infecção. A detecção da sífilis congênita deve ser vista como um "evento marcador", sua ocorrência demonstra uma falha no programa de controle das DST e na atenção pré-natal. Finalmente, cumpre destacar na vigilância sanitária a associação de sífilis e Aids.

BOUBA

A bouba, pian ou framboesia, é moléstia contagiosa, de evolução crônica, de distribuição prevalentemente tropical, causada pelo *T. pallidum* subespécie *pertenue*. A forma habitual de contágio é a transmissão direta inter-humana, particularmente em crianças e adolescentes. É possível transmissão indireta por utensílios e moscas. A evolução da bouba faz-se de maneira semelhante à da sífilis, mas o caráter não venéreo da bouba, a ausência de lesões mucosas no período secundário, de lesões cardiovasculares e do sistema nervoso e de transmissão congênita a diferenciam da sífilis. A bouba, doença dos climas quentes e úmidos, atingia grandes massas populacionais na África, Américas Central e do Sul, Índias Ocidentais, Indonésia, Tailândia e Filipinas. Devido aos tratamentos em grandes massas populacionais e melhora das condições de vida, a infecção foi erradicada em muitas regiões, mas ainda persistem focos em vários países da África, Indonésia e em alguns países da América do Sul em áreas rurais de menor nível socioeconômico e sanitário. Afeta principalmente indivíduos jovens e especialmente crianças por maior exposição aos traumatismos em brincadeiras infantis. Não há suscetibilidade racial. No Brasil, obtiveram-se excelentes resultados com os tratamentos em massa e a infecção está praticamente erradicada, com ocorrência esporádica.

Manifestações clínicas

Admite-se a necessidade de erosão cutânea para que haja o contágio. Após período de incubação de três a quatro semanas, em que o paciente pode apresentar sintomas constitucionais leves, surge lesão papulosa, às vezes pruriginosa, que ulcera e recobre-se de crosta. É a lesão primária, framboesoma ou bouba-mãe, geralmente única, chegando a atingir vários centímetros de diâmetro. A superfície da úlcera é granulosa, eritematoamarelada, secretante, recobrindo-se logo de crosta, que se forma novamente após a remoção. Localiza-se, na maioria das vezes, em áreas expostas. Pode ser acompanhada de adenopatia. O framboesoma evolui espontaneamente deixando cicatriz apergaminhada e hipocrômica. Pode persistir até o período secundário, distinguindo-se das lesões deste período pelo maior tamanho e pela história de aparecimento prévio.

As lesões do período secundário são polimorfas, variando desde a roséola, de difícil observação e de existência contestada, as lesões escamosas, pitiriasiformes e psoriasiformes, liquenoides, queratóticas, tricofitoides, papulosas **(FIGURA 40.25)**, verrucosas **(FIGURA 40.26)** e condilomatosas, distribuídas em grande número pelo tegumento cutâneo **(FIGURA 40.27)**. Ainda no período secundário, podem ser encontradas lesões palmoplantares circunscritas: queratomas (cravos da bouba) e queratodermias pontuadas e difusas **(FIGURAS 40.28 E 40.29)**. Observam-se, também, lesões osteoarticulares representadas por periostites, rarefações ósseas, sendo frequentes os encurvamentos dos ossos longos, principalmente da tíbia em lâmina de sabre. O período secundário abrange de 2 a 5 anos.

A doença pode terminar no período secundário, curando-se espontaneamente.

Em alguns pacientes, contudo, ainda na vigência do secundarismo, podem surgir lesões características do período terciário tardio. Em outros casos, essas lesões surgem após período variável de latência. As lesões do período tardio caracterizam-se por serem localizadas e com tendência à destruição e mutilação. Na pele, surgem gomas que se ulceram e podem atingir grandes dimensões, deixando, ao regredir, cicatrizes deformantes, lesões ulcerosserpiginosas, que lembram as da lues tardia **(FIGURA 40.30)**, e queratodermias

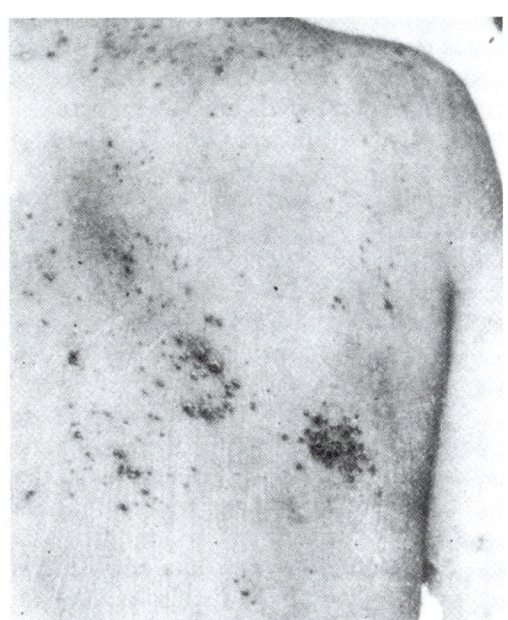

FIGURA 40.25 – Bouba secundária. Lesões papulodescamativas.

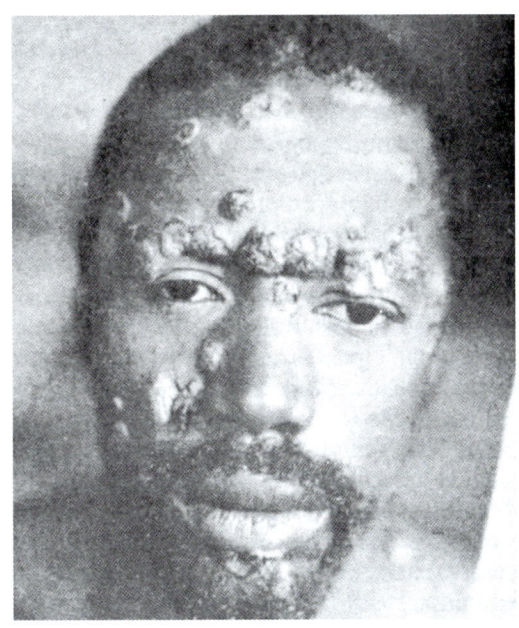

FIGURA 40.26 – Bouba. Período secundário com lesões nodulares e vegetantes.

palmoplantares. As lesões ósseas e articulares determinam osteopatias crônicas deformantes e artrites com anquilose **(FIGURA 40.31)**.

Ainda no período tardio, descrevem-se quadros clínicos que podem ocorrer também em outras afecções: *gangosa* ou rinofaringite mutilante, encontrada também na leishmaniose; *gundu*, periostite com exostose dos ossos próprios do nariz; nodosidades justarticulares de Lutz-Jeanselme, que ocorrem também em outras treponematoses.

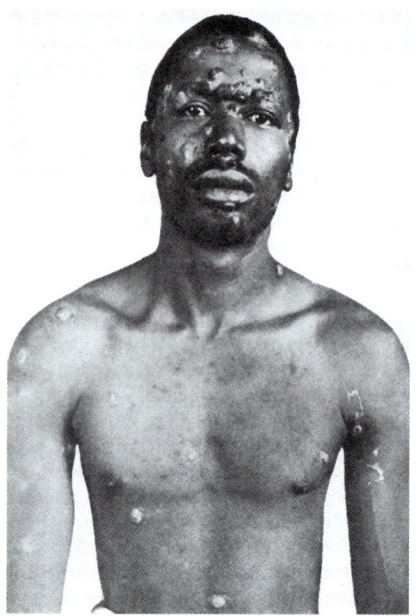

FIGURA 40.27 – Bouba. Lesões papulonoduloverrucosas disseminadas.

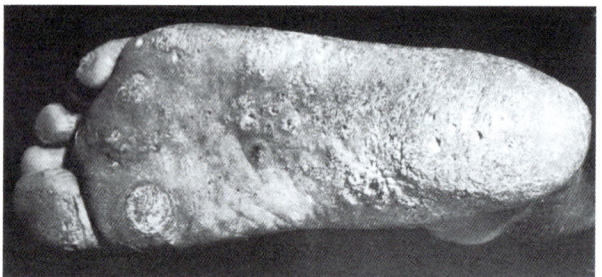

FIGURA 40.28 – Bouba secundária. Queratodermias pontuadas ("cravos da bouba").

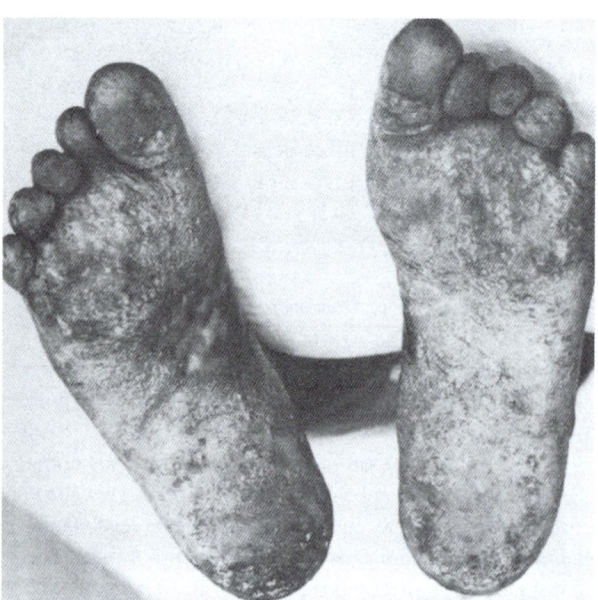

FIGURA 40.29 – Bouba secundária. Queratodermia difusa.

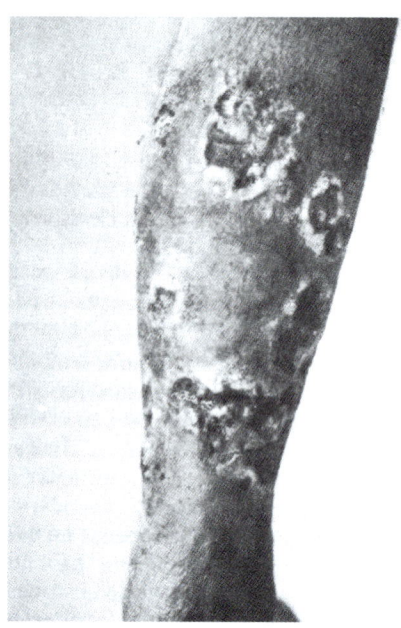

FIGURA 40.30 – Bouba. Lesões gomosas tardias, ulcerosserpiginosas.

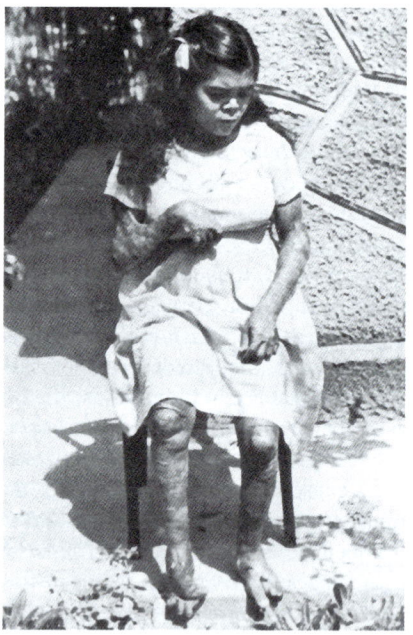

FIGURA 40.31 – Bouba tardia. Osteopatias crônicas, artrites e anquiloses deformantes.

Diagnose

A diagnose laboratorial é feita nas lesões recentes pela pesquisa do treponema em campo escuro ou por método de coloração adequado, Fontana-Tribondeau, Giemsa e Burri.

Nas formas secundárias e tardias, empregam-se os testes sorológicos para sífilis, que são positivos na bouba, incluindo-se os testes antilipídicos e os antitreponêmicos. A superinfecção de bouba e sífilis é excepcional e tentativas de inocular com bouba doentes com sífilis tardia fracassaram.

Tratamento

O tratamento eletivo é a administração no adulto de uma dose de 2.400.000 unidades de penicilina G benzatina, via IM profunda. Para crianças, uma única injeção na dose de 50.000 unidades por kg/peso. No caso da impossibilidade do uso de penicilina, administrar eritromicina ou tetraciclina (com mais de 8 anos) por VO, na dose de 2 g/dia, por 15 dias. Controles clínicos e sorológicos posteriores, considerando que não ocorrem lesões viscerais. No caso de gangosa ou gundu, cirurgia reparadora após a cicatrização. Pode ocorrer involução espontânea da infecção.

PINTA

A pinta, caraté ou puru-puru, é moléstia infectocontagiosa, causada pelo *Treponema carateum*. Essa afecção, como as outras treponematoses, apresenta características clínicas e imunopatológicas que permitem distinguir três estádios evolutivos: primário, secundário e terciário. A pinta encontra-se apenas no continente americano, principalmente nas áreas tropicais e subtropicais, México, América Central, Venezuela, Colômbia e Norte do Brasil. A transmissão é por inoculação direta, particularmente no decurso de cerimônias ou ritos tribais. Traumas e picadas de insetos facilitam a transmissão. Não foram notificados novos casos de pinta no México e na Colômbia. No Brasil, após 1975, foram registrados cerca de 300 casos em tribos indígenas da Amazônia e a infecção continua em fase de erradicação.

A lesão inicial corresponde ao ponto de inoculação do microrganismo causal; pode ser única ou múltipla e localiza-se mais frequentemente nas zonas expostas. Essa lesão é eritematoescamosa, de crescimento lento e persiste indefinidamente; não há adenopatia satélite.

O período recente compreende o primário, que dura de 2 a 6 meses, seguindo-se o secundário, no qual as lesões são principalmente eritematopapuloescamosas. Às vezes, já existem discromias no período secundário **(FIGURA 40.32)**. As lesões são difusas e, em alguns casos, há polimicroadenopatia. Não há lesões mucosas.

O período tardio ou terciário é representado pelas discromias, principalmente hipocromias que simulam vitiligo e hiperqueratoses palmoplantares. Estas não ocorrem em crianças **(FIGURAS 40.33 E 40.34)**.

Não há comprometimento visceral nem transmissão congênita.

Diagnose

Na diagnose laboratorial, deve-se salientar que o *Treponema carateum* é regularmente encontrado nas lesões recentes e tardias. Os testes sorológicos para sífilis, antilipídicos e antitreponêmicos são reagentes. A histopatologia mostra processo inflamatório histiolinfoplasmocitário e o *T. carateum* pode ser encontrado com colorações pela prata em todas as fases da doença.

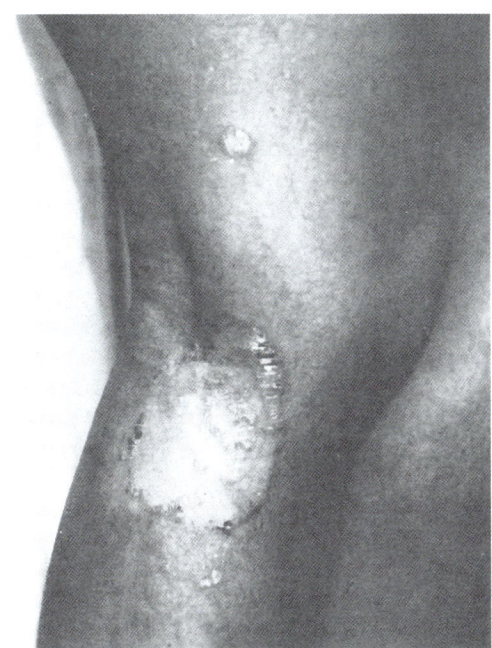

FIGURA 40.32 – Pinta recente. Lesões eritematoescamosas e discromias.

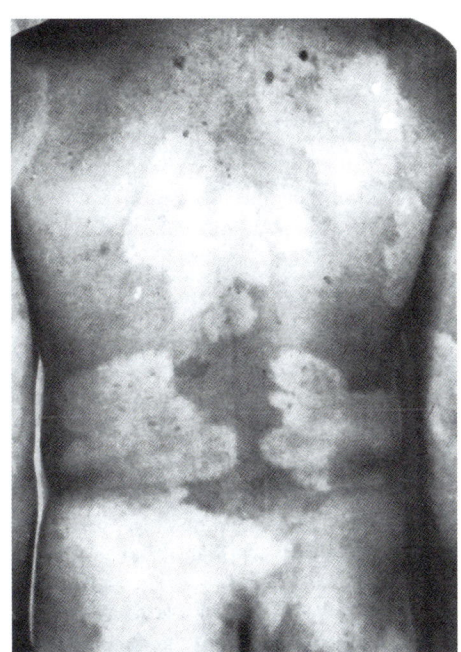

FIGURA 40.33 – Pinta tardia. Lesões discrômicas disseminadas.

Tratamento

Em adultos, 2.400.000 unidades de penicilina benzatina em uma única dose IM. Na criança, a dose total será de 50.000 unidades por kg de peso. As lesões discrômicas são irreversíveis. A queda do título sorológica é lenta e os testes podem permanecer reagentes nas formas tardias.

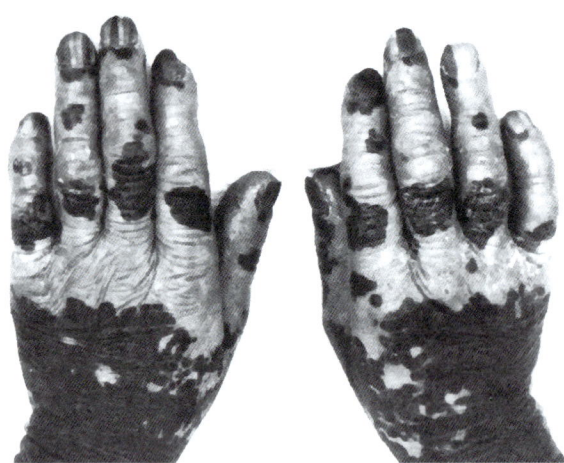

FIGURA 40.34 – Pinta tardia. Lesões discrômicas simulando vitiligo.

SÍFILIS ENDÊMICA

A sífilis endêmica ou não venérea é atribuída a uma variedade de *Treponema pallidum*, com o contágio por inoculação através da pele. A transmissão por picadas de inseto não foi comprovada. Atinge populações rurais em países da África, Oriente Médio e Ásia. A doença tem diversos nomes como Bejel, Njovera e outros. A maioria dos casos ocorre em crianças. O cancro inicial é raramente observado. Há lesões secundárias como na sífilis, condilomas planos, e tardias como gomas e lesões ósseas. Comprometimento cardiovascular e neurossífilis são raros. Geralmente não é encontrada a forma congênita porque, sendo a infecção na infância, a possibilidade de transmissão placentária é mínima. Admite-se que ainda é elevado o número de portadores nas áreas endêmicas, apesar das campanhas de tratamento penicilínico maciço das populações atingidas pela treponematose. A sorologia é reagente como na sífilis e bouba e o tratamento é similar ao da bouba.

CANCROIDE (CANCRO MOLE)

Cancroide, cancro venéreo simples ou cancro mole é uma ulceração aguda, específica e contagiosa, geralmente localizada na genitália externa. A moléstia é causada por bacilo gram-negativo, descrito por Ducrey, em 1889, e denominado *Haemophilus ducreyi*. O cancroide resulta quase sempre de transmissão direta no ato sexual. Contatos acidentais são excepcionais. O cancroide é mais comum no homem que na mulher, em proporção de 1:20. O cancroide é mais comum em homens não circuncisados; portanto, os indivíduos circuncisados têm menor risco de adquirir a infecção. É provável que mulheres, principalmente prostitutas, sejam portadoras sãs, o que explica o frequente aparecimento do cancroide após relacionamento sexual com prostitutas. O cancroide é uma infecção de acometimento global, com maior prevalência em regiões menos desenvolvidas, como ocorre com outras DST. Há focos endêmicos do cancroide na África, Índia e algumas regiões da América Central. Promiscuidade (com ou sem prostituição) e uso de drogas ilícitas são fatores de risco. A infecção tem alta infectividade e baixa patogenicidade e virulência. Não tem envolvimento sistêmico sendo limitada à pele e mucosas. Na Índia, há relatos de eritema nodoso em jovens que apresentam somente lesões genitais por *H. ducreyi*. No Brasil, a incidência da moléstia está em declínio.

Como em todas as ulcerações genitais, o cancroide facilita a infecção pelo HIV, pois, rompida a barreira epitelial, a penetração do HIV e o seu contato com células inflamatórias, inclusive linfócitos CD4, alvos do vírus, tornam-se mais prováveis.

Manifestações clínicas

Inoculado o bacilo, este prolifera rapidamente, com aparecimento de uma papulapústula que se transforma em ulceração. O tempo de incubação geralmente é de dois a quatro dias. Os caracteres clínicos são de ulceração, de bordas solapadas e cortadas a pique, com fundo purulento e base mole (FIGURAS 40.35 E 40.36). O cancroide é autoinoculável. Há vários tipos clínicos, como herpetiforme, vesicopustuloso, folicular, ragadiforme e ulcerocrostoso. Localiza-se preferencialmente na genitália, podendo também ser encontrado em torno do ânus.

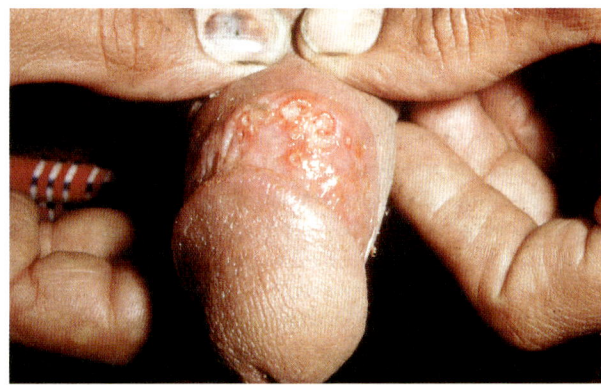

FIGURA 40.35 – Cancroide. Múltiplas lesões ulceradas recobertas por secreção purulenta no sulco balanoprepucial.

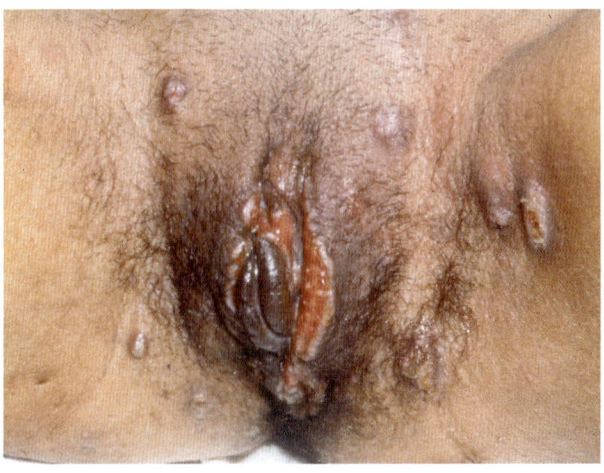

FIGURA 40.36 – Cancroide. Múltiplas lesões ulceradas na genitália feminina.

Como complicação mais frequente, surge o bubão cancroso, que é a adenite inguinal observada em menos de um terço dos casos, processo agudo que evolui rapidamente para liquefação e fistulização (FIGURA 40.37). O *H. ducreyi* não penetra na circulação sanguínea, mas pode produzir ulcerações extensas (fagedenismo). A bactéria produz pelo menos um par de toxinas, uma com atividade hemolítica e outra que lesa células epidérmicas.

Diagnose

O cancroide diferencia-se do cancro duro pelo caráter ulcerativo, multiplicidade, base mole e bordas solapadas. Como o tempo de incubação da sífilis primária é maior, pode ser observado que uma lesão inicialmente tipo cancroide venha a apresentar posteriormente endurecimento de sua base e outros caracteres do cancro duro. É o cancro misto.

O herpes simples, no início, pode ser distinguido por apresentar vesículas agrupadas. A história é outro elemento importante para distingui-lo do cancroide.

A adenite do cancroide distingue-se do linfogranuloma venéreo pela necessária presença do cancroide, pela evolução aguda, dor intensa, liquefação e fenômenos gerais ausentes ou discretos.

Também devem entrar na diagnose diferencial a donovase e as infecções bacterianas.

Diagnose laboratorial

Bacterioscopia

Método eletivo para a diagnose laboratorial para a pesquisa do bacilo em esfregaço corado pelo gram. O bacilo gram-negativo pode ser encontrado em quase todos os casos, devendo o material para esfregaço ser retirado da parte solapada da borda da ulceração. É encontrado em posição intra ou extracelular, aos pares ou formando cadeias que lembram cardumes de peixes. Adquire uma coloração bipolar, dando a impressão da existência de um vacúolo central. Pode também ser corado pelo Giemsa ou Unna--Pappenheim, sendo também utilizada a técnica de imunofluorescência. A pesquisa do bacilo de Ducrey deve ser sempre complementada pela pesquisa do treponema em campo escuro e eventualmente de inclusão viral.

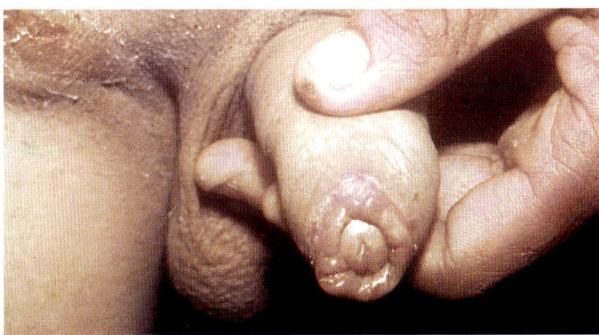

FIGURA 40.37 – Cancroide. Múltiplas ulcerações no pênis e adenite flegmásica inguinal (bubão cancroso).

Histopatologia

Bastante sugestiva para uma diagnose presuntiva, com três zonas, uma superficial, que é o soalho da ulceração, contendo neutrófilos, fibrina, eritrócitos e tecido necrótico; a zona média contendo vasos com proliferação do endotélio e trombose; e a zona profunda exibindo infiltrado linfoplasmocitário. Bacilos podem raramente ser demonstrados.

Cultura

Emprega-se o ágar-sangue ou ágar-chocolate com vancomicina. Em 48 horas, surgem colônias acinzentadas características.

Reação de Ito-Reenstierna

Intradermorreação do tipo tuberculínico, com reação positiva após 24 a 48 horas em 75% dos doentes. O antígeno era bacilo de Ducrey cultivado e que era também empregado como tratamento. A reação permanece positiva mesmo após a cura, porém não há desenvolvimento de imunidade para evitar reinfecção. Hoje não é mais empregada.

Testes de fixação de complemento

Anticorpos antibacilares podem surgir após 3 semanas do desenvolvimento da lesão.

Sorologia para sífilis e HIV

Em todo o caso de cancroide é aconselhável fazer, 30 dias após a cura, sorologia para sífilis e HIV e também pesquisa de vírus da hepatite B e C.

Tratamento

O cancroide responde a vários medicamentos, mas, devido ao aparecimento de resistência a sulfas e estreptomicina, essas substâncias não são mais indicadas, preconizando-se as seguintes opções:

- Azitromicina 1,0 g VO em dose única.
- Ceftriaxona 250 mg IM em dose única.
- Eritromicina 500 mg VO a cada 8 horas por 7 dias
- Ciprofloxacina 500 mg VO a cada 12 horas por 3 dias.
- Tianfenicol 500 mg VO a cada 8 horas por 5 dias ou 5 g do granulado VO em dose única.
- Os doentes com coinfecção pelo HIV podem necessitar tratamentos mais prolongados. A ceftriaxona é o tratamento de escolha para mulheres grávidas.

Como **tratamento tópico**, limpeza local com água boricada e creme de antibiótico.

Drenagem da adenite é contraindicada, pois prolonga o tempo de evolução. É preferível esvaziá-la, se necessário, por punção. Ponto importante, já referido, é a exclusão da sífilis. É sempre aconselhável a pesquisa rotineira do *Treponema pallidum* em qualquer lesão suspeita na genitália. Quando a pesquisa não puder ser feita, a RSS deve ser feita, 30 dias após o aparecimento do cancro. Eventualmente, profilaticamente, pode ser aconselhável a administração simultânea de 2.400.000 unidades de penicilina-benzatina, dose suficiente para o tratamento da sífilis recente.

LINFOGRANULOMA VENÉREO

O linfogranuloma venéreo, quarta moléstia venérea, doença de Nicolas-Durant-Favre, é infecção transmitida por contato sexual, ainda que excepcionalmente possa ocorrer inoculação acidental com localização extragenital. É causado pela *Chlamydia trachomatis* coco gram-negativo que tem numerosos sorotipos (A, B, C, D, E, F, G, H, K, L1, L2 e L3). Os soros tipos L1, L2, L3 são os agentes do linfogranuloma venéreo, os A e C do tracoma e de conjuntivite e os sorotipos D e K de infecções urogenitais. A clamídia é uma bactéria com capacidade metabólica limitada, com o seu desenvolvimento restrito ao meio intracelular. Em virtude do seu pequeno tamanho (0,2-0,5 micrômetro) e do parasitismo intracelular obrigatório, foram considerados como vírus até os anos de 1960. Apesar de não ter energia própria são bactérias, pois têm DNA-RNA, definida organização celular, divisão binária, síntese proteica e sensibilidade a antibióticos. A forma infecciosa da clamídia semelhante a um esporo é chamada de corpo elementar (CE), sendo metabolicamente inativa. O corpo elementar em contato com célula do hospedeiro é fagocitado e transforma-se em corpo reticular (CR), metabolicamente ativo, e se replica. Estes se condensam e formam novamente CE que são liberados por lise celular ou extrusão e contaminam outras células do hospedeiro.

O linfogranuloma venéreo tem distribuição universal, sendo mais comum em climas tropicais e subtropicais. A forma aguda do linfogranuloma venéreo é mais frequente no homem do que na mulher. Essa diferença ocorre porque a infecção aguda frequentemente passa despercebida na mulher. No Brasil, a ocorrência do linfogranuloma venéreo vem diminuindo progressivamente, sendo atualmente relativamente raro.

O linfogranuloma venéreo é uma infecção primariamente do tecido linfático. O processo básico é uma trombolinfagite e perilinfangite com o processo inflamatório dos linfonodos atingindo tecidos vizinhos. Após a inoculação, a bactéria dissemina-se pela corrente sanguínea com sintomas gerais cuja intensidade e duração é relacionada à imunidade do hospedeiro. O processo inflamatório dos linfonodos dura semanas a meses antes de regredir. Surge fibrose que destrói os linfonodos, obstrui os linfáticos, resultando edema, fibrose e aumento das áreas afetadas que pode evoluir para uma elefantíase.

Manifestações clínicas

São diferentes no homem e na mulher. A lesão inicial no homem situa-se comumente no pênis, sob forma de pequena vesícula, pápula ou exulceração, que, em geral, passa despercebida. Na mulher, em qualquer ponto da genitália, e também quase nunca é notada.

Após período de 2 a 4 semanas, surge a manifestação mais característica da moléstia, a adenopatia inguinal, unilateral ou bilateral, observada como regra nos homens e excepcional nas mulheres **(FIGURA 40.38)**. Vários linfonodos são

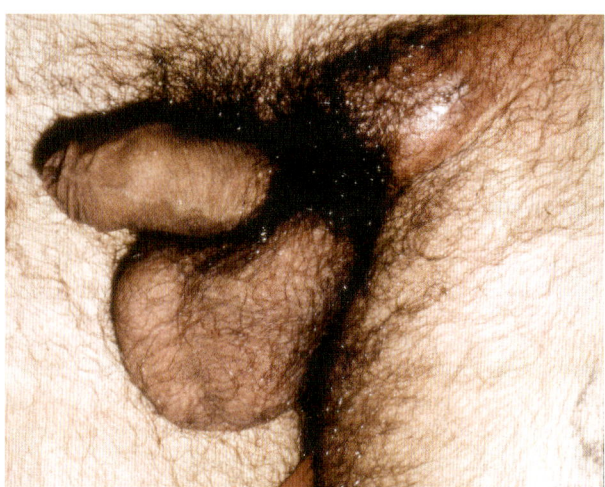

FIGURA 40.38 – Linfogranuloma venéreo. Adenopatia inguinal flegmásica.

comprometidos, e a massa volumosa é um bubão ou plastrão. Essa massa apresenta com frequência uma ranhura central devida ao ligamento de Poupard. Com a evolução do processo, surgem fístulas em diversos pontos; por isso, a doença é denominada "poroadenite inguinal".

O intervalo de tempo entre a inoculação e a adenopatia tem sintomas e sinais de uma infecção sistêmica, como febre, artralgias, mialgias e anorexia, em geral discretos. É a fase da bacteriemia da moléstia.

A adenopatia inguinal, na mulher, é observada excepcionalmente, decorrendo esse fato da anatomia dos linfáticos. No homem, a drenagem linfática do pênis faz-se primordialmente para os linfonodos inguinais, enquanto na mulher, a drenagem dos linfáticos da mucosa vaginal e colo do útero se faz para os gânglios ilíacos profundos ou perirretais.

As alterações decorrentes da linfoestase crônica pela fibrose de linfonodos levam à elefantíase dos genitais externos **(FIGURA 40.39 E 40.40)**, ao estreitamento retal, que constitui a retite estenosante, e a síndrome anogenitorretal, que agrega a elefantíase da genitália, ulcerações, fístulas e anoproctites (estiomene). A retite estenosante resulta, na mulher, do com-

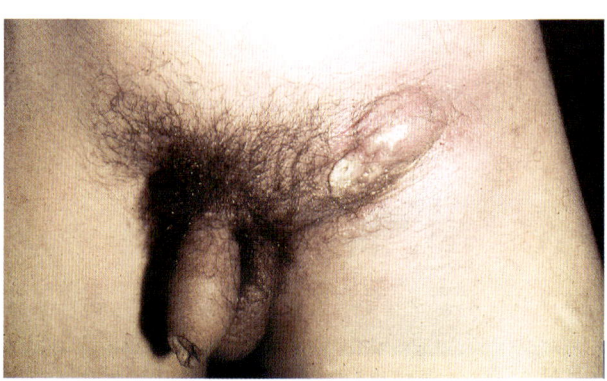

FIGURA 40.39 – Linfogranuloma venéreo. Adenopatia inguinal fistulizada em múltiplos pontos.

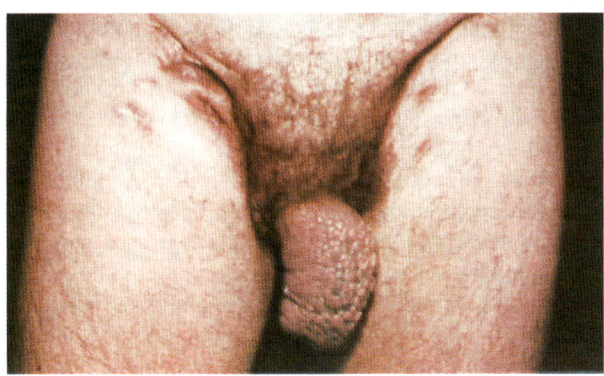

FIGURA 40.40 – Linfogranuloma venéreo. Infecção bilateral ocasionando estase linfática na genitália.

prometimento de linfonodos perirretais por drenagem linfática da mucosa vaginal, podendo também ocorrer esse mecanismo no homem por variações anatômicas dos linfáticos. De outro lado, em ambos os sexos, a retite estenosante pode também resultar da implantação direta do agente microbiano na mucosa retal pela prática da sodomia.

Outras localizações tardias da moléstia, tais como no testículo e epidídimo ou no aparelho digestivo, têm sido descritas, sendo, contudo, achados ocasionais. Durante a fase aguda/bacteriêmica, podem ocorrer localizações encefálicas e oculares de duração efêmera.

Diagnose

Na diagnose diferencial, a adenopatia do cancroide é mais aguda, estando sempre presente o cancroide, enquanto, no linfogranuloma venéreo, a lesão inicial é efêmera e não é encontrada. A adenopatia na sífilis não tem caráter inflamatório agudo. Eventualmente, deve ser diferenciada da adenopatia da tuberculose, paracoccidioidomicose e doença da arranhadura do gato. Na síndrome anorretal, deve ser considerada a donovanose, doença de Crohn, colites ou retites, hidradenite crônica e neoplasias.

Diagnose laboratorial

Bacterioscopia

O exame direto do esfregaço de lesão por reação específica de imunofluorescência ou imunoperoxidase, para encontro de clamídias, excepcionalmente permite o encontro da bactéria, identificada no passado sob a denominação de corpúsculos de Gama-Miyagawa. Outros métodos mais recentes para o achado das clamídias são colorações com anticorpos fluorescentes monoclonais e ELISA em fase líquida, que é específica e sensível. O PCR também está sendo utilizado.

Intradermorreação de Frei

Introdução de antígeno, com leitura após 48 horas. A positividade é uma pápula maior que 5 mm. Foi a prova mais empregada na diagnose, sendo inicialmente utilizado pus de bubão, porém posteriormente utilizou-se como antígeno cultivo de clamídias em saco vitelino. Atualmente em desuso pela pouca sensibilidade na fase precoce e pela possibilidade de reações positivas com outras infecções por clamídias.

Sorologia

As duas provas mais indicadas são o teste de fixação de complemento (TFC) e a microimunofluorescência (MIF). A geralmente usada é o TFC cuja reatividade inicia-se após duas semanas. Títulos acima de 1:16 são sugestivos da infecção e títulos mais altos que 1:64 confirmam infecção aguda. Deve-se notar que o TFC pode ser devido a outras infecções por clamídias, porém raramente o título é acima de 1:16. A MIF é a prova sorológica mais específica porque detecta anticorpos antissorotipos de clamídias, além de ser mais sensível. É, entretanto, realizada apenas em alguns centros de pesquisa.

Cultivo

Culturas em células de McCoy tratadas com ciclo-heximide ou HeLa tratadas com dietilaminoetil têm uma positividade menor que 50%. Tem sido tentada também a cultura em saco vitelino de ovos embrionados com resultados inconstantes.

Outros exames sorológicos

É importante excluir laboratorialmente a sífilis e HIV nos casos de linfogranuloma venéreo, pela possibilidade de infecção associada.

Tratamento

- **Doxiciclina:** é o fármaco eletivo, administrada na dosagem de 100 mg VO, duas vezes/dia, 21 dias.
- **Eritromicina ou tetraciclina:** 500 mg VO, quatro vezes/dia, por 21 dias.
- **Sulfametoxazol-trimetoprima:** comprimidos de 800 mg e 160 mg: 1 comprimido VO, duas vezes/dia, por 21 dias.
- **Tianfenicol:** 5 g do granulado VO como dose inicial seguida de 500 mg VO, três vezes/dia, por 15 dias.
- **Drenagem:** não é indicada a excisão cirúrgica, pois retarda a cicatrização e pode determinar estase linfática e consequente elefantíase. O pus dos linfonodos deve ser retirado por punção com agulha de calibre grosso. Estreitamento retal ou vulvar (estiomene) e sequelas após o tratamento medicamentoso devem ser tratadas cirurgicamente.

Os doentes coinfectados por HIV podem necessitar de tratamentos mais prolongados. Mulheres grávidas devem ser tratadas preferencialmente com eritromicina. Os contactantes assintomáticos devem ser tratados com doxiciclina 100 mg a cada 12 horas por 7 dias ou com dose única de 1,0 g VO de azitromicina.

DONOVANOSE

A donovanose, granuloma venéreo, granuloma tropical, é uma enfermidade de evolução progressiva e crônica, de localização genital, podendo ocasionar lesões granulomatosas e destrutivas. O agente etiológico é o *Calymatobacterium granulomatis* (*Klebsiella granulomatis, Donovania granulomatis*), parasita intracitoplasmático, encapsulado, gram-negativo, que se cora com maior intensidade nas extremidades do que no centro, medindo 0,5 a 1,5 por 1 a 2 µm. Nas lesões, esses microrganismos são encontrados dentro dos macrófagos, sob a forma de pequenos corpos ovais denominados **corpúsculos de Donovan**. São corados com relativa facilidade pelos métodos de Giemsa, Leishman e Wright. A *Calymmatobacterium granulomatis* apresenta características de morfologia e antigenicidade similares às bactérias do gênero *Klebsiella*, sendo considerado uma espécie distinta, incluída na classe de Proteobacteria. Foram demonstrados nos parasitos partículas semelhantes a bacteriófagos.

Vários aspectos dessa enfermidade ainda não estão devidamente esclarecidos, o que se deve, principalmente, à dificuldade de se obter o cultivo de seu agente etiológico. A própria transmissão sexual da doença é assunto controvertido. O conceito de essa doença ser transmitida sexualmente deve-se ao fato de a maior parte das lesões ter localização genital, sendo os principais argumentos a favor desse tipo de transmissão, os seguintes:

- História de exposição sexual antes do aparecimento da lesão.
- Aumento da incidência da doença em grupos etários de maior atividade sexual.
- Lesões encontradas na genitália interna, como no cérvix, sem outras manifestações.
- Lesões encontradas somente em torno do orifício anal, em pacientes homossexuais.
- Lesões de localização preferencial nos genitais externos ou proximidade.

Por outro lado, esses fatos não seriam suficientes para estabelecer como definitiva a transmissão sexual, pois alguns dados apoiam a transmissão não sexual da enfermidade, tais como:

- Ocorrência em crianças e pessoas sexualmente inativas.
- Raridade da doença em prostitutas.
- Ocorrência de lesões não genitais em homossexuais e heterossexuais.
- Raridade da doença em parceiros sexuais de pacientes com lesões abertas.

Existem relatos de isolamento de microrganismo das fezes de um paciente com donovanose, morfologicamente similar ao *C. granulomatis*, do qual se preparou antígeno que deu reações positivas com soro de portadores da doença. Esses resultados fortaleceram a hipótese de um organismo fecal cujo hábitat natural seria o intestino e não a pele que, provavelmente, seria afetada de duas formas: contato direto, como ocorre durante o coito retal, ou de maneira indireta, quando o trato vaginal for contaminado por fezes ou organismos fecais, ocorrendo, nessas condições, a transmissão durante o coito normal.

O simples contato com portadores de donovanose, porém, não resulta em infecções em pessoas normais, e a pele sadia ou erosiva não parece favorecer a transmissão da doença. Experiências com infecção artificial somente resultaram positivas quando peças de tecido doente ou pus aspirado de pseudobubões foram implantados ou inoculados no tecido subcutâneo de voluntários humanos.

A donovanose é uma infecção pouco frequente. É mais encontrada na Índia e Indonésia sendo registrada também no sul dos Estados Unidos, em comunidades aborígenes da Austrália e nordeste do Brasil. A ocorrência da doença é relacionada a fatores socioeconômicos e vida promíscua de grupos populacionais. É mais frequente em negros, mas é possível que essa provável predisposição racial esteja mais ligada aos fatores mencionados. No que diz respeito ao sexo, a doença parece ter predomínio no sexo masculino, embora existam publicações conflitantes sobre esse aspecto. A doença é mais frequente entre os 20 e 40 anos, coincidindo, portanto, com a fase de maior atividade sexual. No entanto, foram registrados, na população de Nova Guiné, 4,4% dos casos em crianças entre 1 e 4 anos de idade. Existem relatos de um caso de criança com 6 meses de idade e de um idoso com 94 anos de idade. Foi aventada a possibilidade que o microrganismo poderia ser um saprófita no intestino que se transformaria em patogênico pela ação de um bacteriófago.

Manifestações clínicas

O período de incubação ainda não está bem estabelecido, existindo registros variando de 3 a 80 dias. A inoculação experimental, em voluntários humanos, demonstrou um período de latência variável média de 40 a 50 dias.

A doença inicia-se por lesão nodular, única ou múltipla, de localização subcutânea, cuja erosão produz ulceração bem definida, que cresce lentamente e sangra com facilidade. A partir daí, as manifestações estão diretamente ligadas às respostas tissulares do hospedeiro, originando formas localizadas ou extensas e, até mesmo, lesões viscerais, por disseminação hematogênica.

A observação dessas manifestações, tão polimorfas, levou à seguinte classificação clínica.[1]

Donovanose – classificação clínica

- Genitais e perigenitais.
  - Ulcerosas.
    - Com bordas hipertróficas.
    - Com bordas planas.
  - Ulcerovegetantes.
  - Vegetantes.
  - Elefantiásicas.
- Extragenitais.
- Sistêmicas.

Geralmente, as formas ulcerosas são as de maior dimensão; apresentam abundante secreção e crescem por expansão, por meio de autoinoculação, notadamente quando localizadas em dobras cutâneas.

O aspecto da borda é variável, podendo apresentar-se plana, no mesmo nível dos tecidos circunvizinhos, ou hipertrófica, definindo nitidamente a lesão e assumindo, algumas vezes, um aspecto carcinomatoide (FIGURA 40.41).

Nas formas ulcerovegetantes, existe um abundante tecido de granulação no fundo da lesão, o qual ultrapassa o contorno lesional e sangra com facilidade. Esta parece ser a forma clínica mais frequentemente encontrada.

As lesões vegetantes, quase sem secreção, são habitualmente, de pequenas dimensões, limitadas e pouco frequentes (FIGURAS 40.42 E 40.43).

As manifestações elefantiásicas ocorrem, quase sempre, após formas ulcerativas, as quais, promovendo alterações linfáticas, determinam fenômeno de estase e consequente aparecimento destas alterações. São encontradas, principalmente, na genitália feminina, sendo excepcionais em pacientes masculinos.

As localizações extragenitais podem resultar de práticas sexuais anormais ou da extensão do foco inicial, por autoinoculação, sendo essa a possibilidade mais frequente. Sua incidência está situada em torno de 6% dos casos. Existem relatos de localizações nas gengivas, nas axilas, na parede abdominal e no couro cabeludo.

As formas sistêmicas da doença são encontradas, geralmente, em áreas endêmicas, e têm sido descritas manifestações ósseas, articulares, hepáticas, esplênicas, pulmonares e outras. Quase sempre, nestes casos, encontram-se alterações do estado geral, como elevação da temperatura, anemia, perda de peso e manifestações toxêmicas graves.

Em portadores de Aids, a donovanose assume uma evolução clínica atípica, com aparecimento de novas lesões, expansão das pré-existentes e persistência da positividade bac-

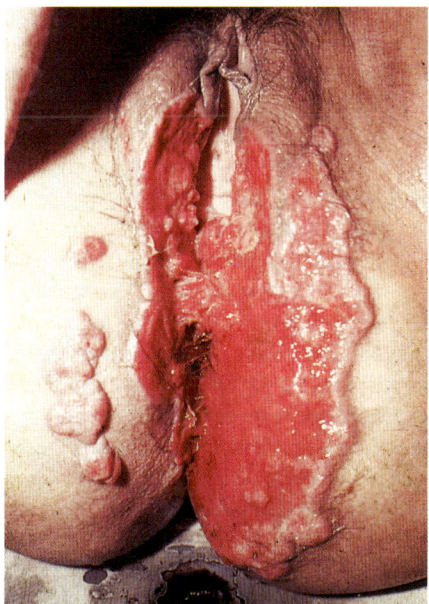

FIGURA 40.41 – Donovanose. Extensa lesão ulcerada de bordas hipertróficas com pequenas lesões satélites.

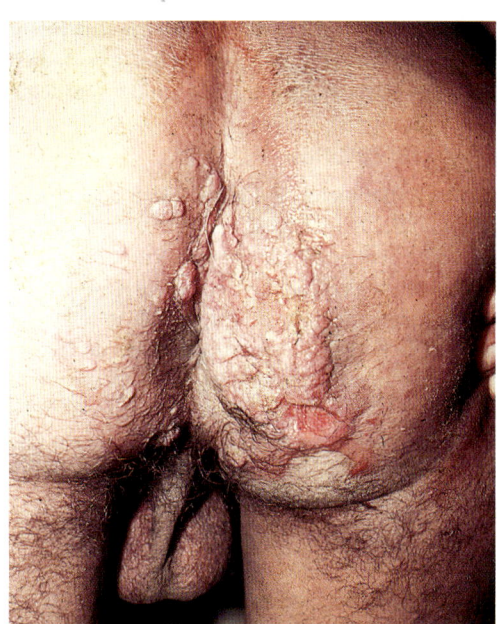

FIGURA 40.42 – Donovanose. Lesão ulcerovegetante de localização perianal em paciente do sexo masculino.

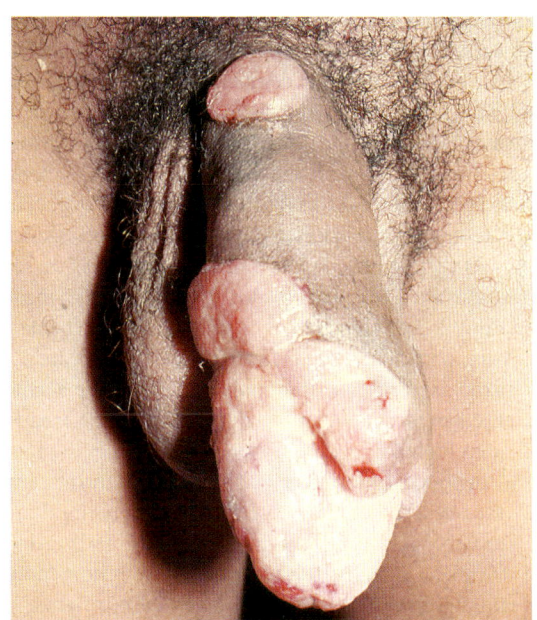

FIGURA 40.43 – Donovanose. Lesões ulcerovegetantes ao nível no pênis.

teriológica, a despeito da utilização de drogas de comprovada ação terapêutica na doença.

Diagnose diferencial

Deve ser feita com cancro mole, principalmente na sua forma fagedênica; algumas formas de sífilis secundária; condiloma acuminado, notadamente nas suas formas gigantes e de localização vulvar; carcinoma espinocelular, cuja associação com donovanose tem sido relatada por autores; leishmaniose, paracoccidioidomicose e úlcera fagedênica tropical. Em pacientes coinfectados com HIV, o herpes genital, associado ou não ao citomegalovírus, causa ulcerações genitais fagedênicas.

Diagnose laboratorial

A confirmação definitiva da donovanose é estabelecida pela demonstração dos corpúsculos de Donovan em esfregaço de material proveniente de lesões suspeitas ou cortes tissulares. O material para realização dos esfregaços deve ser colhido, preferencialmente, de parte do fragmento destinado ao exame anatomopatológico ou amostra, retirada de locais livres de infecção secundária, se possível, em áreas de granulação ativa. Esse material, uma vez comprimido entre duas lâminas de vidro, fixado pelo álcool metílico, é corado pelo Giemsa.

A cultura do agente etiológico em saco vitelino de embrião de galinha não é utilizada na prática pelo alto custo, dificuldade de execução e grande índice de insucesso.

Os testes intradérmicos com antígenos de *C. granulomatis*, a sorologia para fixação de complemento e de ELISA, provas de biologia molecular como a reação em cadeia da polimerase estão restritas às pesquisas.

Histopatologia

O exame anatomopatológico é útil para estabelecer a diagnose ou para afastar a possibilidade de malignidade. Verificam-se alterações predominantemente dérmicas, com a presença de denso infiltrado inflamatório, formado por grande número de plasmócitos e células mononucleares. Os histiócitos são vistos em números variáveis. Os corpúsculos de Donovan são demonstrados, na maioria dos casos, na forma intracelular ou extracelular, sob diferentes aspectos morfológicos: cocoide, cocobacilar ou bacilar. Os corpúsculos de Donovan, embora fáceis de serem identificados em esfregaços corados pelo Giemsa, são, algumas vezes, difíceis de evidenciar nos cortes corados pela hematoxilina-eosina, particularmente em casos de curta evolução.

Quanto às alterações epidérmicas, encontra-se acantose, constante nas formas hipertróficas, porém pouco frequente nas formas ulcerativas. A hiperplasia pseudoepiteliomatoide é vista em poucos enfermos da variedade hipertrófica.

Foram descritos cinco aspectos essenciais na diagnose histopatológica da donovanose: maciço infiltrado celular formado principalmente por plasmócitos, poucos linfócitos, polimorfonucleares difusos ou em focos, proliferação epitelial pronunciada nas margens e infiltrado de células mononucleares. Também é relatada a presença de microabscessos neutrofílicos na epiderme e coleções localizadas de neutrófilos na derme superior. A diagnose definitiva da donovanose repousa na demonstração dos corpúsculos de Donovan mais facilmente identificáveis em esfregaços do material de biópsia corados pelo Giemsa.

Tratamento

O antimônio, introduzido por Gaspar Viana, em 1913, foi a primeira medicação efetiva no tratamento da donovanose.

Várias drogas atuam na donovanose. A Organização Mundial da Saúde (OMS) considera fármacos de eleição a doxiciclina e a azitromicina. O CDC e o Ministério da Saúde do Brasil consideram como primeira opção a doxiciclina. As doses preconizadas são:

- Doxiciclina 100 mg VO a cada 12 horas.
- Azitromicina 1 g VO no 1º dia e, a seguir, 500 mg/dia.

Outros fármacos também eficazes são:

- Eritromicina 500 mg VO a cada 6 horas.
- Tetraciclinas 50 mg VO a cada 6 horas.
- Sulfametoxazol + trimetoprim 800/160: 1 comprimido VO a cada 12 horas.
- Ciprofloxacino 750 mg VO a cada 8 horas.
- Tianfenicol, dose inicial de 2,5 g VO do granulado e, a seguir, 500 mg VO a cada 12 horas até a cura clínica.

As medicações devem ser ministradas por até 3 semanas ou até a cura clínica. A medicação indicada para gestantes é a eritromicina.

Em casos de resistência do processo ao tratamento instituído, deve-se acrescentar gentamicina, 1 mg/kg de peso IV a cada 8 horas. Esse tratamento deve ser considerado desde o início em indivíduos HIV positivo.

Após a cura, muitas vezes é necessária a utilização de métodos cirúrgicos para a correção de lesões cicatriciais ou de estenose. Durante o tratamento pode-se utilizar solução de nitrato de prata (1-2%) ou de ácido tricloroacético (30-50%) para cauterização de lesões vegetantes ou tecido de granulação excessivo.

GONORREIA

A gonorreia ou blenorragia caracterizada pelo corrimento uretral no homem, é conhecida desde remota antiguidade (Levítico, 15). O termo gonorreia é atribuído a Galeno, 130 d.C., significando fluxo de sêmen ou semente. O agente etiológico descrito em 1879 por Neisser, é o gonococo *Neisseria gonorrhoeae*, diplococo gram-negativo, que se desenvolve na mucosa genital e, eventualmente, na mucosa anal e da orofaringe. A entrada do gonococo ocorre por contato genitogenital, genitoanal ou genito-oral. O gonococo é parasito intracelular que pode sobreviver fora do organismo humano, em ambiente úmido e quente por curto período de tempo, porém, a transmissão acidental da infecção é extremamente rara. Tolera o oxigênio, necessita de CO_2 e fermenta a glicose.

Apresenta finos filamentos na sua superfície, denominados *pilli* que permitem sua adesão às células das mucosas e que não aderem ao epitélio queratinizado. Por esse motivo, não ocorrem lesões na fossa navicular da uretra e no canal vaginal. Há também na membrana do gonococo peptideoglicanos, proteínas que conferem à bactéria o potencial patogênico. Após a morte do gonococo há liberação de uma endotoxina responsável pela secreção purulenta. Há cinco tipos de gonococos, T1 a T5, conforme cor, tamanho, opacidade e virulência. Os tipos T4 e T5 não têm *pilli* e são avirulentos.

A infecção gonocócica é mais comum nos homens, particularmente na faixa etária dos 15 aos 25 anos. É ainda a mais frequente das doenças sexualmente transmissíveis em países subdesenvolvidos. Nos países desenvolvidos, a ocorrência da infecção gonocócica é ultrapassada pelas infecções não gonocócicas, particularmente por clamídias. A incidência mundial foi estimada em 65 milhões de casos em 2004. Após a fase inicial, a infecção pode tornar-se assintomática, mas apenas 3% dos homens infectados tornam-se assintomáticos enquanto 60% das mulheres podem tornar-se assintomáticas. Esse fato interfere sobremaneira na epidemiologia da doença.

Manifestações clínicas

Uretrite gonocócica no homem
O período de incubação da gonorreia é em geral, de 2 a 3 dias após o coito infectante, porém, pode variar de 1 dia até 10 dias. Os sintomas prodrômicos são ardor e prurido na uretra. Em seguida, edema do meato e secreção purulenta abundante, amarelo-esverdeada, principalmente pela manhã, micção dolorosa e frequente, sensação de mal-estar e, às vezes, adenopatia inguinal e temperatura subfebril. Excepcionalmente, pode ocorrer uma inflamação na glande e prepúcio (balanopostite) e pequenas ulcerações. A infecção atinge, inicialmente, a uretra anterior, porém, quando não tratada, progride, tendo complicações como litrite, cowperite, prostatite, epididimite e orquite. Esses quadros eram frequentes no passado pela inexistência de medicamentos eficazes para controle da infecção. A diagnose diferencial mais importante é com a tricomoníase que pode ter período de incubação curto, disúria e secreção purulenta. O exame bacteriológico esclarece a dúvida, podendo haver ocorrência simultânea das duas infecções.

Uretrite após tratamento
Pacientes que receberam tratamento após melhora inicial podem apresentar secreção mucoide ou mucopurulenta com disúria. Esse quadro denominado **uretrite pós-gonocócica** pode ser devido a uma dupla infecção pelo gonococo e germes das uretrites não gonocócicas (UNG) que têm maior tempo de incubação. Pelo método de Gram os agentes da UNG não são reconhecidos.

Infecção gonocócica assintomática no homem
É possível a infecção gonocócica no homem sem secreção uretral e outros sintomas ou, eventualmente, com uma sintomatologia que passa despercebida. Esses portadores sadios infectam mulheres que também podem permanecer assintomáticas. O número de indivíduos infectados assintomáticos é em torno de 10% dos sintomáticos, constituindo um importante fator na disseminação da gonococcia. As infecções assintomáticas podem estar relacionadas com cepas de gonococos e podem levar à infertilidade.

Infecção gonocócica na mulher
A infecção uretral é incomum. Pode ocorrer após as primeiras horas do contágio com edema do meato e, alguns dias após, secreção uretral e ardor à micção. Sintomas não específicos com secreção vaginal, disúria, sangramento, bartolinite, geralmente são confundidos com problemas genitais anteriores. Mais comumente não há sintomatologia ou esta passa despercebida. As estatísticas mostram que mais de 60% de mulheres com endocervicite gonocócica são assintomáticas. Na progressão da infecção, ocorre a endometrite e a salpingite, constituindo-se o quadro da **doença inflamatória pélvica**, da qual o gonococo constitui uma das mais frequentes causas. Esta caracteriza-se por febre, dores no abdome inferior e nas relações sexuais. A dor acentua-se pela palpação. Eventualmente são encontradas massas nodulares. O quadro pode ser agudo, podendo até surgir abscessos e causar esterilidade pela fibrose das trompas uterinas consequente a salpingite.

Anoretite gonocócica
Ocorre pelo coito anal e, eventualmente na mulher, por contaminação pela secreção vaginal. A anoretite gonocócica em geral é assintomática, mas, quando sintomática, caracteriza-se por ardor, dor, secreção anal purulenta ou sanguinolenta e tenesmo.

Orofaringite gonocócica
Devido à felação, é encontrada em homossexuais e mulheres. Geralmente assintomática ou caracterizada por apresentar eritema na faringe ou inflamação das amígdalas com secreção purulenta.

Oftalmia gonocócica
Devida à contaminação no neonato durante o parto, atualmente rara pela obrigatoriedade da quimioprofilaxia obrigatória e, em adultos, por inoculação acidental. Alguns dias após o contágio, secreção purulenta e edema palpebral, em geral em ambos os olhos, que pode determinar perda da visão, quando não tratada de imediato.

Infecção gonocócica disseminada
É relativamente rara em nosso meio, sendo mais frequente na mulher, iniciando-se frequentemente durante o período menstrual, por septicemia gonocócica. O quadro é de aparecimento súbito, com calafrios, febre, dores articulares, principalmente nas mãos e pés. As lesões cutâneas são manchas eritematosas, purpúricas e necróticas, ocorrendo em geral nas extremidades, principalmente nos dedos das mãos e artelhos. Dessa maneira, a tríade sintomática da gonococcia disseminada caracteriza-se por febre, tenossinovite e lesões eritematosas, purpúricas e necróticas. Na infecção sistêmica, pode surgir artrite séptica, que atinge grande articulações. A diagnose presuntiva da infecção gonocócica disseminada pode ser aventada por dados da anamnese e pela combinação dos critérios de identificação do gonococo em mucosa do paciente ou do parceiro sexual e pelo polimorfismo das lesões cutâneas. É possível o isolamento do gonococo no líquido sinovial em 50% e por hemocultura em menos de 50% dos casos.

URETRITES NÃO GONOCÓCICAS

A uretrite não gonocócica é de incubação mais prolongada, em geral de 7 a 15 dias, sintomatologia frusta, secreção uretral escassa, pouco espessa, clara, mucoide, mais visível quando se comprime a uretra pela manhã, antes da micção. Na mulher, em geral é assintomática. Em 50% dos casos a uretrite é causada pela *Chlamydia trachomatis* e nos restantes diversos microrganismos são encontrados: micoplasmas (*Mycoplasma hominis, M. genitalium, Ureaplasma urealyticum*), *Trichomonas vaginalis, Corynebacterium genitalium, Candida albicans, Gardnerella vaginalis*, HSV, HPV e citomegalovírus. A ação patogênica dos micoplasmas é ainda controversa e em cerca de um terço desses casos nenhum agente é individualizado. A OMS avalia uma incidência mundial anual de 90 milhões de UNG por clamídia.

A infecção pela *Chlamydia trachomatis*, no homem, pode evoluir para prostatite e epididimite e, na mulher, é uma das causas da doença inflamatória pélvica e recentemente foi associada com o desenvolvimento de carcinoma cervical. No neonato, pode ser responsável por oftalmia não gonocócica e por pneumonia.

Diagnose laboratorial

A diagnose de infecção gonocócica nas uretrites é confirmada pelo encontro do gonococo, em esfregaço da secreção purulenta, corado pelo gram, verificando-se a presença de diplococos gram-negativos, intracelulares, com aspecto típico de grão de café, identificados facilmente em leucócitos polimorfo-nucleares. O material deve ser colhido com alça introduzida 1 a 2 cm na uretra, pois que na secreção emergente há degeneração parcial ou total dos componentes. A coloração pelo gram tem sensibilidade de quase 100% em homens com uretrites sintomáticas, sendo menos sensível em amostras cervicais (50-70%) e retais (40-60%).

A diagnose pode ser confirmada também por cultura. O meio mais utilizado é o de Thayer-Martin, com crescimento em 2 a 5 dias. A cultura é indicada em casos de uretrites no homem, com quadro clínico sugestivo e esfregaço negativo e na mulher, nas cervicites e doença pélvica inflamatória. O material é retirado da uretra, colo uterino, faringe ou reto com um estilete com ponta de algodão, tratado com alginato de prata, para impedir a contaminação bacteriana. Hemoculturas podem ser positivas em septicemias gonocócicas e há também possibilidades de detectar *N. gonorrhoeae* no sangue e na pele com anticorpos fluorescentes específicos e imunoenzimáticos. Entre as técnicas de biologia molecular há o teste da diagnose do DNA da *N. gonorrhoeae* por PCR e a *ligase chain reaction*, sensível e específica realizada com urina do paciente.

A diagnose de infecção por clamídia inicia-se com o achado, em esfregaços, de pequeno número de células inflamatórias e ausência de gonococos e outros microrganismos. Para a exclusão da gonococcia, deve ainda ser feita a cultura em meio de Thayer-Martin. A negatividade dos achados pressupõe a infecção por clamídia. Atualmente, estão sendo empregados anticorpos monoclonais fluorescentes para a detecção de clamídias em esfregaços com alta sensibilidade e também testes imunoenzimáticos. A cultura para clamídias, de custo alto, pode ser obtida em células de McCoy. A reação de fixação de complemento não tem sensibilidade para a diagnose. Métodos recentes são a pesquisa de clamídias pelo PCR e, na urina, a *ligase chain reaction*.

A diagnose de uretrites não gonocócicas por outros agentes pode ser feita pelo exame direto para *Trichomonas vaginalis* e por esfregaço e cultura para *Candida albicans*. As espécies de micoplasma podem ser identificadas por cultura. A uretrite herpética deve ser considerada em face dos exames negativos e considerando os comemorativos particularmente a existência de adenopatia inguinal. Nas uretrites residuais ou pós-gonocócicas, eventualmente associadas com uretrites não gonocócicas, podem ser achadas no exame direto e identificadas por cultura, várias bactérias como *E. coli, Streptococcus, Klebsiella, Proteus, Pseudomonas* e outras por infecção secundária.

Tratamento

Uretrite gonocócica
- Doxiciclina 100 mg VO a cada 12 horas por 7 dias.
- Azitromicina 1 g VO em dose única.
- Ciprofloxacino 50 mg VO em dose única.
- Ofloxacino 400 mg VO em dose única.
- Cefixima 400 mg VO dose única.
- Ceftriaxona 250 mg IM dose única.
- Espectinomicina 2 g IM dose única.
- Tianfenicol granulado 5 g dose única.

Uretrite por clamídia
- Doxiciclina, na dosagem da infecção gonocócica, por 10 a 14 dias.
- Azitromicina 1 g, dose única.
- Ofloxacino 400 mg, duas vezes/dia, 7 dias.

Uretrite por ureaplasma
- Usar doxiciclina e azitromicina na dosagem para clamídia.

Faringites ou anoretites
- Tratamento como das uretrites.

Infecções crônicas gonocócicas ou por clamídias
- Prostatites, epididimites, cervicites, doença inflamatória pélvica e outras necessitam tratamento especializado.
- Tratamentos das infecções por outros agentes são referidos nos capítulos respectivos.

HERPES SIMPLES GENITAL

A infecção herpética de transmissão sexual é, em geral, pelo herpes-vírus II (ver Capítulo 35). É extremamente frequente.

Nos Estados Unidos, avalia-se entre 40 e 60 milhões de casos a prevalência da infecção. Quadro caracterizado por vesículas com prurido e ardor na genitália no homem que também pode ser ocorrer na mulher. A uretrite herpética no homem é rara, constituindo uma possibilidade etiológica, após exclusão de outras causas. Na mulher pode se apresentar como uma vulvovaginite dolorosa, às vezes acompanhada de cistite e uretrite com comprometimento de cérvix na maioria das pacientes. Doente coinfectado pelo HIV e com linfócitos CD4 baixos, pode apresentar ulceração extensa, fagedênica, que sangra com facilidade. Pode haver associação do HSV com o citomegalovírus ou do HSV com o HHV-8 ocorrendo ulceração herpética e sarcoma de Kaposi. A infecção herpética responde ao aciclovir e do citomegalovírus ao ganciclovir, na dosagem de 5 mg/kg, a cada 12 horas, IV, por 14 a 21 dias. Em caso de resistência utilizar o ácido fosfonofórmico 60 mg/kg IV, durante 14 dias.

CANDIDOSE GENITAL

Infecção frequente pela *Candida albicans* responsável por vulvovaginites, na mulher e balanopostites, no homem. Pode ser transmitida por contato sexual e por fômites. As condições predisponentes são diabetes, obesidade e uso prolongado de antibióticos, particularmente tetraciclinas. Acresce na mulher, gravidez, contraceptivos hormonais, uso de roupas íntimas justas, de tecidos sintéticos e de agentes irritativos como perfumes íntimos. A *C. albicans* é uma levedura saprófita, eventualmente patogéna, de ocorrência universal que habita a superfície da pele e as mucosas oral, vaginal e o intestino. Cepas virulentas em hospedeiro, particularmente com alterações imunológicas, multiplicam-se e tornam-se parasitárias. É provável que o principal reservatório da levedura seja o trato gastrintestinal. Em amostras de fezes é frequente o encontro de levedura. A *C. albicans* é responsável por 85 a 95% dos casos de candidose vaginal. Outras espécies, *C. glabrata, C. tropicalis, C. pseudotropicalis, C. krusei, e C. guilhermondi* podem causar quadros similares, porém são mais encontradas em casos crônicos resistentes aos tratamentos rotineiros. Estima-se que 75% das mulheres terão pelo menos um episódio de candidose vaginal ao longo da vida, 45% teriam uma segunda infecção e em 5% a doença tem recorrência frequentes.

Candidose em outras localizações e tratamento ver Capítulo 41.

TRICOMONÍASE

A infecção pelo protozoário flagelado *Trichomonas vaginalis* é frequente na mulher e eventual no homem, transmitida, em geral, por contato sexual. O *T. vaginalis* é um protozoário unicelular que mede de 10 a 30 μm de comprimento, cosmopolita, encontrado na vagina feminina em cerca de 20 a 40% de mulheres adultas. É raro em meninas e em mulheres pré-relacionamento sexual. As condições melhores para sua proliferação são uma temperatura de 35 a 37 °C e pH ligeiramente ácido. Há outras duas espécies de tricomonas, *Trichomonas tenax* que pode se localizar na cavidade bucal e a *Pentatrichomonas hominis* encontrada no intestino grosso.

A tricomoníase é a infecção mais prevalente das doenças sexualmente transmissíveis não virais. Em nosso meio cerca de 20% dos corrimentos uretrais são por tricomonas. Entre os fatores de risco da transmissão estão a multiplicidade de parceiros sexuais, raça negra, vaginose bacteriana e infecção por *N. gonorrhoeae*. Excepcionalmente há contágio em sanitários e piscina, toalhas e roupas contaminadas.

Manifestações clínicas

A maioria das infecções em homens é assintomática, e 50% das mulheres têm sintomas discretos que passam despercebidos. Quando sintomática, na mulher, caracteriza-se por secreção vaginal amarelo-esverdeada, ardor e prurido, às vezes abundante, com odor característico. Há edema e eritema da vulva e da vagina. Eventualmente, disúria, dispareunia, endometrite e salpingite. No homem, caracteriza-se por uretrite discreta, disúria e, eventualmente, pode ocasionar prostatite e epididimite.

A diagnose diferencial deve ser feita, na mulher, com infecções da vagina por *Candida, Gardnerella vaginalis*, outras bactérias e herpes-vírus. No homem com as uretrites gonocócica e não gonocócica, sendo que em 5 a 10% das uretrites gonocócicas há infecção secundária pela *T. vaginalis*.

Diagnose laboratorial

Exame direto: permite a diagnose imediata. A secreção é diluída em soro fisiológico com pouca luz em médio aumento. A *T. vaginalis* tem quatro flagelos anteriores, membrana ondulante e núcleo alongado com grânulos pequenos de cromatina. O protozoário pode ser cultivado em meio livre de bactérias; o mais usado é o meio STS (soro-tripticase-simplicado) sendo também utilizados outros meios.

Tratamento

Metronidazol é o fármaco eletivo. A dosagem usual é 250 mg, três vezes/dia, ou 400 mg, duas vezes/dia, por 7 dias. Pode ser administrado em dose única, VO, de 2 g. O parceiro sexual deve ser tratado com dose única de 2 g. Quando necessário, repetir o tratamento após 3 a 4 semanas. Tinidazol ou Secnidazol, VO, em dose única de 2 g são efetivos.

Não administrar no primeiro trimestre da gravidez, pela possibilidade de ação teratogênica. Durante o tratamento, não ingerir bebidas alcoólicas pelo efeito dissulfiram (náuseas, vômitos, cefaleia, rubor facial). Na mulher, é indicado complementar com o uso de tópicos vaginais com metronidazol ou tinidazol.

VAGINOSE BACTERIANA

A vulvovaginite bacteriana é atualmente a causa mais frequente de corrimento vaginal. A infecção é devida a *Gardnerella (Haemophilus) vaginalis* em associação com bactérias anaeróbias presentes na flora vaginal. A *G. vaginalis* é um bacilo gram-negativo, anaeróbio facultativo, que pode ser encontrado em secreções vaginais de mulheres assintomáticas. Quando ocorre alteração da flora vaginal, por perda de fator biológico de proteção (lactobacilos de Doderlëin), há a proliferação da *G. vaginalis* e de bactérias anaeróbias que são responsáveis por mais de 50% das chamadas vulvovaginites inespecíficas.

A vaginose bacteriana pode ser subdividida em tipo I, com predomínio da *G. vaginalis* e tipo II quando associada com outras bactérias, particularmente com o *Mobiluncus*, bacilo anaeróbio, facultativo, delgado, em forma de vírgula. Há dúvidas sobre o aparecimento de uretrites ou ulcerações genitais em homens após relações sexuais com portadoras de vaginose.

Manifestações clínicas

Corrimento vaginal, escasso ou moderado, branco-acinzentado, odor desagradável que lembra odor de peixe deteriorado, sem relação com ciclo menstrual. Não há dispareunia e o odor é, muitas vezes, referido pelo parceiro sexual.

Diagnose laboratorial

Pode ser feito o teste com hidróxido de potássio a 10%, que provoca o aparecimento ou acentua o odor de peixe deteriorado da secreção, pela presença de duas biaminas, putrecina e cadaverina, resultantes da degradação da ornitina pela bactéria. O exame direto revela a presença de células epiteliais da vagina, com bacilos gram-negativos aderidos nas suas bordas. São chamadas de células-guias (*clue-cells*) e são patognomônicas da vaginose bacteriana. O organismo pode ser cultivado em meios seletivos.

Tratamento

O fármaco eletivo é o metronidazol, 500 mg VO, duas vezes/dia, por 7 dias. Clindamicina, 300 mg VO, duas vezes/dia, por 7 dias, é também efetiva. Tiafenicol granulado, 5 g VO em dose única. O metronidazol pode ser usado com aplicador vaginal profilaticamente.

DERMATITES E LESÕES TRAUMÁTICAS

Quadro de dermatite eritematosa ou eczematosa pode ocorrer pelo uso de preservativos químicos ou outros, por um dos parceiros. Lesão erosiva ou ulcerativa pode ser causada por trauma ou objetos usados no ato sexual. O coito anal pode provocar lacerações e erosões em ambos os parceiros, enquanto que na felação podem surgir pequenas ulcerações no pênis pelos dentes.

MANIFESTAÇÕES DERMATOLÓGICAS NA SÍNDROME DA IMUNODEFICIÊNCIA ADQUIRIDA

A infecção pelo vírus da imunodeficiência humana (HIV) pode levar à importante depressão da imunidade celular que propicia a ocorrência de infecções oportunistas e o surgimento de neoplasias malignas, além de manifestações resultantes da própria ação patogênica do vírus, conhecida como síndrome da imunodeficiência adquirida (Sida ou Aids). O HIV tem a capacidade de infectar células do sistema imune como macrófagos e células T e causar infecções persistentes após longo período de incubação, decorrentes de distúrbios quantitativos e qualitativos do sistema imune. Mundialmente, o número de pessoas infectadas pelo HIV excede 40 milhões, a maioria vive nos países da África subsaariana, Ásia e América do Sul.

No Brasil, apesar do surgimento da terapia antirretroviral combinada, a partir da década de 1990, proporcionando melhora na sobrevida e qualidade de vida, o HIV/Aids ainda é uma importante causa de alterações tegumentares. Desde o início da epidemia, em 1980, até junho de 2014, o Brasil registrou 757.042 casos de Aids (condição em que a doença já se manifestou). Em 2011, foram notificados 39.185 casos da doença e a taxa de incidência de Aids no Brasil foi de 20,2 casos por 100 mil habitantes de acordo com o Boletim Epidemiológico de 2014, do Ministério da Saúde.[2]

As manifestações dermatológicas da infecção pelo HIV são extremamente frequentes, atingindo mais de 90% dos doentes em alguma fase da evolução da doença. Algumas dessas manifestações são verdadeiros marcadores da doença, sendo, por vezes, a via de diagnóstico da síndrome.

Essas manifestações podem estar relacionadas à infecção primária pelo vírus, às condições de deficiência imune do indivíduo (particularmente à linfopenia de células CD4, que serve de parâmetro evolutivo e mesmo terapêutico), bem como podem decorrer da recuperação imune pós-terapia anti-HIV. As lesões dermatológicas podem ser a primeira manifestação da infecção pelo HIV e, em pacientes sabidamente infectados, as manifestações dermatológicas, tal como ocorre em outras doenças sistêmicas, estão associadas com aumento na morbidade e mortalidade desses pacientes.

As células CD4 compreendem de 30 a 60% dos linfócitos totais, enquanto as células CD8 compreendem de 18 a 20% desse total. As células B correspondem a 5 a 20% do total dos linfócitos. Os pacientes com infecção sintomática usualmente apresentam níveis de CD4 abaixo de 20% do total de linfócitos (TABELA 40.1).

A introdução dos inibidores de protease e dos inibidores da transcriptase reversa não nucleotídeos (NNRTI) aos regimes de tratamento antirretroviral em 1995, iniciou a era da terapia antirretroviral altamente ativa (HAART, do inglês *highly active antiretroviral therapy*), e resultou em diminuição drástica da incidência de infecções oportunistas, de tumores e de mortes (TABELA 40.2). Entretanto, estão emergindo problemas novos, que se relacionam à toxicidade, a curto e a longo prazo das drogas e, além disso, a melhora da imunidade decorrente do tratamento com antirretrovirais pode propiciar o desenvolvimento de uma síndrome inflamatória de reconstituição imune. Essa síndrome é descrita como piora paradoxal de infecção pré-existente diagnosticada ou subclínica, resultante de resposta inflamatória a antígenos em indivíduos que evoluíram com melhora da resposta imune consequente à boa resposta ao início do tratamento com HAART.

TABELA 40.1 – Relação entre a contagem de linfócitos T CD4+ e o aparecimento das lesões cutâneas em pacientes infectados pelo HIV/Aids sem tratamento antirretroviral

Manifestação cutânea	Contagem CD4 (células/mm³)
Viral	
Vírus herpes simples	Qualquer
Vírus varicela-zóster	< 50
Epstein-Barr vírus	Qualquer, mas < 200
Citomegalovírus	< 100
Molusco contagioso	< 100
Vírus papiloma humano	Qualquer, mas < 200
Infecção bacteriana	
Staphyiloccus aureus	Qualquer
Angiomatose bacilar	< 500
Micobactéria da tuberculose	Qualquer, mas < 200
Micobactéria atípica	< 50
Sífilis	Qualquer
Infecção fúngica	
Cândida	Qualquer, mas < 200
Histoplasmose	< 100
Criptococose	< 50
PBmicose	< 100
Infecção parasitária	
Escabiose	Qualquer
Pneumocystis jirovecii	< 200
Reação ao fármaco	Qualquer
Neoplasia	
Sarcoma de Kaposi	Qualquer, mas < 200
Linfoma	Qualquer
Doenças não infecciosas	
Psoríase	Qualquer
Foliculite eosinofílica	< 200
Erupção papular prurítica	< 50
Dermatite seborreica	Qualquer, mas < 200
Xerose	Qualquer, mas < 200
Ictiose adquirida	Qualquer, mas < 200
Dermatite atópica	Qualquer, mas < 200

Fonte: Trent e Kirsner.[3]

TABELA 40.2 – Incidência acumulativa das condições dermatológicas antes e depois do início da terapia antirretroviral altamente ativa (HAART) em pacientes infectados pelo HIV

Infecciosa	Pré-HAART (%)	Pós-HAART (%)
Candidíase oral	37	20
Dermatite seborreica	25	18
Dermatofitose	23	13
Foliculite bacteriana	19	13
Abscesso	10	7
Herpes recorrente	21	12
Sarcoma de Kaposi	18	10
Leucoplasia oral pilosa	18	7
Verruga anorretal	13	16
Verruga não anorretal	9	14
Molusco	7	9
Varicela-zóster	3	4
Escabiose	1	2
Não infecciosa		
Pele seca	36	28
Prurigo	29	26
Erupção a fármacos	4	4
Psoríase	1	0,3
Dermatite atópica	0,3	0,9
Melanoma	0,1	0
Câncer de pele	0,3	0,6

Fonte: Hengge e colaboradores.[4]

ESTÁDIOS

Estádio I: síndrome retroviral aguda

Na maioria dos indivíduos, a infecção primária é subclínica, assintomática. Quando ocorrem manifestações clínicas, estas, geralmente, são inespecíficas, sendo difícil a diagnose. Ocorre quadro febril, gripal, com características similares à mononucleose. As manifestações cutâneas correspondem a processo exantemático, maculoso ou maculopapuloso, que pode evoluir a quadro clínico semelhante ao observado na pitiríase rósea ou sífilis secundária, sendo a porção superior do tronco e as regiões palmoplantares as áreas frequentemente mais acometidas. Nas mucosas, podem surgir enantema, erosões e ulcerações. A duração habitual dessa fase é de 1 a 2 semanas. Nessa fase, a contagem de células CD4 encontra-se entre 500 e 1.000 células/mm³. Observa-se que os indivíduos com manifestações iniciais sintomáticas de maior duração têm pior prognose.

Estádio II: doença assintomática

A doença é assintomática, não havendo sinais ou sintomas, à exceção de linfadenopatia generalizada persistente. A duração dessa fase é extremamente variável, sendo, em geral, em torno de 10 anos e os níveis de células CD4 mantêm-se entre 500 e 750 células/mm³.

Estádio III: doença sintomática recente

Esta fase, anteriormente designada **complexo relacionado a Aids** (ARC), caracteriza-se por febre, sudorese noturna, diarreia crônica, fadiga, cefaleia e podem ocorrer manifestações orais tipo candidose e leucoplasia pilosa. Nesse estádio, os níveis de CD4 variam de 100 a 500 células/mm³ e a duração pode ser de até 5 anos.

Estádio IV: doença sintomática tardia

Os níveis de células CD4 oscilam de 50 a 200 células/mm³ e já ocorrem infecções oportunistas como herpes simples ulcerado crônico, candidose esofágica e neoplasias como o sarcoma de Kaposi.

Estádio V: doença avançada

Nesta etapa, a depressão imune é extremamente intensa com as células CD4 em níveis abaixo de 50 células/mm³ e todos os componentes da síndrome (infecções oportunistas, neoplasias e manifestações do próprio vírus) podem ocorrer.

Manifestações mucocutâneas

As manifestações mucocutâneas da Aids podem ser classificadas das seguintes formas:

- Exantema agudo.
- Infecções.
- Neoplasias.
- Outras manifestações tegumentares.

O exantema agudo já foi analisado e, com relação às infecções, devem ser consideradas as virais, bacterianas, fúngicas, as protozooses e as infestações.

Infecções virais

HERPES SIMPLES

Uma das manifestações mais comuns de infecção nos indivíduos infectados pelo HIV é a reativação de infecções latentes por Herpes virus hominis. A maioria dessas reativações ocorre na região perianal, perineal, genital, orofacial e digital e cura-se em 1 a 2 semanas. Com o progredir da imunodeficiência, surgem as lesões mais características, ulcerações perianais crônicas, geralmente em indivíduos homossexuais. Outras regiões também podem ser acometidas por formas ulcerosas crônicas, lábios, cavidade oral, orofaringe e genitais. Mais raramente, as lesões podem acometer o leito ungueal, conjuntiva, mucosa esofágica, traqueia, brônquios e SNC. Pode ainda ocorrer disseminação sistêmica da doença e outras manifestações como a erupção variceliforme de Kaposi (FIGURAS 40.44 A 40.47).

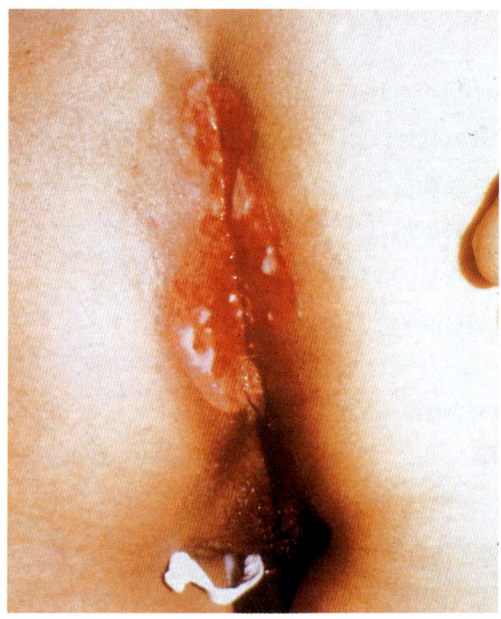

FIGURA 40.44 – Herpes simples em portador de Aids. Extensas úlceras perianais.

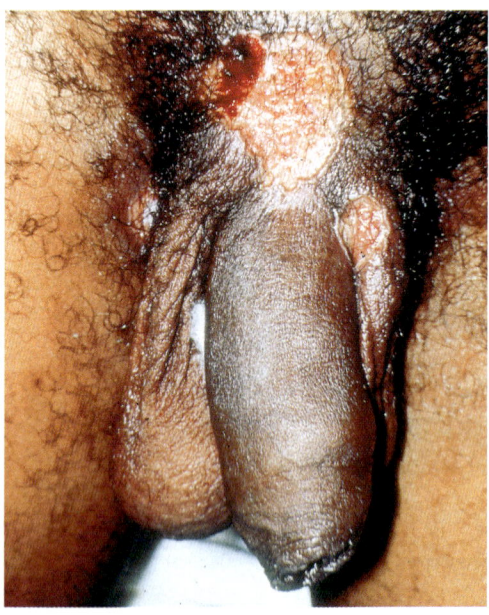

FIGURA 40.45 – Herpes simples em portador de Aids. Ulcerações genitais e pubianas.

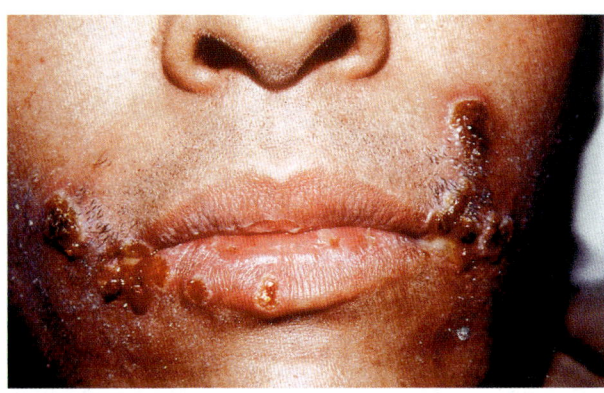

FIGURA 40.46 – Herpes simples em portador de Aids. Lesões ulcerosas e ulcerocrostosas labiais e peribucais.

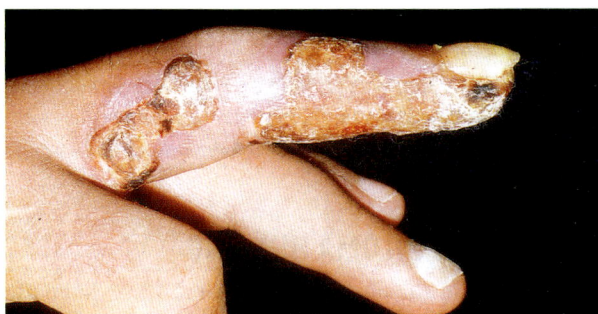

FIGURA 40.47 – Herpes simples em portador de Aids. Lesões ulcerocrostosas digitais.

A diagnose pode ser confirmada pela pesquisa de células gigantes virais pelo exame citológico de Tsanck, por biópsia das lesões, pelo exame por microscopia eletrônica e por cultura.

O tratamento destas lesões deve ser feito com aciclovir VO, reservando-se a via IV para as formas disseminadas. Utiliza-se o aciclovir na dose de 400 mg VO, cinco vezes/dia, por 14 a 21 dias para lesões orolabiais. Em lesões graves mucocutâneas, 5 mg/kg/dia IV, a cada 8 horas, por 7 dias. Casos refratários ao tratamento, podem ser devidos à presença de mutações no herpes-vírus, especificamente na região da cinase. A presença dessa mutação indica o tratamento com Foscarnet, por via IV (40 mg/kg, a cada 12 horas por 2-3 semanas). O tratamento nas formas recidivantes pode exigir a utilização de aciclovir por meses e observam-se formas resistentes ao aciclovir, que exigem a utilização de foscarnet por via IV.

VARICELA-ZÓSTER

Nos indivíduos infectados por HIV, pode ocorrer primoinfecção pelo vírus varicela-zóster e, neste caso, ocorrem formas graves de varicela com pneumonia, hepatite, encefalite e altos índices de mortalidade.

A reativação de infecções antigas com surgimento de herpes-zóster é frequente nos indivíduos infectados pelo HIV, ocorrendo em 3 a 4% dos doentes. O quadro clínico do herpes-zóster é, geralmente, mais grave que o habitual com lesões bolhosas, hemorrágicas e necróticas e, frequentemente, as lesões ultrapassam o dermátomo correspondente à localização do vírus e as lesões são, por vezes, disseminadas (**FIGURA 40.48**). Existem formas clínicas especiais ectimatosas, ulceradas, ou verrucosas, hiperqueratósicas, crônicas, extremamente persistentes, localizadas ou disseminadas.

A neuralgia pós-herpética parece ser mais comum em portadores do HIV e é resultante de uma inflamação e necrose neuronal progressiva.

A diagnose pode ser confirmada de modo idêntico ao herpes simples, pelo exame citológico de Tsank, pela biópsia das lesões e por microscopia eletrônica e cultura.

As reativações do vírus varicela zóster ocorrem precocemente na infecção pelo HIV e, em indivíduos masculinos de grupos de risco, o significado do herpes-zóster, como marcador de Aids, é grande.

Em seguimentos de homossexuais com zóster, um estudo observou aparecimento de Aids em 23% dos indivíduos após 2 anos de seguimento evolutivo. O tratamento deve ser feito com aciclovir.

A terapia antiviral previne a progressão da varicela e a disseminação visceral e compensa a resposta imune diminuída das crianças imunocomprometidas com varicela. O tratamento não deve ser adiado até que a doença cutânea grave esteja evidente, pois a disseminação visceral frequentemente ocorre dentro do mesmo período; a pneumonia por varicela se desenvolve dentro de 4 a 8 dias em pacientes imunodeficientes. Terapia precoce para varicela com aciclovir também reduz a gravidade do exantema cutâneo, o que pode reduzir o risco de infecções cutâneas bacterianas secundárias. O tratamento com aciclovir IV é indicado tanto para os pacientes clinicamente estáveis, quanto para aqueles com alto risco que apresentam pneumonia, hepatites, trombocitopenia ou encefalites. Famciclovir e valaciclovir podem reduzir a febre, o tempo para formação de novas lesões, tempo para completa descamação e o número total de lesões cutâneas, quando são iniciados até 24 a 96 horas após o início do rash. Além do tratamento antiviral, podem ser utilizados sintomáticos, sobretudo no tocante à analgesia e higiene preventiva das infecções secundárias de pele. O herpes-zóster pode ser tratado

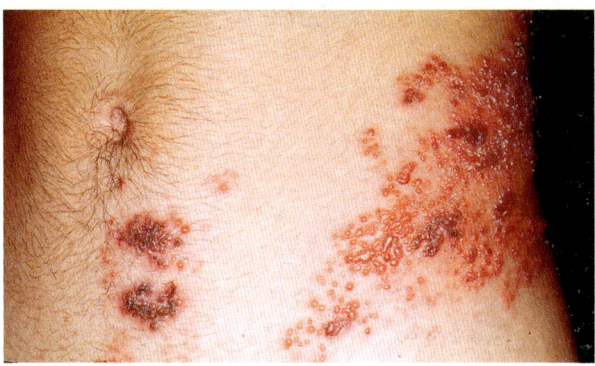

FIGURA 40.48 – Herpes-zóster em portador de Aids. Lesões vesicobolhosas, algumas hemorrágicas.

com aciclovir VO ou IV, na dose de 800 mg VO cinco vezes/dia por 7 a 10 dias ou 10 mg/kg, a cada 8 horas por 7 dias. Outras opções são valaciclovir, 1 g, três vezes/dia por 7 dias; e famciclovir, 500 mg VO três vezes/dia por 7 dias. Algumas medicações utilizadas para a dor no herpes-zóster são analgésicos comuns, codeína de 30 a 60 mg a cada 6 horas, associados a coadjuvantes como a difenil-hidantoína 300 a 400 mg/dia, carbamazepina 400 a 1.200 mg/dia, amitriptilina ou nortriptilina 25 a 75 mg/dia, gabapentina 900 a 2.400 mg/dia, além de outras associações em quadros mais graves, podendo incluir mefenezina, clonazepam e clorpromazina. A utilização de corticoides no herpes-zóster, com a finalidade de prevenir a neurite pós-herpética, tem sido objeto de diversos estudos, mas ainda não há consenso sobre o real valor dessa medida. Entretanto, em virtude do acometimento vascular, este pode ser utilizado, em cursos breves, nos quadros de comprometimento do SNC.

CITOMEGALOVIROSE

A reativação de infecções por citomegalovírus ocorre com T CD4+ inferior a 100/mL. Há acometimento ocular, gastrintestinal, neurológico e adrenal, mas lesões cutâneas são raras. Quando elas ocorrem, a mortalidade é alta, surgem púrpura, pápulas, nódulos, lesões verrucosas, ulcerações dolorosas e também lesões tipo prurigo nodular.

MOLUSCO CONTAGIOSO

Cerca de 10 a 20% dos indivíduos com Aids apresentam molusco contagioso com características clínicas especiais. Podem ocorrer lesões papulosas gigantes, com grandes pápulas e nódulos, ou, o que é mais comum, surge grande quantidade de lesões, preferentemente em face, pálpebras, pescoço, axilas, regiões inguinais e nádegas. Essas formas múltiplas exigem diferenciação com as lesões resultantes da disseminação hematogênica de criptococose e, eventualmente, histoplasmose, sendo, por vezes, necessária biópsia para confirmação diagnóstica (FIGURAS 40.49 E 40.50).

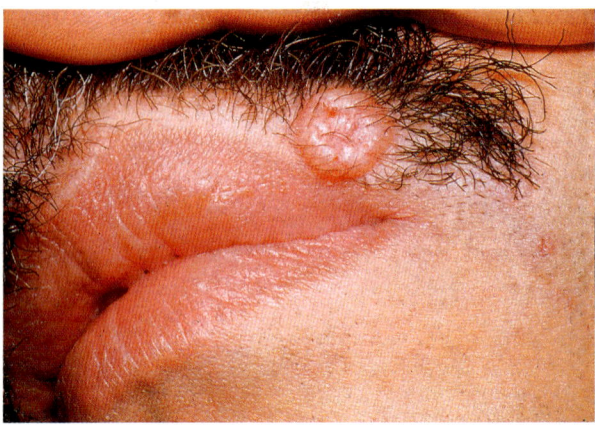

FIGURA 40.49 – Molusco contagioso em portador de Aids. Apresentação incomum pelas grandes dimensões da lesão.

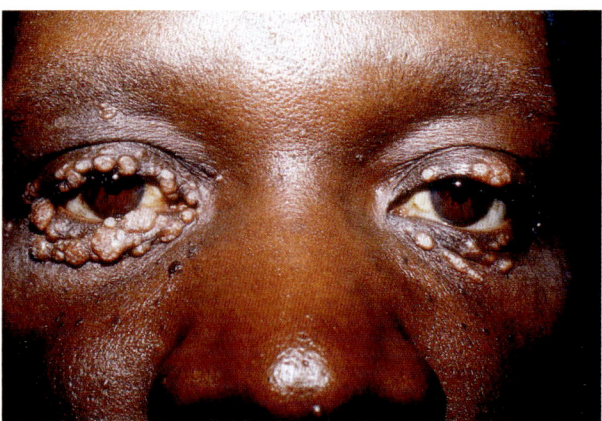

FIGURA 40.50 – Molusco contagioso em portador de Aids. Múltiplas lesões papulosas umbilicadas confluentes nas regiões palpebrais.

No tratamento, deve ser dada preferência à crioterapia com nitrogênio líquido para que se evite sangramento e infecção secundária, mas também podem ser empregados eletrodessecação, curetagem, ácido tricloro-acético, *laser* de CO_2 e interferon intralesional.

VÍRUS DO PAPILOMA HUMANO

A apresentação clínica das verrugas virais não costuma ser especial nos portadores de Aids. Eventualmente, podem ser mais extensas e numerosas e quadros semelhantes à epidermodisplasia verruciforme já foram descritos. A prevalência do HPV é aumentada entre pessoas com HIV e tem se tornado a doença sexualmente transmissível por vírus mais frequente nesta população. Estudos mostram um aumento no risco, de até 10 vezes, de ter verrugas genitais, podendo ser 3 vezes maior a prevalência de HPV entre mulheres HIV positivas. Embora o HPV possa estar presente em qualquer contagem de linfócitos T CD4+, lesões extensas costumam ocorrer com contagens abaixo de 500. Esses pacientes costumam ter doença mais refratária. Assim como HSV, a infecção pelo HPV pode facilitar a infecção pelo HIV. Com relação aos condilomas acuminados, podem ser muito volumosos e numerosos e ocorrem em 3 a 6% dos indivíduos HIV positivos, sendo que, nos homossexuais HIV positivos, a localização anogenital ocorre em 40% dos casos (FIGURA 40.51). É importante a tendência recidivante dessas lesões nos indivíduos HIV positivos. Também é relevante, nesses doentes, a associação de infecção por HPV com neoplasias anogenitais, existindo, não somente associação com os clássicos tipos oncogênicos HPV6 e HPV11, mas também com HPV 16, 18, 31 e 33.

O diagnóstico é clínico e pode ser confirmado histologicamente. Acantose, papilomatose, hiperqueratose e presença de células vacuolares (células coilocitóticas) são alguns achados. No tratamento, podem ser utilizados crioterapia, eletrodessecação, *laser* com dióxido de carbono, podofilina, podoxifilina, interferon intralesional, bleomicina, ácido tricloroacético e fluororacil.

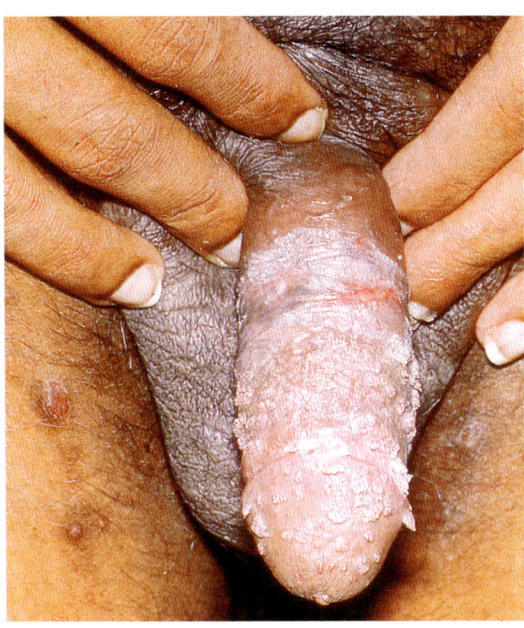

FIGURA 40.51 – Condilomas acuminados em portador de Aids. Grande quantidade de lesões genitais.

Infecções bacterianas

Múltiplos fatores favorecem a ocorrência de infecções bacterianas nos indivíduos infectados pelo HIV: a deficiência imune própria da enfermidade, a presença de lesões cutâneas e mucosas de origens várias, que rompem as barreiras mecânicas de defesa natural do tegumento; a própria terapêutica que, por vezes, produz neutropenia, como ocorre com o zidovudine e o ganciclovir; e certos procedimentos, como a colocação de cateteres ou outros dispositivos utilizados no tratamento.

INFECÇÕES POR BACTÉRIAS GRAM-POSITIVAS E GRAM-NEGATIVAS

A bactéria mais comumente envolvida nas infecções dos indivíduos infectados por HIV é o *Staphylococcus aureus*, que, em estudos de necropsias, é detectado em mais de 80% dos doentes. Na pele, pode determinar ampla gama de infecções primárias: impetigo, ectima, foliculites, furúnculos, antraz, celulite, botriomicose. Pode ocorrer fasciite necrotizante, que geralmente se apresenta com extrema dor e áreas de eritema, ulcerações, necrose e às vezes bolhas hemorrágicas. Culturas das lesões, dos tecidos e do sangue podem ser úteis para o diagnóstico. Pacientes com fasciite necrotizante podem precisar de radiografia simples, tomografia ou ressonância magnética para o diagnóstico por imagem. O exame histológico pode ser útil, revela inflamação aguda e crônica da gordura subcutânea, músculo, e fáscia com necrose, trombose de vasos, e raramente microrganismos. O tratamento com dicloxacilina ou cefalexina pode ser suficiente, exceto para casos de fasciite necrotizante, onde a combinação de penicilina ou cefalosporina de terceira geração e clindamicina são necessárias. Em pacientes com fasciite necrotizante, também se requer desbridamento cirúrgico extenso. Furúnculos e antraz também se beneficiam da incisão e drenagem. Mupirocina tópica pode ser aplicada em mucosa nasal duas vezes/dia na primeira semana de cada mês para diminuir a rinorreia. Ocorrem ainda infecções secundárias a outros processos como escabiose, dermatite seborreica, herpes e outras doenças observadas nesses pacientes. Infecções estreptocócicas graves também podem ocorrer nesses doentes.

Em geral, também ocorrem nos indivíduos infectados pelo HIV infecções por bactérias gram-negativas, particularmente pela *Pseudomonas aeruginosa*, que podem se manifestar sob forma de celulite ou lesões ulceronecrotizantes. As infecções primárias da pele são mais frequentes nas regiões anogenitais e axilares, nos pontos de colocação de cateteres, como infecções secundárias de lesões cutâneas pré-existentes e, eventualmente, a pele pode ser atingida por disseminação hematogênica da bactéria.

MICOBACTERIOSES

Infecções cutâneas por *Mycobacterium tuberculosis* são raras nos indivíduos infectados por HIV, ainda que a tuberculose pulmonar seja bastante importante como complicação da síndrome. Da mesma forma, ainda que as infecções disseminadas por *M. avium intracellulare* sejam muito frequentes nos indivíduos infectados pelo HIV, as manifestações cutâneas não o são. São descritos casos de linfadenite, de lesões tipo escrofuloderma e lesões ulceradas (**FIGURA 40.52**).

As bacteriemias por *M. avium intracellulare* são frequentes nos indivíduos infectados pelo HIV: 40% dos doentes com CD4 menor que 10 células/mm^3 têm bacteriemia por essa micobactéria, o que, às vezes, torna difícil a interpretação do seu achado em culturas e mesmo em biópsias cutâneas, nas quais sua presença pode ser incidental, não participando da patogenia das lesões estudadas.

Outras micobacterioses e reativação do BCG foram relatados esporadicamente.

O tratamento, muito eficiente, é feito com a combinação de isoniazida, rifampina, etambutol, estreptomicina ou pirazinamida. Micobacterioses atípicas por *M. marinum* podem ser tratadas com minociclina, doxiciclina, tetraciclina, cotrimoxazol, rifampina e etambutol, ou claritromicina. A micobacteriose causada pelo *M. avium intracellulare* requer tratamento

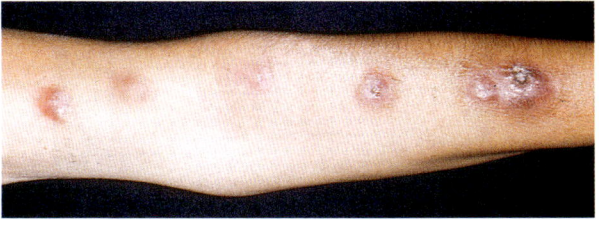

FIGURA 40.52 – Micobacteriose por *M. avium intracellulare*. Linfangite com lesões nódulo-gomosas múltiplas.

multidrogas com etambutol, rifabutina e claritromicina ou azitromicina. Opções de tratamento devem ser cuidadosamente considerados devido às interações com HAART.

AIDS E SÍFILIS

Se, por um lado, as lesões de sífilis, particularmente o cancro duro, aumentam a possibilidade de infecção por HIV, a infecção pelo HIV produz modificações no curso da infecção sifilítica. Têm sido observadas as seguintes modificações na sífilis, nos indivíduos HIV positivos:

- Reações sorológicas específicas ou inespecíficas negativas por alteração da resposta imune ou por fenômenos de prozona decorrente da presença de altos títulos de anticorpos.
- Manifestações clínicas mais intensas, inclusive com maior incidência de sífilis maligna precoce (FIGURA 40.53).

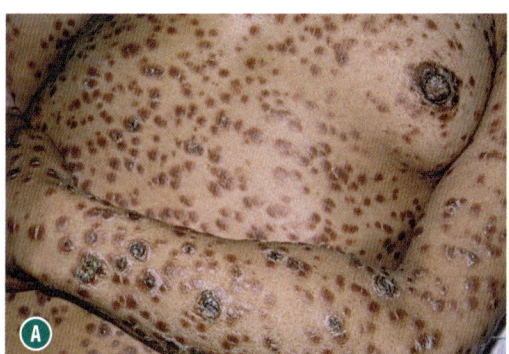
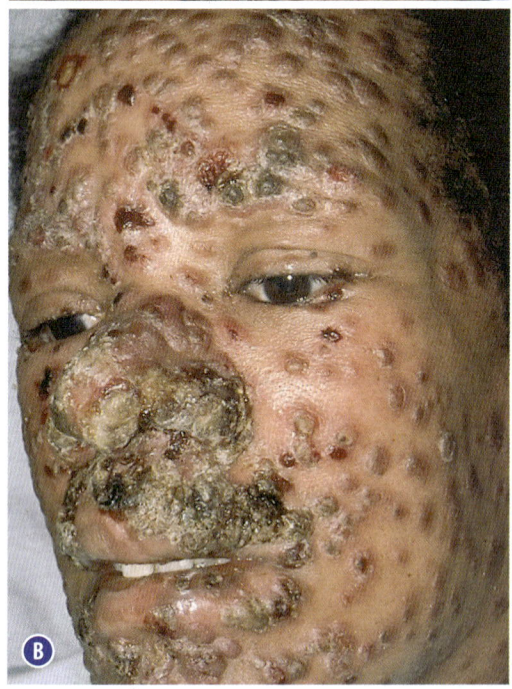

FIGURA 40.53 – Sífilis maligna precoce. **A** Lesões necróticas de permeio a inúmeras lesões infiltradas. **B** As pápulas tornam-se confluentes, apresentando ulceração e necrose.

- Protossifiloma doloroso por concomitância de infecções secundárias.
- Sucessão dos vários estádios da enfermidade, mais rapidamente com sinais de acometimento nervoso, durante o primeiro ano da infecção, inclusive neurite óptica e sífilis nervosa clássica.
- Aparente diminuição das respostas à penicilinoterapia.
- Recidivas mesmo após tratamentos adequados.

Em virtude dessas modificações evolutivas da sífilis e das interações dessa enfermidade com a infecção por HIV, deve-se sempre pesquisar neurossífilis nos doentes HIV positivos com sífilis por meio de exame liquórico e, em casos suspeitos, mesmo em presença de RSS negativas, deve-se insistir na diagnose através de exame em campo escuro e mesmo, biópsia. Além disso, devem ser realizados tratamentos rigorosos, de preferência com penicilina em doses mais elevadas que as habitualmente recomendadas.

AIDS E RIQUETSIOSES

A riquetsiose que se observa na síndrome da imunodeficiência adquirida é a angiomatose bacilar causada pela *Bartonella henselae*. Essa infecção tem sido observada de modo praticamente exclusivo em indivíduos infectados pelo HIV, embora o agente pareça estar relacionado, também, à febre recorrente, com bacteriemia e a doença da "arranhadura de gato". Pode se manifestar quando a contagem de linfócitos T CD4 é inferior a 100 mm^3. Embora a pele seja o órgão mais comumente envolvido, a angiomatose bacilar pode ocorrer em qualquer sistema ou órgão.

Existe a possibilidade, não demonstrada definitivamente, de existirem infecções assintomáticas ou latentes no homem, que, em presença da imunossupressão da síndrome aidética, originam a angiomatose bacilar.

Manifestações clínicas

A angiomatose bacilar caracteriza-se pelo aparecimento de lesões em número variável, desde poucas até lesões disseminadas por toda a pele, sendo, geralmente, poupadas as regiões palmoplantares e a cavidade oral. As lesões são pápulas ou nódulos vermelho-violáceos de aspecto angiomatoso, que, em geral, são de localização dérmica, ainda que possam existir nódulos subcutâneos. Podem ocorrer erosões da epiderme suprajacente, produzindo-se crostas e colaretes descamativos nas lesões (FIGURAS 40.54 E 40.55).

Além das lesões cutâneas, podem ocorrer linfadenopatias e hepatoesplenomegalia.

Histopatologia

Existem dois padrões histopatológicos: o primeiro, observado nas lesões tipo granuloma piogênico, caracteriza-se por proliferação vascular em meio a estroma edematoso e frouxo, com infiltrado inflamatório linfo-histiocitário e neutrofílico.

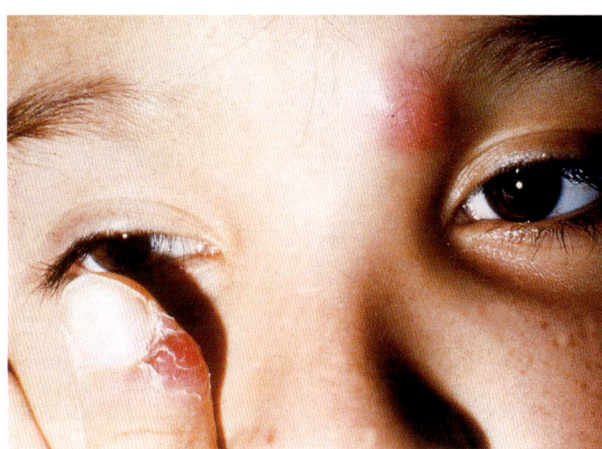

FIGURA 40.54 – Angiomatose bacilar. Nódulos eritematosos e, no dedo, presença de colarete descamativo.

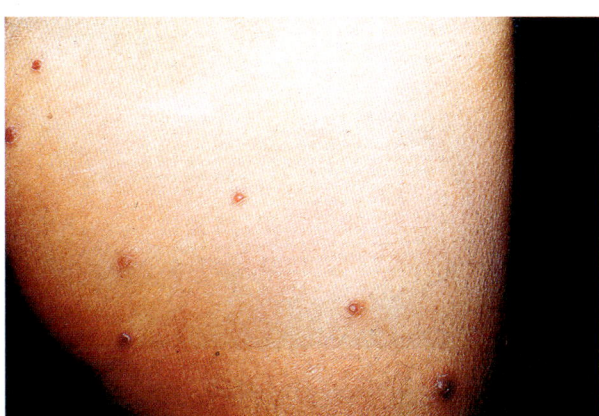

FIGURA 40.55 – Angiomatose bacilar. Pápulas angiomatosas disseminadas.

Essas formas geralmente mostram pequeno número de microrganismos à coloração pela prata. O outro padrão histológico é observado nas lesões em placa e nos nódulos subcutâneos e caracteriza-se por proliferação vascular em meio a estroma denso com infiltrado inflamatório e as colorações pela prata mostram grandes quantidades de microrganismos.

Diagnose

É clínica e histopatológica com a demonstração do bacilo pela coloração por prata ou por microscopia eletrônica. Outros testes diagnósticos incluem pesquisa de anticorpo fluorescente no soro e ELISA.

A diagnose diferencial deve ser feita com o sarcoma de Kaposi, granuloma piogênico, outros angiomas e criptococose.

Tratamento

O tratamento que oferece excelentes resultados, embora ocorram recidivas, é feito com antibióticos: eritromicina (500 mg a cada 6 horas) e doxiciclina (100 mg a cada 12 horas). Outros fármacos para tratar angiomatose bacilar incluem cotrimoxazol (trimetoprim e sulfametoxazol), ciprofloxacina, rifampicina, isoniazida, tetraciclina e azitromicina. A medicação deve ser administrada até o desaparecimento das lesões, o que, geralmente, ocorre com um mês de tratamento.

Infecções fúngicas

CANDIDOSE

É uma das infecções mais frequentes nos indivíduos infectados pelo HIV, podendo acometer 30 a 50% dessa população.

A apresentação mais comum é a orofaríngea, que, em geral, evolui para candidose esofágica ou mesmo traqueal e, nas mulheres, a vulvovaginite.

A candidose pode ocorrer mesmo em indivíduos portadores da infecção ainda assintomáticos, mas sua frequência e gravidade aumentam com o acometimento da imunidade. É tão frequente que, em presença da candidose orofaríngea e esofágica em adultos, sem a presença de fatores predisponentes locais ou gerais, deve ser afastado o diagnóstico de infecção pelo HIV. A candidíase esofágica pode ocorrer quando a contagem de LTCD4 está abaixo de 100/mm^3. É interessante observar que, apesar da elevada frequência de candidose nos portadores de Aids, não se observam formas disseminadas ou septicemia por *Candida* nesses doentes, provavelmente por manterem suas defesas humorais em condições razoáveis.

As manifestações clínicas da candidose orofaríngea são as habituais da candidose, mas, em geral, muito intensas e exuberantes, ocorrendo formas atróficas (placas eritematosas bem delimitadas no palato e como áreas depapiladas na língua [FIGURA 40.56]), formas pseudomembranosas (placas de aspecto cremoso branco-amareladas [FIGURA 40.57]), formas

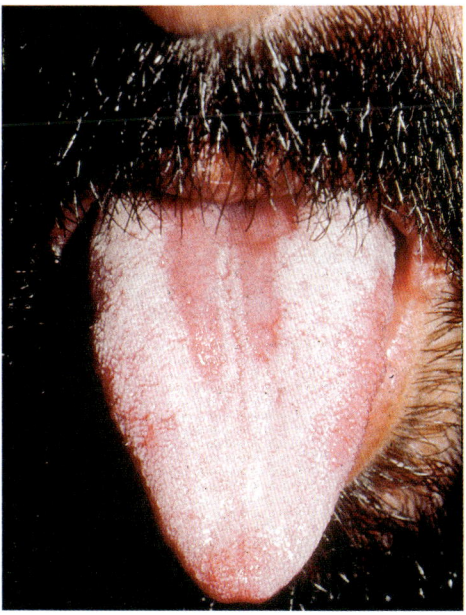

FIGURA 40.56 – Candidose em portador de Aids. Lesões hiperplásticas e erosivas na língua.

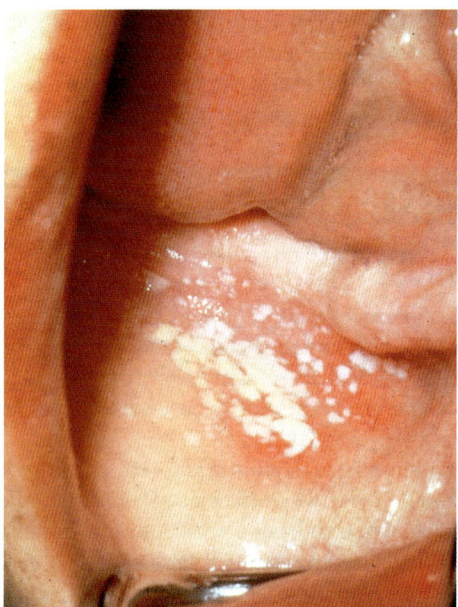

FIGURA 40.57 – Candidose em portador de Aids. Placas de aspecto cremoso branco-amareladas.

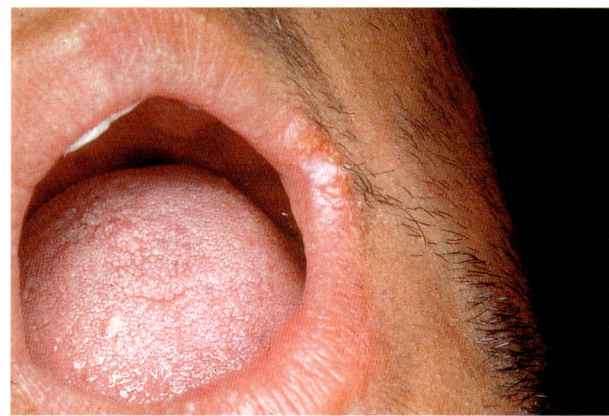

FIGURA 40.59 – Candidose em portador de Aids. Queilite angular.

hiperplásticas (placas esbranquiçadas, elevadas, na língua [**FIGURA 40.58**]) e queilites angulares (**FIGURA 40.59**).

A candidose esofagiana determina intensa queimação retroesternal e odinofagia e deve ser confirmada através da esofagoscopia, uma vez que é condição definidora da Aids como doença.

A diagnose diferencial deve ser feita, fundamentalmente, com a leucoplasia pilosa.

O tratamento de candidíase orofaríngea se faz habitualmente com nistatina ou clotrimazol tópico; entretanto, os pacientes com Aids podem necessitar de fluconazol (200 mg no 1º dia, seguido de 100 mg/dia VO ou IV, por 2 semanas), ou itraconazol. Candidíase vulvovaginal pode ser tratada com os azóis ou os polienos tópicos. Fungemia deve ser tratada

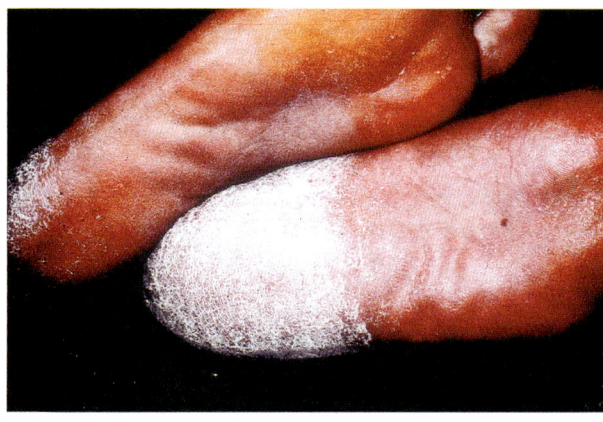

FIGURA 40.60 – Dermatofitose plantar em doente de Aids. Placa hiperqueratósica e descamativa plantar.

com o fluconazol IV, 400 mg/dia, ou o anfotericina B, 0,5 a 1 mg/kg IV.

DERMATOFITOSES

Aparentemente, não ocorre aumento de frequência de dermatofitoses nos portadores de Aids, mas sim infecções mais exuberantes (**FIGURA 40.60**). As onicomicoses são frequentes e têm características peculiares: onicomicose subungueal proximal, rara nos indivíduos normais, é comum nos portadores de Aids. A onicomicose branca superficial, que produz coloração branca, opaca, leitosa, na lâmina ungueal também ocorre frequentemente. É produzida pelo *Tricophyton rubrum* enquanto que, nos indivíduos não imunodeprimidos é forma rara de onicomicose produzida por *Tricophyton mentagrophytes* (**FIGURA 40.61**). As dermatofitoses nos portadores de Aids, em geral, exigem tratamentos sistêmicos, particularmente com imidazólicos.

Também têm sido descritas, nos portadores de Aids, outras micoses superficiais como foliculites por *Pityrosporum ovale*, caracterizadas por lesões papulopustulosas foliculares, pruriginosas, nas porções superiores do tronco e nos membros superiores. Também foram descritos casos de tricosporonose e alternariose.

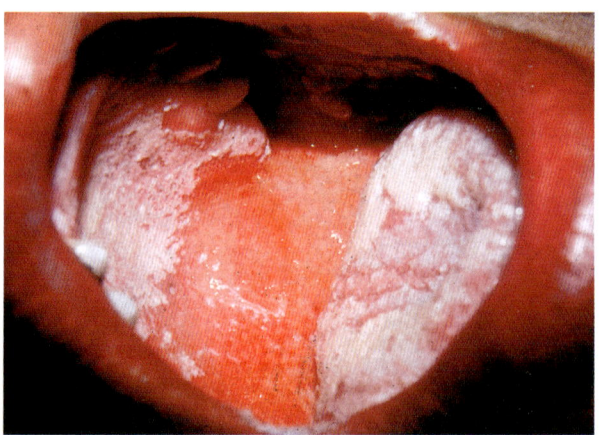

FIGURA 40.58 – Candidose em portador de Aids. Placas esbranquiçadas elevadas na língua e lesões pseudomembranosas no palato.

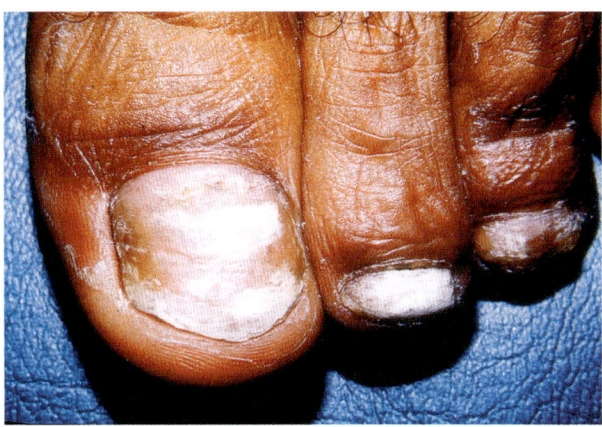

FIGURA 40.61 – Onicomicose branca. Lâminas ungueais com coloração branco-leitosa.

Micoses profundas

Em nosso meio, têm sido observadas micoses profundas associadas à infecção por HIV: criptococose, histoplasmose, esporotricose e mesmo paracoccidioidomicose, mas são realmente mais frequentes e importantes a criptococose e a histoplasmose. Essas infecções podem ocorrer, no indivíduo infectado por HIV, como infecções primárias pela diminuição da resistência imune, como reativação de focos infecciosos latentes em decorrência da depressão imune com posterior disseminação hematogênica ou como reinfecção também favorecida pela depressão imune.

CRIPTOCOCOSE

Nos portadores de Aids, a criptococose apresenta-se, geralmente, como doença disseminada por via hematogênica, atingindo as meninges, a pele e outros órgãos. As lesões cutâneas ocorrem em 5 a 10% dos doentes, com disseminação hematogênica do fungo e vários tipos de lesões cutâneas podem ocorrer: formas papulonodulares, formas ulcerosas, celulites, paniculites, placas vegetantes e abscessos subcutâneos. Na pele, as lesões atingem, preferencialmente, a face, inclusive a mucosa oral, mas podem ser disseminadas. As formas papulonodulares apresentam-se em número variável, desde poucas lesões a centenas de lesões, e a principal diagnose diferencial deve ser feita com lesões de molusco contagioso disseminado. Quando essas lesões ulceram-se e tornam-se crostosas, eventualmente, pode ser necessária a diagnose diferencial com herpes *simplex*. A diagnose definitiva deve ser feita com biópsia das lesões cutâneas, demonstrando-se a presença do *Criptococus neoformans*, que também pode, eventualmente, ser identificado através de esfregaços das lesões corados por Giemsa ou pela tinta nanquim e, eventualmente, por cultura do material de biópsia. O tratamento é feito com anfotericina B associada a fluconazol e, como as recidivas são frequentes nestes doentes, é necessária profilaxia permanente com fluconazol.

HISTOPLASMOSE

Em geral apresenta-se, nos portadores de Aids, sob a forma de doença disseminada, com lesões pulmonares, linfadenopatias e hepatoesplenomegalia, sintomas gerais de infecção e lesões cutâneas. As lesões cutâneas podem ser extremamente polimorfas e vários tipos de lesões podem ocorrer em um mesmo doente. Observam-se lesões tipo máculas eritematosas, lesões psoriasiformes, lesões acneiformes, lesões pustulosas, foliculites, paniculites, lesões ulcerosas e placas vegetantes. As lesões atingem predominantemente face, inclusive cavidade oral e orofaringe, tronco e extremidades. A diagnose deve ser feita por meio de biópsia das lesões cutâneas com demonstração do *Histoplasma capsulatum* que pode ser identificado também nos esfregaços e por cultura. O tratamento mais eficiente é a anfotericina B IV e, como as recidivas são frequentes, uso profilático de fluconazol.

ESPOROTRICOSE

A esporotricose, nos indivíduos infectados pelo HIV, apresenta características de infecção disseminada, pela imunossupressão destes doentes. Desta forma, ocorrem lesões cutâneas disseminadas, lesões oculares e lesões osteoarticulares. As lesões oculares caracterizam-se por hipópio, lesões da úvea e da esclerótica. As lesões osteoarticulares expressam-se por artrite e as lesões cutâneas são polimorfas, papuloescamosas, papulonodulares, crostosas, hiperqueratósicas, nódulos subcutâneos e lesões ulcerosas. A diagnose deve ser feita através de cultura, ainda que, nos portadores de Aids, a imunossupressão permita a proliferação de grande quantidade de fungos nas lesões, possibilitando seu achado em esfregaços ou no exame histopatológico. O tratamento é feito com anfotericina B IV e itraconazol por VO.

PARACOCCIDIOIDOMICOSE

A reativação da doença pulmonar pelo *Paracoccidioides brasiliensis* em portadores de HIV resulta em disseminação com envolvimento cutâneo. Normalmente tem início assintomático e pode se apresentar com pápulas, pústulas e placas. Com o tempo, as lesões tendem a coalescer e formam grandes placas verrucosas, com ulcerações, comuns na região nasal e labial. Eritema nodoso ou eritema multiforme também podem aparecer. O diagnóstico é histopatológico, O diagnóstico é realizado pelo exame micológico direto, exame histopatológico e cultura de tecido da lesão. No tratamento pode se utilizar azóis ou anfotericina B, seguido de manutenção com azóis.

Protozooses

São raras, mas registram-se casos de manifestações cutâneas de protozooses em portadores de Aids. Lesões papulonodulares violáceas por *Pneumocystis carinii*, erupções eritematopapulosas por *Toxoplasma gondii* e amebíase cutânea também foram descritas em associação com infecção por HIV.

Pneumocistose: a disseminação cutânea da infecção pelo *Pneumocystis jirovecii* é rara e acomete principalmente pacientes com HIV/Aids sob terapia ou profilaxia com pentamidina em aerossol. Essa quimioprofilaxia permite maior proteção pulmonar, porém não impede que outros órgãos sejam acometidos. Pápulas e nódulos vermelho-azulados friáveis podem surgir dentro dos canais auriculares externos e mucosa nasal. O diagnóstico é feito pela histopatologia. O tratamento com pentamidina IV ou sulfametoxazol é muito eficiente.

Parasitoses

Também foram descritas associações de parasitoses com infecção por HIV, sem a importância das demais infecções que ocorrem nesses doentes. Existe associação de sarna norueguesa com Aids e também de demodecidose caracterizada por erupção papulonodular pruriginosa da face, couro cabeludo e pescoço que, nos portadores de Aids, exige a diferenciação com foliculites estafilocócicas, foliculite por pitirosporum e com a foliculite eosinofílica.

Neoplasias

Nos indivíduos infectados pelo HIV, registra-se frequência aumentada de neoplasias como sarcoma de Kaposi, carcinomas espinocelulares anorretais, linfomas B. Antes do uso rotineiro da HAART, existia uma estimativa de um aumento de 310 vezes do risco de sarcoma de Kaposi e 113 vezes do risco de linfoma não Hodgkin em pessoas infectadas pelo HIV. Outras condições pré-HAART eram angiossarcoma (37 vezes), linfoma de Hodgkin (oito vezes), mieloma múltiplo (quatro vezes), neoplasia cerebral (três vezes) e seminoma (três vezes). Felizmente, desde a introdução da HAART, caiu a notificação de sarcoma de Kaposi em 50% nos pacientes que usam três ou mais antirretrovirais. A incidência anual passou de 4% para 0,7%. Vários mecanismos podem estar envolvidos no favorecimento às neoplasias: diminuição da vigilância imunológica normal, que destrói os clones de células malignas que surgem no organismo, ou por maior ação de agentes infecciosos oncogênicos, cuja atividade é facilitada pela imunossupressão, permitindo sua maior proliferação e maior atividade patogênica e oncogênica.

SARCOMA DE KAPOSI

O sarcoma de Kaposi que ocorre nos portadores de Aids é denominado sarcoma de Kaposi epidêmico, para diferenciá-lo do sarcoma de Kaposi clássico, do sarcoma de Kaposi endêmico, que ocorre na África e do sarcoma de Kaposi dos indivíduos transplantados, iatrogenicamente imunossuprimidos.

Patogenia

O sarcoma de Kaposi é muito mais comum nos portadores de Aids em relação à população normal e de transplantados. Por outro lado, 95% dos casos de sarcoma de Kaposi nos portadores de Aids ocorrem em homossexuais e bissexuais. Esse fato, aliado às observações de que o sarcoma de Kaposi, raro nas mulheres e mais frequente nas mulheres portadoras de Aids parceiras de bissexuais do que nas parceiras de indivíduos viciados em drogas de uso IV, e o declínio da incidência do sarcoma de Kaposi observado nos Estados Unidos após incremento das medidas destinadas a profilaxia da Aids (40% em 1981 para 20% em 1990) sugerem a possibilidade de ser o sarcoma de Kaposi produzido por um possível agente infeccioso de transmissão sexual, que se expressaria patogenicamente em decorrência de imunossupressão produzida pela infecção por HIV. Além disso, as semelhanças clínicas e histológicas da hemangiomatose aviária produzida por um retrovírus, com o sarcoma de Kaposi, sugere a possibilidade do sarcoma de Kaposi ser produzido por um retrovírus que não o HIV. Mais recentemente, existem evidências do sarcoma de Kaposi ser causado por vírus, 22A o Herpes-vírus Humano 8 (HHV-8), ou herpes-vírus associado ao sarcoma de Kaposi (KSHV). Os primeiros experimentos foram realizados em amostras de DNA extraído de biópsia de pele de pacientes com sarcoma de Kaposi (SK) associado à Aids. O KSHV passou a ser denominado HHV-8, por ser detectado em outras doenças proliferativas da linhagem B, além do SK.22B. A detecção universal do HHV-8 sugere um papel central do vírus no desenvolvimento de todos os tipos de SK. A pesquisa de anticorpos anti-HHV-8, utilizando técnicas como ELISA e Imunofluorescência, demonstrou que pacientes com sarcoma de Kaposi sintetizam anticorpos específicos contra o HHV-8. No Brasil, a soroprevalência em doadores de sangue e na população geral do Estado de São Paulo tem variado de 2,5 a 7,4%. Os pacientes com contagem de linfócitos CD4 maior do que 300/mm^3 e sem infecção oportunista são os de melhor prognóstico.

Além da possível origem infecciosa, diversos fatores se associam ao aparecimento do sarcoma de Kaposi. São considerados fatores genéticos pela frequência aumentada de HLA-DR5, tanto no sarcoma de Kaposi clássico como no epidêmico, influências hormonais pelo predomínio absoluto da incidência da enfermidade no sexo masculino e ação indutora do próprio HIV na gênese do sarcoma de Kaposi.

Manifestações clínicas

As lesões iniciais no sarcoma de Kaposi epidêmico compreendem manchas ovaladas, fusiformes, eritematovioláceas, assintomáticas, que ocorrem em número variável, particularmente na face, tronco, membros e cavidade oral. As lesões tendem a evoluir para pápulas, nódulos e placas violáceas e verrucosidades que se distribuem de modo variável, agrupadamente ou com padrão de distribuição do tipo pitiríase rósea. Outro elemento clínico que ocorre no sarcoma de Kaposi é o edema que ocorre nas áreas com grande número de lesões, particularmente na face e nos membros inferiores. As lesões do sarcoma de Kaposi podem ulcerar-se, favorecendo infecção bacteriana, principalmente nos pés e pernas (FIGURAS 40.62 A 40.64).

As formas muito disseminadas e as formas intensamente edematosas podem produzir grandes deformações nos doentes e, especialmente quando ocorrem em áreas expos-

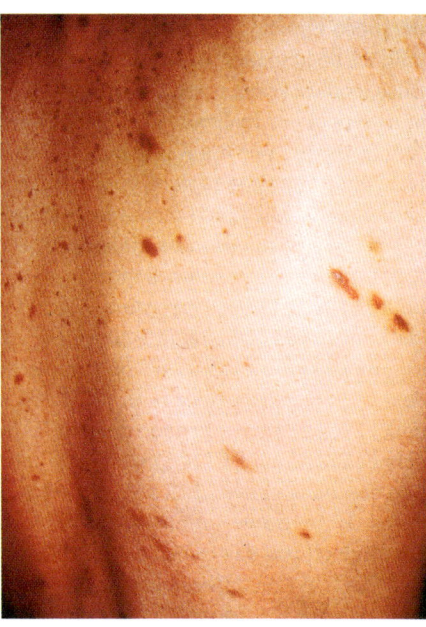

FIGURA 40.62 – Sarcoma de Kaposi. Manchas violáceas ovaladas no dorso, com padrão de distribuição do tipo da pitiríase rósea.

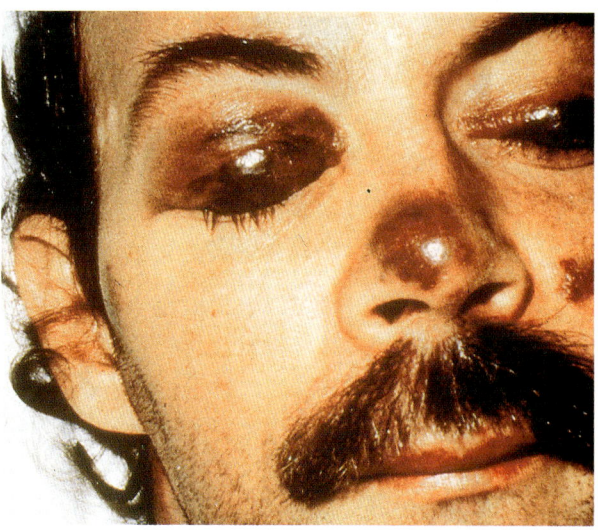

FIGURA 40.64 – Sarcoma de Kaposi. Pápulas e nódulos violáceos na face.

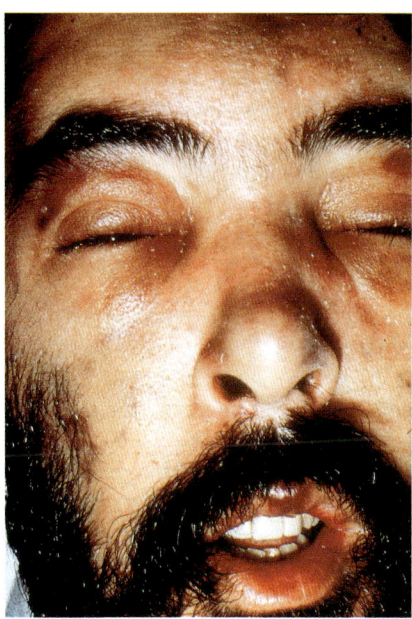

FIGURA 40.63 – Sarcoma de Kaposi. Intenso edema da face e nódulo violáceo no lábio superior.

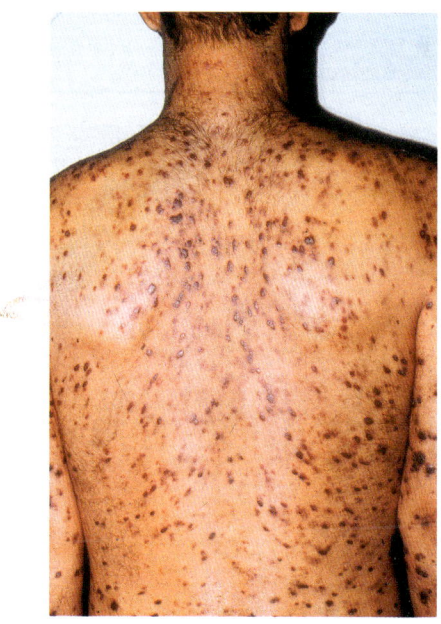

FIGURA 40.65 – Sarcoma de Kaposi. Pápulas e nódulos violáceos disseminados.

tas, trazem problemas de natureza psicossocial aos doentes (FIGURAS 40.65 E 40.66).

A cavidade oral é sede frequente de lesões de sarcoma de Kaposi epidêmico. Em cerca de 20% dos portadores de Aids, a primeira manifestação detectada da enfermidade são lesões orais de sarcoma de Kaposi e, na cavidade oral, em 97% desses doentes, as lesões ocorrem no palato (FIGURA 40.67). Também podem ocorrer lesões genitais do sarcoma de Kaposi epidêmico.

Diagnose

Clínica e histopatológica, sendo necessária a diagnose diferencial com equimoses, picadas de insetos, nevos melanocíticos e angiomas, nas fases iniciais, e, nas fases mais tardias, melanoma, metástases cutâneas, outros tumores cutâneos, sífilis, psoríase e líquen plano.

Tratamento

Os doentes infectados por HIV com sarcoma de Kaposi raramente vão a óbito pela neoplasia, mas por outras causas, particularmente as infecções. Por essa razão, o tratamento do sarcoma de Kaposi é indicado fundamentalmente quando

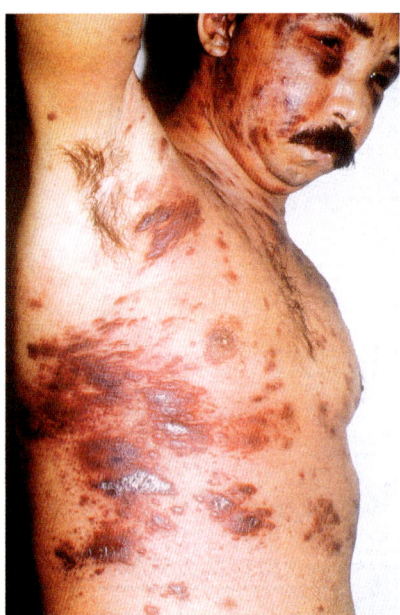

FIGURA 40.66 – Sarcoma de Kaposi. Pápulas, nódulos e placas violáceas disseminadas. Edema intenso da face.

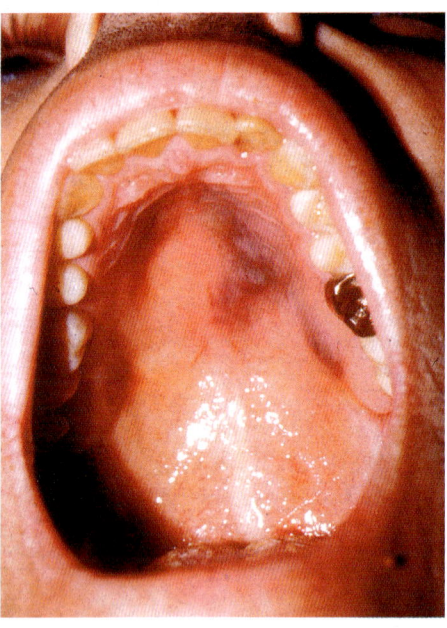

FIGURA 40.67 – Sarcoma de Kaposi. Placas e nódulos violáceos no palato.

as lesões cutâneas são desfigurantes, dolorosas, ulceradas e sangrantes ou rapidamente proliferativas. As possibilidades terapêuticas são crioterapia, excisão cirúrgica, vinblastina intralesional, interferon-α intralesional e radioterapia. A grande vantagem da crioterapia pelo nitrogênio líquido é que se trata de processo que não produz sangramento e, portanto, mais seguro. A vinblastina intralesionalmente é utilizada nas doses de 0,1 a 0,5 mL de solução com 0,1 a 0,2 mg/mL a cada 2 semanas. O interferon intralesional é muito mais dispendioso e menos efetivo. As doses utilizadas são de 3 a 5 milhões de unidades, três vezes/semana. Em formas disseminadas, pode ser necessária a utilização de tratamento sistêmico. Este pode ser realizado com interferon-α, 36 milhões de unidades/dia, por 6 a 8 semanas. Também podem ser usados agentes quimioterápicos como vinblastina, etoposide e adriamicina, que tem o inconveniente da mielossupressão e exacerbação da imunossupressão. São melhores, por não serem mielossupressores, a vincristina e a bleomicina. Poliquimioterapia com vincristina (1,4 mg/m^2 – dose máxima de 2 mg) e adriamicina (10-20 mg/m^2), IV, a cada 2 semanas, produz respostas parciais ou completas em mais de 70% dos casos. Também podem ser utilizadas a doxirrubicina intralesionalmente e a daunorrubicina IV. A melhora da contagem de linfócitos T CD4 com HAART também contribui para o desaparecimento de lesões. Entretanto, existem vários relatos de síndrome inflamatória de reconstituição imune com piora clínica das lesões de SK após uso de HAART. Isso decorre do reconhecimento pelo sistema imune dos antígenos do HHV-8 na pele e, em geral, ocorre 3 a 8 semanas após início de HAART sendo a conduta mais indicada o tratamento precoce do SK.

LINFOMAS

São mais frequentes nos indivíduos infectados pelo HIV, os linfomas B primários do SNC e os linfomas B indiferenciados não Hodgkin. Também foram descritos casos de linfomas T epidermotrópicos com manifestações semelhantes à micose fungoide e à síndrome de Sézary em indivíduos infectados pelo HIV.

CÂNCERES CUTÂNEOS

Os carcinomas basocelulares e espinocelulares possivelmente ocorrem em maior frequência nos indivíduos infectados pelo HIV como em outros imunossuprimidos, mas não existem ainda estudos mostrando diferença com a população geral, na qual esses tumores também são muito frequentes. Existem relatos de carcinomas espinocelulares múltiplos e de carcinomas basocelulares metastáticos em portadores de Aids.

A incidência de carcinomas anogenitais e carcinoma cloacogênico em indivíduos infectados pelo HIV está aumentada, principalmente em homossexuais e, provavelmente, há relação com infecção pelo HPV.

Com relação ao melanoma, existem relatos da associação com HIV, mas o valor dessa associação não está estabelecido, uma vez que o melanoma maligno não se apresenta com frequência maior em outras condições de imunossupressão.

Outras manifestações tegumentares em indivíduos infectados pelo HIV

A infecção pelo HIV pode ocasionar exacerbação de dermatites e desencadear ou exacerbar dermatite seborreica e psoríase.

Dermatite seborreica

A dermatite seborreica é frequentemente desencadeada ou exacerbada pela infecção por HIV e caracteriza-se apenas pela intensidade dos sintomas e resistência aos tratamentos habituais (FIGURA 40.68). Pode estar presente com qualquer contagem de linfócitos T CD4, mas geralmente torna-se extensiva e refratária com a imunossupressão. O uso de HAART tem diminuído o número de casos refratários.

A hipótese explicativa para as relações entre a infecção pelo HIV e dermatite seborreica é o favorecimento à proliferação do *Pityrosporum ovale* pela imunossupressão provocada pelo HIV.

Psoríase

A frequência de psoríase nos portadores de Aids, aparentemente, não difere da população geral, mas as formas artropáticas seriam mais frequentes nos portadores de Aids (FIGURA 40.69). Há possível associação com o HLA-B27.

A infecção pelo HIV pode exacerbar psoríase pré-existente ou a psoríase pode surgir quando da soroconversão.

São desconhecidos os mecanismos pelos quais esse fenômeno ocorre. O infiltrado inflamatório das lesões cutâneas de psoríase nos portadores de Aids tem menos linfócitos T e mais plasmócitos. O encontro de sequências de RNA de HIV em lesões de psoríase de indivíduos infectados, não observado na pele normal desses doentes e nem em lesões de psoríase de indivíduos não infectados pelo HIV, sugere participação do HIV na gênese e exacerbação

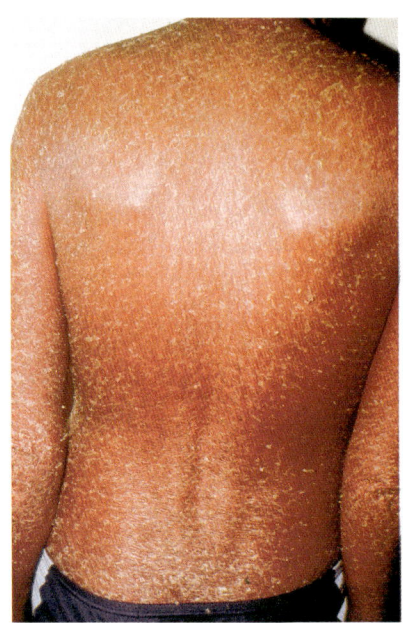

FIGURA 40.69 – Psoríase em portador de Aids. Eritrodermia.

da psoríase, por ação direta do vírus ou por indução da produção de citocinas.

No tratamento, é preciso evitar a imunossupressão. Às vezes, o próprio tratamento da infecção por HIV melhora a psoríase. A fototerapia com UVB ou PUVA pode influenciar o estado imune. Da mesma forma, o metotrexato e a ciclosporina trazem imunossupressão. A acitretina, que não produz imunossupressão, é uma boa opção terapêutica.

Erupções papulopruriginosas

FOLICULITE EOSINOFÍLICA ASSOCIADA À INFECÇÃO POR HIV

Caracteriza-se por lesões papulosas urticariformes foliculares e não foliculares localizadas especialmente na face, parte superior do tronco e porções proximais dos membros (FIGURA 40.70).

A diagnose é clínica e histopatológica, observando-se infiltrado inflamatório neutrofílico e eosinofílico nos folículos pilosos. Acomete cerca de 18% dos pacientes infectados pelo HIV. As culturas das pústulas geralmente são estéreis, porém podem ser isolados *Corynebacterium sp., Micrococcus, Staphyloccus, Pityrosporum ovale* e *Demodex folliculorum*. A eosinofilia, a leucocitose, e os níveis elevados de IgE são frequentes.

A diagnose diferencial deve ser feita com acne e erupção acneiforme, rosácea, escabiose e foliculites estafilocócicas.

O tratamento é extremamente difícil, podendo ser tentada corticoterapia, anti-histamínicos e fototerapia por UVB e uso tópico de cetoconazol, neomicina ou metronidazol creme, associados aos esteroides.

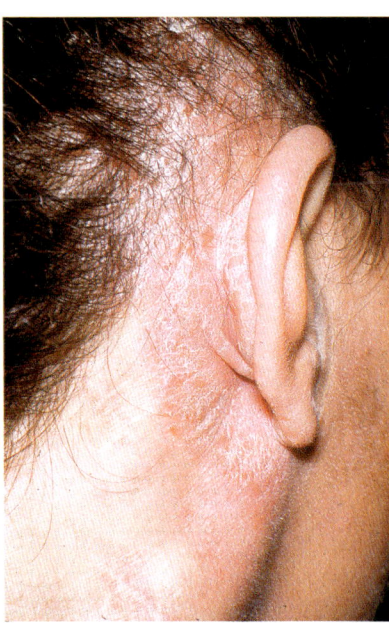

FIGURA 40.68 – Dermatite seborreica em portador de Aids. Placa eritematodescamativa atingindo região retroauricular e couro cabeludo.

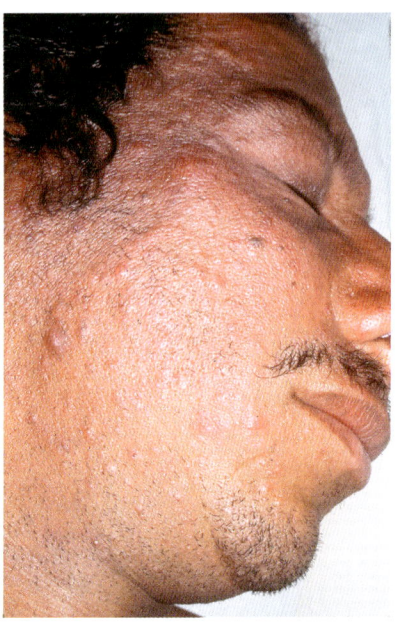

FIGURA 40.70 – Foliculite eosinofílica. Erupção papulosa disseminada na face.

ERUPÇÃO PAPULAR PRURÍTICA DO HIV

É caracterizada por pápulas múltiplas, crônicas, pruríticas, hiperpigmentadas, em pele liquenificada, distribuídas simetricamente no tronco e extremidades **(FIGURA 40.71)**. São lesões autoinduzidas, secundárias a escoriações e traumas na pele, interpretadas como exacerbação de hipersensibilidades pré-existentes, tipo alergia a picadas de insetos e constituição atópica. O diagnóstico deve excluir causas sistêmicas de prurido, como doença hepática e renal. Existe geralmente aumento de IgE, porém o diagnóstico é principalmente clínico. Na histologia, pode ser visto um infiltrado perivascular linfocítico não específico. A erupção papular prurítica é normalmente recalcitrante à maioria das terapias antipruriginosas. Sucesso tem sido descrito pelo uso de UVB, anti-histamínicos orais, pentoxifilin.

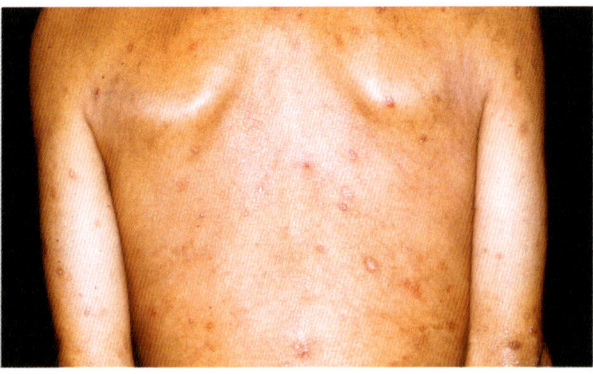

FIGURA 40.71 – Prurigo em portador de Aids. Pápulas escoriadas, lesões hiperpigmentadas residuais e cicatrizes.

XEROSE/ASTEATOSE CUTÂNEA

Pode estar presente em 10 a 30% dos pacientes infectados pelo HIV/Aids. A gravidade não está relacionada com a imunossupressão, porém baixa contagem de CD4 indica maior gravidade e não remissão da doença. Pacientes com xerose apresentam delicadas escamas brancas difusas na pele, que podem levar a fissuras e infecções bacterianas secundárias. O tratamento consiste em emolientes, esteroides tópicos, e anti-histamínico oral.

Lesões da mucosa oral

A cavidade oral é frequentemente sede de afecções associadas à infecção pelo HIV, como herpes labial, candidoses, criptococose, histoplasmose, sarcoma de Kaposi, já analisados. Além dessas afecções, podem ser observadas, na cavidade oral destes doentes, as manifestações apresentadas a seguir.

ULCERAÇÕES AFTOIDES

Frequentes em portadores de Aids usualmente de pequenas dimensões e, eventualmente, grandes, exigindo, inclusive, biópsia para a diagnose diferencial com histoplasmose, criptococose e tumores. As causas dessas lesões não são conhecidas e, quando muito intensas e extensas, podem ser tratadas com talidomida **(FIGURA 40.72)**.

LEUCOPLASIA PILOSA

É praticamente um marcador da síndrome da Aids, embora, mais recentemente, também tenham sido descritos casos em imunossuprimidos iatrogênicos transplantados e em indivíduos leucêmicos submetidos à quimioterapia. Embora tenham sido observados doentes infectados pelas várias vias possíveis, é mais frequente em homossexuais.

Patogenia

A leucoplasia pilosa parece relacionar-se às infecções dos queratinócitos da mucosa pelo Epstein-Barr vírus. Frequentemente, há associação com candidose.

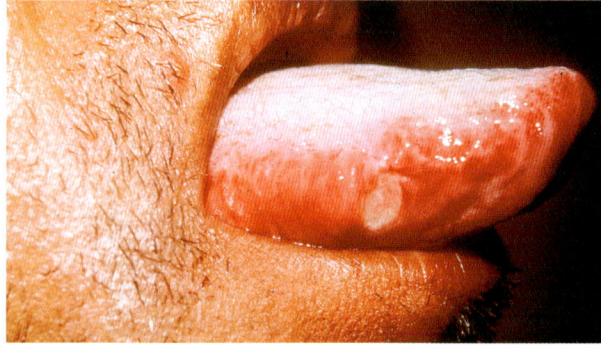

FIGURA 40.72 – Úlcera aftoide em portador de Aids. Localização lingual.

Manifestações clínicas

O quadro é característico e compreende placas brancas em faixas confluentes dispostas particularmente nas bordas laterais da língua, habitualmente assintomáticas. Pode haver disseminação das lesões para a porção ventral da língua, assoalho da boca, faringe e pilares amigdalianos (FIGURA 40.73).

Histopatologia

Histopatologicamente, a leucoplasia pilosa caracteriza-se por acantose com hiperqueratose e, às vezes, com áreas de paraqueratose projetando-se exteriormente como pelos. Há coilocitose, com vacuolização dos queratinócitos nas porções superiores da camada espinhosa. Por meio de vários métodos, detecta-se o Epstein-Barr vírus nessas células vacuolizadas.

Diagnose

Clínica e histopatológica, sendo obrigatória a diagnose diferencial com candidose, leucoplasias em geral, leucoqueratose, líquen plano oral, carcinomas incipientes.

Tratamento

Como a lesão é assintomática, geralmente não é necessário. Terapêutica antiviral com aciclovir, bem como medidas contra leveduras, podem melhorar as lesões, mas há tendência à recidiva. Excepcionalmente, pode ser necessária a realização de *shaving* cirúrgico.

ALTERAÇÕES DOS FÂNEROS

Aproximadamente 7% dos pacientes HIV+ apresentam sinais de alopecia difusa não cicatricial, principalmente nos estádios mais avançados da imunossupressão. De fato, diferentes alterações capilares são relatadas na infecção pelo HIV. Em pacientes com Aids, os cabelos podem ficar mais lisos, finos e pode ocorrer canície precoce e presença de cílios alongados. Os fatores envolvidos na patogênese da alopecia, são a ação direta do HIV, infecções oportunistas, deficiências nutricionais, distúrbios imunológicos e endócrinos e uso de medicamentos diversos. Como consequência, há uma interrupção do ciclo folicular seguida de um eflúvio anágeno ou telógeno, dependendo do grau de agressão. Outra forma de alopecia observada em pessoas vivendo com HIV/Aids é a areata, inclusive na sua forma universal.

Nas unhas, além das já citadas onicomicose subungueal proximal e da onicomicose branca, podem ser observadas candidose, coloração amarelada das unhas e pigmentação induzida por zidovudine.

Grupo miscelânea

Além das alterações tegumentares já mencionadas, múltiplos relatos de associação entre infecção por HIV e várias doenças cutâneas têm sido descritas.

DERMATOSES ICTIOSIFORMES

Ictiose adquirida e xerose são detectadas em cerca de 30% de doentes HIV positivos, provavelmente como decorrência de desnutrição ou da própria imunossupressão provocada pela síndrome por mecanismos desconhecidos.

PORFIRIA CUTÂNEA TARDA

Tem sido detectada em associação com a infecção por HIV, por interferência das infecções no metabolismo das porfirinas ou por disfunção hepática relacionada a hepatite C crônica ou álcool.

GRANULOMA ANULAR

Têm sido descritas, associadas à infecção por HIV, formas localizadas e disseminadas, bem como formas perfurantes.

GRANULOMATOSE LINFOMATOIDE

Já foram descritos casos com predominância de lesões aftoides na mucosa oral e esofágica.

VASCULITES

Já foram descritas lesões de vasculite leucocitoclásica e púrpura trombocitopênica idiopática em associação com infecções por HIV, às vezes, relacionadas a citomegalovirose.

SÍNDROME DE REITER

Ocorre em cerca de 10% dos infectados por HIV contra 0,06% de incidência na população geral. As manifestações clínicas compreendem: uretrite, conjuntivite, lesões ulcerosas orais, balanite circinada e queratodermia blenorrágica. Além disso, ocorre artrite associada.

Outras associações descritas, porém sem relações estabelecidas com a Aids são vitiligo, síndrome de Sjögren, que são doenças nas quais também se admitem alterações imunes.

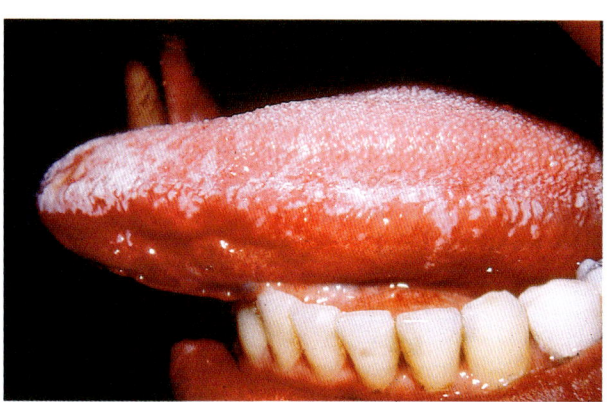

FIGURA 40.73 – Leucoplasia pilosa. Placas brancas dispostas em faixas paralelas na borda lateral da língua.

Alterações dermatológicas na era HAART

Apesar do grande impacto na morbidade e letalidade após o início da HAART, muitos eventos colaterais têm sido descritos nos últimos anos. De fato, houve uma substancial diminuição de infecções oportunistas na pele. Entretanto, quadros alérgicos, que antes eram restritos ao uso de sulfas, por exemplo, agora são relacionados ao uso dos antirretrovirais, com nevirapina, efavirenz e abacavir, entre outros. Um fato curioso é a diminuição da dermatite seborreica, provavelmente pela redução da secreção sebácea e a diminuição da população de *Pitysporum ovale* pelo uso de inibidores da protease (IP) que levam a um efeito retinoide-símile.

Outras condições não infecciosas que afetam a pele na era pós-HAART são pele seca e prurigo. A pele seca é causada pela redução da secreção sebácea e alteração da composição dos lipídeos da pele, causando anormalidades na estrutura do extrato córneo. A pele seca às vezes poderá resultar em prurigo. A ocorrência dessas condições não foi afetada pela imunerreconstituição, pois não são relacionadas com causa infecciosa.

LIPODISTROFIA

Apesar do impacto positivo sobre a mortalidade relacionada com a Aids, o novo tratamento com drogas antirretrovirais que incluem os IP, pode levar a alterações clínicas e laboratoriais. A síndrome da lipodistrofia resulta em perda periférica do tecido gorduroso e distribuição anormal de gordura com aumento da gordura visceral. A distribuição anormal de gordura envolve aumento do tecido adiposo nas regiões abdominal e dorsocervical (giba de búfalo), lipomatose e hipertrofia da mama (lipo-hipertrofia) e lipoatrofia, com perda de gordura periférica da face, couro cabeludo, glúteos e extremidades.

O início da lipodistrofia associada ao HIV geralmente é insidioso, sendo primeiramente observada pelos próprios pacientes pelo aumento da cintura abdominal e pelo aumento da região cervical ou das mamas. A síndrome se torna mais evidente de acordo com a duração do tratamento. Os sinais físicos da lipodistrofia foram observados de 1 a 10 meses após o início do tratamento com IP. Em geral, os estudos mostraram prevalência de lipodistrofia que varia de 2 a 84%. Essa variação pode ser explicada pela falta de critérios metodológicos padronizados para definir a síndrome lipodistrofia.

Inicialmente, o desenvolvimento da lipodistrofia foi associado ao uso do IP indinavir, porém outros estudos, desenvolvidos em um grande número de pacientes, demonstraram que a lipodistrofia pode ocorrer com o uso de todos os IP ou até mesmo na ausência dessas drogas. As evidências mostram que a lipodistrofia periférica está associada com hipertrigliceridemia, hipercolesterolemia, hiperinsulinemia e resistência periférica à insulina. O aparecimento do diabetes melito tipo 2 foi demonstrado em menos de 2% dos casos. Em geral, os pacientes que não faziam uso de IP apresentaram concentrações elevadas de TAG e baixas de colesterol ligado à HDL. Por outro lado, pacientes em uso de IP também apresentam concentrações elevadas de TAG e de colesterol ligado a LDL, sem a compensação esperada de baixas concentrações de colesterol ligado a HDL. Estudos mostraram que as concentrações baixas de colesterol ligado a HDL colesterol e as elevadas concentrações de TAG estão associadas com a aterosclerose. Por outro lado, aterogênese, coronariopatia e doença vascular periférica eram assuntos discutíveis quando os pacientes soropositivos para o HIV não viviam muito tempo. Entretanto, com o declínio da mortalidade, após a introdução dos IP, foi possível observar alterações metabólicas e alterações morfológicas macroscópicas que podem determinar o início de doença cardíaca isquêmica e outros problemas vasculares. Em 1998, foi observado o desenvolvimento de doença coronariana prematura em dois pacientes portadores de Aids que faziam uso de IP.

SÍNDROME INFLAMATÓRIA DE RECONSTITUIÇÃO IMUNE

Piora clínica paradoxal de determinada condição patológica conhecida ou o aparecimento de uma nova afecção após o início da HAART em pacientes infectados pelo HIV. Resulta da restauração da imunidade a antígenos específicos infecciosos ou não infecciosos.

Enquanto a HAART induz respostas imunes protetoras contra patógenos, para alguns doentes, a reconstituição imunológica se associa a respostas inflamatórias patológicas. A síndrome inflamatória de reconstituição imune (IRIS) foi reconhecida após a introdução da HAART em meados de 1990, sendo também conhecida como síndrome inflamatória de restauração imunológica.

A etiopatogenia dessa condição é pouco conhecida, admitindo-se alguns fatos, descritos a seguir.

A presença de um estímulo antigênico, infeccioso ou não é necessária para o desencadeamento da síndrome. O antígeno pode ser um organismo intacto ou morto ou resíduos do organismo em destruição. A IRIS é o desmascaramento de uma infecção clinicamente silenciosa e se caracteriza por inflamação atípica, exuberante sugerindo restauração da resposta imune a um antígeno específico. Também existem causas não infecciosas relacionadas à autoimunidade.

Após a terapia retroviral, há aumento das células T CD4+ de memória que reconhecem estímulos antigênicos prévios e podem ser responsáveis pelas manifestações de IRIS. Além disso, aumentam as células T *naives* que gerarão maior quantidade de células T CD4+. Admite-se também a intervenção de fatores genéticos na intensidade da resposta imune.

Os fatores de risco para o desenvolvimento de IRIS são: sexo masculino, jovens, níveis baixos de CD4+ ao início da HAART, relação CD4/CD8 baixa ao início da terapêutica, queda inicial rápida do RNA viral.

A IRIS pode ser observada com as seguintes condições, infecciosas e autoimunes:

- **Infecciosas**: tuberculose, micobacterioses atípicas, citomegalovírus, vírus do herpes simples, vírus varicela-zóster, criptococos, *Pneumocystis jirovecii*, vírus das hepatites B e C, parvovírus B19, estrongiloides, verruga genital, entre outras.
- **Autoimunes**: artrite reumatoide, lúpus eritematoso, doença de Graves. É também observada com outras afecções como, sarcoidose, reações granulomatosas, linfomatosas, linfomas não Hodgkin, linfomas relacionados a Aids.

Por essa multiplicidade de causas e pela variedade clínica das apresentações, a diagnose e o tratamento da IRIS são, por vezes, difíceis, exigindo acurada observação dos doentes que iniciam a HAART.

Mais da metade das manifestações clínicas da IRIS acometem a pele e as comuns são: herpes simples, herpes-zóster, tuberculose, micobacteriose atípica retinite por citomegalovírus, sarcoma de Kaposi, pneumonia por *Pneumocytis jirovecii*, leishmaniose, infecção por *Cryptococcus spp*, hepatite B e C. A é caracterizada por piora de achados clínicos, laboratoriais ou radiológicos, a despeito da diminuição do nível de RNA do HIV e aumento dos linfócitos CD4 após a introdução da terapia retroviral. A síndrome de reconstituição imunológica pode ocorrer durante ou logo após o tratamento de uma infecção oportunista, como uma nova síndrome clínica, variando da piora de uma infecção oportunista tratada, ao aparecimento, com características atípicas, de uma infecção oculta, ou mesmo de uma condição autoimune ou maligna, não reconhecidas previamente. Durante os meses iniciais da HAART, a reconstituição imunológica é complicada por fenômenos clínicos adversos, nos quais uma infecção previamente subclínica se revela, ou uma infecção pré-existente, parcialmente tratada, piora.

Tratamento

Para que o objetivo da terapia seja alcançado, os pacientes devem ser informados sobre a adesão à dieta, necessidade de mudança no estilo de vida e, principalmente, como proceder diante dessas situações, utilizando técnicas adequadas de mudança de comportamento. No começo da epidemia HIV/Aids, os pacientes desenvolviam uma síndrome consumptiva, com elevado grau de desnutrição e imunodeficiência profunda. Entretanto, nos últimos sete anos, com possibilidade do uso de HAART em combinação, o perfil dos pacientes foi modificado. De fato, a maioria dos distúrbios observados na era HAART é a dislipidemia e a obesidade. Da mesma foram, observa-se que atualmente a população em geral vem passando por uma transição nutricional, em que há uma maior ingestão de carboidratos e gorduras saturadas, além do desenvolvimento tecnológico que faz elevar o grau de sedentarismo e, além disso, o tabagismo, a falta de informação, entre outros fatores, influenciam ou até mesmo agravam o estado de saúde de um indivíduo com HIV/Aids.

Para correção do problema estético, que pode, inclusive, ser estigmatizante, utiliza-se a aplicação de metacrilato na região atrofiada, principalmente facial, especialmente nos casos mais severos. Outras estratégias como mudança no hábito alimentar, exercício físico sob supervisão e modificação das medicações antirretrovirais devem ser instituídas.

AIDS NA INFÂNCIA

Estima-se que mundialmente ao final de 2013 cerca de 3,2 milhões de crianças abaixo dos 15 anos apresentavam-se infectadas pelo HIV. A principal via de infecção é a transmissão vertical, perinatal a partir da mãe infectada. Quando não há tratamento da mãe, 30% dos filhos são infectados. Há ainda a possibilidade de transmissão pela mãe infectada através do leite e também por transmissão de sangue ou seus produtos.

As manifestações gerais da Aids nas crianças compreendem febre, linfadenopatia, hepatoesplenomegalia, diarreia, perda de peso, parotidite e deficiência no crescimento.

São frequentes septicemia bacteriana, pneumonias e meningite frequentes causas de mortalidade nas crianças infectadas. Das infecções oportunistas a mais frequente é a pneumonia por *Pneumocystis jirovecii*. Além disso, são frequentes esofagites por cândida, infecção disseminada por citomegalovírus, infecção disseminada por *Mycobacterium avium intracellulare* e criptosporidiose. Tuberculose também é frequente. Além disso ocorre encefalopatia que se traduz por alterações do comportamento, retardo no desenvolvimento e comprometimento intelectual e motor. Cerca de metade das crianças com Aids desenvolvem pneumonite intersticial linfocítica com hipóxia e unhas em vidro de relógio.

Quanto às infecções oportunistas, nas crianças são comuns estafilococcias, impetigo, celulite e foliculites; infecções por *H. influenzae* sob a forma de celulite e otites externas por *Pseudomonas* inclusive com bacteriemia que pode provocar lesões cutâneas. Úlceras orais por *M. avium intracellulare* e lesões atípicas ectimatoides por *M. marinum* também podem ocorrer. Pode ainda surgir angiomatose bacilar.

Quanto a infecções fúngicas, a mais comum é a candidíase oral e também pode haver infecção por cândida na área das fraldas. As dermatofitoses também podem acometer as crianças infectadas pelo HIV, *tinea capitis* intensa, *tinea corporis* disseminada e onicomicose. Das micoses profundas podem ocorrer criptococose, esporotricose disseminada e histoplasmose disseminada.

Quanto às infecções virais, podem surgir lesões intensas e recorrentes de gengivoestomatite inclusive com contaminação secundária dos dedos. Quanto a varicela pode ter curso normal ou pode evoluir com surtos recorrentes. O herpes-zóster é mais frequente e mais grave nas crianças com HIV em relação às crianças não infectadas. Existem formas crônicas de infecção pelo vírus varicela-zóster nessas crianças que se caracterizam por nódulos e placas hiperqueratósicas que podem ser disseminadas e essas crianças podem desenvolver pneumonias e infecções pelo vírus zóster nessas crianças que se caracterizam por nódulos e placas hiperqueratósicas que podem ser disseminadas e essas crianças podem desenvolver pneumonias e infecções do SNC pelo vírus varicela-zóster. Quando adquirem o vírus do sarampo essas crianças geralmente têm como complicação pneumonia.

A leucoplasia pilosa oral ainda já que já descrita é rara em crianças. Lesões de molusco atípicas extensas e gigantes são comuns na criança.

Também são descritas em crianças lesões de verruga plana disseminada lembrando epidermodisplasia verruciforme e lesões de verrugas vulgares, genitais e perianais. São descritos casos de Gianotti-Crosti em crianças com HIV provavelmente desencadeados pelo próprio vírus ou pelo citomegalovírus ou pelo vírus da hepatite C.

Quanto a infecções parasitárias, são descritas sarna crostosa, e há relatos de casos muito raros de amebíase cutânea.

Manifestações de dermatite atópica parecem ser mais frequentes nas crianças com HIV podendo surgir ou agravar-se quando da infecção. O mesmo se observa com dermatite seborreica e psoríase. Erupções a drogas são mais frequentes nas crianças infectadas pelo HIV, geralmente exantemas maculares morbiliformes ou papulosos mas também há descrições de Stevens-Johnson e necrólise epidérmica tóxica.

Também ocorrem erupções cutâneas algumas graves pelas drogas antivirais empregadas no tratamento dessas crianças especialmente com nevirapina e acabacavir. A nevirapina provoca ou erupção exantemática maculopapular com descamação nas primeiras duas semanas de introdução ou Stevens-Johnson ou DRESS. Essas erupções também ocorrem com efavirenz. O abacavir provoca, particularmente nos indivíduos com HLA-B57, erupção maculopapular com febre que exige a interrupção da droga e seu afastamento definitivo, pois a evolução do processo em novas exposições pode ser fatal.

As crianças também podem desenvolver como efeitos colaterais das medicações hiperlipemia com xantomas e lipodistrofia.

Outras observações de lesões dermatológicas nessas crianças são vasculite leucocitoclástica, pioderma gangrenoso, pitiríase rubra pilar, dermatose cinzenta, acrodermatite enteropática e manifestações pelagroides.

Com relação às neoplasias o sarcoma de Kaposi é muito raro nas crianças, mas em certos países, como a Zâmbia, parece ser comum com manifestações orais e gastrintestinais. Tumores de músculo liso têm sido descritos em crianças infectadas pelo HIV, inclusive leiomiossarcomas subcutâneos.

A diagnose diferencial em crianças deve ser feita com imunodeficiências congênitas e nas crianças maiores com Hodgkin e malignidades hematológicas.

DERMATOLOGIA TROPICAL E AIDS

Em todo o mundo, estima-se que há 32 a 38,8 milhões de pessoas vivendo com HIV/Aids.[5] De acordo com a OMS, acima de 1,4 milhoes vivem na América central e América do Sul. No Brasil, o total de pacientes HIV-positivo/Aids é superior a 700 mil, com tendência a expansão para a periferia urbana e áreas rurais.[6-7] Neste contexto, verifica-se o aumento crescente de coinfecções HIV/Aids e doenças endêmicas, tais como a tuberculose, malária, doença de Chagas, micoses sistêmicas, hanseníase, leishmanioses e outras enfermidades.

Neste tópico, serão abordadas três doenças dermatológicas que apresentam maior incidência em regiões de clima tropical: leishmaniose cutâneo mucosa, hanseníase e dermatose papulosa prurítica. Outras enfermidades, também importantes, tais como as micoses superficiais e sistêmicas, são abordadas em outros capítulos.

LEISHMANIOSE

As leishmanioses são ocasionadas por parasitas do gênero *Leishmania*. A transmissão para o homem é feita pela da picada de insetos do gênero flebotomíneo. Até o momento, são 22 as espécies de *Leishmania* que podem ocasionar doença em humanos. Há dois subgêneros de *Leishmania*: *Leishmania* e *Viannia*. As espécies mais prevalentes no continente americano são a *L. braziliensis, L. guyanensis, L. panamensis, L. mexicana, L. amazonensis* entre outras.

A leishmaniose é classificada em leishmaniose cutânea, leishmaniose mucocutânea, leishmaniose cutânea disseminada, leishmaniose anérgica e leishmaniose visceral. A leishmaniose cutânea disseminada vem sendo reconhecida como nova forma clínica de leishmaniose nos últimos anos: caracteriza-se por múltiplas lesões cutâneas (dezenas a centenas) e, com relativa frequência, ocasiona envolvimento mucoso. Diferencia-se da leishmaniose anérgica por apresentar reação de Montenegro positiva e número de parasitas similar ao que se observa no esfregaço das lesões cutâneas comuns.[8]

Estima-se que, em todo o mundo, 310 milhões de pessoas estejam em áreas de risco de transmissão da enfermidade. As leishmanioses ocorrem em 98 países, nos cinco continentes. Aproximadamente 1,3 milhões de novos casos são diagnosticados anualmente. Desse total, 300 mil casos são de leishmaniose visceral, com mais de 20 mil mortes por ano – 90% são diagnosticados em Bangladesh, Brasil, Etiópia, India e Nepal. Em torno de 1 milhão de casos são de pacientes com **leishmaniose cutânea**, procedentes de áreas endêmicas do Afaganistão, Argélia, Brasil, Colombia, Irã, Paquistão, Peru, Arábia Saudita, Síria e Tunísia ou **leishmaniose mucocutânea** - observada com maior frequência no Brasil, Peru e Bolívia.[9]

No continente americano, a maioria dos casos de leishmaniose cutânea e leishmaniose mucocutânea é diagnosticada no Brasil, sendo a Amazônia a região brasileira mais endêmica com incidência aproximada de 53,9 casos por 100 mil habitantes.[10]

Até a metade dos anos 1990, a coinfecção leishmaniose/HIV/Aids era diagnosticada principalmente no sul da Europa, mais especificamente na Espanha, França e Itália. A maioria desses casos era de leishmaniose visceral. Progressivamente, outros países, em outras regiões e continentes, passaram a relatar número crescente de coinfecções. Em alguns países africanos, em razão de movimentos migratórios, guerras e outros distúrbios sociais, tem-se verificado aumento expressivo de coinfectados. Em algumas regiões da Etiópia, o total de pacientes com leishmaniose visceral coinfectados com HIV/Aids é superior a 30%.[11]

A maioria dos casos de coinfecção CL/LCM/HIV/Aids procede de países latino-americanos. Há relatos de coinfecções com quase todas as espécies de *Leishmania*; porém, *L. braziliensis* e *L. guyanensis* têm sido as mais frequentes. Pacientes com leishmaniose visceral/Aids podem apresentar manifestações cutâneas ou mucosas. Portanto, é sempre importante a idenficação do agente etiológico.

Em pacientes com Aids, dependendo do grau de imunossupressão ou de modificação da imunidade, consequente à HAART pode haver modificações do quadro clássico das apresentações das leishmanioses.

Entre os principais aspectos, pode-se encontrar:

- Reativação da enfermidade em cicatrizes, muitas vezes antigas, de pacientes tratados adequadamente e considerados curados (FIGURA 40.73). Novas lesões podem ser encontradas nesses enfermos.
- Acometimento mucoso em casos recentes de leishmaniose cutânea ou pacientes com reativação em cicatrizes de leishmaniose cutânea (FIGURA 40.74).
- Pacientes que não respondem ao tratamento. Além da possibilidade mais comum de resistência medicamentosa, deve-se avaliar a possibilidade de coinfecção com Aids.
- Grande número de parasitas no esfregaço e exame histopatológico de lesões cutâneas. A quantidade de parasitas é variável, de acordo com o tempo de evolução da doença e as espécies de *Leishmania*. Pacientes com numerosas amastigotas e que não apresentam as características clínico-patológicas da leishmaniose anérgica devem ser investigados em relação a possibilidade de coinfecção (FIGURA 40.75).

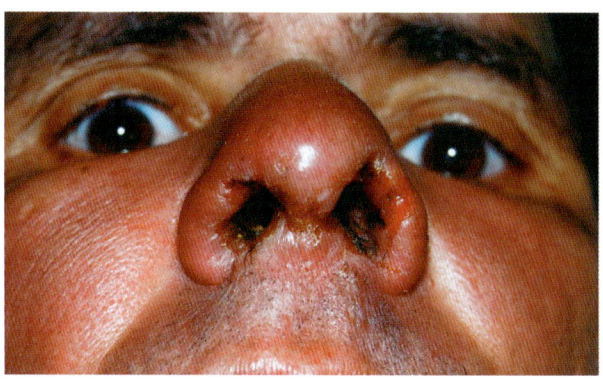

FIGURA 40.74 – Mesma pessoa da Figura 40.73. As lesões surgiram pouco tempo depois da reativação cutânea. Fez-se antimonial, após início da HAART. A resposta foi rápida.

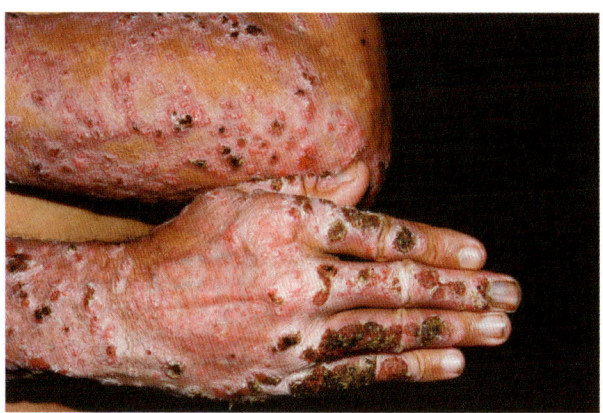

FIGURA 40.75 – O doente desenvolveu leishmaniose pouco depois do diagnóstico de Aids e inicio da HAART. As lesões pioraram progressivamente, apesar do tratamento com antimonial e anfotericina B. Houve regressão temporária com miltefosina e reativação após a sua suspensão.

- Resposta inadequada ao tratamento da leishmaniose cutânea e/ou surgimento de novas lesões na vigência da HAART. Nesses casos, há duas possibilidades: tratamento antirretroviral inadequado e consequente piora do quadro clínico da Aids com redução do número de células T CD4+ e aumento da carga viral (FIGURA 40.76) ou boa resposta a HAART, com aumento dos linfócitos T CD4+ e queda da carga viral (FIGURA 40.77). A essa última situação, relativamente frequente, denomina-se **SRI**. O número de amastigotas é variável – em geral, são reduzidos na SRI e, em maior número, nos enfermos que não apresentam boa resposta à HAART.

Clinicamente, os pacientes com SRI podem apresentar aparente piora da leishmaniose, com múltiplas lesões papulosas que lembram a dermatose papulosa prurítica do HIV (sugestivo do prurigo, secundário à picada de insetos). Progressivamente, essas lesões podem infiltrar-se, simulando a leishmaniose disseminada ou anérgica (FIGURA 40.78).

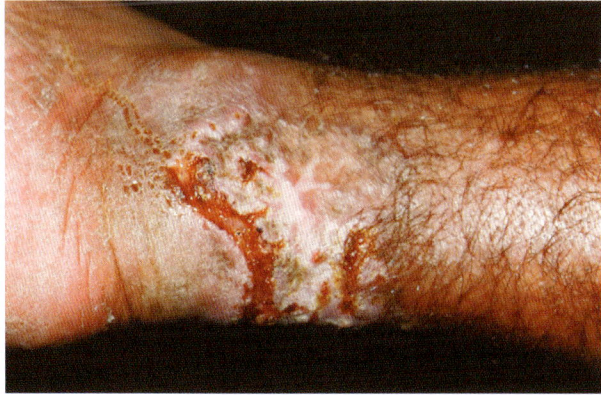

FIGURA 40.73 – Aids e Leishmaniose. O doente havia sido tratado com antimonial e teve alta. Reativação depois de vários anos, na área cicatricial, poucos meses antes do diagnóstico de Aids.

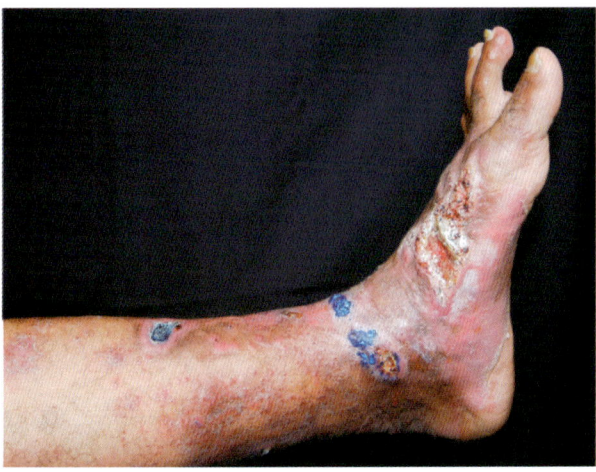

FIGURA 40.76 – Mesma pessoa da Figura 40.73. Aids e Leishmaniose. O paciente havia sido tratado com antimonial e teve alta. Reativação depois de vários anos, na área cicatricial, poucos meses antes do diagnóstico de Aids.

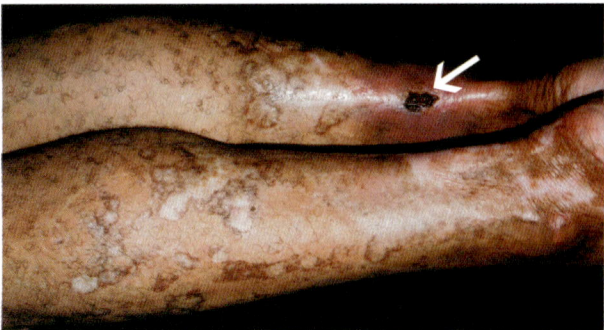

FIGURA 40.77 – Mesma pessoa da Figura 40.73. Diante da persistência dos linfócitos T CD4+ abaixo de 100, após vários meses de HAART, decidiu-se modificar a associação de antirretrovirais. Reintroduziu-se antimonial, nas doses habituais, com regressão total das lesões. Poucas semanas depois surgiram duas ulcerações (uma delas destacada pela **seta**), com poucas amastigotas. Neste momento, as células T CD4+ estavam próximas de 200, caracterizando quadro de SRI.

O tratamento da leishmaniose nos pacientes coinfectados é similar ao que se recomenda para os doentes imunocompetentes. Porém, diante das diferentes situações mencionadas, mudanças do tratamento específico ou dos componentes da HAART podem ser necessários. É possível que a miltefosina seja o medicamento ideal para os casos de SRI.

HANSENÍASE

Na medida em que o HIV expandiu-se, atingindo áreas urbanas na fase inicial e, ao longo dos anos, áreas rurais e isoladas, aumentou a expectativa de que, em países onde a hanseníase é endêmica (p. ex., Brasil, Índia, alguns países africanos e asiáticos), a associação entre essas duas infecções poderia ocasionar aumento do número de casos de hanseníase, principalmente multibacilares, diferentes manifestações clínicas, alteração da evolução clínica da hanseníase e aumento de recidivas entre pacientes já tratados, semelhante ao que aconteceu com a tuberculose e outras doenças infecciosas.

Ao longo dos anos, várias investigações em países onde a hanseníase e a Aids são endêmicas, inclusive no Brasil, não evidenciaram impacto no diagnóstico de casos de hanseníase entre os pacientes HIV-positivos ou mesmo em casos avançados de

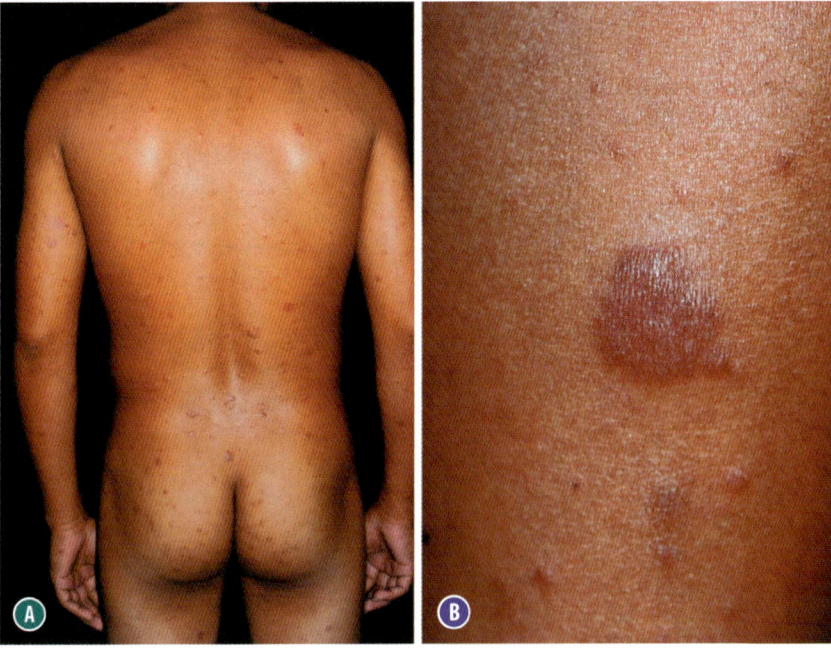

FIGURA 40.78 – Hanseníase *borderline* virchowiana. **A** Lesões pápulo-tuberosas e áreas infiltradas. **B** Detalhe das lesões. Enfermo com Aids, sem HAART, com grave imunossupressão: linfócitos T CD4+ = 6.

Aids, sem tratamento. Inclusive, nesses estudos iniciais da coinfecção HIV/Aids, verificava-se que os pacientes HIV-positivos apresentavam lesões hansênicas típicas, não diferindo do quadro clínico habitual. De acordo com esses estudos, a incidência de deformidades também parece não estar aumentada.

Entretanto, a partir dos anos 1990, tem chamado a atenção o crescente número de casos de hanseníase diagnosticados na vigência do HAART e consequente, recuperação da imunidade. Esses casos fazem parte do grupo de doenças associadas à SRI.

De acordo com os conhecimentos atuais,[12] sugere-se a seguinte classificação para a coinfecção hanseníase/HIV/Aids:

- **Coinfecção HIV/hanseníase**: pacientes com linfócitos T CD4+ acima de 200 e baixa carga viral que não definiram Aids. Em geral, nesses casos, não se observam modificações da evolução da hanseníase ou da progressão do HIV (FIGURA 40.79). A hanseníase é tratada com os esquemas terapêuticos habituais, seguindo-se as normas recomendadas pelo Ministério da Saúde.
- **Coinfecção Aids/hanseníase**: pacientes com linfócitos T CD4+ abaixo de 200 e alta carga viral que definiram Aids e ainda não receberam HAART. Neste contexto, tem-se diagnosticado raros casos de hanseníase multibacilar. Nesses enfermos, a hanseníase poderia ser classificada como doença oportunista (FIGURA 40.80).
- **Coinfecção Aids/hanseníase**: pacientes que definiram Aids, estão sob HAART e desenvolvem quadros de hanseníase pauci ou multibacilar. A maioria dos casos de coinfecção Aids/hanseníase, diagnosticados nos últimos anos, estão nesse grupo e enquadram-se na definição de SRI (FIGURA 40.81).

Estudos recentes, realizados na cidade de Manaus/Brasil, área endêmica para HIV e hanseníase, evidenciaram aumento da prevalência de hanseníase na população HIV-positivo, particularmente entre os pacientes com Aids sob tratamento antirretroviral. Entre 3.290 casos HIV-positivos/Aids registrados no Centro de Referência de Manaus (Fundação de Medicina Tropical), até 2009, foram diagnosticados 25 (0,75%) casos com coinfecção de hanseníase, a maioria *borderline* tuberculoide. Em 2008, a prevalência de hanseníase no Estado do Amazonas era 2,92 casos para 10 mil habitantes.[13]

Tratamento

Apesar da ausência de estudos abrangendo grande número de pacientes, parece não haver necessidade de tratamento modificado ou mais prolongado dos casos apresentando a coinfecção Aids/hanseníase. Na maioria dos enfermos, a resposta à poliquimioterapia é similar à dos doentes HIV-negativos. A rifampicina, administrada na dose mensal de 600 mg/mês não interfere na absorção dos inibidores de protease, medicamentos básicos da HAART.

No tratamento dos quadros reacionais, o corticoide deve ser ministrado nas doses habitualmente recomendadas.

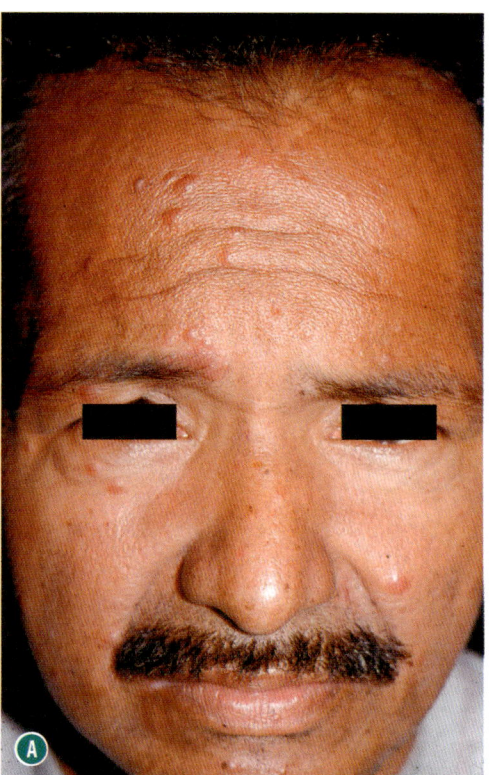

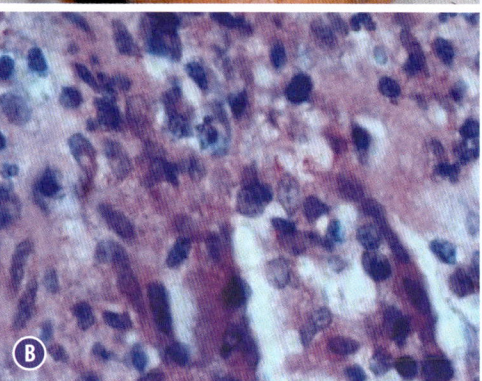

FIGURA 40.79 – Aids e hanseníase *borderline* virchowiana. **A** As lesões surgiram na vigência da HAART, caracterizando SRI. **B** Na histopatologia, presença de histiócitos vacuolizados e bacilos.

DERMATOSE PAPULOSA PRURÍTICA

Os quadros de prurido em pacientes com Aids são frequentes. Em estudo recente, realizado no sul dos Estados Unidos, com 201 pacientes, com e sem HAART, 45% deles tinham prurido. Não houve diferença entre pacientes com ou sem antirretrovirais. A maior frequência de prurido foi observada em doentes com CD4 acima de 400 células T CD4+ (54%).

Em 1989, no Haiti,[14] foram descritos pacientes com Aids apresentando intenso prurido, de difícil tratamento que ocorriam como manifestações iniciais da imunossupressão. Posteriormente este quadro foi denominado "prurigo maligno da Aids". Picada de insetos e mecanismo imunoalérgico

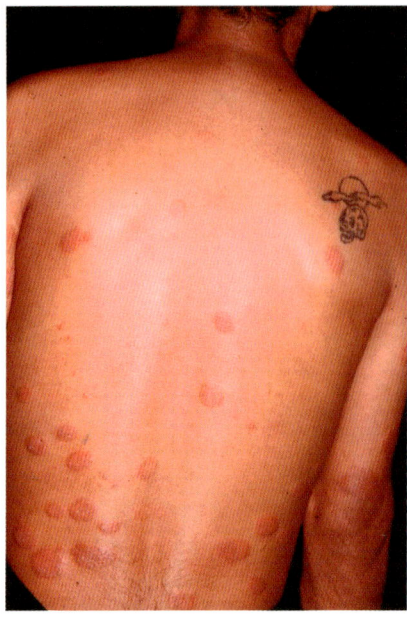

FIGURA 40.80 – Aids e hanseníase *borderline*. As lesões surgiram dois meses após o início da HAART.

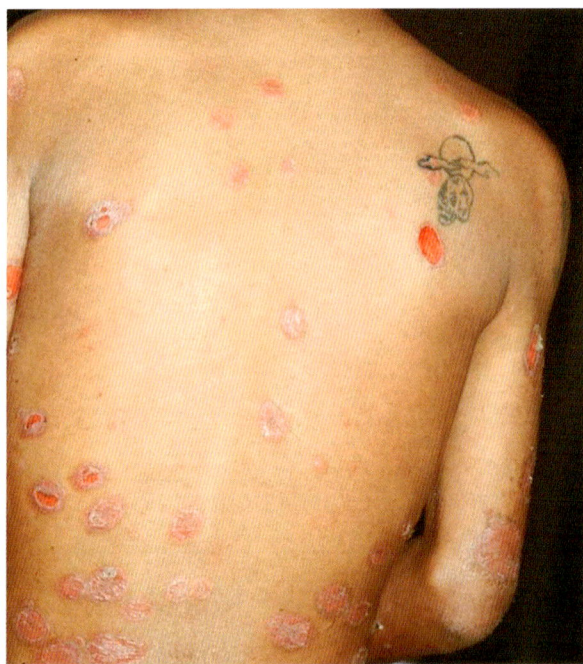

FIGURA 40.81 – Mesma pessoa da Figura 40.80. As lesões ulceraram (quadro reacional) poucos dias após o diagnóstico de hanseníase e início da poliquimioterapia para hanseníase multibacilar. Estes pacientes necessitam de tratamento urgente com corticoide.

Manaus, no estudo de 400 enfermos HIV/Aids, sem tratamento antirretroviral, o prurigo foi observado em 28,3% dos casos. A designação **dermatose papulosa prurítica associada à Aids** passou a ser utilizada ao longo dos últimos anos.

Clinicamente, na maioria dos casos, a dermatose papulosa prurítica relacionada à Aids é indistinguível do prurigo estrófulo observado em crianças, geralmente atópicas. São encontradas lesões eritematopapulosas, exulcero-crostosas e cicatriciais, localizadas principalmente nos membros superiores, inferiores e dorso. É comum o encontro de lesões isoladas, típicas de picada recente de insetos – pápulas ou pápulo-vesículas e, às vezes, bolhas, com menor frequência, no centro de áreas eritematosas. Em geral as áreas cobertas são poupadas (**FIGURAS 40.82 E 40.83**). O prurido constante leva a escoriações e liquenificação das áreas afetadas. Lesões pápulas-queratósicas são frequentes nos casos com longa evolução (**FIGURA 40.84 A 40.86**).

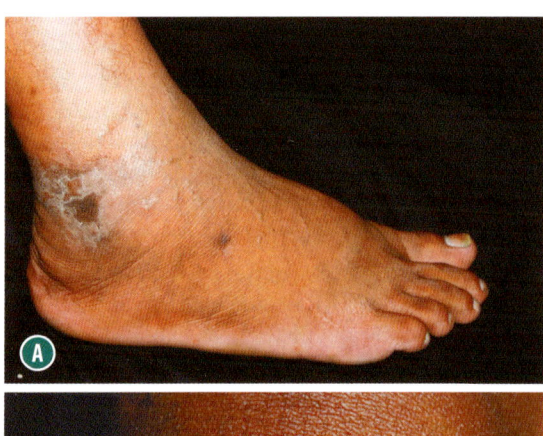
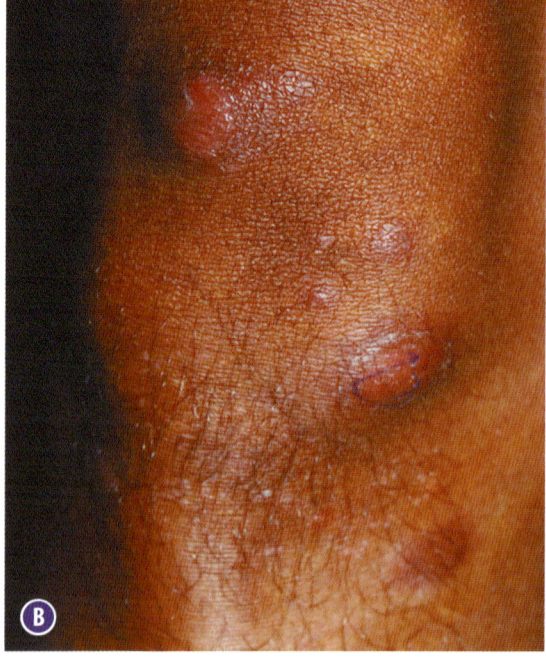

FIGURA 40.82 – Aids e hanseníase *borderline* virchowiana (histopatológico). **A** Presença de lesões "eczematosas". **B** Presença de lesões nodulares. Alteração da sensibilidade e início dos sintomas após a HAART e aumento dos linfócitos T CD4+.

similar ao prurigo estrófulo é a hipótese discutida para explicar a etiologia do prurigo maligno.

Posteriormente, doentes com manifestações similares foram descritos em outros países, principalmente em regiões tropicais, com incidência superior a 40% dos pacientes. Em

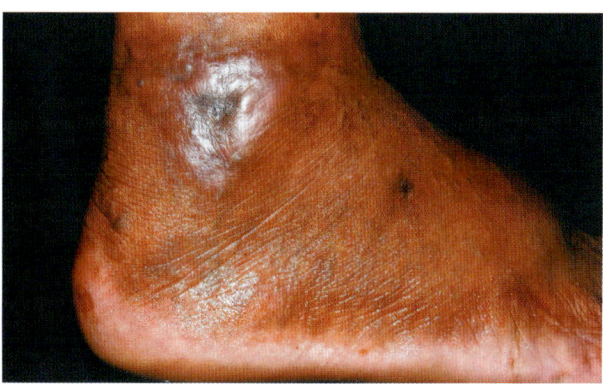

FIGURA 40.83 – Mesma pessoa da Figura 40.82. Dois meses após o tratamento multidroga para hanseníase: reação tipo 1, com granuloma tuberculoide e raros bacilos. Neste momento, houve novo aumento dos linfócitos T CD4+, de 77 na fase "eczematosa" para 195 células.

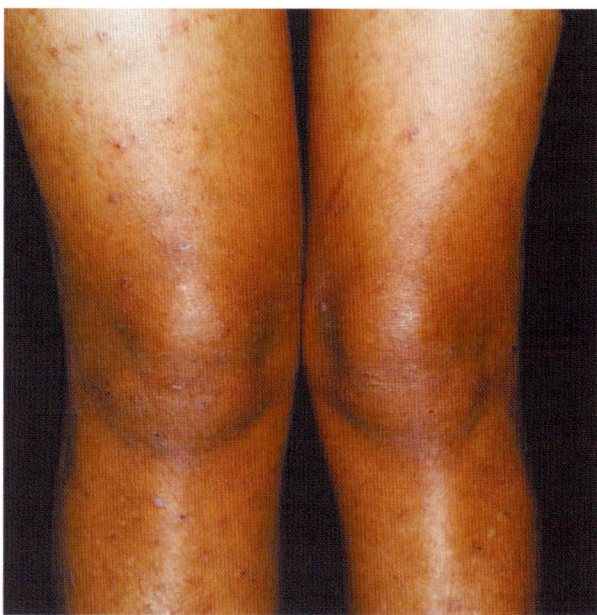

FIGURA 40.85 – Mesma pessoa da Figura 40.85. O numero de lesões é menor nas coxas e não havia acometimento da região glútea.

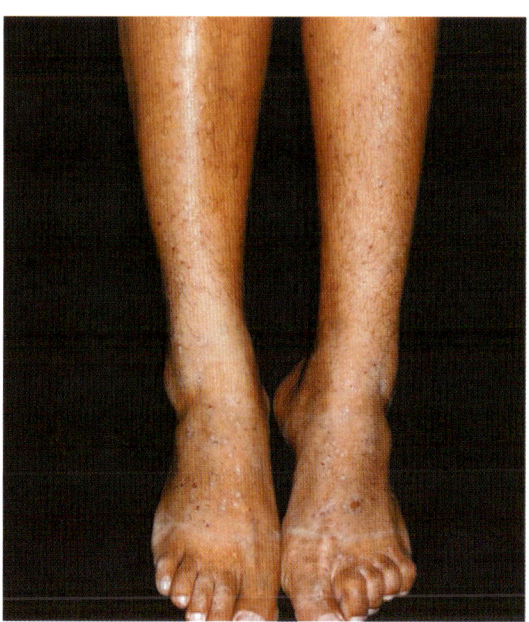

FIGURA 40.84 – Prurigo. Paciente com Aids, sem HAART. Intenso prurido, com lesões exulcero-crostosas e cicatriciais.

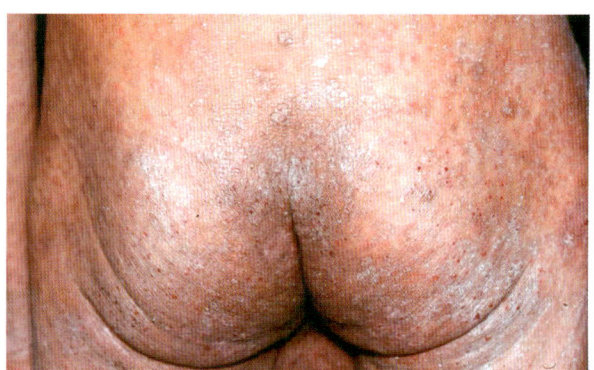

FIGURA 40.86 – Aids e escabiose. Lesões exulcero-crostosas, disseminadas. Intenso prurido noturno.

A dermatose papulosa prurítica relacionada à Aids também ocorre em doentes sob HAART,, com recuperação da imunidade.

Nos pacientes com lesões disseminadas, é fundamental o diagnóstico diferencial com a escabiose. Na escabiose, é frequente o acometimento da área genital e região glútea, com predomínio do prurido à noite. Na dermatose papulosa prurítica relacionada à Aids, o prurido é constante e as áreas cobertas são geralmente poupadas **(FIGURAS 40.87 E 40.88)**. O prurigo nodular de Hyde também é um diagnóstico diferencial importante. Em geral, nessa enfermidade, as lesões são caracterizadas por pápulas hiperqueratósicas, maiores que as observadas na dermatose papulosa prurítica relacionada à Aids. Um aspecto que nos parece importante no diagnóstico diferencial é a boa resposta ao tratamento com talidomida no prurigo de Hyde e a quase ausência de resposta na dermatose papulosa prurítica relacionada à Aids.

O prurigo estrófulo é o principal diagnóstico diferencial a ser considerado: é comum na infância, em atópicos.

Outras causas de prurido, tais como a urticária, prurido consequente a xerodermia, medicamentos, eczematizações e pruridos de difícil identificação das causas são frequentes nos doentes com Aids.

É importante lembrar que em todo doente, que sempre viveu na mesma região, e que na vida adulta desenvolva quadro de prurigo, deve-se investigar a possibilidade de HIV/Aids ou outras causas de imunossupressão, dentre elas, os linfomas **(VER FIGURA 40.87)**.

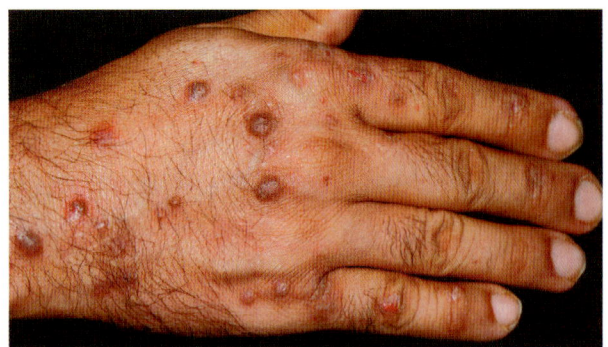

FIGURA 40.87 – Prurigo. Doente com Aids, sem HAART. Intenso prurido, com lesões hipertróficas. Prurigo nodular de Hyde é um dos diagnósticos diferenciais

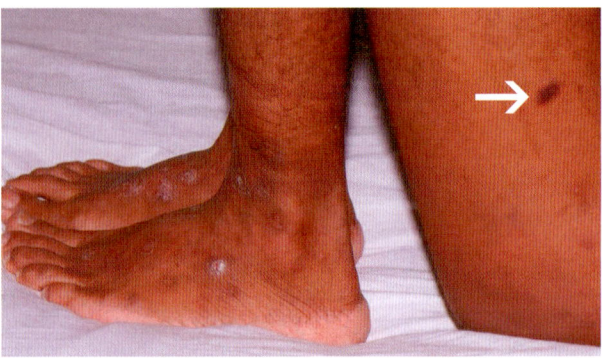

FIGURA 40.88 – Doente com Aids, lesões de prurigo nos pés e pernas. Sarcoma de Kaposi na coxa (**seta**).

Tratamento

Pomadas de cortisona de média e baixa potência são importantes para o controle do prurido. Em lesões escoriadas, com infecção, pode-se utilizar a mupirocina ou ácido fusídico. Quando o prurido for muito intenso recomenda-se a administração de anti-histamínicos orais. A prometasina, administrada por VO, ao deitar, e, se necessário, uma ou duas vezes/dia parece dar os melhores resultados. É importante lembrar a ocorrência de sonolência ocasionada por esse medicamento. Apesar de recomendada em alguns trabalhos, a talidomida não produz os mesmos resultados observados no prurigo nodular de Hyde.

CAPÍTULO 41

MICOSES SUPERFICIAIS

Micoses superficiais compreendem grupos de afecções causadas por fungos limitadas às camadas queratinizadas ou semiqueratinizadas da pele, ou localizadas na sua superfície, atingindo pele e mucosas.

O **primeiro grupo** consiste nas dermatofitoses, afecções produzidas por vários gêneros de parasitas, denominados, em conjunto, dermatófitos – que utilizam a queratina como fonte de subsistência e, por esta razão, parasitam as porções queratinizadas ou semiqueratinizadas da epiderme, dos pelos e das unhas.

O **segundo grupo** consiste nas moléstias causadas por fungos sem afinidade micológica ou clínica. Como esses fungos não têm poder queratolítico, vivem sobre a pele, penetrando nos interstícios da camada córnea ou ao redor dos pelos. Utilizam, como fontes de manutenção, restos epiteliais ou produtos de excreção e, assim, não são considerados parasitas, mas comensais. Não determinam, em geral, nenhuma reação por parte do organismo e, assim, não há manifestações subjetivas ou reações de hipersensibilidade. Compreendem a pitiríase versicolor, a tínea negra e as piedras. Em indivíduos imunocomprometidos, esses fungos podem tornar-se patógenos, com fungemia e acometimento de órgãos internos.

O **terceiro grupo** abrange infecções cutaneomucosas que podem atingir tanto a pele e seus apêndices como as mucosas. São determinadas por leveduras do gênero *Candida*.

Há um **quarto grupo** constituído por fungos filamentosos e leveduriformes, em geral geofílicos, que podem acometer pele, unhas e, menos frequentemente, os pelos, de modo similar aos dermatófitos. As infecções desse grupo designam-se, atualmente, como dermatomicoses.

DERMATOFITOSES

São produzidas por dermatófitos em sua forma assexuada ou anamorfa, fungos dos gêneros *Microsporum*, *Trichophyton* e *Epidermophyton*, exclusivos da espécie humana (antropofílicos), próprios de animais domésticos ou silvestres (zoofílicos) ou que vivem no solo (geofílicos). Não há demarcação absoluta entre esses grupos. Espécies predominantemente geofílicas podem contaminar a pele de animais e estes podem contaminar o homem; espécies zoofílicas podem ser eliminadas para o solo por meio dos animais e, ainda que não se multipliquem, podem permanecer viáveis por longo tempo, podendo contaminar humanos. Além disso, espécies antropofílicas podem contaminar áreas próximas a piscinas, assim como o ar de hospitais e clínicas. As lesões decorrem da presença do próprio fungo ou em virtude da reação de sensibilidade específica ao agente causal ou a seus produtos, as dermatofítides.

A prevalência das dermatofitoses é determinada por múltiplos fatores. As tíneas do couro cabeludo ocorrem, quase sempre, em crianças; as tíneas inguinais e do pé são mais frequentes em homens adultos, pelo uso de roupas e calçados; outras tíneas são devidas à maior exposição, como contato com animais, terra ou indivíduos infectados. O clima tem uma influência importante, por isso, as dermatofitoses mostram certa sazonalidade, sendo mais comuns no outono e no verão. As dermatofitoses são comuns em regiões de maior temperatura e umidade. Populações fechadas têm, ocasionalmente, verdadeiras epidemias de dermatofitoses, como foi observado muitas vezes com relação a *tinea capitis* em creches.

As migrações tiveram influência, como exemplificam as dermatofitoses provocadas pelo *Trichophyton violaceum* por ocasião das migrações europeias.

Ao longo do tempo, ocorreram variações na distribuição dos dermatófitos. Em 15.300 casos de dermatofitoses estudados no Hospital das Clínicas da Faculdade de Medicina da Universidade de São Paulo (FMUSP), de 1992 a 2002, a frequência das espécies foi a seguinte: *T. rubrum* (46,7%); *M. canis* (20,9%); *T. tonsurans* (13,8%); *T. mentagrophytes* (9,7%); *E. floccosum* (4,1%); e *M. gypseum* (2,5%). Essa distribuição é comparável a outros estudos realizados na cidade de São Paulo e mostra tendência de aumento de casos por *T. mentagrophytes* quando se comparam com resultados de estudos anteriores. A distribuição dos fungos geofílicos varia de acordo com as características dos solos, como composição química, pH e umidade. Os dermatófitos zoofílicos podem infectar somente uma espécie animal ou diferentes espécies, incluindo o homem. Animais infectados podem ser portadores sadios e responsáveis pela transmissão da infecção. A transmissão das dermatofitoses pode ser por contato direto ou indireto, por meio de materiais contaminados.

Atingida a pele, o progresso da infecção depende de vários fatores. A pele lesada facilita a infecção, enquanto a pele íntegra é uma barreira natural. A umidade é importante para a colonização do dermatófito.

Fatores intrínsecos aos dermatófitos também interferem na patogenia, como afinidade seletiva pelo tipo de queratina, densidade, virulência e adaptação do fungo.

Inicialmente, os dermatófitos invadem a camada córnea por meio da adesão dos artroconídeos aos queratinócitos, com formação de hifas. Os dermatófitos produzem enzimas proteolíticas que, ao lado de outras proteinases fúngicas e por ação mecânica do crescimento das hifas, promovem a invasão do estrato córneo. Essas propriedades invasivas parecem ter certas especificidades que explicam a preferência das várias espécies de dermatófitos de invadir pele, unhas ou pelos. Os dermatófitos do gênero *Epidermophyton* têm predileção pela queratina da pele e das unhas; os do gênero *Microsporum*, pela queratina da pele e dos pelos; e os do gênero *Trichophyton*, pela queratina da pele, dos pelos e das unhas. Os antropofílicos, sendo mais adaptados, têm maior facilidade para a infecção. Mecanismos diversos dificultam a penetração do parasita. A descamação normal da pele tende a eliminar os dermatófitos, e os ácidos graxos saturados de cadeias de 7, 9, 11 e 13 carbonos têm ação antifúngica. No soro humano, há dois inibidores do desenvolvimento dos dermatófitos: a transferrina insaturada e a macroglobulina α2, que impedem a ação da queratinase do dermatófito sobre a queratina da epiderme. Não está demonstrado que os peptídeos antimicrobianos defensinas, catelecidinas e dermicinas (que atuam nas defesas contra infecções bacterianas e virais) atuem sobre as infecções por dermatófitos, mas eles têm comprovada ação anticândida. Com o progresso da infecção, desenvolve-se a imunidade celular evidenciada pela reação à tricofitina e pelo eventual aparecimento das dermatofítides. Surgem também, no sangue, anticorpos específicos. Os fungos são quemotáticos e ativam a via alternativa do complemento, como se demonstrou em relação ao *T. rubrum*, *T. mentagrophytes* e *T. violaceum*. Entretanto, a imunidade humoral é de pouco valor, e a imunidade celular é a maior responsável pela defesa do organismo.

Doentes com infecções disseminadas por dermatófitos podem ter altos títulos de anticorpos que não exercem nenhuma ação protetora; experimentalmente, em camundongos nus, o soro rico em anticorpos não confere proteção à infecção, enquanto a transferência de linfócitos T *helper* protege os animais da infecção dermatofítica.

Antígenos de dermatófitos contendo manose suprimem a proliferação linfocitária, e os doentes com infecções crônicas podem ter antígenos circulantes que inibiriam a função defensiva de linfócitos.

Ainda que a maioria dos portadores de dermatofitoses sejam sadios, estas podem ser intensas em doentes diabéticos, atópicos, em uso de corticoterapia prolongada, com Aids e com candidíase mucocutânea crônica.

Os imunocomprometidos tendem a desenvolver dermatofitoses extensas e recidivantes. O quadro clínico das dermatofitoses varia de acordo com a região ou o anexo comprometido. Consoante à localização, compreendem: tínea do couro cabeludo, da barba, da pele glabra, do pé e da mão, crural, da orelha, imbricada e das unhas.

TÍNEAS DO COURO CABELUDO (*TINEA CAPITIS*)

Causada por diversos dermatófitos, é comum em crianças e rara no adulto. Adquirida pelo contato com indivíduos infectados, animais doentes ou portadores, particularmente cães e gatos, ou com a própria terra. Divide-se em tíneas tonsurantes (microspórica e tricofítica) e tínea favosa ou favo.

Manifestações clínicas

Tínea tonsurante: apresenta, fundamentalmente, placas de tonsura caracterizadas por cotos pilosos e descamação, única ou múltipla, no couro cabeludo. As tíneas microspóricas geralmente se caracterizam por lesão única, enquanto as tricospóricas provocam múltiplas lesões. Os agentes mais frequentes são, no Sul e Sudeste do País, o *Microsporum canis*, e no Norte e Nordeste, o *Trichophyton tonsurans* (FIGURAS 41.1 A 41.4). O quadro é de evolução crônica. Há, entretanto, uma forma aguda, com intensa reação inflamatória, que se apresen-

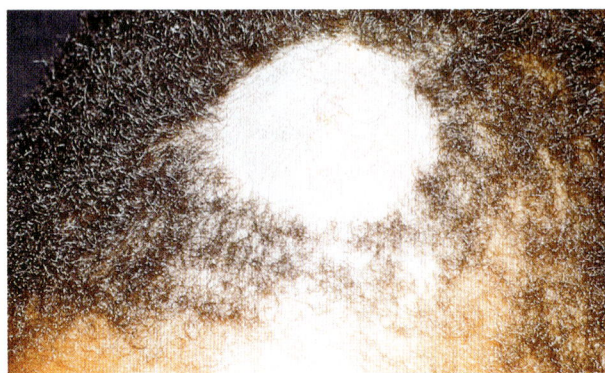

FIGURA 41.1 – Tínea do couro cabeludo por *Microsporum*. Placa tonsurante.

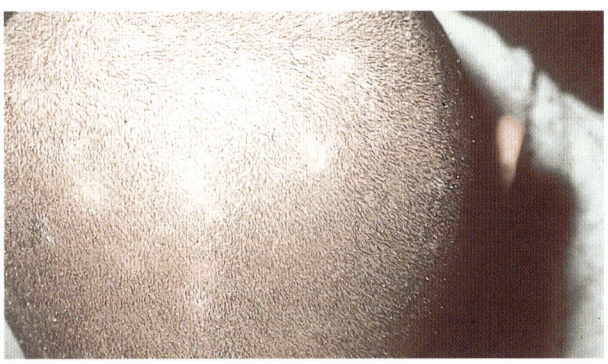

FIGURA 41.2 – Tínea do couro cabeludo por *Trichophyton*. Múltiplas placas de tonsura.

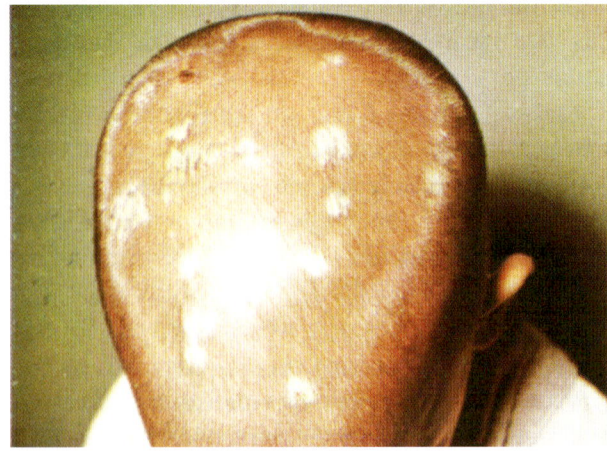

FIGURA 41.3 – Tínea do couro cabeludo. Placas múltiplas em tínea tricofítica (*T. violaceum*).

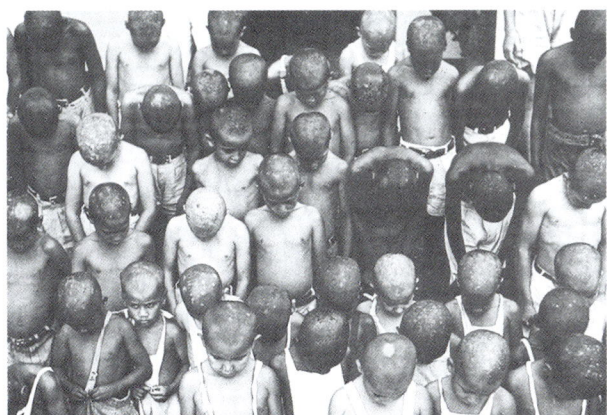

FIGURA 41.4 – Epidemia de tínea tricofítica (*T. violaceum*) em asilo de menores.

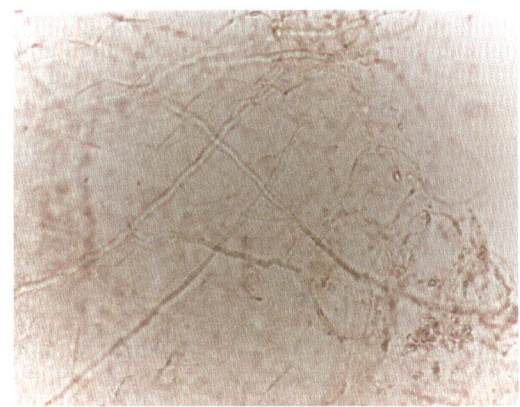

FIGURA 41.6 – Filamentos de dermatófitos. Hifas septadas.

ta como placa elevada, geralmente única, bem delimitada, dolorosa, com pústulas e microabscessos que drenam pus à expressão e frequentemente são acompanhadas de linfadenopatia. Denominada quérion (*Kerion Celsi*), é causada, geralmente, por dermatófitos zoo ou geofílicos (FIGURA 41.5).

No caso do *M. canis* e *M. gypseum* mais frequentes em nosso meio, mas também em outras espécies como o *M. aoudouinii*, o *M. ferrugineum* e o *M.rivalient*, a infecção é do tipo ectotrix, isto é, o fungo cresce sob a forma de pequenos artroconídeos arredondados que proliferam na superfície do pelo, formando um mosaico de esporos na superfície externa do pelo.

No caso do *T. tonsurans,* frequente em nosso meio, mas também no caso do *T. violaceum*, *T. gouvili*, *T. soudanense*, *T. yaoundai* e *T. schoenleinii,* a infecção é do tipo endotrix, isto é, as hifas localizam-se na parte interna do pelo, formando uma massa de artroconídeos contidos no interior do pelo.

Nas tíneas tonsurantes, podem ocorrer pápulas foliculares na pele, particularmente no tronco, por hipersensibilidade – chamadas de mícides.

A confirmação diagnóstica é determinada pelo achado do parasita no material retirado das placas em exame microscópico após clarificação pela potassa (FIGURA 41.6). Para complementar a diagnose, pode-se isolar o fungo por cultura em meio de Sabouraud. As características macroscópicas e microscópicas das culturas permitem diagnóstico das espécies. Os aspectos microscópicos das culturas podem ser estudados por dois métodos:

1. **Método do esgarçamento:** no qual se colhe com alça de platina material do cultivo e examina-se por meio da coloração lactofenol azul-algodão. É o método mais rápido, porém rompe as estruturas fúngicas, por vezes tornando difícil a identificação.

2. **Microculturas:** o fungo é cultivado em lâminas em meio ágar batata. Tem a vantagem de não destruir a estrutura dos fungos e, além disso, esse meio estimula a produção de macro e microconídeos e pigmentos importantes na identificação da espécie. A coloração também é feita com lactofenol azul-algodão.

Eventualmente, podem ser utilizadas provas para a identificação dos dermatófitos, como a prova da urease. Nas culturas adicionadas de ureia, a viragem da cor do meio não ocorre ou ocorre tardiamente. Nas culturas semeadas com *T. rubrum,* a produção de urease é fraca, enquanto nas culturas semeadas com *T. mentagrophytes,* a viragem da cor da cultura é rápida (sete dias), porque há maior produção de urease.

Essas espécies também podem ser diferenciadas pelo teste de perfuração dos cabelos. Cabelo pré-púbere é adicionado ao meio de cultura e verifica-se que o *T. mentagrophytes* penetra perpendicularmente nos pelos, proliferando no seu interior, enquanto o *T. rubrum* é incapaz de penetrar nos pelos.

- *Trichophyton tonsurans*
  - **Cultura:**
    - **Tempo de crescimento:** de 12 a 16 dias.
    - **Macroscopia:** colônias aveludadas ou cotonosas com verso de coloração branca e reverso de coloração variável castanho-amarelada (FIGURA 41.7).
    - **Microscopia:** microconídeos em acládio e de formas variadas (FIGURA 41.8).
- *Microsporum canis*
  - **Cultura:**

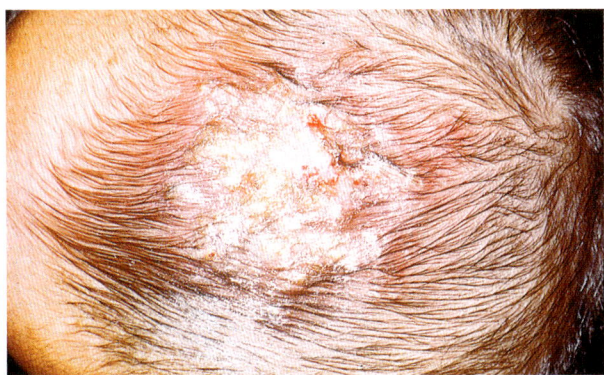

FIGURA 41.5 – Quérion. Placa elevada com pústulas e crostas.

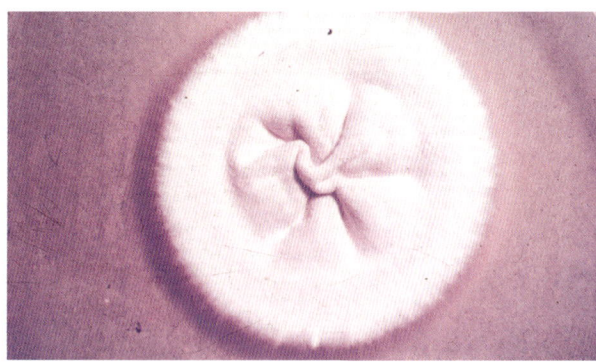

FIGURA 41.7 – Cultura de *T. tonsurans*.

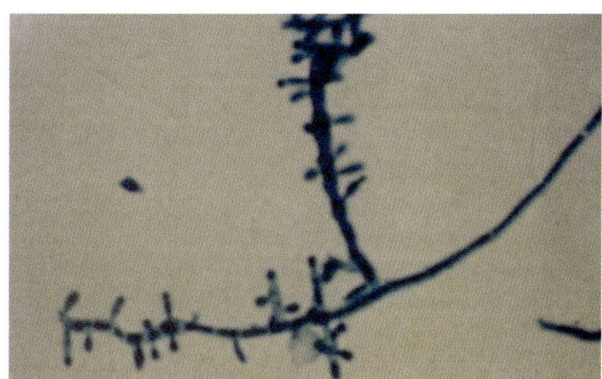

FIGURA 41.8 – Microcultura de *T. tonsurans*.

- **Tempo de crescimento:** de 6 a 10 dias.
- **Macroscopia:** cultura cotonosa de cor branca no verso e coloração amarelo-limão no reverso (FIGURA 41.9).
- **Microscopia:** macroconídeos de paredes grossas, rugosas, com 5 a 7 septações, e microconídeos em quantidades variáveis sem peculiaridades (FIGURA 41.10).

- *Microsporum gypseum*
  - **Cultura:**

- **Tempo de crescimento:** de 3 a 5 dias.
- **Macroscopia:** culturas de aspecto pulverulento com verso de coloração amarelo-acastanhada e reverso com cor variável do alaranjado ao marrom (FIGURA 41.11).
- **Microscopia:** macroconídeos simétricos de paredes finas levemente rugosos com 3 a 7 septações (FIGURA 41.12).

Ao exame pela luz de Wood, os dermatófitos do gênero *Microsporum* têm fluorescência esverdeada, enquanto os do gênero *Trichophyton* não fluorescem, exceto o *T. schönleinii*, que tem fluorescência verde-palha.

Tínea favosa ou favo (*tinea favosa*): essencialmente crônica em seu evolver. Seu agente causal é o *Trichophyton schönleinii* e ocorre em nosso meio, principalmente sob forma de microendemias em zonas rurais ou pequenas comunidades do interior. É a mais grave das tíneas do couro cabeludo porque o fungo, atacando o folículo piloso, pode determinar lesões cicatriciais do couro cabeludo, com eventual alopecia definitiva. Os casos típicos mostram lesões pequenas, crateriformes em torno do óstio folicular. Constituem o clássico "godet" ou escútula fávica. São patognomônicos do favo clássico. Há, não obstante, outras formas clínicas. Numa, predomina o elemento descamativo – o favo pitiroide –, noutra, o supurativo-crostoso – favo impetigoide (FIGURAS 41.13 E 41.14). Na luz de Wood, a fluorescência é verde-palha. Ao exame micológico direto, apresenta-se como endotrix com presença de hifas septadas e bolhas de ar no interior do pelo.

- **Cultura:**
  - **Tempo de crescimento:** de 14 a 30 dias.
  - **Macroscopia:** culturas de aspecto aveludado, coloração do verso variável do bege ao castanho-escuro e reverso da mesma coloração não difusível do meio (FIGURA 41.15).
  - **Microcultura:** não se observam micro ou macroconídeos, mas hifas septadas em bifurcação associadas a hifas em forma de candelabro e hifas em forma de cabeça de prego (FIGURA 41.16).

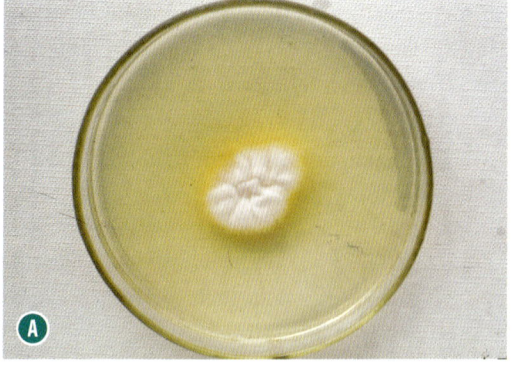
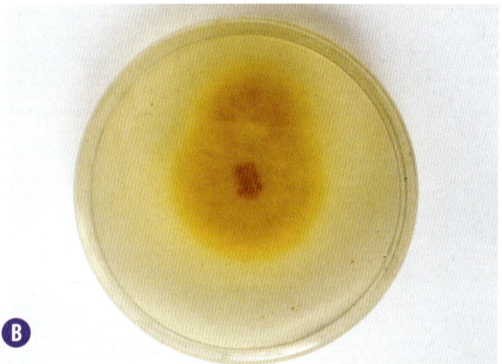

FIGURA 41.9 – Cultura de *M. canis*. **A** Anverso. **B** Reverso.

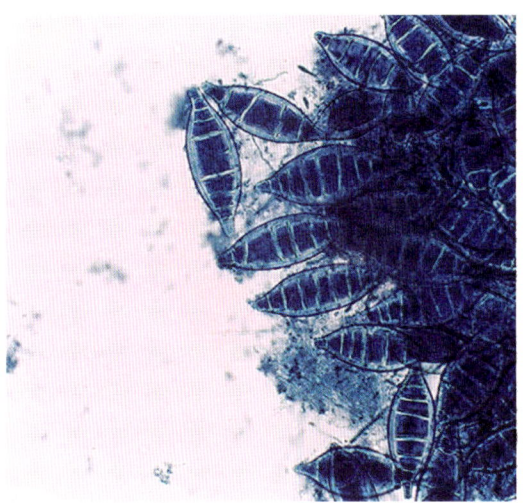

FIGURA 41.10 – Microcultura de *M. canis*.

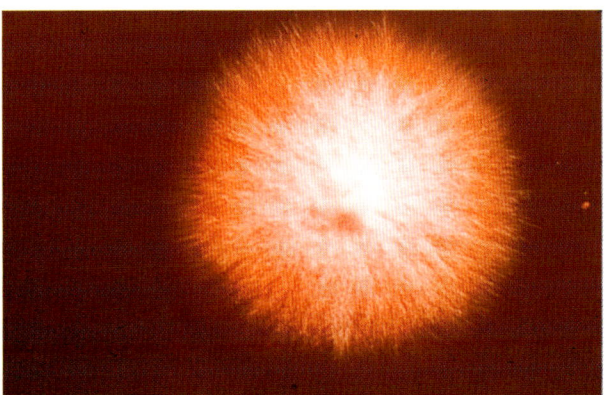

FIGURA 41.11 – Cultura de *M. gypseum*.

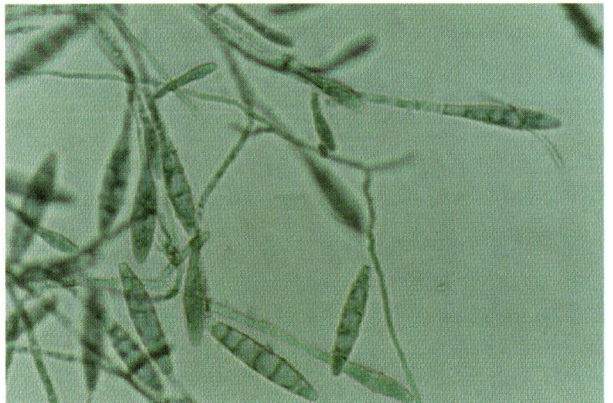

FIGURA 41.12 – Microcultura de *M. gypseum*.

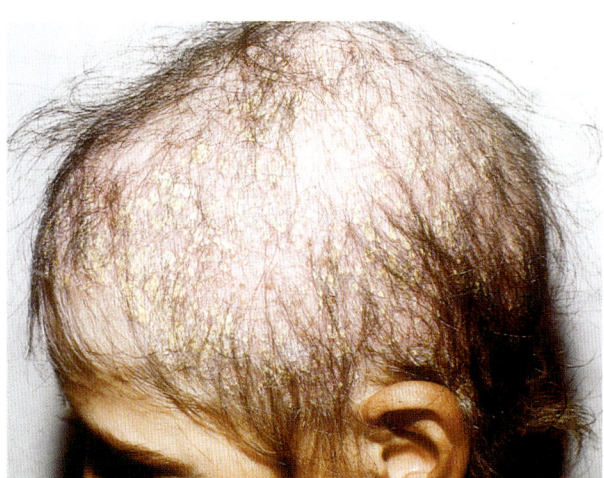

FIGURA 41.13 – Tínea favosa. Lesões pustulosas crateriformes em torno do óstio folicular ("godet fávico").

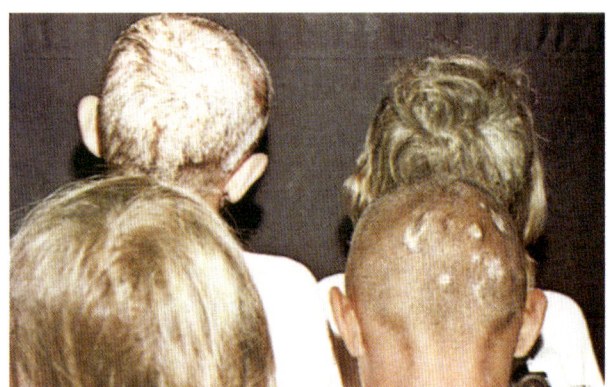

FIGURA 41.14 – Tínea favosa do couro cabeludo. Familial. Aspectos clínicos com formas extensas e localizadas.

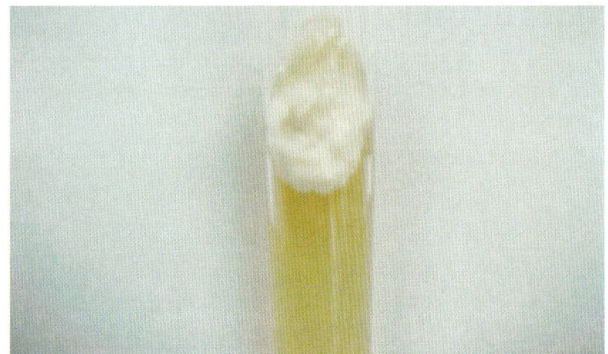

FIGURA 41.15 – Cultura de *T. schönleinii*.

Contrariamente às outras tíneas do couro cabeludo, uma vez adquirida na infância, raramente se cura espontaneamente na puberdade. Persiste ao longo dos anos e decênios nos adultos, atuando como fonte de infecção para as crianças.

Na diagnose diferencial da *tinea capitis*, devem ser consideradas a alopecia areata, a tricotilomania (que normalmente não apresenta inflamação), a dermatite seborreica (que é processo difuso sem perda de cabelos em áreas localizadas) e as alopecias cicatriciais (como o lúpus eritematoso e o líquen plano pi-

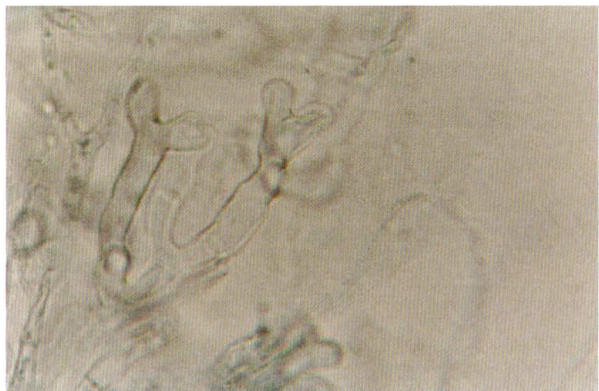

FIGURA 41.16 – Microcultura de *T. schönleinii*.

lar). No quérion, devem ser diferenciados processos infecciosos bacterianos, como o impetigo e as foliculites.

TÍNEA DA BARBA (*TINEA BARBAE*)

Manifestações clínicas

A tínea da barba, rara em nosso meio, apresenta três quadros distintos.

1. **Tipo inflamatório:** apresenta lesões inflamatórias, exsudativas e supurativas, geralmente circunscritas, lembrando o quérion.
2. **Tipo herpes circinado:** constituído por lesões anulares, eritematopapulosas e eritematovesicoescamosas nas bordas. À medida que a lesão cresce pela borda, há tendência à cura da parte central (**FIGURA 41.17**).
3. **Tipo sicosiforme:** clinicamente idêntico à foliculite bacteriana, apresenta pústulas foliculares às quais se associa, posteriormente, a formação de crostas.

TÍNEA DO CORPO (*TINEA CORPORIS*)

A tínea do corpo, glabrosa ou da pele glabra apresenta-se sob aspectos morfológicos bastante diversos, desde formas

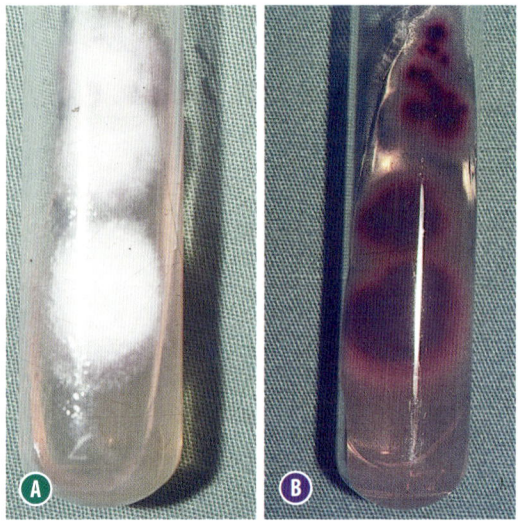

FIGURA 41.18 – Cultura de *T. rubrum*. **A** Anverso. **B** Reverso.

vesiculosas, simulando herpes simples, até nodulares ou em placas. Os agentes mais frequentes em nosso meio são o *Trichophyton rubrum*, *Microsporum canis* e *Trichophyton mentagrophytes*.

A diagnose se faz por meio do exame direto, de culturas e microculturas.

- **Exame direto:** presença de hifas artrosporadas.
- **Culturas:**
  - *Trichophyton rubrum*
    - **Tempo de crescimento:** de 12 a 16 dias.
  - **Macroscopia:** colônias de aspecto cotonoso com verso de tonalidade branca que, com o tempo, torna-se avermelhada. O reverso é avermelhado (**FIGURA 41.18**).
  - **Microscopia:** grande quantidade de macroconídeos regulares piriformes. Quando há macroconídeos, estes apresentam-se como clavas alongadas de aspecto cilíndrico com 2 a 9 septações (**FIGURA 41.19**).
  - *Trichophyton mentagrophytes*

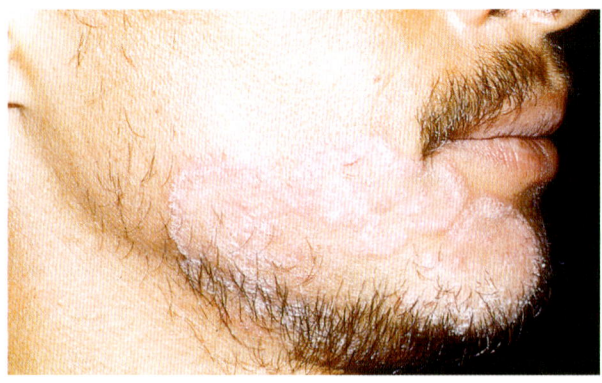

FIGURA 41.17 – Tínea da barba. Tipo herpes circinado. Lesões circinadas confluentes de bordas eritematopapulosas e eritematovesicoescamosas.

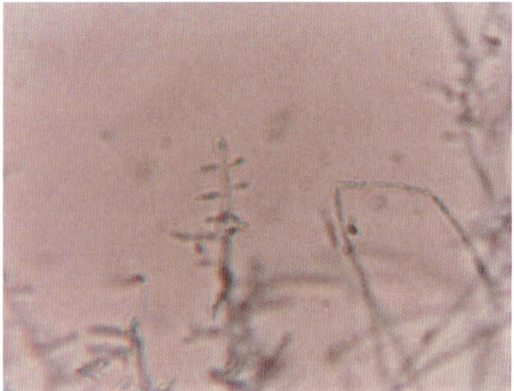

FIGURA 41.19 – Microcultura de *T. rubrum*.

- **Tempo de crescimento:** de 7 a 15 dias.
- **Macroscopia:**
  - **Variedade *mentagrophytes*:** aspecto pulverulento, verso branco amarelado ou castanho-escuro e reverso avermelhado.
  - **Variedade interdigital:** colônia aveludada ou cotonosa, verso de cor branco-amarelada e reverso acastanhado ou avermelhado (FIGURA 41.20).
- **Microscopia:** hifas septadas com macroconídeos (nem sempre presentes) em forma de charuto e macroconídeos em forma de lágrima, além de muitas ramificações espiraladas (FIGURA 41.21).

Manifestações clínicas

Forma vesiculosa: lesão primária é a vesícula. Evoluindo, várias delas se fundem e, rompendo-se, deixam superfícies exulceradas sobre as quais podem-se formar crostas. Posteriormente, novas vesículas surgem na periferia, progredindo para lesão centrifugamente. Esta forma é bastante inflamatória e pode evoluir para cura espontânea.

Forma anular: lesão eritematopapulosa que cresce centrifugamente, com cura central, à medida que há progressão pela periferia. As lesões podem ser múltiplas, ocorrendo frequentemente sua confluência. Essas manifestações são, na maioria das vezes, acompanhadas de prurido (FIGURAS 41.22 E 41.23).

Forma em placas: neste caso, inverso aos anteriores, não há tendência à cura espontânea do centro da lesão. As placas são essencialmente descamativas e eritematosas e aumentam tanto em tamanho que podem chegar a comprometer extensas áreas do tegumento, podendo simular quadros de dermatite seborreica ou de psoríase (FIGURAS 41.24 A 41.29).

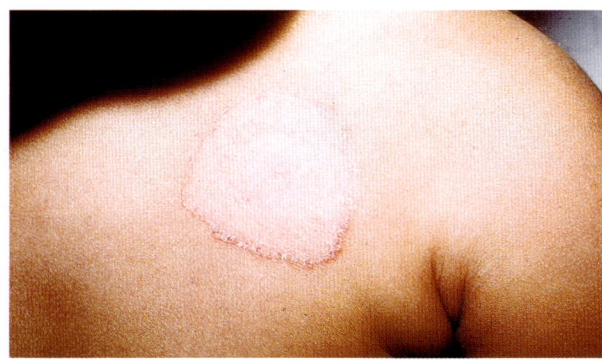

FIGURA 41.22 – Tínea da pele glabra. Forma anular. Lesão de crescimento centrífugo com bordas papuloescamosas.

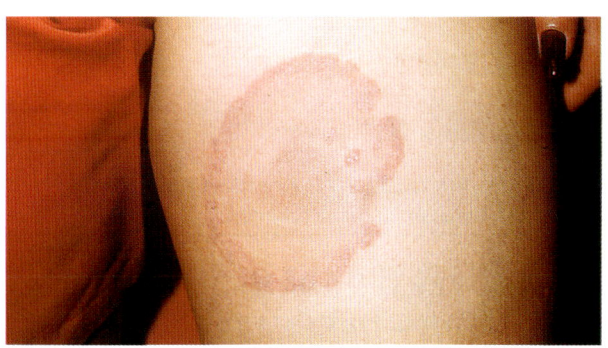

FIGURA 41.23 – Tínea da pele glabra. Forma anular. Lesão anular circinada.

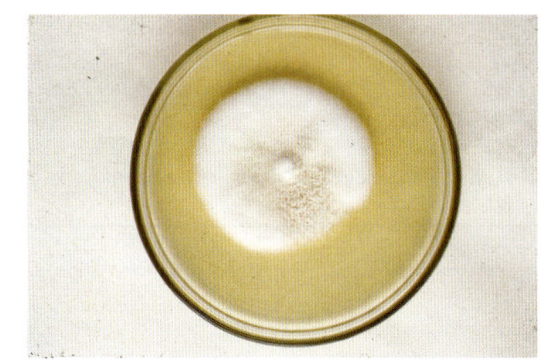

FIGURA 41.20 – Cultura de *T. mentagrophytes*.

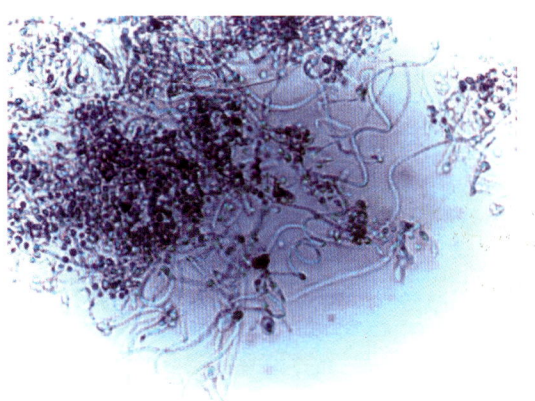

FIGURA 41.21 – Microcultura de *T. mentagrophytes*.

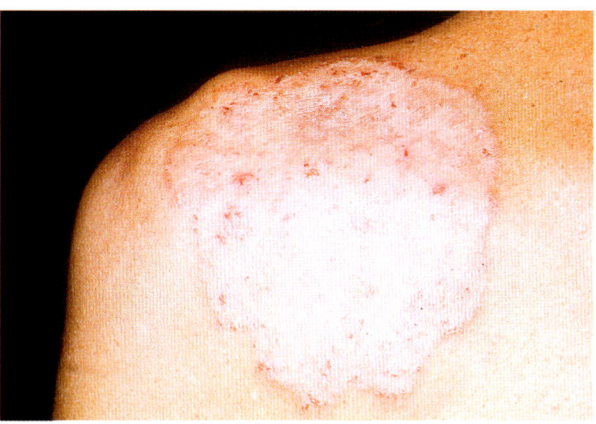

FIGURA 41.24 – Tínea da pele glabra. Forma em placas. Placa eritematodescamativa de bordas circinadas.

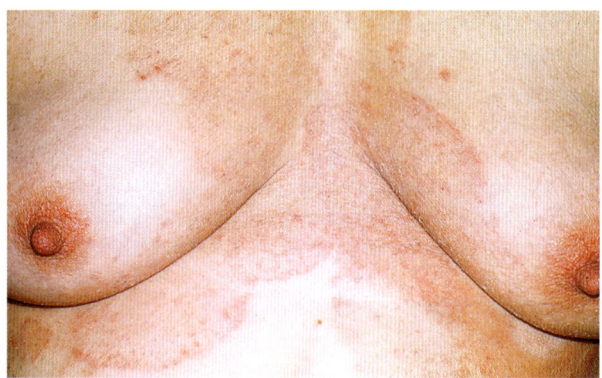

FIGURA 41.25 – Tínea da pele glabra. Forma em placas. Placas eritematosas circinadas no tronco.

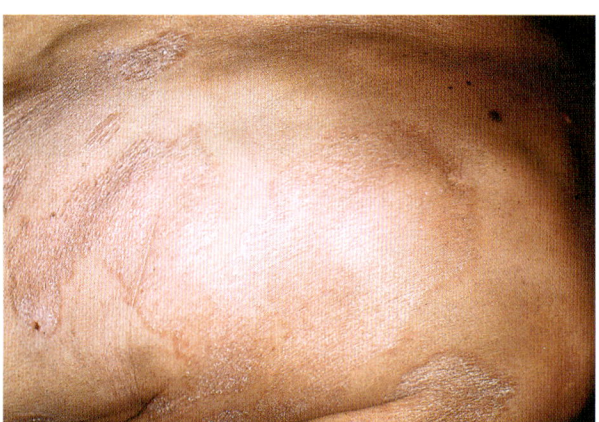

FIGURA 41.26 – Tínea da pele glabra. Forma em placas. Placas eritematodescamativas sem tendência à cura central.

TÍNEA DO PÉ E TÍNEA DA MÃO (*TINEA PEDIS – TINEA MANUS*)

A tínea dos pés é bastante comum, e a das mãos, pouco frequente. Nas mãos, encontram-se, mais comumente, processos decorrentes de hipersensibilidade a foco situado em outro local: são as dermatofítides. Os agentes mais frequentes são o *Trichophyton rubrum*, *Trichophyton mentagrophytes* e *Epidermophyton floccosum*.

A diagnose se faz por meio de exame micológico direto e culturas.

- **Exame micológico direto:** demonstra a presença de hifas artrosporadas.
- **Culturas:**
  - *Epidermophyton floccosum*
    - **Tempo de crescimento:** de 7 a 10 dias.
    - **Macroscopia:** aspecto cotonoso com verso de coloração amarelo-esverdeado e reverso com a mesma coloração difundida através do meio **(FIGURA 41.30)**.

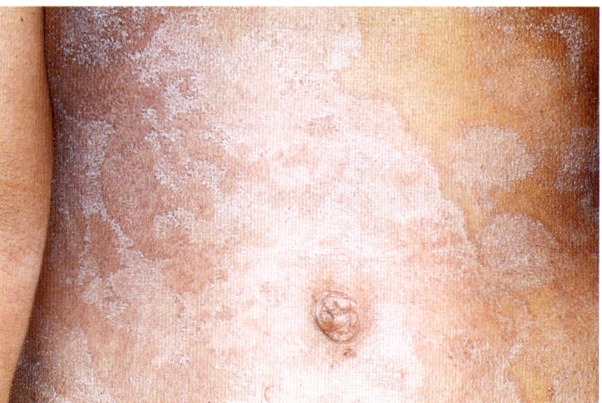

FIGURA 41.27 – Tínea da pele glabra. Forma em placas. Placas confluentes, de configuração bizarra, predominantemente descamativas, psoriasiformes.

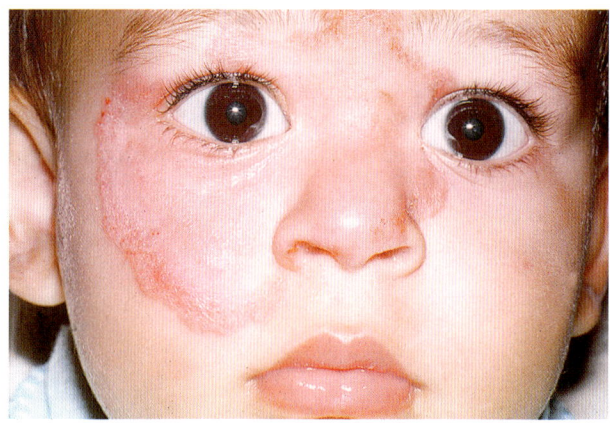

FIGURA 41.28 – Tínea da pele glabra. Forma em placas. Placa eritematosa de bordas papulovesiculosas na face.

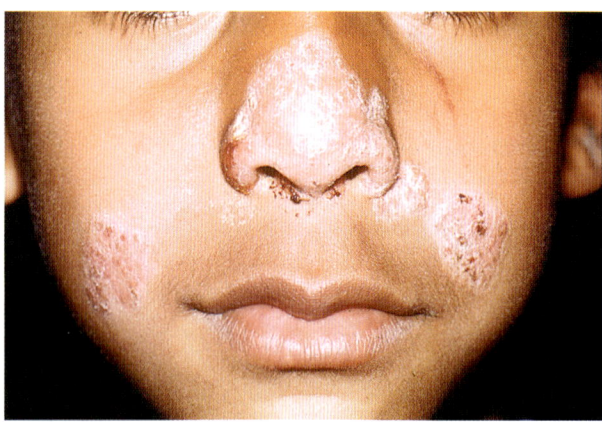

FIGURA 41.29 – Tínea da face. Forma em placas. Placas eritematoescamosas psoriasiformes na face.

- **Microscopia:** macroconídeos de paredes finas com 2 a 5 septações aglomerados em cachos **(FIGURA 41.31)**.

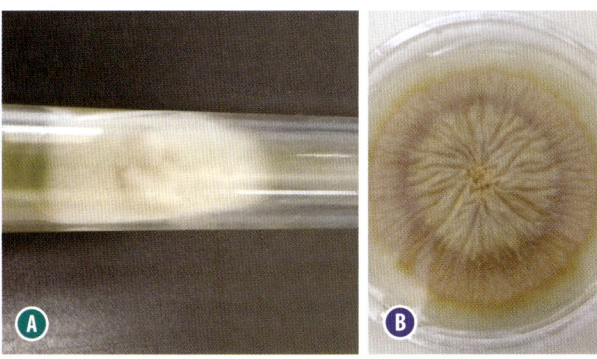

FIGURA 41.30 – Cultura de *E. floccosum*. **A** Aspecto cotonoso de coloração amarelo-esverdeada. **B** Cultura em placa de Petri (8 semanas após semeadura).

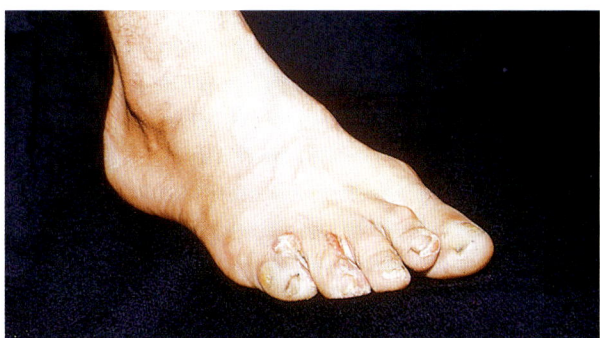

FIGURA 41.32 – Tínea dos pés. Forma intertriginosa. Lesões inflamatórias maceradas interdigitais.

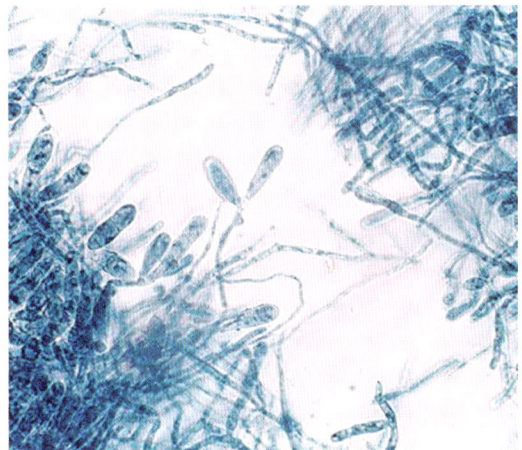

FIGURA 41.31 – Microcultura de *E. floccosum*.

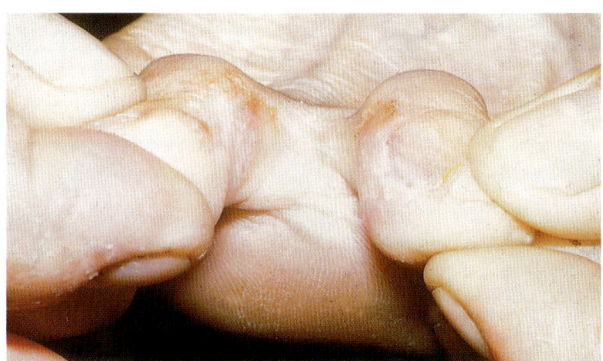

FIGURA 41.33 – Tínea dos pés. Forma intertriginosa. Maceração e descamação interdigital.

Manifestações clínicas

Forma intertriginosa: apresenta descamação e maceração da pele dos espaços interdigitais, podendo ocorrer fissuração e prurido. Além dos dermatófitos, a *Candida albicans* e o *Corynebacterium minutissimum* também podem ocasionar esse quadro **(FIGURAS 41.32 E 41.33)**.

Tipo vesicobolhoso: ocorre geralmente em associação com a forma anterior. É um tipo agudo constituído por lesões vesicobolhosas. Complica-se frequentemente por infecção bacteriana **(FIGURA 41.34)**.

Tipo escamoso: de evolução crônica, apresenta lesões escamosas, geralmente pruriginosas. A reação inflamatória é discreta e, frequentemente, há onicomicose acompanhando o quadro **(FIGURAS 41.35 E 41.36)**.

TÍNEA CRURAL (*TINEA CRURIS*)

A tínea crural, que pela localização deveria ser designada tínea inguinal (*tinea inguinalis*), é afecção comum no homem, mas relativamente rara na mulher. O comprometimento é geralmente bilateral e, nas formas extensas, há propagação para o períneo, regiões glúteas e parede abdominal. Os agentes mais

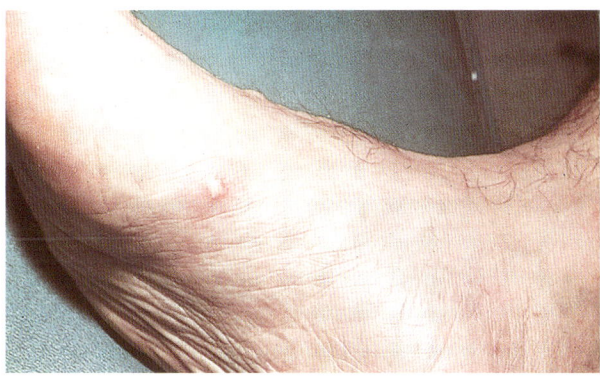

FIGURA 41.34 – Tínea dos pés. Forma vesiculosa. Lesão vesicopustulosa rodeada por halo eritematoso na região plantar.

frequentes, em nosso meio, são o *Trichophyton rubrum*, *Epidermophyton floccosum* e o *Trichophyton mentagrophytes*.

Manifestações clínicas

As lesões são eritematoescamosas com bordas nítidas onde, às vezes, encontram-se pequenas vesículas.

As lesões antigas tornam-se escuras ou mesmo liquenificadas, em virtude do prurido **(FIGURA 41.37)**. Deve-se fazer a diagnose diferencial com outros processos habituais na re-

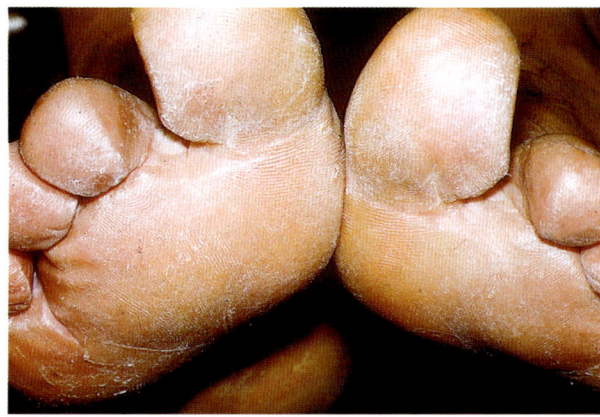

FIGURA 41.35 – Tínea dos pés. Forma escamosa. Lesões descamativas difusas nas regiões plantares e nos dedos.

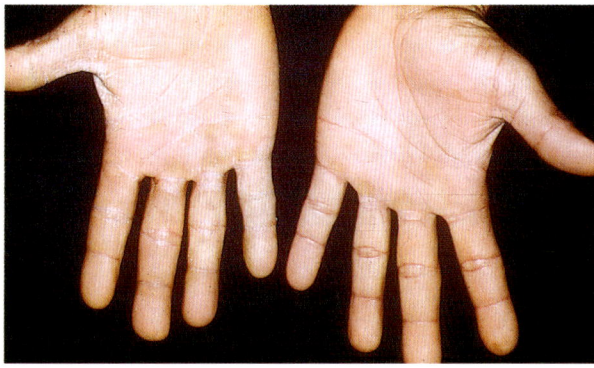

FIGURA 41.36 – Tínea da mão. Tipo escamoso. Descamação palmar difusa. Observe o acometimento unilateral.

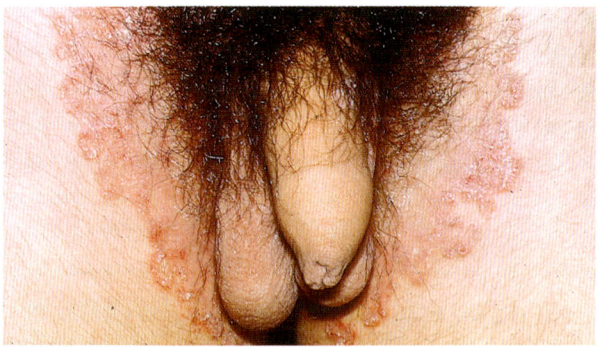

FIGURA 41.37 – Tínea inguinal. Placas eritematodescamativas circinadas nas regiões inguinocrurais.

gião, como dermatite seborreica, dermatite de contato e eritrasma. O quadro pode apresentar, eventualmente, aspecto eritematoedematoso, pelo uso inadequado de preparações tópicas com corticoides.

TÍNEA DA ORELHA (*TINEA AURIS*)

Ocorre mais em crianças, atingindo a orelha externa e, eventualmente, o conduto auditivo. Raramente observada em adultos. São placas ligeiramente eritematodescamativas. O agente etiológico mais comum é o *Microsporum canis*. A diagnose confirma-se pelo exame micológico.

TÍNEA IMBRICADA (*TINEA IMBRICATA*)

Denominada **tokelau** ou **chimberê**, é encontrada em algumas ilhas do Pacífico e em alguns países da América Central e no Brasil Central. Caracteriza-se por lesões escamosas que se imbricam e têm crescimento excêntrico. O eritema é discreto. O processo pode atingir grande extensão da superfície corporal e o agente causal é o *Trichophyton concentricum*.

- **Exame direto:** mostra hifas artrosporadas.
- **Cultura:**
  - **Tempo de crescimento:** lento.
  - **Macroscopia:** superfície preguada de coloração branca ou creme ou laranja-amarelada. O reverso é amarelo-acastanhado ou acastanhado.
  - **Microscopia:** mostra hifas septadas em forma de candelabro e clamidoconídeos arredondados. Em geral, não há macro ou microconídeos, mas, eventualmente, pode haver microconídeos piriformes.

TÍNEA DA UNHA (ONICOMICOSE)

Tínea da unha é a denominação da infecção da lâmina ungueal por dermatófito. Onicomicose designa infecção da unha por dermatófito ou por outros fungos, como leveduras do gênero *Candida*, leveduras exógenas e outros gêneros de fungos existentes na terra e em madeiras podres.

Manifestações clínicas

O acometimento da unha por um dermatófito pode ser, inicialmente, subungueal distal e/ou lateral, subungueal proximal e superficial. Todas as formas podem evoluir para o comprometimento total da lâmina ungueal. O início mais frequente é pela borda distal, que se torna opaca com detritos córneos sob a placa ungueal (**FIGURAS 41.38 E 41.39**). O aspecto é, no início, similar na porção subungueal lateral ou proximal. Na porção superficial, ocorrem manchas brancas na lâmina ungueal, ligeiramente escamosas.

Pode haver comprometimento de uma única unha ou de várias. Em indivíduos portadores do HIV, é frequente o acometimento múltiplo das unhas. Os dermatófitos causais da tínea ungueal são dos gêneros *Trichophyton* e *Epidermophyton*, raramente *Microsporum*.

A diagnose diferencial deve ser feita com afecções que atingem as unhas, como psoríase e líquen plano, ou com onicopatias congênitas e traumáticas. O exame micológico é indispensável para a diagnose e deve ser analisado com espírito crítico. Para a confirmação diagnóstica, deve ser encontrado

Micoses superficiais

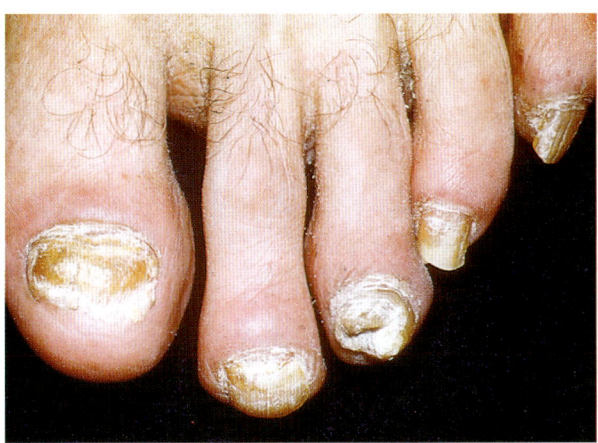

FIGURA 41.38 – Tínea das unhas. Unhas dos pés opacas, amareladas, espessadas com hiperqueratose subungueal.

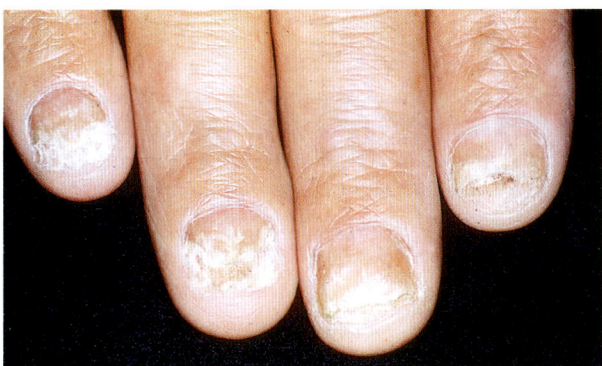

FIGURA 41.39 – Tínea das unhas. Unhas espessadas com hiperqueratose subungueal.

dermatófito. Este pode ser identificado no exame direto, sem haver necessidade de cultivo. As culturas são de difícil obtenção e têm interesse para identificação da espécie. É preferível repetir várias vezes o exame direto antes de recorrer ao cultivo. Nunca instituir um tratamento sistêmico de tínea da unha sem ter o exame micológico positivo. Leveduras e outros agentes de onicomicoses são frequentemente encontrados, como contaminantes, em onicopatias. É o que se denomina onicomicotização.

Tratamento das dermatofitoses

São empregadas substâncias de uso tópico ou sistêmico.

Substâncias tópicas

Grupo 1: atualmente pouco usadas, como ácido salicílico, ácido benzoico, iodo, derivados mercuriais, violeta de genciana, fucsina fenolizada, ácido undecilênico, haloprogina, tolnafato e tolciclato. São menos ativas e mais irritantes.

Grupo 2: tópicos mais efetivos e com melhor tolerância. São os derivados imidazólicos, como o isoconazol, tioconazol, econazol, bifonazol e outros, com alta eficácia e excelente tolerância.

Outras substâncias tópicas também efetivas são a ciclopiroxolamina, terbinafina e amorolfina. Esses medicamentos, em creme, solução ou *spray* a 1%, são usados uma ou duas vezes/dia, por 6 a 8 semanas.

Medicamentos sistêmicos

A griseofulvina, antibiótico extraído do *Penicillium griseofulvum*, foi o primeiro medicamento efetivo no tratamento das dermatofitoses. Atualmente, o seu emprego restringe-se somente à tínea microspórica do couro cabeludo. São usados os derivados imidazólicos – o itraconazol ou fluconazol – ou um derivado da alilamina, a terbinafina. As indicações do tratamento tópico e/ou sistêmico nas dermatofitoses são as seguintes:

- **Tínea do couro cabeludo:** necessita tratamento sistêmico além do tópico. Pode ser indicada a griseofulvina. A dosagem é de 15 a 20 mg/kg/dia em duas tomadas após as refeições, por 6 a 12 semanas **(FIGURAS 41.40 E 41.41)**. A terbinafina é efetiva e mais bem tolerada, mas parece ter

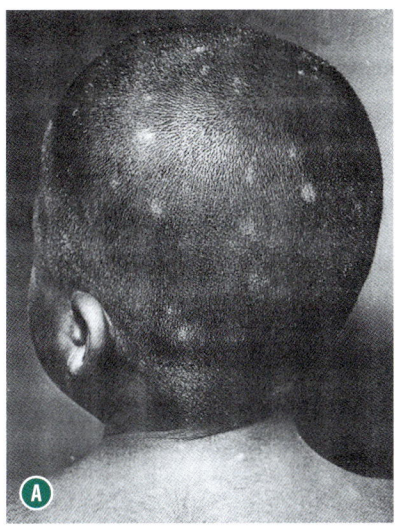 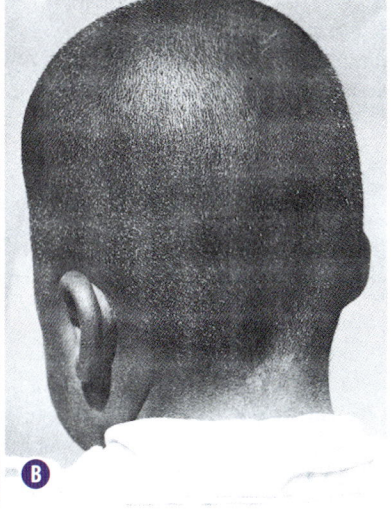

FIGURA 41.40 – Tínea tricofítica (*T. violaceum*). **A** Antes do tratamento. **B** Após tratamento pela griseofulvina.

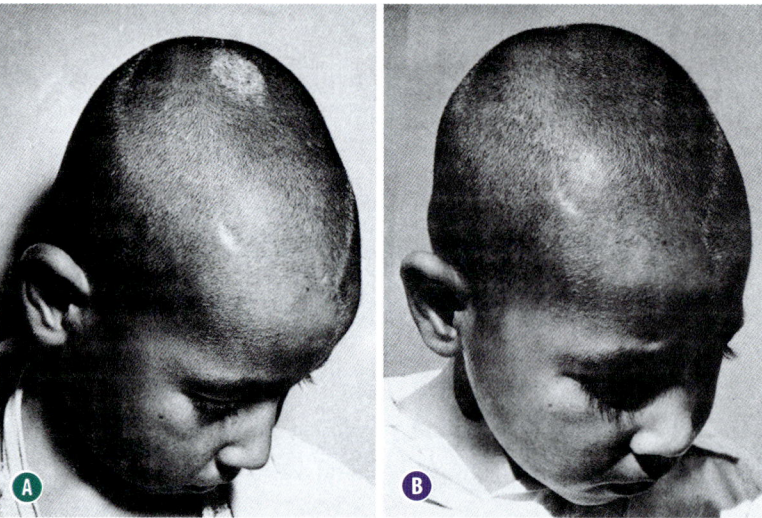

FIGURA 41.41 – Tínea tricofítica (*T. violaceum*). **A** Antes do tratamento. **B** Após tratamento pela griseofulvina.

melhor ação sobre tíneas tricofíticas, sendo menos ativa para tíneas microspóricas. Em crianças, a dosagem é de 3 a 6 mg/kg/dia (62,5 mg/dia em crianças com 10-20 kg; 125 mg/dia em crianças com 20-40 kg; e 250 mg/dia em crianças com peso acima de 40 kg). O período de administração é de 4 a 8 semanas. Fluconazol é também efetivo e com ótima tolerância. A dosagem é de 6 mg/kg/dia, por 3 semanas ou 5 mg/kg/dia, por 4 semanas. A administração de fluconazol está aprovada para crianças com mais de 6 meses de idade. Como terapia complementar, antifúngicos tópicos. No quérion, quando a supuração for intensa, é indicada drenagem.

A prognose é favorável nas tíneas tonsurantes, com restauração à condição original das áreas afetadas. Eventualmente, sem tratamento, pode ocorrer cura após tempo variável, exceto na tínea favosa. Esta, aliás, necessita maior período de tratamento, deixando alopecia cicatricial.

- **Tínea da barba:** o tratamento sistêmico é indicado. Itraconazol 100 mg/dia, terbinafina 250 mg/dia ou fluconazol 150 mg/semana, por 2 a 4 semanas. Tratamento com substância tópica do grupo 2.
- **Tínea do corpo:** em forma localizada, somente tratamento com substância tópica do grupo 2, por 2 a 4 semanas. Quando disseminada, associar tratamento sistêmico, como indicado na tínea da barba.
- **Tínea do pé e da mão:** nas formas não inflamatórias, tópico do grupo 2, por 6 a 8 semanas. Na tínea do pé, quando há infecção secundária, banhos ou compressas de permanganato de potássio (1:10.000), creme do grupo 2 e administração inicial de antibiótico do grupo tetraciclina ou macrolídeo. Posteriormente, se necessário, associar terapia sistêmica antifúngica.
- **Tínea crural ou inguinal:** tratamento tópico por 6 a 8 semanas. Em forma extensa ou inflamatória (frequente pelo uso de preparações com corticoides), associar tratamento sistêmico. As tíneas inguinal e do pé, particularmente por *Trichophytum rubrum*, com frequência recidivam. É preciso esclarecer sobre a necessidade de secar bem essas regiões após os banhos e usar, profilaticamente, cremes ou pós antifúngicos.
- **Tínea da orelha:** tratamento tópico e, eventualmente, sistêmico.
- **Tínea imbricada:** tratamento tópico e sistêmico.
- **Tínea da unha:** a terapia deve ser instituída após exame micológico positivo. Deve ser sistêmica e tópica, ainda que, eventualmente, seja indicada somente a tópica. O tratamento sistêmico deve ser feito com:
  - Itraconazol 200 mg/dia em cápsulas de 100 mg após o café da manhã e jantar, por 4 a 6 meses ou pulsoterapia, que consiste em administrar 200 mg de itraconazol duas vezes/dia após café da manhã e jantar, por 1 semana. Interromper por 3 semanas e repetir de quatro a seis vezes.
  - Terbinafina 250 mg/dia, por 3 a 4 meses, é efetiva. Há, também, a alternativa com a pulsoterapia, 250 mg, duas vezes/dia, por 1 semana. Suspender por 3 semanas e repetir de 4 a seis vezes.
  - Fluconazol 150 mg/semana, por 4 a 6 meses, é também efetivo.
  - A porcentagem de resultados com esses medicamentos é similar, em torno de 70% de cura micológica.

Terapia tópica

A concentração baixa das substâncias (1%) nos cremes do grupo 2 não possibilita a penetração na lâmina ungueal. Entretanto, podem ser utilizados como profiláticos e em outras onicomicoses. Há tópicos que apresentam maior concentração do fármaco e possibilitam a penetração na lâmina ungueal. A amorolfina a 5% ou a ciclopirox olamina a 8% em esmalte, usados uma ou duas vezes/semana, além de complementarem a terapia sistêmica, podem possibilitar a cura da tínea ungueal incipiente, após alguns meses de uso.

É sempre preferível associar o tratamento tópico ao sistêmico. Em idosos ou doentes hipertensos, cardíacos, hepáticos, renais e com outras doenças gerais, não é aconselhável a terapia sistêmica, pelos efeitos colaterais e pelas possíveis interações medicamentosas. Após esclarecer ao doente, prescrever somente a terapia tópica. A evulsão cirúrgica da unha é dolorosa e inútil. A evulsão química com ureia a 40% possibilita resultado, mas com as atuais substâncias tópicas, está em desuso.

FORMAS ESPECIAIS DE DERMATOFITOSES

Tinea incognito

Esta expressão é empregada para designar caso em que o aspecto clínico da dermatose é camuflado pelo uso de corticoides que, pela sua ação anti-inflamatória, suprimem os aspectos clássicos das dermatofitoses. Neste caso, as lesões tornam-se menos eritematosas, as margens circinadas ficam mal definidas, não há descamação e observam-se algumas pápulas ou nódulos correspondentes à infecção mais profunda dos folículos que não foram alcançados pelos corticoides. Essa condição pode ser vista em doentes sob corticoterapia sistêmica, mas é frequente e evidente com corticoterapia local. O indivíduo relata episódios de melhora e piora sem haver cura do processo. As áreas mais comumente atingidas são a face, onde a modificação do quadro clínico é muito grande, e também a virilha, a porção inferior das pernas e as mãos. Na virilha, frequentemente se associam alterações atróficas, até mesmo estrias, e, na face, podem somar-se alterações de dermatite perioral.

Granuloma tricofítico (Majocchi)

Forma especial de dermatofitose que decorre de infecção dos folículos pilosos, o que provoca uma infecção mais profunda comparativamente às demais infecções dermatofíticas. Várias espécies de dermatófitos podem provocar o granuloma tricofítico, especialmente o *T. rubrum*. No passado, predominava o *T. violaceum* e, além dessas duas espécies, podem causar granuloma tricofítico o *T. mentagrophytes*, *T. verrucosum*, *T. tonsurans*, *M. canis*, *M. audouinii*, *M. ferrugineum*, *M. gypseum* e o *E. floccosum*.

Algumas circunstâncias favorecem o surgimento do granuloma tricofítico: o uso tópico prolongado de corticoides, provocando imunossupressão local; traumas repetidos (p. ex., depilação com lâminas de barbear das pernas de mulheres); e imunossupressão sistêmica por fármacos em neoplasias, particularmente hematológicas e em transplantados.

Existem duas formas de apresentação clínica. Nos doentes com imunossupressão local ou traumas, observa-se uma forma superficial na qual, sobre a placa eritematodescamativa (que poderá não estar presente), observam-se pápulas e papulopústulas foliculares. Nos doentes com imunossu-

pressão sistêmica, a doença apresenta-se por nódulos dérmicos ou subcutâneos que, eventualmente, formam abscessos (FIGURA 41.42).

A positividade do exame micológico direto e das culturas é menor do que nas dermatofitoses superficiais e, quando há maior probabilidade de encontro do fungo, o melhor material a ser examinado são os pelos. Pelas dificuldades do exame micológico, é frequente a necessidade de biópsia para o diagnóstico. Histopatologicamente, encontra-se processo inflamatório granulomatoso com linfócitos, com elementos fúngicos, hifas espessas e artrosporadas, melhor visualizadas com as colorações específicas para fungos: Grocot, Gomori e ácido periódico de Schiff (PAS).

Dermatofitoses em imunodepressão

Doentes imunodeprimidos, com Aids, transplantados, sob quimioterapia ou radioterapia antineoplásica têm dermatofitoses extensas e recidivantes. Necessitam doses maiores e maior tempo de tratamento tópico e sistêmico. O mesmo ocorre em diabéticos e doentes em uso de corticoides sistêmicos. Quadro observado é o encontro de tínea na região inguinal ou em outras áreas, com aspecto eritematoedematoso, pelo uso de corticoides tópicos, prescritos erroneamente.

Em condições de imunossupressão, pode ocorrer, excepcionalmente, uma forma especial de dermatofitose, a chamada dermatofitose profunda.

Dermatofitose profunda

Forma rara, especial, grave e até mesmo potencialmente fatal de dermatofitose. Nela, os dermatófitos, além de disseminar-se aos linfonodos e a outros órgãos por contiguidade (como

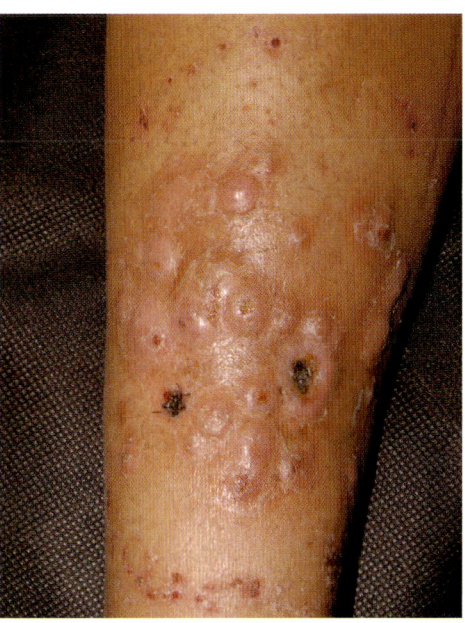

FIGURA 41.42 – Granuloma tricofítico. Placa circinada centrada por lesões nódulo-supurativas.

ossos), podem disseminar-se por via sanguínea ou linfática ao sistema nervoso central (SNC).

Um dos elementos diagnósticos desses quadros é a presença sempre associada de dermatofitose superficial atingindo pele e unhas.

A dermatofitose profunda é relatada em doentes imunossuprimidos por infecção pelo HIV ou por imunossupressão iatrogênica para tratamento de neoplasias e transplantados. Nesses casos, a pele é acometida com mais frequência, de maneira mais intensa que o habitual, ou, além da pele, pode ocorrer eventualmente acometimento de linfonodos.

Existe, ainda, uma forma de dermatofitose profunda grave que pode atingir, além da pele e dos linfonodos, o SNC, de caráter familiar autossômico recessivo decorrente de deficiência de CARD9 (do inglês *caspase recruitment domain-containing protein 9*) observada em descendentes de casamentos consanguíneos, e com predomínio no sexo masculino.

A pele é a primeira barreira frente os dermatófitos. Receptores de lecitina, dectina-1, dectina-2 reconhecem os dermatófitos.

Em modelos animais, a dectina-1 reconhece hifas e a dectina-2 reconhece conídeos do *T. rebrum*. O reconhecimento imune dos dermatófitos induz as sinalizações intracelulares, nas quais a CARD9 tem papel primordial, induzindo a produção de citonas pró-inflamatórias responsáveis pelo recrutamento de células imunologicamente ativas nos locais de infecção.

Quando há deficiência de CARD9, este mecanismo falha, permitindo a invasão dos tecidos dermatófitos.

Também existem relatos de colite por cândida e feofimicose do SNC em portadores dessa deficiência.

Clinicamente, as lesões iniciam-se na infância como dermatofitoses extensas e recorrentes. Na idade adulta, aumentam as lesões eritematodescamativas, surgem nódulos subcutâneos e lesões infiltradas que ulceram e fistulizam de modo recorrente. Sempre estão presentes lesões de tínea e/ou onicomicoses. As espécies causais mais frequentes são *T. rubrum* e *T. violaceum*.

Há acometimento de linfonodos e, eventualmente, de outros órgãos por contiguidade, e pode haver disseminação ao SNC, surgindo sintomas neurológicos.

Na diagnose desses casos, são essenciais os exames micológicos e culturas para estabelecimento preciso de etiologia. Frequentemente, com fins diagnósticos, é necessário estudo histopatológico que revela infiltrados inflamatórios com a presença dos dermatófitos; são mais evidenciáveis com as colorações PAS, Gomori e Grocot.

Os tratamentos são feitos com os antifúngicos atuais, sendo a primeira escolha a terbinafina nas doses habituais, mas por tempo prolongado. Quando o agente causal é do gênero *Microsporum*, dá-se preferência a azólicos, particularmente o itraconazol, sendo também utilizado o posaconazol. A cessação do tratamento segue-se, em geral, de recidivas e, portanto, esses doentes geralmente necessitam de terapêutica profilática perpetuamente.

FATOS RELATIVOS A MICOSES SUPERFICIAIS NA INFÂNCIA NÃO REFERIDOS NO TEXTO PRINCIPAL

Tínea *capitis*

Parentes de crianças com *tinea capitis* podem ser portadores assintomáticos dos fungos causais. Existe um estudo realizado em Londres que demostrou que 44% dos contatantes domésticos de crianças com *tinea capitis* por *T. tonsurans* albergavam fungos no couro cabeludo de forma assintomática.

Tínea *cruris*

É rara antes da puberdade, mas bastante frequente em adolescentes do sexo masculino.

Tínea *pedis*

Embora existam casos em crianças abaixo dos 4 anos de idade, a *tinea pedis* é rara antes da puberdade. Para a observação de que a incidência de *tinea pedis* é baixa nas crianças em relação aos adultos não existe explicação satisfatória, uma vez que os fatores de risco e a exposição são os mesmos. É frequente a presença de *tinea pedis* nos pais das crianças infectadas. A *tinea pedis* em crianças, como nos adultos, é mais frequente em indivíduos do sexo masculino. Do ponto de vista clínico, as lesões são semelhantes às dos adultos, mas formas vesiculosas e até mesmo bolhosas são mais comuns.

Onicomicoses

São raras e sua incidência aumenta com a idade. É frequente a presença de tínea ungueal nos pais das crianças infectadas.

DOENÇAS CAUSADAS POR FUNGOS SEM AFINIDADE MICOLÓGICA OU CLÍNICA

PITIRÍASE VERSICOLOR (TÍNEA VERSICOLOR)

Afecção fúngica extremamente comum na camada córnea da epiderme, determinada pela *Malassezia furfur*, levedura encontrada em grande quantidade nas lesões. Eventualmente *M. pachydermatis* e *M. sympodialis* podem estar associadas.

Estudos genéticos mais recentes demonstraram que existem 12 diferentes espécies de leveduras lipofílicas das quais oito são encontradas na pele humana. Compreendem os seguintes gêneros: *M. sympodialis*, *M. globosa*, *M. slooffiae*, *M. furfur*, *M. obtusa*, *M. dermatis*, *M. japonica*, *M. yamotensis*, *M. nana*, *M. capra* e *M. equina*. Os estudos da distribuição dessas espécies na pele humana têm mostrado resultados variáveis. Alguns estudos mostram a *M. globosa* como mais frequentemente associada à pitiríase versicolor. Outros estudos mostram que estão associadas com mais frequência à pitiríase versicolor a *M. sympodialis* e *M. furfur*.

De ocorrência universal, tem maior prevalência em regiões de clima quente e úmido. Compromete adultos de ambos os sexos, sendo menos frequente em crianças e idosos. Esta distribuição se deve à característica da *M. furfur* ser uma levedura lipofílica e ao aumento dos lipídeos que ocorre pós-puberdade e diminui no idoso.

Há predisposição constitucional para a afecção. Má nutrição, hiper-hidroses e imunodepressão são fatores predisponentes. Quase sempre assintomática, é evidenciada geralmente após exposição solar, quando surgem manchas discrômicas na pele, por isso a denominação "versicolor".

A *M. furfur* participa da chamada flora normal da pele, ao lado de outros microrganismos. As formas saprofíticas leveduriformes são chamadas de *Pityrosporum ovale* ou *orbiculare*, enquanto a forma parasitária, com pseudo-hifas e esporos, constitui a *M. furfur*. Esses organismos podem ser isolados em 90% de uma população normal, sem sinais clínicos da afecção. A levedura foi isolada em diversos animais, porém nunca encontrada na terra. É cultivada em meio contendo substância gordurosa, como o óleo de oliva. Excepcionalmente, há desenvolvimento de imunidade celular à levedura ou a produtos de degradação da colonização, comprovada pela positividade da intradermorreação à pitirosporina. Anticorpos circulantes antilevedura podem ser eventualmente detectados no soro.

A hipopigmentação que ocorre não é devida somente a um anteparo físico exercido pela colonização do fungo sobre a pele, mas pode ser produzida pela inibição da tirosinase ou pela ação tóxica sobre os melanócitos de ácidos dicarboxílicos (principalmente ácido azelaico) sintetizados pela levedura a partir de lipídeos existentes na pele.

Manifestações clínicas

Máculas com descamação de cor variável, daí o nome "versicolor". Nos indivíduos de pele clara, as máculas são acastanhadas, cor de café com leite ou hipocrômicas; nos de pele escura ou negra, são hipocrômicas e, menos frequentemente, hipercrômicas **(FIGURAS 41.43 E 41.44)**. Passando-se a unha sobre a mancha, surge uma descamação furfurácea (sinal da unha), que pode ser observada pelo estiramento da pele (sinal de Zileri). As máculas são múltiplas, de formatos variáveis, podendo confluir e atingir grandes áreas da superfície corporal. As lesões situam-se, geralmente, no pescoço, no tórax e em porções proximais dos membros superiores. Há, contudo, casos com grande disseminação de manchas, que atingem desde a região mandibular da face e do pescoço, tronco, braços, antebraços e coxas. Ocorre frequente comprometimento do couro cabeludo, onde as lesões podem passar despercebidas. As regiões palmares e plantares e as mucosas nunca são afetadas.

A diagnose confirma-se pelo exame em luz de Wood, que revela fluorescência rósea-dourada característica, possibilitando, ainda, verificar a extensão da erupção. O exame micológico de escamas de lesão, após clarificação pela potassa a 10%, permite sempre o encontro de esporos e pseudo-hifas **(FIGURA 41.45)**. A negatividade exclui a diagnose. A técnica de Porto (fita adesiva na lesão e depois colada na

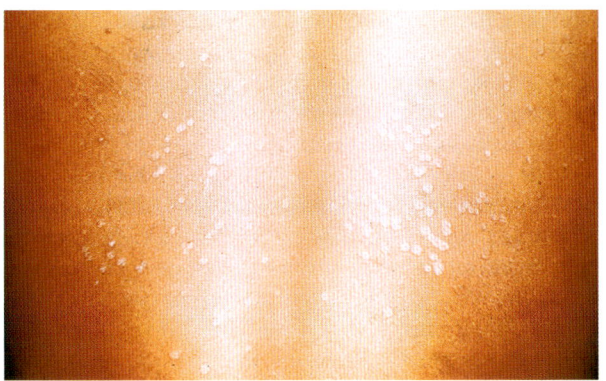

FIGURA 41.43 – Pitiríase versicolor. Manchas hipocrômicas e descamativas no tronco.

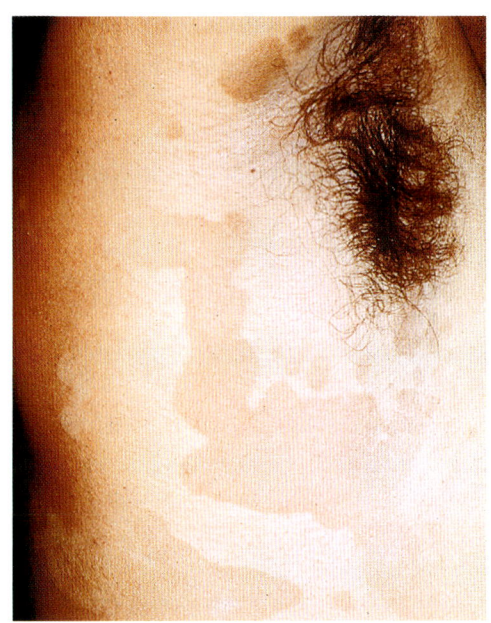

FIGURA 41.44 – Pitiríase versicolor. Manchas hipercrômicas acastanhadas.

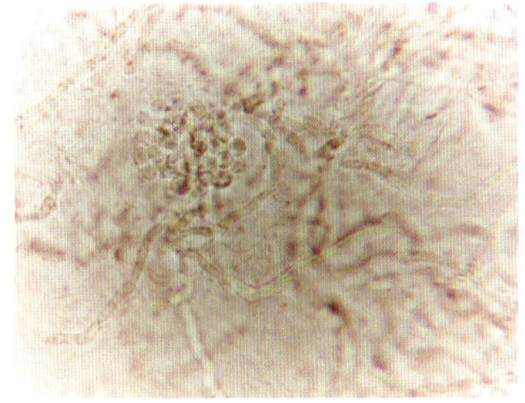

FIGURA 41.45 – *Malassezia furfur*. Exame direto. Pseudo-hifas e esporos.

lâmina) é também empregada. A diferenciação das várias espécies de *Malassezia* é feita por critérios morfofisiológicos, atividade enzimática, necessidades nutricionais e critérios moleculares, particularmente características do DNA. O cultivo, de interesse investigativo, é feito geralmente em meio de óleo de oliva ou outra substância gordurosa. Após 1 ou 2 semanas, a 37 °C, há o crescimento de colônia branco-amarelada. A diferenciação morfológica é feita por meio de cultivos em meio de Sabouraud com bile de boi e azeite de oliva, mas não faz parte da rotina, uma vez que a diagnose clínica é confirmada de modo suficiente pelo exame direto. Os seguintes aspectos são encontrados nas culturas.

- *M. furfur*
  - **Macroscopia:** colônias cremosas friáveis de coloração branco-fosco.
  - **Microscopia:** células de tamanhos e formas variáveis, ovais, cilíndricas ou esféricas.
  - É catalase-positiva e exige lipídeos para o seu crescimento.
- *M. pachydermatis*
  - **Macroscopia:** colônias de aspecto cremoso foscas e friáveis.
  - **Microscopia:** células ovais.
  - É catalase-positiva, mas não é lipídeo-dependente.
- *M. sympodialis*
  - **Macroscopia:** colônias lisas, planas, brilhantes, com elevação central.
  - **Microscopia:** células ovais ou globosas.
  - É catalase-positiva e não cresce com adição ao meio de Tween® 20, mas cresce com adição de Tween® 40, 60 e 80.
- *M. globosa*
  - **Macroscopia:** colônias elevadas, dobradas, rugosas, ásperas e quebradiças.
  - **Microscopia:** pequenos filamentos.
  - É catalase-positiva. Não cresce com Tween® como única fonte lipídica.
- *M. obtusa*
  - **Macroscopia:** colônias planas, lisas, com textura mucoide.
  - **Microscopia:** células cilíndricas grandes.
  - É catalase-positiva e não cresce com Tween® como única fonte lipídica.
- *M. restricta*
  - **Macroscopia:** colônias lisas ou rugosas com textura dura e quebradiças.
  - **Microscopia:** células esféricas ou ovais.
- *M. slooffiae*
  - **Macroscopia:** colônias rugosas com sulcos e textura áspera.
  - **Microscopia:** células variáveis esféricas, piriformes e ovais.
  - É catalase-positiva e cresce com Tween® 40 e 60 mas não com Tween® 80.

O exame histopatológico revela abundantes esporos e pseudo-hifas na camada córnea, basófilas pela hematoxilina-eosina, PAS-positivas. A diagnose diferencial, em geral, não apresenta dificuldade com lesões hipocrômicas residuais. A pitiríase alba localiza-se nas porções superiores do tórax e nos braços. O vitiligo é de cor branca-nacarada e atinge outras áreas. Em caso de dúvida, o exame na luz de Wood e o exame direto permitem a confirmação diagnóstica de imediato. A *M. furfur* pode ser encontrada como contaminante em lesões de dermatite seborreica, atópica e na papilomatose confluente e reticulada de Gougerot-Carteaud. Há referências sobre a colonização da levedura no canal lacrimal, causando obstrução. Excepcionalmente, a *M. furfur* e outras espécies do gênero, como *M. pachydermatis*, podem-se tornar patógenas oportunistas, causando fungemia, quando introduzidas no organismo por sonda ou quando sob terapia lipídica intravenosa prolongada, particularmente em neonatos prematuros ou imunodeprimidos.

A infecção pode ocorrer por meio da *Malassezia* presente nos pais ou nos profissionais encarregados de dar assistência a essas crianças. A *Malassezia* pode ser detectada no sangue ou em outros espécimes por meio do exame direto, da cultura ou de métodos moleculares.

Tratamento

Tópico

- Tioconazol, isoconazol e bifonazol (solução ou loção a 1%). Aplicar diariamente, após banho, por 4 semanas. Tolerância excelente e cura em todos os casos.
- Sulfeto de selênio (xampu a 2,5%) aplicado diariamente, por 2 semanas, antes do banho. Em seguida, uma vez/semana, por 4 semanas. Melhor resultado se esperar 15 minutos para o banho.
- Hipossulfito de sódio a 25% em solução aquosa, uma vez/dia, após o banho. Acrescentar água de colônia, na proporção de 5 a 10%, para melhorar o odor.
- Terbinafina solução a 1% diariamente, por 4 semanas.
- Pelo comprometimento do couro cabeludo, usar simultaneamente xampu de cetoconazol ou de ciclopirox olamina.

Sistêmico

- Itraconazol 100 mg após o café e 100 mg após o jantar/dia, por 5 dias.
- Fluconazol 150 mg/semana, 4 semanas ou 450 mg, dose única, que pode ser repetida após 3 semanas.
- Cetoconazol 200 mg/dia, por 10 dias. A tolerância é satisfatória. Cura entre 90 a 95%. Após o tratamento, verifica-se com frequência hipopigmentação residual, que pode

persistir por meses até a recuperação dos melanócitos lesados. A repigmentação pode ser estimulada pela exposição à luz solar, eventualmente com psoralênico.

PITIRÍASE VERSICOLOR RECIDIVANTE

Há doentes em que a infecção é recidivante na ausência de qualquer fator predisponente. É um quadro constitucional provavelmente pela seborreia ou pela composição do sebo que propicia o desenvolvimento da *M. furfur*. O primeiro recurso para prevenir a recidiva, pós-tratamento, é repetir ou usar semanalmente xampu e um dos tópicos referidos. Outra possibilidade é administrar itraconazol 200 mg/por mês ou cetoconazol 400 mg/mês, por 6 meses. Em casos resistentes, isotretinoína 0,5 a 1 mg/kg, por 4 a 5 meses.

FOLICULITE PITIROSPÓRICA

É devida à colonização de *M. furfur* no folículo pilossebáceo. Caracteriza-se por pápulas eritematosas ou pústulas, discretamente pruriginosas, na região dorsal. Há uma dilatação do infundíbulo e uma rolha córnea, onde se encontram os esporos da levedura. Há uma reação inflamatória e, eventualmente, microabscesso, na porção infundibular do pelo. A diagnose é feita pelo exame direto micológico. A terapia é com xampu de cetoconazol ou de ciclopirox olamina e ácido salicílico e loção ou sabonete de enxofre e ácido salicílico. Em formas resistentes e inflamatórias, utilizar itraconazol por via oral (VO).

Outros processos patológicos cutâneos podem ter participação da *Malassezia*. Atribui-se, hoje, papel patogênico importante da *M. globosa*, *M. restrita* e, segundo alguns autores, também *M. furfur* na gênese da dermatite seborreica do couro cabeludo. Estas leveduras hidrolisam os triglicerídeos a ácidos graxos saturados e insaturados. Os primeiros são utilizados pelas leveduras para sua própria proliferação, enquanto os segundos geram inflamação.

Também se especula a possível influência da *Malassezia* em dermatite atópica com lesões na cabeça, na face e no pescoço, pois esses doentes respondem ao tratamento com imidazólicos tópicos e mostram evidências de anticorpos séricos da classe IgG antiantígenos da *Malassezia*.

Quanto à possível associação com a papilomatose reticulada e confluente, é discutível, pois o encontro da *Malassezia* não é constante e o tratamento antifúngico não determina obrigatoriamente cura das lesões, que é obtida por meio de antibióticos.

Também se descreve quadro de pustulose neonatal por *Malassezia*. Manifesta-se por lesões eritematopapulopustulosas no couro cabeludo, na face e no pescoço de recém-nascido. Ocorreria por favorecimento das leveduras pelo aumento da secreção sebácea. Na diagnose diferencial, devem-se considerar a acne neonatal, o eritema tóxico neonatal e a pustulose neonatal. Como o encontro da *Malassezia* na secreção dessas lesões não é constante, e pelo conhecimento de que a *Malassezia* coloniza rapidamente a pele dos neonatos nas primeiras semanas de vida, a real existência dessa entidade ainda não está definitivamente comprovada.

TÍNEA NEGRA (*TINEA NIGRA*)

Dermatomicose rara, descrita pela primeira vez no Brasil por Cerqueira, na Bahia, em 1891. Caracteriza-se por manchas castanhas-escuras ou pretas nas palmas das mãos ou nas bordas dos dedos. Também acometem as regiões plantares e, eventualmente, outras áreas, como pescoço e tronco. **(FIGURA 41.46)**. É causada por um fungo filamentoso preto, denominado inicialmente *Cladosporium werneckii*, depois *Phaeoannellomyces werneckii* e, atualmente, *Hortaea werneckii*. Atinge mais frequentemente mulheres em relação aos homens e, principalmente, jovens. É encontrada em áreas tropicais ou semitropicais, particularmente em indivíduos com hiper-hidrose. A diagnose pode ser feita de imediato pelo exame direto, que revela hifas escuras septadas **(FIGURA 41.47)**. É importante não confundir com melanoma. A infecção regride com antifúngicos tópicos.

PIEDRA PRETA

Infecção do pelo caracterizada por nódulos pretos que envolvem e são aderentes à haste dos cabelos e, eventualmente, à barba ou ao bigode **(FIGURAS 41.48 A 41.50)**. É causada por um fungo filamentoso preto, denominado *Piedraia hortai*, em homenagem a Parreiras Horta, que diferenciou piedra preta de piedra branca. É encontrada em áreas tropicais e, no Brasil, na Amazônia. O exame dos cabelos ou pelos mostra que os nó-

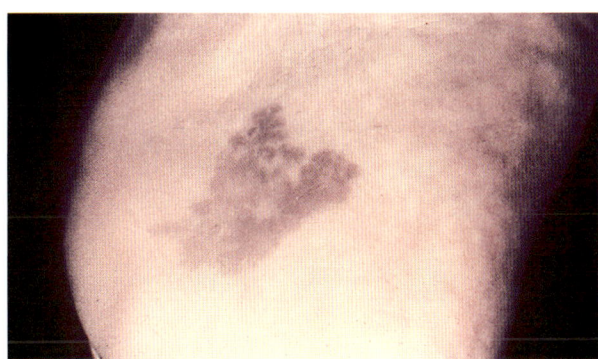

FIGURA 41.46 – Tínea negra. Mancha enegrecida na região plantar.

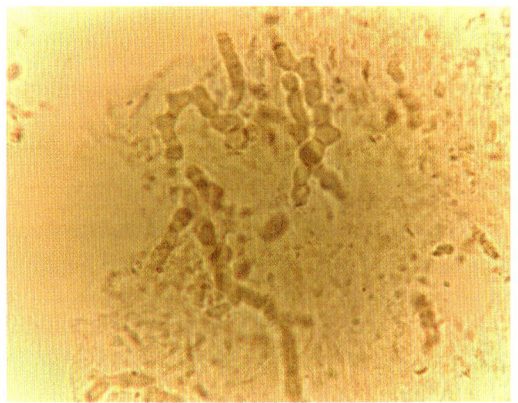

FIGURA 41.47 – Tínea negra. Exame direto. Hifas escuras septadas.

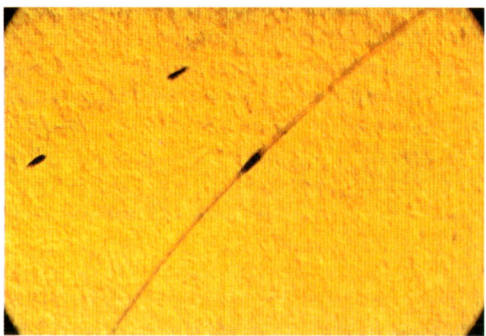

FIGURA 41.48 – Piedra negra. Nódulos duros e aderentes nos cabelos (2×).

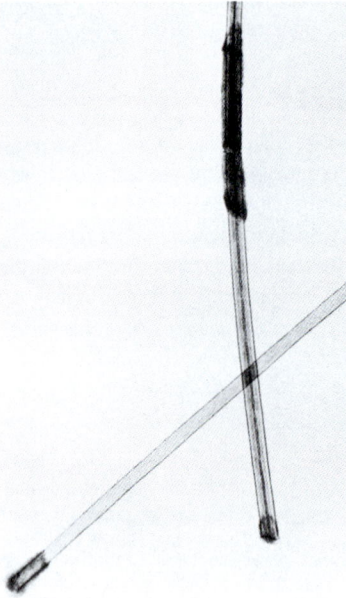

FIGURA 41.49 – Piedra negra. Nódulo alongado aderente ao pelo.

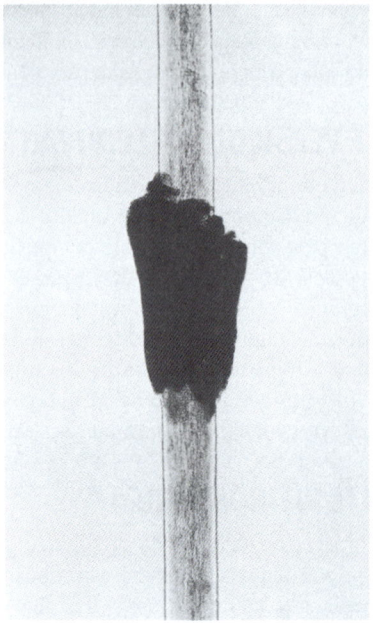

FIGURA 41.50 – Piedra negra. Nódulo negro aderente à haste do cabelo.

dulos são ascos, contendo ascósporos. O tratamento consiste em corte dos cabelos e no uso de antifúngicos tópicos.

TRICOSPORONOSE

Designa os vários quadros clínicos produzidos pelo fungo leveduriforme *Trichosporon beigelii (T. cutaneum)*, que vão desde quadros saprofitários, como a piedra branca, até processos sistêmicos graves em imunodeficientes.

PIEDRA BRANCA

Caracteriza-se por concreções de cor branca a castanha-clara acometendo as hastes pilosas de pelos pubianos, genitais, axilares e, eventualmente, a barba, o bigode e o couro cabeludo. Têm consistência cremosa e estão localizadas principalmente na porção distal da haste e podem ser removidas com facilidade mecanicamente. Confirma-se a diagnose no exame direto em KOH pelo encontro de massas de blasto e/ou artroconídeos do *T. beigelii* envolvendo o pelo. No Brasil, é frequente na Amazônia. Para o tratamento, recomenda-se o corte dos pelos comprometidos e o uso de antimicóticos tópicos.

TRICOSPORONOSE GENITOINGUINAL

O *T. beigelii* pode causar, na região genitoinguinal, erupção eritematoescamosa pruriginosa. No pênis, a erupção pode assumir disposição em faixa unilateral, quase sempre à esquerda, consoante com a posição do órgão. Em geral, há o comprometimento do pelo e pode haver associação com tínea inguinal ou candidose. A diagnose confirma-se pelo exame micológico.

TRICOSPORONOSE: OUTRAS LOCALIZAÇÕES E FORMAS SISTÊMICAS

Há registros da presença do *T. beigelii* em casos de paroníquia e onicomicose. De maior interesse é a fungemia oportunista do fungo em imunocomprometidos, com localização nos pulmões, nos rins, no endocárdio e no globo ocular. As lesões cutâneas nessas formas disseminadas são nódulos e bolhas hemorrágicas. A prognose é grave sem o controle da doença de base. O fármaco mais efetivo é a anfotericina B.

DOENÇAS CAUSADAS POR LEVEDURAS DE *CANDIDA*

CANDIDOSE

Também conhecida como **candidíase** ou **moniliase**, designa infecção cutânea, cutâneo-sistêmica ou sistêmica por leveduras do gênero *Candida*. A mais frequente é a *C. albicans,* porém outras espécies podem ser também encontradas, como *C.*

tropicalis, *C. parapsilosis*, *C. guilliermondii*, *C. dublinensis*, *C. krusei*, *C. pseudotropicalis*, *C. lusitaniase*, *C. zeylanoides* e *C. glabrata*.

A *C. albicans* é uma levedura de ocorrência universal, saprófita, eventualmente patógena, que habita a superfície da pele, mucosa oral, intestino e mucosa vaginal. A antibioticoterapia oral aumenta a quantidade de *Candida* no aparelho digestivo. Gravidez, anticoncepcionais orais e dispositivos anticoncepcionais uterinos também aumentam a quantidade de cândida no aparelho genital feminino. Em determinadas condições, de acordo com sua virulência, fatores predisponentes e estado imunológico, multiplica-se, tornando-se parasita, com esporos, hifas e pseudo-hifas.

Existem condições intrínsecas à levedura que determinam maior virulência. A *C. albicans* é mais virulenta que outras espécies. A produção de proteinases ácidas por certas cepas de *C. albicans* determina maior virulência. Existem receptores e adesinas que facilitam a invasão do epitélio pela *Candida*, mananas da parede celular, proteína de superfície ligante de C_3 e proteinases.

A resistência do hospedeiro à infecção pela levedura é devida a mediadores imunes e não imunes. Entre os imunes, os linfócitos T e a função fagocitária dos neutrófilos; entre os não imunes, a presença de fatores inibidores no soro. Anticorpos têm pouco valor na defesa do hospedeiro.

As condições que facilitam a proliferação de leveduras do gênero *Candida* são: menor grau de defesa, como na criança e no idoso (existe um aforismo clássico – a candidose é doença dos indivíduos muito jovens, muito velhos ou muito doentes); gravidez (pelo aumento de glicídios na vagina) e uso de anticoncepcionais; diabetes (a cândida conhece o diabético antes que a glicemia); terapia com antibióticos; corticoides e citostáticos; doenças gerais, como linfomas, tumores malignos, Aids; umidade e maceração cutânea, como ocorre na dermatite das fraldas, nos intertrigos dos obesos e ocupacionais; irritação mecânica na mucosa bucal por próteses; deficiências congênitas de zinco, de ferro, da função neutrofílica ou endocrinopatias.

Em algumas situações, a presença de bactérias não inibe a proliferação da *Candida* e atua como cofator patogênico. É o que ocorre em intertrigos digitais por *Candida* em germes gram-negativos, que são favorecedores da infecção pela levedura.

A infecção, na maioria das vezes, localiza-se somente na pele ou nas mucosas – candidose mucocutânea. Excepcionalmente, em imunodepressões, pode ocorrer fungemia, com comprometimento sistêmico, inclusive endocardite.

Candidose oral

Comum nos lactentes, também denominada **estomatite cremosa** ou **sapinho**, após a segunda semana de vida. Ocorre porque a flora microbiológica da boca não está estabelecida e há provável contaminação durante a passagem pelo canal vaginal no parto. Ocorre em idosos com dentes malconservados ou com próteses e em imunodepressões, especialmente Aids. Contaminação secundária em lesões da mucosa bucal, como no pênfigo vulgar e na sífilis. Caracteriza-se por placas cremosas esbranquiçadas, circulares ou ovais, isoladas ou confluentes, que podem comprometer toda a cavidade oral. Essas placas são recobertas por induto esbranquiçado. Em casos graves, as placas atingem a faringe, a laringe, o esôfago, a traqueia e os brônquios, podendo causar dificuldade respiratória.

A queilite angular (*perlèche*) (FIGURA 41.51), representada por fissuras na junção dos lábios, pode ser causada por *Candida*, entretanto, na maioria dos casos, particularmente em idosos, a levedura é contaminante, já que a causa é a dobra cutânea, pelo uso de próteses.

A diagnose da candidose oral pode ser confirmada pelo exame de raspado de lesões, em preparações com KOH (FIGURA 41.52) a 10%, podendo ser também feita cultura, que, em 24 a 48 horas, mostra colônias cremosas brancas (FIGURA 41.53).

Para a identificação micológica das várias espécies de *Candida*, empregam-se vários métodos:

- **Prova do tubo germinativo:** a positividade confirma o diagnóstico de *C. albicans*. Inocula-se fragmento da cultura em soro bovino ou de coelho ou albumina humana a 37 °C e, 1 a 3 horas após, examina-se o material. Quando o teste é positivo, observa-se o tubo germinativo que aparece como filamento fino e cilíndrico originado de blastoconídeo.

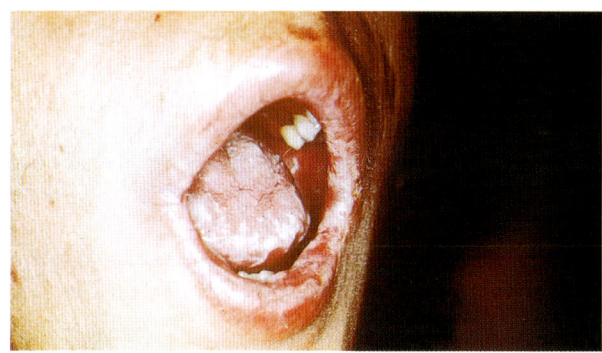

FIGURA 41.51 – Candidose oral. Placas brancas na língua e nos lábios e nas comissuras labiais.

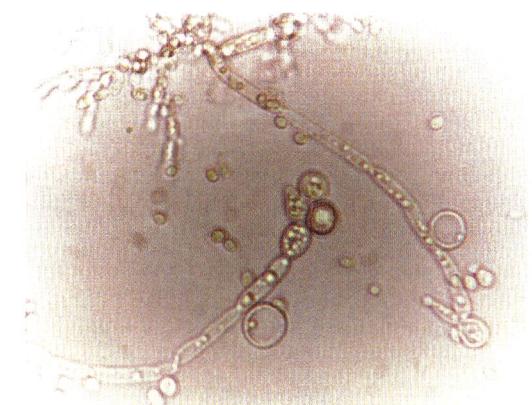

FIGURA 41.52 – Candidíase. Exame direto. Esporos e pseudo-hifas.

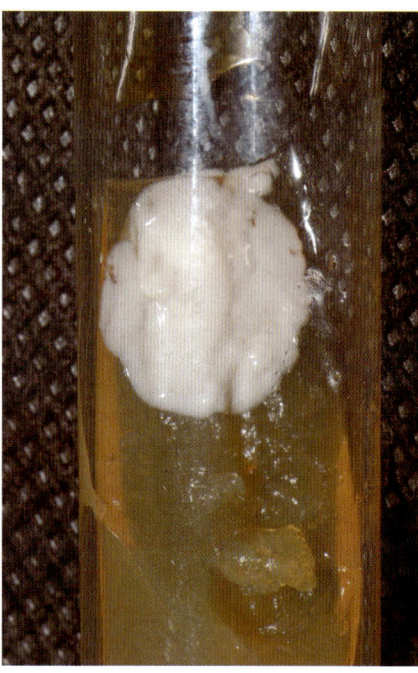

FIGURA 41.53 – Cultura de *C. albicans*. Colônia esbranquiçada de aspecto cremoso.

- **Exame microscópico de microculturas:** o exame das características morfológicas da filamentação das várias espécies permite sua identificação.
- **Auxonograma:** técnica que permite verificar a capacidade de assimilação de nitrogênio (introduzido no meio sob a forma de nitrato de potássio) e a capacidade de utilização de determinados açúcares (introduzidos isoladamente nos meios de cultura).
- **Capacidade de fermentação de açúcares:** se demostra quais açúcares determinada levedura é capaz de fermentar por meio da produção de gás carbônico.

Por meio dessas várias propriedades morfológicas e bioquímicas, identificam-se as espécies de *Candida*.

Tratamento das candidoses

A primeira condição é a eliminação dos fatores predisponentes. O medicamento eletivo é a nistatina em suspensão oral, três a quatro vezes/dia, após limpeza, podendo a suspensão ser ingerida.

O clotrimazol em solução é também efetivo. Em crianças e lactentes, pode-se usar a violeta de genciana em solução aquosa a 0,5%. Outro tópico é o bicarbonato de sódio, solução a 2% e, se possível, bochecho.

Na afecção em lactentes, desinfecção das mamadeiras e chupetas é imprescindível.

No adulto, quando há somente lesões localizadas na mucosa oral, nistatina em suspensão oral, podendo também serem prescritas drágeas para ingestão ou clotrimazol em solução. Em casos extensos, associar a medicação sistêmica, referida adiante.

Candidose vulvovaginal

É infecção frequente pelos seguintes fatores predisponentes: gravidez, uso de anticoncepcionais, diabetes, antibioticoterapia prolongada, irritação mecânica ou química da mucosa vaginal (duchas vaginais), que facilitam o desenvolvimento da levedura, oriunda do intestino. O quadro caracteriza-se pela leucorreia e pelas placas esbranquiçadas cremosas na vulva e mucosa vaginal.

A diagnose é estabelecida pelo exame direto em KOH e pela cultura. Devem ser excluídos outros agentes da leucorreia, como gonococos, tricomonas, micoplasma e clamídias.

O tratamento é feito com nistatina em creme vaginal, anfotericina B em creme vaginal, isoconazol ou outro imidazólico em creme ou óvulos vaginais, podendo, também, ser feita lavagem com bicarbonato de sódio (1 colher de sopa em 1 L de água). Em formas extensas, associar medicação sistêmica, referida adiante.

Candidose balanoprepucial

Caracteriza-se por lesões eritematosas ou eritematoerosivas na glande, recobertas ou não por induto esbranquiçado. No prepúcio, há eritema e edema. Subjetivamente, ardor e prurido. Pode ocorrer secreção purulenta por infecção bacteriana secundária **(FIGURA 41.54)**.

As condições predisponentes são: homens idosos, obesos, diabetes, fimose, higiene inadequada, secagem insuficiente após lavagem, uso de cremes ou pomadas com corticoides. Pode ocorrer por transmissão sexual, de parceira com candidose vulvovaginal.

A diagnose confirma-se pelo exame micológico.

O tratamento consiste em banhos com permanganato de potássio a 1:10.000 e secagem. Cremes de imidazólicos de uso vaginal são úteis. Violeta de genciana em solução aquosa a 0,1% é um recurso eficaz, com a desvantagem da coloração. Não deve ser usada por mais de 4 dias, já que a concentração da substância aumenta com o uso continuado e pode provocar

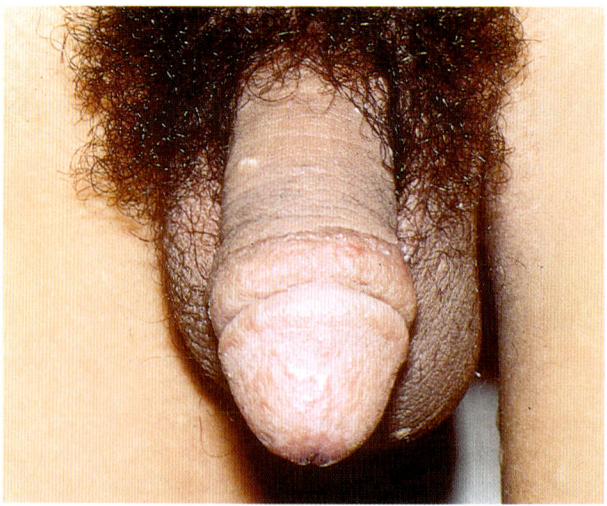

FIGURA 41.54 – Candidose genital. Pápulas eritematosas na glande.

irritação. Em casos graves, associar medicação sistêmica. Importante é a exclusão de diabetes ou contágio. Postectomia em formas recidivantes que apresentam fimose.

Candidose intertriginosa

Ocorre nas dobras axilares, inguinais e submamárias. Caracteriza-se por lesões eritematosas, úmidas, secretantes, que podem destruir a epiderme, formando erosões ou fissuras, que são envoltas por um colarete córneo, bastante sugestivo. Com frequência, há lesões satélites que se iniciam como vesículas ou pústulas. Subjetivamente, há prurido de intensidade variável que pode ser acompanhado de ardor. As causas predisponentes são obesidade, diabetes, umidade e higiene inadequada (FIGURA 41.55).

Forma típica ocorre entre os dedos das mãos ou artelhos, geralmente no 3º espaço interdigital. É a *erosio interdigitalis blastomycetica* (FIGURA 41.56). Nos pés, tem como causa predisponente mais comum a hiper-hidrose, além de outras já referidas. Nas mãos, ocorre frequentemente como doença ocupacional pelo manuseio de água e sabão.

A diagnose do intertrigo candidótico confirma-se pelo exame micológico.

O tratamento é com violeta de genciana em solução aquosa a 1%, por 3 a 4 dias, no máximo, ou cremes imidazólicos, atenuando ou excluindo causas predisponentes. Em formas extensas, terapia sistêmica associada.

Candidose folicular

Em diabéticos e imunodeprimidos, pode surgir uma foliculite da barba causada por *C. albicans*. As lesões são pústulas foliculares ou erosões crostosas, similares às foliculites bacterianas ou dermatofíticas e ao impetigo. A diagnose é feita pelo exame micológico, que revela a levedura. O tratamento é tópico e sistêmico.

Candidose na dermatite das fraldas

A retenção da urina e das fezes pelas fraldas provoca maceração da pele, constituindo excelente campo para o desenvolvimento de leveduras e bactérias.

CANDIDOSE DE DECÚBITO

É quadro observado em doentes imobilizados no leito por longo tempo (coma, fraturas, grandes cirurgias), em geral recebendo antibioticoterapia de amplo espectro, o que acaba por selecionar a microbiota cutânea, aumentando a população de *Candida* na pele, o que favorecerá o aparecimento de lesões em áreas ocluídas. Ocorre área extensa de eritema brilhante e bem delimitado no dorso, área de permanente contato com o leito. Na área eritematosa, há múltiplas pequenas pústulas íntegras e dessecadas; em casos mais graves, a pele pode se apresentar erodida (FIGURA 41.57). O quadro não é relacionado à candidose sistêmica.

A erupção deve ser diferenciada de miliária pustulosa, farmacodermias, dermatites de contato e piodermites. O exame micológico direto de material colhido das pústulas íntegras ou dessecadas é rico em leveduras. No tratamento, empregam-se antifúngicos tópicos como o cetoconazol, associados à mobilização frequente do doente no leito e à troca dos lençóis.

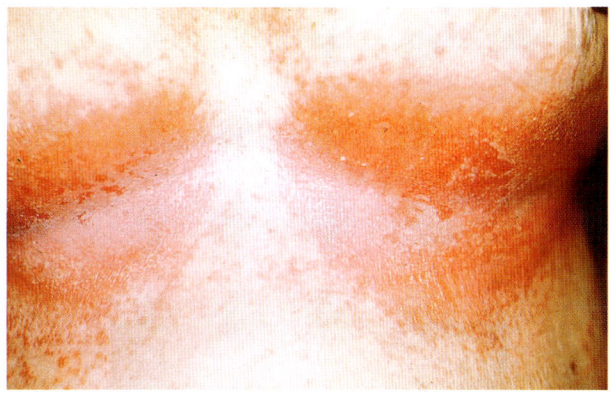

FIGURA 41.55 – Candidose intertriginosa. Placas eritematosas e erosivas com típicas lesões papulosas satélites nas dobras inframamárias.

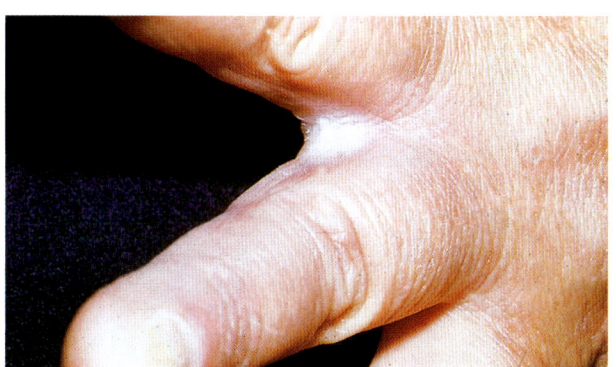

FIGURA 41.56 – Candidose intertriginosa. Lesão interdigital eritematosa, erosiva e com maceração.

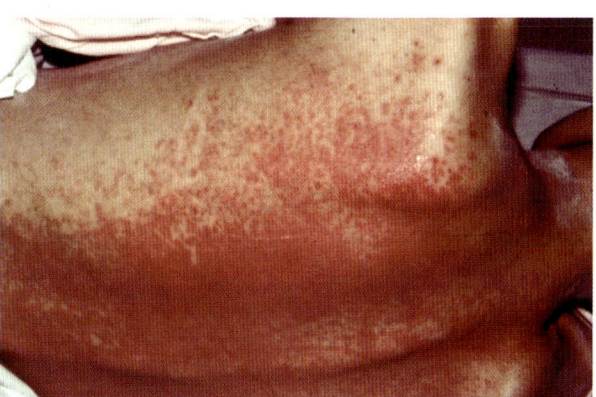

FIGURA 41.57 – Candidose de decúbito. Eritema brilhante e papulopústulas na área de contato permanente com o leito.

Paroníquia e onicomicose

Na paroníquia, há eritema e edema na dobra em torno da matriz da unha do dedo da mão. A pressão é dolorosa e pode eliminar gotículas de líquido seropurulento. O número de dedos comprometidos é variável. O processo inflamatório, atingindo a matriz, provoca distrofia ungueal. Há um descolamento, ficando um espaço entre a dobra e a lâmina ungueal **(FIGURA 41.58)**. Em geral, participam do processo, além da *C. albicans*, outros fungos, geralmente dermatófitos e bactérias, como estafilococos, estreptococos, *Pseudomonas aeruginosa*, *Proteus mirabilis* e outros. A paroníquia é, fundamentalmente, afecção ocupacional causada pelo contato continuado com água, sabão e detergentes. Em mulheres, além do contato, há um fator importante no desenvolvimento da paroníquia: a retirada da cutícula, que favorece a infecção, associada ao hábito de lavar as mãos excessivamente. Há outras noxas que predispõem à infecção, como diabetes, desnutrição e imunodepressão.

A diagnose da paroníquia não apresenta dificuldade. A presença de coloração verde-escura indica infecção associada por *Pseudomonas*. O exame micológico pode mostrar *Candida* ou outros fungos. Há sempre contaminação bacteriana e a paroníquia pode ser somente bacteriana.

Tratamento

A primeira medida é evitar o contato com água, sabão e detergentes. É imprescindível retirar a umidade existente na cavidade resultante da perda de aderência entre a cutícula e a lâmina ungueal. Para isso, expor a dobra ungueal ao calor seco após cada contato com água. A terapia medicamentosa é feita de acordo com o exame micológico. Associa-se creme imidazólico para a infecção com levedura com creme antibacteriano. Eventualmente, antifúngico ou antibacteriano por via sistêmica.

Candidose mucocutânea crônica

Caracteriza-se por infecção crônica e recorrente da pele, das mucosas e unhas por *Candida* em decorrência de alterações imunológicas, endócrinas e autoimunes. Trata-se de um grupo heterogêneo que tem em comum o comprometimento da imunidade celular específico à *Candida* ou como parte de deficiência imune geral, no caso da imunodeficiência combinada grave e síndrome de DiGeorge.

Patogenia

Em resposta à *Candida,* há diminuição de citocinas, IL-2 e interferon-γ e, às vezes, há aumento da IL-10. Geralmente, não há participação da imunidade humoral, que se apresenta conservada.

Doentes com candidose mucocutânea crônica da forma autossômica dominante têm diminuição da produção de interferon-γ, IL-17 e IL-22 decorrentes de mutações no gene *STAT1*.

A doença se inicia precocemente, em média aos 3 anos de idade, embora existam formas de início tardio em adultos associadas a timomas, miastenia *gravis* e anormalidades da medula óssea.

Manifestações clínicas

Candidose oral: placas esbranquiçadas cremosas que podem atingir, além da mucosa oral, a faringe, a laringe e o esôfago. Podem ocorrer lesões hipertróficas na língua e nas comissuras labiais **(FIGURA 41.59)**.

Candidose cutânea: ocorre sob a forma de intertrigos, mas também atinge a face, as mãos, os troncos e as pernas. Existem lesões que se assemelham a dermatofitoses e, em alguns doentes, surgem lesões papulosas e nodulares que se corneificam, formando múltiplos cornos cutâneos, inclusive na face e no couro cabeludo ("granulomas candidósicos") **(FIGURA 41.60)**.

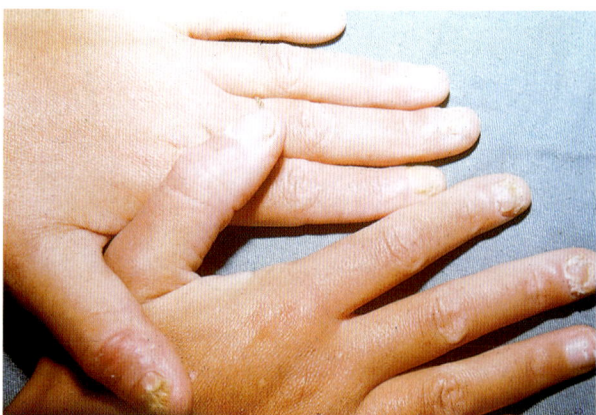

FIGURA 41.58 – Paroníquia por *Candida*. Eritema e edema periungueal com distrofia ungueal.

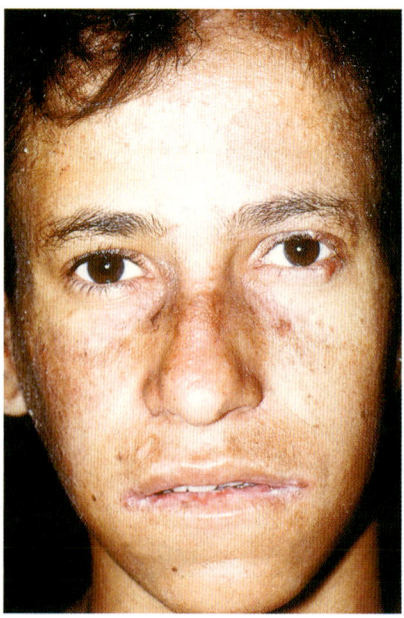

FIGURA 41.59 – Candidose mucocutânea crônica localizada. Lesões labiais e estomatite angular por *Candida*.

Micoses superficiais

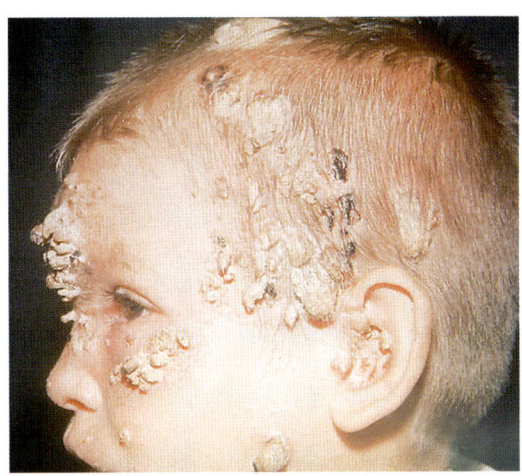

FIGURA 41.60 – Candidose mucocutânea crônica. Múltiplas lesões tipo corno cutâneo.

Paroníquia: frequentemente, as lesões atingem toda a lâmina ungueal, produzindo distrofia das unhas, que se mostram hiperqueratósicas e fragmentadas; paralelamente, há eritema periungueal.

Outras manifestações: pode haver dermatite seborreica persistente e, em indivíduos com endocrinopatias, podem ocorrer vitiligo e alopecia areata.

Como já referido, a candidose mucocutânea crônica compreende um grupo heterogêneo de doentes. Consideram-se as seguintes formas:

- **Candidose mucocutânea crônica autossômica recessiva:** inicia-se na primeira década da vida sob a forma de candidose oral persistente e lesões ungueais. A saúde é preservada, não há endocrinopatia e melhora com a idade.
- **Candidose mucocutânea crônica autossômica dominante:** forma mais grave que geralmente é acompanhada de outras infecções crônicas, particularmente dermatofitoses.
- **Candidose mucocutânea crônica idiopática:** forma mais grave que pode apresentar, além da candidose mucosa e cutânea, cornos cutâneos e lesões pulmonares. Raramente podem associar-se outras infecções importantes, como criptococose e tuberculose. Estas formas podem ser fatais.
- **Candidose mucocutânea crônica associada à endocrinopatia:** acomete indivíduos com síndrome poliendocrinopática familiar. É a chamada síndrome APECED (acrônimo do inglês *autoimune polyendocrinopathy candidiasis ectodermal distrophy* – displasia ectodérmica, candidíase e poliendocrinopatia autoimune). O início do processo ocorre com candidose na infância, que pode preceder de anos às outras manifestações. A intensidade da candidose é variável. As demais manifestações são hipoparatireoidismo, doença de Addison, hipogonadismo e, também, pode haver alterações autoimunes, como vitiligo, anemia perniciosa e cirrose biliar. As manifestações de displasia ectodérmica são, principalmente, hipoplasia dentária e distrofias ungueais. Pode haver, também, queratopatia e calcificações do tímpano. O processo decorre de mutações no gene *AIRE* localizado no cromossomo 21q22.3.
Existem também doentes com candidose mucocutânea crônica associada a hipotireoidismo aparentemente herdada de forma autossômica dominante decorrente de mutações em gene no cromossomo 2p.
- **Candidose mucocutânea adquirida:** aparece em adultos, às vezes sem outras anormalidades, mas pode associar-se a condições patológicas, especialmente timomas, lúpus eritematoso sistêmico e infecção pelo HIV.

Histopatologia
Raramente é necessária. Nos granulomas candidósicos (cornos cutâneos), há hiperqueratose, paraqueratose, infiltrado linfoplasmocitário e, pela coloração PAS, podem ser observadas as leveduras no estrato córneo e na derme.

Diagnose diferencial
Deve ser feita com a forma comum de candidose mucocutânea e com a síndrome de DiGeorge e da imunodeficiência combinada grave, nas quais há deficiência imune geral, inclusive à *Candida* e, portanto, podem estar presentes quadros de candidose mucocutânea.

Forma congênita
Há dois quadros clínicos:

- **Candidose mucocutânea localizada:** com lesões na pele, na cavidade oral e nas unhas.
- **Candidose mucocutânea difusa:** na qual, além do quadro cutâneo, há infecção respiratória e em outros órgãos.

Antifúngicos na candidose
- **Tópicos:**
  - **Nistatina:** indicada na candidose oral, esofagiana e intestinal. A nistatina não é absorvida, sendo eliminada inalterada. Topicamente, é usada em solução com 100.000 unidades por mL. Para uso VO, é encontrada em drágeas com 500.000 U, podendo ser administrada em dosagem de 1 a 2 drágeas, três vezes/dia. Em crianças, pode ser prescrita a suspensão oral com 100.000 U/mL, na dose de 1 a 2 mL, três a quatro vezes/dia.
  - **Imidazólicos:** são os agentes mais eficientes. Clotrimazol, isoconazol, tioconazol são encontrados em solução, creme, creme vaginal para aplicações na pele e nas mucosas.
- **Sistêmicos:**
  - **Fluconazol:** é a primeira escolha. Na candidose oral e balanoprepucial, 50 a 100 mg/dia, por 7 a 14 dias; na candidose vulvovaginal, dose única de 150 mg. Em candidose mucocutânea crônica ou sistêmica, 200 a 400 mg/dia até desaparecimento do quadro. Em crianças: 3 a 6 mg/kg/dia, por 7 a 14 dias.

- **Itraconazol:** candidose oral, vulvovaginal, balanoprepucial, 200 mg/dia, por 5 dias. Pode ser empregado também na candidose intertriginosa e paroníquia. Em candidose mucocutânea crônica, administração até o desaparecimento do quadro. A dosagem em crianças é:
  - Até 20 kg: 25 mg/dia.
  - De 20 a 40 kg: 50 mg/dia.
  - Acima de 40 kg: 100 a 200 mg/dia.
- **Cetoconazol:** menos efetivo que o itraconazol e com menor tolerância.
  - **Candidose oral, esofagiana e intestinal:** 200 a 400 mg/dia, por 5 a 10 dias.
  - **Candidose crônica mucocutânea:** 200 a 400 mg/dia até o desaparecimento do quadro.
  - Crianças até 20 kg: 50 mg/dia.
  - **Crianças de 20 a 40 kg:** 100 mg/dia.
  - **Crianças acima de 40 kg:** 200 mg/dia.
- **Flucitosina:** em candidose resistente a outros medicamentos. Dosagem: 150 a 200 mg/kg/dia dividida em doses com intervalo de 6 horas.
- **Anfotericina B:** em formas sistêmicas ou resistentes a outros medicamentos.
  - **Dose inicial:** 25 mg e continuar com 50 mg. Diluir o antibiótico em 500 mL de solução glicosada a 5%, adicionar 25 mg de succinato de hidrocortisona, aplicar IV, gota a gota, com duração de 6 horas, em dias alternados.
  - **Dosagem total:** 1,5 a 3 g. Não deve ser usada em doentes com alterações cardíacas ou renais.
- **Interações dos antifúngicos com outros medicamentos:** os antifúngicos podem ter seus níveis séricos alterados ou podem alterar os níveis dos seguintes medicamentos:
  - **Griseofulvina:** barbitúricos, contraceptivos orais, varfarina, ciclosporina e álcool.
  - **Imidazólicos:** rifampicina, isoniazida, fenitoína, fenobarbital e antagonistas H2 e H1 (terfenadina e astemizol), hipoglicemiantes orais, digoxina, antipirina, ciclosporina, benzodiazepínicos, contraceptivos orais.
  - **Terbinafina:** cimetidina, rifampicina e fenobarbital.

CAPÍTULO 42

MICOSES PROFUNDAS

As micoses profundas compreendem dois grupos de doenças, as micoses subcutâneas e as micoses sistêmicas. As micoses subcutâneas apresentam-se clinicamente sempre com manifestações cutâneas, enquanto nas micoses profundas pode ou não ocorrer acometimento cutâneo e, quando este existe, pode ser consequente à entrada do fungo através da pele ou pode ser decorrente de disseminação do fungo para a pele a partir de foco micótico profundo, visceral.

Alguns fungos podem produzir predominantemente micoses subcutâneas, mas que eventualmente podem se tornar sistêmicas. É o caso das feo-hifomicoses e das zigomicoses.

Com o aumento do número de indivíduos imunodeprimidos iatrogenicamente, transplantados e portadores de neoplasias malignas sob quimioterapia e de indivíduos infectados pelo HIV, essas micoses representam atualmente importantes infecções oportunistas.

MICOSES SUBCUTÂNEAS

CROMOBLASTOMICOSE

Também conhecida como **cromomicose**, **dermatite verrucosa**, **micose de Pedroso e Lane**, é uma micose profunda, crônica e progressiva da pele e do subcutâneo, registrada pela primeira vez em São Paulo, em 1911, por Pedroso. Entretanto, a primeira publicação, em 1914, é de Max Rudolph, médico alemão, de casos observados no interior do estado de Minas Gerais. É causada por implantação traumática na pele/subcutâneo de diferentes gêneros e espécies de fungos demáceos pigmentados reproduzindo-se por septação, chamados de corpos muriformes, escleróticos ou fumagoides.

O termo cromoblastomicose foi criado por Terra (1922) e validado em 1992.[1] Os principais agentes da micose são *Fonsecaea pedrosoi* e *Cladosporium carrionii* (prevalentes), *Fonsecaea monophora*, *Fonsecaea compacta*, *Phialophora verrucosa*, *Rhinocladiella aquaspersa*, *Exophiala jeanselmei*, *E. spinifera* e *E. castellanii*.

Os fungos habitam o solo e vegetais e são introduzidos no organismo por ferimentos ou traumas. A localização das lesões é unilateral e, em geral, nos membros inferiores, ainda que possam ocorrer em qualquer região anatômica. A maioria dos casos acomete trabalhadores rurais adultos pela falta de proteção e contínua exposição. *F. pedrosoi* é responsável por 90% das infecções em clima tropical úmido: no México, na América Central e do Sul e no Brasil. *C. carrionii* é encontrado em áreas áridas e semiáridas de vários países como México, Venezuela, Austrália e África (Madagascar e África do Sul). *F. compacta*, *P. verrucosa* e *Exophiala sp.* eventualmente são identificados como agentes, e *R. aquaspersa* foi isolada na Venezuela.

A propagação processa-se por contiguidade e autoinoculação, raramente há comprometimento dos linfonodos, e a disseminação por via hemática ou linfática é excepcional. Existem raros relatos de disseminação hematogênica com formação de abscessos cerebrais. Até o momento, não foi comprovada infecção inicial no aparelho respiratório por inalação do fungo.

Manifestações clínicas

A classificação de Carrión[2] para as formas clínicas da cromoblastomicose é a mais aceita, compreendendo cinco tipos: nodular, tipo placa, tumoral, cicatricial e verrucosa. As lesões da micose são polimórficas e de início são pápulas ou nódulos que evoluem para outros tipos lesionais, de localização unilateral e, geralmente, nos membros inferiores. Da confluência de lesões resultam placas verrucosas de progressão centrífuga; outras são de aspecto cicatricial na área central, e há lesões ulceradas. Chama a atenção na maioria das lesões a presença de *black dots* formados por debris celulares e fungos em eliminação transepitelial (FIGURAS 42.1 E 42.2).

A evolução da doença é crônica e lenta, permanecendo a infecção localizada em um membro ou outro sítio anatômico, mas pode se propagar por contiguidade. Em geral, não há comprometimento do estado geral do doente. Entretanto, na maioria dos casos, produz deformidade e impotência funcional do membro comprometido (FIGURAS 42.3 E 42.4).

As lesões com frequência são infectadas e exalam o mau odor devido à infecção bacteriana. Outras complicações incluem linfedema, anquilose e degeneração carcinomatosa.

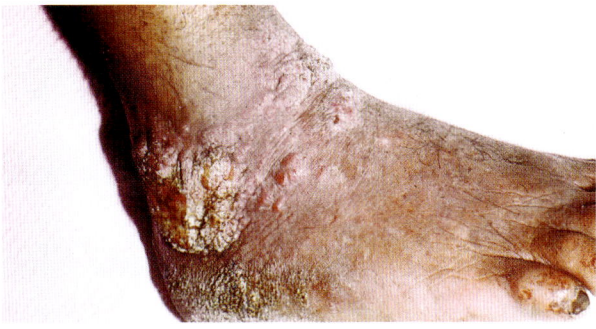

FIGURA 42.1 – Cromoblastomicose. Lesões nodulares, vegetantes e verrucosas no membro inferior.

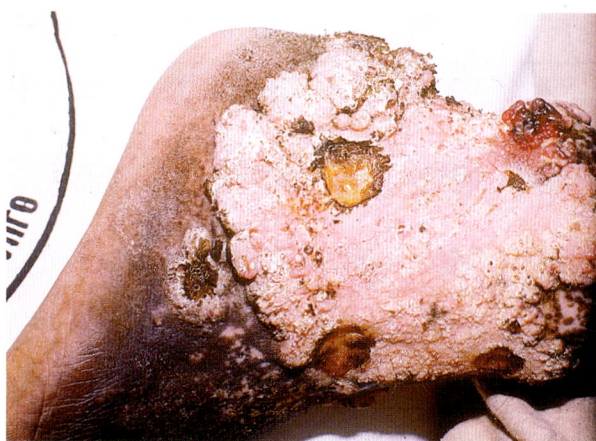

FIGURA 42.2 – Cromoblastomicose. Lesões vegetantes e verrucosas entre áreas de fibrose cicatricial no membro inferior.

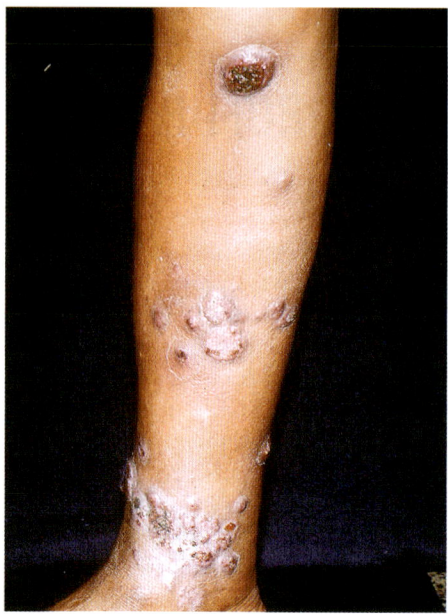

FIGURA 42.4 – Cromoblastomicose. Lesões nodulares, vegetantes e verrucosas ao longo do membro inferior. A descontinuidade das lesões sugere disseminação linfática, que é rara.

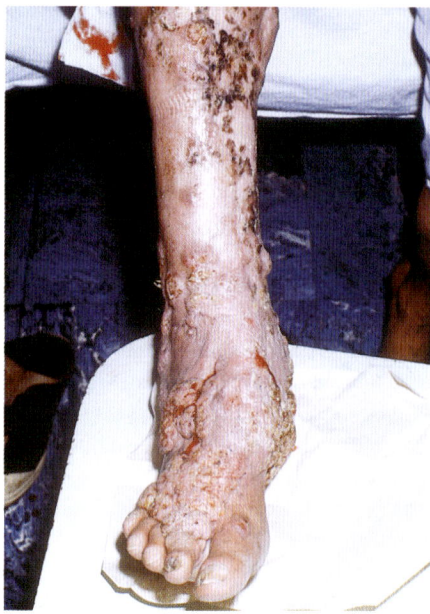

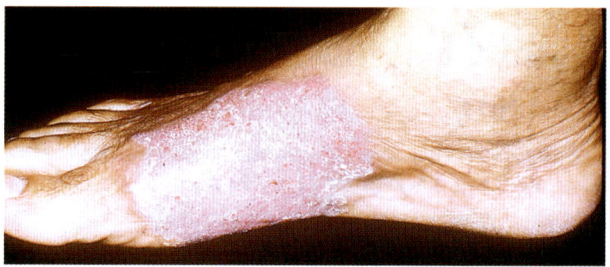

FIGURA 42.5 – Cromoblastomicose. Placas eritematoescamosas, psoriasiformes.

FIGURA 42.3 – Cromoblastomicose. Placas vegetantes e verrucosas ao longo do membro inferior, resultantes de propagação por contiguidade.

Diagnose

A diagnose diferencial é com as doenças que constituem a síndrome verrucosa LECT (acrônimo de **l**eishmaniose, **e**sporotricose, **c**romomicose e **t**uberculose), bem como com paracoccidioidomicose, lacaziose, coccidioidomicose e tumores, além de feo-hifomicoses, micobacterioses, sarcoidose, sífilis terciária, psoríase, entre outras **(FIGURA 42.5)**.

A pesquisa laboratorial confirma a diagnose clínica. No exame direto, pus, secreção ou raspado de lesão é diluído em KOH a 10 a 20%, demonstrando corpos arredondados, de 6 a 12 μm de diâmetro, pigmentados, isolados ou agrupados (corpos muriformes), multiplicando-se por septação em planos, sem brotamento **(FIGURA 42.6)**.

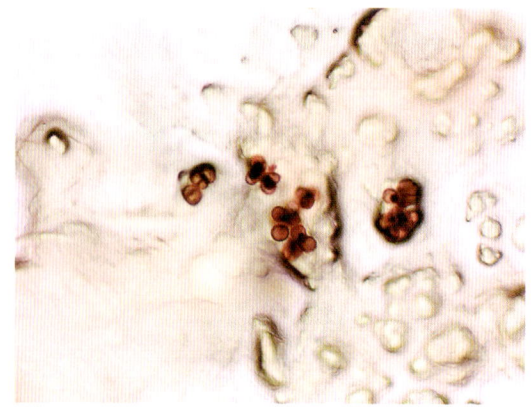

FIGURA 42.6 – Cromomicose. Exame micológico direto. Corpos muriformes.

O exame direto e mesmo os aspectos macroscópicos das culturas não permitem a diagnose da espécie, sendo necessários os microcultivos para a diagnose precisa, pois a identificação correta do fungo pode ter relação com a resposta terapêutica. O tempo de crescimento das culturas é de 7 a 15 dias.

- **Macroscopia**: culturas de coloração marrom-escura ou verde-oliva ou negra (FIGURA 42.7).
- **Microscopia**: os aspectos micromorfológicos permitem a distinção entre as espécies de acordo com três tipos de conidióforos:
  1. Tipo *cladosporium*: esporos de ramificações curtas ou longas com conídios em cadeias (FIGURA 42.8).
  2. Tipo *philaforma*: esporos ovalados produzidos ao longo de elementos em forma de taça, as fiálides (FIGURA 42.9).
  3. Tipo acroteca: esporos produzidos lateralmente ao longo de elementos com forma de bastões curtos.

A *F. pedrosoi* apresenta hifas septadas de coloração marrom-clara com todos os tipos de conidióforos.

A *P. verrucosa* apresenta predomínio de conidióforos tipo fialofora, estruturas em forma de jarro, fiálides, que produzem conídios lateralmente e nas extremidades.

O *C. carrionii* produz predominantemente conidióforos tipo acroteca, com produção de conídios lateralmente a estruturas tipo bastões curtos.

O exame histopatológico em geral mostra hiperplasia epidérmica pseudoepiteliomatosa e presença de corpos muriformes em eliminação transepidérmica nas escamocrostas. Há dois tipos principais de resposta inflamatória: formação de granuloma supurativo e outra com o predomínio de granuloma tuberculoide. Além desses dois tipos clássicos, observou-se um tipo especial descrito por Pinkus e Mehregan,[3] chamado de "granuloma micótico misto organizado" (GMMO). Nos granulomas e nos microabscessos, há corpos muriformes com as características descritas anteriormente (FIGURA 42.10).

A inoculação em animais tem apresentado resultados contraditórios consoante a via de introdução, o animal e a espécie do fungo.

As provas imunológicas têm pouca aplicação prática. Tem sido utilizado ELISA (do inglês *enzyme-linked immunosorbent assay* – ensaio imunoenzimático) com antígenos de cultivos de espécies de fungos, com positividade e especificidade variáveis. Há relato de provas intradérmicas positivas, o que poderia indicar a existência de cromoblastomicose e infecção nas áreas de ocorrência. Estudos de imagem para avaliar comprometimento de ossos, articulações, tendões e ligamentos nos casos de longa evolução são de grande importância.

A utilização de métodos moleculares representa importante avanço para a identificação de agentes da cromoblastomicose – reação em cadeia da polimerase (PCR, do inglês *polymerase chain reaction*) *duplex* para DNA ribossômico da *Fonsecaea spp.* e um *primer* oligonucleotídico específico para *C. carrionii*.

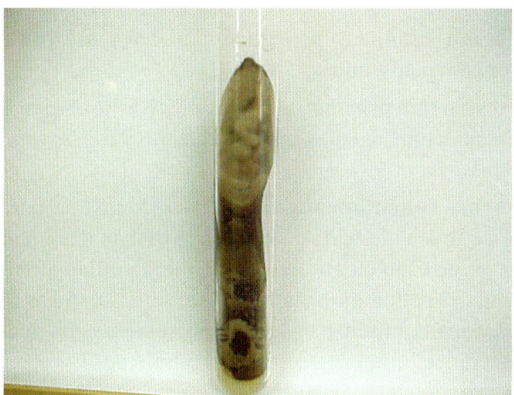

FIGURA 42.7 – Cromomicose. Cultura.

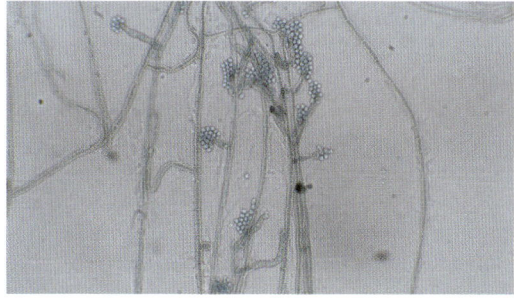

FIGURA 42.8 – Cromomicose. Microcultura. Frutificação tipo *cladosporium*.

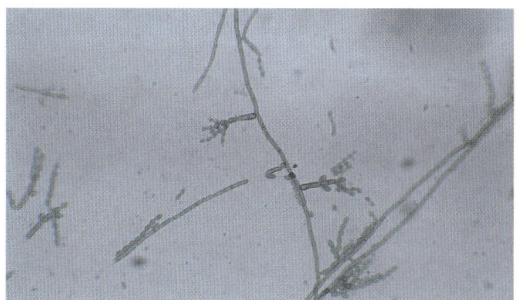

FIGURA 42.9 – Cromomicose. Microcultura. Frutificação tipo *philaforma*.

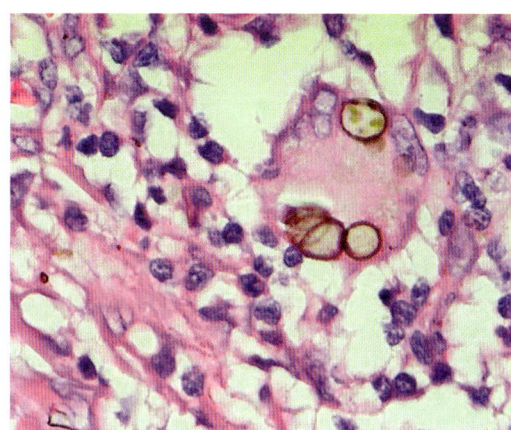

FIGURA 42.10 – Granuloma com corpos muriformes em gigantócito.

Tratamento

A micose representa um grande desafio terapêutico pelas frequentes recidivas por vários fatores – fungo responsável, extensão e localização das lesões, tempo de evolução, comorbidades, complicações, fármaco eficaz.

- **Formas localizadas**:
  - Criocirurgia com nitrogênio líquido: os ciclos variam de 30 segundos a 4 minutos. É um recurso seguro, de baixo custo, com excelentes resultados.
  - Eletrocoagulação ou *laser* de CO_2 com margem de segurança.
  - Cirurgia por exérese: com ampla margem de segurança.
  - Termoterapia: aplicação de bolsa térmica, com temperatura de 44 a 45 °C, várias vezes/dia.
- **Formas extensas**:
  - Infecções por *C. carrionii*: itraconazol 200 a 400 mg/dia por 12 meses ou mais.
  - Anfotericina B: 25 mg em dias alternados (ver técnica em paracoccidioidomicose).
  - Flucitosina: 150 mg/kg/dia por 8 a 12 meses.
  - Terbinafina: 500 mg/dia por 12 meses ou mais.
  - Voriconazol: 200 mg 2 x/dia por 12 meses.
  - Posaconazol: 800 mg/dia por 6 a 12 meses.
- **Terapêutica combinada**:
  - Criocirurgia + antifúngicos sistêmicos (itraconazol, posaconazol ou terbinafina).
  - Anfotericina B: 25 mg em dias alternados + flucitosina 150 mg/kg/dia por 2 a 3 meses.
  - Itraconazol: 200 a 400 mg/dia + flucitosina 150 mg/kg/dia por vários meses (infecções por *F. pedrosoi*).
  - Terbinafina + termoterapia.
  - Terapia fotodinâmica com ácido 5-aminolevulínico (PDT) e antifúngicos.

Também existem relatos de boas respostas com tratamento tópico com imiquimode isoladamente ou associado a antifúngicos.

FEO-HIFOMICOSE

Consideram-se feo-hifomicoses doenças do subcutâneo, raramente sistêmicas, causadas por fungos castanho-escuros (dematiáceos) da família Dematiaceae. Assemelham-se aos agentes da cromomicose, mas deles diferem por apresentarem, em vida parasitária, elementos micelianos septados, estando ou não presentes formas arredondadas. Não são incluídas nesse grupo micoses superficiais como *piedra negra*, tínea negra e onicomicoses causadas por fungos dematiáceos de diversos gêneros e espécies.

Nas feo-hifomicoses subcutâneas ou sistêmicas, são encontrados mais de 100 espécies de dematiáceos. Na forma subcutânea, as mais comuns são *Exophiala jeanselmei* e *Wangiella dermatitidis* enquanto que, na forma sistêmica, a mais encontrada é a *Cladosporium bantiasenum*. São reportadas também *Alternaria alternata*, *Exophiala moniliae* ou *spinifera*, *Phialofora verrucosa*, *Phloma sp.*, *Curvularia geniculata*, *Mycelia sterilia*, *Bipolaris sp.* e outras espécies.

O fungo é oportunista e a infecção em geral é associada, mas não obrigatoriamente, com desnutrição ou imunodepressão. Na forma subcutânea, o fungo é introduzido por trauma com fragmentos vegetais ou fômites, enquanto na forma sistêmica a infecção ocorre por inalação, inicialmente pulmonar e posteriormente atingindo outros órgãos.

Manifestações clínicas

Existem várias formas clínicas:

- **Forma cutânea**: semelhante a dermatofitoses que atingem pele e unhas.
- **Forma mucosa**: na cavidade nasal e nos seios paranasais, cujos agentes mais frequentes são *Curvularia* e *Bipolaris*.
- **Forma subcutânea**: em geral caracteriza-se por uma lesão única, de vários centímetros de tamanho, com aspecto de cisto ou abscesso, com reação inflamatória discreta. É pouco ou nada dolorosa, sem linfangite e com adenopatia mínima. A lesão é aderente à pele, podendo ulcerar-se, eliminando material purulento. Excepcionalmente é vegetante (**FIGURA 42.11**).
  As localizações mais frequentes são membros superiores, membros inferiores, nádegas, pescoço e face, e existem alguns casos de localização escrotal.
- **Forma sistêmica**: atinge pulmões, sistema nervoso central (SNC), olhos, coração, ossos e articulações. A *Cladophialophora bantiana* causa feo-hifomicose cerebral em pacientes imunodeficientes ou eventualmente imunologicamente normais, e a *Wangiella dermatitidis* pode causar infecção cutânea, neurológica e sistêmica.
  A forma sistêmica caracteriza-se pelo aparecimento de cistos ou abscessos, inicialmente nos pulmões e posteriormente por disseminação hematogênica em outros órgãos, incluindo o sistema nervoso.

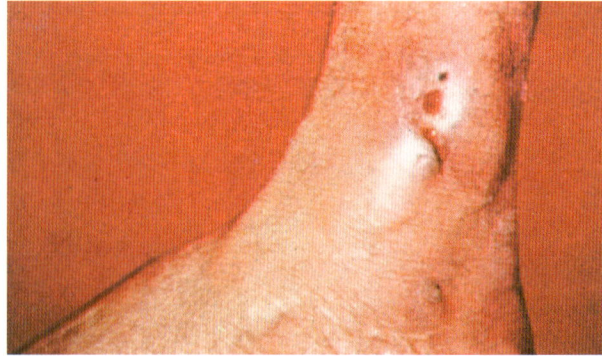

FIGURA 42.11 – Feo-hifomicose. Lesão abscedada na perna.

Diagnose

A diagnose diferencial é, na forma cutânea, com lipomas e cistos e, nas lesões gomosas ou fístulas, com sífilis, esporotricose e micetomas. Na forma sistêmica, é com quadro clínico consoante a localização.

A diagnose laboratorial é feita pelo exame micológico e histopatológico.

Exame micológico: o exame direto do material de lesão, colocado em KOH a 10%, demonstra hifas escuras e corpos arredondados. A cultura é imprescindível para a identificação do fungo.

Os aspectos culturais em relação aos fungos mais frequentemente envolvidos são:

- *Exophiala jeanselmei*:
  - **Macroscopia**: a colônia é inicialmente lisa e úmida de cor negra. Posteriormente, torna-se filamentosa e coberta por micélio aveludado de cor cinza.
  - **Microscopia**: inicialmente, apresenta-se como corpúsculos que se multiplicam por brotamento. Posteriormente, apresenta-se como hifas septadas de cor marrom que produzem conídios elípticos. A colônia não cresce a temperatura de 40 °C.
- *Bipolaris sp.*:
  - **Macroscopia**: as colônias crescem rapidamente; de início são de cor cinza-pálida e progressivamente tornam-se cinza-escuras ou negras na superfície e no reverso.
  - **Microscopia**: as células conidiógenas produzem fragmoconídios multicelulares de cor marrom.

Exame histopatológico: encontra-se infiltrado inflamatório envolvendo área de abscesso, no interior da qual se observam hifas septadas, pigmentadas e esporos, que lembram corpos fumagoides.

Tratamento

Primeiramente, tratamento das condições gerais ou imunodepressão, se necessário. Exérese da lesão, quando possível. Itraconazol ou anfotericina B ou flucitosina podem ser indicados, mas também há relatos de respostas com terbinafina, fluconazol e cetoconazol.

ESPOROTRICOSE

Micose profunda, frequente em nosso meio, de evolução subaguda ou crônica, causada pelo *Sporothrix schenckii*, que é introduzido no organismo humano por inoculação direta na pele ou eventualmente nas mucosas. Esse fungo vive saprofiticamente na natureza, e a inoculação ocorre por ferimento com material contaminado, em particular palhas ou espinhos. Por essa razão, são mais atingidos trabalhadores que têm contato com solo e plantas, agricultores, jardineiros e também donas de casa que manipulam plantas. Mordeduras de animais e picadas de insetos podem veicular a doença, com os animais atuando, nesses casos, apenas como transportadores do esporótrico. A infecção tem distribuição universal, sendo rara nas regiões frias e mais comum em regiões tropicais e subtropicais. É encontrada em áreas urbanas e rurais. Bastante frequente, há alguns anos, a incidência da esporotricose vem decrescendo em nosso meio. Aliás, esse fato já ocorreu em outros países. No início do século, a esporotricose era frequente na Europa, principalmente na França, e atualmente é rara na Europa. A causa do decréscimo não está esclarecida. São consideradas modificações ambientais que dificultam a vida saprófita do fungo e desenvolvimento de mecanismos imunes pelo organismo humano. Alguns indivíduos têm uma imunidade constitucional total ou parcial ao *S. schenckii*. São os casos de infecções minimizadas, que podem evoluir para a cura, mesmo sem tratamento. O mesmo fato pode ocorrer na infecção experimental da esporotricose.

A partir da lesão cutânea inicial, o fungo dissemina-se através dos linfáticos. Raramente outros órgãos podem ser atingidos por contiguidade e, mais raramente, por disseminação hematogênica. Os órgãos acometidos com mais frequência são ossos, articulações, tendões e bursas. A disseminação hematogênica é rara, mas possível de ocorrer em indivíduos imunossuprimidos, podendo provocar lesões de meningite no SNC. Existe ainda uma forma extremamente rara por inalação do fungo, resultando em pneumonia cavitária indistinguível clínica e radiologicamente de tuberculose e histoplasmose. Essa forma ocorre mais frequentemente em pessoas com doença pulmonar obstrutiva crônica e alcoolismo. Também existem casos incomuns com acometimento da retina, dos sinus e dos rins.

Após penetração do parasita no organismo, desenvolve-se a imunidade celular, o que pode ser evidenciado pela positividade da reação à esporotriquina. Surgem também anticorpos. O defeito imunitário possibilita a disseminação cutânea e sistêmica da infecção.

Além do homem, o *S. schenckii* infecta animais, como gatos, cães, equídeos e roedores. Por esse motivo, também são atingidos veterinários, caçadores e trabalhadores com animais. Entre os animais, os felinos são os vetores mais comuns da esporotricose, pois têm uma maior facilidade de infecção, eventualmente fatal, por deficiência imunitária.

Recentemente têm sido registrados surtos da doença em alguns pontos do país pelo contato com gatos infectados.

Manifestações clínicas

A esporotricose ocorre em qualquer idade, mas os adultos são afetados mais frequentemente pela doença.

Infecção proteiforme, apresenta múltiplas lesões cutâneas e excepcionalmente afeta outros órgãos. Na maioria das vezes, localiza-se nos membros superiores ou na face e com menos frequência nos membros inferiores, sendo rara no tronco. Excepcionalmente, é disseminada na pele ou afeta outros órgãos.

Podem ser distinguidas as seguintes formas clínicas.

Formas clínicas da esporotricose

- Cutâneas: cutâneo-linfática, cutânea localizada, cutânea disseminada.
- Extracutâneas.

Formas cutâneas

Cutâneo-linfática

É a forma mais comum, com lesão papulonodular, às vezes ulcerada, no ponto de inoculação (cancro esporotricótico) **(FIGURA 42.12)**. A partir desse ponto, surge um cordão de linfangite, ao longo do qual se encontram nódulos ou gomas, que podem se ulcerar, com o aspecto comparável a um rosário **(FIGURA 42.13)**. Em geral, não há infartamento de linfonodos regionais. A lesão inicial em adultos é mais frequente nas extremidades, enquanto, em crianças, ocorre com mais frequência na face, eventualmente ocorrendo na mucosa oral ou na mucosa ocular.

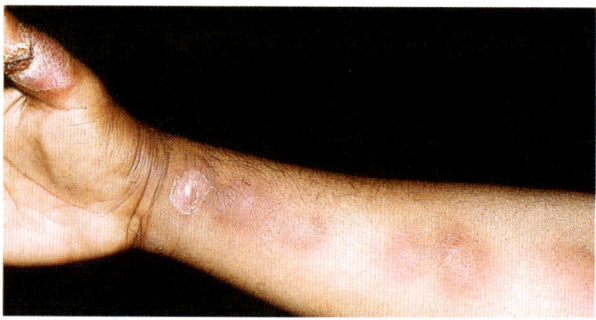

FIGURA 42.12 – Esporotricose. Forma cutâneo-linfática. Cancro esporotricótico e lesões linfangíticas eritematonodulares.

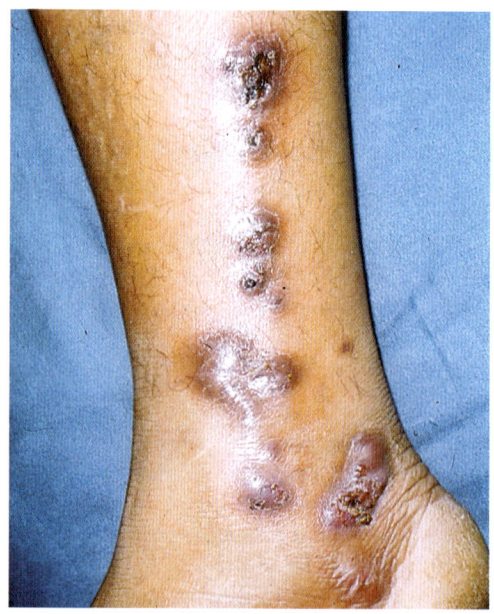

FIGURA 42.13 – Esporotricose. Forma cutâneo-linfática. Lesões nódulo-gomosas linfangíticas, ascendentes ao longo do membro inferior.

Cutânea localizada

Caracteriza-se por apresentar vários tipos de lesões:

- **Papulonodular**: lesão ou lesões recobertas por escamocrostas, eventualmente formando placa ou tendo localização folicular, lembrando acne ou furúnculo. Não há linfangite e algumas vezes há discreto aumento dos linfonodos **(FIGURA 42.14)**.
- **Ulcerosa**: ulceração única ou múltipla, com bordas irregulares e tamanhos diversos. Às vezes, na periferia da ulceração, encontram-se gomas. É possível haver discreta linfangite **(FIGURA 42.15)**.
- **Verrucosa**: placa verrucosa, em geral única, de forma e tamanhos variáveis, às vezes com centro cicatricial. Não há linfangite. Pela expressão, há gotejamento de pus. Constitui uma das etiologias da síndrome LECT **(FIGURA 42.16)**.

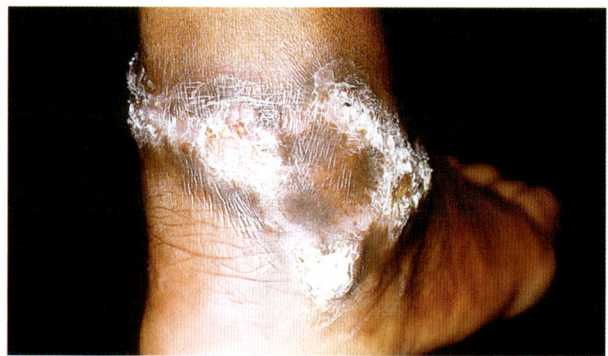

FIGURA 42.16 – Esporotricose. Forma verrucosa. Placa verrucosa irregular com centro cicatricial na região do tornozelo.

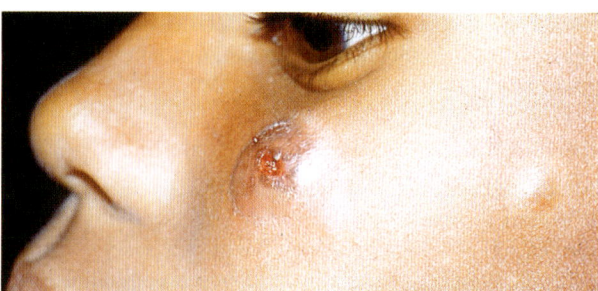

FIGURA 42.14 – Esporotricose. Forma papulonodular. Lesões nodulares furunculoides na face.

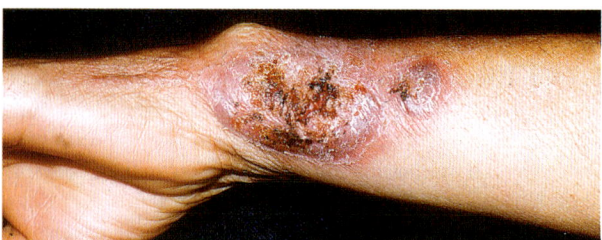

FIGURA 42.15 – Esporotricose. Forma ulcerosa. Lesões ulcerosas recobertas de crostas com lesões nódulo-gomosas satélites.

- **Outras apresentações morfológicas**: ulcerovegetante, gomosa, papulopustulosa, ectimatoide, furunculoide, acneiforme, lupoide e sarcoídea e como placa descamativa.

Cutânea disseminada

Rara, caracteriza-se por lesões cutâneas nodulares ou gomosas disseminadas, que podem se ulcerar, ou ainda lesões papulosas, nodulares, ulcerovegetantes e verrucosas. Resulta de disseminação hematogênica do parasita, por queda da imunidade. Atualmente, uma das causas é a imunodepressão pela infecção por HIV (FIGURAS 42.17 A 42.19).

Formas extracutâneas

São raras. Têm sido descritas localizações ósseas, pulmonares, testiculares, articulares, nervosas e nas mucosas ocular, oral, nasal, faríngea, laríngea, entre outras. Podem ser devidas à ingestão ou inalação do parasita ou estar associadas com a forma cutânea disseminada e com imunodepressão (FIGURA 42.20).

Diagnose

A forma cutâneo-linfática, pelo aspecto em rosário, é muito característica. A forma cutânea localizada deve ser diferenciada de sífilis, tuberculose e doenças com lesões nódulo-gomosas ou ulcerosas.

Outros diagnósticos diferenciais que podem ser considerados além da síndrome LECT são paracoccidioidomicose, histoplasmose, coccidioidomicose, micetomas, kerion, impetigo, linfangites bacterianas, foliculites e furúnculos, micobacterioses, hanseníase, sarcoidose, pioderma gangrenoso, bromoderma e iododerma.

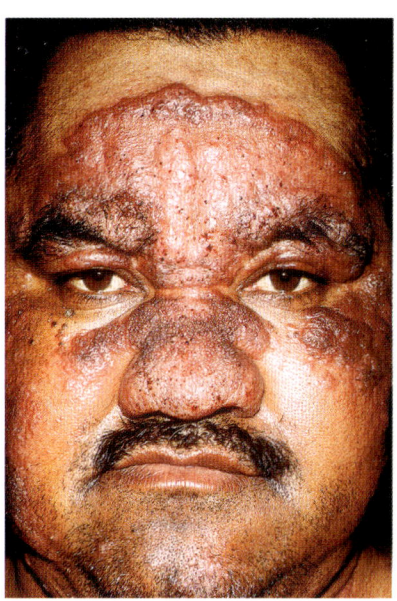

FIGURA 42.18 – Esporotricose. Forma cutânea disseminada. Placas infiltradas na face (mesmo paciente da Figura 42.17).

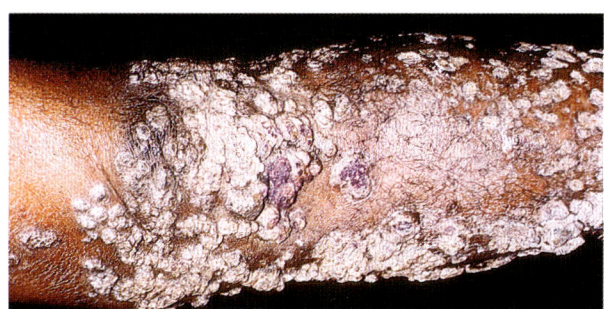

FIGURA 42.19 – Esporotricose. Forma cutânea disseminada. Lesões verrucosas disseminadas no membro inferior (mesmo paciente das Figuras 42.17 e 42.18).

A diagnose laboratorial da esporotricose é feita por:

- **Cultura**: é o método preferencial. O pus ou raspado de lesão é semeado em ágar Sabouraud. Em 3 a 5 dias, em temperatura ambiente, surgem colônias castanho-negras características (FIGURA 42.21). O exame microscópico da cultura revela hifas finas, septadas com conídios em cachos (FIGURA 42.22). Esta é a forma miceliana, porque, como o *S. schenckii* é dimorfo, quando cultivado a 37 °C se torna leveduriforme.

- **Exame direto**: em preparações de KOH, o fungo não pode ser reconhecido. O esfregaço, corado pelo Gram, pode mostrar corpúsculos ovais ou em charuto, gram positivos. A coloração por PAS ou Gomori é superior. Entretanto, a melhor técnica é com anticorpos fluorescentes, devendo-se, preferencialmente, incubar o esfregaço a 37 °C por 12 horas.

- **Exame histopatológico**: muitas vezes é sugestivo, com granulomas apresentando área de supuração central e

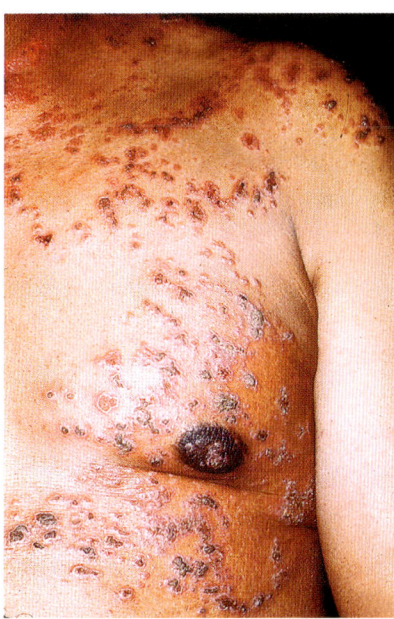

FIGURA 42.17 – Esporotricose. Forma cutânea, disseminada. Lesões papulosas, nodulares e nódulo-gomosas disseminadas no tronco.

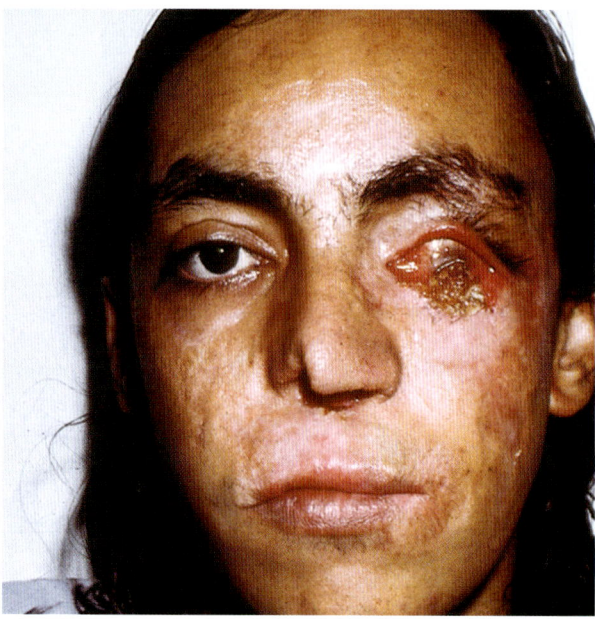

FIGURA 42.20 – Esporotricose disseminada com lesão extra-cutânea. Lesões oculares destrutivas.

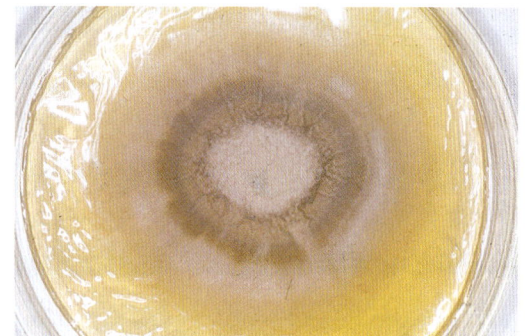

FIGURA 42.21 – Cultura de *S. schenckii*.

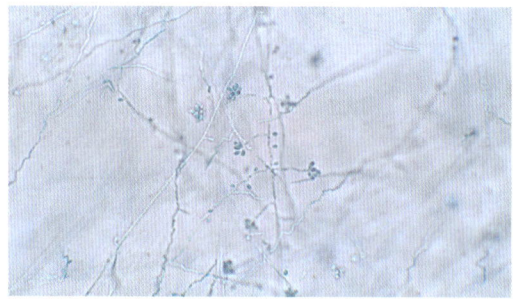

FIGURA 42.22 – Microcultura de *Sporothrix schenckii*.

reação histiocitária epitelioide e plasmocitária ao redor. Organismos podem ser frequentemente identificados por PAS, Gomori ou técnica de imunoperoxidase ou ferro coloidal. No preparado histológico, corado pela hematoxilina-eosina, pode ser encontrado o chamado corpo asteroide, que é um elemento fúngico envolto por material eosinófilo. Não é um achado específico, mas observado também em torno de bactérias, parasitas e corpos estranhos. É devido ao depósito de proteínas ao redor do elemento responsável por uma reação antígeno-anticorpo.

- **Teste da esporotriquina**: emprega-se antígeno obtido de cultura leveduriforme ou com polissacarídeo do esporótrico, com leitura após 48 horas. É uma reação muito sensível, porém pouco específica, frequentemente positiva em indivíduos normais. Pode ser negativa em formas disseminadas ou extracutâneas. Entretanto, é útil para a exclusão da esporotricose na diagnose diferencial com outras lesões cutâneas. O teste da esporotriquina continua positivo após a cura da infecção. A positividade em indivíduos normais poderia indicar, além da inespecificidade, uma infecção pregressa e consequentemente a existência de uma esporotricose-infecção.

- **Provas sorológicas**: várias provas sorológicas têm sido descritas, como fixação de complemento, imunodifusão, imunofluorescência indireta e soroaglutinação, que é a mais sensível e específica e de fácil execução. ELISA e PCR são altamente sensíveis e específicos, mas de uso excepcional para formas atípicas e disseminadas em que pode haver maior dificuldade diagnóstica.

- **Inoculação em animais**: empregada apenas em trabalhos de investigação clínica ou terapêutica. Os animais mais sensíveis são o rato, o hamster e o camundongo.

Tratamento

Iodo: é a substância específica a ser utilizada na terapia da esporotricose. É administrado por via oral (VO) como iodeto de potássio, iniciando-se com 0,5 a 1 g/dia no adulto e aumentando-se gradualmente até atingir 4 a 6 g/dia. Em crianças, deve-se administrar dose menor, metade ou um terço da dose do adulto. A dose máxima é determinada pela tolerância. Com o aumento da dose, acentua-se o gosto metálico amargo do iodo eliminado pela saliva e surge expectoração e rinite. De acordo com a intensidade dessas manifestações, administra-se a dosagem tolerável, que deve ser mantida por duas semanas após a cicatrização das lesões.

O iodeto de potássio pode ser prescrito em cápsulas ou na seguinte fórmula:

- Iodeto de potássio: 20 g.
- Água destilada q.s.p.: 20 mL.

Cada 10 gotas dessa solução contêm 0,5 g de iodeto de potássio. É conveniente administrar o medicamento em água açucarada, leite ou suco de laranja. Se ocorrer intolerância gástrica ao iodo, deve-se empregar iodeto de sódio por via intravenosa (IV), na dose de 1 a 2 g/dia.

Em doentes com idiossincrasia, intolerância ou resistência ao iodo, é indicado o itraconazol na dosagem de 100 a 200 mg/dia, por 90 a 180 dias. Em formas disseminadas ou sistêmicas, é indicada a anfotericina B, com a técnica e as dosagens referidas para a paracoccidioidomicose. Outros medicamentos de uso eventual são fluconazol (200-400 mg/dia), terbinafina (250-500 mg/dia), flucitosina e sulfas (sulfametoxazol-trimetoprima). Há referências sobre o uso do calor ou da vacinoterapia (aplicação intradérmica de esporotriquina a cada 10 dias) com resultados favoráveis. Não há indicação de terapia tópica, exceto nas lesões ulceradas, quando antissépticos podem ser usados.

MICETOMAS (ACTINOMICETOMAS E EUMICETOMAS) E BOTRIOMICOSE

Constituem o grupo das chamadas infecções granulares que, além do aspecto clínico, têm como denominador comum a presença de grãos ou grânulos na secreção que flui das lesões fistulosas ou ulceradas.

- **Micetomas**: são infecções crônicas da pele e do tecido celular subcutâneo, não raramente comprometendo estruturas mais profundas como os ossos ou outros órgãos, causadas por bactérias (actinomicetomas) ou fungos (eumicetomas), caracterizadas por lesões tumoriformes, fistulosas, que drenam secreção seropurulenta ou piosserossanguinolenta e grãos ou grânulos parasitários.
- **Botriomicoses**: são infecções clinicamente similares causadas por outros gêneros de bactérias.

A inclusão dos micetomas causados por bactérias e da botriomicose no capítulo sobre micoses profundas é feita não apenas por tradição, mas fundamentalmente pelas semelhanças dos quadros clínico-patológicos, de imagens, evolutivos e das localizações das lesões. A etiologia dos micetomas e da botriomicose é apresentada no **QUADRO 42.1**.

O actinomicetoma (bactérias) endógeno ou actinomicose endógena (*A. israelii*) tem distribuição universal enquanto que o actinomicetoma exógeno ou nocardiose e os eumicetomas ou maduromicose (fungos), predominam nas regiões tropicais e subtropicais de clima quente e úmido, ou nas desérticas, com clima quente e seco. A infecção com frequência acomete homens adultos que trabalham no meio rural. O solo e os vegetais são as fontes de infecção de nocardiose e maduromicose.

QUADRO 42.1 – Etiologia dos micetomas e da botriomicose

Actinomicetomas (bactérias)
- Actinomicose endógena: actinomicetos anaeróbios (*Actinomyces israelii, A. viscosus, A. odontolyticus, Arachnia propionica*)
- Actinomicose exógena (nocardiose)
- Actinomicetos aeróbios dos gêneros *Actinomadura, Nocardia* e *Streptomyces*

Eumicetomas (fungos)
- Maduromicose: origem exógena causada por fungos aeróbios de vários gêneros (*Petrellidium, Acremonium, Madurella, Leptosphaeria* e outros)

Botriomicose (bacteriose granular, actinofitose)
- *Staphylococcus aureus, Pseudomonas aeruginosa, Escherichia coli, Proteus sp.* e outras bactérias

MICETOMAS

Actinomicetoma endógeno ou actinomicose

Doença infecciosa crônica, granulomatosa e supurativa, com fístulas, causada principalmente por *Actinomyces israelii*, raramente por *Arachnia propionica, A. naeslundii* e outros actinomicetos. *A. gerencseriae, A. turicensis, A. radingae, A. europaeus, A. odontolyticus, A. viscosus, A. meyeri, Propionibacterium proprionicum*. São bactérias anaeróbias, gram-positivas, eventualmente saprófitas da boca ou presentes em criptas amigdalianas, dentes normais e cáries dentárias. O quadro clássico compreende três formas principais: cervicofacial, torácica e abdominal.

Forma cervicofacial

Os germes penetram na intimidade dos tecidos através da mucosa, após extrações ou traumatismos dentários, amigdalectomias, fraturas de mandíbula ou outras injúrias. Geralmente, os doentes são indivíduos com higiene oral pobre e doença periodontal. Pode também ocorrer em portadores de neoplasias orais ou osteonecrose pós-radioterapia. Após uma ou duas semanas, surge, no ângulo da mandíbula, edema dos tecidos moles e, em seguida, tumoração irregular, dura, consistência lenhosa, eritematoviolácea, que se estende às regiões vizinhas. Há formação de abscessos, fístulas múltiplas e secreção seropurulenta com grãos **(FIGURA 42.23)**. O trismo é frequente e não há adenomegalia regional, o que permite estabelecer a diagnose diferencial com tuberculose e paracoccidioidomicose. Lesões ósseas que podem ocorrer tardiamente são de periostite, osteomielite e pseudocistos. Na diagnose diferencial, devem ser considerados abscessos bacterianos, inclusive odontogênicos, tumores e linfoma de Hodgkin.

Forma torácica

A infecção pulmonar pode se originar por aspiração da bactéria de secreções da orofaringe ou por embolização a partir de foco cervical. Ocasionalmente, a infecção pode se originar de perfuração esofágica ou por propagação do próprio processo actinomicótico, não somente do pescoço, mas também do abdome, e raramente por disseminação hematogênica. O

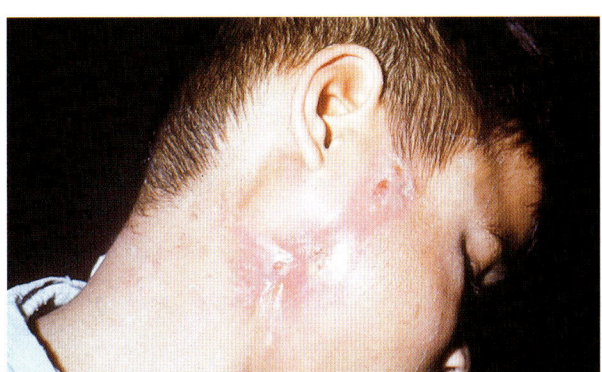

FIGURA 42.23 – Actinomicose endógena. Forma cervicofacial. Placa eritematosa com fibrose e fístulas na região cervicofacial.

quadro inicial é de uma infecção subaguda com febre irregular, tosse, expectoração e dispneia. Surge induração da parede torácica, derrame pleural e/ou drenagem transparietal através de fístulas, por onde flui secreção seropurulenta com os típicos grãos (FIGURA 42.24).

Na diagnose diferencial, devem ser considerados abscessos pulmonares bacterianos, neoplasias pulmonares e linfomas.

Forma abdominal

Resulta de deglutição do agente, metástase ou contiguidade a partir de foco torácico, embora seja mais comum a propagação da doença do abdome para o tórax. Forma-se tumefação inflamatória, palpável e dolorosa, com posterior aparecimento de fístulas na parede abdominal. Localiza-se mais frequentemente no quadrante inferior direito do abdome porque a região ileocecal é acometida com mais frequência, mas qualquer região abdominal pode ser atingida. Nos casos sem fístulas, são necessários minuciosos exames para esclarecimento.

Com frequência, há história de cirurgia abdominal recente ou antiga por apendicite, diverticulite ou ingestão de corpos estranhos, em particular ossos de frango e espinhas de peixe, que podem inocular o germe nos tecidos intestinais.

Na diagnose diferencial, devem ser considerados tumores de colo e do intestino delgado, apendicite, diverticulite, abscesso hepático, linfoma e doença de Crohn.

A actinomicose do aparelho genital feminino, correlacionada ao uso de dispositivo intrauterino, seja de metal ou de polietileno, tem sido relatada entre as usuárias do produto. Como o *A. israelii* não é habitante normal da flora genital, admite-se como um dos mecanismos a contaminação da vagina a partir de foco intestinal. Os sintomas incluem sangramentos, secreção vaginal de forte odor e dores no hipogástrio. Na diagnose diferencial das formas pélvicas, devem ser consideradas neoplasias uterinas e doença inflamatória pélvica.

A sintomatologia de qualquer das formas de actinomicose endógena é febre, calafrios, sudorese, anorexia e perda de peso. Os grãos são esbranquiçados ou branco-amarelados. O laboratório evidencia leucocitose, anemia e velocidade de hemossedimentação (VHS) elevada.

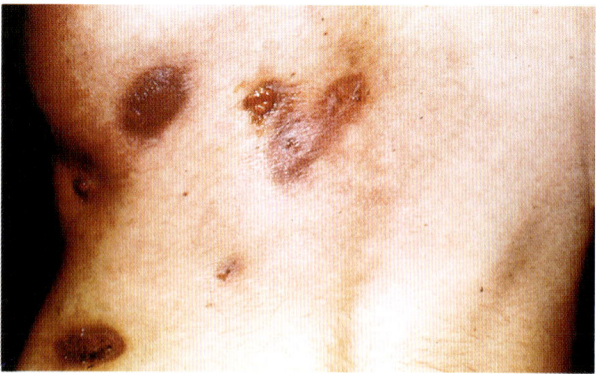

FIGURA 42.24 – Actinomicose endógena. Forma torácica. Múltiplas lesões fistulosas na face posterior do tronco, de localização unilateral, correspondentes à exteriorização do processo pulmonar.

A diagnose laboratorial visa o encontro do agente causal. Esfregaços corados pelo Gram demonstram bastonetes filamentosos gram-positivos ramificados.

O exame dos grãos corados por solução de azul de metileno a 1% demonstra o componente filamentoso dos grãos.

As culturas devem ser em anaerobiose e devem ser feitas a partir de material das fístulas, de aspirados de lesões fechadas e de biópsias.

Exemplifica-se a diagnose laboratorial do *Actinomyces israelii*, o agente causal mais comum da actinomicose endógena:

No exame direto a fresco do pus, observam-se grânulos amarelados ("grânulos de enxofre"). Comprimidos entre lâmina e lamínula, apresentam-se como grânulos lobulados compostos de finos filamentos ramificados. À coloração de Gram, esses filamentos são gram-positivos.

Culturas devem ser anaeróbicas, são de crescimento lento e revelam macroscopicamente o chamado aspecto em dentes molares, massas esbranquiçadas de superfície lisa brilhante cuja forma lembra a superfície desses dentes. A microscopia do material das colônias revela filamentos ramificados gram-positivos.

Actinomicetoma exógeno ou nocardiose

É produzido por actinomicetos aeróbios (bactérias) que vivem no solo e nos vegetais. O homem adquire a doença por implantação traumática. As principais espécies causadoras são *Nocardia brasiliensis* (80-90%), *N. asteroides*, *N. caviae*, *Actinomadura madurae*, *A. pelletieri* e *Streptomyces somaliensis*.

A doença é mais frequente nos homens em relação às mulheres, na proporção de 3:1, provavelmente por maior exposição dos homens ao agente causal.

No local do inóculo, surge lesão papulonodular, que sofre amolecimento e fistuliza. Outros nódulos com igual evolução acabam por constituir massa tumoriforme inflamatória e supurativa, que deforma a região anatômica afetada. Os grãos presentes na secreção têm coloração branco-amarelada (*Nocardia*), rósea ou vermelha (*Actinomadura*) ou preta (*Streptomyces*). A localização habitual das lesões é nos membros inferiores (FIGURA 42.25), quase sempre unilateral, sendo menos frequente nos membros superiores, no tórax e no abdome. Após meses ou anos de evolução, pode haver invasão aos ossos, o que vai determinar periostite, osteíte e osteólise, além de comprometimento de músculos, tendões e ligamentos.

Existem formas viscerais e disseminadas de nocardiose geralmente por espécies diferentes da *N. brasiliensis*. Acometem principalmente indivíduos imunocomprometidos por alcoolismo, cirrose, neoplasias hematológicas, transplantados, indivíduos em corticoterapia prolongada, indivíduos com lúpus eritematoso sistêmico, doença pulmonar crônica, vasculites sistêmicas, colite ulcerativa, insuficiência renal, em tratamento com biológicos antifator de necrose tumoral e com infecção pelo HIV e Aids com menos de 50 células T/mL.

As formas pulmonares podem ser agudas, subagudas ou crônicas e podem manifestar-se por massas endobrônquicas, pneumonias localizadas ou difusas inclusive com cavitação, abscessos e empiema.

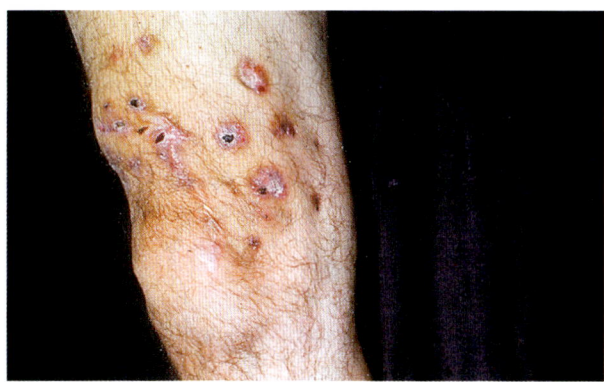

FIGURA 42.25 – Nocardiose. Inúmeras lesões fistulosas na região do joelho.

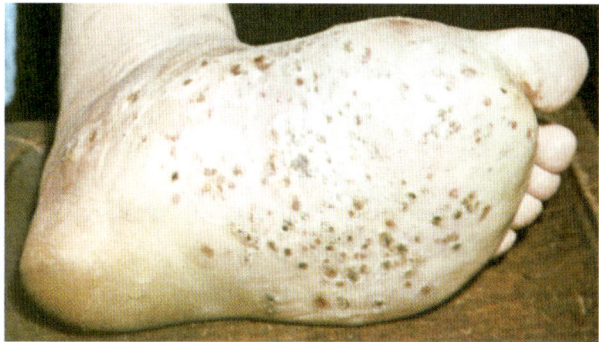

FIGURA 42.27 – Micetoma actinomicótico. Tumefação do pé e grande quantidade de fístulas.

Pode haver lesões do SNC com meningite ou abscessos com alterações mentais, e sintomas de localização.

Eumicetoma

Eumicetoma ou **maduromicose** é causado por diversos fungos, entre eles *Petriellidium boydii* ou *Scedosporium apiospermum*, várias espécies de *Acremonium* (*Cephalosporium*), *Madurella*, *Pyrenochaeta*, *Exophiala* e outras, com cerca de 23 espécies relatadas. As manifestações clínicas e a evolução são similares às da nocardiose, com a tríade tumoração, fístulas e grãos, entretanto algumas diferenças clínicas podem ser estabelecidas entre os dois processos: a nocardiose é mais inflamatória e supurativa, com secreção mais abundante, enquanto na maduromicose predomina a fibrose, com supuração e secreção de pouca intensidade **(FIGURAS 42.26 A 42.28)**.

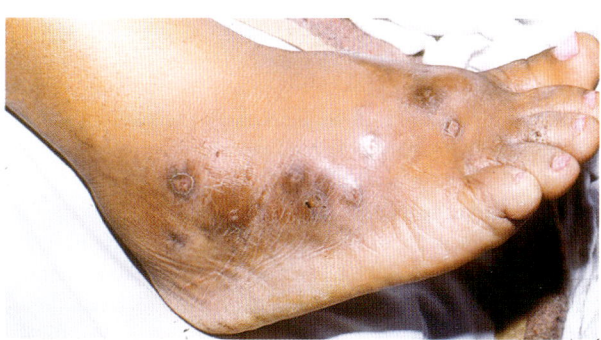

FIGURA 42.28 – Micetoma maduromicótico. Maior fibrose, menor número de fístulas e menos secreção.

Diagnose dos actinomicetomas e eumicetomas

A diagnose clínica necessita de confirmação laboratorial.

O exame direto do exsudato das lesões mostra a presença de grãos. São de coloração branca ou amarelada os grãos de *N. brasiliensis*, *N. asteroides*, *N. caviae*, *Actinomadura madurae* e *Streptomyces somaliensis*. São de coloração preta ou vermelha os grãos da *Actinomadura pelletieri* e do *Streptomyces paraguayensis*.

Os grãos dos actinomicetos apresentam massa irregular sem hifas e são PAS-positivos e gram-positivos, diferentemente dos grãos eumicóticos, que apresentam hifas em seu interior e são PAS-positivos e gram-negativos **(FIGURA 42.29)**.

Os grãos dos eumicetos podem ser negros ou brancos. Apresentam grãos negros as seguintes espécies: *Madurella grisea*, *Madurella mycetomatis*, *Corynespora cassiicola*, *Exophiala jeanselmei*, *Pyrenochaeta romeroi*, *Leptosphaeria senegalensis*, *Curvularia geniculata*, *Curvularia lunata* e *Pseudochaetosphaeronema larense* (ver grãos negros de *Madurella* na **FIGURA 42.30**).

As seguintes espécies apresentam grãos brancos: *Scedosporium apiospermum*, *Acremonium falciforme*, *Acremonium kiliense*, *Acremonium recifei*, *Neotestudina*

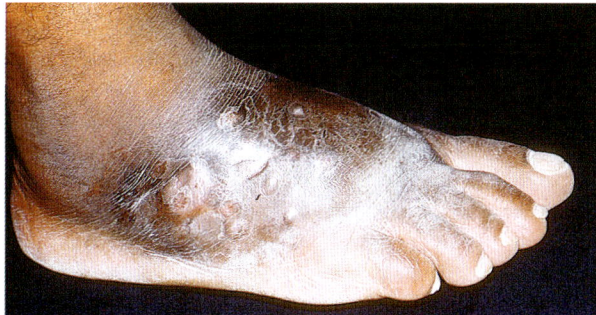

FIGURA 42.26 – Micetoma actinomicótico. Aumento de volume do pé, fibrose e numerosas fístulas.

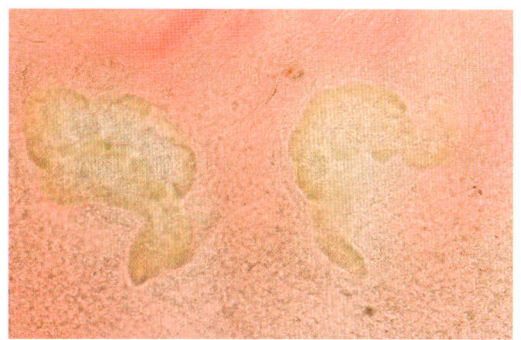

FIGURA 42.29 – Grão de actinomiceto.

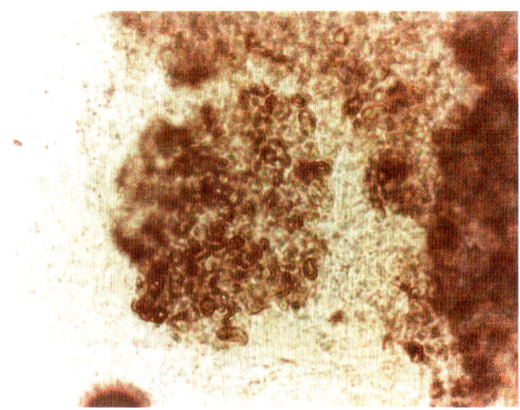

FIGURA 42.30 – Grãos negros de *Madurella*.

rosatii, *Fusarium moniliforme*, *Aspergillus flavus* e *Acremonium nidulans*.

As culturas são feitas em ágar chocolate para os actinomicetomas e em ágar Sabouraud para os eumicetomas. São culturas difíceis, e a identificação dos agentes envolvidos pode necessitar de exames microscópicos além dos aspectos macroscópicos, e podem ser necessárias técnicas de biologia molecular como PCR para a correta identificação do agente causal. Existem técnicas de ELISA para diagnóstico e controle evolutivo da *N. brasiliensis* e para o *M. mycetomatis*.

As culturas da *N. brasiliensis* macroscopicamente são branco-amareladas e granulosas (ver *Nocardia spp.* na FIGURA 42.31).

Histopatologia

Os cortes histológicos mostram microabscessos, tecido de granulação, áreas de fibrose e grãos. Na nocardiose, os grãos têm massa central basofílica e periferia eosinofílica com clavas radiais. Nos eumicetomas, os grãos são constituídos por filamentos micelianos septados com clamidósporos terminais e intercalares, podendo ser corados por PAS ou Gomori. Os grãos de eumicetomas são circundados por depósitos de material eosinofílico, que constitui o chamado fenômeno de Splendore-Hoeppli, o qual provavelmente representa depósitos de imunocomplexos.

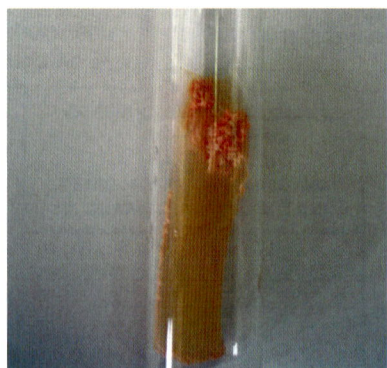

FIGURA 42.31 – Cultura de *Nocardia spp.*

Alguns exames complementares de imagem podem ser úteis para avaliação da extensão e da profundidade da infecção tanto para os actinomicetomas como para os eumicetomas, como exame radiológico, cintilografia óssea e ressonância magnética (RM). A RM revela estruturas que foram chamadas de nódulos M e que hoje são designadas como *dot in circle*, as quais são fortemente sugestivas do diagnóstico. A ultrassonografia (US) pode permitir o diagnóstico entre eumicetomas e actinomicetomas. As imagens correspondentes aos grãos, hiperecoicas, estão dispersas e isoladas em cavidades nos eumicetomas e agrupadas na porção inferior das cavidades nos actinomicetomas. Além disso, a US permite dirigir a colheita de material para exame pela punção aspirativa, aumentando a obtenção de grãos para exame laboratorial.

Na diagnose diferencial dos actinomicetomas cutâneos e eumicetomas, devem ser considerados outras micoses profundas, tuberculose, botriomicose, sífilis, osteomielite, abscessos bacterianos, elefantíase, bouba e carcinomas espinocelular e verrucoso e outras neoplasias.

Tratamento

Deve ser feito consoante o agente etiológico, o local da lesão, o grau de invasão dos tecidos e a sensibilidade a medicamentos.

- **Actinomicose endógena**: o medicamento mais eficaz é a penicilina-G, na dose diária de 10 a 20 milhões de unidades, por via parenteral, por 1 a 2 meses. Outros antibióticos recomendados são ampicilina, tetraciclina e eritromicina, todos na dose de 2 a 3 g/dia. Clindamicina, rifampicina e cefalosporinas podem ser eficazes.

- **Nocardiose**: diamino-difenil-sulfona (DDS) em doses de 100 a 300 mg/dia, durante 6 a 24 meses; sulfametoxazol (800 mg) + trimetoprima (160 mg), duas vezes/dia. A associação desses dois produtos à DDS representa um tratamento eficiente e bem tolerado, podendo ser ministrado por meses ou anos. Sulfametoxazol-trimetoprima e amicacina (500 mg, intramuscular, a cada 12 horas) 3 semanas por 2 de descanso, em um total de 3 séries, é relatado com bons resultados. Outros esquemas incluem rifampicina (600 mg/dia) e a associação amoxicilina (500 mg) + ácido clavulânico (125 mg), três vezes/dia, durante seis meses. Existem trabalhos experimentais que mostram boa atividade terapêutica da linezolida e derivados.

- **Eumicetomas**: a terapia específica em geral é insatisfatória. Emprega-se itraconazol 200 a 400 mg/dia VO, por vários meses. Anfotericina B nas doses usadas na paracoccidioidomicose, três vezes/semana, pode ser experimentada. O iodeto de potássio, na dosagem de 1 a 2 g/dia, é outra alternativa. Quando houver inflamação secundária, antibióticos ou sulfas são indicados, eventualmente associados com corticoide. Também há relatos de respostas à dapsona ou ao cotrimoxazol associados à estreptomicina e do uso de amicacina e rifampicina. O *M. mycetomatis* por vezes responde ao cetoconazol. Existem ainda relatos isolados de tratamentos com griseofulvina, terbinafina (500 mg, duas vezes/dia) e voriconazol (600 mg/dia).

Em formas localizadas, a cirurgia é indicada e eventualmente pode constituir a única solução. Pode ser indicada em formas iniciais para tentar-se a cura da infecção. Em formas sem resposta terapêutica, muito extensas e que comprometam a qualidade de vida, sempre com ampla discussão com o doente, poderá ser indicada amputação do segmento afetado, embora possam ainda assim ocorrer recidivas. Qualquer tratamento cirúrgico deve ser acompanhado de tratamento medicamentoso.

BOTRIOMICOSE

Também conhecida como **actinofitose estafilocócica**, **pseudomicose bacteriana** e **bacteriose granular**, é caracterizada por tumoração fistulosa que elimina pus. Grãos ou grânulos branco-amarelados são encontrados no pus ou nos focos supurativos, que são constituídos de massas de bactérias envoltas por cápsula eosinofílica, PAS-positiva. A bactéria mais frequentemente encontrada é o *Staphylococcus aureus*; outros germes também achados são *Pseudomonas aeruginosa*, *Escherichia coli*, *Streptococcus sp.*, *Proteus* e *Bacteroides fragilis*, *Propionibacterium acnes*, *Neisseria sp.*, *Peptostreptococcus sp.*, *Serratia marcescens* e *Actinobacillus lignieresii*, sendo que algumas vezes se encontram associações de dois germes. Esses microrganismos em geral têm baixa virulência e são inoculados na pele por traumas; por essa razão, localizam-se mais frequentemente nas extremidades, ainda que existam casos localizados na cabeça, no pescoço e nas nádegas. A botriomicose ocorre em animais, gado bovino, carneiro, cão, sendo complicação comum na castração de cavalos. É relativamente rara no homem, sendo com frequência confundida com micetoma.

O quadro cutâneo ocorre principalmente em áreas expostas. As lesões têm vários aspectos, como tumorações com fístulas, ulcerações infiltradas ou vegetantes **(FIGURA 42.32)** e formações císticas. Além da pele e do subcutâneo por continuidade, pode ocorrer comprometimento de tecidos subjacentes como músculos, tendões e ossos. Há uma forma visceral que se localiza no fígado, nos pulmões, no coração ou em outros órgãos. Em crianças com doença fibrocística, foi descrita a enfermidade no aparelho respiratório.

Diagnose

Exame direto do material obtido das fístulas, que pode mostrar grãos inclusive ao tratamento com hidróxido de potássio. São grãos lobulados que, às colorações de Gram e Giemsa, verifica-se serem compostos por bactérias, não havendo estruturas filamentosas.

Também devem ser feitas culturas para determinação do germe causal e inclusive para realização de antibiograma para orientação terapêutica.

O exame histopatológico revela processo inflamatório inespecífico com neutrófilos, linfócitos, plasmócitos, áreas de microabscessos e presença de grãos que se mostram eosinófilos na periferia e com centro basofílico e que se coram ao PAS, Gram e Gomori, mostrando não se tratar de grânulos filamentosos, mas serem compostos por estruturas bacterianas.

Na diagnose diferencial, devem-se considerar outras condições, especialmente micetomas actinomicóticos e eumicóticos e também abscessos, tuberculose, micobacterioses, esporotricose e tumores como queratoacantomas e carcinomas espinocelulares.

Na patogenia da infecção, há dois fatores que atuam: a baixa virulência do microrganismo e a anormalidade imunológica do hospedeiro. A penetração na pele em geral ocorre após traumas ou ferimentos com ossos, espinhos e outras noxas. Na forma visceral, a penetração ocorre principalmente por inalação ou ingestão.

O tratamento é feito consoante o microrganismo encontrado e a sensibilidade aos antibióticos e sulfamídicos, sendo os mais empregados segundo as publicações cotrimoxazol, minociclina, eritromicina, cefazolina, clindamicina, rifampicina, metronidazol e dapsona. Eventualmente, cirurgia pode ser indicada. Foram relatados casos tratados com *laser* de CO_2 com bons resultados.

ZIGOMICOSE

É uma infecção crônica por fungos da subdivisão Zygomycota (fungos não septados) subdividida em duas entidades:

1. **Entomoftoromicose**: infecção rara, em imunocompetentes, causada por espécies de fungos cenocíticos dos gêneros *Basidiobolus* e *Conidiobolus*.

2. **Mucormicose**: infecção eventual, em imunodeprimidos, causada por espécies da ordem Mucorales.

Entomoftoromicose

Não há imunodepressão; porém, pode haver desnutrição. Há três formas clínicas: subcutânea, cutaneomucosa e visceral. Os agentes são saprófitas do solo, de dejetos de animais ou saprófitas ou parasitas de insetos e pequenos animais.

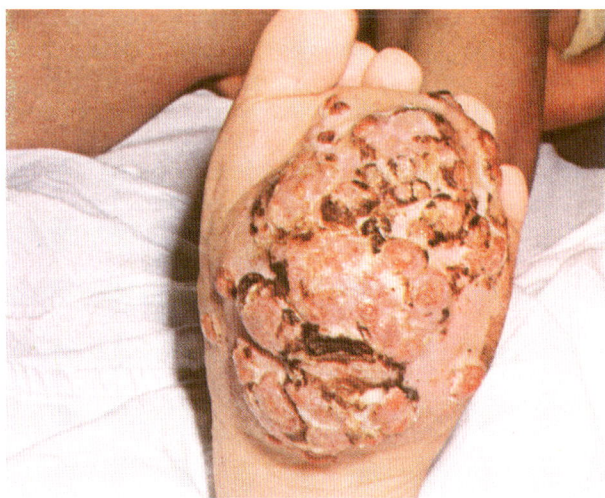

FIGURA 42.32 – Botriomicose. Extensa lesão de aspecto tumoral, vegetante e fistulosa na região plantar.

A forma subcutânea é causada pelo *Basidiobolus haptosporus* (trata-se do mesmo fungo, também denominado *B. ranarum* e *B. meristosporus*). Por trauma, o fungo penetra na pele e desenvolve-se no subcutâneo, podendo atingir músculos e tecidos mais profundos e, por contiguidade ou via hematogênica, atingir vísceras.

A forma cutaneomucosa, centrofacial ou rinoficomicose é causada pelo *Conidiobolus coronatus* (ou *Entomophthora coronata*), que atinge a mucosa nasal por inalação ou por trauma.

A forma visceral é causada pelo *Conidiobolus incongruens*, que atinge o organismo por inalação ou ingestão.

Manifestações clínicas

Forma subcutânea: ocorre quase sempre em crianças, caracterizada por nódulos que aumentam progressivamente de volume, em geral não se ulceram e estão localizados principalmente no tronco, nas nádegas ou nas extremidades. Não há adenopatias, e o quadro pode evoluir por meses ou anos **(FIGURA 42.33)**.

Forma cutaneomucosa ou centrofacial: ocorre em adultos, raramente em crianças. Inicia-se com obstrução nasal, rinite, epistaxes. Ao exame, há hiperemia da mucosa, edema e lesões nodulares e polipoides. Na evolução, há edema e infiltração progressiva na região central da face. A infecção propaga-se à nasofaringe, à orofaringe, ao palato e à laringe, podendo ocorrer disseminação hematogênica **(FIGURA 42.34)**.

Forma visceral: rara, ocorre em adultos e crianças, com a sintomatologia relacionada à porta de entrada do fungo e ao órgão comprometido, sendo mais comum a infecção gastrintestinal.

Diagnose

A diagnose diferencial da entomoftoromicose subcutânea é feita com neoplasias, micetomas e infecções bacterianas. A forma cutaneomucosa ou centrofacial deve ser distinguida de leishmaniose, granuloma mediofacial e neoplasias. A forma visceral deve ser distinguida de neoplasias e infecções, inclusive paracoccidioidomicose.

A diagnose laboratorial é feita pelo exame direto e histopatológico.

- Exame direto: após clarificação pelo KOH, achado de hifas largas, não septadas, características do zigomiceto.

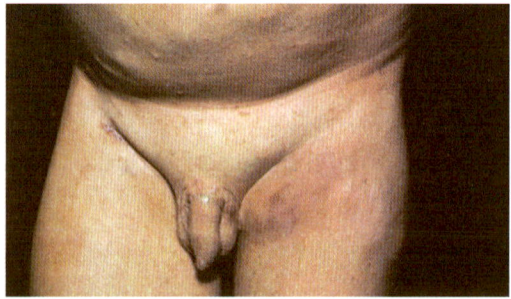

FIGURA 42.33 – Entomoftoromicose. Forma subcutânea. Nodosidades inflamatórias disseminadas.

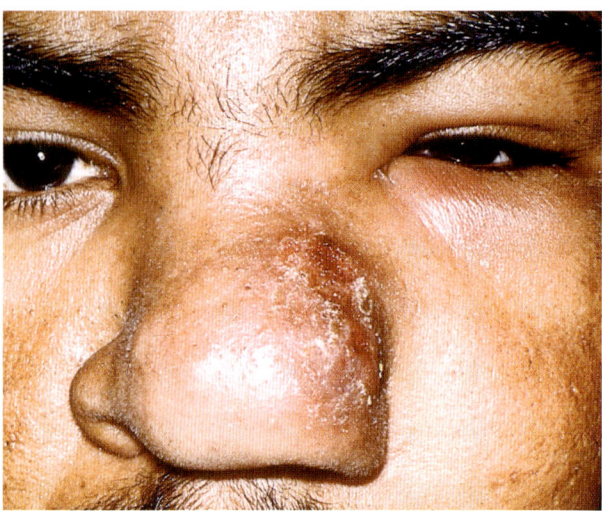

FIGURA 42.34 – Entomoftoromicose. Forma centrofacial. Edema centrofacial e palpebral, deformidade e ulceração nasal.

- Aspectos das culturas do *Conidiobolus coronatus*:
  - **Macroscopia**: colônias cremosas planas de coloração creme.
  - **Microscopia**: conídios esféricos com papilas basais e conídios vilosos com esterigmas radiados.

No exame histopatológico, encontra-se infiltrado inflamatório rico em eosinófilos e hifas largas, não septadas, envoltas por material eosinofílico.

- Aspecto das culturas do *Basidiobolus ranarum*:
  - **Macroscopia**: colônias cremosas com coloração amarelada e com dobras radiais.
  - **Microscopia**: hifas largas com poucos septos e conídios esféricos grandes com papilas basais.

Tratamento

O tratamento é medicamentoso, podendo ser complementado cirurgicamente. O cetoconazol ou o itraconazol são os medicamentos eletivos. O iodeto de potássio é efetivo e pode ser empregado, consoante o método referido para a esporotricose, por 3 a 4 meses. A anfotericina também é efetiva e pode ser administrada com a técnica referida para a paracoccidioidomicose. A prognose em geral é favorável, com cura.

Mucormicose

É causada por fungos oportunistas em indivíduos imunodeprimidos ou debilitados, por doenças malignas, em especial hematológicas, infecciosas, metabólicas, principalmente diabetes, desnutrição, ou sob terapia imunossupressora. As principais espécies da ordem Mucorales são: *Absidia corymbifera*, *Rhizomucor pusillus*, *Mucor ramosissimus*, *Rhizopus microsporus*, *R. oryzae*, *R. rhizopodiformis*, *Cunninghamella bertholletiae*, *Saksenae vasiformis* e outras. Os Mucorales são encontrados como saprófitas no organismo humano, no solo, em materiais orgânicos e alimentos. Quando ocorre a queda da imunidade, tornam-se patógenos, sendo mais suscetíveis os indivíduos com granulocitopenia, transplantados de medula e órgãos sólidos e pacientes com acidose, particularmente diabéticos.

Manifestações clínicas

Há três formas clínicas de infecção: cutânea, rinocerebral e sistêmica.

1. **Forma cutânea**: é rara (corresponde a 20% dos casos) e caracteriza-se pelo aparecimento de lesões eritematoedematosas ou papulonodulares, que se tornam vesiconecróticas ou ulcerosas. É observada principalmente em doentes de queimaduras graves, diabetes e linfoma. A porta de entrada é exógena por trauma, podendo, entretanto, ser endógena, oriunda de foco visceral (FIGURA 42.35).
2. **Forma rinocerebral**: é a forma mais frequente. O quadro agudo, fulminante, inicia-se na cavidade nasal ou nos seios paranasais, com invasão dos tecidos da órbita e do cérebro. Os sintomas são relacionados ao comprometimento nasal, ocular e do sistema nervoso, caracterizados por febre, dor facial unilateral, cefaleia, epistaxe, distúrbios visuais e letargia. Clinicamente, pode haver celulite periorbital, proptose e paralisia de nervos cranianos. Pode haver lesões necróticas no palato duro e na mucosa nasal.
Cerca de 50% dos casos desta forma incidem em diabéticos, sendo frequente sua ocorrência em doentes em cetoacidose.
3. **Forma sistêmica**:
- **Pulmonar**: caracteriza-se por febre, tosse, dispneia, dor torácica, hemoptise e atrito pleural. É a segunda forma mais frequente da doença e ocorre mais comumente em indivíduos com malignidades hematológicas, transplantados de medula, neutropênicos e indivíduos sob corticoterapia prolongada.
- **Gastrintestinal**: é a forma menos comum da doença (cerca de 10% dos casos). Caracteriza-se por dor e distensão abdominal, náuseas, vômitos, diarreia e hematoquezia. Ocorre com mais frequência em desnutridos, renais crônicos sob diálise peritoneal e crianças de baixo peso. É forma de alta letalidade por perfurações intestinais.
- **Disseminada**: geralmente inicia-se nos pulmões, havendo posterior disseminação hematogênica, podendo ocorrer comprometimento do SNC, do fígado, do baço, do rim, do coração e até mesmo da pele.

Diagnose

A diagnose pode ser suspeitada considerando-se as condições gerais dos doentes. Exames micológicos e histopatológicos em doentes debilitados ou imunodeprimidos podem esclarecer a diagnose. No exame direto, encontram-se hifas grandes, cenocíticas e ramificadas. As culturas são importantes para identificação da espécie. Devem ser feitas a partir de material de biópsia, mas a positividade é baixa (15-25%).

Os exames de imagem, radiografias tomografias e RM de crânio, face, pulmões e abdome, auxiliam na diagnose da extensão da doença, mas não na diagnose específica.

No exame histopatológico, há infiltrado inflamatório com necrose, abscessos, trombose e presença de hifas grandes, cenocíticas.

Tratamento

Deve-se realizar o mais rapidamente possível o desbridamento cirúrgico das lesões, de modo simultâneo com a introdução de antifúngicos, primordialmente anfotericina B. Deve-se controlar, quando existir, hiperglicemia e acidose e remover medicações imunossupressoras e dexferroxamina. Nos doentes de neutropenia, deve-se empregar G-CSF ou GM-CSF.

Atualmente, tem-se utilizado o antifúngico posaconazol, que tem se mostrado ativo contra a maioria destes fungos e que talvez possa substituir a anfotericina B ou ser empregado em continuidade a este medicamento após tratamento inicial. A prognose é grave. A forma rinocerebral tem evolução aguda e letal (85% de letalidade). A forma sistêmica em geral também evolui para a morte, porém, na forma cutânea, pode haver *restitutio in integrum*.

LOBOMICOSE (DOENÇA DE JORGE LOBO)

A doença de Jorge Lobo, ou lacaziose, descrita em 1931 por Jorge Lobo (FIGURA 42.36), é uma micose crônica, granulomatosa, causada por *Lacazia loboi* (sin. *Paracoccidioides loboi et Loboa loboi*), que resulta da implantação traumática do fungo nos tecidos cutâneo/subcutâneo, manifestando-se por lesões

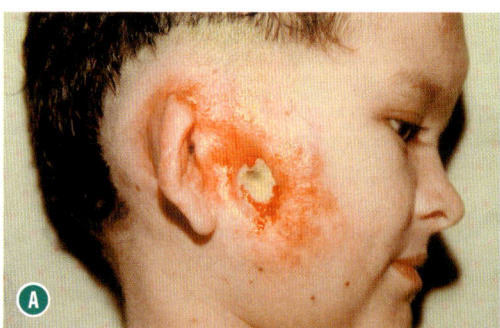
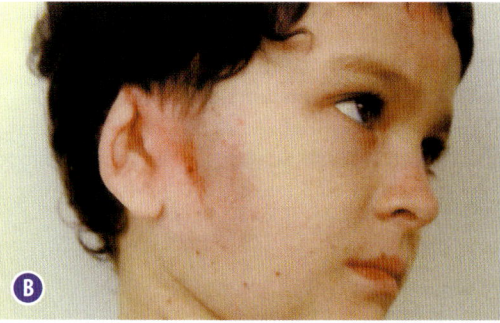

FIGURA 42.35 – Mucormicose. **A** Antes do tratamento. **B** Após o tratamento com anfotericina B.

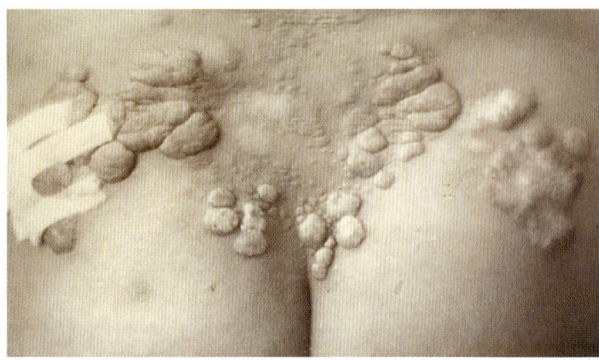

FIGURA 42.36 – Doença de Jorge Lobo. Caso *princeps* de Jorge Lobo. Lesões nodulares e queloidianas.

nodulares, de aspecto queloidiano, principalmente nas orelhas e nos membros, poucas vezes disseminadas. Raríssimos casos de lesões em mucosas estão registrados. O agente etiológico da micose denomina-se atualmente *Lacazia loboi*. O fungo recebeu outras denominações desde sua descoberta: *Glenosporella loboi, Blastomyces brasiliensis, Glenosporopsis amazonica, Loboa loboi* e *Paracoccidioides loboi*. Em 1999, Taborda, Taborda e McGinnis classificaram o fungo no gênero *Lacazia*, criando a espécie *Lacazia loboi*.

Herr e colaboradores[4] efetuaram a análise filogenética de *L. loboi* utilizando a amplificação da subunidade 18S do DNA ribossomal (SSU rDNA) e 600 pb do gene da quitina-sintetase-2 (*CHS-2*) do DNA genômico das células leveduriformes, classificando o agente entre os patógenos fúngicos dimórficos sistêmicos, na ordem *Onygenales*, a mesma que inclui *Blastomyces dermatitidis, Chrysosporium parvum* e *H. capsulatum* – var. *capsulatum* e var. *duboisii*. A nova espécie *L. loboi* e o *P. brasiliensis* mostram características comuns aos dois patógenos.

A micose ocorre principalmente em regiões tropicais e subtropicais, de clima quente e úmido, com áreas de floresta densa, muitos rios e igarapés, índice pluviométrico superior a 2.000 mm anuais e temperatura média de 24 °C. Predomina em adultos de qualquer etnia, do sexo masculino, que exercem atividades no meio rural (seringueiros, garimpeiros, mateiros, indígenas). A maioria dos casos é oriunda do Brasil e da Colômbia, e a quase totalidade é procedente da região amazônica. Há relatos da micose no Suriname, na Guiana Francesa, na Venezuela, no Panamá, na Costa Rica, no Peru, na Guiana, no Equador, na Bolívia, no México, na África do Sul, nos Estados Unidos e no Canadá. Na Europa, há registro de apenas um caso, em um tratador de golfinhos. Até 2010, o número de casos registrados era de 498, sendo 322 no Brasil. Merece especial destaque a alta prevalência da doença entre os índios Caiabi, no estado de Mato Grosso (Brasil Central), onde foram diagnosticados 61 casos. A captura de golfinhos (*Tursiops truncatus* e *Sotalia guianensis*) infectados na costa da Flórida, na foz do rio Suriname e na baía de Biscaia (Europa) remete às seguintes observações: o homem não é o único vertebrado infectado pelo fungo; a água poderia ser um dos reservatórios do parasita; a distribuição geográfica da doença seria mais extensa do que indicam os dados atuais. O fungo provavelmente vive como saprófita no solo, em vegetais e na água, e é inoculado no homem e no golfinho por traumatismos e ferimentos.

O fungo apresenta-se microscopicamente como corpúsculos globosos ou elípticos, medindo de 6 a 12 μm de diâmetro, com núcleos basofílicos, membrana refringente de duplo contorno e citoplasma homogêneo ou granuloso. A reprodução é por gemulação simples ou brotamento em dois ou mais pontos distintos, sendo frequente o aspecto em cadeia de 3 a 8 elementos parasitários. Até o momento, não foi cultivado. Inoculações experimentais em vários animais resultaram em nódulos em quelônios, tatus, camundongos e na bolsa jugal de hamsters. No homem, há registro de inóculos acidentais e em voluntários.

Manifestações clínicas

A infecção é limitada à pele e, em raríssimos casos, às mucosas, sendo bom o estado geral do paciente. As lesões predominam nas áreas expostas, com maior frequência nos pavilhões auriculares e nos membros inferiores. As demais regiões anatômicas são menos comprometidas, e as formas disseminadas são raras.

Na doença de Jorge Lobo, há um polimorfismo lesional que inclui máculas, pápulas, nódulos, gomas, placas nodulares, lesões verruciformes, úlceras e cicatrizes. A lesão inicial é uma pápula superficial ou um nódulo que pode confluir, formando uma placa papulosa ou evoluir para placa nodular, única ou múltipla.

As seguintes formas clínicas são observadas: infiltrativa, queloidiana, gomosa, ulcerosa e verruciforme. O tipo infiltrativo parece ser o do início da doença, podendo evoluir para uma das outras formas mencionadas. O tipo queloidiano é o mais comum, e a coalescência dos nódulos resulta em placas de tamanhos variados **(FIGURAS 42.37 A 42.40)**. Ulceração pode ocorrer desde o início em qualquer das formas clínicas. Os sintomas subjetivos referidos são prurido, ardor, hipoestesia e anestesia. Podem advir complicações como infecção bacteriana e degeneração carcinomatosa. O primeiro caso apresentando comprometimento de órgão interno foi registrado por Rodriguez Toro[5] e Pradinaud,[6] ocorrido na Costa Rica, em um homem portador de lacaziose há mais de 47 anos, com lesões no membro inferior esquerdo, linfangite e tumoração testicular esquerda. O histopatológico da orquiectomia demonstrou granuloma com células multinucleadas e fungos abundantes.

Diagnose

A diagnose clínica diferencial inclui leishmaniose cutânea difusa anérgica, hanseníase, zigomicose, sarcoidose, paracoccidioidomicose, cromoblastomicose e neoplasias benignas e malignas. A pesquisa direta revela organismos leveduriformes com a micromorfologia já descrita.

O histopatológico mostra um infiltrado inflamatório granulomatoso, com histiócitos e gigantócitos tipo Langhans, rico em *L. loboi*. A epiderme pode estar normal, atrófica,

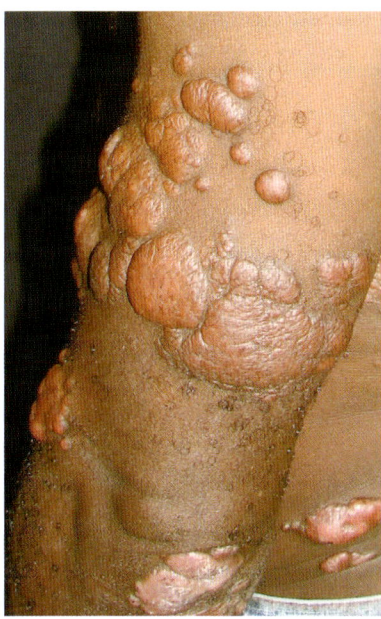

FIGURA 42.37 – Doença de Jorge Lobo. Lesões queloidianas tíbio-társicas.

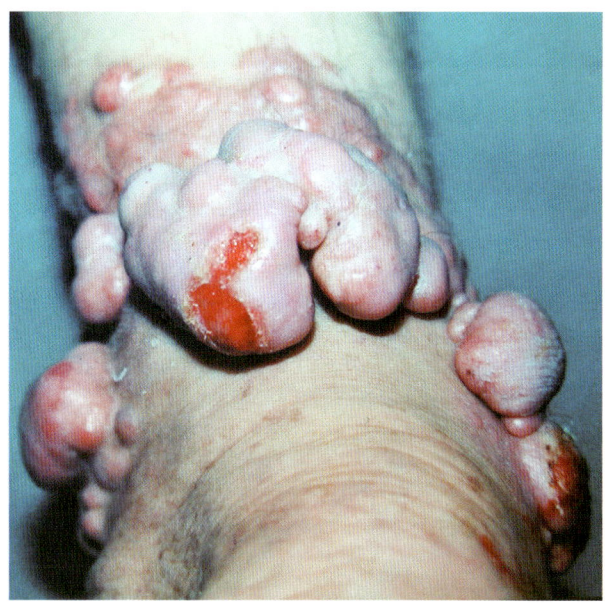

FIGURA 42.39 – Doença de Jorge Lobo. Placas queloidianas coalescentes.

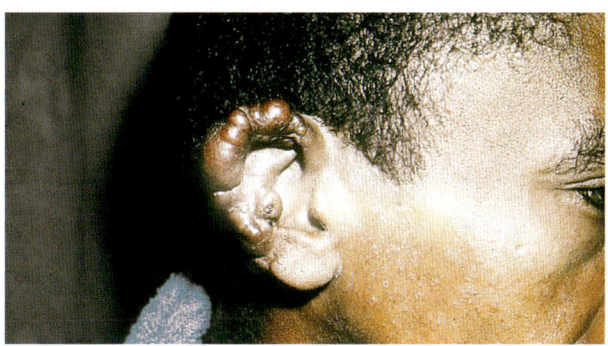

FIGURA 42.38 – Doença de Jorge Lobo. Lesões queloidianas na região auricular, localização frequente da micose.

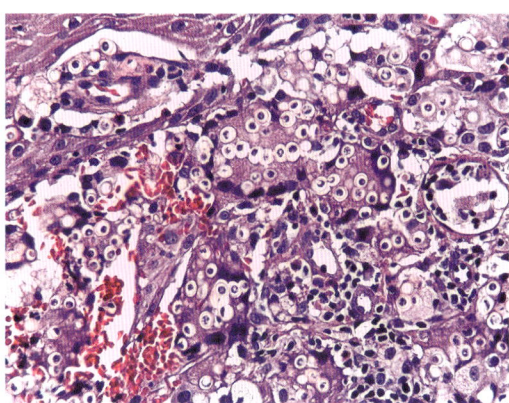

FIGURA 42.40 – Granuloma com *L. loboi* corado por HE.

hiperplásica ou ulcerada. Parasitas na camada córnea (eliminação transepidérmica) eventualmente são observados (VER FIGURA 42.40).

Biópsias de lesões da micose submetidas à análise imuno-histoquímica revelaram positividade para CD68 e forte imunomarcação para TGF-α e IFN-γ. A imunomarcação tecidual para o Fator XIIIa+ em dendrócitos dérmicos (DD FXIIIa) em biópsias de lesões de lacaziose evidenciou que essas células eram maiores no infiltrado inflamatório do que as encontradas no grupo controle de pele normal e em doentes de paracoccidioidomicose. Estudos de imunomarcação para células dendríticas CD1a+ demonstraram que não houve aumento significativo em comparação com o grupo controle normal.

A quantificação de citocinas no soro e em sobrenadante de cultura de células de doentes de doença de Jorge Lobo constatou diminuição de IL-2 e aumento de IL-4 e IL-6, o que revela predominância do perfil Th2, possibilitando alterações dos mecanismos responsáveis pela contenção do fungo nos doentes.

Tratamento

A cirurgia por exérese, eletrocoagulação ou criocirurgia de lesões isoladas possibilita a cura. Em lesões extensas, há recidivas com os métodos cirúrgicos. Houve relatos de resultados favoráveis com clofazimina, na dose de 100 a 200 mg/dia, por 12 a 24 meses, ou a associação de clofazimina e itraconazol, mas posteriormente observou-se recidiva da doença. Numerosos medicamentos, como sulfas, cetoconazol, anfotericina B, flucitosina, dapsona, itraconazol, entre outros, foram empregados com resultados não satisfatórios. Posaconazol (800 mg/dia, por 27 meses) produziu cura de caso com lesões na orelha.

MICOSES SISTÊMICAS

PARACOCCIDIOIDOMICOSE

A paracoccidioidomicose, blastomicose sul-americana, é uma doença aguda a crônica, granulomatosa, causada por fungo dimórfico, o *Paracoccidioides brasiliensis*. Caracteriza-se por lesões polimorfas, podendo atingir qualquer órgão ou aparelho, com especial predileção por pele, mucosas, linfonodos, pulmões, adrenais e sistema nervoso.

Foi descrita em 1908, por Lutz, em São Paulo, que identificou o parasita, sendo posteriormente identificada em outras regiões do Brasil e em países da América do Sul. Do nome original, micose pseudococcidioica, recebeu, subsequentemente, denominações de blastomicose brasileira, blastomicose sul-americana, doença de Lutz-Splendore-Almeida e, finalmente, paracoccidioidomicose. Esta última denominação, consagrada em 1971, foi adotada devido ao nome *Paracoccidioides brasiliensis*.

O parasita tinha sido considerado, por Lutz, diferente do *Coccidioides immitis* e foi denominado por Splendore, em 1912, *Zimonema brasiliensis*. Posteriormente, foi confundido com o agente da coccidioidomicose, porém Almeida, em 1930, após destacar a diferenciação, criou o gênero *Paracoccidioides*, com o nome da espécie proposto por Splendore, *brasiliensis*.

O gênero *Paracoccidioides* pertence ao Phylum Ascomycota, classe Euromycetes, ordem Oxygenales e família Ajellomycetaceae (Onygenaceae), em comum com *Histoplasma capsulatum*, *Blastomyces dermatitidis*, *Coccidioides immitis* e *Coccidioides posadasii*, compartilhando com eles, além do dimorfismo térmico, o artroconídio miceliano como forma infectante, o habitat em áreas geográficas relativamente restritas e o contágio por via inalatória. É um patogênico para o homem, mas é capaz de infectar ou coexistir com outras espécies animais, com destaque para tatus das espécies *Dasypus septemcinctus* (tatu de sete-bandas) e *Dasypus novemcinctus* (tatu de nove-bandas), nos quais vem sendo repetidamente isolado por cultura de vísceras. É identificado por métodos moleculares em diversos animais silvestres, tais como *Procyon cancrivorus* (guaxinim), *Cavia aperea* (preá), *Sphiggurus spinosus* (ouriço), *Galictis vittata* (furão) e *Eira barbara* (irara). O fungo apresenta vida saprobiótica no solo, de onde já foi isolado, sendo o contágio feito pela via inalatória e por poeira em suspensão. Por métodos sorológicos, detecta-se infecção em cães e bovinos. Destaca-se a publicação de dois casos em cães da raça Dobermann de doença linfonodal comprovada.

Até 2006, aceitava-se a existência apenas da espécie *P. brasiliensis*, embora algumas evidências sugerissem a existência de espécies crípticas, ocultas. A possibilidade da existência de espécies ocultas apoiava-se em diferenças de fenótipos entre isolados sob mesmas condições de cultivo e expressas por: velocidade distinta de crescimento de colônias, produção distinta na quantidade de conídios, distinção na velocidade de transição de levedura a micélio, morfologia do fungo na fase leveduriforme, diferenças na virulência entre diferentes isolados e mesmo predominância de determinadas formas clínicas segundo a região geográfica do país. Com o advento dos métodos moleculares e com base no sequenciamento de dezenas de isolados de diferentes regiões do país e do exterior, propôs-se a existência de uma nova espécie, denominada *Paracoccidioides lutzii*, de alta prevalência na região central do Brasil e, de novas espécies preliminarmente denominadas de S1, de ampla distribuição no Brasil e na Venezuela, S2 de distribuição restrita à região sudeste e sul do Brasil, e S3, restrita à Colômbia. O passo seguinte é conseguir demonstrar que às diferentes espécies se associem o perfil clínico e a resposta terapêutica espécie-específica. Evidência prática do reconhecimento de novas espécies é, por exemplo, a demonstração de que o diagnóstico sorológico sofre influência do tipo do preparado antigênico utilizado, ou seja, o teste sorológico, se imunodifusão ou contraimunoeletroforese, deve utilizar antígenos preparados a partir de cultivos de fungos da mesma região geográfica onde é aplicado ou de *pool* de isolados de diferentes regiões geográficas para que se consiga alta sensibilidade diagnóstica. Essa observação é reforçada pela demonstração recente de que a glicoproteína de 43 kD (gp43), que é o exoantígeno imunodominante no gênero *Paracoccidioides*, expressa pelo *P. lutzii*, compartilha poucos epítopos com a gp43 produzida pelo *P. brasiliensis*. Como fungo dimórfico, cresce a uma temperatura de 25 °C como micélio (fase M) e 37 °C como levedura (fase Y). Do ponto de vista experimental, o *Paracoccidioides* pode ser inoculado com sucesso em hamster, rato albino, camundongo e cobaia.

Epidemiologia

Os casos autóctones restringem-se ao continente americano do sul do México (23° de latitude norte) até a Argentina (34,5° de latitude sul). Ocorre em todos os países contidos nessas latitudes com exceção de Guatemala e Belize na América Central e Chile, Suriname, Guiana Francesa na América do Sul. Os países de maior incidência são Brasil, com a estimativa de contribuir com 80% do total dos casos, seguido por Colômbia, Venezuela, Argentina e Paraguai. No Brasil, os estados de São Paulo, Paraná, Mato Grosso, Goiás e Rondônia são os de maior incidência. Além do homem, o *Paracoccidioides* é capaz de sobreviver em tatus e provocar doença, ainda que raramente, em cães.

O paciente do sexo masculino, com relação M/F de 9 a 13/1, entre 30 e 50 anos de idade e com histórico de atividades rurais é a clássica fotografia da paracoccidioidomicose-doença. No entanto, na pré-adolescência, os sexos são acometidos igualmente, e nos casos em associação com a infecção pelo HIV/Aids, a média de idade dos pacientes é menor e há maior participação do sexo feminino. Os extremos de idade publicados são de 2 a 102 anos, com mediana de 45 anos no sexo masculino e de 25 no sexo feminino. Há dados que sugerem que o estrogênio exerça fator protetor para as mulheres, porém há que se considerar que o homem se expõe profissionalmente mais às oportunidades de infecção e reinfecção e apresenta taxas mais altas de alcoolismo e tabagismo, considerados predisponentes importantes.

A via principal de contágio é a inalatória, com formação do complexo primário pulmonar, à semelhança da tuberculose (paracoccidioidomicose-infecção), e o tempo de latência pode ser muito variável, de até 60 anos, explicando o porquê da ocorrência de casos em países não endêmicos (paracoccidioidomicose-importada). Os relatos da doença, em pacientes não autóctones nos Estados Unidos e na Europa, são de pessoas que estiveram em áreas endêmicas e nas quais a doença se manifestou vários anos após a contaminação.

Testes intradérmicos utilizando antígenos obtidos do *P. brasiliensis*, em áreas endêmicas e não endêmicas, indicam a existência de uma paracoccidioidomicose-infecção que pode evoluir para a cura ou permanecer em estado de latência por tempo variável.

Inquéritos epidemiológicos com a utilização da intradermorreação de paracoccidioidina permitem estimar a prevalência da infecção em determinada área geográfica. A técnica consiste na injeção intradérmica de preparado antigênico, produto de *pool* de isolados, e leitura da reação em 24 a 48 horas, pela medida do diâmetro da enduração resultante. Se maior que 5 mm, considera-se paracoccidioidina-positivo e sinaliza ter sido infectado pelo fungo. Em pacientes doentes de paracoccidioidomicose, a positividade detectada foi em torno de 96% utilizando-se preparado rico em exoantígeno de 43 kD. Saliente-se que a reação de paracoccidioidina é útil para inquéritos epidemiológicos, e não deve ser utilizada como método diagnóstico de paracoccidioidomicose-doença.

Patogenia

À luz de inúmeras evidências clínicas e experimentais, consolidou-se o princípio de infecção por via inalatória para o gênero *Paracoccidioides*, à semelhança dos demais fungos dimórficos patogênicos. Evidências clínicas nesse sentido são lesões mucosas múltiplas na cavidade bucal não acompanhadas de linfonodo satélite; identificação do *Paracoccidioides* em lavados brônquicos de pulmões radiologicamente normais; diagnóstico de doença pulmonar isolada em vários casos de pacientes há muito residentes na Europa e na Ásia; relato de infecção pulmonar autolimitada e regressiva e diagnóstico de complexo pulmonar primário com linfangite em tecido pulmonar ressecado por neoplasia. Do ponto de vista laboratorial, tentativas de inoculação experimental na mucosa jugal e na pele produziram apenas infecção local e transitória; inoculação intracardíaca resulta em infecção generalizada, inclusive com lesões cutâneas; existe facilidade de se obter infecção pulmonar por inoculação intratraqueal ou nasal e com generalização da infecção em pelo menos 50% dos animais inoculados. A possibilidade de infecção transcutânea foi demonstrada de forma irrefutável em uma única publicação, que relata acidente de laboratório com agulha e seringa contendo suspensão de fungos viáveis.

Após inalado, o fungo pode ser destruído no parênquima pulmonar pela resposta imune inata ou se transformar de micélio a levedura (M → Y), se multiplicar e produzir o foco primário e ativar resposta imune específica. A resposta imune inata lança mão de receptores *Toll-like* (TLR2, TLR4) no recrutamento de células, ativação do sistema complemento de produção e mediadores na tentativa de eliminação do patógeno infectante. A qualidade da transição da resposta imune inata para a resposta imune mediada será proporcional à capacidade das células macrofágicas de destruir o agente e apresentar antígenos para as células T e ao perfil de citocinas secretadas. Caso a resposta imune específica, adaptativa, seja eficaz, o foco primário será eliminado; caso não, há progressão para o linfonodo hilar e constituirá o complexo primário pulmonar. Instalado o complexo primário pulmonar, o fungo pode apresentar disseminação linfo-hematogênica transitória com possíveis focos metastáticos à distância ou evoluir para doença progressiva. Em síntese, pós-infecção, a sequência de eventos, se infecção e posterior cura, se doença progressiva ou se permanência de fungos viáveis em focos quiescentes, vai depender do resultado da equação entre volume do inóculo e virulência do agente *versus* capacidade de resposta imune do hospedeiro.

Pacientes com a forma grave da doença apresentam perfil de citocinas do tipo Th2, com produção de IL-4, IL-5 e IL-10 e alta produção de anticorpos do tipo IgG4 e IgE. Pacientes com a forma crônica leve a moderada apresentam equilíbrio na produção de citocinas tipo Th1 e Th2. Granulomas bem formados expressam interferon-γ e não expressam IL-5 e IL-10, e TNF-α está presente tanto em granulomas bem formados quanto em granulomas frouxos, com grande número de células fúngicas. Na lesão cutânea pré-tratamento, tanto TNF-α quanto TGF-β estão expressos, mas após 20 dias de tratamento específico a expressão de TNF-α está bem reduzida, enquanto que se amplia a expressão de TGF-β a sinalizar o processo de cicatrização da lesão. Doença disseminada e grave foi associada à deficiência na interação IL-12/interferon-γ por mutação na subunidade β1 do receptor para IL-12, o que demonstra a importância da integridade da função de citocinas do tipo Th1 na proteção contra o fungo.

Manifestações clínicas

A classificação clínica, clássica e histórica, proposta por Aguiar Pupo em 1934, apontava a existência de:

- Formas tegumentares ou cutaneomucosas.
- Formas linfonodulares ou linfáticas.
- Formas viscerais.
- Formas mistas (tegumentar-linfática-visceral).

Essa classificação clínica é muito útil na análise das expressões morfológicas da paracoccidioidomicose.

Franco e colaboradores,[7] propuseram uma classificação que é reconhecida universalmente e é usada em publicações e nos ensaios terapêuticos. Essa classificação utiliza dados de comprometimento de órgãos e sistemas, gravidade, evolução e resposta imune e consta de:

Paracoccidioidomicose-infecção: cursa de maneira assintomática ou oligossintomática e é diagnosticada por teste de paracoccidioidina positivo. Não deixa calcificação residual, ao contrário da histoplasmose ou coccidioidomicose.

Paracoccidioidomicose-doença:

- **Forma aguda-subaguda (tipo juvenil)**: acomete jovens de ambos os sexos, e o fungo apresenta tropismo para o sistema monocítico – fagocitário, isto é, linfonodos, fígado, baço e medula óssea. A história clínica costuma ser de meses e faz referência ao aumento de tamanho dos linfonodos, em geral cervicais, que se confluem e são inicialmente duros, pseudolinfomatosos. Progressivamente, assumem aspecto inflamatório, abscedam e fistulizam com secreção seropurulenta rica em fungos. As fístulas não cicatrizam espontaneamente, ao contrário da tuberculose do linfonodo **(FIGURA 42.41)**. Não é raro o comprometimento de linfonodos profundos, como mediastinais, parailíacos, para-aórticos e mesentéricos, os quais não abscedam. Linfonodos aumentados no hilo hepático podem comprimir a drenagem biliar, e o paciente pode apresentar icterícia como manifestação associada a outros sinais ou sintomas ou como única manifestação clínica. A icterícia também pode decorrer de retração cicatricial ou granulomas do colédoco e exige diagnose diferencial com hepatites de etiologias diversas. As lesões articulares ocorrem por contiguidade ou disseminação hematogênica.

O comprometimento do aparelho digestivo não é raro. Pode haver comprometimento do esôfago ao reto, sendo mais comuns lesões do intestino delgado e do colo, observando-se segmentos estenosados e perfurações. O comprometimento intestinal, na paracoccidioidomicose, apresenta, clinicamente, uma variedade de sintomas, como dores abdominais, contínuas ou em cólicas, acompanhadas de náuseas, vômitos, obstipação ou diarreia, ao lado de sinais gerais como febre e anorexia. Aumento dos linfonodos intra-abdominais é encontrado, formando, às vezes, massas volumosas. Há quatro síndromes de participação intestinal: oclusão intestinal total ou parcial, pela compressão das massas dos linfonodos; enterocolite ou retocolite, consequente às ulcerações múltiplas e quadro de abdome agudo, geralmente por apendicite paracoccidioidomicótica. O fígado e o baço podem estar aumentados de volume, em geral nas formas disseminadas da enfermidade. Lesões gástricas, pancreáticas e esofágicas têm sido encontradas.

A mucosa bucal é acometida em apenas 5% nos casos de forma aguda-subaguda e apresenta o mesmo padrão da lesão visto nos adultos. O pulmão apresenta comprometimento discreto ou pode aparecer como normal à radiografia. As possíveis alterações são mais visíveis com o uso da tomografia computadorizada. À investigação laboratorial, são frequentes, na forma aguda, anemia, leucocitose com desvio, eosinofilia, VHS aumentada, albumina diminuída e globulina aumentada. É recomendável que todo paciente com a forma aguda-subaguda seja submetido à US do abdome e à sorologia para HIV. Como regra, os pacientes com a forma aguda-subaguda são considerados como portadores de forma moderada a grave. Em geral, ao aumento dos linfonodos associa-se febre baixa vespertina, adinamia, inapetência e alteração do estado geral. Em período variável de tempo, fruto da disseminação hematogênica do fungo, surgem as lesões cutâneas de aspecto acneiforme em seu início, em geral na face e que evoluem para lesões ulceradas e vegetantes. As lesões ósseas ocorrem em torno de 15% dos casos, em geral nos ossos longos, expressando-se por lesões osteolíticas e mesmo por fraturas espontâneas. As lesões osteolíticas atingem preferencialmente clavículas, costelas e o úmero, com tendência à simetria.

- **Forma crônica (tipo adulto)**: em geral acomete paciente do sexo masculino entre 30 e 60 anos, comumente com história de algum tipo de atividade rural e com hábitos de consumo de álcool e de tabagismo. A história clínica é mais longa e em geral corresponde à reativação endógena de foco quiescente por ruptura do equilíbrio agente-hospedeiro. Pode ser unifocal (único órgão ou sistema acometido) ou multifocal.

Unifocal: corresponde ao comprometimento pulmonar isolado, ou do SNC ou das adrenais. As manifestações clínicas serão pertinentes aos órgãos atingidos. O comprometimento pulmonar é comum (50-80% dos doentes), é relativamente silencioso e quando o paciente relata tosse, inicialmente seca, e dispneia progressiva, a lesão do parênquima já é expressiva. O mais habitual é infiltrado intersticial, bilateral, para-hilar e simétrico, com aspecto em "asa de borboleta". No entanto, pode ocorrer infiltrado micro e macronodular, pneumônico e mesmo a ocorrência de cavitação. A diagnose em geral é estabelecida pelo exame radiológico. Radiologicamente são encontradas lesões miliares, nodulares, infiltrativas, pneumônicas, cavitárias e fibrosas.

As lesões do SNC expressam-se por quadro convulsivo, cefaleia e sinais neurológicos. Sinais meníngeos não são co-

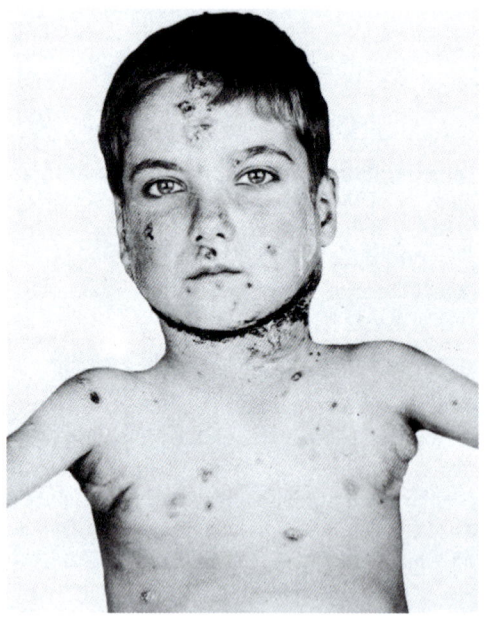

FIGURA 42.41 – Paracoccidioidomicose. Forma cutâneo-linfática.

muns. O quadro neurológico é multiforme, de acordo com o tipo de lesão e a localização. Pode ser de sintomatologia tumoral, se ocorrer granuloma paracoccidióidico, circunscrito em determinada área do sistema nervoso. Há doentes que sofreram intervenção cirúrgica com suspeita de neoplasia, por localização aparentemente única da enfermidade. Outros quadros encontrados são meningite, meningoencefalite ou meningorradiculite subaguda ou crônica, com seus respectivos cortejos sintomatológicos. Combinação de forma localizada tumoral e difusa, meningítica, pode ocorrer. A diagnose de certeza do comprometimento nervoso é dada pelo achado do *P. brasiliensis* no líquido cefalorraquidiano; achados sugestivos para a diagnose são alterações das proteínas, aumento da γ-globulina acima de 20%, pleocitose, hipoglicorraquia e reação de fixação de complemento reagente positiva.

Havendo suspeita, impõe-se a investigação imediata com métodos de imagem apropriados. Acometimento do SNC deve ser considerado como forma grave da enfermidade e tratado como tal. O comprometimento das suprarrenais é frequente e provoca manifestações, principalmente crônicas, relativas à insuficiência adrenal e resumidas como hipotensão postural, fraqueza, hiperpigmentação cutânea e mucosa, hiponatremia, resposta diminuída ao estímulo com ACTH, podendo haver hiperpotassemia e alterações na investigação por imagem, mas não obrigatoriamente. A função adrenal precisa ser avaliada nas formas disseminadas da doença.

Multifocal: reúne o comprometimento pulmonar associado a algum outro órgão ou sistema, em geral o comprometimento da mucosa ou da pele. A lesão mucosa costuma ser de localização bucal. As localizações preferenciais são o lábio inferior, que pode estar infiltrado com aspecto de macroqueilite, gengivas, mucosa jugal, palato, assoalho da língua e língua, nesta com padrão infiltrativo. Quando a infecção atinge os lábios e a região perioral, ocorre tumefação e lesões ulcerovegetantes e crostosas **(FIGURAS 42.42 E 42.43)**. O quadro clínico característico das lesões mucosas apresenta erosões e ulcerações com pontilhado hemorrágico delicado, aspecto denominado, por Aguiar Pupo, *estomatite moriforme* **(FIGURAS 42.44 A 42.46)**. Com a evolução, as lesões progridem e tornam-se ulcerovegetantes, atingindo grande extensão da cavidade bucal, faringe, laringe e fossas nasais. O comprometimento da faringe e da laringe pode ser

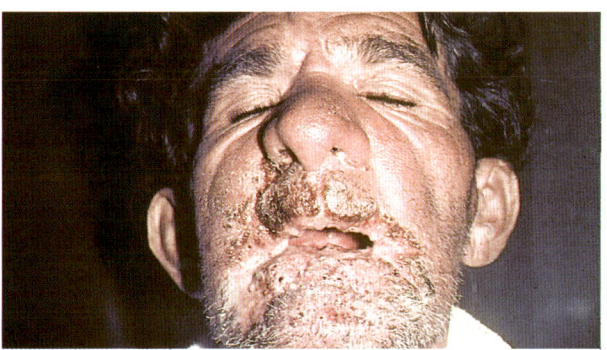

FIGURA 42.42 – Paracoccidioidomicose. Propagação das lesões mucosas para a área cutânea perioral e nasal. Lesões ulcerovegetantes e crostosas.

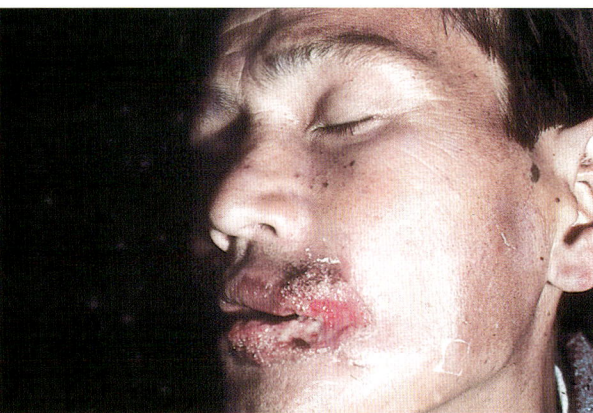

FIGURA 42.43 – Paracoccidioidomicose. Lesões ulcerovegetantes por propagação por contiguidade de lesões mucosas.

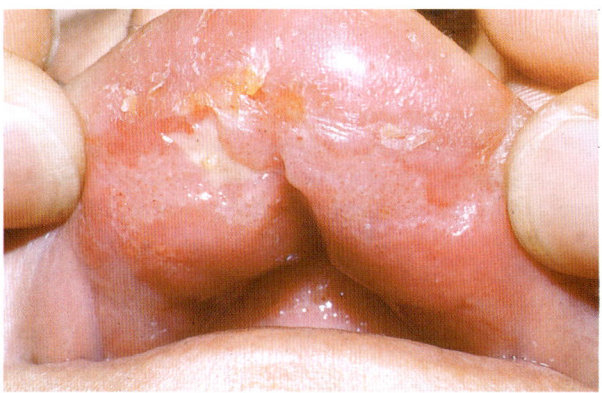

FIGURA 42.44 – Paracoccidioidomicose. Lesões labiais. Edema acentuado e ulceração com pontilhado hemorrágico fino.

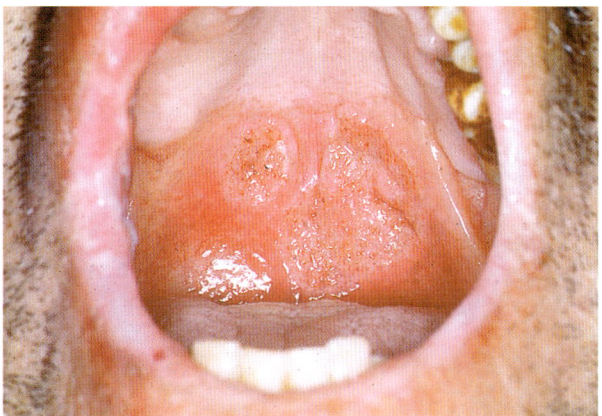

FIGURA 42.45 – Paracoccidioidomicose. Lesões do palato. Lesões ulceradas com fundo granuloso e pontilhado hemorrágico.

primitivo, porém frequentemente essas estruturas são atingidas pela propagação sucessiva, em continuidade, de lesões da mucosa oral. A laringe e as cordas vocais com frequência são atingidas. O paciente queixa-se de dor à mastigação ou espon-

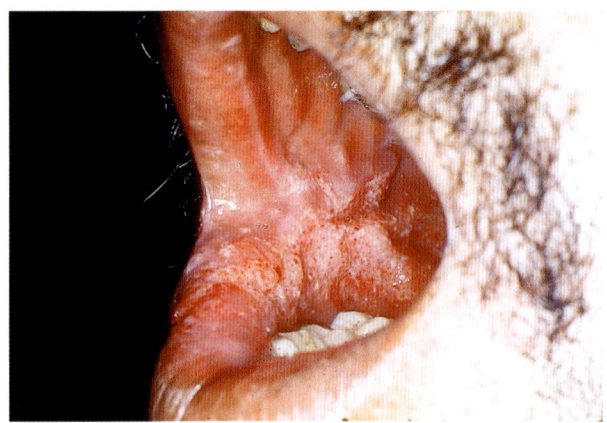

FIGURA 42.46 – Paracoccidioidomicose. Lesões da mucosa bucal. Lesões ulcerovegetantes com pontilhado hemorrágico fino.

de lesões na pele ocorre por disseminação hematogênica do parasita. Em regra, verifica-se que os elementos eruptivos se apresentam em vários estágios evolutivos, encontrando-se lesões eritematopapulosas iniciais ao lado de elementos papulosos, papulopustulosos, papulovegetantes e ulcerocrostosos **(FIGURAS 42.48 A 42.52)**. Pode-se perceber, na superfície da lesão, um ponteado hemorrágico escuro, muito sugestivo da enfermidade (granulação moriforme), mais visível quando se utiliza o dermatoscópio para avaliação.

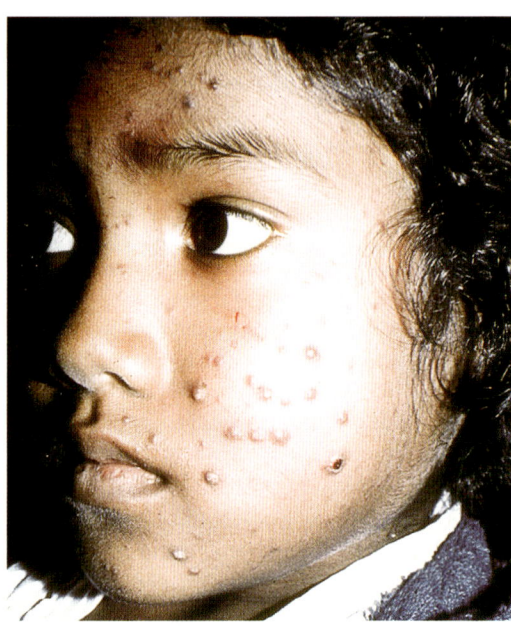

FIGURA 42.48 – Paracoccidioidomicose. Lesões eritematopapulosas acneiformes e lesões eritêmato-pápulo-nodulares em criança.

tânea, há sialorreia e rouquidão. Lesões traqueais são encontradas e ocasionalmente podem tornar necessária uma traqueostomia. No início das lesões mucosas, os linfonodos regionais não estão comprometidos, porém, no decorrer da evolução da enfermidade, são atingidos, apresentando-se aumentados e, eventualmente, com supuração **(FIGURA 42.47)**. Outras mucosas, como ocular, genital e anal, raramente podem ser acometidas; quando isso ocorre, apresentam aspecto semelhante ao da mucosa bucal.

As lesões da pele também são comuns, mais frequentemente localizadas no segmento cefálico, inclusive no couro cabeludo. Lesões isoladas, com história de trauma prévio, podem corresponder ao fenômeno denominado de *locus minoris resistentiae*, previamente relatado na paracoccidioidomicose e coccidioidomicose, em que o trauma "fixa" o fungo já em fase de fungemia.

As lesões cutâneas da paracoccidioidomicose são variadas e polimorfas. Desde que a inoculação primitiva da pele é excepcional, elas são encontradas em torno da boca e da narina, por propagação ou continuidade, ou a partir de fístulas de linfonodos ou ossos. Entretanto, a forma mais comum

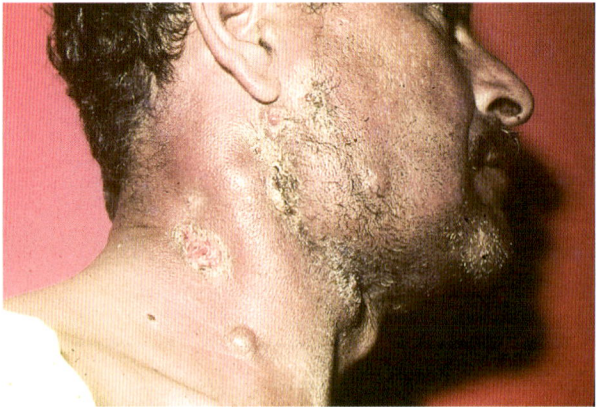

FIGURA 42.47 – Paracoccidioidomicose. Lesões dos linfonodos regionais com abscedação e fistulização.

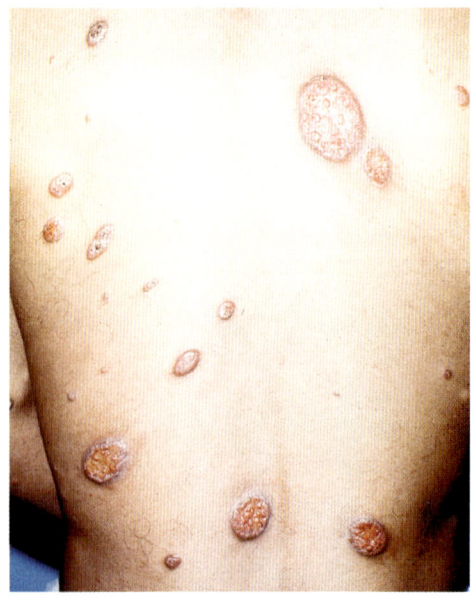

FIGURA 42.49 – Paracoccidioidomicose. Lesões ulcerosas e ulcerovegetantes disseminadas.

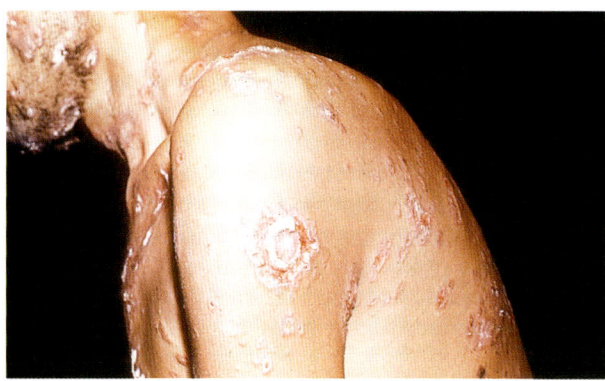

FIGURA 42.50 – Paracoccidioidomicose. Lesões ulcerovegetantes disseminadas (via hematogênica).

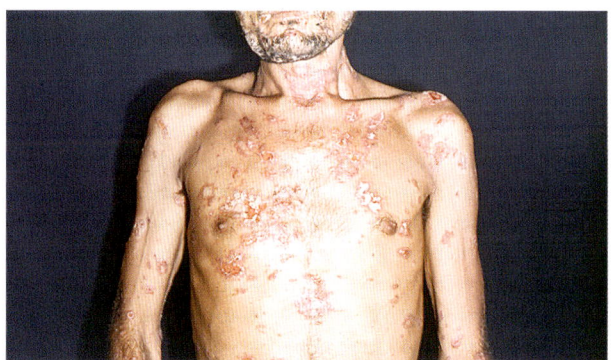

FIGURA 42.51 – Paracoccidioidomicose. Lesões ulcerovegetantes e úlcerocrostosas disseminadas (via hematogênica).

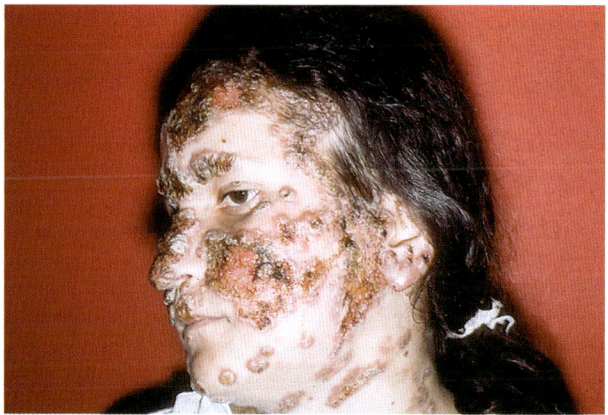

FIGURA 42.52 – Paracoccidioidomicose. Nódulos ulcerados e placas ulcerovegetantes disseminadas na face (via hematogênica).

A lesão pode estar recoberta por crostas espessas ou não, e nessas circunstâncias o pontilhado hemorrágico vai se expressar por pontos negros (*black dots*), imitando a cromoblastomicose.

O formato da lesão ulcerada em geral é arredondado ou ovalado, e as bordas são de coloração eritematoviolácea. A lesão cutânea pode também assumir o aspecto vegetante ou vegetante-ulcerado. Lesões localizadas na região plantar apresentam aspecto de úlcera de bordas calosas e se prestam ao diagnóstico diferencial com mal perfurante plantar. A quantidade de lesões cutâneas é muito variável e vai depender das condições imunes do paciente e do tempo de doença sem tratamento. Os casos são considerados como de forma leve, moderada ou grave segundo dados de observação clínica geral, grau de emagrecimento, órgão e sistema acometido e evidências quanto à repercussão na capacidade de resposta imune e de disseminação do fungo.

Aspecto eventual é a lesão sarcoídeia, geralmente placa infiltrada ou liquenoide de cor vermelho-cúprica ou histopatologicamente traduzida por granulomas, porém com raros parasitas **(FIGURAS 42.53 E 42.54)**.

Também, ainda que raramente, são observados casos com lesões verrucosas isoladas sem qualquer outro acometimento cutâneo, ou sistêmico, que sugerem a possibilidade de inoculação direta na pele. Portanto, praticamente na quase totalidade dos casos, as lesões de pele decorrem da propagação da enfermidade por contiguidade, como no caso das lesões periorais surgidas a partir de lesões da cavidade bucal ou por disseminação linfática ou hematogênica. Atualmente, a maioria dos estudiosos de paracoccidioidomicose acredita que não há evidências clínicas cientificamente comprovadas, e também não há evidências experimentais para se admitir a inoculação direta na mucosa pelo hábito de mascar folhas ou realizar a limpeza anal com folhas vegetais consideradas, no passado, para essa localização, insólita das lesões. Tampouco se admite a inoculação do aparelho digestivo por ingestão do fungo.

Diagnose e diagnose diferencial

O padrão-ouro para o diagnóstico é a visualização do agente. O método mais utilizado é a biópsia para exame anatomo-

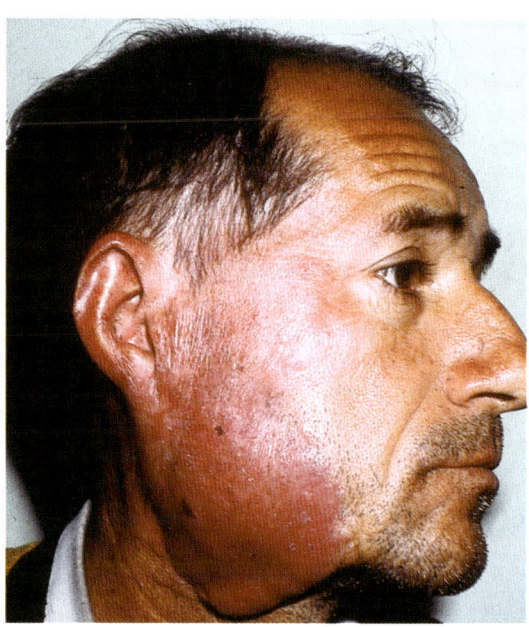

FIGURA 42.53 – Paracoccidioidomicose. Forma sarcoídea. Extensa placa plana, eritematoinfiltrada na face.

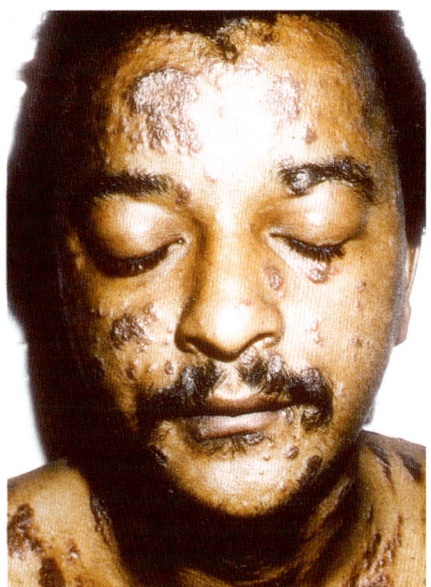

FIGURA 42.54 – Paracoccidioidomicose. Forma sarcoídea. Placas papulosas, infiltradas, disseminadas.

patológico, que, em mãos experientes, apresenta sensibilidade de praticamente 100%. Observa-se pseudo-hiperplasia da epiderme e infiltrado linfo-histiocitário e granulomatoso com formação de microabscessos na derme. Os fungos são visíveis já na coloração pela hematoxilina e eosina no interior de células gigantes ou no meio extracelular. A coloração pela prata cora os fungos em negro e os torna mais visíveis. Isso também ocorre quando se utiliza a coloração pelo PAS, que cora os fungos em vermelho-púrpura. O fungo pode ser visível como célula única de diâmetro variável ou como célula multibrotante, em gemação com células-filhas de diâmetro menor, imitando o aspecto de *Mickey Mouse*, ou em roda de leme quando de gemulação múltipla. No material de pus de linfonodos, são abundantes e de dimensões maiores, porém, em raspados de lesões, predominam as formas menores. Em lesões sarcoídicas, pelo pequeno número de parasitas, as colorações específicas são indispensáveis para a diagnose.

Pode-se utilizar o exame direto com o uso de KOH a 20% (FIGURA 42.55). Outra técnica recomendada para lesão mucosa é a realização de uma microbiópsia, e o material é gentilmente "esmagado" entre lâmina e lamínula com adição do KOH. Essa técnica evita o sangramento e a confusão com hemácias durante o exame. O exame direto com material purulento pode prescindir da adição do KOH. O escarro deve ser homogeneizado e centrifugado para aumentar a sensibilidade do método, ou emblocado, parafinado e corado e examinado como exame citológico. Outro método muito útil é a colheita de material por punção biópsia com agulha de linfonodo e até mesmo de órgãos sólidos, guiada por US, sendo o material corado e examinado como citológico.

- **Cultura:** sendo o fungo dismórfico, o cultivo será feito a temperatura e 25 °C como micélio (fase M) e a 37 °C como levedura (fase Y). A semeadura com Agar Saboreaud pode ser realizada com microfragmento de biópsia (*punch* 2 mm) de lesão cutânea ou de mucosa ou de pus aspirado de linfonodo, abscesso ou de centrifugado de escarro. Em temperatura ambiente o crescimento é lento (20-30 dias) sob forma de colônias brancas cotonosas com aspecto de "pipoca estourada" (FIGURA 42.56). O exame microscópico da colônia mostra filamentos finos septados com esporos terminais ou intercalares. A cultura a 37 °C deve, de preferência, utilizar meios enriquecidos com agar cérebro-coração (BHI-Difco) e o aspecto é de cultura leveduriforme de cor creme e aparência enrugada cerebriforme (FIGURA 42.57), que ao exame microscópio evidencia células arredondadas, algumas em gemulação, multibrotantes imitando roda de leme. A sensibilidade dos cultivos é baixa, mas a especificidade é de 100%. Na Faculdade de Medicina de Botucatu obteve-se cultivo positivo em 49% dos casos comprovados.
- **Inoculação:** o *P. brasiliensis* pode ser inoculado em diferentes espécies animais, como o hamster, rato albino, cobaia e camundongo. Foi cultivado na membrana cório-alantoide de ovos embrionados. O *P. brasiliensis* possui glicoproteínas, glicopeptídeos, lipídeos e polissacarídeos, podendo hidrolisar a ureia. Como fungo, é um organismo eucariótico; tem um verdadeiro núcleo, com cromos-

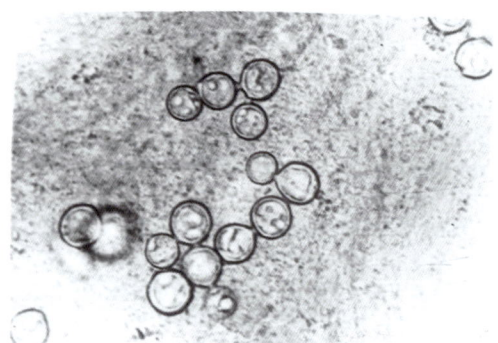

FIGURA 42.55 – *P. brasiliensis*. Células arredondadas em gemulação.

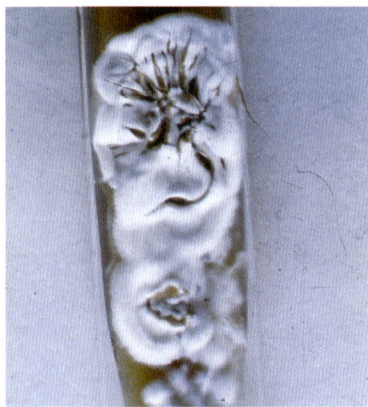

FIGURA 42.56 – *P. brasiliensis*. Colônia cotonotosa por cultivo em temperatura ambiente. É a variante M (miceliana).

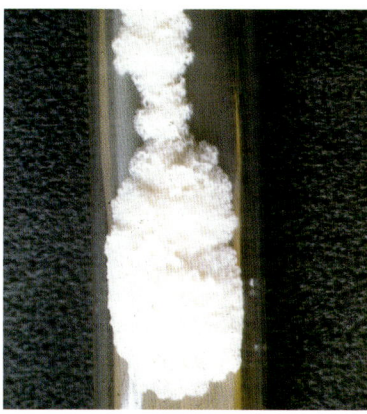

FIGURA 42.57 – *P. brasiliensis*. Colônia leveduriforme por cultivo a 37 °C. É a variante L (leveduriforme) ou Y (*yeast*).

somos ligados a proteínas e com organelas que realizam as várias funções celulares. Na vida parasitária, podem ocorrer formas redondas ou hifas pequenas, protoplastos que podem constituir formas invasivas. Na parede celular do fungo, encontra-se a 1-3-glucana, que é relacionada à virulência do fungo. O *P. brasiliensis* possui estrutura antigênica complexa, tendo antígenos comuns com outras espécies, como o *Paracoccidioides loboi* e o *Blastomyces dermatitidis*. Entretanto, a glicoproteína gp43 de 43 kD é considerada específica para o *P. brasiliensis*.

- **Sorologia**: anticorpos estão presentes no soro de doentes e podem ser evidenciados por diferentes técnicas. A primeira usada, a reação de fixação de complemento com antígeno polissacarídico (reação de Fava Neto), era auxiliar na diagnose e imprescindível para o controle sorológico pós-tratamento. Atualmente foi substituída por várias técnicas para a diagnose e/ou o seguimento, como dupla imunodifusão, contraimunoeletroforese, imunoeletroforese, aglutinação, imunofluorescência, imunoenzimática, Western blot e outras. São mais empregadas atualmente a contraimunoeletroforese e a dupla imunodifusão em ágar.

A sensibilidade dos métodos é alta, assim como a especificidade, mas há que se levar em conta que sofre influência da composição antigênica utilizada e de sua procedência geográfica. A sorologia é um bom coadjuvante ao diagnóstico, é muito valiosa no acompanhamento do tratamento e controle no período pós-tratamento e é utilizada nos critérios de cura da enfermidade.

Exames complementares essenciais são radiografia do tórax, hemograma com VHS, PCR, proteínas totais e frações, função renal, eletrólitos e enzimas hepáticas. Investigação adrenal, do SNC ou de outro órgão ou sistema decorre de suspeitas evidenciadas na anamnese ou no exame clínico completo, inclusive com o apoio otorrinolaringológico. A sorologia anti-HIV deve, em princípio, ser solicitada se em consonância com evidências clínicas ou de anamnese que a justifiquem.

Diagnose diferencial

O quadro clínico da paracoccidioidomicose é bastante sugestivo. No Brasil, as lesões mucosas com frequência têm de ser diferenciadas da leishmaniose americana e, eventualmente, de tuberculose, sífilis e neoplasias. As formas linfaticonodulares costumam simular tuberculose ou doença de Hodgkin. As erupções cutâneas difusas assumem aspectos diversos, lembrando sífilis, psoríase e linfomas. Quando localizadas, devem ser diferenciadas de leishmaniose, esporotricose, tuberculose e cromomicose. Quando apresentarem aspecto sarcoídico, simularão lúpus eritematoso ou sarcoidose.

A paracoccidioidomicose infanto-juvenil assume aspectos diferentes daquela do adulto. O quadro, na maioria das vezes, é da forma linfonodular, atingindo linfonodos, medula óssea, baço, fígado e intestino delgado. O comprometimento mucoso é pouco frequente, e lesões pulmonares ocorrem em menos de 5% dos casos, contrastando com a frequência no adulto, entre 50 e 80% dos doentes.

Tratamento

Na terapia da paracoccidioidomicose, são utilizadas sulfas, anfotericina B e imidazólicos (cetoconazol, itraconazol, fluconazol).

Sulfas

Todas as sulfas são ativas. O primeiro derivado efetivo utilizado no tratamento da enfermidade foi a sulfapiridina.[8] Posteriormente, outras sulfas mais bem toleradas e efetivas foram utilizadas, como a sulfadiazina e a sulfadimetoxina (lenta eliminação). Atualmente é utilizado o sulfametoxazol-trimetoprima na dose inicial de 800/160 mg, a cada 12 horas, por 30 dias; a seguir, 400/80 mg, por tempo indeterminado, até cicatrização das lesões cutâneas, regressão radiológica do quadro pulmonar e melhora acentuada das reações sorológicas. Pode ser utilizado IV na dose de 2.400 mg/dia nos casos de neuroparacoccidioidomicose. Efeitos adversos: linfopenia, hipersensibilidade e interações medicamentosas.

O tratamento sulfamídico é o recurso menos eficaz na paracoccidioidomicose; o medicamento é fungistático e somente em pequeno número de casos possibilita a cura da doença. Atualmente é indicado somente para doentes em que, por várias condições, tais como idade, cardiopatia ou hepatopatia, estejam impedidos do uso de anfotericina B ou imidazólico.

Anfotericina B

A anfotericina B, antibiótico obtido de um actinomiceto (*Streptomyces sp.*), foi o segundo medicamento efetivo introduzido na terapia da enfermidade.[9] Fungicida de alta eficácia, tem sua utilização limitada pela dificuldade de administração e toxicidade. Constitui indicação eletiva nas formas graves de paracoccidioidomicose e em doentes de hepatopatias. A administração deve ser precedida de avaliação clínica e laboratorial. Doença cardíaca ou renal e idosos acima de 65 anos constituem contraindicação para o uso. O doente inicialmente deve ser hospitalizado, podendo eventualmente continuar o tratamento em regime de semi-internação. A anfotericina B é administrada IV, gota a gota, em soro glicosado a 5%, durante seis horas. Na primeira infusão, utiliza-se 0,25 mg/kg de peso e, havendo boa tolerância, aumenta-se para 0,50 mg e 1 mg/kg/peso, diariamente ou em dias alternados. A dose total varia de acordo com a forma clínica da enfermidade e a evolução clínica, sorológica e radiológica. As formas tegumentares respondem bem à dose total de 30 mg/kg, porém, nas formas linfonodulares, é necessário usar doses maiores, até 60 mg/kg (FIGURA 42.58). As recidivas ocorrem, sendo necessário tratar novamente. As reações adversas imediatas do medicamento são hipertermia, calafrios, inapetência, náuseas e flebite na veia utilizada para a infusão. Essas manifestações são controladas com a adição de 25 a 50 mg de succinato sódico de hidrocortisona ou outro corticoide solúvel na solução glicosada. Se houver febre, deve-se administrar ácido acetilsalicílico. Nenhuma interferência clínica ou imunológica foi notada pela associação do corticoide na infusão. Durante o tratamento, podem ocorrer anemia, elevação da ureia, pela ação nefrotóxica do medicamento, e alterações cardíacas. Estas são caracterizadas eletrocardiograficamente por alterações da repolarização ventricular, evidenciadas pela diminuição da onda T e pelo aumento da voltagem da onda U, particularmente observadas em V2 e V3. Essas alterações cardíacas são ocasionadas pela hipopotassemia, consequente à lesão renal. É necessário fazer controle do nível sanguíneo, da ureia, da creatinina e do potássio, que deve ser administrado, se houver necessidade. Pode ser necessário, eventualmente, aumentar os intervalos de aplicação da anfotericina B. As alterações cardíacas e renais são reversíveis após o término do tratamento. Entretanto, quando são feitas séries sucessivas de anfotericina B, pode ocorrer lesão renal irreversível. A anfotericina B lipossomal não é efetiva na paracoccidioidomicose.

Imidazólicos: cetoconazol, itraconazol, fluconazol

Os imidazólicos atualmente são os medicamentos eletivos para a maioria dos doentes. Os primeiros derivados imidazólicos foram empregados na terapia a partir de 1978, com resultados inconclusivos. A introdução do cetoconazol[10] revolucionou a terapia da paracoccidioidomicose. Deve ser administrado na dose de 400 mg/dia por 30 dias e, depois, 200 mg/dia, após o café da manhã. Controles clínico, radiológico e sorológico permitem determinar o período necessário da administração do medicamento, em geral de 12 a 24 meses. O cetoconazol é bem tolerado, ocorrendo, ocasionalmente, náuseas, gastralgia, dores abdominais e erupção cutânea. Não deve ser usado em doentes com alterações hepáticas ou alcoólatras. Aconselha-se fazer, periodicamente, controles das transaminases. Hepatites têm sido referidas com o uso do cetoconazol, particularmente em doentes idosos utilizando outras medicações. Na casuística da Clínica Dermatológica do Hospital das Clínicas da USP, nunca foi registrada hepatite em doente de paracoccidioidomicose sob tratamento com cetoconazol. Efeito antiandrogênico ocasionalmente tem sido registrado, mas sem qualquer significado clínico.

O itraconazol é mais eficaz que o cetoconazol, com tolerância superior. É o medicamento atualmente eletivo na terapia da paracoccidioidomicose. Deve ser utilizado na dose de 200 mg/dia, após o café da manhã, por 12 a 24 meses, consoante a evolução clínica, sorológica e radiológica, quando há comprometimento pulmonar.

O fluconazol também é eficaz. É utilizado na dose de 200 a 400 mg/dia e, pela penetração no sistema nervoso, é indicado nas localizações nervosas da enfermidade. É utilizado nas doses de 800 mg/dia IV, durante 30 dias como dose de ataque.

Voriconazol na dose de 400 mg/dia por 6 a 8 meses pode ser usado nas formas leves e moderadas. Apresenta fototoxicidade como efeito adverso.

Ainda que o cetoconazol e o itraconazol sejam os medicamentos eletivos para a maioria dos doentes, em formas generalizadas graves é preferível tratamento inicial com anfotericina B. Esta também é indicada quando há hepatopatia associada ou em doentes que desenvolvem resistência aos imidazólicos.

Controle do tratamento e critérios de cura

O paciente deve ser orientado quanto à potencial gravidade de sua enfermidade, instado a deixar o consumo de álcool e o tabagismo, e orientado de que cicatrização da lesão mucosa ou cutânea não é sinônimo de cura, mas que essa é possível e exige aderência plena ao tratamento. Comorbidades e o estado nutricional devem ser valorizados e tratados.

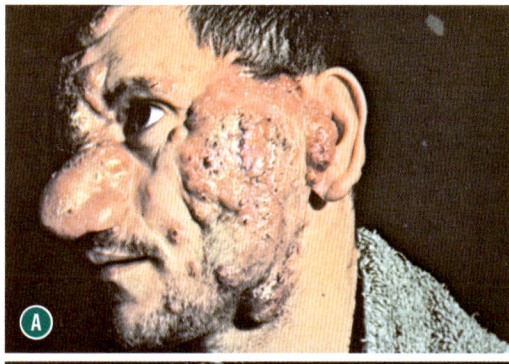

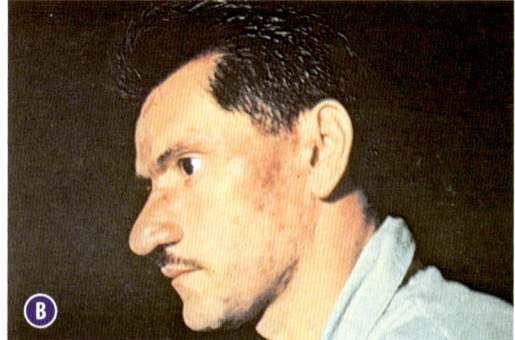

FIGURA 42.58 – Ⓐ Forma exuberante de paracoccidioidomicose. Ⓑ Resultado da terapêutica com anfotericina B.

O tratamento pode ser ambulatorial para os pacientes com a forma leve, e hospitalar para as formas moderadas e graves. Após a alta hospitalar, o paciente deve ser revisto a cada mês nos primeiros seis meses, e a cada três meses nos próximos dois anos. Os exames de controle devem ser adequados a cada caso, em geral com avaliação sorológica a cada três meses e radiológica pulmonar a cada seis meses.

O paciente é considerado curado se normalizado clinicamente, com raio X de pulmão estável ou com fibrose residual e com sorologia negativa por pelo menos 1 ano. Mesmo assim, não é raro ocorrer recaída tardia ou mesmo reinfecção.

Sequelas

Mesmo com o tratamento adequado, a fibrose resultante da cicatrização das lesões pode determinar fibrose pulmonar grave, resultando em doença pulmonar obstrutiva crônica e cor pulmonale, com dispneia crônica. Podem restar cicatrizes faciais deformantes e atresia bucal que podem demandar cirurgias plásticas corretivas, podendo ainda ocorrer estenose traqueal e laríngea e disfonia.

Outras sequelas que podem ocorrer são insuficiência adrenal (Addison) pelas lesões suprarrenais e disfunções entéricas, inclusive pode haver alterações da absorção pelas lesões intestinais e dos linfonodos abdominais.

HISTOPLASMOSE

A histoplasmose, doença de Darling, é uma infecção por levedura dimórfica, *Histoplasma capsulatum*, endêmico nas Américas e raro na Europa, que habita saproficamente a terra e excrementos de pássaros e morcegos, sendo, portanto, frequente sua presença em cavernas.

Existe uma variante, o *Histoplasma duboisii*, responsável pela histoplasmose na África. A infecção é adquirida por inalação e constitui a histoplasmose primária, caracterizada pela infecção pulmonar. Esta pode ser assintomática ou ter quadro clínico variável, agudo, febril, pneumônico. Histoplasmose grave, fulminante, pode ocorrer em crianças. O quadro cutâneo, nessa forma aguda, é o eritema nodoso ou eritema multiforme. A forma aguda inicial pode regredir com cura, permanecer latente ou evoluir para uma forma aguda progressiva ou crônica progressiva, com doença pulmonar cavitária, linfonodos calcificados e fibrose mediastinal, podendo haver comprometimento de diversos órgãos, inclusive do sistema nervoso. Também pode haver calcificações no fígado, no baço e nas adrenais e linfonodomegalia generalizada.

A manifestação tegumentar mais encontrada, nas formas progressivas, é uma ulceração na mucosa oral, faríngea ou na língua e, excepcionalmente, genital ou retal **(FIGURA 42.59)**. Raramente ocorrem na pele papulopústulas, abscessos, nódulos, fístulas, ulcerações **(FIGURA 42.60)** e lesões verrucosas.

Em doentes infectados pelo HIV, há uma alta ocorrência de histoplasmose e, além das lesões cutaneomucosas já descritas, podem ser encontradas pápulas com depressão central, semelhantes às do molusco contagioso.

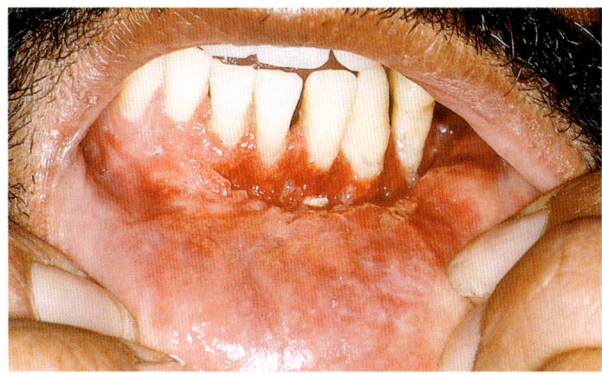

FIGURA 42.59 – Histoplasmose. Lesão mucosa. Ulceração gengival de fundo granuloso fino.

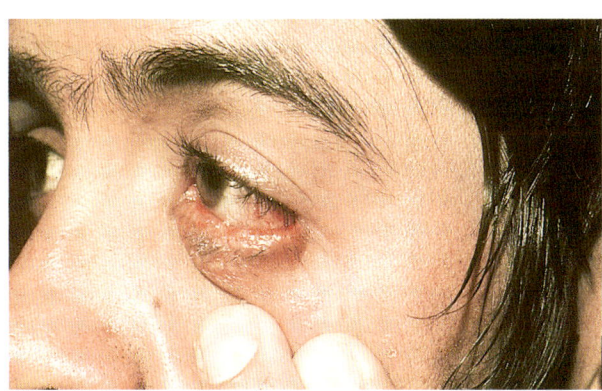

FIGURA 42.60 – Histoplasmose. Lesão ulcerosa na borda palpebral.

Diagnose

Diagnose clínica: a histoplasmose pode ser suspeitada na presença de um quadro pulmonar agudo, febril, surgindo após duas semanas de uma eventual exposição. Nas formas subagudas ou crônicas, a diagnose diferencial com outras infecções inclui sífilis, tuberculose, carcinomas, leishmaniose e paracoccidioidomicose.

Pesquisa direta: nas lesões cutâneas ou mucosas, encontram-se formações pequenas, intracelulares, leveduriformes. A diagnose definitiva é feita pela cultura. A pesquisa direta também pode ser feita em escarro, urina, líquido cefalorraquidiano e eventualmente no sangue. A cultura é feita em ágar Sabouraud, mostrando colônias após quatro semanas, cujo aspecto, pelo dimorfismo do fungo, varia, sendo filamentoso a temperatura ambiente e leveduriforme a 37 °C.

- **Forma filamentosa**:
  - **Macroscopia**: colônias cotonosas brancas que tendem a escurecer **(FIGURA 42.61B)**.
  - **Microscopia**: hifas septadas com microconídios lisos e macroconídios mamelonados (estalagmosporos) **(FIGURA 42.62)**.

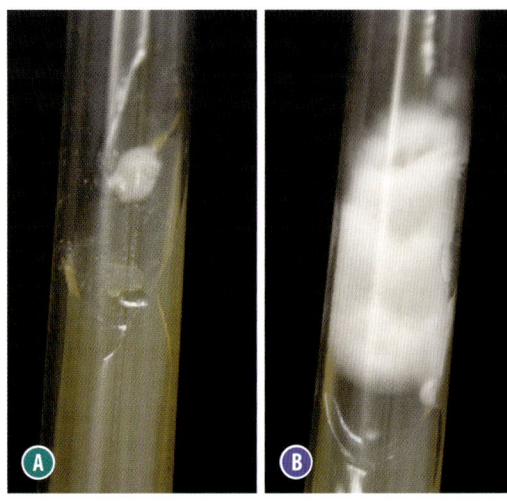

FIGURA 42.61 – Cultura de histoplasma. **A** Forma leveduriforme. **B** Forma cotonosa.

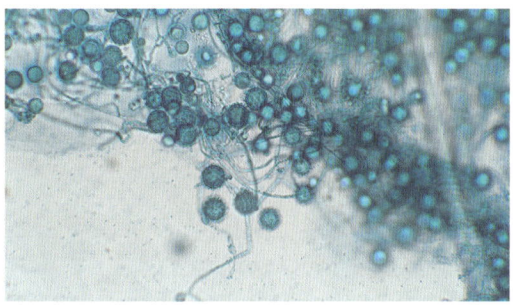

FIGURA 42.62 – Microcultura de histoplasma de *H. capsulatum*. Hifas septadas com microconídios lisos e estalagmosporos.

- **Forma leveduriforme**:
  - **Macroscopia**: colônias leveduriformes, cremosas, lisas brilhantes (FIGURA 42.61A).
  - **Microscopia**: células leveduriformes.

Exame histopatológico: pela hematoxilina-eosina, revela organismos intracelulares que são corados por Gram e Giemsa, semelhantes aos da leishmaniose e da donovanose. Podem ser facilmente diferenciados, pois se coram por PAS ou Gomori.

Radiologia pulmonar: revela alterações nos pulmões que podem ser sugestivas de histoplasmose e, havendo lesão em atividade, o exame micológico direto e a cultura do escarro são indicados.

Sorologia: a pesquisa de anticorpos totais pela contraimunoeletroforese pode demonstrar reações positivas em 86% das formas crônicas, sendo que títulos maiores que 1:32 são sugestivos da infecção. Técnicas recentes usando antígenos altamente purificados com o método ELISA melhoraram a sensibilidade e a especificidade. A PCR pode ser empregada para detecção da sequência do *H. capsulatum* em tecidos.

Teste intradérmico com histoplasmina: é útil do ponto de vista epidemiológico, mas não tem utilidade para a diagnose em área endêmica.

Diagnoses diferenciais

Devem ser consideradas, nas lesões pulmonares, tuberculose, aspergilose, coccidioidomicose, paracoccidioidomicose, pneumonias por agentes vários, tumores mediastinais e sarcoidose.

Nas lesões cutâneas, devem ser lembrados na diagnose diferencial a paracoccidioidomicose, a esporotricose, a criptococose e, nos doentes com Aids, o molusco contagioso.

Tratamento

O tratamento inicial é com anfotericina B, que deve ser continuada com o uso de itraconazol (400 mg/dia) por semanas ou meses. Na meningite, anfotericina B lipossomal e em seguida fluconazol (800 mg/dia) são indicados. Referências recentes são de um novo imidazólico, o posaconazol, e da possibilidade do uso de itraconazol IV. Eventualmente pode ser necessário tratamento cirúrgico, em especial em lesões pulmonares recalcitrantes.

HISTOPLASMOSE AFRICANA

É causada pelo *Histoplasma duboisii* e ocorre na África Central. Apresenta lesões cutâneas, subcutâneas, de linfonodos e ossos. Comprometimento pulmonar é raro. As lesões cutâneas variam desde pápulas semelhantes a molusco contagioso até ulcerações e abscessos, sendo efetivos o itraconazol e o cetoconazol, mas pode ser necessário o uso de anfotericina B. Algumas lesões cutâneas podem ser excisadas cirurgicamente além do tratamento antifúngico. A diagnose e o tratamento são similares aos da histoplasmose.

CRIPTOCOCOSE

A criptococose ou torulose é causada pelo *Cryptococcus neoformans*, uma levedura gemulante encapsulada de distribuição universal. Encontra-se em pássaros cujos dejetos possibilitam a disseminação da levedura no solo, em vegetais em decomposição e até na poeira domiciliar. A infecção primária, em indivíduos sadios, é possível, porém rara. O *C. neoformans* tem uma cápsula de polissacarídeo espessa e pouco antigênica. Por esse motivo, a resposta imunológica do organismo é diminuta e, em muitos casos, não há resposta granulomatosa como nas micoses profundas.

A infecção é por inalação e ocorre em qualquer idade, porém é mais frequente em adultos com doenças sistêmicas, como lúpus eritematoso sistêmico, linfomas, imunodepressão infecciosa, ou particularmente portadores de Aids e de neoplasia, especial doença de Hodgkin, e por imunodepressão iatrogênica em portadores de neoplasias sob quimioterapia, em indivíduos sob corticoterapia crônica, em transplantados renais e em doentes de sarcoidose e colagenoses. A lesão inicial é pulmonar e, por disseminação hematogênica, atinge outros órgãos, com especial predileção pelo SNC.

Manifestações clínicas

A infecção costuma ser sistêmica, predominando as lesões do SNC que se expressam por meningite crônica ou com sintomas de localização por lesões cerebrais que simulam tumores. Pode ocorrer infecção urinária e pulmonar sem acometimento do sistema nervoso. A inoculação direta na pele é muito rara, sendo as manifestações dermatológicas em geral decorrentes de disseminação hematogênica do fungo. As lesões são polimorfas, apresentando-se como nódulos consistentes ou de aspecto cístico, de crescimento lento, e também podem se apresentar como placas induradas tipo paniculite, semelhantes a eritema nodoso ou ulceradas e sob forma de abscessos. Nas fases de disseminação, surgem lesões acneiformes e lesões papulopustulosas que frequentemente se situam na área perioral e perinasal. Em doentes com Aids, pode simular celulite bacteriana ou papulonódulo de molusco contagioso **(FIGURAS 42.63 E 42.64)**.

Diagnose

A diagnose diferencial é feita com inúmeras afecções, em particular outras infecções micóticas como histoplasmose, além de erupções acneiformes, infecções por micobactérias, paniculites bacterianas, vasculites e pioderma gangrenoso, devendo-se ter em conta a imunodepressão. Quando a lesão cutânea for associada com meningite, em doente imunodeprimido, há forte indício de criptococose.

A demonstração de organismos leveduriformes, gemulantes, de paredes espessas em exame direto com tinta da China de esfregaço ou secreção permite a diagnose **(FIGURA 42.65)**.

As culturas revelam:

- **Macroscopia**: colônias planas levemente elevadas, brilhantes, úmidas, com aspecto mucoide de cor inicialmente creme, evoluindo para cor bronzeada **(FIGURA 42.66)**.
- **Microscopia**: células arredondadas ou ovaladas isoladas, de paredes grossas e cápsula refringente.

Histopatologia

No exame histopatológico, há dois tipos de reações. Uma do tipo gelatinoso, com numerosos organismos, e outra do tipo granulomatoso, com menor número de parasitas. Os esporos com 4 a 12 µm de diâmetro têm uma cápsula que não se cora por HE ou PAS e que pode ser corada metacromaticamente (púrpura) pelo azul de metileno. A cultura permite, em caso de dúvida, uma conclusão definitiva.

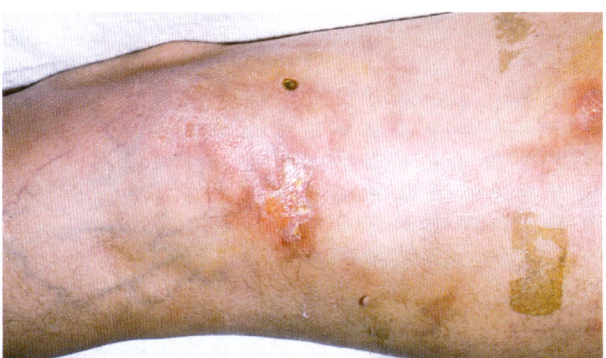

FIGURA 42.63 – Criptococose. Lesão de paniculite ulcerada.

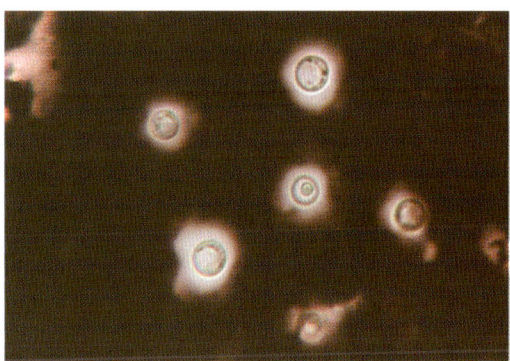

FIGURA 42.65 – Criptococose. Exame direto com tinta da China.

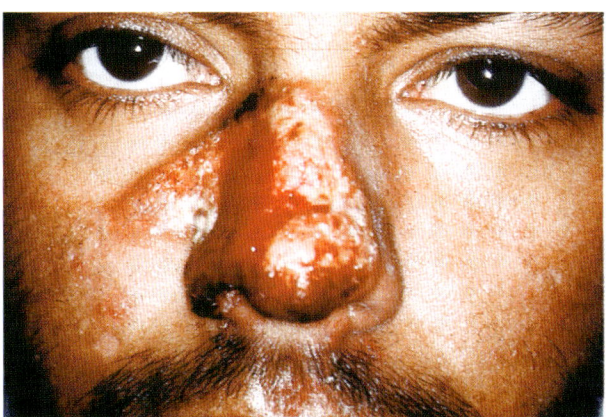

FIGURA 42.64 – Criptococose. Extensa lesão ulcerosa nasal.

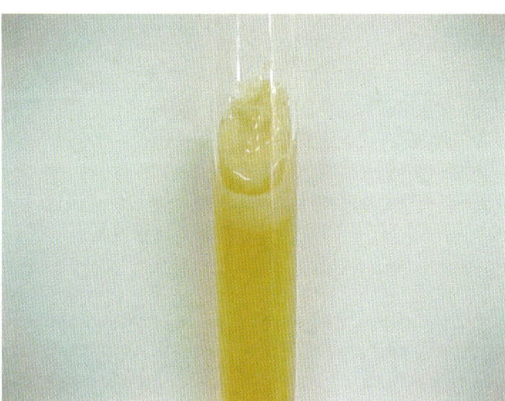

FIGURA 42.66 – Criptococose. Cultura.

Tratamento

A indicação eletiva é a anfotericina B IV e a flucitosina VO (150 mg/kg/dia) na dose indicada para cromomicose. Dos imidazólicos, a indicação é o fluconazol VO (400-600 mg/dia), que penetra no SNC, mesmo na ausência de manifestações clínicas, considerando a predileção da levedura pelo SNC. Em geral, realiza-se tratamento de ataque com anfotericina B isoladamente ou associada à fluorocitosina por 1 a 2 semanas, seguindo-se com fluconazol, 200 a 400 mg/dia. Também há relatos do uso de cetoconazol e itraconazol com sucesso. Em doentes com formas graves e resistentes com comprometimento do sistema nervoso, pode ser indicada a aplicação intratecal da anfotericina B. A prognose da criptococose em doentes imunocomprometidos, como lúpus eritematoso, linfoma, Aids e imunodepressão iatrogênica, é grave, podendo levar a óbito.

COCCIDIOIDOMICOSE

É uma infecção causada por duas espécies de fungos dimórficos, o *Coccidioides immitis* e o *C. posadasii*, existentes em áreas secas dos Estados Unidos, em particular na Califórnia. O fungo atinge o organismo humano por inalação, e estima-se nessas regiões um total de 100 mil infecções por ano. Ocorre também no norte do México, e casos têm sido reportados na América Central. Na América do Sul, há relatos de doentes na Venezuela e na região do Chaco, que envolve a Argentina, a Bolívia e o Paraguai. Aliás, o primeiro caso da enfermidade foi descrito na Argentina por A. Posadas em 1892. Até a década de 1970, o Brasil era considerado área indene dessa micose. Os primeiros registros da enfermidade no Brasil ocorreram em 1978 e 1979 no Piauí e no Ceará, e em 1998 o país foi incluído nas áreas geográficas afetadas pela doença. A coccidioidomicose já foi registrada em 26 municípios e em quatro estados brasileiros, Piauí, Ceará, Bahia e Maranhão; já se encontraram tatus e cães afetados pela doença, e o *C. immitis* já foi isolado do solo de buracos de tatus, indicando que caçadas desses animais podem favorecer a contaminação pelo fungo. A infecção inicial em geral é, pulmonar, subclínica, assintomática em cerca de 65% dos casos, com evolução para a cura. É coccidioidomicose-infecção, na qual pode ocorrer eritema multiforme ou nodoso. Nas áreas endêmicas, é a causa mais frequente de eritema nodoso, podendo acompanhar-se de uveíte e artralgias. Nas formas sintomáticas, há febre, mal-estar geral, tosse e dispneia, sendo que um pequeno número de doentes apresenta exantema macular nessa fase. Em cerca de 0,5% dos indivíduos infectados, desenvolve-se a coccidioidomicose-doença com evolução grave, eventualmente fatal. Nessas apresentações, a doença pode atingir qualquer órgão, sendo mais frequentes lesões articulares, ósseas, subcutâneas e cutâneas. As lesões cutâneas secundárias ao comprometimento pulmonar são nódulos, abscessos, ulcerações, vegetações e verrucosidades. Nos doentes infectados pelo HIV, a doença é mais grave, com lesões cutâneas numerosas e acometimento pulmonar progressivo.

O exame histopatológico mostra processo inflamatório crônico granulomatoso com histiócitos, e pode ser observado o fungo, mais facilmente com colorações, PAS, Gomori e Grocott, que revelam esférulas correspondentes ao agente etiológico.

Na diagnose diferencial, devem ser considerados, no pulmão, processos infecciosos vários, bacterianos e fúngicos, tuberculose, neoplasias pulmonares e sarcoidose. Na pele, devem ser consideradas principalmente outras micoses sistêmicas, como paracoccidioidomicose, histoplasmose, criptococose.

O fungo pode ser encontrado nas lesões em exames histopatológicos e cultivado. A intradermorreação é usada para inquéritos epidemiológicos, e as reações sorológicas são necessárias para acompanhar a evolução. O tratamento é com imidazólicos, preferentemente itraconazol (400 mg) e anfotericina B, em especial em formas disseminadas. Outros antifúngicos têm sido empregados com respostas satisfatórias, fluconazol (em especial quando há acometimento neurológico), voriconazol e posaconazol. Ocorrendo comprometimento do sistema nervoso, é indicado o fluconazol.

BLASTOMICOSE NORTE-AMERICANA

É uma infecção crônica causada pelo *Blastomyces dermatitidis*, fungo leveduriforme que se reproduz por brotamento. É uma micose endêmica no centro e no sudeste dos Estados Unidos, atingindo também parte do Canadá. Clinicamente, é semelhante à paracoccidioidomicose no comprometimento sistêmico, atingindo pulmões, ossos e outros órgãos e as lesões cutâneas. No exame micológico, o fungo se reproduz por brotamento simples e não tem o brotamento múltiplo, característico do *P. brasiliensis*. O tratamento é similar ao da paracoccidioidomicose, com itraconazol e anfotericina B. A doença não foi observada no Brasil.

RINOSPORIDIOSE

É uma infecção crônica granulomatosa, causada pelo *Rhinosporidium seeberi*, das mucosas do nariz, da nasofaringe, dos olhos, das orelhas, da faringe, da laringe e excepcionalmente da vagina, do pênis ou da pele. Por estudos moleculares, hoje não se considera o *R. seeberi* um fungo, mas um protista aquático colocado em uma nova classe, Mesomycetozoea, junto com agentes que causam infecções semelhantes em peixes e anfíbios. Atinge predominantemente homens na proporção de 4:1 em relação às mulheres e acomete crianças; a faixa etária é dos 15 aos 40 anos.

Caracteriza-se por lesões vegetantes, sésseis ou pólipos pediculados. O microrganismo nunca foi cultivado. É de grande tamanho, com dimensões variando de 6 a 300 micras. Não há transmissão inter-humana, sendo a doença encontrada no gado e em equídeos. O parasita vive no solo ou em águas estagnadas e atinge o homem por poeira ou por contato com água contaminada, sendo encontrado principalmente nas populações que vivem em condições sanitárias precárias.

A rinosporidiose é endêmica na Índia e no Sri Lanka, com relatos de casos na Europa, na África, na América do Norte e na América do Sul. No Brasil, mais de 50% dos casos são do Nordeste, porém casos esporádicos foram reportados em outras regiões.

Manifestações clínicas

Caracteriza-se pela presença de vegetações sésseis ou polipoides na cavidade nasal ou na orofaringe, geralmente unilaterais, com superfície irregular, avermelhada, com pontos brancos e que sangra com facilidade. O doente procura a consulta médica com queixa de obstrução nasal, rinorreia ou epistaxes. A localização nasal representa cerca de 70% dos casos **(FIGURA 42.67)**. A segunda região em frequência é o globo ocular (15%); outras regiões de eventual localização são faringe, laringe, brônquios, esôfago, genitália e pele.

A evolução é crônica, podendo as lesões se exteriorizar, tendo sido relatados casos com até 35 anos de evolução.

Histopatologia

A histopatologia revela infiltrado granulomatoso com os esporângios, de vários tamanhos e em diferentes estágios evolutivos, contendo esporos e alguns rotos liberando os esporos.

Diagnose

Na diagnose diferencial, o quadro pode ser confundido com neoplasias ou doenças granulomatosas, e nos genitais, com condilomas acuminados. A diagnose laboratorial pode ser feita no exame direto pelo encontro de esporângios de 300 μm de diâmetro, no interior dos quais se encontram esporos com 7 a 9 μm de diâmetro.

Tratamento

Exérese com eletrocoagulação ou cirurgia é a melhor conduta. Há relatos de utilidade da dapsona em formas com múltiplas lesões.

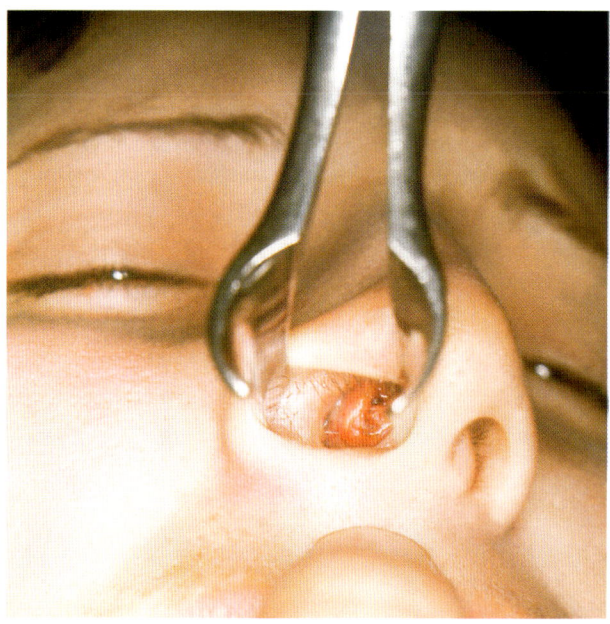

FIGURA 42.67 – Rinosporidiose. Lesões na cavidade nasal.

PENICILIOSE

É uma infecção oportunística causada por um fungo, *Penicillium marneffei*, em doentes com Aids registrada no sudeste da Ásia, ou em indivíduos que estiveram nessa região. Ainda que não tenha sido isolado no solo, admite-se ser este seu habitat. A peniciliose é uma doença sistêmica com quadro pulmonar, gastrintestinal e linfadenopatias. As lesões cutâneas são pequenas pápulas, pápulas umbilicadas semelhantes ao molusco contagioso, localizadas preferencialmente na face e no tronco. Pode também haver ulcerações, inclusive na mucosa oral.

Ao exame histopatológico, o fungo apresenta-se como estruturas ovais pequenas, das dimensões do histoplasma, ou como células com formato de banana. As culturas são obtidas de esfregaços, biópsias ou do sangue. Produz colônias leveduriformes que microscopicamente apresentam células elípticas ou ovais que se reproduzem por cissiparidade.

O tratamento é com itraconazol e anfotericina B.

HIALO-HIFOMICOSES

Compreendem micoses causadas por um grupo heterogêneo de fungos filamentosos septados que têm em comum o aspecto hialino das hifas, isto é, são hifas sem cor ou muito levemente pigmentadas. Alguns desses fungos podem provocar doença relevante.

INFECÇÕES POR FUNGOS DO GÊNERO *SCEDOSPORIUM*

Este gênero de fungos é encontrado em águas poluídas, no solo e em esterco animal. Existem duas espécies de importância: *Scedosporium apiospermum* e *S. prolificus*.

A forma sexuada do *S. apiospermum* constitui a *Pseudallescheria boydii*, que produz dois tipos de afecção, os micetomas já analisados e a pseudoalecheriase que ocorre principalmente em pessoas imunossuprimidas, ainda que formas localizadas possam surgir em indivíduos imunocompetentes. As formas localizadas decorrem da penetração traumática do fungo, podendo afetar a pele, o subcutâneo, os olhos, os ossos e as articulações. Nas articulações, provoca artrite com edema doloroso. O processo articular pode ocorrer anos após a inoculação.

A expressão clínica mais comum da doença é a infecção do aparelho respiratório, tanto as vias áreas superiores quanto os sinus, como também os pulmões, onde pode provocar síndromes respiratórias, abscessos e cavitações com presença de massas do fungo. A partir do pulmão, pode haver disseminação hematogênica e comprometimento do SNC provocando abscessos cerebrais, em especial em transplantados e em infectados pelo HIV.

A diagnose é feita por cultivos, e o tratamento é feito por desbridamentos, quando possível, e antifúngicos. A anfotericina B atua pouco nessa afecção, sendo indicados o voriconazol e o posaconazol.

O *S. prolificans* produz infecções principalmente em imunossuprimidos. As lesões atingem os ossos e o subcutâneo por inoculação traumática. Nos imunossuprimidos, há disseminação hematogênica, surgindo lesões cutâneas, mialgias e infiltrados pulmonares. O fungo é extremamente resistente aos antifúngicos, inclusive anfotericina B. O voriconazol parece ser a melhor medicação disponível; outro medicamento, o albaconazol, parece ser mais eficiente do que o voriconazol.

INFECÇÕES POR *FUSARIUM*

O gênero *Fusarium* compreende fungos encontrados no solo produtores de doenças de plantas. Existem três espécies patogênicas para o homem, *F. solani*, *F. oxysporum* e *F. moniliformes*.

Nos indivíduos imunocompetentes, em geral causam infecções localizadas, onicomicoses e queratites. Ocorreram surtos de queratite por determinadas soluções para lentes de contato. Também existem infecções localizadas por inoculação direta do fungo via traumas. Foram descritos casos em indivíduos sob diálise peritoneal provocando peritonite, celulite, osteomielite, artrite, endoftalmite e até êmbolos sépticos no pulmão. Existem casos de disseminação hematogênica em queimados e em imunocomprometidos ou em indivíduos neutropênicos. Nesses casos, podem ocorrer lesões na pele caracterizadas por nódulos eritematosos que evoluem para necrose central progressiva.

O diagnóstico é feito por culturas obtidas de biópsias de lesões da pele, do pulmão ou do sangue.

Quanto ao tratamento, não existe padronização. Alguns casos respondem à anfotericina lipossomal isolada ou associada ao voriconazol. Há relatos de resposta ao voriconazol isoladamente e ao posaconazol.

INFECÇÕES POR *PAECILOMYCES*

Estes fungos são encontrados no solo, em folhas e madeira. As espécies ligadas à patologia humana são *P. variotii* e *P. lilacinus*.

Praticamente atingem apenas imunossuprimidos e podem infectar qualquer órgão. São mais relatados casos de queratites, endoftalmite, sinusites, peritonites (em dialíticos peritoneais), infecções cutâneas, onicomicoses, endocardites e infecções pulmonares.

Quanto ao tratamento, a espécie *variotii* é sensível à anfotericina B, enquanto a espécie *lilacinus* não responde a esse medicamento, sendo utilizados e com bons resultados o voriconazol e o posaconazol.

INFECÇÕES POR *TRICHODERMA*

São fungos encontrados no solo e que já foram isolados do ar. Existem várias espécies capazes de agredir o homem: *T. longibrachiatum* (a mais frequente), *T. harzianum*, *T. koningii*, *T. pseudokoningii*, *T. citrinoviridi* e *T. viride*.

Praticamente atingem apenas imunossuprimidos e podem provocar lesões localizadas cutâneas, pulmonares e peritoneais (em dialíticos peritoneais), podendo causar infecções disseminadas inclusive do SNC. Aparentemente são mais suscetíveis ao voriconazol.

INFECÇÕES POR *ACREMONIUM*

Os fungos deste gênero são encontrados no solo, e as infecções decorrem de penetração traumática do agente e, por esse motivo, atingem mais frequentemente as extremidades e também a córnea.

A disseminação hematogênica ocorre com acometimento de múltiplos órgãos, inclusive pulmão, e nesses casos existem lesões disseminadas na pele de caráter ulcerativo necrotizante e purulento.

Não há tratamento padronizado; aparentemente o fungo responde *in vitro* ao voriconazol, e houve casos tratados com sucesso pelo posaconazol.

INFECÇÕES POR *GEOTRICHUM*

Estes fungos vivem no solo, em plantas, e são encontrados em laticínios. Podem provocar infecções em imunossuprimidos, as quais podem se disseminar hematogenicamente quando produzem lesões cutâneas múltiplas. Também produzem infecções brônquicas e pulmonares. Os tratamentos propostos são fluconazol em doses altas, flucitosina e, atualmente, voriconazol.

CAPÍTULO 43

PROTOTECOSES

A prototecose é uma infecção rara, causada por algas aclorofiladas (não pigmentadas), caracterizada por lesões cutâneas ou subcutâneas e, eventualmente, viscerais. Na maioria das vezes, decorre da inoculação do microrganismo por traumas, existindo relatos de infecções oportunistas disseminadas em imunodeprimidos que podem ser extremamente graves e com frequência são fatais. As espécies isoladas de infecções humanas são *Prototheca zopfii* e *Prototheca wickerhamii*. Essas algas encontram-se no meio ambiente, em especial na água, mas também no solo e em fezes de animais.

Clinicamente, existem formas localizadas observadas em indivíduos imunocompetentes e formas disseminadas próprias de indivíduos em imunossupressão por várias causas, como em transplantes de órgãos, enfermos com doença enxerto *versus* hospedeiro, doentes com Aids, pacientes em quimioterapia ou corticoterapia prolongada, diabéticos e doentes de insuficiência renal. Existem relatos de doentes recebendo imunobiológicos, um doente sob tratamento com belizumab para lúpus eritematoso sistêmico e outro recebendo infliximabe para doença enxerto *versus* hospedeiro que desenvolveram prototecose disseminada.

A pele é o órgão afetado com mais frequência. Morfologicamente, as lesões são diversas; encontram-se lesões papulosas, papulonodulares, nodulares, em placas ulcerocrostosas, pustulosas e, às vezes, abscessos subcutâneos. As lesões são mais frequentes nas extremidades. Podem ocorrer lesões de bursite na região do olecrano que se apresenta edemaciada, com eritema discreto, podendo haver drenagem de secreção. Também existem relatos de tendinite como manifestação de prototecose.

Nas formas disseminadas, pode haver, por via hematogênica, acometimento de vários órgãos além da pele, peritônio, aparelho digestivo, fígado e meninges, com os sintomas clássicos de meningite, cefaleia e rigidez de nuca.

O diagnóstico pode ser estabelecido pelo encontro do agente etiológico por exame direto, cultura ou exame histopatológico. O microrganismo pode ser observado no exame direto, lembrando elementos fúngicos. É ovoide, com 3 a 15 μm de diâmetro. As paredes das células não contêm ácido murâmico ou glucosamina, o que o separa das bactérias e dos fungos. A divisão celular é por septação, podendo ocorrer até oito divisões e ocasionalmente mórulas. O cultivo em meio de ágar Sabouraud em 48 horas revela colônias leveduriformes de cor branco-beje. No exame histopatológico, há hiperqueratose, paraqueratose e hiperacantose e um infiltrado granulomatoso com áreas de neutrófilos e eosinófilos, em que se encontram as algas. Estas são pouco visíveis ou não são visíveis na hematoxilina-eosina, mas são coradas por PAS e metenamina prata.

Na diagnose diferencial, devem ser lembradas piodermites, pioderma gangrenoso, micoses profundas especialmente paracoccidioidomicose e cromomicose e micobacterioses atípicas.

O tratamento de escolha nas formas localizadas é a exérese cirúrgica, quando exequível, acompanhada do tratamento medicamentoso, sendo relatados casos de sucesso com cetoconazol, itraconazol e fluconazol.

Nas formas disseminadas, o tratamento pode ser bastante difícil, não existindo padronização estabelecida, mas o medicamento de primeira linha nesses casos é a anfotericina B intravenosa.

CAPÍTULO 44

LEISHMANIOSES E OUTRAS DERMATOSES POR PROTOZOÁRIOS

As leishmanioses ou leishmaníases são infecções crônicas, não contagiosas, causadas por diversas espécies de protozoários do gênero *Leishmania* e transmitidas de animais infectados para o homem por fêmeas de flebotomíneos. Constituem problema de saúde pública global, ocorrem em 98 países e ocupam, de acordo com a Organização Mundial de Saúde, o segundo lugar entre as seis infecções parasitárias mais frequentes no mundo. É estimada uma prevalência mundial de 12 milhões de doentes e uma incidência de cerca de 2 milhões de casos novos por ano, em que 1 a 1,5 milhão são de leishmaniose tegumentar. É uma doença em expansão na maioria dos países atingidos, inclusive no Brasil, onde a leishmaniose tegumentar é encontrada em 27 Estados, com o maior número de casos incidindo nas regiões Norte e Nordeste. O Brasil concentra 45% dos casos de leishmaniose tegumentar nas Américas, com média de mais de 25 mil casos novos notificados anualmente, havendo expansão da doença em vários estados.

No Brasil, a leishmaniose atinge ambos os sexos e todas as faixas etárias, com predominância acima dos 10 anos (90% dos casos) e no sexo masculino (74% dos casos).[1]

Das formas de leishmanioses, existem no Brasil a *L. tegumentar americana*, a *L. tegumentar difusa* e a *L. visceral neotropical* ou *americana*.

A classificação das espécies de *Leishmanias* foi feita inicialmente por critérios morfológicos, epidemiológicos e clínicos. Atualmente são usadas também várias técnicas, como: anticorpos monoclonais, hibridização de DNA, métodos isoenzimáticos e conforme o desenvolvimento das *Leishmanias* no intestino do flebotomíneo. Os protozoários do gênero *Leishmania* são agrupados em dois subgêneros de acordo com a evolução do parasito no tubo intestinal do flebotomíneo: subgênero *Leishmania* em que os parasitos se desenvolvem no intestino anterior e médio do mosquito e subgênero *Viannia* no qual os parasitos se desenvolvem no intestino anterior, médio e posterior do mosquito.

O subgênero *Leishmania* compreende as espécies: *Leishmania (L) amazonenzis, Leishmania (L) chagasi, Leishmania (L) mexicana, Leishmania (L) pifanoi, Leishmania (L) venezuelensis, Leishmania (L) donovani, Leishmania (L) infantum, Leishmania (L) tropica* e *Leishmania (L) aethiopica*.

O subgênero *Viannia* compreende as espécies: *Leishmania (V) braziliensis, Leishmania (V) guyanensis, Leishmania (V) lainsoni, Leishmania (V) shawi, Leishmania (V) naiffi, Leishmania (V) peruviana, Leishmania (V) panamensis* e *Leishmania (V) lindenbergi*.

As *Leishmanias* apresentam duas formas no seu desenvolvimento. No homem e em animais parasitados, são organismos ovoides ou arredondados, com 2 a 4 μm de diâmetro, sem flagelo (formas amastigotas), com núcleo e cinetoplasto, encontradas nos infiltrados inflamatórios no interior dos macrófagos. Em vetores e culturas, são organismos flagelados, formas promastigotas, móveis, com tamanhos variáveis, exibindo núcleo, cinetoplasto, blefaroplasto e flagelo.

A transmissão da leishmaniose é feita por mosquitos flebotomíneos classificados em dois gêneros: *Lutzomya* e *Psychodopygus*, conhecidos no Brasil por birigui, mosquito-palha ou tatuquira. Esses insetos, ao sugarem animais infectados, ingerem os parasitos. Na Amazônia, os principais reservatórios são animais e mamíferos silvestres como roedores, marsupiais (gambá) e mamíferos desdentados, como o tamanduá e a preguiça. O principal vetor é a *Lutzomya umbratilis*. Na *L. (V) shawi*, os reservatórios são macacos, preguiças e quatis. O tatu é o único reservatório conhecido da *L. (V) naiffi* e o vetor é a *Lutzomya umbratilis*. Em outras regiões do país, são também reservatórios animais domésticos infectados, como cães, cavalos e muares. É possível que humanos infectados possam ser fonte de infecção. Os principais vetores são a *L. intermedia,* encontrada em torno das habitações e *L. whitmani,* que habita as matas e proximidades das habitações. A *L. longipalpis* é o principal vetor da leishmaniose visceral americana. Outras espécies envolvidas na transmissão da leishmaniose tegumentar americana são *L. flaviscutellata* e *L. migonei*.

No Brasil, são reconhecidas sete espécies patogênicas de *Leishmania: L. (V) braziliensis, L. (V) guyanensis, L. (V) lainsoni, L. (V) shawi, L. (V) naiffi, L. (V) lindenbergi* e *L. (L) amazonensis*.

A distribuição das várias espécies de *Leishmanias* no Brasil é a seguinte:

- *L. braziliensis*: todos os estados.
- *L. lainsoni*: Pará, Acre, Roraima.
- *L. naiffi*: Pará e Amazonas.
- *L. shaw*: Piauí, Maranhão e Pará.
- *L. guyanensis*: Amapá, Roraima, Amazonas, Pará, Acre.
- *L. amazonensis*: Amazonas, Pará, Acre, Rondônia, Ceará, Bahia, Maranhão, Tocantins, Goiás, Mato Grosso, Mato Grosso do Sul, Minas Gerais, Rio de Janeiro, Santa Catarina.
- *L. lindenbergi*: Pará.

Atualmente reconhecem-se no Brasil três padrões epidemiológicos:

1. **Silvestre:** a transmissão da doença ocorre em áreas de vegetação primária, a doença é fundamentalmente zoonose de animais silvestres e o homem é atingido quando entra nessas áreas.
2. **Ocupacional e relacionado a lazer:** ocorre quando o homem entra na mata para exploração da floresta, construção de estradas, construção de usinas, para atividades agropecuárias, para extração de madeira, em treinamentos militares ou quando de ecoturismo.
3. **Padrão rural periurbano:** relaciona-se a processos migratórios, ocupação de encostas e aglomerados em centros urbanos associados a matas secundárias ou residuais.

As formas amastigotas são ingeridas pelos flebótomos de animais infectados, que, em alguns dias, evoluem no tubo digestivo para formas promastigotas. Ao se nutrir de sangue, a fêmea do flebotomíneo inocula, no homem, as formas promastigotas infectantes. Essas formas promastigotas são interiorizadas pelos macrófagos da pele e transformam-se rapidamente em amastigotas, que se multiplicam por divisão binária até ocupar todo o citoplasma celular, formando verdadeiros "ninhos" de *Leishmanias* e deslocando o núcleo do macrófago para a periferia. A evolução, no hospedeiro, é variável, dependendo da espécie de *Leishmania* e da resposta imunológica.

É possível distinguir as seguintes formas de leishmanioses:
- **Leishmanioses tegumentares:**
  - L. Oriental.
  - L. Tegumentar Americana.
  - L. Cutânea Difusa.
- **Leishmanioses viscerais:**
  - L. Visceral Indiana ou Calazar.
  - L. Visceral Mediterrânea ou Infantil.
  - L. Visceral Neotropical ou Americana.
  - L. Visceral Meridional Asiática.
  - L. Visceral Sudanesa.

LEISHMANIOSES TEGUMENTARES

LEISHMANIOSE CUTÂNEA ORIENTAL

É endêmica no Oriente Médio, Índia, Ásia Central e Norte da África. É causada por algumas espécies de *Leishmanias*, *L. tropica, L. major, L. aethiopica e L. donovani infantum*. É limitada à pele, benigna, embora eventualmente desfigurante. Surgem papulanódulo e, depois, ulceração, que pode ser única ou múltipla por várias inoculações. As áreas mais frequentemente acometidas são face, pescoço e braços. Pode ocorrer cicatrização espontânea ou a lesão tornar-se nódulo sarcoídico, que eventualmente se reativa constituindo a leishmaniose recidiva (crônica ou lupoide) decorrente de infecções pela *L. tropica* na qual pápulas eritematose ou amarelo-acastanhadas surgem nas proximidades da lesão inicial, coalescendo formando placas semelhantes ao lúpus vulgar com cor de geleia de maçã. Essa forma decorre de especial hipersensibilidade à *Leishmania*.

LEISHMANIOSE TEGUMENTAR AMERICANA

Ocorre em todos os países latino-americanos, do México à Argentina, exceto no Chile e Uruguai, ocorrendo eventualmente no sul dos Estados Unidos (Texas). O agente mais frequente é a *L. (V) braziliensis*, que produz diversas formas clínicas, sendo mais comum a forma cutânea localizada ulcerada, designada, entre os leigos, como úlcera de Bauru, *Leishmania* ou ferida brava. No Brasil, a leishmaniose cutaneomucosa ocorre em surtos epidêmicos em regiões que estão sendo colonizadas, quando, pela derrubada de matas, o homem penetra na biocenose do meio ambiente e a infecção se origina de animais silvestres. Eventualmente, em regiões já colonizadas, permanecem áreas de matas nativas com animais silvestres reservatórios de *Leishmanias*. A leishmaniose é também reportada em torno de habitações e, nesse caso, animais domésticos e roedores podem ser reservatórios dos parasitas. A leishmaniose pela *L. (V) guyanensis*, que ocorre na Amazônia, é mais benigna, raramente causando lesão mucosa ou formas mais agressivas como a disseminada. No Peru, há duas formas de leishmanioses: a que ocorre nas áreas tropicais, com lesões cutaneomucosas e evolução progressiva, causada por *L. (V) braziliensis*, é denominada **espúndia**. Nas regiões planálticas dos Andes, a leishmaniose causada por *L. (V) peruviana* tem evolução benigna, excepcionalmente compromete as mucosas, sendo denominada de *uta;* outra, a infecção mexicana chamada **ulcera de los chicleros**, causada pela *L. (L) mexicana,* geralmente também não atinge as mucosas, o mesmo acontecendo com a leishmaniose da América Central causada por *L. (V) panamensis*.

Patogenia

No tubo digestivo dos insetos infectantes, as formas promastigotas sofrem um processo denominado metaciclogênese, que determina parada da proliferação e alterações na sua superfície. Com isso, esses promastigotas metacíclicos se destacam das paredes do tubo digestivo e migram até a faringe e a cavidade bucal do inseto, permitindo que sejam transmitidos por meio da picada. Outras modificações sofridas por esses promastigotas os tornam mais resistentes à lise pelo complemento, e os elementos da secreção salivar do inseto também atuam favorecendo a infecção.

Introduzidas na pele, as formas infectantes são fagocitadas por macrófagos e células de Langerhans que as apresentam como antígenos aos linfócitos Th1 que, por meio de linfocinas Th1, IL-12, interferon gama (IFN-γ) e fator de necrose tumoral alfa (TNF-α) ativam os macrófagos que destroem os parasitas. Portanto, os macrófagos hospedam as formas amastigotas, mas quando ativados as destroem. Ao contrário, a ativação Th2 com produção de IL-4, IL-5 e IL-10 favorece a infecção. Nas formas cutâneas, a resposta Th1 é eficiente e pode haver até cura espontânea da infecção. Nas formas cutâneas difusas, há produção de linfocinas Th2 e não há destruição dos parasitas. No Brasil, as formas difusas são sempre provocadas pela *L. amazonensis*, que se admite ser capaz de interferir nos mecanismos imunes normais, desenvolvendo-se o perfil de citocinas Th2 com altos níveis de IL-10 e baixos níveis de IFN-γ sendo os macrófagos incapazes de destruir as *Leishmanias*. Nas formas disseminadas, a resposta imune anormal permite a disseminação do parasito, e a cura da infecção requer tratamento prolongado ou repetido. As formas mucosas são hiperérgicas, sendo as respostas Th1 mais intensas que nas formas cutâneas e provocam destruição dos tecidos em que se encontram antígenos leishmanióticos. Os anticorpos, nas doenças em que os agentes microbianos são intracelulares são ineficazes. Os maiores títulos anticórpicos são observados nas formas mais graves. Na leishmaniose cutânea difusa, os títulos são muitos altos, na leishmaniose mucosa são menores que nas formas difusas, mas superiores às formas cutâneas puras, nas quais os títulos são muito baixos ou inexistentes.

As formas clínicas da leishmaniose tegumentar americana constituem espectro no qual, em um polo, estão a forma cutânea ulcerada e a mucosa, grupo com forte resposta imunecelular, produção de citocinas Th1, principalmente IFN-γ e TNF-α com ativação de macrófagos, intenso dano tecidual e raros parasitos. No outro polo, está a leishmaniose cutânea difusa, com ausência da imunidade celular, múltiplas lesões, grande número de parasitos, produção de citocinas Th2 e inativação de macrófagos. Os fatores que determinam a posição no espectro dependem não somente do perfil genético e da resposta imune do hospedeiro, mas também da espécie e cepa da *Leishmania*.

Manifestações clínicas

As lesões cutâneas são similares nas várias formas de leishmanioses tegumentares e, dessa maneira, será descrito o quadro da leishmaniose cutaneomucosa. Após um período de incubação de 1 a 4 semanas, surge a lesão inicial, constituída por pápula eritematosa, única ou múltipla, localizada geralmente na região exposta do tegumento, que corresponde ao ponto de inoculação. Nessa etapa inicial, chama atenção a presença de importante adenopatia, podendo ocorrer menos comumente linfangite. Evoluindo, as lesões assumem aspecto papulovesiculoso, papulopustuloso, papulocrostoso

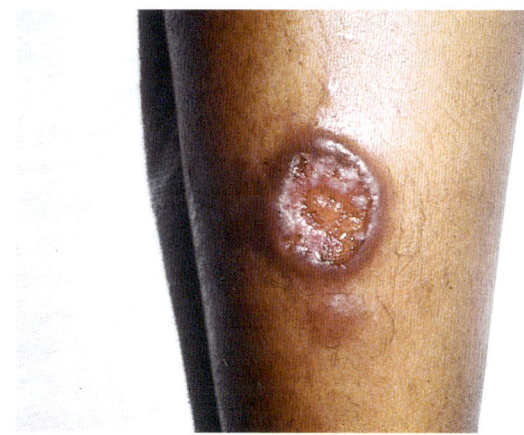

FIGURA 44.2 – Leishmaniose tegumentar americana. Úlcera típica. Lesão ulcerada de bordas infiltradas em moldura e fundo granuloso grosseiro.

e finalmente formam úlceras **(FIGURAS 44.1 E 44.2)**. Essas úlceras apresentam contornos circulares, bordas altas e infiltradas, em moldura de quadro, fundo com granulações grosseiras, cor vermelho-vivo, podendo estar recobertas por exsudato seroso ou seropurulento. Adicionalmente, a adenopatia regional permanece volumosa e no geral pouco dolorosa **(FIGURAS 44.3 E 44.4)**. No mesmo doente, podem ocorrer lesões em várias fases evolutivas eventualmente surgindo lesões satélites. A lesão pode evoluir para cicatrização espontânea após longo período de tempo ou dar origem a placas vegetantes-verrucosas **(FIGURAS 44.5 A 44.8)** ou sarcoídeas, infiltradas.

Na gestante é comum o encontro de lesões verrucosas ou vegetantes que regridem parcialmente após o parto. Alguns pacientes podem apresentar recidiva após a cura da úlcera, cujo aspecto mais comum é o aparecimento de infiltração ou pápulas na periferia da cicatriz atrófica, configurando a forma recidiva cútis.

LEISHMANIOSE CUTANEOMUCOSA E LEISHMANIOSE MUCOSA

As lesões mucosas podem aparecer precocemente, porém, geralmente surgem um ou vários anos após quadro de

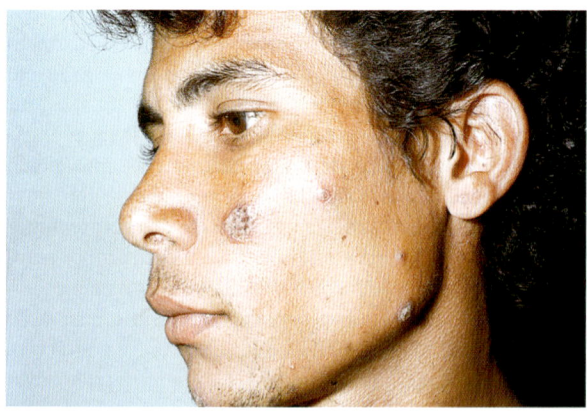

FIGURA 44.1 – Leishmaniose tegumentar americana. Lesões iniciais, papulosas, papulocrostosas, nódulo-crostosas e ulcerocrostosas.

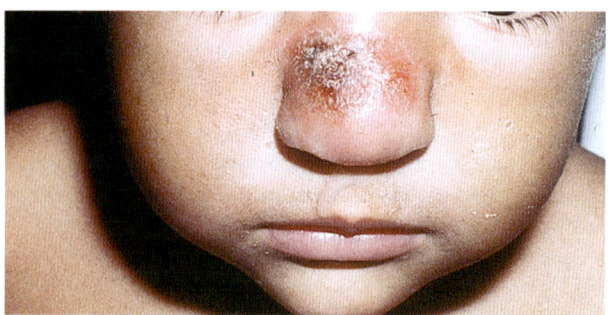

FIGURA 44.3 – Leishmaniose tegumentar americana em criança. Lesão inicial rodeada de halo eritematoso na região nasal.

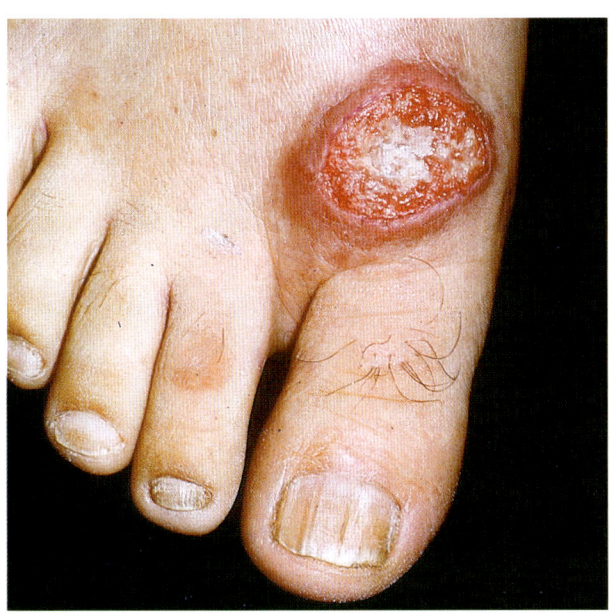

FIGURA 44.4 – Leishmaniose tegumentar americana. Úlcera leishmaniótica típica no pé, bordas emolduradas e fundo granuloso.

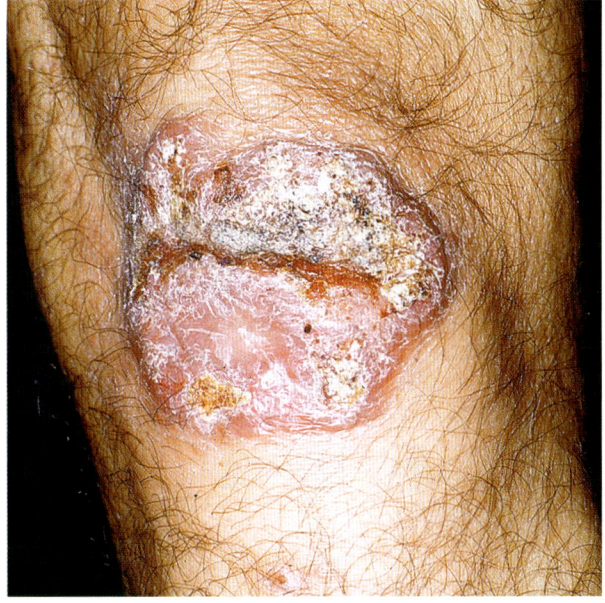

FIGURA 44.7 – Leishmaniose tegumentar americana. Placa infiltrada verrucosa e ulcerada.

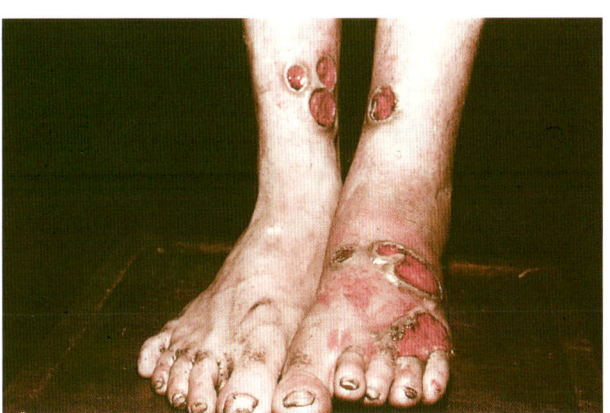

FIGURA 44.5 – Leishmaniose tegumentar americana. Múltiplas ulcerações típicas com bordas emolduradas.

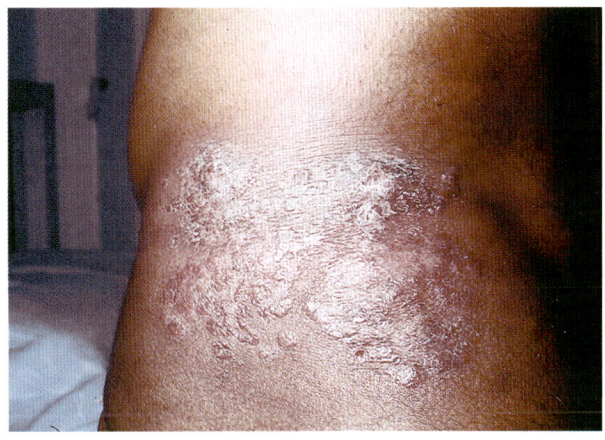

FIGURA 44.8 – Leishmaniose tegumentar americana. Lesão de tipo sarcoídeo constituída por placa papulosa infiltrada.

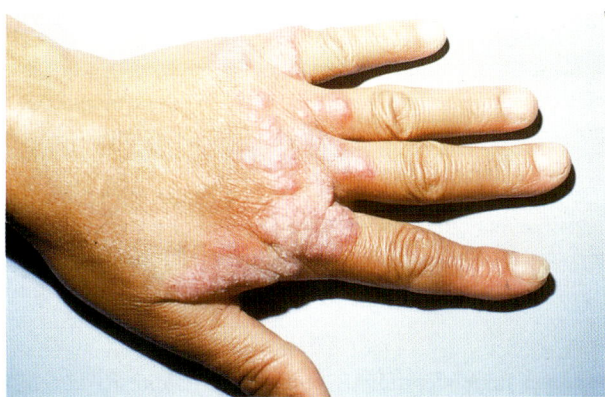

FIGURA 44.6 – Leishmaniose tegumentar americana. Placa verrucosa no dorso da mão.

leishmaniose cutânea causado por *L. (V) braziliensis*. Fatores de risco para o desenvolvimento posterior de doença mucosa nos indivíduos com a forma cutânea incluem tratamento inadequado ou ausente, lesões acima da cintura e múltiplas lesões. Na leishmaniose cutaneomucosa existe doença concomitante de pele e mucosa, enquanto a leishmaniose mucosa se caracteriza por comprometimento exclusivo das mucosas. Há, primeiramente, eritema e discreta infiltração no septo nasal; segue-se processo ulcerativo, que se desenvolve, acometendo a mucosa das faces laterais das asas do nariz e elementos contíguos. Ocorrendo destruição do septo, o nariz tomba para a frente, constituindo o chamado **nariz de anta** ou **tapir**. Na área adjacente, há edema e eritema e, pela inflamação secundária, hipertrofia nasal lembrando rinofima. O quadro, frequentemente, envolve o lábio superior e inferior, o palato, gengivas, língua, faringe e laringe. Menos comumente a cavidade oral é atingida, especialmente no palato, com lesões ulcerovegetantes e granulações grosseiras, às vezes separadas por sulcos, que podem se entrecruzar formando a chamada cruz da espúndia ou de Escomel. A evolução da doença e a infecção secundária podem atingir a estrutura cartilaginosa do nariz e comprometer ossos da face, produzindo quadros destrutivos do maciço centro-facial. Excepcionalmente, alguns casos graves podem evoluir para óbito pela obstrução das vias aéreas superiores. **(FIGURAS 44.9 A 44.12)**.

O processo infeccioso e inflamatório também pode atingir o pavilhão auricular causando perda tecidual.

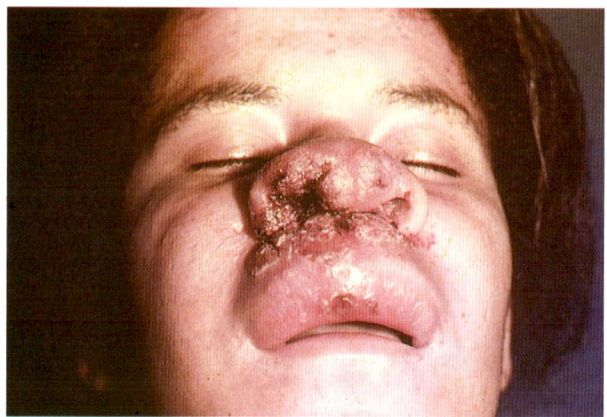

FIGURA 44.11 – Leishmaniose tegumentar americana. Lesões ulcerovegetantes com destruição do septo nasal e infiltração do lábio superior.

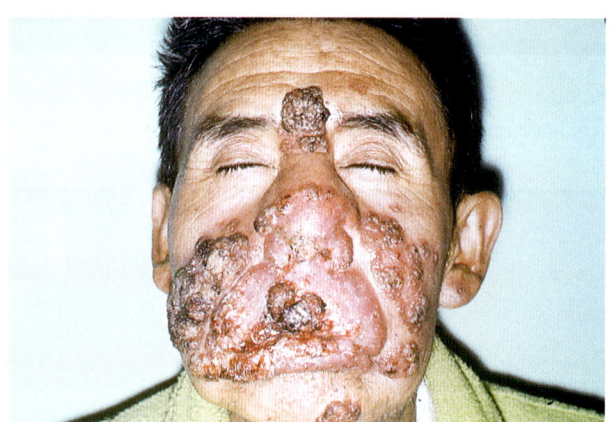

FIGURA 44.12 – Leishmaniose tegumentar americana. Extensas lesões ulcerovegetantes na face.

LEISHMANIOSE DISSEMINADA

Caracteriza-se por múltiplas lesões acneiformes em pelo menos duas regiões corporais, podendo surgir sintomas gerais, como calafrios, febre e mialgia durante o período de disseminação.

O quadro surge semanas após a lesão inicial ulcerada característica. As lesões aumentam em número, podendo chegar a centenas, evoluindo para pápulas, nódulos e ulcerações, que coexistem **(FIGURAS 44.13 E 44.14)**. O comprometimento das mucosas ocorre em mais de 40% dos doentes. A maioria dos casos de leishmaniose disseminada no Brasil ocorre principalmente na região Nordeste, onde pode ser encarada como doença emergente, pelo grande aumento da incidência em algumas áreas. A leishmaniose disseminada atinge pacientes sem evidências de imunodepressão, sendo causada por cepas mais virulentas de *L. (V) braziliensis*. No entanto, em pacientes imunodeprimidos, tem se descrito quadro caracterizado por múltiplas lesões causado por diversas espécies de *Leishmania*. Nesses casos, o número de parasitas nas lesões é abundante, em contraste com a pequena quantidade encon-

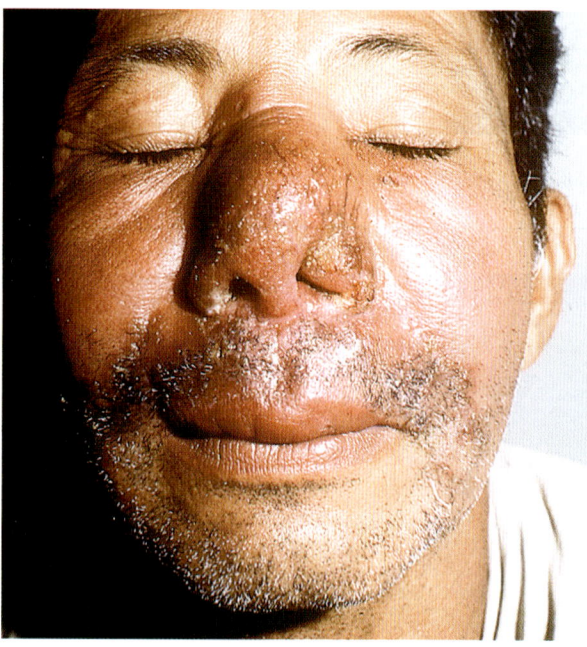

FIGURA 44.9 – Leishmaniose tegumentar americana. Ulceração, aumento de volume do nariz e área de eritema e infiltração do lábio superior.

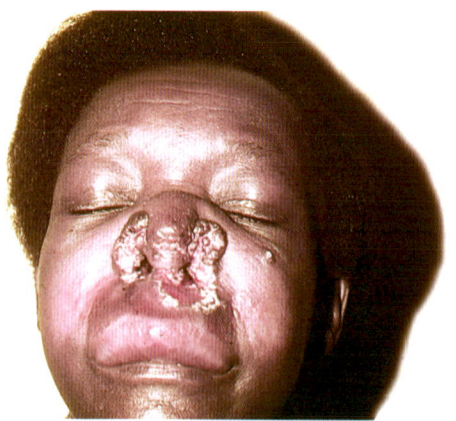

FIGURA 44.10 – Leishmaniose tegumentar americana. Lesão ulcerodestrutiva do nariz, edema e infiltração do lábio superior.

lesões mucosas devem ser distinguidas do granuloma mediofacial, rinoscleroma, sífilis cutânea tardia, carcinomas e perfuração septal dos usuários de cocaína. Importante é a distinção com a paracoccidioidomicose, que apresenta um granulado fino, com pontos hemorrágicos (estomatite moriforme).

Quando as lesões cutâneas são vegetantes verrucosas, constituem uma das etiologias da síndrome PLECT (acrônimo de **p**aracoccidioidomicose, **l**eishmaniose, **e**sporotricose, **c**romomicose e **t**uberculose), e exames complementares são necessários para o esclarecimento da diagnose.

O inquérito epidemiológico é muito importante. A história e a existência de cicatrizes de lesões cutâneas auxiliam na diagnose de lesões isoladas em mucosas (FIGURA 44.15).

Diagnose laboratorial

- **Exame de esfregaço:** obtido por raspagem ou por justaposição da lâmina na ulceração, deve ser corado pelo Leishman ou Giemsa, sendo quase sempre positivo em lesões recentes e raramente positivo em lesões tardias. Na leishmaniose tegumentar americana causada por *L. braziliensis* é muitas vezes negativo, enquanto que na doença causada por *L. guyanensis* é comum o encontro das formas amastigotas de *Leishmania*.

- **Exame histopatológico:** diversos padrões têm sido descritos, o que certamente reflete o espectro e as diferentes manifestações clínicas da leishmaniose tegumentar americana. Em muitos casos pode se encontrar um granuloma linfo-histioplasmocitário com áreas ou faixas de células epitelioides, que são os centros claros ou clareiras. Há, em geral, grande número de plasmócitos que constituem pista para a diagnose histológica. Em formas recentes, formas amastigotas podem ser encontradas pela HE (não

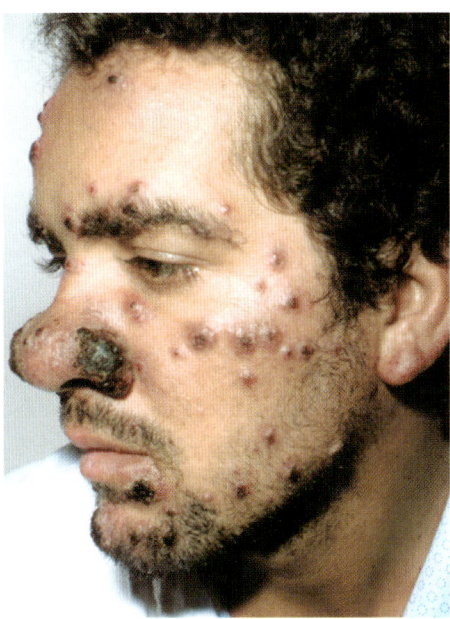

FIGURA 44.13 – Leishmaniose disseminada. Múltiplas pápulas eritematosas com centro ulcerado na face.

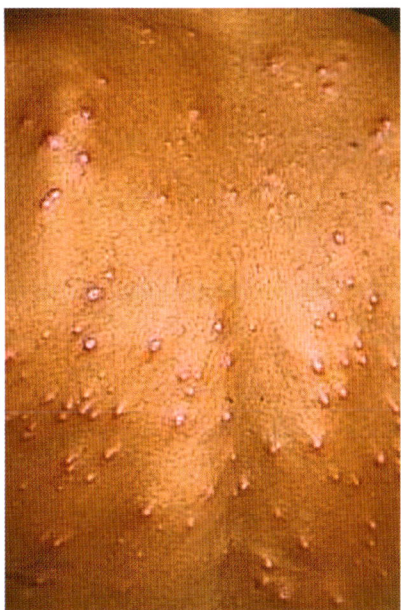

FIGURA 44.14 – Leishmaniose disseminada. Lesões acneiformes em grande quantidade na região dorsal.

trada na leishmaniose disseminada por *L. braziliensis* no indivíduo imunocompetente.

Diagnose

A diagnose diferencial da leishmaniose tegumentar americana inclui, em sua forma ulcerada, a úlcera de estase, úlcera tropical, úlcera da anemia falciforme, sífilis cutânea tardia, e a fase tardia do acidente por aranhas do gênero *Loxosceles*. As

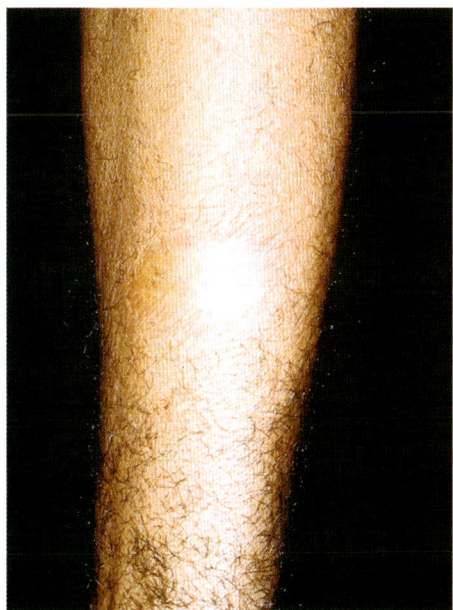

FIGURA 44.15 – Leishmaniose tegumentar americana. Cicatriz apergaminhada atrófica.

- é necessária a coloração pelo Giemsa); em lesões tardias são raras, porém pesquisa cuidadosa e demorada possibilita o achado da *Leishmania*.
- **Cultura e inoculação:** feita em meio de Novy-McNeal-Nicolle (NNN) com pouco interesse para a diagnose, sendo empregada em pesquisa, caracterização da espécie ou obtenção do antígeno de Montenegro. É positiva em cerca de 40% dos casos. A inoculação em *hamsters* pode reproduzir a doença em 2 a 3 meses.
- **PCR:** o aporte da técnica de amplificação do DNA, por meio da reação em cadeia da polimerase é importante aditivo para a diagnose específica da doença, com alta sensibilidade e com a capacidade de identificar a espécie do parasito.
- **Reação de Montenegro:** constitui o recurso mais utilizado na complementação da diagnose e reflete a resposta de hipersensibilidade tardia. Consiste na aplicação intradérmica, de 0,1 mL de uma solução fenolada de leptomonas (formas promastigotas) na concentração aproximada de 3 milhões por mil. A leitura é feita após 48 a 72 horas e a reação deve ser considerada positiva quando se forma induração maior que 5 mm de diâmetro. O valor preditivo é grande, já que a sensibilidade e a especificidade estão próximas de 100% dos casos, embora possa ser falso positiva em indivíduos que habitam áreas endêmicas (infecção subclínica), assim como na doença de Chagas, micoses profundas como cromomicose e esporotricose, além de tuberculose. A reação de Montenegro continua positiva anos após a cura da doença, já que reflete resposta de imunidade celular. Contudo, a reação pode ser falso-negativa até um mês após o início da doença, e também no imunodeprimido, na leishmaniose anérgica difusa e visceral. Fator limitante se relaciona ao fato de não haver uma padronização da solução empregada, o que interfere com sua reprodutividade.
- **Sorologia:** a reação de fixação de complemento é pouco sensível e não é mais utilizada. A reação de imunofluorescência indireta (IFI) é reagente em cerca de 70% dos doentes, inclusive nas formas mucosas onde os títulos podem ser mais elevados que nas formas cutâneas. Não é específica, já que reações falso-positivas podem ocorrer na doença de Chagas, pênfigo foliáceo, e micoses profundas. Títulos acima de 1:80 aumentam a especificidade para a diagnose de leishmaniose. O valor da sorologia no seguimento pós-tratamento ou como preditor de recidiva ainda não está claramente determinado. Além da IFI, pode ser empregado o ensaio imunoenzimático com interpretação e aplicabilidade semelhantes e maior sensibilidade.

Tratamento

Até hoje, o tratamento da leishmaniose tegumentar americana tem inúmeras limitações, mesmo nas formas mais localizadas, o que certamente reflete o baixo investimento na busca de novas medicações para o manejo dessa importante endemia. A monoterapia com fármacos de uso injetável ainda é quase que a única opção, e torna-se clara a importância de estudar associações de substâncias leishmanicidas ou com imunoterapia para um melhor sucesso terapêutico.

- **Antimoniais:** numerosos derivados antimoniais foram usados desde a introdução do tártaro emético por Gaspar Vianna em 1911.[2] O antimonial atualmente empregado é a N-metil-glucamina (Glucantime®), pela maior atividade e menor toxicidade. É apresentado em ampolas de 5 mL, contendo 405 mg de Sb pentavalente, devendo ser administrado na dose de 10 a 20 mg de Sb^v/kg/dia nas formas cutâneas por 20 dias, e de 20 mg de Sb^v/kg/dia nas formas mucosas ou disseminadas durante 30 dias. A dose máxima diária é de 15 mL (1.215 Sb^v) para o adulto. Em crianças com 10 kg, recomenda-se 15 mg Sb/kg/dia por 20 dias seguidos. As aplicações devem ser feitas diariamente ou com interrupção curtas de acordo com as reações adversas. Podem ocorrer náuseas, vômitos, tosse, artralgias, mialgias, pancreatite, elevação das transaminases, ureia e creatinina e alterações eletrocardiográficas. Os controles laboratoriais e o eletrocardiograma devem ser realizados antes e durante o tratamento, particularmente em doentes idosos. Eventualmente, têm sido descritos quadros de hipersensibilidade incluindo reação urticariana ou anafilactoide durante o tratamento. Uso na gestação é contraindicado, pois penetra a barreira placentária e pode provocar graves lesões neurológicas com quadros de retardo mental importante. Nessa condição, pode-se empregar, se necessário, anfotericina B. Os antimoniais podem ser utilizados durante a amamentação, pois a excreção no leite é baixa. Outro preparado antimonial pentavalente de ação similar é o estibogliconato de sódio (Pentostan®), não encontrado no Brasil.
- **Anfotericina B desoxicolato (Fungizon® 50 mg/frasco):** indicada em formas resistentes à terapia antimonial ou em formas graves e disseminadas. A técnica de administração é idêntica à descrita na paracoccidioidomicose, por infusão intravenosa, diluída em soro glicosado a 5%, em um período de 6 a 8 horas. As aplicações podem ser diárias ou em dias alternados. Em adultos, iniciar com 15 mg seguindo-se 25 e 50 mg de anfotericina B. Dosagem total entre 1 a 1,5 g para a forma cutânea e 2,5 a 3 g para forma mucosa. Em crianças, iniciar com 0,25 mg/kg, seguindo-se 0,5 a 1 mg/kg até a dosagem total de 20 a 40 mg/kg. Efeitos colaterais mais comuns incluem febre, calafrios, náuseas, vômitos e flebite no local da aplicação, devendo-se estar atento em relação à hipopotassemia, ação renal e cardíaca, fazendo controles de potássio, ureia, creatinina e eletrocardiograma. Tem sido preconizado o uso de hidratação venosa prévia, como forma de prevenir parcialmente o dano renal. A anfotericina B não deve ser usada em idosos, nefropatas e cardiopatas.
- **Anfotericina B lipossomal (AmBisome®):** o custo elevado limita o seu uso. É eficaz e tem menor toxicidade do que a anfotericina B desoxicolato, sendo indicada para formas graves ou resistentes. Mais recentemente a

utilização na dose total de 30 a 35 mg/kg em período de 7 a 10 dias se associou à alta taxa de cura de casos de leishmaniose disseminada, encurtando muito o tempo de tratamento e com melhor perfil de segurança.

- **Pentamidina:** é isotionato de pentamidina (Pentacarinat® – 300 mg por ampola), empregado como alternativa entre a glucamina e a anfotericina B. Tem sido usada com sucesso na leishmaniose cutânea pela *L. guyanensis*. É administrada na dose de 4 mg/kg de peso, total de três aplicações, via intramuscular (IM) com intervalo de 2 dias. Quando for necessária dosagem maior, superior a 1,5 g, deve ser feita avaliação hepática, cardiológica e renal. A pentamidina é hipoglicemiante, sendo necessário fazer glicemia pré-tratamento e administrar após alimentação. Pode eventualmente ser usada para a terapia de lesões mucosas.

- **Imunoterapia:** a justificativa para imunoterapia tem como base inúmeras evidências sobre a importância da resposta imune exacerbada na patogênese das formas cutânea e mucosa. A utilização de citocinas ou a sua inibição tem sido feita com sucesso nessas formas de leishmaniose tegumentar americana. O GM-CSF (*granulocyte--macrophage colony-stimulating factor*) em associação com antimônio acelerou o tempo de cicatrização e aumentou a taxa de cura da leishmaniose cutânea. O imiquimode associado ao antimonial parece aumentar a cura em alguns casos da forma cutânea. A inibição do TNF-α pela pentoxifilina em associação com antimônio foi eficaz em doentes de leishmaniose mucosa não responsivos a mais de duas séries de antimônio. O emprego da associação mostrou resultado superior ao do antimônio isolado no tratamento inicial da leishmaniose mucosa, com tempo mais rápido de cura e redução da falha terapêutica.

- **Miltefosina:** medicamento de uso oral foi introduzida na Índia para o tratamento da leishmaniose visceral com bons resultados. Dois ensaios clínicos randomizados e controlados, realizados no Brasil, na forma cutânea causada por *L. braziliensis* (Bahia) e também por *L. guyanensis* (Amazonas), mostraram taxa de cura de 75% e 71% respectivamente, superior ao grupo de comparação com Glucantime. Esses resultados indicam que a miltefosina, embora ainda não comercializada em nosso país, pode vir a ser importante para a terapia de leishmaniose tegumentar americana em nosso meio.

- **Outros medicamentos:** antibióticos são indicados, tópicas ou sistemicamente, quando houver infecção secundária. A associação de antimônio com alopurinol foi ineficiente na leishmaniose tegumentar americana. Há referências sobre o uso de paromicina (aminosidina) com resultados inefetivos ou não comprovados. Ensaio clínico randomizado e controlado com azitromicina por via oral para a forma cutânea (*L. braziliensis*) mostrou elevada falha terapêutica. Fluconazol por via oral em dose elevada (6,5-8mg/kg/dia) durante 28 dias teve baixíssima taxa de cura (22%) em estudo randomizado e controlado na leishmaniose cutânea pela *L. braziliensis*.

- **Eletrocirurgia e criocirurgia:** em lesões verrucosas, pode-se associar curetagem e eletrocoagulação ou aplicação de nitrogênio líquido, à terapia medicamentosa.

- **Cirurgia dermatológica corretiva:** indicada nas sequelas cicatriciais pós-tratamento.

Profilaxia

Na leishmaniose domiciliar ou peridomiciliar, é indicado o uso de inseticidas antiflebótomos e de outras medidas de proteção como telas e eliminação de reservatórios. Na leishmaniose selvática, repelentes, proteção com roupas e evitar entrar na selva no final do dia ou de noite.

Na leishmaniose das florestas, é impossível a eliminação dos reservatórios e dos vetores. A solução seria a vacinação. Diversas vacinas foram empregadas, inclusive uma associação com BCG com relatos favoráveis, necessitando comprovação.

LEISHMANIOSE CUTÂNEA DIFUSA

A leishmaniose tegumentar difusa, cutânea difusa, cutânea anérgica, foi relatada na África, no Oriente Médio e nas Américas. Na Etiópia, onde é registrado o maior número de casos, o agente responsável é a *L. (L) aethiopica*, enquanto nas Américas é a *L. (L) amazonensis*. A maioria dos casos registrados é dos Estados do Pará, Amazonas e Maranhão. Os reservatórios são roedores e marsupiais e o vetor principal é a *L. flaviscutellata*. As características clínicas são lesões queloidianas múltiplas, placas infiltradas e nódulos não ulcerados **(FIGURA 44.16)**. Embora incomuns, podem ocorrer infiltração e ulceração na mucosa nasal, não havendo em geral destruição do septo. Não há comprometimento visceral, mesmo nos doentes com grande número de lesões.

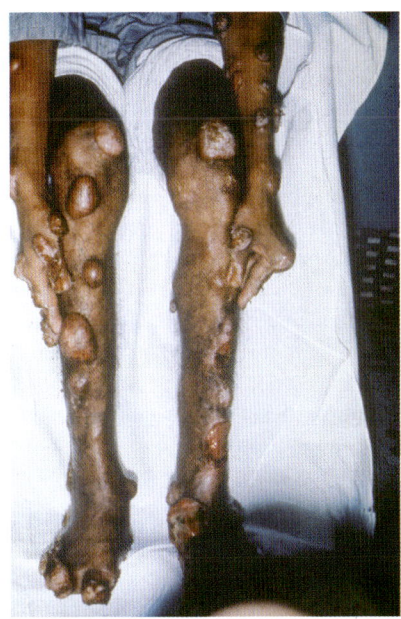

FIGURA 44.16 – Leishmaniose tegumentar difusa. Lesões nodulares, lesões ulceradas e planos papulonodulares disseminados.

O quadro clínico da leishmaniose cutânea difusa é devido à anergia na resposta de imunidade celular contra os antígenos de *Leishmania*, com incapacidade linfocitária de produzir IFN-γ e consequente inativação dos macrófagos, permitindo a proliferação intracelular descontrolada do parasita. A reação de Montenegro e o teste de transformação blástica são negativos. O exame de esfregaço ou histológico revela grande riqueza de formas amastigotas de *Leishmania*.

A leishmaniose cutânea difusa não tem terapia efetiva, sendo muito comuns recidivas e diversas séries de retratamento. Glucamina, anfotericina B e pentamidina possibilitam regressão parcial de lesões, com recidiva após suspensão. Há relato de resultados favoráveis pela associação de antimônio com uma vacina de promastigotas *L. (L) mexicana* e BCG. Tem sido documentada regressão das lesões com a associação de antimônio e IFN-γ, e também com o emprego da aminosidina, miltefosina e anfotericina lipossomal.

LEISHMANIOSES VISCERAIS

LEISHMANIOSE VISCERAL AMERICANA

Ocorre em diversas regiões do globo, causada por diversas espécies de *Leishmanias*: *Leishmania (L) donovani*, *Leishmania (L) chagasi* e *L. (L) infantum*.

Nas Américas, é reportada do México à Argentina, particularmente em áreas de clima quente e semiárido sendo a *Leishmania (L) chagasi* o agente etiológico. O Brasil é o principal foco, sendo responsável por mais de 90% dos casos registrados. A maior ocorrência é no Nordeste, porém, tem sido relatada no litoral do Sudeste e no Centro-Oeste. No Estado de S. Paulo, o número de casos tem aumentado, particularmente nas cidades do Oeste. Os reservatórios são cães e raposas; o principal flebotomíneo vetor é a *Lutzomya longipalpis* e a transmissão é domiciliar ou rural.

Clinicamente, é uma doença sistêmica com febre, anorexia, perda de peso, adenopatias, hepatomegalia e esplenomegalia exuberante. Nas crianças, podem ocorrer diarreia e retardo no crescimento. As manifestações cutâneas são inespecíficas como rarefação e descoloração dos cabelos, palidez, icterícia e púrpuras. Raramente, podem surgir lesões específicas da *L. chagasi* como pápulas-nódulos e úlceras. Na leishmaniose alienígena, é descrita, no local de inoculação, pápula-nódulo denominada leishmanioma, não referida em nosso meio.

A **leishmaniose dérmica pós-calazar** ocorre pela mudança do tropismo da *L. chagasi* que passa a se multiplicar na pele, ocasionando manchas hipocrômicas ou eritematosas e nódulos.

O tratamento da leishmaniose visceral americana é com glucamina ou anfotericina B com a mesma técnica utilizada na leishmaniose tegumentar americana. A miltefosina foi aprovada para o tratamento da leishmaniose visceral na Índia com alto índice de cura, porém no Brasil a falha terapêutica foi elevada, inviabilizando seu uso.

DOENÇAS DE CHAGAS (TRIPANOSSOMÍASE AMERICANA)

A doença de Chagas é uma infecção sistêmica, do continente americano, causada por um protozoário, *Trypanosoma cruzi*, e transmitida ao homem e outros animais em geral por triatomídeos. O agente etiológico tem forma flagelada e aflagelada, conforme sua localização no homem e animais infectados. Os transmissores são insetos da subfamília Triatominae, sendo de maior importância o *Triatoma infestans*. O triatomídeo, conhecido como barbeiro, ao sugar o homem, emite dejeção que contêm os protozoários, que penetram na pele pela solução de continuidade da picada ou da coçadura. Também existe a possibilidade de transmissão da enfermidade por transfusão de sangue contaminado, transplante de órgãos de doentes com infecção crônica e por bebidas e alimentos contaminados com as fezes do triatoma. Também existe a transmissão transplacentária da mãe infectada para o recém-nascido.

A mucosa conjuntival é a porta de entrada dos tripanossomas em 50% dos doentes. Ocorre hiperemia conjuntival com edema das pálpebras e adenopatia satélite, quadro conhecido como **sinal de Romaña** (FIGURA 44.17). Na diagnose diferencial, devem ser consideradas conjuntivites bacterianas, picadas de inseto, traumatismos e celulites bacterianas orbitarias e periorbitárias. Na inoculação cutânea, encontrada em 25% dos doentes, há, no local da picada, lesão eritematopapuloedematosa, denominada **chagoma de inoculação,** que pode estar acompanhada de adenopatia. A localização mais comum é em parte descoberta e pode ocorrer ulceração. Em 25% dos doentes, não é reconhecida a porta de entrada, sendo possível a entrada do parasita, sem manifestação local. Após a inoculação, na fase inicial aguda, ocorrem sintomas gerais como febre, cefaleia, astenia, anorexia, polimicroadenopatia, hepatoesplenomegalia, miocardite, evoluindo a doença para a forma crônica. Nessa fase aguda, podem surgir exantemas morbiliformes ou urticariformes, eritema polimorfo, manifestações denominadas tripanossomides.

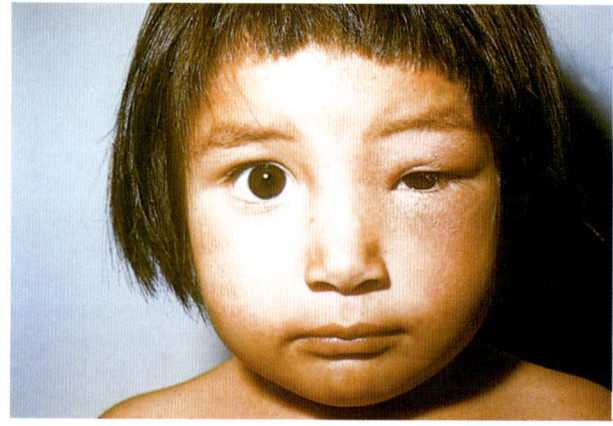

FIGURA 44.17 – Chagoma. Edema bipalpebral unilateral.

Segue-se fase indeterminada em que o doente é assintomático na qual pode manter-se por longos períodos após o que, em 10 a 30% dos doentes ocorre a fase crônica na qual predominam manifestações cardíacas, bloqueios de ramo, arritmias, insuficiência cardíaca, sincope e morte súbita. Muitos doentes desenvolvem megaesôfago e megacolo.

Com relação aos transplantados, pode ocorrer aquisição da infecção por órgão doado infectado e também pode ocorrer reativação da infecção chagástica do transplantado em decorrência da imunossupressão terapêutica. Nesse caso, com frequência existem lesões cutâneas sob a forma de nódulos ou placas eritematosas que podem ulcerar-se. Nessas formas, a diagnose é histopatológica, pela presença das formas amastigotas em meio ao infiltrado inflamatório.

A diagnose laboratorial é na fase aguda pela pesquisa do *T. cruzi* no sangue total e no soro de papa de leucócitos ou por PCR. Na fase crônica, teste sorológico para pesquisa de anticorpo IgG, imunoenzimático ou de imunofluorescência indireta. O tratamento é feito com benzonidazol, 6 mg/kg por 30 a 60 dias ou nifurtimax, 8 mg/kg por 60 a 90 dias.

DOENÇA DO SONO (TRIPANOSSOMÍASE AFRICANA)

Infecção confinada ao continente africano causada pelos *Trypanosoma gambiense* e *Trypanosoma rhodesiense*, morfologicamente indistinguíveis. A transmissão é por picadas de moscas (tsé-tsé), dípteros hematófagos do gênero *Glossina*, do homem ou animal infectado para o homem sadio. Os sinais cutâneos são o cancro de inoculação, área eritematoedematosa, podendo haver adenopatia.

Na fase aguda, exantema morbiliforme com prurido intenso. Na fase crônica, em que há comprometimento nervoso, cardiovascular e hepatoesplenoganglionar, pode ser observada asteatose cutânea e distrofia dos fâneros.

TRICOMONÍASE

Infecção por um protozoário flagelado, *Trichomonas vaginalis*, frequente na mulher e eventual no homem, transmitido, em geral, por contato sexual e raramente por fômites. A tricomoníase aumenta o risco de infecção pelo HIV tanto em homens como em mulheres e contribui para complicações como infertilidade e infecção pós-operatórias. O *T. vaginalis* é um protozoário unicelular que mede de 10 a 30 μm de comprimento, cosmopolita, encontrado na vagina feminina em cerca de 20 a 40% de mulheres adultas. É raro em meninas e em mulheres pré-relacionamento sexual. As condições melhores para sua proliferação são uma temperatura de 35 a 37 °C e pH ligeiramente ácido.

Manifestações clínicas

A infecção pode ser assintomática ou apresentar manifestações mínimas, que passam despercebidas. Quando sintomática, na mulher, caracteriza-se por secreção vaginal amarelo-esverdeada, ardor e prurido, às vezes abundante, com odor característico. Há edema e eritema da vulva e da vagina. Eventualmente disúria, dispareunia, endometrite e salpingite. No homem, caracteriza-se por uretrite discreta, com corrimento mucoide ou purulento, disúria e eventualmente prostatite e epididimite.

Diagnose

A diagnose diferencial deve ser feita, na mulher, com infecções da vagina por *Candida, Gardnerella vaginalis* e outras bactérias, além de herpes-vírus. No homem, com uretrites gonocócica e não gonocócica.

A diagnose laboratorial é feita pelo exame direto com a secreção diluída em soro fisiológico e examinada ao microscópio com pouca luz em médio aumento. A *T. vaginalis* tem quatro flagelos anteriores, membrana ondulante e núcleo alongado com grânulos pequenos de cromatina. O protozoário pode ser cultivado, em meio livre de bactérias; o mais usado é o meio STS (soro-tripticase-simplificado).

Tratamento

Metronidazol é a medicação eletiva, topicamente ou por via oral. A dosagem usual é 250 mg três vezes/dia ou 400 mg duas vezes/dia, por 7 dias. Pode ser administrado em dose única de 2 g. O parceiro sexual deve ser tratado com dose única de 2 g. Quando necessário, o tratamento pode ser repetido após 3 a 4 semanas.

Metronidazol não deve ser administrado no primeiro trimestre da gravidez, pela possibilidade de ação teratogênica. Durante o tratamento, não ingerir bebidas alcoólicas pelo efeito dissulfiram (náuseas, vômitos, cefaleia, rubor facial).

TOXOPLASMOSE

É uma infecção causada pelo *Toxoplasma gondii*, parasita intracelular obrigatório cujo hospedeiro definitivo é o gato. O ser humano, outros mamíferos e as aves são hospedeiros intermediários ou incompletos. Humanos adquirem a doença por ingestão de oocistos, eliminados com as fezes do gato e disseminados por hospedeiros-transportadores (moscas, baratas) ou por ingestão de cistos em carnes malcozidas, especialmente de porco ou carneiro. A terceira via de transmissão é transplacentária, por contaminação do feto, quando a mulher adquire a infecção durante a gravidez. Na toxoplasmose aguda, em que o parasita se dissemina por via sanguínea ou linfática, há febre, linfadenopatias e comprometimento dos pulmões, fígado, coração e do sistema nervoso. A adenopatia é discreta e não dolorosa, predominantemente cervical. Pode haver dor abdominal por adenomegalias mesentéricas e retroperitoneais, e existem casos de coriorretinite. Nessa fase, pode ocorrer exantema papuloso, não pruriginoso, que poupa as palmas e plantas, eritema polimorfo ou nodoso. A manifestação tardia mais frequente é a toxoplasmose ocular, caracterizada pela coriorretinite. Em indivíduos imunodeficientes, há acometimento do sistema nervoso central em 50% dos casos com encefalite, meningoencefalite ou massas cerebrais resultando em sintomatologia múltipla, cefaleia, convulsões, perda do equilíbrio, comprometimento de nervos cranianos, alterações visuais e hemiparesia. Também podem ocorrer pneumonites por toxoplasmose. A infecção fetal pode dar origem a natimortos, prematuros e entre outras, manifestações de coriorretinite, hidrocefalia, microcefalia, retardo mental, convulsões, defeitos visuais e da audição e hepatoesplenomegalia.

Como os cistos do toxoplasma persistem por tempo indefinido, qualquer imunodepressão pode determinar a disseminação da doença, atualmente encontrada particularmente na Aids.

A diagnose pode ser feita pela pesquisa do parasito em tecidos afetados ou no líquido cefalorraquiano, por coloração pelo Giemsa ou por PCR. Em geral, usa-se a diagnose sorológica, como o teste de Sabin-Feldman, as pesquisas de anticorpos IgG e IgM no soro ou no sangue do cordão umbilical por testes imunoenzimáticos ou imunofluorimétrico. É possível também o isolamento do T. gondii em cultura de células e a inoculação em camundongos.

O tratamento é feito com sulfadiazina e pirimetamina ou antibióticos: azitromicina, claritromicina, clindamicina ou espiramicina.

AMEBÍASE

A infecção, causada pela *Entamoeba histolytica,* é de ocorrência universal, variando sua prevalência de acordo com as condições higiênico-sanitária e com o clima. Atualmente verifica-se que a maioria dos casos observados ocorre em imunossuprimidos quando provocam lesões em qualquer órgão particularmente o sistema nervoso central.

A *E. histolytica,* única ameba patogênica, habita o intestino grosso, cécum e cólons, fagocitando alimentos e multiplicando-se por divisão binária. É a forma trofozoítica ou vegetativa. Em uma outra forma, rodeia-se de membrana resistente e forma cisto, que é eliminado pelas fezes. A transmissão ocorre pela contaminação por cistos de alimentos e bebidas. Os cistos ingeridos atingem o íleo terminal ou cólon transformando-se em trofozoítos extremamente moveis que podem encistar-se novamente sendo eliminados pelas fezes ou podem penetrar o mucosa intestinal atingindo inclusive a corrente sanguínea, podendo provocar lesões no fígado, pulmões e outros órgãos.

Também é possível a transmissão oral por meio de práticas sexuais orais/anais e também existe inoculação retal direta por instrumentos para realização de lavagens intestinais. Nos últimos anos, têm sido relatados casos de amebíase genital de transmissão sexual. Na infância, a amebíase cutânea é rara e geralmente ocorre em crianças afetadas por amebíase intestinal com localização nas regiões anal, perianal e genital por inoculação direta na pele a partir do contato com fezes contendo o parasita. A doença é assintomática ou caracterizada por sintomas de acordo com o comprometimento do sistema digestório.

Atualmente admite-se que muitos casos de amebíase cutânea sejam causados pela *Entamoeba dispar* que é morfologicamente indistinguível da *E. histolytica* somente sendo possível a distinção entre essas espécies por meio de sorologia e métodos genéticos.

A amebíase cutânea é uma complicação rara e ocorre pela implantação de trofozoítos na pele após intervenções cirúrgicas, abscessos hepáticos ou por inoculação direta na pele.

Caracteriza-se por uma ulceração dolorosa, com fundo purulento, bordas irregulares com um anel eritematoso, localizada em geral na região anal, perineal, vulva e pênis, ou em torno de fístulas ou incisões cirúrgicas. Evolui lentamente em semanas e meses, porém, particularmente em crianças, pode tornar-se terebrante.

A diagnose laboratorial pode ser feita pelo exame direto, pelo encontro de trofozoítos, em material da ulceração após diluição em soro fisiológico. No exame histopatológico, na borda da ulceração podem ser encontradas amebas, melhor visualizadas pelo PAS. A diagnose sorológica é feita pela pesquisa de anticorpos no soro pelo método imunoenzimático. Outros exames incluem a pesquisa do antígeno da *E. histolytica* nas fezes ou no material de abscesso hepático também pelo método imunoenzimático.

O fármaco eletivo no tratamento da amebíase é o metronidazol ou secnidazol. Em alguns casos, podem ser indicadas a emetina, iodocloro-hidroxiquinoleina, antibióticos (tetraciclina) e nos abscessos hepáticos, a cloroquina.

INFECÇÕES POR AMEBAS ANFIZOICAS

São infecções por amebas que têm vida livre na natureza, mas que podem se tornar parasitas de humanos e outros animais. Por essa razão, são chamados anfizoicas. Pertencem aos gêneros *Acanthamoeba, Balamuthia* e *Naegleria*. A grande maioria dos casos ocorre em doentes imunossuprimidos podendo afetar qualquer órgão inclusive a pele e o sistema nervoso central. A doença foi relatada em inúmeros países, inclusive no Brasil, porém a maioria dos casos tem sido registrada no Peru. No contágio, há história frequente de natação em lagos e piscinas. As manifestações mais importantes são no sistema nervoso, porém, lesões cutâneas podem preceder ou ocorrer conjuntamente com o quadro neurológico. Ocorre na face e eventualmente nas extremidades. São lesões eritematonodulares, infiltrativas, que devem ser diferenciadas de outros quadros cutâneos. Trata-se de enfermidade bastante grave, frequentemente fatal. A diagnose é feita no exame histopatológico pelo infiltrado granulomatoso e encontro de trofozoítos. Não há um tratamento definido. Drenagem cirúrgica pode ser útil. Imidazólicos, sulfas, albendazol e outros quimioterápicos foram empregados.

Atualmente são mais empregados o metronidazol na dose 250 a 750 mg, a cada 8 horas, por 10 dias, isoladamente ou associado ao diloxanide 500 mg, a cada 8 horas, por 10 dias. Também é empregado o tinidazol 2 g/dia por 5 dias (ver Capítulo 64).

CAPÍTULO 45

DERMATOZOOSES

INFESTAÇÕES POR ARTRÓPODES (ÁCAROS E INSETOS)

Dermatoses por ácaros

ESCABIOSE

A escabiose (melhor seria escabíase) ou sarna é uma dermatose bem característica, produzida por um ácaro, o *Sarcoptes scabiei*, var. *hominis*. Extremamente comum no passado, sua ocorrência diminuiu entre 1950 e 1960, provavelmente pelo uso intensivo de parasiticidas como o DDT e o BHC. Entretanto, posteriormente ocorreu recrudescência da afecção, em particular nos últimos anos.

É transmitida por contato pessoal, sem preferência por idade, sexo ou raça. A possibilidade de transmissão por roupas é excepcional. O parasita completa todo o ciclo biológico no homem; fora do hospedeiro, morre em menos de uma semana. A fêmea tem 0,3 a 0,4 mm de comprimento, e o macho tem a metade desse tamanho. O macho não invade a pele e morre após a cópula. A fêmea fecundada penetra na camada córnea e escava um túnel, particularmente à noite, depositando 2 a 3 ovos por dia, durante algumas semanas, então morre (FIGURA 45.1). Os ovos, em alguns dias, originam larvas hexápodes, que vêm à superfície e mudam para ninfas octópodes, as quais originam ácaros adultos. O período do ciclo do ovo ao ácaro adulto é em média de duas semanas. Após fecundação, as fêmeas escavam novos sulcos, completando-se o ciclo vital.

Manifestações clínicas

O principal sintoma clínico da escabiose é o prurido, em geral intenso, durante a noite. Objetivamente, há três elementos a considerar na semiótica da escabiose: o sulco, a distribuição e as lesões secundárias.

O sulco pode ser reconhecido, em particular nos casos de escabiose, sem complicações secundárias. O sulco escavado pelo parasita é uma pequena saliência linear, não maior que 1 cm, apresentando, em uma das extremidades, uma vesicopapula, perlácea, do tamanho da cabeça de um alfinete, onde se encontra a fêmea do ácaro e onde ela deve ser pesquisada.

A distribuição é característica, afetando principalmente as seguintes regiões: espaços interdigitais das mãos, axilas, cintura, nádegas, mamas, pênis, face e pés (FIGURAS 45.2 A 45.4). Em crianças, ocorrem lesões também nas palmas, nas plantas, no couro cabeludo e no pescoço (FIGURA 45.5).

As lesões secundárias são escoriações e piodermites, como impetigo, foliculite, furúnculo e ectima. Em crianças, são encontradas urticas e áreas de eczematização. No idoso, as lesões são pouco visíveis, e o quadro clínico caracteriza-se por prurido, eventualmente intenso, e escoriações.

Diagnose

É sugerida, principalmente, pelo prurido noturno, e torna-se quase certa quando vários familiares ou pessoas da mesma habitação apresentam prurido. O exame objetivo, pelo encontro de sulcos ou pela distribuição, confirma a diagnose.

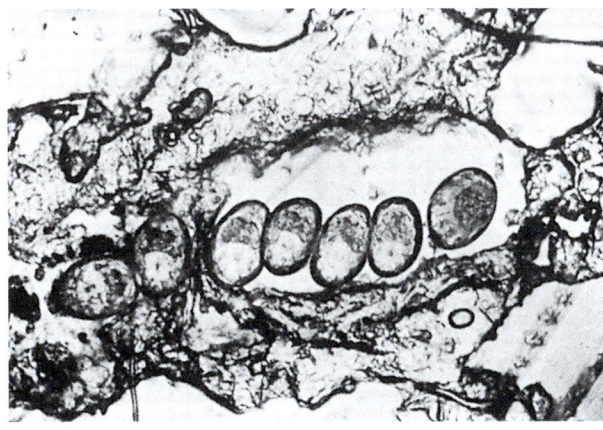

FIGURA 45.1 – Escabiose. Sulco da escabiose contendo numerosos ovos.

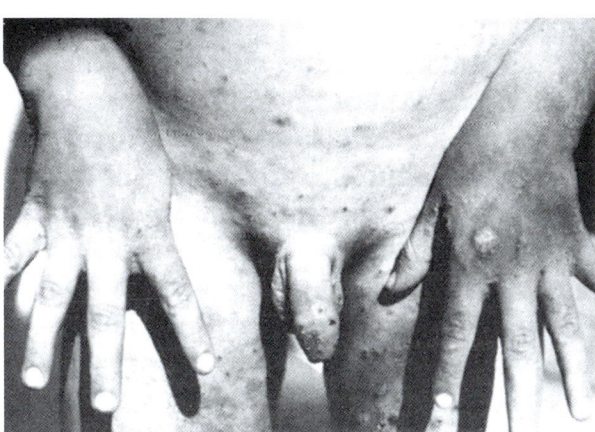

FIGURA 45.2 – Escabiose. Lesão em localização característica: espaços interdigitais, abdome inferior e genitais.

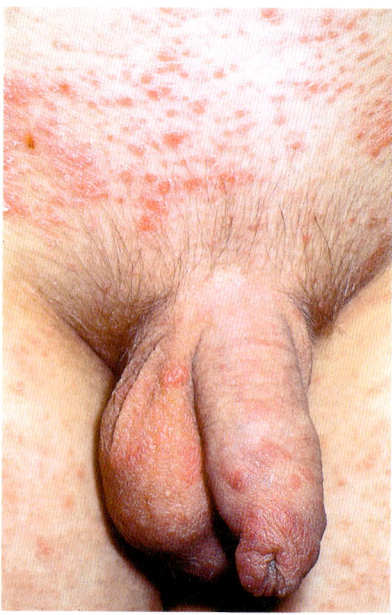

FIGURA 45.3 – Escabiose. Lesões eritematopapulosas no abdome inferior, no escroto e no pênis.

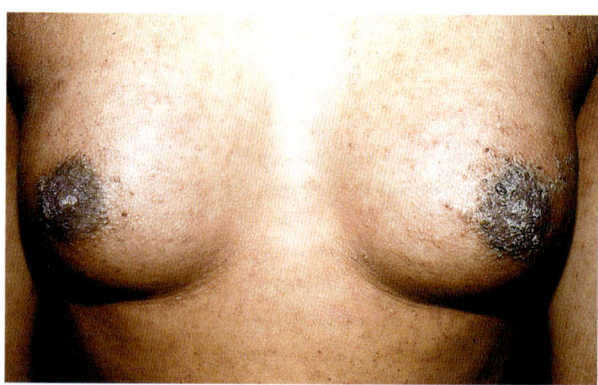

FIGURA 45.4 – Escabiose. Lesões eritematopapulosas e eczematizadas secundariamente, nas mamas.

A escabiose com frequência deixa de ser diagnosticada pela falta de suspeita no exame clínico e torna-se atípica. Há vários quadros clínicos:

- **Higiene excessiva**: pessoas que tomam vários banhos diários. É a sarna de gente limpa, em que as lesões são mínimas e passam despercebidas.
- **Crianças**: presença, particularmente em lactentes, de lesões urticadas ou eczematosas, que mascaram o quadro. Importante é a existência de lesões nas palmas, nas plantas e no couro cabeludo.
- **Idosos**: na pele senil, a reação é mínima, e somente com exame atento podem ser vistos raros sulcos. O que deve chamar mais a atenção é o prurido noturno, geralmente intenso, e a presença de escoriações. No idoso, fato peculiar, ocorrem lesões no dorso. O quadro muitas vezes é classificado como prurido senil e tratado com essa diagnose por meses.
- **Iatrogenia**: a parasitose é tratada com corticoides tópicos, sistêmicos e anti-histamínicos. O quadro alastra-se, com localizações atípicas e com aspecto eritematoso, urticado e eczematoso.
- **Contaminação de familiares**: como regra, as pessoas da mesma casa são atingidas pela parasitose. É preciso sempre interrogar e, quando possível, examinar os familiares. Entretanto, excepcionalmente, na sarna de gente limpa ou em idosos, pode não haver qualquer queixa do companheiro ou da companheira da pessoa infectada.
- **Escabiose (sarna) nodular**: podem surgir lesões papulonodulares, pruriginosas, localizadas nas regiões genital, inguinal e axilar. São encontradas, em homens, no escroto e no pênis. Elas permanecem pós-tratamento e constituem reação de sensibilidade a produtos de degradação parasitária (FIGURA 45.6).
- **Hiperinfestação**: caracteriza-se pela extensão e pela diversidade das lesões, com escoriações, crostas, áreas de liquenificação e impetiginizadas. Ocorre em imunodeprimidos, particularmente em HIV-positivos, desnutridos ou de higiene precária.

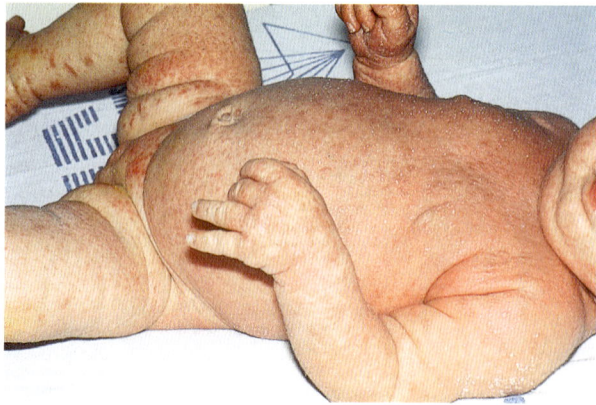

FIGURA 45.5 – Escabiose em criança. Lesões eritematopapulosas disseminadas atingindo inclusive a face.

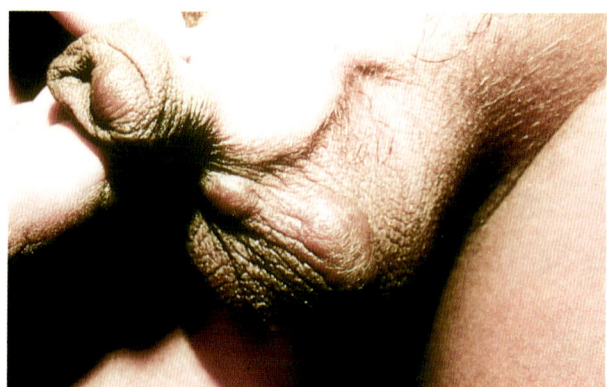

FIGURA 45.6 – Escabiose nodular. Lesões nodulares eritematoinfiltradas no pênis e no escroto.

- **Sarna crostosa**: forma de hiperinfestação parasitária também encontrada em imunodeprimidos, desnutridos ou de higiene precária, caracterizada pela formação de crostas, em particular nas áreas de eleição da parasitose, que podem alcançar vários milímetros de espessura **(FIGURA 45.7)**. O quadro não diagnosticado pode desencadear surtos de escabiose em asilos, hospitais e casas de repouso. Os contagiados desenvolvem escabiose comum, o que demonstra que a forma crostosa é uma deficiência do hospedeiro.

Diagnose laboratorial

A pesquisa dos ácaros, dos ovos ou dos cíbalos (bonicos) do ácaro deve ser feita rotineiramente, em particular nos casos atípicos. Escarifica-se o sulco ou a pápula suspeita com lâmina de bisturi ou cureta molhada em óleo mineral e coloca-se em uma lâmina com óleo. Devem ser escarificadas várias lesões, podendo ocorrer sangramento mínimo. Deve-se examinar o material com pequeno aumento. O exame negativo não invalida a diagnose, porém a positividade é muito importante para esclarecer a diagnose em crianças ou em doentes problemáticos.

Outro método diagnóstico é a dermatoscopia, em que se visualizam estruturas acastanhadas em forma de asa-delta (porção anterior do ácaro) na extremidade de lesões lineares correspondentes aos sulcos.

O método de reação em cadeia da polimerase pode ser utilizado em casos clinicamente atípicos.

Prova terapêutica

Em alguns doentes, pode ser indicada uma prova terapêutica, a despeito do quadro atípico e da pesquisa laboratorial negativa.

Tratamento

Permetrina

É o tratamento eletivo. A permetrina é um piretroide sintético, atóxico e eficaz. Emprega-se em creme ou loção a 5%. Não é irritante como o piretroide natural (deltametrina). Pode ser usada em adultos, crianças, gestantes e mulheres em aleitamento. Tem indicação eletiva no tratamento de gestantes, mulheres em aleitamento e doentes com superfície escoriada.

Deve-se passar o medicamento em todo o corpo, do pescoço aos pés, sem banho prévio, deixando agir por 10 a 12 horas. Após, o paciente deve tomar banho e repetir outra aplicação após 24 horas. Deve-se evitar contato com mucosas e ingestão do medicamento. Após duas aplicações, se houver prurido, devem-se usar cremes de corticoides e anti-histamínicos. Decorrida uma semana, o paciente deve repetir a aplicação. Após cada aplicação do medicamento, toda a roupa de uso pessoal ou de cama deve ser lavada, porém não necessita ser fervida.

É importante evitar o supertratamento. O uso repetido do medicamento ou de sabonete pode causar dermatite de contato por irritação primária.

Ivermectina

Lactona macrocíclica semissintética é uma opção eletiva para a terapia sistêmica da escabiose. A dose é de 200 µg/kg para adultos e crianças maiores, acima de 5 anos. Deve ser administrada por via oral (VO) em dose única que pode ser repetida após uma semana. Em imunocomprometidos, são necessárias duas doses. É comercializada em comprimidos de 6 mg.

Em imunocomprometidos ou em formas resistentes, pode-se usar, simultaneamente, o tratamento tópico e o sistêmico.

Terapias alternativas

- **Enxofre precipitado**: empregado a 5% em vaselina ou pasta d'água, por 3 dias. É eficiente e pouco irritante, sendo a 2ª escolha para o tratamento de crianças.
- **Monossulfiram**: monossulfeto de tetraetiltiuram empregado diluído em água (duas vezes para adultos e três vezes para crianças). Deve ser usado de maneira similar aos demais tratamentos tópicos por 3 dias. Deve-se evitar o uso de bebidas alcoólicas durante o tratamento, pelo efeito antabuse. É pouco efetivo.
- **Benzoato de benzila**: usado em loção a 25%, em todo o corpo, deixando agir por 24 horas, por 3 dias. É efetivo, porém com frequência determina dermatite irritativa. Atualmente em desuso.
- **Tiabendazol**: primeiro medicamento que demonstrou ação sistêmica no tratamento da escabiose. É administrado na dosagem de 50 mg/kg/dia, no máximo de 3 g/dia, por 10 dias.
- **Ivermectina**: tópica diluída a 1% em propilenoglicol na dose de 400 µg/kg deve ser utilizada da mesma forma que a permetrina. É efetiva e pouco irritante. Deve-se repetir o uso após 1 semana.

Profilaxia

É necessário tratar simultaneamente todas as pessoas atingidas pela parasitose para evitar o efeito pingue-pongue.

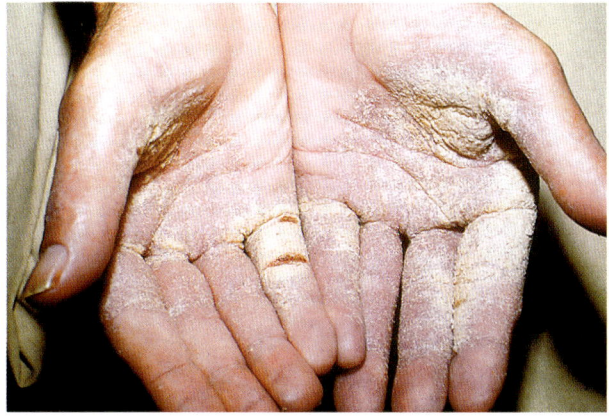

FIGURA 45.7 – Escabiose crostosa. Lesões hiperqueratósicas e crostosas nas mãos.

PRURIDO PÓS-TRATAMENTO

Após o tratamento, em particular nos casos em que a afecção perdurou por longo período sem a diagnose, o prurido pode permanecer por semanas, por memória do prurido ou sensibilidade a antígenos parasitários. Isso diminuirá gradualmente e, nesses casos, corticoides tópicos e sistêmicos e anti-histamínicos são indicados até o desaparecimento do prurido. É importante evitar o tratamento repetido, responsável por dermatites irritativas. A permetrina deve ser usada por duas vezes, em duas aplicações, com uma semana de intervalo. É condenável o uso de sabonetes escabicidas, que são inúteis para a cura da parasitose, porém são responsáveis por dermatites eczematosas, por irritação primária ou por sensibilização.

Nos casos comuns, o tratamento tópico tem eficácia superior à ivermectina que é, no entanto, indispensável em formas intensamente eczematizadas, nas hiperinfestações e na sarna crostosa.

NÓDULOS DA ESCABIOSE NODULAR

Os nódulos persistem por meses, com prurido variável. Pode-se usar corticoide oclusivo ou infiltração de triancinolona (3-4 mg por mL). Em formas resistentes, deve-se usar talidomida 100 mg/dia.

HIPERINFESTAÇÃO E SARNA CROSTOSA

Deve-se usar tratamento com ivermectina sistemicamente e permetrina. Eventualmente, quando necessários, são utilizados medicamentos para controle da infecção ou das lesões crostosas.

A ivermectina tópica diluída a 1% em propilenoglicol na dose de 400 μg/kg pode ser usada em toda a pele e repetida em 1 semana.

Novos acaricidas

Há novos tópicos em desenvolvimento, como o extrato oleoso da planta *Melaleuca alternifolia* e das folhas do arbusto africano *Lippia multiflora*.

ESCABIOSE POR ÁCAROS DE ANIMAIS E VEGETAIS

A escabiose ou sarna de animais (cachorro, gato, porco, cavalo e outros) pode eventualmente atingir o homem, não constituindo problema importante, já que a afecção se limita ao indivíduo infestado. É causada por variedades de *Sarcoptes scabiei*, como *S. canis* (cachorro), *S. suis* (porco), *S. caprae* (caprinos) e outras. As lesões são pápulas ou vesículas com halo urticado, as quais, em geral, se localizam nas áreas de contato com o animal infestado. A evolução é por surtos, e a diagnose é estabelecida pelo quadro clínico e pela história de contato com animal infestado. A erupção tende a desaparecer espontaneamente. Outros ácaros também podem infestar o homem, como o da galinha, *Dermanyssus gallinae*. Eventualmente, pode ocorrer infestação por ácaros do algodão, *Pyemotes ventricosus*, ou de cereais. O quadro semiótico é similar, isto é, pápulas e vesículas urticadas.

O tratamento é uma aplicação de loção ou sabonete de permetrina e, se necessário, o uso de creme de corticoide, excluindo-se, naturalmente, a fonte responsável.

DEMODECIDOSE

A demodicose ou demodecidose é causada pelo *Demodex folliculorum*, um ácaro pequeno de peças bucais e patas atrofiadas que habita o folículo pilossebáceo (FIGURA 45.8). Após a cópula no poro folicular, a fêmea deposita os ovos no folículo. O ácaro alimenta-se de detritos celulares e bactérias. É encontrado no homem nos folículos pilossebáceos da face e do tórax. Seu papel patogênico não está definido, sendo provavelmente um ácaro oportunista.

Em idosos, há uma foliculite, localizada preferencialmente na fronte e na região zigomática, com a presença do ácaro. Seria uma demodicose folicular. Eventualmente, pode haver comprometimento das pálpebras.

Na rosácea, em formas inflamatórias, os ácaros podem ser encontrados em grande número nos folículos, sendo facilmente identificáveis ao exame direto após raspagem das lesões. É possível que contribuam para a reação inflamatória, pelo bloqueio dos poros foliculares, possibilitando proliferação bacteriana, ou por reação de hipersensibilidade. De interesse é que, em casos de rosácea tratados com tetraciclina, o número de ácaros permanece elevado após um mês de tratamento. Assim, é possível que o parasita não tenha qualquer ação patogênica na rosácea e seu número aumentado seja devido somente à existência de condições favoráveis à multiplicação.

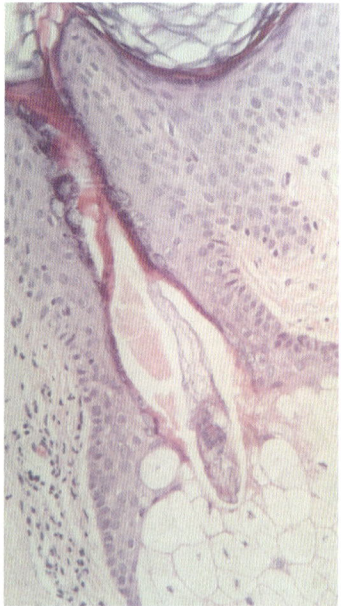

FIGURA 45.8 – Presença do *Demodex folliculorum* no folículo pilossebáceo.
Fonte: Imagem gentilmente cedida pelo Dr. Ricardo Houly.

Nas infecções por HIV, é encontrada erupção atingindo face, tronco e extremidades, caracterizada por pápulas eritematosas, pruriginosas, com localização nos folículos.

A diagnose de demodecidose é confirmada pelo encontro do ácaro no exame direto de material obtido pela raspagem de lesões.

O tratamento é com loção de permetrina a 5%. Creme de peróxido de benzoíla, pasta de zinco com 5 a 10% de enxofre precipitado e metronidazol a 5% são efetivos. Ivermectina 200 μg/kg por VO, em dose única, e metronidazol 250 mg/dia também são efetivos.

Há várias espécies de *Demodex* que infestam cães, gatos e outros animais e que eventualmente podem atingir os seres humanos.

IXODÍASE

Os ixodides ou carrapatos são acarianos ectoparasitas do homem e de vertebrados, que se alimentam do sangue e da linfa de seus hospedeiros e são transmissores de numerosas infecções. Dos ixodides existentes no Brasil, o gênero mais frequente é o *Amblyomma*, com várias espécies, sendo a mais encontrada a *A. cajennense*, que parasita desde animais de sangue frio até mamíferos e o homem. É conhecido comumente como carrapato-estrela ou carrapato do cavalo, sendo um dos principais vetores de riquetsiose.

A borreliose, doença de Lyme, causada pela espiroqueta *Borrelia burgdorferi*, com alguns casos registrados no Brasil, é transmitida por carrapatos do gênero *Ixodes* (FIGURA 45.9). A lesão dermatológica característica é o eritema crônico migratório (FIGURA 45.10). Nos Estados Unidos, onde a infecção é frequente, o principal vetor é o *Ixodes scapularis* (*dammini*); na Europa, é o *I. ricinus* (ver Capítulo 37).

A evolução completa de um carrapato ocorre em quatro períodos: ovo, ninfa hexápode, ninfa octópode e adulto. A cópula em geral ocorre na fase parasitária. A fêmea, após sugar o sangue do hospedeiro, aumenta muito de tamanho e se desprende, caindo no solo. Ela procura um lugar abrigado e deposita seus ovos, que são agrupados, formando eventualmente uma massa compacta. Após tempo variável, os ovos dão origem a ninfas hexápodes. Essas ninfas fixam-se em hospedeiros e sugam o sangue, necessário para a transformação em ninfa octópode e adulto.

Manifestações clínicas

As infestações pelas ninfas hexápodes (micuim) causam prurido intenso, formando pápulas encimadas por crostículas. Nem sempre é fácil a identificação do parasita, devido a seu tamanho diminuto (FIGURAS 45.11 A 45.13). As lesões, em geral numerosas, ocorrem principalmente nos membros inferiores, eventualmente disseminadas pelo contato com a massa de ninfas. A diagnose da infestação por micuim é feita pelo quadro clínico e pela exposição na área rural. Outro fato importante em nosso meio, especialmente na região Sul do Brasil, é que a infestação pelo micuim ocorre principalmente nos meses mais frios. O carrapato adulto é facilmente reconhecido.

Tratamento

Nas infestações por ninfas hexápodes, basta empregar aplicação única de loção ou sabonete de permetrina. Posteriormente, deve-se controlar o prurido pela reação irritativa com corticoides tópicos e anti-histamínicos orais.

O carrapato adulto deve ser retirado com tração suave para não deixar parte do *capitulum* (porção anterior ou falsa cabeça do ixodida), que pode originar reação granulomatosa tipo corpo estranho. Pode ser feita aplicação de vaselina no carrapato para que este abandone o hospedeiro. Método popular muito usado e eficiente é o calor, encostando-se no carrapato uma ponta de cigarro ou um fósforo quente. Após a retirada, deve-se aplicar creme de corticoide.

Na prevenção das infestações, o uso da permetrina nas roupas é eficaz.

DERMATOSES POR INSETOS (ANOPLURA OU PIOLHOS)

Os anopluros, comumente denominados piolhos, são ectoparasitas pequenos que parasitam o couro cabeludo e o corpo, responsáveis pelas pediculoses. Os piolhos medem 2,1 a 3,6 mm,

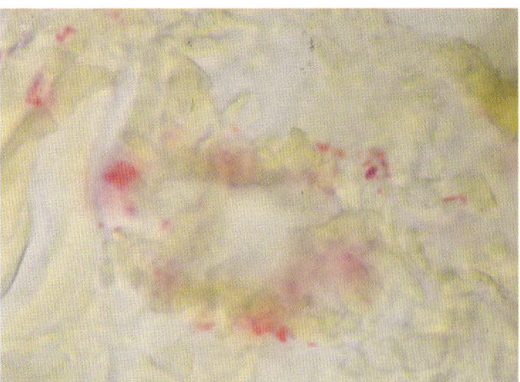
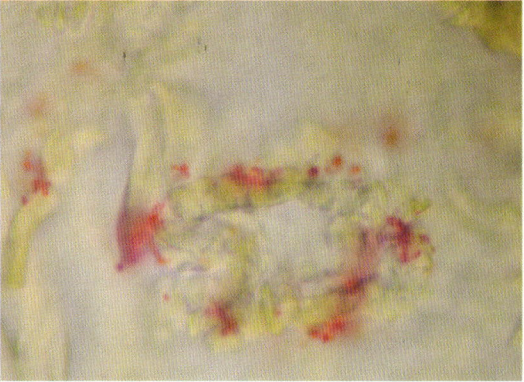

FIGURA 45.9 – Borreliose, ou doença de Lyme, confirmada no Brasil por técnica de microscopia de focagem flutuante.
Fonte: Imagens gentilmente cedidas pelo Prof. Sinésio Talhari.

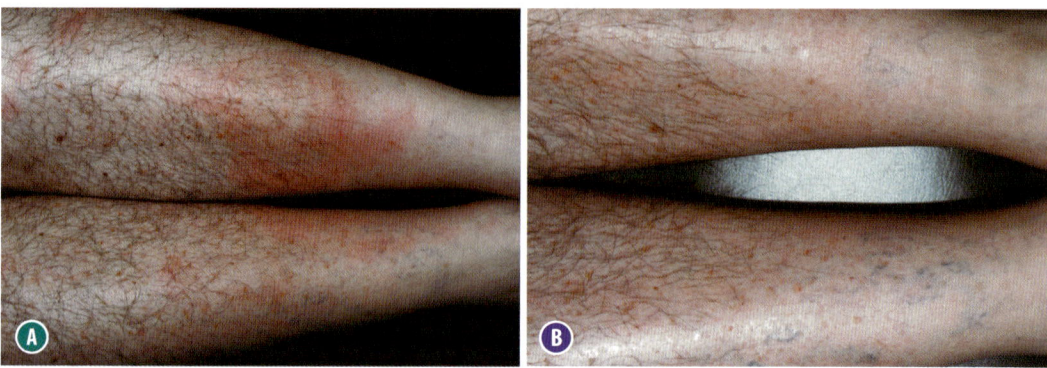

FIGURA 45.10 – Eritema crônico migratório. **A** Antes do tratamento. **B** Depois do tratamento.
Fonte: Fotos gentilmente cedidas pelo Prof. Sinésio Talhari.

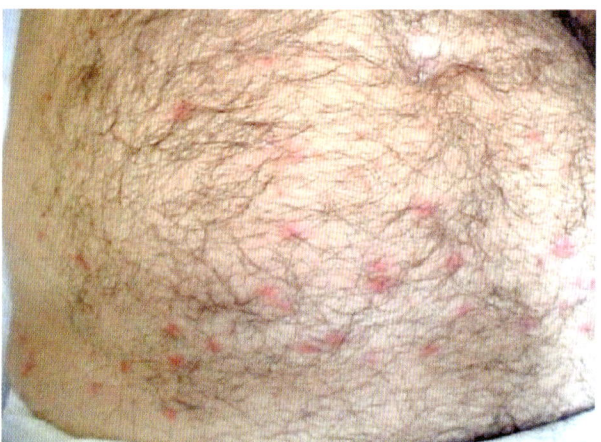

FIGURA 45.11 – Ixodíase. Pápulas eritematosas encimadas por crostículas.

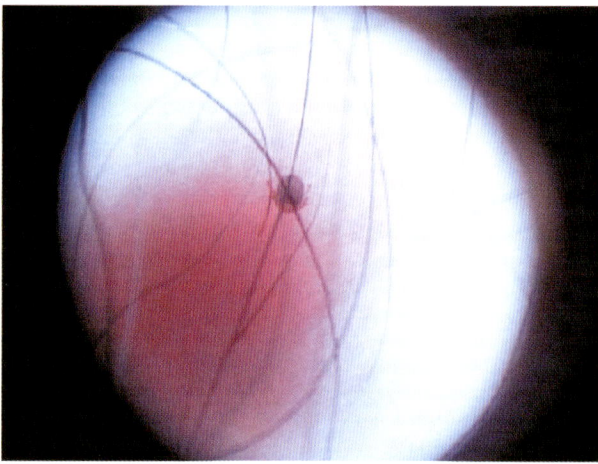

FIGURA 45.13 – Ixodíase. Visualização do carrapato por dermatoscopia.

PEDICULOSE DO COURO CABELUDO

A diagnose de pediculose do couro cabeludo é sugerida pela queixa de prurido. Confirma-se ao exame pela presença dos ovos (lêndeas), que são ovoides, esbranquiçados e aderentes à haste do cabelo **(FIGURA 45.14)**. O encontro de parasitas é mais difícil e necessita de exame mais demorado. As lêndeas podem ser facilmente diferenciáveis de escamas da pitiríase capitis pela forma ovoide e pela firme aderência ao cabelo. A coçadura pode determinar escoriações e infecção secundária.

Em toda queixa de prurido no couro cabeludo, particularmente em crianças, deve ser feita a exclusão de pediculose.

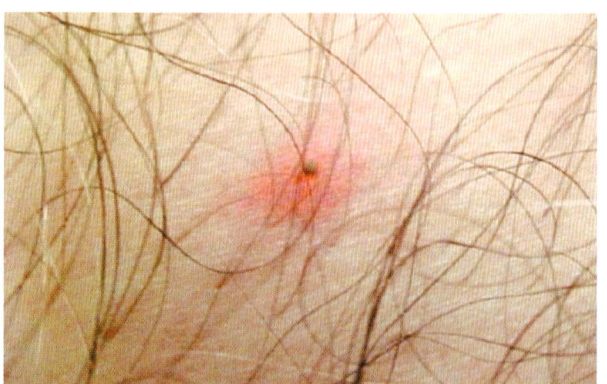

FIGURA 45.12 – Ixodíase. Presença do carrapato, encimando pápula eritematoedematosa

sendo o macho maior que a fêmea. Os do couro cabeludo diferem daqueles do corpo, pois são ligeiramente maiores. Não são espécies diferentes, mas raças biológicas, sendo denominados *Pediculus humanus capitis* (o piolho da cabeça) e *Pediculus humanus corporis* (o piolho do corpo). Os piolhos da região pubiana são do gênero *Phthirus*.

PEDICULOSE DO CORPO

Caracteriza-se por prurido de intensidade variável e urticas, que podem ter pontos purpúricos centrais. Áreas de hiperpigmentação e eczematização podem ocorrer. As áreas comumente afetadas são interescapular, ombro, face posterior das axilas e nádegas. A diagnose confirma-se pelo achado do parasita nas pregas de roupas.

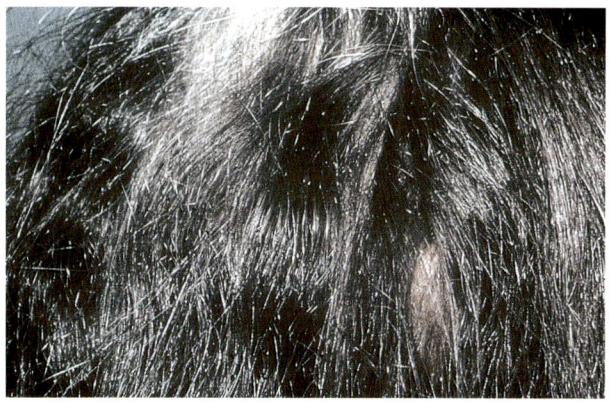

FIGURA 45.14 – Pediculose. Grande quantidade de lêndeas fixadas nos cabelos.

PEDICULOSE PUBIANA – FTIRÍASE

Os piolhos do gênero *Phthirus* são de duas espécies: o *P. gorrilae*, que infesta macacos superiores, e o *P. pubis*, que infesta o homem. Este é responsável pela ftiríase ou pediculose pubiana. Tem o corpo achatado, com o tórax mais largo que o abdome, de onde vem a denominação popular de chato, medindo o macho 1 mm e a fêmea 1,5 mm. Há três estágios de ninfa, que duram cerca de 2 semanas, e a duração da vida adulta é em torno de 1 mês. Localiza-se quase exclusivamente nos pelos pubianos e perianais, podendo, entretanto, atingir pelos axilares, do tronco, das coxas e até das sobrancelhas e cílios. A presença é suspeitada pelo prurido que ocasiona. A diagnose é feita pelo achado do parasita na pele, com frequência com a cabeça parcialmente introduzida em folículo piloso, e pelo encontro das lêndeas aderentes às hastes pilosas (FIGURA 45.15).

A ftiríase pode, eventualmente, determinar, pelo prurido, escoriações e eczematizações. Antigamente, eram descritas manchas azulado-acinzentadas, denominadas *maculae ceruleae*.

Tratamento

A pediculose do couro cabeludo pode ser tratada com xampu de permetrina (1%), deixando-se agir por 5 a 10 minutos e enxaguando em seguida. Deve-se repetir após uma semana. Uma alternativa é o xampu de deltametrina (0,02%) aplicado de maneira similar, porém é menos eficaz.

Nos últimos anos, vem sendo descrita em todo o mundo uma crescente resistência à permetrina, com taxas cada vez mais altas de falha terapêutica ao tratamento. Isso decorre do desenvolvimento de mutações nos piolhos, chamadas de *knockdown resistance* ou KDR. Com o aumento da falha terapêutica ao tratamento com o xampu, pode-se utilizar a permetrina em loção a 5%, aplicando-se à noite por oito horas no couro cabeludo e removendo-se pela manhã, repetindo-se então em sete dias. Essa forma de aplicação aumenta a eficiência do tratamento.

As lêndeas devem ser removidas com pente fino, após passar vinagre diluído em 50% com água morna.

Malathion (0,5%) é um organofosfato usado principalmente no Reino Unido.

Recentemente, novas opções terapêuticas mais eficientes foram lançadas, porém ainda não estão disponíveis no Brasil.

O Spinosad é um inseticida composto por uma mistura natural de macrolídeos tetracíclicos, spinosyn A e D, e é ovicida, matando também as lêndeas. Ele é usado a 0,9% em suspensão e foi aprovado pela Food and Drugs Administration (FDA), em 2011, para crianças a partir dos 4 anos. Não foi detectada absorção sistêmica nos estudos realizados com o produto. Deve ser aplicado por 10 minutos, sendo enxaguado logo após, e a aplicação pode ser repetida em 7 dias, se necessário.

O álcool benzílico a 5% em óleo mineral age impedindo que o piolho feche seus espiráculos respiratórios, permitindo que o veículo penetre e os obstrua, asfixiando os parasitas. Por não ser ovicida, devem ser realizadas duas aplicações com 7 dias de intervalo, por um período de 10 minutos. Aprovado pela FDA, categoria B, pode ser usado a partir de 6 meses.

A dimeticona possui modo de ação ainda discutível. Alguns autores argumentam que ela obstrui os espiráculos respiratórios do piolho, levando-o à morte por asfixia; outros sugerem que ela poderia promover uma inibição da excreção da água, causando estresse fisiológico e morte por paralisia ou ruptura dos órgãos internos. O modo de aplicação varia de acordo com o produto. Aqueles em forma de gel devem ser aplicados de 10 a 15 minutos; os em forma de loção, por 8 horas, e depois enxaguados. A aplicação é repetida em 7 a 10 dias, se necessário. Tem ação ovicida.

Ivermectina tópica em loção a 0,5% foi aprovada em fevereiro de 2012 pela FDA para tratamento de crianças com seis meses ou mais. Deve ser aplicada por 10 minutos, sendo enxaguada logo após. Apresenta ação ovicida.

Na **pediculose do corpo**, a higiene e a lavagem da roupa são suficientes para a cura.

A **ftiríase** deve ser tratada com aplicação de loção de permetrina (5%). Como alternativa, pode-se usar deltametrina (0,02%). Deve-se aplicar por duas ou três vezes. As lêndeas devem ser retiradas. Na ftiríase localizada nos cílios, deve-se usar vaselina duas vezes/dia, por oito dias, com remoção manual das lêndeas.

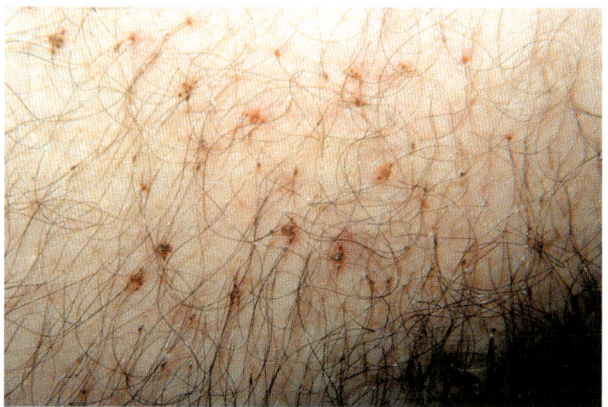

FIGURA 45.15 – Ftiríase pubiana. Inúmeras lêndeas e piolhos "chatos".

Em todos os casos de pediculose, é imprescindível examinar e tratar os contatos do paciente.

Dermatoses por hemípteros (barbeiros e percevejos)

TRIATOMÍASE

Há quase uma centena de espécies de triatomíneos, a maioria silvestre, porém algumas são domésticas, isto é, colonizam-se em domicílios. Destas, a mais representativa é o *Triatoma infestans*. Os triatomíneos (barbeiros) são hematófagos que, em geral, sugam à noite ou de dia em lugares escuros. A picada é pouco dolorosa, com prurido discreto, podendo passar despercebida à noite. É feita comumente em área descoberta, principalmente no rosto, de onde vem a denominação de barbeiro ao parasita. Após a sucção do sangue, o triatomíneo dejeta e, nos bonicos (fezes) do barbeiro infectado, há as formas metacíclicas do *Trypanosoma cruzi*, agente da moléstia de Chagas. Estas não atravessam a pele íntegra, porém são inoculadas no ponto da picada, por erosões na pele ou pelas mucosas. No ponto de picada do triatomíneo, ocorre uma pápula e um discreto edema. Quando a porta de entrada dos tripanossomas é a mucosa conjuntival, ocorre edema uni ou bilateral das pálpebras, que constitui o sinal de Romaña, importante elemento na diagnose da moléstia de Chagas (ver Capítulo 44). Surtos de casos atribuídos à transmissão oral foram descritos no Brasil e em outros países da America do Sul. A infestação ocorreria pela ingestão de alimentos como caldo de cana-de-açúcar, água, suco de açaí e bacaba contaminados.

CIMIDÍASE

Dos cimicídeos (percevejos), hemípteros hematófagos que parasitam diversas espécies animais, há um gênero que interessa ao homem, o *Cimex*, com duas espécies: *C. lectularius* e *C. hemipterus*. Ambas têm hábitos noturnos, colonizam-se em fendas ou buracos de móveis, particularmente camas, e, à noite, sugam o homem. A picada causa urtica bastante pruriginosa, podendo ocorrer lesões à distância, por sensibilização.

O tratamento é com creme de corticoide e anti-histamínicos, naturalmente eliminando os parasitas pela dedetização dos móveis e das frestas existentes.

A infestação não é frequente, mas deve ser suspeitada em casos de picadas noturnas em domicílios com móveis antigos ou mal conservados. Atualmente, inúmeros trabalhos sugerem aumento do número de casos em todo o mundo, inclusive na Europa e nos Estados Unidos.

Dermatoses por Siphonaptera (pulgas)

PULÍASE

Das espécies da ordem Siphonaptera, ou pulgas, de maior interesse é a *Pulex irritans*, cosmopolita, que tem como hospedeiro normal o homem, sendo também encontrada em outros animais, como cães, gatos, porcos e, excepcionalmente, ratos. A *P. irritans* é um parasita irritante que mede de 2 a 4 mm de comprimento e se aloja em roupas, tapetes, cortinas, soalho e mobiliário e em animais domésticos.

São animais longevos que, sem alimentos, vivem até 125 dias e, com alimentos, até 513 dias, o que explica infestações em locais que permanecem fechados.

A picada da pulga determina urtica variável individualmente, de acordo com o grau de sensibilidade, podendo ocorrer lesões à distância. Em crianças suscetíveis, é uma das responsáveis pelo desencadeamento do prurigo agudo infantil (estrófulo) e do prurigo de Hebra.

A *P. irritans*, sendo própria do homem e de animais domésticos, excepcionalmente pode ser vetora da peste (*Yersinia pestis*), cuja maior responsável pela transmissão é uma pulga que infesta o rato, *Xenopsylla cheopis*. As pulgas podem ser eventuais transmissoras da riquetsiose.

O tratamento das picadas de pulgas é a aplicação de creme de corticoide e, se necessário, a administração de anti-histamínico por VO.

Para a profilaxia, dedetização dos alojamentos e eliminação das pulgas dos animais domésticos, que pode ser obtida pela administração ao animal de anticoncepcional para pulgas ou eventualmente uso de tópicos.

TUNGÍASE

É causada pela *Tunga penetrans*, pulga que habita lugares secos e arenosos, sendo amplamente encontrada nas zonas rurais, em chiqueiros e currais. Seus hospedeiros habituais são o homem e os suínos. Os adultos são pequenos, medindo 1 mm de comprimento, metade do tamanho da pulga comum. São hematófagos, porém o macho, após alimentar-se, abandona o hospedeiro, enquanto a fêmea fecundada penetra na pele, introduzindo a cabeça e o tórax na epiderme, deixando de fora o estigma respiratório e o segmento anal para a postura dos ovos. Alimentando-se do sangue do hospedeiro, os ovos desenvolvem-se e o abdome dilata-se enormemente, podendo alcançar a dimensão de uma ervilha. Expelidos os ovos, o parasita completa o ciclo vital.

Manifestações clínicas

Discreto prurido na fase inicial, com posterior aparecimento de sensação dolorosa. O exame mostra pápula amarelada (batata) com ponto escuro central, que é o segmento posterior contendo os ovos. As lesões são encontradas, geralmente, ao redor das unhas dos artelhos, nas pregas interartelhos e nas plantas (FIGURAS 45.16 E 45.17). Eventualmente, pode ocorrer infecção secundária, como piodermite ou celulite.

Tratamento

O tratamento consiste na enucleação da pulga com agulha estéril e desinfecção com tintura de iodo. É possível destruí-la com eletrocautério ou eletrocirurgia após anestesia tópica. Se houver infecção secundária, deve ser feita administração de antibiótico por VO. Em casos de infestações intensas, admi-

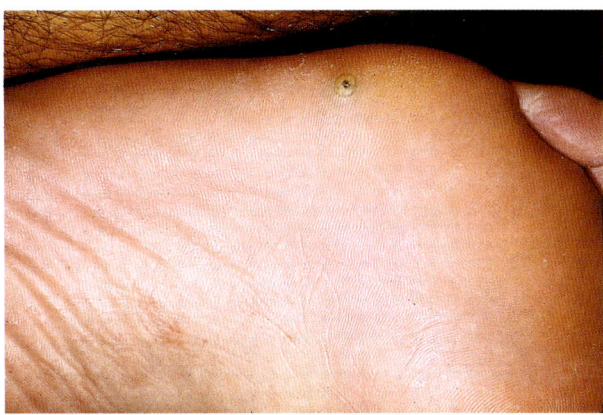

FIGURA 45.16 – Tungíase. Lesão plantar. Pápula amarelada com ponto escuro central.

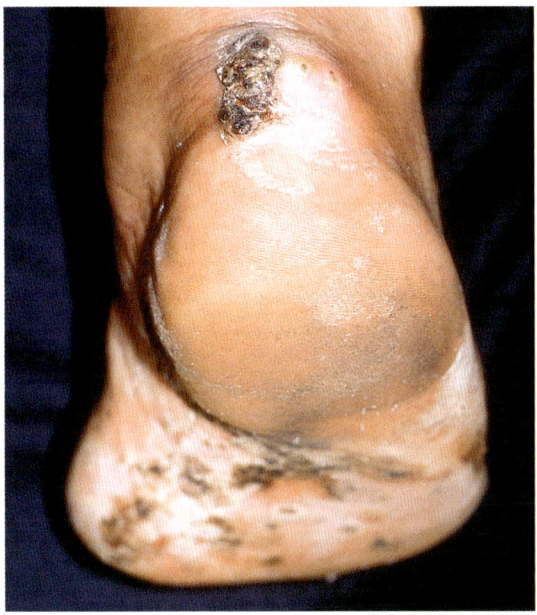

FIGURA 45.17 – Tungíase. Infecção maciça. Múltiplas lesões no pé.

nistra-se ivermectina, em dose única, ou tiabendazol, 25 mg/kg de peso, por VO, duas vezes/dia, por 3 a 5 dias.

A profilaxia é o uso de calçados em áreas suspeitas e a eliminação das fontes de infestação com DDT, BHC ou fogo.

Dermatoses por dípteros (mosquitos e moscas)

DÍPTEROS INFERIORES – MOSQUITOS (CULICÍDEOS, SIMULÍDEOS, FLEBOTOMÍNEOS, TABANÍDEOS)

As picadas dos mosquitos perturbam o bem-estar, impedindo o sono e causando, eventualmente, prurido intenso em pessoas sensíveis. Admite-se que possam atuar no desencadeamento do estrófulo e do prurigo de Hebra. Entretanto, a grande importância em medicina é o papel na transmissão de doenças.

Os **culicídeos** compreendem os anofelinos e os culicíneos. No Brasil, são vulgarmente conhecidos como muriçoca, pernilongo, carapanã, sovela e mosquito-prego (os anofelinos). Os anofelinos são responsáveis pela transmissão da malária, e os culicíneos, por várias moléstias. O *Aedes aegypti* é o transmissor da febre amarela, da dengue e da febre chikungunya e do zika vírus. Outros culicíneos são responsáveis pela transmissão de outras infecções, como as arboviroses.

Os **simulídeos**, vulgarmente denominados borrachudos, no sudeste e no centro-oeste, e pium, no norte do Brasil, são dípteros sugadores de sangue, com picadas eventualmente bastante numerosas e dolorosas. O repasto sanguíneo ocorre após a cópula e somente a fêmea é hematófaga. Há numerosas espécies que habitam o litoral ou o interior do país. No litoral, a principal espécie é o *Simulium pertinax*, encontrado em todo o litoral de São Paulo e Rio de Janeiro, em grande abundância e atacando, de preferência, o homem. No interior, a espécie mais frequente é o *S. nigrimanum*. Devido ao fato de esta espécie ser sempre encontrada em áreas de fogo selvagem, cogita-se a possibilidade de esse simulídeo participar na patogênese desse pênfigo. Outras espécies de simulídeos são responsáveis pela transmissão da oncocercose.

Os **flebotomíneos** são dípteros domésticos ou silvestres, sugadores de sangue, porém somente a fêmea é hematófaga. São responsáveis pela transmissão da leishmaniose, da bartonelose (Moléstia de Carrion) e de arboviroses.

Os **tabanídeos**, conhecidos como mutucas, são dípteros silvestres, raramente encontrados no interior de domicílios. Atacam durante o dia, sendo a picada muito dolorosa. O gênero *Chrysops*, com várias espécies, é o mais encontrado no Brasil. Os tabanídeos são responsáveis pela transmissão da filariose, devida à *Loa-loa* na África, e pela tularemia.

DÍPTEROS SUPERIORES – MOSCAS

Os dípteros superiores ou ciclorrafos são as moscas e têm numerosas famílias de interesse dermatológico. Há espécies sugadoras de sangue, porém a maioria não suga, mas é transmissora passiva de doenças. A mais comum é a mosca doméstica, *Musca domestica*, habitante doméstico, responsável pela transmissão de numerosas infecções, como febre tifoide, disenterias bacilar e amebiana e infecções estafilocócicas.

As afecções causadas por larvas de moscas no homem constituem as miíases.

MIÍASES

São afecções causadas por larvas de moscas. Há duas formas de miíases: a primária e a secundária. Na miíase primária, a larva da mosca invade o tecido sadio e nele se desenvolve, sendo, pois, parasita obrigatória nessa fase. Na miíase secundária, a mosca coloca seus ovos em ulcerações da pele ou mucosas, e as larvas desenvolvem-se nos produtos da necrose tecidual. São parasitas ocasionais.

MIÍASES PRIMÁRIAS

Compreendem a miíase migratória, causada por larvas dos gêneros *Gasterophilus* e *Hypoderma*, não existentes em nosso meio, e a miíase furunculoide, que é bastante frequente.

MIÍASE FURUNCULOIDE (BERNE)

É causada pela larva da *Dermatobia hominis* (FIGURA 45.18), atingindo homens e animais. A mosca não deposita os ovos diretamente, mas em outras moscas ou mosquitos. Quando o inseto veiculador pousa no homem ou em animal de sangue quente, a larva da *D. hominis* projeta-se para fora e abandona o ovo. Penetrando na pele, ela vai se desenvolver por um período de 30 a 70 dias, quando abandona o hospedeiro, cai no solo e transforma-se em pupa. Em 60 a 80 dias, forma o inseto alado.

Manifestações clínicas

A penetração da larva, em geral, passa despercebida. Com o desenvolvimento, forma-se um nódulo furunculoide, que difere do furúnculo por ser menos inflamatório e por apresentar, na parte central, um orifício que deixa sair uma serosidade (FIGURA 45.19). A dor é variável, consoante a localização, porém, com frequência há relato de sensação dolorosa referida como ferroada. Atingida a maturidade, a larva move-se ativamente no interior do nódulo, dilata a abertura, sai e há a cicatrização. Eventualmente, pode ocorrer infecção secundária, como abscesso e celulite.

O berne é muito comum em certas áreas, podendo atingir qualquer região do corpo, inclusive o couro cabeludo, e podendo ser único ou em grande número. Pode ocorrer a penetração conjunta no mesmo local.

Tratamento

O tratamento consiste na espremedura da lesão (FIGURA 45.20), puxando-se a larva suavemente com uma pinça. Uma pequena incisão no orifício da penetração facilita essa manobra. Procedimento leigo, bastante eficaz, consiste em colocar uma porção de toucinho no orifício do nódulo, deixando por algumas horas. A larva, necessitando respirar, penetra no toucinho. Outro recurso é uma tira de esparadrapo sobre a lesão, que é retirada após algumas horas. A larva surge no orifício e pode ser retirada ou sai pela espremedura. Após a eliminação da larva, a lesão involui rapidamente.

MIÍASES SECUNDÁRIAS

Há três formas de miíases secundárias, consoante a localização: cutânea, cavitária e intestinal.

A **miíase cutânea** ocorre pelo depósito de ovos de moscas em ulcerações da pele, com o desenvolvimento de larvas. Denominadas vulgarmente bicheiras, são devidas, principalmente, a *Cochliomyia macellaria* (mosca-varejeira) e outras espécies de moscas, em particular do gênero *Lucilia* e da família Sarcophagidae. Ocorrem, na maioria das vezes, por falta de cuidados adequados em ulcerações cutâneas. As larvas limitam-se a devorar os tecidos necrosados, sem provocar hemorragias. A diagnose é fácil, visualizando-se as larvas movimentando-se ativamente na ulceração cutânea.

O tratamento consiste em retirar as larvas após matá-las com éter ou borrifos de nitrogênio líquido. Há referência favorável ao uso de um creme de ivermectina a 1%, que deve ser aplicado na lesão e retirado com solução salina após duas horas.

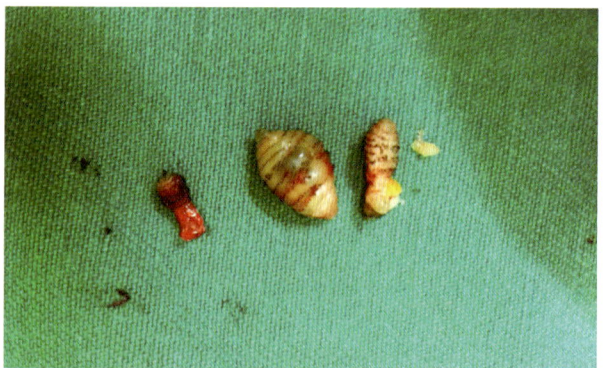

FIGURA 45.18 – Larva da *Dermatobia hominis* em diferentes estágios de desenvolvimento.

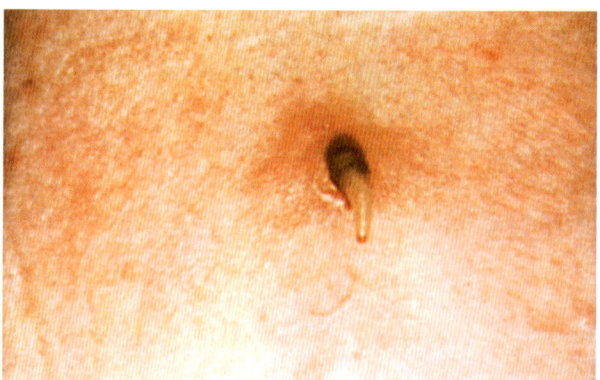

FIGURA 45.19 – Miíase furunculoide. Lesão furunculoide eritematonodular com orifício central pelo qual se exterioriza a larva.

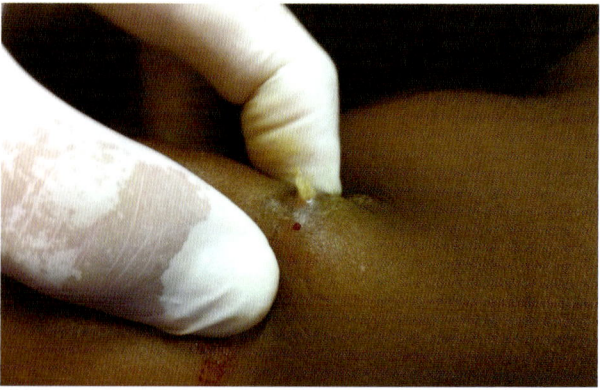

FIGURA 45.20 – Espremedura da lesão com exposição da larva.

A **miíase cavitária** é encontrada na cavidade nasal (em particular em doentes de leishmaniose nasal), na cavidade da orelha e da órbita ocular. A gravidade depende da localização e do grau de destruição, sendo os quadros mais graves ocasionados pela *Cochliomyia hominivorax* **(FIGURA 45.21)**. O tratamento consiste em matar as larvas com éter, nitrogênio líquido ou solução anestésica e retirá-las.

A **miíase intestinal** é originada pela ingestão de larvas em bebidas ou alimentos contaminados. A sintomatologia depende da espécie, do número de larvas e da imunidade individual.

DERMATOSES POR HELMINTOS

Nematelmintos

LARVA *MIGRANS*

Afecção frequente, também denominada **dermatite linear serpeante**, **bicho geográfico** e **bicho-de-praia**, é devida à penetração, na derme, de larvas do *Ancylostoma braziliensis*, parasita normal do cão e do gato, e, eventualmente, do *A. caninum*. Os ovos desenvolvem-se bem em areia ou terreno arenoso e, em condições favoráveis (calor e umidade), em uma semana tornam-se larvas infestantes. Penetrando na pele, a larva desloca-se em um trajeto linear e sinuoso, causando uma erupção ligeiramente saliente, que apresenta, na porção terminal, uma pápula onde está localizada a larva. O prurido é de moderado a intenso, em particular quando ocorre uma infestação numerosa **(FIGURAS 45.22 A 45.24)**.

Como complicação, pode ocorrer infecção e eczematização, principalmente em casos de infestação maciça, o que pode dificultar a diagnose **(FIGURAS 45.25 E 45.26)**. Entretanto, o exame mais cuidadoso permite reconhecer alguns elementos característicos, em conjunto com dados comprobatórios da exposição em praia ou terreno arenoso.

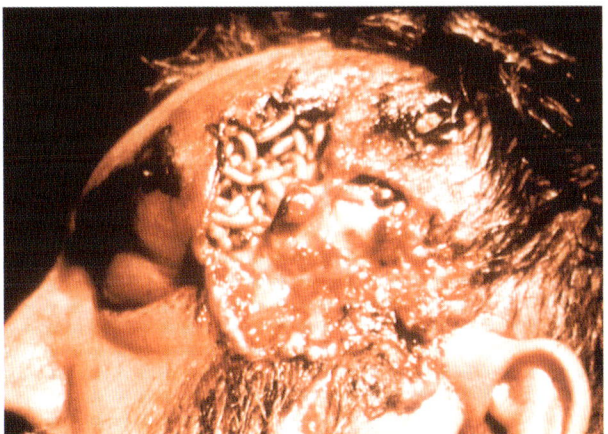

FIGURA 45.21 – Miíase cavitária. Grande quantidade de larvas em carcinoma basocelular ulcerado.

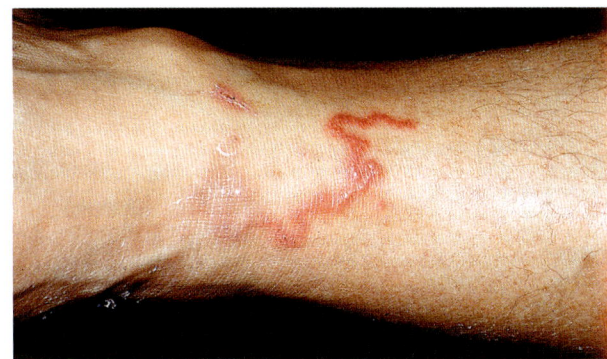

FIGURA 45.22 – Larva *migrans*. Erupção eritematosa linear serpiginosa.

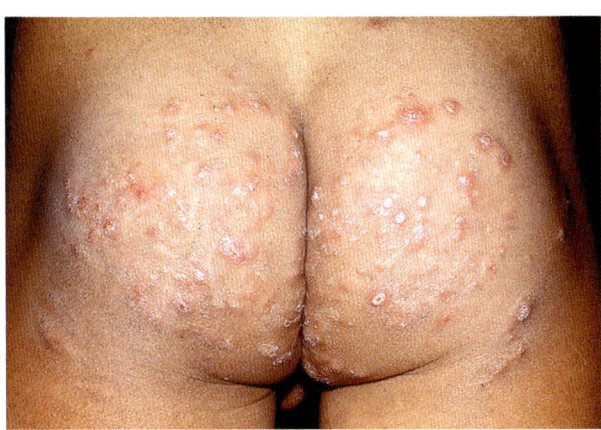

FIGURA 45.23 – Larva *migrans*. Grande número de lesões nas regiões glúteas. Predominam as lesões eritematopapulosas, sendo as lesões lineares serpiginosas menos evidentes.

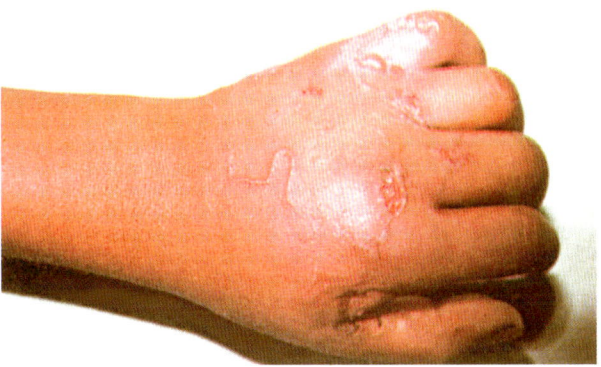

FIGURA 45.24 – Larva *migrans*. Lesão com eczematização e erupção linear serpiginosa, bolhas e exulcerações.

Tratamento

Os medicamentos de escolha são o albendazol 400 mg em dose única para adultos e crianças com mais de dois anos. Em infestações intensas ou resistentes, pode-se repetir a dose após 24 e 48 horas. Seu uso não impede o aleitamento, e o risco fetal é categoria C. A ivermectina também é efetiva, na

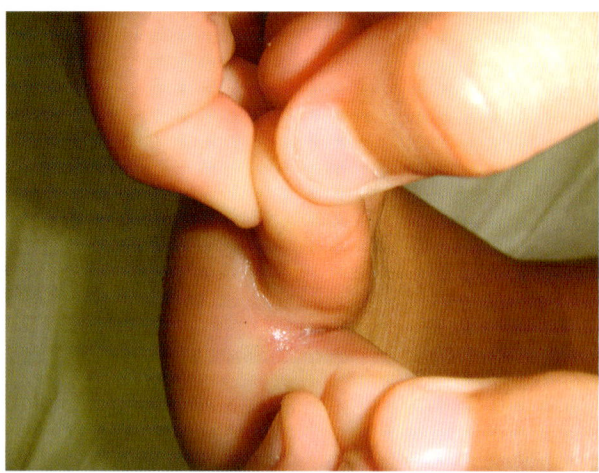

FIGURA 45.25 – Larva *migrans*. Lesão simulando dermatofitose interdigital.

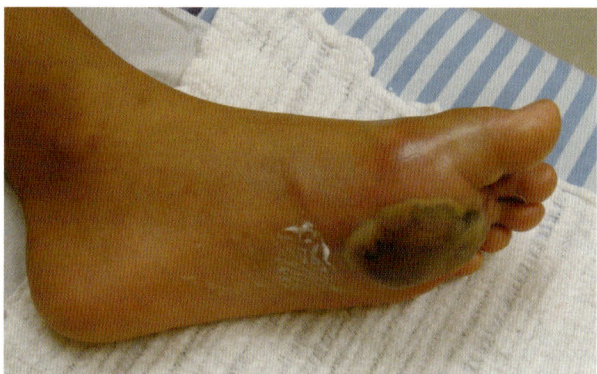

FIGURA 45.26 – Larva *migrans* bolhosa com infecção secundária.

dose de 200 µg/kg, por VO, em dose única. Deve-se repetir após uma semana, se necessário.

Quando ocorrer uma infestação mínima, por uma ou duas larvas, e o prurido for tolerável, pode-se usar somente o tratamento tópico, com pomada de tiabendazol (5%), sendo necessárias até 2 semanas para a cura. Congelamento da larva que está no final do trajeto, com neve carbônica e nitrogênio líquido, é efetivo.

Profilaxia

A profilaxia é importante. Deveria ser proibida a permanência, nas praias, de cães e gatos. Quando isso não ocorre, devem-se evitar áreas arenosas sombreadas ou úmidas, onde as larvas se desenvolvem. Em tanques de areia de parques e escolas, deve haver proteção contra dejetos de cães e gatos.

GNATHOSTOMIASIS (LARVA *MIGRANS* SUBCUTÂNEA)

É causada pela larva do *Gnasthostoma spinigerum*, nematoide de distribuição universal, em particular na Ásia. Na América do Sul, é encontrado no litoral do Equador, onde foi proposta a denominação de paniculite nodular migratória eosinofílica. O primeiro caso de *gnathostomiasis* relatado no Brasil foi de doente cuja contaminação ocorreu no Peru por ingestão de ceviche (em 2009). O primeiro caso brasileiro realmente autóctone foi relatado em 2012 em morador do Rio de Janeiro que ingeriu peixe cru durante pescaria no rio Tocantins. Em 2016, foi relatado um caso de *gnathostomiasis* ocular. Atualmente, novas espécies como *G. hispidum*, *G. doloresis*, *G. nipponicum* e *G. binucleatum* também foram descritas como agentes.

O homem adquire a moléstia pela ingestão de peixes mal-cozidos que contêm a larva. A larva ingerida migra para a pele, onde, no subcutâneo, causa uma erupção linear, noduloeritematosa, serpiginosa, pruriginosa, com intensa eosinofilia. Ela pode atingir outros tecidos, inclusive o sistema nervoso central, causando abscessos, determinando uma mieloencefalite eosinofílica.

O hospedeiro normal do *G. spinigerum* é o gato, que elimina os ovos. Quando depositados em água, formam larvas, que são ingeridas por copépodes ou outros crustáceos, e estes, por peixes e rãs. Quando outros animais ingerem peixes ou rãs, permanece o estado larvário. As larvas desenvolvem-se somente quando ingeridas pelo gato. Esse fenômeno de transporte larvário chama-se paratenose. O tratamento de escolha é o albendazol, e a ivermectina também é eficaz. Pode ser feita a extração da larva.

ENTEROBÍASE (OXIURÍASE)

O *Enterobius vermicularis*, enteróbio ou oxiurus é um verme de 1 cm de comprimento, de distribuição universal, ocorrendo particularmente em crianças. Após a ingestão de ovos embrionados, formam-se larvas e vermes adultos, que irão habitar a porção terminal do intestino grosso. Após a fecundação, a fêmea migra para a região perianal, onde deposita os ovos. A infestação ocorre pelo contato mão-ânus-boca em crianças, alimentos contaminados ou fômites. Pode haver infestação retrógrada, isto é, as larvas desenvolvem-se na região perianal e migram para o reto.

A manifestação primária é o prurido na região anal e perianal, geralmente noturno e intenso, em particular em crianças. Como decorrência, ocorre insônia, irritabilidade, escoriações e infecções secundárias.

A diagnose laboratorial é feita pela pesquisa dos ovos do nematoide em material colhido da região perianal com auxílio de espátula (*anal swab*), já que raramente esses ovos são encontrados nas fezes.

O tratamento é com albendazol, 400 mg, por VO, em dose única para adultos e crianças com mais de dois anos, ou mebendazol, 200 mg/dia, por 3 dias. Pamoato de pirvínio ou de pirantel, 11 mg/kg, em dose única, é uma alternativa eficiente.

ANCILOSTOMÍASE

A ancilostomíase, necatoríase ou opilação é uma afecção amplamente difundida nas zonas tropicais e subtropicais, devida a dois ancilostomídeos: *Ancylostoma duodenale* e *Necator americanus*, sendo este último o principal responsável em nosso meio.

Os ovos depositados em lugares úmidos originam larvas que penetram na pele e, pela corrente circulatória, vão aos pulmões, de onde migram pela traqueia e pelo esôfago para o habitat no intestino delgado. Eventualmente, as larvas podem ser ingeridas com alimentos ou água contaminados.

A penetração na pele pode apresentar, em casos de infestações intensas, lesões eritematosas, papulovesiculosas, na região plantar, acompanhadas de prurido acentuado. Nesses casos, ocorre um quadro agudo, inicialmente pulmonar, com tosse, eosinofilia e outros sintomas e, subsequentemente, alterações gastrintestinais. Entretanto, com frequência, a helmintíase é paucissintomática e caracteriza-se apenas por palidez, inapetência e desnutrição. Em crianças, entretanto, pode causar retardo do desenvolvimento.

A diagnose laboratorial é pelo encontro de ovos nas fezes. O tratamento é com albendazol, 400 mg, em dose única, para adultos e crianças maiores de dois anos. O mebendazol é eficaz na dosagem de 200 mg/dia por 3 dias consecutivos.

ESTRONGILOIDÍASE

A estrongiloidíase é uma infestação extremamente comum, em particular nas zonas rurais de clima tropical ou semitropical. É devida ao *Strongyloides stercoralis*, verme que habita o duodeno e o jejuno e, excepcionalmente, pode ser encontrado desde a porção pilórica do estômago até o intestino grosso.

O desenvolvimento ocorre no solo, onde as larvas rabditoides eliminadas se transformam em larvas filaroides infestantes. Estas penetram pela pele, atingem vasos e linfáticos e são levadas aos pulmões. Elas cruzam os alvéolos e ascendem pelos brônquios e pela traqueia até a faringe e, deglutidas, chegam ao intestino. É possível, também, a penetração pela mucosa bucal, esofágica ou gástrica, pela ingestão de água ou alimentos contaminados com larvas infestantes. Outra possibilidade é a autoinfestação através da pele da região perianal ou pela própria mucosa intestinal.

As manifestações da estrongiloidíase são cutâneas, broncopulmonares e gastrintestinais. Os sintomas cutâneos, devido à penetração das larvas, são lesões eritematourticadas, pruriginosas, que em geral são discretas e passam despercebidas. Isso também ocorre com a sintomatologia broncopulmonar, que, somente em casos graves, pode traduzir-se por quadro broncopneumônico com febre, expectoração e dor torácica. Os sintomas gastrintestinais são os mais importantes, numerosos e variados, com náuseas, vômitos, diarreia, fezes sanguinolentas, e acompanhados de sintomas gerais como astenia, tonturas, sonolência, entre outros.

Em indivíduos imunodeprimidos, a hiperinfestação pode levar à morte (ver Capítulo 64). Em doentes de pênfigo foliáceo ou vulgar, a estrongiloidíase disseminada pode ser a *causa mortis*. Por esse motivo, é sempre aconselhável fazer tratamento para a verminose, mesmo com negatividade do exame parasitológico. A diagnose laboratorial da estrongiloidíase é feita pelo exame de fezes.

O tratamento eletivo é o albendazol, administrado na dose de 400 mg/dia, por VO, durante três dias. Em imunodeprimidos, é aconselhável repetir essa medicação mesmo com exame parasitológico negativo. Ivermectina é eficiente na dose única de 200 µg/kg, que deve ser repetida após 1 semana.

TRICURÍASE

É causada pelo *Trichuris trichiura*, que em geral vive no ceco do homem. A infestação ocorre pela ingestão de ovos ou larvas em alimentos ou água contaminados. Não costuma ocasionar alterações patológicas, exceto em infestações intensas, admitindo-se, entretanto, que possa facilitar o desenvolvimento de infecções pela lesão da mucosa intestinal. O tratamento é similar ao da ancilostomíase.

TRIQUENELÍASE

É uma helmintíase não autóctone no Brasil, devida a *Trichinella spiralis*. Infesta o homem e vários animais: porco, gato, cão, entre outros. Os vermes adultos vivem no duodeno e no jejuno, e as larvas migram para os músculos, onde se encistam. O homem adquire a doença pela ingestão de carne contaminada. A sintomatologia varia consoante o grau de infestação. O tratamento é feito com tiabendazol ou albendazol.

ASCARIDÍASE

A infestação por *Ascaris lumbricoides*, vulgarmente referida como lombrigas, é comum e de distribuição universal. Os ovos eliminados com as fezes formam larvas que, ingeridas com água, alimentos ou por contato, atravessam a mucosa intestinal e a circulação e, após migração por pulmões, brônquios, traqueia, faringe, esôfago e estômago, chegam ao intestino, onde formam os vermes adultos. A sintomatologia varia consoante o grau de infestação. Admite-se que os áscaris possam ser responsáveis por reações de sensibilização.

O tratamento é com albendazol, em dose única de 400 mg, para adultos e crianças com mais de dois anos, ou mebendazol na dose de 200 mg/dia por três dias consecutivos. A medicação deve ser repetida após 2 a 3 semanas. Também é usado levamisol, em dose única (150 mg para adultos, 80 mg para crianças).

LAGOQUILASCARÍASE

O gênero *Lagochilascaris* da superfamília Ascaroidea compreende, até o momento, cinco espécies, das quais só uma, a *L. minor*, foi reportada em seres humanos. A primeira descrição é de Leiper, em 1909, em dois nativos de Trinidad-Tobago. O nematoide é parasita de felídeos silvestres, tendo sido encontrado também no cão e no gato doméstico. As dimensões são diminutas; o macho adulto mede de 5 a 12 mm, e a fêmea, de 15 a 26 mm de comprimento. Os ovos têm casca espessa com múltiplas depressões na superfície. A infecção humana é acidental, não sendo encontrado o parasita em seu tubo digestivo. Admite-se que ocorre por ingestão de larvas presentes nos músculos e nas vísceras de carnívoros silvestres.

O primeiro caso autóctone no Brasil foi descrito por Artigas e colaboradores,[1] em São Paulo, em 1968. Até 2010, foram registrados 124 casos de lagoquilascaríase, desde o sul do México até o sul do Brasil, e, neste último, a maioria no estado do Pará (60%).

O quadro clínico é de lesões tumorais que evoluem para amolecimento, formação de fístulas, drenagem de material purulento contendo ovos, larvas e helmintos adultos. Na maioria dos casos, as lesões situam-se na região cervical e na mastoide, com menor localização em outros órgãos como aparelho auditivo, rino e orofaringe, sistema nervoso, pulmões, globo ocular e parótidas. A sintomatologia varia consoante a localização, e a diagnose diferencial é com infecções fúngicas, bacterianas ou neoplásicas. A avaliação por imagens da extensão do processo pode ser necessária. A histopatologia mostra granuloma do tipo corpo estranho associado a eosinófilos, fibrose e presença de larvas, ovos e helmintos adultos. A evolução para óbito representa cerca de 8,8% do total da casuística.

No tratamento, foram utilizados dietilcarbamazina, levamisol, cambendazol, albendazol e ivermectina, com resultados pouco satisfatórios. A associação cambendazol (20 mg/kg/dia) por 5 dias em quatro séries + levamisol (80-150 mg/dia) por três dias alternados obteve melhores resultados. A cirurgia complementar possibilita melhor resultado do tratamento, além de reduzir a possibilidade de recidiva.

FILARÍASE

A filaríase ou filariose é causada por nematoides denominados filárias, que vivem nos sistemas sanguíneo e linfático e, eventualmente, podem ser encontradas nos rins, no epidídimo, na pele e em outras localizações.

A filaríase linfática é uma doença tropical que infesta 120 milhões de indivíduos na Ásia, na África, na América Central e do Sul. O agente é a *Wuchereria bancrofti*, responsável por 90% dos casos. Em área do sul da Ásia e Pacífico, em 10% dos casos, é encontrada a *Brugia malayi*.

No Brasil, segundo o Ministério da Saúde, a doença foi praticamente erradicada. Apenas na região metropolitana do Recife é que ainda encontramos uma área de incidência, com transmissão da doença.

As filárias adultas localizam-se nos vasos linfáticos e libertam seus embriões, as microfilárias, que surgem no sangue periférico periodicamente, durante a noite. As microfilárias são ingeridas por insetos hematófagos, culicídeos, particularmente o *Culex fatigans*, e inoculadas em pessoas sadias.

De acordo com a intensidade da infestação, há, inicialmente, fenômenos de linfangite; posteriormente, surgem adenopatias, linfoestase, linfoectasias com linfo e quilorragias e, finalmente, elefantíase. O quadro resulta de dois mecanismos: obstrução mecânica e ação irritativa dos vermes, por produtos tóxicos, e desintegração dos vermes, após sua morte. Há também reação de sensibilidade com desenvolvimento de lesões eritematoedematosas, urticas e prurido.

A elefantíase é mais encontrada nos membros inferiores e na genitália e pode atingir dimensões enormes. Para seu desenvolvimento, há participação de infecções estreptocócicas recidivantes.

A diagnose da filaríase baseia-se na característica da elefantíase, na procedência do doente e no achado de microfilárias no sangue em gota espessa, com colheita feita à noite. As microfilárias também podem ser encontradas em preparações da medula óssea, de urina, de esfregaço cervical.

A eosinofilia pulmonar tropical é um quadro pulmonar com surtos de bronquite e eosinofilia que ocorre na filaríase.

O tratamento é feito com a etilcarbamazina (DEC-Hetrazan), na dosagem de 6 mg/kg/dia, dividida em três doses, por VO, durante 12 dias. A ivermectina atua sobre a microfilária, mas é inócua para a filária adulta, sendo importante em programa de profilaxia. Deve ser associada com albendazol, que atua sobre a macrofilária, necessitando ser administrado anualmente por 3 a 4 anos.

ONCOCERCÍASE

A oncocercíase ou oncocercose é causada por um nematoide, *Onchocerca volvulus*, encontrado na África, no Oriente Médio e nas Américas e transmitido por várias espécies de simulídeos. Constitui problema de saúde pública no México, na Guatemala e na Venezuela. Há focos da doença no Equador e na Colômbia. Calcula-se em 18 milhões o total de infectados, com 99% na África.

No Brasil, há um foco nos estados do Amazonas e de Roraima, em área de fronteira com a Venezuela, habitada por índios Yanomami. São incriminadas como transmissoras as espécies *Simulium amazonicum*, *S. incrustatum* e *S. pintoi*. Há relatos de ocorrência em Goiás, podendo ser devida a garimpeiros infectados na área indígena.

Os vermes adultos vivem em espaços teciduais e no subcutâneo, com o macho medindo 20 a 40 cm, e a fêmea, 40 a 50 cm. Com a reação inflamatória ao redor, formam-se nódulos, que constituem os oncocercomas. Após o acasalamento, surgem as microfilárias, que migram para a derme, o globo ocular e, raramente, as vísceras. Ao picar o doente, o simulídeo ingere microfilárias que, após algumas transformações, tornam-se larvas infestantes. O homem é o único hospedeiro do helminto, não sendo conhecido nenhum animal reservatório.

As manifestações clínicas da oncocercose são:

- Nódulos subcutâneos, devidos às filárias adultas – oncocercomas.
- Prurido e escoriações, pela presença de microfilárias na pele.
- Hiperpigmentação e liquenificação consequentes ao prurido.
- Atrofia e despigmentação, que são lesões tardias residuais.
- Quadro erisipeloide encontrado na Guatemala, chamado, nesse país, de "erisipela de la costa".

- Comprometimento ocular que, frequentemente, leva à cegueira, comum na África, de onde vem a denominação "cegueira dos rios".

A diagnose laboratorial da helmintíase é feita pela pesquisa da microfilária na pele, com retirada de camada superficial por barbirese (*shaving*); pelo exame histopatológico de nódulos, permitindo identificar os nematoides; pelo teste de Mazzotti, caracterizado pelo aparecimento de prurido e urticas 10 a 15 minutos após a administração de 50 mg de dietilcarbamazina, atualmente em desuso pelos efeitos colaterais. Pode ser substituído pelo Mazzotti *patch test*, que provoca prurido e inflamação no local de aplicação da dietilcarbamazina.

O tratamento é feito com ivermectina. A dose de 150 μg/kg é suficiente para matar todas as microfilárias. Não atua sobre o verme adulto, que pode viver de 10 a 15 anos. A ivermectina deve ser repetida periodicamente, a cada mês. Referências recentes reportam que a associação com doxiciclina, 100 mg/dia, por 4 semanas, pode prevenir o aparecimento das microfilárias por cerca de 18 meses. A dietilcarbamazina (Hetrazan) não é mais usada. O emprego da ivermectina e o combate aos vetores diminuíram dramaticamente a incidência da doença na África. A Organização Mundial da Saúde refere que, com o uso da ivermectina, foram prevenidos mais de 100.000 casos de cegueira. Os vermes adultos são sensíveis à suramina sódica, por via intravenosa, 1 g/semana, três a quatro aplicações, devendo o doente ser hospitalizado.

MANSONELÍASE

É causada por uma filária, *Mansonella ozzardi*, encontrada na América do Sul, na América Central e nas Antilhas, sendo apontadas como vetores uma espécie de simulídeo e outra de culicídeo, que ingerem microfilárias. Pesquisa recente revelou elevada incidência no município de Coari e Labréa, Amazonas, e estudos são necessários para definir a extensão da mansonelíase no Brasil. Exemplares adultos foram obtidos do mesentério e no conectivo subperitoneal. Há referências sobre sintomas gerais (febre, dores articulares) e, na pele, pápulas eritematosas pruriginosas.

O tratamento não está bem definido. Em trabalho recente no Brasil, houve redução das microfilárias após o uso da ivermectina. Em outra pesquisa, a doxiciclina mostrou-se aparentemente eficaz no combate aos vermes adultos.

ACANTOQUEILONEMÍASE

É devida a uma filária, *Acanthocheilonema perstans*, existente na África, tendo sido assinalada na Guiana. A transmissão é por culicídeos, e a localização dos vermes adultos é nas grandes cavidades serosas. O quadro cutâneo é de prurido, urticas e edema.

DRACUNCULÍASE

Denominada também filária de Medina, é encontrada na África, na Índia e no Oriente Médio. É causada pelo *Dracunculus medinensis*, que vive no tecido subcutâneo. A fêmea pode atingir até 100 cm de comprimento, enquanto o macho é pequeno, com cerca de 5 cm. Na ocasião da postura, a fêmea vai para a derme, rompe a epiderme e libera seus embriões na água. Estes são ingeridos por espécies de crustáceos do gênero *Cyclopse*; o homem, ingerindo água com crustáceos infestados, adquire as larvas, que penetram pelo estômago e vão se desenvolver no mesentério. Após fecundação, as fêmeas migram para a pele. Os sintomas, no início, são distúrbios gastrintestinais, prurido, urticária e quadro asmatiforme. Quando no subcutâneo, o helminto pode ser palpável e reconhecido por uma luz oblíqua como estrutura sinuosa. Na postura, surge uma bolha que se rompe, no centro da qual a cabeça do verme pode ser identificada. O tratamento é a retirada do verme, cirurgicamente quando necessário.

LOÍASE

Causada pela *Loa loa*, é encontrada somente na África. A filária adulta habita o subcutâneo, onde forma nódulos chamados de tumores de Calabar. As microfilárias circulam durante o dia no sangue periférico e são transmitidas por picadas de hospedeiros intermediários, que são tabanídeos do gênero *Chrysops*. O tratamento é com dietilcarbamazina (Hetrazan) ou com ivermectina/albendazol.

Platelmintos

ESQUISTOSSOMÍASE (ESQUISTOSSOMOSE)

Das três espécies de trematódeos que parasitam o homem, somente o *Schistosoma mansoni* ocorre na América, não sendo encontradas as outras duas espécies, *S. japonicum* e *S. haematobium*. O *S. mansoni* provavelmente foi trazido da África pelo tráfico de escravos.

A localização habitual do verme adulto é no sistema porta, e os ovos são eliminados e, em contato com a água, dão saída aos miracídios, que penetram em caramujos. Os miracídios, nos moluscos, formam esporocistos, que se transformam em cercárias, que são formas infestantes. Estas são eliminadas pelo caramujo e permanecem nadando por 1 a 3 dias, até a penetração na pele do hospedeiro definitivo, homem ou animal. Muitos animais, roedores, marsupiais, ruminantes, são encontrados infestados, porém há dois tipos de parasitas: o antropofílico e o zoofílico, que não evolui no homem, que constitui o único reservatório para esquistossomíase humana.

Penetrando através da pele, as cercárias atingem vasos linfáticos e sanguíneos, vão aos pulmões e, por via sanguínea ou transtissular, vão ao sistema porta, onde formam vermes adultos, determinando as localizações mais comuns: hepatointestinal e hepatoesplênica. Por comunicações arteriovenosas ou por continuidade, os ovos ou vermes atingem a pele, causando reação inflamatória granulomatosa com aparecimento de lesões nodulovegetantes e fístulas nas regiões glútea, perineal e genital. Quando outras áreas são atingidas, denomina-se esquistossomose cutânea ectópica.

Os ovos podem surgir em qualquer região da pele, ocorrendo reação granulomatosa caracterizada por pápulas isoladas ou formando placas (FIGURAS 45.27 E 45.28).

A diagnose de esquistossomíase é feita pelo quadro clínico e por antecedentes como banhos em rios, lagoas e açudes. Nas lesões cutâneas, a histopatologia possibilita a diagnose definitiva com o achado do *S. mansoni* ou de ovos.

No tratamento da esquistossomíase, o medicamento eletivo atualmente é o praziquantel e, como medicamentos alternativos, oxamniquina ou artemisinina.

DERMATITE POR CERCÁRIAS

É devida à penetração das cercárias na pele. Caracteriza-se por eritema, pápulas, eventualmente petéquias, com prurido moderado a intenso. A intensidade do quadro depende do número de cercárias e do aparecimento de sensibilização por exposição anterior.

A diagnose da dermatite por cercárias é baseada no quadro clínico e na história de prurido após banho em rio, lagoa, açude.

No tratamento, são usados pasta d'água, creme de corticoide topicamente e anti-histamínico, para aliviar o prurido até a involução espontânea. A profilaxia consiste em evitar o banho em área suspeita e enxaguar o corpo vigorosamente após banho suspeito, para diminuir a infestação.

CESTÓIDEOS

Dos platelmintos, as espécies de cestóideos com interesse em medicina são *Taenia solium*, *T. saginata* e espécies do gênero *Spirometra*.

CISTICERCOSE

A tênia (solitária) habita o intestino delgado e pode alcançar 2 a 3 m de comprimento, sendo o corpo composto por anéis. Pelo primeiro anel, escólex, fixa-se na mucosa intestinal e elimina os últimos anéis, com milhares de ovos. Estes, caindo ao solo, são ingeridos pelo hospedeiro intermediário, o porco (*T. solium*) ou o boi (*T. saginata*). Os ovos ingeridos pelo porco e, eventualmente, por outros animais, inclusive o homem, liberam embriões (oncosferas) no intestino, que, penetrando pela mucosa, cairão na corrente circulatória, fixando-se particularmente nos músculos. Originam, então, larvas, que são os cisticercos. No intestino do homem que ingerir carne contaminada com cisticerco, este origina a tênia adulta.

A cisticercose cutânea, *Cysticercus cellulosae cutis*, é um quadro caracterizado pelo aparecimento de nódulos subcutâneos, do tamanho de ervilha a noz, duros, bem delimitados, que persistem por meses ou anos sem alteração. A cisticercose ocorre, em geral, pela ingestão de ovos da tênia em água, hortaliças ou frutos contaminados. É possível, também, a autoinfecção. A cisticercose cutânea é importante por indicar a possibilidade da localização em outros órgãos, especialmente no sistema nervoso.

A diagnose da cisticercose cutânea confirma-se pelo exame histopatológico. O tratamento é a exérese. Quando esta não for possível, deve-se usar praziquantel, 5 mg/kg/dia, em três tomadas, por 2 semanas, ou albendazol, 15 mg/kg/dia, em três tomadas, por 8 dias.

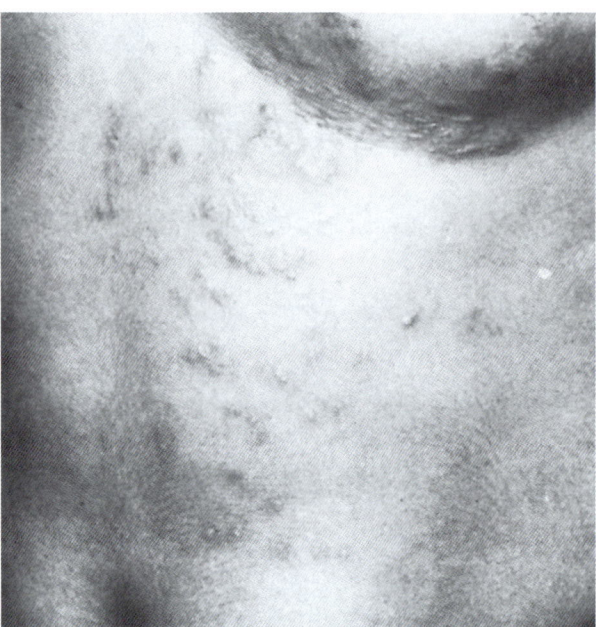

FIGURA 45.27 – Esquistossomose cutânea. Lesões papulosas isoladas e confluentes em placas.
Fonte: Foto gentilmente cedida pela Dra. Kathia Nunes.

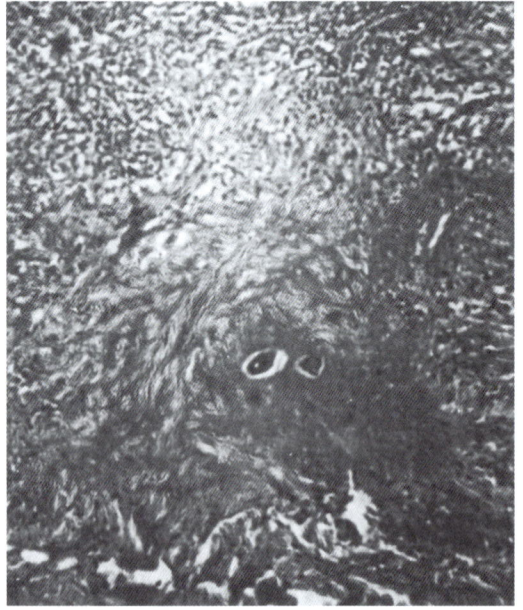

FIGURA 45.28 – Esquistossomose cutânea – microscopia. Corte de pele mostrando o granuloma na derme com ovos. *Schistosoma mansoni*.
Fonte: Foto gentilmente cedida pelo Dr. Ricardo Houly.

ESPARGONÍASE

É causada por larvas de cestóideos do gênero *Spirometra*. A infestação é adquirida pela ingestão de crustáceos (*Cyclops*) ou carnes contaminadas com as larvas. Estas migram para o subcutâneo, onde formam nódulos. Há localização em outros tecidos. É rara entre nós, tendo, entretanto, sido relatados casos autóctones. A diagnose é feita pelo exame histopatológico, e o tratamento é a exérese, sendo também usados praziquantel e mebendazol.

EQUINOCOCOSE – CISTO HIDÁTICO

O gênero *Echinococcus* é formado por tênias pequenas de várias espécies, das quais é de grande importância em medicina o *E. granulosus*. É encontrado em países com grandes criações de carneiros, sendo reportado na América do Sul, na Argentina, no Uruguai e no Brasil (Rio Grande do Sul). Os hospedeiros definitivos do cestóideo são animais carnívoros, em particular o cão. Este elimina ovos que são ingeridos pelo hospedeiro intermediário, geralmente carneiros, onde as larvas formam lesões císticas (cistos hidáticos). O cão, ingerindo carne contaminada, desenvolve o parasita adulto. O homem adquire a parasitose por ingestão acidental. O cisto hidático ocorre particularmente nos pulmões e no fígado. Na pele, é caracterizado por tumoração, mole, flutuante. O tratamento do cisto hidático cutâneo e em outras localizações é a exérese. Quando não for possível a cirurgia, deve-se administrar albendazol, 10 mg/kg/dia, por 6 a 8 semanas.

PARTE VIII
DERMATOSES POR NOXAS QUÍMICAS, FÍSICAS E MECÂNICAS

CAPÍTULO 46

DERMATOSES POR VENENOS E PEÇONHAS DE ANIMAIS

As dermatoses ou reações cutâneas por introdução ou contato com venenos ou peçonhas de animais estão associadas a mordeduras, picadas, ferroadas ou contato externo direto com as toxinas. O animal é venenoso quando não tem um aparato capaz de inocular o veneno, como presas ou ferrões. O animal é peçonhento quando pode introduzir as toxinas na vítima, que são em conjunto denominadas de peçonhas. São de ocorrência frequente, podendo causar envenenamentos que variam de pouco graves, como em alguns acidentes por besouros vesicantes até causar risco de morte para a vítima, como acontece nas picadas de serpentes e de algumas aranhas e escorpiões.

ARTRÓPODES

Estes invertebrados são de ocorrência comum em ambientes domésticos, o que amplifica a possibilidade de acontecerem acidentes em seres humanos.

Classe Arachnida

ORDENS ARANEA E SCORPIONIDA (ARANHAS E ESCORPIÕES)

As aranhas são animais peçonhentos que apresentam glândulas produtoras de peçonha ligadas à duas presas na porção anterior do cefalotórax. No Brasil, as principais aranhas causadoras de acidentes em humanos pertencem a três gêneros: *Phoneutria* (aranha-armadeira) (FIGURA 46.1A), *Loxosceles* (aranha-marrom) (FIGURA 46.1B E 46.2) e *Latrodectus* (viúva-negra) (FIGURA 46.1C). Os dois primeiros gêneros existem em todo o Brasil, enquanto as viúvas-negras tendem a ser encontradas no litoral da Bahia e do Rio de Janeiro. Algumas aranhas podem causar acidentes sem maior gravidade, como as aranhas-de-grama (*Lycosa*) e as aranhas-caranguejeiras (*Migalomorpha*) (FIGURA 46.3). As caranguejeiras podem

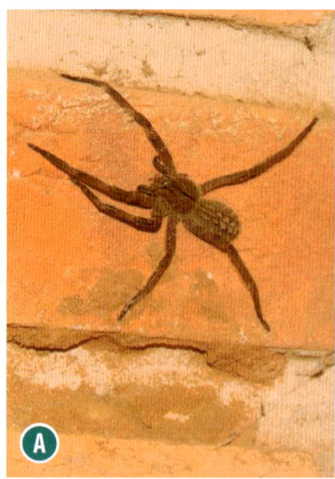 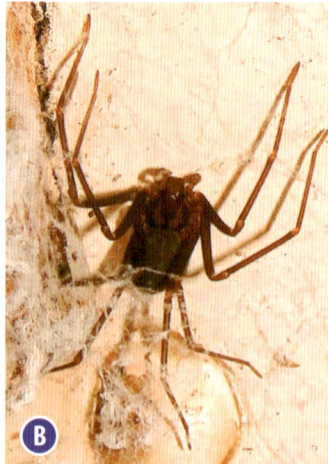 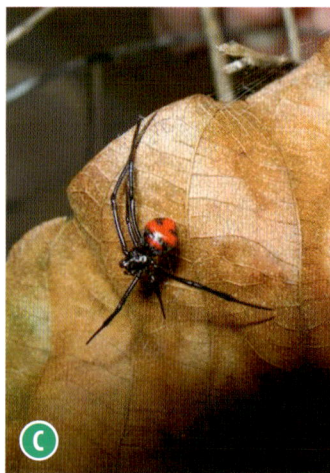

FIGURA 46.1 – Aranhas de importância médica no Brasil. **A** Aranha-armadeira (*Phoneutria*). **B** Aranha-marrom (*Loxosceles sp.*). **C** Viúva-negra (*Latrodectus*). Fonte: Fotos gentilmente cedidas por Dr. Vidal Haddad Júnior.

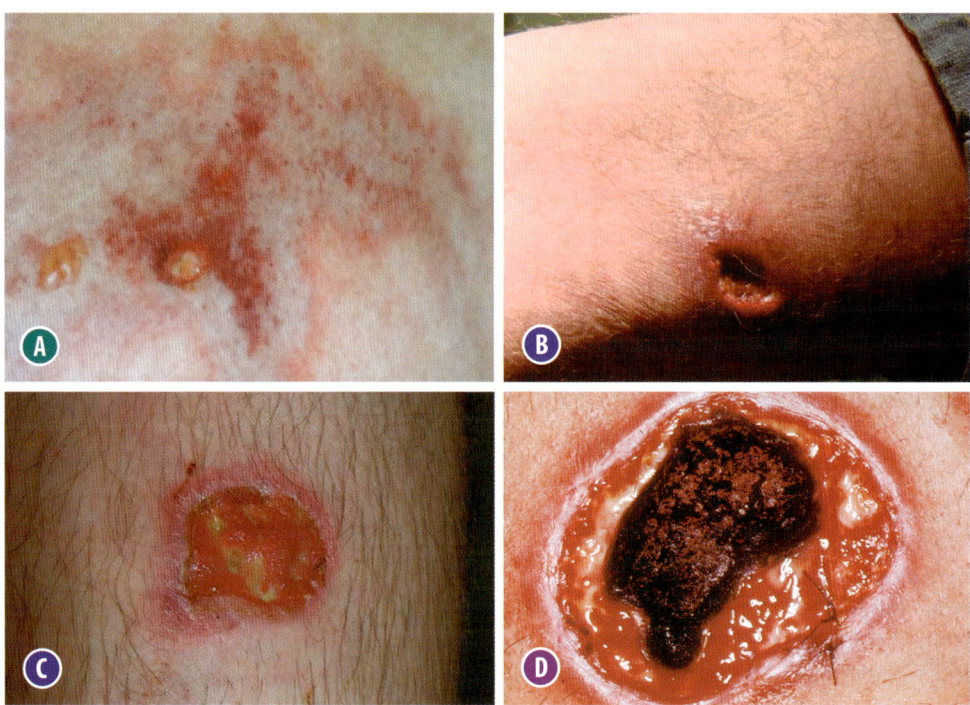

FIGURA 46.2 – Ⓐ Placa marmórea resultante da picada de aranha-marrom. Ⓑ-Ⓒ Úlceras crônicas causadas pela necrose cutânea. Ⓓ Úlcera loxoscélica crônica (2 meses).
Fonte: Fotos A-C gentilmente cedidas por Dr. Vidal Haddad Júnior.

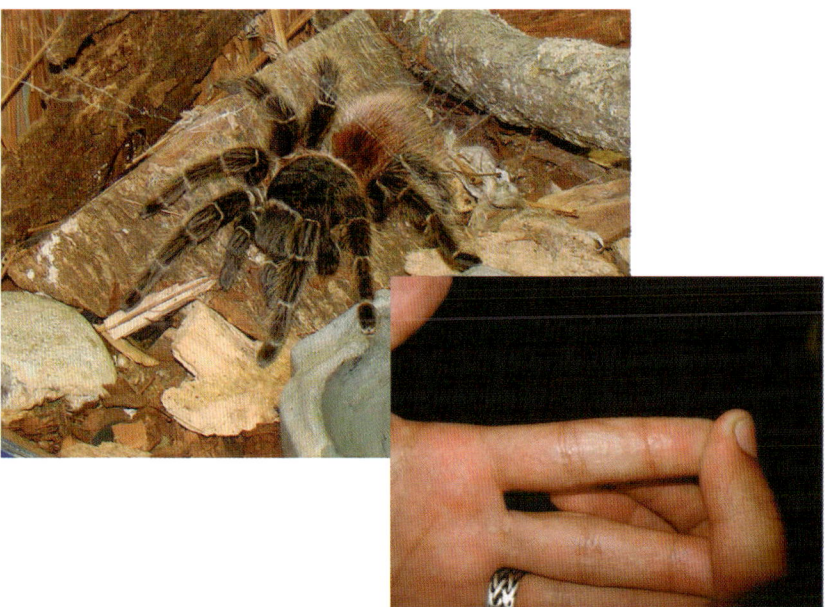

FIGURA 46.3 – Aranha-caranguejeira (*Migalomorpha*). No detalhe: quadro irritativo causado pelas cerdas abdominais na mão de um técnico.
Fonte: Fotos gentilmente cedidas por Dr. Vidal Haddad Júnior.

causar dermatites papulourticadas em técnicos de biotérios e em pessoas que as mantêm como animais de estimação, ao lançarem nas vítimas cerdas farpadas do abdome. Entretanto, sua peçonha tem pouca atividade em animais de sangue quente, e os acidentes por caranguejeiras são leves.

FONEUTRISMO

Os acidentes causados por aranhas-armadeiras ou aranhas-da-banana são frequentes no Brasil, especialmente pela espécie *Phoneutria nigriventer*.

Manifestações clínicas

A peçonha é neurotóxica com ação primariamente periférica. No local da picada, ocorrem edema e eritema pouco marcantes, mas acompanhados de dor intensa e imediata, com irradiação para a raiz do membro (as picadas são geralmente nas mãos). A peçonha promove uma dissociação do sistema nervoso autônomo, podendo provocar arritmias cardíacas, priapismo, insuficiência respiratória e mortes, especialmente em crianças e indivíduos debilitados. A peçonha das viúvas-negras também é neurotóxica, mas os efeitos são musculares, com contraturas mantidas que também podem causar a morte da vítima, igualmente sem lesões dermatológicas importantes.

Tratamento

Na maioria dos casos, o tratamento é sintomático, com infiltração local de anestésico, como lidocaína sem epinefrina ou bupivacaína 3 a 4 mL para adultos e 1 a 2 mL para crianças, doses que podem ser repetidas até três vezes com intervalo de uma hora entre elas. Em casos graves (dor intensa persistente ou sinais de choque neurogênico), deve-se usar o soro antiaracnídeo, em geral, 5 ampolas.

LOXOSCELISMO

Envenenamento causado pelas aranhas-marrons e que tem grande importância para a dermatologia, pelos vários diagnósticos diferenciais que provoca durante as fases de sua evolução. As aranhas do gênero *Loxosceles* são tímidas e só picam quando comprimidas contra a vítima. As aranhas-marrons fazem teias irregulares em frestas de paredes e móveis antigos e são comuns nas regiões Sudeste e Sul. Deve-se suspeitar do loxoscelismo quando examinamos um paciente com um quadro necrótico localizado de aparecimento abrupto.

Manifestações clínicas

A peçonha é proteolítica e hemolítica e a principal toxina é a esfingomielinase D. A picada pode ser indolor inicialmente, mas a sensação mais comum descrita pelas vítimas é a de uma queimadura pela brasa de um cigarro. Entre 12 e 24 horas após a picada, surge uma placa edematosa com presença de cianose, palidez e eritema (branco, azul, vermelho) – sinais da isquemia instalada – e, por vezes, com vesículas, bolhas e equimoses na superfície. Essa lesão clássica é denominada de placa marmórea, pela semelhança da coloração com o mármore (FIGURA 46.3A). Em fases posteriores, há a formação da escara, placa enegrecida na área da placa marmórea e, finalmente, quando o esfacelo se destaca, podemos observar úlceras profundas de bordas elevadas e fundo granuloso, de difícil cicatrização (FIGURAS 46.3B A 46.3D). Nas fases iniciais, o loxoscelismo deve ser diferenciado das infecções bacterianas, aplicação de drogas ilícitas, colagenoses e outras vasculites e nas fases tardias, das doenças granulomatosas de aspecto ulcerado, como a leishmaniose cutânea (principalmente), a sífilis terciária, a esporotricose e outras. A hemólise não é comum (cerca de 5-15% dos acidentes) e pode levar à insuficiência renal.

Tratamento

Nos casos leves (sem necrose), os corticoides por via oral são empregados com resultados controversos. Quando existe necrose, deve-se empregar o soro antiaracnídeo por via intravenosa (cinco ampolas). Se houver hemólise, a dose deve ser elevada para 10 ampolas. Se o diagnóstico ocorrer tardiamente (mais de 48 horas), é recomendado o uso de sulfona de 100 a 300 mg/dia pelo efeito anti-inflamatório e bloqueio da diapedese de neutrófilos, a qual amplia a necrose pelo bloqueio de vasos.

ESCORPIONISMO

Os escorpiões injetam peçonha através de um aguilhão na cauda e são artrópodes comuns, por penetrarem em áreas domiciliares e estarem presentes em terrenos baldios com acúmulo de lixo, onde caçam baratas. O gênero *Tityus* é o principal causador de acidentes no Brasil. O escorpião-amarelo (*Tityus serrulatus*) (FIGURA 46.4) é o que provoca acidentes mais graves, incluindo óbitos em crianças e idosos. O acidente por escorpião tem um perfil semelhante ao da aranha-armadeira, causando dissociação dos sistemas simpático e parassimpático.

Manifestações clínicas

A peçonha é neurotóxica de ação periférica. A dor é intensa, imediata, e podem surgir várias alterações ligadas ao sistema nervoso autônomo, alterações do ritmo cardíaco, pulmão de choque e óbito. Pode-se observar horripilação e eritema/edema discretos no ponto da picada.

Tratamento

Na maioria das vezes, porém, o acidente é leve e com manifestações locais e o bloqueio anestésico troncular (como descrito no foneutrismo) é suficiente para controle da dor. Nas regiões onde ocorre o escorpião-amarelo (especialmente

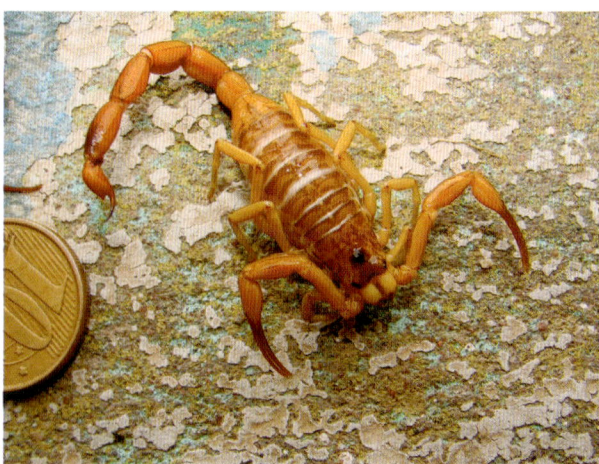

FIGURA 46.4 – Escorpião-amarelo (*Tityus serrulatus*). Esta espécie é a mais perigosa do país.
Fonte: Foto gentilmente cedida por Dr. Vidal Haddad Júnior.

Minas Gerais e São Paulo) ou em casos graves, com falência cardiorrespiratória, deve-se utilizar o soro antiescorpiônico ou a fração antiescorpiônica do soro antiaracnídeo, na dosagem total de cinco ampolas.

Classes Diplopoda e Chilopoda

CENTOPEIAS E LACRAIAS

Os diplópodes (mil-pés, embuás, gongolos, centopeias, piolhos-de-cobra) são artrópodes metamerizados, com dois pares de pernas em cada segmento (FIGURA 46.5). Quando pressionados ou esmagados, estes animais liberam substâncias tóxicas que provocam inicialmente inflamação (com possíveis vesiculação e exulceração) e posterior pigmentação castanho-enegrecida no ponto de contato com a vítima. A maioria dos acidentes ocorre nos pés, quando a vítima está calçando um sapato. Pode haver comprometimento ocular, principalmente em crianças. Já as lacraias (classe Chilopoda) têm apenas um par de pernas em cada segmento e causam envenenamentos por meio de picadas aplicadas por presas no segmento cefálico.

Manifestações clínicas

Suspeitar de acidente por diplópode em paciente com mácula acastanhada ou negra em um dos pés (as lesões são mais frequentes nos dedos), de aparecimento abrupto, surgida após calçar os sapatos ou em criança brincando em jardim. O diagnóstico é facilitado pela visualização ou quando o paciente traz consigo o animal. Os acidentes por lacraias são extremamente dolorosos e causam eritema e edema locais, geralmente nas extremidades.

Tratamento

Na fase inicial dos acidentes por diplópodes, deve-se lavar bem o local com água e sabão e, depois, aplicar álcool e éter, que parecem agir como solventes do veneno. O uso de corticoides tópicos é útil na fase inflamatória. As lesões pigmentadas podem permanecer por meses. Nos acidentes por lacraias, são indicadas lavagem intensa do local e uso de compressas frias e analgésicos.

Classe Insecta

Ordem Hymenoptera: abelhas, vespas e formigas.

ABELHAS E VESPAS

As abelhas são insetos sociais, assim como as formigas. Ataques a humanos são realizados por grupos, o que aumenta o risco de acidentes graves. As abelhas mais comuns no Brasil

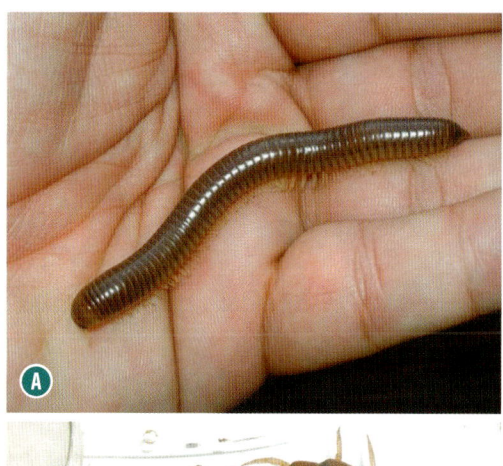
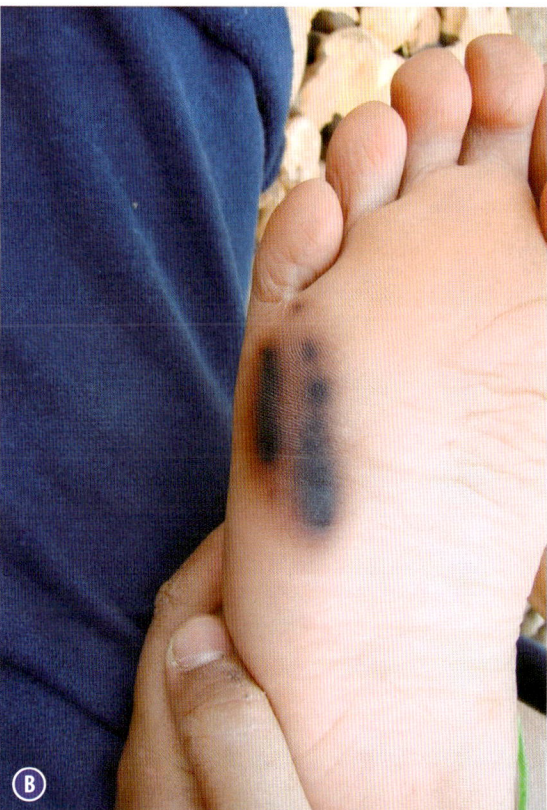
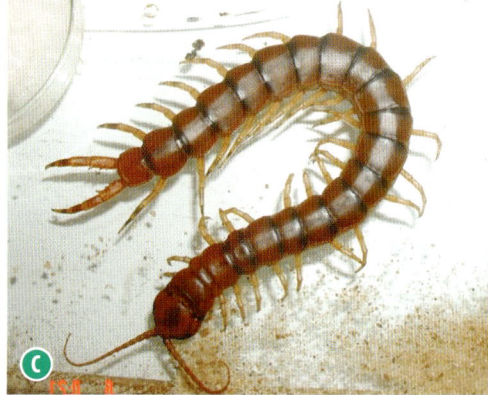

FIGURA 46.5 – A Centopeia (Diplopoda). B Máculas enegrecidas causadas por Diplopoda. C Lacraia.
Fonte: Fotos gentilmente cedidas por Dr. Vidal Haddad Júnior.

são híbridas do cruzamento da abelha africana (*Apis mellifera scutellata*) com espécies da abelha europeia, e a *Apis mellifera mellifera* era mais comum e raramente atacava seres humanos. O comportamento herdado pelas híbridas é o das abelhas africanas, que atacam em grupos e rapidamente. Essas híbridas, que surgiram no Brasil, se espalharam pelas Américas e causam atualmente muitos acidentes graves e óbitos. As picadas de vespas costumam ser individuais, mas algumas espécies (marimbondos) podem promover ataques múltiplos. A peçonha é injetada através de um ferrão abdominal ligado a glândulas de veneno e que se destaca quando da picada, provocando a morte do inseto. Nas vespas isso não ocorre.

O veneno das abelhas e vespas é uma mistura de proteínas e enzimas, com destaque para a melitina, fosfolipase A2 e hialuronidase, além de proteínas inertes.

Manifestações clínicas

As reações imediatas às picadas de abelhas ou vespas podem ocorrer por mecanismo não alérgico (peçonha) ou por hipersensibilidade. No primeiro caso, logo após a ferroada surgem eritema, edema, prurido e dor que persistem por algumas horas. Quando o indivíduo se torna sensível após picadas anteriores, a reação local é mais intensa, com edema e eritema comprometendo áreas maiores e por mais tempo (FIGURA 46.6).

O quadro alérgico pode se acompanhar de fenômenos sistêmicos, como urticária generalizada, prurido e angioedema ou desencadear uma reação anafilática, que cursa com hipotensão arterial, broncoespasmo, edema da laringe e eventualmente, choque anafilático e morte. As reações tardias são pouco comuns, manifestando-se por necrose cutânea, reações similares à doença do soro, púrpura trombocitopênica e quadros neurológicos, hepáticos ou renais.

O envenenamento grave é um quadro diverso da alergia, manifestando-se após um grande número de picadas (mais de 100) sendo também uma emergência. As toxinas da peçonha (melitina, fosfolipase A2) são altamente tóxicas, lesando vários órgãos e especialmente a musculatura estriada, o que leva à mioglobinúria e insuficiência renal em casos graves. Pode haver ainda falência hepática, sintomas neurológicos e morte.

Tratamento

O tratamento nas picadas únicas de abelhas e vespas sem complicações é realizado pela remoção do ferrão das abelhas (a peçonha demora alguns segundos para ser injetada pelas glândulas), limpeza local com água e sabão e aplicação de compressas frias e corticoides tópicos. Quando existirem sinais e sintomas de alergia, os anti-histamínicos e os corticoides sistêmicos são fundamentais. Se houver choque

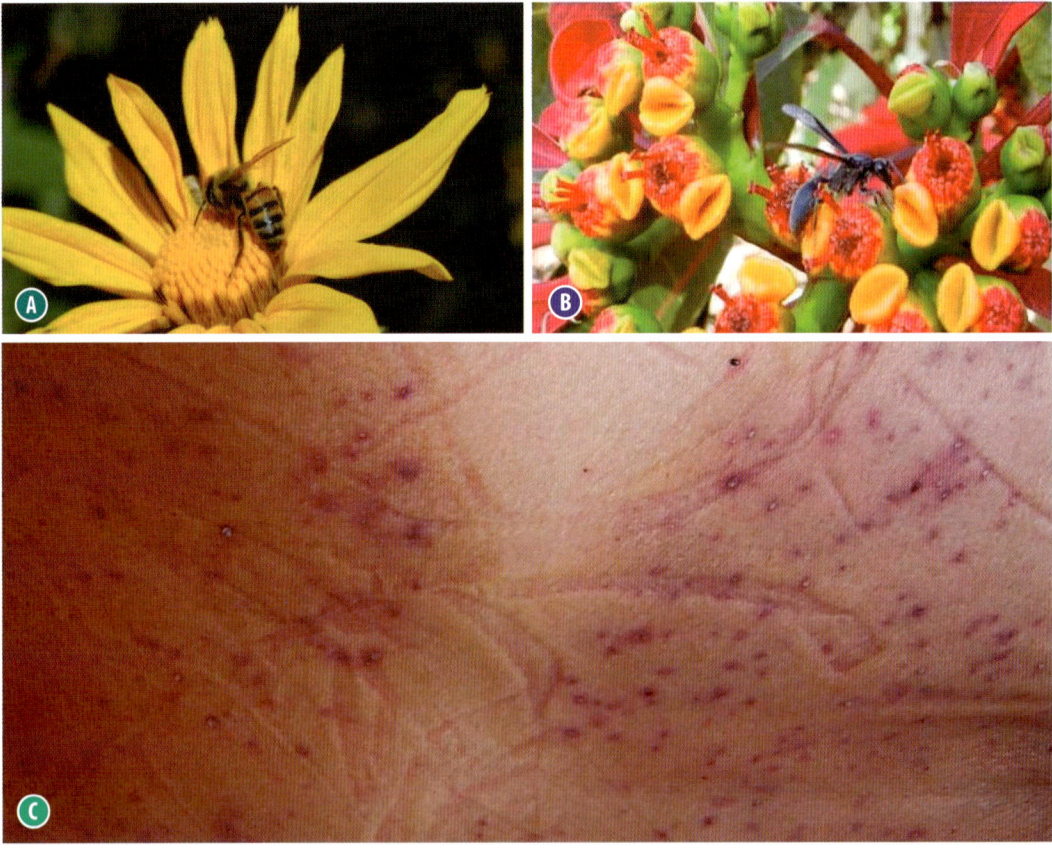

FIGURA 46.6 – **A** Abelha. **B** Vespa. **C** Lesões múltiplas por picadas de abelhas.
Fonte: Foto gentilmente cedida por Dr. Vidal Haddad Júnior.

anafilático, é recomendado o uso de epinefrina (adrenalina) milesimal, anti-histamínicos e corticoides por via intravenosa, com doses menores em crianças. Para pacientes com hipersensibilidade comprovada, é prudente ter consigo doses de adrenalina autoinjetável, especialmente em ambientes abertos. O tratamento do envenenamento é sintomático. Pesquisas em andamento indicam a finalização dos testes e produção de um soro, mas este ainda não existe. Sem o soro para efetivamente inativar a peçonha, ainda são altos os índices de óbitos nos pacientes com picadas múltiplas.

FORMIGAS

A família dos formicídeos é constituída por insetos extremamente comuns, por existirem em ambientes rurais e domésticos. As lava-pés (gênero *Solenopsis*) são formigas pequenas, de coloração avermelhada ou negra, comuns em todo o Brasil. Esse gênero se disseminou pelas Américas e colonizou mais da metade do território dos Estados Unidos, onde é considerada problema de saúde pública. As lava-pés picam com aguilhões abdominais, podendo aplicar várias picadas, pois se fixam com as mandíbulas e rodam o corpo, podendo inocular a peçonha várias vezes. Outras formigas podem causar lesões dermatológicas em humanos, como as tocandiras (gêneros *Dinoponera* e *Paraponera*), cuja picada é extremamente dolorosa **(FIGURA 46.7)**.

Manifestações clínicas

As picadas de lava-pés se manifestam como pápulas urticadas, que perduram por aproximadamente 24 horas e dão lugar a pústulas estéreis, quando a espécie causadora é a *Solenopsis invicta*, a formiga lava-pés vermelha. Essas formigas atacam em grupos quem se aproxima do formigueiro e crianças e indivíduos alcoolizados são vítimas comuns de picadas múltiplas. As pústulas se rompem e pode haver lesões secundárias como fibrose ou cicatrizes no local. As tocandiras causam dor excruciante, mas alterações locais discretas.

Tratamento

É sintomático. Quando não há exulcerações, pode-se usar corticoides tópicos. As lesões exulceradas, entretanto, se infectam com muita frequência e o uso de compressas frias e antibióticos tópicos é importante.

ORDEM COLEOPTERA – BESOUROS

A dermatite vesicante por besouros pode ser observada em todos os países tropicais e pode ser causada por várias espécies de besouros. O gênero *Lytta*, comum na Europa, é produtor da cantaridina, usada pelos dermatologistas como rubefaciente por muitos anos. No Brasil, entretanto, os acidentes são provocados por besouros do gênero *Epicauta* (os

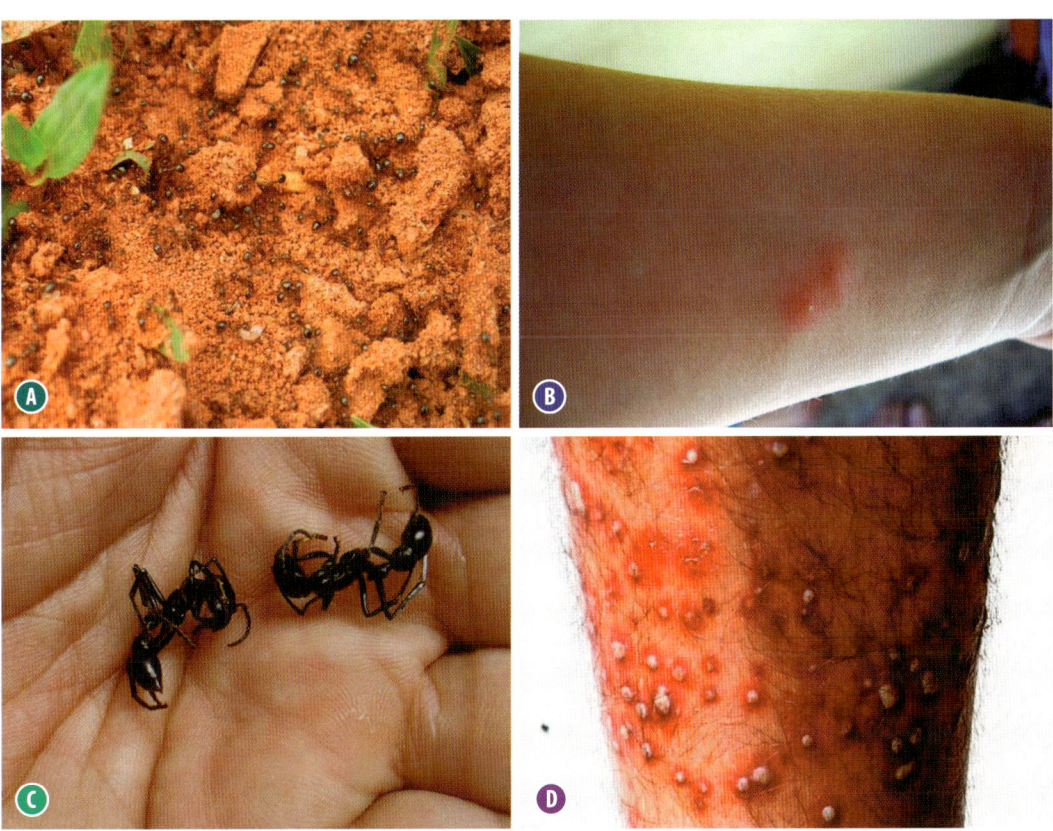

FIGURA 46.7 – **A** Formigas lava-pés. **B** e **D** Pústulas causadas pelas picadas de formigas lava-pés. **C** Formigas tocandiras.
Fonte: Fotos gentilmente cedidas por Dr. Vidal Haddad Júnior e por Marcelo Ribeiro Duarte.

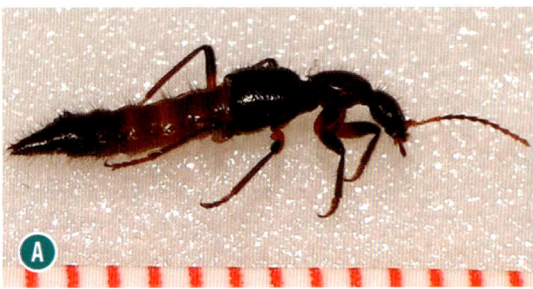
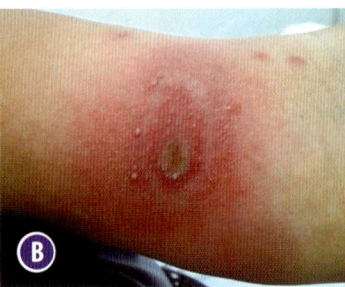
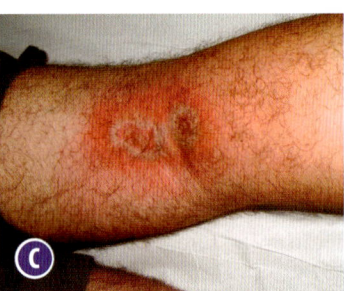

FIGURA 46.8 – **A** Potó (*Paederus sp.*). **B-C** Lesões vesicantes causadas pelos besouros.
Fonte: Fotos gentilmente cedidas por Dr. Vidal Haddad Júnior e por João Luiz Cardoso.

potós-grandes) e, principalmente, pelo gênero *Paederus*. Conhecidos como potós **(FIGURA 46.8)**, esses insetos liberam pederina e outros compostos irritantes quando esmagados ou pressionados violentamente.

Manifestações clínicas

As toxinas causam eritema, edema, vesiculação intensa e pústulas estéreis tardias, podendo provocar hiperpigmentação tardia em regiões expostas do corpo, sendo especialmente comuns lesões na região cervical. É clássica a história de um paciente em alguma região quente do país que fica sob alguma fonte de luz, esmaga um inseto que pousou no seu pescoço e nota lesões vesiculosas e inflamação no dia seguinte. Pode haver sensação de dor ou ardor e adenopatia satélite dolorosa. Quando as toxinas atingem os olhos, ocorre uma importante conjuntivite. O diagnóstico diferencial é feito com o herpes simples, varicela-zóster, dermatite de contato aguda e a fitofotodermatite.

Tratamento

É sintomático. O uso de compressas de água boricada e antibióticos/corticoides tópicos é útil, especialmente nas fases iniciais do quadro. As lesões oculares podem se beneficiar da mesma terapêutica, na forma de colírios. As lesões extensas ou múltiplas podem necessitar de corticoides sistêmicos.

Dermatite vesicante por marias-fedidas ou fedes-fedes (Pentatomidae)

Descrita recentemente, apresenta lesões semelhantes às causadas pelos potós, tendo gênese e terapêutica semelhante. Esses insetos são comuns e quando importunados ou pressionados liberam um líquido irritante com odor forte para afugentar predadores. Essas substâncias, em contato com a pele humana causam quadros inflamatórios e vesicantes **(FIGURA 46.9)**.

ORDEM LEPIDOPTERA – MARIPOSAS

Os lepidópteros (borboletas e mariposas) passam por um processo evolutivo de larvas, crisálidas e formas adultas aladas em seu ciclo vital. As larvas e algumas espécies de mariposas adultas podem causar acidentes em humanos, mas isto não ocorre com as borboletas. Larvas de mariposas apresentam

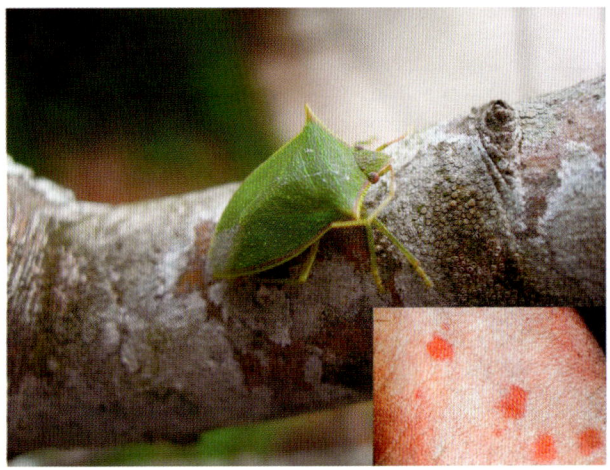

FIGURA 46.9 – Pentatomidae (maria-fedida ou fede-fede). No detalhe: placas eritematosas na região cervical de uma vítima.
Fonte: Foto gentilmente cedida por Dr. Vidal Haddad Júnior.

cerdas corporais que podem inocular peçonha, com efeitos e consequências variáveis, que vão de dor intensa até hemorragias graves por distúrbios de coagulação. O lepidopterismo é causado por mariposas adultas do gênero *Hylesia*, manifestando-se por pápulas eritematosas e exulcerações nos pontos de entrada de setas ocas e farpadas presentes nas asas das mariposas. Isso acontece em surtos, em ambientes quentes e com um foco de luz próximo. O erucismo, no entanto, é mais comum e é causado pelas cerdas ocas presentes no corpo de certas lagartas. Lagartas com cerdas difusas e abundantes pertencem geralmente à família Megalopygidae e com cerdas semelhantes a pequenos pinheiros são representantes da família Saturnidae **(FIGURA 46.10)**.

Algumas lagartas causam manifestações incomuns: as dos gêneros *Lonomia* **(FIGURA 46.11)** e *Periga* (família Saturnidae) provocam, além de dor intensa e fenômenos inflamatórios discretos, um quadro de distúrbios hemorrágicos sistêmicos associados a uma fibrinólise que destrói o fibrinogênio e a fibrina e que pode causar o óbito da vítima. Os acidentes, na maioria das vezes, ocorrem pelo contato com várias lagartas, pois estas são gregárias e tendem a permanecer nas partes mais baixas dos troncos das árvores.

Dermatoses por venenos e peçonhas de animais   813

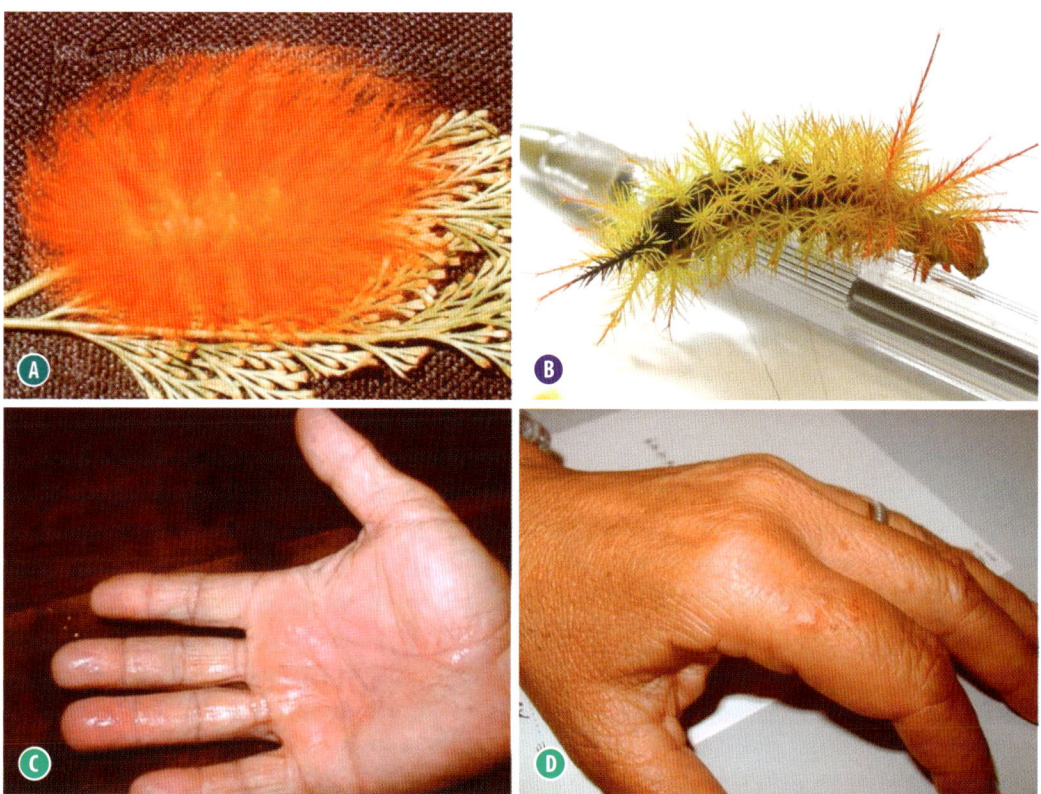

FIGURA 46.10 – (A) Lagarta da família Megalopygidae. (B) Lagarta da família Saturnidae. (C-D) Envenenamentos causados por lagartas.
Fonte: Fotos gentilmente cedidas por Dr. Vidal Haddad Júnior.

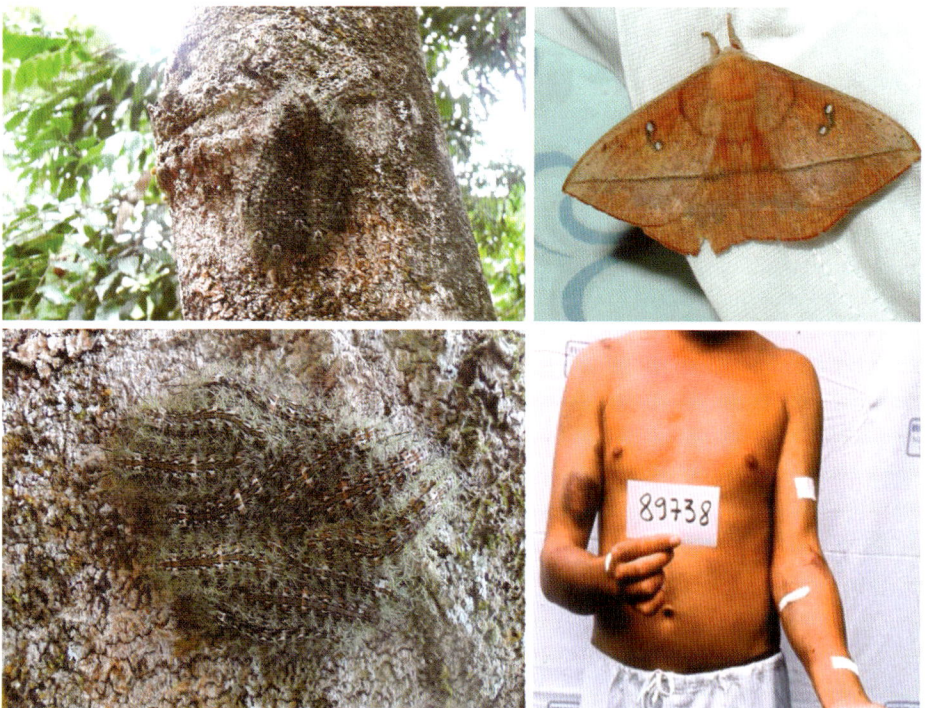

FIGURA 46.11 – Lagartas e mariposa do gênero *Lonomia* e paciente apresentando equimoses generalizadas por distúrbios de coagulação.
Fonte: Fotos gentilmente cedidas por Dr. Vidal Haddad Júnior e por João Luís Cardoso.

Manifestações clínicas

O lepidopterismo caracteriza-se por pápulas eritematosas e exulcerações nos pontos de entrada das setas farpadas. O quadro é extremamente pruriginoso, disseminado e pode se tornar granulomatoso. Já o erucismo provoca dor violenta (agravada pelo fato de a maioria dos pacientes serem crianças) e podem ser observados no local eritemas/edemas discretos e mais raramente, vesículas, bolhas, necrose superficial e úlceras. O envenenamento por *Lonomia* provoca, além de dor intensa e inflamação discreta inicial no local do contato, sangramento em vários órgãos, como na pele, nos intestinos, na cavidade nasal e nas cavidades auditivas, que surge de 8 horas a 2 a 3 dias após o contato. A morte, quando ocorre, se dá pelo sangramento intracraniano ou insuficiência renal.

Tratamento

O lepidopterismo é tratado como uma dermatite de contato disseminada, podendo ser necessário o uso de corticoides sistêmicos. A dor intensa causada pelo contato com larvas de mariposas pode ser controlada com infiltrações tronculares de anestésico sem adrenalina (até três vezes, com intervalo de 1 hora). Esse método é doloroso e, como a maioria dos pacientes é composta de crianças, aconselhamos o uso de anestésicos tópicos à base de lidocaína 0,25% e prilocaína 0,25% em forma de pomadas ou cremes. Hoje, o tratamento dos acidentes por *Lonomia* e *Periga* pode utilizar um soro que neutraliza a peçonha e é produzido no Instituto Butantan, em São Paulo.

PARARAMOSE

Outro exemplo do lepidopterismo é a pararamose, também conhecida como **reumatismo dos seringueiros** e **doença dos seringais**, é doença crônica que acomete as articulações interfalangianas do ser humano, produzida pelo contato acidental com a lagarta, casulo ou mesmo cerdas (setas ou flechas) da mariposa *Premolis semirufa* (FIGURA 46.12). O processo patológico ocorre principalmente em trabalhadores que realizam a extração do látex das seringueiras, com numerosos registros em plantações naturais do Pará, sendo considerada doença profissional incapacitante.

Etiopatogenia

A *Premolis semirufa*[1-2] pertence à superfamília Noctuoidea e à família Arctiidae e é parasita da seringueira (*Hevea brasiliensis*) de onde extrai seu alimento e deposita ovos nas folhas. A lagarta mede cerca de 4,5 cm, apresentando cerdas de tamanho variado nos diversos segmentos do corpo, responsáveis pelos danos teciduais.

O contato do ser humano com larvas (lagartas), casulos ou cerdas peçonhentas presentes em vasilhas coletoras do látex ou outros materiais utilizados no trabalho de campo resulta, inicialmente, em dermatite de contato irritativa aguda. O comprometimento articular, que pode ou não se instalar, é de ocorrência tardia. Segundo Dias e Azevedo, o edema crônico, a fibrose periarticular e a indução de anquilose seriam determinados pelas pequenas cerdas dorsais da pararama nos tecidos. Os estudos em camundongos efetuados por esses autores demonstraram que as cerdas penetram profundamente atingindo estruturas osteoarticulares e até vísceras, ocasionalmente.

Dados epidemiológicos indicam que a doença estaria restrita à Amazônia, especialmente em áreas de seringais de cultivo, com grande incidência em adulto do gênero masculino, em atividade extrativa do látex e sem proteção adequada para o tipo de trabalho. A lagarta foi detectada no estado do Pará nos seringais de Belterra, Fordlândia, São Francisco do Pará, Ananindeua e em seringais experimentais da Embrapa e da Universidade Federal Rural da Amazônia (Belém-PA).

Após contato, mesmo fortuito, com a larva, casulos ou cerdas, desenvolve-se no local uma reação inflamatória aguda, caracterizada por eritema, edema pronunciado, pápulas, vesículas, bolhas e prurido de intensidade variável, substituído por sensação de queimação e dor, após horas ou dias. O edema e a dor podem ser de grande intensidade, causando imobilização da articulação, persistindo por semanas. Surgem complicações frequentes como escoriação, impetiginização e ulceração considerando, sobretudo, a deficiente assistência medica à população.

A fase tardia da pararamose manifesta-se pela cronicidade do edema, fibrose da região periarticular, evoluindo para deformidade, comprometendo uma ou várias articulações. Nessa fase, o quadro é de artrose de ancilose, com grave incapacidade funcional, ocorrendo na mão direita o maior número de acidentes na série de Rodrigues, com 72% dos casos.

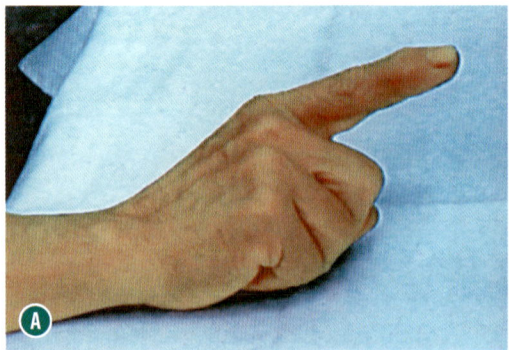
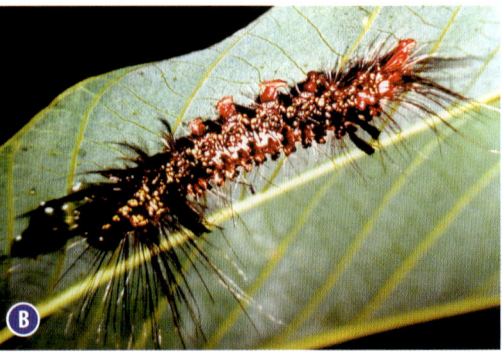

FIGURA 46.12 – Ⓐ Artropatia na forma crônica de pararamose. Ⓑ Lagarta causal da pararamose (*Premolis semirufa*).

Dias e Azevedo relatam que o quadro histopatológico de tecido periarticular e de sinóvia mostra densa fibrose e hialinização.

A radiografia da região comprometida pode evidenciar edema das partes moles, fibrose periarticular e, na fase tardia, presença de lesões líticas.

Tratamento

Limpeza da região afetada e uso de corticoides tópicos e/ou sistêmicos, de anti-histamínicos via oral, na fase inicial. Antibióticos, na presença de infecção secundária. Nas formas crônicas são utilizados anti-inflamatórios não esteroides e corticoterapia com resultados nem sempre satisfatórios.

As artroses causadas pelas pararamas são irreversíveis e pouco pode se fazer pelos pacientes. Nas fases iniciais, deve-se tentar retirar as cerdas raspando a área comprometida e nas formas crônicas são utilizados anti-inflamatórios não esteroides. Corticoterapia com resultados nem sempre satisfatórios.

VERTEBRADOS

OFIDISMO

Os acidentes ofídicos são frequentes nas zonas rurais e áreas de florestas do país. Em cerca de 90% dos casos são acidentes causados por serpentes dos gêneros *Bothrops* e *Bothropoides* (jararacas, urutus, jararacuçus, caiçacas), cuja peçonha provoca graves alterações no ponto da picada e alterações na coagulação sanguínea (FIGURA 46.13A E 46.14). A picada das surucucus (gênero *Lachesis*) (FIGURA 46.13B) tem um perfil semelhante à das jararacas. Acidentes causados por serpentes dos gêneros *Caudisona* (anteriormente *Crotalus*), as cascavéis (FIGURA 46.13C), e *Micrurus*, as corais (FIGURA 46.13D), são graves e potencialmente fatais, mas não provocam manifestações locais, pelo caráter neurotóxico (cascavéis e corais) e miotóxico (cascavéis) das peçonhas. A picada se dá através de duas presas anteriores ocas, por onde o veneno, produzido nas glândulas acopladas, é injetado sob pressão na vítima.

Manifestações clínicas

No acidente botrópico, a peçonha tem efeito proteolítico e hemolítico. No local da picada, surgem eritema, edema e bolhas de conteúdo seroso ou hemorrágico que podem evoluir para franca necrose cutânea e ulceração, com distúrbios de coagulação do sangue (FIGURA 46.14). A peçonha das cascavéis tem efeito miolítico e neurotóxico, causando discreta repercussão no local da picada, que se manifesta por leve a moderado edema. O comprometimento muscular leva a ptose palpebral, anisocoria, fraqueza muscular e cicloplegia e a miólise pode provocar mioglobinúria e insuficiência renal aguda tardia, que pode ser fatal. As cobras corais provocam

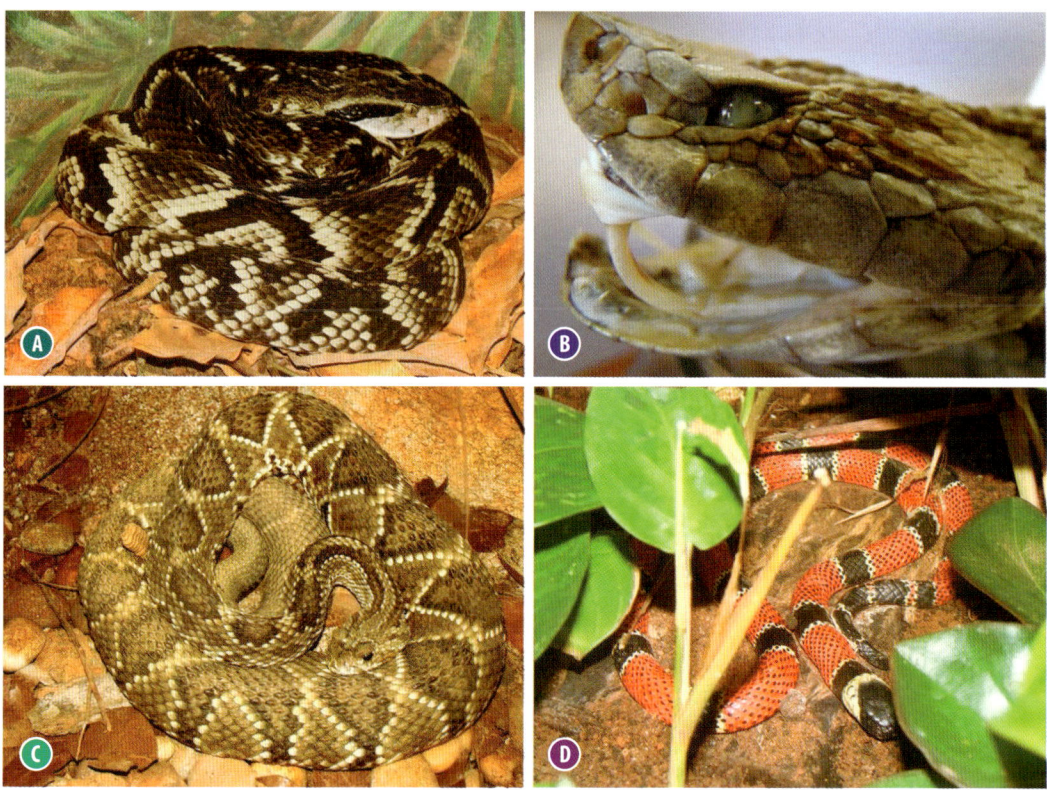

FIGURA 46.13 – Serpentes peçonhentas brasileiras. **A** Serpente do gênero *Bothrops* (jararacas e jararacuçus). **B** Surucucu. **C** Cascavel. **D** Cobra-coral.
Fonte: Fotos gentilmente cedidas por Dr. Vidal Haddad Júnior.

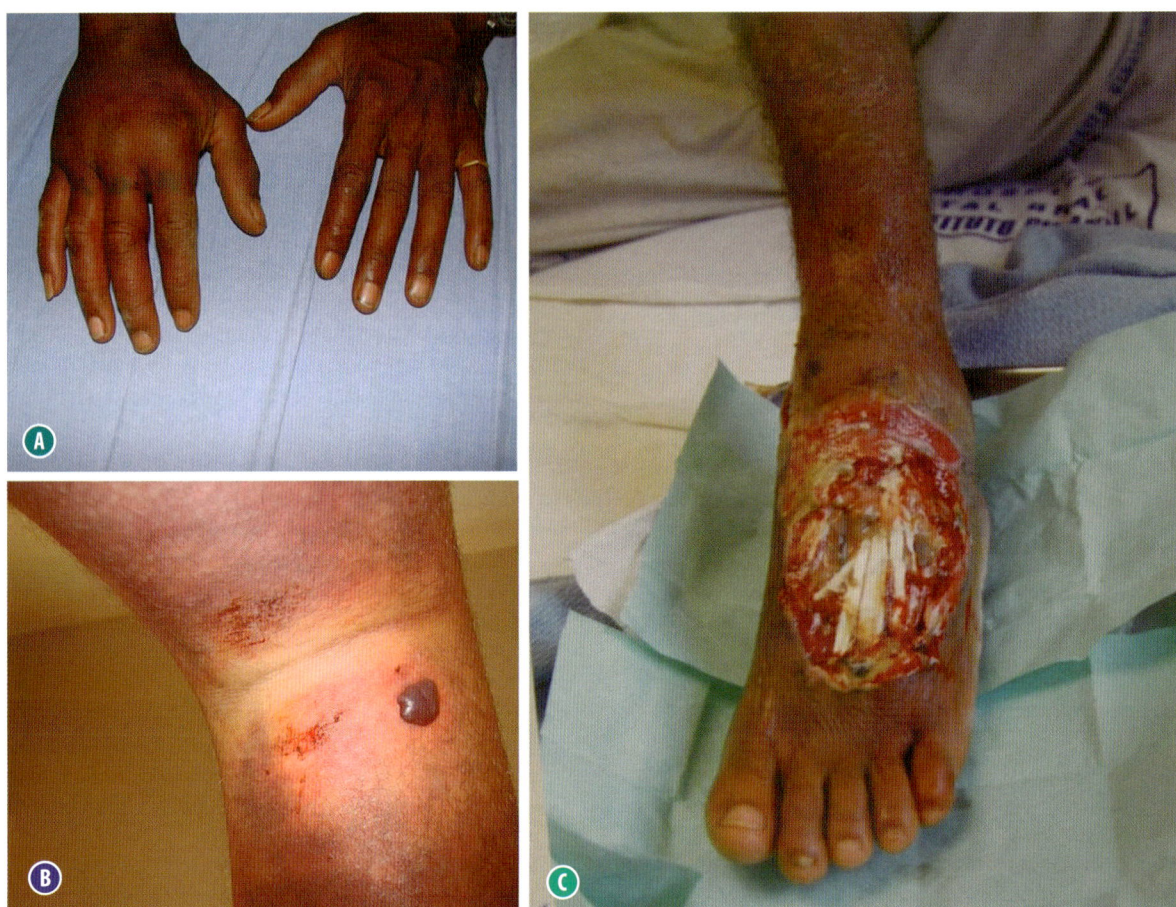

FIGURA 46.14 – Acidentes por *Bothrops*. **A** Intensa inflamação. **B** Formação de bolhas. **C** Necrose intensa.
Fonte: Fotos gentilmente cedidas por Dr. Vidal Haddad Júnior e por João Luiz Cardoso.

os acidentes elapídicos e apresentam uma peçonha neurotóxica que paralisa a musculatura da vítima (semelhante ao envenenamento pelas cascavéis, mas mais graves), podendo causar insuficiência respiratória aguda e morte. O acidente laquésico lembra os acidentes botrópicos, com um componente adicional neurotóxico da peçonha.

Tratamento

É feito com o soro antiofídico, única medida que pode inativar a peçonha. Um acidente botrópico necessita de 2 a 12 ampolas de soro antibotrópico, dependendo da gravidade do quadro, que é determinada pelos distúrbios hemorrágicos apresentados. O acidente crotálico usa de 5 a 20 ampolas de soro anticrotálico. Picadas de corais necessitam no mínimo de 10 ampolas de soro antielapídico e envenenamentos por *Lachesis* são tratados com 10 a 20 ampolas de soro antilaquésico.

ANIMAIS AQUÁTICOS

Animais aquáticos capazes de ferir ou envenenar vêm se tornando um problema maior, pelo contato crescente destes com seres humanos em áreas de lazer ou trabalho, como banhistas, pescadores e mergulhadores. No momento dos acidentes, é de se esperar que as vítimas procurem atendimento médico urgente, mas nos dias posteriores o dermatologista pode ser procurado para tratar complicações como infecções secundárias e formação de granulomas nos locais das perfurações e abrasões. Assim, é importante que sejam conhecidos os principais animais causadores de agravos, as manifestações clínicas e o tratamento para os acidentes.

Placas edematosas e eritematosas, lineares, acompanhadas de dor intensa são indicativas de contatos com cnidários (águas-vivas e caravelas) **(FIGURAS 46.15 E 46.16)**. As lesões são francamente edematosas logo após o contato com o animal, ainda na água e se tornam posteriormente hipercrômicas, evidenciando necrose superficial. Inicialmente podem ocorrer bolhas e fenômenos sistêmicos, especialmente cardiotoxicidade.

Acidentes por ouriços-do-mar causados por ouriços-do-mar pretos da espécie *Echinometra lucunter* (90% dos acidentes no Brasil) não envenenam, mas exigem a retirada das espículas precocemente, pois existe risco de

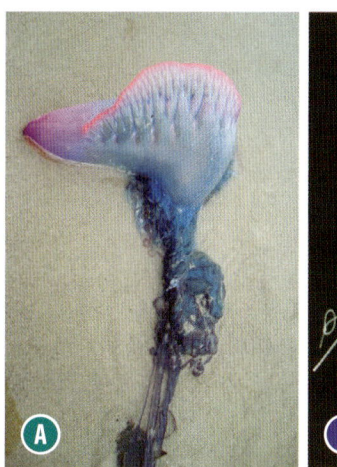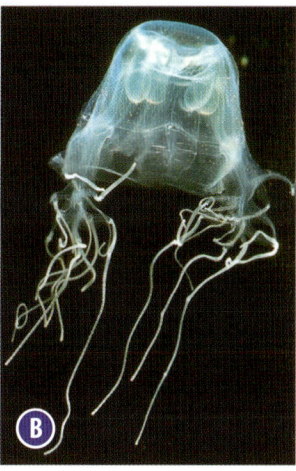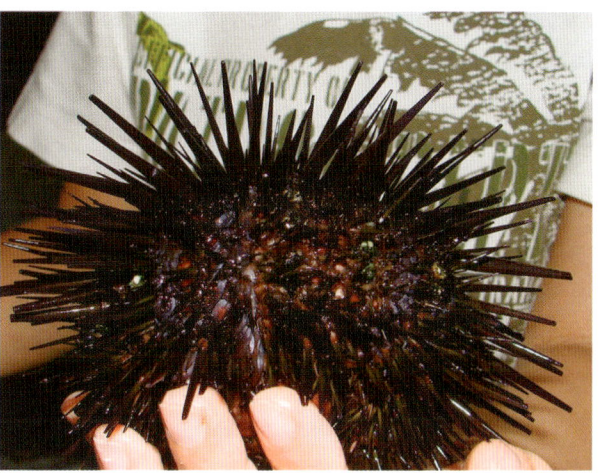

FIGURA 46.15 – Ⓐ Caravela (*Physalia physalis*). Ⓑ Cubomedusa (*Chiropsalmus quadrumanus*).
Fonte: Fotos gentilmente cedidas por Dr. Vidal Haddad Júnior e por Álvaro Migotto.

FIGURA 46.17 – Ouriço-do-mar preto (*Echinometra lucunter*).
Fonte: Foto gentilmente cedida por Dr. Vidal Haddad Júnior.

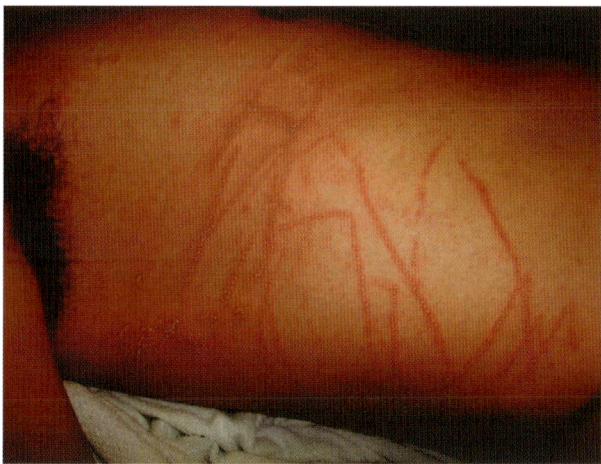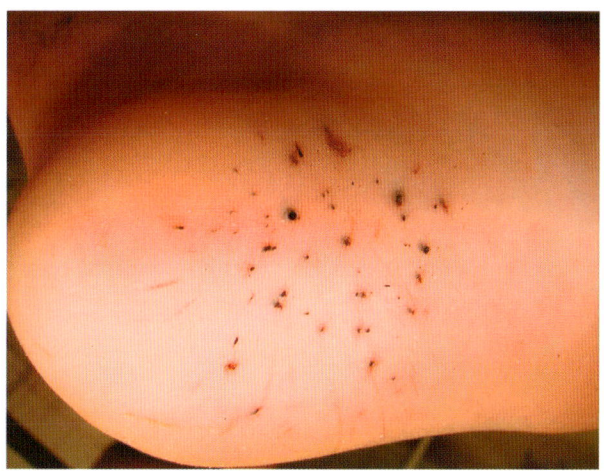

FIGURA 46.16 – Placas lineares típicas provocadas por cnidário.
Fonte: Fotos gentilmente cedidas por Sirley Pacheco de Souza.

FIGURA 46.18 – Espículas de ouriço-do-mar no pé de um banhista. A retirada é difícil, mas deve ser feita precocemente.
Fonte: Foto gentilmente cedida por Dr. Vidal Haddad Júnior.

infecções secundárias e formação de granulomas de corpo estranho que só podem ser resolvidos cirurgicamente **(FIGURAS 46.17 E 46.18)**.

Alguns peixes marinhos, como os bagres (Ariidae) **(FIGURA 46.19A E 46.20)**, arraias **(FIGURA 46.19B E 46.19C)**, peixes-sapo ou niquins (*Talassophryne*) e os peixes-escorpião **(FIGURA 46.19D)** do gênero *Scorpaena* (mangangás, beatriz) podem provocar acidentes através de ferrões (arraias e bagres) ou acúleos com glândulas de veneno (niquins e mangangás)

(FIGURAS 46.19 E 46.20). A dor é o principal sintoma desses envenenamentos, mas ocorre inflamação local importante, com possibilidade de infecções bacterianas e necrose cutânea. Os bagres e as arraias de água doce apresentam mecanismos de envenenamento e aspectos clínicos semelhantes aos dos bagres e arraias marinhos, mas o gênero *Potamotrygon* (arraias fluviais) apresenta uma peçonha com maior capacidade de causar necrose, que é a regra nesse tipo de acidente **(FIGURA 46.21 E QUADRO 46.1)**.

QUADRO 46.1 – Algoritmo para identificação e tratamento de acidentados por animais aquáticos brasileiros

Ferimentos puntiformes			Erupção cutânea		Ferimentos lacerados	
Ferrão pode estar presente **	Espículas presentes no local *	Espículas raramente presentes **	Placas urticariformes, edema, eritema, vesículas, necrose **	Eczema *	Bordas cianóticas ou pálidas Fragmentos de ferrão **	Lacerações simples *
Bagres, mandis, arraias	Ouriços-do-mar	Peixes-escorpião (mangangá), peixes-sapo (niquim).	Águas-vivas, caravelas, corais, anêmonas	Esponjas, vermes marinhos, pepinos-do-mar	Arraias e bagres marinhas e fluviais, (ocasionalmente ferimentos puntiformes)	Cações, barracudas, moreias, piranhas, peixes-cachorro, traíras e outros peixes vulnerantes.
1	1	1	2	2	1	3

1 – Imersão em água quente (testar com a mão) de 30 a 90 minutos (cerca de 50 °C). Retirar espículas ou fragmentos de ferrão ou epitélio glandular e infiltrar anestésico local. Persistência de sintomas em fases tardias: exame radiológico. Fazer profilaxia do tétano.
2 – Lavar o local ou fazer compressas com água do mar gelada (**não usar água doce**). Aplicar vinagre (lavar o local ou fazer compressas). Analgesia (dipirona 1 ampola intramuscular).
3 – Lavagem intensiva e exploração cirúrgica. Antibioticoterapia e prevenção do tétano.
Em todos os casos de ferimentos lacerados, avaliar antibioticoterapia: cefalexina 2 g/dia por 10 dias ou amoxicilina e clavulanato de potássio 1,5 g/dia por 10 dias.
*Dor moderada.
**Dor intensa.

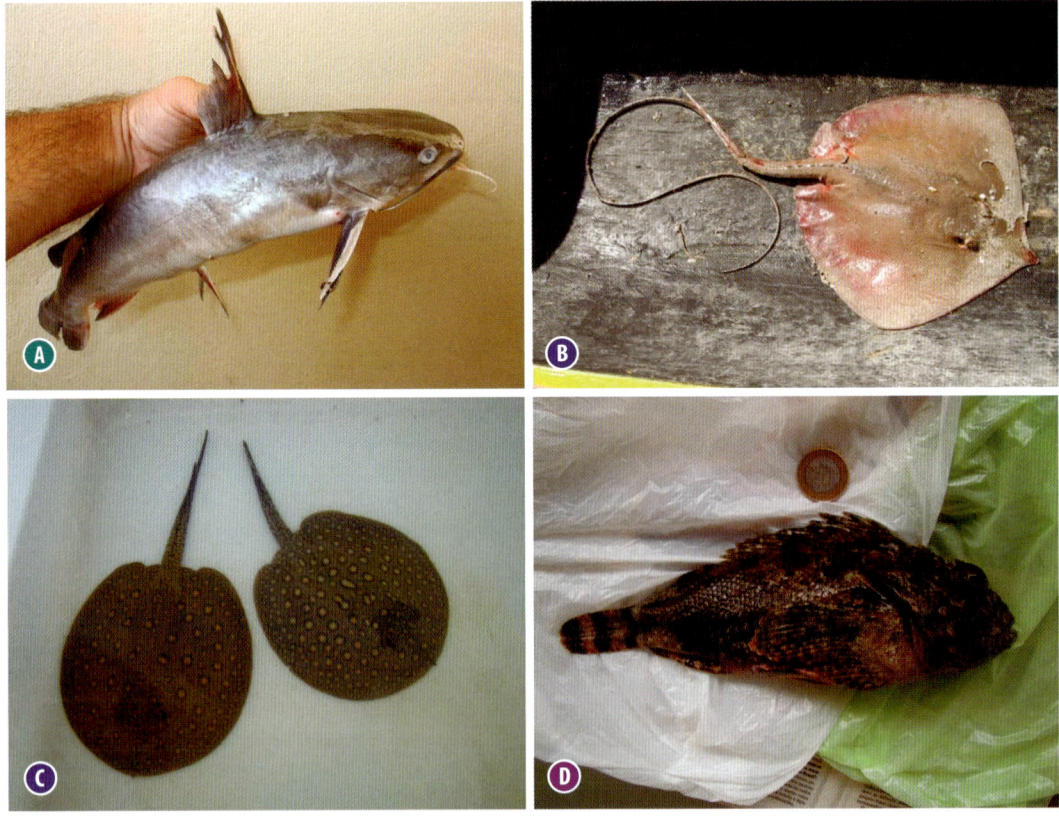

FIGURA 46.19 – Peixes perigosos do Brasil. **A** Bagre. **B-C** Arraias marinha e fluvial. **D** Peixe-escorpião.
Fonte: Fotos gentilmente cedidas por Dr. Vidal Haddad Júnior.

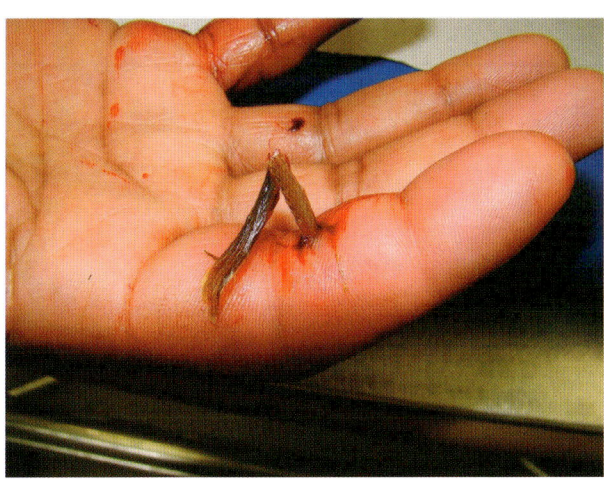

FIGURA 46.20 – Ferrão de bagre na mão de um pescador.
Fonte: Fotos gentilmente cedidas por Dr. Vidal Haddad Júnior.

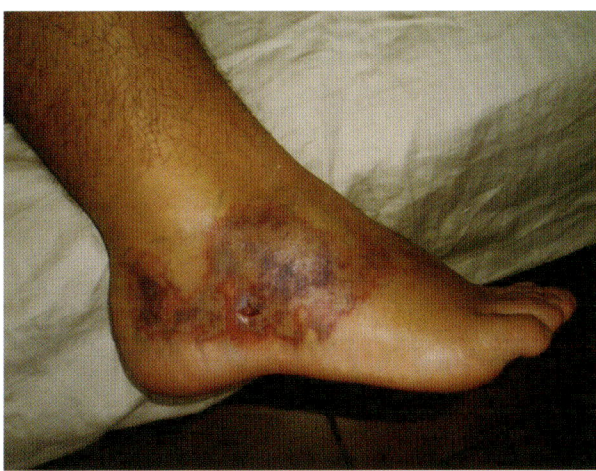

FIGURA 46.21 – Necrose cutânea depois de ferroada de arraia fluvial.
Fonte: Foto gentilmente cedida por Josemir Belo dos Santos.

CAPÍTULO 47

REAÇÕES ADVERSAS A DROGAS

As reações adversas às drogas assumem grande multiplicidade de aspectos clínicos, desde formas monossintomáticas até multissintomáticas, eventualmente graves e até fatais. A introdução de milhares de substâncias medicamentosas possibilitou tratamentos eficientes para inúmeras doenças, com melhora da qualidade de vida e aumento da duração média da vida humana. Entretanto, os medicamentos também são responsáveis por reações adversas, e atualmente devem-se salientar as interações medicamentosas responsáveis por inúmeros quadros, eventualmente graves e fatais. Ainda que reações adversas ocorram comumente na pele, qualquer órgão ou sistema pode ser comprometido, portanto, essas reações podem atingir somente a pele ou, de modo simultâneo, outros órgãos e sistemas.

As reações a drogas compreendem 3% das admissões hospitalares e estima-se que 10 a 20% dos doentes hospitalizados desenvolvem reações adversas a medicamentos. Algumas estatísticas demonstram que as erupções cutâneas a drogas representam 2% das consultas e 5% das internações em dermatologia.

As reações adversas podem ser relacionadas aos efeitos farmacológicos da droga, à predisposição constitucional, a distúrbios enzimáticos ou imunológicos, a interações medicamentosas, e até mesmo a interações com agentes infecciosos.

REAÇÕES POR EFEITOS FARMACOLÓGICOS OU FATORES CONSTITUCIONAIS

Reações adversas podem ser relacionadas à própria ação farmacológica da substância ou a fatores constitucionais, como alterações genéticas em enzimas que metabolizam as substâncias ou em antígenos de histocompatibilidade (HLA). A necrólise epidérmica tóxica pode ser devida a defeito genético na desintoxicação de drogas.

Intolerância e idiossincrasia

Por anomalias enzimáticas constitucionais no metabolismo da substância, ocorre o aparecimento de manifestações de toxicidade com doses normalmente não tóxicas (intolerância) ou surge quadro diverso da ação farmacológica da substância (idiossincrasia). Essas reações não são previsíveis a partir das ações farmacológicas conhecidas da droga e não se relacionam à dose, podendo ocorrer mesmo com doses mínimas. É exemplo de intolerância o surgimento de zumbido com o uso dos derivados da quinina, em doses normais, que, normalmente, somente ocorre em doses muito elevadas. Exemplo de idiossincrasia é o desencadeamento de agitação por prometazina, habitualmente agente de ação sedativa.

Superdosagem e efeitos colaterais

O efeito da superdosagem ocorre por ter sido ultrapassado, após administração recente ou após uso prolongado (efeito cumulativo), o limite de tolerância à substância. São manifestações relacionadas ao efeito farmacológico da dosagem excessiva. São exemplos os fenômenos necróticos da ergotamina e de seus derivados, quando utilizados em dose excessiva, e a coloração amarelada da pele provocada por altas doses de atebrina. Os efeitos colaterais são sintomas ou sinais decorrentes da ação farmacológica normal da droga não relacionados à finalidade de sua administração, como a queilite e a secura das mucosas causadas pela isotretinoína e a alopecia difusa causada por citotóxicos.

Distúrbio ecológico e biotropismo

Distúrbio ecológico é a alteração da flora normal de microrganismos pelo uso de determinados medicamentos. A eliminação de alguns microrganismos favorece o crescimento de outros, como a candidose que surge no decurso de antibioticoterapia de amplo espectro. Efeito biotrópico é quando há estímulo direto da substância sobre agentes infecciosos. É possível que o eritema nodoso desencadeado por sulfas não decorra de hipersensibilidade ao agente, mas de estímulo biotrópico sobre microrganismos.

Reações por retirada da droga

São reações decorrentes da suspensão da droga. A possível ocorrência de convulsões após a retirada de benzodiazepínicos é um exemplo.

Reação de Jarisch-Herxheimer

Consiste na exacerbação de lesões já existentes, em geral acompanhada de fenômenos gerais, febre, cefaleia, mal-estar geral. É encontrada no início do tratamento de doenças infecciosas, como a sífilis. Admite-se que surja em consequência da destruição de grande número dos microrganismos pela droga, liberando-se produtos tóxicos ou sensibilizantes para o hospedeiro. Algumas erupções disidrosiformes por penicilina parecem obedecer ao mesmo mecanismo, pela destruição de bactérias provocada pelo antibiótico.

Liberação de histamina

A liberação de histamina dos mastócitos pela ação de substâncias como codeína, atropina, hidralazina, polimixina B, D-tubocurarina e contrastes radiológicos pode determinar urticária, hipotensão e cefaleia.

Ativação do complemento

É exemplo desse tipo de mecanismo a urticária provocada por contrastes radiológicos.

Alterações do metabolismo do ácido araquidônico

É o caso da inibição da cicloxigenase pelos anti-inflamatórios não esteroides, levando à inibição das prostaglandinas e ao excesso de formação de leucotrienos, que atuam como mediadores de reações inflamatórias.

Reações fotoquímicas

São manifestações que decorrem de alterações da substância em presença da luz, como se verifica com sulfas, fenotiazina e demetilclortetraciclina.

Desencadeamento ou exacerbação de doenças

Existem múltiplos exemplos desse fenômeno, como exacerbação de psoríase por lítio e betabloqueadores, exacerbação de acne por lítio e halógenos, indução de lúpus eritematoso por hidralazina.

Alterações metabólicas

Certos agentes são capazes de provocar alterações nas vias metabólicas normais, como asteatose cutânea provocada por hipocolesterolemiantes.

Efeitos sobre a pigmentação cutânea

Certos agentes são capazes de aumentar a síntese de melanina. São exemplos a bleomicina, que produz hiperpigmentações mais frequentemente no dorso e nos cotovelos, e a zidovudina (azidotimidina [AZT]) e a ciclofosfamida, que produzem hiperpigmentações ungueais.

Indução de neoplasias

O uso prolongado de alguns fármacos, como os imunossupressores, pode induzir o aparecimento de tumores cutâneos ou viscerais e de linfomas.

Teratogenia

É o efeito adverso do agente sobre o desenvolvimento fetal.

REAÇÕES ADVERSAS POR MECANISMOS IMUNOLÓGICOS

Os agentes podem atuar como antígenos completos ou como haptenos e muitas características das erupções cutâneas sugerem mecanismos imunes. Em muitas reações adversas, o distúrbio imunológico é provável ainda que não comprovado, e a hipersensibilidade tem como características:

- Manifestações clínicas diferentes dos efeitos farmacológicos da substância.
- Múltiplos tipos de erupções pela mesma substância.
- Mesmo tipo de erupção por diferentes substâncias.
- Há em geral uso anterior da droga, sugerindo haver período de sensibilização.
- Na reexposição à droga, a erupção surge mais precocemente.
- Quantidades pequenas da droga são suficientes para desencadear a erupção.
- A hipersensibilidade à droga é persistente.

Os mecanismos imunes que podem estar envolvidos nas erupções por drogas e medicamentos são:

- Dependentes de IgE.
- Citotóxicos.
- Dependentes de complexos imunes.
- Mediados pela imunidade celular.

Dependentes de IgE

Reação tipo 1, devida à IgE, ocorre com vários agentes, principalmente a penicilina. Existem dois grupos de determinantes antigênicos haptênicos na penicilina: o determinante haptênico *major*, que compreende o grupo peniciloil e que representa 95% da penicilina ligada a proteínas, e o determinante haptênico *minor*, que compreende outros metabólitos da penicilina, entre outros, peniciloatos, peniloatos e penicilamina. Na maioria dos indivíduos com alergia à penicilina, a determinação de IgE específica pelo RAST (do inglês *radioallergosorbent test*) demonstra anticorpos tipo IgE específicos ao grupo peniciloil. As reações imediatas são causadas pelos chamados determinantes antigênicos *minor*, e as reações tardias, urticariformes e exantemáticas relacionam-se aos determinantes antigênicos *major*.

Citotóxicos

A reação tipo II foi detectada em vários outros órgãos ou sistemas com diversos mecanismos. A introdução de grupos haptenos na superfície celular torna a célula suscetível à ação citotóxica de anticorpos ou linfotoxinas. Outro mecanismo é a formação de complexos droga-anticorpo-complemento, que se fixam e lisam células, ou a droga lesa a célula, expondo antígenos celulares que desencadeiam o aparecimento de anticorpos. Exemplo de reação citotóxica são as anemias hemolíticas e as plaquetopenias por drogas. É possível que a síndrome de Stevens-Johnson seja uma reação citotóxica envolvendo queratinócitos.

Dependentes de complexos imunes

A reação III, ou tipo Arthus, surge em torno de 14 dias após a administração do agente ou de soro, caracterizando-se por febre, artralgias, edema, urticas, adenopatias e eosinofilia sanguínea. Formam-se complexos antígeno-anticorpo solúveis que se depositam nos tecidos, onde produzirão lesões. Há queda do complemento, indicando seu consumo. O mecanismo das lesões de pele é discutido admitindo-se duas possibilidades: a fixação e a ativação da cadeia do complemento liberam anafilatoxinas que, atuando sobre os mastócitos, produziriam a degranulação e a consequente liberação de histamina. Outro mecanismo admitido é a fixação dos complexos antígeno-anticorpo associadamente ao complemento nas paredes vasculares, produzindo vasculite. O exemplo-padrão desse mecanismo é a doença do soro, a qual é produzida não somente por soros heterólogos, mas também por várias drogas como penicilina, sulfonamida, tiouracil, hidantoínas e estreptomicina.

Mediados pela imunidade celular

O mecanismo da reação tipo IV está bem estabelecido nas dermatites de contato, inclusive por drogas de uso tópico. Além disso, esse mecanismo possivelmente está implicado em outras reações medicamentosas não decorrentes do uso tópico de medicamentos.

INTERAÇÕES MEDICAMENTOSAS

São reações adversas frequentes e ocorrem por interferência de um agente na absorção ou na fixação de proteínas, nos receptores, na inibição ou no aumento da metabolização de outro agente. As enzimas são responsáveis pelo metabolismo das substâncias, e a ingestão de uma delas que inibe uma enzima que metaboliza outras substâncias em uso pode ocasionar reações adversas graves e fatais. São bem conhecidas as reações adversas relacionadas às enzimas da subfamília do **citocromo P450**, que metabolizam hormônios e detoxificam numerosos agentes. A enzima CYP3A da subfamília do citocromo P450 é responsável pelo metabolismo da maioria dos bloqueadores de cálcio, diazepínicos, inibidores da protease, inibidores da HMG-CoA-redutase, anti-histamínicos não sedativos, ciclosporina e cisapride. Essa enzima é inibida por cetoconazol, itraconazol, fluconazol, cimetidina, claritromicina, eritromicina, trioleandomicina e suco de toranja (*grapefruit*). A ingestão simultânea dessas drogas ocasionou reações graves e fatais, como reportado.

É imprescindível na prescrição de qualquer medicamento excluir a possibilidade de interações com outros medicamentos que estão sendo usados.

Manifestações clínicas

Um medicamento pode causar qualquer tipo de erupção cutânea. A história é imprescindível, devendo ser pesquisados todos os agentes terapêuticos ingeridos, injetados, inalados ou tópicos, usados na pele ou nas mucosas. Devem ainda ser consideradas a passagem da substância através da placenta durante a gestação, através do leite durante a lactação e as chamadas drogas ocultas, que podem estar presentes em alimentos, como aditivos ou conservantes, ou que podem ser inaladas acidentalmente ou por força de exposição ocupacional.

A importância da anamnese reside no fato de praticamente não existirem provas laboratoriais padronizadas para diagnose das erupções por drogas. Várias provas vêm sendo descritas, porém têm-se mostrado imprecisas ou complexas para uso rotineiro. Em relação à penicilina, **testes cutâneos por escarificação ou intradérmicos** são de valor duvidoso, sendo os mais fidedignos os que utilizam conjugados com polilisina. Esses testes detectam reações aos determinantes antigênicos *major*, pela utilização de conjugados de benzilpeniciloil com polilisina, e reações aos determinantes antigênicos *minor*, por misturas de peniloatos e peniciloatos. Verificou-se que, quando esses testes são negativos, ainda que não fique completamente afastada a possibilidade de reações imediatas, estas, mesmo que ocorram, não são graves.

Existem trabalhos sobre testes cutâneos com outras drogas como cefalosporinas, bloqueadores neuromusculares (responsáveis por 50% das reações anafiláticas perioperatórias) e radiocontrastes relatando sensibilidades variadas: de 30 a 70% com cefalosporinas; até cerca de 90% com os bloqueadores neuromusculares e refere-se ao valor preditivo negativo de mais de 90% para os radiocontrastes.

Alguns especialistas em alergia a drogas realizam testes de reexposição à droga em certas situações peculiares com cuidados especiais e com o doente hospitalizado, mas obviamente estes testes envolvem riscos.

A utilização do RAST para detecção de anticorpos IgE específicos à penicilina somente permite a mensuração de anticorpos aos determinantes antigênicos *major* e, portanto, não exclui definitivamente a possibilidade de reações anafiláticas, uma vez que estas são produzidas principalmente pelos determinantes antigênicos *minor*.

Outros testes são reportados, como o teste de liberação de histamina, o teste de degranulação dos basófilos, os testes de hemaglutinação passiva e, mais recentemente, as provas de transformação blástica de linfócitos em presença da droga suspeita e os testes de inibição da migração de leucócitos e macrófagos, com resultados não conclusivos.

SÍNDROMES CUTÂNEAS RELACIONADAS ÀS DROGAS

As principais síndromes cutâneas produzidas por drogas são apresentadas a seguir.

Erupção fixa

Eritema fixo ou erupção fixa medicamentosa é uma forma frequente de erupção por medicamentos que se caracteriza pela recidiva sempre no mesmo local, ainda que novas lesões possam surgir simultaneamente em outras áreas. Consiste em mancha de cor vermelho-azulada, redonda ou oval, com limites nítidos (FIGURAS 47.1 E 47.2). A lesão pode ser purpúrica, urticada ou bolhosa nas formas mais graves (FIGURA 47.3). Há prurido e sensação de queimação. O eritema esmaece gradualmente, surgindo cor castanha por pigmentação melânica, que desaparece em algumas semanas. Importante é a recidiva do quadro, no mesmo local, pela reexposição ao medicamento responsável. A pigmentação pode se tornar permanente, com manchas aparecendo em outras áreas. Ainda que possam surgir em qualquer região, palmas, plantas e mucosas são localizações frequentes.

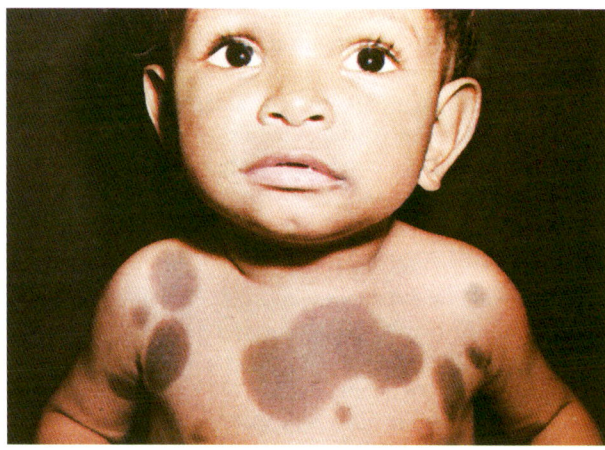

FIGURA 47.1 – Eritema pigmentar fixo. Manchas hiperpigmentadas ovaladas isoladas e confluentes.

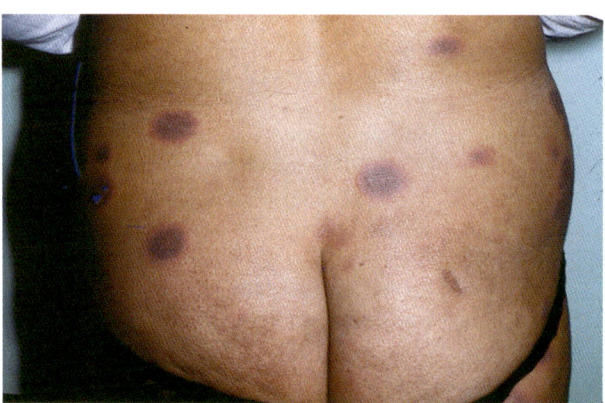

FIGURA 47.2 – Eritema fixo. Manchas hiperpigmentadas ovais.

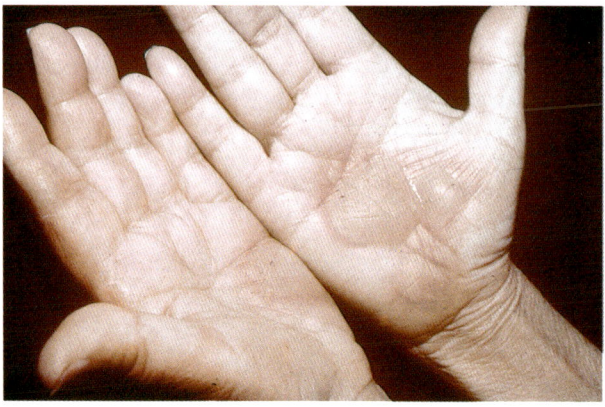

FIGURA 47.3 – Erupção medicamentosa fixa. Lesões eritematobolhosas.

A patogenia da erupção medicamentosa fixa não é conhecida, admitindo-se que a droga atue como hapteno, ligando-se aos queratinócitos e promovendo liberação de citocinas, entre elas TNF-α que determina superexpressão de ICAM1, a qual facilita a migração de linfócitos CD4+ e CD8+ para a área de lesão.

Qualquer medicamento pode causar erupção fixa, porém os responsáveis mais frequentes são analgésicos-antipiréticos (dipirona, salicilatos, fenilbutazona), meprobamato, tetraciclinas, anovulatórios, barbitúricos, sulfas e fenolftaleína.

Entre as drogas antineoplásicas mais frequentemente produtoras de erupção medicamentosa fixa estão dacarbazina, hidroxiureia, paclitaxel e procarbazina.

Algumas drogas parecem ter maior eletividade com determinadas topografias, tais como a sulfametoxazol-trimetoprima pela região genital, e oxicans e naproxeno pela região labial.

Em geral não é necessário exame histopatológico, pois a diagnose é clínica, mas o exame histopatológico revela dermatite de interface com intensa vacuolização da camada basal, às vezes ocorrendo clivagem dermoepidérmica. Há presença de queratinócitos apoptóticos e, na derme, infiltrado inflamatório linfocitário perivascular com neutrófilos. Às vezes há também eosinófilos e derrame pigmentar.

A diagnose é fundamental para exclusão do agente responsável, devendo ser feita inquisição minuciosa, com o esclarecimento do doente. Muitas vezes, longo período de tempo decorre, com surtos repetidos, sem que seja aventada a hipótese esclarecedora. Deve-se salientar que esse quadro é produzido exclusivamente por drogas.

Existem estudos mostrando alguma utilidade diagnóstica de testes de contato realizados em áreas de acometimento pela erupção. Parecem ser mais positivos para drogas anti-inflamatórias, sendo, em geral, negativos para outros tipos de drogas. O único teste realmente diagnóstico é a reexposição à droga que, obviamente, não é realizado rotineiramente.

Às vezes é necessária a diferenciação com dermatoses bolhosas, Stevens-Johnson e necrólise epidérmica tóxica iniciais, herpes simples, dermatose cinzenta e hiperpigmentações pós inflamatórias.

Não é necessário tratamento, exceto se houver infecção secundária, quando é indicado creme antisséptico.

Exantema agudo

É a forma mais comum de erupção cutânea por drogas. O exantema agudo, do tipo morbiliforme ou escarlatiniforme, às vezes urticado e acompanhado de prurido, pode estar associado com sintomas gerais, como febre, artralgias e cefaleia **(FIGURA 47.4)**. O quadro é de aparecimento súbito, iniciando-se em tempo variável de 5 dias a 2 semanas, em geral cerca de 8 dias após o início do uso da droga causadora da erupção. Há casos em que o processo se inicia 1 a 2 semanas após a interrupção da droga, tornando a diagnose mais difícil. Por vezes, a erupção desaparece até mesmo com a continuação do uso do medicamento, atribuindo-se a regressão dos fenômenos cutâneos ao aparecimento de anticorpos bloqueadores do tipo IgM. Exposições subsequentes à droga poderão determinar o reaparecimento do processo com igual ou maior intensidade, ou poderá não ocorrer erupção alguma.

Admite-se que as erupções exantemáticas por drogas correspondam a reações de hipersensibilidade tardia mediada por linfócitos T. A droga ou seu metabólito atuam como haptenos e, ligando-se a algum peptídeo, é apresentada pelas

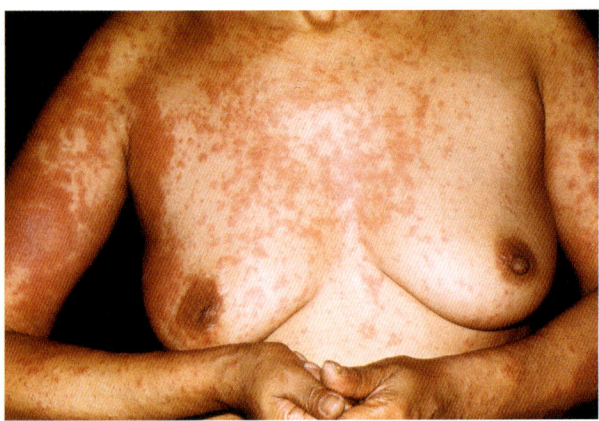

FIGURA 47.4 – Exantema. Manchas eritematosas disseminadas.

células apresentadoras de antígenos aos linfócitos T. Essas células T-antígeno específicas proliferam e liberam citocinas e quimiocinas, além de outros mediadores pró-inflamatórios que provocam a inflamação que se exterioriza pelo exantema. Outra teoria é de interação farmacológica entre a droga e receptores imunes. A droga ou seus metabólitos ligam-se diretamente a receptores de células T, ativando-as.

Interferem na capacidade de desenvolver reações o estado imune do doente – como se verifica pela maior frequência destas reações em doentes HIV-positivos bem como em transplantados de medula –, e determinadas infecções – como ocorre com os doentes de mononucleose que desenvolvem, com muito mais frequência, reações à amoxicilina em relação à população normal.

Também se observa influência genética através dos antígenos de histocompatibilidade, como se verifica em reações exantemáticas à carbamazepina, as quais são mais frequentes em europeus que apresentam HLA-*3101e HLA-B1507. Também se relacionam os HLA-B*5701 com erupções por abacavir e HLA-B *5081 com reações ao alopurinol.

Histologicamente, os exantemas por droga apresentam leve hiperplasia da epiderme com espongiose e presença de exocitose de linfócitos e neutrófilos. Há vacuolização da camada basal e raros queratinócitos apoptóticos. Na derme, há infiltrado inflamatório perivascular linfocitário com neutrófilos e eosinófilos; na maioria das vezes, na derme superior e, às vezes, também nas porções mais profundas da derme.

As drogas mais frequentemente responsáveis são as sulfas, em particular sulfametoxazol associado à trimetoprima; diuréticos e antidiabéticos sulfamídicos; tioureias; antibióticos, em especial penicilina e derivados, ampicilina, amoxicilina, estreptomicina, novobiocina; ácido nalidíxico, tiabendazol, vidarabina; drogas de uso neuropsiquiátrico, carbamazepina, clorpromazina, hidantoínas; analgésicos, antipiréticos e anti-inflamatórios, diclofenaco, naproxeno, piroxicam, D-penicilamina, dipirona, fenilbutazona; antineoplásicos, bleomicina, carboplatina, cis-dicloro-trans-di-hidroxi-bis-isopropilamina-platina, clorambucil, citarabina, dacarbazina, docetaxel, dietilestilbestrol, doxorrubicina, etoposídeo, 5-fluoruracil, hidroxiureia, metotrexato, mitomicina C, mitotano, mitoxantrona, paclitaxel, pentostatina, procarbazina, suramina e tiotepa. Também podem produzir erupção fixa hipotensores como o captopril.

A diagnose é importante, com exclusão, pela história e pelos dados clínicos, de exantemas infecciosos, como sarampo, rubéola e escarlatina

Eritema multiforme e nodoso

Ambas as síndromes podem ser causadas por medicamentos, particularmente o eritema multiforme (**FIGURA 47.5**).

Em ambos os tipos de erupção, admite-se a participação de mecanismos imunológicos. No eritema polimorfo, o componente imunológico principal é a imunidade celular. Por vários estímulos – vírus, bactérias ou drogas – inicia-se resposta imunológica com migração de linfócitos CD4+ e macrófagos para a epiderme e, na derme, surgem linfócitos CD8+. Essas células liberam várias citocinas, TNF-α, interferon-γ e IL-2 que serão responsáveis pelo processo inflamatório. Existem estudos que observaram maior frequência de eritema polimorfo em indivíduos HLA-B12.

Particularmente no eritema multiforme, suspeita-se de mecanismos envolvendo imunidade celular ou imunocomplexos. As drogas mais frequentemente responsáveis pelo eritema polimorfo são barbitúricos, sulfonamidas, penicilina e seus derivados, vancomicina, minociclina, isoniazida, pirazinamida, tetraciclinas, fenotiazínicos, hidantoínas, clorpropamida, griseofulvina, tiazídicos, D-penicilamina, carbamazepina, isoniazida, quinina, quinidina e derivados pirazolônicos, alopurinol, albendazol, cimetidina, clofibrato, diclofenaco, estrogênios, fluconazol, hidralazina, griseofulvina, gabapentina, lamotrigina, GM-CSF, hidralazína, indinavir, anti-inflamatórios não esteroides, tiabendazol, terbinafina, tiouracil e outras drogas. Vários agentes antineoplásicos também podem provocar erupções tipo eritema polimorfo: busulfan, bleomicina, cisplatina, vimblastina, clorambucil, ciclofosfamida, dietilestilbestrol, etoposídeo, hidroxiureia, mecloretamina, metotrexato, mitomicina C, mitotano, paclitaxel e suramina.

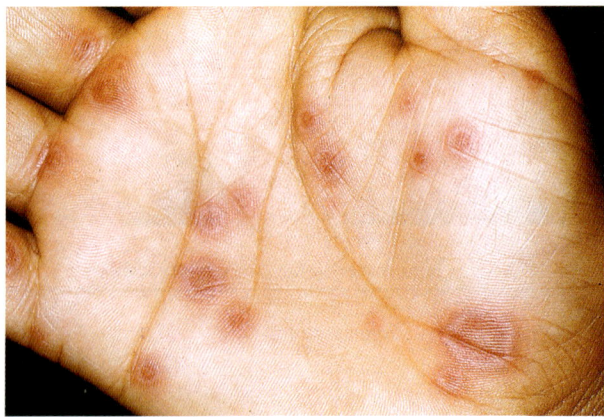

FIGURA 47.5 – Eritema multiforme por drogas. Típicas lesões em alvo na mão.

Em relação ao eritema nodoso, as drogas mais comumente causadoras são anovulatórios, brometos, codeína, iodetos, salicilatos, sulfonamidas, penicilina e seus derivados, vancomicina, minociclina, isoniazida, pirazinamida e tetraciclinas. Também pode ser causado por busulfan e dietilestilbestrol.

A diagnose é feita pela história e pela exclusão de outras causas.

Urticária

Compreende várias formas agudas, eventualmente com sintomas gerais, como hipotensão, edema de glote e das vias aéreas respiratórias, o que caracteriza o choque anafilático, às vezes fatal. É observada por administração de soros, penicilina, estreptomicina e procaína. Formas crônicas podem ser devidas a inúmeros medicamentos como soros, antibióticos, opiáceos, meprobamato e tranquilizantes, brometos e barbitúricos, salicilatos e anti-inflamatórios não esteroides.

Vários medicamentos antineoplásicos podem produzir urticária e angioedema, como L-asparaginase, bleomicina, busulfan, carboplatina, clorambucil, cisplatina, ciclofosfamida, citarabina, daunorrubicina, diaziquone, dietilestilbestrol, docetaxel, doxorrubicina, epirrubicina, etoposídeo, 5-fluoruracil, mecloretamina, melfalan, metotrexato, mitomicina C, mitotane, mitoxantrona, paclitaxel, pentostatin, procarbazina, teniposídeo, tiotepa, trimetrexato, vincristina.

A urticária por drogas ocorre por mecanismos imunológicos, envolvendo reações de tipo I e de outros tipos com ativação de complemento, e não imunológicos, compreendidas entre os últimos as urticárias produzidas por substâncias capazes de liberar histamina do mastócito diretamente, sem mediação de fenômenos imunológicos, como morfina, codeína, tubocurarina, polimixina B, tiamina, quinina e papaverina.

Vasculites

Vasculites semelhantes à púrpura de Henoch-Schönlein ou vasculites necrosantes com frequência são causadas por drogas. Estão mais comumente implicados na produção desse tipo de lesões: analgésicos e anti-inflamatórios não esteroides, antibióticos, sulfamídicos, diuréticos, carbamazepina, hidantoínas; cloroquina, ouro, corticoides, insulina, hidralazina, propiltiouracil, levamizol, isoniazida, D-penicilamina; quinina, procainamida e tiouracil. Antineoplásicos também podem causar vasculites, como busulfan, ciclofosfamida, citarabina, hexametileno, bisacetamida, hidroxiureia, levamisol, 6-mercaptopurina, metotrexato, mitoxantrona e tamoxifeno.

Eritrodermia

É de aparecimento súbito ou instala-se gradualmente. As drogas mais frequentemente responsáveis são derivados mercuriais e arsenicais, ouro, lítio, bismuto, barbitúricos, amitriptilina, β-bloqueadores, captopril, clofazimina, diazepínicos, nifedipina, alopurinol, carbamazepina, fluconazol, imipramina, cetoconazol, omeprazol, propanolol, cimetidina, enalapril, penicilamina, retinoides, amiodarona, griseofulvina, isoniazida, hidantoinatos, iodetos, cloroquina, derivados de fenotiazina e ácido paraminossalicílico, clorambucil, busulfan, cisplatina, metotrexato e mitomicina C.

Erupções eczematosas

Podem ocorrer pelo uso tópico ou por administração sistêmica. As reações eczematosas a drogas usadas sistemicamente não são comuns e ocorrem com mais frequência com sais de ouro, bleomicina, β-bloqueadores, drogas anti-hipertensivas (especialmente inibidores da enzima conversora da angiotensina), tiazídicos, bloqueadores dos canais de cálcio, ustequinumabe, carbamazepina, dipiridamol e derivados pirazolônicos e metildopa. As erupções eczematosas por uso tópico de drogas são extremamente comuns, e as drogas mais frequentemente responsáveis são sulfas, antibióticos (em particular penicilina), anestésicos do grupo da procaína, derivados da fenotiazina, resorcina, formol e mercuriais. Podem ainda ocorrer reações eczematosas em indivíduos sensibilizados por via tópica e que se expõem sistemicamente à mesma droga. Nesses casos, ocorre surgimento ou exacerbação de lesões onde há ou houve eczema de contato prévio, podendo surgir erupção eczematosa disseminada com distribuição simétrica no tronco e nas extremidades, ou pode ocorrer erupção de caráter disidrosiforme nas mãos e nos pés.

Púrpura

Lesões purpúricas (FIGURA 47.6) provocadas por drogas obedecem a vários mecanismos, os quais serão apresentados a seguir.

Plaquetopenia de origem imunológica

Nessas condições, o agente atua como hapteno, ligando-se às plaquetas e originando o antígeno completo contra o qual se formam anticorpos da classe IgG. A reação desses anticorpos

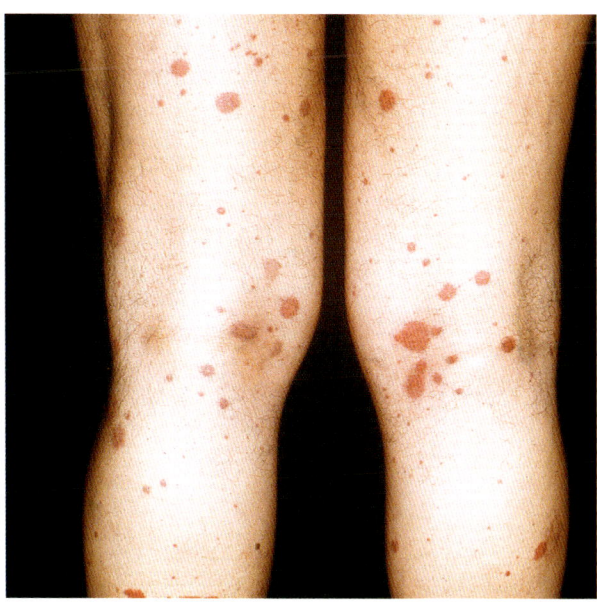

FIGURA 47.6 – Púrpura. Pápulas e placas purpúricas nos membros inferiores.

com o complexo droga-plaquetas leva à ativação do complemento e à lise das plaquetas.

Plaquetopenia não alérgica
É o caso das púrpuras por depressão medular produzida pelos citostáticos.

Plaquetopenia por excesso de agregação plaquetária
Ocorre em áreas onde a droga produziu lesões endoteliais. Este é o provável mecanismo de púrpura induzida por bleomicina.

Púrpura por alterações da coagulação
Ocorre por doses excessivas de anticoagulantes.

Púrpuras do tipo pigmentar progressivo
Podem eventualmente ser desencadeadas por agentes como quinina, carbamazepina, meprobamato e benzodiazepínicos, provavelmente por mecanismos imunes.

Púrpuras decorrentes de corticoterapia prolongada
Por fragilização dos vasos, particularmente das áreas expostas, por alteração do conectivo perivascular.

As lesões purpúricas que ocorrem por esses vários mecanismos são provocadas mais comumente por barbitúricos, carbamatos, iodetos, sulfas, diuréticos e antidiabéticos sulfamídicos, derivados da fenotiazina, meprobamato, quinidina, ouro, fenilbutazona, corticoides e anticoagulantes.

Erupções vesicobolhosas

Vesículas e bolhas com frequência são componentes das erupções por drogas, como ocorre em casos de eritema polimorfo (FIGURA 47.7), eritema fixo, vasculites necrosantes e outras erupções. Por vezes, porém, vesículas e bolhas surgem como manifestações isoladas de erupções medicamentosas. Nesses casos, surgem bolhas, muitas vezes hemorrágicas, únicas ou em pequeno número, sem qualquer outra alteração cutânea simultânea. Localizam-se, em geral, na região plantar ou palmar, nos pododáctilos, nos quirodáctilos e nos genitais. Lesões vesicobolhosas localizadas ou disseminadas têm como causas mais comuns drogas como brometos, iodetos, mercuriais, salicilatos, fenolftaleína, barbitúricos, penicilina e penicilamina, captopril e anti-inflamatórios não esteroides, talidomida, bleomicina, dactinomicina e metotrexato.

Neste grupo de erupções vesicobolhosas também está incluída a disidrose que também pode ser causada por drogas, particularmente por penicilina e seus derivados e por anti-inflamatórios não esteroides, particularmente o piroxicam.

Pênfigos induzidos por drogas

A partir de 1969, foram descritos casos de pênfigo induzido por D-penicilamina. Desde então, novas substâncias mostraram-se capazes de produzir esse tipo de erupção, cujo quadro clínico se aproxima do pênfigo foliáceo. As lesões bolhosas são flácidas, rompem-se com facilidade e se recobrem de crostas com aspecto seborreico, sendo as localizações preferenciais a face, o couro cabeludo e o tronco. As lesões mucosas são raras, embora quadros mais próximos do pênfigo vulgar possam ocorrer.

Histopatologicamente, encontram-se as alterações acantolíticas próprias dos pênfigos e espongiose eosinofílica. A imunofluorescência pode revelar a presença de anticorpos antiepiteliais intercelulares da classe da IgG ou da IgM e, por vezes, depósitos de complemento acompanhando as imunoglobulinas. Pode ocorrer a produção de autoanticorpo, com imunofluorescência negativa.

Em geral, há regressão do quadro com a suspensão da medicação responsável, mas, às vezes, o processo persiste, indicando que a droga atuou como fator desencadeante da enfermidade, que, após a suspensão da droga, segue seu curso natural. Existem também quadros semelhantes a penfigoide bolhoso desencadeados por drogas. As medicações mais frequentemente produtoras desses quadros são D-penicilamina, captopril, indometacina, penicilina, fenilbutazona, piroxicam, propranolol e rifampicina. A dermatite por IgA linear também pode ser associada à administração de fármacos, especialmente vancomicina, lítio, furosemida, atorvastatina, captopril e diclofenaco.

Quadros acneiformes

Caracterizam-se pelo aparecimento abrupto, em indivíduos de qualquer idade, de lesões de caráter monomorfo, sem comedões, em localizações não próprias da acne vulgar. São encontrados particularmente com iodetos (FIGURA 47.8), brometos, fluoretos, corticoides, cianocobalamina, anovulatórios, dactinomicina, lítio, androgênios, hidantoínas, isoniazida, itraconazol, hidroxicloroquina, naproxeno, niacina, olanzapina.

As erupções acneiformes por corticoides acometem, preferencialmente, o tronco e as extremidades e, com menos intensidade, a face.

Também produzem erupções acneiformes os seguintes agentes antineoplásicos: antirreceptores do fator de crescimento epidérmico (erlotinibe, gefitinibe, afatinibe, brigatinibe, icotinibe e cetuximibe), dactinomicina, fluoximesterona, medroxiprogesterona e vimblastina.

Eventualmente, as drogas agravam quadros de acne vulgar pré-existentes.

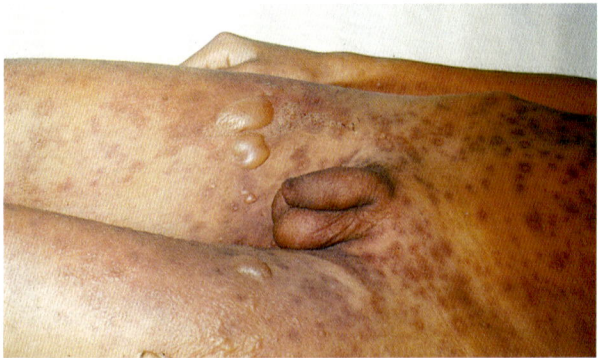

FIGURA 47.7 – Eritema polimorfo bolhoso. Lesões purpúricas e lesões vesicobolhosas.

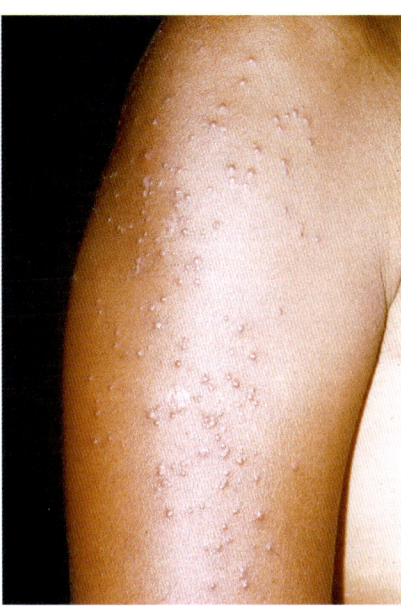

FIGURA 47.8 – Erupção acneiforme. Lesões papulopustulosas monomorfas no braço.

Reações por fotossensibilidade

Encontradas especialmente com derivados sulfamídicos, fenotiazínicos, griseofulvina, cloroquina, ácido nalidíxico, psoralênicos e sulfonilureias. Classificam-se em reações fototóxicas ou fotoalérgicas.

Reações fototóxicas caracterizam-se por exagero na resposta à exposição solar com eritema, edema e até bolhas. Essas reações são dose-dependentes e surgem na primeira exposição à droga. Ocorrem com psoralênicos, clorpromazina, tetraciclinas como doxiciclina e minociclina, ácido nalidíxico, tiazídicos, furosemida, quinolonas, anti-inflamatórios como o benoxaprofeno, o naproxeno e o piroxicam e antiarrítmicos como a amiodarona. A demetilclortetraciclina com frequência produz, como parte da ação fototóxica, onicólise. Vários agentes antineoplásicos podem produzir fototoxicidade, como dacarbazina, 5-fluorouracil, brequinar sódico, dactinomicina, doxorrubicina, hidroxiureia, metotrexato, mitomicina C, porfirinas, procarbazina, tegafur, tioguanina e vimblastina.

Reações fotoalérgicas, em geral, têm caráter eczematoso e somente surgem após a exposição prévia à droga que possibilitou o fenômeno de sensibilização. São mais comuns como complicação do uso tópico de medicamentos, embora possam decorrer de terapias sistêmicas, como com clorpromazina, prometazina, sulfas, griseofulvina, flutamida e tegafur.

Ainda dentro das fotorreações, pode ser observada, especialmente com o metotrexato, mas também com etoposídeo, ciclofosfamida, fluoruracil e suramina, a chamada "recaída de UV", que é a reativação do eritema solar. Ocorre quando o metotrexato é administrado 1 a 3 dias após irradiação por raios ultravioleta (UV), quando o eritema está esmaecendo. O leucovorin não previne essa reação.

Flushing

Consiste no eritema temporário da face, do pescoço, do tórax superior, das orelhas ou do epigástrio acompanhada de sensação de calor ou queimação. Exemplo de *flushing* úmido é o que ocorre nas ondas de calor da menopausa, e exemplo de *flushing* seco é o provocado pela niacina que produz vasodilatação por ação direta nos vasos. O mecanismo determinante do *flushing* reside na vasodilatação transitória mediada pelo sistema nervoso autônomo ou pela ação direta de substâncias circulantes que atuam na musculatura da parede vascular. Os nervos do sistema nervoso autônomo controlam também as glândulas sudoríparas, de forma que o *flushing* mediado pelos nervos é conhecido como *flushing* "úmido", enquanto aquele em que a substância atua diretamente no músculo do vaso é dito *flushing* "seco" é o provocado pela niacina que produz vasodilatação por ação direta nos vasos.

Podem produzir *flushing* inúmeras substâncias: acetilcisteína, alemtuzumabe, alprostadil, aminofilina, amiodarona, amitriptilina, amlodipina, anfotericina B, arbutamina, ácido ascórbico, asparaginase, ácido acetilsalicílico, atropina, azatadina, azelastina, bleomicina, bromocriptina, buspirona, calcitonina, captopril, carboplatina, carisoprodol, carmustina, cefaclor, cefoxitina, ceftriaxona, cetirizina, clorpropamina, ciclofosfamida, ciprofloxacin, cisplatina, clemastina, clomifeno, clomipramina, cotrimoxazol, codeína, colchicina, corticoides, ciclosporina, ciproeptadina, dacarbazina, danazol, daunorrubicina, diazepam, diclofenaco, dietilestilbestrol, dipiridamol, dissulfiram, docetaxel, doxepina, efavirenz, enalapril, epinefrina, epirrubicina, espironolactona, estrogênios, etoposídeo, fluoxetina, flurazepam, fluorouracil, foscarnet, furosemida, glicopirrolato, fator estimulador de colônias de granulócitos, griseofulvina, haloperidol, hidralazina, hidroxizina, ibuprofeno, imunoglobulinas intravenosa, imipramina, indinavir, indometacina, insulina, isoniazida, isoproterenol, lamotrigina, leuprocida, lomustina, loratadina, metadona, metoclopramina, metronidazol, miconazol, minoxidil, morfina, nicotinamida, nifedipina, paclitaxel, paracetamol, penicilamina, pentostatina, pentazocina, plicamicina, procainamida, probenecida, propoxifeno, propranolol, pirazinamida, rifampicina, rituximabe, rofecoxibe, sertralina, sildenafila, sulfametoxazol, suramina, tacrolimo, tamoxifeno, terbutalina, terfenadina, testosterona, tiabendazol, triantereno, trimetrexato, vancomicina, verapamil, vinorelbina.

Erupções liquenoides

O tempo entre o aparecimento das reações liquenoides a drogas pode ser longo, em geral é de cerca de 2 a 3 meses após o início da medicação e, por vezes, a erupção pode surgir até cerca de 1 ano após o início do uso da droga, fato que pode dificultar o diagnóstico.

As erupções liquenoides por drogas não respeitam a topografia habitual das lesões de líquen plano. Em geral, são simétricas, atingindo tronco e extremidades e raramente acometem mucosas e unhas e, frequentemente, atingem mais intensamente áreas fotoexpostas. As estrias de Wickham geralmente não estão presentes. Habitualmente as lesões deixam hiperpigmentação residual (FIGURA 47.9). São devidas principalmente a cloroquina, quinacrina, ouro, quinidina, ácido paraminossalicílico, clordiazepóxidos, betabloqueadores, bleomicina, captopril, carbamazepina, clorotiazida, diaminodifenilsulfona, tetraciclinas, griseofulvina, isoniazida, naproxeno, D-penicilamina, fenotiazina, fenilbutazona e outros anti-inflamatórios não estereoides, hidantoína, espironolactona, estreptomicina, hidroxiureia e tegafur, cetoconazol, hidroxiureia, 5-fluoruracil, imatinibe, antimaláricos, sulfas, sulfonilureias, sulfassalazina, sulfona, mesalazina, ouro, iodetos, radiocontrastes, alopurinol, omeprazol, interferon-α, infliximabe, adalimumabe, etanercepte, sildenafila e outras drogas.

O quadro histopatológico das erupções liquenoides devido a drogas é extremamente semelhante ao do líquen plano, mas existem algumas características que podem auxiliar a diferenciação. Nas erupções liquenoides a drogas há paraqueratose focal, interrupções focais da camada granulosa, presença de corpos citoides e exocitose de linfócitos em níveis mais altos da epiderme. Na derme, o infiltrado é menos denso e mais pleomórfico com presença de eosinófilos e há infiltrado inflamatório perivascular em níveis mais profundos.

Erupções semelhantes à pitiríase rósea

Erupções morfologicamente muito semelhantes à pitiríase rósea, porém sem medalhão inicial e de distribuição topográfica diferente, podem ser produzidas por captopril, isotretinoína, barbitúricos, griseofulvina, penicilina, metronidazol, ouro, cetotifeno e β-bloqueadores, hidroclorotiazida, alopurinol, ácido acetilsalicílico, clonidina, isotretinoína, imatinibe, levamizol, omeprazol, D-penicilamina, terbinafina, adalimumabe, rituximabe, infliximabe, etanercepte, nortriptilina, clozapina e vacinas.

Necrólise epidérmica tóxica e síndrome de Stevens-Johnson

Com frequência são causadas por sulfamídicos. Outras drogas são hidantoínicos, barbitúricos e derivados da pirazolona (dipirona, fenilbutazona); penicilina, ampicilina, tetraciclinas, alopurinol e carbamazepina.

Dos agentes antineoplásicos, podem produzir necrólise epidérmica tóxica: asparaginase, bleomicina, clorambucil, cladribina, citarabina, doxorrubicina, 5-fluoruracil, metotrexato, mitomicina C, mitotano, paclitaxel e suramina.

Lúpus eritematoso medicamentoso

Existem substâncias capazes de provocar quadro clínico indistinguível do lúpus eritematoso (LE) sistêmico, que, em geral, cede em dias ou semanas após a suspensão do fármaco, mas que, às vezes, persiste mesmo após seu afastamento. Essas drogas são capazes de desencadear a enfermidade ou podem ainda exacerbar doença pré-existente e o processo pode surgir após meses ou até anos depois do início da utilização da droga. A hidralazina e a minociclina são as drogas que mais comumente produzem quadros semelhantes ao lúpus eritematoso. Outras drogas são hidantoínicos, fenotiazínicos, sulfamídicos, isoniazida, ácido paraminossalicílico, griseofulvina, penicilina, tiouracil, clorpropamida, procainamida, betabloqueadores, testosterona, estrogênios, aminoglutetimida, dietilestilbestrol, hidroxiureia, leuprolide e tegafur, quinidina e diltiazen, entre outras.

O LE induzido por drogas ocorre igualmente em ambos os sexos, em idades mais tardias, entre 50 e 70 anos, diferentemente do LE clássico, provavelmente por maior exposição das faixas etárias mais altas a maior número de medicamentos. As lesões cutâneas são menos frequentes (25% dos doentes), o mesmo ocorrendo com o fenômeno de Raynaud (25%). Os anticorpos anti-histona e os anticorpos antinucleares estão presentes em mais de 95% dos casos e os achados histopatológicos e de imunofluorescência são idênticos ao LES clássico.

Existem teorias para explicar a fisiopatologia do lúpus induzido por drogas. A primeira teoria considera que metabólitos da droga sirvam de substrato à mieloperoxidase que é ativada nos neutrófilos. Essa interação determinaria a formação de metabólitos que afetariam diretamente a função dos linfócitos no timo, fazendo com que percam a tolerância aos próprios tecidos, favorecendo as reações de autoimunidade próprias do LE.

Uma segunda teoria admite que ocorra diminuição da demetilação das células T que levaria à superexpressão do LFA-1 (antígeno 1 associado à função linfocitária). A hipometilação do DNA dos linfócitos T torna-os autorreativos, gerando autoimunidade. Atribui-se a este mecanismo as exacerbações do LE por UV.

A terceira teoria admite diferenças genéticas no sistema P450, levando a diferente metabolização das drogas nos indi-

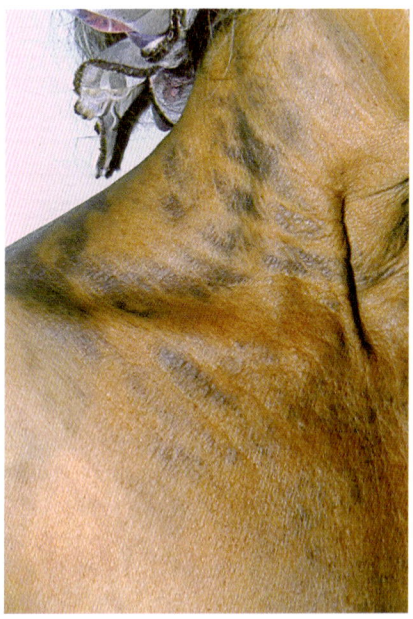

FIGURA 47.9 – Erupção liquenoide a droga. Placas papulosas violáceas. Agente suspeito: hidroclortiazida.

víduos que, algumas vezes, geram metabólitos que provocam reações autoimunes.

Erupção semelhante à dermatomiosite

As drogas podem relacionar-se à dermatomosite de várias formas. A dermatomiosite clássica pode ser desencadeada por drogas, bem como as drogas podem desencadear alterações cutâneas dermatomiosite-símiles sem alterações musculares, isto é, tipo dematomiosite amiopática. Além disso, as drogas podem provocar polimiosite ou as drogas podem desencadear alterações enzimáticas superponíveis às observadas na dermatomiosite sem manifestações clínicas.

As drogas envolvidas nestes processos são a hidroxiureia, os anti-inflamatórios não esteroides, os antilipêmicos incluindo estatinas, D-penicilamina, ciclofosfamida, interferon, etanercepte, adalimumabe, ipilimumabe.

Fenômeno de Raynaud

Várias drogas antineoplásicas são capazes de provocar fenômeno de Raynaud, como bleomicina, vimblastina, cisplatina, etoposídeo, vincristina, doxorrubicina e mostarda nitrogenada, além de outras drogas como β-bloqueadores, ergotamina, sumatriptano, efedrina e anfetamina.

Reação semelhante à esclerodermia

Pode ser causada por L-triptofano, fosinopril e drogas antineoplásicas como bleomicina, docetaxel, doxorrubicina, ciclofosfamida, paclitaxel e gemcitabina.

Alopecias, hipertricose e hirsutismo

Inúmeras substâncias podem produzir alopecia em graus variáveis. Algumas produzem eflúvio anágeno, isto é, há perda dos cabelos na fase anágena. Esse tipo de alopecia é efeito colateral frequente das drogas citostáticas que atingem as células da matriz pilosa em franca atividade mitótica. A alopecia inicia-se em dias ou nas 2 primeiras semanas, mas fica clinicamente evidente em torno da 6ª ou da 8ª semana de tratamento. As drogas mais comumente envolvidas nesse tipo de alopecia são antineoplásicos como aminocamptotecina, ifosfamida, irinotecano, bleomicina, mecloretamina, carmustina, melfalana, clorambucil, metotrexato, ciclofosfamida, mitomicina, citarabina, mitoxantrona, dacarbazina, paclitaxel, dactinomicina, teniposide, daunorrubicina, tiotepa, doxorrubicina, topotecano, epirrubicina, vimblastina, etoposídeo, vincristina, fluoruracil, hidroxiureia, vinorelbina, idarrubicina. Outras drogas que podem provocar eflúvio anágeno são colchicina e ouro e envenenamentos por arsênico, bismuto, tálio ou ácido bórico. A prognose é favorável, ocorrendo total recuperação pilosa após a cessação da terapêutica. Outras drogas provocam eflúvio telógeno, como anticoagulantes cumarínicos, heparina, retinoides, anti-hipertensivos como captopril, β-bloqueadores, anticoncepcionais, anticonvulsivantes como ácido valpróico, carbamazepina, hidantoina, antidepressivos como lítio, cimetidina, retinoides, antireoideanos, hipocolesterolemiantes, interferon, anfetaminas, levodopa, anti-inflamatorios não esteroides, ansiolíticos e anti-psicóticos como sertralina, paroxetina, fluoxetina e citalopram entre outros. Testosterona e androgênios produzem padrão androgenético de alopecia. Há drogas que causam hipertricose e/ou hirsutismo: diazóxido, minoxidil (FIGURA 47.10), D-penicilamina, hidantoínas, espironolactona, corticoides, danazol, metoclopramida, esteroides anabolizantes, metildopa, progestogênios, fenotiazínicos, reserpina, testosterona e anticoncepcionais, particularmente aqueles contendo levonorgestrel e noretindrona.

Alterações ungueais

As drogas podem produzir vários tipos de alterações ungueais, que geralmente afetam as 20 unhas. A maioria das alterações desaparece com a supensão da droga causal, mas as alterações pigmentares têm duração longa.

As alterações ungueais produzidas por drogas têm vários mecanismos, efeitos tóxicos sobre o epitélio ungueal, deposição da droga na lâmina ungueal, depósito dérmico da droga (neste caso os efeitos também ocorrem na pele e mucosas) e comprometimento da perfusão digital com repercussões no trofismo ungueal.

Coloração

Coloração acastanhada, negra ou azulada pode ocorrer por ação de citostáticos, em particular bleomicina e ciclofosfamida; antimaláricos; tetraciclinas, especialmente minociclina; sulfas; fenotiazínicos; cetoconazol; ouro e AZT (FIGURA 47.11). Linhas brancas transversais (linhas de Mees) podem surgir no curso de tratamentos poliquimioterápicos, principalmente ciclofosfamida, doxorrubicina e vincristina. A azatioprina e a fenolftaleína podem causar coloração avermelhada da lúnula.

Afinamento e fragilidade ungueal

Podem ocorrer por quimioterápicos e retinoides.

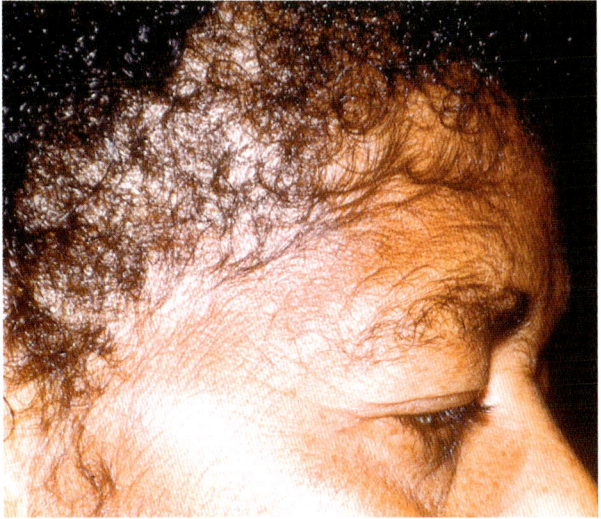

FIGURA 47.10 – Hipertricose induzida por minoxidil.

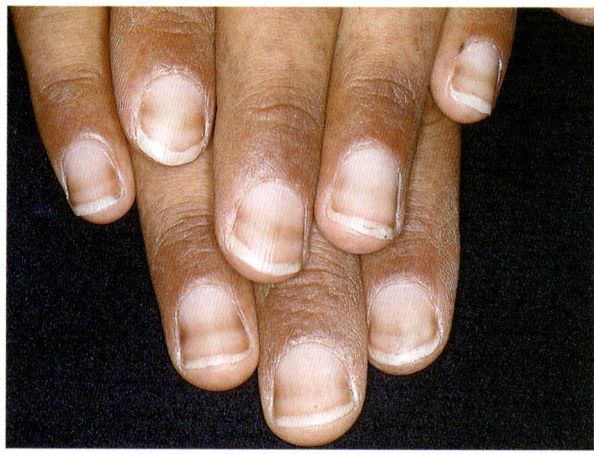

FIGURA 47.11 – Estrias acastanhadas das unhas produzidas por AZT.

Onicólise
Pode ser provocada por citostáticos, especialmente 5-fluoruracil, docetaxel, paclitaxel, doxorrubicina e bleomicina, daunorubicina; β-bloqueadores; captopril; benoxaprofeno; isoniazida e sulfas, sirolimus e rituximabe. As tetraciclinas, a mercaptopurina, ácido aminolevulínico (terapia fotodinâmica [PDT]), tiazídicos, ciorazepato, fluoroquinolonas, griseofulvina, olanzapina, aripiprazol, psoralênicos e quininas podem produzir foto-onicólise.

Onicomadese
Pode ser provocada por quimioterápicos, carbamazepina, lítio, ácido valpróico, cefaloridina e cloxacilina.

Linhas de Beau
Podem ser consequência de tratamentos com citotóxicos, tetraciclinas e anticoagulantes.

Hiperplasia periungueal
Trata-se de tecido de granulação hiperplásico periungueal. Observado com administração de retinoides e de drogas antirretrovirais, principalmente indinavir, e também por inibidores dos receptores do fator de crescimento epitelial, gefitinibe e cetuximabe.

Hemorragias ungueais
Podem ser provocadas por anticoagulantes, ácido acetilsalicílico, retinoides, sorafenibe, sunitinibe, sirolimus, rituximabe, taxanos e antraciclinas.

Foliculites
Podem ser produzidas por drogas antitumorais, dactinomicina, daunorubicina, ciposomal, fluoruracil, metotrexato e antagonistas do receptores do fator de crescimento epitelial, verumafenibe e dabrafenibe.

Alterações pigmentares

As hiperpigmentações por drogas são frequentes. Segundo alguns trabalhos, correspondem a cerca de 10 a 20% das hiperpigmentações adquiridas. Vários mecanismos estão envolvidos: depósitos da droga ou seus metabólitos na pele; algumas drogas reagem com a melanina formando complexos melanina-droga que se depositam na pele; certas drogas provocam inflamações que resultam em hiperpigmentação pós-inflamatória; algumas drogas provocam aumento da produção de melanina independentemente de aumento ou não de melanócitos. Em todos os casos a exposição solar agrava o processo ao estimular maior produção de melanina.

Várias drogas podem provocar hiperpigmentação. A clorpromazina provoca aumento de pigmentação de coloração azul-acinzentada em áreas expostas; hidantoínas e anticoncepcionais provocam hiperpigmentações tipo melasma sob a forma de áreas bem definidas de coloração marrom-escura. Os antimaláricos podem provocar hiperpigmentações azul enegrecidas de face, pescoço e membros **(FIGURA 47.12)**.

Outras drogas que causam hiperpigmentação são amiodarona, minociclina, clofazimina e imipramina, antidepressivo tricíclico que tem estrutura química similar à clorpromazina. Despigmentação dos cabelos pode ocorrer por ação de drogas como cloroquina e butirofenona.

A hiperpigmentação é um efeito adverso comum dos quimioterápicos. Pele, cabelo, unhas e membranas mucosas podem ser acometidos. O envolvimento pode ser localizado ou difuso, podendo, inclusive, haver melanoníqua estriada ou difusa.

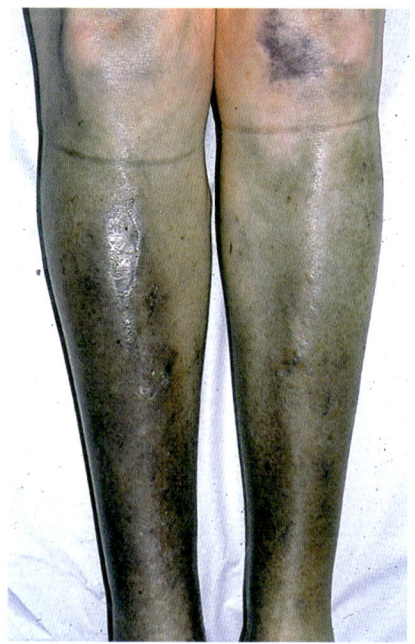

FIGURA 47.12 – Pigmentação por cloroquina. Localização característica.

A pigmentação pode apresentar um padrão específico, que se correlaciona com a distribuição anatômica, com o tipo de droga, ou ainda pode corresponder ao local de contato com materiais externos como curativos oclusivos ou adesivos de eletrocardiograma.

Drogas como amiodarona, daunorrubicina, ouro, metotrexato, psoralênicos e 5-fluoruracil produzem hiperpigmentação predominante nas áreas fotoexpostas (face, pescoço, V do decote, porção superior do dorso e extremidades). Com certas drogas como a minociclina a hiperpigmentação é difusa. Algumas drogas produzem padrão peculiar de hiperpigmentação como a "pigmentação flagelata" da bleomicina.

Às vezes a hiperpigmentação tem cor bastante típica como a coloração marrom-avermelhada da clofazimina e azul-acinzentada da amiodarona.

A hiperpigmentação na pele pode ser secundária ao aumento da quantidade da melanina, do caroteno ou da hemoglobina. No caso da hiperpigmentação induzida por quimioterápicos, os mecanismos ainda são desconhecidos. A fisiopatologia exata provavelmente varia dependendo da droga em questão.

Os seguintes agentes quimioterápicos podem produzir hiperpigmentação cutânea, por vezes com características morfológicas e topográficas próprias.

Agentes alquilantes

- **Busulfan:** pigmentação castanha difusa, bronzeada ou pulverulenta na face, no pescoço, no tórax, nos antebraços, nos sulcos palmares e no abdome. Pode persistir ou regredir com a retirada da droga.
- **Mecloretamina tópica (mostarda nitrogenada):** geralmente localizada nas áreas tratadas. A pigmentação diminui após 6 a 8 semanas, mesmo com persistência do tratamento.
- **Ciclofosfamida:** envolvimento regional das áreas palmar, plantar, das unhas ou dos dentes, ou pigmentação generalizada. Surge após 4 semanas ou mais de tratamento e desaparece em 6 a 12 meses após a interrupção do uso.
- **Ifosfamida:** áreas flexurais, superfície dorsal e plantar dos pés e das mãos, superfície extensora dos dedos, escroto e tronco. Início variado. Precoce ou até 10 meses após o início do tratamento.
- **Carmustina tópica (BCNU):** hiperpigmentação da pele sob curativos oclusivos. Após 8 dias de tratamento e clareamento gradual.
- **Cisplatina:** em cerca de 70% dos doentes, pigmentação localizada ou em manchas incluindo a superfície dorsal das extremidades, unhas, cotovelos, joelhos e locais de trauma e pressão. Ocorre após o 2º ou 3º curso de tratamento.
- **Tiotepa:** hiperpigmentação circunscrita em forma exata do contato com curativos. Pode haver leucodermia. Não há eritema precedente e surge em torno do 4º dia de tratamento.

Antimetabólicos

- **Fluoruracil:** padrões variados: bronzeamento difuso em áreas expostas ao sol; hiperpigmentação linear serpiginosa supravenosa, da mão ao ombro; pigmentação reticulada disseminada; máculas lineares acastanhadas serpiginosas no dorso e nas nádegas. Padrões localizados: faixas transversas sobre pequenas articulações; hipercromia palmar difusa; máculas pigmentadas nas palmas, nas plantas e no tronco. Reações variadas: reação imediata 30 minutos após exposição solar, ou após 1 dia ou 48 horas pós-tratamento, ou tardia após semanas ou meses; em torno da 18ª semana do tratamento.
- **Fluoruracil intralesional:** hiperpigmentação no local da injeção. Ocorre após 1 ou 2 doses.
- **Tegafur:** em cerca de um terço dos doentes: limitada a palma, planta, unha e glande, sob a forma de máculas não confluentes de 2 a 5 mm. Entre o 2º e o 6º mês de tratamento.
- **Metotrexato:** no corpo, pigmentação acastanhada; nos anexos pilosos, linhas hiperpigmentadas horizontais alternando com a cor normal do cabelo, das sobrancelhas e dos cílios do doente, conhecido com "sinal da bandeira" da quimioterapia. É raro; corresponde aos ciclos semanais de uso do metotrexato.

Antibióticos antineoplásicos

- **Bleomicina:** pigmentação em máculas nas áreas de pressão; pigmentação linear em faixas, conhecida como **dermatite flagelada**, distribuída em locais de trauma do tronco e na porção proximal das extremidades; localizada ou próxima a estrias. Reversível com a descontinuidade da droga; ocorre em cerca de 8 a 20% dos doentes que recebem doses acumulativas de 100 mg, ou mesmo menos. Inicia cerca de 1 mês após o início do tratamento.
- **Dactinomicina:** melanose difusa.
- **Doxorrubicina:** hiperpigmentação generalizada, inclusive sulcos palmares e plantares; pigmentação azul-acinzentada na face, no pescoço e nos ombros. Regride espontaneamente após a interrupção do uso da droga.
- **Daunorrubicina:** pigmentação generalizada nas áreas fotoexpostas; pigmentação policíclica no couro cabeludo.
- **Mitoxantrona:** pigmentação na face, no dorso das mãos e nas unhas. Início após 1 mês de tratamento.

Miscelânea

- **Hidroxiureia:** hiperpigmentação generalizada da face, do pescoço, dos braços, com acentuação nas áreas de pressão. Após terapia prolongada.
- **Docetaxel:** eritema e posterior pigmentação na área da aplicação de adesivo de marca-passo.

Os agentes quimioterápicos podem, ainda, produzir pigmentação das mucosas:

- **Busulfan:** deposição linear de pigmento na gengiva.
- **Fluoruracil:** acometimento da conjuntiva e da língua com manchas acastanhadas.
- **Tegafur:** máculas pigmentadas no lábio inferior e na glande.
- **Doxorrubicina:** pigmentação enegrecida na língua e máculas pigmentadas na mucosa oral.
- **Hidroxiureia:** máculas pigmentadas na língua e na mucosa bucal.
- **Cisplatina:** hiperpigmentação oral.
- **Ciclofosfamida:** faixas pigmentares na margem gengival.

Iododerma e bromoderma

O iodo e o bromo presentes nas medicações podem produzir erupções medicamentosas peculiares, designadas como bromoderma e iododerma, e erupções acnoides ou exacerbações de acne pré-existente. Há lesões em número variável, de início bolhosas, com conformação anular e bordas pustulosas, que se ulceram e se tornam vegetantes. As lesões de iododerma são predominantemente pustulosas, enquanto as de bromoderma são, por vezes, vegetantes já no início (FIGURAS 47.13 A 47.15).

Porfiria

As drogas desencadeantes são estrogênios, barbitúricos, cloroquina, sulfamídicos, griseofulvina, fluconazol, cetoconazol, voriconazol, meprobamato, carbamazepina, hidantoínas, mesantoína, sulfonas, sulfoniluréias, ergotamina, busulfan, ciclofosfamida, dietilestilbestrol, progestogênios, rifampicina e seus derivados, ergotamina e seus derivados, metotrexato, anestésicos, lidocaína, cetamina, etomidato e outras drogas como oxicodona, ouro, metildopa entre outras.

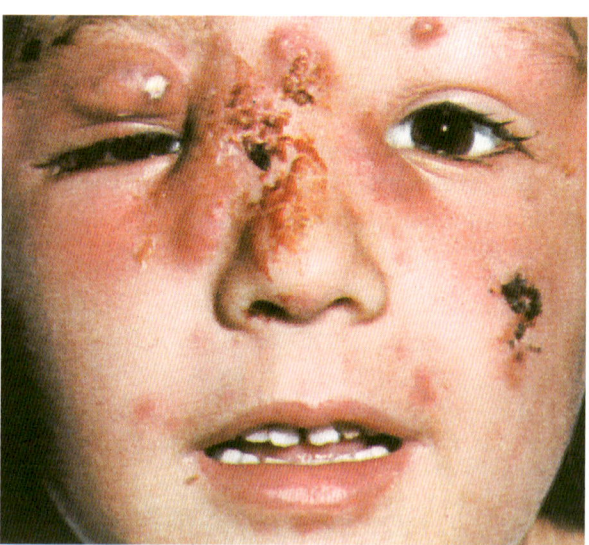

FIGURA 47.13 – Iododerma. Lesões nodulogomosas.

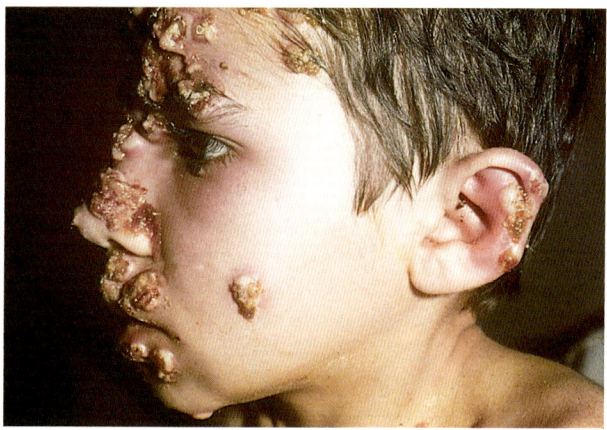

FIGURA 47.14 – Iododerma. Lesões pustulovegetantes na face.

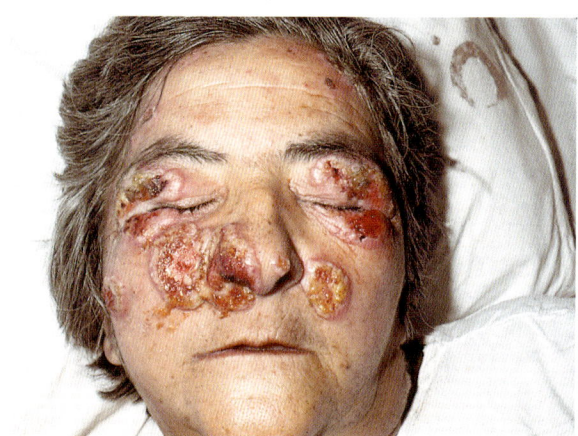

FIGURA 47.15 – Iododerma. Lesões pustulovegetantes.

Alterações da cavidade oral

Além da participação da mucosa oral em reações adversas (eritema polimorfo bolhoso, síndrome de Stevens-Johnson, erupção medicamentosa fixa), podem existir alterações mucosas isoladas na cavidade oral como consequência de reações medicamentosas. São encontradas alterações pigmentares na mucosa oral por amiodarona, antimaláricos, clorpromazina, anticoncepcionais e citostáticos. Os antimaláricos, a clorpromazina e o imatinibe tendem a provocar hiperpigmentação mais intensa nas porções média e posterior do palato duro. Outras drogas como clofazimina, zidovudina e cetoconazol podem provocar hiperpigmentação difusa ou macular na mucosa oral. Algumas drogas, particularmente a hidantoína, mas também o fenobarbital, ciclosporina, amiodipina, verapamil, valproato, estrogênios e progestogênios, ciclosporina e nifedipina podem induzir hiperplasia gengival. Esta se inicia em geral de 1 a 3 meses após o início do uso da droga nas papilas interdentais. As tetraciclinas administradas a crianças podem determinar importantes alterações na coloração dos dentes que se tornam amarelados ou acinzentados. A minociclina produz, com frequência, hiperpigmentação nos dentes e na porção superior da mucosa gengival, mucosa oral e na língua.

A mucosite oral é a principal causa de limitação de dose dos medicamentos quimioterápicos usados no tratamento do câncer. Cerca de 40% dos doentes em tratamento quimioterápico experimentam algum tipo de complicação oral. Embora a estomatite ocorra com vários medicamentos, os principais causadores são os antimetabólicos e os antibióticos antitumorais. As drogas mais relacionadas à estomatite incluem bleomicina, dactinomicina, fluoruracil, metotrexato e topotecano. O principal mecanismo é a toxicidade direta da substância, porém secundariamente pode resultar de efeitos indiretos da droga na medula óssea.

Uma vez que as células do epitélio oral têm alto índice mitótico (com renovação a cada 7-14 dias), tornam-se suscetíveis aos efeitos tóxicos das drogas quimioterápicas. Além disso, ocorre atrofia da mucosa oral, determinando odinofagia, queimação, xerostomia e ulcerações mucosas. As ulcerações no início podem ser focais e depois difusas e confluentes, com vesículas e bolhas ocasionais. Essas alterações são mais comuns na mucosa não queratinizada e surgem cerca de 4 a 7 dias após o uso da substância. As lesões podem curar após a interrupção do tratamento em 3 a 4 semanas.

Hemorragia espontânea ou induzida, especialmente gengival, pode ocorrer, em particular quando a contagem das plaquetas estiver baixo de 10.000/mm^3.

Os doentes com maior risco de estomatite são aqueles com malignidades hematológicas, doentes menores que 20 anos (alta atividade mitótica do epitélio) e aqueles com doença oral pré-existente e higiene oral precária.

Medidas preventivas incluem manutenção adequada da higiene oral por meio de lavagens com água, solução salina, bicarbonato de sódio ou peróxido de hidrogênio. O uso de água fria para prevenir a mucosite induzida pelo fluoruracil e melfalana em altas doses parece ser útil. Outros procedimentos clínicos alternativos, porém ainda totalmente não comprovados, consistem no uso de glucoronato de clorexidina, betacaroteno, sucralfato ou hidroxicloreto de benzidamina.

O tratamento é essencialmente de suporte com cuidados orais meticulosos, aplicando-se agentes como hidróxido de magnésio e alumínio e vitamina E. Além disso, medicamentos para alívio da dor oral como paracetamol, propoxifeno e codeína podem ser necessários quando o uso de anestésicos tópicos como a benzocaína e a lidocaína for ineficaz. Complicações adicionais ocorrem devido a infecções secundárias bacterianas, virais ou fúngicas, que podem se tornar sistêmicas.

Pseudolinfomas

A difenil-hidantoína pode induzir quadro de febre, astenia, mal-estar geral com linfadenopatia generalizada, hepatoesplenomegalia, artralgias e artrites acompanhadas de erupção maculopapulosa **(FIGURA 47.16)**, que surge 10 a 14 dias após o início do uso da droga. O exame histopatológico dos linfonodos mostra atipias, dificultando a distinção com linfoma linfocítico ou linfoma de Hodgkin. Essa síndrome, devida a uma

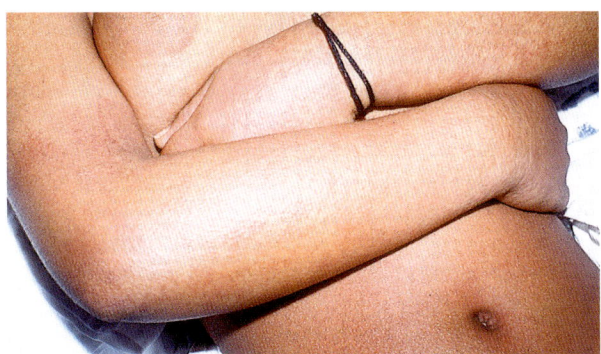

FIGURA 47.16 – Erupção maculopapulosa generalizada produzida por hidantoína.

deficiência enzimática no metabolismo da difenil-hidantoína, pode ser induzida também por fenobarbital, carbamazepina e tamoxifeno. Quadro similar ocorre com carbamazepina, captopril, enalapril, alopurinol, ciclosporina, anti-histamínicos, clonazepam e fluoxetina. Hoje as manifestações pseudolinfomatosas cutâneo-sistêmicas induzidas por drogas são compreendidas na síndrome DRESS (do inglês *drug rash with eosinophilia and systemic symptoms* – síndrome de hipersensibilidade à droga, ou reação a drogas com eosinofilia e sintomas sistêmicos).

ESPECTRO CLÍNICO DA SÍNDROME DE STEVENS-JOHNSON E NECRÓLISE EPIDÉRMICA TÓXICA

Em 1922, Stevens e Johnson descreveram o relato clínico de duas crianças com febre, estomatite erosiva, acometimento ocular grave e lesões cutâneas disseminadas, descritas como máculas eritematosas, algumas com centro necrótico. Esta dermatose ficou conhecida como síndrome de Stevens-Johnson (SSJ).

Em 1956, Lyell descreveu a necrólise epidérmica tóxica (síndrome de Lyell), caracterizada pelo descolamento de pele em grandes retalhos, conferindo ao doente aspecto de grande queimado. A descrição original de Lyell incluía doentes com a síndrome da pele escaldada estafilocócica, entidade atualmente bem caracterizada sem nenhuma relação com a necrólise epidérmica tóxica (NET).

Existem controvérsias na literatura quanto à classificação da SSJ e da NET. Estudiosos sugerem que a SSJ e a NET (SSJ-NET) sejam atualmente conceituadas como espectro de gravidade da mesma doença. A NET constitui a forma mais grave do espectro. Na medida em que a extensão de necrólise da epiderme constituiu um dos principais fatores de prognose, formou-se consenso quanto à classificação do espectro da seguinte forma:

- A SSJ apresenta descolamento de até 10%.
- Na NET, este percentual é maior que 30%.
- Os casos com descolamento entre 10 e 30% são denominados como formas de transição.

A maioria dos casos de SSJ-NET é de etiologia medicamentosa, com mortalidade de 5% para a SSJ, e de 30 a 35% para a NET, configurando forma de erupção medicamentosa grave.

O eritema polimorfo é considerado atualmente entidade distinta da SSJ-NET e é caracterizado por pápulas eritematosas fixas (não fugazes), sendo que algumas evoluem para as clássicas lesões em alvo ou íris (três diferentes zonas concêntricas). A distribuição das lesões cutâneas é simétrica e acral.

Lesões nos lábios e na mucosa bucal estão presentes em mais da metade dos casos. O eritema polimorfo difere da SSJ-NET não apenas pelo padrão morfológico e de distribuição das lesões, mas também pela sua gravidade (baixa morbidade e ausência de letalidade) e fatores etiológicos. Dentre as causas de eritema polimorfo, destaca-se a infecção pelo vírus do herpes simples, que está relacionado, principalmente, com os casos recidivantes. Exposição a medicamentos e outros agentes infecciosos é também fator etiológico a ser considerado.

O espectro eritema polimorfo não será considerado dentro do espectro SSJ-NET e não será abordado neste capítulo.

Dados epidemiológicos

A incidência da SSJ-NET é de dois a três casos por milhão de habitantes por ano na Europa e nos Estados Unidos. A proporção relativa entre SSJ, formas de transição e NET é de 3:2:1. A doença é duas vezes mais frequente em mulheres e ocorre mais nos adultos. Não é recorrente, exceto com reexposição ao medicamento, quando o quadro clínico tende a ser mais grave.

Etiologia e fisiopatologia

As drogas são os principais agentes etiológicos da SSJ (mais de 50% dos casos) e da NET (80 a 95% dos casos), que pode ocorrer no período de até um mês após a exposição.

Vários grupos medicamentosos são considerados na etiologia da SSJ-NET. A revisão do grupo EuroSCAR demostrou que os principais grupos de medicamentos implicados são as sulfonamidas (cotrimoxazol e sulfadiazina), os anticonvulsivantes e os anti-inflamatórios não-esteroides (oxicam).

A carbamazepina é o medicamento mais frequente entre os anticonvulsivantes. A hidantoína é a causa mais frequente de NET em crianças. Fenobarbital, nevirapina e lamotrigina são fatores etiológicos importantes.

Alopurinol é a causa mais importante na Europa e em Israel. Drogas antirretrovirais, como a nevirapina e inibidores das proteases, também podem estar implicadas na SSJ--NET. Além disso, há antibióticos com risco relevante, tais como cefalosporinas, tetraciclinas, aminopenicilinas, quinolonas e imidazólicos.

Fatores de risco individuais para o desenvolvimento da doença são a condição de acetiladores lentos, fatores físicos como raio X e radiação ultravioleta, colagenoses, neoplasias e infecção pelo HIV. O risco de reação às sulfonamidas é de 10 a 100 vezes maior nos indivíduos HIV-positivos que na população geral. A interação entre as drogas também pode ser um fator de risco para o desenvolvimento de farmacodermias.

Além das drogas, agentes infecciosos como *Mycoplasma pneumoniae* têm sido descritos como causa de SSJ-NET, com acometimento mucoso predominante. Nesses casos, é possível que a infecção prévia seja um cofator, estabelecendo um ambiente favorável para a proliferação de linfócitos T efetores específicos para drogas. Doença enxerto *versus* hospedeiro (GVHD) é também descrita como etiologia da SSJ-NET. Além disso admite-se que existam casos relacionados a malignidades.

Na patogênese da SSJ-NET, fatores como predisposição genética, alterações na metabolização da droga e resposta imunológica são considerados. A associação genética entre os HLA e a droga específica culminando na reação medicamentosa tem especificidade para droga e etnia. Foram identificadas as relações de SSJ-NET induzida por alopurinol em pacientes com HLA-B*58:01 e de SSJ-NET induzida por carbamazepina em pacientes com HLA-B*1502 no sudeste da Ásia, o que não foi verificado em pacientes europeus, japoneses ou coreanos. Também existem trabalhos que indicam que indivíduos brancos com HLA-B*44 são mais suscetíveis a estas reações. Existem ainda estudos que assinalam frequência aumentada dos HLA-A29, HLA-B12 e HLA-DR7 em reações por sulfamidas e maior frequência de HLA-A2 e HLA-B12 em reações a anti-inflamatórios não estereoides.

Assinala-se também que os indivíduos com síndrome de Stevens-Johnson e lesões oculares tem maior frequência de HLA-A*0206 e HLA-DQB 1*0601.

A interação entre droga, HLA específico e o receptor do linfócito T ativa os linfócitos TCD8+, levando à proliferação e produção de citocinas e proteínas citotóxicas, levando à necrose cutânea por apoptose. Os três principais mediadores citotóxicos envolvidos são o receptor de morte celular Fas (CD95) com seu respectivo ligante FasL na superfície do queratinócito, a perforina/granzima B e a granulisina, que são produzidas pelos linfócitos T e células NK.

Achados clínicos

Pródromo

Sintomas inespecíficos e influenza-símile precedem o acometimento cutâneo-mucoso.

Lesões mucosas

As lesões mucosas podem preceder ou ser simultâneas ao acometimento cutâneo. A mucosa bucal e os lábios estão quase sempre comprometidos e, com menor frequência, a conjuntiva e a mucosa ano-genital. Erosões muito dolorosas dificultam a ingestão de líquidos e alimentos e são acompanhadas de hipersalivação. Os lábios apresentam-se recobertos por crostas hemáticas (FIGURAS 47.17 E 47.18). O processo pode estender-se para a mucosa nasal, a faringe, a laringe e oesôfago.

O acometimento ocular agudo é muito comum e não há correlação com a gravidade do acometimento cutâneo

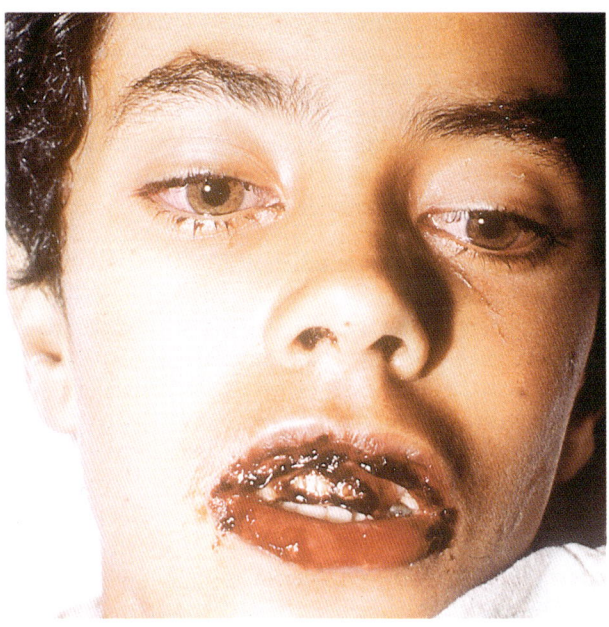

FIGURA 47.17 – Síndrome de Stevens-Johnson. Conjuntivite e lesão erosiva dos lábios, com áreas recobertas por crostas hemorrágicas.

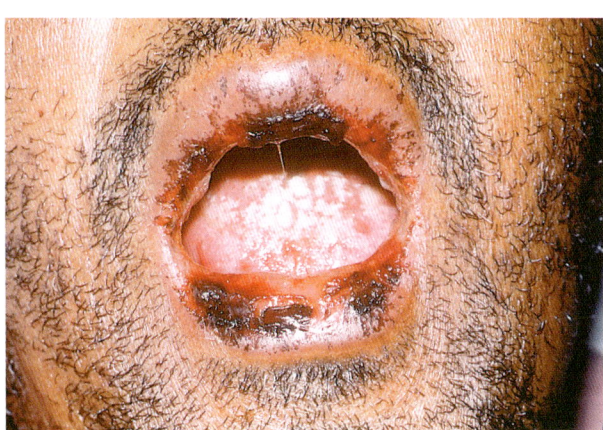

FIGURA 47.18 – Síndrome de Stevens-Johnson. Lesões orais. Lesão erosiva e macerada na língua e erosões recobertas por crostas hemorrágicas nos lábios.

(**FIGURA 47.19**). A conjuntiva pode apresentar congestão, vesiculação e até erosões com lacrimejamento. O quadro pode evoluir para conjuntivite purulenta com fotofobia, úlceras de córnea, uveíte e panoftalmia. As lesões oculares necessitam obrigatoriamente de assistência oftalmológica, devido ao risco de sequelas graves. A síndrome do olho seco é a principal sequela, seguida de cicatrizes subconjuntivais, erosões corneanas, triquíase, simbléfaro e perda visual.

Erosões urogenitais podem levar à retenção urinária e parafimose (**FIGURA 47.20**).

Lesões cutâneas

As lesões cutâneas iniciam-se com sensação de ardor ou mesmo dor. A erupção, em geral, inicia-se como máculas eritematosas

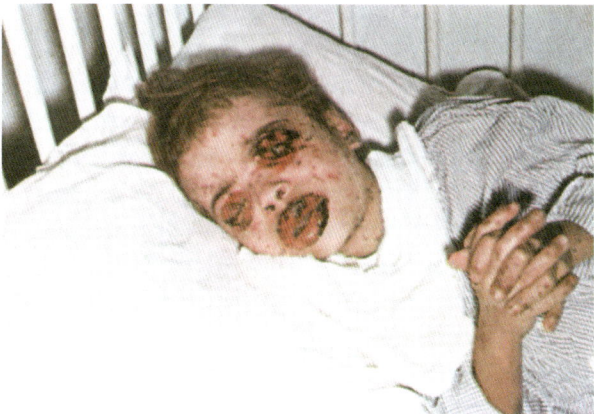

FIGURA 47.19 – Síndrome de Stevens-Johnson. Intenso acometimento ocular e oral.

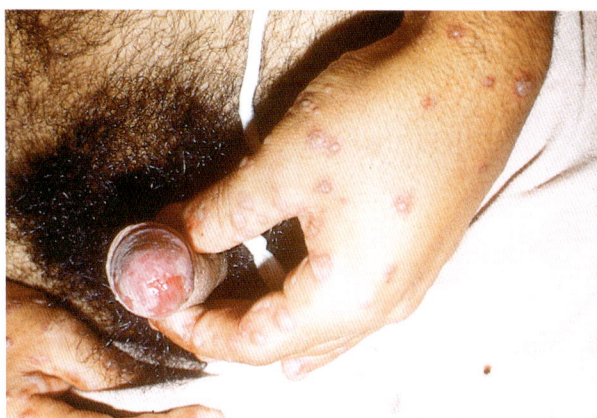

FIGURA 47.20 – Síndrome de Stevens-Johnson. Lesões bolhosas na mão e ulcerações genitais.

que acometem inicialmente a face e a parte superior do tronco e pode estender-se por toda a pele, predominando no tronco e na região proximal dos membros. O quadro cutâneo geralmente evolui em 2 a 3 dias; algumas vezes em horas ou até em uma semana. As lesões cutâneas individuais são, em sua maioria, caracterizadas por máculas eritematosas, ou eritematopurpúricas de tamanho e forma irregulares (alvos atípicos), que geralmente vão confluindo, formando extensas áreas de eritema que podem evoluir com bolhas e descolamento cutâneo (**FIGURAS 47.21 A 47.23**). O sinal de Nikolsky pode estar presente. A porccentagem de descolamento cutâneo, como já referido, define a SSJ, as formas de transição e a NET.

Falência cutânea aguda

As consequências da extensa necrose epidérmica compreendem o que atualmente se conhece como falência aguda da pele. Isso explica a gravidade e a multiplicidade de falências orgânicas decorrentes da perda do manto cutâneo.

A falência cutânea aguda resulta na alteração do balanço hidreletrolítico, com perda de fluido de 3 a 4 litros em um doente com mais de 50% da superfície corpórea acometida.

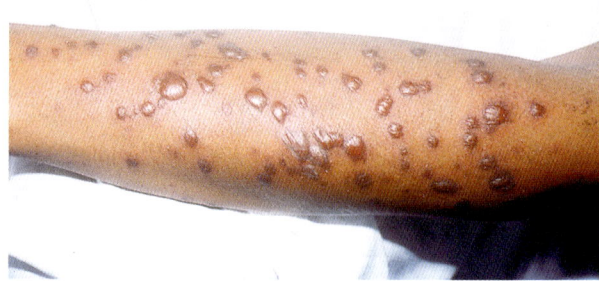

FIGURA 47.21 – Síndrome de Stevens-Johnson. Bolhas sero-hemorrágicas.

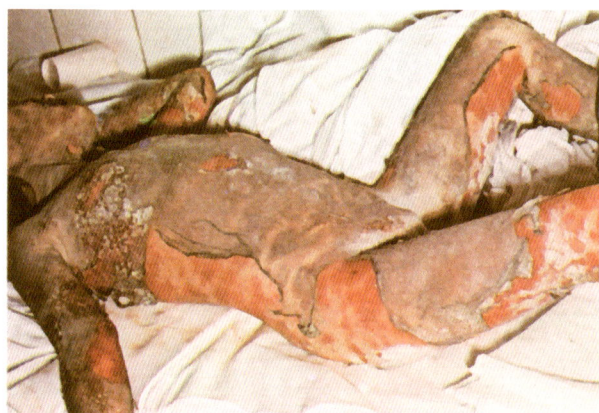

FIGURA 47.22 – Necrólise epidérmica tóxica. Grandes retalhos epidérmicos e extensas áreas erosadas. Aspecto de grande queimado.

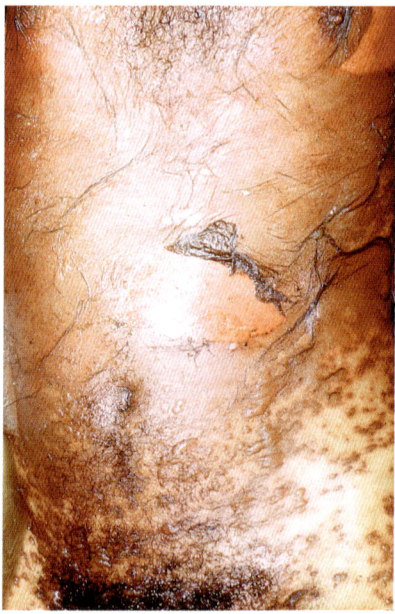

FIGURA 47.23 – Necrólise epidérmica tóxica. Descolamento completo da epiderme, área erosada e lesões bolhosas.

A perda de fluidos, eletrólitos e proteínas levam à redução do volume intravascular causando hipovolemia e insuficiência renal. A destruição da barreira mecânica facilita as infecções, principal causa de óbitos nesses doentes. A alteração na termorregulação leva à febre e calafrios, que refletem alto catabolismo muscular. Ocorre também estado hipermetabólico e alterações no sistema imune da pele.

Acometimento de órgãos internos

Sintomas gerais, como febre alta, mesmo na ausência de infecção, podem ocorrer até o décimo dia de evolução. Intensa dor cutânea e prostração estão presentes, conferindo ao doente fácies de intenso sofrimento devido ao quadro clínico de aspecto dramático.

O acometimento gastrintestinal pode levar a erosões esofágicas com disfagia e sangramento. Aproximadamente metade dos casos de SSJ-NET apresenta aumento das aminotransferases de duas a três vezes o normal. Hepatite está presente em 10% dos casos. Alguns casos de pancreatite aguda foram descritos.

Erosões traqueais e brônquicas são verificadas em vários casos de autópsia. Envolvimento respiratório é frequente e preocupante. Edema intersticial pode ser de início subclínico, evoluindo para quadro clínico aparente, sendo que 10 a 20% dos doentes necessitam de ventilação artificial.

Muitos dos doentes com SSJ-NET apresentam disfunções renais, tais como lesão renal aguda (20,8%), com necessidade de diálise em 3,1% dos pacientes, hiponatremia inicial (15,6%) e hipocalemia (7,3%), principalmente nos pacientes que apresentaram sepse, hipoalbuminemia, lesão renal crônica prévia e nos que utilizaram alopurinol, anti-inflamatórios não esteroides e antibióticos. Tais alterações têm fisiopatologia complexa, em parte explicadas pelas alterações hemodinâmicas e por necrose tubular aguda.

Alterações hematológicas são frequentes. Anemia, linfopenia com depleção de linfócito T CD4+, neutropenia (que é fator de prognóstico reservado) e trombocitopenia também podem ser encontradas. Coagulação intravascular disseminada pode ocorrer como complicação evolutiva.

Diagnose

A diagnose da SSJ-NET é realizada habitualmente por meio de parâmetros clínicos. Comprometimento do estado geral, febre, intenso ardor cutâneo e grave acometimento mucoso conferem ao doente fácies característica da síndrome.

A biópsia da pele lesada com exame anatomopatológico confirma o diagnóstico clínico. Na SSJ-NET, a resposta inflamatória na epiderme e na derme é pouco expressiva em relação à extensa necrose epidérmica. Necrose eosinofílica das camadas basais e suprabasais da epiderme resultam na clivagem dermoepidérmica. A epiderme completamente necrótica pode descolar-se totalmente da derme. Infiltrado inflamatório mononuclear de intensidade moderada é observado na papila dérmica com exocitose para a epiderme.

Dificuldades no diagnóstico diferencial da SSJ-NET podem ocorrer nas erupções exantemáticas, sejam de etiologia viral ou mesmo medicamentosa. O exantema maculopapular pode ser indistinguível da fase inicial da SSJ-NET. Porém, as lesões não evoluem para áreas purpúricas, bolhosas ou com descolamento epidérmico e o quadro mucoso não é extenso.

A principal diagnose diferencial que exige medidas laboratoriais mais urgentes é a síndrome da pele escaldada estafilocóccica (SSSS), uma vez que as condutas terapêuticas são diferentes. Ela é causada por toxina estafilocóccica, epidermolisina, que leva à clivagem intraepidérmica alta (subcórnea). A SSSS não apresenta acometimento mucoso ou de órgãos internos, e é muito rara em adultos. Em casos de dúvida, o diagnóstico pode ser rapidamente feito por exame citológico de raspado de lesão ou exame microscópico de fragmento de epiderme descolada ou de biópsia por congelação. Nos casos de SSSS, a lâmina epidérmica é microscopicamente constituída por estrato córneo e algumas células granulosas, pois a clivagem epidérmica ocorre ao nível da granulosa, enquanto que na NET as lâminas de pele esfoliada compreendem toda a epiderme pois a clivagem é subepidérmica. Quanto ao exame citológico na SSSS, esse revela apenas células epiteliais com pequenos núcleos sem células inflamatórias, enquanto na NET, além das células epiteliais com grandes núcleos, encontram-se células inflamatórias pelas mesmas diferenças no nível de clivagem da epiderme nessas duas entidades.

Fatores prognósticos

SCORTEN (acrônimo do inglês *score of ilness severity for toxic epidermal necrolysis*), utilizado para estimativa da taxa mortalidade, foi desenvolvido pelo EuroSCAR (TABELA 47.1).

TABELA 47.1 – Escore SCORTEN

Fatores de risco
Idade ≥ 40 anos
Taquicardia ≥ 120 bpm
Malignidade
Superfície de pele descolada > 10%
Uréia > 28 mg/mL (10 mmol/L)
Glicemia > 252 mg/mL (14 mmol/L)
Bicarbonato de sódio < 20 mmol/L

SCORTEN (nº de fatores de risco)	Taxa de mortalidade
0-1	3,2%
2	12,1%
3	35,3%
4	58,3%
≥ 5	90%

Tratamento

O diagnóstico e retirada das drogas suspeitas de forma precoce melhoram a sobrevida dos doentes com SSJ-NET. Além disso, o doente deve ser tratado em unidades de terapia intensiva ou unidades de queimados. A seguir, os cuidados específicos que devem ser tomados:

- **Terapêutica de suporte:**
  - Manutenção do equilíbrio hidreletrolítico e suporte calórico.
  - Manipular o doente em ambiente aquecido (30-32°C), em condições estéreis e evitar trauma cutâneo.
  - Anticoagulação profilática e prevenção de úlcera de estresse.
  - Controle da dor e ansiedade.
  - Cuidados pulmonares.
- **Antibioticoterapia sistêmica:** a infecção (*S. aureus* e *Pseudomonas aeruginosa*) é, sem dúvida, a principal complicação e causa de óbito nesses doentes. A pesquisa de bactérias e fungos na pele, mucosas, sangue e cateteres é obrigatória. Não existe consenso na literatura quanto ao uso dos antibióticos. Existem autores que usam esses agentes de forma profilática, enquanto outros só utilizam quando os sinais de infecção estão presentes e/ou o agente infeccioso foi isolado. Contudo, é fundamental estar alerta para quaisquer sinais de infecção secundária.
- **Cuidados com as mucosas:**
  - Cuidados oculares são obrigatórios a fim de evitar sequelas oculares que podem culminar com amaurose. É fundamental que o caso seja acompanhado em conjunto com oftalmologista.
  - As mucosas bucal e nasal devem ser higienizadas com solução salina isotônica. No caso de haver crostas, essas devem ser retiradas. Cremes de antibióticos (mupirocina) podem ser utilizados.
  - As mucosa urogenitais não devem ser descuidadas, pois também podem evoluir com sinéquias.
- **Cuidados com a pele:** não existe consenso em relação aos cuidados com a pele. As abordagens podem ser mais agressivas, com debridamento de pele não viável sob anestesia geral. Outros autores preferem tratamento mais conservador, sem debridamento.
  - Antissépticos tópicos como nitrato de prata a 0,5% podem ser utilizados. Tópicos contendo sulfas devem ser evitados.
  - As áreas descoladas podem ser recobertas com gaze do tipo raiom vaselinado ou curativos do tipo hidrogel. Modernamente, verifica-se bons resultados com alguns curativos semi-sintéticos, como Biobrane®, com mais conforto do paciente, redução da perda hídrica, reepitelização mais rápida e redução das taxas de infecção secundária. Outro curativo bastante utilizado é o Aquacel® Ag, com relatos de também promover

reepitelização mais rápida e de prevenir infecção secundária. Alguns autores indicam o uso de curativos biológicos;

- **Terapêutica específica:** também não há consenso quanto ao uso de medicamentos específicos para SSJ-NET. Muitos médicos utilizam apenas as medidas vistas nos itens anteriores, e em diversos estudos os cuidados intensivos tem resultados equiparáveis ao uso de medicações específicas. São opções terapêuticas:
  - **Corticoterapia sistêmica:** os estudos sugerem que a corticoterapia sistêmica prolonga o tempo de cicatrização, aumenta muitas vezes o risco de sepse por agentes infecciosos mais virulentos, aumenta a mortalidade e não tem efeito na progressão da doença. Esses dados são baseados em estudos não randomizados, pois não existem estudos controlados. O uso da corticoterapia pode ser eficaz nas fases iniciais (primeiras 48 horas) com a doença ainda em progressão.
  - **Ciclosporina:** há poucos casos relatados na literatura, sem estudos controlados; imunoglobulina intravenosa (IgIV): recentemente o uso da IgIV em altas doses (1 g/kg/dia por 2-3 dias) surgiu na literatura como medida terapêutica promissora na progressão da doença. O seu uso baseia-se no fato de que IgIV pode inibir a interação Fas-Fas ligante, interação esta diretamente envolvida na apoptose dos queratinócitos (vide Patogênese). O resultado dos estudos não é conclusivo.

O estudo EuroSCAR não concluiu por superioridade da terapêutica com corticoterapia sistêmica associada ou não a IgIV quando comparada aos cuidados de suporte. Metanálise realizada também não mostrou superioridade do tratamento com IgIV em relação ao tratamento de suporte intensivo. Além disso, apesar de ter sido verificado que crianças tratadas com IgIV podem ter melhor prognóstico, não houve evidências suficientes para indicar o tratamento, sendo necessários ainda estudos controlados randomizados.

Relato de 10 casos com o uso de etanercepte observou boa resposta terapêutica.

Evolução

As principais causas de mortalidade são:

- Septicemia por *Staphylococcus aureus* e *Pseudomonas aeruginosa*.
- Edema pulmonar.
- Tromboembolia pulmonar.
- Sangramento gastrintestinal.

Geralmente, a pele evolui sem cicatriz, porém alterações na pigmentação são quase inevitáveis e podem resultar em hiperpigmentação ou hipopigmentação. Quando ocorre perda ungueal, o novo crescimento pode ocorrer com distrofia ou anoníquia.

Erosões mucosas podem persistir por meses após a reepitelização da pele e podem deixar cicatrizes atróficas semelhantes à do penfigoide cicatricial.

As sequelas oculares são as de maior morbidade. Pode ocorrer simbléfaro, entrópio, ectrópio, triquíase, opacidades da córnea e formação de *pannus*, que pode resultar em cegueira. As complicações oculares tardias são mais frequentes quando o acometimento inicial é grave. Complicação ocular também pode ocorrer em pacientes sem sintomas oculares iniciais.

As lesões dos lábios e da mucosa bucal geralmente se resolvem sem sequelas. Fimose nos homens e sinéquia vaginal nas mulheres podem necessitar de cirurgia para correção. Sinéquias esofágicas e brônquicas também podem ocorrer.

Síndrome de Sjögren-símile pode resultar do comprometimento das glândulas lacrimais e salivares.

Considerações importantes

- O eritema polimorfo não pertence ao espectro SSJ-NET, uma vez que possui outros agentes etiológicos (herpes simples) além das drogas. A prognose do quadro é mais benigna.
- A síndrome de Stevens-Johnson e a necrólise epidérmica tóxica são doenças do mesmo espectro, variando de acordo com a gravidade do descolamento cutâneo. A NET tem mortalidade em torno de 30 a 35%.
- Algumas medicações apresentam alto risco de SSJ e NET, tais como: nevirapina, lamotrigina, carbamazepina, fenitoína, fenobarbital, cotrimoxazol e outras sulfas, sulfassalazina, alopurinol, anti-inflamatórios não esteroides.
- O intervalo entre o uso da droga e o início da farmacodermia é de 4 a 28 dias na SSJ/NET.
- Nos casos de exposição a múltiplas drogas, o intervalo entre a administração e o início dos sintomas deve ser considerado para determinar quais drogas devem ser descontinuadas.
- O risco de indução de SSJ/NET por diversos antibióticos é semelhante, mas muito inferior ao risco dos antimicrobianos da classe das sulfonamidas.
- Diuréticos e hipoglicemiantes da classe das sulfonamidas não são descritos como fatores de risco.
- O uso de corticoides sistêmicos no espectro SSJ-NET ainda é controverso.
- O papel da IgIV na terapêutica da SSJ-NET também não está estabelecido.
- A reexposição ao medicamento envolvido na erupção medicamentosa pode determinar um quadro de maior gravidade, com risco de morte. Testes de provocação não são indicados, particularmente na anafilaxia, na DRESS e no espectro SSJ-NET.
- Na suspeita de erupções medicamentosas, é obrigatória a suspensão ou a substituição de todos os medicamentos suspeitos. A possibilidade de reação cruzada entre drogas deve ser considerada, como por exemplo entre os anticonvulsivantes aromáticos (car-

bamazepina, fenitoína e fenobarbital). A possibilidade de interação medicamentosa alterando as vias de metabolização das drogas pode aumentar o risco de reação medicamentosa.

OUTRAS SÍNDROMES DE REAÇÕES ADVERSAS POR DROGAS

Síndrome do babuíno

Erupção eritematopapulosa bem-delimitada muito pruriginosa, atingindo principalmente as nádegas, as virilhas e as coxas (que se assemelham às regiões eritematoedematosas dos babuínos, razão da denominação). Pode acometer também pescoço e axilas (FIGURA 47.24). Essa síndrome, também conhecida como exantema flexural e intertriginoso simétrico relacionado a drogas (SDRIFE, do inglês *symmetrical drug related intertriginous and flexural exanthema*), foi inicialmente descrita como uma forma particular de dermatite de contato sistêmica em indivíduos previamente sensibilizados por um antígeno por contato, em especial mercuriais e níquel. Posteriormente, vários casos desencadeados por drogas empregadas por via sistêmica foram descritos, entre elas, particularmente, amoxicilina, mas também outros antibióticos, heparina, aminofilina, pseudoefedrina, terbinafina e imunoglobulinas, anti-hipertensivos, radiocontrastes e quimioterápicos.

Síndrome da dapsona

Dermatite esfoliativa, febre, anemia, linfadenopatia. Hoje se enquadra como DRESS.

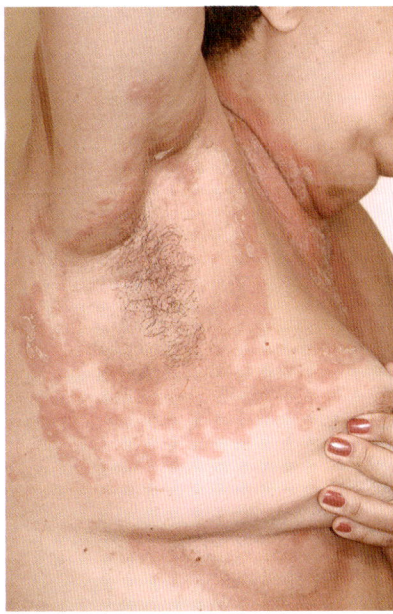

FIGURA 47.24 – Síndrome do babuíno. Placas em localização preferencialmente flexural.

Síndrome DRESS – reação a drogas com eosinofilia e sintomas sistêmicos/DIHS – síndrome de hipersensibilidade induzida por drogas

A síndrome DRESS, reação a drogas com eosinofilia e sintomas sistêmicos (do inglês *drug reaction with eosinophilia and systemic symptoms*) é uma reação medicamentosa grave, potencialmente fatal, que pode ser definida pela tríade de febre, erupção cutânea e acometimento de órgãos internos. Na sua forma completa, a síndrome inclui febre, erupção cutâneo-mucosa extensa, linfonodomegalia, anormalidades hematológicas com eosinofilia e linfócitos atípicos, acometimento hepático e pode haver acometimento de outros órgãos. O envolvimento multivisceral diferencia a DRESS de outras erupções medicamentosas. A reação surge, em média, de 2 a 6 semanas após a exposição à droga, sendo esse início tardio uma das características da DRESS. Na reexposição, a reação adversa pode ocorrer de forma mais precoce. O reconhecimento dessa forma de erupção medicamentosa é importante devido à taxa de mortalidade de cerca de 10%. A real incidência é desconhecida, estima-se que ocorra em 1 a cada 1.000 a 10.000 exposições a medicamentos e não há predileção por sexo ou idade.[1-3]

Etiologia e fisiopatogenia

A fisiopatogenia da DRESS é multifatorial e, além da exposição à droga, estão envolvidos fatores como predisposição genética, alterações nas vias metabólicas de detoxificação, formação de linfócitos T sensibilizados à droga, hipogamaglobulinemia transitória e ativação de infecção viral latente, especialmente da família Herpesviridae.[4-5]

Várias drogas associadas à DRESS são metabolizadas em intermediários oxidativos reativos que podem ser importantes na patogenia da reação medicamentosa. Os anticonvulsivantes aromáticos são metabolizados por reações de oxidação que os transformam em intermediários aromáticos reativos (areno óxido), formados pelas vias oxidativas do citocromo P450. Em geral, são detoxificados pela enzima epóxido hidrolase e excretados por via renal. Em determinadas condições, como nos polimorfismos genéticos, em que há deficiência desta enzima, os radicais reativos acumulam-se e podem ligar-se a macromoléculas proteicas dos tecidos, determinando necrose celular tóxica, apoptose ou desencadear respostas imunomediadas.[6-7]

A reativação em cascata de infecção latente dos herpes-vírus humanos (HHV), que pode ser evidenciada por meio da elevação dos níveis séricos de IgG em torno da 2ª semana após o início das manifestações clínicas, principalmente do HHV-6, mas também descritos HHV-7, citomegalovírus e vírus Epstein-Barr, tem papel importante na patogênese da DRESS. As manifestações clínicas com acometimento multivisceral e possível piora ou persistência do quadro, apesar da retirada da droga, corroboram a hipótese da participação da reativação viral na reação medicamentosa.

Diversos medicamentos foram reportados como desencadeantes da DRESS, sendo os mais frequentemente envolvidos:

- Anticonvulsivantes aromáticos (FIGURA 47.25), especialmente carbamazepina e fenitoína, embora possam ocorrer também com fenobarbital, lamotrigina e ácido valpróico. Ocorre reação cruzada entre esses agentes aromáticos, podendo explicar a piora do quadro clínico apesar da troca de anticonvulsivante.
- Antimicrobianos: minociclina, trimetropima, nevirapina, abacavir, medicações para tuberculose.
- Alopurinol.
- Sulfonamidas, mais frequentemente dapsona e sulfassalazina.

Manifestações clínicas

Após 2 a 6 semanas da introdução da droga, inicia-se quadro de febre e mal-estar acompanhados por faringite e linfonodomegalia cervical. A febre geralmente é alta, em picos, variando entre 38 e 40 °C, e pode persistir por várias semanas após o medicamento ter sido suspenso.

A erupção cutânea ocorre em 90% dos doentes e as lesões mucocutâneas são polimorfas. Na maioria dos casos inicia-se com exantema morbiliforme (exantema maculopapular) que não difere dos exantemas de evolução benigna. No início, distribui-se na face e no tronco superior e, posteriormente, nas extremidades. Com frequência há edema facial mais proeminente na região periorbitária (FIGURA 47.26). O quadro exantemático pode evoluir para eritrodermia esfoliativa (FIGURA 47.27). Pode haver pústulas foliculares e não foliculares, lesões em alvo e presença de lesões purpúricas. A gravidade das manifestações cutâneas não reflete necessariamente a gravidade do acometimento dos órgãos internos, devendo-se, assim, proceder uma investigação minuciosa quanto ao envolvimento visceral (diferenciação dos exantemas) nos casos de DRESS.

O envolvimento mucoso pode ocorrer como conjuntivite, tonsilite, faringite e erosões na mucosa bucal.

A linfonodomegalia é comum e pode ser localizada ou generalizada. Nos estágios iniciais da doença, a histopatologia do linfonodo demonstra hiperplasia benigna, porém as alterações histológicas podem progredir e demonstrar células linfoides atípicas.

O fígado é o órgão interno mais frequentemente acometido, o que ocorre em cerca de 85% dos casos.[8] Pode ser apresentado por meio de alterações de padrão colestático, misto ou hepatocelular, e levar à necrose hepática fulminante, com distúrbios da coagulação e insuficiência hepática, sendo esta a maior causa de mortalidade. O rápido reconhecimento da DRESS e a retirada da droga suspeita podem limitar o dano hepático. Entretanto, a hepatite pode evoluir por várias semanas apesar da retirada da droga, com flutuação nos níveis das enzimas hepáticas e canaliculares.

Anormalidades hematológicas, como leucocitose com eosinofilia e linfócitos atípicos mononucleose-símile, são comuns. A presença de linfócitos atípicos no curso da DRESS pode estar relacionada a um maior dano hepático. Acometimento renal pode ocorrer, produzindo desde leve hematúria até nefrite com lesão renal aguda. Acometimento de outros

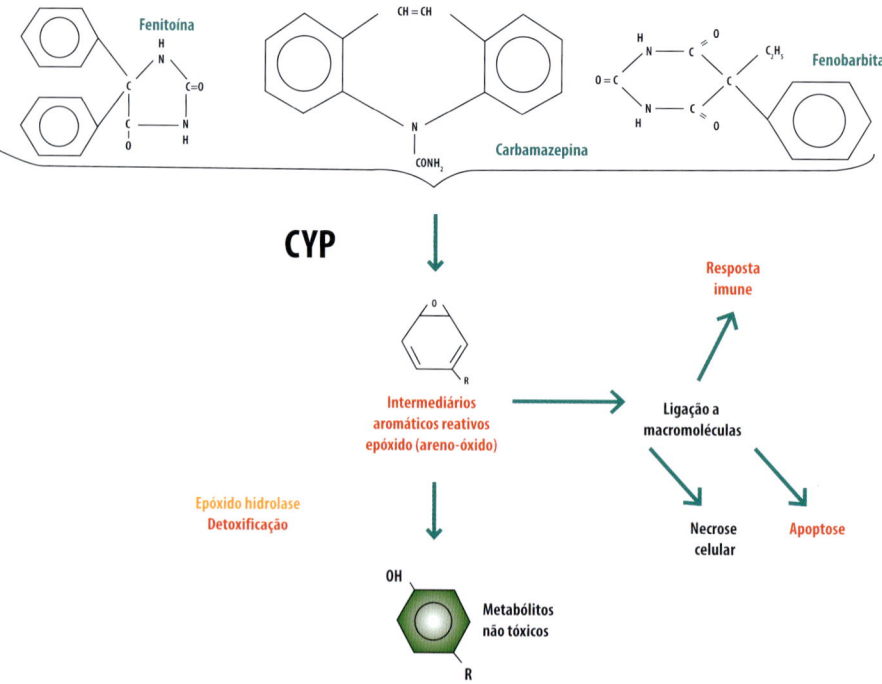

FIGURA 47.25 – Estrutura dos anticonvulsivantes aromáticos e vias metabólicas que determinam a formação de compostos óxidos de areno. CYP, via do citocromo P450.

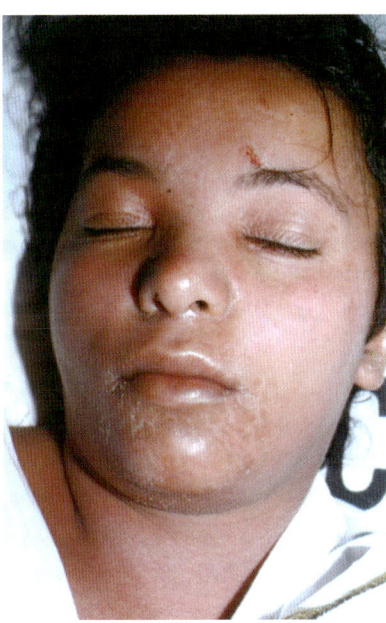

FIGURA 47.26 – DRESS. Edema facial e descamação.

Diagnose

Deve-se suspeitar de DRESS e prosseguir a investigação de acometimento de outros órgãos em um indivíduo utilizando medicações sistêmicas que apresentem os seguintes sinais e sintomas:

- Erupção cutânea.
- Febre (38-40 °C).
- Edema de face.
- Linfonodomegalias.

Ainda não há um consenso internacional quanto aos melhores critérios para a definição do diagnóstico de DRESS, sendo mais utilizado atualmente o critério proposto pelo grupo europeu RegiSCAR,[9] baseado em um escore que avalia a probabilidade de tratamento de um caso de DRESS.

Considerações sobre a aplicação do escore:[10]

- A linfonodomegalia é considerada na presença de linfonodos palpáveis com mais de 1 cm em pelo menos dois sítios anatômicos.
- A morfologia é considerada sugestiva de DRESS na presença de duas ou mais das seguintes lesões cutâneas: dermatite esfoliativa; edema (especialmente da face, excluindo-se o edema dos membros inferiores); púrpura (exceto membros inferiores); infiltração.
- O envolvimento de órgãos internos deve considerar 1 ponto para cada órgão acometido, com um valor máximo de 2 pontos no total, mesmo que mais de 2 órgãos sejam comprometidos. O envolvimento de órgãos internos é definido a partir de dados clínicos, laboratoriais e de imagem. São consideradas as seguintes alterações para definir o acometimento de órgãos internos:
  • **Hepático:** TGP > 2 vezes o valor superior de normalidade (VSN) em 2 datas consecutivas ou bilirrubina direta > 2 vezes o VSN em 2 datas consecutivas ou

órgãos possíveis: pancreatite, infiltrados pulmonares, miocardite eosinofílica, pericardite e envolvimento do sistema nervoso central, como na síndrome hipereosinofílica.

Tireoidite com desenvolvimento de auto-anticorpos pode estar presente na fase aguda. Entretanto, é uma das manifestações tardias mais frequentes, justificando o acompanhamento em longo prazo dos pacientes que apresentarem DRESS, que podem evoluir com hipo ou hipertireoidismo até 3 anos após a resolução do quadro. Deve-se atentar também para o desenvolvimento de diabetes melito tipo 1 fulminante, lúpus eritematoso e de lesões esclerodermiformes semelhantes às evidenciadas na doença enxerto *versus* hospedeiro.

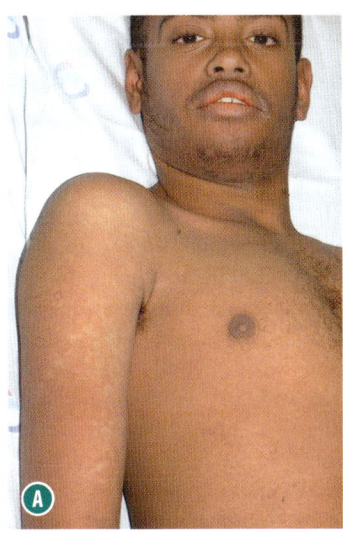
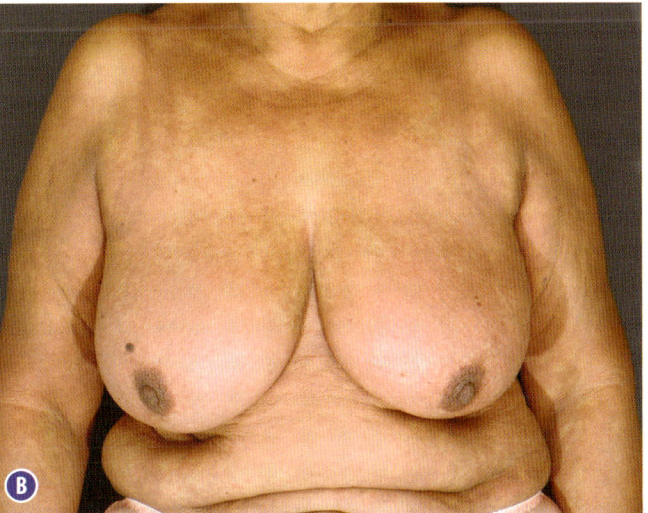

FIGURA 47.27 – DRESS. **A** Exantema escarlatiniforme causado por difenil-hidantoína. **B** Lesões eritematosas e descamativas disseminadas.

TGP, bilirrubina total e fosfatase alcalina, todas > 2 vezes o VSN.

- **Renal:** creatinina sérica > 1,5 vezes o valor basal do paciente em 2 datas consecutivas e/ou proteinúria > 1g/dia, hematúria ou redução da depuração de creatinina.
- **Pancreático**: elevação de amilase e/ou lípase > 2 vezes o VSN.
- **Pulmonar:** tosse e/ou dispneia sem outras causas definidas, com exame de imagem demonstrando envolvimento intersticial, alterações no lavado broncoalveolar ou na gasometria.
- **Cardíaco: –** elevação da creatinofosfoquinase (CPK) > 2 vezes o VSN, troponina sérica > 0,01 μg/L ou alterações eletrocardiográficas.

Exames complementares

Os exames laboratoriais iniciais na investigação de DRESS são:

- Hemograma – evidencia linfocitose com linfócitos atípicos e/ou eosinofilia.
- Transaminase glutâmico-oxalacética (TGO), transaminase glutâmico-pirúvica (TGP), bilirrubinas, fosfatase alcalina e gamaglutamiltransferase (GGT).
- Ureia e creatinina.
- Amilase e lipase.
- CPK, desidrogenase lática (DHL).
- Fator antinuclear (FAN).
- Hemoculturas se houver picos febris.
- Anticorpos tireoideanos.

No seguimento devem ser repetidos duas vezes/semana o hemograma completo, TGO, TGP, fosfatase alcalina e GGT, ureia e creatinina, além dos demais exames, de acordo com as alterações iniciais e evolução clínica.

Histopatologia

O exame anatomopatológico na DRESS pode demonstrar infiltrado inflamatório linfocitário com eosinófilos na derme, espongiose e queratinócitos apoptóticos. Por vezes há um infiltrado em faixa com linfócitos atípicos simulando o epidermotropismo de linfomas cutâneos. Estudos recentes têm demonstrado correlações clínico-patológicas, sugerindo a presença de mais de um padrão inflamatório na mesma biópsia como uma pista diagnóstica.[11]

Tratamento

O reconhecimento precoce da DRESS e retirada imediata da droga responsável são os passos mais importantes para uma evolução favorável. Tratamentos empíricos com antibióticos e anti-inflamatórios não-esteroides não devem ser utilizados. Os benzodiazepínicos, agudamente, e o ácido valpróico, após resolução da hepatite, podem ser usados no controle das crises convulsivas em pacientes com DRESS. A gabapentina e o topiramato também apresentam perfil de segurança como substitutos aos anticonvulsivantes aromáticos.

Os corticoides sistêmicos podem ser utilizados na dose inicial de 1 mg/kg de peso/dia de prednisona na presença de sinais de gravidade, como elevação das transaminases acima de cinco vezes o limite superior de normalidade ou acometimento de outros órgãos. A prednisona deve ser retirada lentamente, em 6 a 8 semanas, para evitar recidivas. Casos resistentes à corticoterapia podem ser tratados com pulsoterapia com metilprednisolona. Caso haja confirmação da reativação viral, pode-se associar ganciclovir. A maioria desses doentes, mesmo os com manifestações leves, deve ser hospitalizada para monitoramento da função hepática e renal e para excluir envolvimento de outros órgãos. Os casos leves podem evoluir bem sem corticoterapia sistêmica.[12-14]

Síndrome fetal da hidantoína

É uma síndrome causada por exposição do feto à hidantoína (não ocorre em todos os fetos expostos à droga). Caracteriza-se por anomalias craniofaciais, orelhas malformadas e de implantação baixa, pescoço curto, hipertelorismo, falanges distais dos quirodáctilos e pododáctilos hipoplásicas com unhas mal desenvolvidas, retardo pré e pós-natal do crescimento, comprometimento neurológico cognitivo e motor. Mais raramente podem ocorrer microcefalia, fissura palatina, lábio leporino, defeitos oculares, hérnias umbilicais e inguinais, hipospadia e defeitos cardíacos.

Síndrome de Grinspan

Compreende a tríade líquen plano oral erosivo, diabetes melito e hipertensão essencial. Ainda que não esteja definitivamente estabeleicdo, a maioria dos autores admite a possibilidade de as lesões de líquen erosivo tratarem-se de reação medicamentosa aos anti-hipertensivos e hipoglicemiantes orais empregados por esses doentes.

Síndrome lipodistrófica

Encontrada na administração de drogas antirretrovirais. Caracteriza-se por redistribuição da gordura corpórea eventualmente associada com hiperglicemia e dislipidemia.

Síndrome de Nicolau

Também conhecida como **embolia cútis medicamentosa**, essa condição foi descrita inicialmente com aplicação intramuscular (IM) de sais de bismuto. Imediatamente após a injeção, observa-se aparecimento de mancha eritematosa seguida de dor intensa que evolui em minutos ou horas para lesão livedoide ramificada. Essa evolui para área hemorrágica que se ulcera e, subsequentemente, deixará cicatriz atrófica.

A patogenia é desconhecida. Admite-se reação do sistema nervoso simpático produzindo vasoconstrição e isquemia ou trombos arteriais em artérias de pequeno calibre atingidas intravascularmente pela medicação.

Já foi descrita com o uso das seguintes medicações: fenilbutazona, anestésicos locais, antibióticos como penicilina procaína e benzatina, sulfas, clorpromazina, pirazolona, interferon-α e β, oxitocina, vacinas e etanercepte. É uma necrose asséptica cutânea ou muscular, que surge localmente após injeção intramuscular ou cutânea.

Pustulose exantemativa generalizada aguda

Dermatose pustulosa aguda generalizada ou pustulose exantemática generalizada aguda. Em 90% dos casos, essa enfermidade está relacionada a drogas e excepcionalmente a enteroviroses. Os doentes têm frequência elevada de HLA-B5, HLA-Dr11 e HLA-DQ3, e ocorre neutrofilia, que indica a liberação de citocinas IL-8, IL-3, 6-CSF por linfócitos sensibilizados. Do ponto de vista clínico, ocorre febre e simultaneamente ou logo após erupção de pústulas não foliculares estéreis sobre áreas eritematoedematosas.

O processo inicia-se na face, nas axilas e nas regiões inguinocrurais e dissemina-se principalmente para o tronco e as extremidades superiores. Pode atingir as mucosas, e podem ocorrer lesões do tipo eritema polimorfo, vesículas, bolhas e lesões purpúricas (FIGURA 47.28). As lesões que surgem rapidamente após a exposição à droga desaparecem em 1 a 2 semanas por descamação superficial. Os mecanismos patogênicos não são conhecidos, admitindo-se, pela grande presença de neutrófilos, ativação de células T com participação de IL-3 e IL-8 . A exposição ao agente causal ativa células T CD4+ e TCD8+ que migram para a pele, e as células T CD8+, através dos sistemas perfurina/granzima e de Fas-ligante provocam apoptose dos queratinócitos, formando-se vesículas. As células T e, em menor extensão os queratinócitos, produzem IL-8, uma potente quimiocina quimiotática para neutrófilos que preenchem as vesículas. Também há produção de interferon-γ e de GM-CSF que aumentam a sobrevida e o acúmulo de neutrófilos. No sangue periférico detecta-se aumento de IL-17e IL-22 que potenciam a IL-8 na sua ação quimiotática para neutrófilos.

Histologicamente, há pústulas espongiformes e infiltração dérmica perivascular com neutrófilos e eosinófilos. Pode haver vasculite leucocitoclástica e necrose de queratinócitos.

Ao exame hematológico, há leucocitose com neutrofilia. A diagnose diferencial deve ser feita com a psoríase pustulosa de Zumbusch. A presença de edema dérmico, exocitose de eosinófilos, vasculite leucocitoclásica e necrose de queratinócitos permite a diagnose da pustulose exantemática aguda. Também deve ser diferenciada de outras erupções exantemáticas, inclusive da NET.

As drogas causais mais frequentes são antibióticos, betalactâmicos e macrolídeos, penicilinas, cefalosporinas, amoxicilina, vancomicina, doxiciclina; bloqueadores dos canais de cálcio, antimaláricos, antifúngicos como terbinafina, nistatina e outros antimicrobianos, como metronidazol, sulfas e isoniazida. Também há relatos de casos provocados por carbamazepina e antimaláricos, omeprazol e paracetamol.

Alguns autores admitem a possibilidade de, em raros casos, o processo ser desencadeado por vírus.

No tratamento, é essencial a retirada da droga causal e o uso de corticoides tópicos ou, se necessário, sistêmicos.

REAÇÕES ESPECÍFICAS A ANTINEOPLÁSICOS

Existem quadros de erupções medicamentosas específicas a agentes quimioterápicos antineoplásicos que merecem ser destacados.

Eritema acral ou síndrome eritrodisestésica palmoplantar

Descrita em 1974, a síndrome eritrodisestésica palmoplantar (SEPP) é conhecida sob várias sinonímias: síndrome de Burgdorf, eritema palmoplantar, síndrome mão-pé e eritema tóxico das palmas e plantas.

Ocorre mais frequentemente em doentes tratados com citarabina, doxorrubicina, doxorrubicina lipossomal, fluoruracil e docetaxel. Depois da alopecia e da mucosite, é a reação cutânea adversa a quimioterápicos mais comum. Essa reação é dose-dependente e pode limitar o emprego do quimioterápico.

Ocorre com frequência menor com capecitabina, cisplatina, ciclofosfamida, daunorrubicina, doxifluridina, etoposídeo, floxuridina, hidroxiureia, mercaptopurina, metotrexato, mitotano, paclitaxel, tegafur, vinorelbina.

Estima-se que essa reação adversa ocorra em 6 a 64% dos doentes tratados com diferentes esquemas quimioterápicos.

A maioria dos doentes apresenta um pródromo de disestesia, com a sensação de pinicação ou formigamento nas palmas e nas plantas. Em poucos dias, a reação progride para uma sensação

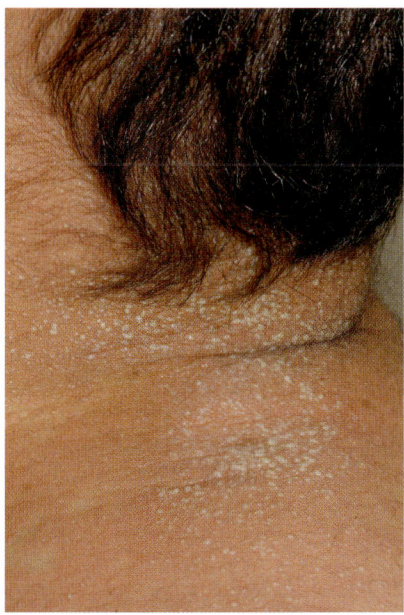

FIGURA 47.28 – Pustulose exantemática. Múltiplas pústulas sobre pele eritematoedematosa.

de dor em queimação em conjunção com edema bem delimitado e eritema. O eritema é simétrico e por vezes mais pronunciado sobre as partes moles das falanges distais. As mãos, em geral, são mais acometidas dos que os pés, podendo ser a única área de acometimento. Alguns doentes apresentam uma fina descamação com ou sem eritema.

Tem sido descrita uma variante bolhosa, representando uma forma mais grave da reação, especificamente associada à citarabina ou ao metotrexato. As lesões tendem a se agravar quando o tratamento não é interrompido, e o dolorimento e o edema associados podem causar restrição dos movimentos dos dedos. A dor pode ser tão intensa que os movimentos de atividades habituais diárias são limitados (FIGURAS 47.29 E 47.30).

Quando a droga é suspensa, a reação melhora progressivamente em torno de 2 semanas. Em alguns doentes, quando o tratamento é continuado apesar da síndrome eritrodisestésica se instalar, pode ocorrer queratodermia palmoplantar. A reação surge mais rapidamente e com maior gravidade nos doentes que recebem terapia em *bolus* (entre 24 horas e 2-3 semanas) do que em infusões contínuas em baixas doses (entre 2-10 meses).

A diagnose diferencial mais relevante é com a GVHD aguda (AGVHD). A diferença fundamental é que a AGVHD ocorre em doentes que receberam transplante de medula óssea, além do envolvimento extracutâneo, com alterações gastrintestinais (dor abdominal e diarreia, elevação das enzimas hepáticas). Nos casos de AGVHD sem manifestações extracutâneas, a distinção pode ser difícil. Contudo, a AGVHD apresenta eritema difuso e pode formar pápulas, enquanto que a SEPP tem eritema bem definido e edema. Não há diferenças histopatológicas relevantes entre elas, além do fenômeno de necrose de célula satélite em todos os níveis da epiderme (queratinócitos apoptóticos adjacentes a linfócitos)

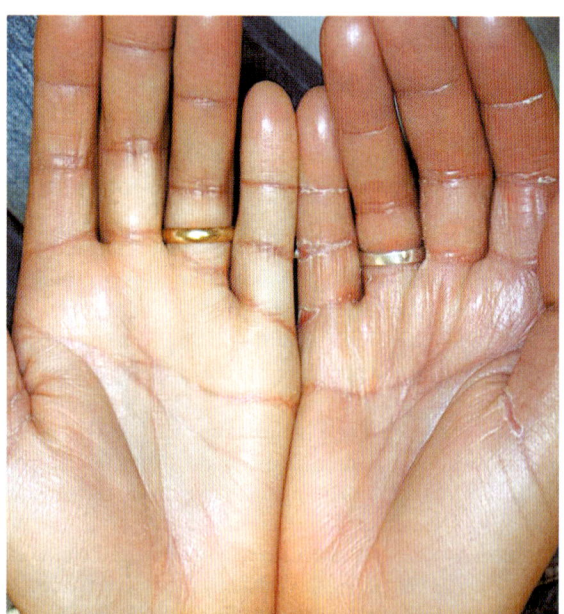

FIGURA 47.29 – Síndrome eritrodisestésica palmoplantar. Lesões eritematosas com descamação discreta nas regiões palmares.

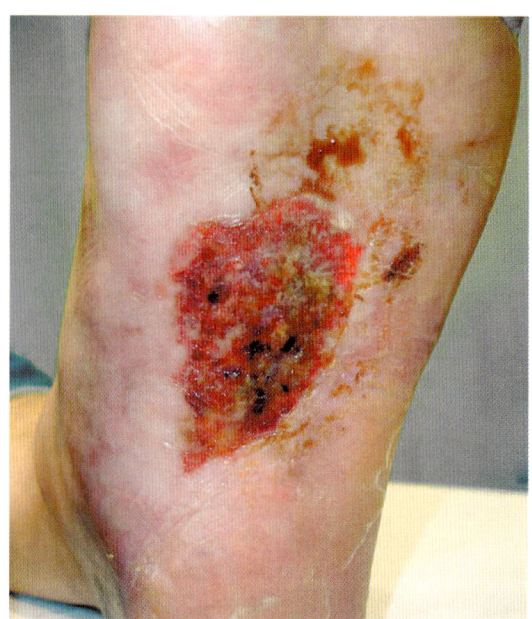

FIGURA 47.30 – Síndrome eritrodisestésica palmoplantar por doxorrubicina. Lesões erosivas e crostosas por ruptura de bolhas na região plantar.

na AGVHD e, por vezes, presença de siringometaplasia escamosa na SEPP. A distinção entre essas duas entidades é fundamental, pois o uso da ciclosporina é essencial na AGVHD, enquanto que na SEPP a ciclosporina piora a dor do doente.

Além da redução da dose do agente, do aumento do intervalo entre os ciclos da quimioterapia e, em última circunstância, da retirada da droga, não há terapêutica específica para a SEPP que tenha se provado efetiva em grandes séries de casos. Alguns tratamentos têm sido propostos em pequenas séries de doentes ou em relatos de casos. Alívio sintomático pode ser obtido com os cuidados da lesão para prevenção da infecção, a elevação do membro para redução do edema e o uso de compressas frias, emolientes e analgésicos. Esfriamento das mãos e dos pés durante o tratamento diminui o aporte sanguíneo nessas áreas e pode atenuar a gravidade da reação. Corticoides tópicos potentes têm sido empregados com sucesso variado, quando associados a emolientes. Os corticoides sistêmicos são úteis em algumas situações. A piridoxina (vitamina B6) em doses de 200 a 300 mg/dia pode ser útil para tratamento e prevenção dessa reação, exceto quando for utilizada a citarabina ou a vincristina e especialmente quando a droga envolvida for fluoruracil, doxorrubicina lipossomal, doxorrubicina ou docetaxel ou etoposídeo. Dimetilsulfóxido tópico a 99% aplicado quatro vezes/dia durante 14 dias tem obtido cura em alguns casos de SEPP induzida pela doxorrubicina peguilada lipossomal. Esse tratamento tem demonstrado forte atividade em doentes com reações de extravasamento durante a infusão de doxorrubicina.

Memória de radiação

É um fenômeno em que o agente quimioterápico induz uma reação inflamatória em uma área previamente irradiada. Essas reações são de natureza predominantemente cutânea, porém podem acometer órgãos internos como pulmões, coração, mucosa da bexiga, esôfago, mucosa oral e do intestino e laringe supraglótica. Ocorre mais frequentemente com o uso da doxorrubicina e da dactinomicina, sendo menos frequente com bleomicina, etoposídeo, hidroxiureia, metotrexato, trimetrexato, vimblastina, 5-fluoruracil, lomustina, daunorrubicina, melfalana, ciclofosfamida e citarabina, sendo outros também citados.

O mecanismo da memória de radiação é desconhecido, porém provavelmente esteja relacionado ao reparo do DNA.

A dermatite por recaída de radiação pode ocorrer entre 8 e 15 dias após a radioterapia e geralmente surge em horas a dias após a administração do agente quimioterápico. Clinicamente, o doente apresenta eritema, doloroso ou não, com ou sem vesiculação, edema, descamação e prurido. As margens da lesão são bem definidas e correspondem ao local exato da radiação aplicada. Nos casos graves, pode haver necrose e ulceração. A gravidade parece refletir diretamente a brevidade entre a radiação e a quimioterapia, bem como as doses tanto da radiação como do quimioterápico. A reação melhora espontaneamente dentro de horas ou semanas após a interrupção do uso do quimioterápico, sendo o tratamento sintomático.

O uso de corticoide sistêmico em adição à descontinuação do quimioterápico determina excepcional melhora e pode permitir a reintrodução do tratamento.

Os agentes relacionados à memória de radiação são bleomicina, ciclofosfamida, citarabina, dactinomicina, daunorrubicina, doxorrubicina, docetaxel, edatrexato, etoposídeo (VP-16), fluoruracil, hidroxiureia, idarrubicina, lomustina, melfalana, metotrexato, paclitaxel, tamoxifeno, trimetrexato, vimblastina.

Exacerbação de radiação

Ocorre quando um agente quimioterápico aumenta a toxicidade da radioterapia. Por definição, essas duas modalidades de tratamento devem ser administradas concomitantemente ou com intervalo máximo de 7 dias. Quando utilizadas concomitantemente, a toxicidade é maior do que a provocada pelo uso isolado dessas terapêuticas. Esse fenômeno é bem documentado e pode ocorrer praticamente em todos os órgãos, incluindo pele, mucosas, esôfago, pulmões, coração, trato digestivo, rins, fígado, cérebro, bexiga e olhos. Os agentes mais frequentemente causadores são bleomicina, dactinomicina, doxorrubicina, fluoruracil, hidroxiureia, 6-mercaptopurina e metotrexato.

Clinicamente, a reação apresenta-se como um remanescente da dermatite aguda por radiação com eritema, edema, vesiculação, bolhas ou erosões. A reação costuma ocorrer no local da radiação, porém pode se estender. Quando a mucosa é envolvida, ocorre grave mucosite. A reação é relacionada à dose, ao tipo de droga usada e à sequência de tempo entre a radiação e o uso do quimioterápico. A toxicidade pode ser aditiva ou supra-aditiva (sinérgica). Na toxicidade supra--aditiva, a reação é maior que a soma de cada um dos tipos de tratamento.

O tratamento é sintomático e inclui aplicar compressas frias, realizar cuidados locais para prevenção da infecção e evitar trauma, calor e luz ultravioleta. Pode haver sequelas como fibrose, atrofia cutânea e alterações telangiectásicas.

Inflamação de queratoses pré-existentes

A inflamação seletiva de queratoses actínicas e queratoses seborreicas, mesmo que de existência subclínica ou inaparente, pode ocorrer com o uso de determinados agentes quimioterápicos. A droga mais frequentemente implicada na inflamação de queratoses actínicas é o fluoruracil sistêmico, porém tem sido observada também com cisplatina, citarabina, dacarbazina, dactinomicina, docetaxel, doxorrubicina, pentostatina, 6-tioguanina e vincristina.

O mecanismo fisiopatogênico é desconhecido, porém se especula a possibilidade do aumento da síntese de DNA anômalo dentro e em torno da queratose actínica. Outra possibilidade é que represente uma reação do tipo recaída por radiação.

A inflamação de queratoses seborreicas pode ocorrer após a administração da citarabina, e o surgimento de lesões de carcinoma espinocelular pode ocorrer após o uso de fludarabina.

Clinicamente, as lesões de queratose actínica e seborreica tornam-se inflamadas, eritematosas e pruriginosas. A reação sempre ocorre nas áreas fotoexpostas da pele, geralmente 1 semana após a quimioterapia. Ocorre regressão da inflamação entre 1 e 4 semanas após a retirada da droga.

Alívio sintomático pode ser obtido com o uso de corticoides tópicos de potência baixa a moderada. Descontinuação da quimioterapia não é indicada, uma vez que a reação pode ser autolimitada e ter até efeito terapêutico benéfico.

Hidradenite écrina neutrofílica

A hidradenite écrina neutrofílica (HEN) ocorre em geral quando se utilizam quimioterápicos combinados, o que torna às vezes difícil julgar quais drogas foram responsáveis. A citarabina é a mais referida, contudo outras estão implicadas: bleomicina, clorambucil, ciclofosfamida, citarrubicina, doxorrubicina, lomustina e mitoxantrona.

Alguns autores defendem a existência da HEN como expressão de fenômeno paraneoplásico, uma vez que foi encontrada em caso inicial de leucemia mieloide aguda, ainda não tratado.

O mecanismo é desconhecido, porém pode ser decorrente da excreção do quimioterápico pelas glândulas écrinas e de seu efeito tóxico direto sobre o epitélio écrino.

O quadro clínico pode ser precedido de febre, e os sinais clínicos são inespecíficos. A erupção cutânea distribui-se na cabeça, no pescoço, no tronco e nas extremidades, com lesões que variam entre eritema violáceo, pápulas, nódulos, pústulas e placas papulosas. As lesões podem ser purpúricas ou hipercrômicas, únicas ou múltiplas. Tendem a surgir entre 2 dias e 3 semanas do início do tratamento, regredindo espontaneamente sem cicatriz ou sequelas após 1 a 4 semanas da retirada do agente.

A diagnose diferencial é ampla e inclui sepse e embolia séptica em doente neutropênico pós-quimioterapia, vasculite, leucemia cútis, reação de hipersensibilidade, urticária, eritema polimorfo e dermatoses neutrofílicas como síndrome de Sweet, pioderma gangrenoso bolhoso e pioderma gangrenoso atípico. Devido à apresentação clínica inespecífica e à amplitude de diagnose diferencial, alguns sugerem que a HEN deva ser incluída na plêiade de diagnose de qualquer erupção que ocorra em doentes sob quimioterapia, sendo seu diagnóstico final firmado pela histopatologia.

Dessa forma, a histopatologia é essencial para a diagnose definitiva. É constituída por denso infiltrado neutrofílico, dentro e ao redor das glândulas écrinas, com necrose das células do epitélio écrino. O acometimento das glândulas apócrinas tem sido relatado. Ocasionalmente, pode haver siringometaplasia escamosa, hemorragia e edema na derme, espongiose e/ou vacuolização da camada basal da epiderme e necrose de queratinócitos, e depósito de mucina nas glândulas écrinas e em torno delas podem ser observados. Em doentes com grave neutropenia, o infiltrado neutrofílico pode estar ausente, porém a necrose do epitélio écrino é característica.

A HEN é uma reação adversa autolimitada. A maioria dos casos não necessita de tratamento. Em outros ciclos de quimioterapia, 60% dos doentes podem ter recorrência do quadro. A eficácia do uso de corticoides sistêmicos ou anti-inflamatórios não esteroides de forma profilática ou terapêutica ainda é questionável.

Siringometaplasia escamosa écrina

A siringometaplasia escamosa écrina (SMEE) constitui uma reação adversa incomum aos quimioterápicos. Ela pode ser também encontrada em associação com ulcerações crônicas, tumores cutâneos, exposição a agentes tóxicos e diversos processos inflamatórios. Dessa forma, não é uma reação histopatológica exclusiva ao uso de quimioterápicos.

Tal como a HEN, o mecanismo é desconhecido, porém pode ser decorrente da excreção do quimioterápico pelas glândulas écrinas e de seu efeito tóxico direto sobre o epitélio écrino. Na verdade, postula-se que a SMEE represente o final não inflamatório do espectro das reações adversas aos quimioterápicos nas glândulas écrinas.

Tal como a HEN, a SMEE tem apresentação clínica similar e inespecífica, constituída por máculas eritematosas, pápulas e placas papulosas ou vesículas, podendo ser localizada ou generalizada. O aparecimento das lesões ocorre entre 2 e 39 dias após o início da quimioterapia e melhora espontaneamente após 4 semanas.

A marca diagnóstica é a histopatologia, caracterizada pela presença de metaplasia escamosa das glândulas écrinas na derme papilar. Pode ainda haver necrose mínima e focal do epitélio da glândula écrina, proliferação fibroblástica e edema do estroma periductal. Em oposição à HEN, o infiltrado neutrofílico é mínimo ou está ausente.

A SMEE não demonstra estar relacionada a um agente quimioterápico específico ou à própria malignidade. Numerosas drogas têm sido relacionadas, como citarabina, mitoxantrona, daunorrubicina, cisplatina, 5-fluoruracil, doxorrubicina, ciclofosfamida, etoposídeo, metotrexato, busulfan, melfalana, carmustina, tiotepa e suramina. A SMEE tem sido observada em associação com síndrome eritrodisestésica palmoplantar, reações de memória por radiação e em doentes sob transplante de medula óssea que receberam altas doses de quimioterápicos.

Erupção cutânea de recuperação linfocitária

Tem sido observada em doentes de leucemia que receberam terapia ablativa da medula óssea.

Em geral, aparece entre o 6º e o 21º dia após o início da quimioterapia. Este ponto corresponde ao início da recuperação dos linfócitos periféricos subsequente ao nadir de contagem leucocitária induzido pelo quimioterápico. Embora o mecanismo exato não tenha sido elucidado, acredita-se que a erupção seja causada pelo retorno de linfócitos imunocompetentes à circulação periférica com citotoxicidade cutânea subsequente. São encontrados linfócitos T e células de Langerhans nas biópsias dessas reações.

O quadro clínico consiste em máculas eritematosas pruriginosas, pápulas ou placas papulosas que se tornam confluentes, podendo ocorrer eritrodermia. Além disso, a erupção tem correlação estreita com a elevação da temperatura corporal em conjunto com o aparecimento da erupção. A febre cede em torno de 2 a 3 dias, e a erupção tende a ceder após vários dias, com descamação e leve hipercromia residual.

As substâncias mais associadas a essa reação são citarabina, daunorrubicina, ansacrina, etoposídeo, ciclofosfamida e vincristina, porém não é específica a nenhum agente.

A diagnose diferencial deve ser feita com sepse, exantemas virais, reação tipo GVHD, leucemia ou linfoma cútis e hipersensibilidade ou toxicidade medicamentosa.

A histopatologia é inespecífica. Achados mais característicos incluem infiltrado mononuclear perivascular superficial, alterações epidérmicas leves como espongiose, alteração vacuolar da camada basal e dismaturação de queratinócitos secundária ao quimioterápico. Há raros queratinócitos disqueratóticos, e não são observados eosinófilos. Em ocasiões em que o doente foi tratado com fator de crescimento de granulócitos e macrófagos e interleucina-3, ocorreu a presença na histopatologia das lesões de linfócitos atípicos, com grandes núcleos pleomorfos e hipercromáticos. Em certas ocasiões, torna-se difícil distinguir a erupção cutânea de recuperação linfocitária da GVHD.

Erupções por drogas antirreceptoras do fator de crescimento epidérmico

O receptor do fator de crescimento epidérmico (EGFR, do inglês *epidermal growth factor receptor*) é um membro da família dos receptores ERbB da tirosinocinase, a qual também inclui Erb2 (Her2/neu), Erb3 (HER3) e Erb4 (HER4). Constitui glicoproteínas transmembrana que desempenham papel relevante em numerosos cânceres, sendo expresso também nas células da pele, incluindo queratinócitos, células do folículo piloso, glândulas écrinas e sebáceas. A inibição seletiva da via de sinalização do EGFR pode ser obtida utilizando-se anticorpos humanizados, que se ligam ao domínio extracelular do EGFR (panitumumabe, cetuximabe), ou pequenas moléculas inibidoras da tirosinocinase, que competem com o trifosfato de adenosina pela ligação com o domínio tirosinocinase do receptor (erlotinibe e gefitinibe). Devido à aberrante maior expressão do EGFR nas células neoplásicas, esses receptores têm uma função importante na carcinogênese de certos tumores (FIGURA 47.31).

Os agentes antirreceptores do fator de crescimento epidérmico (anti-EGFR) são representados atualmente por panitumumabe, cetuximabe, erlotinibe e gefitinibe. Esses agentes podem inibir o crescimento tumoral sem a toxicidade sistêmica das drogas quimioterápicas convencionais. A toxicidade cutânea dos anti-EGFRs é na verdade mais um efeito farmacológico do que uma reação de hipersensibilidade, sendo na realidade um marcador clínico da ação inibidora efetiva dessas drogas, com a gravidade da erupção correspondendo à resposta do tumor.

Os efeitos cutâneos observados com os anti-EGFR são as alterações do crescimento capilar e da textura do cabelo, a paroníquia com ou sem infecção secundária ou a formação de granuloma piogênico, xerose difusa e descamação cutânea. A manifestação mais característica e intensa é a erupção papulopustulosa folicular não comedoniana (erupção acneiforme), que ocorre na cabeça, no pescoço, na porção central do tórax e no dorso, a qual progride para acometimento difuso (FIGURA 47.32). O prurido pode estar presente, o que diferencia essa reação das erupções acneiformes por corticoides, antiepilépticos, vitaminas B6 e B12. Erupções acneiformes ocorrem em mais que 50% dos doentes em uso de cetuximabe, podendo chegar a 75 a 100%. Geralmente essas manifestações ocorrem nas primeiras semanas (2 dias até 6 semanas) do início do uso de anticorpos monoclonais anti-EGFR (cetuximabe e panitumumabe). A erupção é dose-dependente, porém a duração não se correlaciona com a extensão temporal do tratamento. As erupções acneiformes com anticorpos monoclonais são mais graves e extensas do que as com inibidores da tirosinocinase.

O estudo histopatológico das lesões papulopustulosas não demonstra aumento da atividade das glândulas sebáceas, lesões comedonianas ou ruptura folicular que explique a inflamação, diferenciando-a da acne vulgar. Os folículos encontram-se alargados e às vezes obstruídos por excesso de queratinócitos. Na derme, pode ser observado infiltrado neutrofílico, particularmente envolvendo o infundíbulo folicular. Pode haver acantólise intraepidérmica em associação com os ductos de glândulas écrinas. Nas lesões de doentes em uso de gefitinibe, há expressivo afinamento da camada córnea e perda do arranjo em cesta de basquete.

Paroníquia ocorre em torno de 10 a 15% dos doentes em uso de cetuximabe e gefitinibe. Frequentemente surge entre 6 e 8 semanas de tratamento ou por vezes após 6 meses. Acomete múltiplos dedos das mãos e primeiros dedos dos pés. Pode ser amenizada com esteroide tópico potente como triancinolona a 0,1%. Em caso de onicocriptose, parada rápida do anti-EGFR e cirurgia de cantotomia podem ser executadas.

A xerose cutânea ocorre em 35% dos doentes, em particular em uso de gefitinibe. Tem predileção pelas áreas de acometimento prévio ou simultâneo pela erupção acneiforme.

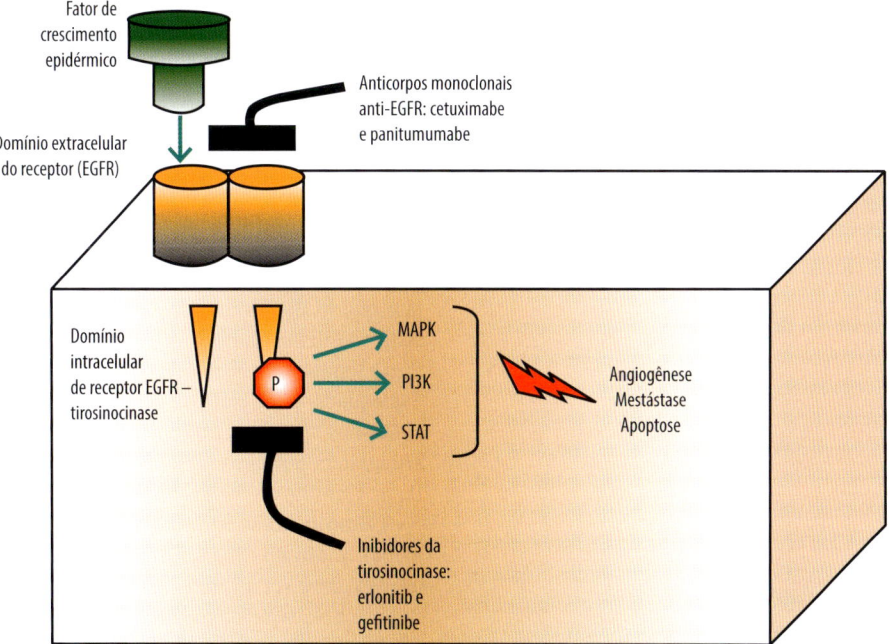

FIGURA 47.31 – O domínio extracelular do receptor do fator de crescimento epidérmico é inibido pelos anticorpos monoclonais, ou pela inibição intracelular da fosforilação (P) da tirosinocinase, que resulta em interrupção da sinalização dos passos subsequentes, incluindo a proteinocinase ativada por mitógeno (MAPK, do inglês *mitogen-activated protein kinase*), a fosfatidilinositol-3-cinase (PI3K, do inglês *phosphatidylinositol 3-kinase*) e o sinal transdutor e ativador da transcrição (STAT, do inglês *signal transducer and activator of transcription*), que consequentemente impede a angiogênese e a geração de metástases.

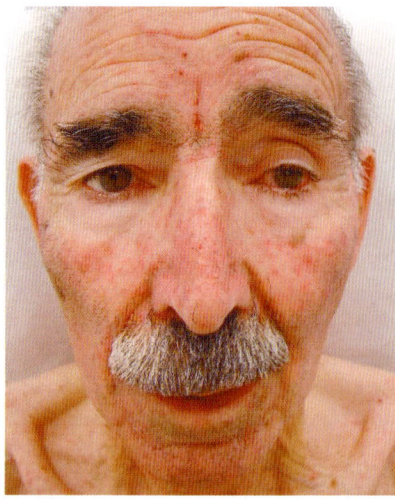
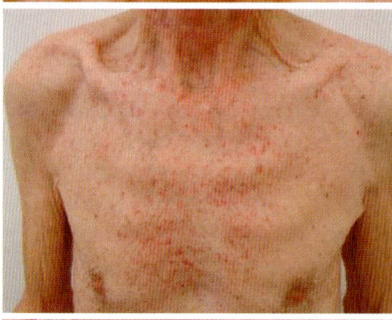
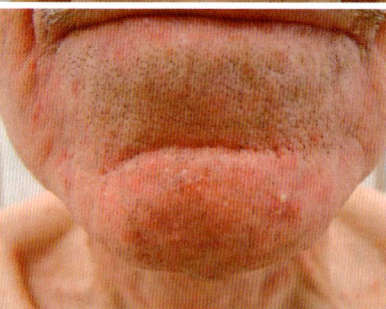

FIGURA 47.32 – Erupção acneiforme por fármacos antirreceptores do fator de crescimento epidérmico.

Alguns doentes têm xerose do períneo e da vagina, com desconforto para micção. A xerose pode progredir para eczema asteatósico crônico com infecção secundária pelo estafilococo ou herpes-vírus simples tipo 1. Deve-se utilizar emoliente e corticoides tópicos de baixa potência no eczema. Fissuras podem ser tratadas com propilenoglicol a 50% em solução sob oclusão ou curativo hidrocoloide.

Para o tratamento das erupções tipo acneiforme, empregam-se tetraciclinas por via oral, anti-histamínicos, tópicos antiacneicos, como peróxido de benzoína, eritromicina, clindamicina, retinoides tópicos e metronidazol tópico.

Extravasamento de medicação

É definido como "o escape de um medicamento quimioterápico do leito vascular aos tecidos circunjacentes, tanto por ruptura vascular quanto por infiltração direta". A frequência desse evento em adultos é estimada entre 0,1 e 6%, sendo maior entre crianças. Sequelas graves são incomuns. A gravidade do dano tecidual é relacionada ao tipo de agente quimioterápico empregado, bem como à quantidade e à concentração da droga administrada.

Os agentes citotóxicos são classificados como irritantes ou vesicantes, dado seu potencial de toxicidade local. Um agente irritante é definido como aquele que causa uma reação inflamatória, pinicação, dor ou flebite no local da punção ou ao longo do trajeto da veia. Os sinais clínicos incluem esclerose e hipercromia ao longo da veia, bem como queimação, aumento da temperatura local, desconforto, eritema e dolorimento na região do extravasamento. A necrose não ocorre nessa condição. Os sintomas em geral têm curta duração e não deixam sequelas.

São agentes irritantes: fluoruracil, idarrubicina, bleomicina, ifosfamida, carboplatina, mecloretamina, carmustina, cisplatina, mitomicina, ciclofosfamida, mitoxantrona, dacarbazina, paclitaxel, dactinomicina, plicamicina, daunorrubicina, estreptozocina, docetaxel, teniposide, doxorrubicina, tiotepa, epirrubicina, vimblastina, esorrubicina, vinorelbina, etoposídeo.

Os agentes vesicantes têm o potencial de causar dano tecidual mais grave e duradouro, incluindo necrose da região acometida. As manifestações iniciais com frequência são subclínicas e podem aparecer imediatamente após o extravasamento ou após vários dias ou semanas. Os sinais iniciais incluem queimação local ou pinicação no local da infusão, eritema leve, prurido e edema. Uma mudança na velocidade de infusão ou a ausência de retorno venoso na aspiração podem indicar a ocorrência do extravasamento. Após 2 a 3 dias, ocorre aumento do eritema, dor, descoloração acastanhada, induração, descamação seca ou aparecimento de bolhas. Caso a quantidade de extravasamento seja pequena, os sinais e os sintomas podem desaparecer nas semanas subsequentes. Caso tenha ocorrido extravasamento significativo, podem aparecer nas semanas seguintes necrose, formação de escara e ulceração de bordas elevadas, dolorosas e eritematosas com base amarelada necrótica. Essas ulcerações, em geral, não apresentam tecido de granulação. Podem curar lentamente ou persistir indolentemente com gradual expansão. O envolvimento de tendões, nervos e vasos pode ocorrer se a úlcera não é adequadamente tratada, determinando sequelas graves com síndromes de compressão nervosa, diminuição da motilidade articular, contraturas, déficits neurais e distrofia simpática reflexa. Celulite ou formação de abscessos são eventos raros.

Como medida preventiva, caso se suspeite de extravasamento, a infusão deve ser interrompida imediatamente, e o cateter IV deve ser aspirado para retirar o resíduo da droga. Procede-se à elevação do membro acometido e à aplicação local de calor (vasodilatação e diluição da droga) ou frio (vasoconstrição venosa e maior degradação dos metabólitos tóxicos, além de alívio da dor e da inflamação). A aplicação de compressas frias é indicada a todos os agentes vesicantes, com exceção dos alcaloides da vinca (vimblastina, vincristina e vinolrebina), em que, de forma oposta, aplicam-se compressas de calor. O uso de corticoide intralesional e bicarbonato de sódio deve ser evitado. Úlceras que não cicatrizam podem requerer debridamento e enxertia. Em caso de edema e eritema persistente e dor sem ulceração, os quais persistem apesar da terapia conservadora, ou na presença de áreas extensas de tecido necrótico ou ulceração cutânea, a cirurgia pode ser indicada.

São agentes vesicantes: ansacrina, idarrubicina, bisantrena, melfalana, bleomicina, mecloretamina, carmustina, mitomicina, clorozotocin, mitoxantrona, cisplatina, paclitaxel, dacarbazina, plicamicina, dactinomicina, pirazofurina, daunorrubicina, estreptozocina, doxorrubicina, teniposídeo, epirrubicina, vimblastina, esorrubicina, vincristina, etoposídeo, vindesina, fluoruracil, vinorelbina.

MANIFESTAÇÕES CUTÂNEAS DECORRENTES DO USO DE DROGAS ILÍCITAS

A Organização das Nações Unidas, no relatório de 2006 elaborado pela divisão de Crimes e Drogas, estima que cerca de 200 milhões de pessoas, o equivalente a 5% da população mundial (idade entre 15 e 64 anos), utilizam drogas ilícitas pelo menos uma vez por ano (prevalência anual). Desses, a metade usa drogas regularmente (pelo menos uma vez por mês). O número de viciados ou usuários problemáticos é calculado em 25 milhões, o equivalente a 0,6% da população mundial entre 15 e 64 anos. O panorama mundial em relação ao mercado de drogas (produção e consumo) apresenta variações geográficas. Em termos gerais, a tendência é de estabilidade ou até mesmo de declínio. A notável exceção é a maconha, droga ilícita dominante em todas as regiões do mundo e de consumo crescente.

São várias as manifestações cutaneomucosas decorrentes do efeito direto da administração das drogas ilícitas ou seus efeitos colaterais. Conhecer tais alterações, assunto geralmente não abordado nos compêndios dermatológicos, capacita o dermatologista a suspeitar da etiologia das lesões e realizar um diagnóstico preciso.

Cocaína

A cocaína, ou benzoilmetilecgonina, é um alcaloide (substância química que contém nitrogênio, carbono, oxigênio e hidrogênio) obtido das folhas da *Erythroxylum coca*, planta nativa em países andinos como Peru, Colômbia e Bolívia. Das mais de 200 espécies do gênero *Erythroxylum*, além da *E. coca*, apenas *E. coca var. ipadu*, *E. novogranatense* e *E. truxillense* produzem quantidades significativas de cocaína, sendo que o conteúdo varia entre 0,5 e 2%.

Sua obtenção envolve inicialmente a prensagem das folhas em conjunto com um solvente orgânico. A pasta resultante, com um teor de 80% de cocaína, é, então, tratada com ácido clorídrico para remoção das impurezas, resultando em um pó branco e cristalino (cloridrato de cocaína), conhecido popularmente por uma vasta sinonímia como brilho, pó, branquinha, neve, Branca de Neve, cheirosa, pó da vida, novidade, etc. Esse sal, devido à sua solubilidade em água, pode ser ingerido, inalado pelo nariz ("cheirado") ou injetado. Por ser vulnerável à pirólise, seu consumo em forma de cigarros produz pouco ou nenhum efeito euforizante.

Na década de 1980, outra forma de cocaína foi introduzida no mercado a partir da dissolução do cloridrato de cocaína em água e adição de uma base, em geral bicarbonato de sódio, à solução. Após aquecida, essa solução se cristaliza, formando verdadeiras pedras de cocaína, conhecidas como *crack*, que, por se vaporizarem a baixas temperaturas, são adequadas para serem fumadas. O nome *crack* é onomatopeico e refere-se ao som produzido pela ebulição do conteúdo hídrico das pedras quando aquecidas. Por ser insolúvel em água, essa base de cocaína não é adequada para ingestão, inalação pelo nariz ou injeção. O *crack* propicia uma forte concentração de cocaína a preços relativamente baixos, o que o torna extremamente popular entre usuários de baixa renda. Sua pronta absorção nos alvéolos pulmonares produz uma sensação euforizante quase imediata.

A cocaína é um potente estimulador do sistema nervoso central, produzindo uma sensação inicial de euforia, bem-estar, desinibição e aumento da libido. Doses maiores podem levar a tremores, convulsões e, eventualmente, depressão de centros medulares vitais. Seu mecanismo de ação mais conhecido é o bloqueio da recaptura pré-sináptica de neurotransmissores como dopamina, noradrenalina, acetilcolina e serotonina. Esse bloqueio potencia e prolonga as ações periféricas e centrais dessas catecolaminas, particularmente no centro de prazer do cérebro (sistema límbico). Os efeitos anestésicos nos nervos periféricos se dão pela inibição da repolarização da membrana celular, com consequente bloqueio da geração e condução de impulsos nervosos. Seus efeitos cardiovasculares são secundários ao aumento dos níveis plasmáticos de catecolaminas, levando a hipertensão, taquicardia e arritmias. O risco de infarto agudo do miocárdio aumenta 24 vezes uma hora após o uso de cocaína em pessoas com fatores de risco baixos para esse evento cardíaco, não estando relacionado com a quantidade ingerida, a via de administração ou a frequência do uso. A cocaína também é dotada de potente efeito vasoconstritor.

Os modos de administração da cocaína incluem a inalação nasal (o mais popular), a mastigação das folhas (hábito corriqueiro entre os nativos dos altiplanos andinos) ou o uso injetável, responsável pelas alterações dermatológicas mais drásticas e abordadas mais adiante.

Aspirada pelo nariz, seus efeitos vasoconstritores fazem o uso prolongado resultar em necrose e perfuração do septo nasal. A cocaína também tem sido associada a casos de porfiria aguda, verrugas intranasais, esclerodermia, púrpura palpável, púrpura de Henoch-Schönlein e vasculite de Churg-Strauss. Uma droga frequentemente adicionada à cocaína é o levamisol com a finalidade de aumentar o volume da amostra e, aparentemente, por potencializar e prolongar os efeitos euforizantes da cocaína. Nos EUA, cerca de 70% das amostras contêm levamisol. Essa droga é capaz de provocar fenômenos vasculíticos importantes, como vasculite leucocitoclásica e tromboses. Clinicamente os usuários podem apresentar quadros de púrpura retiforme com bolhas e, frequentemente, necroses importantes que atingem predominantemente tronco, ponta nasal, dedos, orelhas e regiões malares. Estes quadros podem ser acompanhados da presença de anticorpo anticitoplasma de neutrófilos (Anca) e de anticoagulante lúpico. É comum o encontro de escoriações generalizadas secundárias à ilusão parasitária e formicação induzidas pela cocaína.

Hofbauer e colaboradores[15] descreveram um quadro de síndrome de Stevens-Johnson recorrente (dois episódios) associado à cocaína. Como nessas duas ocasiões o paciente adquiriu a droga de um fornecedor diferente do seu habitual e como a síndrome não se repetiu posteriormente mesmo com a continuidade do uso da cocaína, os autores especulam a possibilidade de o quadro cutâneo ter sido desencadeado pelos adulterantes comumente incorporados à cocaína. O eritema polimorfo bolhoso também já foi relatado em usuário de cocaína que não apresentava qualquer outro fator que pudesse ser imputado como causa.

Os fumantes de *crack* com frequência apresentam lesões puntiformes, hiperqueratósicas, enegrecidas, localizadas nas palmas e na face ventral dos dedos, mais evidentes na mão dominante (*crack hands*). Tais lesões são atribuídas às queimaduras pelo cachimbo usado para conter a droga e que tendem a ser repetidas, uma vez que a intoxicação cerebral torna o usuário menos perceptível aos traumas térmicos. As altas temperaturas atingidas pelos vapores emanados durante o consumo do *crack* também produzem rarefação dos supercílios e perda dos pelos da região supralabial **(FIGURA 47.33)**. São relatados também quadros agudos de necrose epidérmica segmentar, associada a livedo reticular e acrocianose, possivelmente desencadeada pelo vasoespasmo prolongado.

Heroína

A heroína (diacetilmorfina) é um derivado da morfina obtido por acetilação, característica essa que lhe proporciona alta lipossolubilidade e rápida penetração na barreira hematencefálica, produzindo intensa euforia. Uma vez no corpo, a heroína sofre processo de desacetilação e converte-se em morfina. No Reino Unido, encontra-se legalmente disponível como droga prescrita para tratamento analgésico em pacientes terminais, infarto do miocárdio e edema agudo pulmonar. A forma clássica, branca e cristalina, corresponde ao cloridrato de diacetilmorfina. A partir dos anos de 1980, surgiu no mercado a heroína marrom (*black tar heroin*), pasta acastanhada e de consistência gomosa, produzida principalmente no Irã e no México, que precisa ser diluída para uso.

Apenas nos Estados Unidos, o número de pessoas que já experimentaram heroína é estimado em mais de 3,5 milhões, sendo que destes mais de 1 milhão de pessoas se tornaram viciadas. Entre os anos de 1995 e 2002, calcula-se em mais de 100 mil o número de iniciantes no vício por ano, com uma grande prevalência entre jovens de 12 a 25 anos.

Pode ser consumida pela inalação dos vapores que se desprendem quando a droga é aquecida em pedaços de papel alumínio ou misturada ao tabaco de um cigarro convencional e fumada. Essas duas vias de administração são, contudo, pouco eficazes. A via preferencial é a injetável.

Uma inusitada epidemia de lesões pigmentadas na língua, clínica e histologicamente compatíveis com eritema pigmentar fixo, foi descrita na Holanda no início dos anos de 1980. Todos os pacientes envolvidos tinham em comum o hábito de fumar heroína **(FIGURA 47.34)**.

Uso injetável de drogas ilícitas

A via IV é empregada pelos viciados em cocaína e heroína por produzir efeitos mais rápidos e mais intensos. O local preferido são as veias da fossa antecubital do braço não dominante, não só pelo fácil acesso como também por possibilitar que as marcas sejam ocultadas pelo uso de camisas de manga comprida.

À medida que os vasos se tornam menos acessíveis, em geral por fenômenos escleróticos, ou nos usuários temerosos dos potentes efeitos obtidos por IV, a cocaína e a heroína podem ser injetadas também na via SC, uma técnica conhecida como *skin popping*, ou ainda no músculo (*muscle popping*).

O uso injetável dessas drogas é o que resulta nas mais drásticas manifestações cutâneas, agudas ou crônicas. Algu-

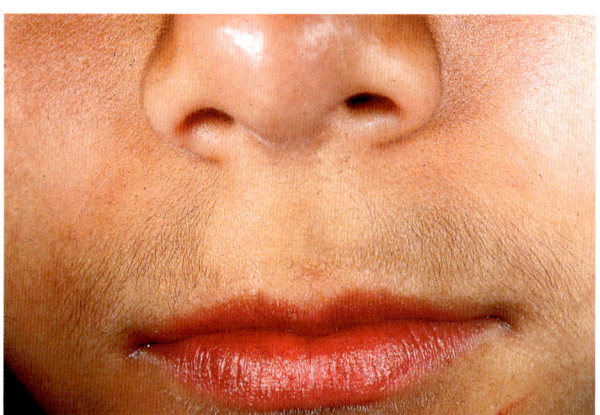

FIGURA 47.33 – Perda de pelos na região supralabial.

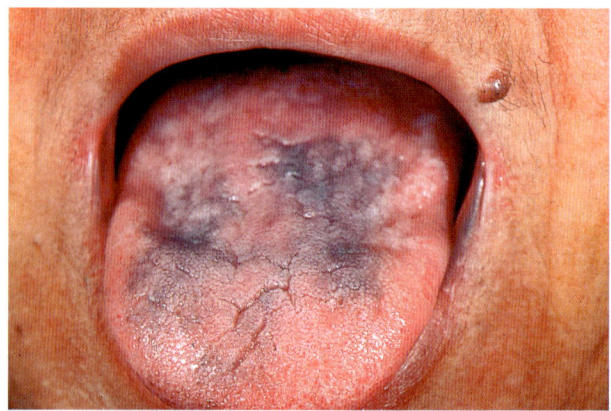

FIGURA 47.34 – Pigmentação da língua por heroína.

mas delas são provocadas pela própria droga, mas a maioria tem como elemento desencadeante os efeitos nocivos dos adulterantes ou da contaminação das drogas. Tanto à cocaína como à heroína são acrescidas substâncias totalmente incompatíveis com o uso injetável, tais como talco, quinino, amido, açúcar e farinha, entre outras, com o objetivo de aumentar os lucros dos traficantes.

Manifestações agudas

As manifestações agudas mais comuns compreendem as infecções da pele e dos tecidos moles, principal causa de internação hospitalar entre os usuários de drogas injetáveis. O mecanismo pelo qual as infecções se estabelecem envolve provavelmente o trauma dos tecidos, o efeito da droga e de seus adulterantes, a isquemia tecidual e a inoculação de bactérias. À medida que as injeções se repetem em um mesmo local, a pele e os tecidos circunjacentes tornam-se mais suscetíveis à infecção. O patógeno mais encontrado é o *S. aureus*, isoladamente ou associado a anaeróbios, e estes são predominantemente de origem oral. O espectro de manifestações é amplo, tanto em relação à manifestação clínica quanto à gravidade. Varia desde abscessos superficiais e inconsequentes até casos potencialmente fatais de fasciite necrosante, passando por celulites extensas e até mesmo a piomiosite, uma rara infecção piogênica e abscedante do músculo esquelético.

O maior fator de risco para a formação de abscessos da pele e dos tecidos moles é o uso da via SC (*skin popping*), que resulta na introdução de substâncias irritativas, e até mesmo bactérias, diretamente nos tecidos. O uso IV, embora implique em outros riscos sistêmicos, impediria a concentração local de irritantes e microrganismos. Seguem-se, em ordem de importância, o uso de agulhas não higienizadas e o emprego da mistura cocaína + heroína (*speedball*).

A candidíase sistêmica representa a infecção micótica mais comum entre os usuários de heroína e pode se manifestar sob a forma de endocardite, endoftalmia e osteíte. A foliculite por *Candida*, praticamente exclusiva desse grupo de pacientes, é morfologicamente semelhante à foliculite bacteriana, porém com algumas características que permitem sua diferenciação: as lesões são dolorosas, a característica mais marcante; acometem preferencialmente couro cabeludo, barba, tronco e região pubiana; as culturas para bactérias são negativas; e as lesões não respondem à antibioticoterapia. A foliculite moniliásica é interpretada como uma localização secundária da candidíase sistêmica, na maioria das vezes transitória. É aventada como provável forma de contaminação a presença da levedura na própria droga, nos limões cujo suco é usado na diluição da heroína marrom, ou mesmo na agulha, já que é hábito corrente entre os viciados umedecê-la com saliva antes da aplicação.

O botulismo transcutâneo é uma paralisia flácida, descendente, potencialmente fatal, desencadeada pela neurotoxina produzida pelo *Clostridium botulinum* que germina nas lesões. Desde 1988, a Califórnia vem vivenciando um aumento dramático nos casos de botulismo transcutâneo, sendo a maioria esmagadora deles em usuários de heroína marrom injetável. Da mesma forma, mais da metade dos casos de tétano notificados na Califórnia entre 1988 e 2000 estava relacionada ao uso de droga injetável.

Entre 1º de abril e 20 de junho de 2000, 62 casos de doença grave, com pelo menos 30 óbitos, foram relatados em usuários de droga injetável no Reino Unido e na República da Irlanda. Todos os pacientes foram admitidos em hospital, ou encontrados mortos, com infecção dos tecidos moles (abscesso, celulite, fasciite ou miosite) no local da injeção, quadro tóxico sistêmico grave ou achado à autópsia de processo tóxico ou infeccioso difuso. A doença estava associada ao uso SC ou IM de heroína, mas não ao uso IV. Em oito casos, isolaram-se espécies de *Clostridium* (*C. novyi* e *C. perfringens*), associados ou não. Algumas características sugerem que esse surto foi decorrente da exposição a um grande lote de heroína contaminada: características clínicas semelhantes, distribuição temporal e geográfica, alta proporção de convívio e uso compartilhado de drogas entre os doentes. O surto foi considerado extinto em agosto do mesmo ano, totalizando 104 casos e 35 mortes. Casos semelhantes foram posteriormente descritos no Canadá e na Califórnia.

Escoriações são comuns, embora não se possa precisar se são consequentes ao prurido induzido pelos narcóticos ou pelos distúrbios psicológicos. Opiáceos podem produzir desgranulação dos mastócitos por mecanismos não imunológicos e, por essa razão, a urticária é queixa relativamente comum nos usuários de heroína. Calcula-se que cerca de 20% dos pacientes que recebem opiáceos no pós-operatório desenvolvam urticária.

Manifestações crônicas

As manifestações dermatológicas crônicas também são comuns e algumas delas são patognomônicas do uso injetável de drogas ilícitas. As cicatrizes resultantes do hábito prolongado de injetar o SC (*skin popping*) são bastante características: relativamente pequenas (de 0,5-3,0 cm de diâmetro), ovais ou arredondadas, em geral múltiplas, levemente atróficas e eventualmente hiperpigmentadas, com aspecto em saca-bocado e dispostas na face extensora dos antebraços e no dorso das mãos – locais preferidos para essa via de administração –, abdome e coxas. Representam, na maioria das vezes, processo cicatricial resultante da resolução de pequenos abscessos, embora possam se instalar na ausência desses (FIGURA 47.35).

O trauma repetido e prolongado das veias termina por produzir cicatrizes lineares, escleróticas e muitas vezes hiperpigmentadas. Tais lesões foram descritas pela primeira vez em 1929 e denominadas *needle tracks* (literalmente, trilhos das agulhas), por se assemelharem a trilhos de ferrovia em seu aspecto retilíneo. A intensidade das lesões e a rapidez com que se instalam dependem do que se injeta e dos adulterantes e diluentes presentes. O quinino, por exemplo, é o adulterante com o maior potencial esclerosante. A hiperpigmentação é decorrência do processo inflamatório, e seu grau depende da cor do indivíduo. Outra possível explicação para esse fenômeno seria a introdução inadvertida da fuligem que se acumula nas agulhas quando são esterilizadas em chama.

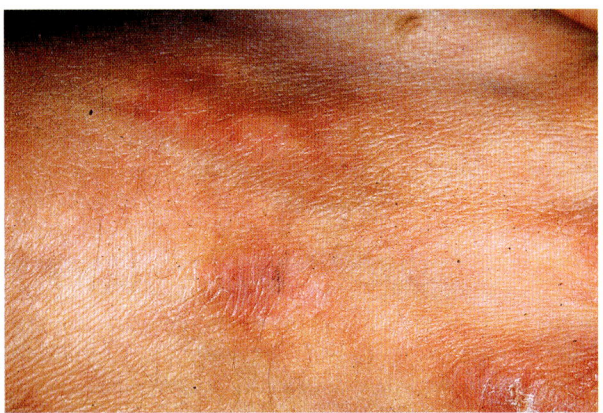

FIGURA 47.35 – Cicatrizes arredondadas, em saca-bocado, pelo uso subcutâneo da cocaína.

A necrose das extremidades é outra consequência dramática do uso injetável das drogas ilícitas. Embora possa ocorrer com qualquer droga, é mais comum nos usuários de cocaína que empregam, deliberada ou involuntariamente, a via arterial. O vasoespasmo prolongado e repetido induzido pela cocaína, potente agente vasoconstritor, e os fenômenos oclusivos gerados pela injeção dos adulterantes, que funcionam com verdadeiros êmbolos, seriam os principais fatores envolvidos na etiopatogênese (**FIGURA 47.36**). Experimentalmente, a injeção SC de cloridrato de cocaína produz paniculite necrosante e necrose vascular em ratos.

Os adulterantes, em especial o talco, são capazes de induzir a formação de granulomas nos locais das injeções ou ao longo do trajeto venoso. Nos pacientes que fazem uso injetável de anfetamina, o próprio talco presente nos comprimidos pode ser responsável pela formação dos granulomas cutâneos.

Maconha e haxixe

Os canabinoides são componentes químicos psicoativos presentes em plantas do gênero *Cannabis*, dos quais o mais potente, dotado de propriedades alucinógenas, é o Δ-9-tetraidrocanabinol, comumente conhecido como THC. Das três espécies existentes (*C. sativa*, *C. indica* e *C. ruderalis*), apenas as duas primeiras produzem altos índices de componentes psicoativos. A *C. indica* é amplamente encontrada no Oriente Médio e na Índia, onde é empregada na produção de haxixe.

Trata-se de planta pouco exigente e de fácil manejo, potencialmente cultivada em qualquer região do mundo, até mesmo em ambientes domiciliares. Dela se extraem três principais formas de drogas: a erva (maconha), obtida pela trituração das folhas, dos caules e das flores, com níveis baixos de THC e geralmente consumida em forma de cigarros; a resina (haxixe), obtida fundamentalmente a partir dos pelos das flores e compactada em blocos, com níveis médios de THC e também consumida em forma de cigarros; e o óleo, com altos níveis de THC, extraído com o uso de solventes como acetona ou metanol, adicionado a cigarros convencionais ou de maconha, ou ainda inalado após aquecido.

Embora a origem seja controversa, é possível que a palavra assassino derive do árabe *hashshashin*, nome com o qual se designava um secto de militantes islâmicos sanguinários e ávidos consumidores de haxixe.

A maconha é, de longe, a droga mais consumida em termos globais. Uma boa parte de sua popularidade entre os jovens se deve à sua aura de droga relativamente inocente, ou droga fraca, de baixo risco e dotada até mesmo de poderes medicinais. Classicamente seus usuários, assim como os consumidores de cigarros convencionais, apresentam maior risco de envelhecimento cutâneo precoce, com acentuada lividez e proeminência das rugas. Existem descrições na literatura de erupção medicamentosa fixa desencadeada por maconha.

Os derivados da *Cannabis*, porém, apresentam muitos dos carcinógenos encontrados no tabaco e, portanto, seriam capazes de atuar como fator de risco para neoplasias malignas de pulmão, vias aéreas superiores, colo e bexiga, entre outros. Um recente e amplo estudo de revisão sugere que variáveis como frequência, modo de uso e duração da exposição sejam analisadas em estudos futuros para maior fidedignidade dos resultados. Tal rigor se justifica em uma época em que alguns países estudam ou já há disponibilização da maconha como agente terapêutico.

Os componentes da *Cannabis* são também dotados de potencial aterogênico, como atesta o crescente número de relatos de casos de arterite em usuários da droga.

Ecstasy

Em 1914, a indústria farmacêutica alemã Merck recebeu a patente da droga 3,4-metilenodioximetanfetamina (MDMA), originalmente um produto químico intermediário que seria utilizado na síntese de droga hemostática. Legalmente comercializada nos Estados Unidos até 1985 e empregada basicamente como adjuvante na psicoterapia, a MDMA, popularmente conhecida como *ecstasy* ou XTC, logo passou a ser consumida em casas noturnas devido a seu efeitos euforizantes e desinibidores. Com a proibição de sua fabricação em muitos países, a droga vendida é sintetizada

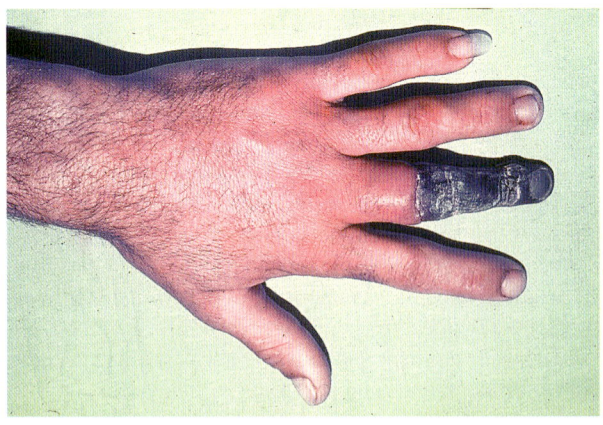

FIGURA 47.36 – Necrose do dedo médio pela injeção intravenosa de cocaína.

em laboratórios clandestinos e contém um grande número de adulterantes como efedrina, pseudoefedrina, cafeína, ácido acetilsalicílico, paracetamol, entre outros.

Classicamente hepatotóxico, o *ecstasy* pode também ser responsável por quadros graves de depressão, síndrome do pânico e psicoses. As primeiras manifestações dermatológicas descritas em usuários compreendiam uma dermatose acneiforme na face, desprovida de comedões abertos ou fechados, e de instalação súbita. Também podem provocar sensações de formigamento resultando lesões cutâneas tipo escoriações neuróticas. Uma possível explicação patogênica para o quadro cutâneo seria um distúrbio no metabolismo dos esteroides sexuais, secundário à hepatotoxicidade da droga, com consequente estímulo das glândulas sebáceas.

Poppers

Os nitritos alquilados compreendem um grande grupo de compostos orgânicos. O mais conhecido deles, o nitrito de amila, tem sido usado há anos para tratamento da angina, enquanto outros são vendidos como componentes de desodorantes de ambiente ou para uso recreacional.

Os nitritos, popularmente conhecidos como *poppers*, promovem o relaxamento muscular, incluindo os esfíncteres vaginal e anal. A vasodilatação que se segue ao relaxamento muscular, fundamento para seu emprego na angina, também é considerada como prolongadora da ereção e do orgasmo, características que tornaram a droga extremamente popular em experiências sexuais, sobretudo entre os homossexuais.

Por serem altamente voláteis, os nitritos podem ser inalados diretamente dos frascos em que são comercializados. Os efeitos imediatos incluem taquicardia, rubor facial e leve cefaleia. Os nitritos podem atuar na pele como desencadeadores de dermatite de contato. A partir do relato inicial de Fisher e colaboradores[16] em 1981, outros trabalhos se seguiram evidenciando a capacidade de sensibilização imediata (urticária de contato) e tardia desses compostos **(FIGURA 47.37)**.

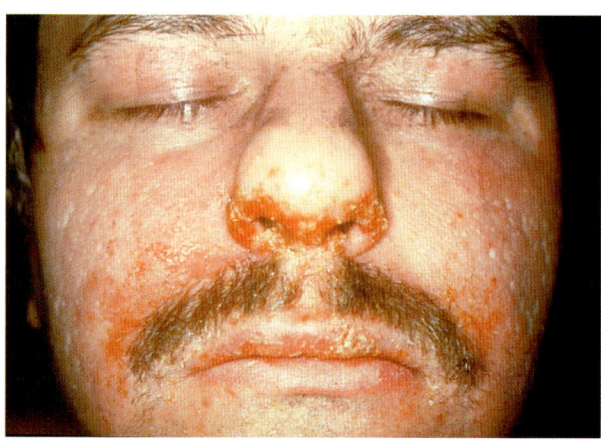

FIGURA 47.37 – Dermatite de contato decorrente da inalação de nitritos (*poppers*).

CAPÍTULO 48

REAÇÕES A AGENTES MECÂNICOS, CALOR E FRIO

AFECÇÕES CAUSADAS POR AGENTES MECÂNICOS

CALO (*CLAVUS*)

O calo é uma área adquirida de hiperqueratose circunscrita que se introduz em forma de cunha na camada malpighiana, atrófica neste nível. Resulta da ação de pressão mecânica sobre área localizada da pele, com formação desta estrutura cônica de queratina, que pressiona a derme papilar, provocando dor.

Patogenia

O calo é causado por irritação mecânica intermitente resultante quase sempre do uso de sapatos inadequados, com componente de predisposição individual, por vícios e/ou problemas ortopédicos. Resulta de mecanismos defensivos da pele, que se espessa em resposta à pressão contra saliências ósseas, particularmente nos pés.

Os calos são mais frequentes em indivíduos idosos e diabéticos ou portadores de outras neuropatias. A probabilidade de deformidade nos pés é maior em idosos, e a diminuição da sensibilidade em neuropatias faz as pressões indevidas exercidas sobre os pés atuarem mais constantemente pela diminuição da sensibilidade dolorosa. A culminância dessa condição é o mal perfurante plantar.

Manifestações clínicas

Lesão pouco elevada, amarelada, dura, inelástica, de 0,5 a 2 cm em diâmetro, localizada em partes proeminentes dos pés, como a face lateral do 5º dedo e a face plantar da articulação metatarsofalângica do 1º pododáctilo. O desbaste da superfície do calo revela um núcleo central homogêneo e translúcido, que é observado com mais frequência em calos plantares. Eventualmente, em esportistas e bailarinos, forma-se calo na extremidade do 2º ou 3º dedos, que se acompanha de distrofias e hemorragia da unha do mesmo dedo. Decorre de choques repetidos da extremidade do dedo contra o calçado pelas múltiplas paradas bruscas que ocorrem durante o desenvolvimento das atividades do indivíduo.

Localiza-se também nos espaços interdigitais dos pés, pela pressão de um dedo sobre o outro (FIGURA 48.1). À palpação, em geral revela pequena saliência óssea responsável pelo calo. Este tipo é considerado mole porque se apresenta macerado pelo calor e pela umidade, apresentando cor branco-acinzentada e dor, em contraste com o anterior, referido como duro.

Calos, com frequência, têm sensibilidade atmosférica, tornando-se dolorosos antes, durante e após temporais.

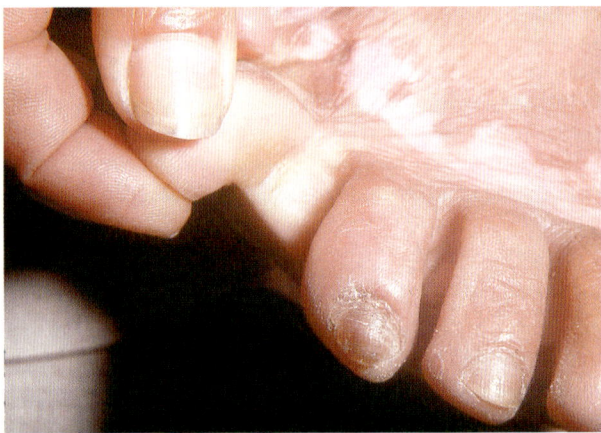

FIGURA 48.1 – Calo interdigital. Queratose e maceração interdigital. Quadro frequentemente confundido com tínea interdigital. Associadamente, lesões de acromia por borracha.

Quando manipulados, podem infectar-se, determinando celulites e, eventualmente, supuração.

Diagnose

Feita pelos aspectos clínicos, eventualmente corroborados pelas atividades do paciente.

A diagnose diferencial com frequência é necessária nas regiões plantares com verrugas plantares – olho de peixe. Estas, em regra, apresentam depressão com docel e centro engelhado e mostram pontilhado escuro, hemorrágico, decorrente de trombose nos capilares da papila dérmica, por vezes revelada somente após desbastamento da hiperqueratose própria da lesão. São bastante dolorosas e têm ao redor uma zona de hiperqueratose periférica, como os calos.

Outra manobra útil na diagnose diferencial entre calo e verruga plantar é feita exercendo-se pressão perpendicular e comprimindo-se lateralmente a lesão. No calo, a dor é maior quando se comprime a formação hiperqueratósica contra a saliência óssea que a originou, enquanto quando a dor é maior a compressão lateral evidencia a verruga, pois, por sua arquitetura quando da compressão lateral, estão sendo comprimidas as papilas onde se situam as terminações nervosas.

Outro diagnóstico diferencial às vezes exigido é de poroma écrino de região plantar.

Tratamento

O primeiro cuidado consiste em prevenir a causa irritativa mecânica pelo uso de calçados adequados, correção de eventuais defeitos ortopédicos e emprego de almofadas ou anéis protetores. Podem ser tratados com emplastros ou colódios de ácido salicílico a 40%, seguidos de remoção, por curetagem ou dessecamento. Os calos interdigitais, particularmente entre o 4º e o 5º dedos, podem necessitar de cirurgia, que consiste na abrasão das espículas irritativas. No calo do 5º artelho, há também saliência óssea que pode necessitar de cirurgia. As técnicas cirúrgicas são referidas no Capítulo 95.

CALOSIDADES

Consideradas hiperqueratoses adquiridas, mais ou menos circunscritas, que em geral ocorrem em áreas de pressão ou fricção das mãos e dos pés.

Manifestações clínicas

Placa de queratose amarelada, pouco elevada, dura, inelástica, de limites imprecisos, sempre mais extensa que os calos, variando de 1 a 5 cm em tamanho, pouco sensível. Diferentemente dos calos, as calosidades não apresentam uma porção central homogênea. Por essa razão, não são dolorosas, o oposto dos calos, a não ser em situações em que se tornam extremamente espessas.

As lesões localizadas nos pés resultam de sapatos inadequados, de vícios de postura ou deambulação, decorrentes de condições ortopédicas – pés chatos, artrites, fraturas e outros.

Nas mãos e em outras localizações, as calosidades são, em regra, causadas pelas atividades profissionais, caracterizando o tipo de trabalho executado. Por vezes, são verdadeiros estigmas profissionais ou são resultado de atividades recreacionais ou esportivas, como as calosidades nas extremidades dos dedos dos tocadores de violão e as calosidades nos joelhos de freiras.

Podem ocorrer fissuras que em geral são bastante dolorosas e, eventualmente, infecção secundária.

Tratamento

Consiste, basicamente, na correção da causa responsável. Outras medidas são indicadas somente quando há dor e desconforto.

Alguns recursos empregados são o uso de pomadas de ácido salicílico de 10 a 25% em apósitos oclusivos ou emplastros salicilatos próprios para calos; raspagem ou curetagem após amolecimento da calosidade em banhos quentes, inclusive com pedra-pomes.

PETÉQUIAS CALCÂNEAS

Denominadas também sufusões hemorrágicas traumáticas puntiformes do calcanhar, hemorragia pós-traumática puntiforme ou calcanhar preto, são uma afecção benigna, localizada na região calcânea e, mais raramente, nos dedos das mãos.

Patogenia

São causadas por hemorragias na camada córnea por traumatismos, principalmente em práticas desportivas.

Manifestações clínicas

Caracterizam-se por lesões pontuadas de cor preta, que podem estar isoladas ou formando grupos (FIGURA 48.2).

Diagnose

A diagnose é clínica, associando-se os aspectos morfológicos às práticas esportivas dos pacientes. À dermatoscopia, observam-se globos negros avermelhados, permitindo a verificação da origem sanguínea das manchas. Excepcionalmente, poderá ser necessária a diagnose diferencial com melanoma maligno e tínea negra plantar e eventualmente tatuagens acidentais.

Tratamento

Não necessitam de tratamento, bastando evitar os traumas.

FOLICULOSE ANSERINA TRAUMÁTICA

São lesões consequentes ao atrito crônico e prolongado da pele local pela pele de outros pontos, como mãos ou joelhos, devido, quase sempre, a hábitos de posturas assumidas constantemente, tais como o apoio do queixo nas mãos ao assistir televisão. Dos doentes descritos, grande número apresentava características atópicas.

Manifestações clínicas

São pequenas placas arredondadas ou alongadas, mal delimitadas, constituídas por pequeninas elevações epidérmicas cônicas levemente hiperqueratósicas, dando sensação de lixa ao toque, eventualmente com leve hiperpigmentação, sem manifestações subjetivas, surgidas geralmente em crianças

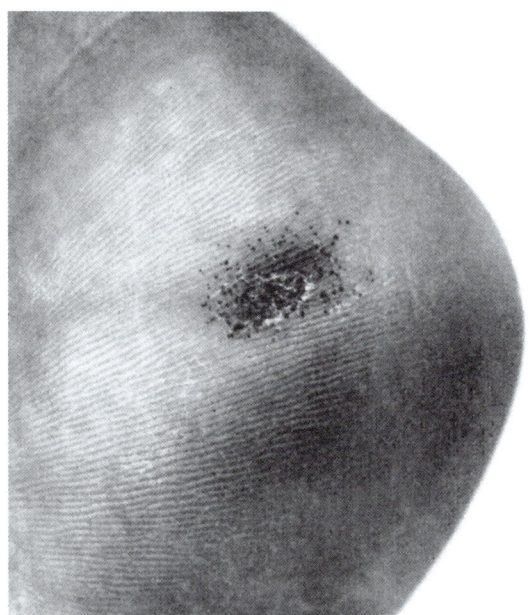

FIGURA 48.2 – Petéquias calcâneas. Lesões puntiformes enegrecidas na região calcânea.

ou jovens, quase sempre nas eminências ósseas do queixo ou do ramo horizontal da mandíbula.

Histopatologia

Histologicamente, há folículos rudimentares com dilatação dos poros foliculares e retenção de material queratótico e um pouco de sebo. Pode ocorrer aparecimento de estrato lúcido e vasodilatação. A denominação foi dada pelo aspecto de pele de ganso (anserina), pela etiologia traumática e por se tratar, essencialmente, de alteração não inflamatória do folículo (foliculose).

Tratamento

A cura é obtida pela eliminação das posições viciosas; corticoides e queratolíticos podem acelerá-la.

ACANTOMA FISSURADO (GRANULOMA FISSURADO)

É um espessamento da pele que surge nas áreas de pressão da armação dos óculos, em particular a região retroauricular e, menos frequentemente, as faces laterais do nariz.

Patogenia

As lesões decorrem de pressão mecânica sobre a pele, que resulta em reação inflamatória. Aparentemente, a pressão crônica estimula a produção de colágeno, que sofre degeneração, surgindo inflamação para sua eliminação.

Manifestações clínicas

Nódulo exofítico ou placa, geralmente unilateral, da cor da pele ou eritematoso, com sulco central que pode ser ulcerado ou fissurado e pelo qual pode haver exsudação. A lesão é dolorosa ao uso dos óculos (FIGURA 48.3).

São descritos casos com localização na porção posterior da vulva, clinicamente apresentando-se como fissuras acompanhadas de prurido, dor, ardor e dispareunia, muitos dos quais foram tratados cirurgicamente. É comum também na gengiva em função de próteses dentárias mal adaptadas.

Histopatologia

Processo inflamatório linfo-histio-plasmocitário granulomatoso com fibrose e hiperplasia pseudoepiteliomatosa.

Diagnose

Pela morfologia e topografia relacionada ao uso de óculos.

O diagnóstico diferencial deve ser feito com carcinoma basocelular, queratose actínica, carcinoma espinocelular e queratose seborreica.

Tratamento

Correção da pressão dos óculos e uso de cremes com corticoides e antibióticos, mas, às vezes, é necessária a remoção cirúrgica da lesão, por não haver resposta ao tratamento clínico.

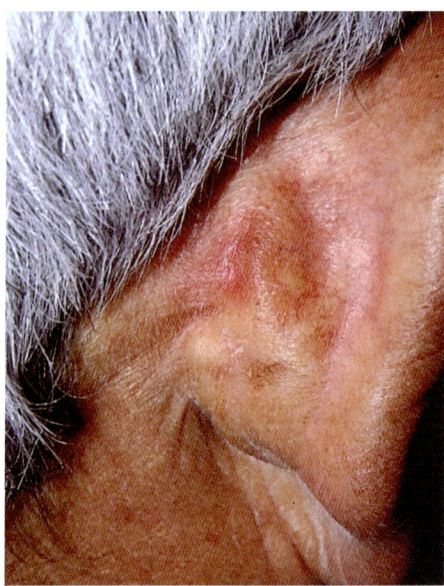

FIGURA 48.3 – Acantoma fissurado. Localização característica: área de apoio da haste dos óculos.

ÚLCERA DECUBITAL

Ver Capítulo 24.

ACNE MECÂNICA

Erupção acneiforme que, na realidade, é uma foliculite oclusiva que se produz em áreas de pressão e fricção, provocando lesões mecânicas do óstio folicular. São fatores contribuidores pressão, calor e oclusão. Ocorre por pressão de roupas apertadas, carneiras de chapéus e bonés, golas altas, mochilas, equipamentos militares ou equipamentos esportivos, ou mesmo pela própria pressão de pele sobre pele, como pode ocorrer, por exemplo, nas áreas da face que o indivíduo apoia com a mão.

Esses processos resistem aos tratamentos habituais de acne, sendo solucionados pela remoção das causas.

PÁPULAS PODAIS PIEZOGÊNICAS

Ocorrem em 10 a 20% da população geral e representam herniações da gordura subcutânea na derme, que aparecem nas faces laterais da região calcânea. São mais comuns nas mulheres em relação aos homens.

Patogenia

A herniação da gordura subcutânea decorre da pressão exercida sobre os pés em indivíduos obesos ou em atletas, em particular corredores de longas distâncias. Provavelmente, existem defeitos nos septos interlobulares ou do tecido conectivo.

Manifestações clínicas

Exclusivamente quando o indivíduo está em pé, observam-se, nas porções laterais das regiões calcâneas, em particular nas faces mediais, pápulas da cor da pele. Muito mais raramente podem ser observadas nos punhos. Histologicamente, observam-se fragmentação do tecido elástico dérmico e herniação do tecido subcutâneo na derme.

A presença frequente das pápulas podais piezogênicas em doentes de síndrome de Ehlers-Danlos sugere a possibilidade de defeito do colágeno nesses doentes.

Nas crianças, a presença desse tipo de pápula na porção medial dos pés é frequente, e essas pápulas não se associam à posição em pé. São mais evidentes no primeiro ano de vida, desaparecendo aos 2 ou 3 anos. Devem ser diferenciadas do hamartoma fibrolipomatoso congênito pré-tibial (autossômico dominante), que atinge a região plantar dos tornozelos bilateralmente e persiste até após a puberdade, sendo histologicamente representado apenas por tecido adiposo.

Essas lesões são completamente assintomáticas, mas, excepcionalmente, por alterações inflamatórias secundárias, podem tornar-se dolorosas.

Tratamento

Não há necessidade de tratamento e, nas formas dolorosas, podem ser tentados dispositivos ortopédicos para impedir a herniação da gordura subcutânea.

Há relatos de uso com bons resultados, em formas dolorosas, de infiltrações de 1 a 2 mL de solução composta por 50% de betametasona e 50% de bupivacaína.

DERMATITE FRICCIONAL DAS CRIANÇAS

A maioria dos casos relaciona-se à atopia. Admite-se que a gênese do processo se relacione à ação do atrito sobre a pele.

Manifestações clínicas

Caracteriza-se pela presença de pápulas esbranquiçadas levemente hiperqueratósicas nos cotovelos, nos joelhos e no dorso das mãos, acometendo crianças e, eventualmente, adolescentes. Pode haver prurido discreto.

Histopatologia

Na epiderme, há hiperqueratose, acantose e pequenos focos de espongiose; na derme superior, há infiltrado linfo-histiocitário discreto.

Diagnose

Clínica, sendo frequente o histórico de antecedentes atópicos. Na diagnose diferencial, pode ser necessária a exclusão de líquen nítido e outras dermatites.

Tratamento

Cuidados com fatores de atrito como tapetes ásperos e areia e uso de corticoides de baixa potência e emolientes.

BOLHAS TRAUMÁTICAS

Resultam do atrito da pele com superfícies, particularmente de calçados ou de instrumentos de trabalho ou dispositivos utilizados em práticas esportivas. Atingem áreas onde a pele é mais aderente, predominantemente regiões plantares, regiões palmares, dorso dos dedos e tornozelos.

As bolhas originam-se na camada malpighiana logo abaixo da camada granulosa. Os queratinócitos mostram edema, e rapidamente iniciam-se mitoses na base da bolha. A diagnose é feita pelas atividades do paciente e pela localização das bolhas. É necessário o diagnóstico diferencial com doenças bolhosas, em particular epidermólises bolhosas, nas quais as bolhas também surgem em áreas de trauma.

Quanto ao tratamento para alívio do desconforto, drenagem asséptica do líquido da bolha; se as bolhas já estiverem rompidas, hidrocoloides podem ser úteis. Na prevenção, pode ser útil o uso de palmilhas para minimizar o trauma mecânico.

AFECÇÕES CAUSADAS PELO CALOR

QUEIMADURAS

Tipo mais frequente de injúria da pele por numerosos agentes térmicos: ação direta do fogo, explosão de gases, líquidos quentes, vapor, metais quentes. As queimaduras podem ser de 1º, 2º e 3º graus. As queimaduras de 2º e 3º graus extensas são acompanhadas por choque e sintomatologia geral, necessitando de internação e tratamento especializado, que, no Brasil, tradicionalmente é da alçada dos cirurgiões plásticos.

- **Queimaduras de 1º grau:** atingem as camadas epidérmicas superiores e manifestam-se por eritema, edema e dor. Não há formação de bolhas e, em poucos dias, a pele se refaz com leve descamação. Evolutivamente, não surgem cicatrizes, mas pode haver hiperpigmentação.
- **Queimaduras de 2º grau:** há destruição da epiderme e de parte da derme. A reepitelização ocorre por restos epiteliais e através dos anexos. As raízes dos pelos permanecem intactas, e a pilificação se refaz. Há eritema, edema, bolhas e erosões ou ulcerações. A cicatrização é mais lenta, mas há *restitutio ad integrum*, embora possa ocorrer discromia com hipo ou hiperpigmentação.
- **Queimaduras de 3º grau:** há destruição total da pele, da epiderme, da derme e dos anexos e, dependendo da intensidade, até de áreas mais profundas, inclusive tecido subcutâneo, tendões, músculos e mesmo ossos podem ser destruídos. Forma-se escara necrótica, que, após eliminada, transforma-se em úlcera com granulação, que evolui para cicatrização por segunda intenção. As cicatrizes de queimadura têm aspecto típico, são irregulares, atróficas e hipertróficas, podendo evoluir para queloide e produzir contraturas com dano funcional. Além disso, as cicatrizes de queimadura podem ser sede de carcinomas espinocelulares tardios.

Tratamento

- **Queimaduras de 1º grau:** imediatamente após a queimadura, a área afetada deve ser tratada com banhos ou compressas de água fria, que aliviam a dor e reduzem o edema. Corticoides tópicos em cremes ou loções podem ser empregados para reduzir os fenômenos inflamatórios.

- **Queimaduras de 2º grau:** as bolhas devem ser esvaziadas sob condições especiais, procurando-se manter o teto da bolha recobrindo a área afetada para servir de proteção. As áreas erodidas devem ser recobertas com gaze vaselinada estéril, e deve-se vigiar a infecção secundária.
- **Queimaduras de 3º grau:** as medidas locais compreendem, inicialmente, o uso de gaze vaselinada estéril e, definidas as áreas de necrose, a realização de debridamento cirúrgico e posterior enxertia.

ERITEMA *AB IGNE*

O eritema *ab igne* ou calórico é uma pigmentação reticulada com telangiectasia e atrofia, que ocorre principalmente no sexo feminino, nas pernas, como resultado de exposições prolongadas e repetidas às radiações térmicas infravermelhas em lareiras e braseiros ou almofadas térmicas ou bolsas de água quente empregadas com frequência (FIGURA 48.4). Pode localizar-se também na região lombossacra e, eventualmente, no abdome, como resultado da utilização de calor para o alívio de dores osteomusculares e viscerais. Ultimamente, têm sido descritos casos de eritema *ab igne* pelo calor gerado por laptops apoiados nas coxas.

Frequente no passado, atualmente é raro e às vezes é sede de carcinomas espinocelulares, havendo também relatos de associação com carcinoma de Merkel após anos de latência.

Histopatologicamente, observa-se atrofia da epiderme, retificação dos cones epiteliais, degeneração hidrópica da camada basal. Na derme, os vasos apresentam-se dilatados, e os feixes colágenos mostram-se afinados e fragmentados com depósito de hemossiderina. Não há elastose solar, mas aumento do tecido elástico. Algumas vezes, há hiperpigmentação e displasia epidérmicas. Na diagnose diferencial, devem ser considerados o livedo reticular e as doenças que podem acompanhá-lo, especialmente a poliarterite nodosa. Às vezes, é necessária a diferenciação com poiquilodermias, linfomas e livedo reticular.

Quanto ao tratamento, casos recentes podem desaparecer por completo com a remoção do fator causal, o que não ocorre com casos de longa duração. Nesses casos, tem-se relatado o uso de tretinoína tópica para certo grau de clareamento e creme de 5-fluoruracil para diminuir atipias em casos com evidências de lesões hiperqueratóticas pré-neoplásicas.

CARCINOMAS INDUZIDOS PELO CALOR

O calor, à semelhança da luz, é um agente cancerígeno. Observa-se o aparecimento de carcinomas, não somente em cicatrizes de queimaduras ou sobre lesões de eritema *ab igne*, mas também em outras condições de exposição térmica crônica decorrente de certos hábitos, como os observados na China, de dormir sobre tijolos aquecidos, o que produz cânceres na região trocantérica da pélvis, ou como na Caxemira, onde as lesões ocorrem no abdome inferior e nas coxas pela utilização de recipientes contendo carvão com finalidade de aquecimento.

ERITROMELALGIA

Ver Capítulo 34.

MILIÁRIA E URTICÁRIA COLINÉRGICA PELO CALOR

São referidas, respectivamente, nos Capítulos 28 e 19.

AFECÇÕES CAUSADAS PELO FRIO

A congelação é encontrada nos climas frios, não ocorrendo em nosso país, a não ser excepcionalmente. Doentes que apresentam sensibilidade ao frio têm os seguintes sintomas, que podem estar isolados ou associados: urticária, livedo reticular, acrocianose, fenômeno de Raynaud, púrpura, oclusões vasculares, que determinam perturbações visuais, auditivas e ulcerações e áreas de gangrena na pele. Podem também existir sintomas gerais como febre, calafrios, anemia hemolítica, hemoglobinúria e infarto pulmonar. O quadro frequentemente é causado por crioproteínas e pode ser devido à presença de crioglobulinas, crioaglutininas, criofibrinogênio e crio-hemolisinas.

PRURIDO HIEMAL

Ver Capítulo 20.

CRIOGLOBULINEMIA

As crioglobulinas são imunoglobulinas que precipitam reversivelmente no frio. Em levantamentos realizados em hospitais,

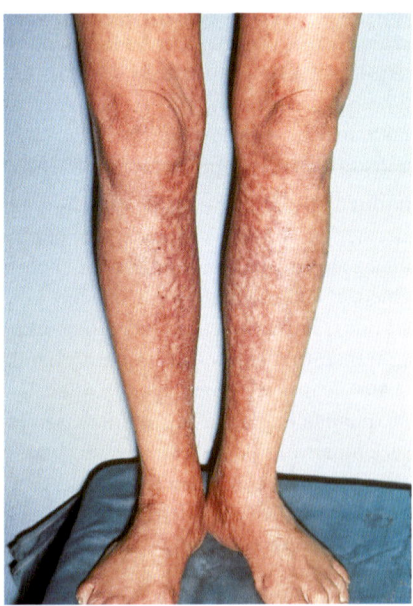

FIGURA 48.4 – Eritema *ab igne*. Pigmentação reticulada com telangiectasias e atrofia nos membros inferiores.

foram detectadas em cerca de 6% dos doentes, e em bancos de sangue, em menos de 3% dos doadores normais. As crioglobulinas exercem sua ação patogênica nos vasos por dois mecanismos: oclusão vascular e vasculites por imunocomplexos.

As crioglobulinas são classificadas em três grupos. As crioglobulinas tipo II e III são ditas mistas, pois envolvem mais de um tipo de imunoglobulina.

- **Crioglobulinas tipo I:** consistem em uma imunoglobulina monoclonal, IgG ou IgM, raramente IgA. Os doentes com crioglobulinemia tipo I têm malignidades hematológicas, mieloma múltiplo ou linfomas de células B e, como manifestação específica da crioglobulinemia, terão vasculopatias oclusivas.
- **Crioglobulinas tipo II:** imunoglobulinas monoclonais, em geral IgG, menos frequentemente IgM e raramente IgA, que precipitam com IgG policlonal.
- **Crioglobulinas tipo III:** imunoglobulinas policlonais que formam crioprecipitados com IgG policlonal ou outras proteínas séricas, que não imunoglobulinas. As crioglobulinemias tipo II e III, anteriormente consideradas essenciais, em geral são secundárias à hepatite C.

Patogenia

A crioglobulina tipo I precipita por exposição ao frio como gel, precipitado flocoso ou cristal. Aparentemente, a exposição a baixas temperaturas produz alterações conformacionais da molécula, que levam à precipitação, sendo a consequência patológica a oclusão vascular. Associa-se a macroglobulinemia de Waldenström, outras doenças linfoproliferativas particularmente leucemia linfocítica crônica e mieloma múltiplo.

Nas crioglobulinemias mistas tipo II e III, há formação de imunocomplexos que ativam complemento, produzindo-se vasculites por imunocomplexos. A crioglobulinemia tipo II associa-se a infecção crônica pelo vírus da hepatite C, síndrome de Sjögren, macroglobulinemia de Waldenström, leucemia linfática crônica, linfomas não Hodgkin, doenças autoimunes e doenças por crioaglutininas.

A crioglobulinemia tipo III associa-se a infecções crônicas, virais (Epstein-Barr, citomegalovírus, HIV, hepatites virais), bacterianas (endocardite bacteriana, hanseníase, espiroquetoses), fúngicas e parasitárias e a doenças autoimunes (lúpus eritematoso sistêmico [LES], artrite reumatoide, doença inflamatória intestinal, cirrose biliar).

Manifestações clínicas

As crioglobulinemias atingem particularmente a pele, os rins, o fígado, o sistema musculesquelético e o sistema nervoso.

As principais manifestações da crioglobulinemia tipo I relacionam-se a hiperviscosidade e trombose e são púrpura, livedo, acrocianose, fenômeno de Raynaud com ulcerações, hemorragias retinianas e tromboses arteriais.

As manifestações das crioglobulinas tipo II e III compreendem artralgias, mialgias, fadiga, doença renal por imunocomplexos, neurite periférica e vasculites cutâneas.

Considerando-se as crioglobulinemias, veja a seguir as manifestações nos vários sistemas.

Alterações cutâneas

As principais manifestações cutâneas são lesões purpúricas ou necróticas retiformes, que ocorrem em surtos espontâneos ou desencadeados por frio, com localização preferentemente acral. As lesões ocorrem em surtos com até 10 dias de duração e em geral não são pruriginosas. Também ocorrem acrocianose, Raynaud, livedo reticular e pode haver lesões de vasculite urticariforme e vasculopatia livedoide.

Na crioglobulinemia tipo I, são mais frequentes fenômeno de Raynaud, acrocianose, necrose, vasculite livedoide. Na crioglobulinemia tipo II, são mais comuns púrpura palpável (com vasculite) nos membros inferiores. Na crioglobulinemia tipo III, são mais comuns as vasculites (**FIGURA 48.5**).

Alterações musculesqueléticas

Artralgias são comuns nas crioglobulinemias tipo II e III, sendo raras no tipo I. Acometem as articulações interfalangeanas proximais e metacarpianas das mãos, e também os joelhos e os tornozelos.

Alterações renais

Ocorrem em 5 a 60% dos doentes. Na crioglobulinemia tipo I, são raras e decorrem de tromboses; nas crioglobulinas tipo I e II, são consequência de depósitos de imunocomplexos. Clinicamente, resultam em proteinúria, hematúria, síndrome nefrótica ou glomerulonefrite e podem causar insuficiência renal.

Alterações pulmonares

Ocorrem nas crioglobulinemias mistas e caracterizam-se por infiltrados pulmonares intersticiais que levam a dispneia, tosse e dor pleural.

Outras alterações

Os sintomas neurológicos ocorrem preferentemente nas crioglobulinas mistas e são polineuropatias sensitivo-motoras periféricas. As artrites são raras, sendo mais frequentes as artralgias. Nas formas associadas às hepatites, poderá haver hepato e esplenomegalia e alterações funcionais hepáticas. Podem ainda ocorrer alterações oculares e gastrintestinais.

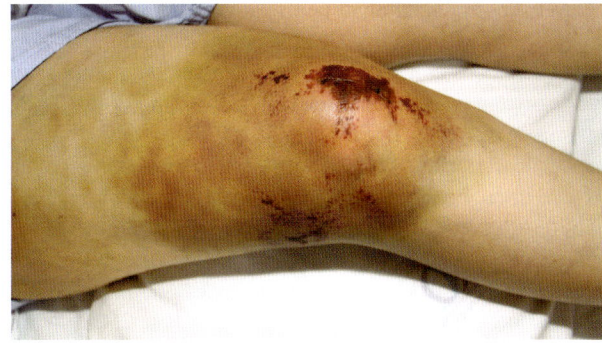

FIGURA 48.5 – Púrpura crioglobulinêmica. Livedo, púrpura e necrose superficial.

Histopatologia

Na crioglobulinemia tipo I, são observados fenômenos oclusivos dos vasos, embora possa haver vasculite leucocitoclástica, provavelmente secundária à necrose e à ulceração. Nas formas mistas, observa-se vasculite leucocitoclástica, e à imunofluorescência detectam-se imunoglobulinas e complemento em 50% dos casos.

Diagnose

É clínica, com base nos aspectos morfológicos e nas comorbidades associadas, laboratorial, pela demonstração das crioglobulinas, e histopatológica. Na diagnose diferencial, devem ser considerados a síndrome do anticorpo antifosfolipídico e as embolias por colesterol, as colagenoses e, em formas discretas, o eritema pérnio.

Tratamento

O tratamento é da doença primária. Nas crioglobulinemias associadas e hepatite C, têm sido relatados bons resultados com rituximabe. Nas formas idiopáticas, são empregados anti-inflamatórios não esteroides nos casos em que o problema são as artralgias e a fadiga. Nas formas mais graves, são empregados corticoides e imunossupressores como ciclofosfamida e azatioprina.

CRIOAGLUTININEMIA

As crioaglutininas normalmente são encontradas em baixo título. Seu aumento pode ocorrer em várias doenças: infecções virais (pneumonias atípicas primárias por *Mycoplasma*, mononucleose, hepatite e infecções por HIV), tripanossomíases, linfomas, macroglobulinemia de Waldenström, policitemia vera, LES, cirrose, bronquiectasias, malária. Podem ocorrer, ainda, formas idiopáticas não associadas à doença de base.

Clinicamente, ocorre acrocianose ou fenômeno de Raynaud, anemia hemolítica e hemoglobinúria ao frio. Podem ocorrer ulcerações e necrose das extremidades, das orelhas e do nariz.

CRIO-HEMOLISINAS

Diferem das crioaglutininas pelos antígenos e anticorpos envolvidos e pela capacidade de ativar complemento.

Podem ocorrer na sífilis congênita ou terciária ou podem ser de origem não sifilítica, em associação com viroses como sarampo e caxumba, podendo ainda ser idiopáticas. Clinicamente, ocorrerão, quando de exposições ao frio, hemoglobina livre na urina, fraqueza, dispneia, taquicardia, palidez, náusea, vômitos, diarreia e cólicas. Na pele, podem surgir urticária, acrocianose e fenômeno de Raynaud. Fisiopatologicamente, ocorreria adesão das hemolisinas às hemácias em temperaturas inferiores a 20 °C e, com o reaquecimento a 25 °C, seria produzida hemólise. Os casos de origem sifilítica respondem ao tratamento da doença, e as formas associadas a vírus sofrem remissão espontânea paralelamente à cura da virose. As formas idiopáticas, raras, não mostram tendência à remissão.

CRIOFIBRINOGENEMIA

Raramente é idiopática ou primária e, nesse caso, costuma ser assintomática. Mais frequentemente, ocorre em estados de proliferação celular, necrose, inflamação aguda e crônica e alterações da coagulação. Assim, as criofibrinogenemias secundárias podem estar associadas a um grande número de condições patológicas: neoplasias (particularmente o carcinoma de próstata, podendo anteceder em meses as manifestações clínicas do tumor), linfomas, mieloma múltiplo, Hodgkin, leucemia linfática crônica. As criofibrinogenemias secundárias podem, ainda, estar associadas a infecções, gravidez normal ou estados de pré-eclampsia, doenças difusas do tecido conectivo, como LES e esclerodermia sistêmica progressiva, e uso de anticoncepcionais.

Clinicamente, as criofibrinogenemias traduzem-se por intolerância ao frio e manifestações trombo-hemorrágicas. A intolerância ao frio se expressa por urticária ao frio, fenômeno de Raynaud, livedo reticular e fenômenos necróticos acrais. As manifestações trombo-hemorrágicas são variáveis: epistaxe, petéquias e equimoses, sangramento gastrintestinal, tromboflebites e tromboflebite migratória. Os fenômenos de ordem trombo-hemorrágica ocorrem, em geral, nas criofibrinogenemias secundárias a doenças subjacentes graves, especialmente neoplasias.

No tratamento da criofibrinogenemia primária, relatam-se bons resultados com fibrinolíticos como o estanazolol; nas formas secundárias, o tratamento é o da doença de base.

URTICÁRIA AO FRIO

Ver Capítulo 19.

Existem duas formas: familiar e adquirida.

1. **Forma familiar:** rara, de herança autossômica dominante, surge nos primeiros anos de vida. Cerca de 30 minutos após exposição ao frio, surgem as lesões, não somente do tipo urticariforme, mas também exantemáticas, sugestivas de erupção medicamentosa. Além disso, as lesões não são pruriginosas, mas dolorosas. O teste do gelo é negativo. O mecanismo envolvido não parece ser imunológico, pois não se consegue transferência de hipersensibilidade ao frio pelo soro; histopatologicamente, a urticária ao frio familiar se aproxima mais das vasculites alérgicas com fenômenos inflamatórios mais intensos do que na urticária comum. Admite-se a possibilidade de fatores humorais gerados na pele exposta ao frio atuarem sobre os vasos.

2. **Forma adquirida:** as lesões costumam ser urticariformes. O teste do gelo é positivo e, em mais de 50% dos casos, a transferência passiva pelo soro é possível. Assinale-se a existência da urticária ao frio como manifestação de crioglobulinemia, criofibrinogenemia e crioproteinemia no decurso de enfermidades como sífilis, colagenoses e neoplasias.

PERNIOSE (ERITEMA PÉRNIO)

A perniose ou eritema pérnio é uma dermopaniculite que ocorre devido à resposta exagerada ao frio em indivíduos suscetíveis. Predomina em jovens, crianças e adolescentes. É frequente nas zonas frias e temperadas, ocorrendo ocasionalmente nas subtropicais durante invernos mais rigorosos. Excepcionalmente, pode representar sintomas de crioglobulinemia e com frequência ocorre em pacientes que apresentam acrocianose ou eritrocianose.

Patogenia

O eritema pérnio resulta da interação de distúrbios autonômicos da função vascular e baixas temperaturas, sendo ainda bastante importante a umidade. Pode ocorrer associadamente a lúpus eritematoso e síndrome do anticorpo antifosfolipídico, e tem sido descrito em associação com leucemia mielomonocítica crônica e mieloma múltiplo. Em crianças, pode estar associado à crioglobulinemia ou à crioaglutininemia ou criofibrinogenemia. Há casos relacionados ao medicamento anti-inflamatório sulindaco.

Manifestações clínicas

As lesões localizam-se nas mãos e nos pés, atingem eventualmente as orelhas e o nariz, e manifestam-se nos meses frios.

Há um quadro de eritema cianótico e edematoso, frio ao tato, nas áreas atingidas, que pode ser difuso ou apresentar lesões individualizadas papulosas e até nodulares **(FIGURA 48.6)**. Nos casos mais graves, podem ocorrer ulcerações ou fissuras que facilmente infeccionam. Ocasionalmente, observa-se hiper-hidrose.

Há, subjetivamente, adormecimento ou queimação, em particular após exposição ao frio, das áreas atingidas, com prurido ou formigamento, às vezes doloroso, após aquecimento.

Histopatologia

O exame histopatológico da perniose revela dois tipos:

1. **Perniose do tipo superficial:** intenso edema da derme papilar com infiltrado mononuclear perivascular importante na derme superior poupando a derme papilar edematosa. Há edema difuso da parede dos vasos sanguíneos. Pode haver infiltrado mononuclear na parede dos vasos remanescente de uma vasculite linfocitária.
2. **Perniose do tipo profundo:** o infiltrado intenso perivascular estende-se através da derme e do tecido celular subcutâneo. Os vasos sanguíneos demonstram alterações semelhantes à forma superficial.

Diagnose

Clínica e histopatológica, sendo a histologia mais importante na exclusão de outras doenças, pois é relativamente inespecífica. Na diagnose diferencial, devem ser lembradas as lesões tipo eritema pérnio do LES, a acrocianose e a eritromelalgia e alterações sanguíneas relacionadas ao frio, sendo necessária a investigação laboratorial das crioglobulinas, das crioaglutininas e da criofibrinogenemia. Outra diagnose diferencial cabível é com o lúpus pérnio da sarcoidose.

Tratamento

Deve ser evitada exposição ao frio, com o uso de proteção adequada (luvas). Cremes com corticoides, aplicados após exposição, podem ser úteis.

Vasodilatadores eventualmente podem ser indicados, em especial ácido nicotínico, pentoxifilina e, mais recentemente, nifedipina na dose de 20 mg três vezes/dia, que resolvem a maioria dos casos, mas que podem, no entanto, provocar cefaleia e eritema como efeitos adversos.

ACROCIANOSE

Ver Capítulo 34.

ERITROCIANOSE

Ver Capítulo 34.

LIVEDO RETICULAR

Ver Capítulo 34.

FENÔMENO DE RAYNAUD E DOENÇA DE RAYNAUD

Ver Capítulo 34.

ESCLEREMA *NEONATORUM*

Ver Capítulo 32.

NECROSE GORDUROSA SUBCUTÂNEA DO RECÉM-NASCIDO

Ver Capítulo 32.

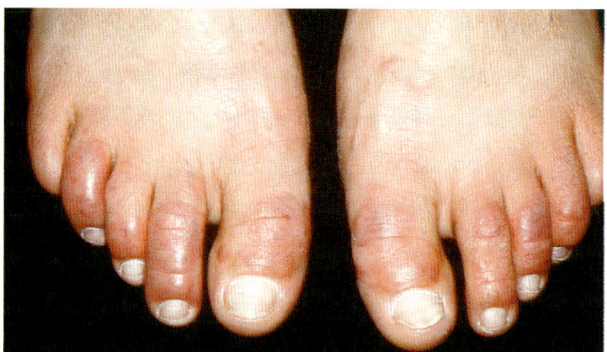

FIGURA 48.6 – Eritema pérnio. Placas eritematocianóticas edematosas no dorso dos dedos dos pés.

CAPÍTULO 49

FOTODERMATOSES

As fotodermatoses são quadros cutâneos causados ou influenciados pela luz solar, com alterações inflamatórias (fotodermites) ou degenerativas.

O conhecimento da interação entre a luz e a pele é fundamental para a compreensão dos mecanismos patogênicos das doenças causadas pelas radiações lumínicas, para melhor embasamento científico da fototerapia, bem como das medidas de fotoproteção. Tais medidas são de grande importância na profilaxia do câncer cutâneo e do fotoenvelhecimento.

O espectro eletromagnético é extremamente amplo e, como a velocidade da luz é invariável, a frequência tem proporção inversa ao comprimento da onda (velocidade da luz = frequência × comprimento de onda). Como mostra a **FIGURA 49.1**, o espectro eletromagnético tem comprimentos de onda desde 10^{-24} m (raios γ) até 10^7 m, ou seja, 10.000 km (ondas de rádio). O espectro da radiação solar é amplo, desde os raios cósmicos (ultrarraios X ou raios de Millikan), que, aparentemente, cruzam o espaço interplanetário em todas as direções até as radiações do infravermelho (**FIGURA 49.2**).

As radiações de menor comprimento de onda, de até 290 nm, não atingem a superfície terrestre, pois são absorvidas pelo oxigênio e ozônio atmosféricos. Portanto, a radiação ultravioleta e a radiação da luz visível situadas entre 290 e 760 nm, constituem o espectro fotobiológico que atinge o ser humano, com o ultravioleta entre 290 e 400 nm e a luz visível (violeta, azul, verde, amarelo, alaranjado e vermelho) entre 400 e 760 nm. Além desse limite, até 17.000 nm, está o infravermelho, que é um indutor de calor. A luz visível excita a retina com a formação de imagens pela absorção da radiação pela rodopsina.

As radiações UVC de 200 a 290 nm são absorvidas na estratosfera e não atingem o solo, mas existem lâmpadas que emitem radiação de 254 nm que são empregadas para purificação do ar e da água pelo seu efeito germicida. Essas radiações são absorvidas pelo DNA e podem ser letais para bactérias e células epiteliais. Na manipulação dessas lâmpadas, deve se evitar a exposição da pele e dos olhos pelo risco de mutações e queratites.

As fotodermatoses são, na grande maioria, devidas ao ultravioleta (UV) que compreende: a UVB de 290 a 320 nm, a UVA II de 320 a 340 nm, e a UVA I de 340 a 400 nm. As radiações UVA representam 95% das radiações UV que atingem a terra. As radiações UVB representam 5% das radiações UV e 0,5% das radiações que atingem a Terra. Essa quantidade depende de algumas variáveis como hora do dia, estação do ano e condições atmosféricas.

Dentro de cada faixa do espectro das radiações há variações na atividade biológica. Radiações da UVB de 297 nm são muito mais eritemogênicas do que as radiações de 313 nm que são mais fotocarcinogênicas. A UVB *narrow band* de 312 nm é mais efetiva em fototerapia do que outros comprimentos de onda do espectro da UVB. Na faixa do UVA as radiações de 320 a 340 nm (UVA II) são mais lesivas à pele do que UVA I (340-400 nm). A UVB causa eritema, pigmentação e principalmente alterações que induzem ao câncer cutâneo; a UVA de maior penetração, além da pigmentação, envelhecimento cutâneo e alterações que induzem o câncer, é a principal indutora de fotossensibilidade.

Além da radiação solar, existem fontes artificiais de radiação UV, lâmpadas incandescentes, lâmpadas de xenônio, lâmpada de mercúrio, lâmpadas de quartzo, lâmpadas fluorescentes, lâmpada para fototerapia, *lasers* e a lâmpada de Wood utilizada em dermatologia para fins diagnósticos.

MECANISMOS DE AÇÃO DAS RADIAÇÕES ULTRAVIOLETAS E DA LUZ VISÍVEL SOBRE A PELE

As propriedades ópticas da pele interferem no destino das radiações UV. Ao atingir a pele, as radiações UV e a luz visível são em parte refletidas na camada córnea e em outras camadas epidérmicas e também são dispersas. Parte das radiações é absorvida, alterando a condição energética de algumas moléculas e resultando no surgimento de novas substâncias, os fotoprodutos que produzirão alterações bioquímicas nas células que levarão a alterações fisiológicas e patológicas da pele. As substâncias com capacidade de absorção das radiações são denominadas cromóforos, presentes na epiderme e na derme. Os principais cromóforos da pele são queratinas, melanina, tirosina, triptofano, histidina, porfirinas, hemoglobina, carotenos, DNA, RNA, ácido urocânico e outras substâncias. Tanto a dispersão como a absorção variam de acordo com o comprimento de onda da radiação. Uma vez absorvida a radiação, a molécula adquire mais energia e pode alterar-se originando um fotoproduto.

A capacidade de absorção dos vários cromóforos é variável, e cada molécula apresenta absorção máxima para um determinado comprimento de onda. Assim, a absorção máxima de radiação para o DNA ocorre com o comprimento de onda de 260 nm enquanto para o ácido urocânico ela se dá com 280 nm. Quando as moléculas de um cromóforo absorvem radiação, saem de seu estado energético básico por modificações na distribuição dos elétrons pela ação dos fótons e passam ao chamado estado de excitação energética, inicialmente para o chamado estado de excitação "singlet" que dura apenas nanossegundos. Pode, então: retornar ao seu estado energética básico emitindo fluores-

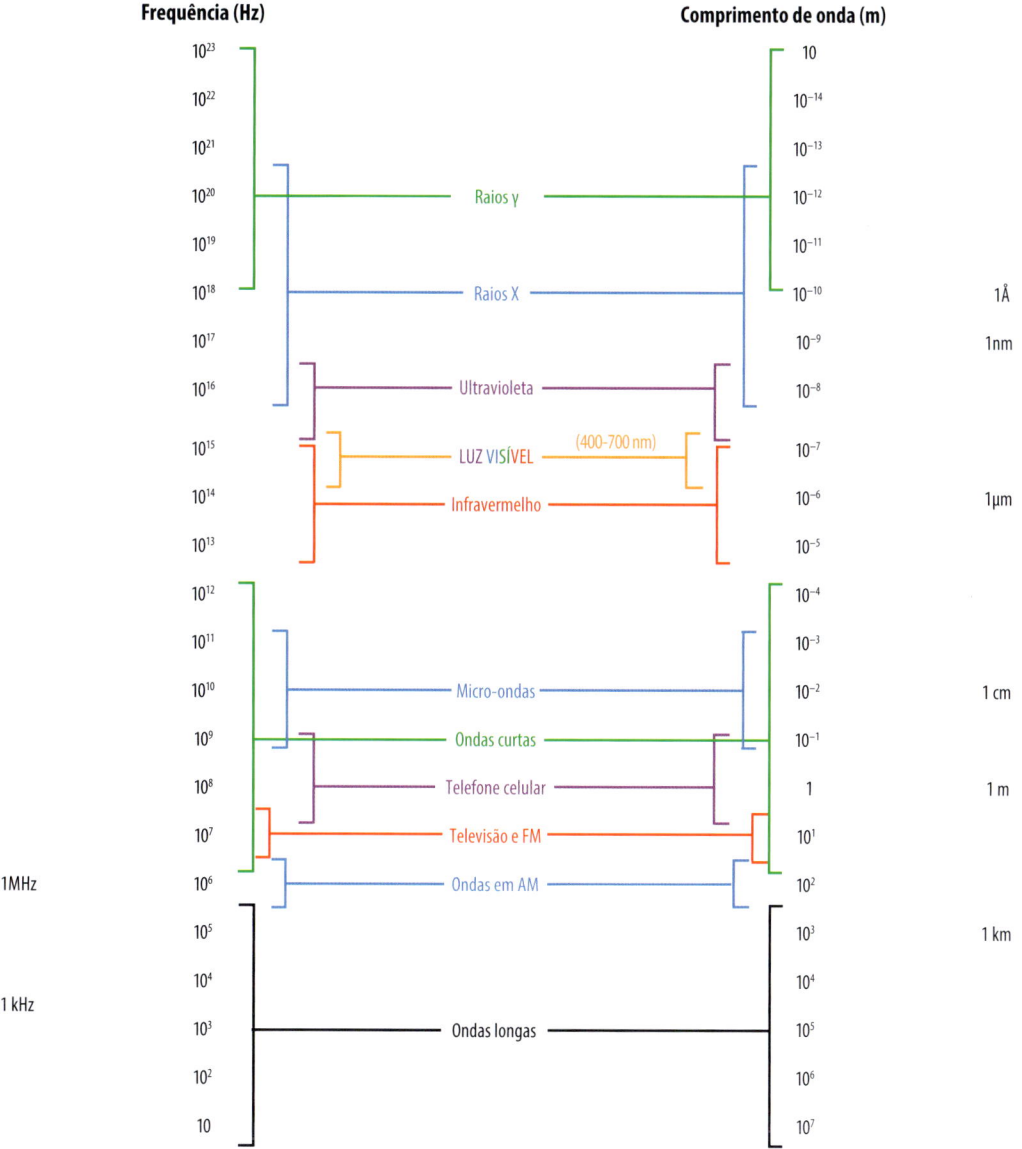

FIGURA 49.1 – Espectro eletromagnético.
Hz, 1 ciclo por segundo; 1 Å, 10^{-10} (0,0000000001) m; kHz, 1 mil Hz; 1 µm, 10^{-6} (0,000001) m; MHz, 1 milhão Hz; 1 nm, 10^{-9} (0,000000001) m.

cência ou calor; por meio de reação química, formar um fotoproduto; ou, ainda, passar a um estado energético com menor energia o chamado estado triplet que pode durar mais tempo, microssegundos. Esse estado pode também levar a reações químicas ou reverter ao estado energético básico emitindo fosforescência.

Os fotoprodutos se formam em geral quando o acréscimo de energia à molécula leva à ligação covalente com outras moléculas da célula. Por exemplo, quando a pele de um doente que recebeu psoralênico recebe UVA, o aumento do estado energético do psoraleno permite que se ligue à citosina ou à timina de uma base pirimidínica, resultando ligação entre psoraleno e DNA, que é tóxica à célula e impede sua proliferação, um dos objetivos do tratamento da psoríase.

EFEITOS NORMAIS DAS RADIAÇÕES ULTRAVIOLETA E DA LUZ VISÍVEL SOBRE A PELE

Reações imediatas

Eritema ou queimadura solar

É uma reação aguda, que consiste na formação de eritema e edema, com dor local, e, nos casos mais intensos, vesiculação e formação de bolhas. As lesões cutâneas dependem basicamente da intensidade da radiação e do tipo de pele, que tem condicionamento genético. Os indivíduos de pele clara reagem com maior intensidade a menores doses de UV que os de pele escura **(TABELA 49.1)**.

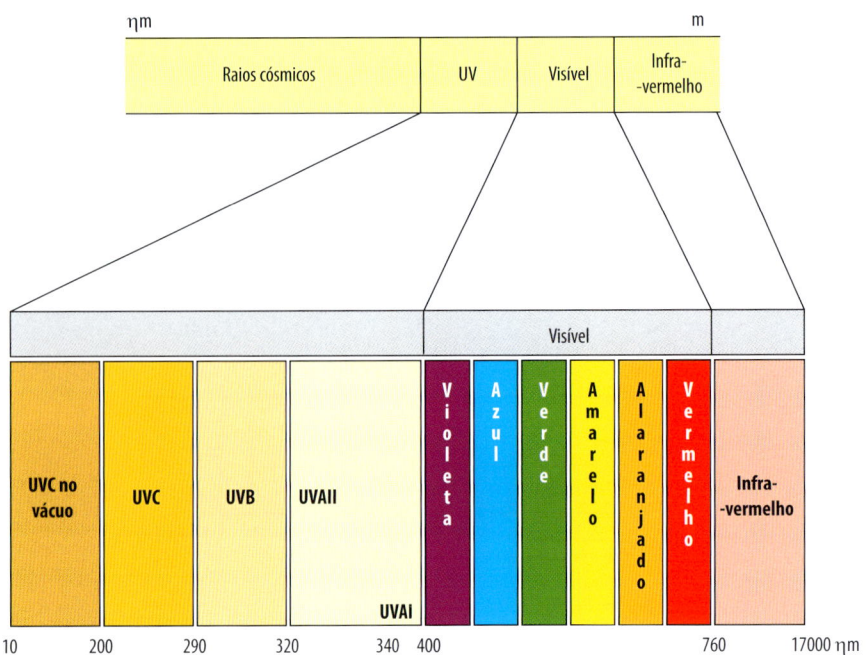

FIGURA 49.2 – Espectro solar eletromagnético.

O eritema inicia-se após um período de latência de 2 a 7 horas, quando a pele é exposta a uma dose única e intensa de radiação, persistindo por horas ou dias. A intensidade máxima do eritema ocorre por volta de 12 a 24 horas, declinando em seguida. Em casos intensos, acompanha-se de calor, dor e edema. Essa reação resulta da ação direta da absorção do UVB e por ação da UVA diretamente sobre os vasos da derme, determinando vasodilatação e eritema sem interferência de mediadores. Admite-se como fenômeno inicial fotodano ao DNA pelo UVB que determina aumento da produção epidérmica e sérica de citocinas com aumento das moléculas de adesão celular, infiltrado neutrofílico e mononuclear e aumento de prostaglandina E2 e óxido nítrico. O desenvolvimento dessa cadeia de reações explica o tempo de latência necessário ao aparecimento do eritema e a participação das prostaglandinas explica a diminuição ou retardo do aparecimento das lesões por fármacos inibidores desses mediadores como ácido acetilsalicílico e indometacina

Histologicamente, há espongiose na epiderme e, à exceção da exposição ao UVA, surgem as chamadas *sunburn cells* células em apoptose provocada pela radiação UV. Na derme há vasodilatação, edema e infiltrado neutrofílico e mononuclear. O aumento da dose de radiação diminui o período de latência e aumenta a persistência da reação eritematosa. A menor dose de radiação capaz de produzir eritema é a chamada dose eritematosa mínima, de bastante utilidade prática em testes e no estabelecimento de fototerapia.

Tratamento

No eritema ou queimadura solar, consiste no uso de compressas de líquido de Burow diluído a 1:40 ou de pasta d'água ou de um creme diluído de corticoide e sedativos por via oral,

TABELA 49.1 – Tipos de pele – sensibilidade e reação ao ultravioleta

Tipo	Cor	Sensibilidade	Reação	
			Queimadura	Pigmentação
I	Branca-clara	Muito sensível	Sempre queima	Nunca pigmenta
II	Branca	Muito sensível	Quase sempre queima	Pigmenta raramente
III	Morena-clara	Sensível	Raramente queima	Pigmenta quase sempre
IV	Morena-escura	Pouco sensível	Nunca queima	Sempre pigmenta
V	Parda	Pouquíssimo sensível	Nunca queima	Sempre pigmenta
VI	Preta	Insensível	Nunca queima	Sempre pigmenta

se necessário. Nas formas mais intensas, corticoide por via sistêmica. Nas queimaduras graves, analgésicos, manutenção do equilíbrio hidreletrolítico, antibióticos e hospitalização, quando indicada. Quando houver formação de bolhas, drená-las, perfurando com agulha. Não remover o teto da bolha.

As medidas profiláticas contra a queimadura solar incluem a necessidade da exposição gradual e o uso de tópicos que absorvem UVB. A maior parte dos filtros solares existentes atualmente são efetivos na profilaxia do eritema, que é provocado pela UVB. Algumas fórmulas protetoras são referidas no Capítulo 92.

Pigmentação solar

Pode ser imediata ou tardia:

- **Pigmentação imediata:** o bronzeamento pigmentar imediato ou fenômeno de Meirowsky inicia-se após alguns minutos da exposição solar, atinge o máximo durante a exposição e desaparece gradualmente nas horas subsequentes. Discreta hiperpigmentação pode ser reconhecida até 24 horas após a exposição. É mais evidente em indivíduos morenos ou pardos. O espectro responsável é a UVA e a luz visível, particularmente até 450 nm. A pigmentação solar imediata é devida à foto-oxidação da melanina pré-formada e à transferência de melanina dos melanócitos para os queratinócitos.
  Após a exposição às radiações UV, observa-se que os melanócitos dispõem-se agrupados em posição supranuclear na camada basal com a finalidade de proteger o núcleo e, portanto, o DNA, das mutações induzidas pelas radiações UV.
- **Pigmentação tardia:** o escurecimento da pele pode ser notado a partir do 3º dia. Decorre de um aumento da produção de melanina, encontrando-se aumento em número, tamanho e atividade dos melanócitos. Estudos experimentais demonstram que a ativação do *p53* pelo dano ao DNA estimula a produção de pró-opiomelanocortina que gera por clivagem alguns produtos, entre os quais o hormônio melanoestimulante alfa (α) que se liga ao receptor 1 da melanocortina e estimula a síntese de melanina. A capacidade de adquirir a pigmentação é racial, genética e maior na tez escura. O desaparecimento da pigmentação tardia pode ocorrer em meses ou anos conforme características individuais. A pigmentação tardia depende principalmente do UVB, mas há participação do UVA e espectro visível (até 500 nm).

A profilaxia da pigmentação pode ser feita com modernos fotoprotetores de amplo espectro com substâncias orgânicas e inorgânicas que absorvam a luz UVA, além da UVB.

A queimadura solar e a pigmentação dependem do tempo de exposição e do tipo de pele.

Hiperplasia

Horas ou dias após a exposição ao UVB ou UVC, observa-se hiperplasia da pele representada por aumento da espessura da epiderme, particularmente do estrato córneo, provavelmente para maior proteção às exposições subsequentes.

Foto-onicólise

É observada em alguns indivíduos, provavelmente determinada pela UVA, admitindo-se a possibilidade de fotossensibilização a substâncias endógenas como as porfirinas, mas também pode ser desencadeada por substâncias exógenas como certos fármacos, por exemplo: tetraciclinas, fluoroquinolonas, quinina e clorazepato, entre outras. A lamina ungueal atua como lente concentrando a energia das radiações UV no leito ungueal.

Síntese da vitamina D

As radiações UVB convertem o 7 de-hidrocolesterol em pré vitamina D3 que é isomerizada a colecalciferol (vitamina D3).

Sensação de bem-estar

A exposição solar sempre esteve ligada ao bem-estar geral. Essa observação parece ser fundamentada pela verificação de que um dos produtos de clivagem da pró-opiomelanocortina (cuja produção é estimulada pelas radiações UV) é uma betaendorfina.

Miliária solar

descrita por Padilha-Gonçalves, caracteriza-se pelo aparecimento de pequenas pápulas, encimadas eventualmente por vesículas puntiformes ou crostículas serosas, hemáticas ou sero-hemáticas. Surgem alguns dias após exposição solar intensa, no tórax, principalmente na porção superior, abdome e membros superiores. Não aparece nas áreas cobertas pela roupa de banho.

A pele está eritematosa ou pigmentada (eritema ou pigmentação solar) ou seca e descamativa (xerodermia solar). Há prurido moderado e sensação de picadas.

Clinicamente, deve ser distinguida da miliária (ver Capítulo 28) na qual, pela ação do calor, surgem lesões vesiculosas ou vesicopapulosas, e da acne solar, em que as lesões são pápulas foliculares e com a qual pode, eventualmente, estar associada.

Reações tardias ou crônicas

Constituem um grupo de alterações cutâneas crônicas causadas pela exposição da pele à luz solar no decurso dos anos. São denominadas de distrofias involutivas cutâneas e dependem do tipo e cor da pele e do tempo de exposição.

Pseudoporfiria

Semanas de exposição a fontes artificiais de UVA ou mesmo a exposição excessiva ao sol com fotoprotetores potentes para UVB podem determinar o aparecimento de quadros semelhantes às porfirias, com fragilidade cutânea, bolhas e cicatrizes atróficas superficiais. Provavelmente, esses quadros ocorrem em função de fotossensibilidade a substâncias fotoativas endógenas, mas também podem ser provocados por inúmeras substâncias: naproxeno, antibióticos betalactâmicos, ácido mefenâmico, ciclosporina, furosemida, etretinato, anticoncepcionais orais, tetraciclinas e voriconazol.

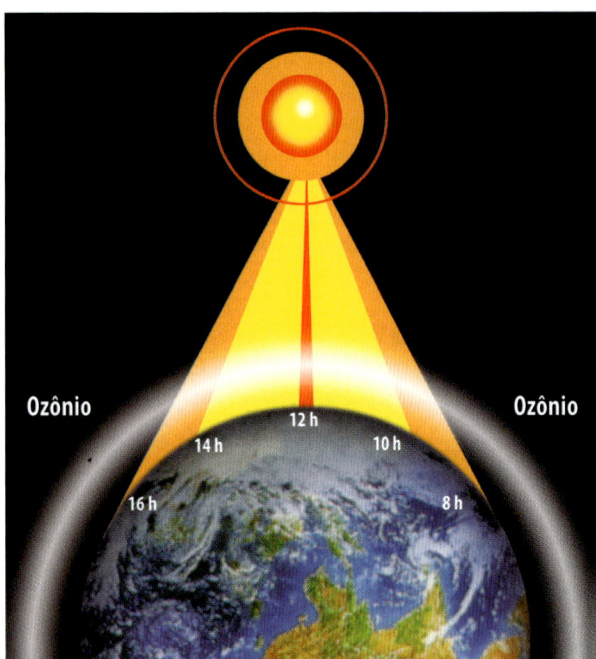

FIGURA 49.3 – Entre 10 horas e 14 horas, a luz solar atravessa uma menor faixa de ozônio e contém maior quantidade de UVB.

Pele fotolesada ou fotoenvelhecida

A exposição contínua à radiação solar ou a fontes artificiais de radiação UV, pela ação cumulativa, determina uma série de alterações que caracterizam a pele fotolesada ou fotoenvelhecida. Essas alterações podem surgir a partir da 3ª década, consoante o tipo de pele e grau de exposição e se acentuam com a exposição continuada à radiação solar, com a atuação epidérmica e dérmica da UVB e dérmica da UVA. Resultam alterações clinicamente caracterizadas pelo afinamento da pele cuja cor adquire tonalidade ligeiramente amarela, aparecimento de pregas e rugas, telangiectasias, flacidez, pigmentação moteada e comedões. Surgem as lesões de melanose solar, queratose solar e eventualmente carcinomas. O tratamento da pele fotolesada ou fotoenvelhecida é exposto a seguir, sendo fundamental a fotoproteção.

Fotocarcinogênese

Envolve fundamentalmente as radiações UVB e, em grau menor, as radiações UVA como indutoras do câncer cutâneo não melanoma e com menor influência no melanoma. As radiações UV alteram o DNA levando à formação de dímeros da timina e geram espécies reativas de oxigênio.

Quando essas alterações moleculares levam a mutações do gene *p53* (que são encontradas na pele fotolesada, nas queratoses actínicas e no câncer cutâneo), os queratinócitos tornam-se resistentes à apoptose e entram em atividade mitótica sem que haja reparo do DNA. Originam-se os carcinomas espinocelulares e também ocorrem mutações do *p53*, mais tardiamente nos carcinomas basocelulares esporádicos. Mutações do gene *PTCH* originam carcinomas basocelulares e recentemente detectaram-se mutações do gene *PTEN* induzidas por radiação UV em melanomas de doentes com xeroderma pigmentoso.

Da mesma forma, o oxigênio reativo contribui para a resistência à apoptose, e a imunossupressão induzida pelas radiações UV também favorece o desenvolvimento dos tumores cutâneos.

Melanose solar

Também conhecida, inapropriadamente, como lentigo senil ou manchas da senilidade, é causada por um aumento do número e da atividade dos melanócitos. São manchas de cor castanho-clara a escura que surgem na face, mãos, antebraços, decote e outras áreas expostas **(FIGURAS 49.4 E 49.5)**. Na diagnose diferencial, podem ser cogitadas queratoses actínicas e queratoses seborreicas incipientes.

Histologicamente observa-se aumento dos cones epiteliais, aumento de células pigmentadas na camada basal sem atipias e, na derme aumento de melanófagos que imuno-histoquimicamente demonstra-se serem dendrócitos dérmicos FXIIIa positivos.

O seu aparecimento depende do tipo de pele e do período de exposição ao sol. O tratamento pode ser feito com aplicações curtas e leves de nitrogênio líquido, neve carbônica, *laser*, ácido tricloroacético, eletrofulguração superficial, com cautela evitando cicatrizes.

Queratose solar

Também chamada de **queratose actínica** ou **senil**, caracteriza-se por apresentar lesões queratósicas, rugosas, com escamas amareladas ou acastanhadas, finas, aderentes, secas, podendo apresentar discreto eritema. Estão geralmente associadas à melanose solar e, como esta, ocorrem no dorso das mãos, face, antebraços, decote, orelha externa, couro cabeludo em indivíduos calvos, ou seja, nas áreas expostas. São alterações dos queratócitos referidas no Capítulo 74, sobre tumores cutâneos.

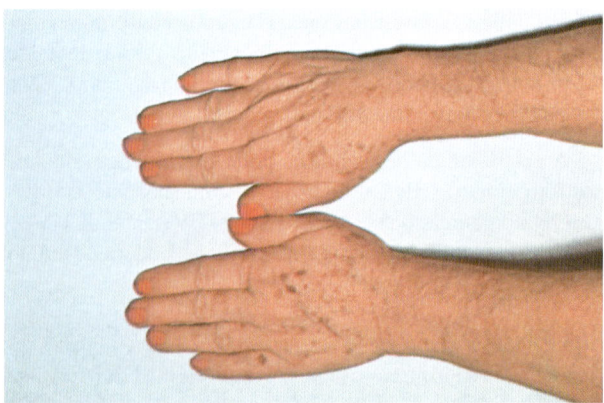

FIGURA 49.4 – Melanose solar.

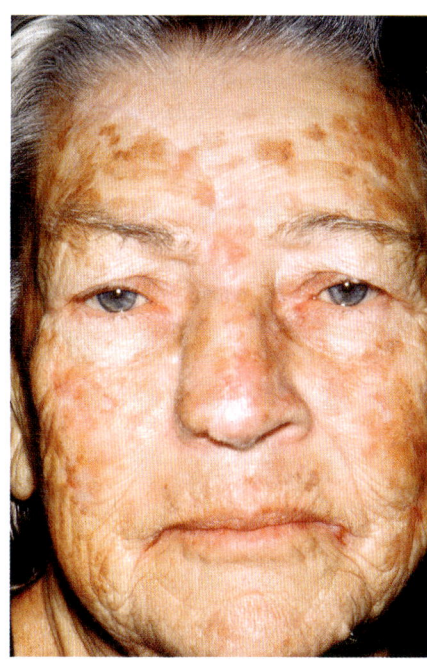

FIGURA 49.5 – Melanose solar. Grande quantidade de manchas hiperpigmentadas acastanhadas na face.

Elastose solar

Conhecida como *peau citrine*, é uma alteração caracterizada por espessamento de consistência coriácea, cor amarelada e superfície sulcada como casca de laranja. É causada pela degeneração de fibras elásticas e colágenas da pele pela ação da luz solar. Há uma forma de localização solitária na nuca, denominada "cútis romboidal da nuca" **(FIGURA 49.6)**. Outro aspecto é encontrado na face, associando as alterações descritas com cistos e comedões. É a elastose com cistos e comedões (síndrome de Favre-Racouchot).

Poiquilodermia solar

Caracteriza-se pelo reticulado telangiectásico nas faces laterais do pescoço e região infra-hióidea, poupando área triangular na região supra-hióidea. É comum em indivíduos de cútis clara **(FIGURA 49.7)**.

Leucodermia solar

É quadro bastante frequente, denominado também de "leucodermia gotada" ou "sarda branca". São manchas acromi-coatróficas com 2 a 5 mm de tamanho, localizadas em áreas expostas, particularmente nos antebraços e pernas, associando-se frequentemente à melanose solar e queratose solar **(FIGURA 49.8)**. São devidas à exposição prolongada e repetida à luz solar, surgindo geralmente na 3ª década de vida, em maior ou menor número conforme o tipo de pele e o grau de exposição solar. Não há tratamento exceto recursos cosméticos, aconselhando-se evitar a exposição à luz solar ou a proteção, para não haver o agravamento do quadro.

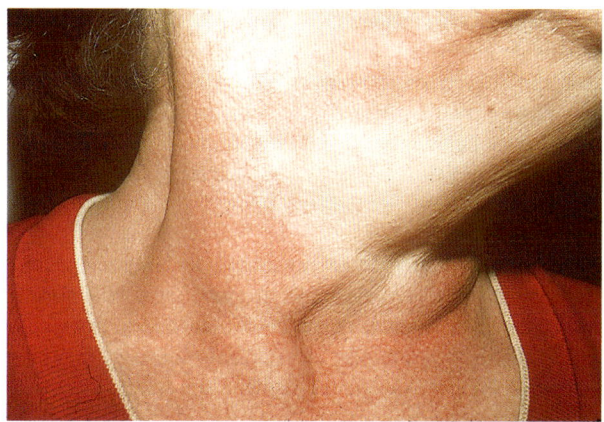

FIGURA 49.7 – Poiquilodermia solar. Aspecto telangiectásico reticulado nas faces laterais do pescoço e região infra-hióidea.

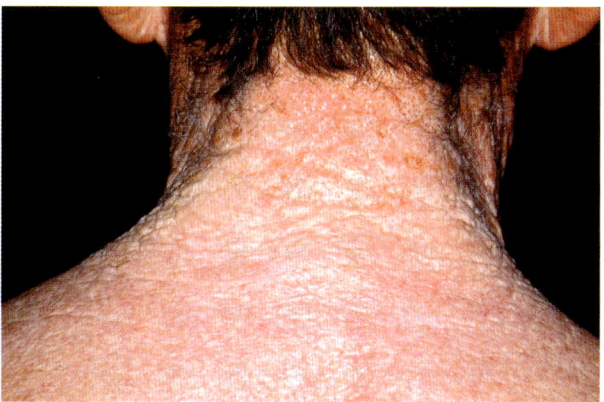

FIGURA 49.6 – Cútis romboidal. Pele amarelada, espessa, com sulcos configurando losangos, na região do pescoço.

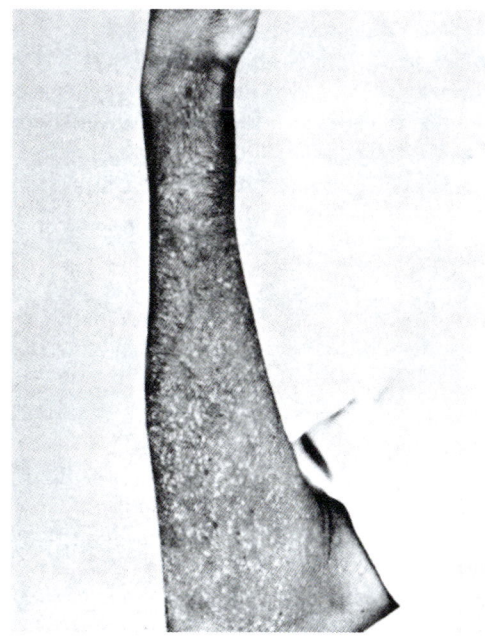

FIGURA 49.8 – Leucodermia gotada solar. Lesões disseminadas.

Mílio coloide

O mílio (milium) coloide caracteriza-se por numerosas pápulas de 1 a 2 mm de tamanho, arredondadas, céreas ou acastanhadas, que podem estar agrupadas formando placas papulosas. Ocorre em áreas expostas à luz solar, particularmente na face e dorso das mãos. Inicia-se em geral no adulto, podendo, entretanto, de acordo com o tipo de cútis e o grau de exposição solar, surgir na infância ou adolescência **(FIGURA 49.9)**. Há uma apresentação mais rara do que a forma clássica que é dita nodular que se apresenta sob a forma de nódulos ou pequenas placas. Também, uma forma juvenil hereditária, autossômica dominante que se admite decorrer de especial suscetibilidade genética à luz. Existe uma forma pigmentada relacionada ao uso prolongado de hidroquinona que, às vezes, se associa à ocronose exógena. Quanto à patogenia, admite-se tratar-se de degeneração do tecido elástico induzida pela luz. O exame histopatológico é característico, revelando, na derme papilar, massas de material coloide, eosinofílico e homogêneo. Na diagnose diferencial, são consideradas a sarcoidose, lipoidoproteinose e protoporfiria. Não há tratamento, exceto evitar a exposição solar, mas existem relatos de sucesso relativo com crioterapia, YAG *laser* de érbio e terapia fotodinâmica.

Xerodermia solar

Estado de secura da pele, acompanhado de descamação, observado nas pessoas que se expõem continuadamente ao sol. Pode estar acompanhada de melanose, leucodermia, poiquilodermia ou queratose solar. O tratamento consiste em proteção antissolar e uso de cremes ou óleos umectantes.

EFEITOS DAS RADIAÇÕES LUMÍNICAS SOBRE A IMUNIDADE

A radiação UVB tem efeitos imunossupressores. Esse fato foi experimentalmente demonstrado quando se observou que tumores induzidos por UVB transplantados a ratos singênicos não expostos a UVB sofriam rejeição. O tratamento desses animais com imunossupressores ou baixas doses de UVB impede a rejeição dos tumores, demonstrando o efeito supressivo dos UVB na imunidade.

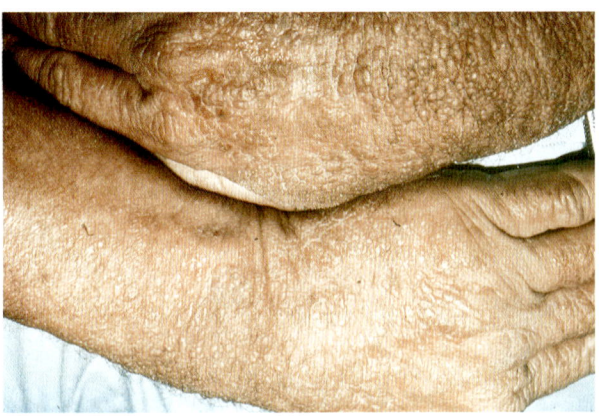

FIGURA 49.9 – Mílio coloide. Pápulas agrupadas formando placas no dorso das mãos.

Da mesma forma, os raios UVB suprimem a indução ou o desencadeamento de dermatites de contato por sensibilização em modelos animais. Também se verificou alteração das respostas imunes a infecções bacterianas, virais e micóticas pela radiação UVB. Observa-se imunossupressão local, pois ocorre impedimento das dermatites de contato por hipersensibilidade quando se irradia a área de aplicação do antígeno com radiação UVB. Também há imunossupressão sistêmica, pois as respostas de sensibilização apresentam-se diminuídas mesmo em áreas não expostas à radiação. Em animais há nítida influência de alguns genes na intensidade da imunossupressão pelo UVB.

As radiações UVB atuam sobre múltiplos alvos moleculares de várias células, mastócitos, queratinócitos, células de Langerhans, macrófagos e linfócitos.

As radiações UVB modificam a expressão das moléculas de superfície dos queratinócitos e induzem a síntese de inúmeras citocinas, IL-1, IL-6, IL-8, IL-10, TNF-α e PGE2. Entre essas citocinas, a IL-10 e o TNF são imunossupressores potentes. A resultante desses fenômenos é a produção de fatores solúveis imunossupressores. Esse fato é demonstrado experimentalmente pela supressão de reações de hipersensibilidade em camundongos pela utilização de sobrenadantes de queratinócitos irradiados. As radiações UV danificam o DNA, formando-se dímeros de ciclobutano de pirimidina. Esses dímeros de pirimidina formam-se nos queratinócitos e nas células Langerhans, diminuindo sua capacidade de apresentação de antígenos. Essa mesma ação é exercida pelo TNF-α e pela IL-10 sobre as células de Langerhans. Além disso, as radiações UV levam à diminuição significativa e até mesmo ao desaparecimento dessas células nas áreas irradiadas. Paralelamente, observa-se seu aumento nos linfonodos regionais, indicando que as radiações UV estimulam a migração das células de Langerhans. A IL-10 diminui a produção de citocinas Th1, especialmente interferon gama e, portanto, as radiações UV convertem a resposta Th1 dos linfócitos em Th2.

As radiações UVB induzem a produção de PAF pelos queratinócitos, provavelmente determinando aumento da produção de cicloxigenase 2, PGE2, IL-4 e IL-10. A produção de IL-10 pode ser revertida pela IL-12 que inibe a imunossupressão induzida pelas UVB provavelmente por reparar o DNA irradiado permitindo às várias células envolvidas a normalização de suas funções.

Os macrófagos CD11b+ infiltram as áreas irradiadas pela UVB e produzem IL-10 contribuindo desta forma para a imunossupressão induzida por UVB.

Considerando-se a imunossupressão pelas radiações UV, compreende-se que a fotocarcinogênese compreende dois fenômenos simultâneos o fotodano ao DNA, originando mutações que originam queratinócitos neoplásicos e a imunossupressão produzidos pelas radiações UV, facilitando a progressão desses queratinócitos proliferantes a carcinomas.

FOTODERMATOSES

São reações patológicas às radiações UV ou ao espectro visível e podem ser de provável natureza autoimune ou podem decorrer de fotossensibilidade que pode ser exógena ou endógena.

Fotodermatoses por sensibilização

Compreendem dois quadros polares do ponto de vista clínico e etiopatogênico: fototoxicidade e fotoalergia.

A fototoxicidade é consequente a dano tecidual direto por agentes fototóxicos e radiação UV, enquanto a fotoalergia envolve fenômenos imunológicos.

Fototoxicidade

Aumento da reatividade cutânea à luz ultravioleta sem base imunológica.

Patogenia

A absorção da radiação pelo fotossensibilizante leva esta molécula a estado de excitação energética, geralmente *triplet* que pode atuar por duas vias: reação tipo I e tipo II. Na reação tipo I, há transferência de um átomo de hidrogênio da molécula em estado de excitação energética para o fotossensibilizante com formação de radicais livres, resultando na produção de peróxidos e radicais hidroxila que lesam as células.

Nas reações tipo II a transferência da energia liberada para o oxigênio leva à formação de oxigênio *singlet* que oxida aminoácidos e ácidos graxos insaturados, formando-se hidroxiperóxidos que lesam a célula.

A fototoxicidade provocada por porfirinas, quinolonas, tetraciclinas, furosemide, imipramina, amitriptilina e sulfoniluréias decorre de reações fototóxicas fotodinâmicas.

As radiações UV podem originar fotoprodutos que lesam as células. É o que ocorre com tetraciclinas, clorpromazina, fenotiazinas, anti-inflamatórios não esteroides.

Outras vezes, as moléculas energeticamente excitadas ligam-se covalentemente a uma molécula em estado energético básico. É exemplo a ligação do psoralênico com as bases pirimidínicas do DNA.

Às vezes, o mecanismo de injúria tissular envolve mediadores dos mastócitos, proteases de polimorfonucleares, como nas reações fototóxicas por clorpromazina, tetraciclinas e porfirinas.

A interação de fotossensibilizantes com as radiações UV também pode provocar apoptose, mecanismo da utilização da terapia fotodinâmica no tratamento de tumores e lesões pré-neoplásicas.

Clinicamente, a fototoxicidade aguda manifesta-se por eritema inicial após período de latência de horas ou dias, pigmentação e, por vezes, formação de vesículas ou bolhas. A hiperpigmentação final é variável e pode permanecer por longo tempo. A intensidade da doença dependerá da quantidade de radiação, tipo de pele, local da exposição e concentração da droga. O quadro manifesta-se somente no local irradiado, ocorrendo na primeira exposição. Há lesão do DNA celular, das organelas citoplasmáticas e da membrana celular. No nosso meio, o sumo e suco de frutas cítricas contendo compostos furocumarínicos são os maiores responsáveis por esse tipo de fotodermatose.

Grande número de substâncias é capaz de provocar fototoxicidade, a maioria delas com espectro de absorção no UVA com exceção de sulfas e ranitidinas, cujo espectro de absorção é UVB. Quanto aos corantes, as porfirinas e a fluoresceína têm seu espectro de absorção na faixa da luz visível.

Fotoalergia

Aumento da reatividade cutânea à luz UV com base imunológica. É uma resposta de hipersensibilidade tardia tipo IV. Geralmente, é provocada por UVA que absorvida por fotoalérgeno modifica a molécula permitindo sua ligação com uma proteína, formando-se um antígeno completo a partir do qual estabelecem-se os mesmos mecanismos das dermatites de contato alérgicas. Os compostos que mais frequentemente causam esse tipo de fotoalergia são salicilanilidas, clorpromazina, ácido paraminobenzoico e sulfas. Essa resposta pode ocorrer somente em pequeno número de indivíduos, desde que previamente sensibilizados por fármacos e radiação adequada.

O quadro clínico é eczematoso, ocorrendo eritema, edema, infiltração, vesiculação e, nos casos mais intensos, bolhas de localização predominante nas áreas expostas, podendo haver evolutivamente discreta disseminação, em baixa intensidade, para áreas não expostas. Diferentemente da fototoxicidade, a hiperpigmentação pós-inflamatória não é significativa. Alguns casos cronificam-se como dermatites actínicas crônicas.

Histologicamente, há espongiose da epiderme e, na derme, infiltrado inflamatório linfo-histiocitário.

As principais diferenças entre fototoxicidade e fotoalergia estão na **TABELA 49.2**. Ressalte-se que há formas de difícil caracterização quanto ao tipo de fotossensibilidade, eventualmente com intervenção de ambos os mecanismos. Ocasionalmente, podem ser feitos fototestes.

Fototestes

O fototeste e o fototeste de contato são exposições de pequenas áreas à luz artificial com o objetivo de reproduzir a lesão dermatológica clinicamente observada e a determinação do comprimento de onda responsável pela fotodermatose. Deve ser exposto o dorso ou outro local não comumente sujeito à radiação solar.

- **Fototeste:** consiste na exposição à luz, com o objetivo de determinar a dose de energia e o comprimento de onda capazes de produzir eritema ou manifestações como edema, urticas, pápulas ou vesículas, imediatamente ou após alguns dias da exposição. Do ponto de vista prático, aplicam-se frações menores da Dose Mínima Eritematosa, previamente estabelecida para o tipo de fonte artificial usada e pele do indivíduo testado.

- **Fototeste de contato:** é feito usando-se as drogas suspeitas de causar fotoalergia por contato com o objetivo de identificar a substância específica responsável pelo quadro. Pode-se usar a droga suspeita diluída a 1% e/ou bateria de testes padronizada para fototestes de contato. Basicamente, o teste é feito em duplicata no dorso do paciente e na retirada de um dos testes aplicados depois de 48 horas, irradiamos com UVA com fluência de 10 J/cm^2. Após a irradiação, retira-se também o teste duplicado e

TABELA 49.2 – Diferenciação entre fototoxicidade e fotoalergia

Reações	Fototoxicidade	Fotoalergia
Reação possível na primeira exposição	Sim	Não
Período de incubação	Não	Sim
Alteração química do fotossensibilizador	Não	Sim
Quadro clínico	Eritema solar e hiperpigmentação	Morfologia variada, eritema, edema, vesiculação e bolhas
Reação a distância	Não	Sim
Reação persistente à luz	Não	Sim
Reação cruzada com substâncias estruturalmente relacionadas	Infrequente	Frequente
Sensibilização cruzada com agentes usados para fototeste de contato	Não	Possível
Concentração de droga para produzir reação	Elevada	Baixa
Incidência	Alta	Usual/baixa
Espectro de ação	Similar ao espectro de absorção	Espectro mais longo que o da absorção
Transferência passiva	Não	Possível
Teste de estimulação dos linfócitos	Não	Possível
Teste de inibição da migração dos macrófagos	Não	Possível

faz-se a primeira leitura que será repetida na área sem irradiação e na área irradiada nas 96 horas seguintes.

Os comprimentos de onda responsáveis pela fotoalergia situam-se na faixa do ultravioleta longa (UVA).

As fontes usadas no fototeste de contato, do ponto de vista prático, são lâmpadas fluorescentes com espectro de emissão entre 290 e 350 nm que apresentam pico em 320 nm e lâmpadas negras (luz negra) com emissão entre 320 e 420 nm, sendo o pico em 360 nm e deve ser usado vidro simples de 3 mm de espessura como filtro, para eliminar os comprimentos de ondas curtas produtores de eritema. O teste é positivo quando há reprodução da lesão dermatológica apresentada pelo doente.

Principais substâncias fotossensibilizantes

Psoralênicos

São compostos heterocíclicos, furocumarínicos, altamente difundidos no reino vegetal, encontrados com maior frequência nos frutos de rutáceas, particularmente limoeiros, além de leguminosas e moráceas. A reação mais frequente é de fototoxicidade, depende de oxigênio molecular, sendo, no entanto, por vezes, inibida por esse elemento. Os psoralênicos de modo geral, quando irradiados por UVA, ligam-se à timidina do DNA, retardando a síntese do ácido nucleico. O espectro de ação, principalmente na produção de eritema, situa-se entre 320 a 380 nm e a absorção máxima *in vitro* encontra-se entre 250 a 300 nm. Experimentalmente, consegue-se reproduzir a **fitofotodermatose** em 95% dos indivíduos, com a aspersão de sumo de limão após irradiação com luz negra, cujo espectro de emissão do banco de lâmpadas situa-se na faixa de 370 nm. Os psoralênicos são usados no tratamento do vitiligo desde a antiguidade e, atualmente, associados à UVA, vêm sendo empregados no tratamento da psoríase. Na psoríase, o psoralênico mais efetivo por via oral é o 8-metoxipsoraleno (PUVA).

Sulfas

Fotoalergia frequente em nosso meio pelo emprego de pós ou pomadas contendo compostos sulfamídicos. O quadro clínico é de eczema nas áreas expostas. Experimentalmente, em voluntários e, depois, em doentes com fotoalergia por compostos sulfamídicos, foi verificado que o produto 4-hidroxiaminobenzeno sulfamida, resultante da oxidação da sulfa, é o responsável pela fotoalergia. O espectro desencadeante da reação alérgica situa-se na faixa de 320 a 350 nm, podendo o quadro dermatológico ser mantido mesmo quando a luz incidente atravessa o vidro da janela. Esse fato permite admitir que radiações com comprimento de onda mais longo podem manter a fotoalergia.

Diuréticos

Os diuréticos derivados da sulfonilamida, como clorotiazida e hidroclorotiazida, podem produzir fotoalergia. As reações situam-se em áreas expostas, sendo o quadro clínico similar ao de eritema solar. Os comprimentos de onda responsáveis pelo processo situam-se entre 275 e 320 nm, portanto, dentro do espectro eritrogênico.

Sulfonilureias

Os agentes hipoglicemiantes derivados das sulfas produzem reação eritematosa e edematosa com formação de bolhas em áreas expostas. O fototeste de contato reproduz a lesão no seu todo. Os compostos responsáveis pela maioria dos casos são a tolbutamida e a cloropropamida. O quadro dermatológico depende da luz UVA.

Fenotiazídicos e anti-histamínicos

Vários tranquilizantes derivados de fenotiazídicos produzem fotoalergia. A cloropromazina é o mais comum além da mepazina, trimeprozina e prometazina **(FIGURA 49.10)**. O mecanismo da fotoalergia dessas substâncias é controvertido. Alguns autores consideram a reação como de fototoxicidade pelo fato de haver necessidade, para a reação, de grandes doses de energia radiante.

Nos indivíduos sensibilizados pela cloropromazina, o eritema ocorre 24 horas após a exposição à luz UV e depois de 6 a 9 dias, estende-se além da área de fototeste de contato. Esses fatos fazem supor que o mecanismo de sua ação é semelhante ao das sulfas, em que há oxidação do produto inicial, sendo o subproduto o responsável pela reação. Os anti-histamínicos tópicos são responsáveis, em nosso meio, por grande número de casos de fotoalergia, principalmente a prometazina (Fenergan®). É importante salientar que os anti-histamínicos podem produzir reações cruzadas com tranquilizantes.

Tetraciclinas

A demetilclortetraciclina é a substância produtora de fotossensibilidade, provavelmente pela presença de um átomo de cloro nas proximidades de um radical metila; no entanto, outros derivados da tetraciclina, como a doxiciclina e a oxitetraciclina também produzem quadros de fotossensibilidade.

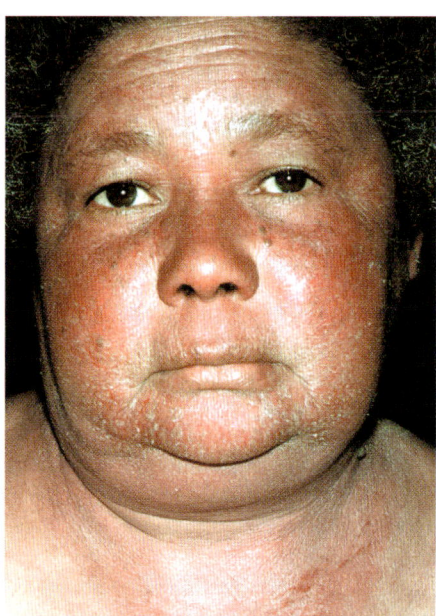

FIGURA 49.10 – Fotossensibilização. Eritema, edema e descamação na face e no V do decote.

A maioria dos autores, devido ao quadro clínico e à dose de energia necessária para promover a reação, classifica como fototoxicidade, podendo, todavia, haver fotoalergia. O espectro de ação localiza-se na faixa de 200 a 320 nm; há, contudo, trabalhos experimentais com aplicação intradérmica, demonstrando respostas eritematosas nas faixas entre 350 e 420 nm.

Griseofulvina

Pode ocorrer, em doentes tomando griseofulvina, eritema exagerado, quando expostos a elevadas doses de luz solar. A existência de quadro de porfiria induzida pela griseofulvina é discutível.

Salicilanilidas halogenadas e derivados

São substâncias usadas como bactericidas e antifúngicos, nas mais variadas apresentações dermatológicas e para higiene pessoal. Indubitavelmente, essas substâncias são de alto poder de fotossensibilização, estando proibido o uso em vários países. Aproximadamente, 92 compostos foram descritos como fotossensibilizantes, todos com elevado poder germicida. As salicilanilidas e seus derivados têm alto poder de penetração na pele, daí sua ação e desvantagens. Pela grande capacidade de se combinar com proteínas da pele, há grande possibilidade de produzir reações fotoalérgicas.

Outras substâncias

Os ciclamatos e a sacarina podem produzir eritema solar exagerado como também erupções eczematosas. O ácido nalidíxico tem sido apontado como substância produtora de fotoalergia, quando o doente se expõe a grande intensidade de radiação solar. O quadro clínico é predominantemente bolhoso, persistindo por semanas, mesmo na ausência da substância.

Tratamento

Na fototoxicidade e fotoalergia, a medida mais importante é a não exposição ao sol. Na fototoxicidade, na fase eritematosa, procede-se à limpeza local e aplicação tópica de cremes ou loções de corticoides. Na fase de pigmentação, a conduta é expectante, pois, após um período de 2 a 3 semanas, há descamação sem deixar sequelas. Quando há formação de bolhas, corticoides tópico associado a antibiótico para prevenir possíveis infecções secundárias.

No tratamento da fotoalergia, além da não exposição a qualquer tipo de radiação luminosa, emprega-se o corticoides por via sistêmica. O não reconhecimento da fotoalergia e dos fatores agravantes pode tornar o doente reator persistente à luz.

Reação persistente à luz

Mesmo quando a substância fotossensibilizadora é excluída, a reação cutânea ocorre quando há exposição à luz. Esse fenômeno pode ocorrer tanto em reações de fototoxicidade como de fotoalergia. Nas reações de fototoxicidade, esse fenômeno é mais comum com tiazídicos, quinina, quinidina e amiodarona provavelmente por persistência da substância fototóxica. Nas reações de fotoalergia a persistência crônica do processo ocorre mais comumente com salicilanilidas halogenadas, cetoprofeno, dioxiprometazina, quinidina entre outras substâncias. Nesses casos, admite-se que a radiação UV altera a proteína que se liga à substância, resultando em um neoantígeno que persiste. O quadro dermatológico e o prurido podem persistir por meses ou anos. As lesões são eczematosas crônicas com períodos de agudização.

Ocorrem mais nos velhos do que nos jovens. O mecanismo é provavelmente a retenção da substância fotossensibilizante na derme ou a persistência de hipersensibilidade imunológica específica.

FOTODERMATOSES DE ORIGEM GENÉTICA OU METABÓLICA

Síndrome de Hartnup

Genodermatose autossômica recessiva, com ataxia cerebelar associada a febre, debilidade mental e aminoacidúria, com lesões semelhantes às da pelagra, por ação da luz solar.

Apresenta defeito de absorção de triptofano, com deficiência de niacina como na pelagra (ver Capítulo 53).

Síndrome de Bloom (eritema telangiectásico congênito)

Genodermatose autossômica recessiva com eritema e telangiectasias na face, dorso das mãos e antebraços. Apresenta fácies característico, parada de crescimento e risco aumentado de neoplasias (ver Capítulo 68).

Síndrome de Rothmund-Thompson (poiquiloderma congênito)

Genodermatose autossômica recessiva, que se inicia entre 3 e 6 meses de idade, afeta mais meninas do que meninos, e se caracteriza por eritema reticulado, pigmentação e fotossensibilidade com eventual formação de bolhas, associada à catarata juvenil. Pode haver baixa estatura, alopecia, defeitos ósseos dentários e ungueais, hipogonadismo e queratoses (ver Capítulo 68).

XERODERMA PIGMENTOSO

Autossômico recessivo, com defeito de reparação de DNA que sofre ação da luz solar particularmente a luz UVB. São descritos 9 tipos. Após os 2 anos de idade surgem sardas, pigmentação e telangiectasias, podendo surgir carcinomas e outras neoplasias benignas e malignas (ver Capítulo 68).

Outras genodermatoses agravadas pelo sol são: síndrome de Cockayne (envelhecimento precoce), tricotiodistrofia, síndrome de Kindler, doença de Darier (disqueratose folicular), pênfigo benigno familiar de Hailey-Hailey.

Pelagra

A fotossensibilidade é característica, com eritema, descamação e subsequente hiperpigmentação. Ocorre devido à deficiência de niacina ou de seu precursor, o triptofano, o que pode ser devido ao alcoolismo ou à baixa ingestão proteica como ocorre nas doenças gastrintestinais infantis e na doença de Hartnup (ver Capítulo 53).

Porfiria

As lesões devidas à presença de uro, copro ou protoporfirinas compreendem eritema, vesículas, bolhas, alterações tróficas, hipertricose e hiperpigmentação. O espectro de absorção das porfirinas está na faixa da luz visível, particularmente na banda de Soret (400-410 nm) (ver Capítulo 58).

FOTODERMATOSES DEGENERATIVAS

Deve-se salientar que a maioria dos epiteliomas basocelulares ocorre na face, em áreas expostas e, sem dúvida, a luz solar é um fator participante no aparecimento da neoplasia. Na queratose solar, há a ação da luz solar, salientando-se a evolução para carcinoma espinocelular. O melanoma também surge em áreas expostas ao sol com maior frequência (ver Capítulo 77).

FOTODERMATOSES IDIOPÁTICAS

Admite-se atualmente que estas fotodermatoses tenham mecanismos imunes na sua etiopatogenia.

Erupção polimorfa à luz

Doença de etiologia desconhecida, relacionada diretamente com a exposição à luz solar.

Patogenia

É desconhecida, mas existem evidências de participação genética e imunológica. A suspeita de fatores genéticos decorre de relatos de que até cerca de 15% dos doentes têm história familiar. Quanto aos fatores imunológicos, existem evidências de participação desses mecanismos. Os linfócitos T CD4+ são substituídos mais rapidamente que na pele normal irradiada pelos linfócitos T CD8+. Em alguns casos de erupção polimorfa à luz, os queratinócitos exibem moléculas de adesão (ICAM-1 e E-selectina) que poderiam ser induzidas diretamente pela radiação ou produzidas por linfócitos ativados pela radiação. Em alguns pacientes, há deposição de fibrina e complemento nas paredes vasculares, sugerindo possível ativação da cascata da coagulação na produção das lesões. Demonstrou-se diminuição da expressão de TNF-α, IL-4 e IL-10 na pele desses doentes quando irradiados com UVB. Esses elementos indicam uma possível diminuição da imunossupressão induzida pelas radiações UV, fenômeno que permitiria o reconhecimento de antígenos produzidos pelas radiações por respostas anômalas das células de Langerhans. Estas não se esgotariam após as radiações como normalmente ocorre, permitindo maior apresentação dos antígenos. Também se admite deficiência da depuração de genes causadores de apoptose por ação das radiações UV. A erupção polimorfa à luz é, em geral provocada por UVA, raramente por UVB e luz visível e já foram descritos raros casos de erupção polimorfa à luz em soldadores por exposição ao UVC.

Manifestações clínicas

Manifesta-se preferencialmente no verão, surgindo erupções com período de latência variável de horas a 2 dias, em média 18 horas. É mais frequente em mulheres. O prurido é sintoma constante, precedendo as lesões. O quadro dermatológico é multiforme, surgindo pápulas, placas eritematosas, placas anulares, nódulos, lesões, eritema polimorfo símile, vesiculação e áreas de eczematização. A erupção é polimorfa no conjunto de suas manifestações, mas em cada paciente observa-se em geral a expressão de um único tipo de manifestação cutânea (FIGURA 49.11). A roupa e o vidro de janela habitualmente protegem o doente, porém, há casos em que os doentes relacionam piora com a exposição ao calor e luz solar através do vidro de carro e de roupas mais leves.

Histopatologia

É semelhante à do lúpus eritematoso (LE) do qual deve ser diferenciada. Na epiderme, há espongiose e pode haver leve degeneração hidrópica da camada basal, e, na derme, edema e infiltrado inflamatório predominantemente linfocitário perivascular e perianexial. Raramente observam-se neutrófilos e eosinófilos e, excepcionalmente, o infiltrado linfocitário é muito intenso sendo necessário afastar-se linfomas (daí a sinonímia **reticuloide actínico**). Frequentemente é necessária a realização de imunofluorescência direta para diferenciação com lúpus, pois, na erupção polimorfa à luz, esta é negativa, diferentemente do LE.

Diagnose

É clínica e histopatológica, devendo-se afastar lúpus por sorologia e imunofluorescência direta da pele. Além do LE, outras condições de fotossensibilização devem ser consideradas na diagnose diferencial, porfirias, particularmente a porfiria eritropoiética, urticaria solar, dermatite seborreica exacerbada pelo sol, eczema atópico, eczema de contato, eritema polimorfo e reações de fotossensibilidade.

Tratamento

O doente deve ser aconselhado a não se expor ao sol, prescrevendo-se creme ou loções fotoprotetoras que absorvem bem as radiações em torno de 300 nm.

A cloroquina e a hidroxicloroquina podem ser eventualmente úteis. A dose diária é de 1 comprimido de 250 mg ou 400 mg respectivamente. O tempo de administração não deve ultrapassar alguns meses, pela possibilidade de efeitos colaterais oculares, sobre a córnea e a retina. Deve-se observar que a cloroquina e os anti-histamínicos também podem atuar como agentes fotossensibilizantes, sendo recomendados estes últimos na agudização, como também os corticoides sistêmicos. O betacaroteno é usado com resultados variáveis. Existem relatos de tratamentos bem-sucedidos com nicotinamida 3 g/dia por 2 semanas e da utilidade da vitamina E 400 mg/dia como coadjuvante do tratamento. A talidomida 100 a 200 mg/dia pode ser empregada respeitando-se as restrições impostas. Em raros casos recalcitrantes, têm sido empregadas a azatioprina e a ciclosporina. A exposição continuada, inicialmente com pequenas doses de radiação (½ dose mínima eritematosa), aumentando-se progressivamente, pode ser útil.

Prurigo solar

Também chamado de "prurigo actínico" ou "prurigo estival" ou "de verão", é considerado por muitos autores como uma forma de erupção polimorfa à luz. É raro no Brasil, mas frequente na América Latina, nas populações nativas que vivem nas altitudes dos Andes. Também é observado na população nativa dos Estados Unidos.

Patogenia

A relação com as radiações UV é evidenciada pela maior gravidade no verão e por respostas anormais da maioria dos doentes à irradiação monocromática e pela observação de relações com a erupção polimorfa à luz. Alguns doentes iniciam o processo por prurigo actínico e, posteriormente, evoluem para a erupção polimorfa à luz e vice-versa. Admite-se que metade dos casos sejam provocados por UVB, metade por UVB e UVA e raros caso por UVA exclusivamente.

Há grande influência de suscetibilidade genética. Os HLA DRB1*0401 estão presentes em 80 a 90% dos doentes contra 30% na população normal. O HLADRB1*0407 presente em 6% dos indivíduos normais ocorre em 60% dos doentes.

Manifestações clínicas

Clinicamente, ocorrem pápulas e seropápulas, róseas ou eritematosas, duras, com superfície achatada. Atinge preferencialmente o dorso das mãos e pernas. Como o prurido é intenso, a liquenificação é comum. Na face, surgem, com frequência, lesões escoriadas e pápulas ligeiramente amareladas

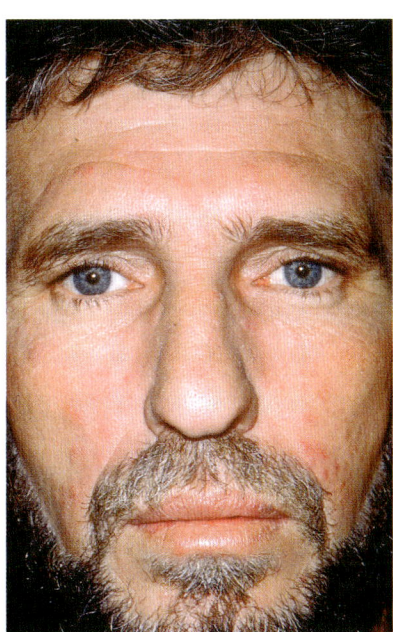

FIGURA 49.11 – Erupção polimorfa à luz. Pápulas eritematosas infiltradas na face.

que lembram a porfiria eritropoiética. Ocorrem também lesões nas áreas cobertas, principalmente nas nádegas. Quelite do lábio inferior acompanhando o quadro cutâneo é extremamente frequente (65%), mas raramente (10%) é manifestação única e pode haver conjuntivite (45%). É mais frequente em jovens na primeira década de vida, melhorando no inverno. História familiar é positiva em metade dos casos. A resposta às radiações monocromáticas em fototeste no espectro do UVB são normais em 50% dos doentes.

O exame histopatológico é idêntico ao da erupção polimorfa à luz. O diagnóstico diferencial deve considerar, erupção polimorfa à luz, eczema atópico, dermatite seborreica fotoexacerbada, picadas de inseto, prurigo nodular e, em casos com lesões corpóreas escabiose. O tratamento de eleição é a talidomida, 100 mg/dia e fotoproteção.

A terapêutica com corticoide, antimalárico, betacaroteno e fotoprotetores é pouco efetiva.

Hidroa vacciniforme

Fotodermatose rara, de causa desconhecida que atinge predominantemente as idades entre 3 e 15 anos, caracterizada por vesículas que deixam cicatrizes residuais varioliformes. É mais frequente e duradoura no sexo feminino. Parece ser desencadeada pelos raios UVA.

Existe uma forma de linfoma que é designada como linfoma de células T hidroa vacciniforme símile que é uma proliferação de linfócitos T CD8+ ou NK positivo relacionada ao Epstein-Barr vírus que acomete crianças na América Latina. Clinicamente, caracteriza-se por edema importante da face acompanhando de lesões tipo hidroa vacciniforme, com evolução grave, potencialmente fatal.

Manifestações clínicas

O processo se inicia 12 a 24 horas após a exposição solar direta ou através de vidros, com prurido, ardor e aparecimento de pápulas e vesículas sobre base eritematosa que acometem áreas expostas principalmente a face, orelhas, nariz e dorso das mãos. As lesões evoluem a crostas que ao serem eliminadas deixam cicatrizes varioliformes importantes (FIGURA 49.12). Fotofobia é frequente; pode haver uveíte e sintomas gerais. Na maioria dos casos, há resolução espontânea do processo após alguns anos.

Histopatologia

Demonstra degeneração reticular dos queratinócitos, espongiose e infiltrado mononuclear na derme. Podem ser observados na derme vasos com tromboses e necrose dermoepidérmica que se segue de fibrose cicatricial.

Diagnose

Clínica e histopatológica, considerando-se a morfologia e topografia das lesões predominantes em áreas fotoexpostas. Na diagnose diferencial, devem ser considerados herpes simples e erupção variceliforme, varicela, varíola, erupção polimorfa à luz e prurigo actínico e linfoma hidroa vacciniforme símile.

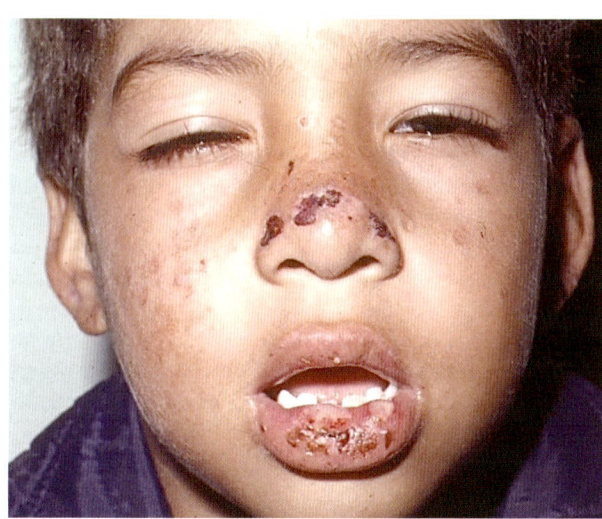

FIGURA 49.12 – Hidroa vacciniforme. Vesículas, crostas e cicatrizes varioliformes.

Tratamento

Essencialmente fotoproteção. O real valor de antimaláricos, azatioprina, betacaroteno e cantaxantinas não está estabelecido.

Urticária solar

Aparecimento de urticas em áreas expostas, após exposição à luz solar induzidas por UVA, UVB e luz visível isoladamente ou combinadamente.

Manifestações clínicas

O início é súbito com aparecimento de eritema e urticas nas áreas expostas minutos após a exposição solar que desaparecem após algumas horas embora, às vezes, o eritema persista por mais de 24 horas. Em formas muito intensas podem ocorrer broncoespasmos, náuseas e desmaios. As formas idiopáticas evoluem para desaparecimento dos sintomas e em 5 anos cerca de 50% dos doentes estão curados.

A urticária solar pode ocorrer isoladamente ou associada à erupção polimorfa à luz, porfiria eritropoiética, LE, linfocitoma cútis, fotoalergia e ao uso de produtos químicos como coaltar e antraceno.

O espectro de ação no fototeste é variável, podendo dividir as urticárias em quatro tipos: **1**) a que reage em torno de 300 nm; **2**) em torno de 400 nm, neste caso, associada à porfiria; **3**) reação urticariana por volta de 500 nm; e **4**) reação mais ou menos contínua entre 250 e 700 nm.

Tratamento

No tratamento, evita-se a exposição solar e cuidados rigorosos de fotoproteção com escolha de fotoprotetores conforme o espectro de ação da urticária devem ser observados.

Podem ser usados anti-histamínicos e corticoides, que em geral são pouco efetivos, mas alguns doentes respondem ao uso profilático de anti-histamínicos H1 isoladamente ou associados a anti-histamínicos H2 antes de possível exposição solar.

Também pode ser feita dessensibilização às radiações UV com PUVA, UVA, e UVB de acordo com o comprimento de onda responsável pela erupção.

Em pacientes que não respondem aos tratamentos habituais, há relatos do uso de plasmaferese, ciclosporina ou imunoglobulina IV.

Dermatite actínica crônica

Esta nomenclatura abrangeria, segundo alguns autores, os quadros descritos como actinorreticuloide, fotorreator crônico e o eczema fotossensível.

Trata-se de quadro encontrado principalmente em homens idosos e caracterizado por fotossensibilidade aos raios UV de ondas longas e à luz visível. Também tem sido relatada em indivíduos jovens de ambos os sexos com dermatite atópica.

Patogenia

Clínica e histopatologicamente é uma erupção eczematosa que pode ser induzida por radiação UVB e UVA mesmo na ausência da aplicação de fotossensibilizante. Admite-se que seja reação causada por um antígeno endógeno fotoinduzido. É frequente a associação prévia com dermatites de contato alérgicas com ou sem fotossensibilização. Também pode ser observada em doentes com erupção polimorfa à luz crônica ou eczemas endógenos crônicos. Portanto, ainda que não demonstrado definitivamente, admite-se ser a dermatite crônica actínica uma dermatite de contato alérgica símile contra um fotoantígeno cutaneoendógeno.

Manifestações clínicas

Há eritema, pápulas e placas liquenificadas, inicialmente em áreas expostas, porém, a erupção pode estender-se, evoluindo para eritrodermia (FIGURA 49.13). Do ponto de vista histológico, caracteriza-se por espongiose e acantose da epiderme e infiltrado linfo-histiocitário predominantemente perivascular com macrófagos, eosinófilos e plasmócitos. Em casos muito intensos, pode haver um infiltrado celular que lembra linfoma, podendo ser necessário o estudo do rearranjo gênico do receptor das células T que será positivo nos linfomas e negativo na dermatose actínica crônica. Por esse motivo, a possibilidade de transformação em linfoma foi aventada, porém, o quadro é, em geral, benigno e reversível. Na diagnose diferencial, devem ser consideradas as demais fotodermatoses, o LE, as dermatites de contato alérgicas e linfomas. O tratamento consiste em evitar a exposição à luz solar e UV, e administração sistêmica de corticoides e antimaláricos. Podemos utilizar PUVA associado a corticoides sistêmicos, e também imunomoduladores como a azatioprina (1,0-2,5 mg/kg) e a ciclosporina. (3,5-5 mg/kg) ou micofenolato de mofetil (25-40 mg/kg). É necessário excluir as substâncias fotossensibilizantes e endotantes. É necessário investigar a possibilidade de sensibilização alérgica a componentes das plantas da família das asteráceas, componentes da borracha vulcanizada e outros alérgenos.

DERMATOSES AGRAVADAS PELA LUZ SOLAR

A imunomodulação produzida pela luz solar no sistema imunológico da pele pode levar a alterações na resposta imune da pele, geralmente imunossupressão, que pode facilitar infecções ou alterar o equilíbrio cutâneo levando ao agravamento de dermatoses. É conhecida a capacidade que a luz solar tem de diminuir o número e a função das células de Langerhans.

Inúmeras dermatoses podem ser exacerbadas pela luz solar, sendo as principais as colagenoses particularmente o LE e a dermatomiosite, o eczema atópico, a dermatite seborreica, a pitiríase alba, o acne, e paradoxalmente, às vezes, a psoríase, a poroqueratose actínica disseminada superficial, as infecções herpéticas, a pelagra, os pênfigos (particularmente o pênfigo eritematoso e o pênfigo foliáceo endêmico), a mucinose reticular eritematosa, a rosácea e a doença de Grover entre outras. Essas doenças serão estudadas nos capítulos correspondentes. Será abordada neste capítulo apenas a pitiríase alba.

Pitiríase alba

A pitiríase alba ou dartos volante é afecção extremamente frequente em crianças e adolescentes. A etiopatogenia não está esclarecida, ainda que a luz solar tenha ação desencadeante e a dermatose é comumente associada com eczema atópico ou dermatite seborreica.

Manchas hipocrômicas, discretamente escamosas, localizadas na face, região dorsal superior, faces externas dos braços e, eventualmente, em outras áreas. O tamanho das manchas é variável, de 1 a vários centímetros. São assintomáticas e surgem principalmente no verão, após permanência nas praias (FIGURA 49.14).

A diagnose diferencial mais importante, quando localizadas no tronco, é a pitiríase versicolor. Na dúvida, o exame micológico ou o exame com a luz de Wood esclarece a diagnose. Distingue-se do vitiligo por ser lesão hipocrômica

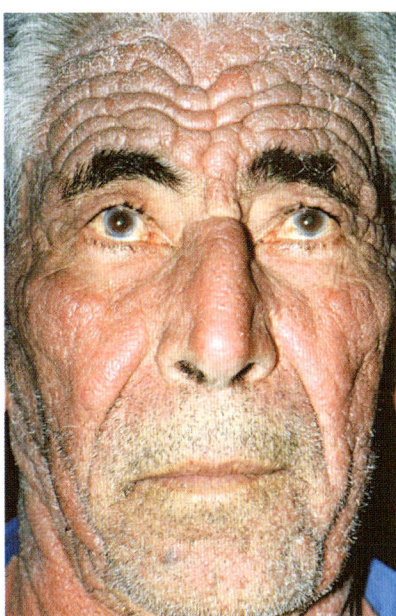

FIGURA 49.13 – Dermatite actínica crônica. Eritema, descamação e infiltração na face.

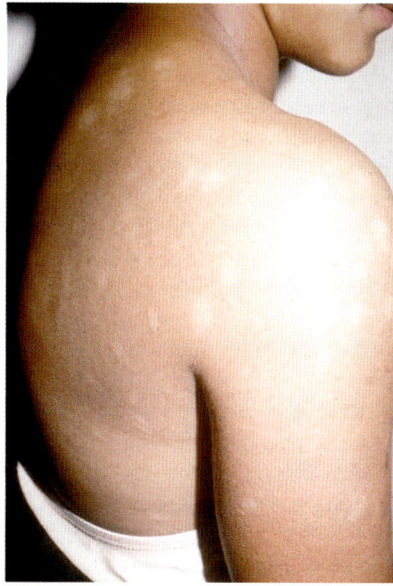

FIGURA 49.14 – Pitiríase alba. Manchas hipocrômicas na face externa e região dorsal superior.

e não mancha acrômica nacarada, o que se evidencia nitidamente na luz de Wood. Não há tratamento efetivo. O uso de creme ou pomada de corticoide é pouco efetivo, sendo a regressão muito demorada. Aconselha-se evitar exposição prolongada ao sol, restringir o uso de sabonete e usar creme ou óleo hidratante após o banho, que deve ser tomado depois e não antes da exposição ao sol.

Lúpus eritematoso

O papel desencadeante ou agravante da luz é frequentemente observado. A fotossensibilidade também pode ocorrer na dermatomiosite.

Herpes simples

Pode aparecer após exposição solar.

FOTOPROTEÇÃO

A fotoproteção é a base da prevenção e tratamento de todas as fotodermatoses. Pode ser feita com filtros solares de amplo espectro (UVB e UVA) em que o fator de proteção solar (FPS) indica o nível de proteção UVB. Já o nível de proteção UVA é mensurado de forma não uniformizada, baseado na proteção da pigmentação.

ALGUMAS OBSERVAÇÕES SOBRE FOTODERMATOSES NA INFÂNCIA

As fotodermatoses idiopáticas não são comuns na infância, à exceção do prurigo actínico e da hidroa vaciniforme que se iniciam nessa fase da vida.

Nas fotodermatoses com envolvimento da UVA, na escola as crianças devem posicionar-se longe das janelas para evitar a ação dos raios UVA que atravessam os vidros.

Existe um quadro praticamente exclusivo de crianças: a erupção juvenil da primavera.

Erupção juvenil da primavera

É uma erupção que atinge as áreas expostas dos pavilhões auriculares e que acomete principalmente meninos na pré-adolescência, muito provavelmente pela proteção conferida às meninas pelo uso de cabelos longos.

A erupção ocorre nos meses mais ensolarados do ano, primavera e verão iniciando-se por prurido que evolui a formação de pápulas e vesículas agrupadas nas áreas expostas dos pavilhões auriculares. Deve ser diferenciada de outros fotodermatoses como o prurigo actínico, a, erupção polimorfa à luz e o LE. O tratamento restringe-se à fotoproteção e, nas fases agudas, corticoides isolados ou associados a antibióticos em cremes.

Fotoproteção nas crianças

Os filtros inorgânicos (óxido de zinco, óxido de titânio e óxido de magnésio) são indicação para crianças porque refletem e dispersam amplo espectro de comprimentos de onda das radiações e são muito adequados para áreas como nariz, lábios e orelhas além do que não contêm compostos que absorvidos possam apresentar toxicidade. Também não causam irritações oculares. Embora nas crianças os aspectos cosméticos não sejam fundamentais, hoje empregam-se formulações micronizadas que diminuem sua visibilidade. Como existem preocupações quanto à possibilidade de nanopartículas poluírem os ecossistemas aquáticos e pela possibilidade de ultrapassarem as barreiras cutâneas, essas formulações continuam em estudos. As recomendações quanto ao uso de fotoprotetores variam. A American Academy of Dermatology preconiza fotoprotetores de amplo espectro UVB e UVA, resistentes à água e com FPS 30 ou mais. A Organização Mundial de Saúde recomenda fotoprotetores de espectro UVB e UVA com FPS superior a 15 que devem ser reaplicados a cada 2 horas. O Cancer Council of Australia recomenda fotoprotetores com FPS 30 ou mais, de amplo espectro e resistentes à água (ver Capítulo 92).

Quanto ao uso de fotoprotetores em crianças, a recomendação geral é não usá-los antes de 6 meses pela possibilidade de absorção e possível imaturidade dos sistemas metabolizadores, mas o tema é controverso. O Conselho de Câncer da Austrália e a Academia Americana de Dermatologia admitem o uso de pequenas quantidades mesmo em crianças com menos de 6 meses se for impossível a proteção apenas com roupas, que é o mais recomendável. O uso de géis alcoólicos, líquidos e *sprays* não é recomendado para crianças abaixo dos 12 anos pela possibilidade de irritação cutâneas e oculares. Atualmente existem tecidos para roupas com efeito protetor solar que são muito úteis, inclusive em crianças.

CAPÍTULO 50

RADIODERMATITES

Radiodermatite é a alteração da pele, aguda ou crônica, por superexposição a elementos radiativos, em particular aos raios X, γ ou a partículas ionizantes como elétrons, nêutrons e prótons, provenientes de aparelhos que os produzam artificialmente ou que contenham elementos radioativos no seu interior, como cobalto, césio, rádio, irídio, entre outros. O quadro pode ser decorrente de tratamentos, sendo atualmente apenas efeito adverso contornável, devido à alta tecnologia empregada na radioterapia moderna. Muito raramente pode ser provocada por exposição excessiva na exploração diagnóstica com raios X, especialmente radioscopias (atualmente muito raro), e ainda por acidentes nucleares (p. ex., Chernobil, na Ucrânia, antiga União Soviética, 1986) ou manipulação indevida de lixo radiativo (acidente com césio em Goiânia, 1987).

Manifestações clínicas

A radiodermatite aguda ocorre durante ou poucos dias após a aplicação de radiação ionizante, na dependência da dose administrada. O quadro assemelha-se à queimadura solar, isto é, apresenta eritema e edema, ao que se segue descamação e pigmentação. Pode haver, na dependência da quantidade de radiação recebida, inibição ou diminuição da secreção sudoral e sebácea e alopecia, temporárias ou definitivas. Em doses mais altas, podem ocorrer vesículas, bolhas e, às vezes, ulceração com necrose importante **(FIGURA 50.1)**.

A radiodermatite crônica surge meses ou anos após a exposição à radiação ionizante. A pele apresenta-se atrófica, com hiperpigmentação irregular, telangiectasias e alopecia **(FIGURA 50.2)**. Ulcerações ou áreas de queratose podem ocorrer e, com frequência, evoluem para carcinomas espinocelulares e, eventualmente, para basocelulares.

Processo inflamatório agudo, em área previamente irradiada (*radiation-recall*), pode surgir após dias, meses ou anos, subsequentemente à administração de diversos agentes farmacológicos, principalmente medicações quimioterápicas como bleomicina, 5-fluoruracil e adriamicina.

Indivíduos submetidos a grandes quantidades de radiação em acidentes com materiais radioativos, dependendo da dose recebida e da área corpórea irradiada, podem falecer precocemente, habitualmente por "mal dos raios", com aplasia de medula óssea, leucopenia importante e septicemia, além de queimaduras graves. Aqueles que recebem doses importantes, porém menores, desenvolvem, com maior frequência que a população geral, neoplasias secundárias tardias.

Em áreas da pele tratadas por radiação, podem surgir tumores, geralmente carcinomas basocelulares ou carcinomas espinocelulares e, eventualmente, fibrossarcomas e melanomas.

Diagnose

É clínica e se fundamenta na história. Na ocorrência de lesões queratósicas ou ulceração, o exame histopatológico faz-se necessário para exclusão ou confirmação de transformação maligna.

Tratamento

O tratamento da radiodermatite aguda é feito com creme com corticoide e emolientes contendo dexpantenol. Uma terapêutica antiga é o emprego de resina oleosa das folhas de plantas

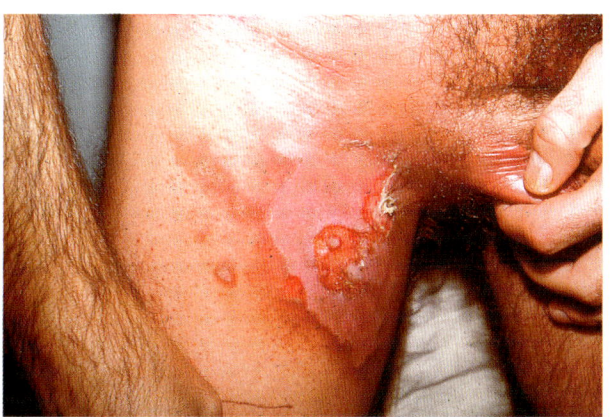

FIGURA 50.1 – Radiodermatite aguda. Eritema, edema, hiperpigmentação e ulceração.

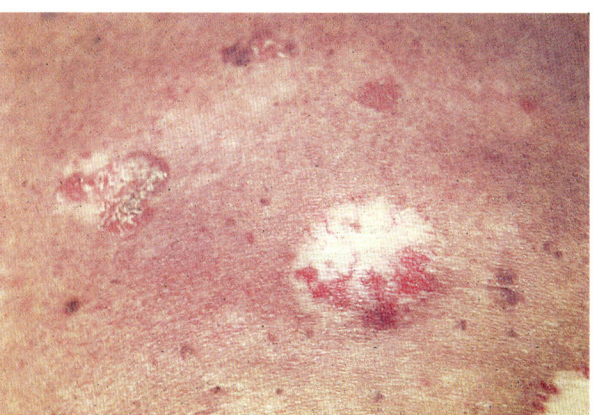

FIGURA 50.2 – Radiodermatite crônica. Lesões atróficas com hipercromia e telangiectasias. Ao lado, observa-se carcinoma basocelular.

do gênero *Aloe* (babosa). No entanto, estudos recentes sugerem que essa conduta não apresenta evidências suficientes para o tratamento ou a prevenção das radiodermatites. A limpeza do local pode ser feita com sabonetes suaves ou *syndets*. O uso de desodorantes não agrava a radiodermatite aguda, como se supunha no passado.

Na radiodermatite crônica, se não há ulceração, queratose ou dor, a conduta pode ser expectante. Na transformação carcinomatosa, a conduta é ressecção cirúrgica, com enxertia, se necessário.

No fenômeno de *radiation-recall*, além do uso de corticoides tópicos e/ou sistêmicos, deve-se suspender a droga desencadeante.

PARTE IX
INFLAMAÇÕES E GRANULOMAS NÃO INFECCIOSOS

CAPÍTULO 51

INFLAMAÇÕES NÃO INFECCIOSAS

Existem inúmeras afecções dermatológicas, inclusive acompanhadas de envolvimento sistêmico, de etiologia variável, conhecida ou desconhecida, que têm em comum apenas a presença de processo inflamatório granulomatoso ou não granulomatoso de origem não infecciosa que se exterioriza por meio de quadros clínicos diversos bem definidos.

Entre as dermatoses inflamatórias não infecciosas e não granulomatosas, serão analisadas a síndrome de Behçet, a síndrome de Reiter, o pioderma gangrenoso, a dermatose cinzenta, os eritemas figurados e a doença de Kawasaki.

SÍNDROME DE BEHÇET

É quadro raro caracterizado pela tríade uveíte, ulcerações orais e genitais, além de manifestações sistêmicas múltiplas, oculares, gastrintestinais, articulares e neurológicas. A classificação nosológica da enfermidade é discutida, alguns autores a colocam entre as doenças neutrofílicas, outros como doença neutrofílica associada à vasculite leucocitoclásica e outros considerando a doença uma vasculite. A doença tem sua maior prevalência na Turquia, sendo ainda bastante frequente no Japão, sul da Ásia, Oriente Médio e sul da Europa, nos países mediterrâneos. A ocorrência de casos familiares varia de acordo com as várias regiões, sendo máxima no Oriente Médio, onde representa 10 a 15% dos casos.

Atinge predominantemente adultos jovens, mas pode ocorrer em crianças. A faixa etária mais acometida é entre os 10 e 30 anos com maior frequência no sexo masculino.

Patogenia

A etiologia é desconhecida, embora a origem infecciosa, particularmente viral, tenha sido admitida, ainda que nunca demonstrada. A possibilidade de infecções desencadearem anormalidades imunológicas em indivíduos geneticamente predispostos é considerada. Verificou-se associação significativa entre doença de Behçet e HLA-B51, especialmente em doentes asiáticos, e, possíveis relações com *Herpes virus hominis*, vírus das hepatites, parvovírus B19, *Streptococcus sanguis* e *Staphylococcus pyogenis* têm sido investigadas. Verificou-se a presença de anticorpos anticélulas endoteliais da classe IgM em doentes de Behçet dirigidos contra alfaenolase da parede vascular. Considerando-se que a parede celular de estreptococos e de vários fungos contém moléculas enolase símile, compreende-se que não um único microrganismo, mas vários podem desencadear reações imunes que provocariam lesões vasculares por deposição de imunocomplexos ou por ação linfocitotóxica. Os neutrófilos desses doentes produzem maiores quantidades de peróxidos e de enzimas lisossomais, além de resposta quimiotática mais acentuada favorecendo as lesões teciduais. A maior ativação dos linfócitos parece resultar de aumento dos níveis circulantes da TNF-α, IL-1β e IL-8. Demonstrou-se ação linfocitotóxica *in vitro* dos linfócitos dos doentes sobre suas próprias células epiteliais da mucosa oral, bem como transformação blástica de linfócitos em presença de extratos de epitélio mucoso. Também se demonstram anticorpos hemoaglutinantes contra extratos de mucosa oral fetal, portanto, há evidências da participação de mecanismos imunes na patogênese do processo.

Observa-se correlação entre algumas alterações e as múltiplas manifestações clínicas da enfermidade. Anticorpos anti-*Saccharomyces cerevisae* encontrados na doença de Crohn são detectados em doentes com manifestações intestinais da síndrome de Behçet. Alterações de moléculas de adesão VCAM-1, CD86, CD54 e CD58 são observadas nas ulcerações orais da enfermidade. Podem ser detectados aumentos séricos de VEGF que podem significar maior risco de lesões oculares. Aumento da subunidade p19 da IL-23 foi demonstrado em lesões de Behçet tipo eritema nodoso. A IL-8 ativando receptores das quimiocinas CXCR-1 e CXCR-2 pela sua ação quimiotática sobre neutrófilos parece atuar na patogenia e há relações entre os níveis dessas substâncias e atividade da doença. Além disso, a IL-8 atuando sobre o endotélio favorece a ocorrência de tromboses. Verificou-se também na doença de Behçet aumento de GCSF que suprime a apoptose de neutrófilos favorecendo a participação dessas células na patogenia. Também se verificou prevalência aumentada de mutações nos genes do fator V de Leiden e do gene da protrombina em doentes de Behçet com tromboses, fato que explicaria os fenômenos trombóticos na enfermidade. Atualmente também se valoriza a participação patogênica das proteínas de choque térmico. Os enfermos apresentariam particular hipersensibilidade à proteína de choque térmico 65 de agentes microbianos, ocorrendo reação cruzada com a proteína de choque térmico 65 humana, determinando reações de hipersensibilidade a infecções por meio de células T, desencadeando respostas imunes aumentadas.

Manifestações clínicas

Existem manifestações mucosas, cutâneas e sistêmicas.

Lesões mucosas

As ulcerações orais que se iniciam sob forma de micropústulas podem ser dos tipos superficiais, erosivas, tipo afta ou profundas puntadas. Atingem lábios, gengivas, mucosa bucal e língua e, às vezes, palato, faringe e até mesmo esôfago. Em razão das lesões orais surgem dor, disfagia e halitose (FIGURA 51.1).

As ulcerações genitais acometem predominantemente escroto e base do pênis no homem e lábios vulvares na mulher, sendo de dimensões menores em relação às ulcerações orais (FIGURAS 51.1 E 51.2).

Lesões cutâneas

Em 80% dos casos existem lesões cutâneas de vários tipos, sendo mais sugestivas as lesões pustulosas de vasculite, lesões tipo eritema nodoso, lesões tipo síndrome de Sweet (FIGURA 51.3), lesões tipo pioderma gangrenoso e lesões de púrpura palpável. As lesões pustulosas têm, mais frequentemente, localização acral e as lesões tipo eritema nodoso são mais frequentes nas mulheres. Podem ainda ocorrer tromboflebites superficiais, lesões acneiformes e lesões papulopustulosas foliculares.

Fenômenos de patergia são frequentes com aparecimento de lesões inflamatórias a traumas mínimos como picadas por injeções.

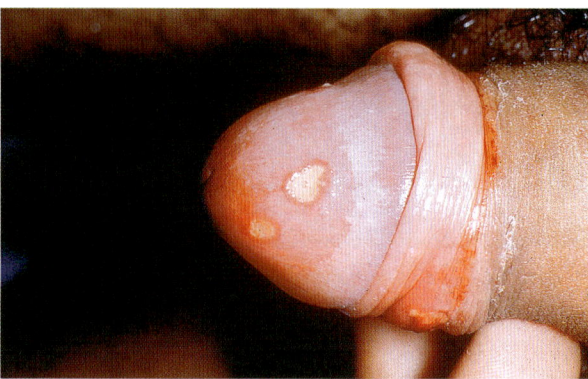

FIGURA 51.2 – Síndrome de Behçet. Lesões erosivas de pênis.

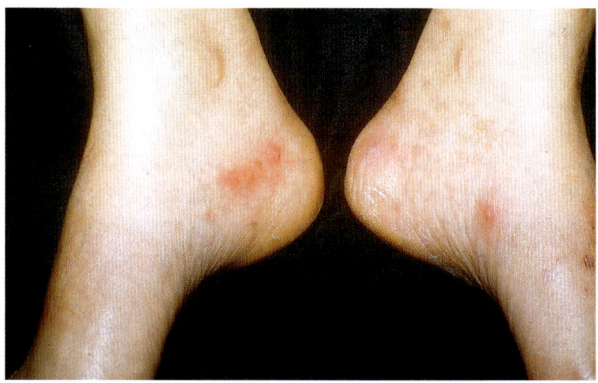

FIGURA 51.3 – Síndrome de Behçet. Lesões papulopurpúricas nos pés.

Lesões sistêmicas

As lesões oculares uni ou bilaterais são de vários tipos desde conjuntivite inicial até queratites, retinites e coroidites, sendo mais comuns a uveíte, particularmente uveíte posterior ou panuveíte, e a irite. As lesões oculares, que ocorrem em 90% dos casos, podem levar a complicações graves (catarata, glaucoma e hipopion) que podem resultar em cegueira.

Em cerca de 20% dos casos, ocorrem lesões do sistema nervoso com comprometimento de nervos cranianos, meningoencefalites, meningomielites e alterações psíquicas tipo confusão mental.

Lesões vasculares

Podem produzir aneurismas, oclusões arteriais e venosas por estenoses inflamatórias ou por tromboses, que podem determinar doença coronariana, miocardite, endocardite e arritmias.

O sistema venoso pode ser atingido por tromboflebites, mais frequentemente de tipo migratório superficial e mais raramente profundas.

Outras lesões

Podem ocorrer oligoartrites não erosivas migratórias assimétricas que podem simular artrite reumatoide. Acometimento gastrintestinal é raro, caracterizado por ulcerações mucosas do íleo terminal e/ou cólon.

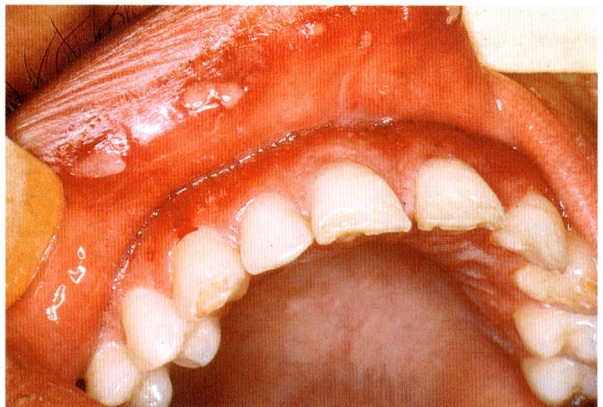

FIGURA 51.1 – Síndrome de Behçet. Múltiplas erosões na face interna do lábio superior.

O curso é crônico, sendo o prognóstico pior nos homens com HLA-B51 positivo e início precoce das manifestações sistêmicas.

Histopatologia

Demonstra fundamentalmente alterações vasculares, desde perivasculite linfocitária a verdadeira vasculite leucocitoclásica, com degeneração fibrinoide das paredes vasculares, infiltrado neutrofílico com leucocitoclasia e extravasamento de hemácias. As lesões tipo eritema nodoso traduzem-se por paniculite lobular e septal com infiltrado neutrofílico ou linfo-histiocitário. As lesões acneiformes expressam foliculite supurativa com ou sem infiltrado granulomatoso.

Diagnose

Como é doença multissistêmica para a qual não existem exames laboratoriais patognomônicos, o diagnóstico é fundamentalmente clínico existindo tentativas de estabelecer-se critérios diagnósticos, o último dos quais, de 1990, foi proposto por um grupo internacional de estudo da doença, que considera os seguintes parâmetros clínicos:

É fundamental a presença de aftas orais recorrentes pelo menos três vezes no período de 1 ano. Além desse critério fundamental, são necessários dois ou mais dos seguintes elementos clínicos: aftas genitais recorrentes, lesões oculares (uveíte anterior ou posterior), células no humor vítreo (visíveis à lâmpada de fenda e vasculite retiniana), lesões cutâneas (lesões tipo eritema nodoso, lesões papulopustulosas, lesões acneiformes) e teste para patergia (vasculite leucocitoclásica ou reação neutrofílica perivascular após 24-48 horas da introdução, em condições estéreis, de agulha na pele). O teste de patergia não é patognomônico, mas é um importante indicador diagnóstico.

Na diagnose diferencial, devem ser consideradas: doença de Reiter, manifestações de doença inflamatória intestinal, aftas comuns recorrentes, ulcerações orais por neutropenias cíclicas, herpes simples, citomegalovirose, sífilis, outras DST, ulcerações orais de lúpus eritematoso sistêmico, doenças bolhosas autoimunes, erupções medicamentosas, líquen plano oral, síndrome MAGIC e eritema polimorfo. Quanto as lesões cutâneas devem ser diferenciadas: sarcoidose, síndrome de Sweet, erupções acneiformes, lesões septicêmicas de meningite, vasculites de apresentação pustulosa, pioderma gangrenoso e eritema nodoso.

Tratamento

Nas formas mucocutâneas, são utilizados corticoides tópicos, infiltração intralesional de corticoides e anestésicos tópicos. Também podem ser empregados localmente, em bochechos, tetraciclina 250 mg/5 mL, ciclosporina (100 mg/mL), tacrolimo a 0,1% em pomada e suspensões de sulfracrato. Nas formas sistêmicas, são empregados os corticoides por via oral (VO) 1 mg/kg/dia ou em pulsos, isoladamente ou associados, a imunossupressores, azatioprina, 50 a 100 mg/dia, ciclofosfamida por VO ou em pulsos de 500 a 1.000 mg/mês, clorambucil, 4 a 6 mg/dia, micofenolato de mofetil 1 a 1,5 g/dia ou ciclosporina 3 a 5 mg/kg/dia. Existem relatos da utilização com bons resultados de γ-globulina intravenosa e de agentes biológicos inibidores do TNF-α, infliximabe, etanercepte e também há relatos de bons resultados com rituximabe.

SÍNDROME DE REITER

É atualmente designada artrite reativa e considerada uma afecção autoimune que se desenvolve em resposta à infecções e se caracteriza por uma poliartrite, atingindo especialmente as articulações dos joelhos e tornozelos, acompanhando-se de lesões mucocutâneas e oculares. Há duas formas da síndrome de Reiter: a que surge após uma infecção intestinal, que atinge igualmente homens e mulheres e ocorre esporadicamente ou em surtos; e outra após uretrite não gonocócica que acomete predominantemente homens de forma esporádica.

Nas formas pós-infecções intestinais, são responsáveis algumas bactérias gram-negativas, *Salmonella enteritidis*, *Salmonella typhimurium*, *Salmonella heidelberg*, *Shighella flexneri* tipo 1b e 2a, *Shighella dysenteriae*, *Yersinia enterocolitica*, *Yersinia pseudotuberculosis*, *Campylobacter fetus* e *Clostridium difficile*. As formas uretrais relacionam-se aos germes clamídia, particularmente *Chlamydia trachomatis* e gênero *Mycoplasma*.

Também existem casos de artrite reativa associados a amigdalites por estreptococos β-hemolíticos do grupo A, bem como associados à tuberculose aguda e ao BCG inclusive quando empregado no tratamento de neoplasias de bexiga. Mais recentemente foram descritos casos desencadeados por adalimumab e leflunomida.

Patogenia

A causa não é conhecida, mas, na gênese da enfermidade, participam fatores genéticos, infecciosos e imunológicos.

Os fatores genéticos são representados pela estreita associação entre o antígeno de histocompatibilidade HLA-B27 e a síndrome de Reiter (70-80% de frequência de HLA-B27 nos doentes da síndrome). Existem algumas hipóteses quando a participação patogênica do HLA-B27, mimetismo molecular entre a molécula do referido antígeno de histocompatibilidade e moléculas das bactérias permitindo o desencadeamento da resposta autoimune. Outra hipótese é do HLA-B27 atuar como receptor de certas bactérias, e outra possibilidade considerada é de defeito da molécula do HLA-B27 que se associaria à resposta aberrante dos linfócitos T citotóxicos.

O mecanismo pelo qual os microrganismos envolvidos na síndrome desencadeiam o processo não é conhecido, existindo apenas hipóteses. Uma primeira hipótese admite que a molécula HLA-B27 induz a tolerância imunológica altamente específica a esses microrganismos pela eliminação de clones específicos de células T. A resposta imune seria induzida e mantida pela persistência dos microrganismos. Em favor dessa hipótese, registra-se o encontro de antígenos de clamídia e *Yersinia* na sinovia de alguns doentes bem como anticorpos intrarticulares a esses antígenos. A sinovite é mediada por citocinas pró-inflamatórias. As células T estimuladas pelo TGF-β, IL-6 e outras citocinas diferenciam-se a células Th17 efetoras produtoras de IL-17 que se encontram aumentada no liquido sinovial.

Estudos em animais e humanos mostram anormalidades na apresentação de antígenos por diminuição da regulação dos receptores coestimulatórios dos *Toll-like* 4 (TL) nesses doentes. Outra hipótese postula a estimulação de linfócitos T por antígenos bacterianos. Finalmente, existe a hipótese autoimune que admite a possibilidade de ocorrer, por estimulação imunogênica pelas bactérias, perda da tolerância a moléculas do próprio organismo, resultando resposta patogênica a esses antígenos, provavelmente no âmbito de células CD8, pois a doença ocorre em portadores de HIV, com níveis praticamente ausentes de CD4.

Manifestações clínicas

Cerca de 1 semana a 1 mês após a infecção intestinal ou genital, surgem as manifestações uretrais, oculares, articulares e mucocutâneas da síndrome. A intensidade do quadro clínico é extremamente variável. Geralmente, o início do processo se acompanha de manifestações gerais com febre baixa, mal-estar e fraqueza, anorexia e perda de peso.

As manifestações musculesqueléticas traduzem-se por oligoartrite inflamatória, entesite, sacroileíte, espondilite e dactilite. A artrite é o elemento clínico dominante da síndrome. A apresentação mais frequente é de monoartrite ou oligoartrite assimétrica que acomete joelhos, tornozelos e articulações metatarsofalangianas, dactilite de algum quirodáctilo, dor por entesite do tendão de Aquiles e do tendão do músculo tibial posterior ou da fáscia plantar e dor na região glútea por sacroileíte.

No sistema urogenital ocorrem manifestações de uretrite, podendo haver cistite e prostatite e, em mulheres pode haver doença inflamatória pélvica inclusive salpingite.

No aparelho gastrintestinal pode haver enterite e colite.

Nos olhos ocorrem acometimentos uni ou bilaterais por conjuntivite estéril geralmente de curta duração e, mais raramente, espiesclerite, queratites inclusive com ulcerações da córnea e uveíte anterior que são habitualmente recorrentes. Essas manifestações acompanham-se de dor e congestão ocular, lacrimejamento, fotofobia e alterações da visão.

As lesões mucocutâneas são frequentes, em geral de aparecimento tardio e mais comum nas formas com uretrite. Várias lesões cutâneas podem existir, sendo característico o chamado **queratoderma blenorrágico** que se expressa por lesões, de início vesicopustulosas que evoluem para lesões queratósicas, descamativas e crostosas, de localização predominantemente plantar e que ocorrem em cerca de 15% dos doentes. Outras regiões podem ser atingidas, especialmente regiões palmares e couro cabeludo, tronco e região escrotal, com aspecto, por vezes, psoriasiforme (FIGURA 51.4).

Nos doentes HIV positivos, as lesões de queratoderma blenorrágico podem ser disseminadas pelo corpo atingindo inclusive dedos lembrando psoríase pustulosa e, nas virilhas, assumindo aspecto de psoríase invertida.

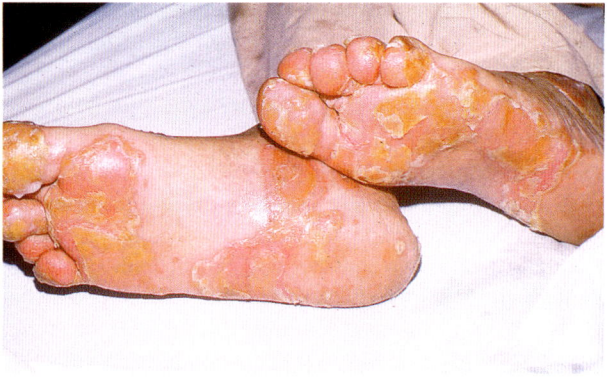

FIGURA 51.4 – Síndrome de Reiter. Queratoderma plantar. Lesões queratósicas e descamativas.

Como consequência das lesões pustulosas de extremidades, podem surgir onicólise e onicodistrofias (FIGURA 51.5). Na região peniana podem existir lesões eritematodescamativas, configurando o quadro de balanite circinada, que ocorre em mais de 30% dos doentes. Nos indivíduos não circuncidados, as lesões assumem a forma de erosões superficiais úmidas que coalescem com configuração circinada. Nos indivíduos circuncidados, formam-se crostas e placas queratósicas.

Na mucosa oral e faringe, podem surgir manchas e placas eritematosas erosões e sangramentos e também lesões circinadas tipo língua geográfica.

Podem ocorrer associadamente alterações cardíacas como taquicardia, distúrbios de condução. As alterações neurológicas são raras, podendo ocorrer particularmente neuropatias periféricas. Também podem ocorrer glomerulonefrite e nefropatia por IgA, inflamações pleurais e do pulmão.

Histopatologia

Nas lesões queratodérmicas, o quadro histopatológico é indistinguível da psoríase pustulosa com hiperqueratose, paraqueratose, acantose com alongamento dos cones epiteliais,

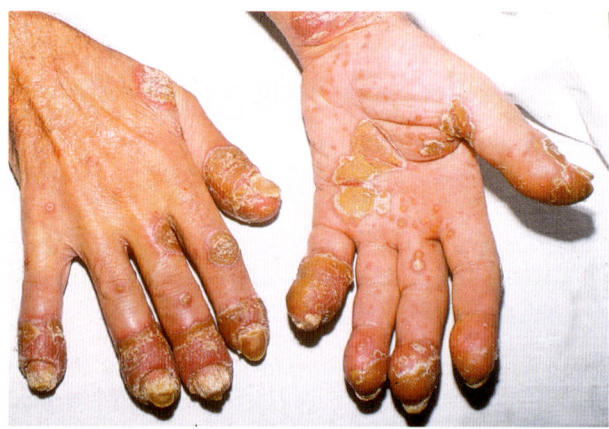

FIGURA 51.5 – Síndrome de Reiter. Lesões psoriasiformes palmares e de extremidades dos dedos com onicodistrofias.

presença de microabscessos de Munro e pústulas espongiformes.

Pode ser elemento indicativo da síndrome de Reiter a presença de hiperqueratose muito acentuada em relação à observada na psoríase.

Diagnose

É feita pelo conjunto dos dados clínicos, compatibilidade dos achados histopatológicos e alguns exames laboratoriais reforçam o diagnóstico: demonstração da presença de HLA-B27, aumento da hemossedimentação ao lado de outras provas de atividade inflamatória como a proteína C reativa, anemia hipocrômica ou normocrômica, hipoalbuminemia. A pesquisa de anticorpos séricos contra agentes microbianos capazes de provocar a síndrome, culturas de urina e fezes, demonstração do DNA destes possíveis agentes pelo teste de reação em cadeia da polimerase (PCR), também contribuem para a diagnose. É recomendável, em todos os casos de síndrome de Reiter, a pesquisa de infecção pelo HIV, pela frequência dessa associação.

Na diagnose diferencial das lesões mucocutâneas, devem ser consideradas psoríase, sífilis maligna precoce, síndrome SAPHO, síndrome PAPA, balanite plasmocitária, balanite xerótica obliterante e doença de Behçet. Outros diagnósticos diferenciais considerando-se as manifestações gerais são blenorragia, artrite reumatoide, artrite psoriática, artrite séptica, infecção intestinais, doença de Crohn e doença oculares.

Tratamento

Nas formas que sucedem infecções uretrais por *Chlamydia*, os antibióticos, particularmente tetraciclinas, doxiciclinas e ciprofloxacino, devem ser prescritos.

Esses antibióticos também devem ser empregados nas formas recentes, ainda que não se tenham determinado patógenos específicos na eclosão da doença.

Nas formas agudas febris, indicam-se os anti-inflamatórios não esteroides particularmente quando há componente articular importante. São mais efetivos fenilbutazona, indometacina e naproxeno. Eventualmente, nas formas articulares, podem ser empregadas infiltrações intralesionais de corticoides e sulfazalazina por VO. Os doentes com manifestações articulares evoluem, com frequência, a espondilite anquilosante.

Existem relatos de respostas com agentes biológicos anti-TNF-α, infliximabe e etanercepte e com tocilizumab, anticorpo anti-IL-6.

Com relação às lesões cutâneas, são tratadas de modo idêntico à psoríase pustulosa: UVB, corticoides tópicos e sistêmicos, acitretina e, eventualmente, PUVA, metotrexato e ciclosporina.

Peculiaridades da síndrome de reiter na infância

É doença bastante rara na infância, a maioria dos casos descrita em crianças acima dos 9 anos de idade. A tríade infecção intestinal, artrite e conjuntivite normalmente não está presente de modo completo na infância. A forma mais comum nas crianças é a pós-disentérica relacionada a infecções intestinais, enquanto, nos adolescentes, a forma mais frequente relaciona-se a infecções urogenitais. As manifestações mais frequentes nas crianças são as artrites, monoartrites ou poliartrites assimétricas e a conjuntivite que mais frequentemente tem caráter mucopurulento e é bilateral. Na pele, ocorrem lesões psoriasiformes e pode ocorrer o queratoderma blenorrágico.

PIODERMA GANGRENOSO

Afecção ulcerosa rara também denominada **piodermite gangrenosa**, fagedenismo geométrico, úlcera serpiginosa progressiva pós-operatória e úlcera crônica de Meleney que se associa à doença sistêmica em cerca de 50% dos casos. É caracterizada por lesões cutâneas únicas ou múltiplas localizadas preferencialmente nos membros inferiores, tronco e cabeça. É de evolução crônica, rebelde aos tratamentos e recidivante.

Pode ocorrer em qualquer idade, sendo mais frequente entre os 20 e 50 anos, mais comumente em mulheres. Apenas 4% dos casos ocorrem antes dos 15 anos, mas, em crianças, a associação com doenças sistêmicas é bastante frequente, ocorrendo em cerca de 75% dos casos.

Patogenia

A patogenia do pioderma gangrenoso não é suficientemente conhecida, mas admite-se serem importantes alterações imunológicas e disfunção dos neutrófilos.

Os fatores imunológicos são evidenciados pela observação de defeitos da imunidade celular e da imunidade humoral.

Entre as alterações da imunidade humoral, observam-se eventuais depósitos de imunoglobulinas nas paredes dos vasos dérmicos e, às vezes, associação com hiperglobulinemias monoclonais ou policlonais. Entre as alterações da imunidade humoral, detectam-se, em alguns casos, autoanticorpos contra a pele e o intestino. Também por vezes se encontra um fator dermonecrótico no soro de alguns doentes que, injetado na pele do próprio doente, provoca lesões similares ao pioderma gangrenoso. Alguns estudos sugerem a deposição de imunocomplexos que, ativando o complemento, produziriam necrose tissular. Também se admite a possibilidade de reações cruzadas entre anticorpos dirigidos a antígenos bacterianos e antígenos cutâneos.

Anormalidades da imunidade celular também são relatadas nos doentes de pioderma gangrenoso, diminuição da resposta a antígenos de memória pelos linfócitos como anergia à cândida, estreptoquinase e diminuição da transformação blástica dos linfócitos frente a antígenos específicos.

Outra alteração importante na patogenia do pioderma gangrenoso é a disfunção dos neutrófilos observando-se diminuição da quimiotaxia dos neutrófilos, e diminuição da fagocitose pelos monócitos. A expressão da IL-8 está aumentada nas ulcerações próprias da enfermidade e também se demonstrou seu amento no sangue e em culturas de fibroblastos de doentes. No aumento da produção da IL-8, poderão estar envolvidas outras citocinas que estimulam sua produção como a IL-1 e o interferon-γ. A produção de IL-8 seria excessiva na enfermidade e, por sua potente ação quimiotática sobre os neutrófilos, provocaria grande concentração dessas células nas lesões.

Registre-se que hiperimunoglobulinemias que frequentemente ocorrem no pioderma gangrenoso, particularmente gamopatias por IgA, podem comprometer a função quimiotática dos neutrófilos. Além dessas alterações também parecem existir fatores predisponentes à doença. Existem casos familiares. Na síndrome PAPA hereditária autossômica dominante que compreende a associação entre pioderma gangrenoso, artrite piogênica e acne, existem mutações no domínio 15 da caspase. A frequente associação do pioderma gangrenoso a doenças sistêmicas com possível mecanismo autoimune também sugere a possibilidade desse mecanismo na gênese da enfermidade, embora esta possa ocorrer como manifestação isolada, independentemente de doença sistêmica.

Pioderma gangrenoso pode estar associado com doenças inflamatórias, doença de Crohn, colite ulcerativa (20-30% dos doentes), hepatite, artrite reumatoide, artrite soronegativas e espondilite anquilosante (20% dos casos), mais raramente, carcinoide e outras neoplasias e malignidades hematológicas (15-25% dos casos) linfomas, leucemia mieloide e outras leucemias, mieloma, policitemia vera e gamopatias monoclonais, particularmente por IgA e substâncias como propiltiouracil, GCSF, gefitinib e isotretinoína. Entretanto, apesar destas associações frequentes não raramente, nenhuma doença associada é evidenciada.

Manifestações clínicas

Atualmente consideram-se várias formas clínicas de pioderma gangrenoso, bem como relações entre as várias formas clínicas e doença sistêmicas associadas.

Pioderma gangrenoso ulceroso clássico

É a forma mais frequente. A lesão inicial é constituída por grupos de pústulas que coalescem e rapidamente se ulceram. Frequentemente, a lesão primária se inicia sobre traumatismos, incisão cirúrgica, furúnculos ou mesmo picadas de insetos.

As características fundamentais da úlcera que se forma são suas bordas descoladas, subminadas e sua tendência ao crescimento rápido, centrífugo, podendo atingir grandes extensões.

As bordas das úlceras são nítidas, elevadas, de cor vinhosa, com halo eritematoso ao redor do qual a pele tem aparência normal.

A parte central da ulceração, às vezes, cicatriza, continuando a lesão a crescer pelas bordas, geralmente circinadas ou serpiginosas. O fundo da úlcera é granuloso, avermelhado e se apresenta recoberto por secreção seropurulenta.

A úlcera é superficial, não atinge os planos profundos – aponeurótico e muscular – exala odor fétido e é, comumente, pouco dolorosa, porém, resultam cicatrizes atróficas, às vezes de aspecto cribriforme (**FIGURAS 51.6 A A 51.8**).

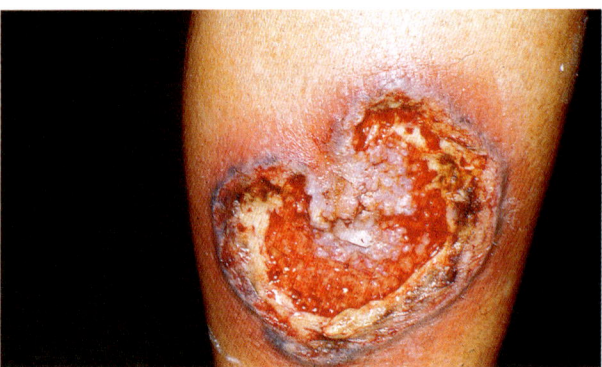

FIGURA 51.6 – Pioderma gangrenoso. Úlcera de bordas subminadas de cor vinhosa rodeada por halo eritematoso. Fundo granuloso com restos necróticos.

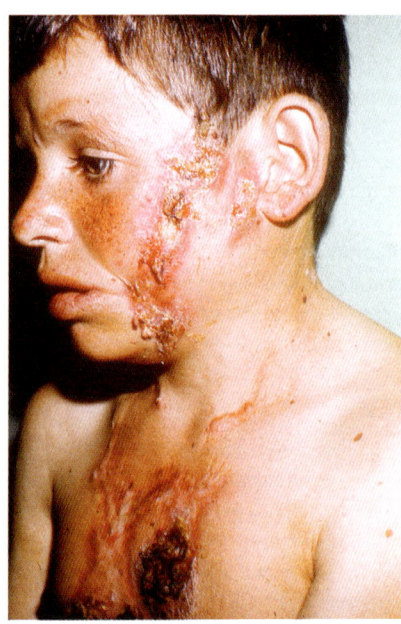

FIGURA 51.7 – Pioderma gangrenoso. Múltiplas ulcerações e cicatrizes na face, pescoço e tronco.

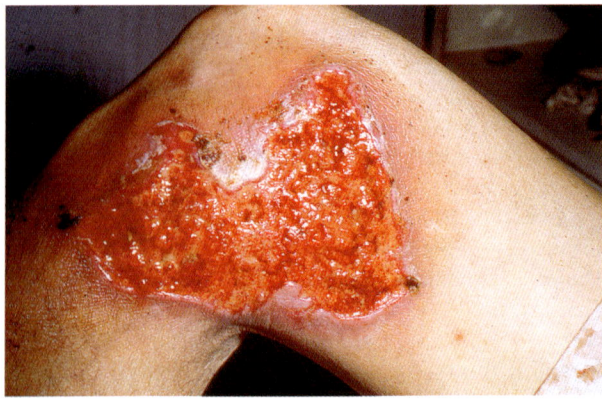

FIGURA 51.8 – Pioderma gangrenoso. Úlcera irregular com restos necróticos nas bordas e fundo granuloso.

As lesões podem ser únicas ou múltiplas e a localização mais frequente corresponde às pernas (70%), mas qualquer área corpórea pode ser acometida. As lesões cutâneas se acompanham de sintomas gerais, febre, mal-estar, mialgias e artralgias. Em crianças, as regiões mais frequentemente acometidas são cabeça, áreas genitais e perianais.

A forma ulcerosa clássica se acompanha em mais de 70% dos casos de doença interna, especialmente doença inflamatória intestinal (Crohn ou retocolite ulcerativa), gamopatia monoclonal ou malignidade interna.

Formas atípicas de pioderma gangrenoso

Forma atípica pustulosa
Surgem lesões pustulosas com halo eritematoso com distribuição esparsa nas superfícies de extensão das pernas. Essas formas, geralmente, ocorrem em fases de exacerbação da doença inflamatória intestinal e regridem com a melhora desta. Eventualmente, podem evoluir à forma ulcerosa clássica.

Forma atípica bolhosa
Nesta forma, as lesões evoluem com progressão rápida sob a forma de bolhas superficiais hemorrágicas que atingem especialmente os membros superiores. Está mais comumente associada a alterações mieloproliferativas, embora também possa ocorrer em crises de doença inflamatória intestinal.

Forma atípica que acomete membros superiores, tronco e face
Caracteriza-se por lesões bolhosas superficiais especialmente na face e membros superiores. Esta forma associa-se a leucemias mieloides, outras doenças mieloproliferativas e a gamopatias por IgA.

Pioderma gangrenoso superficial (vegetante)
Apresenta-se como úlcera superficial única lentamente progressiva, não dolorosa, sem bordas subminadas, sem coloração violácea na periferia da lesão e sem secreção purulenta (FIGURA 51.9). Pode ocorrer em qualquer área corpórea, mas é mais frequente no tronco e face. Em geral, não se associa à doença sistêmica.

Pioderma gangrenoso periestomal
A ulceração se dispõe em torno ao estoma. Na grande maioria dos casos, se associa à doença inflamatória intestinal, eventualmente à doença diverticular, ao carcinoma do intestino delgado, às perfurações intestinais e à colite. Nessa forma, inclui-se a chamada dermatose neutrofílica do dorso das mãos que se relaciona fortemente a malignidades hematológicas ou discrasia sanguíneas de colagenoses e esclerodermia sistêmica.

Pioestomatite vegetante
Caracteriza-se por lesões vegetantes associadas a pústulas nos lábios e mucosa bucal (FIGURA 51.10). Relaciona-se à doença inflamatória intestinal.

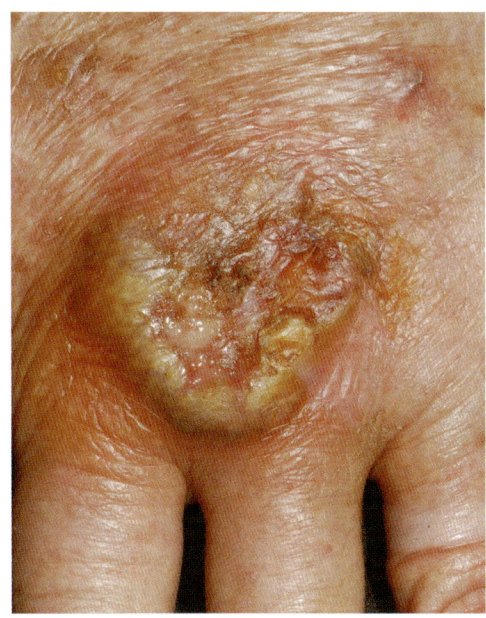

FIGURA 51.9 – Pioderma gangrenoso vegetante. Aspecto pustuloso e vegetante.

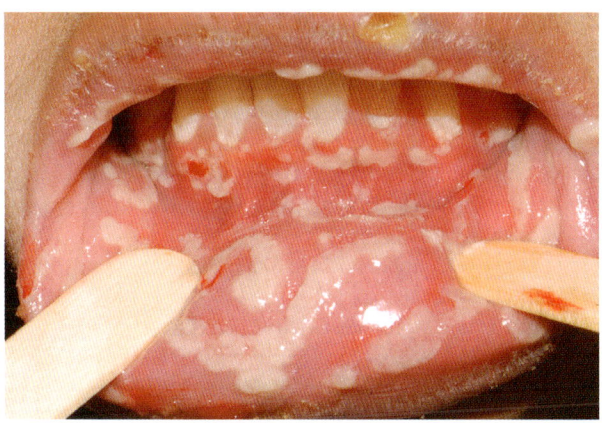

FIGURA 51.10 – Piostomatite vegetante. Inúmeras pústulas enfileiradas.

Manifestação clínica clássica no pioderma gangrenoso, que ocorre em cerca de 20% dos doentes, é o fenômeno da patergia, que resulta no desencadeamento de novas lesões por injeções intradérmicas ou intramusculares e mesmo venopunturas, picadas de inseto, biopsias e procedimentos cirúrgicos. Além desses estímulos mecânicos, observou-se exacerbação da doença por iodeto de potássio, GM-CSF e interferon.

Em síntese, em 40 a 50% dos casos, a doença ocorre de modo idiopático sem relação com outras afecções, mas, frequentemente, existem doenças sistêmicas subjacentes, principalmente:

- **Doenças inflamatórias intestinais crônica**: retocolite ulcerativa e doença de Crohn – ocorrem em 20 a 30% dos doentes.

- **Artrites** (artrite soronegativa, artrite reumatoide e espondilite): estão associadas em cerca de 20% dos casos.
- **Doenças hematológicas** (leucemia mieloide, leucemia de células cabeludas, mielofibrose e gamopatias monoclonais particularmente por IgA): ocorrem em cerca de 15 a 25% dos casos.

Também podem estar associadas ao pioderma gangrenoso outras afecções neutrofílicas: pustulose subcórnea, síndrome de Sweet e doença de Behçet.

Histopatologia

As alterações histopatológicas não são patognomônicas, mas são importantes para se afastar outras possibilidades diagnósticas. Há edema, necrose, infiltrado inflamatório predominantemente neutrofílico que leva à formação de abscessos e necrose com trombose secundária das vênulas. Em geral, não há vasculite, mas existem casos em que se registram lesões de vasculite necrosante e é obrigatório o afastamento de vasculite como diagnóstico. Nas lesões mais antigas, há hiperplasia pseudoepiteliomatosa das bordas da úlcera, formação de granuloma de tipo corpo estranho, proliferação de capilares e fibrose, mas o pioderma gangrenoso não é doença granulomatosa.

Diagnose

Essencialmente clínica, devendo a piodermite gangrenosa ser distinguida das úlceras fagedênicas do cancro mole, sífilis terciária, da amebíase cutânea, da tuberculose cutânea, das micobacterioses atípicas, da paracoccidioidomicose, esporotricose e outras micoses profundas, das vasculites necrosantes, dos halogenodermas, do pênfigo vegetante e dos carcinomas e dermatites artefatas.

Os exames de laboratório são úteis, mas não confirmam efetivamente a diagnose.

Para excluir as hipóteses citadas, recorre-se ao exame histopatológico, reações sorológicas, exame bacterioscópico, culturas e inoculações para isolamento do bacilo de Koch.

O exame bacteriológico – aero e anaerobiose – é útil na identificação da flora bacteriana existente.

Outros exames poderão estar indicados como colonoscopia e estudo radiológico do trato digestivo na suspeita de colite ulcerativa. São ainda importantes todos os exames necessários para exclusão de doença sistêmica de base, avaliação imunológica e determinação das proteínas séricas.

Tratamento

- **Tópico:** limpeza com permanganato de potássio a 1:20.000 ou água D'Alibour a 10%. Cremes ou pomadas de antibióticos e, mais recentemente, há relatos de sucesso, em alguns casos, com o uso de tacrolimo tópico e fator de crescimento derivado de plaquetas recombinante (Becaplermin).
- **Corticoide sistêmico:** dose inicial de 1 a 2 mg/kg/dia de prednisona, posteriormente reduzida com a melhora do quadro para dose de manutenção em dias alternados.
- **Corticoide intralesional:** nas bordas das lesões são úteis para lesões isoladas.
- **Sulfona:** na dose de 100 a 300 mg/dia, isoladamente ou associada com o corticoide.
- **Sulfasalazina:** usada na dose de 1 a 4 g/dia para controle da colite ulcerativa, pode ser efetiva no pioderma gangrenoso, mesmo na ausência de processo intestinal.
- **Azatioprina:** 50 a 200 mg/dia ou ciclofosfamida 100 mg/dia podem ser associados ao corticoides. Atualmente, também é empregada, com bons resultados, a ciclosporina, nas doses de 6 a 10 mg/kg/dia.
- **Outros:** há relatos sobre a eficácia de numerosos fármacos, como minociclina (300 mg/dia), rifampicina (600 mg/dia), clofazimina (100-300 mg/dia), colchicina (1-2 mg/dia VO), talidomida (100-300 mg/dia), clorambucil (4 mg/dia), micofenolato de mofetil (2-3 mg/dia), tacrolimo VO. Há também relato sobre a eficácia do oxigênio hiperbárico da plasmaferese e de imunoglobulinas intravenosas. Atualmente existem relatos da utilização com sucesso de imunobiológicos, infliximabe, etanercepte e adalimumabe.

Peculiaridades do pioderma gangrenoso na infância

A doença é bastante rara na infância. Nas séries estudadas, cerca de 4% dos casos ocorrem em crianças abaixo dos 15 anos, embora existam casos descritos em recém-nascidos. Nas crianças, as lesões iniciais são pústulas, enquanto nos adultos as pústulas sucedem lesões maculopapulosas. As lesões nas crianças localizam-se, como nos adultos, nas pernas, mas lesões na cabeça e na face são mais frequentes nas crianças. Além disso, em crianças é frequente a presença de lesões nas nádegas, períneo e genitais, o que alguns autores atribuem à patergia, por ser a área de fraldas mais sujeita a traumatismos decorrentes do próprio uso das fraldas e das manipulações para higiene da região. As doenças associadas são frequentes, predominando a colite ulcerativa, mas outras associações podem ocorrer com leucemias, doença de Crohn, gamopatia por IgA, doença de Takaisu, síndrome de hiper IgE e infecção pelo HIV. Em cerca de 25% dos doentes, não há enfermidade sistêmica associada.

ERITEMA DISCRÔMICO PERSISTENTE (DERMATOSE CINZENTA) (*ERYTHEMA DYSCHROMICUM PERSTANS*)

Esta síndrome clínica foi descrita inicialmente em El Salvador, por Ramirez em 1957 e, depois, reportada ocasionalmente em vários países da América do Sul e em outras regiões. A causa não é conhecida e a individualização dessa dermatose é questionável. Vários casos relatados são devidos a drogas, do tipo eritema pigmentar fixo.

Patogenia

A etiologia é desconhecida. A possibilidade de relacionamento com drogas aproxima este quadro das erupções medicamentosas fixas. Já foram referidas relações com exposição a substâncias químicas e tricocefalíase. Das substâncias químicas relatadas como relacionadas à dermatose cinzenta, citam-se produtos empregados na agricultura como o nitrato de amônio utilizado como fertilizante e clortalidonil empregado como antifúngico. Também há citações de possível relação com contrastes radiológicos ingeridos e com alergia a cobalto.

Em doentes mexicanos, verificou-se elevada porcentagem de doentes com HLA-DR 4 em relação a controles indicando possível suscetibilidade genética. Os linfócitos T parecem participar da patogênese, pois mostram-se ativados e há aumento da expressão de moléculas de adesão.

Manifestações clínicas

Ocorre em ambos os sexos, sob a forma de numerosas lesões maculosas, de forma e tamanhos variáveis, com tendência a confluir, nas regiões do tronco, membros inferiores, face e pescoço.

As máculas são de cor acinzentada, com várias nuanças e delicadas bordas eritematosas, infiltradas, levemente elevadas (FIGURA 51.11).

O quadro evolui lentamente e, geralmente, sem prurido ou outros sintomas.

Histopatologia

Encontra-se um infiltrado inflamatório perivascular em manguito, com comprometimento epidérmico caracterizado por degeneração hidrópica e incontinência pigmentar. À imuno-histoquímica, há aumento da expressão de ICAM-1, CD36, CD94, CD96.

Diagnose

A diagnose diferencial deve ser feita com a pinta tardia nas áreas em que ocorre esta treponematose. Há semelhanças com líquen plano. Aliás, o quadro é também denominado de líquen pigmentoso. Devem também ser diferenciadas outras condições hiperpigmentares, amiloidose maculosa e mastocitose. Finalmente, o quadro pode ser indistinguível do eritema fixo pigmentar por fármacos. Muitos casos descritos como dermatose cinzenta são provavelmente de origem medicamentosa do tipo de eritema pigmentar fixo.

Também devem ser considerados na diagnose diferencial, erupções liquenoides por drogas, dermatite de contato com pigmentação e hanseníase tuberculoide.

Tratamento

Não existe tratamento efetivo. Há relatos de benefícios com clofazimina 100 mg diariamente ou 100 mg em dias alternados (indivíduos com menos de 40 kg de peso. Essas doses devem ser mantidas por 3 meses, seguindo-se do uso de 200 mg a 400 mg/semana e também há relatos do uso de *laser* rubi.

ERITEMAS FIGURADOS

Compreendem um conjunto de dermatoses caracterizadas por erupções anulares ou policíclicas, na maioria das vezes migratórias, geralmente relacionadas a fenômenos de hipersensibilidade a fármacos, infecções, picadas de insetos e neoplasia.

Eritema anular centrífugo

É quadro caracterizado por lesões anulares de progressão centrífuga de evolução crônica, que ocorre igualmente em homens e mulheres em qualquer idade, sendo mais frequente dos 50 aos 60 anos.

A etiologia não é conhecida e, na maioria dos casos, não se demonstram causas precisas. As seguintes possibilidades devem ser consideradas na etiologia do eritema anular centrífugo: neoplasias malignas, infecções, fármacos, alimentos, picadas de insetos e fenômenos autoimunes.

As neoplasias são consideradas porque existem relatos da presença de lesões de eritema anular centrífugo em doentes com linfomas, leucemias, mieloma e síndromes mielodisplásicas, neoplasias malignas de pulmão, mama, pâncreas, estômago intestinos, ovário, fígado, reto, nasofaringe e tumores carcinoides nos quais, após remoção do tumor, houve desaparecimento das lesões cutâneas. Nos casos relacionados a tumores, verificou-se que o eritema anular centrífugo pode preceder o tumor por até 2 anos ou surgir concomitantemente à neoplasia.

Com relação às infecções, existem registros de relação com infecções bacterianas, fúngicas, virais e filarioses. Há relatos de casos associados a infecções estreptocócicas, tuberculose, meningite, infecções virais e alguns autores dão grande importância à associação com candidoses e dermatofitoses e, até mesmo, aos fungos (*Penicillium*) presentes em alimentos como queijos. Também existem relatos de associação do eritema anular centrífugo com ascaridíase, substâncias como salicilatos, piroxicam, hidrocloroquina cloroquina e penicilina, ampicilina, aldactona, amitriptilina, cimetidina, ouro, hidroclotiazida, vitamina K, finasterida e GCSF e admite-se a possibilidade de reações de hipersensibilidade a proteínas alimentares.

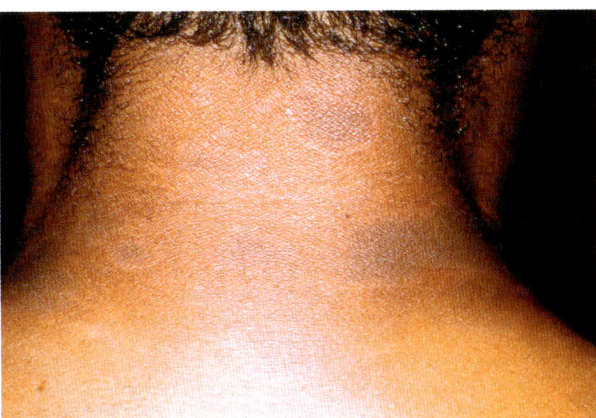

FIGURA 51.11 – Dermatite cinzenta. Máculas acinzentadas rodeadas por bordas eritematosas ligeiramente elevadas.

Também têm sido registrados casos de eritema anular centrífugo associado a inúmeras outras afecções, trombocitopenia, policitemia vera, disproteinemias, síndrome hipereosinofílica, crioglobulionemia, doenças endócrinas como hipertireoidismo, tireoidite de Hashimoto, síndrome autoimune poliglandular tipo I, sarcoidose, policondrite recidivante, LES, doença por IgA linear, hepatites autoimunes e outras doenças hepáticas.

Manifestações clínicas

As lesões são, geralmente, múltiplas e apresentam-se como placas eritematosas, levemente edematosas, urticariformes, formando lesões anulares, arciformes ou policíclicas. Há tendência à progressão centrífuga das lesões através das bordas urticariformes e regressão central com formação de colaretes descamativos na porção interna da borda edematosa **(FIGURA 51.12)**. As lesões individuais desaparecem, sendo substituídas por lesões novas que surgem nas mesmas áreas ou em novos pontos. As áreas mais frequentemente acometidas são o tronco, a parte proximal dos membros, a região glútea e, raramente, a face. As lesões podem ser discretamente pruriginosas.

Alguns autores reconhecem duas formas de eritema anular centrífugo, uma forma superficial e uma forma profunda, sem qualquer correlação reconhecida com fatores etiopatogênicos. Na forma superficial, as bordas não são infiltradas e predomina a descamação e, às vezes, existe leve prurido. Na forma profunda, as bordas são infiltradas, não há descamação e não há prurido.

Histopatologia

Há manguitos de células inflamatórias em torno dos vasos dérmicos. O infiltrado é predominantemente linfocitário com histiócitos e, às vezes, eosinófilos.

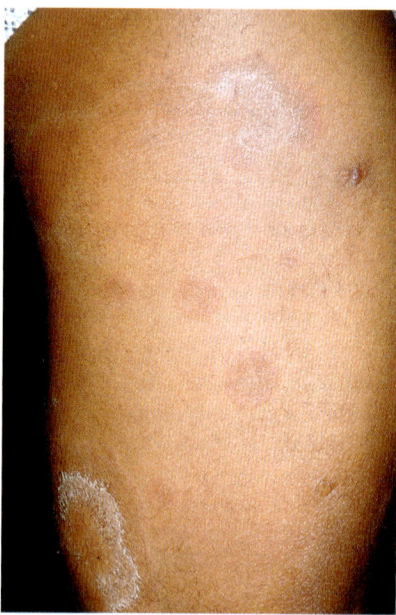

FIGURA 51.12 – Eritema anular centrífugo. Lesões anulares com bordas eritematoescamosas.

Nas formas superficiais, encontram-se em geral espongiose, paraqueratose, hiperplasia epidérmica e edema da derme papilar; enquanto nas formas profundas, as alterações epidérmicas não são evidentes e há melanófagos e necrose individual de queratinócitos.

Existem quadros com manifestações clínicas de eritema anular centrífugo e que histologicamente apresentam infiltrado eosinofílico intenso, designadas eritema anular eosinofílico e que, atualmente, admite-se serem variantes da síndrome de Wells.

Diagnose

É clínica, corroborada por exame histopatológico de compatibilidade, que permite excluir outros diagnósticos, que devem ser considerados na diagnose diferencial: formas anulares de urticária, *tinea corporis*, sarcoidose, lúpus eritematoso subagudo, linfomas e pseudolinfomas, outros eritemas migratórios, psoríase e pitiríase rósea, fases iniciais de doenças bolhosas autoimunes antecedendo o aparecimento de bolhas, pênfigos, penfigoide bolhoso, dermatite herpetiforme e dermatite por IgA linear; doença de Still, edema agudo hemorrágico da infância, eritema necrolítico migratório e eventualmente hanseníase.

Tratamento

Deve-se sempre tentar o encontro da possível causa e afastá-la. Pode-se tentar empiricamente o uso de agentes antifúngicos, visando possíveis focos de cândida ou dermatófitos, e antibióticos, visando infecções bacterianas. Podem ser tentados anti-histamínicos, anti-inflamatórios não esteroides e antimaláricos. Os corticoides sistêmicos são muito efetivos, porém sua interrupção determina, em geral, recidiva das lesões. A variante eosinofílica responde a antimaláricos. Há relato de caso tratado com sucesso com etanercepte. Topicamente, podem ser empregados corticoides tópicos, calcipotriol, tacrolimo e pimecrolimus. Outra alternativa que pode ser empregada em casos intensos e resistentes é a fototerapia com UVB *narrow band*.

Eritema anular familiar

Existem formas familiares, de herança autossômica dominante, que se iniciam, em geral, em idades mais precoces e, às vezes, se acompanham de anomalias congênitas. As lesões são idênticas às descritas para a forma não familiar e surgem dias após o nascimento. As lesões costumam ser transitórias, mas podem persistir por anos.

Nessas formas, não há relações etiológicas com infecções micóticas e malignidades e é necessário excluir lúpus eritematoso neonatal. Existem casos relacionados a presença de *Candida albicans* em grande quantidade no intestino ou à infecção pelo Epstein-Barr vírus.

Histopatologicamente, o quadro é semelhante às formas esporádicas, mas, às vezes, há predomínio de eosinófilos no infiltrado inflamatório.

Eritema anular associado a antígenos nucleares

Existem doentes de lúpus eritematoso ou Sjöegren ou com associação de ambas afecções com anti-Ro positivo que apresentam lesões eritematosas anulares, porém de bordas túmidas. Doentes com essas enfermidades podem apresentar anticorpos anti-Ro e anti-La e, nesse caso, as lesões apresentam bordas papulosas e descamativas. Esses quadros clínicos são frequentes em doentes de origem japonesa, adultos jovens ou mesmo crianças. As bordas das lesões são, geralmente, mais largas do que no eritema anular centrífugo clássico e atingem as áreas fotoexpostas, especialmente a face. Em alguns casos, na porção central das lesões há atrofia ou teleangectasiase. A imunofluorescência direta revela depósitos granulosos de IgG. Essa forma é denominada eritema *gyratum atroficans* transitório neonatal e é considerada variante de lúpus eritematoso.

Eritema crônico migratório

Considerado como manifestação da borreliose (ver Capítulo 37).

Eritema anular reumático (eritema marginatum)

Lesão específica de febre reumática, que ocorre em 10% dos casos desta enfermidade, mais frequente quando ocorre envolvimento cardíaco.

Patogenia

Provavelmente, uma reação imune ao estreptococo β-hemolítico do grupo A é responsável pelo desencadeamento da doença.

Manifestações clínicas

No início das manifestações da febre reumática, surgem lesões eritematosas anulares que se disseminam rapidamente, e desaparecem em horas ou em 2 a 3 dias, sendo intensas à tarde, evoluindo em surtos. Além das lesões anulares, podem surgir lesões policíclicas. As margens das lesões podem ser edematosas, elevadas (eritema marginatum). As lesões são mais frequentes no tronco, especialmente no abdômen, nas regiões axilares e nos membros. Ocasionalmente, surgem também no dorso das mãos e face. A erupção, quase sempre, precede as lesões articulares.

Às vezes, as lesões de eritema marginatum se acompanham de outra manifestação dermatológica da febre reumática caracterizada por pequenos nódulos subcutâneos indolores localizados nas saliências ósseas e tendões, particularmente face posterior do couro cabeludo e saliências ósseas da coluna. Essas lesões habitualmente regridem de modo espontâneo após semanas.

Existem casos relacionados à psitacose e casos que precedem surtos de angioedema hereditário

Histopatologia

Há infiltrado inflamatório perivascular de linfócitos e neutrófilos em torno de vasos dilatados, sem vasculite verdadeira.

Diagnose

Clínica, histopatológica e por meio de exames laboratoriais para febre reumática. Na diagnose diferencial, considerar eritema anular centrífugo, lúpus eritematoso, urticária, exantemas infecciosos e exantema da artrite reumatoide juvenil, que consiste de pequenas lesões maculosas e papulosas, eritematosas, não pruriginosas, que atingem o tronco, membros e face, sem caráter migratório e que acometem cerca de 25% dos doentes, particularmente meninos.

Na diagnose diferencial, devem ser considerados ainda o eritema crônico migratório, o eritema polimorfo e erupções urticariformes.

Erythema gyratum repens

Eritema persistente, considerado marcador de câncer visceral (ver Capítulo 81).

Doença de Kawasaki

Doença inflamatória aguda multissistêmica com vasculite, que, em geral afeta crianças com menos de 5 anos de idade, com pico de incidência entre 10 e 11 meses. A causa não é conhecida, ainda que toxinas estafilocócicas ou estreptocócicas tenham sido apontadas como participantes do processo etiopatogênico. A doença foi primeiramente relatada no Japão em 1967 por T. Kawasaki e, a partir de 1976, foi registrada nos Estados Unidos. No Japão, a incidência da doença é de 5.000 a 6.000 casos por ano, com aproximadamente 67 casos por 100.000 crianças abaixo de 5 anos.

Patogenia

A causa não é conhecida ainda que se atribua importância a agentes infecciosos como desencadeantes do processo, inclusive tendo sido descritos surtos epidêmicos da doença. A doença envolve reatividade do sistema imune com aumento de linfócitos T e B ativados, infiltrado de mononucleares e aumento de produção de citocinas pró-inflamatórias, TNF-α, IL-1, IL-4 e IL-6. Também há aumento de linfócitos T CD8+ e linfócitos B. Toxinas bacterianas e superantígenos de estafilococos e estreptococos têm sido sugeridos como participantes da ativação anormal do sistema imune em indivíduos geneticamente suscetíveis. Há associação entre variações genéticas dos receptores de quimiocinas, CCR2, CCR3 e CCR 5 e suscetibilidade à doença. Polimorfismos de vários genes de metaloproteinases da matriz e do gene *ITPKC* (inositol 1, 4,5-trifosfato 3-cinase) relacionam-se não somente à suscetibilidade à doença, mas também com tendência a lesões coronarianas. A microscopia óptica e eletrônica mostra corpos de inclusão citoplasmáticos em células do epitélio brônquico composto de ácidos nucleicos e proteínas virais sugerindo a possível participação de um RNA vírus de entrada via aparelho respiratório e com tropismo pelo tecido vascular.

Manifestações clínicas

Os seguintes sintomas ou sinais dermatológicos são importantes para a diagnose:

- **Febre de causa indeterminada:** com duração de 5 ou mais dias, ocorre em 95% dos casos. Trata-se de febre alta, 38 a 40 °C que dura 1 a 2 semanas. Quanto maior a duração da febre, maior a possibilidade de ocorrerem lesões cardíacas.

- **Congestão conjuntival bilateral:** ocorre precocemente em 87 a 90% dos casos. Não é verdadeira conjuntivite, não havendo secreção, mas apenas vasodilatação e vasocongestão das conjuntivas. Pode acompanhar-se de uveíte anterior, iridociclite, queratite superficial puntacta, opacidades do vítreo, edema de papila e hemorragia subconjuntival.
- **Alterações do lábio e cavidade oral:** ocorrem em 85 a 95% dos casos. Os lábios apresentam-se avermelhados, secos e fissurados podendo haver sangramento com formação de crostas hemorrágicas. As mucosas oral e faríngea apresentam eritema difuso (FIGURA 51.13).
- **Linfadenomegalias não supurativas dos linfonodos cervicais:** ocorrem em 60 a 70% dos enfermos sob a forma de massas dolorosas constituídas por linfonodos de 1,5 a 5 cm de tamanho, consistência firme sem tendência a flutuação. Eventualmente a linfadenomegalia pode ser bilateral.
- **Exantemas cutâneos polimorfos:** ocorrem em 85 a 90% dos casos e podem ser de aspecto muito variado, morbiliforme, maculopapuloso, escarlatiniforme, psoriasiforme urticariforme ou eritema polimorfo-símile podendo inclusive haver coexistências dessas várias formas. São de duração variável de 1 dia a semanas e localizam-se mais comumente no tronco e extremidades (FIGURAS 51.14 E 51.15). Outra manifestação cutânea que pode ocorrer é o desencadeamento de dermatite atópica em indivíduos com predisposição genética. Fenômeno interessante observado nos doentes de Kawasaki é reativação inflamatória da reação ao BCG que pode ocorrer na fase aguda da doença manifesta por eritema, descamação, crostas ou até bolhas no ponto de vacinação.
- **Alterações das extremidades:** ocorrem em 90 a 95% dos casos. Conjuntamente aos exantemas, aparece eritema palmo-plantar, com edema às vezes bastante

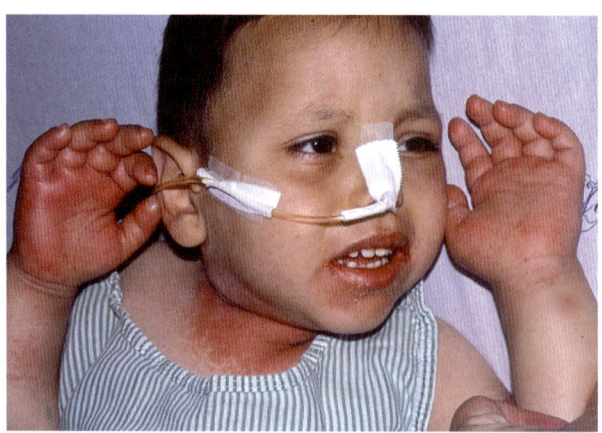

FIGURA 51.13 – Doença de Kawasaki. Edema acral. Eritema flexural e labial com descamação

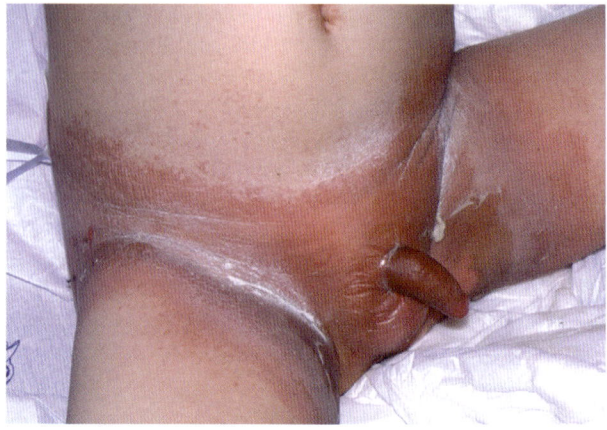

FIGURA 51.14 – Doença de Kawasaki. Exantema com acentuação flexural.

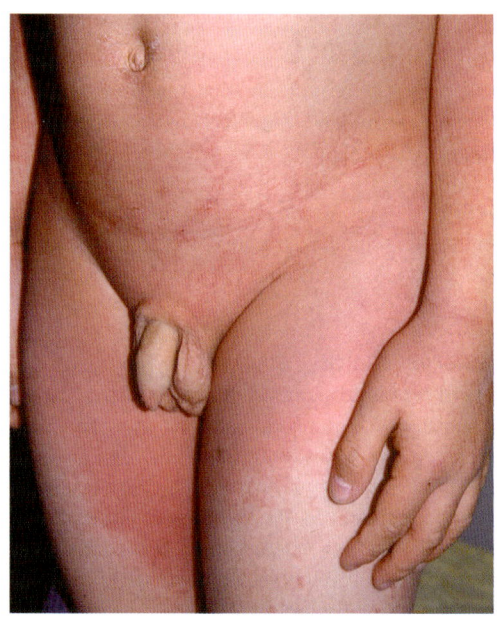

FIGURA 51.15 – Doença de Kawasaki. Exantema.

intenso. Após 1 ou 2 semanas ocorre descamação que se inicia caracteristicamente entre as unhas e as polpas digitais disseminando-se para as regiões palmares e plantares. Nas unhas, podem surgir sulcos transversos de Beau.

Raramente, na fase aguda pode surgir o fenômeno de Raynaud nas extremidades dos pododáctilos e dos quirodáctilos. Na fase aguda que dura 1 a 2 semanas, há febre e, além das manifestações já descritas, pode haver miocardite e outras lesões sistêmicas decorrentes de vasculites. Também podem ocorrer náuseas, vômitos, dores abdominais, diarreia, obstrução intestinal hepatite e pancreatite e, em 30% dos doentes, há artralgias e artrites de mãos, joelhos e tornozelos. Pode haver cistite, inflamação do meato uretral e meningite asséptica. Na fase subaguda há certa regressão das manifestações gerais, mas artralgias e alterações oculares permanecem. É nessa fase que podem surgir os aneurismas coronários, habitualmente após 6 a 8 semanas de enfermidade.

A complicação sistêmica mais importante é representada pelas lesões cardiovasculares que podem desenvolver-se em cerca de 25% dos doentes não tratados. As primeiras alterações cardíacas ocorrem nos primeiros 10 dias da doença sob a forma de endocardite, miocardite e pericardite. Alterações coronárias sob a forma de aneurismas são observadas em 20% de todos os doentes após 1 a 3 meses de doença e, destes, metade tem o processo involuído após 6 a 18 meses. Somente pequena parte dos doentes com lesões remanescentes terá lesões graves que poderão determinar disfunção cardíaca, infartos ou mesmo morte súbita. Raros doentes desenvolvem aneurismas coronários gigantes que produzirão tromboses e doença cardíaca isquêmica.

Histopatologia
Na pele, o quadro é inespecífico, com vasodilatação e infiltrado perivascular linfo-histiocitário.

Diagnose
Estabelecida pela presença de, pelo menos, cinco dos seis sinais principais ou quando estão presentes quatro desses sinais, mas existam lesões coronarianas. Na diagnose diferencial, devem ser afastadas as doenças infecciosas exantemáticas bacterianas, virais e por riquétsias, além das erupções medicamentosas, especialmente o eritema polimorfo e a síndrome de Stevens-Johnson.

Tratamento
Consiste na administração de imunoglobulina intravenosa, sendo preferível o esquema de 2 g/kg em infusão única de 10 horas, pois os resultados, no que diz respeito à involução do quadro e prevenção de lesões coronarianas, é superior ao esquema clássico de 400 mg/kg em 4 a 5 dias. Associadamente, administra-se ácido acetilsalicílico, 80 a 100 mg/kg/dia nos primeiros 10 dias, reduzindo-se, depois, para 3 a 5 mg/kg/dia.

Quando se estabelecem lesões cardíacas importantes, esses doentes são conduzidos por cardiologistas podendo ser necessárias medicações antiplaquetárias, bloqueadores de canais de cálcio e mesmo intervenções como colocação de stents, cirurgia de revascularização e existem casos raros em que se necessitou de transplante cardíaco.

CAPÍTULO 52

GRANULOMAS NÃO INFECCIOSOS

Existem várias enfermidades cujo substrato histológico é constituído por inflamações granulomatosas de origem não infecciosa com acometimento cutâneo, cutaneomucoso ou cutâneo sistêmico.

Serão analisadas neste capítulo as seguintes enfermidades: sarcoidose, granuloma anular, granuloma actínico, necrobiose lipoídica, nódulos reumatoides, granulomas de corpo estranho, manifestações cutâneas da doença de Crohn, queilite granulomatosa e síndrome de Melkersson-Rosenthal.

SARCOIDOSE

Doença inflamatória multissistêmica, de etiologia desconhecida, que apresenta quadro histopatológico específico representado por granulomas de células epitelioides sem caseificação. Atinge a pele e outros órgãos como pulmões, linfonodos, olhos, baço, fígado e ossos, predominando o acometimento pulmonar e dos linfonodos intratorácicos. Afeta adultos de ambos os sexos, com dois picos de incidência, entre os 25 e 35 anos e especialmente em mulheres entre os 45 e 65 anos. Sua ocorrência é variável de acordo com cada país. Aqui no Brasil é rara, sendo mais frequente em países setentrionais. Nos Estados Unidos é frequente, especialmente entre os negros.

Patogenia

A etiologia da sarcoidose permanece desconhecida. Sabe-se que na sarcoidose há aumento e ativação de células T tipo Th1 nas áreas de inflamação. Essas células expressam receptores para IL-2 em maior quantidade, bem como secretam IL-2, interferon-γ e TNF-α, o que resulta em estímulo para as células B, com consequente hipergamaglobulinemia. Além disso, as células T ativadas produzem fator quimiotático para os monócitos que são atraídos para os tecidos inflamados, resultando linfopenia periférica que explica a anergia que se observa a antígenos de memória (candidina, tricofitina e tuberculina) na maioria dos doentes de sarcoidose. O antígeno responsável pela ativação das células T é desconhecido, considerando-se a possibilidade de autoantígeno e, nesse caso, a sarcoidose seria uma doença autoimune ou de antígeno exógeno, particularmente um agente infeccioso. São antigas as discussões relativas às relações sarcoidose-tuberculose, em função de assinalar-se maior incidência de tuberculose em doentes de sarcoidose e de observações epidemiológicas que registram aumento da sarcoidose paralelamente à diminuição da incidência de tuberculose. Realmente, em alguns doentes, por reação em cadeia da polimerase (PCR), encontram-se sequências de DNA de micobactérias em tecido pulmonar, no sangue periférico, em tecido cerebral e na pele, particularmente M. avium-intracellulare. Também há relatos de aumento no soro de doentes de sarcoidose de anticorpos anti-M. paratuberculosis. Apesar desses achados, existem estudos em que as pesquisas de ácidos nucleicos de micobactérias são negativas nos doentes de sarcoidose. Além disso, a administração de corticoides a doentes de sarcoidose não produz disseminação de micobactérias, o que depõe contra essa hipótese de infecção micobacteriana. Existem aparentemente fatores genéticos determinantes, existindo casos familiares da enfermidade. Nos Estados Unidos, a ocorrência familiar é mais elevada em afroamericanos (cerca de 20%) em relação a americanos brancos (5%). Registra-se maior frequência de alguns antígeno leucocitário humano (HLA, do inglês *human leukocyte antigen*) nos doentes reforçando a participação de fatores genéticos. Entre doentes afroamericanos encontra-se frequência aumentada de HLA-Bw15 que curiosamente também se observa na tuberculose. Em ingleses brancos, há aumento da frequência de HLA-B8. Em japoneses, aparentemente o HLA-DRB1 confere suscetibilidade, e o HLA-DRB1*1302 confere resistência à doença. Também há frequência aumentada de polimorfismos do gene codificador da angiotensina convertase.

Há relatos de casos aparentemente desencadeados por terapia com interferon-α.

Manifestações clínicas

Há duas formas de sarcoidose, uma aguda ou subaguda e outra crônica. Na forma aguda ou subaguda, o quadro é de eritema nodoso, com febre, adenopatia hilar e, eventualmente, linfonodos cervicais, poliartrite e uveíte anterior aguda. Na forma crônica, há lesões cutâneas em cerca de 20 a 35% dos casos, sendo essas, excepcionalmente, a única manifestação. As lesões cutâneas são muito mais frequentes nas mulheres.

As principais manifestações cutâneas da sarcoidose são:

- **Manifestações não granulomatosas:**
  - **Eritema nodoso:** manifestação inespecífica mais comum na sarcoidose. Ocorre nas formas agudas e subagudas da enfermidade, sendo mais frequente em mulheres jovens e 50% dos casos acompanham-se de febre, mal-estar e artralgias. O eritema nodoso acompanhado de febre, adenopatia hilar, poliartrite migratória, constitui a síndrome de Löfgren.
- **Manifestações granulomatosas:**
  - **Lúpus pérnio:** a mais característica manifestação cutânea da sarcoidose, atingindo predominantemente mulheres e, nestas, particularmente as porções centrais da face: o nariz, as orelhas e os lábios, sob a forma

de pápulas, nódulos e placas de cor vermelho-violácea, com telangiectasias (FIGURA 52.1).

Eventualmente as lesões podem acometer o dorso das mãos, os dedos das mãos, os dedos dos pés e a fronte. Atinge mais frequentemente mulheres negras e, em geral, se acompanha de lesões pulmonares ou outras manifestações, como lesões do aparelho respiratório superior, lesões ósseas, lesões oculares e linfadenomegalias.

- **Lesões em placas:** são placas arredondadas ou ovais ou anulares, infiltradas, violáceas, de centro atrófico regressivo com telangiectasias (angiolupoide), que se localizam mais frequentemente, de modo simétrico, na face, dorso, nádegas e membros inferiores (FIGURA 52.2). Quando descamativas, assumem aspecto psoriasiforme. Localizadas no couro cabeludo podem provocar alopecia. Essas formas, geralmente, se acompanham de acometimento sistêmico.
- **Lesões maculopapulosas:** lesões disseminadas, isoladas ou agrupadas constituídas por pápulas liquenoides ou pequenos nódulos de coloração vermelho-acastanhada que, à vitropressão, tornam-se amarelados (cor de geleia de maçã). As áreas preferencialmente acometidas são a face, em particular as pálpebras, regiões periorbitárias, sulco nasolabial e dorso (FIGURA 52.3).
- **Nódulos subcutâneos (sarcoidose de Darier-Roussy):** são nódulos subcutâneos indolores em geral recobertos por pele de aspecto normal ou de coloração violácea localizados no tronco e pernas (FIGURA 52.4). Geralmente surgem nas fases iniciais da enfermidade, acompanham formas menos graves e podem desaparecer espontaneamente.
- **Lesões cicatriciais sarcoídeas:** cicatrizes resultantes de traumatismos, biópsias, cirurgias ou mesmo tatuagens podem assumir aspecto sarcoídeo, isto é, sofrem infiltração, tornando-se eritematoacastanhadas e amareladas à vitropressão (FIGURA 52.5).

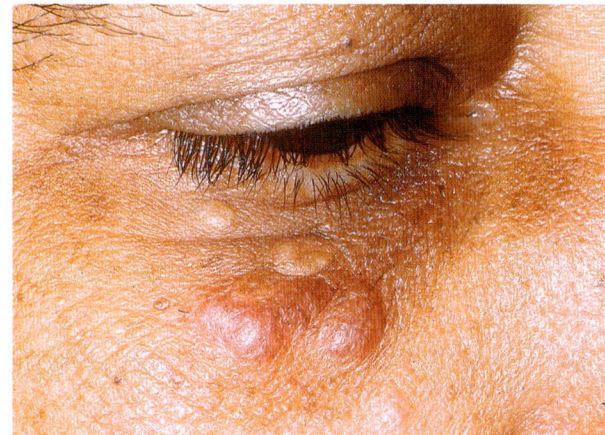

FIGURA 52.3 – Sarcoidose. Lesões papulonodulares em placa na região infraorbitária.

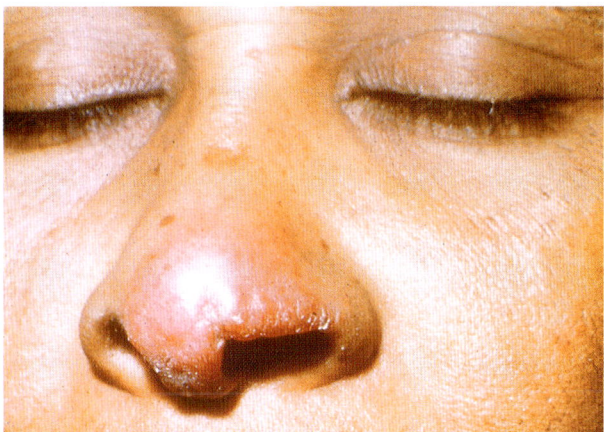

FIGURA 52.1 – Sarcoidose. Lúpus pérnio. Placa papulosa eritematosa no nariz.

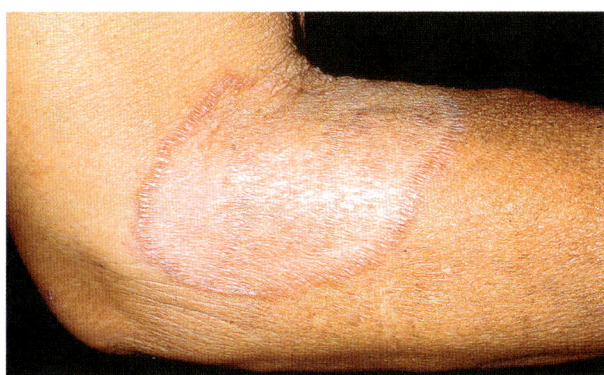

FIGURA 52.2 – Sarcoidose. Placa anular de bordas infiltradas e centro atrófico.

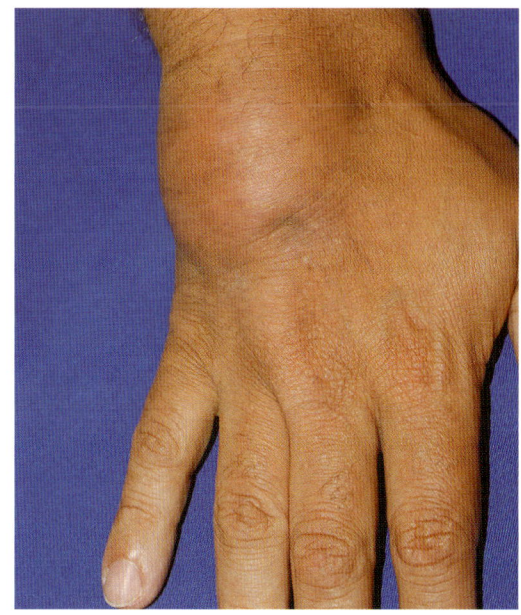

FIGURA 52.4 – Sarcoidose hipodérmica. Nódulo profundo pouco inflamatório.

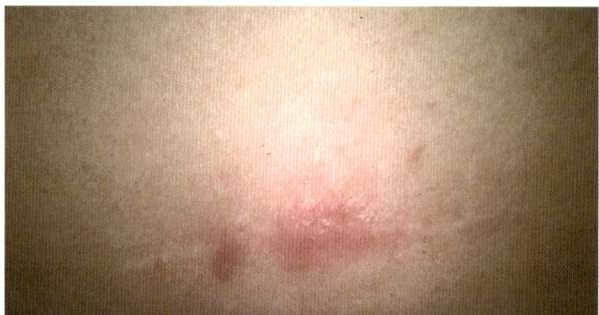

FIGURA 52.5 – Sarcoidose em cicatriz. Inflamação nodular em cicatriz cirúrgica pré-existente.

Existem **apresentações clínicas atípicas** muito raras representadas por eritrodermia, formas ictiosiformes, formas atróficas, formas ulceradas, formas verrucosas, formas psoriasiformes (FIGURA 52.6), alopecia, lesões hipopigmentadas constituídas por placas hipocrômicas (FIGURA 52.7), levemente infiltradas e ainda lesões simuladoras de eritema polimorfo.

- **Lesões ungueais:** pode haver hiperconvexidade das unhas, hiperqueratose subungueal e onicólise.
- **Lesões mucosas:** pode haver acometimento da mucosa oral, gengival, palato e também das glândulas salivares (FIGURA 52.8).

As manifestações **extracutâneas** da sarcoidose são predominantes no quadro clínico e múltiplos órgãos podem ser acometidos:

- **Pulmões:** apresentam desde linfadenopatia hilar bilateral isolada ou associada a infiltrados parenquimatosos no pulmão até infiltrados isolados e fibrose pulmonar

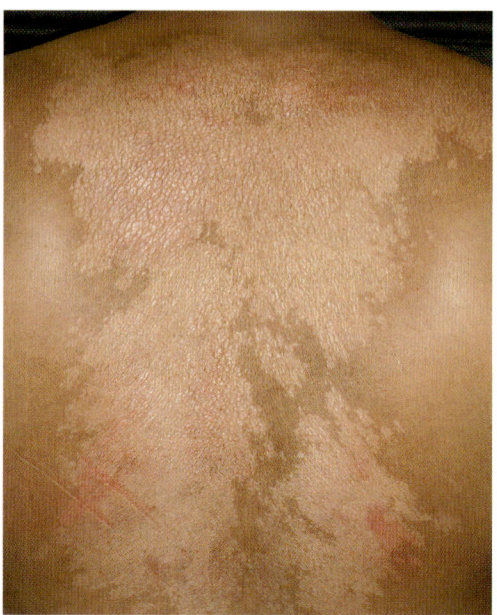

FIGURA 52.7 – Sarcoidose hipocromiante. Placas papulosas com hipocromia.

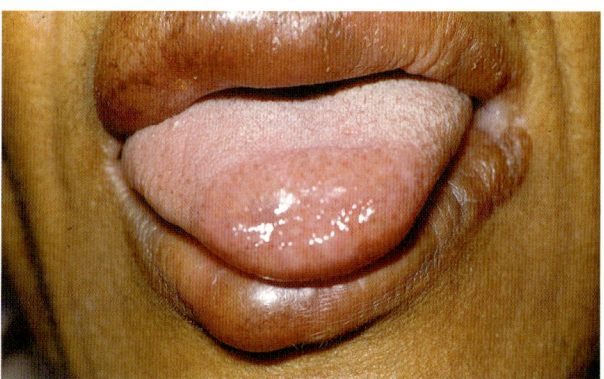

FIGURA 52.8 – Sarcoidose. Nódulos no lábio e ponta da língua.

intensa. Essas alterações determinam o aparecimento de dispneia, tosse e dor torácica.

- **Olhos:** a lesão mais comum é a uveíte granulomatosa, anterior e posterior que pode ser aguda ou crônica e levar a glaucoma, catarata e sinequias da íris. Podem ser encontrados nódulos na íris por infiltração granulomatosa do estroma e pode-se desenvolver coriorretinite. Nódulos na conjuntiva ligeiramente elevados podem ser observados, bem como acometimento da glândula lacrimal com diminuição da produção de lágrimas. Podem também ocorrer papiledema, neurite retrobulbar e atrofia óptica. Pode ocorrer, por envolvimento da órbita, proptose unilateral, além de queratoconjuntivite seca e iridociclite.
- **Linfonodos:** são mais acometidos por linfadenomegalia discreta, não dolorosa e móvel, os linfonodos cervicais, axilares, epitrocleares e inguinais. Linfadenomegalias hilares bilaterais são frequentes.

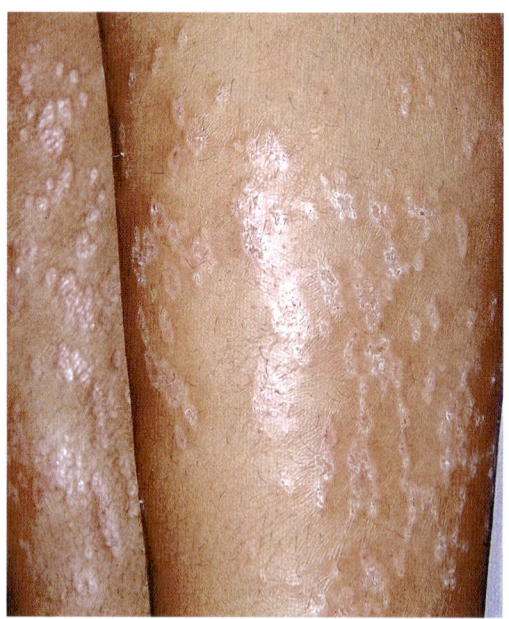

FIGURA 52.6 – Sarcoidose. Lesões papuloescamosas com aspecto psoriasiforme.

- **Hepatoesplenomegalia:** pode ocorrer pela presença de granulomas no fígado levando a aumento das bilirrubinas e da fosfatase alcalina. Também pode haver granulomas no baço.
- **Trato gastrintestinal:** acometido menos frequentemente. Podem ocorrer lesões no esôfago, estômago e intestino, por vezes sendo necessária a diagnose diferencial com a ileíte de Crohn.
- **Aparelho cardiovascular:** podem ocorrer granulomas miocárdicos que podem provocar arritmias, insuficiência cardíaca, alterações valvulares e infartos.
- **Sistema osteoarticular:** artrites de joelhos, tornozelos, cotovelos, punhos e pequenas articulações podem ocorrer na sarcoidose, simulando doenças reumáticas. Podem ocorrer lesões ósseas císticas, particularmente nas falanges, produzindo, às vezes, o aparecimento de "dedos em salsicha" (FIGURA 52.9).

Outros acometimentos sistêmicos são menos comuns: renal, de glândulas salivares, do trato respiratório superior, da hipófise, tireoide, paratireoide e adrenais e mesmo do sistema nervoso central com lesões dos nervos cranianos e hipotálamo.

A associação – aumento das parótidas, febre, uveíte anterior e paralisia de nervos cranianos, habitualmente do nervo facial, constitui a **síndrome de Heerfordt-Waldenström.**

Há certa associação entre os tipos de manifestação cutânea e lesões viscerais. O eritema nodoso é mais frequente em mulheres dos 20 aos 40 anos, no período pós-puberdade, na gravidez, e pós-parto e costuma acompanhar as adenopatias mediastinais da sarcoidose. O lúpus pérnio associa-se a lesões sarcoídeas do trato respiratório superior (50%) e a lesões pulmonares (75%). É um indicador de sarcoidose fibrótica crônica, associando-se com frequência a lesões fibróticas crônicas de pulmão, ossos, linfonodos e uveíte crônica. As formas em placa mais comumente se associam a fibrose pulmonar, cistos ósseos, linfadenopatias e uveíte. As formas maculopapulosas ocorrem paralelamente a uveíte aguda, linfadenopatias periféricas e aumentos da parótida.

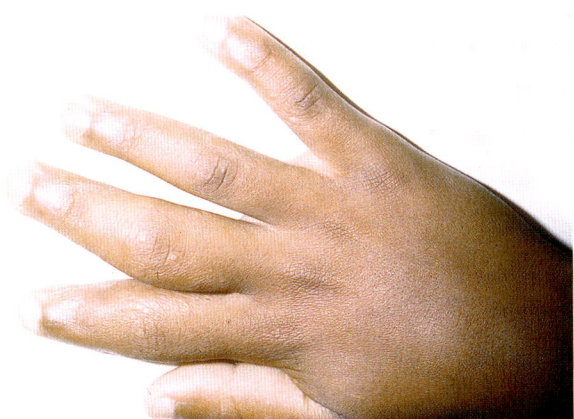

FIGURA 52.9 – Sarcoidose osteoarticular. "Dedos em salsicha" por cistos ósseos nas falanges.

Existe uma forma clínica de sarcoidose própria de crianças abaixo dos 4 anos de idade, caracterizada por lesões cutâneas, alterações oculares e lesões articulares. Lesões pulmonares normalmente estão ausentes, mas podem surgir tardiamente. As lesões cutâneas são pequenas pápulas eritematoacastanhadas, frequentemente disseminadas, que evoluem em surtos e que na involução podem deixar cicatrizes. A uveíte anterior pode provocar evolutivamente cegueira e as lesões articulares ocorrem em cerca de 60% desses doentes e se caracterizam por edema não doloroso que confere aspecto fusiforme aos dedos e punhos.

Histopatologia

O granuloma sarcoídeo caracteriza-se por acúmulos de células epitelioides, por gigantócitos raros ou ausentes, sem halo linfocitário (granulomas desnudos) ou rodeado por estreita faixa de células linfoides. Os granulomas sarcoídeos são nitidamente delimitados, localizam-se na porção média ou inferior da derme e não há necrose central. As colorações para fibras reticulares mostram fina rede de fibrilas argirofílicas, a qual se torna mais densa nas áreas marginais. Podem ser observados corpos de inclusão no interior das células gigantes, os corpos asteroides, que são estruturas lamelares de complexos proteicos impregnados por carbonato de cálcio.

Diagnose

A diagnose de sarcoidose deve ser confirmada por exame histopatológico, exame radiológico pulmonar e ósseo, bem como pela negatividade das colorações e culturas para microrganismos produtores de infecções granulomatosas. Outros achados laboratoriais importantes e sugestivos de sarcoidose expressam depressão da imunidade celular, característica imunológica fundamental na sarcoidose. A reação intradérmica PPD é praticamente sempre negativa. Há linfopenia com diminuição da relação linfócitos T *helper* e T supressores por aumento dos linfócitos T supressores. Há evidências de exacerbação da imunidade humoral, aumento das imunoglobulinas, IgA, IgM, IgG e presença de imunocomplexos circulantes. A taxa CD4/CD8 > 3,5 é sugestiva de sarcoidose.

Importante ainda na diagnose é o **teste de Kwein**, que consiste na injeção intradérmica de 0,1 mL de suspensão de tecido sarcoídeo, obtido de baço ou linfonodo com sarcoidose, e que é lido por exame histopatológico após 6 a 8 semanas. O encontro de infiltrado de células epitelioides indica a positividade do teste, o que ocorre em cerca de 90% na sarcoidose.

O diagnóstico radiográfico da sarcoidose é feito pelo estudo radiológico do tórax. Por outro lado, o exame de escaneamento com o Gálio 67 (Ga67) pode demonstrar o aspecto de sinal de "panda" e/ou "lambda" na face e no tórax, respectivamente, o que pode auxiliar e complementar outros exames diagnósticos. O sinal de "panda" é o aspecto imagenológico de um "urso panda" determinado pela captação do Ga67 pelas glândulas lacrimais e parótidas com granulomas sarcoídeos. O sinal de "lambda" é dado pela absorção do

Ga67 pelos linfonodos hilares pulmonares aumentados que formam a letra grega λ (lambda).

As lesões cutâneas da sarcoidose nodular podem ser visualizadas na captação do Ga67, porém o diagnóstico diferencial deve ser feito com infecções fúngicas profundas e micobacterianas, bem como linfomas cutâneos.

Na sarcoidose pode ocorrer também hipercalcemia por aumento da absorção intestinal de cálcio (10%-15% dos doentes) e hipercalciúria (em cerca de 30% dos doentes). Em 60% dos casos de sarcoidose há aumento de enzima conversora de angiotensina por produção ao nível das células epitelioides nos granulomas. O teste é mais útil no acompanhamento evolutivo da doença do que na diagnose, pois é falso-negativo em 40% e falso-positivo em 10% dos doentes.

A diagnose diferencial das lesões cutâneas da sarcoidose deve ser feita com as infecções granulomatosas como tuberculose, sífilis, hanseníase tuberculoide, granuloma anular, granuloma facial, lúpus eritematoso (LE) discoide e subagudo, linfocitoma cútis, necrobiose lipoídica, psoríase, tínea *corporis*, leishmaniose tegumentar e blastomicose, sendo que, na hanseníase tuberculoide, a alteração da sensibilidade é fundamental para a diagnose.

Tratamento

No tratamento da sarcoidose, devem-se considerar as duas formas, aguda ou subaguda e crônica. A forma aguda ou subaguda pode evoluir espontaneamente para a cura, podendo-se administrar substâncias anti-inflamatórias como a oxifenilbutazona e, eventualmente, corticoide. Nas formas crônicas, emprega-se corticoide por via sistêmica de acordo com as localizações da moléstia, nas doses de 20 a 40 mg de prednisona/dia, em doses fracionadas, e após regressão das lesões, tenta-se a menor dose de manutenção possível, de preferência em regime de dias alternados. Para as lesões cutâneas, pode-se usar corticoide tópico ou por infiltrações semanais com acetonido de triamcinolona, nas concentrações de 2 a 5 mg/mL. Se houver contraindicação ao uso de corticoide, pode-se usar a oxifenilbutazona ou cloroquina. Esta última é particularmente útil no tratamento do lúpus pérnio e da fibrose pulmonar, na dose inicial de 250 a 500 mg/dia. Também pode ser utilizada a hidroxicloroquina na dose de 200 a 400 mg/dia. Os antimaláricos podem ser usados associadamente aos corticoides no sentido de diminuir as doses desta medicação necessárias ao controle do quadro.

Outros agentes que podem eventualmente ser utilizados são os imunossupressores dos quais o que propicia melhores resultados é o metotrexato. Podem ser empregados o clorambucil e a azatioprina. Foram também empregados, com resultados variáveis: colchicina; talidomida (50-300 mg/dia); alopurinol (100-300 mg/dia); minociclina (200 mg/dia); isotretinoína (1 mg/kg/dia); e, mais recentemente, existem relatos da utilização de agentes biológicos, particularmente o infliximabe, anticorpo monoclonal IgG1 anti-TNF-α.

Pode ser considerada a possibilidade de retirada cirúrgica de pequenas lesões ou de lesões ulceradas.

SARCOIDOSE EM CRIANÇAS

A sarcoidose é rara em crianças. A incidência geral de sarcoidose é de 7 a 10 por 100.000, enquanto em crianças até 15 anos é de 0,3 por 100.000 pessoas. Nas crianças reconhecem-se duas formas de sarcoidose, crianças em idade escolar apresentam manifestações clássicas de sarcoidose idênticas à dos adultos e crianças mais novas, em idade pré-escolar apresentam quadro clínico peculiar composto por artrite, uveíte e lesões papulosas que constituem a **Síndrome de Blau**.

Na sarcoidose clássica das crianças, a prognose é boa com resolução total das lesões em 80% dos doentes de 6 meses a 6 anos. Quanto ao tratamento as doses preconizadas para criança são: prednisona, 1 mg/kg/dia; hidroxicloroquina, no máximo 6,5 mg/kg/dia; cloroquina, máximo de 3,5 mg/kg; e metotrexato 0,3 a 0,5 mg/kg/semana.

Síndrome de Blau (sarcoidose de início precoce ou liquenoide)

É rara e compreende clinicamente a tríade artrite, uveíte e dermatite papulosa granulomatosa. Decorre de mutações heterozigóticas do gene *NOD2* que se transmitem de modo autossômico dominante.

Na pele a doença se manifesta por pápulas amareladas ou eritematoacastanhadas agrupadas ou com disposição linear localizadas na face, nas extremidades e posteriormente disseminadas pelo tronco. As lesões podem surgir em surtos ao longo de anos e podem deixar como resíduo poiquilodermia e lesões cicatriciais pontuadas ou atrofodermia folicular. Também são descritas úlceras de perna e lesões ictiosiformes. As manifestações articulares são caracterizadas por poliartrite simétrica sendo mais afetados os punhos, tornozelos e joelhos. As manifestações oculares apresentam-se na forma de uveíte anterior ou panuveíte com alteração da visão, dor e fotofobia. As estruturas oculares podem ser atingidas pelos granulomas resultando manifestações conjuntivais, alterações da retina, catarata e glaucoma podendo haver evolução a cegueira. Além da tríade clássica, pode haver outras manifestações sistêmicas: neuropatias de nervos cranianos, convulsões e vasculites de artérias importantes, carótidas e artérias renais. O curso da doença é crônico com sequelas oculares e articulares. Na diagnose diferencial devem ser considerados o líquen escrofulosorum e outras doenças articulares.

GRANULOMA ANULAR

Dermatose benigna, de causa desconhecida, caracterizada por pápulas dérmicas necrobióticas com infiltrado inflamatório granulomatoso, confluentes, em configuração geralmente anular.

Patogenia

A causa do granuloma anular é desconhecida, mas admite-se que possa representar reação imune a vários antígenos, vírus, fibras colágenas e elásticas alteradas, antígenos da saliva de insetos ou microrganismos introduzidos por artrópodes, desde que se registram casos surgidos após picadas de insetos, teste tuberculínico, infecções virais inclusive por EBV, HIV e herpes-zóster, vacinação para hepatite B e hepatite B e C crônica e parvovírus B19. Também se relacionaram casos de granuloma anular a tuberculose, infecções por *Borrelia burgdorferi* e a tratamento com interferon-α peguilado para hepatite B. Também se relatam casos com possível ligação a substâncias como ouro, alopurinol, diclofenaco, daclizumabe, inibidores dos canais de cálcio, quinidina, anlodipina e calcitonina. Ainda que não se detecte vasculite leucocitoclásica, talvez seja possível se produzir vasculite, levando à necrobiose do colágeno por formação de imunocomplexos e por liberação de mediadores autotóxicos ou por mecanismos não imunes, como excesso de ligação do fator VIII às paredes vasculares, com posterior lesão vascular, depósito de imunorreagentes e surgimento de infiltrado inflamatório. Essa hipótese é levantada pela descrição da presença de antígenos relacionados ao fator VIII da coagulação, em doentes com granuloma anular disseminado. Admite-se predisposição genética pelo relato em gêmeos, por casos familiares e maior frequência do HLA-B8 em formas localizadas e maior frequência dos HLA-Bw35 e HLA-A29 em doentes com granuloma anular disseminado.

Manifestações clínicas

A apresentação clínica mais comum é a chamada forma localizada que se caracteriza por elementos papulonodulares, da cor da pele ou rosados, que tendem a se agrupar formando anéis ou arcos de círculos. Pode haver uma única lesão, mas geralmente há várias, que se localizam habitualmente no dorso dos dedos, mãos e pés, podendo ocorrer também nos antebraços, braços, pernas e coxas **(FIGURAS 52.10 E 52.11)**. Raramente acometem face, couro cabeludo e pênis. A afecção é crônica, benigna e não pruriginosa, podendo involuir espontaneamente, em geral nos primeiros 2 anos da doença. Existem formas atípicas menos características – formas perfurantes, como o granuloma anular perfurante (5% dos casos), e formas micropapulosas, nas quais se observa ligeira umbilicação central exigindo diagnóstico diferencial com verruga plana e líquen nítido **(FIGURAS 52.12 A 52.14)**. Ocorrem mais frequentemente em crianças nas mãos e dedos. Formas nodulares podem ocorrer e se apresentam como nódulos subcutâneos recobertos por pele normal

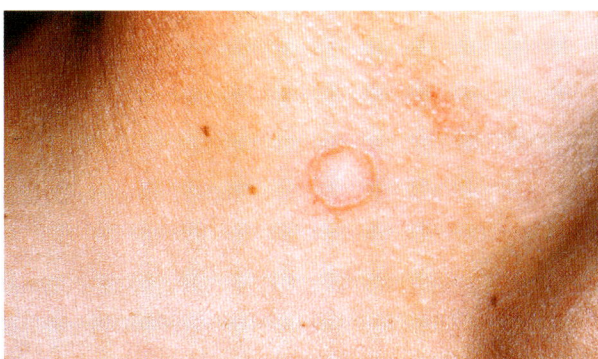

FIGURA 52.10 – Granuloma anular. Lesão anular com borda papulosa.

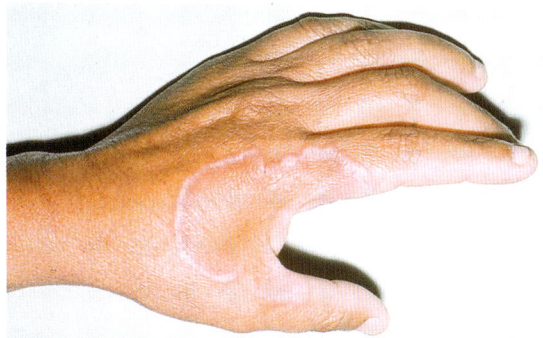

FIGURA 52.11 – Granuloma anular. Lesão anular com borda papulosa e centro deprimido na mão.

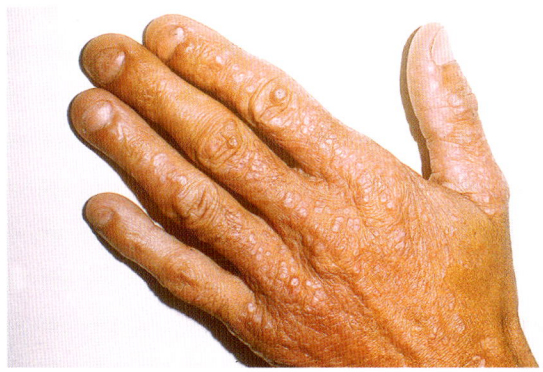

FIGURA 52.12 – Granuloma anular. Forma micropapulosa. Micropápulas umbilicadas no dorso dos dedos e na mão.

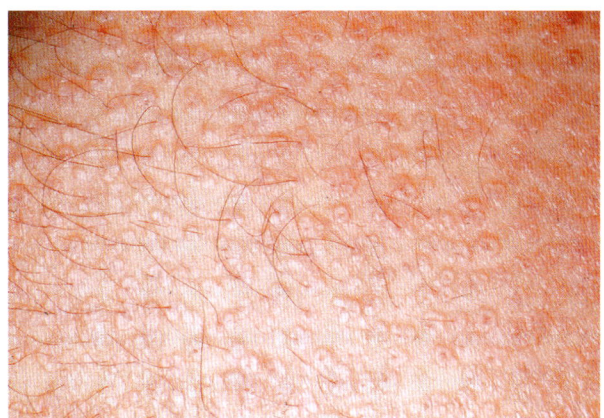

FIGURA 52.13 – Granuloma anular. Micropápulas umbilicadas.

exigindo diagnóstico diferencial com nódulos reumáticos – é o chamado **granuloma anular profundo.** Ocorre mais frequentemente nas pernas, nádegas, pulsos e dedos das mãos, pés, face e couro cabeludo de crianças (predominantemente entre 2-10 anos) e jovens **(FIGURA 52-15)**.

Em 15% dos casos, particularmente em adultos, ocorrem formas disseminadas de granuloma anular. Essas formas disseminadas também apresentam um pico de incidência em

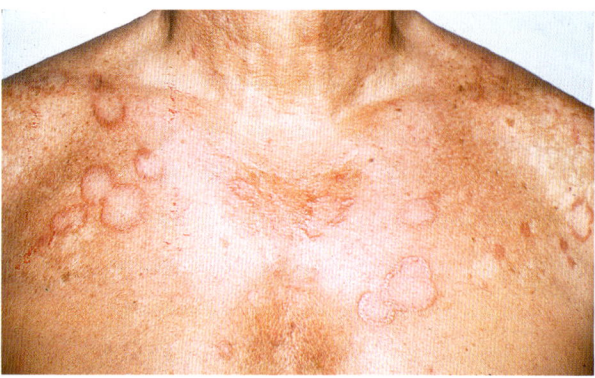

FIGURA 52.14 – Granuloma anular. Forma disseminada. Múltiplas lesões anulares.

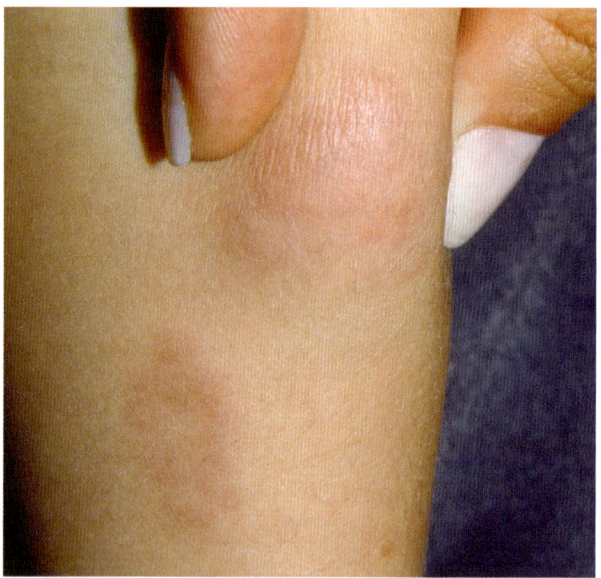

FIGURA 52.15 – Granuloma anular profundo. Nódulo na proximidade de lesão anular típica.

crianças abaixo dos 10 anos. Toda a superfície corpórea pode ser acometida, mas as lesões atingem particularmente o tronco, pescoço e superfícies de extensão dos cotovelos. Muito raramente as lesões podem atingir a cabeça, regiões palmoplantares e mucosas. As lesões podem ser tipicamente anulares ou apenas papulosas. Alguns casos relacionam-se com exposição solar e observa-se esporadicamente associação com diabetes melito tipo 1, sendo necessário diagnóstico diferencial com sífilis, sarcoidose e líquen plano anular. Existem descrições de casos associados a tumores sólidos (mama, colo do útero, colo, pulmão, próstata, testículos e tireoide), linfomas Hodgkin e não Hodgkin e a micose fungoide granulomatosa. Nessas condições, o granuloma anular associado se expressa por meio de lesões atípicas com lesões dolorosas em localizações pouco frequentes como regiões palmares e plantares. O granuloma anular também pode localizar-se em cicatrizes de zóster e é observado em doentes infectados pelo HIV. Existem relatos de associação de granuloma anular com tireoidite de Hashimoto e adenoma tóxico da tireoide. Existem ainda formas eritematosas arciformes semelhantes ao eritema polimorfo ou eritema anular centrífugo, que ocorrem principalmente no tronco.

A doença ocorre com mais frequência em crianças e mulheres.

Histopatologia

O quadro histopatológico é sugestivo com áreas de necrobiose do colágeno na derme superior e média em torno das quais há infiltrado em paliçada compacto, constituído por histiócitos, linfócitos e fibroblastos.

Há evidente deposição de mucina entre os feixes e/ou na área de necrobiose do colágeno.

Em alguns casos, a imunofluorescência direta revela presença de C3, IgM e fibrinogênio nos vasos dérmicos e na junção dermoepidérmica.

Diagnose

Nas formas clássicas, a diagnose é simples, nas formas atípicas e disseminadas, é imprescindível a diagnose histopatológica. Os diagnósticos diferenciais devem compreender outras lesões anulares: eritema anular centrífugo, eritema crônico migratório, placas anulares de micose fungoide, líquen plano anular, larva *migrans*. Outras lesões granulomatosas devem ser afastadas: tuberculose, sarcoidose, necrobiose lipoídica e dermatite granulomatosa intersticial. As formas papulosas devem ser diferenciadas dos xantomas, picadas de inseto, histiocitoses, amiloidose nodular, eritema elevatum diutinum. As formas arciformes devem ser diferenciadas da sífilis tardia, larva *migrans*, eritema polimorfo e LE subagudo. As formas profundas exigem diferencial com nódulos reumatoides, nódulos da febre reumática e sarcoidose. As formas perfurantes devem ser distinguidas da foliculite perfurante, elastose perforans e doença de Kyrle.

Tratamento

O tratamento das lesões de granuloma anular consiste na injeção intralesional de triamcinolona-acetonido. Curativo tópico oclusivo com pomada de corticoide é menos efetivo. Há relatos de sucesso de tratamentos tópicos com tacrolimo, pimecrolimo e imiquimode.

Outro recurso é a crioterapia com aplicação na lesão de neve carbônica ou nitrogênio líquido. Fato reconhecido de longa data é que a biópsia da lesão produz, às vezes, o seu desaparecimento. Foram descritas associações da forma disseminada de granuloma anular com diabetes melito e verminoses, que devem ser excluídas. Nas formas disseminadas de granuloma anular, a administração sistêmica de corticoide é efetiva, sendo também indicados o DDS e, eventualmente, vitamina E, clofazimina, clorambucil, antimaláricos, hidroxicloroquina (6 mg/kg/dia), cloroquina (3 mg/kg/dia), nicotinamida (500 mg, três vezes/dia), isotretinoína (0,5-0,75 mg/kg/dia), acitretina (10-25 mg/dia), ciclosporina (3-4 mg/kg/dia) e pentoxifilina (400 mg, três vezes/dia).

Também se emprega para as formas disseminadas recalcitrantes fototerapia com UVB *narrow band* e PUVA Atualmente existem relatos de tratamentos de casos esporádicos com sucesso por agentes biológicos, infliximabe, etanercepte e efalizumabe.

GRANULOMA ANULAR EM CRIANÇAS

Na infância, o granuloma anular em geral não se relaciona a doenças sistêmicas e a forma profunda é raramente encontrada fora da infância. A forma profunda é relacionada a traumas com frequência e possivelmente nas lesões de granuloma anular das mãos e pés o fator traumático tenha importância. Relações entre granuloma anular e diabetes em crianças não estão estabelecidas, necessitando maiores estudos inclusive considerando-se a forma disseminada da doença. A forma de granuloma anular mais comum na infância é a forma localizada. A forma profunda é frequente em crianças e discutem-se possíveis relações com artrite reumatoide e mesmo diabetes.

GRANULOMA ACTÍNICO

São lesões tipo granuloma anular de configuração anular ou serpiginosa, localizadas nas áreas expostas e nas quais há formação de granuloma e destruição de fibras elásticas. Ocorre predominantemente em mulheres.

Patogenia

É desconhecida, parecendo relacionar-se a alterações actínicas da pele exposta, que levariam à elastorexe com indução à formação de granulomas.

Manifestações clínicas

Lesões idênticas às do granuloma anular, geralmente de maiores dimensões, em número variável. Surgem em pele actinicamente lesada, face, pescoço, parte superior do tronco, braços, dorso das mãos e pernas. Já se registrou associação com diabetes **(FIGURA 52.16)**.

Histopatologia

Encontram-se alterações próprias da elastose solar com material elastótico em meio ao granuloma. Por vezes, no interior de macrófagos e células gigantes, observam-se restos de fibras elásticas.

Diagnose

O aspecto de granuloma anular e a topografia em áreas expostas sugerem a diagnose que deve ser confirmada histopatologicamente. A paliçada histiocitária pode não estar presente e também não há deposição de mucina. Esses elementos, ao lado de células gigantes contendo restos de fibras elásticas, permitem distinguir este quadro do granuloma anular.

Na diagnose diferencial, devem ser considerados o líquen plano actínico, o granuloma anular clássico, a sarcoidose e a sífilis.

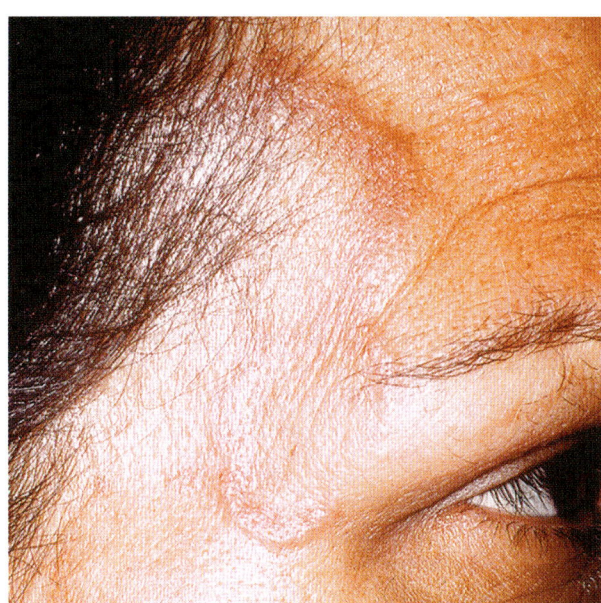

FIGURA 52.16 – Granuloma actínico. Lesão anular de bordas papulosas em área exposta (face).

Tratamento

As mesmas condutas terapêuticas empregadas no granuloma anular associadas a medidas de fotoproteção, crioterapia, laserterapia, eletrocirurgia, dermoabrasão e exérese cirúrgica.

NECROBIOSE LIPOÍDICA

Esta dermopatia consiste em áreas de degeneração do colágeno com eventual depósito secundário de lipídeos. Ocorre em 0,3% dos diabéticos e, em dois terços dos doentes, há associação com diabetes melito, mais frequentemente do tipo I, mas também tem sido descrita em associação com diabetes tipo 2. Existem estudos que apontam que diabéticos com necrobiose lipoídica têm maior risco de desenvolverem nefropatia e retinopatia comparativamente a diabéticos sem necrobiose lipoídica.

Em 60% dos casos, o diabetes precede o diagnóstico de necrobiose lipoídica e, em 25% dos casos, a necrobiose coincide com o início do diabetes.

Também existem relatos da associação da necrobiose lipoídica com doença de Crohn, retocolite ulcerativa, ataxia-telangiectasia e sarcoidose.

Patogenia

É desconhecida. Aparentemente, as alterações histopatológicas de caráter granulomatoso são secundárias a alterações do colágeno dérmico. Admite-se a possibilidade de as alterações do colágeno ocorrerem como consequência de alterações vasculares, pois sempre surgem alterações arteriolares nas áreas de degeneração do colágeno, e essas alterações vasculares estariam ligadas ao diabetes. Admite-se, ainda, a possibilidade do aumento na agregação plaquetária atuar como desencadeante dos fenômenos vasculares. Alterações do perfil proteico do plasma, aumento da fibronectina plasmática e presença de aumento de antígeno relacionado ao fator VIII da coagulação também contribuiriam para as alterações vasculares.

A medida do fluxo sanguíneo por meio de Doppler demonstra comprometimento da microcirculação em indivíduos com necrobiose lipóidica não diabéticos reforçando a importância de fatores circulatórios na gênese da enfermidade.

Também se observou diminuição da quimiotaxia de neutrófilos, levando à presença de maior número de macrófagos nas áreas de inflamação favorecendo a formação de granulomas. Demonstra-se a presença de imunoglobulinas, frações C3 e C4 do complemento nos vasos, mas não há evidências de mecanismos imunes definidos na gênese do processo.

Manifestações clínicas

A doença ocorre em qualquer idade, sendo mais frequente em adultos jovens e de meia-idade e é três vezes mais comum nas mulheres em relação aos homens. As lesões localizam-se caracteristicamente nas superfícies anteriores e laterais da porção inferior das pernas, uni ou bilateralmente, mas, em cerca de 15% dos casos, as lesões acometem também outras regiões, sobretudo antebraços, dorso das mãos e, eventualmente, couro cabeludo. Caracterizam-se por uma ou mais placas de cor violácea na periferia e amareladas no centro, bem demarcadas. Após algum tempo, há crescimento centrífugo lento, com involução central. O aspecto da superfície é atrófico ou esclerodermiforme, podendo chegar à ulceração. Chamam a atenção as telangiectasias da superfície da lesão (FIGURA 52.17).

Como complicação, a necrobiose lipídica pode sofrer ulcerações por trauma e, neste caso, as lesões tornam-se dolorosas. Eventualmente, as ulcerações podem sofrer infecção secundária. Descreve-se na necrobiose lipoídica a presença de fenômeno de Köbner com reprodução das lesões em áreas de trauma, injeção e cicatrizes cirúrgicas. Existem casos relatados de surgimento de carcinoma espinocelular sobre lesões crônicas de necrobiose lipoídica.

O curso é crônico, ocorrendo, em raros casos, regressão espontânea.

Histopatologia

O exame histopatológico revela áreas de degeneração do colágeno da derme, alterações vasculares e infiltrado inflamatório composto de linfócitos, histiócitos e fibroblastos e, ocasionalmente, células epitelioides e gigantócitos tipo corpo estranho. Nos casos associados ao diabetes, pode observar-se, na derme média e profunda, espessamento das paredes vasculares e edema das células endoteliais idêntico ao da microangiopatia diabética. Pode ser difícil a diferenciação histopatológica com granuloma anular.

Diagnose

É clínica, corroborada pelo exame histopatológico, devendo ser considerados na diagnose diferencial granuloma anular, esclerodermia em placas, sarcoidose, xantomas, xantogra-

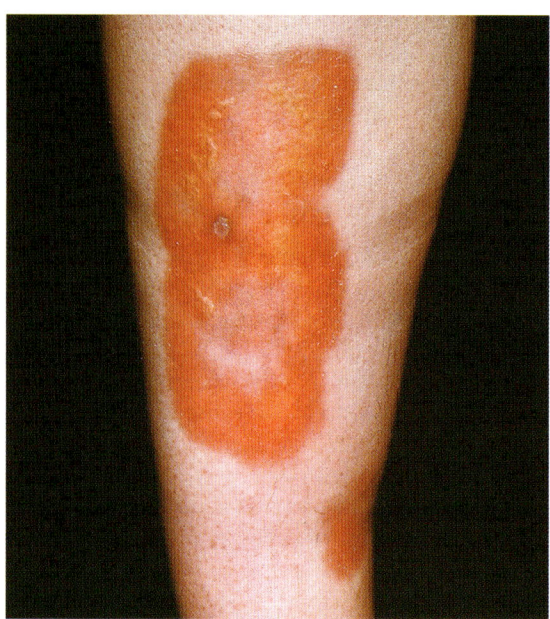

FIGURA 52.17 – Necrobiose lipoídica. Placas com áreas amareladas e centro atrófico no membro inferior.

nuloma necrobiótico, paniculites, infecções granulomatosas, hanseníase, micoses profundas, lipodermatoesclerose e, particularmente nas lesões ulceradas, sífilis tardia.

Tratamento

Não existe tratamento satisfatório. Quando da presença de diabetes, este deve ser controlado, embora, aparentemente, o controle do diabetes não influencie o quadro de necrobiose lipoídica. Podem ser empregados os corticoides topicamente em curativos oclusivos e, eventualmente, por infiltrações intralesionais. Também tem sido empregado o tacrolimo tópico a 0,1%. Existem relatos da utilização de corticoides sistêmicos por algumas semanas, embora, na presença de diabetes, o quadro metabólico geral possa piorar. Agentes que diminuem a adesividade plaquetária, ácido acetilsalicílico em doses baixas – 3,5 mg/kg a cada 48 horas, e dipiridamol 225 mg/dia – podem ser tentados. Em lesões ulceradas, pode ser útil peróxido de benzoíla a 10 ou 20% após limpeza com soro fisiológico. Outras substâncias que podem ser tentadas são a nicotinamida, a clofazimina, a pentoxifilina, a niacinamida, estanozolol, ciclosporina, cloroquina, hidroxicloroquina, fototerapia com UVA, PUVA, terapia fotodinâmica e *dye laser*. Mais recentemente, há relatos do emprego de micofenolato de mofetil, oxigênio hiperbárico, curativos com pele artificial, GCSF tópico e infliximabe. Em casos excepcionais, ulcerados, pode ser feita a exérese cirúrgica com enxertia.

Atualmente, tende-se a considerar a **granulomatose disforme de Miescher (granuloma anular elastolítico de células gigantes)** variante da necrobiose lipoídica em doentes não diabéticos. Clinicamente, apresenta-se como placa de limites nítidos, pouco elevados, circular ou policíclica, que evolui para atrofia, com localização mais frequente em face, couro cabeludo, pescoço e braços. Essa forma é mais frequente em mulheres e às vezes se acompanha de lesões de necrobiose lipoídica em outras áreas corpóreas.

NÓDULOS REUMATOIDES

O aparecimento de nódulos subcutâneos é relatado em 20% dos doentes de artrite reumatoide. O tamanho pode atingir até 2 cm e ocorrem particularmente em áreas submetidas a pequenos e repetidos traumatismos, face ulnar nos antebraços e cotovelos e, menos frequentemente, dorso das mãos, joelhos, tornozelos, escápula, sacro, nádegas, região occipital e orelhas. Apresentam-se como nódulos duros, de localização subcutânea ou dérmica e podem ulcerar-se em consequência de traumatismos, pressão, fenômenos isquêmicos de vasculite, podendo, nesses casos, haver infecção bacteriana secundária. Podem ocorrer inclusive em órgãos internos como o pulmão e o coração e também nos músculos **(FIGURA 52.18)**.

Existem inúmeras publicações que relatam o favorecimento do aparecimento de nódulos reumatoides, especialmente nos dedos em doentes de artrite reumatoide submetidos a tratamento com metotrexato (nodulose acelerada). A retirada da medicação contribuiria para a diminuição desses nódulos.

Os nódulos reumatoides costumam associar-se a formas mais graves de artrite reumatoide e as vezes precedem de anos as lesões articulares.

Histopatologia

O aspecto histopatológico é característico com uma área central de necrose fibrinoide envolta por halo de histiócitos. O tratamento é o da doença sistêmica. Os nódulos reumatoides devem ser distinguidos dos **nódulos reumáticos** que ocorrem na febre reumática em cerca de 30% dos doentes. São nódulos subcutâneos múltiplos de cerca de 0,5 cm de diâmetro, localizados junto a saliências ósseas, articulações metacarpofalângicas, cotovelos, epicôndilos e região occipital.

Histopatologicamente, há necrose fibrinoide e espessamento das paredes vasculares com infiltrado linfocitário muito discreto e a paliçada de histiócitos e fibroblastos é muito menos evidente do que nos nódulos reumatoides. Outra diagnose diferencial a ser considerada é o granuloma anular profundo.

GRANULOMA GLÚTEO INFANTIL

É afecção nodular rara que ocorre em crianças com dermatite de fraldas, submetidas a tratamento tópico com corticoides potentes.

Patogenia

Habitualmente, coexistem o uso de fraldas com revestimento plástico e o uso de corticoides fluorados potentes, que seriam fatores desencadeantes. Não existe, no entanto, comprovação cabal dos corticoides como causais na doença. Admite-se a participação da *Candida albicans*. Alguns autores consideram tratar-se apenas de resposta incomum à levedura.

Manifestações clínicas

Em crianças com dermatite de fraldas, independentemente da intensidade desta, surgem um ou vários nódulos ovais eritematopurpúricos nas superfícies convexas da pele, poupando as flexuras, e localizados na região glútea, genitais, e face interna das coxas. Existem casos em que, além da região das fraldas, são acometidas as axilas e o pescoço. Podem ocorrer lesões pustulosas satélites. Persistem por semanas ou até mesmo meses, mas tendem a regredir espontaneamente.

Existem casos semelhantes observados em adultos acamados que também se apresentam com nódulos erodidos nas áreas genitocrurais. Esses quadros são referidos como **granuloma glúteo do adulto**.

Histopatologia

Toda a espessura da derme é ocupada por intenso infiltrado inflamatório com linfócitos, plasmócitos, neutrófilos, eosinófilos e histiócitos, podendo haver associadamente proliferação e degeneração fibrinoide dos vasos. A epiderme é normal ou mostra acantose com hiperqueratose. Às vezes, ao exame histopatológico, observa-se proliferação vascular intensa que lembra o granuloma piogênico ou mesmo o sarcoma de Kaposi.

Diagnose

Na diagnose diferencial devem ser considerados pseudolinfomas, infiltrações leucêmicas, mastocitomas, sífilis escabiose, candidoses, xantogranuloma juvenil, histiocitose de células de Langerhans que, no entanto, não têm a predileção topográfica exclusiva da região glútea como o granuloma glúteo infantil. Às vezes, é necessária a diagnose diferencial com sifiloide pós-erosivo de Jacquet.

Tratamento

Evitam-se as fraldas com cobertura plástica, faz-se troca frequente de fraldas e elimina-se o uso de corticoides potentes. Se necessário, substituí-los por hidrocortisona e, se existir contaminação com *Candida albicans*, associam-se medicações específicas topicamente.

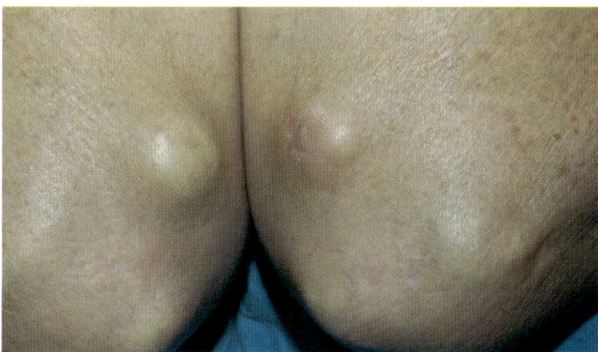

FIGURA 52.18 – Nódulos reumatoides. Associados ao uso de metotrexate.

GRANULOMAS DE CORPO ESTRANHO

Proteínas e substâncias estranhas podem ocasionar reações inflamatórias na pele, caracterizadas por pápulas, nódulos, placas ou tumorações eritematoacastanhadas que podem ou não se ulcerar e que, evolutivamente, podem tornar-se duras em consequência de fibrose. Podem ainda ocorrer lesões liquenoides, lesões tipo granuloma piogênico e lesões fistulosas crônicas.

Picadas de insetos podem causar lesões papulonodulares, em geral pruriginosas e que, histopatologicamente, podem apresentar infiltrados granulomatosos. Granulomas de corpo estranho são encontrados em torno de suturas e na introdução na pele de óleos, sílica, silicone, zircônio, berílio, amido e corantes e atualmente por vários tipos de materiais médicos introduzidos na pele com finalidades de preenchimento para tratamentos estéticos. Mesmo material próprio do paciente (como epiderme, pelos e material ungual), se introduzido na derme, pode provocar reações inflamatórias tipo corpo estranho.

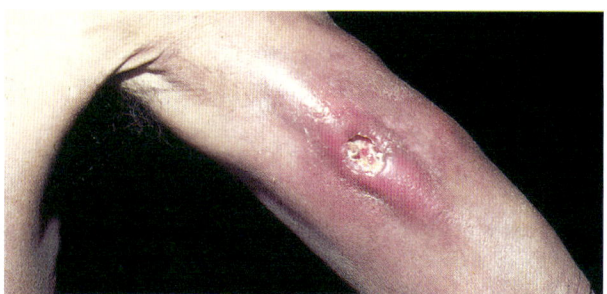

FIGURA 52.19 – Granuloma de corpo estranho. Oleoma. Placa infiltrada com ulceração central.

Patogenia

A resposta inicial à penetração de qualquer tipo de corpo estranho na pele é neutrofílica e, por vezes, forma-se material purulento que acaba por eliminar para o exterior o corpo estranho. Quando o material persiste, os neutrófilos são substituídos por monócitos e macrófagos do tecido que fagocitam o material, podendo digeri-lo ou não. Os macrófagos ativados produzem citocinas que exercem ação quimiotática atraindo mais monócitos e macrófagos. Os macrófagos transformam-se em células epitelioides e podem fundir-se originando células gigantes de corpo estranho, estruturando-se, dessa forma, o granuloma.

Histopatologia

Caracteriza-se por granuloma com células epitelioides, linfócitos e células gigantes de corpo estranho. O material introduzido na pele pode ser observado a colorações HE e, às vezes, são necessárias outras colorações como PAS ou mesmo exame por luz polarizada.

- **Oleoma parafinoma:** causado por óleo mineral, óleos vegetais, usados como veículos para injeções ou parafina para aumentos teciduais ou correção de deformidades.
  A localização mais frequente dos oleomas são o pênis, regiões mamárias, glútea e extremidades. Clinicamente, há tumorações ou placas endurecidas, fistulizadas ou ulceradas, nos locais das injeções oleosas (**FIGURA 52.19**). O quadro clínico pode levar anos para se desenvolver. A histopatologia mostra aspecto característico, de largas cavidades, comparado à aparência de queijo suíço. O tratamento é sintomático, quando não for possível a retirada cirúrgica das lesões.
- **Silicone (polidimetil siloxano):** quadro símile ao oleoma tem sido descrito pelo uso de silicone empregado para cirurgia corretiva das mamas e rugas ou modificação dos contornos corpóreos. Aparentemente esses processos são raros quando do uso de silicone puro e ocorreriam mais por utilização de silicones não purificados e, portanto, impróprios para esses usos. O quadro se caracteriza por nódulos inflamatórios indolentes que, quando localizados no subcutâneo, configuram verdadeira paniculite e que podem inclusive ulcerar. Também têm sido descritos quadros de tipo colagenose, especialmente tipo LE e esclerodermia sistêmica como resposta imune a implantes mamários de silicone, mas essa conexão não foi comprovada. O tratamento é muito difícil, podendo ser utilizados corticoides intralesionalmente associados à administração de antibióticos e, às vezes, quando possível, pode ser feita retirada cirúrgica dos granulomas.
- **Sílica:** ferimentos eventualmente impregnados com partículas de terra contendo sílica ou com vidro podem, após meses ou anos, apresentar, na área cicatricial, pápulas ou nódulos, por reação de corpo estranho. Como essas lesões ocorrem em áreas cicatriciais, o diagnóstico diferencial deve ser feito com a sarcoidose em que também podem existir lesões sobre cicatrizes.
- **Zircônio:** nas axilas, foi descrita erupção papulosa vermelho-acastanhada, com reação inflamatória tipo corpo estranho, devida ao zircônio existente em desodorantes. O encontro do granuloma nos folículos pilosos e glândulas sudoríparas écrinas e apócrinas indica a via pela qual o zircônio chega à derme, produzindo a reação granulomatosa de corpo estranho.
- **Berílio:** granulomas por berílio foram descritos na pele, causados por ferimentos, por bulbos de lâmpadas fluorescentes feitas com sílica e berílio. Na beriliose sistêmica, pela inalação do berílio, podem, eventualmente, aparecer nódulos cutâneos.
- **Amido:** granulomas de corpo estranho podem ocorrer em incisões cirúrgicas por amido autoclavado com luvas.
- **Zinco:** pode produzir granulomas em áreas de injeção de insulina contendo zinco. Formam-se nódulos que inicialmente podem drenar material e que posteriormente evoluem para fibrose. Se incômodos, devem ser retirados cirurgicamente.
- **Alumínio:** pode produzir reações granulomatosas por hipersensibilidade quando introduzido como adjuvantes de vacinas. Formam-se nódulos subcutâneos persistentes.
- **Colágeno bovino e outros materiais de preenchimento como metacrilatos:** empregados na correção de rugas ou

deformidades, mesmo com teste prévio negativo, podem provocar reações com substrato imunológico ou não. Nas reações de hipersensibilidade, a área injetada torna-se indurada e eritematosa e, em geral, involui em alguns meses e, às vezes, evolui para a formação de abscessos. Nas reações não imunes ocorre necrose localizada nas áreas injetadas por provável lesão vascular.

- **Tatuagens:** granulomas podem surgir em áreas de tatuagens, com certos corantes à base de mercúrio, cromo ou cobalto, sulfeto de mercúrio (vermelho), óxido de cromo (verde), aluminato de cobalto (azul), óxido de ferro (marrom) e sulfeto de cádmio (amarelo) **(FIGURA 52.20)**. Existem casos de fotossensibilidade na tatuagem provocados por pigmento amarelo contendo cádmio. Além das tatuagens intencionais com fins decorativos, existem tatuagens acidentais, quando não intencionalmente certos pigmentos são introduzidos na pele e produzem reação granulomatosa. É o caso de partículas de carvão introduzidas em ferimentos em trabalhadores em minas, inoculação de poeira e outras partículas em acidentes, partículas de amálgama, que são introduzidas nas gengivas e mucosa bucal por tratamentos dentários e que produzem manchas escuras irregulares que exigem diagnose diferencial com lentigos, nevos e melanoma. Também ocorre a introdução de ferro na pele a partir de acidentes com metais e após injeção subcutânea de preparados ferrosos, resultando coloração inicialmente escura e depois acastanhada. Também existem acidentes com armas de fogo que levam à penetração, na pele, geralmente da face, de partículas de pólvora que devem ser removidas rapidamente, até os 3 primeiros dias do acidente, por dermoabrasão, sob pena de ter-se quadro definitivo.

Como já referido anteriormente, material do próprio paciente, como pelos e unhas, pode introduzir-se na derme e provocar reações de corpo estranho. Não é raro, nos processos de unha encravada, às vezes, mesmo após o tratamento, pequenos fragmentos de unhas permanecerem encarcerados na derme, produzindo inflamação crônica com tecido de granulação exuberante. Quanto aos pelos, são clássicas fístulas que se estabelecem por penetração de pelos na derme. Podem ser observadas fístulas nos dedos de barbeiros (mais frequentes, pois os cabelos curtos penetram mais facilmente na pele), usualmente no segundo ou terceiro espaço interdigital, formando nódulos inflamatórios dolorosos com pequena fístula central que elimina secreção intermitentemente. Esse processo também ocorre com menos frequência em cabeleireiras e profissionais que cortam pelos de animais. Outros tipos são as fístulas dos pés eventualmente observadas nesses profissionais, produzidas por pelos que penetram os espaços interdigitais dos pés, mais frequentemente o quarto espaço, provocando inflamação com eritema e edema na região do dorso do pé contígua ao espaço interdigital atingido. O processo pode evoluir a abscedação e frequentemente exige tratamento cirúrgico.

DERMATITE GRANULOMATOSA INTERSTICIAL

É afecção rara que se associa sobretudo a doenças autoimunes particularmente artrite reumatoide, mas também há descrição de associações com lúpus eritematoso sistêmico (LES), síndrome do anticorpo antifosfolipídico, vitiligo, tireoidite e diabetes. Também existem relatos da associação da doença granulomatosa intersticial com malignidades, leucemias, linfomas, neoplasias de pulmões, mama, de hipofaringe e de endométrio.

Patogenia

A etiopatogenia da doença é desconhecida, admitindo-se decorrer da deposição de imunocomplexos nos vasos provocando degeneração do colágeno com subsequente formação de granulomas.

Manifestações clínicas

As lesões se compõem de pápulas e placas da cor da pele ou eritematosas de configuração arredondada, oval ou em cordões lineares (sinal da corda) que se distribuem simetricamente pelo tronco e membros inferiores **(FIGURA 52.21)**. São geralmente assintomáticas, mas, às vezes, há prurido discreto ou ardor.

Histopatologia

Observa-se presença de infiltrado histiocitário intersticial na derme reticular com pequeno número de neutrófilos e eosinófilos. É comum a presença de infiltrado linfocitário perivascular e, às vezes, também intersticial. Os histiócitos dispõem-se entre as fibras colágenas ou formam paliçadas em torno a áreas de colágeno fragmentado. Células gigantes são raras.

Diagnose

É clinicopatológica. Na diagnose diferencial, devem ser considerados granuloma anular, necrobiose lipoídica, vasculite urticariforme, eritemas figurados e micose fungoide.

Tratamento

Empregam-se corticoides tópicos, eventualmente sistêmicos, hidroxicloroquina e dapsona. Apesar de relatos de desencadeamento da dermatite granulomatosa intersticial por inibidores de TNF-α, existem descrições de tratamento com

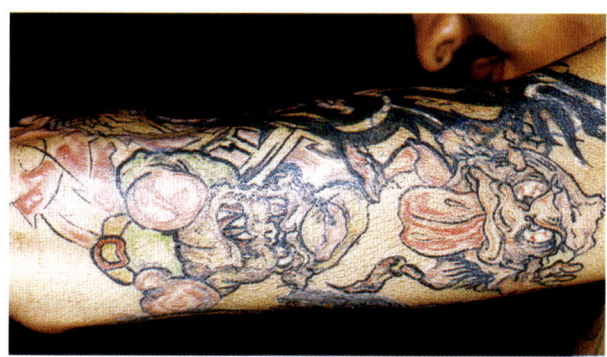

FIGURA 52.20 – Granuloma de corpo estranho. Tatuagem. Em determinados pontos, existem pápulas e nódulos eritematosos infiltrados.

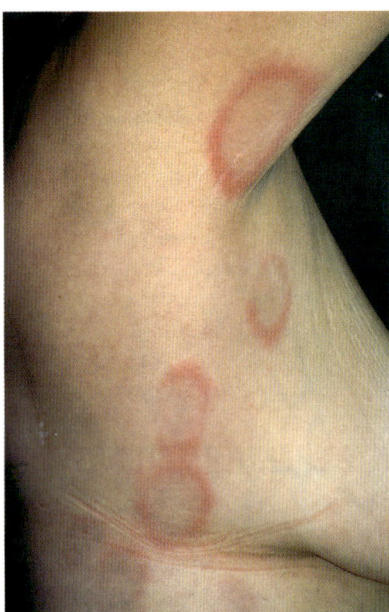

FIGURA 52.21 – Dermatite intersticial granulomatosa. Placas de borda eritematoinfiltrada.

sucesso de dermatite granulomatosa intersticial associada à artrite reumatoide com etanercepte.

DERMATITE INTERSTICIAL GRANULOMATOSA POR DROGAS

É uma forma de dermatite intersticial granulomatosa desencadeada por drogas, geralmente após longo tempo de uso. As drogas mais comumente causadoras da afecção são β-bloqueadores, bloqueadores dos canais de cálcio, inibidores da enzima conversora da angiotensina, anti-histamínicos, hipolipemiantes, diuréticos, antidepressivos e, mais recentemente, foram descritos casos precipitados por agentes anti-TNF (infliximabe, adalimumabe e etanercepte).

Manifestações clínicas

Caracteriza-se por placas anulares eritematosas ou eritematovioláceas distribuídas nos braços, face interna das coxas e dobras cutâneas.

Histopatologia

Revela infiltrado linfocitário intersticial, dermatite de interface com vacuolização da camada basal, ausência de neutrófilos e, às vezes, granuloma em paliçada em torno de áreas de degeneração do colágeno.

Diagnose

É clinicopatológica e a diagnose diferencial deve ser feita com a dermatite granulomatosa intersticial associada a artrite reumatoide e granuloma anular.

Tratamento

Retira-se a medicação casual e a melhora somente é observada após algumas semanas.

DERMATOSE GRANULOMATOSA NEUTROFÍLICA INTERSTICIAL (PÁPULAS REUMATOIDES OU GRANULOMA DE CHURG-STRAUSS)

Processo raro associado à artrite reumatoide e síndrome de Churg-Strauss, mas que também tem sido descrito em associação com LES e granulomatose de Wegener.

Manifestações clínicas

A apresentação mais comum é sob forma de pápulas eritematosas ou da cor da pele recobertas por crostas e localizadas nos cotovelos. Também podem ocorrer placas eritematosas dolorosas no tronco que eventualmente podem ulcerar.

Além do infiltrado inflamatório intersticial histiocitário, há também intenso infiltrado neutrofílico, às vezes com poeira nuclear. Pode haver vasculite leucocitoclásica e, às vezes, há presença de eosinófilos, formando-se as figuras em chama idênticas às observadas na síndrome de Wells.

Diagnose

É clinicopatológica e, na diagnose diferencial, devem ser considerados granuloma anular, nódulos reumatoides e as outras reações granulomatosas intersticiais.

MANIFESTAÇÕES CUTÂNEAS DA DOENÇA DE CROHN

A doença de Crohn é processo granulomatoso não específico e localizado no intestino, que ocorre em ambos os sexos, predominando entre os 20 e os 40 anos. Existem evidências de alterações do complemento, sugerindo substrato imune e, aparentemente, existe base genética comum entre a doença de Crohn, a colite ulcerativa e a espondilite anquilosante. As fases de atividade da doença podem cursar com manifestações cutâneas várias:

- Alterações inflamatórias perianais que podem se estender ao períneo, nádegas e abdome, inclusive o umbigo pode ser atingido, caracterizadas por úlceras, fissuras, fístulas ou placas vegetantes e lesões polipoides edematosas – ocorrem em um terço dos doentes com doença de Crohn **(FIGURA 52.22)**.
- Também podem ocorrer eritema e edema do escroto ou, nas mulheres, dos grandes lábios. Essas lesões são mais frequentes nos casos de lesões localizadas no colo e representam extensão direta da doença por continuidade com as lesões intestinais.
- Lesões à distância do foco intestinal são chamadas de lesões metastáticas. Podem ser únicas ou múltiplas

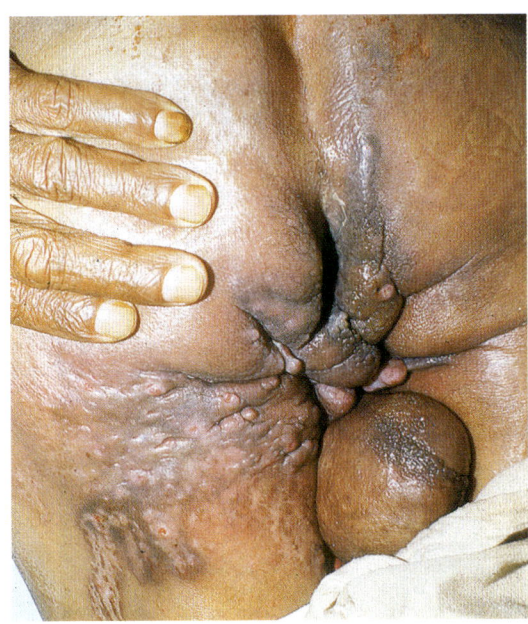

FIGURA 52.22 – Doença de Crohn. Fístulas perianais.

e sua morfologia é variável, placas eritematosas que, eventualmente, ulceram formando placas ulceradas de bordas subminadas com fístulas e nódulos localizadas mais frequentemente no abdome, no tronco, sobretudo nas dobras inframamárias, extremidades superiores, face e lábios.

- Outros aspectos menos comuns podem ocorrer: lesões simulando eritema nodoso nas pernas, lesões erisipela-símiles e pápulas perifoliculares. É comum a presença de linfedema acompanhando as lesões inclusive na face e genitais.
- Lesões orais ocorrem em 5 a 20% dos doentes de Crohn (VER FIGURA 52.22) e podem se manifestar por meio de nódulos granulomatosos, nódulos gengivais, lesões aftoides, ulcerações lineares, queilite angular, queilite granulomatosa, hiperplasia gengival, edema oral difuso e pioestomatite vegetante.
- Podem, ainda, ocorrer manifestações cutâneas reativas: afta, eritema nodoso, eritema polimorfo, vasculite nodular, baqueteamento dos dedos, eritema palmar e dermatoses neutrofílicas especialmente pioderma gangrenoso.

Descrevem-se várias doenças associadas à ileíte de Crohn:

- Epidermólise bolhosa adquirida, que, em geral, surge após longo tempo da doença de Crohn, mas que eventualmente pode precedê-la.
- Pustulose intraepidérmica oral por IgA.
- Poliarterite nodosa.
- Psoríase.
- Vitiligo.
- Hidradenite supurativa.
- Acrodermatite enteropática secundária à deficiência de zinco decorrente da doença intestinal.

Histopatologia

Nas lesões cutâneas e orais, encontra-se infiltrado inflamatório granulomatoso com tubérculos epitelioides, sem necrose de caseificação, com células gigantes tipo Langhans, idênticos aos encontrados nas lesões intestinais.

Diagnose

Clínica e histológica e correlacionando-se as lesões cutâneas à doença intestinal. Muitas doenças devem ser lembradas na diagnose diferencial de acordo com as características e localizações: micoses profundas, sarcoidose, tuberculose e micobacterioses atípicas, donovanose, esquistossomose genital, hidrosadenite, pioderma gangrenoso, linfedema crônico e granulomas de corpo estranho.

Tratamento

As lesões cutâneas são paralelas ao processo intestinal e seu tratamento é o da doença-base, clínico, com corticoides sulfazalazina, mesalasina, metronidazol, oxigênio hiperbárico e, mais recentemente, infliximabe, anticorpo monoclonal quimérico IgG1 anti-TNF-α. Além disso, pode haver necessidade de tratamento cirúrgico.

QUEILITE GRANULOMATOSA E SÍNDROME DE MELKERSSON-ROSENTHAL

A queilite granulomatosa é o principal elemento da chamada granulomatose orofacial. Pode ocorrer isolada (queilite de Miescher) ou fazer parte da síndrome de Melkersson-Rosenthal. Acredita-se que a queilite granulomatosa e mesmo a síndrome de Melkersson-Rosenthal possam se tratar de formas isoladas de sarcoidose e de doença de Crohn.

Caracteriza-se por edema crônico nos lábios que pode apresentar-se isoladamente ou constituir a síndrome de Melkersson-Rosenthal, quando se acompanha de paralisia facial periférica e língua plicata nas formas completas.

Patogenia

É desconhecida, mas associação com os fenômenos neurológicos e com doenças granulomatosas sistêmicas sugere que seja uma manifestação localizada de um processo sistêmico, com pouca relação com fatores locais anteriormente valorizados, como contactantes locais, ação de materiais de próteses dentárias, infecções bacterianas. Admite-se possível influência genética, pois existem casos em gêmeos e há casos em que se encontra nos familiares dos doentes língua escrotal, um dos componentes da síndrome.

Manifestações clínicas

Caracteriza-se por edema crônico e firme, com agudizações recorrentes, de um ou ambos os lábios, levando à macroqueilia, mais comumente no lábio superior, às vezes de modo unilateral, e outras vezes atingindo também a região bucal. A pele pode apresentar coloração normal ou estar eritematosa.

A síndrome de Melkersson-Rosenthal é a associação da queilite granulomatosa com paralisia facial periférica, em geral unilateral (cerca de 30% dos casos) e língua escrotal (20-40% dos casos) **(FIGURAS 52.23 A 52.25)**. A paralisia facial geralmente surge após o início do edema orofacial, mas, em alguns casos, precede de longo tempo o aparecimento do edema. Pode, inicialmente, ser intermitente e, depois, tornar-se permanente. No entanto, diversos outros elementos clínicos podem estar presentes nessas três esferas, fazendo também parte da síndrome. Pode ocorrer infiltração granulomatosa na pele da face, fronte, couro cabeludo unilateralmente e pálpebras, além de gengivas e palato. Alterações neurológicas diversas nos nervos cranianos

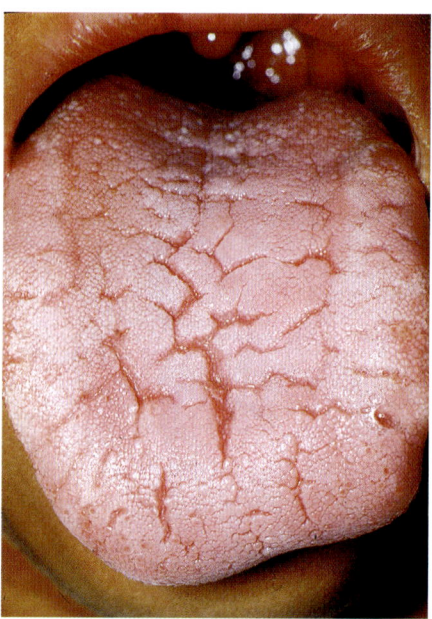

FIGURA 52.25 – Queilite granulomatosa. Língua plicata.

podem estar presentes: zumbido, alterações gustatórias, alterações nos reflexos oculares e outras paralisias. Língua geográfica é frequente, associada ou não à língua plicata.

A doença evolui cronicamente com surtos de piora do processo, desencadeados na maioria das vezes por fatores desconhecidos; eventualmente episódios febris, gestação e outras alterações sistêmicas podem favorecer as crises de edema.

Histopatologia

À histopatologia, observam-se edema intersticial e inflamatório linfo-histiocitário nos casos iniciais, que progride para granulomas tuberculoides frouxos ou bem constituídos.

Diagnose

É clínica e histopatológica.

Na diagnose diferencial, devem ser consideradas outras condições em que há aumento de volume labial e facial como o angioedema, as erisipelas da face e linfedemas crônicos pós-infecciosos. As lesões nervosas devem ser distinguidas das paralisias de nervos da face com suas múltiplas causas.

Tratamento

Não há tratamento efetivo para todos. Infiltrações intralesionais de acetonido de triamcinolona, 10 mg/mL podem ser úteis para se controlarem surtos agudos, assim como os corticoides por via oral. Anti-inflamatórios como talidomida (200 mg/dia), sulfona (100 mg/dia), clofazimina e até imunossupressores como azatioprina têm sido utilizados com resultados variáveis. Há relatos de casos tratados com sucesso com infliximabe. O curso é prolongado na maioria dos casos e recaídas são frequentes mesmo após controle. A redução cirúrgica de macroqueilia, particularmente nos casos estáveis, é recurso bastante útil.

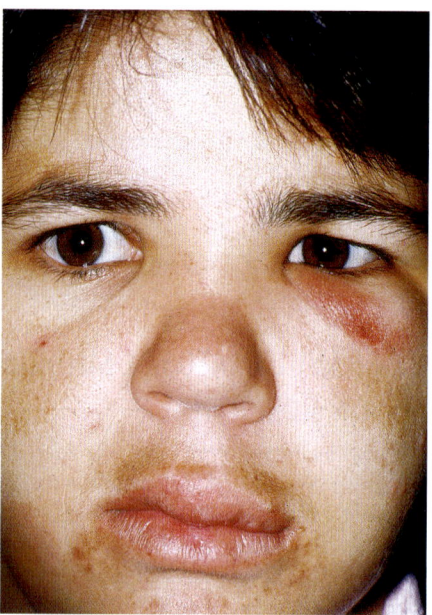

FIGURA 52.23 – Queilite granulomatosa. Macroqueilite do lábio superior.

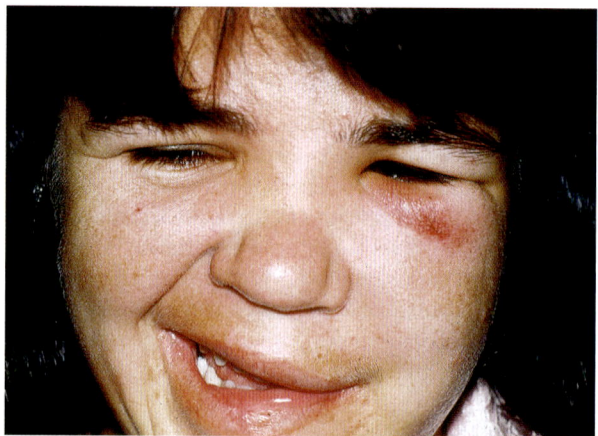

FIGURA 52.24 – Queilite granulomatosa. Hemiparalisia facial acompanhando a macroqueilite.

PARTE X
DERMATOSES METABÓLICAS

CAPÍTULO 53
AVITAMINOSES E DERMATOSES NUTRICIONAIS

Entre as manifestações de desnutrição, alterações cutaneomucosas são muito frequentes. A desnutrição pode decorrer de ingestão insuficiente de alimentos, pode ser consequente a condições que levam à má absorção dos alimentos e também de condições que aceleram a passagem dos alimentos pelo trato digestivo, diminuindo sua absorção, como vômitos, diarreia e presença de fístulas.

DEFICIÊNCIA CALÓRICO-PROTEICA

É o problema de desnutrição mais frequente e pode se apresentar sob duas formas clínicas: *kwashiorkor* e marasmo.

Kwashiorkor

É quadro grave, eventualmente observado em nosso meio, produzido por deficiência de proteína associada à ingestão calórica adequada ou até excessiva de açúcares e farináceos. Quando a ingestão de carboidratos está aumentada, provoca hiperinsulinemia, que agrava ainda mais o aproveitamento proteico pelo organismo.

O termo *kwashiorkor* é originário da África e significa "menino vermelho".

Patogenia

Além do desequilíbrio entre proteínas e carboidratos, parecem atuar na gênese das manifestações: deficiência de zinco, deficiência de ácidos graxos essenciais e aflatoxinas produzidas por aspergilos, que comumente contaminam os farináceos ingeridos por estas crianças. A causa mais comum do *kwashiorkor* é a ingestão insuficiente de proteína, mas o processo pode ser secundário a doenças que comprometam a absorção proteica, como a fibrose cística. Também é observado em doentes por HIV, outros doentes graves e doentes submetidos a ressecções intestinais extensas.

Admite-se que essas condições produzam lesões da membrana celular em todos os tecidos. Há perda de potássio intracelular, hiponatremia, diminuição do debito cardíaco e anemia moderada.

Manifestações clínicas

O quadro clínico surge, geralmente, entre os 6 meses e 5 anos e varia de acordo com a intensidade da deficiência nutricional. É comum surgir por ocasião do desmame, pois a criança perde sua única fonte proteica – o leite materno – e são introduzidos farináceos na sua alimentação. Formas mínimas caracterizam-se por sequidão e descamação fina da pele, especialmente dos membros inferiores e dorso. Nas formas graves, o aspecto é pelagroide, associando eritema, púrpura, pigmentação, localizados especialmente nas áreas de fraldas e saliências ósseas, regiões trocantéricas, tornozelos, joelhos e cotovelos. Quando se desprendem, estas lesões pelagroides deixam áreas de coloração rósea. Por vezes, nas regiões das dobras, surgem grandes áreas erodidas e, nos lábios, sequidão, fissuração e queilite angular. Os doentes podem apresentar face em lua cheia por edema e o edema de extremidades também é frequente pela hipoalbuminemia. Os cabelos mostram-se esparsos, descorados, castanho-claro ou louros e, por vezes, apresentando faixas claras e escuras, configurando o "sinal da bandeira", por alternarem-se áreas mais claras correspondentes aos períodos de desnutrição com áreas mais escuras relativas aos períodos de nutrição mais adequada (FIGURA 53.1). Em associação com o quadro cutâneo, há apatia, anorexia, irritabilidade, retardo do crescimento, hipoalbuminemia, edema generalizado, diarreia e hepatomegalia por infiltração gordurosa do fígado, que contribui para o aspecto protruso do abdome. Além disso, existem alterações psicomotoras e infecções por bactérias e *Candida* são frequentes (em torno de 75% dos casos) pelo comprometimento geral dos doentes.

Histopatologia

Há hiperqueratose, paraqueratose, e observam-se queratinócitos pouco corados, claros, que se dispõem em faixa na epiderme superior. Há aumento de melanina na camada basal e, na derme, infiltrado linfocitário perivascular superficial.

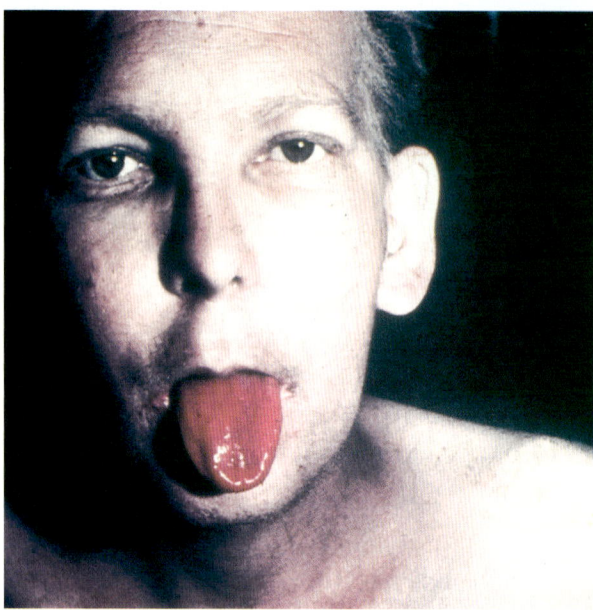

FIGURA 53.1 – *Kwashiorkor*. Cabelos descorados e outros sinais de desnutrição, língua depapilada e estomatite angular.

Diagnose

É clínica, sendo importante a diagnose diferencial com a pelagra, mais comum em adultos e na qual lesões ocorrem apenas em áreas fotoexpostas. Cabem ainda, na diagnose diferencial, outras deficiências nutricionais, imunodeficiências, acrodermatite enteropática e histiocitoses de células de Langerhans.

Tratamento

O tratamento consiste em dieta adequada e correção de condições patológicas condicionantes da desnutrição, quando existirem. Topicamente utilizam-se lubrificantes.

Marasmo

Condição de grande desnutrição em que a dieta é balanceada, mas as quantidades de alimento são extremamente insuficientes, ocorrendo especialmente em crianças abaixo de 1 ano de idade. Essas crianças geralmente apresentam-se com menos de 60% do peso esperado para a idade e, diferentemente do *kwashiorkor*, não apresentam hipoproteinemia nem edema. Pode ocorrer secundariamente a outras condições: alterações metabólicas, síndromes de má absorção, diarreias crônicas, insuficiência hepática e renal, tumores malignos, anorexia nervosa e bulimia, infecção pelo HIV e dietas inadequadas.

Manifestações clínicas

A criança apresenta-se extremamente emagrecida, com grande perda de gordura e massa muscular, fácies simiesca, mas não é tão apática como os doentes de *kwashiorkor*. A criança pode apresentar-se com irritabilidade, mas nas formas mais graves mostra-se apática e com poucos movimentos. A pele apresenta-se fina, pálida, com rugas. Há descamação, hiperpigmentação e hiperqueratose folicular. Os cabelos são finos, crescem pouco e caem facilmente. As unhas são frágeis, crescem pouco e apresentam fissuras. Pode haver excesso de lanugo. Infecções pulmonares e gastrintestinais são frequentes.

Histopatologia

Histologicamente, a pele apresenta atrofia de epiderme, hiperqueratose e acantose.

Tratamento

Compreende dieta adequada, suplementação de zinco, cujos níveis apresentam-se diminuídos, e correção, quando possível, das condições causais.

Para as lesões cutâneas, utilizam-se cremes lubrificantes para a xerose.

DEFICIÊNCIA DE ÁCIDOS GRAXOS ESSENCIAIS

Os ácidos graxos essenciais não podem ser sintetizados pelo organismo que deve obtê-los da dieta. Há duas famílias de ácidos graxos essenciais, família ômega -3 (ácido alfalinoleico que é convertido em ácido eicosapentaenoico e ácido decosa-hexaenoico) próprio de peixes como salmão, atum, sardinhas e anchovas e família ômega-6 (ácido linoleico que é convertido em ácido γ-linoleico e ácido araquidônico) que é obtido principalmente de vegetais como soja, óleo de milho, nozes e em menor quantidade de carne bovina, de aves e de ovos.

Os ácidos graxos essenciais têm funções extremamente importantes no desenvolvimento e manutenção das funções cerebrais, na visão, nas respostas inflamatórias e imunológicas e na produção de moléculas hormônio-símile. Na pele, esses ácidos têm funções múltiplas e contribuem para a formação dos grânulos lamelares com particular importância na barreira cutânea e controle da perda transepidérmica de água.

A deficiência desses ácidos graxos essenciais é rara e pode acompanhar outras deficiências nutricionais como as deficiências proteicas, síndromes de má absorção, dietas extremamente pobres em gordura e nutrição parenteral prolongada.

Manifestações clínicas

Há crescimento deficiente, alterações neurológicas, hepáticas, renais, dificuldades na cicatrização de feridas, fragilidade capilar e aumento da susceptibilidade a infecções. Do ponto de vista dermatológico, observa-se pele seca, eritema e descamação. Pode ainda haver alopecia e intertrigos com erosões.

Histopatologia

Revela hiperqueratose, hipergranulose e acantose com atrofia das glândulas sebáceas. Na derme papilar, há vasodilatação e infiltrado linfo-histiocitário.

Diagnose

Clínica e corroborada por achados laboratoriais e histopatologia compatível. Detectam-se baixos níveis séricos de ácido linoleico e araquidônico, níveis elevados de ácido oleico e palmitoleico, presença de ácido 5, 8, 11 icosatrienoico. Pode haver anemia e plaquetopenia. Na diagnose diferencial, devem ser consideradas outras condições de desnutrição.

Tratamento

Consiste na reposição de ácidos graxos essenciais.

PELAGRA

Doença metabólica que se desenvolve em pacientes desnutridos e cujas manifestações clínicas principais são dermatite, diarreia e demência (os 3 Ds), ao lado de outros sinais de carência vitamínica. A luz solar é fator desencadeador e localizador das lesões da pelagra. A pressão, atrito e calor podem, também, desencadear o aparecimento de lesões dermatológicas de pelagra, em partes não expostas à luz. Pode-se considerar que a pele do pelagroso apresenta, aos estímulos físicos, resposta tipo "fenômeno de Köbner".

Não se admite mais a carência única de niacina (vitamina B3) na pelagra. Existe carência de outros elementos do complexo B, triptofano, aminoácido essencial, que é convertido a niacina, elementos proteicos, lipídicos e minerais.

Carência da vitamina B3 e de outros elementos pode ser primeiramente devida à ingestão insuficiente ou em casos de nutrição parenteral prolongada ou na falta de ingesta por anorexia nervosa ou mesmo por dificuldades econômicas na aquisição de alimentos.

A vitamina B3 é componente normal das coenzimas I e II que são essenciais nas reações de oxidorredução atuando no metabolismo de aminoácidos e proteínas, na glicólise, na biossíntese de pentoses, geração de fosfatos e no metabolismo do glicerol e ácidos graxos.

Em nosso meio, o aparecimento da pelagra está quase sempre ligado ao alcoolismo crônico que geralmente se acompanha da diminuição da ingestão de alimentos por inapetência ou pela marginalidade social que leva à impossibilidade econômica de conseguir alimentação adequada. Observam-se, às vezes, casos de pelagra em pacientes abastados e, portanto, supostamente bem alimentados. Nestes, a pelagra aparece em consequência de regimes de emagrecimento mal orientados, associados ao alcoolismo. Manifestações cutâneas pelagroides podem ocorrer em circunstâncias patológicas diferentes da desnutrição, no curso de carcinoides funcionantes, por desvio dos precursores do ácido nicotínico do padrão metabólico normal, carência de triptofano, consequente a seu consumo excessivo para síntese de serotonina e na doença de Hartnup por erro no metabolismo do triptofano. A pelagra pode ocorrer ainda perante dieta normal em niacina, mas com alterações da absorção intestinal secundária à doença inflamatória intestinal principalmente retocolite ulcerativa e doença de Crohn ou outras condições que causem diarreia crônica. Pode ainda ocorrer na cirrose hepática, tuberculose do aparelho digestivo e tratamento dialítico prolongado.

Existem fármacos capazes de provocar pelagra como a hidrazida, por competição metabólica desta com o ácido nicotínico. Outras drogas podem causar pelagra: 6-mercaptopurina, por interferir com a nicotinamida-adenina-dinucleotídeo fosforilase, e o 5-fluoruracil, que inibe a conversão do triptofano a niacina.

Atualmente se registram casos de infecção pelo HIV nos quais ocorrem lesões pelagroides por deficiência de triptofano que são curadas com doses altas de nicotinamida.

A pelagra atinge todas as raças e é rara em suas manifestações típicas, na infância. Em nosso país, ocorre durante todo o ano, porém, nos países de clima temperado, a maior incidência é na primavera e verão, estações em que é mais intensa a radiação solar.

Manifestações clínicas

As manifestações iniciais e características da pelagra são as lesões dermatológicas, pois as alterações digestivas e nervosas são, na maioria das vezes, posteriores e pouco elucidativas.

Precedendo o aparecimento das lesões cutâneas, encontra-se, geralmente, história vaga de mal-estar, desânimo e tristeza.

A lesão cutânea inicial é representada por eritema vivo nas partes expostas à radiação solar. Esse eritema torna-se mais escuro, violáceo, surgindo, depois, as demais lesões, representadas por edema, bolhas, sufusões hemorrágicas, seguidas de hiperpigmentação e atrofia da pele. As lesões distribuem-se nas zonas expostas. Na face, formam máscaras até próximo ao couro cabeludo; no pescoço, tomam aspecto de colar (o colar de Casal) que se estende para a nuca e se dispõe em V na face anterior do tórax **(FIGURAS 53.2 A 53.5)**.

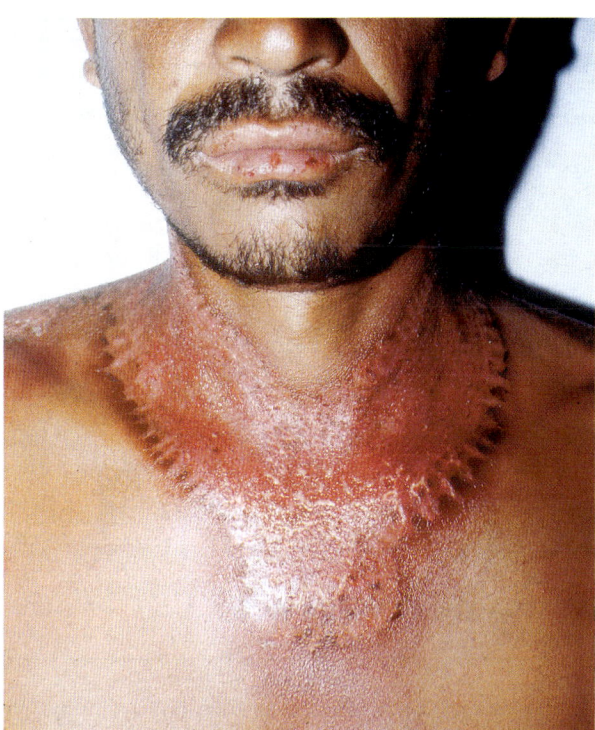

FIGURA 53.2 – Pelagra. Lesões descamativas no pescoço e região esternal (colar de Casal).

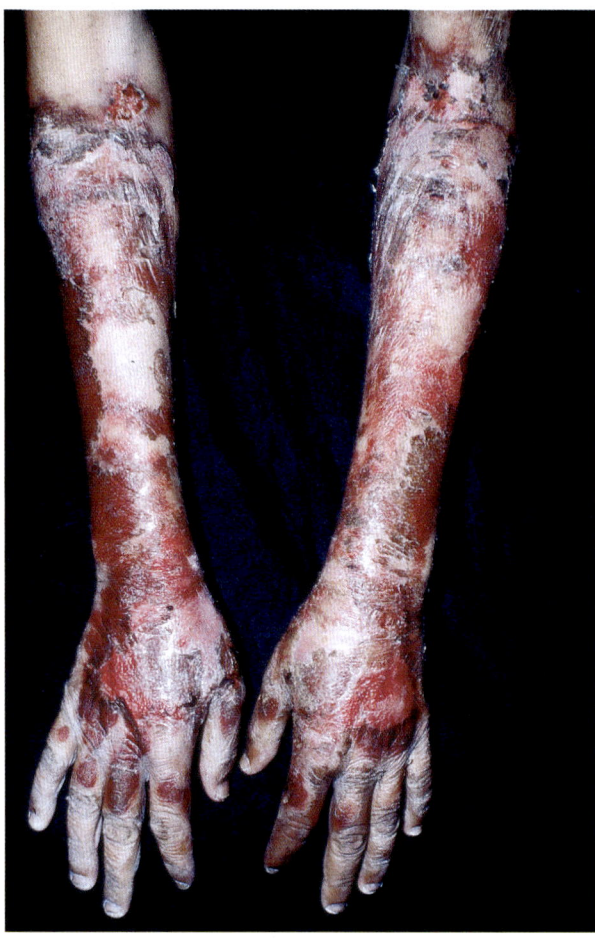

FIGURA 53.3 – Pelagra. Lesões descamativas, hiperpigmentadas nos braços e dorso das mãos.

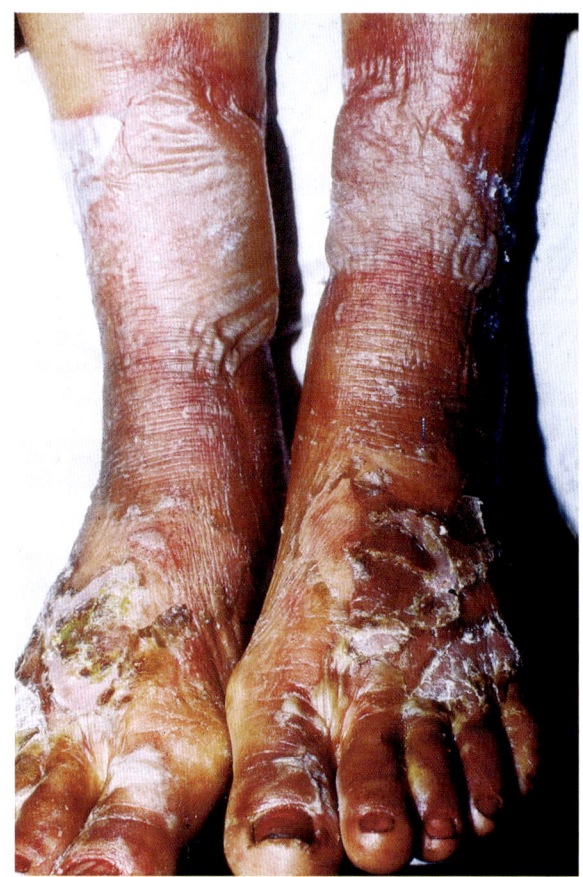

FIGURA 53.5 – Pelagra. Eritema, bolhas, hiperpigmentação e crostas no dorso dos pés.

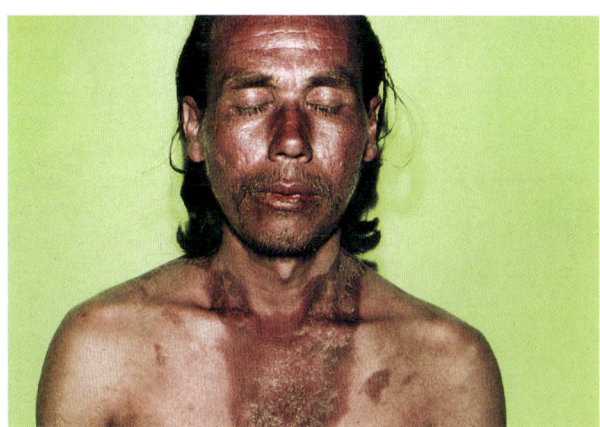

FIGURA 53.4 – Pelagra. Lesões descamativas hiperpigmentadas acastanhadas na região esternal.

As lesões mucosas são representadas, principalmente, por estomatite angular, edema doloroso da mucosa bucal e alterações linguais – língua lisa, com papilas atróficas, vermelha e brilhante, ou língua pigmentada, nos negros e mestiços. Há, também, alterações atróficas das mucosas gástrica e intestinal, o que justifica o aparecimento de diarreia.

As alterações anatômicas do encéfalo são mal conhecidas. O quadro clínico pode ser neurológico ou psiquiátrico. Neurites tipo beribéri são frequentes, podendo existir mal perfurante plantar.

As manifestações clínicas são muito variáveis em intensidade. Observam-se desde casos de frustos – eritema pelagroso – até formas graves, com intenso comprometimento do sistema nervoso, que evoluem para coma e morte.

Histopatologia

Demonstra epiderme com hiperqueratose com paraqueratose, acantose e evolutivamente surgem atrofia e presença de grânulos de melanina ao longo da epiderme. Na derme, há edema e vasodilatação com infiltrado perivascular linfocitário.

Diagnose

O diagnóstico da pelagra é clínico, pois não há provas conclusivas de laboratório.

Na diagnose diferencial devem ser consideradas porfirias, reações de fotossensibilidade (inclusive por drogas), lúpus eritematoso, síndrome de Hartnup e *kwashiorkor*.

A prognose é boa, nos casos leves e moderados, e má, nos casos com perturbações digestivas e nervosas graves.

Tratamento

Repouso no leito, com alimentação adequada. A exposição à luz solar deve ser evitada e a abstenção do álcool é fundamental. A dieta deve ser hiperproteica e suplementada pela administração de ácido nicotínico ou niacinamida (300-500 mg/dia por via oral [VO]) e outras vitaminas do complexo B. Em casos graves, a niacinamida pode ser empregada por via intravenosa na dose de 50 a 100 mg uma a duas vezes/dia. Nos casos leves e moderados, a evolução é favorável, mesmo sem suplementação vitamínica e, nos graves, a administração de vitaminas, por si só, não cura os pacientes.

Pelagra em crianças

A pelagra é doença própria de adultos. É raríssima em crianças pequenas pode ser raramente observada em crianças maiores e adolescentes submetidos a dietas errôneas. Os sintomas clássicos não se apresentam bem definidos em crianças e quadros completos são muito raros.

OUTRAS DEFICIÊNCIAS DE VITAMINAS DO COMPLEXO B

Deficiência de tiamina (vitamina B1)

Ocorre por ingestão insuficiente, em dietas inadequadas, alcoolismo, doenças gastrintestinais, diabetes melito, hipertireoidismo, gravidez e lactação.

Manifestações clínicas

A deficiência de tiamina causa o beribéri, afecção que se caracteriza por apatia, astenia, anorexia, sintomas neurológicos (neuropatia periférica, polineurite, confusão mental) e insuficiência cardíaca. Os sinais dermatológicos compreendem edema, glossite, glossodinia e estomatite angular.

Diagnose

É clínica, podendo ser confirmada laboratorialmente pela baixa atividade da transcetolase eritrocitária.

Tratamento

Correção da dieta, pois frequentemente há outras deficiências nutricionais associadas, e administração de tiamina 2 a 3 mg, três vezes/dia VO e, nos casos graves, 20 mg duas vezes/dia por via intravenosa.

Deficiência de riboflavina (vitamina B2)

Em geral, ocorre simultaneamente a outras deficiências nutricionais e apenas raramente de modo isolado. Pode resultar de dietas inadequadas, pobres em cereais ou associadamente a doenças gastrintestinais, cirrose alcoólica, hipotireoidismo, fototerapia neonatal, síndrome de Plummer-Vinson, clorpromazina, intoxicações por boratos e em outras deficiências nutricionais.

Manifestações clínicas

Produz a síndrome oro-oculogenital. Na boca há glossite, despapilação da língua e estomatite angular, que, em geral, se contamina secundariamente por cândida. Nos lábios, surgem fissuras verticais (queilose); na face, surgem lesões semelhantes a dermatite seborreica com descamação fina nas asas nasais, sulcos nasolabiais e nasogenianos, regiões malares e mento (dissebácea). Na região ocular, ocorre edema conjuntival, lacrimejamento, queratite superficial, fotofobia e alterações da visão. Na região genital, ocorrem lesões eritematodescamativas ou liquenificadas. Outras manifestações incluem congestão ocular, fotofobia, prurido, cegueira noturna, catarata, anemia e fraqueza. A deficiência de riboflavina em mulheres gravidas participa juntamente com a deficiência de ácido fólico na gênese das fissuras labiais e palatinas dos nascituros. Podem ocorrer neuropatias periféricas alterações eletroencefalográficas e retardo mental.

Diagnose

Clínica, que pode ser corroborada pela detecção de níveis de excreção urinária de riboflavina abaixo de 30 mg nas 24 horas ou ainda pelo teste de atividade da glutationa redutase eritrocitária.

Tratamento

Introdução de dietas adequadas e administração de riboflavina. As doses para crianças de até 3 anos não estão estabelecidas. De 3 a 12 anos, a dose recomendada é de 3 a 10 mg/dia VO em doses divididas. Acima de 12 anos e adultos, 6 a 30 mg/dia VO em doses divididas. A riboflavina pode favorecer catarata e, por essa razão, doentes com essa afecção devem receber no máximo 10 mg/dia.

Deficiência de piridoxina (vitamina B6)

A piridoxina atua no metabolismo dos ácidos graxos essenciais e dos aminoácidos. Em geral, sua deficiência ocorre simultaneamente a outras deficiências nutricionais, podendo surgir quando de dietas inadequadas ou condições patológicas favorecedoras, como alcoolismo, doenças intestinais que comprometam a absorção de alimentos, podendo, ainda, ser induzida por drogas que aumentem a excreção ou diminuam a atividade da piridoxina: isoniazida, hidralazina, anticoncepcionais orais e penicilamina.

Manifestações clínicas

Na face, especialmente em torno da boca, surgem alterações descamativas semelhantes a dermatite seborreica que também podem acometer couro cabeludo, pescoço, ombros, nádegas e períneo. Na mucosa oral, há glossite, estomatite angular e queilose. Pode haver, anorexia, náuseas, vômitos, alterações neurológicas com neuropatia periférica, tonturas e convulsões e alterações hematológicas, anemia, linfopenia e eosinofilia.

Diagnose

Clínica e pela demonstração de níveis séricos baixos de fosfato de piridoxal. A diagnose diferencial deve considerar outras condições de desnutrição e os estados de dependência da piridoxina que resultam de comprometimento congênito da ligação da piridoxina à sua apoenzima e que são: epilepsia dependente de piridoxina, homocistinúria responsiva à piridoxina e acidúria xantinúrica, condições que respondem a doses grandes de piridoxina.

Tratamento

Feito com a administração de 20 a 100 mg/dia de piridoxina por VO e, em casos de convulsões, 100 mg por via intramuscular (IM).

Deficiência de cianocobalamina (vitamina B12)

A cianocobalamina é cofator essencial para duas enzimas, a metionina sintetase e a metilmalonil-CoA-mutase, ambas envolvidas no metabolismo da homocisteína e nas reações de metilação do organismo.

A deficiência de vitamina B12 ocorre, em geral, por alterações da absorção e, apenas excepcionalmente, por dietas vegetarianas muito rigorosas ou em alcoolistas. São causa de diminuição de absorção: a anemia perniciosa por deficiência de secreção e/ou inibição pelo estômago do fator intrínseco ou por anormalidades de seu receptor no íleo e doenças como enteropatia glúten sensível e doença de Crohn, ressecções do íleo terminal e infestações pelo *Diphilobothrium latum*.

Manifestações clínicas

Como as reservas orgânicas da vitamina B12 são altas, somente deficiências prolongadas – de 3 a 6 anos – provocam sintomas.

Na pele, surgem manchas e placas hiperpigmentadas sobre as articulações das mãos e pés, regiões palmo-plantares e mucosa oral. Podem ocorrer estriações hiperpigmentadas longitudinais nas unhas. Os cabelos assumem cor acinzentada.

A língua apresenta-se lisa, muito avermelhada e dolorosa. Quando a deficiência de cianocobalamina está associada a anemia perniciosa, podem ocorrer vitiligo e alopecia areata.

Podem ainda ocorrer anormalidades sistêmicas, anemia, problemas neurológicos por alterações na síntese de mielina, parestesias, reflexos anormais, ataxia e perturbações mentais.

Histopatologia

Há aumento de melanócitos na camada basal e incontinência pigmentar com numerosos melanófagos na derme papilar.

Diagnose

Clínica e laboratorial pela presença de anemia megaloblástica demonstrada em esfregaços do sangue periférico e níveis séricos diminuídos de vitamina B12. Na diagnose diferencial, devem ser consideradas outras condições de desnutrição e as alterações pigmentares devem ser diferenciadas da doença de Addison.

Tratamento

Reposição da vitamina B12, 1 mg/semana, por 1 mês, depois, 1 mg/mês IM.

Deficiência de vitamina A (frinoderma)

A vitamina A é essencial para as funções oculares, para o sistema imune, para o crescimento ósseo, para a reprodução e para a pele. Estabiliza membranas e seu excesso ou deficiência causa ruptura das membranas lisossômicas. Promove as respostas inflamatórias iniciais, a síntese de colágeno e a angiogênese e sua função mais importante na pele reside na participação nos fenômenos de queratinização.

A deficiência de vitamina A ocorre por dietas inadequadas, anorexia nervosa, doenças que interferem com a absorção intestinal, doença celíaca, doenças pancreáticas e doenças hepáticas.

Deficiência de zinco pode provocar deficiência de vitamina A, porque o zinco atua na proteína ligante de retinol que é indispensável à mobilização da vitamina A do fígado. Portanto, a deficiência de zinco pode provocar sintomas de deficiência de vitamina A.

Manifestações clínicas

São principalmente cutâneas e oculares e têm repercussão sistêmica. A pele apresenta-se seca, enrugada e descamativa e desenvolve-se intensa hiperqueratose folicular (frinoderma) que se expressa por pápulas filiformes, pequenas pápulas cônicas até pápulas maiores com centros queratósicos. Podem ter a cor da pele normal ou podem ser hiperpigmentadas. Essas pápulas localizam-se predominantemente em torno aos cotovelos e joelhos e também nas faces anterolaterais das coxas, faces de extensão dos braços e pernas, ombros, abdome, dorso e nádegas (**FIGURA 53.6**). Em adolescentes, pode haver erupções acneiformes no dorso e braços e, nas mucosas, podem aparecer placas esbranquiçadas decorrentes de queratinização anormal.

As alterações oculares são precoces e podem ser bastante graves levando à cegueira. Pode haver cegueira noturna,

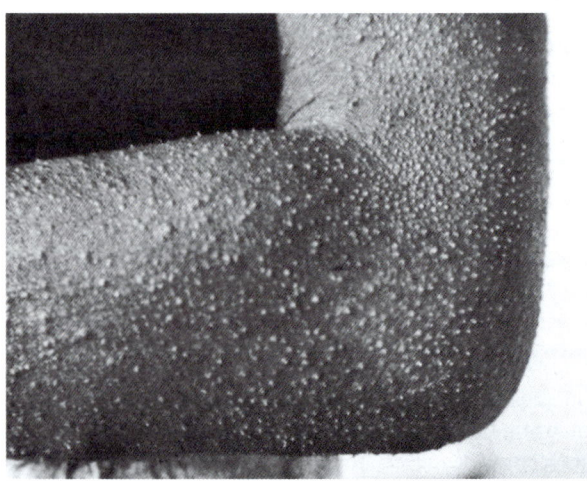

FIGURA 53.6 – Frinoderma. Pápulas queratósicas foliculares.

sequidão da córnea e conjuntiva por metaplasia com queratinização, queratomalácia, manchas de Bitot (placas acinzentadas na conjuntiva bulbar) e fotofobia.

Sistemicamente, pode ocorrer retardo no crescimento, retardo mental, apatia e diminuição das respostas imunológicas resultando em evolução mais grave de infecções como o sarampo.

Histopatologia
Há hiperqueratose em torno aos folículos pilosos com rolhas córneas foliculares e atrofia das glândulas sebáceas e pode ocorrer metaplasia com queratinização das múltiplas superfícies epiteliais corpóreas.

Diagnose
É clínica e confirmada por exame oftalmológico e pela detecção de níveis séricos baixos de retinol. Na diagnose diferencial, cabem outras deficiências nutricionais, acne e erupções acneiformes, doença de Darier e queratose pilar.

Tratamento
Reposição de vitamina A em doses variáveis – de 5.000 a 25.000 UI de vitamina A por VO ou IM – de acordo com a gravidade do quadro. A cura se processa lentamente.

EXCESSO DE VITAMINA A
Pode causar toxicidade aguda e crônica. Na forma aguda, que ocorre em adultos após a ingestão de 500.000 UI ou mais, há xerose e descamação da pele, dores abdominais, náuseas, vômitos e fraqueza muscular. A forma crônica habitualmente ocorre após a ingestão de 50.000 UI, diariamente por meses. Em crianças, doses de 18.000 a 20.000 UI diárias podem provocar hipervitaminose A. Na forma crônica, as manifestações cutâneas são idênticas aos efeitos colaterais da isotretinoína: xerose, aspereza, prurido, descamação, queda de cabelos e queilite esfoliativa, com grande sequidão dos lábios. Podem haver dores ósseas, cefaleia, síndrome de pseudotumor cerebral, letargia e sinais de hepatotoxicidade. O tratamento é a suspensão da vitamina A.

DEFICIÊNCIA DE ÁCIDO ASCÓRBICO (VITAMINA C) (ESCORBUTO)
Quadro hoje raro, é encontrado em crianças entre os 6 e 24 meses e em adultos por dietas carentes de frutas frescas e vegetais ou por falta de ingestão por distúrbios mentais ou alcoolismo. Os sintomas surgem tardiamente 1 a 3 meses após a iniciar-se a carência da vitamina C. O ácido ascórbico é um cofator para a prolino-hidroxilase que catalisa a hidroxilação da prolina e lisina a procolágeno. O colágeno não hidrolisado não adquire sua configuração helicoidal tríplice e torna-se frágil e menos estável e, por esse mecanismo, serão afetadas múltiplas estruturas: o tegumento, os ossos, os dentes e o tecido conectivo perivascular de suporte.

Manifestações clínicas
Nas membranas mucosas, as lesões ocorrem quando existem dentes. Crianças abaixo dos 6 meses e os indivíduos adultos que perderam os dentes não têm manifestações na mucosa oral. Estas são caracterizadas por eritema, edema e pontos hemorrágicos mais visíveis no topo das papilas interdentais. O edema e hipertrofia da mucosa gengival podem ser tão intensos a ponto de ocultar os dentes. Evolutivamente, haverá perda dos dentes pelas alterações ósseas periodontais.

Na pele, há hiperqueratose folicular com pelos em saca-rolha, fragmentados, com eritema que atinge especialmente os antebraços, abdome e extremidades inferiores onde se observa, além do eritema, púrpura perifolicular por fragilidade do conectivo perivascular. Podem ocorrer equimoses disseminadas.

O acometimento de ossos e cartilagens leva a dor e deformidades, sendo mais atingidos a tíbia e fêmur.

Podem haver manifestações sistêmicas com febre, letargia, anemia e dificuldade na cicatrização de feridas. Formas graves resultam em degeneração dos músculos esqueléticos, hipertrofia cardíaca e depressão funcional da medula óssea com as consequentes repercussões sanguíneas.

Diagnose
Clínica e laboratorial pela demonstração de baixos níveis séricos de ácido ascórbico. A prova do laço é positiva.

Tratamento
Reposição da vitamina C, 100 mg, três vezes/dia VO e orientação dietética.

DEFICIÊNCIA DE VITAMINA K
A vitamina K participa na fosforilação oxidativa e síntese de vários fatores da coagulação, fator V, VII, IX e X. Sua deficiência leva a fenômenos hemorrágicos. A vitamina K, necessária para suprir as necessidades do organismo deriva da ingestão de vegetais (50%), e da síntese por bactérias intestinais (50%); portanto, alterações da flora intestinal por antibioticoterapia prolongada e doenças do tubo digestivo, doença de Crohn, fibrose cística, hepatopatias e obstrução biliar podem resultar em deficiência da vitamina K. Além disso, anormalidades alimentares, como anorexia nervosa, podem levar à carência de vitamina K, rifampicina, barbitúricos, colestiramina. Outras causas de deficiência dessa vitamina são os fármacos que interferem com as ações fisiológicas da vitamina K: anticoagulantes cumarínicos, salicilatos, cefalosporinas, hidantoínas, rifampicina, barbitúricos e colestiramina.

Manifestações clínicas
Decorrem de fenômenos hemorrágicos que, na pele, traduzem-se por púrpura. No recém-nascido, a deficiência de vitamina K produz a doença hemorrágica do recém-nascido

mais frequente em prematuros, que se caracteriza por lesões hemorrágicas na pele, umbigo, nariz, boca, tubo digestivo e hemorragias intracraniana e retroperitoneal que ocorrem 1 a 7 dias pós-parto. Hemorragias tardias também podem ocorrer após 3 meses do parto. Também pode haver osteoporose. No recém-nascido, a deficiência de vitamina K decorre de baixa transferência pela placenta, deficiência de ingestão pela mãe e ausência de bactérias no tubo digestivo ainda não colonizado.

Diagnose
Clínica e por detecção de aumento do tempo de protrombina.
Na diagnose diferencial, devem ser consideradas leucemias agudas e crônicas, CIVD, escorbuto e alterações plaquetárias.

Tratamento
Administração de vitamina K e correção de condições predisponentes. As doses recomendadas são 5 a 10 mg IM dia em adultos; e 2 mg IM dia em crianças. Como a síntese dos fatores de coagulação pode demorar dias nas formas hemorrágicas graves, é necessária a administração de plasma fresco.

DEFICIÊNCIA DE BIOTINA (VITAMINA H)
A biotina é um cofator essencial para várias carboxilases e sua deficiência determina múltiplas deficiências em carboxilase. A deficiência em biotina foi observada em indivíduos com ingestão excessiva de ovos crus porque a avidina presente nos ovos liga-se à biotina tornando-a biologicamente inativa. Outra forma adquirida de deficiência de biotina é observada em pacientes em nutrição parenteral prolongada. Mais recentemente, vários defeitos inatos do metabolismo – as chamadas deficiências múltiplas de carboxilase – foram reconhecidas e determinam manifestações neurológicas e cutâneas relacionadas à biotina. Há duas síndromes bem definidas, ambas hereditárias autossômicas recessivas: deficiência neonatal múltipla de carboxilases, decorrente de deficiência da holocarboxilase sintetase, e uma forma infantil tardia, que se inicia aos 2 ou 3 meses de vida por deficiência de biotinidase.

Manifestações clínicas
Na forma neonatal, observam-se, nas primeiras semanas de vida, lesões tipo dermatite seborreica no couro cabeludo, supercílios, pálpebras e em torno da boca. Atinge também as faces flexurais e a região perianal, onde o aspecto pode lembrar a acrodermatite enteropática. Infecção secundária por cândida é frequente. Na evolução, pode ocorrer alopecia total ou universal, conjuntivite e blefarite. A forma neonatal é grave e, se não tratada a tempo, leva ao óbito.

Na forma infantil tardia, as alterações são idênticas, porém surgem mais tardiamente, no 2º ou 3º mês de vida.

Nas formas adquiridas, as lesões observadas também são idênticas.

Além das manifestações cutâneas, podem ocorrer sintomas neurológicos, convulsões, ataxia, hipotonia, perda de audição e retardo no desenvolvimento psicomotor.

Diagnose
É clínica e laboratorial. Em ambas as formas, ocorre aumento da excreção urinária de ácido 3-hidroxivalérico. Na diagnose diferencial, cabem as deficiências de ácidos graxos essenciais, que podem ser clinicamente indistinguíveis, e as deficiências de zinco, além da diagnose diferencial com as candidoses.

Tratamento
Reposição de biotina nas doses de 5 a 40 mg/dia.

OUTRAS ALTERAÇÕES NUTRICIONAIS
Obesidade
Problema hoje de saúde pública, não somente nos países desenvolvidos, mas também nos países em desenvolvimento, predispõe a numerosas condições patológicas graves que, inclusive, encurtam a sobrevida. Como em outros sistemas orgânicos, a obesidade também favorece e predispõe a alterações dermatológicas várias.

Existem evidências de que, nos obesos, há alterações da barreira epidérmica que determinam maior perda de água transepidérmica favorecendo a xerose cutânea. A reação eritematosa é mais intensa nos obesos ainda que haja redução da ativação da microvasculatura cutânea. As dobras cutâneas são maiores, favorecendo a sudorese maior nessas áreas; no entanto, a função das glândulas sudoríparas e sebáceas é normal. A obesidade também diminui o fluxo linfático e também interfere na formação do colágeno. Também há evidências de que a hipersensibilidade tardia seja mais intensa em função da produção de citocinas pelos adipócitos.

As manifestações dermatológicas descritas a seguir são frequentes na obesidade.

Alterações inflamatórias e infecciosas
Em função das grandes pregas de pele resultantes da obesidade, nas áreas de dobras as superfícies de pele em contato são maiores. Esse fato predispõe a maior sudorese e maceração dos tecidos em contato favorecendo o aparecimento de intertrigos, particularmente nas dobras inframamárias, nas regiões inguinocrurais e em pregas que se formam pela redundância abdominal, cuja expressão maior é o abdome em aventalEsses intertrigos favorecem infecções, especialmente por *Candida*, mas também dermatofitoses e infecções bacterianas. Pela maior frequência de diabetes nos obesos, essa condição também favorece as infecções cutâneas em geral (ver Capítulo 42).

O peso excessivo desses doentes dificulta a locomoção e os torna mais sedentários, favorecendo o aparecimento de varizes (a insuficiência valvular venosa ocorre, além dos fatores constitucionais por aumento da pressão intrabdominal) com consequente favorecimento de dermatite de estase, erisipelas de repetição, linfedema crônico, lipodermatoesclerose e úlceras de estase (ver Capítulo 24).

Nos obesos, há diminuição da sensibilidade a dor o que também favorece a progressão de úlceras de qualquer origem. Em casos de obesidade excessiva, pode ocorrer necrose do subcutâneo e da pele suprajacente originando-se úlceras que por vezes se infectam.

Estabeleceram-se ainda correlações entre obesidade e eczema atópico. Nos obesos, há correlação entre massa corpórea e ocorrência de eczema atópico.

Discute-se se a obesidade favorece a psoríase ou, ao contrário, a psoríase favorece a obesidade. A última assertiva poderia ser fundamentada pela baixa adesão dos doentes de psoríase ao exercício físico por razões de exposição ou pela presença de artrite psoriática.

Também existem observações que apontam para a possibilidade de a obesidade favorecer a psoríase. Por exemplo, a perda de peso geralmente determina melhora da psoríase, e esse fenômeno é nítido em doentes submetidos à cirurgia bariátrica que tem melhora extremamente rápida da psoríase após a cirurgia. Deve-se considerar contudo que a cirurgia bariátrica melhora as condições gerais de vida do doente, e isso se reflete em diminuição do estresse, fato que beneficiaria a psoríase. Outros argumentos a favor da possibilidade de influência da obesidade na psoríase são os macrófagos do tecido adiposo produzem citocinas que participam da patogenia da psoríase, TNF alfa, IL-1, IL-6 e IL-7. A leptina produzida pelos adipócitos diminui a regulação das células T favorecendo sua participação nos processos inflamatórios. Há correlação entre níveis de leptina e gravidade da psoríase. Também se verificou que os níveis de adiponectina, mediador anti-inflamatório produzido pelos adipócitos, apresentam-se baixos nos psoriáticos obesos comparativamente aos psoriáticos não obesos, enquanto os níveis de interleucinas são superiores nos psoriáticos obesos comparativamente aos psoriáticos não obesos.

Alterações relacionadas a hiperandrogenismo

Nos obesos, pode haver mesmo em ausência de diabetes hiperinsulinemia que pode provocar aumento da produção de androgênios e diminuição da globulina transportadora de hormônios sexuais fatores que podem favorecer acne, hirsutismo e alopecia.

Alterações hiperqueratósicas

Pseudoacantose nigricante: pode se acompanhar de lesões tipo acrocordon e pólipos fibroepiteliais, acne queloidiana da nuca que talvez, pelo menos em alguns casos, se relacionem à resistência periférica à insulina e diabetes tipo 2 (ver Capítulo 26).

Outra alteração queratósica é a **hiperqueratose plantar** resultante de maior pressão sobre a região plantar decorrente do peso maior do indivíduo. Essa hiperqueratose costuma ocorrer predominantemente nas porções externas da região plantar pela compressão contra o material do calçado, especialmente dos calçados abertos como sandálias e chinelos que permitem o deslocamento lateral do pé contra as bordas do calçado. Frequentemente, a hiperqueratose se acompanha de fissuração, que pode ser dolorosa. Esses pacientes, além do uso de queratolíticos e da recomendação de perda de peso, devem ser orientados para o uso de calçados fechados com contraforte para que não ocorram os deslocamentos laterais dos pés contra os calçados.

Outra forma de hiperqueratose plantar associada à obesidade é a chamada **queratodermia do climatério** caracterizada por hiperqueratose com eritema e fissuras dolorosas em mulheres menopausadas que atualmente muitos autores consideram forma de psoríase e que responde à acitretina.

Outras alterações cutâneas relacionadas à obesidade:

- **Cicatrização e infecção de feridas cirúrgicas:** os obesos têm pior cicatrização havendo maior risco de infecções de feridas cirúrgicas em relação aos não obesos. A leptina produzida pelos adipócitos favorece a cicatrização de feridas, mas nos obesos há resistência à leptina.

- **Também podem estar associadas à obesidade várias afecções dermatológicas:** hidradenite supurativa, queratose pilar, dermatite seborreica, escleredema, cútis vértice girata, líquen mixedematoso, lipodermatoesclerose, líquen escleroso e cisto pilonidal.

- **Paraqueratose granular:** alteração da queratinização localizada nas áreas intertriginosas, o que explica suas relações com a obesidade. Histologicamente, há paraqueratose com grânulos de querato-hialina na camada córnea. Decorre de falha na degradação normal da filagrina e responde a corticoides tópicos.

- **Mucinose linfedematosa crônica da obesidade:** subtipo de mixedema pré-tibial que se relaciona à obesidade, não havendo alterações da tireoide.

- **Adipose dolorosa de Dercum:** apresenta-se sob a forma de nódulos subcutâneos dolorosos constituídos por lipomas em mulheres obesas menopausadas (ver Capítulo 75).

- **Erupção polimorfa da gravidez:** é processo urticariano autolimitado que surge no último trimestre da gravidez ou, segundo alguns trabalhos, no pós-parto imediato em mulheres que tiveram grande ganho de peso durante a gestação.

Alterações hiperpigmentares

Pelo maior volume dos segmentos corpóreos, o atrito é mais intenso nos obesos, particularmente nas dobras e na face interna das coxas surgindo, nessas áreas, hiperpigmentação.

Alterações atróficas

São extremamente comuns as estrias decorrentes da distensão da derme com ruptura das fibras elásticas pelo aumento de volume do tecido adiposo subcutâneo (ver Capítulo 23). Também são mais frequentes nos obesos as pápulas podais piezogênicas que são herniações da gordura subcutânea que fazem saliência na superfície da pele das faces laterais das regiões calcâneas e nas faces mediais dos pés (ver Capítulo 48).

CAPÍTULO 54

AMILOIDOSES

As amiloidoses são depósitos, na pele ou em outros órgãos, de uma proteína anormal, resultante da união de polissacarídeo com globulina.

A substância amiloide é predominantemente proteica, contendo, também, carboidratos, principalmente glicose, galactose e glucosamina. A microscopia eletrônica revela que a substância amiloide é composta de fibrilas longas, não ramificadas, que se dispõem isoladamente ou em feixes. São reconhecidas 18 proteínas fibrilares de amiloide e suas proteínas precursoras. As proteínas precursoras são proteínas solúveis que sofrem modificações que produzem sua agregação e polimerização, transformando-se em fibrilas que se depositam extracelularmente como amiloide. Provavelmente, inúmeros fatores atuam nesse processo de fibrilização das proteínas precursoras, inclusive mutações genéticas.

As principais amiloides são:

AL Encontrada na amiloidose sistêmica primária e no mieloma múltiplo e suas proteínas precursoras são imunoglobulinas de cadeias leves. Também é encontrada em amiloidoses localizadas, forma nodular na pele, pulmões e trato genitourinário.

AA Encontrada na amiloidose sistêmica reativa por inflamações e infecções crônicas, na febre do Mediterrâneo familiar e na síndrome de Muckle-Wells. A proteína precursora é a proteína sérica amiloide A, uma apolipoproteína de alta densidade que atua nas reações da fase aguda do soro.

Aβ Encontrada nas lesões cerebrais da doença de Alzheimer e deriva da proteína precursora Aβ.

ATTR Encontrada em algumas formas de amiloidose hereditária como a polineuropatia amiloidótica familiar e também na amiloidose sistêmica com acometimento predominantemente cardíaco. A proteína associada é a transtiretina.

AH Ocorre no mieloma múltiplo e as proteínas precursoras são imunoglobulinas de cadeias pesadas.

Agel Ocorre em amiloidoses familiares e a proteína precursora é a gelsolina, que atua na polimerização da actina. Ocorre na forma de amiloidose sistêmica autossômica dominante com predomínio de acometimento de nervos cranianos e distrofia da córnea.

AapoAI Ocorre na forma de amiloidose sistêmica autossômica dominante que pode causar neuropatia ou envolvimento predominantemente hepático e renal e a proteína precursora é a apolipoproteína AI.

AapoA2 Ocorre na forma de amiloidose sistêmica autossômica dominante com acometimento predominantemente renal sem envolvimento neurológico.

Aβ2M Ocorre nos hemodialisados crônicos e a proteína precursora é a β2-microglobulina.

AIAPP Ocorre nos insulinomas e no diabetes tipo 2 – a proteína precursora é um polipeptídio das ilhotas de Langerhans.

Acal Ocorre no carcinoma medular da tireoide e a molécula precursora é a calcitonina.

ACys Associa-se à amiloidose hereditária sistêmica e cerebral com hemorragia cerebral.

ALys Encontrada na amiloidose sistêmica autossômica dominante com envolvimento renal e hepático e sem comprometimento neurológico.

AFib Ocorre na amiloidose sistêmica autossômica dominante com envolvimento predominantemente renal sem acometimento neurológico.

Apesar de a tendência moderna da classificação das amiloidoses ser fundamentalmente bioquímica manteremos a classificação clínica pela enorme utilidade para os dermatologistas na diagnose e prognose das amiloidoses.

Todas as formas de substância amiloide têm propriedades tintoriais características extremamente importantes na diagnose histológica.

São empregados o vermelho Congo, o vermelho Sirius, a fluorescência à luz polarizada e a fluorescência com corantes tiazólicos. Preconizam-se ainda coloração através de anticorpos anti-SAP que é o componente amiloidótico P sérico, presente no sangue dos indivíduos normais.

Ainda que a patogenia das amiloidoses não seja conhecida, sabe-se que não se trata de mera deposição, nos tecidos, de precursores originários do sangue circulante. Admite-se que o depósito da substância amiloide resulte de processos celulares ativos, que culminam com depósitos amiloides.

A deposição de substância amiloide nos tecidos pode produzir compressões e disfunções tissulares.

As amiloidoses podem ser sistêmicas quando o depósito de substância amiloide ocorre em vários sistemas orgânicos ou localizadas quando os depósitos ocorrem em órgãos isolados.

Consideraremos as formas localizadas cutâneas primárias e secundárias e as formas sistêmicas com suas repercussões cutâneas.

AMILOIDOSES LOCALIZADAS

As formas localizadas de interesse dermatológico são as amiloidoses localizadas cutâneas primárias que compreendem a amiloidose maculosa, o líquen amiloidótico, as amiloidoses nodulares e as amiloidoses localizadas cutâneas secundárias que se constituem em depósitos de amiloides, secundários a várias lesões dermatológicas.

Estudos imunológicos demonstram a presença de IgG e frações do complemento C_1, C_3, C_4 na substância amiloide, porém a análise da fibrila isolada não demonstra nenhum desses elementos.

Patogenia das amiloidoses cutâneas localizadas

A patogenia das amiloidoses é mal conhecida. Especula-se, em relação às causas das amiloidoses cutâneas localizadas, a participação de múltiplos fatores: atrito, predisposição genética e até mesmo vírus, como o de Epstein-Barr.

Existem casos raros de amiloidose localizada cutânea primária familiar que são autossômicos dominantes com mutações do gene *OSRM* localizado no cromossomo 5p13. 1-q11.2. Esse gene codifica o receptor β-específico da oncostatina M que está envolvido na proliferação de queratinócitos, na sua diferenciação e apoptose.

Existe associação entre amiloidose maculosa e notalgia parestésica reforçando a possibilidade de o prurido desencadear a amiloidose maculosa.

Admite-se que os depósitos de substância amiloide na pele decorram de lesões epidérmicas focais produzidas pelos fatores enumerados que levariam à degeneração dos tonofilamentos, seguindo-se de apoptose dos queratinócitos com transformação das massas filamentosas dos queratinócitos em material amiloide que se deposita na derme papilar. É o que ocorre na amiloidose maculosa, maculopapulosa e no líquen amiloidótico; enquanto na amiloidose nodular a substância amiloide origina-se de imunoglobulinas de cadeias leves produzidas por plasmócitos locais, precursoras das fibrilas proteicas que constituem a substância amiloide.

A deposição de substância amiloide nos tecidos pode produzir compressões e disfunções tissulares.

Amiloidose localizada cutânea primária

Representam formas de amiloidose nas quais ocorrem depósitos de substância amiloide em pele previamente normal e sem depósitos em outros órgãos.

Manifestações clínicas

Apresenta-se sob três formas: maculosa, maculopapulosa e papulosa (líquen amiloidótico).

1. **Forma maculosa:** as lesões são máculas hiperpigmentadas, de cor pardo-acastanhada ou enegrecidas, de várias formas, arredondadas ou ovais, geralmente compostas por elementos puntiformes. Pode ocorrer em qualquer área corpórea, mas há nítida predileção para a região interescapular podendo também atingir outros pontos do dorso, tronco anterior e eventualmente nádegas e face de extensão das extremidades. O prurido, geralmente presente na amiloidose, pode faltar nessa forma clínica **(FIGURA 54.1)**.
2. **Forma maculopapulosa:** nesta forma, sobre as lesões maculosas, surgem elementos papulosos **(FIGURA 54.2)**.

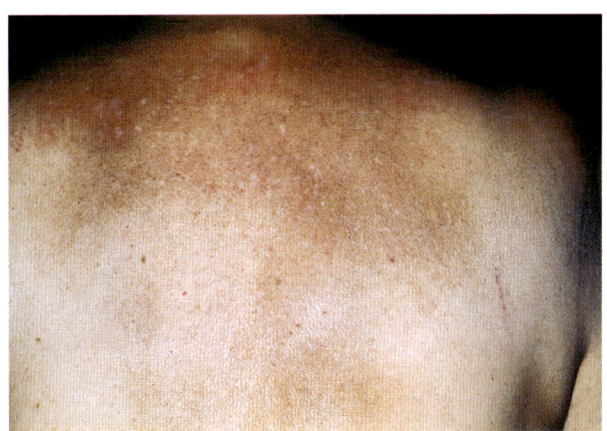

FIGURA 54.1 – Amiloidose cutânea primária. Forma maculosa. Extensa mácula hiperpigmentada dorsal.

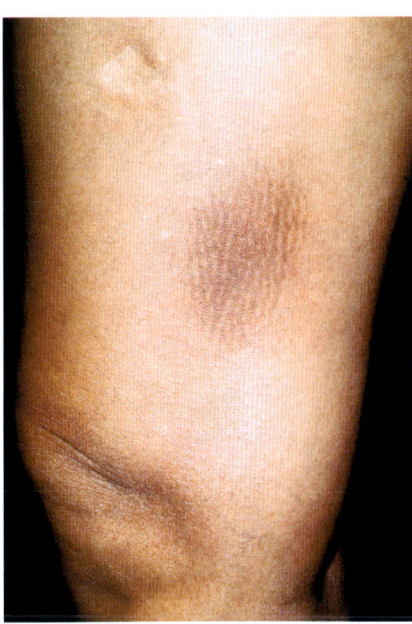

FIGURA 54.2 – Amiloidose cutânea primária. Forma maculopapulosa. Pápulas sobre mancha hiperpigmentada.

3. **Líquen amiloidótico:** as lesões são pápulas da cor da pele ou hiperpigmentares geralmente hiperqueratósicas, que se localizam, de preferência, nas pernas ou nos braços. São geralmente numerosas, formando-se placas mais ou menos extensas. Em regra, há prurido intenso **(FIGURAS 54.3 E 54.4)**.
4. **Amiloidose nodular:** forma rara de amiloidose cutânea, caracterizada por nódulos ou placas infiltradas eritematoacastanhadas. As lesões são únicas ou múltiplas e localizam-se preferencialmente na face, tronco, genitais, membros e no palato. A presença de cadeias λ de imunoglobulinas nas lesões sugere que, nestes casos, a substância amiloide se origine de plasmócitos observados nas proximidades dos depósitos amiloides. Alguns autores, com base em achados

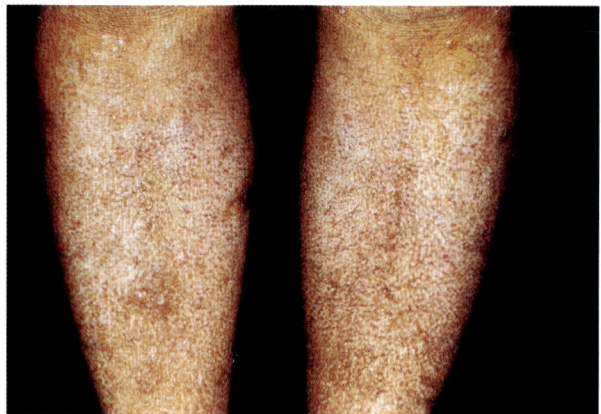

FIGURA 54.3 – Líquen amiloidótico. Pápulas hiperpigmentadas em ambos os membros inferiores.

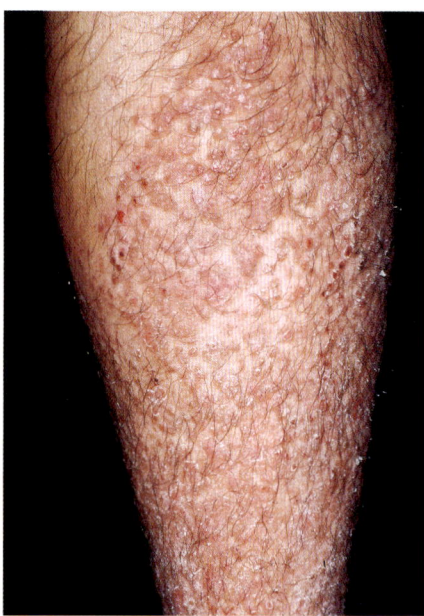

FIGURA 54.4 – Líquen amiloidótico. Placa constituída por pápulas hiperpigmentadas.

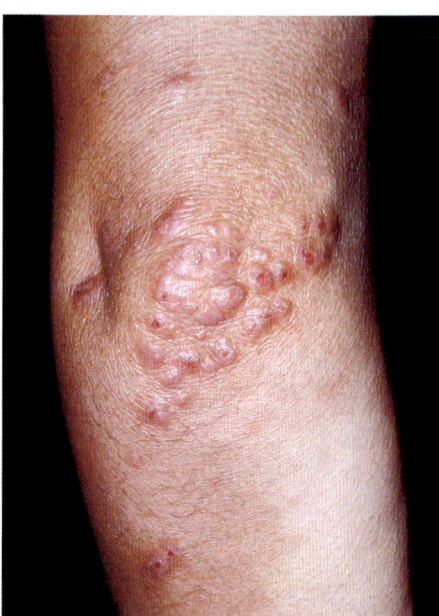

FIGURA 54.5 – Amiloidose nodular. Nódulos eritematoacastanhados confluentes em placa.

de monoclonalidade dos infiltrados plasmocitários e de estudos de rearranjo gênico e considerando a normalidade desse exame na medula observando que essas lesões representam plasmacitomas extramedulares que produzem os depósitos de amiloide.

Existem relatos de casos associados a síndrome de Sjögren, diabetes e CREST. O processo pode ser absolutamente benigno, mas, em cerca de 7% dos casos, evolui com paraproteinemias ou amiloidose sistêmica, fato que justifica seguimento a longo prazo desses doentes **(FIGURA 54.5)**.

5. **Amiloidose bolhosa:** muito raramente é observada como variante do líquen amiloidótico. É mais frequentemente observada em associação com amiloidose sistêmica cursando com mieloma e, às lesões de amiloidose, associam-se bolhas hemorrágicas induzidas por traumas.

Histopatologia

A característica patognomônica das amiloidoses cutâneas é o encontro de depósitos amiloides na pele. Na amiloidose maculosa e maculopapulosa, os depósitos encontram-se no topo das papilas dérmicas, logo abaixo dos cones epiteliais. No líquen amiloide, os depósitos ocorrem também na derme papilar, são, porém, mais intensos e se acompanham de acantose e hiperqueratose. Na amiloidose nodular, ainda que os depósitos possam poupar a derme papilar, podem ser encontrados em toda a espessura da pele até a hipoderme. Além disso, envolvem a membrana basal das glândulas sudoríparas e as paredes dos vasos cutâneos e, frequentemente, se acompanham de infiltrado inflamatório constituído principalmente de plasmócitos.

Ainda que a substância amiloide possa ser visualizada à coloração HE, existem colorações específicas que facilitam de muito a observação do material amiloide, como vermelho Congo, vermelho Sirius com ou sem luz polarizada e violeta de genciana.

Também é possível a detecção da substância amiloide nas amiloidoses cutâneas primárias através de imunofluorescência com corantes tiazólicos.

Diagnose

O diagnóstico diferencial da forma maculosa compreende melanodermias tóxicas, o prurigo melanótico, as erupções fixas por drogas e a notalgia parestésica; das formas maculopapulosas, compreende o líquen simples crônico; do líquen amiloide, compreende o líquen simples crônico, o líquen plano hipertrófico e a mucinose papulosa, e; das formas nodulares, envolve os linfomas cutâneos, pseudolinfomas, formas nodulares de mucinose e doenças granulomatosas, sarcoidose e lúpus vulgar.

Tratamento

O tratamento dá resultado pouco satisfatório. Em lesões localizadas, pode-se tentar desde curativos hidrocoloides até pomadas de corticoide em apósito oclusivo com plástico ou infiltrações intralesionais de corticoides. Há relatos de resultados variáveis com calcipotriol. Existem descrições do uso de ciclosporina em líquen amiloide, *laser* e dermoabrasão. Existe experiência interessante da Divisão de Dermatologia do Hospital das Clínicas da Faculdade de Medicina da Universidade de São Paulo (HCFMUSP) com o uso da talidomida no líquen amiloidótico com bons resultados na dose inicial de 100 mg/dia respeitando-se todas as restrições ao uso desse fármaco. Há relato do uso de fototerapia UVB e PUVA, bem como melhoras com acitretina 5 mg/kg/dia. Nas formas nodulares localizadas, pode ser feita a exérese cirúrgica, curetagem e eletrocoagulação, dermoabrasão, *laser* de CO_2 e *dye laser* pulsado.

Em todas as formas de amiloidose localizada e com qualquer terapêutica, esperam-se recidivas.

AMILOIDOSE LOCALIZADA CUTÂNEA SECUNDÁRIA

Não parece configurar uma real variante de amiloidose, pois refere-se ao encontro de depósitos de substância amiloide no estroma conectivo de vários processos dermatológicos, queratose seborreica, carcinoma basocelular, doença de Bowen, cilindromas, micose fungoide, nevos intradérmicos, pilomatricomas, dermatofibromas, elastose solar, queratose actínica e poroqueratose de Mibelli, entre outros.

AMILOIDOSES SISTÊMICAS

As amiloidoses sistêmicas compreendem as sistêmicas hereditárias, as sistêmicas secundárias a várias doenças crônicas e as sistêmicas associadas a discrasias de plasmócitos ou a mielomas e a amiloidose associada à hemodiálise.

Amiloidoses sistêmicas hereditárias

Reconhecem-se as formas descritas a seguir.

- **Amiloidose sistêmica primária hereditária:** várias formas de amiloidose sistêmica primária de caráter familiar têm sido descritas. Existem formas associadas a **febre mediterrânea familiar**, doença autossômica recessiva, resultante de mutações no gene *MEFV*. Pode apresentar-se com lesões erisipela símiles nas pernas, urticaria e vasculites nodular e tipo Henoch-Schoenlein. Sistemicamente há febre intermitente, dores abdominais, sinovites, pleurites, e até peritonite e há evolução para síndrome nefrótica progressiva. Outra forma, a **síndrome de Muckle-Wells**, autossômica dominante por mutações nos genes *NALP3/CIAS1/PYPAF1* que codificam a criopirina, se manifesta por urticária e angioedema, lesões esclerodermoides hiperpigmentadas, conjuntivite, surdez nervosa progressiva e nefropatia. Existem, ainda, formas caracterizadas por neuropatias periféricas associadas a afecção cardíaca e alterações digestivas. Outra forma hereditária, é a **amiloidose primária familiar de Andrade**. Caracteriza-se por lesões de nervos periféricos e lesões de gânglios simpáticos. Resultam alterações gastrintestinais, distúrbios esfincterianos, ausência de sudorese, hipotensão postural e graves lesões ulcerotróficas de extremidades inferiores. Existem ainda formas hereditárias associadas a carcinomas múltiplos, carcinoma medular da tireoide, feocromocitomas e hiperparatireoidismo, que podem cursar com lesões de amiloidose maculosa no dorso (**síndrome de Sipple**).

  Em famílias finlandesas, se descreveram casos de amiloidose neuropática com neuropatia craniana e distrofias da córnea que se acompanham de blefarocalazio, cútis laxa e líquen amiloidótico.

  Existe uma forma hereditária denominada **amiloidose AGel** por mutações no gene que codifica a gelsolina cuja manifestação dermatológica é a cútis laxa.

- **Amiloidose sistêmica reativa secundária:** os depósitos são compostos por fibrilas do tipo AA. Ocorre como complicações de muitas doenças inflamatórias crônicas como lúpus eritematoso sistêmico, síndrome de Sjögren, dermatomiosite, esclerodermia sistêmica, artrite reumatoide, espondilite anquilosante, síndrome de Reiter, síndrome de Behçet, doença inflamatória intestinal, linfomas, leucemias, doenças de Castleman, síndrome de Schinitzler, doença de Rosai-Dorfman, histiocitose X. Também doenças dermatológicas e infecções crônicas podem causar amiloidose, hanseníase virchowiana, tuberculose, hidrosadenite crônica, infecções cutâneas crônicas em geral, psoríase pustulosa, paniculites, úlceras de estase, acne conglobata e epidermólise bolhosa distrófica.

  As lesões cutâneas das amiloidoses sistêmicas secundárias são raras, mas lesões viscerais são frequentes especialmente amiloidose renal. Também pode haver amiloidose do trato digestivo, adrenais e baço. A amiloidose renal produzindo síndrome nefrótica é frequente em doentes com hanseníase virchowiana. O diagnostico é histológico mediante biópsia renal ou retal ou de material aspirado do subcutâneo da parede abdominal que revelarão pequenos depósitos de amiloide em torno de anexos, em vasos sanguíneos ou no subcutâneo em torno dos adipócitos.

  Não há tratamento específico e a sobrevida média é de cerca de 10 anos, sendo a lesão mais grave a amiloidose renal que leva à insuficiência renal. Utiliza-se no tratamento colchicina, melfalan, ciclofosfamida e, por vezes, há indicação de transplante renal.

Amiloidose sistêmica primária não hereditária

Está, em geral, associada com doença proliferativa plasmocitária ou mesmo mieloma múltiplo plenamente definido. A amiloide que se deposita é do tipo AL, composta de imunoglobulinas de cadeias leves.

Manifestações clínicas
Existem sintomas gerais como perda de peso, astenia, dispneia, parestesias, rouquidão, edema e síncopes por hipotensão ortostática.

Essa forma tem, como elemento clínico cutâneo fundamental, a hemorragia decorrente do depósito de substância amiloide nas paredes vasculares. Surgem petéquias, equimoses, hematomas e, até mesmo, bolhas hemorrágicas em qualquer parte do tegumento, especialmente pálpebras, face e pescoço. As equimoses periorbitárias são bastante frequentes e características, constituindo o chamado *racoon sign* (*racoon* é a designação norte-americana do guaxinim que apresenta pelagem negra nas áreas periorbitárias, daí o nome do sinal). São precipitadas por tosse ou por qualquer atrito. A simples passagem de instrumento rombo sobre a pele determina aparecimento de hemorragia linear, sinal diagnóstico da doença. Pápulas, nódulos e placas amareladas e translúcidas ocorrem especialmente no couro cabeludo, pescoço e face. Essas lesões, com frequência, sofrem hemorragia, surgindo coloração avermelhada (FIGURA 54.6). Nas regiões palmares e nas extremidades dos dedos, pode haver eritema acompanhado de infiltração cérea. Pode haver infiltração difusa da pele conferindo ao doente aspecto esclerodermoide. No couro cabeludo, acompanhando a alopecia, pode haver aspecto *cutis vertice gyrata* símile. O acometimento do aparelho ungueal produz estrias longitudinais nas unhas e distrofias ungueais podendo haver até anoniquia parcial. A presença de macroglossia ocorre em cerca de 40% dos casos e o acometimento da laringe produz rouquidão e disfagia. As manifestações sistêmicas dependerão dos órgãos acometidos. Hepatomegalia e esplenomegalia podem estar presentes. A síndrome do túnel do carpo ocorre em 25% dos casos. As lesões renais determinam proteinúria com consequentes hipoalbuminemia e edema. O envolvimento cardíaco levará à insuficiência cardíaca, e o acometimento do sistema nervoso produzirá alterações do sistema autonômico com hipotensão postural, impotência, alterações da motilidade do aparelho digestivo, e podem ocorrer neuropatias sensoriais.

Histopatologia
Os depósitos de amiloide são detectados na adventícia de pequenos vasos e no colágeno perivascular, particularmente ao nível da derme papilar e, também, em torno às glândulas sudoríparas.

Diagnose
O diagnóstico é estabelecido pela histopatologia. Não havendo lesões cutâneas, a biopsia deve ser feita na gengiva ou mucosa retal ou gordura abdominal.

Na diagnose diferencial devem ser consideradas a lipoidoproteinose, o líquen mixedematoso e o escleromixedema.

Tratamento
Não há tratamento curativo para essa afecção, e a doença é habitualmente fatal em 2 anos. Existem estudos mostrando efeitos benéficos da associação de melfalano em altas doses à prednisona, isoladamente ou conjuntamente a transplantes de células-tronco, relatando-se sobrevida de cerca de 4 anos. Existem casos com sobrevida maior sempre em função dos órgãos acometidos. Na amiloidose cardíaca e renal, há indicação de transplante.

Amiloidose associada à hemodiálise
Ocorre em doentes com insuficiência renal, em hemodiálise por longo tempo, por acúmulo de β2-microglobulina, que não é filtrada pelas membranas dialíticas. O depósito amiloide tende a ocorrer nas membranas sinoviais, havendo, como manifestações clínicas, síndrome do túnel do carpo, cistos ósseos e artropatia. Raramente encontram-se massas subcutâneas nas nádegas e lesões liquenoides.

Às vezes, o processo é observado em pacientes renais crônicos dialisados.

Amiloidose em crianças
Em crianças, das amiloidoses localizadas, a forma mais comum é a amiloidose maculosa em relação ao líquen amiloide, sendo mais frequente em latino-americanos, asiáticos e em indivíduos do Oriente Médio. Inicia-se na adolescência e acomete mais frequentemente os membros inferiores, podendo também atingir braços e dorso. Apresentam-se como manchas hiperpigmentares. Pelo atrito da coçagem, essas formas podem tornar-se maculopapulosas. A amiloidose sistêmica primária não hereditária é extremamente rara na infância.

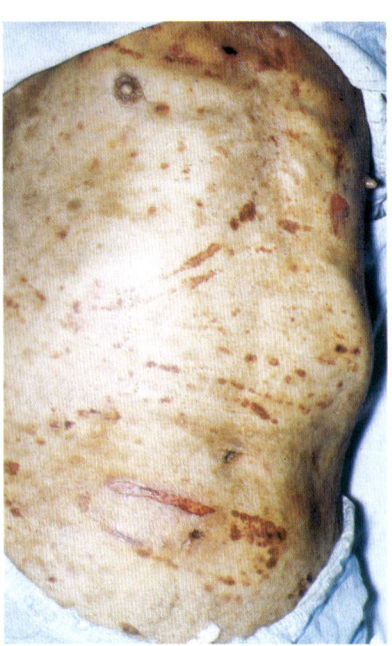

FIGURA 54.6 – Amiloidose sistêmica. Lesões purpúricas e lesões hemorrágicas lineares em doente com mieloma múltiplo.

CAPÍTULO 55

HIALINOSES

LIPOIDO-PROTEINOSE (HIALINOSE CUTANEOMUCOSA)

Consiste no depósito de substâncias proteicas e, secundariamente, de lipídeios nas mucosas, vias respiratórias e pele.

Patogenia

O quadro é familiar, de herança autossômica recessiva, por mutações no gene da proteína 1 da matriz extracelular (*ECM1*) localizado no cromossomo 1q21. Essas mutações podem ocorrer em qualquer porção do gene, mas são mais frequentes nos éxons 6 e 7. As mutações no éxon 6 determinam manifestações clínicas mais graves, e as mutações no éxon 7 produzem manifestações leves da doença. Indivíduos heterozigotos podem ter fenótipo praticamente normal com alterações mínimas.

O gene *ECM1* participa da diferenciação dos queratinócitos, regula a integridade da membrana basal, atua na agregação das fibrilas do colágeno e na ligação do fator de crescimento à derme. Suas mutações determinam depósitos difusos de material hialino na derme, espessamento da membrana basal e depósitos em torno de vasos e anexos e também determinam hiperqueratose da epiderme. Os mesmos depósitos ocorrem em vísceras.

Manifestações clínicas

O quadro, geralmente, inicia-se precocemente na infância, sendo que, às vezes, já existem manifestações ao nascimento. Eventualmente ocorrem casos com início na vida adulta.

As manifestações iniciais são choro fraco e rouco. A rouquidão será permanente ao longo da vida. As manifestações cutâneas surgem nos 2 primeiros anos de vida. De início, especialmente na face, surgem lesões inflamatórias, vesiculosas, que se recobrem de crostas e evolutivamente deixam cicatrizes. Posteriormente, surgem as manifestações do depósito de material hialino, a pele torna-se espessada e com aspecto céreo, particularmente na face, pálpebras axilas e escroto. Finalmente, nas áreas de atrito (como cotovelos, joelhos e mãos), surgem lesões verrucosas.

Em síntese, as manifestações clínicas caracterizam-se por lesões cutâneas e mucosas.

As lesões mucosas, na boca e faringe, laringe, cordas vocais e estruturas adjacentes têm aspecto de infiltrações branco-amareladas, ocasionando rigidez da língua, disfagia, rouquidão e, eventualmente, dispneia. Pode haver hipoplasia ou aplasia de dentes especialmente dos incisivos e pré-molares. Há pápulas amareladas que, nas pálpebras, são características, dispondo-se de modo linear ao longo da borda livre (blefarose moniliforme) **(FIGURA 55.1)**. Placas hiperqueratóticas ocorrem nos dedos, cotovelos, joelhos, face e couro cabeludo **(FIGURA 55.2)**. Existem, ainda, cicatrizes atróficas, varioliformes **(FIGURA 55.3)**. A pele da superfície de extensão dos antebraços pode ter aspecto esclerodermiforme. Tardiamente, podem surgir alopecia de barba, sobrancelhas e couro cabeludo. Al-

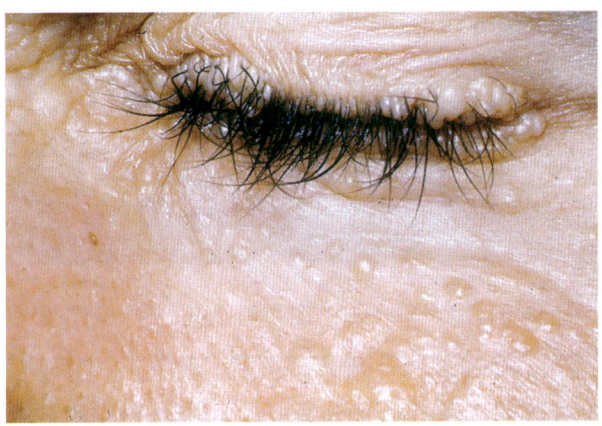

FIGURA 55.1 – Lipoido-proteinose. Pápulas amareladas na região orbitária inclusive em típica localização na borda livre das pálpebras.

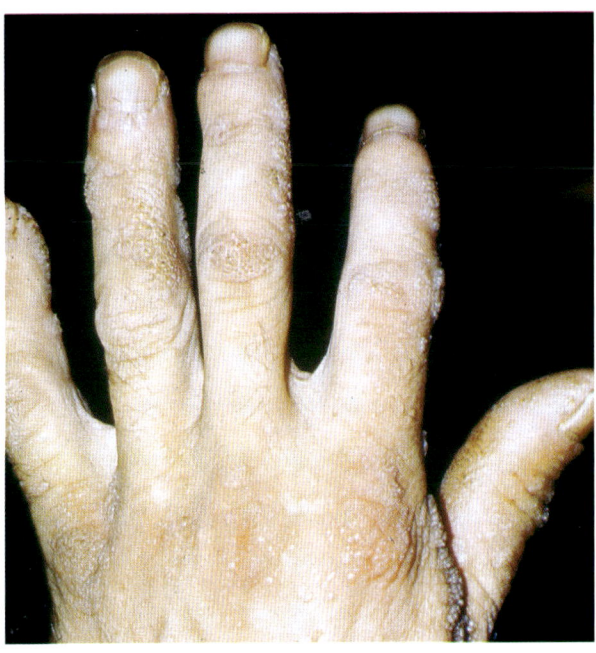

FIGURA 55.2 – Lipoido-proteinose. Placas hiperqueratósicas nos dedos e pápulas amareladas no dorso da mão.

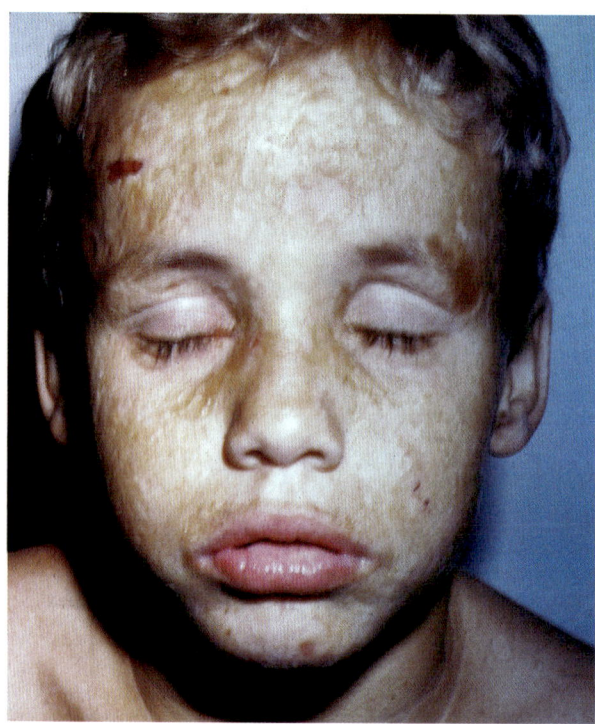

FIGURA 55.3 – Lipoido-proteinose. Cicatrizes varioliformes e cor amarelada difusa na face.

terações neurológicas podem coexistir, além de calcificações intracranianas, retardo mental e epilepsia.

Histopatologia

Há hiperqueratose e acantose irregular e, na derme, extensos depósitos de material PAS positivo. Esses depósitos, porém, localizam-se não só em torno de vasos, como na protoporfiria eritropoiética, mas também em torno das glândulas sudoríparas, dos nervos e da junção dermoepidérmica, ao longo da membrana basal. Além disso, essas alterações histopatológicas na protoporfiria eritropoiética ocorrem somente nas áreas expostas, o que evidentemente não ocorre na lipoidoproteinose. Há espessamento da membrana basal não somente na junção dermoepidérmica, mas também em torno das glândulas sudoríparas.

Diagnose

É clínica e histopatológica. Na diagnose diferencial, devem ser considerados protoporfiria eritropoiética, mucinose papulosa, mílio coloide, histiocitoses não X, xantomatoses, amiloidose nodular, líquen mixedematoso, mixedema e hanseníase.

Tratamento

Não existe tratamento. Existem relatos de cirurgia plástica e das cordas vocais, dermoabrasão e *laser* de CO_2 como tentativas de melhorar o aspecto dos doentes.

CAPÍTULO 56

AFECÇÕES POR ALTERAÇÕES NO METABOLISMO DOS AMINOÁCIDOS E PURINAS

TIROSINEMIAS

Compreendem inúmeras condições que elevam a tirosina no plasma. Podem ser transitórias por retardo na maturação dos sistemas enzimáticos das vias catabólicas da tirosina em recém-nascidos e que se curam espontaneamente ou podem decorrer de erros inatos do metabolismo por deficiências enzimáticas. A tirosina é fundamental para a síntese das catecolaminas, do hormônio tireoidiano e da melanina.

Tirosinemia tipo I (hepatorrenal)

É de herança autossômica recessiva e decorre de deficiência da hidrolase fumarilacetoacética codificada por gene localizado no cromossomo 15. Nesse tipo, não ocorrem manifestações dermatológicas. Existem formas agudas que aparecem nas primeiras semanas de vida caracterizadas por manifestações gastrintestinais, vômitos, sangramentos intestinais, icterícia, ascite e uma forma crônica com manifestações neurológicas, cirrose, carcinoma hepático e comprometimento renal que levam ao óbito na 1ª década da vida. O tratamento é o transplante hepático, que corrige o defeito metabólico.

Tirosinemia tipo II (síndrome de Richner-Hanhart)

Doença rara, de caráter hereditário, autossômico recessivo. Decorre de mutações do gene que codifica a tirosina aminotransferase hepática localizado no braço longo do cromossomo 16. Já foram descritas 12 diferentes mutações desse gene. Essas mutações resultam em deficiência da tirosinoaminotransferase hepática, que realiza a transaminação da tirosina a para-hidroxifenilpiruvato. Dessa deficiência, resulta aumento da tirosina e seus metabólitos. A tirosina em excesso cristaliza-se no interior das células, interferindo nas membranas das organelas, inclusive lisossomos que, rompendo-se, liberam enzimas proteolíticas, iniciando-se fenômenos inflamatórios.

Manifestações clínicas

Clinicamente, a doença se expressa por fenômenos neurológicos, retardo mental de grau variável (em cerca de 50% dos casos) e alterações oculares, que geralmente surgem no 1º ano de vida, caracterizadas por lacrimejamento, fotofobia, dor, ulcerações dendríticas, herpetiformes e vascularização da córnea. Os fenômenos cutâneos aparecem após o 1º ano de vida e se manifestam por hiperqueratose palmoplantar pontuada, na eminência tenar e hipotenar e extremidades dos dedos. Nas áreas hiperqueratósicas podem surgir bolhas, ulcerações e sangramento, e as lesões são dolorosas. Pode haver hiper-hidrose e também leucoqueratose da língua. As demais tirosinemias não se acompanham de manifestações cutâneas.

Histopatologia

Há hiperqueratose, paraqueratose e acantose com a presença de inclusões eosinofílicas homogêneas na camada córnea e nas porções superiores da camada espinhosa. As manifestações inflamatórias são mínimas e inespecíficas.

Diagnose

Clínica, confirmada por aumento dos níveis de tirosina e aumento da excreção urinária dos metabólitos ácido 4-hidroxifenilacético, N-acetiltirosina e 4-tiramina.

Tratamento

Dietas com baixos teores de tirosina e fenilalanina (porque a fenilalanina é convertida a tirosina pela L-fenilalanina hidroxilase que se apresenta normal nesses doentes) dão excelente resultado com regressão das lesões oculares e cutâneas rapidamente. Também são descritos bons resultados com acitretina e etretinato.

FENILCETONÚRIA

Também chamada de **oligofrenia fenilpirúvica**, é doença rara, de herança autossômica recessiva, em que, por deficiência da enzima fenilalanina hidroxilase, há aumento da fenilalanina no sangue e excreção urinária dos ácidos fenilpirúvico e fenilacético.

Os níveis elevados de fenilalanina são tóxicos para o sistema nervoso central. Já existem mais de 400 mutações descritas para o gene que codifica a fenilalanina hidroxilase localizada no cromossomo 12 no lócus q24.1. A afecção ocorre em cerca de 1 para cada 10.000 nascimentos.

Manifestações clínicas

Os doentes, em decorrência de inibição competitiva da tirosina pelo excesso de fenilalanina, têm deficiência relativa de tirosinase, resultando em alterações pigmentares, por diminuição da produção de melanina e, por essa razão, a pele e os cabelos são claros e os olhos, azuis.

Há retardo mental e várias anormalidades neurológicas, que se iniciam entre os 4 e 24 meses de idade: atetose, tremores, hiper-reflexia e convulsões, com anormalidades eletroencefalográficas.

Frequentemente, desenvolvem-se erupções eczematosas, muitas vezes de tipo atópico, e, ocasionalmente, alterações esclerodermiformes, mais frequentes nas porções centrais do corpo, sendo menos atingidas as porções acrais. O mecanismo das erupções eczematosas é desconhecido, e as manifestações esclerodermiformes relacionam-se a alterações do metabolismo do triptofano, decorrentes de diminuição de sua absorção em presença de níveis elevados de fenilalanina.

Histopatologia
Os melanócitos apresentam-se em número normal, mas há diminuição do número de melanossomos maduros.

Diagnose
Feita pela pesquisa de fenilalanina na urina ou pela sua dosagem no sangue, que, na doença, é superior a 20 mg/dL. A presença do ácido fenilpirúvico na urina é demonstrada pela coloração intensamente esverdeada que a urina adquire pela adição de algumas gotas de cloreto férrico a 10%. A dosagem de fenilalanina no sangue é de difícil execução, não sendo utilizada para pesquisa sistemática, mas apenas em famílias com fenilcetonúria ou na tentativa de diagnóstico etiológico de deficientes mentais. A diagnose pré-natal pode ser feita por meio da amniocentese ou da retirada de material dos vilos coriônicos para identificação do gene alterado.

Tratamento
Faz-se pela administração de dieta pobre em fenilalanina. A recuperação mental depende da precocidade do início da terapêutica, e o tratamento, por meio da dieta adequada, também produz normalização da pigmentação cutânea.

ACIDÚRIA ARGINOSSUCCÍNICA
Doença rara, autossômica recessiva, causada por deficiência de arginossuccinase, resultando em aumento de arginossuccinato no sangue e líquido cefalorraquiano e excreção aumentada na urina, além de citrulinemia e aumento da amônia no sangue. O aumento de amônia pode inibir as ligações das moléculas de lisina que são importantes para a estabilização da membrana interna e medula do pelo. O gene codificador da enzima ASL situa-se no cromossomo 7 existindo, no mínimo, 12 diferentes alelos.

Manifestações clínicas
Clinicamente, há alterações neurológicas, hepáticas e dos cabelos. Há retardo mental, convulsões, ataxia, hipertensão, hepatomegalia por hepatite e cirrose, e os cabelos são quebradiços, podendo apresentar-se com defeitos, entre os quais, tricorrexe nodosa.

No tratamento das primeiras manifestações, suspende-se a ingestão proteica e administra-se, por via intravenosa, glicose e lipídeos e, caso necessário, se faz hemodiálise para remoção da amônia excessiva. Na manutenção, restrição de proteínas na dieta e complementação com arginina. Pode ser necessário transplante hepático.

OCRONOSE (ALCAPTONÚRIA)
Afecção metabólica congênita, de herança autossômica recessiva, decorrente da ausência da oxidase do ácido homogentísico, que deriva dos aminoácidos tirosina e fenilalanina. A afecção é consequente a alterações no gene *AKU* codificador dessa enzima que se situam no cromossomo 3 nas regiões q21 a q23.60, dos quais já se descreveram mais de 50 mutações causais da doença. A ausência da oxidase do ácido homogentísico determina acúmulo do ácido, que é excretado na urina. Em contato com o ar, o ácido homogentísico é oxidado, formando-se material pigmentado. Como a excreção renal mantém níveis baixos do ácido homogentísico, somente ao longo do tempo o depósito de pigmento nas cartilagens, tecido conectivo e articulações se revela nitidamente. É afecção rara ocorrendo na população geral na proporção de 1 para cada 250 mil indivíduos, mas em certos grupos populacionais é mais frequente, como ocorre na República Dominicana e na Eslováquia, onde atinge 1 a cada 19 mil indivíduos. Há acúmulo do ácido homogentísico no tecido conectivo, inclusive na derme e nas cartilagens.

Manifestações clínicas
A primeira manifestação é a cor escura da urina que impregna as fraldas sem que haja qualquer outro sintoma.

Na pele, surge, entre 8 e 10 anos de idade pigmentação azul-acinzentada, azul-amarelada ou azul-acastanhada nas axilas. Surge ainda, especialmente na face, nas regiões auriculares, na extremidade nasal, nas articulações condrocostais e dorso das mãos, hiperpigmentação azul-acinzentada ou azul-acastanhada, sempre em decorrência do acúmulo do ácido homogentísico nas cartilagens **(FIGURA 56.1)**. O pigmento ocronótico é resultado da oxidação do ácido homogentísico em excesso pela enzima polifenol oxidase. A presença do pigmento ocronótico nas cartilagens relaciona-se à deposição de pirofosfato de cálcio que pode, nas articulações, iniciar o processo artrítico. Essas alterações pigmentares dificilmente são observadas antes dos 20 anos. Além da pele, alterações pigmentares podem acometer o aparelho ocular, atingindo a conjuntiva, a esclerótica, a córnea e mesmo a pele periorbitária.

Outra característica clínica fundamental da ocronose é a artropatia ocronótica que acomete a coluna espinhal e as grandes articulações, quadril, joelhos e ombros **(FIGURA 56.2)**. Pode haver calculose renal e, no homem, calcinose prostática, especialmente após os 50 anos de idade. O comprometimento das cartilagens atinge nariz, orelhas e trato respiratório superior, podendo provocar zumbido, diminuição da acuidade auditiva, rouquidão e disfagia. Podem ocorrer alterações cardíacas com calcificações e estenoses valvulares.

Histopatologia
Demonstra a presença de pigmento amarelado ou amarelo-acastanhado na derme, entre as fibras colágenas ou no interior

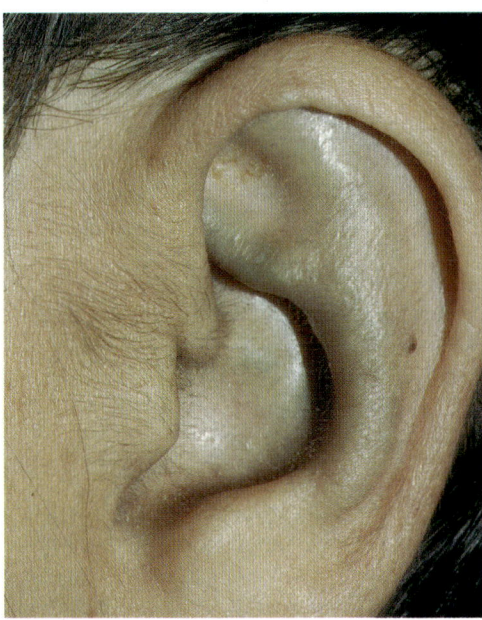

FIGURA 56.1 – Ocronose. Pigmentação da cartilagem.

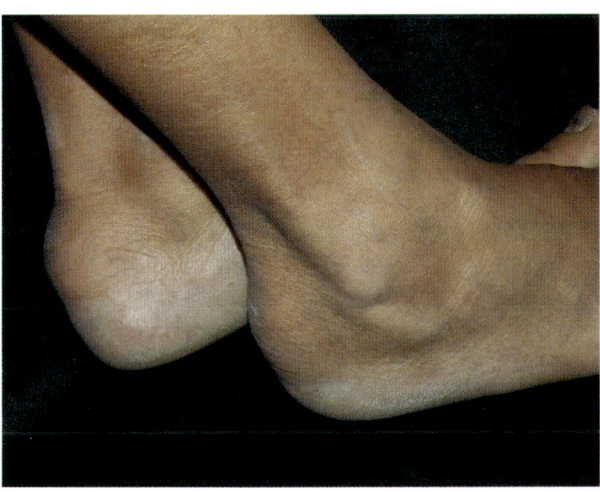

FIGURA 56.2 – Ocronose. Deformidades articulares.

de macrófagos, nas células endoteliais e nas células secretoras das glândulas écrinas.

Diagnose

Clínica, reforçada por história familiar quando positiva, pela presença de urina escura e ácido homogentísico na urina e confirmada pela histopatologia. A coloração escura da urina está presente desde os primeiros dias de vida; entretanto, se a urina for ácida, pode não ocorrer. Geralmente, o que se observa é a presença de coloração escura nas fraldas e roupas íntimas.

Na diagnose diferencial, devem ser consideradas todas as afecções que causam urina escura, porfirias, doenças hepatobiliares, hemoglobinúria, mioglobinúria, hematúria e melanúria. Outra causa de pigmentação semelhante da urina é a terapêutica por quinacrina. A pigmentação por outros antimaláricos é, habitualmente, mais intensa nas mucosas e é fluorescente à lâmpada de Wood, o que não ocorre na ocronose.

Por fim, é preciso diferenciar a ocronose geneticamente determinada da ocronose exógena observada, sobretudo em indivíduos de pele escura, como decorrência da utilização de hidroquinona em concentrações superiores a 2%. Nesse caso, geralmente se observa pigmentação finamente reticulada, mas o diagnóstico só pode ser confirmado histopatologicamente, a urina não é escura e não há ácido homogentísico nela.

Tratamento

O curso da afecção é lento, mas progressivo e irreversível. Não existem tratamentos comprovados, embora existam relatos de benefícios do ácido ascórbico na dose de 1 g/dia. Dietas pobres em tirosina e fenilalanina podem ser úteis, mas não podem ser mantidas indefinidamente. Para os problemas articulares, utiliza-se fisioterapia, analgésicos e anti-inflamatórios não esteroides (AINE) e quando as lesões atingem proporções suficientes podem ser utilizadas próteses ortopédicas.

Há relatos do uso de netisinona, inibidora da 4-hidroxifenil piruvato que controla a formação do ácido homogentísico. A substância diminui significativamente a excreção urinária do ácido homogentísico, mas não há dados sobre segurança de seu uso por tempo prolongado.

Para a ocronose exógena, existem relatos de tratamentos bem-sucedidos com *laser* de CO_2.

HOMOCISTINÚRIA

Doença metabólica hereditária autossômica recessiva devida às seguintes condições: deficiência da cistationa β-sintetase, decorrente de mutações no gene que codifica essa enzima, localizado no braço longo do cromossomo 21, 21q22-3. A cistationa β-sintetase condensa a homocisteína e a serina para formação da cistationa. Em razão dessa deficiência, a homocisteína é convertida em homocistina, que é eliminada na urina, e também ocorre aumento sérico e urinário de metionina (homocistinúria tipo I). Atualmente, sabe-se que outros defeitos metabólicos podem produzir a doença: defeitos na síntese da metil cobalamina (homocistinúria II) e defeitos na 5-metileno tetra-hidrofolato redutase (homocistinúria tipo III). Nas formas II e III, diferentemente da homocistinúria tipo I, não há aumento da metionina sérica.

Existem também formas secundárias de homocistinúria que ocorrem em deficiências de vitamina B12 ou em tratamentos com ácido isonicotínico. Qualquer que seja o mecanismo de homocistinúria, admite-se que interfere no tecido colágeno, levando às anormalidades próprias dessa condição.

Manifestações clínicas

As manifestações clínicas mais importantes são cardiovasculares, oculares e esqueléticas podendo, porém, ocorrer outras alterações inclusive neurológicas e cutâneas.

As alterações cardiovasculares são as mais graves e se caracterizam por tromboses arteriais e venosas com suas consequências de acordo com os vasos acometidos, infarto do miocárdio, hipertensão, acidente vascular encefálico (AVE) e cegueira. As tromboses venosas podem causar oclusão das veias renal e porta e embolismo pulmonar. Esses fenômenos são a principal causa de morte nesses doentes.

As alterações esqueléticas são escoliose, assimetria torácica e *pectus escavatum* além de osteopenia que favorece fraturas. Essas alterações conferem ao doente aspecto postural semelhante à doença de Marfan, porém não há hiperextensibilidade das articulações.

As alterações oculares compreendem descolamento do cristalino, miopia e ruptura da esclera. Alterações neurológicas comuns são retardo mental e convulsões, além de distúrbios psíquicos.

Na pele, pode haver eritema malar intenso e livedo reticular; os cabelos podem apresentar-se finos e quebradiços.

Diagnose

Clínica, orientada por história familiar e comprovada pela detecção de níveis elevados de homocisteína na urina e de metionina na urina e no soro. Na diagnose diferencial, deve-se excluir a síndrome de Marfan.

Tratamento

Cerca de metade dos doentes responde a doses altas de piridoxina, 150 a 300 mg/dia, e os resultados na prevenção dos problemas cardiovasculares e demais complicações serão tanto melhores quanto mais precocemente for iniciada a terapêutica.

MOLÉSTIA DE HARTNUP

Afecção de herança autossômica recessiva caracterizada por defeitos no transporte de aminoácidos neutros nos rins e intestino delgado que diminui sua absorção nesses órgãos. Resulta em hiperaminoacidúria principalmente às custas de triptofano, alanina, asparagina, histidina, isoleucina, fenilanina, glutamina, tirosina, valina, taurina e lisina. É a alteração de aminoácidos mais comum, ocorrendo em 1 a cada 30 mil indivíduos da população geral e decorre de mutações (até agora foram descritas 17) no gene *SLC6A19* localizado no cromossomo 5p.15.33. A deficiência desses aminoácidos, em particular do triptofano, por deficiência da sua absorção intestinal, leva à deficiência celular de nicotinamida, resultando em alterações pelagroides que são a característica fundamental da síndrome.

Manifestações clínicas

Existem formas assintomáticas, mas, quando ocorrem manifestações clínicas, iniciam-se entre os 3 e 9 anos, sendo a principal característica clínica da doença erupção pelagra símile que atinge. As áreas fotoexpostas e que geralmente surge após a puberdade. No início pode simular queimaduras solares, inclusive com formação de bolhas. Após a fase eritematosa, há descamação e sequidão, podendo simular aspecto eczematoso. As lesões acometem predominantemente a fronte, as bochechas, as regiões periorbitais e o dorso das mãos. Evolutivamente, surgem lesões hipocrômicas e lesões hiperpigmentadas. Além das manifestações cutâneas, pode haver alterações neurológicas, ataxia cerebelar intermitente, nistagmo e tremores (FIGURA 56.3).

Histopatologia

É semelhante à da pelagra. Há hiperqueratose, paraqueratose, atrofia da epiderme, hiperpigmentação da camada basal. Na derme superficial, há infiltrado inflamatório linfocitário discreto. Quando existem bolhas, podem ser intraepidérmicas ou subepidérmicas.

Diagnose

É clínica e confirmada laboratorialmente pela detecção da aminoacidúria. Pode ser necessário o diagnóstico diferencial não somente com a pelagra, mas também com síndrome de Bloom, síndrome de Cockaine, xeroderma pigmentoso, porfirias, eczemas, hidroa vacciniforme e lúpus eritematoso agudo ou subagudo.

Tratamento

É feito com nicotinamida 50 a 300 mg/dia e fotoproteção, com remissão do quadro clínico, porém a aminoacidúria não se modifica.

ACIDEMIA PROPIÔNICA

Doença autossômica recessiva decorrente de deficiência da propionil-CoA carboxilase. Essa enzima converte a propio-

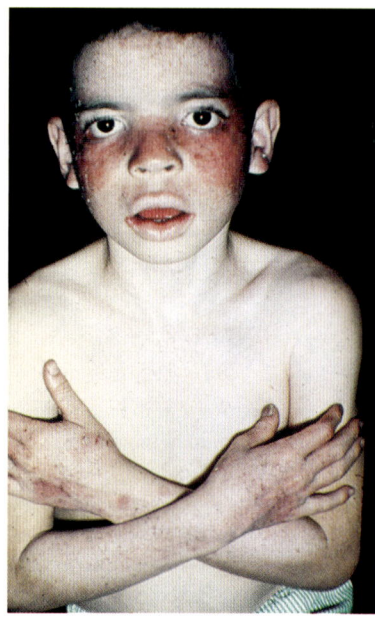

FIGURA 56.3 – Moléstia de Hartnup. Manifestações de fotossensibilidade de tipo pelagroide.

nil-CoA que resulta da metabolização de aminoácidos essenciais, isoleucina, valina, metionina e treonina em metilmalonil-CoA. Resulta acúmulo de substâncias tóxicas que podem lesar cérebro, coração e fígado.

Manifestações clínicas

No período neonatal, caracteriza-se pela presença de letargia, hipotonia, vômitos e encefalopatia, podendo também haver hepatomegalia. Há retardo no crescimento e mental e pode haver evolução ao óbito. No período infantil, as crises são desencadeadas por alterações na alimentação ou infecções. A diagnose é clínica, complementada pela presença de acidose metabólica, cetose, hiperamonemia, neutropenia e trombocitopenia. A análise de ácidos orgânicos no sangue e urina demonstra aumento de metilcitrato, ácido propiônico e ácido tíglico. O tratamento é feito com dietas pobres em proteínas e ácidos graxos, e a prognose é grave, sendo que cada crise envolve risco de morte.

ACIDEMIA METILMALÔNICA

Doença autossômica recessiva por defeito na conversão da metilmalonil-CoA a succinil-CoA e, como consequência, o acúmulo do ácido metilmalônico e outras substâncias exerce ações tóxicas sobre o sistema nervoso e outros órgãos resultando, no início da vida (entre 1 mês e 1 ano), manifestações neurológicas, letargia, hipotonia, convulsões, encefalopatia e AVE. Algumas mutações determinam homocistinúria associada. Clinicamente, além das manifestações neurológicas, há vômitos, cetoacidose, desidratação e retardo no crescimento. As manifestações cutâneas são caracterizadas por erupções eritematodescamativas com descamação lamelar periorificial e acral, alopecia e há, frequentemente, candidíase associada.

O tratamento é feito com vitamina B12, dietas de restrição proteica e L-carnitina.

DEFICIÊNCIA DE BIOTINIDASE

Doença autossômica recessiva por mutações no gene *BTD* localizado no cromossomo 3p 25.1 que codifica a biotinidase que recicla a biotina, liberando-a das proteínas e tornando-a livre, forma necessária para a formação de uma série de enzimas, as carboxilases biotina dependentes, que atuam sobre proteínas, lipídeos e carboidratos. Resulta na formação de complexos tóxicos a vários tecidos.

Clinicamente, a afecção se manifesta da primeira semana aos 2 anos de vida com alterações neurológicas, hipotonia, ataxia, convulsões, alterações oculares e retardo no desenvolvimento. As manifestações dermatológicas são os sintomas iniciais em 20% dos doentes e ocorrem em cerca de 60% destes. Caracterizam-se por alterações nos cabelos, acromotriquia, alopecia e erupções eritematodescamativas periorificiais de aspecto eczematoso, que lembram dermatite seborreica e acrodermatite enteropática.

O tratamento é feito com biotina 10 mg/dia por via oral.

GOTA

Distúrbio do metabolismo das purinas, de ocorrência familiar frequente, que ocorre predominantemente em homens (9:1), caracterizado pela hiperuricemia e por surtos recorrentes de artrite.

Recentemente, estudos de coortes de doentes demonstraram que mulheres com gota têm maior risco de doença vascular periférica e doença coronariana em relação aos homens.

Patogenia

Aumento de ácido úrico circulante pode o ocorrer por diminuição de sua excreção, aumento de sua produção e pela combinação desses dois mecanismos.

A maioria dos casos de hiperuricemia ocorre por diminuição da excreção renal do ácido úrico, por diminuição da filtração glomerular, por diminuição de sua secreção tubular ou ainda por aumento de sua rabsorção tubular.

Apenas na minoria dos casos de hiperuricemia há hiperprodução de ácido úrico que pode decorrer de excesso de ingestão de purinas ou por aumento endógeno da sua degradação. Além disso, em pequeno número de casos ocorrem defeitos enzimáticos que determinam aumento da produção de ácido úrico endógeno.

O aumento da degradação das purinas pode decorrer de proliferações celulares aumentadas – como quando existe intensa proliferação de células blásticas nas leucemias –, ou por grandes destruições celulares – como ocorre na rabdomiólise, ou por ação de drogas citotóxicas empregadas no tratamento de neoplasias.

Pequena porcentagem de casos de hiperuricemia por aumento de produção endógena decorre de defeitos enzimáticos, deficiência total (síndrome de Lesch-Nyhan) ou parcial (síndrome de Kelley Seagmiller) da hipoxantina guanina fosforibosil transferase e, ainda, por aumentos da α-ribosil pirofosfatase.

Situações de hiperuricemia por diminuição da excreção e aumento da produção endógena combinadamente ocorrem por consumo excessivo de álcool (há aumento da degradação hepática de ATP que origina produtos que competem com uratos na secreção tubular) e por deficiências da B-aldolase e da glicogenose tipo I.

Manifestações clínicas

O ataque agudo se caracteriza por dor importante em uma única articulação, geralmente metatarsiana. A pele da área acometida apresenta-se repentinamente eritematosa, edematosa, quente e dolorosa, sugerindo a diagnose de celulite. Geralmente, a crise aguda atinge uma única articulação que em 75% dos doentes é a primeira articulação metatarsofalangiana. Em 40% dos surtos iniciais, há acometimento poliarticular, joelhos, tornozelos, outras articulações dos pés, punhos e cotovelos. Pode haver, concomitantemente, febre e mal-estar geral. Habitualmente os ataques agudos ocorrem com periodicidade variável, de 6 meses a 2 anos, mas, nos pacientes tratados, a periodicidade diminui. Cronicamente, ocorrem nódulos – tofos gotosos – na pele, na região da hélix, cotovelos, dedos das mãos e pés e no subcutâneo. Clinicamente, são nódulos recobertos de pele fina, amarelados, que se ulceram, eliminando material com aspecto de giz branco composto de cristais de urato. Os tofos gotosos, em geral, surgem após cerca de 10 anos do início do processo (FIGURA 56.4).

Histopatologia

O tofo gotoso caracteriza-se histopatologicamente pela presença de depósitos de material amorfo na derme e subcutâneo que contém lacunas sob a forma de agulhas consequentes à dissolução dos cristais de urato pelo preparo histológico do material. Esses depósitos são circundados por células gigantes multinucleadas e linfócitos. Pode haver calcificação e até mesmo ossificação secundárias.

Diagnose

Clínica, confirmada pela hiperuricemia e eventualmente exame histopatológico no caso dos tofos gotosos. Na diagnose diferencial, devem ser considerados calcificações, condrodermatite nodular da hélix, granuloma anular, xantoma e nódulos reumáticos e a pseudogota, que é uma forma de artrite decorrente de depósitos de cristais de pirofosfato de cálcio no interior das articulações, particularmente joelhos e grandes articulações de pessoas idosas com osteoartrite.

Tratamento

Na fase aguda, utilizam-se, AINE, particularmente ibuprofeno e indometacina pela ação rápida. Podem ser empregados cursos curtos de corticoides. A longo prazo, para se evitarem os surtos agudos, utilizam-se dietas eliminando-se especialmente vísceras, fígado, coração, rins, sardinhas, anchovas, ovas de peixe e bebidas alcoólicas fermentadas, particularmente cerveja. Empregam-se ainda fármacos uricosúricos, como o probenecida e benzofuranos e drogas que bloqueiam a síntese de ácido úrico, como o alopurinol; e drogas que diminuem a deposição de uratos nos tecidos, como a colchicina.

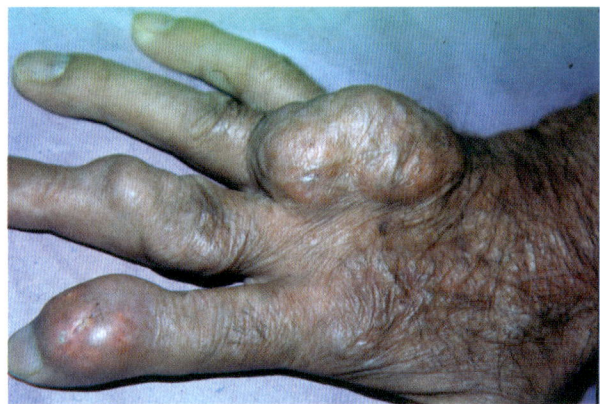

FIGURA 56.4 – Tofo gotoso. Nódulos amarelados sobre as articulações. Caso de longa evolução.

CAPÍTULO 57
DISLIPIDOSES

LIPOIDOSES – XANTOMAS

Os xantomas são lesões cutâneas decorrentes de depósito de lipídeos na pele. Esses depósitos processam-se no interior de histiócitos que adquirem aspecto espumoso. São a exteriorização, na cútis, de doenças por distúrbio local ou geral do metabolismo lipídico. Os xantomas, portanto, podem estar presentes mesmo com lipídeos circulantes normais, por alterações puramente locais. Os xantomas que acompanham alterações lipídicas têm predileção por áreas sujeitas a traumatismos. Têm aspecto variável: manchas, pápulas, nódulos, nodosidades e placas infiltradas. Têm cor amarelada ou amarelo-avermelhadas. São classificados nos seguintes tipos:

- **Xantomas planos**: são placas amareladas planas ou ligeiramente elevadas.

  Na região palpebral, denominam-se **xantelasmas**. Localizam-se mais frequentemente nas pálpebras superiores no canto interno, mas existem formas extensas que atingem as pálpebras superiores e inferiores dos dois olhos **(FIGURA 57.1)**. Os xantelasmas são os mais comuns dos xantomas, podendo ocorrer sem que existam anormalidades nas lipoproteínas séricas, porém, em cerca de metade dos casos, relacionam-se com alguma elevação nas lipoproteínas de baixa densidade. Podem estar presentes na hipercolesterolemia familiar tipo II ou na disbetalipoproteinemia tipo III.

  Outro tipo de xantoma plano é o **xantoma estriado palmar**, caracterizado por lesões planas de cor amarela ou alaranjada com disposição linear ao longo dos sulcos das regiões palmares e dos dedos **(FIGURA 57.2)**. Em geral, relacionam-se com as hiperlipoproteinemias associadas a doença obstrutiva hepática, disglobulinemias ou presença de lipoproteínas de densidade muito baixa e de densidade intermediária e são quase diagnósticos de disbetalipoproteinemia tipo III, especialmente se acompanhados de xantomas tuberosos. Os xantomas planos podem localizar-se nas dobras antecubitais, outras dobras (xantomas intertriginosos) e nos espaços interdigitais, quando são praticamente patognomônicos de hipercolesterolemia familiar homozigótica.

  Outra forma de xantoma plano caracteriza-se por lesões infiltrativas amarelo-alaranjadas extensas, que se localizam em face, pescoço e, eventualmente, na porção superior do tronco e braços. Essa forma rara é observada em associação com paraproteinemias, que ocorrem no mieloma múltiplo, linfomas, doença de Castleman, leucemia mielomonocítica crônica, crioglobulinemias e macroglobulinemia. Nessa forma, os lipídeos séricos podem estar normais ou pode haver aumento de colesterol ou de triglicerídeos.

- **Xantomas tuberosos**: são nódulos ou nodosidades, isolados ou agrupados, de tamanhos variáveis, localizados nas superfícies de extensão, cotovelos, articulações falangianas, nádegas, joelhos e tornozelos. Têm cor amarelo-alaranjada e nunca se ulceram **(FIGURAS 57.3 E 57.4)**. Quando

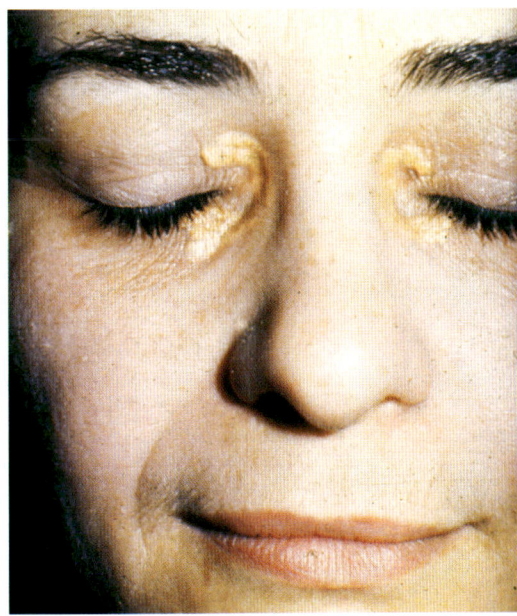

FIGURA 57.1 – Xantelasmas. Placas amareladas nas regiões palpebrais.

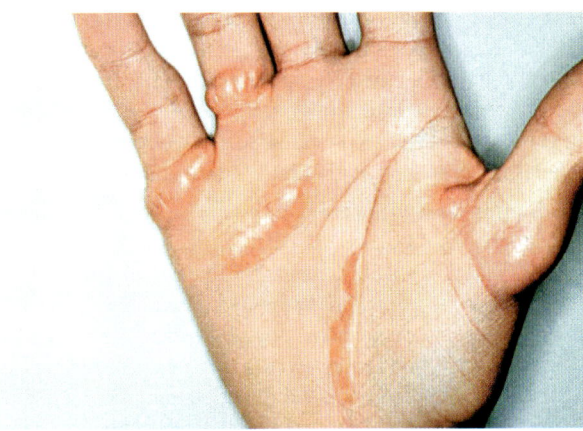

FIGURA 57.2 – Xantoma estriado palmar.

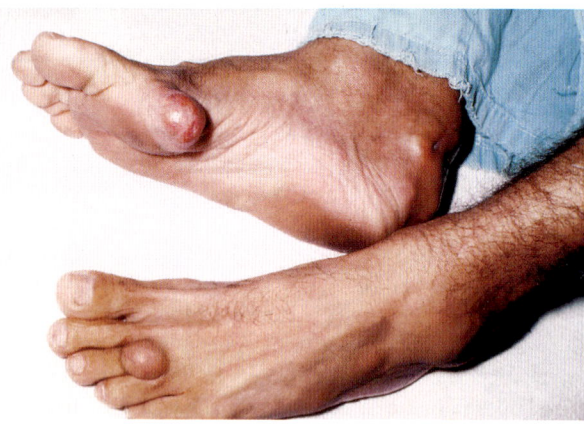

FIGURA 57.3 – Xantomas tuberosos. Nodosidades de cor amarelo-acastanhada nos pés.

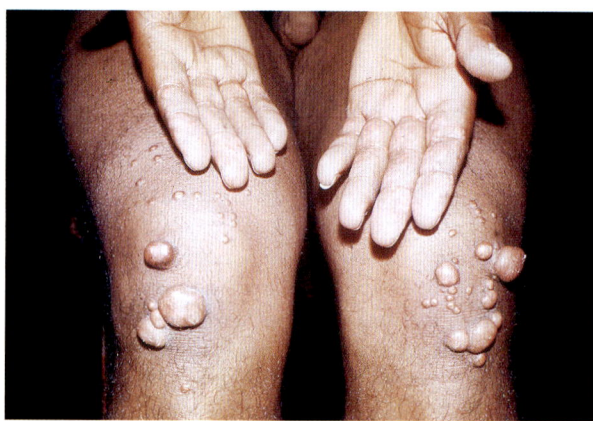

FIGURA 57.4 – Xantomas tuberosos. Nódulos e nodosidades nos joelhos e pápulas amareladas na face palmar dos dedos da mão.

as lesões são grandes, de diâmetro maior que 3 cm, são os verdadeiros xantomas tuberosos. Lesões menores são designadas xantomas tuberoeruptivos.

Esses xantomas podem ser observados em condições de hipercolesterolemia como as disbetalipoproteinemias (tipo III) e na hipercolesterolemia familiar (tipo II) e na fitosterolemia (sitosterolemia).

Os xantomas tuberosos raramente se associam à elevação das lipoproteínas de densidade intermediárias.

- **Xantomas tendinosos**: nódulos que se formam ao longo de tendões, fáscias e periósteo, especialmente no dorso das mãos, cotovelos, joelhos e tornozelos. São de coloração não amarelada, mas da cor da pele normal ou levemente avermelhados, porque os depósitos de colesterol são profundos, no interior dos tendões, ligamentos e fascia e têm consistência dura pela grande quantidade de colágeno. Os xantomas tendinosos estão geralmente relacionados à hipercolesterolemia, a níveis plasmáticos elevados de lipoproteínas de baixa densidade ou à presença de lipoproteína X, uma lipoproteína peculiar que transporta grande quantidade de colesterol, que se relaciona à colestase intra e extra-hepática e que tem a mobilidade eletroforética das β-lipoproteínas. São, portanto, observados na hipercolesterolemia familiar tipo II, na disbetalipoproteinemia tipo III, nos defeitos familiares da apolipoproteína B, na sitosterolemia (fitosterolemia), na xantomatose cerebrotendinosa e na colestase hepática.

Raramente podem ocorrer xantomas tendinosos na ausência de alterações nas lipoproteínas, na xantomatose cerebrotendinosa e na β-sitosterolemia.

Na xantomatose cerebrotendinosa, existe defeito enzimático na via de síntese dos ácidos biliares, que leva ao acúmulo anormal de um metabólito intermediário – o colestanol – que se deposita no cérebro e também produz xantomas tendinosos.

Na β-sitosterolemia, ocorrem depósitos de esteroides de origem vegetal levando à formação de xantomas tendinosos.

- **Xantomas intertriginosos**: ocorrem nos espaços interdigitais dos dedos e no sulco interglúteo. Podem estar presentes na hipercolesterolemia homozigótica familiar tipo II e secundariamente na colestase.

- **Xantomas eruptivos**: consistem em lesões papulosas amareladas, envoltas por halo eritematoso que surgem eruptivamente, em surtos, atingindo de preferência as superfícies de extensão das extremidades, joelhos, cotovelos, nádegas, tronco e abdome (**FIGURAS 57.5 E 57.6**). Os xantomas eruptivos habitualmente se relacionam a hipertrigliceridemia e níveis elevados de quilomícrons ou lipoproteínas de densidade muito baixa. Frequentemente, os níveis de triglicerídeos nos doentes com xantoma eruptivo são de 3.000 a 4.000 mg/dL. Essas hipertrigliceridemias podem ocorrer nas lipidemias tipo I (aumento dos quilomícrons), tipo IV (aumento de VLDL) e tipo V (aumento dos quilomícrons e VLDL), na deficiência de apolipoproteína C_{II} e na deficiência familiar de lipase lipoproteica. Também podem ser secundários a alterações lipídicas provocadas por diabetes,

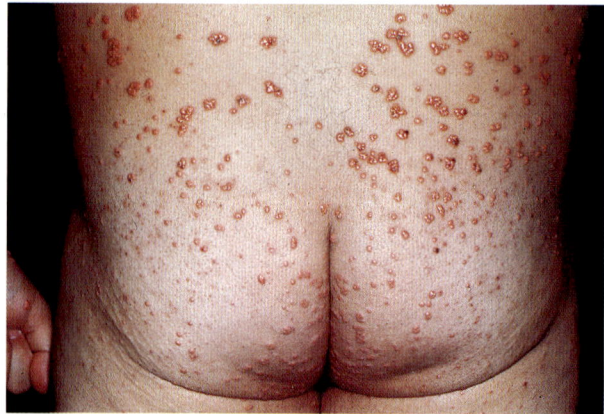

FIGURA 57.5 – Xantoma eruptivo. Lesões papulosas amareladas na região glútea.

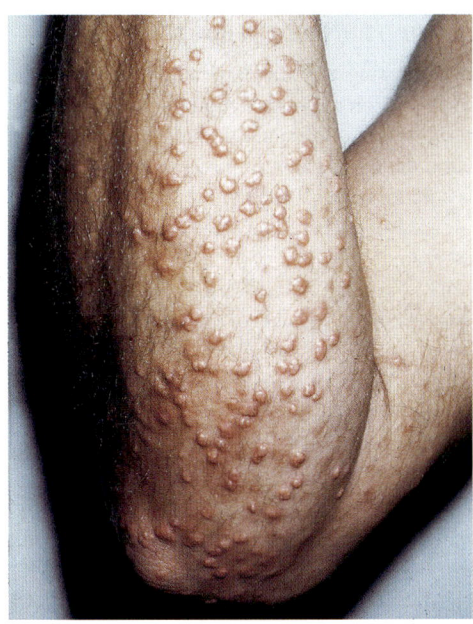

FIGURA 57.6 – Xantoma eruptivo. Múltiplas pápulas amareladas no antebraço.

obesidade, colestase e substâncias como estrogênios, retinoides e inibidores de proteases.

- **Xantomas verruciformes**: lesões assintomáticas caracterizadas por placas verrucosas solitárias localizadas, principalmente, na boca e, às vezes, nos genitais, inclusive região escrotal e, raramente, em outras áreas. Geralmente, não se acompanham de hiperlipemias. Histopatologicamente, as poucas células espumosas presentes abaixo do epitélio podem não ser percebidas e o processo pode ser confundido com verrugas ou outros papilomas, pois há acantose, hiperqueratose e papilomatose. A causa é desconhecida e a exérese cirúrgica é curativa.

Portanto, como já referido, as seguintes associações de dislipidemias e tipos de xantomas são mais frequentes:

- **Xantelasma**: hipercolesterolemia familiar tipo II e disbetalipoproteinemia tipo II.
- **Xantoma estriado palmar**: disbetalipoproteinemia tipo II.
- **Xantomas tendinosos**: disbetalipoproteinemia familiar tipo III, hipercolesterolemia familiar tipo II, defeito familiar da apolipoproteína B, xantomatose cérebro tendinosa e fitosterolemia.
- **Xantomas intertriginosos**: hipercolesterolemia familiar homozigótica tipo II.
- **Xantomas eruptivos**: hipertrigliceridemia familiar tipo IV, hipertrigliceridemia familiar com quilomicronemia tipo V, deficiência familiar da lipase lipoproteica tipo I e deficiência de apolipoproteína C_{II} tipo I.

Também podem ocorrer secundariamente a obesidade, colestase, diabetes e drogas como inibidores de proteases, estrogênios e retinoides.

No entanto, o tipo morfológico do xantoma não basta para a caracterização do distúrbio lipídico, embora, em determinadas alterações metabólicas, ocorra predomínio de certos tipos de xantomas sobre outros. Para diagnóstico preciso da lipoidose, torna-se necessário o estudo dos lipídeos plasmáticos e das lipoproteínas por meio da ultracentrifugação e eletroforese.

Fenômeno que frequentemente acompanha as dislipidemias é o chamado **arco córneo** que representa depósito de ésteres de colesterol na córnea. Inicialmente, localizam-se nas porções superior e inferior da periferia da córnea e, evolutivamente, formam verdadeiro arco. Ocorre em jovens com hipercolesterolemia familiar, mas também com outras causas de hipercolesterolemia e até mesmo em presença de níveis normais de lipídeos. Não respondem aos tratamentos antilipêmicos e não afetam a visão.

Lipídeos no plasma

Todos os lipídeos circulantes no plasma estão ligados a proteínas, denominadas apolipoproteínas, compondo lipoproteínas de cinco grandes grupos:

1. **α-Lipoproteínas ou lipoproteínas de alta densidade (HDL)**: compõem-se de uma α-globulina, colesterol (30%), fosfolipídeos (60%) e pequena quantidade de triglicerídeos (10%).
2. **β-Lipoproteínas ou lipoproteínas de baixa densidade (LDL)**: compõem-se de uma β-globulina e quantidades relativamente maiores de colesterol (57%) e fosfolipídeos (30%), em relação aos triglicerídeos (13%).
3. **Pré-β-lipoproteínas ou lipoproteínas de densidade muito baixa (VLDL)**: são compostas por α e β-globulinas, triglicerídeos (50-80%) e menores quantidades de colesterol (9-24%) e fosfolipídeos (10-25%).
4. **Lipoproteínas de densidade intermediária (IDL)**: têm tamanho e densidade semelhantes às pré-β-lipoproteínas. Compõem-se de colesterol (50%) e triglicerídeos (50%) em quantidades iguais. O teor em proteínas é maior do que o dos quilomícrons e menor do que o das β-lipoproteínas.
5. **Quilomícrons**: são grandes partículas formadas na mucosa intestinal a partir dos glicerídeos ingeridos. Compõem-se, principalmente, de triglicerídeos (80-95%), com pequenas quantidades de fosfolipídeos (3-15%), colesterol (2-12%) e proteína.

Foram identificadas 13 apolipoproteínas: A_I, A_{II}, A_{IV}, B_{48}, B_{100}, C_I, C_{II}, C_{III}, D, E_1, E_2, E_3, E_4, além de uma lipoproteína peculiar – a lipoproteína X. As apolipoproteínas A_I e A_{II} são o principal constituinte das α-lipoproteínas (HDL). A apoproteína B é o componente proteico principal das β-lipoproteínas (LDL) e as apoproteínas C e E são encontradas nas pré-β-lipoproteínas (VLDL), nas lipoproteínas de densidade intermediárias (IDL) e nos quilomícrons.

Existe um padrão lipoproteico normal que sofre modificações com a idade. Ao nascimento, somente α e β-lipoproteínas estão presentes. Em poucos dias, há grande aumento de sua concentração para, a seguir, aumentarem de modo gradual até a 3ª década. As pré-β-lipoproteínas aparecem após o nascimento, permanecendo em concentrações muito baixas durante a juventude. Na 3ª e 4ª décadas, novamente começam a aumentar progressivamente até a 5ª e 6ª décadas.

Um determinado padrão lipoproteico raramente é específico para uma única afecção. O diagnóstico final dependerá do conjunto dos elementos, manifestações xantomatosas, manifestações patológicas em outros órgãos além da pele, história familiar, padrão lipoproteico e níveis plasmáticos dos lipídeos.

As hiperlipemias determinam uma série de fenômenos anatomoclínicos em comum, independentemente do tipo particular a que pertençam: xantomas eruptivos surgem com frequência quando os triglicerídeos atingem níveis em torno de 2.000 mg/100 mL. Esses níveis determinam, ainda, a chamada *lipemia retinalis*, isto é, aspecto opalescente dos vasos retinianos ao exame de fundo de olho. Podem ainda surgir células espumosas na medula óssea, baço, fígado, ocorrendo hepatoesplenomegalia. São ainda frequentes dores abdominais intensas, acompanhadas ou não de pancreatite.

A dor abdominal decorreria ou de aumento da viscosidade sanguínea, com alteração do fluxo sanguíneo e consequente isquemia do intestino, ou por distensão da cápsula do fígado e baço, aumentados por maior fagocitose de gordura pelos macrófagos desses órgãos.

Outro aspecto auxiliar no diagnóstico das lipoidoses é a aparência do soro refrigerado. O sangue deve ser colhido pela manhã, em jejum. De acordo com o tipo de hiperlipoproteinemia, o soro poderá apresentar-se límpido, turvo, com sobrenadante de aparência cremosa, ou não.

As lipoproteínas compostas por partículas grandes, quilomícrons, pré-β-lipoproteínas e as lipoproteínas de densidade intermediária, quando em níveis aumentados, determinam aspecto turvo do plasma, pois, pelo grande tamanho de suas partículas, produzirão dispersão da luz. Por transportarem quantidades significativas de triglicerídeos, há hipertrigliceridemia. O aumento das pré-β-lipoproteínas e das lipoproteínas de densidade intermediária se acompanha, ainda, de hipercolesterolemia, além de hipertrigliceridemia, pois são partículas com elevado teor de colesterol. O aumento dos níveis de lipoproteínas de pequeno tamanho, como as β-lipoproteínas, não produz turvação do plasma, porém, como transportam quantidades elevadas de colesterol, acompanha-se de hipercolesterolemia.

As elevações de lipoproteínas no plasma decorrem de excesso de produção endógena, defeitos no catabolismo dessas moléculas ou da associação dos dois mecanismos. Quando são decorrentes de um defeito primário no metabolismo dessas substâncias, genético ou esporádico, constituem as **hiperlipoproteinemias primárias**.

As **hiperlipoproteinemias secundárias** são consequência de alterações metabólicas determinadas por doenças subjacentes, diabetes melito, nefrose, hipotireoidismo, cirrose biliar e pancreatites.

Para adequada compreensão das alterações observadas nas hiperlipoproteinemias, é essencial a análise do metabolismo lipoproteico normal.

Metabolismo normal das lipoproteínas

O metabolismo normal das lipoproteínas compreende vias complexas, envolvendo um componente metabólico exógeno, resultante da ingestão de gorduras, e um componente metabólico endógeno, determinado pela síntese hepática de lipídeos e apoproteínas (FIGURA 57.7).

Ao colesterol e aos triglicerídeos ingeridos, acrescenta-se, após absorção no tubo digestivo, a apoproteína B_{48} sintetizada no intestino. No sangue e na linfa, os quilomícrons adquirem novas apoproteínas – E e C – oriundas das α-lipoproteínas (HDL). Esses quilomícrons são ativados, no nível capilar, por uma enzima (a lipase lipoproteica) que hidrolisa os triglicerídeos em ácidos livres. Essa enzima é ativada por um componente peptídico da apoproteína C_{II} e é insulinodependente. Após essa hidrólise, os triglicerídeos são convertidos a ácidos graxos livres que circulam no plasma e serão armazenados, após reesterificação a triglicerídeos, no tecido adiposo. Serão ainda captados pelo fígado e utilizados na síntese de pré-β-lipoproteínas (VLDL). Após hidrólise dos quilomícrons, as apoproteínas C e A são reincorporadas às α-lipoproteínas (HDL) e os quilomícrons remanescentes, contendo apoproteínas E, serão captados por receptores hepáticos e catabolizados no fígado.

No metabolismo endógeno, a síntese hepática de pré-β-lipoproteínas é contínua a partir dos ácidos graxos livres derivados do plasma e por meio do glicerol formado a partir da ingestão de álcool e carboidratos. Na síntese das pré-β-lipoproteínas (VLDL), incorpora-se uma apoproteína especial – B_{100} – além das apoproteínas C e E. As pré-β-lipoproteínas (VLDL) são hidrolisadas, no nível do endotélio dos capilares, pela lipase lipoproteica, a lipoproteínas de densidade intermediária (IDL) que, graças a receptores hepáticos para a apoproteína E, são retiradas do plasma e catabolizadas no fígado. A fração de lipoproteínas de densidade intermediária circulante, não captada pelo fígado, é metabolizada em β-lipoproteínas (LDL).

Finalmente, as β-lipoproteínas são catabolizadas no fígado e, também, fibroblastos e células musculares lisas, graças a receptores para a apoproteína B_{100}, presentes, não somente nos hepatócitos, mas também nessas outras células.

Após degradação hepática das β-lipoproteínas, libera-se o colesterol que inibirá a síntese endógena do próprio colesterol hepático, pela supressão da HMG-CoA redutase. Essa enzima catalisa a conversão da 3-hidróxi-3-metil-glutamil coenzima A a ácido mevalônico, etapa fundamental na colesterogênese hepática (FIGURA 57.7).

Durante muito tempo adotou-se, no estudo das lipoidoses, a classificação de Fredrickson que, apesar de ainda muito utilizada, vem sendo substituída, à luz de novos conhecimentos sobre genética e sobre a fisiopatologia das alterações metabólicas lipídicas.

Classificação das lipoidoses

A classificação de Fredrickson reconhece cinco variedades de hiperlipoproteinemias e, ainda que tenham surgido novas classificações, os padrões de alterações das várias lipoproteínas que estabelece são ainda muito empregados nas clas-

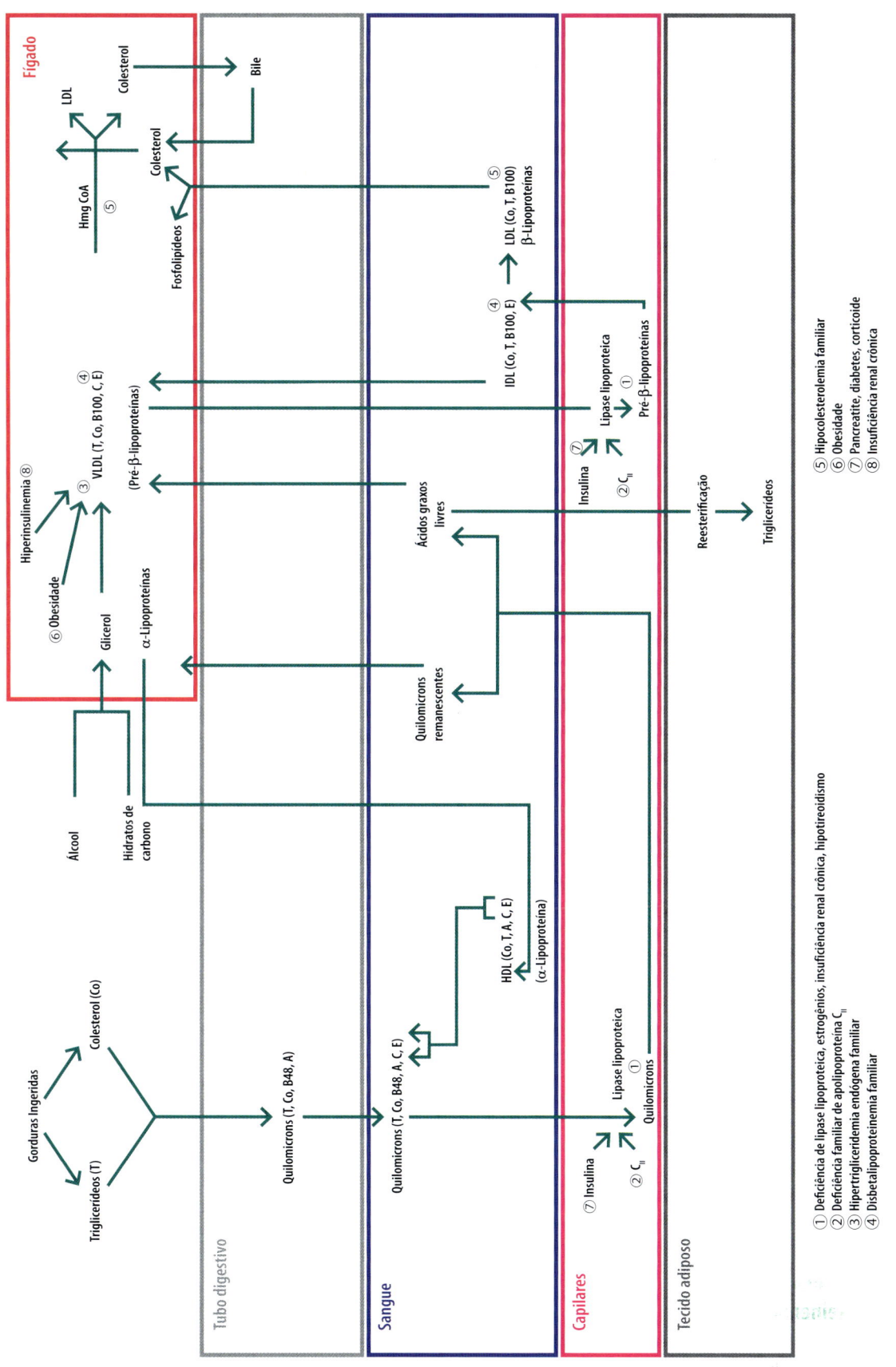

FIGURA 57.7 – Esquema do metabolismo normal das lipoproteínas e dos defeitos metabólicos produtores de lipoidoses.

sificações modernas. Os padrões de hiperlipoproteinemias da classificação de Fredrickson são os seguintes:

- **Hiperlipoproteinemia tipo I:** há aumento de quilomícrons e triglicerídeos. O soro refrigerado apresenta-se claro com sobrenadante cremoso.
- **Hiperlipoproteinemia tipo II:** existem duas variantes: A e B. No subtipo IIA, há aumento exclusivo de LDL. Há hipercolesterolemia, triglicerídeos normais e o soro é claro. No subtipo IIB, há aumento de LDL e de VLDL. Há aumento do colesterol e dos triglicerídeos e o soro é turvo.
- **Hiperlipoproteinemia tipo III:** há aumento das IDL com aumento de triglicerídeos e colesterol. O soro refrigerado é turvo.
- **Hiperlipoproteinemia tipo IV:** há aumento de pré-β--lipoproteínas e triglicerídeos e o soro é turvo.
- **Hiperlipoproteinemia tipo V:** há aumento de quilomícrons e pré-β-lipoproteínas. Há aumento dos triglicerídeos e o colesterol pode estar normal ou aumentado. O soro é turvo, com fase sobrenadante cremosa.

A classificação de Fredrickson é ainda muito citada na literatura médica, mas atualmente, procurou-se incorporar na classificação das dislipidoses avanços na patogênese especificando-se, sempre que possível, o defeito molecular:

Hiperlipoproteinemia tipo I (hiperquilomicronemia familiar)
Por mutações genéticas, ocorre deficiência ou produção anormal da lipase lipoproteica ou deficiência da apolipoproteína C II. Há aumento dos quilomícrons por redução de sua depuração, bem como redução de LDL e HDL.

Manifestações clínicas
Surgem xantomas eruptivos que se localizam principalmente nas nádegas, ombros e superfícies de extensão das extremidades. Podem associar-se à **lipemia retinalis** e à pancreatite (alto risco quando os níveis de triglicerídeos mostram-se acima de 2.000 mg/dL). Em geral, esses doentes não apresentam risco elevado de doença coronariana.

Laboratorialmente, os níveis de triglicerídeos podem estar elevados desde o nascimento.

Hiperlipoproteinemia tipo II (hipercolesterolemia familiar e defeito familiar da apolipoproteína B$_{100}$)
Ocorre por defeito no receptor de LDL ou redução da afinidade da LDL por seu receptor. A redução da depuração da LDL leva à hipercolesterolemia com níveis de LDL aproximadamente duas vezes os valores normais. Clinicamente a maioria dos doentes apresenta xantomas tendinosos, aterosclerose e doença coronariana precoce.

Hiperlipoproteinemia tipo III (disbetalipoproteinemia familiar)
Ocorre por redução da depuração dos remanescentes dos quilomícrons por anormalidade da apolipoproteína E. Os doentes expressam exclusivamente a isoforma apolipoproteína E$_2$ que interage fracamente com o receptor da apolipoproteína E. Os indivíduos normais expressam apolipoproteínas 3 e 4 que promovem a tomada dos quilomícrons remanescentes pelo fígado. Por aumento dos remanescentes dos quilomícrons e aumento das IDL, há aterosclerose com doença arterial periférica e coronariana e na pele surgem xantomas tuberosos e tuberoeruptivos, xantoma estriado palmar e ocasionalmente xantelasma e xantomas tendinosos.

Laboratorialmente há aumento de colesterol e triglicerídeos.

Hiperlipoproteinemia tipo IV (hipertrigliceridemia endógena familiar)
Ocorre produção elevada pelo fígado de VLDL associada com intolerância à glicose e hiperinsulinemia. O aumento de VLDL resulta em aumento do colesterol. É frequente a associação com diabetes tipo 2, não insulinodependente, obesidade, alcoolismo, administração de progestogênios e retinoides. A presença de xantomas é rara.

Hiperlipoproteinemia tipo V (quilomicronemia combinada com hipertrigliceridemia endógena)
Ocorre, por razões desconhecidas, aumento de quilomícrons e VLDL. Pode resultar de mutações na lipase lipoproteica, redução da atividade funcional dessa enzima ou pode estar ligada com obesidade, resistência à insulina e diabetes melito não insulinodependente. Clinicamente surgem xantomas eruptivos. Resultam hipertrigliceridemia e hipercolesterolemia com aumento de VLDL e diminuição de LDL e HDL.

Atualmente, as lipoidoses são classificadas, em bases fisiopatológicas e genéticas, em hiperlipoproteinemias primárias e secundárias.

Hiperlipoproteinemias primárias
Podem decorrer de defeito de remoção ou produção excessiva de triglicerídeos e por defeitos de remoção das lipoproteínas.

Alterações monogênicas das lipoproteínas

Defeitos de remoção dos triglicerídeos
- **Deficiência da lipase lipoproteica:** a lipase lipoproteica é uma enzima ligada à superfície endotelial dos capilares. É insulinodependente e ativada por um componente peptídeo da apoproteína C$_{II}$, que hidrolisa os triglicerídeos no núcleo dos quilomícrons, liberando ácidos graxos livres. Além disso, a lipase lipoproteica converte as pré-β-lipoproteínas endógenas, de origem hepática, em β-lipoproteínas. A deficiência dessa enzima permitirá, portanto, acúmulo de quilomícrons e pré-β-lipoproteínas. Essa deficiência é herdada de modo autossômico recessivo, e a hiperquilomicremia (hiperlipemia tipo I) aparece precocemente na vida. Mais tardiamente, à hiperquilomicremia, associa-se o aumento de pré-β-lipoproteínas (hiperlipemia tipo V).

- **Deficiência familiar da apoproteína C_{II}:** nessa forma, há falta do ativador da lipase lipoproteica através de substrato genético com herança autossômica recessiva. As manifestações surgem após a adolescência e também compreendem o quadro bioquímico das hiperlipoproteinemias I e V.

Excesso de produção de triglicerídeos: hipertrigliceridemia endógena familiar

Nessa forma, a produção hepática das pré-β-lipoproteínas está aumentada tanto no nível basal como após a ingestão de álcool ou carboidratos. Mesmo em indivíduos normais, a ingestão de álcool ou carboidratos produz aumento da síntese hepática de pré-β-lipoproteínas, porque essas substâncias são metabolizadas a glicerol, que promove a síntese hepática de triglicerídeos. Nos portadores de hipertrigliceridemia familiar endógena, esse estímulo promove uma produção muito maior de pré-β-lipoproteínas. A expressão dessas alterações será variável de acordo com a intensidade do defeito metabólico, e a presença de outros fatores agravantes, como obesidade (que aumenta a síntese de pré-β-lipoproteínas, mesmo em indivíduos sem outra anormalidade), hiperinsulinemia e diminuição da atividade da lipase proteica, que determinam, respectivamente, maior síntese de pré-β-lipoproteínas e menor catabolização a β-lipoproteínas.

Nas formas mais discretas, o padrão das lipoproteínas é do tipo IV, isto é, aumento apenas das pré-β-lipoproteínas. Nas formas mais intensas, é do tipo V, associando-se, ao aumento de pré-β-lipoproteínas, o aumento de quilomícrons.

Clinicamente, a enfermidade raramente começa na infância. Xantomas eruptivos são comuns e xantomas estriados palmares podem ocorrer. São frequentes e agravantes a obesidade, a intolerância à glicose, a hiperinsulinemia, a ingestão excessiva de álcool, a administração de progestogênios e a terapêutica por retinoides. A doença cardiovascular é frequente.

Defeitos no catabolismo das lipoproteínas

- **Disbetalipoproteinemia familiar:** é hereditária, autossômica dominante e decorre de defeito nas apoproteínas E contidas nas pré-β-lipoproteínas e nas lipoproteínas de densidade intermediária. Nos indivíduos normais, existem várias apoproteínas E, enquanto, nesses doentes, predomina a apoproteína E_2 e a apoproteína E_3 está ausente. Esse defeito resulta em grande quantidade de apoproteína E_2 nas pré-β-lipoproteínas sintetizadas, provocando transporte aumentado de colesterol e diminuindo o transporte de triglicerídeos por essas lipoproteínas. Além disso, a falta da apoproteína E_3 impede a adequada remoção das lipoproteínas de densidade intermediária do plasma pelo fígado, pois essa função hepática é dependente de receptores hepáticos específicos para apoproteínas.

  Do defeito metabólico, resultarão altos níveis de colesterol e triglicerídeos, aumento dos níveis de lipoproteínas de densidade intermediária e diminuição dos níveis de β-lipoproteínas e α-lipoproteínas. O padrão de hiperlipoproteinemia é do tipo III e, clinicamente, ocorrem xantomas tendinosos (25%), tuberosos, tuberoeruptivos e/ou eruptivos (80%) e xantomas estriados palmares (64%). Os xantelasmas são raros. São alterações frequentemente associadas: doença coronariana (30%), intolerância à glicose (50%), obesidade (70%) e hiperuricemia (40%).

- **Hipercolesterolemia familiar:** é doença autossômica dominante, existindo, pelo menos, oito genes alelos envolvidos na sua produção, havendo, portanto, várias expressões fenotípicas da doença. O defeito básico é a quantidade diminuída de receptores para a apoproteína B_{100} nas membranas celulares. As apoproteínas B constituem as proteínas das β-lipoproteínas e, não havendo receptores celulares para a proteína B_{100}, haverá aumento exclusivo de β-lipoproteínas plasmáticas (lipoproteinemia tipo IIA), com hipercolesterolemia e triglicerídeos normais, ou haverá, associadamente, ligeiro aumento das pré-β-lipoproteínas com elevação dos níveis plasmáticos de colesterol e triglicerídeos (lipoproteinemia tipo IIB).

  Os indivíduos heterozigotos para esse defeito genético terão metade dos receptores para a apoproteína B_{100} em relação aos indivíduos normais, do que resulta remoção de cerca de dois terços das lipoproteínas de baixa densidade do plasma. Além do acúmulo de lipoproteínas de baixa densidade por deficiente remoção, haverá maior produção endógena porque, embora normalmente altos níveis de colesterol bloqueiem a 3-hidróxi-3-metil-glutamil coenzima-A-redutase, nesses indivíduos o bloqueio não ocorre e, portanto, apesar dos altos níveis de colesterol, a síntese endógena de lipoproteínas de baixa densidade continua a ocorrer. Nos heterozigotos, a intensidade do defeito metabólico fará com que os sintomas surjam entre a 3ª e a 6ª décadas. Nos indivíduos homozigotos, o defeito metabólico será quantitativamente maior e, além da remoção plasmática das lipoproteínas de baixa densidade ser menor, sua produção endógena é ainda maior que no heterozigoto. Resultam alterações precoces, doença coronariana antes dos 20 anos, níveis de colesterol muito elevados e aparecimento de xantomas tendinosos, tuberosos, tuberoeruptivos e xantelasma na infância.

  Doença muito relacionada é o chamado defeito familiar da apolipoproteína B_{100}, genética, de herança dominante, na qual, apesar dos receptores da LDL serem normais, há baixa afinidade da LDL pelos seus receptores, em decorrência de mutações nos ligantes da apolipoproteína B_{100}. Os achados clínicos são idênticos aos da hipercolesterolemia familiar, mas menos graves.

Alterações lipoproteicas não definidas (possivelmente monogênicas)

Hiperlipidemia combinada familiar (hiperlipoproteinemia familiar múltipla)

É a mais comum das lipoidoses familiares, não sendo conhecidos seus mecanismos fisiopatológicos. Caracterizam-se por alterações metabólicas que determinam produção de lipoproteínas tipo IIB (com aumento das lipoproteínas de densidade baixa e de densidade muito baixa), tipo IIA (com aumento exclusivo de lipoproteínas de baixa densidade) e tipo V (com aumento dos quilomícrons e das lipoproteínas de densidade muito baixa).

Há frequente associação com doença coronariana, intolerância à glicose e baixa incidência de xantomas.

Hiperlipoproteinemias secundárias

Várias condições patológicas produzem alterações das lipoproteínas que podem determinar a formação de xantomas.

Obesidade

Obesos com hiperinsulinemia e intolerância à glicose podem apresentar aumento das pré-β-lipoproteínas (VLDL) com aumento de triglicerídeos, pois a insulina promove a síntese hepática de pré-β-lipoproteínas, ainda que estimule a lipoproteinolipase na conversão de pré-β-lipoproteínas a β-lipoproteínas.

Pancreatites

Doentes com hiperlipoproteinemias tipo I e V desenvolvem, com frequência, pancreatites agudas. Admite-se que as lipases pancreáticas hidrolisem, ao nível dos capilares pancreáticos, os triglicerídeos dos quilomícrons e pré-β-lipoproteínas que estão elevados no plasma, produzindo liberação excessiva de ácidos graxos livres. Esse fato provoca, no nível do pâncreas, microtrombos, isquemia e inflamação, produzindo-se pancreatite.

A pancreatite, em geral decorrente de alcoolismo, pode ser fenômeno inicial, ocorrendo deficiência insulínica e hiperglicemia, com diminuição da atividade de lipoproteinolipase, resultando aumento de quilomícrons, pré-β-lipoproteínas, triglicerídeos e colesterol.

Nos doentes com pancreatite, os xantomas presentes são, em geral, do tipo eruptivo.

Diabetes

Sendo a lipase lipoproteica uma enzima insulinodependente, no diabetes, as deficiências insulínicas produzem diminuição da atividade dessa enzima, alterando a metabolização dos quilomícrons e pré-β-lipoproteínas, originando-se hiperlipoproteinemias do tipo I, IV e V, que se expressam, do ponto de vista dermatológico, por xantomas eruptivos. Em diabéticos moderados, com deficiência insulínica discreta, o comprometimento da atividade da lipase lipoproteica será discreto, com repercussões menores sobre quilomícrons e pré-β-lipoproteínas, resultando hiperlipoproteinemias tipo IV e V.

Alguns diabéticos controlados apresentam hiperlipoproteinemia tipo IIA, com hipercolesterolemia e aumento de β-lipoproteínas.

Medicamentos

Vários medicamentos podem interferir no metabolismo das lipoproteínas:

- **Corticoides:** podem agravar o diabetes, induzindo deficiência de insulina, que produz diminuição da atividade da lipase lipoproteica, com consequente aumento de quilomícrons e pré-β-lipoproteínas (hiperlipoproteinemia tipos IV e V).
- **Estrogênios:** diminuem a atividade da lipase lipoproteica, elevando-se os quilomícrons e pré-β-lipoproteínas plasmáticas, produzindo-se hiperlipoproteinemias de tipo I e V, que podem acompanhar-se de xantomas eruptivos.
- **Retinoides:** produzem, por mecanismos desconhecidos, aumento das pré-β-lipoproteínas em 25% dos doentes sob essa terapêutica.
- **Antirretrovirais:** produzem, por mecanismos desconhecidos, alterações do metabolismo com resistência à insulina, hiperglicemia, hipertrigliceridemia, hipercolesterolemia, aumento de ácidos graxos livres que acompanham a síndrome lipodistrófica observada nos doentes HIV positivos em tratamento.

Doenças renais

- **Síndrome nefrótica:** aparentemente como resposta compensatória às perdas proteicas urinárias de albumina e lipoproteínas, há aumento na síntese hepática de lipoproteínas, surgindo hiperlipoproteinemias dos tipos IIA, IIB e V e, mais raramente, dos tipos III e IV. Resultam xantelasmas, xantomas eruptivos e xantomas tendinosos.
- **Insuficiência renal crônica:** na uremia, há aumento da insulinemia, com consequente aumento na síntese hepática de pré-β-lipoproteínas. Há, também, deficiência da lipase lipoproteica com decorrente aumento das pré-β-lipoproteínas e dos quilomícrons, surgindo hiperliproteinemias tipo II e III.

Colestase hepática

Situações de colestase hepática por malformações congênitas ou, em adultos, por cirrose biliar, primária ou induzida por drogas, levam à produção hepática de uma lipoproteína – a lipoproteína X – que contém apoproteína C (60%), albumina (40%) e transporta colesterol livre (26%) e fosfolipídeos (60%). Nesses doentes, os níveis de colesterol e fosfolipídeos são muito elevados. Na pele, observam-se xantelasmas, xantomas tuberosos, xantoma estriado palmar e xantomas planos difusos.

Hipotireoidismo

A redução dos hormônios tireoidianos produz diminuição da atividade da lipoproteinolipase, resultando hiperlipoproteinemias tipo IV ou V. Por outro lado, a diminuição do hormônio tireoidiano leva à diminuição da oxidação do colesterol e sais biliares, resultando hipercolesterolemia, com aumento das lipoproteínas de densidade intermediária, configurando-se hiperlipoproteinemias dos tipos IIA e IIB. Podem ocorrer aumentos plasmáticos de lipoproteínas de densidade intermediária, simulando hiperlipoproteinemias do tipo III. Na pele, ocorrem xantelasmas, xantomas tuberosos e xantomas tendinosos.

Disgamaglobulinemia

A ligação de paraproteínas circulantes com as lipoproteínas plasmáticas diminui a eliminação dessas lipoproteínas. Por essa razão, em doenças como mieloma múltiplo, crioglobulinemia, macroglobulinemia de Waldström e linfomas observam-se, eventualmente, hiperlipoproteinemias tipo I, V e IIA, que se expressam, dermatologicamente, por xantomas planos extensos, envolvendo o segmento cefálico, o pescoço e o tronco.

Tratamento das hiperlipoproteinemias

Em função do tipo de alteração metabólica, utilizam-se dietas, isoladamente ou associadas a terapêutica medicamentosa, para redução dos níveis de lipoproteínas circulantes ou para correção da doença subjacente causal.

Os doentes obesos devem ser submetidos a dietas hipocalóricas para perda de peso. Nos indivíduos com aumento dos triglicerídeos, a dieta hipocalórica é fundamental, sendo particularmente restringidos os carboidratos e álcool. Nos indivíduos com hipercolesterolemia, a dieta deve satisfazer as seguintes exigências: as gorduras devem constituir, no máximo, 35% da ingestão calórica total, a quantidade máxima total de colesterol ingerido deve ser de 200 g/dia e a proporção de ácidos graxos polinsaturados em relação aos ácidos graxos saturados deve ser maior que 1,5. Os fármacos somente devem ser empregados se os resultados terapêuticos com dietas não forem satisfatórios. Empregam-se o clofibrato; a colestiramina; o ácido nicotínico, a genfibrozila e as estatinas, que são atualmente as medicações mais utilizadas na terapêutica das hiperlipemias.

O clofibrato é utilizado na dose de 1,5 a 2 g/dia, por via oral (VO), fracionada em duas a quatro vezes. Inibe a síntese de colesterol, aumenta a secreção e excreção de esteroides neutros e aumenta o metabolismo das lipoproteínas de baixa densidade.

A colestiramina é empregada na dose de 4 g, por VO, de uma a seis vezes/dia, antes das refeições e ao deitar. Liga-se aos ácidos biliares no intestino, impedindo sua absorção, por formar complexos insolúveis que são excretados pelas fezes. Como antilipêmico, atua ligando-se aos ácidos biliares intestinais causando aumento compensatório da síntese hepática dos ácidos biliares a partir do colesterol. A depleção do colesterol hepático utilizado para síntese dos ácidos biliares aumenta a atividade receptora hepática das lipoproteínas de baixa densidade removendo colesterol do plasma.

A genfibrozila é utilizada por VO na dose de 1 a 2 g/dia, fracionada em duas vezes, 30 minutos antes das refeições matinal e noturna. Inibe a síntese de VLDL por mecanismo não conhecido.

O ácido nicotínico ou niacina e a nicotinamida são empregados por VO na dose de 1 g, três vezes/dia

Finalmente, as estatinas, as drogas mais empregadas atualmente, atuam por inibição competitiva da 3-hidróxi-3-metil-glutaril coenzima-A redutase (HMG-CoA redutase), que leva à depleção dos depósitos hepáticos de colesterol. Os receptores hepáticos das LDL, que se ligam às apolipoproteínas B_{100} e E, são ativados, reduzindo-se os níveis circulantes de LDL (25-45%). Há também redução da síntese das VLDL (25%), com aumento das HDL (10%). Os efeitos adversos são hepatotoxicidade e miopatia. A sinvastatina é utilizada na dose de 5 a 10 mg/dia e a posologia é ajustada de acordo com as respostas e os efeitos colaterais, a intervalos de 4 semanas, sendo a dose máxima 40 mg/dia. A lovastatina, empregada na dose inicial de 20 a 40 mg/dia durante as refeições e à noite, pode ser ajustada até a dose máxima de 80 mg/dia, de acordo com as respostas e os efeitos adversos. A atorvastatina cálcica é utilizada por VO, em dose única diária, variável de 10 a 80 mg/dia. A pravastatina é empregada nas doses de 10 a 20 mg/dia, ao deitar, até a dose máxima de 430 mg/dia. Diminui os níveis plasmáticos das LDL, mas não afeta os níveis de triglicerídeos, e pode reduzir as HLDL, o que limita sua utilização. É, no entanto, o único fármaco que diminui os níveis de colesterol nos doentes com hipercolesterolemia familiar homozigótica, podendo ter efeito intenso sobre xantomas tendinosos e planos.

Considerando-se os vários padrões de hiperlipoproteinemias, as seguintes condutas estão indicadas a seguir.

Hiperlipoproteinemias tipo I e V

Dieta pobre em gorduras, com um máximo de 20 a 25 g/dia de lipídeos. Habitualmente, obtém-se regressão rápida dos xantomas, apenas com dieta.

Hiperlipoproteinemia tipo II

O tratamento consta de dietas contendo, no máximo, 100 a 200 mg/dia de colesterol com utilização de gorduras poli-insaturadas. Fármacos podem ser usados para ampliar os efeitos da dieta. Empregam-se a D-tiroxina (4-8 mg/dia), indicada em pacientes jovens sem evidência de doença cardíaca; ácido nicotínico (3 g/dia), especialmente no subtipo IIB, em que produz diminuição dos níveis de colesterol e triglicerídeos. O fármaco de escolha, no entanto, é a colestiramina, usada nas doses de 16 a 24 g/dia. É uma resina que aumenta o catabolismo dos sais biliares e, secundariamente, do colesterol.

Hiperlipoproteinemia tipo III

O elemento terapêutico fundamental é a dieta com baixo teor em colesterol, 100 a 200 g diárias, no máximo, e contendo 40 a 50% das calorias sob forma de gorduras polinsaturadas. Deve, ainda, conter baixo teor em carboidratos. São substâncias úteis, como adjuvantes terapêuticos, o ácido nicotínico (3-4,5 g/dia), o clofibrate (2 g/dia) e as estatinas, nas doses já referidas.

A regressão das lesões ocorre em tempo variável, de 1 mês a 1 ano, após o que apenas se utilizam as medidas dietéticas.

Hiperlipoproteinemia tipo IV

A base terapêutica, além do tratamento da doença associada, é a redução de peso por meio de dietas pobres em gordura e carboidratos, ricas em proteína, e o uso de substâncias como o clofibrate. Têm sido utilizadas, ainda, preparações estrogênicas para mulheres, como o acetato de noretindrona, e anabolizantes para homens, como a oxandrolona. No entanto, na maioria dos casos, apenas medidas dietéticas erradicam os xantomas rapidamente.

Hiperlipoproteinemia tipo V
Além do tratamento da doença associada, é fundamental a manutenção do peso em níveis adequados por meio de dietas com baixo teor em carboidratos. São substâncias adjuvantes na terapêutica, o ácido nicotínico, o clofibrate, a lovastatina e hipoglicemiantes orais. Da mesma forma que na hiperlipemia tipo III, obtém-se a regressão dos xantomas em 1 mês ou até 1 ano, após o que o tratamento se restringe à dieta.

Quanto ao tratamento dos xantomas em si, além das medidas dietéticas e medicamentosas já citadas, pode ser feita eletrocoagulação ou mesmo exérese cirúrgica em lesões isoladas e pequenas. Nos xantelasmas em particular, o tratamento de eleição consiste na aplicação de solução de ácido tricloroacético a 50%. Surge, imediatamente, cor esbranquiçada, por coagulação e, posteriormente, crosta escura que será eliminada em 2 a 3 semanas. A aplicação pode ser repetida após 30 dias. Exérese das lesões poderá ser feita, porém, somente se o resultado com o cáustico não for satisfatório. Recidivas são frequentes.

Outras formas de dislipidemias
Sitosterolemia (fitosterolemia)
É doença autossômica recessiva rara que resulta de acúmulo de esteróis de origem vegetal, particularmente o β-sitosterol. O defeito genético leva à retenção celular de colesterol e de esteróis de vegetais. Clinicamente, correm xantomas tendinosos e tuberosos. Laboratorialmente, há níveis altos de colesterol desde idades precoces que tardiamente diminuem. O acúmulo de sitosterol mesmo em ausência de hipercolesterolemia produz xantomas tuberosos. O risco de aterosclerose é alto. O tratamento consiste em dietas, substâncias sequestradoras de ácidos biliares e ezetimibe que bloqueia a absorção intestinal de colesterol e dos esteróis de origem vegetal.

Xantoma cerebrotendinoso
Por defeito na C-27 esteroide 26 hidroxilase no gene que a codifica (*CYP27A1*), há oxidação incompleta do colesterol em ácidos biliares, resultando em aumento do colestanol. Desenvolvem-se xantomas tendinosos e cerebrais provocando importantes alterações neurológicas, retardo mental, convulsões, espasticidade e ataxia. A doença se inicia na infância ou no início da vida adulta e o risco de doença coronariana é alto. O tratamento é feito com ácido quenodesoxicólico que reduz a síntese do colestanol com melhora do quadro neurológico.

Doença de Tangier
Doença autossômica recessiva por mutações no gene ABCAI que transporta o colesterol intracelular à superfície das células para sua liberação na circulação com HDL. Resulta acúmulo de colesterol nos tecidos periféricos. Clinicamente, há acúmulos de colesterol nas amígdalas, timo, linfonodos, baço, medula óssea e mucosa intestinal que confere cor amarelada às amígdalas, e provoca leves linfadenopatia e esplenomegalia. Doença coronariana é frequente nesses doentes. Os doentes apresentam níveis baixos de HDL e de apoliproteína A_I.

Dislipidoses em crianças
Os xantomas em crianças são muito raros e, quando encontrados nessa faixa etária, exigem investigação completa dos lipídeos. Das hiperlipoproteinemias, as mais encontradas na criança são a hiperlipoproteinemia tipo I, na qual se encontram xantomas eruptivos, e a hiperlipoproteinemia tipo II, na qual ocorrem xantomas planos, xantomas tuberosos e xantomas tendinosos.

CAPÍTULO 58

PORFIRIAS

Doenças metabólicas raras, decorrentes de alterações hereditárias ou adquiridas de enzimas que intervêm no metabolismo das porfirinas. Estas são pigmentos róseos, fluorescentes à luz ultravioleta, que participam da constituição de enzimas respiratórias, da hemoglobina e da mioglobina. São metabolizadas principalmente no fígado e, em condições normais, excretadas na bile. Há dois tipos básicos de porfiria: eritropoiética, na qual ocorre excesso de produção de porfirinas na medula óssea, e hepática, na qual se verifica alteração no metabolismo das porfirinas no fígado. A principal manifestação cutânea da porfiria é a fotossensibilidade que, possivelmente, ocorre por meio de vários mecanismos fisiopatológicos que têm sido estudados *in vitro* pela ação da luz sobre fibroblastos humanos tratados com porfirinas. Vários mecanismos de lesão tecidual têm sido propostos. As porfirinas livres de metal, uro, copro e protoporfirinas presentes na pele absorvem luz principalmente entre 400 e 410 nm e exibem ainda faixas maiores de absorção entre 580 e 650 nm. As moléculas de porfirina, após absorverem a radiação ultravioleta (UV), sofrem alterações na sua estrutura eletrônica e, ao retornarem a seu estado normal, liberam a energia anteriormente absorvida, sob forma de fluorescência, fosforescência e calor, ou transferem essa energia a outros compostos, particularmente oxigênio, formando-se superóxidos, peróxido de hidrogênio e radicais hidroxila. O oxigênio ativado atua sobre os tecidos, danificando-os diretamente ou indiretamente por meio de ativação do complemento, degranulação dos mastócitos e ativação de metaloproteases. O oxigênio ativado atuará também sobre lipídeos, formando-se peróxidos lipídicos, que lesarão membranas celulares ricas em lipídeos, produzindo morte celular e lesões teciduais. Outra possibilidade nas porfirias é a ação lesiva sobre membranas lisossômicas, resultando em liberação de enzimas, com consequentes danos teciduais. Admite-se, também, a ocorrência, nas porfirias, de lesões mitocondriais, alterações de DNA, com consequente síntese proteica anormal e, ainda, participação do complemento na gênese das lesões.

As várias porfirinas exibem peculiaridades fotodinâmicas que explicam alguns achados clínicos próprios de algumas das porfirias. Assim, a protoporfirina é mais lesiva às membranas lipídicas comparativamente às uro e coproporfirinas, produzindo mais intensamente lesão de hemácias, de polimorfonucleares e degranulação de mastócitos, explicando, dessa forma, a presença de eritema, edema, prurido e dor, nos doentes com protoporfiria eritropoiética. Na porfiria cutânea tarda, a uroporfirina que é hidrossolúvel se difunde nos tecidos vizinhos, e a reação fototóxica ocorre na derme superior, causando lise celular com formação de vacúolos que confluem produzindo vesicobolhas sob a lâmina basal.

Na porfiria variegata, depositam-se proto e coproporfirina, mas a lesão é idêntica à da porfiria cutânea tarda, com bolhas subepidérmicas. Não há dor como na porfiria eritropoiética, isso porque, ainda que no plasma predominem porfirinas hidrofóbicas, na pele predomina a uroporfirina hidrossolúvel provavelmente por fotoinativação da uroporfobilinogênio descarboxilase via coproporfirina. Contudo, a incubação de fibroblastos com uroporfirina promove aumento da síntese de colágeno, fato que poderia explicar a presença de lesões esclerodermoides em alguns doentes com porfiria cutânea tarda. A irradiação do soro de doentes com protoporfiria eritropoiética e porfiria cutânea tarda resulta em ativação do complemento.

A biossíntese das porfirinas compreende longa e complexa cadeia de reações bioquímicas que tem como catalisadores grande número de enzimas e cujo produto final é o complexo heme, o núcleo molecular da hemoglobina e da mioglobina. Alterações nas várias enzimas componentes dessa complexa cadeia bioquímica parecem constituir a gênese dos vários tipos de porfiria (**FIGURA 58.1**).

Além das várias enzimas envolvidas na síntese tetrapirrólica, a própria molécula heme parece exercer ação reguladora nessa cadeia de reações. Altas concentrações de heme podem inibir *in vitro* a atividade da ALA-sintetase. A molécula heme se combinaria com uma apoproteína, resultando em um composto dotado de ação inibitória sobre a ALA-sintetase. Segundo essa hipótese, alguns fármacos poderiam competir com a molécula heme pelos pontos de ligação com a apoproteína. Desse modo, não se formaria o composto inibidor da ALA-sintetase e haveria aumento da produção de todas as moléculas da cadeia da síntese tetrapirrólica. Seria por meio desse mecanismo que sulfas e estrogênios exacerbariam porfirias hepáticas agudas.

Outro mecanismo regulador da síntese tetrapirrólica seria a concentração intracelular de heme livre, que seria outra molécula capaz de inibir a ALA-sintetase. Admite-se que determinados fármacos, que inibem etapas da cadeia de síntese tetrapirrólica por diminuição da síntese de heme livre, poderiam liberar a atividade da ALA-sintetase e, dessa forma, agravar quadros de porfiria. Esse mecanismo explicaria o agravamento, pela griseofulvina, que é inibidora da ferroquelatase, dos sintomas neurológicos da porfiria aguda intermitente.

De acordo com o tecido de origem (medula óssea ou fígado), as porfirias podem ser de vários tipos:

- **Porfirias eritropoiéticas:**
  - Porfiria eritropoiética congênita.

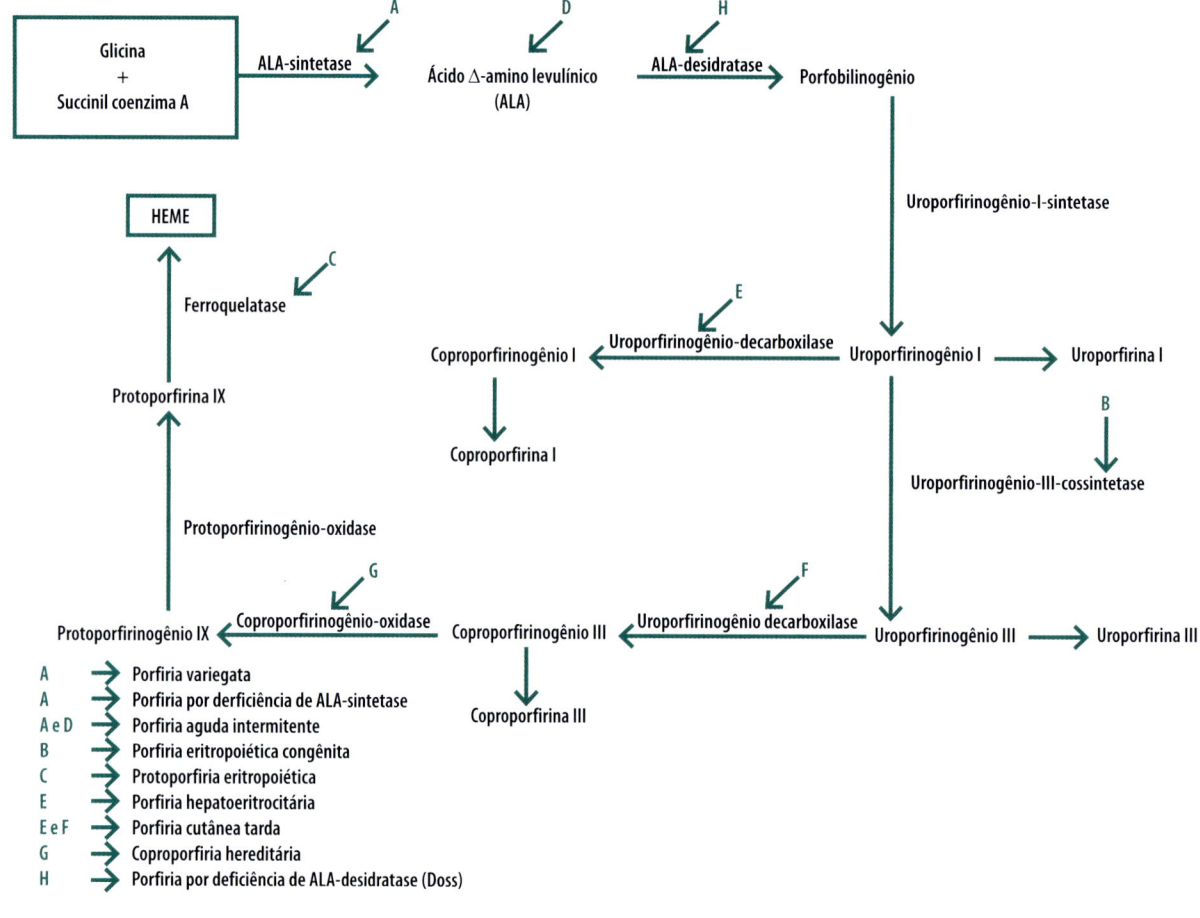

FIGURA 58.1 – Representação esquemática do metabolismo das porfirias.

- Protoporfiria eritropoiética.
- Coproporfiria eritropoiética.
- **Porfirias hepáticas:**
  - Porfiria aguda intermitente.
  - Porfiria cutânea tarda.
  - Porfiria variegata ou mista.
  - Coproporfiria hereditária.
  - Porfiria por deficiência da ALA-desidratase.
- **Porfiria hepatoeritrocítica.**

De acordo com o modo de herança, as porfirias podem ser classificadas em:

- **Autossômicas dominantes:**
  - Porfiria cutânea tarda.
  - Coproporfiria hereditária.
  - Protoporfiria eritropoiética.
  - Porfiria variegata.
  - Porfiria aguda intermitente.
  - Porfiria hepatoeritrocítica.

- **Autossômicas recessivas:**
  - Porfiria por deficiência de ALA-desidratase.
  - Porfiria eritropoiética congênita.

PORFIRIA ERITROPOIÉTICA CONGÊNITA (DOENÇA DE GÜNTHER)

É afecção rara, familiar. Pode ser detectada já em recém-nascidos pela observação de manchas nas fraldas determinadas pela coloração rósea ou castanho-escura da urina. É raro o início dos sintomas ocorrer mais tardiamente na infância ou em adultos.

Patogenia

A afecção é determinada por mutações no gene que codifica a uroporfirinogênio-III-cossintetase, localizado no cromossomo 10, 10q25.2-26.3. Já foram descritas, pelo menos, 40 mutações desse gene, explicando a diversidade dos fenótipos observados.

O defeito enzimático fundamental é a diminuição da uroporfirinogênio-III-cossintetase. Resultarão aumento da uroporfirina I e da coproporfirina I urinárias e excreção maior de coproporfirina I nas fezes. O defeito bioquímico mais importante é a excreção urinária aumentada de uroporfirina I e, em menor grau, de coproporfirina I. Nos glóbulos vermelhos, plasma e pele, há aumento de uroporfirina I e coproporfirina I, condições que levam à fotossensibilidade.

Manifestações clínicas

As manifestações cutâneas são fotossensibilidade, que se inicia precocemente e, às vezes, é desencadeada por fototerapia para icterícia. Surgem com bolhas, ulcerações e cicatrizes nas áreas expostas, que resultarão, às vezes, em deformidades mutilantes das mãos, face, particularmente orelhas e nariz e, também, extensas áreas de alopecias cicatriciais. Gradualmente, a pele fotoexposta exibe espessamento pseudoesclerodermiforme que determina microstomia e alterações esclerodermoides dos dedos. Pode haver onicólise, coiloniquia e melanoníquia.

Há, frequentemente, hiperpigmentação e hipertricose facial, do pescoço e das extremidades. Podem ocorrer alterações oculares, fotofobia, queratoconjuntivite, ectrópio e simbléfaro **(FIGURA 58.2)**, catarata e até perda da visão.

Como manifestações sistêmicas ocorrem esplenomegalia, anemia hemolítica, litíase biliar e trombocitopenia. A diminuição da exposição solar levando à diminuição da vitamina D associada à hiperplasia eritroide da medula óssea pode provocar redução da densidade óssea com lesões osteolíticas, fraturas patológicas e reabsorção das falanges terminais com acrosteólise.

Os dentes decíduos e permanentes e a urina mostram cor vermelha, fluorescente à luz ultravioleta (lâmpada de Wood) como consequência dos depósitos de porfirina.

Histopatologia

O exame histopatológico revela clivagem subepidérmica com infiltrado inflamatório discreto e pode haver espessamento dos feixes colágenos nas áreas cicatriciais.

Diagnose

Além dos achados clínicos, confirma a diagnose o aumento de uro e coproporfirinas I na urina e coproporfirinas I nas fezes. Há, ainda, aumento de uroporfirina I e coproporfirina nas hemácias e no plasma. A diagnose diferencial deve compreender as demais formas de porfiria, xeroderma pigmentoso, epidermólise bolhosa, hidroa vacciniforme e penfigoide bolhoso.

A diagnose pré-natal é possível pela detecção de níveis aumentados de uroporfirina I no líquido amniótico ou pela detecção da mutação gênica nas células amnióticas.

Tratamento

As únicas medidas efetivas são profiláticas, fotoproteção, cuidados com a anemia e tratamento das infecções cutâneas repetidas a que estão sujeitos estes doentes. A fotoproteção para os comprimentos de onda de 400 nm exige fotoprotetores opacos, como o dióxido de titânio ou oxido de zinco, de aceitação cosmética mais difícil. Pode ser utilizado o betacaroteno (120-180 mg/dia) que melhora a fotossensibilidade em alguns doentes, mas cuja real efetividade necessita de confirmação. Existem relatos de bons resultados com carvão ativo, 60 mg três vezes/dia que provocaria maior excreção fecal de porfirinas, mas é tema controverso. A esplenectomia, às vezes, é indicada para anemias hemolíticas mais intensas, somente em alguns casos produz melhora nos sintomas de fotossensibilidade.

Alguns doentes foram submetidos a transplante de medula óssea e de células-tronco umbilicais de irmãos HLA compatíveis, tratamento hoje considerado curativo. No futuro será afecção passível de terapia gênica.

A prognose é grave. A maioria dos doentes evolui a óbito na 3ª ou 4ª década da vida.

PROTOPORFIRIA ERITROPOIÉTICA

Patogenia

Afecção rara, familiar, de caráter autossômico dominante e penetrância variável é a forma de porfiria mais frequente em crianças. É determinada por deficiência (10 a 30% do normal) da enzima ferroquelatase nos eritrócitos e fibroblastos da pele. Essa deficiência é determinada por mutações no gene que codifica a ferroquelatase localizado no cromossomo 18 (18q21.3), tendo já sido descritas mais de 60 mutações. Exis-

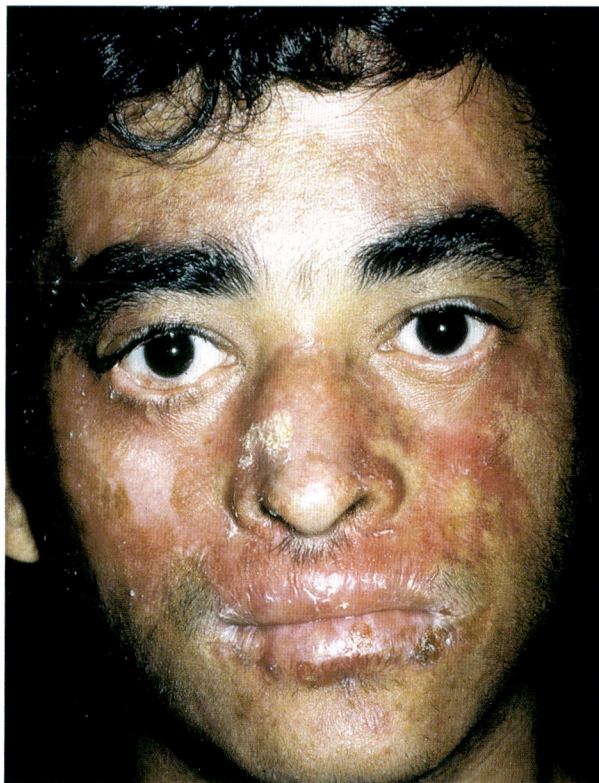

FIGURA 58.2 – Porfiria eritropoiética. Lesões resultantes de fotossensibilidade, ectrópio discreto e hipertricose.

tem raros casos de início na idade adulta em doentes com malignidades hematológicas associados a deleções em cromossomos contendo gene codificar da ferroquelatase. Quando há um alelo nulo, a probabilidade de lesão hepática é aparentemente maior. A deficiência da ferroquelatase resulta em aumento das protoporfirinas nos eritrócitos, fezes e plasma, sem alteração da excreção urinária das porfirinas, pois a protoporfirinas são insolúveis em água. A protoporfirina é ativada pela luz, ocorrendo os fenômenos fotodinâmicos que geram dano tecidual.

Manifestações clínicas

Alguns doentes desde bebês já apresentam enorme sensibilidade ao sol com queimação e prurido, especialmente na face e no dorso das mãos. De modo geral, as lesões cutâneas de fotossensibilidade estão presentes em graus extremamente variáveis, desde simples sensações de queimação até lesões eritematoedematosas urticariformes e, às vezes, purpúricas, das áreas expostas, particularmente nariz, face e dorso das mãos. As bolhas são raras e, cronicamente, podem surgir lesões cicatriciais importantes, atrofias e espessamentos céreos da face e dorso das mãos, particularmente nas regiões metacarpofalangianas e interfalangianas, lembrando, do ponto de vista morfológico, a lipoidoproteinose **(FIGURA 58.3)**.

Rugas em torno aos lábios são comuns mesmo em doentes jovens. Pode ocorrer foto-onicólise.

Anemia hemolítica, cálculos renais, colelitíase, alterações hepáticas e até cirrose podem ocorrer, sendo que em cerca de 5% dos doentes pode haver insuficiência hepática de gravidade a exigir transplante.

Histopatologia

Revela vesículas subepidérmicas e acúmulos de material homogêneo eosinófilo amorfo, PAS positivo, em torno dos vasos da derme papilar. A histoquímica revela a presença nesses depósitos de glicoproteínas, mucopolissacarídeos ácidos e lipídeos e a imunofluorescência revela depósitos de IgG. O aspecto é muito semelhante ao encontrado na lipoidoproteinose, dela diferindo por encontrar-se exclusivamente nas áreas expostas, além do que, na lipoidoproteinose, o material referido deposita-se, não só em torno a vasos, como também em torno a glândulas sudoríparas e nervos. Nos doentes com alterações hepáticas, há grande quantidade de protoporfirina na bile e no tecido hepático.

Diagnose

A suspeita clínica é confirmada pelo aumento de protoporfirina nas hemácias, achado que confirma a diagnose. O plasma também apresenta níveis aumentados de protoporfirina e, em 60% dos casos, há aumento fecal de protoporfirina que, no entanto, não é específico. A excreção das porfirinas pela urina é normal. Teste elementar para diagnose é a fluorescência de suspensão salina de eritrócitos é positiva em 5 a 30% dos casos. Na diagnose diferencial, além da lipoidoproteinose, devem ser lembradas a hidroa vacciniforme, a erupção polimorfa à luz, o lúpus eritematoso, a urticária solar e outras porfirias, particularmente a coproporfiria eritropoiética e a protoporfiria eritropoiética.

Tratamento

Como tratamento, além das medidas de fotoproteção, tem sido utilizado o betacaroteno por via oral. Os níveis mínimos de caroteno sérico devem ser mantidos em torno de 600 μg/100 mL, o que é obtido pela administração de 90 a 180 mg/dia de betacaroteno (em crianças 30-90 mg/dia). Os efeitos terapêuticos máximos somente ocorrem 1 a 3 meses após o início da terapêutica. O mecanismo de ação do betacaroteno é desconhecido, porém, sabe-se que sua ação não é devida à função de filtro solar, admitindo-se que absorva radicais livres ativos liberados pela interação radiação solar/porfirinas.

No caso de cirurgias de transplante hepático, nesses doentes os focos luminosos cirúrgicos devem ser empregados com filtros acrílicos amarelos que absorvam radiações de até 460 nm, pois o uso de focos com luzes comuns, pela alta concentração de protoporfirina exposta durante o ato cirúrgico, podem causar, no pós-operatório, queimaduras graves, hemólise maciça e neuropatias.

COPROPORFIRIA ERITROPOIÉTICA

Muito rara, somente foi descrita em poucos doentes. Caracteriza-se por lesões semelhantes às da protoporfiria eritropoiética com prurido, queimação e edema em áreas expostas. Bioquimicamente, caracteriza-se por aumento da protoporfirina e coproporfirina III nas hemácias, com excreção urinária e fecal de porfirinas normal. O defeito enzimático que a produz não foi ainda determinado.

PORFIRIA HEPÁTICA AGUDA OU PORFIRIA AGUDA INTERMITENTE

Ocorre em adultos, sendo rara em crianças. É familiar, autossômica dominante, com discreto predomínio em mulheres (4M:1H) e caracteriza-se por lesões no sistema nervoso central, periférico e autonômico não ocorrendo lesões na pele.

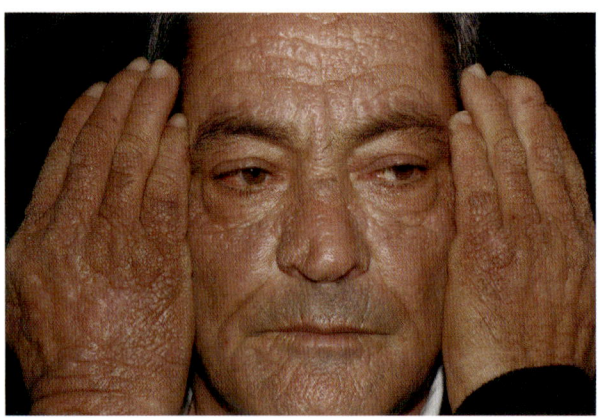

FIGURA 58.3 – Protoporfiria eritropoiética. Cicatrizes e pápulas céreas nas áreas fotoespostas.

Patogenia

Os defeitos enzimáticos são deficiência da porfobilinogênio deaminase por mutações (acima de 200) no gene *HMBS* que a codifica e que se localiza no 11q23.3. Além disso, há acúmulo secundário de ALA no fígado e aumento da atividade da ALA-sintetase. Resulta acúmulo de porfobilinogênio e ALA que são excretados pela urina em grandes quantidades nos períodos de crise.

Aparentemente, apenas o defeito genético não é suficiente para o desenvolvimento da doença, sendo necessários outros fatores, particularmente fármacos que induzem o citocromo p-450 hepático para que a doença se manifeste. Dos portadores do defeito gênico, apenas 10% desenvolvem a enfermidade, corroborando a necessidade de fatores coadjuvantes associados para a eclosão da doença. Além do álcool, as seguintes substâncias são as mais importantes no desencadeamento da porfiria aguda intermitente: anfetaminas, antipirina, barbitúricos, carbamazepina, clorpropamida, cloroquina, danazol, diaminodifenilsulfona, diclofenaco, hidantoína, dramamina, ergotamina, eritromicina, furosemida, griseofulvina, metais pesados, hidralazina, meprobamato, metildopa, ácido nalidíxico, nitrazepan, nortriptilina, pentazocina, fenilbutazona, pirazinamida, rifampicina, sulfas, sulfonilureias, estrogênios e progestogênios, teofilina, tolbutamida e ácido valproico.

Manifestações clínicas

Os ataques agudos, frequentemente desencadeados pelas substâncias referidas, caracterizam-se por crises abdominais com dores difusas ou localizadas em cólicas intermitentes acompanhadas, por vezes, de febre baixa e podem ocorrer sintomas neurológicos e psiquiátricos. A diagnose pode ser extremamente difícil e, não raramente, os sintomas abdominais levam a laparotomias exploradoras. Nas cirurgias, é necessário cuidado com a exposição lumínica das vísceras, pois são descritas lesões fototóxicas viscerais que podem levar a deiscências de suturas.

As anormalidades neurológicas decorrem da competição entre o ácido γ-aminobutírico importante neurotransmissor do sistema nervoso central e o ácido δ-aminolevulínico que é estruturalmente semelhante. As manifestações neurológicas caracterizam-se por alterações do sistema nervoso central como convulsões ou alterações do sistema nervoso periférico, neuropatias sensitivas e motoras com dor, fraqueza, tetraparesia flácida e até paralisias, podendo haver inclusive insuficiência respiratória.

Os sintomas psiquiátricos são variados, ansiedade, depressão, insônia, alucinações, confusão mental e alterações psicóticas. Pode haver distúrbios eletrolíticos como hiponatremia e a urina apresenta cor escura, de vinho do Porto, pelo acúmulo de porfobilina produto da oxidação do porfobilinogênio.

Diagnose

Além dos dados clínicos, permite a diagnose o aumento de ALA e porfobilinogênio na urina. A diagnose diferencial é difícil, pois a enfermidade simula doenças gastrintestinais e neurológicas. Deve ainda ser diferenciada da intoxicação por chumbo, que provoca neuropatia periférica e dores abdominais.

Tratamento

Não há tratamento específico, mas o doente deve ser hospitalizado e é útil a administração de glicose intravenosa, 2 L/dia de glicose a 20% em doses divididas de 500 mL a cada 6 horas para inibir a δ-aminolevulino-sintetase.

Também é útil a infusão de hematina (250-400 g/dia) e devem ser retiradas e evitadas substâncias agravantes como barbitúricos, estrogênios e todas as outras já referidas.

PORFIRIA POR DEFICIÊNCIA DA ALA-SINTETASE

Forma extremamente rara de porfiria na qual ocorrem manifestações semelhantes à porfiria aguda intermitente, não existindo manifestações cutâneas da doença. A patogenia é desconhecida e admite-se que estresse e álcool possam precipitar crises da doença.

Patogenia

Há deficiência (menos de 5% do nível normal) da ALA-sintetase.

Manifestações clínicas

Os sintomas são superponíveis aos observados na porfiria aguda intermitente.

Diagnose

Clínica e laboratorial, observando-se nos poucos doentes descritos aumento de ALA, coproporfirinas e, em menor intensidade, de uroporfirinas na urina, e, em alguns doentes, aumento de copro e protoporfirina fecal. Todos os pacientes exibem aumento de protoporfirina nos eritrócitos e também se registrou aumento de ALA, copro e protoporfirina no plasma.

PORFIRIA POR DEFICIÊNCIA DE ALA-DESIDRATASE (PORFIRIA DOSS)

Resulta de deficiência da ALA-desidratase causada por duas condições clínicas, intoxicação por chumbo que substitui o zinco da ALA-hidratase, bloqueando-a, e tirosinemia hereditária tipo I que aumenta a succilacetona que inibe a ALA-desidratase.

Clinicamente, assemelha-se à porfirina aguda intermitente cursando com parestesias, dores nos membros e vômitos. Laboratorialmente, há aumento urinário da ALA e aumento urinário e fecal do coproporfobilinogênio III.

PORFIRIA HEPÁTICA CRÔNICA OU PORFIRIA CUTÂNEA TARDA

Forma mais comum de porfiria. Predomina em homens, particularmente usuários de álcool. Reconhecem-se duas formas principais de porfiria cutânea tarda, uma forma hereditária, autossômica dominante, que ocorre em jovens e uma forma adquirida, mais comum, que ocorre em adultos, em geral acima dos 40 anos, na qual também admite-se haver influência genética, mas que é desencadeada por álcool e substâncias como barbitúricos, fenil-hidrazina, hormônios esteroides, hexaclorobenzeno e derivados fenólicos. Também podem desencadear o processo, infecções virais como a hepatite C e a infecção pelo HIV, sendo comum ocorrer coinfecção por esses dois vírus.

Patogenia

Nas formas hereditárias da porfiria cutânea tarda, também chamada **tipo II**, há deficiência da uroporfobilinogênio decarboxilase (diminuição de cerca de 50%) em todos os tecidos, inclusive hemácias e fibroblastos, por mutações no gene codificador da enzima, localizado no cromossomo 1p34. A penetração do gene é baixa, cerca de 20% e, por essa razão, a presença de história familiar é baixa, cerca de 7% dos casos. Pelo mesmo motivo, a maioria dos indivíduos com a alteração gênica não manifesta a doença, sendo talvez necessária a participação de outros fatores no desencadear da afecção.

Além das formas hereditárias, existe uma forma adquirida de porfiria cutânea tarda, também designada tipo I, (cerca de 80% dos casos) em que a deficiência da uroporfobilinogênio decarboxilase ocorre apenas no fígado, o que se explicaria por defeito genético restrito ao fígado ou pela exposição a substâncias químicas capazes de inibir a enzima no fígado, e não nas hemácias. Essa forma também é designada "porfiria cutânea tarda tóxica" e decorre de redução da uroporfirina decarboxilase pela exposição a substâncias químicas tóxicas. Foram descritas epidemias na Turquia pelo consumo de farinha contaminada por hexaclorobenzeno e por exposição acidental à dioxina em indústrias. Algumas dessas substâncias, como o álcool, produzem a doença apenas em alguns indivíduos sugerindo certa predisposição genética, mas outras substâncias como hidrocarbonetos aromáticos poli-halogenados produzem a doença em todos indivíduos expostos, não exigindo, portanto, especial predisposição genética.

Existem ainda doentes que têm história familiar de **porfiria cutânea tarda tipo I** e que, no entanto, têm concentrações normais de uroporfobilinogênio decarboxilase nas hemácias. Nesses doentes, ou haveria produção de uroporfobilinogênio decarboxilase imunoquimicamente indistinguível da enzima normal, mas com especial suscetibilidade à inibição no fígado, ou haveria um segundo defeito gênico não relacionado à uroporfobilinogênio decarboxilase. Esses doentes são, por vezes, classificados como portadores de porfiria cutânea tarda **tipo III**.

Também existe associação entre porfiria cutânea tarda e hemocromatose, admitindo-se que o gene da hemocromatose também atue na gênese da porfiria cutânea tarda. Na verdade, é extremamente importante em todas as formas de porfiria cutânea tarda, o papel patogênico dos excessos de ferro depositados, encontrando-se sempre aumento das concentrações séricas de ferro e ferritina.

Nas formas hereditárias, a deficiência de uroporfobilinogênio decarboxilase determina excreção aumentada de uroporfirinas I e III e coproporfirinas na urina e aumento de isocoproporfirinas nas fezes.

Nas formas adquiridas, as substâncias desencadeantes atuam de vários modos. O álcool inibe algumas enzimas como a uroporfobilinogênio decarboxilase, a ferroquetalase e a ALA-desidratase. Os estrogênios interferem na ALA-sintetase hepática, o hexaclorobenzeno inibe a uroporfobilinogênio decarboxilase e o ferro inibe a uroporfobilinogênio decarboxilase.

Como via final comum, a uroporfirinogênio descarboxilase é inativada por inibidores gerados no fígado, acumulando-se uroporfirinas que se difundem do plasma para os tecidos, causando reação fototóxica na pele exposta ao sol. Ocorre lise celular na derme superficial com formação de vacúolos que, confluindo, provocam a formação de bolha abaixo da lamina basal.

Manifestações clínicas

As lesões cutâneas na face, pescoço e dorso das mãos consistem em eritema, vesicobolhas e erosões após exposição ao sol e, com o decurso da doença, há aumento da fragilidade cutânea, cicatrizes atróficas, formação de *milia* e hiperpigmentação que pode se acompanhar de hipopigmentação moteada **(FIGURA 58.4)**. Há hipertricose facial, especialmente nas têmporas e regiões zigomáticas **(FIGURA 58.5)**. Pode haver elastose solar mais intensa e foto-onicólise. Alguns doentes desenvolvem lesões cutâneas esclerodermiformes, especialmente em áreas expostas do pescoço, porções superiores do tronco e dorso, mas que, eventualmente, atingem regiões não expostas. Podem atingir o couro cabeludo produzindo alopecia cicatricial e também podem causar esclerodactilia. Essas lesões assemelham-se à esclerodermia tanto clínica como histopatologicamente, admitindo-se que decorram da indução da síntese de colágeno pela uroporfirina **(FIGURA 58.6)**.

A urina é vermelha pelo aumento de excreção de uro e coproporfirinas. São doenças que podem estar associadas a alcoolismo, hemocromatose, infecções virais, hepatites principalmente tipo C e B, infecção pelo HIV, citomegalovirose, talassemia-β, insuficiência renal, carcinoma hepatocelular,

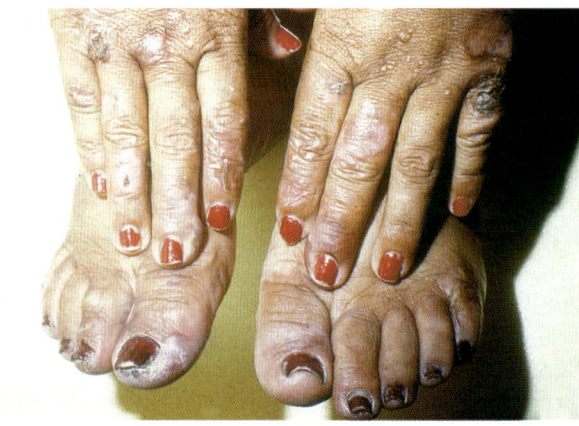

FIGURA 58.4 – Porfiria cutânea tarda. Lesões cicatriciais e *milia* no dorso das mãos.

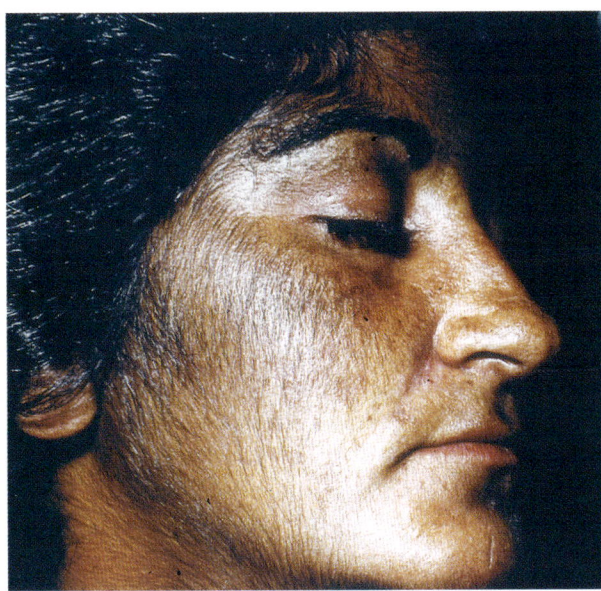

FIGURA 58.5 – Porfiria cutânea tarda. Hipertricose e hiperpigmentação intensas da face.

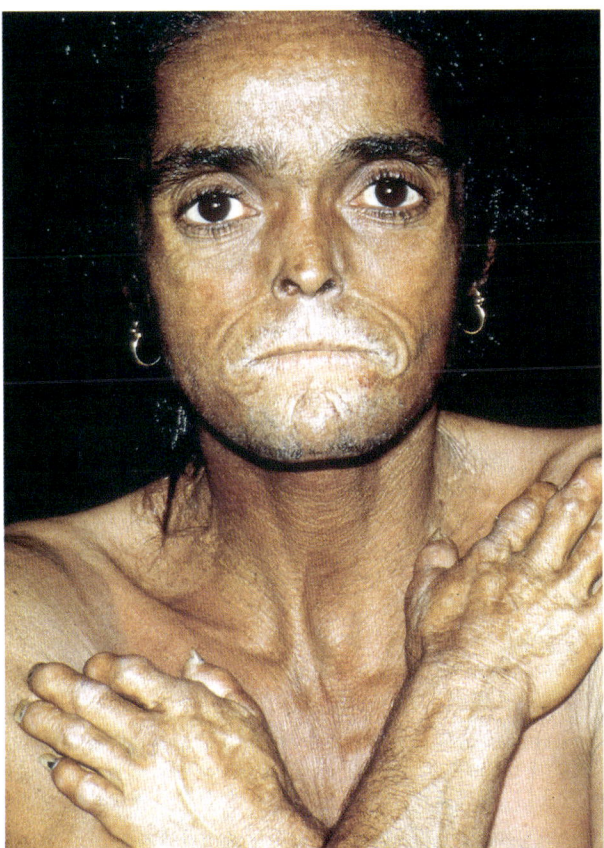

FIGURA 58.6 – Porfiria cutânea tarda. Hiperpigmentação e lesões esclerodermiformes na face e dorso das mãos.

diabetes melito, lúpus eritematoso e doenças hematológicas malignas.

Histopatologia

Caracteriza-se pela presença de bolhas subepidérmicas em cuja base avultam as papilas dérmicas com suas formas preservadas. Praticamente, não existe infiltrado inflamatório e a coloração PAS pode revelar discreto espessamento dos vasos das papilas dérmicas. À imunofluorescência, observam-se depósitos de IgG e C3 de padrão granular na zona de membrana basal (ZMB) e nas paredes vasculares. As lesões esclerodermiformes são histologicamente indistinguíveis da esclerodermia.

Diagnose

Além dos dados clínicos, a diagnose é confirmada pelo exame histopatológico, imunofluorescência direta e aumento das uroporfirinas I e III e coproporfirinas urinárias, além do aumento das isocoproporfirinas nas fezes. O exame da urina com lâmpada de Wood é útil.

Na diagnose diferencial, devem ser consideradas a porfiria variegata, a pseudoporfiria, renal e por drogas, a esclerodermia e a epidermólise bolhosa adquirida.

Tratamento

O tratamento consiste na proibição da ingestão de álcool e substâncias hepatotóxicas. Proteção contra a luz é imprescindível. Sangrias periódicas são úteis, geralmente removendo-se 500 mL (em crianças 150-200 mL) de sangue semanal ou bissemanalmente até diminuição da taxa de hemoglobina a 10 g/100 mL. A sangria é o tratamento de escolha quando há hemocromatose associada. Geralmente, os níveis de uroporfirina se normalizam após 5 a 12 meses de tratamento e as recidivas surgem, em média após 2,5 anos do término do tratamento. A sangria é contraindicada nas seguintes situações: cirrose hepática, infecções pelo HIV, doença cardiovascular, anemia e em crianças. Apesar de relatos atribuindo desencadeamento de porfiria pelos antimaláricos, esses agentes são bastante utilizados com bons resultados, cloroquina 125 mg duas vezes/semana (crianças 3 mg/kg) ou hidroxicloroquina 200 mg duas vezes/semana. Esses fármacos podem ser empregados isoladamente ou associadamente às sangrias e admite-se que formem complexos com as porfirinas aumentando sua excreção biliar. Outros possíveis mecanismos de ação dos antimaláricos são inibição da produção de porfirinas e aumento da sua excreção, redução da atividade da ALA-sintetase, quelação do ferro do hepatócito que é posteriormente eliminado. A remissão obtida com os antimaláricos é de cerca de 17 a 27 meses.

Outra substância útil é a desferrioxamina que leva a remissões mais precoces. Atua quelando o ferro hepático, sendo útil em porfiria cutânea tarda com insuficiência renal. Quanto ao interferon, utilizado principalmente quando há associação com hepatite C, existem relatos de melhora bem como relatos de piora das lesões de porfiria.

PORFIRIA VARIEGATA OU PORFIRIA HEPÁTICA MISTA

Rara variedade de porfiria, hereditária, autossômica dominante, que é mais prevalente na África do Sul, embora ocorra em todas as regiões do mundo.

Patogenia

O defeito genético básico decorre de mutações no gene que codifica a protoporfirinogênio-oxidase localizado no cromossomo 1q22 e que determinam deficiência (50% dos níveis normais) dessa enzima, comprometendo-se assim a ação catalisadora da enzima na oxidação do coproporfirinogênio I e III e do uroporfirinogênio I para a produção do protoporfirinogênio IX. Resulta também acúmulo de protoporfiria.

Em alguns doentes com formas graves de porfiria variegata, associam-se mutações no gene da hemocromatose localizado no cromossomo 6p21.3.

Também ocorre, mas não é específico da doença, ocorrendo, também, na porfiria aguda intermitente, aumento da ALA-sintetase no fígado desses doentes.

Manifestações clínicas

Caracterizam-se por lesões semelhantes às de porfiria cutânea tarda e manifestações de porfiria aguda intermitente, que podem ocorrer isolada ou simultaneamente em um mesmo doente.

As lesões cutâneas, semelhantes às lesões de porfiria cutânea tarda, são mais frequentes nos homens e as manifestações de porfiria aguda intermitente são mais comuns nas mulheres.

Como diferenças com a porfiria cutânea tarda, verifica-se que, na porfiria variegata, as lesões cutâneas ocorrem mais precocemente, na 2ª e 3ª década, enquanto na porfiria cutânea tarda, habitualmente, as lesões surgem na 3ª e 4ª década e, além disso, essas lesões acompanham-se de sintomatologia abdominal e neurológica idêntica à da porfiria aguda intermitente. Outro fato observado na porfiria variegata é a associação das lesões de fotossensibilidade com trauma mecânico e a presença ocasional de manifestações tipo fotossensibilidade mais aguda, eritema, edema e sensação de queimação.

Histopatologia

O quadro histopatológico cutâneo é representado por vesículas subepidérmicas indistinguível do quadro histopatológico observado na porfiria cutânea tarda.

Diagnose

Além do quadro clínico, a diagnose é confirmada pelos achados histopatológicos e laboratoriais. Nas crises agudas, a excreção urinária de ALA e de porfobilinogênio está aumentada, normalizando-se entre as crises, o que não ocorre na porfiria aguda intermitente, na qual, mesmo entre as crises, os níveis dessas substâncias apresentam-se elevados. O mesmo ocorre em relação aos níveis fecais de proto e coproporfirinas. Além disso, na porfiria variegata, os níveis de uroporfirina na urina são moderadamente elevados e os níveis de coproporfirinas são maiores, enquanto, na porfiria cutânea tarda, observa-se o contrário: níveis de uroporfirina na urina muito mais elevados em relação às coproporfirinas. Contudo, a excreção fecal de porfirinas é habitualmente muito maior, acima de 500 μg/g de peso seco na porfiria variegata em relação à porfiria cutânea tarda. Além disso, a relação protoporfirina-coproporfirina nas fezes é geralmente maior que 1,5/1 na porfiria variegata, enquanto essa relação é menor que 1 na porfiria cutânea tarda pelo característico aumento de isocoproporfirina que ocorre nessa última forma de porfiria.

Na diagnose diferencial, obviamente, devem ser consideradas a porfiria aguda intermitente e seus diferenciais e a porfiria cutânea tarda e outras dermatoses com fotossensibilidade e doenças bolhosas.

Tratamento

Para as manifestações agudas, devem ser tomadas as mesmas medidas enumeradas para a porfiria aguda intermitente, especialmente evitar-se o uso de substâncias desencadeantes. Os resultados da administração de glicose e hematina não estão estabelecidos. A proteção solar deve ser rigorosa e antimaláricos e sangrias não são efetivos.

COPROPORFIRIA HEREDITÁRIA

Forma rara de porfiria de caráter familiar e herança autossômica dominante que provoca crises abdominais semelhantes a porfiria aguda intermitente e manifestações de fotossensibilidade cutânea.

Patogenia

Decorre de mutações no gene que codifica a coproporfirinogênio-oxidase localizado no cromossomo 3q12. Essas alterações gênicas determinam deficiência na produção da coproporfirinogênio-oxidase, uma enzima mitocondrial que catalisa a conversão do coproporfirinogênio a protoporfirinogênio III. Como consequência da deficiência da enzima, grandes quantidades de coproporfirina III são excretadas na urina e predominantemente nas fezes. As lesões cutâneas ocorrem possivelmente porque as porfirinas hidrofóbicas predominam no plasma, enquanto as porfirinas hidrofílicas a uroporfirina, sobretudo, predominam na pele. Metade dos indivíduos que apresentam essas alterações gênicas não expressam o fenótipo, sendo assintomáticos.

Manifestações clínicas

As manifestações sistêmicas se aproximam das manifestações da porfiria intermitente aguda caracterizadas por crises abdominais com dor, vômitos, obstipação e neuropatias, além de sintomas psiquiátricos. Apenas 20 a 30% dos doentes apresentam manifestações de fotossensibilidade semelhantes às da porfiria cutânea tarda e porfiria variegata. Em crianças, têm sido descritos quadros idênticos aos da hidroa vacciniforme, com vesículas, bolhas, cicatrizes e queimação após exposição solar. Hipertricose e hiperpigmentação são mais frequentes nos adultos.

Foram descritas formas graves em recém-nascidos com icterícia, hepatoesplenomegalia, anemia hemolítica e fotossensibilização, que correspondem à variante homozigótica na qual os níveis da coproporfirinogênio-oxidase são inferiores a 10% dos níveis normais. Essa forma é denominada **harderoporfiria**.

Diagnose
Clínica e laboratorial pela demonstração de níveis elevados de coproporfirina III na urina e principalmente nas fezes.

Tratamento
Evitarem-se substâncias indutoras. Há relatos de benefícios da glicose e hematina, como já mencionado para a porfiria aguda intermitente.

PORFIRIA HEPATOERITROPOIÉTICA
Corresponde a defeito homozigótico do gene que codifica a uroporfobilinogênio-decarboxilase que é produzida em baixas quantidades, cerca de 7 a 8% de seu nível normal. Portanto, é uma forma homozigótica da porfiria cutânea tarda, mas não existe evidência da ação desencadeante por drogas.

Manifestações clínicas
As manifestações são precoces, geralmente iniciando-se no 1º ano de vida, e simulam as manifestações da porfiria eritropoiética congênita. A urina é escura, há manifestações intensas de fotossensibilidade, vesicobolhas e prurido e, ao longo do tempo, estabelecem-se hipertricose, hiperpigmentação, lesões esclerodermoides e diminuem os fenômenos de fotossensibilidade. Os dentes são fluorescentes e pode existir encurtamento das falanges distais. Podem haver manifestações oculares, ectrópio e comprometimento da esclera. Esplenomegalia é rara e pode ocorrer anemia hemolítica.

Histopatologia
Demonstra bolhas subepidérmicas semelhantes às observadas na porfiria cutânea tarda e há depósitos de material PAS positivo em torno aos capilares da derme.

Diagnose
Clínica e confirmada laboratorialmente pelo aumento das uroporfirinas I e III na urina, aumento da copro e isocoproporfirinas nas fezes e aumento de protoporfirinas nas hemácias, o que sugere síntese anormal das porfirinas tanto no fígado como na medula óssea.

Na diagnose diferencial, devem ser consideradas as demais porfirias, especialmente as que ocorrem na infância, porfiria eritropoiética congênita, porfiria cutânea tarda, protoporfiria eritropoiética.

Tratamento
Não existe tratamento específico, a não ser fotoproteção rigorosa. A sangria não atua sobre a doença.

PSEUDOPORFIRIA
Alteração fototóxica cujo quadro clínico simula mais comumente a porfiria cutânea tarda e, menos frequentemente, a protoporfiria eritropoiética, mas, em ambas as situações, não há alterações das porfirinas. A pseudoporfiria, que se expressa com quadro clínico semelhante ao da protoporfiria eritropoiética, tem sido descrita de modo quase exclusivo em crianças com artrite reumatoide recebendo naproxeno.

Esses quadros podem se desenvolver em duas condições: exposição a determinadas substâncias ou em doentes com insuficiência renal crônica em hemodiálise há longo tempo, 5 a 7 anos geral. Também se descrevem casos em indivíduos excessivamente expostos à radiação UV em câmaras de bronzeamento.

Patogenia
A compleição clara com pele e olhos claros representa significativo fator de risco para essa manifestação. Os agentes mais comumente envolvidos nessa especial fototoxicidade são os anti-inflamatórios não esteroides, particularmente o naproxeno, oxaprozina e cetotifeno e também outros como furosemida, tetraciclinas, isotretinoína eritropoietina, ácido nalidíxico, piridoxina, cefepima, ciprofloxacino, clortalidona, amiodarona, 5-fluoruracil, imatinibe, ciclofosfamida, ácido acetilsalicílico, sulfona e sulfonamidas. Na infância, o quadro ocorre mais frequentemente em crianças com artrite reumatoide juvenil sob tratamento com anti-inflamatórios. O mecanismo pelos quais as drogas produzem a erupção é desconhecido, admitindo-se que ocorra reação fototóxica não imunológica e que, pela interação da droga com a radiação UV, liberem-se moléculas quimicamente reativas que levariam à lesão da membrana celular.

Com relação aos quadros de pseudoporfiria observados em doentes com insuficiência renal em hemodiálise (8-18%), sabe-se que apresentam níveis plasmáticos de porfirinas 2 a 4 vezes maior.

Esses aumentos podem ocorrer por várias razões, diminuição do *clearance* renal, diminuição do *clearance* pelos filtros renais, diminuição da uroporfirina deaminase pela uremia ou por sobrecarga de ferro pelo tratamento da anemia desses doentes com transfusões e ainda pela administração de ferro provocando inibição da uroporfirina deaminase.

O mecanismo do processo não é perfeitamente conhecido, admitindo-se que possa haver depuração insuficiente de precursores das porfirinas pela insuficiência renal nos pacientes não dialisados, ou mesmo insuficiente depuração pela hemodiálise, permitindo acúmulo de porfirinas na pele. Além disso, os doentes em hemodiálise poderiam estar expostos ou produzir compostos capazes de alterar a síntese da heme.

Também se admite a possibilidade de participação na gênese das lesões do hidróxido de alumínio que é encontrado nas soluções de diálise, pois sua administração, a longo prazo, em ratos, produz lesões porfiria símiles.

Manifestações clínicas

Os doentes podem apresentar quadros idênticos à porfiria cutânea tarda com fragilidade cutânea, vesículas, bolhas e erosões nas áreas fotoexpostas, mas nunca ocorrem hipertricose, hiperpigmentação, *milia* e alterações esclerodermoides. Pode haver associação com vitiligo e, nessa condição, as lesões atingem as áreas despigmentadas. As áreas normalmente pigmentadas estariam protegidas pela melanina **(FIGURA 58.7)**.

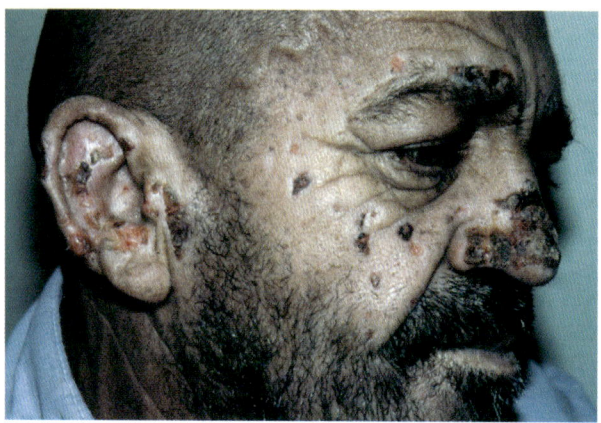

FIGURA 58.7 – Pseudoporfiria. Lesões indistinguíveis da porfiria cutânea tarda em doente renal.

Menos frequentemente, os doentes, especialmente crianças, apresentam quadro semelhante à protoporfiria eritropoiética com eritema, ardor, vesículas, cicatrizes varioliformes e espessamento céreo da pele da face.

Histopatologia

Revela bolha subepidérmica com processo inflamatório dérmico mínimo ou ausente. A coloração PAS revela depósito mínimo ou ausente nos vasos dérmicos superficiais. À imunofluorescência direta, há depósitos granulosos de IgG e C3 na ZMB e a imunofluorescência indireta é negativa. Portanto, o quadro histopatológico é praticamente indistinguível da porfiria cutânea tarda.

Diagnose

É clínica, considerando-se a história de exposição a drogas ou insuficiência renal crônica com hemodiálise e confirma-se pelo quadro histopatológico e ausência de porfirinas na urina e fezes.

Na diagnose diferencial, deve-se considerar a epidermólise bolhosa hereditária e adquirida, a porfirina cutânea tarda e a protoporfiria.

Tratamento

É essencial a suspensão dos agentes desencadeantes. Deve-se lembrar que, mesmo após a retirada da substância causal, o processo pode continuar ativo por semanas e a fragilidade cutânea pode persistir por meses. Se o paciente necessita de anti-inflamatórios, os menos sensibilizantes em relação ao naproxeno são o diclofenaco, a indometacina e o sulindaco. Obviamente, é fundamental evitar exposição solar, utilizar fotoprotetores e vestir roupas adequadas.

CAPÍTULO 59

MUCINOSES E MUCOPOLISSACARIDOSES

MUCINOSES

Compreendem um grupo heterogêneo de afecções que apresentam depósito anormal de mucina disposta difusa ou localizada na pele.

A mucina é constituída por um complexo hialurônico-proteico que é um componente normal do tecido conectivo, produzido pelos fibroblastos. É uma mistura de glicosaminoglicanos ácidos que podem estar fixados a um núcleo proteico como o dermatan sulfato ou podem dispor-se livremente como o ácido hialurônico, o principal componente da mucina dérmica. Pela enorme capacidade de absorção de água, a mucina tem importante função na manutenção das condições hidreletrolíticas da derme. A demonstração da mucina nos tecidos exige colorações especiais, *alcian blue*, ferro coloidal ou azul de toluidina.

Imunoglobulinas e citocinas, IL-1, TNF, TGF-β1 podem favorecer a síntese de glicosaminoglicanos como ocorre no líquen mixedematoso, na doença de Graves e no lúpus eritematoso.

Existem mucinoses nas quais o depósito é predominantemente composto por condroitin sulfato, são as chamadas mucopolissacaridoses; em outras mucinoses, o depósito é essencialmente de ácido hialurônico, compondo outro grupo de mucinoses.

As mucinoses são classificadas em primárias, quando a característica fundamental do processo é o depósito de mucina, e secundárias, quando o depósito de mucina associa-se a outras alterações histopatológicas.

As mucinoses primárias podem ser inflamatório-degenerativas ou neoplásico-hamartomatosas.

As mucinoses inflamatório-degenerativas podem ser difusas ou focais e podem ter localização dérmica ou folicular.

As mucinoses inflamatório-degenerativas difusas de localização dérmica compreendem as seguintes afecções: mucinoses de origem tireoidiana (mixedema generalizado, mixedema circunscrito e mixedema pré-tibial) mucinose reticular eritematosa, líquen mixedematoso, escleredema e histiocitose mucinosa progressiva hereditária.

As mucinoses inflamatório-degenerativas de localização folicular compreendem a mucinose folicular e a mucinose folicular urticariforme.

As mucinoses primárias focais ou mucinoses neoplásico-hamartomatosas compreendem as mucinoses cutâneas focais, os cistos mucosos, o nevo mucinoso e os mixomas.

Mucinoses primárias

MUCINOSES INFLAMATÓRIO-DEGENERATIVAS DIFUSAS

Mucinoses de origem tireoidiana

Mixedema generalizado (mucinose cutânea difusa)

É uma manifestação de hipotireoidismo grave de longa duração na qual ocorre deposição difusa de mucina na pele. É a principal manifestação cutânea de hipotireoidismo.

Patogenia

A forma mais comum de hipotireoidismo é o chamado hipotireoidismo primário, causado por insuficiente produção do hormônio tireoidiano como consequência de destruição do tecido glandular por fenômenos autoimunes (tireoidite de Hashimoto), por tratamento com iodo radioativo e, até mesmo, por radioterapia da região do pescoço, por drogas antitireoidianas e outros fármacos (amiodarona, interferon-α, talidomida, inibidores da tirosinocinase imatinibe e sunitinibe, bexaroteno, sulfazoxasol, rifampicina, carbamazepina, fenitoína, fenobarbital, ipilimumabe, etc.) e por doença infiltrativa que invade a tireoide. Outra forma de hipotireoidismo primário decorre de tireoidite linfocitária pós-parto que atinge cerca de 10% das mulheres em geral e 25% das mulheres com diabetes tipo 1. Geralmente trata-se de alteração transitória que dura de 2 a 12 meses e que, às vezes, necessita ser tratada com levotireoxina (T4). Algumas dessas mulheres desenvolvem autoimunidade com produção de anticorpos antitireoidianos antiperoxidase e, nessas mulheres, o risco de hipotireoidismo permanente é maior.

O hipotireoidismo também pode ser provocado pela tireoidite granulomatosa subaguda que atinge especialmente mulheres, caracterizada por dor na tireoide, febre e disfagia. A afecção é geralmente autolimitada não provocando hipotireoidismo permanente.

A causa mais frequente de hipotireoidismo é a deficiência de iodo. Eventualmente excesso de iodo por radio-contraste, amiodarona e suplementos energéticos podem inibir a síntese de hormônio tireoidiano transitoriamente e, mais prolongadamente, em indivíduos que apresentem tireoidite autoimune ou tireoidectomia parcial.

Também existem fatores genéticos propiciadores de hipotireoidismo: polimorfismos do gene *FOXE*, mutações do gene *TPO* que causam deficiência na síntese do hormônio tireoidiano, mutações nos genes *TSHR* (causam insensibilidade ao TSH) e *PAX8* (causam hipotireoidismo congênito por disgenesia ou agenesia da tireoide). Mutações no gene *SLC26A4* causam a síndrome de Pendred que se caracteriza por hipotireoidismo, aumento da tireoide e surdez neurossensorial congênita.

Mutações no gene *AIRE* causam poliendocrinopatia autoimune tipo 1 caracterizada por hipotireoidismo, hipoparatireoidismo, Addison e candidíase mucocutânea crônica. Mutações no mesmo gene *AIRE* podem causar poliendocrinopatia tipo 2 com hipotireoidismo e Addison. O hipotireoidismo pode ser secundário e, nesse caso, há defeito na produção de TSH por doenças hipofisárias, tumores (adenomas), necrose (síndrome de Sheehan), hipofisites linfocíticas, drogas que diminuem a secreção de TSH (dopamina, prednisona, opioides), traumas, radiação ou cirurgia. Finalmente, pode haver hipotireoidismo terciário, que pode ser causado pelas mesmas etiologias, mas envolvendo o hipotálamo, e existe, ainda, uma forma de hipotireoidismo hipotalâmico idiopático, provavelmente secundário à deficiência do hormônio liberador de tireotropina no âmbito hipotalâmico.

Manifestações clínicas

O hipotireoidismo pode ser congênito, juvenil ou adulto.

No hipotireoidismo congênito, pode haver nanismo, retardo mental, manifestações cutâneas e sistêmicas. Sistemicamente, ocorrem sonolência, obstipação intestinal, dificuldades alimentares, diminuição do tônus muscular, persistência da icterícia neonatal e dificuldades respiratórias. Na pele, observa-se entumescimento das regiões periorbitárias, mãos, língua, lábios e genitais. As unhas e os cabelos são quebradiços e pode haver alopecia em áreas. A presença de coxim supraclavicular é muito sugestiva da diagnose.

No hipotireoidismo juvenil, que surge em crianças previamente normais, ocorre baixa estatura, desenvolvimento físico e mental deficiente, retardo da puberdade e pode ocorrer hipertricose nos ombros e na porção superior do dorso.

O hipotireoidismo do adulto ocorre mais frequentemente em mulheres entre os 40 e 60 anos. Há lentidão física e mental, aumento de peso, constipação intestinal, cãibras nos membros inferiores e intolerância ao frio. Pode haver cardiomegalia, megacolo, obstrução intestinal e alterações psiquiátricas, simulando a doença de Alzheimer. A pele apresenta-se seca, pálida, fria e com aspecto céreo amarelado. A sequidão da pele decorre de diminuição da síntese dos esteróis epidérmicos, de diminuição da secreção sebácea, e de hipo-hidrose por alterações das glândulas sudoríparas. A palidez cutânea é determinada por vasoconstrição e pelo aumento da água e mucopolissacarídeos dérmicos. O aspecto céreo é provocado pela presença dos mucopolissacarídeos na derme, os quais também provocam entumescimento das pálpebras, lábios e macroglossia. A deposição de mucina nas cordas vocais provoca rouquidão, outro elemento do quadro clínico.

A xerose pode ser acentuada provocando aspecto de ictiose adquirida ou eczema asteatósico. As regiões palmoplantares e o sulco nasolabial podem apresentar coloração amarelada em decorrência de carotenemia, que ocorre por disfunção hepática, não havendo plena conversão do caroteno em vitamina A. Os cabelos e as unhas são quebradiços, podendo haver alopecia não cicatricial. Também pode ser observada a presença de lesões purpúricas e xantomas, estes decorrentes da hipercolesterolemia.

Histopatologia

Observam-se depósitos de mucina principalmente em torno dos vasos e folículos pilosos e entre as fibras colágenas. As fibras elásticas mostram-se diminuídas.

Diagnose

É clínica, corroborada pela histopatologia e pelos baixos níveis de T4 e, no caso do hipotireoidismo primário, altos níveis de TSH.

A ultrassonografia da tireoide pode auxiliar na diagnose da doença tireoidiana causadora do hipotireoidismo.

Na diagnose diferencial, devem-se considerar os edemas de etiologia múltipla que são facilmente diferenciados por serem depressíveis à palpação, o que não ocorre com o mixedema. Além disso, na diagnose diferencial, devem ser lembradas a lipoidoproteinose, a protoporfiria eritropoiética e as mucopolissacaridoses.

Tratamento

O tratamento precoce do mixedema congênito é crucial para evitar o retardo mental e é realizado, como nas demais formas de mixedema, pela administração de tireoxina, ajustando-se as doses de acordo com os exames laboratoriais.

Mixedema circunscrito

Em alguns casos de hipotireoidismo, em vez de deposição difusa de mucina na pele, ocorrem depósitos localizados sob a forma de infiltrações circunscritas com alterações do tipo elefantíase, nas extremidades ou genitais. O tratamento é a correção do hipotireoidismo.

Mixedema pré-tibial

O mixedema pré-tibial ou localizado caracteriza-se por depósitos de mucina nas regiões pré-tibiais. É habitualmente associado a hipertireoidismo, mais comumente consequente à doença de Graves e surge durante a evolução da enfermidade ou após seu tratamento.

Patogenia

É desconhecida. Verifica-se que o soro de doentes estimula a síntese de mucopolissacarídeos ao nível dos fibroblastos dérmicos. Admite-se que esses fatores séricos podem ser os anticorpos antitireoidianos que se ligam à derme, estimulando a produção de carboidratos e a proliferação de fibroblastos. A maioria dos doentes com mixedema pré-tibial apresenta níveis elevados do estimulador tireoidiano de longa ação (LATS, do inglês *long acting thyroid stimulator*). Alguns autores também admitem participação da imunoglobulina estimulante da tireoide porque verificou-se que fibroblastos das regiões orbitais e pré-tibiais têm receptores para TSH e a TSI.

Mais recentemente, verificou-se que, nesses pacientes, existe IgA2 antifibroblastos capaz de ligar-se ao antígeno de 54 kD de fibroblastos e que talvez também participe da gênese do processo. Os fibroblastos da região tibial seriam especialmente sensíveis a esses possíveis estímulos.

Admite-se, ainda, possível participação de fatores de crescimento tecidual e possível participação de obstrução linfática pela mucina na gênese do mixedema pré-tibial.

Manifestações clínicas

Ocorrem em 1 a 5% dos doentes com enfermidade de Graves que se caracteriza fundamentalmente por bócio, exoftalmo, acropatia tireoidiana (dedos em clava, edema dos tecidos moles das mãos e pés e neoformação óssea periostal) e altos níveis séricos do hormônio LATS. A frequência do mixedema pré-tibial nos doentes com exoftalmo é maior, ocorrendo em 25% dos doentes com essa alteração.

As lesões localizam-se preferencialmente na face anterior das pernas e, apenas excepcionalmente, podem localizar-se na face, ombros, extremidades superiores, abdome inferior ou em cicatrizes. São placas firmes, circunscritas, de cor amarelada. Os folículos pilosos são muito evidentes, conferindo o aspecto em *peau d'orange*. Raramente, pode haver hipertricose e hiper-hidrose das áreas acometidas. **(FIGURA 59.1)**. Ocasionalmente, existem formas tipo elefantíase com grande espessamento da pele, formação de dobras e lesões verrucosas, levando a acentuado aumento do volume do membro acometido **(FIGURA 59.2)**. Como já referido, frequentemente ocorre no curso de hipertireoidismo determinado pela doença de Graves, mas também pode ocorrer no curso de hipotireoidismo provocado pelo tratamento da doença de Graves (tireoidectomia ou supressão da

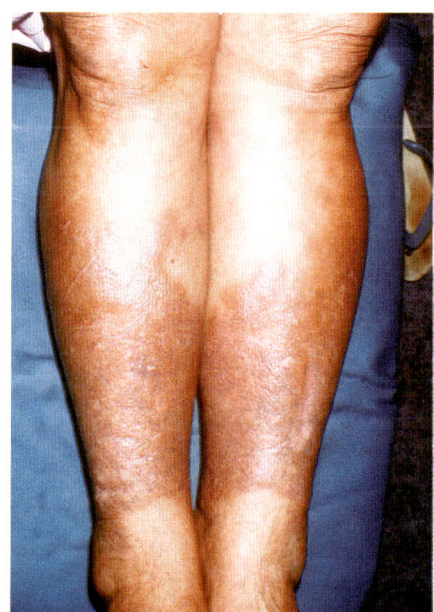

FIGURA 59.1 – Mixedema pré-tibial. Placas circunscritas, de limites nítidos e coloração acastanhada, bilateralmente, nas pernas.

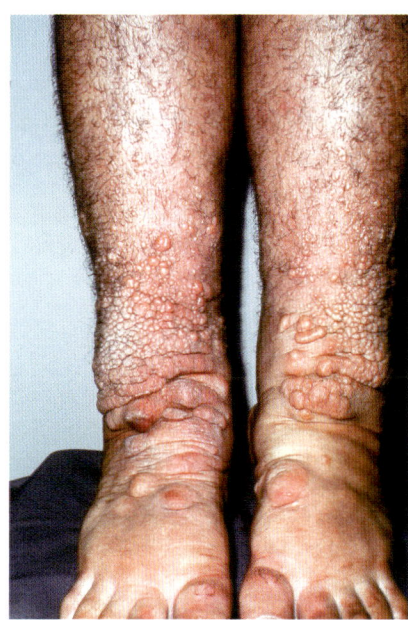

FIGURA 59.2 – Mixedema pré-tibial. Grande espessamento da pele com formação de dobras e lesões verrucosas.

tireoide por drogas ou radiação) ou em doentes com tireoidite de Hashimoto sem tireotoxicose e até mesmo em doentes eutireóideos. A coexistência de exoftalmo, osteoartropatia hipertrófica e mixedema pré-tibial é denominada de **síndrome de Diamond**.

Histopatologia

Demonstra grandes quantidades de mucina separando os feixes colágenos e depositada, principalmente, na derme reticular. Há proliferação fibroblástica intensa com a presença de fibroblastos estelares, infiltrado linfocitário e mastócitos dispostos perivascular e perianexialmente. Nas formas verrucosas, há hiperqueratose, acantose e papilomatose.

Diagnose

É clínica, baseada na história de doença tireoidiana e histopatológica. Na diagnose diferencial, devem ser considerados a elefantíase nostra, o linfedema crônico, o líquen plano hipertrófico e o líquen simples hipertrófico.

Tratamento

Não há tratamento satisfatório. Podem ser tentadas injeções intralesionais de hialuronidase, bem como de triamcinolona 5 mg/mL.

São ainda empregados corticoides potentes sob oclusão.

Recentemente, foram descritos resultados favoráveis com octreotida, análogo da somatostatina, que inibe atividade do fator de crescimento insulina-símile. Também existem relatos de resposta à imunoglobulina intravenosa (que diminuiria a produção de autoanticorpos), de benefícios da compressão mecânica e também da plasmaferese (que removeria as imunoglobulinas da tireoide TSI). Compressão mecânica progressiva com ataduras e meias elásticas pode complementar o tratamento. O mixedema pré-tibial também pode involuir espontaneamente no curso de alguns anos.

Mucinose reticular eritematosa

É uma mucinose primária inflamatório-degenerativa de localização dérmica que atinge predominantemente mulheres e se caracteriza por eritema reticulado persistente, localizado na face anterior do tronco e do dorso (FIGURA 59.3).

Patogenia

É desconhecida. Compartilha com o lúpus eritematoso o agravamento pela luz e a presença de inclusões tubulorreticulares nas células endoteliais observadas em viroses, mas que também surgem quando há produção de altos níveis de interferon. Os fibroblastos dos doentes respondem anormalmente à IL-1β.

Manifestações clínicas

Caracteriza-se por pápulas eritematosas que coalescem configurando padrão reticular, localizadas na face anterior do tronco e dorso, podendo atingir pescoço e abdome (FIGURA 59.3). A exposição solar pode exacerbar as lesões, e o fototeste pode reproduzir a enfermidade. Normalmente, a mucinose eritematosa reticulada não se associa a doenças sistêmicas, mas existem relatos de casos associados a inúmeras doenças, infecção pelo HIV, gamopatias monoclonais, trombocitopenia, lúpus eritematoso, hipotireoidismo, tireoidite de Hashimoto, mixedema, diabetes e carcinomas de mama e de colo.

Histopatologia

Demonstra epiderme normal, pequenos depósitos de mucina na derme superior, infiltrado linfocitário perivascular e, eventualmente, também perifolicular. Em geral, a imunofluorescência é negativa, mas raramente ocorrem depósitos granulosos de IgM, IgA e C3 na zona de membrana basal.

Diagnose

Clínica e com compatibilidade da histopatologia. Na diagnose diferencial, é essencial a exclusão de lúpus eritematoso, infiltração linfocitária de Jessner, dermatite seborreica médio-torácica e pitiríase versicolor.

Tratamento

Pode haver involução espontânea, mas o tratamento com antimaláricos e fotoproteção é efetivo. Os resultados de corticoides tópicos e sistêmicos são variáveis.

Existem relatos de bons resultados com fototerapia por radiação ultravioleta (UVA1) e *dye laser*.

Líquen mixedematoso (mucinose papulosa ou escleromixedema)

Nesta afecção, na qual a função tireoidiana é normal, existem duas formas clinicopatológicas distintas: uma forma papulosa e esclerodermiforme generalizada, denominada escleromixedema, que se acompanha de gamopatia monoclonal com manifestações sistêmicas, e uma forma papulosa localizada sem nenhuma repercussão sistêmica. Existem ainda formas atípicas intermediárias.

Patogenia

Frequentemente, associa-se à paraproteinemia de tipo IgG com predomínio das cadeias λ e, mais raramente, cadeia κ ou IgM e IgA. Demonstra-se que o soro de doentes pode estimular a síntese de DNA e a proliferação de fibroblastos humanos em cultura, capacidade que persiste mesmo após a remoção da paraproteína do soro, indicando a participação de outros fatores séricos, indutores da proliferação de fibroblastos, na gênese do processo.

Remissões clínicas das formas generalizadas após transplante autólogo de células-tronco indica participação da medula óssea como fonte desses possíveis fatores circulantes estimuladores da proliferação de fibroblastos.

Manifestações clínicas

No líquen mixedematoso, as lesões são representadas por pápulas, nódulos ou placas de aspecto céreo. Existem formas localizadas e formas generalizadas. Nas formas localizadas, as áreas preferencialmente atingidas são membros (superiores e inferiores) e tronco. Não há envolvimento sistêmico, paraproteinemia ou doença tireoidiana associada, embora existam descrições de casos associados à infecção pelo HIV, hepatite C e intoxicações por óleos e por triptofano. Na forma generalizada, ocorrem lesões esclerodermiformes com envolvimento sistêmico e paraproteinemia.

Líquen mixedematoso localizado

Compreende algumas variantes morfológicas: mucinose papulosa, mucinose papulosa acral, mucinose cutânea autocurável, mucinose papulosa da infância e formas nodulares puras.

- **Mucinose papulosa:** caracteriza-se por erupção de pápulas em número variável, desde muito poucas a centenas, geralmente da cor da pele, translúcidas, que acometem preferencialmente o tronco e os membros pou-

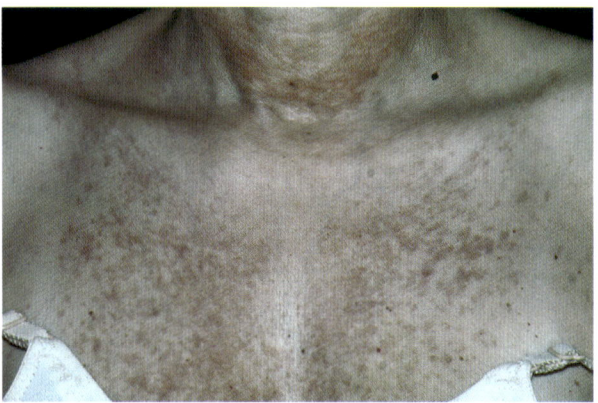

FIGURA 59.3 – Mucinose reticular eritematosa. Manchas lenticulares confluentes. Doente com lúpus eritematoso.

pando a face, não ocorrendo lesões esclerodermiformes (FIGURA 59.4).

- **Mucinose papulosa acral:** mais frequente em mulheres e manifesta-se por múltiplas pápulas da cor da pele ou cor marfim localizadas no dorso das mãos e na superfície extensora da porção distal dos antebraços (FIGURA 59.5).
- **Mucinose cutânea autocurável:** acomete crianças dos 5 aos 14 anos e em adultos. Na forma juvenil, ocorre erupção aguda de lesões papulosas, às vezes com disposição linear acompanhadas de placas infiltradas que se localizam preferentemente na face, pescoço, couro cabeludo, abdome e coxas que podem ser acompanhadas por febre, fraqueza e dores articulares. Tanto nas formas juvenis como adultas, há resolução espontânea das lesões em semanas ou meses.
- **Mucinose papulosa da infância:** caracteriza-se por pápulas da cor da pele, translúcidas, que atingem o tronco e os membros superiores, especialmente os cotovelos e que não mostram tendência à involução espontânea.
- **Mucinose nodular:** caracteriza-se por nódulos múltiplos e placas que se localizam predominantemente no tronco e membros.

Existem descrições de líquen mixedematoso localizado em doentes infectados pelo HIV. Nos casos descritos, houve predomínio de homossexuais e, das formas descritas, predominou a mucinose papulosa e alguns poucos casos desenvolveram mucinose papulosa acral. Apenas poucos doentes apresentaram paraproteinemia, mas não se registrou acometimento sistêmico. Nos casos de líquen mixedematoso localizado associado à intoxicação por triptofano e óleos, as lesões cutâneas são de mucinose papulosa. Nas intoxicações por óleo, o processo se inicia por febre, exantema pruriginoso, pneumonite e eosinofilia e as lesões de mucinose surgem nos membros meses após. Nas intoxicações por triptofano, há febre, mal-estar geral, eosinofilia, mialgias e, meses após, surgem as lesões de mucinose principalmente nos membros e, menos frequentemente, no couro cabeludo, ombros e abdome.

Histopatologia

Na mucinose papulosa, observam-se depósitos de mucina na derme superior e na derme reticular entre os feixes de colágeno. A proliferação fibroblástica é variável e a fibrose não é acentuada, podendo, inclusive, não estar presente.

Na mucinose papulosa acral, os depósitos de mucina dispõem-se focalmente na derme reticular, não ocupando a derme superficial e não há aumento do número de fibroblastos.

Na mucinose da infância, a localização da mucina é superficial.

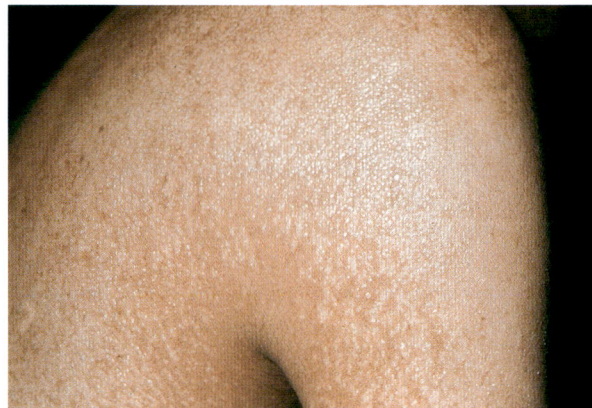

FIGURA 59.4 – Mucinose papulosa (líquen mixedematoso localizado). Pápulas translúcidas confluentes em placas e em arranjos lineares.

Diagnose

É feita pela clínica e confirmada pela histopatologia com demonstração dos depósitos de mucina pelas colorações específicas.

A diagnose diferencial deve ser feita com o líquen plano, erupções liquenoides, granuloma anular papuloso, líquen amiloidótico e colagenoma eruptivo.

Líquen mixedematoso generalizado (escleromixedema)

É a forma generalizada e esclerodermiforme do líquen mixedematoso. Atinge adultos de ambos os sexos e se acompanha de manifestações sistêmicas e gamopatias monoclonais.

Manifestações clínicas

Há erupção disseminada de lesões papulosas céreas atingindo principalmente as mãos, antebraços, face e pescoço. Frequentemente, as lesões papulosas dispõem-se linearmente e sua coalescência leva a espessamento da pele, conferindo aspecto esclerodermiforme difuso, porém, ao contrário do que ocorre na esclerodermia, o espessamento cutâneo observado mostra-se móvel em relação aos planos profundos. Na fronte, a infiltração da pele leva ao aparecimento de grandes

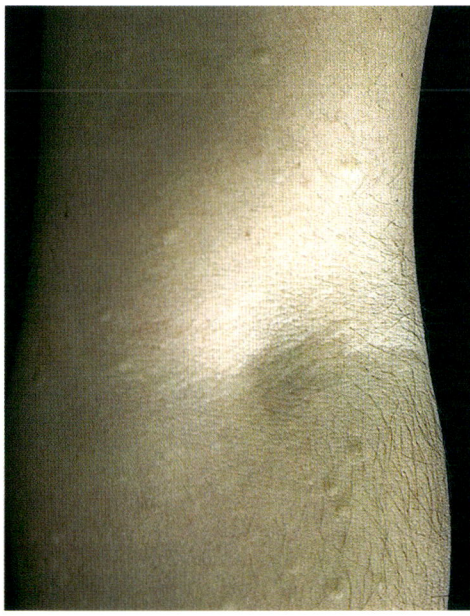

FIGURA 59.5 – Mucinose persistente acral. Pápulas cor da pele, isoladas.

rugas transversais e de sulcos longitudinais na glabela. Nódulos e infiltração difusa das orelhas e regiões anogenitais podem ocorrer (FIGURA 59.6). Evolutivamente, o espessamento da pele leva a endurecimento, esclerodactilia, dificuldade de mobilização das articulações e do movimento da boca. A maioria dos doentes de escleromixedema apresenta gamopatias monoclonais, mais comumente por IgG das cadeias leves λ, mas também ocorrem gamopatias monoclonais por IgM e IgA. Em menos de 10% dos doentes, há evolução a mieloma múltiplo.

Outras manifestações sistêmicas são miosites, levando à fraqueza muscular e disfagia; alterações neurológicas, desde neuropatias periféricas até coma; manifestações reumatológicas, artropatias, síndrome do túnel do carpo; manifestações pulmonares, doença obstrutiva pulmonar crônica e alterações renais.

Histopatologia
Demonstra depósitos de mucina difusos ao longo da derme superior e derme reticular média, proliferação de fibroblastos irregularmente dispostos e aumento do colágeno. As fibras elásticas mostram-se fragmentadas e há discreto infiltrado inflamatório linfoplasmocitário perivascular. Os depósitos de mucina também são encontrados nos órgãos internos acometidos.

Diagnose
Clínica, histopatológica e laboratorial pelo encontro de gamopatia monoclonal ou pelas alterações laboratoriais consequentes ao acometimento dos órgãos internos. Na diagnose diferencial, devem ser considerados a esclerodermia, o escleredema linfomas e a dermatite nefrogênica fibrosante.

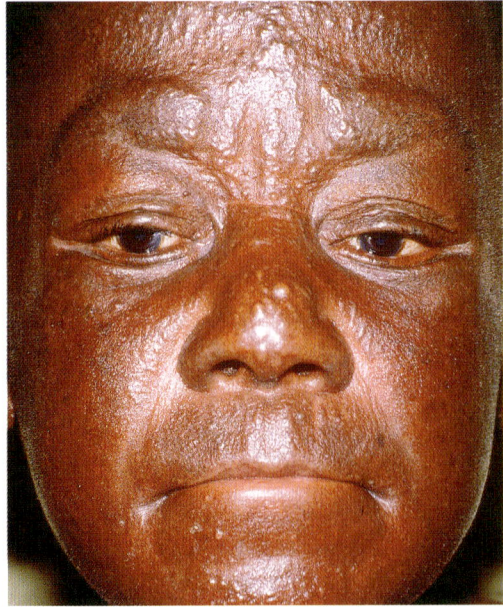

FIGURA 59.6 – Escleromixedema (líquen mixedematoso generalizado). Espessamento difuso da face. Infiltração acentuada na fronte.

Tratamento
Nas formas de líquen mixedematoso localizado, em geral, o tratamento não é necessário. Os corticoides tópicos podem ser úteis.

Para o escleromixedema também não existem tratamentos satisfatórios, mas, pela gravidade, inúmeras terapêuticas foram tentadas com resultados variáveis. O tratamento de eleição é o melfalan (1-10 mg/dia) que apresenta, porém, alto índice de complicações graves, inclusive letais. Outros quimioterápicos também empregados são a ciclofosfamida, clorambucil e metotrexato. Os corticoides sistêmicos oferecem resultados discretos e temporários. Existem relatos esporádicos de várias terapêuticas sobre as quais não existem conclusões cientificamente definidas: prolareno com UVA (PUVA), plasmaferese, fotoquimioterapia extracorpórea, retinoides, fator estimulador de colônias de granulócitos macrófagos, ciclosporina, imunoglobulinas intravenosas em altas doses e, mais recentemente, relatos de bons resultados com talidomida e também com a associação lenalidomida e imunoglobulina intravenosa.

Escleredema
A afecção, também denominada **escleredema de Buschke**, é rara, mais frequente em mulheres, à exceção das formas associadas ao diabetes, que são mais frequentes em homens.

Reconhecem-se associações com infecções, diabetes e discrasias sanguíneas e existem relatos de associação com hiperparatireoidismo, artrite reumatoide, síndrome de Sjögren, infecção por HIV, síndrome lipodistrófica por Aids, insulinomas malignos, tumores carcinoides, paraproteinemia, mieloma, macroglobulinemia de Waldenstrom e púrpura de Henoch Schoeinlein.

Patogenia
É desconhecida. Pela frequência com que ocorre após infecções bacterianas ou virais, aventam-se as hipóteses de hipersensibilidade, particularmente a estreptococos ou lesões de linfáticos. Como existem casos associados a diabetes, admite-se a possibilidade de excesso de estimulação pela insulina, alterações microvasculares e hipóxia participarem na gênese do processo por meio de estímulo aos fibroblastos. Outra hipótese é de haver acúmulo do colágeno por glicosilação ou resistência à degradação pela colagenase.

Manifestações clínicas
Consideram-se três formas clínicas:

1. Forma que acomete predominantemente mulheres de meia-idade e crianças, que é precedida por até 6 semanas de infecção respiratória habitualmente estreptocócica (amigdalite, escarlatina, impetigo ou celulite) e também sarampo e caxumba. Caracteriza-se por aparecimento súbito de edema não depressível e endurecimento difuso da pele, inicialmente da face, atingindo depois pescoço, tronco e porções proximais dos membros superiores (FIGURA 59.7). A movimentação da boca e o ato de engolir podem estar dificultados pelo acometimento da língua

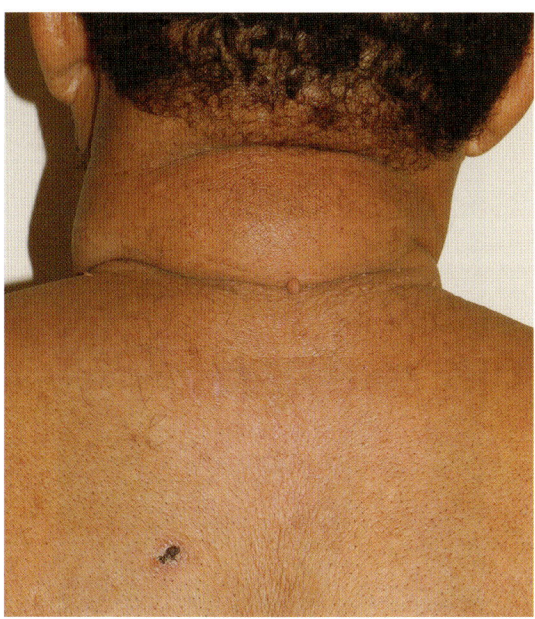

FIGURA 59.7 – Escleredema de Buschke. Tumefação endurecida da nuca e do dorso.

e faringe. Essa forma evolui para resolução espontânea após alguns meses.

2. Existe uma forma semelhante à anterior, de início não agudo, mas insidioso, sem doença infecciosa anterior, que persiste por anos e que pode ser acompanhada de gamopatia monoclonal, mais frequentemente IgG de cadeia leve κ e, às vezes, IgGA.

3. Há uma forma mais comum em homens obesos de meia-idade com diabetes insulinodependente de início insidioso, que se acompanha de induração e eritema do pescoço e dorso, de evolução crônica persistente.

Em todas as formas podem ocorrer manifestações sistêmicas, acometimento da língua, determinando alterações na mastigação e disartria; alterações da musculatura esquelética, ocular e faríngea. Também pode haver acometimento hepático, esplênico e peritoneal.

Histopatologia
Há aumento de espessura da derme reticular com separação dos feixes colágenos por espaços claros onde se demonstra mucina pelas colorações específicas. Não há aumento do número de fibroblastos, e as fibras elásticas estão diminuídas. Pode haver aumento de mastócitos e há relatos de presença de IgG, IgM e C3 na junção dermoepidérmica.

Diagnose
Clínica, corroborada pela histopatologia. Na diagnose diferencial, devem ser consideradas a esclerodermia, a fasciite eosinofílica, escleromixedema, mixedema e outros edemas.

Tratamento
Não há tratamento efetivo, embora existam relatos de benefícios com PUVA, UVA1, UVB *narrow band*, penicilamina, tamoxifeno, imunoglobulina intravenosa ciclofosfamida em pulsos, ciclosporina, corticoides sistêmicos e banho de elétrons. Existem relatos de bons resultados com fotoferese e metotrexato em doses baixas. As formas associadas a mieloma se beneficiam da quimioterapia para a neoplasia.

Histiocitose mucinosa progressiva hereditária
Ver Capítulo 80, Histiocitoses, que aborda essas doenças.

MUCINOSES INFLAMATÓRIO--DEGENERATIVAS FOLICULARES
Nestes processos, ocorre deposição da mucina no folículo pilossebáceo. Compreendem apenas duas entidades clínicas: a mucinose folicular e a mucinose folicular urticária-símile, embora o depósito folicular de mucina ocorra histopatologicamente como epifenômeno em várias afecções cutâneas, constituindo as mucinoses secundárias.

Mucinose folicular (alopecia mucinosa)
Afecção benigna, não relacionada a linfomas mais comum em crianças e adultos entre a 3ª e a 4ª década de vida, de etiologia desconhecida.

Patogenia
A causa da alopecia mucinosa é desconhecida, admitindo-se que haja participação da imunidade celular e de imunocomplexos circulantes.

Manifestações clínicas
Consideram-se três variantes clínicas: doença primária de indivíduos jovens, doença primária de indivíduos mais velhos e doença secundária associada a doenças benignas ou malignas.

A doença primária de jovens compreende doentes com lesões únicas ou pouco numerosas constituídas por pápulas foliculares, nódulos eritematosos ou da cor da pele, às vezes hiperqueratósicos, e formando placas localizadas, preferencialmente na face, pescoço, ombros e couro cabeludo, onde provocam alopecia. Essas lesões, às vezes, lembram queratose pilar, líquen espinuloso e dermatofitoses **(FIGURAS 59.8 E 59.9)**. Essa é a forma mais comum em crianças. Pode acometer adultos jovens, abaixo dos 40 anos e, nesse caso, as lesões costumam ser maiores e mais numerosas, atingindo predominantemente a face e o tronco. Não se associam a doenças sistêmicas e podem persistir cronicamente **(FIGURA 59.10)**. A alopecia mucinosa idiopática, não relacionada a linfomas, habitualmente involui em período variável de 2 meses a 2 anos.

A alopecia mucinosa secundária acomete indivíduos entre 40 e 70 anos e pode associar-se a doenças benignas (lúpus eritematoso, líquen simples crônico, hiperplasia angiolinfoide e alopecia areata) ou a doenças malignas (principalmente micose fungoide, mas também sarcoma de Kaposi, doença de Hodgkin, plasmacitoma cutâneo extramedular e linfomas B). Existem casos de alopecia mucinosa relacionados a agentes biológicos como adalimumabe e initinibe.

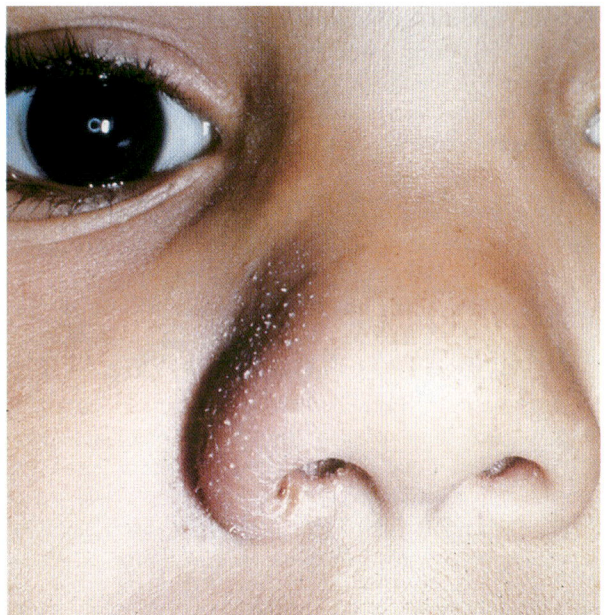

FIGURA 59.8 – Mucinose folicular. Forma primária. Pápulas foliculares hiperqueratósicas em região nasal de criança.

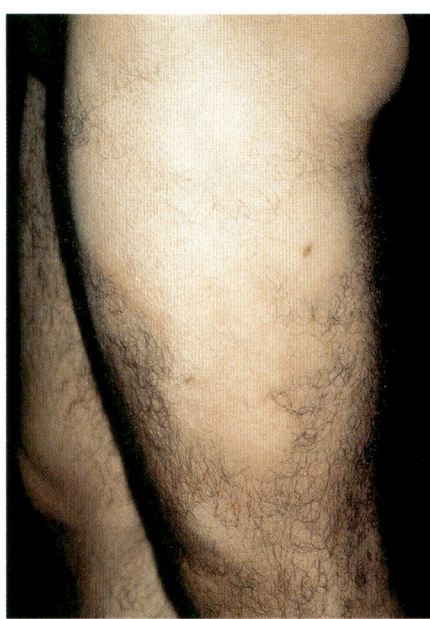

FIGURA 59.10 – Mucinose folicular. Placas papulosas alopécicas nos membros inferiores.

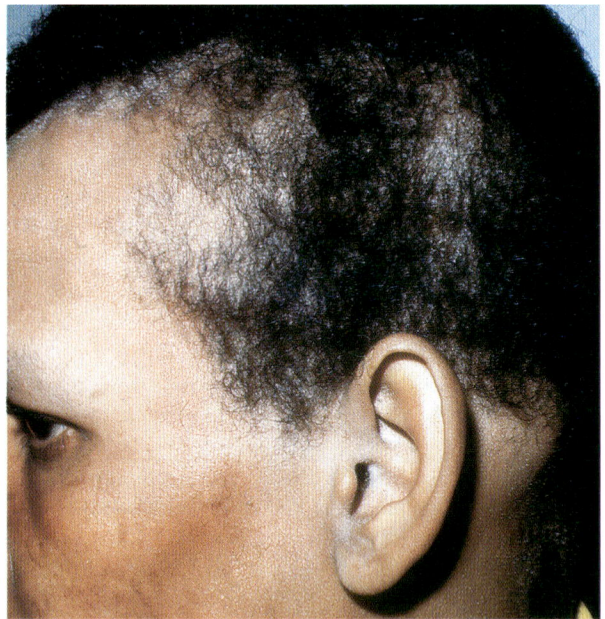

FIGURA 59.9 – Mucinose folicular. Placas papulosas alopécicas no couro cabeludo.

Histopatologia

A mucina se deposita nas células do epitélio folicular e das glândulas sebáceas, dissociando os queratinócitos e progressivamente, transformando os folículos em áreas císticas com mucina e infiltrado inflamatório de linfócitos, histiócitos e eosinófilos.

Na alopecia mucinosa idiopática, diferentemente da mucinose folicular dos linfomas, os depósitos de mucina são mais intensos, o infiltrado inflamatório é perifolicular e não difuso como nos linfomas, a quantidade de eosinófilos é maior, os plasmócitos, o epidermotropismo e a presença de linfócitos atípicos são muito menos evidentes.

Diagnose

Clínica e histopatológica e, na diagnose diferencial, devem ser cogitadas as alopecias especialmente areata e androgenética, a mucinose dos linfomas, o líquen espinuloso, a queratose pilar, o líquen nítido e até mesmo dermatofitoses.

Tratamento

Não há tratamento específico, devendo-se lembrar a involução espontânea provável. Várias terapêuticas mostram resultados: corticoides sistêmicos, intralesionais e tópicos, diaminodifenil sulfona (DDS), antimaláricos, minociclina, isotretinoina oral, PUVA, interferon-α, indometacina e até mesmo radioterapia.

Mucinose folicular urticária-símile

Doença rara de homens de meia-idade e de causa desconhecida.

Manifestações clínicas

Surgem pápulas e placas urticariformes atingindo a cabeça e o pescoço. Após a regressão das lesões urticariformes persistem máculas eritematosas por semanas. A doença evolui por surtos de duração variável, de meses a dezenas de anos.

Histopatologia

Revela depósitos de mucina formando espaços císticos nos folículos pilosos e infiltrado inflamatório composto por linfócitos e eosinófilos.

Diagnose
Clínica e histopatológica, devendo ser diferenciada das urticárias e de outros tipos de mucinose.

Tratamento
Doença rara que não tem tratamento padronizado existindo relatos de efeitos benéficos dos antimaláricos.

MUCINOSES NEOPLÁSICO-HAMARTOMOSAS FOCAIS

O depósito de mucina no estroma de neoplasias como epifenômeno é frequente, ocorrendo, por exemplo, nos carcinomas basocelulares, mas existem condições clínicas em que o fenômeno de deposição da mucina é essencial caracterizando essas mucinoses que compreendem fundamentalmente o nevo mucinoso, o mixoma e o cisto mucoso.

Mucinose cutânea focal
Resposta do tecido conectivo a estímulos não específicos, inclusive traumas que resultam na produção localizada de mucina.

Manifestações clínicas
Caracteriza-se por pápula ou nódulo único que pode estar localizado em qualquer área corpórea, inclusive na cavidade oral, particularmente na língua, da cor da pele assintomático. Alguns autores acreditam tratar-se de disfunção localizada dos fibroblastos. Raramente associa-se a disfunções tireoidianas ou à mucinose reticular eritematosa ou ao escleromixedema.

Histopatologia
Há depósitos de mucina na derme superior e média formando-se por vezes lacunas. Observam-se fibroblastos estrelados e células dendríticas Fator XIIIa e CD34 positivas.

Diagnose
É histopatológica e, na diagnose diferencial, deve ser considerado o angiomixoma.

Tratamento
Se necessária, excisão cirúrgica.

Nevo mucinoso
Hamartoma benigno congênito ou adquirido.

Manifestações clínicas
Apresentam-se como pápulas ou placas papulosas acastanhadas lineares e dispostas unilateralmente de modo nevoide, predominantemente na região dorsal. A maioria dos casos foi descrita em homens. Cerca de 50% dos casos relatados surgiram ao nascimento, mas a afecção pode surgir no adolescente e no adulto jovem.

Histopatologia
A epiderme pode apresentar alterações idênticas às dos nevos epiteliais, hiperqueratose, acantose com alongamento dos cones epiteliais e, na derme superior, há depósitos difusos de mucina no interior dos quais as fibras colágenas e elásticas estão ausentes.

Outras vezes, não apresenta alterações epidérmicas, sugerindo mais nevo conectivo com mucina.

Diagnose
Clínica e histopatológica. Na diagnose diferencial, devem ser consideradas outras lesões névicas, particularmente os nevos epiteliais e conectivos.

Cisto mucoso (mixoide)
Ver Capítulo 70, Cistos.

Mixoma cutâneo (angiomixoma)
Neoplasia benigna de localização dérmica ou subcutânea que pode ocorrer como nódulo único ou como múltiplos nódulos. Nesse caso, o **complexo de Carney** pode, não obrigatoriamente, constituir parte de síndrome. O complexo de Carney é constituído por mixomas cutâneos, mixoma cardíaco, lentigenes múltiplas, múltiplos nevos azuis e hiperatividade endócrina.

Os mixomas cutâneos ocorrem em todas as idades, sendo, porém, mais frequentes na 3ª e 4ª década da vida, e esses tumores localizam-se predominantemente no tronco, membros inferiores, cabeça e pescoço.

Histopatologia
Lesão lobulada composta por matriz mucinosa na derme e subcutâneo com fibroblastos de formas variadas, mastócitos e poucas fibras colágenas e reticulínicas. Células multinucleadas bizarras e mitoses típicas podem ser observadas. Os capilares mostram-se dilatados. Na epiderme pode haver cistos queratinosos.

Diagnose
É fundamentalmente histopatológico, devendo ser considerados no diagnóstico diferencial os tumores cutâneos benignos e as mucinoses, especialmente a mucinose cutânea focal. Comparativamente a esta, os mixomas são maiores, muito mais definidos estruturalmente, ocupam não somente a derme, como também a hipoderme, têm vascularização aumentada, componente epitelial constantemente presente e as células do estroma são positivas para actina e fator XIII, enquanto na mucinose cutânea focal o fator XIII é positivo, mas a actina é negativa.

Devem ser diferenciados de tumores neurais, fibroblásticos e de adipócitos.

Tratamento
Os mixomas cutâneos podem ser excisados cirurgicamente, mas recidivam com frequência. Formas localizadas na região pélvica e vulva são mais agressivas e recidivam com maior frequência.

Mucinoses secundárias

Existem inúmeras condições cutâneas nas quais ocorrem depósitos histológicos de mucina.

Esses depósitos ocorrem no âmbito epidérmico na micose fungoide, em carcinomas espino e basocelulares, em queratoacantomas e em verrugas vulgares.

Pode haver depósito secundário de mucina na derme em várias doenças inflamatórias como lúpus eritematoso (FIGURA 59.11), dermatomiosite, esclerodermia, granuloma anular, doença enxerto *versus* hospedeiro, doença de Degos, paquidermoperiostose, cicatrizes hipertróficas, elastose solar e em doenças tumorais como carcinoma basocelular, tumores écrinos, fibromas, histiocitomas malignos, lipomas, mixossarcomas, neurilemomas e neurofibromas.

Podem ocorrer, também, depósitos secundários de mucina nos folículos em várias afecções – lúpus eritematoso, picadas de insetos, líquen plano hipertrófico, líquen estriado, sarcoidose, fotodermatoses, hiperplasia angiolinfoide com eosinofilia, linfomas, pseudolinfomas e infiltrações cutâneas de leucemias.

Lesões de mucinose também podem surgir em intoxicação por L-triptofano e por óleos comestíveis adulterados.

Síndrome mialgia-eosinofilia induzida por L-triptofano

Nas intoxicações por triptofano que produz esta síndrome há fraqueza, fadiga, artralgia e pneumonite, e na pele podem ocorrer exantema morbiliforme, urticária, angioedema, dermografismo e mucinose papulosa que regride rapidamente.

Síndrome do óleo tóxico

Nesta síndrome, observada na Espanha por ingestão de óleo adulterado, também ocorrem lesões de mucinose papulosa nos braços, pernas e coxas que, às vezes, desaparecem completamente e, outras vezes, evoluem para sequelas esclerodermia símiles.

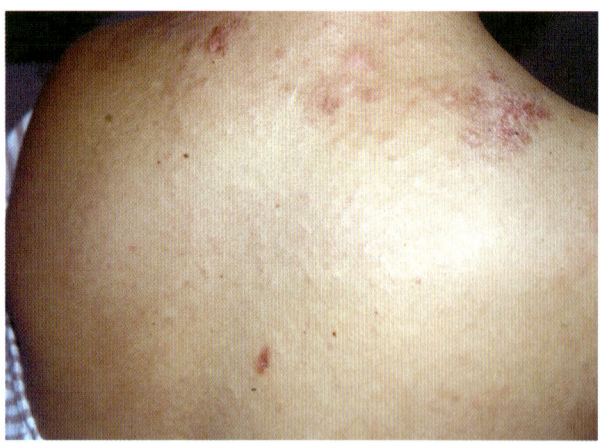

FIGURA 59.11 – Mucinose em lúpus eritematoso. Infiltração papulosa da cor da pele.

Mucinose cutânea lúpica

Ocorre em 1,5% dos doentes de lúpus eritematoso, podendo preceder ou ocorrer simultaneamente ao quadro lúpico.

Manifestações clínicas

Caracterizam-se por pápulas e nódulos e, mais raramente, placas da cor da pele ou eritematosas, assintomáticas localizadas no dorso, pescoço (V do decote) e membros superiores. Em geral, os doentes com mucinose lúpica apresentam lúpus sistêmico e, em apenas 20% dos doentes, o lúpus é discoide.

Histopatologia

Há grande quantidade de mucina na derme superior e média com infiltrado inflamatório linfocitário perivascular. A epiderme não exibe as alterações próprias do lúpus eritematoso. A imunofluorescência direta revela a presença de banda lúpica.

Diagnose

Clínica, histopatológica e laboratorial por meio da confirmação diagnóstica de lúpus eritematoso por sorologia e imunofluorescência.

Na diagnose diferencial, devem ser afastadas outras formas de mucinose papulosa, amiloidose, líquen plano e erupções liquenoides e o colagenoma eruptivo.

Tratamento

É o tratamento do lúpus, mas, em geral, não há resposta a antimaláricos, sendo necessários corticoides sistêmicos ou por infiltração intralesional nas lesões maiores.

Além do lúpus eritematoso, existe associação de depósitos de mucina com outras colagenoses como a dermatomiosite, esclerodermia cutânea e esclerodermia sistêmica progressiva.

Na dermatomiosite, podem ocorrer lesões de mucinose em placas. Na esclerose sistêmica, também podem ocorrer lesões de mucinose papulosa e nodular, além de lesões tipo mucinose focal nas regiões interfalangianas das mãos. Existem ainda descrições de mucinose papulosa sem paraproteinemia em esclerodermia em placas disseminada.

MUCOPOLISSACARIDOSES

Compreendem um conjunto de doenças hereditárias causadas por deficiência em enzimas lisossomiais, havendo, como consequência, ausência de degradação ou apenas degradação parcial de glicosaminoglicanos. O depósito de glicosaminoglicanos causa importantes alterações em vários tecidos, com importantes distúrbios somáticos e retardo mental.

São reconhecidas várias formas de mucopolissacaridoses, que se manifestam, na maioria das vezes, nos primeiros anos de vida, ocorrendo espessamento da pele, anormalidades craniofaciais com nariz espessado, macroglossia, encurtamento do pescoço, macrocefalia, hipertricose, anormalidades esqueléticas, hepatoesplenomegalia e opacidades corneanas.

A diagnose é feita por meio da detecção de glicosaminoglicanos na urina.

As mucopolissacaridoses mais importantes estão apresentadas a seguir.

MUCOPOLISSACARIDOSE TIPO I (SÍNDROME DE HURLER)

É de herança autossômica recessiva e resulta de defeito de gene situado no cromossomo 4p16.3, que determina deficiência da α-L-iduronidase.

Manifestações clínicas

Clinicamente, observam-se baixa estatura, lábios espessados, macroglossia, hepatoesplenomegalia, hérnias umbilical e inguinal, retardo mental, hidrocefalia, alterações cardíacas e diminuição da audição.

A pele apresenta-se espessada, inelástica e hiperpigmentada nas áreas expostas.

Podem ocorrer hipertrofia gengival e anomalias dentárias. Também podem ocorrer manchas mongólicas particularmente extensas.

A diagnose é clínica e corroborada pela presença de dermatan e heparan sulfato na urina.

Existe uma variante – a **mucopolissacaridose tipo I – síndrome de Sheie**, também causada por deficiência de α-L-iduronidase, por defeito menos intenso do gene localizado no mesmo cromossomo 4p16.3, caracterizada por inteligência normal, opacidades corneanas, rigidez articular, diminuição da audição, micrognatismo e doença cardíaca.

MUCOPOLISSACARIDOSE TIPO II (SÍNDROME DE HUNTER)

Existem formas graves (II-A) a leves (II-B). É de herança recessiva ligada ao X e o defeito gênico localiza-se no cromossomo Xq27.3-q28.

Caracterizado por pápulas da cor da pele ou marfínicas agrupadas, localizadas predominantemente no dorso, especialmente na escápula, mas também em braços e coxas que se acompanham de baixa estatura, retardo mental, hidrocefalia, diminuição da audição, hepatoesplenomegalia, degeneração da retina, mas não há opacidade da córnea.

A diagnose clínica é corroborada por presença de iduronatosulfatan e heparan sulfato na urina.

Nas formas menos graves, há a presença das pápulas características, rigidez articular, perda de audição, discreta opacificação da córnea e não há retardo mental.

MUCOPOLISSACARIDOSE TIPO III (SÍNDROME DE SANFILIPPO)

Existem três variantes – A, B e C – de herança autossômica recessiva, causadas por alterações em genes localizados nos cromossomos 17q25.3 (A), 17q21 (B), que causam, respectivamente, deficiência nas enzimas heparan-N-sulfatase, N-acetil-α-D-glucosaminidase, α-glucosaminidase, N-acetiltransferase e N-acetil-α-D-glucosaminidase-6-sulfatase.

Clinicamente, há retardo mental, por vezes acompanhado de comportamento agressivo, alterações dos cabelos, hepatoesplenomegalia e disostoses ósseas e sinofridia (junção dos supercílios).

MUCOPOLISSACARIDOSE TIPO IV (SÍNDROME DE MORQUIO)

Decorre de alteração no gene localizado no cromossomo 16q24.3, que provoca deficiência da galactosamina-6-sulfato-sulfatase (tipo A) ou de β-galactosinase (tipo B). As alterações são exclusivamente ósseas e a inteligência é normal. Há nanismo, encurtamento do tronco, cifose e escoliose, além de opacidades corneanas.

MUCOPOLISSACARIDOSE TIPO VI (SÍNDROME DE MAROTEAUX-LAMY)

Ocorre por alteração no gene localizado no cromossomo 5q11-q13, da qual resulta deficiência de arilsulfatase-B e eliminação urinária de dermatan sulfato. Há acentuada opacificação da córnea, alterações cardíacas, suscetibilidade a infecções respiratórias, hepatoesplenomegalia, hérnias e anormalidades ósseas, mas a condição mental é normal.

MUCOPOLISSACARIDOSE TIPO VII (SÍNDROME DE SLY)

É autossômica recessiva por alteração em gene localizado no cromossomo 7q21.11, que determina deficiência da β-glicuronidase com eliminação de dermatan e heparan sulfato na urina. Caracteriza-se por hidrocefalia, retardo mental, baixa estatura, anormalidades ósseas, hérnias, hepatoesplenomegalia, perda de audição, doenças cardíacas e opacidade corneana.

Todas essas afecções se caracterizam histologicamente na pele pela presença de mucopolissacarídeos extracelularmente na porção inferior da derme reticular. As colorações *alcian blue*, ferro coloidal e Giemsa revelam grânulos metacromáticos nos fibroblastos.

Com relação ao prognóstico, são doenças progressivas e de evolução fatal, havendo expectativa normal de vida apenas na mucopolissacaridose tipo VII (síndrome de Sly).

O tratamento pode envolver cirurgias ortopédicas, cardíacas e oftalmológicas.

Existem melhoras com tratamentos realizados com α-1-iduronidase humana. Há resultados variáveis com transplante de medula, na tentativa de repararem-se as deficiências enzimáticas na mucopolissacaridose tipo VI, que, em geral, é precocemente fatal. Já existem em curso tentativas de terapia gênica para essas enfermidades.

CAPÍTULO 60

ALTERAÇÕES DO METABOLISMO DO CÁLCIO, FERRO, COBRE, ZINCO E SELÊNIO

CÁLCIO

O cálcio tem funções importantes na fisiologia normal da pele, regulando a proliferação e diferenciação das células da epiderme e atuando na adesão intercelular, pois as caderinas, que são essenciais às ligações intercelulares, são dependentes do cálcio.

Anormalidades do cálcio na pele, por condições locais ou sistêmicas, resultam em calcificação ou ossificação. As calcificações caracterizadas por depósitos amorfos de sais de cálcio dividem-se, de acordo com os mecanismos envolvidos, em quatro tipos: distróficas, metastáticas, idiopáticas e iatrogênicas.

CALCIFICAÇÕES DISTRÓFICAS

Ocorrem em áreas de tecidos previamente lesados sem qualquer alteração sistêmica nos mecanismos metabólicos de regulação do cálcio. Na pele, os depósitos de cálcio podem ocorrer na derme e subcutâneo. Reconhecem-se alguns tipos de calcificação distrófica, as quais são apresentadas a seguir.

Calcificações distróficas das doenças do tecido conectivo

Em qualquer das doenças do tecido conectivo, dermatomiosite, esclerodermia e lúpus eritematoso pode ocorrer calcificação, mas o processo é muito mais frequente na forma CREST (acrônimo de **c**alcificações, fenômeno de **R**aynaud, disfunção **e**sofágica, **e**sclerodactilia e **t**elangiectasias) da esclerodermia e na dermatomiosite infantil.

Manifestações clínicas

Na forma CREST, ocorrem nódulos e placas constituídas por depósitos de cálcio na pele, tendões e músculos, que tendem a ulcerar-se, eliminando cálcio. Essas lesões são mais comuns nos membros, especialmente dedos e punhos, e surgem anos após o início dessa forma de esclerodermia (FIGURA 60.1).

Na dermatomiosite, as calcificações apresentam-se como nódulos localizados predominantemente nos cotovelos, ombros, joelhos e nádegas e também tendem a ulcerar-se, eliminando o cálcio para o exterior. São dolorosos e frequentemente, ao ulcerarem, infectam-se secundariamente (FIGURA 60.2). Ocorrem em cerca de 20% dos adultos e em 40 a 70% das crianças afetadas pela doença.

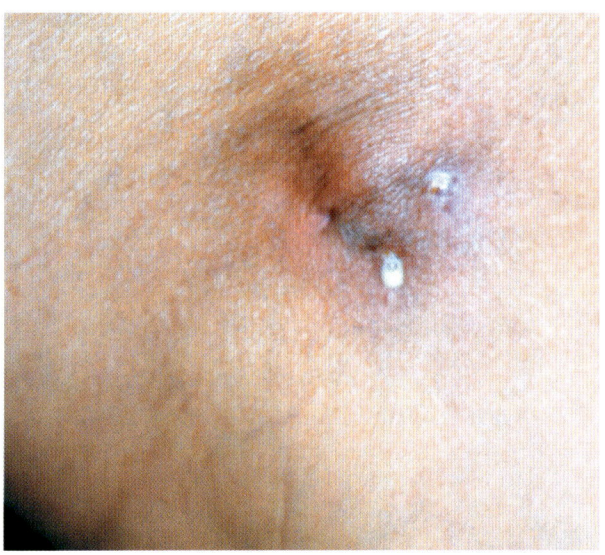

FIGURA 60.1 – Calcinose distrófica. Nódulo com saída de material esbranquiçado na coxa. Doente com dermatomiosite.

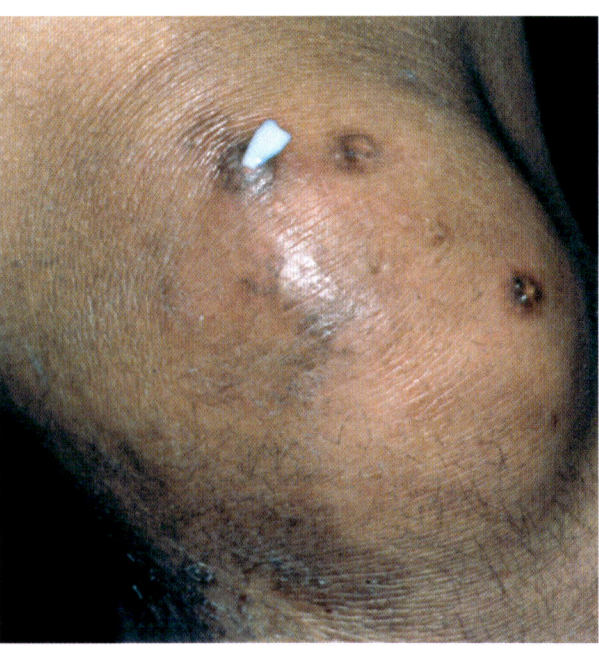

FIGURA 60.2 – Calcinose distrófica. Saída do material calcificado por diversos orifícios. Doente com dermatomiosite.

Existem formas de calcificação difusa estendendo-se ao longo das fáscias musculares, constituindo a chamada *calcinosis universalis* que leva a alterações funcionais significativas.

Além da esclerodermia e da dermatomiosite, a calcificação distrófica pode ocorrer, menos frequentemente, em outras conectivopatias, como o lúpus eritematoso sistêmico agudo, lúpus eritematoso subagudo, lúpus eritematoso discoide cutâneo e lúpus eritematoso profundo.

Tratamento

O tratamento das calcificações das doenças do tecido conectivo é bastante difícil. Existem evidências de que o tratamento da dermatomiosite com drogas imunossupressoras ou γ-globulina intravenosa evitaria essa complicação. Existem relatos de possível ação de inúmeras drogas, mas os resultados são variáveis e não existem estudos controlados: diltiazen (bloqueador de canais de cálcio), etidronato (anti-hipercalcêmico) e colchicina. Quando possível, a remoção cirúrgica dos depósitos de cálcio é útil.

Calcificações distróficas das paniculites

Ocorrem nas paniculites pancreáticas por pancreatites ou neoplasias, na necrose gordurosa do recém-nascido e nas paniculites do lúpus eritematoso e da dermatomiosite.

Manifestações clínicas

Na paniculite das pancreatites, ocorrem surtos de nódulos na área pré-tibial e, menos frequentemente, no tronco, que podem ulcerar e eliminar cálcio para o exterior. A calcificação decorre da ação das enzimas pancreáticas sobre o tecido adiposo, liberando ácidos graxos que, reagindo com o cálcio, formam sabões cálcicos.

Na necrose gordurosa do recém-nascido, que se caracteriza por nódulos e placas subcutâneos localizados nas regiões malares, dorso, nádegas e extremidades, pode, eventualmente, ocorrer calcificação desses nódulos e, às vezes, hipercalcemia.

Calcificações distróficas que podem ocorrer em doenças genéticas

Em várias doenças hereditárias, pseudoxantoma elástico, síndrome de Ehlers-Danlos, síndrome de Werner e síndrome de Rothmund-Thomson, podem ocorrer calcificações distróficas nas lesões cutâneas.

No pseudoxantoma elástico, podem ocorrer calcificações na pele, retina e sistema cardiovascular. Em alguns casos de pseudoxantoma elástico, a calcificação não é distrófica, mas metabólica, pois, nesses casos, pelo defeito genético há alterações do metabolismo do cálcio, fosforo e vitamina D. Na síndrome de Ehlers-Danlos, podem ocorrer os chamados esferoides, que correspondem a calcificações no subcutâneo decorrentes de deposição de cálcio em áreas isquêmicas dos lóbulos adiposos e também pode haver calcificações em cicatrizes cirúrgicas. Na síndrome de Werner, que se caracteriza por envelhecimento precoce, podem ocorrer calcificações na derme e subcutâneo em áreas esclerodermoides que ocorrem nesses enfermos. Na síndrome de Rothmund-Thomson, podem surgir múltiplas pápulas amareladas nas extremidades dos dedos, resultantes de calcificações.

Calcificações distróficas em infecções

Ocorrem principalmente em parasitoses sob a forma de cistos calcificados em torno das estruturas parasitárias com larva e ovos de *Onchocerca volvulus* e de *Taenia solium*. Também são descritas placas anulares calcificadas em recém-nascidos consequentes a lesões de herpes simples intrauterino.

Calcificações distróficas na porfiria cutânea tarda

Ocorrem nas formas esclerodermoides sob forma de placas calcificadas, localizadas principalmente no couro cabeludo, regiões pré-auriculares, pescoço e dorso das mãos.

Calcificações distróficas nos tumores cutâneos

Em muitos tumores cutâneos, tanto benignos como malignos, pode haver calcificação distrófica e até mesmo ossificação. O tumor que mais frequentemente apresenta calcificações distróficas (75% dos casos) e ossificações (20% dos casos) é o pilomatricoma que, eventualmente, pode perfurar, eliminando cálcio na superfície cutânea. Outros tumores que podem apresentar calcificações são os carcinomas basocelulares (20%), os cistos pilares (25%) e o siringoma condroide. Ossificação pode ser encontrada em alguns tumores, siringoma condroide, raramente em nevos melanocíticos que sediaram foliculites, granuloma piogênico, queratoses seborreicas, tricoepiteliomas, hemangiomas e neurilemomas.

Calcificações distróficas pós-traumáticas

Podem ser observadas em cicatrizes cirúrgicas, cicatrizes de queimaduras e em queloides.

CALCIFICAÇÕES METASTÁTICAS

Nesta forma de calcificação, os depósitos de cálcio ocorrem em tecidos normais, como consequência de alterações nos mecanismos metabólicos de regulação do cálcio e fósforo, que ocorrem em doentes com insuficiência renal, intoxicação por vitamina D, síndrome leite-álcali, sarcoidose, neoplasias de paratireoide e destruições ósseas.

Calcificação metastática na insuficiência renal

A diminuição da depuração de fósforo, que ocorre na insuficiência renal, leva à saturação sérica de fósforo que causa queda compensatória do cálcio sérico. Também contribui para a redução do cálcio sérico a diminuição da síntese de 1,25 di-hidroxivitamina D, já que sua hidroxilação ocorre no rim. A produção diminuída desse derivado da vitamina D3 leva à diminuição da absorção do cálcio no intestino. A hipocalcemia resultante desses dois mecanismos estimula a produção de hormônio paratireoidiano, ocorrendo um hiperparatireoidismo secundário que promove mobilização de cálcio e fósforo dos ossos resultando em normalização dos índices de cálcio e hiperfosfatemia. Nessas condições, se a solubilidade do produto cálcio-fósforo é excedida, ocorre depósito metastático de cálcio nos tecidos.

A calcificação metastática pode ocorrer sob forma de calcificação nodular benigna ou sob forma de calcifilaxia, processo bastante grave (ver Capítulo 34).

Na calcificação nodular benigna, ocorrem depósitos de cálcio na pele e subcutâneo localizados em regiões periarticulares, cuja intensidade é função dos níveis de hiperfosfatemia (FIGURA 60.3). A normalização dos níveis de cálcio e de fósforo leva à regressão do quadro.

Síndrome leite-álcali

Decorre da ingestão excessiva de leite ou outros alimentos ricos em cálcio ou de antiácidos que provocam hipercalcemia. Além das calcificações subcutâneas nos tecidos periarticulares, pode haver nefrocalcinose e insuficiência renal.

Hipervitaminose D

O excesso de ingestão de vitamina D pode provocar hipercalcemia e hipercalciúria. Podem ocorrer calcificações na pele, nefrolitíase e nefrocalcinose.

Outras condições patológicas que podem provocar calcificações metastáticas são tumores produtores de destruição óssea como mieloma múltiplo, leucemias e linfomas e metástases de carcinomas viscerais.

CALCIFICAÇÕES IDIOPÁTICAS

Nesse caso, o depósito de cálcio nos tecidos acontece por razões desconhecidas e existem algumas formas clínicas.

Calcinose universal

Ocorrem depósitos de cálcio na derme, no subcutâneo e nos músculos.

Manifestações clínicas

Apresenta-se como nódulos ou placas de tamanho variável distribuídos simetricamente nas extremidades e, às vezes, no tronco. As lesões podem ulcerar-se eliminando material semelhante a giz contendo cálcio sob a forma de fosfato e carbonato. Pode determinar dificuldades nos movimentos e dor quando as lesões atingem as extremidades dos dedos.

Histopatologia

Revela depósitos de cálcio em torno aos adipócitos e paralelamente as fibras colágenas

Diagnose

É clínica, confirmada pela histologia. Ao exame radiológico podem ser observadas áreas calcificadas rádio-opacas.

Tratamento

Quando é exequível, retirada cirúrgica das lesões. Outras opções para redução da inflamação são corticoides intralesionais e sistemicamente, minociclina, cefadroxila e colchicina. Também há relatos do uso de varfarina, 1 mg/dia que atuaria por diminuir o ácido γ-carboxiglutamico que interfere nos mecanismos da calcificação. Também existem relatos do uso de γ-globulina intravenosa que atuaria por suas ações anti-inflamatórias. Também há referências ao uso de diltiazen que diminuiria os níveis intracelulares de cálcio diminuindo a formação de cristais.

Nódulos calcificados idiopáticos do escroto

Nódulos duros esbranquiçados que podem eliminar material cálcico, que se localizam na região escrotal (FIGURA 60.4). Em

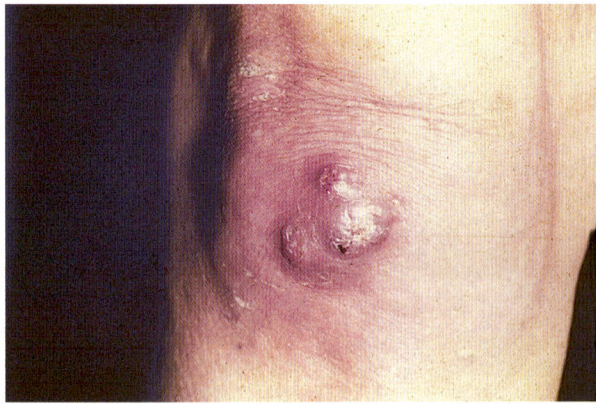

FIGURA 60.3 – Calcificação metastática. Placa inflamatória com eliminação de material branco-amarelado.

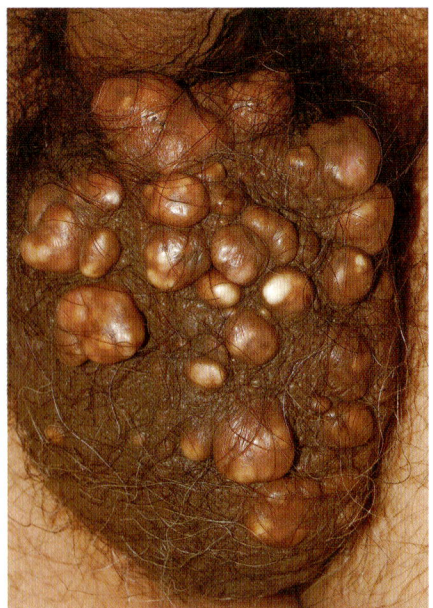

FIGURA 60.4 – Calcinose escrotal. A calcificação ocorre provavelmente a partir de cistos epidérmicos.

geral, surgem entre os 20 e 40 anos de idade. Há controvérsia quanto a representarem verdadeira calcificação metastática ou decorrerem da calcificação de cistos epidermoides rotos. Lesões equivalentes em pênis, vulva e mama foram registradas. O tratamento é cirúrgico.

Nódulos calcificados subepidérmicos

Apresentam-se como nódulo único que pode ulcerar eliminando cálcio. Localiza-se geralmente na cabeça e pescoço (FIGURA 60.5). São comuns em crianças do sexo masculino. Podem estar presentes ao nascimento, mas podem surgir tardiamente. Histologicamente, o depósito de cálcio localiza-se na derme superior, em situação subepidérmica. Admite-se que resultem da calcificação de mílio ou hamartomas écrinos ou mesmo nevus. O tratamento, quando necessário, é cirúrgico. Recentemente, surgiram relatos de casos responsivos aos bifosfonatos inclusive em doentes com níveis normais de fósforo sérico.

Calcinose tumoral

Caracteriza-se por massas calcificadas subcutâneas e intramusculares que podem ou não se ulcerar, localizadas em torno das grandes articulações da bacia, ombros, cotovelos e joelhos (FIGURA 60.6). Podem causar distúrbios funcionais conforme localização e dimensões. Existem formas esporádicas e formas familiares autossômicas recessivas por mutações no gene *SAMD9*. Estas últimas podem tratar-se de forma metastática de calcificação, uma vez que alguns doentes apresentam aumentos séricos de fosfato ou de 1,25 di-hidroxivitamina D. O melhor tratamento é a remoção cirúrgica, mas dietas com baixo teor em fosfato e a administração de hidróxido de alumínio podem produzir melhoras.

Calcificação auricular

Caracteriza-se pela presença de nódulos ou marcada rigidez da cartilagem auricular decorrente de depósitos de cálcio

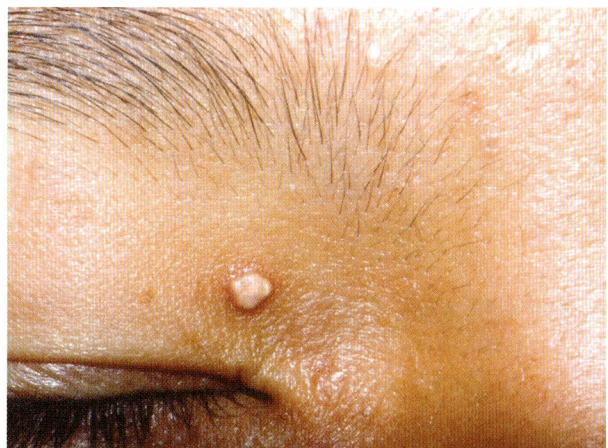

FIGURA 60.5 – Nódulo subepidérmico calcificado. Pequena lesão pétrea no canto palpebral interno.

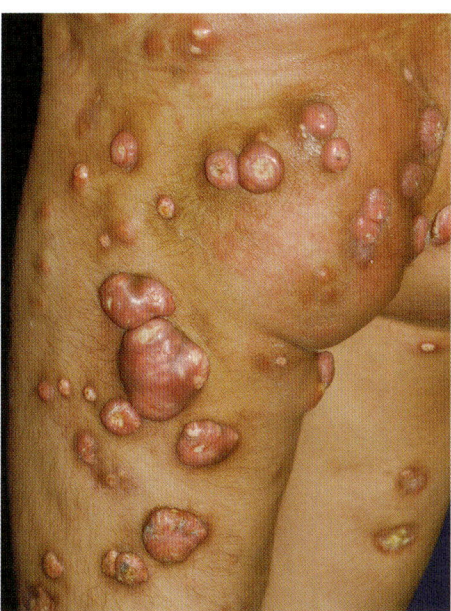

FIGURA 60.6 – Calcinose tumoral. Múltiplas tumorações com saída de material calcário. As lesões se extendem à profundidade.

ou mesmo ossificação das porções cartilaginosas da orelha reveláveis à radiografia. A verdadeira causa não está estabelecida, existindo casos em que se encontram alterações metabólicas do cálcio e/ou fósforo e casos em que se admite possibilidade de calcificações distróficas, mas, às vezes, não se consegue determinar a causa (calcificação auricular idiopática), embora se considerem possíveis desencadeantes traumas, dano solar e até mesmo picadas de insetos.

Calcinoses circunscritas

Representadas por escassos depósitos de cálcio na pele. Na maioria das vezes, relacionam-se à esclerodermia e à dermatomiosite, mas, algumas vezes, trata-se de calcinose idiopática sem causa determinada.

Calcinose tipo *milia*

Esta forma de calcificação idiopática ocorre de modo quase exclusivo em pacientes com síndrome de Down e caracteriza-se por pequenas calcificações com aspecto de *milia* na superfície dorsal das mãos e face. Em alguns casos, parecem decorrer da calcificação de siringomas, que, por vezes, se associam ao quadro, mas, em geral, não se evidenciam lesões prévias.

CALCIFICAÇÕES IATROGÊNICAS

Calcificações decorrentes de medicamentos ou substâncias utilizadas em testes diagnósticos. Ocorrem quando de extravasamento de soluções de cálcio, cloreto ou gluconato de cálcio ou soluções com fosfato. Surgem nódulos decorrentes do elevado teor de cálcio depositado no tecido e da lesão tecidual traumática (FIGURA 60.7). Aparentemente, a infiltração imediata de acetonido de triamcinolona diminui a intensi-

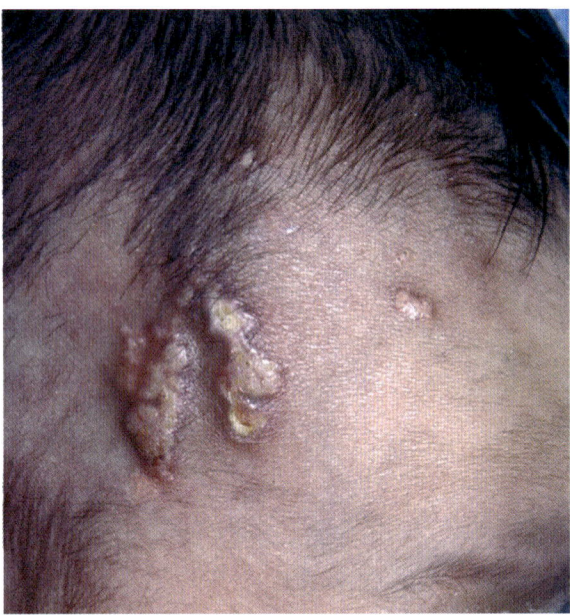

FIGURA 60.7 – Calcificação iatrogênica. Pápulas e placa amarelada de consistência dura, decorrente de extravasamento de gluconato de cálcio a partir de punção da veia temporal.

dade do processo. Também existem calcificações iatrogênicas decorrentes do contato prolongado da pele com pastas ricas em cloreto de cálcio utilizadas em eletrodos para exames eletroencefalográficos, eletromiográficos e exames de potencial evocado. Mais recentemente, têm sido descritas calcificações em áreas de retirada de enxertos tratadas com curativos de alginato de cálcio. Em transplantados de fígado, têm sido descritas calcificações transitórias na pele, pulmões, no próprio fígado transplantado, nos rins, vasos e colo que se atribuem ao cálcio e citratos dos derivados sanguíneos transfundidos em grande quantidade nesses doentes. Contribuiriam também na gênese dessas calcificações as alterações metabólicas pré-cirúrgicas apresentadas por esses doentes.

OSSIFICAÇÕES PRIMÁRIAS DA PELE

Ossificação da pele ocorre, em geral, somente quando já existe previamente calcificação ou outras anormalidades teciduais. Ocorre nas condições genéticas e adquiridas a seguir.

Fibrodisplasia ossificante progressiva

Doença autossômica progressiva grave, na qual há ossificação espontânea ou pós-lesional dos músculos, tendões e ligamentos expandindo-se ao subcutâneo e derme. O envolvimento cutâneo é limitado e tardio, sendo o acometimento sistêmico muito mais importante, podendo, inclusive, levar ao óbito por restrição dos movimentos respiratórios. Os doentes apresentam anomalia característica dos polegares, surdez, alopecia e retardo mental.

Heteroplasia óssea progressiva

Doença hereditária autossômica dominante decorrente de mutações no gene *GNAS* que participa da regulação da osteogênese.

Ocorre predominantemente no sexo feminino iniciando-se na infância. O processo ossificante inicia-se na derme propagando-se para a superfície e para os tecidos profundos, músculos e tendões. Clinicamente, observa-se erupção papulosa comparada a grãos de arroz. As lesões cutâneas podem ser dolorosas e ulcerar-se. Pode haver alterações ortopédicas, decorrentes da intensidade da ossificação. O acometimento das articulações compromete a mobilidade.

Osteodistrofia hereditária de Albright

É autossômica dominante por mutações no gene *GNSA*, na qual há ossificação da pele e subcutâneo que se inicia na infância. A localização é variável e o curso é benigno, não havendo comprometimento funcional importante. Além da ossificação subcutânea, os doentes apresentam face em lua cheia, baixa estatura obesidade central e, às vezes, graus variáveis de retardo do desenvolvimento intelectual, braquidactilia e o sinal de Albright, caracterizado por ondulações sobre as articulações metacarpofalângeas além de pseudo-hipoparatireoidismo (hipocalcemia, hiperfosfatemia e níveis elevados de parato-hormônio) ou pseudo-hipoparatireoidismo (cálcio e fósforo normais e aumento do parato-hormônio).

Osteoma cútis em placa

Surge ao nascimento ou nos primeiros meses de vida sem história prévia de trauma ou infecção local, sem alterações no metabolismo do cálcio e do fósforo e caracteriza-se por placa óssea na derme da face lateral da coxa e joelho.

Além dessas condições genéticas raras, existe uma forma menos rara de ossificação cutânea – o **osteoma cútis miliar da face** – que se apresenta como múltiplos nódulos pequenos, duros, da cor da pele ou esbranquiçados, disseminados na face, ocorrendo mais frequentemente em mulheres com história pregressa de acne **(FIGURA 60.8)**. Segundo alguns autores, ocorreria predominantemente em doentes tratados de acne com tetraciclina ou minociclina, pela capacidade desses antibióticos de formarem complexos com ortofosfatos de cálcio, como ocorre nos dentes. A coloração azul-escura do material ósseo depositado na pele se deveria a estes complexos. Em alguns doentes, no entanto, não existem antecedentes de acne. O tratamento, quando exequível, é cirúrgico com incisão e curetagem do material ósseo, ainda que existam relatos de benefícios com a isotretinoína tópica.

FERRO

As deficiências de ferro podem ter múltiplas causas: ingestão insuficiente, doenças com distúrbios da absorção intestinal, parasitoses intestinais particularmente ancilostomíase, perdas sanguíneas crônicas pelo trato digestivo e, nas mulheres, perdas pelo trato genital. São ainda causas de perdas de ferro

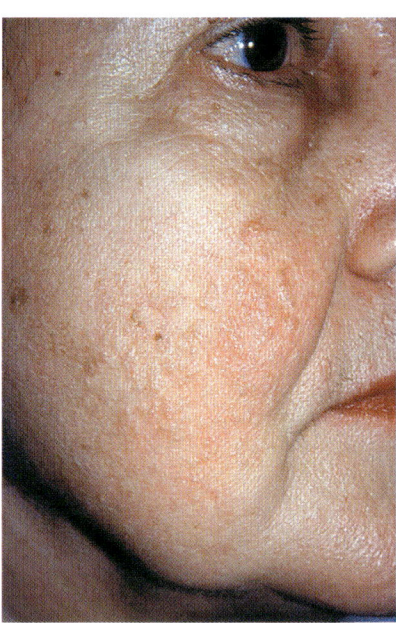

FIGURA 60.8 – Osteoma miliar da face.

a hemoglobinúria paroxística noturna, a doença de Rendu-Osler, a hemossiderose pulmonar idiopática e doações sanguíneas repetidas.

Manifestações clínicas

A deficiência de ferro causa anemia e produz, como alterações dermatológicas, palidez das mucosas, glossite com atrofia papilar, queilose, queilite angular, coiloníquia e queda de cabelos – tipo eflúvio telógeno. Nas formas graves, há mal-estar, fraqueza, cefaleia, dispneia aos esforços, taquicardia e até insuficiência cardíaca.

Diagnose

Clínica, corroborada por exames laboratoriais, hemograma com anemia hipocrômica e microcítica, diminuição do ferro e ferritina no soro com aumento de transferrina. Na diagnose diferencial, devem ser consideradas outras condições de carência nutricional.

Tratamento

É fundamental a busca da causa da deficiência de ferro, sua correção e a reposição por meio de sulfato ferroso por via oral (VO) 300 mg, duas vezes/dia.

Excepcionalmente, há necessidade de reposição intramuscular de ferro quando de intolerância ao ferro VO, em perdas sanguíneas maiores ou por problemas de absorção em doenças do aparelho digestivo como a enterite regional ou retocolite ulcerativa.

HEMOCROMATOSE

Doença de caráter familiar, provavelmente hereditária, autossômica recessiva, com penetração incompleta, determinada por alteração da regulação da absorção de ferro no tubo digestivo com hipersideremia, siderose e, eventualmente, alterações fibróticas em vários órgãos, resultando em hiperpigmentação cutânea, cirrose hepática, diabetes e insuficiência cardíaca. A pigmentação, que é difusa e acinzentada, se deve não somente ao depósito de ferro como também à melanina e é mais intensa na face, dobras corpóreas e genitais. Pode acompanhar-se de lesões ictiosiformes. Há, com frequência, atrofia testicular levando à impotência, ginecomastia e perda de pelos corpóreos, diabetes, artropatias e alterações cardíacas. Laboratorialmente, o elemento fundamental é o aumento da sideremia. O tratamento é feito por flebotomia, 500 mL, uma a duas vezes/semana, ou uso de quelantes do ferro, como a desferrioxamina, que é empregada em doses crescentes até 20 a 30 mg/kg, procurando-se manter a ferritina abaixo de 300 mg/L. Pode ser empregada por via subcutânea e intramuscular associada à vitamina C na dose de 200 mg/dia VO, o que aumenta a excreção renal de ferro.

COBRE

A deficiência de cobre pode ocorrer por insuficiente ingestão em dietas inadequadas como, por exemplo, dietas com ingestão praticamente exclusiva de leite e por carência de cobre na nutrição parenteral. Pode ainda ocorrer por deficiência de absorção como ocorre na síndrome de Menkes (ver Capítulo 29).

Contudo, o excesso de cobre ocorre na doença de Wilson ou degeneração hepatolenticular. Essa enfermidade é hereditária, de transmissão autossômica recessiva, e caracteriza-se por acúmulo de cobre em vários sistemas orgânicos, fígado, sistema nervoso, rins e aparelho ocular. Uma das causas consideradas é a deficiência de ceruloplasmina, (α_2-globulina, responsável pelo transporte sérico do cobre.

Manifestações clínicas

Decorrem dos vários sistemas lesados. As alterações neurológicas se expressam por distúrbios motores, disartria e acometimento das funções intelectuais. No fígado, pode haver manifestações desde hepatite crônica até cirrose. Pode haver depósitos na córnea e pode haver, nas unhas, coloração azulada da lúnula.

ZINCO

Elemento essencial ao organismo participando de várias moléculas, como metaloenzimas e fatores de transcrição, além de constituir importante mediador intracelular. É essencial nas funções imunes, na cicatrização de feridas e também nas funções reprodutivas.

A deficiência de zinco pode ser resultado de defeito genético na sua absorção, constituindo a acrodermatite enteropática, doença de herança autossômica recessiva. Pode ser adquirida por deficiência de ingestão de zinco decorrente de dietas inadequadas como dietas ricas em fibras contendo fitatos que interferem na absorção do zinco. Pode ainda ocorrer por deficiente absorção do zinco em condições como síndromes de má-absorção, fibrose cística, ou estar associada a estados vários, alcoolismo, infecção pelo HIV e gravidez. Pode ainda ocorrer na nutrição parenteral prolongada, fato hoje raro, pois as infusões atualmente utilizadas têm zinco em quantidades adequadas. Existe ainda uma forma rara de deficiência nutricional, que leva à carência de zinco, encontrada endemicamente em adolescentes no Oriente Médio. Os quadros clínicos são idênticos em todas as formas de deficiência de zinco.

ACRODERMATITE ENTEROPÁTICA

Afecção de herança autossômica recessiva, é doença provocada por deficiência de zinco e caracteriza-se por dermatite de localização acral, alopecia e diarreia.

Os doentes apresentam baixos níveis séricos de zinco, e os resultados terapêuticos com a administração do metal são espetaculares.

Patogenia

Nestas crianças, a absorção de zinco é extremamente baixa, cerca de 2 a 3%, enquanto no adulto normal é de cerca de 65%. As causas dessa deficiência de absorção são de caráter genético.

O gene *SLC39A4* codifica a proteína hZIP4 que controla a tomada de zinco pela célula através da membrana celular. Essa proteína transporta o zinco do meio externo à célula e do interior das organelas para o citoplasma, onde o zinco é disponibilizado para a síntese de várias proteínas. A deficiência dessa proteína ligante, presente nas secreções pancreáticas e no leite humano, contribui para o surgimento da deficiência de zinco ao ocorrer o desmame, aparecendo nesse momento o quadro clínico da acrodermatite enteropática.

Existem crianças em que o processo se desenvolve quando estão sendo amamentadas pela mãe e, ao contrário do mais habitual, essas crianças melhoram quando do desmame materno, pois essas mães apresentam mutações no gene *SLC30A2* que codifica a proteína transportadora ZnT2 cuja deficiência provoca diminuição na secreção de zinco no leite materno. Não se conhece perfeitamente a causa da deficiência, admitindo-se que os doentes tenham anormalidades na absorção do zinco no tubo digestivo, talvez anomalias nas moléculas ligantes de zinco.

Manifestações clínicas

Nas crianças que recebem amamentação materna, o quadro se inicia quando cessa a amamentação e o leite materno é substituído por leite de vaca. Em crianças alimentadas desde o início com leite de vaca, o processo se inicia imediatamente após o nascimento e em crianças, cujas mães apresentam mutações no gene *SLC30A*, a doença pode manifestar-se precocemente ainda durante o aleitamento materno.

As lesões cutâneas iniciam-se com placas eritematosas, escamosas, erosivas e crostosas na face, em torno da boca, couro cabeludo, regiões anogenitais, mãos e pés, joelhos e cotovelos, lembrando dermatite seborreica e psoríase. Evolutivamente, as lesões podem apresentar vesículas e bolhas, podendo surgir erosões e pústulas. Infecções secundárias bacterianas e por *Candida* são frequentes. Também podem ocorrer queilite, estomatite, onicodistrofia, paroníquia e alopecia progressiva **(FIGURAS 60.9 E 60.10)**. Diarreia com fezes espumosas e volumosas é sintoma importante, podendo também serem observadas blefarite, conjuntivite, fotofobia e depressão mental.

Do ponto de vista geral, essas crianças apresentam desenvolvimento deficiente, são apáticas, irritadiças, apresentam anormalidades da imunidade, dificuldades na cicatrização de feridas e, nos adolescentes, verifica-se baixa estatura e retardo na puberdade.

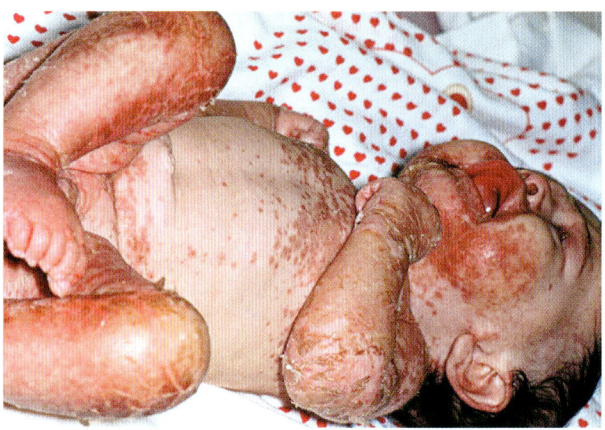

FIGURA 60.9 – Acrodermatite enteropática. Eritema, pigmentação, predominando nas regiões perioral e acral.

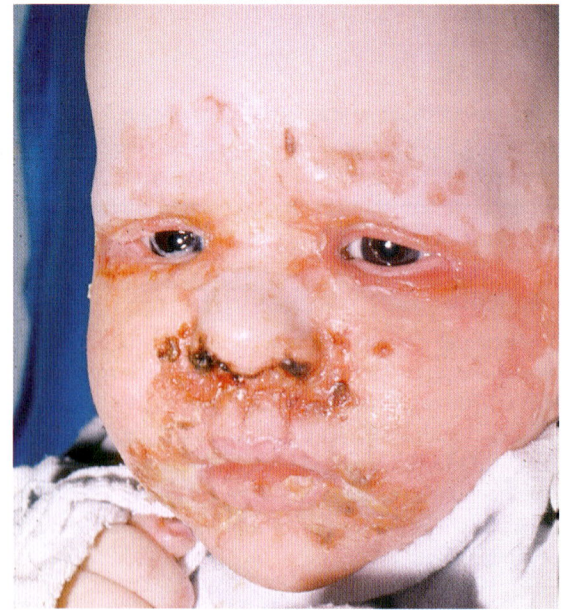

FIGURA 60.10 – Acrodermatite enteropática. Lesões eritematoerosivas na face com predileção pelas áreas periorbitárias, periorais e perinasais. Alopecia difusa.

Histopatologia

Não é específica. Revela quadro de dermatite subaguda com espongiose, vesículas intraepidérmicas, hiperqueratose ou paraqueratose com palidez da epiderme superior, disqueratose focal com edema da derme papilar e infiltração linfo-histiocítica perivascular.

Diagnose

Na diagnose, é importante a dosagem de zinco, que se mostra sempre baixa nesses doentes. Baixos níveis de fosfatase alcalina também auxiliam na diagnose, pois, é uma metaloenzima dependente de zinco. No diagnóstico diferencial, devem ser lembradas a epidermólise bolhosa e candidose.

Tratamento

Sulfato de zinco ou gluconato de zinco VO, dose média de 3 mg/kg/dia mantidos por toda a vida, com monitorações periódicas dos níveis séricos de zinco para, se necessário, reajuste das doses ministradas. O zinco sob a forma de cloreto também pode ser administrado parenteralmente. Nos adultos com deficiência adquirida de zinco, as doses recomendadas são de 15 a 30 mg/dia.

Além da acrodermatite enteropática, outros estados adquiridos de deficiência de zinco têm sido ultimamente reconhecidos, tendo várias causas determinantes: alcoolismo, alterações gastrintestinais (gastrectomia, insuficiência pancreática, cirrose, síndromes de má absorção), queimaduras, neoplasias, infecções, doenças renais e nutrição parenteral e por ação de alguns quimioterápicos em crianças leucêmicas. As lesões têm distribuição acral e compreendem lesões eczematosas, bolhosas e pustulosas. Estomatite angular, paroníquia, alopecia e infecções cutâneas por bactérias e leveduras são frequentes. Anorexia, diarreia e alterações emocionais são comuns.

A deficiência de zinco determina, ainda, hipoplasia tímica, com repercussão na maturação das células T, resultando deficiências imunológicas, que facilitam as infecções associadas.

SELÊNIO

É componente essencial da enzima glutationa peroxidase que atua como antioxidante sendo importante na reparação tecidual. A deficiência de selênio é relatada em doentes recebendo nutrição parenteral e em regiões onde o solo é pobre neste mineral.

Manifestações clínicas

As manifestações principais são miocardiopatia, dores musculares e fraqueza com aumentos da creatinofosfocinase e das transaminases. Do ponto de vista dermatológico, podem ocorrer alterações ungueais, unhas brancas e hipopigmentação da pele e cabelos.

Diagnose

Clínica e laboratorial por meio da demonstração de níveis séricos reduzidos de selênio e glutationa peroxidase.

Tratamento

Reposição de selênio, 2 mg/kg/dia.

CAPÍTULO 61

ALTERAÇÕES CUTÂNEAS NO DIABETES

Diabetes melito é uma síndrome em que ocorrem alterações do metabolismo de carboidratos, gorduras e proteínas em decorrência de deficiência absoluta ou relativa de insulina.

Hoje, considera-se doença heterogênea, existindo diferentes tipos de diabetes, os quais são identificados de acordo com os diversos mecanismos patogênicos:

- **Diabetes tipo 1:** diabetes insulinodependente. Resulta primariamente da destruição das células β-pancreáticas. Nesse tipo, o início dos sintomas é abrupto, há dependência de insulina, suscetibilidade à cetoacidose e a dependência de insulina é para toda a vida. Essa forma de diabetes ocorre em jovens e no passado foi designada como diabetes juvenil.
- **Diabetes tipo 2:** diabetes não insulinodependente. É caracterizado por pobreza de sintomas, não há dependência de insulina e não há suscetibilidade à cetoacidose, a qual ocorre apenas em situações especiais como infecções graves. Os níveis de insulina podem ser altos, baixos ou normais. Na realidade, o que ocorre é a resistência periférica à insulina, seguida de progressivo declínio da produção pancreática de insulina com a idade. Surge, em geral, em torno aos 40 anos embora, evidentemente, possa desenvolver-se em indivíduos mais jovens. A maioria dos doentes tem excesso de peso.
- **Diabetes gestacional:** é a diminuição da tolerância à glicose diagnosticada pela primeira vez na gestação podendo ou não persistir após o parto.

Existem outros tipos de diabetes que resultam de múltiplas etiologias conhecidas: doenças pancreáticas (pancreatites, hemocromatose, pancreatectomia); doenças hormonais – excesso de cortisol (doença de Cushing) e excesso de hormônio de crescimento (acromegalia); medicamentos e outras substâncias químicas (clorotiazida, hidantoínas, corticoides); anormalidades dos receptores de insulina (acantose nigricante e lipodistrofia congênita); síndromes genéticas (ataxia – telangiectasia) e diabetes associado à desnutrição. Nas várias formas de diabetes, as alterações relacionadas à insulina e à hiperglicemia levam a alterações metabólicas, neuropáticas, vasculares e imunológicas que atingem todos os sistemas orgânicos, particularmente o sistema cardiovascular, o aparelho renal, o sistema nervoso e a pele.

A maioria dos diabéticos tem alterações cutâneas das quais algumas têm seus mecanismos patogênicos conhecidos, enquanto, em outras condições, a patogenia é desconhecida.

ALTERAÇÕES CUTÂNEAS ASSOCIADAS AO DIABETES DE PATOGENIA DESCONHECIDA

NECROBIOSE LIPOÍDICA

Esta dermatopatia consiste em áreas de degeneração do colágeno com eventual depósito secundário de lipídeos. Em dois terços dos casos há diabetes, embora seja uma complicação rara dessa doença, pois apenas 3 em cada 1.000 diabéticos têm necrobiose lipoídica. É referida no Capítulo 52. O tratamento do diabetes, quando presente, não altera a evolução da necrobiose lipoídica. A granulomatose disciforme de Miescher é uma variante na qual predomina, no quadro histopatológico, o aspecto granulomatoso.

DERMOPATIA DIABÉTICA

É a alteração cutânea mais comum nos diabéticos.

Patogenia

É desconhecida, admitindo-se que se relacione à microangiopatia diabética.

Alguns autores atribuem a origem das lesões a traumas, mas tentativas experimentais de reprodução das lesões foram negativas. A maioria dos autores admite que as lesões sejam decorrentes da microangiopatia diabética por isquemia relativa, alterações de temperatura considerando que a localização pré-tibial decorra de temperatura mais baixa da pele, aumento da viscosidade e baixo fluxo sanguíneo nessa região, porém, na realidade, o fluxo sanguíneo nas lesões está aumentando. Por essas razões, alguns autores consideram que as lesões decorrem de dificuldades na cicatrização por causa do baixo fluxo sanguíneo da região, atribuindo também à neuropatia diabética participação na gênese das lesões.

Manifestações clínicas

A afecção é mais comum em homens e em diabetes de longa duração. Caracteriza-se por pequenas áreas de 1 a 2 cm, atróficas, irregulares, deprimidas, de coloração acastanhada, assintomáticas, que atingem os membros inferiores, especialmente as regiões pré-tibiais (FIGURA 61.1). As lesões individualmente clareiam em 1 a 2 anos, mas novas lesões continuam a surgir em surtos. A frequência dessa alteração nos diabéticos tem sido registrada variavelmente de 20 a 40%. Admite-se que a presença de dermopatia se associe a complicações maiores do diabetes como nefropatia, neuropatia e retinopatia.

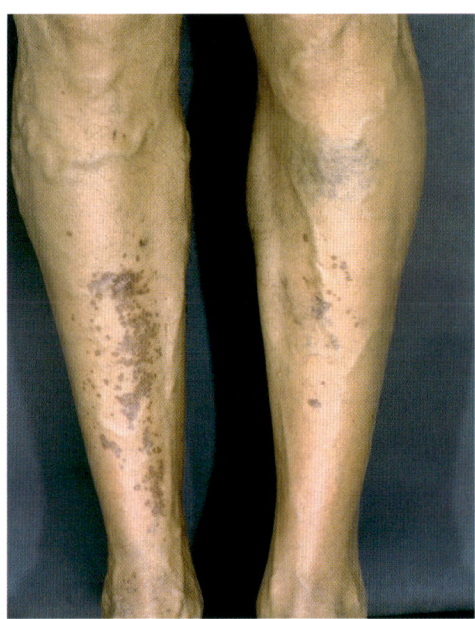

FIGURA 61.1 – Dermatopatia diabética. Lesões lenticulares e atróficas em localização característica.

Histopatologia

É semelhante à das púrpuras pigmentosas crônicas com extravasamento de hemácias, presença de hemossiderina e infiltrado inflamatório linfo-histiocitário perivascular discreto. A epiderme exibe atrofia e retificação dos cones epiteliais e aumento do pigmento melânico na camada basal. Na derme, as fibras colágenas mostram-se espessadas e observam-se espessamentos PAS positivos de arteríolas e capilares dérmicos.

Tratamento

Não é necessário, tampouco existe tratamento eficiente, mas a presença da dermopatia diabética obriga a maior controle das complicações renais, oculares e neurológicas do diabetes.

DERMATOSE PERFURANTE ADQUIRIDA

Este grupo compreende dermatoses inflamatórias adquiridas em que há extrusão de material dérmico através da epiderme. Ocorrem em adultos e aparentemente em relação ao diabetes melito associado à insuficiência renal crônica com ou sem tratamento hemodialítico. Esse grupo de afecções compreende a doença de Kyrle, colagenose perfurante reativa, foliculite perfurante e elastose perfurante serpiginosa.

Patogenia

Admite-se a possibilidade de depósito de substâncias acumuladas em consequência da insuficiência renal, como ácido úrico e hidroxiapatita despertarem na derme reações de tipo corpo estranho, que resultam em eliminação transepidérmica de elementos dérmicos. Devem contribuir na patogênese traumas particularmente provocados pelo prurido frequente nesses doentes. Também admite-se participação de distúrbios metabólicos das vitaminas A e D e da microangiopatia diabética.

Manifestações clínicas

Pápulas pruriginosas hiperqueratósicas com disposição folicular e extrafolicular, encimadas por tampão queratótico, isoladas e confluentes, formando placas verrucosas se dispõe predominantemente nas extremidades inferiores, mas também no tronco e face **(FIGURA 61.2)**.

Histopatologia

Inicialmente, ocorre reação inflamatória supurativa que é substituída por reação granulomatosa de tipo corpo estranho com eliminação de fibras colágenas e/ou elásticas através de túneis epidérmicos. Podem ser observados depósitos de ácido úrico e hidroxiapatita. Nas lesões antigas, pode haver hiperplasia da epiderme com hiperqueratose.

Diagnose

Clínica e histopatológica, fazendo-se diagnose diferencial com outras dermatoses perfurantes, como a doença de Kyrle de origem familiar, o prurigo nodular, o líquen plano e o líquen simples hipertrófico.

Tratamento

Não existem tratamentos específicos. Existem relatos de melhoras com radiação ultravioleta B, psolareno com radiação ultravioleta A (PUVA), terapia fotodinâmica, *laser* de CO_2, crioterapia, corticoides tópicos e intralesionais, tretinoína tópica, 5-fluoruracil tópico, isotretinoína sistêmica, alopurinol, antimaláricos e capsaicina tópica. Por vezes, a interrup-

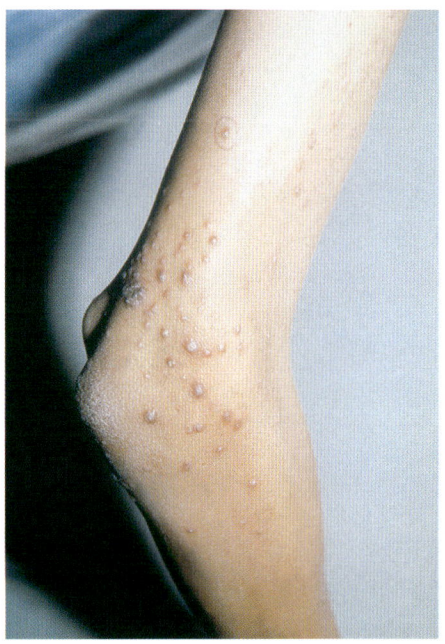

FIGURA 61.2 – Dermatose perfurante em insuficiência renal.

ção da hemodiálise após transplante renal leva a regressão das lesões.

BULLOSIS DIABETICORUM

Processo caracterizado por bolhas que surgem em doentes diabéticos com diabetes de longa duração. Admite-se que ocorra em cerca de 0,5% dos diabéticos e é mais frequente em homens.

Patogenia

É desconhecida. A microscopia eletrônica sugere a possibilidade de alterações nas fibrilas de ancoragem e o limiar de produção de bolhas por sucção é menor nos diabéticos. Esses dados aliados à localização sugerem influência de traumas.

Em alguns doentes, o aparecimento de bolhas relaciona-se à exposição à radiação ultravioleta, especialmente em diabéticos com nefropatia e neuropatia. Aparentemente, o controle inadequado da diabetes favorece o aparecimento de bolhas.

Manifestações clínicas

Abruptamente, surgem bolhas não dolorosas e não pruriginosas nas extremidades, principalmente nos pés e no terço inferior das pernas e, às vezes, nas extremidades superiores (FIGURA 61.3). As bolhas ocorrem em surtos que se curam em 2 a 5 semanas sem deixar cicatrizes, mas, que se mantêm, às vezes, por anos.

Histopatologia

Histopatologicamente, observam-se bolhas subcórneas, intra ou subepidérmicas de acordo com o tempo de evolução da bolha. Bolhas recentes mostram clivagem subepidérmica. Não há acantólise. Na derme, há espessamento das paredes capilares PAS positivo, constituindo a microangiopatia diabética. A imunofluorescência tanto direta como indireta é negativa.

Diagnose

Clínica, reforçada pela presença de diabetes pela histopatologia e pela negatividade da imunofluorescência. Na diagnose diferencial, devem ser consideradas as doenças bolhosas, penfigoide bolhoso, pênfigo vulgar, epidermólise bolhosa adquirida, porfiria cutânea tarda, pseudoporfiria, eritema polimorfo bolhoso, reações bolhosas a picadas de insetos e impetigo bolhoso.

Tratamento

Puramente sintomático, a drenagem do líquido da bolha por meio de aspiração assépticas, mantendo-se o teto da bolha, é útil, devendo-se evitar infecção secundária pelo uso de antibióticos tópicos.

ALTERAÇÕES CUTÂNEAS NO DIABETES DECORRENTES DE ALTERAÇÕES VASCULARES, METABÓLICAS, NEUROLÓGICAS E IMUNOLÓGICAS PRÓPRIAS DA DOENÇA

ACANTOSE NIGRICANTE

Pode ocorrer quando o diabetes tipo 2 associa-se com obesidade, resistência periférica à insulina e hiperinsulinemia.

Na patogenia da acantose nigricante associada ao diabetes admite-se que, em estados de hiperinsulinemia, poderia haver excesso de ligação da insulina a receptores de crescimento tecidual (receptores IGF – fator de crescimento insulina-símile), porque, experimentalmente, demonstra-se que altas concentrações de insulina aumentam a síntese de DNA e a proliferação dos fibroblastos via receptores IGF (ver Capítulo 26).

SÍNDROME DA REDUÇÃO DA MOBILIDADE ARTICULAR E SÍNDROME ESCLERODERMIA-SÍMILE

Estas síndromes têm, como traço patogênico comum, alterações bioquímicas do colágeno e dos mucopolissacarídeos da derme por aumento do depósito ou lise insuficiente dessas substâncias. Aparentemente, há relação com doença microvascular.

A redução da mobilidade articular que atinge 30% dos diabéticos tipo I nas duas primeiras décadas de doença decorre de espessamento e endurecimento da pele e tecido conectivo periarticular, resultando em dificuldade não dolorosa da mobilidade articular. O processo acomete, de início, a articu-

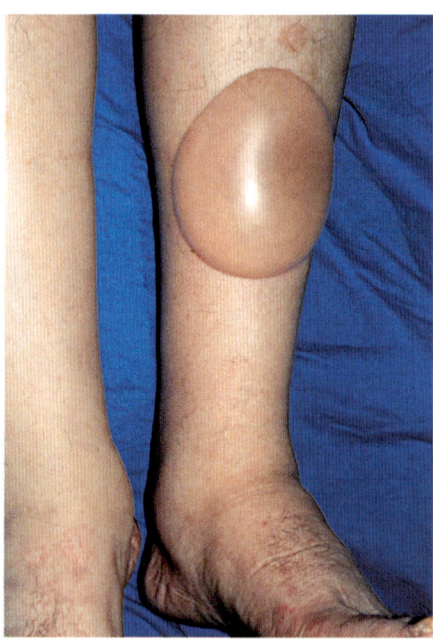

FIGURA 61.3 – *Bullosis diabeticorum*. Grande bolha sem sinais de inflamação na perna. Nas proximidades, lesões atróficas de dermatopatia diabética.

lação interfalangiana distal do quinto quirodáctilo e, progressivamente, acomete todos os dedos da mão. As articulações dos pés e mesmo as grandes articulações podem ser atingidas pelo processo. Semiologicamente, o quadro é caracterizado pela mão do rezador, isto é, a aproximação de ambas as palmas das mãos revela incapacidade da plena extensão dos dedos e não há plena aproximação das superfícies palmares pela impossibilidade de aproximação das articulações interfalangianas distais e proximais mesmo com as palmas das mãos pressionadas uma contra a outra (sinal da prece).

Pacientes com esse processo tem maior prevalência de nefropatia e retinopatia diabética tanto em diabetes tipo 1 como 2. Fisiopatologicamente, admite-se que o processo decorra da glicosilação do colágeno que provoca aumento do *cross-link* das moléculas de colágeno alterando suas propriedades normais. Também se admite que a isquemia crônica decorrente das alterações vasculares da doença contribua para o espessamento do colágeno.

Esse quadro pode ser acompanhado de espessamento céreo da pele, especialmente do dorso das mãos, que pode acometer também o dorso dos pés. Esses espessamentos podem também ocorrer isoladamente, não associados à redução da mobilidade articular ainda que, quando presentes, também contribuam para esta disfunção.

Também pode ocorrer, especialmente nos diabéticos insulinorresistentes, aspecto micropaluloso do dorso dos dedos na pele juxta-articular e na área periungueal. Ainda que o mecanismo fisiopatológico não seja conhecido, considera-se a possibilidade de o processo relacionar-se à glicoxidação não enzimática do colágeno, conferindo à pele dessa região aspecto granuloso fino (pápulas de Huntley).

Histopatologia

A pele espessada de aspecto céreo revela aumento do colágeno.

Quanto às **pápulas de Huntley** histologicamente mostram hiperqueratose, acantose, alongamento das papilas dérmicas com disposição vertical das fibras colágenas que se mostram espessadas e há leve infiltrado perivascular na derme.

Tratamento

É o tratamento do diabetes. Existem evidências de que o controle rigoroso da glicemia retarda o surgimento do processo e minimiza sua intensidade.

São alterações cutâneas decorrentes das alterações vasculares do diabetes, o eritema erisipela símile, a gangrena úmida dos pés, a rubeose diabética e alterações de grandes vasos.

O **eritema erisipela símile** se caracteriza por placas eritematosas não dolorosas, bem delimitadas localizadas sobretudo nas pernas e pés. Radiologicamente, verifica-se com frequência destruição óssea provavelmente determinada por microangiopatia subjacente.

Histopatologicamente, há vasos ectasiados na derme, admitindo-se a possibilidade de decorrer de aumento da microcirculação periférica para compensação da diminuição da perfusão pelo comprometimento dos grandes vasos pelo diabetes. Aparentemente, o processo é desencadeado por descompensação cardíaca ou por tromboses venosas. A diagnose diferencial deve ser feita com a erisipela.

A **gangrena úmida do pé** é uma complicação tardia da micro e macroangiopatia do diabetes frequentemente desencadeada por infecção bacteriana. Há necrose com liquefação dos tecidos acompanhada de eritema, edema, calor e odor fétido. Na gangrena seca relacionada à aterosclerose, que também pode acompanhar o diabetes, há mumificação dos tecidos. Poderá ocorrer infecção secundária e, nesse caso, o quadro clínico poderá assumir o aspecto de gangrena úmida.

A **rubeose diabética** é uma manifestação frequente de diabetes de longa duração relacionada à falta de controle glicêmico adequado e, provavelmente, consequente à microangiopatia. Apresenta-se como eritema róseo da face e, por vezes, das mãos e pés. O controle adequado do diabetes controla a manifestação.

ESCLEREDEMA

A associação com diabetes é relatada em números variáveis. Existem relatos da ocorrência de escleredema em 2 a 14% dos doentes com diabetes. A relação é maior com diabetes tipo 2 de adultos obesos, mas não há correlação com as vasculopatias mais graves da doença (ver Capítulo 59).

ÚLCERAS DIABÉTICAS

Ocorrem predominantemente nos membros inferiores e têm grande importância, estimando-se que ocorram em 15% dos diabéticos dos quais 10 a 20% podem chegar a amputações.

Incluem-se nesse grupo as ulcerações que caracterizam o mal perfurante plantar, lesões necróticas rodeadas por bordas hiperqueratósicas que decorrem da neuropatia diabética.

Muitos fatores provocados pelo diabetes atuam na gênese das úlceras diabéticas: os espessamentos cutâneos e a diminuição da mobilidade articular resultam em menor flexibilidade do pé com distribuição inadequada das pressões sobre a pele, particularmente da região plantar; a neuropatia altera o tônus vascular e a perda funcional da inervação sensorial diminui as sinalizações neuroinflamatórias via neuropeptídeos para queratinócitos, fibroblastos e células endoteliais e a anestesia da área favorece a continuidade da ação de fatores traumáticos sem que o paciente os evite por não haver dor. Além disso, a vasculopatia *per se* dificulta o suprimento sanguíneo, favorecendo a necrose e dificultando a cicatrização. Acrescente-se a possibilidade de infecções secundárias serem maiores nos diabéticos, agravando o processo ulceronecrótico estabelecido.

Portanto, pela multiplicidade de fatores favorecedores de ulcerações, que podem ser graves, é muito importante a adoção de cuidados especiais com os pés, para os diabéticos. Recomenda-se que os calçados sejam adequados, não apertados e de material flexível, devendo-se evitar condições que permitam o aparecimento de calosidades. Devem ser evitadas situações favorecedoras de traumas. Portanto, os diabéticos devem estar sempre calçados e nunca devem caminhar descalços. Os pacientes devem ser instruídos para inspecionar os pés sempre para, diante de qualquer alteração (eczemas, micoses, bolhas, alterações ungueais), procurarem orientação médica para tratamento o mais precocemente possível (ver Capítulo 26).

XANTOMAS ERUPTIVOS

Surgem, geralmente, em diabéticos não tratados ou inadequadamente tratados, com hipertrigliceridemia elevada. O diabetes é a causa mais comum de hipertrigliceridemia em indivíduos geneticamente predispostos. No diabetes não controlado, a atividade da lipase lipoprotéica diminui em proporção direta da deficiência de insulina. Reduz-se a capacidade de metabolização e depuração dos quilomícrons (ricos em triglicerídeos) e lipoproteínas de densidade muito baixa, o que pode aumentar muito os níveis de triglicerídeos plasmáticos. Esses lipídeos permeiam os vasos cutâneos e acumulam-se na derme, sendo fagocitados por macrófagos, formando-se os xantomas (ver Capítulo 57).

INFECÇÕES CUTÂNEAS NO DIABETES

Existe ainda controvérsia quanto à maior prevalência de infecções por bactérias e fungos nos diabéticos ou se apenas estas infecções são mais graves nestes doentes. Porém, algumas infecções parecem relacionar-se ao diabetes descontrolado, estreptococcias, candidoses, fasciite necrotizante e mucormicose.

Essa possível maior suscetibilidade a infecções decorreria de alterações imunológicas ou de alterações de outros mecanismos de defesa nos diabéticos, como quimiotaxia reduzida, fagocitose e atividade bactericida secundárias à hiperosmolaridade do soro hiperglicêmico. Além disso, há diminuição da infusão de nutrientes e da migração leucocitária através das paredes vasculares espessadas.

Das infecções bacterianas são mais frequentes as estafilocócicas, foliculites e furunculoses, as estreptococcias, a otite externa produzida por *Pseudomonas aeruginosa* e a fasciite necrotizante. Em relação às estreptococcias, existem estudos mostrando maior risco dessas infecções nos diabéticos, tanto para estreptococos do grupo A como do grupo B. Quanto às estafilococcias, apesar do clássico conceito da pesquisa de diabetes nas furunculoses de repetição, não existem ainda dados científicos que permitam concluir por maior risco de diabetes nesses doentes.

Com relação à otite externa maligna, é uma infecção grave do ducto auditivo externo com potencial de progressão intracraniana. Acomete doentes diabéticos idosos e traduz-se por secreção purulenta que se acompanha de edema unilateral e perda da audição. A mortalidade é elevada: 20 a 40% e cerca de 70 a 90% dos doentes são diabéticos.

Das infecções fúngicas, são clássicas a balanite por leveduras no homem e a candidose vulvovaginal na mulher, além de outras formas de candidose como a paroníquia. Existem controvérsias quanto à maior prevalência de dermatofitose nos diabéticos ainda que existam estudos de incidência maior de onicomicoses nos pés em diabéticos. Infecções fúngicas importantes a considerar são as mucormicoses das quais 70 a 80% ocorrem em diabéticos em cetoacidose (ver Capítulos 35 e 40).

Consideram-se ainda como tendo incidência maior em diabéticos algumas afecções cutâneas, como granuloma anular disseminado, vitiligo, acrocórdon, prurido, líquen plano e síndrome do glucagonoma (ver Capítulo 81). Nessa síndrome, que ocorre em portadores de tumores das ilhotas pancreáticas secretores de glucagon, os doentes podem apresentar, do ponto de vista cutâneo, erupções eczematosas ou eritematobolhosas localizadas no abdome inferior, nádegas, períneo e membros inferiores. Às vezes, é necessário diferenciar tais quadros do pênfigo familiar benigno, do pênfigo foliáceo, da psoríase vulgar e pustulosa e da acrodermatite enteropática. Quanto à associação do granuloma anular disseminado com diabetes, não há conclusões definitivas. Quanto ao vitiligo existem referências de maior frequência em diabéticos, especialmente quando o diabetes é de longa duração. Quanto ao líquen plano, existem trabalhos que concluíram por maior frequência de testes de tolerância à glicose alterados em doentes com líquen plano especialmente com líquen plano oral, mas as conclusões não são definitivas.

Outras complicações cutâneas do diabetes são consequência da terapêutica. Além das erupções alérgicas aos hipoglicemiantes orais e à insulina, existem as alterações do tecido adiposo, induzidas pela insulina. Os hipoglicemiantes orais podem causar erupções que vão desde a urticária até o eritema polimorfo. A insulina pode produzir urticária localizada ou generalizada, geralmente devido a impurezas dos preparados comerciais. A utilização de produtos mais purificados costuma eliminar as manifestações. Além disso, a insulina pode produzir alterações localizadas no tecido adiposo, lipoatrofias, mais comuns, e lipo-hipertrofias, mais raras. Nas **lipoatrofias**, no local das injeções, há depressões da superfície cutânea que se mostra hiperestésica, porém, sem fenômenos inflamatórios. O exame histológico revela ausência de tecido adiposo, sem inflamação. Seria causada pela presença de substâncias lipolíticas como impurezas dos preparados insulínicos. Nas **lipo-hipertrofias**, surgem áreas edematosas não flegmásicas nos pontos de injeção. O exame histológico mostra hipertrofia do tecido adiposo, sem inflamação. Admite-se que resultem de efeito anabolizante da insulina sobre o tecido adiposo local.

Atualmente, considera-se que a síndrome dos ovários policísticos (síndrome de Stein-Leventhal), na verdade, consiste em hiperandrogenismo secundário à resistência periférica à insulina. Cerca de 40% das mulheres portadoras dessa síndrome, se não adequadamente tratadas, desenvolverão diabetes melito e síndrome metabólica (síndrome X: hipertensão arterial sistêmica, obesidade central, dislipidemia). São sinais do hiperandrogenismo periférico: a acne da mulher adulta, o hirsutismo, a alopecia de padrão androgenético e a acantose nigricante (síndrome AN-HAIR [acrônimo de **a**cantose **n**igricante, **h**irsutismo, **a**cne e **r**esistência à **i**nsulina]).

PARTE XI
AFECÇÕES PSICOGÊNICAS, PSICOSSOMÁTICAS E NEUROGÊNICAS

CAPÍTULO 62

AFECÇÕES PSICOGÊNICAS, PSICOSSOMÁTICAS E NEUROGÊNICAS

Acredita-se que o estado mental de um doente possa, muitas vezes, influenciar o curso de algumas dermatoses ou modificar seus sintomas, mormente o prurido. Da mesma forma, muitas vezes, as lesões que se apresentam são artificialmente produzidas pelo doente, que não apresenta nenhuma enfermidade dermatológica verdadeira, sendo, então, a manifestação cutânea decorrente de um distúrbio psíquico.

A psicodermatologia é um ramo em desenvolvimento da dermatologia e da psiquiatria em que os conceitos vêm progredindo notavelmente nas últimas décadas.

Neste capítulo, apresentaremos, inicialmente, o quadro dermatológico clássico das chamadas psicodermatoses e, em seguida, discutiremos sua nosologia, classificação e tratamento conforme os atuais conceitos da psicodermatologia.

PRURIDO

Sintoma de inúmeras dermatoses, é causado pelo estímulo de fibras nervosas amielínicas subepidérmicas que, sucessivamente, atinge os plexos nervosos dérmicos, nervos sensitivos espinhais, sistema espinotalâmico, hipotálamo e córtex cerebral. Esse estímulo atua, provavelmente, pela liberação de mediadores como histamina, prostaglandina, quininas, serotonina, proteases e substância P. Há um prurido psicogênico originário diretamente da córtex cerebral.

O prurido, nas dermatoses, sofre sempre a influência de fatores emocionais. Há dermatoses não pruriginosas, porém, por influência emocional, os doentes referem prurido, enquanto em outras, que se acompanham de prurido, este é discreto, moderado ou intenso, conforme o estado emocional. Esse fato é classicamente expresso na frase de Darier sobre o prurido no líquen plano: "os doentes se coçam pouco, muito ou apaixonadamente".

A coçadura alivia o prurido por diminuir o número de impulsos aferentes à medula e por deprimir a liberação de substâncias mediadoras. A coçadura pode ser um fator importante na gênese do quadro dermatológico. É o que ocorre na neurodermite ou líquen simples em que o prurido incita à coçadura, que lesa a pele, o que aumenta o prurido, formando-se a interação que determina a liquenificação. Em pruridos intensos, com coçaduras traumatizantes, ocorrem escoriações profundas que constituem o chamado prurido biopsiante.

O prurido pode ser psicogênico, por meio da estimulação direta da área sensorial do prurido no córtex cerebral, constituindo sintoma de doença mental.

Para fazer a diagnose de prurido psicogênico, é necessário excluir todas as causas exógenas ou endógenas do prurido, referidas a seguir:

- **Causas exógenas:** em primeiro lugar, a escabiose e os ectoparasitos. Na escabiose, principalmente em casos de diagnose tardia, após tratamento, o prurido pode permanecer por algum período, devendo-se evitar o tratamento excessivo, que pode causar dermatite irritativa. Na dúvida, fazer tratamento de prova. Outra causa frequente é a asteatose, em que há secura e descamação, principalmente nos membros. Ocorre pelo uso excessivo de banhos quentes e sabões, especialmente em idosos, associada ao frio ou à diminuição da umidade do ar. Contactantes, particularmente roupas de tecidos sintéticos e lã, corantes de tecidos e outros podem ocasionar prurido.
- **Causas endógenas:** doenças metabólicas e endócrinas, como o diabetes, icterícia obstrutiva ou cirrose, hiper ou hipotireoidismo, gota, doença renal e uremia. Prurido é frequente em doentes fazendo hemodiálise. Prurido ocorre na policitemia vera, de acordo com a gravidade do quadro e principalmente durante ou após o banho. Prurido pode ser a primeira manifestação da micose fungoide, com grau de intensidade variável. É também encontrado na doença de Hodgkin, sendo pouco frequente em outros linfomas.

Causas comuns de prurido são medicamentos ou drogas inaladas, ingeridas ou injetadas. A história é importante para a exclusão desses agentes. Prurido é observado em doenças infecciosas e parasitoses intestinais. Alguns doentes com Aids têm prurido, eventualmente intenso. Prurido ocorre em nevos em evolução para melanoma.

Prurido disseminado pode ocorrer na gravidez, podendo estar relacionado a um grau leve de icterícia colestática.

O prurido de causa psicogênica é ainda mais comum que os quadros anteriores, sendo comumente manifestação cutânea de quadros depressivos. Apresentações incluem o prurigo *sine materia*, prurigo genital, anal e prurigo do couro cabeludo. Os sintomas podem ou não vir acompanhados de escoriações e liquenificação pela coçadura.

DERMATITE FACTÍCIA

A dermatite factícia, artefata ou patomímica é constituída por lesões cutâneas produzidas pelo próprio doente e propositadamente negadas. É considerada distúrbio por comportamento autoinfligido. O doente com essa condição produz lesões com o intuito de preencher uma necessidade psíquica inconsciente. Frequentemente, é a necessidade de ser cuidado, assumindo o papel de doente.

É de origem psicogênica, por conflitos ou outros fatores mentais, visando obter simpatia, atenção, compensação, vantagem ou procurando preocupar, contrariar ou magoar familiares. Grande número de agentes é utilizado na produção de lesões, como soda cáustica e outros agentes químicos, lixas e numerosos instrumentos, como tesouras, facas e pinças.

Quadro mais comum em mulheres jovens, muitas vezes ligadas a áreas da saúde por profissão ou mesmo parentesco.

Manifestações clínicas

Lesões insólitas de configuração geométrica não natural, de aparecimento geralmente abrupto, localizam-se, em regra, nas partes mais acessíveis às mãos. O aspecto é múltiplo, variando desde eritema, vesículas e bolhas, até ulcerações, gangrenas ou necroses (FIGURAS 62.1 E 62.2).

Diagnose

A diagnose pode ser difícil e o doente pode, por meses ou anos, iludir e manter a simulação. Curativos oclusivos, solicitando-se ao doente não tocá-los, e efetuados de maneira pela qual possa ser evidenciada qualquer manipulação, podem auxiliar na diagnose.

Para a conclusão definitiva, pode ser necessária a internação hospitalar. Solicitar, se necessária, a colaboração de psiquiatra, para a conclusão diagnóstica.

SÍNDROME DE MÜNCHAUSEN

Caracteriza-se pela mitomania e peregrinação hospitalar. O doente inventa doenças, eventualmente produzindo lesões cutâneas e conseguindo sucessivas internações hospitalares

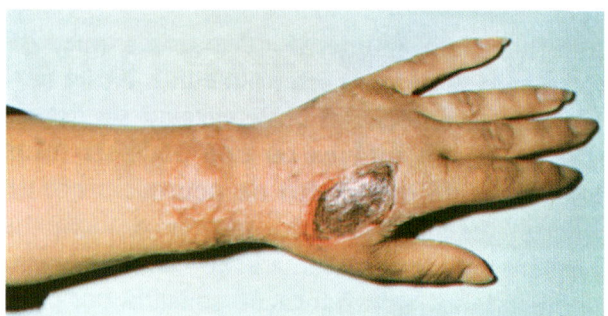

FIGURA 62.1 – Dermatite factícia. Úlcera necrótica de bordas extremamente regulares. Cicatrizes atróficas de lesões anteriores.

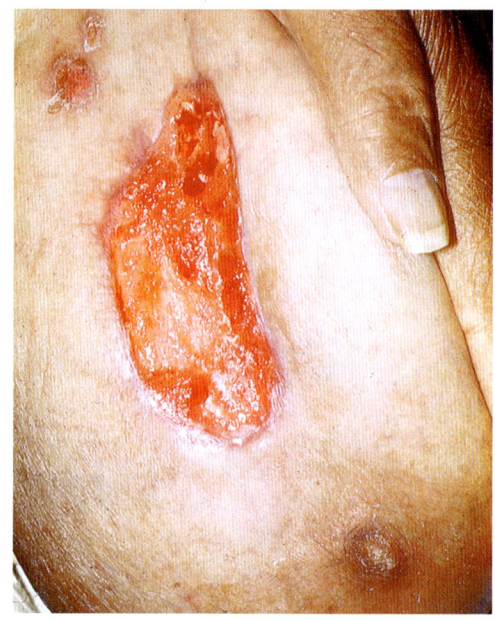

FIGURA 62.2 – Dermatite factícia. Úlcera extensa na região mamária.

e cirurgias. A conduta para a diagnose e terapia é a mesma da dermatite artefata, quando o quadro é cutâneo.

SÍNDROME DE MEADOW

Ocorre em crianças nos primeiros anos de vida que são levadas para consultas ou internações com quadros clínicos ou lesões produzidas pelos pais, geralmente, pela mãe. A suspeita diagnóstica, se o quadro é cutâneo, é pelas lesões insólitas, como na dermatite artefata.

ESCORIAÇÕES NEURÓTICAS

São lesões compulsivas, autoproduzidas com as unhas que o doente justifica pela sensação incontrolável de prurido, queimação ou necessidade de remover alguma coisa da pele, como pequenas pápulas foliculares, queratoses ou acne discreta; no entanto, podem aparecer em áreas de pele normal. Os mecanismos envolvidos são o transtorno obsessivo-compulsivo (TOC) ou secundário a sensações anômalas na pele (ver adiante).

Manifestações clínicas

As escoriações localizam-se em áreas atingidas pelas unhas, sendo geralmente mais numerosas nos antebraços, braços e região dorsal superior (FIGURA 62.3). Nas áreas de acesso mais difícil, as lesões são menos numerosas ou ausentes. As lesões variam desde escoriações até lesões ulcerocrostosas, com crostas hemorrágicas ou purulentas. A evolução das crostas leva à formação de cicatrizes, de maneira que há lesões ulcerocrostosas-cicatriciais em vários estádios evolutivos, com grau variável de desfiguração (FIGURA 62.4).

Diagnose

Faz-se pelo quadro clínico, excluindo-se, sempre, uma afecção cutânea primitiva.

PSICOSE HIPOCONDRÍACA MONOSSINTOMÁTICA

Caracteriza-se pela ideia fixa delirante, por parte do doente, acerca de uma doença não existente. As outras funções psíquicas estão, em geral, preservadas, exceto pela presença dessa ideação delirante "encapsulada".

O quadro mais frequente em dermatologia é o delírio de parasitose ou de infestação. O doente tem a certeza de estar infestado por parasitas ou vermes, podendo ou não produzir lesões nas áreas "contaminadas". Frequentemente traz à consulta fragmentos diversos (grãos, fios, pequenos insetos do solo) afirmando terem sido retirados da pele (sinal da caixa de fósforos ou sinal do espécime). Tal quadro prejudica todas as outras atividades do enfermo, que passa a viver em função de sua doença.

Por se tratar de quadro psicótico, há perda da crítica; sendo assim, é impossível convencer o doente por argumentação. Da mesma forma, não se consegue encaminhá-lo ao psiquiatra, pois a sintomatologia é totalmente dermatológica; o tratamento deve ser instituído pelo dermatologista (ver a seguir).

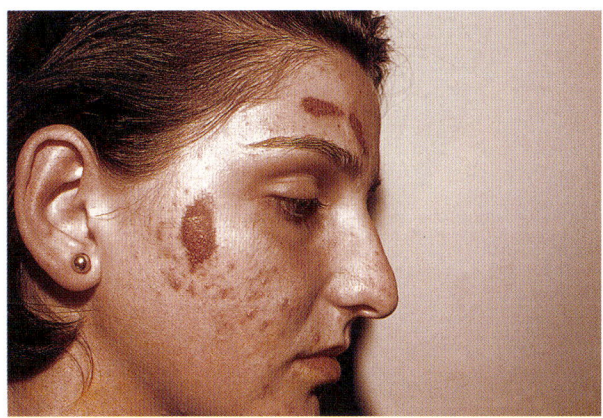

FIGURA 62.4 – Escoriações neuróticas por traumas repetidos.

A chamada "doença de Morgellons" é variante na qual o enfermo afirma serem produzidas na pele, de forma espontânea, fibras dos mais diversos tipos. Conhecimento pseudocientífico sobre esse quadro tem sido disseminado pela internet e adotado por indivíduos esclarecidos que se recusam a admitir a natureza psíquica de seu sofrimento (ausência da crítica).

Outras manifestações delirantes menos comuns incluem a bromosiderofobia (delírio de sudorese malcheirosa) e halitofobia.

DERMATOCOMPULSÕES

A dermatocompulsão é um persistente e irresistível impulso para realizar um ato repetitivo e estereotipado, irracional ou aparentemente inútil.

Lavagem excessiva

O ato compulsivo mais frequente é lavar as mãos constantemente, dezenas de vezes/dia, com receio de contaminação ou desejo incontrolável de limpeza. Pode surgir uma dermatite de contato por sensibilização ou irritação primária. Outro ato, que pode se tornar obsessivo é o uso excessivo de banhos, causando asteatose e dermatite eczematosa (FIGURA 62.5).

Onicofagia

Mordedura das unhas e, eventualmente, das cutículas. Pode ser somente de parte da lâmina ungueal, mas, nas formas severas, a unha é destruída até a raiz, surgindo, eventualmente, infecção secundária. Pode se dever a mecanismo ansioso ou mais grave, TOC.

Cutisfagia

Lesão liquenificada e infiltrada, produzida, geralmente, na pele das falanges dos dedos das mãos, pela mordedura continuada e que não deve ser confundida com o coxim artrofalangiano. Outro aspecto da cutisfagia é área de hipertricose

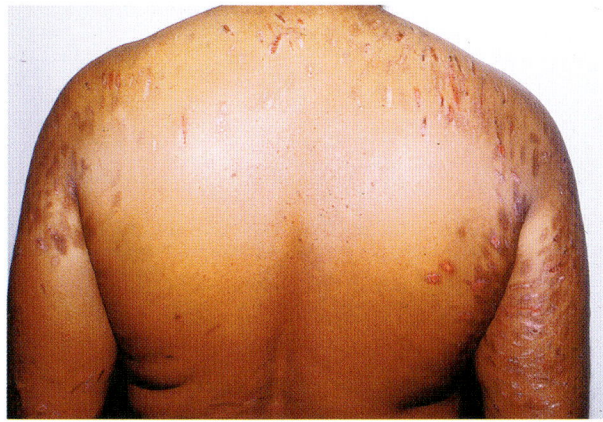

FIGURA 62.3 – Escoriações neuróticas. Lesões escoriadas e hiperpigmentadas provocadas pelas unhas.

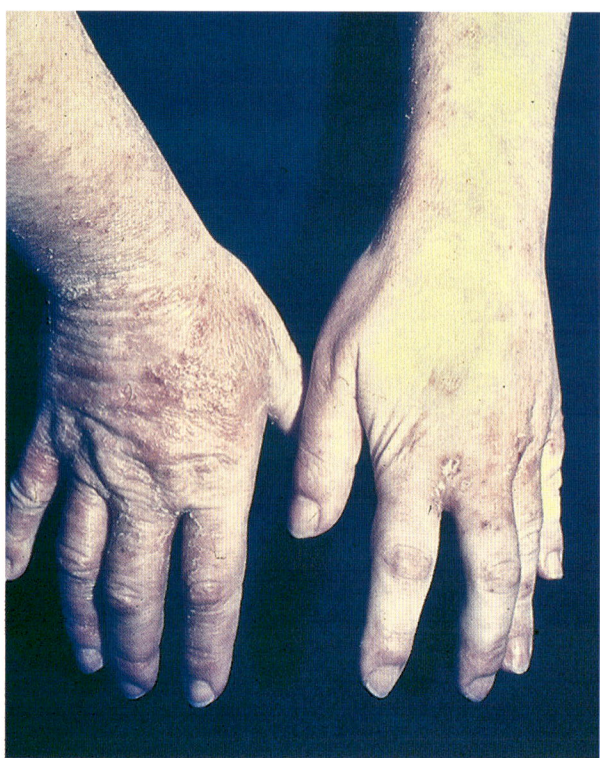

FIGURA 62.5 – Dermatocompulsão. Dermatite de contato por irritação primária por lavagem excessiva das mãos.

e hiperpigmentação, ocorrendo em indivíduos normais ou retardados e causada pela mordida ou belisco incontroláveis.

Queilite esfoliativa (artefata)

Quadro de irritação labial por mordedura ou, mais frequentemente, por manipulação excessiva de pequenas escamas, ocasionando fissuras e erosões. Por vezes, na superfície labial, acumulam-se concreções por saliva dessecada misturada a cremes e pomadas insistentemente aplicados, o que pode ser confundido com outras queilites.

Tricotilomania

Impulso continuado de arrancar os próprios cabelos. Nas áreas de alopecia, existem cabelos normais de diferentes comprimentos, raramente existindo alopecia total. São áreas irregulares de margens mal definidas. São persistentes ou aparecem em intervalos, conforme o impulso, e tendem a se reproduzir nos mesmos locais (**FIGURA 62.6**).

Não há sinais inflamatórios e, fora da área, o couro cabeludo apresenta aspecto normal. É encontrada, na maioria das vezes, em adultos jovens e crianças. Quando se examinam os cabelos nas áreas atingidas, verifica-se que são anágenos, diferentes dos cabelos peládicos. Em dúvida, pode-se fazer um tricograma. E, por vezes, pode ser necessária biópsia. Histopatologicamente, há aumento de cabelos catágenos, tricomalácia e melanina dentro do canal folicular e, diferentemente da alopecia areata, o infiltrado inflamatório perifolicular é mínimo ou ausente.

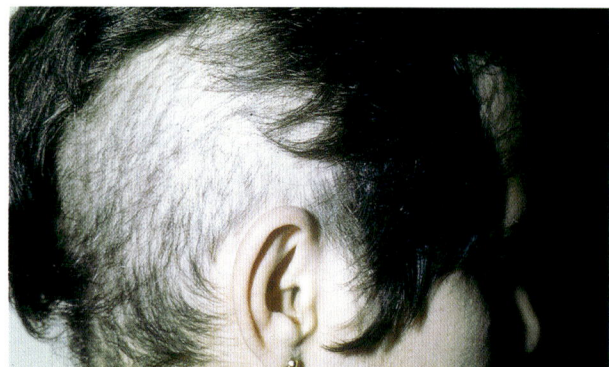

FIGURA 62.6 – Tricotilomania. Área alopécica irregular com cabelos de diferentes comprimentos.

A diagnose diferencial mais importante é com alopecia areata. Nessa afecção, as placas são habitualmente circulares ou ovais, de limites nítidos, aparecimento súbito e ausência total de cabelos no interior da placa. Na borda, há cabelos facilmente destacáveis, com a raiz afilada e descorada (cabelos peládicos). Outra diagnose, em crianças, é com a tínea tonsurante, em que se notam descamação e cotos de cabelos parasitados.

Acne escoriada

Ocorre, geralmente, em mulheres, na 2ª ou 3ª década de vida. São escoriações produzidas na face pela existência de folículos sebáceos dilatados (poros sebáceos) ou telangiectasias ou por forma discreta de acne. Há um impulso compulsivo em escoriar estas lesões (**FIGURA 62.7**).

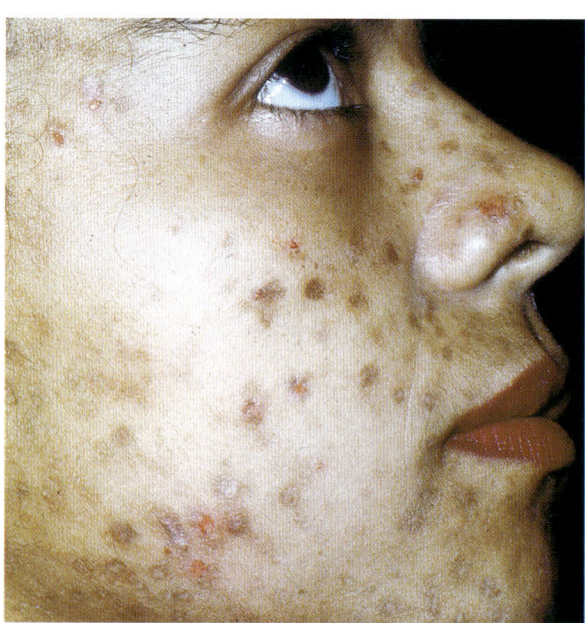

FIGURA 62.7 – Acne escoriada. Lesões hiperpigmentadas consequentes a escoriações na face.

CLASSIFICAÇÃO DAS PSICODERMATOSES

Classificam-se segundo dois critérios: psicodermatológico e psíquico. O primeiro permite identificar a diagnose dermatológica e sua inter-relação com o quadro psíquico. A partir daí, deve-se proceder à consequente diagnose psiquiátrica, a qual norteará a conduta terapêutica.

As alterações psicodermatológicas incluem:

- **Distúrbios psiquiátricos primários:** casos em que o doente tem somente patologia psiquiátrica, sem nenhuma dermatose verdadeira. As lesões são, em sua totalidade, autoinfligidas. Nesta categoria, estão o delírio de parasitose, dermatite artefata, escoriações neuróticas e tricotilomania.

- **Distúrbios cutaneossensoriais:** condições em que o paciente relata sensações desconfortáveis no tegumento, sem quadro dermatológico ou neurológico objetivo que os explique. As sensações incluem formigamento, queimação, dor ou prurido. Os quadros mais comuns incluem glossodinia, vulvodinia, prurido anal e genital, prurido *sine materia*. Lesões podem ser produzidas a partir dessas sensações (líquen simples crônico, escoriações), e os doentes podem ou não apresentar quadro psiquiátrico concomitante.

  É importante notar que, nessas duas categorias – distúrbios psiquiátricos primários e distúrbios cutaneossensoriais –, a alteração é fundamentalmente mental, e que diferentes mecanismos psíquicos podem estar envolvidos em casos de quadro dermatológico, o que determinará e influenciará o tratamento.

- **Distúrbios psicofisiológicos:** uma dermatose verdadeira é sabidamente influenciada pelo estado emocional. Psoríase, alopecia areata, acne, hiperidrose e dermatite atópica são, frequentemente, exacerbados em situações de estresse e ansiedade.

- **Distúrbios psiquiátricos secundários:** situações em que a desfiguração decorrente de uma dermatose desencadeia um quadro psiquiátrico como ansiedade e depressão. Exemplos: acne conglobata, alopecia areata, vitiligo.

A adequada compreensão dessas categorias pode indicar a melhor abordagem. Para os casos de distúrbios psicológicos psicofisiológico e distúrbios psiquiátricos secundários, os dentes estarão mais abertos à discussão dos sintomas emocionais e eventualmente, uma abordagem especializada, além do tratamento dermatológico. Em casos de distúrbios primários os tratamentos puramente dermatológicos são totalmente ineficazes; no entanto, no caso do delírio de parasitose, encaminhamento ao psiquiatra é impossível. Doentes com distúrbios cutaneossensoriais, muitas vezes, já fazem tratamento psiquiátrico, sendo fácil a abordagem dessa esfera; no entanto, por vezes há apenas a queixa dermatológica.

A diagnose psiquiátrica baseia-se na identificação do mecanismo psicopatológico responsável pelo quadro. São eles: ansiedade, depressão, psicose, TOC, e alteração da personalidade. Para a adequada diagnose, é necessário se obterem, pela anamnese, dados como presença ou ausência de crítica, mecanismo de produção das lesões e sensações. É tarefa que exige tempo e dedicação do dermatologista, mas, sem dúvida, é aquela que dará melhor resultado terapêutico, pois a diagnose final indicará o melhor tratamento a ser utilizado.

As manifestações cutâneas secundárias a quadros depressivos mais observadas são prurido com ou sem escoriações e líquen simples crônico, glossodinia e vulvodinia. O doente pode ou não apresentar, no momento do exame, os sinais psiquiátricos clássicos de depressão, assim como, muitas vezes, já utiliza antidepressivos para tanto.

As manifestações de TOC incluem as dermatocompulsões, as escoriações neuróticas e, mais raramente, úlceras e mutilações.

A manifestação psicótica mais comum é o delírio de parasitose, com ou sem lesões dermatológicas.

Os distúrbios da personalidade são responsáveis pelos quadros de dermatite artefata.

TRATAMENTO

A abordagem por psicofármacos é a que melhores resultados pode oferecer em casos de distúrbios primários e nos distúrbios cutaneossensoriais. Tratamentos puramente dermatológicos são inúteis, e tratamento cognitivos podem ser indicados em alguns casos, não sendo da alçada do dermatologista. O dermatologista que adquire prática na diagnose psiquiátrica e no manejo de alguns psicofármacos pode ajudar um número muito maior de doentes.

Antipsicóticos

Indicados no tratamento do delírio de parasitose e suas variantes. A dificuldade em prescrevê-los se deve à ausência de crítica por parte do doente, que frequentemente se recusa a usar medicação psiquiátrica, o que ocorre quanto melhor for o nível sócio cultural dos doentes. Uma boa relação médico-paciente deve ter sido obtida antes de sua prescrição para aumentar a chance de adesão. A prescrição de cremes inócuos, para que o doente se sinta tratado "dermatologicamente", é recomendada.

A primozida é a medicação mais utilizada. É um neuroléptico que, além de bloqueador da dopamina, é antagonista de opiáceos e hipnóticos. É prescrito na dose de 1 a 6 mg. Os efeitos colaterais mais comuns são os extrapiramidais, como agitação. Doentes idosos devem fazer eletrocardiograma no início do tratamento, pois arritmias ou intervalo Q-T prolongado são contraindicações para o uso.

Modernamente foram introduzidos a risperidona (1-5 mg/dia), a olanzapina (5-15 mg/dia) e a quetiapina (25 mg, duas vezes/dia).

O tratamento deve ser prolongado por meses, com diminuição gradual da dose após controle dos sintomas. Mesmo após a melhora destes, o doente não recupera a crítica; recaídas não são raras.

Antidepressivos

Vêm sendo mais utilizados em dermatologia, em diversas situações clínicas.

Tricíclicos

Indicados em casos de prurido de diversas causas e nos distúrbios cutaneossensoriais.

A doxepina tem ação antidepressiva e antipruriginosa, sendo um potente anti-histamínico. É a melhor indicação em casos de doentes deprimidos com escoriações neuróticas e em diversas outras dermatoses pruriginosas em substituição aos anti-histamínicos tradicionais. A dose varia de 5 a 300 mg/dia ao deitar, podendo ser aumentada paulatinamente a cada quinzena até obtenção do efeito terapêutico. O efeito mais comum é a sedação, que pode ser diminuída ajustando-se o horário da tomada.

A amitriptilina apresenta bons resultados em casos de glossodinia e vulvodinia, na dose de 25 a 100 mg/dia.

A clomipramina é utilizada na tricotilomania.

Inibidores da receptação da serotonina

Incluem a fluoxetina, paroxetina, sertralina, citalopram e escitalopram. São bem indicados em casos de distúrbios cutaneossensoriais e, em casos relacionados a mecanismo tipo TOC, como a tricotilomania e a onicofagia. Nesses últimos, as doses costumam ser maiores do que no tratamento de sintomas depressivos. Apresentam poucos efeitos colaterais.

É importante notar que, frequentemente, o doente já faz uso de antidepressivos para sua doença psíquica, sem controle do sintoma cutâneo. Nesses casos, recomenda-se consultar o psiquiatra para se discutir aumento da dose ou introdução de antidepressivo que controle mais adequadamente a queixa dermatológica.

Tratamento da dermatite artefata

Não responde aos psicofármacos, pois trata-se de distúrbios da personalidade (*borderline*). É necessário bom relacionamento médico-paciente, para que o doente possa cumprir as orientações. O doente não deve nunca ser confrontado; o assunto da influência psíquica sobre a origem das lesões pode ser introduzido bem aos poucos ao longo das consultas, para que uma possível abordagem pelo psiquiatra possa, depois de obtida a confiança por parte do doente, ser aceita. As lesões cutâneas em si devem ser tratadas conforme a sua apresentação: antibióticos locais e orais, compressas, curativos. Oclusão das lesões pode ser utilizada para acelerar a cicatrização e evitar maiores danos.

DERMATOSES PSICOSSOMÁTICAS

Em toda dermatose, há influência de fatores emocionais, porém, em algumas, os fatores emocionais atuam sempre no desencadeamento e evolução da dermatose. Estas dermatoses com componentes psíquico e cutâneo constituem, em sentido restrito, as dermatoses psicossomáticas. Há outro grupo de dermatoses em que a influência de fatores emocionais é frequente, mas não constante, dermatoses eventualmente psicossomáticas e, finalmente, há um terceiro grupo de doenças em que a influência emocional é eventual.

Dermatoses com componentes cutâneo e emocional

Neste grupo, podem ser consideradas as seguintes afecções:

- **Líquen simples ou neurodermite localizada:** quadro em que, após causa desencadeante, o estado emocional leva à coçadura que determina liquenificação cutânea, que agrava o prurido. Nessa interação, há contínuo agravamento do quadro.
- **Acne necrótica:** foliculite com lesões papulonecróticas na face e couro cabeludo, que se acompanha de prurido. Não tem nenhuma relação com a acne.
- **Prurido anogenital:** quadro relativamente frequente, localizado inicialmente no escroto, vulva ou região anal, ou em todas essas regiões. Inicialmente, pode resultar de noxa local ou ser desencadeado por fatores emocionais desde o começo. O prurido induz a coçadura que alivia o prurido, mas determina lesão cutânea que aumenta o prurido, com o gradual agravamento. Essa interação causa a liquenificação com o prurido contínuo e necessidade de coçar desencadeados por fatores emocionais de intensidades variáveis. A síndrome chamada do escroto vermelho é um quadro ocasionalmente encontrado em que ocorre um eritema com descamação mínima e prurido na região escrotal, sem nenhum agente local.
- **Prurido do couro cabeludo:** encontrado em idosos. Ao exame, discreta escamação e asteatose. Prurido é, em geral, pouco intenso, podendo estar associado com dermatite seborreica.
- **Prurido da orelha externa:** há discreto eritema, eventualmente, descamação. Pode estar associado com dermatite seborreica.
- **Pruridos generalizados:** em pruridos generalizados, podem existir componentes emocionais.

Dermatoses com influência de fatores emocionais

Nesse grupo, encontramos uma série de afecções como o eczema atópico, rosácea, acne vulgar, líquen plano, hiper-hidrose, glossodinia, disidrose, urticária crônica, dermatite seborreica e o rubor facial, em que fatores emocionais intervêm frequentemente no desencadeamento ou agravamento do quadro. Nesse grupo, devem-se incluir as verrugas. Causadas pelo HPV, são transmissíveis e autoinoculáveis. Verrugas sofrem, eventualmente, a influência de fatores emocionais. A cura de verrugas por estímulos psicológicos, como diversos tipos de sugestão (promessas, simpatias e outros), ocorre eventualmente.

Dermatoses com eventual influência de fatores emocionais

Há uma série de dermatoses, que se classificam ligadas a fatores emocionais, mas, entretanto, podem ser apenas coincidentes. Nesse grupo estão psoríase, alopecia areata, vitiligo, aftose e herpes simples. São afecções que, pela evolução crônica ou por surtos, podem apresentar, no seu decurso, agravamento, melhora, ou recidiva, coincidindo, eventualmente, com reações emocionais.

Influência de dermatoses em estados psíquicos

Trata-se da possibilidade de desencadeamento de perturbação emocional por afecções dermatológicas que desfiguram ou dificultam a vida social, como hiper-hidroses e bromidroses, alopecia areata, acne vulgar grave, hirsutismo, psoríase, rosácea, hanseníase, cicatrizes inestéticas, vitiligo e outras, que podem, assim, participar da gênese de quadros de ansiedade, depressão e fobia social pelo estigma das dermatoses.

Afecções cutâneas e personalidade

O relacionamento entre vários tipos de personalidade e alguns quadros dermatológicos tem merecido inúmeros trabalhos e extensas discussões. Nesse particular, as opiniões são contraditórias, nada existindo de preciso nessa interação de doença cutânea e tipo de personalidade.

Tratamento dos estados emocionais nas dermatoses

É imprescindível ao dermatologista reconhecer o estado emocional dos doentes com dermatoses. Os quadros principais são a ansiedade, depressão e sintomas obsessivo-compulsivos, que podem ser discretos, não caracterizando doença, mas influenciando a evolução da dermatose.

A ansiedade é o sintoma mais comum, para cujo tratamento empregam-se benzodiazepínicos, buspirona e anti-histamínicos.

- **Benzodiazepínicos:** ansiolíticos mais empregados, do tipo sedativo-hipnótico; a sedação precede a hipnose. São úteis em doentes com ansiedade, mas não deprimidos. Na administração, deve-se reduzir gradualmente a dose, evitando-se o uso por período superior a 6 meses. Usar preferencialmente doses baixas, especialmente em idosos.
- **Buspirona:** ansiolítico, que pode substituir o benzodiazepínico, por intolerância ou quando a administração se prolonga além de 6 meses.
- **Anti-histamínicos:** hidroxizina e cetirizina, fármacos eletivos no tratamento da urticária física, têm ação tranquilizante e hipnótica e são indicadas em dermatites eczematosas e outras afecções acompanhadas de ansiedade. A ação pode decorrer da interferência com a serotonina, acetilcolina e histamina, bem como supressão de atividades de áreas subcorticais do sistema nervoso central. A hidroxizina é administrada na dosagem máxima de 100 mg/dia, 25 mg a cada 6 horas. É conveniente iniciar com doses menores, de 10 a 20 mg, para avaliar a tolerância, particularmente em idosos. A primeira dose deve ser administrada ao deitar pela ação sedativo-hipnótica do fármaco. A cetirizina é usada na dose de 10 mg/dia, ao deitar. Em idosos, iniciar com 5 mg/dia. Outros anti-histamínicos com atividade ansiolítica são a mequitazina e a prometazina.

A depressão é frequente na vida atual e estima-se que a probabilidade de surgir depressão durante a vida é de 8 a 12% entre os homens e de 20 a 26% entre as mulheres. A depressão deve ser reconhecida para o manejo adequado do doente. O sintoma dermatológico mais comum da depressão é a escoriação. Os sinais e sintomas que ocorrem em crises de depressão leve, moderada ou grave são os seguintes: tristeza e sensação de vazio persistente, insônia, fadiga, diminuição de energia, atividade reduzida, inquietação, irritabilidade, pessimismo, desesperança, sentimento de culpa ou desamparo, dificuldade de se lembrar, concentrar ou tomar decisões, autoestima e autoconfiança reduzidas, perda de interesse ou prazer nas atividades habituais, inclusive sexuais, alterações de apetite e peso, dores ou outros sintomas persistentes e sem causa física, e, finalmente, pensamento de morte ou suicídio. Esses sintomas, quando suficientemente intensos e com duração maior que 2 semanas, devem ser considerados crise depressiva. Muitas vezes, o doente não refere esses sintomas que devem ser investigados durante a consulta. A depressão pode ser até monossintomática, como uma dor crônica, sem causa física.

Os quadros obsessivo-compulsivos cutâneos são o prurido *sine materia* e as dermatocompulsões. O aspecto obsessivo-compulsivo deve ser investigado para avaliar seu papel na dermatose. Os atos mais comuns que revelam temperamento obsessivo-compulsivo são preocupação excessiva com limpeza, arrumação, fechar portas e janelas, receio exagerado de contaminação ou doença, medo exagerado de agressões ou assaltos e repetição de palavras ou sons. Quando intensas e persistentes, revelam ansiedade ou depressão. É necessário reconhecer e tratar as depressões leves ou moderadas associadas ou desencadeadas por afecções dermatológicas.

Os primeiros medicamentos antidepressivos introduzidos em terapia foram os inibidores irreversíveis da monoamino-oxidase que aumentam disponibilidade desse mediador e outras monoaminas inibindo a quebra da noradrenalina. Atualmente, têm aplicação clínica limitada pela interação com tiramina, existente em alguns alimentos e drogas, e por causar hipertermia e crises hipertensivas com risco de vida. Foram substituídos por **inibidores reversíveis da monoamino-oxidase**, como a meclobemida.

Os **antidepressivos tricíclicos**, como a amitriptilina, nortriptilina, imipramina, clomipramina, maprotilina e amineptina, atuam inibindo a liberação e recaptação da noradrenalina e serotonina. O agente mais usado é a clomipramina na dose inicial de 25 mg ao deitar, que pode ser aumentada gradualmente até 75 a 100 mg/dia. Inibem, também, receptores de outros neurotransmissores produzindo alguns efeitos colaterais. Os mais comuns são anticolinérgicos (boca seca, visão embaçada, constipação e retenção urinária), sedação, aumento de peso e alterações cardiovasculares. O doxepin é um antidepressivo tricíclico com ação anti-histamínica muito usado em dermatologia, como no tratamento da urticária ao frio, urticária crônica e dermografismo. É efetivo mesmo não estando o paciente deprimido. A dose é de 10 mg, até três vezes/dia. Pode ser útil na neuralgia pós-herpética. Topicamente, em creme a 5%, melhora o prurido na dermatite atópica.

No tratamento da depressão, os medicamentos mais usados, atualmente, são os **inibidores seletivos da recaptação da serotonina**, como a fluoxetina e a paroxetina, que têm menos efeitos colaterais. Inibindo a recaptação da serotonina, aumentam os níveis do neurotransmissor e produzem o efeito antidepressivo. A dose é de 20 mg/dia, podendo ser aumentada até quatro vezes/dia. Quando necessário, encaminhar o doente para consulta psiquiátrica ou para tratamento psicoterápico.

No prurido anogenital, excluir causas locais que podem estar associadas, como dermatite seborreica, psoríase, candidose. Cremes protetores ou de corticoides usados por períodos são úteis. Um anti-histamínico sedativo como a hidroxizina de noite e um não sedativo durante o dia. Eventualmente, corticoides. Importante é interromper o círculo vicioso da coçadura com o contínuo agravamento, enfatizando a necessidade de não coçar. Em casos de liquenificação, infiltração de triamcinolona, 4 mg/mL, a cada 3 a 4 semanas, é indicada. No prurido do couro cabeludo e da orelha externa, creme de corticoide e, se necessário, anti-histamínico.

AFECÇÕES NEUROGÊNICAS

Úlceras tróficas

Ulcerações crônicas, não dolorosas, não inflamatórias, que ocorrem em áreas de trauma ou pressão, particularmente nas plantas. A forma mais frequente é o mal perfurante da região plantar, determinado por injúria dos nervos e encontrado na hanseníase, siringomielia, diabetes, arteriosclerose e sífilis (*tabes dorsalis*).

A lesão é anestésica e, inicialmente, forma-se, na área de pressão ou trauma, uma calosidade que, posteriormente, se ulcera.

O tratamento consiste no uso de pomadas anti-infecciosas, administração de antibióticos e proteção local, inclusive o uso de palmilhas especiais.

Úlcera trófica do trigêmeo

Úlcera artificialmente produzida pelo doente, localizada na asa nasal e proximidades, provocada por fricção vigorosa e contínua, devido a uma disestesia no local, que causa sensação pruriginosa insuportável, provocando assim a lesão (**FIGURA 62.8**). Decorrente de lesão do gânglio trigeminal por infecção ou trauma.

Alterações cutâneas por lesões de nervos periféricos

Podem surgir vários sinais como bolhas, atrofias e distrofias ungueais. Foi descrita onicodistrofia por costela cervical anômala.

Síndrome de Horner

Quadro caracterizado por anidrose e eritema na face, com ptose e miose, por paralisia unilateral de fibras simpáticas da face.

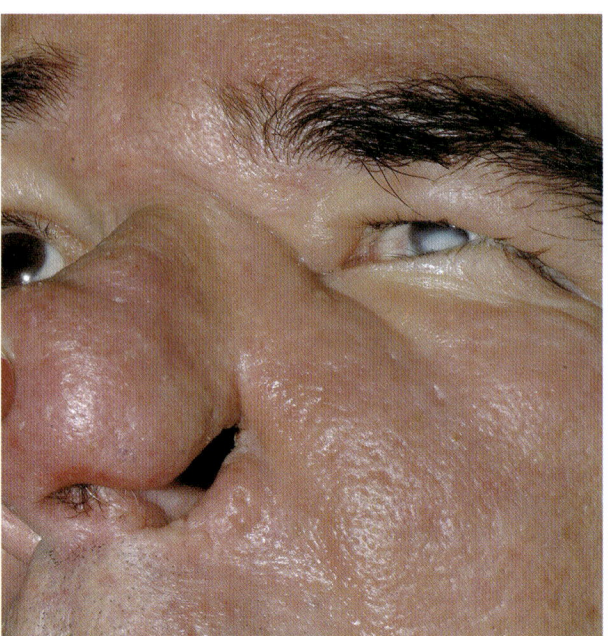

FIGURA 62.8 – Úlcera trófica trigeminal. Destruição da asa nasal. Notar a lesão ocular, também pela manipulação local.

Neuralgia pós-herpética

Ocorre após o herpes-zóster, em decorrência de processo inflamatório residual e cicatricial pela neurite. O estímulo neuronal é interpretado pelo cérebro como dor. É mais comum em idosos, podendo persistir por semanas, meses ou anos. A dor pode ser intensa e contínua. Topicamente, pode-se usar o creme de capsaicina a 0,025 a 0,075% e, por via sistêmica, carbamazepina, clomipramina ou amitriptilina são usadas. Atualmente, a gabapentina, um anticonvulsivante, é o medicamento mais recomendado, na dose inicial de 300 a 400 mg, que, eventualmente, pode ser aumentada.

Causalgia

Dor em área cutânea por lesão de nervo periférico ou por cicatriz em redor. O tratamento é idêntico ao da neuralgia pós-herpética.

Hipertricose e espinha bífida

Pelos mais longos e grossos na região sacral podem indicar a espinha bífida, que deve ser investigada pelo exame radiológico.

Acropatia ulceromutilante

Caracteriza-se por ulcerações tróficas nos sítios de pressão, analgesia nos membros inferiores e acrosteólise. Há duas formas: uma congênita familiar (síndrome de Thévénard), que se inicia na infância ou adolescência e outra, adquirida, entre 40 e 50 anos. Na acropatia adquirida, o alcoolismo pode ser um fator desencadeante.

PARTE XII

DERMATOSES POR IMUNODEFICIÊNCIA

CAPÍTULO 63

DERMATOSES POR IMUNODEFICIÊNCIAS PRIMÁRIAS

As imunodeficiências primárias são um grupo heterogêneo de distúrbios de caráter hereditário que afetam o sistema imunológico, causando aumento da suscetibilidade a infecções, em geral por agentes de baixa patogenicidade, doenças autoimunes e neoplasias. Essas doenças costumam acometer crianças, muitas vezes já no 1º ano de vida. Existem mais de 170 doenças diferentes identificadas e, com os recentes avanços genético-moleculares e imunológicos, novas variantes são constantemente caracterizadas, permitindo maior precisão no diagnóstico e, consequentemente, na terapêutica, que pode ser mais específica e eficaz.

Este capítulo versará sobre as imunodeficiências primárias que apresentam manifestações cutâneas relevantes, sejam elas decorrentes de processos infecciosos acometendo a pele e as mucosas, sejam quadros cutâneos relacionados à própria fisiopatologia da doença de base.

BASES DA RESPOSTA IMUNOLÓGICA

Todas as células do sistema imunológico são derivadas de células-mãe pluripotentes (*stem cells*) linfo-hematopoiéticas.

Didaticamente, podemos dividir os mecanismos de defesa em dois grandes ramos: 1) **inespecífico** ou **inato** e 2) **específico** ou **adaptativo**. Dessa forma, os primeiros mecanismos a atuar são os inespecíficos, como as barreiras cutaneomucosas e as substâncias que estas secretam. Quando essa barreira é ultrapassada, outros fatores inespecíficos, como sistema de coagulação, cininas e complemento, além de células *natural killer* (NK) e citocinas, são envolvidos. Caso essa segunda barreira também seja rompida, os mecanismos específicos dependentes de linfócitos T e de anticorpos produzidos pelos linfócitos B são ativados. Devido à "especificidade" desse último ramo, que apresenta caráter cognitivo, ou seja, aprende com a experiência e tem "memória", ocorrem intensa potencialização e direcionamento da resposta imunológica, que pode, assim, atuar na resistência às diversas patologias a que estamos sujeitos **(FIGURA 63.1)**.

Dessa forma, pode-se compreender que defeitos em quaisquer dos passos da resposta imunitária levarão a distúrbios caracterizados pela incapacidade de combater os agentes agressores cujo controle seja dependente daquele ramo do sistema imunitário. Pode-se, também, inferir que, quanto mais precoce o distúrbio na diferenciação ontogenética das células, maior o desarranjo e, consequentemente, mais graves as manifestações clínicas apresentadas pelos pacientes.

A maioria das anormalidades dos leucócitos causa aumento da suscetibilidade a infecções. Em algumas doenças, o componente defeituoso é expresso somente nos leucócitos; contudo, em outras anormalidades, o gene é expresso fora da linhagem hematopoiética, e as características não imunológicas podem prevalecer.

Deve-se, ainda, ressaltar que a autoimunidade é um fenômeno complexo envolvendo a desregulação ou o desequilíbrio nas vias e redes imunológicas. A observação de que defeitos em moléculas reguladoras dos processos apoptóticos como o CD95, ou em moléculas do complemento como o C_{1q}, levam principalmente a manifestações autoimunes demonstra que mutações em um único gene podem ter efeitos importantes. É importante lembrar que manifestações autoimunes são frequentes em algumas imunodeficiências primárias, como a imunodeficiência comum variável e a deficiência de imunoglobulina A (IgA), entre muitas outras.

Algumas imunodeficiências apresentam risco aumentado de neoplasias, que podem ser decorrentes de defeitos na "vigilância imunológica" exercida pelas células T e NK, mas também podem ser secundárias a infecções crônicas por patógenos com potencial oncogênico não erradicados pelo sistema imunológico defeituoso.

É também importante observar que tanto as imunodeficiências primárias como as secundárias (adquiridas) resultam em um espectro similar de manifestações clínicas – infecções recorrentes ou persistentes. Além disso, a relação entre imunidade e infecção é interativa. As infecções tanto podem causar como resultar de imunodeficiências. Diversos agentes infeccio-

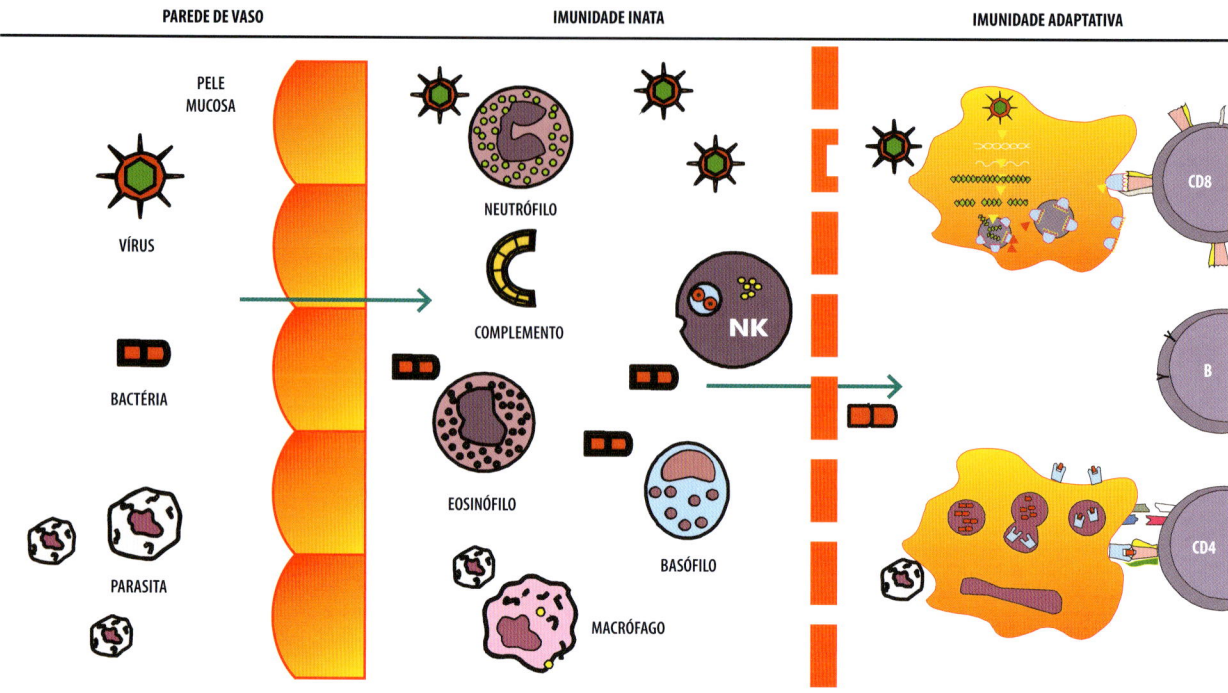

FIGURA 63.1 – Mecanismos básicos da imunidade.

sos, incluindo o vírus da imunodeficiência humana (HIV), têm efeitos específicos e inespecíficos sobre a resposta imunitária.

A PELE COMO ÓRGÃO DE DEFESA

A **pele** é o maior órgão do corpo humano, cobrindo uma área de cerca de 2 m^2 e correspondendo a cerca de 16% do peso corporal total. É um órgão muito vascularizado, com espessura variando de 0,5 mm na membrana timpânica a 4 mm nas palmas das mãos e nas solas dos pés. A pele cobre o corpo, protegendo-o de microrganismos, calor, radiação, perdas de água e químicas. Ela contém muitos nervos sensórios e está envolvida na formação da vitamina D. Também auxilia a manter e regular a temperatura corporal, com um papel importante na homeostasia. A pele e as membranas mucosas representam os locais mais comuns de entrada para os agentes infecciosos, de onde podem se disseminar e causar doença em outros órgãos.

IMUNODEFICIÊNCIAS PRIMÁRIAS

As **imunodeficiências primárias** são doenças raras geneticamente determinadas. Seu diagnóstico é importante por vários motivos: um alto índice de suspeita leva à diagnose precoce, fato que pode resultar em tratamento curativo, prevenção de complicações e melhora significativa da qualidade de vida. Ainda, o diagnóstico de uma doença geneticamente determinada tem implicações para o aconselhamento genético e pré-natal e o diagnóstico de portador.

A incidência das imunodeficiências primárias é estimada em 1 a cada 10.000 indivíduos, com diferenças regionais. A incidência de algumas doenças específicas inclui 1:1.000 para deficiência de IgA em nosso país, 1:100.000 para agamaglobulinemia congênita, 1:66.000 para imunodeficiência comum variável, 1:200.000 para doença granulomatosa crônica e 1:250 para deficiência parcial de C_4. Em pacientes hospitalizados, a frequência das imunodeficiências é maior.

Os critérios para diagnose de síndrome de infecção recorrente incluem um ou mais dos seguintes dados: três ou mais episódios de infecções fúngicas ou bacterianas graves nos últimos 12 meses e a identificação de microrganismos oportunistas, curso prolongado das infecções e resposta inadequada aos tratamentos antimicrobianos adequados, sequela ou complicações associadas com as infecções, dificuldade de ganho de peso e manifestações autoimunes, entre outros. Os estudos têm mostrado um número elevado de infecções mucocutâneas nos pacientes com imunodeficiências primárias e secundárias, e há frequência anormal de infecções de repetição. Verifica-se, também, associação entre a presença de infecções fúngicas mucocutâneas e o estado imunológico, estas alterações significativamente maiores nos defeitos de fagócitos. Cerca de 80% dos pacientes com lesões mucocutâneas apresentam história de doenças dermatológicas prévias, como candidíase, furunculose, celulite piogênica e dermatite atópica. Vários estudos mostram o isolamento do *Staphylococcus aureus* como principal agente etiológico das infecções bacterianas, mas outras bactérias podem ser isoladas, como *Morganella morganii*, *Klebsiella sp.*, *Proteus sp.* e *Escherichia coli*.

A maioria das imunodeficiências primárias apresenta-se com alterações cutâneas que são evidentes para o clínico informado e podem ser importantes como marcadoras para a diagnose precoce. O fato de uma grande proporção de pacientes com imunodeficiência primária apresentar alterações cutâneas torna obrigatória a realização de um exame dermatológico completo.

Em pacientes pediátricos com dificuldade em ganhar peso, manifestações sistêmicas crônicas refratárias em outros membros da família, infecções cutâneas de repetição não responsivas à terapia adequada, formas atípicas de eczema ou características incomuns como telangiectasias, eritrodermia ou cabelos prateados deve haver a suspeita de imunodeficiência primária.

DISTÚRBIOS DE FAGÓCITOS

Pacientes com número reduzido ou defeitos funcionais dos fagócitos têm infecções fatais ou de repetição, assim como cicatrização anormal. Podem ainda ocorrer abscessos cutâneos de repetição, periodontite, paroníquia, pneumonite, osteomielite e, ocasionalmente, septicemia.

Defeitos congênitos quantitativos e qualitativos dos neutrófilos

Neutropenia

A neutropenia é definida como uma diminuição no número de neutrófilos circulantes no sangue. O termo congênito é definido como uma anormalidade presente ao nascimento e é comumente, mas não necessariamente, de causa genética. O limite inferior da normalidade para a contagem de neutrófilos no sangue periférico é dependente da idade e da raça. Em lactentes (crianças abaixo de 12 meses), o limite é de 1.000 células/mL. Após esse período, o valor usual é de 1.500 células/mL até a idade de 10 anos, e o limite do adulto é de 1.800 células/mL. Tanto os leucócitos como os neutrófilos, frequentemente, estão diminuídos em indivíduos de ascendência africana.

A neutropenia é classificada como leve (abaixo do limite inferior, mas acima de 1.000 células/mL), moderada (entre 500-1.000 células/mL), grave (entre 200-500 células/mL) e muito grave (< 200 células/mL). Os limites inferiores são úteis pelo risco de infecções graves que ocorrem com valores abaixo de 500 células/mL e aumentam rapidamente abaixo de 200 células/mL.

As crianças costumam apresentar, nos primeiros meses de vida, neutropenia e infecções bacterianas recorrentes. A apresentação ao nascimento ou nos primeiros meses sugere a possibilidade de neutropenia aloimune neonatal, frequentemente referida como homóloga à incompatibilidade Rh. A neutropenia autoimune neonatal é rara (incidência < 0,1%) e, ao contrário da neutropenia congênita grave, as infecções raramente são graves, apesar da intensidade da neutropenia. O diagnóstico é confirmado pela presença de anticorpos específicos do neutrófilo no soro materno e do recém-nascido contra antígenos herdados do pai.

A **neutropenia autoimune primária** da criança é rara, mas provavelmente seja 10 vezes mais comum que a neutropenia congênita grave (1:100.000 vs. 1:1.000.000). É relativamente benigna, caracterizada por autoanticorpos específicos aos neutrófilos, neutropenia grave e escassez de infecções. A recuperação espontânea ocorre em 95% dos pacientes por volta de 17 meses.

Os defeitos de fagócitos caracterizam-se clinicamente por infecções supurativas de repetição. Devido à importância da ação dessas células no mecanismo de defesa da pele e do trato respiratório, destacam-se as lesões cutâneas e as infecções pulmonares com formação de abscessos. O agente infeccioso mais frequentemente isolado é o *S. aureus*.

As duas formas principais de **neutropenia hereditária** são a **neutropenia cíclica**, também conhecida como hematopoiese cíclica, e a **neutropenia congênita grave**, algumas vezes referida como síndrome de Kostmann (FIGURA 63.2). Outras síndromes podem apresentar neutropenia como um componente (TABELA 63.1).

Neutropenia congênita grave

A neutropenia congênita grave é geneticamente heterogênea, e a maioria dos casos é descrita esporadicamente, mas pode ser de transmissão hereditária autossômica dominante. Um caso raro de herança recessiva ligada ao X foi descrito e constitui uma variante alélica da síndrome de Wiskott-Aldrich. As crianças apresentam neutropenia grave, frequentemente < 200 células/mL, infecções bacterianas de repetição e uma parada na maturação no estágio de promielócito/mielócito na medula óssea. Costuma haver uma monocitose "compensatória" e uma eosinofilia modesta. A causa de tal citopenia foi relacionada a algumas mutações na região intracitoplasmática do receptor do fator estimulador de colônias de granulócitos (G-CSF) em alguns pacientes. Mutações na elastase do neu-

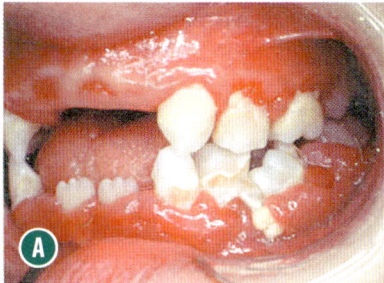
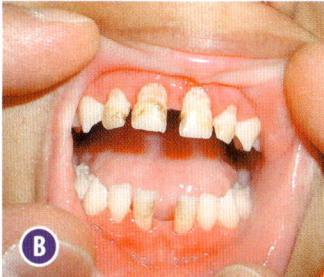
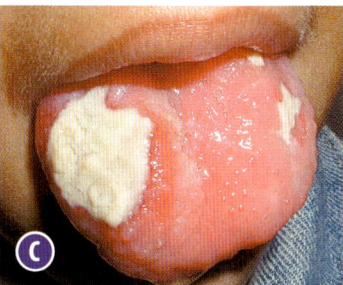

FIGURA 63.2 – Lesões periodontais e na mucosa oral em pacientes com neutropenias graves. **A** Síndrome de Kostmann. **B-C** Neutropenia cíclica.

TABELA 63.1 – Neutropenias congênitas: herança, genes identificados e quadro clínico

Síndrome	Herança	Gene	Quadro clínico
Neutropenia cíclica	AD	ELA2	Ciclo de 21 dias alternados de neutrófilos e monócitos
Neutropenia congênita grave	AD	ELA2 (35-84%)	Neutropenia estática, síndrome mielodisplásica e leucemia mieloide aguda
	AD	Gfi1 (rara)	Neutropenia estática; progenitores mieloides circulantes e linfopenia
	LX	WASP (rara)	Variante neutropênica da síndrome de Wiskott-Aldrich
	AD	G-CSFR (rara)	Neutropenia refratária a G-CSF e sem síndrome mielodisplásica ou leucemia mieloide aguda
Síndrome de Kostmann	AR	Desc	Neutropenia estática sem síndrome mielodisplásica ou leucemia mieloide aguda
Síndrome de Hermansky-Pudlak, tipo 2	AR	AP3B1	Neutropenia congênita grave, defeitos do corpo denso das plaquetas e albinismo oculocutâneo
Síndrome de Chediak-Higashi	AR	LYST	Neutropenia, albinismo oculocutâneo, lisossomos gigantes, infiltração linfo-histiocítica e função plaquetária prejudicada
Síndrome de Barth	LX	TAZ	Neutropenia, frequentemente cíclica; cardiomiopatia dilatada, acidúria metilglutacônica
Síndrome de Cohen	AR	COH1	Retardo mental, dismorfismo e neutropenia

AD, herança autossômica dominante; AR, herança autossômica recessiva; LX, herança ligada ao X.

trófilo foram associadas à maioria dos casos de neutropenia congênita grave; entretanto, o exato mecanismo patológico não foi elucidado. As causas de neutropenia congênita grave autossômica recessiva, dominante, e os casos esporádicos sem mutação na elastase do neutrófilo permanecem desconhecidos. A neutropenia congênita grave comumente responde ao G-CSF, mas requer doses maiores que aquelas usadas para tratar a neutropenia cíclica. A adição de corticoides pode beneficiar os não responsivos ao G-CSF. Com a sobrevida desses pacientes, a síndrome mielodisplásica e a leucemia mieloide aguda emergem como complicações, ocorrendo em cerca de 10% dos pacientes com neutropenia congênita grave. Em geral, pacientes com neutropenia cíclica não desenvolvem leucemia, com algumas exceções.

Neutropenia cíclica congênita

Distúrbio hematopoiético caracterizado por oscilações periódicas da contagem de neutrófilos, verificando-se valores normais dos neutrófilos com ciclos de neutropenia acentuada, com uma frequência aproximada de 21 dias. O nadir do número de células pode se aproximar de zero, e o pico pode estar próximo do normal. Os monócitos ciclam, mas em fase oposta à dos neutrófilos. Uma periodicidade similar pode ocorrer em doenças adquiridas, incluindo a leucemia mielogênica crônica, a linfocitose de células de grânulos grandes e a síndrome hipereosinofílica. Embora esteja presente ao nascimento, a apresentação da neutropenia cíclica tende a ser mais tardia que a neutropenia congênita grave, e as infecções são menos graves. As infecções podem acompanhar o ciclo de 3 a 4 dias de neutropenia, com estomatite aftosa frequente, periodontite, inflamação do ceco e sepse ocasional **(VER FIGURA 63.2)**. Pode haver vulnerabilidade à infecção por bactérias anaeróbias, sugerindo que a deficiência nos neutrófilos não é somente quantitativa. A maioria dos casos de neutropenia cíclica congênita é causada por mutações heterozigotas no ELA2 codificando a elastase do neutrófilo. Acreditava-se que as mutações da neutropenia cíclica congênita seriam diferentes das encontradas na neutropenia congênita grave, mas há uma sobreposição de achados e, ainda, o risco de leucemia mieloide aguda nos pacientes com neutropenia congênita grave, tornam difícil esclarecer o mecanismo patogênico. A maioria dos casos responde a G-CSF administrado na dose de 2 a 3 µg/kg em intervalos de 1 a 2 dias. O G-CSF não influencia no ciclo, mas reduz as complicações infecciosas encurtando o período do nadir e aumentando a amplitude das ondas. A transmissão genética é autossômica dominante, e casos esporádicos ocorrem de novas mutações **(TABELA 63.2)**.

Deficiência de adesão leucocitária

Doença de herança autossômica recessiva causada por defeitos no gene do CD18 localizado no cromossomo 21 e que resulta na biossíntese aberrante na subunidade β2 da integrina da superfície do leucócito: CD11a/CD18 (LFA-1), CD11b/CD18 (Mac-1) e CD11c/CD18 (p150,95). Essas glicoproteínas são expressas na superfície celular dos leucócitos e têm como função a adesão, a migração transendotelial e a fagocitose. O fenótipo do paciente é variável, mas reflete o nível expresso de β2 integrinas. Pacientes com < 1% de expressão sofrem de infecções com risco de morte. É classificada em LAD-1, LAD-2 e LAD-3. Os pa-

TABELA 63.2 – Defeitos congênitos qualitativos de fagócitos

Doença	Células afetadas	Função afetada	Características associadas	Herança	Defeito genético
Deficiência de adesão leucocitária (LAD) tipo 1	N + M L + NK	Aderência quimiotaxia Endocitose Citotoxicidade T/NK	Separação tardia do cordão Úlceras cutâneas Periodontite leucocitose	AR	*INTG2*: proteína de adesão
Deficiência de adesão leucocitária tipo 2	N + M	Rolagem quimiotaxia	Características da LAD tipo 1 mais tipo sanguíneo hh- e retardo mental	AR	*FUCT1*: transportador de GDP-fucose
Deficiência de adesão leucocitária tipo 3	N + M L + NK	Aderência	LAD tipo 1 mais tendência de sangramento	AR	*RAP1*: ativação das integrinas
Deficiência de Rac2	N	Aderência quimiotaxia Produção de O_2^-	Cura de feridas prejudicada Leucocitose	AD	*RAC2*: regulação do citoesqueleto de actina
Deficiência de β-actina	N + M	Motilidade	Retardo mental Baixa estatura	AD	*ACTB*: actina citoplasmática
Periodontite juvenil localizada	N	Quimiotaxia induzida por formil peptídeo	Periodontite somente	AR	*FPR1*: receptor de quimiocina
Síndrome de Papillon-Lefèvre	N + M	Quimiotaxia	Periodontite hiperqueratose palmoplantar	AR	*CTSC*: catepsina C ativação de serina-proteases
Deficiência de grânulos específicos	N	Quimiotaxia	Neutrófilos com núcleos bilobulados	AR	*C/EBPE*: fator de transcrição mieloide
Síndrome de Shwachman-Diamond	N	Quimiotaxia	Pancitopenia Insuficiência pancreática exócrina Condrodisplasia	AR	*SBDS*
Doenças granulomatosas crônicas ligadas ao X autossômicas recessivas	N + M N + M	Morte (produção deficiente de O_2^-)	Subgrupo: fenótipo McLeod	LX-AR	*CyBA*: proteína transportadora de elétrons (gp91phox), CYBB proteína transportadora de elétrons (p22phox), NCF1 proteína adaptadora (p47phox), NCF2 proteína ativadora (p67phox)
Deficiência de G-6PD nos neutrófilos	N + M	Morte (produção deficiente de O_2^-)	Anemia hemolítica	LX	*G-6PD*: geração de NADPH
Deficiência de mieloperoxidase	N	Morte de *Candida*	Encontrada em pessoas normais	AR	*MPO*: proteção antioxidativa da catepsina G e elastase
Deficiência de receptor de IL-12 e IL-23	L + NK	Secreção de IFN-γ	Suscetibilidade a *Mycobacteria* e *Salmonella*	AR	*IL-12Rb1*: cadeia b1 do receptor de IL-12 e IL-23
Deficiência de IL-12p40	M	Secreção de IFN-γ	Suscetibilidade a *Mycobacteria* e *Salmonella*	AR	Subunidade da *IL-12p40* da IL-12/IL-23: produção de IL-12/IL-23
Deficiências de receptor de IFN-γ	M + L	Ligação ou sinalização do IFN-γ	Suscetibilidade a *Mycobacteria* e *Salmonella*	AR, AD-AR	*IFN-γR1*: cadeia de ligação do IFN-γR *IFN-γR2*: cadeia de sinalização do IFN-γR
Deficiência de *STAT1* (2 formas)	M + L	Sinalização de IFN-α/β/γ Sinalização de IFN-γ	Suscetibilidade a *Mycobacteria* e *Salmonella*, e vírus Suscetibilidade a *Mycobacteria* e *Salmonella*	AR-AD	*STAT1*: STAT1

AD, herança autossômica dominante; AR, herança autossômica recessiva; IFN, interferon; L, linfócitos; LX, herança ligada ao X; M, monócitos-macrófagos; N, neutrófilos; NK, células *natural killer*; STAT1, transdutor de sinal e ativador da transcrição 1 (do inglês *signal transducer and activator of transcription 1*).

Nota: a herança da deficiência de IFN-Rγ1 ou de STAT1 é devida à mutações dominantes negativas.

cientes com LAD-1 e LAD-3 apresentam, com frequência, separação tardia do cordão umbilical (> 30 dias), onfalite, leucocitose (> 15.000 células/μL), infecções de trato respiratório, intestinal e abscessos perirretais (FIGURA 63.3). Já os que sobrevivem à infância, manifestam periodontite e gengivite progressivas que podem resultar em perdas dentárias e reabsorção do osso alveolar. A LAD-2, descrita em crianças palestinas de 3 a 5 anos, apresenta manifestações clínicas semelhantes à LAD-1 e ainda observa-se baixa estatura e retardo mental. Pacientes portadores de LAD (do inglês *leukocyte adhesion deficiency*) também podem apresentar dificuldade de cicatrização de ferimentos e infecções cutâneas recorrentes. Normalmente, necessitam de transplante de medula óssea para sobrevida a longo prazo. Em pacientes com 1 a 10% de expressão, defeitos na mobilidade leucocitária, aderência e endocitose geram periodontite periódica, infecções cutâneas e retardo na cicatrização com cicatriz displásica. Os familiares heterozigotos dos pacientes apresentam expressão de β2 integrinas de 40 a 60% e são clinicamente normais.

Em 2000, descreveu-se uma mutação autossômica dominante no *RAC2*. O *RAC2* compõe acima de 96% do Rac dos neutrófilos e é um membro da família Rho das GTPases, importante para a regulação da actina do citoesqueleto e para a produção de O_2^-. O paciente apresenta queda tardia do coto umbilical, dificuldade em cicatrizar feridas, com ausência de secreção purulenta nas lesões, com leucocitose e neutrofilia. Os exames mostram déficit de quimiotaxia, produção de superóxido, liberação prejudicada de grânulos primários e de fagocitose. Esses defeitos refletem a necessidade da interação do Rac com a actina do citoesqueleto e com a nicotinamida adenina dinucleotídeo fosfato (NADPH, do inglês *nicotinamide adenine dinucleotide phosphate*) oxidase.

Síndrome de Shwachman-Diamond

Doença autossômica recessiva rara caracterizada por disfunção pancreática exócrina, neutropenia (frequentemente intermitente) e anormalidades esqueléticas. Apresenta-se na infância com pouco ganho de peso e infecções bacterianas. Lesões de pele semelhantes a um eczema grave são comuns e melhoram com o tratamento da insuficiência pancreática. Outras características clínicas incluem baixa estatura, disostose metafisária, displasia de epífise, anormalidades de função hepática, defeitos tubulares renais e possível retardo psicomotor. Há uma heterogeneidade de apresentação e de gravidade. Recentemente, um provável gene causador da síndrome de Shwachman-Diamond foi identificado (SBDS, síndrome de Shwachman-Bodian-Diamond). Esse gene é um membro da família que contém genes processadores de RNA, e o defeito pode ser consequente a um defeito no metabolismo do RNA, essencial para o desenvolvimento do pâncreas exócrino, da hematopoiese e da condrogênese. A reposição de enzimas pancreáticas é o principal tratamento. A transformação para leucemia mieloide aguda ocorre em 15% dos pacientes.

Síndrome de Chediak-Higashi

Doença rara com herança autossômica recessiva, caracterizada por disfunção dos fagócitos e, clinicamente, por albinismo oculocutâneo parcial, infecções recidivantes, anormalidades neurológicas e uma fase "acelerada" linfoproliferativa tardia. Em 1996, identificaram-se mutações em um gene regulador do tráfego lisossomal, *LYST* ou *CHS1*, no cromossomo 1. Uma proteína LYST truncada é o defeito mais comumente encontrado nos pacientes com síndrome de Chediak-Higashi. O albinismo pode ser evidenciado em pele, olhos, pelos e cabelos, que assumem uma

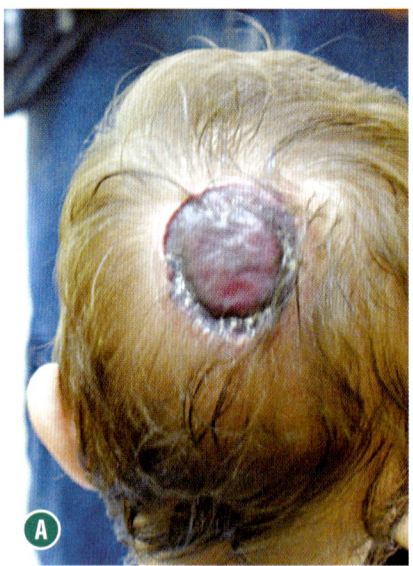
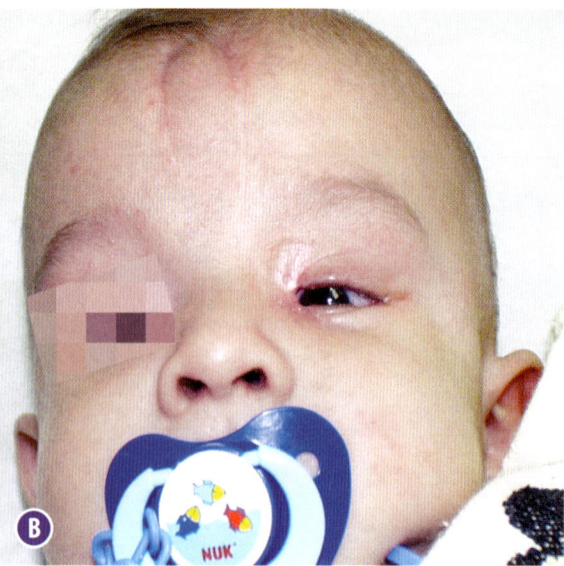

FIGURA 63.3 – Paciente com deficiência de adesão leucocitária tipo 1 (LAD-1). **A** Lesão cicatrizada em couro cabeludo. **B** Cicatriz cirúrgica de correção de ptose palpebral pós-infecção.

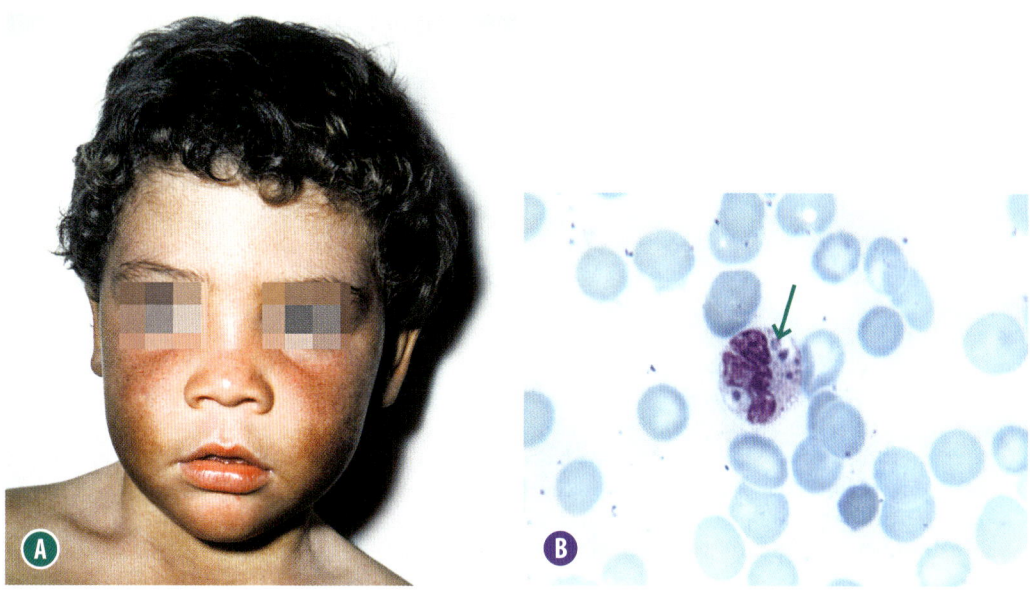

FIGURA 63.4 – Ⓐ Paciente com síndrome de Chediak-Higashi. Ⓑ Grânulos intracitoplasmáticos nos pacientes com essa síndrome.

coloração prateada (FIGURA 63.4). Os melanócitos oculares e da pele mostram melanossomos gigantes ou aberrantes com alterações em sua maturação. Uma fusão inadequada dos lisossomos com pré-melanossomos resulta em uma destruição prematura e diluição pigmentar. Sob microscopia de luz, os fios de cabelos mostram pequenos agregados de pigmentação patognomônicos (FIGURA 63.5).

As infecções piogênicas são características, como a periodontite. O envolvimento neurológico acomete tanto o sistema nervoso central como o periférico. Uma neuropatia progressiva pode se desenvolver. A fase acelerada representa uma das principais causas de óbito, caracterizando-se por febre, hepatoesplenomegalia, linfadenopatia, citopenias, hipertrigliceridemia, hipofibrinogenemia, hemofagocitose e infiltração linfo-histiocítica tissular.

Grânulos primários gigantes resultantes da fusão de grânulos primários múltiplos são encontrados em neutrófilos, eosinófilos e basófilos no esfregaço sanguíneo. Neutropenia, defeitos funcionais como redução da quimiotaxia e da destruição intracelular, além de ausência de citotoxicidade induzida pelas células NK, podem ser observados.

O tratamento das infecções e a reabilitação para a neuropatia são importantes. Vários regimes terapêuticos têm sido utilizados para o controle da fase acelerada, mas o transplante de medula óssea deve ser indicado.

Síndrome de Griscelli-Prunieras

Doença autossômica recessiva rara com albinismo parcial e imunodeficiência que lembra a síndrome de Chediak-Higashi, sem neutropenia ou grânulos gigantes intracitoplasmáticos.

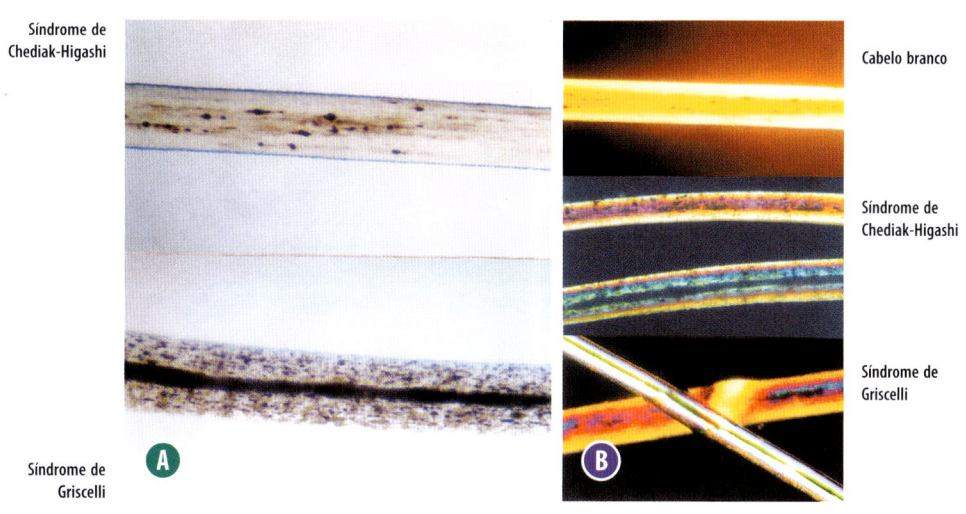

FIGURA 63.5 – Ⓐ Microscopia óptica de fios de cabelo. Ⓑ Microscopia com luz polarizada de fios de cabelo.

Está associada a mutações no gene codificador da miosina-VA (*MYO5A*) localizado no cromossomo 15q21. Diferentes variantes alélicas foram descritas: a síndrome de Griscelli-Prunieras tipo 1 ou síndrome de Elejalde (como deve ser preferivelmente denominada) e a síndrome de Griscelli-Prunieras tipo 2 ou síndrome de imunodeficiência com albinismo parcial. A síndrome de Griscelli-Prunieras tipo 2 foi associada a mutações na proteína ligadora de GTP *RAB27A*, localizada também no cromossomo 15, próximo à *MYO5A*. Esses dados sugerem que esses dois genes são responsáveis por essas doenças clinicamente similares do ponto de vista cutâneo. Contudo, a síndrome de Elejalde apresenta manifestações neurológicas graves sem defeitos da imunidade, enquanto a síndrome de Griscelli-Prunieras se caracteriza pelos defeitos da imunidade. Recentemente, descreveram-se mutações na melanofilina humana (*MLPH*, 2q37.3) resultando em um defeito na interação com *RAB27A* que determina somente hipopigmentação. Na síndrome de Griscelli-Prunieras, a microscopia dos cabelos mostra grandes agrupamentos de melanina, diferentemente da síndrome de Chediak-Higashi **(FIGURA 63.6)**. As infecções bacterianas e virais são frequentes e podem desencadear a fase acelerada. Manifestações neurológicas tardias incluem convulsões, dismetria, ataxia, hemiparesia, nistagmo e retardo do desenvolvimento. O defeito imunológico relatado é a ausência de hipersensibilidade cutânea tardia e atividade NK prejudicada. O transplante de medula óssea também deve ser indicado, à semelhança da síndrome de Chediak-Higashi.

Doença granulomatosa crônica

Distúrbio raro de fagócitos que afeta cerca de 1 em cada 200 mil indivíduos. Ocorre por um defeito do complexo NADPH-oxidase, e os fagócitos estão defeituosos em gerar os reativos oxidativos microbicidas como o ânion superóxido e seus metabólitos, peróxido de hidrogênio, ânion hidroxil e ácido hipoaloso. É uma doença geneticamente heterogênea causada por mutações em um dos quatro componentes estruturais da NADPH-oxidase, as glicoproteínas de membrana gp91^{phox} (fagócito-oxidase) e a p22^{phox} que compõem o citocromo b e os componentes citoplasmáticos p47^{phox} e p67^{phox}.

Clinicamente, o diagnóstico de doença granulomatosa crônica deve ser sugerido em pacientes portadores de infecções supurativas crônicas ou de repetição por patógenos produtores de catalase, como o *S. aureus*, e algumas bactérias gram-negativas. Outros patógenos que afligem pacientes com doença granulomatosa crônica incluem fungos como *Aspergillus*, espécies de *Salmonella*, *Nocardia*, micobactérias tuberculosas e não tuberculosas. As infecções por *Pseudomonas*, embora seja um microrganismo catalase-positivo, raramente ocorrem em pacientes com doença granulomatosa crônica.

Qualquer órgão pode ser afetado, contudo as superfícies mucosas e cutâneas normalmente são mais suscetíveis à colonização por fungos e bactérias por constituírem barreiras naturais do organismo. Portanto, dermatite, enterite e abscessos perirretais são formas comuns de infecção. As manifestações cutâneas incluem principalmente dermatite eczematoide ou piogênica, furunculose e abscessos **(FIGURA 63.7)**. Além dos processos infecciosos, pacientes com doença granulomatosa crônica, frequentemente, formam granulomas persistentes e exuberantes. As manifestações clínicas da inflamação crônica são variadas e incluem ulceração da pele, inflamação excessiva em feridas cirúrgicas com drenagem e deiscência, doenças autoimunes lembrando lúpus eritematoso sistêmico (LES), lúpus eritematoso discoide, pneumonite e doença inflamatória intestinal lembrando doença de Crohn. O envolvimento granulomatoso de vísceras ocas leva à obstrução gastrintestinal e geniturinária.

Os fenótipos mais comuns de portadores de doença granulomatosa crônica ligada ao X são as lesões cutâneas lembrando lúpus eritematoso discoide clínica e histologicamente, e estomatite aftosa de repetição. Tais lesões cutâneas foram observadas em pacientes com doença granulomatosa crônica ligada ao X e autossômica recessiva. Apesar de a maioria dos portadores com cerca de 10% dos fagócitos normais apresentar defesa normal, em situações raras uma grande proporção dos granulócitos circulantes apresenta defeitos funcionais, e os portadores podem desenvolver manifestações clínicas sugestivas de doença granulomatosa crônica com infecções de repetição.

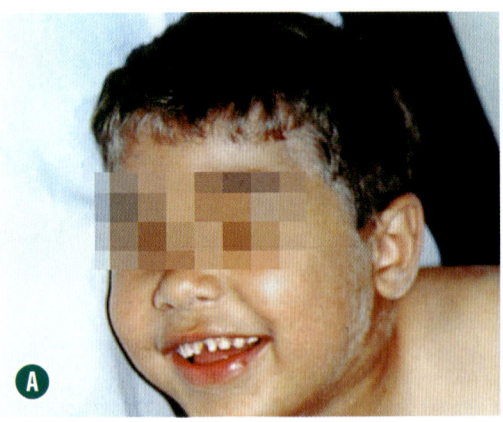 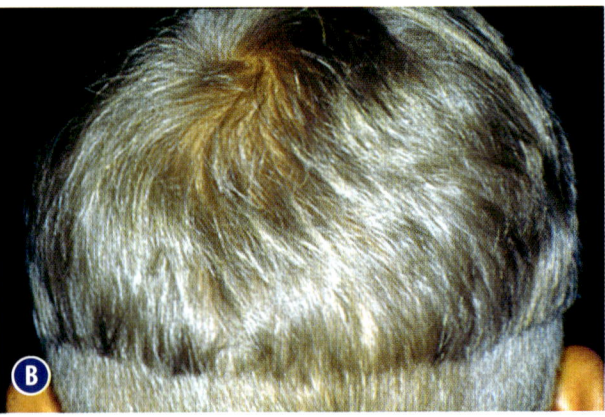

FIGURA 63.6 – **A** Paciente com síndrome de Griscelli-Prunieras. **B** Coloração cinza-prateada dos cabelos típica da doença.

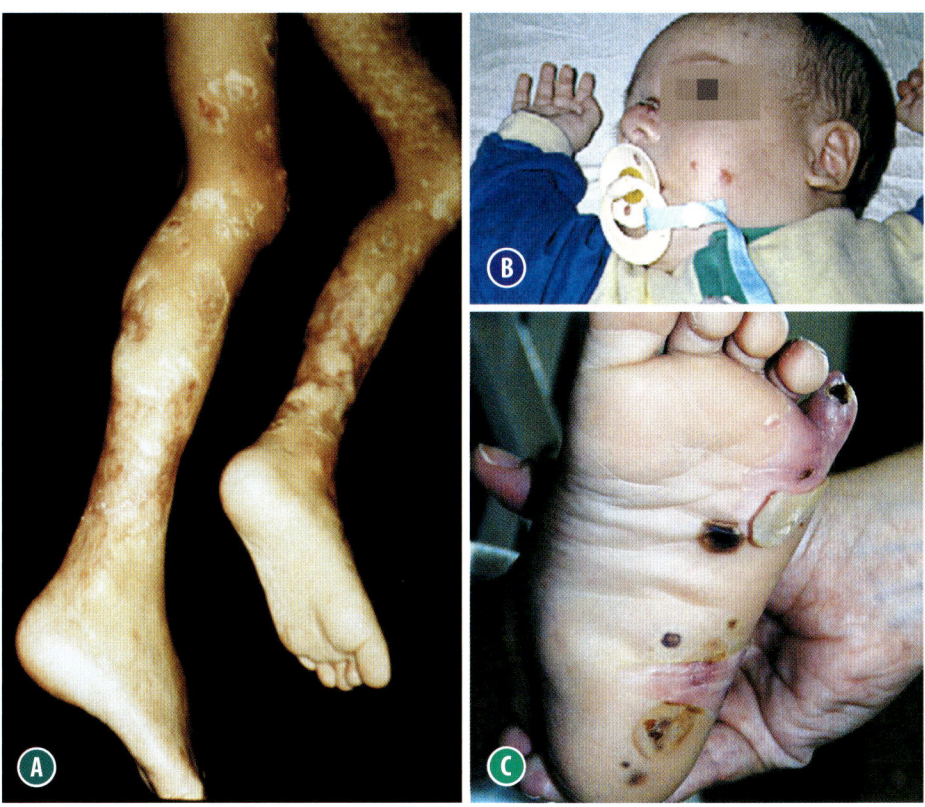

FIGURA 63.7 – Paciente com doença granulomatosa crônica. **A** Lesões em pernas. **B** Lesão no nariz. **C** Lesões no pé.

O diagnóstico é estabelecido por uma história clínica compatível e pela demonstração de um defeito no *burst* respiratório. Vários métodos detectam a produção de oxidantes reativos. O método do *nitroblue tetrazolium* (NBT) baseia-se na redução intracelular do NBT pelo ânion superóxido para um precipitado azul de formazan que pode ser visto microscopicamente. Esse teste avalia um número limitado de células e, em alguns casos de doença granulomatosa crônica autossômica recessiva, citocromo-positiva ou ligada ao X, nos quais baixos níveis de oxidantes são produzidos, o teste do NBT pode acumular positividade com o tempo. Assim, pacientes com uma história clínica compatível de doença granulomatosa crônica e um NBT normal deveriam ser avaliados por uma medida quantitativa da função oxidase do fagócito. Métodos mais sensíveis avaliam a reação de oxidante por provas de quimioluminescência e fluorescência (conversão de di-hidrorrodamina 1,2,3 em rodamina 1,2,3, que detecta peróxido de hidrogênio) **(FIGURA 63.8)**.

Vários estudos retrospectivos mostraram que a profilaxia com sulfametoxazol-trimetoprima reduziu o índice de infecções graves nos pacientes com doença granulomatosa crônica. Em um estudo prospectivo europeu, demonstrou-se que a profilaxia com itraconazol reduziu as infecções por *Aspergillus*, e o medicamento foi bem tolerado. O interferon-γ é um fator ativador de macrófago e aumenta a geração de H_2O_2 em monócitos circulantes. Um estudo multicêntrico realizado em 1991 mostrou uma redução em cerca de 70% na ocorrência de infecções em pacientes com doença granulomatosa crônica recebendo interferon-γ. O transplante de medula óssea pode ser indicado em casos com infecções graves apesar da antibioticoterapia e da profilaxia com interferon. Recentemente, a terapia gênica foi realizada em cinco pacientes com deficiência de p47^{phox} com boa resposta.

Deficiência de glicose-6-fosfato-desidrogenase

Doença com herança ligada ao X e resulta em uma anemia hemolítica não esferocítica crônica que pode estar associada a infecções supurativas de repetição que lembram os pacientes com doença granulomatosa crônica quando a manifestação é grave. A maioria das crianças apresenta manifestações da doença precocemente na infância, e estas incluem úlcera oral, estomatite, faringite, linfadenite ou infecções mais graves. O sinal dermatológico presente é de lesões cutâneas supurativas **(FIGURA 63.9)**. A atividade da glicose-6-fosfato-desidrogenase (G6PD) em neutrófilos está abaixo de 5% do normal, e o teste do NBT é anormal. O diagnóstico diferencial deve ser feito com a doença granulomatosa crônica e a deficiência de glutationa-redutase ou sintetase. O tratamento profilático com sulfametoxazol/trimetoprima pode ser indicado.

Deficiência hereditária da mieloperoxidase

É relativamente comum, ocorrendo com uma frequência de 1 em 2.000 a 4.000 da população, e sua herança é autossômica recessiva. A mieloperoxidase (MPO) é uma hemoproteína

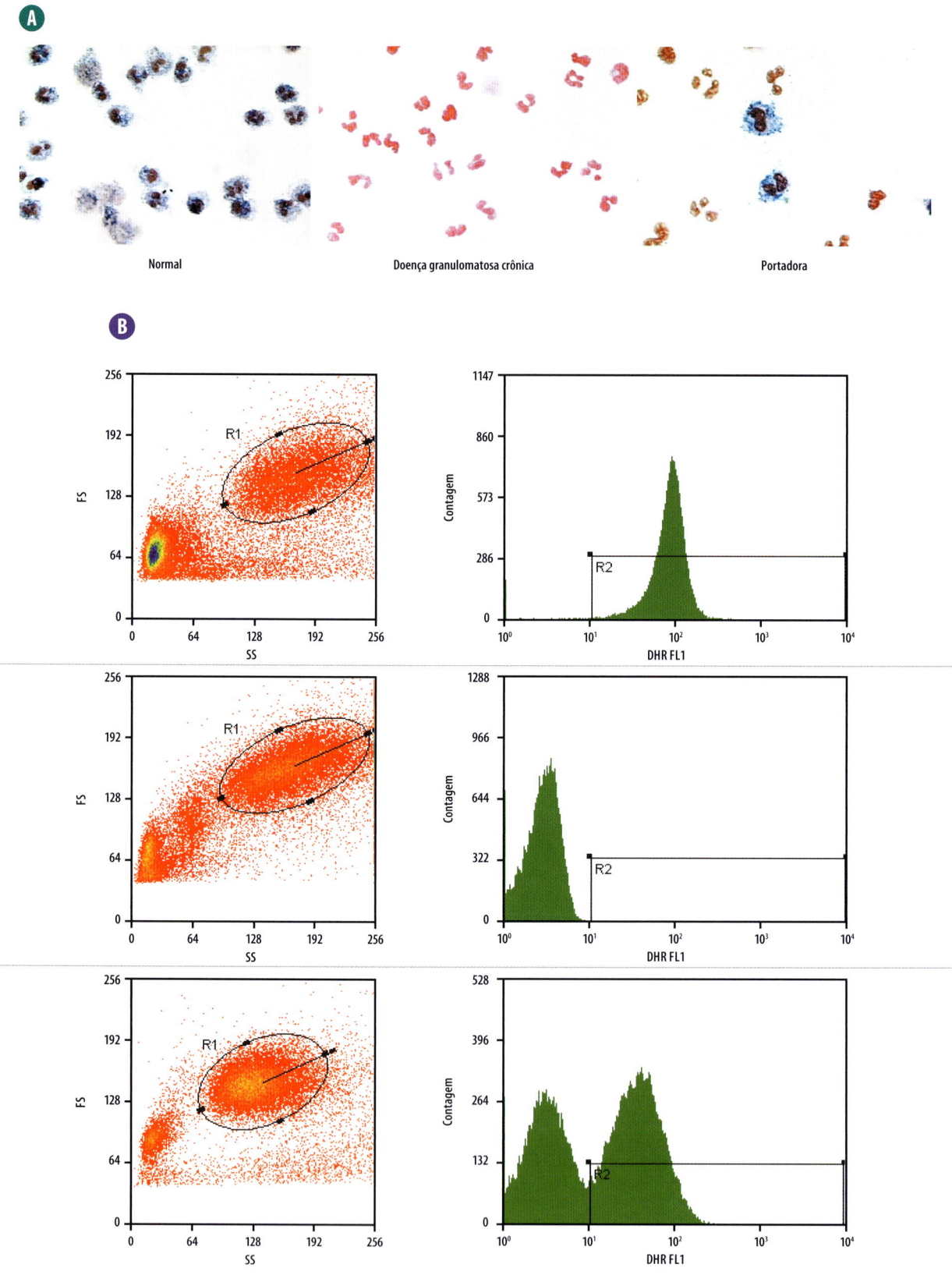

FIGURA 63.8 – Diagnóstico laboratorial de doença granulomatosa crônica. **A** Teste do NBT. **B** Teste do DHR (di-hidrorrodamina).

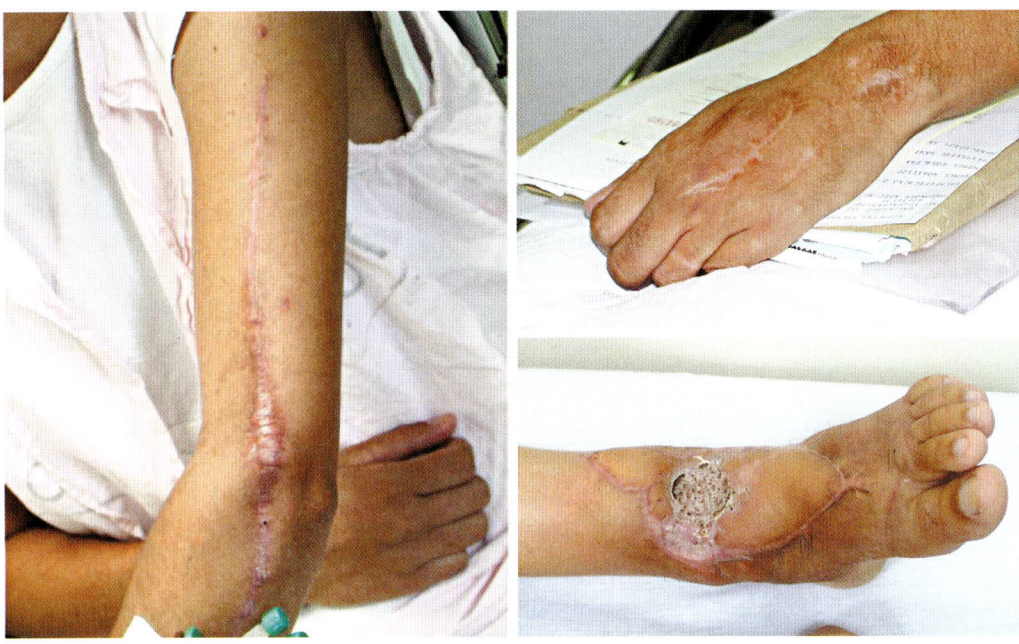

FIGURA 63.9 – Paciente com deficiência de glicose-6-fosfato-desidrogenase (G6PD). **Ⓐ** Lesão no braço. **Ⓑ** Lesão na mão. **Ⓒ** Lesões no pé.

lisossomal localizada nos grânulos azurófilos dos leucócitos polimorfonucleares (PMN) e monócitos. O sistema MPO-H_2O_2-haleto constitui um componente extremamente eficiente no sistema de defesa dos PMN humanos, expressando atividade microbicida contra vários patógenos. O gene para MPO foi localizado no braço longo do cromossomo 17 em q22-23. A maioria dos pacientes com essa deficiência não apresenta risco aumentado de infecções; entretanto, nos pacientes com diabetes melito, essa associação é frequente e predispõe aos processos infecciosos.

SÍNDROME DE HIPER-IgE

Imunodeficiência primária caracterizada por abscessos estafilocócicos de repetição e concentrações de IgE séricas acentuadamente elevadas. A dermatite pruriginosa que ocorre não é o eczema atópico típico e nem sempre persiste. Essa síndrome não foi molecularmente definida e é encontrada igualmente em indivíduos do sexo masculino e feminino. Nessa síndrome, a manifestação cutânea é grave e, comumente, ocorre uma dermatite atópica nas primeiras semanas de vida. A síndrome de hiper-IgE deve ser distinguida do eczema severo e da atopia. Ainda, os pacientes apresentam abscessos pulmonares, osteopenia, fraturas frequentes, hipermobilidade articular e retardo na troca de dentição. Também podem ser encontradas anormalidades faciais e esqueléticas. A aparência típica se faz presente aos 16 anos, e consiste em uma testa proeminente e base alargada do nariz, entre outras características **(FIGURA 63.10)**.

SÍNDROME DE NETHERTON

Doença complexa caracterizada por *trichorrhexis invaginata* (cabelos em bambu), eritrodermia ictiosiforme congênita e

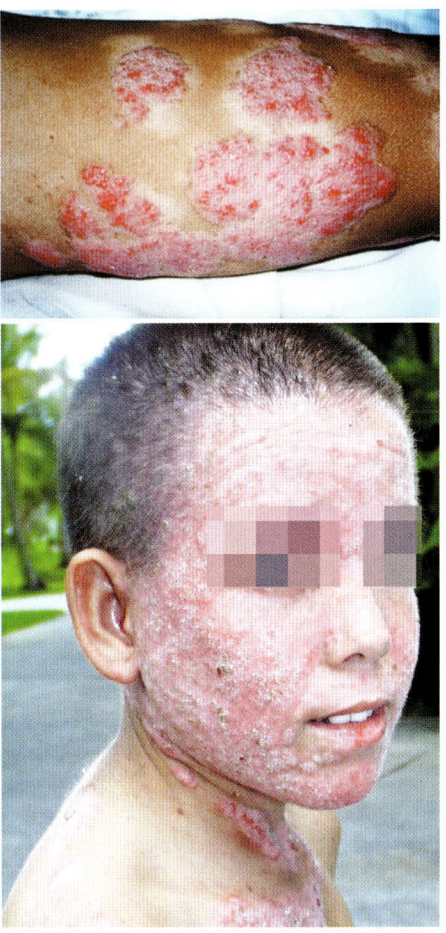

FIGURA. 63.10 – Eczema observado em paciente com síndrome de hiper-IgE.

diátese atópica. Os primeiros pacientes eram quase todos do sexo feminino e associavam distúrbios da imunidade como hipogamaglobulinemia. As crianças com síndrome de Netherton costumam apresentar eritrodermia generalizada, coberta por escamas finas e translúcidas, e podem ser difíceis de diferenciar clinicamente dos pacientes com psoríase eritrodérmica, eritrodermia ictiosiforme não bolhosa congênita ou outras eritrodermias infantis **(FIGURA 63.11)**. Alguns pacientes desenvolvem desidratação hipernatrêmica, déficit de crescimento e enteropatia. Essas complicações podem ser fatais. Em geral, o diagnóstico é retardado até o aparecimento da lesão patognomônica dos fios de cabelo, a *trichorrhexis invaginata*. A avaliação histopatológica da pele desses pacientes demonstra a substituição quase completa da camada córnea por células paraqueratóticas, associada à secreção prematura do conteúdo do corpo lamelar. Além disso, as lamelas extracelulares derivadas do corpo lamelar eram separadas extensivamente por focos de material elétron-denso. Finalmente, a transformação das lamelas derivadas do corpo lamelar em estruturas de membrana lamelar matura é distorcida na síndrome de Netherton. Essas alterações ultraestruturais permitem o diagnóstico precoce da síndrome de Netherton antes do aparecimento das anormalidades capilares. Essas anormalidades podem explicar a quebra da barreira e as alterações da permeabilidade, levando à hipernatremia e à desidratação nas crianças com síndrome de Netherton. Já foi descrito o caso de uma criança que faleceu por desidratação hipernatrêmica aos 11 dias de idade. Essa paciente apresentava uma mutação homozigota no éxon 3 do gene *SPINK5*. O gene *SPINK*5, que reside em 5q31-q32, codifica um inibidor de proteases denominado LEKTI, expresso nas superfícies epiteliais e mucosas, e no timo. LEKTI foi o primeiro inibidor de proteases relacionado com doenças da pele e do cabelo. Associada à identificação de mutações na catepsina C na síndrome de Papillon-Lefèvre, esse estudo demonstrou a importância da regulação da proteólise na formação de epitélios e na diferenciação terminal de queratinócitos.

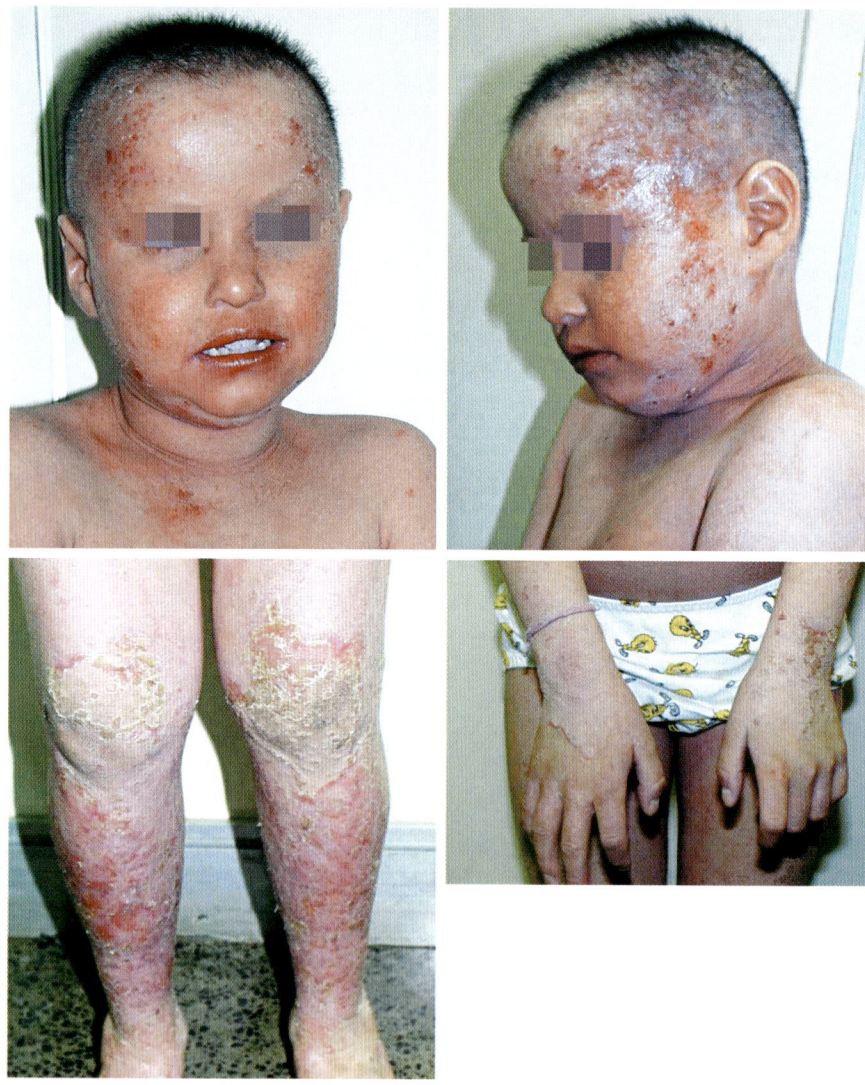

FIGURA 63.11 – Eczema observado em paciente com síndrome de Netherton. Observe os cabelos quebradiços.

Na síndrome de Netherton, observa-se diminuição ou perda das camadas granular e córnea, levando à característica quebra da barreira cutânea. A queratinização defeituosa favorece infecções recorrentes, contudo a presença de LEKTI no timo sugere um papel específico nesse órgão. A maturação anormal de linfócitos T na síndrome de Netherton altera a regulação das células T *helper*-2 a alérgenos, levando a respostas de hipersensibilidade e altos níveis de IgE (ver Capítulo 66).

DEFICIÊNCIAS DE COMPLEMENTO

O sistema complemento é composto de mais de 30 proteínas plasmáticas e receptores celulares que têm um importante papel na defesa do hospedeiro, na inflamação, no clareamento dos complexos imunes, na indução de resposta imune humoral e no clareamento de células apoptóticas. Esse sistema é ativado por três vias: a via clássica (C_1, C_4 e C_2), a via das lectinas (MBL, C_4 e C_2) e a via alternativa (fatores B e D), todas convergindo para o componente C_3 e a via terminal do complemento (C_5, C_6, C_7, C_8 e C_9). Várias proteínas (inibidor de C_1 esterase, proteína ligadora de C_4, fatores H e I, properdina, MASP) e moléculas expressas em membrana (fator acelerador de decaimento CD55, CD59) atuam na regulação desse sistema.

Considerando-se as imunodeficiências primárias, as deficiências do complemento são as menos comuns, com uma frequência variável de 1 a 7% dos casos. A primeira deficiência de complemento foi descrita em 1960 e, desde então, deficiências de quase todos os componentes do sistema complemento foram relatadas.

A ativação da via clássica promove a opsonofagocitose, a atividade bactericida e a remoção de imunocomplexos. As **deficiências dos componentes da via clássica** foram relatadas em associação com doenças imunológicas como LES, glomerulonefrite e púrpura anafilactoide. As síndromes de LES tendem a ser atípicas, e as manifestações cutâneas são as características mais consistentes, observando-se lesões urticariformes, vasculite cutânea, fenômeno de Raynaud, úlcera vasculítica e dermatomiosite (FIGURA 63.12).

As **deficiências de componentes da via alternativa** (fator D) e da proteína reguladora, properdina, estão associadas a infecções de repetição por *Neisseria meningitidis*. Embora os processos infecciosos estejam mais relacionados às deficiências do componente C_3, da via alternativa e da **via terminal do complemento**, infecções por bactérias encapsuladas podem ocorrer nas deficiências acometendo outras proteínas do complemento (FIGURA 63.13).

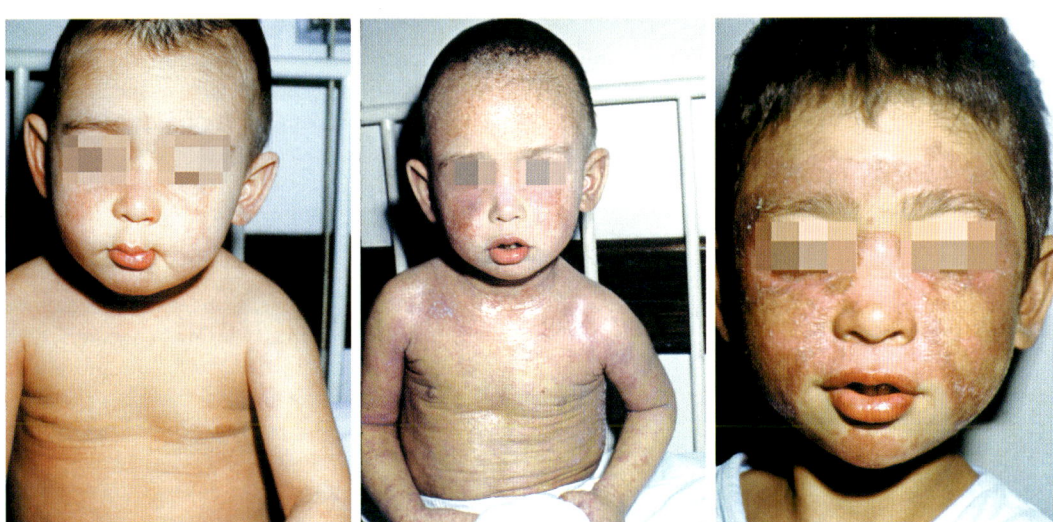

FIGURA 63.12 – Paciente com deficiência de C_{1q} e lúpus eritematoso disseminado. Observe a evolução das lesões no decorrer do tempo.

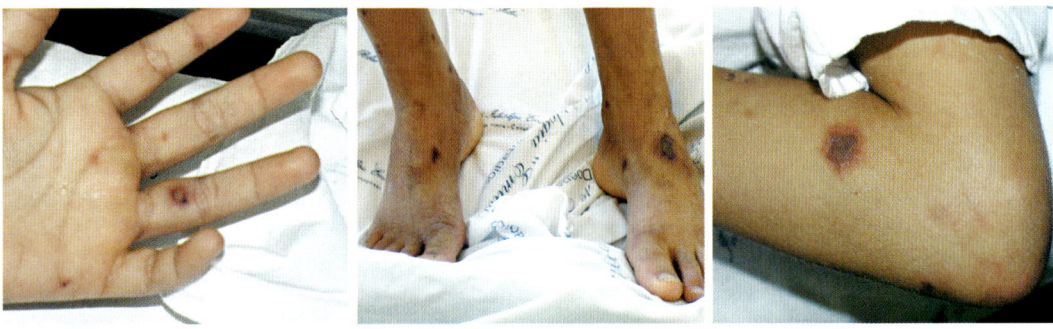

FIGURA 63.13 – Paciente com deficiência de C_6 e meningococcemia.

A **lectina ligadora de manose** (MBL, de *mannose binding lectin*) é uma molécula multimérica e ativa a via das lectinas. O carboidrato manose é um constituinte natural das membranas de muitos microrganismos (vírus, bactérias, fungos, micobactéria e protozoários), mas não é encontrado nas glicoproteínas extracelulares de mamíferos. A MBL é ativada pelas serina-proteases MASP1 e MASP2 (do inglês MBL-*associated serine protease*), formando um complexo que, ligado ao alvo (manose), ativa o complemento e aumenta a fagocitose via receptor de C_{1q}. Maior suscetibilidade a processos infecciosos, infecções graves em adultos, sobrevida variável na fibrose cística e doenças autoimunes foram relacionadas ao polimorfismo de MBL. Ainda, o efeito desse polimorfismo tem sido estudado em hanseníase, micobacteriose, leishmaniose, HIV, entre outros processos infecciosos. Mais recentemente, descreveu-se a **deficiência de MASP2** em paciente com suscetibilidade aumentada a infecções pneumocócicas.

O C_3 é o mais abundante dos componentes do complemento no plasma, codificado pelo gene 19 e produzido como um único polipeptídeo, que é processado para formar duas cadeias ligadas por pontes dissulfídicas e participa de numerosos mecanismos efetores responsáveis pela inflamação e defesa do hospedeiro. Consequentemente, não é surpreendente que a deficiência de C_3 resulte em distúrbios múltiplos e graves, incluindo doença por imunocomplexo, resposta imune prejudicada, quimiotaxia prejudicada, opsonofagocitose reduzida e atividade bactericida sérica anormal. Assim como nas deficiências de componentes da via clássica, esses indivíduos apresentam risco aumentado de doença reumatológica, com 79% apresentando um quadro de lúpus ou vasculite sistêmica. Déficits das proteínas reguladoras do C_3, fatores I e H manifestam-se de forma semelhante à deficiência de C_3.

ANGIOEDEMA HEREDITÁRIO

É decorrente da deficiência do inibidor de C_1 esterase. O C_1-INH é uma glicoproteína codificada no cromossomo 11 e que inativa *in vitro* uma série de proteases, incluindo C_{1r} e C_{1s}, serina-protease associada à MBL (MASP), calicreína, fatores de coagulação XIIa e XIa, plasmina e ativador de plasminogênio tecidual. Entretanto, sua função principal é a regulação do sistema complemento (C_{1r} e C_{1s}) e do sistema de formação de cininas (fator XII e calicreína). Pode ter uma função reguladora sobre a coagulação e a fibrinólise, mas é menos importante nesses sistemas.

Há duas formas principais de deficiência de C_1-INH e ambas são de herança autossômica dominante **(TABELA 63.3)**. Pacientes com angioedema hereditário apresentam 30% dos níveis circulantes normais de C_1-INH, em vez dos 50% esperados. O catabolismo também está aumentado e, em alguns pacientes, a síntese está diminuída. Os níveis séricos reduzidos de C_1-INH são aparentemente insuficientes para inibir a ativação da cascata de coagulação por traumas menores. A ativação do fator de Hageman e da calicreína gera substâncias vasoativas que produzem angioedema. Aumentos dos níveis séricos a 40 a 50% do normal costumam ser suficientes para impedir episódios de angioedema.

O angioedema hereditário é caracterizado pelos episódios agudos de repetição de edema localizado na pele e na mucosa, afetando principalmente as extremidades, a face, a laringe e o trato gastrintestinal. O edema cutâneo não é pruriginoso e não é doloroso **(FIGURA 63.14)**. Placas eritematosas podem estar presentes, lembrando o eritema *marginatum*. O envolvimento do trato gastrintestinal está associado com dor abdominal aguda, náuseas, vômitos e, menos frequentemente, diarreia. Essas alterações intestinais podem ser confundidas com abdome agudo e levar a um procedimento cirúrgico desnecessário. O edema de laringe é a manifestação mais grave e, antes da terapia, 25 a 30% dos pacientes morriam em decorrência desse quadro. Os ataques são desencadeados por trauma, doença ou estresse, mas também podem ocorrer na ausência de qualquer fator desencadeante. O edema dura cerca de 24 a 72 horas. Os sintomas instalam-se mais comumente na infância e agravam-se na adolescência, tendendo a melhorar da 5ª à 6ª década de vida. Há uma tendência a piorar durante os ciclos menstruais e melhorar do segundo ao 3º trimestre da gestação. Essa observação é interessante, tendo em vista o fato de que os níveis de C_1-INH em mulheres sem angioedema hereditário se reduzem durante a gestação e com o uso de contraceptivos orais. O LES foi descrito em pacientes com angioedema hereditário, sugerindo que deficiências secundárias de C_f e C_4, devido ao consumo, podem predispor a doenças por imunocomplexos em alguns pacientes.

A frequência e a gravidade dos ataques individuais não são sempre previsíveis e, por essa razão, a profilaxia em longo prazo com esteroides atenuados é recomendada. Androgênios como stanozolol e danazol são efetivos e atuam aumentando a transcrição de C_1-INH. Outra classe de medicamentos utilizada para profilaxia é de agentes antifibrinolíticos. O ácido tranexâmico e o ácido épsilon aminocaproico atuam na geração de bloqueadores da plasmina. Apesar de sua ação ser menos potente, seus efeitos colaterais também são menores, por isso são utilizados na infância. O ácido tranexâmico pode ser utilizado durante os ataques, entretanto seu uso é restrito a situações com risco à vida. A epinefrina, os anti-histamínicos e os corticoides não atuam nesses pacientes. Quando a profilaxia a curto prazo for necessária para procedimentos cirúrgicos ou dentários, os androgênios atenuados, os antifibrinolíticos, o plasma fresco e o concentrado de inibidor de C_1 esterase têm sido utilizados com bons resultados.

DEFEITOS NA IMUNIDADE INATA

Displasia ectodérmica anidrótica com imunodeficiência

Resultante de um defeito na sinalização nuclear do fator nuclear kappa B (NF-κB). É uma síndrome rara, com ausência total ou parcial das glândulas sudoríparas, crescimento esparso dos cabelos e dentição anormal **(FIGURA 63.15)**. Alguns

TABELA 63.3 – Deficiências de complemento

Doença	Função afetada	Características associadas	Herança	Defeito genético
Deficiência de C1q	Atividade hemolítica de C ausente Dissolução de imunocomplexos defeituosa	Síndrome semelhante a LES, doença reumatoide, infecções	AR	C_{1q}
Deficiência de C_{1r}*			AR	C_{1r}*
Deficiência de C_4			AR	C_4
Deficiência de C_2	Atividade hemolítica de C ausente Dissolução de imunocomplexos defeituosa	Síndrome semelhante a LES, vasculite, polimiosite, infecções piogênicas	AR	C_2
Deficiência de C_3	Atividade hemolítica de C ausente Atividade bactericida defeituosa	Infecções piogênicas recorrentes	AR	C_3
Deficiência de C_5	Atividade hemolítica de C ausente Atividade bactericida defeituosa	Infecções por *Neisseria*, LES	AR	C_5
Deficiência de C_6			AR	C_6
Deficiência de C_7			AR	C_7
Deficiência de $C_{8\alpha}$**			AR	$C_{8\alpha}$**
Deficiência de $C_{8\beta}$			AR	$C_{8\beta}$
Deficiência de C_9	Atividade hemolítica de C ausente Atividade bactericida defeituosa	Infecções por *Neisseria*	AR	C_9
Deficiência do inibidor de C_1	Ativação espontânea da via de complemento com consumo de C_4/C_2	Angioedema hereditário	AD	C_1
Deficiência de fator I	Ativação espontânea da via de complemento com consumo de C_3 da via alternativa	Infecções piogênicas recorrentes	AR	Fator I
Deficiência de fator H			AR	Fator H
Deficiência de fator D	Atividade hemolítica da via alternativa de C ausente	Infecções por *Neisseria*	AR	Fator D
Deficiência de properdina			LX	Properdina
Deficiência de MBL	Reconhecimento de manose defeituoso Atividade hemolítica da via das lectinas de C defeituosa	Infecções piogênicas com penetrância reduzida	AR	MBP
Deficiência de MASP2	Atividade hemolítica da via das lectinas de C ausente	Síndrome semelhante a LES, infecções piogênicas	AR	MASP2

AD, herança autossômica dominante; AR, herança autossômica recessiva; LES, lúpus eritematoso sistêmico; LX, herança ligada ao X; MASP2, serina-protease 2 associada à MBP; MBP, proteína ligadora de manose.
*A deficiência de C_{1r} na maioria dos casos é associada à deficiência de C_{1s}. O gene de C_{1s} também está no cromossomo 12pter.
**A deficiência de $C_{8\alpha}$ é sempre associada com a de $C_{8\gamma}$. O gene codificador de $C_{8\gamma}$ situa-se no cromossomo 9 e é normal, mas $C_{8\gamma}$ liga-se de forma covalente a $C_{8\alpha}$.

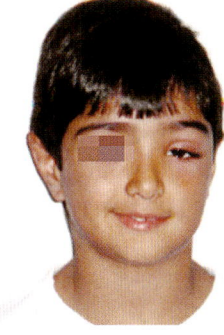
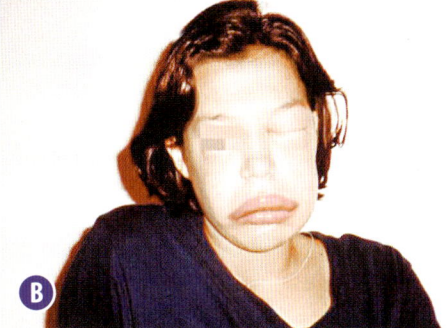

FIGURA 63.14 – Pacientes com angioedema hereditário desencadeado por trauma.

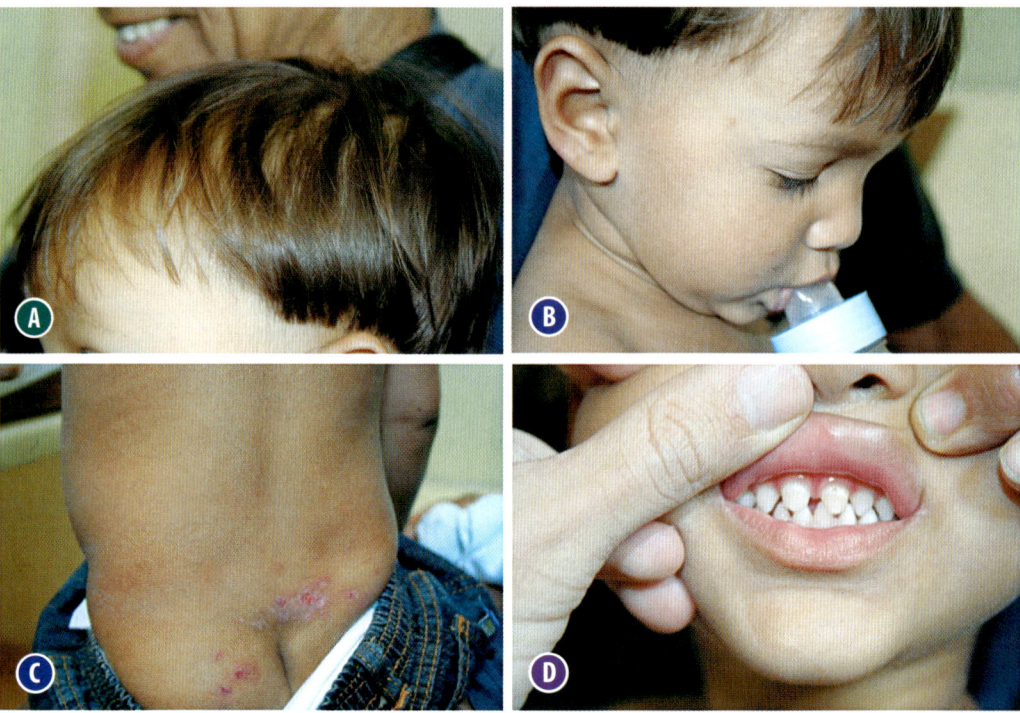

FIGURA 63.15 – Paciente portador de displasia ectodérmica anidrótica com imunodeficiência (*NEMO*). **A** Hipoplasia de cabelos. **B-C** Xerose cutânea e eczema. **D** Taurodontia (dentes de tubarão).

pacientes apresentam herança ligada ao X, infecções de repetição, baixos níveis de IgG, níveis de IgM elevados e resposta anticórpica defeituosa. Mutações no gene IκK-γ (*NEMO*), componente regulador do complexo cinase que fosforila e degrada IκB, molécula inibitória que medeia a retenção citoplasmática de NF-κB, são encontradas. Mutações graves do gene *NEMO* são letais no sexo masculino e causam incontinência pigmentar no sexo feminino. Outros pacientes apresentam herança autossômica dominante, relacionada a mutações no gene de IκB-α, que se caracteriza por imunodeficiência predominantemente celular (ver Capítulo 68).

Deficiência da cinase 4 associada ao receptor da interleucina 1

Doença autossômica recessiva caracterizada por infecções de repetição desde o período neonatal. O patógeno mais comum é o *S. pneumoniae*, causando doença invasiva como meningite, septicemia e artrite. O segundo patógeno mais comum é o *S. aureus*, frequentemente causando celulite ou furunculose. A cinase 4 associada ao receptor da interleucina 1 (*IRAK4*, de *interleukin 1 receptor associated kinase*) é uma cinase que tem um papel essencial nos receptores de interleucina 1 (IL-1), no *Toll-like* e no fator 6 associado ao receptor do fator de necrose tumoral (*TRAF-6* [do inglês TNF *receptor-associated factor* 6]). Pacientes com deficiência de *IRAK4* não produzem TNF-α, IL-6 e IFN-γ em resposta à IL-1β e à IL-18, respectivamente. Esses pacientes parecem compensar o defeito da resposta inata com as respostas específicas de células B e T. Há uma resposta inflamatória fraca com febre baixa e/ou baixos níveis de proteína C reativa. As infecções podem se tornar menos frequentes com a idade.

Verrugas (*warts*), hipogamaglobulinemia, infecção e mielocatese

Síndrome rara, com herança autossômica dominante. Na mielocatese, há uma falha dos leucócitos em deixar a medula, resultando em hiperplasia e degeneração das células mieloides maduras. Há uma neutropenia crônica, mas leucocitose pode se desenvolver nas infecções sistêmicas. Infecções do trato respiratório causadas por patógenos comuns (*Haemophilus influenzae*, *S. aureus* e *Proteus mirabilis*) ocorrem. As verrugas podem se desenvolver na adolescência, acometem mais as mãos e podem acometer as áreas genitais e a mucosa oral. A neutropenia é acentuada (100-500 células/mm^3); a linfopenia comumente está presente, e a função granulocítica é normal. A hipogamaglobulinemia é moderada, e há uma redução discreta no número de células B. As verrugas podem persistir, e uma transformação maligna das verrugas genitais predispõe ao câncer cervical.

Epidermodisplasia verruciforme

Genodermatose rara com herança predominantemente autossômica recessiva. Mutações patogênicas em dois genes adjacentes, *EVER1* e *EVER2*, foram recentemente identificadas. Essa doença caracteriza-se por uma suscetibilidade enorme a infecções por papilomavírus **(FIGURA 63.16)** (ver Capítulo 35).

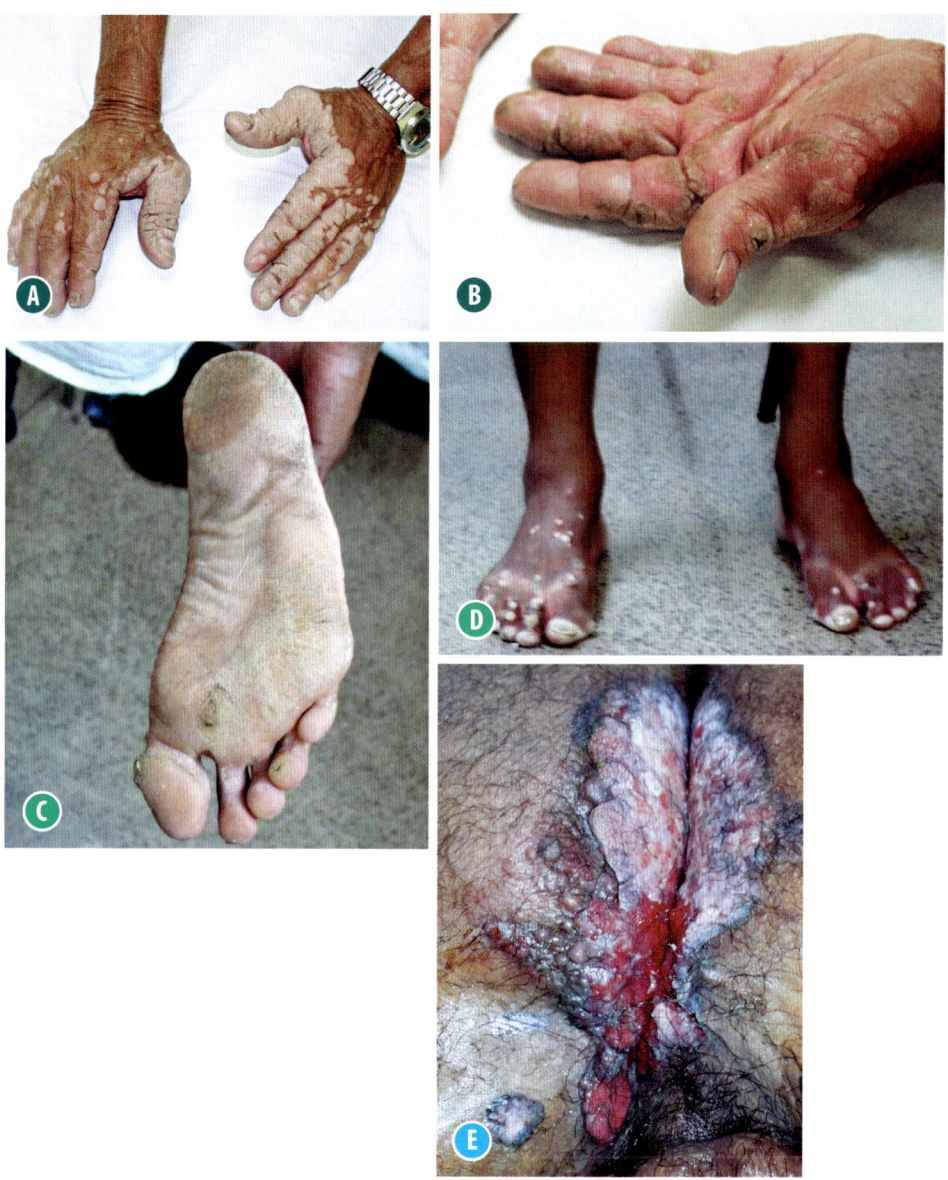

FIGURA 63.16 – Pacientes com epidermodisplasia verruciforme. **A-B** Lesões verrucosas nas mãos. **C-D** Lesões nos pés. **E** Transformação neoplásica (carcinoma epidermoide) perianal.

IMUNODEFICIÊNCIAS COMBINADAS E CELULARES

Imunodeficiências combinadas graves

Este grupo de distúrbios do sistema imunológico caracteriza-se por uma extrema suscetibilidade a infecções por uma enorme gama de agentes patogênicos, intra ou extracelulares. Dessa forma, não existem órgãos ou sistemas mais acometidos, sendo a pele frequentemente afetada por infecções virais como os papilomavírus, bacterianas como as micobacterioses, fúngicas como as candidíases e dermatofitoses, entre muitas outras. O quadro clínico das imunodeficiências combinadas graves (IDCG) compreende diarreia, candidíase e infecções disseminadas por agentes patogênicos diversos, em geral iniciando-se por volta do segundo mês de vida (FIGURA 63.17). A despeito desses processos infecciosos, não se evidenciam tecidos linfoides secundários como amígdalas e linfonodos, ou timo e adenoides, à avaliação radiológica. Esses pacientes podem apresentar manifestações não infecciosas como as reações do tipo enxerto contra hospedeiro, induzidas por transfusão de hemoderivados não irradiados, ou mesmo por via placentária. As vacinas de patógenos atenuados podem levar a infecções generalizadas fatais. É importante ressaltar que esses distúrbios são emergências médicas, e os pacientes devem ser rapidamente diagnosticados e tratados, devido ao risco à vida a que esses pacientes estão expostos. Atualmente existem por volta de 15 tipos diferentes de imunodeficiências

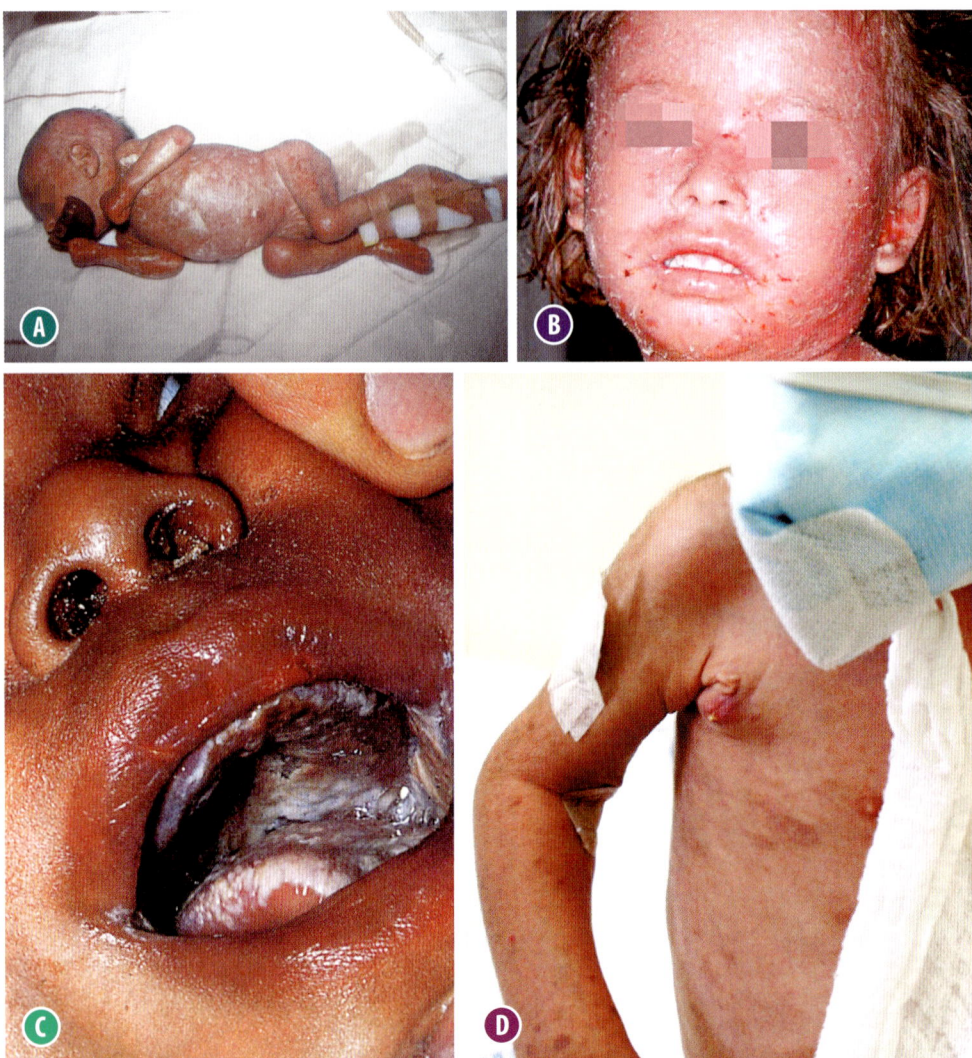

FIGURA 63.17 – Pacientes com imunodeficiência combinada grave. **A** Candidíase cutânea e exantema por reação enxerto *versus* hospedeiro. **B** Síndrome de Omenn. **C** Candidíase oral. **D** Cicatriz de BCGite.

combinadas graves caracterizados quanto ao defeito genético-molecular. Os diversos tipos de imunodeficiências combinadas graves são encontrados na **TABELA 63.4**.

Entre esses distúrbios, alguns apresentam lesões cutâneas particularmente típicas, como a síndrome de Omenn, decorrente de mutações com perda parcial da função das recombinases. A síndrome de Omenn caracteriza-se por presença de linfócitos T expressando marcadores de ativação, altos níveis de IgE, eosinofilia, eritrodermia esfoliativa bastante evidente **(VER FIGURA 63.17)** e hepatoesplenomegalia. As manifestações clínicas assemelham-se às de crianças portadoras de reação enxerto *versus* hospedeiro neonatal.

Deficiência de TAP1 ou TAP2

As moléculas do complexo de histocompatibilidade principal (MHC) de classe I são compostas de uma cadeia pesada polimórfica codificada pelos genes *HLA-A*, *B* e *C*, associados à β2-microglobulina (β2m). Durante sua montagem no lúmen do retículo endoplasmático, as cadeias interagem com moléculas transportadoras como a calnexina e a calreticulina, após o quê, os complexos são carregados com peptídeos derivados da degradação de proteínas intracelulares. Esses peptídeos são transportados do citosol para o lúmen do retículo endoplasmático por um transportador de peptídeos (TAP, ou transportador associado ao processamento de antígenos), uma proteína composta de duas subunidades, TAP1 e TAP2. Na deficiência dessas proteínas, a maioria das moléculas de HLA classe I permanece sem peptídeos antigênicos e instável a 37 °C, consequentemente com baixa expressão na membrana. A principal manifestação clínica é o desenvolvimento de doença inflamatória pulmonar crônica e polipose nasal ao final da infância. Outra manifestação frequente é um tipo de vasculite cutânea necrosante crônica.

TABELA 63.4 – Defeitos na imunidade inata

Doença	Células afetadas	Função afetada	Características associadas	Herança	Defeito genético
Displasia ectodérmica anidrótica com imunodeficiência (LX-EDA-ID)	Linfócitos + monócitos	Via de sinalização do NF-κB	Displasia ectodérmica anidrótica + deficiência específica de anticorpos (falta de resposta anticórpica a polissacarídeos) + várias infecções (*Mycobacteria* e piogênicas)	RLX	*NEMO*
Displasia ectodérmica anidrótica com imunodeficiência (AD-EDA-ID)	Linfócitos + monócitos	Via de sinalização do NF-κB	Displasia ectodérmica anidrótica + defeitos de células T + várias infecções	AD	*IKBA*
Deficiência da cinase 4 associada ao receptor da IL-1 (*IRAK4*)	Linfócitos + monócitos	Via de sinalização do TIR-IRAK	Infecções bacterianas (piogênicas)	AR	*IRAK4*
Síndrome WHIM	Granulócitos + possível participação de linfócitos	Resposta aumentada do receptor de quimiocina CXCR4 a seu ligante CXCL12 (SDF-1)	Hipogamaglobulinemia, linfopenia B, neutropenia grave, verrugas/infecção pelo HPV	AD	*CXCR4*
Epidermodisplasia verruciforme	Queratinócitos	Ainda não estabelecida	Infecções pelo HPV (grupo B1) e câncer cutâneo	AR	*EVER1, EVER2*
Deficiência da proteína ligadora de manose (MBL)*	Monócitos	Reconhecimento de manose; ativação do complemento/opsonização	Infecções bacterianas (piogênicas) + penetrância bastante reduzida	AR	*MBP*
Deficiência da MASP2 (serina-protease 2 associada à MBL)*	Monócitos	Liga-se à MBP; aumenta a ativação do complemento e opsonização pela MBP	Síndrome LES	AR	*MASP2*

AD, herança autossômica dominante; AR, herança autossômica recessiva; HPV, papilomavírus humano; LES, lúpus eritematoso sistêmico; MBL, proteína ligadora de manose; NF-κB, fator nuclear κB; RLX, herança recessiva ligada ao X; TIR, *Toll* e IL-1R.
*As deficiências de MBL e de MASP2 foram descritas com as deficiências de complemento.

IMUNODEFICIÊNCIAS PREDOMINANTEMENTE CELULARES

Além das imunodeficiências referidas nas seções anteriores deste capítulo, existem outros distúrbios primários do sistema imune cuja patogenia e genética são ainda desconhecidas. Entre elas, a deficiência primária de células CD4, também denominada **linfopenia CD4 idiopática**, é mais comum e compreende importante diagnóstico diferencial com a imunodeficiência secundária à infecção persistente pelo HIV.
A **TABELA 63.5** sumariza as doenças autoinflamatórias.

Deficiência primária de células CD4 ou linfopenia CD4 idiopática

As causas de déficit de linfócitos T adquiridas são múltiplas, ocupando seguramente um primeiro plano as infecções por HIV1 e HIV2, tanto que uma linfopenia T associada a quadro clínico de imunodeficiência deve sempre fazer pensar, em primeiro lugar, na ausência de outra causa evidente, na infecção pelo HIV levando a uma pesquisa sorológica para esse agente. Recentemente, evidenciaram-se casos de déficit linfocitário T não relacionados à infecção pelo HIV. Entre esses, encontram-se a linfopenia CD4+ idiopática (ICL, de *idiopathic CD4+ lymphopenia*). Evidenciou-se associação da ICL com *Pneumocystis jiroveci*, infecções por micobactérias e criptococos, candidíase mucosa, verrugas, doenças inflamatórias crônicas de pele, toxoplasmose, retinite por citomegalovírus, leucoencefalopatia multifocal progressiva, além de uma miríade de infecções fúngicas **(FIGURA 63.18)**. A **TABELA 63.6** sumariza as imunoficiências combinadas de células T e B.

Não se conhecem os mecanismos fisiopatogênicos nem o(s) distúrbio(s) genético(s) envolvido(s). A avaliação laboratorial demonstra diminuição do número de linfócitos CD4+, com níveis normais ou discretamente reduzidos de imunoglobulinas. Nosso grupo observou diminuição da resposta mitogênica a mitógenos e antígenos, associada à queda da síntese de IL-2 e ao aumento específico de apoptose sobre

TABELA 63.5 – Doenças autoinflamatórias

Doença	Células afetadas	Função afetada	Características associadas	Herança	Defeito genético
Febre familiar do Mediterrâneo	Granulócitos maduros, monócitos ativados por citocinas	A produção reduzida de pirina permite o processamento de IL-1 e a inflamação induzida por ASC após dano subclínico à serosa; apoptose de macrófagos reduzida	Febre recorrente, serosite e inflamação responsiva à colchicina. Predispõe à vasculite e à doença inflamatória intestinal	AR	*MEFV*
TRAPS	PMN, monócitos	Mutações da cadeia de 55 kD do receptor de TNF levando a menos disponibilidade de receptor solúvel para ligar ao TNF	Febre recorrente, serosite, exantema, inflamação ocular ou articular	AD	*TNFRSF1A*
Síndrome de Hiper-IgD		Deficiência de MVK afetando a síntese de colesterol; patogênese desconhecida	Febre periódica e leucocitose com altos níveis de IgD	AR	*MVK*
Síndrome de Muckle-Wells*	Leucócitos do sangue periférico	Defeito na criopirina, envolvida em apoptose de leucócitos, sinalização do NF-κB e processamento da IL-1	Urticária, surdez neurossensorial, amiloidose	AD	*CIAS1* (também denominada *PYPAF1* ou *NALP3*)
Síndrome autoinflamatória familiar induzida pelo frio*	PMN, monócitos	Defeito na criopirina, envolvida em apoptose de leucócitos, sinalização do NF-κB e processamento da IL-1	Urticária não pruriginosa, artrite, calafrios, febre e leucocitose após exposição ao frio	AD	*CIAS1*
NOMID ou síndrome CINCA*	PMN, condrócitos	Defeito na criopirina, envolvida em apoptose de leucócitos, sinalização do NF-κB e processamento da IL-1	Meningite crônica neonatal, artropatia com febre e inflamação responsiva ao antagonista do IL-1R (anakinra)	AD	*CIAS1*
Síndrome de PAPA	Tecidos hematopoiéticos, células T ativadas	Reorganização da actina desordenada levando à sinalização fisiológica alterada durante a resposta inflamatória	Artrite destrutiva, exantema inflamatório, miosite	AD	*PSTPIP1* (também denominada *CD2BP1*)
Síndrome de Blau	Monócitos	Mutações no sítio de ligação de nucleotídeos de CARD15, possivelmente rompendo as interações com a sinalização de LPS e NF-κB	Uveíte, sinovite granulomatosa, camptodactilia, exantema e neuropatias cranianas, 30% desenvolvem doença de Crohn	AD	*NOD2* (também denominada *CARD15*)

*Todas as três síndromes são associadas a mutações similares de *CIAS1*; o fenótipo da doença em cada indivíduo parece depender de efeitos modificadores de outros genes e fatores ambientais.
AD, herança autossômica dominante; AR, herança autossômica recessiva; ASC, proteína puntiforme associada à apoptose com um domínio de recrutamento de caspase; CARD, domínio de recrutamento de caspase; CD2BP1, proteína ligadora 1 de CD2; *CIAS1*, síndrome autoinflamatória induzida pelo frio 1; CINCA, síndrome crônica infantil neurológica cutânea e articular; IL-1, interleucina 1; LPS, lipossacarídeos; MVK, mevalonato-cinase; NF-κB, fator nuclear kappa B; NOMID, doença inflamatória multissistêmica de início neonatal; PAPA, acrônimo do inglês *pyogenic arthritis, pyoderma gangrenosum and acne* – artrite piogênica estéril, pioderma gangrenoso e acne; PMNs, polimorfonucleares; PSTPIP1, proteína 1 interativa com prolina/serina/treonina-fosfatase; TRAPS, síndrome periódica associada ao receptor de TNF.

os linfócitos T CD4+, parcialmente reversíveis pela adição de IL-2 recombinante. Os tratamentos atuais dirigem-se somente à prevenção ou à eliminação dos processos infecciosos. Existe um relato sugerindo o tratamento da ICL com PEG-IL-2.

Candidíase mucocutânea crônica

Distúrbio complexo no qual os pacientes apresentam infecções persistentes ou recorrentes da pele, das unhas e das membranas mucosas por fungos do gênero *Candida* (FIGURA 63.19). Em quase todos os casos, as infecções são devidas a *Candida albicans*. Os diversos relatos existentes na literatura sugerem modos diversos de herança, sendo a maioria dos casos autossômica recessiva. Esses casos são decorrentes de mutações no gene *AIRE-1*, expresso no epitélio tímico e responsável pela regulação da autorreatividade (FIGURA 63.20). Entretanto, alguns casos apresentam transmissão autossômica dominante, com ou sem endocrinopatias associadas. Não são conhecidos os genes envolvidos nessas outras formas de candíase mucocutânea crônica. Estudos realizados por nosso grupo demonstraram alterações da síntese de citocinas tipo 1 (IL-2 e IFN-γ) e da regulação da apoptose induzida por antígenos específicos de *Candida* (ver Capítulo 41).

Dermatoses por imunodeficiências primárias   1001

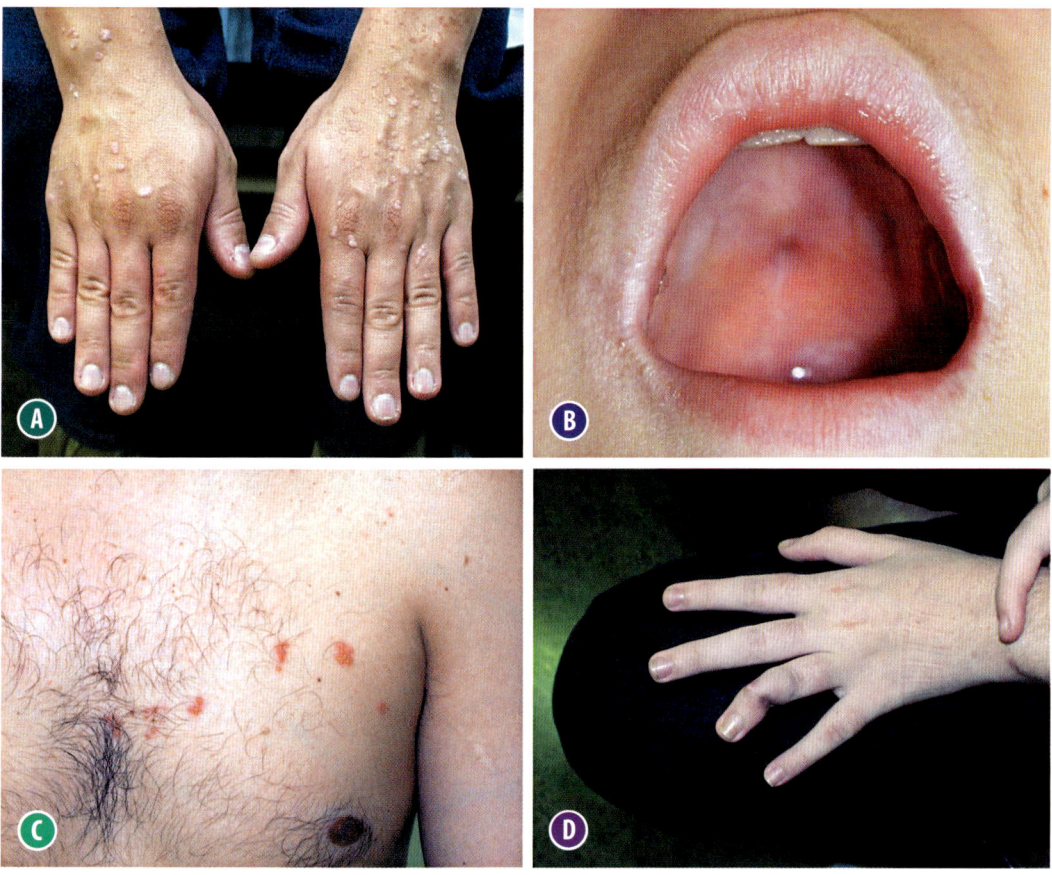

FIGURA 63.18 – Pacientes com deficiência primária de células CD4. **A** Verrugas vulgares disseminadas. **B** Fístula oronasal por Histoplasma spp. **C** Herpes-zóster. **D** Fratura patológica dos dedos da mão.

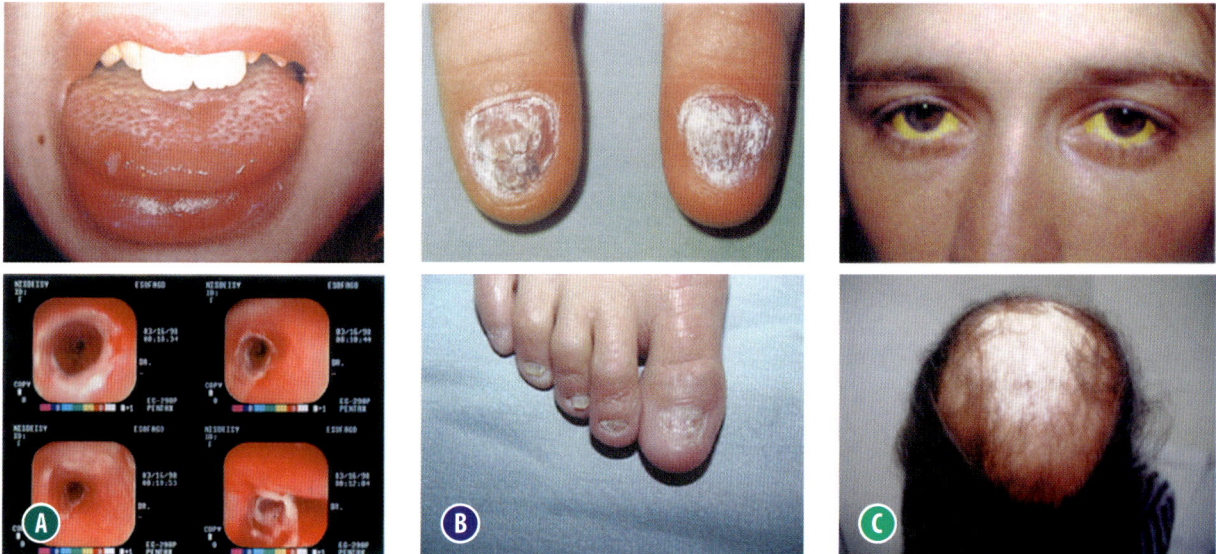

FIGURA 63.19 – Paciente com candidíase mucocutânea crônica. **A** Lesões na boca (língua e queilite angular) e no esôfago. **B** Onicomicose por *Candida* nas mãos e nos pés (observe o acometimento até a matriz das unhas). **C** Icterícia (hepatite imunológica a medicamento) e alopecia cicatricial.

TABELA 63.6 – Imunodeficiências combinadas de células T e B

Doença	Células T circulantes	Células B circulantes	Ig sérica	Características associadas	Herança	Defeito genético
T-B⁺ IDCG						
Deficiência de γc	Muito diminuídas	Normais ou aumentadas	Diminuída	NK muito diminuídas	LX	Mutações na cadeia γ do receptor de IL-2, IL-4, IL-7, IL-9, IL-15 e IL-21
Deficiência de JAK3	Muito diminuídas	Normais ou aumentadas	Diminuída	NK muito diminuídas	AR	Mutação em *JAK3*
Deficiência de IL7Ra	Muito diminuídas	Normais ou aumentadas	Diminuída	NK normais	AR	Mutação no gene de *IL7RA*
Deficiência de CD45	Muito diminuídas	Normais	Diminuída	Células T γ/δ normais	AR	Mutação no gene de CD45
Deficiência de CD3δ	Diminuídas	Normais	Diminuída		AR	Mutação no gene de CD3D
T-B⁻ IDCG						
Deficiência de RAG 1/2	Muito diminuídas	Muito diminuídas	Diminuída	Recombinação de VDJ defeituosa; sensibilidade à radiação	AR	Mutação nos genes de *RAG1* ou *RAG2*
Deficiência de Artemis	Diminuídas	Diminuídas	Diminuída	Recombinação de VDJ defeituosa	AR	Mutação no gene de *Artemis*
Deficiência de ADA	Diminuição progressiva	Diminuição progressiva	Diminuída		AR	Mutação no gene de *ADA*
Disgenesia reticular	Muito diminuídas	Muito diminuídas	Diminuída	Granulocitopenia; trombocitopenia; surdez	AR	Maturação defectiva das linhagens linfoide e mieloide
Síndrome de Omenn	Presentes; Heterogeneidade restrita	Normais ou diminuídas	Diminuída; IgE elevada	Eritrodermia; eosinofilia; hepatosplenomegalia	AR	Mutação "missense" nos genes de *RAG1* ou *RAG2*
Deficiência de DNA-ligase IV	Diminuídas	Diminuídas	Diminuída	Microcefalia, distrofia facial, sensibilidade à radiação	AR	DNA-ligase IV
Síndrome de hiper-IgM ligada ao X	Normais	Células IgM+ e IgD+ presentes, outras ausentes	IgM normal ou aumentada; outros isótipos diminuídos	Neutropenia; trombocitopenia; anemia hemolítica; envolvimento gastrintestinal e hepático; infecções oportunistas	LX	Mutações no gene do ligante de CD40, sinalização defeituosa de células B/dendríticas
Deficiência de CD40	Normais	Células IgM+ e IgD+ presentes, outras ausentes	IgM normal ou aumentada; outros isótipos diminuídos	Neutropenia; envolvimento gastrintestinal e hepático; infecções oportunistas	AR	Mutações no gene de CD40, sinalização defeituosa de células B/dendríticas
Deficiência de PNP	Diminuição progressiva	Normais	Normal ou diminuída	Anemia hemolítica autoimune; sintomas neurológicos	AR	Mutação no gene de *PNP*
Deficiência de MHC de classe II	Normais, diminuição do número de células CD4	Normais	Normal ou diminuída		AR	Mutação em fatores transcripcionais (genes *CIITA* ou *RFX5*, *RFXAP* e *RFXANK*) para as moléculas MHC de classe II

(Continua)

TABELA 63.6 – Imunodeficiências combinadas de células T e B *(Continuação)*

Doença	Células T circulantes	Células B circulantes	Ig sérica	Características associadas	Herança	Defeito genético
Deficiência de CD3γ e CD3ε	Normais	Normais	Normal		AR	*CD3G* e *CD3E*: transcrição defeituosa da cadeia CD3γ ou CD3ε
Deficiência de CD8	CD8 ausente, CD4 normal	Normais	Normal		AR	Mutações do gene *CD8A*
Deficiência de ZAP-70	CD8 diminuído, CD4 normal	Normais	Normal		AR	Mutações do gene da cinase *ZAP-70*
Deficiência de TAP1	CD8 diminuído, CD4 normal	Normais	Normal	Vasculite	AR	Mutações do gene da *TAP1*: deficiência de MHC de classe I
Deficiência de TAP2	CD8 diminuído, CD4 normal	Normais	Normal	Vasculite	AR	Mutações do gene da *TAP2*: deficiência de MHC de classe I
Deficiência de WHN	Muito diminuídas	Normais	Diminuída	Alopecia; epitélio tímico anormal	AR	Mutações do gene *WHN*

ADA, adenosina-deaminase; AR, herança autossômica recessiva; IDCG, imunodeficiência combinada grave; LX, herança ligada ao X; MHC, complexo de histocompatibilidade principal; NK, células *natural killer*; PNP, purina nucleosídeo fosforilase; RAG, gene ativador da recombinase; TAP, proteína associada ao transportador; VDJ, variável, junção e diversidade; WHN, proteína com configuração em hélice alada homóloga à mutada no camundongo atímico nude (do inglês *winged helix nude*); ZAP, proteína associada à cadeia zeta.

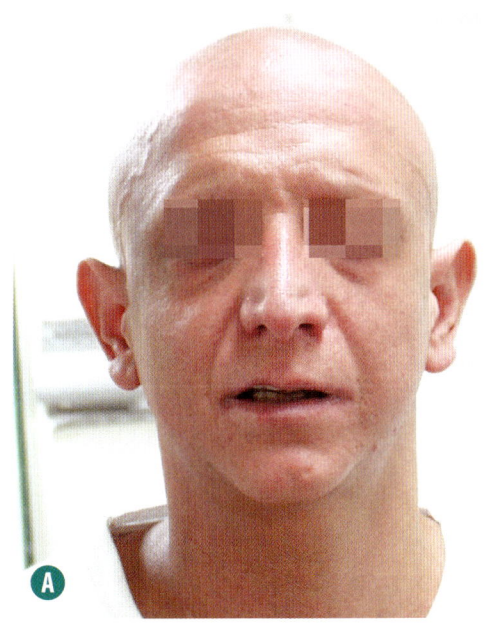
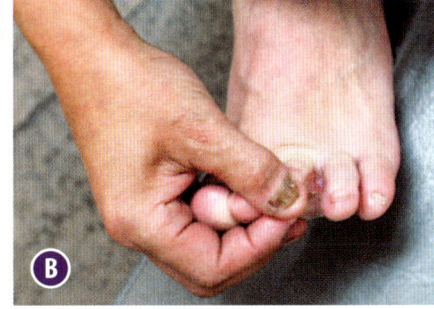
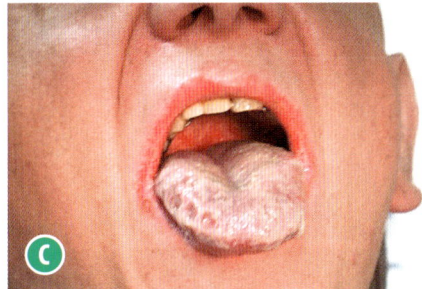

FIGURA 63.20 – Paciente com candidíase mucocutânea crônica (APECED, poliendocrinopatia autoimune + candidíase + displasia ectodérmica). **A** Alopecia universal. **B** Onicomicose por *Candida* nas mãos e nos pés (observe o acometimento interdigital com maceração cutânea). **C** Lesões na boca (língua e queilite angular).

Suscetibilidade mendeliana a doenças por micobactérias (distúrbios do eixo IL-12/IL-23-IFN-γ)

Postula-se há muito tempo um componente genético para a suscetibilidade a doenças micobacterianas na espécie humana, porém somente nos últimos 6 anos foram reconhecidas mutações nas duas cadeias do receptor de IFN-γ, na cadeia β1 do receptor de IL-12 e IL-23, na cadeia p40 da IL-12/IL-23 e em *STAT1*. Esses genes codificam proteínas que estão envolvidas na imunidade mediada por IL-12/IL-23-IFN-γ. Essas mutações são associadas à suscetibilidade a doenças causadas por espécies de micobactérias ambientais que, em geral, não são patogênicas ou doença sistêmica após vacinação com BCG, geralmente sem outras infecções associadas, exceto a salmonelose em metade dos casos, alguns fungos e vírus (FIGURA 63.21). A heterogeneidade genética nesses *loci* gera cerca de 12 distúrbios genéticos distintos, diagnosticados em mais de 300 pacientes nos últimos 10 anos, principalmente em áreas não endêmicas.

DEFICIÊNCIAS PREDOMINANTEMENTE DE ANTICORPOS

Agamaglobulinemia ligada ao X e autossômica recessiva

A agamaglobulinemia ligada ao X (ALX) (MIM 300300) é causada por uma parada de diferenciação dos linfócitos B, tendo sido a primeira imunodeficiência primária precisamente descrita em 1952, por Ogden Carr Bruton, que também propôs e executou terapia eficaz. Coincidentemente, foi também a primeira doença a ter seu mecanismo molecular elucidado. A base molecular da ALX decorre de defeitos em uma tirosinocinase (BTK) expressa seletivamente nos linfócitos B. Os números de linfócitos B e plasmócitos são muito reduzidos em todos os órgãos, levando a uma diminuição do tamanho de linfonodos e amígdalas. A principal diferença entre a ALX e as outras formas de hipogamaglobulinemia consiste na extrema suscetibilidade a infecções crônicas por enterovírus. Coxsackie A e B, além de ECHO e poliovírus (inclusive da vacina Sabin), foram implicados em quadros neurológicos, que podem levar a quadros paralíticos, além de uma síndrome composta de dermatomiosite e fasciite. Por volta de 30% das infecções graves nesses pacientes se acompanham de neutropenia sintomática (FIGURA 63.22).

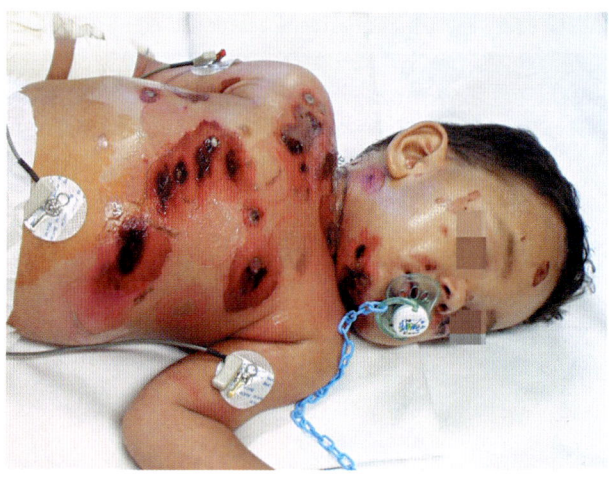

FIGURA 63.22 – Paciente portador de agamaglobulinemia ligada ao X com neutropenia grave e síndrome da pele escaldada por infecção estafilocócica.

Imunodeficiência comum variável

A denominação imunodeficiência comum variável é utilizada para descrever uma síndrome mal definida caracterizada por infecções bacterianas de repetição, hipogamaglobulinemia e déficit na produção de anticorpos iniciando-se em qualquer época da vida, mais frequentemente na 2ª ou na 3ª década e acometendo igualmente ambos os sexos, sendo o diagnóstico dependente da exclusão de outros distúrbios da imunidade humoral. A incidência da imunodeficiência comum variável é das mais elevadas entre as imunodeficiências primárias, possivelmente pelo fato de compreender vários distúrbios diferentes, situando-se entre 1:10.000 e 1:50.000 nas diferentes séries publicadas. Existem formas de apresentação esporádica, autossômica

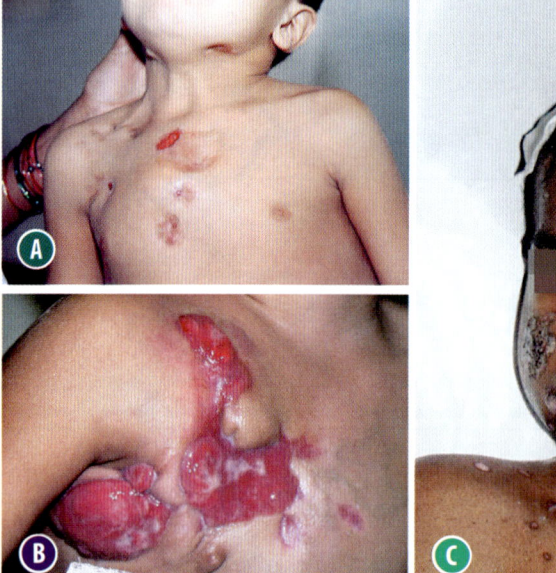
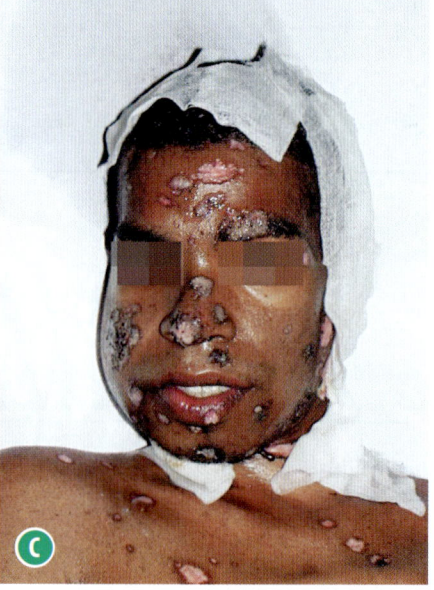

FIGURA 63.21 – Pacientes com defeito do eixo IL-12/IL-23-IFN-γ. **Ⓐ** IFN-γ R1 e micobacteriose. **Ⓑ** IL-12 Rb1 e BCGite. **Ⓒ** IL-12 p40 e paracoccidioidomicose.

recessiva e dominante, assim como formas adquiridas após exposição a certos medicamentos (hidantoinatos, sulfasalazina, D-penicilamina, etc.) ou infecções neonatais (citomegalovírus, rubéola), como ocorre também na deficiência de IgA, distúrbio com o qual compartilha semelhanças imunológicas e hereditárias. Por volta de 30% dos portadores de imunodeficiência comum variável têm distúrbios da imunidade celular, tornando-os suscetíveis a infecções por patógenos intracelulares **(FIGURA 63.23)**.

OUTRAS SÍNDROMES BEM-DEFINIDAS DE IMUNODEFICIÊNCIA

Síndrome de Wiskott-Aldrich

A síndrome de Wiskott-Aldrich (SWA) (MIM 301000) é um distúrbio recessivo ligado ao sexo caracterizado por plaquetopenia com plaquetas pequenas, eczema de tipo atópico e infecções de repetição, em geral por bactérias capsuladas, em decorrência de resposta inadequada a antígenos polissacarídicos. O gene mutado é denominado WASP (do inglês *Wiskott-Aldrich syndrome protein*), e a proteína é importante na ligação entre CDC42, um membro da família das GTPases, e o citoesqueleto. Alguns pacientes apresentam formas parciais, como a trombocitopenia ou a neutropenia ligadas ao sexo, que pode apresentar mutação hipermórfica (com aumento da função da proteína WASP), tendo como manifestação associada mielodisplasia ligada ao X.

Ataxia-telangiectasia com imunodeficiência

A ataxia-telangiectasia é uma doença autossômica recessiva caracterizada por ataxia cerebelar, telangiectasias, defeitos imunológicos e predisposição a neoplasias **(FIGURA 63.24)**. A quebra de cromossomos é uma característica. As células de portadores de ataxia-telangiectasia são anormalmente sensíveis à morte por radiação ionizante e anormalmente resistentes à inibição da síntese de DNA por radiação ionizante. Esta última característica tem sido utilizada para identificar grupos de complementação para a forma clássica da doença. Pelo menos quatro deles (A, C, D e E) localizam-se em 11q23 e são associados a mutações no gene *ATM*. Outra característica frequente é a elevação dos níveis de α-fetoproteína. Existem variantes mais leves, com manifestações clínicas predominantemente neurológicas. A disfunção neurológica é um achado clínico invariável em homozigotos. A maioria apresenta ataxia, apraxia motora, face impassiva e disartria por volta dos três anos de idade, mas somente cerca de me-

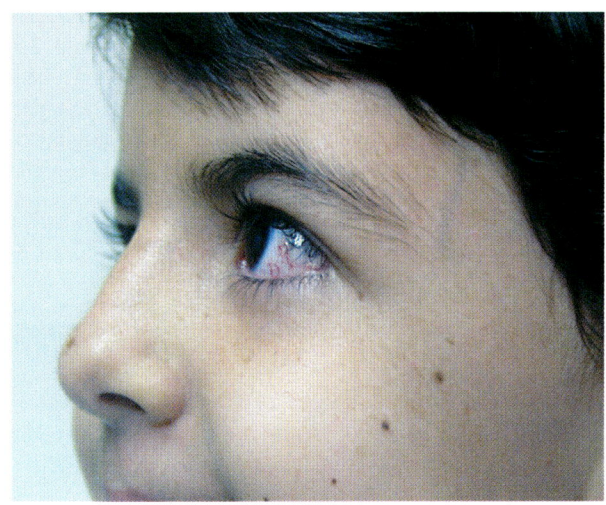

FIGURA 63.24 – Paciente portador de ataxia-telangiectasia com lesões telangiectásicas conjuntivais.

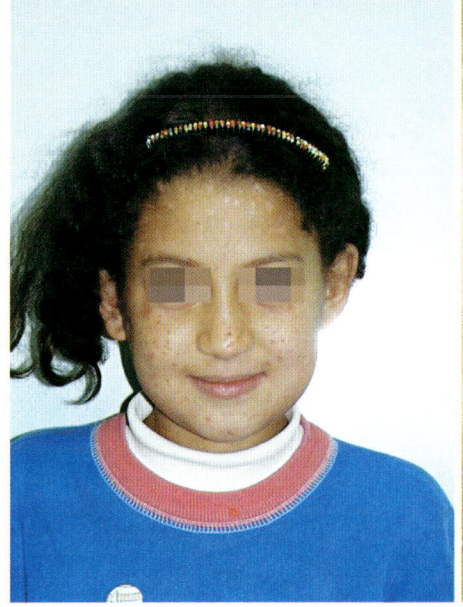
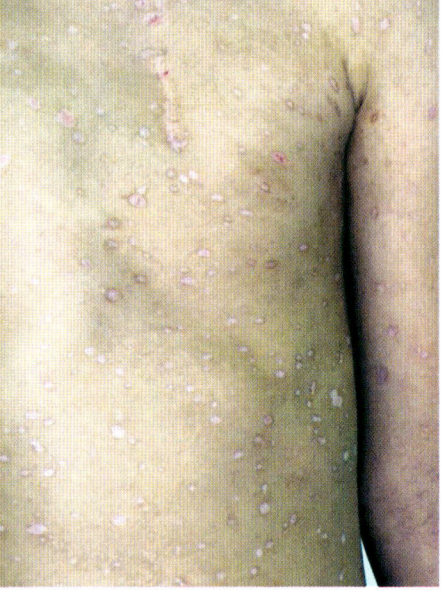

FIGURA 63.23 – Paciente portadora de imunodeficiência comum variável com lesões cutâneas secundárias a varicela grave.

tade dos casos apresenta imunodeficiência. Telangiectasias oculares não foram observadas em apenas um paciente. Todos apresentam radiossensibilidade, praticamente todos têm elevação dos níveis de α-fetoproteína e cerca de 60% têm deficiência de imunoglobulinas. Pacientes com ataxia-telangiectasia têm forte predisposição a neoplasias. Já se observou leucemia linfoide em pacientes com ataxia-telangiectasia. Um irmão não leucêmico e dois pacientes não relacionados tinham múltiplas quebras cromossômicas e responsividade prejudicada à fito-hemaglutinina. Em geral, os linfomas nos pacientes com ataxia-telangiectasia tendem a ter origem de células B, enquanto as leucemias tendem a ser do tipo linfoide crônico T.

A **TABELA 63.7** sumariza deficiências predominantemente de anticorpos e, a **TABELA 63.8** essas outras síndromes bem-definidas de imunodeficiência.

TABELA 63.7 – Deficiências predominantemente de anticorpos

Doença	Células B circulantes	Ig sérica	Características associadas	Herança	Defeito genético
Agamaglobulinemia ligada ao X	Muito diminuídas	Diminuição de todos os isótipos	Infecções bacterianas graves	LX	Mutação em *BTK*
Agamaglobulinemia autossômica recessiva	Muito diminuídas	Diminuição de todos os isótipos	Infecções bacterianas graves	AR	Mutações nos genes de μ, Igα, λ5, *BLNK* ou *LRRC8*
Deleções de genes de cadeia pesada das Ig	Normais ou diminuídas	IgG1 ou IgG2, IgG4 ausentes e, em alguns casos, IgE e IgA1 ou IgA2 ausentes	Nem sempre sintomáticas	AR	Deleção de cromossomo em 14q32
Deficiência de cadeia κ	Células expressando κ normais ou diminuídas	Ig(κ) diminuída: resposta anticórpica normal ou diminuída	—	AR	Mutações pontuais no cromossomo 2p11 em alguns pacientes
Deficiência de AID*	Normais	IgG e IgA diminuídas	Linfonodos com centros germinativos aumentados	AR	Mutação no gene de *AID*
Deficiência de UNG*	Normais	IgG e IgA diminuídas	Linfonodos com centros germinativos aumentados	AR	Mutação no gene de *UNG*
Deficiência de ICOS	Diminuídas	Diminuição de todos os isótipos	Infecções bacterianas recorrentes	AR	Mutação no gene de *ICOS*
Imunodeficiência comum variável**	Normais ou diminuídas	Diminuição de IgG e geralmente IgA ± IgM	Doenças autoimunes em alguns pacientes	Variável	Mutação nos genes de *TACI*, *BAFF-R* ou *CD19*, ou indeterminada
Deficiência seletiva de Ig					
Deficiência de subclasses de IgG	Normais ou imaturas	Diminuição de um ou mais isótipos de IgG	Nem sempre sintomáticas	Desconhecida	Defeitos da diferenciação de isótipos
Deficiência de IgA	Células IgA+ normais ou diminuídas	Diminuição de IgA1 e IgA2	Doenças autoimunes ou alérgicas; alguns apresentam infecções	Variável	Distúrbio na diferenciação terminal em células B IgA-positivas
Deficiência específica de anticorpos	Normais	Normal	Incapacidade de produzir anticorpos a antígenos específicos	Desconhecida	Desconhecida
Hipogamaglobulinemia transitória da infância	Normais	IgG e IgA diminuídas		Desconhecida	Defeito de diferenciação: maturação tardia da função *helper*

AID, citidina-deaminase induzida pela ativação; AR, herança autossômica recessiva; BTK, tirosinocinase de Bruton; ICOS, coestimulador induzível; Ig(κ), imunoglobulina com cadeia leve κ; Ig, imunoglobulina; LX, herança ligada ao X; UNG, uracil-DNA-glicosilase.
*As deficiências da citidina-deaminase AID ou UNG apresentam-se como formas de síndrome de hiper-IgM, mas diferem das deficiências de CD40L e CD40 pelo fato de os pacientes terem linfonodos com centros germinativos grandes e não serem suscetíveis a infecções oportunistas.
**Imunodeficiência comum variável: existem vários fenótipos clínicos diferentes, representando doenças diferentes. Mutações em TACI, BAFF-R, ICOS e CD19 são alguns exemplos.

TABELA 63.8 – Outras síndromes bem-definidas de imunodeficiência

Doença	Células T circulantes	Células B circulantes	Ig sérica	Características associadas	Herança	Defeito genético
Síndrome de Wiskott-Aldrich	Diminuição progressiva	Normais	IgM reduzida: anticorpos a polissacarídeos particularmente reduzidos; IgA e IgE geralmente elevadas	Trombocitopenia; plaquetas pequenas e disfuncionais; eczema; linfomas; doenças autoimunes	LX	Mutações no gene *WASP*; defeito no citoesqueleto afetando células de linhagem hematopoiética
Defeitos de reparo do DNA						
Ataxia-telangiectasia	Diminuídas	Normais	IgA, IgE e subclasses de IgG geralmente diminuídas; aumento de monômeros de IgM; anticorpos variavelmente diminuídos	Ataxia; telangiectasia; α-fetoproteína aumentada; neoplasias; sensibilidade a raios X elevada	AR	Mutação em *ATM*; distúrbio da via de checagem do ciclo celular, levando à instabilidade cromossômica
Síndrome semelhante à ataxia	Diminuídas	Normais	IgA, IgE e subclasses de IgG geralmente diminuídas; aumento de monômeros de IgM; anticorpos variavelmente diminuídos	Ataxia moderada; sensibilidade a raios X muito elevada	AR	Mutação em *MRE11*
Síndrome de fragilidade de Nijmegen	Diminuídas	Normais	IgA, IgE e subclasses de IgG geralmente diminuídas; aumento de monômeros de IgM; anticorpos variavelmente diminuídos	Microcefalia, linfomas, sensibilidade à radiação ionizante, instabilidade cromossômica	AR	Mutação em *NBS1* (Nibrin); distúrbio da via de checagem do ciclo celular e reparo de quebras na dupla fita do DNA
Deficiência de Artemis	Diminuídas	Diminuídas	Diminuída	Sensibilidade à radiação	AR	Mutações em *Artemis*; recombinação VDJ defeituosa
DNA-ligase IV	Diminuídas	Diminuídas	Diminuída	Microcefalia, distrofia facial, sensibilidade à radiação	AR	Mutação em *DNA-ligase IV*; reparo de NHEJs de DNA defeituoso
Síndrome de Bloom	Normais	Normais	Diminuída	Instabilidade cromossômica, falência da medula, leucemia, linfoma, baixa estatura, fácies de pássaro, fotossensibilidade; telangiectasias	AR	Mutação em *Helicase*
Defeitos tímicos						
Anomalia de DiGeorge	Diminuídas ou normais	Normais	Normal ou diminuída	Hipoparatireoidismo, malformação conotruncal; fácies anormal; monossomia parcial de 22q11-pter ou 10p em alguns pacientes	Defeito novo ou AD	Defeito em genes contíguos em 90%, afetando o desenvolvimento tímico
Deficiência de WHN	Muito diminuídas	Normais	Diminuída	Alopecia; epitélio tímico anormal	AR	Mutação no gene *WHN*

AD, herança autossômica dominante; AR, herança autossômica recessiva; LX, herança ligada ao X; NHEJs, ligações de terminações não homólogas; WHN, proteína com configuração em hélice alada homóloga à mutada no camundongo atímico nude (do inglês *winged helix nude*).

Síndrome de Bloom

A síndrome de Bloom é uma doença autossômica recessiva caracterizada por déficit de crescimento pré e pós-natal proporcionado; pele sensível ao sol, telangiectásica, hipo e hiperpigmentada; predisposição a neoplasias e instabilidade cromossômica (FIGURA 63.25). Associa-se à imunodeficiência predominantemente humoral, geralmente progressiva. Mutações no gene codificador da DNA-helicase similar à proteína RecQ causam a síndrome de Bloom. Cunniff e colaboradores[1] sugeriram que a ausência do produto do gene *BLM* provavelmente desestabilize outras enzimas que participam na replicação e no reparo no DNA, possivelmente por interação direta e respostas mais gerais aos danos do DNA (ver Capítulo 68).

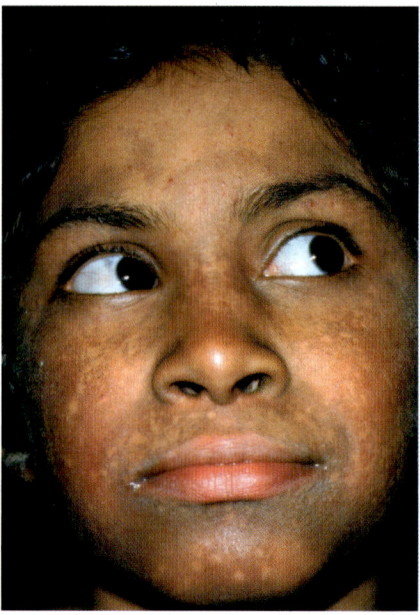

FIGURA 63.25 – Síndrome de Bloom. Fotossensibilidade traduzida por eritema malar associado a aspecto poiquilodérmico.

CAPÍTULO 64

DERMATOSES POR IMUNOSSUPRESSÃO IATROGÊNICA NOS TRANSPLANTADOS E EM OUTRAS CONDIÇÕES CLÍNICAS

O enorme progresso atingido pela medicina atual, ao lado dos benefícios aos doentes, trouxe novos problemas médicos que se relacionam não somente aos novos medicamentos introduzidos, mas também às novas técnicas de tratamento, como a introdução de cirurgias cada vez mais complexas, como os transplantes. Por outro lado, a utilização cada vez maior de aparelhos destinados ao controle das condições gerais do doente e de dispositivos destinados à introdução de medicamentos favorece as infecções.

Cada vez mais, utilizam-se, não somente para controle dos fenômenos de rejeição nos transplantes de órgãos, mas também para tratamento de grande número de afecções, fármacos com potente ação imunossupressora, como os citostáticos, a ciclosporina e os corticoides, que favorecem o desenvolvimento de afecções que podem ser consideradas decorrentes da imunossupressão iatrogênica.

Porém, a utilização de instrumentos, como cateteres, respiradores artificiais, sondas de várias naturezas, próteses variadas (desde válvulas cardíacas até próteses ortopédicas) e muitos outros aparelhos que invadem o organismo, permite a ocorrência de infecções por essas novas portas de entrada para os microrganismos.

Observamos, hoje, como decorrência dessas novas condições, inúmeras infecções não habituais nos indivíduos não imunossuprimidos, efeitos colaterais próprios dessas drogas e infecções decorrentes da penetração de germes através dos múltiplos aparelhos empregados nos doentes. Além disso, esses doentes são sempre de alta complexidade e exigem internação hospitalar, fato que os coloca em contato com infecções produzidas por microrganismos hospitalares, com frequência, extremamente resistentes aos antibióticos.

O fenômeno mais importante nessas novas condições é a imunossupressão, que determina inúmeras manifestações cutâneas.

As manifestações cutâneas da imunossupressão podem ser infecciosas e tumorais.

MANIFESTAÇÕES CUTÂNEAS INFECCIOSAS DECORRENTES DE IMUNOSSUPRESSÃO

Fúngicas

Candidoses

São as infecções fúngicas mais frequentes nos imunossuprimidos, surgindo, geralmente, após seis meses do início da imunossupressão. A espécie mais frequentemente envolvida e a *Candida albicans*, seguindo-se, em ordem decrescente de frequência, a *C. tropicalis*, *C. parapsilosis*, *C. glabrata* e *C. krusei*, sendo fatores predisponentes a neutropenia, a corticoterapia, a antibioticoterapia de amplo espectro, a hiperglicemia e o uso de cateteres intravenosos.

Clinicamente, esses doentes podem apresentar septicemia por *Candida*, podendo ocorrer, paralelamente, lesões cutâneas que podem ser máculas eritematosas que se tornam purpúricas ou pustulosas, lesões nodulares ou nódulo-pustulosas com necrose central. Há febre e mialgias importantes e múltiplos órgãos podem ser acometidos: pulmões, coração, sistema nervoso central, ossos e articulações. Essas formas disseminadas devem ser tratadas com anfotericina B.

Aspergilose

É a segunda infecção fúngica oportunística em frequência nos imunossuprimidos. A espécie mais comum é o *Aspergillus fumigatus* e as condições predisponentes são doenças malignas hematológicas, imunossupressão terapêutica para transplantes e como efeito colateral de terapias antineoplásicas para tumores sólidos, corticoterapia prolongada, neutropenia e disfunções neutrofílicas.

A aspergilose disseminada é doença habitualmente letal, atingindo predominantemente os pulmões. Manifestações cutâneas de aspergilose disseminada são raras, mas pode ocorrer aspergilose cutânea primária, que se apresenta como placas eritematosas únicas ou múltiplas ou como maculopápulas que simulam exantema por drogas e que podem pustulizar ou evoluir a necrose. Nas lesões cutâneas, pode ser encontrado o *Aspergillus* pelo exame micológico direto com potassa. O tratamento de eleição é feito com anfotericina B.

Mucormicose

É a terceira infecção fúngica oportunística em frequência nos imunossuprimidos, sendo os fatores predisponentes principais: diabetes, doenças malignas hematológicas, linfomas, neoplasias sólidas, hepatopatias, corticoterapia e terapia por citostáticos e desnutrição grave. Os agentes causais mais comuns são: *Rhizopus*, *Absidia* e *Mortierella*.

Diabetes e, mais raramente, acidose metabólica decorrente de doença renal ou gastrintestinal favorecem formas pulmonares e rinocerebrais. A forma rinocerebral é a mais comum, produzindo edema da face, rinorreia sanguinolenta, ulcerações, necrose cutânea e alterações neurológicas.

O tratamento, para ser bem-sucedido, exige diagnóstico precoce e compreende desbridamento cirúrgico e anfotericina B.

As queimaduras e os traumas favorecem as formas cutâneas e desnutrição e doenças gastrentéricas favorecem formas gastrintestinais.

As formas cutâneas são raras e ocorrem em lesões de queimadura, úlceras diabéticas, feridas cirúrgicas e em pontos de acesso intravenoso. As lesões, inicialmente eritematosas, tornam-se vesiculosas e, posteriormente, predomina, no quadro clínico, necrose extensa. Enquanto formas cutâneas primárias podem ser tratadas apenas com desbridamento cirúrgico, as formas disseminadas exigem também o uso de anfotericina B.

Criptococose

Os fatores predisponentes são doenças hematológicas malignas, doença de Hodgkin, tuberculose e corticoterapia ou antibioticoterapia prolongadas. Apenas cerca de 10% dos doentes com formas disseminadas apresentam lesões cutâneas, sendo o sistema nervoso central a estrutura orgânica mais frequentemente acometida. A morfologia das lesões cutâneas é muito variável: pápulas, pústulas, vesículas, placas, áreas edematosas, paniculites, abscessos e ulcerações. O tratamento é feito com anfotericina B isoladamente ou associada à fluorcitosina (FIGURA 64.1).

Histoplasmose

Ocorre em indivíduos imunossuprimidos iatrogenicamente nos transplantes de órgãos, em indivíduos com lúpus eritematoso e em doentes com doenças hematológicas malignas e linfomas. As lesões cutâneas são extremamente variáveis: ulcerações, lesões purpúricas, pústulas, pápulas, nódulos subcutâneos, lesões vegetantes, lesões de paniculite e abscessos. O tratamento de eleição é anfotericina B.

Dermatofitoses

Nos imunossuprimidos, as dermatofitoses têm como característica a exuberância das manifestações clínicas e a extensão, sendo mais frequentes na imunossupressão iatrogênica dos transplantados (FIGURA 64.2).

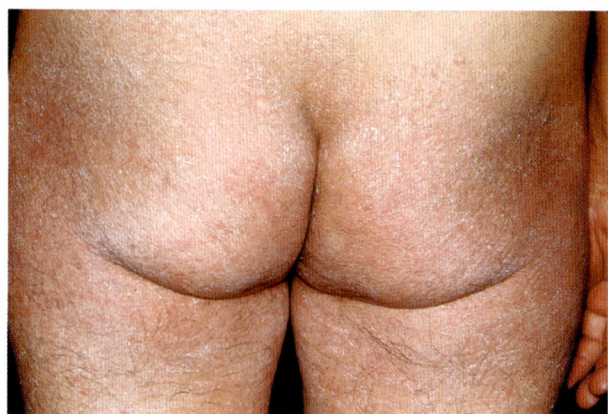

FIGURA 64.2 – Dermatofitose. Extensa dermatofitose em transplantado renal.

Virais

Infecções herpéticas

A imunossupressão iatrogênica, particularmente em transplantados, frequentemente ativa a replicação viral tanto do herpes simples quando do vírus varicela-zóster. Resultam lesões mais intensas e extensas, com menor tendência a cura, com prolongado tempo de evolução e eliminação do vírus por mais tempo (FIGURA 64.3). Eventualmente, pode ocorrer disseminação sistêmica, com pneumonias, miocardites, encefalite. A diagnose pode ser feita através do exame citológico, biópsia e cultura. Nas formas graves, deve-se utilizar aciclovir intravenosamente. Nas mais leves, pode ser utilizada a via oral e pode ser feito tratamento prolongado para impedir recidivas.

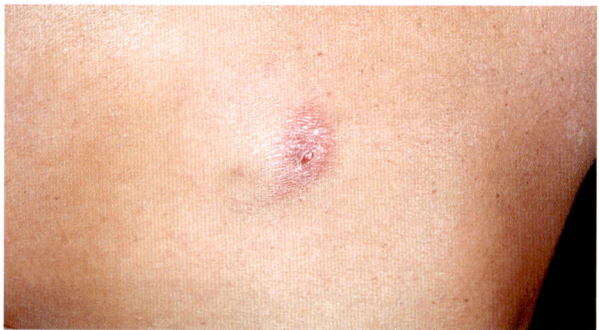

FIGURA 64.1 – Criptococose em transplantado renal. Placa infiltrada e ulcerada no dorso.

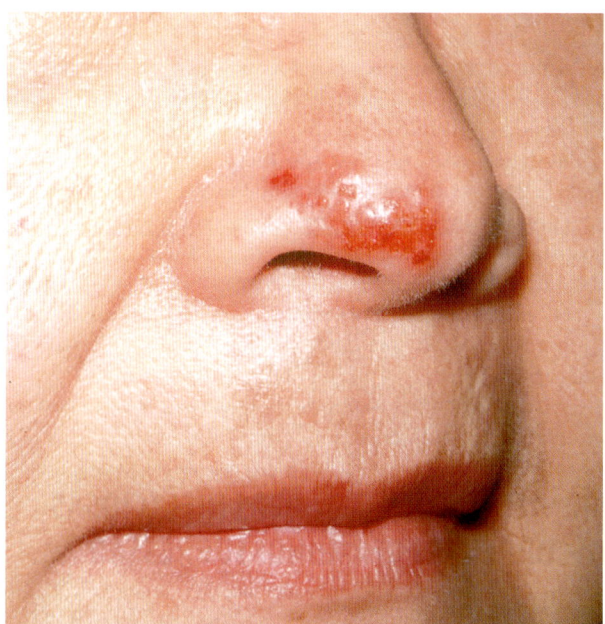

FIGURA 64.3 – Herpes-vírus recidivante em transplantado renal. Placa eritematoedematosa com vesicopústulas e exulcerações.

Infecções por HPV

Verrugas são frequentes em transplantados, sendo mais numerosas e persistentes em relação às verrugas virais em indivíduos imunologicamente normais. Aparentemente, nesses doentes há maior tendência de transformação maligna de verrugas e podem existir lesões semelhantes às observadas na epidermodisplasia verruciforme. São mais frequentemente identificados os HPV-2, HPV-4 e, em lesões genitais, HPV-16 (FIGURA 64.4).

Molusco contagioso

Habitualmente, as lesões são maiores e mais numerosas nos pacientes imunossuprimidos e localizam-se, muito frequentemente, na face e nas áreas genitais.

Infecções por citomegalovírus

É a virose oportunística mais frequente nos transplantados. Aparentemente, a mortalidade por citomegalovírus é menor nos transplantados renais em relação aos transplantados cardíacos, de fígado e recipientes de coração e pulmão. O acometimento cutâneo pelo citomegalovírus ocorre em cerca de 10 a 20% dos imunossuprimidos, e a diagnose não pode ser feita em bases clínicas exclusivas, sendo necessário o exame histopatológico que mostra inclusões intranucleares homogêneas circundadas por halo claro, com aspecto de "olho de coruja". O exame citológico, que demonstra células gigantes virais, apenas revela tratar-se de infecção viral. Deve-se ainda realizar cultura em fibroblastos. As manifestações cutâneas são variáveis: máculas, pápulas, petéquias e ulcerações que podem se localizar nas mucosas da língua, da boca e da faringe. O tratamento indicado é o ganciclovir.

Bacterianas

Grande número de bactérias pode causar infecções em imunossuprimidos. São mais comuns os estafilococos e estreptococos, mas germes gram-negativos, como *Pseudomonas*, também produzem infecções importantes nesses doentes. O quadro clínico pode ser atípico; assim, celulites por estreptococos podem apresentar edema sem eritema e foliculites e furúnculos por gram-positivos podem produzir lesões crostosas crônicas. Infecções por *Nocardia* são frequentes em transplantados renais. Micobacterioses atípicas também são frequentes em imunossuprimidos, particularmente transplantados. As apresentações clínicas são variadas: lesões verrucosas, pápulas hiperqueratósicas, ulcerações, abscessos, nódulos e placas subcutâneos (FIGURA 64.5).

Parasitoses

As relações entre parasitoses e imunossupressão são bastante importantes em dermatologia pelo uso frequente de corticoides em altas doses e/ou a imunossupressores em várias doenças como doenças bolhosas autoimunes, colagenoses e neoplasias.

Nos indivíduos que têm estrongiloidíase crônica albergando o *Strongiloides stercorales* no tubo digestivo, a doença pode ser totalmente assintomática e, sob imunossupressão, esses doentes podem desenvolver **hiperinfecção** decorrente da proliferação intensa das larvas filarioides e de sua disseminação através da corrente sanguínea. Clinicamente, o processo se caracteriza por início insidioso ou abrupto com diarreia intensa, náuseas, vômitos, sintomas pulmonares como tosse, dispneia, broncoconstrição e pode haver acometimento do sistema nervoso central com manifestações neurológicas variadas, confusão mental, letargia e mesmo sinais de lesões localizadas.

As manifestações cutâneas da hiperinfecção por *Strongyloides* são importantes e variadas: prurido, lesões urticariformes e erupções purpúricas. São extremamente sugestivas lesões purpúricas petequiais na região periumbilical que obrigam a considerar a diagnose de hiperinfecção por estrongiloides. São ainda patognomônicas as lesões constituídas pela chamada "larva currens" que, decorrentes da migração das larvas filarioides através da derme, se expressam por erupções urticariformes lineares muito pruriginosas que progridem cerca de 5 a 15 cm por hora na superfície cutânea. Essa manifestação pode durar horas ou dias, mas, quando existe autoinfestação, o processo pode durar semanas ou meses.

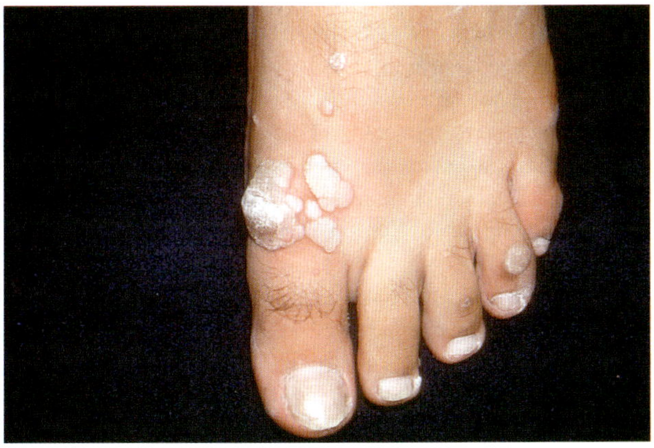

FIGURA 64.4 – Verrugas vulgares. Múltiplas verrugas, agrupadas e confluentes em transplantado renal.

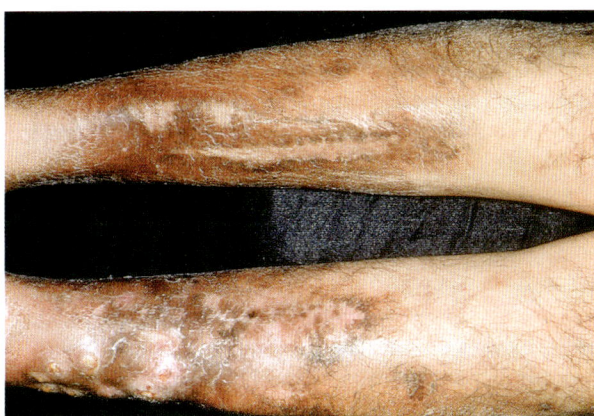

FIGURA 64.5 – Micobacteriose em transplantado renal. Lesões nodulo-ulceradas no terço inferior da perna.

O diagnóstico pode ser estabelecido pelo encontro de grande quantidade de helmintos ao exame protoparasitológico e também podem ser encontradas larvas no escarro. O tratamento deve ser feito obrigatoriamente com ivermectina na dose de 200 μg/kg, pois os outros fármacos empregados para tratamento da estrongiloidíase não são efetivos nesses casos. O tratamento deve ser o mais precoce possível, pois a mortalidade é elevada atingindo 70 a 85% dos casos. Por essas razões, sempre que o dermatologista planejar tratamento imunossupressor, deve realizar o exame parasitológico para assegurar-se que o doente não é portador de estrongiloidíase. Em caso positivo, o tratamento da parasitose deverá ser feito previamente à imunossupressão. Quando o estado do doente exige terapêutica imunossupressora imediata, este deverá ser tratado preventivamente com ivermectina mesmo sem a comprovação da estrongiloidíase pelo exame parasitológico para evitar-se o risco de hiperinfecção.

Outra parasitose que também se agrava por imunossupressão é a toxoplasmose, especialmente nos portadores de Aids e em indivíduos recebendo imunossupressores especialmente transplantados. Ocorre neurotoxoplasmose com rebaixamento da consciência, convulsões e outras manifestações neurológicas de acordo com a localização cerebral das lesões. Também é frequente o acometimento pulmonar exteriorizado por pneumonites.

Em imunossuprimidos particularmente transplantados, pode ocorrer reativação da doença de Chagas, não somente em transplantes cardíacos realizados em doentes chagásicos, mas também em transplantes de rim em doentes chagásicos e também em outras condições de imunossupressão iatrogênica, linfomas, lúpus eritematoso e também em indivíduos imunossuprimidos pela infecção pelo HIV. Na reativação, qualquer órgão pode ser acometido, sendo mais frequentemente atingidos o cérebro, o tecido celular subcutâneo e o fígado. Na pele, a reativação se exterioriza por paniculite traduzida por nódulos e placas que podem evoluir em ulceração localizada predominantemente nos membros inferiores. Esse diagnóstico deve ser lembrado sempre que o processo esteja acometendo doente imunossuprimido com história de doença de Chagas, e a confirmação diagnóstica se fará pelo exame histopatológico que demonstra a presença do parasita em meio ao infiltrado inflamatório. O tratamento é feito com benzonidazol, nifurtimox e também há registro de bons resultados com alopurinol.

Merecem menção as infecções causadas por amebas. A principal espécie patogênica é a *Entamoeba hystolitica* que, eventualmente, pode ser invasiva atingindo não somente o tubo digestivo, mas disseminar-se o que ocorre em 0,1 a 1% dos indivíduos sintomáticos.

Os pulmões são o segundo órgão mais afetado e podem ocorrer lesões do coração, cérebro e aparelho urogenital. A possibilidade de amebíase disseminada é maior em indivíduos infectados pelo HIV, mas também é favorecida por qualquer forma de imunossupressão.

Quanto às amebas de vida livre, elas são encontradas no ambiente, solo, poeira, na água e em sistemas de ar condicionado. Foram isoladas de ambientes hospitalares, unidades de tratamentos dentários, aparelhos de diálise, de peixes e da mucosa nasal e da garganta de indivíduos sadios. Existem muitas espécies de amebas de vida livre, mas apenas quatro gêneros são patógenos para os seres humanos: *Acanthamoeba*, *Balamuthia* (uma espécie, *mandrillaris*), *Naegleria* (*Naegleria fowleri*) e *Sappinia* (*Sappinia pedata*). Todas essas espécies causam meningoencefalite aguda ou subaguda, e as amebas do gênero *Acanthamoeba* e a *Balamuthia mandrillaris* podem provocar lesões cutâneas. As lesões cutâneas da *B. mandrillaris* podem preceder de meses o envolvimento do sistema nervoso central o que pode permitir seu tratamento antes desse comprometimento que é fatal. A lesão típica da amebíase cutânea causada pela *B. mandrillaris* se constitui de placa eritematoinfiltrada localizada na porção central da face que progride com o surgimento de lesões satélites pequenas ou progride através de infiltração que atinge toda a face. A forma mais comum é de lesão única e apenas muito tardiamente sobrevém ulceração da lesão. Eventualmente as lesões localizam-se nas extremidades e, às vezes, há linfadenopatia regional. No prazo médio de 5 a 8 meses, mas às vezes mais precocemente, após 1 mês, surgem as manifestações de acometimento do sistema nervoso central com febre, cefaleia, fotofobia, hipertensão intracraniana, convulsões e sintomas sensitivo-motores. Cerca de metade dos doentes afetados tem idades abaixo dos 15 anos, e a contaminação parece se dar por meio do solo e da água, atingindo indivíduos imunocompetentes. Contrariamente, as infecções por *Acanthamoeba* são mais frequentes em imunocomprometidos, as lesões tendem a ser mais ulceradas e o acometimento do sistema nervoso é mais precoce. Existem casos em que as lesões apresentam-se como nódulos disseminados na pele que precedem de pouco o acometimento do sistema nervoso. São fatores de risco: alcoolismo, dependência de drogas, quimioterapia para tumores sólidos e malignidades hematológicas, corticoterapia, Aids e transplantes.

A diagnose é feita pelo do exame histopatológico das lesões cutâneas. Nas infecções por *Balamuthia* existem granulomas mal definidos, muitas células gigantes, plasmócitos e linfócitos e em menor frequência eosinófilos e neutrófilos e, em 75% dos casos, observam-se trofozoítos. No caso da *Acanthamoeba*, geralmente há muitos trofozoítos dispostos ao longo de estruturas vasculares.

A identificação dos trofozoítos é facilitada pelo uso de anticorpos fluorescente aplicados no tecido e podem ser identificados por imunofluorescência anticorpos no soro. Atualmente também se utiliza do teste de reação em cadeia de polimerase (PCR) no diagnóstico. As infecções por amebas de vida livre são extremamente graves e geralmente fatais. Não existem tratamentos realmente efetivos, sendo utilizadas inúmeras medicações: pentamidina, associada a hidroxistilbamidina, paromomicina, 5- fluorcitosina, polimixina, sulfadiazina, sulfametoxazol mais trimetoprina, azitromicina e mais recentemente tem apresentado resultados promissores a mitelfozina.

Quanto a doenças dermatológicas parasitárias que podem se apresentar de modo peculiar na imunossupressão, o exemplo é a escabiose que, nos imunossuprimidos, apresenta-se com a variedade crostosa.

Os imunossuprimidos podem apresentar a variedade crostosa da escabiose.

NEOPLASIAS CUTÂNEAS CONSEQUENTES À IMUNOSSUPRESSÃO

Os indivíduos imunossuprimidos, particularmente os transplantados, desenvolvem cânceres cutâneos em grande quantidade em relação à população normal. Em relação à população geral, admite-se quanto ao conjunto dos tumores cutâneos que estes são 100 vezes mais frequentes nos transplantados. Quanto aos tumores específicos, os números são variáveis, mas a maioria dos trabalhos registra para o carcinoma espinocelular risco 65 vezes maior (alguns trabalhos registram risco até 250 vezes maior). Para o melanoma, registra-se risco de 3,4 a 8 vezes maior nos transplantados. Para o carcinoma basocelular, o risco seria 10 vezes maior e, para o sarcoma de Kaposi, a frequência seria 84 vezes maior nos transplantados. Também relata-se risco 10 vezes maior para o tumor de Merkel. Há relação entre o tempo de imunossupressão e o aparecimento de tumores, demonstrando efeito cumulativo da imunossupressão, sendo que a maioria dos tumores aparece após os 10 anos de transplante. A ocorrência dos cânceres cutâneos é maior nas áreas mais ensolaradas em relação àquelas de clima temperado, pela óbvia participação da radiação ultravioleta na gênese da maioria dos cânceres cutâneos. Os tumores cutâneos nos transplantados ocorrem em idades mais precoces e são mais agressivos **(FIGURA 64.6)** localmente, sendo mais destrutivos e, além disso, mais metastizantes.

Na patogenia dos tumores em transplantados, participam vários fatores. A imunossupressão em si, ao diminuir a vigilância imunológica, permite a não destruição e proliferação de células neoplásicas que eventualmente surjam. A radiação ultravioleta produz alterações no DNA, que acabam por gerar células neoplásicas e, além disso, contribui, pelos seus efeitos imunossupressores, para agravar a imunossupressão desses doentes. Finalmente, a imunossupressão facilita a proliferação de vírus oncogênicos, tendo já sido isolados HPV-5 de verrugas e carcinomas de transplantados renais.

A própria patogenia explica os fatores de risco para neoplasias cutâneas nos transplantados:

- **Tempo de transplante:** pois quanto maior esse tempo, maior a exposição aos imunossupressores.
- **Idade:** quanto maior a idade, maior exposição cumulativa às radiações UV e, quanto maior a idade, maior a diminuição da vigilância imunológica ante as células neoplásicas que vão surgindo.
- **Fototipos claros:** pela maior suscetibilidade às radiações UV.
- **Presença de lesões pré neoplásicas ou neoplásicas antes do transplante:** demonstrando que a atuação dos fatores cancerígenos nesses doentes já se processou e a imunossupressão somente agravará essas condições.
- **Níveis baixos de linfócitos T CD4+:** indicando comprometimento da imunidade celular.
- **Presença de viroses:** HPV (câncer anogenital e cutâneo); polioma vírus (Merkel); HHV 8 (Kaposi).

Existe a hipótese de que influências específicas das drogas empregadas na imunossupressão nos transplantados, azatioprina e tacrolimo causariam maior frequência de cânceres em relação ao micofenolato de mofetil e a rapamicina. Essa questão não está definida, sendo necessários maior número e maior tempo de observações dos doentes transplantados.

Mais recentemente existem trabalhos que consideram que o uso do sirolimus nos transplantados renais diminui a incidência de carcinomas espinocelulares comparativamente as drogas inibidoras da calcineurina.

Da mesma forma, existe controvérsia sobre o aparecimento de tumores em função do órgão transplantado. Existem trabalhos que apontam para maior incidência de cânceres em transplantados cardíacos e pulmonares em relação aos transplantados de rim e de fígado, enquanto outras publicações apontam para maior número de cânceres em transplantados cardíacos e renais.

Com relação à prevenção das neoplasias cutâneas para os transplantados, as orientações são: evitar exposições solares entre 10 e 16 horas; utilizar filtros físicos FPS 50; usar roupas adequadas, preferencialmente roupas que conferem proteção aos raios UV; educar-se para conhecimento de lesões pré-neoplásicas e neoplásicas; e fazer exames dermatológicos periódicos a cada 3 a 4 meses se existirem lesões de queratose actínica ou tumores. Existem trabalhos valorizando a quimioprofilaxia dos tumores cutâneos em transplantados com o uso de isotretinoína.

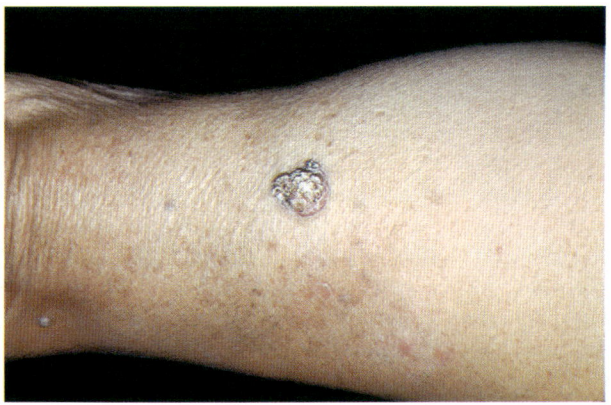

FIGURA 64.6 – Carcinoma espinocelular em transplantado renal. Lesão ulceroverrucosa.

PARTE XIII
AFECÇÕES CONGÊNITAS E HEREDITÁRIAS

CAPÍTULO 65

SÍNDROMES FAMILIARES COM TUMORES CUTÂNEOS MÚLTIPLOS

NEUROFIBROMATOSE

A neurofibromatose, doença descrita em 1882 por Friedrich Daniel von Recklinghausen, é uma anormalidade neuroectodérmica, constituída por um conjunto de condições com manifestações clínicas que comprometem principalmente pele, olhos, ossos, sistema nervoso, com alterações mentais e endócrinas e, eventualmente, repercussões em outros órgãos internos.

Patogenia

É uma das doenças de herança autossômica dominante mais frequente na espécie humana, com incidência estimada de um caso a cada 3.000 habitantes e atinge todas as raças. Acredita-se que pelo menos um milhão de pessoas em todo o mundo sejam portadoras de neurofibromatose.

A neurofibromatose é uma doença autossômica dominante, com alta penetrância e expressividade variável e aproximadamente metade dos casos possui história familiar, enquanto a outra metade surge como mutações espontâneas. O gene da NF-1 foi identificado na banda 11.2 do braço longo do cromossomo 17 (17q.11.2) e codifica uma proteína que possui 2.818 aminoácidos e massa molecular de 327 kD, denominada neurofibromina. O seu índice de mutação é extremamente alto, e pelo menos metade dos casos é resultante de mutações novas. O gene da NF-2 foi identificado no centro do braço longo do cromossomo 22 (22q.11.1 q.13.1). Esses fatos, além de confirmarem que os dois tipos de neurofibromatose são entidades distintas, permitem melhor compreensão da sua patogênese e possibilitam o diagnóstico pré-natal e pré-sintomático e maior precisão na prognose.

Quanto à expressividade e à heterogeneidade nessa doença, o termo **expressividade** refere-se à variabilidade de sinais físicos ou clínicos associados a um dado gene. A neurofibromatose é uma das melhores doenças para exemplificar tal fenômeno, pois expressa alta variabilidade, mesmo intrafamiliar: um paciente gravemente afetado pode ter descendentes levemente afetados e vice-versa. Alguns pacientes podem apresentar apenas características suaves, ou seja, a expressividade da doença é tão leve que o diagnóstico fica extremamente dificultado. Desse modo, em alguns casos, o diagnóstico pode até nem ser feito e, portanto, o indivíduo acaba tendo sua prole sem saber os riscos que está correndo.

Há pelo menos três níveis de variação em neurofibromatose: a expressividade temporal, por tratar-se de entidade na qual as características clínicas são progressivas; a expressividade individual, por ser a neurofibromatose altamente variável em suas manifestações de um indivíduo para outro; a heterogeneidade genética ou fisiopatológica, em função de extensas diferenças entre as manifestações de alguns pacientes ou familiares. Assim sendo, é muito importante a tentativa de um diagnóstico mais específico em diferentes tipos, que compreendam categorias com características genético-clínicas semelhantes.

NEUROFIBROMATOSE CLÁSSICA – NF1

Transcrições do gene na NF-1 são encontradas nos diversos tecidos humanos.

O produto desse gene, neurofibromina, é predominantemente expresso em neurônios, células de Schwann, oligodendrócitos e astrócitos. Nordlund e colaboradores. detectaram a presença de neurofibromina em todas as partes do encéfalo, principalmente em neurônios com projeções extensas, tais como as células piramidais e de Purkinje.

Uma região central da neurofibromina é estrutural e funcionalmente homóloga às proteínas ativadoras da função GTPase (GAPs) de mamíferos, que aceleram a hidrólise de proteína $p21^{ras}$-GTP para $p21^{ras}$-GDP, convertendo-a, desse modo, da forma ativa para a inativa. Essa região central, conhecida como NFI-GRD, estende-se por aproximadamente 360 aminoácidos, correspondendo aos éxons 20-27 do gene.

Os membros da família de proteínas $p21^{ras}$ são codificados pelos genes *H-Ras*, *K-Ras* e *N-Ras*, alternam-se entre o estado ativo ($p21^{ras}$-GTP) e inativo ($p21^{ras}$-GDP) e desempenham papel central na diferenciação e no crescimento celular, realizando a transdução de sinais da membrana plasmática ao núcleo por meio de seus efetores.

Mutações oncogênicas nos genes *Ras* ou inativação do gene da NF1 favorecem o estado ativo ($p21^{ras}$-GTP) e, consequentemente, resultam na estimulação permanente da cascata de sinais e no excesso de divisão celular. A perda da neurofibromina, em uma variedade de tumores e em células de camundongos deficientes de NF1, está associada a níveis elevados de $p21^{ras}$-GTP e consequente ativação de seus efetores secundários. Tais achados e a presença frequente de neoplasias em pacientes com neurofibromatose tipo 1 ocorrem porque o gene da NF1 é um gene supressor de tumor, e a neurofibromina participa do processo de tumorigênese pela inativação de ambos os alelos do gene.

Manifestações clínicas

Os sinais clínicos encontrados na NF1 podem ser resumidos do seguinte modo: na pele, os neurofibromas, as manchas café com leite e as sardas axilares; nos olhos, os nódulos de Lisch e os gliomas ópticos; no sistema nervoso central, os defeitos vasculares, os tumores cerebrais, a macrocefalia e as consequentes dificuldades de aprendizagem, o retardo mental, a cefaleia e a epilepsia; nos ossos, a escoliose, o peito escavado, os tumores paraespinais, a pseudoartrose, os genes valgo e varo e, finalmente, os outros sinais como os problemas da fala, puberdade precoce ou atrasada, hipertensão arterial, neurofibromas intestinais e distúrbios da função, ocasionados por neurofibromas plexiformes.

As manifestações dermatológicas da NF1, classicamente, caracterizam-se pela presença clínica de neurofibromas e manchas café com leite distribuídas de maneira variável pelo tegumento cutâneo **(FIGURA 65.1)**.

As manchas café com leite são máculas acastanhadas que ocorrem em 95% dos pacientes com NF1; frequentemente precedem os tumores cutâneos e podem estar presentes ao nascimento, ou aparecem mais tardiamente, aumentando em número e tamanho durante a 1ª década de vida, especialmente nos primeiros 2 anos **(FIGURA 65.2)**.

Embora poucas manchas café com leite possam existir em pessoas sem neurofibromatose, a presença de mais de seis manchas maiores que 0,5 cm de diâmetro antes da puberdade ou maiores que 1,5 cm de diâmetro após a puberdade é sugestiva de neurofibromatose. Sua presença nas regiões axilares, constituindo as chamadas efélides ou sardas axilares, é considerada patognomônica dessa doença **(FIGURA 65.3)**.

Um outro tipo de mancha hiperpigmentada ocorre sobre toda a extensão dos neurofibromas plexiformes, que apresentam colorações mais escuras do que as manchas café com leite.

Os neurofibromas solitários ou múltiplos são tumores displásicos, formados por processos axonais, células de Schwann, fibroblastos, células perineurais e mastócitos. Apresentam textura amolecida, podem ser semiglobosos ou pediculados, da cor da pele ou violáceos e variam tanto em número (sendo escassos e únicos ou cobrindo o corpo por completo) quanto em tamanho (desde puntiforme até massas de cinco ou mais centímetros de diâmetro, ver **FIGURA 65.4**). Em geral, são assintomáticos, mas podem ser pruriginosos, dolorosos e sensíveis ao tato.

Os neurofibromas localizam-se ao longo dos nervos, principalmente nos tecidos subcutâneos **(FIGURA 65.4)**. Em certos casos, acompanham todo o trajeto de um nervo, atingindo grandes extensões, sendo denominados neurofibromas plexiformes **(FIGURAS 65.5 E 65.6)**.

Assim, considera-se que existem quatro tipos de neurofibromas: neurofibromas cutâneos superficiais, moles e botonosos; neurofibromas subcutâneos – mais profundos, na derme adjacente aos nervos subcutâneos com envolvimento direto das raízes e trajetos dos nervos, e que frequentemente são acompanhados de dores localizadas; neurofibromas plexiformes difusos – que comprometem todas as camadas da

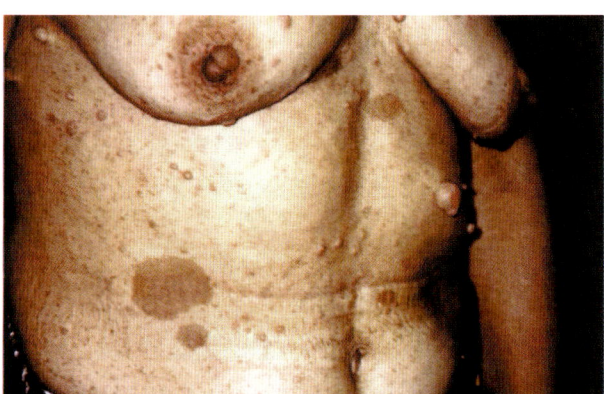

FIGURA 65.1 – Manchas café com leite e neurofibromas característicos da neurofibromatose.

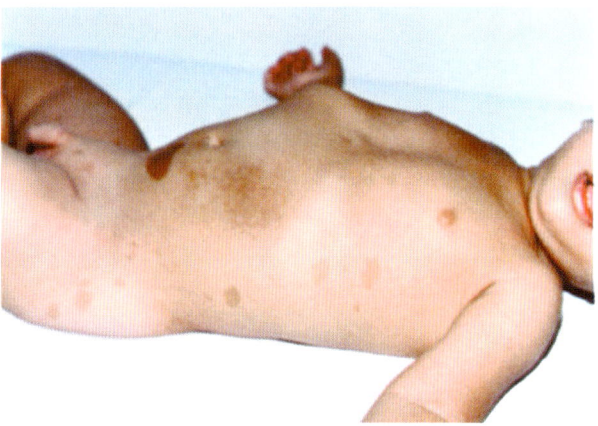

FIGURA 65.2 – Manchas café com leite presentes desde o nascimento.

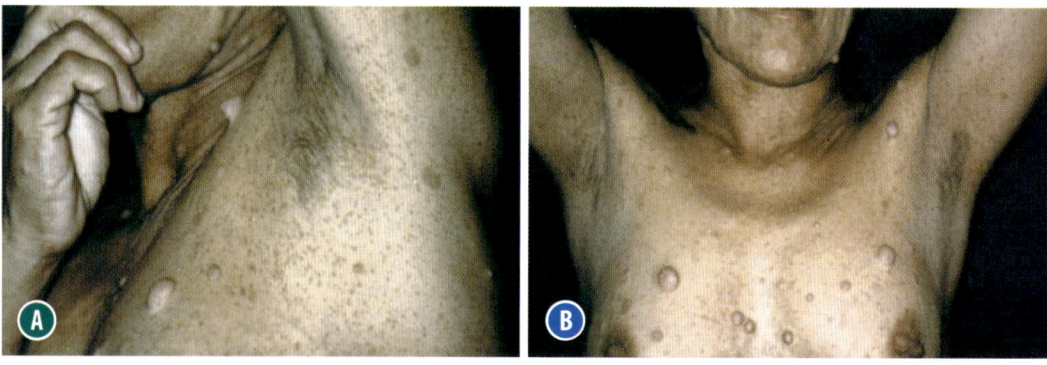

FIGURA 65.3 – Manchas café com leite. **A** Sardas axiliares e **B** neurofibromas.

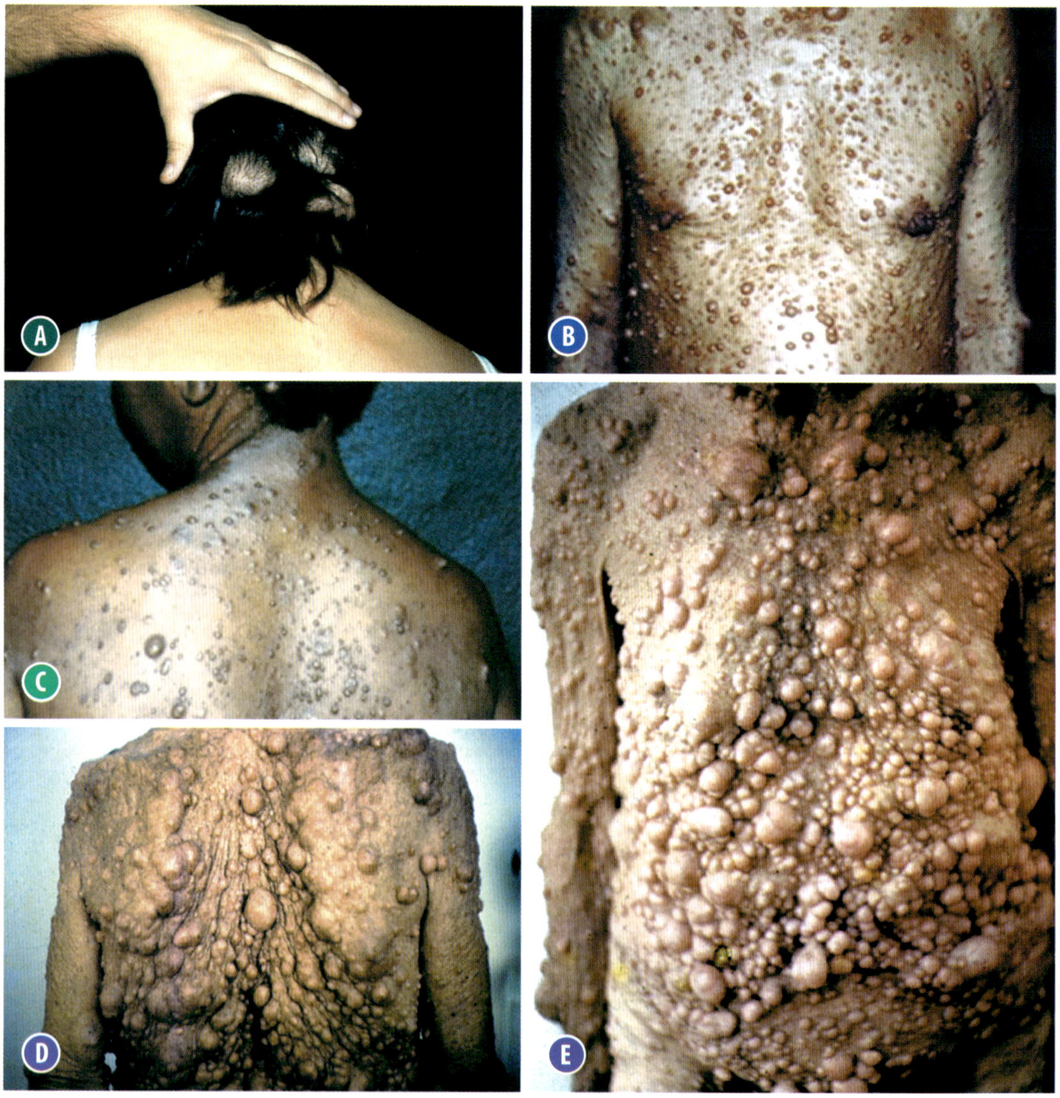

FIGURA 65.4 – **A** Neurofibromas escassos e isolados. **B** Neurofibromas cobrindo o corpo por completo. **C** Neurofibromas de diversos tamanhos. **D-E** Neuro fibromas de vários tamanhos em distribuição universal.

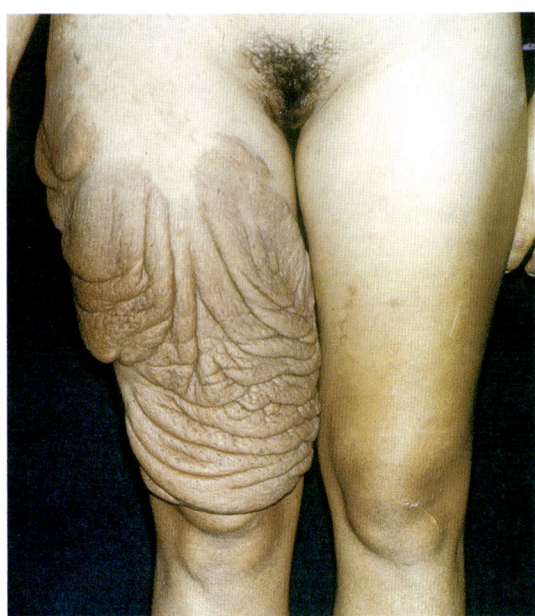

FIGURA 65.5 – Neurofibromatose. Neuroma nodulare plexiforme. Grande tumor lobilado, pêndulo, fomando dobras na coxa.

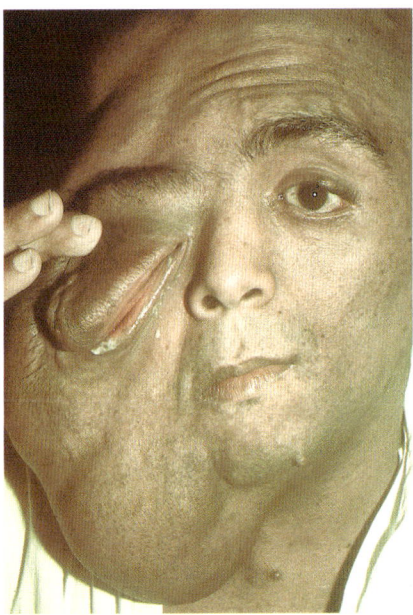

FIGURA 65.6 – Neurofibromatose. Neuroma plexiforme difuso deformando completamente a face. Elefantíase neurofibromatosa.

poucas manchas café com leite, porém de maior tamanho. As sardas axilares mostravam-se presentes em 77,5% dos casos informativos. De cinco pacientes com neurofibromas plexiformes, quatro deles apresentaram hiperpigmentação em toda a extensão do tumor.

Das manifestações oftalmológicas, a mais importante é o nódulo de Lisch. São lesões de natureza hamartomatosa, tipo elevações, de aspecto gelatinoso na superfície da íris e de formas arredondadas, variando em coloração de transparente ao amarelo ou marrom, bilaterais e bem definidas. A presença de nódulos de Lisch é uma característica que parece ser exclusiva da neurofibromatose. São assintomáticos e têm somente significado diagnóstico.

Os nódulos de Lisch estão presentes em cerca de 70% dos pacientes acima dos 10 anos e em 90% dos doentes após os 16 anos.

Quanto à macrocefalia, na maioria das crianças estudadas com neurofibromatose, ocorre macrocrania e macrocefalia. Os exames de tomografia computadorizada apresentam-se normais, o que sugere aumento do tamanho do encéfalo proporcional ao tamanho craniano. A baixa estatura ocorre pelas alterações no desenvolvimento (distúrbio do crescimento) e nas estruturas ósseas. A escoliose é observada em quase metade dos pacientes e geralmente acomete a coluna dorsal inferior, comumente apresentando uma angulação pronunciada que pode vir acompanhada de cifose, especialmente mais pronunciada na coluna cervical **(FIGURA 65.7)**.

Também são frequentes cifose, cifoescoliose, anomalias da coluna cervical e erosão dos corpos vertebrais **(FIGURA 65.8)**. A pseudoartrose dos ossos longos, proliferação óssea subperiostal, neoplasias ósseas e meningocele intratorácica também ocorrem, sendo as deformidades de coluna e a pseudo-

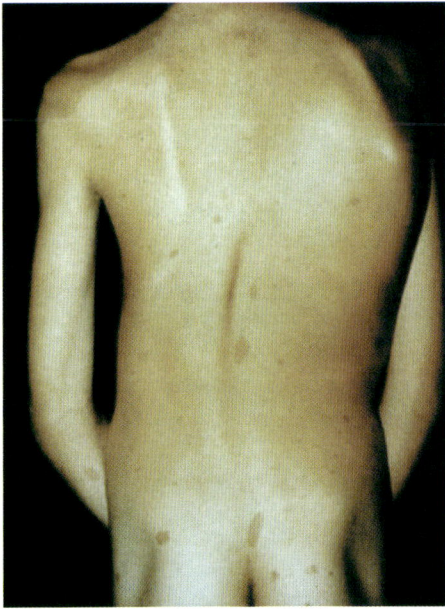

FIGURA 65.7 – Escoliose na parte inferior da coluna vertebral e manchas "café com leite" na pele.

pele, podendo penetrar profundamente nos músculos, atingir os ossos e, conforme a localização, as vísceras também.

Em casuística estudada pelos autores, constituída por 55 indivíduos pertencentes a 35 famílias, todos apresentavam manchas café com leite, mas havia grande variabilidade interindividual. A grande maioria apresentava as manchas café com leite disseminadas por todo o corpo e de tamanho pequeno, variando de 1 a 2 mm a 5 cm, e alguns apresentavam

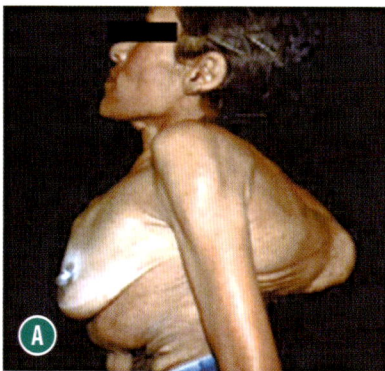

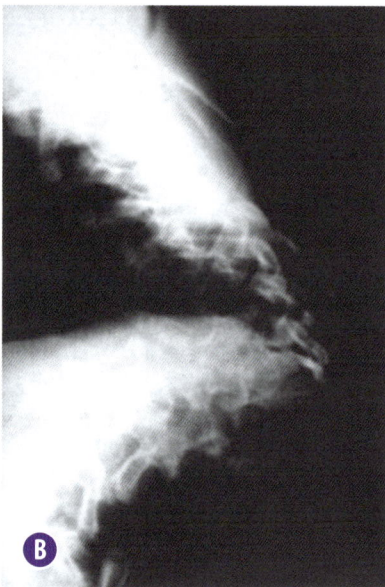

FIGURA 65.8 – Ⓐ Deformidade da caixa torácica por comprometimento da coluna vertebral. Ⓑ Aspecto radiológico da angulação pronunciada da coluna vertebral.

artrose da tíbia os achados mais frequentes. Peito escavado e genos valgo e varo são descritos.

As meningoceles intratorácicas, descritas em pacientes com neurofibromatose, geralmente são assintomáticas e podem apresentar massas mediastinais posteriores na radiografia do tórax que, muitas vezes, são erroneamente interpretadas como neurofibromas. São frequentemente encontradas no crânio lesões ósseas radioluscentes, arredondadas e irregulares, mais comumente vistas junto às suturas lambdoides esquerdas.

As alterações em outros ossos ocorrem em menos de 10% dos casos. Essas alterações são as erosões do periósteo por neurofibromas ou em tecidos moles adjacentes; lesões císticas solitárias ou dentro do osso **(FIGURA 65.9)**; transtornos do crescimento, como baixa estatura ou, inclusive, gigantismo; aumento estriado da densidade dos ossos tubulares e afilamento e arqueamento das costelas e dos ossos longos, podendo ocorrer, em uma complicação da neurofibromatose, como entidade nosológica à parte. Metade dos pacientes com pseudoartrose manifesta outros sinais de neurofibromatose.

A malignização é a complicação mais séria na neurofibromatose pelo desenvolvimento das neoplasias malignas, sendo a mais comum o neurofibrossarcoma ou schwannoma maligno **(FIGURA 65.10)**.

CLASSIFICAÇÃO

Riccardi[1] classificou a neurofibromatose em oito tipos, cujas designações, características clínicas e padrões de herança estão relacionados na **TABELA 65.1**.

A seguir, são descritas as outras formas de neurofibromatose.

NEUROFIBROMATOSE ACÚSTICA – NF2

É uma forma de neurofibromatose em que as lesões cutâneas são escassas e há grande quantidade de tumores do sistema nervoso central e periférico.

Patogenia

É doença autossômica dominante na qual a metade dos casos é representada por mutações **de novo**. Decorre de mutações e raramente deleções do gene da NF2, localizado no braço longo do cromossomo 22 que codifica a proteína merlina ou neurofibromina 2. Essa proteína intervém em inúmeras vias celulares e, associadamente a outras proteínas, promove, além da adesão celular, outras respostas celulares por meio do receptor do fator de crescimento.

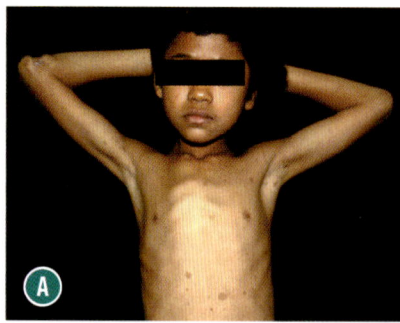 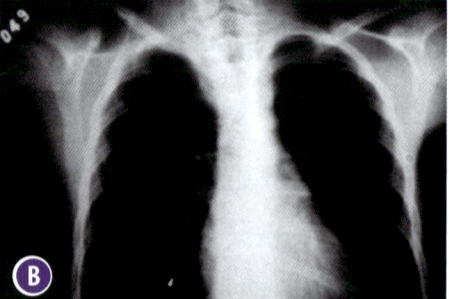 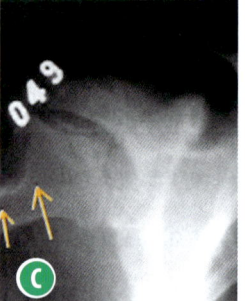 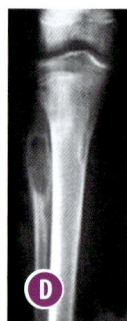

FIGURA 65.9 – Ⓐ Manchas "café com leite" na pele e alterações ósseas da caixa torácica. Ⓑ Comprometimento radiológico do esterno e do úmero. Ⓒ Detalhe radiológico das lesões no interior do úmero. Ⓓ Lesão cística no interior da fíbula.

Síndromes familiares com tumores cutâneos múltiplos

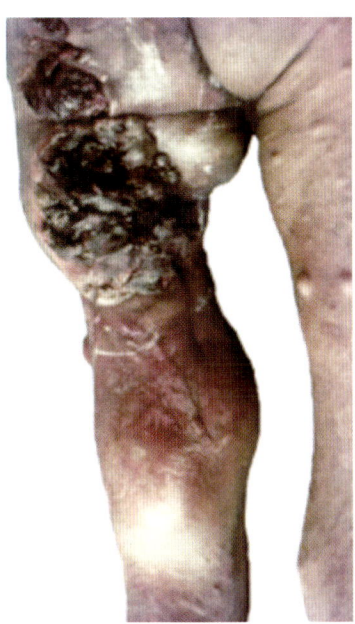

FIGURA 65.10 – Neurofibrossarcoma ou schwannoma maligno comprometendo nádega e membro inferior esquerdo (vista dorsal).

Manifestações clínicas

Esses pacientes desenvolvem tumores neurológicos múltiplos, schwanomas, especialmente de localização vestibular e em geral bilaterais. Além disso, desenvolvem meningeomas, ependimomas, gliomas e neurofibromas. Catarata subcapsular posterior é frequente. De acordo com as localizações dos tumores neurológicos, os sintomas serão múltiplos: perda da audição, zumbido, alterações do equilíbrio e paralisia de nervos cranianos por compressões de schwanomas. Diferentemente da NF1, nunca há manchas café com leite em grande quantidade e também não existem efélides axilares ou inguinais e, além disso, a maioria dos tumores neurais compreende schwanomas e neurilemomas, enquanto na NF1 são neurofibromas.

A idade de início dos sintomas é extremamente variável e, pela ocorrência de mutações **de novo**, frequentemente não há história familiar da enfermidade.

Diagnose e tratamento

Trata-se de doença que exige cuidados multidisciplinares de neurologista, neurocirurgiões e otorrinolaringologistas, e o tratamento é cirúrgico. Para o diagnóstico preciso das lesões necessitam-se de estudos de imagem, fundamentalmente ressonância magnética, e estudos histopatológicos para a diagnose dos tipos de tumores. Para tumores irressecáveis têm sido empregadas algumas drogas: erlotinibe, bevacizumabe e imatinib com algum resultado.

As próximas variantes são ainda mais raras.

NEUROFIBROMATOSE MISTA – NF3

Corresponde à chamada schwanomatose que tem elementos em comum com a NF2, pois em ambas as condições surgem schwanomas. O que as diferencia é que, na NF3, raramente ocorrem schwanomas vestibulares, comuns na NF2. Também é muito rara na NF3 a ocorrência de outros tumores como meningeomas, fato comum na NF2. Os schwanomas não ocorrem na pele, mas nos nervos que saem da medula para inervação dos braços e pernas. Além disso, na NF3 não ocorrem problemas oculares. O sintoma mais comum nesses doentes é dor provocada pela presença dos schwanomas. O único gene conhecido envolvido na NF3 é o gene *SMARCB1* localizado no cromossomo 22. Mutações nesse gene são encontradas em 33 a 66% das pessoas afetadas com casos fa-

TABELA 65.1 – Classificação de Riccardi para neurofibromatose

Tipo	Padrão de herança	Características clínicas
Neurofibromatose clássica (NF1)	AD	MCCL, neurofibromas, nódulos de Lisch, sardas axilares, alterações ósseas e neurológicas, neoplasias benignas e malignas
Acústica (NF2)	AD	Neuromas acústicos bilaterais, poucas MCCL e neurofibromas
Mista (NF3)	AD	Combinação de 1 e 2
Variante (NF4)	Desconhecido	Variação nas MCCL, neurofibromas, neoplasias do SNC, nódulos de Lisch
Segmentar (NF5)	Não herdável	Neurofibromas segmentares e/ou MCCL
MCCL familiar (NF6)	Desconhecido	MCCL
Início tardio (NF7)	Desconhecido	Após a 3ª década de vida, neurofibromas, poucas MCCL
Não especificada (NF8)	Desconhecido	Sinais variáveis

AD, autossômica dominante; MCCL, manchas café com leite; SNC, sistema nervoso central.
Fonte: Riccardi.[1]

miliares e em apenas 7% dos casos sem história familiar da enfermidade.

NEUROFIBROMATOSE VARIANTE – NF4

Caracteriza-se por áreas de hiper e hipopigmentação cutânea, manchas café com leite, efélides axilares, inguinocrurais e perineais, neurofibromas cutâneos inclusive neurofibromas plexiformes, nódulos hamartomatosos na íris, tumores do nervo óptico, tumores nervosos benignos e tumores cutâneos benignos.

NEUROFIBROMATOSE SEGMENTAR – NF5

Caracteriza-se por manchas café com leite, eventualmente efélides axilares e/ou neurofibromas dispostos em um segmento corpóreo, unilateralmente. Não há história familiar e não há comprometimento sistêmico. Admite-se que seja resultado de mutação somática pós-zigótica do gene da NF1.

Observam-se as seguintes manifestações: alterações pigmentares isoladas, apenas neurofibromas, alterações pigmentares e neurofibromas ou neurofibromas plexiformes isolados. Os neurofibromas assumem disposição dermatômica. São assintomáticos e a localização mais frequente é cervical podendo localizar-se nas regiões torácica, lombar e sacral (FIGURA 65.11). Geralmente não há qualquer sintoma sistêmico. Raramente observam-se doentes com dificuldades no aprendizado, tumores gliais e pseudoartrose. Nesse caso, trata-se em geral de doentes com lesões extensas.

NEUROFIBROMATOSE FAMILIAR – NF6

É também chamada de **síndrome das múltiplas manchas "café com leite"** ou **manchas "café com leite familiares"**. É autossômica dominante, muito rara e se caracteriza por múltiplas manchas café com leite sem qualquer outra manifestação de neurofibromatose ou outra alteração sistêmica. As manchas têm tamanho variável entre poucos milímetros a mais de 10 centímetros. As máculas surgem na infância, sendo habitualmente detectadas após os dois anos de idade.

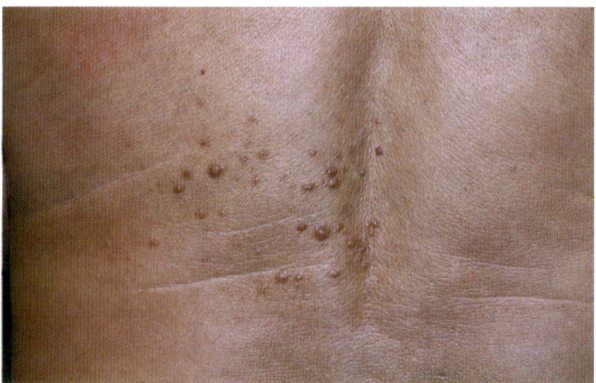

FIGURA 65.11 – Neurofibromatose segmentar. Neurofibromas dispostos em faixa unilateral.

Também se considera significativo para a diagnose a presença de seis ou mais manchas. Cabe diagnóstico diferencial com a neurofibromatose tipo 1, doenças de McCune Albright e esclerose tuberosa.

NEUROFIBROMATOSE DE INÍCIO TARDIO – NF7

Nesta forma, os neurofibromas somente se tornam aparentes após a 3ª década de vida ou até mais tardiamente. Não está determinado se é doença hereditária ou não. Os neurofibromas são múltiplos, cutâneos e profundos e se acompanham de neurinomas. Certas características comuns nas neurofibromatoses como manchas café com leite, efélides axilares e nódulos de Lisch não ocorrem nesta forma. Pode haver lesões malignas e existem casos descritos de morte por meningomas intracranianos, gliomas, sarcomas de nervos periféricos e outros tumores malignos.

NEUROFIBROMATOSE NÃO ESPECIFICADA – NF8

Existem características de neurofibromatose, mas que não preenchem os requisitos dos tipos anteriormente descritos.

Carey e colaboradores,[2] em 1986 (portanto, quatro anos após Riccardi propor a sua classificação), propuseram que a neurofibromatose fosse classificada em apenas cinco tipos, com base nas características distintas e nas implicações genéticas dos pacientes, assim resumidas: NF1 – clássica, NF2 – acústica, NF3 – segmentar, NF4 – manchas café com leite familiar e NF5 – neurofibromatose com fenótipo Noonan. Esse último tipo apresenta algumas características comuns à neurofibromatose clássica, como neurofibromas, manchas café com leite, sardas axilares e nódulos de Lisch, e algumas características presentes na síndrome de Noonan, como ptose palpebral, implantação baixa dos cabelos na nuca, baixa estatura, cardiopatias, retardo mental e hipotonia. Esse quadro sugere um novo tipo de neurofibromatose, que foi denominado neurofibromatose com fenótipo Noonan.

O tipo mais comum é a NF1, que justifica mais de 90% de todos os casos, anteriormente conhecida como doença de Von Recklinghausen, ou também neurofibromatose periférica ou neurofibromatose "usual". Suas características são as manchas café com leite, neurofibromas múltiplos e nódulos de Lisch.

As manifestações clínicas da neurofibromatose foram classificadas por Huson[3] em *major*, *minor* e complicações associadas. As *major* são específicas de neurofibromatose, aparecem na grande maioria dos afetados e são a base dos critérios diagnósticos do National Institute of Health.[4] São constituídas por manchas café com leite, sardas axilares, neurofibromas periféricos e nódulos de Lisch. As *minor* são também específicas de NF e aparecem em alta frequência nos afetados, mas não são utilizadas como critérios diagnósticos. São definidas como *minor* as características macrocefalia e baixa estatura. As complicações associadas são referidas como as demais características que envolvem o sistema nervoso, esquelético, geniturinário, endócrino, cardiovascular, respiratório, gastrintestinal, hematopoiético e pele.

Histopatologia

As manchas café com leite são manchas pigmentares causadas pelo aumento da melanina, e os neurofibromas cutâneos mostram os mesmos achados dos neurofibromas solitários e os dos encontrados na neurofibromatose. Embora usualmente bem circunscritos, eles não são encapsulados. Ocasionalmente não são separados da derme circundante, de modo nítido, porém entremeiam-se tecido conectivo. Eventualmente, grandes tumores estendem-se para a gordura subcutânea. Os neurofibromas típicos são compostos de fibras colágenas fracamente eosinofílicas, finas, onduladas, dispostas em feixes frouxamente arranjados que se estendem em várias direções. Entre as fibras colágenas, há grande número de núcleos, que variam morfologicamente de ovais a fusiformes, com tamanho razoavelmente uniforme. As colorações com o azul de toluidina ou Giemsa revelam um número considerável de mastócitos na maioria dos neurofibromas. Os mastócitos estão em íntimo contato com outras células na neurofibromatose, como as células perineurais e os fibroblastos e, assim sendo, os produtos secretórios dos mastócitos poderiam ser importantes na regulação da síntese do colágeno pelos fibroblastos e pelas células de Schwann. Existe um número variável, mas não grande, de fibras nervosas nos neurofibromas. Os neurofibromas plexiformes afetam grandes nervos localizados na profundidade e mostram fascículos nervosos irregulares como resultado de um aumento da matriz endoneural e do perineuro, sem um aumento das fibras nervosas.

Diagnose

Clínica, histológica, além de exame neurológico, exames por imagem, raios X, tomografias, ressonância magnética e exames necessários para avaliar a presença de lesões nos vários sistemas orgânicos acometidos.

Os critérios clínicos para o diagnóstico da doença de Von Recklinghausen – NF1, foram estabelecidos de uma forma mais completa em 1987, por ocasião da National Institute of Health Conference, em Bethesda, nos Estado Unidos. Para o diagnóstico da neurofibromatose em sua forma clássica, é necessária a presença de ao menos duas ou mais das seguintes características:

- Seis ou mais manchas café com leite iguais ou maiores que 5 mm, em crianças de menos de 6 anos, e maiores de 15 mm, em indivíduos acima de 6 anos.
- Dois ou mais neurofibromas.
- Pelo menos um neurofibroma plexiforme.
- Efélides ("sardas") nas regiões axilares e inguinais.
- Um glioma do nervo óptico.
- Dois ou mais hamartomas de íris (nódulos de Lisch). Esses hamartomas, detectáveis ao exame oftalmológico, somente ocorrem em cerca de 10% dos doentes abaixo de 6 anos.
- Uma lesão óssea característica (displasia do esfenoide ou afinamento do córtex de ossos longos, com ou sem pseudoartrose).
- Ocorrência familiar, com pelo menos um parente de primeiro grau com as alterações enumeradas.

Prognóstico

Portadores de neurofibromatose apresentam uma taxa de mortalidade maior quando comparados à mortalidade da população padrão. A maioria das mortes está relacionada às transformações malignas dos tumores. Em pacientes com NF1, a mortalidade é maior dos 10 aos 40 anos e tende a ser mais alta em mulheres do que em homens.

Tratamento

Contínuas pesquisas das funções dos produtos gênicos de NF1 e NF2 possibilitaram uma melhora no diagnóstico e no acompanhamento de indivíduos afetados, porém, apesar dos avanços, nenhum tipo de tratamento médico está disponível para prevenir ou reverter as lesões características da neurofibromatose. Em vez disso, o acompanhamento médico está centrado no aconselhamento genético e na detecção precoce das complicações serem tratadas.

Exérese de tumores cutâneos e tratamento clínico ou cirúrgico das lesões dos outros sistemas orgânicos acometidos pela enfermidade devem ser realizados.

Fundamentado no grande número de mastócitos presentes em neurofibromas e na possibilidade de contribuírem para o crescimento do tumor, pode-se considerar a utilização de medicamentos cujo mecanismo de ação estabilize ou bloqueie a degranulação, de modo que possa evitar a liberação de histamina dos grânulos e iniba metabolismo do seu desenvolvimento. O cetotifeno por via oral é um dos medicamentos que preenche esses critérios. Com o uso desses medicamentos, foi observada melhora do prurido, da dor, da consistência do tumor e até diminuição do crescimento do tumor. Consequentemente, o uso desses medicamentos poderá, na prática clínica, dificultar o aparecimento do neurofibroma, bem como seu crescimento, principalmente em indivíduos diagnosticados precocemente.

Alguns estudos demonstram resultados positivos no tratamento de lesões pigmentadas da NF1 com a luz intensa pulsada (IPL-RF) e aplicação tópica de pomada de vitamina D3. O uso de mesilato imatinib para o tratamento de neurofibroma plexiforme em pacientes com NF1 mostraram que 26% dos pacientes submetidos ao tratamento apresentaram redução de 20% ou mais no volume do neurofibroma plexiforme, sugerindo, assim que essa medicação possa atuar na redução de neurofibromas, embora mais estudos sejam necessários. Pacientes com neurofibromatose tipo 1 e portadores de neurofibromas plexiforme, quando tratados com sirolimus via oral, apresentam redução na progressão tumoral em relação aos pacientes não tratados com sirolimus.

SÍNDROME DE GARDNER (POLIPOSE ADENOMATOSA FAMILIAR)

É afecção hereditária caracterizada por osteomas, cistos epidérmicos, tumores de partes moles e polipose intestinal. Ocorre em 1 a cada 8.000 a 16.000 nascimentos.

Patogenia

É afecção hereditária autossômica dominante consequente a mutações no gene supressor tumoral *APC* (do inglês *adenomatous polyposis coli*) que se localiza no cromossomo 5q21-22. Em 20% dos doentes, não há história familiar indicando mutações espontâneas **de novo**. Existem formas atenuadas em que o doente desenvolve poucas lesões e mais tardiamente. Nessas formas, os pólipos colônicos predominam no lado direito, enquanto nas formas não atenuadas os pólipos predominam na porção esquerda do cólon.

Além das mutações do gene *APC*, outras alterações genéticas atuam para, a partir da polipose adenomatosa do cólon, levar ao surgimento do adenocarcinoma de cólon. Essas alterações incluem perda da metilação do DNA, mutações no gene *RAS*, deleção do gene *DCC* (gene deletado do câncer de cólon) e mutações no gene *TP53* (FIGURA 65.12).

A localização das mutações no gene *APC* determinam manifestações mais específicas. Assim, mutações no códon 1309 determinam aumento de manifestações extracolônicas, aumento do número de pólipos e aumento do risco de câncer em idades jovens. Existem mutações em outras localizações que também determinam aumento do risco de câncer e mutações em localizações que determinam menor risco de câncer.

Manifestações clínicas

Ocorrem alterações cutâneas, ósseas e intestinais. Na pele, observam-se cistos epidermoides em 35% dos casos. Esses cistos podem estar presentes ao nascimento e localizam-se predominantemente na face e pescoço.

Nos ossos, ocorrem osteomas em 80% dos doentes, localizados especialmente na mandíbula e no maxilar. Além dos osteomas, pode haver exostoses, endostoses e espessamento da cortical dos ossos longos. Em 20% dos doentes, ocorrem anormalidades dentárias, odontomas, dentes supranumerários, dentes inclusos e cáries.

Nas partes moles podem surgir, espontaneamente ou sobre cicatrizes cirúrgicas, especialmente em mulheres, tumores desmoides. Outros tumores como fibromas subcutâneos ou mesentéricos e retroperitoniais, neurofibromas, leiomiomas, tricoepiteliomas, lipomas e cistos ovarianos podem estar presentes. Também podem ocorrer carcinomas papilares da tireoide, adenomas adrenais, carcinomas transicionais da bexiga e osteocondromas. Sinal precoce, facilmente detectável por exame oftalmológico, é a hipertrofia congênita do epitélio pigmentar da retina.

Quanto às lesões intestinais, são observadas em 50% dos doentes, geralmente após os 10 anos de idade, e se caracterizam por pólipos adenomatosos do reto, cólon, intestino delgado e estômago, que podem sofrer malignização.

As manifestações clínicas são diarreia, cólicas e sangramentos, podendo ocorrer obstruções intestinais com abdome agudo, vômitos, peritonite e septicemia.

Histopatologia

Os cistos epidermoides não têm características diferentes dos cistos epidérmicos comuns, embora possam, eventualmente, apresentar alterações do tipo presente nos pilomatricomas, como as células-sombra.

Diagnose

É clínica e confirmada por exames complementares, exames endoscópicos, esofagogastroduodenoscopia e colonoscopia, ultrassonografia, tomografia e biópsias. Na diagnose diferencial, devem ser lembradas a síndrome de Peutz-Jeghers, a polipose juvenil e a síndrome de Cowden.

Tratamento

Em 100% dos doentes, ocorre degeneração maligna dos pólipos, usualmente entre os 20 e 30 anos. Por essa razão, quando se detectam pólipos, a colectomia profilática está indicada. Os cistos epidermoides e demais tumores que ocorram são tratados cirurgicamente.

SÍNDROME DE MUIR-TORRE

Doença hereditária rara, caracterizada pela associação de tumores cutâneos com neoplasias de baixo grau de malignidade, mais frequente em homens.

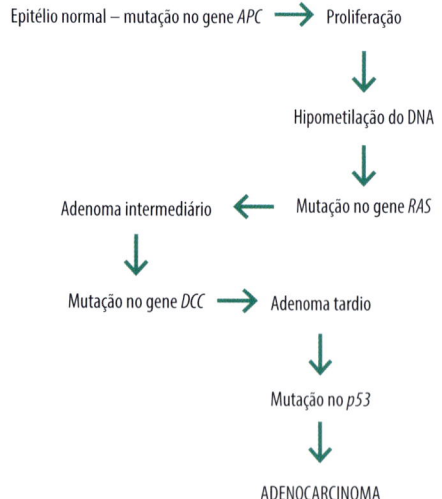

FIGURA 65.12 – Patogenia da síndrome de Gardner.

Os tumores cutâneos são adenoma sebáceo, epitelioma sebáceo, carcinoma sebáceo e queratoacantoma e os tumores viscerais mais frequentes são carcinomas colorretais, de endométrio, de intestino delgado e tumores uroteliais.

Patogenia

É doença hereditária autossômica dominante com alto grau de penetrância e expressividade variável. Decorre de defeito hereditário em genes de reparo do DNA, *MLH1* localizado no cromossomo 3 e *MSH2* localizado no cromossomo 2. A proteína codificada pelo gene *MSH2* está alterada em 90% dos casos de síndrome de Muir-Torre. Outros genes (*MLH3*, *MSH6* e *PMS2*) também podem estar envolvidos na síndrome.

Manifestações clínicas

A idade média de aparecimento das lesões nas séries estudadas é de 53 anos. Na pele, encontram-se, mais comumente tumores de origem sebácea, adenomas sebáceos, epiteliomas sebáceos, carcinomas sebáceos sendo frequentes outros tumores cutâneos, queratoacantomas, carcinomas basocelulares com diferenciação sebácea, carcinomas espinocelulares e cistos. Os adenomas sebáceos são caracterizados por número variável de pápulas e nódulos de coloração amarelada. Os adenomas sebáceos localizam-se na cabeça, especialmente na face particularmente nas regiões palpebrais, couro cabeludo e tronco. Quando fazem parte da síndrome de Muir-Torre, os adenomas acometem predominantemente o tronco. Os carcinomas sebáceos apresentam-se como nódulos amarelados que evoluem à ulceração. Localizam-se predominantemente nas pálpebras originando-se em geral das glândulas de Meibomius e de Zeiss, mas podem acometer outras áreas corpóreas como orelhas, pés e genitais. São agressivos e destrutivos e metastatizam podendo levar o doente ao óbito particularmente quando de localização palpebral (FIGURA 65.13). Também são frequentes carcinomas basocelulares com diferenciação sebácea, carcinomas espinocelulares e queratoacantomas que podem ser únicos ou múltiplos e podem apresentar diferenciação sebácea. Localizam-se mais comumente na face e dorso das mãos, mas podem atingir qualquer área corpórea.

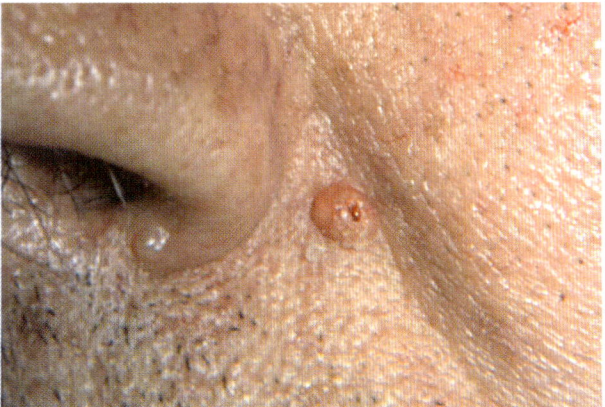

FIGURA 65.13 – Síndrome de Muir-Torre. Tumor sebáceo no sulco nasogeniano.

As lesões cutâneas podem preceder os tumores viscerais, mas em geral surgem posteriormente. Quanto a neoplasias viscerais, as mais comuns são carcinomas de cólon (50%) localizando-se mais frequentemente nas proximidades da dobra esplênica. Os segundos tumores viscerais mais frequentes são de origem urogenital (25%). Podem ocorrer ainda carcinomas de mama, carcinomas de cabeça e pescoço, neoplasias de intestino delgado, neoplasias de glândulas salivares e do aparelho respiratório, linfomas e raramente leucemia.

Histopatologia

É característica da síndrome, a tendência à diferenciação sebácea dos tumores cutâneos. Um tipo de tumor mais específico da síndrome é o seboacantoma, que se caracteriza pela arquitetura própria do queratoacantoma e presença de lóbulos sebáceos.

Diagnose

É clínica, histopatológica e genética. A diagnose clínica é estabelecida clinicamente pela presença de associações das neoplasias cutâneas e viscerais descritas e que devem ser histopatologicamente confirmadas. Histologicamente, os adenomas sebáceos apresentam lóbulos sebáceos de tamanhos variáveis não completamente diferenciados. Na periferia desses lóbulos, observam-se células basalioides e, na porção central desses lóbulos, podem ser observados sebócitos com vacuolização típica. Não se observam anaplasias celulares.

Os epiteliomas sebáceos (sebaceomas) caracterizam-se por serem menos diferenciados. As estruturas lobulares são menos definidas e predominam células epiteliais sem diferenciação sebácea evidente embora em meio às células possam ser visualizadas células vacuolizadas, à semelhança das células sebáceas. O carcinoma sebáceo mostra células nitidamente pleomórficas e anaplásicas, conferindo aspecto histológico de malignidade a esses tumores que frequentemente invadem o tecido subcutâneo.

Os demais tumores mostram suas características próprias, podendo estar presentes áreas de diferenciação sebácea das células.

Do ponto de vista genético, podem ser feitos estudos do sangue periférico e do tecido obtido por biópsia para estudo das mutações gênicas. Na diagnose diferencial, devem ser considerados a hiperplasia sebácea, os queratoacantomas múltiplos, a síndrome do nevo basocelular, tricoepiteliomas múltiplos, os angiofibromas da esclerose tuberosa, a síndrome de Cowden e a síndrome de Gardner.

Tratamento

É o tratamento das neoplasias presentes, sendo importante, nos indivíduos diagnosticados, exames bianuais de detecção de tumores viscerais, ultrassom, tomografias, colonoscopias, mamografias e exame ginecológico, particularmente a partir dos 25 ou 30 anos de idade. Nos tumores cutâneos, empregam-se as técnicas clássicas, curetagem e eletrocoagulação, criocirurgia, excisão cirúrgica simples ou cirurgia micrográfica, esta última especialmente para os carcinomas sebáceos. Existem trabalhos sugerindo as técnicas de detecção do linfonodo sentinela para fins de estadiamento. Existem tentativas de tratamento com retinoides (0,8 mg/kg/dia) sistêmicos isolada ou associadamente a interferon-α (3×10^6 SC, três vezes/semana) por longos períodos, com o objetivo de prevenção de novos tumores.

SÍNDROME DE COWDEN (SÍNDROME DE HAMARTOMAS MÚLTIPLOS)

É afecção hereditária rara, mais frequente em mulheres, caracterizada por hamartomas múltiplos, triquilemomas múltiplos, papilomas orais, queratoses acrais e pela presença frequente de neoplasias tireoidianas e mamárias.

Patogenia

É doença autossômica dominante consequente a mutações no gene supressor tumoral *PTEN*, localizado no cromossomo 10q22-23, cujo produto é uma fosfatase que inativa a fosfoinositol-3-cinase, que promove o ciclo celular e a sobrevida das células e cuja inativação promove a regulação do ciclo celular e apoptose. Mutações nesse gene também ocorrem em doentes com a síndrome de Bannayan-Riley-Ruvalcaba (síndrome BRR), síndrome MIM e doença de Lhermitte-Duclos que é um hamartoma cerebelar que pode ser uma manifestação neurológica da doença de Cowden, pois existem casos de associação dessas duas condições clínicas.

Há significativa superposição clínica entre a síndrome de Cowden e a síndrome BRR. Muitos autores sugerem agrupar essas afecções decorrentes de mutações no gene *PTEN* sob a designação MATCHS (acrônimo de **m**acrocefalia, **a**utossômicas dominantes, **t**ireoideopatia, **c**âncer, **h**amartomas, anormalidades cutâneas [*skin abnormalities*]).

Manifestações clínicas

As lesões mucocutâneas ocorrem, na grande maioria dos doentes, na 2ª ou 3ª década da vida. São caracterizadas por triquilemomas múltiplos que se apresentam como lesões papulosas verrucosas amareladas ou da cor da pele localizadas na face (FIGURA 65.14). Também ocorrem lesões papulosas, histologicamente não específicas, que coalescem em torno da boca, orelhas e extremidades. Observam-se, ainda, fibromas múltiplos, queratoses palmoplantares com depressão central e pápulas queratósicas no dorso das mãos, pés e superfícies de extensão dos antebraços e pernas (FIGURA 65.15 E 65.16).

Lipomas, angiolipomas e acrocórdons também são comuns. As lesões orais são muito características e constituem pápulas da cor da mucosa, de cerca de 3 mm de diâmetro, agrupadas, com aspecto de paralelepípedos (*cobblestone*) que atingem a cavidade oral, as gengivas, a superfície do palato, os lábios e a língua, que pode ser plicata. (FIGURA 65.17).

Com relação a lesões viscerais, podem ocorrer, na tireoide (60% dos casos), bócio, adenomas, cistos do ducto tireoglosso e carcinomas papilíferos. Na mama, pode haver doença fibrocística, papilomas ductais, fibroadenomas e carcinomas (29-36% das mulheres). Ao longo de todo o aparelho digestivo, particularmente no cólon, ocorrem pólipos hamartomatosos com baixa tendência a malignizar. Outros tumores que podem ser observados são leiomiomas e carcinomas endometriais e da cérvix do útero, cistos do ovário, carcinomas da uretra, da pélvis renal e do rim. No aparelho ocular, pode haver, além de miopia, a presença de estrias angioides.

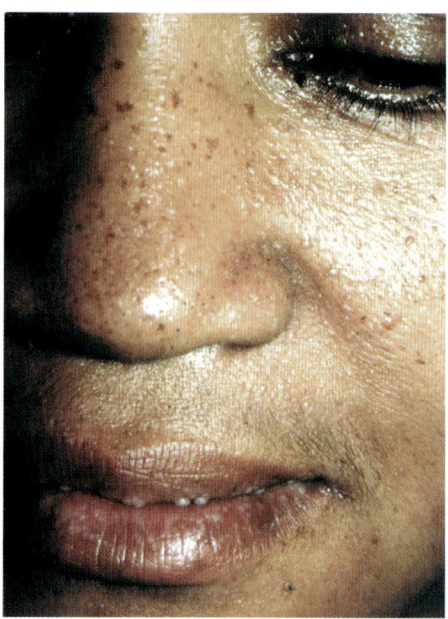

FIGURA 65.14 – Síndrome de Cowden. Múltiplas pápulas queratósicas na face e no lábio.

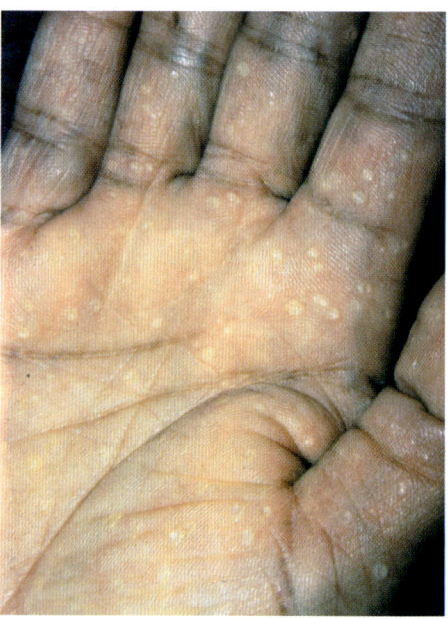

FIGURA 65.15 – Síndrome de Cowden. Queratoses acrais.

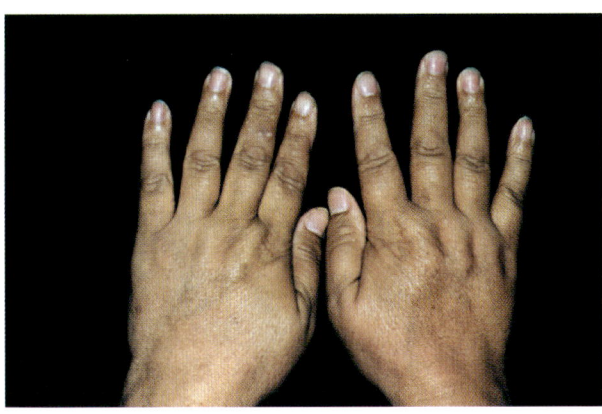

FIGURA 65.16 – Síndrome de Cowden. Pápulas queratósicas no dorso das mãos.

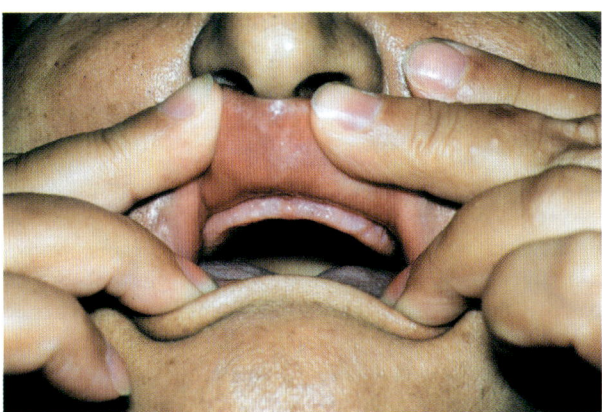

FIGURA 65.17 – Síndrome de Cowden. Pápulas da cor da mucosa, agrupadas, na cavidade oral.

Também fazem parte da síndrome de Cowden: alterações neurológicas como meningeomas, retardo mental, manifestações de tipo autista e, ainda que existam relatos de casos autônomos, hoje considera-se como parte da síndrome de Cowden a doença de Lhermitte-Duclos que consiste em gangliocitoma do cerebelo. Os doentes apresentam macrocefalia, ataxia cerebelar lentamente progressiva que em geral se manifesta na idade adulta e sinais de hipertensão intracraniana.

Na maioria dos doentes, há craniomegalia e outras anormalidades ósseas, cifose, cifoescoliose, peito escavado, palato em ogiva e anormalidades dos dedos.

Histopatologia

Os triquilemomas são constituídos por proliferações lobulares de queratinócitos de coloração pálida associados a folículo anágeno. As pápulas faciais inespecíficas representam papilomas. As lesões orais são nódulos fibromatosos com fibras colágenas em redemoinhos. As pápulas queratóticas são papilomas que podem apresentar alterações próprias das verrugas.

Diagnose

Clínica, corroborada pelos achados histopatológicos e exames laboratoriais e de imagem necessários ao estudo de lesões viscerais. Na diagnose diferencial, devem ser considerados, na cavidade oral, verrugas, doença de Heck, fibromas, neuromas além das alterações da lipoidoproteinose e da síndrome de Goltz. Com relação aos triquilemomas, devem ser diferenciados os angiofibromas, os tricoepiteliomas múltiplos, a associação de tricoepiteliomas múltiplos e fibrofoliculomas (doença de Birt-Hogg-Dubé), as verrugas virais, a epidermodisplasia verruciforme e queratoses seborreicas. Devem ser diferenciados, ainda, a síndrome do nevo basocelular, siringomas, esteatocistomas múltiplos, a neurofibromatose e até mesmo a doença de Darier.

Os critérios diagnósticos, que foram modificados em 2008 pela Natural Comprehensive Cancer Network[5] e novamente modificados em publicação de 2013 do Journal of the National Cancer Institute,[6] são os seguintes:

- **Critérios maiores:**
  - Câncer de mama.
  - Câncer folicular da tireoide.
  - Hamartomas do trato gastrintestinal (incluindo ganglioneuromas e excluindo pólipos hiperplásticos).
  - Doença de Lhermitte-Duclos (adultos).
  - Macrocefalia.
  - Máculas pigmentadas na glande.
  - Lesões mucocutâneas múltiplas:
    - Múltiplos triquilemomas (> 3 no mínimo com pelo menos uma lesão histologicamente comprovada).
    - Queratoses acrais (> 3 *pits* queratóticos palmoplantares e/ou pápulas queratósicas acrais).
    - Neuromas mucocutâneos (> 3).
    - Papilomas orais múltiplos (> 3) principalmente na língua e gengivas.
- **Critérios menores:**
  - Alterações tipo autismo.
  - Câncer de colo.
  - Acantose glicogênica do esôfago.
  - Lipomas.
  - Retardo mental.
  - Carcinoma renal.
  - Lipomatose testicular.
  - Câncer de tireoide (papilar ou variante folicular do papilar).
  - Alterações estruturais da tireoide (adenoma, bócio multinodular).
  - Anormalidades vasculares (múltiplas anomalias venosas intracranianas).

Para a diagnose de casos sem história familiar exigem-se:

- Três ou mais critérios maiores, um incluindo macrocefalia ou doença de Lhermitte-Duclos ou hamartomas gastrintestinais.
- Dois critérios maiores e três critérios menores.

Para diagnose em famílias nas quais haja um caso comprovado consideram-se suficientes:

- Dois ou mais critérios maiores com ou sem critérios menores.
- Um critério maior e dois critérios menores.
- Três critérios menores.

Tratamento

As lesões faciais podem ser tratadas por eletrocoagulação superficial, curetagem e *laser*. Há relatos de utilização, com respostas variáveis, de isotretinoína oral e 5-fluoruracil topicamente. Como um terço das mulheres portadoras de Cowden desenvolvem neoplasias mamárias, a vigilância deve ser constante através de autoexame frequente e mamografias com periodicidade menor. Alguns autores propõem, em determinadas condições, mastectomia bilateral profilática. Os estudos de função e imagem tireoidianas devem ser periódicos e, na presença de nódulos, deve ser feita a punção com agulha fina ou mesmo biópsia cirúrgica para detecção de cânceres tireoidianos.

SÍNDROME DE BANNAYAN-RILEY- -RUVALCABA (BANNAYAN-ZONANA; MYHRE-RILEY-SMITH; RILEY-SMITH; RUVALCALBA-MYHRE-SMITH; RUVALCALBA-MYHRE)

Com relação à síndrome de Bannayan-Riley-Ruvalcaba, compartilha com a síndrome de Cowden grande número de manifestações – dominância autossômica, pápulas faciais múltiplas, múltiplos papilomas orais, queratoses acrais, máculas pigmentadas genitais, manchas café com leite, acantose nigricante, múltiplos acrocórdons, lipomas, malformações vasculares, macrocefalia, escoliose e cifoescoliose, peito escavado, palato em ogiva, anormalidades das mãos e pés, adenomas e carcinomas da tireoide, pólipos gastrintestinais hamartomatosos, meningeomas, retardo mental e anormalidades vasculares do sistema nervoso e aparelho ocular. Não estão presentes, na síndrome de Bannayan-Riley-Ruvalcaba, as seguintes alterações que ocorrem na síndrome de Cowden – queratoses palmoplantares, máculas pigmentadas periorais, fibromas escleróticos, fácies adenoide, doença fibrocística e papilomas ductais ou adenocarcinomas mamários, adenocarcinomas gastrintestinais, alterações menstruais, cistos ovarianos, leiomiomas e adenocarcinomas de útero, neuromas de nervos cutâneos, gangliocitomas cerebelares, catarata, miopia e estrias angioides. Por outro lado, podem estar presentes, na síndrome de Bannayan-Riley-Ruvalcaba, e não estão presentes na síndrome de Cowden, fendas palpebrais oblíquas, hiperextensibilidade articular, convulsões, estrabismo, nervos corneanos proeminentes, ambliopia, pseudopapiledema, retardo do desenvolvimento psicomotor, hipotonia, miopatia e macrossomia ao nascimento.

SÍNDROME DE BIRT-HOGG-DUBÉ

É doença rara, hereditária, autossômica dominante caracterizada por lesões cutâneas múltiplas, fibrofoliculomas, tricodiscomas e acrocórdons associadas a carcinomas renais, cistos pulmonares e pneumotórax espontâneo.

Patogenia

Decorre de mutações em gene localizado no cromossomo 17p11.2 que codifica uma proteína, a foliculina, que tem ações supressoras tumorais. Cessada essa ação de supressão tumoral, originam-se vários tumores cutâneos, renais e outros.

Manifestações clínicas

Geralmente entre a 3ª e 4ª década de vida surgem as lesões cutâneas especialmente na face, couro cabeludo e também na cavidade oral, sob a forma de múltiplas pápulas pequenas esbranquiçadas ou da cor da pele normal e acrocórdons nas pálpebras, pescoço, axilas e porção superior do tronco (FIGURA 65.18). As lesões cutâneas usualmente precedem as lesões viscerais que correspondem a tumores renais, cistos pulmonares e pneumotórax espontâneo. Os tumores renais são bilaterais, múltiplos do tipo carcinomas cromófobos e oncocitomas. O risco, ao longo da vida, desses doentes desenvolverem neoplasias renais é de 16%. Também surgem cistos pulmonares (89% dos doentes) e pneumotórax espontâneo que ocorre em 29% dos pacientes. Ainda ocorrem na síndrome outros tumores, como colagenomas, lipomas e angiolipomas, pápulas múltiplas na cavidade oral, oncocitoma de parótidas, angiofibromas múltiplos na face e já foi descrita a presença de melanoma desmoplástico.

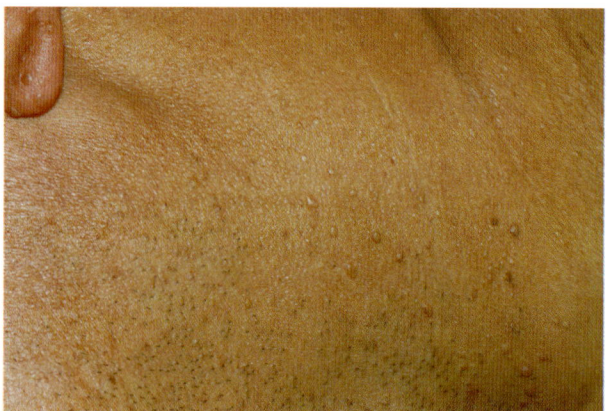

FIGURA 65.18 – Síndrome de Birt-Hogg-Dubé. Múltiplas pequenas pápulas no pescoço e lobo da orelha. São os tricodiscomas/fibrofoliculomas.

Histopatologia

As lesões cutâneas revelam aspectos histopatológicos de tricodiscomas, fibrofoliculomas e fibromas perifoliculares. Existem autores que acreditam que os tumores da face são na realidade apenas resultado de variações no plano de corte do material a ser estudado.

Diagnose

A diagnose da síndrome é clínica e histopatológica, devendo ser investigadas as lesões viscerais através de ultrassonografia, tomografias, radiografias e ressonância magnética.

Na diagnose diferencial devem ser considerados a síndrome de Cowden, a síndrome de Brooke-Spiegler e a síndrome Rombo.

Tratamento

Para as lesões cutâneas têm sido empregadas excisão cirúrgica, eletrocoagulação, dermoabrasão e *laser* Er:YAG e de CO_2.

SÍNDROME DE HORNSTEIN-KNICKENBERG

Alguns autores consideram-na variante da síndrome de Birt-Hogg-Dubé. Caracteriza-se por múltiplos fibromas perifoliculares expressos por pápulas da cor da pele na face, pescoço e parte superior do tronco. Também é autossômica dominante e relacionada a pólipos do cólon e neoplasias.

TRICOEPITELIOMA MÚLTIPLO FAMILIAR (ADENOMA SEBÁCEO TIPO BALZER, EPITELIOMA ADENOIDES, *CYSTICUM*, DOENÇA DE BROOKE)

Este quadro hereditário, tipo dominante, é também conhecido como tricoepitelioma. Atualmente utiliza-se o termo tricoblastoma para designar proliferações benignas com diferenciação folicular e, desta forma, o tricoepitelioma seria uma variante de tricoblastoma.

Patogenia

É enfermidade hereditária de transmissão autossômica dominante com expressividade e penetrância menor nos homens e por essa razão a maioria dos doentes são mulheres. Atinge predominantemente jovens.

O gene relacionado ao tricoepitelioma múltiplo familiar localiza-se no cromossomo 9 e codifica proteína que atua como supressora tumoral. Se alterado por mutações, a proliferação celular é exacerbada por diminuição ou ausência da ação supressora. Admite-se ainda que o gene *PTCH* envolvido na gênese do carcinoma basocelular participa da patogênese do tricoepitelioma.

Manifestações clínicas

Consiste em pápulas e nódulos de cor amarelada ou rósea. Essas lesões localizam-se na porção central da face e fronte, particularmente nos sulcos nasogenianos e na região periorbitária e, ocasionalmente, no pescoço, na porção superior do tronco e couro cabeludo, variando em número de alguns elementos a dezenas (FIGURA 65.19). Em raros casos, a distribuição das lesões é dermatômica, em regra, desenvolvem-se na puberdade e aumentam progressivamente. Existem casos de tricoepitelioma múltiplo em que ocorre associações com cilindromas (síndrome de Brooke-Spiegler) e casos em que se associam também lesões de *milia* (síndrome de Rasmussen) e ainda há casos em que se associa a atrofodermia vermiculata, *milia*, hipotricose e carcinoma basocelular (síndrome de Rombo).

Ocasionalmente, pode ocorrer de forma não hereditária como lesão única isolada, comumente em adultos e, na face, sob forma de nódulo da cor da pele (FIGURA 65.20). É o tricoepitelioma solitário de diagnóstico clínico bastante difícil em relação a outras tumorações cutâneas benignas.

Histopatologia

O tricoepitelioma é composto por agrupamentos de células germinativas foliculares de aspecto basaloide muito semelhantes ao carcinoma basocelular com diferenciação folicular e presença de cistos córneos.

São característicos os corpos mesenquimopapilares que são estruturas associadas à diferenciação folicular justapostas ao bulbo piloso constituídos por células fusiformes. Imuno-histoquimicamente verifica-se expressão de citoqueratinas 5, 6, 8 e 17. No interior dos ninhos celulares há expressão de bcl-2 e no estroma há células CD10 e CD34 positivas.

Diagnose

É clínica e histopatológica.

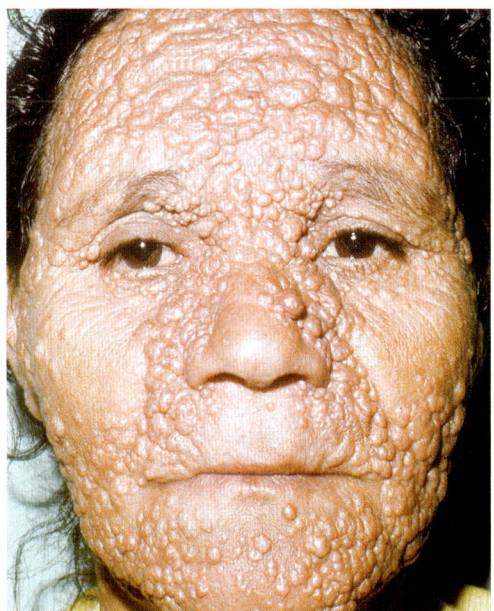

FIGURA 65.19 – Adenoma sebáceo tipo Balzer. Pápulas e nódulos amarelados confluentes e dispostos nas porções centrais da face.

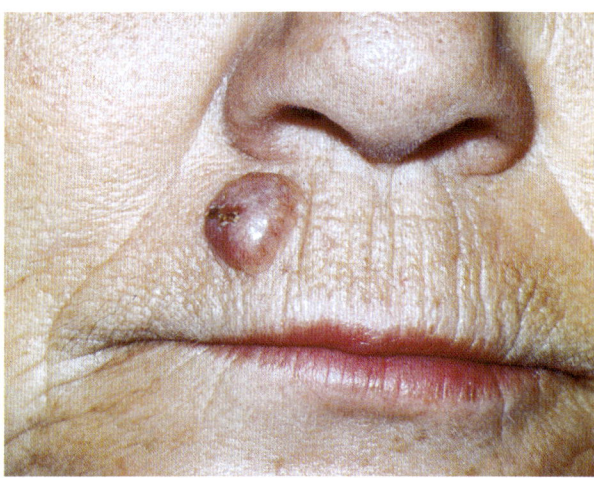

FIGURA 65.20 – Tricoepitelioma solitário. Nódulo único de coloração acastanhada recoberto por telangiectasias.

Clinicamente, deve ser feita a diagnose diferencial com o carcinoma basocelular, triquilemomas, tricofoliculomas, adenoma sebáceo de Pringle, cilindroma e siringoma e, histopatologicamente, com o carcinoma basocelular e carcinoma anexial microcístico.

Tratamento

Feito com dermatoabrasão, se as lesões são numerosas ou com eletrodessecação, quando em pequeno número, e também existem relatos do emprego de *laser*.

Existem relatos de respostas apenas parciais com imiquimod a 5% em creme.

SÍNDROME DE BROOKE-SPIEGLER

É afecção hereditária rara, autossômica dominante devida a mutações no gene *CYLD* localizado no cromossomo 16q12.1 que codifica uma proteína supressora tumoral. A alteração da proteína resulta em diminuição ou cessação da supressão tumoral favorecendo a proliferação celular e, portanto, o surgimento de tumores.

Manifestações clínicas

A enfermidade se caracteriza pelo aparecimento progressivo no final da infância ou início da vida adulta de cilindromas, espiradenomas e tricoepiteliomas (FIGURA 65.21). Os cilindromas apresentam-se como pápulas e nódulos de crescimento lento geralmente múltiplos, particularmente no couro cabeludo onde constituem os tumores em turbante quando pelo seu número e confluência praticamente recobrem o couro cabeludo.

Os espiradenomas acometem face, tronco e extremidades e apresentam-se como nódulos azulados dolorosos.

Os tricoepiteliomas acometem a face especialmente os sulcos nasogenianos como pápulas e nódulos da cor da pele.

Raramente a síndrome apresenta associadamente tumores da parótida ou outras glândulas salivares. Esses tumores são benignos, mas existem relatos de malignização dos cilindromas a cilindrocarcinomas, dos espiradenomas a espiradenocarcinomas e dos tricoepiteliomas a carcinomas basocelulares.

Admite-se que a cilindromatose e os tricoepiteliomas múltiplos familiares sejam formas de expressão menor da síndrome de Brooke-Spiegler.

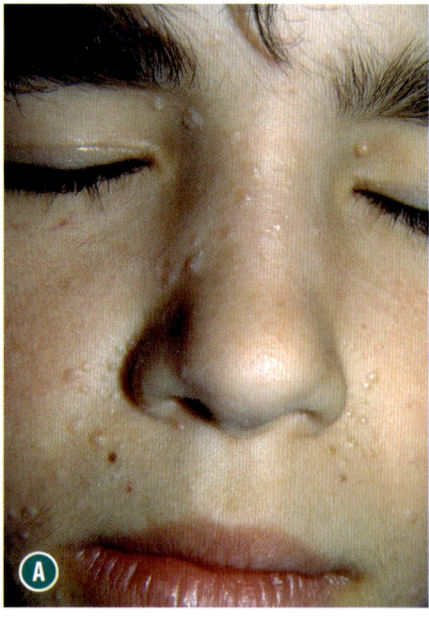
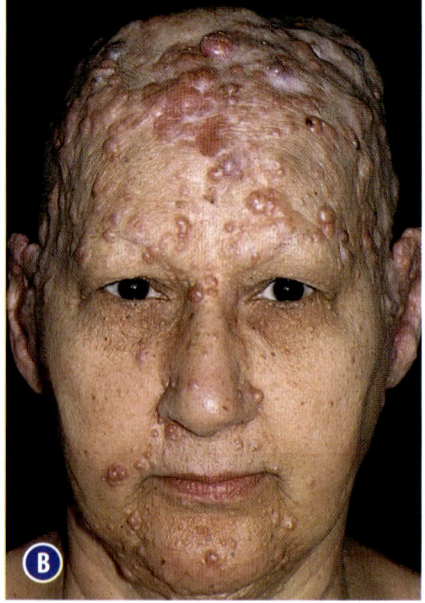

FIGURA 65.21 – Síndrome de Brooke-Spiegler. **A** Tricoepitelioma múltiplo em caso de diagnose precoce. **B** Tricoepiteliomas e cilindromas.

Diagnose

É clínica e através da história familiar e dos exames histopatológicos que permitem o diagnóstico dos tumores.

SÍNDROME ROMBO

É afecção extremamente rara, hereditária, provavelmente autossômica dominante cujo defeito gênico não foi ainda identificado.

Clinicamente se caracteriza pela presença de cianose, eritema acral, cabelos finos, hipotricose com ausência de cílios, atrofodermia vermiculata da face, *milia*, tricoepiteliomas, carcinomas basocelulares e telangectasias nas áreas expostas ao sol.

Histopatologicamente, há distribuição irregular da elastina na derme. Há áreas em que as fibras elásticas estão ausentes e em outras áreas dispõem-se em grumos. Além disso, há vasodilatação e infiltrado inflamatório linfocitário.

COMPLEXO DE CARNEY

Compreende a associação de manchas lentiginosas com mixomas cardíacos e cutâneos. É também chamada **síndrome mixomatosa** e abrange as condições designadas por síndrome **LAMB** (acrônimo do inglês *lentigines*, *atrial mixoma*, *mucocutaneous mixoma and blue nevi*) e síndrome **NAME** (acrônimo do inglês *nevi*, *atrial mixoma*, *mixoid neurofibromata and ephelides*). Quando as características presentes nas síndromes LAMB e NAME se associam a alterações endócrinas, utiliza-se a designação **complexo de Carney**.

Patogenia

Em 50% dos casos há história familiar, com padrão de herança autossômica dominante e penetrância incompleta. O defeito gênico decorre de mutações no gene *PRKAR1*, localizado no cromossomo 17q23-q24, que codifica uma proteinocinase A, regulatória do ciclo celular.

Também se encontram mutações em outro gene *MYH8* envolvido na codificação da miosina perinatal que parece participar associadamente às alterações da proteinocinase A na gênese dos tumores em uma variante da síndrome que se acompanha de artrogripose e pseudocampodactilia.

Manifestações clínicas

Na pele, observam-se manchas lentiginosas, nevos azuis, schwannomas melanóticos psamomatosos e mixomas.

As lesões podem estar presentes ao nascimento ou nos primeiros meses de vida, e aumentam na puberdade.

As manchas lentiginosas ocorrem em número variável e localizam-se predominantemente na face, região perioral, lábios, nariz e região periocular. Também podem ocorrer nas orelhas e pálpebras bem como na conjuntiva, dorso das mãos, tronco, membros e genitais.

Nevos azuis e juncionais múltiplos podem ocorrer em qualquer área corpórea, inclusive em crianças pequenas, não sendo, porém, tão comuns.

Os schwannomas melanóticos psamomatosos podem ocorrer em crianças e adultos e apresentam-se como massas dérmicas ou subcutâneas que podem apresentar coloração azulada.

Os mixomas cutâneos apresentam-se como pápulas sésseis ou pedunculadas, pequenas, de cerca de 1 cm de diâmetro, da cor da pele, de superfície lisa ou papilomatosa, localizados principalmente nas pálpebras, canal auditivo externo, face, pescoço, tronco, membros superiores e inferiores e região anogenital.

Além das lesões cutâneas, ocorrem mixomas cardíacos. Os mixomas cardíacos são únicos ou múltiplos, ocorrem em cerca de 65% dos doentes, e podem localizar-se em qualquer câmara cardíaca, podendo provocar acidentes vasculares cerebrais e insuficiência cardíaca, acompanhada de manifestações cutâneas várias, cianose, máculas e pápulas eritematosas, petequias e livedo reticular.

Mixomas extracardíacos podem estar presentes nas mamas, tireoide, testículos, cérebro e suprarrenal.

Fazem parte da síndrome múltiplas alterações endócrinas, anormalidades tireoidianas, testiculares, adrenais e mamárias. Como consequência dessas anormalidades na tireoide podem ser encontrados nódulos tireoidianos, carcinomas papilares e foliculares, ou adenomas foliculares, que podem ser observados em crianças e adultos. As lesões tireoidianas podem levar a hipo ou hipertireoidismo. Os testículos podem apresentar tumores que se apresentam como massas testiculares (ocorrem em um terço dos homens portadores da síndrome). Esses tumores podem determinar hiperdrogenismo com puberdade precoce. Pode ocorrer doença de Cushing com todos os seus achados clínicos obesidade central, estrias, hipertricose, pele frágil, etc.

Podem surgir adenomas hipofisários, resultando em acromegalia. Outros achados que podem ser observados são fibroadenomas mamários mixoides múltiplos e bilaterais.

Histopatologia

As manchas lentiginosas caracterizam-se, microscopicamente, por hiperplasia melanocítica com hiperpigmentação da camada basal. Os mixomas cutâneos são compostos por células estreladas em meio a estroma mixoide. Os nevos azuis são compostos por células epitelioides ou fusiformes com quantidades variáveis de melanina. Os schwannomas apresentam-se incompletamente encapsulados e são compostos por células epitelioides e fusiformes, melanina, corpos psamomatosos e tecido adiposo disposto em padrão vorticilar.

Diagnose

É clínica, apoiada no exame histopatológico e na investigação laboratorial dirigida em função das anormalidades sistêmicas presentes. O diagnóstico dos mixomas cardíacos é feito através de ecocardiografia; das lesões tireoidianas, por meio de ultrassonografia e punção biópsia, bem como por meio das alterações endocrinológicas, com o auxílio de dosagens hormonais.

Tratamento

As manchas lentiginosas não necessitam tratamento. Os tumores cutâneos podem ser tratados cirurgicamente. Os mixomas cardíacos, pelas graves consequências que podem acarretar, devem ser tratados cirurgicamente e os doentes necessitam de acompanhamento cardiológico e endocrinológico.

A prognose geral é boa apesar da possibilidade de complicações cardíacas fatais, se não houver tratamento adequado destas complicações.

ADENOMA SEBÁCEO TIPO *PRINGLE* (ESCLEROSE TUBEROSA)

A esclerose tuberosa é doença genética que afeta precocemente a diferenciação, a proliferação e a migração das células, provocando hamartomas em vários órgãos.

As manifestações cutâneas são parte da síndrome hereditária conhecida como epiloia. Essa síndrome inclui quadro neurológico denominado esclerose tuberosa, caracterizado por epilepsia, deficiência mental e presença de tumores cerebrais, constituídos por proliferações gliais. A síndrome é também designada de **EPILOIA** (acrônimo do inglês *epilepsy*, *low intelligence*, *adenoma*). Os dados epidemiológicos permitem a estimativa da ocorrência de cerca de 1 caso para cada 10.000 indivíduos.

Patogenia

A esclerose tuberosa é doença gênica hereditária dominante, ainda que a maioria dos casos represente mutações espontâneas. A análise de famílias portadoras da síndrome permitiu a identificação de dois genes envolvidos na doença, *TSC1*, localizado no cromossomo 9q34, e *TSC2*, localizado no cromossomo 16p13. Deleções ou mutações no gene *TSC* produzem a doença. Esse gene codifica uma proteína denominada tuberina. A tuberina atua como proteína supressora tumoral e sua perda induz as células a passarem da fase G1 para S do ciclo celular, bem como impede a célula de entrar em fase quiescente. Afetando o ciclo celular, a ausência de tuberina favorece proliferação. O gene *TSC1* codifica a proteína denominada hamartina, que é capaz de interagir com a tuberina, formando um complexo supressor tumoral que ativa a molécula Rheb que, por sua vez, é efetora da molécula mTOR, responsável por mediar muitas reações químicas envolvidas no crescimento celular. Quando a molécula mTOR é ativada por mutações da hamartina e tuberina resultam lesões hamartomatosas em vários órgãos, cérebro, pulmões, rins, entre outros.

Mais recentemente verificaram-se diferenças fenotípicas em relação às mutações de *TSC2*. As mutações de *TSC2* ocorrem em 80 a 90% dos indivíduos afetados enquanto as mutações de *TSC1* estão presentes em 10 a 20% dos doentes. Alguns autores registram formas mais graves da afecção em portadores de mutações de *TSC2* com maior número de lesões tuberosas, maior intensidade de retardo mental, maiores índices de manifestações de autismo e convulsões mais refratárias. Essas observações indicam funções mais importantes da tuberina em relação à hamartina na diferenciação celular.

Manifestações clínicas

Na pele, ocorrem lesões em cerca de 60 a 70% dos casos. As lesões cutâneas são de vários tipos: máculas hipocrômicas, manchas café com leite, angiofibromas faciais, placas espessadas e fibromas gengivais, tumores periungueais e molusco pêndulo. As máculas hipocrômicas estão geralmente presentes ao nascimento e podem ter várias formas. As mais comuns são máculas hipocrômicas, pequenas, poligonais ou em forma de impressão digital, encontradas em cerca de 80% dos doentes. Outra forma de mancha hipocrômica é a mácula em forma de folha, menos comum, mas extremamente característica da afecção (FIGURA 65.22). Também podem estar presentes máculas hipocrômicas em confete. Admite-se ser significativa, para a diagnose clínica de esclerose tuberosa, a presença de três ou mais máculas hipocrômicas com as características descritas. Cerca de 30% dos doentes apresentam manchas café com leite desde os primeiros meses de vida.

Os angiofibromas faciais apresentam-se como pápulas com menos de 0,5 cm de diâmetro, cor amarelo-avermelhada, frequentemente com finas telangiectasias na superfície e localizadas na porção central da face (FIGURAS 65.23 E 65.24). Surgem, em geral, nos 2 primeiros anos de vida e aumentam progressivamente com a idade. Às vezes, acompanham-se de placas fibrosas de cor amarelo-acastanhada localizadas na fronte. Também são parte das manifestações cutâneas da síndrome, placas espessadas irregulares que ocorrem no tronco, predominantemente na região lombo sacra. Essas lesões representam nevos conectivos e são denominadas **Shagreen patches** (VER FIGURA 65.22). Podem ocorrer fibromas múltiplos periungueais predominantemente nos pés – os chamados tumores de Köenen (FIGURA 65.25). Podem ainda ocorrer, como parte da síndrome, a presença de lesões de molusco pêndulo,

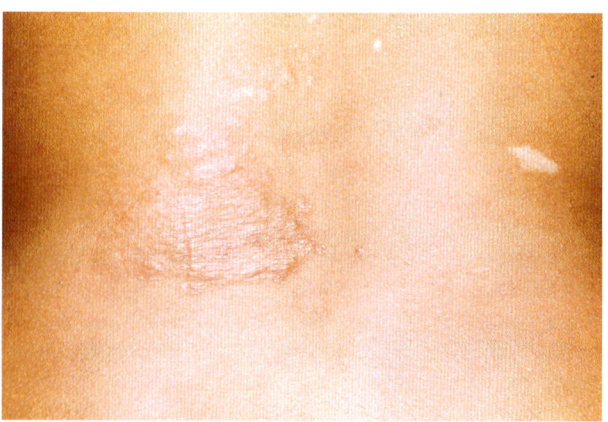

FIGURA 65.22 – *Shagreen patch*. À esquerda, placa espessada de contornos irregulares na região lombar. À direita, mancha hipocrômica em forma de folha.

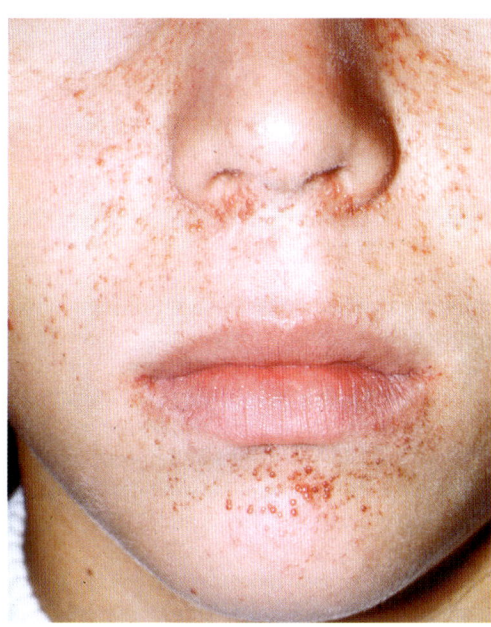

FIGURA 65.23 – Adenoma sebáceo tipo *Pringle*. Forma discreta. Múltiplas pápulas avermelhadas, isoladas e confluentes, localizadas na porção central da face.

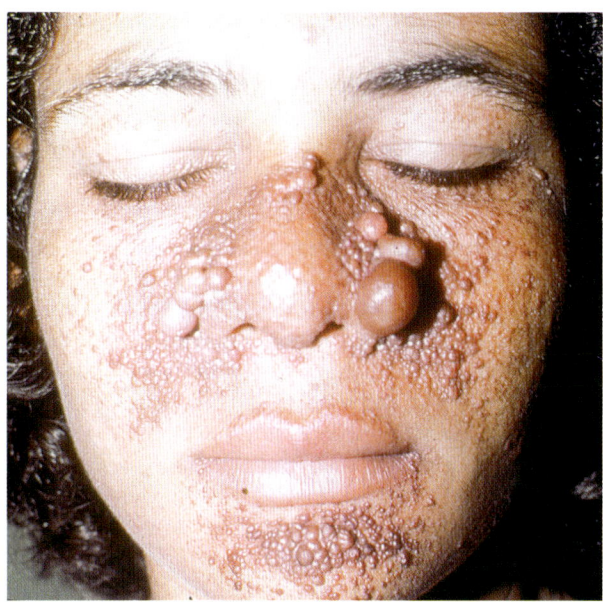

FIGURA 65.24 – Adenoma sebáceo tipo *Pringle*. Forma exuberante. Grande quantidade de pápulas e nódulos de coloração vermelho-violácea na porção central da face.

localizadas especialmente nas axilas, dobras do pescoço e dobras inguinocrurais.

Além das lesões cutâneas, a síndrome compreende lesões oculares, neurológicas, cardiovasculares, renais, pulmonares e gastrintestinais.

Na retina, podem ocorrer hamartomas e astrocitomas que tendem à calcificação geralmente assintomáticos e áreas de despigmentação em cerca de 50% dos casos.

As manifestações neurológicas da esclerose tuberosa compreendem espasmos, observados em 70% das crianças afetadas, que se iniciam em torno dos 3 meses de idade, e convulsões, que geralmente se iniciam a partir do primeiro ano de vida. Deficiência mental é frequente e outras alterações neuropsíquicas podem coexistir, inclusive psicoses. No sistema nervoso central, ocorrem múltiplos nódulos calcificados e proliferações gliais que devem ser investigados por meio de tomografia e ressonância magnética, e que explicam os sintomas e sinais neurológicos apresentados por esses doentes.

Nos rins, bilateralmente, ocorrem angiolipomas múltiplos, geralmente assintomáticos, que, de acordo com seu crescimento, podem afetar a função renal. Essas lesões são facilmente evidenciáveis por meio de ultrassonografia.

No coração, em 80% das crianças atingidas pela síndrome, ocorrem rabdomiomas que podem ser detectados no período pré-natal por ressonância magnética ou ecocardiografia e que tendem a involuir e desaparecer até a idade adulta, mas que podem provocar arritmias.

Mais raramente, podem participar da síndrome, linfangioleiomiomatose pulmonar que é inexoravelmente progressiva, levando à morte, sendo a única solução o transplante pulmonar. Nos dentes são frequentes pequenas depressões (*pits*) geralmente assintomáticas. Fibromas gengivais são frequentes (70% dos adultos). Outras lesões viscerais que podem ocorrer são hamartomas e pólipos no estomago, intestino delgado e cólon que geralmente são assintomáticos e raramente sangram. O fígado pode apresentar cistos e angiomiolipomas. Nos ossos podem ocorrer lesões hipertróficas e escleróticas e raramente pode haver aneurismas das artérias intracranianas, axilares e da aorta.

Histopatologia

As máculas hipocrômicas mostram, histopatologicamente, número normal de melanócitos, mas quantidade diminuída de melanina na epiderme. Os melanócitos apresentam diminuição de dendritos.

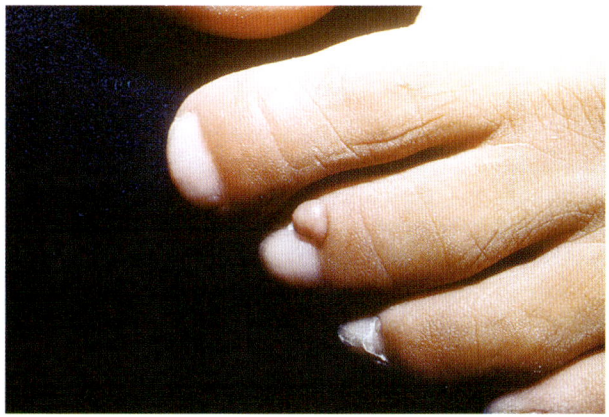

FIGURA 65.25 – Tumor de Köenen. Fibroma periungueal em caso de esclerose tuberosa.

Os angiofibromas expressam-se, microscopicamente, por proliferação fibrosa com fibrose perifolicular concêntrica, que predomina sobre proliferação vascular, em meio às quais podem ser observados anexos. As placas de *Shagreen patches* e os fibromas periungueais são nevos conectivos.

Diagnose

Clínica, histopatológica e através de exames laboratoriais, destinados a detectar as lesões viscerais da síndrome, exames radiológicos, ultrassonográficos, tomografia, ressonância magnética, eletroencefalograma, eletrocardiograma e ecocardiografia, entre outros. Hoje existem testes genéticos comercialmente disponíveis que detectam mutações em cerca de 75 a 85% dos doentes. Na diagnose diferencial dos angiofibromas, deve ser considerado o tricoepitelioma múltiplo. Para as lesões hipocrômicas, deve-se considerar, na diagnose diferencial, o nevo acrômico, o piebaldismo, a hipomelanose de Ito e o vitiligo. Quanto às placas espessadas, devem ser diferenciadas de nevos conectivos isolados, leiomiomas e nevos melanocíticos.

Tratamento

Nas lesões cutâneas, podem-se empregar a eletrocirurgia, dermoabrasão e laserterapia.

Recentemente, com base na ação da rapamicina inibindo os mTOR, têm sido realizados ensaios terapêuticos em esclerose tuberosa com resultados interessantes.

Têm sido empregados a rapamicina (serolimus), o seu derivado everolimus e uma pró-droga da rapamicina, o temsirolimus.

Em 2010, o everolimus foi aprovado pela Food and Drug Administration (FDA) para tratamento de astrocitomas subependimais de células gigantes associados à esclerose tuberosa não passíveis de tratamento cirúrgico, porque os ensaios clínicos demonstraram evidente diminuição do volume desses tumores e melhora das convulsões apresentadas pelos doentes.

Alguns ensaios clínicos demonstraram eficácia da rapamicina (sirolimus) sobre angiomiolipomas renais, angiomiolipomas hepáticos e astrocitomas subependimais de células gigantes e estabilização da linfangioleiomiomatose pulmonar.

Também existem relatos de eficácia da rapamicina tópica no tratamento dos angiofibromas cutâneos.

Portanto, existem atualmente drogas que mostram ação sobre as lesões cutâneas e sistêmicas da esclerose tuberosa através de ensaios clínicos ainda em andamento, com perspectivas promissoras.

SÍNDROME DE BECKWITH-WIEDEMANN

Doença hereditária autossômica dominante causada por alterações em um conjunto de genes localizados no cromossomo 11p15.5, que produz malformações, excesso de crescimento e predisposição a tumores. Geralmente é esporádica (85%) enquanto a ocorrência familiar é menor (15%). A incidência é maior em crianças fruto de fertilização *in vitro*.

Clinicamente, a doença é congênita, havendo aumento do crescimento pré e pós-nascimento. Há macroglossia e pode haver organomegalia de fígado, baço, pâncreas e suprarrenais. Às vezes, há gigantismo e/ou hemi-hipertrofias. Ocorrem defeitos da parede abdominal anterior com hérnia umbilical. Há hipoglicemia neonatal por aumento da produção de insulina e em 10% das crianças afetadas desenvolvem-se tumores variados, sendo mais frequente o tumor de Wilms, mas outros tumores podem surgir como rabdomiosarcomas, carcinomas adrenocorticais e neuroblastomas. A diagnose é clínica auxiliada por exames laboratoriais e de imagem. É essencial, no tratamento, a vigilância quanto à hipoglicemia e ao aparecimento de tumores, por meio de ultrassom e dosagens de α-fetoproteína periódicos e outros exames de imagem e exames histopatológicos para diagnóstico dos tumores.

A diagnose diferencial deve ser feita com síndromes que provocam gigantismo ou hemi-hipertrofias como a síndrome de Klippel-Trenaunay e outras mais raras.

LEIOMIOMATOSE HEREDITÁRIA E SÍNDROME DO CÂNCER DE CÉLULAS RENAIS (SÍNDROME DE REED)

É síndrome hereditária autossômica dominante que se acompanha de leiomiomas na pele, no útero nas mulheres e aumento do risco de câncer renal.

A enfermidade é causada por mutações do gene da fumarato hidratase (FH) que determinam acúmulo da fumarato hidratase, a qual atua sobre o fator indutor de hipóxia (HIF). Por sua vez, o HIF se acumula e aumenta a transcrição de genes que codificam proteínas envolvidas no crescimento celular e na angiogênese incluindo fator de crescimento derivado de plaquetas (PDGF), fator de crescimento do endotélio vascular (VEGF) e fator de transformação do crescimento alfa (TGF-α).

Clinicamente, esses doentes apresentam na pele como primeira manifestação da doença leiomiomas pilares (75% dos casos) que surgem em geral entre a 2ª a 4ª década de vida. Nas mulheres, os leiomiomas cutâneos em geral precedem os leiomiomas uterinos. As lesões cutâneas apresentam-se como pápulas ou nódulos de consistência firme, róseo-acastanhados, que podem ser esparsos, mas apresentam-se predominantemente em placas ou com distribuição segmentar. Atingem o tronco e as extremidades e são dolorosos à palpação e com o frio.

Os leiomiomas uterinos (95% dos casos) surgem em idades mais precoces em relação à população geral. O aparecimento de leiomiossarcomas na pele e no útero é muito raro.

Os cânceres renais ocorrem em 5 a 15% das famílias afetadas, sendo a idade média de diagnóstico 45 anos. São papilares do tipo II ou do ducto coletor e são agressivos com índice de mortalidade de 70% em 5 anos.

Histopatologicamente, os leiomiomas cutâneos originam-se dos músculos eretores dos pelos, e os cânceres renais são papilares tipo II e do ducto coletor.

A diagnose das lesões cutâneas é clínica, confirmada por exame histopatológico, sendo necessário clinicamente diferenciar-se dermatofibromas, schwanomas, neurofibromas, tumores anexiais. Quando diante de quadro de leiomiomas cutâneos, é importante a presença de história familiar de leiomiomas cutâneos, miomas uterinos, histerectomia e história de câncer renal direcionando para a diagnose da síndrome, sendo então necessário monitoramento rigoroso desses doentes por meio de exames de imagens para a detecção precoce de câncer renal.

SÍNDROME BAZEX-DUPRÉ-CHRISTOL

Caracteriza-se por atrofoderma folicular, *milia*, hipotricose, hipo-hidrose e aparecimento precoce de carcinomas basocelulares.

Patogenia

É doença hereditária ligada ao cromossomo X. Os genes mutantes ainda não foram identificados, mas localizam-se no cromossomo Xq24-q27.

Manifestações clínicas

Há hipotricose congênita que é difusa nos meninos e menos aparente nas meninas, pois nelas os cabelos anormais intercalam-se a cabelos normais. As anormalidades capilares são tricorrexe nodosa e pelos encurvados. Há numerosas lesões de atrofia folicular que atingem predominantemente cotovelos, joelhos, face dorsal das mãos e pés (**FIGURAS 65.26 A 65.28**).

A hipo-hidrose geralmente atinge apenas a face. Na 2ª ou 3ª década de vida surgem, na face, carcinomas basocelulares de aspecto nevoide, pigmentados, idênticos aos que aparecem na síndrome do nevo basocelular.

Diagnose

Clínica e histopatológica, e a diagnose diferencial principal é com a síndrome do nevo basocelular e com a síndrome Rombo.

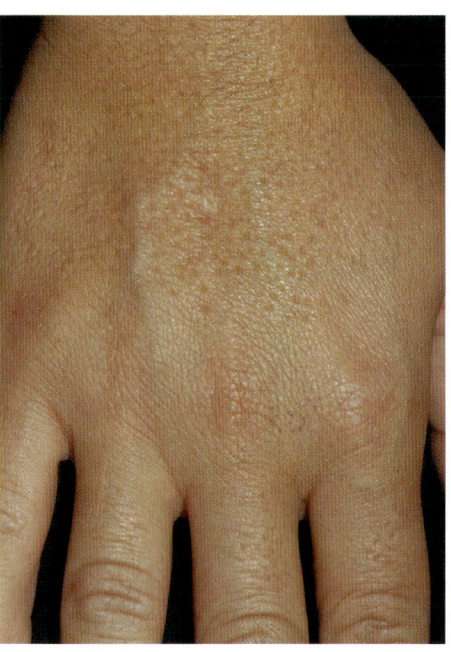

FIGURA 65.27 – Síndrome de Bazex-Dupré-Christol. Atrofodermia folicular.

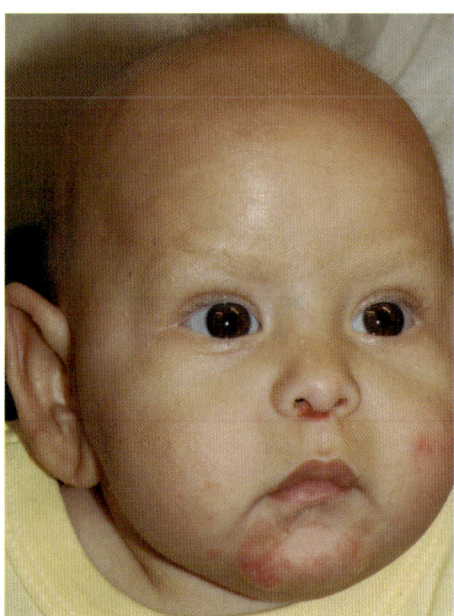

FIGURA 65.26 – Síndrome de Bazex-Dupré-Christol. *Milia*, alopecia e facies típico.

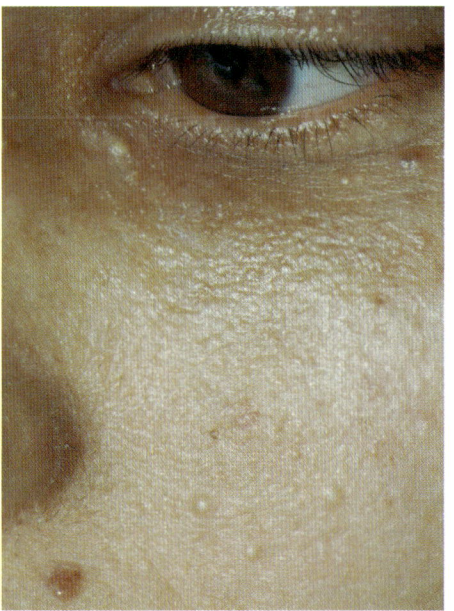

FIGURA 65.28 – Síndrome de Bazex-Dupré-Christol. Doente adulta. *Milia* e carcinomas basocelulares (próximos à pálpebra e ao nariz).

CAPÍTULO 66

ALTERAÇÕES HEREDITÁRIAS DA QUERATINIZAÇÃO

As alterações hereditárias da queratinização compreendem doenças em que há diferenciação anormal da epiderme, resultando em hiperqueratose e/ou descamação. São as ictioses, as eritroqueratodermias e as queratodermias palmoplantares.

A epiderme é um epitélio altamente especializado. A queratinização é um processo essencial para que a pele possa exercer suas funções de proteção do organismo contra a perda de água e para a proteção às agressões físicas, químicas e biológicas. Para exercer essas funções, os queratinócitos sofrem processo de diferenciação terminal, migrando para a superfície, compondo o estrato córneo. As queratinas são o constituinte proteico maior dos queratinócitos, representando 85% do seu conteúdo proteico, e compreendem 20 diferentes proteínas que constituirão os filamentos intermediários que formam o citoesqueleto dos queratinócitos, estrutura que confere estabilidade a essas células.

O estrato córneo é composto por queratinócitos totalmente diferenciados – os corneócitos – que funcionam como tijolos cimentados por matriz extracelular rica em lipídeos. Nos queratinócitos completamente diferenciados, a membrana plasmática é substituída por um envelope celular com componente lipídico e componente proteico. A porção proteica do envelope celular resulta de ligações cruzadas entre proteínas precursoras, involucrina, proteínas ricas em prolina, elafina, cistatina, loricrina, e envolve a atuação enzimática das transglutaminases epidérmicas. O componente lipídico do envelope celular é formado por monocamada de ômega-hidroxiceramidas que se ligam covalentemente à superfície externa do envelope proteico por meio de ésteres, e essas ligações também são mediadas por transglutaminases.

O estrato córneo contém lipídeos neutros, como colesterol e ácidos graxos livres, bem como lipídeos polares, ceramidas, ômega-hidroxiceramidas e ômega-hidroxiacilceramidas. Esses lipídeos são organizados e transportados como formações laminares nos corpos lamelares que se fundem com as membranas celulares das células da camada granulosa, eliminando seu conteúdo no interior das células, e as enzimas hidrolíticas dos próprios corpos lamelares transformam glicolipídeos e fosfolipídeos em ácidos graxos livres e ceramidas. Os corneócitos interligados pelos lipídeos intracelulares e pelo envelope lipídico formam uma barreira compacta que impede a perda de água através da pele.

A homeostase do sistema é fundamental para a função de barreira da pele e, neste processo, outros fatores atuam, como cálcio, uroquinase, ácido retinoico, proteinocinase C, vitamina D e fatores de transcrição.

Os níveis intracelulares de cálcio são essenciais para a diferenciação de proteínas específicas, como as citoqueratinas 10 e 1, a profilagrina, a laminina e a involucrina, bem como para a atividade das transglutaminases.

Quando ocorre aumento da perda transepidérmica de água, surgem alterações nas concentrações iônicas de cálcio e potássio que desencadeiam fatores de liberação de várias citocinas: fator de necrose tumoral-α, (TNF-α, do inglês *tumor necrosis factor*) interleucina-8 (IL-8), IL-10, interferon-γ, TGF-α e β e moléculas de adesão como molécula de adesão intracelular-1 (ICAM1, do inglês *intercelular adhesion molecule-1*). Essas substâncias, além de aumentar a síntese de lipídeos e de corpos lamelares, estimulam a síntese de DNA, gerando maior número de corneócitos, e provocam, ainda, fenômenos inflamatórios na epiderme.

Devido aos novos conhecimentos dos mecanismos moleculares e genéticos que atuam na queratinização, as doenças da queratinização são consideradas, hoje, em três vertentes:

1. Alterações das proteínas estruturais da epiderme, citoqueratinas, proteínas desmossômicas e proteínas do envelope dos corneócitos.
2. Alterações das enzimas envolvidas no metabolismo dos lipídeos, proteínas e aminoácidos.
3. Alterações em moléculas reguladoras da corneificação, como o cálcio e as conexinas.

ICTIOSES GENO-HEREDITÁRIAS

O termo "ictiose" abrange um grupo heterogêneo de doenças que têm em comum a hiperqueratose e/ou a descamação da pele, originadas em perturbações do processo de diferenciação dos queratinócitos. O nome "ictiose" deriva da palavra grega *ictios*, que significa "peixe", em razão do aspecto escamoso da pele afetada. As ictioses podem ser geneticamente determinadas ou adquiridas.

As ictioses geneticamente determinadas têm apresentação clínica diversificada: a intensidade, a extensão e o aspecto das escamas variam desde formas leves, como a ictiose vulgar, até a ictiose arlequim, a forma mais intensa. Algumas formas apresentam comprometimento de outros órgãos ou sistemas (ictioses sindrômicas). Já estão identificadas numerosas mutações gênicas responsáveis pelas ictioses congênitas; diferentes mutações podem ocasionar quadro semelhante, como a ictiose lamelar. As ictioses congênitas podem estar presentes ao nascimento, condição conhecida como bebê colódio, ou manifestar-se na primeira infância.

A pele ictiótica, embora espessada, tem função barreira deficiente, havendo maior tendência à absorção de tópicos; também há aumento das perdas hídricas transepidérmicas, o que representa fator patogênico adicional, e explica a melhora de alguns pacientes nos climas úmidos. Há diminuição da secreção sudoral e menor tolerância ao calor. Pela menor resistência a agentes irritantes, as eczematizações são frequentes. Pode haver dificuldade de síntese da vitamina D, originando raquitismo, ocorrência descrita em algumas formas de ictiose. Nas formas eritematosas, pode ocorrer baixa estatura, provavelmente pelo maior dispêndio calórico gerado pela combinação da vasodilatação e perda de proteínas pelas escamas.

As várias formas de ictiose se distinguem pelo quadro dermatológico, pela presença ou não de comprometimento extracutâneo, pelo modo de herança, pela mutação gênica e pela frequência.

As **ictioses** não sindrômicas, aquelas que acometem predominantemente a pele, são:

- **Ictioses comuns:** ictiose vulgar e ictiose recessiva ligada ao cromossomo X.
- **Ictioses congênitas autossômicas recessivas:**
  - **Formas maiores:** ictiose lamelar, eritrodermia ictiosiforme congênita não bolhosa e ictiose arlequim.
  - **Formas menores:** bebê colódio autorresolutivo, bebê colódio autorresolutivo acral e ictiose em traje de banho.
- **Ictioses queratinopáticas:**
  - **Formas maiores:** ictiose epidermolítica e ictiose epidermolítica superficial.
  - **Formas menores:** ictiose epidermolítica autossômica recessiva, ictiose epidermolítica anular, ictiose de Curth-Macklin e nevo epidermolítico.
- **Outras formas:** queratodermia da loricrina, eritroqueratodermia variabilis, síndrome da pele esfoliada (síndrome da pele decídua ou, em inglês, *peeling skin syndrome*), eritrodermia ictiosiforme congênita reticular e síndrome KLICK.
- **As ictioses sindrômicas são:**
  - **Doenças de herança ligada ao cromossomo X:** ictiose recessiva ligada ao cromossomo X sindrômica, síndrome IFAP e síndrome de Conradi-Hunermann-Happle.
  - **Autossômicas:**
    - **Com alteração do cabelo:** síndrome de Netherton, tricotiodistrofia, síndrome ICE, síndrome IH e síndrome IHCE.
    - **Com alterações neurológicas:** compreendem uma série de doenças muito raras, como síndrome de Sjögren-Larsson, doença de Refsum, síndrome de Chanarin-Dorfman, deficiência múltipla de sulfatases, síndrome MEDNIK, síndrome de Gaucher tipo 2, síndrome de CEDNIK, síndrome ARC e outras.
    - **Com outros acometimentos associados:** síndrome KID e síndrome ictiose-prematuridade.

Ictioses não sindrômicas

ICTIOSES COMUNS

Ictiose vulgar

Assim chamada por ser a forma mais comum, tem prevalência estimada em cerca de 1:250 da população, sendo transmitida de forma autossômica dominante com penetrância incompleta.

As formas graves manifestam-se na primeira infância; as formas leves podem só ser perceptíveis em condições ambientais que favoreçam o ressecamento da pele. A descamação geralmente não está presente ao nascimento, podendo surgir nos primeiros meses ou anos de vida e ser atenuada ao longo da vida.

Patogenia

É causada por mutações no gene que codifica a filagrina, uma proteína presente no citoplasma dos queratinócitos. A deficiência de filagrina perturba a diferenciação dos corneócitos e a formação do fator natural de umidade, levando à hiperqueratose por retenção e aumento da perda de água transepidérmica. A disfunção da barreira cutânea relaciona a ictiose vulgar à dermatite atópica e à maior predisposição a sensibilizações alérgicas, tanto cutâneas como de outros órgãos.

Manifestações clínicas

A pele é seca e com intensidade variável de descamação, sendo as escamas finas, lamelares e poligonais; porém, em certos casos, a descamação é mínima. As lesões são mais evidentes na superfície de extensão dos membros e abdome. As áreas flexurais são poupadas **(FIGURA 66.1)**. Pode haver pápulas hiperqueratósicas nas zonas em que o processo é mais intenso (queratose pilar). Nas regiões palmoplantares, há certo grau de hiperqueratose e os sulcos palmares e plantares mostram-se acentuados, especialmente nos casos em que a ictiose se associa com atopia **(FIGURA 66.2)**. A intensidade é variável, mesmo entre os membros de uma mesma família.

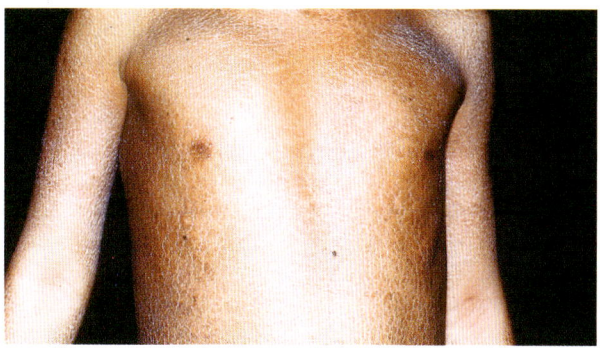

FIGURA 66.1 – Ictiose vulgar. Descamação generalizada poupando pregas flexurais. Escamas poligonais acastanhadas.

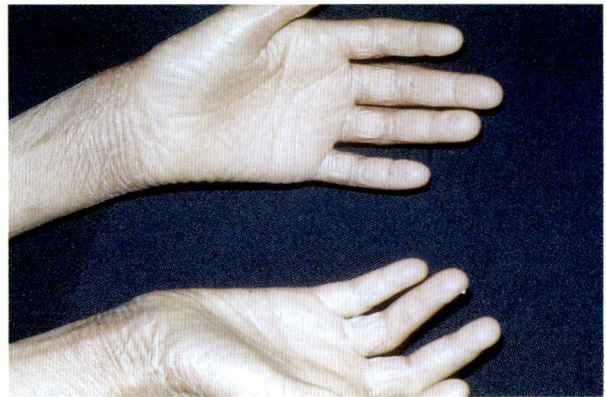

FIGURA 66.2 – Ictiose vulgar. Hiperqueratose palmar com acentuação de sulcos palmares.

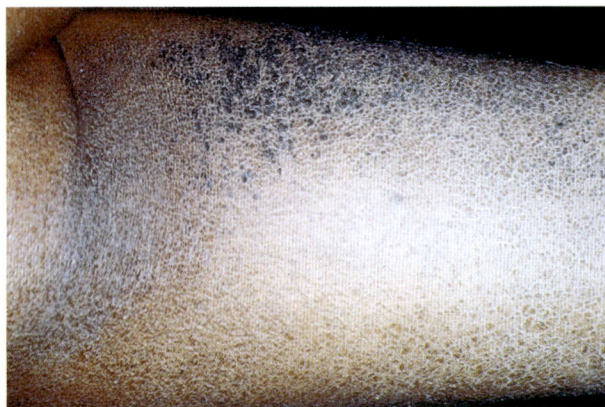

FIGURA 66.3 – Ictiose ligada ao cromossomo X. Grandes escamas poligonais hiperpigmentadas. As áreas flexurais também são acometidas.

Ao exame histopatológico, encontram-se hiperqueratose leve a moderada e diminuição da camada granulosa.

Ictiose recessiva ligada ao cromossomo X – deficiência de esteroide sulfatase

A ictiose recessiva ligada ao cromossomo X manifesta-se essencialmente em indivíduos do sexo masculino, sendo as mulheres portadoras do defeito genético.

Patogenia

A esteroidessulfatase hidrolisa ésteres sulfatados de hormônios esteroides sulfatados e hidroxiesteroides, inclusive sulfato de colesterol-3. A deficiência dessa enzima resulta, portanto, em acúmulo de sulfato de colesterol-3, que inibe a ação da transglutaminase-1, causando uma ictiose de retenção, isto é, as escamas são resultado do comprometimento da descamação dos corneócitos.

A deficiência de esteroidessulfatase decorre da deleção total, parcial ou a mutações inativantes do gene *STS* no cromossomo Xp22.3.

Manifestações clínicas

O quadro clínico tradicionalmente relacionado à ictiose recessiva ligada ao cromossomo X caracteriza-se pelo aparecimento, algumas semanas após o nascimento, de escamas escuras e finas, atingindo toda a superfície da cútis, inclusive pregas de flexão, sendo poupadas apenas as regiões palmares, plantares e o centro da face **(FIGURA 66.3)**.

As escamas escuras são mais evidentes na face lateral do pescoço, do tronco, do abdome e das extremidades. É muito característica a descamação escura na região pré-auricular, ainda que nem sempre presente.

Mutações do gene *STS* relacionam-se à apresentação clínica variável, compreendendo casos com pele discretamente seca, casos com dermatite atópica sem descamação evidente, casos com descamação clara ou mesmo sem descamação, que foram descritos a partir da detecção de deleções do gene *STS* em portadores de anomalias variadas até o quadro clínico típico, de escamas escuras.

Tanto os pacientes doentes como as mulheres portadoras da alteração genética podem apresentar alterações características da córnea, que surgem entre os 10 e os 30 anos de idade. Essas alterações são opacidades pontuadas e em vírgula que não interferem na visão.

Os pacientes masculinos podem, ainda, apresentar criptorquidia.

Histopatologia

Ao exame histológico, verifica-se hiperqueratose com a camada granulosa diminuída, normal ou aumentada e camada malpighiana normal ou acantótica.

Diagnose

O diagnóstico laboratorial de ictiose recessiva ligada ao cromossomo X consiste na demonstração da deficiência de esteroide sulfatase ou deleção do gene *STS*.

O exame eletroforético do soro evidencia padrão eletroforético peculiar, no qual as β-lipoproteínas e as pré-β-lipoproteínas têm migração praticamente idêntica.

Há, ainda, atividade enzimática diminuída em leucócitos, permitindo ensaio laboratorial com utilidade diagnóstica, e também em queratinócitos, fibroblastos e na placenta. Devido à diminuição da atividade placentária de esteroide sulfatase, a urina da gestante apresenta níveis de estrogênios mais baixos, esteroides sulfatados podem ser detectados e o trabalho de parto pode ter evolução perturbada.

Deleções do gene *STS* podem ser detectadas por diferentes técnicas; no entanto, portadores de deleções diagnosticados a partir de achados clínicos variados apresentam comprometimento cutâneo muito variável.

O diagnóstico diferencial se faz com a ictiose vulgar e com os demais estados ictiosiformes.

ICTIOSES CONGÊNITAS AUTOSSÔMICAS RECESSIVAS

As formas maiores compreendem a ictiose lamelar, a eritrodermia ictiosiforme congênita e a ictiose arlequim.

A variabilidade da apresentação clínica das ictioses autossômicas recessivas dificulta, por vezes, sua distinção. Existem apresentações intermediárias entre as duas formas classicamente descritas, a ictiose lamelar e a eritrodermia ictiosiforme congênita, por isso a tendência atual em agrupar os casos de herança AR. Os achados histopatológicos, bioquímicos e ultraestruturais não permitem uma classificação precisa do tipo de ictiose autossômica recessiva, o que dependeria do estudo da mutação gênica, raramente disponível.

Mutações nos seguintes genes foram demonstradas em portadores das ictioses congênitas autossômicas recessivas: *TGM-1*, *ALOXE3*, *ALOX12B*, *NIPAL4*, *CYP4F22*, *ABCA12*, embora às vezes não se detectem mutações nesses genes.

Ictiose lamelar e eritrodermia ictiosiforme congênita não bolhosa

Doenças raras, com prevalência estimada em torno de 1 em cada 200 mil nascidos vivos na população geral. São herdadas de forma autossômica recessiva, embora raríssimos casos tenham sido relatados com herança autossômica dominante.

Patogenia

A maioria dos casos de ictiose lamelar relaciona-se a mutações no gene *TGM-1*, que codifica a enzima transglutaminase-1, e mutações de *ALOXE3* e *ALOX12B*, que codificam as lipo-oxigenases epidérmicas, relacionam-se aos casos de eritrodermia ictiosiforme congênita.

A transglutaminase-1 é uma enzima que se expressa nas camadas superiores da epiderme e tem papel fundamental na formação do envelope corneificado, uma estrutura subcelular que reveste internamente a membrana plasmática dos queratinócitos da camada granulosa e lamelar, conferindo resistência mecânica e conectando-se aos lipídeos extracelulares. Já foram identificadas mais de 70 mutações do gene *TGM-1*, relacionadas a variações na expressão fenotípica da doença.

A diminuição das lipo-oxigenases origina defeitos nos corpos lamelares com acúmulo de lipídeos intracelulares, inibindo a diferenciação e estimulando a proliferação dos queratinócitos.

Manifestações clínicas

Na maioria dos portadores de ictiose lamelar, a doença se manifesta ao nascer como **bebê colódio** (FIGURA 66.4), denominação utilizada para se referir ao aspecto da pele que, espessada às custas da camada córnea, se torna um envoltório espesso, brilhante, pouco flexível e translúcido, permitindo a visualização da eritrodermia subjacente e ocasionando o ectrópio e eclábio típicos dessa condição. O intenso espessamento da camada córnea pode ocasionar hipoplasia da pirâmide nasal, dos pavilhões auriculares ou dos dedos.

A função barreira é deficiente, estando a criança em risco elevado para desidratação, desequilíbrio hidreletrolítico, absorção de tópicos com intoxicações e septicemia; requer, portanto, cuidados intensivos nos primeiros dias de vida.

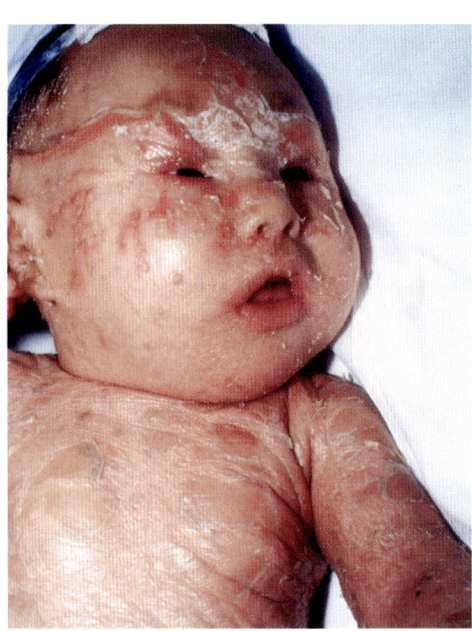

FIGURA 66.4 – Bebê colódio. Observa-se envoltório de aspecto coloidal em eliminação, particularmente na face. Presença de ectrópio.

A pele espessa e inflexível sofre fissuras e descama de modo peculiar, em lamelas largas, ao longo das 6 a 10 primeiras semanas (FIGURA 66.5). O paciente passa, então, a apresentar o aspecto característico da ictiose lamelar: eritema leve e descamação em escamas poligonais espessas, achatadas, presas pelo centro e com bordas levantadas, de coloração clara ou acastanhada em todo o tegumento, inclu-

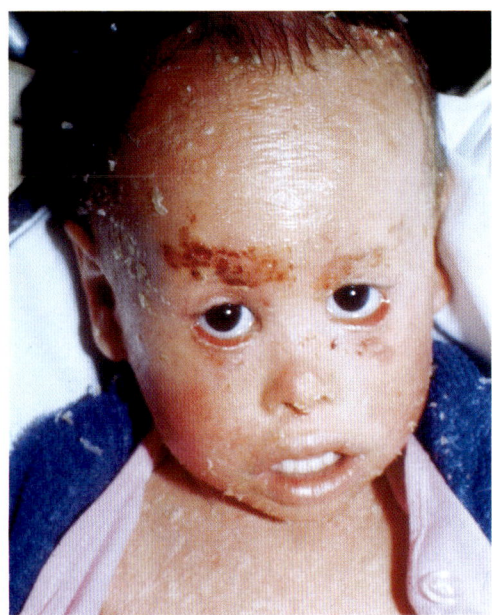

FIGURA 66.5 – Ictiose lamelar. Eritrodermia, eritema e descamação universais e ectrópio.

sive nas áreas flexurais (FIGURA 66.6). O acometimento intenso da face leva ao ectrópio e eclábio; queratodermia palmoplantar moderada é constante e pode haver alopecia difusa. As unhas são uniformemente espessadas. Há intolerância ao calor, e o eritema e a descamação pioram no verão ou quando houver febre. O quadro permanece inalterado ao longo da vida. Raquitismo foi relatado em portadores dessa forma de ictiose.

A eritrodermia ictiosiforme congênita pode se apresentar como bebê colódio; ao nascimento, muitos casos têm pele normal e o eritema e a descamação manifestam-se nos primeiros meses de vida. A descamação, de intensidade variável, tende a ser fina e clara, mais discreta na face. Ectrópio não é frequente, e, quando presente, é menos pronunciado que na ictiose lamelar. Há queratodermia palmoplantar moderada. As unhas são espessas e levemente curvas. Os cabelos são normais. Pode haver deficiência na evolução ponderoestatural, resultando em baixa estatura.

Em numerosos casos, a apresentação clínica corresponde a formas intermediárias entre os polos ictiose lamelar e eritrodermia ictiosiforme congênita.

Histologia

As alterações histopatológicas na ictiose lamelar e na eritrodermia ictiosiforme congênita não são específicas, havendo hiperqueratose ortoqueratósica intensa com acantose discreta, papilomatose e capilares dilatados na derme superficial.

Na ictiose lamelar, o índice de proliferação epitelial é normal, contrariamente ao que ocorre na eritrodermia ictiosiforme congênita, em que a proliferação epitelial está acentuadamente aumentada.

Ictiose arlequim

Doença muito rara, tem padrão de herança autossômico recessivo.

Patogenia

A ictiose arlequim é causada por mutação do gene *ABCA-12*, transportador transmembrana de lipídeos, o que explica o achado de grânulos lamelares anômalos e localização anormal dos lipídeos epidérmicos verificados à microscopia eletrônica.

Manifestações clínicas

Ao nascimento, a criança, geralmente prematura, apresenta-se com pele recoberta por placa extremamente espessada, lisa e brilhante, que sofre fissuras profundas, com disposição losângica reminiscente da roupa do personagem Arlequim. O ectrópio e eclábio são intensos, muito evidentes. Os pavilhões auriculares raramente são visíveis, pois são encobertos pelas placas hiperqueratósicas, e, frequentemente, são hipoplásicos. As unhas podem ser hipoplásicas, e hipotricose do couro cabeludo, dos cílios e das sobrancelhas é comum. Os dedos das mãos e dos pés e a pirâmide nasal são hipoplásicos (FIGURA 66.7).

A pele espessada pode dificultar os movimentos, por isso a criança permanece com os membros em semiflexão. Pela mesma razão, há restrição respiratória e dificuldade de alimentação, pois os movimentos de sucção ficam prejudicados. A função de barreira da pele, deficitária, é agravada pelas fissuras. Desidratação, distúrbios hidreletrolíticos e septicemia são comuns, havendo necessidade de manejo em unidades intensivas neonatais.

Na infância e nas etapas posteriores da vida, a pele apresenta eritema intenso, vivo e descamação lamelar espessa, sendo totalmente comprometida, inclusive palmas e plantas. Há ectrópio e eclábio, os cabelos são rarefeitos e as unhas são espessadas.

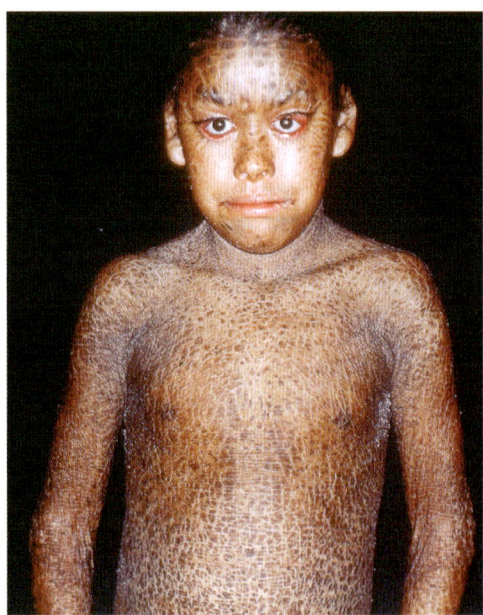

FIGURA 66.6 – Ictiose lamelar. Escamas espessas, escuras, envolvendo todo o tegumento e acentuado ectrópio.

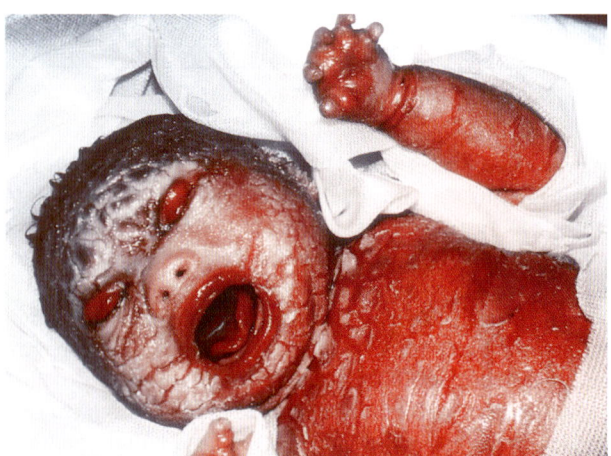

FIGURA 66.7 – Ictiose arlequim. A pele apresenta lâminas córneas espessas com fissuras profundas. Ectrópio e eclábio. Orelhas rudimentares.

Diagnose das ictioses congênitas autossômicas recessivas (ictiose lamelar, eritrodermia ictiosiforme congênita e ictiose arlequim)

A diagnose dessas ictioses tem base essencialmente no exame clínico. A pesquisa das mutações não está disponível de modo rotineiro e, por enquanto, não tem impacto no tratamento.

Na diagnose diferencial, devem ser consideradas as síndromes de Netherton, de Sjögren-Larsson e a tricotiodistrofia.

A distinção entre a ictiose lamelar e a eritrodermia ictiosiforme congênita pode ser difícil, uma vez que existem formas intermediárias no espectro clínico de apresentações dessas doenças.

Clinicamente, na eritrodermia ictiosiforme congênita, as escamas são finas e esbranquiçadas e há eritema; na ictiose lamelar, as escamas são mais espessas e não há eritema, ou este é mínimo. O ectrópio, o eclábio e a alopecia cicatricial são mais frequentes na ictiose lamelar. Apresentação ao nascer como bebê colódio ocorre em ambas as condições.

O encontro de mutações de *TGM-1* tanto em portadores de ictiose lamelar como em portadores de eritrodermia ictiosiforme congênita não bolhosa evidencia não haver, ainda, marcador clínico ou laboratorial que permita correlação genofenotípica definitiva nas ictioses congênitas autossômico recessivas.

Outras formas raras de ictiose congênita autossômica recessiva são:

- **Bebê colódio autorresolutivo**: caracterizado pela resolução por volta dos 3 meses de idade.
- **Bebê colódio autorresolutivo acral**.
- **Ictiose em traje de banho**: a descamação lamelar compromete as áreas de maior temperatura, como o tronco, as axilas e o couro cabeludo.

ICTIOSES QUERATINOPÁTICAS

Foram assim denominadas por terem origem em mutações de genes que codificam as queratinas 1 e 10. Compreendem duas formas maiores, a ictiose epidermolítica e a ictiose epidermolítica superficial, e formas menores: a ictiose epidermolítica autossômica recessiva, a ictiose epidermolítica anular, a ictiose de Curth-Macklin e o nevo epidermolítico.

Ictiose epidermolítica

Anteriormente designada como **hiperqueratose epidermolítica** ou **eritrodermia ictiosiforme congênita bolhosa de Brocq** ou **ictiose bolhosa** ou **ictiose histrix**, a ictiose epidermolítica é uma doença hereditária autossômica dominante, sendo que 50% dos casos são esporádicos, decorrentes de novas mutações. Casos de transmissão autossômica recessiva foram descritos.

Patogenia

A doença é causada por mutação dos genes *KRT1* ou *KRT10*, que codificam a queratina 1 (KRT1) e a queratina 10 (KRT10), que se expressam nas camadas suprabasais de epitélios estratificados queratinizados, sendo constituintes fundamentais do citoesqueleto. Como resultado da mutação, o citoesqueleto, funcionalmente deficitário, sofre colapso, resultando em formação de bolhas. A expressão de *KRT1* e *KRT10* parece ser inibitória da proliferação celular; a hiperqueratose resultaria tanto da inibição insuficiente quanto do estímulo de citocinas liberadas na ruptura das células.

Os portadores de queratodermia palmoplantar apresentam mutação da *KRT1*, já que nessas regiões a *KRT10* não se expressa.

O nevo verrucoso epidermolítico, uma das duas formas de nevo epidérmico, corresponde à forma localizada da ictiose epidermolítica, e se manifesta ao longo de linhas de Blaschko. A mutação está presente nas células das regiões acometidas, representando fenômeno de mosaicismo (coexistência de populações celulares geneticamente distintas em um mesmo indivíduo). Portadores de formas nevoides podem transmitir a doença a seus filhos na forma generalizada, caso as mutações comprometam as células germinativas das gônadas.

Manifestações clínicas

Ao nascimento, a criança apresenta eritema e bolhas superficiais muito frágeis, fugazes, que resultam em áreas de exulceração com fundo róseo brilhante e retalhos epidérmicos, quando a ictiose epidermolítica deve ser diferenciada da epidermólise bolhosa. Áreas focais de hiperqueratose já podem estar presentes. Ao longo das primeiras semanas, a pele se espessa, assumindo o aspecto típico da doença, com predomínio da hiperqueratose, com escamas escuras muito espessas, espiculadas. Eventualmente, as escamas se rompem e se destacam, deixando exulcerações superficiais, dolorosas, que podem sofrer infecção secundária (FIGURA 66.8). O maciço central da face tende a ser poupado. Odor peculiar e intenso é constante, resultante do acúmulo de restos celulares e proliferação bacteriana nas criptas da pele espessada. Todos os pacientes têm espessamento da região palmoplantar, mas, em alguns deles, a queratodermia é muito intensa, incapacitante (com as mesmas lesões bolhosas, ocasionando dor intensa e dificuldade de caminhar ou manipular objetos).

Os pacientes podem apresentar quadro generalizado ou localizado, com a distribuição linear típica das linhas de Blaschko (ver adiante neste capítulo). As formas localizadas podem acometer somente uma pequena extensão, forma conhecida como **nevo verrucoso**; podem acometer linhas de Blaschko alternadamente a áreas de pele sã, seja de um segmento corporal, seja de um hemicorpo ou dos dois hemicorpos, sendo então referidas, geralmente, como **ictiose histrix** (FIGURA 66.9). Alguns autores denominam **ictiose histrix** qualquer forma de ictiose bolhosa.

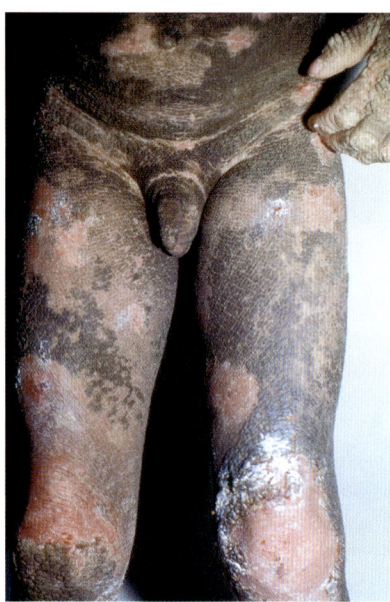

FIGURA 66.8 – Ictiose epidermolítica. Forma generalizada. Escamas verrucosas por todo o tegumento (ictiose histrix).

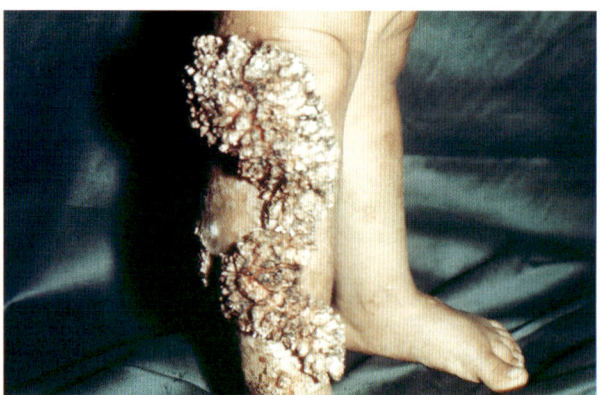

FIGURA 66.9 – Nevo verrucoso epidermolítico. Exuberante lesão verrucosa, linear circunscrita.

Ao exame histopatológico, observam-se hiperqueratose ortoqueratósica, hipergranulose, acantose e degeneração granular, composta por vacuolização das células granulosas e malpighianas altas, com grande quantidade de finos grânulos de querato-hialina dispersos pela camada granulosa vacuolizada. Estas alterações constituem o que se denomina **hiperqueratose epidermolítica**. Deve-se ressaltar que esse achado não é exclusivo das ictioses queratinopáticas, podendo ocorrer em várias entidades clínicas: no nevo comedoniano, em acantomas, em queratodermias palmoplantares, na epiderme suprajacente a dermatofibromas e mesmo no epitélio de revestimento de cistos epidérmicos.

Diagnose
Baseia-se essencialmente no exame clínico, na história e pode ser corroborada pelo exame histopatológico, evidenciando hiperqueratose epidermolítica. Técnicas para estudo das mutações ainda não constituem rotina diagnóstica.

Na diagnose diferencial, nas fases iniciais, deve ser considerada a epidermólise bolhosa, a síndrome da pele escaldada estafilocócica e a necrose epidérmica tóxica. Tardiamente, nas fases predominantemente hiperqueratósicas, devem ser consideradas as demais ictioses, particularmente as formas recessivas, a ictiose bolhosa de Siemens e a ictiose histrix de Curth-Macklin. Nas formas localizadas, devem ser considerados os nevos epidérmicos não epidermolíticos, o NEVIL, e outros nevos de expressão ao longo das linhas de Blaschko.

Ictiose epidermolítica superficial
Também conhecida como **ictiose bolhosa de Siemens**.

Patogenia
É transmitida de modo autossômico dominante, sendo decorrente de mutações no gene *KTR-2e*, que codifica a queratina 2e, que se expressa na camada granulosa e nas porções superiores da camada espinhosa.

Manifestações clínicas
São semelhantes às da ictiose epidermolítica, porém menos intensas. Ao nascimento, há eritrodermia e bolhas que evolutivamente dão lugar à hiperqueratose, especialmente no dorso das mãos e dos pés, sobre as articulações e nas áreas flexurais, com erosões e prurido sem eritema.

Histopatologia
Revela degeneração granular que é confinada à camada granulosa e a porções superiores da camada espinhosa.

Ictiose de Curth-Macklin
Também conhecida como **ictiose histrix de Curth-Macklin**.

Patogenia
Rara, de transmissão autossômica dominante, causada por mutações de *KRT1*, apresenta-se com queratodermia palmoplantar difusa ou estriada e placas hiperqueratósicas sobre as articulações, tronco e extremidades.

Manifestações clínicas
A intensidade do processo é variável, mesmo dentro da mesma família, desde queratodermia palmoplantar de intensidade leve até mutilante a envolvimento cutâneo generalizado, semelhante à hiperqueratose epidermolítica, porém mais leve.

Histopatologia
Há hiperqueratose, hipergranulose e papilomatose. À microscopia eletrônica os achados são típicos: os filamentos intermediários formam uma cápsula contínua perinuclear, observando-se vacúolos perinucleares e queratinócitos binucleados.

Diagnose

Pode ser diferenciada da hiperqueratose epidermolítica pela microscopia eletrônica, pois esta exibe alterações peculiares dos filamentos intermediários nessa forma de ictiose.

OUTRAS FORMAS DE ICTIOSES NÃO SINDRÔMICAS

Ictiose epidermolítica anular

Causada por mutações nos genes *KRT1/KRT10*, de herança autossômica dominante, apresenta-se no 1º ano de vida, com descamação generalizada, bolhas e placas eritematodescamativas, anulares ou policíclicas, de curso intermitente.

Ictiose em confete

A ictiose em confete também é conhecida como **ictiose variegada** ou **eritrodermia ictiosiforme congênita reticular**. Nesta forma de apresentação da doença, áreas de pele normal vão se desenvolvendo em meio à eritrodermia intensa, de difícil distinção com a ictiose arlequim. Causada por mutação do gene *KRT10*.

Queratodermia, ictiose, pseudoainhum do quinto podáctilo ou quirodáctilo (doença de Camisa)

Apresenta-se com eritrodermia ictiosiforme, queratodermia palmoplantar em favo de mel, pseudoainhum do quinto dedo da mão ou do pé e surdez.

SÍNDROME DA PELE ESFOLIADA

Também conhecida como **síndrome da pele decídua**, **queratólise esfoliativa congênita** ou *peeling skin syndrome*, é transmitida de modo autossômico recessivo e caracteriza-se por descamação superficial, lamelar, periódica e não dolorosa da pele, exacerbada por calor ou umidade. São descritas quatro formas principais.

Síndrome da pele esfoliada generalizada inflamatória tipo 1

Doença muito rara, causada por mutação no gene *CDSN*, que codifica a corneodesmosina, proteína responsável pela integridade do estrato córneo. A forma não inflamatória ou tipo A manifesta-se como esfoliação generalizada espontânea superficial, não inflamatória. A forma inflamatória ou tipo B é observada ao nascimento ou logo após, de forma generalizada, com áreas de tamanho variado de esfoliação esbranquiçada, que deixa abrasão superficial eritematosa e não dolorosa **(FIGURA 66.10)**. O prurido é, geralmente, intenso, e há variação sazonal, com piora durante o calor e a umidade. Os cabelos se destacam facilmente e há distrofia ungueal discreta. Há associação com manifestações atópicas, como asma, urticária, angioedema e alergia a alimentos. Infecções estafilocócicas são comuns.

Síndrome da pele esfoliada tipo 2 ou acral

Causada por mutação no gene *TGM5*, que codifica a transglutaminase-5, apresenta-se com esfoliação que compromete o dorso das mãos e dos pés, palmas e plantas, deixando eritema não doloroso.

Síndrome da pele esfoliada generalizada tipo 3

Causada por mutação no gene *CHST8*, que codifica a carboidrato sulfotransferase-8. Apresenta-se com descamação generalizada e áreas de esfoliação (destacamento de retalhos

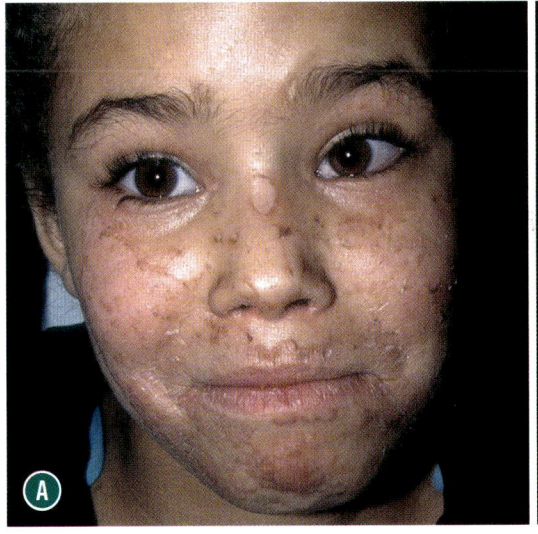 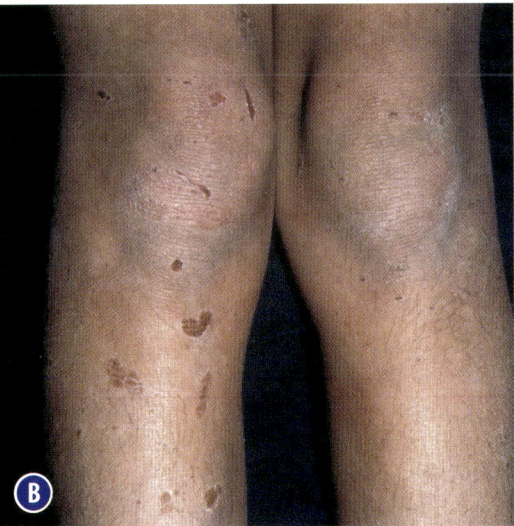

FIGURA 66.10 – *Peeling skin syndrome* inflamatória. **A** Descamação superficial causando áreas eritematosas brilhantes. **B** Crostas de diversos formatos, advindas de erosões superficiais.

finos de hiperqueratose), mais pronunciadas nas extremidades. Hipercromia residual pode ocorrer.

Síndrome da pele esfoliada tipo 4

Causada por mutações no gene *CST*, que codifica a proteína cistatina A, que participa na formação do envelope corneificado. Manifesta-se com queratodermia palmoplantar associada à descamação de padrão esfoliativo acral, descamação generalizada e áreas esfoliadas eritematosas semelhantes às da ictiose epidermolítica nas dobras. A face é poupada. Não há formação de bolhas nem epidermólise ao exame histológico.

O exame histopatológico das diferentes formas de síndrome da pele esfoliada mostra clivagem na transição entre camada granulosa e córnea. Na forma inflamatória, há também hiperplasia da epiderme, infiltrado inflamatório linfomononuclear e, com método imuno-histoquímico, pode-se demonstrar a ausência da corneodesmosina.

O diagnóstico diferencial se faz entre as diferentes formas de síndrome da pele esfoliada, síndrome de Netherton, dermatite atópica, pênfigo foliáceo, síndrome da pele escaldada estafilocócica, ictiose epidermolítica e eritrodermia ictiosiforme congênita.

ERITROQUERATODERMIAS

As diferentes apresentações clínicas, simétrica progressiva de Darier-Gottron e variável (ou *variabilis*) de Mendes da Costa foram recentemente agrupadas sob uma única denominação, eritroqueratodermia *variabilis* e progressiva. Também inclui a queratodermia palmoplantar transgressiva e progressiva de Greither.

Trata-se de doença rara, transmitida de modo autossômico dominante, sendo novas mutações responsáveis por cerca de metade dos casos. Mutações foram descritas até o presente no gene *GJB4*, que codifica a conexina-30.3, no gene *GJB3*, que codifica a conexina 31, e no gene *GJA1*, que codifica a *gap-junction* proteína α1. Há também portadores em que não foram detectadas mutações de conexinas.

Clinicamente, caracteriza-se pela associação de hiperqueratose com eritema, que pode ser persistente ou variável. A doença tem início em diferentes períodos da infância com placas eritematosas, hiperqueratósicas, descamativas, de limites nítidos, com hiperpigmentação periférica, dispostas simetricamente nos pés, na região tibial, no dorso das mãos e dos dedos, nos braços e no tronco. As placas queratósicas progridem durante a infância. Pode haver queratodermia palmoplantar.

Histopatologicamente, há hiperqueratose, com disposição em cesto, nas porções superiores da camada córnea, hipergranulose, acantose e papilomatose, com discreto infiltrado linfomononuclear superficial.

Apesar da nova concepção unitária das eritroqueratodermias, as variantes apresentam certa individualidade clínica que, reconhecida, facilita a diagnose.

Eritroqueratodermia congênita simétrica progressiva de Darier-Gottron

Caracteriza-se por placas eritematosas, hiperqueratósicas, descamativas, de limites nítidos, com hiperpigmentação periférica, dispostas simetricamente nos pés, na região tibial, no dorso das mãos e dos dedos, nos braços e no tronco. Há queratodermia palmoplantar e pseudoainhum. Evolui progressivamente durante a infância, se estabiliza e pode raramente regredir. As lesões são controladas com tretinoína tópica; a resposta à isotretinoína é boa, mas é melhor com acitretina **(FIGURAS 66.11 E 66.12)**.

Eritroqueratodermia *variabilis* de Mendes da Costa

Inicia-se nos primeiros meses de vida, com dois tipos de lesões cutâneas: eritematosas e eritematoqueratósicas. As primeiras apresentam-se como manchas eritematosas figuradas, irregulares, de limites nítidos, que se modificam rápida e continuamente, em minutos a dias, daí advindo a designação *variabilis*. Essas lesões podem ser desencadeadas por alterações de temperatura ou como reações emocionais **(FIGURA 66.13)**. Paralelamente, existem lesões erítêmato-hiperqueratósicas compostas por placas eritematosas de limites nítidos, recobertas por escamas acastanhadas **(FIGURA 66.14)**. Estas últimas lesões são persistentes, sem o caráter fugaz das lesões eritematosas. Topograficamente, as lesões se assestam com mais frequência na face, na superfície de extensão das extremidades, no dorso das mãos, nos pés e nas nádegas. Em 50% dos casos, há queratodermia palmoplantar.

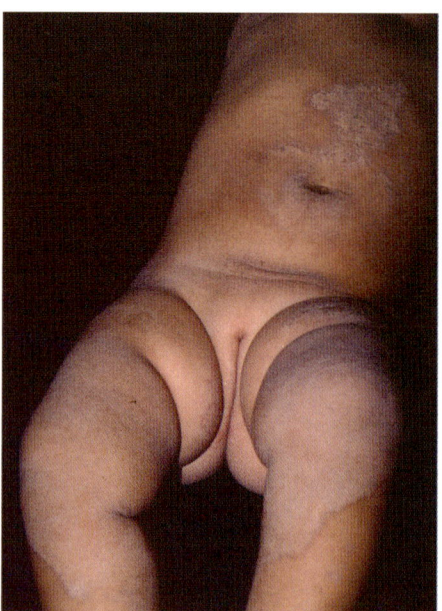

FIGURA 66.11 – Eritroqueratodermia simétrica progressiva. Placas queratósicas bem delimitadas e perfeitamente simétricas.

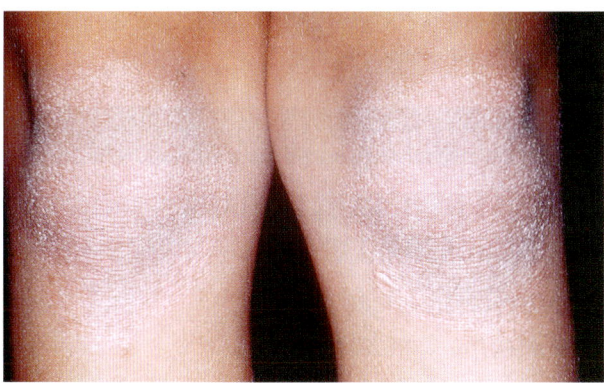

FIGURA 66.12 – Eritroqueratodermia congênita simétrica progressiva. Placas eritematodescamativas, de limites nítidos, simétricas, nos joelhos.

Eritroqueratodermia *en cocardes* de Degos

Inicia-se ao nascimento sob forma de grandes placas eritematosas arredondadas, de centro descamativo, que evoluem em surtos, atingindo tronco, região glútea e membros inferiores. Paralelamente, nas pernas e nos joelhos, desenvolvem-se áreas hiperqueratósicas.

O quadro é semelhante ao da eritroqueratodermia *variabilis*, mas não ocorrem variações nas lesões. A maioria dos pacientes apresenta regressão do quadro após os 25 anos de idade.

Atualmente, vêm sendo utilizados, com bons resultados no tratamento das eritroqueratodermias, os retinoides, particularmente o etretinato, em doses habituais.

SÍNDROME KLICK

A síndrome KLICK (do inglês *keratosis linearis with ichthyosis congenita and sclerosing keratoderma* – queratose linear com ictiose congênita e queratoderma esclerosante) é uma genodermatose rara, de transmissão autossômica recessiva, causada por mutação no gene *POMP* (do inglês *proteasome maturation protein* – proteína de maturação do proteassomo), levando a prejuízo na diferenciação da epiderme. Apresenta-se com ictiose congênita, com placas hiperqueratósicas lineares localizadas nas flexuras e axilas associadas à queratodermia palmoplantar transgressiva, esclerosante. O diagnóstico diferencial se faz com a queratodermia palmoplantar de Vohwinkel, com a síndrome de Olmsted, com as eritroqueratodermias e com as ictioses hereditárias.

TRATAMENTO DAS ICTIOSES NÃO SINDRÔMICAS

Não há tratamento curativo das ictioses. O objetivo do tratamento é a melhora das lesões. O calor moderado é benéfico, mas quando excessivo torna-se prejudicial pela hipossudorese. Os banhos devem ser mornos, com limpadores ou sabonetes suaves.

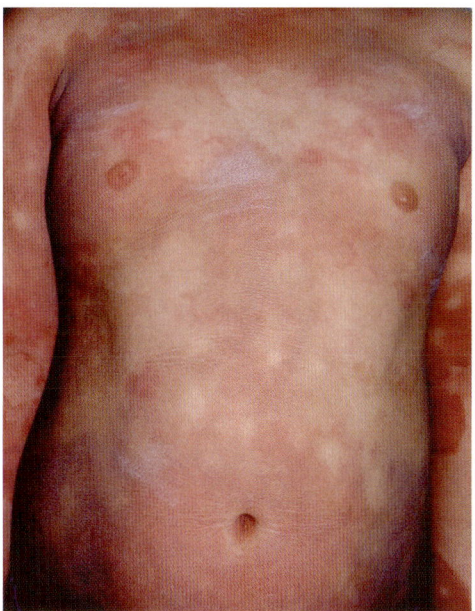

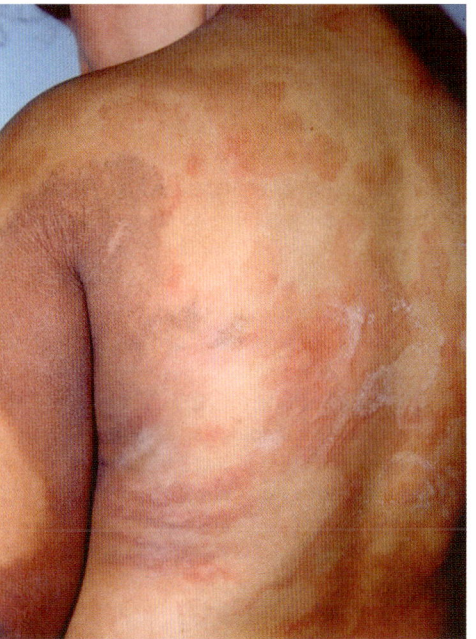

FIGURA 66.13 – Eritroqueratodermia *variabilis*. Placas queratósicas entremeadas com lesões urticariformes.

Topicamente, são fundamentais medidas destinadas a aumentar o teor hidrolipídico da pele, permitindo maior flexibilidade da camada córnea. Podem ser utilizadas no corpo formulações contendo ureia a 10%, ou ácido lático a 10% ou lactato de amônia a 12% em creme ou loção, para aplicação imediatamente após o banho, idealmente pelo menos duas vezes/dia. Nessas loções, pode-se acrescentar 5 a 10% de óleos, como o de amêndoas ou o de semente de uva. Como alternativa à ureia e ao lactato, pode ser indicado, para uso no corpo, o propilenoglicol em solução aquosa em concentração

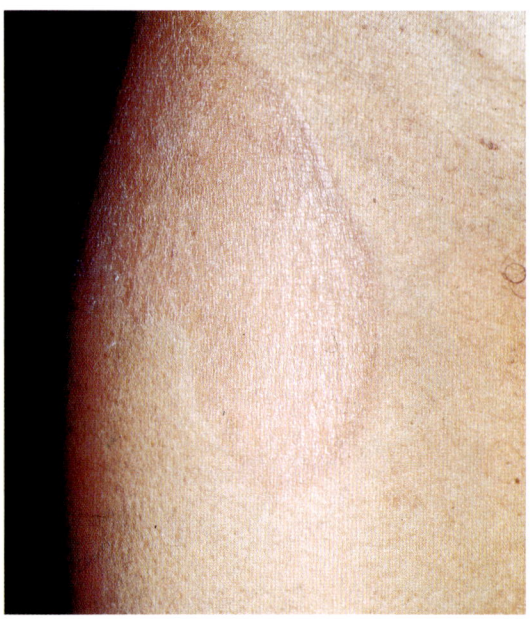

FIGURA 66.14 – Eritroqueratodermia *variabilis*. Placa eritematodescamativa de limites nítidos.

entre 20 a 30%. Nas palmas e plantas, pode-se utilizar ureia a 20% em cremes ou propilenoglicol a 50% em água destilada ou, ainda, formulações contendo ácido salicílico em concentrações queratolíticas. O uso de ácido salicílico de modo contínuo deve ser evitado em grandes extensões de pele, pelo risco de intoxicação. Também se relata o uso de outros agentes tópicos, como retinoides, calcitriol ou calcipotriol e N-acetilcisteína, com resultados variáveis. O tratamento tópico geralmente é satisfatório nas ictioses vulgar e ligada ao X e em alguns casos de eritrodermia ictiosiforme congênita.

O tratamento com retinoides sistêmicos (acitretina e isotretinoína) pode ser instituído nas formas graves de ictioses, nas quais as medidas locais não serão suficientes, embora devam ser empregadas associadamente a terapêutica sistêmica. Assim, são mais indicados na hiperqueratose epidermolítica, ictiose lamelar e formas mais intensas de eritrodermia ictiosiforme congênita. O tratamento pode ser instituído em qualquer idade, podendo ser mantido por longos períodos. As doses necessárias variam entre 0,3 e 1 mg/kg/dia; doses mais altas aumentam a fragilidade cutânea, o eritema e os efeitos colaterais. Deve-se buscar a menor dose de manutenção, devendo sempre ser associada ao tratamento tópico, imprescindível. Controles laboratoriais (função hepática, colesterol e triglicerídeos) devem ser feitos previamente ao tratamento, após algumas semanas e, depois, periodicamente, duas a três vezes/ano. Os efeitos colaterais ósseos (desmineralização ou calcificação de ligamentos) podem ocorrer após períodos longos de tratamento, devendo ser monitorados a cada ano. Os retinoides não causam alteração no crescimento. Uma vez que são teratogênicos, contracepção de alta eficácia é imprescindível, devendo ser instituída antes do início do tratamento e mantida por 2 meses após a última dose (quando do uso de isotretinoína) e por 3 anos após a última dose de acitretina nas pacientes do sexo feminino.

Ictioses sindrômicas

DOENÇAS DE HERANÇA LIGADA AO CROMOSSOMO X

Ictiose recessiva ligada ao cromossomo X sindrômica

Designa a associação de ictiose recessiva ligada ao X com outras manifestações, originadas em deleções de genes de localização contígua ao gene da esteroide sulfatase. Pode incluir o albinismo ocular tipo 1, o hipogonadismo hipergonadotrófico, a estenose hipertrófica do piloro e a síndrome de Kallmann (associação de hipogonadismo hipergonadotrófico com anosmia).

Síndrome IFAP

A síndrome IFAP (do inglês *ictiosis folicularis, alopecia, photofobia* – ictiose folicular, alopecia, fotofobia) é doença rara transmitida de modo recessivo ligado ao X, e caracteriza-se por atriquia congênita do couro cabeludo, sobrancelhas e cílios; queratose folicular de aspecto peculiar, filiforme; fotofobia com alterações corneanas; baixa estatura; retardo mental; convulsões; e infecções respiratórias repetidas. A doença manifesta-se na totalidade da pele nos pacientes do sexo masculino. Nas pacientes do sexo feminino, as lesões acometem faixas correspondentes às linhas de Blaschko, evidenciando o fenômeno de mosaicismo funcional.

A **queratose folicular espinulosa decalvante de Siemens** é uma variante alélica da síndrome IFAP, e caracteriza-se por queratodermia palmoplantar moderada, hiperqueratose folicular que evolui para alopecia cicatricial do couro cabeludo, cílios e sobrancelhas, cutículas altas, distrofia corneana, fotofobia, espessamento da pele do pescoço e das orelhas. É transmitida de modo recessivo ligado ao X ou autossômico dominante. Também é causada por mutação do gene *MBTPS2*.

Doença de Conradi-Hünermann-Happle

Doença dominante ligada ao X causada por mutação no gene *EPB*, localizado no cromossomo Xp 11-22, 22-23, que codifica a proteína ligadora do emopamil, que é antagonista do cálcio. As manifestações cutâneas são marcantes e características. Ao nascimento, há lesões hiperqueratósicas, ictiosiformes, distribuídas nas linhas de Blaschko, que desaparecem em poucos meses, sendo substituídas por atrofodermia folicular **(FIGURAS 66.15 E 16)**. O exame histopatológico mostra hiperqueratose e dilatação do óstio folicular com formação de rolha córnea; a camada granulosa tem espessura diminuída. No couro cabeludo, as lesões se assemelham à dermatite, podendo evoluir para alopecia cicatricial. Os cílios e supercílios

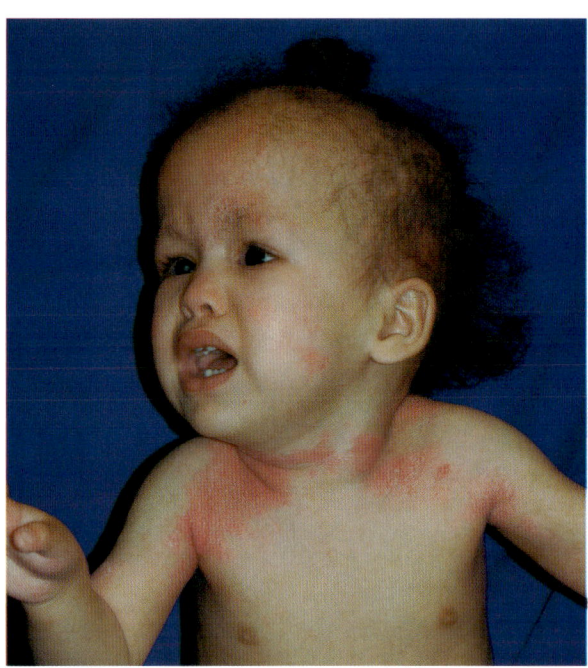

FIGURA 66.15 – Síndrome de Conradi-Hünermann-Happle. Lesões ictiosiformes e hipocrômicas, segmentares. Alopecia, catarata à direita, bossa frontal.

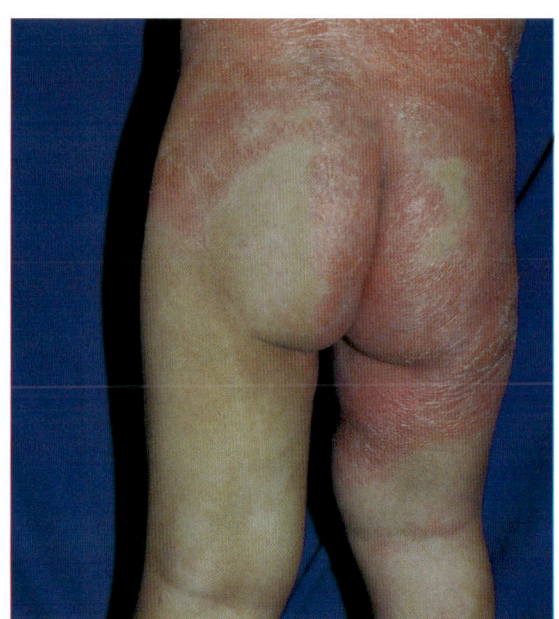

FIGURA 66.16 – Síndrome de Conradi-Hünermann-Happle. Lesões ictiosiformes e hipocrômicas, segmentares. Encurtamento do membro inferior direito.

são rarefeitos; a face é dismórfica, com bossa frontal, ponte nasal chata, malares achatados e fenda palpebral diminuída. Catarata assimétrica e unilateral ocorre em dois terços dos pacientes desde o nascimento, bem como microftalmia e nistagmo. Encurtamento assimétrico de membros é o achado mais comum; também há escoliose. Pode ocorrer surdez, hidronefrose e déficit de crescimento.

DOENÇAS DE HERANÇA AUTOSSÔMICA DOMINANTE

Com alterações dos cabelos

Ictiose linear circunflexa

Também conhecida como **doença de Comèl-Netherton**, é rara, de herança autossômica recessiva, e caracteriza-se por eritrodermia peculiar, alterações na haste do cabelo, dermatite atópica e retardo de crescimento. É causada por mutação no gene *SPINK5* (do inglês *serine protease inhibitor kasal type 5* – inibidor de serina protease kazal tipo 5), que codifica a LEKTI (do inglês *lymphoepitelial kazal-type-related inhibitor* – inibidor linfoepitelial relacionado ao tipo kazal).

A eritrodermia está presente desde o nascimento ou desde as primeiras semanas de vida; assemelha-se à eritrodermia ictiosiforme congênita ou pode lembrar a dermatite seborreica grave ou psoríase. A lesão cutânea característica, a ictiose linear circunflexa, geralmente só fica evidente após os 2 anos de idade: sobre eritema difuso, observam-se lesões eritematosas anulares, policíclicas e migratórias **(FIGURA 66.17)**.

Os cabelos são finos, claros, quebradiços. Há rarefação das sobrancelhas. À microscopia, verifica-se a *tricorrexis invaginata*, ou cabelo em bambu, e também outras alterações da haste, como torções e tricorrexe nodosa.

A alteração imunológica mais comum é a dermatite atópica, intensa e de difícil manejo. Há retardo acentuado do desenvolvimento ponderoestatural e pode haver manifestações de má absorção.

O tratamento se faz com emolientes para restabelecer a função barreira, corticoides de baixa potência ou pimecrolimo. Lembre-se que o defeito de barreira, nesses pacientes, pode levar à maior absorção dos imunomoduladores tópicos,

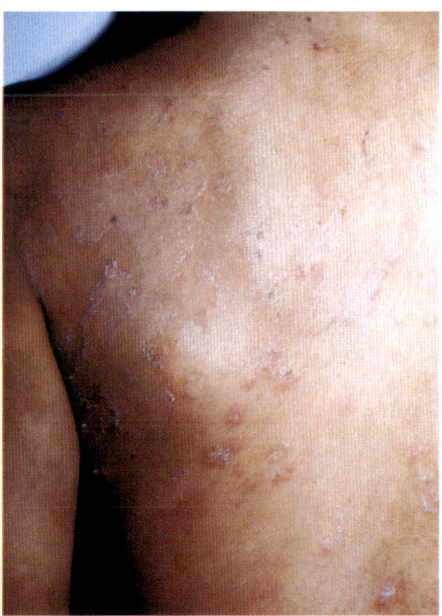

FIGURA 66.17 – Ictiose linear circunflexa. Áreas eritematodescamativas policíclicas.

produzindo efeitos colaterais sistêmicos e, por esse motivo, sua utilização deve ser restrita e cuidadosa. Retinoides sistêmicos não são empregados usualmente (Capítulo 63).

Tricotiodistrofia

Grupo de doenças raras, transmitidas de modo autossômico recessivo, que acometem tecidos de origem neuroectodérmica, de apresentação clínica heterogênea, que têm em comum cabelo esparso e quebradiço. O cabelo é deficiente em enxofre por alteração da síntese de queratinas, que são ricas nesse elemento, o que confere aspecto peculiar à microscopia óptica com luz polarizada: faixas claras e escuras alternadas (padrão em rabo de tigre), além de ausência da cutícula. Também são descritas tricorrexe nodosa e outras alterações da haste.

Com frequência, se associam unhas distróficas e quebradiças, ictiose (65% dos casos), retardo de desenvolvimento ou déficit intelectual (86% dos casos), baixa estatura (73% dos casos), dismorfismo ao nascimento (55% dos casos), anomalias oculares (51% dos casos), infecções (46% dos casos), fotossensibilidade (42% dos casos) e complicações maternas na gestação (28% dos casos). A fotossensibilidade é vinculada a defeitos no mecanismo de excisão e reparo do DNA, mas os pacientes não desenvolvem alterações pigmentares ou tumores. Pode haver imunodeficiência e, na gestação, são descritas complicações maternas.

Por razões históricas, variados nomes designam esse grupo de doenças. Os acrônimos BIDS, IBIDIS e PIBIDIS descrevem elementos da síndrome: fotossensibilidade (*photosensitivity*), ictiose (*icthyosis*), cabelos quebradiços (*brittle hair*), retardo mental (*intelectual impairment*), diminuição da fertilidade (*decreased fertility*) e baixa estatura (*short stature*). TTD corresponde às tricotiodistrofias que cursam com fotossensibilidade; TTDN, às que não apresentam fotossensibilidade.

A **TTD tipo 1** é causada por mutação no gene *ERCC2/XPD*, e corresponde à síndrome PIBIDS, também chamada **síndrome de Tay**. Cursa com fotossensibilidade intensa, ictiose, queratose plantar, face peculiar, unhas e cabelos finos e quebradiços, retardo mental, infecções recorrentes, diarreia e má absorção e neoplasias cutâneas.

A **TTD tipo 2** é causada por mutações no gene *ERCC3/XPB/TTDA*, e cursa com fotossensibilidade e alterações nos cabelos.

A **TTD tipo 3** é causada por mutações no gene *GTF2H5*, e cursa com fotossensibilidade, alterações nos cabelos, eritrodermia ictiosiforme, retardos de crescimento e intelectual graves, asma e catarata.

A **TTD tipo 4** é causada por mutação no gene *MPLKIP/TTDN1* e corresponde à síndrome BIDS, à *amish brittle hair syndrome*, à síndrome de Pollit e à síndrome de Sabinas. Cursa com alterações na haste dos cabelos, cabelos quebradiços, alterações ungueais, retardo psicomotor, micrognatia, leucoplasia da mucosa bucal, alterações oculares, diminuição da fertilidade e baixa estatura. Não há fotossensibilidade.

A **TTD tipo 5** é causada por mutações no gene *RNF113A*, não apresenta fotossensibilidade, mas cursa com alterações nos cabelos, déficit estatural e intelectual, deficiência de IgG, alterações viscerais e do encéfalo.

Síndrome ICE

A síndrome ICE (do inglês *ichthyosis-cheek-eyebrow* – ictiose-bochecha-sobrancelha) é de herança autossômica dominante, muito rara e caracterizada por ictiose vulgar, bochechas proeminentes e rarefação das sobrancelhas. Também ocorrem anomalias craniofaciais (palato em ogiva e alterações auriculares) e alterações musculesqueléticas (cifoescoliose, assimetrias torácicas e dedos alongados).

Ictioses com comprometimento neurológico

Doença de Refsum

Doença rara, transmitida de modo autossômico recessivo, causada por mutações em dois genes distintos, *PHYH* e *PEX7*, envolvidos no metabolismo lipídico. Há acúmulo de ácido fitânico, um ácido graxo de cadeia ramificada, nos tecidos e no sangue. Caracteriza-se pela tétrade retinite pigmentosa (presente em todos os casos), neuropatia periférica, ataxia cerebelar e hiperproteinorraquia sem aumento de celularidade. Pode haver disfunção cardíaca, anosmia, surdez neurossensorial, displasia epifisária e ictiose. Os achados são variáveis entre os acometidos e costumam ser notados entre o fim da 1ª e a 3ª década de vida.

A ictiose tem padrão semelhante à ictiose vulgar, de extensão variável, e geralmente surge após os sintomas neurológicos.

O diagnóstico é feito pela dosagem de ácido fitânico no sangue e confirmado com análise do gene. O ácido fitânico é obtido por meio da ingestão de carnes e laticínios. A restrição dietética ajuda a controlar sintomas neurológicos, musculares e cutâneos.

Síndrome de Chanarin-Dorfman

Também conhecida como **tesaurismose de lipídeos neutros**, é uma doença autossômica recessiva, causada por mutação no gene *CGI58* (do inglês *abhydrolase domain containing-5 gene*), também designado *ABHD5*, que provoca acúmulo de triglicerídeos sob forma de gotículas no citoplasma de leucócitos, músculos, fígado, fibroblastos e epiderme (queratinócitos basais). As lipoproteínas séricas são normais.

Clinicamente, há eritrodermia ictiosiforme com alopecia difusa, ectrópio e eclábio, podendo expressar-se, ao nascimento, como bebê colódio. Há hepatoesplenomegalia, catarata, surdez, miopatia e, posteriormente, ataxia. A maior parte dos pacientes é originária do Mediterrâneo.

Síndrome MEDNIK

A síndrome MEDNIK (do inglês **m**ental retardation-**e**nteropathy-**d**eafness-**n**europathy-**i**chthyosis-**k**eratodermia – retardo mental, enteropatia, surdez, neuropatia, ictiose, queratodermia) corresponde à eritroqueratodermia *variabilis* tipo 3, descrita em famílias canadenses de Quebec. Caracteriza-se por ictiose com padrão lamelar ou de eritrodermia ictiosiforme, queratodermia palmoplantar, enteropatia, neuropatia periférica e surdez. É causada por mutação do gene *AP1S1*, envolvido no tráfego de proteínas entre organelas.

Síndrome CEDNIK
A síndrome CEDNIK (do inglês **c**erebral **d**ysgenesis-**n**europathy-**i**chthyosis-palmoplantar **k**eratoderma – disgenesia cerebral, neuropatia, ictiose, queratodermia palmoplantar) é uma doença rara, autossômica recessiva, causada pela mutação do gene *SNAP29*, que codifica uma proteína envolvida na fusão de vesículas. As anormalidades que ocorrem são disgenesia cerebral, neuropatia, ictiose e queratodermia palmoplantar.

Doença de Gaucher
De herança autossômica recessiva, a doença de Gaucher é uma doença de depósito lipossomal que compreende duas formas principais: uma fetal e uma variante. Embora rara, em descendentes de judeus asquenazes, a incidência anual pode chegar a 1/1.000. Deve-se a mutações no gene *GBA*, que codifica a glucocerebrosidase, ou no gene *PSAP*, que codifica a saposina C, uma proteína ativadora.

As manifestações clínicas são variáveis com hepatoesplenomegalia e comprometimento neurológico ou ósseo. A diagnose é feita com dosagem da cerebrosidase. A genotipagem confirma o diagnóstico. O tratamento com reposição (imiglucerase ou velaglucerase) ou redução do substrato (miglustat) é possível para algumas formas da doença.

Doenças autossômicas com outros acometimentos associados

Síndrome KID
A síndrome KID (do inglês **k**eratosis-**i**chthyosis-**d**eafness) ou HID (do inglês **h**ystrix-like **i**chthyosis-**d**eafness – ictiose-surdez semelhante a hystrix) é de origem genética, rara, autossômica dominante, que se caracteriza clinicamente por queratose, dermatite ictiosiforme hiperqueratósica e surdez neurossensorial. É causada por mutação no gene *GJB2* (do inglês *gap junction protein β2*), que codifica a conexina 26, ou no gene *GJB6*, que codifica a conexina 30.

As alterações cutâneas são alopecia de cílios e supercílios, hiperqueratose da face, pavilhões auriculares, queratodermia palmoplantar, de cotovelos e joelhos, distrofia ungueal, diminuição da sudorese, língua escrotal e leucoplasia bucal, com potencial de transformação maligna. Há infecções micóticas e bacterianas recorrentes da pele.

Síndrome NISCH
A síndrome NISCH (do inglês **n**eonatal **i**chthyosis-**s**clerosating **ch**olangitis), também chamada **ILVASC** (do inglês **i**chthyosis, **l**eucocyte **v**acuoles, **a**lopecia, **S**clerosating **c**holangitis), é uma doença muito rara, transmitida de modo autossômico recessivo, causada por mutação no gene *CLDN1* (claudina-1), caracterizada por ictiose, hipotricose do couro cabeludo com alopecia cicatricial, colangite esclerosante e vacuolização de leucócitos.

Síndrome CHIME
A síndrome CHIME (do inglês ocular **c**olobomas, **h**eart disease, **i**chthyosis, **m**ental retardation, **e**ar anomalies) refere-se a uma nova entidade descrita em poucos pacientes: colobomas da retina, alteração cardíaca (tetralogia de Fallot), ictiose, retardo mental, epilepsia, surdez, face típica.

Síndrome CHILD
A síndrome CHILD (do inglês **c**ongenital **h**emidisplasia, **i**chthyosiform dermatitis, **l**imb **d**efects) é de origem genética, cujo modo de herança é dominante ligada ao cromossomo X. É causada por mutação do gene *NSDHL*, que codifica a NAD(P)H esteroide desidrogenase, enzima que participa da biossíntese do colesterol.

Clinicamente, caracteriza-se por hemidisplasia congênita, dermatite ictiosiforme e defeitos nos membros. As manifestações cutâneas traduzem-se por lesões ictiosiformes, predominantemente unilaterais, mas há casos em que acompanham as linhas de Blaschko. As lesões podem estar presentes ao nascimento. Ocorrem anomalias ósseas ipsolaterais, geralmente agenesia de falanges, redução ou até ausência de membros. Pode haver anormalidades de outros sistemas: cardíacas, pulmonares, endócrinas e renais **(FIGURAS 66.18 E 66.19)**. Xantoma verruciforme pode ocorrer (pápulas verrucosas amareladas).

Considerando-se a fisiopatologia da afecção, que, como resultado das mutações gênicas observadas, caracteriza-se por alterações do metabolismo lipídico da epiderme com deficiência de colesterol, tentou-se utilizar topicamente preparações com colesterol, porém não foram obtidas respostas favoráveis. Posteriormente, considerando-se que, como resultado de alterações metabólicas, além da deficiência de

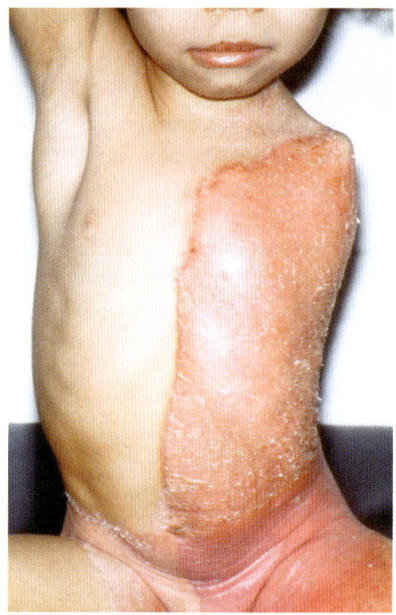

FIGURA 66.18 – Síndrome CHILD. Erupção eritematodescamativa unilateral. Ausência do membro superior homolateral.

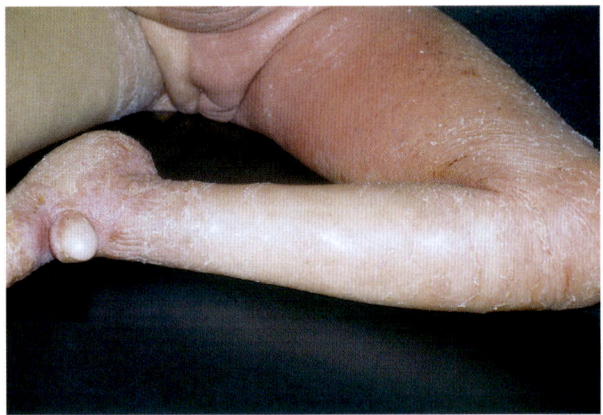

FIGURA 66.19 – Síndrome CHILD. Aspecto ictiosiforme e defeito no membro inferior homolateral.

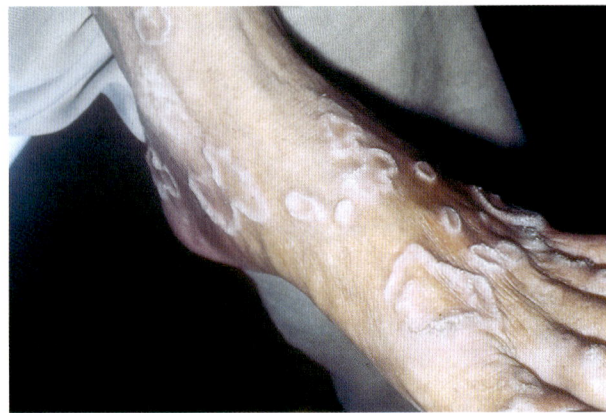

FIGURA 66.20 – Poroqueratose de Mibelli. Múltiplas lesões caracterizadas por crista córnea periférica circundando área central normal.

colesterol depositam-se metabolitos lipídicos prejudiciais à diferenciação epitelial normal, resolveu-se acrescentar às preparações tópicas, além do colesterol, a lovastatina, com o intuito de eliminar metabólitos lipídicos tóxicos. Com essa alternativa, os resultados foram muito positivos. Hoje, o tratamento das lesões cutâneas da síndrome CHILD é feito com medicamentos tópicos contendo 2% de colesterol associado a 2% de lovastatina, obtendo-se resultados muito bons.

Poroqueratose

Termo que designa diferentes doenças que têm em comum pápulas ou placas queratósicas circundadas por crista córnea periférica. Ao exame histológico, observa-se a lamela cornoide, uma coluna vertical de queratinócitos paraqueratósicos que se assesta sobre epiderme sem camada granular.

POROQUERATOSE DE MIBELLI

Forma clássica, rara, de transmissão autossômica dominante e de evolução crônica. A lesão inicial é pápula que, alargando-se, forma lesão característica que consiste em crista córnea periférica, proeminente, circundando área central, normal ou atrófica **(FIGURAS 66.20 E 66.21)**. Inicia-se em qualquer idade e, geralmente, apresenta múltiplos elementos que se localizam, preferencialmente, nas extremidades, na face e nos órgãos genitais, podendo ocorrer nas mucosas bucal e genital. Pode iniciar-se na vida adulta e tem evolução rápida em condições de imunossupressão. Pode sofrer transformação carcinomatosa em cerca de 10% dos casos.

POROQUERATOSE ACTÍNICA SUPERFICIAL DISSEMINADA

É a forma mais comum, caracterizada por numerosas pápulas com bordas queratósicas distribuídas nas áreas fotoexpostas, geralmente assintomáticas e que apresentam melhora no inverno. Mutações no gene *MVK*, que codifica a mevalonato cinase,

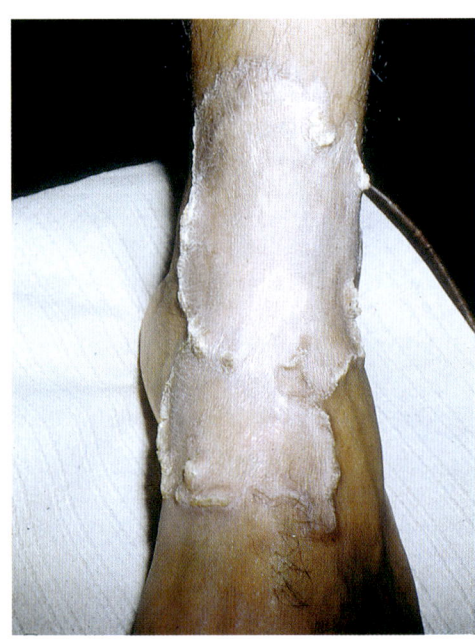

FIGURA 66.21 – Poroqueratose de Mibelli. Lesões extensas caracterizadas por crista córnea periférica circundando área central atrófica.

são detectadas em parte dos casos. A transmissão é autossômica dominante e a malignização é incomum **(FIGURA 66.22)**.

POROQUERATOSE PALMOPLANTAR E DISSEMINADA

Evidencia-se na adolescência com lesões também pequenas, superficiais, que se iniciam nas regiões palmoplantares e, depois, se disseminam simetricamente por todo o corpo, atingindo inclusive as mucosas e acompanhadas de prurido e/ou dor. Compromete mais os indivíduos do sexo masculino, sendo transmitida de forma ligada ao X.

Duas variantes devem ser consideradas. A primeira variante é a **forma linear**, na qual a lesão ocorre unilateral-

Alterações hereditárias da queratinização

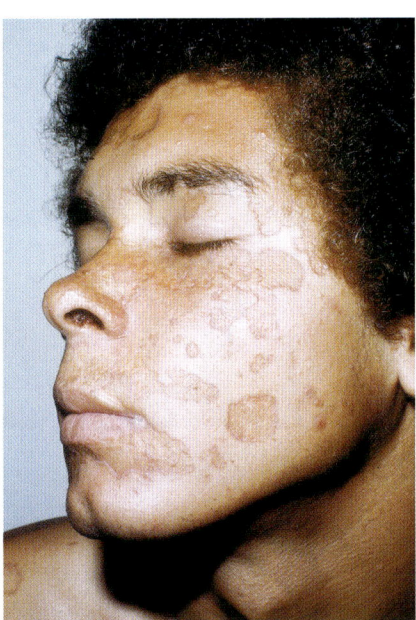

FIGURA 66.22 – Poroqueratose actínica disseminada superficial. Lesões superficiais com as mesmas características de crista córnea circundando área central atrófica. Localização em áreas expostas. Lesões múltiplas.

mente com disposição linear, é constituída por lesões idênticas às da poroqueratose de Mibelli, agrupadas, atingindo as extremidades distais ou no tronco com disposição linear **(FIGURA 66.23)**. Deve ser diferenciada do NEVIL e da doença de Darier linear. A segunda variante é a **variedade punctacta**, em que as lesões são pontuadas, bastante pequenas, localizadas nas regiões palmoplantares. Esta última forma pode apresentar-se isoladamente, como afecção de transmissão autossômica dominante, ou pode associar-se às outras variedades de poroqueratose, de Mibelli ou linear.

Histopatologia

Histopatologicamente, na poroqueratose, a alteração característica é a chamada **lamela cornoide**, uma coluna de células

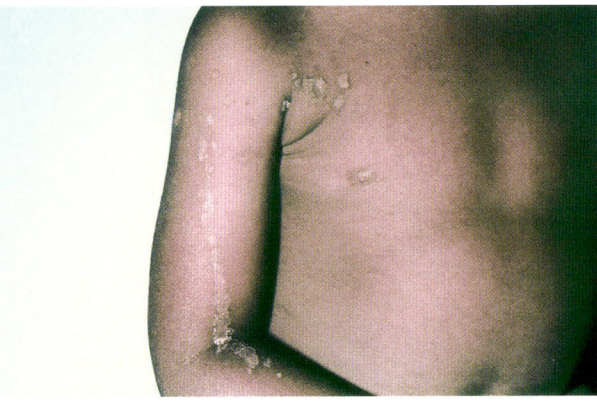

FIGURA 66.23 – Poroqueratose de Mibelli. Forma linear. Neste caso, as lesões se agrupam assumindo configuração linear ao longo do membro superior.

paraqueratósicas que ocupa pequenas invaginações da epiderme. O surgimento de neoplasias, carcinoma basocelular, disqueratose de Bowen e carcinoma espinocelular sobre as lesões de poroqueratose é observado, não somente na forma de Mibelli, mas também nas outras variantes.

O tratamento pode ser clínico, com 5-fluoruracil tópico, com melhores respostas nas formas de Mibelli e linear, ou com retinoides sistêmicos, com melhores resultados nas variantes actínica disseminada superficial, forma de Mibelli com lesões múltiplas e forma palmoplantar e disseminada. Também podem ser empregados topicamente, sobretudo na forma actínica disseminada superficial, o calcipotriol, o calcitriol e o imiquimod. Para lesões isoladas, o melhor tratamento é a exérese cirúrgica.

Queratodermias palmoplantares

A pele das palmas e plantas, ao mesmo tempo encarregada da resistência a forças mecânicas intensas e com funções sensitivo-motoras refinadas, requer complexas interações entre diferentes genes para manutenção de suas funções. Mutações desses genes manifestam-se como queratodermias palmoplantares.

As queratodermias ou queratoses palmoplantares consistem em espessamentos da camada córnea das palmas e plantas, com coloração amarelada característica. Os quadros são classificados como primitivos (hereditários), decorrentes de mutações genéticas ou secundários, resultantes de causas diversas.

QUERATODERMIAS PALMOPLANTARES PRIMITIVAS

Trata-se de um grupo heterogêneo de doenças, cuja diagnose é feita com base na morfologia, distribuição, presença de anomalias associadas e padrão de herança. Em muitas formas, já foi esclarecido o gene causador. Há três padrões distintos de comprometimento: difuso (comprometimento uniforme da superfície palmoplantar), focal (mais evidente nas áreas de pressão ou atrito) ou pontuado (pequenas áreas de hiperqueratose que podem distribuir-se por toda a superfície palmoplantar ou restringir-se aos sulcos, por exemplo). Pode haver acometimento exclusivo das superfícies palmoplantares ou de outras superfícies cutâneas, ou pode haver outros tipos de comprometimento, como de anexos ou de outros órgãos ou sistemas.

QUERATODERMIAS PALMOPLANTARES DIFUSAS COM MANIFESTAÇÕES RESTRITAS À PELE

Consistem em hiperqueratose difusa, simétrica, comprometendo plantas e palmas. Podem ocorrer fissuras dolorosas (por perda da elasticidade), orla eritematosa e hiper-hidrose **(FIGURAS 66.24 E 66.25)** e não ocorrem outras anomalias. Geralmente, manifestam-se nos primeiros meses de vida. Os tipos são descritos a seguir.

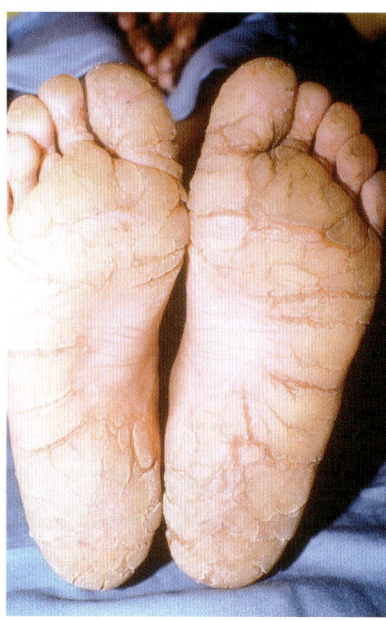

FIGURA 66.24 – Queratodermia plantar. Intensa hiperqueratose e fissuras nas regiões plantares.

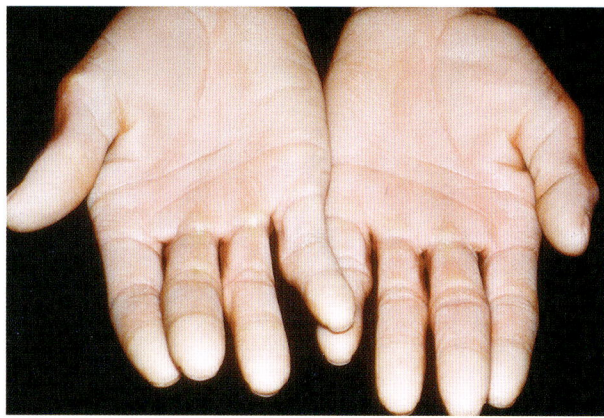

FIGURA 66.25 – Queratodermia palmar. Intensa hiperqueratose conferindo cor amarelada às palmas das mãos.

Tipo Unna-Thost ou não epidermolítico

Não transgressivo, isto é, limita-se a superfícies palmoplantares, exceto eventual comprometimento da superfície volar dos punhos e do dorso dos dedos. É comum a presença de faixa eritematosa na periferia da área queratósica. É de herança autossômica dominante, causada por mutações em genes que codificam as queratinas K1 e K16. Caracteriza-se por hiperqueratose limitada às superfícies palmoplantares, circundada por halo eritematoso. Eventualmente, pode haver lesões na superfície volar dos punhos e dedos **(FIGURA 66.26)**. Na histologia, observa-se hiperqueratose compacta com granulosa normal ou discretamente aumentada, achados comuns a muitas queratodermias.

Tipo Greither

Também conhecido como tipo **transgressivo e progressivo de Sybert** (queratodermia difusa transgressiva e progressiva), é considerado transgressivo em razão de que, além de queratose palmoplantar difusa, há comprometimento do dorso das mãos e dos pés, tornozelos, punhos, joelhos e cotovelos **(FIGURA 66.27)**. A afecção progride até a 4ª década de vida, a partir da qual pode haver a regressão do quadro. É de herança autossômica dominante e também é causada por mutação no gene que codifica a queratina K1. O processo se inicia nas primeiras semanas de vida com eritema palmoplantar que, progressivamente, evolui à queratodermia intensa, em luva, que é transgressiva, atingindo, além das regiões palmoplantares, o dorso das mãos e dos pés, os cotovelos e joelhos. Paralelamente, as unhas mostram coiloniquia e hiperqueratose

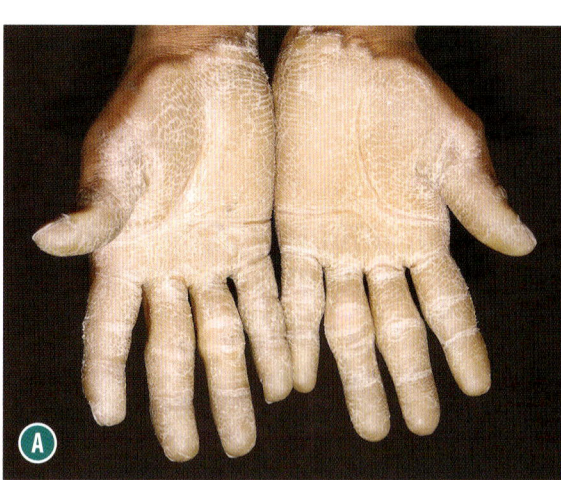
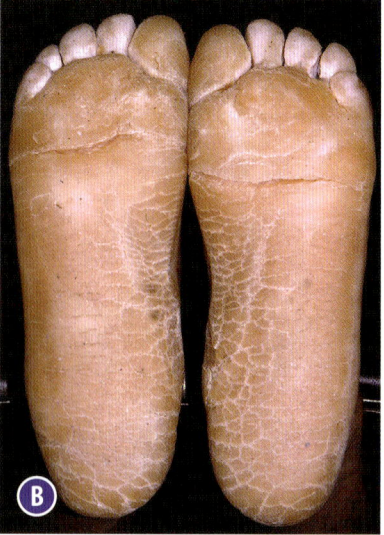

FIGURA 66.26 – Queratodermia tipo Unna-Thost. **A** Intensa queratose bem-delimitada e não transgrediente. **B** Mesmo aspecto da figura A, porém nas plantas dos pés.

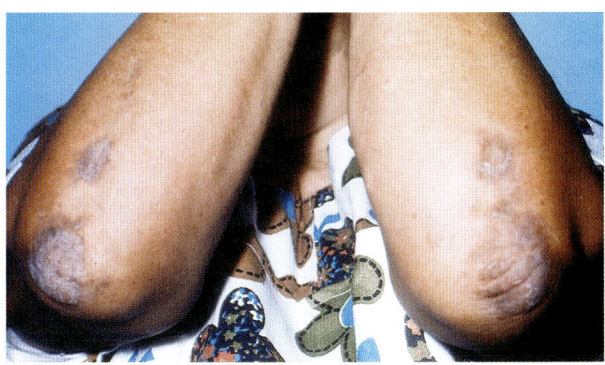

FIGURA 66.27 – Queratodermia tipo Greither. Lesões transgredientes nos cotovelos.

subungueal e há braquifalangia. Os achados histopatológicos são semelhantes aos do tipo Unna-Thost.

Tipo Meleda ou queratodermia palmoplantar de Siemens

É de herança recessiva, aparecimento precoce e o nome deriva do registro inicial na ilha de Meleda, no mar Adriático.

É causada por mutação no gene que codifica a proteína SLURP-1 (do inglês *secreted LY6/uPAR-related protein* 1), neuromodulador epidérmico essencial para homeostase e inibição da liberação de TNF-α pelos macrófagos durante o processo de cicatrização.

A queratodermia palmoplantar é difusa, em luva, transgressiva, acompanhada por hiper-hidrose intensa. Bandas de constrição são observadas nos dedos, podendo levar à amputação. Placas eritematosas psoriasiformes ou liquenoides ocorrem nos joelhos e cotovelos. Pode haver eritema perioral e periorbital e, ainda, alterações ungueais, como espessamento e hipercurvatura e língua plicada **(FIGURA 66.28)**. Uma forma mais branda tem sido descrita com o nome de **queratodermia palmoplantar tipo Nagashimi**.

Tipo Vörner (queratodermia epidermolítica difusa)

Esta queratodermia epidermolítica difusa é considerada não transgressiva, surgindo em torno da 3ª ou 4ª semana de vida. Há acentuada hiperqueratose palmoplantar, circundada por halo eritematoso e intensa fissuração. É de herança autossômica dominante.

Clinicamente, é indistinguível da queratodermia palmoplantar tipo Unna-Thost, diferenciando-se por apresentar, à histologia, hiperqueratose epidermolítica, acantose e papilomatose.

Síndrome de Clouston

Geralmente estudada junto às displasias ectodérmicas, caracteriza-se pela tríade alopecia, queratodermia palmoplantar e distrofia ungueal. A primeira manifestação é a distrofia ungueal, com unhas quebradiças, estriadas, que crescem lentamente. O comprometimento dos cabelos pode manifestar-se desde o nascimento ou durante a infância, com perda progressiva que

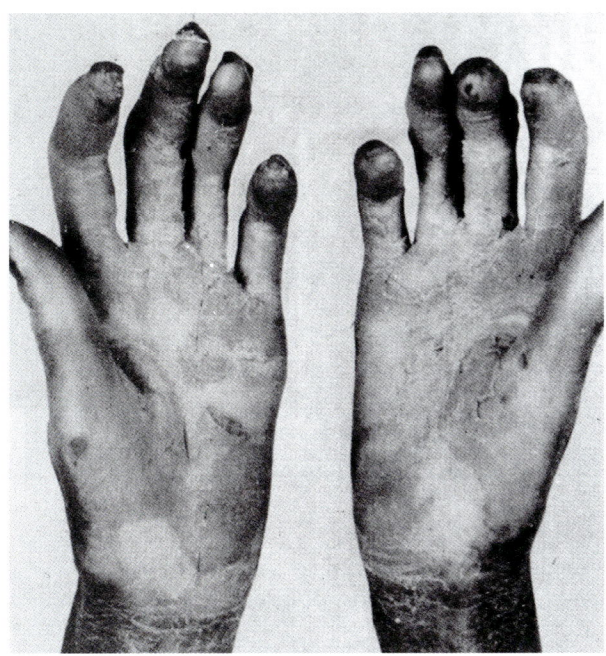

FIGURA 66.28 – Queratodermia palmoplantar. Mal de Meleda. Lesões transgredientes.

pode ser parcial ou total. Os cílios e sobrancelhas são esparsos. A queratodermia palmoplantar tem intensidade variável. A doença é causada por mutação no gene *GJB6*, que codifica a conexina 30, transmitida de modo autossômico dominante.

QUERATODERMIAS PALMOPLANTARES DIFUSAS COM ACOMETIMENTOS EXTRACUTÂNEOS

Tipo Papillon-Lefèvre

Esta **queratodermia difusa com periodontopatia** **(FIGURA 66.29)** é transgressiva, surge nos 3 primeiros anos de vida e, além das regiões palmoplantares, acomete também as superfícies dorsais dos pés e das mãos, dos joelhos e cotovelos e associa-se à queda precoce dos dentes decíduos e permanentes, por gengivite e periodontite. Alguns pacientes apresentam maior suscetibilidade às infecções. É de herança autossômica recessiva, causada por mutações no gene *CTSC*, que codifica a catepsina C, protease lisossomal expressa em leucócitos, levando à imunodeficiência generalizada do tipo celular T.

O tratamento odontológico é mandatório (medidas higiênicas, antibioticoterapia, cirurgia). O uso precoce de retinoides sistêmicos (acitretina ou isotretinoína) tem mostrado eficácia para evitar perda dos dentes.

Uma variante, a **síndrome de Haim-Munk**, também originada em mutação da catepsina C, se apresenta com queratodermia palmoplantar, periodontite, onicogrifose, aracnodactilia e acroosteólise. Outro diagnóstico diferencial inclui a síndrome HOPP (hipotricose, osteólise, periodontite, queratodermia palmoplantar estriada) (ver adiante).

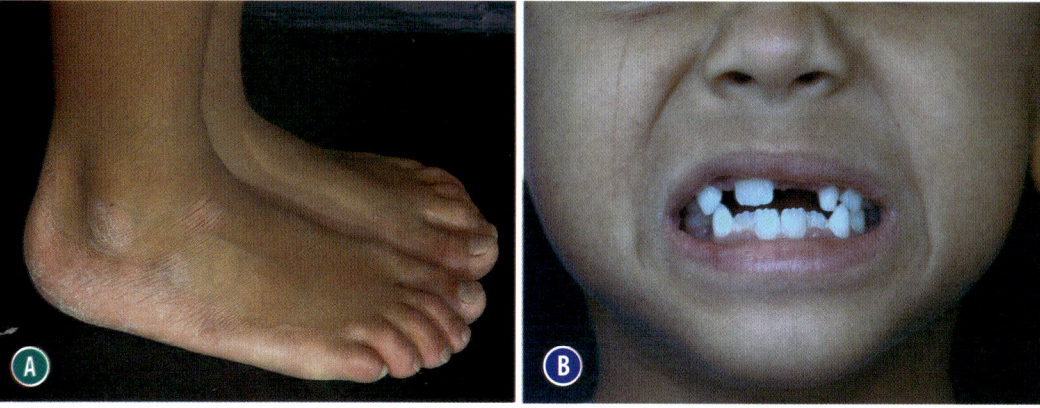

FIGURA 66.29 – Síndrome de Papillon-Lefèvre. **A** Queratodermia plantar transgrediente. **B** Periodontite e malformações dentárias.

Tipo Vohwinkel

Esta **queratodermia difusa mutilante** é uma doença autossômica dominante causada por mutação no gene *GJB2*, que codifica a conexina 26.

Por volta do 2º ano de vida, a queratose palmoplantar "em favo de mel" se evidencia; posteriormente, surgem faixas fibrosas de constrição nos dedos que podem progredir até determinar amputação. É transgressiva: placas queratósicas estreladas características podem se manifestar no dorso dos dedos. Surdez é característica fundamental da síndrome, bem como alopecia e distrofia ungueal.

Uma outra mutação do gene que codifica a conexina 26 combinada à mutação no DNA mitocondrial causa a **queratodermia palmoplantar não epidermolítica com surdez neurossensorial**.

Uma variante, **queratodermia mutilante com ictiose**, não acompanhada por surdez, é causada por mutação no gene que codifica a loricrina **(FIGURA 66.30)**. É também conhecida como síndrome de Camisa ou queratodermia loricrina. Clinicamente apresenta-se como queratodermia palmoplantar em favo de mel, pseudoanhum, hiperqueratose sobre as articulações interfalângicas na superfície dorsal da mão e ictiose generalizada. Histologicamente mostra aspecto de queratodermia, marcada hiperqueratose ortoqueratósica, leve papilomatose e granuloma normal.

Também é descrita outra variante, a **síndrome de Bart-Pumphrey**, de herança autossômica dominante, causada por mutação no gene *GJB2*, em que há associação de queratodermia palmoplantar com acantofibromatose falangiana, leuconiquia e surdez neurossensorial. Diferencia-se da síndrome tipo Vohwinkel por não apresentar ainhum.

Tipo Olmsted

Esta **queratodermia difusa com queratose periorificial** é uma doença muito rara, e caracteriza-se por queratodermia palmoplantar intensa, placas hiperqueratósicas periorificiais e flexurais, hipotricose, espessamento das unhas, leucoqueratose da mucosa bucal, faringe e laringe e queratose pilar intensa **(FIGURA 66.31)**. Deve ser distinguida da paquioníquia

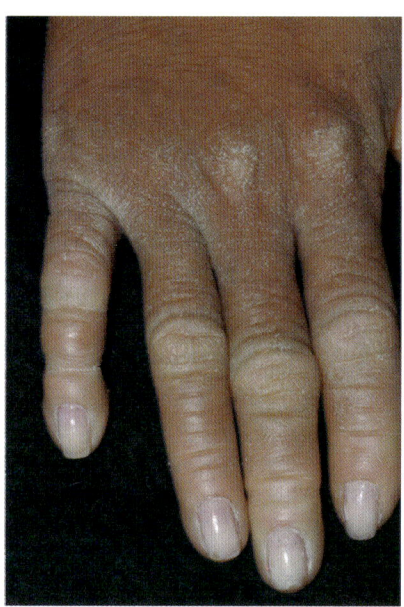

FIGURA 66.30 – Queratodermia loricrina. Queratodermia, ictiose, pseudoainhum no 5º quirodáctilo.

congênita e de outras formas de queratodermia palmoplantar. É causada por mutações nos genes *TRPV3* (forma autossômica dominante) e *MBTPS2* (forma recessiva ligada ao X)

A queratodermia se inicia no 1º ano de vida, e caracteriza-se por ser sólida, espessa, rodeada por margens eritematosas. Pode levar à contratura dos dedos e a fissuras e prejudica os movimentos. Há relatos de transformação carcinomatosa. O tratamento se faz com queratolíticos tópicos ou retinoides sistêmicos.

Doença de Naxos

Causada por mutações no gene *JUP*, que codifica a placoglobina, importante componente tanto da adesão intercelular (desmossomos) como da adesão entre células e matriz (hemidesmossomos) em diferentes tecidos, inclusive epiderme, cabelo e coração.

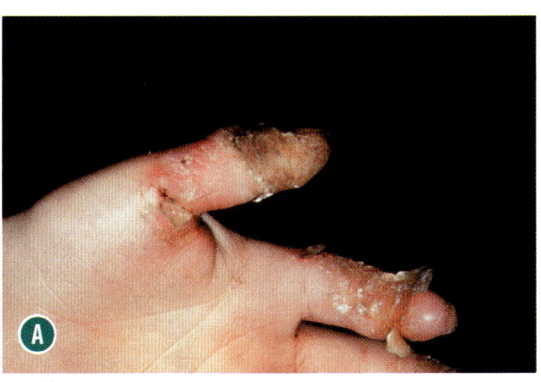
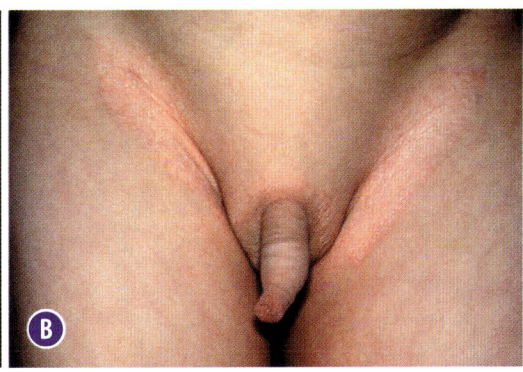

FIGURA 66.31 – Síndrome tipo Olmsted. **A** Queratose acral ocasionando constrição das extremidades dos quirodáctilos. **B** Placas queratósicas na virilha e ao redor da genitália.

Há cabelos lanosos desde o nascimento, queratodermia palmoplantar não transgressiva que se apresenta no 1º ano de vida, e doença cardíaca (arritmias, falência cardíaca, morte súbita) que se manifesta durante a adolescência. Outros achados são xerose cutânea, queratose folicular da face e acantose nigricante.

Síndrome CAPK

Na síndrome CAPK (**c**ardiomiopatia, **a**lopecia, **q**ueratodermia **p**almoplantar), verifica-se queratodermia palmoplantar, fragilidade cutânea com formação de bolhas ou exulcerações, alopecia por anomalias da haste do pelo, distrofia ungueal e cardiomiopatia, que pode levar à falência cardíaca. Deve-se a mutações do gene *DSP*, que codifica a desmoplaquina, uma proteína da placa desmossomal.

Síndrome de McGrath

Esta **displasia ectodérmica associada à fragilidade cutânea** é uma doença causada por mutação do gene *PKP1*, que codifica a placofilina, uma proteína da placa desmossomal. É caracterizada por fragilidade cutânea com formação de bolhas, distrofia ungueal, cabelos quebradiços e esparsos, formação de bolhas e espessamento da planta dos pés.

Síndrome de Huriez

Esta **queratodermia palmoplantar com escleroatrofia** é uma doença autossômica dominante e caracteriza-se pela associação de queratodermia palmoplantar, placas escleroatróficas do dorso das mãos, hipoplasia ungueal e esclerodactilia. Carcinomas espinocelulares agressivos desenvolvem-se nas áreas de pele atrófica, bem como no intestino.

Síndrome de Stein-Lubinsky-Durrie

Esta **síndrome córneo-dermato-óssea** é uma doença autossômica dominante e caracteriza-se por queratodermia palmoplantar, acometimento dos joelhos e cotovelos por placas eritematosas, afilamento da medula dos ossos das mãos, onicólise distal, braquidactilia, baixa estatura, prematuridade e fotofobia com alterações do epitélio corneano.

Tipo Bureau

Esta **queratodermia difusa com dedos em baqueta de tambor e alterações esqueléticas** é uma doença não transgressiva, de herança autossômica recessiva, na qual, além da queratodermia palmoplantar difusa, há baqueteamento dos dedos, unhas em vidro de relógio e alterações de ossos longos.

Tipo Schopf

Esta **queratodermia difusa com cistos sebáceos, hipodontia e hipotricose** é uma doença não transgressiva, de herança autossômica recessiva, caracterizada por queratodermia palmoplantar difusa, cistos palpebrais, onicodistrofias, hipodontia e hipotricose.

Tipo Stevanovic

Esta **queratodermia palmoplantar com alopecia congênita** é uma doença que se caracteriza por queratodermia palmoplantar difusa, progressiva, levando à esclerodactilia, a contraturas e a pseudoainhum. Pode haver queratose folicular e distrofia ungueal.

Tipo Wallis

Às alterações descritas no tipo Stevanovic, associa-se catarata.

QUERATODERMIAS PALMOPLANTARES PLURIFOCAIS

As lesões são dispersas e individualizadas. São descritas formas com comprometimento cutâneo exclusivo e outras com comprometimentos extracutâneos.

Queratodermias palmoplantares plurifocais com acometimento cutâneo exclusivo

Tipo Buschke-Fischer

Esta **queratodermia palmoplantar pontuada** ocorre na adolescência. Nas palmas e plantas, desenvolvem-se pápulas queratósicas semelhantes a clavus com depressão central ou tampões córneos. Doença rara, encontrada em croatas e eslovenos, é causada por mutações dos genes *AAGAB* e *COL14A1* (FIGURAS 66.32 E 66.33). Forma espinulosa é descrita, sem mutação conhecida.

Tipo Brunauer-Fuhs

Esta **queratodermia palmoplantar estriada** é uma queratose estriada em faixas que se estendem da região palmar em direção aos dedos (FIGURA 66.34). Na região plantar, geralmente se apresenta em placas. Inicia-se na 2ª ou 3ª década de vida. Causada por mutações transmitidas de modo AD no gene *DSG*, que codifica a desmogleína, no gene *KRT1*, que codifica a queratina 1, e no gene *DSP*, que codifica a desmoplaquina.

Acroqueratoelastoidose (de Costa)

Em geral, a partir da 2ª década da vida, surgem pápulas queratósicas, amareladas, arredondadas ou ovaladas, isoladas ou agrupadas na borda externa das mãos, dos pés e dos dedos. Pode haver lesões transgressivas. A histologia demonstra fragmentação das fibras elásticas e o quadro é autossômico-dominante, embora seja, geralmente, esporádica (FIGURAS 66.35 A 66.37).

Queratodermias palmoplantares plurifocais com acometimento extracutâneo

Tipo Richner-Hanhart

Esta **queratodermia plurifocal com tirosinemia tipo II** é decorrente de erro inato do metabolismo da tirosina, causado por mutação no gene *TAT* (tirosina aminotransferase), de herança autossômica recessiva. Caracteriza-se por queratoses pontuadas, tipo clavus, dispersas nas regiões palmoplantares,

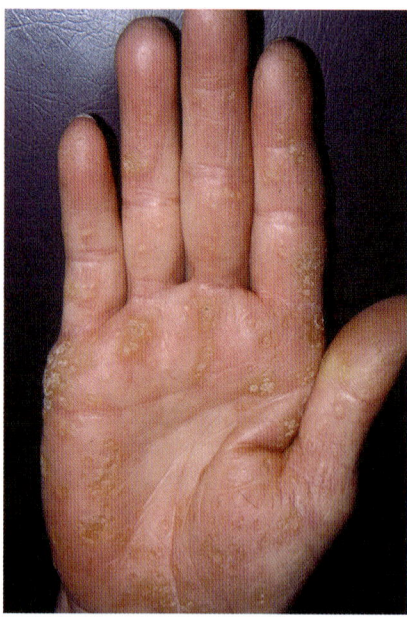

FIGURA 66.32 – Queratodermia tipo Buschke-Fischer. Lesões queratósicas pontuadas.

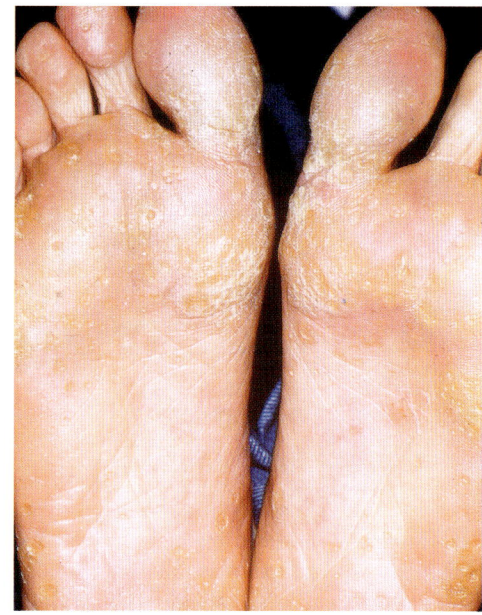

FIGURA 66.33 – Queratodermia palmoplantar tipo Buschke-Fischer. Lesões hiperqueratósicas tipo clavus dispersamente dispostas nas regiões plantares.

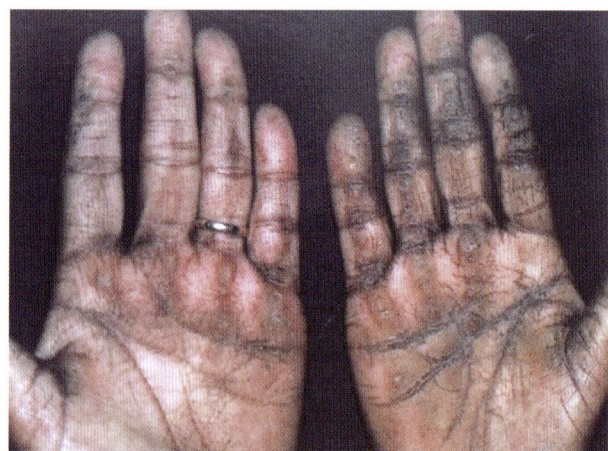

FIGURA 66.34 – Queratodermia estriada. Bandas queratósicas progredindo das palmas para os quirodáctilos.

dolorosas, associadas a hiper-hidrose, bem como úlceras corneanas dendritiformes e opacificações, levando à perda da acuidade visual. As lesões cutâneas e oculares surgem no 1º ano de vida. Comprometimento do sistema nervoso central com alterações de comportamento, déficit intelectual, nistagmo, tremores e ataxia podem ocorrer. O tratamento é feito com dietas com restrição de fenilamina e tirosina, com controle das manifestações cutâneas e oculares.

Síndrome de Howel-Evans

Esta **tilose com câncer do esôfago** é transmitida de modo autossômico dominante, causada por mutação no gene *RHBDL1*, regulador do receptor do EGF. A queratose palmoplantar, não transgressiva, se inicia por volta dos 7 anos de idade.

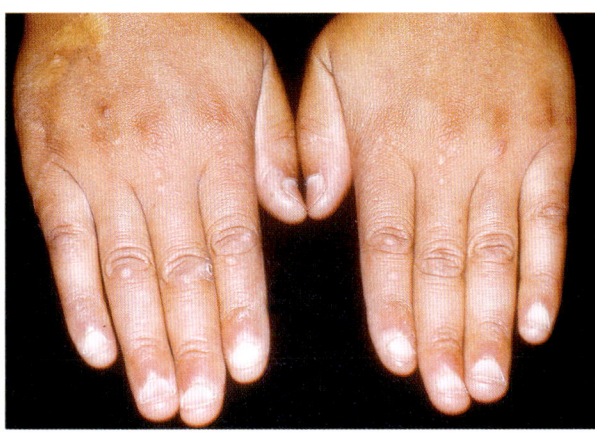

FIGURA 66.35 – Acroqueratoelastoidose. Pápulas córneas no dorso das mãos.

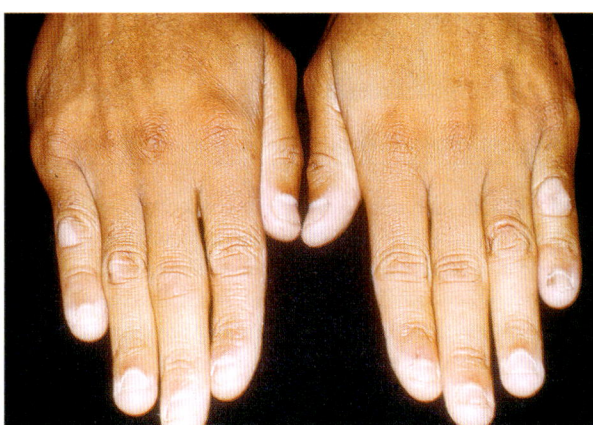

FIGURA 66.36 – Acroqueratoelastoidose. Placas córneas no dorso do 5º quirodáctilo de ambas as mãos.

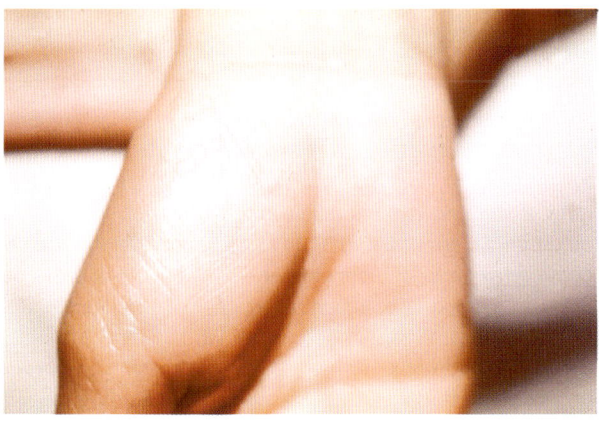

FIGURA 66.37 – Acroqueratoelastoidose. Típicas pápulas córneas na área da eminência tenar da região palmar.

Pode haver leucoplasia da mucosa bucal e esofágica, bem como queratose pilar nos membros. Em cerca de 70% dos casos, desenvolve-se carcinoma do esôfago por volta dos 50 anos, precedido por disfagia.

Síndrome de Carvajal-Huerta

Esta **queratodermia com cabelos lanosos e cardiomiopatia dilatada ventricular esquerda** é doença autossômica recessiva descrita no Equador, causada por mutação no gene *DSP*, que codifica a desmoplaquina, proteína componente dos desmossomos. Cabelos lanosos são evidentes desde o nascimento; a queratodermia, estriada, se inicia no 1º ano de vida; pode haver queratoses liquenoides das flexuras, queratose folicular, alterações ungueais e bolhas e vesículas no tronco e nas extremidades. A alteração cardiológica, inicialmente assintomática, manifesta-se na adolescência. Caracteriza-se por cardiomiopatia dilatada esquerda, podendo causar insuficiência cardíaca precoce.

Síndrome HOPP

A síndrome HOPP (**h**ipotricose, **o**steólise, **p**eriodontite, queratodermia **p**almoplantar) caracteriza-se por hipotricose do couro cabeludo, dos cílios e sobrancelhas, de caráter progressivo, associada a onicogrifose, queratodermia palmoplantar, lesões psoriasiformes, cáries e periodontite. Deve ser distinguida das síndromes tipo Papillon-Lefèvre e Haim-Munk.

Paquioníquia congênita

Caracteriza-se por queratodermia palmoplantar dolorosa, unhas espessadas, cistos e placas esbranquiçadas na mucosa oral. A primeira manifestação, geralmente nos primeiros meses de vida, consiste em espessamento ungueal e dentes neonatais.

São descritas duas variantes congênitas, transmitidas de modo autossômico dominante, uma forma congênita autossômica recessiva e uma forma de aparecimento tardio.

A primeira variante, de **Jadassohn-Lewandowsky (PC-1)**, mais comum, é causada por mutações dos genes que codificam as queratinas K6a, K6b e K16. Caracteriza-se por unhas espessadas, que tendem a crescer obliquamente, desprendendo-se do leito e assumindo coloração amarelo-acastanhada. A alteração é evidente nos primeiros meses de vida, afetando de modo mais intenso as unhas das mãos **(FIGURA 66.38)**. Nessa fase, deve ser diferenciada da candidose mucocutânea. O espessamento das palmas e plantas pode ser focal ou difuso, e pode ser acompanhado por hiper-hidrose. Hiperqueratose folicular da face ou dos membros é comum. Leucoqueratose da mucosa bucal e dorso da língua é sinal proeminente, não constituindo lesão pré-cancerosa **(FIGURAS 66.39 E 66.40)**. Alguns pacientes apresentam perda precoce dos dentes na vida adulta.

A **variante de Jackson-Sertoli (PC-2)** é causada por mutações no gene da queratina 17. O quadro clínico é semelhante ao da PC-1, mas há dentes neonatais e na vida adulta surge esteatocistoma *multiplex*.

Opacidades corneanas e alterações do cabelo são ocasionalmente descritas.

A forma de aparecimento na vida adulta é semelhante à da PC-1; a forma recessiva pode se acompanhar de lesões bolhosas.

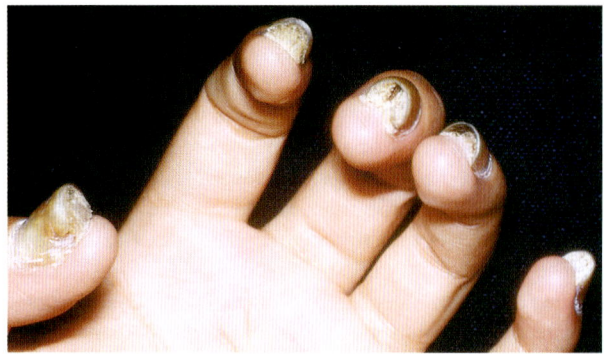

FIGURA 66.38 – Paquioníquia congênita. Unhas espessadas de coloração amarelo-acastanhado.

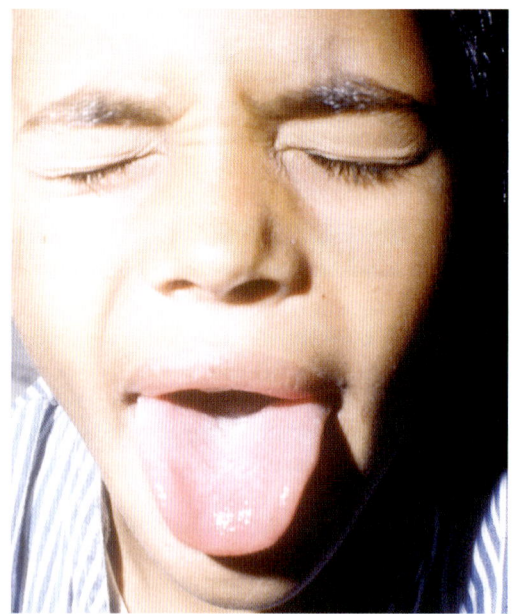

FIGURA 66.39 – Paquioníquia congênita. Placas leucoqueratósicas na língua.

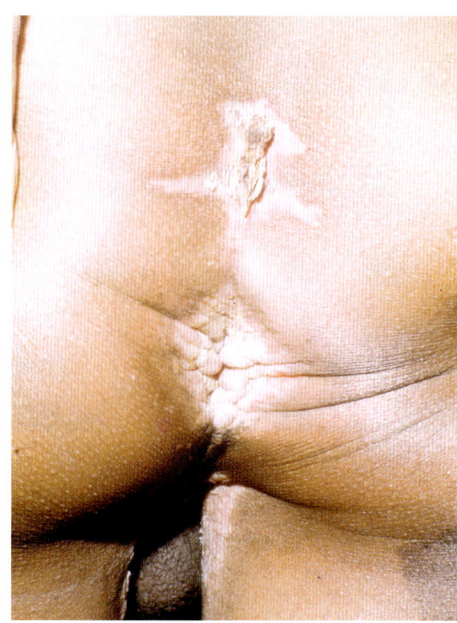

FIGURA 66.40 – Paquioníquia congênita. Lesões leucoqueratósicas anais.

de ácido salicílico em vaselina, em concentrações variáveis de 5 a 10%; propilenoglicol em soluções aquosas nas proporções de 30 a 50%; e ureia a 10% em vaselina. Sistemicamente, estão indicados os retinoides, etretinato ou isotretinoína, nas doses habituais, com respostas favoráveis, particularmente nas formas difusas, à exceção da variante epidermolítica de Vörner e da forma mutilante, que respondem mal a essas medicações. Eventualmente, podem ser utilizados métodos cirúrgicos para correções ungueais e para eliminar as lesões hiperqueratósicas constritivas.

O tratamento consiste em abrasão mecânica da unha, associada a queratolíticos potentes, como ureia a 40% em vaselina ou ácido salicílico a 20%. Também há relatos do uso de 5-fluoruracil tópico e retinoides sistêmicos.

Também pode ser feita, quando possível, correção cirúrgica das alterações ungueais.

OUTRAS QUERATODERMIAS

Diversas doenças geno-hereditárias se apresentam com hiperqueratoses palmoplantares: epidermólises bolhosas simples, doença de Kindler-Weary, ictioses, displasias ectodérmicas, nevos epidérmicos, doença de Darier e síndrome de Cowden.

Tratamento das queratodermias palmoplantares

É sintomático, consistindo no uso de cremes ou pomadas emolientes e de agentes queratolíticos. É habitual o emprego

Queratodermias palmoplantares secundárias

As queratodermias palmoplantares secundárias distinguem-se pelo aparecimento tardio, assimetria das lesões e acometimento parcial, nunca atingindo todas as regiões palmoplantares. Podem ocorrer por irritação primária (mecânica, física ou química), por sensibilização alérgica ou infecções locais, como *tinea pedis*. Podem ocorrer em virtude de doenças ou dermatoses (psoríase, líquen plano, síndrome de Reiter, síndrome de Sézary, sarna norueguesa, sífilis, neurodermatite, diabetes, blenorragia), drogas (queratoses arsenicais), perturbações circulatórias periféricas, alterações neurológicas, alterações metabólicas (diabetes, obesidade, climatério), vícios ortopédicos e como manifestação paraneoplásica (síndrome de Bazex). O tratamento é sintomático e etiológico.

QUERATODERMA CLIMATÉRICO

O queratoderma climatérico é síndrome na qual a queratose palmoplantar ocorre na menopausa. São formas de neurodermite ou de psoríase palmoplantar. É possível que a menopausa seja fator contribuinte. Tratamento hormonal tem efeito inconstante.

QUERATODERMA MARGINADO PALMAR (RAMOS E SILVA)

Forma morfológica localizada na face palmar das mãos ou dos dedos, como faixa hiperqueratósica, acompanhando as bordas cubital ou radial. Admite-se que seja forma especial de queratodermia relacionada a fatores traumáticos e à elastose solar e, talvez, a alterações circulatórias locais. Compromete lavradores expostos ao trauma mecânico e à agressão solar (FIGURA 66.41).

QUERATOSE PILAR

A queratose pilar constitui quadro extremamente frequente por anomalia da queratinização nos folículos pilosos. Pode ser considerada como forma de ictiose folicular.

Manifestações clínicas

Há pápulas córneas foliculares que dão a sensação de aspereza pela palpação, geralmente localizadas nas superfícies extensoras das coxas e no terço superior do braço, dando o aspecto de pele anserina. Nas formas graves, outras regiões são comprometidas.

O quadro ocorre em qualquer idade, em ambos os sexos, porém é visto com mais frequência em mulheres jovens, tendendo a se acentuar com as grandes mudanças hormonais, geralmente no início da adolescência, por vezes na gravidez (FIGURA 66.42). Muitas vezes, é hereditário e associado com ictiose e dermatite atópica. Às vezes, há eritema e atrofia – queratose pilar atrofiante.

A queratose pilar atrofiante compreende um grupo de doenças caracterizadas por rolhas foliculares, eritema perifolicular e atrofia, que culmina com epilação cicatricial. Há três variantes distintas: **atrofodermia vermiculata**, **uleritema ofriógenes** e a queratose folicular espinulosa decalvante.

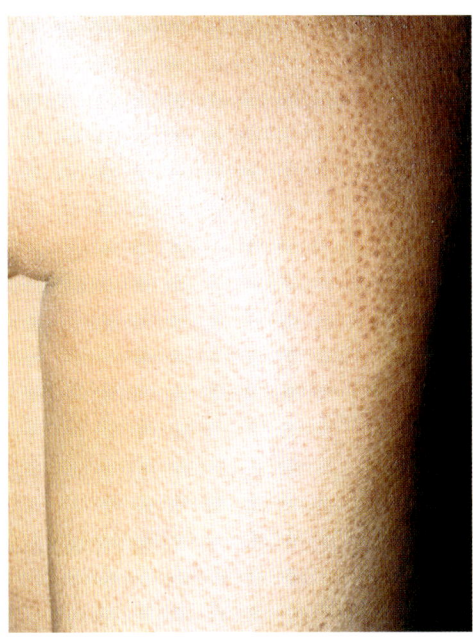

FIGURA 66.42 – Queratose pilar. Pápulas córneas foliculares na coxa, localização habitual.

A **atrofodermia vermiculata** acomete as regiões malares, ocasionalmente o pescoço e os membros. Inicia-se com queratose folicular e inflamação perifolicular, culminando com atrofia, que, por acometer folículos próximos, confere aspecto em favo de mel. Geralmente se inicia após os 5 anos de idade (FIGURA 66.43). **Uleritema ofriógenes** designa condição semelhante, que acomete a região medial e lateral das sobrancelhas.

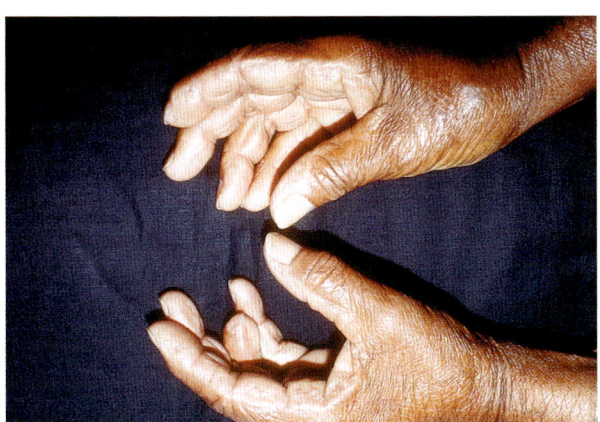

FIGURA 66.41 – Queratoderma marginado palmar. Faixa hiperqueratósica acompanhando as bordas radiais dos dedos.

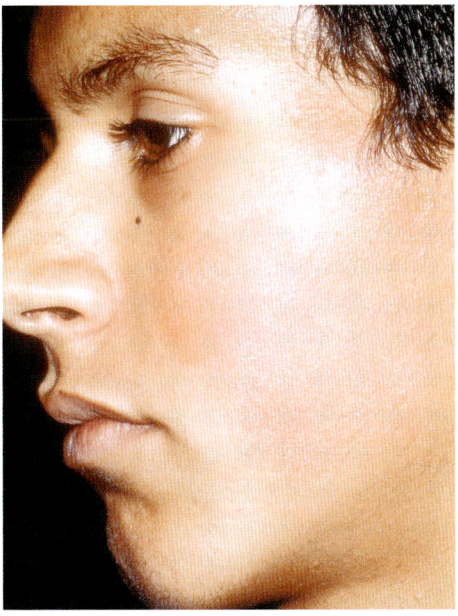

FIGURA 66.43 – Queratose pilar atrofiante da face. Placa eritematosa na face, composta por pápulas foliculares que produzem leve depressão na superfície cutânea.

A queratose pilar constitui manifestação de algumas genodermatoses:

- **Síndrome cardiofaciocutânea:** doença geno-hereditária que resulta da mutação de diferentes genes (*KRAS, BRAF, MEK1* ou *MEK2*), e caracteriza-se por fácies típica (fronte alta, ponte nasal baixa, pavilhões auriculares posteriorizados com hélices proeminentes, fissuras palpebrais com ângulo externo baixo), malformações cardíacas, retardo mental, queratose pilar, cabelos esparsos e xerose cutânea.
- **Síndrome de Noonan:** caracteriza-se por fácies típica, olhos azuis-esverdeados, baixa estatura, pescoço curto com pele redundante, anomalias cardíacas, alterações esqueléticas, maloclusão dentária, surdez, retardo motor, diátese hemorrágica, linfedema dos membros, cabelos esparsos, lanosos, com linha de implantação posterior baixa, queratose pilar.
- **Síndrome IFAP** (do inglês *ictiosis folicularis, alopecia, photofobia* – ictiose folicular, alopecia, fotofobia).

Histopatologia

Na queratose pilar, a histopatologia mostra hiperqueratose do óstio folicular com presença de espícula córnea.

Diagnose

O quadro deve ser distinguido de duas raras dermatoses, líquen espinuloso e pitiríase rubra pilar. A primeira ocorre em crianças e em áreas localizadas, enquanto a segunda tem múltiplas localizações, eritema e pápulas características no dorso das mãos. No frinoderma, há queratose pilar generalizada, juntamente com outros sinais de avitaminose A.

Acroqueratose verruciforme de Hopf

É doença autossômica dominante, frequentemente associada à doença de Darier, cujas manifestações iniciam-se na infância.

Manifestações clínicas

Caracteriza-se por pequenas lesões papulosas verrucosas da cor da pele localizadas no dorso das mãos, dorso dos pés e faces de extensão dos antebraços e pernas. Podem ocorrer pequenas depressões queratósicas pontuadas (*pits*) nas palmas e plantas e acometimento ungueal à semelhança do que ocorre na doença de Darier **(FIGURA 66.44)**.

Histopatologia

Caracteriza-se por hiperqueratose acentuada, hipergranulose, acantose e papilomatose. A epiderme apresenta, no seu conjunto, aspecto em torre de igreja.

Diagnose

Clínica, corroborada pela histopatologia. Na diagnose diferencial, devem ser excluídas as verrugas planas, a epidermodisplasia verruciforme e as estucoqueratoses.

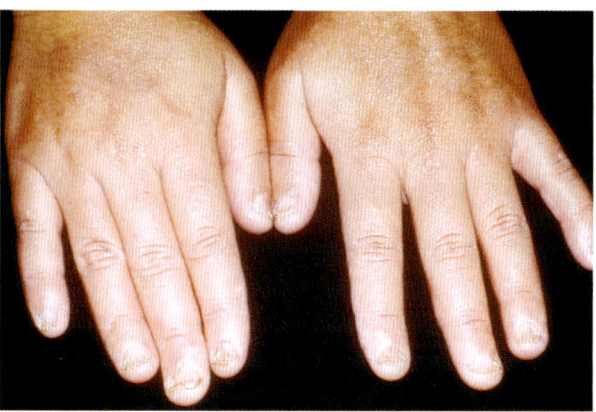

FIGURA 66.44 – Doença de Darier. Alterações ungueais e presença, no dorso das mãos, de pequenas pápulas queratósicas (acroqueratose de Hopf).

Tratamento

Eletrocoagulação superficial e criocirurgia.

Doença de Darier

Esta **queratose folicular** é uma genodermatose rara, transmitida de modo autossômico dominante, caracterizada por pápulas queratósicas nas áreas seborreicas e no dorso das mãos, lesões ungueais e das mucosas. É causada por mutações no gene *ATP2A2*, que codifica a SERCA2 (do inglês *sarcoplasmic/endoplasmic reticulum Ca^{2+}-ATP isoform 2 protein*), uma bomba de cálcio responsável pela manutenção de nível intracitoplasmático baixo de cálcio. A penetrância é alta e a expressividade é variável.

Manifestações clínicas

A lesão fundamental é uma pápula que se desenvolve em torno do folículo piloso. De cor marrom, pode, com a evolução, aumentar de tamanho, chegando a formar massas verrucosas que exalam odor de ranço, resultante da ação de bactérias sobre o seu conteúdo gorduroso **(FIGURAS 66.45 A 66.47)**. Na boca, as lesões são pápulas esbranquiçadas ásperas, localizadas na mucosa bucal, na gengiva e no palato duro **(FIGURA 66.48)**. Podem ocorrer lesões idênticas nas mucosas anogenitais. Há preferência pelas áreas seborreicas. Melhora com o frio e piora com o calor.

As unhas são frágeis, quebradiças, com faixas longitudinais brancas, sulcos longitudinais levando a fissuras, sendo muito característica a fissura em V na borda livre ungueal.

Disseminadas nas regiões palmoplantares, existem pequenas pápulas queratósicas. No dorso das mãos e dos pés, existem pápulas hiperqueratósicas que, como manifestação única, constituem a **acroqueratose de Hopf**. Eczematização e infecção secundária são fenômenos secundários frequentes, particularmente nas áreas intertriginosas **(FIGURA 66.49)**. As lesões pioram com o calor, sol, infecções e com ingestão de lítio. O acometimento é variável, tendendo a agravamento da hiperqueratose com a idade.

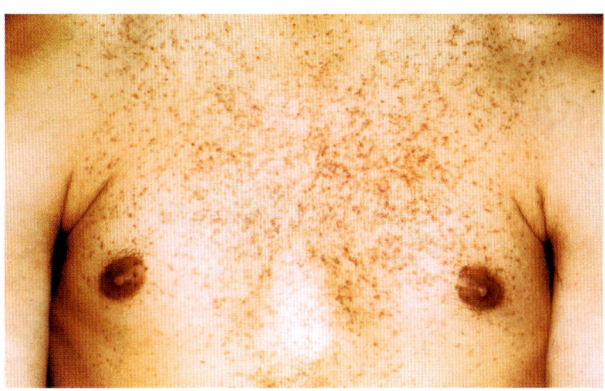

FIGURA 66.45 – Doença de Darier. Pápulas foliculares queratósicas de cor marrom no tronco.

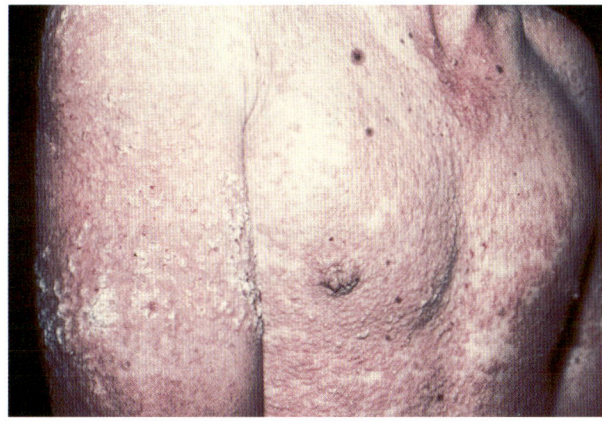

FIGURA 66.47 – Doença de Darier. Lesões papulosas foliculares confluentes em placas que ocupam praticamente toda a parte anterior do tronco. De permeio, áreas queratósicas de aspecto verrucoso, esbranquiçadas.

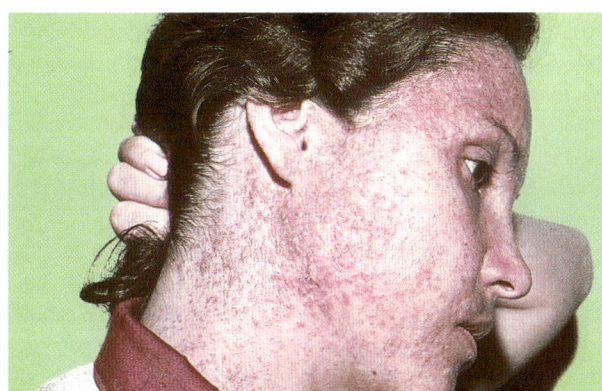

FIGURA 66.46 – Doença de Darier. Lesões papulosas foliculares confluentes com predomínio nas áreas seborreicas da face.

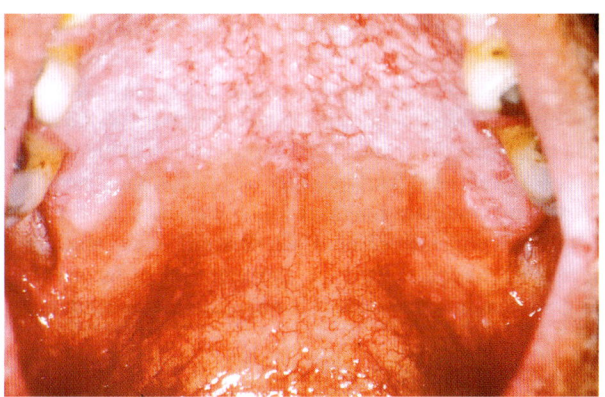

FIGURA 66.48 – Doença de Darier. Lesões orais. Pápulas esbranquiçadas confluentes no palato duro.

Histopatologia

O exame histopatológico constitui recurso decisivo para a confirmação diagnóstica. Revela os seguintes elementos: hiperqueratose, disqueratose (corpos redondos e grãos), presença de lacunas e proliferação irregular de pápulas dérmicas para o interior dessas lacunas.

Tratamento

Não há tratamento curativo. Medidas gerais incluem evitar o sol, ambientes quentes, usar fotoprotetores e hidratantes com ureia, ácido lático ou lactato de amônia. Quando houver suspeita de crescimento bacteriano, podem ser usados sabões antissépticos, antibióticos tópicos ou sistêmicos, conforme a intensidade do quadro. Ácido fusídico é útil para o controle precoce de infecção. Corticoides de baixa ou média potência podem ser empregados por alguns dias nos períodos de irritação, que são comuns no calor ou após exposição ao sol. Aciclovir, penciclovir ou valaciclovir são indicados no tratamento ou na supressão de infecções herpéticas.

Tretinoína tópica pode ser empregada para controlar as lesões, em baixas concentrações. Os retinoides sistêmicos (isotretinoína e acitretina) controlam bem as lesões, que reci-

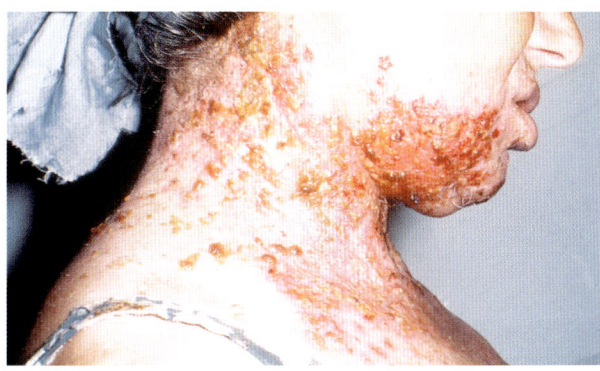

FIGURA 66.49 – Doença de Darier. Eczematização e infecção secundárias.

divam lentamente com a suspensão do tratamento. Em muitos casos, podem ser empregados de modo intermitente por alguns meses e suspensos após controle, preferencialmente durante o inverno, quando será feita manutenção com retinoides tópicos com a monitoração que o uso de retinoides sistêmicos exige.

CAPÍTULO 67

DOENÇAS BOLHOSAS HEREDITÁRIAS

EPIDERMÓLISES BOLHOSAS HEREDITÁRIAS

Compreende um conjunto de afecções bolhosas, de caráter hereditário e com diferentes formas de transmissão genética, que afeta a pele e, em alguns subtipos, as membranas mucosas e outros órgãos. Caracteristicamente, existe uma especial fragilidade cutânea que se traduz pela formação de bolhas aos mínimos traumatismos, o que torna essas doenças o protótipo das dermatoses mecanobolhosas.

As epidermólises bolhosas são decorrentes, na maioria dos casos, de mutações de proteínas envolvidas na aderência dermoepidérmica ou, como na epidermólise bolhosa simples, por mutação nos genes codificadores das citoqueratinas.

A prevalência exata dessas doenças é desconhecida. Estima-se, nos Estado Unidos, que subtipos mais leves ocorrem em uma frequência de 1 para 50.000 nascimentos e subtipos mais graves ocorrem em 1 para 500.000 nascimentos, anualmente.

As epidermólises bolhosas foram classificadas formalmente, pela primeira vez, em 1962, de acordo com características de microscopia eletrônica. Desde então, em decorrência de grande número de estudos sobre os aspectos epidemiológicos, de biologia celular, imunologia e biologia molecular, atualmente são descritos mais de 30 subtipos clínicos da doença, com mutações patogênicas identificadas em pelo menos 18 genes diferentes.

Em 2014, Fine e colaboradores[1] publicaram uma atualização sobre a classificação das epidermólises bolhosas congênitas, levando-se em conta novos dados sobre os aspectos clínicos e moleculares identificados nesse grupo de doenças. Segundo esse consenso internacional, as epidermólises bolhosas hereditárias são subdivididas em quatro grandes grupos: epidermólise bolhosa simples, epidermólise bolhosa juncional, epidermólise bolhosa distrófica e síndrome de Kindler. Propôs-se ainda, em consonância com publicações prévias, a eliminação do uso de epônimos para se descrever os subtipos de epidermólise bolhosa e a sua substituição por termos descritivos.

A **epidermólise bolhosa simples** compreende todos os subtipos de epidermólise bolhosa em que a formação de bolhas é confinada à epiderme. Atualmente, esse grupo é subdividido em dois subgrupos: suprabasal e basal, com base no plano histológico de clivagem dentro da epiderme (FIGURA 67.1).

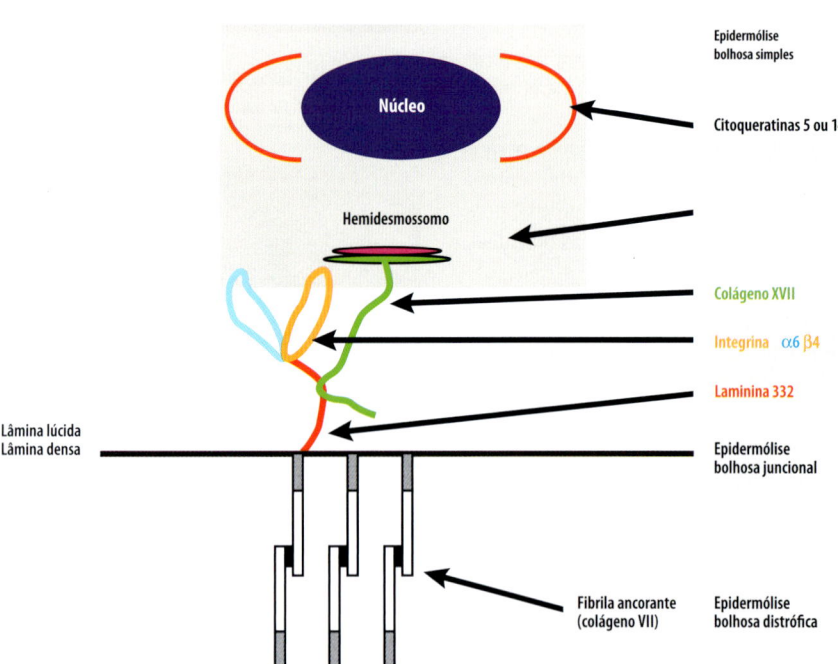

FIGURA 67.1 – Representação esquemática do queratinócito basal e da zona da membrana basal. A alteração de proteínas intracelulares (citoqueratinas e plectina) levam ao quadro da epidermólise bolhosa simples. Lesão das proteínas da lâmina lúcida (laminina 332, colágeno XVII e intregrina α6β4) produzem a epidermólise bolhosa juncional e das fibrilas ancorantes (colágeno VII) a epidermólise bolhosa distrófica.

Previamente, a epidermólise bolhosa simples era chamada, por alguns autores, de epidermólise bolhosa epidermolítica, porém, esse termo não é adequado, uma vez que lise celular não é observada em nenhum subtipo de epidermólise bolhosa.

A **epidermólise bolhosa juncional** compreende um grupo de doenças em que as bolhas se desenvolvem dentro da porção média da junção dermoepidérmica, região também conhecida como **lâmina lúcida** (VER FIGURA 67.1).

A **epidermólise bolhosa distrófica**, previamente também chamada **epidermólise bolhosa dermolítica**, inclui todos os subtipos de epidermólise bolhosa nos quais as bolhas ocorrem imediatamente abaixo da lâmina densa da zona da membrana basal (na porção mais superior da derme) (VER FIGURA 67.1).

Finalmente, a **síndrome de Kindler**, incluída na classificação das epidermólises bolhosas hereditárias em 2008, caracteriza-se pela presença de características fenotípicas clínicas únicas entre as epidermólise bolhosa, como fotossensibilidade, e a formação de bolhas em múltiplos níveis de clivagem dentro da zona da membrana basal e/ou logo abaixo dela (VER FIGURA 67.1).

EPIDERMÓLISE BOLHOSA SIMPLES

É subdividida em dois subgrupos maiores: suprabasal e basal, com base no plano histológico de clivagem dentro da epiderme. Em cada subgrupo, há vários subtipos de epidermólise bolhosa simples, com diferentes proteínas alteradas (TABELA 67.1).

A maioria das formas é de herança autossômica dominante, tendo sido descritos também subtipos com herança autossômica recessiva.

TABELA 67.1 – Subtipos clínicos da epidermólise bolhosa simples (EBS), proteínas alvo alteradas e genes mutados

Subgrupos de EBS	Subtipos de EBS	Proteína alterada	Gene mutado
Suprabasal	Síndrome *peeling skin* acral	Transglutaminase 5	*TGM5*
	EBS superficial	Desconhecida	Desconhecido
	EBS acantolítica	Desmoplaquina, placoglobina	*DSP*
	Síndromes com fragilidade cutânea:		
	Deficiência de desmoplaquina (EBS-desmoplaquina; síndrome com fragilidade cutânea e cabelos lanosos)	Desmoplaquina	*DSP*
	Deficiência de placoglobina (EBS-placoglobina; deficiência de placoglobina com fragilidade cutânea)	Placoglobina	*JUP*
	Deficiência de placofilina (EBS-placofilina; síndrome de displasia ectodérmica com fragilidade cutânea)	Placofilina 1	*PKP1*
Basal	EBS localizada	K5; K14	*KRT5, KRT14*
	EBS generalizada intermediária	K5; K14	*KRT5, KRT14*
	EBS generalizada grave	K5; K14	*KRT5, KRT14*
	EBS com pigmentação moteada	K5	*KRT5*
	EBS migratória circinada	K5	*KRT5*
	EBS autossômica recessiva K14	K14	*KRT14*
	EBS com distrofia muscular	Plectina	*PLEC*
	EBS com atresia pilórica	Plectina; integrina α6β4	*PLEC*
	EBS-Ogna	Plectina	*PLC*
	EBS autossômica recessiva por deficiência de BP230	Antígeno 1 do penfigoide bolhoso (BP230)	*DST*
	EBS autossômica recessiva por deficiência de exofilina 5	Exofilina 5	*EXPH5*

Fonte: Adaptado de Fine e colaboradores.[1]

O diagnóstico das epidermólises bolhosas simples pode ser feito pela correlação das características clínicas, histopatológicas, imunológicas e de biologia molecular. Na histologia, observa-se clivagem intraepidérmica. No exame de imunomapeamento, observa-se fluorescência com todos os autoanticorpos, no soalho da bolha em todos os subtipos de epidermólise bolhosa simples. Por fim, pode ser realizado um teste genético, considerado atualmente o exame padrão ouro para o diagnóstico dessas doenças.

O tratamento da epidermólises bolhosas simples é semelhante entre os diferentes subtipos e o objetivo principal é diminuir a formação de bolhas, por meio de medidas de proteção e curativos diários.

É recomendado o uso de roupas e calçados adequados, no sentido de minimizar pressões (fricção) sobre a pele.

O banho deve ser diário e analgésicos podem ser administrados, a fim de se diminuir a dor.

Os curativos devem ser feitos cobrindo-se as lesões com óleos com ácidos graxos essenciais ou óleos minerais e vegetais, com posterior colocação de gazes não aderentes tipo raiom ou outros tipos de curativos não aderentes. Quando há infecção nas lesões, indicam-se antibióticos tópicos ou sistêmicos, a depender da extensão do quadro e do estado geral do doente.

Luvas e meias de tecidos não aderentes também auxiliam a diminuir a formação de bolhas, por conferirem maior proteção contra traumas. As bolhas maiores necessitam ser esvaziadas com agulha estéril ou passando um fio de sutura lado a lado, tomando o cuidado para não deixar romper o teto.

Os subtipos mais comuns da doença são descritos a seguir, sendo as demais variantes bastante raras.

Epidermólise bolhosa simples localizada

Esta forma de epidermólise bolhosa simples era previamente conhecida como **epidermólise bolhosa simples de Weber-Cockayne** ou erupção bolhosa recorrente das mãos e dos pés.

Patogenia

Nas formas localizadas, as mutações também se localizam nas citoqueratinas basais, só que na maioria dos casos no meio da molécula, embora isso não explique a localização acral da enfermidade.

Manifestações clínicas

Variante autossômica dominante, na qual as lesões são em geral detectadas nos dois primeiros anos de vida, embora existam casos de aparecimento tardio. As bolhas ocorrem exclusivamente nas mãos e nos pés, sendo mais numerosas nos pés, pelo traumatismo da locomoção. Surgem no dorso e na região plantar dos pés, bem como nas superfícies dos dedos das mãos. Na idade adulta, pode haver hiperqueratose palmoplantar focal. É raro o acometimento mucoso e não há alterações em outros órgãos **(FIGURA 67.2)**.

O prognóstico é bom, havendo diminuição das lesões com a idade, provavelmente em virtude de os doentes aprenderem, com o tempo, a melhor forma de evitar traumatismos.

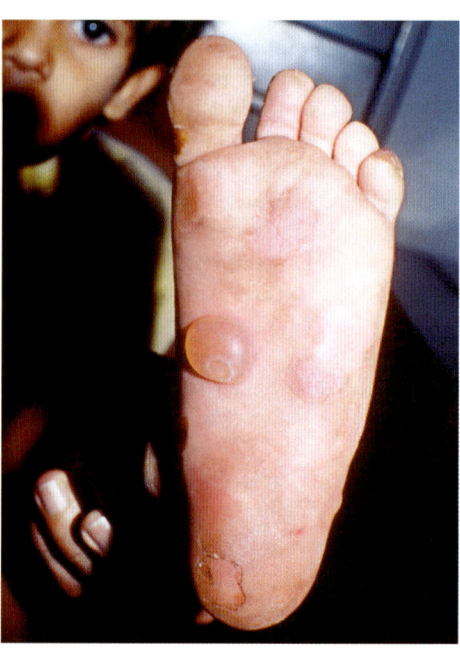

FIGURA 67.2 – Epidermólise bolhosa simples localizada. Bolhas tensas de conteúdo seroso na região plantar. Áreas de reparação epitelial por bolhas pregressas.

Epidermólise bolhosa simples generalizada intermediária

Esta forma de epidermólise bolhosa simples era previamente conhecida como **epidermólise bolhosa simples de Köbner** ou **não Dowling-Meara**.

Patogenia

Algumas citoqueratinas são expressadas nas células epiteliais aos pares, os quais formam heterodímeros, ou seja, a união das duas moléculas configura o citoesqueleto dos epitélios, havendo especificidade de acordo com o epitélio envolvido. A camada basal diferencia-se de outros epitélios e dos segmentos suprabasais da epiderme pela expressão das citoqueratinas 5 e 14, que são reguladas pelos genes *KRT5* e *KRT14*, localizados nos cromossomos 17 e 12 respectivamente. Defeitos genéticos distintos na epidermólise bolhosa simples, um podendo afetar a citoqueratina 5 e outro a 14, levam à mesma alteração histológica, pois todos esses defeitos produzem alterações estruturais de uma ou outra citoqueratina, impedindo sua função estrutural no citoesqueleto – a formação dos heterodímeros, responsáveis pela configuração tridimensional da célula. Essa alteração é vista facilmente na histologia e culmina com a formação das bolhas, sendo esse o único subgrupo das epidermólises bolhosas decorrente de citólise, e não de defeito de adesão. Nas formas disseminadas, as mutações localizam-se nas extremidades da molécula, dificultando a união intermolecular.

Manifestações clínicas

De caráter genético dominante, as primeiras manifestações surgem ao nascimento ou logo após, em áreas de pressão ou trauma, como mãos, pés, joelhos, cotovelos e coxas. São bolhas tensas, de dimensões variáveis, conteúdo seroso ou hemorrágico, podendo deixar, eventualmente, cicatrizes atróficas **(FIGURA 67.3)**. Pode, raramente, ocorrer de formação de lesões melanocíticas relacionados à epidermólise bolhosa (nevo da epidermólise bolhosa) **(FIGURA 67.4)** e de hiperqueratose palmoplantar focal. Nas formas mais graves, pode haver lesões na mucosa oral, ocular e distrofia ungueal.

A prognose é satisfatória, pois, embora possam se perpetuar, as lesões tendem à melhora na puberdade, e a complicação mais frequente é a infecção secundária das bolhas.

Epidermólise bolhosa simples generalizada grave

Esta forma de epidermólise bolhosa simples era previamente conhecida como **epidermólise bolhosa simples de Dowling-Meara** ou **epidermólise bolhosa simples herpetiforme**.

Patogenia

Atualmente, demonstrou-se a presença de mutações nos genes que codificam as queratinas 5 e 14 nesses pacientes e, portanto, novamente, alterações nos dímeros entre queratina 14 e 5 produzem anormalidades nos queratinócitos basais. Evolutivamente, o processo é intenso nos dois primeiros meses de vida; após, diminui de intensidade para reduzir-se à atividade mínima até os 10 anos de idade. O tratamento obedece às linhas gerais da conduta nas demais formas de epidermólise bolhosa simples.

Manifestações clínicas

Variante autossômica dominante, cujas manifestações clínicas surgem nos primeiros dias de vida e se caracterizam pelo aparecimento de vesículas e bolhas no tronco e extremidades, por vezes com disposição herpetiforme e acompanhadas de *milia*. Nesse subtipo, também pode ser observada a formação do nevo da epidermólise bolhosa (raramente) e pode ocorrer hiperqueratose palmoplantar difusa e distrofia ungueal. Lesões orais são comuns e pode haver anemia, atraso do crescimento e comprometimento de outros órgãos, como o aparelho gastrintestinal (constipação).

EPIDERMÓLISE BOLHOSA JUNCIONAL

Compreende um grupo de doenças cuja forma de herança é autossômica recessiva, sendo atualmente subdividido em dois subgrupos maiores, a epidermólise bolhosa juncional generalizada e a epidermólise bolhosa juncional localizada **(TABELA 67.2)**.

Patogenia

Neste subgrupo da epidermólise bolhosa, estão alteradas as proteínas envolvidas na aderência entre o queratinócito basal e lâmina densa, ocorrendo a clivagem na lâmina lúcida.

Na placa externa do hemidesmossoma encontram-se o antígeno do penfigoide bolhoso de 180 kD e a integrina α6β4, que são proteínas transmembrânicas. O antígeno do penfigoide bolhoso de 180 kD é na realidade um colágeno transmembrânico, sendo denominado colágeno XVII. Cada segmento da integrina α6β4 é regulado por 2 genes distintos. Essa proteína se expressa na pele e no tubo digestivo.

Outras substâncias presentes na lâmina lúcida complementam essa rede molecular de aderência, sendo a mais importante a laminina 332. As lamininas são heterotrímeros, ou seja, são constituídas por três classes distintas de polipeptídeos α, β e γ, e reguladas por 3 genes. A laminina 332 é composta por uma classe α3, uma β3 e uma γ2, daí sua denominação.

A ausência ou alteração dessas substâncias leva à ruptura dessa rede de adesão, com a formação das bolhas. Algumas mutações ocasionam o chamado PTC (do inglês *premature termination codon*), o que leva à interrupção da síntese proteica e, consequentemente, à ausência da proteína no tecido, com quadro clínico mais severo.

Na epidermólise bolhosa juncional, estão alteradas proteínas envolvidas na aderência entre o queratinócito basal e a lâmina densa, ocorrendo clivagem na lâmina lúcida.

O diagnóstico das epidermólises bolhosas juncionais também pode ser feito pela correlação das características

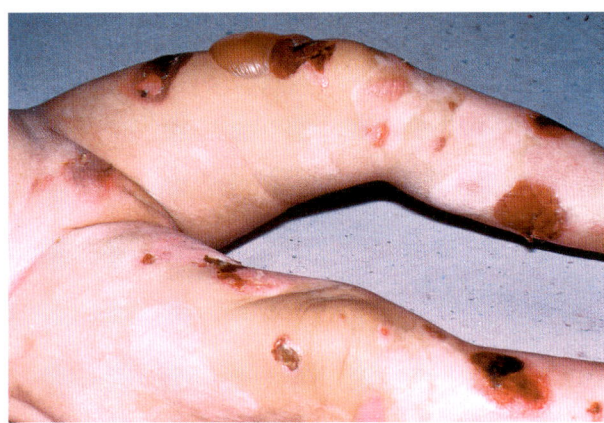

FIGURA 67.3 – Epidermólise bolhosa simples generalizada. Bolhas tensas de conteúdo claro, lesões hemorrágicas e erosões disseminadas.

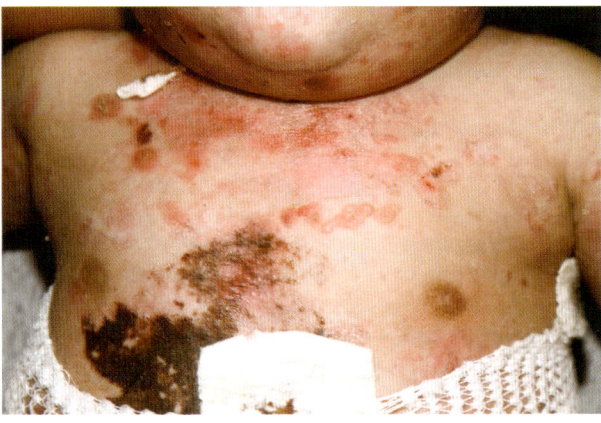

FIGURA 67.4 – Nevo da epidermólise bolhosa. Lesão pigmentada irregular em área cicatricial. Doente portador de epidermólise bolhosa distrófica recessiva.

TABELA 67.2 – Subtipos clínicos da epidermólise bolhosa juncional (EBJ), proteínas alvo alteradas e genes mutados

Subgrupos de EBJ	Subtipos de EBJ	Proteína alterada	Gene mutado
Generalizada	EBJ generalizada grave	Laminina 332	LAMA3, LAMB3, LAMC2
	EBJ generalizada intermediária	Laminina 332	LAMA3, LAMB3, LAMC2
		Colágeno XVII	COL17A1
	EBJ com atresia pilórica	Integrina α6β4	ITGB4, ITGA6
	EBJ de início tardio	Colágeno XVII	COL17A1
	EBJ com envolvimento respiratório e renal	Integrina subunidade α3	ITGA3
Localizada	EBJ localizada	Colágeno XVII	COL17A1
		Integrina α6β4	ITGB4
		Laminina 332	LAMA3, LAMB3, LAMC2
	EBJ inversa	Laminina 332	LAMA3, LAMB3, LAMC2
	Síndrome EBJ-LOC	Laminina 332, isoforma cadeia α3	LAMA3A

Fonte: Adaptado de Fine e colaboradores.[1]

clínicas, histopatológicas, de imunomarcação e de biologia molecular. Na histologia, observa-se clivagem dermoepidérmica acima da membrana basal, isto é, na lâmina lúcida, entre a membrana plasmática das células basais e a lâmina basal da epiderme. No exame de imunomapeamento, em todos os subtipos, a fluorescência se apresenta no teto da bolha, com o anticorpo contra o antígeno do penfigoide bolhoso. Com o anticorpo contra a laminina, localiza-se no teto ou soalho da bolha; com os anticorpos anticolágeno IV e VII, no soalho da bolha. Por fim, pode ser realizado teste genético, considerado atualmente o exame padrão ouro para o diagnóstico dessas doenças.

Os subtipos mais comuns da doença são descritos a seguir, sendo as demais variantes bastante raras.

Epidermólise bolhosa juncional generalizada grave

Esta forma de epidermólise bolhosa juncional era previamente conhecida como **epidermólise bolhosa juncional variante Herlitz** ou **epidermólise bolhosa letal**, devido à potencial gravidade da doença.

Patogenia

O defeito genético encontrado é mutação tipo PTC que leva à interrupção na síntese da laminina 332. Essa alteração se correlaciona com a severidade do quadro clínico e com os achados de imuno-histoquímica, em que os resultados com anticorpos antilaminina são negativos. Não existem diferenças fenotípicas de acordo com o polipeptídeo envolvido, mostrando que mutações do segmento α3, β3 ou γ2 são importantes para o efeito de adesão da laminina 332.

Manifestações clínicas

Surgem, de modo disseminado, desde o nascimento, bolhas tensas ou flácidas, serosas e hemorrágicas e erosões exsudativas sangrantes, de difícil cicatrização. As unhas podem estar ausentes ou distróficas, pode haver formação de *milia* e lesões das mucosas oral, ocular, esofágica e anal podem ocorrer. Por vezes, há extenso acometimento da mucosa oral, com microstomia e anquiloglossia. Essas alterações, ao lado das perdas proteicas em razão das lesões da pele, geram distúrbios nutricionais, que podem resultar em retardo de crescimento e anemia.

Placas de tecido de granulação podem estar presentes, principalmente em região perioral. Lesões de couro cabeludo que podem evoluir com alopecia e alterações dentárias por defeitos do esmalte, resultando em numerosas cáries, são observadas. O prognóstico é grave, muitas vezes com êxito letal nos 2 primeiros anos de vida, embora alguns indivíduos possam atingir a idade adulta. Geralmente esses doentes morrem por septicemia ou por obstrução traqueolaríngea.

Epidermólise bolhosa juncional generalizada intermediária

Esta forma de epidermólise bolhosa juncional era previamente conhecida como **epidermólise bolhosa juncional variante não Herlitz** ou **epidermólise bolhosa atrófica generalizada benigna**.

Trata-se de subtipo menos grave, geralmente com boa sobrevida e menos alterações sistêmicas.

Patogenia

Nesta forma, também é encontrada, na maioria das vezes, mutação com interrupção prematura da síntese proteica, só que do colágeno XVII, também correlacionado com achados de imuno-histoquímica. O quadro clínico é mais leve, pois a laminina 332 consegue compensar a disfunção dessa outra proteína transmembrânica decorrente da mutação.

Manifestações clínicas

Nesta variante, as lesões iniciam-se ao nascimento e caracterizam-se por bolhas serossanguinolentas que ocorrem de forma generalizada. Os cabelos apresentam-se esparsos e pode haver alopecia cicatricial e não cicatricial. Pode haver *milia*, formação de nevo da epidermólise bolhosa e as distrofias ungueais costumam ser intensas. As lesões mucosas são moderadas, ainda que possa haver estenose esofágica. Os dentes apresentam-se alterados por defeitos no esmalte, e cáries são frequentes. O crescimento pode ser afetado e pode haver anemia, bem como acometimento de outros órgãos.

O prognóstico é bem melhor que na forma de epidermólise bolhosa juncional generalizada grave, sendo recomendadas as medidas gerais de proteção.

Epidermólise bolhosa juncional localizada

Trata-se de uma forma de epidermólise bolhosa juncional mais recentemente identificada. Também decorre de mutação no gene *COL17A1* que codifica o colágeno XVII.

Manifestações clínicas

Nesta variante, as lesões iniciam-se ao nascimento e as bolhas costumam se localizar nas mãos, pés, pernas e na face. É frequente a ocorrência de distrofia ungueal, hipoplasia do esmalte dentário e incidência aumentada de cáries. Não há alterações em outros órgãos, e o prognóstico é bom.

TRATAMENTO DAS EPIDERMÓLISES BOLHOSAS JUNCIONAIS

Quanto ao tratamento, ainda não há opção específica para nenhuma forma de epidermólise bolhosa congênita. Continuam sendo importantes as medidas para prevenção da formação de bolhas e os curativos para uma cicatrização o mais precoce possível e com o menor número de infecções secundárias. Para prevenir a ocorrência de bolhas, roupas e calçados devem ocasionar o mínimo atrito possível com a pele. É aconselhável utilizar superfícies ou curativos acolchoados nos joelhos e cotovelos e uso de luvas, meias, cotoveleiras e joelheiras de materiais não aderentes. Quando houver formação de bolhas, recomenda-se esvaziá-las, como já referido, com uma agulha estéril, para diminuir a dor e acelerar a cicatrização. Adota-se o mesmo procedimento anteriormente descrito quanto a cobrir as bolhas e erosões e tratar as lesões infectadas. Quando a infecção estiver mais disseminada, recomendam-se antibióticos sistêmicos. Os curativos devem ser sempre removidos durante o banho, para evitar descolamento da pele durante o procedimento.

Devido às alterações do esmalte dentário e à elevada incidência de cáries, a dieta deve conter pouco açúcar e a higiene oral precisa ser cuidadosa, com escovas macias e bochechos com flúor e clorexidine. São necessárias consultas periódicas a dentista especializado.

O tratamento multidisciplinar também abrange consultas frequentes ao oftalmologista, de acordo com o grau de acometimento ocular.

Nos casos com comprometimento sistêmico, também são necessários suporte nutricional, inclusive com reposição de ferro por via oral ou injetável. Como para várias outras alterações apresentadas por esses doentes, o tratamento deve ser multidisciplinar, com o auxílio de pediatra e de nutricionista para elaborar uma dieta equilibrada hiperproteica e hipercalórica, com alimentos pastosos e líquidos. É primordial ter sempre o devido cuidado com as lesões mucosas orais e do trato digestório e com as dificuldades de alimentação que agravam as alterações nutricionais já existentes, decorrentes das grandes perdas pelas lesões da pele.

Não se pode deixar de ressaltar que a grande perspectiva para o tratamento da epidermólise bolhosa congênita é a terapia gênica, ainda não disponível.

EPIDERMÓLISE BOLHOSA DISTRÓFICA

Na epidermólise bolhosa distrófica, a transmissão genética pode ser dominante ou recessiva, sendo distintos os quadros resultantes. Costumam ser observadas *milia* e cicatrizes resultantes das bolhas. A **TABELA 67.3** sintetiza os tipos de epidermólise bolhosa distrófica.

Patogenia

Neste subgrupo de epidermólise bolhosa, somente uma proteína está mutada, o colágeno VII, que é produzido pelos queratinócitos, e possui uma tripla-hélice de colágeno, antecedida e seguida por segmentos não colagênicos (NC-1 e NC-2, respectivamente). No centro da tripla-hélice, há pequeno segmento não colagênico, que provavelmente dá flexibilidade à proteína. Posteriormente, no âmbito extracelular, ocorrerá com duas dessas moléculas uma fusão com perda do segmento NC-2, formando dímeros antiparalelos. A união de vários dímeros forma as fibrilas ancorantes. A microscopia eletrônica e a caracterização imuno-histoquímica com anticorpos contra colágeno VII, mostram alteração nas fibrilas ancorantes, desde diminuição até sua ausência completa.

Histologicamente, não há diferenças entre as formas de epidermólise bolhosa distrófica dominante e recessiva. No imunomapeamento, a fluorescência se apresenta no teto da bolha, com os anticorpos contra o antígeno do penfigoide bolhoso, contra a laminina e contra o colágeno IV. Com o anticorpo contra o colágeno VII, este pode se localizar no teto ou soalho da bolha na forma dominante e estar diminuído ou ausente na forma recessiva. Assim como nas outras formas de epidermólise bolhosa congênita, o teste genético é o exame padrão ouro para o diagnóstico desta doença.

Os subtipos mais comuns da doença são descritos a seguir, sendo raras as demais variantes.

TABELA 67.3 – Subtipos clínicos da epidermólise bolhosa distrófica (EBD), proteínas-alvo alteradas e genes mutados

Subgrupos de EBD	Subtipos de EBD	Proteína alterada	Gene mutado
Dominante	EBDD generalizada	Colágeno VII	COL7A1
	EBDD acral	Colágeno VII	COL7A1
	EBDD pré-tibial	Colágeno VII	COL7A1
	EBDD pruriginosa	Colágeno VII	COL7A1
	EBDD tipo unhas	Colágeno VII	COL7A1
	EBDD tipo dermólise bolhosa do recém-nascido	Colágeno VII	COL7A1
Recessiva	EBDR generalizada grave	Colágeno VII	COL7A1
	EBDR generalizada intermediária	Colágeno VII	COL7A1
	EBDR inversa	Colágeno VII	COL7A1
	EBDR localizada	Colágeno VII	COL7A1
	EBDR pré-tibial	Colágeno VII	COL7A1
	EBDR pruriginosa	Colágeno VII	COL7A1
	EBDR tipo centrípeta	Colágeno VII	COL7A1
	EBDR tipo dermólise bolhosa do recém-nascido	Colágeno VII	COL7A1

EBDD, epidermólise bolhosa distrófica dominante; EBDR, epidermólise bolhosa distrófica recessiva.
Fonte: Adaptado de Fine e colaboradores.[1]

Epidermólise bolhosa distrófica dominante generalizada

Corresponde à anteriormente denominada **epidermólise bolhosa de Pasini** ou de **Cockayne-Touraine**.

Patogenia

A alteração característica é a substituição de uma glicina no segmento colágeno, alterando sua estabilidade e talvez propiciando a sua degradação. As fibrilas ancorantes estão presentes, mas com sua função comprometida. A maior parte das mutações localiza-se logo depois do segmento não colágeno do centro da tripla-hélice. Também já foi demonstrado que a alteração funcional da fibrila ancorante depende da localização da substituição da glicina, o que também contribui para a variabilidade clínica. Não existe explicação convincente sobre o motivo de a substituição de glicina ser herdada de forma dominante.

Manifestações clínicas

Iniciam-se precocemente, logo ao nascimento. As lesões ocorrem de forma generalizada e caracterizam-se pela formação de bolhas tensas, serosas ou hemorrágicas e placas eritematosas, nas quais o trauma não foi suficiente para a indução de bolhas (FIGURAS 67.5 E 67.6). Com a evolução, surgem as alterações distróficas, cicatrizes ocasionalmente hipertróficas, hiperpigmentação, hipopigmentação e *milia*. As unhas costumam ser distróficas ou até ausentes. O estado geral não é comprometido; pode haver lesões na mucosa oral, sem alterações dentárias. Em alguns pacientes, as lesões cicatriciais assumem a forma de placas brancas, elevadas, frequentemente perifoliculares, localizadas predominantemente nas extremidades, mãos, pés, cotovelos, joelhos e tronco. Nestes, na adolescência, surgem lesões atróficas sem lesões bolhosas prévias. Essa apresentação era anteriormente denominada **variante albopapuloide de Pasini** (FIGURA 67.7).

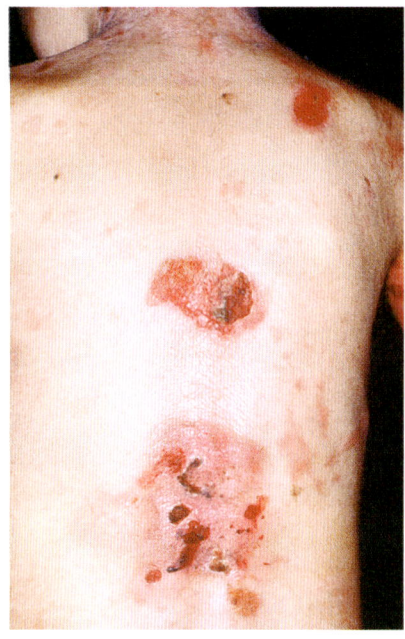

FIGURA 67.5 – Epidermólise bolhosa distrófica dominante generalizada. Bolhas serossanguinolentas rotas e placas eritematosas.

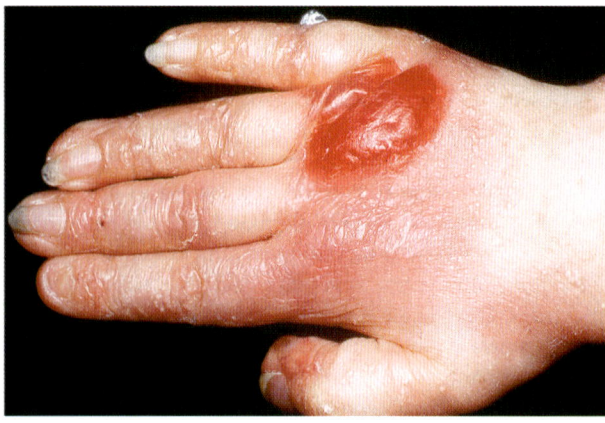

FIGURA 67.6 – Epidermólise bolhosa distrófica dominante generalizada. Placas eritematosas, bolhas tensas hemorrágicas, *milia* e unhas conservadas na mão.

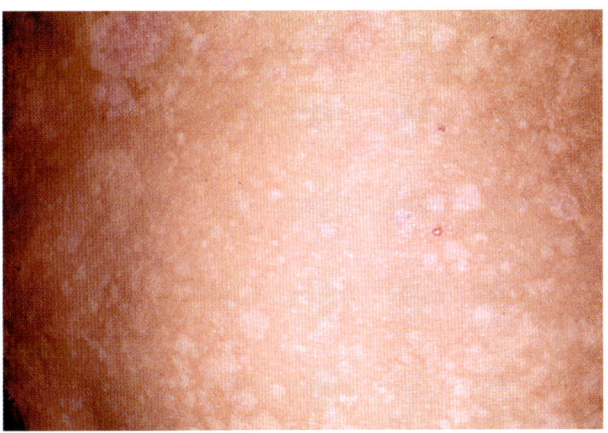

FIGURA 67.7 – Epidermólise bolhosa distrófica dominante generalizada (anteriormente, variante albopapuloide de Pasini). Múltiplas lesões cicatriciais leucodérmicas ligeiramente elevadas ao lado de cicatrizes recentes, levemente eritematosas.

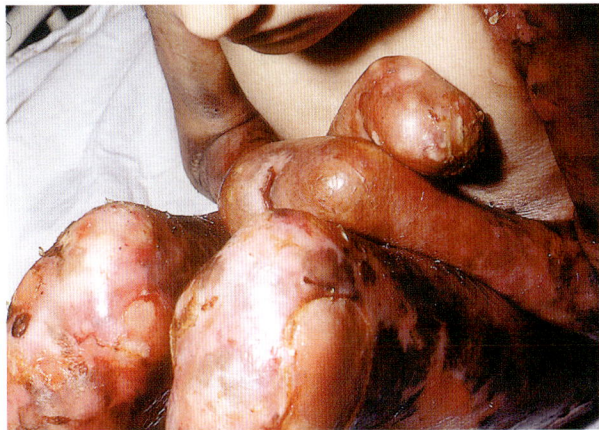

FIGURA 67.8 – Epidermólise bolhosa distrófica recessiva. Erosões, retalhos de bolhas rotas, atrofia difusa da pele dos membros e deformidade completa da mão com sinéquia total dos dedos.

Epidermólise bolhosa distrófica recessiva generalizada grave

Corresponde à forma anteriormente designada como epidermólise bolhosa de Hallopeau-Siemens.

Patogenia

Na forma mais grave, também chamada **epidermólise bolhosa distrófica de Hallopeau-Siemens**, a alteração genética é uma PTC, com consequente interrupção na síntese do colágeno VII, o que se correlaciona com a intensidade do quadro clínico e com os achados de microscopia eletrônica e imuno-histoquímica, em que não se detectam as fibrilas ancorantes.

Manifestações clínicas

Trata-se de subtipo de epidermólise bolhosa distrófica congênita extremamente grave e mutilante.

As lesões estão presentes desde o nascimento como bolhas hemorrágicas e erosões, que afetam a pele e as mucosas. Evolutivamente, surgem cicatrizes e *milia*. As lesões da mucosa oral determinam o aparecimento de cicatrizes sinequiantes, que dificultam muito a nutrição. Lesões esofágicas podem resultar em estenoses graves. Há alterações nos dentes, sem hipoplasia do esmalte dentário, mas com cáries frequentes.

As mãos e os pés podem apresentar-se notavelmente deformados, com pseudossinéquias e até fusão total dos dedos, unhas hipoplásicas ou aoníquia, e contraturas, levando à inutilização funcional das extremidades. Pode ocorrer a formação de nevo da epidermólise bolhosa e desenvolvimento de carcinomas espinocelulares sobre as áreas cicatriciais dos doentes. As alterações da mucosa intestinal levam à dificuldade de absorção, anemia e retardo do crescimento. O prurido é constante, o que aumenta a possibilidade de infecção secundária nas lesões. O prognóstico é sombrio (FIGURAS 67.8 A 67.11).

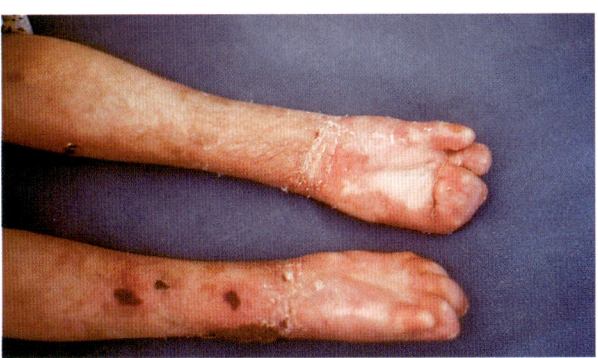

FIGURA 67.9 – Epidermólise bolhosa distrófica recessiva. Grande deformidade das mãos com bolhas hemorrágicas, erosões, sinéquia dos dedos e contraturas.

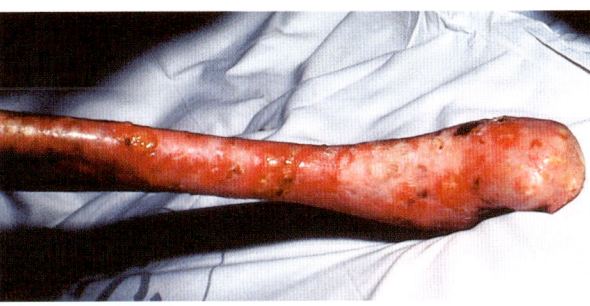

FIGURA 67.10 – Epidermólise bolhosa distrófica recessiva. Completa deformidade do membro inferior, com atrofia da pele, erosões e crostas hemorrágicas.

Epidermólise bolhosa distrófica recessiva generalizada intermediária

Este subtipo de epidermólise bolhosa congênita corresponde à forma anteriormente designada como **epidermólise bolhosa não Hallopeau-Siemens**.

Nesta forma, a maior parte das mutações ocorre no final do segmento colágeno e no NC-2. Essa alteração interfere na

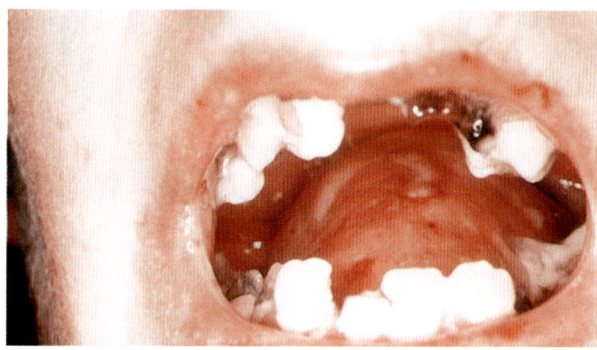

FIGURA 67.11 – Epidermólise bolhosa distrófica recessiva. Erosões no palato, língua e lábios.

formação dos dímeros antiparalelos, alterando a conformação da proteína, que, por ainda estar presente, provoca, consequentemente, um quadro clínico mais leve e com visualização de fibrilas ancorantes na microscopia eletrônica.

Manifestações clínicas

Apresenta quadro clínico semelhante à forma epidermólise bolhosa distrófica recessiva generalizada grave, porém as manifestações são, no geral, um pouco menos graves.

TRATAMENTO DAS EPIDERMÓLISES BOLHOSAS DISTRÓFICAS

Para o tratamento da epidermólise bolhosa distrófica, medidas gerais de proteção contra os traumas cutâneos, curativos, cuidados dentários e dietas são semelhantes aos já referidos na epidermólise bolhosa juncional. Devido à grande dificuldade na alimentação, principalmente nos doentes com epidermólise bolhosa distrófica recessiva, pode ser necessário uso de sonda nasogástrica ou até mesmo gastrostomia para permitir adequada ingestão alimentar.

Nas formas distróficas, sobretudo na forma recessiva, é imprescindível o cuidado na prevenção das pseudossinéquias entre os dedos. O uso de luvas não aderentes, feitas sob medida, impede que os dedos com erosões entrem em contato entre si e, portanto, dificultam a sua adesão. No caso de já haverem as sinéquias ou pseudossinéquias, ortopedista especializado em cirurgia de mãos pode realizar cirurgia corretiva, a qual deve ser seguida de fisioterapia e uso de órteses noturnas e luvas diurnas para não haver recidiva e evitar contraturas.

Obstipação intestinal é frequente, inclusive por retenção fecal pelas dores produzidas pelas erosões anais, sendo necessário, por vezes, o uso de laxativos.

SÍNDROME DE KINDLER

A síndrome de Kindler é o quarto tipo principal de epidermólise bolhosa congênita e é caracterizada por fragilidade da pele e formação de bolhas de forma generalizada, seguido pelo desenvolvimento de fotossensibilidade e poiquilodermia.

É causada por mutações de perda de função no gene kindlin-1 (*FERMT1*), causando a expressão deficiente do homólogo 1 da família fermitina (kindlin-1), um componente de adesão celular. É de herança autossômica recessiva.

O diagnóstico baseia-se no exame clínico e determinação por biópsia do nível de clivagem em que as bolhas se desenvolvem após pequenos traumas. A biópsia de amostras de pele mostra planos de clivagem variados, pois a formação de bolhas pode ocorrer abaixo da lâmina densa, dentro da lâmina lúcida ou dentro dos queratinócitos basais. O diagnóstico é confirmado por teste genético molecular.

O diagnóstico diferencial inclui todas as formas de epidermólise bolhosa hereditária, bem como doenças congênitas com fotossensibilidade e poiquilodermia, como a síndrome de Rothmund-Thomson, a síndrome de Bloom, a disqueratose congênita e o xeroderma pigmentoso.

Manifestações clínicas

A doença geralmente se manifesta logo ao nascimento, com a formação de bolhas induzidas por trauma, mais proeminentes nas extremidades e com tendência à regressão com o avançar da idade. O acometimento da mucosa oral é frequente, inclusive com hiperplasia gengival. São também comumente observados fotossensibilidade (mais proeminente na infância), poiquilodermia progressiva e atrofia cutânea **(FIGURA 67.12)**. Podem ocorrer colite, esofagite e estenose esofágica. Vários envolvimentos anais (sangramento, estenose), urogenitais (sangramento uretral, estenose meatal) e oculares (ectrópio) também têm sido descritos. Outras características podem incluir: xerose cutânea e descamação fina, hiperqueratose palmoplantar, formação de *milia*, distrofia ungueal e pseudossinéquia. Finalmente, os pacientes com síndrome de Kindler apresentam maior suscetibilidade para o desenvolvimento de carcinoma espinocelular.

Na maioria dos casos, a expectativa de vida não é afetada.

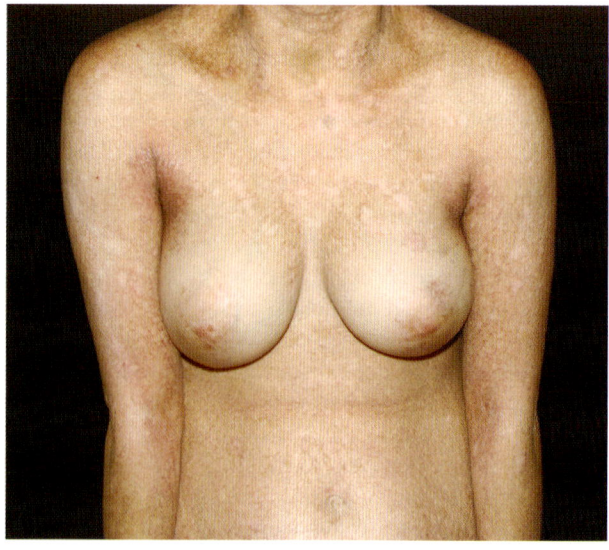

FIGURA 67.12 – Síndrome de Kindler. Poiquilodermia e atrofia cutânea.

Tratamento

Quanto ao tratamento, baseia-se fundamentalmente na prevenção da formação de bolhas e dos cuidados com os curativos, quando estas estão presentes. As medidas preventivas também devem ser adotadas para a fotossensibilidade, com fotoproteção tanto mecânica como com a utilização de fotoprotetores tópicos.

DIAGNÓSTICO PRÉ-NATAL DAS EPIDERMÓLISE BOLHOSA CONGÊNITAS

Em famílias com risco de ocorrência de formas graves de epidermólise bolhosa congênita, é possível a realização de diagnose pré-natal da enfermidade, útil, evidentemente, nos países em que, nessas circunstâncias, o aborto é legal.

Os testes iniciais baseavam-se em amostragem de biópsia de pele fetal, mas hoje esses testes vêm sendo amplamente substituídos por análises com base no DNA, principalmente usando-se o DNA fetal derivado de biópsia de vilo coriônico, realizada em uma gestação entre 10 e 12 semanas. A análise do DNA fetal pode geralmente ser realizada entre 48 e 72 horas após a sua recepção no laboratório. Os casais devem ser aconselhados que o risco de perda fetal para esse procedimento é de 0,5 a 1%.

Outra possibilidade é o rastreio genético pré-implantação, abordagem que define um genótipo associado à doença antes da implantação no útero, porém, essa técnica somente está disponível em poucos centros mundiais.

PÊNFIGO HEREDITÁRIO

PÊNFIGO BENIGNO FAMILIAR CRÔNICO

É doença hereditária autossômica dominante na qual se constata história familiar em dois terços dos casos. É também conhecida como **doença de Hailey-Hailey**.

Patogenia

O defeito genético corresponde a mutações no gene *ATP2C1* localizado no cromossomo 3q21q24, que codifica a cálcio-ATPase associada ao aparelho de Golgi, resultando em concentrações de cálcio inferiores ao normal nessa organela. Níveis normais de cálcio no aparelho de Golgi são fundamentais para o processamento de proteínas, entre elas as E caderinas, essenciais para a adesão entre os queratinócitos. Além disso, produzem-se teores aumentados de cálcio no citoplasma, que alteram a expressão gênica, podendo ativar proteinocinases que fosforilam a desmoplaquina, contribuindo também para a ruptura dos desmossomos.

Essas alterações se expressam, à microscopia eletrônica, por alterações nos tonofilamentos e nos complexos desmossômicos, bem como existem alterações na síntese de substâncias intercelulares da epiderme. O defeito epidérmico leva à acantólise, espontaneamente ou em razão de atrito ou infecções. Frequentemente, as lesões apresentam-se infectadas por bactérias, como os estafilococos; leveduras, como a *Candida albicans;* e por vírus, particularmente o herpes *simplex*.

Manifestações clínicas

O início das manifestações geralmente ocorre na segunda ou terceira década de vida.

As lesões podem ser únicas, localizadas ou múltiplas. As áreas mais comumente acometidas são as faces laterais do pescoço, as axilas, as regiões inguinocrurais, inguinoescrotais e inguinoperineais, as regiões inframamárias e antecubitais, isto é, áreas intertriginosas, mas podem ser encontradas lesões em áreas não intertriginosas, principalmente no dorso. Lesões mucosas, ainda que já descritas, são extremamente raras. As lesões apresentam-se como placas eritematosas com vesículas flácidas, que se rompem facilmente, resultando erosões lineares superficiais com exsudação e crostas, com maceração e odor desagradável. A progressão das lesões é centrífuga, resultando em aspecto arciforme ou circinado, com atividade periférica e tendência à cura central com hiperpigmentação e nas áreas maceradas ocorre característica fissuração das lesões. O processo se acompanha de prurido e ardor. Em alguns doentes, observa-se leuconíquia estriada assintomática nas unhas das mãos (FIGURAS 67.13 E 67.14).

Como fatores desencadeantes, são descritos a menstruação, gravidez, infecções cutâneas, trauma físico, transpiração excessiva e exposição à radiação ultravioleta.

Histopatologia

A epiderme mostra bolha intraepidérmica acantolítica suprabasal que se dissemina parcialmente pelas demais camadas da epiderme. Também há acentuada disqueratose dos queratinócitos, com alterações semelhantes à doença de Darier, grãos e corpos redondos, o que levanta a possibilidade de tratar-se de forma bolhosa desta doença, que também se relaciona com alterações do cálcio.

Diagnose

É feita em bases clínicas, pela história familiar, características morfológicas e topográficas e por exames complemen-

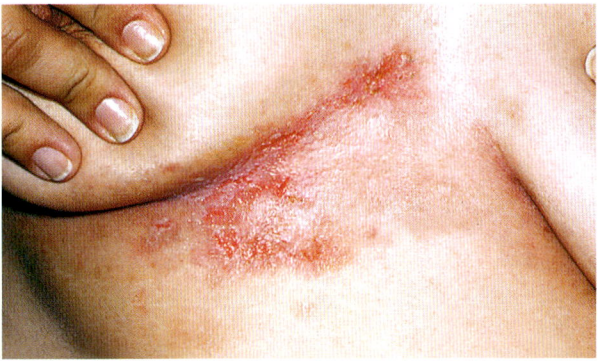

FIGURA 67.13 – Pênfigo benigno familiar. Placa eritematosa com vesículas e erosões superficiais.

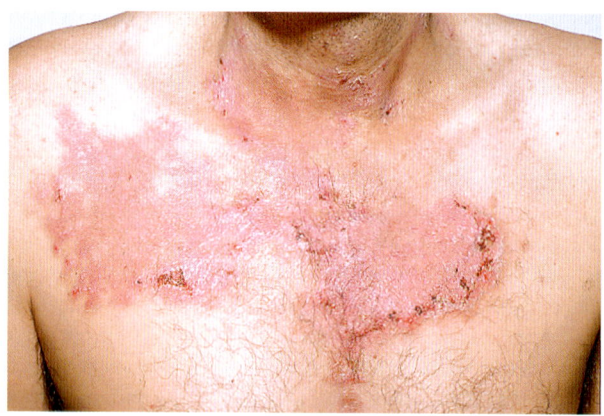

FIGURA 67.14 – Pênfigo benigno familiar. Extensa placa eritematosa de contornos circinados com atividade periférica, onde se observam erosões e crostas.

tares, exame histopatológico e negatividade da pesquisa de anticorpos antiepiteliais pela imunofluorescência direta e indireta. A diagnose diferencial deve ser feita com pênfigo vulgar, pênfigo vegetante, doença de Darier, intertrigo simples ou infectado por candida ou bactérias, dermatofitoses e dermatite acantolítica transitória.

Tratamento

O tratamento é sintomático, de acordo com a localização e características das lesões. A frequente infecção secundária das lesões e seu possível efeito desencadeante indicam o uso de antibióticos, como tetraciclinas e eritromicina, por prazo longo. Também podem ser usados imidazólicos para eliminação da *Candida*, como cetoconazol, fluconazol ou itraconazol. Localmente, podem ser usados cremes de corticoide, preferencialmente associados a antibióticos tópicos, e até mesmo infiltrações intralesionais com corticoides. Em condições muito agudas, os corticoides por via sistêmica podem ser usados excepcionalmente, mas seu uso envolve os riscos de rebote e desencadeamento de infecção, neste caso, em especial pelo herpes-vírus tipo erupção variceliforme de Kaposi. Outros tratamentos que também se revelaram eficazes são a aplicação de toxina botulínica do tipo A e, quando factível, a retirada cirúrgica das lesões.

Ainda, há relatos de benefício com o uso de ciclosporina, retinoides, metotrexato, UVB-NB e dapsona, e, para lesões recalcitrantes, uso de *lasers* ablativos, como o *laser* de dióxido de carbono e de Erbium:YAG.

Quanto ao prognóstico, a doença evolui com períodos de remissão e recidiva. A qualidade de vida dos doentes costuma ser afetada, especialmente quando a doença é grave. De modo geral, a intensidade da doença costuma diminuir com a idade.

CAPÍTULO 68

DOENÇAS POIQUILODÉRMICAS, DISPLASIAS ECTODÉRMICAS E DOENÇAS PIGMENTARES HEREDITÁRIAS

DOENÇAS POIQUILODÉRMICAS HEREDITÁRIAS

DISQUERATOSE CONGÊNITA

Também conhecida como **síndrome de Zinsser-Engman-Cole**, é uma afecção rara, de caráter hereditário, com manifestações mucocutâneas, gastrintestinais e hematológicas.

Patogenia

Doença genética com três diferentes tipos de transmissão hereditária. A maioria dos casos relatados pertence ao padrão de herança ligada ao cromossomo X, existindo, porém, formas autossômicas dominantes e recessivas. Nas formas autossômicas dominantes, o início das lesões é mais tardio e a expectativa de vida maior, mas observa-se que a doença é progressivamente mais grave nas gerações sucessivas.

Na maioria dos casos, a doença é causada por mutações no gene *DKC1* (30%) localizado no cromossomo X, na região q28. Além desse gene, participam da patogênese da doença vários outros genes, todos relacionados à telomerase: *TINF* (10-15%), *TERC* (5-10%), *TERT* (5%), *NOP10* (< 1%), *NHP2* (< 2%), *USB1*, *TCAB1*, *CTC1* e *RTEL1*.

São genes que atuam no sentido de manutenção dos telômeros, as extremidades dos cromossomos que tendem a encurtar a cada divisão celular, fenômeno que pode determinar parada do ciclo celular e apoptose. O gene *DKC1* codifica a proteína disquerina que interage com a telomerase (enzima que impede o encurtamento progressivo dos cromossomos que ocorre com a replicação). Mutações nesses genes causam disfunção nuclear, alterações no ciclo celular, alterações nos linfócitos T e propensão a tumores.

Manifestações clínicas

Como na maioria dos casos relacionados a alterações recessivas no cromossomo X, a doença predomina no sexo masculino.

No tegumento, observa-se pigmentação reticulada da pele, distrofias ungueais e leucoqueratose e erosões nas mucosas. A pigmentação reticulada, que se inicia nos primeiros anos de vida, é bastante peculiar, muito delicada, cinzenta-acastanhada e se acompanha de atrofia e telangiectasias, conferindo aspecto poiquilodérmico às lesões. As lesões pigmentares localizam-se preferencialmente no pescoço, porção superior do tronco e porções superiores dos braços **(FIGURA 68.1)**.

As lesões ungueais, presentes em praticamente todos doentes, ainda que possam ser congênitas, em geral iniciam-se entre os 2 e 5 anos de idade. São progressivas, iniciando-se, em geral, nas unhas dos quirodáctilos e posteriormente atingem os pododáctilos, sob a forma de estriações longitudinais, coiloníquia e atrofia, podendo resultar na presença de unhas rudimentares ou até mesmo em perda das unhas **(FIGURA 68.2)**.

Cerca de 85% dos doentes apresentam lesões erosivas e leucoqueratósicas que podem acometer qualquer área mucosa, sendo mais frequentemente afetados cavidade oral, mucosa bucal, língua, gengivas e palato **(FIGURA 68.3)**, mas

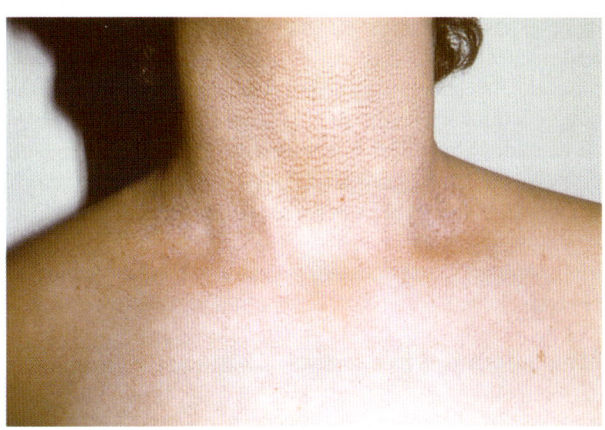

FIGURA 68.1 – Disqueratose congênita. Pigmentação reticulada na região cervical e parte superior do tronco.

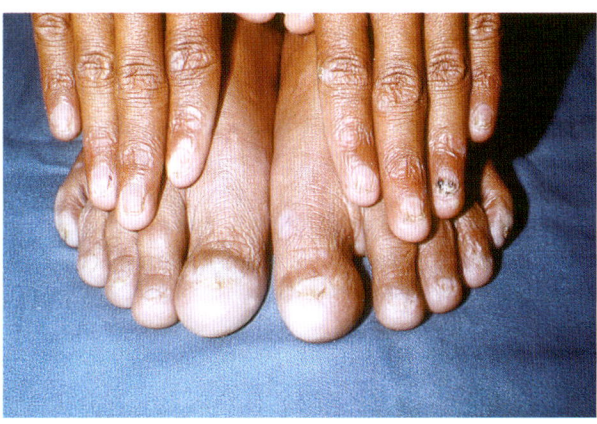

FIGURA 68.2 – Disqueratose congênita. Atrofia da pele dos dedos das mãos e pés e hipoplasia das unhas.

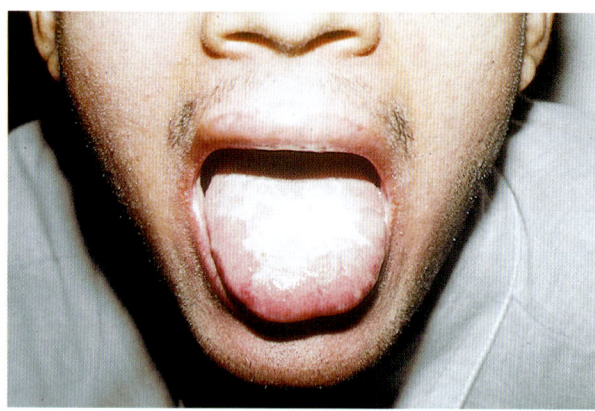

FIGURA 68.3 – Disqueratose congênita. Lesão leucoplásica de língua.

também podem ser atingidos as mucosas uretral e esofágica, além do ducto lacrimal, resultando estenoses com disfagia, disuria e lacrimejamento por atresias.

A maioria dos doentes apresenta, a partir da 2ª ou 3ª década de vida, alterações hematológicas, anemia aplástica, leucemia mieloide aguda, trombocitopenia e pancitopenia. A partir da 3ª ou 4ª década de vida, pode ocorrer malignização das lesões leucoqueratósicas com o surgimento de carcinomas espinocelulares sobre essas lesões. Outras alterações cutâneas que podem ocorrer são: queratodermia palmoplantar, perda de dermatóglifos, hiper-hidrose palmoplantar, aparecimento de bolhas aos traumas e alopecia de couro cabeludo, cílios e sobrancelhas e canície precoce. Anormalidades dentárias e periodondite também são observadas. Além de carcinomas espinocelulares, esses doentes podem desenvolver doença de Hodgkin, adenocarcinomas, fibrose pulmonar, cirrose hepática e deficiências na imunidade humoral e celular.

A mortalidade nesses doentes é elevada, com sobrevida média de 33 anos, sendo as principais causas de morte doenças hematológicas (60-70%), complicações pulmonares (10%) e neoplasias malignas (10%).

Histopatologia

Observam-se alterações poiquilodérmicas, com atrofia da epiderme, telangiectasias e áreas de aumento de pigmento na camada basal. Nas fases iniciais, há degeneração hidrópica da camada basal e infiltrado inflamatório em faixa na derme superior, que, evolutivamente, desaparece, surgindo melanófagos na derme superior.

Diagnose

Clínica, mediante quadro cutâneo e alterações sistêmicas, corroborada por quadro histopatológico compatível e por alterações laboratoriais próprias das anomalias sistêmicas presentes como, por exemplo, pancitopenia e trombocitopenia ao hemograma.

Hoje existem testes genéticos para detecção das mutações que podem ser realizados inclusive no período pré-natal. Os estudos genéticos também podem auxiliar na indicação de colheita de medula óssea na fase pré-doença para autotransplante posterior se houver o desenvolvimento de doença hematológica.

Na diagnose diferencial, devem ser consideradas: a anemia de Fanconi associada a alterações pigmentares, a síndrome de Naegeli-Franceschetti–Jadassohn e, morfologicamente, a doença enxerto *versus* hospedeiro obviamente excluída pela ausência do comemorativo de transplante de medula.

Tratamento

É sintomático, sendo importantes o seguimento das lesões leucoplásicas e o tratamento cirúrgico no caso de malignizações. As alterações hematológicas podem exigir transfusões de sangue, administração de fatores de crescimento de colônias e até transplante de medula.

Existe uma variante grave da disqueratose congênita, a **síndrome de Hoyeraal-Hreidarsson**, que também decorre de mutações no gene *DKC1*, de herança recessiva ligada ao X e que se caracteriza por retardo do crescimento intraútero, microcefalia, hipoplasia cerebelar, deficiência imune combinada progressiva e anemia aplástica.

POIQUILODERMA CONGÊNITO

Também conhecida como **síndrome de Rothmund-Thomson**, é uma afecção hereditária rara, de caráter autossômico recessivo que atinge predominantemente o sexo masculino (2H:1 M) surgindo do 3º ao 6º mês de vida.

Patogenia

Doença hereditária autossômica recessiva que em alguns casos resulta de mutações **de novo** no gene da DNA helicase, *RECQL4* localizado no cromossomo 8q.24.3 que codifica uma helicase essencial na replicação e no reparo do DNA, sendo ainda importante na manutenção estabilidade genômica.

Manifestações clínicas

A doença se caracteriza por lesões cutâneas, catarata, alterações do crescimento e anormalidades ósseas.

As lesões cutâneas iniciam-se nos primeiros meses de vida e caracterizam-se por eritema difuso ou reticulado que atinge a face e, a seguir, dorso das mãos, superfície de extensão dos antebraços, nádegas e extremidades. Sucede-se aspecto poiquilodérmico com eritema, atrofia, telangiectasias, hiper e hipopigmentação moteadas especialmente nas áreas expostas à luz (**FIGURA 68.4**). Após os 2 anos, podem surgir lesões hiperqueratósicas verrucosas nas mãos, pés, joelhos e cotovelos. Em adultos, essas lesões podem complicar-se com carcinomas espinocelulares. Evolutivamente, surgem perda de cabelos e pelos corpóreos e, eventualmente, perda das sobrancelhas ou cílios. Pode haver defeitos dentários com dentes cônicos e microdontia, além de distrofias ungueais.

Catarata juvenil é frequente e outras anormalidades oculares foram descritas, entre elas ceratocone, atrofia da córnea, fotofobia e glaucoma congênito podendo haver até mesmo ambliopia.

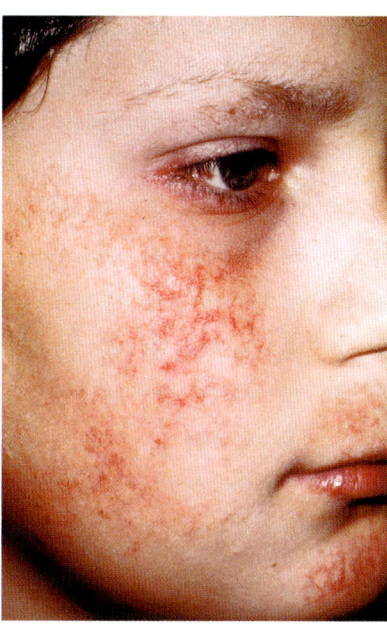

FIGURA 68.4 – Síndrome de Rothmund-Thomson. Poiquilodermia da face e rarefação dos supercílios.

Podem ocorrer problemas de crescimento resultando baixa estatura. Inúmeras anormalidades ósseas são descritas, desde bossas frontais, nariz em sela, prognatismo, até ausência de polegares, hipoplasia dos ossos dos membros superiores e hipermobilidade das articulações acrais. Pode haver hipogonadismo e anormalidades da genitália externa, ausência de caracteres sexuais secundários e infertilidade.

Em cerca de 30% dos doentes, ocorre osteossarcoma que surge entre os 4 e os 20 anos idade e que se localiza na tíbia ou porção distal do fêmur e outras neoplasias também são registradas em menor frequência: linfoma de Hodgkin, leucemia mieloide e carcinoma gástrico.

Ainda que possam ocorrer malignidades que levam alguns doentes ao óbito, muitos têm expectativa de vida normal, porém com as morbidades próprias da enfermidade.

Histopatologia

Revela aspecto poiquilodérmico com hiperqueratose, atrofia da epiderme, incontinência pigmentar, vasodilatação dérmica e fragmentação do colágeno. As lesões queratósicas mostram anaplasia ou alterações bowenoides.

Diagnose

Clínica, pela morfologia e topografia das lesões cutâneas e presença possível das alterações sistêmicas descritas. A clínica pode ser corroborada pela compatibilidade histopatológica. Os testes genéticos para detecção das mutações RECQL4 têm sensibilidade de 66% e especificidade de 100%.

Na diagnose diferencial, devem ser consideradas: a síndrome de Bloom, o xeroderma pigmentoso, a síndrome de Cockayne, a ataxia telangiectasia, a disqueratose congênita, a progeria, a acrogeria e, nos adultos, a síndrome de Werner. Também devem ser consideradas na diagnose diferencial duas outras condições poiquilodérmicas, a poiquilodermia com neutropenia e a poiquilodermia acroqueratósica de Weary.

Tratamento

Fotoproteção rigorosa, *laser* para as lesões telangiectásicas, dermoabrasão e queratolíticos para as lesões hiperqueratósicas. Há relatos de benefícios da acitretina para as lesões queratósicas. Cirurgia para catarata e tratamentos ortopédicos para as alterações ósseas. É importante, a partir dos 3 anos de idade, vigilância, inclusive radiológica, particularmente dos ossos longos, para detecção precoce de osteossarcoma.

POIQUILODERMIA TIPO CLERICUZIO COM NEUTROPENIA

Patogenia

É doença hereditária autossômica recessiva, rara, causada por mutações no gene *C16orf57* que codifica a proteína USB1, que é a exonuclease essencial para o processamento do RNA. A mutação desse gene impede o crescimento celular.

Manifestações clínicas

As manifestações dermatológicas da afecção compreendem quadro eczematoso localizado nas extremidades distais que se inicia no primeiro ano de vida que se estende para o tronco e a face. Essas lesões iniciais evolutivamente adquirem aspecto de poiquilodermia. Encontra-se eventualmente nos doentes paquioníquia, queratodermia palmoplantar e alterações faciais, nariz em sela, fronte olímpica, micrognatismo, dismorfismos craniofaciais e hipoplasia médio facial. São frequentes infecções pulmonares recorrentes provavelmente relacionadas à neutropenia (que é contínua, e não cíclica) que faz parte da enfermidade.

SÍNDROME DE KINDLER

Doença hereditária autossômica recessiva caracterizada por bolhas acrais congênitas, fotossensibilidade, poiquilodermia progressiva e atrofia cutânea difusa.

Patogenia

A enfermidade é consequente à mutações no gene *FERMT1* (*KIND1*) que codifica a proteína fermitina que atua na ligação entre o citoesqueleto dos queratinócitos basais e a membrana extracelular tendo funções na migração, adesão e proliferação dos queratinócitos.

Manifestações clínicas

Logo ao nascimento surgem bolhas especialmente no dorso de mãos e pés que melhoram progressivamente, sucedendo-se aspecto reticulado acompanhado de atrofia e telangiectasias. Há grande fragilidade cutânea, levando a pele a romper-se aos mínimos traumatismos. A poiquilodermia inicia-se nas áreas expostas, mas estende-se progressivamente também a áreas não expostas. Há lesões mucosas orais com gengivite, cáries, doença periodontal e lesões leucoqueratósicas na mucosa bucal. Outras mucosas podem ser acometidas provocando estenoses esofágicas, anais e uretrais **(FIGURA 68.5)**.

Alguns doentes apresentam hiperqueratose palmoplantar punctacta ou sob a forma de depressões (*pits*) e podem formar-se sindactilias entre os artelhos e pododáctilos que eventualmente se acompanham de alterações ungueais.

Alguns doentes apresentam ectrópio e queratoconjuntivite que deixam cicatrizes.

Existem casos com envolvimento do epitélio do colo, resultando em colite ulcerativa que provoca diarreia com hemorragias.

Diagnose

Clínica com compatibilidade histológica. Os aspectos histológicos são de poiquilodermia sem especificidade, atrofia, vacuolização da camada basal, derrame pigmentar, vasos dérmicos dilatados e leve infiltrado inflamatório linfocitário. Atualmente é possível utilizar-se no material de biópsia anticorpos antifermitina 1 que permite constatar baixa presença da fermitina nos doentes comparativamente a controles normais. Hoje, já são possíveis estudos genéticos para demonstração das mutações no gene *FERMT1*.

Na diagnose diferencial, na fase bolhosa é obrigatório a diferenciação com a epidermólise bolhosa. Na fase poiquilodérmica, é necessária a distinção com as demais poiquilodermias, Rothmund-Thomson, Bloom, xeroderma pigmentoso e síndrome de Cockayne.

Quanto ao tratamento, nas fases bolhosas curativos para evitar-se infecção e para impedirem-se sinequias cicatriciais. Na fase poiquilodérmica, é importante a fotoproteção.

Existe uma forma de poiquilodermia que é considerada por muitos autores como a mesma entidade designada como

Síndrome de Kindler-Weary. Outros autores admitem tratar-se de outra enfermidade designada com **poiquilodermia acroqueratósica de Weary**, que se diferencia da síndrome de Kindler, pois as bolhas não são congênitas, não há fotossensibilidade, não há acometimento mucoso e o modo de herança é autossômico dominante.

SÍNDROME DE BLOOM

Também conhecida como **eritema telangiectásico congênito**, é uma doença hereditária autossômica recessiva caracterizada por fotossensibilidade, telangiectasias faciais, nanismo, imunodeficiência e alta incidência de neoplasias.

É mais frequente em homens e em judeus asquenazes que representam um terço dos casos registrados.

Patogenia

É doença hereditária, autossômica recessiva decorrente de mutações (mais de 60 já descritas) nos dois alelos do gene *BLM* da família das proteínas RecQ helicases localizado no cromossomo 15q26.1 Esse gene codifica enzima das DNA helicases, resultando em defeitos na replicação e no reparo do DNA e instabilidade genômica. Alterações cromossômicas são frequentes, ocorrendo quebras e rearranjos, sendo as alterações mais características as configurações quadrirradiais e as trocas de cromátides-irmãs. As configurações quadrirradiais resultam do rearranjo de segmentos das cromátides anteriormente ao início da mitose, resultando da troca de segmentos de dois cromossomos homólogos e são extremamente importantes na diagnose.

Os doentes da síndrome têm alta suscetibilidade à radiação ultravioleta (UV), mas predominam os efeitos fototóxicos sobre os efeitos fotocarcinogênicos. Nesses doentes, há comprometimento da proliferação de linfócitos, baixa resposta dos linfócitos aos mitógenos, diminuição das imunoglobulinas resultando déficits da imunidade celular e humoral explicando infecção repetidas. A instabilidade genômica das células em proliferação explica a propensão a tumores e a baixa fertilidade ou mesmo infertilidade desses doentes.

Manifestações clínicas

As manifestações cutâneas são caracterizadas primordialmente por eritema telangiectásico da face e fotossensibilidade. O eritema surge nos primeiros dias de vida e assume configuração em vespertílio, atingindo também lábios, pálpebras e orelhas. Além do eritema, há telangiectasias e descamação **(FIGURA 68.6)**. Os sinais de fotossensibilidade manifestam-se não só na face como também no dorso das mãos e antebraços e diminuem com a idade. Progressivamente, as lesões assumem caráter poiquilodérmico com áreas de hiper e hipopigmentação, atrofia e telangiectasia particularmente no tronco e extremidades. Além dessas manifestações, os doentes apresentam múltiplas manchas café com leite e áreas de hipopigmentação, especialmente no tronco.

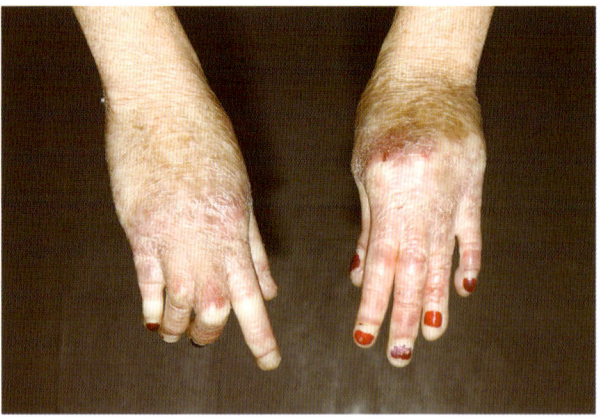

FIGURA 68.5 – Síndrome de Kindler. Poiquilodermia e sequelas cicatriciais.

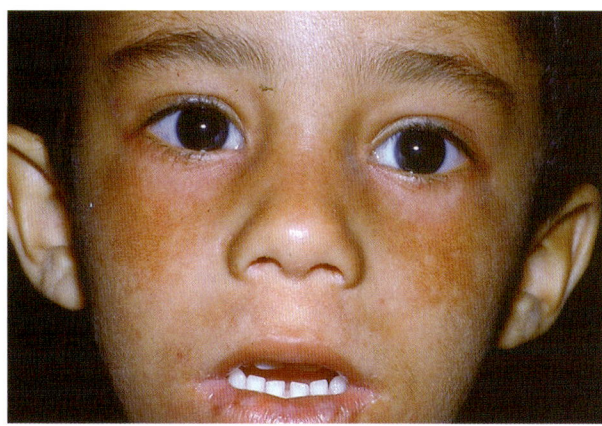

FIGURA 68.6 – Síndrome de Bloom. Eritema telangiectásico malar.

O retardo do crescimento não é endócrino, é pré e pós-natal e mostra-se isolado, sendo o desenvolvimento psíquico e sexual normal. A fácies caracteriza-se por crânio pequeno e estreito, malares hipoplásicos, orelhas proeminentes e mandíbula pequena.

Os doentes apresentam imunodeficiências que contribuem não somente para a grande propensão a infecções respiratórias, gastrintestinais e cutâneas, mas também para o frequente aparecimento de neoplasias (20% dos doentes), carcinomas de boca, aparelho digestivo (carcinomas espinocelulares de esôfago e adenocarcinoma de cólon), mama, pulmão, útero, linfomas e leucemias.

A prognose é reservada pela tendência a neoplasias malignas e pela deficiência imune que em geral leva esses pacientes ao óbito antes da 5ª década de vida.

Histopatologia

Demonstra atrofia da epiderme com retificação dos cones epiteliais, degeneração hidrópica da camada basal, incontinência pigmentar e infiltrado inflamatório mononuclear perivascular discreto. Eventualmente, pode ser necessária a diferenciação com lúpus eritematoso e, nesse caso, a imunofluorescência direta negativa excluirá a diagnose.

Diagnose

Clínica, pela morfologia das lesões, presença de alterações sistêmicas corroborada pela compatibilidade histopatológica e presença de alterações laboratoriais próprias das demais anormalidades existentes, baixos níveis de imunoglobulinas e alterações cromossômicas, configurações quadrirradiais e troca de cromátides-irmãs.

Na diagnose diferencial, deve-se considerar o lúpus eritematoso, a síndrome de Rothmund-Thomson, a síndrome de Cockayne e a ataxia telangiectasia.

Tratamento

Fotoproteção rigorosa e precoce e seguimento continuado para detecção e tratamento das neoplasias que surgirem.

XERODERMA PIGMENTOSO

Compreende um grupo de doenças hereditárias de origem geneticamente heterogênea, caracterizadas por defeitos na excisão e no reparo do DNA, havendo sensibilidade anormal à luz solar.

Quando a luz ultravioleta de comprimentos de onda mais curtos (entre 280-320 nm) é absorvida pelo DNA, este, ativado diretamente, produz os chamados fotoprodutos, principalmente pirimidina 6-4 pirimidona e dímeros ciclobutanos da pirimidina. Conforme a intensidade da radiação, a célula torna-se inviável e morre, sendo eliminada. Em outras circunstâncias, a célula sobrevive com seu DNA alterado pela radiação e, nesse caso, poderá tornar-se uma célula com DNA mutado e originar uma célula tumoral. Não somente a radiação ultravioleta, mas várias outras situações podem danificar o DNA, e essa condição é corrigida pelo mecanismo denominado reparo por excisão de nucleotídeos.

Esse processo envolve várias etapas:

- Reconhecimento do dano ao DNA.
- Demarcação do dano ocorrido.
- Excisão, isto é, pela retirada dos nucleotídeos alterados.
- Substituição dos nucleotídeos retirados da fita do DNA por nucleotídeos sintetizados de novo de acordo com o modelo representado pela fita de DNA preservada.

Atuam nesse mecanismo de excisão e reparo 30 genes que codificam as enzimas que atuam nas múltiplas etapas do processo. Na fase de reconhecimento do dano ao DNA, atua a enzima XP-C associadamente com a enzima codificada pelo gene *HR23B*. Na fase de reconhecimento, também atua a proteína XP-A. Essas enzimas ativam o fator de transcrição TFIIH, que se compõe de pelo menos 6 subunidades, inclusive as enzimas XP-B e XP-D, que têm atividade helicase. Na fase de excisão, nucleases estrutura-específicas incisam os nucleotídeos alterados. São as enzimas ERCC1, XP-F e XP-H que cortam da fita de DNA o conjunto de nucleotídeos alterados. Estabelece-se uma descontinuidade na fita do DNA que será reconstituída na fase de reparo através de DNA-polimerases, do fator de proliferação celular acessório da replicação e do fator C de replicação. Tanto no processo de reconhecimento dos dímeros ciclobutanos da pirimidina como na fase de incisão também atua a proteína XP-E. Existe uma variante de xeroderma pigmentoso em que não há defeito na excisão e reparo nucleotídeo de DNA, mas sim defeito na pós-replicação quando, após o fotodano ao DNA, há um retardo na síntese das quantidades normais de nucleotídeos. O defeito genético nessa variante decorre de mutações no gene *POHL* que codifica uma polimerase do DNA.

Patogenia

O xeroderma pigmentoso (XP) é doença de herança autossômica recessiva, e apenas em algumas formas leves de XP-B ocorre herança autossômica dominante. Existem oito formas de XP: tipos A, B, C, D, E, F, G e V, produzidas por mutações em diferentes genes localizados em diferentes cromossomos e que mostram algumas diferenças fenotípicas:

1. **XP-A**: resulta de alterações em gene localizado no cromossomo 9q22.3 que codifica proteína ligadora de DNA danificado 1, é frequente no Japão e se acompanha de alterações neurológicas (síndrome de De Sanctis-Cacchione).
2. **XP-B**: decorre de mutações em gene localizado no cromossomo 2q21 responsável pela síntese de proteína de excisão e reparo do DNA 3, acompanha-se de alterações neurológicas e associa-se à síndrome de Cockayne.
3. **XP-C:** resulta de mutações em gene localizado no cromossomo 3p25 que codifica endonucleases e habitualmente não se acompanha de alterações neurológicas.
4. **XP-D:** tem seu gene mutante localizado no cromossomo 19q13.2-13.3 que sintetiza enzimas de excisão e reparo do DNA 2 e se associa à tricotiodistrofia e à síndrome de Cockayne.
5. **XP-E**: resulta de mutações em gene do cromossomo 11p12-p11 responsável pela síntese de proteína ligadora de DNA danificado 2.
6. **XP-F**: é consequente a mutações no gene *16p13.3-p13* que codifica enzima de excisão e reparo do DNA danificado.
7. **XP-G:** decorre de mutações em gene localizado no cromossomo 13q33 que sintetiza endonuclease e se associa à síndrome de Cockayne.
8. **XP-V:** apresenta mutações em gene do cromossomo 6p21.1-p12 que regula a síntese de polimerase e, em alguns casos, se acompanha de sintomas neurológicos.

O defeito no reparo do DNA resulta em morte celular, diminuição do crescimento celular e mutações somáticas produzindo-se atrofia, hipo e hiperpigmentação e grande aumento da suscetibilidade a câncer cutâneo.

Manifestações clínicas

As lesões ocorrem nas áreas expostas a luz solar e, em regra, iniciam-se nos primeiros anos de vida. Há discreto eritema com descamação e hiperpigmentação difusa ou lesões semelhantes a efélides predominantemente nas áreas expostas e que se estendem progressivamente para pescoço, tronco e pernas **(FIGURA 68.7)**. Com a evolução, a pigmentação torna-se acentuada, entremeada com áreas despigmentadas ao mesmo tempo em que surgem telangiectasias. O quadro lembra uma radiodermite crônica ou pele senil. Em fases mais tardias, surgem queratoses actínicas e também lesões de queilite actínica e tumores malignos, espinocelulares, basocelulares e melanomas, estes de comportamento menos maligno em relação aos observados na população geral **(FIGURA 68.8)**. O risco de desenvolvimento de câncer cutâneo não melanoma e melanoma é, aos 20 anos de idade, mil vezes maior em relação à população geral. Ocorrem ainda, menos frequentemente, sarcomas, fibromas, angiomas, histiocitomas e tumores nas gengivas e na língua, sendo de se notar a ocorrência de carcinomas na ponta da língua provavelmente por exposição solar dessa área. Há fotofobia evidente com conjuntivite, queratite, opacidades corneanas e ectrópio.

Os doentes de XP apresentam maior frequência, em relação à população geral, de tumores malignos (risco 10-20 vezes maior) pulmonares, renais, mamários, uterinos, gástricos, pancreáticos e testiculares, bem como de tumores do sistema nervoso central (SNC).

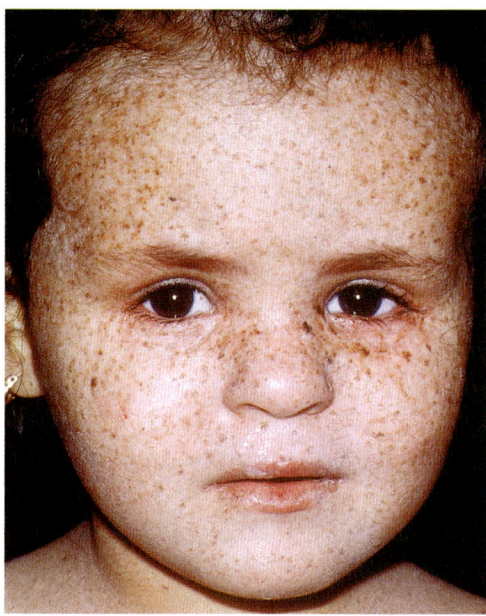

FIGURA 68.7 – Xeroderma pigmentoso. Lesões iniciais. Grande quantidade de lesões tipo efélides na face.

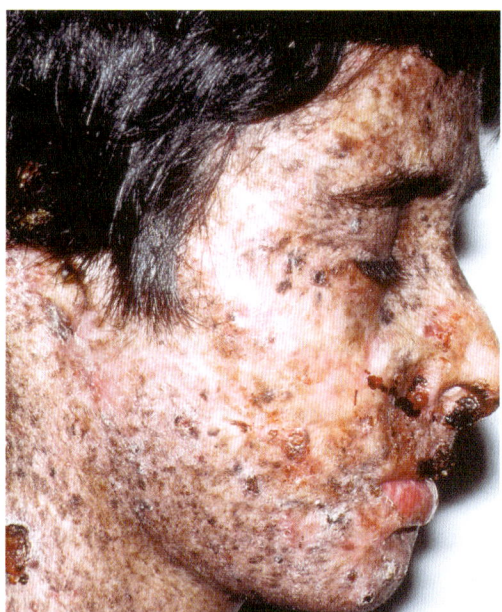

FIGURA 68.8 – Xeroderma pigmentoso. Intensa pigmentação entremeada com áreas despigmentadas. Lesões queratósicas e tumores ulcerados.

Alguns doentes apresentam anormalidades neurológicas variáveis, retardo mental progressivo, alterações de reflexos, surdez nervosa, que podem ser acompanhadas de microcefalia, ataxia, espasticidade, corioatetose, hipodesenvolvimento sexual e nanismo. As formas completas mais graves, com alterações cutâneas, oculares, neurológicas e defeitos somáticos, constituem a chamada **síndrome de De Sanctis-Cacchione**.

De acordo com o defeito molecular e o quadro clínico, reconhecem-se, como já se descreveu, oito tipos de XP: A, B, C, D, E, F, G e V, este último caracterizado por defeito no reparo pós-replicação do DNA.

Com relação às diferenças clínicas entre os vários tipos, pode-se citar, por exemplo, a tendência a cânceres presente obrigatoriamente nos tipos A, B, C, D, E e V, (nesta última, o aparecimento dos cânceres é tardio). Os cânceres são mais raros nos tipos E, F e G. Da mesma forma, com relação ao acometimento neurológico, está presente nos tipos A, B, D e V e raro ou ausente nos tipos C, E e F.

Nas formas mais graves, os doentes morrem na primeira década da vida e nas formas discretas podem atingir a idade adulta.

Histopatologia

Nas lesões iniciais, há hiperqueratose com atrofia da epiderme, telangiectasias, edema e infiltrado inflamatório crônico na derme papilar. Progressivamente, ocorre hiperpigmentação da epiderme, aparecimento de atipias celulares e, posteriormente, os tumores malignos com suas características próprias.

Diagnose

Clínica e histopatológica, sendo possível a diagnose por meio de técnicas laboratoriais que demonstrem o deficiente reparo do DNA pós-radiação UV, que podem ser executadas, inclusive, no período pré-natal, utilizando-se células obtidas do líquido amniótico. Cabe o diagnóstico diferencial com as síndromes de fotossensibilidade, por drogas, protoporfiria eritropoiética, erupção polimorfa à luz e síndromes poiquilodérmicas congênitas (Bloom, Hartnup, Rothmund-Thomson e Cockayne).

Tratamento

Evitar a luz solar é fundamental. Proteção dos olhos com óculos apropriados e uso de fotoprotetores de alto fator de proteção diariamente. Os doentes devem, inclusive, ser orientados a modificar seu modo de vida, procurando ocupações com atividade noturna. Deve-se promover rigorosa vigilância em relação às queratoses actínicas e tumores que devem ser tratados precocemente pelos métodos terapêuticos habituais indicados para cada caso específico, desde a utilização de 5-fluoruracil e imiquimod tópicos até os métodos cirúrgicos, criocirurgia, excisão cirúrgica e método de Mohs. A utilização de retinoides poderá ser feita, mas exige uso continuado com os inconvenientes dessas drogas. Poderão ser empregadas: a acitretina e a isotretinoína, principalmente em doentes que já desenvolveram neoplasias na tentativa de prevenção de novas malignidades.

Estudos de terapia gênica estão em andamento.

SÍNDROME DE COCKAYNE

É afecção hereditária rara que afeta ambos os sexos, caracterizada por nanismo, alterações oculares e cutâneas e retardo mental.

Patogenia

Doença hereditária recessiva na qual se distinguem, do ponto de vista genético, dois grupos: **A**, resultando de alterações no gene de reparo excisional do grupo oito (*ERCC8*) localizado no cromossomo 5 e **B**, mais frequente, consequente a alterações do gene de reparo excisional do grupo 6 (*ERCC6*) localizado no cromossomo 11, lócus 10q11. Foram descritos doentes com características de xeroderma pigmentoso e síndrome de Cockayne com alterações do gene de reparo excisional do grupo 5 localizado em 13q33.

Embora como no XP os fibroblastos dos doentes da síndrome de Cockayne mostrem excessiva sensibilidade aos raios UV com defeitos no reparo do DNA, não há, nesses doentes, propensão ao desenvolvimento de cânceres. Observa-se, nestes, incapacidade no reparo dos fotoprodutos do tipo dímeros do ciclobutano e diminuição da síntese de RNA após UV, mas o reparo de fotoprodutos não diméricos é normal.

Manifestações clínicas

Entre os 6 meses e os 2 anos, surgem manifestações de fotossensibilidade caracterizadas por eritema e descamação nas áreas fotoexpostas que evoluem para atrofia, pigmentação e se acompanham de diminuição do subcutâneo especialmente na área periorbital resultando aspecto de senilidade prematura e a chamada fácies de pássaro com orelhas proeminentes **(FIGURA 68.9)**.

As alterações oculares caracterizam-se por degeneração pigmentar da retina que pode ser acompanhada de catarata, atrofia óptica, falta do reflexo pupilar, nistagmo e estrabismo.

Há retardo do crescimento a partir do 6º mês de vida com evolução para nanismo. Outras alterações somáticas que podem ocorrer são, microcefalia e prognatismo, cifose e membros, mãos e pés, desproporcionalmente grandes.

Neurologicamente, há retardo mental variável, surdez, hidrocefalia, ataxia, tremores, disfunções cerebelares e hiper-reflexia.

Podem ocorrer outras alterações sistêmicas, hepatomegalia, nefropatia, hipertensão, insuficiência adrenal e hiperinsulinemia.

Atualmente reconhecem-se dois subtipos da síndrome, o tipo I que é a forma clássica menos agressiva em que as alterações da doença surgem mais tardiamente e a degeneração neurológica é progressiva com óbito na 2ª ou 3ª década da vida.

No subtipo II, a doença é mais grave os sintomas e alterações somáticas e do sistema nervoso são mais precoces e

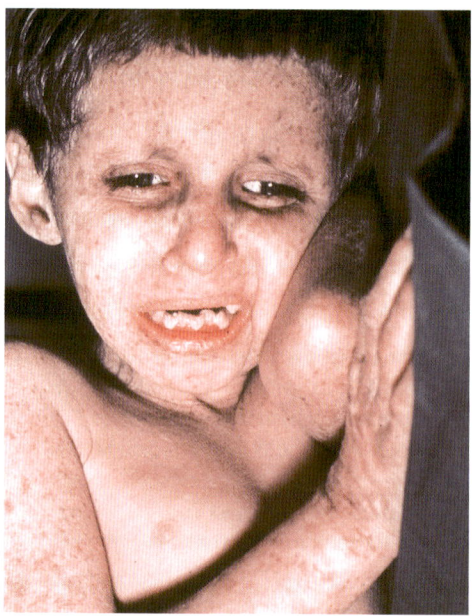

FIGURA 68.9. – Síndrome de Cockayne. Lesões pigmentares em área exposta. Aspecto senil, fotofobia.

de evolução mais rápida e, geralmente, o óbito sobrevém aos 6 a 7 anos de idade.

Histopatologia

Na pele, observam-se alterações poiquilodérmicas, atrofia, hiperpigmentação e telangiectasias.

Diagnose

Clínica, pelas alterações morfológicas cutâneas associadas às alterações oculares, neurológicas, somáticas e sistêmicas. A histopatologia fornece elementos de compatibilidade e, de acordo com as anormalidades sistêmicas presentes, podem ser detectadas várias alterações laboratoriais, alterações eletromiográficas, calcificações e desmielinização do sistema nervoso central através de tomografia e ressonância magnética. O estudo de culturas de fibroblastos pode permitir a demonstração de defeitos do reparo de DNA e diminuição da síntese de RNA pós-UV, exames obviamente não rotineiros na diagnose.

A diagnose pré-natal pode ser feita mediante demonstração da sensibilidade a luz e da diminuição da síntese de RNA nas células do líquido amniótico submetidas à UV.

Na diagnose diferencial, consideram-se o xeroderma pigmentoso, a progeria e as doenças poiquilodérmicas, Rothmund-Thomson e Bloom.

Tratamento

Além da fotoproteção contínua, tratamento sintomático segundo as manifestações presentes. Com relação ao prognóstico, geralmente ocorre morte prematura pelo envelhecimento precoce. Nas formas incompletas, com menor comprometimento, a prognose é melhor.

TRICOTIODISTROFIA

Compreende um grupo heterogêneo de oito diferentes doenças genéticas autossômicas recessivas nas quais os cabelos são quebradiços e têm baixo teor de enxofre, devido ao reduzido conteúdo em cisteína. Um grupo dessas afecções que representa cerca de 50% dos casos cursa com fotossensibilidade e é denominado PIBIDS (do inglês *photosensitivity, ichtiosis, brittle hair, intellectual impairment, decreased fertility and short stature*).

Patogenia

Doenças hereditárias autossômicas recessivas por deleções nos seguintes genes *XP-D*, *XP-B*, *p8/TDA* e *TTDN1* localizados nos cromossomos 19q13.2-q13.3. As células dos doentes com fotossensibilidade mostram baixos índices de DNA reparado e alguns doentes têm anormalidades idênticas ao XP dos tipos D e B, mas não há incidência aumentada de câncer cutâneo, atribuindo-se esse fato aos níveis normais de catalase e à normalidade das células NK.

Manifestações clínicas

Além das lesões cutâneas, os doentes podem apresentar alterações oculares, neurológicas, ósseas, pulmonares, cardiovasculares, urológicas, imunológicas e hematológicas.

As alterações cutâneas caracterizam-se por eritrodermia ictiosiforme não bolhosa ou lesões ictiosiformes semelhantes à ictiose vulgar que surgem desde o nascimento ou nos primeiros meses de vida. Em cerca de 50% dos casos, há intensa fotossensibilidade que diminui com a idade sem evoluir para os sinais característicos de pele actínica, não havendo também propensão à cancerização cutânea. As lesões cutâneas acompanham-se de alopecia difusa e os cabelos são secos e quebradiços, o mesmo ocorrendo com os pelos do corpo, cílios e sobrancelhas. Alterações ungueais também estão presentes sendo comum onicodistrofias, unhas quebradiças, unhas em dedal, sulcos longitudinais, coloração amarelada, onicogrifose e coiloníquia.

A face tem aspecto envelhecido, o subcutâneo é escasso.

A alteração ocular mais frequente é a catarata. Podem ocorrer alterações neurológicas, nistagmo, tremores, espasticidade com microcefalia, retardo mental e ataxia; baixa estatura; hipogonadismo; alterações ósseas, cardiovasculares, pulmonares, deficiências imunológicas, hipogamaglobulinemias, que permitem a ocorrência de infecções recorrentes e alterações hematológicas.

Histopatologia

Observam-se fraturas das hastes pilosas. A cutícula do pelo é irregular e existem alterações do diâmetro do pelo. À luz polarizada evidencia-se, após os 3 meses, o aspecto em cauda de tigre com faixas claras e escuras intercaladas.

Na pele, há hiperqueratose ortoqueratósica, afinamento da camada granulosa, acantose moderada e papilomatose.

Diagnose

Clínica, por meio das alterações dos cabelos e pelos e também das alterações cutâneas e sistêmicas presentes. A histopatologia é de compatibilidade e o exame dos cabelos ou pelos à luz polarizada é bastante característico da doença.

Na diagnose diferencial, devem ser consideradas a síndrome de Cockayne, o xeroderma pigmentoso e outras condições em que ocorre fotossensibilidade.

Tratamento

Fotoproteção e tratamento sintomático das alterações sistêmicas presentes.

DISPLASIAS ECTODÉRMICAS

Compreendem um grupo complexo de doenças hereditárias nas quais ocorrem defeitos em pelo menos duas das estruturas derivadas do ectoderma, pelos, dentes, unhas e glândulas sudoríparas. São também derivados do ectoderma o SNC, a tireoide, a glândula mamária, a hipófise, a medular das adrenais, a córnea, as glândulas lacrimais, o ducto lacrimal, a conjuntiva e a orelha externa. Existem cerca de 197 displasias ectodérmicas dispostas em 11 subgrupos. Dessas afecções, muitas são hereditárias de transmissão genética variável, autossômica dominante, autossômica recessiva, ligada ao cromossomo X e muitas não têm ainda sua patogenia determinada. As classificações que eram anteriormente clínicas considerando as estruturas acometidas, cabelos, dentes, unhas e glândulas sudoríparas agora tendem a considerar os mecanismos moleculares das lesões, mesmo sendo esses conhecimentos ainda incompletos:

- Displasias ectodérmicas devidas a mutações no fator de necrose tumoral símile e vias de sinalização do fator NF-κB.
- Displasias ectodérmicas relacionadas ao gene *TP63*.

A seguir, serão analisadas as principais displasias ectodérmicas.

DISPLASIA ECTODÉRMICA HIPO-HIDRÓTICA OU ANIDRÓTICA LIGADA AO CROMOSSOMO X

Também conhecida como **síndrome de Christ-Siemens-Touraine**, é a mais comum das displasias ectodérmicas, ocorrendo em cerca de 1 para cada 100 mil meninos nascidos.

Patogenia

Além da herança ligada ao sexo, predominante, já foram descritos casos de herança autossômica tanto dominante como recessiva.

A doença resulta de mutações no gene *EDA*, localizado no cromossomo Xq12-13.1 que codifica uma proteína transmembrânica – a ectodisplasina – que pertence à família do fator de necrose tumoral e que participa na regulação da formação de estruturas ectodérmicas sendo expressa nos queratinócitos, na membrana externa da raiz dos folículos pilosos e nas glândulas sudoríparas. Já se descreveram mais de 50 mutações produtoras dessa doença, não havendo, porém, nenhuma peculiaridade fenotípica para as diferentes mutações observadas. Como é próprio das afecções ligadas ao cromossomo X, a doença se expressa plenamente no sexo masculino e as mulheres portadoras do gene mutante podem não apresentar nenhuma manifestação da enfermidade ou apresentar somente algumas características e, apenas excepcionalmente, apresentam todas as manifestações da doença. Cerca de 70% dos homens afetados recebem o gene mutado da mãe portadora e os casos restantes resultam de mutações de novo. Cerca de 60 a 70% das mulheres portadoras expressam algumas alterações da doença especialmente hipotricose e hipodontia.

Manifestações clínicas

Ao nascimento, observa-se aspecto que pode simular bebê colódio com marcada descamação da pele. O cabelo é usualmente escasso e claro podendo aproximar-se do normal na puberdade. A barba, geralmente, é normal e o pelo corpóreo é escasso ou ausente. A sudorese é bastante diminuída e a maioria dos indivíduos acometidos apresenta grande intolerância ao calor que leva à febre elevada que pode inclusive provocar convulsões e pode representar um difícil desafio diagnóstico. A presença de rugas e hiperpigmentação periorbital é frequente e também podem estar presentes placas eczematosas de dermatite atópica e lesões de hiperplasia sebácea.

Nos meninos acometidos sempre há alterações dentárias associadas, dentes cônicos, oligodontia, hipodontia ou anodontia **(FIGURA 68.10)**.

Alguns doentes do sexo masculino apresentam ausência de mamilos ou mamilos acessórios, enquanto as mulheres podem apresentar assimetria das mamas e diminuição da produção de leite. A diminuição de glândulas salivares e de glândulas muco-

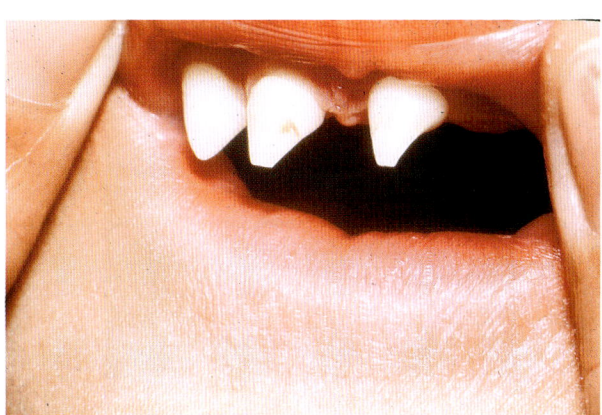

FIGURA 68.10 – Defeito ectodérmico congênito. Malformações dentárias.

sas do nariz provoca complicações otorrinolaringológicas, sinusites, obstrução nasal por crostas, xerostomia, rouquidão, infecções respiratórias recorrentes e refluxo gástrico. A diminuição das lágrimas provoca olhos secos, lesões da córnea e fotofobia.

Essas crianças têm crescimento deficiente e nas idades mais precoces pode haver evolução letal por infecções.

Os doentes apresentam nariz em sela, bossas frontais salientes e lábios grossos. Essas alterações estruturais fazem com que todos os doentes tenham fácies muito característica e semelhante (FIGURA 68.11).

Podem ocorrer sinusites, infecções respiratórias recorrentes, rouquidão e refluxo gástrico.

Nas mulheres portadoras, as manifestações são em geral de menor intensidade, discreta intolerância ao calor com sudorese diminuta, mas, em geral, não há febre. Podem ocorrer alterações dentárias e o cabelo pode ser fino e esparso.

Histopatologia

Revela epiderme afinada e retificada e redução no número de folículos pilossebáceos e as glândulas sudoríparas estão incompletamente desenvolvidas ou ausentes.

Diagnose

É clínica e auxiliada pela presença de alterações semelhantes na família ou pela presença de alterações ainda que discretas na mãe quando esta é portadora do gene mutado. O exame dos poros sudoríparos é útil, revelando-se diminuídos em número por meio de exame com lentes ou através da prova da pilocarpina.

Na diagnose diferencial, devem ser consideradas as doenças febris, especialmente as infecciosas e, pela fácies, sífilis congênita.

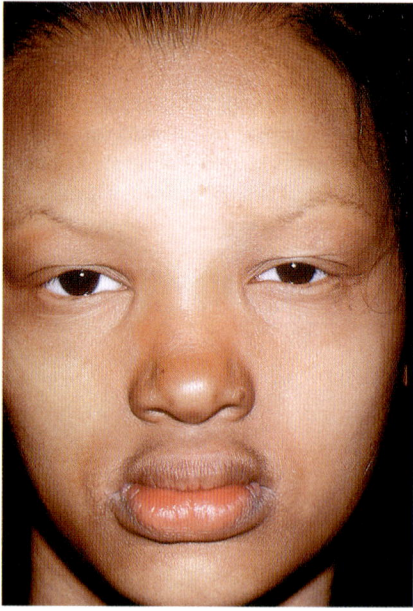

FIGURA 68.11 – Defeito ectodérmico congênito. Hipotricose, bossas frontais salientes, nariz em sela, lábios espessos.

Tratamento

É necessário evitar o calor e exercícios físicos e devem ser adotadas medidas adequadas como ar condicionado e roupas leves. Os antipiréticos não atuam na febre devendo-se providenciar resfriamento externo da pele.

Os cuidados odontológicos são importantes, higiene rigorosa pela grande e precoce tendência a cáries, tratamentos ortodônticos com próteses e, em adolescentes e adultos, até mesmo implantes dentários podem ser feitos.

DISPLASIA ECTODÉRMICA HIDRÓTICA

Também conhecida como **síndrome de Clouston**, essa é uma doença hereditária caracterizada por hipotricose, distrofias ungueais, queratodermia palmoplantar e hiperpigmentação da pele sobre as grandes articulações. Ocorre em múltiplos grupos étnicos sendo, porém, mais afetados indivíduos de ascendência franco-canadense.

Patogenia

A doença acomete igualmente ambos os sexos, tem caráter hereditário, autossômico dominante com expressão variável causada por mutações no gene da conexina 30, *GJB6* que se localiza na região do centrômero do cromossomo 13q.11-q12.1. Mutações nesse gene também são responsáveis por quadros diversos, eritroqueratodermia variabilis e surdez de aparecimento tardio.

Manifestações clínicas

Os doentes apresentam cabelos esparsos e quebradiços com áreas de alopecia que podem evoluir a alopecia total nos adultos. A barba e os pelos do corpo também são afetados, sendo também escassos e quebradiços. As unhas são distróficas, sendo espessadas e encurtadas podendo haver onicólise distal e seu crescimento é muito lento. Há hiperqueratose palmoplantar moderada e pode haver espessamento da pele na região dos cotovelos, joelhos e áreas justarticulares dos dedos das mãos. A sudorese é normal. Podem ainda ocorrer lesões leucoqueratósicas orais, perda de audição, sindactilia e polidactilia, conjuntivite e blefarite (FIGURA 68.12).

Histopatologia

Nas regiões palmoplantares, há hiperqueratose ortoqueratósica. À microscopia eletrônica, demonstra-se aumento dos desmossomas na camada córnea sugerindo retardo na descamação dos queratinócitos.

Diagnose

Clínica, pelas alterações morfológicas e a histopatologia é de compatibilidade. A diagnose diferencial deve ser feita com outras queratodermias palmoplantares hereditárias e com a paquioníquia congênita.

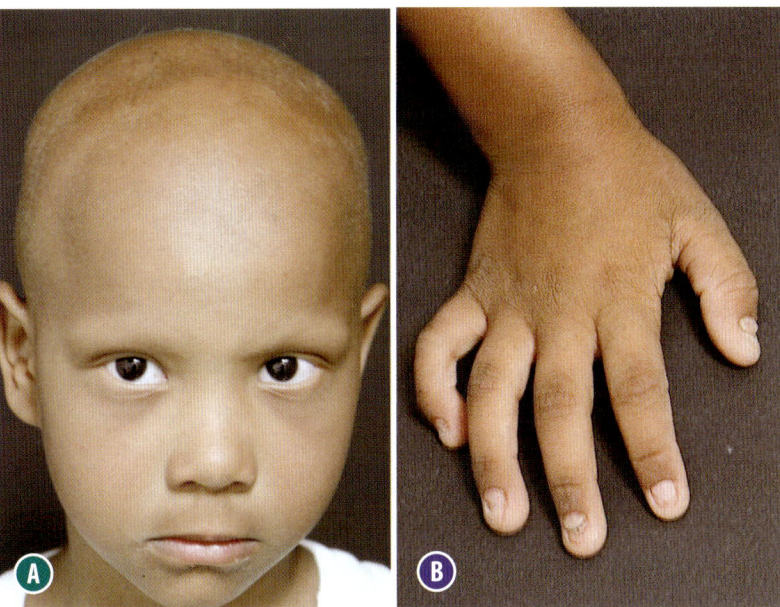

FIGURA 68.12 – Síndrome de Clouston. **A** Alopecia, cabelos finos e claros. **B** Pele espessada, onicodistrofia.

Tratamento

Topicamente utilizam-se queratolíticos com ácido salicílico em concentrações de 4 a 5%, propilenoglicol a 50%. Sistemicamente, os retinoides por VO podem dar resultados quando usados a longo prazo com seus inconvenientes habituais. As unhas, quando dolorosas, podem exigir cirurgia.

DISPLASIA ECTODÉRMICA ASSOCIADA À FRAGILIDADE CUTÂNEA

Também conhecida como **síndrome de McGrath**, é uma afecção rara, de herança autossômica recessiva que associa achados de displasia ectodérmica com descamação, erosões e fissuras.

Patogenia

É devida a mutações no gene *PKP1*, que regula a expressão da placofilina-1, um componente estrutural do desmossoma. A diversidade clínica entre os poucos casos relatados deve-se a variantes nas mutações no gene, levando a diferentes alterações na estrutura da placofilina-1. As mutações da placofilina da placa desmossômica levam à perda de suas funções resultando alterações na adesão celular com consequente fragilidade cutânea com bolhas e erosões aos mínimos traumas.

Manifestações clínicas

Estão presentes, em graus variáveis, alopecia, queratodermia palmoplantar, hipo-hidrose, distrofias ungueais e queilite, associadas à fragilidade cutânea caracterizada por descamação, bolhas, erosões e fissuras após pequenos traumatismos.

Histopatologia

Demonstra aumento entre os espaços intercelulares dos queratinócitos epidérmicos. À microscopia eletrônica, observam-se desmossomas rudimentares com diminuição das conexões com o citoesqueleto de filamentos de queratina.

Diagnose

É clínica, devendo ser confirmada pelos achados de histopatologia e microscopia eletrônica, devendo ser diferenciada das diferentes epidermólises bolhosas, displasias ectodérmicas e da *peeling skin syndrome*.

SÍNDROME DO PALATO FENDIDO COM DISPLASIA ECTODÉRMICA E ECTRODACTILIA

Também conhecida como **Síndrome EEC** (do inglês *ectodermal dysplasia, ectrodactyly and clefting*), é uma doença hereditária caracterizada por deformidade das mãos e pés, alterações dentárias, alterações dos pelos e das unhas e, às vezes, acompanhada por hipo-hidrose.

Patogenia

É doença familiar de caráter autossômico dominante e penetrância variável causada por mutações no gene supressor tumoral *p63*, localizado no cromossomo 3q27. Esse gene é essencial à morfogênese epitelial, craniofacial e dos membros e, portanto, alterações desse gene produzirão alterações significativas nessas estruturas. Foram também descritas mutações localizadas em outros cromossomos, produtoras de variantes da síndrome.

Manifestações clínicas

As manifestações são muito variáveis de indivíduo a indivíduo pela grande variabilidade de expressão do gene *p63*.

Os cabelos são claros, esparsos e secos e o processo atinge também os pelos axilares e pubianos. As unhas são distróficas com sulcos, aparência em dedal e crescimento lento. A pele apresenta-se seca e pode haver espessamento palmoplantar com fissuras interdigitais. A sudorese é normal. Em 70 a 100% dos casos, há fenda palatina ou lábio leporino. As características clínicas mais expressivas da síndrome são as deformidades das mãos e mais frequentemente dos pés, ectrodactilia com mãos e pés em garra de lagosta que ocorre em 80 a 100% dos casos **(FIGURA 68.13)**.

Pode haver hipodontia ou perda precoce dos dentes definitivos.

Manifestações sistêmicas podem associar-se, retardo mental, surdez, anomalias do aparelho urogenital, refluxo urinário, hidronefrose e alterações oculares, queratites e obstrução do ducto lacrimal.

Diagnose

Clínica, por meio das lesões cutâneas, deformidades dos membros e alterações sistêmicas quando presentes. Atualmente, existem testes genéticos para a detecção mutações do gene *p63* que podem inclusive ser aplicados nas células do líquido amniótico para diagnose pré-natal. Na diagnose diferencial, devem ser consideradas as doenças produtoras de deformidades dos membros, síndrome odontotricomélica, aplasia cútis com defeitos nos membros, hipoplasia dérmica de Goltz. Outras displasias ectodérmicas devem ser diferenciadas.

Tratamento

As medidas mais importantes são as cirúrgicas corretoras da fenda palatina e as medidas para correções dentárias.

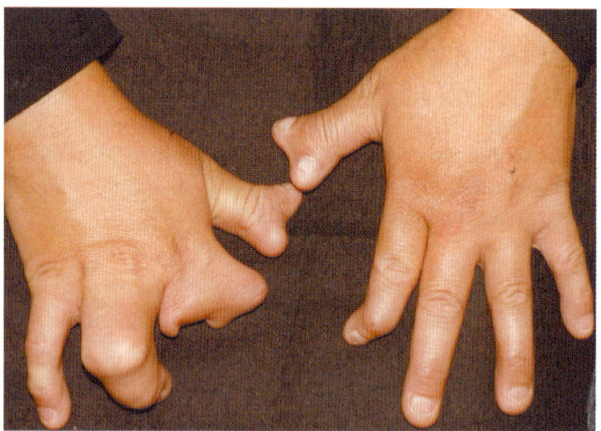

FIGURA 68.13 – Síndrome EEC. Deformidades acrais.

SÍNDROME ANQUILOBLEFARON FILIFORME ADENATUM, DISPLASIA ECTODÉRMICA E FENDA PALATINA

Também conhecida como **síndrome de Hay-Wells** ou **síndrome AEC** (do inglês ***a**nkyloblepharon* [anquiloblefaro – fusão das bordas ciliares das pálpebras], ***e**ctodermal dysplasia* [displasia ectodérmica] *and **c**left lip and palate* [lábio ou palato leporino]), é uma síndrome autossômica rara com penetrância completa e expressão variável.

Patogenia

Decorre de mutações no gene *p63* que atua no processo de estratificação epitelial e regula a capacidade proliferativa dos queratinócitos basais. Esse gene está envolvido em vários quadros clínicos, o que demonstra que suas mutações têm efeitos pleomórficos de acordo com a região do gene em que ocorre mutação e de acordo com o tipo de mutação sofrida. No caso dessa síndrome, a mutação ocorre no domínio SAM (do inglês *steryle alpha motif*) do gene.

Manifestações clínicas

Os doentes apresentam anomalias craniofaciais, fenda palatina com ou sem lábio leporino em cerca de 80% dos casos. Pode haver hipoplasia médio facial, malformações auriculares, hipodontia, dentes malformados e outras alterações como hipospadia, pequena estatura, baixo desenvolvimento mental, hipoacusia e alterações oculares.

Na pele, ao nascimento, a criança apresenta-se eritrodérmica com eritema difuso e descamação com erosões superficiais e crostas havendo semelhanças com o bebê colódio. Após semanas, a descamação é eliminada permanecendo a pele fina e seca.

Pode haver hiperqueratose palmoplantar, alterações pigmentares e hipo-hidrose.

No couro cabeludo, estabelece-se dermatite erosiva com tecido de granulação exagerado sendo frequentes, nesta localização, infecções secundárias.

Os cabelos são esparsos e claros havendo áreas alopécicas. Os pelos corpóreos são escassos ou mesmo ausentes. Ocorre ainda o chamado anquiloblefaron filiforme *ad natum* (70% dos casos), isto é, aderências entre as bordas ciliares superiores e inferiores que podem romper-se espontaneamente ou requerer cirurgia. Obstruções do ducto lacrimal são comuns.

As unhas podem ser normais, distróficas, ou espessadas e hiperconvexas.

Alguns doentes apresentam sindactilia, campodactilia e ectrodactilia.

A sudorese é, em geral, normal embora alguns doentes apresentem intolerância ao calor.

Histopatologia

A epiderme mostra-se atrófica com diminuição das camadas granulosa e espinhosa e com paraqueratose. No couro cabeludo, há diminuição do número de folículos pilosos e as glândulas sebáceas também estão diminuídas em número.

Alguns doentes exibem diminuição do número de glândulas sudoríparas. Os pelos apresentam defeitos na cutícula demonstráveis por microscopia eletrônica.

Diagnose

Clínica, corroborada por achados histopatológicos compatíveis e alterações ultraestruturais da cutícula dos pelos. Existem testes moleculares para determinação das mutações no gene *p63*, inclusive para diagnose pré-natal, mas somente são disponíveis em centros especializados. Na diagnose diferencial, deve ser considerada uma variante da síndrome, a chamada síndrome CHAND (do inglês **c**urly **h**air, **a**nquiblefaron and **n**ail **d**ysplasia), que é autossômica recessiva; a **síndrome de Rapp-Hodgkin** e outras displasias ectodérmicas e defeitos genéticos da queratinização.

Tratamento

Emolientes para a fase eritrodérmica inicial, antibióticos para as infecções do couro cabeludo, cuidados oftalmológicos, odontológicos e correção cirúrgica das fendas palatinas.

SÍNDROME DE RAPP-HODGKIN

Alguns autores consideram que seria variante da síndrome de Hay-Wells sem fissuras palatinas.

Patogenia

Doença hereditária autossômica dominante também causada por mutações do gene *p63*.

Manifestações clínicas

A fácies é característica, hipoplasia maxilar, lábio superior fino contrastando com lábio inferior normal e presença de fenda e/ou lábio leporino, cabelos anormais, esparsos havendo progressão para alopecia total. Há distrofia ungueal, unhas curtas e espessadas e pode haver hipo-hidrose com ocorrência de febre. Podem ocorrer alterações oculares especialmente do ducto lacrimal, hipospadia e anomalias da genitália feminina.

Histopatologia, diagnose e tratamento

A histopatologia, a diagnose diferencial e o tratamento são idênticos aos da síndrome de Hay-Wells, da qual é considerada variante, pela grande quantidade de características comuns e por ser consequência de mutações no mesmo gene *p63*.

SÍNDROME DOS DENTES E UNHAS

Também conhecida como **hipodontia com disgenesia das unhas** e **síndrome de Witkop**, é uma doença hereditária autossômica dominante rara caracterizada por anormalidades dentárias e ungueais.

Patogenia

Decorre de mutações no gene *MSX1* que atua no desenvolvimento dos dentes e unhas.

Manifestações clínicas

As unhas são pequenas, finas e friáveis e podem exibir coiloníquia, especialmente as unhas dos pododáctilos. Com a idade, as unhas tendem a normalizar-se.

Em raros casos, relataram-se anormalidades pilosas com cabelos finos e esparsos. As alterações dentárias geralmente não atingem a primeira dentição ainda que os dentes possam ser pequenos, mas a segunda dentição é anormal, podem não surgir dentes, podendo haver anodontia parcial ou total sendo particularmente comprometidos os incisivos, segundos molares e caninos. Não ocorrem outras alterações cutâneas ou sistêmicas.

Diagnose

É difícil, pois as alterações presentes são muito discretas. As demais displasias ectodérmicas são facilmente excluídas pela ausência de outras alterações cutâneas e sistêmicas.

Tratamento

Pela tendência à normalização, as unhas não requerem tratamento, sendo apenas necessários tratamentos odontológicos.

Existem outra displasia ectodérmica muito semelhante à síndrome de Witkop, a chamada **síndrome de Fried**, em que as lesões são menos intensas e na qual ocorrem cabelos finos e esparsos, quirodáctilos afilados, hipodontia importante e aspecto achatado dos dedos maiores de ambos os pés. Diferentemente da síndrome de Witkop, a herança é autossômica recessiva.

SÍNDROME DE NAEGELI-FRANCESCHETTI-JADASSOHN

Também conhecida como **poiquilodermia congênita com bolhas traumáticas e anidrose e queratodermia**, é uma genodermatose rara, caracterizada por pigmentação reticulada, anomalias dentárias, anidrose e queratodermia.

Patogenia

Doença hereditária, autossômica dominante que acomete igualmente ambos os sexos, aparentemente por alterações em genes relacionados à queratinização localizados no cromossomo 17q21-q25.

Manifestações clínicas

Em geral, as manifestações iniciam-se nos primeiros 2 anos de vida por pigmentação reticulada que acomete principalmente face, regiões perioral e periocular, pescoço, axilas e abdome. Essa hiperpigmentação diminui de modo progressivo e pode desaparecer completamente na puberdade. Também ocorre queratodermia palmoplantar com disposição puntiforme e linear, podendo surgir bolhas aos traumatismos e ausência de dermatóglifos. Ocorrem onicodistrofias com onicólise, hiperqueratose subungueal e direcionamento anormal das unhas dos primeiros quirodáctilos. Os dentes são anômalos e podem perder-se precocemente.

Existe hipo-hidrose ou anidrose com intolerância ao calor.

Histopatologia

Demonstra hiperpigmentação moteada da epiderme com incontinência pigmentar com melanófagos na derme superior.

Diagnose

Clínica, com compatibilidade histopatológica. Na diagnose diferencial, devem ser considerados os quadros de *incontinentia pigmenti*, disqueratose congênita, síndrome de Kindler e dermatopatia pigmentosa reticular.

Tratamento

É puramente sintomático.

DOENÇAS PIGMENTARES HEREDITÁRIAS

SÍNDROME ADULT

ADULT é o acrônimo de **a**cro-**d**ermato-**u**ngueal-den**t**al. Os doentes apresentam grande quantidade de efélides, dermatite descamativa dos dedos, hiperextensibilidade das articulações interfalângicas distais, polegares duplicados bilateralmente, unhas distróficas e surdez. Os cabelos podem ser esparsos, pode haver obstrução do ducto lacrimal e alterações genitourinárias.

SÍNDROME MAMÁRIA MEMBROS

Doença hereditária rara, autossômica dominante que se expressa através de anormalidades nos pés e mãos, e aplasia ou hipoplasia da mama e mamilo. A pele e cabelos são normais. Menos frequentemente pode haver atresia do ducto lacrimal, unhas distróficas, hipo-hidrose, hipodontia e palato fendido (e não lábio) com ou sem úvula bífida.

SÍNDROME TRICO-DENTO-ÓSSEA

Doença hereditária rara, autossômica dominante caracterizada por cabelos crespos, hipoplasia do esmalte dentário, taurodontismo (aumento da câmara pulpar com redução do tamanho das raízes dentárias). Há alterações escleróticas assintomáticas dos ossos tanto do crânio como dos ossos longos e as unhas dos quirodáctilos são quebradiças.

SÍNDROME TRICORRINOFALANGIANA TIPO I

Doença hereditária dominante determinada por mutações no gene *TRPS1* localizado no cromossomo 8q24.12. Caracteriza-se por cabelos finos, louros e esparsos especialmente nas áreas frontotemporais. Também há microdontia, mal alinhamento dos dentes, incisivos supranumerários, unhas finas e curtas às vezes com alterações tipo coiloníquia. Pode haver fotofobia e a fácies é alterada com nariz arredondado em forma de pera, micrognatia e orelhas proeminentes. A estatura dos doentes é baixa, e inúmeras alterações ósseas determinam anormalidades nos quirodáctilos e pododáctilos.

SÍNDROME DA DISPLASIA ODONTO-ONICODÉRMICA

Resulta de mutações gene *WNT10A* localizado no cromossomo 2q35. As manifestações clínicas compreendem hipotricose, oligodontia, ausência frequente da segunda dentição, dentes deformados com incisivos bífidos e molares com cinco cúspides. As unhas podem ser congenitamente ausentes ou distróficas com estrias longitudinais. Hipo-hidrose não é frequente. Na pele há hiperqueratose palmoplantar dolorosa e a presença de eritema palmar é frequente por vezes com hiper-hidrose. Na pele é comum haver xerose difusa. Em alguns doentes, há aspecto de uleritema ofirogenes na região malar e pode haver queratose pilar difusa. Existem casos com leve retardo mental. Foliculites e dermatofitoses recorrentes são frequentes.

SÍNDROME DE SCHÖPF-SCHULZ-PASSARGE

Doença hereditária autossômica recessiva causada por mutações no gene *WNT10A* cujas características clínicas principais são: cabelos normais ou esparsos inclusive, nas sobrancelhas e cílios; hipodontia, dentes cônicos e muito espaçados. Distrofias ungueais várias podem ser observadas, pterígio ungueal, onicosquise, coiloníquia e até ausência de unhas dos quirodáctilos. Na pele podem ocorrer queratodermia palmoplantar com eritema e descamação, vesiculação disidrosiforme e hiperqueratose do dorso das mãos. Fazem parte da síndrome múltiplos tumores écrinos, poromas e siringofibroadenomas écrinos que podem apresentar-se como queratodermia palmoplantar em mosaico. Também se registram tumores anexiais benignos como tumores do infundíbulo folicular e poromas com diferenciação folicular. Podem ocorrer ainda tumores malignos, porocarcinoma, carcinoma espinocelular e carcinoma basocelular. Também surgem hidrocistomas apócrinos na borda das pálpebras. Foram relatados casos de cânceres de mama e hipernefromas em alguns doentes. Às vezes também se observa fotofobia, atrofia óptica e hipoplasia de mamilos.

DISPLASIA OCULODENTODIGITAL

É doença hereditária autossômica dominante causada por mutações no gene *GJAI* que codifica a proteína conexina 43 que faz parte das junções comunicantes (*gap junctions*) que permitem comunicações intercelulares. As mutações no referido gene decretam fechamento destas conexões resultando alterações do crescimento e diferenciação celular. As manifestações clínicas da síndrome são: cabelos secos esparsos e de crescimento lento, hipoplasia do esmalte dentário determinando grande quantidade de caries. Ocorrem alterações oculares várias, microftalmia, microcórnea e glaucoma. A fácies é característica com fendas palpebrais diminuídas, nariz afilado, hipoplasia das aletas nasais e proeminência da columela. Também se descrevem alterações auriculares como lóbulos bífidos. Alguns doentes apresentam fenda palatina. Ocorrem ainda anormalidades ósseas como hiperostoses de ossos do crânio, clavículas e costelas espessas. Característica frequente é a ausência da falange média do quarto e quinto quirodáctilo. Pode haver sindactilia e camptodactilia dos dedos das mãos e pés.

DISPLASIA ECTODÉRMICA TIPO CABELOS-UNHAS PURA

Esta afecção recebe essa denominação porque não há acometimento da pele, das glândulas sudoríparas e dos dentes, mas apenas dos cabelos e unhas. É causada por mutações no gene *KRT85* que codifica proteínas da matriz e cutícula dos pelos.

Existem formas autossômicas dominantes e recessivas. Nas formas dominantes, o fenótipo é variável expressando-se através de pelos finos e frágeis, de crescimento lento e com cabelos esparsos e rarefação dos pelos corpóreos. Onicodistrofia é variável com unhas curtas, frágeis e coiloníquia.

Nas formas recessivas pode haver ausências de cabelos e pelos desde o nascimento e, distrofia congênita das unhas. Outros casos apresentam *pili torti*, cabelos e pelos corpóreos quebradiços e unhas distróficas.

DOENÇA DE NAXOS

É caracterizada por queratodermia palmoplantar com cardiomiopatia ventricular direita arritmogênica e cabelos lanosos. É hereditária autossômica recessiva causada por mutações no gene *JUB* que codifica a placoglobina. Há queratodermia palmoplantar difusa, dedos curtos e unhas encurvadas. Os cabelos são duros e lanosos. As alterações mais importantes são cardíacas: cardiomiopatia ventricular direta arritmogênica, ou displasia cardíaca podendo ocorrer insuficiência cardíaca e morte súbita. É necessário seguimento cardiológico e, às vezes, implantação de desfribiladores automáticos e até transplante cardíaco pode ser indicado.

SÍNDROME DE CARVAJAL

É caracterizada por queratodermia palmoplantar com cardiomiopatia ventricular esquerda arritmogênica e cabelos lanosos. É considerada variante da doença de Naxos na qual a miocardiopatia é do ventrículo esquerdo e não do direito e a queratodermia não é difusa, mas estriada, atingindo punhos e superfícies ventrais dos dedos. Também há queratose folicular em cotovelos, joelhos, abdome e membros inferiores. Os dedos podem mostrar-se baqueteados. A causa é mutação do gene *DSP* que codifica a desmoplaquina importante componente dos desmossomas. Também há presença de cabelos lanosos.

DERMATOPATIA PIGMENTOSA RETICULAR

Doença rara aparentemente hereditária caracterizada por hiperpigmentação reticulada, hiperqueratose palmoplantar, alterações ungueais, pilosas e oculares.

Patogenia

Desconhecida, provavelmente hereditária autossômica dominante.

Manifestações clínicas

Na pele ao nascimento ou logo após, há hiperpigmentação reticulada predominante no tronco e em porções proximais das extremidades. Os mamilos apresentam-se intensamente pigmentados. As unhas apresentam-se distróficas com pterígio ungueal. Há alopecia não cicatricial e nas regiões palmoplantares queratodermia pontuada e ausência de dermatóglifos. Também foram descritos doença periodontal grave, bolhas traumáticas e ainhum.

Histopatologia

Revela degeneração de liquefação da camada basal e incontinência pigmentar com melanófagos na derme e hialinização difusa do colágeno.

Diagnose

Clínica, com compatibilidade histopatológica devendo ser diferenciadas a síndrome de Naegeli-Franceschetti-Jadassohn, a disqueratose congênita, a discromatose hereditária simétrica de Dohi, a discromatose universal e a acropigmentação reticulada de Kitamura.

Tratamento

Apenas sintomático.

ALTERAÇÃO PIGMENTAR RETICULAR LIGADA AO CROMOSSOMO X

Também denominada **síndrome de Partington tipo II** e de **amiloidose cutânea familiar**, é uma genodermatose rara que nos homens leva a alterações sistêmicas graves.

Patogenia

Aparentemente deve-se a alterações em gene localizado no cromossomo Xp22-p21.

Manifestações clínicas

As mulheres portadoras do defeito gênico apresentam doença exclusivamente cutânea caracterizada por hiperpigmentação ao longo das linhas de Blaschko ao nascimento ou logo após e que pode desaparecer na idade adulta. Nos homens, a hiperpigmentação é difusa e se acompanha de xerose, iniciando-se entre os 4 e 5 meses de idade primeiramente na face interna das coxas, nádegas e atingindo posteriormente a face. No sexo masculino, ocorrem múltiplas alterações sistêmicas, baixo peso ao nascer, deficiência de crescimento, hemiplegia, convulsões, refluxo gastrintestinal, hérnia inguinal e estenose uretral. Também ocorrem defeitos ósseos, idade óssea retardada e metacarpos curtos. Existem anomalias dentárias, hipo-hidrose, fotofobia e opacidades corneanas. Há doença pulmonar obstrutiva crônica que pode propiciar o aparecimento de pneumonias graves e mesmo letais.

Histopatologia

Em adultos, está descrito o encontro de substância amiloide na pele, mas não em crianças com a síndrome.

Diagnose

Clínica e histopatológica quando se encontra a substância amiloide. Na diagnose diferencial nos meninos, devem ser consideradas a disqueratose congênita, a síndrome de Naegeli-Franceschetti-Jadassohn, a dermopatia pigmentosa reticular e a disqueratose congênita.

Nas mulheres, devem entrar na diagnose diferencial as pigmentações que acompanham as linhas de Blaschko, hereditárias (hiperpigmentação nevoide linear ou em rodamoinho, *incontinentia pigmenti*, mosaicismo, estágios iniciais dos nevos epidérmicos, hipoplasia dérmica focal, alteração pigmentar reticulada ligada ao cromossomo X, condrodisplasia puntacta, síndrome de McCune-Albright e síndrome de Seckel) ou adquiridas (hiperpigmentação pós-líquen plano linear, erupção medicamentosa fixa, pigmentação reticulada e confluente de Gougerot-Carteaud e amiloidose cutânea linear).

Tratamento

Puramente sintomático.

DOENÇA DE DOWLING-DEGOS

Também denominada **anomalia pigmentar reticular**, essa é uma genodermatose rara caracterizada por pigmentação reticulada flexural que afeta ambos os sexos.

Patogenia

Doença hereditária autossômica dominante causada por mutações no gene *KRT5* que codifica a queratina 5. Essas mutações levam a alterações da remodelação da epiderme, da organização perinuclear dos filamentos intermediários e dos mecanismos de transferências de melanossomas.

Manifestações clínicas

O início das manifestações pigmentares é geralmente pós-puberal, mas pode ser mais tardio, aos 30 ou 40 anos. São lentamente progressivas apresentando-se como áreas planas, de coloração marrom enegrecida ou até mesmo azuladas em cujas margens podem ser observados comedões. Acometem as regiões axilares e inguinocrurais atingindo posteriormente outras dobras corpóreas, pregas inframamárias, sulco interglúteo, pescoço, tronco e faces internas dos braços e coxas (FIGURA 68.14).

Pode haver máculas pigmentadas no dorso das mãos, dobras ungueais posteriores, regiões axilares, região anogenital, no escroto e vulva. Algumas observações admitem que as lesões pigmentares escrotais nesses doentes possam ser marcadoras de carcinoma testicular.

Algumas vezes pelas obstruções foliculares representadas pelas lesões comedão-símiles surgem lesões de hidrosadenite supurativa. Além disso, aparecem lesões comedão-símiles no dorso e pescoço, cistos epiteliais e lesões cicatriciais caracterizadas por depressões puntiformes na face e região perioral.

Ocorre associação com acne e hidrosadenite.

Histopatologia

Há aumento de pigmentação da camada basal e projeções digitiformes dos cones epiteliais com atrofia do epitélio suprapapilar. Na derme, há presença de melanófagos e infiltrado inflamatório linfo-histiocitário discreto.

Diagnose

Clínica e histopatológica, sendo diferenciais a acantose nigricante, a acropigmentação reticulada de Kitamura, a síndrome de Galli-Galli que é clínica e histopatologicamente idêntica à doença de Dowling-Degos, diferindo apenas pela presença de acantólise suprabasal à histopatologia.

Tratamento

Existem relatos de resultados variáveis em geral desapontadores com o uso de hidroquinona, ácido retinoico e corticoides tópicos.

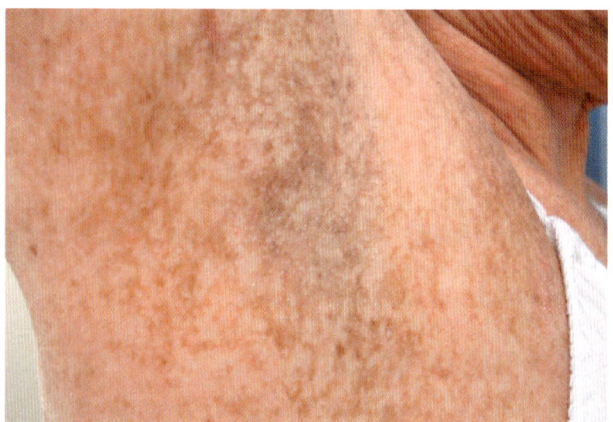

FIGURA 68.14 – Doença de Dowling-Degos.

DOENÇA DE GALLI-GALLI

Variante da doença de Dowling-Degos. É autossômica dominante com penetração variável, mas pode ocorrer esporadicamente. Admite-se que decorra de mutações no gene que codifica e queratina 5 (*KTC5*).

Clinicamente se caracteriza por pigmentação reticulada predominantemente flexural que se acompanha de pápulas eritematosas pruriginosas e descamativas à semelhança da doença de Dowling-Degos com a qual histologicamente se assemelha, com a diferença de apresentar acantólise suprabasal focal.

ACROPIGMENTAÇÃO RETICULADA DE KITAMURA

Genodermatose rara caracterizada por hiperpigmentação acral descrita principalmente em japoneses, mas já registrada em outras regiões do mundo.

Patogenia

É doença hereditária autossômica dominante com alta penetrância por muitos considerada variante da doença de Dowling-Degos, existindo casos com superposição de elementos das duas afecções e até mesmo o quadro histopatológico pode ser idêntico nas duas doenças. Parece decorrer de mutações no gene *ADAM10*.

Manifestações clínicas

Caracteriza-se por máculas hiperpigmentadas lentiginosas e atróficas com disposição reticulada que se iniciam na 1ª ou na 2ª década da vida e localizadas no dorso das mãos e pés. Com o crescimento, essas lesões hiperpigmentadas podem tornar-se mais escuras e disseminar-se para outras áreas corpóreas, como punhos, pescoço, joelhos e cotovelos. A exposição solar exacerba o quadro. Além das manchas pigmentares, os doentes apresentam depressões puntiformes no dorso das falanges e nas regiões palmoplantares e, ocasionalmente, queratodermia palmoplantar e alopecia.

Histopatologia

As máculas hiperpigmentadas revelam atrofia da epiderme e aumento da melanina nos cones epiteliais, afinamento da epiderme e ortoqueratose. Não há incontinência pigmentar.

Diagnose

Clínica com histopatologia compatível. Na diagnose diferencial, consideram-se a doença de Dowling-Degos, a discromatose simétrica hereditária e o lentigo solar.

Tratamento

Há relatos de resposta variável a corticoides, ácido azelaico, ácido retinoico e hidroquinona.

DISCROMATOSE HEREDITÁRIA SIMÉTRICA

Também conhecida como **acropigmentação reticulada de Dohi**, é uma doença hereditária descrita exclusivamente em asiáticos, predominantemente em japoneses e chineses.

Patogenia

Doença hereditária autossômica dominante com alta penetrância consequente a mutações no gene *ADAR1* que intervêm na migração dos melanócitos.

Manifestações clínicas

Caracteriza-se por máculas pigmentares entremeadas por máculas hipocrômicas localizadas na face, dorso das mãos e dos pés que surgem em torno dos 6 anos de idade.

Histopatologia

Nas áreas pigmentadas, há aumento da melanina na camada basal enquanto as áreas hipocrômicas mostram diminuição de melanócitos.

Diagnose

Clínica com histopatologia compatível. No diagnóstico diferencial, devem ser consideradas a doença de Kitamura, formas menores de xeroderma pigmentoso e discromatose universal hereditária.

Tratamento

Existem relatos de melhoras cosméticas com *laser* para a hiperpigmentação. Fototerapia é ineficaz.

DISCROMATOSE HEREDITÁRIA UNIVERSAL

É genodermatose observada principalmente no Japão.

Patogenia

É doença hereditária na qual já se descreveram padrões autossômicos dominante e recessivo.

Manifestações clínicas

A minoria dos doentes apresenta lesões despigmentadas ao nascimento. A maioria dos doentes inicia suas manifestações em torno dos 6 anos de idade caracterizadas por máculas hiper e hipopigmentadas de tamanhos variados na cabeça, pescoço, tronco, extremidades inclusive dorso das mãos e pés (FIGURA 68.15). Em alguns doentes foram descritas alterações sistêmicas, baixa estatura, surdez, alterações de hemácias e plaquetas, glaucoma, catarata e convulsões

Histopatologia

Aumento da melanina na camada basal nas áreas hiperpigmentadas e diminuição nas áreas hipocrômicas.

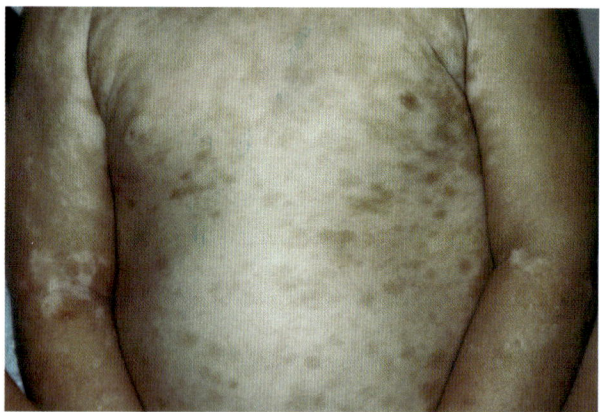

FIGURA 68.15 – Discromatose universal. Áreas de pele normal, hipocrômica e hipercrômica.

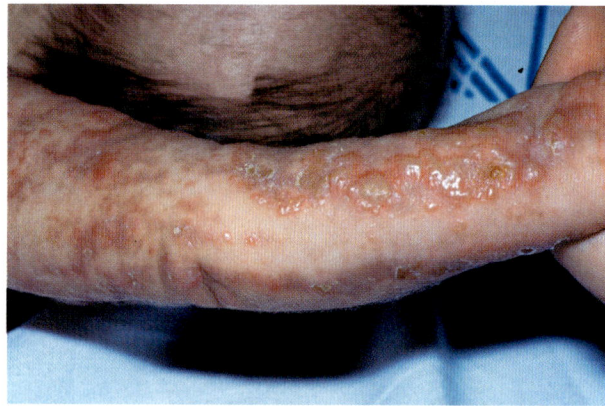

FIGURA 68.16 – Incontinência pigmentar. Bolhas.

Diagnose

Clínica com exame histopatológico compatível. A diagnose diferencial deve considerar o xeroderma pigmentoso e a discromatose universal hereditária simétrica.

Tratamento

Não há tratamento.

INCONTINÊNCIA PIGMENTAR

Também denominada **síndrome de Bloch-Sulzberger**, é uma afecção hereditária que se caracteriza por lesões lineares na pele e se acompanha de alterações sistêmicas múltiplas.

Patogenia

Doença hereditária dominante ligada ao cromossomo X provocada por mutações decorrentes de deleções no gene *NEMO*, localizado no cromossomo Xq28. Esse gene atua na ativação do fator de transcrição NF-κB que protege as células da apoptose induzida pelo TNF-α e participa ainda de modo importante em mecanismos imunológicos e inflamatórios.

Manifestações clínicas

A doença atinge quase exclusivamente o sexo feminino, pois é letal para o sexo masculino. As lesões cutâneas evoluem em quatro estágios: vesicobolhoso, papuloverrucoso hiperpigmentar e atrófico cicatricial. As lesões vesicobolhosas ou pustulosas apresentam-se com disposição linear ao longo de linhas de Blaschko, agrupadas surgindo ao nascimento ou logo após e localizam-se nas superfícies de flexão dos membros e faces laterais do tronco **(FIGURAS 68.16 E 68.17)**. Depois de algumas semanas, seguem-se de lesões verrucosas lineares e, finalmente, após mais algumas semanas, essas lesões dão lugar ao terceiro estágio da enfermidade constituído por pigmentação característica, mosqueada ou reticulada, de cor azul-castanha com configuração bizarra, em estrias,

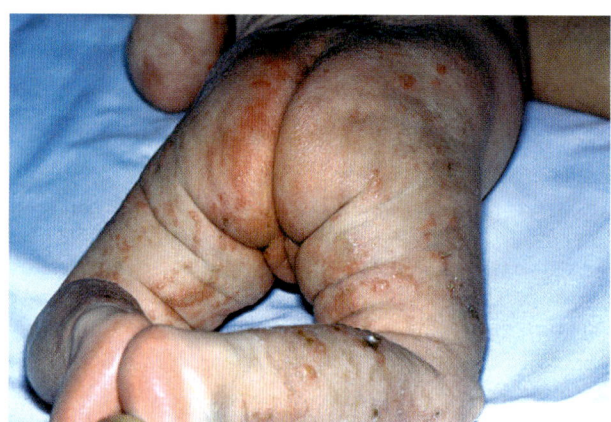

FIGURA 68.17 – Incontinência pigmentar. Bolhas.

redemoinhos e placas de contorno geográfico **(FIGURA 68.18)**. Em alguns casos, também há alopecia cicatricial no vertex do couro cabeludo geralmente após as lesões vesiculosas ou verrucosas. As lesões pigmentadas esmaecem lentamente ao longo dos anos, podendo permanecer na 2ª década apenas leves vestígios de hiperpigmentação e surgir a quarta fase, atrófico cicatricial, na qual se observam lesões lineares hipopigmentadas, pálidas com ausência de pelos e de sudorese que são mais comuns na face posterior das pernas, sobre os ombros e na parte superior dos braços e menos frequentes no tronco **(FIGURA 68.19)**.

As unhas são acometidas em cerca de 40% dos casos, com alterações que vão desde estriações leves ou depressões cupuliformes até distrofias intensas. Além das alterações cutâneas podem surgir alterações oculares, esqueléticas, dentais, neurológicas e cardiovasculares.

As alterações oculares ocorrem em 20 a 30% dos casos e compreendem, nistagmo, queratite, alterações da córnea, hipoplasia da íris, uveíte, catarata, pigmentação conjuntiva, microftalmia, atrofia do nervo óptico e alterações retinianas várias, isquemia, neovascularização e descolamento. As lesões oculares características da incontinência pigmentar são anomalias dos vasos retinianos e das células pigmentares.

Doenças poiquilodérmicas, displasias ectodérmicas e doenças pigmentares hereditárias

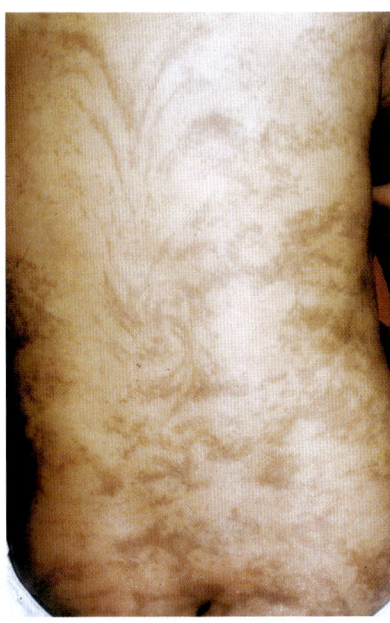

FIGURA 68.18 – Incontinência pigmentar. Lesões hiperpigmentadas bizarras em estrias e redemoinhos.

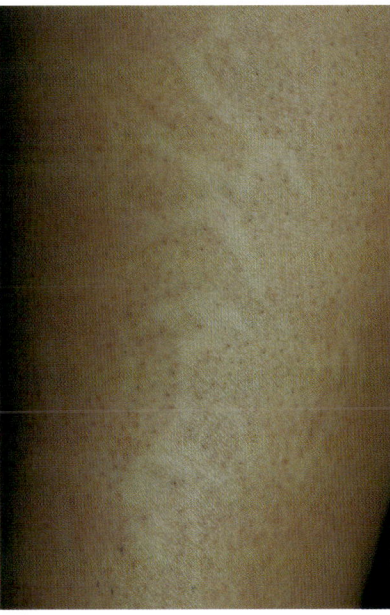

FIGURA 68.19 – Incontinência pigmentar. Aspecto tardio em doente adulta. Lesões discretamente atróficas em bandas, com anidrose.

Havendo isquemia retiniana ocorre proliferação vascular e fibrose que podem provocar importante perda da visão em 10% dos doentes. Por essa razão, esses doentes necessitam acompanhamento oftalmológico regular nos primeiros 3 meses, fase em que a proliferação vascular é mais ativa e pode ser realizada fotocoagulação para evitarem-se sequelas graves.

As alterações dentárias ocorrem em mais de 80% dos casos e são representadas por dentes cônicos, presença de cúspides suplementares nos dentes posteriores, retardo da eclosão ou mesmo ausência dos dentes.

As alterações ósseas que podem ser observadas são deformidades do crânio e espinha bífida.

As alterações neurológicas que podem associar-se são convulsões, paralisias espásticas, hemiplegias, microcefalia e retardo mental.

As alterações cardiovasculares que podem ocorrer são fibrose ventricular endomiocárdica, tetralogia de Fallot, insuficiência tricúspide e comunicações vasculares anômalas levando a hipertensão pulmonar.

São ainda registradas, às vezes, anomalias mamárias, aplasia unilateral da mama e mamilo e mamilos supranumerários. Existem ainda manifestações de imunodeficiência nesses doentes.

A prognose é função da gravidade dos acometimentos sistêmicos que existirem.

Histopatologia

Na fase vesiculosa, detectam-se espongiose e vesículas intraepidérmicas contendo eosinófilos e células disqueratósicas. Na fase verrucosa, registra-se hiperqueratose, acantose e células disqueratósicas. Na fase pigmentar há incontinência de pigmento com melanófagos na derme e finalmente na fase involutiva final há afinamento da epiderme e ausência de anexos.

Diagnose

Clínica e histopatológica e complementada por exames laboratoriais e de imagem para avaliação das lesões sistêmicas. Na diagnose diferencial cabem, na fase vesiculosa: varicela, herpes simples, candidose, impetigo eritema tóxico, acropustulose infantil, miliária e melanose pustulosa. Na fase verrucosa devem ser diferenciados: o nevo verrucoso linear. As lesões pigmentadas devem ser diferenciadas da síndrome de Naegele-Franceschetti-Jadassohn e da hipomelanose de Ito.

Tratamento

O tratamento é sintomático com cuidadoso seguimento oftalmológico e neurológico para se intervir o mais precocemente possível nas anormalidades que ocorrerem.

SÍNDROME DE PEUTZ-JEGHERS

Doença hereditária que se caracteriza por manchas pigmentares nos lábios, mucosa oral, região central da face, mãos e pés e presença de pólipos gastrintestinais.

Patogenia

Doença hereditária, autossômica dominante sendo que cerca de 50% dos casos decorrem de mutações espontâneas, não herdadas. Resulta de mutações no gene *STK1-1* (*LKB1*), que codifica a serina-treonina cinase. Localizado no cromossomo 19p13.3, esse gene determina a parada do ciclo celular na fase G1 sendo, portanto, um gene supressor tumoral. Sua mutação facilita, portanto, o surgimento de neoplasias. Na realidade, a proteína STK11 ativa cinases que estimulam a proteína tuberina que inibe a via mTOR que promove o crescimento, multiplicações e sobrevida celular. Quando há mutações, esse processo inibitório da proliferação não ocorre, propiciando o desenvolvimento de tumores.

Manifestações clínicas

As manifestações da enfermidade podem iniciar-se na infância em cerca de 30% dos doentes, mas em 50 a 60% dos doentes as manifestações são mais tardias, ocorrendo, porém, antes dos 20 anos. No tegumento, as lesões correspondem a máculas pigmentadas marrom-escuro ou negras ovaladas ou arredondadas localizadas principalmente nos lábios, mucosa bucal, língua, região perioral, perinasal e periorbitária, nas mãos, sobretudo no dorso dos dedos e regiões palmares além dos pés **(FIGURAS 68.20 E 68.21)**. Evolutivamente, as lesões cutâneas podem desaparecer, mas as lesões mucosas são permanentes. Os pólipos gastrintestinais que fazem parte da síndrome ocorrem predominantemente no jejuno, mas também atingem íleo, estômago, duodeno e colo. Esses pólipos têm baixa tendência a malignização, mas podem provocar dor abdominal recorrente, sangramento crônico com anemia e obstruções por intussuscepção. Raramente, podem ocorrer pólipos em outros órgãos, cavidades nasais, brônquios, pélvis renal, ureteres e bexiga.

Os doentes da síndrome de Peutz-Jegher, apesar da benignidade dos pólipos gastrintestinais, têm alta tendência ao desenvolvimento de neoplasias de esôfago, pâncreas, mama, testículos, ovário, pulmão, estômago, intestino delgado, vesícula e ductos biliares e útero. O risco de câncer nesses doentes é maior do que na população geral, atingindo até 5% aos 30 anos e 85% aos 70 anos. O risco é maior em mulheres e os tumores mais frequentes são gastrintestinais, pancreáticos e do aparelho genital feminino.

Histopatologia

As manchas pigmentares revelam discreta acantose, alongamento dos cones epiteliais e hiperpigmentação da camada basal. A microscopia eletrônica verifica-se que não há aumento de melanócitos, mas observa-se acúmulo de melanossomas nos dendritos dos melanócitos, e não no interior dos queratinócitos indicando bloqueio na transferência dos melanossomas dos melanócitos aos queratinócitos.

Os pólipos gastrintestinais não são adenomas, mas hamartomas.

Diagnose

Clínica e histopatológica. Na diagnose diferencial, devem ser afastadas sardas, a **síndrome LEOPARD**, o **complexo de Carney** e a **síndrome de Laugier-Hunziker** na qual, além das manchas pigmentares orais, existem estrias pigmentadas ungueais e não há polipose gastrentérica.

Tratamento

As manchas cutâneas podem ser tratadas exclusivamente por razões estéticas com *laser* rubi. Os pólipos por vezes exigem tratamento cirúrgico, clássico ou endoscópico e pela tendência ao desenvolvimento de tumores, esses doentes exigem seguimento rigoroso, colonoscopia e outros exames endoscópicos do tubo digestivo e mamografia nas mulheres a cada 2 anos além de seguimento clínico frequente.

ANEMIA DE FANCONI

Doença hereditária que evolui para pancitopenia progressiva e que pode se acompanhar de malformações cardíacas, renais e dos membros.

Patogenia

Doença hereditária autossômica recessiva que envolve inúmeros genes, *FANC-A, B, C, D, E, F, G, I, J, L, M, N*. Os mais frequentemente mutados na síndrome são *FANC-A* (60% dos casos) *FANC-C* (16% dos casos) e *FANC-G* (10% dos casos).

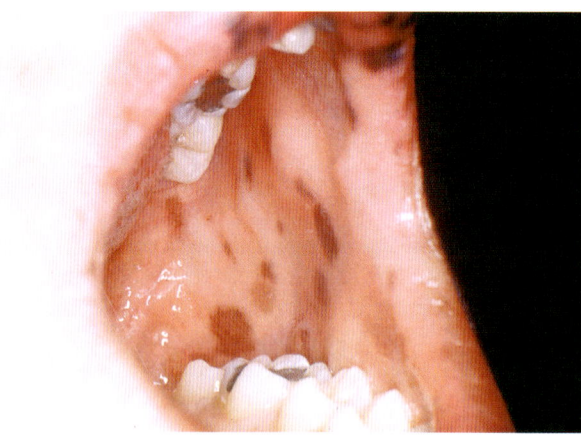

FIGURA 68.20 – Síndrome de Peutz-Jeghers. Máculas hiperpigmentadas efelidoides na mucosa oral e lábio inferior.

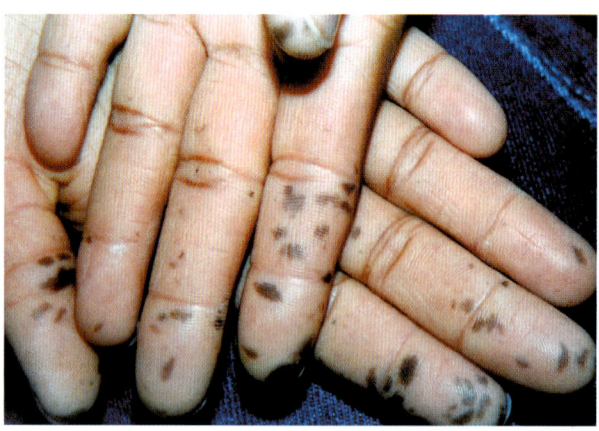

FIGURA 68.21 – Síndrome de Peutz-Jeghers. Máculas hiperpigmentadas nas mãos.

Cerca de 50% dos casos com mutações do gene *FANC-G* ocorrem em judeus asquenazes. Os genes do grupo *FANC* atuam no ciclo celular e no reparo do DNA.

Manifestações clínicas

Na pele, observa-se hiperpigmentação desde o nascimento ou logo após que é difusa, porém mais evidente no pescoço, tronco e articulações. Também se observam manchas café com leite e lesões acrômicas.

As anormalidades mais importantes são hematológicas que se iniciam em torno dos 10 anos de idade e que são representadas por pancitopenia progressiva, trombocitopenia, diminuição da celularidade medular ocorrendo também leucemias, mais frequentemente mielógena aguda. Pode haver retardo do crescimento pré-natal ou pós-natal, às vezes relacionado a alterações hormonais. Além disso, podem ocorrer alterações esqueléticas, aplasia ou hipoplasia dos polegares, dos metacarpos e do rádio, havendo ainda, com frequência, escoliose e luxação do quadril (FIGURA 68.22). Frequentemente, existem malformações de vários órgãos: rins hipoplásicos, ureter duplo, estenose uretral, anomalias da genitália tanto masculina como feminina e infertilidade. Também ocorrem alterações no aparelho ocular, sistema cardiovascular (persistência do ducto arterioso, atresia da válvula pulmonar e defeitos septais), surdez, alterações do aparelho gastrintestinal (atresias, fístulas e duplicações) e através do SNC associadas. Esses doentes apresentam incidência elevada de neoplasias particularmente de esôfago, cabeça e pescoço, mama, vulva e cérebro.

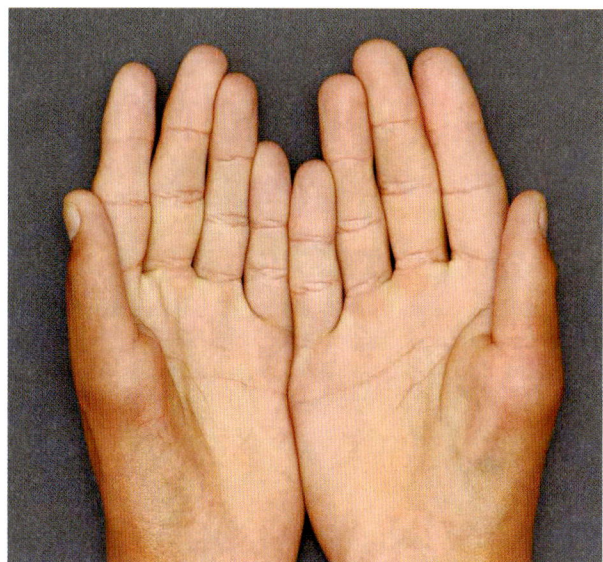

FIGURA 68.22 – Anemia de Fanconi. Hipoplasia no polegar.

Diagnose

Clínica e laboratorial por meio de exames hematológicos e mielograma.

Tratamento

É hematológico, podendo exigir transplante de medula.

CAPÍTULO 69

ALTERAÇÕES HEREDITÁRIAS MESENQUIMAIS E MALFORMAÇÕES

APLASIA CÚTIS CONGÊNITA

Doença rara, que pode ser familiar, com herança autossômica dominante ou recessiva, existindo também formas esporádicas não familiares. Caracteriza-se por ausência de pele em determinada área do corpo.

Patogenia

Como parece tratar-se de um grupo de enfermidades heterogêneas, admite-se que existam vários mecanismos de doença, genéticos, por traumas intrauterinos, relacionados a aderências amnióticas, por comprometimento da vasculatura cutânea ou por ação de fatores teratogênicos, inclusive viroses. Alguns autores admitem que a localização no couro cabeludo (cerca de 80% dos casos), particularmente no vértex, ocorreria por ser a área de maior tensão durante a fase de crescimento rápido do cérebro.

Manifestações clínicas

As lesões são congênitas e, clinicamente, apresentam aspecto diferente, de acordo com o momento em que ocorrem na gravidez. Lesões que surgiram no início da gravidez podem estar cicatrizadas ao nascimento e mostram-se como placas arredondadas, ovais, lineares ou estreladas, nitidamente delimitadas desprovidas de cabelo com aspecto fibrótico cicatricial. Essas formas são designadas de **aplasia cútis congênitas membranosas** e, em geral, em torno da lesão, há o sinal do colar de cabelos, observando-se, circundando a área cicatricial, um conjunto de cabelos com certo grau de distorção. O sinal do colar de cabelos é um indício da possibilidade de encefalocele, meningocele ou presença de tecido cerebral heterotópico.

Nos casos em que a lesão se desenvolveu mais tardiamente na gestação, não há tempo para cicatrização até o nascimento quando as lesões se apresentam ainda ulceradas (**forma não membranosa de aplasia cútis congênita**) com úlceras de disposição estrelada e de profundidade variável de acordo com a extensão do acometimento que pode ser superficial, envolvendo a epiderme e a derme superficial ou mais profunda quando atinge até o subcutâneo podendo mesmo envolver, mais raramente, a dura-máter, periósteo e até o crânio no caso de lesões do couro cabeludo. Nesse caso, podem ocorrer complicações como hemorragias, trombose do seio sagital e meningite. Mesmo as lesões mais profundas evoluem à cicatrização, ainda que esta se complete em meses.

A localização mais comum das lesões de aplasia cútis é o couro cabeludo predominado lesões únicas em relação a múltiplas, mas podem ter qualquer localização corpórea, especialmente tronco e membros e, por vezes, são simétricas.

As formas familiares de aplasia cútis são geralmente do tipo não membranoso, enquanto as formas esporádicas são mais comumente do tipo membranoso.

A aplasia cútis, na maioria das vezes, é anormalidade única, mas existem caso de associação com outras anomalias.

Atualmente, a aplasia cútis é classificada em nove tipos descritos a seguir.

Grupo 1 – Lesões no couro cabeludo sem anomalias múltiplas

Podem ser hereditárias autossômicas dominante ou esporádicas.

As crianças apresentam, ao nascer, cicatrizes lardáceas ou lesões erosivas superficiais e, mais raramente, lesões ulceradas. As lesões são desprovidas de cabelos e têm configuração circular, oval, linear ou estrelada e atingem preferencialmente o couro cabeludo, especialmente o vértex, mas outras áreas como face, tronco e extremidades podem ser afetadas **(FIGURAS 69.1 E 69.2)**. Em geral, esses doentes não apresentam anomalias múltiplas, mas a associação com outras lesões isoladas pode ocorrer, tais como retardo mental, nistagmo congênito com miopia, cútis marmorata, fissura palatina, fístulas traqueoesofágicas, linfangectasias intestinais, doenças cardíacas congênitas (coartação da aorta, per-

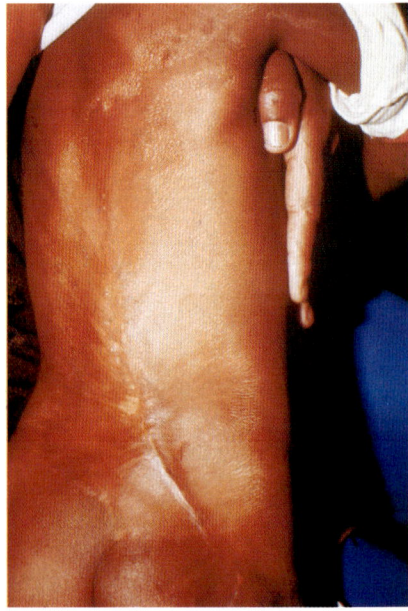

FIGURA 69.1 – Aplasia cutânea. Extensa área cicatricial lardácea no tronco. Localização incomum.

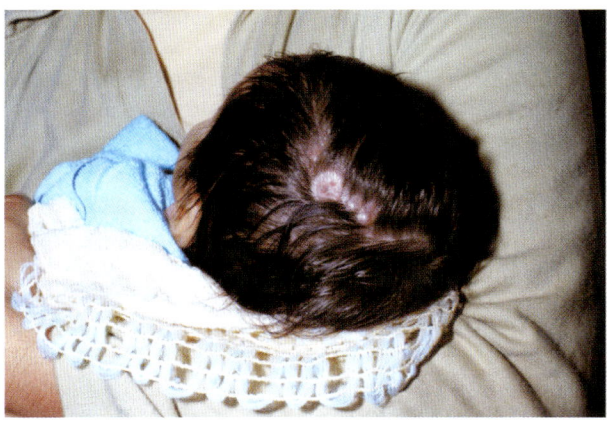

FIGURA 69.2 – Aplasia cútis. Áreas arredondadas de ausência de pele e anexos. Localização típica.

sistência do ducto arterioso), rins policísticos, onfalocele e útero duplo.

Grupo 2 – Lesões do couro cabeludo com anormalidades nos membros (síndrome de Adams-Oliver)

Hereditárias, predominantemente autossômicas dominantes e raramente autossômicas recessivas.

Caracterizam-se por lesões de aplasia cútis na linha média do couro cabeludo, grandes, irregulares que se acompanham de dilatação das veias da região e defeitos subjacentes do crânio. Essas lesões se associam a malformações dos membros, falanges hipoplásicas ou ausentes, sindactilia, ectrodactilia e redução, ou mesmo ausência, de membros. Podem, ainda, associar-se malformações arteriovenosas cranianas, calcificações intracerebrais, retardo mental, cútis marmorata, cabelo lanoso e mamas supranumerárias.

Grupo 3 – Lesões de couro cabeludo e nevos epidérmicos e sebáceos

Não é forma familiar, mas esporádica. Nesse grupo as lesões de aplasia cútis localizam-se, em geral, unilateralmente no couro cabeludo onde também ocorrem lesões adjacentes de nevo epidérmico ou sebáceo. Em alguns doentes, acompanham-se de problemas oculares homolaterais (opacidades corneanas, colobomas, distrofia da retina) e problemas neurológicos, retardo mental e convulsões.

Grupo 4 – Lesões de aplasia cútis com malformações embriológicas suprajacentes

Familiares, com modo de herança variável de acordo com as malformações associadas.

As lesões de aplasia cútis localizam-se no couro cabeludo, mas também no tronco, abdome e região lombossacral. Associam-se a várias malformações cranianas (cefalocele, malformações vasculares da leptomeninge, fístulas arteriovenosas, cranioestenose); espinais (disrafismo, meningoencefalocele); torácicas (fissura esternal) e abdominais (onfalocele, atresia ileal).

Grupo 5 – Aplasia cútis associada a feto papiráceo ou infartos placentários

Forma esporádica não familiar. Nesses casos, as lesões de aplasia cútis são extensas, de configuração estrelada e localizam-se em couro cabeludo, tronco, flancos, axilas e extremidades e associam-se à presença de feto papiráceo encontrado na placenta no momento do parto por morte no 2º ou 3º trimestre. O feto gêmeo sobrevivente tem a aplasia cútis por alterações vasculares da placenta, sendo, no restante, normal. São achados associados, bandas constritivas de tecido fibroso nas extremidades, deformidades das mãos e pés, distrofias ungueais, anormalidades do sistema nervoso central e retardo psicomotor. Para a diagnose, deve ser estudada a placenta para a demonstração de infartos e deve-se buscar o feto papiráceo.

Grupo 6 – Aplasia cútis associada à epidermólise bolhosa

Forma hereditária autossômica dominante ou autossômica recessiva de acordo com a forma de epidermólise bolhosa associada. Existe uma forma em que as lesões de aplasia cútis localizam-se nas extremidades inferiores (síndrome de Bart), aventando-se a hipótese de essa localização resultar dos movimentos fetais de atrito entre o calcâneo de um dos membros e a outra perna, no útero, produzindo-se, dessa forma, bolhas e erosões nessa área. Já se registrou a associação com várias formas de epidermólise bolhosa, distrófica dominante, distrófica recessiva, *simplex*, de Weber-Cockayne e juncional. Pode haver, associadamente, estenose uretral, anormalidades renais, atresia esofágica, anomalias das orelhas e nariz e bandas amnióticas.

Grupo 7 – Aplasia cútis de extremidades, sem epidermólise bolhosa

Forma familiar autossômica dominante ou recessiva. As lesões de aplasia cútis localizam-se na área pré-tibial, superfícies de extensão dos antebraços e dorso das mãos e pés e não ocorrem outras anormalidades associadas.

Grupo 8 – Aplasia cútis causada por agentes teratogênicos ou infecções intrauterinas

Obviamente, não são casos familiares. As lesões de aplasia cútis localizam-se no couro cabeludo, quando relacionadas à ação de fármacos teratogênicos, e nas áreas onde ocorreu infecção, nas formas relacionadas às infecções intrauterinas. Os fármacos já reconhecidos como produtores desses quadros são metimazol, carbimazol, misoprostol, ácido valproico e as infecções intrauterinas produtoras destes quadros são herpes *simplex* e varicela.

Grupo 9 – Aplasia cútis associada a síndromes de malformação

A herança é variável e diferentes associações entre aplasia cútis e outras malformações já foram relatadas: síndrome da trissomia 13p, hipoplasia dérmica focal, disgenesia gonadal

46XY, e a síndrome da banda amniótica, na qual, constrição anular de um membro pode causar aplasia focal e até mesmo amputação do membro.

A síndrome da banda amniótica resulta da ruptura precoce da membrana amniótica, formando-se feixes fibróticos que produzem constrição dos membros, face e até mesmo de todo o tronco do feto em formação. São fatores que favorecem essa anomalia: traumas abdominais, amniocentese, malformações uterinas, má nutrição materna e presença de lesões de epidermólise bolhosa no feto. Quando a ruptura das membranas amnióticas é precoce, podem originar-se formas graves, com alteração estrutural importante da parede torácica e abdominal com eviscerações, anencefalia, encefalocele. Por outro lado, quando a ruptura amniótica é tardia, resultam constrições anulares nos dedos, extremidades, pescoço e tronco. Quando tais constrições são muito intensas, podem determinar até amputação intrauterina do membro afetado.

O tratamento é cirúrgico visando remover as constrições.

Histopatologia

Os aspectos histopatológicos variam de acordo com a profundidade e duração da aplasia. No momento do nascimento, as ulcerações podem mostrar ausência total da pele. Havendo reparação cicatricial, a pele exibirá epiderme afinada e retificada e proliferação de fibroblastos.

Diagnose

Clínica com compatibilidade histopatológica. Na diagnose diferencial, consideram-se a hipoplasia dérmica focal e erosões por herpes *simplex* neonatal que podem ocorrer no couro cabeludo.

Tratamento

Do ponto de vista cutâneo não é, em geral, necessário, pois as erosões e ulcerações curam-se espontaneamente. Lesões muito extensas, mais profundas ou em localizações especiais podem requerer tratamento cirúrgico com enxertos ou expansores. Tardiamente, por razões estéticas, as lesões podem ser removidas por cirurgia ou até mesmo transplante de cabelos pode ser feito em lesões do couro cabeludo.

PSEUDOXANTOMA ELÁSTICO

Doença hereditária caracterizada por calcificação das fibras elásticas em vários tecidos, pele, olhos e sistema cardiovascular, cuja prevalência estimada é de 1:160.000, havendo leve predomínio no sexo feminino.

Patogenia

Doença hereditária com padrão de herança autossômica dominante (90% dos casos) e autossômica recessiva relacionada a mutações no gene *ABCC6*, localizado no braço curto do cromossomo 16 (16p13.1). Esse gene codifica a proteína MRP6 relacionada à resistência a fármacos e que provavelmente atua na destoxificação celular, aventando-se a hipótese de que sua expressão anômala resulte no acúmulo de substâncias com afinidade pelo tecido elástico, resultando na alteração das fibras com consequente depósito de cálcio e outros minerais.

Os estudos mais recentes sugerem que as mutações gênicas que ocorrem no pseudoxantoma elástico promovem fundamentalmente alterações metabólicas sistêmicas que levam, de modo secundário, às alterações do tecido conectivo, e não se trata simplesmente de alteração estrutural do tecido conectivo. Existe hipótese de ausência de um fator plasmático circulante secretado por hepatócitos resultante de perda da função do gene *ABC*, admitindo-se inclusive que esse fator possa ser a vitamina K, um precursor da vitamina K ou algum metabólito da vitamina K. Essa hipótese decorre da observação de que a utilização de antagonista da vitamina K em ratos produz alterações semelhantes ao pseudoxantoma elástico. Também se observam alterações pseudoxantoma elástico símile em mutações do gene da γ-glutamilcarboxilase que é responsável pela ativação da vitamina K. Essas observações indicariam a possibilidade de falta ou inativação da vitamina K, algum precursor ou algum metabólito contribuírem para o aparecimento do pseudoxantoma elástico.

Existem duas formas autossômicas dominantes e duas formas autossômicas recessivas. A forma autossômica dominante tipo I expressa-se com intensas lesões cutâneas flexurais e complicações retinianas e cardiovasculares graves, enquanto o tipo II caracteriza-se por lesões cutâneas que se acompanham de lesões oculares e cardiovasculares leves e, em cerca de 50% dos casos, de hiperextensibilidade articular, escleras azuis e palato em ogiva. A forma recessiva tipo I apresenta lesões cutâneas com dano retiniano moderado, ocasionalmente hipertensão e risco de sangramento gastrintestinal. A forma recessiva tipo II apresenta alterações cutâneas importantes e, em geral, sem acometimento sistêmico significativo. As formas mais comuns são a autossômica dominante tipo I e autossômica recessiva tipo II.

Manifestações clínicas

Podem surgir na infância ou muito tardiamente, mas a média de idade quando do surgimento das lesões é de 13 anos, havendo um pico de acometimento entre os 10 e 15 anos de idade.

As alterações ocorrem na pele, olhos, mucosa oral e gastrentérica e nas artérias, inclusive coronárias.

Na pele, as lesões surgem na 1ª ou 2ª década da vida. Localizam-se, de preferência, nas grandes pregas, cotovelos, joelhos, axilas, pescoço e região periumbelical. Consistem em espessamento com diminuição da consistência da pele, com tonalidade amarelada, às vezes observando-se estrias ou placas constituídas por pápulas amareladas **(FIGURAS 69.3 E 69.4)**. Quando o acometimento é intenso, surgem pregas redundantes e a pele torna-se hiperextensível. Pode se observar o fenômeno de Köbner com surgimento de lesões em áreas de traumas ou de cirurgias cutâneas. Podem ocorrer lesões

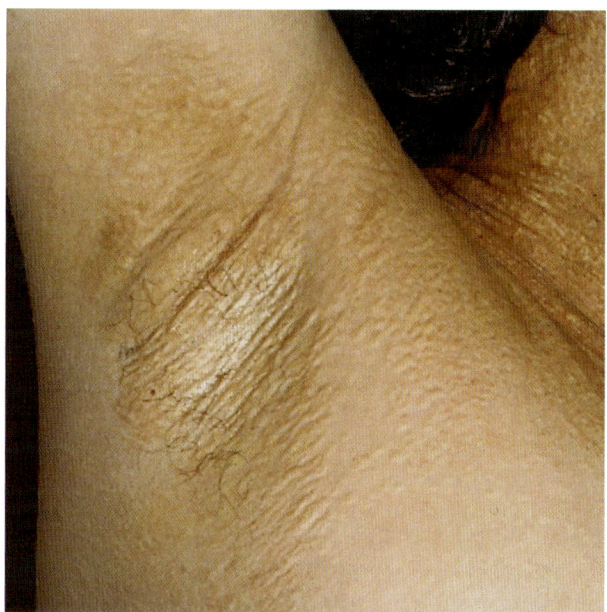

FIGURA 69.3 – Pseudoxantoma elástico. Lesões amarelas em localização típica.

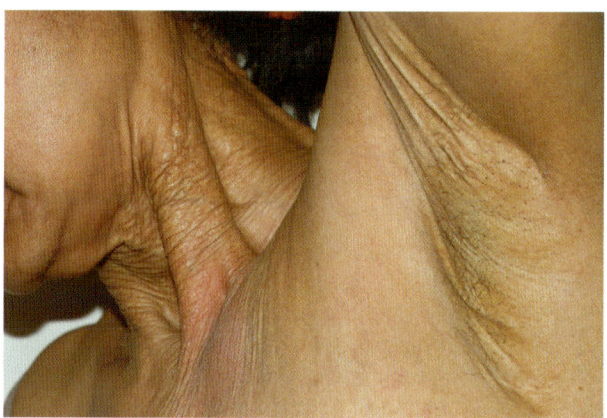

FIGURA 69.4 – Pseudoxantoma elástico. Lesões amarelas em localização típica.

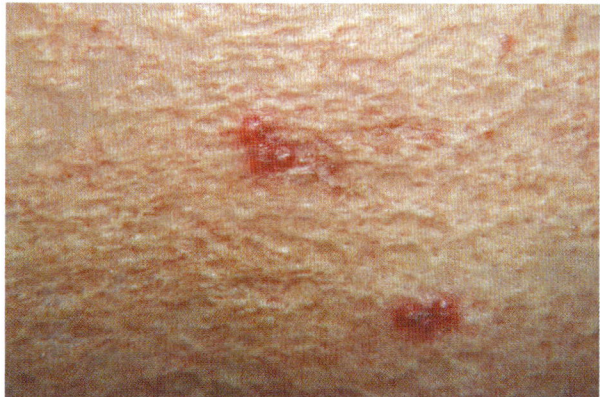

FIGURA 69.5 – Pseudoxantoma elástico perfurante. Sobre pele com alterações características, as lesões eritematopapulosas representam eliminação de material elástico e cálcio.

idênticas em mucosas, face interna do lábio inferior e sob a língua; vagina, reto, estômago e bexiga. Eventualmente, há casos com extrusão do material calcificado, configurando-se o pseudoxantoma elástico perfurante, que ocorre mais frequentemente na região periumbelical (FIGURA 69.5). Outra manifestação que pode ocorrer associadamente é a elastose perfurante serpiginosa.

No aparelho ocular, a alteração mais frequente é a presença de estrias angioides visualizadas ao exame de fundo de olho. As estrias angioides são extensões radiais do disco óptico de coloração acinzentada, acastanhada ou avermelhada. Resultam de visualização da coroide através de lacerações de sua lâmina basal que é rica em tecido elástico. As estrias angioides não comprometem a visão, mas tardiamente poderá ocorrer comprometimento da visão e até cegueira central com preservação da visão periférica por neovascularização da coroide e hemorragia retiniana, suscitadas por traumas. É interessante lembrar que as estrias angioides são altamente sugestivas de pseudoxantoma elástico, mas também ocorrem em outras condições clínicas, anemia falciforme, doença de Paget, síndrome de Marfan, síndrome de Ehlers-Danlos e intoxicação por chumbo.

No sistema vascular, a degeneração elástica e a calcificação da parede dos vasos podem provocar consequências variáveis de acordo com o órgão cuja circulação fique comprometida, hemorragias gastrintestinais, hemorragias uterinas, hipertensão por acometimento das artérias renais, infarto do miocárdio por comprometimento das coronárias, acidentes vasculares encefálicos (AVE) e isquemia das artérias periféricas com ausência de pulsos e claudicação intermitente. Não há correlação entre a intensidade das lesões cutâneas e o acometimento cardiovascular.

Histopatologia

Caracteriza-se pela presença de fibras elásticas distorcidas e fragmentadas na derme reticular e profunda, visíveis à coloração HE e mais evidentes frente às colorações específicas para o tecido elástico, Verhoeff e Van Giesson.

As colorações para cálcio, como a de Von Kossa, mostram nitidamente os depósitos de cálcio sobre as fibras elásticas.

Nas artérias de calibre médio, as mesmas alterações são observadas na camada média.

Diagnose

Clínica e histopatológica. Na diagnose diferencial, na região do pescoço em adultos, deve-se considerar a degeneração actínica e também pode ser necessária a diferenciação com a cútis laxa. A D-penicilamina pode produzir lesões similares ao pseudoxantoma elástico, mas, histologicamente, não há depósitos de cálcio. Lesões cutâneas de pseudoxantoma elástico e estrias angioides podem ocorrer em doentes de β-talassemia e anemia falciforme embora não haja qualquer relação genética entre essas afecções hematológicas e o pseudoxantoma elástico hereditário.

Tratamento

Não há tratamento específico. Eventualmente, por razões de ordem estética, as lesões muito pronunciadas podem ser tratadas por cirurgia, embora haja possibilidade de extrusão de cálcio retardando e dificultando a cicatrização. Os pacientes devem ter rigoroso seguimento ocular e de outros especialistas, de acordo com as manifestações sistêmicas presentes.

Devem ser evitados ácido acetilsalicílico e anticoagulantes pela possibilidade de facilitação de hemorragias. O fumo deve ser abolido. Para a neovascularização ocular, vêm sendo empregados com resultados promissores fármacos anti-VEGF (bevacizumabe) através de injeções intraoculares.

Pelo risco do desencadeamento de complicações oculares e ruptura, pelo trauma, de vasos calcificados, os exercícios físicos mais intensos devem ser evitados.

SÍNDROME DE EHLERS-DANLOS (CÚTIS HIPERELÁSTICA)

Grupo heterogêneo de anormalidades hereditárias do tecido conectivo que produz alterações na pele, sistema cardiovascular, sistema osteoarticular e aparelho ocular em graus variáveis, desde alterações mínimas que não interferem na vida do doente, até formas graves, como a chamada forma vascular, que pode, inclusive, levar ao óbito.

Patogenia

Doença hereditária, com padrão autossômico dominante ou autossômico recessivo, e existem raros casos ligados ao cromossomo X.

O tecido colágeno é constituído de cerca de 25 proteínas diferentemente distribuídas nos vários tecidos. O colágeno resulta da ligação de três polipeptídeos que são as cadeias α sintetizadas a partir de moléculas precursoras as procadeias α. Na síntese do colágeno, para resultar nas fibras colágenas, transcorrem várias etapas, intracelulares e extracelulares. Inicialmente, ocorre clivagem de peptídeos sinalizadores seguindo-se hidroxilação de resíduos de prolina e lisina, a hidroxiprolina e hidroxilisina por meio das enzimas propil-hidroxilase e lisil-hidroxilase. Posteriormente, há glicosilação dessas moléculas e ligação das terminações carboxílicas dos três peptídeos colagênicos através de pontes dissulfeto e, somente então, essas moléculas são secretadas para o meio extracelular onde são clivadas por proteases específicas e, através de ligações cruzadas, formam-se as fibrilas colagênicas.

Atuam nessa cadeia inúmeras proteínas codificadas por vários genes que, sofrendo mutações variáveis, produzirão diferentes defeitos no colágeno. Mutações nos genes codificadores das cadeias α do tipo I (*COL1A1* e *COL1A2*) do tipo III (*COL3A1*) e do tipo V (*COL5A1* e *COL5A2*) resultarão não somente em redução das quantidades de fibrilas colágenas, como também em alterações estruturais dessas fibrilas. As mutações nos genes *COL5A1* e *COL5A2* são responsáveis pelas chamadas formas clássicas da doença. Mutações no gene *COL3A1* resultam na produção de colágeno III, alterado pela presença de fibrilas colágenas menores com afinamento da derme e pelo comprometimento das paredes do intestino e das artérias, estruturas nas quais o colágeno III é um componente importante. Essas mutações estão envolvidas na forma mais grave da doença denominada vascular. As mutações nos genes *COL1A1* e *COL1A2* afetam os sítios de clivagem das procadeias α do colágeno tipo I e, embora possam estar associadas à forma clássica da síndrome, são mais frequentemente produtoras da forma denominada tipo artrocalasia. O gene *LH1* codifica a lisil hidroxilase que hidrolisa resíduos lisina-específicos da molécula de colágeno que são importantes para o *cross linking* das fibras colágenas. Suas mutações contribuem para a deficiência de lisina na síndrome de Ehlers-Danlos tipo VI.

Pacientes pediátricos da síndrome apresentam mutações de três genes da família da glutationa-S-transferase: *GSTM1*, *GSTT1* e *GSTP1*.

Mutações no gene *FKBP14* causam a forma recessiva de Ehlers-Danlos

Mutações no gene *ADAMTS-2* que codifica a procolágeno N peptidase determinam a produção de fibras colágenas finas e irregulares com comprometimento de suas funções mecânicas, levando à forma da síndrome designada tipo dermatosparaxis. Ocorrem ainda na síndrome de Ehlers-Danlos mutações no gene *TNX* que codifica a síntese da tenascina-X, molécula presente na pele, tendões, músculo e vasos sanguíneos que produzem quadros da forma clássica da síndrome.

Manifestações clínicas

A síndrome de Ehlers-Danlos se caracteriza por comprometimento variável da pele, sistema osteoarticular, alterações vasculares e viscerais e do aparelho ocular.

Na pele, ocorre hiperextensibilidade (FIGURA 69.6), fragilidade intensa (dermatorexis) que leva a lesões contusiformes e traumas mínimos. Apesar da hiperextensibilidade da pele, esta, ao ser tracionada, rapidamente retorna à posição de repouso pela preservação das fibras elásticas. A cicatri-

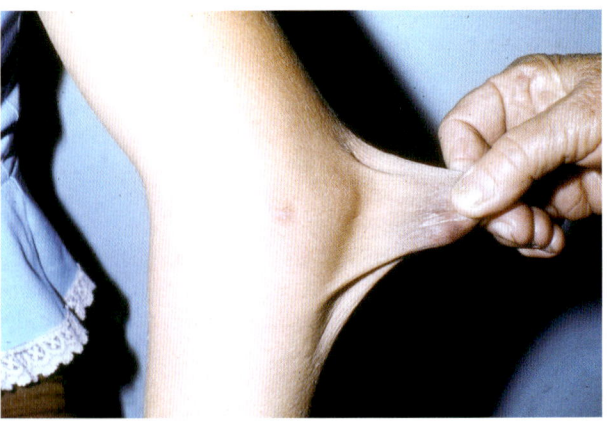

FIGURA 69.6 – Cútis hiperelástica. Cicatrizes e hiperextensibilidade da pele do cotovelo.

zação é bastante comprometida, resultando, especialmente nos joelhos, cotovelos e outros pontos de pressão, cicatrizes atróficas alargadas e apergaminhadas (FIGURA 69.7). A calcificação e fibrose dos hematomas, resultantes da fragilidade cutânea, levam ao aparecimento, especialmente nos joelhos e cotovelos, de nódulos pseudotumorais denominados pseudotumores moluscoides (FIGURA 69.8). Deiscências de suturas são frequentes e o aspecto contusiforme e hemorrágico das lesões frequentemente suscita a hipótese de agressão física à criança. Nos antebraços e parte anterior das pernas, pode haver pequenos nódulos calcificados detectáveis aos raios X. Pode, ainda, haver lesões associadas de elastose perfurante e pápulas piezogênicas nos pés.

Geralmente, as primeiras manifestações são a demora da criança em andar e muitas quedas quando se movimenta, o que progressivamente melhora com a idade.

As articulações mostram hipermobilidade, especialmente nos artelhos e punhos (FIGURA 69.9) e um sinal dessa hipermobilidade é a facilidade com que esses doentes tocam a ponta nasal com a língua (sinal de Gorlin). São observados, no aparelho músculo-esquelético, luxações e subluxações, cifoescoliose, hipotonia muscular, hérnias de hiato, prolapso anal e hérnias inguinais e pós-operatórias. A forma mais gra-

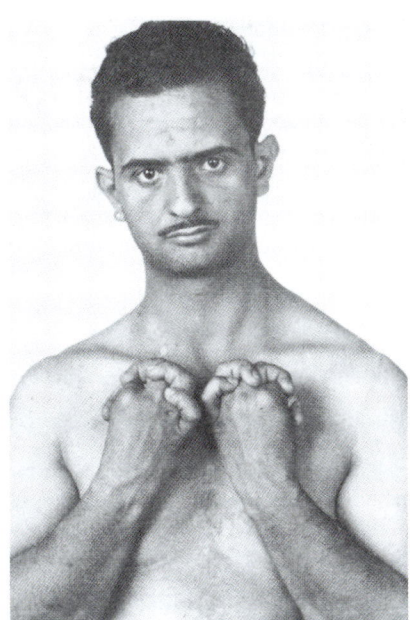

FIGURA 69.9 – Cútis hiperelástica. Hiperextensibilidade articular.

ve é a vascular, que se caracteriza por pele fina com desenho venoso proeminente, sobretudo no tronco particularmente na sua porção superior, comprometimento de artérias e do intestino podendo ocorrer rupturas espontâneas dessas estruturas, que podem, inclusive, levar à morte. Do ponto de vista cardiovascular, esses doentes podem apresentar prolapso da válvula mitral, ruptura de artérias especialmente aorta descendente e vasos abdominais. Sobretudo na forma vascular, pode haver aneurismas intracranianos e ruptura de fístulas arteriovenosas.

No aparelho ocular, pode haver pregas epicânticas, facilidade em everter a pele da pálpebra superior (sinal de Métènier) e estrabismo. Também pode haver microcórnea, queratocone, glaucoma e miopia. No aparelho urogenital, podem surgir divertículos da bexiga. Neurologicamente, esses doentes podem apresentar hipotonia muscular, traumas de nervos pela hiperextensibilidade das articulações, além das hemorragias intracranianas já referidas. Pode haver, na gravidez, ruptura uterina e hemorragias. Anteriormente, reconheciam-se 11 tipos na síndrome de Ehlers-Danlos que, mais recentemente, foram agrupados em apenas sete tipos, os quais são apresentados a seguir.

Tipo clássico

Corresponde aos tipos anteriores I e II. É forma hereditária, predominantemente autossômica dominante, mas existem casos de herança recessiva. Clinicamente, caracteriza-se por pele frágil que se fere com facilidade, hiperextensível, com cicatrizes atróficas e apergaminhadas. As articulações mostram hipermobilidade e há cifoescoliose. Varizes são frequentes e podem existir alterações cardíacas. Em 50% dos casos decorre de mutações nos genes *COL5A1*, *COL5A2* e *TNX*.

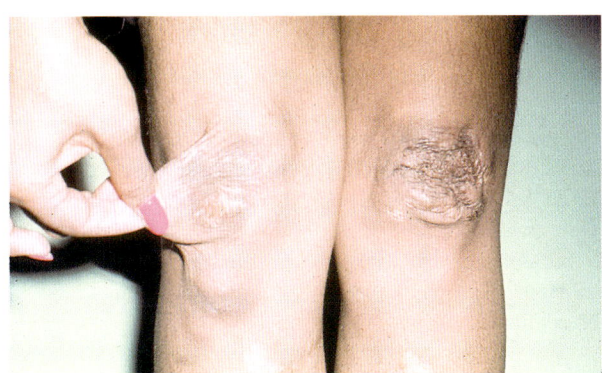

FIGURA 69.7 – Cútis hiperelástica. Cicatrizes atróficas e hiperextensibilidade da pele do joelho.

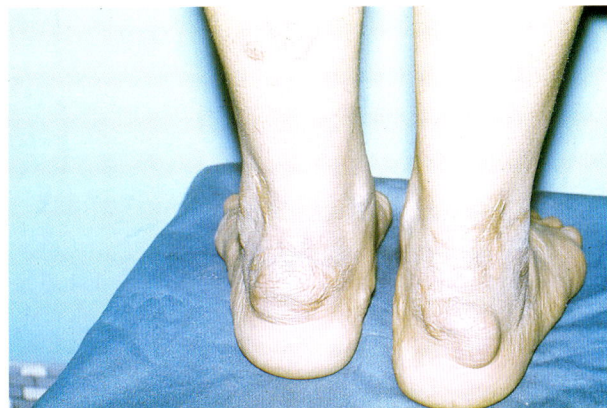

FIGURA 69.8 – Cútis hiperelástica. Lesões cicatriciais, atróficas e pseudotumorais nos pés.

Tipo com hipermobilidade
Superpõe-se ao antigo tipo III. É de herança autossômica dominante. Clinicamente, há hipermobilidade articular generalizada, hiperextensibilidade cutânea, luxações e subluxações com dores articulares crônicas, porém são menos intensas em relação às observadas no tipo clássico. Ainda não foram determinadas as mutações responsáveis pelo quadro.

Tipo vascular
Corresponde ao antigo tipo IV. É de transmissão autossômica dominante e, clinicamente, é a forma mais grave, caracterizando-se por pele fina e translúcida com veias visíveis. Podem ocorrer, geralmente na 3ª ou 4ª década de vida, rupturas arteriais e de intestino com graves consequências.

A fácies é característica, nariz e lábio superior afilados, bochechas encovadas e olhos fundos, por diminuição do tecido gorduroso periorbital. As mutações determinantes ocorrem no gene *COL3A1*.

Tipo cifoescoliótico
Corresponde, na classificação anterior, ao tipo VI. É de herança autossômica recessiva. Clinicamente, expressa-se por frouxidão articular generalizada, hipotonia muscular grave e cifoescoliose progressiva, já presentes ao nascimento. Na pele, a fragilidade e as cicatrizes atróficas são menos frequentes. Decorre de mutações no gene *PLOD*.

Tipo artrocalasia
Corresponde aos tipos VII-a e VII-b da classificação anterior. É de herança autossômica dominante e, clinicamente, caracteriza-se por hiperextensibilidade e fragilidade cutâneas, com cicatrizes atróficas. Há intensa hipermobilidade articular generalizada, com luxações e subluxações, inclusive luxação congênita do quadril. Resulta de mutações nos genes *COL1A1* e *COL1A2*.

Tipo dermatosparaxis
Representa o tipo anterior VII-c. É de herança autossômica recessiva e, clinicamente, são significativas a fragilidade intensa e redundância da pele, que podem se acompanhar de ruptura precoce das membranas fetais e de grandes hérnias inguinais e umbilicais. É consequente a mutações no gene *ADAMTS-2*.

Outros tipos
Compreendem formas não classificáveis nos seis tipos anteriores: um tipo ligado ao cromossomo X, correspondente, na antiga classificação, ao tipo V; afeta 5% dos doentes e clinicamente há intensa hiperextensibilidade cutânea, mas não há hiperextensibilidade articular ou hemorragias, mas anormalidades ortopédicas são frequentes. Há uma forma autossômica dominante, correspondente ao tipo VIII, na qual ocorre periodontite que provoca reabsorção da gengiva com perda dos dentes em torno dos 30 anos de idade. Existe uma forma autossômica dominante, correspondente ao tipo XI, a forma progeroide, que, além das alterações clássicas das articulações e da pele, acompanha-se de aparência envelhecida, baixa estatura, cabelos esparsos, osteopenia e retardo mental. Finalmente, existe uma forma relacionada à deficiência de fibronectina, correspondente ao tipo X, e outras formas inclassificáveis e sem correspondência com a classificação anterior.

Histopatologia
Em geral, não é diagnóstica, podendo ser apenas sugestiva, quando a derme reticular se apresenta afinada, com redução e desorganização das fibras colágenas. Nas áreas de pseudotumores, pode haver aumento das fibras elásticas.

Diagnose
É clínica, podendo existir histopatologia sugestiva compatível. O estudo do colágeno produzido em culturas de fibroblastos pode auxiliar a diagnose, mas não é, em absoluto, rotineiro. Por essas culturas pode-se demonstrar produção de colágeno anormal na forma vascular com diminuição da produção de procolágeno III. Também podem ser encontrados baixos níveis séricos de procolágeno III. No tipo cifoescoliose, há alterações na migração eletroforética do colágeno tipo I. O nível de hidroxilisina pode estar diminuído na urina. Na forma artrocalasia, podem ser detectadas anormalidades nos peptídeos α1 e α2. Na forma dermatosparaxis, a microscopia eletrônica demonstra fibrilas colágenas muito irregulares com aspecto de hieróglifos. As formas ligadas a mutações da tenascina são confirmadas pela ausência no soro desta proteína. Os estudos genéticos para detecção das mutações somente são realizados em centros especializados.

Na diagnose diferencial, considera-se a cútis laxa, a síndrome de Marfan. Os pseudotumores moluscoides podem exigir diagnose diferencial com granuloma anular profundo. Eventualmente, a fragilidade cutânea e o aspecto contusiforme das lesões podem exigir a diferenciação com sinais de abuso infantil.

Tratamento
Evidentemente não existe tratamento específico para a síndrome. Os pacientes necessitam ser assistidos por ortopedistas, oftalmologistas, cardiologistas e neurologistas de acordo com as alterações que apresentarem. Como normas gerais, esses doentes necessitam fisioterapia para fortificação de músculos e articulações e devem evitar atividades que possam levar a aumento abrupto da pressão arterial pela possibilidade de sangramentos.

CÚTIS LAXA (ELASTÓLISE GENERALIZADA)
Cútis laxa compreende um grupo heterogêneo de doenças hereditárias ou adquiridas decorrentes de alterações do tecido elástico que pode atingir exclusivamente a pele ou, além da pele, outros órgãos.

Patogenia
Doença hereditária cuja forma de transmissão é variável, autossômica dominante, que acomete primordialmente a pele,

ou autossômica recessiva que, em geral, atinge vários órgãos causando principalmente alterações pulmonares, e há, ainda uma forma recessiva ligada ao cromossomo X. Vários mecanismos patogênicos têm sido considerados. A demonstração de camundongos desprovidos de fibulina 4 e 5 (*knockout mices*), que exibem fenótipo muito semelhante à cútis laxa com alterações cutâneas, vasculares e pulmonares, sugere a possibilidade de mutações no gene codificador da fibulina 4 e 5 causarem a doença, pelo menos em alguns casos. As alterações da fibulina parecem estar envolvidas na gênese da cútis laxa autossômica recessiva tipo I que é a forma mais grave. Também existem relatos de mutações no gene da elastina (*ELN*) que rege a síntese da elastina. Outro possível mecanismo patogênico considerado nas formas adquiridas, nas quais, habitualmente, o envolvimento é predominantemente cutâneo é a excessiva degradação das fibras elásticas por elastases. Esse dano às fibras elásticas pode ser devido às células inflamatórias e seus mediadores. Os polimorfonucleares e macrófagos liberam elastases. Essas formas são, muitas vezes, precedidas de processos inflamatórios como reações a fármacos, urticária, angioedema, eritema polimorfo, síndrome de Sweet, dermatite herpetiforme. Além disso, às vezes, a cútis laxa se associa a processos infecciosos como a doença de Lyme ou mesmo pode acompanhar doenças hematológicas como mieloma múltiplo, anemia congênita e micose fungoide tipo cútis laxa granulomatosa (do inglês *granulomatous slack skin*). A doença pode ainda ter características paraneoplásicas. Outro possível mecanismo de produção da cútis laxa ocorre em tratamentos prolongados com D-penicilamina que, além de quelar cobre, o que é importante para a atuação da lisiloxidase, também bloqueia quimicamente compostos derivados da lisina e, dessa forma, há interferência dupla no processo de ligações cruzadas das moléculas de elastina.

Invocam-se ainda mecanismos imunológicos na gênese das formas adquiridas. Depósitos de IgA e IgG são observados em torno das fibras elásticas em doentes com cútis laxa e discrasias de plasmócitos sugerindo mecanismos humorais.

Como resultado desses vários mecanismos, as moléculas de elastina não mantêm ligações cruzadas estáveis, são proteolisadas mais rapidamente e não conseguem manter a funcionalidade normal.

Manifestações clínicas

A pele apresenta-se frouxa, formando dobras e massas pedunculadas. A pele é hiperextensível, mas não volta rapidamente à posição normal como ocorre na síndrome de Ehlers-Danlos, pois há lesão das fibras elásticas. O aspecto redundante da pele confere aparência envelhecida às crianças e aos jovens acometidos pela doença, que atinge, preferencialmente, a região orbital, a face, pescoço, ombros e coxas **(FIGURA 69.10)**. Eventualmente, o processo se localiza exclusivamente nas regiões orbitárias (blefarocalázio). Quando o processo se localiza exclusivamente na pele, habitual nas formas adquiridas, o problema é de ordem estética, mas podem ocorrer casos com acometimento sistêmico nos quais há enfisema pulmonar grave, divertículos do aparelho digestivo e do sistema urogenital, hérnias inguinais e umbilicais.

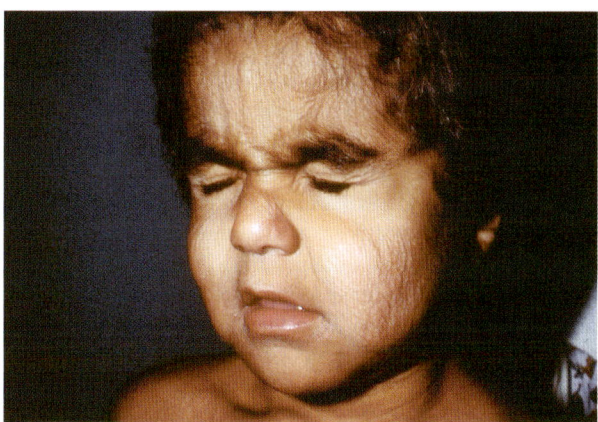

FIGURA 69.10 – Cútis laxa. Criança com aspecto senil por pregueamento e frouxidão da pele na área da face.

A forma autossômica dominante é caracterizada por acometimento cutâneo com poucas manifestações extracutâneas. Pode iniciar-se em qualquer idade, mas geralmente tem início mais tardio em relação às formas recessivas. Pode haver (embora infrequente) a presença de lesões sistêmicas como bronquiectasias, enfisema, estenose da artéria pulmonar, prolapso da válvula mitral, dilatação e tortuosidades da carótida, aneurismas aórticos, hérnias, diverticulose, prolapso uterino. Em geral, o curso é benigno e o problema maior relaciona-se à aparência.

A forma recessiva tipo I é a mais rara e mais grave. As manifestações de cútis laxa estão presentes ao nascimento, são disseminadas pelo corpo e se associam a inúmeras manifestações sistêmicas, enfisema precoce com infecções pulmonares graves, rouquidão, hérnia diafragmática, umbilical, inguinal, diverticulose do esôfago, intestino delgado e intestino grosso. Também podem existir divertículos da bexiga e insuficiência renal. A prognose é grave e a doença é fatal nos primeiros anos de vida.

A forma autossômica recessiva tipo II (tipo Debré) apresenta-se com cútis laxa logo ao nascer atingindo mais intensamente mãos, pés e abdome. Pode acompanhar-se de luxação congênita do quadril, frouxidão generalizada das articulações, não fechamento das suturas cranianas, microcefalia, hipertelorismo, osteoporose, convulsões, defeitos cerebrais, ósseos e deficiências imunes.

A cútis laxa autossômica recessiva tipo III constitui a **síndrome de DeBarsy** na qual há retardo do crescimento pré-natal, pele atrófica e enrugada, retardo do desenvolvimento inclusive mental, suturas cranianas abertas e hiperextensibilidade das pequenas articulações.

A cútis laxa recessiva ligada ao X é provocada por alterações no transporte do cobre e se caracteriza por cútis laxa, frouxidão das articulações, hiperextensibilidade da pele, fácies alongado, deficiência mental, diarreia crônica e hidronefrose.

Quanto às formas adquiridas de cútis laxa, geralmente iniciam-se na idade adulta sendo mais frequente no sexo masculino, mas podem ser observadas em crianças. Em crianças, a cútis laxa pode acometer exclusivamente a face e orelhas sendo, nos adultos, mais generalizada e de progressão gradativa. Em geral, precedendo as lesões de cútis laxa, mas, às vezes, simultaneamente ocorrem alterações inflamatórias tipo urticária, angioedema, eritema polimorfo e erupções vesiculosas, inclusive semelhantes à dermatite herpetiforme. Manifestações internas associadas são enfisema, divertículos do aparelho digestivo e urinário, hérnias inguinais e prolapso retal.

Outra forma de cútis laxa adquirida é a **síndrome de Marshall** (elastólise pós-inflamatória). Atinge crianças de 4 anos ou menos, predominando em negros. Começa por uma fase aguda na qual há mal-estar, febre e eosinofilia sanguínea e, na pele, surgem lesões eritematopapulosas que confluem formando placas eritematoedematoinfiltradas, anulares ou geográficas muito semelhantes a lesões de eritema polimorfo ou síndrome de Sweet. Essa fase aguda regride, e nas áreas previamente atingidas surgem lesões de cútis laxa e de atrofia, desde simples enrugamento fino com pele facilmente pregueável até placas com aspecto de casca de laranja e lesões anetodérmicas com herniação do subcutâneo. A face é a localização predominante, conferindo aspecto envelhecido à criança. Segue-se o acometimento do tronco e membros. Em geral, não há envolvimento sistêmico, mas existem casos com aortites fatais e na fase crônica atrófica o infiltrado é mínimo.

Histopatologia

Histopatologicamente, na fase aguda há infiltrado inflatório predominantemente neutrofílico e na fase crônica atrófica o infiltrado é mínimo, havendo diminuição e fragmentação das fibras elásticas melhor visualizadas com as colorações apropriadas, Verlhoeff e van Giesson. Nos recém-nascidos com formas graves, há ausência de fibras elásticas. Em alguns casos, acompanhando as alterações das fibras elásticas, espessamento e fragmentação, também ocorrem alterações secundárias das fibras colágenas.

Diagnose

A diagnose é clínica e histopatológica. Na diagnose diferencial, devem ser consideradas a síndrome de Ehlers-Danlos, outras doenças relacionadas ao tecido elástico, como pseudoxatoma elástico, síndrome SCARF, síndrome da pele enrugada, síndrome de Costello e a elastólise da derme média.

Tratamento

O único tratamento efetivo é cirúrgico com remoção da pele redundante. A cicatrização é normal diferentemente do que ocorre com a síndrome de Ehlers-Danlos e a recorrência do processo obriga à repetição das cirurgias. As manifestações sistêmicas necessitam do concurso dos especialistas de acordo com as áreas acometidas.

SÍNDROME SCARF

Acrônico do inglês *skeletal abnormalities, cútis laxa, ambiguous genitalia, craniostenosis, retardation, facial abnormalities,* esta é uma doença hereditária autossômica dominante ou recessiva. A síndrome completa compreende cútis laxa, hiperextensibilidade das articulações, hérnia inguinal e umbilical, cranioestenose, *pectus carinatum*, deformidades de vértebras, hipoplasia do esmalte com hipocalcificação dos dentes, anormalidades faciais, genitália ambígua e leve retardo psicomotor.

SÍNDROME DE COSTELLO

Doença hereditária autossômica dominante causada por mutações no gene *HRAS*, gene supressor tumoral. Clinicamente, caracteriza-se por retardo no desenvolvimento físico e mental, cútis laxa especialmente nas mãos pés e pescoço, hiperextensibilidade das articulações, dismorfismo facial com lábios grossos, macroglossia e macrocefalia, problemas cardíacos (cardiopatia hipertrófica, arritmias) e propensão ao desenvolvimento de tumores benignos (papilomas periorais, perinasais e perianais) e malignos (rabdomiossarcomas, neuroblastomas e cânceres de bexiga).

O exame histopatológico revela fibras elásticas rotas frouxamente dispersas na pele e mucosas.

SÍNDROME DA PELE ENRUGADA

Afecção hereditária autossômica recessiva causada por mutações no gene *ATP6VOA2* localizado no cromossomo 12q24,31. Clinicamente, caracteriza-se por enrugamento da pele do dorso das mãos, pés e abdome, aumento dos sulcos palmoplantares, frouxidão articular, luxação congênita do quadril, cifose, retardo no fechamento da fontanela anterior, microcefalia, retardo pré e pós-natal do crescimento, retardo no desenvolvimento e dismorfismo facial.

ELASTÓLISE DA DERME MÉDIA

Afecção rara caracterizada por placas de pele enrugada ou pápulas foliculares seguindo as linhas de clivagem.

Patogenia

É desconhecida. Sugere-se ser resultado de fenômenos inflamatórios existindo casos pós-urticária ou pós-granuloma anular ou mesmo pós-picadas de inseto, como resultado de aumento de atividade local de elastases, mas muitas vezes não há precedência de alterações inflamatórias e, nesses casos, seriam formas absolutamente idiopáticas.

Assinalam-se influência de radiação ultravioleta, gravidez e anticoncepcionais orais.

Manifestações clínicas

Condição adquirida, caracterizada por áreas de pele enrugada ou pápulas foliculares, confluentes, formando placas, especialmente nas porções superiores do tronco e membros superiores, mas também coxas e face. As lesões são localizadas e dispõem-se ao longo das linhas de clivagem. A evolução é lenta por meses ou anos até atingir um estado estável **(FIGURA 69.11)**.

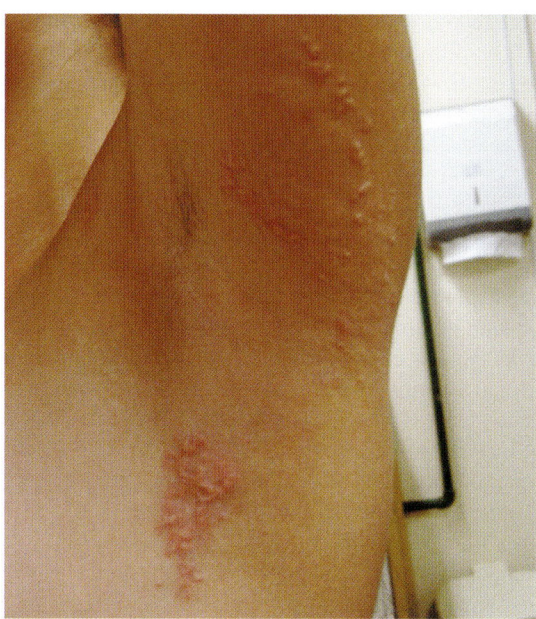

FIGURA 69.11 – Elastólise da derme média. Placa papulosa de expansão centrífuga e involução central, deixando atrofia.

Há três tipos clínicos. O tipo I caracteriza-se por placas da cor da pele, nitidamente circunscritas, com rugas finas. O tipo II se compõe de pápulas perifoliculares protusas localizadas no tronco, pescoço e membros superior. O tipo III consiste em eritema reticular que acomete homens idosos. As lesões são assintomáticas e não há acometimentos sistêmicos.

Histopatologia

Caracteriza-se por diminuição ou ausência de fibras elásticas em faixa, na derme média, fato que permite a distinção com cútis laxa e anetodermias. Pode haver infiltrado linfo-histiocitário entre as fibras colágenas.

Diagnose

Clínica e histopatológica. Na diagnose diferencial, devem ser consideradas outras doenças do tecido elástico já analisadas.

Tratamento

Não há tratamento efetivo.

OSTEOGENESIS IMPERFECTA

Grupo heterogêneo de doenças causadas por defeitos hereditários do colágeno tipo I que se acompanha de fragilidade óssea.

Patogenia

As alterações patológicas da osteogênese imperfeita decorrem de alterações qualitativas ou quantitativas do colágeno 1. As formas dependentes de alterações quantitativas decorrem de mutações no gene *COLA1* localizado no cromossomo 17 que codifica a cadeia pró-α1 contribui com duas cadeias para formar a tríplice hélice da molécula do colágeno. Essas formas originam quadros mais leves da osteogênese imperfeita em contraposição àquelas decorrentes de alterações qualitativas que são mais graves. As alterações qualitativas do colágeno devem-se a mutações nos genes *COLA1* ou *COLB1*, este último codificador da cadeia pró-α2 que contribui com uma única cadeia na formação da molécula tríplice do colágeno (a molécula tríplice do colágeno é formada por duas cadeias α1 e uma cadeia α2).

As mutações ocorrendo em um dos genes determinarão a produção de uma mistura de cadeias normais e mutantes com formação de moléculas funcionalmente deficientes.

Como consequência dessas mutações, teremos ou somente diminuição do colágeno I que caracteriza as formas mais leves ou alterações estruturais desse colágeno que determinarão quadros clínicos variáveis.

Manifestações clínicas

A doença atinge igualmente ambos os sexos e a idade de início é variável.

A pele dos doentes é fina com aspecto translúcido, com diminuição da elasticidade e da distensibilidade. Podem ser observadas cicatrizes mais largas e hemorragias subcutâneas aos menores traumatismos. Além das alterações cutâneas, são chamativas as fraturas aos mínimos traumatismos e a surdez que é bastante frequente.

Reconhecem-se hoje oito tipos de osteogênese imperfeita, vistos a seguir.

Tipo I

Autossômico dominante, sendo mais comuns mutações de novo. É a forma mais comum e mais branda e corresponde a 50% dos casos. A fragilidade óssea não é intensa, há relativamente poucas fraturas e mínimas deformidades dos membros.

Com o término do crescimento, as fraturas diminuem significativamente. Escleras azuis são frequentes e há alta incidência (50%) de surdez.

Tipo II

Pode ser determinado por mutações novas ou por herança autossômica recessiva. É a forma mais grave. A criança nasce com membros curtos, tórax estreito e ocorrem fraturas intrauterinas do crânio, vértebras e ossos longos. As escleras são de cor azul escura ou cinza. Há hipodesenvolvimento dos pulmões e as crianças habitualmente vão a óbito semanas após o nascimento por complicações cardiorrespiratórias.

Tipo III

Pode ser determinado por mutações novas ou por herança autossômica recessiva. É a forma mais grave entre as crianças que sobrevivem ao período neonatal. Podem existir fraturas ao nascimento com deformidades de coluna e do tórax. Também podem ocorrer dificuldades respiratórias e de deglutição. A esclera pode ser azul, de cor púrpura ou acinzentada e há defeitos dentários.

Tipo IV
Pode ser determinado por mutações novas ou ser de herança autossômica dominante. O comprometimento é geralmente moderado e a ocorrência de fraturas é variável, desde poucas como no tipo I, até fraturas mais graves como no tipo III. As fraturas podem surgir apenas quando a criança começa a deambular. É comum que o úmero e o fêmur apresentem-se mais curtos. As escleras variam, de ligeiramente azuis, nos recém-natos, podem posteriormente clarear.

Tipo V
É moderadamente grave semelhante ao tipo IV quanto a fraturas e deformidades. A característica mais típica é a presença de calos ósseos hipertróficos nos pontos de fraturas especialmente nos ossos longos. Este tipo é autossômico dominante e representa 5% dos casos moderados a graves.

Tipo VI
É extremamente raro e tem gravidade moderada e aparência semelhante ao tipo IV. Distingue-se por defeito de mineralização óssea característico à biópsia. É provavelmente de herança recessiva, embora esse fato não esteja definitivamente estabelecido.

Tipo VII
Alguns casos parecem o tipo IV, outros parecem o tipo II, mas as crianças têm escleras brancas. São comuns úmero e fêmur curtos, baixa estatura e coxa vara. É autossômica recessiva por mutações no gene *CRTAP*.

Tipo VIII
É semelhante aos tipos II e III exceto por apresentarem escleras brancas. Há grave comprometimento do crescimento e deficiente mineralização do esqueleto. Decorre de mutações recessivas do gene *LEPRE1*.

Diagnose
Clínica, associadamente aos estudos radiológicos para análise de lesões ósseas, ultrassonografia pré-natal para detecção de alterações dos membros e estudos de genética molecular em material obtido do sangue que revelam acurácia de 60 a 90%. É necessário, eventualmente, pelas lesões decorrentes da fragilidade cutânea e pela presença de fraturas, afastarem-se situações de abuso em crianças.

Síndrome de Marfan
Afecção hereditária composta fundamentalmente por alterações esqueléticas, cardiovasculares e oculares sendo as manifestações cutâneas mínimas.

Patogenia
Doença hereditária autossômica dominante, decorrente de mutações no gene *FBN1* responsável pela síntese da fibrilina I localizado no braço longo do cromossomo 15. Esse gene codifica a fibrilina componente essencial do cristalino e das fibras elásticas da aorta e da pele, que é um importante constituinte da matriz extracelular. Suas mutações determinam defeito estrutural no tecido conectivo. Recentemente, verificou-se, em animais de experimentação desprovidos desse gene, desregulação do TGF-β que também deve participar dos mecanismos da enfermidade.

Manifestações clínicas
A postura dos portadores da síndrome é característica. São indivíduos altos com a porção inferior do corpo maior que o segmento superior, a envergadura dos braços sobrepuja a altura do indivíduo e as extremidades distais são longas. Há cifoescoliose intensa, que se acentua na puberdade, e *pectus escavatum* é comum. A frouxidão dos tecidos articulares leva à hiperextensibilidade, luxações e subluxações, inclusive luxação congênita do quadril. No aparelho ocular, são frequentes subluxação do cristalino, miopia e maior possibilidade de descolamentos da retina. As anormalidades cardiovasculares são frequentes, especialmente aneurismas da aorta ascendente com insuficiência aórtica por necrose da média. Na pele, observam-se diminuição da gordura subcutânea e estrias, especialmente na porção superior do tronco, braços, coxas e abdome. Em dois terços dos casos, observam-se hiperextensibilidade cutânea e frouxidão das articulações. Também é frequente aspecto contusiforme por hematomas causados pela fragilidade cutânea.

Existem descrições da associação da síndrome de Marfan com elastose perforans serpiginosa, atrofoderma vermiculata, neurofibromatose, síndrome PHACE e síndrome LEOPARD.

Diagnose
É clínica. O diagnóstico molecular é mais útil quando se conhece a mutação específica de um doente para diagnóstico dos familiares. Nos casos esporádicos, é de menor valia e, na diagnose diferencial, devem ser diferenciadas a homocistinúria e outras síndromes raras.

Tratamento
Exercícios físicos mais intensos devem ser evitados e as complicações, prevenidas e tratadas o mais precocemente possível pelos especialistas envolvidos mediante cuidadoso e frequente seguimento.

Elastose perfurante serpiginosa
Ver Capítulo 66.

Síndrome de Buschke-Ollendorff
Afecção caracterizada pela associação de nevos do tecido conectivo com alterações ósseas características, a osteopoiquilose.

Patogenia
Doença hereditária autossômica dominante de penetrância completa e expressividade variável determinada por

mutações no gene *LEMD3* localizado no cromossomo 12q12-14.3. Esse gene codifica uma proteína da membrana interna do núcleo que antagoniza o TGF-β e a proteína BMP, proteína morfogenética óssea. A inativação desse gene resulta em aumento da via de sinalização TGF-β-BMP que está envolvida em condições ósseas osteoescleróticas.

Manifestações clínicas

A afecção se caracteriza por múltiplas pequenas pápulas ou nódulos confluentes em placas da cor da pele ou ligeiramente amareladas (*dermatofibrosis lenticularis disseminata*) localizadas principalmente nas porções proximais do tronco, nádegas região lombar e membros inferiores. Essas lesões podem estar presentes ao nascimento, mas, em geral, surgem na 1ª ou na 2ª década de vida e são estáveis **(FIGURA 69.12)**. As lesões ósseas (osteopoiquilose) surgem em torno dos 15 anos, são assintomáticas e não causam nenhuma alteração funcional. Traduzem-se por áreas arredondadas ou ovaladas com maior densidade aos raios X que se localizam nas epífises e metáfises dos ossos longos, pélvis, escápula e metacarpos e metatarsos. Existem casos de osteopoiquilose familiar sem lesões cutâneas. Outras alterações que podem ocorrer são baixa estatura, vértebras e costelas supranumerárias e otoesclerose.

Histopatologia

As lesões cutâneas papulosas revelam-se nevos conectivos com áreas na derme em que as fibras colágenas mostram-se espessadas. As colorações para tecido elástico revelam numerosas fibras elásticas, de diâmetros variados, que frequentemente são fragmentadas e se dispõem em ninhos em alguns pontos da derme.

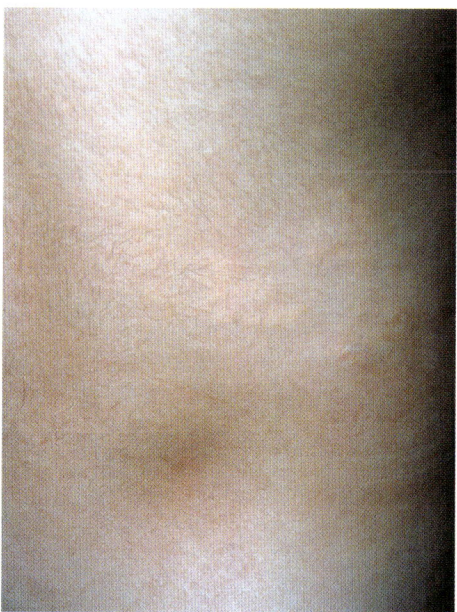

FIGURA 69.12 – Síndrome de Buschke-Ollendorff. *Dermatofibrosis lenticularis disseminata*. Lesões papulosas amareladas no tronco.

Diagnose

Clínica, histopatológica e radiológica. Na diagnose diferencial, consideram-se os nevos conectivos isolados sem alterações ósseas, a esclerodermia localizada, o pseudoxantoma elástico, dermatofibromas, hamartomas, leiomiomas, neurofibromas e lipomas.

Tratamento

Não existe tratamento específico.

PROGERIAS
PROGERIA DA CRIANÇA (SÍNDROME DE HUTCHINSON-GILFORD)

Afecção hereditária rara, ligeiramente mais frequente no sexo masculino e de incidência quase exclusiva em caucasianos.

Patogenia

A progeria da criança é uma doença hereditária autossômica dominante causada por mutação no gene *LMNA* cujo producto é uma pré-laminina A. Essa mutação impede a transformação da pré-laminina A, também chamada progerina, em laminina A que é absolutamente necessária para replicação do DNA e transcrição do RNAm.

Manifestações clínicas

A doença caracteriza-se por alterações cutâneas, ósseas e cardiovasculares. Apesar de aparentarem normalidade ao nascer, estas crianças têm baixo peso e retardo do crescimento. Aos 2 anos, apresentam fácies típica, de pássaro, com bossas frontais pronunciadas, pseudoexoftalmia pelo pequeno crescimento dos ossos da face, nariz adunco e afilado, veias do couro cabeludo proeminentes, lábios finos e micrognatia, além de alopecia ou cabelos finos e esparsos **(FIGURAS 69.13 E 69.14)**. Não há maturação sexual e a inteligência é normal. A pele apresenta-se enrugada e difusamente atrófica com perda do tecido celular subcutâneo. Há alterações esclerodermoides no tronco, abdome inferior, flancos, coxas e nádegas. As unhas são distróficas, curtas e pequenas e pode haver hipo-hidrose. Existem alterações ósseas, podendo ocorrer acro-osteólise, osteoporose e luxações. Esses enfermos também podem apresentar redução da mobilidade das articulações, diminuição da acuidade auditiva e aumento do tempo de protrombina.

No sistema cardiovascular, desenvolvem-se aterosclerose e hipertensão precoces que podem causar infarto do miocárdio e AVE que levam estes doentes ao óbito entre os 10 e 20 anos de idade.

Histopatologia

Pouco contribui para a diagnose. Pode haver hiperqueratose discreta, ligeiro aumento de melanina na camada basal, es-

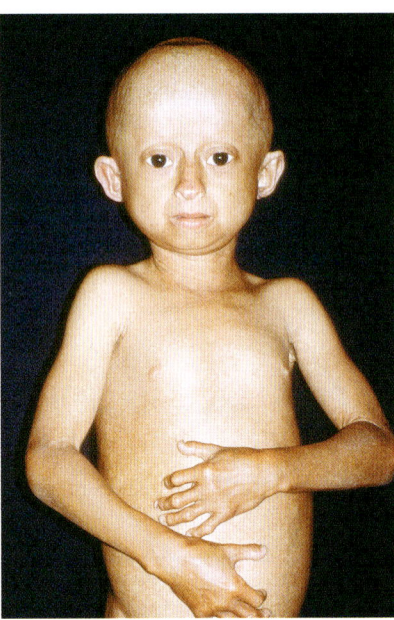

FIGURA 69.13 – Progeria da criança. Alopecia, pele difusamente atrófica e alterações articulares nas mãos.

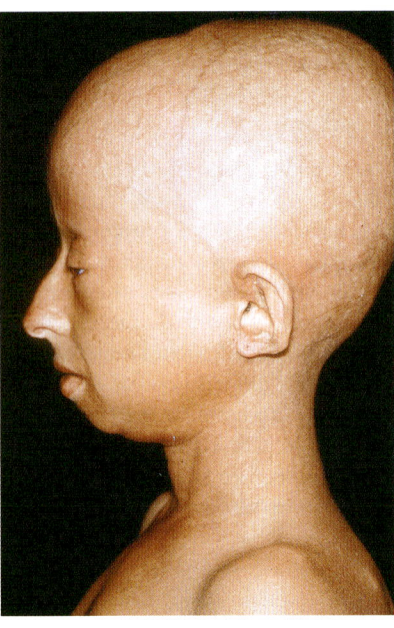

FIGURA 69.14 – Progeria da criança. Alopecia, atrofia do subcutâneo, permitindo a visualização das veias no couro cabeludo, nariz afilado e micrognatismo. Aspecto geral de senilidade.

pessamento e hialinização do colágeno dérmico com anexos normais.

Diagnose

É clínica. No diagnóstico diferencial, são considerados a acrogeria, síndrome de Cockayne, síndrome de Rothmund-Thomson, ataxia-telangiectasia e síndrome de Kindler.

Tratamento

Não existe tratamento específico. Alguns doentes podem ter normalização do crescimento com a administração de hormônio de crescimento. Os principais cuidados dirigem-se às complicações cardiovasculares.

PROGERIA DO ADULTO (SÍNDROME DE WERNER)

Doença hereditária rara, mais frequente no Japão, que atinge igualmente ambos os sexos.

Patogenia

Doença hereditária autossômica recessiva decorrente de mutações no gene *RECQL2*, também designado *WRN*, localizado no cromossomo 8p12 que codifica uma DNA helicase, mas cujo mecanismo na produção da doença não é conhecido. Essas enzimas estão envolvidas na replicação e reparo do DNA e, nessa doença, há aumento da síntese de colágeno I e III.

Manifestações clínicas

A primeira manifestação costuma ser retardo do crescimento usualmente detectado na puberdade. O indivíduo apresenta-se com baixa estatura, membros finos, mãos e pés pequenos e fácies característica com nariz adunco, rugas periorais e micrognatia. As alterações cutâneas são atrofia da pele, rugas e aspecto envelhecido da face, canície e calvície prematuras, aspecto poiquilodérmico, lesões esclerodermoides mais frequentemente na face, antebraços, mãos, pés e pernas. A perda de cabelos e a canície são precoces, as unhas são hipoplásicas ou ausentes e são frequentes hiperqueratoses plantares nos pontos de pressão óssea, por perda do tecido adiposo. Traumas ou tentativas de remoção dessas queratoses podem dar lugar a ulcerações de cicatrização extremamente difícil pela isquemia decorrente de comprometimento vascular periférico. Esses doentes também tendem a apresentar mais precocemente doenças que acompanham o envelhecimento, catarata, diabetes, aterosclerose generalizada, osteoporose, calcificações metastáticas, hipogonadismo. Há uma maior tendência a malignidades em relação à população geral sendo mais frequentes sarcomas, carcinomas da tireoide, meningeomas, tumores ósseos carcinomas basocelulares, carcinomas espinocelulares sobre as ulcerações dos membros inferiores e ainda melanomas.

Histopatologia

A pele apresenta hiperqueratose e atrofia de epiderme com focos de hiperpigmentação da basal. Há fibrose e hialinização variável da derme. O tecido gorduroso subcutâneo é atrófico e, por vezes, substituído por tecido fibroso hialinizado.

Diagnose

Clínica, com compatibilidade histológica, e pode ser complementada pelo aumento da excreção urinária de ácido hialurônico. Na diagnose diferencial, consideram-se progeria, acrogeria, esclerodermia, síndrome de Kindler, síndrome de Cockayne, síndrome de Rothmund-Thomson e ataxia telangiectasia.

Tratamento

Não há tratamento específico. As medidas terapêuticas são dirigidas às complicações.

ACROGERIA

Afecção rara hereditária, de herança autossômica, dominante ou recessiva, mais frequente no sexo feminino que confere aspecto envelhecido aos doentes. Em alguns casos detectaram-se mutações no gene COL3A1. Inicia-se na fase neonatal e caracteriza-se por intensa atrofia cutânea das extremidades, especialmente dorso das mãos e pés com desaparecimento do tecido subcutâneo, tornando o desenho venoso mais visível nessas áreas. Existem também distrofias ungueais. Os membros são curtos e há acro-osteólise. A face tem aparência especial, com olhos de coruja, nariz em forma de bico e lábios finos. Não se acompanha das alterações sistêmicas graves observadas na progeria, mas, em alguns doentes, relatam-se defeitos ósseos, necrose vascular da cabeça do fêmur, calcificações das partes moles, osteoporose e coxa valga.

SÍNDROME DE WIEDEMANN-RAUTENSTRAUCH

Provavelmente autossômica recessiva, mas o defeito genético não foi ainda determinado. Há retardo do crescimento pré e pós-natal; portanto, os doentes têm baixa estatura, com aspecto semelhante à progeria, com pseudo-hidrocefalia, cabelos esparsos, veias do couro cabeludo proeminentes, hipoplasia malar e alterações dentarias. A pele é seca e enrugada e há lipoatrofia generalizada, embora possa ocorrer acumulação caudal da gordura. Há graus variáveis de retardo mental.

DISPLASIA MANDIBULOACRAL

Afecção hereditária autossômica recessiva causada por mutações nos genes LMNA e ZMPSTE24. Inicia-se entre os 3 e 14 anos. Há baixa estatura, pele hiperpigmentada, fina, com veias do couro cabeludo proeminentes em áreas de alopecia. Há alterações esclerodermoides na pele e lipodistrofias na face, tronco e extremidades. Há reabsorção dos ossos da clavícula e falanges distais. As unhas são distróficas ou ausentes.

SÍNDROME PROGEROIDE NEONATAL DE MEGARBANE-LOISELET

Provavelmente autossômica recessiva e o defeito genético não foi determinado. Há retardo do crescimento pré e pós-natal, fácies característica com nariz comprido, hipertelorismo, boca pequena e micrognatia. A pele é fina na face e couro cabeludo e os cabelos esparsos. Também ocorrem catarata e defeitos cardíacos vários.

DOENÇA PROGEROIDE DE PENTTINE

Doença hereditária da qual não se conhece o modo de herança e o defeito genético. Manifesta-se por eritema reticular na face, nódulos duros que lembram lesões de fibromatose nas mãos e tornozelos, aparência precocemente envelhecida, retardo no desenvolvimento dental e ósseo, surdez sensorial e aumento dos hormônios tireoidianos. O desenvolvimento intelectual é normal.

SÍNDROME DE LENZ-MAJEWSKI (NANISMO HIPEROSTÓTICO DE LENZ-MAJESKI)

O modo de herança desta afecção não está determinado, mas sabe-se que é provocada por mutações no gene PTDSS1 localizado no cromossomo 8q22. A doença se caracteriza por defeitos congênitos, craniofaciais, dentários, sinfalangismo proximal, veias proeminentes no couro cabeludo, aspecto progeroide, retardo mental e hiperostoses ósseas. A pele das mãos pode ser frouxa, atrófica e enrugada.

SÍNDROME DE MULVIHILL-SMITH

O modo de herança e o defeito gênico não são conhecidos. Clinicamente, há baixo peso ao nascer e estatura baixa. Também ocorrem microcefalia, fácies característica com diminuição do subcutâneo, fronte olímpica e orelhas proeminentes. Há hipodontia e, frequentemente, surdez. O achado mais característico são nevos pigmentados disseminados pelo corpo que surgem em idades variáveis desde 1 até 25 anos.

SÍNDROME DE LENAERT

Hereditária, mas o defeito gênico e modo de herança não foram estabelecidos. Clinicamente, há baixa estatura, escleras azuis, cabelos esparsos, nariz e lábios finos, hiperextensibilidade articular, subluxação das articulações interfalangianas das mãos e pés e, às vezes, pan-hipoglobulinemia.

PAQUIDERMOPERIOSTOSE (SÍNDROME DE TOURAINE-SOLENTE-GOLÉ)

Afecção rara, hereditária ou adquirida.

Patogenia

Existem uma forma hereditária autossômica recessiva e uma forma adquirida, secundária a carcinoma de pulmão.

Nas formas hereditárias, admite-se herança autossômica dominante e recessiva. São responsáveis pela doença mutações no gene HPGD que codifica a hidroxiprostaglandina de-hidrogenase, a principal enzima que atua na degradação da prostaglandina. Em doentes com neoplasias de pulmão e baqueteamento dos dedos, a prostaglandina E mostra-se elevada comparativamente aos doentes sem baqueteamento. Portanto, há evidências da participação da prostaglandina e, pelo menos, nas alterações ósseas da enfermidade. Outras razões cogitadas são fatores de crescimento tumoral, citocinas, fenômenos imunológicos, neurológicos e vasculares. Para a osteartropatia, admite-se a participação das plaquetas. Normalmente, o pulmão fragmenta as plaquetas antes que atinjam a circulação geral. Com a presença de doença pulmonares, fatores plaquetários e megacariócitos não seriam processados no pulmão e atingiriam a circulação digital onde provocariam o baqueteamento. Os megacariócitos que ultrapassam o pulmão atuariam no endotélio vascular liberando bradicinina, substancia de reação lenta de anafilaxia, TGF-β1, fator de crescimento do endotélio vascular (VEGF, do inglês *vascular endothelial growth factor*) e fator de crescimento das plaquetas (PDGF, do inglês *platelet-derives growth factor*) que ativam osteoblastos e fibroblastos e, dessa forma, determinariam alterações do tecido ósseo e do tecido conectivo dérmico.

A doença é mais frequente em negros em relação a brancos e é mais comum em homens (7H:1 M)

Nas formas adquiridas, associa-se à doença pulmonar grave, particularmente tumores malignos, adenocarcinoma de pulmão ou carcinoma brônquico ou mesotelioma pleural, mas também a bronquectasias e abscessos pulmonares. Pode ainda associar-se a carcinomas de esôfagos, estômago e timomas malignos.

Manifestações clínicas

Nas formas hereditárias, a doença se inicia logo após a puberdade, enquanto, nas adquiridas, a doença surge entre os 30 e 70 anos.

Há aumento de volume das extremidades, dedos, mãos, pés, tornozelos, punhos, antebraços e pernas por hiperplasia das partes moles e proliferação periostal dos ossos. Concomitantemente, observa-se espessamento da pele da face e das pálpebras com dilatação dos folículos pilosos. O espessamento intenso da pele leva à formação de pregas e rugas transversais na fronte que, nas formas avançadas, chegam a constituir a chamada fácies leonina. O couro cabeludo apresenta-se espessado e com dobras, configurando aspecto de cútis vértice-girata. A presença de dermatite seborreica na face e no couro cabeludo é frequente e, eventualmente, acompanha-se de acne **(FIGURA 69.15)**. Os dedos apresentam-se em baqueta pela dilatação das extremidades e hipertrofia das partes moles **(FIGURA 69.16)**. É comum a presença de hiper-hidrose palmoplantar associada.

Histopatologia

A pele se mostra com hipertrofia da epiderme, dos anexos e do colágeno que apresenta aumento dos mucopolissacarídeos ácidos.

Diagnose

É fundamentalmente clínica com compatibilidade histopatológica. Radiologicamente, há espessamento do periósteo nas diáfises dos metacarpos e dos ossos longos dos membros. Há ainda espessamento discreto da cortical dos ossos. Na diagnose diferencial, consideram-se a acromegalia e a acropatia tireoidiana.

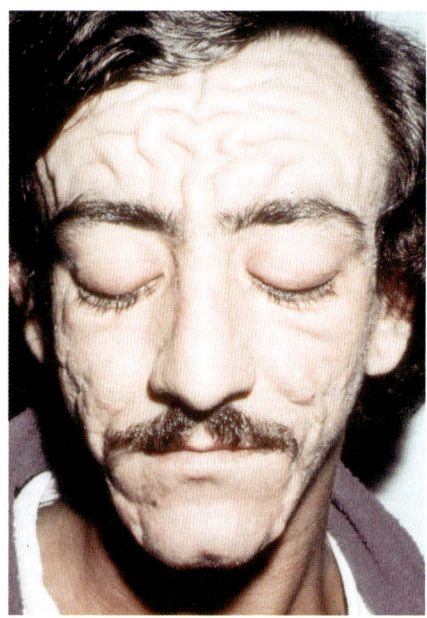

FIGURA 69.15 – Paquidermoperiostose. Pregas exageradas na face.

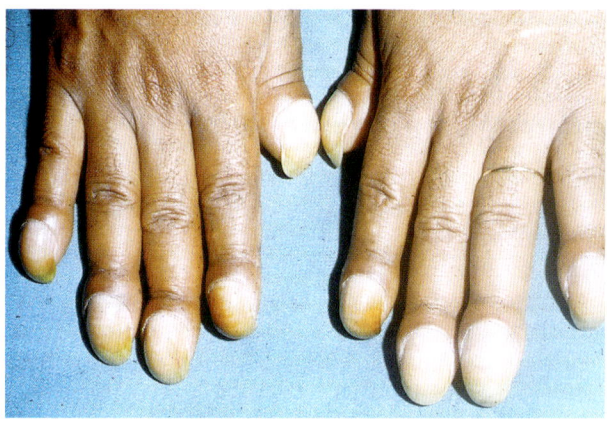

FIGURA 69.16 – Paquidermoperiostose. Dedos espessados em baqueta de tambor e unhas convexas.

Tratamento

Não há tratamento para a forma hereditária e a forma adquirida pode regredir com o tratamento da doença primária. Sintomaticamente, para alívio das dores articulares podem ser empregados anti-inflamatórios não esteroides (AINE). Existem relatos do uso de pamidronato, risedronato e tamoxifeno para as artropatias. Para os aspectos cutâneos, pode ser indicada cirurgia plástica para melhora do aspecto do doente.

SÍNDROME DE ADAMS-OLIVIER

Doença hereditária rara autossômica dominante ou autossômica recessiva. Caracteriza-se por anormalidades congênitas dos membros e do couro cabeludo frequentemente associadas a defeitos de ossificação do crânio. Há defeitos dos braços, mãos e pernas ou pés que variam desde dedos hipoplásicos até ausência de mãos e ou pernas. Também ocorrem aplasia cútis congênita, defeitos oculares (catarata congênita, estrabismo e microftalmia) malformações cardíacas (tetralogia de Fallot e atresia da artéria pulmonar), esclerose hepatoportal e hidrocefalia. Por vezes, a gravidade das lesões determina o êxito letal.

COMPLEXO DE MIDAS

Acrônimo do inglês *microphthalmia, dermal aplasia sclerocornea*, esta é uma doença hereditária dominante ligada ao cromossomo X, letal para o sexo masculino. Clinicamente, se expressa por lesões lineares eritematosas e hipoplásicas na região da cabeça e pescoço sem herniações subcutâneas com microftalmia cistos orbitários e opacidades da córnea.

HIPOPLASIA DÉRMICA FOCAL (SÍNDROME DE GOLTZ)

Doença hereditária rara que atinge todos os folhetos embrionários, ectoderme, mesoderme e endoderme, produzindo-se lesões cutâneas, dentárias, ósseas e mucosas.

Patogenia

Doença hereditária dominante ligada ao cromossomo X, sendo habitualmente letal para o sexo masculino, embora existam raros casos de ocorrência não letal em meninos (10%), possivelmente em decorrência de mutações menos graves. O gene *PORCN* que sofre as mutações produtoras da enfermidade localiza-se no cromossomo Xp11.2 e, normalmente, codifica as proteínas WNT, atuantes na morfogênese durante o desenvolvimento embrionário em vias de sinalização que regulam a diferenciação celular e a estruturação dos órgãos. Com as mutações, ocorre profunda desorganização do desenvolvimento embrionário e da estruturação dos órgãos.

O defeito básico é desconhecido, embora várias observações sugiram alguns possíveis mecanismos para a doença. O padrão linear das lesões ao longo das linhas de Blaschko seria devido à inativação aleatória do cromossomo X (lionização). Alguns autores observaram fibroblastos anormais quando material desses doentes é cultivado. Também já se propôs, pela aparência do tecido adiposo desses doentes, a possibilidade de crescimento excessivo de tecido gorduroso e diminuição do crescimento do colágeno. Também, detectaram-se, nesses pacientes, anormalidades na síntese de glicosaminoglicanos.

Manifestações clínicas

Ao nascimento, a pele já apresenta áreas maculosas atróficas com telangiectasias e hipo ou hiperpigmentação ao longo das linhas de Blaschko que podem atingir qualquer área corpórea, mas que se localizam preferencialmente nas coxas, nádegas e tronco. Às vezes, inicialmente existem áreas edematosas, eritematosas, com erosões, crostas e descamação. Nódulos amarelo-avermelhados, pseudotumorais consequentes a herniações do tecido adiposo nas áreas de atrofia são característicos da enfermidade. São mais comuns no tronco e membros, particularmente nas dobras antecubitais e poplíteos (FIGURA 69.17). É comum a presença de papilomas periorificiais nas regiões perineal, perianal, vulvar e também nos lábios, em torno aos olhos e laringe. Esses papilomas podem ter grande tamanho, sofrendo sangramentos e produzindo estreitamentos na laringe e no esôfago (FIGURA 69.18). Existem telangiectasias e áreas de hipo e hiperpigmentação e outras alterações cutâneas podem estar presentes: pregas radiais nos cantos da boca, hiperqueratose palmoplantar, urticária e dermografismo, fotossensibilidade, hipoplasia de dermatóglifos nos dedos e região hipotenar e anormalidades da sudorese. Os cabelos são esparsos, existindo áreas atróficas e alopécicas no couro cabeludo. As

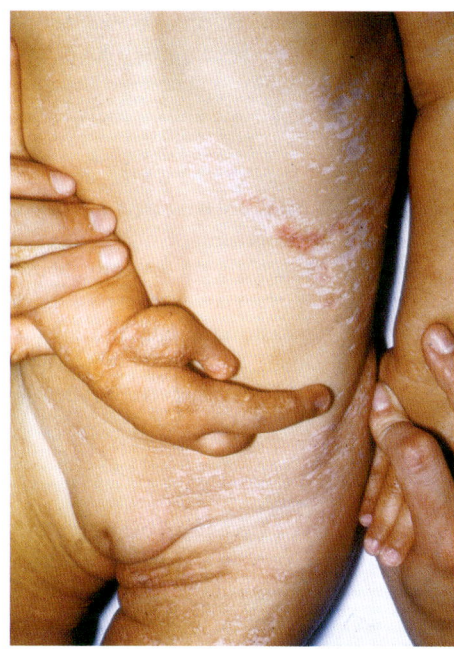

FIGURA 69.17 – Síndrome de Goltz. Lesões maculosas acrômicas atróficas com disposição zosteriforme e deformidade da mão.

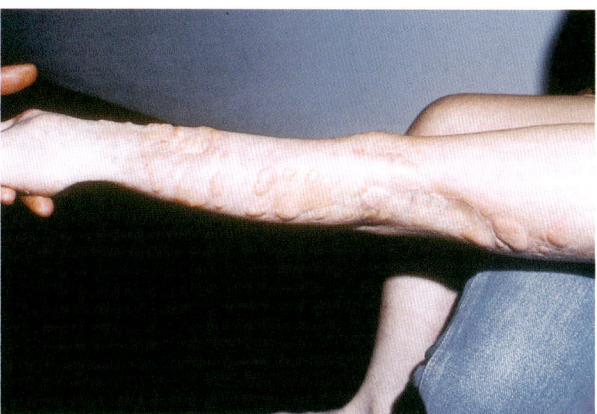

FIGURA 69.18 – Síndrome de Goltz. Lesões pseudotumorais amareladas por herniação de tecido adiposo ao longo do membro inferior.

unhas são ausentes ou distróficas e também ocorrem anormalidades variáveis nos dentes: anodontia, defeitos no esmalte e dentes malformados. Pode haver lábio leporino e/ou fissura palatina e, associadamente, pode haver áreas de aplasia cútis congênita.

Em 80% dos doentes, ocorrem lesões ósseas importantes, fusão ou ausência de artelhos e quirodáctilos, anomalias vertebrais com escoliose, cifose e espinha bífida. Em 20% dos casos, há osteopatia estriada, estriações longitudinais nas metáfises dos ossos longos detectáveis radiologicamente que não são patognomônicas, mas altamente sugestivas de hipoplasia dérmica focal. São características as deformidades das mãos, do tipo garra de lagosta **(VER FIGURAS 69.17 E 69.19)**, e o desvio sacral, que produz característico desvio do sulco interglúteo.

No aparelho ocular, pode haver colobomas da íris e da retina, anoftalmia, microftalmia, anormalidades da córnea, do ducto lacrimal e dos músculos oculares. No sistema nervoso central, pode haver atrofia cortical e cerebelar com retardo mental.

Raramente surgem lesões respiratórias, do aparelho digestivo (hérnias epigástricas e hiatais, atresia duodenal, estenose anal), do aparelho genitourinário (agenesia e hipoplasia renal, displasia renal cística, rim em ferradura, hidronefrose, útero bicórneo, alterações vaginais e vulvares) alterações cardiovasculares (persistência do ducto arterioso, anomalias nas veias e artérias pulmonares, defeitos no septo ventricular). Cerca de 15% dos doentes têm graus variáveis de deficiência mental e malformações do SNC.

Histopatologia

Nas áreas de herniação da gordura subcutânea, verifica-se a presença de epiderme normal ou afinada sobre a derme hipoplásica e empurrada pelo tecido gorduroso subcutâneo, havendo estreita faixa de derme ao longo da junção dermoepidérmica e em torno dos anexos. As lesões papilomatosas são estruturas fibrovasculares.

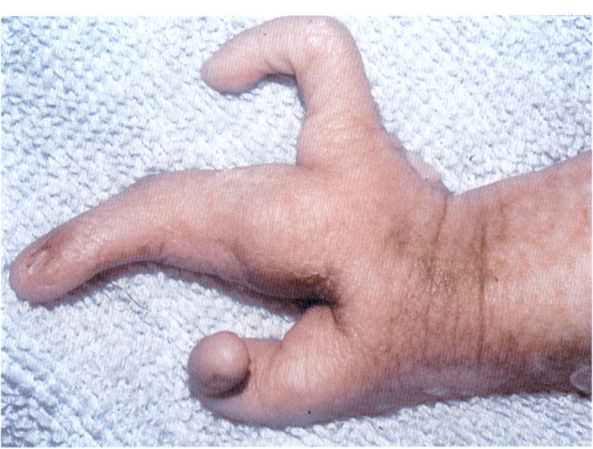

FIGURA 69.19 – Síndrome de Goltz. Típica deformidade da mão com ausência de dedos.

Diagnose

Clínica e histopatológica e corroborada pelos exames gerais solicitados de acordo com as lesões presentes: raios X de ossos, exames oftalmológicos e neurológicos. O diagnóstico genético nem sempre confirma a diagnose que ainda é fundamentalmente clinicopatológica.

Na diagnose diferencial, são cogitados *incontinentia pigmenti*, nevos epidérmicos lineares, síndrome CHILD, aplasia cútis, síndrome de Bart, síndrome de Adams-Oliver, complexo MIDAS, Rothmund-Thomson, microftalmia com defeitos cutâneos lineares, nevo lipomatoso cutâneo superficial, anetodermia e angioma serpiginoso com papilomatose esofágica.

Tratamento

É exclusivamente de suporte, envolvendo as várias especialidades de acordo com as lesões apresentadas. Na pele, as lesões papilomatosas podem ser tratadas por nitrogênio líquido e as lesões telangiectásicas com *laser*.

MALFORMAÇÕES

MAMAS SUPRANUMERÁRIAS (POLITELIA)

Ocorrem em 1 a 6% da população e, em geral, correspondem a fenômeno esporádico, embora 10% dos casos sejam familiares. Ocorrem igualmente em homens e mulheres, mas, pelo desenvolvimento do tecido mamário na puberdade e gravidez, são mais facilmente reconhecidas nas mulheres.

Patogenia

São remanescentes de tecido embrionário que se dispõem ao longo da linha mamária, que se estende da prega axilar anterior até a porção medial superior da coxa. Normalmente, esse tecido mamário, ao longo da linha mamária, regride após a formação das mamas, mas, quando persistem áreas focais de tecido mamário, podem surgir mamas supranumerárias.

Manifestações clínicas

Os mamilos extranumerários são, em geral, únicos, mas podem ser múltiplos e até mesmo bilaterais, e se localizam em qualquer ponto, ao longo das linhas mamárias. No entanto, mais frequentemente, são encontrados na parede anterior do tórax, na região inframamária. Cerca de 5% dos mamilos supranumerários são ectópicos localizando-se fora da linha mamária, mais frequentemente no dorso, ombros, face, pescoço, genitália, períneo e extremidades.

Apresentam-se como pápulas pequenas róseas ou acastanhadas, e, às vezes, além do mamilo e aréola, existe, também, tecido mamário subjacente **(FIGURA 69.20)**. Quando existe apenas o mamilo, a condição é denominada **politelia**. Quando, além do mamilo e da aréola mamária, existe tecido mamário, a condição denomina-se **pseudomama**, e, quando são múltiplas designa-se o processo como **polimastia** (que aparentemente

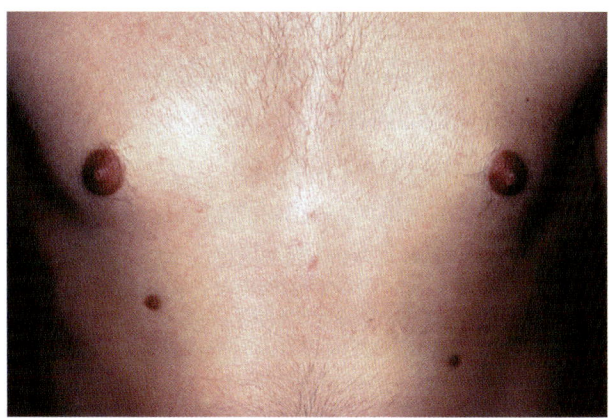

FIGURA 69.20 – Mamilos extranumerários. Lesões bilaterais sobre a linha mamária.

é mais frequente em mulheres orientais) e, quando há aréola sem mamilo, o processo é chamado **politelia areolar**. No caso da pseudomama nas mulheres, a lesão sofre modificações em função das alterações hormonais do ciclo menstrual. Existem controvérsias quanto à possível relação entre a presença de mamilos extranumerários e existência de malformações do rim e do trato urinário, mas a presença de mamilos supranumerários ocorre em várias síndromes congênitas.

Histopatologia

O exame histopatológico dos mamilos supranumerários revela acantose, folículos pilossebáceos, tecido muscular liso e, às vezes, tecido mamário, que está sempre presente nas pseudomamas.

O tecido mamário ectópico pode sofrer todas as variações fisiológicas do ciclo menstrual e todas as patologias próprias da mama – fibroadenomas, mastites, doença fibrocística e, mesmo, carcinomas. Mas não existem evidências de que apresentem maior suscetibilidade a neoplasias malignas, comparativamente ao tecido mamário normal.

Diagnose

Clínica, comprovada pela histopatologia, que é essencial quando se cogita a diagnose diferencial com lesões neoplásicas, particularmente nos casos de pseudomama, quando podem ocorrer expressivos aumentos de volume da lesão.

Na diagnose dos mamilos supranumerários, pode ser necessária a diferenciação com nevos pigmentares e dermatofibromas.

Tratamento

O único tratamento possível é a exérese cirúrgica.

HIPOPLASIA, APLASIA E ANOMALIAS DO MAMILO

Aplasia ou hipoplasia de mamas pode ocorrer como anomalia isolada ou como parte de múltiplas síndromes, sendo de maior interesse dermatológico a síndrome do nevo de Becker, na qual há hipoplasia da mama e mamilo homolateral, do músculo peitoral maior e ou do braço.

Atelia é a ausência do complexo mamilo-aréola, quase sempre associada à **amastia** (ausência de mama e mamilo). Essa condição de atelia mais amastia ocorre em anormalidades do desenvolvimento como displasias ectodérmicas, **síndrome de Al Awadi-Raas-Rothschild** (ausência ou hipoplasia grave do ossos dos membros) ou **síndrome de Poland** (ausência unilateral da mama e mamilo-amastia ou hipoplasia da mama-hipomastia, ausência da parte esternocostal do peitoral levando a deformidade da parede torácica, atelia ou mamilo anormal e deformidades da mão ipsilateral, sindactilia, braquissindactilia ou hipoplasia das falanges medias).

Mamilos invertidos são a característica hereditária autossômica dominante e podem ser fenômeno isolado ou participar de síndromes várias.

Mamilos exageradamente afastados fazem parte de síndromes como a de Turner e a de Noonan.

CUTIS VERTICIS GYRATA

Descreve condição em que há aumento de espessura do couro cabeludo que forma dobras, à semelhança de convoluções cerebrais (FIGURA 69.21). É mais frequente em homens. Pode ocorrer de modo independente ou associadamente a condições neurológicas e psiquiátricas como retardo mental, paralisia cerebral, epilepsia, microcefalia e esquizofrenia. Pode ser alteração isolada ou ocorrer concomitantemente a anormalidades oftalmológicas, catarata, retinite pigmentosa e cegueira.

Acompanha frequentemente síndromes genéticas (de Klinefelter, de Noonan, de Turner, esclerose tuberosa, Ehlers-Danlos e outras).

Existem formas designadas como pseudocútis vértice girata que decorrem de processos inflamatórios do couro cabeludo como foliculites, erisipela, eczemas, etc. e de condições tumorais como nevos do couro cabeludo, neurofibromas, nevos conectivos, nevos lipomatosos e cilindromas.

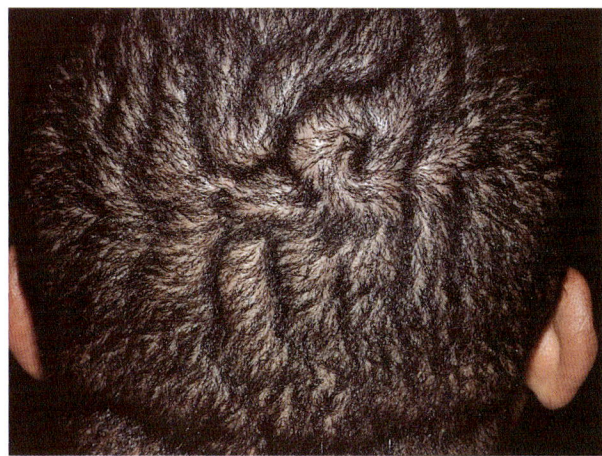

FIGURA 69.21 – *Cutis verticis gyrata*. Couro cabeludo de aspecto cerebriforme.

Também pode ser secundária à acromegalia, mucinoses, leucemias entre outras condições. O tratamento se desejado é cirúrgico.

DEDOS SUPRANUMERÁRIOS RUDIMENTARES (POLIDACTILIA)

Anomalia do desenvolvimento em que o indivíduo apresenta número de dedos maior que o normal.

Pode ser fenômeno isolado ou componente de quadros sindrômicos. A forma isolada pode ser hereditária autossômica dominante ou esporádica enquanto as formas ligadas a síndromes são, em geral, autossômicas recessivas.

Manifestações clínicas

Reconhecem-se os seguintes tipos de polidactilia:

- **Polidactilia pré-axial:** duplicação do polegar.
- **Polidactilia central:** duplicação do segundo, terceiro ou quarto dedo.
- **Polidactilia pós-axial:** duplicação do quinto dedo.

Para o membro superior, também se empregam as designações polidactilia ulnar, central e radial e, para o membro inferior polidactilia tibial, central e fibular.

A polidactilia ulnar é mais frequente em afrodescendentes, enquanto a polidactilia radial é mais frequente em brancos.

Estão presentes ao nascimento como pápulas, pápulas verrucosas ou lesões pedunculadas não funcionais que podem conter cartilagem ou vestígios de unhas e que se projetam da superfície lateral de um dedo normal. Por vezes, o dedo supranumerário é absolutamente completo com suas estruturas ósseas, vasculares, musculares e cutâneas completamente desenvolvidas.

A polidactilia pode estar associada à fusão dos dedos, sindactilia que pode ser: completa, quando até os ossos estão unidos; ou parcial, quando os dedos estão unidos apenas por membrana de pele. A associação polidactilia e sindactilia é designada polissindactilia.

Histopatologia

Nos dedos supranumerários não desenvolvidos, encontram-se fascículos de fibras nervosas em arranjo semelhante aos neuromas adquiridos.

Diagnose

Clínica e histológica e, na diagnose diferencial, devem ser cogitados os fibroqueratomas acrais, fibromas periungueais e fibromas digitais infantis.

Tratamento

É cirúrgico.

LESÕES CUTÂNEAS SINALIZADORAS DA POSSIBILIDADE DE DISRAFISMO CRANIANO E ESPINAL

Lesões da linha média do couro cabeludo – disrafismos cranianos

Lesões nodulares do couro cabeludo presentes ao nascimento podem representar defeitos desenvolvimentais e muitas delas estendem-se intracranialmente. Portanto, sempre que suspeitadas, essas lesões devem ser estudadas por tomografia e/ou ressonância magnética antes de serem biopsiadas. A maioria dessas lesões localiza-se no vertex ou nas regiões parietais e cerca de um terço delas está associado a defeitos subjacentes do crânio, sendo altamente sugestiva desse defeito a presença de malformações capilares em torno da lesão.

Na diagnose diferencial devem ser lembrados cistos dermoides, hemangiomas, hematomas, lipomas e pilomatricomas. O tratamento é neurocirúrgico. Reforçam a suspeita de anomalia do desenvolvimento: o fato de tratar-se de criança, da lesão estar presente ao nascimento, de história familiar de problemas neurológicos, história de meningite, sinais e sintomas neurológicos, o fato de a lesão ser pulsátil e variar com o choro, presença de poro central, existência superposta de lesão angiomatosa e presença do sinal do colar piloso, que se traduz por um anel de pelos escuros, longos e grosseiros, circundando um nódulo no couro cabeludo.

As lesões da linha média do couro cabeludo são cistos dermoides, cefaloceles, tecido cerebral heterotópico, tecido meníngeo e a aplasia cútis congênita.

Cistos dermoides

Cistos dermoides de inclusão congênitos

Resultam da penetração de tecido ectodérmico ao longo dos planos de fusão da linha média ou de outras áreas. Existem casos familiares e esporádicos e as localizações mais comuns são na região frontonasal, epibulbar e na porção lateral dos supercílios. Também podem ocorrer no couro cabeludo e pescoço.

Além da pele, os cistos dermoides podem ocorrer na mucosa oral, no ovário, no crânio e podem ser intraespinais ou periespinais. Ainda que presentes ao nascimento, frequentemente apenas são notados mais tarde, quando aumentam ou sofrem infecções, o que geralmente ocorre na infância.

Manifestações clínicas

Nódulos subcutâneos não compressíveis e não pulsáteis, mais comumente localizados em torno dos olhos, especialmente na porção lateral dos supercílios (FIGURA 69.22), mas também no nariz, desde a glabela até a ponta nasal, couro cabeludo, na fontanela anterior ou na linha média da região occipital, no pescoço, esterno, região sacral e escroto. Os cistos dermoides

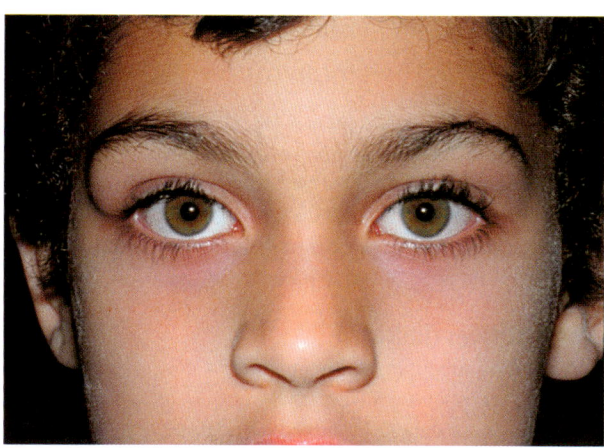

FIGURA 69.22 – Cisto dermoide. Nódulo profundo aderido à sutura frontozigomática direita.

localizados no nariz e linha média do couro cabeludo apresentam alta probabilidade de ter conexões intracranianas, o que também ocorre quando apresentam óstio com protrusão de pelos ou saída de secreção.

A complicação mais comum dos cistos dermoides é inflamação secundária a traumas ou decorrente de infecções, resultando na transformação dos cistos em verdadeiros abscessos que, quando recorrentes, podem provocar erosões e, quando em áreas em que há comunicação com o sistema nervoso, podem provocar abscessos cerebrais, meningites e meningoencefalites e mesmo meningites químicas por penetração de material queratinoso e sebáceo no líquido cefalorraquiano (LCR).

Histopatologia

Os cistos dermoides são hamartomas resultantes de sequestro da pele nas linhas de fusão embrionária

É uma lesão cística com parede composta de epitélio escamoso estratificado com estruturas anexiais, folículos pilosos (que por vezes produzem pelos que se projetam para o lúmen do cisto), glândulas écrinas, sebáceas e, às vezes, apócrinas.

Diagnose

Clínica e histopatológica, sempre com estudos de imagem prévios para análise da possível extensão intracraniana.

A tomografia é mais eficiente na detecção de comprometimento ósseo e, para verificarem-se possíveis conexões com o sistema nervoso, a ressonância magnética é mais precisa.

No diagnóstico diferencial, devem ser considerados cistos epidermoides e triquilêmicos, linfonodos, metástases e outros tumores.

Tratamento

Cirúrgico, sempre antecedido de estudos neurológicos e de imagem, para a verificação de conexões intracerebrais, que demandam intervenção neurocirúrgica.

Cefaloceles

Herniações congênitas de tecido nervoso através de defeitos cranianos. Compreendem as meningoceles, que são herniações do saco meníngeo, contendo LCR e as encefaloceles, que são herniações contendo, não somente meninges, mas também tecido cerebral. Existem ainda as ventriculoceles quando o tecido nervoso herniado contêm parte do ventrículo cerebral. Em geral, são diagnosticadas por deformidades que se tornam evidentes na infância precoce.

Às vezes, se associam a outras malformações como agenesia do corpo caloso e defeitos cerebelares. No Ocidente, são mais comuns as encefaloceles posteriores particularmente occipitais que se apresentam de tamanhos variados. Na Ásia, são mais comuns encefaloceles anteriores que se exteriorizam na região nasal, etmoidal ou orbitaria.

Em função de sua localização, tamanho e defeitos associados podem causar alterações neurológicas, convulsões, distúrbios visuais, alterações sensitivas e motoras e retardo mental.

Patogenia

As lesões decorrem de falhas no fechamento da porção cefálica do tubo neural.

Os fatores de riscos para essas anomalias são história familiar; presença de síndromes das quais as cefaloceles fazem parte; deficiência de ácido fólico durante a gestação ou uso de antagonistas do ácido fólico como o metotrexato ou fatores genéticos que interfiram no metabolismo do ácido fólico; e certas medicações antiepilépticas como carbamazepina e valproato.

Manifestações clínicas

As lesões apresentam-se como nódulos de consistência mole, pulsáteis, de coloração azulada, revestidos por pele normal ou por tecido membranoso. O tamanho é variável, desde pequenos nódulos até lesões muito grandes e não há correlação entre o tamanho da lesão e a extensão da comunicação intracraniana. As lesões nasais, geralmente, se acompanham de alargamento do nariz sem massas palpáveis, enquanto as lesões no couro cabeludo podem apresentar lesão angiomatosa suprajacente ou o sinal do colar piloso. É frequente a ocorrência simultânea de cefaloceles nasais e fissuras craniofaciais, podendo haver rinorreia por LCR.

Histopatologia

Há tecido neuroglial em meio a estroma fibroso.

Diagnose

Clínica, histopatológica e por imagem.

Tratamento

Neurocirúrgico, o mais precocemente possível, para que não ocorram complicações.

Gliomas nasais

São lesões constituídas por tecido cerebral localizadas na região nasal, teto nasal, glabela, interior do nariz ou em localizações múltiplas.

Patogenia

As lesões decorrem de herniações de tecido cerebral através das áreas de fusão dos ossos que formam a base do crânio, mas, na maioria das vezes, não há comunicação intracraniana. Outras hipóteses aventadas são tratar-se de tecido neural ectópico ou de serem encefaloceles que perderam continuidade intracraniana e meníngea.

Manifestações clínicas

Na maioria dos doentes, as lesões surgem no primeiro ano de vida.

As formas localizadas na porção externa do nariz apresentam-se como massas firmes, não compressíveis e não pulsáteis, presentes desde o nascimento e que crescem paralelamente ao crescimento da criança (FIGURA 69.23). A pele suprajacente pode apresentar telangiectasias. As formas intranasais apresentam-se como alargamentos da ponte nasal ou como pólipos intranasais que, inclusive, podem projetar-se para fora das narinas. Pode haver desconforto respiratório, fenda palatina associada e lacrimejamento.

Histopatologia

Há feixes de astrócitos e outras células gliais em estroma fibroso que frequentemente exibe vasos dilatados. A proteína S-100 cora as células nervosas.

Diagnose

Clínica, histopatológica e por estudos de imagem.

Tratamento

Após as adequadas avaliações neurológicas e por imagens, o tratamento indicado é cirúrgico.

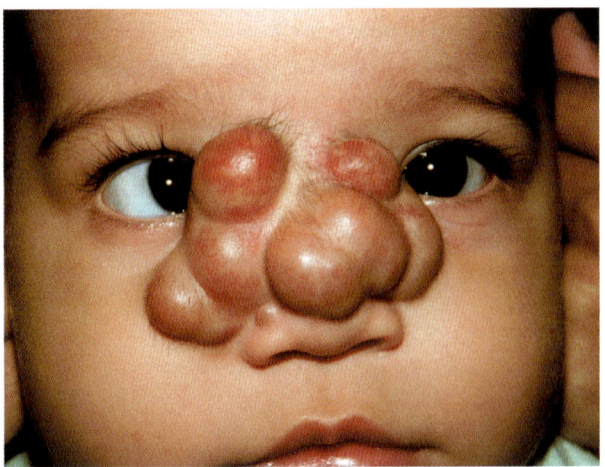

FIGURA 69.23 – Encefalocele nasal. Múltiplos nódulos sobre o nariz, com hipertricose.

Meningocele rudimentar (tecido cerebral heterotópico)

Patogenia

Tecido cerebral ou meníngeo resultante de encefalocele ou meningocele, que perderam as conexões intracranianas por defeito do desenvolvimento do tubo neural que se liga anormalmente à pele. A lesão contém elementos meningoteliais localizados na pele, mas não há defeitos subjacentes.

Manifestações clínicas

São nódulos subcutâneos pequenos (1-4 cm), sólidos ou císticos, de coloração azul-avermelhada, localizados na linha média do couro cabeludo, da região occipital ou parietal, sobre área de alopecia, podendo ocorrer o colar piloso já descrito. Não há comunicação intracraniana, mas os estudos necessários para a verificação dessa possibilidade são obrigatórios.

Histopatologia

Classicamente, existem cavidades císticas circundadas por células meníngeas, mas frequentemente visualizam-se apenas elementos meníngeos que simulam tecido conectivo ou vascular. Às vezes, a presença de células meníngeas envolvendo feixes colágenos e corpos psamomatosos facilita a diagnose, mas a demonstração de tecido nervoso mediante colorações imuno-histoquímicas pela vimentina e para o antígeno epitelial de membrana, são indispensáveis à diagnose histopatológica.

Diagnose

Clínica, histopatológica e por imagens para a exclusão de comunicações intracranianas.

Na diagnose diferencial, consideram-se a aplasia cútis, angiomas, cistos dermoides, lipomas, nevos epiteliais e sebáceos e cefaloceles.

Disrafismo espinal

Compreende anormalidades do desenvolvimento decorrentes de fusão incompleta ou malformação dos elementos da coluna espinal que se localizam na linha média da face posterior do corpo. Essas alterações são espinha bífida que pode ser oculta ou cística. A forma oculta é recoberta por pele íntegra, é a forma mais comum, os déficits neurológicos são raros e em 40 a 90% dos casos existem sinais que sugerem a possibilidade de disrafismo. Lipomas ou lipofibromas isolados ou associados e nevos vasculares são os marcadores cutâneos mais comuns de espinha bífida oculta. Apresentam-se como massas moles, não dolorosas na região lombossacral, lateralmente à linha média. O tecido gorduroso pode penetrar o canal intraespinal através de defeito vertebral constituindo lipomielomeningocele.

Os sínus dérmicos são trajetos fistulosos que conectam a pele diretamente ao canal espinal no nível da superfície da dura-máter ou podem ser intradurais. Localizam-se mais frequentemente nas áreas lombossacral e occipital e, se abertos podem causar meningites recorrentes devendo, portanto, ser removidos cirurgicamente. Nas áreas da abertura na pele podem ser acompanhadas de lesões cutâneas, depressões, hipertricose ou nevos vasculares. As depressões cutâneas podem ser simples, são arredondadas e usualmente localizadas na linha média ou na região pós-anal (são encontradas em cerca de 4% dos recém-nascidos e raramente se acompanham de anormalidades subjacentes). Existem depressões atípicas que são maiores de 5 mm, profundas, localizadas no dorso, acima da região anal que são consideradas sinais de alto risco de disrafismo associados a anormalidades subjacentes.

A presença de pelos na região lombossacral, hipertricose localizada, a chamada cauda de fauno que é um aglomerado de pelos grosseiros ou pode haver aglomerado de pelos do tipo lanugo também na linha média é um dos sinais cutâneos de disrafismo. Sob as áreas de hipertricose, pode haver uma abertura fistulosa.

Outro sinal cutâneo de disrafismo é a chamada cauda humana representada por apêndice digitiforme que se projeta para fora na região lombo sacrococcígea composta de uma porção central de tecido gorduroso e faixas de fibras musculares e fibras nervosas que, se acredita, é estrutura vestigial das caudas dos animais. Na mesma localização, podem existir projeções idênticas a cotos denominadas pseudocaudas que contêm cartilagem.

Nesses pontos de disrafismo, podem ainda existir estruturas tipo acrocórdon.

Quanto às estruturas vasculares que podem associar-se ao disrafismo, as mais comuns são os hemangiomas que podem apresentar tendência à ulceração ou mesmo aglomerados de telangiectasias.

Outros estigmas cutâneos que podem ser indicadores de disrafismo são cicatrizes congênitas, nevos conectivos, lesões discrômicas, hipocrômicas, hamartomas, nevos melanocíticos, teratomas, neurofibromas, lipomas, cistos dermoides, ependimomas, lipomeningocele e lipomielomeningocele.

A espinha bífida cística pode ser meningocele sem tecido neural ou mielomeningocele na qual o tecido medular faz parte da parede do cisto.

Nesses casos, as lesões são facilmente reconhecidas já ao nascimento como grandes massas saculares protusas exofíticas que emergem dos tecidos profundos para o exterior recobertas por fina membrana representada por pele não completamente desenvolvida que, em geral, se rompe no trabalho de parto apresentando saída de LCR. A meningocele é a protrusão das meninges fora do canal espinal e corresponde a 55% dos casos de espinha bífida oculta. Não há hidrocele associada e o exame neurológico é, em geral, normal.

A mielomeningocele ocorre em 80 a 90% dos casos de espinha bífida cística. Desses casos, 80% tem localização lombossacra e consistem em lesões sacrais cobertas por fina membrana que pode eliminar LCR. O nível da lesão neural é determinado pelo limite superior da perda sensorial; entretanto, em todos os níveis há alteração do controle da bexiga e do intestino. As lesões altas são associadas à obstrução vesical com consequente dilatação do trato urinário superior e pielonefrite crônica. Em 90% dos casos, ocorre hidrocefalia ao nascimento. Se há sinais de dilatação ventricular progressiva com aumento da pressão intracraniana, é necessário um shunt ventrículo-peritoneal.

No caso de detecção de lesões que podem indicar espinha bífida, deve-se evitar a biópsia que somente poderá ser considerada após os estudos de imagem que definirão a presença ou não de soluções de continuidade da coluna e presença ou não de comunicações com o SNC, sendo preferível que qualquer tipo de manipulação seja realizado por neurocirurgiões.

O diagnóstico é clínico e por imagens, desde ultrassonografia, exames radiológicos, tomográficos e por ressonância magnética, e o tratamento é neurocirúrgico que não deve ser postergado quando há evidências de comprometimento neural.

A diagnose pré-natal é possível por meio de dosagem da α-fetoproteína materna que se apresenta aumentada especialmente em torno da 16ª a 18ª semanas de gestação e por meio de ultrassonografia que é mais sensível que a α-fetoproteína a partir da 16ª a 20ª semanas de gestação. No 2º semestre de gestação, a ultrassonografia detecta 92 a 95% dos casos de espinha bífida. Exame do líquido amniótico para detecção de α-fetoproteína e acetilcolinesterase neuronal somente é realizado na impossibilidade de obtenção de imagens por ultrassonografia. A prevenção é feita pela administração de ácido fólico 400 µg/dia antes da concepção e durante as primeiras 12 semanas da gestação.

FENDAS CERVICAIS CONGÊNITAS DA LINHA MÉDIA

Patogenia

Decorrem da fusão incompleta dos arcos branquiais localizados na linha média do pescoço.

Manifestações clínicas

Podem ocorrer como malformação isolada ou associada a outras malformações, fissuras da linha média do lábio inferior, da língua, da mandíbula, cisto tireoglosso, fissuras branquiais e cistos broncogênicos.

São mais frequentes em mulheres e, ao nascimento, existe uma fissura vertical na linha média do pescoço em qualquer localização entre a mandíbula e o esterno. Pode haver uma abertura em fundo cego na porção inferior da fenda e saliência na porção superior tipo acrocórdon ou pode haver fibrose que se estende linearmente no sentido vertical, produzindo contraturas dos tecidos da região.

Histopatologia

Observa-se tecido epitelial escamoso estratificado com anexos e, no subcutâneo, observam-se feixes de tecido fibroso que englobam tecido muscular estriado.

Tratamento

É cirúrgico e deve ser precoce, no 1º ano de vida, para evitarem-se contraturas.

CISTOS BRONCOGÊNICOS

Patogenia
São resultantes de sequestro de epitélio respiratório durante a embriogênese.

Manifestações clínicas
Frequentes na porção superior da região esternal e mais raras na face anterior do pescoço ou mento **(FIGURA 69.24)**. Estão presentes ao nascimento e apresentam-se como cisto único raramente pedunculado e, quase sempre, há uma fístula conectando-os à superfície.

Histopatologia
São cistos broncogênicos e, portanto, revestidos por epitélio ciliar pseudoestratificado, frequentemente associado a músculo liso e glândulas mucosas e, mais raramente, à cartilagem.

Diagnose
Clínica e histopatológica devendo ser diferenciados de lesões císticas em geral e de doenças fistulosas, quando se abrem na superfície, doenças micóticas, por micobactérias, osteomielite e fístulas odontogênicas, quando no mento.

Tratamento
Cirúrgico.

CISTOS DERIVADOS DO DUCTO TIREOGLOSSO

Patogenia
São compostos por tecidos remanescentes do ducto tireoglosso que se formam pela descida da tireoide do soalho da faringe para sua localização cervical final.

Manifestações clínicas
Ocorrem em crianças e adultos jovens como nódulos ou lesões nódulo-fistulosas localizados na face anterior do pescoço que, quando conectados ao osso hioide, movimentam-se à deglutição **(FIGURA 69.25)**. Podem liberar secreção mucoide e, eventualmente, infectar-se, tornando-se eritematosos, edematosos dolorosos e purulentos. Nessas condições, podem causar dificuldades na deglutição e até mesmo na respiração.

Histopatologia
São cistos cujas paredes são compostas por tecido epitelial cuboidal ou colunar ou mesmo epitélio estratificado escamoso. Na parede do cisto, existe tecido tireoidiano representado por folículos tireoidianos que se apresentam como massas róseas homogêneas circundadas por epitélio cuboidal.

Diagnose
Clínica e histopatológica. A ultrassonografia pode ser útil. Na diagnose diferencial, devem ser consideradas as lesões císticas em geral.

Tratamento
Cirúrgico.

FENDAS ESTERNAIS

Patogenia
São fendas por defeito na fusão de estruturas mesodérmicas na linha média ventral.

Manifestações clínicas
A pele que recobre a fenda, que mais frequentemente se situa na porção superior do esterno, mostra-se ulcerada ou recoberta por pele de aspecto cicatricial e, muitas vezes, está presente uma fístula dérmica. Comumente, essa lesão participa da síndrome PHACES (malformação da fossa **p**osterior, **h**emangioma, anormalidades **a**rteriais, **c**ardíacas e oculares [**e**ye] e fendas **es**ternais ou abdominais). Ver Capítulo 76.

CISTO CUTÂNEO CILIADO

Patogenia
É desconhecida, admitindo-se origem nos ductos mullerianos ou por metaplasia de glândulas écrinas.

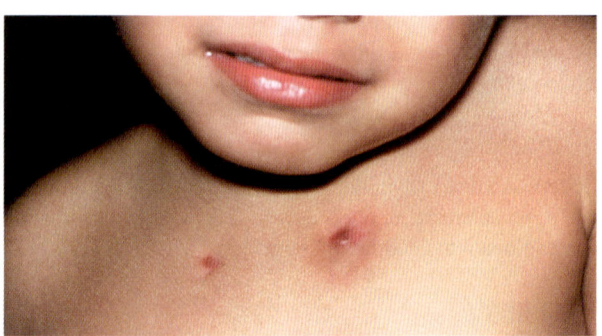

FIGURA 69.24 – Cistos broncogênicos. Fístulas aderidas em localização característica.

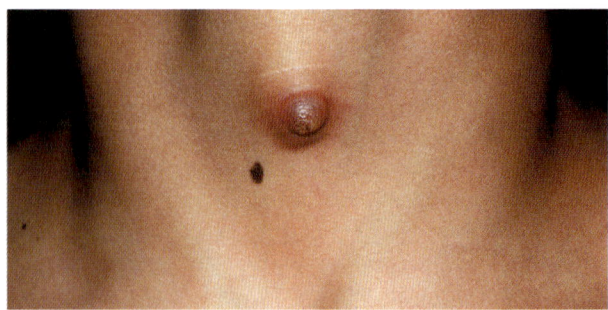

FIGURA 69.25 – Cisto tireoglosso. Lesão nódulo-fistulosa na linha mediana do pescoço.

Manifestações clínicas

São cistos localizados nas pernas, em nível subcutâneo, que contêm líquido no seu interior e ocorrem predominantemente em mulheres jovens.

Histopatologia

São cistos cuja parede é composta por epitélio cuboidal ou ciliado, que envia projeções papilares para a cavidade cística.

Diagnose

É clínica e histopatológica e a diagnose diferencial deve ser feita com cistos em geral.

Tratamento

É cirúrgico.

CISTO CILIADO VULVAR

Patogenia

Resulta de tecido mulleriano vulvar.

Manifestações clínicas

Lesões císticas localizadas na vulva, predominantemente na porção superior dos grandes lábios. Mais frequentes entre os 25 e 35 anos e eventualmente relacionados a gravidez ou terapêuticas progesterônicas.

Histopatologia

São cistos cujas paredes podem apresentar projeções papilares para a cavidade. São constituídos por epitélio colunar simples com células ricas em mucina e assemelhando-se ao epitélio da endocérvix uterina.

Diagnose

Clínica e histopatológica, devendo ser diferenciados de outras lesões de localização vulvar, como as lúpias e o hidradenoma papilífero.

Tratamento

É cirúrgico.

CISTO DA RAFE MEDIANA (CISTOADENOMA APÓCRINO DO PÊNIS)

Patogenia

Origina-se de epitélio uretral anômalo, mas não há conexões com a uretra.

Manifestações clínicas

São lesões císticas nodulares ou com disposição linear, localizadas na face ventral do pênis, na área da rafe mediana de jovens (FIGURA 69.26). Podem causar desconforto ou incômodo pela aparência e, às vezes, podem infectar-se secundariamente.

Histopatologia

São compostos por cavidades císticas circundadas por epitélio estratificado colunar, que pode apresentar células contendo mucina.

Diagnose

Clínica e histopatológica, cabendo, na diagnose diferencial, lesões císticas em geral.

Tratamento

Exérese simples, pois não há comunicações com a uretra.

CISTOS ORIGINÁRIOS DO DUCTO ONFALOMESENTÉRICO

Patogenia

Resultam de defeito no fechamento do ducto onfalomesentérico, que normalmente ocorre na 6ª semana de gestação. O ducto onfalomesentérico é uma conexão entre o intestino e o saco vitelino. Defeitos na evolução dessa estrutura originam fístulas onfaloentéricas, divertículo de Meckel, fístulas onfalomesentéricas e pólipos umbilicais.

Manifestações clínicas

Apresentam-se como lesões císticas polipoides na região umbilical.

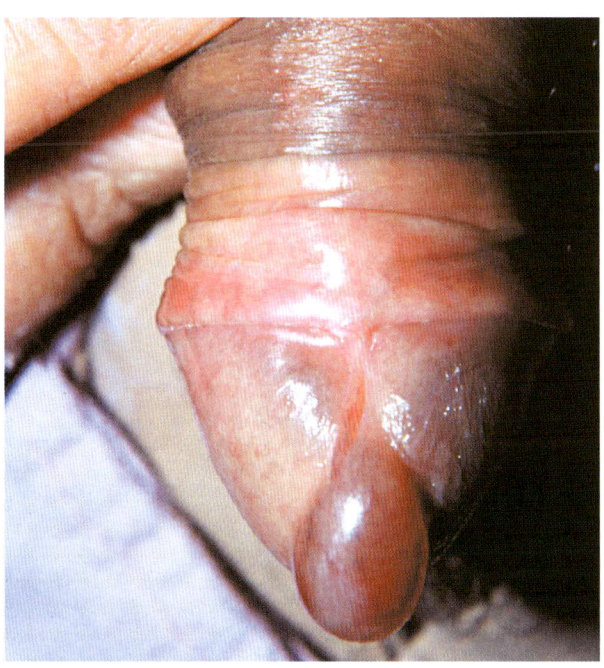

FIGURA 69.26 – Cisto da rafe mediana. Nódulo translúcido sobre o freio.

Raramente o ducto onfalomesentérico provoca fístula entre o íleo e o umbigo e, nesse caso, logo após o nascimento se observa saída de material fecal pelo umbigo que provoca dermatite irritativa da pele adjacente. Mais comumente, resta parte do ducto onfalomesentérico que se expressa através de pólipos umbilicais vermelhos brilhantes que podem secretar exsudato seroso ou sanguinolento. O processo também pode manifestar-se por lesões císticas.

Quando há persistência do úraco, forma-se fístula entre a bexiga e o umbigo com saída de urina e irritação da pele periumbilical. A persistência parcial do úraco forma uma fístula umbilical ou um cisto assintomático a não ser que ocorra infecção secundária. Essas condições devem ser analisadas por meio de ultrassonografia e de histopatologia.

Apresentam-se como lesões císticas polipoides na região umbilical.

Histopatologia

Revela a presença de mucosa gastrintestinal ectópica, exigindo diagnóstico diferencial com metástases e adenocarcinomas gastrintestinais.

Tratamento

É cirúrgico após estudos de imagem para planejamento adequado da cirurgia, uma vez que há ligação, às vezes, com o trato gastrintestinal.

LESÕES DA LINHA MÉDIA DA COLUNA

Esta conceituação compreende um grande número de anomalias: mielomeningoceles, disrafismo espinal aberto, no qual há exposição de tecido neural, disrafismo espinal oculto, no qual as malformações são recobertas por pele, não havendo exposição direta do tecido nervoso e que abrange várias condições, meningoceles, lipomielomeningocele – protrusão de tecido medular ligado a lipoma, lipomas intraespinais, cistos dermoides e espinha bífida.

Muitos desses processos já foram analisados anteriormente neste mesmo capítulo.

Patogenia

Essas lesões formam-se por defeitos na fusão das estruturas da linha média do corpo.

Manifestações clínicas

Alterações cutâneas presentes na linha média são indicadores importantes desses distúrbios que têm repercussão neurológica variada. Essas lesões cutâneas localizam-se na região lombossacral e são de diferentes tipos: pequenas depressões rasas coccígeas ("covinhas"), situadas acima do sulco interglúteo (quando localizadas na altura da prega glútea, não é frequente a associação com alterações de estruturas nervosas). Outro marcador cutâneo é a hipertricose localizada, em geral evidente ao nascimento. Há um tufo de cabelos longos e grosseiros na linha média dorsal ("cauda de fauno"). Dessas lesões, as que mais frequentemente se relacionam a alterações neurológicas são os lipomas intraespinais, que representam partes de grandes lipomas subcutâneos que se apresentam como massas situadas acima da prega glútea que, por vezes, mostra-se desviada. Hemangiomas na linha média também podem ser sinalizadores de lesões neurais.

Diagnose

Clínica e por imagens. Todos os doentes com alterações cutâneas possíveis sinalizadoras de disrafismo devem ser submetidos à ressonância magnética e, quando existirem lesões nervosas, a indicação é cirurgia, o mais precocemente possível para se evitarem sequelas.

FÍSTULAS E SÍNUS BRANQUIAIS

Patogenia

Estruturas remanescentes das fendas branquiais por defeitos no desenvolvimento dos arcos branquiais principalmente do segundo arco branquial.

Manifestações clínicas

Apresentam-se como pequenos pertuitos que eliminam secreção mucosa, localizados nas faces laterais do pescoço ao longo da borda anterior do músculo esternocleidomastóideo **(FIGURA 69.27)**. As lesões são, em geral, unilaterais mas, às vezes, são bilaterais. Também podem ser observadas lesões císticas que se apresentam como aumentos de volume na região do pescoço sem aberturas cutâneas ou de mucosas, de diagnóstico mais difícil. Infecções recorrentes são frequentes e, às vezes, marcando o pertuito, há uma lesão tipo acrocórdon

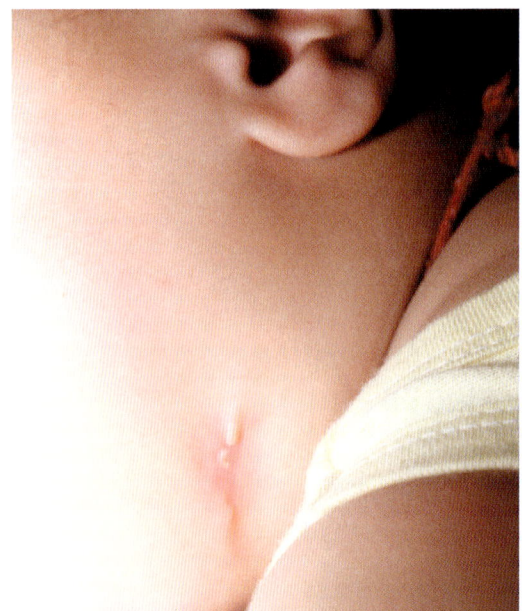

FIGURA 69.27 – Cisto branquial. Lesão fistulosa.

com componente cartilaginoso. Em geral, essas cavidades terminam em fundo cego, mas podem conectar-se com a faringe ou ducto auditivo externo.

Histopatologia

Caracteriza-se por cavidade circundada por epitélio estratificado escamoso ou epitélio colunar ciliado.

Diagnose e tratamento

Clínica, histológica e pode ser realizada fistulografia que permite a demonstração da cavidade e informa a respeito de suas dimensões e profundidade, orientando melhor a cirurgia (tratamento dessas lesões).

TRAGI ACESSÓRIOS

Lesões congênitas caracterizadas por pápulas e/ou nódulos localizados mais frequentemente na região pré-auricular junto ao pavilhão auditivo (FIGURA 69.28). Mais raramente, dispõem-se entre a mandíbula e o ângulo da boca, no pescoço e na supraesternal. Geralmente, apresentam-se como anomalia isolada, mas há relatos da presença associada de lábio leporino, palato fendido, fístulas branquiais, nesses casos como parte de síndromes raras como a síndrome oculoauriculovertebral (síndrome de Goldenhar), na qual, além das malformações auriculares, associam-se cistos dermoides epibulbares, microssomia hemifacial e anormalidades vertebrais.

Histopatologia

É semelhante ao tecido auricular normal com numerosos folículos pilosos tipo *velus*, tecido conectivo que engloba tecido adiposo e, em geral, há centralmente, tecido cartilaginoso.

Tratamento

É cirúrgico

CISTOS E FÍSTULAS PRÉ-AURICULARES

Também resultam de defeitos do desenvolvimento de arcos branquiais e de estruturas auditivas.

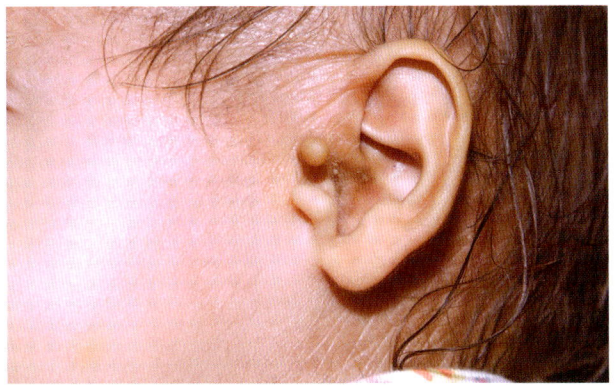

FIGURA 69.28 – Tragus acessório. Resíduo embrionário em localização característica.

Manifestações clínicas

Apresentam-se como pequenos orifícios na margem anterior da porção ascendente da *helix* auricular. Mais raramente, situam-se em outros pontos do aparelho auricular. Podem ser unilaterais, predominando no lado direito e podem ser bilaterais (as formas bilaterais são autossômicas dominantes). As fístulas terminam em fundo de saco no pericôndrio.

Podem ser anomalia isolada, mas, em 3 a 10% dos casos, se acompanham de surdez e podem compor a síndrome branquio-otorrenal em que ocorrem múltiplos defeitos. Podem infectar-se tornando-se sintomáticos. A ultrassonografia é útil na diagnose e na avaliação da extensão das lesões.

Tratamento

Quando necessário, é cirúrgico.

RESTOS CARTILAGINOSOS CONGÊNITOS DO PESCOÇO

Ao nascimento, observam-se lesões papulosas ou nodulares pedunculadas que se projetam nas faces laterais do pescoço. Raramente outras alterações se associam, como fístulas bronquiogênicas e estenose do ducto auditivo externo. O tratamento é cirúrgico, sendo simples por não haver comunicações com estruturas profundas. São considerados variantes cervicais dos *tragi* acessórios.

HAMARTOMA CONGÊNITO DE MÚSCULO LISO

Anormalidade resultante do crescimento anormal das fibras musculares lisas dos músculos dos pelos.

Manifestações clínicas

Lesões congênitas ou observadas logo após o nascimento apresentando-se como placa indurada da cor da pele ou levemente hiperpigmentada que se localiza, mais frequentemente, no tronco, em especial na área lombossacral, superfície de extensão das coxas e mais raramente na região mamária, braços e face. O atrito da lesão por contração das fibras musculares provoca alguns movimentos. Existem formas de aparecimento mais tardio na infância, ou mesmo em adultos jovens, que se acompanham de hiperpigmentação e hipertricose. Existe uma forma generalizada com excesso de dobras cutâneas, configurando o fenótipo do bebê "tipo pneu Michelin". Essas formas generalizadas podem acompanhar-se de retardo psicomotor, convulsões, hérnia inguinal e anomalias dentais.

Histopatologia

Observa-se proliferação irregular de faixas de tecido muscular liso que ocupam a derme reticular podendo atingir o subcutâneo.

Diagnose

Clínica e histopatológica, sendo os diagnósticos diferenciais a serem afastados: nevos melanocíticos congênitos, nevo de Becker, nevo conectivo, leiomioma e mastocitomas.

PARTE XIV
CISTOS E NEOPLASIAS

CAPÍTULO 70
CISTOS

CISTOS CUTÂNEOS

Afecções extremamente comuns. De acordo com sua origem e estrutura histológica, os cistos podem ser classificados em três categorias: cistos de parede composta de epitélio estratificado escamoso, cistos de parede composta por epitélio não estratificado escamoso e cistos não revestidos por epitélio.

Os cistos originados do epitélio queratinoso podem apresentar-se com parede constituída por epitélio estratificado escamoso idêntico à epiderme ou ao epitélio do ducto pilossebáceo, ou sua parede pode ser constituída por epitélio semelhante à bainha radicular externa do folículo piloso. Estes últimos são mais comuns, sua localização predominante é o couro cabeludo e são denominados cistos triquilemais e com frequência são familiares.

Cistos revestidos por epitélio estratificado escamoso

CISTOS EPIDÉRMICOS (CISTOS EPIDERMOIDES)

São os cistos cutâneos mais comuns, raros em crianças e bastante comuns em adultos. São numerosos em doentes com síndrome de Gardner e síndrome do nevo basocelular.

Resultam da proliferação de células epidérmicas produtoras de queratina no interior da derme. A análise do padrão lipídico da parede desses cistos tem características idênticas ao padrão da epiderme, e as citoqueratinas predominantes são 1 e 10 que são próprias das camadas suprabasais da epiderme. Aparentemente, originam-se do infundíbulo do folículo piloso. Essa condição pode originar-se da oclusão do folículo pilossebáceo, da implantação de células epidérmicas na derme por traumatismo inclusive por cirurgias, ou a partir de células desprendidas ao longo das fendas embrionárias.

Manifestações clínicas

Apresentam-se como nódulos de dimensões variáveis, desde milímetros até vários centímetros, móveis em relação aos planos profundos, únicos ou múltiplos. São de coloração da pele normal e esbranquiçados ou amarelados quando localizados mais superficialmente. A localização é intradérmica ou subcutânea, a consistência é dura ou branda, às vezes com flutuação.

Em alguns cistos epidermoides, reconhece-se um ponto central representando o orifício pilossebáceo obstruído que, à expressão do cisto, elimina material queratinoso (FIGURA 70.1).

Não há sintomatologia subjetiva, exceto ao ocorrer inflamação secundária, quando se torna eritematoso e doloroso e pode apresentar flutuação e eliminação de material queratinoso e purulento de odor rançoso.

Cistos epidermoides ocorrem com frequência na face, fronte, regiões temporais, pescoço e porção superior do tronco. Os cistos resultantes de implantação traumática localizam-se mais frequentemente nas regiões palmares e plantares, joelhos e nas nádegas.

Os cistos epidermoides são lesões benignas, existindo raríssimos relatos de malignização com surgimento de carci-

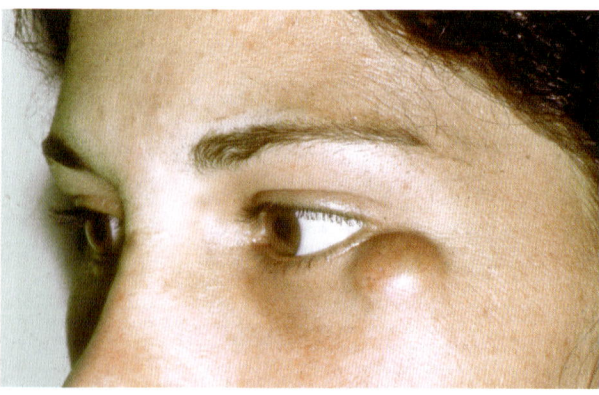

FIGURA 70.1 – Cisto epidérmico. Nódulo recoberto por pele de aspecto normal na face.

nomas espinocelulares, basocelulares e doença de Bowen no epitélio de revestimento desses cistos.

Histopatologia

A parede do cisto epidermoide é composta por epiderme normal contendo todas as suas camadas, inclusive a granulosa, sem cones epiteliais, e o conteúdo é formado por lâminas de queratina. Na derme, em torno ao cisto, por eliminação do seu conteúdo por meio de rupturas da parede cística, pode haver reação inflamatória tipo corpo estranho.

Diagnose

É clínica e confirmada pela histopatologia.

A diagnose diferencial deve ser feita com outras lesões císticas da pele: o cisto pilar, os cistos dermoides, o esteatocistoma *multiplex* e os lipomas.

Tratamento

Nos cistos epidermoides e pilares até 1 cm de tamanho, faz-se anestesia intradérmica e pequena incisão. Em seguida, expressão forte para procurar eliminar a cápsula (marsupialização). Curetagem e cauterização com iodo ou ácido tricloroacético (solução saturada) podem ser feitas se a cápsula não for eliminada. Nos cistos maiores, excisão cirúrgica e retirada da lesão com a cápsula. Pode haver recidiva se permanecer algum resto da cápsula. Se houver inflamação, drenagem e expressão são indicadas.

Nos cistos inflamados, infiltração intralesional com triamcinolona pode ser útil. Nesses casos com inflamação pode ocorrer a cura da lesão como decorrência de destruição da cápsula pelo processo supurativo.

Infecções secundárias podem exigir antibioticoterapia sistêmica.

CISTOS PILARES OU TRIQUILEMAIS

São cistos cujo conteúdo é queratina e cuja parede é composta por epitélio com queratinização semelhante à bainha externa do folículo piloso.

Os cistos pilares são muito menos comuns do que os epidermoides, correspondendo a apenas 10 a 20% dos cistos cutâneos. São mais comuns em mulheres. Eram erroneamente chamados de cistos sebáceos.

Podem ser esporádicos ou familiares, sendo nesse caso de herança autossômica dominante. Em cerca de 2% dos casos, podem originar cistos triquilemais proliferantes.

Patogenia

São frequentemente herdados de modo autossômico dominante. Derivam da membrana externa da raiz do pelo, da porção entre a inserção do músculo eretor do pelo e o orifício pilossebáceo e, por conta das características do epitélio dessa área, há queratinização abrupta sem interposição da camada granulosa.

Manifestações clínicas

São clinicamente semelhantes aos cistos epidermoides, caracterizando-se por nódulos de localização dérmica, móveis, que se localizam principalmente no couro cabeludo (90%), ainda que possam ocorrer, ocasionalmente, na face, pescoço, tronco e extremidades. Podem ser únicos, porém, mais comumente (70%) são múltiplos. Nunca apresentam abertura central como ocorre nos cistos epidermoides **(FIGURA 70.2)**. Também são normalmente assintomáticos, podendo produzir sintomas apenas quando, por ruptura do cisto com infecção secundária, surgem fenômenos inflamatórios.

Histopatologia

São compostos por parede de células epidérmicas cuboidais, sem pontes intercelulares e sem camada granulosa. O conteúdo é composto por material queratinoso amorfo, em disposição lamelar.

Diagnose

A diagnose diferencial deve ser feita da mesma forma que em relação ao cisto epidermoide. Com este e com as demais lesões císticas, cistos dermoides, esteatocistoma *multiplex* e lipomas.

Tratamento

É o mesmo do cisto epidermoide.

CISTO TRIQUILEMAL PROLIFERANTE

Também denominado **tumor pilar proliferante**, esta variante, que pode evoluir a partir de um cisto triquilemal simples, é considerada pseudo-malignidade na qual pode-se desenvolver carcinoma espinocelular. Existem, no entanto, autores que consideram todos os cistos triquilemais proliferantes como verdadeiros carcinomas espinocelulares.

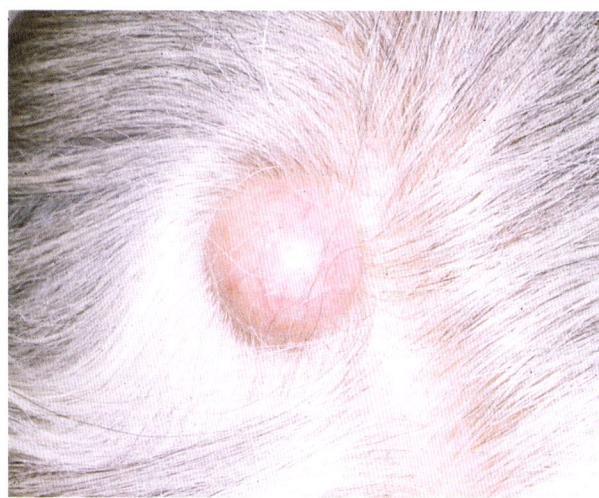

FIGURA 70.2 – Cisto pilar. Nódulo de localização dérmica no couro cabeludo.

Manifestações clínicas

Apresentam-se como nódulos de crescimento lento no couro cabeludo mais frequentemente em mulheres acima dos 50 anos de idade. Como, às vezes, evoluem de cisto triquilemais, podem ter curso longo quando começam a aumentar, podendo atingir diâmetros de 1 a 10 cm ou até mais e apresentar sinais de inflamação, ulceração e sangramento. Deve ser lembrado que tais modificações podem ser sinais de malignização, fato bastante raro. Em 90% dos casos ocorrem no couro cabeludo, mas também podem atingir, face, região torácica e dorsal, axilas, regiões inguinocrurais, coxas, nádegas e vulva. Em geral, têm comportamento benigno, mas pode ocorrer evolução mais agressiva com recorrências locais e mesmo metástases. Também há registro, como evento muito raro, do desenvolvimento de carcinomas espinocelulares fusiformes nessas lesões.

Histopatologia

A lesão é composta por feixes e nódulos de epitélio escamoso cujas células têm citoplasma abundante, eosinófilo, formando-se espaços císticos contendo queratina. Podem existir pérolas córneas e reação inflamatória de corpo estranho. A atipia celular é variável. Áreas de atipia intensa, bordas infiltrativas e desmoplasia do estroma sugerem transformação maligna representando tumor triquilemal maligno.

Estudos imuno-histoquímicos com *ki-67*, *p53* e *CD34* podem orientar em relação à malignidade do processo.

Diagnose

É clínica e histopatológica e, na diagnose diferencial, devem ser consideradas outras lesões císticas, particularmente cistos epidermoides, cistos pilares e cistos dermoides, além de cilindromas e carcinomas espinocelulares.

Tratamento

Excisão cirúrgica completa.

SEBOCISTOMATOSE

Também denominada **esteatoma múltiplo**, esta é uma doença incomum caracterizada por múltiplos cistos contendo *sebum*.

Patogenia

É, em geral, enfermidade de caráter genético autossômico dominante, embora existam casos esporádicos não hereditários. As formas isoladas, esteatocistoma simplex, não são hereditárias.

Relaciona-se a defeitos no gene codificador da síntese da queratina 17 (*K17*), que é o mesmo gene que sofre mutações na paquioníquia congênita e expresso em várias estruturas epiteliais, principalmente glândulas sebáceas, bainha radicular externa do folículo piloso e leito ungueal. Pode ocorrer associadamente a cisto veloso eruptivo e paquioníquia congênita.

Nos casos associados ao cisto veloso eruptivo não se demonstraram mutações no gene *K17*, fato que depõe contra a hipótese de alguns autores de ambas as condições tratarem-se da mesma doença.

Manifestações clínicas

Atinge ambos os sexos, iniciando-se na adolescência ou um pouco mais tardiamente no adulto jovem.

É caracterizado por grande número de cistos sebáceos, de milímetros a 2 cm, amarelados, particularmente os menores (FIGURA 70.3). Alguns apresentam orifício e, à expressão, eliminam material semissólido, frequentemente rançoso. Ocorrem principalmente no tronco, particularmente no tórax, pescoço, regiões axilares e inguinocrurais, existindo raramente formas faciais, acrais e formas congênitas lineares e algumas vezes localizam-se nos membros. Com certa frequência, podem sofrer fenômenos inflamatórios com supuração, que levam a cicatrizes significativas.

Histopatologia

Histologicamente, são constituídos por uma parede pregueada de células epidérmicas ligadas a estruturas anexiais, particularmente pequenos lóbulos de glândulas sebáceas. A parede interna do cisto é revestida por uma camada eosinofílica homogênea.

Diagnose

Clínica e histopatológica.

A diagnose diferencial deve ser feita com outras lesões císticas, epidermoides e pilares, com comedões fechados, com tumores de glândulas sudoríparas, com o cisto veloso eruptivo e com lesões císticas de acne.

Tratamento

As lesões maiores ou que de alguma forma incomodam o doente devem ser excisadas.

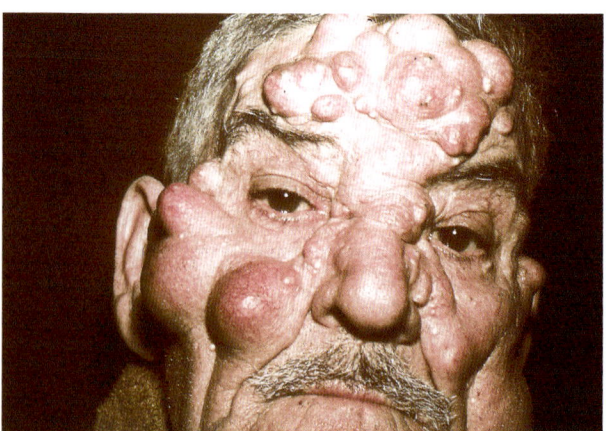

FIGURA 70.3 – Sebocistomatose. Cistos sebáceos numerosos e de tamanhos variados na face.

A isotretinoína não atua. Existem relatos de bons resultados com *laser* de CO_2.

CISTO VELOSO ERUPTIVO

Pode ocorrer de forma esporádica ou hereditária de transmissão autossômica dominante.

Admite-se que decorram de anormalidade no desenvolvimento dos pelos do tipo velos.

Manifestações clínicas

Nas formas hereditárias, as lesões podem estar presentes ao nascimento ou surgir mais tardiamente na infância. Nas formas esporádicas surgem por volta da puberdade.

Expressa-se clinicamente sob forma de múltiplas pápulas foliculares hiperpigmentadas, que simulam comedões, no tronco e extremidades de crianças e jovens. Algumas lesões regridem espontaneamente, enquanto outras, por ruptura, dão lugar a fenômenos inflamatórios tipo granuloma de corpo estranho (FIGURA 70.4).

Podem associar-se ao esteatocistoma *multiplex* e também à paquioníquia congênita, ambos quadros relacionados ao gene codificador da queratina 17, supondo-se, por esse motivo, que o cisto veloso eruptivo também esteja vinculado a este gene. Também há relatos de associação com paquioníquia congênita, displasias ectodérmicas hidróticas e anidróticas.

Histopatologia

São cistos derivados de folículos pilosos tipo velos. Sua parede é composta de epitélio estratificado escamoso com camada granulosa fina e, no interior, observam-se queratina e pelos do tipo velos.

Diagnose

A diagnose é clínica e histopatológica e a diagnose diferencial deve ser feita com esteatocistoma múltiplo, erupções acneiformes, queratose folicular e foliculite perfurante.

Podem ser feitas incisão e drenagem que são quase impraticáveis nas formas eruptivas. Também podem ser utilizados ácido retinoico tópico, ácido láctico e *laser* de CO_2, Er:YAG *laser*.

LÚPIA

Designam-se com esta denominação cistos epidermoides-ovoides, amarelados, com dimensões de milímetros a 1 cm, localizados no escroto (FIGURA 70.5), grandes lábios e couro cabeludo. São formações névicas frequentemente hereditárias, que se desenvolvem tardiamente em adultos. Calcificações secundárias desses cistos podem ocorrer.

O tratamento é idêntico ao do cisto sebáceo-epidermoide.

CISTO TRAUMÁTICO

Também denominados **cistos epidérmicos de inclusão**, são adquiridos por trauma, inclusive após cirurgias, em qualquer área corpórea ocorrendo predominantemente em áreas mais expostas a contusões como mãos e dedos, quando há introdução na derme de tecido epitelial que produz queratina (cistos de inclusão). Clinicamente, são nódulos duros, indolores, com cerca de 0,5 cm de diâmetro (FIGURA 70.6).

MILIA

São tumorações minúsculas representadas por cistos epidermoides de 1 a 2 mm de diâmetro, comuns e que ocorrem em qualquer idade.

Patogenia

Pequenos cistos epidermoides formados por obstrução de folículos pilossebáceos ou ductos sudoríparos formando-se peque-

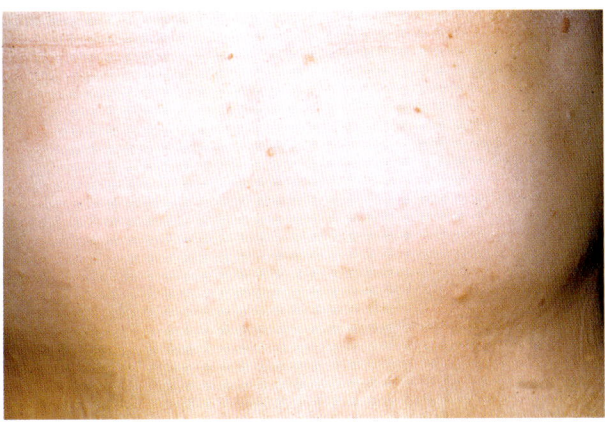

FIGURA 70.4 – Cisto veloso eruptivo. Múltiplas lesões papulosas, algumas simulando comedões, no tronco.

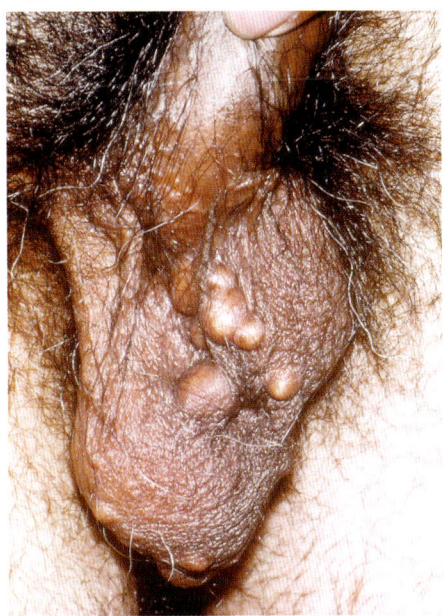

FIGURA 70.5 – Lúpia. Múltiplas lesões císticas na região escrotal.

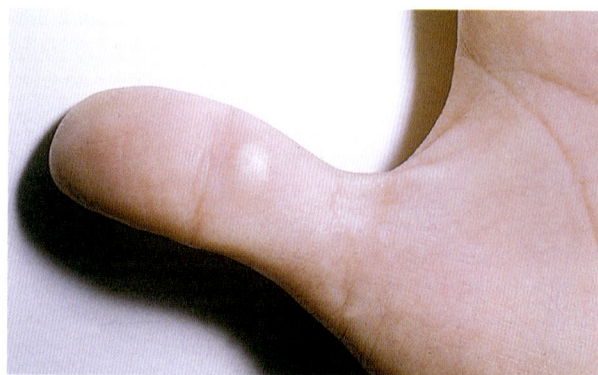

FIGURA 70.6 – Cisto traumático. Lesão cística de inclusão na face palmar do polegar.

na massa queratinosa. Também podem ocorrer por implantação de células epidérmicas na derme, por traumatismos como dermoabrasão ou em cicatrizes diversas, como após queimaduras, ou no curso de doenças bolhosas, como em epidermólise bolhosa ou porfirias. No caso das doenças bolhosas, formam-se a partir de retalhos epidérmicos originados da ruptura das bolhas e que ficam situados subepidermicamente após a reepitelização.

Manifestações clínicas

Há uma forma clínica espontânea e primitiva com lesões nos dois terços superiores da face, particularmente na região periorbitária e também na genitália e formas secundárias, por traumatismos, dermoabrasão, cicatrizes, queimaduras, doenças bolhosas e também em áreas de atrofia induzida por corticoterapia tópica (FIGURA 70.7).

As lesões de *milia* são muito frequentes em crianças e a maioria das lesões em recém-nascidos desaparece espontaneamente em algumas semanas.

Existem formas em placa localizadas especialmente nas regiões auricular e retroauricular nas quais, sobre placa eritematoedematosa, formam-se múltiplas lesões de *milia*.

As lesões de *milia* podem fazer parte da síndrome Rombo, da síndrome Bazex-Dupré-Christol, da síndrome do nevo basocelular e da síndrome orodigitofacial, na qual as múltiplas lesões de *milia* se associam a malformações do crânio, lábio leporino, fenda palatina, língua lobulada, rins policísticos e retardo mental.

Histopatologia

O quadro histológico é idêntico ao dos cistos epitelioides com dimensões reduzidas, mas havendo todos os elementos: epitélio escamoso estratificado com camada granulosa presente e cavidade interna com queratina disposta em lâminas.

Tratamento

Consiste na abertura com a ponta de uma agulha e retirada da massa queratinosa. Quando o número de lesões é muito grande, pode-se utilizar ácido retinoico tópico e, para as formas em placa, há relatos de respostas à minociclina por via oral.

CISTO DERMOIDE

Nódulos subcutâneos cujo tamanho varia de 1 a 5 centímetros, de consistência branda, localizados nas áreas de fendas embrionárias, como regiões periorbitárias, pescoço, região supraesternal, sacral e perineal (FIGURA 70.8). A cápsula é epidérmica com anexos rudimentares e a massa cística é constituída por sebo e queratina, às vezes com pelos e excepcionalmente com cartilagens ou osso. A variante comum, localizada na região sacrococcígea é também chamada **cisto pilonidal**.

O tratamento é a exérese cirúrgica.
Ver Capítulo 69.

CISTO FOLICULAR HÍBRIDO

Não tem individualidade clínica, mas apenas histopatológica, apresentando parede composta por epitélio estratificado escamoso e queratinização triquilemal.

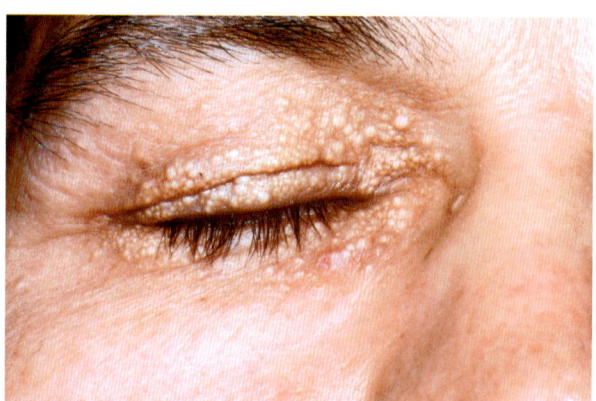

FIGURA 70.7 – *Milia*. Apresentação incomum. Grande quantidade de microcistos de conteúdo esbranquiçado nas regiões palpebrais.

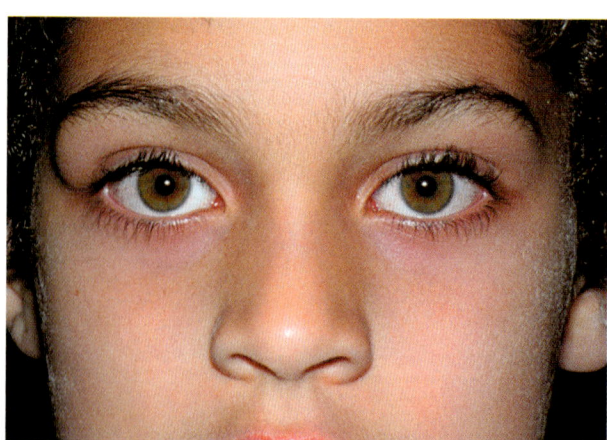

FIGURA 70.8 – Cisto dermoide. Nódulo profundo aderido à sutura frontozigomática direita.

CISTO FOLICULAR PIGMENTADO

São lesões isoladas, nodulares, pigmentadas, azuladas que podem lembrar nevo azul, que se localizam na face, mas que também podem situar-se no tronco e raramente nas extremidades, muito mais frequentes no sexo masculino.

Histologicamente, são cistos com abertura para a epiderme cuja parede é composta de epitélio estratificado escamoso, com camada granulosa presente e contendo pelos pigmentados. Devem ser diferenciados dos cistos velosos.

O tratamento é a exérese cirúrgica.

CISTOS PRÉ-AURICULARES

São defeitos congênitos comuns que podem ter caráter familiar autossômico dominante, decorrentes de defeito na fusão das estruturas embrionárias auriculares.

Manifestações clínicas

Apresentam-se como nódulos ou invaginações localizados na região pré-auricular, unilateralmente e, com maior frequência, na hemiface direita. Infecção secundária com fenômenos inflamatórios subsequentes e drenagem de líquido são frequentes (FIGURA 70.9).

Geralmente não se associam a alterações sistêmicas, mas, ocasionalmente, podem associar-se à surdez e a várias síndromes (ver Capítulo 69).

Cistos revestidos por epitélio não estratificado escamoso

HIDROCISTOMAS

Ver Capítulo 72.

CISTOS BRONCOGÊNICOS

Patogenia

Resultam de sequestro de epitélio respiratório durante a embriogênese.

Manifestações clínicas

Apresentam-se como nódulos, em geral únicos, presentes ao nascimento, localizados na região esternal superior e, menos frequentemente, na face anterior do pescoço ou região mentoniana. Podem fistulizar-se, abrindo-se para o exterior na superfície cutânea (FIGURA 70.10).

Histopatologia

São lesões císticas circunscritas por epitélio colunar ciliado pseudoestratificado que pode conter músculo liso, glândulas mucosas e raramente cartilagem.

Diagnose

É clínica e histopatológica. Na diagnose diferencial, devem ser lembradas as demais lesões císticas; nas formas fistulizadas, devem-se considerar infecções por micobactérias, por fungos, osteomielite; na região mentoniana, também devem ser diferenciadas fístulas dentárias.

Tratamento

Exérese cirúrgica (ver Capítulo 69).

CISTOS DERIVADOS DO DUCTO TIREOGLOSSO

Ver Capítulo 69.

CISTOS ORIGINADOS DE FISSURAS BRANQUIAIS

Ver Capítulo 69.

CISTO CUTÂNEO CILIADO

Ver Capítulo 69.

CISTO CILIADO VULVAR

Ver Capítulo 69.

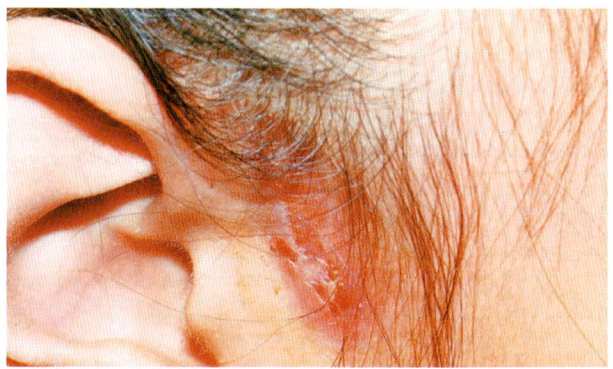

FIGURA 70.9 – Cisto pré-auricular. Lesão infectada.

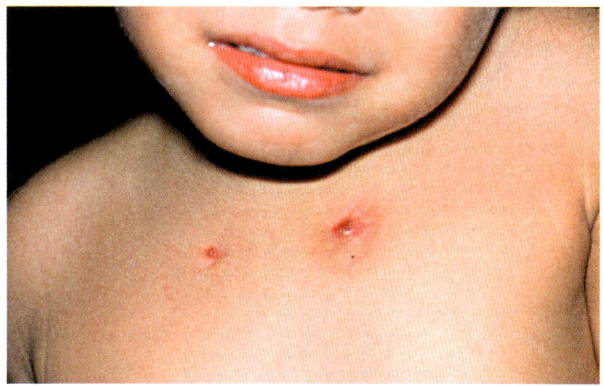

FIGURA 70.10 – Cistos broncogênicos. Fístulas aderidas em localização característica.

CISTO DA RAFE MEDIANA

Ver Capítulo 69.

CISTOS ORIGINÁRIOS DO DUCTO ONFALOMESENTÉRICO

Ver Capítulo 69.

Cistos sem revestimento epitelial

MUCOCELE

Patogenia

Também denominados **cistos mucosos orais**, são, na realidade, pseudocistos que se originam da ruptura de ductos ou ácinos de glândulas salivares menores, resultando em acúmulo de muco nos tecidos circunjacentes, resultando em reação inflamatória e formação de tecido de granulação em torno ao processo.

A ruptura da glândula pode ocorrer por traumas nos ductos ou porções acinares ou pode ser consequência de obstrução do ducto que leva à ruptura da porção acinar.

Nas mucoceles superficiais, o trauma aparentemente não é o fator mais importante, mas sim processos inflamatórios que levam à obstrução do ducto e sua ruptura. Podem participar nesse processo a composição da saliva e fenômenos imunológicos. Várias enzimas, colagenases, metaloproteinases, fatores de ativação do plasminogênio e fator de necrose tumoral participam da inflamação, permitindo a expansão do muco através dos tecidos. Os mesmos processos e, além disso, obstruções por sialólitos, estenoses do ducto salivar, fibrose cicatricial, agenesia do ducto e até tumores atingindo, sobretudo, as glândulas sublinguais e, eventualmente, submandibulares produzem as rânulas no soalho da boca e, no caso das glândulas submandibulares, podem produzir aumentos de volume não flegmásicos no pescoço.

Algumas afecções orais como líquen plano, erupções liquenoide e outras lesões podem favorecer o aparecimento de mucoceles superficiais.

As mucoceles acometem principalmente jovens; as rânulas podem ocorrer também em crianças, e cistos de retenção são mais comuns em idosos.

Manifestações clínicas

Apresentam-se como pápulas ou nódulos não dolorosos de milímetros a centímetros com aspecto translúcido que se localizam na mucosa oral, particularmente na mucosa do lábio inferior (82%), mas também na mucosa bucal, soalho da boca (recebem nesse caso a designação de "rânula") e língua. Rânulas grandes podem interferir na fala, mastigação e deglutição.

As lesões localizadas na linha média da superfície ventral da língua podem apresentar-se com aspecto polipoide e, pelo atrito com os dentes, podem mostrar superfície granulosa e avermelhada ou branca e queratósica.

Existe uma variante superficial que se apresenta com aspecto de vesícula ou bolha de conteúdo claro que é de duração curta, mas recorrente e que se localiza preferencialmente na área gengival retromolar, na mucosa bucal posterior e no palato mole.

Histopatologia

Em meio ao tecido conectivo, observam-se áreas de depósitos de mucina circundados por inflamação crônica, macrófagos contendo mucina e tecido de granulação. Na periferia do processo, pode estar presente ducto glandular, e as glândulas salivares podem exibir inflamação crônica e fibrose.

Na forma superficial, há uma vesícula subepitelial na qual ou em suas proximidades se abrem ductos salivares. A vesícula contém mucina e há infiltrado inflamatório discreto linfo-histiocitário em torno.

Diagnose

Clínica e histopatológica. Os estudos de imagem, sobretudo ultrassonografia, podem ser úteis e, eventualmente, estudos radiológicos e tomográficos e até mesmo ressonância magnética. Além de outros cistos e tumorações da cavidade oral, nas formas superficiais, devem ser lembradas na diagnose diferencial as doenças vesicobolhosas imunológicas ou virais; nas rânulas sublinguais, granuloma piogênico e pólipos fibroepiteliais, além de outros tumores.

Tratamento

Pode haver regressão espontânea principalmente em crianças, mas, em geral, esses casos são tratados por cirurgia excisional ou eletrocoagulação ou criocirurgia ou *laser* de CO_2. Eventualmente, podem ser tentadas infiltrações intralesionais de triamcinolona.

CISTO MIXOIDE DIGITAL

Considerado como relacionado ao conteúdo da cavidade sinovial, mas também se admite a possibilidade de originar-se de alteração degenerativa focal do tecido conectivo dérmico com superprodução de ácido hialurônico. Admite-se a possibilidade de desencadeamento do processo por trauma.

Ocorre mais frequentemente em mulheres, com idade média de aparecimento de 60 anos.

Manifestações clínicas

Consiste em nódulo de consistência cística localizado comumente na superfície dorsal das falanges distais dos quirodáctilos, de aspecto geralmente translúcido que, quando puncionado, elimina líquido glicerinoso **(FIGURA 70.11)**. A compressão da matriz ungueal pode produzir deformidade ao longo da lâmina ungueal, geralmente leve depressão, a partir da área de localização do cisto na dobra ungueal posterior.

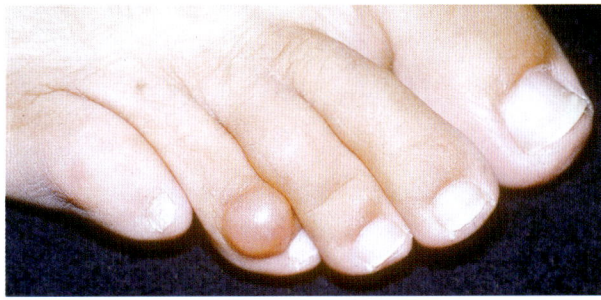

FIGURA 70.11 – Cisto mixoide. Cisto no dorso da falange do quarto quirodáctilo.

Alguns autores relacionam a presença dos cistos digitais com lesões de osteoartrite na região correspondente ao cisto.

Histopatologia
Existem, na derme, lacunas não delimitadas por epitélio, circundadas por tecido conectivo frouxo, rico em mucopolissacarídeos, o que se evidencia pelas colorações para mucina.

Diagnose
Clínica e histopatológica. Na diagnose diferencial, devem ser considerados os cistos epiteliais de inclusão.

Tratamento
O tratamento mais simples, com cura na maioria dos casos, é a infiltração de suspensão de triamcinolona após drenagem por punctura. Por vezes, é necessária a repetição das infiltrações até o desaparecimento completo do cisto. Também pode ser feita a exérese cirúrgica e pode ser empregada a criocirurgia.

CISTO SINOVIAL

Patogenia
O verdadeiro cisto sinovial frequentemente liga-se à cápsula de tendões ou à cápsula articular, mas, frequentemente, não se comunica com a cavidade articular.

Manifestações clínicas
São massas císticas de até 5 cm que se localizam mais frequentemente na superfície dorsal dos punhos e, menos comumente, na superfície ventral do punho, superfície ventral dos dedos das mãos, dorso dos pés e joelhos e, mais raramente, nas faces laterais dos cotovelos e face anterior dos ombros (FIGURA 70.12). São mais comuns em mulheres e podem ser sintomáticos, dificultando a movimentação.

Histopatologia
Há espaços císticos em meio ao tecido conectivo dérmico contendo mucina e circundados por tecido fibroso ou mesmo por tecido sinovial.

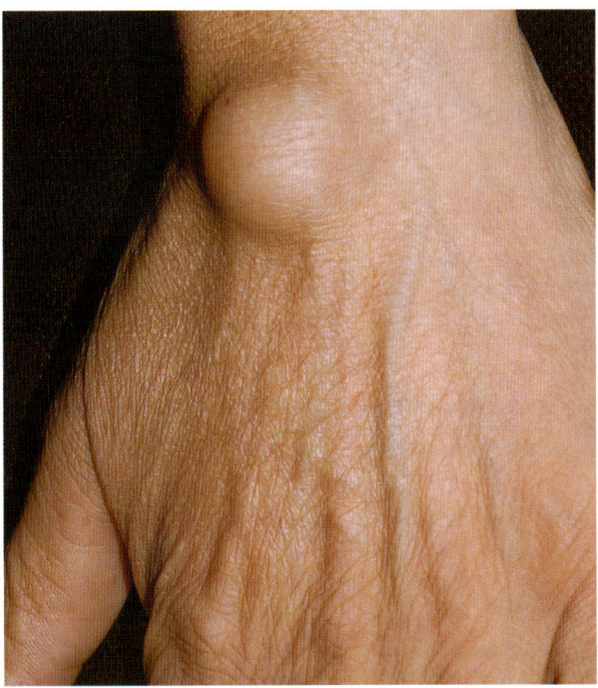

FIGURA 70.12 – Cisto sinovial. Tumoração cística em localização característica.

Diagnose
Clínica e histopatológica. Na diagnose diferencial, consideram-se outras lesões císticas e mesmo lipomas e outros tumores benignos.

Tratamento
As lesões iniciais respondem a tratamentos compressivos. Também se utilizam infiltrações de triamcinolona após drenagem do conteúdo e, quando não há resposta aos tratamentos conservadores, utiliza-se a excisão cirúrgica. No entanto, as recidivas são frequentes.

COMEDÕES GIGANTES

São cicatrizes que produzem invaginação da epiderme, a qual gera corneócitos e melanina, formando um tampão sólido e constituindo um comedão gigante. Admite-se que surjam em consequência de traumas ou inflamações que permitem a formação da cicatriz invaginada, mas não se relacionam à acne.

Alguns autores consideram como sendo a mesma entidade o **poro dilatado de Winer** que se apresenta também como um comedão gigante.

O único tratamento efetivo para esses processos é a remoção cirúrgica da lesão.

PSEUDOCISTO AURICULAR

Ver Capítulo 33.

CAPÍTULO 71

NEVOS ORGANOIDES

Podem ser definidos como malformações congênitas hamartomatosas localizadas, resultantes de alterações na proporção e arranjo das estruturas cutâneas normais que decorrem de mosaicismo cutâneo.

MOISAICISMO CUTÂNEO

Caracteriza-se pela presença de duas ou mais populações de células geneticamente diferentes derivadas de um único zigoto, coexistindo na pele. Essas linhagens celulares desenvolvem-se muito precocemente no desenvolvimento do embrião.

Geneticamente, há dois tipos de mosaicismo:

1. **Funcional:** resultante de inativação do cromossomo X.
2. **Autossômico:** resultante de mutação em um dos 46 cromossomos não sexuais.

Existem cinco padrões de mosaicismo cutâneo:

1. **Linhas de Blaschko:**
- Linhas de Blaschko em faixas estreitas: p. ex., incontinência pigmentar, hipomelanose de Ito.
- Linhas de Blaschko em faixas largas: p. ex., síndrome de McCune Albright (linhas largas hiperpigmentadas).
2. **Padrão em tabuleiro de damas:** neste caso, as alterações interrompem-se abruptamente na linha média. Exemplo: nevo de Becker.
3. **Padrão filoide em forma de folhas, oval ou em formas alongadas:** p. ex., a hipomelanose filoide que caracteriza a trissomia 13.
4. **Padrão em grandes placas que não respeitam a linha média:** podem ocorrer tanto na face dorsal quanto na face ventral do corpo. Exemplo: nevos melanocíticos gigantes.
5. **Padrão de lateralização:** este padrão acomete exclusivamente um hemicorpo de modo nitidamente demarcado por interrupção abrupta das alterações na linha média. Exemplo: síndrome CHILD.

LINHAS DE BLASCHKO

A partir da análise de 140 doentes com lesões lineares na pele, Alfred Blaschko estabeleceu um padrão característico de distribuição linear de lesões na pele. Esse padrão é composto por linhas que são denominadas **linhas de Blaschko** (FIGURAS 71.1 E 71.2), que diferem das linhas de Langer que são as linhas de tensão mínima da pele, diferem dos dermatomos e também não se correlacionam com a distribuição das estruturas vasculares e nervosas. Somente anos depois interpretou-se que essas linhas resultavam de mosaicismo devido a fenômenos de lionização, mutações somáticas, não disjunção dos cromossomos e quimerismo. As linhas de Blaschko se formam pela proliferação de células a partir da linha central primitiva do embrião em sentido transverso. Essas proliferações confi-

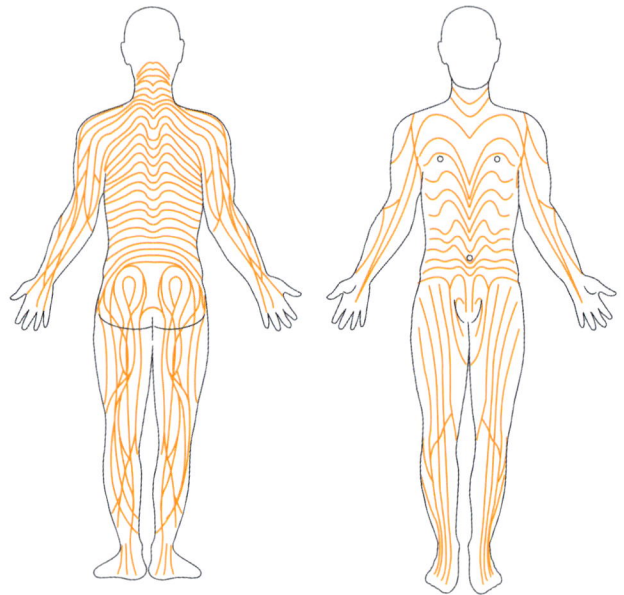

FIGURA 71.1 – Linhas Blaschko no corpo.

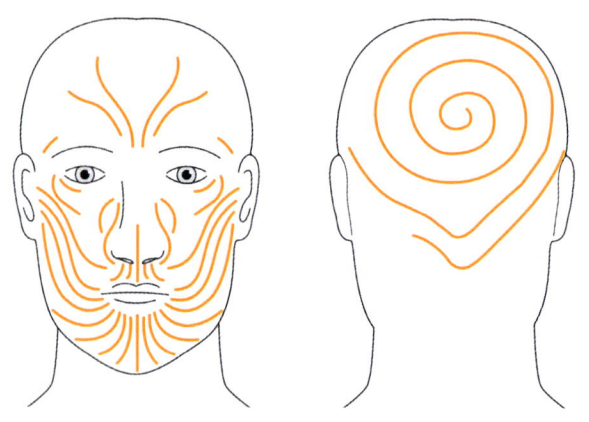

FIGURA 71.2 – Linhas de Blaschko na face e couro cabeludo.

guram figuras em V no dorso e figuras em S nas faces anterolaterais do tronco. Nos braços e pernas, essas linhas seguem linhas aproximadamente paralelas ao eixo dos membros. No couro cabeludo as linhas são espiraladas, na porção central da face são verticais e se dirigem lateralmente a partir dos ângulos da boca.

O mosaicismo cutâneo derivado de componentes epidérmicos sempre segue as linhas de Blaschko, enquanto o mosaicismo de origem mesodérmica segue predominantemente o padrão em tabuleiro de damas ou em placas, ainda que, eventualmente, assuma o padrão de linhas de Blaschko, como na hipoplasia dérmica focal.

Etiopatogenia

Existem diferentes mecanismos etiopatogênicos do mosaicismo tendo sempre como base mutações gênicas.

Mosaicismo genético ou somático

Neste tipo de mosaicismo, uma célula sofre uma mutação **de novo**, pós-zigótica, e a linhagem celular originada por essa célula carreará a mutação. O embrião terá duas linhagens celulares, uma das quais com a mutação sofrida. As células proliferadas da célula mutada expressarão fenótipo diferente em relação ao restante do corpo.

O mosaicismo genético pode ser:

- **Mosaicismo em doenças dominantes não fatais:**
  - **Tipo 1 de mosaicismo segmentar:** ocorre mutação pós-zigótica "de novo" em um dos alelos de determinado gene. As células mutadas proliferadas distribuir-se-ão ao longo das linhas de Blaschko, contrastando com o restante da pele normal. Essa forma de mosaicismo, a não ser que acometa as gônadas, não é transmissível geneticamente. São exemplos: hiperqueratose epidermolítica, neurofibromatose tipo 1 (com lesões segmentares mais localizadas), doença de Darier segmentar, esclerose tuberosa (apresentando angiofibromas unilaterais que podem acompanhar-se de outras manifestações) e síndrome do nevo basocelular.
  - **Tipo 2 de mosaicismo segmentar:** ocorre em indivíduos que apresentam doença autossômica dominante em um dos alelos de determinado gene, e uma nova mutação, agora pós-zigótica, inativa o alelo normal, causando perda da heterozigosidade. Resultará doença mais intensa e mais precoce como consequência de inativação do alelo normal. São exemplos: neurofibromatose tipo 1 (com lesões mais disseminadas), doença de Darier segmentar associada à forma generalizada, esclerose tuberosa (que apresenta grandes *shagreen patches* unilateralmente ou outras manifestações segmentares unilaterais como macrodactilia e grandes crescimentos teciduais, leimiomatose, poroqueratose actínica disseminada superficial.
- **Mosaicismo em doenças autossômicas dominantes fatais:** se a mutação ocorre no zigoto, resulta em morte, mas se a mutação for pós-zigótica, as células produtoras da mutação fatal sobrevivem como mosaico. São exemplos: a hipomelanose de Ito, síndrome do nevo verrucoso, doença de McCune Albright, cútis marmorata telangiectasia congênita.
- **Mosaicismo em doenças poligênicas inflamatórias:** há perda de heterozigosidade dos genes que predispõe à doença precocemente no desenvolvimento, resultando em acometimentos segmentares. São exemplos de doenças que podem determinar lesões segmentares: psoríase, líquen plano, lúpus eritematoso sistêmico, vitiligo, etc.

Mosaicismo funcional ou epigenético

É o resultado de ativação ou inativação de gene, e não de mutação em si. O exemplo mais clássico é lionização, que é a desativação de um dos cromossomos X em mulheres durante o desenvolvimento embrionário. Outro mecanismo é a interposição de retrotranspósons, sequências genéticas de origem viral que se interpõem no genoma humano, alterando a expressão gênica normal.

Esses fenômenos podem ocorrer em genes autossômicos ou ligados ao X e podem ser genes dominantes ou recessivos.

Mosaicismos funcionais em doenças ligadas ao cromossomo X

Estas afecções têm padrão de distribuição na forma de faixas estreitas ao longo das linhas de Blaschko, exceto a síndrome de CHILD, que representa padrão de lateralização.

São exemplos a síndrome de Goltz e a incontinência pigmentar.

Mosaicismo reverso

Ocorre quando um gene mutado sofre reparação espontânea resultando áreas sadias em distribuição segmentar entre as áreas afetadas. É descrito na anemia de Fanconi, na síndrome de Kindler e na síndrome de Wiscott Aldrich.

- **Manchas gêmeas** (*twin spotting*): são lesões formadas por tecidos mutados diferentes entre si e do restante da pele. Podem seguir ou não linhas de Blaschko. São exemplos as facomatoses pigmentovasculares.

NEVOS EPIDÉRMICOS

São nevos que envolvem mosaicismo de queratinócitos. Mais recentemente estão sendo conhecidos mecanismos moleculares envolvidos na gênese desses hamartomas que permitem melhor diferenciação e individualização dos vários tipos de nevos.

NEVOS EPIDÉRMICOS VERRUCOSOS

Malformações congênitas caracterizadas por hiperplasia exclusiva da epiderme ou com alterações associadas de anexos. Atualmente são classificados em epidermolíticos e não epidermolíticos. Clinicamente, esses dois tipos de nevo verrucoso são praticamente indistinguíveis, sendo diferenciados pelo exame histopatológico que permite facilmente sua diferenciação.

Nevos epidérmicos verrucosos não epidermolíticos

Patogenia

Compreendem um grupo heterogêneo de mosaicismos por diferentes mutações ainda não completamente identificadas. Recentemente têm sido relacionados a mutações no gene do receptor 3 do fator de crescimento fibroblástico (*FGFR3*) e ao oncogene da subunidade catalítica α da fosfatidil inositol 3 cinase (*PIK3CA*), mas os mecanismos pelos quais essas mutações atuam não estão estabelecidos.

Manifestações clínicas

Podem surgir já ao nascimento ou aparecer ou simplesmente tornar-se mais evidentes durante a primeira infância. Quando se apresentam ao nascimento, mostram-se como estrias ou placas inicialmente maceradas esbranquiçadas que em dias tornam-se róseas ou levemente pigmentadas e que evoluem, então, para pápulas e placas hiperqueratósicas, francamente verrucosas, bem circunscritas com tendência à distribuição linear ao longo das linhas de Blaschko. Podem atingir qualquer região e apresentarem-se como lesão única ou múltipla. Nas fases iniciais, as lesões sendo puramente maculosas e hiperpigmentadas podem dificultar a diagnose. Quando a prega ungueal é acometida, manifestam-se distrofias ungueais. Quando as lesões se distribuem ao longo de um hemicorpo é chamado **nevus unius lateralis** (FIGURAS 71.3 E 71.4). No couro cabeludo, podem surgir áreas com pelos espessos e encaracolados que se denominam **nevos pilosos lanuginosos**. Além dos problemas estéticos que acarretam, podem apresentar, nas áreas flexurais maceração, edema, eczematização e infecção secundária com mau odor. Essas lesões podem ser a única manifestação da doença, mas, muitas vezes, se acompanham de outras malformações constituindo a **síndrome do nevo epidérmico**.

Histopatologia

Caracteriza-se por hiperqueratose, com paraqueratose variável, acantose e papilomatose. A ausência de degeneração granular distingue o nevo verrucoso não epidermolítico do nevo verrucoso epidermolítico.

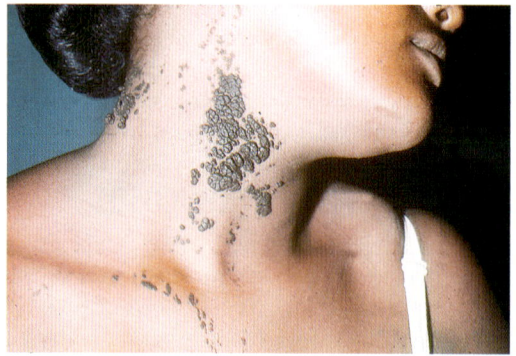

FIGURA 71.3 – Nevo verrucoso. Lesões verrucosas agrupadas com disposição linear.

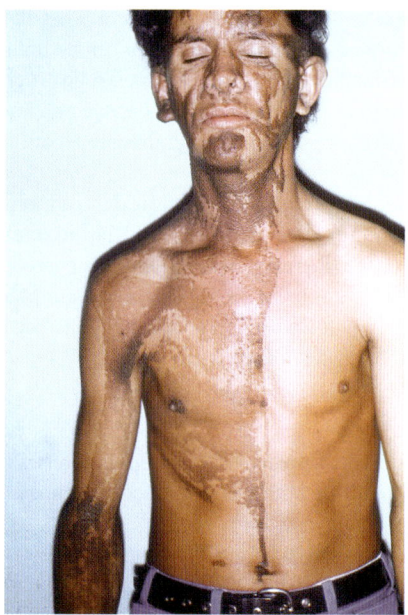

FIGURA 71.4 – Nevo verrucoso sistematizado. Tipo *nevus unius lateralis*. Lesões verrucosas acometendo preponderantemente um hemicorpo.

Nevo epidérmico verrucoso epidermolítico

Patogenia

Admite-se que decorra de mosaicismo envolvendo os genes *KRT1* e *KRT10* cujas mutações são responsáveis pela eritrodermia ictiosiforme bolhosa. Essa interpretação deve-se à semelhança histológica das alterações observadas nesta última enfermidade e o nevo verrucoso epidermolítico. Esse tipo de mosaicismo pode ser gonadal e, portanto, pode haver descendentes com eritrodermia ictiosiforme bolhosa.

Manifestações clínicas

São idênticas às já descritas para o nevo verrucoso não epidermolítico (FIGURA 71.5). Esse tipo de nevo, como decorre exclusivamente de mutações em queratinócitos, não se acompanha das manifestações sistêmicas da síndrome do nevo epitelial; quando as lesões são generalizadas, corresponde à chamada **ictiose histrix**.

Histopatologia

Revela hiperqueratose, acantose e papilomatose com hiperqueratose epidermolítica que se traduz por vacuolização perinuclear dos queratinócitos, presença de grânulos de querato-hialina irregulares e hiperqueratose.

Diagnose

Clínica e histopatológica, diferenciando-se do nevo verrucoso não epidermolítico pela presença da hiperqueratose epidermolítica detectada histopatologicamente.

Na diagnose diferencial, para ambos os tipos de nevos verrucosos, devem ser consideradas, em formas localizadas, verrugas virais e, em formas mais extensas, outros diagnós-

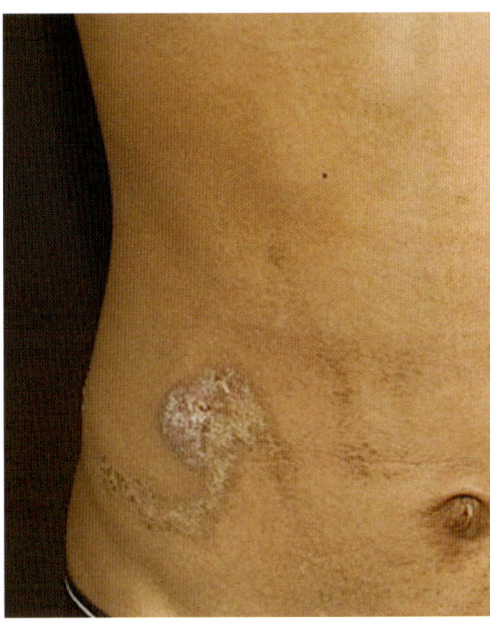

FIGURA 71.5 – Nevo verrucoso epidermolítico. Placa queratósica segmentar.

ticos diferenciais podem ser exigidos: líquen plano linear, líquen estriado, poroqueratose linear e psoríase linear, além de outros tipos de nevos.

Tratamento

O tratamento é indicado apenas por motivos estéticos, pois a malignização é extremamente rara. Conforme a extensão e localização, o tratamento pode consistir em excisão e sutura, que pode ser impraticável em formas muito extensas, nas quais, tratamentos com resultados menos completos podem ser efetuados: dermoabrasão, eletrocoagulação, terapia com *laser*, criocirurgia, uso de ácido tricloroacético, ácido retinoico tópico e retinoides sistêmicos, que podem melhorar o quadro, porém não produzem o desaparecimento completo das lesões.

Nos nevos epidermolíticos em que há hiperqueratose epidermolítica, podem ser usadas, para melhora do doente retinoides sistêmicos, a isotretinoína e a actitretina, esta última com melhores resultados.

Nevo sebáceo (nevo sebáceo de Jadassohn)

Formação hamartomatosa composta predominantemente de glândulas sebáceas. Alguns autores consideram variante do nevo verrucoso e por vezes associam-se.

Patogenia

Formação hamartomatosa resultante de defeitos ectodérmicos e mesodérmicos, com especial aumento de glândulas sebáceas decorrente de mosaicismo por mutações pós-zigóticas. A maioria das lesões é esporádica e existem raros casos familiares.

Manifestações clínicas

Em geral, apresenta-se ao nascimento ou nos primeiros meses de vida e atinge igualmente ambos os sexos.

Caracteriza-se por placa papulosa, amarelada, ligeiramente elevada com sulcos na superfície **(FIGURAS 71.6 E 71.7)**. A lesão é, geralmente, única e localizada quase sempre no couro cabeludo ou face e, menos frequentemente, no pescoço, tronco e extremidades. Provavelmente por influências hormonais, aumenta lentamente, tornando-se, na puberdade, espessado e verrucoso com aspecto papilomatoso. Verificou-se, em lesões tardias, sobretudo em adultos, o desenvolvimento de tumores anexiais inclusive tumores malignos. O tumor maligno que mais frequentemente se desenvolve é o carcinoma basocelular e o tumor benigno mais frequente é o tricoblastoma. Outros tumores desenvolvendo-se no nevo sebáceo são siringocistoadenoma papilífero, queratoacantoma, cistoadenoma apócrino, leiomioma e carcinoma de células sebáceas. Muito raramente, foram descritos casos de poroma écrino e carcinomas apócrinos com potencial de metastatização.

O surgimento de neoplasias parece ser raro, considerando-se ser de cerca de 5% essa possibilidade. Esse evento é mais frequente na meia-idade podendo, no entanto, ocorrer em qualquer idade e clinicamente se expressa pelo surgimento de nódulos exofíticos ou ulcerações na lesão névica. Lesões maiores, especialmente quando localizadas na região centrofacial, podem associar-se a alterações neurológicas, re-

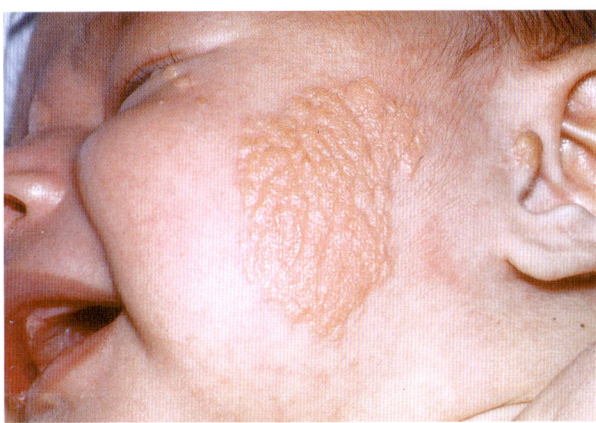

FIGURA 71.6 – Nevo sebáceo. Placa papulosa amarelada de superfície sulcada na face.

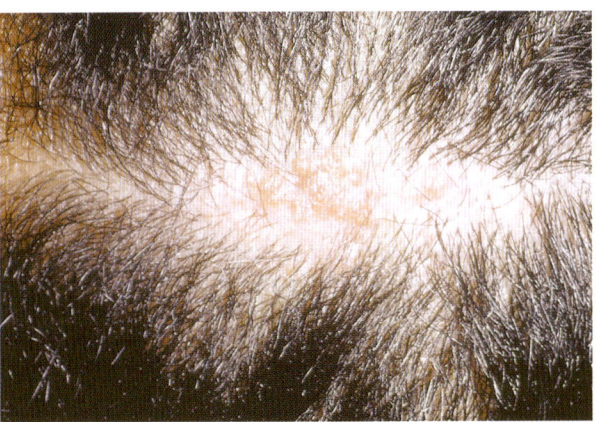

FIGURA 71.7 – Nevo sebáceo. Placa papulosa amarelada no couro cabeludo.

tardo mental e convulsões, alterações ósseas e oftalmológicas como colobomas e, nesse caso, constitui-se a **síndrome do nevo sebáceo**.

Histopatologia
Histologicamente pode apresentar-se em vários estádios de desenvolvimento, parecendo tratar-se de uma hamartoma. Inicialmente, apresenta folículos pilossebáceos hipoplásicos, depois, torna-se acantósico e com glândulas sebáceas hiperplásicas e folículos pilosos hipoplásicos. Geralmente, observam-se também glândulas apócrinas na profundidade e, quando do surgimento de neoplasias, o quadro histopatológico específico se evidenciará.

Diagnose
Clínica e histopatológica. Na diagnose diferencial, consideram-se os nevos epiteliais e os tumores anexiais benignos e, eventualmente, aplasia cútis congênita, metástases no couro cabeludo e encefaloceles e meningoceles de expressão discreta.

Tratamento
O tratamento é a exérese cirúrgica, que deve ser feita preferentemente antes da puberdade, ocasião em que a lesão aumenta em tamanho bem como aumenta a possibilidade do surgimento dos tumores.

Nevo epidérmico verrucoso inflamatório linear
O nevo epidérmico verrucoso inflamatório linear (NEVIL) é uma lesão verrucosa inflamatória linear de aspecto psoriasiforme.

Patogenia
É desconhecida, admitindo-se que seja decorrente de mosaicismo de linhagem celular com mutação dominante, que convive com as células normais. A delimitação entre a área composta por células mutadas e a pele normal é nítida. Também se admite a possível interferência de transpósons, sequências genéticas de origem viral que se interpõem nos genes, modificando-os e criando linhagens celulares diferentes. Em geral, é esporádico, mas existem raros casos familiares e, apesar da semelhança clínica e histológica com psoríase, no NEVIL há ausência de expressão de involucrina na epiderme paraqueratótica, fato que o diferenciaria da psoríase.

Manifestações clínicas
A doença é congênita em 50% dos casos e a maioria surge nos primeiros 6 meses de vida.

Apresenta-se, em geral, como placa linear constituída por pápulas eritematodescamativas confluentes de aspecto psoriasiforme e, até mesmo, eczematoso, em função dos fenômenos inflamatórios associados. Acompanha-se de prurido. É mais frequente no sexo feminino e localiza-se preferentemente nas coxas, pernas e regiões inguinocrural e glútea. Eventualmente, estende-se por todo o membro e, raramente, é bilateral (**FIGURA 71.8**).

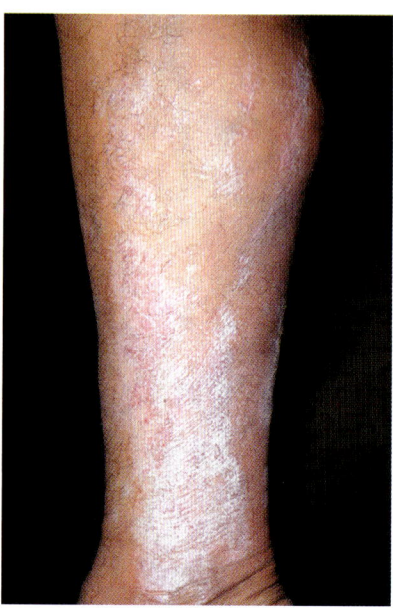

FIGURA 71.8 – Nevo epidérmico verrucoso inflamatório linear. Lesão psoriasiforme linear na perna.

Histopatologia
O quadro é psoriasiforme também em termos histopatológicos. Há hiperqueratose com paraqueratose e ausência da granulosa, alternando-se com áreas deprimidas de ortoqueratose com hipergranulose. Há acantose e os cones epiteliais mostram-se alongados. Há espongiose e exocitose de linfócitos e neutrófilos na epiderme; ocasionalmente, observam-se microabscessos de Munro.

Diagnose
Clínica, corroborada por compatibilidade histopatológica. Exige diagnose diferencial com o nevo verrucoso comum, psoríase com disposição linear, líquen plano linear, líquen estriado, líquen simples crônico, nevo epidérmico liquenoide (nevo verrucoso que apresenta histologicamente infiltrado linfocitário dérmico liquenoide, em faixa) e também com o nevo epidérmico da síndrome CHILD.

Tratamento
É de difícil tratamento. Quando possível, a excisão cirúrgica pode resolver o problema. Também há relatos de bons resultados com criocirurgia. Outro tratamento é o *dye laser* e *laser* de CO_2. Como tratamento conservador, existem relatos de bons resultados temporários com corticoides sob oclusão ou infiltração intralesional, fluocinonida tópica associada a tacrolimo que, no entanto, exige manutenção, com tretinoína a 1% associada a 5-fluoruracil em creme. Também há relatos do uso de calcipotriol tópico e do uso sistêmico de acitretina e de etanercepte.

Nevo comedônico
Hamartoma benigno que corresponde à variante menos frequente dos nevos epidérmicos.

Patogenia

É desconhecida. Alguns autores admitem tratar-se de variante do nevo verrucoso, outros admitem tratar-se de mosaicismo e, finalmente, também há a hipótese de tratar-se de desregulação do desenvolvimento da porção mesodérmica da unidade pilossebácea resultando impossibilidade da formação do folículo pilossebáceo completo. Formam-se invaginações representando o folículo incompleto que, preenchidas por queratina, produzem o aspecto comedoniano.

Manifestações clínicas

As lesões surgem ao nascimento ou na infância, em geral antes dos 10 anos de idade. Acomete igualmente ambos os sexos e existem raros casos familiares.

Há uma área circunscrita ou linear composta por pápulas ligeiramente elevadas em cuja parte central há rolha córnea, castanho-preta semelhante ao comedão. É, quase sempre, unilateral, atingindo, preferentemente, face, pescoço e porção superior do tronco (FIGURA 71.9). Raramente podem ocorrer em áreas não pilosas como palmas, plantas e glande. A única complicação observada é a ocorrência de alterações inflamatórias com formação de pústulas e abscessos.

Existem raros casos de associação de nevo comedônico, defeitos ósseos e catarata homolateral, às vezes acompanhada de disgenesia do corpo caloso e alterações eletroencefalográficas. Esse conjunto constitui a **síndrome do nevo comedônico**.

Histopatologia

Observam-se folículos pilosos não completamente desenvolvidos representados por invaginações, contendo queratina e sem hastes pilosas. Pode haver fenômenos de hiperqueratose epidermolítica no epitélio folicular.

Diagnose

Clínica e histopatológica. Na diagnose diferencial, devem-se considerar as condições comedonianas, acne infantil, acne vulgar e cloracne e nevo epidérmico.

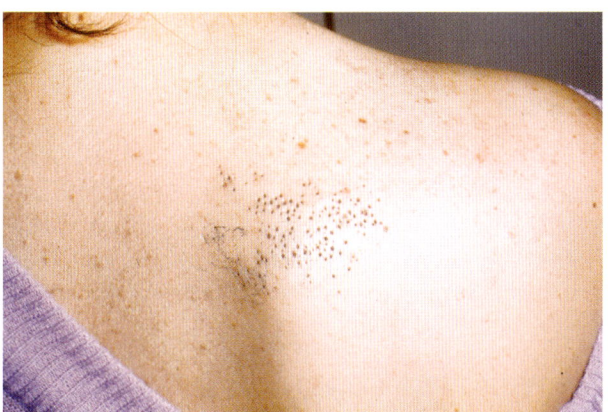

FIGURA 71.9 – Nevo comedônico. Placa constituída por grande quantidade de comedões.

Tratamento

O melhor tratamento é a exérese cirúrgica, quando possível. Outros recursos terapêuticos são ácido retinoico tópico, queratolíticos como o ácido salicílico e o lactato de amônio para remoção das lesões comedonianas, isotretinoína sistemicamente e infiltrações com corticoides. Quando ocorrem pústulas e abscessos, são necessários antibióticos sistêmicos.

Síndrome do nevo epitelial

Também conhecida como **síndrome de Solomon**, para essa síndrome reconhecem-se algumas variantes nas quais há, associadamente a determinados nevos, acometimentos sistêmicos: síndrome do nevo epitelial linear, síndrome do nevo sebáceo linear e, secundariamente, alguns autores reconhecem a **síndrome do nevo comedônico linear** e a **síndrome do nevo inflamatório linear**.

Manifestações clínicas

Nessas síndromes, especialmente envolvendo nevos verrucosos não epidermolíticos e os nevos sebáceos, ocorrem, de modo geral, inúmeras anormalidades de vários sistemas orgânicos, hipoplasia de estruturas mais profundas nas áreas de acometimento cutâneo, malformações esqueléticas, oculares (colobomas, hipoplasia do nervo óptico, microftalmia, macroftalmia, anoftalmia, catarata e cegueira cortical), cardiovasculares (coartação da aorta), urológicas e angiomatosas constituindo processos polidisplásicos. As lesões cutâneas hamartomatosas, como já se referiu, são variadas: nevos epiteliais, nevos sebáceos, hemangiomas, alterações pigmentares (manchas café com leite, hipopigmentações, nevos melanocíticos). Podem estar presentes anomalias dentárias (hipoplasia do esmalte dentário, malformações dos dentes e hipodontia), alterações dos cabelos e dermatomegalia. As alterações ósseas compreendem cifose, escoliose, alterações líticas, cistos, hipertrofias e atrofias ósseas. As alterações neurológicas (que ocorrem em 50% dos casos) atingem mais frequentemente os doentes com lesões de nevo sebáceo na cabeça e pescoço. São variáveis, sendo mais comuns o retardo mental e as convulsões. Podem ocorrer malformações cerebrais, atrofia cortical, calcificações cerebrais, malformações vasculares, agenesia do corpo caloso, hamartomas intracranianos, malformações dos gânglios basais, hidrocefalia, surdez e paralisias dos nervos cranianos.

Além dessas alterações sistêmicas, observam-se nesses doentes maior incidência de tumores malignos, nefroblastomas, tumores da bexiga, tumores testiculares, carcinomas de glândulas salivares, adenocarcinomas de parótida, de estômago, carcinoma de mama, astrocitomas e gliomas.

Todas essas alterações ocorrem variavelmente nas síndromes compostas pelos vários nevos.

Em relação aos nevos, não há sintomas à exceção do nevo verrucoso inflamatório linear que pode ser pruriginoso em função da presença de fenômenos inflamatórios.

Na síndrome do nevo epitelial, além do nevo, que mais comumente é extenso, tipo *nevus unius lateris*, este pode acometer a mucosa oral e pode ocorrer palato fendido. Além disso, pode haver lesões compostas por glândulas écrinas, assimetria corpórea e retardo mental.

Na síndrome do nevo comedônico associam-se ao nevo alterações ósseas, escoliose, espinha bífida, fusão de vértebras, alterações do sistema nervoso provocando convulsões, e alterações oculares entre as quais catarata.

O nevo verrucoso inflamatório linear se associa menos comumente a anormalidades sistêmicas, as quais quando presentes são alterações musculesqueléticas.

A síndrome do nevo sebáceo linear é também chamada facomatose de Jadassohn. As lesões cutâneas predominam na face, couro cabeludo, fronte e pescoço, são extensas, frequentemente do tipo *nevus unis lateris*. Com o tempo tornam-se verrucosas, hiperqueratósicas. A síndrome compõe-se de lesões de nevo sebáceo e nevo epitelial, anormalidade foliculares e de glândulas apócrinas. Sistemicamente, esses doentes podem apresentar todas as alterações anteriormente referidas.

Hiperqueratose neviforme dos mamilos e das aréolas

É considerada variante do nevo verrucoso.

Manifestações clínicas
Ocorre em mulheres (80%) como formações verrucosas papilomatosas localizadas exclusivamente nos mamilos ou envolvendo também as aréolas mamárias **(FIGURA 71.10)**.

Histopatologia
É idêntica à variedade reticulada da queratose seborreica.

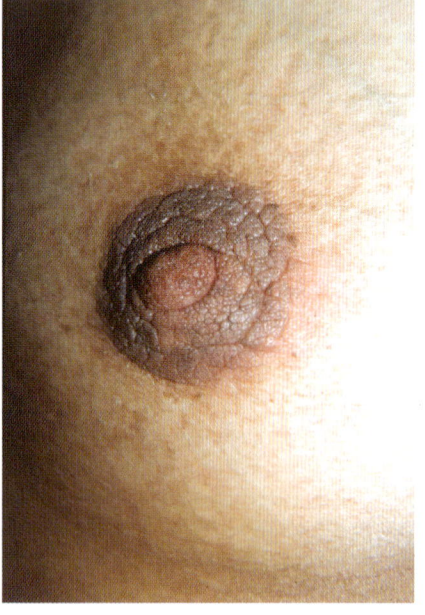

FIGURA 71.10 – Lesões verrucosas papilomatosas na aréola mamária.

Diagnose
Clínica e histológica e na diagnose diferencial devem ser consideradas queratoses seborreicas, hiperqueratose por atrito dos corredores e doença de Fox Fordyce.

Tratamento
É difícil e desnecessário. Às vezes, por razões de ordem estética, pode se tentar tratamento cirúrgico.

Nevos écrinos

Muito raros e correspondem a hamartomas com grande componente écrino.

Manifestações clínicas
Podem apresentar-se sob várias formas clínicas em qualquer idade. Existe uma forma em que se observa exclusivamente como áreas circunscritas de hiper-hidrose. Essa forma é denominada **nevus sudoriferous** e histopatologicamente, há aumento do número e tamanho das glândulas sudoríparas écrinas.

Existem casos em que se observa um poro que elimina secreção mucosa e que histopatologicamente se caracteriza por apresentar elementos dutais e secretórios situados na derme profunda e que convergem para o poro superficial. Existem formas nodulares que, histologicamente, contêm numerosas glândulas écrinas circundadas por mucina. Outras vezes, os nevos écrinos se apresentam como grupos de pápulas ou placas da cor da pele ou acastanhadas com disposição linear. Histopatologicamente, são constituídos por glândulas écrinas em número maior do que na pele normal. Existem duas variantes, não consideradas por alguns como formas de nevo écrino, mas variantes de nevo epitelial, o nevo poroqueratósico do ducto écrino e nevo ductal dérmico que se apresentam congenitamente como pápulas ou placas nas regiões palmares ou plantares nas quais observam-se lesões hiperqueratósicas espinulosas pontuadas que surgem a partir de óstios écrinos bastante dilatados.

Histopatologia
Nas formas exclusivamente hiper-hidróticas, observa-se aumento do número e do tamanho das glândulas sudoríparas écrinas.

Diagnose
Clínica e histopatológica.

Tratamento
O tratamento é a excisão cirúrgica, quando possível.

Existem duas outras variantes de nevo écrino, o nevo écrino angiomatoso e o nevo poroqueratósico dos óstios e ductos écrinos.

Nevo écrino angiomatoso

É extremamente raro. Trata-se de lesão constituída por estruturas écrinas e capilares, de localização predominantemente acral.

Manifestações clínicas

Aparecem ao nascimento ou na primeira infância sob a forma de nódulos ou placas da cor da pele ou azulados e de aspecto angiomatoso que ocorrem sobretudo nas regiões palmares, plantares e, eventualmente, nos pés, pernas, face, pescoço e tronco. Às vezes, as lesões são dolorosas.

Histopatologia

Demonstra ninhos de glândulas écrinas aumentadas e normais imersos em estroma fibroso frouxo com vasos sanguíneos e linfáticos de paredes espessadas.

Tratamento

Quando dolorosos exigem tratamento cirúrgico. Há relatos de bons resultados com *dye laser* pulsado.

Nevo poroqueratósico dos óstios e ductos écrinos

Considerado fruto de mosaicismo e constitui-se de invaginações de epiderme com queratinização anormal atravessadas por estruturas ductais que clinicamente se apresenta como áreas localizadas de lesões comedo-símiles.

Manifestações clínicas

São lesões que surgem na maioria das vezes ao nascimento, compreendendo pápulas queratósicas encimadas por tampão córneo com disposição linear, semelhantes ao nevo comedoniano e localizadas principalmente nas regiões palmares e plantares (FIGURA 71.11). Eventualmente, as lesões, em especial noutras regiões corpóreas, podem ser verrucosas lembrando nevos verrucosos e também podem apresentar aspecto vegetante filiforme.

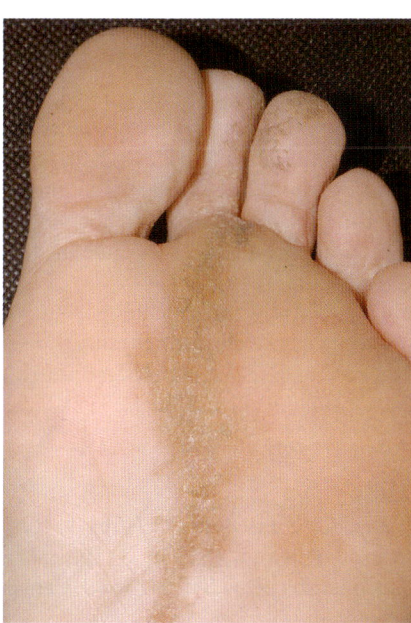

FIGURA 71.11 – Nevo poroqueratósico do ducto écrino. Pequenas depressões puntiformes de centro queratósico, confluentes em faixa formando placa.

Histopatologia

Apresenta invaginações epidérmicas comedo-símiles com tampões paraqueratósicos. Na porção inferior das invaginações epiteliais são visíveis ductos écrinos.

Tratamento

O tratamento de escolha é cirúrgico, existindo relatos de uso de *laser* de CO_2.

Nevos apócrinos

Raramente ocorrem como condição isolada. Agregados névicos de glândulas apócrinas ocorrem mais comumente com nevos epiteliais, em particular nevos sebáceos.

Manifestações clínicas

Não há apresentação clínica definida. Têm sido descritos nódulos no couro cabeludo, placas na face, nódulos na região perineal, pápulas pigmentadas na região vulvar, na região perianal, massas axilares bilaterais e lesões papulosas no tronco.

Histopatologia

Revela a presença de glândulas apócrinas maduras na derme reticular e subcutâneo.

Tratamento

Excisão cirúrgica.

Nevos do tecido conectivo

São hamartomas do tecido colágeno e do tecido elástico.

Nevos colágenos

Também conhecidos como **colagenomas,** eles podem ser de vários tipos: de nevos colágenos, colagenoma cutâneo familiar, nevo linear do tecido conetivo, colagenoma cerebriforme plantar.

Colagenoma cutâneo familiar

É de herança autossômica dominante e se manifesta em torno da adolescência por nódulos dérmicos indurados assintomáticos em número e tamanhos variados que se distribuem simetricamente pelos braços e tronco.

Em alguns doentes, foram descritas anormalidades cardíacas, miocardiopatia, defeitos septais e espessamento da aorta.

Nevo linear do tecido conectivo

Trata-se de lesões nodulares ou em placas formadas por pápulas confluentes com disposição linear ao longo das linhas de Blaschko (FIGURA 71.12).

Colagenoma eruptivo

Apresenta-se sob a forma de nódulos dérmicos indurados semelhantes, porém menores que as lesões do colagenoma

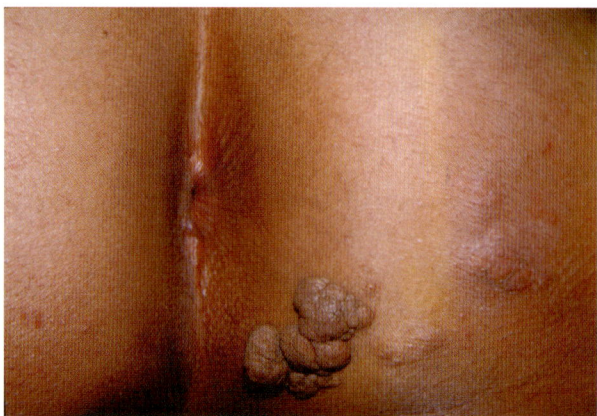

FIGURA 71.12 – Nevo conectivo. Placas e nódulos da cor da pele em disposição segmentar.

familiar, de início abrupto, sem história familiar e que costumam intensificar-se na gravidez.

Peau de Shagreen
São os colagenomas próprios da esclerose tuberosa que se apresentam como placas fibrosas da cor da pele ou levemente acastanhadas especialmente na região lombar (FIGURA 71.13).

Colagenoma cerebriforme plantar
Apresenta-se como massa cerebriforme da cor pele na região plantar (FIGURA 71.14). Pode ser fenômeno isolado ou participar da síndrome Proteus.

Histopatologia
Os colagenomas se caracterizam pela presença na derme de tecido conjunto denso com fibras espessas e redução do tecido elástico.

Tratamento
O único tratamento possível, quando necessário e exequível, é cirúrgico.

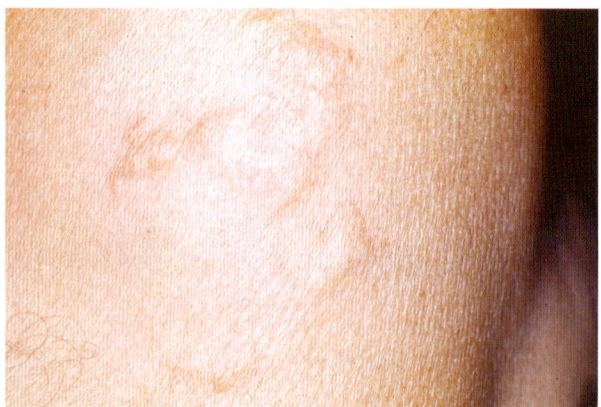

FIGURA 71.13 – Nevo conectivo. Placa papulosa elevada, irregular, com áreas amareladas.

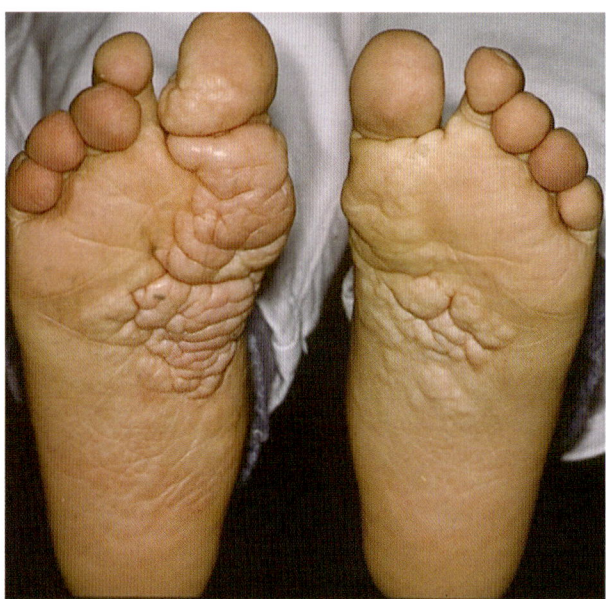

FIGURA 71.14 – Síndrome de Proteus. Nevos conectivos de aspecto cerebriforme em localização típica.

Nevos elásticos
São nevos conectivos em que ocorrem anormalidades das fibras elásticas que se mostram histologicamente espessadas e entremeadas ao colágeno normal da derme reticular.

Existem alguns tipos de nevos elásticos: os que participam da síndrome de Buschke-Ollendorff, a elastorexis papulosa e o nevo anelástico.

A síndrome de Buschke-Ollendorff se caracteriza por múltiplos nevos elásticos associados à osteopoiquilose e será tratada no Capítulo 69.

Elastorexe papulosa
Caracteriza-se por múltiplas pápulas pequenas, de milímetros, simetricamente distribuídas e localizadas predominantemente no tronco, sem tendência a confluir. Difere da síndrome de Buschke-Ollendorff por não se acompanhar de osteopoiquilose. Histopatologicamente, há diminuição e fragmentação das fibras elásticas.

São lesões papulosas perifoliculares pequenas de cor amarelada ou rósea que se agrupam localizando-se especialmente no tronco e que, às vezes, conferem à pele aspecto enrugado. Histopatologicamente, há ausência focal de fibras elásticas.

Nevo mucinoso
Também conhecidos como **nevos lineares do tecido conectivo do tipo proteoglicano,** resultam do aumento da síntese focal de proteoglicanos pelos fibroblastos da derme superior.

Manifestações clínicas
Grupos de pápulas da cor da pele ou ligeiramente pigmentadas de consistência firme que tendem a agrupar-se em placas,

em geral, unilateralmente com disposição linear em distribuição dermatômica de localização mais frequente no dorso.

Histopatologia

Há hiperqueratose, acantose com alongamento dos cones epiteliais e observa-se, na derme superior faixa com ausência de fibras elásticas e colágenas que as colorações específicas (*alcian blue*) mostram tratar-se de proteoglicanos.

Na diagnose diferencial, considerar mucopolissacaridoses, mucinose papulosa, mucinose cutânea focal e mucinose cutânea juvenil.

Nevo lipomatoso superficial

Também conhecido como **nevo lipomatoso de Hoffman e Zurhelle**, é uma forma especial de nevo conectivo, havendo participação predominante do tecido adiposo na formação hamartomatosa.

Manifestações clínicas

Reconhecem-se duas formas clínicas, a forma clássica constituída por lesões múltiplas que surge logo após o nascimento ou até a 2ª década da vida e a forma solitária que aparece após os 20 anos idade. A forma clássica apresenta-se como lesões papulonodulares moles, isoladas ou agrupadas em placas irregulares de cor da pele normal ou ligeiramente amareladas, de superfície lisa ou de aspecto cerebriforme, localizadas preferentemente na região glútea **(FIGURA 71.15)**. A forma isolada apresenta-se como lesão com as mesmas características morfológicas, porém única, e que não apresenta topografia preferencial, podendo ocorrer em qualquer área corpórea.

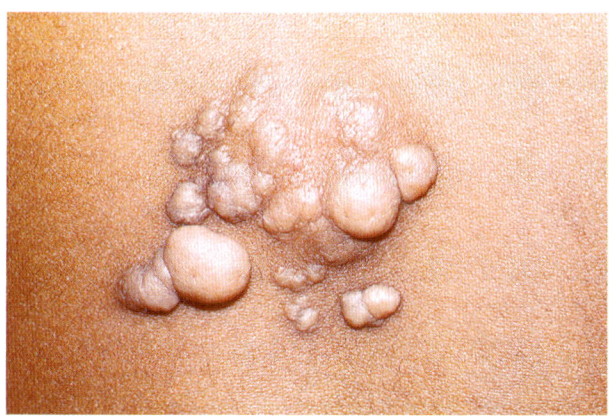

FIGURA 71.15 – Nevo lipomatoso superficial. Pápulas e nódulos de tamanhos variados confluentes em placa irregular.

Histopatologia

Observa-se em contato direto com a epiderme, portanto, na derme, lóbulos de tecido adiposo maduro circundado por colágeno imaturo.

Diagnose

Clínica e histopatológica. Na diagnose diferencial devem considerar-se neurofibromatose, linfangioma, hemangiomas e pólipos fibroepiteliais.

Tratamento

É cirúrgico.

Nevo piloso puro

São malformações nevoides caracterizadas por aumento dos folículos pilosos.

São muito raros e apresentam-se clinicamente como tufos de pelos longos localizados em determinada área corpórea. Mais frequentemente, folículos pilosos em número aumentado participam da composição de nevos nevocelulares e, às vezes, de nevos verrucosos e sebáceos.

Nevo piloso lanuginoso

É afecção em geral esporádica que surge nos 2 primeiros anos de vida, caracterizando-se por áreas localizadas com cabelos anormais. Pode ser fenômeno isolado ou pode associar-se a nevos verrucosos e nevos pigmentares e, às vezes, associa-se a alterações oculares.

Patogenia

É desconhecida. Além das formas esporádicas, existem formas de origem genética, autossômicas dominantes e recessivas.

Manifestações clínicas

Geralmente, em área localizada do couro cabeludo, os cabelos apresentam-se com aspecto completamente diferente dos cabelos normais. São grosseiros, a pigmentação é reduzida e o diâmetro do cabelo é menor, havendo ampla gama de alterações na morfologia da haste e da cutícula do cabelo. Existem também formas difusas que aparentemente são as que mais se associam a outras anormalidades oculares, ósseas, neurológicas e cutâneas. As anormalidades cutâneas que podem estar associadas são queratose pilar atrofiante, queratodermia palmoplantar e a síndrome de Noonan. As anormalidades oculares que podem ser concomitantes são principalmente da retina. Podem ainda associar-se alterações neurológicas e defeitos de condução cardíaca.

O aspecto dos cabelos pode normalizar-se com a idade.

CAPÍTULO 72

TUMORES EPITELIAIS BENIGNOS

QUERATOSE SEBORREICA

A queratose seborreica, verruga seborreica ou senil, caracteriza-se pelo aparecimento de lesões verrucosas no tronco, face e membros. É extremamente comum e afeta indivíduos de ambos os sexos a partir da 4ª década de vida. Frequentemente, há predisposição familiar e, em algumas famílias, os achados são sugestivos de herança mendeliana dominante. Não sofre transformação maligna.

Patogenia

Admite-se atualmente que as queratoses seborreicas são derivadas de proliferação de queratinócitos do infundíbulo folicular e aparentemente têm origem monoclonal representando, portanto, tumores foliculares. É frequente o encontro de mutações nos genes do receptor 3 de crescimento dos fibroblastos (*FGFR3*), que ocorre em cerca de 40% dos casos, e do gene *PIK3CA*, que ocorre em cerca de 15% dos casos, mostrando a participação de alterações gênicas na origem das queratoses seborreicas.

Admite-se que, na queratose seborreica, os queratinócitos em proliferação produzam citocinas estimuladoras da melanogênese, o que explica o caráter hiperpigmentado das lesões.

Manifestações clínicas

As lesões usualmente múltiplas são pápulas circunscritas, ligeiramente elevadas, verrucosas, cuja cor varia do castanho-claro ao escuro, com diâmetro de poucos milímetros a 2 centímetros.

A lesão é coberta por escama aderente, córnea e graxenta que, quando retirada, mostra superfície mamelonada ou sulcada (FIGURA 72.1).

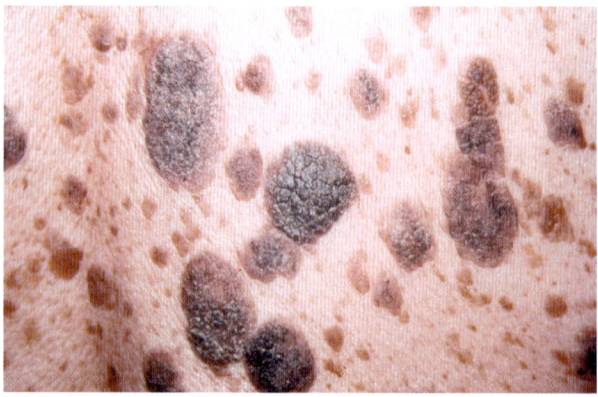

FIGURA 72.1 – Queratose seborreica. Placas papulosas de superfície verrucosa de coloração castanho-enegrecida.

As lesões são geralmente numerosas e localizam-se no tronco, pescoço, face e membros. Quando no tronco e múltiplas, frequentemente mostram-se dispostas linearmente ao longo das dobras cutâneas. São persistentes, enquanto outras surgem com a idade.

Quando localizadas em áreas intertriginosas, pode haver infecção secundária, com maceração e mau odor.

Algumas lesões de tipo acrocórdon, especialmente nas pálpebras e dobras flexurais, são, na realidade, queratoses seborreicas pedunculadas, e não verdadeiros papilomas fibroepiteliais.

Da mesma forma, as lesões de dermatose papulosa nigricante, estucoqueratose e queratose são variantes de queratose seborreica.

Algumas vezes, as lesões de queratose seborreica sofrem processo de eczematização, cujas causas são desconhecidas, admitindo-se possível participação de traumatismo. Essas lesões se denominam **queratoses seborreicas irritadas**, e o quadro histopatológico, nessas condições, pode criar dificuldade na diagnose diferencial com o carcinoma espinocelular.

O aparecimento súbito de forma eruptiva de múltiplas lesões de queratose seborreica constitui o **sinal de Leser-Trelat**, considerado manifestação paraneoplásica, mas cujo real significado como tal permanece questionado. Em 20% dos casos, o sinal de Leser-Trelat associa-se à acantose nigricante e, nessas condições, o caráter paraneoplásico é mais significativo havendo relação com adenocarcinomas gástricos, carcinomas de mama, adenocarcinomas do colo e linfomas. O sinal de Leser-Trelat seria consequência da secreção de fatores de crescimento epitelial pelo tumor.

As queratoses seborreicas podem inflamar-se em consequência de traumas e, mais raramente, por infecção secundária, tornando-se eritematosas, crostosas e dolorosas.

Histopatologia

As queratoses seborreicas são papilomas benignos que, histologicamente podem apresentar variações. A queratose seborreica clássica apresenta-se como proliferação exofítica de células basalioides uniformes, contendo pseudocistos de queratina e grande quantidade de melanócitos. Às vezes, a proliferação de células basalioides forma cordões que aprisionam a derme, conferindo aspecto adenoide. É também chamada **queratose seborreica reticulada**. Na queratose seborreica irritada, evidenciam-se alterações inflamatórias e áreas de queratinização que podem simular as pérolas córneas do carcinoma espinocelular, do qual deve ser diferenciada.

Existe uma variante denominada clonal na qual ocorrem ninhos bem definidos de queratinócitos de tamanho variável e que se coram mais palidamente em relação aos queratinócitos normais. Outro subtipo histológico de queratose seborreica é o chamado **melanoacantoma**, no qual os queratinócitos contêm melanina, contida principalmente em melanócitos altamente dendríticos, dispersos na epiderme, indicando possível bloqueio na transferência da melanina dos melanócitos aos queratinócitos.

Diagnose

É clínica, mas, em todos os casos em que haja qualquer dúvida quanto à possibilidade de outras lesões pigmentares, como nevos displásticos ou mesmo melanoma maligno, o exame histopatológico é absolutamente indispensável. A dermatoscopia é útil na diferenciação de outras lesões pigmentares pela presença de grande quantidade de pseudocistos córneos facilmente visualizáveis.

A diagnose diferencial deve ser feita com a queratose senil ou actínica, cujas lesões são menos elevadas, secas e com escamas não graxentas; ocasionalmente, com o nevo pigmentar que é lesão papulosa, com superfície lisa não escamosa, de cor castanha a preta; e mesmo com o melanoma maligno e o epitelioma basocelular pigmentado.

Devem ainda ser considerados, na diagnose diferencial, a verruga vulgar; nas regiões próximas aos genitais, a papulose bowenoide; e, nas lesões mais planas, iniciais, a melanose solar. Nas formas irritadas, pode ser necessária a diferenciação com a doença de Bowen e o carcinoma espinocelular.

Tratamento

Indicado somente para fins estéticos. Nas lesões iniciais, ácido tricloroacético, crioterapia com nitrogênio líquido ou aplicações de neve carbônica, com pressão moderada por cerca de 20 segundos. Nas lesões mais antigas e verrucosas, indica-se eletivamente curetagem com eletrocoagulação superficial. Radioterapia ou cirurgia com suturas não têm indicações, nem justificativas.

DERMATOSE PAPULOSA *NIGRA*

Variante clínica de queratose seborreica, comum em negros, especialmente em mulheres, sendo extremamente frequente a ocorrência de predisposição familiar.

Manifestações clínicas

Consiste em pápulas de 2 a 4 milímetros, pretas, ligeiramente elevadas, localizadas na face, particularmente na região malar e fronte, ocorrendo eventualmente no pescoço, face anterior do tronco e dorso **(FIGURA 72.2)**. Surgem em geral na adolescência aumentando progressivamente em número e dimensões.

Histopatologia

O quadro histopatológico é idêntico à queratose seborreica, apenas com grande quantidade de melanina, e, em geral, não existindo pseudocistos córneos.

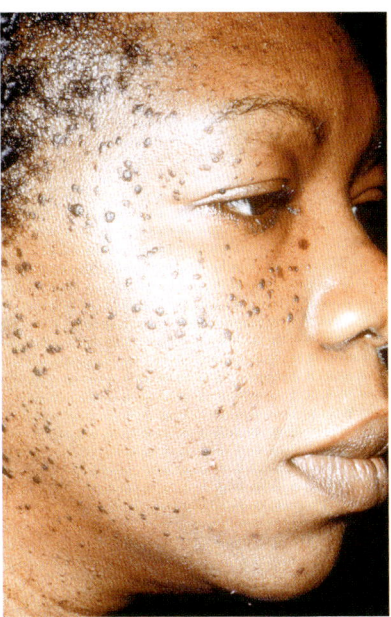

FIGURA 72.2 – Dermatose papulosa *nigra*. Múltiplas lesões papulosas, hiperpigmentadas, de tamanhos variados, na face.

Diagnose

Clínica, com os diagnósticos diferenciais: queratose seborreica clássica, acrocórdon e, ocasionalmente, verrugas virais, nevos melanocíticos, tricoepiteliomas, siringomas, triquilemomas e angiofibromas.

Tratamento

Conduta terapêutica semelhante à indicada para queratose seborreica.

ESTUCOQUERATOSE

Proliferação epidérmica benigna, considerada por alguns autores variante da queratose seborreica.

Patogenia

Alguns estudos sugerem anormalidade focal da queratinização. A exposição solar é apontada como fator causal, pois os doentes, em geral, apresentam sinais de dano actínico, mas esse fato pode decorrer simplesmente da idade e fenótipo dos doentes.

Manifestações clínicas

Trata-se de lesão observada em indivíduos idosos masculinos frequentemente expostos ao sol, daí a frequência de associações com queratose actínica, elastose solar e alterações próprias da pele idosa. Clinicamente, são pápulas hiperqueratósicas arredondadas ou ovais de cor acinzentada ou castanho-acinzentada de tamanho e número variável, assintomáticas, localizadas predominantemente nas pernas e pés, particularmente em torno da região do tendão de Aquiles, que, à curetagem metódica, se desprendem **(FIGURA 72.3)**.

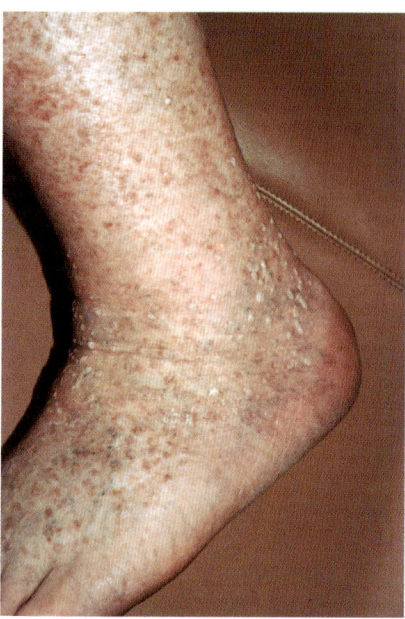

FIGURA 72.3 – Estucoqueratose. Pápulas hiperqueratósicas arredondadas ou ovais, de cor acinzentada ou castanho-acinzentada na região dos pés.

Histopatologia

Caracteriza-se pela presença de hiperqueratose ortoqueratósica, acantose e papilomatose resultando epiderme com configuração em torre de igreja.

Diagnose

Clínica, eventualmente histopatológica, sendo necessária a diagnose diferencial com a queratose seborreica clássica, acroqueratose verruciforme, epidermodisplasia verruciforme e verruga plana.

Tratamento

Em geral, não requer tratamento, que pode ser realizado com queratolíticos, ácido láctico, α-hidroxiácidos ou, nas formas resistentes, com curetagem e eletrocoagulação superficial.

DISQUERATOMA VERRUCOSO

Nódulo queratósico, histopatologicamente caracterizado por disqueratose acantolítica, de ocorrência rara, mais frequente em homens da raça branca entre a 5ª e a 7ª décadas de vida.

Patogenia

Desconhecida. Apenas sabe-se que há anormalidades na adesão dos queratinócitos e, pelos aspectos histopatológicos, aventa-se a possibilidade de relações gênicas com a doença de Darier. É interessante que tem se registrado mutações no gene *ATP2A2* (que também são encontradas na doença de Darier) que codifica a proteína SERCA2 que interfere na entrada do cálcio na célula.

Manifestações clínicas

Apresenta-se como nódulo único de 1 a 2 cm, com tampão queratótico central na cor da pele ou eritematoacastanhado (FIGURA 72.4). Ocorre mais frequentemente no couro cabeludo, face e pescoço, mas pode acometer outras localizações, inclusive na mucosa oral, particularmente no palato duro. As lesões são habitualmente assintomáticas, mas pode existir prurido ou ardor. Existem relatos de concomitância de outras lesões cutâneas como carcinomas basocelulares, espinocelulares e tumores anexiais, mas não há relatos de malignização do disqueratoma verrucoso.

Histopatologia

Apresenta-se como invaginação acantótica em forma de taça preenchida por material queratinoso. Observam-se ainda células acantolíticas disqueratósicas (corpos redondos) e células poroqueratósicas (grãos), semelhantes aos observados na doença de Darier.

Diagnose

A diagnose clínica pode ser apenas suspeitada e deve ser confirmada pelo exame histopatológico. A diagnose diferencial clínica deverá ser feita com doença de Bowen, queratose actínica hiperqueratósica, carcinoma espinocelular, queratose seborreica e verruga vulgar, e a diagnose diferencial histopatológica compreende doença de Darier, pênfigo benigno familiar, queratose actínica acantolítica, carcinoma espinocelular, queratose folicular e siringocistoadenoma papilífero.

Tratamento

Pode haver regressão espontânea da lesão, mas a melhor conduta é a excisão cirúrgica para, inclusive, realizar-se a diagnose histopatológica.

QUERATOSE FOLICULAR INVERTIDA

Lesão benigna, mais comum em adultos brancos na meia-idade ou idosos e ocorre mais frequentemente no sexo masculino.

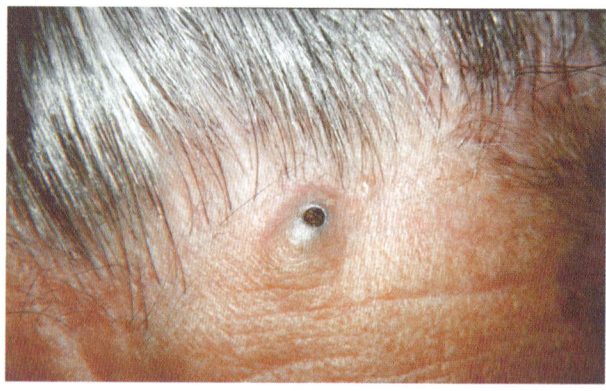

FIGURA 72.4 – Disqueratoma verrucoso. Nódulo único próximo do couro cabeludo.

Patogenia

Sua origem é controversa, sendo considerada, por alguns autores, variante de queratose seborreica irritada, por outros, variante de verruga vulgar, admitindo-se ainda a hipótese de ser tumor derivado do infundíbulo do folículo piloso.

Manifestações clínicas

Apresenta-se como pápula da cor da pele, branca ou rósea, de consistência firme, assintomática, localizada na maioria das vezes na face, particularmente na região malar e labial superior, podendo também localizar-se no pescoço e em outras regiões da cabeça.

Histopatologia

Caracterizada por proliferação epidérmica que se invagina para a derme, constituída por queratinócitos com diferenciação para células basalioides e em meio à qual se observam canais foliculares que se dirigem à superfície da epiderme.

Diagnose

Clínica e histopatológica. A dermatoscopia pode ser elemento auxiliar. Descreve-se a presença de área central amorfa, branca ou branco-amarelada, com algumas escamas e perifericamente se observam vasos em grampo de cabelo, glomeruloides ou arborescentes circundados por halo esbranquiçado. Cabe diagnose diferencial com queratose seborreica, verruga vulgar, triquilemoma, carcinoma basocelular, carcinoma espinocelular e outros tumores anexiais.

Tratamento

Exérese cirúrgica.

ACANTOMA DE GRANDES CÉLULAS

Lesão benigna de origem não determinada e de individualidade nosológica discutida.

Patogenia

Existem várias hipóteses em relação a sua origem, tendo sido considerada variante da queratose actínica, variante da doença de Bowen, padrão reacional dentro do lentigo solar, variante do lentigo solar em evolução à queratose seborreica reticulada ou ainda variante da queratose liquenoide.

Mais recentemente, admite-se tratar-se de lentigo solar com hipertrofia celular.

Manifestações clínicas

Apresenta-se, em geral, como pápula ou placa única, da cor da pele, podendo também apresentar-se como lesão hipo ou hiperpigmentada, castanho clara ou marrom escura localizada em áreas expostas, especialmente na face ou pescoço e, menos comumente, nos membros ou tronco e que acomete principalmente indivíduos idosos.

Histopatologia

Observam-se três padrões histopatológicos, formas compostas por epiderme espessada com acantose moderada, alongamento dos cones epidérmicos, presença de queratinócitos com citoplasma abundante, hiperqueratose e hiperpigmentação da camada basal, formas verrucosas com hiperqueratose e papilomatose com queratinócitos com as mesmas características e formas com discreta hiperqueratose e cones epiteliais retificados.

Diagnose

Clínica e histopatológica. Na diagnose diferencial, consideram-se as melanoses solares, a queratose solar, a doença de Bowen, a queratose seborreica e, às vezes, até mesmo o melanoma maligno, no caso de lesões pigmentadas.

Tratamento

A melhor indicação, inclusive para melhor diagnóstico histopatológico, é a excisão cirúrgica.

ACANTOMA DE CÉLULAS CLARAS (ACANTOMA DE DEGOS)

Tumor epidérmico benigno constituído por células epidérmicas claras, ricas em glicogênio.

Patogenia

A origem do acantoma de células claras ainda não é completamente definida. A origem a partir dos ductos écrinos foi afastada e a presença de involucrina e o antígeno epidérmico de membrana sugerem sua origem na superfície da epiderme ou diferenciação triquilemal. Admite-se também que possa não ser neoplasia verdadeira, mas uma condição reativa por exibir padrão de citoqueratinas semelhante a doenças inflamatórias como psoríase, líquen plano e lúpus discoide.

Manifestações clínicas

A lesão se apresenta como pápula, nódulo ou placa bem delimitada, de coloração variando entre o róseo e o acastanhado, exibindo descamação periférica e, às vezes, ligeiramente erodida, eliminando exsudato seroso. Geralmente, o componente vascular é proeminente levando, às vezes, ao aspecto de granuloma piogênico. São lesões de crescimento lento e pequenas, até 2 cm de diâmetro ainda que tenham sido descritas formas ditas gigantes com até 6 cm de diâmetro. A maioria dos acantomas de células claras é de lesões isoladas, únicas que se localizam principalmente nas pernas, podendo ocorrer menos frequentemente na face, porção anterior do tronco e dorso. Os casos com lesões múltiplas são raros, mas existem relatos de formas disseminadas. Existem raramente formas atípicas de aparência polipoide ou cística e descreveram-se casos ocorrendo sobre dermatoses pré-existentes, nevos epidérmicos, lesões traumáticas e picadas de inseto.

Histopatologia

Característica e representada por área nitidamente delimitada de epiderme espessada apresentando hiperplasia psoriasiforme, contendo queratinócitos grandes e pálidos pela presença de glicogênio como se demonstra pela coloração PAS. Sobre a área de acantose, há hiperqueratose com paraqueratose entremeada por neutrófilos. A granulosa está ausente e, na derme, há capilares dilatados e infiltrado linfocitário discreto.

Diagnose

Clínica e histopatológica. A dermatoscopia pode auxiliar. Observam-se vasos com aspecto de colar de pérolas dispostos concentricamente. Na diagnose diferencial cabem granuloma piogênico, hemangioma traumatizado, dermatofibroma, queratose seborreica irritada, carcinomas baso e espinocelular, melanoma amelanótico e, eventualmente, psoríase.

Tratamento

Excisão cirúrgica ou curetagem e eletrocoagulação ou crioterapia com nitrogênio líquido.

HIPERPLASIAS SEBÁCEA SENIL

Quadro extremamente frequente a partir da idade madura.

Patogenia

Com a diminuição dos andrógênios com a idade, o *turnover* dos sebócitos torna-se mais lento e, por essa razão, acumula-se maior quantidade de sebócitos nas glândulas sebáceas que, por esse motivo, aumentam de tamanho, originando as lesões de hiperplasia sebácea. Outra observação interessante é o favorecimento do surgimento de hiperplasia sebácea por ciclosporina A, o que não ocorre com outros imunossupressores, talvez pela elevada lipofilia desse fármaco.

Manifestações clínicas

Consistem em pápulas de 2 a 4 mm de tamanho, cor amarelada, umbilicadas, que surgem em indivíduos maduros, com predomínio no sexo masculino. Localizam-se na face, particularmente na fronte, sem qualquer manifestação subjetiva **(FIGURA 72.5)**. Existem formas raras com disposição zosteriforme linear e lesões circunscritas à aréola mamária e à vulva. Originam-se da hiperplasia de glândulas sebáceas.

Histopatologia

Demonstra glândula sebácea hiperplasiada localizada na derme superior em cujo infundíbulo podem existir debris celulares e bactérias, bem como conter pelo tipo velus.

Diagnose

Clínica e é, excepcionalmente, necessário estudo histopatológico para afastar-se carcinoma basocelular.

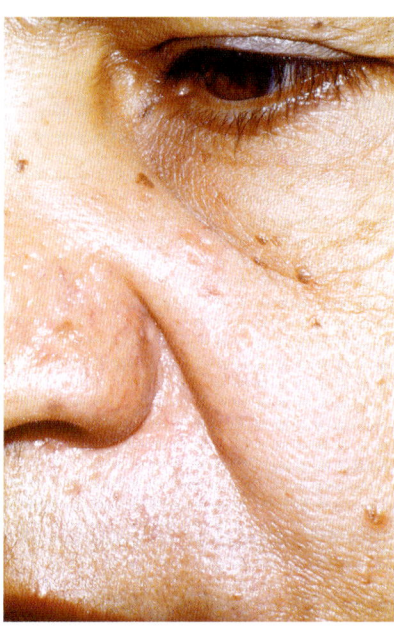

FIGURA 72.5 – Hiperplasia sebácea. Pápulas amareladas umbilicadas na face.

A dermatoscopia pode auxiliar, e observam-se centralmente pequenos nódulos brancos ou amarelados circundados por vasos arboriformes escassos e que se dirigem ao centro da lesão sem, no entanto, cruzá-lo.

Tratamento

Feito exclusivamente por razões de ordem estética e podem ser empregados eletrocoagulação superficial e também ácido tricloroacético a 70%, exigindo-se, em geral, múltiplas aplicações. Pode também ser empregado o nitrogênio líquido e há relatos de resposta à isotretinoína em baixas doses (10-40 mg em dias alternados), mas ocorrem recidivas quando da interrupção da medicação.

TRICOEPITELIOMA DESMOPLÁSTICO

Variante do tricoepitelioma com intensa esclerose do estroma.

Manifestações clínicas

Caracteriza-se por placa eritematosa anular de cerca de 1 cm de diâmetro com umbilicação central, de consistência firme da cor da pele ou eritematosa localizada na região malar. É mais frequente em mulheres e geralmente único, sendo raríssimos os casos compreendendo lesões múltiplas.

Histopatologia

O tricoepitelioma desmoplástico é composto de cordões de células germinativas foliculares basalioides em meio a denso estroma fibrótico. Existem áreas de diferenciação folicular e cistos córneos. É fundamental a diferenciação com o carcinoma basocelular esclerodermiforme.

Diagnose

Clínica e histopatológica, sendo necessária a diagnose diferencial clínica com o tricoepitelioma comum solitário, com o carcinoma basocelular e outros tumores anexiais e, histologicamente, com o carcinoma basocelular esclerodermiforme.

A dermatoscopia pode auxiliar na diagnose diferencial com o carcinoma basocelular desde que não revela estruturas em folhas e os ninhos ovoides próprios do carcinoma basocelular mostrando apenas uma lesão de bordas bem definidas de cor branco marfínica, refletindo a fibrose subjacente, além de cistos e capilares arborescentes.

Tratamento

É lesão benigna, mas a excisão cirúrgica é que permitirá seu estudo histopatológico completo para a diagnose definitiva.

GRÂNULOS DE FORDYCE

Quadro assintomático consequente à presença de glândulas sebáceas ectópicas nos lábios, mucosa oral e genital. É extremamente frequente ocorrendo em cerca de 70% da população geral em ambos os sexos.

Manifestações clínicas

Apresentam-se como pápulas ou manchas amareladas de 1 a 2 mm, múltiplas, localizadas especialmente no lábio superior e mucosa bucal (FIGURA 72.6) e eventualmente no corpo do pênis, prepúcio, escroto e lábios vulvares.

Histopatologia

Histopatologicamente, são glândulas sebáceas desprovidas de folículos pilosos.

Diagnose

Clínica e muito raramente exigirá diagnose diferencial. Conforme a localização, poderá ser necessária diagnose diferencial com candidose ou verrugas virais ou lesões papulosas mucosas da síndrome de Cowden.

Tratamento

Não é necessário, apenas deve-se esclarecer que é variação da normalidade.

Existem relatos de tratamentos com *laser* de CO_2, ácido tricloroacético e até mesmo isotretinoína sistêmica, mas é preciso considerar desconfortos e riscos de tratamentos para algo que não é doença, sendo o esclarecimento diagnóstico suficiente para tranquilizar o paciente.

SIRINGOMA

Quadro frequente representado por neoplasia benigna de origem écrina composta por elementos ductais bem diferenciados, existindo formas localizadas comuns e formas disseminadas raras que podem ter caráter familiar.

Manifestações clínicas

As lesões iniciam-se na adolescência e aumentam progressivamente. Caracterizam-se por pápulas duras, achatadas, de 1 a 3 mm de tamanho, cor amarelo-rósea, quase idêntica à da pele. Localiza-se com mais frequência nas pálpebras inferiores e região periorbitária, particularmente em mulheres adultas (FIGURA 72.7).

Há outra forma clínica que surge no período de pós-puberdade, disseminada, com lesões no pescoço, face anterior do tórax, axilas, face interna dos braços e região umbilical, que às vezes tem caráter familiar (FIGURA 72.8).

Os siringomas são muito frequentes nos portadores da síndrome de Down, sendo nesses doentes habitualmente de localização orbitária ainda que possam ocorrer formas disseminadas.

Histopatologia

Esses tumores, histologicamente, compõem-se de pequenos ductos císticos em forma de vírgula e cordões epiteliais sólidos embebidos em estroma fibroso.

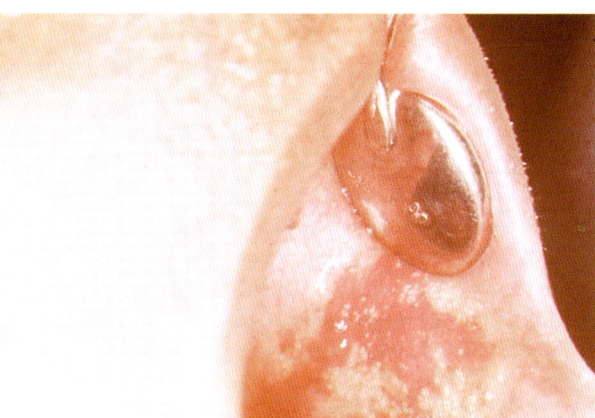

FIGURA 72.6 – Grânulos de Fordyce. Múltiplos pontos amarelados na mucosa bucal.

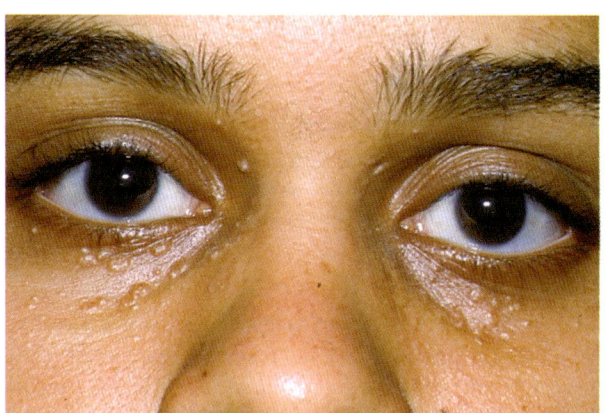

FIGURA 72.7 – Siringoma. Pápulas da cor da pele em localização típica.

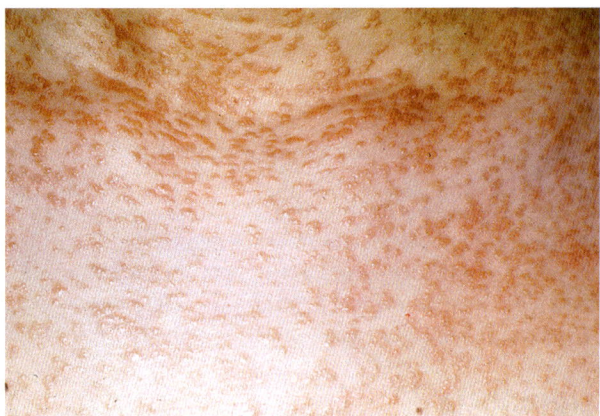

FIGURA 72.8 – Hidradenoma eruptivo. Forma disseminada de siringoma com lesões papulosas amareladas em grande quantidade localizadas no tronco.

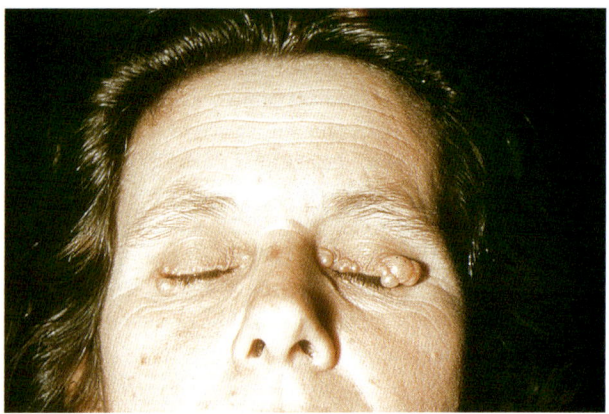

FIGURA 72.9 – Hidrocistoma. Lesões císticas translúcidas na região orbitária.

A microscopia eletrônica mostra grandes semelhanças entre as células epiteliais do tumor e das camadas externas do ducto sudoríparo écrino embrionário. Por outro lado, histoquimicamente, demonstra-se nesses tumores a presença de todas as enzimas écrinas. Esses fatos sugerem que o siringoma é um tumor derivado da porção intraepidérmica do ducto sudoríparo écrino.

Diagnose

Em geral, clínica, podendo ser corroborada pelo exame histopatológico que é característico. Na diagnose diferencial nas pálpebras devem ser diferenciados os xantelasmas. Também podem entrar na diagnose diferencial lesões de *milia* e verrugas planas. Nas formas disseminadas devem ser consideradas na diagnose diferencial sarcoidose papulosa, mastocitose e sífilis secundária.

Tratamento

Podem ser feitas eletrodessecação superficial ou excisão delicada com tesouras oftalmológicas e com cicatrização por segunda intenção.

HIDROCISTOMA ÉCRINO

Patogenia

Os hidrocistomas écrinos resultam de dilatações císticas dos ductos écrinos devido a retenção de secreções. Podem aumentar com a elevação de temperatura pelo aumento das secreções écrinas e podem ser únicos ou múltiplos.

Manifestações clínicas

Mais comuns em adultos de idade média ou idosos, ocorrendo igualmente em homens e mulheres e se apresentam como pequenas lesões de 1 a 5 mm, duras, translúcidas ou opalescentes que surgem na face, especialmente em torno aos olhos e eventualmente no pescoço e tórax **(FIGURA 72.9)**. Podem se apresentar como lesão única ou múltipla, esta última mais frequente em mulheres.

Histopatologia

Caracterizam-se como cistos uniloculados, contendo material claro no seu interior e cuja parede é composta de duas camadas de células achatadas.

Diagnose

Clínica e histopatológica, sendo necessário o diagnóstico diferencial com outras lesões císticas, cistos mucoides, cistos de inclusão, hemangiomas, linfangiomas e hidrocistoma apócrino. Este acomete a margem palpebral, o que não ocorre com o hidrocistoma écrino. O hidrocistoma apócrino tem coloração azulada.

Tratamento

O tratamento é a abertura e drenagem com eletrodessecação da cápsula ou excisão cirúrgica ou *laser*.

Para lesões múltiplas existem relatos do uso de creme de atropina a 1% e toxina botulínica.

POROMAS

A denominação poroma compreende atualmente um grupo de neoplasias anexiais benignas oriundas das porções ductais terminais. Anteriormente interpretados como neoplasias originadas do aparelho écrino, hoje sabe-se que esses tumores podem ter origem tanto écrina como apócrina, admitindo-se que a origem apócrina seja a mais comum. Histologicamente, de acordo com sua localização em relação à epiderme, são reconhecidas as seguintes variantes: hidroacantoma simples, hidradenoma de células claras, poroma écrino, hidradenoma poroide e tumor ductal dérmico.

Manifestações clínicas

O hidroacantoma simples ocorre mais frequentemente em mulheres, sob a forma de placa hiperqueratósica única localizada, em geral, nas extremidades, particularmente, nas pernas, ainda que possam ocorrer no tronco e, mais raramente, na cabeça e no pescoço. O poroma écrino clássico ocorre habitualmente sob a forma de tumoração séssil ou ligeiramente pedunculada, de consistência firme, dolorosa ou pruriginosa, localizada preferencialmente nas regiões plantares, palmares e mais raramente no tronco, cabeça e pescoço. Em geral, é recoberto por pele de coloração normal ou levemente eritematosa ou pigmentada. A superfície pode ser lisa ou lobulada e nas áreas de pressão pode haver ulceração **(FIGURA 72.10)**. O tumor ductal dérmico e o hidradenoma poroide manifestam-se em adultos como pápula ou placa única de cor da pele normal ou hiperpigmentada localizada mais frequentemente na cabeça ou pescoço de mulheres.

Histopatologia

O hidroacantoma simples localiza-se na epiderme sob a forma de agregados bem delimitados de células cuboidais ou ovoides (poroma intraepidérmico).

O poroma écrino compõe-se de agregados de células basalioides uniformes que se irradiam a partir da camada basal da epiderme para a derme (poroma justaepidérmico). O tumor ductal dérmico compõe-se de nódulos dérmicos compostos por células poroides e cuticulares (poroma intradérmico). No hidradenoma poroide, as células formam um único ninho dérmico ou poucos ninhos com componentes sólidos e císticos.

Em todas as formas, o grau de diferenciação ductal é extremamente variável, havendo tumores em que os ductos são de difícil visualização, enquanto em outros tumores a estrutura ductal é bastante diferenciada e facilmente identificável.

Diagnose

A diagnose definitiva é histopatológica e, na diagnose diferencial, devem ser considerados hemangiomas, verrugas plantares palmares e o granuloma piogênico. O hidradenoma simples deve ser diferenciado da queratose seborreica com a qual é geralmente confundido. O poroma clássico plantar, deve ser distinguido do melanoma amelanótico, e nos poromas em outras localizações corpóreas devem ser diferenciados o dermatofibroma, os carcinomas basocelular e espinocelular e outros tumores anexiais.

Tratamento

O tratamento de eleição é a exérese cirúrgica.

ESPIRADENOMA ÉCRINO

Patogenia

Compreende neoplasia anexial benigna pobremente diferenciada que sempre foi considerada como derivada do aparelho écrino, mas que hoje admite-se ter origem nas células primitivas da protuberância do folículo piloso. Reforça essa origem a ocorrência juntamente com o cilindroma e o tricoepitelioma na síndrome de Brooke-Spiegler.

Manifestações clínicas

A maioria dos espiradenomas surge entre 15 a 35 anos, sendo raros na infância e, nesses casos, apresentam-se de modo diferente, como nódulos dérmicos superficiais.

Classicamente, apresentam-se como pápula ou nódulo de crescimento lento róseo ou vermelho ou vermelho-acastanhado ou azulado de localização intradérmica ou subcutânea, por vezes doloroso à palpação ou espontaneamente e que acomete preferencialmente a cabeça, pescoço ou parte superior do tronco. É mais frequente em jovens ou adultos de meia-idade. Existem formas múltiplas com disposição linear, segmentar **(FIGURAS 72.11 E 72.12)**.

Histopatologia

Observam-se, na derme e, por vezes, estendendo-se ao subcutâneo, nódulos basófilos circunscritos compostos por agregados de células basalioides na periferia e células maiores com núcleo pálido situadas centralmente. Observam-se, eventualmente, espaços císticos ou estruturas tubulares.

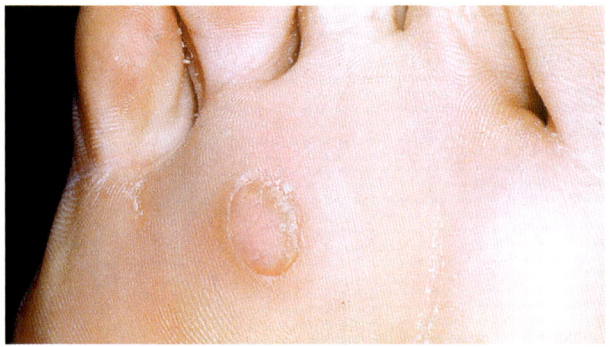

FIGURA 72.10 – Poroma écrino. Tumoração plantar levemente eritematosa.

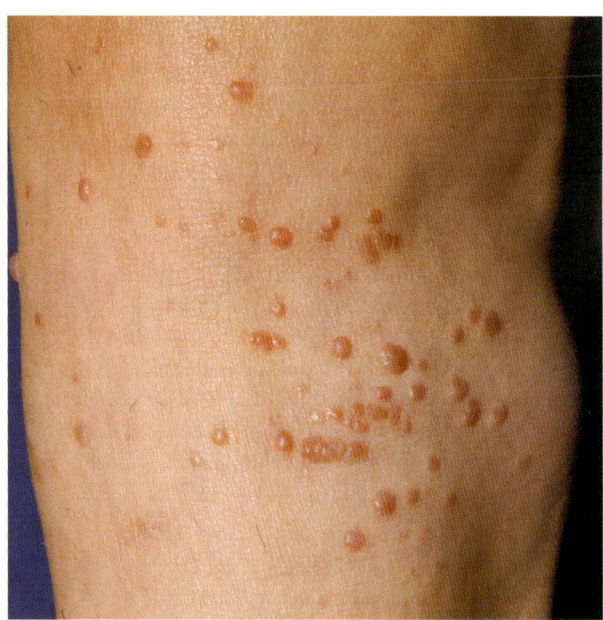

FIGURA 72.11 – Espiradenomas múltiplos.

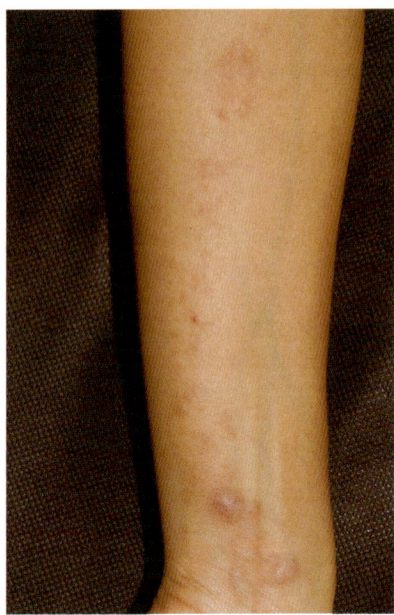

FIGURA 72.12 – Espiradenoma écrino. Forma segmentar, com múltiplos tumores.

Diagnose
Histopatológica e, na diagnose diferencial, devem ser consideradas outras lesões nodulares intradérmicas, particularmente as dolorosas como o leiomioma e o tumor glômico, além de poromas, dermatofibromas e cilindromas.

Tratamento
Excisão cirúrgica.

HIDRADENOMA
Patogenia
Também considerados anteriormente tumores de origem exclusivamente écrina, sabe-se, atualmente, que são neoplasias benignas de origem não somente écrina, mas também apócrina, sendo essa última possibilidade a mais frequente.

Manifestações clínicas
Ocorrem principalmente em adultos, são muito raros em crianças e atingem preferencialmente mulheres, como nódulo único, de cor vermelho-azulada, consistência firme, superfície geralmente lisa situados intradermicamente ou no subcutâneo. Às vezes, apresenta-se aderido a epiderme suprajacente que pode espessar-se ou ulcerar-se. Localiza-se mais comumente no couro cabeludo, face, tronco anterior e região proximal dos membros.

Histopatologia
Observa-se na derme (ou até mesmo atingindo o tecido subcutâneo) lesão nodular ou nodulocística composta por células de citoplasma abundante, com núcleos uniformes, às vezes de aspecto muito claro (hidradenoma de células claras). Algumas lesões contêm estruturas tubulares revestidas por células colunares com padrão de secreção por decapitação (hidradenomas apócrinos). Às vezes, lesões císticas são proeminentes (hidradenomas nódulo-císticos).

Diagnose
Histopatológica, e o diagnóstico diferencial envolve todas as lesões nodulares intradérmicas ou subcutâneas.

Tratamento
Excisão cirúrgica. Ocorrem recorrências e malignizações são muito raras.

SIRINGOCISTOADENOMA PAPILÍFERO
Tumor benigno raro anteriormente considerado hamartoma de glândulas sudoríparas écrinas que atualmente se admite tratar-se de um adenoma apócrino.

Manifestações clínicas
Clinicamente, apresenta-se sob três formas, em placa, nodular e linear.

A forma em placa localiza-se geralmente no couro cabeludo e manifesta-se como placa alopécica no couro cabeludo, que aparece ao nascimento ou precocemente e que, na puberdade, adquire caráter vegetante verrucoso. Essa forma pode aparecer isoladamente ou surgir sobre nevo sebáceo de Jadassohn. Às vezes, apresenta depressão central com abertura que drena secreção. A forma linear apresenta-se como múltiplas pápulas ou nódulos róseos, avermelhados, vermelho-amarelados ou acastanhados de 1 a 10 mm dispostos linearmente. Às vezes, as lesões são umbilicadas simulando molusco contagioso. Localizam-se geralmente no pescoço e face.

A forma nodular caracteriza-se por nódulo único elevado sobre a pele, às vezes, umbilicado ou pedunculado e ocasionalmente com superfície crostosa. Essa forma acomete preferentemente tronco, ombros, axilas e região genital (FIGURA 72.13).

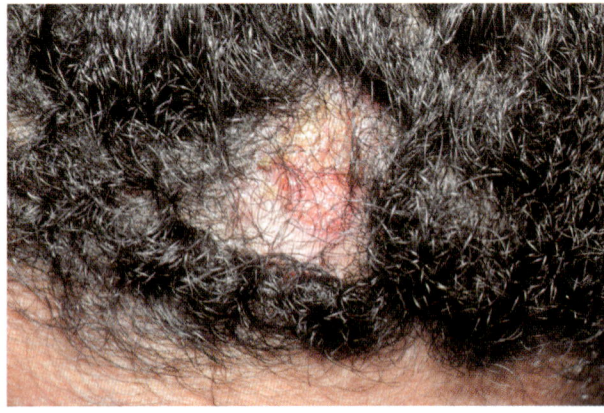

FIGURA 72.13 – Siringocistoadenoma papilífero. Placa papilomatosa no couro cabeludo.

Histopatologia

Apresenta-se como invaginação epidérmica crateriforme no interior da qual se encontram projeções papilíferas revestidas por células colunares mostrando diferenciação apócrina. No eixo conectivo dessas projeções, há infiltrado linfoplasmocitário variável.

Diagnose

Histopatológica.

A diagnose diferencial compreende nevo sebáceo, disqueratoma verrucoso, molusco contagioso e carcinoma basocelular.

À dermatoscopia, as lesões em placa mostram estruturas arredondadas ou ovaladas branco amareladas isoladas ou agrupadas de tamanhos variados. As formas exofíticas mostram fundo eritematoso dividido por linhas esbranquiçadas que delimitam lóbulos de diferentes tamanhos contendo estruturas vasculares, lineares irregulares, em glomérulo e em ferradura.

Tratamento

Cirúrgico, sendo passível de exérese ou eletrocoagulação.

HIDRADENOMA PAPILÍFERO

Tumor benigno que representa outra variedade de adenoma apócrino.

Manifestações clínicas

Ocorre quase exclusivamente em mulheres, na região perineovulvar, em geral sob forma de nódulo dérmico ou subcutâneo de superfície lisa, de cerca de 2 cm de tamanho, de consistência cística e, mais raramente, com aspecto pediculado ou vegetante. Eventualmente, pode localizar-se na região mamária, axilar, inguinal ou perianal (FIGURA 72.14). Trata-se, em geral, de lesão assintomática, mas que, quando ulcerada, pode causar dor e sangramento.

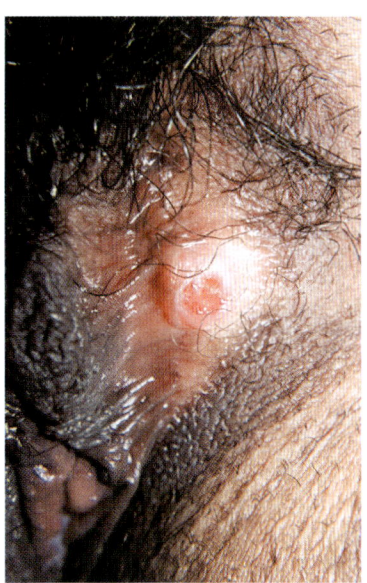

FIGURA 72.14 – Hidradenoma papilífero. Nódulo vulvar.

Histopatologia

Apresenta-se como nódulo dérmico ou mesmo subcutâneo em cujo interior se observam projeções papilíferas revestidas por uma dupla camada celular, a mais interna de células cuboidais, mioepiteliais e a mais externas colunares de aspecto apócrino exibindo secreção por decapitação.

Diagnose

Histopatológica e, na diagnose diferencial, devem ser considerados cistos e outras neoplasias anexiais benignas.

Tratamento

Exérese cirúrgica.

HIDROCISTOMA APÓCRINO

Tumor cístico, benigno originado de glândulas apócrinas.

Manifestações clínicas

Os hidrocistomas apócrinos são, geralmente, únicos enquanto os hidrocistomas écrinos são únicos ou múltiplos. Os hidrocistomas apócrinos são também, em geral, maiores do que os écrinos. Caracterizam-se por nódulo de consistência cística, de coloração azulada, localizado em geral na face, especialmente na região palpebral, frequentemente ao longo da pálpebra inferior (cistos das glândulas de Moll) podendo eventualmente atingir outras regiões, cabeça, pescoço, tronco, axilas, pênis e região anal.

Histopatologia

O hidrocistoma apócrino caracteriza-se por cavidade cística revestida por células colunares que apresentam a clássica secreção apócrina por decapitação.

Diagnose

Clínica e histopatológica, considerando-se na diagnose diferencial outras lesões císticas e carcinoma basocelular.

Na dermatoscopia apresentam área homogênea que ocupa toda a lesão de coloração da pele amarelada ou azulada contendo vasos arboriformes.

Tratamento

Exérese cirúrgica ou abertura da lesão com eletrodessecação da parede cística. Há relatos do uso de *laser* de CO_2 e de injeções de toxina botulínica para lesões múltiplas.

SIRINGOMA CONDROIDE (TUMOR MISTO DA PELE)

É lesão benigna atualmente considerada um hamartoma adquirido originado das glândulas sudoríparas com estroma mixofibrocondroide composto por material mucoide e metaplasia cartilaginosa.

Manifestações clínicas

Apresenta-se como nódulo de milímetros a centímetros, único, de consistência firme localizado mais frequentemente na cabeça (particularmente no nariz, bochechas e lábio superior) e pescoço e que atinge especialmente homens de meia idade ou idosos.

Histopatologia

Apresenta-se como nódulo bem circunscrito na derme profunda e/ou hipoderme constituído por ninhos e estruturas tubulares epiteliais envolvidas por estroma abundante com células fusiformes, células estreladas, mucina e material cartilaginoso. Pode haver calcificação e ossificação

Muito raramente ocorrem formas malignas a maioria localizadas no tronco e extremidades havendo predominância em mulheres entre os 40 e 50 anos. As metástases acometem linfonodos, pulmões e ossos.

Diagnose

É histopatológica e na diagnose diferencial devem ser considerados cistos e outros tumores anexiais benignos particularmente o pilomatricoma.

Tratamento

Exérese cirúrgica.

CILINDROMAS

São tumores anexiais benignos raros, mais comuns nas mulheres originados de glândulas sudoríparas primitivas com diferenciação apócrina ou écrina. Alguns autores admitem como originados da protuberância do folículo piloso.

Existem formas esporádicas e familiares. As formas familiares devem-se à perda de um gene supressor o gene da cilindromatose (*CYLD*) localizado no cromossomo 16q12-13 e são autossômicas dominantes. Em alguns casos esporádicos se encontraram mutações somáticas desse gene. A perda desse gene ativa um fator antiapoptótico. Essas mutações também são encontradas na síndrome de Brooke-Spiegler, em tricoepiteliomas e cilindromas múltiplos sugerindo a mesma origem genética dessas afecções, atualmente consideradas de origem apócrina.

Manifestações clínicas

Existem duas formas, uma representada por lesão solitária de difícil diagnose clínica que se apresenta como nódulo localizado mais frequentemente na cabeça, particularmente couro cabeludo e pescoço, podendo também ocorrer no tronco ou genitália e formas com múltiplas lesões. As formas múltiplas apresentam-se como pápulas e nódulos róseos ou avermelhados, eventualmente um pouco azulados, de tamanho variado, localizados na cabeça e pescoço, em especial no couro cabeludo, onde têm grande tendência à confluência. Podem cobrir todo o couro cabeludo (o chamado tumor em turbante) e, às vezes, estender-se pela fronte, podendo localizar-se também no pescoço, tronco e extremidades (**FIGURA 72.15**). Frequentemente, as formas múltiplas participam das manifestações da síndrome de Brooke-Spiegler quando se acompanham de tricoepiteliomas, *milia*, nevos organoides e, eventualmente, espiradenomas e carcinomas basocelulares.

Histopatologia

O tumor é composto por ninhos de células basalioides circundados por faixas espessas eosinofílicas PAS positivas. Eventualmente, áreas com diferenciação tubular podem ser observadas.

Diagnose

Clínica e histopatológica e na diagnose diferencial devem ser considerados cistos e neurofibromas.

Tratamento

É cirúrgico e as recorrências são incomuns.

Também há referências de tratamentos por curetagem e eletrocoagulação, crioterapia e *laser* de CO_2.

EPITELIOMA CALCIFICADO DE MALHERBE (PILOMATRICOMA)

É tumor benigno oriundo do folículo pilossebáceo.

Patogenia

Existem relatos da positividade da expressão do proto-oncogene *BCL2* nas células do pilomatricoma (também conhecido como pilomatricoma) cuja ação é suprimir a apoptose favorecendo a proliferação celular. Esse gene também é identificado em outros tumores benignos e malignos.

Existem evidências da origem do pilomatricoma nas células da matriz do folículo piloso representadas pela positivi-

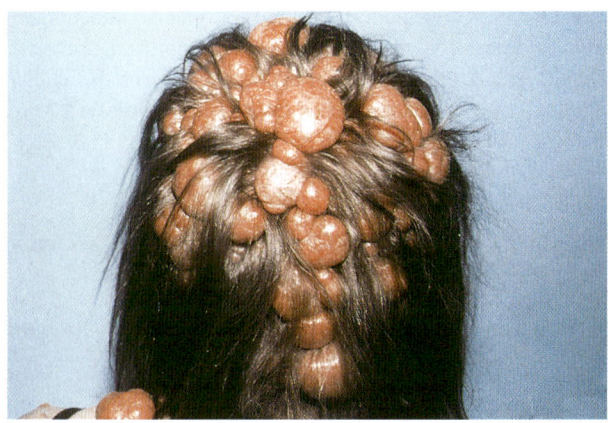

FIGURA 72.15 – Cilindroma. Nódulos confluentes configurando o aspecto de tumor em turbante.

dade das células do tumor a anticorpos anti-LEF 1, um marcador das células da matriz pilosa. Também se demonstrou a presença de mutações no gene *CTNNB1* em cerca de 75% dos pilomatricomas, e esse gene se relaciona a desregulações da β-catenina e da molécula LEF própria das células da matriz pilosa.

Manifestações clínicas

Surge, em geral, na infância, como nódulo intradérmico de consistência pétrea, geralmente recoberto por pele normal, excepcionalmente ulcerado. Ocasionalmente, a pele suprajacente ao tumor torna-se anetodérmica e, às vezes, podem ocorrer eritema e sinais inflamatórios. Localiza-se mais frequentemente na face, particularmente nas bochechas, fronte, região pré-auricular e pálpebras; faces laterais e posterior do pescoço, couro cabeludo e membros superiores, sendo mais observado no sexo feminino **(FIGURAS 72.16 E 72.17)**.

Existem várias apresentações atípicas do pilomatricoma, entre elas formas tipo cornocutâneo, císticas, perfurantes e queratoacantoma símiles. A literatura registra a associação entre pilomatricomas múltiplos e distrofia miotônica e existem raros relatos de formas malignas recidivantes e, ainda mais raramente, metastatização.

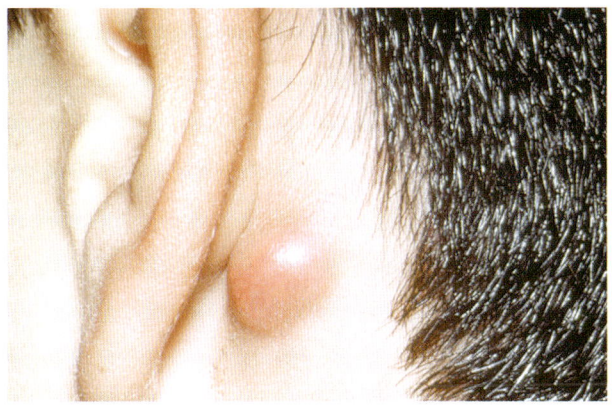

FIGURA 72.16 – Pilomatricoma. Nódulo intradérmico de superfície regular, eritematosa.

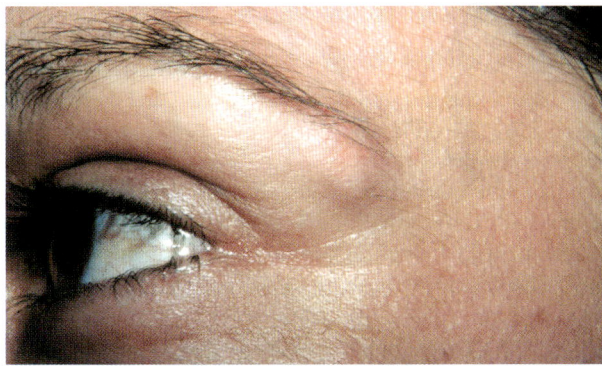

FIGURA 72.17 – Pilomatricoma. Nódulo recoberto por pele de aspecto normal na região superciliar.

Histopatologia

Composto de células basofílicas que gradualmente perdem seus núcleos, originando células de transição que evoluem para células sombra que correspondem a células da matriz do pelo queratinizado. Em meio ao estroma conectivo, há reação de corpo estranho, calcificação e ossificação.

Diagnose

Clínica e histopatológica. Exames de imagem pode auxiliar na diagnose, radiografias simples revelam calcificação, a ultrassonografia mostra massa ovoide na junção derme e subcutâneo com centro ecogênico envolto por anel hipoecoico.

Deve ser diferenciado de cistos pilares, epiteliais e de calcificações cutâneas, dermatofibromas e granuloma anular subcutâneo.

Tratamento

Remoção cirúrgica.

TRICOFOLICULOMA

Lesão benigna, neoplásica ou hamartomatosa, bem diferenciada, originada do folículo piloso.

Patogenia

Representa diferenciação incompleta do folículo piloso.

Manifestações clínicas

Caracteriza-se por nódulo único, com pertuito central, através do qual emana um tufo de pelos cotonosos brancos. Localiza-se preferencialmente na face, ocasionalmente no pescoço e couro cabeludo.

Histopatologia

Histologicamente, há um grande folículo piloso central do qual emanam folículos secundários bem desenvolvidos, apresentando, inclusive, pelos finos. O tratamento é cirúrgico.

Diagnose

Clínica e histopatológica devendo ser diferenciados nevos, carcinomas basocelulares, poro dilatado de Winer e neoplasias anexiais benignas.

Tratamento

Cirúrgico.

TRIQUILEMOMA

Tumor benigno originário das células do epitélio do folículo pilossebáceo ou da bainha externa do folículo piloso. É considerada uma verruga viral com diferenciação triquilemal e localização em geral na face. Pode ter caráter hereditário dominante, ser esporádico ou, ainda, fazer parte da síndrome de Cowden.

Manifestações clínicas

São lesões únicas ou múltiplas caracterizadas por pápulas ou nódulos em geral da cor da pele, eventualmente hiperpigmentados cuja superfície pode ser hiperqueratósica ou mesmo verrucosa. Localizam-se preferencialmente na face especialmente na porção central, nariz e lábio superior, mas outras regiões, inclusive a genital, podem ser atingidas. Quando se apresenta como lesões múltiplas a síndrome de Cowden deve ser excluída.

Histopatologia

Apresentam-se como proliferações bem circunscritas lobulares ou multilobulares compostas por células pálidas, da bainha externa do pelo, e a epiderme suprajacente exibe hiperplasia verrucosa com hipergranulose.

Diagnose

Clínica e histopatológica, devendo considerar-se, na diagnose diferencial, verrugas virais, carcinomas basocelulares e adenomas sebáceos.

Tratamento

Visa apenas correção estética sendo mais necessário nas formas múltiplas podendo utilizar-se excisão e eletrocoagulação superficial e *laser* de CO_2 em função do número e localização das lesões.

TUMOR DO INFUNDÍBULO FOLICULAR (INFUNDIBULOMA, ISTMICOMA)

Tumoração benigna rara originada do istmo folicular. A maioria dos casos ocorre em idosos.

Manifestações clínicas

Nas formas isoladas, o tumor se apresenta como nódulo descamativo com cerca de 1,5 cm e localiza-se mais frequentemente na cabeça e pescoço.

Nas formas eruptivas múltiplas, as lesões iniciam-se abruptamente e manifestam-se como máculas, pápulas ou placas da cor da pele ou hipopigmentadas e levemente atróficas e acometem preferentemente a cabeça, pescoço e porção superior do tronco. Às vezes, as lesões são múltiplas e podem fazer parte das manifestações cutâneas da síndrome de Cowden.

Histopatologia

O aspecto geral da lesão é semelhante ao da queratose seborreica reticulada. Há proliferação de queratinócitos dispostos em arranjo reticular na derme superior em continuidade com a epiderme e os folículos pilosos. Esses queratinócitos apresentam citoplasma róseo e pálido, à semelhança dos queratinócitos do istmo folicular.

Diagnose

Histopatológica. Na diagnose diferencial, devem ser lembradas outras neoplasias anexiais, queratose seborreica e carcinoma basocelular e, nas formas eruptivas, a pitiríase versicolor, pitiríase alba e poroqueratose actínica.

Tratamento

Não é necessário. Pode ser feita excisão cirúrgica ou tratamento com *laser*. Nas formas múltiplas relatam-se melhoras parciais com queratolíticos, retinoides tópicos e sistêmicos e crioterapia.

TRICOADENOMA (TRICOADENOMA DE NIKOLOWSKI)

Proliferação benigna rara originada do folículo piloso.

Patogenia

As queratinas presentes no tumor sugerem origem na porção infundibular e na protuberância do folículo piloso

Manifestações clínicas

Apresenta-se como nódulo ou placa da cor da pele ou acinzentado ocorrendo mais frequentemente na face e menos comumente no tronco e nádegas de adultos.

Histopatologia

A proliferação localiza-se na derme superior e é composta por estruturas infundibulocísticas em meio a estroma que contém ilhotas de células basalioides.

Diagnose

Histopatológica e, na diagnose diferencial, devem ser considerados os tumores anexiais benignos.

Tratamento

Excisão cirúrgica.

TUMOR PILAR PROLIFERANTE (TUMOR TRIQUILEMAL PROLIFERANTE)

Tumor raro originado da bainha externa da raiz do folículo piloso na região do istmo. Na maioria das vezes, origina-se de cisto pilar pré-existente.

É uma afecção cuja exata natureza não está perfeitamente estabelecida. É considerada lesão benigna, mas existem relatos de transformação carcinomatosa com comportamento agressivo e inclusive desenvolvimento de metástases.

Geralmente, iniciam-se como cisto pilar benigno e por estímulos desconhecidos, talvez trauma e inflamações evoluam à forma proliferante benigna e, eventualmente, a formas malignas.

Manifestações clínicas

Apresenta-se, em geral, como nódulo isolado de crescimento lento de alguns centímetros de diâmetro existindo, porém, casos de lesões bastante grandes (25 cm). As lesões são mais comuns nas mulheres e em 90% dos casos localizam-se no couro cabeludo. Eventualmente, as lesões são múltiplas.

Histopatologia

São nódulos intradérmicos ou intradérmicos e subcutâneos ou exclusivamente subcutâneos compostos por massas de queratinócitos com citoplasma eosinófilo (queratinócitos do istmo folicular) ou espaços císticos revestidos por esses queratinócitos e com queratinização abrupta. O grau de atipias é variável mesmo dentro de um mesmo tumor.

Diagnose

Histopatológica. Na diagnose diferencial, a principal consideração é afastar o carcinoma espinocelular. Outros diferenciais a serem considerados são cilindroma, cisto dermoide, cisto epitelial de inclusão.

Tratamento

Excisão cirúrgica completa com margens de segurança e seguimento longo pela existência de formas malignas.

QUERATOACANTOMA

O queratoacantoma se assemelha, clínica e histologicamente, ao carcinoma espinocelular, mas dele se diferencia pelo crescimento mais rápido e caráter benigno, pois, em geral, regride espontaneamente. Apesar de sua histogênese discutida, há muitos elementos favoráveis à sua origem a partir de proliferação do epitélio pilar. É observado, a rigor, após os 50 anos e afeta ambos os sexos igualmente. É raro. A sua frequência, em relação ao carcinoma espinocelular, está na proporção de 1:10 e 1:40, respectivamente.

Patogenia

Provavelmente múltiplos fatores contribuem para o surgimento do queratoacantoma: existem inúmeras evidências de participação das radiações ultravioletas. A ocorrência do tumor é frequente nas áreas expostas e em doenças nas quais há reconhecidamente ação das radiações ultravioletas, como o xeroderma pigmentoso. Há relatos de queratoacantomas surgidos em indivíduos tratados por PUVA e existem ainda alguns trabalhos experimentais em ratos vinculando queratoacantomas e radiação ultravioleta.

Também existem relações entre queratoacantomas e carcinógenos químicos. A incidência de queratoacantomas é alta em áreas mais industrializadas, em indivíduos que trabalham com alcatrões e óleo minerais. Existem observações da influência de traumas. As relações com os HPV permanecem controversas, sem demonstração cabal dessa relação. Mais recentemente, registraram-se observações do aparecimento de queratoacantomas durante terapêutica com sorafenib para tumores sólidos que regridem com a interrupção do fármaco. Também se observa aparecimento de queratoacantomas na vigência do tratamento de melanomas com vemurafenib. Admitem-se influências genéticas, pois existem formas múltiplas familiares e se encontram alterações cromossômicas (aumentos nos cromossomos 1p, 8q e 9q e deleções nos cromossomos 3p, 9p, 19p e 19p) em um terço dos casos, e há influência favorável de imunossupressão como se verifica em transplantados.

Os queratoacantomas podem fazer parte das manifestações cutâneas da síndrome de Muir-Torre e podem estar presentes em doentes de xeroderma pigmentoso.

Manifestações clínicas

Tumoração hemisférica, com 1 a 2 cm de diâmetro, configuração vulcânica, cuja cratera central é ocupada por massa córnea. Borda regular, de cor branco-amarelada, rósea ou violácea. Localiza-se de preferência nas áreas descobertas: face, antebraços, dorso das mãos e pescoço **(FIGURAS 72.18 E 72.19)**. Lesão única, raramente múltipla. Excepcionalmente, ocorre de forma eruptiva. Há formas atípicas verrucoides e gigantes.

Há uma fase de crescimento rápido, que dura de 4 a 8 semanas, a que se segue período estacionário e involução espontânea, com duração média de quatro a seis meses. Nas formas típicas, o crescimento rápido e a massa córnea central

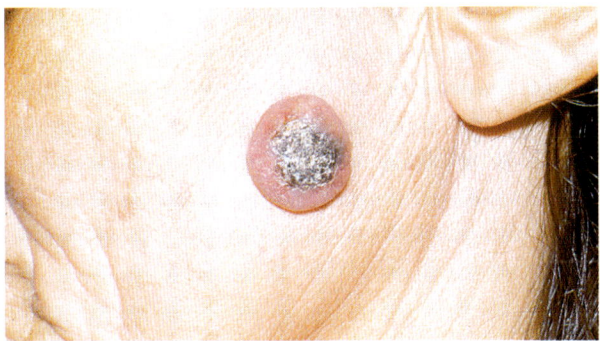

FIGURA 72.18 – Queratoacantoma. Lesão nodular infiltrada de aspecto crateriforme com massa córnea central.

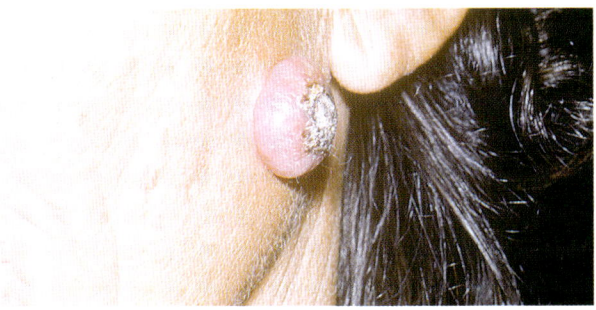

FIGURA 72.19 – Queratoacantoma. Lesão crateriforme de bordas infiltradas e centro córneo.

são elementos importantes para diferenciação com o carcinoma espinocelular.

Existem formas especiais de queratoacantoma:

- **Queratoacantoma múltiplo autocurável**: de ocorrência familiar, autossômica dominante, e caracteriza-se por lesões múltiplas localizadas predominantemente em áreas de exposição crônica à luz. As lesões surgem na adolescência ou ao início da vida adulta. São recorrentes, evoluindo a cura, deixando cicatrizes residuais **(FIGURA 72.20)**. Admite-se que alguns desses doentes teriam formas incompletas da síndrome de Muir-Torre.
- **Queratoacantoma generalizado eruptivo**: caracteriza-se por centenas de lesões foliculares predominantemente nas áreas expostas, especialmente na face e tronco, que podem atingir mucosa oral e laringe e que mostram tendência a regressão espontânea **(FIGURA 72.21)**.
- **Queratoacantomas gigantes**: lesões extensas, de caráter verrucoso, que atingem particularmente nariz, pálpebras e dorso das mãos **(FIGURA 72.22)**.
- **Queratoacantoma marginado centrífugo**: variante do queratoacantoma gigante, de centro atrófico e crescimento centrífugo, com borda periférica nítida, formando áreas anulares, policíclicas ou circulares que se localizam com maior frequência na face, tronco ou extremidades **(FIGURA 72.23)**.
- **Queratoacantoma subungueal**: origina-se da porção distal do leito ungueal levantando a lâmina ungueal e pelo rápido crescimento pode levar à destruição da falange. Acomete especialmente o polegar, o indicador e o dedo médio.

Histopatologia

O exame histopatológico é indispensável e deve ser feito através de secção transversa que atinja todo o tumor para permitir a análise da arquitetura tissular.

Revela cratera central preenchida de material orto ou paraqueratósico, envolvida por epitélio hiperplástico rico em gli-

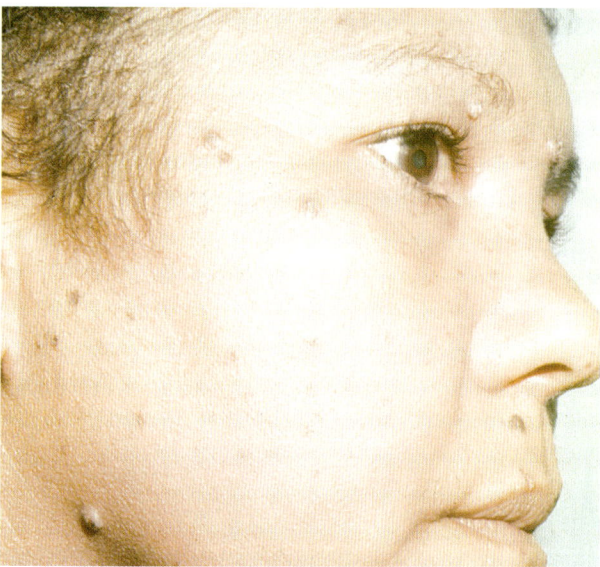

FIGURA 72.21 – Queratoacantoma eruptivo na face. Múltiplas pápulas foliculares queratósicas, muitas das quais regredidas sob a forma de cicatrizes hiperpigmentadas.

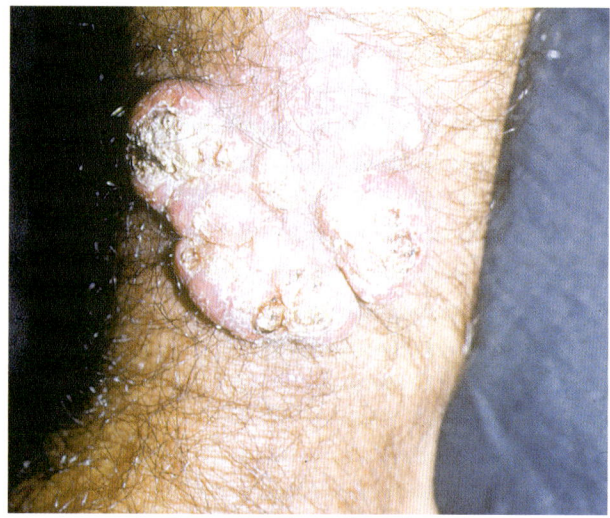

FIGURA 72.22 – Queratoacantoma gigante. Extensa lesão verrucosa multilobulada.

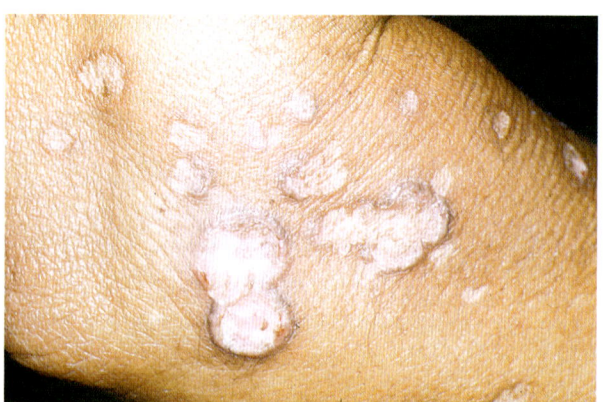

FIGURA 72.20 – Queratoacantoma múltiplo. Placas de bordas infiltradas com áreas de involução cicatricial.

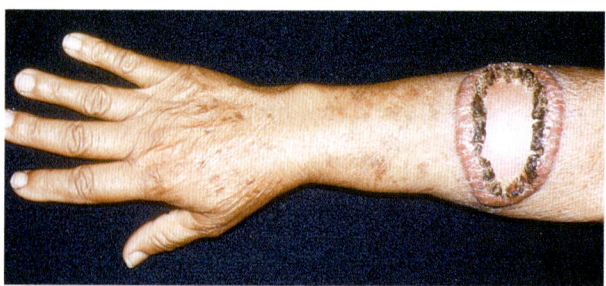

FIGURA 72.23 – Queratoacantoma marginado centrífugo. Lesão de bordas infiltradas e centro atrófico.

cogênio, que confere aspecto acidófilo às células epiteliais. A diagnose diferencial com carcinoma espinocelular pode ser difícil, sendo importantes as características estruturais da lesão.

Diagnose

Os principais diagnósticos diferenciais são o carcinoma espinocelular, o carcinoma basocelular e metástases, nas lesões incipientes, molusco contagioso e, na forma subungueal, verruga vulgar e outros tumores subungueais.

Tratamento

Apesar da regressão espontânea, a exérese é o método preferencial, por encurtar o curso da afecção, melhor resultado cosmético e pela necessidade do exame histopatológico para exclusão de carcinoma espinocelular. Outros métodos são curetagem e eletrocoagulação ou radioterapia, crioterapia e laserterapia. A recidiva é rara.

Lesões múltiplas ou gigantes podem ser tratadas com etretinato ou isotretinoína.

Outros procedimentos, em casos especiais, são a injeção intralesional semanal de 5-fluoruracil (0,2-0,3 mL de solução de 50 mg/mL), metotrexato e bleomicina e a terapia fotodinâmica com ácido δ-aminolevulínico e derivados. Também se utiliza o 5-fluoruracil e, mais recentemente, o imiquimod tópico. Pode ser útil, em queratoacantomas múltiplos, o uso de metotrexato por via sistêmica.

CAPÍTULO 73

AFECÇÕES EPITELIAIS PRÉ-MALIGNAS E TUMORES INTRAEPIDÉRMICOS

MELANOSE SOLAR

A melanose solar ou actínica ou lentigo senil é uma lesão pigmentar diretamente vinculada aos efeitos cumulativos das radiações ultravioleta (UV).

Patogenia

As melanoses solares são induzidas por efeitos mutagênicos devidos à exposição cumulativa aos raios UV que determinam aumento de produção da melanina. Estudos genéticos detectaram mutações em alguns genes, *FGFR3*, *PIK3CA*. Em japoneses, em melanoses de aparecimento mais precoce, detectaram-se mutações no gene *SLC45A2*.

Manifestações clínicas

A melanose solar, actínica, ou lentigo senil, ocorre habitualmente nas áreas expostas à luz solar, em indivíduos de meia-idade ou idosos, de acordo com o grau de exposição e tipo de pele, sendo muito mais frequentes nos indivíduos brancos de pele clara. Caracteriza-se por manchas de poucos milímetros até 1,5 cm de tamanho, de cor castanho-clara ou escura, localizadas no dorso das mãos, punho, antebraços e face. Frequentemente, apresentam a superfície rugosa, o que revela a associação com a queratose solar **(FIGURAS 73.1 E 73.2)**.

Histopatologia

O quadro histológico é idêntico ao do lentigo juvenil, havendo alongamento e anastomoses dos cones epiteliais, hiperplasia de melanócitos, com o acréscimo de alterações degenerativas do colágeno do tipo elastose solar.

Diagnose

Clínica e se necessário histopatológica para diferenciação com outras lesões pigmentadas. Dermatoscopicamente, a melanose solar se caracteriza por bordas bem definidas e irregulares com alguns pontos com aspecto de roeduras. No centro da lesão, observa-se rede irregular (decorrente dos melanócitos e dos queratócitos contendo melanina, localizados nos cones epiteliais alongados). Em alguns lentigos, as linhas da rede são frouxas, lineares, estriadas lembrando impressões digitais. Algumas lesões não têm aspecto estruturado, mas apenas um campo marrom. Lesões da face e couro cabeludo apresentam as bordas nitida-

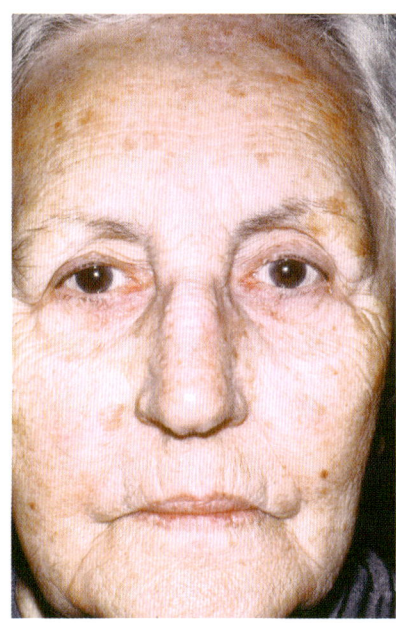

FIGURAS 73.1 – Melanoses solares. Máculas hiperpigmentadas acastanhadas na face.

mente demarcadas, áreas pigmentadas intercaladas pelas aberturas foliculares.

Na diagnose diferencial, devem ser considerados efélides, lentigo simples, lentigo maligno, queratose actínica pigmentada, queratose liquenoide e outras melanoses induzidas por radiação conforme descritos a seguir.

Lentigo em mancha de tinta

Forma peculiar de mancha melânica induzida por radiação observada em indivíduos celtas que se caracteriza por mancha negra irregular de aspecto reticulado, única ou em pequeno número nas áreas expostas.

Dermatoscopicamente, caracteriza-se por aspecto bizarro, assimétrico, irregular, com rede pigmentar espessada marcadamente pigmentada mostrando manchas largas e irregulares em consequência da intensa pigmentação nas extremidades dos cones epiteliais e ausência de pigmentação nas porções suprapapilares do epitélio.

Lentigo desencadeado por puvaterapia

Surge após 6 meses ou mais do início da fototerapia por PUVA. As lesões são semelhantes à melanose solar, porém as bordas

Afecções epiteliais pré-malignas e tumores intraepidérmicos

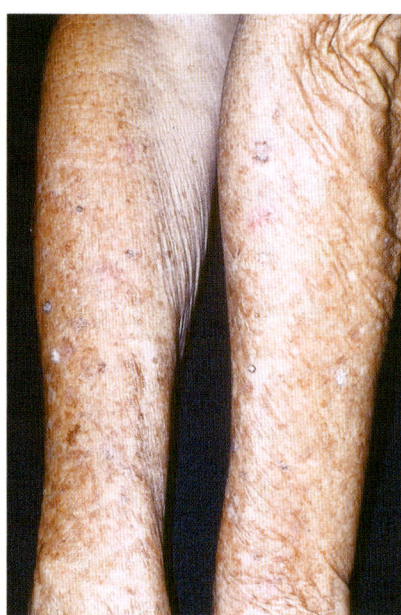

FIGURA 73.2 – Melanoses e queratoses solares. Máculas acastanhadas, lesões eritematoqueratósicas e lesões queratósicas disseminadas na superfície de extensão dos antebraços.

são mais irregulares e também podem ser efelidoides. Atingem todas as áreas tratadas, mas são mais frequentes nas porções superiores do tronco, virilhas, nádegas, corpo do pênis e glande. As lesões tendem a regredir com a interrupção do tratamento.

Lentigo induzido por radiação

É semelhante ao lentigo solar, surgindo, em geral, após 4 meses ou mais do início da radioterapia, mas se acompanha de alterações histológicas distintas das melanoses solares expressas por queratose, atrofia da epiderme, fibrose dérmica e telangiectasias. Permanece mesmo após a cessação da radioterapia.

Tratamento

O tratamento, com finalidade estética, é com aplicações de neve carbônica (pressão leve) ou nitrogênio líquido, 1 a 3 segundos. Também pode ser empregado o ácido tricloroacético a 30% que, a exemplo da crioterapia, pode provocar hiperpigmentação pós-inflamatória. O *laser* rubi tem resultados similares. Em lesões pouco pigmentadas, a hidroquinona (2-4%) ou ácido retinoico (0,01-0,05%, inclusive associadamente, podem possibilitar melhora. A essa associação pode acrescentar-se acetônido de fluocinolona a 0,01% para evitar irritação local. É imprescindível o uso de fotoprotetores durante o tratamento e para prevenir novas lesões.

QUERATOSE SOLAR

A queratose solar, actínica (às vezes, inapropriadamente chamada de "senil"), é lesão pré-maligna frequente, que ocorre em áreas expostas à luz solar, em pessoas idosas ou em adultos de meia-idade e pele clara, conforme a exposição solar.

Alguns autores consideram-na, por suas características histopatológicas, um carcinoma espinocelular de baixo grau de agressividade, mas o risco de progressão a carcinoma espinocelular invasivo é pequeno.

Patogenia

A relação entre queratoses actínicas e exposição solar é evidenciada por inúmeros fatos: ocorre em indivíduos de pele clara com história de exposição cumulativa a radiações UV, localizam-se topograficamente de modo predominante nas áreas expostas ao sol, são mais frequentes nos indivíduos que trabalham ao ar livre e nos países mais ensolarados. A imunossupressão favorece o aparecimento de queratoses actínicas como se verifica nos transplantados de órgãos sólidos.

Molecularmente, demonstram-se nas lesões de queratose actínica mutações induzidas pela radiação UV no gene *TP53* e deleções no gene *p16* que é um gene supressor tumoral.

Manifestações clínicas

Lesões maculopapulosas, recobertas por escamas secas, duras, de superfície áspera de cor amarela a castanho-escura e, em geral, de 0,5 a 1 cm, podendo confluir, formando placas. As escamas são aderentes e, ao serem destacadas, podem ocasionar pequenas hemorragias. Clinicamente, também podem se apresentar como cornos cutâneos e, nesse caso, são histopatologicamente queratoses actínicas hiperqueratósicas.

Na face, também podem ser observadas lesões com características atróficas liquenoides.

Localizam-se nas áreas expostas como face, pavilhões auriculares, pescoço, dorso das mãos e antebraços, ocorrendo no couro cabeludo em indivíduos calvos (VER FIGURAS 73.1 E 73.2).

As lesões pigmentares, tão frequentes nas áreas expostas de pessoas idosas (melanose solar ou actínica), podem estar associadas com lesões de queratose solar.

As lesões têm curso crônico. O aparecimento de halo eritematoso, mesmo nas lesões pequenas, e de infiltração na base, podem indicar transformação carcinomatosa.

Lesões idênticas são descritas por ingestão de arsênico, contato com alcatrão da hulha e tratamento radioterápico: são as queratoses arsenicais, radioterápicas e dos alcatrões.

Histopatologia

A histopatologia mostra hiperqueratose e paraqueratose, com áreas de atrofia e acantose irregular na camada malpighiana. As células malpighianas mais profundas e as células basais apresentam atipias com disposição desordenada, porém sem invasão da derme, a membrana basal mantendo-se intacta. Na derme, geralmente há elastose solar evidente. O quadro poderia ser classificado como carcinoma espinocelular grau meio.

A queratose solar em que há exagerada produção de camada córnea expressa-se clinicamente como **corno cutâneo** (FIGURA 73.3). É preciso lembrar que outras patologias também se expressam clinicamente como corno cutâneo: nevus verrucosos, verruga viral, queratose seborreica e carcinoma

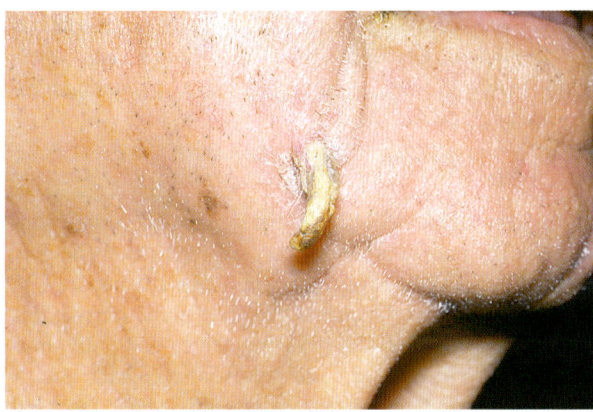

FIGURA 73.3 – Corno cutâneo. A partir de base eritematosa infiltrada, emerge lesão queratósica alongada.

espinocelular. Portanto, o corno cutâneo deve ser retirado e examinado histopatologicamente.

Outras variantes histológicas das queratoses actínicas são a forma pigmentar, a forma atrófica, a forma bowenoide, a forma acantolítica e a forma liquenoide.

Na forma pigmentar, além das alterações dos queratinócitos já descritas, há grande presença de pigmento melânico nos queratinócitos basais. Na forma liquenoide, somam-se, às alterações dos queratinócitos, alterações da interface epidermodérmica e infiltrado linfocitário em faixa na derme superior. Na forma acantolítica, às alterações dos queratinócitos próprias da queratose actínica, associa-se grau variável de acantólise, sendo necessária a diagnose diferencial com a doença de Darier e com a doença de Grover. Na queratose actínica bowenoide, a displasia dos queratinócitos atinge toda a espessura da epiderme de modo idêntico ao observado na doença de Bowen. Muitos autores consideram essa condição um carcinoma *in situ*, desenvolvendo-se em lesão de queratose actínica. Na forma atrófica, encontram-se as alterações já descritas dos queratinócitos em uma epiderme atrófica, fina e retificada com diminuição acentuada dos cones epiteliais.

Diagnose

Clínica e histopatológica quando houver dúvidas na diagnose diferencial ou quando houver suspeita de evolução para carcinoma espinocelular.

A queratose solar deve ser diferenciada da queratose seborreica, que não evolui para a malignidade, que apresenta superfície rugosa, de cor amarelada ou acastanhada, e que, além da face, ocorre no tronco. Deve, ainda, ser diferenciada de outras queratoses. Lesões isoladas suscitam a diagnose diferencial com o lúpus eritematoso discoide e a disqueratose de Bowen.

Tratamento

Nas lesões superficiais, aplicação de lápis de neve carbônica, com pressão moderada.

A crioterapia por nitrogênio líquido (3-4 segundos) também é utilizada, podendo ser feita curetagem prévia. Pode ser associada a gel de diclofenaco sódico a 3%. Recomenda-se sua utilização duas vezes/dia, por 3 meses.

Provoca pouca ou nenhuma inflamação e parece ser bastante útil utilizado em complementação à crioterapia.

Nas lesões infiltradas, curetagem e eletrocoagulação e exame histopatológico.

Em caso de lesões disseminadas, *peeling* com neve carbônica ou 5-fluoruracil (5-FU) a 5%, em cremes que têm o inconveniente de produzir reações inflamatórias intensas por algumas semanas. Atualmente, vem sendo iniciado o uso de 5-FU micronizado a 0,05% que teria a vantagem de apresentar a mesma eficácia do 5-FU a 5%, causando, porém, menor irritação. O modo clássico de emprego do 5-FU é aplicar-se o creme a 5%, duas vezes/dia, por 2 a 4 semanas. Dessa forma, seguramente haverá produção de intensa irritação com eritema, crostas, erosões e sangramento. Doentes com grande quantidade de lesões dificilmente toleram o tratamento. Nesses casos, pode-se utilizar a medicação com menor frequência e o tratamento será mais prolongado. O creme micronizado a 0,05% é empregado uma vez/dia pelo mesmo período.

O imiquimod a 5% produz bons resultados, mas também provoca reações inflamatórias. O uso clássico compreende três aplicações/semana, por 1 a 4 meses. Se as reações inflamatórias são muito intensas, pode se reduzir a duas ou mesmo uma aplicação semanal. Mais recentemente, introduziu-se o mebutato de ingenol tópico (Picato) no tratamento das queratoses actínicas. Para a face e couro cabeludo, utiliza-se o gel a 0,015% (150 µg/g), uma vez/dia, por 3 dias consecutivos e, para o corpo, tronco, braços, mãos e pernas, utiliza-se o gel a 0,050% (500 µg/g), uma vez/dia, por 2 dias consecutivos. Os efeitos colaterais decorrem da própria ação do medicamento: eritema, descamação e crostas que podem piorar até 1 semana após o término no tratamento. No rosto e no couro cabeludo, as reações podem piorar até 2 semanas após o término do tratamento e, no corpo, até 4 semanas após o tratamento. Podem surgir edemas, erosões bolhas e ardor.

A terapia fotodinâmica também é empregada com bons resultados ainda que nas formas extensas seja dolorosa.

QUERATOSES ARSENICAIS

O arsênico existe na natureza em rochas cuja erosão contamina o solo e a água inclusive a água potável. Também é empregado em agricultura, podendo contaminar alimentos. É utilizado na indústria e foi empregado no passado em várias medicações, para tratamento da sífilis, da leishmaniose e em várias doenças dermatológicas em formulação denominada licor de Fowler, contendo arsenito de potássio a 1% em solução aquosa.

Patogenia

A ação cancerígena do arsênico deve-se à sua capacidade de comprometer as reações de excisão de nucleotídeos para reparo do DNA e alterar a metilação do DNA de determinados genes. Como consequência, induz a expressão do fator de crescimento epidérmico e do fator transformador de crescimento α, alterando o ciclo celular e a apotose além de aumentar a proliferação dos queratinócitos.

O arsênico produz quadro dermatológico que envolve pigmentação, discromias queratoses arsenicais, doenças de Bowen, carcinomas baso e espinocelulares, tumor de Merkel e também causa tumores viscerais.

Em várias regiões do mundo, a água potável é contaminada por arsênico, produzindo o chamado hidroarsenicismo crônico regional endêmico observado em determinadas regiões de vários países como Taiwan, Japão, Vietnã, China, Nova Zelândia, Polônia, Hungria, Espanha, Canadá, México, Chile, Argentina, Índia, Sri Lanka, Bangladesh e Irã.

Manifestações clínicas

As lesões cutâneas são de vários tipos:

- Hiper-hidrose palmoplantar é a primeira manifestação. Surge queratodermia palmoplantar difusa ou circunscrita que pode ser puntacta, verrucosa, deprimida e em faixa. A forma puntacta é a mais frequente e característica **(FIGURA 73.4)**. O processo persiste mesmo após eliminação da ingestão de arsênico.
- Discromia: observada especialmente na cintura escapular, composta por máculas hipocrômicas e hipercrômicas.
- Linhas de Mees: faixas brancas transversas na lamina ungueal mais visíveis nas unhas dos dedos das mãos.
- Disqueratose de Bowen (mais frequente) e carcinomas baso e espinocelulares que, diferentemente, das apresentações clássicas são múltiplos e ocorrem em áreas não fotoexpostas.

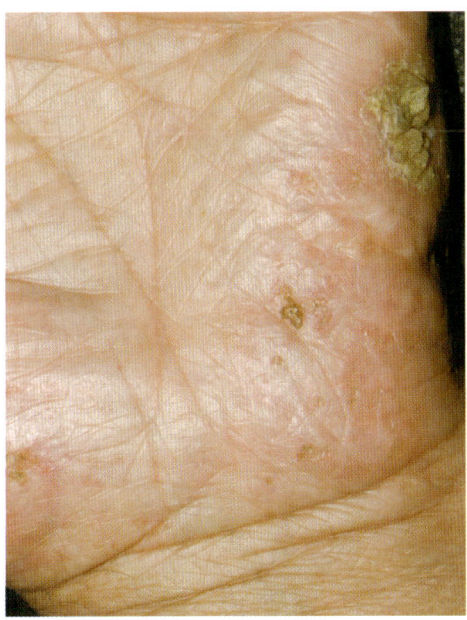

FIGURA 73.4 – Queratoses arsenicais. Pápulas e placas queratósicas. Trata-se de diminutos carcinomas epidermoides.

Do ponto de vista sistêmico, a intoxicação crônica por arsênico pode provocar alterações em múltiplos sistemas orgânicos, náuseas, vômitos, diarreia, dores abdominais, cirrose hepática; vasculopatias periféricas e arritmias cardíacas; polineuropatia e neoplasias malignas, carcinoma hepático, pulmonar, urotelial e linfoproliferações hematológicas.

Histopatologia

As queratoses arsenicais mostram quadro histopatológico semelhante às queratoses actínicas hiperqueratósicas com presença de atipias e vacuolização em alguns queratinócitos. Não há elastose solar.

Diagnose

Clínica, histopatológica e anamnéstica com história de exposição a arsênico. Na diagnose diferencial, devem ser considerados clavus e queratodermias palmoplantares pontuadas.

Tratamento

Criocirurgia, curetagem e eletrocoagulação, *shaving* e cirurgia excisional.

DOENÇA DE BOWEN

Carcinoma espinocelular *in situ*, isto é, intraepidérmico.

Patogenia

Existem evidências da participação patogênica das radiações UV na gênese da doença de Bowen como a maior frequência das lesões nas pernas de mulheres e presença de mutações do gene *p53* induzidas por UV nas lesões. Também tem papel na patogenia a exposição ao arsênico: no passado, por exposição a medicamentos contendo sais de arsênico e, atualmente, por ingestão de água contaminada por arsênico que ocorre em algumas áreas do globo terrestre de forma endêmica (hidroarsenicismo crônico regional endêmico) e por exposição na agricultura, em que o arsênico ainda é usado como fungicida e pesticida e também em algumas atividades industriais.

Manifestações clínicas

É lesão solitária, que consiste em área escamosa ou crostosa, avermelhada, com limites bem definidos **(FIGURA 73.5)**. A retirada da escama ou crosta mostra superfície granulosa e secretante. A placa estende-se gradualmente, sem tendência à cura central. Não há infiltração ou esta é mínima. Pode ocorrer em qualquer área do corpo, mas atinge de preferência o tronco sendo, no entanto, mais frequente nas pernas de mulheres. Em geral, é lesão única, ocorrendo, eventualmente, múltiplas.

Apesar de ser um carcinoma *in situ*, o potencial para sua transformação em carcinoma invasivo é baixo e, em geral, a lesão permanece intraepidermicamente por muito tempo, anos até. Quando surge ulceração na lesão, isso pode ser indício de progressão a carcinoma invasivo.

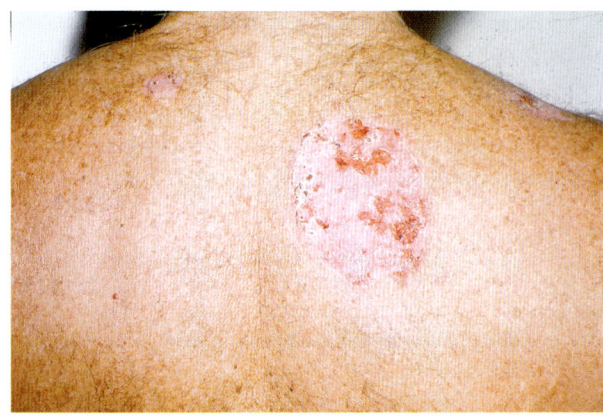

FIGURA 73.5 – Doença de Bowen. Placa eritematoescamocrostosa com áreas exulceradas de limites nítidos.

Quando decorre de arsenicismo se acompanha de outras lesões, queratoses arsenicais palmoplantares, hiper e hipopigmentações e inclusive neoplasias viscerais.

A hipótese de a disqueratose de Bowen, principalmente em áreas cobertas, ser manifestação paraneoplásica não foi confirmada. As neoplasias internas podem ocorrer no arsenicismo que também provoca a doença de Bowen, daí a ideia anterior da associação com malignidades internas, mas esse fato somente ocorre dentro da condição de arsenicismo crônico que cria condições de carcinogênese cutânea e visceral.

Histopatologia

É característica, mostrando total desorganização da arquitetura da epiderme, com células atípicas, hipercromáticas, vacuolizadas e grande número de mitoses. A membrana basal está intacta, não havendo invasão dérmica.

Diagnose

A diagnose diferencial deve ser feita com queratose actínica, lúpus eritematoso, psoríase, líquen simples crônico, dermatofitose e epitelioma basocelular superficial. Quando não tratado adequadamente, esse carcinoma *in situ* pode torna-se invasivo e causar metástases.

Tratamento

O tratamento é feito, preferencialmente, com excisão e sutura. Com eletrocoagulação e curetagem, crioterapia, 5-FU ou imiquimod tópico, os índices de recidiva são maiores provavelmente pelo envolvimento do epitélio folicular que pode não ser atingido por esses tratamentos. Atualmente, referem-se bons resultados com terapia fotodinâmica (PDT).

ERITROPLASIA

Carcinoma espinocelular intraepitelial na mucosa, que pode tornar-se invasivo e corresponde à doença de Bowen da pele.

Manifestações clínicas

É lesão, em geral, única, que ocorre na glande ou prepúcio e, eventualmente, na mucosa genital feminina e mucosa bucal. Consiste em placa bem delimitada, vermelho-brilhante, aveludada, finamente granulosa, com pouca ou nenhuma infiltração e que, gradualmente, se alarga (FIGURA 73.6).

Histopatologia

Mostra carcinoma espinocelular *in situ*, exibindo epiderme acantósica com atipias e mitoses, mas poucas células disqueratósicas.

Diagnose

A diagnose diferencial com balanopostite crônica, balanopostite plasmocitária, líquen plano e psoríase, é feita pelo exame histopatológico, que é característico. A proporção de transformação em carcinoma invasivo da eritroplasia é maior que a observada em relação à doença de Bowen e o carcinoma espinocelular resultante é mais agressivo.

Tratamento

Empregam-se várias modalidades terapêuticas iniciando-se quando possível por terapêuticas mais conservadoras, cremes de 5-FU e cremes de imiquimod a 5%. Se não suficientes, empregam-se criocirurgia, eletrocoagulação e curetagem, PDT, *laser*, cirurgia excisional e para lesões maiores, para a maior preservação possível do tecido genital, cirurgia micrográfica de Mohs.

Quando há fimose, é indicada a postectomia.

PAPULOSE BOWENOIDE

É erupção papulosa da genitália, que, histopatologicamente, se expressa por lesão bowenoide.

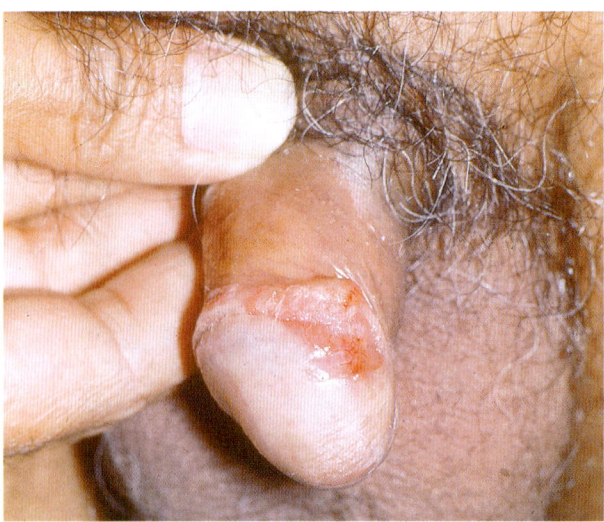

FIGURA 73.6 – Eritroplasia. Placa eritematosa de superfície finamente granulosa bem delimitada na glande.

Patogenia

Decorre de infecção por HPV, especialmente as cepas oncogênicas principalmente HPV-16, mas também HPV-18 e mesmo outras cepas. São lesões de curso em geral benigno, embora existam casos descritos de evolução à malignidade (menos de 3% dos casos).

Manifestações clínicas

Caracteriza-se por lesões papulosas múltiplas, ligeiramente elevadas, eritematosas, violáceas ou hiperpigmentadas, geralmente isoladas, eventualmente confluentes, formando placas verrucosas localizadas na mucosa genital. As lesões são mais frequentes em adultos jovens e têm como peculiaridade o fato de apresentarem comportamento biológico benigno, em contraste com o quadro histopatológico de carcinoma in situ, isto é, carcinoma espinocelular intraepidérmico (FIGURA 73.7).

Nos homens, as lesões localizam-se mais frequentemente na glande, mas também ocorrem no corpo do pênis e escroto. Na mulher, as lesões situam-se mais frequentemente na vulva, períneo e região perianal.

Diagnose

Na diagnose é conduta auxiliar a aplicação, nas lesões, de ácido acético a 5% que provoca coloração esbranquiçada das pápulas.

Na diagnose diferencial clínica, é necessário considerar condiloma acuminado clássico, líquen plano, psoríase, granuloma anular, molusco contagioso queratose seborreica e lesões névicas.

Tratamento

Quanto ao tratamento, as lesões devem ser tratadas de modo conservador, não mutilante, eletrocoagulação, crio-cirurgia, ácido tricloroacético e, recentemente, imiquimod topicamente.

DOENÇA DE PAGET

A doença de Paget, localizada geralmente no mamilo e nas aréolas mamárias e, menos frequentemente, em áreas extramamárias, é um processo de aparência eczematosa com presença de células anormais na epiderme, as chamadas **células de Paget**. Na grande maioria dos casos, acompanha-se de um adenocarcinoma ductal.

Casos de doenças de Paget extramamários têm sido ocasionalmente descritos na região axilar, perineal, em associação com glândulas apócrinas.

Patogenia

Existem estudos histológicos que demonstram a extensão de células malignas de adenocarcinoma ductal da mama que proliferam para a epiderme do mamilo e aréola mamária.

Existem evidências de que as células de Paget que invadem a epiderme são as mesmas do carcinoma ductal. Vários marcadores presentes nas células de adenocarcinomas dutais também são expressos pelas células de Paget, antígeno carcinoembriônico (CEA), proteína de gordura globular do leite (Ca15-3), vários oncogenes (*TP53, C-erB*) e antígeno epitelial de membrana (EMA).

Com relação às citoqueratinas, a citoqueratina 7 é considerada marcador sensível e específico das células de Paget mamário. A citoqueratina 20 é negativa no Paget mamário e positiva em cerca de 30% dos Paget extramamários. A migração das células de Paget dos ductos mamários para a epiderme parece dever-se à ação da heregulina α secretada pelos queratinócitos que se liga a receptores presentes nas células de Paget promovendo sua migração para a epiderme.

Manifestações clínicas

Ocorre, na mulher, como lesão unilateral na aréola mamária ou ao seu redor. Há raríssimos casos descritos em homens.

O quadro é de lesão eczematosa, nitidamente demarcada, com secreção, crostas e prurido. Inicia-se no mamilo ou a seu redor e estende-se gradualmente na aréola e área periareolar (FIGURA 73.8). Pode ocorrer, o que é sugestivo, retração de mamilo.

O carcinoma subjacente pode ser, muitas vezes, reconhecido pela palpação da mama e varia desde carcinomas intraductais não invasivos até carcinomas extensos com metástases axilares. A associação com carcinomas é muito menos frequente nas localizações extramamárias.

Histopatologia

É característica, com o encontro de células de Paget na epiderme que são grandes arredondadas ou ovoides presentes em todas as camadas da epiderme que tem citoplasma pálido ou eosinófilo abundante com núcleos vesiculosos hipercromáticos. Enquanto os queratinócitos são negativos para a CK7,

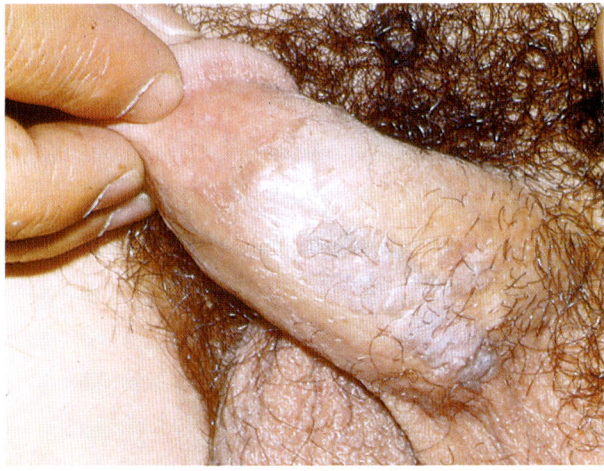

FIGURA 73.7 – Papulose bowenoide. Placa constituída por múltiplas pápulas violáceas confluentes no corpo do pênis.

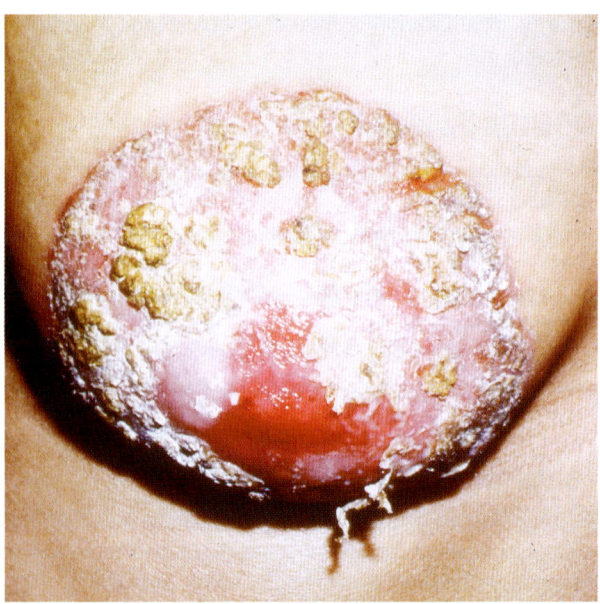

FIGURA 73.8 – Doença de Paget mamária. Lesão eritematodescamativa, erosiva e exsudativa atingindo a aréola mamária e região periareolar.

as células de Paget são fortemente positivas para essa citoqueratina. No citoplasma, pode haver grânulos PAS positivos, resistentes à diástase, e pode haver sialomucina. Para uma diagnose imediata, pode ser feita a citodiagnose. A citologia positiva pode confirmar a diagnose, mas o resultado negativo não a exclui.

A origem das células de Paget é controversa. As células de Paget seriam células epiteliais transformadas intraepidermicamente em células neoplásicas, ou seriam células derivadas do carcinoma subjacente que invadem a epiderme.

Diagnose

É importante a diagnose diferencial com o eczema da mama. Esta é uma condição frequente por várias causas, principalmente por contato. É quase sempre bilateral e responde em poucos dias à terapêutica tópica com corticoides e exclusão da causa. A escabiose pode gerar lesões eczematizadas na mama. Existem raros casos de doença de Paget em que a lesão é hiperpigmentar, exigindo diagnose diferencial com melanoma. Outras diagnoses diferenciais são com doença de Bowen, carcinoma basocelular superficial, psoríase e doenças mamárias, adenoma ductal do mamilo e adenomatose erosiva do mamilo.

O adenoma ductal do mamilo apresenta-se como nódulo sob o mamilo ou a aréola e, às vezes, há dor, ulceração e saída de secreção.

A adenomatose crônica do mamilo é uma proliferação benigna dos ductos mamários que pode apresentar quadro muito semelhante à doença de Paget com presença de eritema, edema, erosões do mamilo e secreção acompanhada de prurido e dor. Seu tratamento é cirúrgico podendo inclusive, para maior preservação tissular, empregar-se a cirurgia micrográfica. Outra possibilidade terapêutica é a criocirurgia.

Na investigação de um caso de doença de Paget, é fundamental a determinação da presença ou não de adenocarcinoma mamário subjacente sendo, portanto, imperativa a mamografia que pode revelar microcalcificações subareolares e alterações arquiteturais da mama que podem auxiliar no diagnóstico e na localização da malignidade mamária, inclusive para realização da biópsia. A literatura aponta a ocorrência de doença de Paget mamária em 1 a 4% dos casos de câncer mamário e registra que praticamente 100% dos casos de Paget se associam a adenocarcinomas (10% *in situ* e 90% invasivos).

Tratamento

É semelhante ao indicado para o carcinoma da mama, isto é, mastectomia radical ou parcial, de acordo com a presença de tumor subjacente.

DOENÇA DE PAGET EXTRAMAMÁRIA

É lesão idêntica à doença de Paget mamária, de localização em áreas de glândulas apócrinas, axilas e região anogenital. É relacionada à adenocarcinoma subjacente.

A doença de Paget extramamária relaciona-se mais frequentemente a adenocarcinomas cutâneos primários que se originam de células tronco relacionadas aos queratinócitos ou de células de ductos de glândulas apócrinas. Em cerca de 25% dos casos, a doença está associada a uma neoplasia *in situ* ou invasiva. Quando se trata de doença perineal, a associação com câncer colorretal é alta, 25 a 35%, enquanto na localização genital, a associação com neoplasias é de cerca de 7%. Os carcinomas associados à doença de Paget extramamário são, além de adenocarcinomas apócrinos e carcinomas colorretais, de bexiga, uretra, vagina, glândulas de Bartolin, cérvix, endométrio e próstata.

Manifestações clínicas

É mais frequente em mulheres e entre os 50 e 60 anos de idade. Apresenta-se como intertrigo com placas eritematoexsudativas, escamocrostosas de bordas irregulares, nitidamente demarcadas em relação à pele normal **(FIGURA 73.9)**. A lesão é pruriginosa, podendo evoluir à liquenificação.

Histopatologia

É idêntica à enfermidade de Paget mamária, revelando a presença de células de Paget entre queratinócitos sendo que, em 30% dos casos, as células de Paget marcam-se com CK20.

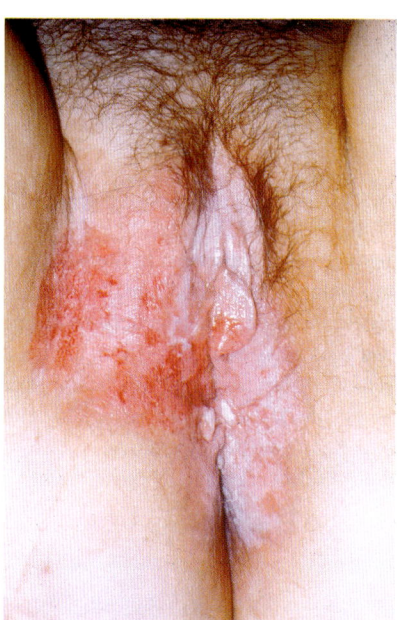

FIGURA 73.9 – Doença de Paget extramamária. Placa eritematosa e exulcerada irregular de localização perianal.

Diagnose

É clínica e histopatológica, devendo ser excluídas a dermatite seborreica, eczemas de contato, líquen simples crônico, psoríase, melanoma extensivo superficial, intertrigos por *Candida*, tínea crural, eritrasma e doença de Bowen.

É indispensável a exploração proctológica e genital para detecção de adenocarcinomas subjacentes.

Tratamento

É cirúrgico e deve considerar a presença ou não de adenocarcinomas subjacentes. Existem relatos de sucesso com o uso de 5-FU em creme e especialmente imiquimod três vezes/semana, por 16 semanas.

CAPÍTULO 74

TUMORES EPITELIAIS MALIGNOS

CARCINOGÊNESE

A carcinogênese é um processo complexo, multifatorial e multifásico, dependente de fenômenos genéticos que culminam com o surgimento de clones de células que adquirem a capacidade de proliferação ilimitada e de invasão de tecidos. Nas neoplasias malignas, existem múltiplas alterações nos processos celulares: alterações na regulação do nível celular e apoptose; alterações nos mecanismos da adesão celular; alterações na interação entre a célula e a matriz extracelular e da mobilidade celular; além de alterações em mecanismos transcricionais e epigenéticos.

Embora os tipos de tumores sejam diversos, os processos gerais que regem seu desenvolvimento são similares:

- Autossuficiência para entrada no ciclo celular e sua manutenção.
- Falta de respostas aos estímulos inibidores da proliferação.
- Capacidade de evasão do processo de apoptose.
- Alterações nos mecanismos de reparo do DNA.
- Angiogênese sustentada.
- Maior mobilidade celular permitindo infiltração e metástases.

Os agentes desencadeadores desses processos podem ser químicos, físicos e biológicos e, em muitos casos, desconhecidos.

A proliferação e a diferenciação celulares dependem de grupos de genes cujos produtos são capazes de exercer múltiplas funções:

- Estimular a multiplicação celular como os fatores de crescimento e seus receptores, moléculas transdutoras de sinais, fatores de transcrição e moléculas diretamente relacionadas ao ciclo celular como as ciclinas e cinases ciclina dependentes (CEDKs). Os genes que controlam a proliferação celular são os chamados **oncogenes**.
- Proteínas que controlam os níveis de proliferação e a morte celular que são codificadas pelos **genes supressores de tumores**.
- Proteínas que reparam o DNA.
- Proteínas que participam no silenciamento de determinados genes.

Proto-oncogenes

São genes essenciais que regulam o crescimento e a diferenciação celular. Comandam a divisão celular de maneira ordenada e fisiológica, mantendo a homeostasia por meio de controle preciso do ciclo celular. Quando um proto-oncogene sofre alterações, mutações, translocações e rearranjos moleculares, passa a ser um oncogene, isto é, um gene que ainda participa de modo importante na replicação celular, mas que perdeu a capacidade de controle sobre o ciclo celular, e a proliferação celular torna-se descontrolada.

Os produtos codificados são de cinco classes:

1. Fatores de crescimento – p. ex., *SIS*.
2. Receptores de superfície celular – p. ex., *ERBB* e *FMS*.
3. Componentes dos sistemas de transdução de sinais intracelulares – p. ex., *RAS* e *ABL*.
4. Proteínas nucleares ligantes a DNA inclusive fatores de transcrição – *MYC* e *JUN*.
5. Componentes da rede das ciclinas, cinases ciclina dependentes e inibidores das cinases ciclina dependentes (CDKI) que coordenam a progressão do ciclo celular.

Ativação dos proto-oncogenes

A ativação compreende um ganho de função. Tal ganho pode ser quantitativo (aumento da produção de um produto normal, inalterado) ou qualitativo (síntese de um produto ligeiramente modificado em consequência de mutação ou síntese de um produto novo por um gene quimérico criado por rearranjo cromossômico). Essas mudanças são dominantes, e é suficiente a alteração de um único alelo para que ocorram.

A ativação de alguns proto-oncogenes a oncogenes pode ocorrer por amplificação, por mutações pontuais, por translocações cromossômicas ou por transposição para um domínio de cromatina ativa.

Amplificação dos oncogenes

Muitas células neoplásicas contêm múltiplas cópias de oncogenes estruturalmente normais. Os tumores em geral amplificam o gene *ERBB* e, às vezes, o gene *MYC*.

Ativação dos oncogenes por mutações pontuais

Um exemplo são as mutações pontuais e específicas do gene *RAS*. Esse gene pertence a uma família de genes envolvidas na transdução de sinais de receptores acoplados à proteína G. Um sinal do receptor desencadeia a ligação da GTP à proteína RAS e a molécula de GTP-RAS sinaliza à célula. A proteína RAS tem atividade GTPase, e o GTP-RAS é rapidamente inativado. Essas mutações causam a substituição de aminoácidos que levam à diminuição da atividade GTPase da proteína RAS. Consequentemente, o GTP-RAS é inativado mais lentamente, e a resposta ao sinal do receptor torna-se excessiva (FIGURA 74.1). Esse mecanismo é encontrado em vários tumores: colo, pulmão, mama e bexiga.

Translocações cromossômicas

As células neoplásicas têm como característica cariótipos grosseiramente anormais com múltiplas perdas e excessos de cromossomos e muitas translocações. A maioria dessas modificações é aleatória e reflete instabilidade genômica. Translocações cromossômicas podem criar genes novos. O cromossomo Philadelphia, observado em 90% dos doentes com leucemia mieloide crônica, é fruto de translocação que origina um quimérico que se expressa produzindo uma tirosinocinase.

Ativação pela transposição para um domínio de cromatina ativa

Ocorre, por exemplo, no linfoma de Burkitt em 75 a 85% dos doentes. Essas translocações alojam o oncogene *MYC* junto a um lócus de imunoglobulina, *IGH* em 14q32, *IGK* em 2p12 ou IGL em 22q11. Nessas condições, o oncogene *MYC* passa a expressar-se em níveis anormalmente elevados. Essas translocações colocam o oncogene em ambiente em que a cromatina é ativamente transcrita nas células B.

A TABELA 74.1 apresenta exemplos de oncogenes.

Genes supressores de tumores

São genes envolvidos em pontos estratégicos da cadeia de eventos relacionada com o crescimento e diferenciação celular, evitando a replicação celular descontrolada. Esses genes atuam recessivamente, isto é, a mutação de um alelo não é suficiente para que ocorram modificações fenotípicas e funcionais. As consequências biológicas de mutações recessivas tornam-se aparentes quando o segundo alelo normal é perdido, o que se denomina **perda da heterozigosidade**.

Esses genes são em número limitado e de importância crítica na carcinogênese humana. Atuam inibindo proteínas que controlam o ciclo celular. É necessária a alteração de ambos alelos de um gene supressor tumoral (um dos quais pode ser herdado em estado inativo, como nas síndromes de câncer familiar) para que seja inativada sua função repressora tumoral normal.

Em células normais, a inativação das proteínas produzidas pelos genes supressores tumorais é atingida por meio da ligação a outras proteínas ou por fosforilação. Nas células tumorais, a inativação desses genes é frequentemente devida a mutações, inserções ou deleções (perda de alelos).

O exemplo clássico de ação dos genes supressores tumorais é a proteína Rb. Essa proteína subfosforilada bloqueia a proliferação nas células normais por ligar-se e, assim, inativar o fator de transcrição E2F necessário à progressão do ciclo celular. A fosforilação por serina e treonina da proteína Rb rompe essa ligação, liberando o fator E2F e permitindo a progressão do ciclo celular. Genes que controlam os níveis de fosforilação da proteína Rb atuam como genes supressores tumorais que são frequentemente afetados nas neoplasias (FIGURA 74.2).

Alguns desses genes controlam diretamente o ciclo celular inibindo os complexos de cinases dependentes de ciclinas – CDK (p. ex., *p27* e *p53*) ou os fatores de crescimento por eles estimulados (p. ex., proteína Rb). Outros regulam vias que estimulam a diferenciação e inibem a mitose (p. ex., *TGFBR*).

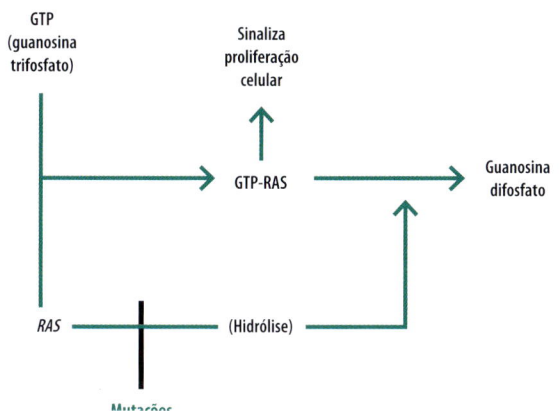

FIGURA 74.1 – Mutações no oncogêne RAS favorecem a proliferação celular.

TABELA 74.1 – Exemplos de oncogenes

Nome	Cromossomo	Localização	Função do produto proteico
SIS	22	Extracelular	Fator de crescimento de plaquetas
RAS	11	Membrana	GTPase
ERB2	7	Membrana	Receptor do fator de crescimento
SRC	20	Membrana e citoplasma	Tirosinocinase
RAF	3	Membrana e citoplasma	Serina/treonina/cinase
MYC	8	Núcleo	Fator de transcrição
FOS	14	Núcleo	Fator de transcrição

Ciclo celular, oncogenes e genes supressores tumorais

Nas células normais em divisão, a primeira etapa do ciclo celular é a fase G1, que dura 8 a 30 horas e prepara a célula para a síntese do DNA que ocorre na fase subsequente, a fase S, que dura 8 horas. A fase G1 inclui a conexão a um estado de repouso G0 que representa a fase em que as células se apresentam em estado quiescente capazes de entrar para fase G1 após estímulos apropriados. Certas células saem da fase G0 para diferenciação terminal ou caminham para senescência e saem irreversivelmente do ciclo celular. Após a fase S, há reorganização da cromatina que ocorre na fase seguinte, G2, que dura 3 horas e antecede a fase M, de mitose, que dura 1 hora.

Existem três pontos essenciais para que a divisão celular seja bem-sucedida (G1, G2 e M). A regulação dessas fases envolve três famílias de proteínas: ciclinas, cinases dependentes de ciclinas (CDK) e inibidores de cinases dependentes de ciclinas (CKI).

As CDK regulam a fosforilação de proteínas essenciais envolvidas na progressão do ciclo celular. Exemplo é a proteína do retinoblastoma (Rb). A concentração e o balanço das ciclinas *versus* inibidores (CKI) regulam, por sua vez, a atividade das CDK. As CDK são ativadas por fatores de crescimento mitogênico e são removidas por proteólise de modo cíclico em correlação com as diferentes fases do ciclo celular (VER FIGURA 74.2).

A transição G1 é regulada por interação entre macromoléculas influenciadas por fatores de crescimento, hormônios e contatos intercelulares e com a matriz. O fator chave é o grau de fosforilação de Rb. O Rb não fosforilado liga-se à proteína E2F reprimindo a transcrição de genes regulados por essa proteína. O Rb é fosforilado por ação das CDK e essa enzima também dissolve o complexo Rb subfosforilado mais E2F, liberando a proteína E2F e fosforilando o Rb, ambos fatores ativadores do ciclo celular e, portanto, favorecedores da proliferação celular. Portanto, se na fase G1 a Rb é subfosforilada, a proliferação celular é bloqueada, e a célula permanece em G1. Essa condição de bloqueio é revertida pela fosforilação mediada por CDK. O ciclo fosforilação/desfosforilação pode, portanto, regular reversivelmente a progressão do ciclo celular e consequentemente o grau de proliferação celular.

Há duas famílias maiores de CKI e ambas estão envolvidas na fase G1. A família dos inibidores de CDK4 também referida como INK4 consiste em *p15*, *p16*, *p18* e *p19*. Esses inibidores ligam-se especificamente a CDK4 e CDK6. A outra família, menos específica em relação ao tipo de CDK, inclui o complexo de inibidores das CDK ciclinas, *p21*, *p27* e *p57*.

O lócus INK4A está envolvido no melanoma familiar.

O *p16* é uma CKI que bloqueia a fosforilação do Rb enquanto o p14 liga-se à proteína MDM2, resultando em aumento na interferência do *p53* mediante *feedback p53--MDM2*.

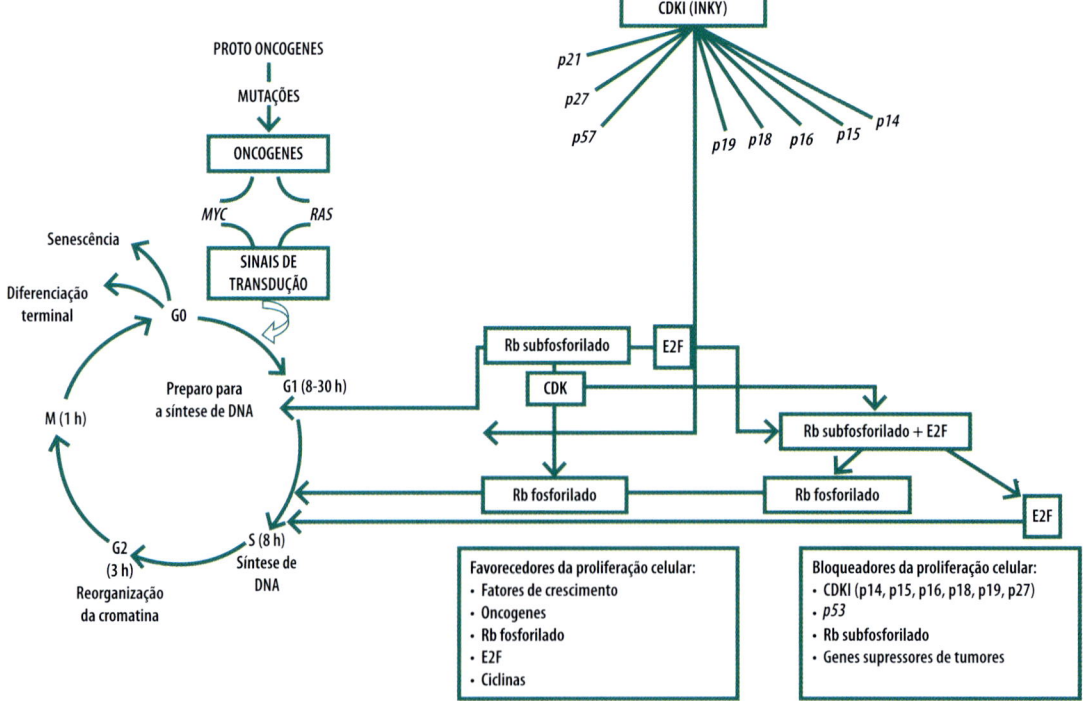

FIGURA 74.2 – Ciclo celular. Fatores favorecedores e bloqueadores da proliferação celular.
CDK, cinases dependentes das ciclinas; CDKI = INK4, inibidores das cinases dependentes das ciclinas; E2F, proteína ativadora do ciclo celular.

Assim, a ativação tanto do *p14* quanto do *p16* leva à parada do ciclo celular por diferentes vias e sua disfunção pode levar à proliferação celular. Nos carcinomas, alterações das ciclinas e CKI são comuns, enquanto mutações ativadoras de CDK são raras, isto é, apenas poucas famílias com melanoma familiar têm mutações CDK.

Alterações em *p53* e *RB* são eventos comuns nas neoplasias inclusive cutâneas.

A **TABELA 74.2** apresenta informações sobre os genes supressores de tumores.

Apoptose

Para a homeostase normal, é fundamental o equilíbrio entre a proliferação celular e morte. Desequilíbrios podem levar ao crescimento anormal e à morte celular. A apoptose é a morte celular programada. Exige a síntese de proteína **de novo** que, por meio do RNAm, sinaliza para a morte celular. Não há inflamação. A apoptose é importante para a remodelação dos tecidos durante a embriogênese e para manutenção da homeostasia nos tecidos adultos e seu comprometimento favorece neoplasias. A morte celular é importante na remoção de células danificadas inclusive com alterações do material genético e pode ocorrer por duas vias, necrose ou apoptose. A necrose pode decorrer de diminuição do suprimento nutritivo com ruptura da membrana celular e lise celular sem síntese proteica **de novo**. A apoptose, ao contrário é regulada e requer síntese proteica. Microscopicamente, a apoptose é caracterizada pelo aparecimento dos corpos apoptóticos compostos por remanescentes da membrana celular e cromatina condensada. As proteases efetoras da apoptose são as **caspases** que ativadas atuam sobre as vias de transdução por meio de enzimas que digerem o DNA genômico e proteases que degradam proteínas estruturalmente importantes como actina e laminina. A apoptose pode ser induzida por vários estímulos, dano ao DNA por radiações ou agentes químicos; remoção de citocinas de crescimento (EGF, TGF-α, IGF, PDGF) e agentes promotores de morte celular (TNF) **(FIGURA 74.3)**. Independentemente do estímulo desencadeante ocorrem eventos moleculares comuns que produzem alterações estruturais irreversíveis que conduzem a célula à morte.

A regulação da apoptose está sob controle de várias moléculas, ligantes e receptores de morte celular, família das proteínas Bcl-2 e caspases **(VER FIGURA 74.3)**.

TABELA 74.2 – Genes supressores de tumores

Nome	Cromossomo	Localização	Função
RB	13	Núcleo	Regulador do ciclo celular
p53	17	Núcleo	Reparo do DNA, apoptose
BRCA2	17	Núcleo	Reparo do DNA
Bcl-2	18	Mitocôndria	Apoptose
APC	5	Citoesqueleto	Reconhecimento célula-célula

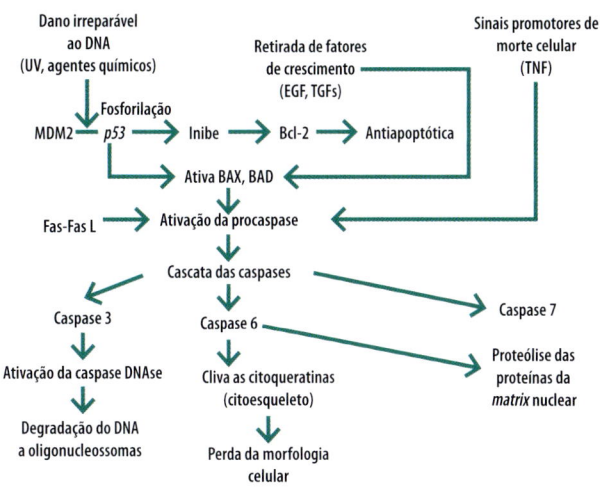

FIGURA 74.3 – Apoptose.

Ligantes e receptores de morte celular

Fas-L é receptor transmembrânico expresso em diferentes células inclusive queratinócitos.

Fas é expresso apenas em células imunologicamente ativas: linfócitos T e B e células NK.

A ligação Fas-Fas-L produz apotose através da ativação da procaspase que desencadeia a cascata de caspases.

Após exposição aos raios ultravioleta (UV), há aumento de Fas em toda epiderme. Os carcinomas basocelulares expressam Fas intensa e difusamente **(VER FIGURA 74.3)**.

Família das proteínas Bcl-2

Nas membranas mitocondriais, encontram-se as proteínas Bcl-2, Bad e Bax. A proteína Bcl-2 suprime a apoptose induzida por depleção de IL-3 e IL-4, por *p53* e pelo gene *c*-MYC. Mutações de *Bcl-2* são frequentes nos cânceres cutâneos. A proteína Bcl-2 inibe a apoptose e as proteínas Bax e Bad ativam a apoptose **(VER FIGURA 74.3)**. Existe outra proteína inibidora da apoptose, a survivina, que se encontra em 80% dos carcinomas basocelulares e não é encontrada na pele normal.

Caspases

São proteinases cisteína-aspartato específicas. A cascata das caspases é a principal via de depuração dos constituintes celulares durante a apoptose. As caspases 2-8-9-10 são iniciadoras da apoptose, enquanto as caspases 3-6-7 são executoras da apoptose. A caspase 3 ativa a caspase DNAse que degrada o DNA a oligonucleossomas. A caspase 6 cliva as citoqueratinas do citoesqueleto alterando a morfologia celular, e a caspase 7 lisa as proteínas da *matrix* nuclear. Essas alterações, promovidas pela cascata das caspases, levam à morte celular.

Os inibidores da apoptose presentes nos tumores ligam-se às caspases inibindo sua ação lítica.

Portanto, os controladores da apoptose são as proteínas ativadoras, Bad e Bax e a proteína inibidora Bcl-2. Os tumores com expressão aumentada de Bcl-2 têm bloqueio na apoptose, sendo mais resistentes aos tratamentos quimioterápicos e por radiações (VER FIGURA 74.3).

Telomerase

Outro fator envolvido na carcinogênese é a erosão das sequências dos telômeros que impede a proteção das extremidades dos cromossomos, facilitando a fusão dessas extremidades e desorganizando o cariótipo. Realmente, nos tumores detecta-se aumento da telomerase.

Neoangiogênese

Também é importante, na carcinogênese, a neoangiogênese que permitirá a nutrição das células tumorais. Observa-se nos tumores aumento do fator de crescimento de fibroblastos (FGF) e do fator de crescimento do endotélio vascular (VEGF). O *p53* ativa a trombospondina que é inibidora da angiogênese; portanto, as mutações do *p53* favorecendo angiogênese estimulam o crescimento tumoral.

Uma vez plenamente constituído o tumor, de acordo com suas caraterísticas, poderão surgir metástases por contiguidade, por via linfática ou hematogênica. Nesse aspecto, intervêm as moléculas que atuam nas ligações célula a célula e célula a matriz extracelular que são as integrinas, caderinas, selectinas e imunoglobulinas. Nas células tumorais, ocorrem alterações nos receptores de adesão celular favorecendo a mobilidade das células tumorais e sua invasividade. As metástases perdem a expressão das E caderinas favorecendo a mobilização das células tumorais. A perda da expressão das E-caderinas pode decorrer por metilação, mutações nos genes codificadores e mutações nos ligantes como por exemplo a β-integrina.

CARCINOGÊNESE CUTÂNEA

Na carcinogênese dos tumores epiteliais malignos atuam vários fatores, sendo o principal deles as radiações UV. Outros fatores ambientais carcinogênicos são as radiações ionizantes, carcinógenos químicos e os vírus oncogênicos. Todos esses fatores atuam molecularmente sobre os genes, modificando-os, o que produzirá alterações do comportamento celular, resultando em hiperproliferação e diminuição da apoptose, determinando multiplicação contínua das células e gerando tumores malignos.

Portanto, os tumores cutâneos são, em resumo, doenças gênicas, mas raramente são hereditários, pois em geral esses fatores atuam sobre as células somáticas e, portanto, não se transmitem às gerações subsequentes. Apenas uma minoria dos tumores (5%) é hereditária e, nesses casos, é evidente que ocorrem, além das alterações gênicas somáticas, alterações gênicas nas células germinativas que possibilitarão a transmissão hereditária da progressão a neoplasias.

Como já se analisou, os genes importantes na carcinogênese são os proto-oncogenes, os genes supressores e os genes que codificam proteínas que têm funções críticas na manutenção da estabilidade do genoma.

Os genes mutantes que codificam proteínas essenciais à integridade do genoma são tipicamente exemplificados pelos genes que codificam as enzimas de reparo do DNA que, ao sofrerem mutações, não mais processam o devido reparo, surgindo DNA mutado que pode levar à hiperproliferação celular dos cânceres. O exemplo típico é o gene *p53*, guardião do genoma (FIGURA 74.4).

A epiderme humana está constantemente exposta às radiações UV. O espectro eletromagnético da luz compreende as radiações UV, a luz visível e a luz infravermelha. As radiações UV representam 5% do total das radiações solares e situam-se no espectro entre 100 e 400 nm e compreendem as radiações UVC (100-280 nm), UVB (280-320 nm) e UVA (329-400 nm). A camada de ozônio absorve as radiações UV até 310 nm, isto é, toda radiação UVC e 95% das radiações UVB; portanto, 95% das radiações UV que atingem a Terra pertencem às UVA. A radiação de maior importância carcinogênica é a UVB que penetra menos profundamente e atua de modo direto na camada basal ou germinativa da epiderme.

A UVA penetra mais profundamente na pele, é grande produtora de bronzeamento, quando de exposições prolongadas produz queimaduras e também provoca envelhecimento cutâneo, mas também pode danificar o DNA e atuar como carcinogênica. Para que atuem, as radiações UV precisam ser absorvidas por cromóforos que na pele são múltiplos e absorvem predominantemente UVB. São os ácidos nucleicos, amino ácido aromáticos, heme, quinonas, flavonas, porfirinas, carotenoides, ácido urocânico e eumelanina. O dano ao DNA pode ser direto quando as radiações, principalmente de UVB, absorvidas pelos ácidos nucleicos determinam alterações estruturais na molécula do DNA, formações de dímeros ciclobutano da pirimidina, fotoprodutos 6-4 (PP6-4), quebras nas fitas de DNA e ligações cruzadas entre as fitas de DNA. Se essas alterações não forem corrigidas, estabelecem-se mutações, principalmente transições C → T que podem levar à produção de cânceres.

O segundo mecanismo de lesão celular pelas radiações UV é o indireto, mais relacionado à UVA, no qual agentes fotossensibilizantes absorvem a energia das radiações UV e as moléculas tornam-se energeticamente excitáveis, atingindo estado *triplet* e ao retornar ao estado *singlet* transferem a energia liberada. Essa volta ao estado de repouso molecular pode se processar por duas vias, transferência de um elétron da molécula do fotossensibilizante excitado a outra molécula, originando-se radicais livres e a outra via se processa pela transferência energética a oxigênio molecular formando-se

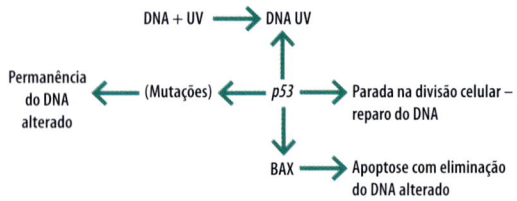

FIGURA 74.4 – Gene *p53*. Guardião do genoma.

radicais reativos de oxigênio (ROS, do inglês *reactive oxigen species*). Forma-se oxigênio *singlet* e ânions superóxido que são transformados em peróxido de hidrogênio que, em presença de metais catiônicos, forma radicais hidroxila. A oxidação do DNA por radicais hidroxila resulta na formação de 8-hidroxiguanina que leva a transições G → T e origina mutações.

Além do dano ao DNA nuclear, há dano ao DNA mitocondrial, em que os mecanismos de reparação são menos eficazes acumulando-se mutações de modo mais intenso.

As ROS danificam as membranas celulares por peroxidação dos ácidos graxos dos fosfolipídeos das membranas celulares levando a respostas que ampliam o dano oxidativo, causando reação inflamatória com infiltrado leucocitário, bem como aumento da liberação de prostaglandinas e de interleucinas. O processo inflamatório também contribui para a carcinogênese o que é evidenciado pela maior expressão de PGE2 nas lesões de queratose actínica e carcinoma espinocelular. O dano actínico aos tecidos também produz respostas enzimáticas que ativam genes produtores de proteinocinases ativadas por mitógenos (MAPK), do fator de ativação nuclear kappa B (NF-κB) e da cascata ativadora da proteína 1 (AP-1). A liberação desses sistemas enzimáticos contribui para maior produção de interleucinas e metaloproteases da matriz extracelular responsáveis por mais inflamação, maiores estímulos carcinogênicos e envelhecimento cutâneo.

Outros sistemas enzimáticos ativados pelas radiações UV são a hemeoxigenase, que promove a liberação de ferro que, em presença de peróxido de hidrogênio, catalisa a formação de radicais hidroxila. A cicloxigenase, que pela ação das radiações UV tem sua produção aumentada com aumento da síntese de PGE2; a PGE2 aumenta a proliferação celular, inibe a apoptose e interage com IL-4 e IL-10 induzindo a imunossupressão favorecendo a carcinogênese. Além disso, a óxido nítrico sintetase, estimulada por UVB, produz óxido nítrico que provoca eritema, melanogênese e tem ações imunossupressoras. Por fim, a ornitina da carboxilase ativada pelas radiações UVB estimula a proliferação celular favorecendo o desenvolvimento de tumores; o citocromo P450 estimulado pelas radiações UVA protege a célula dos efeitos oxidativos das ROS.

Esses efeitos nocivos dos raios UV despertam na pele fenômenos defensivos para correção das alterações produzidas sobre o DNA, protegendo a pele da formação de tumores. Esses mecanismos defensivos são descritos a seguir.

Genes supressores tumorais

Na pele, tem maior importância o gene *p53* que controla o ciclo celular e induz apoptose. Sob ação das radiações UV há fosforilação da proteína TP-53 codificada pelo *p53* que leva ao prolongamento do ciclo celular na fase G1, possibilitando à célula maior tempo para o reparo das alterações sofridas pelo DNA antes da fase S de replicação. Por outro lado, a ativação do *p53* promove eliminação das células com DNA alterado pela apoptose **(VER FIGURA 74.4)**. A apoptose dos queratinócitos depende de vias intrínsecas (mitocondrial) e extrínsecas (através de receptores de morte celular). Ambas as vias dependem da mediação das enzimas MAPK (proteinocinases ativadas por mitógenos) e da proteína TP-53. Essas moléculas ativam proteínas apoptóticas como a Bcl-2 e fosforilam a proteína TP-53 que, então, estimularão os receptores de morte celular (TNF-R1, TRAIL R1, TRAIL R2).

Nas células mutadas, a atividade dessas proteínas ligadas à apoptose é inibida, permitindo a sobrevivência e o crescimento celulares. A inativação do *p53* pelas mutações sofridas e o aumento da expressão do fator de crescimento epidérmico (EGFR) por ação dos radicais livres aumentam a atividade da COX-2 que estimula a produção hepática das proteínas antiapoptóticas McI-1 e cFLIP, favorecendo ainda mais a proliferação celular.

Vários outros genes participam na carcinogênese dos tumores epiteliais malignos sendo clássico o papel do gene *PTCH1* no carcinoma basocelular ainda que este também deva participar da gênese do carcinoma espinocelular. No carcinoma espinocelular, também se encontram mutações de múltiplos genes além do *p53*, *PIK3CA*, *CCND1*, *CDKN2A*, *SOX2*, *NOTCH1* e *FBXW7*.

Outro possível papel das radiações UV na carcinogênese é seu efeito imunossupressor predominantemente na resposta celular, mas também, em menor intensidade na resposta humoral, fenômeno que contribuiria para comprometimento da capacidade de eliminação das células tumorais. Essa participação da imunossupressão por radiações UV na carcinogênese de animais de experimentação está bem estabelecida, permanecendo ainda não completamente definida em humanos. Várias ações das radiações UV estão bem estabelecidas quanto à imunossupressão, entre elas, diminuição do número e funções das células de Langerhans, que são fundamentais na apresentação de antígenos. Por outro lado, a isomerização do ácido transurocânico a cisurocânico reduz a migração e a atividade das células de Langerhans. Além disso, as radiações UV promovem a secreção de citocinas imunossupressoras como a IL-10 e polarizam a resposta Th1/Th2 para a via Th2.

Para corrigir as lesões ao DNA, existem mecanismos celulares de reparo que são: reparo por excisão de nucleotídeos, reparo por excisão de bases, reparo de combinações anômalas, reparo das quebras da dupla-hélice do DNA e reparo pós replicação do DNA.

O reparo de excisão de nucleotídeos é essencial para eliminação dos dímeros ciclobutano de pirimidina e dos fotoprodutos 6-4 restituindo a estrutura normal do DNA. Defeitos nos genes que atuam no reparo de excisão de nucleotídeos ocorrem no xeroderma pigmentoso.

Quanto às mutações induzidas no gene *p53*, existem mecanismos que tentam corrigir essa condição; por exemplo, parecem existir linfócitos citotóxicos CD8+ que destroem as células com *p53* mutado. Quando há imunossupressão, esse mecanismo não atua favorecendo o desenvolvimento da neoplasia.

Da mesma forma que as radiações UV, as radiações ionizantes são capazes de provocar grande dano ao DNA celular levando à morte celular, objetivo da radioterapia dos tumores, mas que também podem propiciar mutações no DNA celular levando ao desenvolvimento de neoplasias. Na pele, a própria radiodermite crônica, isto é, as características lesões cutâneas determinadas pela radioterapia, eritema, atrofia e telangiectasia podem acompanhar-se de carcinomas espinocelulares e basocelulares demonstrando a carcinogênese por irradiações ionizantes. Têm extrema importância na carcinogênese as condições de imunossupressão, qualquer que seja a causa por doença ou iatrogênica. A imunossupressão afeta a imunovigilância que compreende os vários mecanismos de eliminação das células tumorais que surgem e na qual são de particular importância as células NK. O declínio da imunovigilância com a idade e o maior acúmulo de radiações UV recebidas, de maneira geral, tornam os tumores cutâneos mais comuns em idosos. O comprometimento do sistema imune por doenças como a infecção pelo HIV determina aumento da incidência de carcinomas cutâneos cerca de três a cinco vezes em relação aos indivíduos normais. Por outro lado, a imunossupressão iatrogênica dos transplantados de órgãos sólidos determina risco de 65 a 100 vezes maior de aparecimento de carcinoma espinocelular de pele em relação à população geral (ver Capítulo 64).

Atualmente, consideram-se de grande importância as infecções virais na carcinogênese, havendo relação entre HVH8 e sarcoma de Kaposi e poliomavírus e tumor de Merkel e, no caso dos tumores cutâneos não melanoma, são muito importantes as infecções por HPV cujas cepas carcinogênicas, através de suas proteínas E6 e E7, inativam genes supressores tumorais inclusive o *p53*. Além disso, a proteína viral E6 bloqueia a proteína apoptótica Bax, inibindo a resposta apoptótica normal à radiação UV.

Experimentalmente, em ratos, observa-se que a carcinogênese de tumores cutâneos se processa em três fases, iniciação, promoção e progressão na qual já se estabeleceu a carcinogênese franca. A fase de iniciação se caracteriza por alterações adquiridas e irreversíveis na célula. Segue-se a fase de promoção quando estas células mutadas formam um clone que se expande, originando um papiloma ainda benigno. Continuando o estímulo, mais mutações desenvolvem-se e passa-se para o período de progressão estabelecendo-se o tumor. Todo esse processo pode ocorrer em tempo variável, por vezes, anos.

Os carcinógenos químicos iniciadores de cânceres mais comuns são os hidrocarbonetos aromáticos policíclicos (coaltar), as quinolonas, a mostarda nitrogenada e psoralênicos. Os carcinógenos químicos promocionais são formol, ésteres forbólicos e a antralina. Outro clássico carcinógeno químico é o arsênico analisado adiante.

Também podem atuar na carcinogênese inflamações crônicas existindo vários exemplos em dermatologia, carcinomas espinocelulares que se desenvolvem em ulceras de estase crônica, em lesões de lúpus eritematoso, em lesões de líquen plano erosivo de mucosa entre outros. Considerando-se a totalidade dos cânceres humanos, admite-se que cerca de 25% apresentam relação com infecções, inflamações ou a associação das duas condições.

Durante a inflamação, o microambiente celular é extremamente reativo e instável, atuando ROS, citocinas, quimiocinas, eicosanoides, aldeídos e fatores de crescimento. Por exemplo, os macrófagos bastante ativos na inflamação compreendem dois grupos: M1, que produz IL-12 (que é tumoricida), e M2, que produz IL-10 (que é favorecedora de tumores).

Todo esse conjunto de substâncias ativas participantes da inflamação podem ativar proto-oncogenes e inativar genes supressores tumorais. Por exemplo, o NF-κB parece ser um elo de ligação crítico entre inflamação e câncer. Esse fator ativa mais de 100 genes envolvidos na inflamação, citocinas inflamatórias, moléculas de adesão, e moléculas favorecedoras da apoptose, mas também pode ativar citocinas promotoras de câncer. As MAPK proteinocinases ativadas por mitógenos presentes na inflamação também podem sinalizar para proliferação celular e inibição da apoptose, favorecendo tumores.

Os ROS e radicais livres produzidos na inflamação podem danificar o DNA celular levando a mutações que podem ser oncogênicas.

Portanto, as neoplasias malignas, em geral, e os tumores epiteliais malignos em particular têm na sua gênese a participação de fatores genéticos e inúmeros fatores ambientais que constituirão os fatores de risco para o desenvolvimento desses tumores.

Campo de cancerização

Este conceito foi desenvolvido por meio do estudo de neoplasias orais multicêntricas em 1953 por Slaughter, a partir das seguintes observações: a neoplasia origina-se de áreas multifocais com alterações pré neoplásicas; o tecido circundante ao tumor apresenta alterações histológicas; as neoplasias ainda que multifocais podem coalescer; e a persistência de anormalidades no tecido vizinho à área tratada explica o surgimento de recidivas e novos tumores. Hoje, esses fatos são explicados molecularmente como consequência de mutações e outras alterações gênicas nessas áreas que constituem os chamados **campos cancerizáveis**. Realmente, a análise dos tecidos aparentemente normais adjacentes ao tumor e das margens de ressecção demonstra perda da heterozigosidade, instabilidade cromossômica, mutações no gene *p53*. Essas alterações nas margens de ressecção e nas áreas circunjacentes ao tumor são observadas não somente na mucosa oral em que foram primeiramente estudadas, mas também em outros locais como pele, pulmão, esôfago, vulva, cérvix uterina, mama e bexiga.

É interessante observar que células mutadas podem ter aspecto histopatológico normal, com sensibilidade aos marcadores moleculares muito superior e quando presentes, indicam maiores chances de recorrências e de novos tumores.

As lesões precursoras de neoplasias nessas áreas originam-se de *patches*, pequenos grupos de células com mutações do gene *p53* que são 10 vezes mais frequentes em áreas fotoexpostas em relação a áreas cobertas. Evolutivamente, esses *patches* aumentam de tamanho e originam lesões de queratose actínica que podem evoluir a carcinomas espinocelulares.

A importância do conceito de campo de cancerização na pele é que pode não ser suficiente tratar exclusivamente as lesões de queratose actínica e carcinoma espinocelular, sendo necessário tratar também as lesões do campo inaparentes clinicamente, mas mutadas e com potencial de evolução pré-neoplásica e mesmo neoplásicas. É esse objetivo que perseguem tratamentos como a terapia fotodinâmica que tentam atingir todo o campo de cancerização.

CARCINOMA ESPINOCELULAR

O carcinoma espinocelular ou epidermoide é tumor maligno, constituído por proliferação atípica de células espinhosas, de caráter invasor, podendo dar origem a metástases. É o segundo câncer cutâneo mais comum, observando-se que sua incidência está aumentando e sua epidemiologia modificando-se. No passado, tinham grande importância carcinógenos químicos e hoje são fatores mais importantes na sua gênese a exposição solar recreacional, a utilização de bronzeamento artificial, a fototerapia particularmente por PUVA e a imunossupressão por doenças como o HIV, ou iatrogênica, especialmente em transplantados, pelo uso de imunossupressores potentes por tempo longo. A imunossupressão se acompanha de tumores mais agressivos e com maior probabilidade de metastatização.

Como se pode depreender da carcinogênese do carcinoma espinocelular são fatores de risco: condições de exposição maior às radiações UV, constituição mais suscetível às radiações UV, pele clara, olhos claros e cabelos ruivos, albinismo ou condições genéticas que conferem maior suscetibilidade às radiações UV por defeitos na reparação do DNA, como o xeroderma pigmentoso. Outras condições genéticas como epidermólise bolhosa distrófica, epidermodisplasia verruciforme, disqueratose congênita, poroqueratose actínica disseminada superficial e síndrome KID são também condições genéticas de risco.

Processos inflamatórios crônicos da pele infecciosos ou não infecciosos também são condições de risco. Dos processos não infecciosos são fatores de risco as seguintes condições: radiodermite crônica, cicatrizes de queimaduras, eritema *ab igne*, ulceras de estase crônicas, lúpus eritematoso discoide crônico, líquen plano oral erosivo e líquen escleroso e atrófico. Quanto aos processos infecciosos crônicos, são fatores de risco lesões crônicas de sífilis, lúpus vulgar, fístulas de osteomielite e hidrosadenite crônica. O carcinoma espinocelular corresponde a cerca de 15% das neoplasias epiteliais malignas. Pode ocorrer em pele normal, mas frequentemente tem origem na queratose solar, leucoplasia, radiodermite crônica, queratose arsenical, ou sob condições já mencionadas nos fatores de risco particularmente xeroderma pigmentoso, úlceras crônicas e cicatrizes de queimaduras (FIGURA 74.5).

Ocorre geralmente após os 50 anos, sendo mais comum no sexo masculino, por maior exposição a agentes cancerígenos – sol e fumo. Indivíduos de pele clara são mais predispostos.

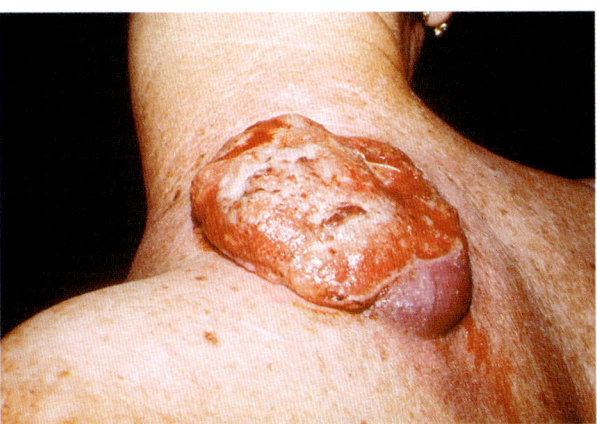

FIGURA 74.5 – Carcinoma espinocelular. Lesão ulcerovegetante sobre cicatriz de queimadura.

O arsênico é um fator na gênese de carcinomas. Utilizado na indústria, foi no passado substância muito empregada em terapêutica. Contamina a água em certas regiões como na área de Córdoba, na Argentina, constituindo o quadro HACRE (acrônimo de **h**idro**a**rsenicismo **c**rônico **r**egional **e**ndêmico).

Derivados do alcatrão ou de hidrocarbonetos por contatos prolongados podem atuar como fatores desencadeantes.

Às vezes, depressões imunológicas associam-se a fatores virais que também se demonstram participarem na gênese do carcinoma espinocelular. É o caso dos vírus do papiloma humano (HPV), especialmente importante nos carcinomas genitais, envolvendo algum tipo de HPV, particularmente o HPV 6 e 11, mas também o HPV 16.

Manifestações clínicas

As localizações mais comuns são lábio inferior, orelhas, face, couro cabeludo, dorso das mãos, mucosa bucal e genitália externa.

Na pele, há, inicialmente, área queratósica infiltrada e dura ou nódulo. A lesão aumenta gradualmente e ulcera-se. Na evolução, pode adquirir aspecto de ulceração com infiltração na borda ou tornar-se vegetante ou córnea (FIGURAS 74.6 E 74.7). Também pode apresentar-se como corno cutâneo.

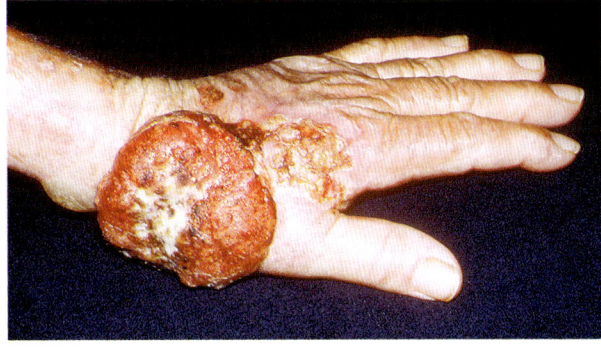

FIGURA 74.6 – Carcinoma espinocelular. Lesão ulcerovegetante na mão.

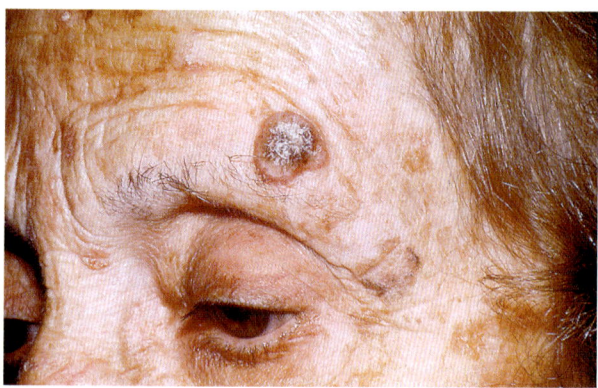

FIGURA 74.7 – Carcinoma espinocelular. Nódulo queratósico ao lado de melanoses e queratoses solares.

Na mucosa, pode iniciar-se em placa de leucoplasia, por área de infiltração ou lesão vegetante. No lábio inferior, ocorre em área de leucoplasia que se infiltra ou é lesão nodular ou nódulo-ulcerada ou ulcerovegetante **(FIGURAS 74.8 E 74.9)**. Irritações crônicas pelo fumo, dentes defeituosos e aparelhos de próteses representam importante papel na gênese do quadro.

Variante particular do carcinoma espinocelular é o **carcinoma verrucoso**, de evolução lenta e aspecto anatomopatológico relativamente benigno, difícil de diferenciar-se de hiperplasias pseudoepiteliomatosas, exigindo, às vezes, várias biópsias para esclarecimento diagnóstico definitivo. Paralelamente ao comportamento histopatológico relativamente benigno, o carcinoma verrucoso tem também comportamento biológico menos agressivo, sendo as metástases mais raras.

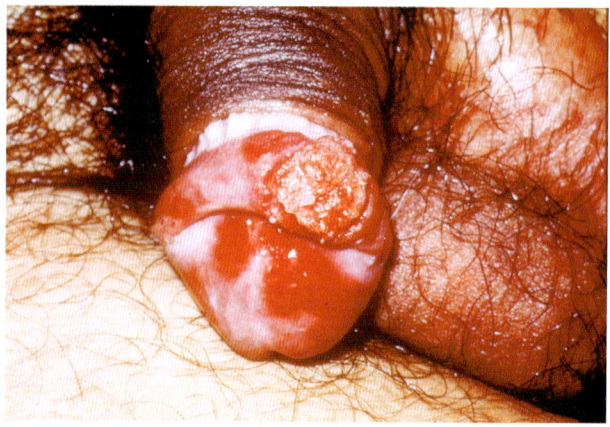

FIGURA 74.9 – Carcinoma espinocelular genital. Sobre lesão de eritroplasia nódulo-vegetante na região da glande.

Costumam estender-se por contiguidade. Essa variante do carcinoma espinocelular pode localizar-se na região plantar, constituindo o **epitelioma *cuniculatum***. São lesões exofíticas hiperqueratósicas, verrucosas com ulcerações e fístulas que dificultam a deambulação. Podem atingir também a superfície plantar dos **quirodáctilos** e o tornozelo. Na região anogenital, constitui o condiloma acuminado gigante de Buschke-Löwenstein que se apresenta como grandes massas exofíticas tipo couve-flor, ulceradas e fistulosas. Atinge a glande, corpo do pênis, escroto, região anal e perianal, vagina, cérvix e pode acometer até mesmo a bexiga. Nessas localizações, associa-se ao HPV. Na cavidade bucal, é representado pela chamada **papilomatose oral florida** que se inicia como placas esbranquiçadas sobre base eritematosa que evoluem para lesões brancas, francamente papilomatosas que coalescem podendo atingir extensas áreas da mucosa bucal. Podem ainda acometer as gengivas, soalho da boca, língua e amígdalas e, menos frequentemente, a laringe **(FIGURAS 74.10 A 74.12)**.

É frequente o desenvolvimento do carcinoma espinocelular a partir de lesões pré-cancerosas, sendo as mais importantes, as queratoses actínicas, as queilites actínicas, leucoplasias, radiodermites crônicas, queratoses arsenicais,

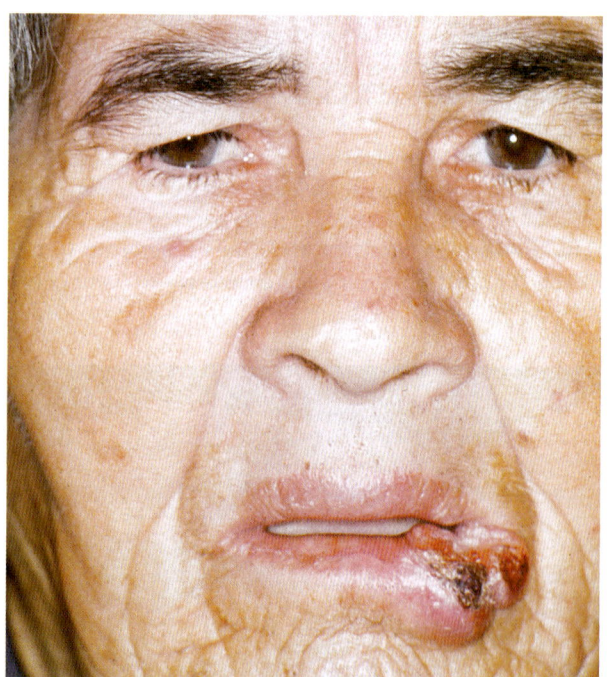

FIGURA 74.8 – Carcinoma espinocelular de lábio inferior. Extensa área de infiltração centralmente ulcerada.

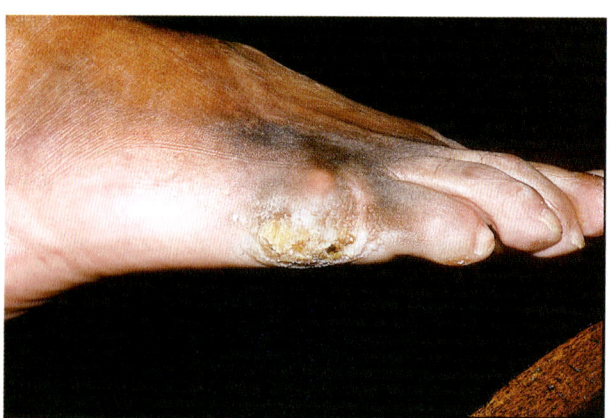

FIGURA 74.10 – Carcinoma verrucoso. Região lateral do pé.

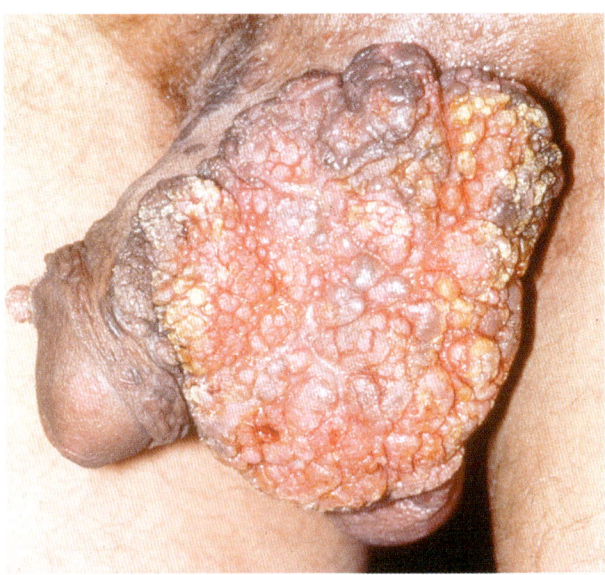

FIGURA 74.11 – Carcinoma verrucoso genital. Tumor de Buschke-Löwenstein. Lesão ulcerovegetante genital.

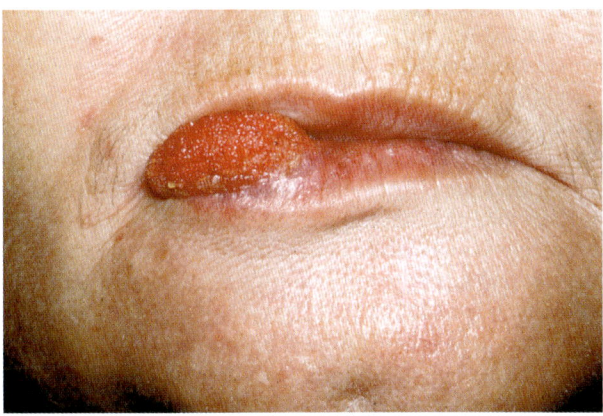

FIGURA 74.12 – Carcinoma verrucoso oral. Papilomatose florida. Lesão vegetante no lábio.

xeroderma pigmentoso, úlceras crônicas, cicatrizes de queimaduras, líquen erosivo da mucosa oral.

As metástases podem ocorrer após meses ou anos. São mais frequentes e precoces nos carcinomas das mucosas, dorso das mãos e cicatrizes das queimaduras. São raras nos carcinomas da face que começam com queratose solar.

As metástases ocorrem nos tumores considerados de alto risco. Existem critérios que configuram esses tumores por meio de características intrínsecas ao tumor e características ditas extrínsecas.

São características de alto risco intrínsecas:

- **Tamanho e profundidade do tumor:** são considerados de alto risco tumores maiores de 2 cm. Na região auricular e lábios diâmetro de 1,5 cm, já configura alto risco. É inegável que maior espessura confere pior prognose, mas os dados da literatura são variáveis. Quanto à profundidade do tumor, dados da literatura apontam para profundidade menor de 2 mm com metastatização rara, crescendo proporcionalmente à profundidade. Da mesma forma, as recorrências e a sobrevida também se relacionam à profundidade. Relacionadas à profundidade, as lesões com invasão do subcutâneo representam lesões de alto risco de metastatização.

- **Localização do tumor:** lesões localizadas nas pálpebras e orelhas metastatizam em cerca de um terço dos casos. Lesões espessas na região parótida também são lesões de alto risco de metastatização. São também localizações que configuram alto risco o couro cabeludo, a fronte, as têmporas, o nariz, o dorso das mãos, o pênis e o escroto. As lesões de lábio e de mucosas genitais também são de alto risco. As úlceras de Marjolin, que são carcinomas espinocelulares surgidos em áreas de cicatriz ou inflamação crônica, também são lesões de alto risco com metastatização em torno de 30% dos casos.

- **Grau de diferenciação histopatológica:** obviamente, quanto menos diferenciados os tumores, maior a invasibilidade e maior a probabilidade de metástases.

- **Invasão perineural:** confere alto risco quando presente. Há relação direta com o tamanho das terminações nervosas acometidas. Em estudos em que se analisou o prognóstico em relação ao diâmetro dos nervos acometidos pelo tumor, verificou-se quando a invasão perineural ocorre em nervos com diâmetro menor de 0,1 mm não há evolução a óbito; mas quando os nervos acometidos têm diâmetros maiores, a evolução fatal ocorre em cerca de 32% dos doentes. Por esse motivo, quando ao exame clínico o doente de carcinoma espinocelular apresenta sinais de acometimento neural como dor local, disestesias, contrações musculares, alterações visuais ou outros sinais de acometimento de nervos cranianos nas lesões da face, esses sinais e sintomas indicam mau prognóstico, pois significam invasão de nervos de maior diâmetro.

- **Recorrência tumoral:** tumores e lesões recorrentes têm maior índice de metastatização.

- **Epidermólise bolhosa distrófica recessiva:** também é fator de risco importante, mas pertence à categoria dos tumores que se desenvolvem em áreas cicatriciais ou de inflamação crônica.

São características extrínsecas ao tumor de alto risco determinadas condições dos doentes, especialmente condições de imunossupressão por terapêutica imunossupressora prolongada em transplantados ou portadores de doença autoimunes, doenças hematológicas malignas e infecções pelo HIV.

Histopatologia

Histologicamente, há células espinhosas atípicas e células diferenciadas que formam centros córneos. Conforme a proporção dessas células, o tumor é classificado, em ordem de progressiva malignidade, nos graus I, II, III, IV – classificação de Broders.

Diagnose

A diagnose deve sempre envolver a confirmação histopatológica e, na diagnose diferencial, devem ser considerados as queratoses actínicas, o queratoacantoma, o epitelioma basocelular, granuloma piogênico, disqueratose de Bowen, queratoses seborreicas, melanoma amelanótico e tumores de células de Merkel, além de tumores malignos de anexos, como o carcinoma sebáceo.

Tratamento

Lesões recentes e menores que 1 cm na pele podem ser tratadas com eletrocoagulação e curetagem. As lesões maiores devem ser excisadas com suficiente margem de garantia em superfície e profundidade (0,5 cm).

Outro método terapêutico que tem sido utilizado é a criocirurgia por nitrogênio líquido.

Nas lesões extensas ou de longa duração, com ou sem invasão ganglionar, é indicada exérese ampla.

Em determinados casos, especialmente de tumores recidivantes pré-tratados ou tumores de alto risco, tumores de limites mal definidos, ou ainda em tumores com invasão perineural ou que invadem osso ou cartilagem, a melhor terapêutica é a cirurgia micrográfica. Em tumores ou doentes sem condições cirúrgicas, pode ser feito tratamento radioterápico.

Em carcinomas espinocelulares com metástases em linfonodos, é necessária a linfadenectomia e radioterapia complementar.

Em carcinomas espinocelulares muito avançados, não passíveis de tratamento cirúrgico ou radioterápico, utiliza-se a quimioterapia, sendo que, eventualmente, de acordo com a topografia do tumor, particularmente em tumores de cabeça, pescoço e língua, poderá ser usada a quimioterapia regional intra-arterial que permite grandes concentrações dos quimioterápicos na área tumoral, minimizando-se os efeitos colaterais decorrentes de concentrações sanguíneas elevadas das substâncias. Os quimioterápicos mais empregados são: cisplatina, carboplatina, metotrexato, ciclofosfamida, 5-fluoruracil e bleomicina. Atualmente também se utiliza cetuximabe, anticorpo quimérico monoclonal IgG1 que inibe o EGFR.

A prognose é favorável em casos recentes e adequadamente tratados e, reservada, em casos de longa duração ou metástases.

CARCINOMA BASOCELULAR

O carcinoma basocelular, epitelioma basocelular ou basalioma, é o mais benigno dos tumores malignos de pele. É constituído por células que se assemelham às células basais da epiderme. Não há acordo sobre a sua histogênese, admitindo-se, atualmente, não ser um carcinoma, isto é, não resultar da proliferação anaplásica de células, mas originar-se de células epiteliais imaturas pluripotentes (da membrana basal da epiderme e de estruturas foliculares) que perderam sua capacidade de diferenciação e queratinização normais pela interferência de vários fatores, como por exemplo, ação crônica de UVB.

É, pois, tumor nevoide (hamartoma) capaz de originar-se não somente de células basais da epiderme, mas também de diferentes partes do aparelho folicular e isso justifica a denominação de epitelioma. Pode ser considerado incapaz de originar metástases e os casos em que estas foram descritas são exceções. Tem, entretanto, malignidade local, podendo invadir e destruir tecidos adjacentes, inclusive ossos. É a mais frequente das neoplasias epiteliais, com 65% do total. Ocorre, geralmente, em indivíduos acima dos 40 anos, sendo fatores predisponentes exposição à luz solar e pele clara. É raro nos afrodescendentes. Outras causas desencadeantes são radioterapia prévia, absorção de compostos de arsênico e cicatrizes inclusive de queimaduras, traumas prévios, vacinações e até mesmo tatuagens.

Patogenia

Demonstrou-se que, na gênese do carcinoma basocelular esporádico e na síndrome do nevo basocelular, estão implicadas de modo importante as vias de sinalização *patched/hedgehog*. Essas vias de sinalização celular têm papel chave no desenvolvimento normal regulando a proliferação e o destino das células. Esses genes foram identificados na *Drosophila melanogaster* em que atuam na polarização das estruturas corpóreas no desenvolvimento embrionário. Após a embriogênese, esses genes continuam a regular o crescimento e diferenciação celulares e a perda dos efeitos inibitórios dessas vias favorece o desenvolvimento de neoplasias, particularmente o carcinoma basocelular. O gene *hedgehog* codifica uma proteína extracelular que se liga a um complexo receptor da membrana celular regulando a proliferação. A proteína humana desse sistema mais relevante no carcinoma basocelular é chamada *sonic hedgehog* (SHH). A proteína codificada pelo gene *PTHC* é o ligante do complexo do receptor *hedgehog*. Outra proteína importante do complexo do receptor *hedgehog* é a proteína smoothened (SMO) que transmite sinalizações intracelulares da proteína *hedgehog* para outros genes.

Existem evidências de que as radiações UV alteram nucleotídeos de dois genes supressores tumorais, *p53* e *PTHC* envolvidos na gênese do carcinoma basocelular.

Quando presente, a proteína SHH liga-se ao *PTHC1* que então libera e ativa a proteína SMO cujo sinal é transduzido ao núcleo pela via Gli.

Quando SHH está ausente, o *PTHC* liga-se e inibe a proteína SMO. Mutações no gene *PTHC* impedem-no de ligar-se à SMO. A SMO livre é ativada e através dos genes Gli permite que a sinalização *hedgehog* continue. Essa mesma via pode ocorrer por mutações em SMO permitindo também desregulação da proliferação celular, favorecendo tumores (FIGURA 74.13).

A maioria dos casos de carcinoma basocelular revela anormalidades nos genes *PTHC* e *SMO*. Outros genes induzidos pela via *hedgehog/PTHC* incluem membros da família TGF-β e Bcl-2. O TGF-β inibe o crescimento das células epiteliais e estimula o crescimento das células mesenquimais.

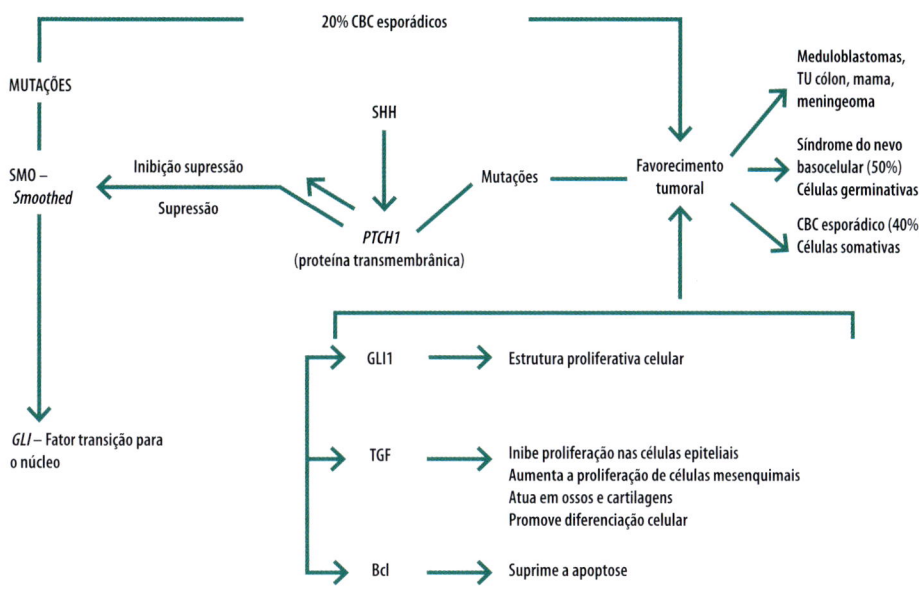

FIGURA 74.13 – Gene *PTCH*.
CBC, carcinoma basocelular; SHH, *sonic hedgehog*.

As proteínas de morfogênese óssea da família TGF-β atuam no desenvolvimento de cartilagens e ossos bem como na indução de folículos pilosos durante a embriogênese. Observe-se que malformações ósseas fazem parte da síndrome do nevobasocelular. A proteína Bcl-2 é supressora da apoptose e comumente está expressa no carcinoma basocelular. É evidente que, na gênese dos carcinomas basocelulares, também atuam defeitos do reparo do DNA por alterações nas proteínas MMR.

Múltiplos fatores são considerados de risco para o carcinoma basocelular, exposição aos raios UV e radiações ionizantes, exposição a arsênico, imunossupressão de qualquer natureza, condições genéticas, xeroderma pigmentoso, epidermodisplasia verruciforme, síndrome do nevobasocelular, síndrome de Rombo, síndrome de Bazex, fotótipos claros e história de tumores epiteliais malignos prévios.

Manifestações clínicas

Localização preferencial nos dois terços superiores da face, acima de uma linha passando pelos lóbulos das orelhas e comissuras labiais. Menos comum em outras áreas da face, tronco e extremidades. Não ocorre nas palmas, plantas e mucosas.

O tipo clínico mais encontradiço é o chamado **epitelioma basocelular nódulo-ulcerativo**. No início, é pápula rósea, perlada, que cresce progressivamente a nódulo **(FIGURA 74.14)**, com posterior ulceração central, recoberta por crosta que, retirada, determina sangramento. A lesão, então, é típica, com as bordas cilíndricas, translúcidas, mostrando formações perláceas e, às vezes, finas telangiectasias **(FIGURA 74.15)**.

Com a progressão do quadro, pode haver extensão em superfície, às vezes com cicatrização central (**forma plano-cicatricial**), ou em profundidade, com invasão e destruição

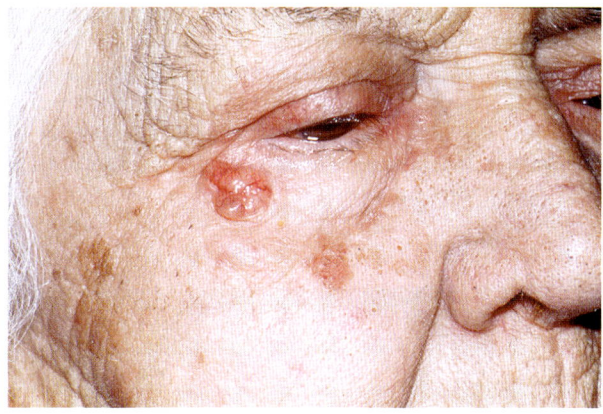

FIGURA 74.14 – Carcinoma basocelular. Nódulo eritematoso de aspecto perláceo com telangiectasias na superfície. Simultaneamente, há lesões de melanose e queratose solares.

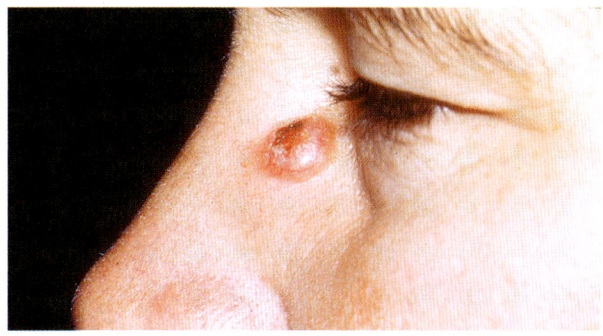

FIGURA 74.15 – Carcinoma basocelular. Nódulo ulcerado centralmente, com bordas perláceas, com telangiectasias.

de músculo, cartilagem, osso ou outras estruturas (**forma terebrante**), ou há proliferação central (**forma vegetante**) (FIGURAS 74.16 A 74.18).

O **tipo esclerosante** é variante clínica, caracterizada por placa branco-amarelada, escleroatrófica, dura, lisa, às vezes com telangiectasias, bordas mal definidas, lembrando esclerodermia. A evolução é muito lenta e nunca se ulcera (FIGURA 74.19).

O **epitelioma basocelular superficial** ou **pagetoide** consiste em lesões múltiplas, eritematoescamosas, discretamente infiltradas, emolduradas por bordas irregulares e ligeiramente elevadas. O aspecto lembra psoríase, eczema seborreico, lúpus eritematoso, doença de Bowen ou de Paget e a localização é geralmente no tronco (FIGURA 74.20).

O **carcinoma basocelular pigmentado** tem forma nódulo-ulcerativa com variável pigmentação melânica. Assemelha-se ao melanoma maligno, do qual deve ser diferenciado (FIGURA 74.21).

Da mesma forma como se assinala para o carcinoma espinocelular, reconhecem-se fatores de risco no sentido de maiores dificuldades terapêuticas e maiores possibilidades de recidivas para o carcinoma basocelular: maiores dimensões do tumor (maiores do que 2 cm), margens tumorais clinicamente mal-definidas, doença recidivante, localização na área central da face, nariz, áreas perioculares, regiões auriculares e labiais. São ainda fatores de risco maior de recidivas certas características histopatológicas, tumores micronodulares e esclerodermiformes, além de invasão perineural ou vascular. Imunossupressão de qualquer natureza sofrida pelo doente também representa fator de maior dificuldade terapêutica.

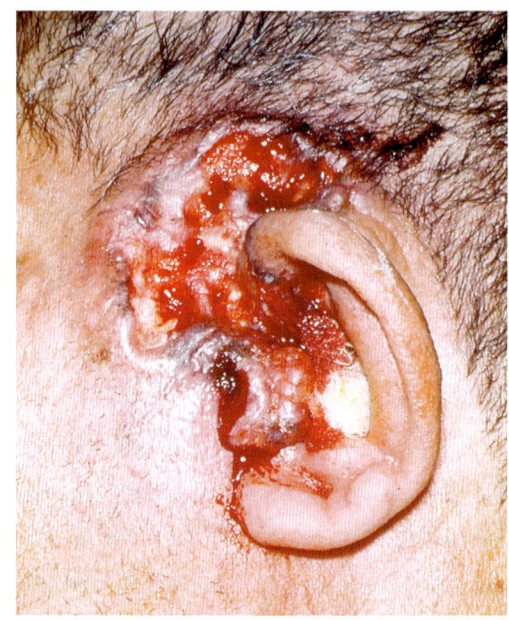

FIGURA 74.17 – Carcinoma basocelular. Forma terebrante. Lesão ulcerada, destrutiva, com bordas perláceas em alguns pontos das suas margens.

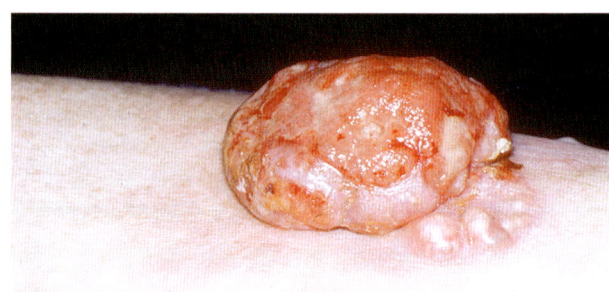

FIGURA 74.18 – Carcinoma basocelular. Forma vegetante. Ao lado da área vegetante, pode-se observar placa papulosa de aspecto perláceo.

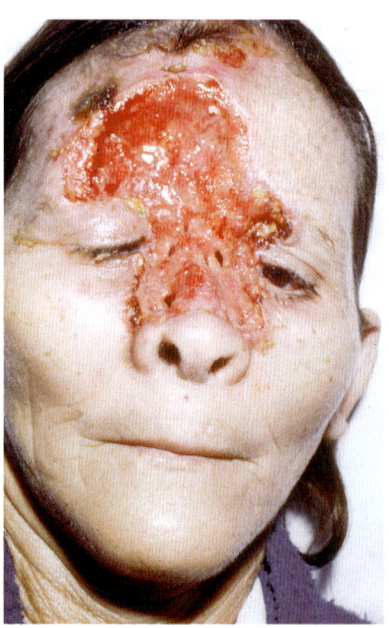

FIGURA 74.16 – Carcinoma basocelular. Extensa ulceração. Observam-se, em alguns pontos, borda perlácea típica.

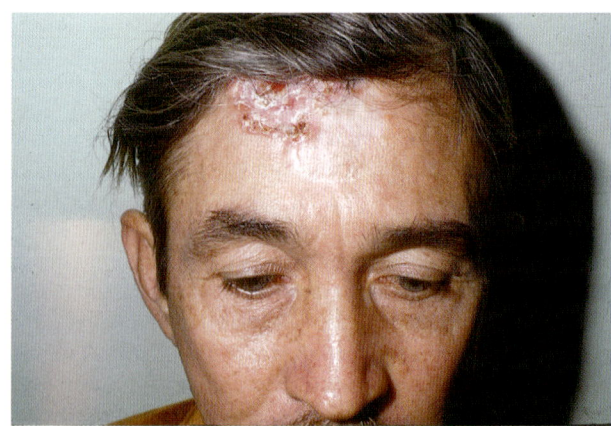

FIGURA 74.19 – Carcinoma basocelular esclerodermiforme. Aspecto amarelado esclerodermiforme e áreas ulceradas na porção superior do tumor.

bácea (formas com diferenciação sebácea), com diferenciação glandular (formas adenoides) e formas micronodulares, estas mais agressivas.

Diagnose

A diagnose é, em geral, clínica e deve ser confirmada histopatologicamente.

A diagnose diferencial é função da forma clínica. Nos epiteliomas basocelulares nódulo-ulcerados, devem ser considerados o queratoacantoma e o carcinoma espinocelular. As formas superficiais devem ser diferenciadas das queratoses actínicas e da disqueratose de Bowen. A forma esclerosante deve ser diferenciada da esclerodermia em placas. A forma pigmentar deve ser diferenciada da queratose seborreica e do melanoma maligno e as formas nodulares devem ser diferenciadas de tumores benignos de anexos, tricoepitelioma, cilindroma e cistos epidérmicos.

Tratamento

A escolha do procedimento terapêutico depende da localização, tamanho e profundidade do tumor. Nos tumores de até 1,5 cm de tamanho, na face e no tronco, o método eletivo é a **curetagem e eletrocoagulação**, conforme técnica exposta no Capítulo 97. Com essa técnica, a porcentagem de cura é de 98%.

Em lesões dos membros, particularmente do dorso das mãos, é mais indicado fazer **excisão e sutura**. Estas também são indicadas em lesões maiores que 1,5 cm. A margem de segurança deve ser de 0,5 cm.

A **criocirurgia** com nitrogênio líquido é atualmente muito usada, sendo o tratamento eletivo para carcinoma basocelular superficial ou localizado em áreas de cartilagem. Em carcinoma basocelular nódulo-ulcerativo, o nitrogênio líquido deve ser aplicado após prévia curetagem. A técnica da criocirurgia é exposta no Capítulo 99.

As formas recidivantes e o carcinoma basocelular esclerodermiforme devem ser tratados por **cirurgia micrográfica** (Mohs). Essa técnica consiste, essencialmente, em procedimento que permite controle microscópico completo do tecido removido. Consta da remoção cirúrgica de camadas sucessivas do tecido e exame microscópico de congelação da superfície inferior de cada fragmento retirado. Quando necessário, isto é, nos pontos em que a microscopia revela presença do tumor, reaplicam-se as etapas sucessivas da técnica, até remoção completa do tecido neoplásico. Essa técnica permite a remoção do tumor rigorosamente controlada por exame microscópico, conferindo a máxima segurança quanto à retirada completa do tumor e possibilitando máxima preservação de tecido normal. A indicação da cirurgia micrográfica é também para os tumores localizados nas fendas naturais, como pregas pré-auriculares, sulcos nasolabiais e regiões oculares.

A **radioterapia** é atualmente pouco empregada. Teria indicação em formas extensas, em indivíduos idosos, quando os procedimentos cirúrgicos não possam ser utilizados.

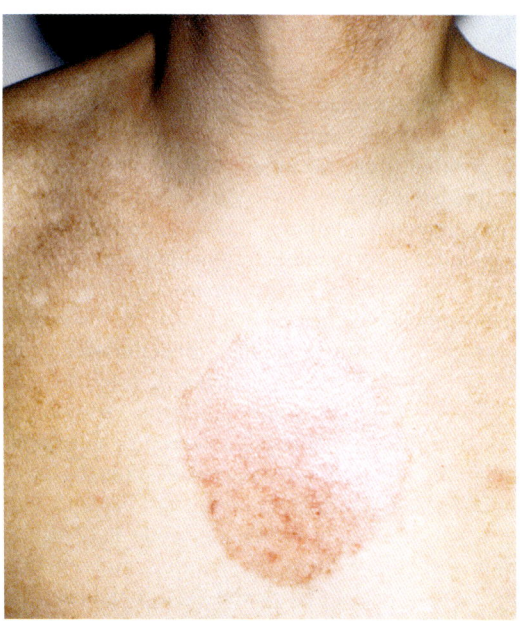

FIGURA 74.20 – Carcinoma basocelular superficial. Placa eritematosa com bordas ligeiramente infiltradas no tronco.

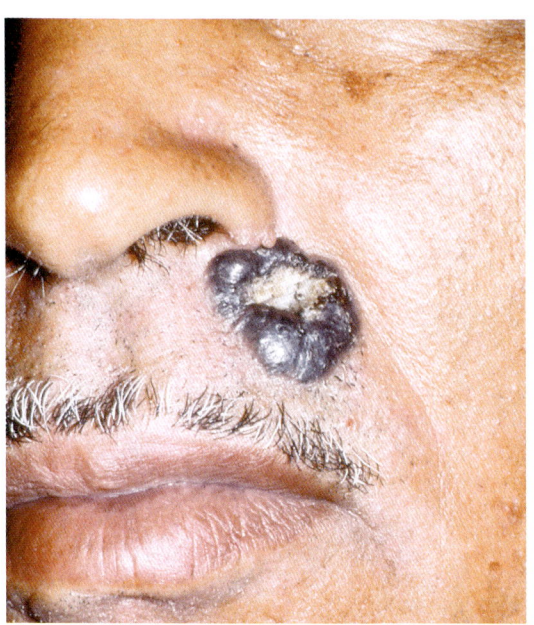

FIGURA 74.21 – Carcinoma basocelular pigmentado. Lesão nodular centralmente ulcerada de coloração negra.

Histopatologia

Existem vários padrões histológicos no carcinoma basocelular, sendo a característica fundamental a presença de massas de células basalioides que se dispõem perifericamente, em paliçada. Existem formas histopatológicas com tendências a diferenciação a estruturas pilosas (formas queratósicas), se-

O **imiquimod** é aquisição recente com excelentes resultados. É usado em creme a 5% em aplicações diárias ou 5 dias/semana, com melhor tolerância. Ocorre uma reação local, eritema, prurido e ulceração. Quando a reação for intensa, a aplicação é suspensa por alguns dias e, após melhora, reiniciada. A duração do tratamento é de 6 a 12 semanas. Sua indicação principal são as formas superficiais de carcinoma basocelular.

A terapia fotodinâmica é uma modalidade terapêutica que utiliza uma reação química ativada por luz para destruição seletiva de um tecido-alvo, no caso o tumor. Para que isso aconteça é necessário um agente fotossensibilizante (metilaminolevulinato), uma fonte de luz (lâmpadas LED [do inglês *light emitting diode*]) e oxigênio. A aplicação do fotossensibilizante deve ser feita 3 horas antes da radiação lumínica no local. São realizadas duas aplicações com intervalo de 7 dias entre elas. Está indicada em carcinomas basocelulares superficiais.

Atualmente, existe fármaco de uso sistêmico por via oral (VO), o vismodegib (Erivedge), inibidor da via *hedgehog* envolvida na patogênese do carcinoma basocelular. Somente está indicada em casos graves de impossibilidade de cirurgia, radioterapia ou outros tratamentos e nos raríssimos casos metastáticos. O vismodegib atua como ciclopamina competitiva do receptor *smoothened* (SMO) que é parte da via de sinalização *hedgehog*. A inibição da SMO inativa os fatores de transcrição impedindo a expressão dos genes favorecedores do tumor. É contraindicado na gravidez e lactação produzindo morte fetal ou defeitos graves. Os efeitos colaterais são espasmos musculares, alopecia, disgeusia, perda de peso, fadiga, náuseas, vômitos, diarreia, obstipação e artralgias. O uso simultâneo com claritromicina, eritromicina e azitromicina aumenta sua toxicidade. A dose indicada é de 150 mg/dia VO.

Outro fármaco também de uso sistêmico indicada no carcinoma basocelular é o sonidegib (Odomzo) que também inibe a via de sinalização *hedgehog* ligando-se com, e inativando, a proteína *smoothened*. É administrado na dose de 1 comprimido de 200 mg/dia e tem como efeitos tóxicos teratogenicidade e morte fetal, sendo contraindicado em gravidez e durante a lactação. São outros efeitos colaterais: alopecia, disgeusia, fadiga, anorexia, vômitos, náuseas, diarreia, espasmos e dores musculares.

A **prognose** com os vários tipos de tratamento é excelente, pois o carcinoma basocelular, exceto em raros casos de imunodepressão, não origina metástases e somente pode ocorrer recidiva local. Em carcinoma basocelular de longa duração, incorretamente ou não tratados, pode ocorrer invasão de tecidos adjacentes e a prognose é reservada.

SÍNDROME DO NEVO BASOCELULAR

Tem caráter genético, provavelmente de herança autossômica dominante. É constituída por anomalias em múltiplos órgãos e relacionada a alterações do gene *PTHC* localizado no cromossomo 9q. A patogenia é a mesma já exposta no texto referente ao carcinoma basocelular.

Manifestações clínicas

Caracteriza-se pelo aparecimento precoce de múltiplos epiteliomas basocelulares de aspecto clínico nevoide, que surgem de maneira contínua em qualquer parte do tegumento. É interessante de se assinalar que negros portadores do quadro têm, a exemplo do relatado em japoneses, número pequeno de tumores cutâneos, embora as demais anormalidades próprias da enfermidade estejam presentes. Associam-se a lábio leporino, anormalidades do palato, cistos mandibulares (75-85% dos casos), cistos maxilares, fibromas ovarianos, criptorquidia, ginecomastia, agenesia parcial do corpo caloso, calcificações da foice do cérebro, meduloblastoma, macrocefalia e malformações ósseas com hipertelorismo, bossas frontais, costelas bífidas, espinha bífida, cifose, escoliose, polidactilia e sindactilia. No aparelho ocular, pode haver opacidades corneanas, catarata, glaucoma e estrabismo. Muito raramente, pode haver fibromas cardíacos que podem provocar arritmias. Além disso, nas regiões palmoplantares há depressões pontuadas disqueratósicas bastante características. Na diagnose diferencial, pode ser necessário considerar a síndrome de Bazex hereditária, a síndrome Rombo, carcinoma basocelular nevoide unilateral e nevos melanocíticos.

Estudos radiológicos para evidenciar os cistos mandibulares, as calcificações intracerebrais e as alterações ósseas várias são úteis na diagnose, se necessário, podem ser complementados por tomografia e ressonância magnética. Também pode ser útil a ultrassonografia para investigação dos ovários. O tratamento é idêntico ao dos carcinomas basocelulares (FIGURA 74.22).

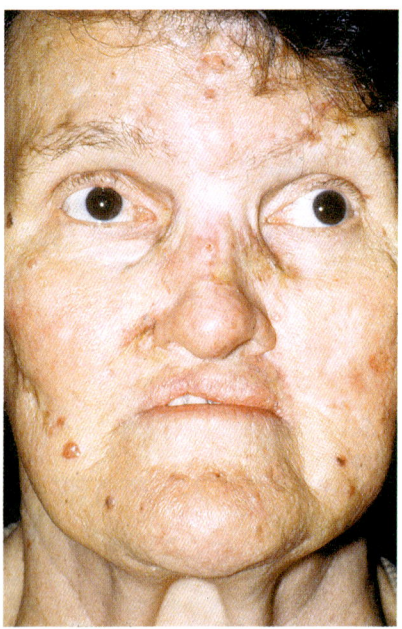

FIGURA 74.22 – Síndrome do nevo basocelular. Múltiplas lesões papulonodulares nevoides de carcinomas basocelulares e cicatrizes de tratamento prévio de outras lesões. Hipertelorismo.

TUMOR FIBROEPITELIAL DE PINKUS

Este tumor foi descrito em 1953 por Pinkus que o considerou variante do carcinoma basocelular com o qual concordam muitos dermatologistas. Nos últimos anos, alguns dermatopatólogos aventaram a hipótese de este tumor relacionar-se ao tricoblastoma. Ocorre igualmente em ambos os sexos, é mais frequente entre os 40 e 60 anos e pode ocorrer em áreas previamente irradiadas.

Manifestações clínicas

Apresenta-se como papula, nódulo ou placa de coloração da pele normal, rósea, francamente eritematosa ou mesmo pigmentada em marrom acinzentado. A lesão pode ser séssil ou pedunculada (FIGURA 74.23). Topograficamente, atinge com mais frequência a região lombossacra. Também pode ocorrer no abdômen, axilas, virilhas, coxas, regiões plantares, face e genitais.

Histopatologia

Revela cordões epiteliais compostos por células basais e queratinocitos que se aprofundam na epiderme conferindo aspecto semelhante a queratose seborreica reticulada. Esses cordões epiteliais são circundados por estroma fibroso abundante e, a partir dos cordões epiteliais, observam-se brotos foliculares que se projetam na derme.

Diagnose

Clínica e histopatológica, sendo muitos diagnósticos diferenciais que devem ser considerados. Nas formas sésseis, devem ser lembrados nevos, queratoses seborreicas, fibromas, neurofibromas, angiomas e até mesmo melanoma melanótico. Nas formas pedunculadas devem ser diferenciados acrocordon, fibromas pêndulos e nevos.

Dermatoscopicamente, observam-se finas telangiectasias arborescentes, sendo o calibre dos vasos menor do que o observado no carcinoma basocelular. Além disso, as telangiectasias são menos ramificadas e, em 90% dos casos, observam-se estrias esbranquiçadas.

Tratamento

É o mesmo do carcinoma basocelular: cirurgia excisional, criocirurgia, eletrocoagulação, curetagem e cirurgia micrográfica. A prognose é favorável, não havendo relatos de casos fatais.

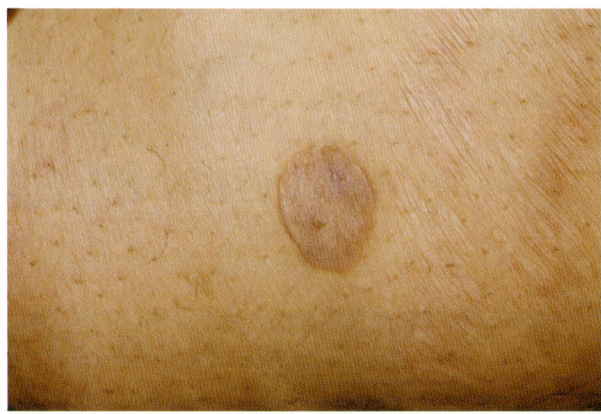

FIGURA 74.23 – Fibroepitelioma de Pinkus. Lesão no abdômen. A diagnose é histopatológica.

CAPÍTULO 75

PROLIFERAÇÕES E TUMORES DOS TECIDOS CONECTIVO, ADIPOSO, MUSCULAR E NEURAL

TUMORES DO TECIDO CONECTIVO

NEVO MOLUSCO

Também denominado fibroma mole.

Manifestações clínicas

São tumores flácidos que se desenvolvem particularmente no período de pós-puberdade, de superfícies enrugadas, pouco salientes, mais ou menos planos, frequentemente depressíveis, dando a impressão de um anel herniário na base. Outras vezes, podem ter a forma de domo ou ser pediculados, quando recebem a denominação de molusco pêndulo. Podem ser da cor da pele normal ou levemente acastanhados (FIGURA 75.1).

Histopatologia

Esses tumores são compostos por fibras colágenas frouxas.

Diagnose

Podem apresentar-se isolados ou em grande número.
Nas lesões isoladas, deve ser feita a diagnose diferencial com nevos de células névicas com coloração de pele normal. Nas lesões múltiplas, pode ser necessária a diferenciação com neurofibromatose.

Tratamento

O tratamento é a exérese cirúrgica ou a eletrocoagulação.

ACROCÓRDON

Mais comum dos tumores fibrosos, atingindo igualmente homens e mulheres, com mais frequência em pessoas obesas.
Podem juntamente com múltiplos fibrofoliculomas e tricodiscomas fazer parte da síndrome de Birt-Hogg-Dubé, genodermatose autossômica dominante.

Patogenia

Alguns estudos apontam para relação com obesidade, dislipidemia, resistência à insulina e hipertensão e elevações da proteína C-reativa.

Manifestações clínicas

O acrocórdon, papiloma fibroepitelial, é quadro frequente que geralmente surge na meia-idade. São pápulas filiformes de 1 a 5 mm de tamanho, da cor da pele ou castanho-avermelhada ou castanho-escura, localizadas principalmente no pescoço, pálpebras, porção superior do tronco e axilas (FIGURA 75.2).
Podem ser poucos ou em grande número. Não têm significação clínica, exceto esteticamente. Podem tornar-se dolorosos quando se inflamam por trauma decorrente de atrito ou quando há torção do pedúnculo, levando à necrose, quando podem adquirir coloração escura.

Histopatologia

Revela epiderme normal recobrindo o centro fibroso-vascular constituído por colágeno frouxo ou denso e com vasos linfáticos e capilares dilatados centralmente dispostos.

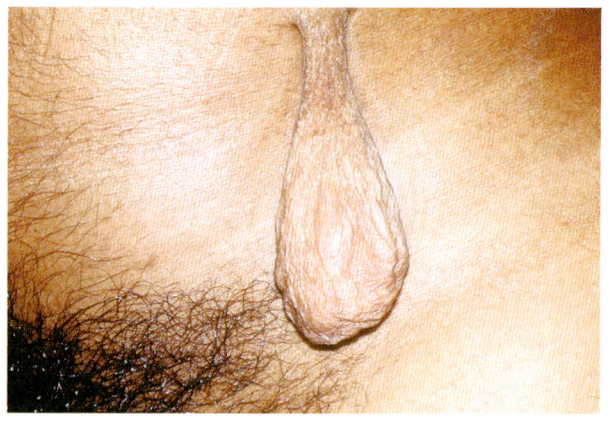

FIGURA 75.1 – Fibroma mole. Lesão pedunculada, flácida, de superfície pregueada.

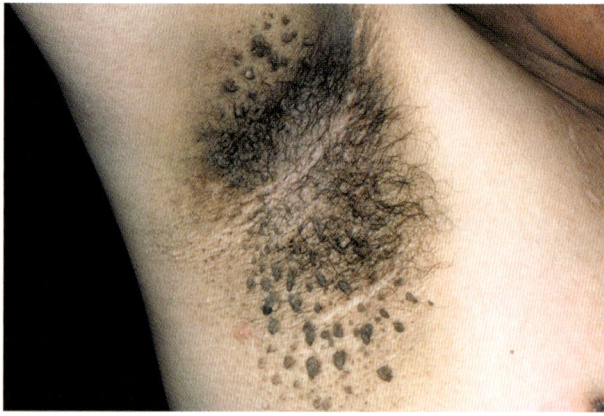

FIGURA 75.2 – Acrocórdon. Lesões filiformes pêndulas em localização característica.

Diagnose

A diagnose é clínica e apenas excepcionalmente se recorre à histopatologia.

Na diagnose diferencial eventualmente podem ser consideradas as lesões papulosas da síndrome de Birt-Hogg-Dubé, da síndrome de Cowden, angiofibromas, nevos celulares e queratoses seborreicas pedunculadas que podem ser facilmente diferenciadas através do exame histopatológico.

Tratamento

Consiste na eletrodessecação das lesões ou exérese ou criocirurgia com nitrogênio líquido.

ANGIOFIBROMAS

Compreendem diferentes lesões com a mesma expressão histopatológica.

Manifestações clínicas

Podem apresentar-se como lesões isoladas, como lesões múltiplas presentes na esclerose tuberosa ou na região genital, constituindo as chamadas pápulas perláceas do pênis ou *hirsuta corona penis*. As lesões apresentam-se como pápulas da cor da pele, confluentes ao longo da coroa da glande em uma ou mais fileiras **(FIGURA 75.3)**. Essas lesões ocorrem em cerca de um terço dos indivíduos após a puberdade.

Outra variante de angiofibroma é a chamada pápula fibrosa do nariz que será analisada adiante.

Os angiofibromas apresentam-se como pápulas lisas, da cor da pele ou avermelhadas, localizadas na face principalmente no nariz. Na esclerose tuberosa, apresentam-se em grande quantidade, atingindo nariz, regiões malares, sulcos nasolabiais e mento **(FIGURA 75.4)** (ver Capítulo 65).

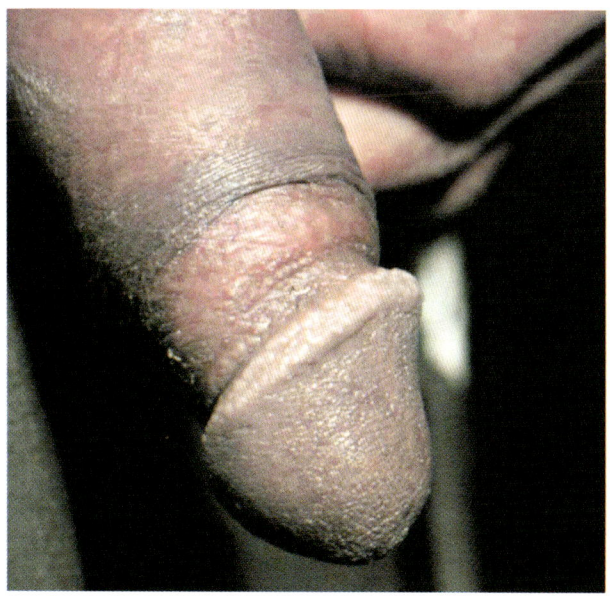

FIGURA 75.3 – Coroa hirsuta do pênis.

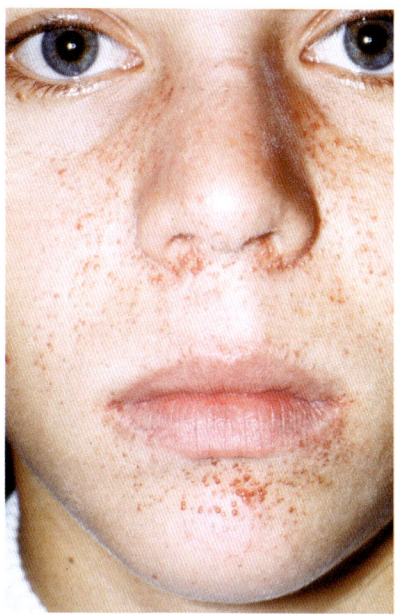

FIGURA 75.4 – Adenoma sebáceo tipo Pringle. Forma discreta. Múltiplas pápulas avermelhadas, isoladas e confluentes, localizadas na porção central da face.

Histopatologia

As lesões são constituídas por proliferação de fibroblastos, alguns dos quais estrelados e até multinucleados, S-100 negativos, mas positivos para o fator XIIIa (indicando origem dendrocítica dérmica), em meio a estroma de colágeno contendo vasos em quantidade aumentada, dilatados e com paredes finas. Os feixes colágenos dispõem-se ou perpendicularmente à epiderme ou concentricamente em torno dos folículos pilosos e vasos sanguíneos.

Diagnose

Clínica, eventualmente necessitando de exame histopatológico para exclusão de outras patologias.

As lesões isoladas podem exigir a diagnose diferencial com nevos celulares e carcinomas basocelulares, além de tumores benignos de anexos.

As lesões múltiplas da esclerose tuberosa podem exigir diagnose diferencial com o tricoepitelioma múltiplo (adenoma sebáceo tipo Balzer) e também podem ocorrer na síndrome de Birt-Hogg-Dubé e na síndrome das neoplasias endócrinas múltiplas tipo 1.

As lesões de *hirsuta corona penis* podem exigir a diagnose diferencial com os condilomas acuminados, as glândulas sebáceas heterotópicas e as chamadas glândulas prepuciais de Tyson, que se dispõem simetricamente de cada lado do frênulo peniano.

Tratamento

As lesões isoladas podem ser excisadas ou eletrocoaguladas após *shaving*. Também existem relatos de bons resultados com laserterapia. As lesões de esclerose tuberosa podem ser tratadas por dermoabrasão ou eletrocoagulação e as lesões penianas não necessitam tratamento, mas apenas esclarecimento do paciente a respeito da natureza das lesões.

Após a observação de diminuição no risco de carcinoma espinocelular em transplantados renais que tiveram a substituição da terapia imunossupressora de tacrolimo para sirolimus, esse fármaco vem sendo estudado em tumores cutâneos, inclusive para os angiofibromas na esclerose tuberosa. Têm sido observados bons resultados, com significativa redução dos angiofibromas com sirolimus tópico em concentrações a 1% e 2% em adultos, e 0,1% em crianças. Estudos vêm sendo realizados, e alguns autores acreditam que o sirolimus tópico possa tornar-se o melhor tratamento para os angiofibromas na esclerose tuberosa.

FIBROQUERATOMA DIGITAL ADQUIRIDO (FIBROQUERATOMA ACRAL)

Manifestações clínicas

Lesão que ocorre mais frequentemente em adultos de meia-idade. Lembra um dedo supranumerário que se desenvolve sobre a face lateral dos dedos, mais raramente na região palmar (FIGURA 75.5). Apresenta, na base, colarete descamativo.

Histopatologia

Sobre eixo conectivovascular com feixes grosseiros e entrelaçados, dispõe-se epiderme hiperacantósica e hiperqueratósica.

Diagnose

Clínica e histopatológica. Além do dedo supranumerário, devem ser diferenciados fibromas, cornos cutâneos, o poroma écrino, o granuloma piogênico e verrugas virais.

Tratamento

Exérese cirúrgica.

PÁPULA FIBROSA DO NARIZ

Manifestações clínicas

Trata-se de lesão papulosa pequena, de coloração da pele normal, às vezes pigmentada ou angiomatosa, localizada na região nasal, raramente em outras áreas da face (FIGURA 75.6).

Histopatologia

Histologicamente, admitiu-se serem nevos celulares em regressão, mas a usual negatividade das colorações para proteínas S-100 e a positividade para α-antitripsina e lisozima sugerem ser, primariamente, processo reativo proliferativo de origem macrofágica.

Atualmente, a maioria dos autores considera a pápula fibrosa do nariz uma variante de angiofibroma.

Diagnose

Na diagnose diferencial, devem ser excluídos carcinoma basocelular, nevo celular, angiomas, fibromas perifoliculares e tumores anexiais.

Tratamento

Quando desejado, é cirúrgico.

FIBROMATOSES DA INFÂNCIA

Enfermidades decorrentes da proliferação de tecido fibroso ou miofibroso, que podem ser localmente agressivas, mas não produzem metástases. Compreendem vários quadros clínicos que surgem ao nascimento ou precocemente na infância, resultantes de proliferações de tecido colágeno maduro

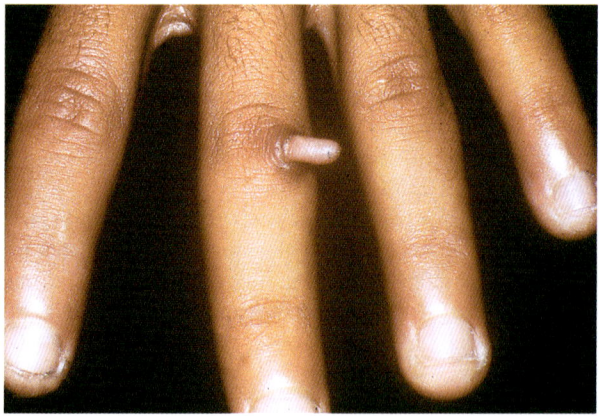

FIGURA 75.5 – Fibroqueratoma digital adquirido. Lesão pedunculada digitiforme, em cuja base se observa formação de colarete.

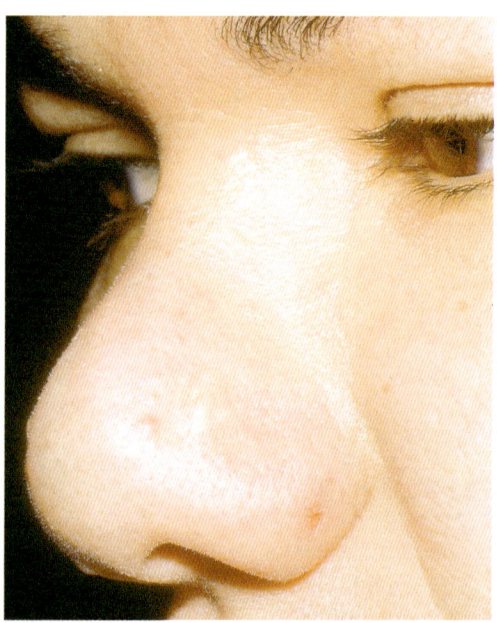

FIGURA 75.6 – Pápula fibrosa do nariz. Lesão papulosa de aspecto angiomatoso.

e tecido mesenquimal menos diferenciado. As lesões podem ser únicas ou múltiplas.

LESÕES ÚNICAS

HAMARTOMA FIBROSO DA INFÂNCIA

Tumor benigno raro que geralmente surge nos 2 primeiros anos de vida, sendo que 90% dos casos ocorrem no 1º ano de vida e cerca de 20% dos casos são congênitos. A lesão é mais frequente em meninos.

Manifestações clínicas

Caracteriza-se por nódulo ou placa fibrosa intradérmica ou subcutânea, tendo, como localizações mais frequentes: axila, ombro, porção superior do braço, região inguinal e parede torácica; com menos frequência, surge nos seguintes locais: pés, couro cabeludo, nuca, região perineal, nádegas e escroto. Pode haver hipertricose suprajacente, e a lesão por vezes mostra-se fixada aos planos subjacentes simulando lesão maligna.

Histopatologia

A lesão compreende uma mistura de feixes de miofibroblastos fusiformes e aglomerados de células mesenquimais imaturas em meio a estroma mixoide e células adiposas maduras.

Diagnose

Exige exame histopatológico e, na diagnose diferencial, devem ser considerados neurofibromas, rabdomiossarcomas, leiomiossarcoma, fibrossarcoma, metástases cutâneas, adiponecrose, fibroma aponeurótico juvenil, fibromatose hialina juvenil, fibromatose palmoplantar, histiocitoma e dermatofibroma.

Tratamento

É lesão benigna, mas o tratamento é cirúrgico, visando inclusive a diagnose de certeza mediante estudo histopatológico.

FIBROMATOSIS COLLI (PSEUDOTUMOR DO ESTERNOCLEIDOMASTÓIDEO DA INFÂNCIA)

Proliferação fibrosa que infiltra o terço inferior do músculo esternocleidomastóideo, talvez por trauma de parto, e que involui espontaneamente em meses.

Patogenia

Algumas publicações assinalam que, em torno de 50% dos casos, existe história de parto difícil, trabalho de parto prolongado, particularmente em primíparas, apresentação pélvica ou utilização de fórceps. Admite-se que durante o parto ou desenvolvimento uterino ocorram alterações do fluxo venoso no esternocleidomastóideo com necrose posteriormente reparada por fibrose.

Manifestações clínicas

Pode haver presença de massa fibrótica na base do músculo esternocleidomastóideo na sua porção anterior ou simplesmente a criança apresenta-se com o pescoço torto. A lesão é geralmente unilateral e, em cerca de 75% dos casos, localiza-se no lado direito do pescoço. O processo geralmente surge entre a 2ª e a 4ª semana de vida.

Diagnose

Clínica, podendo ser confirmada por exame histopatológico ou mesmo por estudo citológico de material de punção que revela aglomerados de fibroblastos fusiformes.

Atualmente, o ultrassom é considerado o melhor método para diagnose. Revela alargamento fusiforme do músculo esternocleidomastóideo que se desloca sincronicamente ao movimento muscular. Eventualmente, usam-se tomografia computorizada e ressonância magnética.

Tratamento

A massa fibrótica pode involuir espontaneamente em 4 a 8 semanas, mas raramente o pescoço pode permanecer alterado exigindo cirurgia corretiva.

FIBROMATOSE DIGITAL INFANTIL

Proliferação nodular benigna de tecido fibroso, de etiologia e fisiopatologia desconhecidas, que ocorre ao nascimento (um terço dos casos) ou no 1º ano de vida.

Manifestações clínicas

Trata-se de processo caracterizado pela presença de nódulos fibróticos, de coloração róseo-avermelhada, em geral múltiplos, localizados nos dedos das mãos e, menos frequentemente, no dorso dos pés, em geral nas últimas falanges e, caracteristicamente, poupando polegar e hálux. Não há sintomas sistêmicos associados. A resolução espontânea após alguns anos (2-3 anos em média) pode ocorrer.

Histopatologia

As lesões compõem-se de células fusiformes, miofibroblastos entrelaçados a feixes colágenos. Caracteristicamente, tanto à microscopia óptica quanto eletrônica, demonstram-se inclusões intracitoplasmáticas perinucleares eosinofílicas, que se coram em vermelho pela coloração de Masson e cuja real natureza não foi determinada ainda, admitindo-se que possam ser subproduto anormal de fibroblastos metabolicamente alterados.

Diagnose

A diagnose clínica deve ser confirmada pela histopatologia. Na diagnose diferencial, devem ser considerados sarcoidose, fibroqueratoma digital, granuloma anular, coxins falangianos, retículo-histiocitose multicêntrica, fibromas e queloides.

Tratamento

O único possível é cirúrgico que é, no entanto, controverso, particularmente pela possibilidade de remissão espontânea e porque, em cerca de metade dos casos, há recidiva. De início, parece mais indicada a observação evolutiva.

FIBROMATOSE GENGIVAL

Existem formas hereditárias e adquiridas. As formas hereditárias são predominantemente autossômicas dominantes, mas existem famílias com herança autossômica recessiva. Clinicamente, a hipertrofia gengival pode ser generalizada ou localizada. Nas formas localizadas, é atingida particularmente a gengiva junto aos molares, enquanto nas formas generalizadas toda a gengiva marginal junto aos dentes apresenta-se hipertrofiada, podendo progressivamente recobrir parcial ou totalmente os dentes (FIGURA 75. 7). A gengiva hipertrofiada apresenta-se com consistência firme e não há tendência a sangramento. O processo em geral inicia-se quando da erupção da segunda dentição, em torno dos 10 anos e evolui com intensidade variável. A hipertrofia gengival causa, além do problema estético, halitose, deslocamento dos dentes, periodontite, retardo da segunda dentição, protrusão dos lábios e dificuldades de alimentação e fonação.

As formas hereditárias podem ser fenômeno isolado ou ser parte de quadros mais complexos, como a síndrome de Winchester e a fibromatose hialina juvenil.

A **síndrome de Winchester** é uma rara doença hereditária caracterizada por osteólise com destruição e reabsorção ósseas que causam deformidades esqueléticas, baixa estatura, contraturas articulares progressivas e alterações cutâneas representadas por placas de pele espessada e coriácea acompanhada de hiperpigmentação e hipertricose além de nódulos subcutâneos e hipertrofia gengival.

As formas adquiridas de fibromatose gengival caracterizam-se por hipertrofia difusa das gengivas. Essas formas são mais comumente causadas por drogas, particularmente hidantoínas e outras anticonvulsivantes, ciclosporina, bloqueadores dos canais de cálcio e mais raramente antibióticos e antidepressivos. Pode ainda ser processo reativo a periodontites por maus cuidados dentários.

Quanto ao tratamento a higiene oral é fundamental, podendo ser suficiente em formas mínimas. Nas formas intensas o tratamento é cirúrgico com gengivectomia, sendo também muito empregado *laser* de CO_2.

LESÕES MÚLTIPLAS

FIBROMATOSE INFANTIL AGRESSIVA (FIBROMATOSE INFANTIL TIPO DESMOIDE)

Compreende proliferação fibromatosa, que embora não maligna pode ser localmente agressiva infiltrando estruturas regionais inclusive nervos e articulações. Alguns autores aproximam esse processo próprio da infância aos tumores desmoides, denominando a condição complexo fibromatose/desmoide.

Manifestações clínicas

Apresenta-se como nódulos de crescimento rápido, que aparecem no 2º ano de vida, geralmente na cabeça, pescoço, (cerca de 30% dos casos) cintura escapular e coxas e situados em músculos esqueléticos, fáscias ou aponevroses (FIGURA 75.8).

Mais raramente, a doença pode acometer o mesentério e a parede abdominal. Apesar de tratar-se de afecção benigna, pode comprimir e restringir estruturas importantes, vasos, nervos e articulações com consequentes alterações funcionais que podem afetar de modo importante a saúde e a qualidade de vida desses doentes.

Em raros doentes, apresenta-se como parte da síndrome de Gardner (polipose adenomatosa familiar).

Histopatologia

É constituída por fibroblastos fusiformes com pequeno número de mitoses. Nos doentes mais jovens, as lesões tendem

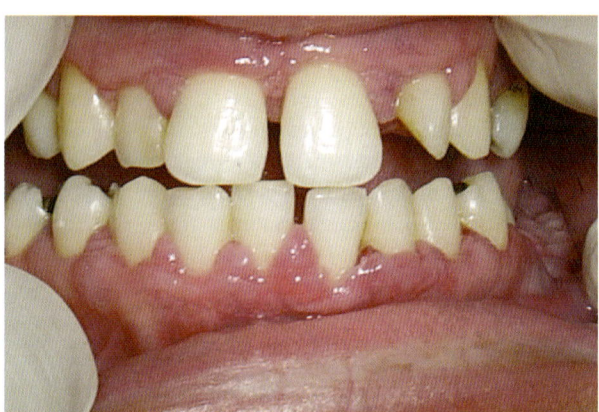

FIGURA 75.7 – Fibromatose gengival. Hiperplasia das papilas interdentárias e da gengiva.

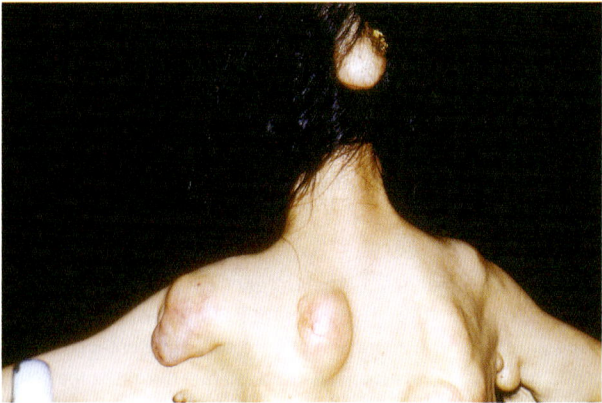

FIGURA 75.8 – Fibromatose infantil agressiva. Múltiplas massas fibrosas no tronco e couro cabeludo.

a ser histologicamente menos diferenciadas e as lesões mais antigas tendem a ser menos celulares e fibrosas. Pode ser muito difícil a distinção entre benignidade e malignidade nessas lesões.

Diagnose

Clínica e histopatológica. Os exames de imagem orientam a localização e a extensão das lesões, mas não são diagnósticos, sendo essencial a biópsia das lesões para o exame histopatológico.

Na diagnose diferencial devem ser considerados fibrossarcomas, miofibromas, tumores neurais e outras fibromatoses.

Tratamento

Cirúrgico, sendo especialmente indicada a cirurgia micrográfica de Mohs para maior segurança quanto à excisão completa da lesão. Quando a ressecção é incompleta as recidivas são frequentes, especialmente nas lesões localizadas nas extremidades e com início após os 5 anos de idade. Em condições de inaplicabilidade do tratamento cirúrgico ou no caso de a cirurgia ser extremamente mutilante, considerando-se que não se trata de lesão maligna, outras possibilidades terapêuticas são relatadas, como o uso de tamoxifeno.

FIBROMATOSE CONGÊNITA GENERALIZADA (MIOFIBROMATOSE INFANTIL)

Compreende proliferações únicas ou múltiplas, benignas, que acometem a pele, ossos, partes moles, músculos e raramente vísceras. A maioria dos casos é esporádica, existindo, porém, casos familiares nos quais se sugere herança autossômica dominante.

Manifestações clínicas

Em geral, as lesões surgem ao nascimento ou nos primeiros meses de vida.

Nas formas múltiplas, mais frequentes em meninas, as lesões caracterizam-se por massas firmes localizadas a nível dérmico ou subcutâneo e podem acometer ossos e vísceras. As lesões cutâneas e ósseas habitualmente involuem espontaneamente, deixando sequelas atróficas. As lesões viscerais, por compressão, podem interferir com funções vitais, particularmente nos pulmões, trato gastrintestinal e até no coração, podendo, inclusive, levar à morte.

Deve-se assinalar que a maioria dos casos compreende formas constituídas por lesões únicas localizadas no subcutâneo ou tecidos moles mais profundos. As lesões únicas são mais frequentes em meninos e mais comuns na cabeça e pescoço, não havendo envolvimento visceral e, em geral, involuem espontaneamente deixando sequelas atróficas.

Histopatologia

Compõe-se de feixes de células miofibroblásticas fusiformes circundados por colágeno com muitos espaços vasculares. As células dispõem-se em camadas. Perifericamente predominam células com aparência mioide, enquanto centralmente as células são mais arredondadas ou ovais, frequentemente dispostas em torno a espaços vasculares com aspecto de hemangiopericitomas. Podem ser vistas nessas áreas mitoses típicas. Os nódulos são mais circunscritos não apresentando as características infiltrativas das fibromatoses. As células são positivas focalmente para vimentina e actina e negativas para desmina e proteína S-100.

Diagnose

Clínica e histopatológica. Na diagnose diferencial são considerados neurofibromas, fibromatose hialina, hemangiopericitoma e sarcomas.

Tratamento

É a extirpação cirúrgica inclusive das lesões viscerais que produzem alterações funcionais, quando possível.

FIBROMATOSE HIALINA JUVENIL (HIALINOSE JUVENIL)

É hereditária autossômica recessiva e consiste na proliferação tumoral de células fusiformes de origem miofibroblástica. Decorre de mutações no gene do receptor 2 do antrax (*ANTXR2*), localizado no cromossomo 4q21, que determinam alterações na síntese de glicosaminoglicanos, resultando em anormalidades na síntese do colágeno.

Manifestações clínicas

Na maioria dos casos, as lesões surgem entre os 2 e 5 anos de idade.

A doença se caracteriza por grandes tumores fibrosos na cabeça, pescoço e extremidades, hiperplasia gengival e contraturas flexurais. Clinicamente, existem nódulos dérmicos ou subcutâneos na face, couro cabeludo e dorso. As lesões dérmicas são pápulas brancas ou da cor da pele normal, localizadas primariamente na face, em particular em torno ao nariz, nas regiões retroauriculares, pescoço, área genital e coxas. Associadamente, ocorrem hiperplasia gengival, lesões perianais papilomatosas e deformidades articulares (FIGURA 75.9). Em geral, ao atingir a adolescência, esses pacientes estão muito deformados pelas lesões e com a capacidade motora completamente comprometida pelas intensas contraturas.

Algumas crianças podem apresentar retardo mental, fraqueza muscular, diarreia crônica e infecções de repetição. Pode haver osteólise, osteopenia e osteoporose.

Histopatologia

Histopatologicamente, as lesões se compõem de células fusiformes com vacúolos citoplasmáticos, embebidas em estroma colágeno abundante, hialinizado e intensamente eosinofílico, que é PAS, *alcian blue* e vermelho-congo positivo.

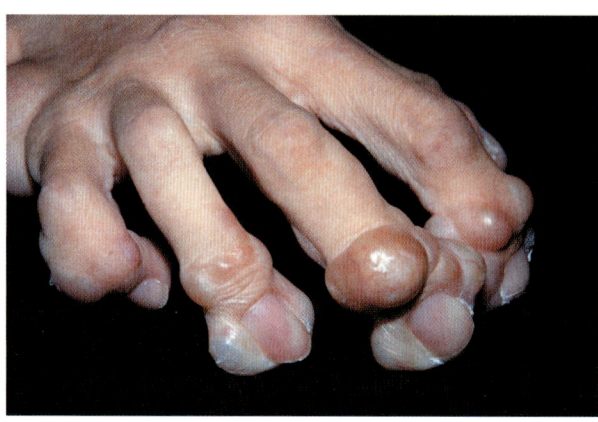

FIGURA 75.9 – Fibromatose hialina. Nódulos e deformidades na mão.

Diagnose

Clínica e histopatológica e, na diagnose diferencial, devem ser consideradas outras fibromatoses, particularmente relacionadas:

- A **síndrome de Landing** (hialinose sistêmica infantil) apresenta quadro clínico muito semelhante, sendo, porém, mais grave. Os doentes são afetados desde o nascimento e, geralmente, vão a óbito antes dos 2 anos de idade.
- A **síndrome de Winchester** se caracteriza por hiperplasia gengival, contraturas articulares, lesões oculares, mas não exibe nódulos cutâneos.
- Por fim, a **síndrome de François** tem caráter autossômico recessivo e apresenta artrite deformante, distrofia da córnea e nódulos fibróticos dérmicos.

Hoje se considera a **hialinose sistêmica infantil** variante da hialinose juvenil, pois o defeito genético é o mesmo e o quadro clínico extremamente semelhante, embora mais grave. As crianças apresentam acometimento articular mais intenso, contraturas articulares importantes, hiperplasia gengival, espessamento da pele, lesões papulosas e placas hiperpigmentadas. As lesões surgem nas primeiras semanas ou meses de vida e as crianças afetadas apresentam infecções purulentas recorrentes, diarreia, osteoporose grave já no 1º ano de vida. As limitações e a dor articular levam à imobilidade e insuficiência respiratória. Há dificuldades na alimentação com desnutrição agravada pela perda proteica por diminuição da absorção consequente ao espessamento da mucosa intestinal pelos depósitos hialinos. A morte advém em torno dos 2 anos de idade por sepse, insuficiência respiratória, insuficiência renal e cardíaca.

Tratamento

Não existe tratamento para essas doenças, apenas é possível eventualmente a retirada cirúrgica de lesões que possam estar produzindo alterações funcionais ou que incomodem o doente. A utilização de penicilamina mostrou-se ineficaz.

PSEUDOTUMOR FIBROSO CALCIFICANTE

Processo de origem discutível; alguns autores consideram-no verdadeira neoplasia e outros autores entendem o processo como estádio tardio do tumor mioblástico inflamatório.

Manifestações clínicas

Caracteriza-se por massas de consistência fibrosa, geralmente bem circunscritas que se situam no subcutâneo ou mais profundamente nas partes moles que se localizam predominantemente nas extremidades, mas podem acometer o pescoço, axilas, tronco e região escrotal. Raramente atinge vísceras, pleura, peritônio, mediastino, pulmão e mamas. É mais frequente entre os 10 e 30 anos.

Histopatologia

Compreende estroma colágeno no qual encontram-se dispersas células fusiformes acompanhando infiltrado inflamatório mínimo. O aspecto mais característico é a presença de calcificações.

Diagnose

Clinicapatológica e, na diagnose diferencial, cabe considerar fibromatose tipo desmoide, fibromatose digital e fasciite nodular.

Tratamento

Excisão cirúrgica completa sendo as recorrências pouco frequentes.

FIBROMA APONEVRÓTICO CALCIFICANTE

Manifestações clínicas

Este tumor benigno, que ocorre em adolescentes, é mais frequente no sexo masculino e se expressa como nódulo subcutâneo de consistência firme, localizando-se mais frequentemente nas mãos e, às vezes, nos pés.

Histopatologia

Compõe-se de fibroblastos epitelioides e fusiformes em meio a estroma colágeno e, caracteristicamente, existem ilhotas de calcificação circundadas por fibroblastos epitelioides que se dispõem em paliçada. Como apresenta calcificações no seu interior, estas podem ser observadas às radiografias.

Diagnose

Histopatológica e, na diagnose diferencial, devem ser considerados fibromatose palmoplantar, hamartoma fibroso da infância, fibrossarcomas, tumores de bainhas tendinosas, nódulos reumatoides e neuromas.

Tratamento

Excisão cirúrgica.

FIBROMA ESCLERÓTICO DA PELE (COLAGENOMA ESTORIFORME)

É um tipo de fibroma que habitualmente faz parte da síndrome de Cowden, mas que, eventualmente, pode apresentar-se sem associação com essa síndrome (FIGURA 75.10).

Manifestações clínicas

São pápulas ou nódulos perláceos pequenos de até 10 mm que, nas formas associadas à síndrome de Cowden, acometem especialmente a face e a mucosa oral. Nas formas não associadas à síndrome, podem ocorrer em qualquer área corpórea, sendo mais frequentes na face, pescoço, extremidades, tronco, couro cabeludo e raramente pode ocorrer na mucosa oral e no leito ungueal.

Histopatologia

Caracteriza-se por nódulos dérmicos hipocelulares compostos predominantemente por feixes colágenos espessos, hialinizados eosinofílicos dispostos paralelamente separados por espaços contendo mucina. Como as células são positivas para CD34, pode haver confusão com a diagnose de dermatofibrossarcoma protuberante. Além disso, as células são positivas para vimentina e negativas para S100, enolase neurônio-específica, antígeno epitelial de membrana, antígeno carcinoembriônico e citoqueratinas. No tumor, existem esparsas células dendríticas 13a positivas, o que ajuda a diferenciação com dermatofibrossarcomas protuberantes, em que essas células 13a positivas apresentam-se difusamente por toda a neoplasia.

Diagnose

É clínica e histopatológica. Histopatologicamente, devem ser diferenciados não somente o dermatofibrossarcoma protuberante como também o fibroma pleomórfico, outros fibromas e queloides, lipoma esclerótico, colagenoma de células gigantes, histiocitoma fibroso, nevo de Spitz e angioblastoma de células gigantes.

Tratamento

Se possível, excisão.

DOENÇA DE DUPUYTREN

Fibromatose da aponevrose palmar, resultando retração do 4º e 5º artelhos, às vezes, do 3º artelho da mão, frequentemente bilateral (FIGURA 75.11). Quando unilateral, a mão direita é mais frequentemente acometida. Algumas vezes, associa-se a outras condições como fibromatose plantar medial (**doença de Ledderhose**) (FIGURA 75.12) ou a coxins falangianos (**nódulos de Garrod**) ou a fibromatose dos corpos cavernosos do pênis, a doença de Peyronie.

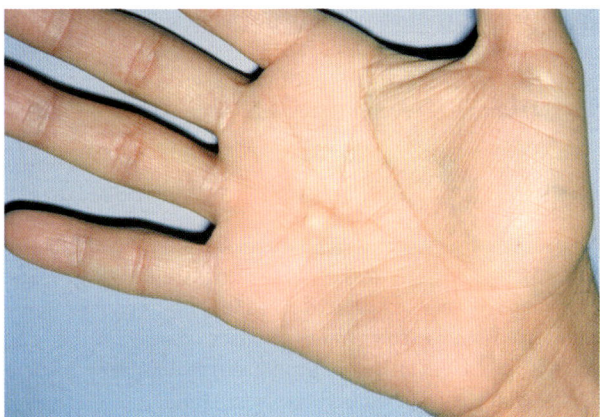

FIGURA 75.11 – Doença de Dupuytren. Cordão fibroso na região da fáscia palmar. Caso inicial.

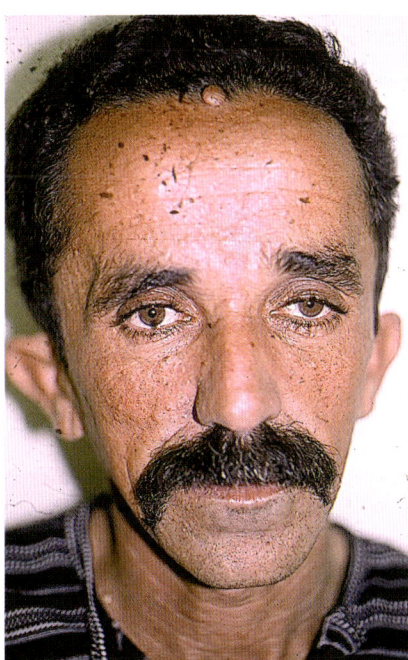

FIGURA 75.10 – Fibroma esclerótico. Lesão na fronte em portador da síndrome de Cowden. Macrocefalia e inúmeras pequenas pápulas faciais.

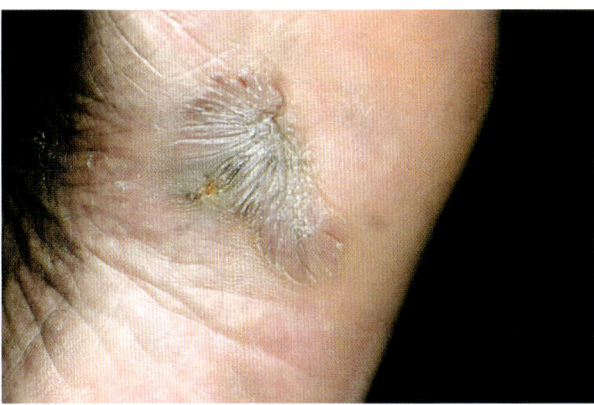

FIGURA 75.12 – Fibromatose plantar. Placa bem delimitada de aspecto cicatricial na região da fáscia plantar.

A doença é altamente predominante em homens (80%) e é mais frequente na quinta e sexta décadas da vida.

Patogenia

Desconhecida, mas existem várias hipóteses acerca da patogenia da doença: propensão genética aliada a fatores desencadeantes como diabetes, alcoolismo, traumas e tabagismo. Os fatores desencadeantes levariam à isquemia da microvasculatura havendo a produção de radicais livres. Estes provocariam proliferação de fibroblastos e produção de citocinas, principalmente a IL-1, que estimula a produção do fator transformador de crescimento beta (TGF-β), do fator de crescimento de fibroblastos e do fator de crescimento derivado de plaquetas. Essas citocinas favoreceriam a proliferação de fibroblastos e sua diferenciação a miofibroblastos. Os fibroblastos proliferados aumentam a produção de colágeno III que predomina nas lesões de Dupuytren, contrariamente ao conectivo palmar normal em que predomina o colágeno I. O excesso de colágeno III leva a contraturas. Outra hipótese patogênica admite que a doença resulta de aumento da proteína periostina que levaria à transformação de fibroblastos a miofibroblastos. Alguns autores admitem que anormalidades vasculares e mediadores neurovasculares oriundos da pele sejam responsáveis pela enfermidade.

Quanto aos fatores desencadeantes os resultados dos estudos existentes são ainda controversos sendo que, em relação ao trauma, parecem ser mais importantes os estímulos vibratórios.

Manifestações clínicas

Ao exame, observa-se retração do quarto e quinto artelhos à custa de nódulos que formam verdadeiros cordões fibrosos aderentes aos dedos. As lesões não são dolorosas, mas interferem intensamente com a funcionalidade da mão e dedos. Por vezes, as lesões palmares se acompanham de fibrose plantar medial e/ou coxins falangianos (*knuckle pads*).

Histopatologia

Caracteriza-se por nódulos de fibroblastos em meio a colágeno espessado localizados na aponevrose palmar e no tecido subcutâneo e há aumento da expressão do receptor para o fator de crescimento epidérmico e do fator transformador de crescimento α. O colágeno espessado é predominantemente do tipo III.

Diagnose

Clínica e pode ser confirmada histologicamente.

A ultrassonografia pode demonstrar o espessamento da fáscia palmar, bem como a presença de nódulos.

Em geral, o quadro é bastante característico. Eventualmente será necessário o diagnóstico diferencial com fibromatoses, fibromas, neurofibromas, tendinites e tumores tendinosos.

Tratamento

Nas lesões iniciais, podem ser tentadas infiltrações com corticoides. Os efeitos colaterais das infiltrações com corticoides são atrofia da gordura, hipocromia e, raramente, ruptura de tendões.

Em 2010, a Food and Drug Administration (FDA) aprovou a utilização de colagenase obtida de *Clostridium histolyticum* (Xiaflex) através de injeções intralesionais (0,58 mg por injeção), 1 a 3 injeções, a cada 4 semanas. São efeitos colaterais edema, sangramento e dor e raramente ruptura de tendões. Nas lesões evoluídas, o tratamento é cirúrgico através de fasciotomia parcial.

DERMATOPATIA FIBROSANTE NEFROGÊNICA (FIBROSE SISTÊMICA NEFROGÊNICA)

De descrição recente, é quadro raro de causa desconhecida, que pode afetar doentes com insuficiência renal terminal, transplantados e dialíticos. Acredita-se ser relacionada a um tipo celular recentemente caracterizado, o fibrócito circulante (CD4+), que, saindo da circulação sanguínea, sob estímulo ainda desconhecido e relacionado ao estado metabólico, sofreria diferenciação na derme para células fibroblásticas. Recentemente, por observações epidemiológicas em relação aos nefropatas que desenvolveram a afecção, verificou-se que a maioria fora submetida a exames de ressonância magnética com contrastes de gadolinium, e hoje aceita-se como causa da enfermidade esse elemento associado à condição de insuficiência renal. Demonstra-se gadolínio nas lesões e admite-se ação de quelatos, mas talvez seja mais importante sua liberação gradual que inclusive explicaria casos de aparecimento tardio em relação a exposição aos contrastes com gadolínio. Existem estudos que demonstram que pequenas quantidades de gadolínio são suficientes para provocar aumento da produção de ácido hialurônico. Fibroblastos obtidos de lesões de dermatopatia fibrosante nefrogênica produzem maiores quantidades de glicosaminoglicanos sulfatados. Existe suspeita sem comprovação de possível contribuição patogênica para a enfermidade da metformina.

Manifestações clínicas

Observam-se pápulas da cor da pele que confluem em extensas placas escleróticas acastanhadas, localizadas simetricamente nos membros e no tronco, quase sempre poupando a face. Alguns doentes exibem manchas amareladas na esclera. Pode levar a contraturas incapacitantes que comprometem a qualidade de vida, pois afetam profundamente a mobilidade e favorecem quedas e fraturas. Alguns doentes referem prurido ou dor. Pode haver comprometimento neuromuscular demonstrado por eletromiografia, podendo levar a contraturas incapacitantes (FIGURA 75.13). Em raros casos, é observado comprometimento sistêmico com cardiomiopatia, fibrose pulmonar e muscular.

Histopatologia

Ocorre infiltração por células fusiformes na derme reticular e septos adiposos. Os feixes colágenos encontram-se espessados e há quantidade variável de mucina, quase sem células

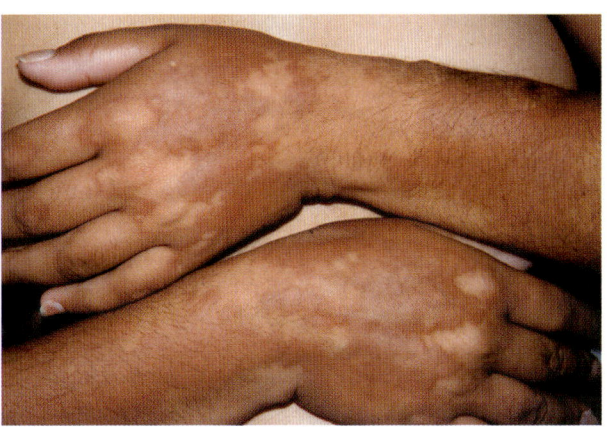

FIGURA 75.13 – Dermatopatia fibrosante nefrogênica. Placas escleróticas acastanhadas simetricamente distribuídas nos membros superiores.

inflamatórias. As células fusiformes são CD34+ à imuno-histoquímica. É comum o encontro de células multinucleadas CD68 e XIIIa positivas. O quadro lembra o escleromixedema.

Diagnose

Feita pela presença de insuficiência renal grave, história de exames contrastados com gadolinium e pelo exame histológico.

Na diagnose diferencial cabem fasciite eosinofílica, escleromixedema, apresentação esclerodermiforme da doença enxerto *versus* hospedeiro, esclerodermia e paniculites.

Tratamento

Não há tratamento eficaz em todos os casos; têm sido tentados plasmaferese, fotoforese, talidomida, corticoides em altas doses, mesilato de imatinib, imunoglobulina intravenosa, ciclosporina, ciclofosfamida, PUVA e, em casos discretos, calcipotriol tópico.

FIBROMA PLEOMÓRFICO

Ocorre em adultos, sendo ligeiramente mais frequente em mulheres.

Manifestações clínicas

São lesões pedunculadas ou pápulas sésseis de 0,5 a 2 cm, da cor da pele, localizadas no tronco e nas extremidades, mas que eventualmente localizam-se na face e área subungueal e que acometem principalmente adultos de meia-idade ou idosos. As lesões são semelhantes ou a acrocórdons ou a dermatofibromas, com localização preferencial nas extremidades.

Histopatologia

São lesões pouco celulares constituídas por feixes colágenos espessos sem disposição peculiar. As células tumorais são fusiformes, havendo também células gigantes que são positivas para vimentina, actina e CD34 e negativas para S100 e desmina.

Diagnose

Clínica e histopatológica, sendo diagnósticos diferenciais clínicos, além do dermatofibroma e do acrocórdon, neurofibromas e nevos celulares. Histopatologicamente, devem ser afastados o dermatofibrossarcoma protuberante, o dermatofibroma, o fibroxantoma atípico e os neurofibromas.

Tratamento

Exérese cirúrgica

TUMOR DESMOIDE

Trata-se de fibromatose invasiva, ainda que não metastatizante, originada das estruturas músculo-aponevróticas, mais frequentemente da parede abdominal anterior ou ombro. É mais frequente em mulheres após o parto, sobre cicatrizes, especialmente de cesáreas.

Patogenia

Existem tumores desmoides com substrato familiar e tumores desmoides esporádicos. Os tumores desmoides de caráter familiar ocorrem em 10% a 15% dos doentes com polipose adenomatosa familiar (síndrome de Gardner) por mutações no gene supressor tumoral APC. As formas esporádicas com frequência apresentam mutações somáticas do gene *CNNB1*.

Admite-se que os tumores desmoides derivem de miofibroblastos originados de células-tronco mesenquimais.

Também se admitem influências genéticas, hormonais (aparecimento frequente durante ou após a gravidez, regressão na menopausa e com tamoxifeno) e a história de trauma cirúrgico antecedendo o aparecimento da lesão nas áreas operadas, por exemplo, após cesáreas.

Manifestações clínicas

Caracteriza-se por massas de consistência dura, superfície lisa, recoberta de pele normal que infiltram progressivamente os tecidos adjacentes. Podem inclusive localizar-se intra-abdominalmente produzindo-se lesões viscerais que podem ser graves e até evolutivamente fatais por compressões dos ureteres, bexiga, intestino, vasos e nervos. Podem também ocorrer nas mamas simulando lesões mamárias cancerosas.

Histopatologia

Revela crescimento infiltrativo de tecido fibroso maduro oriundo da aponevrose. São lesões menos celulares que os fibrossarcomas e não têm estroma mucinoso como a fasciite nodular.

Diagnose

Clínica e histopatológica, devendo ser diferenciados a fasciite nodular, os dermatofibromas, os fibrossarcomas e os dermatofibrossarcomas além de outros tumores benignos e malignos de origem mesenquimal.

Os exames de imagem, ultrassonografia e ressonância magnética podem auxiliar a diagnose, mas são mais úteis para a avaliação pré-cirúrgica da extensão das lesões e para monitoramento de recidivas.

Pela possibilidade de associação com síndrome de Gardner, é frequente a indicação de colonoscopia.

Tratamento

É cirúrgico exigindo, pelo caráter infiltrativo, amplas excisões, com grande margem de segurança, exigindo, por vezes, na reparação abdominal, por exemplo, o uso de telas para restabelecimento da parede. Em situações especiais ou recorrências, pode ser empregada a radioterapia e existem relatos do emprego do tamoxifeno e quimioterapia (doxorubicina, dacarbazina, carboplatina e imatinib) para tumores em que a cirurgia é impossível.

FASCIITE NODULAR PSEUDOSSARCOMATOSA

Trata-se de lesão benigna resultante de proliferação de fibroblastos e miofibroblastos da fáscia muscular, às vezes relacionada a traumas. Raramente pode localizar-se intramuscularmente e há descrições de casos excepcionais localizados na mama ou situados intravascularmente, intra-articularmente, nas bainhas nervosas e no retroperitônio.

Manifestações clínicas

Ocorre igualmente em qualquer idade. Apresenta-se sob a forma de nódulo de crescimento rápido, firme, móvel em relação às estruturas profundas, às vezes levemente doloroso à palpação. Pode localizar-se em qualquer parte do corpo, sendo mais frequente sua localização no membro superior, especialmente antebraço (50%), tronco e membros inferiores em adultos e na cabeça e pescoço principalmente em crianças.

Histopatologia

A complexidade de sua composição histológica, envolvendo fibroblastos, miofibroblastos, células gigantes, estruturas mixoides e mitoses, ainda que típicas levou, no passado, a grandes confusões com sarcomas, fibromatoses, tumores desmoides, histiocitomas, adenoma pleomórfico. Os exames de imagem podem complementar a diagnose. À ultrassonografia, observam-se massas hipoecoicas; e, à ressonância magnética, massas homogêneas de tecidos moles.

Diagnose

Clínica e histopatológica e os principais diagnósticos diferenciais, inclusive histopatológicos, são os sarcomas.

Tratamento

Cirúrgico e, geralmente, não ocorrem recorrências.

COXIM FALANGIANO (NÓDULOS DE GARROT)

Patogenia

Existem formas familiares, formas idiopáticas, mas muitos casos relacionam-se a traumas repetidos, como se observa em pugilistas. A associação com outras doenças com proliferação fibrosa é bem conhecida, como síndrome de Bart-Pumphrey, doença de Dupuytren, doença de Ledderhose e doença de Peyronie. Também há relatos de associação com câncer de esôfago, leucoplasia oral e dedos em baqueta de tambor.

A **síndrome de Bart-Pumphrey** é doença hereditária autossômica dominante decorrente de mutações no gene *GJB2* que codifica a conexina 26 presente nas *gap junctions*, cujas funções são afetadas pelas mutações. Clinicamente, a síndrome se caracteriza por leuconíquia e espessamento ungueal, coxins falangianos nos quirodáctilos e pododáctilos, queratodermia palmoplantar e perda de audição variável.

A **doença de Ledderhose (fibromatose plantar)** é doença hiperproliferativa da aponeurose plantar com maior prevalência em homens de meia idade embora possa ocorrer em crianças e adolescentes. Clinicamente, caracteriza-se pela presença de nódulos que podem ser dolorosos, localizados especialmente nas porções central e medial da fáscia plantar (VER FIGURA 75.12). O processo é bilateral na maioria dos doentes sendo unilateral em apenas 25% dos casos.

Histologicamente, há proliferação de células fibroblásticas fusiformes e fibrose acentuada da mesma forma que na doença de Dupuytren. Admite-se na gênese do processo a participação de traumas repetidos e diabetes. Existem registros da ocorrência de raros casos familiares.

A diagnose é clínica e histopatológica. O tratamento pode ser clínico com corticoides intralesionalmente, anti-inflamatórios não esteroides, fisioterapia e uso de palmilhas. O tratamento cirúrgico compreende fasciotomia parcial ou total podendo ser realizada radioterapia pós-cirúrgica para se evitarem recidivas que são frequentes.

Manifestações clínicas

O quadro clínico nos coxins falangianos, conhecidos também como *knuckle pads*, caracteriza-se por áreas de espessamento localizadas nas superfícies de extensão da articulação proximal dos dedos. Desenvolvem-se gradualmente, variando em tamanho de milímetros a cerca de 2 cm (FIGURA 75.14).

Histopatologia

O quadro histopatológico caracteriza-se por hiperqueratose, acantose discreta e proliferação de fibroblastos com a presença de feixes de colágeno irregulares praticamente sem fenômenos inflamatórios.

Há proliferação intradérmica de fibroblastos e miofibroblastos que evolui a fibrose.

Proliferações e tumores dos tecidos conectivo, adiposo, muscular e neural

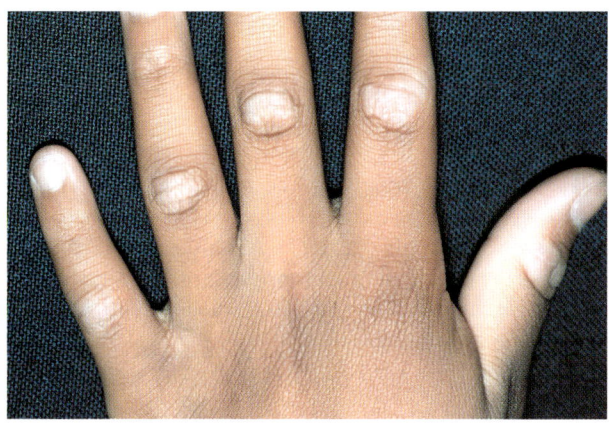

FIGURA 75.14 – *Knuckle pads*. Espessamentos fibrosos sobre as articulações interfalangianas.

Diagnose
Geralmente clínica, podendo ser confirmada pelo exame histopatológico. Na diagnose diferencial, devem ser consideradas, calosidades, fibromas, tofos gotosos, nódulos reumatoides, a paquidermodactilia e os chamados pseudocoxins falangianos que não decorrem de alterações primárias do colágeno mas são, na realidade, calosidades que se desenvolvem no dorso dos dedos por trauma mecânico geralmente profissional ou pelo hábito de morder ou por outras formas de traumatismo da pele dessas regiões e nas quais, uma vez removido o fator traumático, há regressão das lesões.

Tratamento
Não há tratamento satisfatório. Podem ser testados corticoides em curativos oclusivos ou em infiltrações intralesionais.

PAQUIDERMODACTILIA
Quadro incomum de fibrose dérmica superficial que ocorre predominantemente em jovens do sexo masculino e de causa desconhecida que se inicia, em geral, na puberdade.

Patogenia
Admite-se que a estimulação mecânica excessiva da pele periarticular da falange proximal desempenhe papel importante na produção das lesões. Essa estimulação mecânica pode decorrer de atrito, alongamento frequente dos dedos, bem como do hábito de estalar os dedos. Esses hábitos são frequentes em indivíduos com transtornos obsessivo-compulsivos ou outras alterações psicológicas que, portanto, devem ser consideradas nos pacientes com paquidermodactilia. Também devem ser consideradas atividades profissionais ou esportivas que propiciem esses tipos de traumas. Admitem-se ainda influências hormonais, já que os casos predominam em homens e geralmente se iniciam na puberdade e realmente sabe-se que androgênio estimulam a proliferação de fibroblastos. Consideram-se também influências genéticas e existem descrições de casos associados à esclerose tuberosa.

Manifestações clínicas
Caracteriza-se por espessamento dérmico, pobremente delimitado da pele da porção proximal dos dedos das mãos, geralmente poupando o polegar e o quinto quirodáctilo **(FIGURA 75.15)**. Eventualmente, pode estar associada à esclerose tuberosa e síndrome do túnel do carpo.

Histopatologia
Observa-se hiperqueratose com ortoqueratose ou paraqueratose. O espessamento da derme por fibrose compreende predominantemente colágeno III e V, envolvendo, inclusive, as glândulas écrinas.

Diagnose
Clínica e histopatológica. A diagnose diferencial envolve artrite, fibromatose e sarcoidose.

Tratamento
Não há tratamento satisfatório. Existem relatos do emprego de infiltrações intralesionais de corticoides e até remoção cirúrgica do tecido fibroso excessivo.

DERMATOMIOFIBROMA
É lesão benigna decorrente da proliferação de células mesenquimais com diferenciação fibroblástica e miofibroblástica que ocorre predominantemente em mulheres jovens.

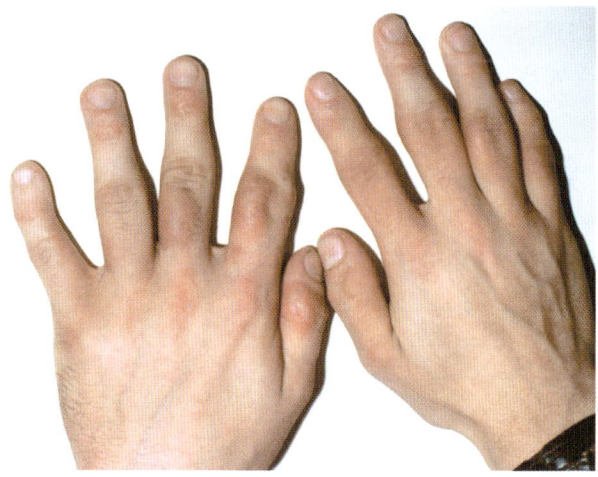

FIGURA 75.15 – Paquidermodactilia. Espessamento difuso da pele dos quirodáctilos, mais exuberante próximo às articulações.

Manifestações clínicas

As lesões são nódulos ou placas bem delimitadas, ovais ou anulares, da cor da pele normal ou vermelho-acastanhadas, de superfície lisa e com cerca de 1 a 2 cm de diâmetro, assintomáticas, localizadas preferentemente no ombro, axilas, porção superior do braço e pescoço (FIGURA 75.16).

Histopatologia

Na porção reticular da derme e na porção superior dos septos da hipoderme, encontram-se feixes de células fusiformes de aparência uniforme, com núcleos alongados, sem atipias ou mitoses. O colágeno desses feixes celulares é fino e as fibras elásticas estão aumentadas. As células são positivas para vimentina e actina, sendo negativas para actina de músculo liso, S-100, desmina, fator XIIIa e CD34, demonstrando tratar-se de miofibroblastos.

Diagnose

Clínica, exigindo confirmação histopatológica. Na diagnose diferencial clínica, deve-se considerar o dermatofibroma, o granuloma anular e os pseudolinfomas e, na diagnose diferencial histopatológica, cabem o dermatofibroma, o leiomioma e o neurofibroma.

Tratamento

Excisão cirúrgica que deve ser completa para que não ocorram recidivas.

ANGIO-HISTIOCITOMA DE CÉLULAS MULTINUCLEADAS

É uma proliferação vascular e fibro-histiocítica benigna. É mais comum em mulheres acima dos 40 anos.

Patogenia

A origem do angio-histiocitoma de células multinucleadas é desconhecida. Alguns autores admitem que seja alteração de caráter inflamatório crônico de causa desconhecida. Pelo predomínio em mulheres, alguns autores admitem influência estrogênica.

Manifestações clínicas

Caracteriza-se por pápulas pequenas, múltiplas, agrupadas, de crescimento lento e coloração vermelha ou violácea, que acometem preferencialmente o dorso das mãos, dedos e punhos e as extremidades inferiores uni ou bilateralmente. Raramente, as lesões se dispõem de modo anular, exigindo distinção com granuloma anular.

Histopatologia

É proliferação composta de células gigantes multinucleadas em meio a estroma colágeno composto por feixes espessados com capilares e vênulas dilatados na derme superficial.

Diagnose

Clínica exigindo confirmação histopatológica. Na diagnose diferencial, devem ser considerados o sarcoma de Kaposi, a sarcoidose e o granuloma anular.

Tratamento

Excisão cirúrgica. Também há relatos de bons resultados com *laser* de argônio, luz pulsada e criocirurgia.

HISTIOCITOMA DE CÉLULAS EPITELIOIDES

Considerado por muitos autores variante rara de dermatofibroma.

Manifestações clínicas

Tumor benigno que se apresenta como pápula ou nódulo séssil ou pedunculado, de cor vermelho-acastanhada, localizado, em geral, no tronco e nas extremidades superiores e inferiores e, mais raramente, na cabeça e no pescoço, que acomete adultos com predomínio no sexo feminino.

Histopatologia

O tumor é composto por células epitelioides estreladas, de provável origem dendrocítica (positivas para vimentina e fator XIIIa) em meio a estroma colágeno com mucina.

Diagnose

Exige exame histopatológico e os diagnósticos diferenciais clínicos são dermatofibroma, histiocitoma, granuloma piogênico, angiomatose bacilar, melanoma amelanótico e nevo de Spitz, enquanto os diagnósticos diferenciais histopatológicos são melanoma amelanótico, nevo de Spitz, sarcoma epitelioide e fibroxantoma atípico.

Tratamento

Excisão cirúrgica.

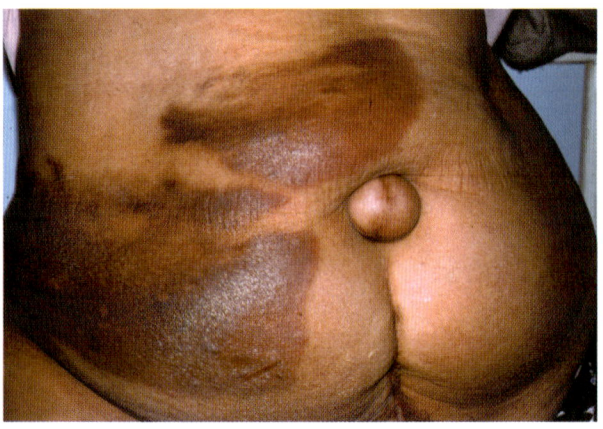

FIGURA 75.16 – Dermatomiofibroma. Extensas placas escleróticas acastanhadas.

FIBROMA DA BAINHA DE TENDÕES

Manifestações clínicas

É tumor benigno mais frequente em homens que se caracteriza por nódulo subcutâneo revestido por pele de aspecto normal, localizado mais frequentemente no polegar, mas podem ocorrer em outros pontos da mão e também nos pés.

Histopatologia

Sobre estroma composto por colágeno hialinizado encontram-se fibroblastos fusiformes. A lesão apresenta-se aderida à bainha tendinosa.

Diagnose

Histopatológica, devendo ser lembrados, na diagnose diferencial, neuromas, nódulos reumatoides, cistos mixoides, granuloma anular profundo e tumor de células gigantes da bainha tendinosa.

Tratamento

Excisão cirúrgica.

TUMOR DE CÉLULAS GIGANTES DA BAINHA DE TENDÕES

Manifestações clínicas

É o tumor de mãos mais comum sendo mais frequente em mulheres. Apresenta-se como nódulo aderente aos planos profundos nos dedos das mãos e, menos frequentemente, nos dedos dos pés, podendo causar desconforto (FIGURA 75.17).

Histopatologia

É composto por feixes de células histiocitárias epitelioides de aspecto fusiforme, alguns de aspecto espumoso, que se encontram dispersos pela proliferação células gigantes semelhantes a osteoclastos.

Diagnose

É histopatológica e, na diagnose diferencial, devem ser considerados o granuloma anular profundo, os nódulos reumatoides e o cisto mixoide.

Tratamento

Excisão cirúrgica.

QUELOIDE

O queloide é proliferação fibrosa pós-traumática da pele. Resulta, às vezes, de traumatismo mínimo (FIGURA 75.18), porém ocorre comumente após queimadura, excisão cirúrgica, ferimento, vacina e acne (FIGURA 75.19). Há predisposição individual para o aparecimento do queloide e, eventualmente, tendência familiar, tendo sido assinalados padrões de herança dominante e recessivo. Os negros e mestiços são particularmente predispostos (FIGURA 75.20), apresentando caracteristicamente queloides na região pré-esternal.

Patogenia

Desconhecida, porém, alguns fatos foram observados. Sabe-se que são condições favorecedoras das cicatrizes hipertróficas e dos queloides, infecções, tensão das suturas cirúrgicas e presença de material estranho ao organismo. Como

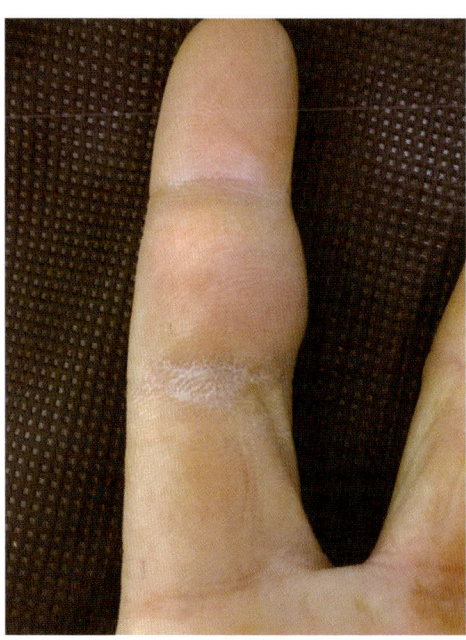

FIGURA 75.17 – Tumor de células gigantes da bainha do tendão. Tumoração profunda.

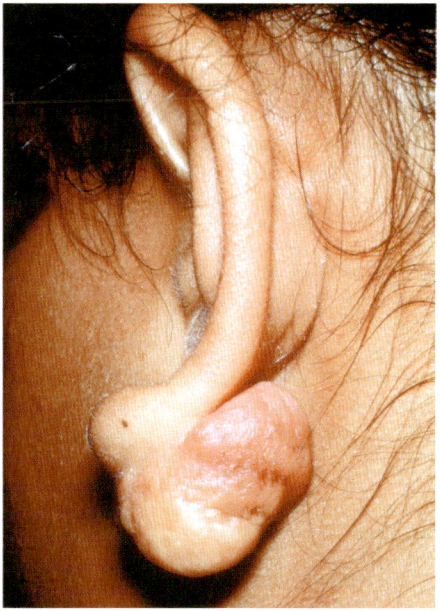

FIGURA 75.18 – Queloide. A localização no lóbulo da orelha é frequente por traumatismo pelo uso de brincos.

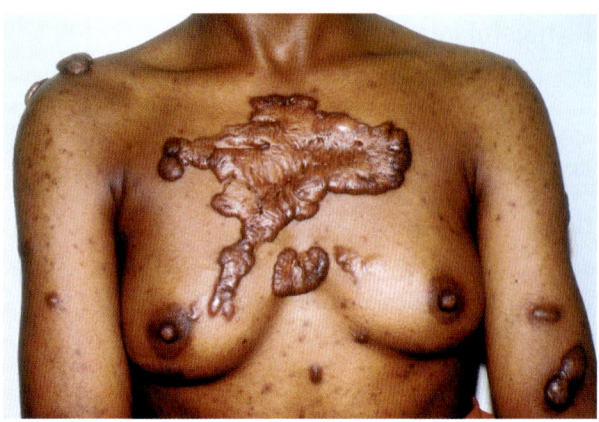

FIGURA 75.19 – Queloides múltiplos. Sobre cicatrizes de acne.

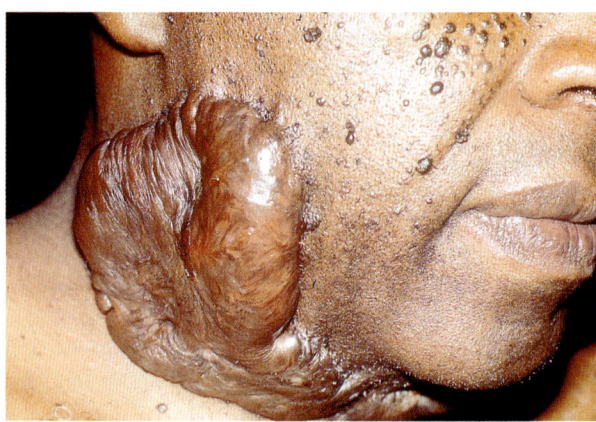

FIGURA 75.20 – Queloide. Frequente no negro, atingindo grandes dimensões.

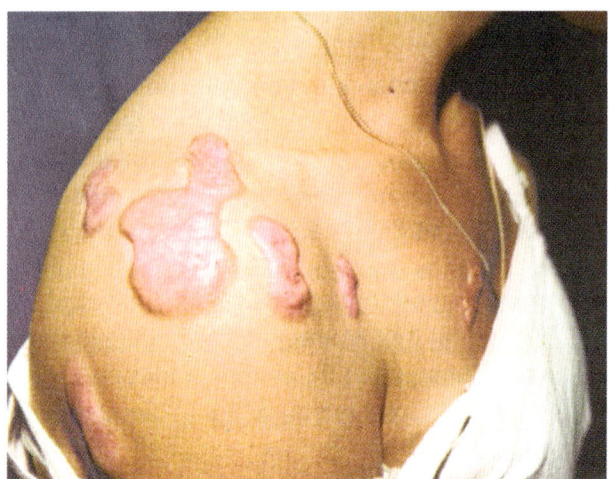

FIGURA 75.21 – Queloides. Lesões características de coloração rósea.

os queloides não ocorrem em albinos e são frequentes nos melanodérmicos, admite-se possível papel dos melanócitos na gênese dos queloides. A ação de algumas citocinas parece atuar no desenvolvimento dos queloides, fator transformador de crescimento β (TGF-β1), que estimula a síntese de componentes da matriz extracelular e TGF-β2, ambos com expressão aumentada nos fibroblastos dos queloides.

Manifestações clínicas

No início, há lesões róseas e moles que, posteriormente, tornam-se esbranquiçadas, duras e inelásticas **(FIGURA 75.21)**.

Não há limite de distinção entre queloide e cicatriz hipertrófica ou queloidiana. É possível considerar que o queloide excede ostensivamente a área de injúria, enquanto a cicatriz queloidiana limita-se à área atingida.

Histopatologia

Há grande quantidade de feixes de colágeno espessados homogêneos, irregularmente dispostos com diminuição ou ausência de fibras elásticas e não se observam anexos.

Diagnose

É clínica e raramente é necessária diagnose diferencial com outros tumores cutâneos, e, neste caso, a histopatologia define a diagnose.

Tratamento

Nem sempre é satisfatório, e a melhor conduta poderá ser não tratar. Algumas cicatrizes queloidianas podem reduzir-se lentamente no decurso de vários anos.

Nas lesões menores, pode-se utilizar a neve carbônica; usar pressão moderada em várias aplicações, com intervalo de 2 semanas.

Aplicações intralesionais de suspensão de triancinolona ou outro corticoide. Pode-se associar com neve carbônica, o que facilita a injeção do corticoide e oferece melhor resultado. Curativos oclusivos com pomadas de corticoides podem ser experimentados.

Dermoabrasão ou excisão cirúrgica, nos queloides extensos, associada com radioterapia. Sem essa complementação, haveria certamente a recidiva.

Existem relatos de benefícios parciais com injeções intralesionais de interferon-α-2b, três vezes/semana, uso de *dye laser* e aplicação de placas de silicone sobre as lesões.

DERMATOFIBROMA (HISTIOCITOMA FIBROSO BENIGNO SUPERFICIAL)

Proliferação fibroblástica considerada pela maioria dos autores reativa a traumas ou mesmo picadas de inseto ainda que, por se verificar clonalidade, alguns autores consideram-na proliferação neoplásica.

Patogenia

Ainda que a origem neoplásica ou reativa do dermatofibroma não esteja definitivamente estabelecida, a imuno-histoquímica tem definido a composição celular do dermatofibroma. A maioria das células é de fibroblastos como demonstra a positividade para o marcador HSP47. Também há células dendríticas demonstradas pela positividade ao fator XIIIa, enquanto a positividade para CD68 próprio de histiócitos é inconsistente.

Na gênese do dermatofibroma, consideram-se ainda alterações na atividade da proteinocinase, dos receptores 2 para fatores de crescimento de fibroblastos e do TGF-β.

Manifestações clínicas

O dermatofibroma ou histiocitoma é lesão comum em adultos, geralmente única e localizada nos membros inferiores. Predomina em mulheres na proporção 4:1 em relação aos homens. Consiste em pápula ou nódulo de cor róseo-castanha a castanho-azulada ou negra, firmemente encastoada na pele, que cresce lentamente, porém, em regra, não ultrapassa 1,5 cm de tamanho **(FIGURA 75.22)**. Lesões múltiplas ocorrem raramente, e tem sido assinalada a possibilidade de relacionarem-se a alterações imunológicas particularmente em infecções pelo HIV e em LES. Também foram relatadas lesões múltiplas associadas a várias condições: dermatomiosite, miastenia grave, doença de Graves, tireoidite de Hashimoto, mielofibrose, leucemias, mieloma múltiplos, linfomas de célula T, doença de Crohn e uso de retrovirais, agentes anti-TNF e efalizumabe. A compressão lateral da lesão produz seu aprofundamento, o que é um sinal semiológico muito característico dessa afecção.

Existe variante profunda do dermatofibroma que se localiza mais comumente no tronco e extremidades. São lesões maiores e, à palpação, nota-se que se estendem ao subcutâneo.

Histopatologia

Histologicamente, a lesão revela epiderme acantósica com aumento de pigmento e é composta exclusivamente de fibroblastos (dermatofibroma) ou estes estão associados com número variável de histiócitos (histiocitoma). A presença de lipídeos, hemossiderina e vasos, em número variável, explica a cor da lesão.

O estudo imuno-histoquímico demonstra positividade a vimentina, HSP47 fator XIIIa, actina e positividade variável a marcadores histiocíticos como o CD68 e negatividade a CD34, o que permite exclusão do dermatofibrossarcoma.

Diagnose

A diagnose é clínica e histopatológica e a diagnose diferencial deve ser feita com leiomioma, nevos melanocíticos, melanoma, cicatriz hipertrófica, queloide, dermatomiofibroma, Kaposi. As formas profundas devem ser diferenciadas do dermatofibrossarcoma protuberante, lipomas e cistos.

A dermatoscopia pode auxiliar a diagnose, revelando lesão com rede pigmentar periférica circundando área de coloração branca.

Tratamento

Ainda que não necessário, o tratamento é cirúrgico.

DERMATOFIBROSSARCOMA PROTUBERANTE

O dermatofibrossarcoma ou fibrossarcoma cutâneo é tumor de baixa malignidade, que se origina do tecido conectivo da derme. Raramente origina metástases, mas tem acentuada agressividade local e as recorrências são frequentes.

Patogenia

Existem evidências de origem fibroblástica, histiocítica e neuroectodérmica. Por essa razão, alguns autores admitem que possa originar-se de células mesenquimais indiferenciadas. Em mais de 90% dos dermatofibrossarcomas ocorrem translocações de material genético entre os cromossomos 17 e 22 que resultam na fusão do gene *COL1A* do cromossomo 17 com parte do gene do fator de crescimento de plaquetas (*PDGFB*) do cromossomo 22. Essa translocação é adquirida e somente ocorre nas células tumorais. O gene resultante da fusão, *COL1A-PDFGB* codifica uma proteína de fusão que atua como se houvesse excesso de função do PDGFB, levando à hiperproliferação celular e a anormalidades na diferenciação celular, produzindo-se o tumor.

Manifestações clínicas

O dermatofibrossarcoma geralmente ocorre entre os 20 e 50 anos de idade sendo ligeiramente mais frequente em homens em relação às mulheres.

Existem várias apresentações clínicas do dermatofibrossarcoma protuberante: placa esclerótica resultante da confluência de nódulos, placa queloidiforme, formas tumorais e, uma variante mais rara, a forma em placa atrófica. Mais comumente, inicia-se como placa bosselada ou um ou vários nódulos duros de cor acastanhada ou vermelho-azulada, móveis em relação aos tecidos subjacentes. Os nódulos desenvolvem-se, formando placas elevadas, crescem lentamente e frequentemente se ulceram. Localiza-se mais frequentemente no tronco (40-70%) **(FIGURA 75.23)**, mas também pode atingir extremidades proximais (16-30%) e cabeça e pescoço (10-16%). As formas atróficas ocorrem com maior frequên-

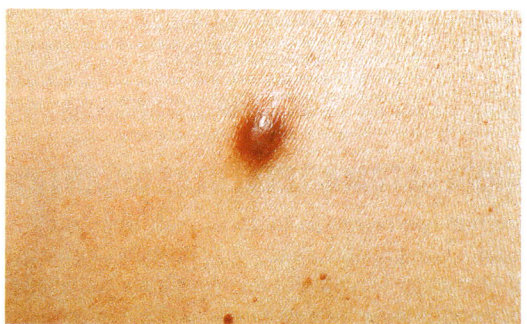

FIGURA 75.22 – Dermatofibroma. Lesão papulonodular acastanhada.

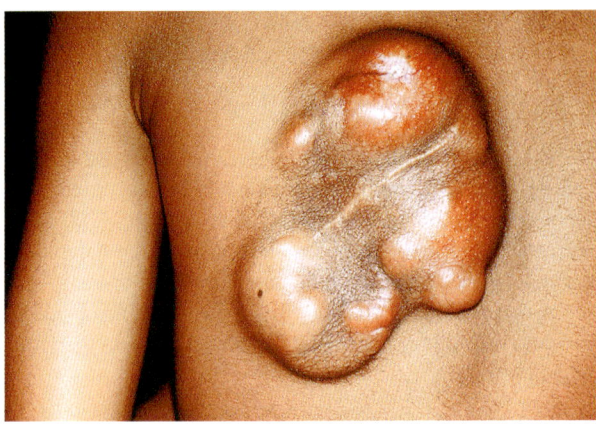

FIGURA 75.23 – Dermatofibrossarcoma protuberante. Massas tumorais fibrosas confluentes. Trata-se de lesão recidivante como demonstra a cicatriz cirúrgica no centro da lesão.

cia em mulheres, também são mais frequentes no tronco e apresentam-se como áreas deprimidas que lembram as lipoatrofias, a atrofodermia ou as anetodermias. A prognose das lesões atróficas é idêntica às variantes comuns (FIGURA 75.24). Existe uma variante pigmentada rara (< 1%), que se denomina **tumor de Bednar** e é mais frequente em negros.

Embora seja um tumor invasivo local, metástases raramente ocorrem. As recidivas, porém, são extremamente frequentes (30-50% dos casos), pela natureza infiltrativa do tumor.

Histopatologia

O exame histopatológico revela neoplasia bastante celular, com fibroblastos atípicos e evidente formação de colágeno que se dispõe entrelaçadamente.

Nas formas atróficas, o quadro é idêntico do ponto de vista celular, mas há atrofia da derme. As células do dermatofibrossarcoma protuberante são positivas para o marcador

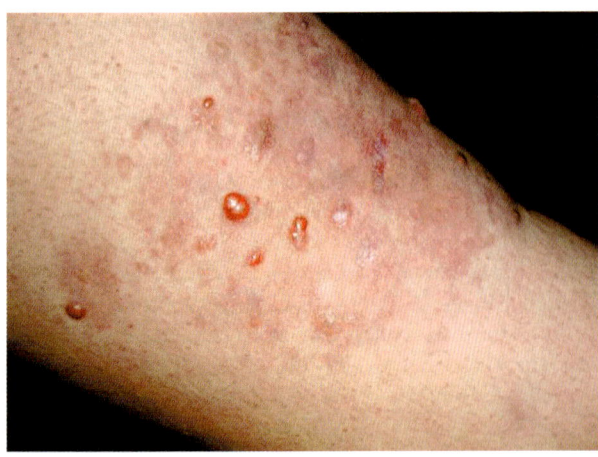

FIGURA 75.24 – Dermatofibrossarcoma protuberante. Forma atrófica. Nódulos sobre placa atrófica.

CD34, indicador diagnóstico bastante importante, e são negativas para XIIIa, o que permite a distinção com dermatofibromas grandes ou hipercelulares que são sempre XIIIa positivos e CD34 negativos.

Diagnose

Clínica, histopatológica e imuno-histoquímica, devendo ser considerados, na diagnose diferencial, dermatofibromas e fibrossarcomas, metástases cutâneas, queloides, esclerodermia em placas e, eventualmente, melanoma.

Os exames de imagem não permitem diagnóstico, mas podem ser úteis na análise da extensão do tumor.

Tratamento

O tratamento é exérese ampla e o seguimento do enfermo deve ser bastante cuidadoso para detecção precoce das recidivas. Existem casos raros em que, após inúmeras recidivas, surgem focos de transformação a fibrossarcoma com metástases pulmonares.

Atualmente, o tratamento de escolha do dermatofibrossarcoma protuberante é a cirurgia micrográfica, o que é uma indicação lógica para tumor extremamente recidivante e os resultados no longo prazo parecem ser muito bons.

Além do tratamento cirúrgico pode ser feita radioterapia pós-operatória em casos de ressecções parciais do tumor em que foi impossível a retirada total da neoplasia ou nos casos em que há dúvidas quanto à segurança da cirurgia.

Mais recentemente, a partir dos conhecimentos citogenéticos introduziu-se, no tratamento deste tumor, o mesilato de imatinib que é potente inibir de várias proteinocinases inclusive dos receptores do fator de crescimento derivado de plaquetas com evidente participação na patogenia do dermatofibrossarcoma protuberante. A dose empregada é de 800 mg/dia por via oral (VO) com respostas efetivas.

Em 2006, a FDA aprovou a utilização do imatinib como terapêutica única em casos de adultos com tumores inoperáveis, recorrentes ou metastatizantes. Mais recentemente, tem sido empregado o imatinib como terapêutica adjuvante no pré-operatório de casos muito extensos ou recidivantes com a finalidade de redução da massa tumoral para facilitar e aumentar a eficácia do ato cirúrgico.

Aparentemente, o imatinib apenas atua nos dermatofibrossarcomas protuberantes em que existem as translocações entre os cromossomos 17 e 22; por esse motivo, testes citogenéticos para detectar essas alterações que ainda não são rotineiros deverão ser introduzidos nos estudos dos doentes.

FIBROBLASTOMA DE CÉLULAS GIGANTES

Tumor raro que ocorre na infância, mais frequente no sexo masculino, comportamento benigno, também originado de fibroblastos e considerado por muitos autores variante juvenil do dermatofibrossarcoma protuberante. Em reforço a essa hipótese, verifica-se que tanto o dermatofibrossarcoma quanto o fibroblastoma de células gigantes apresentam translocação cromossômica idêntica, produzindo fusão do gene para o colágeno tipo-α1 (*COLIA1*) e o gene para o fator de crescimento das plaquetas da cadeia B (*PDGFB*) e, além disso, as células desse tumor são CD34 positivas.

Manifestações clínicas

Apresenta-se como nódulo dérmico ou subcutâneo recoberto por pele de aspecto e coloração normal e de crescimento lento localizado preferencialmente no dorso, região inguinal ou coxa mais frequente em meninos abaixo dos 5 anos de idade.

Histopatologia

Compõe-se de feixes de fibroblastos fusiformes e células multinucleadas que circundam espaços irregulares que simulam vasos dispostos sobre matriz mixoide.

Essas células gigantes são negativas para marcadores endoteliais, mas positivas para CD34.

Diagnose

Clínica, histopatológica e imuno-histoquímica, sendo considerados, no diagnóstico diferencial, lipomas, dermatofibrossarcoma e outros tumores subcutâneos.

Tratamento

Excisão cirúrgica, com recidivas frequentes.

FIBROSSARCOMA

São tumores malignos metastatizantes que, em geral, se originam na profundidade dos tecidos moles e secundariamente infiltram o subcutâneo e a derme. Existem também fibrossarcomas de origem óssea que podem invadir os tecidos subjacentes. Podem originar-se da porção medular do osso ou do periósteo e podem ser primários ou de lesões ósseas pré-existentes inclusive pós-radioterapia.

Admite-se a participação dos fatores genéticos pela existência de síndrome hereditárias em que ocorrem fibrossarcomas.

Manifestações clínicas

Os fibrossarcomas de partes moles ocorrem mais frequentemente entre 35 e 55 anos e apresentam-se como nódulos duros, de coloração acastanhada, que evoluem com crescimento rápido e ulceram-se, ocorrendo mais frequentemente em pés, pernas e tronco **(FIGURA 75.25)**. Podem originar-se em pele normal ou previamente lesada por lúpus eritematoso, radiodermite ou xeroderma pigmentoso.

Existe uma forma infantil de fibrossarcoma também chamada **fibrossarcoma congênito** ou **infantil** ou **fibrossarcoma juvenil** que tem comportamento muito menos agressivo. Existem formas congênitas e outras que se desenvolvem em geral nos primeiros 4 anos de vida. Há ligeiro predomínio em meninos. Apresentam-se como massas

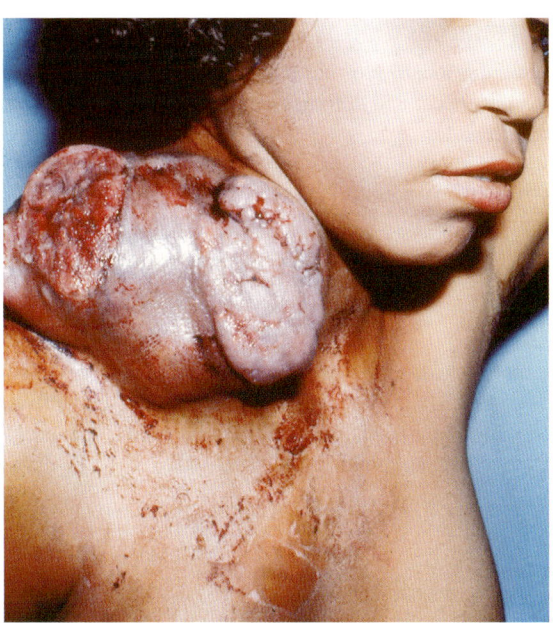

FIGURA 75.25 – Fibrossarcoma. Tumor fibroso ulcerado de grandes dimensões na região do ombro.

não dolorosas de crescimento rápido que se localizam mais frequentemente nas extremidades, cabeça, tronco e pélvis. Nessas formas infantis, a diagnose diferencial deve ser feita com fibromatoses, rabdomiossarcoma e hemangiopericitoma maligno. O comportamento das formas infantis é bastante mais benigno comparativamente as formas adultas com sobrevida de 5 anos em torno de 80%.

Diagnose

Clínica e histopatológica, sendo os exames de imagem úteis para averiguação da extensão do processo.

Histopatologia

São constituídos por fibroblastos fusiformes, com grande anaplasia, exigindo, por vezes, a diagnose diferencial com carcinomas indiferenciados e melanoma amelanótico.

É tumor grave com sobrevida média de 5 anos de 40%. As metástases, quando ocorrem, são mais comuns no pulmão e menos frequentes nos ossos.

Tratamento

Excisão ampla removendo a totalidade do tumor. Quando isso não é possível, pode ser necessária, conforme a localização, amputação do membro afetado. Também são utilizadas como terapias coadjuvantes radioterapia e quimioterapia.

CONDROMA EXTRAESQUELÉTICO

É um tumor benigno, raro, constituído por tecido cartilaginoso maduro.

Manifestações clínicas

São nódulos localizados nas mãos e pés, particularmente nos dedos das mãos, não dolorosos e frequentemente relacionados aos tendões.

Histopatologia

São constituídos de cartilagem hialina ao lado de tecido fibroso e mixomatoso podendo sofrer calcificação central.

Diagnose

Histopatológica, sendo necessária a distinção com todas as lesões nodulares das mãos, entre elas, fibroma aponeurótico calcificante, calcinose tumoral, tumor de células gigantes tenossinovial e condromatose sinovial.

Tratamento

Excisão cirúrgica.

MIXOMA CUTÂNEO

O mixoma pode ser considerado uma forma de fibroma, na qual os fibroblastos têm a capacidade de formar mucina. Os mixomas cutâneos frequentemente fazem parte do complexo de Carney e das síndromes LAMB e NAMBE, mas existem formas solitárias e mesmo múltiplas que ocorrem independentemente dessas condições.

Manifestações clínicas

Apresentam-se como nódulos cutâneos ou subcutâneos de crescimento lento de consistência mole.

Os mixomas de partes moles podem ser encontrados em várias localizações, podendo ser intramusculares, justarticulares, superficiais e podem localizar-se nas bainhas dos nervos (neurotecomas). Os mixomas intramusculares ocorrem mais frequentemente em mulheres de meia-idade na coxa, ombros, região glútea e em músculos dos membros superiores. Os mixomas justarticulares atingem tendões periarticulares, ligamentos, articulações e o subcutâneo. Os mixomas cutâneos ocorrem em qualquer idade e localizam-se mais frequentemente no tronco, membros inferiores, cabeça e pescoço. Existem mixomas com grande vascularização: os angiomixomas. Desses existem formas mais recidivantes que ocorrem mais frequentemente em mulheres, nas regiões perineal e pélvica.

Diagnose

Clínica e histopatológica e na diagnose diferencial devem ser considerados cistos, lipomas, fibromas e outros tumores subcutâneos e eventualmente sarcomas e metástases.

Tratamento

Excisão cirúrgica.

MIXOSSARCOMA

É raro, sendo caracterizado por tumores intradérmicos ou subcutâneos, que crescem e podem se ulcerar, com evolução crônica, às vezes, durante anos.

Alguns autores não reconhecem a existência de verdadeiros mixossarcomas. Estes seriam, em realidade, fibrossarcomas, condrossarcomas, rabdomiossarcomas e, especialmente, lipossarcomas nos quais houve transformação mucinosa do estroma.

FIBROXANTOMA ATÍPICO

É tumor composto por várias combinações celulares, células epitelioides, células fusiformes, células gigantes multinucleadas. À microscopia eletrônica, foram reconhecidos, entre seus elementos celulares, fibroblastos, miofibroblastos e histiócitos. É considerado um sarcoma de baixo grau de malignidade com baixo índice de recidivas locais e que apenas bastante raramente metastatiza.

Manifestações clínicas

Clinicamente, existem duas formas: a mais comum compreende nódulo róseo ou translúcido, que pode ulcerar-se, assintomático, localizado em áreas expostas especialmente cabeça, pescoço e couro cabeludo de indivíduos idosos e claros com sinais de dano actínico ou por radioterapia. Às vezes, as lesões são mais escuras por depósitos de hemossiderina. A outra forma, rara, ocorre em adultos jovens, em áreas cobertas do tronco e extremidades, e tende a assumir dimensões maiores. Excepcionalmente, têm sido registrados casos com disseminação metastática a linfonodos regionais.

Histopatologia

É proliferação composta por células fusiformes e células de aspecto histiocitário com atipias e mitoses. Ambos os tipos celulares coram-se positivamente para a vimentina e são negativos para CD34. As células fusiformes também são positivas para actina e as células de aspecto histiocitário para α1-antiquimiotripsina, enquanto S-100, desmina, actina de músculo liso e citoqueratinas são negativas.

Diagnose

Clinicamente, o diagnóstico diferencial deve ser feito com o epitelioma basocelular, carcinoma espinocelular, carcinoma de Merkel, metástases, melanoma amelanótico e granuloma piogênico. O diagnóstico histopatológico pode ser difícil, exigindo diagnóstico diferencial com melanomas e mesmo carcinomas espinocelulares de células fusiformes.

Tratamento

Cirúrgico, sendo de escolha a cirurgia micrográfica de Mohs visando excisão completa.

SARCOMA EPITELIOIDE

Tumor cuja origem não está ainda definida, existindo evidências de origem miofibroblástica ou mesenquimal.

Ocorre mais frequentemente em jovens do sexo masculino. É um tumor agressivo, com recorrência em 50 a 70% dos casos, e metástases em 50% dos doentes, mais frequentemente regionais, pleurais e pulmonares.

Patogenia

Verificou-se que 80 a 90% dos doentes apresentam inativação bialélica do gene supressor tumoral *SMARCB/INI-1* localizado no cromossomo 22 (fenômeno também observado em tumores da bainha de nervos periféricos e tumores rabdoides).

Manifestações clínicas

A maioria das lesões origina-se nas fáscias ou tendões ou septos do tecido subcutâneo e apenas 25% desses tumores originam-se na derme.

Clinicamente, apresenta-se como nódulo subcutâneo, não doloroso, às vezes ulcerado, outras vezes sob a forma de nódulos com disposição linear, mais comumente localizados nas extremidades distais superiores especialmente quirodáctilos, mãos e antebraços e também nas extremidades inferiores e tronco. São localizações menos frequentes couro cabeludo, órbita, parótida, períneo, pênis, vulva e nádegas.

As localizações periféricas distais são menos agressivas do que as localizações centrais em períneo e genitais (FIGURA 75.26).

Histopatologia

Revela proliferação de células fusiformes e células poligonais com citoplasma abundante eosinófilo. As células tumorais são imuno-histoquimicamente positivas para citoqueratinas indicando origem epitelial, mas, ao mesmo tempo, são vimentina-positivas e positivas para actina de músculo liso, indicando origem mesenquimal. São ainda positivas para o antígeno epitelial de membrana e negativas para S-100, HMb-45 e CD31 e comportam-se variavelmente em relação à desmina e CD34.

Diagnose

Exige histopatologia e estudos imuno-histoquímicos e, na diagnose diferencial, devem ser lembrados tumores de tendões, fasciite nodular, granuloma anular profundo, nódulos reumatoides.

Tratamento

O tratamento é cirúrgico e as excisões devem ser radicais, pois, até mesmo com amputações, o índice de recidiva é alto e as metástases linfáticas e hematogênicas, especialmente para pleura e pulmões, são frequentes.

FIBRO-HISTIOCITOMA MALIGNO (SARCOMA PLEOMÓRFICO)

Originado de células fibroblásticas, miofibroblásticas e histiocíticas.

Desde 2002, a OMS advoga o uso do termo "sarcoma pleomórfico" em substituição a "fibro-histiocitoma maligno", que seria um dos sarcomas englobados nessa designação. Reconhecem-se no grupo dos sarcomas pleomórficos: o sarcoma pleomórfico indiferenciado de alto grau, que corresponde ao fibro-histiocitoma maligno; e o sarcoma pleomórfico indiferenciado com células gigantes, que corresponde ao fibroblastoma de células gigantes ou ao fibro-histiocitoma maligno inflamatório.

O grupo dos sarcomas pleomórficos corresponde ao tipo mais comum de sarcoma do adulto, mas nesse grupo o sarcoma pleomórfico indiferenciado de alto grau (fibro-histiocitoma maligno) compreende apenas 5% dos casos.

Os sarcomas pleomórficos indiferenciados de alto grau e os sarcomas pleomórficos indiferenciados com células gigantes localizam-se mais frequentemente nos tecidos moles das extremidades e do tronco. Os sarcomas pleomórficos indiferenciados com inflamação proeminente acometem preferencialmente o retroperitônio e eventualmente os tecidos moles e o interior do abdome.

Manifestações clínicas

Clinicamente, expressa-se por nódulo ou massa que atinge músculos esqueléticos das extremidades e tronco. É o tumor de partes moles mais comum nos idosos. São recorrentes e metastatizam para linfonodos, fígado, pulmões e ossos.

Histopatologia

É composto por proliferação de células de origem mesenquimal marcadamente atípicas, fusiformes, mixoides e gigantes

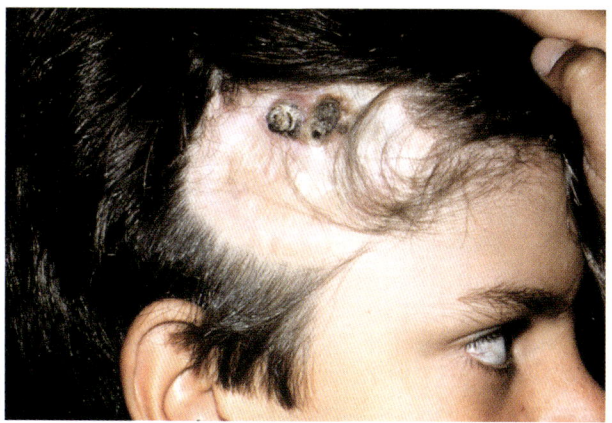

FIGURA 75.26 – Sarcoma epitelioide. Extensa lesão infiltrada, ulcerada e alopécica.

e com muitas mitoses sobre estroma colágeno ou mixoide. Há necessidade de afastar-se, histopatologicamente, fibrossarcomas, tumores musculares malignos e histiocitomas malignos, exigindo-se estudo imuno-histoquímico.

Diagnose

A diagnose definitiva é histopatológica e imuno-histoquímica. Nesses sarcomas, os exames de imagem são extremamente úteis podendo ser empregada a ultrassonografia que revelará massas tumorais hipoecoicas em relação ao músculo. Também são extremamente úteis a tomografia computorizada e a ressonância magnética, e esta fornece informações superiores à tomografia na definição do tumor. A angiografia também demonstra hipervascularização do tumor e a cintilografia com tecnécio 99 mostra hipercaptação pela massa tumoral.

Tratamento

Excisão cirúrgica ampla e até amputações. Atualmente há tendência a cirurgias mais conservadoras e existem evidências de que o tratamento cirúrgico coadjuvado por radioterapia oferece maiores possibilidades de controle da doença. Em determinadas situações para reduzir-se tumor quando em contato com estruturas vasculares e nervosas, para melhor preservação destas estruturas, pode ser feita radioterapia pré-operatória. Também se emprega a braquiterapia. Em pacientes com recidivas e metástases também se emprega a quimioterapia.

TUMORES DO TECIDO ADIPOSO

LIPOMA

Tumores mesenquimais mais frequentes. São benignos e compostos de células gordurosas maduras que podem estar ou não envoltas por cápsula conjuntiva.

Patogenia

Os lipomas são mais frequentes em diabéticos, obesos e em indivíduos com hipercolesterolemia. Também há, por vezes, relação com traumatismos. Em lipomas isolados verificam-se aberrações cromossômicas clonais nas células tumorais sendo mais comuns translocações no cromossomo 12-q13-15 envolvendo o gene *HMGA2-LPP* que codifica proteínas que participam na regulação de transcrições.

Manifestações clínicas

As lesões variam de 0,5 a 5 cm ou mais de diâmetro, têm consistência branda e podem estar ou não aderentes à derme, mas deslocam-se livremente sob a epiderme que os recobre que tem aspecto normal.

Em geral, há lesão única, que lentamente pode crescer, mas, por vezes, ocorrem lesões múltiplas. É mais encontrado no adulto, com predileção pelas seguintes áreas: nuca, antebraços, coxas, dorso e nádegas.

Quando os lipomas originam-se ou infiltram músculos, o que geralmente ocorre no dorso, pela localização mais profunda, tornam-se menos delimitados à visualização e à palpação.

Os lipomas podem ocorrer em qualquer órgão além do subcutâneo, no trato digestivo, no aparelho respiratório, em glândulas endócrinas, no aparelho genital feminino, em ossos e articulações, no cordão espinal e até no aparelho cardiovascular onde poderão provocar sintomas de acordo com sua localização.

Histopatologia

Compõem-se de pequenos lóbulos de tecido adiposo maduro, indistinguível do tecido adiposo normal. Quando contêm feixes espessos de tecido conectivo constituem os **fibrolipomas**. Quando no estroma existem depósitos de mucopolissacarídeos são designados **mixolipomas**. Mais raramente, podem exibir elementos hematopoiéticos ou osso constituindo respectivamente **mielolipomas** e **osteolipomas**. Traumas podem produzir necrose no interior do lipoma e também podem ocorrer calcificações.

Diagnose

Na diagnose diferencial, devem ser excluídos os cistos epidérmicos, esteatocistomas, fibromas, neurofibromas.

Tratamento

Exérese cirúrgica e, eventualmente, em lipomas grandes, pode ser feita lipossucção.

OUTROS LIPOMAS

Existem ainda várias lipomatoses múltiplas, tais como os lipomas simétricos, que ocorrem predominantemente em homens e a adipose dolorosa de Dercum, que ocorre mais frequentemente em mulheres, acompanhada de obesidade.

O hibernoma é variedade de lipoma, clinicamente indistinguível, formado por tipo especial de tecido gorduroso, a chamada "gordura marrom".

- **Lipomatose múltipla familiar:** hereditária, em geral autossômica dominante, ainda que existam descrições de herança autossômica recessiva. Surge, em geral, na terceira década de vida. Caracteriza-se por lipomas múltiplos de tamanhos vários, localizados preferencialmente nos antebraços porção inferior do tronco e coxas, sendo mais frequente em homens. Na diagnose diferencial devem ser consideradas outras lipomatoses como Madelung e Dercum, síndrome de Bannayan-Zonana e síndrome de Cowden.
- **Lipomatose simétrica benigna (doença de Madelung):** mais comum em homens, especialmente alcoolistas, frequentemente portadores de cirrose hepática sendo

também frequentes nesses doentes diabetes, hiperuricemia, anemia macrocítica, acidúria tubular renal e polineuropatia periférica. Admite-se que o excesso de álcool em indivíduos geneticamente predispostos comprometa a lipólise adequada favorecendo os depósitos de gordura. É caracterizada por lipomas mal delimitados, simetricamente distribuídos em redor do pescoço, partes proximais das extremidades e parte superior do tronco conferindo aspecto pseudoatlético ao doente. Alguns autores reconhecem dois tipos de lipomatose simétrica benigna. O tipo I corresponde à descrição anterior com depósitos de gordura nas parótidas, região cervical, supraescapular e deltoideal, e o tipo II manifesta-se por lipomatose difusa semelhante à obesidade que seria mais observado em mulheres. Os depósitos de gordura decorrem do surgimento de novos adipócitos e não por aumento de pré-existentes. Na maioria das vezes, os doentes procuram socorro médico por razões estéticas. Raramente podem ocorrer compressões que causem desconforto respiratório **(FIGURA 75.27)**.

- **Adipose dolorosa de Dercum:** É mais frequente em mulheres obesas, após a menopausa especialmente entre os 45 e 60 anos. É praticamente inexistente em crianças. Múltiplos lipomas dolorosos ocorrem nos braços, tecido periarticular especialmente em torno aos joelhos e tronco, região abdominal e extremidades inferiores particularmente tornozelos **(FIGURA 75.28)**.

A dor é extremamente variável desde leve até muito intensa e pode ser paroxística. Admite-se que a dor seja provocada por compressões de nervos e não melhora com a perda de peso.

Além dos sintomas dolorosos, o processo se acompanha de obesidade, fraqueza, fadiga e inclusive podem ocorrer alterações psíquicas várias, instabilidade emocional, depressão até mesmo confusão mental.

A patogenia é desconhecida, considerando-se várias hipóteses: interferência do sistema nervoso simpático; pela presença de células inflamatórias, se levanta a possibilidade de fenômenos imunes; e, mais recentemente, se verificaram dificuldades na drenagem do sistema linfático sem que ocorram obstruções surgindo a hipótese de etiologia linfovascular.

Na diagnose diferencial devem ser consideradas as outras lipomatoses múltiplas, a fibromialgia, a síndrome de Proteus e paniculites.

A ultrassonografia revela imagens hiperecoicas superficiais e a ressonância magnética revela imagens com aspectos que, para alguns autores, são sugestivos da enfermidade.

Existem relatos de tratamento medicamentosos para a dor, mas não há conduta padrão e sim relatos anedóticos. Descrevem-se melhoras com prednisona 20 mg/dia; lidocaína intravenosa 400 mg ministrados em 15 minutos em dias alternados; anti-inflamatórios não esteroides; paracetamol associado a opiáceos; interferon-α2b; infliximabe com e sem metotrexato, metformina e pregabalina. O mais eficaz é o tratamento cirúrgico sempre que viável através de lipossucção ou excisão.

ANGIOLIPOMA

Lipomas que contêm maior quantidade de vasos sanguíneos sendo menos frequentes do que os lipomas comuns e existindo raros casos familiares.

Manifestações clínicas

Nódulos idênticos aos lipomas comuns, de coloração rósea ou amarelada, mas em geral são múltiplos, dolorosos à palpa-

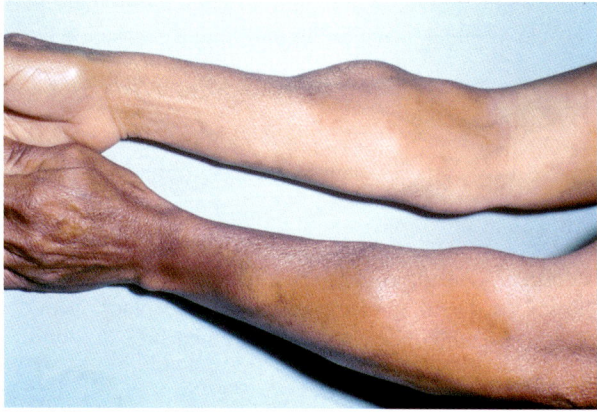

FIGURA 75.28 – Adipose de Dercum. Múltiplos lipomas simetricamente dispostos nos membros superiores.

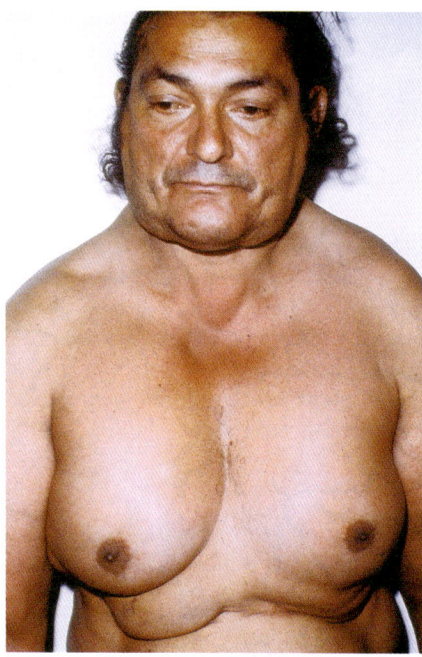

FIGURA 75.27 – Lipomatose simétrica. Múltiplos lipomas mal delimitados que aumentam o volume corpóreo no pescoço e tronco.

ção e muito móveis em relação aos planos superficiais, localizando-se preferencialmente nos antebraços e tronco.

Histopatologia
Compostos de tecido adiposo e vasos em quantidade variável que se dispõe predominantemente na periferia do tumor.

Diagnose
Pode ser orientada clinicamente, mas é de ordem histopatológica. Na diagnose diferencial, são considerados, além dos lipomas comuns, outras tumorações subcutâneas.

Tratamento
Excisão cirúrgica.

HIBERNOMA
Tumor benigno, raro, constituído pelo tecido adiposo marrom cuja função é a retenção de calor, que é exuberante nos animais que hibernam (explicando o nome do tumor), mas que, nos humanos, é escasso existindo no feto e mantendo-se nas crianças na região interescapular, pescoço, mediastino, parede abdominal anterior e em torno a vísceras abdominais. Tende a desaparecer nos adultos nos quais se encontra apenas na gordura periadrenal, perirrenal, do pescoço e da aorta. Encontram-se nesses tumores anormalidades clonais nos cromossomos 11q13 e 11q21. Recentemente demonstraram-se nos hibernomas rearranjos do gene *GARP* localizado no cromossomo 11q13.5.

Manifestações clínicas
São mais frequentes em adultos com leve predominância em homens entre os 30 e 50 anos.

Apresentam-se como nódulos subcutâneos com as mesmas características dos lipomas. Localizam-se, mais frequentemente nas coxas (30%), no pescoço, ombros, tronco e membros superiores, mas também podem ser encontrados na cavidade abdominal e retroperitônio.

Histopatologia
São compostos por lóbulos de gordura marrom, na qual os adipócitos apresentam citoplasma eosinofílico vacuolizado.

Diagnose
Histopatológica e, na diagnose diferencial, devem ser considerados fundamentalmente, os outros lipomas lipossarcomas e angiomas. Exames de imagem, particularmente ressonância magnética podem auxiliar no diagnóstico, mas este somente é definitivo através da histopatologia.

Tratamento
Excisão cirúrgica.

LIPOMA DE CÉLULAS FUSIFORMES
Variante histológica benigna de lipoma mais frequente em homens.

Manifestações clínicas
São nódulos ou massas subcutâneas idênticas aos lipomas comuns que se localizam preferencialmente na porção posterior do pescoço, ombros e tronco e, raramente, podem ocorrer na cavidade oral. As lesões são em geral únicas, sendo raras as apresentações com múltiplas lesões.

Histopatologia
O tumor é composto por adipócitos maduros, células fusiformes pequenas e feixes de colágeno eosinófilo denso. As células fusiformes são CD34 positivas e negativas para actina e S-100.

Diagnose
Histopatológica e, na diagnose diferencial, cabem os lipomas em geral lipossarcomas, dermatofibrossarcoma protuberante, fasciite nodular, neurofibroma e tumores subcutâneos outros.

Tratamento
Excisão cirúrgica.

LIPOBLASTOMA – LIPOBLASTOMATOSE
Rara variante benigna de lipoma derivada da gordura embrionária composta por adipócitos imaturos que ocorre praticamente de modo exclusivo em crianças sob forma localizada (lipoblastoma) ou difusa (lipoblastomatose). Nestes processos, existem rearranjos cromossômicos localizados no cromossomo 8q.11-13.

Manifestações clínicas
São mais frequentes em meninos antes dos três anos (80-90% dos casos). São nódulos subcutâneos com aspecto e mobilidade de lipomas que atingem mais frequentemente membros superiores e inferiores e mais raramente cabeça, pescoço e tronco.

Nas formas difusas, lipoblastomatoses, há infiltração difusa dos tecidos moles, inclusive músculos, podendo atingir também mediastino, mesentério e retroperitônio onde podem ocasionar sintomas compressivos.

Histopatologia
O processo é constituído por lipoblastos, adipócitos maduros e células mesenquimais estreladas em meio a estroma mixoide.

Diagnose
Clinicamente, o único fator orientador da diagnose é a idade precoce de ocorrência, mas, morfologicamente, as lesões

tumorais são indistinguíveis de lipomas e outros tumores de subcutâneo, sendo a diagnose histopatológica.

Tratamento

Excisão cirúrgica, sendo as recorrências mais frequentes nas formas difusas, mas o comportamento é benigno.

LIPOSSARCOMA

Tumor maligno de partes moles mais frequente em adultos. Corresponde a cerca de 20% dos tumores de partes moles dos adultos e apenas 5% desses tumores ocorrem em crianças. São ligeiramente mais frequentes no sexo masculino.

Tem comportamento bastante variável, desde agressividade exclusivamente local até doença altamente metastatizante em função dos subtipos histopatológicos que apresenta.

Patogenia

Foram detectadas nos lipossarcomas translocações do gene *FUS-CHOP* no cromossomo 12q13 que codifica um fator de transcrição necessário a diferenciação dos adipócitos.

Admite-se que em geral surgem **de novo** e muito raramente da malignização de lipoma pré-existente.

Existem três tipos biológicos de lipossarcomas, bem diferenciados, mixoides e/ou de células redondas e formas pleomórficas e, raramente, combinações destas formas. Existe certa correlação entre várias formas e a localização topográfica dos lipossarcomas. As formas bem diferenciadas são mais frequentes nos tecidos moles e no retroperitônio, enquanto as formas mixoides e/ou de células redondas e as formas pleomórficas atingem mais comumente o retroperitônio. Apesar dessas predominâncias de localização topográfica qualquer forma pode eventualmente originar-se nas partes moles.

Manifestações clínicas

Raramente os lipossarcomas originam-se do subcutâneo e da derme e, nesses casos, apresentam-se como massas em domo ou polipoides que atingem mais frequentemente o couro cabeludo tronco e extremidades. Essas formas, em geral, ainda que possam recorrer após a excisão cirúrgica, geralmente não metastatizam. Na maioria das vezes, os lipossarcomas originam-se da profundidade das partes moles das pernas e nádegas e atingem a pele secundariamente por contiguidade ou mesmo metastatização e apresentam-se como massas aderentes, não móveis, dolorosas e, na evolução, a pele suprajacente pode tornar-se infiltrada, inflamada e até mesmo ulcerar-se. Esses tumores que atingem a pele secundariamente, bem como lipossarcomas originados no retroperitônio, têm comportamento biológico agressivo, produzindo recorrências e metástases, levando o doente a óbito.

Histopatologia

É importante não só por razões diagnósticas como prognósticas. A célula característica é o lipoblasto que é um adipócito imaturo, com núcleo hipercromático e cujo citoplasma apresenta-se repleto de vacúolos com gordura. São consideradas as variantes bem diferenciadas, de prognose melhor; formas mixoides que também têm melhor prognose, pois mesmo recorrendo com certa frequência, somente raramente metastatizam e formas pleomórficas e desdiferenciadas que são altamente malignas e metastatizantes.

De modo geral, os lipossarcomas cutâneos têm melhor prognose em relação aos lipossarcomas de localização profunda.

Diagnose

É clínica e histológica, sendo por vezes útil a imuno-histoquímica para a diagnose diferencial histopatológica. Os lipossarcomas são S-100 positivos. Na diagnose diferencial devem ser considerados outros tumores, lipomas, lipoblastomas benignos em crianças, fibro-histiocitoma maligno (α1-antitripsina positivo), fibromas, fibrossarcomas, neurofibromas, schwannomas malignos, rabdomiossarcomas (mioglobina positivos), leiomiossarcomas (desmina positivos) e reações granulomatosas por silicone.

Tratamento

Excisão ampla que, nas lesões profundas, deve ser planejada por estudos de imagem, tomografia e ressonância magnética. Quanto à quimioterapia, ainda é experimental nos lipossarcomas não existindo ainda observações conclusivas e a radioterapia parece ser tratamento coadjuvante útil a cirurgia nos lipossarcomas.

TUMORES DO TECIDO MUSCULAR

LEIOMIOMAS

Tumores benignos derivados de músculos lisos: músculo eretor dos pelos, dartos, músculo liso de mama e vulva e músculo liso dos vasos dérmicos. A grande maioria dos casos apresenta-se de forma esporádica, mas existem casos familiares, autossômicos dominantes, de penetrância variável.

Fenômeno importante nos leiomiomas é a dor que pode ser bastante incômoda. Sua patogenia não está esclarecida. Alguns autores consideram a dor consequente à compressão das terminações nervosas pelo tecido muscular. Outros autores admitem que a dor seja decorrente da infiltração de células inflamatórias no tumor existindo observações da presença de maior quantidade de mastócitos em leiomiomas dolorosos em relação a leiomiomas não dolorosos. Finalmente alguns autores creditam a dor à contração do tecido muscular.

ANGIOLEIOMIOMA

Deriva da musculatura lisa dos vasos dérmicos e apresenta-se como nódulo subcutâneo firme, solitário, doloroso ou não, localizado preferencialmente nos membros inferiores menos frequentemente na cabeça e tronco e raramente nas mãos e até mesmo na boca. São mais frequentes nas mulheres.

PILOLEIOMIOMAS

Derivam dos músculos eretores dos pelos e se apresentam como nódulos da cor da pele, róseos ou mais comumente de cor vermelho-acastanhada, isolados ou múltiplos e, neste caso, geralmente apresentam-se agrupados ou de forma linear ou metamérica e, mais raramente, de modo disseminado. Essas lesões são geralmente dolorosas espontaneamente ou à manipulação ou a estímulos frios. São mais comuns em jovens e acometem igualmente ambos os sexos. As formas múltiplas localizam-se mais frequentemente no tronco, especialmente nos ombros e as lesões isoladas nos membros (FIGURA 75.29). Existem casos familiares de herança autossômica dominante com penetrância incompleta de mulheres portadoras de piloleiomiomas múltiplos que apresentam associadamente miomas uterinos que surgem precocemente (síndrome de Reed). A síndrome decorre de alterações do gene localizado no cromossomo 1q42.3-43 que codifica a síntese da fumarato hidrase enzima que tem ação supressiva tumoral. Pode associar-se à síndrome o carcinoma renal que surge na terceira ou quarta década de vida e tem comportamento agressivo com metastatização precoce. Também podem ocorrer leiomiossarcomas (ver Capítulo 65).

LEIOMIOMAS GENITAIS

Apresentam-se como nódulos solitários sésseis ou pedunculados, não dolorosos, localizados na aréola mamária, mamilo, vulva, pênis ou escroto.

Histopatologia

São tumores compostos por células musculares que são células fusiformes de extremidades arredondadas com núcleo alongado e que se dispõem em feixes entrecruzados. Os piloleiomiomas localizam-se na derme reticular e os angioleiomiomas na derme reticular inferior e hipoderme.

Diagnose

Clínica e histopatológica e, na diagnose diferencial, consideram-se dermatofibromas, tumores anexiais, schwanomas, neurofibromas e metástases cutâneas.

Tratamento

Excisão cirúrgica sempre que possível. Nas lesões múltiplas dolorosas em que será impossível cirurgia para retirada total das lesões visando melhora da dor pode se empregar *laser* de CO_2. Existem algumas medicações que podem auxiliar no controle da dor. São fármacos que inibem a contração muscular, como a nifedipina e a fenoxibenzamina, e fármacos para a dor neuropática, como a gabapentina. Também há relatos de poucos casos em que se empregou toxina botulínica.

HAMARTOMA DE MÚSCULO LISO

Malformação caracterizada por proliferação benigna desordenada de músculo liso eretor dos pelos.

Estima-se que ocorra em 1:1.000 a 1:27.000 nascimentos de forma congênita ainda que possam ser adquiridos. Associa-se, às vezes, ao nevo de Becker.

Manifestações clínicas

Nas formas não associadas ao nevo de Becker, apresenta-se como placa da cor da pele ou hiperpigmentada com pápulas foliculares ou hipertricose no tronco, nádegas ou porções proximais das extremidades (FIGURA 75.30). O atrito da lesão promove contração dos músculos eretores do pelo, produzindo-se induração transitória da pele configurando pseudossinal de Darier. Eventualmente, podem ocorrer lesões múltiplas caracterizadas por pápulas da cor da pele que confluem formando placas irregulares. Existe uma variante de lesões múltiplas na qual há hipertricose e pregueamento difuso da pele ("bebê tipo pneu Michelin").

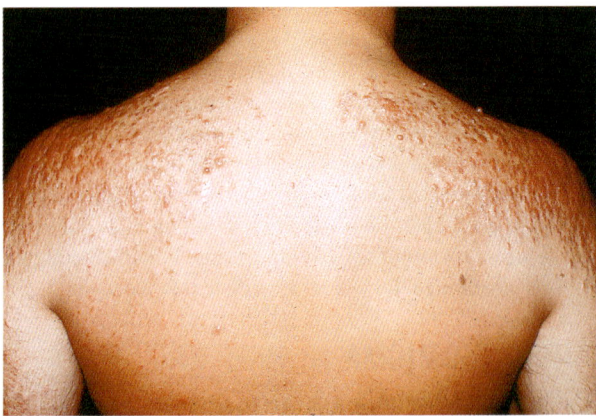

FIGURA 75.29 – Leiomiomas derivados dos músculos eretores. Nódulos castanho-avermelhados múltiplos, confluentes em placas no dorso.

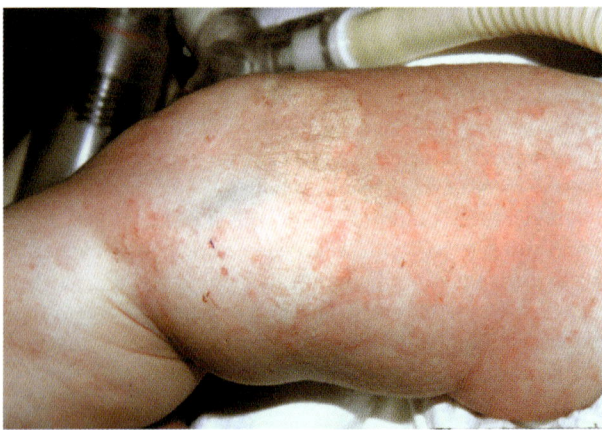

FIGURA 75.30 – Hamartoma de músculo liso. Placa amarelada com hipertricose na coxa.

Histopatologia

Há aumento das fibras musculares lisas especialmente nas porções profundas da derme sem obrigatoriedade de conexões com os folículos pilossebáceos e a epiderme suprajacente apresenta acantose, papilomatose e hiperpigmentação. A coloração tricrômica de Masson e a pesquisa por imuno-histoquímica positiva para actina de músculo liso demonstram a origem muscular da lesão.

Diagnose

Clínica e histológica, sendo que na diagnose diferencial devem ser considerados o nevo pigmentar gigante, nevo conectivo, mastocitoma, piloleiomiomas, nevo de Becker, nevo piloso e manchas café com leite.

Tratamento

O único possível quando exequível e desejado é cirúrgico.

LEIOMIOSSARCOMA

Os leiomiossarcomas são tumores malignos derivados de músculo liso. Os leiomiossarcomas de partes moles são raros e podem originar-se na derme (músculos eretores dos pelos) podendo expandir-se aos tecidos subjacente e podem originar-se do subcutâneo (músculo liso dos vasos) quando são mais agressivos. A maioria dos leiomiossarcomas origina-se no subcutâneo e são metastatizantes para linfonodos, pulmão e outros órgãos em cerca de 30% dos casos. Os leiomiossarcomas dérmicos originam-se do músculo eretor do pelo ou da musculatura lisa genital.

Manifestações clínicas

Acometem principalmente indivíduos masculinos na quinta a sétima década da vida. Apresentam-se como nódulos solitários profundos, de consistência firme de coloração eritematosa ou são hiperpigmentados, de crescimento rápido e atingem mais frequentemente as superfícies de extensão dos membros, sendo mais atingidos os membros inferiores em relação aos membros superiores e menos comumente atingem o dorso e as nádegas.

Histopatologia

As células exibem atipias com núcleos hipercromáticos e dispõem-se em feixes entrecruzados. A diagnose precisa de origem muscular lisa requer colorações especiais como a de Masson e atualmente é indispensável o estudo imuno-histoquímico com vimentina, desmina e actina, das quais a desmina é mais específica sendo a actina mais sensível. Não existe marcador absoluto pois a actina e a desmina também são positivas em fibroblastos e miofibroblastos, mas a negatividade é significativa na exclusão de tumores de músculo liso e a diagnose advém do conjunto de dados; HE, Masson e imuno-histoquímica com positividade para desmina e actina e negatividade para citoqueratinas, S-100 e CD68.

Diagnose

Clínica e, fundamentalmente, histopatológica. Na diagnose diferencial, devem ser cogitados, cistos, lipomas, dermatofibrossarcoma protuberante, fibromas, fibrossarcomas.

Tratamento

Excisão cirúrgica ampla e já está sendo empregada a cirurgia micrográfica de Mohs para estes tumores pela maior possibilidade de assegurar-se retirada total da lesão. As recorrências locais e metástases podem ocorrer anos após a lesão inicial e as formas dérmicas têm melhor prognóstico em relação às formas subcutâneas nas quais ocorrem maior número de recorrências e metastatização. São indicadores de pior prognóstico tamanho do tumor de 5 cm ou mais, grau de indiferenciação histológica e localização profunda com envolvimento da fáscia.

TUMORES DO TECIDO NEURAL

NEUROMAS

Proliferações do tecido neural de dois tipos: neuromas traumáticos decorrentes de proliferação regenerativa das fibras nervosas secundárias a traumas e neuromas encapsulados em paliçada que não têm relação com dano tissular, sendo verdadeiros hamartomas.

Manifestações clínicas

Os neuromas traumáticos apresentam-se como pápulas ou nódulos em geral isolados, de cor da pele normal ou eritematosos, localizados em áreas de ferimentos, cicatrizes cirúrgicas ou amputações. São lesões dolorosas podendo haver associadamente prurido e sensação de formigamento.

Os neuromas encapsulados traumáticos apresentam-se como pápulas ou nódulos da cor da pele ou róseos que, na grande maioria das vezes, localizam-se na face, especialmente em torno ao nariz, mas também nas bochechas, mento e lábios. Existe uma forma especial de neuromas encapsulados múltiplos que se associam a ganglioneuromas gastrintestinais, carcinomas medulares da tireoide e feocromocitomas e que fazem parte da chamada síndrome das neoplasias endócrinas múltiplas na qual os neuromas localizam-se nas mucosas sob forma de pápulas e também na região do pescoço e na conjuntiva.

Histopatologia

Os neuromas traumáticos localizam-se na derme ou hipoderme e são compostos por feixes desordenados de células de Schwann e células perineurais e, com colorações específicas, demonstram-se axônios dispostos irregularmente. Entre as fibras há fibrose e pode haver ou não células inflamatórias, corpos estranhos e mucina.

O neuroma encapsulado é composto por fascículos de células fusiformes com ocasional disposição em paliçada dos núcleos (corpúsculos de Verocay) e não há fibrose, tecido de granulação ou corpos estranhos.

Diagnose

Os neuromas traumáticos podem ser suspeitados pela história prévia de trauma, ferimentos ou amputações, mas a diagnose é histopatológica. Para os neuromas em paliçada, devem ser diferenciados nevos, carcinomas basocelulares, neurofibromas e tumores de anexos.

Tratamento

Excisão cirúrgica.

SCHWANNOMA (NEURILEMOMA, NEURINOMA)

Proliferações benignas da bainha dos nervos compostas por células de Schwann.

Manifestações clínicas

Ocorrem raramente, sendo mais frequentes em adultos do sexo feminino. Apresentam-se como nódulos dérmicos ou subcutâneos, isolados, de superfície lisa e amarelada, localizados mais frequentemente nas extremidades, ao longo de trajetos nervosos, e também na cabeça e pescoço.

Histopatologia

Compõe-se de proliferações de células de Schwann nas quais se observa disposição dos núcleos celulares em fileiras duplas, os chamados corpúsculos de Verocay, característicos desse tumor.

Diagnose

Histopatológica e, na diagnose diferencial, devem ser lembrados nevos, leiomiomas, tumores anexiais e lipomas.

Tratamento

Cirúrgico com preservação das estruturas nervosas adjacentes.

NEUROFIBROMA

Tumores benignos originados em nervos que representam proliferações de todos os elementos nervosos, células de Schwann, fibroblastos, células perineurais, axônios e mastócitos. São, mais frequentemente, lesões solitárias e, mais raramente, fazem parte da neurofibromatose tipo I (ver Capítulo 65).

Manifestações clínicas

São nódulos ligeiramente róseos ou da cor da pele, de consistência mole e que, caracteristicamente, quando comprimidos, dão a sensação de anel herniário. Podem localizar-se em qualquer região corpórea. Existem formas especiais – o tipo difuso e a variante plexiforme. O tipo difuso envolve a pele e o tecido subcutâneo sob a forma de placas circundando, mas não deslocando, as estruturas normais, e pode ter a cor da pele normal ou pode ser hiperpigmentado. O neuroma plexiforme é patognomônico da neurofibromatose e é a variante passível de malignização. Apresenta-se como grandes massas dérmicas e subcutâneas pedunculadas, pendentes sobre a pele e que também pode ser recoberto por pele hiperpigmentada.

Histopatologia

A variante solitária geralmente se localiza na derme e é composta por células fusiformes com núcleos ovoides sobre matriz fibrilar e substância mixoide.

Observam-se ainda mastócitos, fibroblastos e células perineurais. As formas plexiformes ao invés de envolver apenas o segmento de um nervo, como as formas isoladas, acomete todo o nervo e seus ramos.

Diagnose

A suspeita clínica necessita confirmação histopatológica e, na diagnose diferencial, cabem neuroma, dermatofibroma, fibromas moles e nevos.

Tratamento

Excisão cirúrgica.

NEUROTEQUEOMA CELULAR (MIXOMA DA BAINHA NERVOSA)

Compreende proliferações benignas das células da bainha dos nervos dispostas sobre estroma mixoide. Ocorre em adultos e é mais frequente em mulheres. Sua origem não é bem determinada, admitindo alguns autores tratar-se de variante do neurofibroma com intensa degeneração mixoide. Não expressam a proteína S-100 nem o antígeno epitelial de membrana.

Manifestações clínicas

Apresentam-se como pápulas ou nódulos da cor da pele, pequenos, localizados na cabeça, pescoço, ombros ou braços. A variante neurotequeoma celular apresenta-se geralmente na cabeça como nódulo róseo, vermelho ou acastanhado, de consistência firme.

Histopatologia

Reconhecem-se duas variedades:

1. **Tipo mixoide clássico:** localiza-se na derme reticular com pseudocápsula resultante da compressão dos tecidos

vizinhos e compõe-se de células fusiformes, estreladas ou dendríticas em estroma mixoide.
2. **Tipo neurotequeoma celular:** apresenta ninhos de células epitelioides formando lóbulos na derme reticular.

Diagnose

Histopatológica, devendo clinicamente diferenciar-se cistos mixoides, nevos, tumores de anexos e lipomas. A variante neurotequeoma celular deve diferenciar-se de nevos, granuloma piogênico, dermatofibroma e queloide.

Tratamento

Excisão cirúrgica.

TUMOR DE CÉLULAS GRANULOSAS (TUMOR DE ABRIKOSSOFF)

Tumor benigno, sendo muito raras formas malignas. Estas são geralmente oriundas de lesões profundamente situadas, ocorrem em adultos e usualmente são maiores, podendo apresentar caráter destrutivo. Essas formas podem originar metástases linfonodais e viscerais particularmente pulmonares. A relação com células de Schwann baseia-se na expressão positiva de S-100 enolase neurônio específica e da proteína CD57 como ocorre nos tumores originados destas células. Atualmente, admite-se a origem desses tumores em células relacionadas aos nervos periféricos oriundas da crista neural.

Manifestações clínicas

É raro, ocorrendo em adultos com predominância no sexo feminino. Geralmente é tumor único que se localiza, em 70% dos casos, na cabeça e pescoço dos quais 30% na língua **(FIGURA 75.31)**. São ainda localizações comuns os membros superiores e a área mamária.

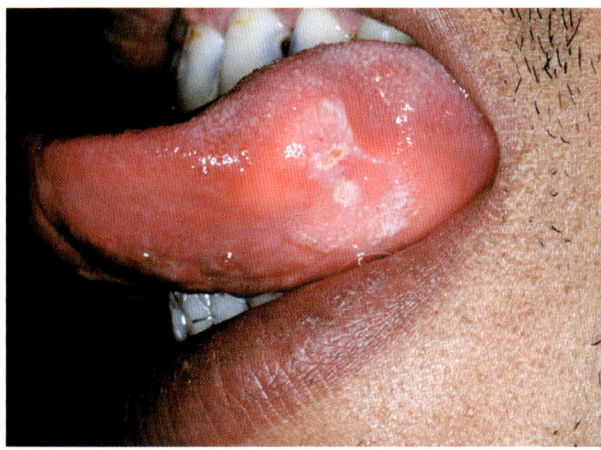

FIGURA 75.31 – Tumor de células granulosas (tumor de Abrikossoff).

Apresenta-se como nódulo dérmico ou subcutâneo, indolor, séssil ou pedunculado, da cor da pele ou acastanhado que pode apresentar superfície verrucosa ou ulcerada.

Existem duas variantes raras. O **tumor de células granulares gengival de recém-nascidos** surge logo após o nascimento e se caracteriza por aumentos de volume polipoides das margens laterais dos alvéolos, especialmente do maxilar superior. Ocorre em 90% dos casos em meninas. Admite-se que não seja verdadeira neoplasia, mas lesão reativa. A ressecção, ainda que incompleta, geralmente cura o processo, não havendo recidivas. Outra variante rara é o **tumor de células granulosas polipoide primitivo,** que ocorre em qualquer idade como lesão cutânea polipoide, em qualquer região corpórea.

Recentemente, foi proposta a designação **síndrome de Bakos**, síndrome descrita pelo brasileiro Lúcio Bakos e que consiste na presença de múltiplos tumores de células granulosas cutâneas associadas a dimorfismo facial e craniano, alterações esqueléticas várias, alterações cardiovasculares congênitas, especialmente estenose pulmonar, alterações neuromusculares e eletroencefalográficas, podendo ainda ocorrer, às vezes, lentiginose difusa.

Histopatologia

É composto por células poligonais com citoplasma eosinófilo pálido abundante contendo grânulos que são PAS positivos, diástase-resistentes. Ultraestruturalmente, observam-se lisossomos pleomórficos no citoplasma das células. Raramente apresenta aspecto histologicamente agressivo com necrose, aumento de mitoses, e as células apresentam-se com aspecto fusiforme atípico. Corresponderiam a casos com comportamento clínico maligno.

Diagnose

Histopatológica, devendo considerar-se, na diagnose diferencial, nevos, dermatofibroma, tumores anexiais e, na língua, o carcinoma espinocelular.

Tratamento

Excisão cirúrgica.

TUMOR MALIGNO DA BAINHA DE NERVOS PERIFÉRICOS (NEUROSSARCOMA, NEUROFIBROSSARCOMA, SCHWANNOMA MALIGNO)

Tumores originados de qualquer componente celular dos nervos periféricos mais frequentemente as células perineurais e fibroblastos do endoneuro e menos frequentemente células de Schwann. Originam-se como lesões **de novo** de nervos periféricos ou de neurofibromas plexiformes ou de neurofibromas de nervos de tamanho médio ou nervos grandes (ciático, plexo branquial e plexo sacral).

Manifestações clínicas

Raramente envolvem a pele sendo tumores das partes profundas dos tecidos moles que se apresentam como massas profundas nas porções proximais dos membros superiores ou inferiores e no tronco.

Histopatologia

Apresentam-se como proliferações de células fusiformes atípicas com muitas mitoses, necrose e hemorragia.

Diagnose

É clínica e histopatológica, e os exames de imagem, especialmente tomografia e ressonância magnética, são muito úteis na análise da extensão do tumor e podem, em determinados casos, particularmente a TC, permitir a obtenção de biópsias aspirativas dirigidas com agulhas.

Tratamento

Cirúrgico.

CARCINOMA DE CÉLULAS DE MERKEL (CARCINOMA CUTÂNEO PRIMÁRIO NEUROENDÓCRINO)

Tumor que faz parte do espectro dos tumores do sistema neuroendócrino preferindo-se a designação carcinoma cutâneo primário neuroendócrino, pois, ainda que apresente características morfológicas, imuno-histoquímicas e ultraestruturais, também apresentadas pelas células de Merkel, não há demonstração cabal da origem desse tumor nessas células, mesmo porque tumores neuroendócrinos extracutâneos têm as mesmas características. Essas mesmas características são ainda encontradas também nos diversos tumores neuroendócrinos extracutâneos. Essa neoplasia tem comportamento extremamente agressivo e não apresenta lesão clínica característica.

Patogenia

A frequência com que o tumor ocorre em pele actinicamente lesada, sua ocorrência com outros tumores cutâneos relacionados à fotoexposição, maior frequência em brancos e a topografia preferencial em cabeça e pescoço sugerem participação patogênica das radiações ultravioletas. Condições de imunossupressão favorecem o tumor e existem casos associados a displasias ectodérmicas congênitas, eritema *ab igne*, doença de Cowden, leucemia linfática crônica e mieloma múltiplo.

Recentemente, foram detectadas sequências do DNA de um poliomavírus até então desconhecido (poliomavírus da célula de Merkel, MCV ou MCPyV) em 80% das células tumorais comparativamente a 16% na pele normal. O encontro da integração clonal de DNA viral nas células do tumor de Merkel sugere fortemente a participação do vírus na gênese das lesões.

Manifestações clínicas

O tumor de Merkel é mais comum em idosos, (somente 5% dos casos ocorrem abaixo dos 50 anos). Apresenta-se como nódulos subcutâneos da cor da pele eritematovioláceos ou eritematosos ou violáceos ou vermelho-acastanhados, de crescimento rápido. Outras vezes, apresenta-se como massas exofíticas ulceradas e sangrantes recobertas por crostas (FIGURAS 75.32 E 75.33). As localizações preferenciais são a cabeça, particularmente face e pescoço (cerca de 50% dos casos) particularmente região periorbital, bochechas e região da fronte, seguidas pelas extremidades,

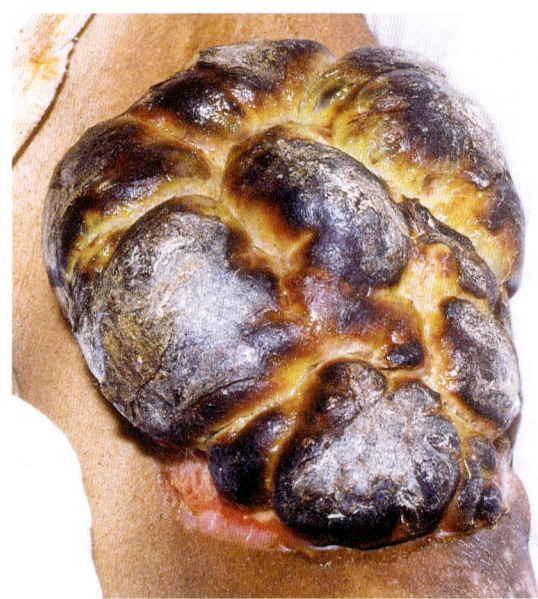

FIGURA 75.32 – Carcinoma de células de Merkel. Grande massa exofítica ulcerada recoberta por crostas necrótico-hemorrágicas.

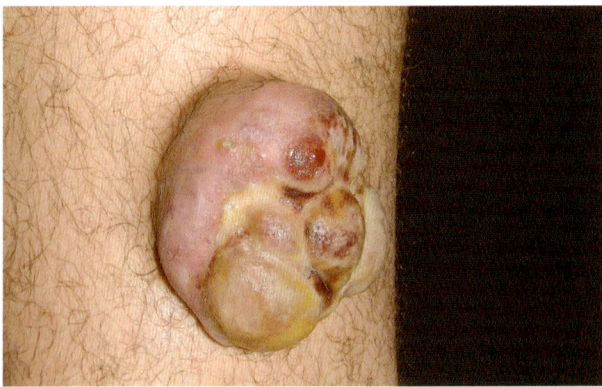

FIGURA 75.33 – Tumor de células de Merkel. Tumoração de centro ulcerado e vegetante.

como as nádegas (35% dos casos). É tumor de malignidade elevada desenvolvendo metástases nos linfonodos regionais e a distância, no fígado, ossos e pulmões, em cerca de 40% dos doentes.

O tamanho do tumor no momento do diagnóstico é o fator prognóstico mais importante, sendo as lesões menores de 2 cm de diâmetro as que apresentam maior taxa de sobrevida em cinco anos (66%).

Histopatologia

O tumor de células de Merkel é composto por massas tumorais localizadas na derme, compostas por células monomorfas, azuladas, de núcleos redondos ou ovais e escasso citoplasma. Frequentemente infiltra o tecido celular subcutâneo, fáscia e tecido muscular. Observa-se grande quantidade de mitoses. A caracterização do tumor depende de estudos imuno-histoquímicos e ultraestruturais. A microscopia eletrônica demonstra a presença, de grânulos neurossecretores no citoplasma das células tumorais. A imuno-histoquímica revela a presença de característico glóbulo perinuclear positivo para citoqueratina 20, sendo também positiva para vários marcadores neuroendócrinos, cromogranina, somatostatina, calcitonina, peptídeo vasoativo intestinal. O tumor ainda expressa enolase neuroespecífica. A proteína S-100 é caracteristicamente negativa.

Diagnose

O diagnóstico clínico do carcinoma de Merkel é difícil pelo intenso polimorfismo das suas lesões; por isso, a diagnose depende do exame histopatológico e imuno-histoquímico. Na diagnose diferencial, devem ser excluídos melanoma amelanótico, carcinomas indiferenciados, linfomas, neuroblastomas, neoplasias anexiais, hemangiomas, granuloma piogênico, angiossarcoma e metástases cutâneas de carcinomas viscerais.

Tratamento

O tratamento dependerá da fase evolutiva da doença. Para os tumores localizados, é indicada a excisão cirúrgica ampla, inclusive havendo já indicação bem estabelecida da cirurgia micrográfica de Mohs para que se assegure a retirada completa da lesão. Advoga-se o estudo do linfonodo sentinela para fins prognósticos e principalmente para orientar a conduta terapêutica. Também se indica radioterapia do leito cirúrgico e dos linfonodos regionais. Quando há metástases aos linfonodos, indica-se linfadenectomia radical e radioterapia coadjuvante. Na doença disseminada, utiliza-se quimioterapia, sendo mais empregadas a doxirrubicina e ciclofosfamida, mas também são utilizadas outros fármacos, como cisplatina, vincristina, etoposídeo, metotrexato, bleomicina e 5-fluoruracil.

CAPÍTULO 76

TUMORES E MALFORMAÇÕES VASCULARES

HISTÓRICO E CLASSIFICAÇÃO

Por muitos séculos, as lesões vasculares congênitas foram denominadas *nevus maternus,* refletindo a crença popular da participação da mãe nas lesões dos seus filhos. Acreditava-se que emoções e desejos maternos durante a gravidez poderiam imprimir uma marca nos recém-nascidos. Assim, as mães eram culpadas por ingerir, ou não, determinadas frutas vermelhas ou outros tipos de alimento durante a gravidez, advindo daí os termos que adjetivam as lesões vasculares, como morango, framboesa, cereja, vinho do Porto e salmão.

O termo hemangioma foi empregado durante anos, de forma ampla e indiscriminada, para designar anomalias vasculares totalmente distintas quanto à sua gênese, características clínicas e histopatológicas, evolução e prognóstico. Assim, hemangioma capilar ou em morango era o termo utilizado para designar o que atualmente conhecemos como a forma superficial do hemangioma da infância: um tumor, na acepção da palavra, provocado pela multiplicação das células endoteliais, presente ou não ao nascimento, com fases consecutivas de crescimento, paralisação e regressão, geralmente desprovido de maior significado clínico e de consequências, na maioria das vezes, cosméticas. Ao mesmo tempo, hemangioma plano era a denominação do que hoje classificamos como mancha em vinho do Porto: uma malformação vascular, na quase totalidade dos casos presente ao nascimento, com crescimento proporcional ao desenvolvimento da criança, de caráter permanente, podendo associar-se a síndromes diversas. Além disso, o adjetivo cavernoso, termo descritivo histológico e que deve ser preservado para esse fim, referia-se a características clínicas como a cor azulada sugestiva de lesões profundas. Dessa forma, lesões radicalmente diversas na sua evolução, como a forma profunda do hemangioma da infância (que regride espontaneamente) e as malformações vasculares do subcutâneo (que são permanentes), e que apresentam em comum apenas a coloração azulada, eram igualmente caracterizadas como cavernosas. A nomenclatura confusa e a ausência de uma classificação adequada foram os principais responsáveis pelas dificuldades diagnósticas e terapêuticas das anomalias vasculares, além de dificultar a interpretação de trabalhos científicos.

Em 1982, Mulliken e Glowacki propuseram uma nova classificação para as anomalias vasculares com base em seu comportamento clínico e biológico, distinguindo-as em dois grandes grupos: tumores vasculares e malformações vasculares. Ao longo dos anos, a Sociedade Internacional para o Estudo de Anomalias Vasculares (ISSVA) vem promovendo sucessivas revisões e atualizações nessa classificação. A versão mais recente, de abril de 2014, pode ser encontrada em sua íntegra no site da ISSVA.[1] Para fins deste capítulo, adotou-se essa classificação com ligeiras modificações (em **negrito** estão as afecções de maior interesse dermatológico e que serão abordadas neste capítulo).

Tumores vasculares (neoplasias)

Tumores vasculares benignos

- **Hemangioma da infância.**
- **Hemangiomas congênitos (RICC, NICH, PICH).**
- **Granuloma piogênico.**
- **Angioma em tufos (com ou sem a síndrome de Kasabach Merrit).**
- **Hemangioma de células fusiformes.**
- **Hemangioma epitelioide (hiperplasia angiolinfoide).**

Tumores vasculares de agressividade local ou *borderline*

- **Angioendotelioma intralinfático papilar (tumor de Dabska).**
- **Hemangioendotelioma retiforme.**
- **Hemangioendotelioma kaposiforme (com ou sem a síndrome de Kasabach Merrit).**
- **Hemangioendotelioma epitelioide.**
- Hemangioendotelioma composto.
- **Sarcoma de Kaposi.**

Tumores vasculares malignos

- **Angiossarcoma cutâneo (angioendotelioma maligno).**
- **Linfangiossarcoma (hemangiossarcoma) sobre linfedema (Stewart-Treves).**

Outros tumores vasculares

- **Hemangioma glomeruloide.**
- **Hemangioma hemossiderótico targetoide.**
- Hemangioendotelioma polimorfo.
- Hemangioma microvenular.

Malformações vasculares (não neoplásicas)

Malformações vasculares simples

- **Malformações capilares:**
  - **Mancha vinho do Porto.**
    - **Síndrome de Sturge-Weber.**
  - **Facomatose pigmentovascular.**

- Síndrome Beckwith-Wiedemann.
- Síndrome de Robert.
- Malformação capilar – malformação arteriovenosa.
- Macrocefalia-malformação capilar ou megaencefalia-malformação capilar.
- Angioma serpiginoso.
- Mancha salmão.
- Telangiectasias:
  - Telangiectasia essencial.
  - Telangiectasia unilateral nevoide.
  - Telangiectasia benigna hereditária.
  - Telangiectasia hemorrágica hereditária.
  - CREST.
  - Ataxia-telangiectasia.
  - Hemangioma estelar (nevo araneo).
- Cutis marmórea telangiectásica congênita.
- Malformações linfáticas:
  - Comuns (císticas).
  - Linfedema:
    - Linfedema de Milroy.
    - Linfedema de Meige.
  - Anomalia linfática generalizada.
  - Malformação linfática da doença de Gorham-Stout.
  - Malformação linfática tipo canal.
- Malformações venosas:
  - Malformações venosas esporádicas comuns.
  - Malformação venosa cutaneomucosa familiar.
  - Síndrome *blue rubber bleb nevus*.
  - Malformações glomovenosas.
  - Malformação cavernosa cerebral.
- Malformações arteriais:
  - Puras:
    - Aneurisma.
    - Estenose.
    - Ectasias.
- Malformações arteriovenosas.

Malformações combinadas:
- Múltiplas com várias combinações:
  - Malformações capilares + malformações venosas.
  - Malformações linfáticas + malformações venosas.
  - Malformações capilares + malformações linfáticas + malformações venosas.
  - Malformações capilares + malformações arteriovenosas + malformações linfáticas.

Malformações associadas com outras anomalias
- Síndrome de Klippel-Trenaunay.
- Síndrome de Parkes Weber.
- Síndrome Cloves.
- Síndrome de Proteus.
- Síndrome de Maffucci.
- Síndrome Bannayan-Riley-Ruvalcaba.
- Síndrome de Servelle-Martorell.

Anomalias vasculares ainda não classificadas:
- Hemangioma verrucoso.
- Angioqueratomas:
  - Angioqueratoma adquirido na vida adulta.
  - Angioqueratoma de Mibelli.
  - Angioqueratoma de Fordyce.
  - Angioqueratoma circunscrito neviforme.
  - Angioqueratoma corporis diffusum (doença de Fabry).
- Linfagioendoteliomatose multifocal com trombocitopenia/angiomatose cutâneo visceral com trombocitopenia.
- Linfangiomatose kaposiforme.
- Hamartoma de tecidos moles tipo PTEN.

Os **QUADROS 76.1** e **76.2** contemplam as alterações mais importantes na prática dermatológica.

TUMORES VASCULARES

Tumores vasculares benignos

HEMANGIOMA DA INFÂNCIA

O hemangioma da infância é o tumor benigno mais comum nessa faixa etária, ocorrendo em 5 a 10% das crianças com um ano de idade. Prematuridade (< 37 semanas de gestação), peso muito baixo ao nascimento (< 1.000 g), sexo feminino e realização de procedimentos invasivos durante a gravidez (biópsia de vilo coriônico) são fatores de risco bem estabelecidos. Sua história natural é absolutamente peculiar. Usualmente ausentes ao nascimento, ou presentes sob forma de lesão precursora, praticamente todos os hemangiomas da infância estão visíveis ao final do primeiro mês de vida.

Segue-se uma fase de crescimento rápido entre 5,5 e 7,5 semanas de vida, sucedida por uma fase de crescimento mais lento entre os seis a nove meses de vida, estabilização e, finalmente, um período de involução espontânea que pode durar muitos anos.

QUADRO 76.1 – Tumores vasculares e formas de apresentação

Tumores vasculares benignos	• Hemangioma da infância/hemangioma infantil
	• Hemangioma congênito:
	  • Rapidamente involutivo (RICH)
	  • Não involutivo (NICH)
	  • Parcialmente involutivo (PICH)
	• Angioma em tufo*
	• Hemangioma de células fusiformes
	• Hemangioma epitelioide
	• Granuloma piogênico (hemangioma capilar lobular)
	• Outros

Tumores vasculares localmente agressivos ou *borderline*	• Hemangioendotelioma kaposiforme • Hemangioendotelioma retiforme • Angioendotelioma intralinfático papilar (PILA), tumor de Dabska • Hemangioendotelioma composto • Sarcoma de Kaposi
Tumores vasculares malignos	• Angiossarcoma • Hemangioendotelioma epitelioide

*Pode associar-se à trombocitopenia e/ou à coagulopatia de consumo.

QUADRO 76.2 – Malformações vasculares

Simples	Combinadas
• Capilares • Linfáticas • MLV, MCLV • Arteriais* • Fístula arteriovenosa*	• MCV, MCL • Venosas • MCAV* • MCLAV* • Outras

*Lesões de alto fluxo.
A, arteriais; C, capilares; L, linfáticas; M, malformação; V, venosas.

Patogênese

Embora seja um tumor frequente, o hemangioma da infância ainda não tem sua patogênese totalmente esclarecida. A hipótese placentária se baseia na expressão de fenótipos imuno-histoquímicos como a proteína transportadora de glicose-1 (GLUT-1), merosina, FcγRII, antígeno Y de Lewis, tanto nas células do hemangioma da infância como nas da placenta. A participação de uma hipóxia tissular também é aventada, uma vez que os hemangiomas da infância se associam à prematuridade e baixo peso, dois eventos comumente relacionados à insuficiência placentária, e a redução da oferta de oxigênio aumenta a expressão de GLUT-1 e do fator de crescimento do endotélio vascular (VEGF). Mais recentemente, a participação de células-tronco pluripotenciais na formação dos hemangiomas da infância tem sido considerada. Contudo, nenhuma dessas hipóteses, isoladamente, consegue explicar todas as características dos hemangiomas da infância.

Manifestações clínicas

As lesões são únicas em 80% dos doentes, sendo rara a presença de quatro ou mais lesões. Podem surgir em qualquer área da pele ou mucosas, mas há nítida predileção pelas regiões da cabeça, pescoço e tronco. O tamanho pode variar de poucos milímetros até vários centímetros.

Em geral ausente ao nascimento, o hemangioma da infância torna-se aparente já no 1º mês de vida. Ocasionalmente, pode-se detectar ao nascimento uma lesão precursora (**FIGURA 76.1**), que se apresenta clinicamente sob a forma de uma mancha anêmica, eritematosa e/ou equimótica, um pequeno agrupamento de pápulas vermelho-vivo, ou ainda, telangiectasias circundadas ou não por um halo anêmico. Hemangiomas mais profundos (subcutâneos) podem se tornar aparentes mais tardiamente, alguns meses após o nascimento.

Podem ser divididos em superficiais, profundos ou combinados, de acordo com sua aparência clínica. Os superficiais, anteriormente denominados capilares, são mais comuns, bem delimitados, de cor vermelho-vivo, nodulares ou em placa, com pele normal ao redor, por vezes de aspecto semelhante a um morango (*strawberry nevus*, ver **FIGURA 76.2**). Restringem-se à derme papilar e reticular. Os hemangiomas profundos, anteriormente denominados cavernosos, são lesões nodulares, da cor da pele ou de tom azulado, algumas vezes com telangiectasias na superfície, sendo ocasionalmente possível observar vasos de drenagem na periferia (**FIGURA 76.3**). Acometem a derme profunda e subcutâneo. As lesões mistas ou combinadas (**FIGURA 76.4**) apresentam tanto o componente superficial como o profundo.

Os hemangiomas da infância podem ainda ser classificados, conforme sua configuração espacial, em localizados ou segmentares. Os primeiros são focais, uniloculares e nitidamente delimitados, podendo ser únicos ou múltiplos

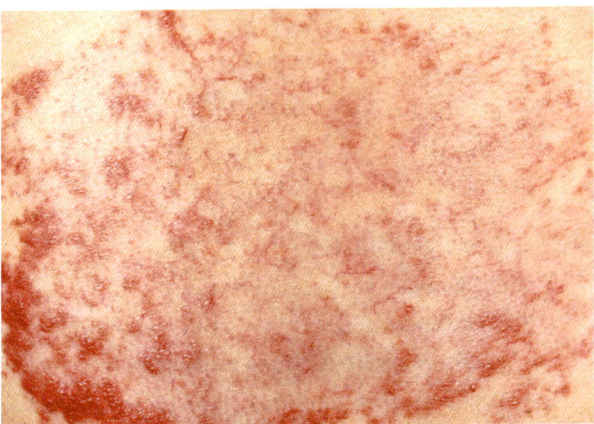

FIGURA 76.1 – Lesão precursora. Mácula eritematoviolácea, pápulas vermelho-brilhante e discretas telangiectasias.

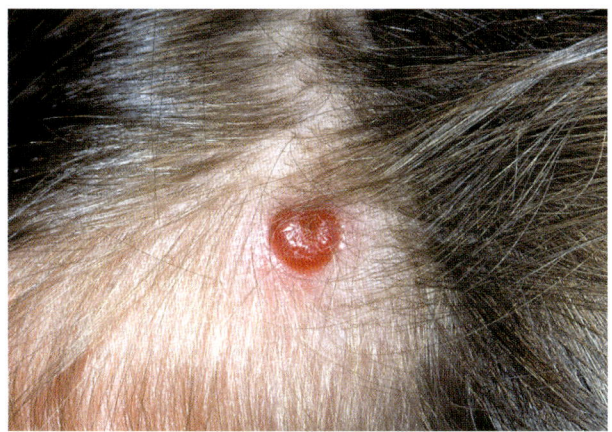

FIGURA 76.2 – Hemangioma da infância. Forma superficial.

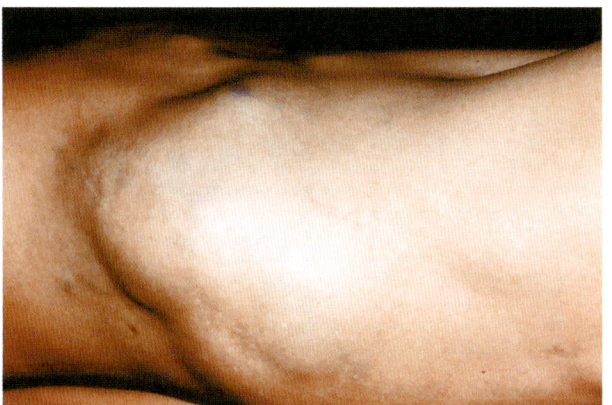

FIGURA 76.3 – Hemangioma da infância. Forma profunda.

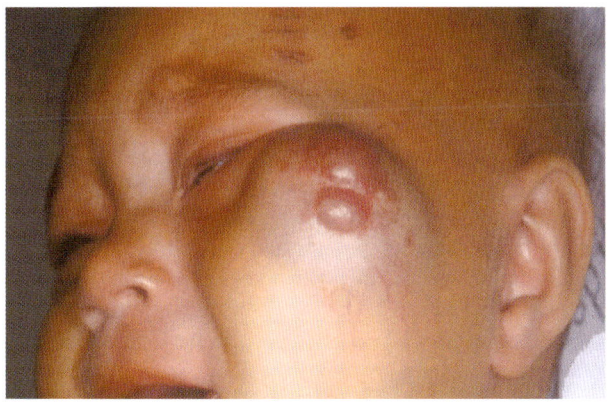

FIGURA 76.4 – Hemangioma da infância. Forma combinada ou mista.

(FIGURA 76.5). Hemangiomas segmentares geralmente se apresentam de forma linear ou geográfica ao longo de um território cutâneo (dermátomo, metâmero) **(FIGURA 76.6)**. A importância dessa classificação se explica pelo fato dos hemangiomas da infância segmentares apresentarem maior morbidade, risco de complicações e associação com outras anomalias.

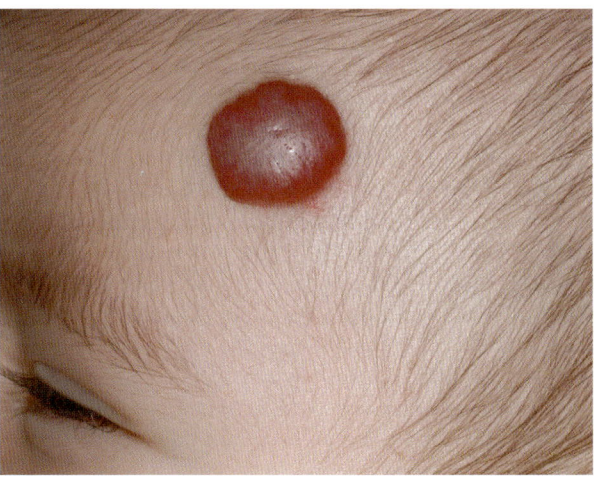

FIGURA 76.5 – Hemangioma da infância focal.

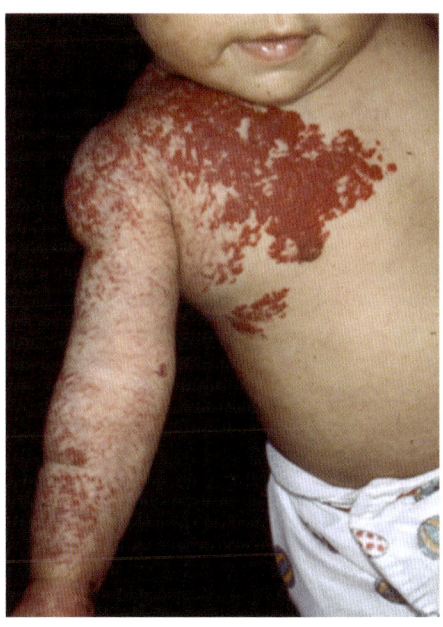

FIGURA 76.6 – Hemangioma da infância segmentar. Lesões ao longo de dois dermátomos.

Distinguem-se duas fases de crescimento do hemangioma da infância. A inicial, entre 5,5 e 7,5 semanas de vida, caracteriza-se pelo rápido crescimento da lesão devido à intensa proliferação das células endoteliais. Estima-se que os hemangiomas da infância atinjam 80% do seu tamanho final em torno dos três meses de vida. Na fase tardia, entre os 6 a 9 meses de vida, o crescimento é mais lento. Embora excepcionalmente alguns hemangiomas da infância possam continuar a crescer até os 2 anos de idade, a maior parte das lesões se estabiliza entre os nove a 12 meses de vida. A fase involutiva tem uma duração variável. Cerca de 50% das lesões regridem, total ou parcialmente, em torno dos cinco anos de idade, e 90% até os 10 anos de idade.

Complicações

Um pequeno, mas significativo, subgrupo de hemangioma da infância apresentará complicações durante sua evolução. Tamanho, localização e morfologia segmentar constituem os mais importantes fatores preditivos. O reconhecimento e a previsão desses eventos são fundamentais para se estabelecer a necessidade de tratamento ou propedêutica complementar.

A **ulceração** é a complicação mais frequente (FIGURA 76.7). O risco é maior em lesões de grandes dimensões, naquelas que apresentam distribuição segmentar e componente superficial, ou em locais sujeitos a trauma (área da fralda, dorso, dobras cervicais e lábios). A dor resultante pode ser intensa a ponto de gerar distúrbios do sono e dificuldades de alimentação. O clareamento precoce da lesão, associado a uma consistência mais macia da mesma, é um importante fator preditivo de ulceração iminente (FIGURA 76.8). Esse branqueamento deve ser diferenciado da típica descoloração radial e centrífuga que precede a involução natural ou induzida por tratamento do tumor (FIGURA 76.9). Não existem evidências de que a ulceração, isoladamente, propicie uma involução mais rápida do hemangioma da infância.

O **acometimento visual** pode ocorrer nos hemangiomas da infância de localização periocular. A complicação mais comum é a ambliopia ("olho preguiçoso"), definida como uma alteração visual, sem lesão orgânica do olho, resultante da estimulação inadequada do córtex visual do cérebro. O astigmatismo também é frequente, resultante da compressão da córnea por hemangioma da infância da pálpebra superior. Ptose, outros erros de refração, estrabismo e ceratites também podem ocorrer. A avaliação oftalmológica clínica é mandatória e, em casos selecionados, exames de imagem para a precisa avaliação das dimensões do tumor. São relativamente comuns lesões perioculares aparentemente inocentes, de pequenas dimensões, com expansão significativa para o espaço retrobulbar (FIGURA 76.10).

Os hemangiomas segmentares da face apresentam-se ao longo de quatro segmentos anatômicos (FIGURA 76.11). Hemangiomas da infância dispostos ao longo do segmento S3 (área

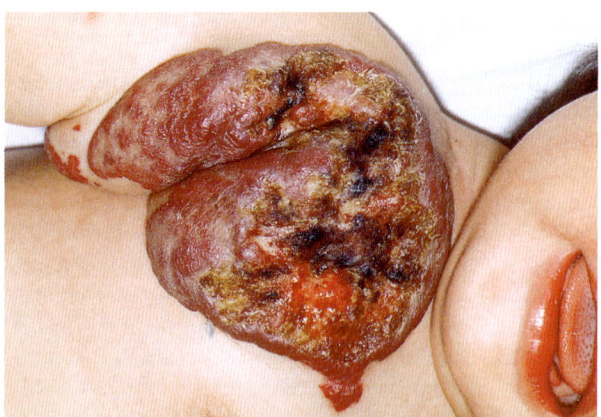

FIGURA 76.7 – Ulceração extensa em hemangioma da infância da região parotídea.

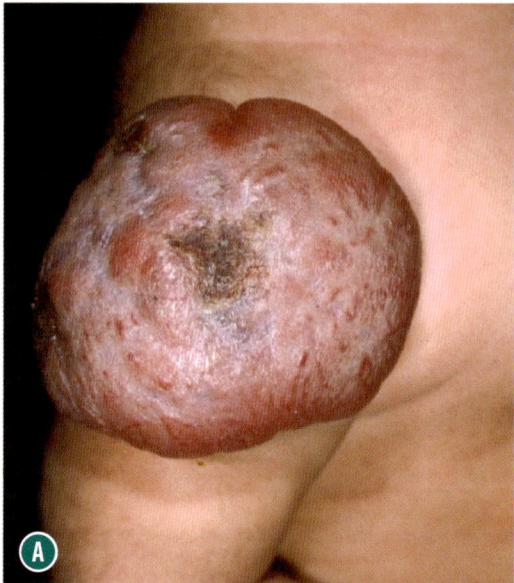

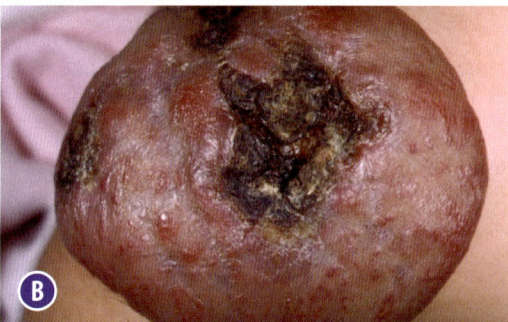

FIGURA 76.8 – Hemangioma da infância. **A** Múltiplos focos de branqueamento e ulcerações iniciais. **B** Após 2 semanas, com ulcerações mais pronunciadas.

pré-auricular, mandíbula, queixo, lábio inferior e região cervical anterior), a chamada "área da barba", apresentam maior risco de **obstrução das vias aéreas** pela presença de lesões em qualquer ponto do trajeto respiratório. Choro rouco, estridor bifásico (inspiração e expiração) e respiração ruidosa são sinais clássicos de hemangiomas subglóticos.

Algumas áreas anatômicas apresentam maior risco de **deformidades**, com relevante impacto estético. Hemangiomas da infância localizados na ponta do nariz (FIGURA 76.12) podem provocar colapso da cartilagem nasal e produzirem um resíduo fibroadiposo considerável (nariz de Cyrano), assim como a ulceração de lesões labiais pode resultar em distorções permanentes. O acometimento da área mamária em meninas pode eventualmente implicar em mamas assimétricas.

Em determinadas situações, os hemangiomas da infância podem cursar com **acometimento sistêmico.** A insuficiência cardíaca de alto débito pode ser desencadeada por hemangiomas hepáticos de alto fluxo ou, mais raramente, por hemangiomas cutâneos de grandes dimensões. Pacientes portadores de hemangiomatose neonatal (múltiplos hemangiomas focais, usualmente de pequeno tamanho), em especial aqueles com mais de cinco lesões cutâneas, ou os portadores de

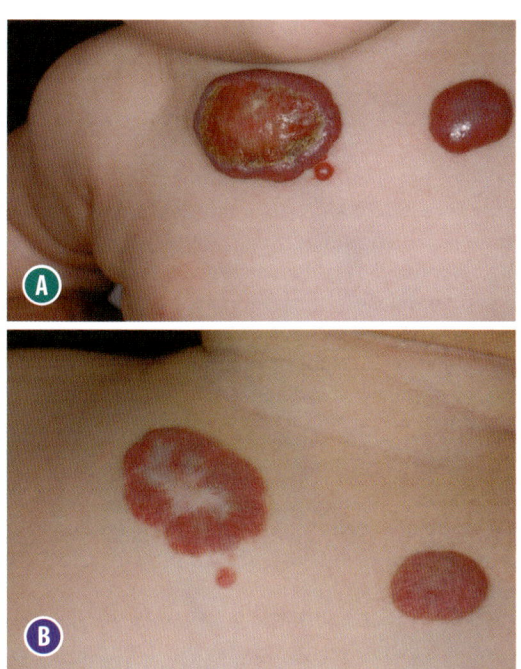

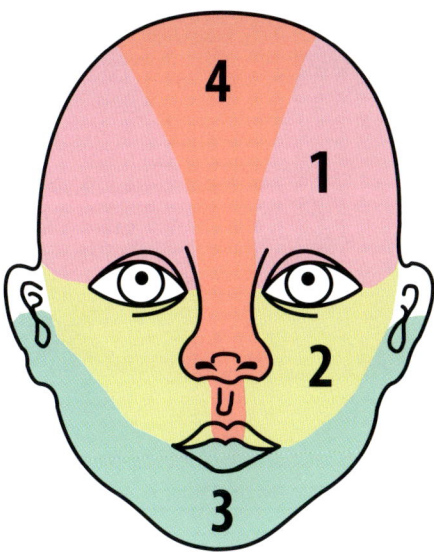

FIGURA 76.11 – Padrão de distribuição segmentar dos hemangiomas da infância da face.

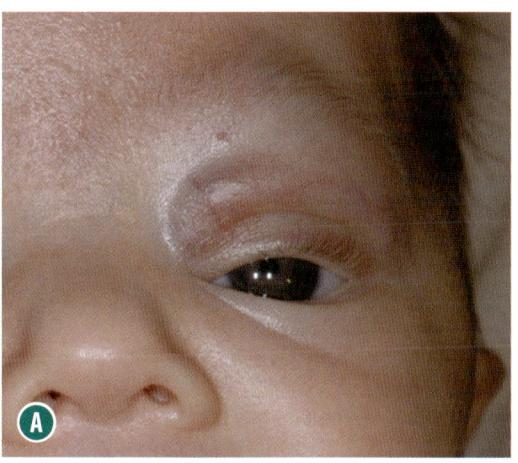

FIGURA 76.9 – Ⓐ Hemangioma da infância ulcerado tratado com propranolol. Ⓑ Branqueamento radial e centrífugo induzido pelo tratamento.

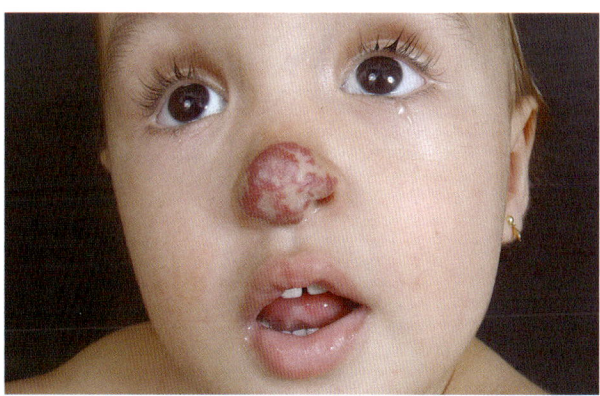

FIGURA 76.12 – Hemangiomas da infância produzindo abaulamento da ponta do nariz.

hemangiomas segmentares extensos, apresentam maior incidência de hemangiomas viscerais (FIGURA 76.13). Os órgãos extracutâneos mais acometidos são fígado, sistema nervoso central, aparelho gastrintestinal e pulmões. O acometimento sistêmico, contudo, pode ocorrer mesmo na ausência de lesões cutâneas (FIGURA 76.14). Aproximadamente 30% dos hemangiomas segmentares da face podem se associar à síndrome PHACES (acrônimo de alterações da fossa **p**osterior, **h**emangioma segmentar, anomalias **a**rteriais e **c**ardíacas, alterações oculares [**e**yes] e deformidades **e**sternais ou outros defeitos da linha média). Anomalias renais, medulares e genitourinárias podem ser detectadas em portadores de hemangioma da infância na porção inferior da linha média dorsal. As síndromes LUMBAR (acrônimo de hemangioma da porção baixa [**l**ower] do dorso, anomalias **u**rogenitais, **m**ielopatia, deformidades ósseas [**b**ones], malformações **a**norretais, arteriais e anomalias **r**enais) e PELVIS (acrônimo de

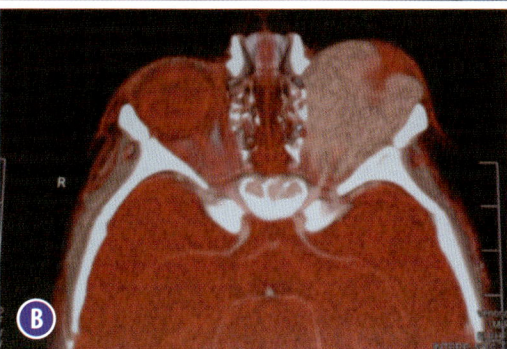

FIGURA 76.10 – Hemangioma da infância palpebral. Ⓐ Lesão elevada discreta na pálpebra superior, telangiectasias e pseudoptose. Ⓑ TC contrastada revelando importante extensão retrobulbar do hemangioma da infância.

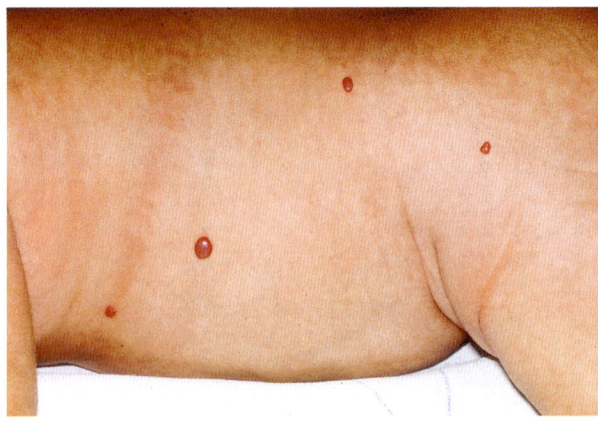

FIGURA 76.13 – Hemangiomatose neonatal. Paciente apresentava agenesia do rim direito, porém sem hemangiomas viscerais.

hemangioma **p**erineal, malformações da genitália **e**xterna, **l**ipomielomenigocele, anormalidades **v**esicorrenais, ânus **i**mperfurado e acrocórdon [*skin tag*]) englobam um espectro de achados clínicos, com alguma superposição, encontrados nos hemangiomas segmentares perianais e lombossacrais. Hemangiomas volumosos também podem provocar hipoti-

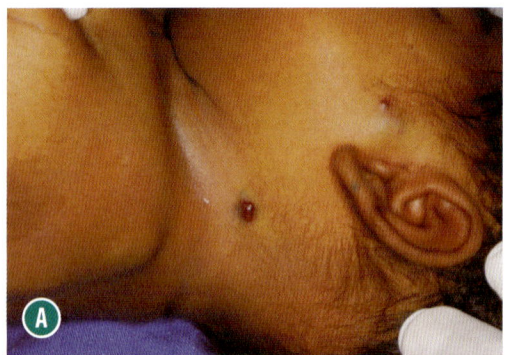

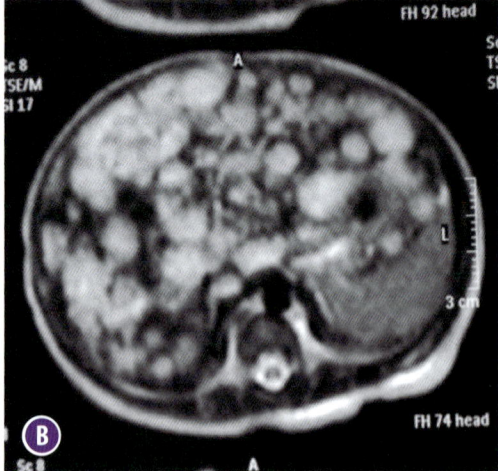

FIGURA 76.14 – Hemangiomatose neonatal. **A** Pequenas pápulas eritematovioláceas. **B** Acometimento difuso do fígado com múltiplos hemangiomas com evolução fatal.

reoidismo, uma vez que a enzima 3-iodotironina-deiodinase, presente nos tecidos formadores do hemangioma, inativa o hormônio tireoideano.

Em 1940, Kasabach e Merritt descreveram a associação de uma neoplasia vascular a uma coagulopatia trombocitopênica de consumo (fenômeno de Kasabach-Merritt). Como o tumor foi por eles classificado como "hemangioma capilar", perpetuou-se a errônea interpretação de que esse fenômeno era uma complicação dos hemangiomas da infância. Sabe-se hoje que o fenômeno ocorre em outros tumores vasculares, em especial o hemangioendotelioma kaposiforme e o angioma em tufos, raramente nos hemangiomas congênitos, e nunca nos hemangiomas da infância.

Histopatologia

As biópsias de lesões superficiais e profundas apresentam quadros histopatológicos semelhantes. Na fase de crescimento do hemangioma da infância, observam-se agregados de células endoteliais proliferativas, constituindo cordões sólidos e massas, por vezes com formação de lúmen. Na fase involutiva, as células endoteliais se achatam, há formação de canais vasculares que vão se tornando cada vez mais proeminentes e ectásicos, levando à formação de grandes vasos de paredes delgadas. Completada a resolução do tumor, observa-se deposição de material fibroadiposo.

Diagnose

Na quase totalidade dos casos, o diagnóstico pode ser realizado com base exclusivamente nos achados físicos e história clínica. Entretanto, alguns hemangiomas da infância podem ser confundidos com malformações vasculares ou com outros tipos de tumores.

A ultrassonografia (US) com Doppler vem sendo empregada como um exame de *screening* por ser de baixo custo, fácil acesso e desprovido de risco, podendo ser realizado com pouca ou nenhuma sedação. Na fase proliferativa, observa-se uma massa sólida homogênea, bem delimitada, com vasos de alto fluxo (baixa resistência arterial e velocidades arteriais e venosas aumentadas). Essas características possibilitam a diferenciação entre os hemangiomas da infância e as malformações de baixo fluxo, como as venosas, capilares e linfáticas, mas nem sempre permitem a sua distinção das malformações de alto fluxo, como as arteriovenosas. A US também é útil no diagnóstico diferencial com outros tumores comuns na infância como cisto dermoide, lipoma ou meningocele.

A ressonância magnética (RM) é considerada o melhor exame para confirmar as características teciduais da lesão, sua extensão nos diversos planos anatômicos, e para avaliar anomalias adjacentes associadas. A tomografia computadorizada (TC) com contraste pode substituir a RM; no entanto, é mais imprecisa na avaliação das características teciduais e do fluxo sanguíneo.

A biópsia é recomendada nos casos em que há incerteza diagnóstica ou quando se faz necessário afastar a possibilidade de um tumor maligno. O marcador imuno-histoquímico específico para o hemangioma da infância é o GLUT-1 (do inglês *erythrocyte-type glucose transporter protein*), presente em todas as fases evolutivas do tumor (FIGURA 76.15). Esse marcador é consistentemente negativo em todas as demais anomalias vasculares.

O diagnóstico diferencial do hemangioma da infância inclui outros tumores e malformações vasculares. Os hemangiomas da infância profundos devem ser diferenciados de neoplasias das partes moles, como fibrossarcoma, rabdomiossarcoma, gliomas nasais, lipoblastomas, dermatofibrossarcoma protuberante e neurofibromas.

Tratamento

Estima-se que apenas 10 a 20% dos hemangiomas da infância precisem ser tratados. Entre esses, incluem-se os que implicam em acometimento da visão, os que produzem obstrução das vias aéreas, do conduto auditivo e do reto, aqueles que provocam ICC e hemorragias, os que se ulceram ou infectam e as lesões que, ao involuírem, produzem resultados esteticamente comprometedores. O tratamento deve levar em consideração a idade do paciente, tamanho, número e localização das lesões, seu estádio evolutivo e a presença de outros sintomas associados.

A conduta expectante ativa, adotada na maioria dos casos, exige uma sólida relação de confiança entre o médico e os familiares, frequentemente estressados com a lesão da criança. É fundamental uma discussão ampla e detalhada abordando as vantagens e eventuais desvantagens dessa opção terapêutica. O acompanhamento deve ser regular e periódico, preferencialmente com documentação fotográfica. A resolução espontânea de lesões mais volumosas gera resíduo fibroadiposo que, posteriormente, pode necessitar de correção cirúrgica (FIGURA 76.16).

A maioria das ulcerações pode ser tratada apenas com cuidados básicos como limpeza, uso de compressas umedecidas com soro fisiológico para desbridamento, antibióticos tópicos para prevenir ou tratar infecções ou curativos com hidrogel (FIGURA 76.17). O controle da dor pode ser obtido com analgésicos orais e/ou com o uso criterioso de anestésico local por curtos períodos. A associação de prilocaína e lidocaína apresenta risco de meta-hemoglobinemia causada pela prilocaína, risco este aumentado quando se administra simultaneamente paracetamol, um inibidor da meta-hemoglobina redutase. Outras formas de tratamento incluem laserterapia e medicações orais como propranolol e corticoides.

Descoberto acidentalmente em 2008 ao ser ministrado para correção de cardiopatia induzida pela corticoterapia em uma criança portadora de hemangioma da infância, o propranolol passou desde então a ocupar o papel de droga de primeira linha no tratamento. Os mecanismos de ação desse β-bloqueador não seletivo ainda não estão totalmente elucidados, mas certamente envolvem a indução da apoptose das células endoteliais, inibição do VEGF (fator angiogênico produzido pelo estímulo dos receptores β), vasoconstrição e inibição do sistema renina-angiotensina (hemangiomas

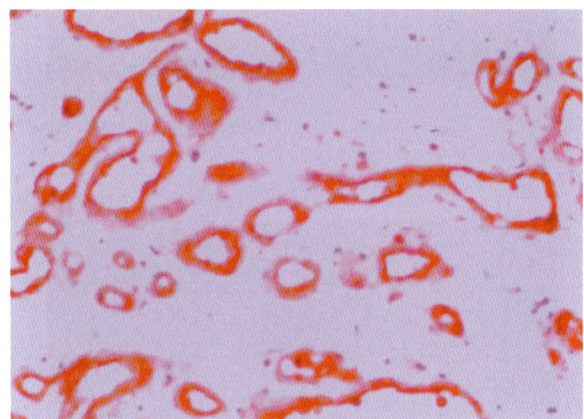

FIGURA 76.15 – Positividade para GLUT-1 nas paredes dos vasos.

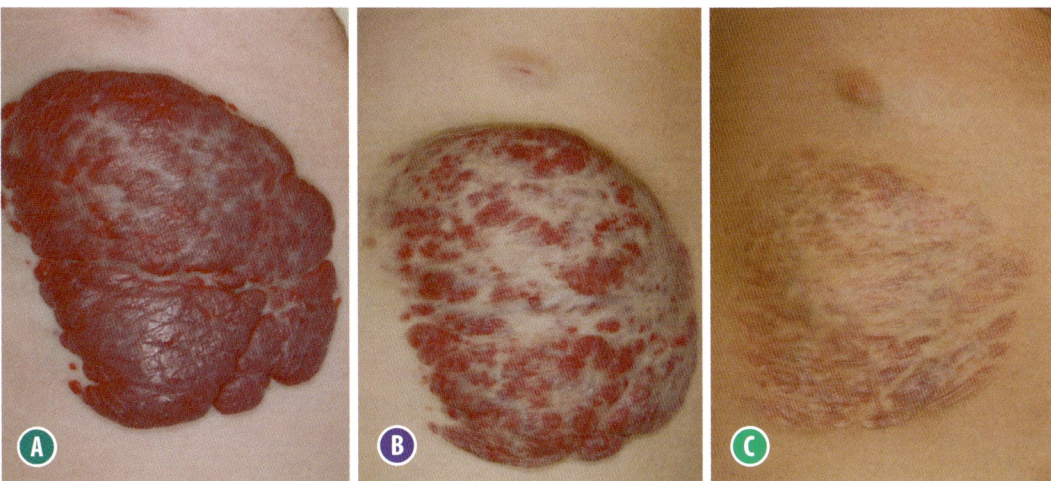

FIGURA 76.16 – **A** Hemangioma da infância não tratado. Aspecto aos 5 meses de idade. **B** Início do processo involutivo. Um ano e 2 meses de idade. **C** Resíduo fibroadiposo. Seis anos de idade.

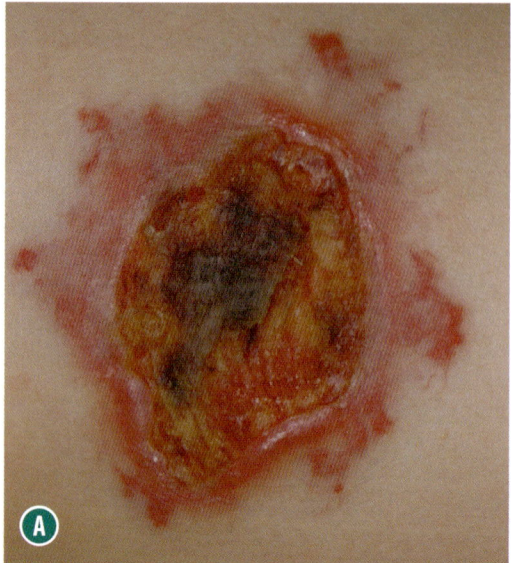

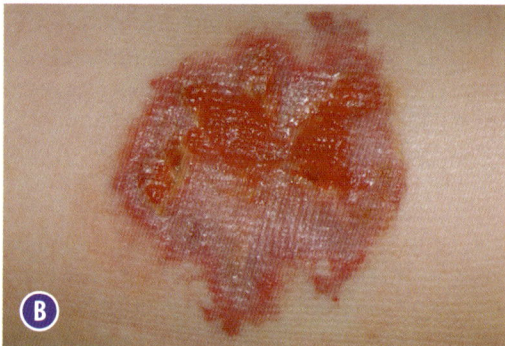

FIGURA 76.17 – Ⓐ Ulceração rasa. Ⓑ Aspecto após 35 dias de tratamento com curativos de hidrogel.

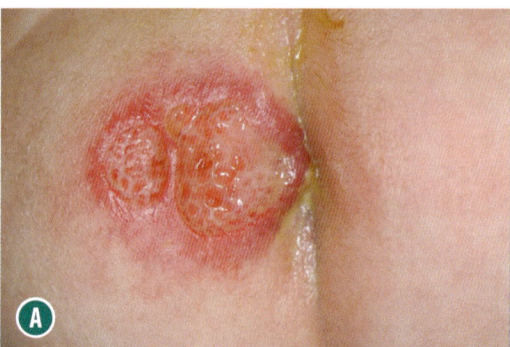

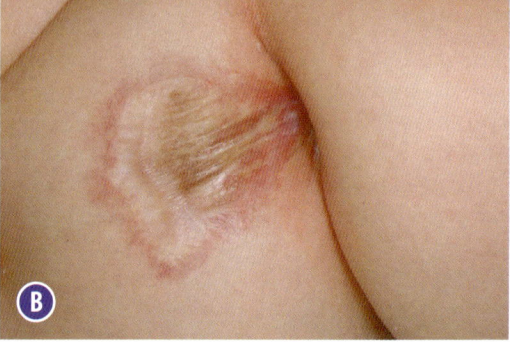

FIGURA 76.18 – Ⓐ Hemangioma da infância ulcerado perianal tratado com propranolol oral. Ⓑ Cicatrização completa após 28 dias de tratamento.

da infância expressam receptores de angiotensina II). Seus efeitos colaterais clássicos incluem bradicardia, hipotensão, broncoespasmo (contraindicado em portadores de asma), hipoglicemia, extremidades frias, distúrbios do sono. A insuficiência cardíaca de alto débito, que pode se associar aos hemangiomas hepáticos, hemangiomatose neonatal e síndrome PHACES, pode ser mascarada ou agravada pelo uso de β-bloqueadores. Recomenda-se a avaliação cardiológica dos pacientes candidatos ao uso do propanolol. A dose recomendada é de 2 a 3 mg/kg/dia, em escala crescente, administrada a cada 8 horas, preferencialmente após alimentação. Os melhores resultados são obtidos quando a medicação é introduzida precocemente, na fase de crescimento rápido do hemangioma da infância. As ulcerações, frequentes nessa fase, apresentam rápida resolução com o propranolol **(FIGURA 76.18)**. O tratamento deve ser mantido durante todo período de crescimento do tumor **(FIGURA 76.19)**. Na prática, isso implica no uso durante o primeiro ano de vida, embora alguns hemangiomas da infância, que podem apresentar fase de crescimento excepcionalmente prolongada, requeiram tratamentos mais extensos. A redução da dose após a resolução do tumor deve

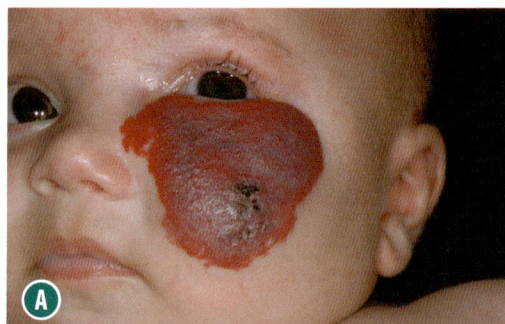

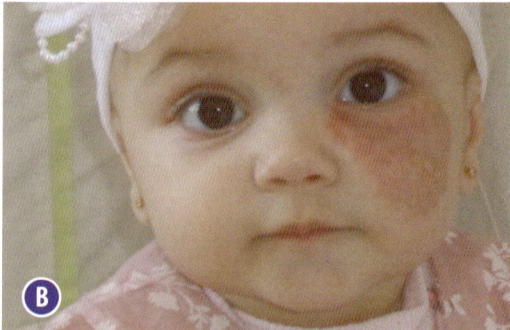

FIGURA 76.19 – Ⓐ Início do tratamento aos três meses de vida. Ⓑ Após nove meses de propranolol oral

ser gradual e se estender por 30 dias. β-bloqueadores tópicos sob forma de colírio (timolol gel 0,5%) podem ser empregados em lesões de pequenas dimensões, como tratamento de manutenção após a suspensão da medicação oral, ou ainda para acalmar pais ansiosos e refratários à conduta expectante.

A corticoterapia sistêmica, anteriormente a primeira opção terapêutica, ainda tem seu papel, quer como tratamento isolado ou associado ao propranolol. A dose preconizada é de 2 a 3 mg/kg/dia de prednisona ou prednisolona por via oral em uma única tomada matinal. A via parenteral pode ser utilizada, quando há impedimento da via oral, com hidrocortisona ou a metilprednisolona em doses equivalentes. Doses maiores, eventualmente empregadas em casos mais graves, implicam em considerável aumento dos efeitos colaterais. Essa dose deve ser mantida durante três a oito semanas, iniciando-se então uma redução lenta para se evitar o efeito rebote. Assim como descrito para o propranolol, os resultados são melhores com a introdução precoce e o tratamento deve ser mantido durante o 1º ano de vida **(FIGURA 76.20)**. Hemangiomas sensíveis aos corticoides apresentam uma resposta rápida já evidente nas primeiras 2 ou 3 semanas de tratamento. Se ao final do 1º mês, a lesão se mantiver inalterada ou com redução mínima, a medicação deve ser suspensa e outras alternativas terapêuticas aventadas. Os efeitos colaterais mais comuns são a face cushingoide, hipertensão leve a moderada, retardo de crescimento, irritabilidade, sintomas gástricos e infecção por *Candida sp*. Em todas as crianças com retardo de crescimento, observa-se uma recuperação de suas curvas de desenvolvimento, após a suspensão da corticoterapia, até os 2 anos de idade. Durante o tratamento, as vacinas por vírus vivo atenuado devem ser suspensas e apenas retomadas 1 mês após a suspensão da medicação. Crianças em tratamento e expostas ao vírus varicela-zóster devem receber imunoglobulina específica até 72 horas após o contato para prevenção de uma infecção disseminada. Apresentações tópicas de corticoides, sob oclusão, podem ser utilizados nas mesmas situações descritas acima para os β-bloqueadores tópicos. O uso intralesional é relativamente popular entre os oftalmologistas, mas requer cuidados especiais.

Dotados de ação inibidora da angiogênese, os interferons alfa (IFN-α, 2a e 2b) têm sido empregados na fase de crescimento (1º ano de vida) de alguns poucos casos. A droga deve ser utilizada por seis a 14 meses na dose de 1 a 3 milhões de unidades/m^2/dia por via subcutânea. Os efeitos colaterais mais comuns são febre, irritabilidade e sintomas semelhantes a um quadro gripal. A neutropenia, anemia e elevação das enzimas hepáticas são discretas e transitórias. A reação adversa mais temida é a diplegia espástica, relatada em até 20% dos casos e com risco aparentemente proporcional à dose e à duração do tratamento. Embora reversível na maioria dos casos, há relatos de casos com permanência do quadro neurológico. Por essa razão, os IFN-α devem ser criteriosamente reservados para os hemangiomas que representam uma séria ameaça ao funcionamento de um órgão vital e que não responderam à terapêutica convencional com propranolol ou corticoides.

Agentes antineoplásicos, como a vincristina e a ciclosfosfamida, têm sido utilizados em raros casos. Há ainda relatos esporádicos do uso de imiquimode. A rapamicina, também chamada de sirolimus, é um inibidor da m-TOR (do inglês *mammalian target of rapamycin*) e tem sido empregada em casos excepcionais de anomalias vasculares com resultados promissores, principalmente nas lesões vasculares com proliferação linfática associada.

A cirurgia está indicada nos casos de emergência, nos tumores refratários aos tratamentos sistêmicos ou ainda por razões estéticas, podendo ser empregada sob forma de embolização, ligação arterial seletiva ou exérese simples, com ou sem reconstrução plástica. Hemangiomas volumosos da ponta do nariz, lesões perioculares com acometimento da visão e hemangiomas pequenos, de fácil excisão, que apresentam sangramentos e infecções repetidas, são bons candidatos à cirurgia.

A reparação cirúrgica dos defeitos resultantes da regressão da lesão deve ser realizada depois dos 10 anos, idade em que o hemangioma já atingiu seu ponto máximo de involução. Nos casos em que o hemangioma regride lentamente e os riscos de cicatrizes inestéticas são consideráveis, o tratamento cirúrgico pode ser antecipado para os 4 ou 5 anos de idade. Nessa faixa etária, a criança já tem consciência do próprio corpo e pode sofrer constrangimentos no seu ambiente social, principalmente quando portadora de lesões em locais visíveis como a face.

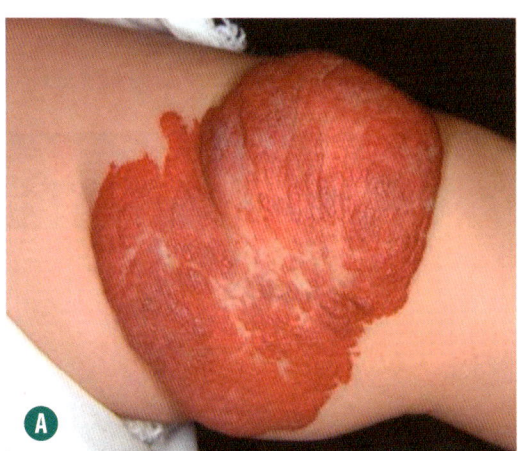
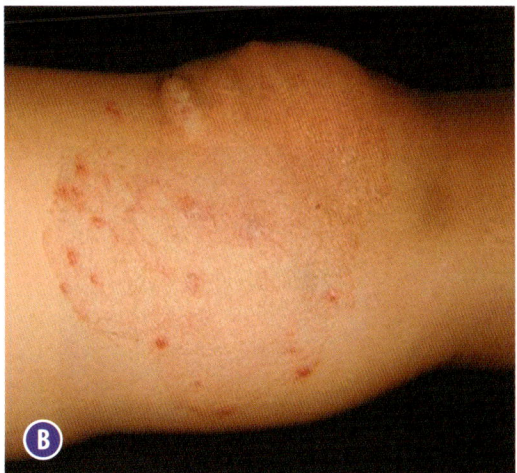

FIGURA 76.20 – Hemangioma da infância. **A** Aspecto pré-tratamento. **B** Após um ano de corticoterapia oral.

O *laser* está indicado para tratamento da fase proliferativa, hemangiomas ulcerados e telangiectasias residuais. A maior restrição ao seu emprego é que o componente profundo do hemangioma não é afetado pelo tratamento. O tipo mais empregado é *pulsed dye laser* e geralmente é necessária a sedação do paciente, especialmente os de baixa idade. A crioterapia é recomendada para lesões de pequenas dimensões, sendo usualmente necessárias mais de uma sessão. A radioterapia, muito utilizada no passado, está praticamente abandonada nos dias de hoje devido às suas sequelas a longo prazo.

HEMANGIOMAS CONGÊNITOS

Hemangiomas congênitos são tumores vasculares raros e que se distinguem dos hemangiomas da infância por serem lesões GLUT-1 negativas e apresentarem toda sua fase de desenvolvimento intraútero. São divididos em dois tumores distintos: hemangioma congênito de involução rápida, ou RICH (do inglês *rapidly involuting congenital hemangioma*), e hemangioma congênito não involutivo, ou NICH (do inglês *non-involuting congenital hemangioma*). O primeiro não apresenta crescimento após o nascimento e regride rapidamente nos primeiros meses de vida (6-14 meses). Localiza-se nos membros, especialmente sobre articulações, e na região cefálica, próximo aos pavilhões auriculares, sob forma de tumor volumoso, de cor predominantemente violácea ou azulada, classicamente circundado por halo mais claro e com telangiectasias grosseiras na superfície (FIGURA 76.21). Calcificações podem ser detectadas à US e um perfil hematológico, autolimitado, semelhante ao encontrado no fenômeno de Kasabach-Merritt, pode ser detectado.

À histologia observam-se lobularidade com estroma fibrótico, depósitos de hemossiderina, trombose focal e esclerose dos capilares lobulares, número reduzido de mastócitos e capilares em proliferação com paredes espessas. A conduta conservadora é indicada uma vez que a regressão ocorre nos primeiros meses de vida e a exérese cirúrgica deve ser reservada para os casos com necrose extensa e risco de hemorragia. O NICH compartilha as características clínicas e histopatológicas do RICH, porém as lesões são geralmente mais discretas, lembrando um hemangioma da infância em fase de regressão. Cresce apenas proporcionalmente ao desenvolvimento da criança e apresenta à US uma riqueza vascular com presença de microfístulas arteriovenosas. Seu tratamento é a excisão cirúrgica. É bem provável que RICH e NICH representem um espectro, uma vez que já foram relatados casos de RICH que, após uma resolução inicial parcial, estabilizam-se e não apresentam mais qualquer regressão, como ocorre classicamente com o NICH. Esses tumores têm sido referidos na literatura como hemangioma congênito parcialmente involutivo, ou PICH (do inglês *partially involuting congenital hemangioma*). São também conhecidos casos de pacientes que apresentam RICH ou NICH ao nascimento e desenvolvem posteriormente formas clássicas de hemangioma da infância.

GRANULOMA PIOGÊNICO

Também denominado hemangioma lobular capilar, é uma lesão vascular adquirida, semelhante clínica e histologicamente ao hemangioma da infância, porém de dimensões menores e GLUT-1 negativa. Tende a ocorrer na mucosa e pele de crianças e adultos jovens. A média de idade acometida é de seis anos, mas 12% dos casos ocorrem em crianças abaixo de um ano. Aparece subitamente, usualmente sem história prévia de trauma, e localiza-se preponderantemente nas bochechas (FIGURA 76.22), pálpebras, extremidades e superposto a malformações capilares (FIGURA 76.23). Pode ser séssil ou pedunculado

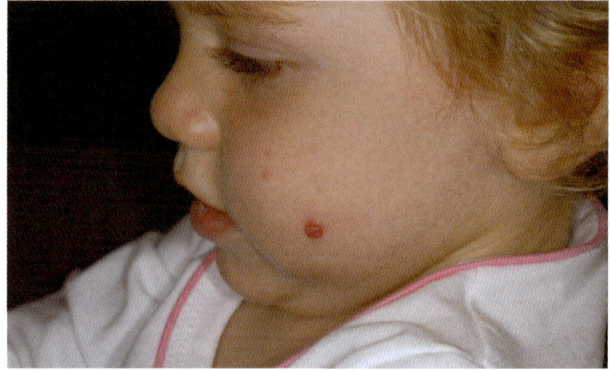

FIGURA 76.22 – Granuloma piogênico. Lesão adquirida aos 2 anos de idade.

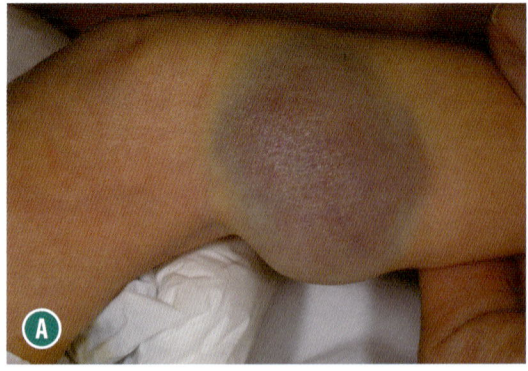
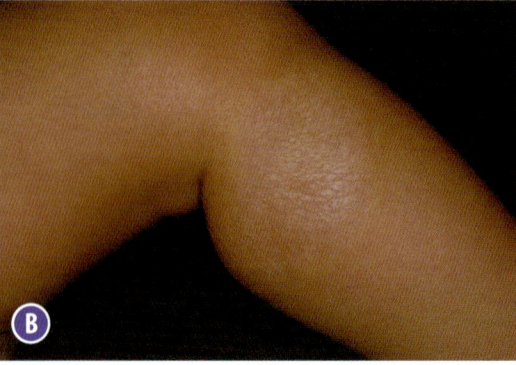

FIGURA 76.21 – RICH. **A** Tumoração violácea com halo anêmico. **B** Involução espontânea após 4 meses.

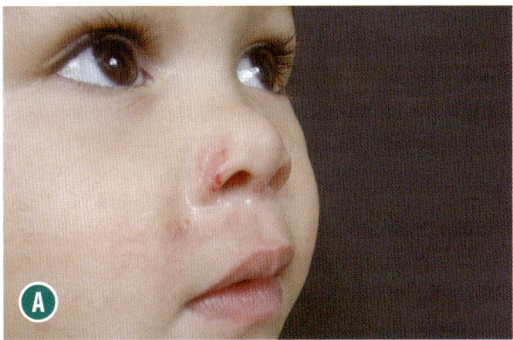
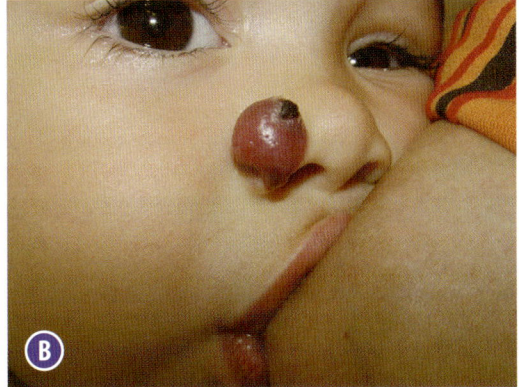

FIGURA 76.23 – Ⓐ Malformação capilar na asa D do nariz. Ⓑ Granuloma piogênico superposto, com área de sangramento recoberta por crosta hemática.

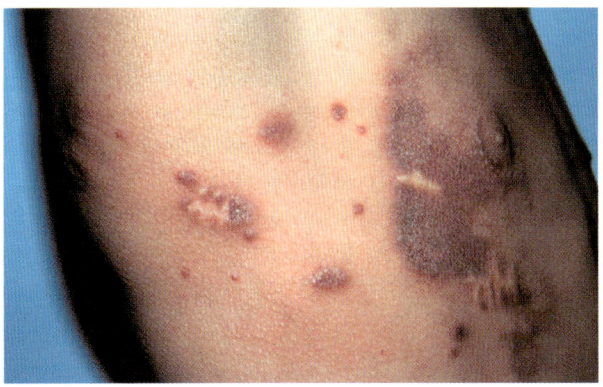

FIGURA 76.24 – Angioma em tufos. Pápulas e placas infiltradas e violáceas no tronco.

e apresenta episódios repetidos de sangramento com formação de ulceração superficial. Na diagnose diferencial, cabem o melanoma amelanótico e o carcinoma espinocelular. O granuloma gravídico é uma variante da gravidez localizado nas gengivas, que involui após o parto. O tratamento é a remoção da lesão por excisão cirúrgica, eletrocauterização, cauterização química ou crioterapia.

ANGIOMA EM TUFOS

Também conhecido como angioblastoma de Nakagawa **(FIGURA 76.24)**, pode ser congênito ou adquirido, geralmente antes dos 5 anos de idade. Apresenta-se sob forma de placa eritematoviolácea infiltrada, mal delimitada de crescimento lento, frequentemente dolorosa à palpação e eventualmente recoberta por pelo tipo lanugo, que pode evoluir para forma tumoral. Região cervical, ombros e tronco são as localizações mais comuns. A característica histopatológica marcante, razão do nome do tumor, é a presença de aglomerados (tufos) capilares arredondados, classicamente descritos como semelhantes a "bala de canhão", circundados por vasos de lume amplo e formato em meia lua. É comum também o encontro de espaços linfáticos e fibrose dérmica. Alguns casos, em especial as formas congênitas, podem associar-se ao fenômeno de Kasabach-Merritt **(FIGURA 76.25)**. A cirurgia pode ser curativa para lesões de pequenas dimensões. Corticoides em altas doses, interferon-α e vincristina são alternativas terapêutica a serem consideradas.

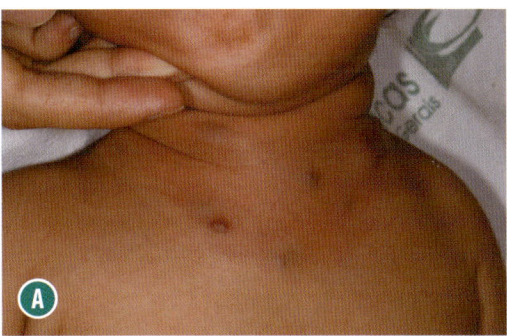
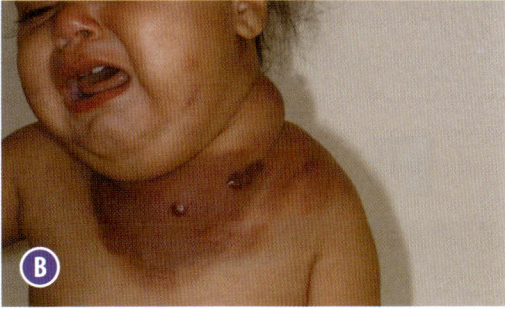

FIGURA 76.25 – Ⓐ Múltiplos nódulos eritematovioláceos sobre base eritematosa. Ⓑ Aumento de volume da lesão por sangramento (fenômeno de Kasabach-Merritt).

HEMANGIOMA DE CÉLULAS FUSIFORMES

Condição benigna, tipicamente localizada nas extremidades de crianças e adultos jovens, que se apresenta sob forma de nódulo vermelho-azulado, inicialmente solitário, com posterior tendência a lesões multifocais dentro de uma área restrita, e que se estende à derme profunda e subcutâneo. A ressecção cirúrgica é o tratamento de escolha.

HIPERPLASIA ANGIOLINFOIDE COM EOSINOFILIA (HEMANGIOMA EPITELIOIDE)

Anteriormente considerada manifestação tardia da doença de Kimura, o hemangioma epitelioide tem hoje autonomia nosológica reconhecida.

É afecção rara, benigna, que ocorre mais frequentemente em mulheres, na juventude ou na meia idade. Admite-se a possibilidade de traumas favorecerem a eclosão da enfermidade. Existem casos associados a fístulas e malformações arteriovenosas.

Manifestações clínicas

A doença expressa-se pela presença de pápulas ou nódulos ou mesmo placas dérmicas, eventualmente subcutâneas de cor avermelhada ou castanho avermelhada, localizadas na cabeça e pescoço, especialmente em torno das orelhas, couro cabeludo e fronte (FIGURA 76.26). Mais raramente, as lesões podem localizar-se no tronco, braços e genitais. Pode haver linfadenopatia regional e eosinofilia no sangue periférico. As lesões podem ser assintomáticas ou dolorosas ou ainda pruriginosas. Pode haver regressão espontânea em meses ou pode persistir por anos.

Histopatologia

Caracteriza-se pela presença de espaços vasculares de diferentes calibres, revestidos por células endoteliais e associados a infiltrados inflamatórios composto por eosinófilos, mastócitos, histiócitos e linfócitos. As lesões podem ser dérmicas ou hipodérmicas e é necessário o diagnóstico diferencial histopatológico com o sarcoma de Kaposi.

Diagnose

Clínica e histopatológica. Clinicamente, as lesões devem ser diferenciadas do granuloma piogênico, linfocitoma, linfomas, sarcoidose, hemangiomas, cistos sebáceos e epidérmicos, dermatofibromas, cilindroma e da doença de Kimura.

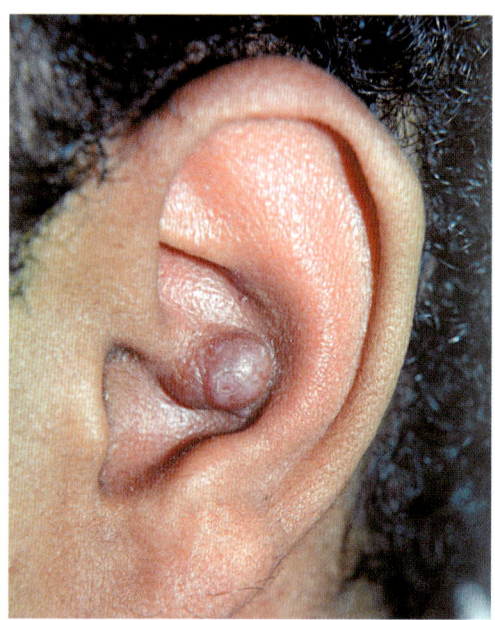

FIGURA 76.26 – Hiperplasia angiolinfoide. Nódulo castanho-avermelhado no pavilhão auricular.

A doença de Kimura ocorre na Ásia e apresenta-se como massas tumorais na derme profunda ou hipoderme, preferentemente localizadas na cabeça e pescoço, que podem ser acompanhadas de linfadenopatia regional. Há, no sangue periférico, não somente eosinofilia, mas também aumento de IgE. Ao exame histopatológico, os vasos não são o elemento mais importante, mas sim a fibrose circundando folículos linfoides maiores dos que os observados na hiperplasia angiolinfoide, associadamente à presença de eosinófilos, linfócitos, plasmócitos e mastócitos.

Tratamento

O tratamento de escolha é a excisão cirúrgica. Quando for impossível a cirurgia, pode-se tentar infiltrações intralesionais de corticoides, vinblastina intralesionalmente, interferon-α 2a e 2b, eletrodessecação e *laser* de dióxido de carbono.

Tumores vasculares de agressividade local ou *borderline*

ANGIOENDOTELIOMA INTRALINFÁTICO PAPILAR (TUMOR DE DABSKA)

É um tumor raro, de origem linfática, com baixo potencial metastatizante, que ocorre predominantemente em crianças, sendo muitas vezes congênito e que, às vezes, desenvolve-se sobre malformações linfáticas.

Manifestações clínicas

As lesões apresentam-se como entumescimentos extensos, difusos, consistentes, da pele e subcutâneo ou como placas intradérmicas de coloração rósea ou azulada, com localização preferencial na cabeça, pescoço, tronco e extremidades.

Histopatologia

O tumor localiza-se na derme e subcutâneo e é composto por vasos de paredes finas revestidas por células endoteliais que formam projeções papilares intraluminares em meio a estroma conectivo contendo linfócitos. O tumor é imuno-histoquimicamente positivo para o marcador VEGFR-3 próprio de vasos linfáticos.

Diagnose

Histopatológica. A diagnose diferencial deve ser feita com outros tumores vasculares e tumores de partes moles em geral.

Tratamento

Excisão cirúrgica, sendo comum recidivas.

HEMANGIOENDOTELIOMA RETIFORME

Tumor raro de origem linfática que ocorre em adultos e que raramente metastatiza.

Manifestações clínicas

Pode expressar-se como nódulos, placas ou massas dérmicas ou subcutâneas, que se situam mais frequentemente nas extremidades.

Histopatologia

Também é composto por espaços vasculares alongados revestidos por células endoteliais que formam projeções papilares intraluminares.

Diagnose

Histopatológica, sendo necessária a diagnose diferencial com o tumor de Dabska e outros tumores vasculares e de partes moles.

Tratamento

Excisão cirúrgica.

HEMANGIOENDOTELIOMA KAPOSIFORME

O hemangioendotelioma kaposiforme é um tumor vascular agressivo da infância, congênito ou adquirido, sendo raro seu aparecimento na idade adulta. Acomete a região cervicofacial, extremidades, tronco e região retroperitoneal. A lesão é endurecida, vermelho-violácea e de crescimento rápido, podendo atingir grandes dimensões. As formas infantis associam-se ao fenômeno de Kasabach-Merritt, com potencial risco de vida. A presença de halo equimótico e o súbito aumento de volume são altamente indicativos da coagulopatia de consumo (FIGURA 76.27).

Histologicamente, é um tumor mais invasivo que o hemangioma comum, e podem ser observados lóbulos e feixes de células endoteliais fusiformes, similares aos encontrados no sarcoma de Kaposi, que infiltram a derme e tecido adiposo subcutâneo, microtrombos, depósitos de hemossiderina e vasos ou canais linfáticos. Contudo, cortes seriados múltiplos de biópsias de hemangioendotelioma kaposiforme também revelam estruturas histopatológicas encontradas no angioma em tufos. Tal fato, somado à associação desses tumores ao fenômeno de Kasabach-Merritt, fundamentam a teoria espectral para essas duas entidades. Lesões localizadas podem ser excisadas cirurgicamente. Corticoides em altas doses, vincristina e interferon-α, além de antiagregantes plaquetários (ácido acetilsalicílico, ticlopidina) são as opções terapêuticas clássicas. Paciente portadores de fenômeno de Kasabach-Merritt não devem ser submetidos a transfusão sanguínea, não só pela maior oferta de plaquetas a serem sequestradas pelo tumor, mas também pela existência de fatores angiogênicos presentes nos produtos transfundidos

HEMANGIOENDOTELIOMA EPITELIOIDE

É um angiossarcoma de baixo grau de malignidade que ocorre em adultos, originário de células endoteliais.

Manifestações clínicas

Apresenta-se como massas isoladas, levemente dolorosas, circunscritas, que podem localizar-se exclusivamente na pele mas, em geral, a pele é acometida em suas porções profundas a partir de tumores localizados nas partes moles ou ossos. Como originam-se de vasos, especialmente veias, pode haver tromboflebite com edema secundário associado. Em cerca de 30% dos doentes, ocorrem metástases para linfonodos regionais, pulmões, fígado e ossos.

Histopatologia

O tumor é composto por ninhos e cordões de células endoteliais de aspecto epitelioide em meio a estroma hialinizado ou mixoide.

Diagnose

Histopatológica. Na diagnose diferencial, devem ser considerados o sarcoma epitelioide, o melanoma, e o angiossarcoma epitelioide, do ponto de vista histopatológico, e, do ponto de vista clínico, todos os tumores de partes moles.

Tratamento

Excisão cirúrgica ampla, não estando indicadas radioterapia ou quimioterapia complementares.

SARCOMA DE KAPOSI

O sarcoma de Kaposi, sarcoma idiopático hemorrágico múltiplo, é neoplasia maligna de células endoteliais, existindo controvérsias quanto a sua origem vascular sanguínea, linfática ou mista, sendo que, à imuno-histoquímica, detectam-se marcadores linfáticos – VEGFR-3 e podoplanina. Atualmente, existem suficientes evidências científicas da participação de vírus do grupo herpes – o herpes-vírus hominis tipo 8 –, tam-

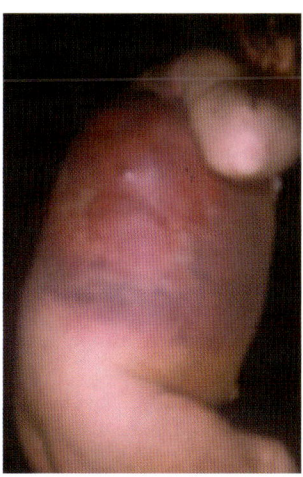

FIGURA 76.27 – Hemangioendotelioma kaposiforme aos 27 dias de vida. Grande massa tumoral na parede lateroposterior do tronco. Halo equimótico, plaquetopenia e diminuição do fibrinogênio (fenômeno de Kasabach-Merritt).
Fonte: Foto gentilmente cedidas pela Dra. Luciana Baptista Pereira.

bém chamado herpes-vírus do sarcoma de Kaposi humano (KSHV) na gênese do sarcoma de Kaposi. Esse vírus é isolado de todas as variantes do sarcoma de Kaposi e a detecção de seu genoma no sangue de portadores do HIV prediz o desenvolvimento da doença nesses doentes. Admite-se que o vírus contenha genes homólogos a genes das células que codificam proliferação celular, angiogênese, inflamação e inibem apoptose. Além disso, possivelmente, citocinas liberadas pelas células infectadas pelo HHV8, particularmente o fator de crescimento para fibroblastos, estimulam o crescimento tumoral.

Portanto, admite-se que o sarcoma de Kaposi é causado pelo HHV8 com participação de fatores autócrinos e parácrinos secretados pelas células que o originam envolvendo complexa desregulação imune que compreende alterações da imunidade celular, humoral e dos fatores de crescimento endotelial.

Atualmente reconhecem-se quatro tipos de sarcoma de Kaposi epidemiologicamente diversos:

Sarcoma de Kaposi clássico

Corresponde à forma inicialmente descrita que ocorre predominantemente em judeus asquenazes e em mediterrâneos, indicando influência de fatores genéticos. É mais frequente em homens, entre os 50 e 70 anos e tem curso indolente causando raramente lesões viscerais. Existem relatos de que cerca de 30% destes doentes desenvolvem uma segunda malignidade especialmente doença de Hodgkin.

Manifestações clínicas

Inicialmente, surgem manchas eritêmato-cianótico-purpúricas, que evoluem para nódulos ou placas nodulares. As lesões podem ulcerar-se ou adquirir caráter verrucoso e, habitualmente, acompanham-se de edema duro da área acometida. As lesões localizam-se nos pés e parte inferior das pernas, embora possam atingir braços e outras regiões corpóreas. A progressão das lesões é lenta e, de unilaterais no início, podem tornar-se bilaterais na evolução. As lesões podem acometer mucosas, especialmente da cavidade oral, e o trato gastrintestinal, ainda que possam ser assintomáticas. Após anos de evolução, a doença pode disseminar-se, atingindo pulmões, fígado, baço, linfonodos intra-abdominais e coração. O curso da doença é longo e a prognose é grave, com sobrevida média de 10 anos. O êxito letal ocorre por infecção secundária, caquexia, hemorragias pulmonares ou gastrintestinais (**FIGURAS 76.28 A 76.30**).

Sarcoma de Kaposi endêmico ou africano

Enquanto o sarcoma de Kaposi clássico representa cerca de 0,02% a 0,065% dos tumores malignos, essa variedade, que ocorre na África equatorial, representa 9% dos tumores malignos desta região africana. Ocorre mais frequentemente em homens, sendo próprio de jovens (idade média de 48 anos nos homens e 36 anos nas mulheres), atingindo também crianças. O curso é mais rápido, atinge linfonodos mais frequentemente do que na forma clássica e a disseminação é mais rápida nas mulheres, observando-se, às vezes, nas crianças, formas fulminantes.

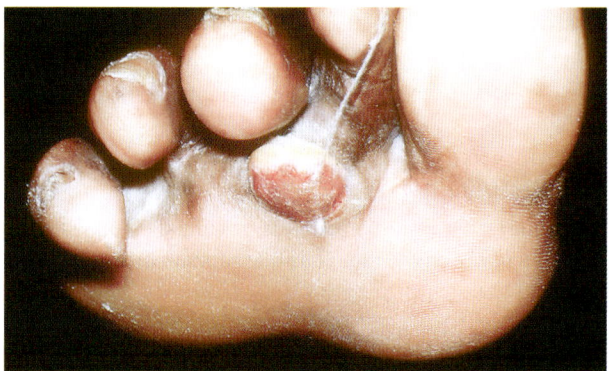

FIGURA 76.28 – Sarcoma de Kaposi. Forma clássica. Lesão plantar vegetante de superfície sangrante.

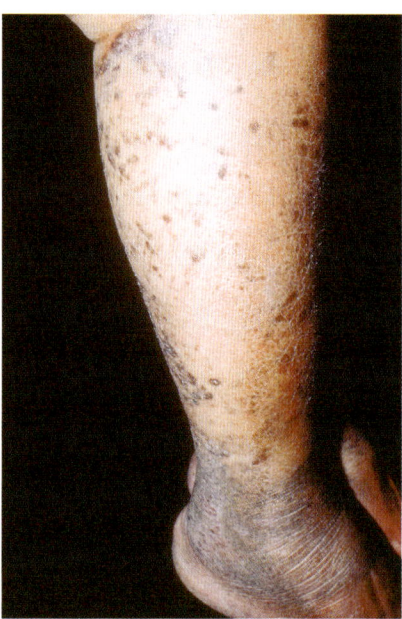

FIGURA 76.29 – Sarcoma de Kaposi. Forma clássica. Manchas, pápulas, nódulos e placas violáceas ao longo do membro inferior.

Apresenta-se sob quatro formas clínicas: nodular, florida, infiltrativa e linfadenopática.

A forma nodular é semelhante à forma clássica e tem curso mais benigno com evolução de 5 a 8 anos.

As formas florida e infiltrativa são mais agressivas, estendendo-se à derme profunda, subcutâneo, músculos e ossos.

A forma linfadenopática atinge predominantemente crianças e adultos jovens e, ainda que possa evoluir com lesões cutâneas e mucosas, atinge especialmente linfonodos e tem curso rapidamente fatal.

Sarcoma de Kaposi dos indivíduos imunocomprometidos iatrogenicamente

Acomete indivíduos iatrogenicamente imunossuprimidos por terapias para doenças autoimunes, malignidades e,

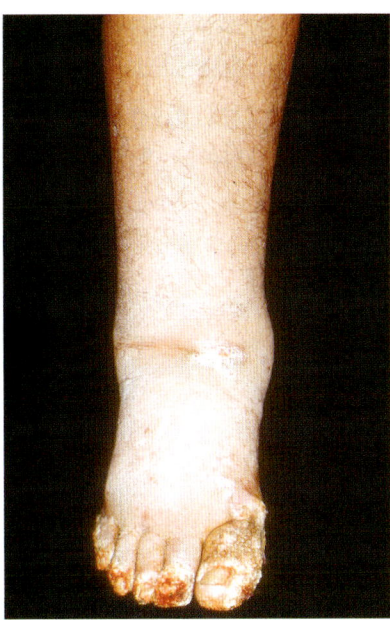

FIGURA 76.30 – Sarcoma de Kaposi. Forma clássica. Lesões ulceradas, verrucosas e sangrantes no pé.

especialmente para evitar-se rejeição de órgãos transplantados. A incidência de sarcoma de Kaposi nos indivíduos transplantados é cerca de 100 vezes maior comparativamente a população normal e seu aparecimento ocorre no tempo médio de 15 a 30 meses após o transplante. Observou-se que a ocorrência de Kaposi nos transplantados sob imunossupressão é maior quando há utilização de ciclosporina em relação a corticoides e azatioprina. Existem trabalhos com pequeno número de transplantados nos quais a substituição da ciclosporina pelo sirolimus provocou regressão das lesões de sarcoma de Kaposi sem que houvesse rejeição do transplante, admitindo-se que talvez essa droga possa ter ações antitumorais. Nessa forma, também, a doença ocorre com maior frequência em homens e há correlação com a dose da medicação imunossupressora, cuja interrupção pode determinar a involução das lesões de Kaposi.

Sarcoma de Kaposi relacionado à síndrome da imunodeficiência adquirida (Aids)

Esta forma da doença é a mais agressiva, mas após o advento da HAART houve decréscimo dramático dos casos de sarcoma de Kaposi. Atinge indivíduos entre 20 e 54 anos de idade.

Desde o início da pandemia por HIV, verificou-se elevada frequência (40%) de sarcoma de Kaposi em indivíduos infectados, homo ou bissexuais, em relação aos indivíduos de outros grupos de risco, transfundidos ou viciados em drogas de uso intravenoso (5%). Também se verificou maior frequência de Kaposi em mulheres parceiras de bissexuais em relação a mulheres com parceiros exclusivamente heterossexuais, ou parceiras de transfundidos ou usuários de drogas intravenosas. Esses fatos reforçaram a hipótese do sarcoma de Kaposi ser causado por um agente infeccioso transmitido por via sexual cotransmitido com o HIV ou que se expressaria em indivíduos já contaminados previamente por esse agente e que se manifestaria às custas da imunodepressão causada pelo HIV. Em crianças infectadas pelo HIV, a ocorrência de Kaposi é baixa (4%) (ver Capítulo 40).

Ocorre quando a imunossupressão é intensa, em geral quando as células T CD4+ estão abaixo de 500 células/mm^3. As lesões iniciam-se como manchas eritematosas ou eritematoacastanhadas ou eritematovioláceas, assintomáticas, que evolutivamente tornam-se papulosas ou nodulares. As lesões podem ser extremamente disseminadas, dispostas ao longo das linhas de Blaschko, mas são frequentes as localizações, facial (particularmente região nasal, cavidade oral), braços, tronco e membros inferiores. A cavidade oral é sede frequente de lesões, particularmente o palato e a língua. Também são frequentes, nesses doentes, lesões genitais. Outro elemento clínico que compõe o quadro do sarcoma de Kaposi nesses doentes é o edema, que ocorre por extravasamento de líquido decorrente da proliferação vascular e por obstrução das estruturas linfáticas. O edema é variável e pode ser muito intenso, alterando completamente, quando na face, a aparência do doente. Pode haver acometimento visceral, trato gastrintestinal, linfonodos, pulmões, fígado e baço (ver Capítulo 40).

Histopatologia

Varia de acordo com o estádio das lesões.

Nas lesões maculares, há proliferação, na derme superficial, de espaços vasculares revestidos por células endoteliais que separam os feixes colágenos e se acompanham de infiltrado discreto de linfócitos e plasmócitos.

Nas lesões em placa, essas alterações vasculares estendem-se para a derme profunda e subcutâneo e surgem células fusiformes que são positivas para marcadores histoquímicos de vasos.

Nas lesões nodulares, predominam as células fusiformes com atipias nucleares e mitose, formando feixes e, na periferia, observam-se espaços vasculares bizarros contendo eritrócitos, que se apresentam também extravasados e há macrófagos contendo hemossiderina em meio a infiltrado de linfócitos, plasmócitos, histiócitos e, esporadicamente, neutrófilos.

Diagnose

Clínica e histopatológica. Na diagnose diferencial, devem ser considerados angiomas e outros tumores vasculares e o que se denomina pseudo-Kaposi que, na realidade, resulta de fístula arteriovenosa que pode, nos membros inferiores, produzir, a longo prazo, lesões papulonodulares violáceas acompanhadas de pigmentação hemossiderótica, que podem ulcerar-se. As formas disseminadas da síndrome de imunodeficiência adquirida exigem diferenciação com angiomatose bacilar, angiomas, metástases, líquen plano, sífilis, nevos melanocíticos e picadas de inseto, de acordo com o número e o tipo de lesão: macular, em placas ou nódulos.

Tratamento

A escolha da terapêutica é função da extensão e localização da doença. Lesões isoladas podem ser tratadas por excisão cirúrgica, *laser* ou crioterapia com nitrogênio líquido. Lesões superficiais planas podem ser tratadas por terapia fotodinâmica ou *laser*. Para lesões isoladas ou em pequeno número, pode-se empregar a injeção intralesional de vimblastina na dose de 0,1 mg/mL a 0,2 mg/mL.

Também pode ser utilizada a vincristina na concentração de 1 micrograma por mL em volume proporcional ao tamanho do nódulo (por exemplo, nódulo de 3 mm injeta-se 0,3 mL). Existem ainda relatos do uso da bleomicina intralesional. Um dos esquemas empregados utiliza bleomicina na concentração de 1 mg/mL associada à lidocaína a 2% na proporção de 4:1. Outra proposta é o emprego de solução de bleomicina 15 mg + lidocaína 1 mg + adrenalina 1 mg na concentração de 0,75 mg/mL e injetando-se 1,5 mg por lesão. Atualmente também existem trabalhos relatando bons resultados do uso da bleomicina e cisplatina via eletroquimioterapia, o que facilitaria a penetração das medicações na lesão.

Para lesões de Kaposi que mesmo sendo multifocais mantêm-se relativamente localizadas em determinada área, pode ser empregada a radioterapia.

Quando existem lesões viscerais ou progressão rápida, ainda que na pele, ou quando há linfedema importante, está indicada a quimioterapia, sendo empregadas: vincristina, doxorrubicina e bleomicina, isolada ou associadamente. Também são empregadas antraciclinas lipossomais, paclitaxel e daunorubicina.

Outra medicação empregada para o sarcoma de Kaposi disseminado é o interferon-α, cerca de 30 milhões de unidades diárias por via intravenosa ou subcutânea.

Existem, em desenvolvimento, vários estudos terapêuticos em Kaposi empregando, gencitabina, sirolimus, imatinibe, lenolinamida, inibidores da angiogênese e antivíricos anti--HVH8, (ganciclovir, foscarnet e ciclofovir).

Também se utiliza a alitretinoína tópica que é empregada sob forma de gel a 0,1 % e deve ser aplicada duas a quatro vezes/dia. Pode causar eritema e irritação local em geral tolerável e cerca de 30 % a 50% dos doentes têm boas respostas (não disponível no Brasil). Também vem sendo estudadas drogas inibidoras do VEGF como bevacizumabe e sorafenibe.

A introdução da terapêutica antirretroviral altamente ativa, permitindo a reconstituição imunológica dos doentes infectados pelo HIV, refletiu profundamente no sarcoma de Kaposi ligado a esta infecção, diminuindo, de modo significativo, a sua ocorrência, como também, ao ser introduzida em doentes com HIV e Kaposi, possibilita a regressão do tumor. Nos indivíduos imunossuprimidos iatrogenicamente, a redução da dose dos imunossupressores permite, às vezes, controlar-se a doença básica com regressão do Kaposi.

Tumores vasculares malignos

ANGIOSSARCOMA CUTÂNEO (ANGIOENDOTELIOMA MALIGNO)

São tumores de origem endotelial de alta malignidade e que podem originar-se de vasos sanguíneos ou linfáticos. Os angiossarcomas podem originar-se em vários tecidos, mamas, fígado, ossos, baço e coração mas são muito mais frequentes na pele e tecidos moles. Os angiossarcomas cutâneos são tumores próprios de idosos com incidência máxima acima dos 70 anos, mais comuns em brancos e nos homens em relação às mulheres.

As formas linfáticas originadas de linfedemas crônicos congênitos ou pós-mastectomias serão analisadas adiante (linfangiossarcomas).

Existem também angiossarcomas originados em áreas irradiadas para tratamento de tumores prévios. Alguns angiossarcomas exibem marcadores de endotélio linfático (VEG-FR-3, receptor do fator de crescimento do endotélio vascular e podoplanina) conjuntamente a marcadores de endotélio vascular sanguíneo (podocalixina) denotando origem mista.

Manifestações clínicas

Caracterizam-se por placas eritematovioláceas, às vezes hemorrágicas, acompanhadas por edema e por nódulos que se dispõem perifericamente **(FIGURA 76.31)** podendo ocorrer, evolutivamente, ulceração. As lesões podem ocorrer em qualquer área corpórea, havendo especial predileção (50%) pela porção superior da face, couro cabeludo e pescoço. As

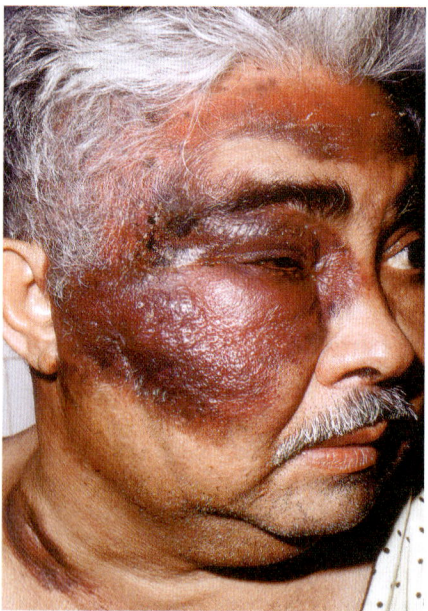

FIGURA 76.31 – Angiossarcoma. Placa eritematoviolácea hemorrágica e infiltrada na face.

metástases ocorrem principalmente em linfonodos cervicais, pulmões e fígado, mas podem desenvolver-se tardiamente, muitas vezes produzindo-se o óbito por complicações destrutivas locais causadas pelo tumor primário e não pela metastatização. A sobrevida é de cerca de 15% em 5 anos.

Histopatologia

Observam-se canais vasculares de vários tamanhos distribuídos pela derme, subcutâneo e fáscia muscular, que exibem células endoteliais atípicas, grandes, hipercromáticas, com numerosas mitoses. Às vezes, as células malignas dispõem-se em contiguidade, não sendo visíveis luzes vasculares. Podem haver áreas de necrose, ulceração e infiltração linfocitária.

A maioria dos angiossarcomas mostra, à imuno-histoquímica, positividade para CD31 (mais sensível e específico para endotélio) e CD34, sendo o antígeno relacionado ao fator VIII para células endoteliais, geralmente negativo, pois é pouco sensível na marcação de tumores vasculares. Alguns angiossarcomas epitelioides podem ser positivos para citoqueratinas, mas a positividade para CD31 permite a distinção com carcinomas espinocelulares indiferenciados.

Diagnose

Clínica e histopatológica devendo considerar-se, na diagnose diferencial, angiomas e outros tumores vasculares, particularmente o sarcoma de Kaposi.

Tratamento

Cirurgia com margens amplas. Radioterapia e quimioterapia podem ser úteis mas são apenas paliativas e não curativas.

LINFANGIOSSARCOMA (HEMANGIOSSARCOMA) SOBRE LINFEDEMA (SÍNDROME DE STEWART-TREVES)

É um angiossarcoma que se desenvolve sobre linfedema crônico pós-operatório do braço, 5 a 20 anos após mastectomia com excisão dos linfonodos axilares.

Inclui também hemangiossarcomas que acometem áreas de linfedema crônico por outras causas, linfedema congênito, linfedema traumático, linfedema por filariose e outros linfedemas secundários não associados à mastectomia. Documentou-se que esses tumores podem ter origem em vasos sanguíneos e linfáticos.

Patogenia

Existem algumas hipóteses, presença de fator carcinogênico sistêmico (Stewart e Treves registram número elevado de terceiros tumores nesses doentes, influência do tratamento radioterápico adjuvante, imunodeficiência local pelo linfedema (há trabalhos demonstrando sobrevida maior de homoenxertos de pele colocados nos braços com linfedema comparativamente a homoenxertos colocados nos braços de indivíduos normais). Um estudo demonstrou em pacientes como linfangiossarcoma que pacientes tratadas com cirurgia, radioterapia e tratamento anti-hormonal desenvolveram em tempo menor o linfangiossarcoma comparativamente a doentes tratadas apenas por cirurgia e radioterapia.

Manifestações clínicas

Sobre linfedema crônico quer de origem congênita, traumática, por filariose ou pós mastectomia, surgem placas ou nódulos azulados ou violáceos polipoides que podem evoluir para ulceração (FIGURA 76.32). É mais frequente em linfedemas pós-mastectomias radicais com esvaziamento ganglionar axilar, surgindo anos após a cirurgia. As lesões situam-se mais frequentemente na face interna do braço.

Histopatologia

Compõe-se de espaços vasculares bizarros revestidos por células endoteliais atípicas.

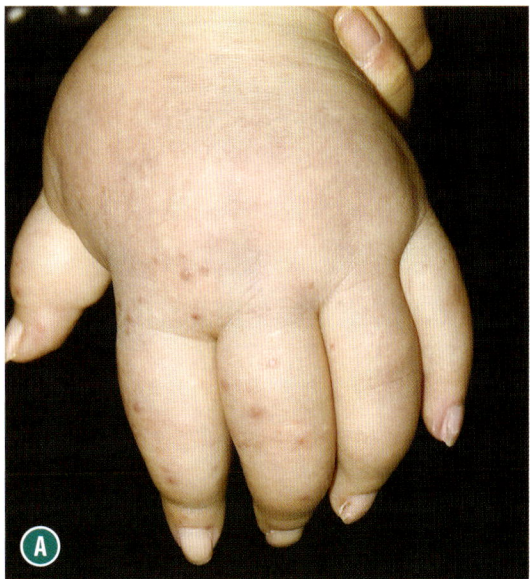

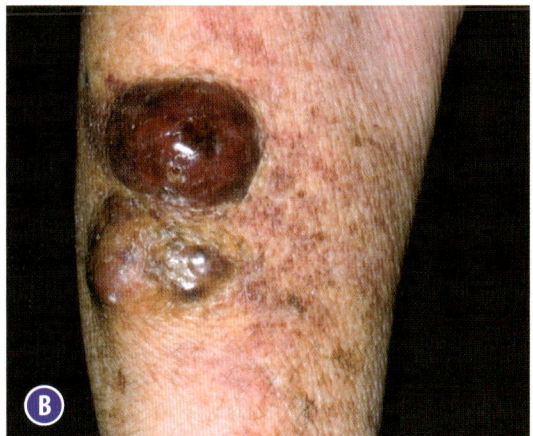

FIGURA 76.32 – Síndrome de Stewart-Treves. **A** Pápulas angiomatosas em membro com linfedema crônico. **B** Caso mais avançado com tumoração vinhosa em área de linfedema.

Diagnose

Clínica e histopatológico sendo necessária a diferenciação clínica com o sarcoma de Kaposi, outros tumores vasculares e carcinoma inflamatório da mama.

Tratamento

Excisão cirúrgica ampla. Quimioterapia e radioterapia podem ser paliativas, quando de impossibilidade cirúrgica.

O prognóstico é grave pela frequência de metástases especialmente para pulmões e parede torácica, mas também para fígado e ossos. A sobrevida é de cerca de 16% em 5 anos.

Outros tumores vasculares

HEMANGIOMA GLOMERULOIDE

O termo *hemangioma glomeruloide* deriva de sua característica histopatológica absolutamente única, com vasos dérmicos dilatados e preenchidos com aglomerados capilares semelhantes aos glomérulos renais. É típico da síndrome POEMS (acrônimo de **p**olineuropatia, **o**rganomegalia, **e**ndocrinopatia, gamopatia **m**onoclonal e lesões cutâneas [**s**kin]). Clinicamente, pode se assemelhar ao angioma senil (angioma cereja ou nevo rubi), também presente na síndrome POEMS, mas com quadro histopatológico distinto. As lesões são habitualmente múltiplas e favorecem o tronco.

HEMANGIOMA HEMOSSIDERÓTICO TARGETOIDE (HEMANGIOMA EM TACHA)

Foi descrito em 1988 e recebeu essa denominação devido à apresentação clínica em alvo e ao depósito de hemossiderina presentes em alguns casos. Renomeado posteriormente como **hemangioma em tacha** (*hobnail hemangioma*) pelo aspecto histológico das células endoteliais, apresenta-se como lesão papulosa solitária, de cor eritematoazulada ou acastanhada, eventualmente com um halo equimótico. A evolução pode ser cíclica, com remissões espontâneas e recidivas. Alguns autores consideram que o **hemangioma hemossiderótico targetoide** representa o polo benigno de um espectro de tumores que inclui o **tumor de Dabska** (angioendotelioma intralinfático papilar [PILA]) e o **hemangioendotelioma retiforme,** ambos com baixo potencial metastático.

MALFORMAÇÕES VASCULARES

CONCEITO E CLASSIFICAÇÃO

As malformações vasculares são resultantes de erros na morfogênese dos vasos cujas células endoteliais apresentam um ciclo proliferativo normal. As lesões estão presentes ao nascimento em 90% dos casos, desenvolvem-se proporcionalmente ao crescimento da criança, não involuem espontaneamente e a relação sexo masculino/sexo feminino é de 1:1. Embora usualmente esporádicas, podem eventualmente ser familiares e geneticamente determinadas.

São categorizadas conforme a natureza dos canais vasculares (capilares, arteriais, venosos ou linfáticos), sendo comum a coexistência dos diferentes vasos em uma mesma lesão (QUADRO 76.3). Além disso, várias malformações apresentam características, padrão de distribuição e associação com outras alterações morfológicas comuns e, por essa razão, são referidas como síndromes e geralmente denominadas por epônimos.

Malformações capilares

MANCHA VINHO DO PORTO

A mancha vinho do Porto, impropriamente denominada hemangioma plano, é frequentemente referida como *nevus flammeus,* embora esse termo seja também utilizado como sinônimo de mancha salmão. Como essas duas lesões têm significado e prognóstico distintos, o termo *nevus flammeus* deve ser abandonado. A mancha vinho do Porto é uma malformação capilar (MC) presente ao nascimento e que não apresenta tendência à involução. Frequentemente unilateral e segmentar, normalmente respeita a linha média. Aumen-

QUADRO 76.3 – Classificação das malformações vasculares

Simples	Combinada*	Associada com outras anomalias
• Malformações capilares	• Malformação capilar-venosa	• Síndrome Klippel-Trenaunay, síndrome Parkes Weber
• Malformações linfáticas	• Malformação capilar-linfática	
• Malformações venosas	• Malformação linfática-venosa	• Síndrome Servelle-Martorell, síndrome Sturge-Weber
• Malformações arteriais** (malformações arteriovenosas e fístula arteriovenosa)**	• Malformação capilar-linfática-venosa	• Síndrome Maffucci
	• Malformação capilar-arteriovenosa**	• Síndrome CLOVES
	• Malformação capilar-linfática-arteriovenosa **	• Síndrome de Proteus
	• Outras	• Síndrome Bannayan-Riley-Ruvalcaba
		• Outras

*Definida como duas ou mais malformações vasculares na mesma lesão.
**Alto fluxo.
Fonte: ISSVA.[1]

ta proporcionalmente ao crescimento da criança, pode estar presente em qualquer área do corpo, sendo a face e a região cervical os locais mais comuns **(FIGURA 76.33)**. As lesões podem ser róseas na infância, mas tendem a se tornar vinhosas com a idade. No início são totalmente maculares mas, com a idade, especialmente após a 4ª década, podem apresentar superfície irregular, espessada e nodular **(FIGURA 76.34)**. Em poucas crianças a lesão pode se tornar mais clara com a idade, mas a regressão total é excepcional. A lesão branqueia levemente à digitopressão, e a cor se intensifica com o choro da criança. Microscopicamente, a mancha vinho do Porto é composta por capilares dilatados maduros na derme, sem nenhuma evidência de proliferação celular. A etiologia é desconhecida e especula-se a existência de uma fragilidade na parede dos capilares e um déficit do número de nervos perivasculares levando a uma deficiência na neuromodulação do fluxo vascular no local da lesão. Há relatos de casos de mancha vinho do Porto familiares, adquiridas, bilaterais e simétricas. A terapêutica de escolha é o *pulsed dye laser*. Vários quadros sindrômicos estão associados a malformações capilares tipo mancha vinho do Porto, tais como: Sturge-Weber, facomatose pigmento-vascular, Beckwith-Wiedemann, Robert, trombocitopenia-ausência do rádio (TAR), von Hippel-Lindau, Rubinstein-Taybi, enfermidade de Coats, CLAPO, CLOVES, RASA 1- MC-MAV, macrocefalia-MC ou MCTC, Klippel-Trenaunay, Parkes Weber, Proteus, Cobb, Bannayan-Riley-Ruvalcaba, Servelle-Martorell e angiolipomas associados a manchas vinho do Porto.

A **síndrome de Sturge-Weber** caracteriza-se por mancha vinho do Porto na região do primeiro ramo do nervo trigêmeo, com anomalias vasculares ipsilaterais na leptomeninge, estando presentes um ou mais dos seguintes sinais ou sintomas: epilepsia, hemiparesia ou hemiplegia, calcificações intracranianas, atrofia cerebral e lesões vasculares da coroide ipsilateral associadas com glaucoma **(FIGURA 76.35)**. Apenas 10% dos portadores de mancha vinho do Porto localizada na área inervada pelo ramo oftálmico apresentam a síndrome. Os pacientes com mancha vinho do Porto na face e glaucoma, porém sem anomalias meníngeas, ou aqueles com angiomas meníngeos, mas sem a

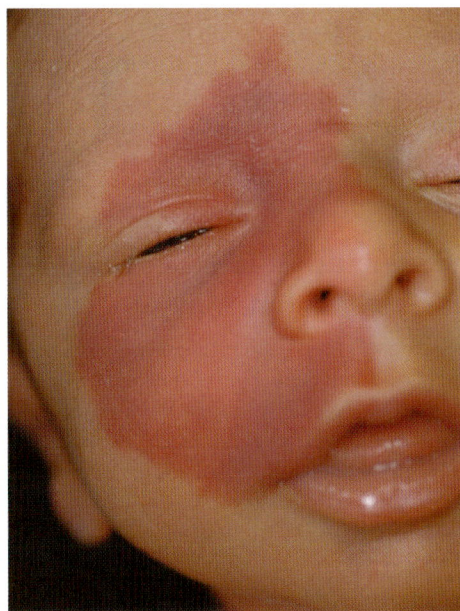

FIGURA 76.33 – Malformação capilar. Mancha vinho do Porto em neonato, de cor rósea, nas áreas de inervação dos ramos oftálmico e mandibular do nervo trigêmeo.

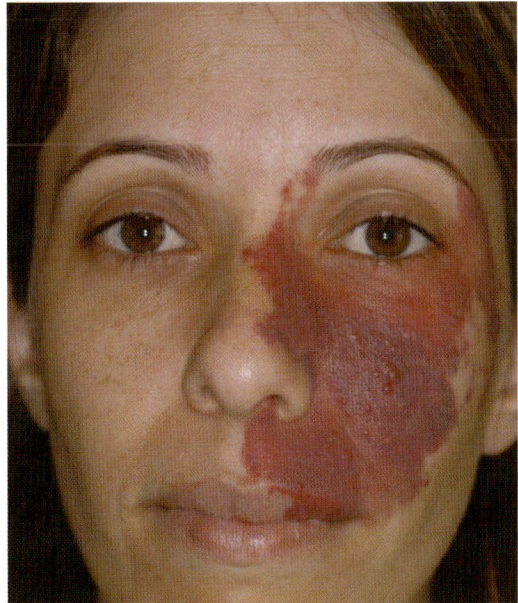

FIGURA 76.34 – Malformação capilar. Mancha vinho do Porto em adulto, com acentuação da tonalidade e superfície irregular com presença de pápulas.

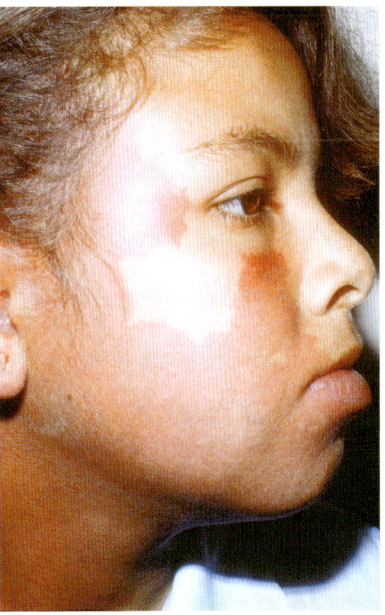

FIGURA 76.35 – Doença de Sturge-Weber. Mancha em vinho do Porto sobre a área de inervação do trigêmeo.

mancha vinho do Porto na face, não preenchem critérios diagnósticos da síndrome Sturge-Weber. Os pacientes cujas manchas vasculares se distribuem apenas ao longo das regiões dos ramos sensoriais maxilar e mandibular não apresentam risco de doença neuro-ocular. Portanto, a avaliação oftalmológica repetida e os exames de imagem do crânio estão indicados apenas para os pacientes com mancha vinho do Porto na área oftálmica. O risco de glaucoma aumenta quando há acometimento dos ramos oftálmico e maxilar em conjunto, podendo ocorrer em 45% dos pacientes. Em 50% dos pacientes os sintomas das lesões intracranianas surgem no primeiro ano de vida e muito raramente se iniciam após os 20 anos. As convulsões, que podem ocorrer em 80% dos casos, são geralmente precoces, com início nos 3 primeiros meses de vida. Hemiplegia é relatada em até 30% dos casos e retardo mental em 60%. Lesões na mucosa oral podem estar presentes. A síndrome de Sturge-Weber está associada a mutações no gene *GNAQ* no cromossomo 9q21 (TABELA 76.1).

A **facomatose pigmento-vascular** é uma síndrome onde se combinam mancha vinho do Porto e outra lesão cutânea como nevo epidérmico ou melanocítico (tipo l), melanocitose dérmica com ou sem nevo anêmico (tipo II), *nevus spilus* com ou sem nevo anêmico (tipo III), melanocitose dérmica e *nevus spilus* com ou sem nevo anêmico (tipo IV) ou cútis marmorácea telangiectásica congênita e melanocitose dérmica (tipo V). A letra A é acrescentada quando o envolvimento é apenas cutâneo, e a letra B quando há acometimento sistêmico (laringe hipoplásica, estenose subgiótica, calcificações no sistema nervoso central, atrofia cerebral, escoliose).

A **síndrome Beckwith-Wiedemann** compreende uma MC na região central da fronte ou pálpebras superiores, semelhante a uma mancha salmão persistente, associada a fácies dismórfica, hemi-hipertrofia, supercrescimento somático e visceral, com macroglossia, rins aumentados e onfalocele. Acompanha-se de maior risco de ocorrência de tumor de Wilms e outras neoplasias malignas.

A **síndrome Robert** caracteriza-se por tetrafocomelia grave, lábio leporino e fenda palatina, retardo mental e poucas chances de sobrevivência. MC médio-facial geralmente está presente.

MALFORMAÇÃO CAPILAR-MALFORMAÇÃO ARTERIOVENOSA (MC-MAV)

É um subgrupo específico de transmissão autossômica dominante atribuída ao gene *RASA1* no cromossomo 5q13-22. As MC da MC-MAV são menores, multifocais e geralmente circundadas por um halo pálido. Essas lesões estão associadas a malformações de alto fluxo, usualmente localizadas na cabeça e pescoço, em 30% dos casos.

TABELA 76.1 – Malformações vasculares e anomalias associadas

Síndrome	Alterações	Gene causal
Síndrome Klippel-Trenaunay	Malformação capilar + malformação venosa ± malformação linfática e crescimento do membro	
Síndrome Parkes Weber	Malformação capilar + fístula arteriovenosa + crescimento do membro	RASA1
Síndrome Servelle-Martorell	Malformação venosa do membro e crescimento ósseo	
Síndrome Sturge-Weber	Malformação capilar facial e da leptomeninge + anormalidades oculares ± hipertrofia de tecido mole e ósseo	GNAQ
Malformação capilar membro + hipertrofia congênita do membro não progressiva		
Síndrome Maffucci	Malformação venosa ± hemangioma de células fusiformes + encondroma	
Macrocefalia – malformação capilar	Malformação capilar	PIK3CA
Microcefalia – malformação capilar	Malformação capilar	STAMBP
Síndrome CLOVES	Malformação linfática + malformação venosa + malformação capilar ± malformação arteriovenosa + hipercrescimento lipomatoso	PIK3CA
Síndrome de Proteus	Malformação linfática + malformação venosa e/ou malformação linfática + crescimento somático assimétrico	AKT1
Síndrome Bannayan-Riley-Ruvalcaba	Malformação arteriovenosa + malformação venosa, hipercrescimento lipomatoso	PTEN

Fonte: ISSVA.[1]

MACROCEFALIA-MALFORMAÇÃO CAPILAR OU MEGALENCEFALIA-MALFORMAÇÃO CAPILAR (M-MC/MCAP)

É uma síndrome rara caracterizada por múltiplas anomalias como megalencefalia, assimetria corporal e cerebral, malformações do córtex cerebral (polimicrogiria), anomalias digitais, displasia do tecido conectivo envolvendo pele, tecido subcutâneo e articulações, e múltiplas MC no corpo. Foram encontradas mutações somáticas no gene *P1K3CA* no cromossomo 3q26 **(VER TABELA 76.1)**.

MICROCEFALIA-MALFORMAÇÃO CAPILAR (MICCAP)

Caracteriza-se por progressiva e grave microcefalia, início precoce de epilepsia refratária, atraso acentuado do desenvolvimento e pequenas (de 1-15 mm) e múltiplas malformações capilares generalizadas. Podem ser encontrados dismorfismos faciais, anormalidades distais dos membros e defeitos discretos do coração. Está associada à mutação do gene *STAMBP* no cromossomo 2p13 **(VER TABELA 76.1)**.

ANGIOMA SERPIGINOSO

É uma MC progressiva, caracterizada por capilares dilatados que seguem as linhas de Blaschko, associado a distrofias de cabelos e unhas. As lesões surgem na infância, acometem principalmente as extremidades e são assintomáticas. É uma desordem genética rara, com transmissão dominante ligada ao X, localizada no Xp11.3-Xq12.

MANCHA SALMÃO

Apresenta-se como lesões planas, róseas ou avermelhadas, muitas vezes com telangiectasias, localizadas na região occipital, nuca, glabela, fronte, pálpebras superiores e regiões nasolabiais **(FIGURA 76.36)**. As lesões geralmente sobressaem quando a criança chora e podem desaparecer totalmente quando comprimidas. São presumivelmente compostas por capilares dérmicos ectásicos, que representam a persistência dos padrões de circulação fetal na pele. Localizam-se geralmente na linha média, exceto as lesões das pálpebras, e devem ser diferenciadas da mancha vinho do Porto, que tende a ser unilateral e mais vinhosa. As manchas salmão usualmente estão presentes em mais de um local no mesmo recém-nascido.

As lesões das pálpebras parecem regredir mais rapidamente que as da glabela, e estas de forma mais rápida do que as localizadas na região da nuca **(FIGURA 76.37)**. A grande maioria das lesões desaparece até os seis anos de idade, sendo que aquelas localizadas nas pálpebras e glabela o fazem durante o primeiro ano de vida. A persistência da mancha na região occipital nos adultos é frequente e ocorre em até 50% dos indivíduos.

TELANGIECTASIAS

A **telangiectasia essencial** (localizada ou generalizada) é uma alteração vascular comum em mulheres, tipicamente localizada nas extremidades inferiores, e que se instala durante ou após a puberdade. Pode se apresentar como linhas finas irregulares, máculas puntiformes ou estrelares com ou sem halo anêmico.

A **telangiectasia unilateral nevoide** ocorre predominantemente em mulheres, com início na puberdade e intensificação com a gravidez, tendo a face, pescoço, porção superior do tórax e membros superiores como áreas preferenciais. Um número elevado de receptores de estrogênios e progesterona tem sido demonstrado nas áreas da pele envolvida. Existe uma forma congênita rara que predomina no sexo masculino.

A **telangiectasia benigna hereditária** é uma desordem familiar caracterizada pela presença de telangiectasias cutâneas e labiais, mas, ao contrário da síndrome Rendu-Osler-Weber, não apresenta hemorragia visceral.

A **telangiectasia hemorrágica hereditária-THH** (**síndrome Rendu-Osler-Weber**) é uma desordem autossômica dominante que se manifesta na infância ou adolescência com telangiectasias na face, língua, lábios, nariz, conjuntiva, dedos, leitos ungueais, fígado, pulmão, baço, pâncreas e cérebro. O sangramento nas mucosas (epistaxe recorrente com início na

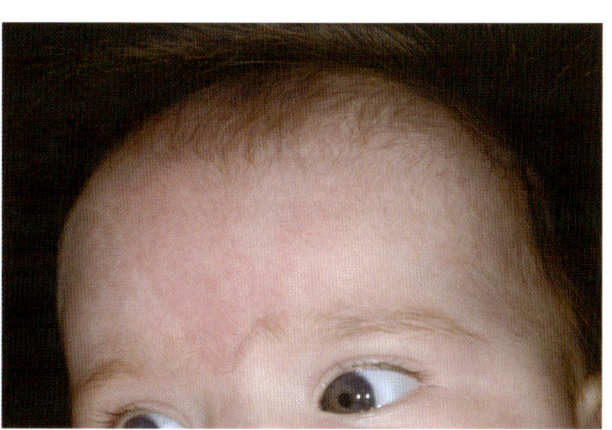

FIGURA 76.36 – Mancha salmão frontal. Tendência ao desaparecimento espontâneo.

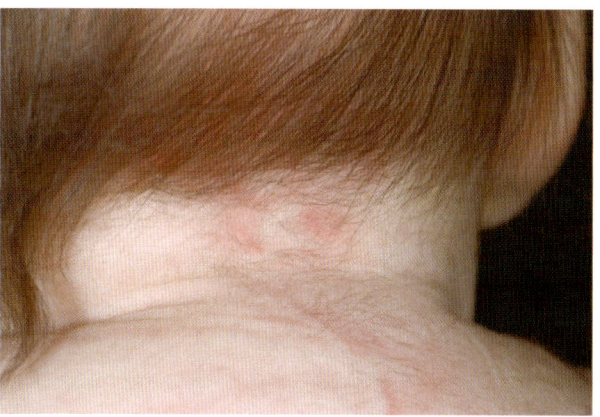

FIGURA 76.37 – Mancha salmão occipital. Persistência da lesão em 50% dos casos.

infância e agravamento na vida adulta) e nas vísceras (sangramento do trato gastrintestinal superior e inferior) pode causar anemia. A THH caracteriza-se por uma heterogeneidade genética com fenótipos variáveis. Mutações em três genes já foram identificadas: no endoglin (*THH1* no 9q33-34), *ACVRL1* (*THH2* no 12qll-14) e *SMAD4* no cromossomo 5 (THH associada a polipose juvenil). Mais dois *loci* adicionais são conhecidos, mas seus genes ainda não foram identificados. Eletrodessecação, *laser* e escleroterapia têm sido utilizados para estancar a hemorragia.

A **ataxia-telangiectasia** (**síndrome Louis-Bar**) é uma desordem autossômica recessiva, usualmente fatal até os 20 anos de idade. A ataxia cerebelar (degeneração cerebelar com deterioração motora progressiva) está associada à presença de telangiectasias oculares, principalmente na conjuntiva bulbar, próxima ao canto do olho (**FIGURA 76.38**). Telangiectasias cutâneas também podem ocorrer na face, pescoço e dorso das mãos e pés. São características da síndrome as imunodeficiências humoral (IgA e IgG-2) e celular (linfopenia e diminuição de CD4+) associadas com infecções respiratórias de repetição. As telangiectasias surgem entre os 3 e 6 anos de idade, e a ataxia cerebelar, na segunda década de vida. Observa-se também disfunção endócrina (diabetes insulinorresistente, insuficiência gonadal e retardo de crescimento), envelhecimento precoce, efélides e perda do tecido subcutâneo. Os portadores da síndrome apresentam um risco de câncer de 61 a 184 vezes maior do que a população geral (linfomas, leucemias e carcinomas) e essas neoplasias representam a principal causa de óbito. O gene mutante é o *ATM* no cromossomo 11q22-3.

O **hemangioma estelar** caracteriza-se por pápula puntiforme central vermelho-brilhante da qual partem telangiectasias em várias direções (**FIGURA 76.39**). É encontrado em todas as idades, ocorrendo, geralmente, na face e porção anterior do tórax. Pode ser espontâneo ou surgir no curso de cirrose hepática, gravidez e tratamento de doença de Parkinson pelo triexifenidil.

Pode ser destruído por eletrodissecação da parte central e pode ser tratado por *lasers*.

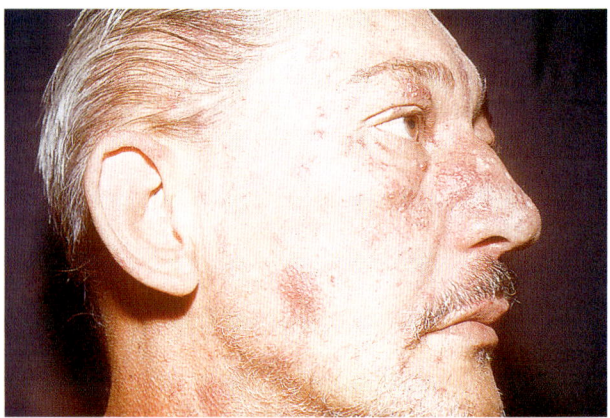

FIGURA 76.39 – Hemangioma estelar. Lesões compostas por pápula puntiforme angiomatosa da qual emanam telangiectasias múltiplas.

CÚTIS MARMÓREA TELANGIECTÁSICA CONGÊNITA

A cútis marmórea telangiectásica congênita (síndrome van Lohuizen) é uma lesão vascular reticulada, de cor azul-violácea, usualmente presente ao nascimento e que, diferentemente do livedo reticular fisiológico (cútis marmórea), está sempre visível, mas pode também ficar mais acentuada com o frio (**FIGURA 76.40**). As lesões cutâneas tendem a melhorar espontaneamente nos 2 primeiros anos de vida. Podem ser localizadas ou mais extensas, mas não há relatos de formas generalizadas. A patogênese é desconhecida, mas uma herança autossômica dominante com penetrância variável, ou a presença de um gene letal, mas que sobrevive graças ao fenômeno do mosaicismo, são hipóteses aventadas. Um defeito funcional da inervação simpática vascular (tônus neurogênico) pode explicar as lesões cutâneas. Anomalias associadas incluem assimetria do corpo, outras anomalias vasculares, glaucoma, aplasia cutânea congênita, fenda palatina, retardo mental ou psicomotor, atrofias cutâneas, ulcerações.

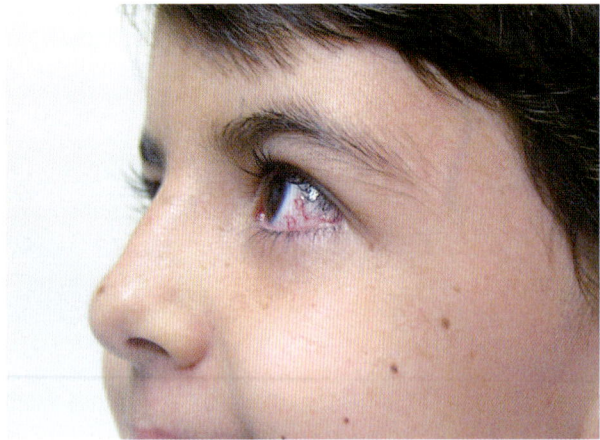

FIGURA 76.38 – Paciente portador de ataxia-telangiectasia com lesões telangiectásicas conjuntivas.

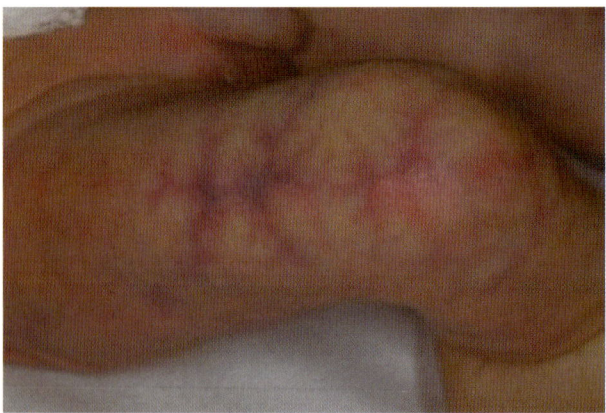

FIGURA 76.40 – Cútis marmorórea telangiectásica congênita. Lesões lineares eritematovioláceas, com padrão reticulado, conferindo um aspecto marmóreo à área afetada.

A **síndrome Adams-Oliver**, de herança autossômica dominante, é formada pela cútis marmórea telangiectásica congênita associada a múltiplas lesões de aplasia cutânea no couro cabeludo, com ou sem defeito ósseo subjacente, e defeitos nos membros.

Diagnose

O diagnóstico das MC é clínico. Exames complementares são necessários para avaliar malformações associadas ou síndromes. A MC pode ser confundida com a fase quiescente da MAV. Nesse caso, a US com Doppler evidenciará o alto fluxo das MAV e o fluxo baixo ou ausente das MC.

Tratamento

O tratamento de escolha para as MC é o *pulsed dye laser* no comprimento de onda de 595 nm. Exérese cirúrgica, eletrocoagulação, dermoabrasão ou criocirurgia podem ser utilizados em lesões pequenas ou áreas restritas com hipertrofia e/ou hiperqueratose. Outros tratamentos específicos serão avaliados quando houver associações com outras malformações ou síndromes.

Malformações linfáticas

MALFORMAÇÕES LINFÁTICAS COMUNS (CÍSTICAS)

As malformações linfáticas (ML) estão presentes ao nascimento em 60% dos casos, tornam-se aparentes até o segundo ano de vida em 90%, geralmente não regridem espontaneamente e podem aumentar de volume por hemorragia, acúmulo de líquidos ou inflamação. Compreendem o linfedema, consequente à aplasia ou à hipoplasia dos vasos linfáticos ou dos linfonodos (levando ao acúmulo de linfa no espaço intersticial), e as ML propriamente ditas, que decorrem de hiperplasia dos vasos linfáticos. Diversas síndromes se associam às ML, tais como: Gorham, Hennekam, linfangiectasia intestinal, Klinefelter, Klippel-Trenaunay, linfedema-distiquíase, linfedema-hipoparatireoidismo, enfermidade de Meige, de Milroy, neurofibromatose, enteropatia perdedora de proteínas, síndrome Stewart-Treves, triploide, Turner, das unhas amareladas, Noonan, Edwards, Maffucci, Patau, linfangioleiomiomatose, linfangiectasia pulmonar, Bean, Proteus, Adams-Oliver, Emberger, CLOVES, CLAPO e microcefalia-linfedema-displasia coriorretiniana.

As ML são classificadas em microcísticas (linfangiomas circunscritos), macrocísticas (higromas císticos) ou combinadas (linfangiomas profundos) e podem ser superficiais, envolvendo a pele e mucosas, ou profundas, atingindo, raramente, vísceras. Essas malformações são de ocorrência esporádica na maioria dos casos.

Os linfedemas são divididos em primários (causas desconhecidas) e secundários (causa conhecida, como cirurgia e infecção). Os linfedemas primários são subdivididos de acordo com a idade de início em congênito, puberal e de início tardio. Vários genes aberrantes estão associados aos linfedemas primários (TABELA 76.2).

Manifestações clínicas

As malformações microcísticas compõem-se de vasos linfáticos microscópicos anômalos, podendo formar cistos menores que 2 cm. Apresentam-se como placas compostas por agrupamentos de vesículas, de conteúdo claro ou vermelho escuro, pela presença de sangue e/ou de linfa (FIGURA 76.41). Pode haver edema e exsudação de linfa por ruptura das vesículas superficiais, inflamação e infecção secundária. Localizam-se preferencialmente na região inguinal, membros e boca, particularmente língua, onde podem infiltrar-se extensamente.

TABELA 76.2 – Genes causadores de malformações linfáticas tipo linfedema

Linfedema primário	Gene
Síndrome Nonne-Milroy	FLT4/VEGFR3
Linfedema primário hereditário	VEGFC
Linfedema primário hereditário	GJC2/connexin 47
Linfedema-distiquíase	FOXC2
Hipotricose-linfedema-telangiectasia	SOX18
Linfedema primário com mielodisplasia	GATA2
Anomalia linfedema primário generalizado (síndrome Hennekam, linfangiectasia-linfedema)	CCBE1
Síndrome microcefalia, com ou sem coriorretinopatia, linfedema, ou retardo mental	KIF11A
Atresia coana-linfedema	PTPN14

Fonte: ISSVA.[1]

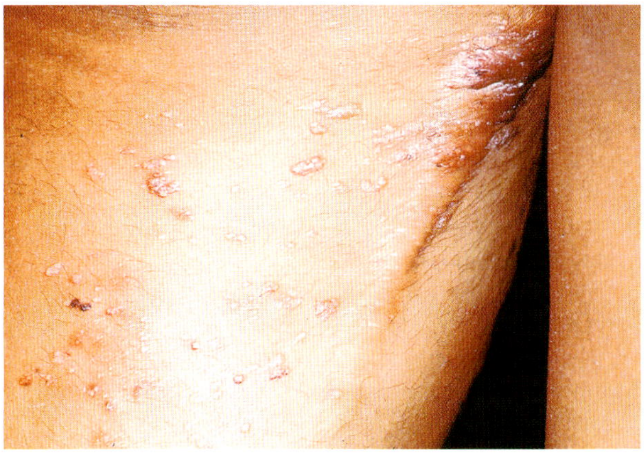

FIGURA 76.41 – Malformação linfática microcística. Múltiplas lesões vesiculares agrupadas.

As malformações macrocísticas representam cistos linfáticos maiores que 2 cm revestidos por endotélio. Apresentam-se como massas císticas, translúcidas, de consistência mole, sob pele de aspecto normal, que podem sofrer hemorragia tornando-se edematosas, dolorosas e violáceas. São mais frequentes no pescoço, axilas e parede lateral do tórax. Alguns casos associam-se às síndromes de Noonan, Down e Turner.

A **síndrome Turner** é definida como uma disgenesia gonadal devido a um cromossomo X ausente ou defeituoso (46X0). Associa-se a ML congênitas, como vasos linfáticos hipoplásicos, responsáveis pela presença de linfedema nos membros inferiores ao nascimento, que desaparece em poucos meses ou anos na maioria dos casos. Outras malformações como higroma cístico, hidropsia fetal e ascite podem ser detectadas a partir do 2º trimestre pela US. Fenotipicamente, caracteriza-se também pela presença de baixa estatura, tórax largo com grande espaço entre os mamilos, pescoço encurtado com uma membrana (*pterygium colli*), palato ogival, unhas hipoplásicas, orelhas malformadas e múltiplos nevos melanocíticos.

A **síndrome Noonan** é fenotipicamente semelhante à síndrome Turner, mas o cariótipo é normal (46XY ou 46XX). Caracteriza-se pela presença de baixa estatura, pescoço curto e largo, hipertelorismo, epicanto, implantação baixa da linha dos cabelos e micrognatia. O linfedema, ao contrário do que ocorre na síndrome Turner, geralmente persiste na vida adulta, de forma estacionária ou lentamente progressiva. Observa-se também aplasia ou hipoplasia dos vasos linfáticos e linfangiectasia. O pescoço largo pode ser explicado pela regressão de higromas císticos com formação de canais linfáticos colaterais. Questiona-se herança autossômica dominante para esta síndrome.

As malformações combinadas micro e macrocísticas atingem com frequência ossos produzindo acentuadas hipertrofias e deformidades. A macroglossia pode provocar extrusão da língua ou até mesmo dificuldades respiratórias (FIGURA 76.42).

Diagnose

É clínica e histopatológica, mas exames de imagem podem ser úteis na complementação diagnóstica e avaliação da extensão da enfermidade visando o planejamento terapêutico.

As lesões são de baixo fluxo e podem ser estudadas por US, tomografia computadorizada e ressonância nuclear magnética. À ultrassonografia observam-se nas lesões macrocísticas múltiplos espaços císticos hipo ou anecoicos com septações internas e debris. Nas microcísticas, as lesões aparecem como massas mal definidas e hiperecoicas. Cistos individuais são muito pequenos para serem visualizados.

Na tomografia computadorizada, as ML apresentam-se como lesões de baixa atenuação, repletas de fluido ou com nível líquido quando há hemorragia dentro do cisto. No exame contrastado pode ocorrer realce periférico das paredes, mas não há contraste no centro da lesão nas imagens tardias. Septações internas geralmente não são visualizadas.

A RM, nas ML macrocísticas, evidencia lesões cheias de fluido com lobulações múltiplas ou única, com sinal elevado

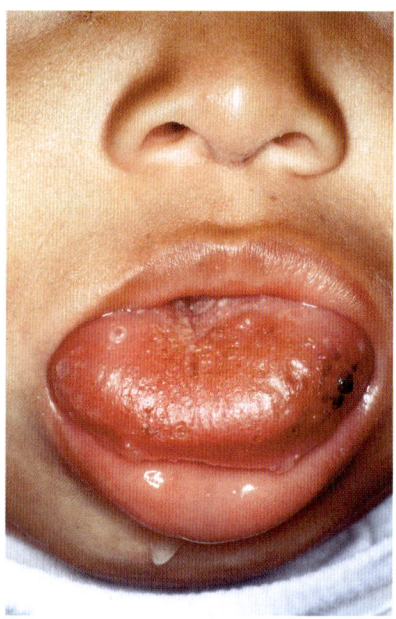

FIGURA 76.42 – Malformação linfática combinada. Macroglossia, podendo observar-se algumas vesículas de conteúdo claro na superfície.

na imagem ponderada em T2 e baixo sinal em ponderada em T1. Na imagem ponderada em T1 pós-gadolínio não há incremento do sinal ou mínimo incremento periférico nas paredes dos cistos. Nas lesões microcísticas há um sinal intermediário nas sequências ponderadas T1 e T2.

Na diagnose diferencial, devem ser considerados os linfedemas, os angiomas e angioqueratomas, glomangiomas e outros tumores vasculares.

Tratamento

As formas superficiais podem ser tratadas por eletrocoagulação, crioterapia, laserterapia e, eventualmente, exérese cirúrgica. As formas profundas somente são tratadas por cirurgia quando esta for exequível, ainda que às vezes sejam possíveis apenas ressecções parciais. A escleroterapia deve ser considerada no tratamento destas lesões, especialmente em condições de impossibilidade cirúrgica.

LINFEDEMA

A forma congênita (doença de Milroy) apresenta um padrão de herança autossômica dominante e está relacionada a mutações em gene localizado no cromossomo 5q35.3 e no gene *VEGFR3*. O linfedema acomete principalmente os membros inferiores, dos dedos dos pés até os quadris. A maioria dos pacientes apresentam linfedema abaixo dos joelhos e essa forma congênita evolui lentamente (FIGURA 76.43). Algumas mutações dominantes **de novo** do gene *VEGFR3* têm sido identificadas em pacientes com linfedema congênito sem história familiar.

O **linfedema de início na puberdade (doença de Meige)** representa 80% dos linfedemas primários. Cerca de um terço

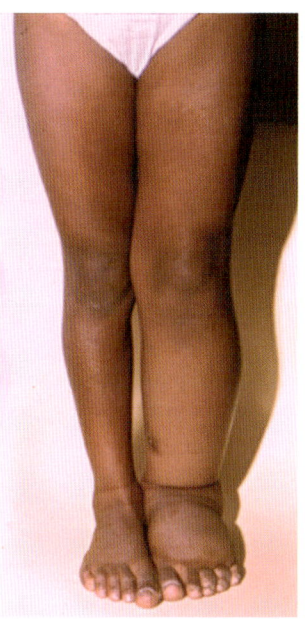

FIGURA 76.43 – Doença de Milroy. Aumento do membro em criança.

dos pacientes tem predisposição familiar. Análise genética revelou mutações no gene *FOXC2*, localizado no cromossomo 16q24.3. Essa mutação geralmente associa-se à distiquíase (presença de uma faixa extra de cílios) e algumas vezes à ptose palpebral, unhas amareladas, sindactilia, fenda palatina e defeitos do septo cardíaco.

No **linfedema tardio o** edema de membros inferiores surge a partir dos 35 anos de idade.

A **hipotricose-linfedema-telangiectasia (HIT)** representa uma condição rara caracterizada por cabelos esparsos, linfedema e telangiectasias cutâneas, de transmissão autossômica tanto dominante como recessiva, e associada a mutação no gene *SOX18* no cromossomo 20q13.33. O diagnóstico pode ser difícil uma vez que a falta de cabelo pode não ser evidente ao nascimento, a idade de início do linfedema é variável e as telangiectasias podem ser discretas e localizadas.

A **doença de Hennekam** representa uma forma rara de linfedema extenso periférico associado a anomalias faciais (ponte nasal achatada, hipertelorismo, boca pequena), dentárias e auriculares e linfangiectasias intestinais com perda proteica, anomalias cerebrais e retardo mental. Tanto a transmissão autossômica dominante quanto a recessiva são possíveis.

Manifestações clínicas

Desde o nascimento, no caso da doença de Milroy e, mais tardiamente, na doença de Meige, existe edema firme nos membros inferiores. A progressão é lenta e frequentemente complicada por episódios de erisipela e linfangite, podendo desenvolver-se processo superponível à elefantíase *nostra*. O linfedema da doença de Hennekam é idêntico, porém mais extenso, podendo acometer membros superiores.

Tratamento

Uso de meias elásticas e profilaxia de infecções. Quando estas ocorrem, recomenda-se o uso de antibióticos o mais prontamente possível e repouso com a perna elevada.

Malformações venosas

As malformações venosas (MV) apresentam um largo espectro, variando de ectasias cutâneas isoladas até lesões volumosas envolvendo múltiplos tecidos e órgãos. São macias e compressíveis e não apresentam alteração na temperatura da pele, frêmitos ou sopros. São frequentemente denominadas, erroneamente, de hemangiomas cavernosos. MV puras geralmente apresentam cor azulada na pele ou mucosa suprajacente, enquanto as combinadas capilares-venosas exibem tom vermelho-escuro a violáceo **(FIGURA 76.44)**.

São hemodinamicamente inativas, de baixo fluxo e acentuam-se com a posição ortostática, esforços físicos, gravidez e trauma. Presentes ao nascimento, pioram progressivamente na infância e, em menor grau, durante a vida adulta. Geralmente não envolvem apenas a pele, mas também as estruturas subjacentes como músculo e fáscia. Apesar de a maioria das MV ser esporádica, algumas podem estar associadas a causas genéticas **(VER TABELA 76.3)**, podendo integrar quadros sindrômicos e/ou malformações combinadas (como foi visto anteriormente no **NA TABELA 76.1**). A forma esporádica representa cerca de 94% dos casos de MV e é causa comum de disfunção de um órgão, desfiguramento estético, ou até mesmo risco de vida. Dor ao acordar pela manhã, após atividade ou mudança de temperatura é uma queixa comum.

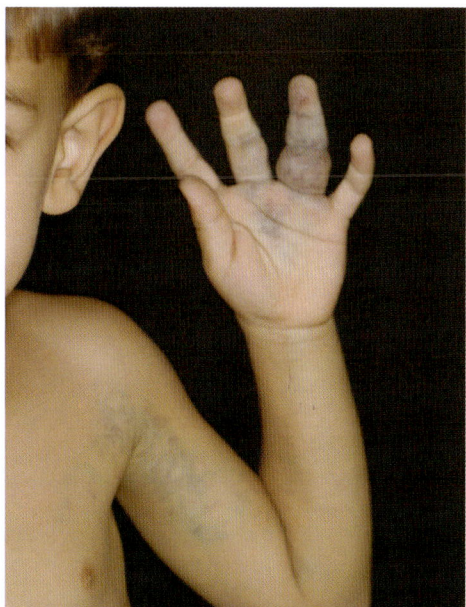

FIGURA 76.44 – Malformação vascular. Lesões azuladas, de distribuição linear, e aumento de volume dos dedos.

TABELA 76.3 – Genes associados a malformações venosas

Malformações venosas	Gene
Malformação venosa comum	TIE2 somático
Malformação venosa cutaneomucosa familiar	TIE2
Blue rubber bleb nevus (Bean)	TEK
Malformação glomovenosa	GLMN
Malformação cavernosa cerebral (MCC)	
MCC1	KRIT1
MCC2	Malcavernin
MCC3	PDCD10

Fonte: ISSVA.[1]

A coagulação intravascular localizada, caracterizada pela elevação do D-dímero com nível normal ou pouco alterado do fibrinogênio, está presente em 50% dos pacientes com MV. Essa coagulopatia é causa de dor aguda e formação de trombos, que se calcificam formando os patognomônicos flebólitos. A coagulação intravascular localizada grave (D-dímero elevado com baixos níveis de fibrinogênio) está associada a MV extensa das extremidades. Essa coagulopatia pode descompensar durante cirurgias levando a um quadro de coagulação intravascular disseminada e, se não tratada com heparina de baixo peso molecular, causar hemorragia grave. É muito importante diferenciar essa desordem de coagulação de distúrbios hemorrágicos associados a outras lesões vasculares **(TABELA 76.4)**.

São várias as síndromes em que a malformação venosa está presente: síndrome venosa cutaneomucosa familiar, *blue rubber bleb nevus*, malformação glomovenosa, síndrome Maffucci, Klippel-Trenaunay, CLOVES e Bannayan-Riley-Ruvalcaba.

MALFORMAÇÃO VENOSA CUTANEOMUCOSA FAMILIAR (MVCM)

As lesões tendem a ser pequenas e multifocais e predominam na região cervicofacial (lábios, língua e mucosa bucal) **(FIGURA 76.45)**. Alguns pacientes, além do acometimento cutâneo, podem apresentar malformações venosas em órgãos internos e outras anomalias adicionais, como malformações cardíacas. A forma de herança é autossômica dominante.

SÍNDROME *BLUE RUBBER BLEB NEVUS* (SÍNDROME BEAN)

As malformações vasculares estão presentes na pele e vísceras. As lesões cutâneas se caracterizam por nódulos azulados, isolados ou agrupados, macios, dolorosos ou não. Há casos em que a cor violácea está ausente e as lesões se assemelham a um mamilo elástico (*rubber bleb*) **(FIGURA 76.46)**. As lesões viscerais acometem principalmente o trato gastrintestinal (esôfago, estômago, intestino delgado e grosso, ânus, mesentério) gerando sangramentos recorrentes, anemia ferropriva e, mais raramente, choque hipovolêmico. A cavidade oral, nasofaringe, genitália, bexiga, cérebro, medula espinhal, fígado, baço, pulmões, ossos e músculos podem também ser acometidos. As lesões vasculares cutâneas podem ser tratadas com escleroterapia, excisão, criocirurgia e *laser*. As lesões viscerais com sangramento podem requerer fotocoagulação ou ressecção cirúrgica.

TABELA 76.4 – Anomalias vasculares e possível associação com coagulopatia e/ou contagem de plaquetas

Anomalia	Desordem hematológica
Angioma em tufos Hemangioendotelioma kaposiforme	Trombocitopenia acentuada e prolongada com hipofibrinogenemia grave, coagulopatia de consumo e elevação de D-dímero (fenômeno de Kasabach-Merritt)
Hemangioma congênito rapidamente involutivo	Trombocitopenia leve a moderada transitória, ± coagulopatia de consumo e elevação de D-dímero
Malformações venosas/linfático-venosas	Coagulopatia intravascular crônica localizada, ± hipofibrinogenemia e ± trombocitopenia moderada (pode progredir para coagulação intravascular disseminada após trauma ou cirurgia)
Malformações linfáticas	Coagulopatia localizada crônica com elevação de D-dímero e ± trombocitopenia leve a moderada (considerar linfangiomatose kaposiforme). Pode progredir para coagulação intravascular disseminada após trauma ou cirurgia
Linfangioendoteliomatose multifocal com trombocitopenia/angiomatose cutaneovisceral com trombocitopenia	Trombocitopenia persistente, flutuante, moderada a grave com sangramento do trato gastrointestinal ou hemorragia pulmonar
Linfangiomatose kaposiforme	Trombocitopenia leve a moderada, ± hipofibrinogenemia e elevação de D-dímero

Fonte: ISSVA.[1]

Forma solitária das malformações glomovenosas

Manifestações clínicas

Atinge mais comumente adultos jovens e apresenta-se como pápula ou nódulo vermelho azulado extremamente doloroso à pressão localizado na derme ou hipoderme. Pela localização dos corpos glômicos atinge mais frequentemente as regiões sacrais sendo mais comum na região subungueal de dedos das mãos e menos frequentemente na região palmar, pés e antebraços. Nas extremidades pode causar crises dolorosas paroxísticas que podem ser espontâneas ou desencadeadas por alterações de temperatura ou quando pressionados. Às vezes, apresenta-se como estria avermelhada subungueal ou pode até apresentar-se como fissura ao longo do leito ungueal a partir da tumoração (FIGURAS 76.47 E 76.48).

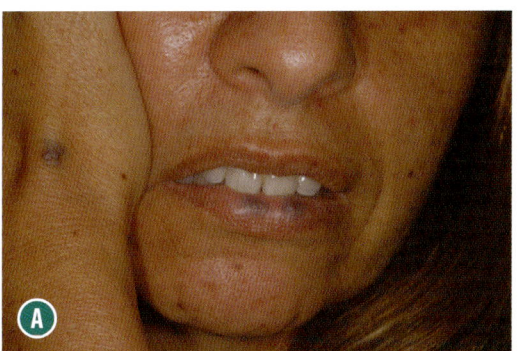
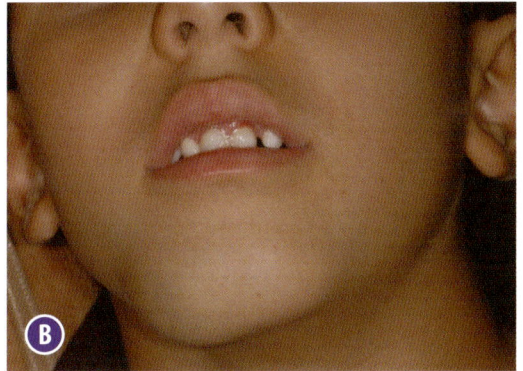

FIGURA 76.45 – Malformação venosa cutaneomucosa familiar. **A** Mãe com lesões papulosas, azuladas, no lábio e mão. **B** Filho com massa tumoral, de tonalidade levemente azulada, na metade esquerda do mento.

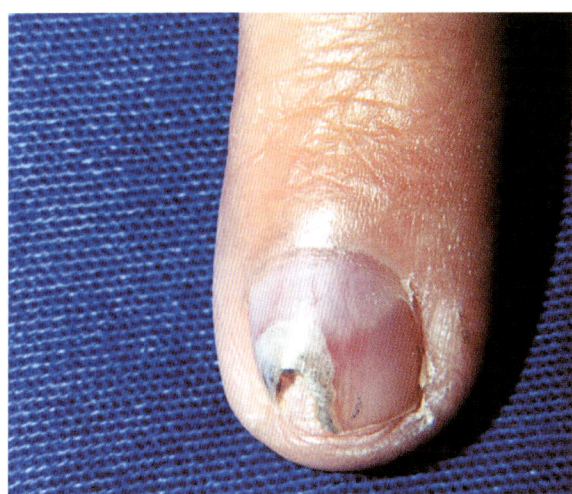

FIGURA 76.47 – Tumor glômico. Tumefação violácea do leito ungueal associado a onicodistrofia.

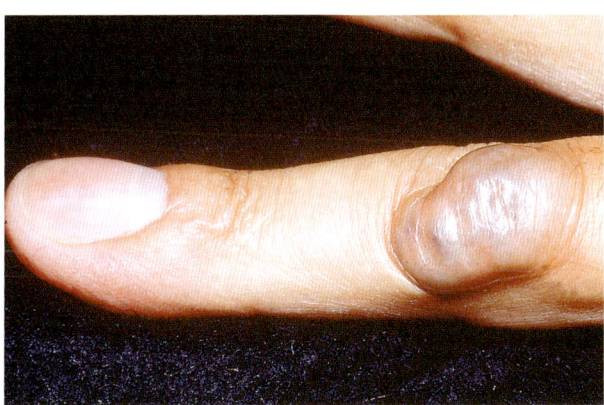

FIGURA 76.46 – Síndrome *blue rubber bleb nevus*. Lesão hemangioma cavernoso no dedo como elemento da síndrome.

MALFORMAÇÕES GLOMOVENOSAS

São raras e originadas a partir das células glômicas. Anteriormente denominadas equivocadamente glomangioma ou tumor glômico, representam na realidade malformações, e não tumores vasculares. Podem ser esporádicas, ou de transmissão autossômica dominante com penetrância incompleta e expressividade variável por mutação no gene glomulin (*GLMN*) no cromossomo 1p21-22. Dividem-se em lesões solitárias geralmente subungueais e lesões múltiplas compostas por malformações venosas associadas a células glômicas.

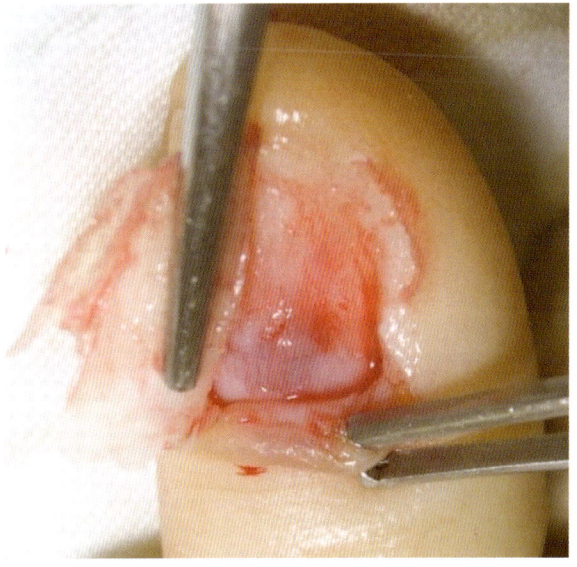

FIGURA 76.48 – Glomagioma. Lesão violácea sobre a matriz ungueal.

Histopatologia

Revela proliferação de células glômicas que são poligonais ou arredondadas bastante uniformes, com núcleo grande e citoplasma eosinófilo pálido. As células glômicas dispõem-se em torno a capilares e proliferam em meio a estroma mixoide ou hialinizado.

Diagnose

Clínica e histopatológica, cabendo a diagnose diferencial com outras tumorações dolorosas particularmente espiradenoma écrino e leiomiomas. Ressonância magnética do aparelho ungueal pode auxiliar a diagnose.

Tratamento

Excisão cirúrgica.

Formas múltiplas das malformações glomovenosas (glomangiomas)

São muito mais frequentes em crianças e 60% dos pacientes têm história familiar positiva.

Manifestações clínicas

São lesões múltiplas compostas por nódulos vermelho-azulados de consistência mole aglomerados ou confluentes formando placas dérmicas ou subcutâneas que podem ser dolorosas, mas nunca na intensidade observada nas lesões solitárias. Podem ser localizadas, segmentares ou disseminadas. As áreas mais acometidas são tronco e extremidades superiores e menos frequentemente couro cabeludo, face e genitais. Quando de distribuição segmentar tendem a acometer as extremidades, não atingindo o tronco e a face. Existem formas congênitas e formas de aparecimento tardio e nestas formas pode haver associação com lesões no trato gastrintestinal, traqueia, ossos, fígado, pâncreas e ovários. Nas formas múltiplas, os exames de imagem são úteis para a verificação de lesões viscerais.

Complicações que podem ocorrer são aumento da sudorese nas lesões, perfurações gastrintestinais hipertensão pulmonar e hematúria.

Histopatologia

Revela veias dilatadas circundadas por células glômicas que podem eventualmente apresentar trombos.

Diagnose

Clínica e histopatológica devendo ser feita a diagnose diferencial com o *blue rubber bleb nevus*. A RM é útil para determinar a extensão das lesões para o planejamento cirúrgico.

Tratamento

Quando possível cirúrgico sendo outras modalidades de tratamento *laser* de CO_2, de argônio, *dye laser* e escleroterapia com soluções salinas hipertônicas ou sulfato de tetradecil.

MALFORMAÇÃO CAVERNOSA CEREBRAL (MCC) OU MALFORMAÇÃO CAPILAR-VENOSA CEREBRAL

É uma anomalia rara que envolve qualquer parte do sistema nervoso central. Algumas lesões são clinicamente silenciosas e outras causam convulsões, enxaqueca, hemorragia ou déficit neurológico focal. A RM é o exame de escolha para o diagnóstico. Malformações vasculares cutâneas são vistas em 9% dos pacientes com MCC. Há três tipos fenotípicos distintos: malformação capilar-venosa cutânea hiperceratótica (39%), malformação capilar (34%) e malformação venosa (21%).

Diagnose das malformações venosas em geral

É clínica na maioria dos casos, mas uma radiografia simples pode revelar flebólitos (trombos calcificados) já na idade de 2 a 3 anos. Essas calcificações arredondadas são patognomônicas de lesões vasculares venosas. A radiografia simples pode ser útil também para avaliar distorções ósseas.

O US com Doppler, um exame não invasivo e de baixo custo, evidencia estruturas tubulares hipo ou anecoicas. Algumas lesões podem apresentar uma ecotextura heterogênea devido à presença de flebólitos ou diferentes formas de trombos. O fluxo ao Doppler é usualmente de velocidade baixa e monofásico. Algumas vezes só se evidencia fluxo com a compressão e relaxamento da lesão.

Na TC sem contraste, as MV são hipoatenuadas, podendo apresentar um padrão heterogêneo dependendo da quantidade de tecido adiposo dentro da lesão. Calcificações ou flebólitos podem ser visualizados. Após contraste, a lesão acentua-se na periferia e vai sendo centralmente preenchida pelo contraste nas imagens tardias. É um excelente método para avaliar acometimento ósseo pela lesão.

Na RM, há uma imagem hipo ou isotensa ponderada em T1, podendo apresentar áreas de sinal brilhante em T1 se a lesão tiver tecido gorduroso, produtos sanguíneos ou certos tipos de calcificação. Na imagem ponderada em T2, as MV apresentam um sinal intenso.

A venografia contrastada é adequada para a caracterização anatômica da MV, sendo empregada para avaliar a extensão e tipo de vasos drenantes. Com base no padrão de drenagem venosa, as MV são classificadas em quatro tipos (tipo I: sem vasos de drenagem visíveis; tipo II: com drenagem para vasos normais; tipo III: drenagem para vasos displásicos e tipo IV: drenagem para ectasias venosas). Esse padrão de drenagem reflete na resposta ao tratamento e risco de complicações. Tipos I e II respondem bem à escleroterapia e necessitam de poucas sessões para o controle. Os tipos III e IV apresentam uma alta taxa de complicações.

Tratamento das malformações venosas em geral

As MV raramente podem ser completamente erradicadas. O tratamento usual é a escleroterapia, com a injeção local de soluções esclerosantes como álcool a 95%, polidocanol, bleomicina, OK-432 (picibanil) ou sulfato tetradecil de sódio 1% para lesões pequenas. A ressecção cirúrgica pode ser realizada após obliteração conseguida por meio da escleroterapia. Lesões externas de membros devem ser tratadas desde a infância com compressão. Pacientes sabidamente portadores de baixos níveis de fibrinogênio devem receber, 15 dias antes da escleroterapia, heparina de baixo peso molecular e, no dia do procedimento, transfusão de crioprecipitado. Esse tratamento reduz a coagulopatia de consumo das MV extensas.

Malformações arteriais

Malformações arteriais (atresia, ectasia, aneurisma ou coarctação), malformações arteriovenosas (conglomeração difusa ou localizada de artérias e veias com fístulas vasculares microscópicas) e fístulas arteriovenosas (*shunts* entre braços arteriais a veias vizinhas) são anomalias vasculares de alto fluxo caracterizadas pelo aumento da temperatura local, frêmito e sopro. As malformações vasculares arteriais puras como os aneurismas, estenoses e ectasias raramente ocorrem na pele como lesões sintomáticas. Na pele, ao contrário do cérebro, uma fístula arteriovenosa geralmente é resultado de um trauma.

As malformações arteriovenosas (MAV) apresentam um epicentro denominado ninho *(nidus)* que consiste em uma coleção de vasos anômalos localizados entre as artérias alimentadoras e as veias de drenagem. Podem estar presentes ao nascimento ou tornarem-se evidentes na infância precoce. Nunca regridem espontaneamente e a puberdade e o trauma podem acionar seu crescimento. Clinicamente caracterizam-se por uma massa coberta por uma pele normal ou angiomatosa, geralmente tensa e brilhante, com aumento do calor, frêmito e sopro no local quando totalmente desenvolvidas (FIGURA 76.49). Com a progressão da MAV, as veias de drenagem se tornam mais evidentes, tortuosas e distendidas. A escala de Schobinger (TABELA 76.5) classifica as MAV de acordo com o grau de acometimento. Algumas anormalidades genéticas predispõem a alguns tipos de MAV familiares. Pacientes com mutações PTEN podem desenvolver anomalias arteriovenosas, assim como algumas mutações *RASA1*.

Algumas síndromes associadas às MAV: malformação capilar-malformação arteriovenosa (MC-MAV), Parkes Weber, PTEN-AVA, Bonnet-Dechaume-Blanc, Cobb, Rendu-Osler-Weber (HHT), Cowden, Wyburn-Mason, Brégeat, Stewart-Bluefarb, aplasia cutânea congênita e EhIers-DanIos tipo IV.

Diagnose

As MAV podem ser diagnosticadas em 90% dos casos com a história e exame clínico. A fase l (quiescente) da lesão pode ser confundida com uma MC ou lesão precursora de hemangioma. O exame com Doppler demonstra o alto fluxo da lesão diferenciando-a da MC. Ao contrário do hemangioma da infância, a lesão continua a crescer após os primeiros anos de vida com possível agravamento na vida adulta. Exames complementares podem ser úteis tanto no diagnóstico como na

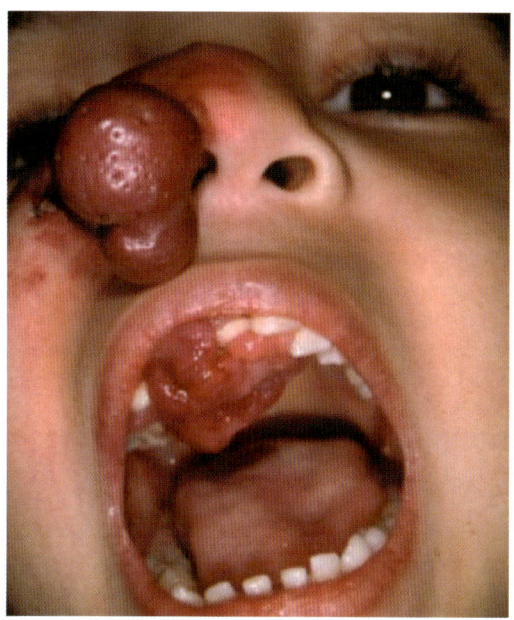

FIGURA 76.49 – Malformação arteriovenosa. Lesões persistentes em uma faixa etária na qual o hemangioma da infância já apresentaria resolução.

TABELA 76.5 – Estadiamento de Schobinger das malformações arteriovenosas

Estádio	Quadro clínico
I (quiescente)	Mácula de coloração vermelho-azulado, aumento da temperatura e *shunting* no Doppler
II (expansão)	Crescimento da lesão, pulsação, frêmito, sopro e veias tortuosas
III (destruição)	Alterações distróficas da pele, ulceração, sangramento e dor
IV (descompensação)	Insuficiência cardíaca

Fonte: Greene e Orbach.[2]

avaliação da extensão e profundidade da lesão e programação de tratamento.

A US com Doppler evidencia lesões anecoicas bem definidas, de alto fluxo, sem parênquima adjacente. Na TC contrastada, observam-se múltiplas artérias alimentadoras dilatadas com uma drenagem rápida de contraste para veias dilatadas e ausência de impregnação de contraste no tecido adjacente. A RM avalia melhor a relação da MAV com as estruturas adjacentes, como músculos, fáscia e ossos. Evidencia artérias hipertróficas múltiplas e espaços venosos dilatados conectados por *shunting* focal ou linear com baixo sinal tanto nas sequências ponderadas em T1 e T2. As MAV exibem uma característica ausência de massas teciduais. A angiografia só está indicada quando a RM não é esclarecedora ou quando se considera uma intervenção vascular.

Tratamento

As MAV são as lesões mais problemáticas e sintomáticas dentre as malformações vasculares. Devido ao tamanho e localização, a maioria é inoperável ou requer ressecção ampla e até mesmo amputação. A embolização do *nidus* por cateterização arterial, em geral a primeira opção terapêutica, é um procedimento que pode ser utilizado como paliativo ou como adjuvante a uma ressecção cirúrgica. A intenção é obter uma completa erradicação do *nidus*. Interrupção de vasos na proximidade do *nidus* resulta no desenvolvimento de artérias colaterais nutridoras e na inacessibilidade aos vasos alimentadores para uma intervenção endovascular posterior.

MALFORMAÇÕES VASCULARES ASSOCIADAS A OUTRAS ANOMALIAS

Anomalias vasculares podem coexistir com outros erros morfogênicos de estruturas mesenquimais relacionadas, como hipertrofia esqueléticas e teciduais, e também podem fazer parte de quadros sindrômicos (como foi visto **NA TABELA 76.2**). Muitas dessas desordens são conhecidas por epônimos. Algumas já foram descritas em sessões anteriores, devido ao tipo de malformação vascular predominante.

SÍNDROME KLIPPEL-TRENAUNAY

É um termo utilizado para descrever uma condição de angio-ósteo-hipertrofia de etiologia desconhecida e fenótipo altamente variável. A combinação de mancha em vinho do Porto (MV capilar), edema do tecido (MV linfática e venosa) e supercrescimento ósseo é denominada síndrome de Klippel-Trenaunay.

A tríade típica é macromelia, MV e MC/tipo mancha vinho do Porto, com acometimento unilateral (85% dos pacientes) e presente desde a infância. A localização mais comum é a região anterolateral da coxa. É uma malformação vascular combinada de baixo fluxo com frequente aplasia parcial do sistema venoso profundo. Varicosidades grandes podem levar à trombose venosa e embolismo pulmonar. Coagulopatia e septicemia por gram-negativos são outras complicações. O tipo de malformação capilar presente pode indicar bom ou mau prognóstico. A presença de lesões geográficas (MC bem definidas, irregulares e vermelho escuras) está associada ao risco de associação com malformação linfática e complicações. Vesículas linfáticas, claras ou hemorrágicas, podem estar presentes na superfície e há um retorno venoso inadequado (**FIGURA 76.50**).

O tratamento é conservador. O linfedema e o edema venoso devem ser cuidados através de medidas paliativas como o uso de meias elásticas compressivas, permitido apenas quando o Doppler confirmar uma função adequada das veias profundas. A drenagem linfática frequente (massagem) é útil para minimizar o linfedema. Veias varicosas podem ser tratadas cirurgicamente. Procedimentos cirúrgicos agressivos podem causar fibrose e piorar o linfedema. Se há discrepância grande no tamanho dos membros sapatos compensatórios

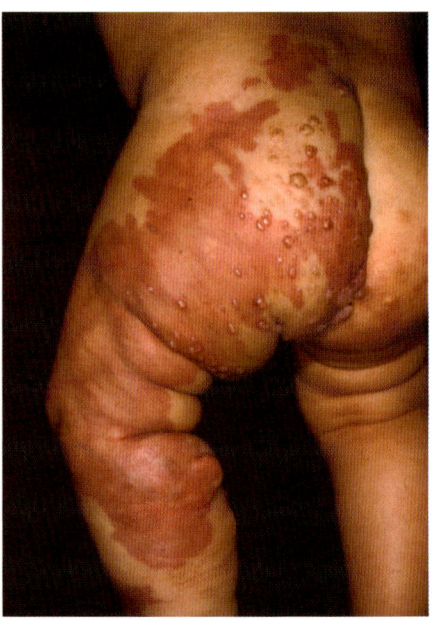

FIGURA 76.50 – Síndrome Klippel-Trenaunay. Malformação combinada capilar e linfática associada a macromelia.

devem ser utilizados para prevenir escoliose. A mancha de vinho do Porto pode ser amenizada com laserterapia.

SÍNDROME PARKES WEBER

É uma síndrome de malformação combinada de alto fluxo (MC-MAV) com crescimento exacerbado de um membro. Fístulas arteriovenosas podem se formar por volta da puberdade.

SÍNDROME CLOVES

A síndrome CLOVES (acrônimo de **c**ongênito, **l**ipomatoso, supercrescimento [*overgrowth*], malformações **v**asculares, nevo **e**pidérmico e anomalias da medula [*spinal*] ou esqueléticas) consiste na associação de lipomatose truncai, malformações vasculares, nevo epidérmico e anomalias musculesqueléticas. As lesões lipomatosas são congênitas, geralmente infiltrativas e tendem a recorrer após a ressecção. Hipercrescimento esquelético e malformações ósseas são comuns nas extremidades, assim como a escoliose. As lesões vasculares incluem MC, ML, MV e MAV. Não há acometimento mental.

SÍNDROME DE PROTEUS

O nome deriva do deus grego Proteus, capaz de alterar sua forma para evitar ser capturado. Essa denominação é oportuna, visto que a síndrome se caracteriza por grandes variações morfológicas em sua apresentação e evolução. O paciente mais famoso foi Joseph Merrick, inicialmente considerado portador de neurofibromatose, cuja história foi narrada em livro e no filme **O Homem Elefante** (1980), estrelado por John Hurt e dirigido por David Lynch. A doença é considerada uma hamartomatose congênita, por mutações no gene

AKT1, que afeta os três folhetos embrionários e tem como resultado o crescimento excessivo dos tecidos. A hiperplasia cerebriforme palmoplantar é um dos sinais característicos da síndrome **(FIGURA 76.51)**. Outro achado bastante típico diz respeito aos tumores cutâneos, com grande variedade histológica (nevos epidérmicos verrucosos, lipomas, colagenomas).

Malformações vasculares são bem constantes na síndrome Proteus: mancha vinho do Porto **(FIGURA 76.52)**, ML do tipo macrocístico e microcístico, malformações vasculares combinadas dos membros como na síndrome Klippel-Trenaunay (MC e MV de baixo fluxo e ML com gigantismo do membro afetado).

SÍNDROME MAFFUCCI

Na síndrome Maffucci, há uma coexistência de anomalias vasculares (linfáticas e venosas) associadas com exostoses ósseas e encondromas **(FIGURA 76.53)**. É uma condição rara que parece não ter caráter hereditário. Geralmente não detectada ao nascimento, as lesões ósseas aparecem nos primeiros anos de vida e as lesões vasculares posteriormente, de forma uni ou bilateral. Transformação maligna, geralmente condrossarcoma, ocorre em 20 a 30% dos pacientes.

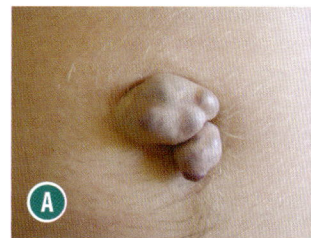
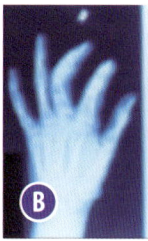
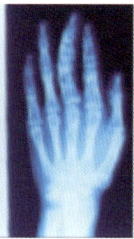

FIGURA 76.53 – Síndrome Maffuci. **A** Malformação venosa na região umbelical. **B** Radiografia das mãos evidenciando encondromas nas falanges.

SÍNDROME BANNAYAN-RILEY-RUVALCABA

É uma condição autossômica dominante caracterizada por macrocefalia, atraso no desenvolvimento, pseudopapiledema, máculas pigmentares na glande, crescimentos hamartomatosos, incluindo lipomas subcutâneos e viscerais, polipose gastrointestinal e malformações vasculares (capilares e combinadas). Mutações no gene *PTEN* têm sido descritas.

ANOMALIAS VASCULARES AINDA NÃO CLASSIFICADAS

HEMANGIOMA VERRUCOSO

É uma lesão congênita, relativamente comum na infância, e ainda alvo de controvérsias quanto à sua classificação por compartilhar caraterísticas de malformações vasculares e de tumores vasculares. Afeta as extremidades inferiores de forma linear, mas também pode apresentar-se como lesões isoladas de pequeno tamanho em outras localizações

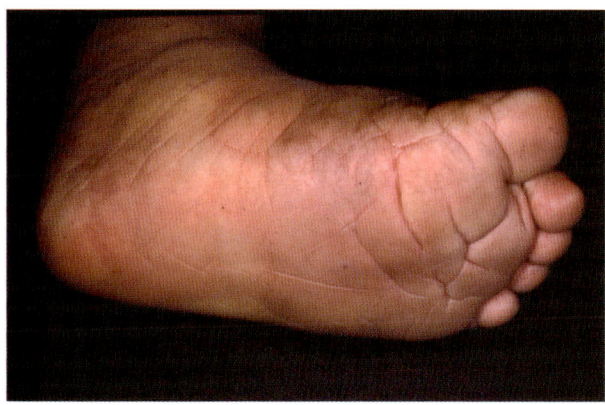

FIGURA 76.51 – Síndrome Proteus. Hiperplasia cerebriforme plantar.

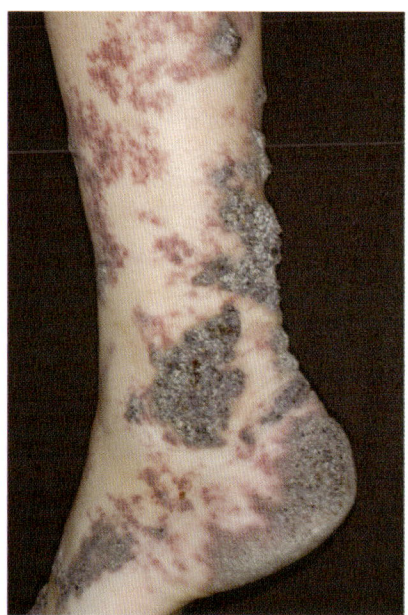

FIGURA 76.54 – Hemangioma verrucoso. Lesões angiomatosas recobertas por verrucosidades, em disposição linear.

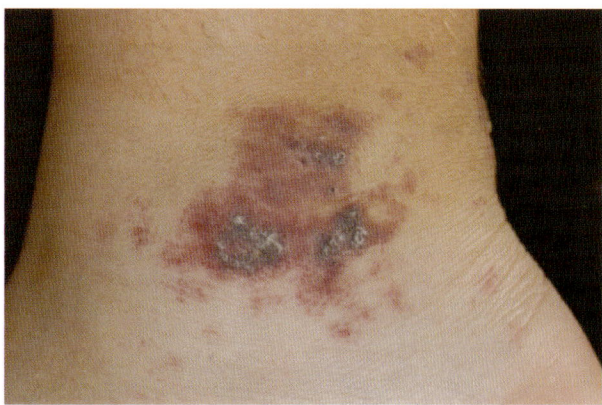

FIGURA 76.52 – Síndrome Proteus. Malformação capilar e aumento de volume do membro afetado (mesmo paciente da Figura 76.51).

(FIGURA 76.54). Lesões profundas podem afetar os músculos e episódios de sangramentos são frequentes devido ao seu componente hiperceratótico. Cerca de mais de 50% dos casos são GLUT-1+. O tratamento é a exérese cirúrgica para as lesões pequenas, ou *laser*, como paliativo.

ANGIOQUERATOMAS

Os angioqueratomas são um grupo heterogêneo de lesões que clinicamente se apresentam como pápulas vermelho-violáceas com superfície verrucosa. A histologia evidencia dilatações vasculares localizadas na derme com hiperplasia epidérmica e acentuada hiperqueratose. Considera-se atualmente que todas as formas de angioqueratomas sejam malformações capilares, embora algumas delas tenham início tardio.

Angioqueratoma adquirido na vida adulta

Podem apresentar-se como formas solitárias ou múltiplas e acometer qualquer área corpórea. São pápulas verrucosas vermelho-azuladas ou negras mais frequentes nas extremidades inferiores **(FIGURA 76.55)**. Podem suscitar a diagnose de melanoma pela sua coloração. A dermatoscopia é extremamente útil nesse diagnóstico diferencial, sendo a diagnose final confirmada pelo estudo histopatológico após biópsia excisional.

Angioqueratoma de Mibelli

É afecção hereditária autossômica dominante que atinge predominantemente o sexo feminino na adolescência e que se caracteriza por pápulas verrucosas angiomatosas vermelho-escuras de cerca de 3 mm de diâmetro localizadas nas faces de extensão dos dedos das mãos e dos pés e nos joelhos, que ulceram e sangram com facilidade.

Angioqueratoma de Fordyce

Caracteriza-se por pápulas vermelho escuras, angiomatosas localizadas especialmente no escroto e na vulva, mas que podem atingir também o corpo do pênis, as faces internas das coxas e o abdome inferior **(FIGURA 76.56)**. É muito mais frequente em homens. O incômodo que produz é o

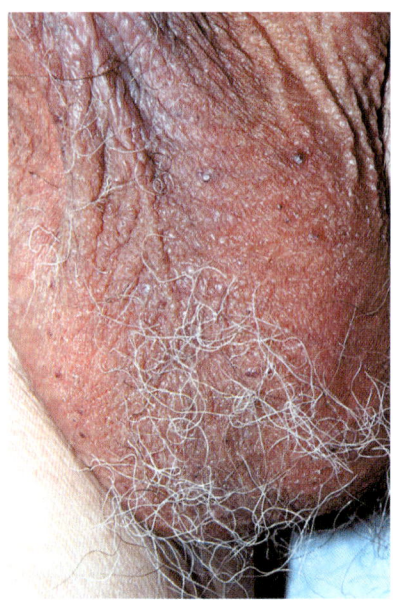

FIGURA 76.56 – Angioqueratoma de Fordyce. Pápulas vermelho escuro e angiomatosas na pele escrotal.

sangramento aos traumas. O tratamento pode ser feito por **eletrodessecação.**

Angioqueratoma circunscrito neviforme

É também conhecido como doença de Fabry tipo II. Usualmente surge ao nascimento, é raro e predomina no sexo feminino **(FIGURA 76.57)**. Clinicamente apresenta-se como placas de coloração violácea e de aspecto verrucoso por vezes com disposição zoniforme que se localizam predominantemente na região glútea, tronco, pernas e braços. Pode participar da síndrome de Klippel-Trenaunay. Em função das suas dimensões pode ser tratado por criocirurgia, excisão cirúrgica e eventualmente *laser*.

Angioqueratoma *corporis difusum* (doença de Fabry)

É afecção hereditária, recessiva, ligada ao cromossomo X, decorrente de mutações no gene α-gal localizado no cro-

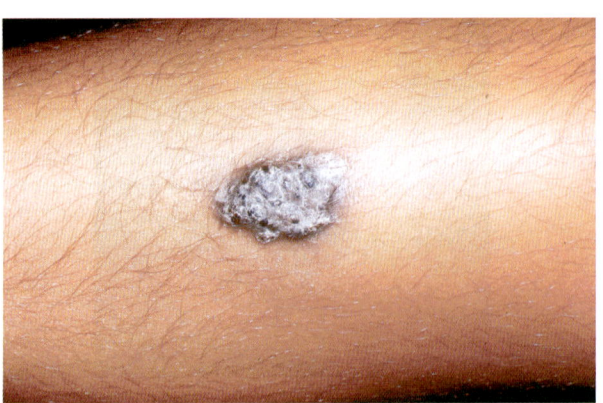

FIGURA 76.55 – Angioqueratoma solitário. Placa verrucosa vermelho-azulada.

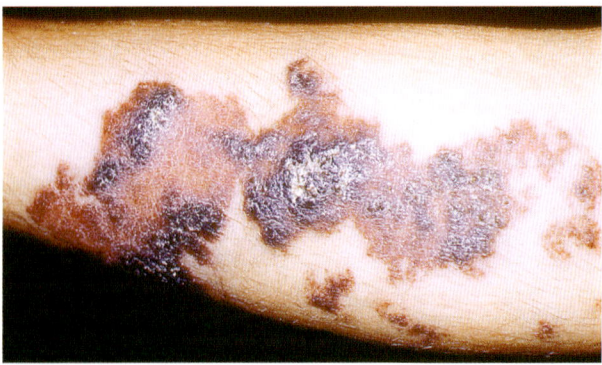

FIGURA 76.57 – Angioqueratoma circunscrito. Placas verrucosas vermelho-violáceas em disposição zoniforme.

mossomo Xq22.1, que levam à ausência ou deficiência da enzima α-galactosidase-A. Sendo mais ligada cromossomo X, ocorre fundamentalmente em homens, existindo, porém, mulheres que apresentam a doença, sempre em intensidade muito menor que nos homens.

Patogenia
A deficiência de α-galactosidase-A determina deposição sistêmica de glicoesfingolipídeos, especialmente globotriasosilceramida e galabiosilceramida, que, ao se acumularem nas paredes vasculares, determinam as lesões que se expressarão clinicamente.

Manifestações clínicas
São, fundamentalmente, angioqueratomas que surgem na pele e mucosas, dor e parestesias da extremidade, hipo-hidrose ou anidrose, opacidade da córnea e cristalino e insuficiência renal e coronária.

Os angioqueratomas ocorrem em praticamente todos os homens afetados e em cerca de 30% das mulheres heterozigotas.

Manifestam-se como pápulas angiomatosas de coloração vermelho-escura, que se distribuem predominantemente entre a região umbilical e joelhos, podendo atingir a mucosa oral e conjuntiva **(FIGURAS 76.58 E 76.59)**.

Paralelamente às lesões cutâneas e mucosas, surge anidrose ou hipo-hidrose.

Além das manifestações cutâneas, na doença de Fabry, ocorre dor importante, especialmente nas regiões palmares e plantares, que se acompanham de parestesia e febre baixa. Podem ocorrer lesões cerebrais decorrentes de trombose, isquemia da artéria basilar e aneurismas, levando a convulsões, hemiplegia, afasia, alterações labirínticas, hemorragia cerebral e alterações psíquicas.

A deposição dos glicoesfingolipídeos nos vasos renais determina proteinemia e, evolutivamente, há perda da função renal e uremia, que, frequentemente, é causa de óbito desses doentes.

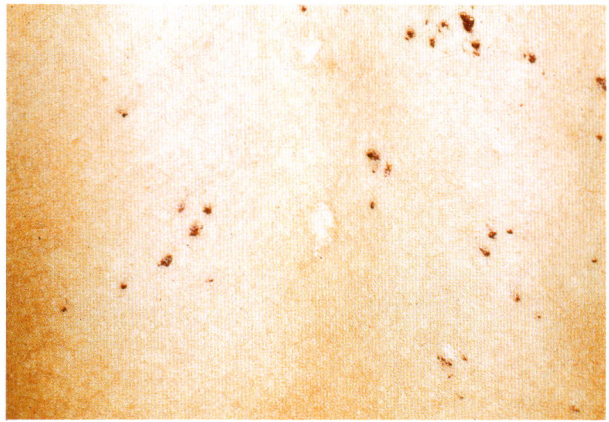

FIGURA 76.58 – Angioqueratoma difuso de Fabry. Pápulas angiomatosas múltiplas no tronco.

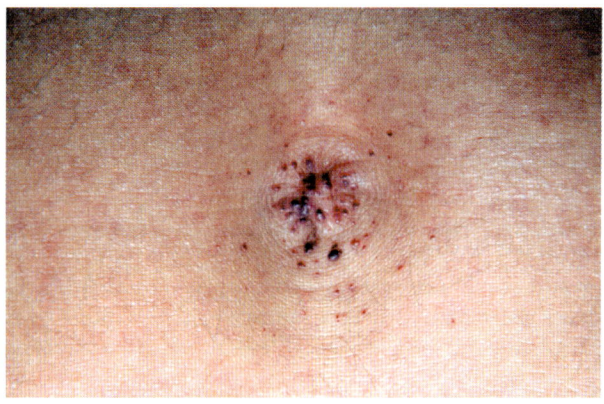

FIGURA 76.59 – Doença de Fabry. Múltimas pápulas angiomatosas levemente queratósicas na região umbilical.

Histopatologia
Os angioqueratomas são capilares dilatados localizados na derme superior, havendo depósito de lipídeos no endotélio, peritélio e na musculatura lisa dos capilares, vênulas e arteríolas. Os acúmulos de lipídeos podem ser demonstrados pelas colorações Sudan-negro ou PAS. A microscopia eletrônica das glândulas sudoríparas écrinas revela inclusões citoplasmáticas características.

Diagnose
Clínica, histopatológica, ultraestrutural e corroborada pela constatação da deficiência de α-galactosidase-A no plasma ou leucócitos.

Tratamento
As lesões dos vários sistemas serão tratadas de acordo com as terapêuticas específicas, anticonvulsivantes, analgésicos e procedimentos dialíticos, se necessário.

Atualmente, do ponto de vista sistêmico, existe a possibilidade de terapia de reposição enzimática com agalsidase-α recombinante a cada 14 dias, na dose de 0,2 mg/kg por via intravenosa em infusões de 40 minutos.

Do ponto de vista cosmético, os angioqueratomas podem ser tratados por eletrodessecação ou, como são muitas lesões, está mais bem indicada a utilização de *lasers*.

LINFANGIOENDOTELIOMATOSE MULTIFOCAL COM TROMBOCITOPENIA/ANGIOMATOSE CUTANEOVISCERAL COM TROMBOCITOPENIA

É caracterizada por múltiplas lesões vasculares presentes ao nascimento, com aumento progressivo em número e tamanho. As lesões podem ser máculas vermelho-acastanhadas ou pápulas enduradas, algumas com palidez central e outras com porção central cicatricial. Associa-se a malformações vasculares gastrointestinais, levando a sangramentos de intensidade variável. Hemorragia, de leve a fatal, pode estar presente do nascimento até os dois a três anos de idade. Observa-se trombocitopenia refratária que piora com transfusões. Outros órgãos podem ser acometidos como pulmões, tireoide, fígado, rins, cérebro etc. A histologia mostra vasos alongados com paredes finas com uma única camada de células endoteliais, com projeções intraluminais. As células endoteliais são GLUT-1 negativas e positivas para marcador linfático (D2-40, LYVE-1 e Prox-1).

LINFANGIOMATOSE KAPOSIFORME

A LAK é uma entidade nova, considerada uma anomalia linfática generalizada com uma histopatologia específica. O marcador histológico é a presença de células endoteliais linfáticas fusiformes, imunorreativas para marcadores linfáticos (D2-40, LYVE 1 e Prox-1) e orientadas paralelamente a canais linfáticos anormais e dilatados. Células hemáticas e hemorragias também podem estar presentes, mas mitoses e atipias celulares são raras. A LAK exibe quadro compatível com tumor vascular e malformação vascular. A clínica é caracterizada por sintomas respiratórios (50%), sangramento (50%) e massas subcutâneas (35%). Os sintomas respiratórios mais comuns são tosse e dispneia. Sangramentos são caracterizados por epistaxe, hemorragia da esclera, equimoses e sangramento vaginal, entre outros. A trombocitopenia leve pode ser observada em alguns casos. O acometimento cutâneo é representado por massa subcutânea discreta, macia e indolor. A idade do início dos sintomas é de seis a oito anos. Diferentemente do hemangioendotelioma kaposiforme, o acometimento da LAK é multifocal, difuso e geralmente envolve o mediastino e ossos.

HAMARTOMA DE TECIDO MOLE TIPO PTEN/"ANGIOMATOSE" DE TECIDO MOLE

Mutações PTEN promovem o estímulo de angiogênese pelo caminho AKT/mTOR. A síndrome tumor hamartoma PTEN (PHTS, do inglês *PTEN hamartoma tumor syndrome*) envolve lesões cutâneas, MC ou MCV, pequenas malformações vasculares profundas, múltiplas MAV associadas com lesões hamartomatosas. As MAV podem estar presentes nos membros, região paraespinhal e dura mater. São frequentemente intramusculares e associadas a tecido adiposo ectópico. As lesões hamartomatosas são compostas de agrupamentos vasculares, tecido fibroso, grandes veias e gordura e têm sido chamadas de hamartomas PTEN de tecidos moles. Síndrome Cowden e Bannayan-Riley-Ruvalcaba e alguns casos de Proteus são classificados por alguns autores como PHTS.

OUTRAS LESÕES VASCULARES

HEMANGIOPERICITOMA INFANTIL (HEMANGIOPERICITOMA CONGÊNITO)

São tumores que surgem ao nascimento ou durante o primeiro ano de vida, mais frequentes em meninos. Parecem originar-se de células endoteliais pluripotentes capazes de diferenciação a células musculares lisas, células glômicas e pericitos. Muito raramente, esses tumores atingem a pele em adultos.

Manifestações clínicas

São nódulos dérmicos ou subcutâneos geralmente isolados e eventualmente múltiplos, que podem apresentar crescimento bastante rápido e que se localizam preferencialmente na cabeça e pescoço, existindo raros casos na língua, abdome e mediastino. Pode haver regressão espontânea.

Histopatologia

São compostos por células fusiformes dispostas em torno a espaços vasculares, acompanhadas de células miofibroblásticas em meio a estroma conectivo.

Diagnose

Histopatológica, sendo diagnósticos diferenciais angiomas de crescimento rápido, fibrossarcoma infantil e fibromatoses.

Tratamento

Pelo potencial de regressão espontânea, o tratamento deve ser conservador no sentido de se evitarem cirurgias muito grandes, mas, quando possível, a ressecção cirúrgica está indicada.

HEMANGIOMA RUBI (SENIL)

Representa a proliferação vascular adquirida mais comum e ocorre na maioria das pessoas de meia-idade e idosos.

Admitem-se influências hormonais, pois frequentemente aumentam na gravidez, podendo involuir após o parto. Também já se registrou relação com aumentos da prolactina e ainda esses angiomas podem fazer parte da síndrome POEMS.

Manifestações clínicas

São pápulas esféricas de 1 a 5 mm de diâmetro de cor vermelho brilhante a vermelho escura e eventualmente são polipoides. Ocorrem mais frequentemente no tronco (FIGURA 76.60)

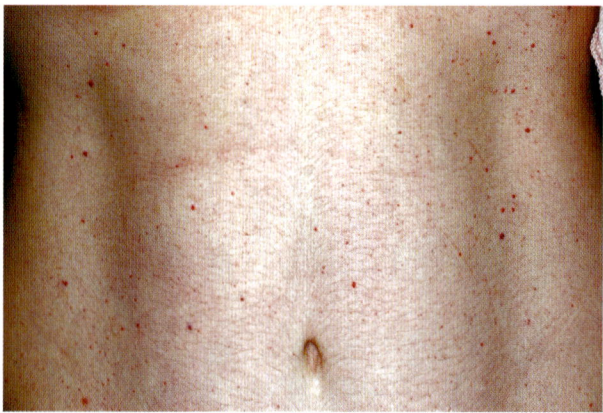

FIGURA 76.60 – Angioma rubi (senil). Múltiplas e pequenas pápulas de cor vermelho-vivo.

e extremidades proximais, sendo menos comuns nas mãos, pés e face. O número é variável, podendo existir centenas de lesões.

Histopatologia

São compostos por capilares dilatados e congestos e por veias pós-capilares localizadas na derme papilar.

Diagnose

É, em geral, clínica, sendo excepcional a necessidade de confirmação histopatológica. Na diagnose diferencial, devem ser considerados outras lesões angiomatosas, especialmente angiomas glomeruloides e as iniciais, muito pequenas, simulam petéquias.

Tratamento

Somente necessário por razões cosméticas, pode ser feito por eletrodessecação, *shaving* ou *laser*.

HEMANGIOMA VENOSO

O hemangioma venoso ou traumático é lesão papulonodular de cor vermelho-azulada a negra, localizada na face, principalmente no lábio inferior, constituído por vênulas dilatadas e fibrose **(FIGURA 76.61)**. Frequentemente, há traumatismo desencadeante. O tratamento é a eletrocoagulação ou excisão cirúrgica.

ANGIOMA CAPILAR TROMBOSADO

Apresenta-se como pápula de superfície lisa, coloração azul-enegrecida. Situa-se, mais comumente na face, tronco e extremidades. Sua importância é a diagnose diferencial com melanoma maligno, hoje feita facilmente pela dermatoscopia e, eventualmente, pelo exame histopatológico que mostra tratar-se de lesão vascular ocluída por trombo.

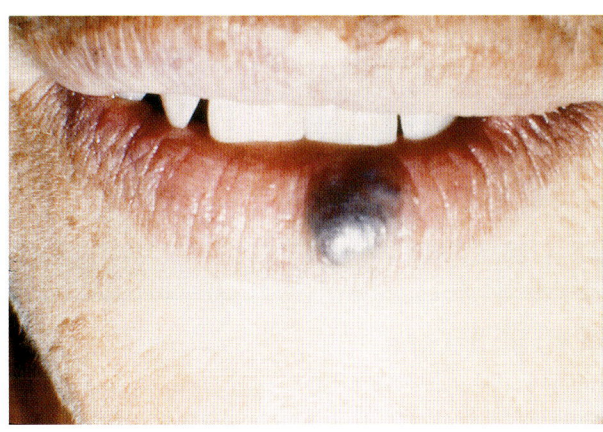

FIGURA 76.61 – Hemangioma venoso. Localização característica em lábio inferior.

ANEURISMA CIRSOIDE

Malformação vascular usualmente localizada no couro cabeludo que é resultante de comunicações arteriovenosas situadas no tecido subcutâneo e que atinge as regiões frontais, temporais ou parietais. Apresenta-se como cordões simulando grandes varicosidades de caráter pulsátil. O tratamento é cirúrgico a partir de estudos angiográficos. A maioria dos casos se deve a malformações congênitas, mas cerca de 10 a 20% dos casos tem origem traumática.

CAPÍTULO 77

NEVOS MELANOCÍTICOS E MELANOMAS

NEVOS PIGMENTARES

NEVO DE BECKER

Sinonímia: melanose de Becker, melanose pilosa de Becker, nevo epidérmico piloso pigmentado, melanose neviforme de Becker.

Em geral, surge na 2ª e na 3ª década de vida, embora possa estar presente ao nascimento. É mais frequente em homens, e casos familiares foram reportados.

Apesar da etiologia indefinida, o nevo de Becker é classificado como hamartoma cutâneo, e especula-se a participação de um estímulo androgênico pelo fato de surgir, em geral, após a adolescência e, mais comumente, no sexo masculino.

As lesões têm usualmente distribuição unilateral, sendo mais frequente no tronco superior, com predileção pelo ombro, tórax anterior e região escapular **(FIGURA 77.1)**.

Caracteriza-se por uma mácula com pigmentação que varia do marrom-claro ao escuro, bem demarcada, com margens usualmente irregulares, e dimensão que pode atingir até 20 cm. É geralmente assintomático, embora o prurido possa estar presente. Hipertricose está frequentemente associada, surgindo de 1 a 2 anos após a mácula, e um hamartoma de músculo liso pode ocasionalmente ser identificado.

Nos exames de histopatologia, observam-se papilomatose, acantose e hiperqueratose. O conteúdo de melanina nos queratinócitos está aumentado, mas o número de melanócitos é normal ou discretamente aumentado. Não são encontradas células névicas.

Pode ser confundido com o nevo melanocítico congênito, devido ao seu maior tamanho, à hiperpigmentação e também pela presença de hipertricose. O nevo congênito pode ser diferenciado pela presença ao nascimento, o que é menos frequente no nevo de Becker, pela elevação e superfície mais irregular, além de bordas regulares e a presença de células névicas na histopatologia. Manchas café com leite, usualmente presentes ao nascimento ou logo após, apresentam bordas regulares e ausência de hipertricose. O nevo de Becker deve ainda ser diferenciado do nevo epidérmico, de formato usualmente linear e disposto ao longo das linhas de Blaschko, superfície mais verrucosa e desprovida de hipertricose.

Está eventualmente associado a anormalidades de desenvolvimento como hipoplasia ipsilateral da mama ou braço, anomalias ósseas como escoliose, espinha bífida ou peito escavado, entre outros, caracterizando a chamada **síndrome do nevo de Becker**, que, distintamente do nevo de Becker isolado, é mais comum em mulheres.

Tem comportamento benigno, sem relatos de malignização. Não há necessidade de tratamento.

MELANOCITOSES DÉRMICAS

O termo "melanocitose dérmica" é utilizado para descrever um grupo de lesões pigmentadas da pele caracterizado por melanócitos dendríticos na derme, que engloba a mancha mongólica, o nevo de Ota, o nevo de Ito e o nevo azul e suas variantes.

MANCHA MONGÓLICA

Caracteriza-se por uma mácula azul acinzentada, de tamanho variado, localizada mais comumente na região lombossacral. Está presente ao nascimento ou surge nas primeiras semanas de vida, com tendência a desaparecimento gradual na infância (por volta dos 3-4 anos de idade), embora possa eventualmente persistir no decorrer da vida. É mais comum em asiáticos e negros do que em caucasianos. É usualmente única, embora múltiplas lesões possam ser observadas.

Os melanócitos surgem na derme na 10ª semana de vida, e migram para a epiderme nas 4 semanas seguintes, tendendo a sumir da derme após a 20ª semana. Ao nascimento, são encontrados melanócitos apenas na derme do couro cabeludo, dorso das mãos, pés e região sacral; esta última é o sítio mais comum da mancha mongólica. A coloração azulada característica é secundária ao efeito Tyndall (dispersão e reflexão das ondas de luz de comprimento curto pela melanina dérmica).

O diagnóstico diferencial inclui: outras melanocitoses dérmicas, hemangioma, contusão, argiria, ocronose e eritema pigmentar fixo.

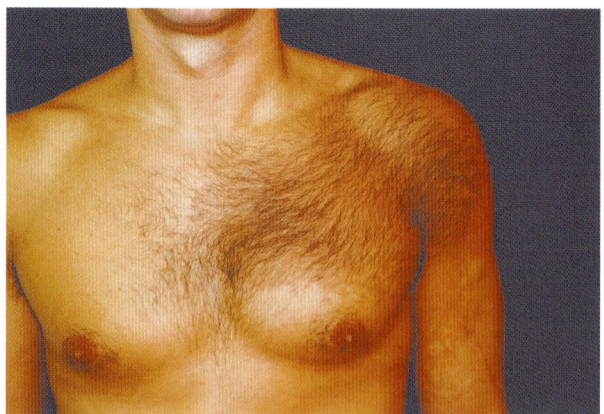

FIGURA 77.1 – Melanose de Becker. Mácula hiperpigmentada com hipertricose no tórax anterior.

Não necessita tratamento e não sofre transformação maligna. Quando associada a manchas vinho do Porto, nevos *spilus* e nevos anêmicos, caracteriza a facomatose pigmentovascular (tipos II e IV). Tem sido associada, mais recentemente, com erros hereditários do metabolismo e neurocristopatias.

NEVO DE OTA

Sinonímia: *naevusfusco-caeruleus ophtalmo-maxiliaris*, melanocitose oculodermal.

Caracteriza-se por uma mácula mal definida, de tonalidade azul, azul-amarronzado, de aspecto mosqueado, usualmente unilateral, que acomete a pele e mucosas inervadas pelo primeiro e segundo ramos do nervo trigêmeo.

O nevo de Ota ocorre mais comumente em asiáticos e negros. Cerca de 80% dos casos descritos são no sexo feminino. Questiona-se se essa anormalidade tem uma real preferência pelas mulheres ou se apenas refletiria uma suposta maior preocupação cosmética feminina. Apresenta dois picos de incidência: o primeiro (50-60%) ocorre antes do 1º ano de vida, estando a maioria presente ao nascimento, e o segundo, na época da puberdade (40-50%). O início entre 1 e 11 anos, e após os 20 anos, é excepcional.

Assim como a mancha mongólica, representa um defeito na migração dos melanócitos que são incapazes de alcançar a epiderme durante a vida fetal. A maior concentração de melanócitos no nevo de Ota, quando comparado com a mancha mongólica, aponta para sua natureza hamartomatosa.

Acomete mais frequentemente a área periorbital, fronte, têmporas, região malar, lóbulo da orelha, região pré-auricular e retroauricular, nariz e conjuntiva. O acometimento da esclera ipsilateral ocorre em cerca de dois terços dos pacientes **(FIGURA 77.2)**.

Heterocromia da íris e glaucoma foram reportados, mas a visão geralmente não é afetada. Pode ser bilateral em cerca de 10% dos pacientes. Os indivíduos portadores de nevo de Ota apresentam mais comumente manchas mongólicas persistentes.

O tratamento com *lasers Q-switched ruby,* alexandrite e Nd:YAG tem sido satisfatório. Embora a malignização seja muito rara, pacientes com acometimento ocular devem ser acompanhados por oftalmologistas, já que a maioria dos melanomas associados ao nevo de Ota tem origem ocular.

NEVO DE ITO

Sinonímia: *naevus fusco-caeruleus acromio-deltoideus*.

Difere do nevo de Ota pela localização, que corresponde à distribuição do nervo braquiocutâneo lateral e supraclavicular posterior (que inervam a região supraclavicular, escapular e deltóidea). Pode ocorrer isoladamente ou em associação com um nevo de Ota ipsilateral ou bilateral. Surge na 1ª e na 2ª décadas de vida, mas é provavelmente congênito. Tende a persistir na vida adulta.

NEVO AZUL

Representa um tumor benigno dos melanócitos dérmicos, e acredita-se que sua patogênese decorra da migração defeituosa de melanócitos provenientes da crista neural para a pele durante o período embrionário. Embora possa ocorrer em qualquer idade, a maioria surge na 2ª década de vida. Tem comportamento estável e persiste por toda a vida. É geralmente único e com tonalidade azulada característica, determinada pelo efeito Tyndall. Mutações somáticas no *GNAQ* e *GNA11* têm sido detectadas em 46 a 83% e 7%, respectivamente, dos nevos azuis.

São três as principais variantes:

1. **Nevo azul comum:** também conhecido como nevo de Jadassohn-Tièche, constitui a variante mais frequente e caracteriza-se por uma pápula ou mácula de pequeno tamanho, usualmente menor do que 0,5 cm e raramente excedendo 1 cm, bem delimitada. Em cerca de 50% dos casos, localiza-se no dorso das mãos **(FIGURA 77.3)** e dos pés.
   Outros sítios preferenciais incluem face, couro cabeludo e nádegas. Pode acometer as mucosas e, excepcionalmente, sítios extracutâneos, como linfonodos, próstata, útero e pulmão. Caracteriza-se histologicamente por melanócitos fusiformes dérmicos contendo grânulos de melanina e

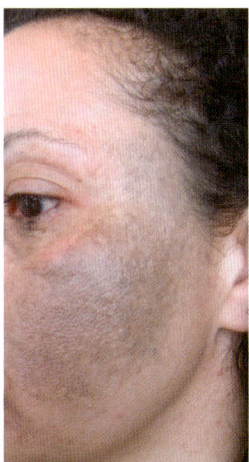
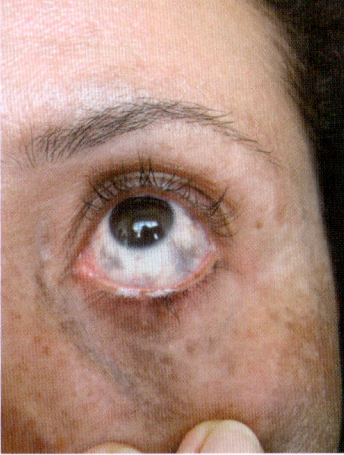

FIGURA 77.2 – Nevo de Ota com acometimento da esclera ipsilateral.

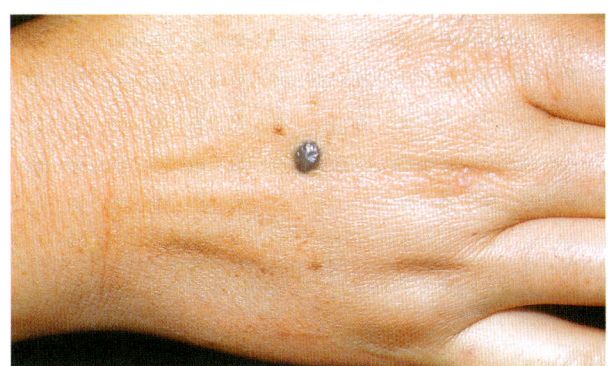

FIGURA 77.3 – Nevo azul. Pápula azul enegrecida no dorso da mão.

melanófagos orientados paralelamente à epiderme, separados desta por uma camada de derme normal.

2. **Nevo azul celular:** tende a apresentar maior tamanho e elevação, quando comparado com o nevo azul comum, com nódulos ou placas que variam de 1 a 3 cm de diâmetro. Em 50% dos casos, ocorre nas nádegas ou na região sacral; também aparece em outros locais, como couro cabeludo e extremidades. A superfície pode ser irregular, e as mulheres são mais comumente afetadas. Ocorrem na proporção de cerca de 1:5 com o nevo azul comum. Histologicamente, além dos melanócitos dendríticos pigmentados observados no nevo azul comum, a variante celular exibe áreas de células fusiformes, com núcleos ovais e citoplasma pálido abundante, contendo pouco ou nenhum grânulo de melanina. Uma peculiaridade dessas lesões é o seu amplo espectro de alterações histológicas que podem dificultar o diagnóstico diferencial com o melanoma.

3. **Nevo azul combinado:** ocorre quando há a associação do nevo azul com outra população morfologicamente distinta de células névicas, geralmente um nevo melanocítico adquirido composto. Essa variante tem sido descrita também associada ao nevo melanocítico congênito ou ao nevo de Spitz. A maioria ocorre na face. São geralmente papulosos e de tamanho variado. Frequentemente, exibem uma área enegrecida ou marrom que pode sugerir transformação maligna dentro de um nevo, dificultando assim o diagnóstico correto.

A tonalidade clássica azulada do nevo azul e suas variantes nem sempre estão presentes, podendo as cores variar do cinza, violáceo, ao preto, dificultando a diferenciação com uma ampla variedade de entidades, entre elas o melanoma. A ausência de alterações recentes, como crescimento, ajuda na distinção com o melanoma. Outros diagnósticos diferenciais incluem angioqueratoma, angioma, dermatofibroma, tumor glômico, nevo de Spitz e outros nevos melanocíticos. O exame dermatoscópico é de grande utilidade na diferenciação com essas lesões, sendo o padrão mais comumente identificado, o homogêneo, com área homogênea azulada, sem estruturas.

A conduta no nevo azul é geralmente conservadora, não havendo necessidade de remoção. Esta deve ser considerada para aquelas lesões maiores do que > 1 cm, do tipo em placa ou multinodular, quando de aparecimento tardio e, principalmente, diante de uma história de modificação, já que o nevo azul tem, classicamente, um comportamento clínico estável. Atenção especial deve ser dada a lesões no couro cabeludo de idosos.

NEVOS MELANOCÍTICOS

O nevo melanocítico é definido como uma proliferação de células derivadas dos melanócitos, conhecidas como células névicas, dispostas em agregados ou ninhos em diversos níveis da pele. O seu desenvolvimento representa um processo biológico heterogêneo e multifatorial tanto pré quanto pós-natal, permanecendo dúbio se expressa um hamartoma ou uma verdadeira neoplasia. A presença de genes identificados também no melanoma, como *BRAF* e *NRAS*, favorece a teoria que considera os nevos melanocíticos como verdadeiras neoplasias.

Os nevos melanocíticos, lesões extremamente comuns, presentes em praticamente todos os seres humanos, têm extrema relevância médica, não apenas pelo eventual impacto cosmético, mas especialmente pela relação com o melanoma. Além de representarem um diagnóstico diferencial importante com essa neoplasia, são considerados seus principais marcadores de risco e, eventualmente, precursores.

Os nevos melanocíticos podem ser classificados **(QUADRO 77.1)** a partir de diferentes critérios, de acordo com a época de aparecimento (adquirido e congênito), características clínicas (comum e atípico), características histopatológicas (juncional, composto e intradérmico; comum e atípico/displásico), epônimos como nevo de Sutton, nevo de Spitz, nevo de Jadassohn-Tièche, nevo de Meyerson, entre outros.

NEVO MELANOCÍTICO ADQUIRIDO COMUM

Os nevos melanocíticos adquiridos comuns **(FIGURA 77.4)** são considerados marcadores de risco para o melanoma, sendo esse risco proporcional ao número de nevos. Estudos apontam o risco relativo para melanoma de 4,4; 5,4 e 9,8 respectivamente, em indivíduos com 26 a 50, 51 a 100 e mais de 100 nevos (> 2 mm). O papel do nevo melanocítico como precursor de melanoma é de menor relevância.

QUADRO 77.1 – Classificação dos nevos melanocíticos

Quanto à época de surgimento
- Congênito
- Adquirido

Quanto ao aspecto clínico
- Comum
- Atípico

Quanto ao aspecto histopatológico
- Juncional, composto e intradérmico
- Comum e atípico/displásico

Por epônimos
- Nevo de Allen: nevo azul celular
- Nevo de Clark: nevo displásico/atípico
- Nevo de Duperrat: foliculite subnévica
- Nevo de Jadassohn-Tièche: nevo azul comum
- Nevo de Meyerson: nevo eczematizado
- Nevo de Miescher: nevos cupuliformes na face e no tronco
- Nevo de Spitz: nevos de células fusiformes
- Nevo de Sutton: nevo halo
- Nevo de Unna: nevos polipoides

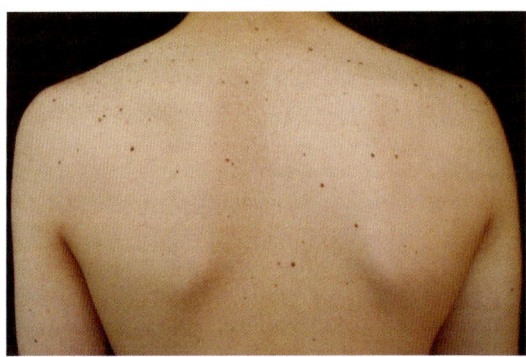

FIGURA 77.4 – Múltiplos nevos melanocíticos comuns.

A história natural dos nevos melanocíticos é caracterizada pelo surgimento de lesões na primeira infância, com aumento progressivo do número, atingindo um pico na adolescência ou no início da vida adulta, com tendência a desaparecimento posterior no decorrer da vida. Estima-se que um adulto jovem, de cor branca, por volta dos seus 25 anos, tenha em média 20 a 30 nevos melanocíticos. A infância e a adolescência representam a época de maior dinamismo na história natural dos nevos melanocíticos, quando as modificações, especialmente as de tamanho, são comuns devido a uma fase de crescimento. O número de nevos melanocíticos de um indivíduo é determinado por fatores como exposição solar, traços fenotípicos, função imunológica e características genéticas.

Um dos modelos de progressão do nevo melanocítico de maior aceitação, embora rejeitado por alguns autores, é conhecido como a teoria de *Abtropfung*, concebida por Unna, em que as células névicas migram da epiderme para a derme. Essa teoria considera lesão inicial o lentigo simples, que evolui para o nevo juncional. Este, posteriormente, progride para o nevo composto e, a seguir, para o nevo intradérmico, lentamente em um período de décadas.

O nevo melanocítico adquirido comum se apresenta clinicamente como uma lesão pequena (≤ 5 mm de diâmetro), simétrica, com pigmentação uniforme, bordas regulares e bem demarcadas.

Essa apresentação clínica pode ser bastante ampla, sendo influenciada pela localização dos ninhos de células névicas na pele. Considerando esse parâmetro histológico, os nevos melanocíticos podem ser classificados em nevo juncional, composto ou intradérmico.

O **nevo melanocítico juncional,** onde os ninhos de células névicas estão situados na junção dermoepidérmica, é encontrado mais comumente nas crianças, adolescentes e adultos jovens, e representa a fase mais inicial do nevo. Sua superfície é geralmente plana, ou discretamente elevada, com as marcas cutâneas preservadas, bordas regulares, coloração marrom a preta e, eventualmente, com pigmentação mais escura no centro da lesão. Dermatoscopicamente, o nevo juncional é caracterizado pela presença de rede pigmentar homogênea com tendência a apagamento na periferia.

O **nevo melanocítico composto,** onde os ninhos de células névicas estão dispostos tanto na junção dermoepidérmica quanto na derme, é mais frequentemente elevado, embora, às vezes, de forma sutil. Tem bordas regulares, superfície lisa, cupuliforme ou papilomatosa, com cor que varia de castanho ao marrom-escuro. Nesse grupo de lesões, há o predomínio de padrões globulares ao exame dermatoscópico.

No **nevo melanocítico intradérmico,** as células névicas são localizadas exclusivamente na derme. Em geral, perdem sua capacidade de sintetizar melanina, resultando em lesões cor da pele ou castanho-claro, papulosas, cupuliformes, pedunculadas ou papilomatosas. Surgem geralmente nos adultos e representam o estádio mais tardio da evolução dos nevos. O nevo melanocítico intradérmico, quando localizado na face, de aspecto cupuliforme, é denominado **nevo de Miescher**. Quando papilomatoso e no tronco, é referido como **nevo de Unna**. Os aspectos dermatoscópicos mais comuns dos nevos intradérmicos constituem as estruturas globulares, as áreas sem estruturas, e os vasos em vírgula ou lineares.

Embora os nevos melanocíticos comuns possam ocorrer em qualquer local, predominam nas áreas com exposição intermitente ao sol, especialmente no tronco, e em menor intensidade, nos membros inferiores e superiores. Os indivíduos de cor negra apresentam um menor número de nevos melanocíticos, com localização preferencial nas superfícies palmoplantares.

O nevo melanocítico comum tem como diagnóstico diferencial o dermatofibroma, o carcinoma basocelular, a queratose seborreica e os lentigos simples, que são menores e geralmente mais claros. Usualmente, a diferenciação do nevo melanocítico comum com o melanoma não apresenta dificuldade, a não ser com o melanoma nevoide ou metástase nevoide do melanoma.

A remoção do nevo melanocítico comum está indicada quando houver suspeita de malignidade. Salienta-se que as modificações naturais do nevo melanocítico são inversamente proporcionais à idade: quanto mais jovem o indivíduo, mais frequentes são as modificações, as quais, ao contrário, não são esperadas na vida adulta. Nessa faixa etária, alterações, seja de cor, de superfície ou de tamanho, devem ser vistas com suspeita, assim como a presença de sintomas como dor e prurido. Como a maioria dos nevos melanocíticos surge até a 2ª e/ou 3ª décadas de vida, o aparecimento de qualquer lesão melanocítica depois dos 35 a 40 anos também deve ser analisado com extrema cautela, uma vez que o risco de se tratar de um melanoma é maior. Como o risco de desenvolvimento de melanoma em uma pele normal (melanoma **de novo**) é muito maior do que no próprio nevo, a exérese dessas lesões com intuito profilático é desnecessária.

A localização palmoplantar de nevos não é fator de maior risco de malignização, já que não há evidência científica de que o trauma contribua para o surgimento de um melanoma. Embora os critérios de remoção sejam os mesmos de nevos em outras áreas, alguns autores destacam, como parâmetro de extrema relevância o tamanho do nevo, indicando exérese de lesões palmoplantares adquiridas > de 8 mm de diâmetro. A interpretação histológica dessas lesões, no entanto, merece extrema cautela, já que a presença de melanóticos com proliferação pagetoide pode ser observada e erroneamente interpretada como melanoma.

NEVO MELANOCÍTICO ATÍPICO

Sinonímia: nevo melanocítico clinicamente atípico, nevo displásico, nevo de Clark.

Desde a sua descrição na década de 1970, essas lesões são motivo de controvérsia. Apesar de os estudos iniciais se referirem ao nevo como displasia histológica, despontaram trabalhos avaliando apenas os seus parâmetros clínicos, o chamado nevo clinicamente atípico, que pode ter ou não displasia histológica correspondente.

O nevo atípico, distintamente dos nevos chamados "comuns", apresenta-se clinicamente com maior tamanho (> 6 mm), bordas frequentemente irregulares, variação de cor e eventual assimetria, compartilhando, portanto, o ABCD do melanoma (A: assimetria, B: bordas irregulares, C: cor heterogênea, D: diâmetro > 6 mm). As bordas, além de irregulares, são mal demarcadas, com tendência a um apagamento gradual na periferia. Embora a heterogeneidade de cor usualmente não seja tão acentuada como no melanoma, podem estar presentes tons de castanho, marrom-escuro e, muito caracteristicamente, róseo. Pode ser plano ou levemente elevado, sendo comum o encontro de um componente papuloso central.

São descritas as seguintes variantes clínicas do nevo atípico: eritematoso (sem pigmento, tonalidade rósea uniforme), ovo frito (centro papuloso, com adjacência plana), em alvo (zonas anulares concêntricas com diferentes tonalidades de pigmentação), em eclipse ou moldura (anel de hiperpigmentação na periferia), queratose seborreica-símile (superfície verrucosa, geralmente de cor marrom), pigmentação excêntrica (área assimétrica mais pigmentada na periferia), *point-list* (pigmentação salpicada), não pigmentado/branco (mácula ou pápula discretamente elevada, não pigmentada) e simulador de melanoma (a intensidade da assimetria e variação de cor sugere melanoma, sendo necessário o estudo histopatológico) **(FIGURA 77.5)**.

Embora ocorram preferencialmente no tronco, os nevos atípicos têm como particularidade o maior acometimento do couro cabeludo e de áreas cobertas, como glúteos **(FIGURA 77.6)**, púbis e mamas, o que torna obrigatória a inspeção dessas regiões tão frequentemente negligenciadas no exame de rotina.

A localização no couro cabeludo não apenas é comum, como representa o primeiro sítio de aparecimento dessas lesões, geralmente na infância tardia e/ou adolescência. Podem acometer também as mucosas e pele glabra. Quanto à sua história natural, distintamente dos nevos comuns, tendem a surgir progressivamente no decorrer da vida, mesmo após os 35 a 40 anos de idade.

Quando múltiplos, tendem a respeitar um determinado padrão em um mesmo indivíduo, o que é chamado de "assinatura de nevos" *(signature naevus)*. Dentro do fenótipo de nevos do indivíduo, há um predomínio de determinado padrão, a ponto de a presença de uma lesão com aspecto distinto das demais merecer atenção, já que pode representar um melanoma. É o chamado sinal do "patinho feio" *(ugly duckling sign)* **(FIGURA 77.7)**.

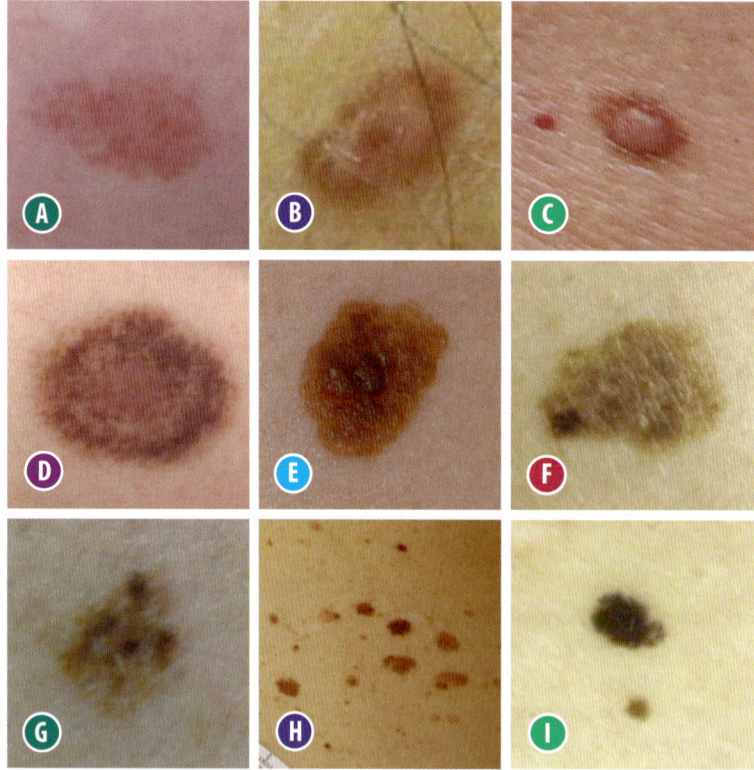

FIGURA 77.5 – Variantes clínicas de nevo atípico. **A** Eritematoso. **B** Malvo. **C** Ovo-frito. **D** Moldura. **E** Queratose seborreica símile. **F** Pigmentação excêntrica. **G** *Pint-list*. **H** Lentiginoso. **I** Simulador de melanoma.

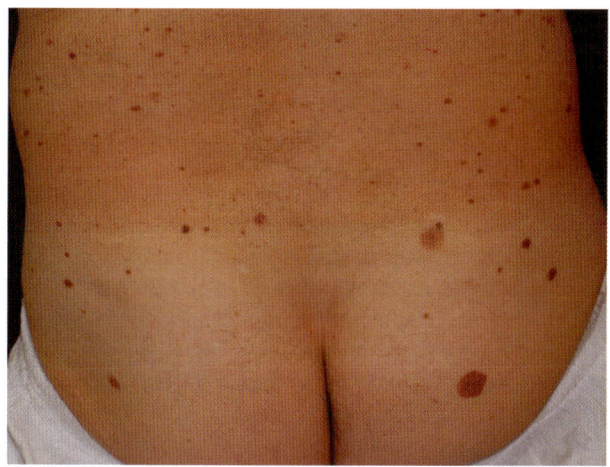

FIGURA 77.6 – Nevos melanocíticos atípicos na região glútea.

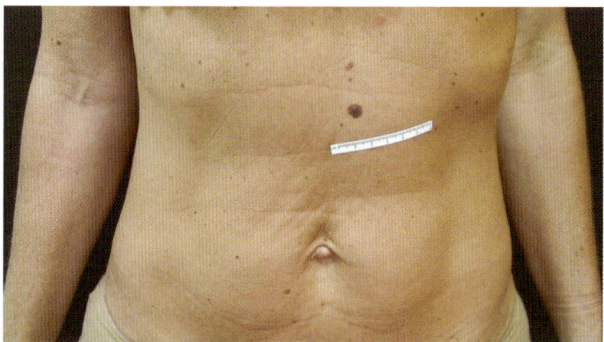

FIGURA 77.7 – Múltiplos nevos com lesão destoante ("patinho feio"). Exame histopatológico confirmou um melanoma.

Em geral, os nevos atípicos múltiplos estão associados a um maior número de nevos adquiridos comuns.

A terminologia utilizada para os pacientes portadores de numerosos nevos atípicos ainda permanece variada: síndrome do nevo atípico, síndrome do nevo displásico, síndrome de múltiplos nevos atípicos melanoma, síndrome do nevo BK. O conceito dessa entidade é igualmente controverso. Os critérios mais frequentemente aceitos, embora sem unanimidade, como definidores dessa síndrome são a presença de mais de 100 nevos melanocíticos, alguns maiores do que 8 mm e com características atípicas.

Inúmeros estudos apontam o nevo atípico como importante fator de risco para o desenvolvimento de melanoma. A intensidade desse risco depende do número de nevos atípicos e da sua ocorrência esporádica ou dentro de um contexto familiar de nevos atípicos/melanoma. O risco relativo de surgimento de melanoma varia de 2,4 na presença de pelo menos um nevo atípico a 32 para 10 ou mais nevos atípicos. O nevo atípico quando familiar, com herança autossômica dominante, embora raro, apresenta um risco significativamente maior de melanoma do que na sua forma esporádica.

A relevância do nevo atípico como precursor de melanoma é menor, já que apenas uma pequena percentagem dos melanomas ocorre associada ao nevo, com a estimativa de que 1 em 10.000 nevos atípicos progrida por ano para melanoma. Quando o melanoma ocorre dentro do contexto do nevo atípico, tende a surgir em idade mais precoce e com maior ocorrência de lesões múltiplas primárias.

Embora tenham sido detectadas algumas diferenças entre nevo atípico e nevo comum em nível molecular, ainda não há marcador capaz de prever o seu comportamento biológico.

A avaliação dermatoscópica é primordial e imprescindível na abordagem e no seguimento das lesões melanocíticas. Dermatoscopicamente, os nevos também tendem a respeitar um determinado padrão, merecendo atenção especial qualquer lesão destoante das demais. Os padrões dermatoscópicos mais frequentes são o reticular, o globular e o homogêneo, e suas variações, com destaque para o padrão reticular-globular, que é o mais comum.

Os critérios histopatológicos para o diagnóstico do nevo atípico permanecem controversos havendo uma variação importante entre observadores. Quando comparados com os nevos comuns, apresentam maior tamanho (comumente maiores do que 6 mm), delimitação imprecisa, maior assimetria, superfície relativamente plana, especialmente na periferia das lesões, e maior heterogeneidade. Há presença de atipia citológica variável, usualmente discreta e focal. Outros achados comuns: a extensão do componente névico junccional lateralmente ao componente dérmico (ombro), fusão dos cones epiteliais pelos ninhos de células névicas, fibrose lamelar e concêntrica ao redor dos cones epiteliais e, por fim, infiltrado inflamatório linfocitário perivascular superficial.

O diagnóstico diferencial do nevo atípico inclui melanoma, queratose seborreica, queratose liquenoide, queratose actínica pigmentada, dermatofibroma e os demais nevos melanocíticos, entre outros. A **TABELA 77.1** apresenta o diagnóstico diferencial entre nevo adquirido comum, atípico e melanoma.

TABELA 77.1 – Diagnóstico diferencial entre nevo adquirido comum, atípico e melanoma

Características	Nevo comum	Nevo atípico	Melanoma
Tamanho	< 5 mm	> 5 mm	Usualmente > 6 mm
Bordas	Regulares Bem definidas	Regulares Mal definidas	Irregulares Mal definidas
Simetria	Presente	Ausente	Ausente
Cor	Homogênea	Heterogênea	Maior
Superfície	Macular, papulosa	Componente, macular	Macular, nodular

A abordagem dos nevos atípicos deve ser realizada dentro do contexto de nevos do paciente, evitando-se a análise isolada de uma determinada lesão. O exame de toda a pele permite tanto a análise quantitativa (número de nevos) como também a análise qualitativa (padrão de nevos: se comuns ou atípicos). Essa avaliação do fenótipo de nevos permite uma estimativa do risco de melanoma do paciente, assim como propicia a identificação de alguma lesão destoante das demais (sinal do patinho feio), auxiliando na decisão quanto à sua remoção.

Além da exérese dos nevos por razão estética ou por algum tipo de desconforto, a principal indicação de remoção é a suspeita clínica ou dermatoscópica de melanoma. Lesões com modificação no tamanho, formato ou cor, especialmente se em um curto período de tempo (3 meses), também devem ser candidatas à remoção. Para pacientes com múltiplos nevos, é recomendada uma documentação fotográfica e monitorização periódica. O autoexame e fotoproteção devem ser estimulados. Considerando que um percentual mínimo de nevos progride para melanoma, sendo a maioria desses em área de pele normal (melanoma **de novo**), não há indicação para a exérese profilática de nevos.

Como muitas das lesões são removidas para exclusão de um melanoma, é fundamental que sua exérese seja completa, com margens de 2 mm, permitindo o estudo histológico de todo o espécime. A retirada incompleta da lesão pode determinar sua recorrência ou persistência, comumente com alguma atipia histológica que pode eventualmente simular o melanoma, caracterizando o chamado nevo recorrente ou pseudomelanoma. Aquelas lesões com displasia acentuada ou onde há dificuldade na diferenciação com melanoma devem ser reexcisadas.

NEVO MELANOCÍTICO CONGÊNITO

Considera-se como nevo melanocítico congênito aquele nevo presente ao nascimento. Sabe-se, entretanto, que alguns deles podem ser inaparentes nessa época, devido à ausência do pigmento ou a uma pigmentação muito leve, ocorrendo o escurecimento apenas posteriormente, com a idade. Por esse motivo, alguns autores consideram também como nevo melanocítico congênito os que surgem nos primeiros 2 anos de vida. Estes são chamados de nevos melanocíticos congênitos tardios.

O nevo melanocítico congênito pode ser classificado de acordo com o seu tamanho em pequeno, médio e grande. Essa classificação é de grande importância já que o risco de desenvolvimento de melanoma e de outras complicações parece ser proporcional ao tamanho do nevo. Entre as diversas classificações existentes na literatura, a que tem maior aceitação é aquela que, arbitrariamente, conforme o maior diâmetro alcançado na vida adulta, diferencia os nevos em pequenos (< 1,5 cm), médios (1,5-19,9 cm) e grandes/gigantes (> 20 cm) (FIGURA 77.8).

Como essa classificação é baseada nas dimensões que o nevo atinge na vida adulta, torna-se imprescindível a existência de métodos que estimem o tamanho que uma lesão presente na criança alcançará no adulto. Considerando que o nevo congênito cresce proporcionalmente ao local anatômico onde se situa, pode-se estimar sua dimensão na vida adulta multiplicando-se seu diâmetro na infância por um fator de 1,5 para lesões localizadas na cabeça, e um fator de 3 para as demais partes do corpo. Ou ainda, para fins práticos, considera-se que um nevo atingirá 20 cm na vida adulta, podendo ser classificado como "gigante" qualquer lesão presente no cor-

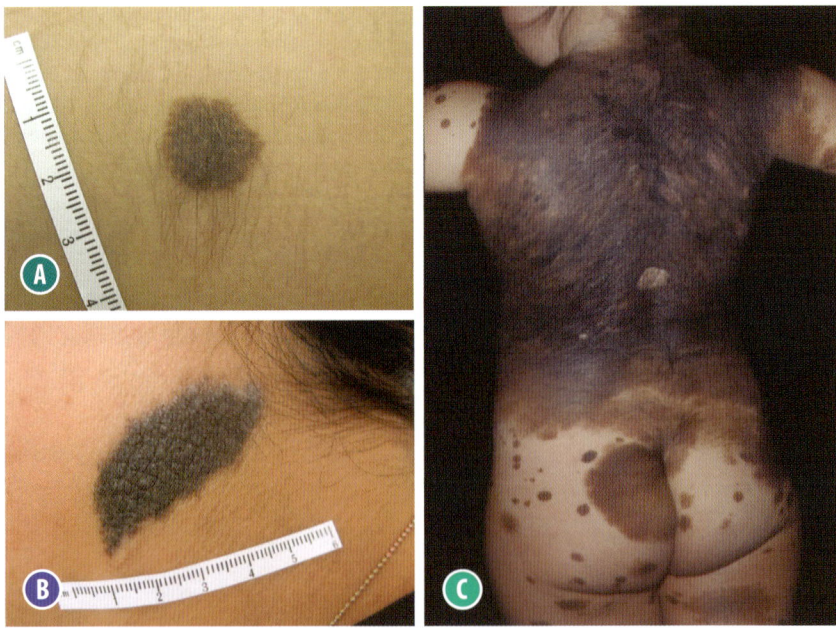

FIGURA 77.8 – Nevo melanocítico congênito. **A** Pequeno: < 1,5 cm. **B** Médio: 15 a 19,9 cm. **C** Gigante: > 20 cm.

po do recém-nascido acima de 6 cm no seu maior diâmetro, e acima de 9 cm, quando localizada na cabeça.

O nevo melanocítico congênito pequeno está presente em aproximadamente 1% dos neonatos; o de tamanho médio, em 1 a cada 1.000 nascimentos; e o nevo gigante, em cerca de 1 a cada 20.000 recém-nascidos. A variante em vestimenta do nevo gigante (calção de banho, estola de ombro, manga de casaco, quepe ou meia) é ainda mais rara, ocorrendo em 1:500.000 nascimentos (FIGURA 77.9).

Embora o nevo melanocítico congênito tenha um aspecto clínico variado, usualmente se manifesta como uma lesão redonda a ovalada, orientada no eixo mais longo da pele, com pigmentação de diferentes tonalidades de marrom à cor preta, que embora possa ser relativamente homogênea, muito frequentemente apresenta um padrão heterogêneo de cores, com aspecto salpicado. Sua superfície pode ser lisa, papulosa, verrucosa, cerebriforme ou lobular e muito comumente com hipertricose. As lesões maiores tendem a ter uma maior variação de cor e superfície mais papilomatosa. As bordas são bem demarcadas, variando de regulares a irregulares. Em geral, as lesões são assintomáticas, embora o prurido, xerose e anidrose possam estar presentes. Em cerca de 80% dos pacientes portadores de nevo gigante, estão presentes lesões menores no corpo denominadas nevos satélites (FIGURA 77.10).

Áreas densamente pigmentadas, enegrecidas, e especialmente as nodulares, devem ser vistas com extrema cautela, já que podem ser indícios de malignização, principalmente se forem de início recente.

É importante considerar que nem toda lesão pigmentada presente ao nascimento é um nevo melanocítico congênito. O diagnóstico diferencial abrange a mancha café com leite, ge-

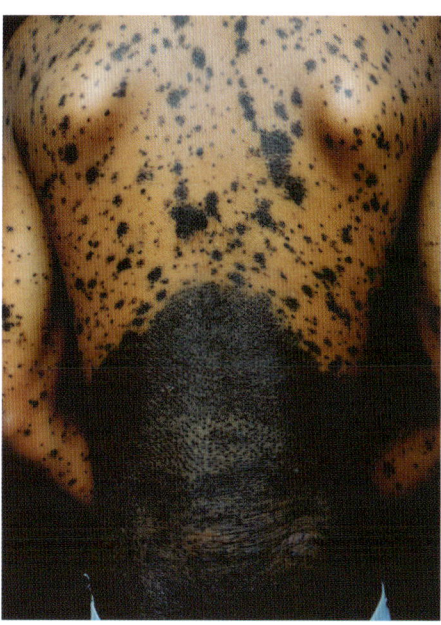

FIGURA 77.10 – Nevo melanocítico gigante com lesões menores denominadas nevos satélites.

ralmente mais clara, invariavelmente macular e sem hipertricose. O nevo de Becker excepcionalmente pode estar presente ao nascimento e, nessa circunstância, características que auxiliam a diferenciação são superfície plana, bordas bem mais irregulares e ausência histológica de células névicas. Embora raramente congênito, o nevo *spilus* pode, às vezes, ser confundido com o nevo melanocítico congênito. Suas áreas mais pigmentadas são dispostas em ilhotas, como se borrifadas sobre uma base de tonalidade café com leite. O nevo epidérmico usualmente está presente ao nascimento, embora possa surgir também na 1ª década, e caracteriza-se por uma superfície verrucosa, de coloração amarelada ou acastanhada, sem células névicas na histologia. Ainda no diagnóstico diferencial devem ser lembrados a mancha mongólica, o nevo sebáceo, lesão também presente ao nascimento e caracteristicamente localizada no segmento cefálico, especialmente no couro cabeludo, de cor amarelada, e o nevo melanocítico atípico.

A dermatoscopia pode contribuir especialmente nas lesões de pequeno e médio tamanho. Os principais padrões dermatoscópicos descritos no nevo melanocítico congênito são o globular (sendo típico o padrão em calçamento de pedras, onde os glóbulos são intimamente agregados), o reticular (rede pigmentar), o reticular-globular (glóbulos centrais e rede na periferia), o homogêneo (pigmentação marrom difusa) e o padrão de multicomponentes (combinação de rede, glóbulos e áreas de pigmentação homogênea). No nevo gigante, é comum o encontro de ilhas de pigmento, que apresentam aspecto dermatoscópico homogêneo e bem organizado.

São características histopatológicas dos nevos melanocíticos congênitos: a presença de infiltrado na derme reticular (e ocasionalmente no tecido subcutâneo, atingindo músculos e nervos, estendendo-se até a fáscia muscular); a infiltração

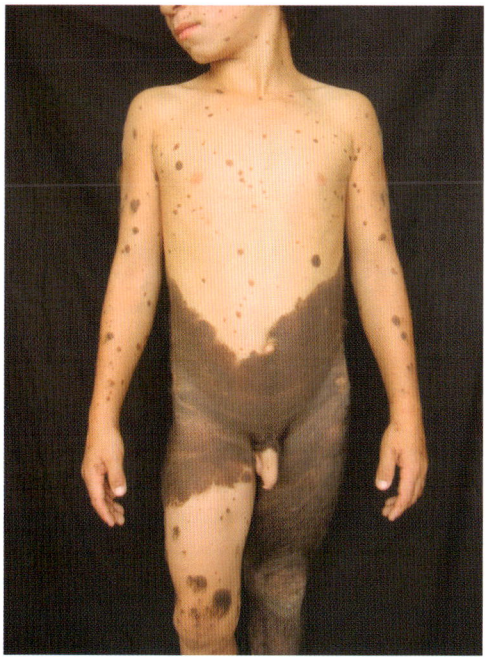

FIGURA 77.9 – Nevo melanocítico congênito gigante em "calção de banho" com numerosas lesões menores satélites.

dentro e ao redor dos anexos cutâneos, incluindo folículos pilosos e glândulas sudoríparas; e infiltrado entre os feixes de colágeno.

A principal complicação associada aos nevos congênitos é o maior risco de desenvolvimento de melanoma. Embora a magnitude desse risco seja controversa, acredita-se que seja proporcional ao tamanho do nevo. Entre os nevos melanocíticos congênitos, há consenso de que os de maior tamanho carreiam risco mais elevado de melanoma, que oscila de 2,3 a 10%. Quanto aos nevos pequenos e médios, a magnitude do risco de malignização é mais incerta, mas acredita-se que seja algo em torno de 0 a 4,9%. A maioria dos autores acredita que o risco do nevo congênito pequeno é pouco expressivo, próximo ao da população geral. O risco de transformação maligna nos nevos melanocíticos congênitos está presente no decorrer de toda a vida, embora os mecanismos envolvidos no início e no final dessa sejam provavelmente distintos. A malignização do nevo congênito gigante ocorre, em geral, precocemente na vida, sendo em 70% dos casos antes da puberdade e em 50% nos 3 a 5 primeiros anos de vida. Embora apenas 1% de todos os melanomas na população geral ocorra antes da puberdade, dois terços deles são relacionados ao nevo gigante. Já a transformação maligna associada aos nevos congênitos de pequeno e médio tamanho ocorre preferencialmente após a puberdade.

A malignização associada ao nevo gigante pode ocorrer não só na pele acometida pelo nevo, mas também, menos comumente, em sítios extracutâneos, principalmente no sistema nervoso central. Quando situada na pele afetada pelo nevo, surge preferencialmente no eixo axial (tronco, cabeça e/ ou pescoço), sobretudo no tronco. Nesse caso, a sua área central, próximo à linha média, é a que apresenta maior potencial de transformação maligna.

Já a malignização relacionada aos nevos congênitos pequenos e médios raramente ocorre antes da puberdade, ao contrário, portanto, das lesões do nevo gigante. A maioria dos melanomas associados ao nevo congênito pequeno/médio surge em localização periférica, nas margens da lesão. Raramente, os melanomas ocorrem no centro do nevo e, em geral, apresentam origem mais superficial, na epiderme, o que contribui para a identificação mais precoce do tumor. De forma contrária, nos nevos gigantes, em dois terços dos pacientes, o melanoma tem origem na derme profunda ou subcutâneo, o que resulta em diagnóstico tardio, metástases precoces e, consequentemente, prognóstico reservado **(TABELA 77.2)**.

Nessa situação, a primeira evidência de degeneração maligna pode ser um nódulo ou uma massa palpável dentro do nevo melanocítico congênito gigante **(FIGURA 77.11)**, ou mesmo a presença de doença metastática.

É excepcional o surgimento de melanoma em nevos satélites, os quais representam mais uma preocupação estética.

Outra complicação médica é a melanose neurocutânea, que, apesar de ter sido descrita em 1861, tem recebido maior destaque nas últimas décadas. É caracterizada pela presença de um nevo melanocítico congênito gigante, ou de múltiplos (três ou mais) nevos congênitos pequenos ou

TABELA 77.2 – Características do melanoma associado ao nevo melanocítico congênito

	Tamanho do nevo congênito	
	Pequeno e médio	**Grande**
Risco de melanoma	0-4,9%	5-10%
Época de surgimento do melanoma	Após a puberdade (vida adulta)	Antes da puberdade (na infância)
Local de surgimento do melanoma no nevo congênito	Periferia da lesão, junção dermoepidérmica	Áreas centrais da derme
Detecção do melanoma	Precoce, devido à origem superficial na junção dermoepidérmica	Tardia devido à origem mais profunda na derme. Sítio primário desconhecido em 1/3 dos pacientes

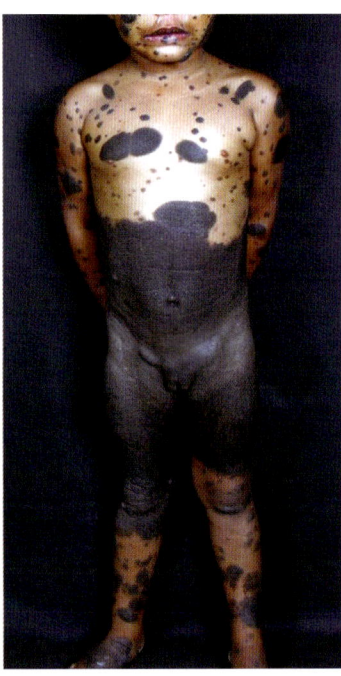

FIGURA 77.11 – Nevo melanocítico congênito gigante (em calção de banho) com melanoma metastático na região inguinal

médios, acompanhada por proliferação melanocítica benigna e/ou maligna nas leptomeninges. Acredita-se que resulte de uma displasia da crista neural durante a embriogênese, ocasionando uma hiperproliferação de melanócitos tanto na pele quanto nas leptomeninges. Apesar de uma incidência imprecisa, é considerada rara.

Indivíduos com nevo gigante apresentam maior risco de melanose neurocutânea, principalmente quando as lesões são localizadas na cabeça, no pescoço e na região paravertebral, assim como aqueles pacientes com múltiplos nevos satélites.

Pacientes com múltiplos nevos congênitos pequenos/médios também têm risco de melanose neurocutânea, embora menor.

O quadro pode ser sintomático ou não. Quando os sintomas estão presentes, geralmente ocorrem de modo precoce na infância, frequentemente nos primeiros 2 anos de vida. O quadro clínico é caracterizado por sinais e sintomas decorrentes de hipertensão intracraniana, causada pela obstrução da drenagem do líquido cérebro-espinhal, secundária à proliferação benigna ou maligna de melanócitos nas leptomeninges. As manifestações mais comuns são: hidrocefalia, convulsões, papiledema, cefaleia, paresias, reflexos anormais, irritabilidade, abaulamento da fontanela e vômitos recorrentes. Nesses pacientes, há um risco aumentado de melanoma, com a estimativa de que cerca de 60% dos portadores de melanose neurocutânea desenvolvam melanoma nas leptomeninges. A ressonância nuclear magnética do cérebro e da medula espinhal, com contraste com gálio, constitui o melhor método propedêutico. O estudo do fluido cérebro-espinhal pode ajudar, embora possa ser normal. O prognóstico é reservado, com 70% dos casos evoluindo para óbito antes dos 10 anos de idade. Após o início dos sinais e/ou dos sintomas, mais de 50% morrem nos 3 anos seguintes.

Outro aspecto de grande relevância na abordagem dos nevos melanocíticos congênitos é o impacto cosmético de algumas lesões, com importantes implicações psicológicas.

Não há uma conduta dogmática nos nevos congênitos. A conduta deve ser individualizada para cada paciente, levando-se em consideração a localização do nevo, o seu tamanho, o seu aspecto clínico ou dermatoscópico, a presença de sintomas, a preocupação dos pais, o impacto estético e psicológico, risco de acometimento neurológico e a presença de outros fatores de risco para melanoma.

OUTRAS MELANODERMIAS CONGÊNITAS OU HEREDITÁRIAS

EFÉLIDES
Ver Capítulo 25.

MANCHA MELÂNICA
Ver Capítulo 25.

LENTIGO
Ver Capítulo 25.

LENTIGINOSE
Ver Capítulo 25.

SÍNDROMES DE LENTIGINOSE MÚLTIPLA
Ver Capítulo 25.

MÁCULA LABIAL MELANÓTICA
Ver Capítulo 25.

NEVO HALO

Sinonímia: vitiligo perinévico, leucodermia adquirida centrífuga ou nevo de Sutton.

O nevo halo caracteriza-se pela presença de um nevo melanocítico central, circundado por um halo de despigmentação. Afeta cerca de 1% da população geral, surgindo mais frequentemente antes dos 20 anos de idade, com localização preferencial no tronco, especialmente o dorso superior. Em aproximadamente 20 a 50% dos pacientes, as lesões são múltiplas, podendo surgir de forma simultânea ou sequencial. Coexistência com o vitiligo pode ocorrer em cerca de 20% dos casos. Embora sua patogênese não seja completamente elucidada, acredita-se que represente uma resposta imunológica, com destaque para as células T citotóxicas CD8, que determina a destruição dos melanócitos com regressão completa do nevo. História familiar de nevo halo tem sido reportada, assim como de vitiligo e outras doenças autoimunes.

Clinicamente, apresenta-se como um nevo plano ou elevado, de cor homogênea, marrom a rósea, bordas regulares, de 3 a 6 mm de tamanho, circundado por um halo despigmentado, simétrico, que pode variar de poucos milímetros a vários centímetros de diâmetro (FIGURA 77.12).

O exame com a luz de Wood contribui para melhor visualização do halo.

Embora a história natural do nevo halo possa ter um curso bem variável, caracteriza-se classicamente pela involução gradual do nevo e posterior repigmentação da área clara. Esse processo ocorre, em um período de meses a anos, em quatro estádios clínicos (FIGURA 77.13):

- **Estádio I:** aparecimento do halo despigmentado ao redor do nevo melanocítico central.
- **Estádio II:** perda da pigmentação do nevo melanocítico central, adquirindo uma aparência mais eritematosa.
- **Estádio III:** involução do nevo melanocítico central, deixando uma área hipopigmentada arredondada.
- **Estádio IV:** repigmentação da área hipopigmentada levando à aparência normal da pele.

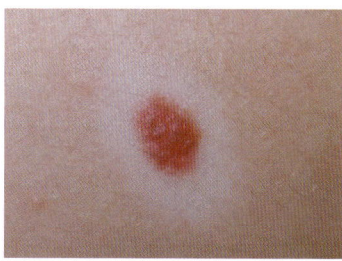

FIGURA 77.12 – Nevo halo. Nevo melanocítico central circundado por halo despigmentado.

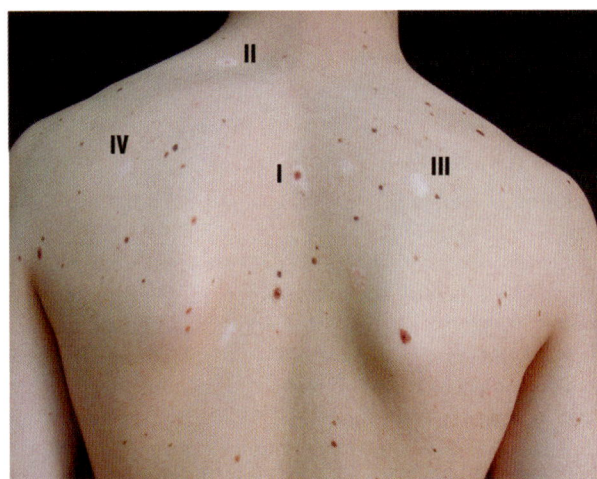

FIGURA 77.13 – Estádios do nevo halo. **I.** Nevo central marrom circundado pelo halo despigmentado. **II.** Nevo central róseo. **III.** Mácula despigmentada sem o nevo central. **IV.** Repigmentação parcial.

Resolução espontânea ocorre geralmente em 2 anos, mas nem sempre todos os estádios estão presentes, podendo o nevo central persistir indefinidamente.

Histologicamente, o nevo é associado a um infiltrado inflamatório mononuclear, liquenoide, quase exclusivamente de linfócitos e histiócitos que ocupa a derme papilar e invade os ninhos de células névicas. O número de células névicas remanescentes depende do estádio no qual a biópsia é realizada. A lesão central é mais frequentemente um nevo melanocítico adquirido (geralmente composto, mas também juncional ou intradérmico). Menos comumente, o nevo halo ocorre associado a nevos congênitos **(FIGURA 77.14)**, nevos de Spitz, nevos azuis, melanomas e a lesões não melanocíticas como queratoses seborreicas, neurofibromas, dermatofibromas, entre outras.

O principal diagnóstico diferencial é com o melanoma com regressão halo-símile. Nesse caso, a lesão central tem maior irregularidade de forma e bordas, assim como variação de cor; e o halo tende a ser assimétrico e incompleto, muitas vezes não circundando toda a lesão. O exame dermatoscópico da lesão central contribui para a diferenciação entre um nevo halo e um melanoma. No nevo halo, o padrão dermatoscópico mais frequentemente observado do nevo central é o homogêneo-globular, sendo o reticular incomum. O halo despigmentado não apresenta nenhum padrão dermatoscópico peculiar, exceto pela coloração branca.

A conduta no nevo halo é usualmente conservadora, não havendo necessidade de tratamento. Quando identificado na infância ou adolescência, não há necessidade de investigação adicional, sendo a principal preocupação cosmética. Seguimento clínico e dermatoscópico podem ser sugeridos para monitorização. Já a ocorrência do nevo halo no adulto, especialmente após os 40 anos, deve ser avaliada com cautela, devido à maior probabilidade de se tratar de um melanoma. Quando a opção for pela biópsia, não há necessidade de remoção do halo.

NEVO *SPILUS*

Sinonímia: nevo sobre nevo, nevo lentiginoso salpicado, nevo lentiginoso zosteriforme.

É caracterizado clinicamente por uma mácula acastanhada com áreas hiperpigmentadas que podem ser planas ou elevadas **(FIGURA 77.15)**.

Embora possa estar presente ao nascimento, surge mais frequentemente na infância. É considerado por alguns como uma variante de nevo melanocítico congênito. Ocorre em cerca de 2,3% da população adulta. Afeta mais comumente o tronco e as extremidades, tem tamanho variado e pode, eventualmente, ter um caráter segmentar ou zosteriforme. No início, a mácula acastanhada pode se assemelhar a uma mancha café com leite, surgindo, no decorrer do tempo, áreas mais escuras. A mácula acastanhada é completamente plana e corresponde histologicamente a um lentigo simples, enquanto as áreas hiperpigmentadas podem ser macular ou papulosa, e representam usualmente um nevo juncional ou composto. Casos de nevo *spilus* associado a nevo displásico, nevo de Spitz e nevo azul foram reportados.

Embora existam relatos de melanoma surgindo em nevo *spilus*, a incidência é baixa, a ponto de não se justificar a remoção profilática dessas lesões. Merecem, no entanto, acompanhamento clínico, dermatoscópico e fotográfico. Aparentemente, as lesões de maior risco de malignização seriam aquelas de caráter congênito, de maior tamanho (especialmente, quando segmentar) e aqueles nevos *spilus* com maior número de lesões névicas sobre a mancha acastanhada. Qualquer área atípica deve ser biopsiada.

O nevo *spilus* ocorre usualmente de maneira isolada ou pode fazer parte, menos comumente, de entidades como a facomatose pigmento-vascular, a facomatose pigmento-queratótica e a síndrome do nevo lentiginoso.

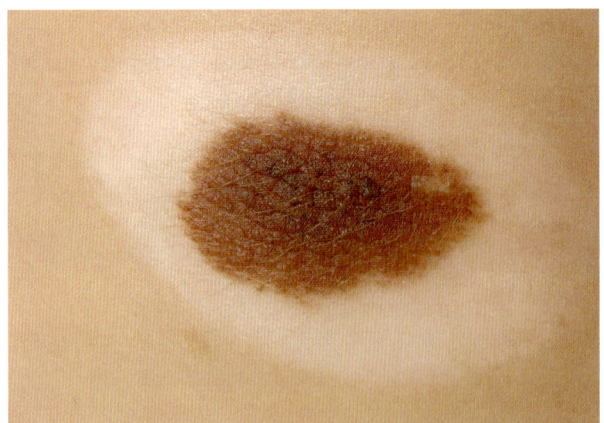

FIGURA 77.14 – Nevo melanocítico congênito com fenômeno de halo.

NEVO DE SPITZ

Sinonímia: melanoma juvenil benigno ou nevo de células epitelioides e fusiformes.

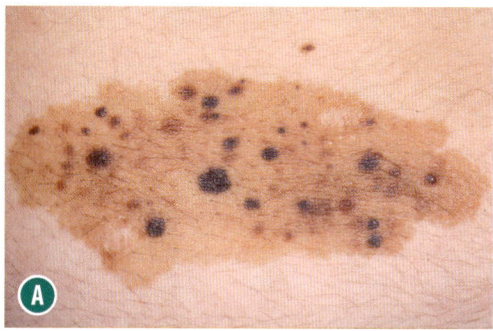
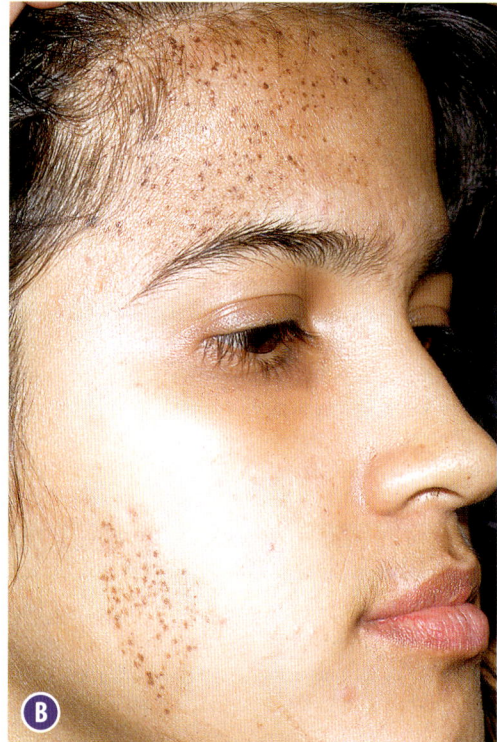

FIGURA 77.15 – Nevo *spilus*. **Ⓐ** Mácula acastanhada com lesões hiperpigmentadas. **Ⓑ** Mancha café com leite sobre a qual encontram-se múltiplas lesões lenticulares de pigmentação mais intensa.

mento rápido, com tendência à estabilização posterior. São geralmente assintomáticos.

As duas principais variantes são: o nevo de Spitz clássico e o nevo de Spitz pigmentado, comumente referido como nevo de Reed ou nevo de células fusiformes e que, embora seja descrito por algumas autoridades como uma entidade distinta, é considerado pela maioria dos estudiosos como uma variante no âmbito do espectro do nevo de Spitz.

Clinicamente, o **nevo de Spitz clássico,** se apresenta como pápula cupuliforme, geralmente com menos de 1 cm de diâmetro (80% menor do que 6 mm), simétrica, bem circunscrita, da cor da pele, rósea, eritematosa ou marrom-claro, de tonalidade uniforme, superfície lisa, sem pelos e com eventuais telangiectasias **(FIGURA 77.16)**.

Nas crianças, localiza-se preferencialmente na cabeça ou no pescoço (42%), especialmente na região malar, enquanto nos adultos, acomete mais comumente os membros inferiores e o tronco.

O **nevo de Spitz pigmentado,** também conhecido como **nevo de Reed,** caracteriza-se clinicamente por uma pápula achatada ou ligeiramente elevada, bem delimitada, de 2 a 6 mm, de tonalidade intensamente pigmentada, escurecida. É mais frequente em mulheres jovens (idade média de aparecimento de 25 anos), embora estudos mais recentes especulem que também provavelmente represente a principal variante na infância. Tem como localização preferencial os membros inferiores, principalmente as coxas, podendo, entretanto, ocorrer em outras localizações **(FIGURA 77.17)**.

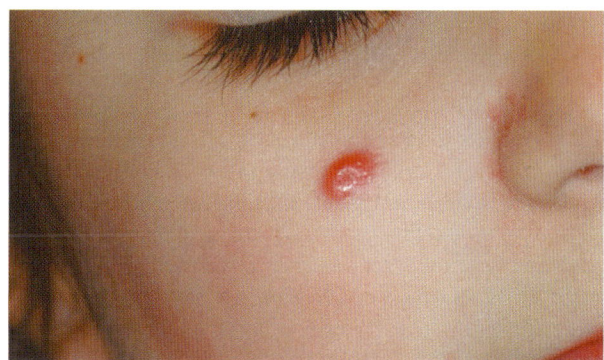

FIGURA 77.16 – Nevo de Spitz clássico. Pápula cupuliforme eritematosa na face de uma criança.

Representa uma proliferação melanocítica benigna, que se distingue dos outros nevos melanocíticos devido a um padrão histopatológico específico que frequentemente simula o melanoma. Apesar de ter sido descrito em 1948, ainda permanece um dos temas de maior controvérsia em dermatologia e constitui uma das entidades de maior desafio diagnóstico para os patologistas.

A maioria surge nas duas primeiras décadas de vida (em média, aos 15 anos de idade), tendo sido reportados casos congênitos. Com a idade, há diminuição da incidência. Alguns autores apontam para uma discreta predileção pelo sexo feminino, o que talvez não seja real, refletindo apenas a maior taxa de remoção dessas lesões, por razões estéticas, nas mulheres. Acomete mais comumente os caucasianos. A maioria dos nevos de Spitz tem menos de seis meses de evolução, cursando usualmente com uma fase inicial de cresci-

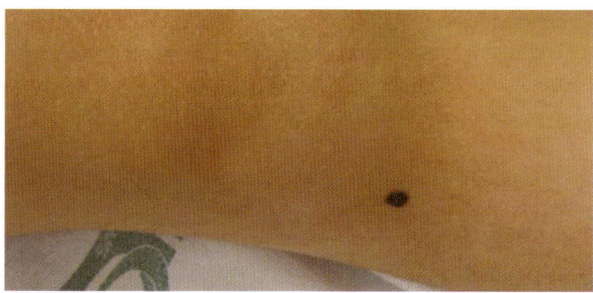

FIGURA 77.17 – Nevo de Reed (nevo de Spitz pigmentado).

O diagnóstico diferencial do nevo de Spitz clássico inclui verruga viral, angioma, granuloma piogênico, xantogranuloma juvenil, molusco contagioso, queloide, mastocitoma, dermatofibroma, nevo melanocítico e melanoma. Já o nevo de Spitz pigmentado deve ser diferenciado do nevo azul, dos tumores vasculares, dos outros nevos melanocíticos, do carcinoma basocelular pigmentado e do melanoma, entre outros.

O exame dermatoscópico melhora a acurácia do diagnóstico do nevo de Spitz, sendo os padrões mais frequentes, para as lesões pigmentadas: explosão de estrelas, globular, reticular e homogêneo; e para as lesões hipomelanóticas ou amelanóticas: vascular (telangiectasias puntiformes) e de rede invertida.

O nevo de Spitz pode ser juncional, composto ou dérmico, e tem como características histopatológicas a simetria, as grandes células fusiformes ou epitelioides, os ninhos de melanócitos com orientação vertical e de tamanho e formas homogêneas, as fendas separando os ninhos dos queratinócitos adjacentes, a maturação de melanócitos com a maior profundidade, raras mitoses e os corpos de Kamino (60-80%).

A conduta no nevo de Spitz na infância, pequeno, cor da pele, sem atipia clínica ou dermatoscópica, pode ser conservadora, optando-se pelo acompanhamento clínico, enquanto aquelas lesões atípicas, clinicamente (maiores do que 1 cm, ulceradas, com crescimento rápido) ou dermatoscopicamente, devem ser removidas. Embora o melanoma seja extremamente raro na infância, nessa faixa etária ele é comumente amelanótico, simulando clinicamente o nevo de Spitz clássico. Já o nevo de Spitz de aparecimento no adulto deve ser removido, já que a probabilidade de se tratar de um melanoma é maior.

Como o nevo de Spitz pode compartilhar algumas características histopatológicas com o melanoma, é fundamental a participação de um dermatopatologista experiente para o diagnóstico correio. No caso de lesões onde houver alguma dúvida histológica é prudente o alargamento de 1 cm das margens. Apesar do refinamento nas técnicas diagnósticas como dermatoscopia, microscopia confocal e técnicas moleculares como FISH, CGH, o nevo de Spitz permanece uma entidade controversa, sendo a diferenciação de algumas lesões com melanoma ainda desafiadora.

NEVO DE MEYERSON

Sinonímia: nevo halo eczematoso, eczema perinévico, nevo eczematizado ou dermatite em halo *(halo dermatitis)*.

Caracteriza-se pela presença de uma reação eczematosa circunjacente a um nevo melanocítico central, determinando um halo simétrico de eritema e escamação **(FIGURA 77.18)**.

Nesse fenômeno, descrito em 1971 por Meyerson, distintamente do nevo halo, a lesão névica central não é afetada pelo processo inflamatório e não sofre involução. A reação pode envolver um ou mais nevos simultaneamente. O prurido é uma queixa frequente. Predomina em adultos jovens do sexo masculino e é mais frequente no verão. Histologicamente, não há sinais de regressão do nevo e no infiltrado

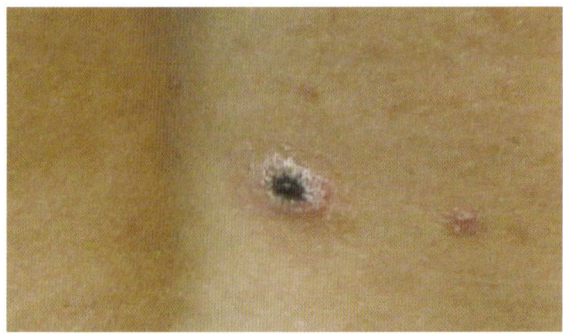

FIGURA 77.18 – Nevo de Meyerson. Nevo melanocítico circundado por uma dermatite eczematosa.

inflamatório predominam os linfócitos CD4+. As evidências são de uma dermatite espongiótica na epiderme e derme do nevo melanocítico, mas sem comprometimento das células névicas. O fenômeno de Meyerson, caracterizado por dermatite perilesional, é descrito também em outros tipos de lesões que não os nevos melanocíticos, como dermatofibromas, queratoses seborreicas, carcinoma basocelulares, entre outras. Acredita-se que, assim como o nevo halo, seja imunologicamente mediado. A reação eczematosa perinévica responde prontamente a terapia com corticoide tópico. A indicação de remoção do nevo central á pautada no seu aspecto clínico e dermatoscópico.

MELANOMAS

É a forma mais grave de câncer de pele. Origina-se dos melanócitos ocorrendo predominantemente na pele, mas também pode acometer olhos, ouvidos, trato gastrintestinal, leptomeninges e mucosas, oral, nasal/genital e retal.

ASPECTOS EPIDEMIOLÓGICOS

O melanoma é responsável por, aproximadamente, 3 a 4% dos tumores cutâneos malignos. Tem importância por sua alta mortalidade e aumento de incidência em todo o mundo nas últimas décadas. É mais frequente em adultos jovens de 20 a 50 anos de idade. Acima dos 50 anos, é mais comum nos homens e, abaixo dos 40 anos, nas mulheres.

A incidência do melanoma está aumentando mais rápido do que a de qualquer outro tumor sólido. A incidência global é de aproximadamente 160 mil novos casos por ano, com 48 mil mortes.

A mais alta foi reportada em Queensland, Austrália (56 casos por 100.000/ano para homens, e 41 casos por 100.000/ano para mulheres).

Nos Estados Unidos, a incidência anual para a população branca não hispânica é de 19 casos/100.000 para homens e de 14 casos/100.000 para mulheres.

Na Europa, a incidência também vem aumentando, sendo que os números variam entre as regiões, com a maior incidência anual na Suíça (15,3/100.000 para homens e 15,5/100.000

para mulheres), Áustria (21,5/100.000 para homens e 17,5/100.000 para mulheres) e Noruega (16,1/100.000 para homens e 15,7/100.000 para mulheres).

No Brasil, para 2014, estavam previstos 2.960 casos novos em homens e 2.930 casos novos em mulheres, segundo as estimativas de incidência de câncer no Brasil. As maiores taxas estimadas em homens e mulheres encontram-se na região Sul.

FATORES ETIOPATOGÊNICOS

Vários fatores têm sido analisados como participantes da gênese dos melanomas:

- **Genética e história familiar:** uma história familiar de melanoma aumenta o risco de um indivíduo desenvolver melanoma. Esse risco aumenta conforme o número de membros afetados da família e pode chegar a 5 a 10%. O risco relativo de desenvolvimento de melanoma em indivíduos com parente de 1º grau portador do tumor é cerca de 2 a 3 vezes maior do que para pessoas sem história familiar. Mais recentemente, inúmeros genes têm sido implicados no desenvolvimento do melanoma familiar. Mutações no *CDKN2A* parecem ser responsáveis por 20 a 40% dos casos. Outros genes implicados incluem: *CDK4*, genes do xeroderma pigmentoso, *MC1R* e os oncogenes *BRAF*, *NRAS* e *KIT*. Existem trabalhos que mostram que as diferenças nas mutações observadas guardam relação com os padrões de exposição solar. As mutações *BRAF* são mais frequentes nas áreas de pele expostas intermitentemente às radiações ultravioletas comparativamente à pele cronicamente exposta ou não exposta (melanomas acrais e mucosos) em que predominam mutações *KIT*. A prevalência dessas mutações também depende dos subtipos histológicos de melanoma.

  A análise de múltiplos estudos mostra que as mutações *BRAF* são mais comumente detectadas nos melanomas extensivos superficiais em pele sem dano actínico crônico. As mutações NRAS parecem associar-se com maior frequência aos melanomas nodulares surgidos em pele com dano actínico crônico e aos tumores mais espessos e com maior índice mitótico; portanto, se associam à pior prognose.

- **Radiação ultravioleta:** apesar de o mecanismo de transformação maligna não estar completamente estabelecido, está claro que a exposição à radiação ultravioleta é o fator ambiental que contribui de forma mais significativa para o desenvolvimento do melanoma. A radiação atuaria no desenvolvimento do tumor por mecanismos diretos no DNA ou indiretos no sistema de imunovigilância cutânea. Exposição solar cumulativa e frequência de queimaduras solares tem relação causal no desenvolvimento do tumor.

- **Fenótipo:** o melanoma é primordialmente uma doença de caucasianos, portanto, o fenótipo desempenha papel importante na prevalência da doença. Indivíduos de pele clara, cabelos louros ou ruivos, olhos azuis ou efélides são mais suscetíveis ao melanoma. Ao contrário, peles escuras oferecem efeito protetor.

- **Lesões precursoras:** a maioria dos melanomas surge de novo, mas ocasionalmente podem se desenvolver a partir de certas lesões precursoras, tais como nevo displástico e nevo congênito. O risco de um indivíduo com nevos congênitos desenvolver melanoma é proporcional ao tamanho e número de nevos. O nevo congênito gigante representa um risco por toda a vida e sempre que possível deve ser completamente excisado.

- **Fatores de risco demográficos:** idade e sexo são também fatores de risco para o desenvolvimento do melanoma. A maior incidência é em indivíduos com mais de 50 anos. O risco de um homem desenvolver melanoma durante a vida é 1,6 vez maior do que o de uma mulher.

- **História pessoal de melanoma:** uma pessoa que já tenha desenvolvido um melanoma tem 3 a 7% mais chances de desenvolver um segundo primário. Esse risco é 900 vezes maior do que o de uma pessoa que nunca teve melanoma.

- **Imunossupressão.**

FORMAS CLINICOPATOLÓGICAS

De acordo com suas características clínicas, histológicas e do modo de progressão tumoral, os melanomas apresentam particularidades epidemiológicas e prognósticos diferentes.

LENTIGO MALIGNO (MELANOSE MALIGNA)

O lentigo maligno, melanose maligna, melanose pré-blastomatosa de Dubreuilh, ocorre, em geral, na face ou em áreas expostas de indivíduos idosos. É causado pela luz solar sobre os melanócitos epidérmicos. É causado pela ação da luz solar sobre os melanócitos epidérmicos. Inicialmente, há um aumento da atividade dos melanócitos, traduzida clinicamente pela melanose solar. Quando o quadro evolui, com a proliferação de melanócitos atípicos na epiderme, constitui a melanose maligna. Esta pode ser considerada um melanoma *in situ*, símile à queratose solar, que é um carcinoma espinocelular *in situ*. Continuando com a evolução, as células atípicas invadem a derme, originando o lentigo maligno melanoma. Deve-se salientar que o lentigo maligno melanoma, originário de melanócitos epidérmicos, tem uma evolução mais favorável que as formas de melanomas malignos com origem em células névicas.

Clinicamente, o lentigo maligno manifesta-se como mancha de cor castanha a negra, que se estende lentamente em superfície, atingindo, após anos, vários centímetros de tamanho. As bordas da mancha são irregulares e a pigmentação não é uniforme **(FIGURAS 77.19 E 77.20)**. As localizações predominantes são face, pescoço e membros superiores, isto é, áreas expostas, e ocorre principalmente em indivíduos idosos.

Após meses ou anos, em um terço dos casos, há aumento da pigmentação e podem aparecer lesões pápulo-nodulares,

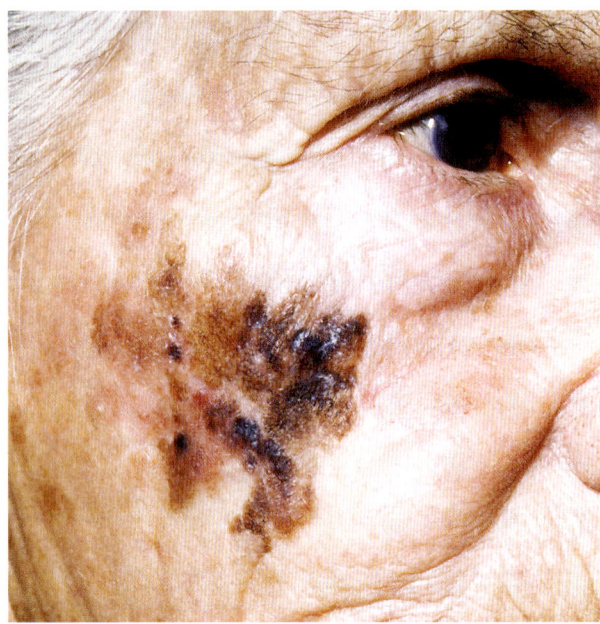

FIGURA 77.19 – Melanose maligna. Lesão macular extensa de forma irregular e pigmentação variável na face do idoso.

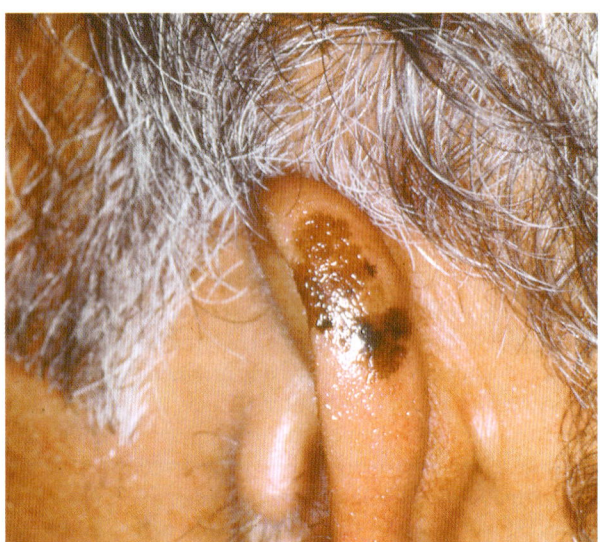

FIGURA 77.20 – Melanose maligna. Mácula irregular na forma, contornos e intensidade de pigmentação na região auricular.

infiltração, ulceração, sangramento e crostas. Essas lesões indicam a transformação em lentigo maligno melanoma.

Na histopatologia, a epiderme apresenta-se atrófica e retificada e mostra número aumentado de melanócitos atípicos, que se dispõem inclusive ao longo dos folículos pilosos e demais anexos. A derme apresenta-se livre de células atípicas e exibe alterações degenerativas da pele foto-lesada.

Na diagnose, deve ser distinguida da melanose solar associada com queratose solar e da verruga seborreica pigmentada.

É importante o exame histopatológico das áreas mais infiltradas para exclusão da invasão dérmica por melanócitos atípicos que caracteriza o lentigo maligno melanoma.

Tratamento

A criocirurgia é eficaz com a técnica de duas aplicações de nitrogênio líquido em jato de 45 a 60 segundos cada um, intervalo de alguns minutos e margem de congelamento de 1 cm na borda. O creme de imiquimod é outra indicação terapêutica. A exerese é indicada, particularmente quando, pelo exame histopatológico, houver invasão da derme que caracteriza transformação em lentigo maligno melanoma.

LENTIGO MALIGNO-MELANOMA

É o melanoma que surge a partir do lentigo maligno. Ocorre em áreas expostas (face e pescoço, especialmente nas regiões malar e nasal) de idosos (média de 70 anos) de pele clara. A evolução de lentigo maligno a melanoma é lenta, de 3 a 15 anos, mostrando tratar-se de lesão associada ao dano actínico crônico.

Clinicamente, sobre lesão de lentigo maligno, maculosa, de coloração variável marrom, acinzentada ou preta com bordas irregulares, surgem pápulas e/ou nódulos irregularmente pigmentados **(FIGURA 77.21)**.

A histopatologia mostra ninhos e melanócitos atípicos na derme. Com a evolução, pode ocorrer invasão dos linfonodos regionais.

O tratamento é a exerese. Ocorrendo comprometimento clínico de linfonodos regionais, a linfadenectomia é indicada. A prognose é, em geral, favorável, porque o lentigo maligno melanoma tem uma evolução crônica totalmente diversa do melanoma maligno.

MELANOMA EXTENSIVO SUPERFICIAL

De todas as formas de melanoma, é o que mais frequentemente se associa com lesões névicas precursoras. Representa

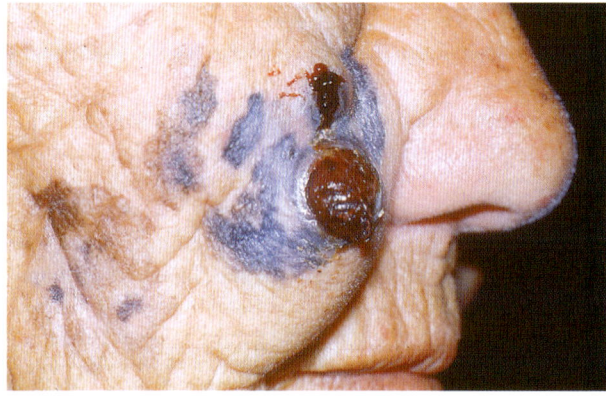

FIGURA 77.21 – Lentigo maligno-melanoma. Sobre lesão de lentigo maligno, observam-se duas lesões nodulares vegetantes.

a forma mais frequente de melanoma, constituindo 70% de todos os melanomas.

Ocorre mais frequentemente na 4ª ou 5ª décadas da vida, e as localizações mais frequentes são o tronco, o dorso nos homens e os membros inferiores nas mulheres.

Apresenta-se como lesão leve ou francamente elevada, arciforme, pelo menos em parte, cujas margens são denteadas, irregulares e cuja coloração varia grandemente desde acastanhada a negra, com áreas azuladas, esbranquiçadas, acinzentadas e até vermelhas **(FIGURAS 77.22 A 77.25)**.

As mesmas variações clínicas são observadas histologicamente, em função das áreas examinadas, desde melanócitos atípicos intraepidérmicos, isolados ou em ninhos, até acúmulos nitidamente intradérmicos das células neoplásicas.

MELANOMA NODULAR

É a variante mais frequente após a forma extensiva superficial, representando 15 a 30% dos melanomas nas séries estudadas.

É uma lesão nodular ou em placa, ou mesmo polipoide de coloração negro-azulada ou com laivos acastanhados **(FIGURAS 77.26 E 77.27)**, de evolução rápida, sendo as localizações

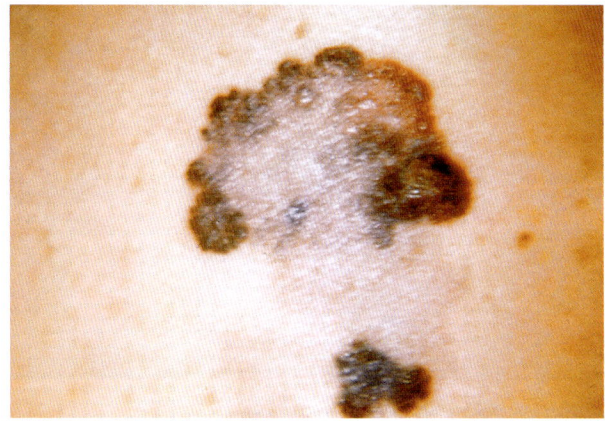

FIGURA 77.24 – Melanoma extensivo superficial. Placa elevada de contornos denteados irregulares, coloração variável do castanho ao negro, circunscrevendo área central branco-acinzentada.

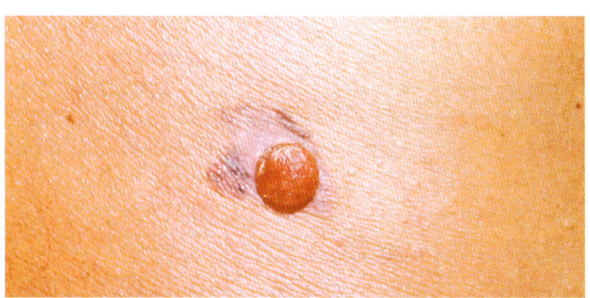

FIGURA 77.25 – Melanoma extensivo superficial com área nodular. Placa hiperpigmentada irregular de coloração variável negro-azulada com área central esbranquiçada sobre a qual se desenvolveu nódulo de superfície sangrante, representando macroscopicamente a invasão vertical.

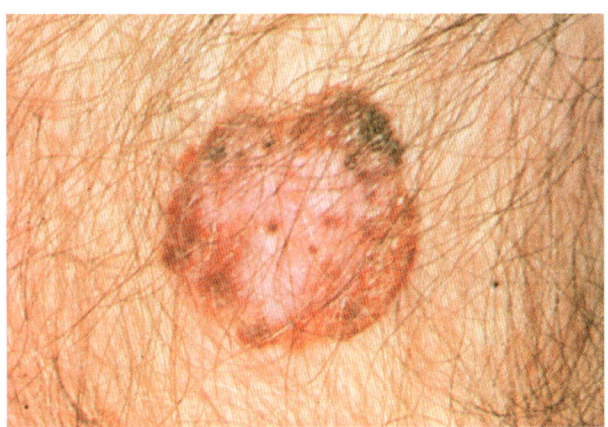

FIGURA 77.22 – Melanoma extensivo superficial. Margens denteadas, superfície ligeiramente elevada e grande variabilidade de coloração com áreas enegrecidas, acastanhadas, róseas e esbranquiçadas.

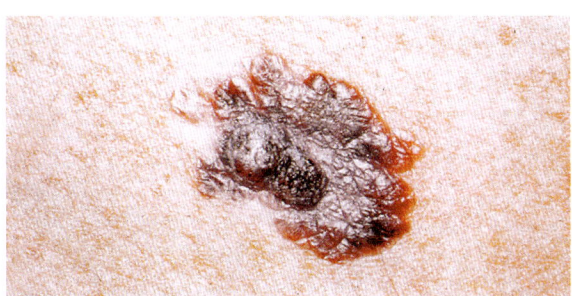

FIGURA 77.23 – Melanoma extensivo superficial. Placa hiperpigmentada de aspecto papuloso, bordas denteadas, coloração irregular do castanho ao negro azulado.

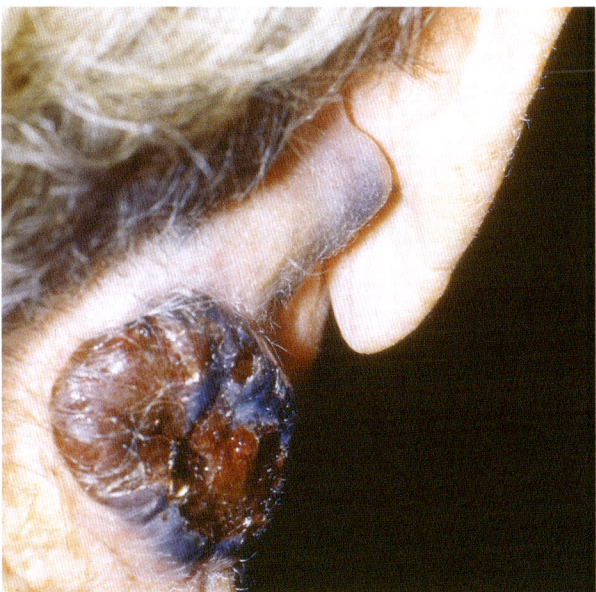

FIGURA 77.26 – Melanoma nodular. Placa tumoral negro-azulada com áreas ulceradas.

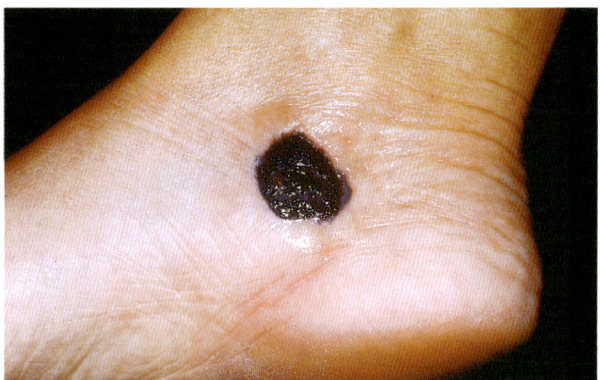

FIGURA 77.27 – Melanoma nodular. Lesão nodular exofítica de cor negra.

preferenciais o tronco nos homens e as pernas nas mulheres. Ocorrem, em geral, na 5ª década. Em 5% dos casos pode ser amelanótico.

Histologicamente, se caracteriza por crescimento vertical desde o princípio, com agressão predominantemente dérmica a partir da junção dermoepidérmica, atingindo apenas secundariamente a epiderme. Seu prognóstico mais desfavorável deve-se a sua considerável espessura decorrente da rápida evolução vertical.

MELANOMA LENTIGINOSO ACRAL

É raro nos indivíduos de pele branca (2-8%), mas é a forma de melanoma mais comum em negros e asiáticos (35-60%) e ocorre mais frequentemente em indivíduos idosos, na 6ª década de vida.

Ocorre nas regiões palmares, plantares e falanges terminais, podendo ser periungueal e subungueal.

Apresenta uma fase de crescimento horizontal, na qual o diagnóstico histológico pode ser muito difícil, seguida de fase de crescimento vertical, com grande potencial de metastatização (FIGURAS 77.28 A 77.30). Por vezes, o tumor é amelanótico, o que pode retardar ainda mais o diagnóstico.

FORMAS PARTICULARES DE MELANOMA

MELANOMA DE MUCOSA

Representa cerca de 5% dos melanomas. Pode ocorrer na mucosa bucal, nasal, genital ou retal. Na mulher com idade avançada localiza-se com frequência na vulva. O processo pode ter crescimento lentiginoso ou nodular. O diagnóstico é habitualmente tardio, com má prognose (FIGURA 77.31).

MELANOMA AMELANÓTICO

Sua característica decorre da concentração muito baixa de pigmento melânico. A lesão é rósea ou vermelha e pode simular um granuloma piogênico ou carcinoma espinocelular (FIGURA 79.32). Geralmente, são melanomas nodulares ou

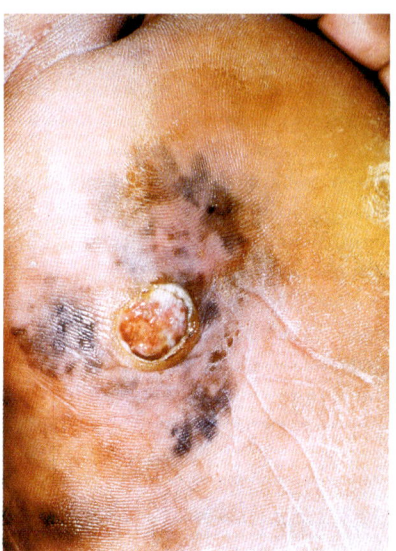

FIGURA 77.28 – Melanoma acral. Extensa mancha de coloração irregular e pigmentação variável do castanho ao negro em cuja porção central há nódulo ulcerado.

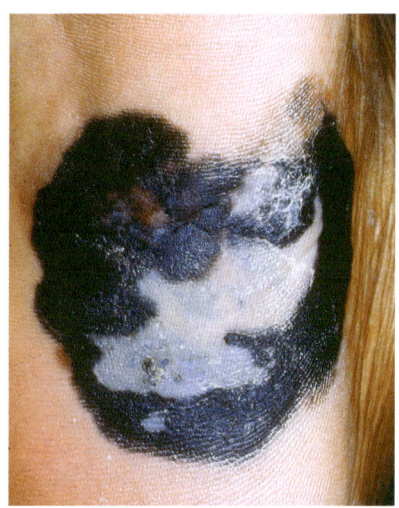

FIGURA 77.29 – Melanoma acral. Extensa lesão em placa hiperpigmentada negro-azulada, irregular, na região plantar.

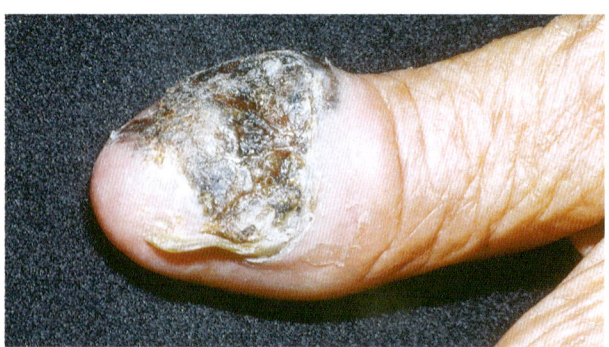

FIGURA 77.30 – Melanoma ungueal. Lesão pigmentada ulcerodestrutiva na região ungueal. Observar mácula hiperpigmentada na dobra ungueal posterior.

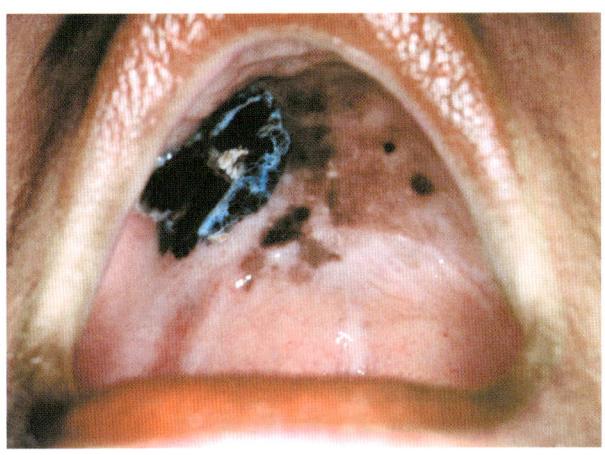

FIGURA 77.31 – Melanoma oral. Extensa lesão irregularmente pigmentada no palato.

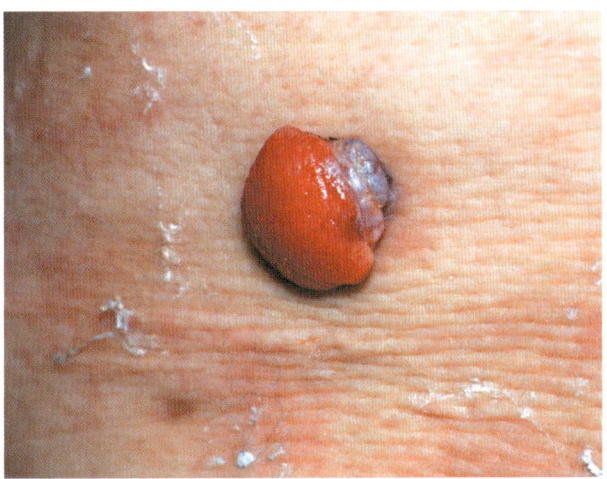

FIGURA 77.32 – Melanoma amelanótico. Lesão vegetante e friável na região plantar.

desmoplásticos ou são lesões de melanoma metastático. Na região plantar, pode simular até mesmo mal perfurante. O diagnóstico clínico é particularmente difícil e quase sempre tardio, o que piora seu prognóstico.

MELANOMA DESMOPLÁSTICO

Forma pouco frequente de malanoma, corresponde a menos de 4% dos melanomas cutâneos primários. Ocorre em áreas fotoexpostas de indivíduos de pele clara, localizando-se na cabeça e no pescoço (cerca de 50% dos casos), nas extremidadades (cerca de 30% dos casos) e no tronco (cerca de 17% dos casos). A idade média no momento do diagnóstico é de 66 anos.

Clinicamente apresenta-se como placa indurada ou nódulo frequentemente amelanótico. O diagnóstico clínico é difícil, sendo necessário a diagnose diferencial com cicatrizes, carcinoma basocelular, dermatofibroma, neurofibroma e carcinoma espinocelular. Às vezes se associa a lentigo maligno-melanoma, apresentando-se como nódulo de consistência fibrosa sob a lesão.

Histologicamente apresenta grande neutropismo; provável causa das frequentes recidivas locais. O acometimetno linfonodal é menos frequente em relação ao conjunto dos outros tipos de melanoma e a prognose depende da espessura tumoral.

Aparentemente, considerando-se melanomas não desmoplásticos de mesma espessura, a sobrevida no melanoma desmoplástico parece ser maior, embora quando existe neutropismo (o que é frequente), exista maior risco de recidivas locais.

MELANOMA DE ORIGEM DESCONHECIDA

Trata-se de melanoma cutâneo, linfonodal ou visceral, aparentemente primário, provavelmente decorrente de melanoma cutâneo não diagnosticado (destruído sem exame anatomopatológico), de melanoma regredido espontaneamente ou de melanoma de mucosa não diagnosticado. O prognóstico é idêntico ao das formas metastáticas de um melanoma primário identificado.

DIAGNOSE DOS MELANOMAS

A maioria dos melanomas pode ser diagnosticada por meio da história e exame físico completo. A história pode incluir a avaliação dos fatores de risco descritos previamente, prestando particular atenção à exposição à radiação ultravioleta e história pessoal ou familiar de melanoma. Além disso, deve-se avaliar a história relativa à própria lesão. O melanoma pode se desenvolver a partir de nevos pré-existentes em cerca de 20 a 40% dos casos, com os restantes 60 a 80% parecendo ocorrer **de novo**. A identificação precoce do melanoma envolve exame das características clínicas, tais como reconhecimento das regras do ABCDE do melanoma:

A. **Assimetria:** perda da simetria, ou seja, designa uma lesão cujas metades separadas por um eixo imaginário não são superponíveis.
B. **Bordas irregulares:** presença de reentrâncias e saliências.
C. **Coloração heterogênea:** presença de várias cores dentro de uma mesma lesão.
D. **Diâmetro:** superior a 6 mm.
E. **Expansão:** em superfície ou modificação do aspecto da lesão (critério dinâmico).

Além do ABCDE, outros critérios de avaliação são úteis, como:

- Alteração no sensório.
- Diâmetro maior que 1 cm.
- Crescimento.

- Pigmentação irregular.
- Inflamação.
- Secreção/crosta.
- Sangramento.

Várias lesões cutâneas, quando pigmentadas, podem exigir diagnose diferencial com melanoma maligno, como queratose seborreica, carcinoma basocelular, dermatofibroma, angioma capilar trombosado e tumores vasculares trombosados. Nas formas amelanóticas de melanoma maligno, em que a pigmentação é discreta ou ausente, a lesão assemelha-se ao granuloma piogênico, carcinoma espinocelular ou a uma lesão sarcomatosa.

Nos últimos anos, houve um acréscimo à semiologia das lesões pigmentadas com a técnica da dermatoscopia (ver Capítulo 14), realizada por meio de aparelhos especiais (dermatoscópios) que, pela observação de determinados padrões de pigmentação e morfologia, aumentam a acuidade diagnóstica.

- **Fotografia corporal total:** usada para pacientes que estão sob observação devido ao grande número de nevos atípicos.
- **Microscopia confocal:** pode aumentar a acurácia do diagnóstico de lesões melanocíticas, mas permanece sob investigação.

A diagnose de certeza, porém, é feita pelo exame histopatológico. A exérese total da lesão suspeita (habitualmente com margens de 1-2 mm) incluindo tecido celular subcutâneo é mais adequada que uma simples biópsia incisional. Quando não for possível, faz-se biópsia por *punch* ou incisional na área mais infiltrada. A biópsia incisional deve ser excepcional, limitando-se aos casos em que a lesão for muito extensa e a retirada constituir em intervenção cirúrgica de porte significativo.

Os seguintes parâmetros histológicos são valorizados para avaliar a diagnose, o estadiamento, o planejamento terapêutico e o prognóstico do tumor:

- Subtipo histológico.
- Profundidade das lesões (níveis de invasão) de Clark:
  - **Nível I:** melanoma confinado a epiderme e epitélio anexial.
  - **Nível II:** invasão papilar.
  - **Nível III:** comprometimento de toda derme papilar até a transição derme reticular, porém sem invadi-la.
  - **Nível IV:** invasão da derme reticular.
  - **Nível V:** invasão da hipoderme.
- Espessura da lesão (Breslow), medida em milímetros da porção superior da camada granulosa até a parte mais profunda do tumor:
  - Menor do que 0,76 mm.
  - Maior do que 0,76 mm e menor do que 1,5 mm.
  - Maior do que 1,5 mm e menor do que 4 mm.
  - Maior do que 4 mm.
- Situação das margens de segurança.
- Número de mitoses.
- Fase de crescimento (radial ou vertical).
- Presença ou não de ulceração.
- Presença e caracterização de infiltrado inflamatório linfocitário.
- Neurotropismo e disseminação angiolinfática.
- Presença ou não de regressão.
- Presença ou não de satelitose.
- Existência de lesão pré-existente.

ESTADIAMENTO E PROGNÓSTICO EVOLUTIVO DOS MELANOMAS

O sistema de estadiamento do AJCC (American Joint Committee on Cancer) e da UICC (União para o Controle Internacional do Câncer) é baseado na avaliação do tumor pimário (T), com espessura de Breslow e ulceração como principais fatores prognósticos; a presença ou ausência de metástases para linfonodos regionais (N), com o número de linfonodos envolvidos como fator secundário de grande importância prognóstica; e metástases a distância (M), com sítio de metástases e concentrações de DHL como fatores de importância.

O sistema divide os pacientes em quatro grupos. Para a avaliação do tumor primário, o sistema AJCC de 2009, adicionou a atividade mitótica à avaliação patológica dos melanomas finos (≤ 1 mm). Além disso, esse sistema enfatizou o envolvimento microscópico do linfonodo.

- **Estádio 0:** tumor *in situ*.
- **Estádio I:** tumor primário, sem metástases ganglionar ou sistêmica, com 1 mm de espessura com ou sem ulceração ou 1 a 2 mm de espessura sem ulceração.
- **Estádio II:** tumor primário sem metástase ganglionar ou sistêmica, com 1 a 2 mm de espessura com ulceração ou > 2 mm com ou sem ulceração, 1 a 2 mm com ulceração ou > 2 mm com ou sem ulceração.
- **Estádio III:** tumor com qualquer nível de espessura, porém com metástases em linfonodos regionais e/ou em trânsito (lesões na pele ou subcutâneo acima de 2 cm, da lesão primária e abaixo dos linfonodos regionais).
- **Estádio IV:** tumor com qualquer nível de espessura e metástases a distância.

As metástases podem ser locais, regionais e sistêmicas **(FIGURA 77.33)**. As primeiras surgem até 2 cm da cicatriz excisional (satelitose) e não devem ser confundidas com recidiva local ou recorrência por ressecção insuficiente, quando ressurgem lesões no leito da cicatriz ou em suas bordas **(FIGURA 77.34)**. As metástases em trânsito aparecem além de 2 cm do local

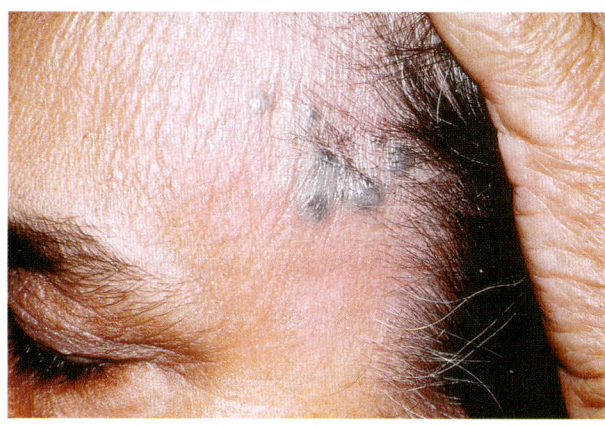

FIGURA 77.33 – Melanoma metastático. Múltiplas lesões papulosas e nodulares de coloração azulada.

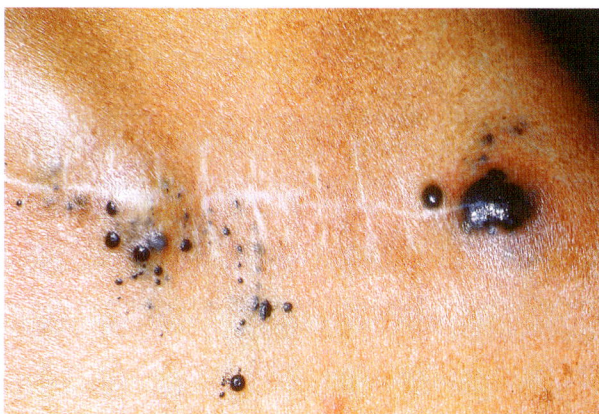

FIGURA 77.34 – Melanoma recidivante. Ao longo da cicatriz cirúrgica e em suas bordas, pápulas e nódulos negros.

da lesão primária, em direção aos linfonodos regionais, que são a sede das metástases regionais. O número de linfonodos acometidos e a presença de satelitose ou metástase em trânsito têm sido considerado dados preditivos da sobrevida livre de doença e da sobrevivência global. Metástases sistêmicas ocorrem por disseminação hematogênica e atingem a própria pele, subcutâneo ou vísceras como pulmão (33-44%), cérebro ou sistema nervoso central (17-22%), fígado (7-14%) e ossos (7-8%) em ordem decrescente de frequência. As primeiras metástases podem ser sistêmicas (não linfonodais) em cerca de 20% dos casos. O número de locais metastáticos e o intervalo livre entre o diagnóstico do tumor primário e o aparecimento das primeiras metástases são de grande valor prognóstico.

A última versão do sistema de classificação do AJCC de 2009 classifica as doenças da seguinte forma:

- **Doença localizada:** estádios I e II.
- **Doença regional:** estádio III.
- **Doença metastática:** estádio IV.

As novas diretrizes *(guidelines)* incluem o seguinte:

- Com exceção das lesões T1, o microestadiamento utilizando o nível Clark de invasão não faz mais parte do estadiamento T.
- A espessura de Breslow e a presença de ulceração são os fatores prognósticos dominantes, sendo usados no estadiamento T.
- Introdução do índice mitótico (indicador de proliferação tumoral), medido como o número de mitoses por mm^2, para subcategorização das lesões T1.
- Pacientes de estádios I-II com ulceração devem sofrer *upstaging*, já que se considera, nesses casos, doença localizada avançada.
- O escore M determinado por duas variáveis principais: sítio de metástases a distância (pulmões × não visceral × visceral) e elevação de DHL.
- Dicotomia nas lesões estádio I com base no risco de acometimento linfonodal, para guiar a decisão sobre a realização da pesquisa do linfonodo sentinela.

CONDUTA

Estádios I e II – lesão primária

A cirurgia deve ser realizada com as seguintes margens cirúrgicas:

- **Melanoma *in situ*:** margens cirúrgicas de 0,5 cm.
- **Melanoma de até 1 mm de espessura:** margens de 1 cm.
- **Melanoma de espessura entre 1 e 2 mm:** margens de 1 a 2 cm.
- **Melanoma de espessura entre 2 e 4 mm:** margens de 2 cm (alguns grupos 1-2 cm).
- **Melanoma de espessura > 4 mm:** margens 2 cm.

As margens serão respeitadas desde que a área anatômica permita que se faça tal retirada.

Linfonodos – pesquisa do linfonodo sentinela

Algumas diretrizes determinam a realização da pesquisa do linfonodo sentinela em pacientes com melanomas com espessuras > 1 mm ou invasão linfovascular < 1 mm com fatores de alto risco (T1b, índice mitótico ≥ a 1 mm^2, ulceração ou doentes jovens).

Entretanto, outros recomendam que ela seja realizada em pacientes com melanomas de espessura a partir de 0,75 mm.

As sociedades americanas de oncologia clínica e cirúrgica recomendam o uso rotineiro da pesquisa do linfonodo sentinela para todos os melanomas cutâneos com linfonodos clinicamente negativos de espessura de 1 a 4 mm.

Para melanomas de menos de 1 mm de espessura, somente considera-se a indicação da pesquisa do linfonodo sentinela quando houver associadamente fatores de pior prognose, ulceração e índice mitótico alto.

Foi realizado um grande estudo (o primeiro MSLT-1 [do inglês *multicentric selective lymphadenectomy trial*]) envolvendo 1.347 doentes com melanomas de espessura intermediária (1-4 mm) randomizados para simples observação ou realização da pesquisa do linfonodo sentinela. Os doentes com linfonodo sentinela positivo foram submetidos a linfadenectomia radical. Foram detectados linfonodos sentinela positivos em 19,1% dos doentes, e esses doentes tiveram 2,5 vezes mais recidivas ou morte do que os doentes com linfonodo sentinela negativo. Para os doentes com melanomas de espessura entre 1 mm e 4 mm a sobrevida de 10 anos foi de 85,7% para os doentes com linfonodos negativos e 63,1% para os doentes com linfonodos positivos, mas não houve diferenças significativas na sobrevida total de ambos os grupos. O tempo livre de doença foi significativamente melhor nos doentes com linfonodo sentinela negativo. Apesar disso, um terço dos doentes com linfonodo sentinela negativo morreu da doença.

Por outro lado, dos pacientes que sofreram linfadenectomia, aqueles que tiveram indicação pela positividade do linfonodo sentinela tiveram sobrevida de 10 anos maior em relação àqueles que sofreram a linfadenectomia em função da detecção clínica do aumento dos linfonodos, isto é, aqueles que permaneceram apenas em observação. Esses resultados levaram à conclusão pela recomendação da pesquisa de linfonodo sentinela nos doentes com melanoma com espessura entre 1 mm e 4 mm. Por outro lado, essa pesquisa mostrou ser importante elemento prognóstico do melanoma quando há positividade do linfonodo sentinela.

Quanto a melanomas espessos (espessura maior de 4 mm), o estudo confirmou o valor prognóstico do linfonodo sentinela que, nesse grupo de doentes, foi positivo em 39% dos casos. Nesses melanomas espessos, a sobrevida de 10 anos foi de 48% nos casos com linfonodo positivo contra 64,6% nos casos com linfonodos negativos, mas a sobrevida geral nos dois grupos não mostrou diferenças significativas, porém o tempo livre de doença foi maior no grupo de linfonodo sentinela negativo. Portanto, também nesse grupo a pesquisa de linfonodo sentinela é fundamentalmente prognóstica.

Estádio III – linfadenectomia terapêutica da região envolvida

Radioterapia

Radioterapia adjuvante é recomendada para pacientes com melanoma com doença nodal de alto risco, incluindo aqueles com quatro ou mais linfonodos acometidos, linfonodos com tamanho maior ou igual a 3 cm ou envolvimento macroscópico de partes moles da região extranodal.

Radioterapia adjuvante também é recomendada para melanomas com margens acometidas ou exíguas, em que anatomicamente não é possível a realização de ampliação.

Metástases em trânsito

O tratamento de metástases em trânsito depende do tamanho, do número e da localização das lesões.

- **Lesões localizadas:** excisão, injeções intralesionais do bacilo Calmette-Guérin, ablação a *laser*, imiquimod, injeções de IFN-α.
- **Lesões múltiplas nas extremidades:** perfusão isolada do membro com hipertermia ou infusão de melfalan.

Estádios III (também IIB e IIC-AJCC) apresentam taxa de sobrevida em 1 ano < 50%. Essa coorte de pacientes tem sido alvo de ensaios clínicos na tentativa de estabelecer uma terapia adjuvante eficaz. Até o momento, o interferon-α2 é a única terapia sistêmica adjuvante aprovada pelo FDA com eficácia comprovada.

Estádio IV

Historicamente, a quimioterapia citotóxica para o tratamento do melanoma avançado, com eficácia antitumoral modesta, incluía agentes alquilantes (dacarbazina, temozolomida, nitrosureias) e toxinas microtubulares (p. ex., paclitaxel). Depois, as combinações de agentes citotóxicos melhoraram um pouco as respostas quando comparadas à monoterapia, mas estavam associadas à alta toxicidade. A interleucina-2 mostrou resposta completa mais durável, mas também associada à alta toxicidade. A classificação molecular do melanoma e o advento das novas medicações estão mudando o paradigma da terapia do melanoma de estádio avançado. O algoritmo da terapêutica para o melanoma avançado atualmente inclui terapia-alvo molecular, imunoterapia e quimioterapia, sendo a escolha dependente da genotipagem e da resposta a tratamentos prévios.

Algoritmo

Inicialmente, deve ser realizada a genotipagem para *BRAF* e/ou *KIT*.

Para a maioria dos pacientes apresentando a mutação BRAF e particularmente para aqueles com alta carga tumoral, vemurafenibe ou outros inibidores de BRAF, tais como dabrafenibe são o tratamento de escolha. Outra medicação recentemente aprovada para tratamento de melanomas avançados refratários ao ipilimumabe é o pembrolizumabe. Também é de aprovação recente o IMLYGIC® (talimogene laherparepvec) que é o vírus do herpes simples inativado e geneticamente modificado que replica no interior do tumor e estimula a produção de GM-CSF. É indicado para tratamento por meio de injeções locais de leões cutâneas, subcutâneas e nodais irressecáveis visíveis ou palpáveis ou localizadas por ultrassonografia. Também foi aprovado o trametinibe que pode ser usado de forma isolada, mas, aparentemente, com melhores respostas quando associado ao drabafenibe.

Os inibidores de *KIT*, tais como imatinibe, podem ser eficazes nos tumores *KIT*-mutantes (15% dos melanomas de mucosa e 23% dos melanomas acrais apresentam essa mutação), especialmente nos pacientes com mutações nos éxons 11 e 13.

Ipilimumabe é uma boa opção para pacientes sem mutações detectáveis ou para aqueles que não respondem às terapias com vemurafenibe/dabrafenibe ou inibidores de *KIT*.

Várias vacinas têm sido estudadas para o tratamento do melanoma, empregando antígenos identificados nas células tumorais na tentativa de despertar reações imunocelulares e imuno-humorais contra o tumor. Empregam-se células, listados de células, gangliosídeos, peptídeos e proteínas, células dendríticas e DNA. Geralmente se agregam a essas preparações GS-CSF, IL-2 e interferon-γ.

Há ainda um papel para a quimioterapia convencional, como estratégia de resgate em 2ª ou 3ª linha ou em pacientes com melanomas não mutados.

SEGUIMENTO

Há grandes variações nas diretrizes e recomendações para o seguimento dos pacientes com melanoma.

Os maiores grupos que estabeleceram essas diretrizes são: NCCN (National Comprehensive Cancer Network), ACN (Australian Cancer Network), ESMO (European Society for Medical Oncology) e CCO/CMA (Cancer Care Ontario/Canadian Medical Association).

Como exemplo, as recomendações de seguimento do NCCN (como em todas as diretrizes, elas podem mudar de acordo com o estádio do AJCC):

- **Estádio 0:** exame físico completo anual.
- **Estádios Ia, Ib, IIa:** história e exame físico completo a cada 3 a 12 meses por 5 anos, e, a partir daí, uma vez ao ano.
- **Estádios IIb, IIc, III e IV:** história e exame físico completos a cada 3 a 6 meses por 2 anos, e a cada 3 a 12 meses pelos 3 anos seguintes; a partir daí, anual.

EXAMES DE IMAGEM

Nos estádios iniciais, não são recomendados de rotina, mas, algumas diretrizes, a partir do estádio III, intercalam a realização radiografia torácica, a cada 6 meses com a realização de tomografia de tórax, abdome e pelve ou PET-TC + ressonância magnética de crânio. Essa conduta é recomentada por 5 anos; após esse período, apenas se houver sintomas.

A realização de ultrassonografia de cadeias linfonodais é feita apenas na presença de linfonodos palpáveis.

Em geral, exames laboratoriais (DHL, S100 B) não são indicações de rotina para o seguimento, apenas em estádios mais avançados (**IV**).

CAPÍTULO 78

LEUCEMIAS, LINFOMAS E PSEUDOLINFOMAS

GENERALIDADES

Os linfomas e as leucemias são neoplasias malignas resultantes da proliferação de células dos sistemas linfoide e hematopoiético. Os tecidos linfoides são divididos em primários ou centrais (medula óssea e timo), onde os linfócitos se originam e se diferenciam a partir de células primitivas, e secundários ou periféricos (linfonodos e baço), onde os linfócitos participam da resposta imune. O sistema hematopoiético compreende os tecidos formadores de sangue, não apenas a medula óssea, mas também os tecidos linfoides.

Os amplos territórios desses sistemas, através do organismo, explicam o múltiplo potencial de agressão orgânica dos linfomas e leucemias e, inclusive, a possibilidade de localizações cutâneas dessas enfermidades.

Sendo neoplasias originadas dos sistemas linfoide e hematopoiético, podem ser constituídas por ampla gama de variedades celulares, desde a célula mais primitiva, ou célula-mãe totipotente, até as células mais diferenciadas das linhagens mieloide ou linfoide. Assim, da linhagem linfoide, originam-se as leucemias linfocíticas, os plasmocitomas, os linfomas não Hodgkin, linfonodais ou extranodais, incluindo os linfomas cutâneos de células T/NK e de células B, e o linfoma de Hodgkin. Da linhagem mieloide, surgem as leucemias mieloides e monocíticas.

Classicamente, os linfomas são subdivididos em linfoma de Hodgkin e linfomas não Hodgkin. Os linfomas não Hodgkin constituem um grupo de neoplasias derivadas de clones de linfócitos nos seus diferentes estádios evolutivos. Podem se originar primariamente nos linfonodos (linfomas nodais) ou em tecidos linfoides associados às mucosas, pele ou outras estruturas (linfomas extranodais). A pele é o segundo órgão, após o trato gastrintestinal, mais acometido por linfomas extranodais.

Os avanços no campo da citologia em relação a aspectos não somente morfológicos e bioquímicos das células de linhagem linfoide e mieloide, como também funcionais e imunológicos, analisados por meio de técnicas de imunocitologia, imunoenzimocitologia e microscopia eletrônica, culminaram no conhecimento do desenvolvimento ontogênico dessas células, com a formulação da hipótese de que "cada tipo de linfoma corresponde a uma fase do desenvolvimento ou modulação dos linfócitos".

Com base nisso, surgiram várias proposições classificatórias para os linfomas nodais no decorrer do tempo.[1-5] Apenas recentemente a Organização Mundial da Saúde e a Organização Europeia para a Pesquisa e Tratamento do Câncer (EORTC) propuseram, individualmente, classificações dirigidas para os linfomas primários cutâneos. São classificações equivalentes sob vários aspectos, principalmente no que tange à origem celular, se T, NK ou B, porém, baseando-se não apenas nos aspectos histológicos, mas também em características clínicas. Recentemente, ambas culminaram em uma classificação consensual[6] com finalidade de uniformizar a linguagem entre patologistas, dermatologistas e onco-hematologistas.

CLASSIFICAÇÃO DOS LINFOMAS

A classificação dos linfomas cutâneos de células T e de células NK com manifestações cutâneas é apresentado no **QUADRO 78.1** e as classificação para os linfomas cutâneos de células B, no **QUADRO 78.2**. a classificação para as neoplasias hematodérmicas imaturas está no **QUADRO 78.3**.

MANIFESTAÇÕES CUTÂNEAS DOS LINFOMAS E LEUCEMIAS EM GERAL

As manifestações cutâneas dos linfomas e das leucemias são de dois tipos: específicas, nas quais o exame anatomopatológico demonstra a presença das células neoplásicas; e inespecíficas, nas quais, histologicamente, há apenas alterações inflamatórias sem células neoplásicas. O mecanismo de produção das lesões inespecíficas é desconhecido, aventando-se várias hipóteses. Poderiam resultar de invasão da pele por pequena quantidade de células neoplásicas que, destruídas por intensa reação inflamatória defensiva, não seriam detectadas ao exame anatomopatológico. Outras hipóteses aventadas relacionam-se com o desencadeamento de reações inflamatórias por substâncias produzidas pela neoplasia ou por mecanismos imunológicos desconhecidos.

MANIFESTAÇÕES CUTÂNEAS NÃO ESPECÍFICAS DOS LINFOMAS E LEUCEMIAS

São extremamente variáveis nos seus aspectos e frequência.

- **Prurido generalizado**: ocorre mais frequentemente no linfoma de Hodgkin, micose fungoide e leucemias linfocíticas.
- **Prurigo**: muitas vezes consequente ao prurido. Quando acompanhado de linfonodos aumentados, constitui o chamado **prurigo linfadênico** (FIGURA 78.1).
- **Lesões eczematosas**: mais frequentes na micose fungoide.

QUADRO 78.1 – Classificação para os linfomas cutâneos de células T e de células NK com manifestações cutâneas primárias e secundárias[6]

Linfomas primários cutâneos

- Micose fungoide

- Micose fungoide – variantes e subtipos
  - Reticulose pagetoide (forma localizada)
  - Variantes granulomatosa, siringotrópica, folicular
  - Cútis laxa granulomatosa

- Síndrome de Sézary

- Doenças linfoproliferativas CD30+ cutâneas primárias
  - Papulose linfomatoide
  - Linfoma cutâneo primário de grande célula anaplásica

- Linfoma subcutâneo de célula T, paniculite-símile

- Linfoma cutâneo primário de célula T periférica, não especificado
  - Subtipos provisórios:
    - Linfoma cutâneo primário agressivo de célula T CD8+ epidermotrópica
    - Linfoma cutâneo de célula T gama/delta (γ/δ)
    - Linfoma cutâneo primário de pequena e média célula T CD4+ pleomórfica

- Linfoma extranodal de célula T/NK, tipo nasal

- Variante: linfoma hidroa vaciniforme-símile

Manifestações secundárias para a pele

- Linfoma/leucemia de célula T do adulto

- Linfoma de célula T angioimunoblástico

QUADRO 78.2 – Classificação para os linfomas cutâneos de células B com manifestações cutâneas primárias e secundárias[6]

Linfomas primários cutâneos

- Linfoma cutâneo da zona marginal (tipo MALT)
- Linfoma cutâneo centrofolicular
- Linfoma cutâneo difuso de grande célula B, tipo perna
- Linfoma cutâneo difuso de grande célula B, outro

Manifestações secundárias para a pele

- Linfoma cutâneo intravascular de grande célula B
- Granulomatose linfomatoide
- Leucemia linfocítica crônica
- Linfoma de célula do manto
- Linfoma de Burkitt

- **Lesões bolhosas**: podem ser variadas, inclusive do tipo penfigoide bolhoso.
- **Eritema polimorfo, nodoso** e, mais raramente, **eritemas figurados** tipo **anular centrífugo** e **giratum** podem ocorrer.

QUADRO 78.3 – Classificação para as neoplasias hematodérmicas imaturas[6]

Envolvimento cutâneo frequente

- Neoplasia hematodérmica CD4+ CD56+ (linfoma de célula NK blástica)

Manifestações secundárias para a pele

- Leucemia linfoblástica T
- Linfoma linfoblástico T
- Leucemia linfoblástica B
- Linfoma linfoblástico B
- Leucemias mieloides e monocíticas

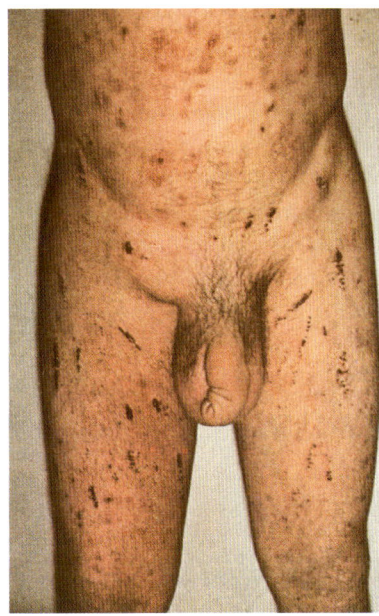

FIGURA 78.1 – Moléstia de Hodgkin. Prurigo linfadênico. Pápulas, placas papulosas, escoriações e adenomegalia inguinal.

- **Urticária**: pode ocorrer raramente como manifestação inespecífica dos linfomas e leucemias.
- **Síndrome de Sweet e pioderma gangrenoso**: associam-se mais frequentemente a doenças mieloproliferativas.
- **Eritrodermias**: ocorrem como manifestação inespecífica especialmente na doença de Hodgkin. Frequentemente são específicas na leucemia linfocítica crônica, micose fungoide e síndrome de Sézary.
- **Lesões ictiosiformes adquiridas**: ocorreriam por distúrbios de absorção ou por mecanismos imunes. São mais frequentes nos linfomas.
- **Manifestações hemorrágicas**: púrpuras de tipo petequial ou equimótico, sangramentos superficiais de gengivas, epistaxe – por alterações da hemopoiese e coagulação ou consequente aos tratamentos utilizados.
- **Estomatites, gengivites, glossites, balanites**: ocorrem especialmente nas leucemias e no linfoma de Hodgkin.

- **Infecções**: fúngicas, bacterianas, virais – ocorrem por diminuição da resistência geral do organismo pela própria enfermidade ou pela ação imunodepressora das terapêuticas utilizadas. É particularmente importante o herpes-zóster, que nessas eventualidades costuma ser mais grave, de tipo necrótico-hemorrágico ou disseminado. Ocorrem mais frequentemente no linfoma de Hodgkin e nas leucemias.
- **Alterações de coloração da pele**: podem ocorrer palidez consequente à anemia, e hiperpigmentação, que pode ser semelhante à observada na moléstia de Addison, ou ter padrões bizarros. A hiperpigmentação é mais frequente na doença de Hodgkin e, quando associada com prurido, muitas vezes há ocorrência de adenomegalias mediastinais e retroperitoneais, que devem ser sistematicamente pesquisadas.
- **Alopecia, alterações ungueais**: usualmente, estão associadas com a eritrodermia. A alopecia pode ser decorrente de infiltração linfomatosa do couro cabeludo, de traumatismo por coçagem ou pela ação das drogas citotóxicas utilizadas no tratamento.
- **Alterações gangrenosas**: ocorrem mais frequentemente nas leucemias e no mieloma múltiplo.
- **Amiloidose sistêmica**: ocorre em associação com o mieloma múltiplo e outras gamopatias monoclonais.

MANIFESTAÇÕES CUTÂNEAS ESPECÍFICAS DOS LINFOMAS E DAS LEUCEMIAS

Decorrem da presença na derme de infiltrados neoplásicos e se traduzem clinicamente por lesões eritematoinfiltradas papulosas, nodulares, em placas, tumores e ulcerações (FIGURAS 78.2 E 78.3).

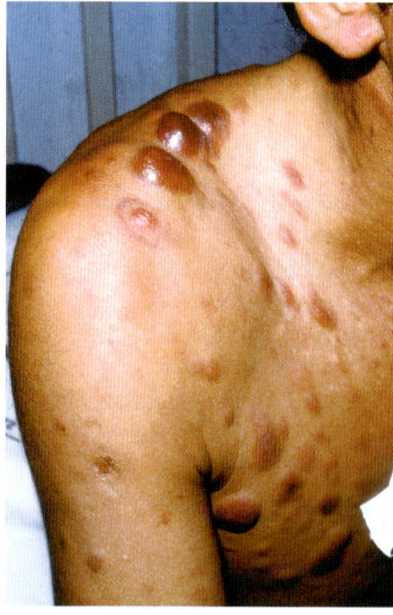

FIGURA 78.2 – Linfoma. Manchas, placas papulosas, nódulos e tumorações.

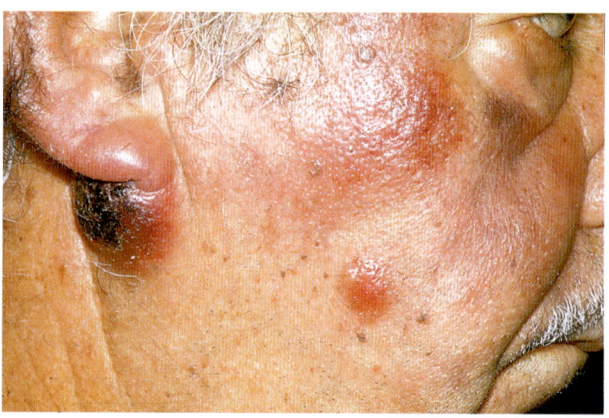

FIGURA 78.3 – Linfoma. Nódulos e tumorações.

Com frequência, a eritrodermia representa manifestação específica na micose fungoide e, excepcionalmente, nos linfomas e nas leucemias.

- **Leucemias**: as manifestações cutâneas específicas são raras, sendo mais encontradas nas leucemias linfocíticas e, menos frequentemente, nas leucemias mieloides e monocíticas. Clinicamente, apresentam-se sob a forma de nódulos ou placas eritematoinfiltradas ou ulcerações. Às vezes, a confluência de lesões eritematoinfiltradas produz, na face, o aspecto de fácies leonina, particularmente nas leucemias linfocíticas. Infiltrações localizadas ou difusas de gengiva e palato podem ocorrer nas leucemias mielomonocíticas e monocíticas. Excepcionalmente, nas leucemias linfocíticas, pode ocorrer eritrodermia como manifestação específica, sendo necessária a diagnose diferencial com os linfomas cutâneos de células T.
- **Linfoma de Hodgkin**: as lesões cutâneas específicas são raras e surgem mais comumente por disseminação linfática retrógrada da neoplasia a partir de linfonodos acometidos ou por envolvimento dos tecidos perilinfonodais e, consequentemente, da pele sobrejacente. Traduzem-se por nódulos mais frequentemente localizados no tronco, abdome inferior, região inguinal, coxas e couro cabeludo. A partir da necrose dos nódulos, podem surgir ulcerações tórpidas.
- **Linfomas não Hodgkin**: lesões cutâneas específicas são incomuns. Excepcionalmente, a primeira manifestação da doença ocorre na pele. Quando ocorrem, as lesões específicas são nódulos eritematosos isolados ou agrupados em placas de configurações variáveis. Excepcionalmente, os plasmocitomas são apenas cutâneos ou iniciam-se na pele sob a forma de nódulos eritematosos.

LINFOMAS CUTÂNEOS

LINFOMAS CUTÂNEOS DE CÉLULAS T

Os progressos registrados a partir de 1970 levaram a modificações conceituais em relação aos linfomas com participação cutânea, caracterizando-se, sob a denominação linfomas cutâneos de células T (LCCT), neoplasias com a mesma origem celular (o linfócito T) e compreendendo variedades epidermotrópicas (a micose fungoide e a síndrome de Sézary), além de variedades não essencialmente epidermotrópicas, que se expressam na pele por pápulas, nódulos e placas tumorais. Entre os progressos registrados no conhecimento dessas patologias, foi fundamental a caracterização das células constituintes desses linfomas como linfócitos T.

O conhecimento da origem T das células neoplásicas desses linfomas permitiu melhor correlação clínico-imunológica, explicando algumas facetas do comportamento biológico desses tumores: a afinidade pela pele (epidermotropismo) explicaria o curso predominantemente cutâneo desses linfomas. Recentemente, tem sido demonstrado que o microabscesso de Pautrier (coleção de linfócitos neoplásicos intraepidérmicos) é constituído por linfócitos T neoplásicos em contato com células de Langerhans. Esse achado induz investigadores a considerar a micose fungoide, por exemplo, como moléstia decorrente de reação de caráter imunológico dirigida a fatores epidérmicos intrínsecos ou a fatores epidérmicos gerados pela ação de fatores exógenos modificadores da epiderme. A origem pós-tímica das células neoplásicas e sua distribuição paralela à distribuição dos linfócitos T normais nos tecidos linfoides explicaria a pouca afinidade pela medula óssea, em geral preservada nesses doentes.

Patogenia

A patogênese dos LCCT é ainda desconhecida, existindo, a partir de fatos observados, várias teorias, admitindo-se a participação de inúmeros fatores: imunossupressão, imunoestimulação, vírus oncogênicos e anormalidades nos fatores que controlam a ativação das células T.

A primeira hipótese considera sua gênese processo de dois estádios, sendo a primeira fase de estimulação antigênica crônica, seguindo-se, em uma segunda fase, a neoplásica (oncogênese imunológica). A estimulação antigênica crônica produziria proliferação policlonal benigna e, posteriormente, um ou mais clones de células T cronicamente estimuladas predominariam e se multiplicariam na pele, produzindo-se a proliferação tumoral que se disseminaria, mais tardiamente, a partir da pele, via linfática e hematogênica, para linfonodos e vísceras. São favoráveis a essa hipótese: a longa evolução dos LCCT desde as fases pré-micósicas até a micose fungoide propriamente dita; a produção, por certas substânciass como os hidantoinatos, de quadros pseudolinfomatosos, inclusive micoide fungoide símiles; e as doenças linfomatosas que se desenvolvem em transplantados, que não somente são imunodeprimidos iatrogenicamente, mas também cronicamente estimulados antigenicamente pelo órgão transplantado. Epidemiologicamente, existem evidências de maior incidência de micose fungoide em indivíduos expostos a antígenos industriais. O epidermotropismo dos linfócitos nos LCCT, sua associação com células de Langerhans, o aspecto eczematoso das lesões pré-micósicas e suas semelhanças histológicas com a dermatite de contato sugerem a possibilidade de a estimulação antigênica ser produzida por contactantes. A demonstração de células de Langerhans em número aumentado, não somente na epiderme, mas também nos infiltrados dérmicos da micose fungoide, sugere participação, primária ou secundária, dessas células na patogênese da doença.

Uma segunda hipótese etiopatogênica é a que considera os LCCT alterações malignas dos linfócitos T *helper* desde o início do processo. O infiltrado polimorfo observado nas lesões representaria resposta defensiva do hospedeiro contra os clones de células T malignas, sendo essa resposta inicialmente eficiente nas fases pré-micósicas e evolutivamente superada em direção à fase tumoral da micose fungoide.

Finalmente, uma terceira hipótese propõe origem viral para os LCCT, por analogia com a leucemia/linfoma de células T do adulto, que apresenta importantes semelhanças clínicas e histopatológicas com os LCCT e que é produzida pelo retrovírus HTLV-1, ocorrendo endemicamente no Japão, Caribe, algumas áreas dos Estados Unidos e Brasil. Existem atualmente evidências morfológicas e moleculares, observadas em culturas de linfócitos neoplásicos de doentes com LCCT, de possível participação de um retrovírus na indução desses linfomas. Entretanto, a grande maioria dos doentes é soronegativa para os retrovírus conhecidos.

Várias anormalidades nos mecanismos de controle das células T são observadas nos doentes com LCCT: produção aumentada de interleucina 1, por macrófagos, queratinócitos e células de Langerhans, produzindo aumento e maior ativação de células T que, por sua vez, pela produção de interleucina 2, responderão com aumento na blastogênese, resultando no aparecimento de novas células T. As células responsivas à interleucina 2 podem adquirir capacidade de produzir essa substância, conseguindo, assim, reproduzir-se autonomamente, não mais necessitando-se de interleucina 2 exógena. Além de a persistência de antígenos estimular a proliferação das células T, também podem ocorrer anormalidades nas funções auxiliadora ou supressora das células T. Em síntese, nos LCCT, ocorre, em relação às células T, estímulo antigênico persistente, resposta anormal aos estímulos e alterações nos mecanismos autorreguladores. Nas fases avançadas da doença, observa-se perfil de produção de citocinas do tipo Th2 com elevação dos níveis séricos de IgE e eosinofilia periférica. Atualmente, existem evidências de que a micose fungoide seria neoplasia de células T reguladoras (CD3+, CD4+, CD25+).

Espectro clínico

Além de manifestações cutâneas, os linfomas cutâneos de células T produzem lesões viscerais, muitas das quais não são detectadas clinicamente, mas somente por meio de necropsias. Durante muito tempo se discutiu a existência ou não de lesões viscerais próprias da micose fungoide ou se, quando ocorressem, resultassem da transformação da micose fungoide em outro linfoma mais agressivo. Hoje, está definitivamente comprovado o potencial de agressão visceral dos linfomas cutâneos de células T, inclusive da micose fungoide, por estudos de necropsias e demonstração de propriedades de células T nas lesões extracutâneas de micose fungoide.

Manifestações extracutâneas

O acometimento de vísceras pelos LCCT é comumente verificado em necropsias e muito menos comumente detectadas clinicamente, embora existam relatos de acometimento de praticamente todos os sistemas orgânicos. A infiltração linfomatosa dos **linfonodos**, no entanto, é extremamente frequente e é o primeiro setor extracutâneo a ser atingido. As linfadenopatias estão presentes em cerca de 47% dos doentes de LCCT e em 80 a 90% das formas eritrodérmicas. A linfadenopatia pode ser devida a alterações inespecíficas tipo linfadenite dermopática ou à invasão linfomatosa. Estudos recentes, utilizando microscopia eletrônica, citometria de fluxo e análise cromossômica, demonstram acometimento neoplásico em mais de 90% das biópsias de linfonodos aumentados de doentes de LCCT, indicando que as alterações linfomatosas incipientes não são reconhecidas pelas técnicas histológicas de rotina. O acometimento linfomatoso dos linfonodos é fator determinante de pior prognóstico. **Lesões pulmonares** são registradas em 40 a 60% dos pacientes autopsiados. Podem apresentar-se sob a forma de nódulos parenquimatosos de tamanhos variáveis, mal delimitados e infiltrados intersticiais bilaterais nas porções inferiores do pulmão, derrames pleurais e adenopatias hilares ou mediastinais. **Lesões ósseas** ocorrem em 30 a 40% dos casos autopsiados, sob a forma de lesões osteolíticas e mesmo fraturas patológicas atingindo preferencialmente ossos longos. **Lesões do sistema nervoso** são demonstradas em cerca de 10% das autópsias, apresentando-se como tumores intracerebrais, infiltrações meníngeas e neuropatias periféricas. **Lesões gastrintestinais** expressam-se por diarreia, ascite, hemorragias, resultantes de infiltrações linfomatosas e, mais raramente, tumores linfomatosos. **Lesões cardiovasculares** são registradas; em 33% das autópsias, infiltrações linfomatosas do coração que podem determinar insuficiência cardíaca e arritmias. **Lesões renais** são extremamente raras, podendo assumir o aspecto de nódulos linfomatosos renais e produzir insuficiência renal progressiva. **Lesões oculares** são observadas no nervo óptico, retina e coroide, além de lesões externas, que são mais comuns. **Lesões orais** são encontradas em 18 a 25% dos casos autopsiados, traduzindo-se por infiltrações e erosões nos lábios, mucosa oral, língua e laringe.

Métodos laboratoriais auxiliares na diagnose

Como já se salientou anteriormente, a diagnose histológica dos linfomas cutâneos de células T pode ser impossível nas lesões cutâneas iniciais, sendo difícil a sua diferenciação com infiltrados inflamatórios não neoplásicos. Da mesma forma, por vezes, as linfonodomegalias revelam apenas infiltrado do tipo linfadenopatia dermopática quando, na realidade, já são alterações verdadeiramente neoplásicas, que os métodos rotineiros não permitem diagnosticar. Por essas razões, novos métodos continuam a ser estudados no sentido de se obterem elementos para diagnose precoce e estadiamento preciso dos LCCT.

A imuno-histoquímica e a citometria de fluxo empregam anticorpos monoclonais para marcar proteínas expressas em tecidos ou no sangue, respectivamente. Com essas técnicas, é possível identificar células neoplásicas que eventualmente não tenham características histológicas de malignidade. A micose fungoide é uma proliferação de células T periféricas ou maduras, que normalmente se mostram positivas para os antígenos CD2, CD3, CD5 e CD4, este último específico para células T *helpers*. As células T CD4+ normais expressam, em sua maioria, os antígenos CD7 e CD26 em suas membranas celulares. Em doentes com micose fungoide em fase circulante ("leucemizada"), observa-se expansão de subpopulações de células T CD4, com perda de marcadores como CD7, CD26, além da perda possível de CD2, CD3, CD4 e CD5. Nas lesões cutâneas de micose fungoide, observam-se predominância de linfócitos CD3, CD4 e menor quantidade de CD8. Pode, ainda, haver perda da expressão de CD7 nos linfócitos epidermotrópicos e nos linfócitos dérmicos das lesões cutâneas mais avançadas.

Técnicas de **biologia molecular**, como o PCR (do inglês *polymerase chain reaction*) e o Southern blot, vêm sendo empregadas com objetivos diagnósticos no estudo do rearranjo dos genes codificadores dos receptores de células T (pesquisa de clonalidade para o receptor de células T). Desde que cada célula T e sua progênie contêm configuração única do gene codificador do receptor TCR, expansão clonal pode ser detectada pelo estudo do DNA isolado da própria pele ou do sangue periférico de doentes com LCCT. A avaliação do rearranjo desses genes no DNA extraído dos tecidos e sangue periférico demonstraria rearranjo monoclonal nos LCCT e policlonal nas hiperplasias linfoides benignas. Entretanto, mesmo essas técnicas, apesar de bastante sofisticadas, nem sempre são capazes de corroborar o diagnóstico de linfoma.

Estadiamento

O estadiamento clínico proposto para os LCCT utiliza critérios estabelecidos pelo grupo cooperativo de micose fungoide dos Estados Unidos. É mais adequado ao estadiamento da micose fungoide que aos outros LCCT.

Adotou-se o sistema TNM, considerando-se lesões cutâneas, linfonodos e lesões viscerais.

Com relação à pele, consideram-se os seguintes estádios:

- **T0:** apenas suspeita clínica e histopatológica.
- **T1:** pápulas, placas eritematosas ou eczematosas atingindo menos de 10% da superfície corpórea.
- **T2:** pápulas, placas eritematosas ou eczematosas, envolvendo 10% ou mais da superfície cutânea.
- **T3:** tumores (um ou mais).
- **T4:** eritrodermia.

T1 a T4 devem envolver diagnóstico anatomopatológico de LCCT. Quando houver concomitância entre a presença de eritrodermia e de tumores, deverá ser considerado T4(3).

Quanto aos linfonodos, consideram-se de N0 a N3, conforme o acometimento clínico ou histopatológico:

- **N0:** ausência de acometimento clínico e histopatológico dos linfonodos periféricos.
- **N1:** linfonodos periféricos clinicamente anormais com exame histopatológico negativo para LCCT.
  - **N1a:** clone negativo.
  - **N1b:** clone positivo.
- **N2:** linfonodos periféricos clinicamente normais e exame histopatológico positivo para LCCT, mas sem perda da arquitetura normal do linfonodo.
  - **N2a:** clone negativo.
  - **N2b:** clone positivo.
- **N3:** linfonodos periféricos clínica e histopatologicamente positivos para LCCT, com perda da arquitetura linfonodal.
  - **N3a:** clone negativo.
  - **N3b:** clone positivo.

Quanto ao sangue periférico:

- **B0:** células atípicas circulantes (células de Sézary) ausentes ou presentes em quantidades menores que 5%.
  - **B0a:** clone negativo.
  - **B0b:** clone positivo.
- **B1:** baixa carga tumoral: células atípicas circulantes presentes em quantidade maior ou igual a 5%, mas não preenche critérios para B2.
  - **B1a:** clone negativo
  - **B1b:** clone positivo
- **B2:** células atípicas circulantes presentes em quantidade maior ou igual a 1.000/μL, ou pelo menos uma das seguintes alterações imunofenotípicas: relação CD4/ CD8 maior ou igual a 10, perda de CD7 nas células CD4+ maior ou igual a 40% ou perda de CD26 nas células CD4+ maior ou igual a 30%. A pesquisa de clonalidade do receptor de células T deve ser positiva.

Quanto ao acometimento visceral:

- **M0:** ausência de acometimento visceral.
- **M1:** acometimento visceral por LCCT. Deve haver confirmação histopatológica e especificação do órgão acometido, exceto para fígado e baço, em que o acometimento pode ser avaliado por exames de imagem.

Esses critérios de estadiamento foram estabelecidos por meio de acompanhamento multicêntrico de doentes e permitiram algumas conclusões quanto ao prognóstico nos LCCT. As curvas de sobrevida mostraram-se progressivamente piores em função da extensão do acometimento cutâneo, maior número de territórios linfáticos clinicamente acometidos, presença de tumores e eritrodermia. A eritrodermia foi o elemento clínico indicativo de pior prognose, isto é, acompanhou-se das menores sobrevidas, inclusive em relação à presença de tumores. Estudos com biópsia hepática revelaram que a presença de neoplasia no fígado foi mais frequente em doentes com linfadenopatia e eritrodermia, indicando, na presença dessas situações clínicas, maior probabilidade de lesões viscerais. Vários outros fatores (como idade, sexo, raça, antecedentes alérgicos, alopecia, febre, infecções intercorrentes, níveis de IgE, linfedema, mal-estar geral e prurido) foram analisados em relação ao prognóstico, somente havendo correlações estatisticamente significativas de pior prognóstico com mal-estar geral, extensão do envolvimento cutâneo e linfadenomegalia.

Recomenda-se, para estadiamento do LCCT, como rotina, anamnese minuciosa e exame físico completo, com palpação linfonodal e avaliação da extensão das lesões cutâneas.

A biópsia cirúrgica de linfonodo está indicada quando houver linfonodomegalia maior que 2 cm no maior diâmetro ou quando os linfonodos, ainda que menores, apresentarem características patológicas, como adesão a planos profundos e endurecimento. Os linfonodos devem ser examinados do ponto de vista histológico, imuno-histoquímico e molecular, com a pesquisa de clonalidade do receptor de células T.

O acometimento visceral é pesquisado por radiografia de tórax e ultrassonografia de abdome. Em casos de linfomas agressivos ou de suspeita de infiltração visceral aos exames de imagem iniciais, podem ser solicitados os exames de tomografia e/ou de tomografia por emissão de pósitrons (PET-TC). A biópsia visceral deve ser realizada para confirmação, em caso de suspeita radiológica, com exceção de fígado e baço, cujo diagnóstico de infiltração pode ser feito pelas alterações dos exames radiológicos.

A avaliação do acometimento hematológico deve ser feita pela contagem de células de Sézary, pela imunofenotipagem de sangue periférico e pela pesquisa de clonalidade do receptor de células T. Adicionalmente, devem ser avaliados o hemograma e a dosagem de desidrogenase lática (DHL). Em casos de "leucemização" da micose fungoide pode haver linfocitose. Pode haver, ainda, eosinofilia reacional. O aumento de DHL é esperado em linfomas agressivos e pode ser usado como parâmetro de evolução clínica.

De acordo com a extensão do acometimento cutâneo, o comprometimento ou não dos linfonodos e a presença ou ausência de lesões viscerais específicas, a micose fungoide é clinicamente estadiada conforme a **TABELA 78.1**.

MICOSE FUNGOIDE

Forma de linfoma que afeta primariamente a pele, e, na maioria dos casos, permanece exclusivamente nessa localização por muitos anos. Atinge de preferência adultos masculinos, acima de 40 anos de idade. A evolução é crônica, com tempo médio de sobrevida muito variável na dependência do estádio e forma de apresentação da doença.

Manifestações clínicas

O primeiro estádio é caracterizado por lesões inespecíficas: placas eritematoescamosas, lembrando psoríase ou parapsoríase **(FIGURA 78.4)** com áreas de eczematização que podem generalizar. Há, em geral, prurido de intensidade variável.

TABELA 78.1 – Estadiamento da micose fungoide

	T	N	M	B
IA	1	0	0	0,1
IB	2	0	0	0,1
IIA	1,2	1,2	0	0,1
IIB	3	0-2	0	0,1
IIIA	4	0-2	0	0
IIIB	4	0-2	0	1
IVA$_1$	1-4	0-2	0	2
IVA$_2$	1-4	3	0	0-2
IVB	1-4	0-3	1	0-2

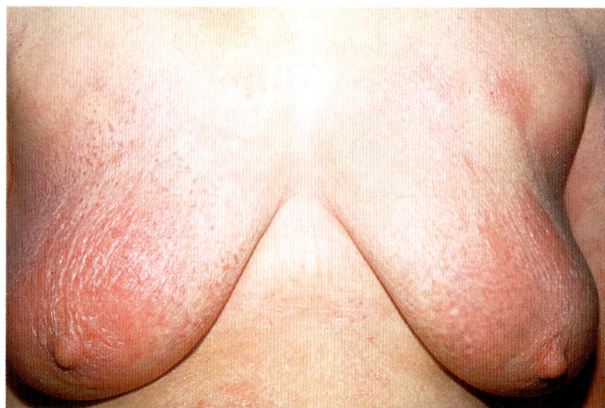

FIGURA 78.5 – Micose fungoide poiquilodérmica. Grandes placas poiquilodérmicas, isto é, com atrofia, pigmentação moteada, telangiectasias.

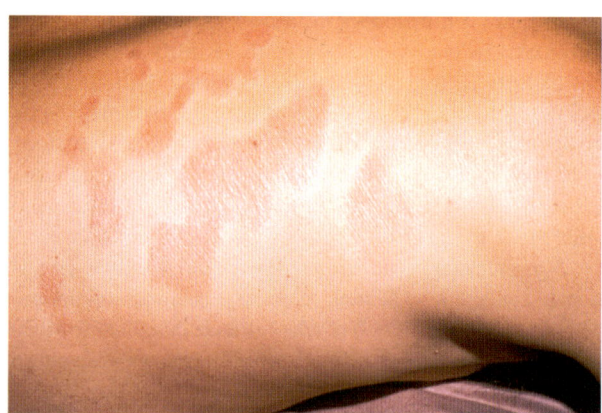

FIGURA 78.4 – Parapsoríase em placas. Placas eritematosas de tamanhos e formas variados, algumas com ligeira descamação.

A parapsoríase relacionada à micose fungoide é a variante em grandes placas que, clínica, histologicamente e imunofenotipicamente, se confunde com os estádios iniciais da micose fungoide e, como tal, é hoje considerada. São lesões hipocrômico-descamativas ou eritematodescamativas, discretamente atróficas. Essa fase, denominada pré-micósica, pode surgir de outras formas precursoras tal como a alopecia mucinosa (mucinose folicular) dos adultos. A duração do estádio pré-micósico da micose fungoide é extremamente variável, desde meses até muitos anos.

A micose fungoide poiquilodérmica, conhecida no passado como poiquilodermia atrofiante vascular, também era considerada uma forma pré-micósica. Atualmente, a tendência é que ela seja classificada como variante da micose fungoide. Apresenta-se como placas de tamanhos e formas variáveis, nitidamente poiquilodérmicas, isto é, atróficas com hiperpigmentação moteada por hipocromia ou acromia e telangiectasias **(FIGURA 78.5)**. Essas lesões dispõem-se de modo geralmente simétrico, localizando-se preferencialmente nas mamas, nádegas e grandes pregas de flexão.

O exame histopatológico nos estádios pré-micósicos, muitas vezes, revela alterações inespecíficas que não permitem o diagnóstico de micose fungoide.

O segundo estádio é caracterizado por infiltração das placas eritematodescamativas pré-existentes, aparecimento de novas placas infiltradas e nódulos. Em pequeno número de pacientes, surgem placas hiperqueratósicas palmoplantares e as lesões do couro cabeludo tornam-se alopécicas.

A configuração das placas é extremamente variável desde difusamente homogêneas até anulares pelo clareamento central de algumas placas **(FIGURAS 78.6 E 78.7)** ou arciformes ou serpiginosas. Nesse estádio, o diagnóstico anatomopatológico é possível, revelando alterações próprias da micose fungoide com infiltrado polimorfo, em meio ao qual podem ser vistas células mononucleadas atípicas, chamadas células micósicas, e agressão epidérmica sob a forma de microabscessos de linfócitos, em meio à epiderme, os chamados microabscessos de Pautrier-Darier.

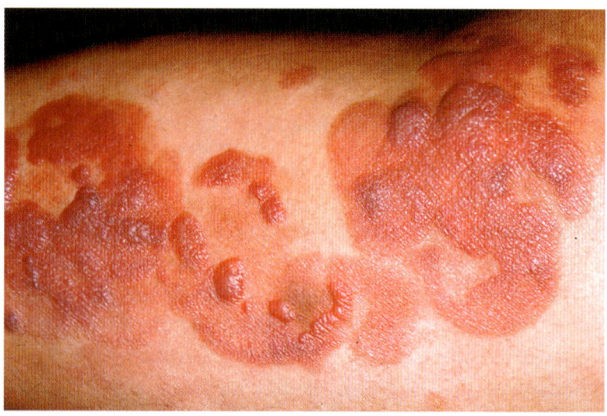

FIGURA 78.6 – Micose fungoide. Placas e áreas de infiltração na cútis.

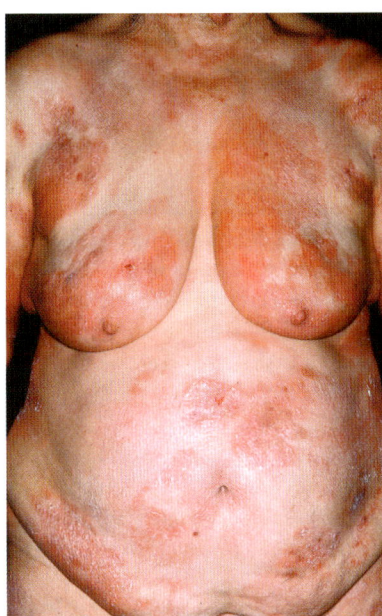

FIGURA 78.7 – Micose fungoide. Estádio em placas: grandes placas infiltradas e descamativas.

O terceiro estádio caracteriza-se pelo aparecimento de tumores eritematosos, eritematovioláceos ou eritematoacobreados com dimensões variáveis e que frequentemente se ulceram (FIGURA 78.8). Os tumores podem ocorrer em qualquer área da superfície corpórea, mas localizam-se mais frequentemente na face, regiões axilares, inguinocrurais, inframamárias e antecubitais. Em meio às lesões tumorais, encontram-se, entremeadas, lesões dos estádios I e II. O exame histopatológico é diagnóstico e, por vezes, aproxima-se do quadro de outros linfomas.

A Organização Mundial da Saúde reconhece, na sua mais recente classificação (2006), as seguintes variantes da micose fungoide: forma localizada da reticulose pagetoide, formas granulomatosas, foliculares e siringotrópicas e a cútis laxa granulomatosa.

Na **reticulose pagetoide** ou doença de Woringer-Kolopp, a maioria absoluta das células neoplásicas encontra-se na epiderme. Os casos descritos na literatura são mais frequentes em homens e são clinicamente caracterizados por placas eritematodescamativas, policíclicas, bem definidas, de crescimento muito lento ou estacionárias, em geral localizadas nas extremidades. Portanto, além das características histológicas de acometimento intraepidérmico quase exclusivo, os casos descritos se caracterizam por serem localizados. Em cerca de metade deles, os linfócitos malignos são CD8.

A **cútis laxa granulomatosa** (do inglês *granulomatous slack skin*) é variante rara de micose fungoide predominante em mulheres. Clinicamente, caracteriza-se por pápulas e placas de aspecto infiltrado, sarcoídeo e grandes áreas em que a pele se mostra flácida e redundante, simulando até tumores de partes moles, além de áreas de pele preguedada (FIGURA 78.9). Histopatologicamente, ocorre aspecto granulomatoso associado à presença de células malignas em torno de zonas de necrobiose do colágeno e elastólise. O curso da doença é muito longo, com evolução tórpida. Pode ocorrer associação com doença de Hodgkin.

A **forma folicular**, foliculotrópica ou pilotrópica, histologicamente caracteriza-se por infiltrado de células atípicas ao redor ou no interior do epitélio dos folículos pilosos poupando a pele interfolicular. Os folículos exibem dilatações císticas e/ou tampões córneos. Pode estar presente degeneração mucinosa do epitélio folicular. A alopecia mucinosa em adultos, forma de mucinose na qual existem placas eritematosas ou eritematodescamativas ou pápulas foliculares em especial na face, couro cabeludo, pescoço e tronco, decorrentes do acúmulo de mucopolissacarídeos ácidos nas membranas externas dos folículos pilossebáceos é, atualmente, considerada forma pilotrópica da micose fungoide. A **forma siringotrópica** apresenta-se como lesão solitária decorrente de invasão de pequenos linfócitos cerebriformes nas glândulas sudoríparas écrinas.

A micose fungoide pode iniciar-se com **eritrodermia esfoliativa** (FIGURA 78.10), às vezes acompanhando-se de fácies leonina e ectrópio.

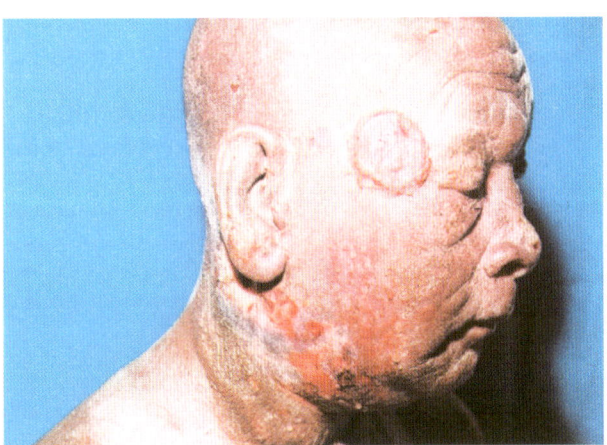

FIGURA 78.8 – Micose fungoide tumoral. Tumores e infiltração cutânea difusa.

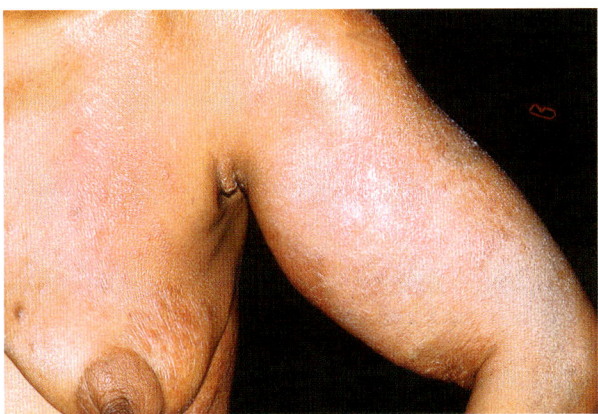

FIGURA 78.9 – Cútis laxa granulomatosa. Pápulas sarcoídeas sobre tumores pendulares na mama e braço esquerdo.

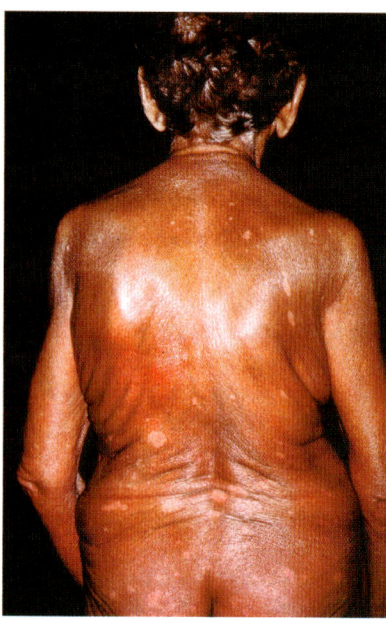

FIGURA 78.10 – Micose fungoide eritrodérmica. Eritrodermia e descamação difusa sem células de Sézary no sangue.

Eventualmente, podem ser observadas **manifestações atípicas raras** tais como lesões tipo piodermite vegetante, petéquias sobre áreas eritematosas, lesões poiquilodérmicas, lesões tipo púrpura pigmentada crônica, lesões hiperqueratósicas e verrucosas nos pés e, muito raramente, lesões da cavidade oral.

Evolutivamente, a moléstia progride para a disseminação e visceralização. São parâmetros do avanço da enfermidade os tumores, ulcerações e os aumentos linfonodais.

Verificam-se 50% de mortes nos 2,5 anos que se seguem ao aparecimento das linfadenopatias e tumores e 50% de mortes no ano que se segue ao aparecimento dos três sinais associados: tumores, ulcerações e adenopatias.

Os linfonodos, quando aumentados de volume, podem exibir, inicialmente, apenas alterações histopatológicas inespecíficas de linfadenite dermopática. Progressivamente, tornam-se duros e, histologicamente, revelam células atípicas, configurando infiltração pelo linfoma. Paulatinamente, surgem anemia, envolvimento gastrintestinal, pulmonar, hepatoesplenomegalia e sintomas decorrentes de compressão resultante de aumentos de gânglios e infiltrações de órgãos internos, tais como tosse, dispneia, edemas. Nessa fase, o doente está em mau estado geral, apresentando febre, emagrecimento, sudorese noturna e astenia.

Finalmente, com o comprometimento do estado geral do doente, surgem infecções bacterianas, virais ou fúngicas, que são, como regra, a causa do óbito.

Histopatologia

A diagnose definitiva é histopatológica. Nas fases iniciais e nas formas eritrodérmicas podem ser necessárias múltiplas biópsias sucessivas que devem ser repetidas periodicamente em casos de suspeita até o achado de alterações características.

O diagnóstico histopatológico baseia-se na observação de pelo menos um de três critérios descritos a seguir: **1**) epidermotropismo de linfócitos atípicos e núcleos de aspecto cerebriforme, maiores que os linfócitos presentes na derme; **2**) presença de grandes linfócitos hipercromáticos, com halos claros, enfileirados nas camadas basal e parabasal da epiderme e folículo piloso; **3**) presença de agrupamento de ao menos três linfócitos na epiderme (microabscesso de Pautrier). O estudo imuno-histoquímico pode auxiliar na distinção entre linfomas cutâneos e condições benignas da pele. Os linfócitos epidermotrópicos neoplásicos podem perder a expressão do antígeno CD7 nas células CD3+CD4+, fato não observado comumente nos infiltrados benignos.

As formas clínicas papulosas, nodulares e tumorais das fases avançadas da micose fungoide apresentam-se com infiltrados maciços de células mononucleares atípicas na derme reticular com preservação da derme papilar e escasso epidermotropismo.

Tratamento

Sendo doença crônica e com várias fases evolutivas, o tratamento deverá ser avaliado para cada doente e dependerá do estádio evolutivo.

Muitos autores questionam se o tratamento da micose fungoide realmente melhora a sobrevida dos pacientes, entretanto, é inquestionável o benefício, ao menos sintomático, que a terapia correta traz. Existem, atualmente, evidências de que o tratamento nas fases iniciais pode ser potencialmente curativo em determinados casos. Portanto, além do diagnóstico precoce, é importante a indicação terapêutica correta que pode ser dirigida apenas à pele ou ser sistêmica.

Tratamentos dirigidos à pele

Corticoides tópicos

Têm sido usados com sucesso no tratamento da micose fungoide em estádio precoce. Os corticoides tópicos agem sobre as células tumorais induzindo apoptose e também diminuindo o número de células de Langerhans e, portanto, interrompendo a estimulação dos linfócitos T malignos.

Mecloretamina tópica (mostarda nitrogenada; NH2)

Tem sido utilizada para o tratamento da micose fungoide por quase meio século em concentrações entre 0,01 e 0,02%, em solução aquosa ou cremes. É possível tratar lesões individuais ou toda superfície cutânea. Cerca de 10 a 40% dos doentes desenvolvem dermatites de contato que podem ser controladas pelo uso de corticoides tópicos ou sistêmicos e reintrodução posterior de soluções mais diluídas.

Carmustina tópica (BCNU)

Usado em solução ou creme na concentração de 0,01 a 0,02% apenas nas lesões, uma vez que há relatos de mielotoxicidade. Irritação é evento raro, entretanto, podem ocorrer eritemas com telangiectasias persistentes.

Bexaroteno gel
Retinoide com ação sobre o receptor de retinoide X (RXR) com efeito antitumoral, na diferenciação e apoptose celular. É geralmente bem tolerado com efeitos colaterais restritos ao local de aplicação.

Fototerapia
Representa uma das principais modalidades terapêuticas dirigidas à pele nos casos com lesões não infiltradas e placas. Radiação ultravioleta tipo UVB de banda larga (290-320 nm), UVB *narrow band* (311-312 nm) ou UVA (320-400 nm) acompanhada de psoralênicos por via oral (PUVA) têm sido empregadas com sucesso. Remissões prolongadas são relatadas com PUVA e com UVB *narrow band* (remissão completa entre 70 e 80%, com intervalo livre de recidiva em torno de 20 meses para EC IA e IB). UVB *narrow band* produz menos irritação e eritema que UVB de banda larga, com vantagens práticas sobre o PUVA. Atualmente, preconiza-se, na doença cutânea precoce, iniciar fototerapia com UVB *narrow band* e posterior indicação de PUVA, se necessário.

Radioterapia
Provê efeitos terapêuticos ou paliativos para lesões individuais. Técnica bastante útil, no caso de lesões generalizadas, é a irradiação total da pele com feixe de elétrons ou "banho de elétrons". O banho de elétrons permite irradiação de toda a pele sem que ocorra irradiação das estruturas profundas, e, por essa razão, não produzem efeitos colaterais importantes, poupando mucosas, trato gastrintestinal e medula óssea. As doses utilizadas variam de 30 a 36 Gy em 8 a 10 semanas. Elétrons de diferentes energias podem ser utilizados na dependência da espessura das lesões que o paciente apresenta. A irradiação corpórea total com banho de elétrons é, aparentemente, a terapêutica mais eficaz nos estádios iniciais. As respostas completas ocorrem em 80 a 95% dos casos. Os estádios terminais da doença também podem se beneficiar da técnica. Como efeitos colaterais ocorrem alopecia, xerose e atrofia da pele e glândulas sudoríparas, com hiper-hidrose compensatória da face e couro cabeludo, que, habitualmente, é transitória. Pode, também, ocorrer certo grau de radiodermite que será fator limitante para novas replicações dessa modalidade de tratamento.

Tratamentos sistêmicos
Quimioterapia
Os agentes quimioterápicos mais usados na MF/SS são: o metotrexato (agente antagonista do ácido fólico e inibidor da síntese das purinas e pirimidinas), a gemcitabina (análogo da pirimidina que, depois da fosforilação, inibe a ribonucleotídeo-redutase e a síntese de DNA), o clorambucil (derivado da mostarda nitrogenada que é um agente alquilante bifuncional), a doxorubicina lipossomal (antraciclina antineoplásica que parece agir lesando o DNA) e os análogos da purina, doxicoformicina, 2-clorodeoxideno-sina e fludarabina.

O esquema poliquimioterápico mais utilizado é o CHOP (ciclofosfamida, doxorubicina, vincristina e prednisona).

Na micose fungoide, a poliquimioterapia é reservada aos casos avançados e refratários a outros tratamentos, uma vez que a sua indicação precoce pode aumentar a morbimortalidade dos doentes.

Modificadores da resposta biológica
Interferon-α (IFN-α)
O IFN-α é um IFN tipo I que se liga ao receptor IFN tipo I que está expresso em vários tipos celulares tumorais. Parece atuar por meio de diferentes mecanismos, incluindo regulação do ciclo celular, supressão de oncogene e modulação da adesão celular. Diferentes doses têm sido usadas, variando de 3 a 15 MU, três vezes/semana. Efeitos colaterais incluem elevação das transaminases, leucopenia, trombocitopenia e depressão. Uma síndrome gripal, relacionada à dose, é comum, mas pode ser aliviada pela administração conjunta de analgésicos ou pela redução da dose.

Retinoides
Agentes derivados da vitamina A que parecem modular a proliferação e diferenciação celular em várias neoplasias. Também exibem propriedades imunoadjuvantes. Atualmente, vem sendo utilizado um retinoide altamente seletivo para receptores RXR, o bexaroteno. É usualmente administrado na dose de 300 mg/m^2/dia e o tratamento é continuado indefinidamente nos pacientes que respondem. O bexaroteno causa, frequentemente, hipotireoidismo central importante. Durante o tratamento os pacientes devem ser monitorados para função tireoidiana e para hipertrigliceridemia. A maioria dos pacientes requer tratamento concomitante com agentes redutores de lipídeos e reposição de tiroxina.

Denileukin diftitox
Proteína de fusão recombinante compreendendo fragmentos de toxina diftérica e sequências de interleucina-2. Interage seletivamente com os receptores de IL-2, resultando na internalização da molécula de toxina diftérica, inibição de síntese proteica e morte celular. O fármaco é administrado por 5 dias consecutivos na dose de 9 ou 18 µg/kg/dia, por até oito ciclos, a cada 21 dias. Deve ser administrado apenas para os pacientes com expressão de receptor de alta afinidade para a IL-2; portanto, as biópsias dos pacientes devem ser testadas para a expressão do CD25. Aproximadamente 25% dos pacientes desenvolvem a síndrome do vazamento capilar caracterizada pela presença de dois ou mais dos seguintes critérios: hipotensão, edema, hipoalbuminemia.

Imunoterapia
O alemtuzumab é um anticorpo monoclonal IgG1κ recombinante humanizado. Esse anticorpo é específico para a glicoproteína de superfície celular CD52, que é encontrada em grande densidade na superfície de células T, B normais e malignas. Habitualmente, é administrado na dose intravenosa de 30 mg, três vezes/semana, seguindo uma fase de escalonamento de dose inicial, por até 12 semanas. Os efeitos adversos mais comuns são infecções oportunísticas, neutropenia e cardiotoxicidade grave.

Fotoimunoterapia (fotoférese) extracorpórea

Neste procedimento, linfócitos do sangue periférico são incubados com 8MOP, expostos à radiação UVA e, então, reinfundidos no paciente. O procedimento é realizado por 2 dias consecutivos a cada 4 semanas, geralmente por 6 meses. Em geral é bem tolerado, embora pacientes com história de doença cardíaca requeiram monitoramento cuidadoso devido à alteração de volemia.

Recomendações terapêuticas gerais

Embora existam muitas opções terapêuticas disponíveis para o manuseio dos pacientes com LCCT, em decorrência da escassez de dados provenientes de ensaios clínicos de fase III, a escolha do tratamento é frequentemente determinada pela preferência do médico ou paciente, ou experiência institucional. Em linhas gerais, as terapêuticas dirigidas à pele são mais apropriadas para os estádios precoces da doença (IA, IB, IIA). Habitualmente, inicia-se com a modalidade menos agressiva, substituindo-a nos casos de doença refratária ou progressiva. Nesses casos considera-se, ainda, o uso dos modificadores da resposta biológica, isoladamente ou em associação com as terapêuticas dirigidas à pele. Para os estádios intermediários (IIB, III) e avançados (IVA, IVB) recomenda-se o uso dos modificadores da resposta biológica e/ou quimioterapia sistêmica (mono ou poliquimioterapia). Lembrar que as terapêuticas dirigidas à pele melhoram a qualidade de vida em todos os estádios da doença e que o tratamento, apesar da necessidade de abordagem multidisciplinar, deve ser orientado por dermatologista.

SÍNDROME DE SÉZARY

Também é forma epidermotrópica de linfoma cutâneo de células T que se apresenta com linfócitos anômalos circulantes. Atualmente, considera-se manifestação espectral da micose fungoide eritrodérmica.

Manifestações clínicas

Caracteriza-se por apresentar eritrodermia, que pode se iniciar com lesões eczematosas nos membros, intensamente pruriginosas, hipercromia localizada ou difusa, infiltração edematosa da face acompanhada de liquenificação, que confere, a alguns doentes, fácies leonina, com formação de nódulos, hiperqueratose palmoplantar fissurada, linfadenopatias múltiplas e volumosas, edema de membros inferiores, alopecias e distrofias ungueais. Não raramente observam-se lesões purpúricas, bolhosas e crises sudorais **(FIGURA 78.11)**.

Em 1/3 dos doentes, há hepatomegalia. A leucocitose, em torno de 10 a 20 mil leucócitos, é frequente. No sangue circulante, há células mononucleares anômalas (células de Sézary) que apresentam núcleos grandes com estreito halo citoplasmático que, à coloração PAS, mostram granulações coradas.

Recentemente, a Sociedade Internacional para Linfomas Cutâneos (ISCL) propôs uma normatização para o acometi-

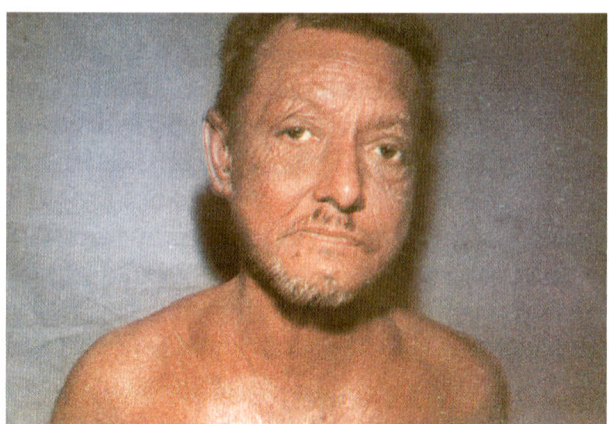

FIGURA 78.11 – Síndrome de Sézary. Eritroderma acompanhada de infiltração e hiperpigmentação difusa.

mento hematológico (*blood* [B]) na MF/SS **(QUADRO 78.3)**. Essa normatização considera como envolvimento hematológico **tipo B1** a evidência citológica de: ≥ 20% de linfócitos anormais (células de Sézary) nos esfregaços de sangue; ou ≥ 5% de linfócitos anormais (células de Sézary) associados à evidência de clone de células T no sangue periférico por PCR ou outra metodologia.

Como diagnóstico do envolvimento **leucêmico** do sangue periférico **tipo B2**, necessário para a caracterização da síndrome de Sézary, com prognóstico semelhante aos casos com infiltração linfonodal, a normatização considera: contagem absoluta mínima de 1000 células de Sézary/mm^3; ou aumento da relação CD4:CD8 ≥ 10 decorrente do aumento de células T CD3+CD4+ circulantes, em análise por citometria de fluxo (CMF); ou expressão aberrante de marcadores T (CD2+, CD3+, CD4+, CD5+) por CMF; ou expressão deficiente de CD7 nas células T (expansão de células CD4+CD7– ≥ 40%) por CMF (critério ainda provisório); ou aumento da contagem linfocitária com evidência de um clone de células T no sangue periférico por técnica de Southern blot ou PCR ou clone de células T cromossomicamente anormal.

QUADRO 78.3 – Normatização do acometimento do sangue periférico nos linfomas cutâneos de células T, segundo consenso da sociedade internacional para linfomas cutâneos

B0	CS < 5%
B1	CS ≥ 5% + CLONE (PCR /SB) *ou* CS > 20% SEM CLONE
B2	CS > 1.000/mm^3 *ou* Clone citogenético *ou* Linfocitose absoluta + clone *ou* CD4:CD8 >10 (CD4) *ou* Células circulantes com fenótipo aberrante

CS, células de Sézary; PCR, reação em cadeia da polimerase; SB, Southern blot.

Nos casos em que o diagnóstico de LCCT não tenha sido confirmado no exame histopatológico de pele ou de linfonodo, são necessárias evidências adicionais de diagnóstico de malignidade, como: a presença de células grandes CS (> 14 μm) em esfregaços de sangue periférico; ou evidência de células T com expressão aberrante de marcadores de células T ou células anormalmente grandes pela CMF; ou demonstração de clone de células T idêntico na pele e no sangue periférico por método de Southern blot ou PCR.

Histopatologia

O exame microscópico da pele lesada mostra infiltrado em faixa ou perivascular, com epidermotropismo variável, podendo revelar células atípicas (ver histopatologia da micose fungoide).

Tratamento

Fotoimunoterapia extracorpórea; PUVA + IFN-α; IFN-α; denileukin diftitox; clorambucil + prednisona; bexaroteno; quimioterapia; alemtuzumab e MTX.

Doenças linfoproliferativas CD30+ cutâneas primárias

Os processos linfoproliferativos cutâneos CD30+ representam um grupo espectral de neoplasias compreendidas entre a papulose linfomatoide e o linfoma cutâneo primário de grande célula anaplásica. Um aspecto comum a todos esses processos é a expressão da molécula CD30, um receptor de citocina pertencente à superfamília do receptor do fator de necrose tumoral. É difícil a diferenciação entre essas entidades apenas pelo exame histopatológico. Na maioria das vezes, a conclusão pelo diagnóstico de papulose linfomatoide ou linfoma cutâneo primário de grande célula anaplásica faz-se por meio da avaliação dermatológica e clínica. Corresponde a cerca de 30% dos LCCT, constituindo o segundo grupo mais frequente, seguindo a micose fungoide clássica e suas variantes.

PAPULOSE LINFOMATOIDE

Afecção rara que acomete adultos jovens, com idade mediana de 45 anos. É mais comum em adultos do sexo masculino. A causa é desconhecida, sendo atualmente considerada doença linfoproliferativa cutânea com lesões autorregressivas.

Manifestações clínicas

O processo caracteriza-se clinicamente por surtos de lesões papulosas que evoluem para necrose central com formação de crosta, seguindo-se cicatrização e hiperpigmentação residual (FIGURA 78.12). O quadro assemelha-se muito à pitiríase liquenoide e varioliforme aguda e atinge predominantemente tronco, região glútea e membros.

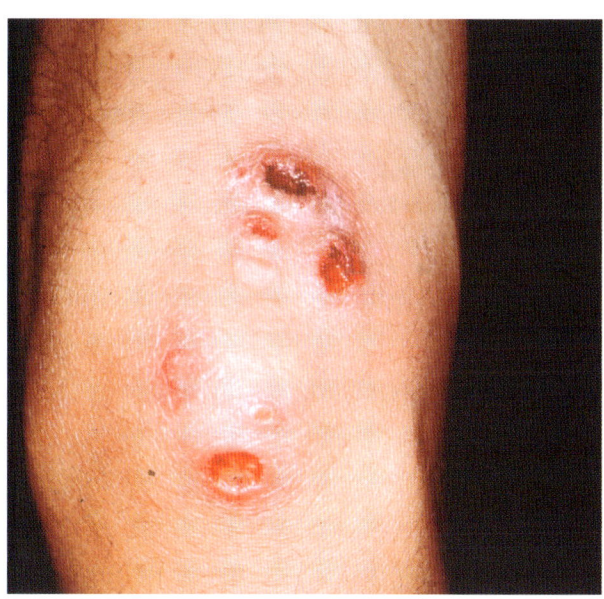

FIGURA 78.12 – Papulose linfomatoide. Lesões ulceradas e ulcerocrostosas no cotovelo.

Histopatologia

O processo se caracteriza por intenso infiltrado inflamatório linfocitário contendo células atípicas, com aspecto variável na dependência do estádio das lesões e da doença. São descritos três subtipos histológicos que provavelmente representam uma situação espectral, com sobreposição desses achados em uma mesma lesão, ou em diferentes lesões de um mesmo paciente.

No tipo A (tipo histiocítico) observam-se células grandes, algumas vezes multinucleadas, semelhantes às células de Reed-Sternberg, CD30+, em pequenos grupos ou espalhadas de permeio a histiócitos, neutrófilos, eosinófilos e linfócitos. O tipo B (tipo micose fungoide) representa menos de 10% dos casos e caracteriza-se por infiltrado de linfócitos atípicos com núcleos convolutos com epidermotropismo, superponível aos aspectos histológicos encontrados na micose fungoide. O tipo C (tipo linfoma de grande célula anaplásica) apresenta infiltrado monótono de grandes células CD30+ com discreto infiltrado inflamatório. As grandes células na papulose linfomatoide tipo A e C expressam marcadores de células T maduras, CD2+, CD3+, CD5+, CD45RO+, CD4+. São CD15– e CD30+. As células atípicas na papulose linfomatoide tipo B apresentam o mesmo fenótipo, entretanto são CD30–. Estudos demonstram monoclonalidade das células T proliferantes em aproximadamente 60 a 70% das lesões de papulose linfomatoide.

Diagnose

O diagnóstico diferencial clínico deve ser feito com a pitiríase liquenoide e varioliforme aguda e o diagnóstico diferencial histológico com a micose fungoide, linfoma cutâneo primário anaplásico de grande célula e a doença de Hodgkin.

Tratamento

As tentativas terapêuticas compreendem o uso de corticoides sistêmicos, eritromicina, tetraciclinas, sulfonas, PUVA, mostarda nitrogenada tópica, metotrexato e, atualmente, existem relatos de bons resultados com ciclosporina. Embora os benefícios dessas terapêuticas sejam duvidosos, a doença apresenta excelente prognóstico, embora não seja curável. Apenas 4% dos pacientes com papulose linfomatoide desenvolvem linfoma sistêmico e 2% morrem da doença sistêmica em um período de seguimento de cerca de 5 anos.

LINFOMA CUTÂNEO PRIMÁRIO DE GRANDE CÉLULA ANAPLÁSICA

Manifestações clínicas

É cerca de 2 a 3 vezes mais frequente no sexo masculino, acometendo preferencialmente adultos jovens. Apresenta-se, na maioria dos pacientes, como pápulas ou nódulos únicos que se ulceram **(FIGURA 78.13)**. Mais raramente, são múltiplos, localizados em determinada região anatômica, podendo ser disseminados em 20% dos casos. Como na papulose linfomatoide, pode apresentar regressão espontânea parcial ou completa.

É neoplasia indolente com bom prognóstico e sobrevida em 10 anos acima de 90%. Recidivas cutâneas são frequentes e disseminação extracutânea ocorre em cerca de 10% dos casos, principalmente para linfonodos regionais. Doença cutânea multifocal ou acometimento de linfonodos regionais parece não alterar o prognóstico em relação aos doentes com lesão cutânea localizada.

Histopatologia

O infiltrado é difuso e denso, sem epidermotropismo, composto por células muito grandes que expressam o marcador CD30+, com morfologia característica de células anaplásicas, evidenciando núcleos arredondados, ovais ou irregulares com nucléolos eosinofílicos proeminentes e citoplasma abundante. Nas lesões ulceradas, um infiltrado linfoide reativo pode ser abundante com histiócitos, neutrófilos, eosinófilos e poucas células CD30+. As células neoplásicas exibem fenótipo de células T CD4+ ativadas (CD45RO+) com perda variável de CD2, CD5 e CD3 e frequente expressão de proteínas citotóxicas (granzima B, TIA-1, perforina). A expressão de CD30 deve estar presente na maioria das células neoplásicas (> 75%). De modo diverso do linfoma nodal de grande célula anaplásica, o linfoma cutâneo expressa o antígeno linfocitário cutâneo (CLA), mas não expressa o antígeno de membrana epitelial (EMA) e tampouco a tirosinocinase relacionada ao linfoma anaplásico (ALK), que denota translocação cromossômica 2;5. As células neoplásicas não expressam o CD15, de modo diverso do linfoma de Hodgkin. A maioria dos casos demonstra rearranjo clonal para os genes do TCR. Translocação cromossômica (2;5) (p23;q35), é um achado característico do linfoma anaplásico sistêmico que não é visto no linfoma anaplástico cutâneo (ou o é raramente).

Tratamento

Os tratamentos de escolha para os pacientes com lesões localizadas são a radioterapia ou a exérese da lesão. Metotrexato em dose baixa pode ser alternativa para casos com múltiplas lesões, entretanto não é modalidade curativa. Doença rapidamente progressiva ou extracutânea deve ser tratada com poliquimioterapia sistêmica com esquema que inclua a doxorubicina.

LINFOMA SUBCUTÂNEO DE CÉLULA T, PANICULITE-SÍMILE

Manifestações clínicas

Atualmente classificam-se como linfoma subcutâneo de célula T paniculite-símile apenas os processos linfoproliferativos de células T citotóxicas TCRαβ CD8+ que acometem exclusivamente o tecido celular subcutâneo, poupando derme e epiderme e habitualmente apresentando curso mais indolente. Ocorre tanto em adultos quanto em crianças e afeta igualmente ambos os sexos. Apresenta-se como placas e nódulos solitários ou múltiplos, raramente ulcerados. Febre, fadiga e perda de peso podem acompanhar o desenvolvimento do processo. Síndrome hemofagocítica, embora possível, é mais comum no linfoma cutâneo de célula T γ/δ com lesões paniculíticas. É rara a disseminação extracutânea, podendo assemelhar-se a paniculites benignas, tanto do ponto de vista clínico quanto histológico, por anos. Geralmente, o curso é indolente, com surgimento de lesões subcutâneas recorrentes e sobrevida de mais de 80% dos casos em 5 anos.

Histopatologia

Apresenta-se como denso infiltrado difuso ou nodular de linfócitos pleomórficos pequenos, médios ou grandes, com núcleos hipercromáticos e a presença habitual de muitos macrófagos no tecido celular subcutâneo. Embora não específico, a constatação de linfócitos formando um anel ao redor de células gordurosas individuais é útil para o diagnóstico. Nas fases iniciais, pode ser difícil a diferenciação com processos inflamatórios. Frequentemente observa-se necrose, cariorrexe e citofagocitose. As células neoplásicas são TCRαβ+, CD3+,

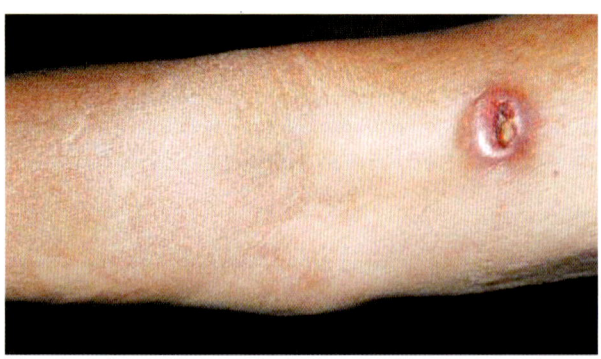

FIGURA 78.13 – Linfoma cutâneo primário de grande célula anaplásica.

CD4– e CD8+, com expressão de proteínas citotóxicas, granzima, perforina e TIA-1. Raramente ocorre expressão de CD56 e CD30. Os macrófagos com hemofagocitose são CD68+. Detecta-se monoclonalidade nos linfócitos neoplásicos.

Tratamento

A doença de muitos pacientes pode ser controlada apenas com corticoterapia sistêmica ou com metotrexate em doses baixas. Casos refratários podem se beneficiar de poliquimioterapia com esquema contendo doxorubicina.

LINFOMA CUTÂNEO PRIMÁRIO DE CÉLULA T PERIFÉRICA, NÃO ESPECIFICADO

Sob essa denominação situa-se um grupo heterogêneo de linfomas cutâneos. Compreende por definição todas as neoplasias de células T que não se enquadram em qualquer dos subtipos bem definidos de linfoma/leucemia de células T. São raros, constituindo menos de 10% dos linfomas cutâneos de grandes séries. Correspondem aos linfomas cutâneos CD30 negativos e são agressivos na maioria dos casos. A distinção entre envolvimento cutâneo primário e secundário parece ter pouca importância nesse grupo. Estudos recentes têm sugerido que alguns desses tumores podem ser agrupados em categorias distintas. Desse modo, três entidades provisórias têm sido individualizadas: o linfoma cutâneo de célula T γ/δ, o linfoma cutâneo de célula T CD8+ epidermotrópica, agressivo, e o linfoma cutâneo de pequena e média célula T CD4+ pleomórfica.

LINFOMA CUTÂNEO DE CÉLULA T γ/δ

Manifestações clínicas

É linfoma composto por proliferação clonal de células T γ/δ maduras, ativadas, com expressão de fenótipo citotóxico. Agrupa casos anteriormente descritos como linfoma subcutâneo de célula T com fenótipo γ/δ. Caracteriza-se por placas e/ou nódulos necróticos que mais frequentemente ocorrem nas extremidades. A doença pode se disseminar para mucosas e locais extranodais, raramente envolvendo linfonodos, baço e medula óssea. A maioria dos pacientes tem doença agressiva, com sobrevida média de 15 meses. Parece haver diminuição da sobrevida para os pacientes que apresentam envolvimento subcutâneo.

Histopatologia

O infiltrado neoplásico é composto predominantemente por células pleomórficas, médias a grandes, com cromatina grosseira e raros blastos. Têm sido descritos três padrões de envolvimento: epidermotrópico, dérmico e subcutâneo; entretanto, habitualmente, observa-se um padrão misto no mesmo paciente. O acometimento subcutâneo pode assemelhar-se à paniculite ou ser mais denso. A infiltração epidérmica pode ser discreta ou pagetoide. Queratinócitos apoptóticos e necróticos e invasão vascular são eventos frequentes. As células neoplásicas apresentam-se com fenótipo β-F1–, CD3+, CD2+, CD56+, granzima B+, TIA-1+, perforina+, CD5–, CD4–, CD8– (raramente CD8+) e CD7±. Em fragmentos de tumor congelado pode-se demonstrar a positividade das células para o TCR$\gamma\delta$. As células mostram clonalidade para o TCR$\gamma\delta$. O TCR$\alpha\beta$ pode estar rearranjado ou deletado, mas não expresso. A pesquisa para Epstein-Barr vírus (EBV) é negativa.

Tratamento

O tratamento indicado é quimioterapia sistêmica, entretanto com resultados precários.

LINFOMA CUTÂNEO PRIMÁRIO AGRESSIVO DE CÉLULA T CD8+ EPIDERMOTRÓPICA

Manifestações clínicas

Linfoma cutâneo raro que se caracteriza por início súbito com nódulos necróticos, localizados ou generalizados, ou com placas hiperqueratóticas disseminadas superficiais (superponíveis aos casos anteriormente descritos como reticulose pagetoide tipo Ketron-Goodman), com comportamento agressivo. A diferenciação com outros LCCT CD8+ (p. ex., reticulose pagetoide e raros casos de micose fungoide CD8+) faz-se com base na apresentação clínica e prognóstico. A doença costuma ter evolução aguda com disseminação sistêmica rápida. A sobrevida média demonstrada é de 32 meses.

Histopatologia

O infiltrado neoplásico é composto por células pequenas a médias ou médias a grandes, pleomórficas ou blásticas. Apresentam-se com epiderme acantótica ou atrófica, queratinócitos necróticos e espongiose moderada ou acentuada, com formação de bolhas. Ocorre epidermotropismo acentuado nas lesões bem estabelecidas, com configuração linear na camada basal ou com aspecto pagetoide. Frequentemente observa-se invasão anexial e de vasos com destruição dessas estruturas. As células neoplásicas expressam fenótipo β-F1+, CD3+, CD8+, CD45RA+, CD45RO–, CD2– e CD5–. Exibem ainda grânulos de citotoxicidade TIA-1, granzima e perforina. São EBV–. As células neoplásicas apresentam rearranjo para o gene do TCR, mas não foram descritas alterações genéticas específicas.

Tratamento

O tratamento é realizado com poliquimioterapia sistêmica com esquemas contendo doxorubicina.

LINFOMA CUTÂNEO PRIMÁRIO DE PEQUENA E MÉDIA CÉLULA T CD4+ PLEOMÓRFICA

Manifestações clínicas

Apresenta-se com placas ou tumor solitário, geralmente localizado na face, pescoço ou tronco superior, sem história de *patches* ou placas típicas de micose fungoide. Esse linfoma tem prognóstico muito favorável, particularmente para os casos com lesões únicas ou múltiplas localizadas. A sobrevida estimada para 5 anos é de aproximadamente 60 a 80%.

Histopatologia

O infiltrado é denso difuso ou nodular com tendência a envolver o subcutâneo. Epidermotropismo, quando presente, é discreto e focal. Pode-se observar importante infiltrado de pequenos linfócitos reativos e histiócitos. As células neoplásicas exibem fenótipo CD3+, CD4+, CD8– e CD30–. Pode ocorrer perda de um ou mais antígenos pan-T (CD3, CD2, CD5). Os genes do TCR são rearranjados clonalmente.

Tratamento

Para lesões localizadas recomenda-se excisão cirúrgica ou radioterapia. Para pacientes com lesões mais generalizadas não há consenso terapêutico.

LINFOMA CUTÂNEO DE CÉLULA T PERIFÉRICA, NÃO ESPECIFICADO

Manifestações clínicas

Esta denominação está mantida para designar os linfomas cutâneos de células T que se originam de linfócitos T maduros e que não preenchem nenhum dos subtipos bem estabelecidos. Acometem predominantemente adultos, com nódulos localizados, solitários ou generalizados, sem locais preferenciais. O prognóstico é habitualmente reservado, com taxas de sobrevida em 5 anos de menos de 20% e parece ser semelhante para os casos com lesões cutâneas localizadas ou generalizadas.

Histopatologia

As lesões exibem infiltrado de células médias a grandes, pleomórficas ou imunoblásticas-símiles, com epidermotropismo ausente ou discreto. O fenótipo é habitualmente CD4+, com perda variável de antígenos pan-T (CD2, CD3, CD5). Comumente são negativos para a expressão de CD30, sendo esporadicamente CD30+. A coexpressão de CD56 e a presença de proteínas citotóxicas é incomum.

Tratamento

O tratamento é realizado com poliquimioterapia.

LINFOMA EXTRANODAL DE CÉLULA T/NK, TIPO NASAL

Manifestações clínicas

O linfoma extranodal de células T/NK acomete mais frequentemente cavidade nasal e nasofaringe, entretanto, pele, partes moles e intestino podem ser afetados primariamente. Disseminação nodal é rara. As lesões do nariz e do centro da face foram anteriormente denominadas **de granuloma letal da linha média** (FIGURA 78.14). Clinicamente, apresenta-se com lesões papulosas e nodulares eritematovinhosas, purpúricas,

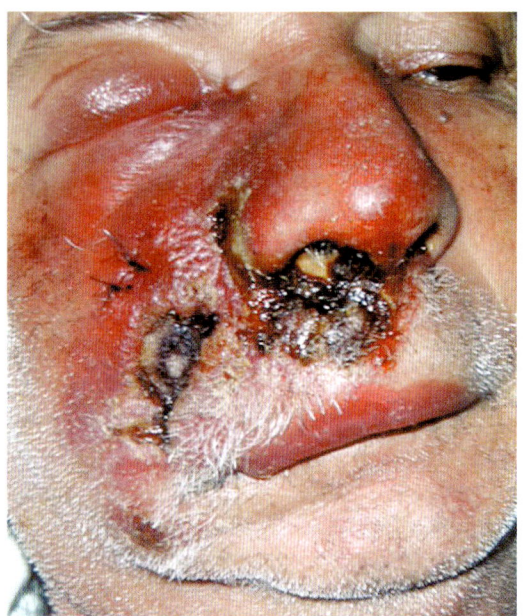

FIGURA 78.14 – Linfoma NK tipo nasal.

que rapidamente se ulceram, formando extensas áreas de necrose. Há relatos de variante semelhante à hidroa vaciniforme, de ocorrência particularmente na face e áreas expostas de crianças, observados na América Latina e Ásia, com prognóstico reservado. Geralmente tem curso rápido e agressivo com alta taxa de mortalidade, apesar do tratamento. As sobrevidas médias relatadas situam-se entre 5 e 27 meses, com os melhores índices para os casos com lesões exclusivamente cutâneas.

Histopatologia

O infiltrado linfomatoso de pequenas, médias ou grandes células é difuso, angiocêntrico e angiodestrutivo envolvendo a derme e frequentemente o subcutâneo. Acompanha-se de infiltrado inflamatório intenso composto por histiócitos, plasmócitos e granulócitos, principalmente eosinófilos. As células neoplásicas são CD2+, CD56+, CD3c+, CD3s–, CD43+, CD45RO+. Habitualmente são CD4–, CD5–, CD8–, CD16–, CD57–. As proteínas citotóxicas TIA-1, granzima B e perforina estão frequentemente presentes. Na grande maioria dos casos, detecta-se a presença do EBV, sugerindo um possível papel do vírus na patogênese do processo.

Tratamento

O tratamento indicado é a quimioterapia sistêmica.

LINFOMA DE CÉLULA T ANGIOIMUNOBLÁSTICO

Manifestações clínicas

Entidade nosológica recentemente considerada como um linfoma periférico (de origem pós-tímica) de células T. É provável que possa ser induzida por droga, que levaria à formação do linfoma imunoblástico, pela estimulação antigênica persistente do sistema imune. Caracteriza-se por febre, linfonodomegalia generalizada, hepatoesplenomegalia e alterações hematológicas como anemia hemolítica e eosinofilia periférica. Há elevação policlonal das imunoglobulinas. O envolvimento cutâneo ocorre em cerca de 50% dos casos, habitualmente, como erupção maculopapular generalizada simulando exantema viral ou por droga, ou como urticária, púrpura, placas eritematoescamosas, lesões tipo prurigo, erirrodermia, erosões e lesões necróticas. A doença acomete predominantemente adultos de meia-idade e idosos e apresenta curso agressivo, com sobrevida média entre 11 e 30 meses e curso fatal em 50 a 70% dos pacientes.

Histopatologia

O infiltrado celular é discreto, perivascular, composto de eosinófilos e linfócitos, sem atipias. Histologicamente, as lesões cutâneas são inespecíficas, atribuindo-se a fenômeno secundário relacionado à produção de citocinas.

Tratamento

O tratamento é realizado com quimioterapia sistêmica.

LINFOMA/LEUCEMIA DE CÉLULAS T DO ADULTO

HTLV-1

O vírus linfotrópico humano de células T do tipo 1 (HTLV-1) foi o primeiro retrovírus descrito como agente causal de doença no ser humano, o linfoma/leucemia de células T do adulto (LLcTA) no final da década de 1970, tendo sido isolado de células T de um paciente com linfoma cutâneo em 1980 nos Estados Unidos por Poiesz e colaboradores.[7] Além do LLcTA, a mielopatia associada ao HTLV-1 ou paraparesia espástica tropical (HAM/TSP), a uveíte associada ao HTLV-1 e a dermatite infecciosa são doenças especificamente vinculadas ao HTLV-1.

Estima-se que 20 milhões de pessoas estejam infectadas pelo HTLV-1 no mundo, com maior endemicidade no sudoeste do Japão, Caribe, África, Oriente Médio, Melanésia e algumas regiões da América do Sul. No Brasil, a estimativa é de que 2,5 milhões de indivíduos estejam infectados, contribuindo com o maior número absoluto de soropositivos no mundo, com maior prevalência nos estados do Maranhão, Bahia, Pará e Pernambuco.

O HTLV-1 é transmitido por três vias: sexual, sanguínea e perinatal. A eficiência de transmissão do vírus por via sexual é muito maior do homem para a mulher (60% vs. 4%). A maioria dos pacientes é infectado na infância, principalmente pelo aleitamento materno.

Calcula-se que até 5% dos indivíduos infectados pelo HTLV-1 irão desenvolver alguma doença, principalmente LLcTA ou HAM-TSP na idade adulta, porém a grande maioria permaneceria assintomática. No entanto, mais recentemente, tem se documentado que a infecção pelo HTLV-1 pode desencadear várias patologias como artropatia, poliomiosite, doença periodontal, síndrome sicca, além de várias anomalias neurológicas como disfunção erétil, bexiga hiperativa e neuropatia periférica.

O HTLV-1 é um potente modificador da resposta imune no ser humano, ao infectar preferencialmente linfócitos T CD4+, promovendo ativação e proliferação dessas células principalmente pela ação da proteína Tax que também está implicada na replicação viral. Existe um aumento importante da produção de citocinas pró-inflamatórias ou indutoras de proliferação linfocitária como IL-2, interferon-γ, TNF-α, IL-6 e IL-10, entre outras. Como consequência, indivíduos infectados pelo HTLV-1 apresentam maior propensão a desenvolver diversas doenças associadas a exacerbação de processos inflamatórios ou a resposta imune deficiente. Assim, há registros em portadores de HTLV-1 do aparecimento de infecções associadas ou graves como tuberculose, estrongiloidíase disseminada e sarna crostosa, entre outras. Na hanseníase, a coinfecção pelo HTLV-1 pode aumentar o risco de reação hansênica e neuropatia periférica.

O território cutâneo é um dos principais alvos do HTLV-1, uma vez que a sua presença foi demonstrada não somente nas lesões de pele do LLcTA, mas também em lesões cutâneas de soropositivos assintomáticos. Assim, não somente em pacientes com HAM/TSP, LLcTA, mas também em portadores considerados assintomáticos, diversas dermatoses têm sido diagnosticadas. Estudo recente em portadores assintomáticos em Salvador mostrou presença de xerodermia em 39% destes indivíduos, micoses superficiais (incluindo onicomicose) em 30%, dermatite seborreica em 24%, e ictiose adquirida em 5%. Adicionalmente, a comparação com grupo soronegativo mostrou que essas manifestações são mais extensas e graves no grupo de soropositivos. Portanto, em regiões onde há maior soroprevalência de HTLV-1, a presença dessas dermatoses, principalmente quando exacerbadas ou extensas, devem sinalizar para a pesquisa do retrovírus.

Dermatite infecciosa

Em 1966, na Jamaica, foi descrita uma forma de eczema peculiar e recidivante da infância que foi, posteriormente, em 1990, associada diretamente à infecção pelo HTLV-1.

Manifestações clínicas e diagnóstico

O diagnóstico da dermatite infecciosa é, em geral, clínico, sendo confirmado pela sorologia positiva para o HTLV-1. Os critérios maiores para a diagnose incluem lesões descamativas e crostosas no couro cabeludo, axilas, virilhas, conduto auditivo externo, regiões retroauriculares, palpebral, paranasal, e/ou pescoço; rinorréia crônica e/ou lesões crostosas na região das narinas; dermatite crônica e recidivante com resposta imediata a antibióticos. Podem-se associar como manifestações menos comuns e consideradas como critérios menores: cultura positiva para *Staphylococcus aureus* e/ou *Streptococcus* B hemolítico; *rash* fino papuloso generalizado; linfadenopatia generalizada com linfadenite dermopática; anemia; aumento da velocidade de hemossedimentação;

hipergamaglobulinemia IgD e IgE; aumento da contagem de CD4, CD8 e da relação CD4/CD8. É necessária a presença de dois critérios maiores junto com a sorologia positiva para confirmação da dermatite infecciosa.

Os principais diagnósticos diferenciais da dermatite infecciosa são com a dermatite atópica e com a dermatite seborreica. Com relação à dermatite atópica, embora na dermatite infecciosa as lesões ocorram em dobras, existe maior intensidade de comprometimento no couro cabeludo, em áreas seborreicas e na região anterior das narinas. Por outro lado, a dermatite infecciosa se distingue da seborreia pelo intenso comprometimento crostoso e infeccioso no couro cabeludo e nas narinas, ultrapassando muito a topografia seborreica.

A dermatite infecciosa é reconhecidamente um importante marcador de possível evolução futura para HAM-TSP ou linfoma cutâneo. Assim os pacientes devem ser acompanhados a longo prazo no sentido de prevenir ou detectar precocemente essas doenças.

Tratamento

Os pacientes com dermatite infecciosa apresentam pronta resposta ao uso de antibioticoterapia sistêmica, como sulfametoxazol + trimetropima, preferencialmente por tempo prolongado. No entanto, a recidiva ocorre com muita frequência após a suspensão do tratamento, o que indica o uso de antissépticos locais e reavaliação periódica.

Linfoma/leucemia de células T do Adulto

Manifestações clínicas

É doença linfoproliferativa associada à infecção pelo HTLV-1, podendo manifestar-se como forma leucêmica. Lesões cutâneas surgem em cerca de 50% dos casos, representados na sua maioria por doença disseminada. São reconhecidas quatro variantes clínicas: aguda, linfomatosa, crônica e indolente (smoldering). A forma indolente, lentamente progressiva, tem sido descrita apresentando lesões cutâneas isoladas. O linfoma se desenvolve em cerca de 1 a 5% dos indivíduos soropositivos, habitualmente após mais de duas décadas de persistência viral. Ocorre em adultos (idade mediana de 55 anos), com discreta predominância entre homens. As lesões cutâneas específicas podem apresentar-se como pápulas (FIGURA 78.15), placas, tumores e eritrodermia, por vezes assemelhando-se muito à micose fungoide. Xerose e ictiose adquirida frequentemente estão presentes nos doentes, podendo ser manifestação inespecífica ou específica do linfoma. O prognóstico depende do subtipo clínico. As formas aguda e linfomatosa apresentam sobrevidas que variam de dois meses a mais de um ano. As formas crônica e smoldering apresentam curso mais protraído e sobrevidas mais longas. Entretanto, pode ocorrer transformação para a fase aguda e curso agressivo.

Histopatologia

Habitualmente apresenta-se com infiltrado difuso com epidermotropismo proeminente de pequenos e médios ou médios e grandes linfócitos com núcleos pleomórficos ou po-

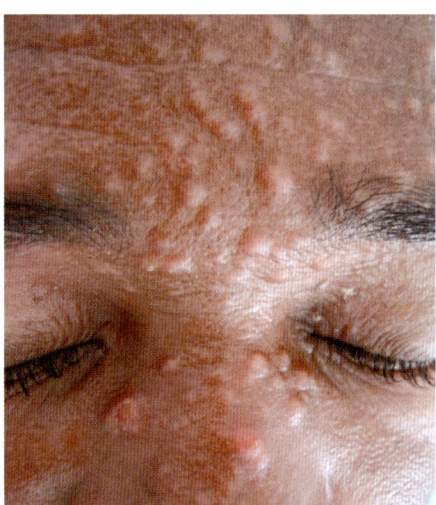

FIGURA 78.15 – Pápulas infiltradas na face de um paciente com linfoma/leucemia de células T do adulto de curso fulminante.

lilobados. O aspecto histológico pode ser indistinguível da micose fungoide. As lesões cutâneas na forma smoldering podem apresentar apenas infiltrado linfocitário discreto com poucas células atípicas. As células neoplásicas expressam fenótipo CD3+, CD4+ e CD8–. Ocorre intensa expressão do receptor de IL-2 (CD25+) nas células linfomatosas. Ocorre rearranjo clonal dos genes do TCR, e a determinação da integração clonal de genes do HTLV-1 é encontrada em todos os casos, sendo útil na distinção entre linfoma/leucemia de célula T do adulto – variantes crônica e smoldering – e micose fungoide/síndrome de Sézary (SS).

Tratamento

Na maioria das formas há indicação para quimioterapia sistêmica. Nas formas mais protraídas, as lesões cutâneas podem ser tratadas com as terapias dirigidas à pele, classicamente utilizadas para a micose fungoide. A associação de interferon-α 2a, principalmente com agentes antirretrovirais, como a zidovudina, tem sido benéfica, principalmente nas formas crônicas e indolentes. Novos fármacos como análogos da purina, o anticorpo monoclonal contra o receptor da quimiocina CC tipo 4 (CCR4), e o análogo da talidomida, a lenalidomida, tem sido testados com resultados promissores.

LINFOMAS CUTÂNEOS DE CÉLULAS B

Embora nos linfonodos os linfomas cutâneos de células B sejam mais frequentes que os de células T, na pele ocorre o contrário. Atualmente, sabe-se que a pele atua como órgão efetor imunológico e apresenta população linfocitária T (SALT, do inglês *skin associated lymphoid tissue*), residente na derme, de modo semelhante ao que ocorre no tecido linfoide associado às mucosas (MALT, do inglês *mucosal associated lymphoid tissue*). Não se tem dúvidas quanto à origem cutânea primária de linfomas de células T, tanto epidermotrópicos como não epidermotrópicos; entretanto, muito se discutiu a respeito da origem cutânea de certos processos linfomatosos de células B. Seriam verdadeiros processos primários cutâneos ou infiltrações linfomatosas para a pele a partir de neoplasias nodais ou viscerais não diagnosticadas? Atualmente, estudos com séries de casos permitem corroborar a existência de processos linfoproliferativos de células B primários da pele. Discute-se a possibilidade de determinados linfomas cutâneos de células B se originarem a partir de infiltrações linfocitárias cutâneas, inicialmente reativas, porém persistentes (desordens pré-linfomatosas). A maioria desses processos linfoproliferativos tem excelente prognóstico, com sobrevida muito superior aos de células T.

LINFOMA CUTÂNEO PRIMÁRIO DE CÉLULA B DA ZONA MARGINAL

Manifestações clínicas

Apresentam-se, habitualmente, como pápulas, placas ou nódulos únicos ou mais frequentemente múltiplos agrupados. Observa-se predileção pelos membros superiores e menos comumente pelo segmento cefálico e tronco. É considerado parte do amplo grupo de linfomas de células B da zona marginal, extranodal, que comumente acomete mucosa. O imunocitoma e a hiperplasia linfoide folicular com células plasmáticas monotípicas, assim como os raros casos de plasmocitoma não associados ao mieloma múltiplo (plasmocitoma extramedular da pele), são considerados variantes desse grupo. Mais comumente acometem adultos acima dos 40 anos. Têm curso protraído com tendência a recidivas locais. Apresentam sobrevida entre 90 e 100% em 5 anos.

Histopatologia

Apresentam infiltrado linfocitário difuso, nodular ou formando áreas perivasculares e perianexiais, acometendo derme até o tecido subcutâneo. Habitualmente, observa-se, um "padrão inverso" àquele observado nos centros germinativos dos folículos linfoides com uma região central mais escura formada por pequenos linfócitos, circunscrita por uma área mais clara constituída por células de tamanho médio e citoplasma abundante, semelhantes aos centrócitos (folículos linfoides reativos residuais circundados por manguitos de células tumorais). As células neoplásicas são CD20+, CD79a+, CD10–, CD5–, Bcl-2+ e Bcl-6–. Entretanto, os centros germinativos reacionais são frequentemente Bcl-6+, CD10+ e Bcl-2–. Verifica-se monoclonalidade no rearranjo gênico para a cadeia pesada da imunoglobulina (IgH). Translocações cromossômicas envolvendo IGH e MALT1 têm sido demonstradas, embora não constituam marcadores desse grupo.

Tratamento

Lesões únicas podem ser tratadas com radioterapia ou excisão cirúrgica. Quando há associação com infecção pela *Borrelia burgdorferi* antibióticos sistêmicos podem ser utilizados. Nas lesões múltiplas, estão indicados o clorambucil, o interferon-α, via subcutânea ou intralesional, e o anticorpo monoclonal anti-CD20, via sistêmica ou intralesional. Nas recidivas frequentes, indica-se corticoterapia tópica ou intralesional.

LINFOMA CUTÂNEO PRIMÁRIO CENTROFOLICULAR

Manifestações clínicas

Apresenta predileção pela cabeça (couro cabeludo e região frontal) e tronco (FIGURAS 78.16 E 78.17). O linfoma descrito no passado como linfoma de Crosti ou "retículo-histiocitoma do dorso", usualmente nódulo ou placa, corresponde ao linfoma cutâneo primário centrofolicular. O padrão folicular sugere

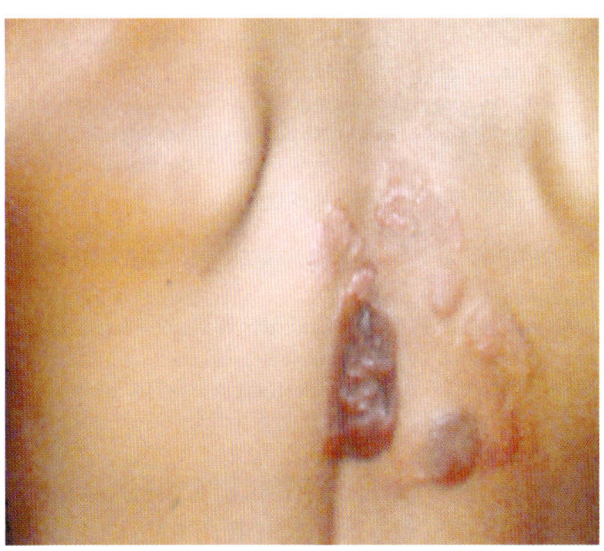

FIGURA 78.16 – Linfoma cutâneo centro folicular. Lesão no dorso.

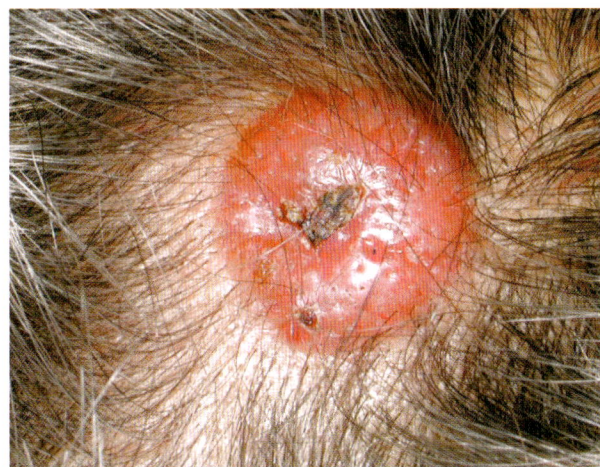

FIGURA 78.17 – Linfoma cutâneo centro folicular. Lesão no couro cabeludo.

melhor prognóstico com 95% de sobrevida em 5 anos. O padrão de crescimento difuso e a positividade para Bcl-2 relacionam-se com prognóstico menos favorável.

Histopatologia

Caracteriza-se por padrão de crescimento difuso e/ou folicular, composto por uma mistura variável de pequenas e/ou grandes células clivadas (centrócitos) e grandes células não clivadas (centroblastos) neoplásicas, além de imunoblastos, pequenos linfócitos, histiócitos, eosinófilos e células plasmáticas. Folículos linfoides reacionais lembrando centros germinativos podem estar presentes e, muitas vezes, dificultam o diagnóstico diferencial com os pseudolinfomas. No padrão folicular as células neoplásicas são CD20+, CD79a+, CD10+, CD5–, CD43– Bcl-2– e Bcl-6+. A expressão de CD10 é, habitualmente, negativa no padrão difuso. As metástases cutâneas de linfoma folicular nodal expressam fortemente a proteína Bcl-2 e CD10. Demonstra-se monoclonalidade na pesquisa do rearranjo gênico para a cadeia pesada da imunoglobulina. Hipermutação somática dos genes de cadeia leve e pesada são observadas, assim como relata-se inativação dos genes supressores de tumores p15 e p16 em 10 a 30% dos casos. Não estão associados com translocação t (14;18).

Tratamento

Radioterapia é o tratamento de escolha. Excisão cirúrgica de pequenas lesões pode estar indicada. Nas lesões cutâneas muito extensas e na doença extracutânea indica-se quimioterapia. Recentemente, houve relatos de eficácia terapêutica com o uso de anticorpo anti-CD20, rituximabe, intralesional ou sistêmico.

LINFOMA CUTÂNEO PRIMÁRIO DIFUSO DE GRANDE CÉLULA B (TIPO PERNA)

Manifestações clínicas

Corresponde a aproximadamente 5 a 10% dos linfomas cutâneos de células B, acometendo mais frequentemente os membros inferiores, podendo, entretanto, surgir em outras áreas (FIGURA 78.18). Afeta, predominantemente, idosos e, particularmente, o sexo feminino. As lesões podem ser solitárias ou múltiplas, agrupadas. Demonstrou-se sobrevida de 5 anos entre 36 e 100% dos casos. Expressão de Bcl-2, presença de múltiplas lesões e acometimento dos dois membros inferiores conferem pior prognóstico.

Histopatologia

Apresenta infiltrado denso de médias a grandes células na derme e tecido subcutâneo, usualmente monomórficas na aparência, com padrão destrutivo de crescimento. As células assemelham-se a imunoblastos, e menos comumente, centroblastos. Figuras de mitoses são frequentes. As células neoplásicas são CD20+, CD79a+, Bcl-2+, Bcl-6+, MUM-1/IRF-4 e, frequentemente, CD10–. Verifica-se monoclona-

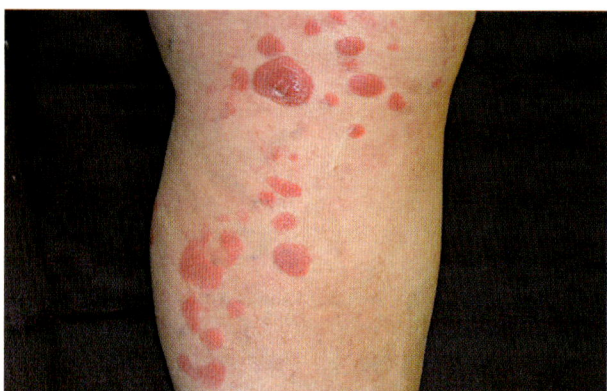

FIGURA 78.18 – Linfoma cutâneo difuso de grande célula B, tipo perna.

lidade no rearranjo gênico para imunoglobulina de cadeia pesada (IgH). Translocação Bcl-2/JH não é observada, entretanto, observa-se, frequentemente, forte expressão da proteína Bcl-2. O perfil de expressão gênica do linfoma da perna assemelha-se ao perfil de células B ativadas do linfoma difuso de grandes células nodal e sistêmico.

Tratamento

O tratamento é o preconizado para o linfoma difuso de grandes células sistêmico, com quimioterapia; em pequenas lesões únicas, exclusivamente cutâneas, a radioterapia pode ser considerada. O uso sistêmico do anticorpo anti-CD20 tem demonstrado resultados positivos.

LINFOMA CUTÂNEO PRIMÁRIO DIFUSO DE GRANDE CÉLULA B, OUTRO (NÃO PERNA)

Apresentam características clínicas similares ao grupo do linfoma primário de células B da zona marginal e centrofolicular (FIGURA 78.19). Estão incluídos nesse grupo raros casos que não completam critérios para a classificação como linfoma primário centrofolicular, assim como para linfoma cutâneo primário difuso de grandes células B, tipo perna. Geral-

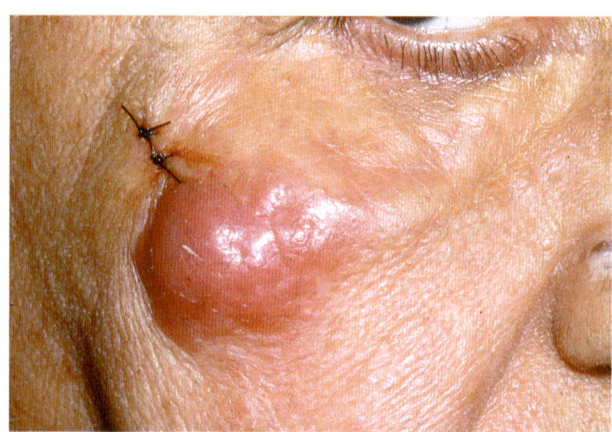

FIGURA 78.19 – Linfoma cutâneo difuso de célula B.

mente, esses casos correspondem aos linfomas B difusos de grandes células, variante anaplásica, variante plasmocítica, variante linfoma de células B rico em células T/histiócitos, ou ainda os linfomas sistêmicos com acometimento cutâneo.

LINFOMA CUTÂNEO PRIMÁRIO INTRAVASCULAR DE GRANDE CÉLULA B

Manifestações clínicas

É doença muito rara com envolvimento sistêmico. As manifestações clínicas são predominantemente neurológicas (85%) e cutâneas e atribuídas à oclusão vascular. A pele está acometida em cerca de 1/3 dos casos com predileção pelos membros inferiores. Caracteriza-se por placas ou áreas endurecidas, dolorosas, sugestivas de paniculite ou púrpura, eritema reticulado tipo livedo e telangiectasias. O prognóstico é reservado.

Histopatologia

Apresentam numerosos vasos sanguíneos dilatados na derme e tecido subcutâneo, com presença de grandes células linfoides neoplásicas confinadas na luz de vênulas, capilares e arteríolas. As células neoplásicas são CD20+, CD79a+, Bcl-2+, Bcl-6+ e, frequentemente, CD10–.

Tratamento

Quimioterapia sistêmica.

GRANULOMATOSE LINFOMATOIDE

Manifestações clínicas

É processo linfoproliferativo angiocêntrico e angiodestrutivo de células B positivas para o EBV. Acomete áreas extranodais, sendo a pele o sítio extrapulmonar mais frequentemente acometido. Os pacientes apresentam, habitualmente, sinais e sintomas relacionados ao trato respiratório. As lesões cutâneas apresentam-se como pápulas dérmicas e/ou nódulos subcutâneos eritematosos. As lesões maiores podem se ulcerar. As lesões cutâneas raramente precedem o acometimento pulmonar, podendo ser observadas na ocasião do diagnóstico em cerca de 30% dos casos ou surgirem mais tardiamente. Outros locais de envolvimento incluem cérebro, rins e fígado. Linfonodos e baço são poupados. O prognóstico da doença é variável, com pacientes apresentando desde remissões espontâneas até evolução fatal, habitualmente por envolvimento pulmonar progressivo.

Histopatologia

Caracteriza-se por um infiltrado linfo-histiocítico angiocêntrico e angiodestrutivo. Vasculite linfocitária é frequente. Necrose fibrinoide da parede vascular assim como reação granulomatosa secundária a necrose de gordura podem estar presentes. Enquanto células B, EBV+ são facilmente encontradas no pulmão, na pele o infiltrado é predominantemente CD3+ e CD4+.

Tratamento

A introdução precoce de quimioterapia com ciclofosfamida e prednisona parece melhorar o prognóstico.

NEOPLASIA HEMATODÉRMICA IMATURA
NEOPLASIA HEMATODÉRMICA CD4+CD56+ (LINFOMA DE CÉLULA NK BLÁSTICA)

Manifestações clínicas

Linfoma sistêmico raro, agressivo, com acometimento cutâneo comum e risco de disseminação leucêmica. Acomete indivíduos de meia-idade e idosos. As lesões são placas e nódulos eritematovinhosos, arroxeados, múltiplos, disseminados, por vezes ulcerados, usualmente com acometimento oral e da cavidade nasal (VER FIGURA 78.2). O aspecto citológico blástico e a expressão do CD56 sugerem origem de precursores das células NK.

É neoplasia agressiva com sobrevida média de 14 meses.

Histopatologia

O infiltrado celular é denso na derme e subcutâneo, com frequente distribuição perianexial e perivascular. As células neoplásicas variam em tamanho e formato, de médias pleomórficas a grandes, assemelhando-se a blastos linfoides ou mieloides. Mitoses são frequentes. As células apresentam fenótipo CD4+, CD56+, CD8–, CD7±, CD2± e CD45RA+. Não expressam a molécula CD3 na superfície e no citoplasma (CD3s–, CD3c–) e tampouco proteínas citotóxicas. Marcadores para linhagem granulocítica são negativos (CD33–, MPX). As células tumorais são negativas para o EBV. Não apresentam reordenamento para os genes do TCR, que se apresentam na configuração germinativa.

Tratamento

Feito com quimioterapia sistêmica que resulta em remissão, de curta duração, com recidivas irresponsíveis a retratamento. Há evidências de que a doença possa ser mais bem abordada com esquemas quimioterápicos para leucemias agudas.

HIPERPLASIAS LINFOIDES BENIGNAS OU PSEUDOLINFOMAS

São doenças inflamatórias nas quais linfócitos se acumulam na pele, simulando, não somente do ponto de vista clínico, mas também histopatológico, processos linfomatosos, sendo por vezes difícil o diagnóstico diferencial.

INFILTRAÇÃO LINFOCITÁRIA DA PELE (JESSNER E KANOF)

Patogenia

É desconhecida, existindo dúvidas quanto à posição nosológica desta entidade. Alguns autores reconhecem sua individualidade nosológica e outros interpretam-na como variante de outros processos, lúpus eritematoso, erupção polimorfa à luz ou linfocitoma cútis.

Manifestações clínicas

Caracterizam-se por ocorrer predominantemente em homens, sob forma de lesões discoides eritematosas habitualmente com tendência a clareamento central e superfície lisa sem hiperqueratose folicular. As lesões localizam-se, preferencialmente, na face, regiões malares, fronte, orelhas, têmporas e porção superior do dorso.

Histopatologia

Histopatologicamente, as lesões caracterizam-se por infiltrado linfocitário predominantemente composto por células T, com disposição perianexial e perivascular na derme. A epiderme não mostra alterações, e a imunofluorescência direta mostra-se negativa nos casos submetidos a essa técnica de investigação.

Tratamento

Os tratamentos propostos são corticoterapia tópica e por infiltração intralesional e antimaláricos por via sistêmica, mas é difícil a avaliação da eficácia terapêutica, já que as lesões regridem espontaneamente e podem ressurgir apesar da terapêutica.

LINFOCITOMA CÚTIS (LINFADENOSE BENIGNA OU SARCOIDE DE SPIEGLER-FENDT)

Patogenia

O linfocitoma cútis parece ser reação linforreticular hiperplásica a vários tipos de estímulos: traumatismos por brincos, tatuagens, herpes simples ou zóster, injeções, acupuntura e picadas de insetos. Nos últimos anos, verificou-se que casos de linfocitoma cútis relacionam-se à infecção pela *Borrelia borgdorferi* introduzida no organismo pela picada de carrapatos infectados, isto é, o linfocitoma cútis pode ser manifestação cutânea da doença de Lyme.

Manifestações clínicas

O linfocitoma cútis caracteriza-se por lesões papulonodulares, cor da pele e vermelho-castanha, de consistência mole, localizadas na face (FIGURA 78.20). Existem formas mais raras, que, além da face, atingem também o tronco e extremidades.

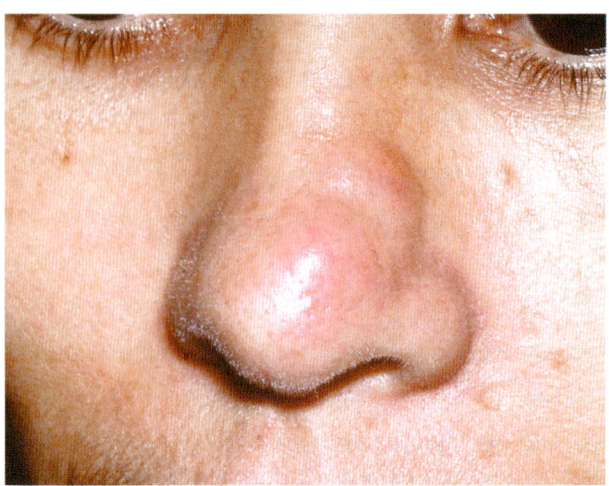

FIGURA 78.20 – Linfocitoma cútis. Nódulos infiltrados eritematosos no dorso do nariz.

Histopatologia

As lesões são constituídas por focos de linfócitos de permeio com áreas de histiócitos, com frequente arranjo folicular. Os infiltrados são compostos predominantemente por células B circundadas por células T nas formas que configuram centros germinativos.

Diagnose

O diagnóstico definitivo é histológico, cabendo o diagnóstico diferencial com sarcoidose, lúpus vulgar, lúpus miliar da face, lúpus eritematoso, erupção polimorfa à luz, hiperplasia angiolinfoide e linfomas.

Tratamento

Os tratamentos propostos são radioterapia superficial e corticoides, tópicos ou através de infiltrações intralesionais. Pequenas lesões podem ser cirurgicamente excisadas e radioterapia é eficaz. Quando existem evidências sorológicas de borreliose, deve ser utilizada a penicilina, tetraciclinas ou doxiciclina.

PICADAS DE INSETOS

Produzem, às vezes, reações clínica e histopatologicamente pseudolinfomatosas. As lesões apresentam-se como pápulas ou nódulos eritematoinfiltrativos por vezes longamente persistentes. Vários padrões de resposta inflamatória podem ser observados, sendo o mais comum a presença de infiltrado linfocitário perivascular. Nas formas persistentes, o infiltrado linfo-histiocitário é particularmente intenso. Um exemplo desse tipo de reação pseudolinfomatosa é a escabiose nodular, na qual tem sido identificada predominância de linfócitos T, sugerindo reação imune mediada por células na gênese das lesões.

ACTINO-RETICULOIDE
Ver Capítulo 49.

ERUPÇÕES MEDICAMENTOSAS
Ocasionalmente, erupções produzidas por difenil-hidantoína, nitrofurantoína, carbamazepina, ciclosporina, salicilatos produzem síndromes pseudolinfomatosas, caracterizadas por linfadenopatia generalizada, hepatoesplenomegalia, febre, artralgias, leucocitose, edema da face e lesões cutâneas (pápulas, placas, nódulos, exantemas ou eritrodermias) que, histopatologicamente, se compõem de infiltrados linfocitários com linfócitos atípicos.

DERMATITES DE CONTATO LINFOMATOIDES
São formas especiais de dermatite de contato que assumem aspectos histopatológicos linfomatoides.

Manifestações clínicas
Caracterizam-se clinicamente por pápulas e placas infiltradas e descamativas pruriginosas que eventualmente evoluem para eritrodermia.

Histopatologia
Simula LCCT com infiltrado intenso de linfócitos T, havendo, porém, espongiose da epiderme e menos atipias linfocitárias. Além disso, há frequentemente edema da derme papilar, o que habitualmente não ocorre na micose fungoide.

Diagnose
Feita a suspeita clínica e/ou histopatológica, devem ser realizados testes de contato para determinação dos agentes sensibilizantes. A diagnose diferencial deve ser feita com os LCCT.

Tratamento
Afastamento dos agentes causais e corticoides tópicos e sistêmicos.

GAMOPATIAS
São alterações patológicas decorrentes de hiperprodução de γ-globulinas dependente do aumento de sua síntese por um único clone de células em proliferação (gamopatias monoclonais) ou resultado do excesso de produção por diferentes clones celulares (gamopatias policlonais). Qualquer uma das imunoglobulinas pode estar sendo produzida excessivamente, IgG, IgM, IgA, IgD e IgE.

As **gamopatias policlonais** podem ser causadas por qualquer processo inflamatório ou reativo.

As **gamopatias monoclonais** estão associadas com processo clonal maligno ou potencialmente maligno de células plasmáticas ou outras células da linhagem B, incluindo mieloma múltiplo, macroglubulinemia de Waldenström, plasmocitoma solitário, gamopatia monoclonal de significado indeterminado, leucemia de células plasmáticas, doença da cadeia pesada e amiloidose (ver Capítulo 54). Nesses processos podem ocorrer, entre outras alterações, manifestações clínicas cutâneas como: infiltrações específicas, sangramentos persistentes em venopunctura, púrpuras e equimoses por pressão ou manobra de valsalva, sangramentos bucais, epistaxe, pápulas e placas xantomatosas, bolhas, macroglossia, espessamento esclerodermiforme, acrocianose, fenômeno de Raynaud, infartos cutâneos, hiperpigmentação, hipertricose e angiomas.

Determinadas condições essencialmente cutâneas cursam frequentemente (> 50% dos casos) com gamopatias monoclonais como escleromixedema, escleredema, xantogranuloma necrobiótico, xantoma plano e síndrome de Schnitzler. Mais raramente (< 50% dos casos) observam-se paraproteinemias associadas com pioderma gangrenoso, síndrome de Sweet, vasculite leucocitoclástica, dermatoses neutrofílicas, pustulose subcórnea, eritema elevatum diutinum, dentre outras.

As crioglobulinemias (ver Capítulo 48) são caracterizadas pela presença de imunoglobulinas monoclonais ou policlonais. A crioglobulinemia tipo I é composta por Ig monoclonal que precipta acima de 25 °C, ocorrendo na macroglubulinemia de Waldeström, no mieloma múltiplo e nas gamopatias de significado indeterminado. A crioglubulinemia tipo II, composta por IgM monoclonal contra IgG policlonal, precipita-se em temperaturas mais baixas, em torno de 4 °C, e associa-se com doenças por imunocomplexos, infecções crônicas como hepatite C, leucemias, linfomas e doenças do tecido conectivos. A crioglulinemia tipo III contém imunoglobulinas policlonais mistas com atividade de FR que se precipitam em temperaturas baixas (4 °C) e associa-se com os mesmos processos mórbidos observados para a crioglobulinemia tipo II.

CAPÍTULO 79

MASTOCITOSES

As mastocitoses compreendem vários quadros clínicos incomuns caracterizados por acúmulo anormal de mastócitos em um ou mais órgãos. A pele é o órgão mais frequentemente comprometido. Em geral, nas crianças, a pele é a única localização, porém em adultos é relatado o acometimento de outros órgãos. Os mastócitos têm grânulos com histamina e, quando friccionados, liberam, entre outros mediadores, principalmente histamina e triptase, sendo a primeira responsável pelo aparecimento do aspecto urticado na pele.

A classificação é confusa, pois, além de haver imbricação entre as formas, não há correlação dos tipos com a prognose ou tratamento. São atualmente classificadas em:

- Mastocitose cutânea:
  - Mastocitoma solitário.
  - Urticária pigmentosa.
  - Telangiectasia maculosa eruptiva.
  - Mastocitose cutânea difusa.
- Mastocitoses sistêmicas:
  - Mastocitose sistêmica indolente.
  - Mastocitose sistêmica bem diferenciada.
  - Mastocitose sistêmica associada a enfermidade hematológica clonal.
  - Mastocitose sistêmica agressiva.
  - Leucemia mastocitária.
  - Sarcoma mastocitário.
  - Mastocitoma extracutâneo.

MASTOCITOSE CUTÂNEA

Mastocitomas

Lesão ou lesões nodulares presentes ao nascimento ou surgidas na primeira infância, usualmente única, com localização preferencial no pescoço, tronco e membros superiores **(FIGURA 79.1)**. O sinal patognomônico das mastocitoses, sinal de Darier, está presente, isto é, a fricção da lesão provoca a liberação da histamina dos mastócitos, surgindo o aspecto urticado na lesão. Às vezes, os nódulos do mastocitoma sofrem vesiculação e formação de bolhas.

Histologicamente são compostos por infiltrado intenso de mastócitos que ocupam a derme. Os mastocitomas, em sua maioria, regridem espontaneamente, podendo ser excisados.

Urticária pigmentosa

É a forma mais comum de mastocitose. Ocorre geralmente em crianças, quase sempre com evolução benigna, desaparecendo em 70% dos casos na puberdade. Inicia-se nos primeiros anos de vida, com o aparecimento de manchas de milímetros a 2 centímetros de tamanho, acastanhadas ou bistres, irregulares, às vezes discretamente elevadas, em número de dezenas a centenas, distribuídas particularmente no tronco e membros **(FIGURA 79.2)**. O sinal de Darier está presente e, sob fricção, a lesão se torna eritematosa e urticada. Vesículas e bolhas podem surgir nas lesões, principalmente em bebês **(FIGURA 79.3)**. Prurido pode estar ausente, porém, havendo desgranulação abundante, pode ser intenso.

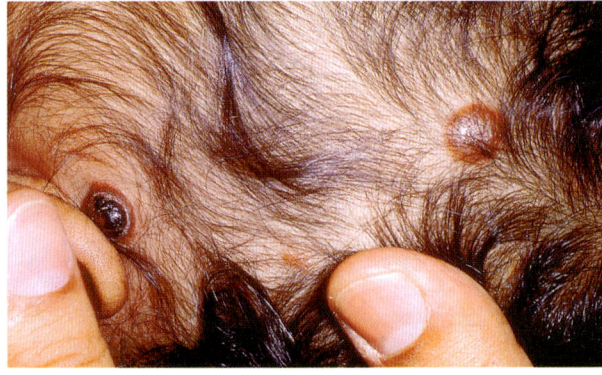

FIGURA 79.1 – Mastocitoma. Nódulo eritematoacastanhado no couro cabeludo.

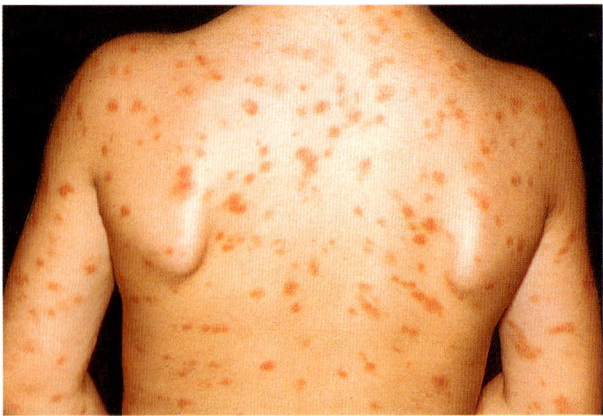

FIGURA 79.2 – Urticária pigmentosa. Manchas acastanhadas de forma e dimensões variáveis disseminadas no tronco.

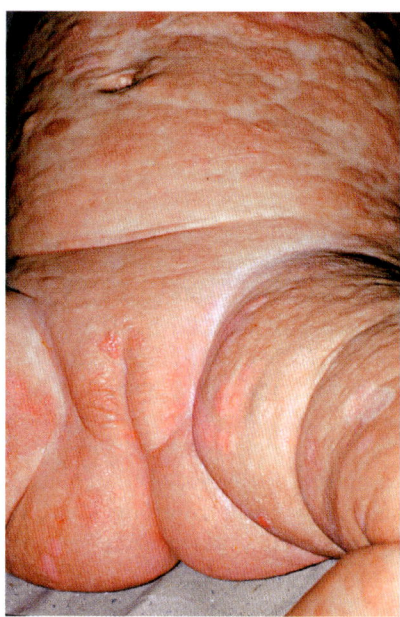

FIGURA 79.3 – Mastocitose bolhosa. Vesículas e bolhas sobre placas edematosas.

Raramente, pela circulação dos mediadores liberados, pode haver *flushing*, dermografismo, náusea, cólicas, diarreia, e ainda mais raramente, dispneia, cefaleia e fadiga.

Telangiectasia macular eruptiva

É uma forma rara de mastocitose, mais comum em adultos. Surgem manchas hiperpigmentares, telangiectasias e eritema no tronco e extremidades. Sinal de Darier e dermografismo podem não ser evidentes. Às vezes, há lesões ósseas e de úlcera péptica **(FIGURA 79.4)**.

Mastocitose cutânea difusa ou eritrodérmica

Forma mais rara de mastocitose. Há infiltração difusa de toda a pele, que se mostra espessada, pastosa, liquenificada, com acentuação das pregas normais do tegumento e salpicada de pápulas eritematosas.

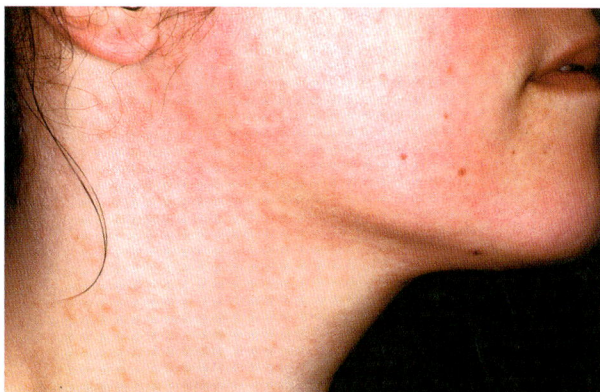

FIGURA 79.4 – Telangiectasia macular eruptiva. Eritema, manchas hiperpigmentadas e telangiectasias na região cervical.

Classicamente, considera-se que a mastocitose cutânea é processo benigno e autolimitado na infância, com involução da grande maioria dos casos na adolescência. No entanto, atualmente se admite que muitas crianças persistirão com a doença na idade adulta.

MASTOCITOSES SISTÊMICAS

São consideradas as seguintes formas sistêmicas:

- **Mastocitose sistêmica indolente:** é uma forma benigna de mastocitose sistêmica, a qual representa 90% dos casos. Os doentes raramente apresentam lesões cutâneas que, quando presentes, manifestam-se oir uticária pigmentosa. Os sintomas decorrem da liberação de mediadores dos mastócitos tais como prurido, *flushing* cefaleia e sintomas gástricos. No entanto, são pouco intensos. Não há evolução para leucemia mastocitária ou outras formas malignas de mastocitose. A pesquisa citológica da medula óssea demonstra menos de 5% de mastócitos e os níveis de triptase sérica são maiores do que 20 μg/mL. O tratamento é sintomático.

- **Mastocitose sistêmica bem diferenciada:** compreende 6% dos casos de mastocitose sistêmica. A maioria dos casos inicia-se na infância e as lesões cutâneas são nódulos de tamanhos variados localizados preferencialmente no tronco, no pescoço e nas porções superiores dos membros. Os sintomas de liberação de mediadores estão presentes. Pode haver hepato-esplenomegalia sem hiperesplenismo.

- Os mastócitos encontrados na medula têm fenótipo maduro e não expressam CD25. As mutações c-*KIT* são encontradas em baixa proporção (cerca de 30%). A triptase sérica apresenta-se em níveis acima de 200 ng/mL. Pode haver progressão para outras formas de mastocitose sistêmica.

- **Mastocitose sistêmica associada a doença hematológica clonal:** nesses doentes, à mastocitose sistêmica associam-se malignidades hematológicas, entre elas leucemia mielomonocítica crônica, síndrome mielodisplásica, linfomas de células B, leucemia mieloide aguda. São formas graves que devem ser tratadas por quimioterapia sistêmica.

- **Mastocitoses sistêmicas agressivas**
  - **Leucemia mastocitária:** é a manifestação leucêmica das mastocitoses sistêmicas. Os mastócitos invadem a medula óssea, o sangue e outros órgãos internos. Quadro grave de má prognose, é tratado com quimioterápicoscomo imatinibe, mastinibe, nilotinibe, desatinibe, midostaurin, cladribine e interferon-α.
  - **Sarcoma mastocitário:** é uma forma rara de mastocitose sistêmica. Caracteriza-se por tumor sólido de mastócitos neoplásicos com grande capacidade de infiltração e metastização. Pode surgir "de novo" ou sobre lesão pré-existente de mastocitose. Tumores ósseos são frequentes, mas sintomas de ativação dos mastócitos

em geral não ocorrem. Pode surgir em qualquer idade. A malignidade é alta e é pouco responsivo aos quimioterápicos. A sobrevida média é de 18 meses.

- **Mastocitoma extracutâneo:** também muito raro, compõe-se de proliferações de mastócitos maduros em outros órgãos que não na pele ou na medula óssea. A maioria dos casos relatados foram de pulmão.

Nas formas sistêmicas de mastocitose, vários órgãos podem estar acometidos associadamente às lesões cutâneas ou independentemente destas. Em 2008, a WHO estabeleceu critérios para diagnóstico de mastocitose sistêmica que foram confirmados em 2016, e que são os seguintes:

- **Critério maior**: infiltrados multifocais densos de mastócitos (> 15 células) em biópsias da medula óssea ou de tecidos extracutâneos.
- **Critérios menores**:
  - Mais de 25% dos mastócitos na medula óssea são atípicos ou são fusiformes nos infiltrados tissulares.
  - Mutações no ponto *KIT* do códon 816 estão presentes nos mastócitos da medula óssea ou em outros órgãos extracutâneos.
  - Os mastócitos da medula óssea, do sangue ou dos tecidos extracutâneos apresentam os marcadores CD2 e/ou CDF25.
  - O nível basal de triptase sérica é maior do que 20 ng/mL.

O diagnóstico da mastocitose sistêmica é estabelecido quando estão presentes 1 critério maior e 1 critério menor, ou 3 critérios menores.

Das formas cutâneas, as que mais frequentemente se associam ao envolvimento visceral são a mastocitose difusa e a urticária pigmentosa. Doentes com início de urticária pigmentosa após os 10 anos e na idade adulta têm mais possibilidade de apresentar formas persistentes e, mais frequentemente, podem evoluir para formas sistêmicas. As mastocitoses sistêmicas de início precoce têm cerca de 7% de possibilidade de apresentarem transformação maligna, enquanto que as formas de início na fase adulta têm chance de 30% de evolução para malignidade. Nas mastocitoses sistêmicas, qualquer órgão pode ser afetado, sendo mais comumente atingidos ossos (lesões osteolíticas que produzem dores e até fraturas patológicas), baço, fígado (infiltração mastocitária e fibrose) e trato gastrintestinal (gastrite, úlcera por hipersecreção ácida pela elevada produção de histamina, diarreia e dor abdominal).

Os enfermos de mastocitose, especialmente os que exibem formas sistêmicas, estão sujeitos a crises agudas, causadas por liberação abrupta de grandes quantidades de histamina, caracterizadas por prurido intenso, cefaleia, eritema generalizado, hipotensão e taquicardia.

Patogenia

Até recentemente, acreditava-se que as mastocitoses pediátricas representassem apenas um distúrbio transitório de fatores de crescimento locais, em vez de mutações genéticas, ao contrário do que ocorre nos adultos. No entanto, a evolução do conhecimento vem mostrando que alterações genéticas também estão presentes em casos pediátricos. Quase todos os indivíduos com doença esporádica e de curso prolongado, além de algumas crianças com doença disseminada, têm mutações somáticas no códon 816 do proto-oncogene c-*KIT*, localizado no cromossomo 4q12, levando à ativação do receptor *KIT* (CD117 – pertencente à subfamília do receptor tipo III da tirosinocinase), que induz proliferação mastocitária.

Múltiplas mutações no *KIT* têm sido descritas em mastócitos tanto crianças quanto em adultos. As mais comuns ocorrem em uma pequena região do domínio da tirosinocinase 2, levando à autoativação direta do *KIT*, sem a necessidade de ligação do receptor ao SCF (*stem cell fator*), levando, assim, à proliferação clonal dos mastócitos. Tais mutações ocorrem em 44% das crianças com mastocitose. Mutações importantes ocorrem também em outras regiões do gene do *KIT*.

Os casos em que tais mutações ocorrem na infância possivelmente representam a população pediátrica que persistirá com lesões na idade adulta.

Está, assim, demonstrado que as mastocitoses infantis e no adulto são doenças clonais ligadas a mutações ativadoras no *KIT*. Essas mutações ativadoras possivelmente se correlacionam com o tipo e a evolução da mastocitose e terão, no futuro, importância terapêutica.

Diagnose complementar

A investigação laboratorial das mastocitoses inclui o exame histopatológico das lesões cutâneas e, eventualmente, investigação sistêmica. O exame histopatológico mostra infiltração dérmica por variável quantidade de mastócitos (mastocitoma > urticária pigmentosa > telangiectasia macular eruptiva). Os mastócitos podem ser evidenciados por colorações específicas como o azul de toluidina ou *alcian blue*. Exames radiológicos, endoscópicos e mielograma podem ser solicitados para avaliação óssea, gastrintestinal e medular, quando necessários (crianças com formas disseminadas e adultos).

O exame mais confiável para a avaliação da gravidade e da extensão das mastocitoses é o da dosagem sérica da triptase: níveis menores de 20 ng/mL, em geral, indicam doença restrita à pele; níveis maiores que 20 ng/mL sugerem mastocitose sistêmica indolente; níveis muito elevados sugerem mastocitose agressiva.

Não há consenso quanto à periodicidade em que a dosagem de triptase deve ser efetuada nas crianças; sugere-se realização mais frequente apenas nos casos muito sintomáticos.

Prognose

Classicamente, considera-se que a mastocitose cutânea é processo benigno e autolimitado na infância, com involução da grande maioria dos casos na adolescência. No entanto, hoje se admite que até 30% das crianças persistirão com a doença na idade adulta.

A afecção que surge na infância em geral regride na adolescência. Quando o aparecimento é mais tardio, há maior probabilidade de a afecção continuar na adolescência com possibilidade de comprometimento sistêmico.

Tratamento

Não há nenhuma terapêutica específica; os anti-histamínicos H1 podem dar alívio sintomático. Eventualmente, podem ser associados os anti-histamínicos H2, cimetidina ou ranitidina, particularmente quando os sintomas gastrintestinais são importantes. Bons resultados têm sido obtidos, para os sintomas de formas sistêmicas, com o uso de cromoglicolato dissódico por via oral, nas doses de 400 a 800 mg/dia. Na urticária pigmentosa, vem sendo usada em crianças a cinarizina por via oral, na dose de inicial de 4 mg/dia, aumentando, quando necessário, até 12 mg/dia, às vezes com bons resultados.

Nos mastocitomas e em lesões isoladas, podem ser feitas aplicações de corticoide oclusivo ou infiltração com triancinolona. Em adultos com formas cutâneas extensas, não controladas com anti-histamínicos ou com cinarizina, pode ser utilizado o método PUVA que depleta temporariamente os mastócitos. As respostas surgem em 1 a 2 meses de tratamento e as recorrências costumam ocorrer após 3 a 6 meses. Tratamentos oclusivos com corticoides fluorados potentes podem levar a períodos assintomáticos longos. Nas mastocitoses com envolvimento hematológico, é indicada a quimioterapia com citostáticos, clorambucil ou esquemas poliquimioterápicos.

PUVA e PUVA podem ser recomendados em casos muito sintomáticos.

Recentemente, inibidores da ativação da tirosinocinase, como o imatinib e desatinib, começaram a ser utilizados em casos selecionados em adultos, mediante a presença das mutações suscetíveis ao seu uso. Discute-se o seu uso em casos pediátricos muito graves.

Profilaxia

Estímulos físicos como pressão, fricção, calor e frio podem causar desgranulação mastocitária, devendo, dentro do possível, ser minimizados.

É necessário evitar drogas capazes de promover liberação da histamina: aspirina, álcool, opiáceos, polimixina B, tiamina, D-tubocurarina, papaverina, quinina, anti-inflamatórios não esteroides, simpatomiméticos, anfotericina B, escopolamina e contrastes iodados. Evitar exposição a picadas de abelhas e artrópodes, massagens, temperaturas quentes ou frias. Infecções também podem induzir a liberação da histamina.

CAPÍTULO 80

HISTIOCITOSES

São doenças originadas das células dendríticas e dos macrófagos. As células dendríticas originadas da medula óssea compreendem vários grupos celulares:

- **Células de Langerhans**: células apresentadoras de antígenos da epiderme. Apresentam grânulos característicos, os grânulos de Birbeck, e imuno-histoquimicamente são S-100 e CD1a positivas.
- **Células dendríticas indeterminadas**: localizam-se predominantemente na epiderme e, ainda que semelhantes às células de Langerhans, não têm grânulos de Birbeck. Podem ser um estádio evolutivo das células de Langerhans, mas podem estar relacionadas aos dendrócitos dérmicos.
- **Células dendríticas**: localizam-se nas regiões paracorticais dos linfonodos participando da apresentação de antígenos aos linfócitos T. São S-100 e CD45 positivas.
- **Células dendríticas foliculares**: localizam-se nos centros germinativos dos folículos linfoides ricos em células B onde fagocitam complexos imunes e ativam as células B. Apresentam marcadores imuno-histoquímicos de macrófagos e de células B e marcadores específicos R4/23 e Ki-M4.
- **Dendrócitos dérmicos**: localizam-se na derme e são S-100 negativos e fator XIIIa positivos.

Os macrófagos originam-se de precursores na medula óssea e migram para vários tecidos: linfonodos, medula óssea, ossos, fígado, pulmões, cérebro e pele. Quando estimulados, aumentam de tamanho. Com o aumento no número de suas organelas, os macrófagos transformam-se em células epitelioides ou em células gigantes multinucleadas. São células capazes de fagocitose, ingestão e destruição de partículas, inclusive agentes biológicos, e à microscopia eletrônica exibem fagolisossomos que contêm múltiplas enzimas, lisozima, α1-antitripsina e α1-antiquimiotripsina. Pela imuno-histoquímica, são Ki-Mp positivos.

Pela diversidade de células de origem, atualmente, as histiocitoses são classificadas conforme apresentado a seguir.

DOENÇAS DAS CÉLULAS DE LANGERHANS

Neste grupo, reconhecem-se as seguintes variedades:

- **Doença de Letterer-Siwe**: doença de células de Langerhans disseminada aguda.
- **Doença de Hand-Schuller-Christian**: doença de células de Langerhans crônica multifocal.
- **Granuloma eosinófilo**: doença de células de Langerhans crônica focal.
- **Retículo-histiocitose congênita autocurável (doença de Hashimoto-Pritzker)**: variante das histiocitoses de células de Langerhans que, no entanto, alguns estudiosos não reconhecem.

DOENÇAS DAS CÉLULAS NÃO LANGERHANS

Neste grupo, consideram-se as histiocitoses não Langerhans (histiocitoses não X):

- Doenças de células dendríticas indeterminadas.
- Histiocitose sinusal com linfadenopatia maciça.
- Doenças macrofágicas (xantogranulomas): nestas, incluem-se o xantogranuloma juvenil, a retículo-histiocitose multicêntrica, a histiocitose cefálica benigna, a histiocitose eruptiva generalizada e a histiocitose nodular progressiva.

HISTIOCITOSES DE CÉLULAS DE LANGERHANS (HISTIOCITOSES X)

É doença caracterizada pela proliferação clonal de células mieloides dendríticas CD1a+/CD207+, que pode ocorrer em todas as idades e com diferentes graus de comprometimento sistêmico. Praticamente qualquer órgão pode ser afetado, e a apresentação clínica refletirá o fenômeno inflamatório em cada tecido. Anteriormente considerada proliferação clonal de células de Langerhans, hoje é considerada neoplasia de origem mieloide, com importante componente inflamatório, o qual ocasiona algumas das manifestações, tanto precoces como no longo prazo. Esse novo conceito reposiciona a nosologia da doença e amplia as armas terapêuticas.

Compreende um grupo de afecções resultantes da proliferação clonal de células de Langerhans, S-100 e CD1a positivas, que representam uma variação espectral da mesma enfermidade que pode adquirir caráter infiltrativo difuso ou permanecer localizada. De acordo com essa tendência, existirão formas mais agressivas e formas menos comprometedoras do estado geral, mas as variantes são, na realidade, diferentes expressões clínicas de uma doença única. A doença de Letterer-Siwe corresponde à forma aguda, disseminada, ocorrendo em crianças. As formas mais benignas e localizadas constituem o granuloma eosinófilo, ocorrendo em adultos ou nas fases tardias da adolescência. Situada em posição intermediária entre as formas mais graves e mais benignas, encontra-se a doença de Hand-Schuller-Christian, crônica e progressiva, incidindo na adolescência. Na clínica, encontram-se ainda formas de transição entre os três tipos polares citados e uma variante autocurável, a retículo-histiocitose de Hashimoto-Pritzker.

A histiocitose de células de Langerhans é mais comum em crianças entre 1 e 3 anos, mas pode ocorrer em qualquer idade. Existem raros relatos de casos familiares, principalmente em gêmeos monozigóticos. Há diferenças raciais, sendo a doença mais rara em negros, e mais comum em hispânicos, havendo também estudos que a correlacionam com infecções neonatais, não vacinação, história de doença tireoidiana, fertilização *in vitro* e transfusões de sangue. As formas disseminadas parecem ser mais comuns em populações de baixa condição socioeconômica.

Patogenia

As células envolvidas originam-se de precursores mieloides e são caracterizadas pela ativação das vias sinalizadoras MAPK/ERK, sendo esta última documentada em todos os casos. Em dois terços dos casos, a ativação da via acontece por mutação somática no *BRAF*; em outros casos, mutações no *MAP2K1*, ou menos frequentemente em outros elementos da via, como *ARAF*, foram descritas. Cerca de um quarto dos casos não apresenta mutações conhecidas.

Manifestações clínicas

Classicamente, as histiocitoses de células de Langerhans compreendem três quadros clínicos: a doença de Letterer-Siwe, que predomina em crianças no 1º ano de vida; a doença de Hand-Schuller-Christian, que ocorre em crianças maiores; e o granuloma eosinófilo que é mais comum em adultos. Como já referido, todos esses quadros são variações espectrais da mesma doença.

DOENÇA DE LETTERER-SIWE

É quadro grave, com elevada mortalidade (em torno de 40-50%) nas formas com disseminação sistêmica, que ocorre predominantemente em crianças de 1 a 3 anos, especialmente no 1º ano de vida. Os adultos raramente desenvolvem essa forma da doença, mas, eventualmente, quando atingidos, podem apresentar lesões cutâneas, pulmonares e ósseas, além de diabetes insípido.

As lesões cutâneas consistem em petéquias e dermatite eritematoescamosa, atingindo couro cabeludo, axilas, tronco, períneo, virilhas e pescoço, sendo o processo às vezes generalizado. O quadro é semelhante à dermatite seborreica, mas, em crianças maiores, podem surgir lesões nódulo-ulceradas no couro cabeludo. Nas regiões inguinocrurais e períneo, a doença pode simular dermatite de fraldas. As regiões palmoplantares são frequentemente acometidas, apresentando placas eritematopurpúricas e descamativas que podem simular dermatofitoses. Também as unhas são frequentemente acometidas, apresentando-se distróficas, podendo-se observar paroníquia, onicólise, hiperqueratose subungueal e estrias purpúricas (FIGURAS 80.1 A 80.3).

Podem existir formas com acometimento exclusivamente cutâneo ou essa condição pode ser apenas fase evolutiva da doença que se sistematizará. As manifestações extracutâneas são frequentes e abrangem febre, acometimento da medu-

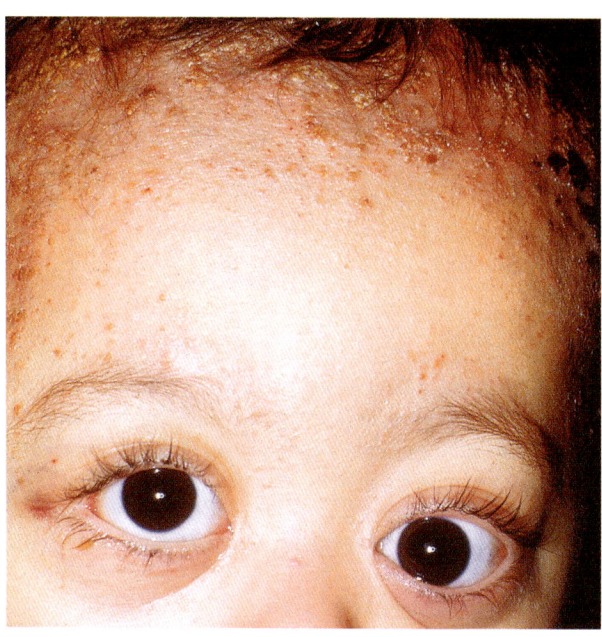

FIGURA 80.1 – Doença de Letterer-Siwe. Lesões eritematoescamosas e lesões papulopurpúricas na borda do couro cabeludo.

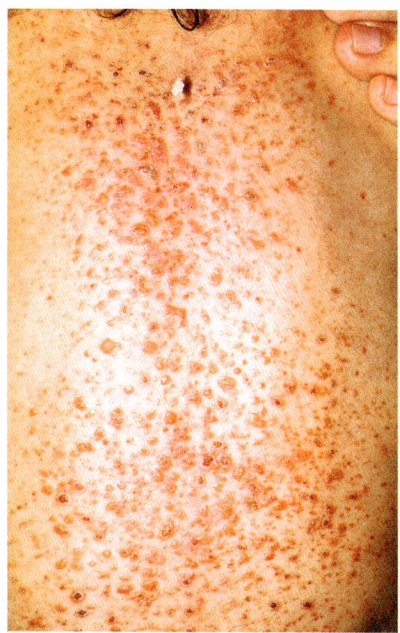

FIGURA 80.2 – Doença de Letterer-Siwe. Lesões papulosas, eritematoescamosas e petequiais disseminadas.

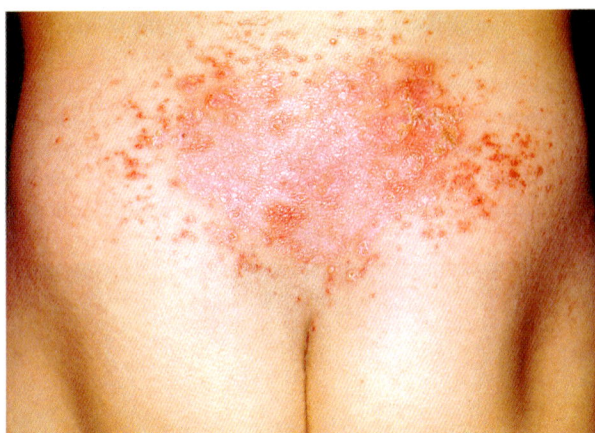

FIGURA 80.3 – Doença de Letterer-Siwe. Placa eritematoescamosa na região sacral, dermatite seborreica-símile. Na periferia da placa, lesões papulosas e petéquias.

la óssea com alterações hematológicas, fígado e baço com hepatoesplenomegalia e acometimento de linfonodos clinicamente expresso por linfadenopatia. Pode haver acometimento pulmonar, causando dispneia, cianose e pneumotórax. Pode haver comprometimento do sistema nervoso central, particularmente em crianças maiores. Infiltrados hipofisários podem levar ao diabetes insípido, enquanto infiltrados orbitários, à exoftalmia. Podem ocorrer lesões orais com ulcerações do palato e da gengiva e granulomas no nível dentário, que produzem, ao estudo radiográfico, o aspecto de dentes flutuantes e, ocorrendo clinicamente, perda de dentes.

Histopatologia

O exame histopatológico revela infiltrado predominantemente histiocitário com eosinófilos e linfócitos em número variável. As células histiocitárias são reconhecidas morfologicamente por serem grandes, ovais, com núcleos reniformes e na pele exibem evidente epidermotropismo. São definitivamente identificadas pela presença dos grânulos de Birbeck e pela positividade a imuno-histoquímica para S-100 e CD1a.

Diagnose

Clínica e histopatológica, devendo considerar-se, na diagnose diferencial, dermatite seborreica, dermatite de fraldas, nas regiões palmoplantares dermatofitoses. Também deve ser considerada a doença de Darier.

Outros métodos laboratoriais podem auxiliar na diagnose e especialmente no estadiamento da doença como exames radiológicos que podem evidenciar lesões ósseas líticas, sobretudo do crânio e dentes flutuantes.

Tratamento

A evolução no tratamento reflete as mudanças no conhecimento da doença. A terapêutica deve ser baseada na extensão e no grau de alteração dos órgãos comprometidos.

Todos os doentes devem ser estudados para verificar a extensão da doença por meio de avaliação clínico-laboratorial hematológica, óssea, renal, hepática, pulmonar e neurológica.

Quando o acometimento é exclusivamente cutâneo, podem ser empregados corticoides tópicos, mostarda nitrogenada tópica (20 mg/dL) e PUVA (adultos).

Lesões ósseas isoladas podem ser tratadas por curetagem. Se forem recorrentes, sintomáticas ou podem produzir fraturas patológicas ou deformidades, pode ser indicada radioterapia.

Nas formas com acometimento multissistêmico, é necessário tratamento oncológico com quimioterapia, preferindo-se a utilização de associações medicamentosas. Estudos comparativos demonstraram superioridade da combinação vimblastina (6 mg/m^2/semana), etoposídeo (200 mg/m^2 por via intravenosa [IV], por 3 dias a cada 3-4 semanas), metilprednisolona (30 mg/kg IV por 3 dias), mercaptopurina (50-80 mg/m^2/dia por via oral [VO]) e eventualmente metotrexato (20-30 mg/m^2/semana VO) em relação à utilização de etoposídeo ou vimblastina isoladamente. A clofarabina, na dose de 25 a 30 mg/m^2/dia, por 5 dias tem mostrado bons resultados.

A não resposta após 6 semanas de tratamento indica má prognose.

A presença da mutação oncogênica *BRAF V600E* em até dois terços dos casos e a sua associação com risco aumentado de recidiva apoiam o uso dos inibidores do *BRAF*. O vemurafenib parece induzir resposta em doentes com formas multissistêmicas e refratárias, portadores dessa mutação, aparentemente sem resistência ao fármaco. Estão sendo também estudados os inibidores de MEK, pois há também ativação da via MAPK.

O imatinib inibe a diferenciação de células precursoras CD34+ em células dendríticas, proporcionando bons resultados em doentes adultos.

Também existem estudos utilizando 2-clorodeoxiadenosina, ciclosporina, soro antitimocitário e talidomida, com bons resultados. Nas formas com acometimento muito grave, podem ser indicados transplantes de medula óssea, fígado ou pulmão.

DOENÇA DE HAND-SCHULLER-CHRISTIAN

É uma forma crônica, progressiva, multifocal, da doença das células de Langerhans, que se inicia, na maioria dos casos, antes dos 30 anos. Caracteriza-se por quatro elementos fundamentais: lesões ósseas, diabetes insípido, exoftalmo e lesões mucocutâneas.

Manifestações clínicas

Cerca de 30% dos doentes desenvolvem lesões cutâneas ou mucosas. As lesões cutâneas iniciam-se como pápulas eritematosas que evoluem para lesões xantomatosas disseminadas, lesões eritematoescamosas, dermatite seborreica símiles e petéquias idênticas às lesões observadas na doença de Letterer-Siwe. As lesões podem confluir formando placas e pode haver pigmentação difusa. As mucosas podem ser acometidas por lesões nódulo-ulcerativas, especialmente nas gengivas e vulva. Em 80% dos casos, ocorrem lesões ósseas sob a forma de lesões osteolíticas que acometem predominantemente as regiões temporoparietais, órbitas e ossos maxilares, produzindo o aspecto de dentes flutuantes aos raios X. As lesões da região mastoide podem causar otite média. Em 50% dos doentes, ocorre diabetes insípido. Exoftalmo ocorre mais tardiamente em 10 a 30% dos doentes uni ou bilateralmente. Além disso, podem ocorrer hepatoesplenomegalia, adenopatia e infiltrações pulmonares.

Histopatologia

É caracterizada pelo infiltrado de células histiocitárias idêntico ao descrito na doença de Letterer-Siwe com eosinófilos e linfócitos, e existe reação xantomatosa com células espumosas em meio às células de Langerhans e células gigantes multinucleadas de tipo corpo estranho e de Touton.

Diagnose

Clínica e histopatológica. Na diagnose diferencial, devem ser consideradas a dermatite seborreica, intertrigos, doença de Darier, urticária pigmentosa, xantogranuloma juvenil, xantoma disseminado e os xantomas decorrentes de distúrbios lipídicos.

Tratamento

Idêntico ao da doença de Letterer-Siwe.

GRANULOMA EOSINOFÍLICO

Variante localizada da doença de células de Langerhans que atinge, em geral, pacientes entre 5 e 30 anos de idade.

Manifestações clínicas

As lesões cutâneas são apenas ocasionalmente encontradas e consistem em poucas pápulas acastanhadas no tronco e lesões crostosas no couro cabeludo. Lesões erosivas ou ulceradas podem ocorrer na boca e genitália **(FIGURA 80.4)**. Mais comumente, a doença se apresenta sob forma de lesões císticas ósseas, isoladas e assintomáticas. A localização mais frequente é cranial, mas costelas, vértebras, pélvis, escápula e ossos longos também podem ser acometidos. Pode ocorrer diabetes insípido, febre e leucocitose.

Histopatologia

A histopatologia revela granulomas compostos por células de Langerhans, células gigantes multinucleadas de corpo estranho e eosinófilos.

Diagnose

Clínica, histopatológica e radiológica para reconhecimento das lesões ósseas císticas. As lesões ulceradas exigem diagnose diferencial com tuberculose, outras infecções granulomatosas e neoplasias.

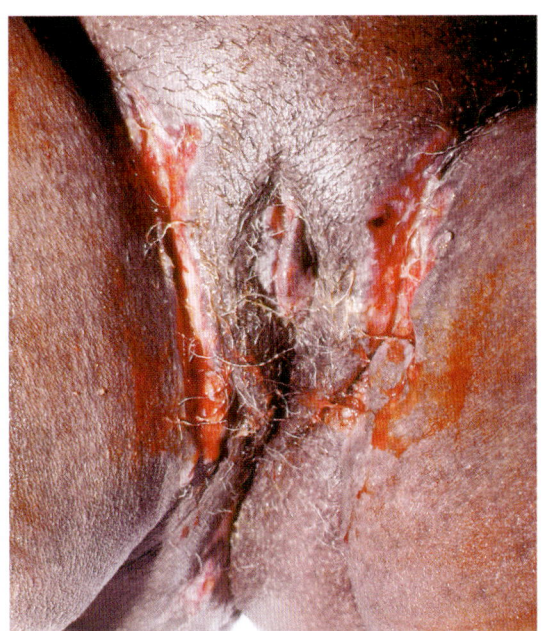

FIGURA 80.4 – Granuloma eosinófilo. Extensas ulcerações inguinocrurais, genitais e perianas.

Tratamento

Curetagem ou exérese cirúrgica das lesões ósseas ou radioterapia para as lesões sintomáticas, recorrentes ou que envolvam risco de fraturas patológicas ou deformidades. Eventualmente, podem ser empregados anti-inflamatórios não esteroides ou infiltração intralesional de corticoides.

RETÍCULO-HISTIOCITOSE CONGÊNITA AUTOCURÁVEL DE HASHIMOTO-PRITZKER

É uma variante da histiocitose de células de Langerhans, limitada à pele e autocurável.

Manifestações clínicas

A criança, ao nascer ou aos primeiros dias de vida, apresenta erupção constituída por nódulos disseminados de consistência firme, vermelho-acastanhados que, em semanas, evoluem para lesões crostosas que são eliminadas. Lesões mucosas e envolvimento sistêmico são raros.

Histopatologia

Caracteriza-se por infiltrado composto predominantemente por células gigantes multinucleadas misturadas a células de Langerhans situado na derme média e profunda que pode infiltrar a epiderme, levando à ulceração.

Diagnose

Clínica e histopatológica, devendo diferenciar-se do granuloma eosinófilo, xantogranuloma juvenil, mastocitose e outras histiocitoses.

Tratamento

É doença autocurável, não exigindo tratamento.

HISTIOCITOSES DE CÉLULAS NÃO LANGERHANS (HISTIOCITOSES NÃO X)

Além das histiocitoses de células de Langerhans ou histiocitoses X, existem as histiocitoses não X ou histiocitoses classe II, a histiocitose de células dendríticas indeterminadas e a histiocitose sinusal com linfadenopatia maciça.

HISTIOCITOSE DE CÉLULAS DENDRÍTICAS INDETERMINADAS

Esta afecção, muito rara, não apresenta quadro clínico característico, ocorre em qualquer idade e igualmente em ambos os sexos. Caracteriza-se por proliferação de células histiocitárias que apresentam características imunofenotípicas de células de Langerhans e de histiócitos não Langerhans. Essas células exibem marcadores para células de Langerhans (S-100+) e macrófagos e não têm grânulos de Birbeck.

A verdadeira natureza desses histiócitos não está determinada, existindo autores que admitem tratar-se de células de Langerhans em migração da pele aos linfonodos. Muitas vezes, esses quadros têm características reativas, e há relatos de lesões de escabiose nodular e até mesmo de pitiríase rósea com lesões papulonodulares que exibem infiltrado inflamatório contendo esses histiócitos. Também se relatam casos dessa forma de histiocitose em doentes com linfomas B.

Manifestações clínicas

Existem formas caracterizadas por lesões únicas e formas disseminadas. As lesões são pápulas vermelho-acastanhadas que eventualmente podem ulcerar. As lesões evoluem em surtos de ativação e regressão e atingem, nas formas isoladas, a face e o pescoço e, nas formas disseminadas, atingem qualquer área da superfície corpórea. Lesões mucosas não ocorrem e muito raramente foram descritas lesões viscerais nesses doentes (**FIGURA 80.5**).

Histopatologia

Apresenta infiltrado monomorfo de células histiocitárias xantomatosas com linfócitos. A imuno-histoquímica demonstra que estas células são positivas para S-100, CD1a, ham56, CD68, Mac387, CD11c, CD14, lisozima, α-antitripsina, HLA-DR e fator XIIIa.

Diagnose

Clínica, histopatológica e imuno-histoquímica, sendo diagnósticos diferenciais, xantogranuloma juvenil, histiocitose congênita autocurável de Hashimoto-Pritzker, histiocitoma eruptivo generalizado e histiocitose cefálica benigna.

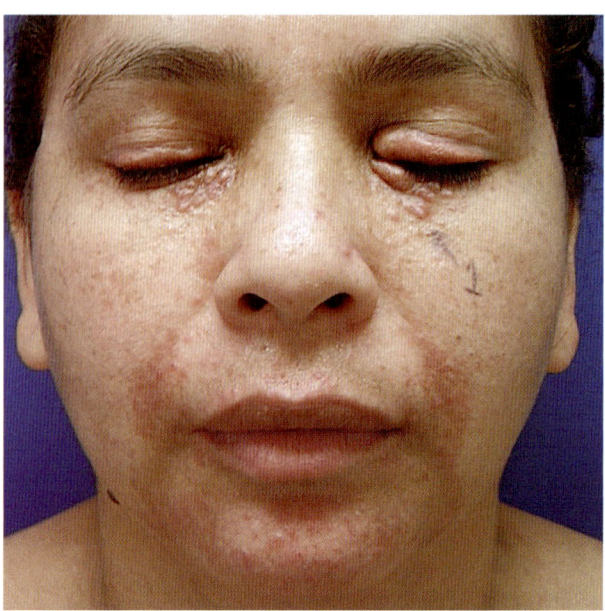

FIGURA 80.5 – Histiocitose de células indeterminadas. Lesões xantomatosas.

Tratamento

Para as lesões cutâneas, em geral, não é necessário. Para as raras formas com acometimento sistêmico, quimioterapia idêntica à descrita para a doença de Letterer-Siwe.

HISTIOCITOSE SINUSAL COM LINFADENOPATIA MACIÇA (DOENÇA DE ROSAI-DORFMAN)

É uma doença rara, benigna, autolimitada, decorrente de proliferação de histiócitos, mais comum em crianças e jovens e mais frequente no sexo masculino, e que se caracteriza fundamentalmente por adenopatia intensa dos linfonodos cervicais.

Sua etiologia é desconhecida embora tenham sido feitas hipóteses, sem confirmação, de a doença ser reativa a viroses, particularmente a infecções pelo Epstein-Barr vírus ou HVH tipo 6 (herpes-vírus humano tipo 6).

Manifestações clínicas

A enfermidade se caracteriza por linfadenopatia cervical, febre, aumento da VHS, leucocitose com neutrofilia e hipergamaglobulinemia policlonal. As manifestações cutâneas são raras ocorrendo em apenas 10% dos doentes.

A doença ainda que autolimitada segue curso crônico com exacerbações e remissões variáveis. A linfadenopatia cervical é maciça, não dolorosa, bilateral sendo pouco frequente o acometimento de outros territórios linfonodais, axilares, mediastinais, pré-auriculares e inguinais.

Na pele, quando ocorrem lesões, estas são múltiplas, apresentando-se como máculas e placas amareladas xantomatosas, pápulas vermelho-acastanhadas, placas e nódulos que podem evoluir a erosões e ulcerações e paniculite. Pode ocorrer acometimento periocular determinando induração lobulada das pálpebras. Outras lesões extranodais podem atingir o trato respiratório, glândulas salivares, sistema nervoso central e ossos.

Podem ocorrer, associadamente, anormalidades imunológicas, como anticorpos anti-hemácias, conferindo pior prognóstico ao processo. Também existem casos de associação com linfomas não Hodgkin.

Histopatologia

Nos linfonodos, observam-se cavidades sinusais dilatadas contendo neutrófilos, plasmócitos, linfócitos e histiócitos com núcleos vesiculosos e citoplasma abundante podendo ocorrer emperipolese, isto é, fagocitose de linfócitos, plasmócitos, hemácias e neutrófilos íntegros pelas células histiocitárias.

Na pele, há infiltrado dérmico intenso de histiócitos com neutrófilos, linfócitos e plasmócitos dispersos. Os histiócitos contêm abundante citoplasma eosinófilo espumoso e exibem também emperipolese.

Os histiócitos são imuno-histoquimicamente positivos para os marcadores S-100, CD11c, CD14, CD68, laminina 5 e lisozima. Pode haver positividade para Mac387 e para o fator XIIIa. Existem relatos contraditórios quanto à positividade do marcador CD1a nessa afecção.

Diagnose

Clínica, histopatológica e imuno-histoquímica. Na diagnose diferencial, devem ser considerados linfomas, particularmente a doença de Hodgkin; leucemia linfática crônica e metástases; a doença de Kikuchi que se expressa por febre, linfadenopatia cervical e, histologicamente, por linfadenopatia histiocítica necrotizante, portanto, diferente da observada na doença de Rosai-Dorfman. Além disso, na doença de Kikuchi não há alterações hematológicas.

Tratamento

Lesões assintomáticas com características involutivas não necessitam tratamento. Para formas que determinam alterações funcionais, são indicados corticoides sistêmicos, metotrexato, quimioterápicos, radioterapia e até cirurgia, principalmente em casos com comprometimento das vias aéreas.

Embora muitos autores incluam as doenças macrofágicas entre as histiocitoses não X, essas enfermidades têm relações fundamentalmente com células macrofágicas e são mais bem classificadas como tal e constituem o grupo das xantogranulomatoses. Compreendem as seguintes enfermidades: histiocitose cefálica benigna, histiocitoma eruptivo generalizado, xantogranuloma juvenil, reticulo-histiocitose multicêntrica, histiocitose nodular progressiva, xantoma disseminado, xantoma papuloso e xantogranuloma necrobiótico.

DOENÇAS MACROFÁGICAS

XANTOGRANULOMA JUVENIL (XANTOMA NEVIFORME)

É a doença histiocítica mais comum. Ocorre em crianças e ocasionalmente em adultos e é autocurável.

A etiologia é desconhecida, admitindo-se que seja processo reativo a traumas ou infecções. Parece fazer parte, juntamente com a histiocitose cefálica benigna e o histiocitoma eruptivo generalizado, do mesmo espectro patológico.

Manifestações clínicas

Cerca de 75% dos casos surgem no primeiro ano de vida, existindo casos congênitos, sendo raros os casos em adultos. As lesões localizam-se predominantemente na cabeça, pescoço e porção superior do tronco. As lesões podem ser isoladas ou, menos frequentemente, múltiplas. Existem formas micronodulares que se caracterizam por múltiplas lesões papulosas róseas, vermelho-acastanhadas, vermelho-amareladas ou amareladas, dispersas na parte superior do corpo. Existem formas constituídas por um ou poucos nódulos com as mesmas características de coloração (FIGURAS 80.6 E 80.7). Pode haver lesões mucosas que atingem preferencialmente a cavidade oral como nódulo único amarelado localizado na língua ou palato duro.

As lesões usualmente regridem em 3 a 6 anos. Além das lesões cutâneas, podem ocorrer excepcionalmente lesões nos pulmões, baço, meninges, ossos e olhos, e estas últimas lesões podem provocar cegueira se não tratadas adequadamente.

Existe associação entre xantogranuloma juvenil e manchas café com leite, e esses doentes podem apresentar história familiar de neurofibromatose ou mesmo serem portadores da doença. Existe também associação com leucemia mieloide crônica, a qual se caracteriza pela ativação da via RAS, o que pode fornecer pistas para a etiopatogenia de pelo menos alguns casos de xantogranuloma juvenil.

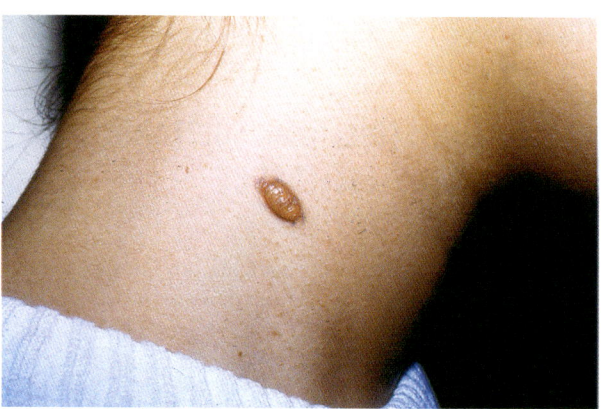

FIGURA 80.6 – Xantogranuloma juvenil. Lesão única. Nódulo vermelho-amarelado na região do pescoço.

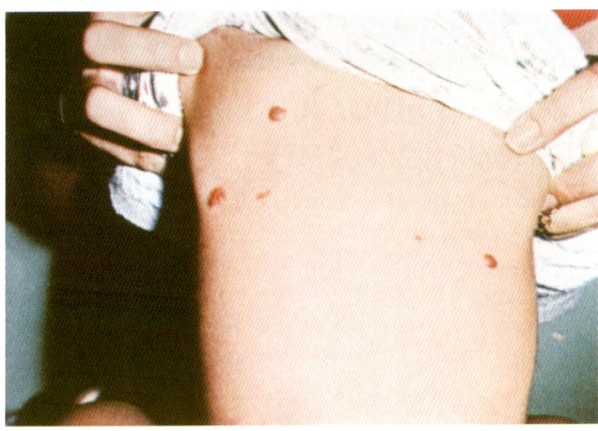

FIGURA 80.7 – Xantogranuloma juvenil. Lesões múltiplas. Lesões papulonodulares vermelho-acastanhadas.

Histopatologia

As lesões compõem-se de células histiocitárias com citoplasma eosinofílico abundante que, nas lesões maduras, tornam-se espumosas. Há células gigantes de Touton, linfócitos, plasmócitos e eosinófilos. Imuno-histoquimicamente, esses histiócitos são positivos para os marcadores HAM56, CD68 e fator XIIIa e, em alguns casos, para S-100 enquanto CD1a é negativo.

Diagnose

Clínica e histopatológica com complementação imuno-histoquímica. Na diagnose diferencial, devem ser lembradas a histiocitose cefálica benigna, e outras histiocitoses, de células indeterminadas, histiocitoma eruptivo generalizado e histiocitoses de células de Langerhans. Além disso, também participam da diagnose diferencial o xantoma tuberoso, dermatofibroma, queloide e granuloma piogênico.

Tratamento

Usualmente, não é necessário. Às vezes, por razões estéticas, indica-se cirurgia e, nas formas sistêmicas com envolvimento visceral, existem relatos da utilização de corticoides sistêmicos, citostáticos e radioterapia.

RETÍCULO-HISTIOCITOMA SOLITÁRIO (RETÍCULO-HISTIOCITOSE DE CÉLULAS GIGANTES)

Raríssimo, aparece mais comumente em adultos jovens. Caracteriza-se por lesão papulonodular única, de coloração vermelho-amarelada rósea ou acastanhada, bem delimitada, variando de poucos milímetros até 2 centímetros.

RETÍCULO-HISTIOCITOSE MULTICÊNTRICA

Doença rara de caráter sistêmico, que atinge a pele, mucosas, sinóvias, ossos e órgãos internos. Discute-se seu caráter paraneoplásico, mas, cerca de 25% dos indivíduos afetados por essa condição desenvolvem neoplasias malignas de colo, mama, estômago, ovário, cérvix uterina, brônquios, melanomas e mesotelioma. Acredita-se ser mais comum em mulheres de meia-idade.

Sua patogênese é desconhecida, existindo hipóteses de que seja resposta histiocítica a estímulos vários, micobactérias, autoimunidade e neoplasias.

Manifestações clínicas

As lesões fundamentais são infiltrações e nódulos cutâneos, alterações articulares e alterações mucosas.

Ocorrem placas mal delimitadas na face e no tronco, acompanhadas por nódulos da cor da pele ou avermelhados, acastanhados ou amarelados que se distribuem acralmente, atingindo particularmente a face, especialmente nariz e áreas paranasais, couro cabeludo, orelhas, mãos e dedos. Pequenas pápulas que se dispõem ao longo das regiões periungueais são características. As lesões podem ser pruriginosas **(FIGURA 80.8)**.

As lesões mucosas ocorrem em cerca da metade dos doentes sob a forma de pápulas e nódulos infiltrados na mucosa oral, língua, gengiva, septo nasal, faringe, laringe e traqueia.

As alterações articulares caracterizam-se por artrite erosiva simétrica, atingindo as articulações interfalangianas das mãos, punhos, joelhos, cotovelos, pés, tornozelos, articulação temporomandibular e articulações vertebrais. Em cerca de um terço dos doentes, a artrite precede as lesões cutâneas; em um terço, são concomitantes e no outro terço, as lesões cutâneas precedem a artrite. O comprometimento articular associa-se com febre, fadiga e perda de peso.

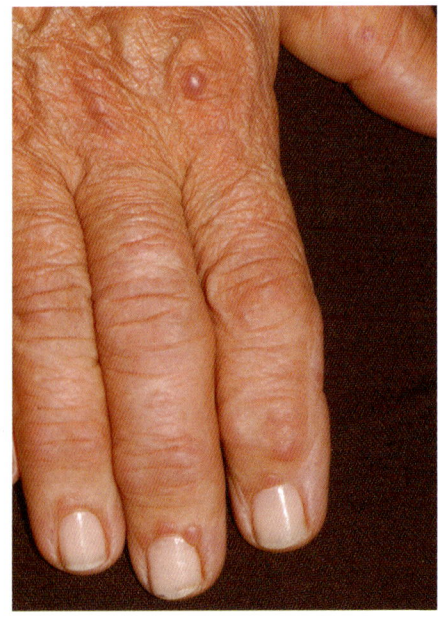

FIGURA 80.8 – Retículo-histiocitose multicêntrica. Pápulas infiltradas acrais e de típica localização periungueal.

Podem ocorrer outros acometimentos como lesões cardíacas, pulmonares, da tireoide, do fígado, dos olhos, do rim, de músculos (esôfago) e da medula óssea com as consequências relativas a cada órgão afetado. Apesar de essa evolução mutilante, que geralmente produz sequelas, a doença tende a involuir espontaneamente em 5 a 10 anos.

Além da associação já referida com neoplasias, relatam-se outras associações patológicas na retículo-histiocitose multicêntrica, mormente doenças autoimunes como cirrose biliar primária, esclerose sistêmica progressiva, síndrome de Sjögren, lúpus eritematoso, dermatomiosite, vasculite sistêmica, assim como doenças da tireoide, diabetes, doença celíaca, hiperlipidemia e tuberculose.

Histopatologia

Os nódulos que se localizam na derme, abaixo da epiderme que se mostra atrófica, são compostos por histiócitos secundados por linfócitos, plasmócitos e eosinófilos. Os histiócitos têm tamanhos e formas irregulares e muitos apresentam-se como células gigantes multinucleadas com 20 ou mais núcleos e citoplasma de aspecto "em vidro fosco". Os histiócitos mostram-se, à imuno-histoquímica, positivos para CD68, CD11β, CD14, HAM 56, lisozima e α1-antitripsina. S-100, na maioria das vezes, é negativa, bem como o fator XIIIa.

Diagnose

Clínica e histopatológica, podendo ser complementada pela imuno-histoquímica e por achados laboratoriais, anemia, aumento da VHS, leucocitose, eosinofilia, hipergamaglobulinemia, crioaglutininas e crioglobulinas. Também há aumento de IL-1b, IL-6 e TNF-α. O estudo radiológico das articulações e ossos também é importante.

Na diagnose diferencial, consideram-se a artrite reumatoide, xantomas, hanseníase virchowiana, sarcoidose e outras histiocitoses.

Tratamento

Acredita-se que tratamento agressivo de início pode prevenir as sequelas articulares. Utilizam-se, primariamente, anti-inflamatórios não esteroides e corticoesteroides. Outras substâncias de interesse incluem hidroxicloroquina, metotrexate, leflunomida, micofenolato mofetil, azatioprina, ciclofosfamida, clorambucil e dapsona. Modernamente, os inibidores de TNF-α (etanercepte, infliximabe, adalimumabe) têm sido utilizados. Estão sendo estudados os biofosfonatos na prevenção das sequelas osteoarticulares. É fundamental o tratamento da doença ou neoplasia de base.

RETÍCULO-HISTIOCITOMA SOLITÁRIO (RETÍCULO-HISTIOCITOSE DE CÉLULAS GIGANTES)

Raríssimo, aparece mais comumente em adultos jovens. Caracteriza-se por lesão papulonodular única, de coloração vermelho-amarelada rósea ou acastanhada, bem delimitada, variando de poucos milímetros até dois centímetros. O quadro histopatológico é idêntico ao da retículo-histiocitose multicêntrica.

HISTIOCITOSE CEFÁLICA BENIGNA

É uma histiocitose rara, autolimitada, que atinge crianças e que acomete a face. Por suas características histopatológicas, imuno-histoquímicas e ultraestruturais, ela pode ser considerada variante do xantogranuloma juvenil e do histiocitoma eruptivo generalizado, constituindo, com essas entidades, variante espectral da mesma doença.

Manifestações clínicas

A doença se caracteriza por erupção de máculas e pápulas amareladas ou castanho-avermelhadas, pequenas, na face e que, às vezes podem atingir as orelhas e pescoço e mais raramente braços e tronco. Evolutivamente, as lesões regridem, tornando-se aplanadas, hiperpigmentadas e desaparecem em meses ou anos. Geralmente, não há acometimento mucoso ou sistêmico e muito raramente cursa com diabetes insípido.

Histopatologia

Caracteriza-se por infiltrado circunscrito de histiócitos pleomórficos com citoplasma vítreo abundante e núcleos hipercromáticos, com nucléolos grandes acompanhados de linfócitos e eosinófilos. Esses histiócitos apresentam, ultraestruturalmente, corpúsculos em forma de vírgula e partículas vermiformes que não são, no entanto, específicos, pois também são observados no xantogranuloma juvenil e no histiocitoma eruptivo generalizado. Além disso, à imuno-histoquímica, esses histiócitos mostram-se positivos para os marcadores CD11b, CD14b, CD 68, HAM 56 e fator XIIIa e negativos para S-100 e CD1a.

Diagnose

Clínica, histopatológica, imuno-histoquímica e os estudos ultraestruturais podem também auxiliar na diagnose. Na diagnose diferencial, devem ser considerados a urticária pigmentosa, a sarcoidose e outras histiocitoses, particularmente o xantogranuloma juvenil, o histiocitoma eruptivo generalizado e a doença de Hand-Schuller-Christian.

Tratamento

Não é necessário pela involução natural das lesões, mas requer-se seguimento evolutivo para a detecção de anormalidades, como o diabetes insípido, que podem ocorrer.

HISTIOCITOSE ERUPTIVA GENERALIZADA

É doença extremamente rara mais frequente em adultos e com tendência a cura espontânea que, aparentemente, pertence ao mesmo grupo de afecções composto pelo xantogranuloma juvenil e pela histiocitose cefálica benigna.

Manifestações clínicas

Caracteriza-se por surtos de lesões papulosas vermelho-acastanhadas que podem ser muito numerosas, disseminadas simetricamente nos adultos, nos quais podem atingir mucosas, fato que não ocorre nas crianças (FIGURA 80.9). Não há acometimento sistêmico. Evolutivamente, após meses, as lesões desaparecem deixando máculas hiperpigmentadas residuais.

Histopatologia

Na derme superficial e média, há infiltrado de histiócitos com menor quantidade de linfócitos, os histiócitos são positivos para CD11b, CD14b, CD68, Mac387 fator XIIIa, lisozima e α1-antitripsina. A proteína S-100 e CD1a são negativos. Ao exame ultraestrutural, observam-se estruturas vermiformes e corpos laminados concêntricos.

Diagnose

Clínica, histopatológica, imuno-histoquímica e, eventualmente, ultraestrutural. Devem participar da diagnose diferencial: urticária pigmentosa, xantogranuloma juvenil, histiocitose cefálica benigna e *xanthoma disseminatum*.

Tratamento

É dispensável, mas é necessário o seguimento para exclusão de outras histiocitoses com potencial de envolvimento sistêmico.

HISTIOCITOSE NODULAR PROGRESSIVA

Doença de caráter progressivo, muito rara, que atinge crianças e adultos.

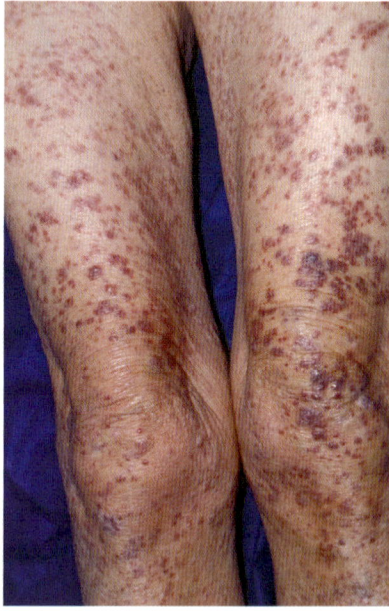

FIGURA 80.9 – Histiocitose eruptiva. Inúmeras pápulas infiltradas violáceas.

Manifestações clínicas

Surgem, de modo eruptivo, centenas de lesões de dois tipos, pápulas superficiais amarelo-alaranjadas e nódulos profundos que se distribuem pelo corpo, poupando as áreas flexurais. As lesões nodulares são dérmicas e acometem preferentemente o tronco. Podem existir lesões mucosas, orais, conjuntivais e laríngeas, mas o estado geral se mantém normal.

Histopatologia

As lesões são compostas por histiócitos fusiformes positivos para CD68, HAM56 e fator XIIIa e são negativos para S-100 e CD1a.

Diagnose

Clínica e histopatológica e imuno-histoquímica. Na diagnose diferencial, deve ser considerado o *xanthoma disseminatum*.

Tratamento

Não há tratamento conhecido.

XANTOMA PAPULOSO

É uma afecção extremamente rara que se inicia no primeiro ano de vida e que tende à cura espontânea em cerca de 1 a 5 anos.

Manifestações clínicas

Caracteriza-se por erupção de pápulas arredondadas, amareladas, disseminadas, sem tendência à confluência, que eventualmente podem atingir mucosas. Não há acometimento visceral, nem tampouco diabetes insípido.

Histopatologia

As lesões são compostas por histiócitos espumosos e células gigantes de Touton que são S-100 e CD1a negativos.

Diagnose

Clínica e histopatológica, sendo diferenciais o xantogranuloma juvenil, a histiocitose cefálica benigna, as lesões xantomatosas das histiocitoses X e os xantomas das lipidoses, somente diferenciados porque no xantoma papuloso os lipídeos são normais.

Tratamento

Não é necessário pela evolução à cura.

XANTOMA DISSEMINADO (*XANTHOMA DISSEMINATUM*)

Doença histiocítica rara, normolipêmica, caracterizada por xantomas cutâneos, mucosos e diabetes insípido, cuja patogenia é desconhecida.

Manifestações clínicas

Surgem centenas de lesões papulosas vermelho-acastanhadas ou amareladas que se dispõem de modo confluente e simétrico, na face, no tronco, nas áreas flexurais e nas dobras, podendo inclusive formar placas verrucosas.

Em cerca de 50% dos doentes, ocorrem lesões xantomatosas nas mucosas da boca, faringe, conjuntiva e córnea. O acometimento do hipotálamo e da hipófise pode causar leve diabetes insípido em cerca de 40% dos doentes. Foram relatados casos associados a mieloma múltiplo, macroglobulinemia de Waldenström e gamopatias monoclonais. Evolutivamente, alguns raros doentes podem sofrer remissão das lesões, a maioria permanece com quadro estacionário e poucos doentes evoluem mal por lesões mais extensas no sistema nervoso central.

Histopatologia

As lesões plenamente desenvolvidas compõem-se de histiócitos espumosos, linfócitos, plasmócitos, células de Touton e neutrófilos. À imuno-histoquímica são positivos os marcadores CD68, CD11b, CD14, fator XIIIa, lisozima e α1-antitripsina.

Diagnose

Clínica e histopatológica, complementada por imuno-histoquímica. São diagnósticos diferenciais, as xantomatoses das dislipidemias, o xantogranuloma juvenil, a retículo-histiocitose multicêntrica, a histiocitose eruptiva generalizada e a doença de Hand-Schuller-Christian.

Tratamento

Não há um corpo de experiência definido em relação ao tratamento. Para casos com dificuldade respiratória pelas lesões mucosas, existem relatos da utilização de radioterapia. Também existem relatos da eficácia da ciclofosfamida em lesões mucosas. Nas lesões cutâneas, foram utilizados corticoides intralesionais, dermoabrasão, eletrocoagulação, radioterapia, criocirurgia e excisão cirúrgica.

XANTOGRANULOMA NECROBIÓTICO

É uma doença histiocitária rara, caracterizada por lesões cutâneas e subcutâneas. Frequentemente, é acompanhada de paraproteinemia e risco aumentado de doenças linfoproliferativas e mieloma.

Sua patogenia é desconhecida e a frequência com que cursa com paraproteinemias indica essa condição como fator desencadeador ou pelo menos cofator patogênico.

Manifestações clínicas

Em geral, a doença surge na 6ª década da vida e as lesões cutâneas são pápulas, nódulos ou placas induradas com coloração xantomatosa, amarelada. Podem ocorrer telangiectasias, atrofia e ulceração que se seguem de cicatrizes sobre as quais surgem novas lesões. A área mais acometida é a face, especialmente a região periorbital (85%), mas também são atingidos o tronco e as extremidades proximais (FIGURAS 80.10 A 80.12).

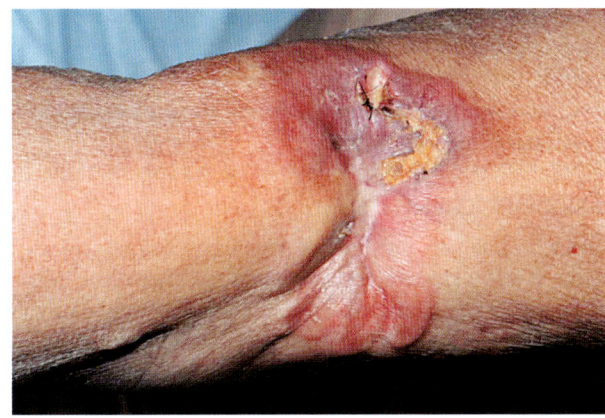

FIGURA 80.10 – Xantogranuloma necrobiótico. Lesão infiltrada, eritematoamarelada centralmente ulcerada.

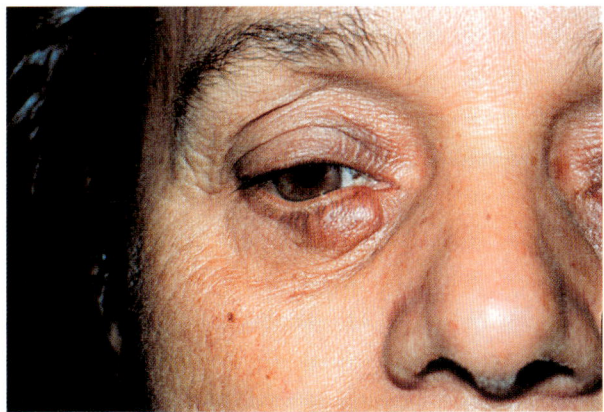

FIGURA 80.11 – Xantogranuloma necrobiótico. Lesão única na pálpebra.

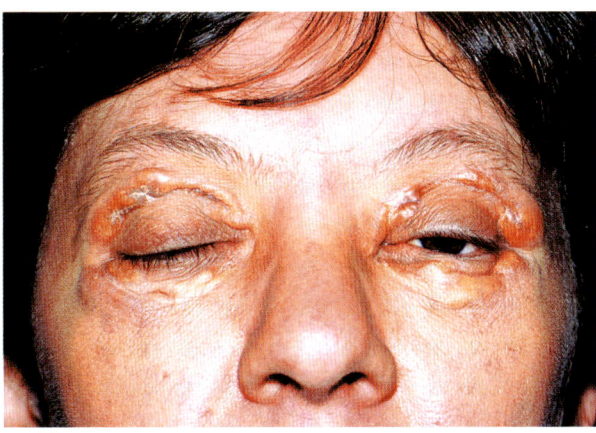

FIGURA 80.12 – Xantogranuloma necrobiótico. Infiltração e nódulos ao redor das pálpebras.

As lesões orbitais podem produzir lesões oculares, massas orbitais, conjuntivite, esclerite, queratite, uveíte anterior, ectrópio e ptose.

Em 80% dos casos, a doença se associa à paraproteinemia havendo gamopatia monoclonal por IgG. São ainda achados sistêmicos hepatomegalia, esplenomegalia, leucopenia, hipocomplementenemia, crioglobulinemia. Há associação evidente com mieloma múltiplo, doenças linfoproliferativas, observando-se, porém, nesses doentes, curso não agressivo dessas malignidades.

Histopatologia

Caracteriza-se pela presença de granuloma em paliçada na derme média e subcutâneo constituído por histiócitos, células espumosas, plasmócitos, células gigantes multinucleadas de Touton e de corpo estranho e folículos linfoides, além de áreas de necrobiose onde se observam lacunas por cristais de colesterol. A imuno-histoquímica revela positividade para CD68, CD11b, Mac387 e lisozima. A proteína S-100 é negativa.

Diagnose

Clínica, histopatológica, imuno-histoquímica e laboratorial, devendo pesquisar-se paraproteinemia e crioglobulinemia bem como excluir as doenças proliferativas que se associam.

Na diagnose diferencial, consideram-se necrobiose lipoídica, granuloma anular, xantelasmas das dislipidoses, xantoma disseminatum, xantogranuloma juvenil, retículo-histiocitose multicêntrica e sarcoidose.

Tratamento

Existem relatos de remissões com melfalan, clorambucil, hidroxicloroquina, plasmaferese e radioterapia. A retirada cirúrgica segue-se de alto índice de recidivas.

CAPÍTULO 81

MANIFESTAÇÕES CUTÂNEAS PARANEOPLÁSICAS E METÁSTASES CUTÂNEAS

A pele pode se revelar instrumento útil ao diagnóstico de doenças internas. As malignidades internas podem estar associadas com uma ampla variedade de manifestações cutâneas e sinais cutâneos, que podem vir a ser a manifestação clínica inicial.

As relações entre câncer interno e pele são de várias naturezas:

- Disseminação do tumor interno diretamente para a pele por contiguidade.
- Metástases cutâneas, isto é, disseminação para a pele de células neoplásicas de tumor interno por meio dos linfáticos ou da corrente sanguínea.
- Condições genéticas sindrômicas com manifestações cutâneas nas quais existe comprovada tendência ao desenvolvimento de neoplasias malignas.
- Manifestações paraneoplásicas verdadeiras, nas quais a presença do tumor determina o aparecimento de manifestações cutâneas. Nessas lesões não existem células neoplásicas. Vários mecanismos, conhecidos ou não, produzem as lesões. Existe correlação estatisticamente significante entre a manifestação cutânea e o tumor, fato que afasta a simples coincidência da ocorrência simultânea das duas doenças.
- Manifestações cutâneas determinadas pelo comprometimento geral determinado pela neoplasia.

DISSEMINAÇÃO DO TUMOR DIRETAMENTE PARA A PELE

São exemplos dessas situações a rara possibilidade de implantação de células tumorais na pele após procedimentos diagnósticos, como exames por aspiração com agulhas, laparoscopia ou biópsias cirúrgicas, ou após drenagens pleurais ou de ascite. Também, em determinados tumores (como neoplasias pulmonares com invasão pleural) pode haver invasão direta do tumor na pele. Esse fenômeno pode ocorrer na parede abdominal por invasão da pele a partir de tumores abdominais. Nos tumores de mama em couraça ou erisipelatoide, esse fenômeno também ocorre, mas, como há participação de invasão linfática, essas condições são mais adequadamente analisadas como metástases. Carcinomas espinocelulares da cavidade oral podem expandir-se para a pele adjacente da face por contiguidade.

METÁSTASES CUTÂNEAS

A maioria dos tumores malignos pode produzir metástases cutâneas. A incidência de metástases cutâneas oriundas de tumores malignos primários, nas séries estudadas, varia de 3 a 10%, e existem variações nas frequências dessas metástases nos vários tipos de tumores primários. Observe-se que, quando os estudos sobre incidência de metástases cutâneas incluem as metástases de melanomas, a alta frequência de metástases nesse tumor aumenta a taxa total de doença metastática cutânea.

Além disso, existem variações em relação à idade e ao sexo, por razões desconhecidas. Os seguintes tumores malignos quando metastatizam atingem a pele com maior frequência:

- **Melanoma:** 7 a 10%.
- **Câncer de mama:** 30%.
- **Câncer de sínus nasais:** 20%.
- **Câncer da laringe:** 16%.
- **Câncer da mucosa oral:** 12%.

Com relação ao sexo, observa-se que as metástases cutâneas se originam em 69% das mulheres com câncer de mama, em 9% das mulheres com câncer de colo, em 5% das mulheres com melanoma, em 4% das mulheres com câncer de ovário e em 4% das mulheres com câncer de pulmão.

Nos homens com câncer de pulmão, 24% apresentam metástases cutâneas, e esse índice é de 19% nos cânceres de colo, 13% em melanomas e 12% nos cânceres da cavidade oral.

Com relação à idade, abaixo dos 40 anos, as metástases cutâneas nos homens são mais frequentes nos melanomas, cânceres de colo e pulmão; nas mulheres, nos cânceres de mama, colo e ovário.

Acima dos 40 anos, nos homens, são mais frequentes metástases cutâneas em cânceres de pulmão, carcinomas espinocelulares da cavidade oral e de melanoma; nas mulheres, as metástases cutâneas são mais frequentes nos cânceres de mama, colo, pulmão, ovário e melanoma.

A maioria das metástases cutâneas é observada meses ou anos após a doença maligna ter sido diagnosticada. Raramente, a metástase cutânea pode ser a primeira manifestação de uma neoplasia subjacente (0,2-0,3% dos casos).

As metástases cutâneas formam-se pela disseminação das células tumorais a distância do tumor primário através das vias linfática ou sanguínea. A disseminação linfática é a via inicial mais comum dos carcinomas, enquanto para os sarcomas a via inicial de disseminação é mais frequentemente a via sanguínea, mas os dois tipos de tumores podem disseminar-se por ambas vias.

Para que as metástases ocorram, o tumor primário deve ser suficientemente grande para liberar uma quantidade grande de células que atinjam a circulação sanguínea ou linfática, mesmo porque a maioria das células tumorais liberadas são imunologicamente destruídas.

Uma vez liberadas na circulação sanguínea ou linfática, para que se estabeleçam as metástases, as células tumorais necessitam aderir-se à parede vascular e penetrá-la. A lesão endotelial produzida leva à formação de trombos que protegem as células tumorais que inicialmente se nutrem por difusão e, posteriormente, através da produção de fatores angiogênicos, criam sua própria vascularização. São de fundamental importância o conhecimento da topografia das metástases cutâneas e a sua correlação com os tumores primários, pois frente ao surgimento de uma metástase como manifestação inicial da doença ou com característica histológica indeterminada, a topografia auxilia no rastreamento diagnóstico para localizar o tumor de origem.

Em geral, as metástases localizadas na parede abdominal provêm de tumores primários no pulmão, rins ou estômago, no homem, e nos ovários, na mulher. Na parede torácica, habitualmente, ocorrem, nas mulheres, metástases de tumores primitivos da mama e, no homem, de tumores de pulmão (**FIGURA 81.1**). O couro cabeludo costuma ser sede de metástases de tumores de pulmão, rins e mama (**FIGURA 81.2**). Na face e no pescoço, são mais frequentes metástases de tumores de orofaringe (**FIGURA 81.3**) e, nas extremidades, metástases de melanomas.

A maioria dos estudos sobre a doença cutânea metastática não é uniforme. Em geral, os dados são retrospectivos, frequentemente utilizam os resultados de dados pós-óbito e, por vezes, incluem lesões supostamente referidas como metástases cutâneas, porém sem comprovação histológica. Alguns estudos incluem melanomas, sarcomas, linfomas e leucemias, enquanto outros excluem essas neoplasias.

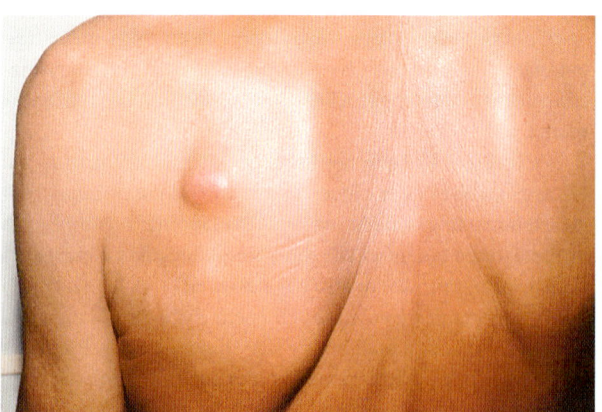

FIGURA 81.1 – Metástase. Nódulo no dorso, representando metástase de carcinoma pulmonar.

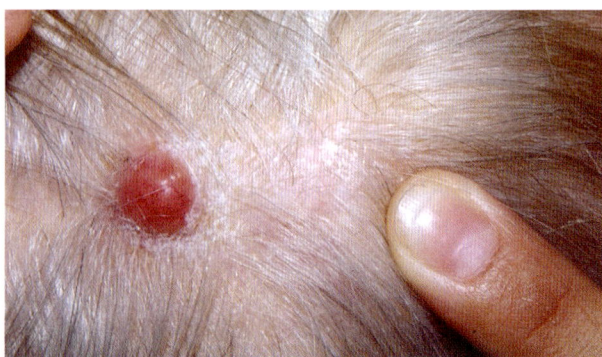

FIGURA 81.2 – Metástase de adenocarcinoma. Placa alopécica encimada por nódulo, em localização característica.

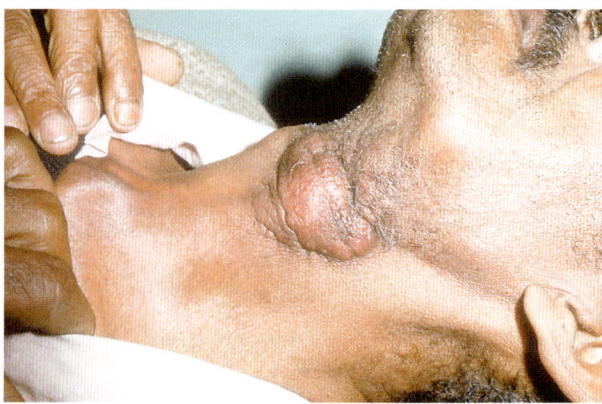

FIGURA 81.3 – Metástase. Placas infiltradas por metástase de carcinoma de orofaringe.

A frequência das metástases cutâneas varia de acordo com a heterogeneidade dos tumores primitivos incluídos nas séries de doentes estudados, desde 0,7 a 10% de todos os doentes com câncer. Como já foi mencionado, é preciso observar se nos estudos sobre a incidência de metástase cutânea incluiu-se o melanoma maligno, uma vez que a alta frequência de metástases nesse tumor pode influenciar a taxa total de doença metastática cutânea.

Manifestações clínicas

Morfologicamente, as metástases apresentam-se como pápulas ou nódulos únicos ou múltiplos ou placas de consistência firme, móveis, não dolorosos de tamanhos variados, desde pequenos nódulos até grandes tumorações. Podem ser da cor da pele ou eritematosos e negro-azulados no caso de melanomas. Eventualmente, podem sofrer necrose e ulcerar-se. Algumas metástases cutâneas, especialmente de tumores de mama, pulmão e rim, apresentam-se sob forma de placas alopécicas induradas no couro cabeludo que podem simular alopecia areata.

Em síntese, a correlação das metástases cutâneas com os tumores primários são as seguintes:

- **Couro cabeludo:** carcinomas de mama, pulmão e rim.

- **Pescoço:** carcinomas espinocelulares da cavidade oral.
- **Face:** carcinomas da cavidade oral, tumores de rim e pulmão.
- **Tórax:** cânceres de mama, pulmão e melanoma.
- **Dorso:** carcinomas de pulmão.
- **Abdome:** tumores de colo, estômago, pulmão, mama e ovário.
- **Umbigo:** tumores de estômago, pâncreas, colo, ovário, rim e mama.
- **Pélvis:** tumores de colo.
- **Extremidades:** melanoma e tumores de mama, pulmão, rim, intestino.

Existem alguns padrões especiais das metástases de alguns tumores: o carcinoma erisipelatoide (inflamatório), o carcinoma em couraça, o carcinoma telangiectásico e o nódulo da Irmã Mary Joseph.

CARCINOMA INFLAMATÓRIO (CARCINOMA ERISIPELATOIDE)

É uma forma agressiva de câncer de mama que, em algumas séries, representa 3% das metástases cutâneas de neoplasias mamárias.

Manifestações clínicas

Caracteriza-se por eritema que pode acometer parcial ou totalmente a mama e que se acompanha de edema, endurecimento e aumento de temperatura da pele da mama. Pelo edema, pode haver acentuação e alargamento das aberturas foliculares, configurando pele em "casca de laranja". Pode haver aspecto equimótico e o mamilo pode apresentar-se achatado ou invertido. Os linfonodos supraclaviculares e/ou axilares podem apresentar-se aumentados.

Histologia

Carcinoma ductal e o mais característico é a presença de grande número de êmbolos linfovasculares de células tumorais. Observa-se também infiltrado inflamatório linfoplasmocitário em torno aos vasos e aumento da espessura da derme às custas de aumento do colágeno.

Diagnose

Clinicopatológica e exames de imagem desde ultrassonografia até ressonância magnética podem auxiliar na diagnose. Na diagnose diferencial, devem ser consideradas mastites e celulites bacterianas.

CÂNCER EM COURAÇA

Também é um tipo inflamatório de câncer de mama com invasão linfovascular, diferindo do câncer inflamatório pela confluência de pápulas que forma placa intensamente fibrótica, esclerodermoide, produzindo verdadeira couraça na região mamária **(FIGURA 81.4)**.

CÂNCER TELANGIECTÁSICO

É outra variante morfológica de metástase cutânea de câncer de mama, caracterizada por lesões papulovioláceas de aspecto semelhante a linfangioma circunscrito ou hemangiolinfangioma e também determinada por invasão tumoral linfático-vascular.

Essas variantes de metástase de carcinoma de mama têm o mesmo substrato patogênico de invasão linfático vascular e aspectos inflamatórios em comum, definindo-se pelas características morfológicas predominantes.

DOENÇA DE PAGET DA MAMA

É processo eczematoso geralmente da aréola mamária que, na grande maioria dos casos, se acompanha de adenolazinoma dutal **(FIGURA 81.5)** (ver Capítulo 73).

NÓDULO DA IRMÃ MARY JOSEPH

Tipo especial de metástase de malignidades viscerais que atinge a região umbilical. Pode ser sinal de malignidade ainda não diagnosticada ou, quando já há diagnóstico de neoplasia, indica recorrência ou progressão da doença. A incidência dessa forma particular de metástase é baixa, 1 a 3% de todos os tumores abdominais e pélvicos. Em 35 a 65% dos casos, o tumor primário é do aparelho gastrintestinal (estômago, colo, pâncreas); em 12 a 35% dos casos, o tumor primário situa-se no aparelho genitourinário (ovários, útero, bexiga); em 15%

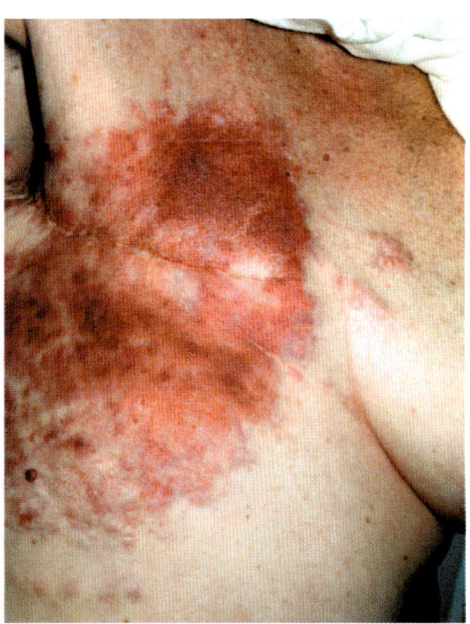

FIGURA 81.4 – Carcinoma *en cuirasse*. Placa esclerodermiforme sobre cicatriz de mastectomia.

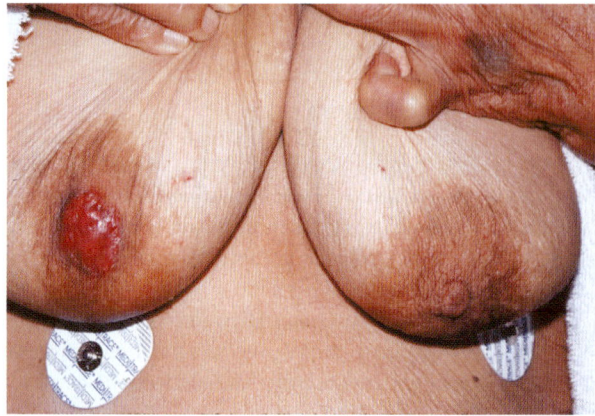

FIGURA 81.5 – Doença de Paget. Placa eczematoide unilateral na aréola e mamilo da mama D.

a 30% das vezes, o tumor primário é desconhecido; e em 3% a 6% dos doentes, o tumor primário é de pulmão ou mama. São menos frequentes relatos de tumores primários de vesícula, fígado, trompas de Falópio, intestino delgado, próstata, rim e também de mesoteliomas. Consideram-se vários mecanismos de disseminação das células tumorais ao umbigo: contiguidade a partir do peritônio, via hematogênica, veias e artérias, linfáticos e estruturas embrionárias, úraco, ligamento redondo do fígado, além de artérias e veias vitelinas.

Manifestações clínicas

A lesão se apresenta como nódulo ou placa na região umbilical, indurada de coloração variável, branca, eritematovioácea, vermelho-acastanhada que pode apresentar fissura ou ulceração com secreção serosa, mucosa ou hemorrágica (FIGURA 81.6).

Diagnose

A diagnose é clínica e histopatológica, e os exames de imagem podem auxiliar a diagnose e a detecção do tumor primário. Os diagnósticos diferenciais a considerar são granuloma piogênico, endometriose, cicatriz hipertrófica, cisto pilonidal, hérnia umbilical e eczema.

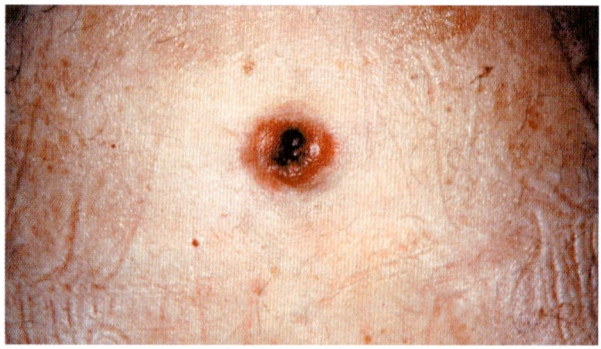

FIGURA 81.6 – Nódulo da Irmã Mary Joseph. Comprometimento umbilical em caso de carcinomatose abdominal.

A identificação e o tratamento do tumor primário constituem a abordagem prioritária nos doentes com metástases cutâneas de malignidades internas. Embora a metástase cutânea geralmente reflita um prognóstico reservado, a pele pode ser o único órgão secundariamente acometido, particularmente no caso de metástases localizadas. Além disso, o reconhecimento precoce e o tratamento podem prevenir a disseminação da doença. A metástase cutânea, particularmente a sintomática, é tratada por excisão cirúrgica, fundamentalmente para melhorar a qualidade de vida. Também são relatados o uso de criocirurgia, *laser* de CO_2, *laser* pulsado, imiquimod para metástases de melanoma, terapia fotodinâmica, quimioterapia intralesional e eletroquimioterapia em que se aplicam impulsos elétricos para aumentar a ação de quimioterápicos injetados nas lesões. A eletroterapia é um tratamento novo que vem sendo utilizado em carcinomas baso e espinocelulares, melanoma maligno, sarcoma de Kaposi e metástases cutâneas, especialmente de câncer de mama e cânceres de cabeça e pescoço.

Emprega-se principalmente bleomicina e cisplatina, e as doses utilizadas são menores que as habituais, havendo menos efeitos colaterais. Admite-se que os impulsos elétricos aplicados diretamente ao tumor provoquem modificações na parede da célula tumoral, permitindo maior penetração do quimioterápico. O efeito colateral maior é a dor, utilizando-se anestesia local. Eventualmente, para tratamento de tumores múltiplos, pode ser necessária anestesia geral.

CONDIÇÕES GENÉTICAS SINDRÔMICAS COM MANIFESTAÇÕES CUTÂNEAS NAS QUAIS EXISTE COMPROVADA TENDÊNCIA AO DESENVOLVIMENTO DE NEOPLASIAS MALIGNAS

Estas afecções compreendem síndromes familiares nas quais as neoplasias ocorrem em idades mais precoces comparativamente à população geral; os tumores primários com frequência são múltiplos, há incidência elevada de neoplasias na família e, com frequência, ocorrem outras anomalias congênitas em associação às neoplasias. Muitas dessas doenças associam-se à tendência a cânceres internos.

CONDIÇÕES GENÉTICAS ASSOCIADAS PREDOMINANTEMENTE A CARCINOMAS ESPINOCELULARES

Esta associação decorre de vários mecanismos, defeitos no reparo do DNA danificado pelas radiações UV (xeroderma pigmentoso), alterações cicatriciais crônicas (epidermólises bolhosas) ou até mesmo oncogênese viral (epidermodisplasia verruciforme).

XERODERMA PIGMENTOSO

Associa-se a queratoses actínicas, carcinoma espinocelular, carcinomas basocelulares e melanomas. Sarcomas e tumores linguais e gengivais são menos frequentes.

Quanto a neoplasias extracutâneas, ainda que existam controvérsias, alguns autores afirmam que os portadores de xeroderma pigmentoso apresentam risco 10 a 20 vezes maior para o desenvolvimento de câncer interno, particularmente tumores cerebrais (meduloblastomas, glioblastomas, astrocitomas e schwanomas malignos). Também há relatos de outros tumores viscerais em doentes com xeroderma pigmentoso, carcinomas gástricos e pulmonares, tumor de Wilms além de leucemias (Capítulo 65).

EPIDERMÓLISE BOLHOSA

Das várias formas de epidermólise bolhosa a variante que se complica pelo aparecimento de carcinomas espinocelulares mais frequentemente é a epidermólise bolhosa distrófica especialmente a forma distrófica recessiva de Hallopeau-Siemens. Os carcinomas localizam-se predominantemente nos braços e pernas, ainda que cabeça, tronco e boca também possam ser acometidos. Na maioria dos doentes, os carcinomas surgem após os 30 anos e são de comportamento bastante agressivo. Em nosso meio, não observamos essa complicação com muita frequência, pois é doença extremamente grave e, provavelmente devido às condições socioeconômicas, muitos pacientes não sobrevivem até a idade de aparecimento dos carcinomas. São desconhecidos o mecanismo pelo qual desenvolvem-se os carcinomas e o porquê do comportamento agressivo na epidermólise bolhosa. São consideradas as seguintes possibilidades: a tentativa contínua de reparo tecidual, que afetaria a diferenciação dos queratinócitos; a ação de citocinas, induzida pelas interações epidermodérmicas sobre os queratinócitos; e a diminuição da vigilância imunológica. Mais recentemente, aventou-se a hipótese de participação das bactérias que invadem as lesões na gênese dos carcinomas espinocelulares e na epidermólise bolhosa (Capítulo 67).

EPIDERMODISPLASIA VERRUCIFORME

Genodermatose na qual se encontram mutações nos genes *EVER1* e *EVER 2* localizados no cromossomo 17q25. Essas mutações tornam os doentes extremamente suscetíveis a infecções pelos HPV 5, 8, 9, 12, 14, 15, 17, 19-25, 36-31, 47 e 49. A maioria desses HPV são inócuos para a população geral.

Em 30 a 50% dos doentes, desenvolvem-se queratoses actínicas e carcinomas espinocelulares *in situ* ou invasivos e carcinomas basocelulares nas áreas expostas. Esses doentes desenvolvem os tumores em idades mais precoces em relação à população geral. A radioterapia determina curso mais agressivo da doença. Em 90% desses cânceres encontram-se os HPV oncogênicos 5 e 8. A exposição ultravioleta parece ser cocarcinógeno essencial para a formação dos carcinomas espinocelulares ou porque ativa os vírus e/ou pela imunossupressão local e geral que promove. Alterações no *p53* pela UV também devem contribuir para a carcinogênese na epidermodisplasia verruciforme. No entanto, o exato mecanismo de transformação maligna dos queratinócitos não é conhecido, admitindo-se interação dos HPV com os genes *p53* e *pRb* no ciclo celular interferindo no reparo do DNA e na apoptose. Também se admite comprometimento imunológico na epidermodisplasia verruciforme. Todos os doentes têm níveis menores de IL-10, alguns doentes têm alterações da atividade citotóxica das células NK e alterações funcionais dos linfócitos T, além de anormalidades na expressão de citocinas como TGF-β1 e TNF-α pelos queratinócitos (Capítulo 35).

SÍNDROME DE FERGUSON-SMITH (SÍNDROME DOS EPITELIOMAS AUTOCURÁVEIS; QUERATOACANTOMA MÚLTIPLOS FAMILIARES)

É uma afecção rara autossômica dominante de penetrância variável causada por mutações no gene do receptor do fator transformador de crescimento (*TGFBR1*) (Capítulo 72).

Manifestações clínicas

As lesões surgem na 2ª ou na 3ª década da vida. As lesões manifestam-se em surtos especialmente nas áreas expostas. Iniciam-se como máculas eritematosas que rapidamente evoluem a pápulas que crescem rapidamente em 2 a 3 semanas, podendo atingir 2 a 3 cm; após isso, permanecem estáveis por 2 a 3 meses, quando começam a regredir, deixando cicatrizes deprimidas.

Histopatologia

É próprio do queratoacantoma e, ainda que o aspecto histológico geral possa assemelhar-se muito ao carcinoma espinocelular, o comportamento clínico é completamente benigno, com regressão espontânea das lesões.

Diagnose

Pela história familiar, evolução e exame histopatológico.

Na diagnose diferencial cabem carcinoma espinocelular, queratoacantoma comum, queratoacantomas da síndrome de Muir-Torre e síndromes com queratoacantomas múltiplos como síndrome de Grzybowski e de Witten-Zak.

A **síndrome de Grzybowski** é uma condição rara, de etiologia desconhecida na qual surgem centenas de lesões de queratoacantomas pequenos que se localizam preferentemente na face, tronco e membros inclusive regiões palmares e plantares podendo também atingir lábios, mucosa jugal e língua. Em geral, são lesões pruriginosas que regridem espontaneamente deixando cicatriz, até mesmo ectrópio e eclábio.

Em geral, os doentes são saudáveis, mas há o registro de associações com câncer de ovário, lúpus eritematoso sistêmico e ocorrência em indivíduos imunossuprimidos. No tratamento utilizam-se retinoides, acitretina e isotretinoína e há relatos do uso de ciclofosfamida.

Existe uma variante, o **queratoacantoma múltiplo de Willer e Zack**. É hereditária autossômica e clinicamente mostra-se com características da síndrome de Grzybowski e de Ferguson-Smith. Ocorrem queratoacantomas múltiplos grandes, inclusive gigantes e queratoacantoma pequenos. As mucosas não são atingidas. No tratamento, empregam-se acitretina, isotretinoína metotrexato e infiltrações com corticoides.

Tratamento

Proteção solar, crioterapia, blemicina intralesional, fluoruracil intralesional e, quando existem numerosos tumores múltiplos, pode-se tentar acitretina ou isotretinoína. Lembrar que é doença autocurável.

SÍNDROME DE ROTHMUND-THOMSON (POIQUILODERMA CONGÊNITO)

Nesta síndrome, há relatos do aparecimento de carcinomas baso e espinocelulares nas áreas fotoexpostas, mas a neoplasia mais frequente nesses doentes é o osteossarcoma que se desenvolve na infância ou adolescência e que acomete mais frequentemente tíbia, fíbula, fêmur e úmero. Também existe associação com adenocarcinomas gástricos, fibrossarcomas, doença de Hodgkin e poroma écrino múltiplo (Capítulo 68).

ANEMIA DE FANCONI

Nesta genodermatose, há predisposição a malignidades principalmente leucemia mieloide aguda, mas também a neoplasias malignas sólidas, principalmente carcinomas espinocelulares oral, carcinomas de cabeça e pescoço, tumores do fígado, tumores renais, carcinomas de cérvix e de vulva e meduloblastomas. No caso dessa genodermatose, os tumores surgem em idades mais precoces em relação à população geral (Capítulo 18).

SÍNDROME DE WERNER (PROGERIA DO ADULTO)

Doença hereditária autossômica recessiva rara, caracterizada por envelhecimento precoce por mutações no gene *WRN* que codifica a proteína de Werner que atua no reparo e na manutenção do DNA.

A enfermidade se acompanha de risco aumentado de sarcomas de partes moles e, em menor escala de melanomas, carcinomas espinocelulares, câncer de tireoide e fígado, meningeomas e leucemias (Capítulo 69).

SÍNDROME KID

A síndrome KID (do inglês *keratitis, ichtyosis, deafness syndrome*) é uma doença autossômica recessiva rara causada por mutações no gene *GJB2* que codifica a conexina 26. Os doentes apresentam carcinomas espinocelulares nas áreas cronicamente lesadas da pele, porém, nesses doentes, a neoplasia é mais frequente na língua. Aparentemente também pode haver associação com linfomas de células T (Capítulo 66).

SÍNDROME DE HOWELL-EVANS

Doença hereditária autossômica dominante consequente a mutações no gene *TOC* localizado no cromossomo 17q23 que se caracteriza por lesões tilósicas palmoplantares, localizadas especialmente nos pontos de pressão óssea que se acompanham de lesões leucoqueratósicas orais variáveis e câncer de esôfago. O processo palmoplantar se inicia em torno da segunda década de vida, e o surgimento do câncer esofágico se inicia a partir dos 45 anos; aos 65 anos, 90% dos afetados apresentam a neoplasia. A doença foi relatada em poucas famílias (Capítulo 66).

SÍNDROME DO NEVO BASOCELULAR

Afecção hereditária, provavelmente autossômica dominante por mutações no gene *PTCH* envolvido no desenvolvimento estrutural dos organismos. Nessa síndrome dos carcinomas basocelulares e dos citos odontogênicos da mandíbula podem surgir ameloblastomas. Outras neoplasias que podem estar associadas são meduloblastomas, fibrossarcomas, meningeomas, fibromas, desmoides ovarianos e fibromas cardíacos.

SÍNDROME DE BAZEX

Afecção rara, autossômica dominante caracteriza-se por hipotricose, anidrose, atrofoderma folicular predominantemente no dorso das mãos e pés e múltiplos carcinomas basocelulares que se localizam principalmente na face (Capítulo 74).

SÍNDROME DE ROMBO

Parece tratar-se de variante da síndrome de Bazex. É hereditária autossômica dominante e caracteriza-se por hipotricose, cianose periférica, tricoepiteliomas e carcinomas basocelulares múltiplos.

SÍNDROME DO NEVO BK (SÍNDROME DO NEVO ATÍPICO; MELANOMA FAMILIAR)

Compreende casos familiares que ocorrem em indivíduos com grande quantidade de nevos displásicos. Aparentemente, trata-se de herança autossômica dominante com baixa penetrância. Além dos nevos e melanomas, esses doentes apresentam risco maior para câncer de pâncreas (por mutações no gene *p16INK4*), embora existam relatos da ocorrência de outros cânceres, como de pulmão, laringe, mama e carcinomas espinocelulares de cabeça e pescoço (Capítulo 77).

DOENÇA DE COWDEN (SÍNDROME DOS HAMARTOMAS MÚLTIPLOS)

Doença hereditária autossômica dominante decorrente de mutações no gene *TTE/MAC1*. Caracteriza-se por múltiplos hamartomas e grande tendência a cânceres viscerais, particularmente de tireoide, mamas e colo, sendo também registradas associação com glioblastoma multiforme, carcinoma de pulmão, de pâncreas, do fígado, do ovário, do útero, da bexiga, do rim e lipossarcomas (Capítulo 65).

SÍNDROME DE GARDNER

Doença hereditária autossômica dominante, caracteriza-se por cistos e polipose intestinal que sofre malignização a adenocarcinomas colorretais. A penetração do gene para essa característica é de 100%. Entre os tumores detectados em doentes com síndrome de Gardner, incluem-se carcinomas duodenais, carcinomas tireoidianos, tumores hepáticos e adenomas e adenocarcinomas de suprarrenais (Capítulo 65).

SÍNDROME DE MUIR-TORRE

Hereditária autossômica dominante, caracteriza-se por tumores sebáceos e neoplasias internas malignas. São mais frequentes carcinomas colorretais, sendo também detectados carcinomas genitourinários, mamários, de intestino delgado, de cabeça e pescoço e malignidades hematológicas (Capítulo 65).

SÍNDROME DE NEOPLASIAS ENDÓCRINAS MÚLTIPLAS (SÍNDROME DE WERNER)

Afecção hereditária autossômica dominante por mutações e perda de alelos do gene *MEN1* localizado no cromossomo 11q3, cujas proteínas codificadas, bem como suas ações, são desconhecidas.

Caracteriza-se por tumores cutâneos, angiofibromas faciais, colagenomas, manchas café com leite, lipomas, pápulas gengivais, máculas hipopigmentares e lesões de eritema necrolítico migratório.

As neoplasias extracutâneas mais comuns são adenomas das paratireoides que levam ao hiperparatireoidismo. Na hipófise são observados prolactinomas e tumores produtores de hormônio de crescimento. Gastrinomas, insulinomas, glucagonomas e carcinoides podem estar presentes.

SÍNDROME DAS MÚLTIPLAS NEOPLASIAS ENDÓCRINAS TIPOS 2A E 2B (SÍNDROME DE SIPPLE)

São afecções hereditárias autossômicas dominantes que se caracterizam por neoplasias endócrinas múltiplas acompanhadas de neuromas cutâneos. Mutações do oncogene *RET*, localizado no cromossomo 10q11 ocorrem nas células germinativas das famílias com essas síndromes. Esse gene localiza-se na membrana celular atuando como receptor de fatores crescimento. Sua ligação com os fatores de crescimento determina reações enzimáticas, envolvendo a tirosinocinase. As mutações do gene *RET* na síndrome do tipo 2A afetam a porção extracelular, enquanto na síndrome do tipo 2B as mutações ocorrem no domínio intracelular.

Na síndrome tipo 2A ocorrem lesões hiperpigmentadas, hiperqueratósicas e pruriginosas na região interescapular, eventualmente ultrapassando a linha média. Histologicamente exibem, em alguns doentes depósitos amiloides. No tipo 2B, por proliferação de nervos, surgem nódulos e massas da cor da pele ou levemente amareladas que produzem espessamento dos lábios, nódulos na língua e espessamento das bordas das pálpebras.

Nesses doentes, as neoplasias que se associam são carcinomas medulares da tireoide que eventualmente metastatizam e feocromocitomas das suprarrenais que, em geral, não são malignos. Como esses tumores são produtores de adrenalina podem acompanhar-se de hipertensão. Podem existir adenomas das paratireoides e ganglioneuromatose de todo trato gastrintestinal provocando diarreia ou constipação intestinal e até megacólon.

NEUROFIBROMATOSE TIPO 1 (DOENÇA DE VON RECKLINGHAUSEN)

Já aprsentada no Capítulo 65, tem como neoplasia extracutânea mais comum o neurofibrossarcoma, por vezes, fatal. Geralmente sua manifestação inicial é dor no interior de um neuroma plexiforme. São registrados nesses doentes gliomas ópticos assintomáticos e astrocitomas, principalmente em crianças. Também existem registros de associação com xantogranuloma juvenil e leucemias e, ainda, feocromocitoma e carcinoide.

NEUROFIBROMATOSE TIPO 2

Autossômica dominante, caracteriza-se pela presença de neurofibromas acústicos bilaterais e raras lesões cutâneas. A presença de neurofibromas acústicos bilateralmente é patognomônica. Como consequência há perda auditiva, zumbido, vertigens e hidrocefalia. Também podem ocorrer ependimomas, astrocitomas, gliomas múltiplos e meningeomas (Capítulo 65).

ESCLEROSE TUBEROSA (ADENOMA SEBÁCEO DE PRINGLE; DOENÇA DE BOURNEVILLE)

Os tumores extracutâneos que podem acompanhar a síndrome são proliferação gliais intracorticais e subcorticais que podem provocar convulsões. Podem existir rabdomiomas cardíacos que produzem sopros e arritmias. Além disso, podem existir tumores renais de tipo angiolipomas, cistos renais e neoplasias malignas, carcinomas e tumor de Wilms. Também já foram registrados casos de câncer de pâncreas e paratireoide (Capítulo 65).

ATAXIA TELANGIECTASIA (SÍNDROME DE LOUIS-BARR)

Doença autossômica recessiva caracterizada por telangiectasias cutâneas e mucosas, degeneração cerebelar e associação com neoplasias viscerais. Cerca de 38% dos doentes desenvolvem cânceres, sendo a maioria representada por leucemias e linfomas. Também são relatadas associações com carcinomas de mama, traqueia, pulmão, estômago, próstata e bexiga, além de melanomas (Capítulo 63).

SÍNDROME DE BLOOM

Afecção de herança autossômica recessiva, predominante no sexo masculino; caracteriza-se por três sinais clínicos cardinais: eritema telangiectásico da face, fotossensibilidade e retardo do crescimento. Nesses doentes, observa-se a seguinte frequência de neoplasias: carcinomas (51%), leucemias agudas (22%), tumor de Wilms (2%), meduloblastoma (1%) e sarcoma osteogênico (1%) (Capítulo 68).

SÍNDROME DE PEUTZ-JEGHERS

Doença autossômica dominante caracterizada por pigmentação mucocutânea e polipose gastrintestinal. Há polipose gastrintestinal difusa atingindo estômago, intestino delgado, colo e reto. A malignização ocorre em cerca de 13% dos doentes, mas fenômenos de intussuscepção e sangramentos ocorrem. Parece existir maior risco para outros cânceres que não gastrintestinal, particularmente carcinomas de mama, pulmão, útero, ovário, tireoide e pâncreas, além de mioma múltiplo (Capítulo 65).

COMPLEXO DE CARNEY (SÍNDROMES NAME E LAMB)

Este grupo de afecções caracteriza-se por pigmentações cutâneas, mixomas e endocrinopatias. Das neoplasias extracutâneas que podem acompanhar esses quadros são mais comuns os mixomas cardíacos, palpebrais e mamários. Mais raramente, podem ocorrer mixomas na boca, útero e pênis. Também ocorrem tumores endócrinos de suprarrenais, testículos, da hipófise e da tireoide (Capítulo 68).

SÍNDROME DE VON HIPPEL-LINDAU

É doença hereditária rara autossômica dominante decorrente de mutações no gene *VHL* localizado no cromossomo 3p25.3 que codifica a proteína VHL que participa da regulação da senescência, da regulação da oxigenação tissular, da estabilização dos microtúbulos, da regulação de citocinas, nas ações do colágeno IV, da fibronectina e tem ainda ações supressoras tumorais.

Clinicamente, esses doentes apresentam múltiplos tumores benignos, hemangioblastomas do cérebro e medula espinal, angiomas da retina e cistos do ouvido interno, rins, pâncreas e trato genital. Podem ainda apresentar feocromocitomas. Pode haver malignização das lesões císticas de rim originando-se carcinomas renais e também podem surgir tumores neuroendócrino pancreáticos. Na pele, podem apresentar manchas em vinho do Porto e manchas café com leite.

Geralmente, a síndrome é diagnosticada entre os 20 e 30 anos.

Na **TABELA 81.1**, estão apresentadas as principais síndromes humorais relacionadas a tumores neuroendócrinos.

Na **TABELA 81.2**, estão apresentadas as principais síndromes paraneoplásicas cutâneas relacionadas às doenças genéticas.

SÍNDROMES PARANEOPLÁSICAS CUTÂNEAS VERDADEIRAS

As síndromes paraneoplásicas constituem um grupo de distúrbios associados à malignidade, consequentes à interação entre as células tumorais e as células do hospedeiro em local distante do tumor primário e de suas metástases; portanto, as células tumorais não estão presentes nas manifestações paraneoplásicas cutâneas.

As paraneoplasias cutâneas ocorrem em cerca de 7 a 15% dos pacientes com câncer, entretanto, cerca de 50% dos pacientes com neoplasias podem experimentar uma síndrome paraneoplásica no curso de sua doença. Quando incluímos paraneoplasias metabólicas ou sistêmicas como anorexia, febre, caquexia ou anemia de doença crônica, virtualmente todos os pacientes apresentam alguma manifestação paraneoplásica.

TABELA 81.1 – Síndromes humorais relacionadas a tumores neuroendócrinos

Doença	Marcador cutâneo	Malignidade interna	Herança genética
Síndrome de Carney	Nevo azul, lentigos. Precede, em geral, a malignidade	Mixomas cardíaco e cutâneo, adenoma da tireoide, hiperplasia adrenocortical nodular com síndrome de Cushing	AD
Neoplasia endócrina múltipla	Neuromas nos lábios. Precede, em geral, a malignidade	Feocromocitoma	AD
Doença de von Hippel-Lindau	Manchas café com leite e manchas vinho do Porto	Risco de 70% para angiomas da retina, hemangioblastoma do sistema nervoso central e carcinomas de células claras renal. Outros tumores incluem tumor de células das ilhotas pancreáticas, adenomas papilares do pâncreas e epidídimo, além de feocromocitoma	AD

AD, autossômica dominante.

TABELA 81.2 – Síndromes indicativas de carcinogênese sistêmica ou órgão relacionada

Doença	Marcador cutâneo	Malignidade interna	Herança genética
Síndrome do nevo displásico	Nevos displásicos múltiplos. Precede, em geral, a malignidade	Melanoma, testículos e olhos	AD
Síndrome do nevo basocelular (síndrome de Gorlin)	Múltiplos carcinomas basocelulares, depressões cupuliformes nas palmas das mãos e plantas dos pés (em 70% dos casos)	Meduloblastoma, tumores cerebrais e carcinoma dos ovários. Pode preceder os sinais cutâneos	AD
Síndrome de Bannayan-Riley-Ruvacalba	Triquilemomas faciais, papilomas orais, máculas pigmentadas na genitália, acantose nigricante	Pólipos hamartomatosos gastrintestinais. Pode haver lesões vasculares e anormalidades do sistema nervoso central	AD
Síndrome do hamartoma múltiplo (síndrome de Cowden)	Fibromas, triquilemomas. Precede, em geral, a malignidade	Câncer da mama (30-50% das mulheres) e tireoide	AD
Síndrome de Gardner	Cistos epidérmicos, osteomas, lesões pigmentadas no fundo o olho. Precede a malignidade em 50% dos casos	Câncer da tireoide e do colo. Precede aos sinais cutâneos em 50% dos casos	AD
Síndrome de Muir-Torre	Carcinomas das glândulas sebáceas e queratoacantomas. Precede a malignidade em 50% dos casos	Câncer da mama. Precede aos sinais cutâneos em 50% dos casos	AD
Síndrome de Howel-Evans-Clark	Queratodermia palmoplantar. Precede a malignidade em geral	Carcinoma do esôfago (95% dos pacientes)	AD
Síndrome de Peutz-Jeghers	Lentiginoses nos lábios. Precede em geral a malignidade	Câncer dos testículos, ovários, pulmões, mamas e pâncreas	AD
Síndrome de Chediak-Higashi	Albinismo oculocutâneo	Linfoma	AR
Síndrome de Bloom	Eritema facial, baixa estatura, fotossensibilidade, telangiectasias faciais	Leucemia, neoplasias do trato gastrintestinal	AR
Síndrome do neuroblastoma	Semelhante à neurofibromatose	Neuroblastomas, feocromocitoma	AR
Síndrome de Werner	Pangeria, canície precoce, baixa estatura, alterações esclerodermiformes	Fígado, linfomas	AR
Síndrome de Louis-Bar	Telangiectasias faciais	Linfomas, câncer do estômago	AR
Pancitopenia de Fanconi	Carcinomas espinocelulares periorais, despigmentação perianal	Leucemia mielomonocítica, fígado, mama, boca e esôfago	AR
Síndrome de hemi-hipertrofia	Hamartomas, hemi-hipertrofia	Tumor de Wilms, hepatoblastoma	AR
Ataxia-telangiectasia (doença de Louis--Barr) (síndrome da telangiectasia cefalo-oculocutânea)	Canície precoce, acantose nigricante, fotossensibilidade, hipo ou hiperpigmentação, telangiectasias nos olhos, orelhas, áreas malares e extremidades, manchas café com leite	Câncer da mama, estômago e malignidades linforreticulares	AR
Síndrome de Wiskott-Aldrich	Dermatite semelhante ao eczema atópico, com púrpura petequial	Malignidades linforreticulares e, especialmente, doença de Hodgkin	RLX
Agamaglobulinemia de Bruton	Dermatite semelhante ao eczema atópico, alterações dermatomiosite-símile	Leucemia	RLX

(Continua)

TABELA 81.2 – Síndromes indicativas de carcinogênese sistêmica ou órgão relacionada (*Continuação*)

Doença	Marcador cutâneo	Malignidade interna	Herança genética
Síndrome de Birt-Hogg-Dubé	Fibrofoliculomas, tricodiscomas e acrocórdons. Com menor frequência observam-se colagenomas, lipomas múltiplos e fibromas orais	Pólipos no colo e carcinoma renal (oncocitomas ou carcinoma renal papilar)	AD
Disqueratose congênita	Leucoplasia mucosa e atrofia mucosa, poiquilodermia, hiperpigmentação cutânea reticulada, hiper-hidrose e queratodermia palmoplantar	Carcinoma espinocelular da boca, faringe, pele, esôfago e reto	RLX

AD, autossômica dominante; AR, autossômica recessiva; RLX, recessiva ligada ao X.

As síndromes paraneoplásicas com manifestações mucocutâneas encontram-se entre as mais variadas e etiologicamente intrigantes entre todas as paraneoplasias.

Foi Armand Trousseau, em 1861, o primeiro a definir uma paraneoplasia quando relacionou a "tromboflebite migratória superficial" com o carcinoma gástrico.

Até recentemente conhecem-se cerca de 50 síndromes paraneoplásicas. Curth, em 1976, definiu as paraneoplasias, sob os seguintes critérios:

1. Ambas as condições (a neoplasia e a paraneoplasia) iniciam-se ao mesmo tempo.
2. As duas condições seguem um curso paralelo, o tratamento da neoplasia resulta em desaparecimento das dermatoses e recorrência da neoplasia determina reaparecimento da dermatose.
3. Tanto a neoplasia quanto a outra doença são partes de uma síndrome genética.
4. Há um tipo específico de neoplasia que ocorre com cada tipo de doença.
5. A pele apresenta uma dermatose incomum.
6. Há uma alta frequência de associação entre as duas condições, isto é, deve existir associação estatisticamente significativa, além da simples coincidência entre a dermatose e a neoplasia.

Habitualmente, os critérios de número 4, 5 e 6 não são considerados essenciais para uma dermatose ser considerada manifestação de uma síndrome paraneoplásica. Também entidades que preenchem o critério 3 são classificadas como genodermatoses com potencial maligno e já foram anteriormente analisadas. Assim sendo, os critérios de Curth que têm importância significativa para estabelecer uma relação entre a dermatose e a malignidade interna são apenas os de número 1, 2 e 6, embora em relação ao critério 1 a diagnose da neoplasia possa ser feita antes, concomitantemente ou após à diagnose da manifestação cutânea paraneoplásica. Portanto, admitimos que uma paraneoplasia cutânea possa preceder, seguir um curso paralelo ou surgir posteriormente ao diagnóstico da malignidade interna.

A maioria das síndromes ocorre em relação a tumores específicos e mediadores específicos também. Acredita-se que esse fenômeno seja decorrente da interação de uma tríade: tumor, mediador e tecido-alvo.

Os mecanismos etiopatogênicos das manifestações paraneoplásicas cutâneas não são perfeitamente conhecidos e seguramente devem ser múltiplos pela expressão diversa dessas manifestações.

A hipótese mais aceita para justificar o surgimento das manifestações cutâneas dos tumores internos é a de que substâncias produzidas pelo próprio tumor como fatores de crescimento, hormônios ou proteínas e antígenos tumorais estimulem o desenvolvimento de certas dermatoses. A ativação de oncogenes ou a perda da sua inibição pode levar à produção inapropriada e expressão de várias citocinas, tais como fatores de crescimento, que estimulam a manifestação paraneoplásica. Os tumores podem induzir a depleção de substâncias específicas, tal como ocorre no eritema necrolítico migratório, que surge como paraneoplasia nos carcinomas de ilhotas pancreáticas.

O reconhecimento precoce dessa síndrome, que pode ser feito previamente à diagnose da neoplasia, permitindo sua detecção mais precoce, pode propiciar início mais rápido da terapêutica e melhorar a prognose desses doentes. No conjunto das dermatoses paraneoplásicas verdadeiras, podemos distinguir dois grupos:

1. **Dermatoses fortemente indicativas de neoplasia extracutânea:** compreendem acantosis nigricans, *tripe palms*, sinal de Leser-Trélat, acroqueratose paraneoplásica de Bazex, *erythema gyratum repens*, eritema acantolítico migratório, amiloidose sistêmica primária, síndrome carcinoide, pênfigo paraneoplásico e hipertricose lanuginosa adquirida.
2. **Dermatoses eventualmente indicativas de neoplasia extracutânea:** essas condições, ainda que se associem menos frequentemente a neoplasias internas, o fazem de modo ainda significativo. Compreendem prurido crônico, dermatomiosite (especialmente a forma amiopática do adulto) eritrodermia, ictiose adquirida, pitiríase rotunda, dermatoses neutrofílicas como a síndrome de Sweet e certas formas de pioderma gangrenoso, retículo-histiocitose multicêntrica, xantoma necrobiótico, algumas vasculites, melanodermias, paquidermoperiostose adquirida e tromboflebite migratória superficial.

DERMATOSES FORTEMENTE INDICATIVAS DE NEOPLASIAS EXTRACUTÂNEAS

Acantosis nigricans (acantose nigricante)

A **acantose nigricante**, quando associada aos tumores internos, estes são sempre adenocarcinomas, geralmente intra-abdominais, predominantemente gástricos e secundariamente de outros órgãos, tais como pâncreas, dutos hepáticos, colo, reto, útero, próstata, mama e pulmões. Na acantose nigricante paraneoplásica, as mucosas são comumente atingidas, há prurido e queratodermia palmoplantar associada (ver Capítulo 26).

Tripe palms (palmas com aspecto de tripa, paquidermatoglifia adquirida)

Caracteriza-se por espessamento rugoso intenso da pele das regiões palmares formando circunvoluções comparáveis ao aspecto das tripas de animais (FIGURA 81.7). Em 90% dos casos, associa-se a neoplasias internas, surgindo previamente ao diagnóstico do tumor em 40% dos casos. Pode apresentar-se isoladamente, sendo, nessa condição, mais associada a cânceres de pulmão e menos a cânceres de pescoço e do trato genitourinário. Frequentemente associa-se à acantose nigricans e, nesse caso, a associação mais frequente é com carcinoma gástrico (35%) e cânceres de pulmão (11%). Admite-se que seja resultado da ação de substâncias produzidas pelo tumor que estimulam a proliferação das células da pele palmar (considera-se a possibilidade de ação do fator transformador de crescimento alfa [TGF-α] e do fator de crescimento epitelial [EFG] à semelhança do que se admite para a acantose nigricante). Em 30% dos casos, o tratamento do tumor leva à remissão das lesões cutâneas, mas em grande número de doentes, apesar do tratamento do tumor, as lesões persistem.

Sinal de Leser-Trélat

É o aparecimento de queratoses seborreicas múltiplas de modo eruptivo, abrupto. Com frequência, apresenta-se conjuntamente à acantose nigricante. Pode associar-se a neoplasias internas, de pulmão, próstata, colo, mama, estômago, linfomas do SNC e micose fungoide (ver Capítulo 72).

Existem relatos esporádicos de erupção de queratoses seborreicas múltiplas eruptivas em dermatoses inflamatórias e pelo uso de drogas, inclusive adalimumab.

Acroqueratose paraneoplásica de Bazex

Caracteriza-se por queratodermia palmoplantar e lesões descamativas psoriasiformes no nariz, mento e orelhas (FIGURA 81.8) eventualmente, em casos mais intensos, também podem atingir couro cabeludo, tronco e membros. Pode acompanhar-se de alterações ungueais, sulcos horizontais e verticais, hiperqueratose subungueal, atrofia da lamina ungueal e paroníquia inflamatória sem infecção fúngica ou bacteriana. Os dedos podem apresentar-se edemaciados e com coloração azulada (FIGURA 81.9). Histologicamente, os achados são inespecíficos, sendo mais comuns hiperqueratose com paraqueratose, acantose e infiltrado inflamatório perivascular linfo-histiocitário. Eventualmente, há disqueratose de queratinócitos, vacuolização da camada basal e incontinência pigmentar. Em indivíduos de pele mais escura, podem surgir placas hiperpigmentadas acrais. Associa-se principalmente a carcinomas espinocelulares das vias aerodigestivas altas (90%), orofaringe, laringe e esôfago e tam-

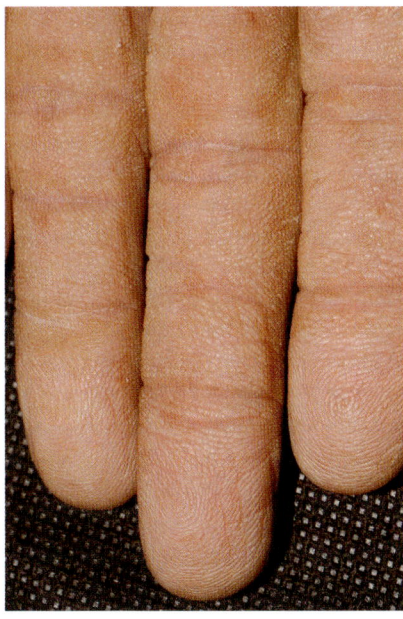

FIGURA 81.7 – *Tripe palm*. Marcada acentuação dos dermatóglifos em doente com adenocarcinoma intestinal.

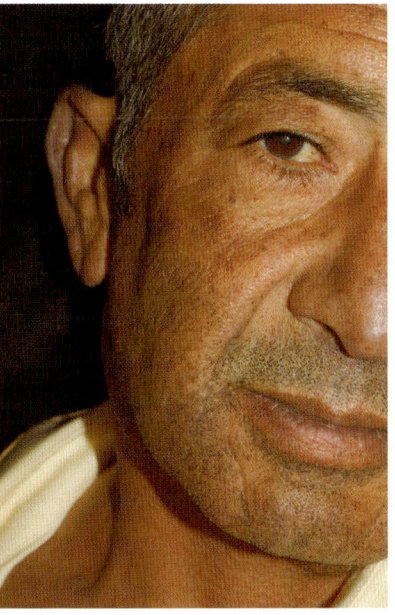

FIGURA 81.8 – Acroqueratose paraneoplásica. Coloração acinzentada da orelha e nariz. Adenomegalia cervical.

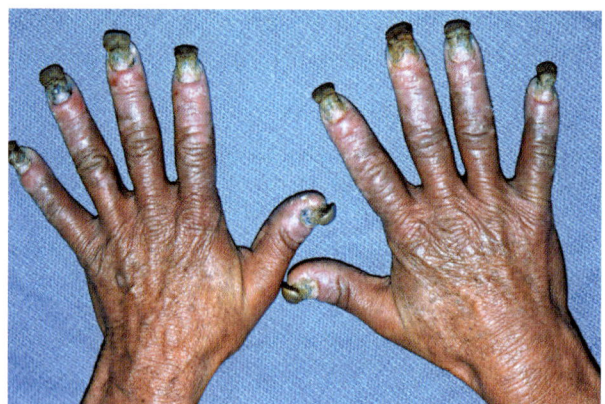

FIGURA 81.9 – Acroqueratose paraneoplásica. Eritema cianótico, queratose e paquioníquia.

bém a metástases em linfonodos cervicais de carcinomas espinocelulares, inclusive de origem primária não determinada. Existem ainda relatos isolados de associação com carcinoma de mama, de vulva, de pele, de bexiga, colangiocarcinoma, adenocarcinoma do cólon e doença de Hodgkin. Os mecanismos fisiopatológicos são desconhecidos, admitindo-se produção aumentada de TGF-α pelo tumor, deficiência de vitamina A, deficiência de zinco e mecanismos imunes com anticorpos antitumorais reagindo contra a pele.

Na maioria dos casos, a acroqueratose paraneoplásica é anterior à diagnose do tumor, em tempo médio de 1 ano. Menor porcentagem de casos ocorre simultaneamente ao tumor, e o menos frequente é a manifestação posterior à neoplasia. Na diagnose diferencial, devem ser considerados psoríase, dermatite de contato, líquen plano, psoríase ungueal, onicomicose e lúpus eritematoso.

O tratamento depende da tratabilidade da neoplasia subjacente. Quando não for tratável ou não responder às terapêuticas, como medidas sintomáticas relata-se o uso de retinoides sistêmicos, corticoides sistêmicos e, topicamente, preparações com ácido salicílico, análogos da vitamina D e também PUVA.

Erythema gyratum repens

É forma especial de eritema persistente que se constitui de lesões eritematodescamativas concêntricas, bizarras de rápida expansão, pruriginosas e que acometem predominantemente o tronco e extremidades. Pode associar-se à hiperqueratose palmoplantar e manifestações ictiosiformes **(FIGURA 81.10)**. Associa-se quase que invariavelmente a câncer interno, especialmente pulmonar, mas também mamário, prostático, de colo do útero, de bexiga, esôfago, estômago e mieloma múltiplo.

Em geral, as lesões surgem meses antes da neoplasia, mas em minoria dos doentes podem ocorrer simultaneamente ou após o tumor.

Existem relatos de associação de *erythema gyratum repens* com condições não neoplásicas, tuberculose pulmo-

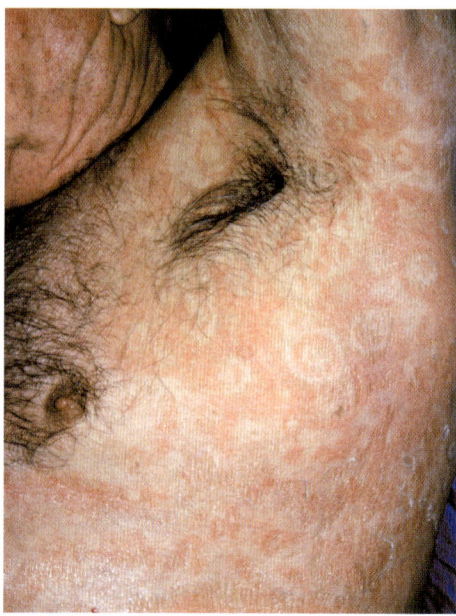

FIGURA 81.10 – *Erythema gyratum repens*. Lesões eritematoescamosas giradas e imbricadas.

nar, lúpus eritematoso, CREST, hipertrofia mamária, pitiríase rubra pilar, psoríase e, como reação medicamentosa, a azatioprina administrada em hepatites autoimunes.

A patogenia do *erythema gyratum repens* não é conhecida, admitindo-se as hipóteses de antígenos tumorais evocarem produção de anticorpos que reagirão cruzadamente com antígenos cutâneos ou anticorpos antitumorais modificam antígenos endógenos, tornando-os visíveis ao sistema imune do doente ou os antígenos tumorais formam complexos imunes com os anticorpos que provocam, e esses complexos depositam-se na pele promovendo resposta inflamatória.

Histologicamente, observa-se paraqueratose focal, leve espongiose que pode se acompanhar de exocitose de neutrófilos e eosinófilos e, na derme, infiltrado inflamatório perivascular com linfócitos e eventualmente eosinófilos.

Na diagnose diferencial deve-se considerar urticária, urticária vasculite, eritema multiforme, eritema anular centrífugo, granuloma anular, eritema crônico migratório, eritema necrolítico migratório, psoríase, pitiríase rubra pilar, *tinea corporis* e lúpus eritematoso subagudo.

Além do tratamento da condição subjacente não há tratamento eficiente para a dermatose. Os corticoides sistêmicos melhoram o prurido, mas não a erupção.

Eritema necrolítico migratório

Erupção cutânea que geralmente faz parte da síndrome do glucagonoma, tumor de crescimento lento das células α do pâncreas. O tumor secreta glucagon em quantidades excessivas provocando diabetes melito, perda de peso, diarreia, alterações neuropsíquicas, tromboses venosas, anemia e redução dos aminoácidos.

Além do glucagonoma, outras condições capazes de provocar eritema necrolítico migratório são cirrose hepática (diminui a capacidade hepática de metabolizar o glucagon cujos níveis aumentam), doença celíaca e fibrose cística (provocam má absorção intestinal e deficiências de aminoácidos, zinco e ácidos graxos essenciais). Em condições de má absorção, os nutrientes presentes no lúmen intestinal estimulam a produção de enteroglucagon, que pode provocar afecção.

Quando o eritema necrolítico migratório ocorre em ausência do glucagonoma a condição é referida como **síndrome do pseudoglucagoma**.

A fisiopatologia do processo não está completamente determinada. Aparentemente, existe um conjunto de condições que levam à produção das lesões de eritema necrolítico migratório. Alguns autores sugerem que a hipoalbuminemia induzida pelo glucagon induza a deficiência de zinco e ácido graxos essenciais, pois essas substâncias são transportadas pela albumina. Outros autores acreditam que a dessaturação do ácido oleico dependente de zinco ou a redução da metabolização hepática do glucagon contribuam para aumento da resposta inflamatória cutânea mediada por prostaglandinas.

Clinicamente, o eritema necrolítico migratório caracteriza-se por surtos de placas eritematosas que apresentam na porção central vesículas e bolhas que, ao se romperem, deixam áreas que se recobrem de crostas e que ao regredirem deixam hiperpigmentação frequentemente de aspecto pelagroide. As lesões são anulares e confluentes **(FIGURA 81.11)**.

Atingem preponderantemente períneo, nádegas, virilhas, porções inferiores do abdome e extremidades inferiores. Os doentes também apresentam glossite atrófica, queilose, inflamação da mucosa bucal e onicosquizia.

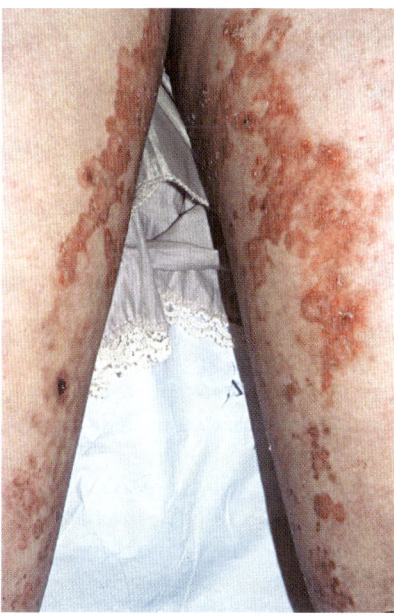

FIGURA 81.11 – Eritema necrolítico migratório. Vesículas superficiais confluentes em configuração serpiginosa.

Histologicamente, nas fases iniciais há, na epiderme, espongiose e exocitose de linfócitos e alguns queratinócitos disqueratósicos e na derme infiltrado inflamatório perivascular linfocitário. Evolutivamente surgem paraqueratose focal, acantose discreta e ao infiltrado inflamatório somam-se histiócitos, neutrófilos e eosinófilos. Pelos fenômenos necróticos que ocorrem na epiderme observa-se clivagem entre as camadas superficiais e profundas da epiderme.

Na diagnose diferencial, devem ser considerados manifestações de deficiência de zinco, outros estados carenciais e pênfigo paraneoplásico.

Quanto ao tratamento, a retirada do tumor nas formas iniciais é curativa. Em lesões disseminadas utiliza-se quimioterapia com fluoruracil associado a estreptozocina, inibidores da somatostatina, como octeotrida e lanreotida, e também se utiliza sunitinib.

Amiloidose sistêmica primária

Associa-se com frequência a gamopatias monoclonais ou mielomas múltiplos.

Síndrome carcinoide

Ocorre nos doentes com carcinoide metastático e caracteriza-se por rubor da face, diarreia grave e crises de asma.

A síndrome carcinoide decorre da produção excessiva pelo tumor de várias substâncias vasoativas, que, pelo excesso, não são completamente metabolizadas pelo fígado. Há grande variação na produção dessas substâncias, inclusive de acordo com a topografia do tumor. Por exemplo, os carcinoides de estômago produzem, às vezes, histamina; enquanto os carcinoides do pulmão produzem serotonina, gastrina, ACTH e histamina. O número de substâncias produzidas pelos tumores carcinoides é muito grande. Além de serotonina, gastrina, ACTH e histamina já referidas, esses tumores podem produzir fosfatase ácida, α-glicoproteína, α1-antitripsina, catecolaminas, dopamina, fator de crescimento de fibroblastos, ácido 5 hidroxi-indol acético, 5 hidroxitriptamina, insulina, neuropeptídeos, fator de crescimento derivado de plaquetas, glucagon, calicreína, taquicininas, substância P, polipeptídeo vasointestinal ativo e várias outras substâncias que serão responsáveis pelas alterações apresentadas pelos pacientes. Assim, as alterações cardíacas parecem envolver o excesso de serotonina. As reações asmatiformes e a diarreia são atribuídas ao excesso de taquicininas, e o excesso de histamina, de serotonina e de outras substâncias vasoativas produz as crises de rubor cutâneo características da síndrome.

Clinicamente, na pele observam-se crises de rubor importante na face, pescoço, parte superior do tronco e região epigástrica. De início, essas crises têm duração curta, mas com o progredir da doença duram horas. Às vezes, acompanham-se de taquicardia e hipotensão. A persistência da vasodilatação acaba por determinar o aparecimento de telangiectasias, especialmente no pescoço e nas regiões malares da face **(FIGURA 81.12)**. Pode também observar-se eritema moteado da pele, coloração cianótica e edema. As crises podem ser agra-

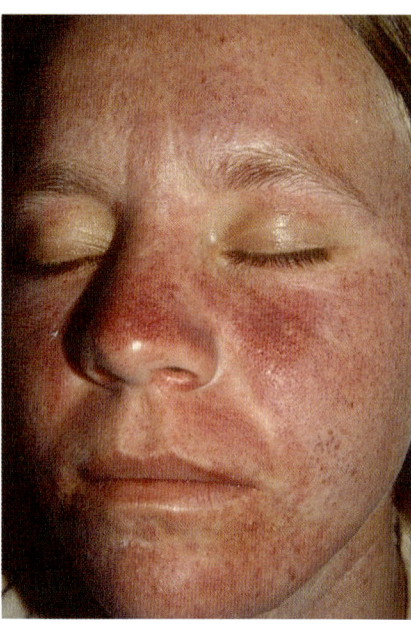

FIGURA 81.12 – Síndrome carcinoide. Eritema telangiectásico persistente.

vadas por situações de estresse, alimentos quentes e álcool. Na diagnose diferencial clínica devem ser considerados a urticária e o angioedema ou exantemas.

A diagnose é clínica e laboratorial através da dosagem no plasma, plaquetas e urina de substâncias vasoativas como histamina, serotonina e catecolaminas. O exame mais empregado é a dosagem de ácido hidroxi-indol acético na urina que é metabólito da serotonina e, portanto, encontra-se aumentado no carcinoide. Esse exame exige restrição de vários alimentos que apresentam teor elevado de serotonina para poder ser valorizado. Em condições técnicas adequadas, valores iguais ou maiores de 25 mg/dL são diagnósticos. Atualmente, valoriza-se como superior à dosagem de ácido hidroxi-indol acético na urina a dosagem de serotonina nas plaquetas, pois não há influência alimentar nesse exame. Para o diagnóstico do tumor, obviamente são fundamentais os exames de imagem (ultrassom, tomografia computadorizada e ressonância magnética) e o exame histológico do tecido tumoral.

O tratamento fundamental é cirúrgico que pode ser curativo em lesões localizadas, mas que deve ser utilizado inclusive quando existem metástases ressecáveis do fígado. Nos casos em que a cirurgia não é possível ou não permite a retirada total das lesões, empregam-se quimioterápicos como estreptozocina, cisplatina etoposídeo e doxorubicina. Pode também empregar-se interferon alfa isoladamente ou associado a 5-fluoruracil. Para tratamento dos sintomas e mesmo para o próprio tumor empregam-se, com bons resultados, análogos da somatostatina principalmente octreotide em injeções intramusculares a cada 4 semanas.

Pênfigo paraneoplásico

Associa-se a neoplasias, particularmente linfomas (84%), destes principalmente linfoma não Hodgkin (42%), leucemia linfática crônica (29%), doença de Castleman (10%), timomas malignos e benignos (6%) e macroglobulinemia de Waldenström (6%). A associação com tumores sólidos é menos frequente (16%) e compreende carcinomas (8%) de pâncreas, de cólon, mama, próstata, língua, vagina e hepatocarcinoma e sarcomas, lipossarcomas, tumor maligno de bainha nervosa e tumor mioblástico inflamatório.

Hipertricose lanuginosa adquirida

Caracteriza-se pelo aparecimento rápido de pelos finos, longos não pigmentados tipo lanugo na face, entre os supercílios, na fronte, orelhas e nariz que podem surgir caudalmente, atingindo outras áreas pilosas exceto região pubiana, região genital e regiões palmoplantares. É frequente a associação com acantose nigricante, *tripe palms*, ictiose adquirida, queratoses seborreicas, glossite, hipertrofia das papilas gustativas e alterações do olfato e do paladar. A prognose é má, geralmente a morte sobrevindo três anos após o aparecimento da enfermidade.

Na patogenia, considera-se a possibilidade de substâncias produzidas pelo tumor causarem prolongamento da fase anágena de pelos tipo velus.

As neoplasias mais frequentemente associadas são de bexiga, mama, pulmão, útero, vesícula biliar, cólon, pâncreas, rins e linfomas. Existem relatos de casos não associados a malignidades, mas a condições como síndrome da imunodeficiência adquirida, hipertireoidismo, anorexia nervosa e drogas como fenitoína, ciclosporina, corticoides, interferon e espironolactona.

DERMATOSES EVENTUALMENTE INDICATIVAS DE NEOPLASIAS EXTRACUTÂNEAS

Prurido crônico

O prurido é definido como crônico quando persiste por mais de 6 semanas. Pode estar relacionado a malignidades internas, particularmente linfomas e, em especial linfomas de Hodgkin na qual se admite incidência de prurido crônico em cerca de 20% dos casos.

Configura o caráter paraneoplásico do prurigo crônico o surgimento previamente ou simultaneamente à definição clínica da neoplasia, seu desaparecimento com o tratamento bem-sucedido do tumor e de ocorrer sem qualquer relação de presença de células tumorais nas áreas de prurido. O aparecimento de prurido relacionado a tumores sólidos é mais raro, mas também pode ocorrer em tumores de pequenas células de pulmão, em tumores pancreáticos, insulinomas e na síndrome de neoplasias endócrinas múltiplas e em outros tumores. O prurido pode ser leve ou extremamente intenso (prurido *ferox*) e a coçagem contínua provoca erosões e escoriações e eventualmente a transformação de prurido a prurigo.

Raramente, o prurido crônico pode ser localizado como o prurido nasal associado a tumores cerebrais, em geral, de mau prognóstico. Em tumores abdominais, o prurido pode estar relacionado à colestase.

Pode ocorrer prurido aquagênico especialmente na policitemia vera, mas também em mielodisplasias, linfomas e leucemias. Pode ainda surgir prurido relacionado a neoplasias quando presente em outras manifestações paraneoplásicas como acantose nigricante, sinal de Leser-Trélat, eritrodermia ou outras condições cutâneas paraneoplásicas. Admite-se que o prurido crônico paraneoplásico seja decorrente de liberação de histamina, opioides endógenos e citocinas pelas células tumorais ou como respostas do organismo às células neoplásicas (ver Capítulo 20).

Dermatomiosite

A dermatomiosite paraneoplásica é própria de adultos e associa-se mais frequentemente com carcinoma broncogênico, adenocarcinomas de ovários e mama, e menos frequentemente com outros tumores, de pâncreas, colorretal, estômago, rins e inclusive linfomas não Hodgkin. A frequência da associação entre dermatomiosite e malignidades internas em adultos varia entre 15% e 50% nas séries estudadas. A ocorrência da dermatomiosite é anterior à diagnose do tumor em 40% dos casos, simultânea ao tumor em 26% dos casos e posterior à diagnose do tumor em cerca de 34% dos casos.

Na dermatomiosite paraneoplásica, as características cutâneas tendem a predominar sobre a miosite, havendo predomínio entre mulheres. Alguns autores acreditam que na forma paraneoplásica os níveis de creatinofocinase são mais próximos dos níveis normais, comparativamente às formas não paraneoplásicas. Por outro lado, os anticorpos antimúsculo estariam presentes menos frequentemente e a presença de vasculite digital seria mais frequente nas formas paraneoplásicas (ver Capítulo 31).

Nos casos em que há suspeita de malignidade, deve ser estabelecida vigilância de forma particularmente relevante pelo menos 3 anos após a diagnose de dermatomiosite. História de neoplasia prévia ou resposta terapêutica inadequada deve levar à suspeita de nova malignidade ou recorrência do tumor prévio. Embora o rastreamento de tumor interno seja controverso, recomenda-se pesquisa anual durante pelo menos 3 anos após o diagnóstico da dermatomiosite em todos os adultos portadores da doença. Além de apurada anamnese e exame físico completo recomenda-se investigação laboratorial de rotina com bioquímica, função renal, função hepática, hemograma completo e urina tipo I, RX de tórax, mamografia e exame ginecológico, além de outros exames subsidiários, de acordo com sintomas e sinais apresentados pelo doente. Alguns autores recomendam tomografia computadorizada toracoabdominal para homens e abdominopélvica para mulheres.

Eritrodermia

As eritrodermias primárias podem ser expressão clínica da síndrome de Sezary, forma eritrodérmica de linfoma de células T e, mais raramente manifestação associada a neoplasias internas de pulmão, estômago, mama, tireoide, esôfago, cólon, reto, próstata e trompas de Falópio, bem como outros linfomas, além dos linfomas cutâneos T e leucemias (ver Capítulo 16).

Ictiose adquirida

É rara e, quando paraneoplásica, associa-se principalmente a linfomas (70%) Hodgkin, não Hodgkin, micose fungoide, linfomas cutâneos CD30+, mieloma múltiplo, sarcoma de Kaposi, hemangopericitoma ósseo, leiomiossarcoma, carcinoma de ovário, pulmão, útero e hepatocarcinoma. A ictiose adquirida pode associar-se a outras manifestações paraneoplásicas cutâneas como *erythema gyratum repens* e dermatomiosite. Quanto aos mecanismos patogênicos, admite-se diminuição da síntese de lipídeos e alterações epidérmicas.

A ictiose adquirida pode ser consequente a doenças não neoplásicas como sarcoidose, lepra, hipotireoidismo, hiperparatireoidismo, alterações nutricionais, insuficiência renal e infecção pelo HIV. Também pode decorrer do uso de algumas medicações como ácido nicotínico, triparanol, butirofenonas, cimetidina e clofazimina (ver Capítulo 26).

Pitiríase rotunda

É uma afecção rara caracterizada pela presença de placas redondas ou ovais muito bem delimitadas, em número variável descamativas, com escamas ictiosiformes hiperpigmentadas. As localizações preferenciais são nádegas, coxas, abdome, tronco e extremidades superiores e inferiores.

Reconhecem-se dois tipos de pitiríase rotunda:

- **Tipo I:** acomete orientais e negros acima dos sessenta anos e frequentemente é manifestação paraneoplásica.
- **Tipo II:** ocorre abaixo dos 40 anos, tem caráter familiar provavelmente autossômico dominante e não se associa a malignidades.

No tipo I, paraneoplásico, as neoplasias mais frequentemente associadas são hepáticas e gástricas e ocasionalmente podem ser acompanhadas de carcinomas espinocelulares, mielomas múltiplos e leucemia mieloide crônica. A pitiríase rotunda tipo I também pode ocorrer em associação com doenças não neoplásicas, como doenças hepáticas, doenças cardíacas, doenças pulmonares, tuberculose, insuficiência renal e doenças nutricionais.

Quando paraneoplásica, o tratamento é do tumor associado. Nas demais formas, além do tratamento de possíveis patologias subjacentes, como tratamento sintomático podem usar-se topicamente retinoides, ácido salicílico e ácido láctico (ver Capítulo 26).

Dermatoses neutrofílicas

Compreendem, como dermatoses paraneoplásicas, a síndrome de Sweet e o pioderma gangrenoso especialmente em formas não típicas.

A síndrome de Sweet pode associar-se à leucemia, particularmente leucemia mieloide aguda (85% dos casos) e mais raramente (15%) a tumores sólidos, do trato genitourinário (2/3 dos casos de tumores sólidos), carcinoma de cólon, endométrio, vagina, colo do útero, ovários e mama. Nesses casos, em geral, a apresentação da síndrome se faz na forma de lesões vesicobolhosas que evolutivamente se ulceram adquirindo aspecto semelhante a pioderma gangrenoso. Em geral, a síndrome precede ou é concomitante ao tumor, mas existem casos de aparecimento após a diagnose da neoplasia.

O pioderma gangrenoso quando paraneoplásico geralmente se apresenta atípico com lesões bolhosas hemorrágicas que podem surgir concomitantemente a lesões típicas. A associação pioderma gangrenoso com neoplasias ocorre em cerca de 7% dos doentes de todas as formas de pioderma gangrenoso e, em cerca de 27% dos doentes, com formas atípicas. A malignidade mais comumente associada é a leucemia mieloide aguda e menos frequentemente mieloma múltiplo e, muito mais raramente, tumores sólidos como carcinomas de mama (ver Capítulo 34 e 51).

Retículo-histiocitose multicêntrica

É um tipo raro de histiocitose caracterizada por lesões cutâneas, mucosas e artrite. Em 50% dos casos, inicia-se por artrite, em 25% dos casos pelas lesões tegumentares e em 25% dos casos a artrite e as lesões cutâneas e/ou mucosas iniciam-se simultaneamente.

As lesões cutâneas são constituídas por pápulas e nódulos da cor da pele ou vermelho acastanhados que ocorrem especialmente na face, orelhas, dorso da mão e dos dedos, antebraços, gengivas, língua, lábios, orofaringe e pálpebras. A artrite ocorre principalmente em dedos, mãos, joelhos e ombros e pode ser bastante agressiva, com erosão das estruturas articulares, produzindo deformidades importantes. Em 20% a 30% dos casos, há associação com neoplasias, mas o caráter paraneoplásico ainda é controverso, pois não há relação com tumores específicos e não existem dados quanto à relação entre retirada do tumor e cura da dermatose. Grande quantidade de tumores tem sido registrada em associação com a retículo-histiocitose multicêntrica, mama, útero, cólon, estômago, bexiga, rins, fígado, ovários, sarcomas, melanoma e linfomas e leucemias. Também se relata associação com doenças não neoplásicas, vasculite e doenças autoimunes. Quanto ao tratamento empregam-se corticoides sistêmicos, metotrexato, azatioprina, ciclosporina e ciclofosfamida (ver Capítulo 80).

Xantoma necrobiótico

Doença histiocitária rara caracterizada por lesões cutâneas e subcutâneas que, em 80% dos casos se associa à paraproteinemia principalmente gamopatia monoclonal por IgG. Há evidente associação com mieloma múltiplo e doença linfoproliferativas, mas aparentemente o curso destas afecções é menos agressivo nesses doentes (ver Capítulo 80).

Vasculites

Admite-se que cerca de 5% dos casos de vasculite cutânea surjam associados a malignidades. Das vasculites, a mais comumente associada à neoplasia é a vasculite leucocitoclásica, mas também há relatos de associação com poliarterite nodosa, artrite de células gigantes e púrpura de Henoch-Schönlein. Das malignidades, as mais frequentemente observadas são hematológicas, mas também se observam tumores sólidos como carcinomas pulmonares, mesoteliomas pleurais, tumores do trato urinário (rins, bexiga e próstata), trato respiratório superior e mama entre outros (ver Capítulo 34).

Melanodermia

Pode ocorrer em neoplasias como carcinoma brônquico de *oat cells* por produção de substâncias MSH-símile, no melanoma disseminado por impregnação da pele por melanina e em linfomas (10% dos casos de Hodgkin e 1 a 2% dos casos de linfossarcoma e leucemias).

Paquidermoperiostose adquirida

Entidade rara caracterizada por espessamento periostal dos ossos, artralgias hiper-hidrose axilar e palmoplantar e progressivo espessamento da pele da face e couro cabeludo que apresenta o aspecto de cútis vértice girata. Há também espessamento da pele do dorso dos dedos e dorso das mãos; radiologicamente, há periostose.

Relatam-se associações com malignidades intratorácicas, carcinomas pulmonares e linfomas e outras malignidades como câncer gástrico. Nas formas paraneoplásicas, admite-se que o tumor aumente a produção de VEGF e PDGF, substâncias que favoreceriam o crescimento tissular.

Tromboflebite migratória superficial (síndrome de Trousseau)

É tromboflebite superficial recorrente que tem caráter migratório atingindo diferentes áreas, especialmente tronco, abdome e membros inferiores. O processo pode atingir as veias epigástricas, toracoepigástricas ou torácicas laterais apresentando-se como cordões indurados na parede torácica quadro que configura o que se designa **doença de Mondor**. Relaciona-se fortemente a adenocarcinomas especialmente de pâncreas e pulmão e pode surgir meses ou até mesmo anos antes do diagnóstico do tumor subjacente. Além dessas condições, relata-se a associação com doenças não neoplásicas como doença de Buerger, síndrome de Behçet, doença inflamatória intestinal, trombose venosa profunda, alterações da coagulação como deficiência de proteína C ou S, presença de anticoagulante lúpico ou deficiência do fator de Hageman.

Clinicamente, o processo se apresenta como lesões lineares eritematosas ou como nódulos eritematosos localizados no tecido subcutâneo, de caráter migratório. Cabe diagnóstico diferencial com eritema nodoso, celulite, vasculite nodular, poliarterite nodosa cutânea e linfangite. Decorre de alterações da coagulação causada por substâncias secretadas pelo tumor associado.

MANIFESTAÇÕES CUTÂNEAS DETERMINADAS PELO COMPROMETIMENTO GERAL DETERMINADO PELOS TUMORES

O acometimento geral determinado pelos tumores nos vários sistemas orgânicos também pode determinar alterações cutâneas. Por exemplo, o acometimento do sistema hematopoiético especialmente nas neoplasias hematológicas pode determinar anemia, que se traduzirá por palidez cutânea ou púrpura por plaquetopenia ou por alterações da coagulação. O acometimento do sistema respiratório poderá provocar cianose. O acometimento do sistema hepatobiliar pode causar icterícia, que provoca coloração amarelada cutâneo mucosa. Desnutrição, desidratação e caquexia da doença neoplásica avançada provocam xerose cutânea generalizada.

Na **TABELA 81.3**, estão relacionadas as principais síndromes paraneoplásicas cutâneas verdadeiras e, na **TABELA 81.4**, as dermatoses que podem associar-se a neoplasias internas.

TABELA 81.3 – Síndromes paraneoplásicas cutâneas verdadeiras

Paraneoplasia	Marcador cutâneo	Malignidade interna
Ictiose adquirida	Ictiose (escamas poligonais na pele), em geral, precede a malignidade	Doença de Hodgkin e outros linfomas
Baqueteamento digital	Aumento da convexidade da lâmina ungueal e do volume dos tecidos periungueais e espessamento das falanges distais (dedos em baquete de tambor)	A associação mais frequente é com o carcinoma broncogênico e mesotelioma da pleura
Acroqueratose paraneoplásica de Bazex	Escamas psoriasiformes sobre pele eritematosa ou violácea nos dedos das mãos, pés e nariz	Trato respiratório superior e inferior, amígdalas e esôfago
Hipertricose lanuginosa adquirida	Aumento de pelos lanugos	Pulmões, trato gastrintestinal, urinário, útero e mama
Acantose nigricante	Lesões papulosas velvéticas acastanhadas nos sulcos cutâneos	Câncer intra-abdominal, pulmão e linfomas
Sinal de Leser-Trélat	Surgimento súbito de múltiplas queratoses seborreicas, em geral, pruriginosas	Adenocarcinoma intra-abdominal (gastrintestinal em 1/3 dos casos) e linfomas em 1/5 dos casos
Tromboflebite migratória (sinal de Trousseau)	Tromboflebites em várias áreas do corpo	Pâncreas, pulmões, genitais femininos, cólon e estômago
Erythema gyratum repens	Lesões eritematoedematosas em padrão bizarro ou em faixa de zebra	Câncer do pulmão e do útero
Síndrome do glucagonoma (eritema necrolítico migratório)	Erupção com lesões vesicopustulosas e bolhosas com erosões sobre base eritematosa de localização preferencial nas áreas intertriginosas, inguinocrurais e perigenitais, além de crostas psorisiformes **(FIGURA 81.11)**	Pâncreas (malignidade em 80% dos casos)
Paquidermoperiostose	Aumento de volume das extremidades e acentuação das pregas cutâneas da face	Carcinoma broncogênico
Pênfigo paraneoplásico	As lesões variam desde vesículas, bolhas, eritema, pápulas, erosões cutâneas e mucosas e lesões tipo eritema polimorfo-símile	Em geral, ocorrem linfomas não Hodgkin ou leucemia linfocítica crônica. Outros como leucemia mieloide aguda, carcinoma espinocelular pulmonar, sarcomas e tumores benignos como timoma, macroglobulinemia de Waldenström e pseudotumor de Castelman têm sido relatados
Síndrome de Howel-Evans-Clark	Queratodermia palmoplantar. Precede em geral a malignidade. É de herança autossômica dominante	Carcinoma do esôfago (95% dos pacientes)

TABELA 81.4 – Dermatoses que podem associar-se a neoplasias internas

Dermatose	Marcador cutâneo	Malignidade interna
Eritema anular centrífugo	Eritema figurado anular ou arciforme com ou sem escamação	Mieloma múltiplo, ovário e brônquios
Dermatite herpetiforme	Vesículas agrupadas em arranjo herpetiforme na pele, pruriginosas, localizadas preferencialmente nos cotovelos, joelhos, região lombossacral e dorso	Associada eventualmente com carcinoma da tireoide
Papilomatose oral florida	Pápulas esbranquiçadas verrucosas na boca	Trato gastrintestinal
Dermatomiosite	Ver capítulo sobre doenças do tecido conectivo	Pulmões, mamas, trato gastrintestinal e ovário
Pênfigo vulgar	Lesões bolhosas e erodidas na pele e acometimento mucoso. Sinal de Nikolsky positivo	Timoma.
Amiloidose sistêmica primária	Petéquias, equimoses, púrpura periorbital, lesões esclerodermiformes nas mãos e pés, macroglossia, lesões bolhosas, pápulas e placas papulosas em áreas flexurais, sulcos nasolabiais	Mieloma múltiplo
Sarcoidose	Pápulas ou nódulos com cor de geleia de maçã	Linfoma
Vitiligo	Lesões acrômicas em idosos	Trato gastrintestinal e vesícula biliar
Prurido	Prurido resistente à terapêutica	Doença de Hodgkin e outros cânceres
Urticária crônica	Urticas com curso da doença superior a 6 semanas	Pode relacionar-se com diversas neoplasias internas (ginecológico, urológico, gastrintestinal e pulmões)
Dermatoses neutrofílicas agudas	Síndrome de Sweet, pioderma gangrenoso e vasculite leucocitoclástica	Leucemia, mieloma múltiplo e outros. Na síndrome de Sweet, as malignidades principalmente hematológicas desenvolvem-se em 20% dos pacientes. Formas bolhosas ou atípicas de pioderma gangrenoso podem ocorrer associadas a mieloma múltiplo e leucemia mieloide aguda. Cerca de 7% dos casos de pioderma gangrenoso podem relacionar-se às malignidades como as já citadas e também genitourinárias, mama, pulmão, ovários e carcinoide
Eritromeralgia	Extremidades eritematosas, quentes e dolorosas atenuados pelo frio ou elevação do membro	Em cerca de 20% dos casos ocorrem malignidades associadas, especialmente desordens mieloproliferativas com trombocitose. Em geral esses pacientes têm policitemia vera ou trombocitemia essencial
Dermatite esfoliativa (eritrodermia)	Eritema e descamação generalizada que envolve cerca de 90% da superfície corpórea, de curso crônico	Cerca de 4 a 21% das eritrodermias tem associação com malignidade interna. Linfoma, leucemia, mama, pulmão, fígado e outros
Porfiria cutânea tarda	Vesículas e bolhas nas mãos e antebraços, hipertricose facial	Fígado e outros órgãos
Retículo-histiocitose multicêntrica	Pápulas acastanhadas ou amareladas periungueais, cotovelos, orelhas e poliartrite mutilante	Trato gastrintestinal, tireoide, pulmões, fígado, ovários e sarcomas. A malignidade interna ocorre em torno de 25% dos pacientes com RM
Urticária pigmentosa (mastocitose)	Máculas acastanhadas que urticam à curetagem metódica de Brocq em adultos	Plasmocitoma, tumores do colo

(Continua)

TABELA 81.4 – Dermatoses que podem associar-se a neoplasias internas (*Continuação*)

Dermatose	Marcador cutâneo	Malignidade interna
Paniculite pancreática	Febre, sinovite e nódulos subcutâneos	Pâncreas
Pitiríase rotunda	Escamas ovaladas e hipercrômicas em indivíduos negros dispostas no tronco, nádegas e tornozelos	Malignidades em cerca de 6% dos pacientes, como o carcinoma hepatocelular, gástrico, leucemia e o mieloma múltiplo
Doença de Paget extramamária	Lesões eczematosas infiltradas nas axilas, virilhas ou área perineal, pruriginosas ou dolorosas	Em casos com localização na vulva está associado com malignidade urogenital interna. A doença de Paget extramamária está associada à adenocarcinoma de anexos cutâneos ou malignidade interna em órgão próximo à área cutânea afetada

PARTE XV
DERMATOSES EM ESTADOS FISIOLÓGICOS

CAPÍTULO 82
DERMATOSES DO NEONATO

O período neonatal se estende desde o nascimento até o 28º dia de vida.

Nesse período, a pele do recém-nascido (RN) sofre várias modificações para adaptar-se da vida intrauterina para a vida no meio exterior.

As alterações cutâneas verificadas nesse período compreendem desde processos temporários causados por mecanismos fisiológicos até quadros permanentes decorrentes de enfermidades graves.

A PELE DO RECÉM-NASCIDO

Em relação à pele do adulto, há algumas diferenças estruturais e, principalmente, funcionais (TABELA 82.1).

Por apresentarem uma barreira cutânea imatura, a absorção percutânea no RN é maior, principalmente nas regiões axilares, inguinais, retroauriculares e bolsa escrotal.

Os prematuros (idade gestacional inferior a 37 semanas) têm permeabilidade cutânea ainda maior que os RN a termo (idade gestacional de 37-41 semanas e 6 dias). Após 3 semanas de vida, essa diferença não é mais observada. A relação superfície/peso corporal em relação ao adulto é três vezes maior no RN a termo e sete vezes maior no prematuro. Desse modo, é necessária precaução com a utilização de substâncias tópicas em áreas extensas da pele da criança, principalmente nos prematuros. Em recém-nascidos, o cuidado deve ser especial, pois a absorção está aumentada em toda a superfície corporal.

A resposta sudoral apresenta-se, de início, incompleta no RN, devido à diminuição da atividade das glândulas écrinas nesse período, tendendo à normalização a partir do sétimo dia nos RN a termo. Nos prematuros, essa resposta torna-se adequada somente a partir do 30º dia.

TABELA 82.1 – Características estruturais e funcionais da pele e dos anexos cutâneos do adulto e dos RN termo e pré-termo.

Característica da pele	Adulto	RN termo	RN pré-termo	Relevância
Espessura da epiderme	50 μm	50 μm	27,4 μm	Permeabilidade a agentes tópicos Aumento da perda de água transepidérmica
Coesão intercelular	Normal	Normal	Diminuída	Maior tendência à formação de bolhas
Derme	Normal	Diminuição de fibras colágenas e elásticas	Diminuição acentuada de fibras colágenas e elásticas	Diminuição da elasticidade
Melanossomos	Normal	Diminuídos	Diminuição acentuada	Aumento da fotossensibilidade
Glândulas écrinas	Normal	Atividade diminuída por 7-10 dias Controle neurológico diminuído por 2-3 anos	Anidrose	Diminuição da resposta térmica ao estresse
Glândulas sebáceas	Normal	Normal	Normal	Propriedades de barreira, ação lubrificante e antibacteriana
Cabelo	Normal	Diminuição dos cabelos terminais	Lanugo persistente	Auxilia a definir a idade gestacional

Adaptada de Cohen[1] e Ness e colaboradores.[2]

O tecido adiposo marrom, ausente no adulto, pode ser encontrado em algumas regiões do RN, como interescapular, cervical e abdominal. Esse tecido tem função no controle da temperatura após o nascimento, por meio da oxidação dos ácidos graxos.

Nos cuidados diários do RN, deve-se evitar a destruição do manto ácido que o reveste, já que esse manto é provido de propriedades bactericidas. Assim, os banhos com sabonetes alcalinos devem ser evitados, dando-se preferência aos banhos rápidos com água morna. Não é recomendado usar cremes ou loções que podem alterar o manto ácido protetor e, consequentemente, aumentar a absorção percutânea.

Diversas substâncias têm sido relacionadas como causa de toxicidade por absorção percutânea nos RN, principalmente nos prematuros. Entre elas, salientamos: fenol, ácido bórico, ácido salicílico, epinefrina, corticoides, neomicina, ureia, estrogênios, hexaclorofeno, γ-benzeno hexacloreto (lindano), iodo-povidine, sabões iodados, corantes com anilina, álcool benzílico e clorexidine. Portanto, essas substâncias devem ser evitadas no RN.

ALTERAÇÕES CUTÂNEAS

TRANSITÓRIAS

É frequente o surgimento de fenômenos transitórios na pele do RN, os quais, em geral, desaparecem espontaneamente, sem necessidade de tratamento.

Verniz caseoso

Ao nascimento, a pele da criança está recoberta por substância graxenta, de coloração esbranquiçada, denominada **verniz caseoso**, composta por células epidérmicas descamadas, lipídeos, água e secreções sebáceas. Sua função está relacionada com a lubrificação, facilitando a passagem pelo canal do parto. Atribuem-se, também, propriedades bactericidas, de termorregulação, hidratação e cicatrização e, por esse motivo, recomenda-se não removê-lo, deixando que seu desaparecimento ocorra espontaneamente em alguns dias. É mais espesso no RN a termo que no pós-termo (idade gestacional de 42 semanas ou maior), o qual nasce com a superfície da pele mais lisa.

Lanugem

A pele do RN pode ser recoberta por pelos finos, não pigmentados e com pouco potencial para crescimento, que são denominados lanugem. São mais abundantes nos RN pré-termo, embora os RN nascidos com menos de 24 semanas de idade gestacional não apresentem lanugem. Estão localizados, mais frequentemente, na região dorsal, ombros e face. A lanugem desaparece nas primeiras semanas, sendo substituída por pelos velos durante os primeiros meses de vida.

Uma alteração de herança autossômica dominante rara que deve ser diferenciada é a hipertricose lanuginosa congênita, em que toda a pele glabra é recoberta por lanugem levemente pigmentada e mais longa.

A presença de tufos de cabelos sobre a região lombossacral do RN sugere uma malformação subjacente, como espinha bífida oculta, fístula ou tumor.

Alopecia fisiológica

Cabelos terminais estão presentes no couro cabeludo da maioria dos neonatos, em quantidade variável. Esses cabelos se convertem em pelos velos hiperpigmentados durante o primeiro ano de vida. Cabelos terminais maduros crescem geralmente após um ano e meio de vida.

Alopecia occipital pode ocorrer nos primeiros meses de vida por trauma gerado pela fricção dos cabelos no travesseiro, mas principalmente por eflúvio telógeno.

Descamação fisiológica

É a alteração mais comum do RN. Durante as primeiras semanas de vida, pode ocorrer descamação fisiológica caracterizada por escamas finas e não aderentes, principalmente nos tornozelos, mãos e pés. Nas crianças pós-termo, essa descamação costuma ser mais intensa.

Icterícia fisiológica

É outro achado comum nos RN, que, geralmente, se inicia em torno do 2º dia de vida. Ocorre em 60% dos RN a termo e em 80% dos prematuros. É devida ao acúmulo de bilirrubina indireta na pele e involui espontaneamente em poucos dias.

Puberdade em miniatura

Em função da passagem de hormônios placentários e maternos, o RN pode desenvolver quadro clínico semelhante ao induzido por hormônios durante a puberdade e gestação. A hiperpigmentação da linha alba, da bolsa escrotal e da genitália externa são as alterações mais observadas, principalmente nas crianças melanodérmicas. Pode ocorrer aumento do tamanho dos genitais e hipertrofia mamária. Regride em dias ou semanas.

ALTERAÇÕES DA COLORAÇÃO

Coloração em arlequim

Esta alteração não deve ser confundida com o feto ou ictiose arlequim, que é uma forma grave de ictiose. Na alteração da coloração em arlequim, observa-se que, com a criança em decúbito lateral, o hemicorpo em contato com o leito fica eritematoso, enquanto o lado oposto torna-se pálido. O quadro evolui em surtos, de 30 segundos a 20 minutos, é mais frequente entre o 2º e o 5º dias de vida e, geralmente, remite em até 3 semanas. Esse fenômeno ocorre provavelmente em função da imaturidade do centro hipotalâmico que controla o tônus dos vasos sanguíneos periféricos.

Acrocianose

A acrocianose, fenômeno normal nos RN, resulta do acúmulo de sangue venoso nas mãos e nos pés e pode ser revertida pelo aquecimento. Porém, deve-se ter atenção se houver cianose importante nas extremidades após as primeiras 48 horas de vida, pois pode ser um sinal patológico não específico. Cianose durante o choro pode ser normal e ocorre por uma elevação transitória da resistência vascular pulmonar, com desvio de sangue da direita para a esquerda.

É essencial descartar cianose central no neonato, sendo a presença de coloração azulada da língua um dos sinais. Esse achado exige investigação urgente, a fim de afastar cardiopatias congênitas e doenças pulmonares.

Cútis marmorata fisiológica

São manchas produzidas pela dilatação de capilares e vênulas superficiais da pele, conferindo um aspecto reticulado de coloração marmórea ou azulada. Essas lesões são frequentes nos membros inferiores do RN, principalmente quando expostos ao frio, sendo mais observadas nos prematuros (**FIGURA 82.1**). O quadro é fisiológico, transitório e tende a melhorar com o aquecimento da pele. Deve ser diferenciado da cútis marmorata telangiectásica congênita, que persiste geralmente até o segundo ano de vida, não melhora com aquecimento e pode cursar com ulceração e atrofia na área envolvida.

Hiperplasia sebácea (*milium* sebáceo)

São pápulas pequenas e esbranquiçadas localizadas na abertura do folículo pilossebáceo, no dorso nasal, lábio superior, fronte e região malar (**FIGURA 82.2**). Representa hiperatividade sebácea por estímulo androgênico, não sendo necessário tratamento, já que desaparece após algumas semanas. É acompanhada por *milia* em 50% dos casos.

Milia

Representam cistos de inclusão epidérmicos puntiformes que se originam do aparelho pilossebáceo dos pelos velos. São achados frequentes e se apresentam como micropápulas esbranquiçadas de 1 a 2 mm, principalmente no nariz, fronte, regiões malares e região mentoniana. Ocorre em mais de 50% dos RN a termo e regridem espontaneamente, normalmente no 1º mês de vida.

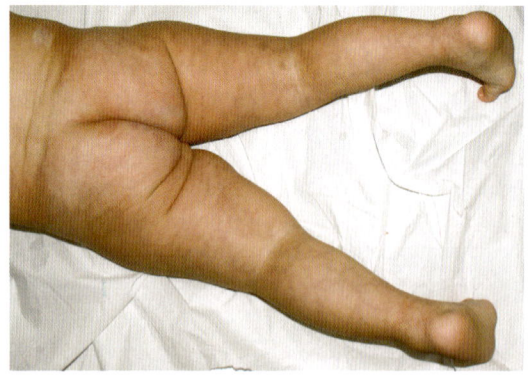

FIGURA 82.1 – Cútis marmorata fisiológica em RN a termo.

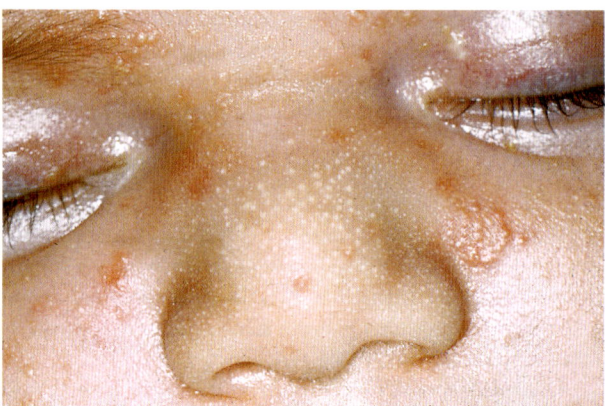

FIGURA 82.2 – Hiperplasia sebácea do RN. Lesões papulosas no dorso nasal.

Manchas ao nascimento

Denominadas popularmente de "marcas de nascença", podem ser observadas desde o nascimento ou nos primeiros dias ou semanas de vida.

Manchas vasculares

São geralmente detectadas ao nascimento e nem sempre involuem. A mais comum é a mancha salmão que ocorre em mais de 50% dos RN. São lesões de coloração rosada ou avermelhada que se localizam na nuca, glabela, região nasolabial e/ou pálpebras. Acentuam-se quando a criança chora. A maior parte desaparece na infância, porém as da nuca frequentemente persistem até a idade adulta.

As manchas vinho do Porto também são planas, de coloração vinhosa, geralmente unilaterais, que ocorrem principalmente na face. Como são malformações vasculares, não apresentam nenhum sinal de regressão durante a vida. O diagnóstico diferencial principal é com os hemangiomas, que no RN podem se manifestar como máculas angiomatosas ou anêmicas, com telangiectasias, que aumentam de tamanho a partir da 3ª ou 5ª semanas de vida, tornando-se elevadas. Os hemangiomas, na maioria das vezes, involuem até os 5 a 7 anos de idade.

Manchas hiperpigmentadas

Estão presentes em 4% dos RN. Existem vários tipos, que serão abordados em outros capítulos. Os principais são:

- **Manchas café com leite:** máculas acastanhadas, com pigmentação homogênea, de diferentes tamanhos, geralmente localizadas no tronco ou extremidades. Podem estar presentes ao nascimento, mas vão aumentando em número com o crescimento da criança. Muitas vezes, são um achado isolado, mas também estão associadas a doenças, como a neurofibromatose tipo 1, diagnóstico que deve ser pesquisado quando há mais do que cinco lesões.
- **Nevos congênitos:** máculas, pápulas ou placas acastanhadas ou enegrecidas, com ou sem pelos, presentes, em geral, ao nascimento. Podem ser pequenos, médios ou gigantes (**FIGURA 82.3**).

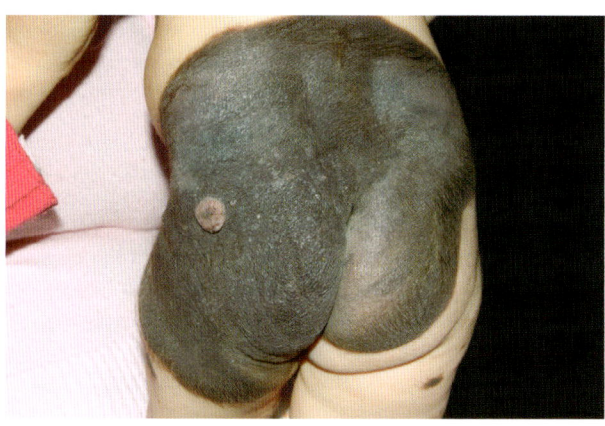

FIGURA 82.3 – Nevo melanocítico congênito gigante, em padrão "calção de banho".

- **Nevos de Ota, Ito, *spilus*.**
- **Hipermelanose nevoide:** mácula hipercrômica, seguindo as linhas de Blaschko, aumentam até o 2º ano de vida e não têm associação com outras doenças.
- **Mancha mongólica:** máculas acastanhadas ou azul-acinzentadas, geralmente localizadas na região lombossacral e glútea, podendo estender-se para os ombros e extremidades. Em geral, poupa a face, superfícies flexoras, as palmas das mãos e plantas dos pés. É composta por células pigmentadas presentes na derme profunda, que, histologicamente, assemelham-se ao nevo azul e aos nevos de Ota e Ito. É a mais comum de todas as manchas do RN, principalmente em nosso meio, sendo mais frequente nas raças amarela e negra. Evolutivamente, tendem a aumentar em tamanho e tonalidade até o 1º ou 2º ano de vida, regredindo espontaneamente durante a infância na maioria dos casos.
- **Hipermelanose nevoide linear e espiralada:** máculas hiperpigmentadas, reticuladas e em espiral, localizadas nas **linhas de Blaschko**, sem sinais de inflamação ou atrofia prévios. As lesões localizam-se principalmente no tronco e nas extremidades, poupando as palmas das mãos, plantas dos pés e mucosas. O aparecimento das lesões costuma ser observado nas primeiras semanas de vida, com progressão por um a dois anos e posterior estabilização, podendo tornar-se menos evidentes em alguns pacientes ao longo dos anos. Podem ocorrer outras alterações associadas, como anormalidades esqueléticas, doenças do sistema nervoso central, doenças cardíacas congênitas, atraso psicomotor, surdez e braquidactilia (encurtamento dos dedos da mão).

Manchas hipopigmentadas

São menos comuns que as hiperpigmentadas. Serão abordadas em outros capítulos, sendo as seguintes as mais frequentes:

- **Nevo despigmentoso ou hipocrômico:** mácula hipocrômica, geralmente unilateral e solitária, de tamanhos variados.
- **Mancha em folha:** presentes ao nascimento, geralmente no tronco ou extremidades, não tendo alteração de tamanho ou forma com o desenvolvimento da criança. Quando houver mais de uma lesão, é um alerta para a pesquisa do complexo esclerose tuberosa.
- **Manchas hipocrômicas seguindo as linhas de Blaschko (antiga incontinência pigmentar acromiante):** são máculas hipocrômicas localizadas nas linhas de Blaschko no tronco e extremidades. Hipomelanose de Ito deve ser considerada quando houver acometimento de outros órgãos, além da pele, sendo o mais frequentemente envolvido o sistema nervoso central, com atraso cognitivo e epilepsia.

Se ao nascimento estiverem presentes grandes máculas hipopigmentadas na face e no tronco, doenças como piebaldismo e síndrome de Waardenburg devem ser consideradas.

ALTERAÇÕES DO DESENVOLVIMENTO INTRAUTERINO

Aplasia cútis

Dermatose rara, geralmente esporádica, caracterizada por lesões solitárias ou em pequeno número, bem delimitadas, arredondadas ou ovaladas, mais frequentemente localizadas na linha média do crânio, podendo, porém, ocorrer em qualquer parte do corpo, como membros, face e região glútea. Geralmente são ulceradas ao nascimento ou já se apresentam atróficas e cicatriciais, levando à alopecia. A regressão é espontânea, deixando cicatriz. Na maioria dos casos, ocorre como defeito isolado, embora possa estar associada com síndrome de Adams-Oliver e trissomia do cromossomo 13 (ver Capítulo 69).

Fístulas ou cistos

Ocorrem por alteração no desenvolvimento intrauterino. Os cistos branquiais ocorrem na área pré-auricular, por alteração no desenvolvimento do sistema branquial embrionário. Os cistos tiroglossos, na parte anterior do pescoço, decorrem de falha na obliteração do ducto embriônico tiroglosso. Os cistos broncogênicos, no mediastino ou tórax, são raros (ver Capítulo 69).

Síndrome das bandas amnióticas

Anomalia rara, congênita, com várias manifestações desfigurantes e incapacitantes, podendo levar até ao aborto espontâneo. Tem incidência de 1:1.200 a 1:15.000 nascidos vivos. Um grande espectro de deformidades clínicas pode ser observado, que varia desde simples anéis de constrição a grandes defeitos. Esses defeitos podem ser: craniofaciais, viscerais (cardíacos, hérnia diafragmática congênita, agenesia renal, malformações genitais internas, atresia anal e holoprosencefalia), sendo muito frequentes deformidades dos membros inferiores, como constrições anulares assimétricas, atrofia distal, amputações intrauterinas congênitas, sindactilia e acrossindactilia (sindactilia fenestrada), luxação congênita do quadril, pseudoartrose da tíbia e pé torto congênito.

ALTERAÇÕES CUTÂNEAS DEVIDAS A TRAUMAS PRÉ OU PÓS-PARTO

Logo após o nascimento, é comum observarem-se lesões eritematosas, erosões e lacerações ou equimoses em consequência a traumatismos sofridos pelo RN durante o parto, principalmente quando houve auxílio do fórceps.

Algumas situações, no entanto, são diretamente relacionadas com a passagem pelo canal do parto ou à cesariana. A maioria dessas alterações evolui satisfatoriamente, sem deixar sequelas.

Bossa sero-sanguínea (*caput succedaneum*)

Manifestação traumática mais comum. É caracterizada pela deformidade da cabeça, que aparece logo após o parto, devido ao edema ou hemorragia do tecido subcutâneo, produzido pela pressão exercida pelo útero e parede vaginal sobre o crânio do RN. Apresenta-se como tumefação difusa que pode se estender além dos limites das suturas cranianas. Não é necessário tratamento, já que o edema regride em poucos dias e a deformidade craniana, um pouco mais tarde.

Céfalo-hematoma

Representa uma complicação frequente (1,5% dos partos). É caracterizado por hemorragia subperióstea e está limitado, frequentemente, à superfície de um osso craniano, geralmente os parietais, mas pode ser observado nos ossos occipital ou frontal. Diferentemente do *caput succedaneum*, esse aumento de volume não ultrapassa a linha média, pois não transpõe as suturas ou a fontanela. Clinicamente, observam-se massas tumorais sem alteração da cor da pele, localizadas nas regiões acima descritas. Não estão presentes ao nascimento, mas, como o sangramento periósteo ocorre lentamente, a tumefação começa a ser notada nas primeiras horas e vai aumentando nos primeiros dias de vida. Na maioria das vezes, há regressão espontânea após 2 semanas a 3 meses, não sendo necessário tratamento.

Lesões causadas por iatrogenia

Lesões cicatriciais na pele do RN podem decorrer de procedimentos médicos para diagnóstico pré-natal, como amniocentese, biópsia de vilosidades coriônicas ou biópsia fetal. São caracterizadas por pequenas depressões, geralmente múltiplas, localizadas preferencialmente no tronco e extremidades. Em certos casos, há laceração ou hemorragias cutâneas. Podem ocorrer malformações mais graves quando há sangramento intra-amniótico após a amniocentese, o que interfere no desenvolvimento do feto. Com o uso da ecografia para acompanhar esses procedimentos, as complicações têm diminuído nos últimos anos, ocorrendo em cerca de 1% dos casos.

Lesões na pele podem ser ocasionadas pelos cuidados em unidade neonatal, como lacerações ou erosões por adesivos (esparadrapos) e eletrodos, além de edema ou equimoses devido à utilização de soros.

Bolhas por sucção

São caracterizadas por uma ou duas bolhas não inflamatórias, de conteúdo seroso, que se transformam em erosões, geralmente localizadas no antebraço, dedos ou lábio superior. Presentes ao nascimento, são provocadas por sucção pelo feto no ambiente intraútero. Tipicamente, o neonato é observado sugando excessivamente as áreas envolvidas. A resolução é espontânea e sem sequelas, ocorrendo em alguns dias a semanas.

DERMATOSES INFLAMATÓRIAS

Durante o período neonatal, o RN pode desenvolver quadros inflamatórios, a maioria desaparecendo em semanas ou meses.

Miliária

Quadro muito frequente no RN, devido a uma parcial obstrução dos ductos sudoríparos em função de sua imaturidade, e também pela exposição do RN a fatores que aumentam a transpiração, como roupas justas e quentes e ambientes com baixa ventilação. É mais comum nos prematuros, em locais de climas mais quentes ou quando os RN ficam em incubadoras. Não está presente ao nascimento, sendo mais frequente na 1ª ou 2ª semana de vida.

São descritos três tipos de miliária: cristalina, rubra e profunda.

A miliária **cristalina** é caracterizada por pequenas vesículas de conteúdo claro e que se rompem facilmente, deixando uma descamação furfurácea. O quadro é acompanhado de prurido. A obstrução do ducto sudoríparo ocorre mais superficialmente e a vesícula é subcórnea.

Já na miliária **rubra**, que é a forma mais frequente, a obstrução é mais profunda, na porção média da epiderme. Ocorre extravasamento de suor na derme, o que leva ao processo inflamatório. Clinicamente, a miliária rubra manifesta-se como pápulas eritematosas, pruriginosas e agrupadas, em áreas de maior transpiração, como as regiões cervical, axilar e o couro cabeludo. Com a evolução da miliária rubra, micropústulas podem surgir na parte central do eritema, sendo então denominada de miliária pustulosa.

A miliária **profunda**, que afeta as estruturas mais profundas do ducto sudoríparo, muito raramente é observada no RN.

A conduta terapêutica na miliária é baseada principalmente na orientação precisa dos pais, no sentido de abrandar, ao máximo, os fatores que aumentam a transpiração, como agasalhar-se com excesso de roupas e frequentar ambientes com baixa ventilação. Topicamente, deve-se evitar o uso de pomadas, dando preferência ao amido de milho, aplicado várias vezes ao dia.

Eritema tóxico

É uma alteração transitória da pele do RN, caracterizada pela presença de pápulas amareladas sobre base eritematosa, muito semelhante à picada de pulga ou à miliária rubra. Pode também haver pústulas. Está localizado preferencialmente no tronco e face (FIGURA 82.4). Sua etiologia permanece desconhecida. O diagnóstico é clínico, mas, se houver necessidade, pode ser confirmado pelo exame microscópico do conteúdo da pústula que é rico em eosinófilos. Eosinofilia periférica também pode estar presente. O quadro se inicia geralmente do primeiro ao 15º dia de vida e o neonato mantém bom estado geral. Não há necessidade de tratamento, já que desaparece espontaneamente, ao longo de 5 a 7 dias, embora possam ocorrer episódios recorrentes por semanas.

Melanose pustulosa transitória

Doença frequente, ocorrendo em cerca de 5% dos neonatos da raça negra e em menos de 1% dos da raça branca. A etiologia é desconhecida e o quadro clínico é caracterizado pela presença de lesões vesicopustulosas que se rompem em 1 a 3 dias, formando escamas delicadas e esbranquiçadas, e por máculas hiperpigmentadas que persistem por semanas ou meses. Não há sintomatologia sistêmica, e as lesões podem ocorrer em todas as áreas do corpo, inclusive palmas das mãos e plantas dos pés. O diagnóstico diferencial deverá ser feito com o eritema tóxico, impetigo estafilocócico, candidíase congênita, miliária e acropustulose infantil. Diferentemente do eritema tóxico, está sempre presente ao nascimento como pústulas ou já como manchas e não há eritema ao redor das lesões. O tratamento não é necessário, pois o quadro regride espontaneamente em semanas.

Necrose gordurosa subcutânea do RN

É uma hipodermite benigna e autolimitada, de etiologia desconhecida. O quadro inicia-se entre a 1ª e a 6ª semanas de vida, em bebês geralmente saudáveis, com a presença de eritema e edema, com posterior evolução para placas e nódulos de consistência endurecida, bem delimitados e não aderente aos planos profundos (FIGURA 82.5). Essas lesões estão

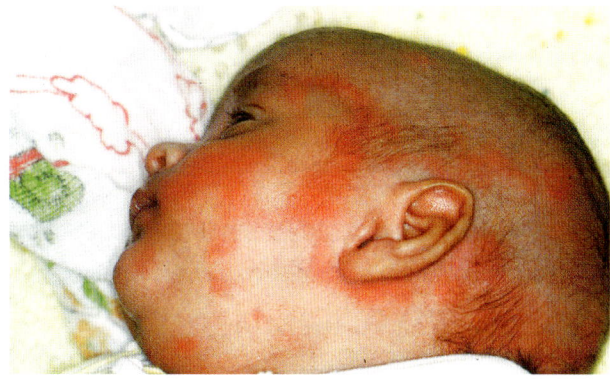

FIGURA 82.4 – Eritema tóxico. Lesões eritematopapulosas na face.

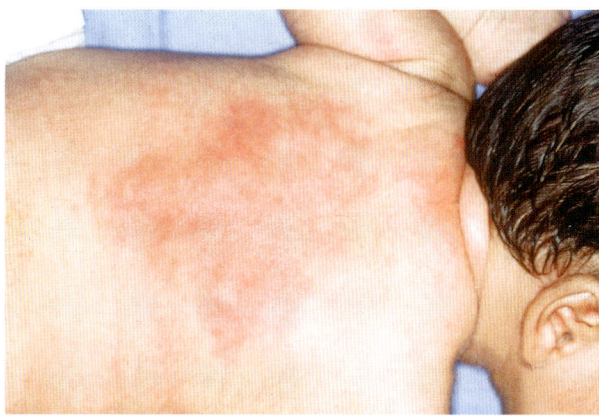

FIGURA 82.5 – Necrose gordurosa subcutânea. Placa infiltrada na região do dorso do RN.

localizadas preferencialmente na região dorsal, ombros, pernas e região glútea. O diagnóstico é confirmado pelo exame histológico, que mostra áreas de necrose do tecido celular subcutâneo, com presença de células inflamatórias e gigantócitos de corpo estranho. O tratamento deve ser expectante, já que, na maioria das vezes, há regressão espontânea em semanas ou poucos meses. As lesões em que há flutuação devem ser aspiradas para evitar infecção secundária. O cálcio sérico deve ser monitorado pelo potencial desenvolvimento de hipercalcemia nas primeiras 6 semanas de vida (Capítulo 32).

Dermatite seborreica

Doença inflamatória comum, caracterizada por eritema e escamas graxentas, localizadas preferencialmente no couro cabeludo, podendo afetar ainda a face, regiões pré e retroauriculares, região cervical, tronco e região das fraldas nos bebês. A dermatite seborreica da infância costuma apresentar as primeiras manifestações durante o 1º mês de vida e ser autolimitada, resolvendo-se em semanas a meses (Capítulo 16).

Pustulose cefálica neonatal

Caracteriza-se pelo aparecimento, durante o 1º mês de vida, de pústulas e papulopústulas não foliculares, localizadas na face e região cervical. Acredita-se que seja causada por uma resposta inflamatória desencadeada pelo fungo *Malassezia furfur*. Diferentemente da acne neonatal, não se observam comedões ou pápulas inflamatórias. As lesões involuem espontaneamente em poucos meses, embora tratamento com antifúngico tópico possa ser instituído para melhora mais rápida.

Acne neonatal

Geralmente está presente desde o nascimento ou nas primeiras semanas de vida. Clinicamente, o quadro é polimorfo, caracterizado pela presença de comedões, pápulas eritematosas e pústulas, raramente com cistos, localizados nas regiões zigomáticas, mentonianas e dorso nasal (FIGURA 82.6). É mais

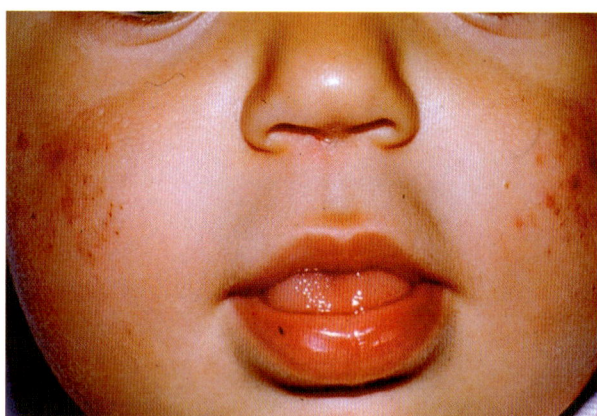

FIGURA 82.6 – Acne neonatal. Pápulas eritematosas, pústulas e comedões nas regiões malares do RN.

frequente no sexo masculino, por provável estimulação da glândula sebácea pelos hormônios, tanto do neonato como da mãe. O quadro costuma ser leve e autolimitado, ocorrendo involução espontânea em até três meses, sem deixar cicatrizes. Dessa forma, não costuma ser necessário tratamento.

Lúpus neonatal (LN)

Rara condição do neonato, caracterizada pela presença de lesões cutâneas associadas ao bloqueio cardíaco congênito.

A grande maioria das mães dos pacientes com LN apresenta anticorpo Anti-Ro (SS-A) positivo e menos frequentemente anti-La (SSB) ou anti-U1 RNP. No momento do nascimento, elas podem ou não apresentar doença ativa. Em 60% dos casos, as mães apresentam achados clínicos de síndrome de Sjögren ou lúpus eritematoso sistêmico.

As manifestações extracutâneas do LN, além do bloqueio cardíaco, incluem hepatopatia transitória e trombocitopenia.

Do ponto de vista dermatológico, as alterações surgem nos primeiros dias de vida, caracterizadas por placas eritematosas bem definidas, localizadas em qualquer parte do corpo, mas, preferencialmente, em áreas fotoexpostas. Essas lesões, algumas vezes, assumem aspecto anular, policíclico, muito semelhante às observadas no lúpus cutâneo subagudo (FIGURA 82.7). Na face podem se dispor ao redor dos olhos e nariz, configurando o aspecto "em máscara". Ao involuírem, essas lesões geralmente não deixam cicatrizes, mas, algumas vezes, podem deixar cicatrizes atróficas semelhantes às do lúpus eritematoso discoide (FIGURA 82.8).

O diagnóstico é clínico e pode ser confirmado pelos antecedentes maternos, pela sorologia (anti-Ro SS-A) e, eventualmente, pelo exame histopatológico da lesão.

As lesões cutâneas involuem em torno de 6 meses. Durante esse período, deverá se evitar a exposição solar. Recomenda-se hidrocortisona tópica, se o quadro for muito intenso, por curto período. É de importância que esses pacientes com LN sejam acompanhados, pois apresentam predisposição a desenvolver lúpus sistêmico na adolescência ou na vida adulta (Capítulo 31).

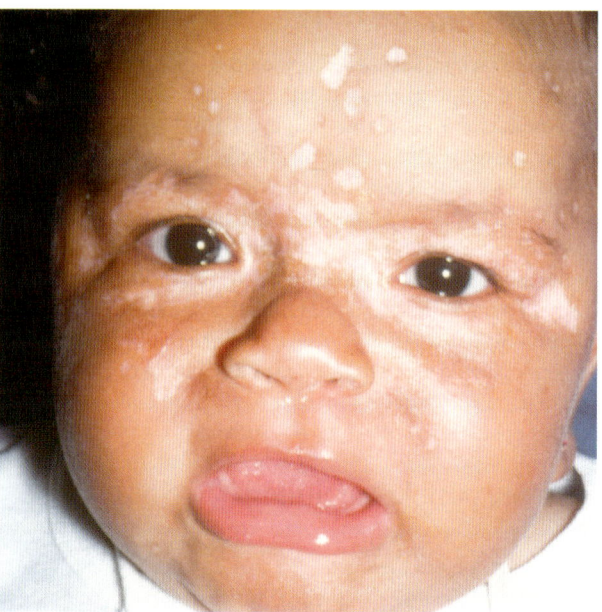

FIGURA 82.7 – Lúpus neonatal. Lesões eritematosas na região malar direita e dorso nasal. Lesões atróficas difusas na face.

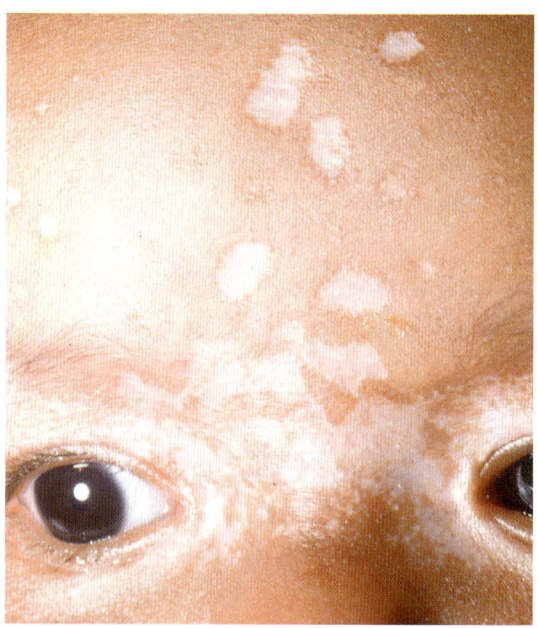

FIGURA 82.8 – Lúpus neonatal. Maior detalhe das lesões atróficas e cicatriciais na região frontal e glabelar.

DOENÇAS INFECCIOSAS DO RECÉM NASCIDO

TOXOPLASMOSE CONGÊNITA

A toxoplasmose é causada pelo *Toxoplasma gondii*, protozoário intracelular obrigatório, sendo os felinos os hospedeiros definitivos.

Os principais fatores de risco para a toxoplasmose congênita são: mãe com história de contato com locais contaminados com fezes de gatos, ingestão de leite não pasteurizado, ingestão de carne malcozida e contato com carne ou ovos crus.

A gestante infectada transmite a doença ao feto em 40% dos casos. A taxa de transmissão é maior quanto mais tardia for a infecção na gravidez. Em 80% dos casos, a toxoplasmose congênita é assintomática. Em 20%, a infecção durante a gestação pode levar o feto ao óbito ou causar graves alterações, como coriorretinite bilateral, microcefalia, hidrocefalia, alterações do sistema nervoso central, retardo mental, pneumonia intersticial, hepatoesplenomegalia, linfadenopatia e manifestações gastrintestinais.

As alterações cutâneas ocorrem em 25% dos casos e são caracterizadas por erupção maculopapulosa, petéquias e equimoses. Podem estar presentes ao nascimento ou somente se iniciar nas primeiras semanas de vida. O quadro dura aproximadamente 3 semanas. Quando a infecção é adquirida recentemente, o RN apresenta lesões que se assemelham a roséola, urticária ou eritema polimorfo.

O diagnóstico é feito por meio de reações sorológicas para detecção de anticorpos IgG, IgA e IgM e isolamento do parasita no sangue, líquido cefalorraquidiano, placenta ou líquido amniótico. A reação em cadeia de polimerase (PCR) também permite fazer o diagnóstico da doença, porém é menos disponível.

O tratamento é feito com sulfadiazina e pirimetamina, associadas ao ácido folínico.

RUBÉOLA CONGÊNITA

A rubéola congênita é transmitida através da placenta ao concepto. Durante a viremia materna, ocorre a disseminação do agente viral para a placenta, por via hematogênica, com comprometimento variável do trofoblasto. Após transpor a placenta, o vírus multiplica-se em diferentes tecidos do feto, causando os mais variados tipos de alterações.

As manifestações graves que o RN apresenta e o abortamento espontâneo ocorrem quando a infecção se dá no primeiro trimestre da gravidez.

Estima-se que 30% dos neonatos expostos à infecção pelo vírus irão apresentar manifestações clínicas e os demais terão infecção subclínica.

As alterações clínicas mais importantes são: microcefalia, baixo peso ao nascer, surdez, catarata e malformação cardíaca, entre outras anomalias viscerais.

Do ponto de vista dermatológico, as lesões mais observadas são petéquias e equimoses e, mais raramente, o exantema, que lembra a forma adquirida da rubéola.

O diagnóstico é confirmado pela sorologia para dosagem de IgM específica. Se o neonato apresentar IgM negativo e IgG positivo, o acompanhamento sorológico deverá ser mantido, com testes pareados para se avaliar a persistência ou os títulos ascendentes de IgG, o que também sugere o diagnóstico da patologia.

Não existe tratamento medicamentoso para o vírus da rubéola, porém algumas malformações decorrentes da forma congênita da doença são passíveis de correção cirúrgica, como as cardiopatias congênitas e a catarata.

CITOMEGALOVÍRUS

A doença por inclusão citomegálica é causada pelo citomegalovírus, o qual pertence ao grupo dos herpes-vírus (HHV-5), sendo transmitida ao concepto por via transplacentária. É a principal causa de infecção intrauterina humana.

Das gestantes infectadas, 40% têm filhos com infecção pelo vírus e destes, 5 a 10% são sintomáticos ao nascimento. Dos 90% assintomáticos ao nascer, 5% apresentam sequelas da infecção na infância, principalmente auditivas.

As manifestações clínicas mais observadas incluem: icterícia (60%), hepatoesplenomegalia (75%), hiperbilirrubinemia, baixo peso ao nascer e trombocitopenia (40%). Alterações do sistema nervoso central estão presentes em 85% das crianças afetadas e as principais são microcefalia, encefalite, retardo psicomotor, surdez, coriorretinite e atrofia óptica, tornando o prognóstico bastante desfavorável.

As alterações cutâneas principais são as petéquias, presentes em 80% dos casos, e que persistem por vários meses.

O diagnóstico é feito pelo isolamento do vírus por PCR na urina, saliva, sangue, secreção respiratória e líquido cefalorraquidiano, preferencialmente nas duas primeiras semanas de vida. A sorologia tem papel limitado no diagnóstico. A detecção de anticorpos IgM específicos confirma o diagnóstico, porém é pouco observada.

HERPES SIMPLES

A infecção do RN pelo vírus do herpes simples pode ocorrer por transmissão intraútero, por contato com o trato genital baixo durante o parto ou por contato direto após o nascimento, já no período neonatal.

O risco de transmissão é maior na primoinfecção genital da gestante, em comparação à infecção herpética recorrente.

O agente etiológico é o vírus do herpes simples tipo I (HHV-1) e II (HHV-2), sendo o tipo II mais frequente no herpes neonatal. O tempo de incubação é de 2 a 21 dias para a infecção neonatal adquirida.

As manifestações de infecção que ocorrem nas primeiras 48 horas de vida indicam transmissão intrauterina, que é responsável por apenas 5% das infecções neonatais pelo herpes-vírus. Apresentam-se como uma tríade de alterações: cerebrais (microcefalia, hidrocefalia), oculares (microftalmia, corioretinite) e cutâneas, com vários tipos de manifestações, como vesículas, bolhas, lesões cicatriciais e hipopigmentação.

Quando a infecção é adquirida no parto, a doença pode se apresentar tanto sob a forma localizada, apenas com lesões mucocutâneas, quanto sob a forma disseminada, com comprometimento visceral, principalmente cerebral (encefalite). Geralmente, no máximo em 1 semana de vida, a doença já se manifesta plenamente. As alterações cutâneas, quase sempre presentes, estão representadas por lesões vesicobolhosas sobre base eritematosa, as quais evoluem para crostas hemáticas aderentes (FIGURA 82.9).

O diagnóstico precoce é muito importante e deverá ser confirmado pelo exame citológico (Tzanck) de uma vesícula íntegra para pesquisa das células multinucleadas gigantes, pela detecção do antígeno viral e cultura do vírus. A reação de PCR pode ser feita no liquor, urina ou biópsia de pele.

O tratamento é com aciclovir intravenoso na dose de 30 mg/kg/dia durante 10 dias.

SÍFILIS CONGÊNITA

A sífilis congênita é causada pelo *Treponema pallidum* e transmitida ao feto por via placentária em qualquer época da gestação. Pode ser transmitida por gestantes tanto com sífilis precoce (até 2 anos) quanto tardia.

Sua ocorrência vem aumentando progressivamente nos últimos anos, provavelmente em função da não realização de exames pré-natais.

As manifestações clínicas são multissistêmicas, porém, frequentemente, passam despercebidas ao nascimento. Podem ser divididas em precoces (até 2 anos) e tardias (após 2 anos).

Abordaremos neste capítulo apenas a sífilis congênita precoce.

As manifestações clínicas principais são: ósseas, viscerais e cutaneomucosas.

As lesões ósseas constituem as manifestações mais frequentes e precoces e se apresentam sob a forma de osteocondrite e periostite. Como são dolorosas, podem levar à diminuição da movimentação do RN, o que se denomina pseudoparalisia de Parrot.

A hepatoesplenomegalia é também frequente e muitas vezes representa a única alteração no período neonatal.

A rinite está quase sempre presente no período neonatal, com sua característica coriza mucopurulenta.

O quadro cutâneo é constituído por lesões bolhosas, maculosas e papulosas.

A sífilis bolhosa ocorre já ao nascimento ou nos primeiros dias de vida e é caracterizada pela presença de bolhas de conteúdo claro ou purulento localizadas nas regiões palmoplantares. São altamente contagiosas.

As lesões maculosas, semelhantes às roséolas do período secundário da sífilis adquirida, surgem isoladamente ou disseminadas.

As sifílides papulosas constituem as manifestações mais comuns e são caracterizadas por pápulas infiltradas de tonalidade eritematoacastanhada. Quando localizadas nas regiões perioral e perianal, originam uma infiltração local que, ao menor traumatismo, causam as características fissuras com disposição radiada.

As lesões papulosas, quando localizadas em áreas de atrito, como as regiões inguinal, anal e vaginal, sofrem maceração, conferindo um aspecto condilomatoso ao quadro.

O diagnóstico da sífilis congênita é baseado na história epidemiológica, quadro clínico, realização de hemograma completo e estudo radiológico (raios X de ossos longos) e é confirmado pela recuperação do *Treponema pallidum* em lesões bolhosas e condilomatosas e pelos testes sorológicos não treponêmicos, como VDRL, que também devem ser realizados no líquido cefalorraquidiano. A reação de PCR pode ser realizada em biópsia de pele, liquor ou sangue.

O tratamento deverá ser feito com penicilina cristalina por 10 dias, com acompanhamento sorológico a cada 3 meses. Com a utilização do esquema terapêutico apropriado, espera-se a negativação do VDRL após 12 a 15 meses do tratamento. Não há necessidade de isolar os RN portadores de sífilis congênita, mas as precauções universais são particularmente importantes à manipulação desses pacientes. Passadas as primeiras 24 horas após o início da antibioticoterapia, o risco de transmissão da doença é mínimo.

A sífilis congênita é doença de notificação compulsória para fins de vigilância epidemiológica. A investigação de sífilis congênita será desencadeada em todas as crianças nascidas de mãe com sífilis (evidência clínica e/ou laboratorial), diagnosticadas durante a gestação, parto ou puerpério, e em todo indivíduo com menos de 13 anos com suspeita clínica e/ou epidemiológica de sífilis congênita.

IMPETIGO BOLHOSO NEONATAL

Geralmente afeta os recém-nascidos durante a 1ª ou 2ª semanas de vida. O RN prematuro é mais suscetível. É causado pelo *Staphylococcus aureus* (fagos do grupo II, fagotipos 3A, 3C, 55 ou 71).

É de especial importância quando ocorre em berçário, onde todas as medidas de isolamento devem ser tomadas, sendo necessário exame dos contactantes, no sentido de evitar as microepidemias.

Clinicamente, é caracterizado por vesícula inicial que evolui para bolha de conteúdo claro que logo se transforma em purulento. Essas lesões superficiais frequentemente se rompem deixando áreas erodidas com colaretes de escamas na periferia. Essas áreas desnudas de pele podem aumentar, acometendo grandes extensões da pele (FIGURA 82.10). A criança permanece com seu estado geral conservado.

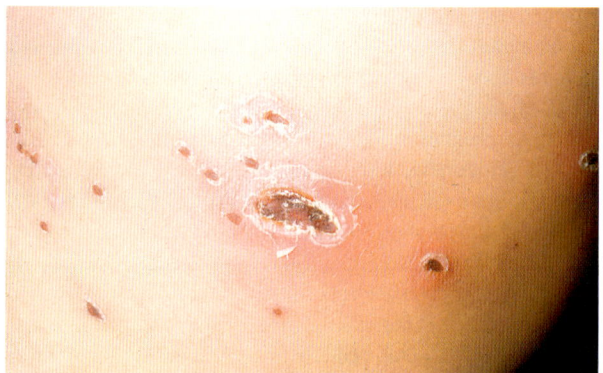

FIGURA 82.9 – Herpes neonatal. Lesões exulceradas e crostosas no membro inferior.

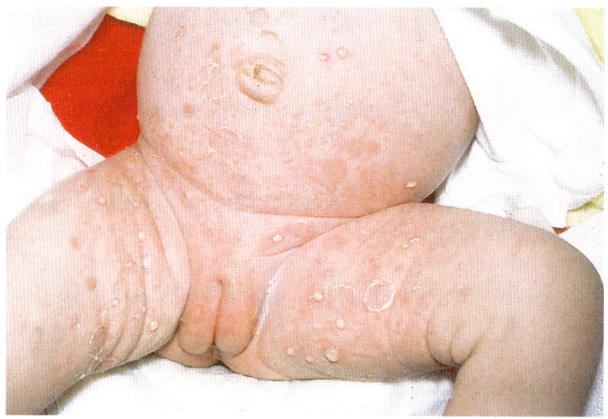

FIGURA 82.10 – Impetigo bolhoso neonatal. Lesões vesicopustulosas em área de fraldas.

A síndrome da pele escaldada estafilocócica, embora muito raramente, pode ocorrer no RN.

O diagnóstico é geralmente clínico, mas exames bacteriológicos podem ser realizados, principalmente para detectar a sensibilidade da cepa estafilocócica aos antibióticos.

O tratamento local deverá ser instituído com compressas de soluções antissépticas de $KMnO_4$ a 1/40.000 e pomadas de antibiótico (mupirocina e ácido fusídico). Devem ser tratados também os possíveis focos, principalmente nasal, umbilical e ungueal.

O tratamento sistêmico, nos casos mais extensos, é feito durante sete dias com dicloxacilina 25 a 50 mg/kg/dia, cloxacilina 50 a 100 mg/kg/dia, oxacilina ou vancomicina para os casos resistentes à meticilina.

Nos berçários, o paciente deve ser isolado e devem ser tomadas medidas rigorosas, no sentido de evitar a infecção hospitalar.

SÍNDROME DA PELE ESCALDADA ESTAFILOCÓCICA

Quadro dramático e generalizado, causado por uma toxina produzida pelo *Staphylococcus aureus* grupo II fagotipos 3 A, 3 C, 55 e 71.

Essa toxina, conhecida como exfoliatina, é epidermolítica e, ao entrar na circulação sistêmica, pode levar ao envolvimento generalizado da pele e ao quadro clínico observado na síndrome da pele escaldada estafilocócica. Ela é liberada no foco da infecção e disseminada por via hematogênica, induzindo à clivagem intraepidérmica por alteração na desmogleína 1.

O quadro clínico inicia-se com febre e irritabilidade, apresentando eritema em torno dos lábios e narinas. Rapidamente, toda a pele torna-se eritematosa e quente. Após 24 a 48 horas desse início, a pele começa a se desprender, com formação de bolhas flácidas e grandes áreas erodidas, estas principalmente nas dobras axilares, cervicais e inguinais **(FIGURA 82.11 E 82.12)**. O sinal de Nikolsky é positivo, tanto na pele aparentemente sã, quanto na pele afetada.

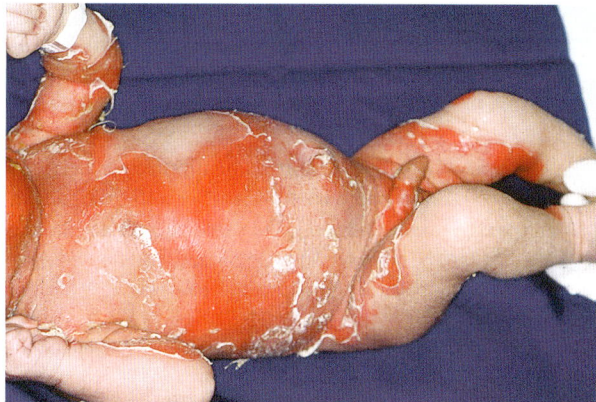

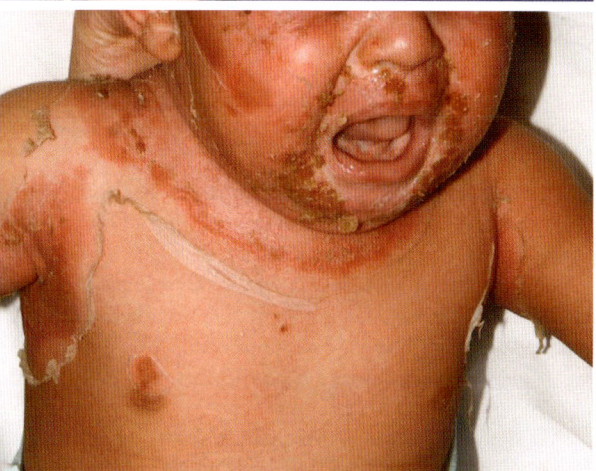

FIGURA 82.11 – Síndrome de pele escaldada estafilocócica. Extensas áreas erodidas, com descamação em colarete na periferia.

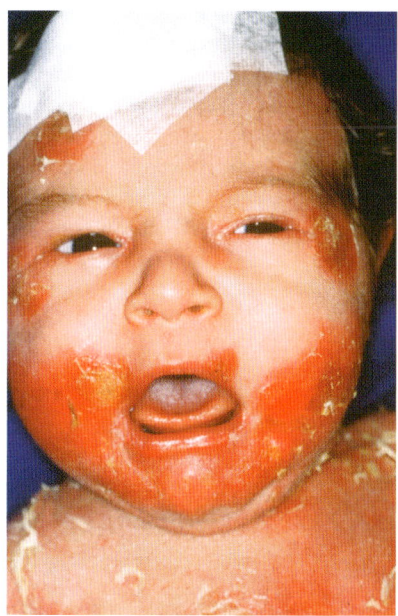

FIGURA 82.12 – Síndrome de pele escaldada estafilocócica. Maior detalhe das lesões eritematosas e erodidas na região axilar e cervical.

Com a evolução do quadro, fina descamação surge em todo o corpo, permanecendo algumas áreas fissuradas, principalmente em torno da boca e olhos.

Completa resolução dos casos não complicados ocorre em torno de 10 a 12 dias.

O diagnóstico é feito pelo isolamento do agente etiológico nos focos, principalmente narinas, conjuntiva, tonsila, nasofaringe e região umbilical. O exame bacteriológico das lesões cutâneas (bolhas) permanece rotineiramente negativo.

O exame histopatológico revela clivagem epidérmica alta, com células acantolíticas.

O diagnóstico diferencial mais importante é com a necrólise epidérmica tóxica por drogas, sendo rara em neonatos. Os exames bacteriológicos e histopatológicos permitem fazer essa diferenciação.

O tratamento da síndrome da pele escaldada estafilocócica exige internação, em que medidas de suporte clínico deverão ser tomadas, principalmente em relação ao equilíbrio hidreletrolítico.

Antibioticoterapia sistêmica deverá ser instituída, sendo comumente recomendado o uso de oxacilina e clindamicina (inibe a produção de toxina bacteriana).

O tratamento tópico deverá ser direcionado para os focos de infecção (narinas, conjuntiva, região umbilical), com pomadas de antibiótico à base de mupirocina.

A evolução geralmente é boa, com total resolução do quadro em cerca de 10 dias.

As complicações mais frequentes são os quadros septicêmicos, que podem levar o paciente ao óbito, ocasionados, geralmente, por demora no diagnóstico e na instituição da terapêutica.

CANDIDOSE

Ocasionada pela *Candida albicans* presente no canal vaginal. No RN, pode ser devida à infecção intrauterina (forma congênita) ou adquirida pela passagem pelo canal do parto (forma neonatal).

As lesões da candidose congênita já se manifestam ao nascimento ou no primeiro dia de vida. Iniciam-se como máculas e vesículas com base eritematosa que evoluem para pústulas, geralmente se disseminando para grandes áreas do corpo, levando à descamação. Não há lesões orais ou comprometimento sistêmico.

As manifestações da candidose neonatal se iniciam após a 1ª semana de vida como lesões aftoides orais, vesículas e pústulas, localizadas nas grandes dobras, parte interna das coxas e área das fraldas.

O diagnóstico clínico é confirmado pelo exame micológico direto, evidenciando pseudo-hifas e esporos no material de pústula ou escamas tratado por hidróxido de potássio. Na maioria dos casos, apenas o tratamento tópico com antifúngicos é suficiente.

PITIRÍASE VERSICOLOR

Esta dermatose, causada pelo fungo *Malassezia furfur*, é comum em adultos, mas pode ocorrer em crianças, inclusive no período neonatal. O quadro clínico caracteriza-se pela presença de máculas e finas placas, de coloração acastanhada, hipocrômica ou eritematosa, associadas a leve descamação, com o sinal de *Zireli* positivo. No período neonatal, a face é local de acometimento frequente (FIGURA 82.13).

O diagnóstico é feito por meio do exame micológico direto, com o encontro de esporos e pseudo-hifas. Exame em luz de Wood pode auxiliar, ao revelar fluorescência rósea-dourada característica. Para o tratamento, utiliza-se antifúngico tópico.

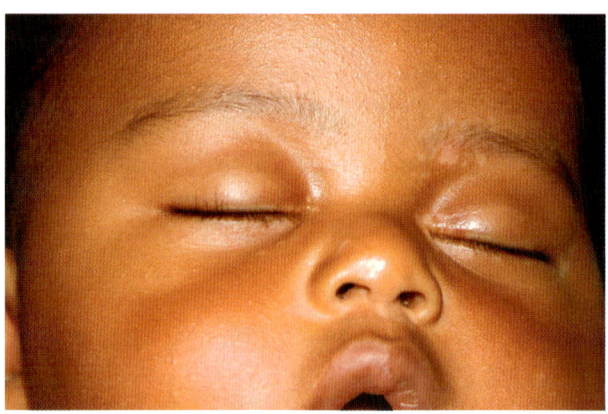

FIGURA 82.13 – Pitiríase versicolor. RN com máculas e finas placas hipocrômicas na região periocular esquerda.

CAPÍTULO 83

ALTERAÇÕES NA PELE DO IDOSO

O processo de envelhecimento e a sua consequência natural, a senescência, são a última fase biológica na evolução do ser humano. A própria História demonstra que as preocupações com a velhice são tão antigas quanto a origem da própria humanidade. Poucos problemas na medicina social e biológica têm merecido tanta atenção como o envelhecimento e a consequente incapacidade funcional, própria desse processo. Como a gerontologia e sua congênere, a geriatria, são campos científicos e profissionais relativamente novos (1909), poderia parecer que a preocupação com a velhice seja recente; essa noção é completamente errônea. Desde sempre o ser humano tem procurado evitar a senescência, isto é, a ampla mensagem biológica que devemos entender e aceitar como indicadora do ocaso do nosso tempo de vida. Fato consumado é que só não envelhece a pessoa que morre cedo.

Hoje, cosmiatras e geriatras tentam nos seduzir com soluções terapêuticas que objetivam mitigar esse fato que é fisiológico e inevitável.

O envelhecimento é um processo complexo decorrente de acúmulo de danos moleculares ao longo do tempo. Decorre de fatores intrínsecos, sob controle genético, e extrínsecos, isto é, ambientais.

Os fatores intrínsecos que atuam no envelhecimento cutâneo são múltiplos: cor da pele, encurtamento dos telômeros, mutações no genoma mitocondrial, influências hormonais e mecanismos antioxidantes que impedem as alterações provocadas pelos radicais livres, peroxidação dos lipídeos das membranas celulares, alterações de sistemas enzimáticos e oxidação de carboidratos.

A SENESCÊNCIA

Sabemos, pela biologia, que células normais, como o fibroblasto diploide humano e outras, têm o seu ciclo de vida proliferativo finito, ao término do qual a célula permanece em estado de hibernação, conhecido como replicação senescente, o que acontece após cerca de 60 divisões, quando a célula quiescente senesce e morre. Paradoxalmente, a imortalidade, por definição, seria a perpetuação, característica das células cancerígenas. No entanto, sabemos que o declínio fisiológico gradual, como as alterações na pele do idoso, mesmo quando inicialmente indefinido, é fato imutável.

Dos fatores extrínsecos que participam no envelhecimento cutâneo, o mais importante é o dano causado pelas radiações ultravioleta (UV) que produz o chamado **fotoenvelhecimento**. Outros fatores ambientais podem contribuir para o envelhecimento cutâneo em muito menor grau como a ativação da fosfolipase A2 pela gravidade ou a tração exercida sobre a pele. A ativação da fosfolipase A2 gera prostaglandinas e leucotrienos, levando à quimiotaxia de polimorfonucleares e geração de radicais livres que lesam os tecidos. Anoxia tecidual e glicosilação dos vasos sanguíneos induzem a produção de molécula de adesão intracelular 1 que facilita a diapedese de leucócitos e a migração de macrófagos, também contribuindo para certo grau de inflamação. Apesar da existência de outros fatores extrínsecos, o predomínio da ação da radiação UV é quase absoluto e, portanto, fundamentalmente distinguem-se dois fenômenos: a senescência verdadeira, atribuída somente à passagem do tempo e a senescência actínica, aquela alteração relacionada com a habitual exposição solar crônica.

Assim, a pele do idoso apresenta duas características diversas consoante à região não exposta habitualmente à luz solar ou área cutânea submetida à ação cumulativa das radiações actínicas do sol.

Contribuem ainda para o envelhecimento cutâneo, além da constituição genética e dos fatores ambientais, a repercussão cutânea do envelhecimento de outros órgãos e os efeitos de doenças cutâneas e sistêmicas.

ALTERAÇÕES DA PELE E ANEXOS NO IDOSO

Cútis

Atrofia em grau variável, evidenciada por adelgaçamento difuso, secura e pregueamento da pele, com aspecto de papel de seda. Há uma tonalidade ligeiramente amarelada ou cerácea, com perda de elasticidade e da turgescência.

Pelos

As alterações dos pelos são conspícuas. Há o embranquecimento dos pelos e diminuição no seu número e volume. A canície inicia-se nas têmporas e gradualmente atinge todo o couro cabeludo. Os primeiros cabelos brancos surgem na 3ª e 4ª década da vida nos indivíduos brancos e amarelos e pouco mais tarde nos negros. A canície pode, entretanto, ser mais precoce ou tardia. A idade do início da canície é geralmente condicionada por hereditariedade, provavelmente devida a gene autossômico dominante, porém, há intervenção de outros fatores. Após a canície, surge o embranquecimento dos pelos da barba, regiões peitoral, pubiana e axilar. Estes últimos, entretanto, podem conservar sua cor, mesmo em pessoas bastante idosas.

Alguns autores têm correlacionado canície prematura com tabagismo e aparecimento de osteoporose, que seria mais frequente nesses indivíduos.

Com a idade, há uma diminuição do número e do volume dos pelos. A diminuição dos cabelos na região frontal com as entradas bitemporais triangulares em adolescentes masculinos ocorre como um dos caracteres sexuais secundários e sua progressão constitui a alopecia androgenética (calvície). No adulto masculino, na 4ª e 5ª década, discreta alopecia frontal e no vértex é normal e o mesmo se observa, em menor intensidade, em mulheres. Após os 60 anos, há, em geral, uma diminuição progressiva do número e volume dos cabelos, em ambos os sexos. Assim, o número de cabelos, de 615 por centímetro quadrado aos 30 anos, diminui progressivamente, caindo para 500 ou menos, de acordo com a idade. Além do número, ocorre também diminuição do volume dos pelos individualmente. Os pelos do corpo, das axilas e do púbis atingem o desenvolvimento máximo até a quarta década da vida, para, depois, sofrerem um processo de diminuição progressiva. Os pelos do corpo são os primeiros que diminuem e, a seguir, os pelos pubianos e os axilares. As mulheres perdem os pelos do tronco e das axilas antes dos homens. Em adultos acima dos 60 anos, os pelos axilares faltam em 30% das mulheres e em somente 7% dos homens. Também se observa em mulheres a diminuição mais acentuada dos pelos pubianos acima dos 60 anos. Os pelos das pernas diminuem em ambos os sexos acima dos 60 anos, porém pode não haver alterações nos braços. Exceção são os pelos dos supercílios, fossas nasais e da orelha externa, que se tornam mais grossos e alongados. Em mulheres, pode ocorrer o aparecimento de pelos na face.

Unhas

As unhas dos idosos podem se apresentar frágeis, com perda de brilho, aparecimento de estriações longitudinais e desprendidas. Alterações tipo unhas de Terry (brancas e opacas na porção proximal) são muito frequentes. Unhas distróficas são frequentes nos dedos dos pés por anormalidades ortopédicas que se agravam com a idade ou por traumas repetidos. O grau de crescimento diminui progressivamente e torna-se igual em ambos os sexos, sendo que na adolescência é maior nos masculinos.

Secreção sebácea e sudorípara

Há diminuição progressiva da secreção sebácea, da secreção sudorípara e do conteúdo de água da derme. Esses três fatores explicam o aspecto de secura da pele. Em relação às glândulas sebáceas, não há alteração no volume e no número, e a hipossecreção é devida à diminuição do estímulo androgênico. Aliás, no couro cabeludo, as glândulas podem se apresentar com volume aumentado. As glândulas sudoríparas écrinas apresentam diminuição do número e do volume de suor eliminado, pela diminuição da microcirculação cutânea. A microcirculação cutânea diminui com a idade em decorrência de regressão e desorganização dos pequenos vasos. Com a retificação da epiderme e reabsorção das papilas, muitas reações capilares desaparecem. Essas alterações são mais intensas na pele actinicamente lesada. Da mesma forma, os vasos dos anexos cutâneos diminuem, sendo uma das razões da diminuição da sudorese e do afinamento dos pelos observados nos idosos. As glândulas apócrinas podem estar normais, ainda que eventualmente haja diminuição da secreção e atrofia por diminuição de estímulo hormonal.

Pigmentação

Ainda que uma das características da pele idosa exposta seja o aparecimento de manchas melânicas – a chamada melanose solar (lentigo senil) –, há, em geral, hipomelanose difusa discreta e progressiva na senilidade.

ASPECTOS HISTOPATOLÓGICOS E HISTOQUÍMICOS

Epiderme

Há diminuição da espessura devida particularmente à redução de volume das células. Pode ocorrer redução do número de camadas celulares do estrato espinhoso. Além disso, as células da camada basal e espinhosa mostram alterações de volume e forma e, por vezes, disposição desordenada.

Alteração histológica mais constante e consistente é a retificação da junção dermoepidérmica com o esvaecimento da papila dérmica e da camada de Malpighi. Isso resulta em considerável redução da superfície de contato entre as duas estruturas, facilitando a separação dermoepidérmica em condições experimentais. A menor adesão epiderme-derme explica a fragilidade cutânea e aquelas abrasões superficiais consequentes a traumas menores. Pela microscopia eletrônica, a pele idosa, nas áreas protegidas do sol, caracteriza-se por alargamento do espaço estrutural entre os queratinócitos. O espessamento e a compactação da camada córnea permanecem constantes com a idade, porém os corneócitos analisados individualmente são maiores. Pesquisas recentes dão suporte ao fato de que a função barreira da camada córnea, constituída pelo complexo camada disjunta mais camada compacta (estrato lúcido, intacto), parece estar diminuída no que se refere à absorção percutânea de algumas substâncias, mas a perda da água transepidérmica não varia com a idade na pele adulta. O *turnover* epidérmico pode estar diminuído de 30 a 50% já a partir da 3ª e até a 8ª década de vida.

A média de reparação epidérmica também diminui com a idade, constatada nas lesões com bolhas subcórneas que requer em média 3 semanas naqueles indivíduos com idade de 18 a 25 anos, sendo, porém, de 5 semanas naqueles com idade de 65 a 75 anos.

O citoplasma dos queratinócitos está alterado, com vacúolos, e os núcleos exibem alterações na forma e tamanho, com menor afinidade para os corantes dos ácidos nucleicos. Encontra-se a presença de glicogênio em quantidades variadas na parte superior do estrato espinhoso, o que não ocorre em pele jovem.

O número de melanócitos enzimaticamente ativos tem uma diminuição aproximada de 10 a 20% da população celular para cada década de vida, havendo, portanto, uma diminuição da função melanogênica, exceto nas áreas de melanose solar, em que os melanócitos se apresentam alterados, admitindo-se hipertrofia funcional nos melanócitos remanescentes. Quanto às células de Langerhans, estima-se que diminuam cerca de 50% nos idosos, particularmente na pele cronicamente exposta à luz. Esse fato explica a diminuição das reações mediadas por células, como as dermatites de contato por sensibilização nos idosos. A despigmentação de cabelos e pelos decorre da diminuição, em número e atividade, dos melanócitos da papila do pelo.

Uma função endócrina da superfície epidérmica suspeita de declinar com a idade é a produção de vitamina D, fazendo pressupor que a falta de um precursor biossintético possa limitar essa produção.

As neoplasias estão associadas com a idade virtualmente em todos órgãos e sistemas, mas é especialmente bem caracterizada na pele. Comuns são as proliferações benignas presentes naqueles adultos com mais de 65 anos e em alguns mesmo com dezenas de lesões. Os carcinomas cutâneos (basocelular-espinocelular) são alguns dos mais frequentes entre os processos malignos humanos. Essas neoplasias malignas e benignas certamente refletem, em parte, a perda da homeostase.

Derme

As alterações dérmicas são conspícuas e as principais responsáveis pelo aspecto da pele idosa. A perda da turgidez dérmica em idosos pode estar ao redor de 20%, e o tecido remanescente é relativamente acelular e avascular. As manifestações histológicas que acompanham as rugas são desconhecidas, embora a perda das fibras elásticas normais possa contribuir e mesmo estar relacionada. A redução, em torno de 50%, na população de mastócitos, e a diminuição da rede vascular, em torno de 30%, podem ser determinadas comparando-se a pele de áreas cobertas (como a pele das nádegas) de idosos com a de adultos jovens.

A redução da rede vascular – ao redor do bulbo pilar, glândulas écrina, apócrina e sebácea – deve contribuir para a gradual atrofia e fibrose da pele.

A diminuição associada à idade, no *clearance* de fármacos absorvidos pela via transepidérmica, está provavelmente relacionada com alterações, tanto da malha vascular como da matriz extracelular.

A pele do idoso tem suas fibras elásticas mais grossas do que as do adulto jovem, e essas alterações são gradativamente encontradas na derme mais profunda com o avançar da idade. Degenerações císticas e lacunas são comuns nas fibras elásticas mais antigas, podendo progredir até a fragmentação.

A microvascularização dérmica, tanto no adulto quanto no idoso, pode já mostrar espessamento da parede vascular associada à ausência ou redução de células nas paredes, o que pode contribuir para o fenômeno conhecido como púrpura senil.

Quanto às alterações bioquímicas no colágeno, elastina e na substância fundamental, a proporção de colágeno dérmico sintetizado recentemente é menor e não varia cronologicamente. Porém, há uma significante diminuição na porcentagem de colágeno total, conforme determinada pela digestão de pepsina, variando aproximadamente de 25% aos 30 anos de idade para cerca de 10% aos 75 anos, com o proporcional aumento de 70 a 80% do colágeno insolúvel. As fibras elásticas da pele, ainda não tão bem estudadas, demonstram uma progressiva alteração e calcificação com a idade na pele adulta.

Poucos são os dados referentes a alterações ligadas à idade em associação com os mucopolissacarídeos (glicosaminoglicanos e proteoglicanos) ou outras moléculas componentes da substância fundamental, na qual o colágeno e as fibras elásticas estão envolvidos.

Há diminuição dos fibroblastos, e a espessura das fibras colágenas também diminui. Após os 60 anos, o colágeno torna-se mais rígido e menos elástico devido às alterações da substância fundamental, pela diminuição dos mucopolissacarídeos e alterações químicas. As fibras elásticas mostram alterações químicas da elastina. Há alterações no conteúdo de carboidratos, lipídeos, ácido glutâmico e lisina. As fibras reticulares apresentam alterações similares às das fibras colágenas.

As propriedades mecânicas da pele também se modificam com a idade. Os testes para tensão uniaxial ou biaxial realizadas em peles excisadas demonstram relativa e gradual destruição da rede elástica da derme, e o tempo requerido para que essa distensão retorne ao seu volume original pode estar reduzido em torno de 50%.

A avaliação geral revela um tecido rígido inelástico e não responsível, incapaz de se modificar como resposta ao estresse.

Há redução de cerca de 50% na população de mastócitos na pele idosa, o que explica menor frequência de urticária em idosos.

As **glândulas sudoríparas écrinas** apresentam achatamento do epitélio secretor, atrofia dos ácinos, ectasia cística e aumento do tecido conectivo periglandular. Há acúmulo progressivo de grânulos amarelados em rosetas no citoplasma das células. As **glândulas apócrinas** apresentam aspectos diversos. Algumas estão completamente atrofiadas, outras discretamente, e outras com aspecto histológico normal.

As **glândulas sebáceas** não exibem alterações morfológicas, ainda que possam estar ativas ou inativas. Entretanto, as glândulas inativas podem ser ativadas pela ação de androgênios. As glândulas sebáceas contêm menor número de vasos sanguíneos (ao redor) e maior conteúdo de glicogênio e fosforilase. As glândulas sebáceas do couro cabeludo calvo apresentam-se aumentadas com maior número de lóbulos e dutos dilatados. As glândulas sebáceas em tamanho e número não mostram diminuição com a idade. A diminuição na produção sebácea, ao redor de 60% que acompanha o avançar da idade em homens e mulheres é atribuída à concomitante diminuição de androgênios das gônadas e da adrenal que representam estímulo hormonal altamente sensível para as glândulas sebáceas.

As **terminações nervosas** livres na derme não se alteram, eletivamente, com a idade, porém, os órgãos terminais, como corpúsculos de Meissner, Vater-Pacini e Merkel estão diminuídos em número e volume no idoso. Resulta diminuição de sensibilidade da pele do idoso, o que favorece a ocorrência de lesões traumáticas mais intensas, pois a diminuição da sensibilidade à dor ocasiona maior demora nas respostas defensivas em relação ao agente agressor, que atua, portanto, mais prolongadamente. As queimaduras, por exemplo, tendem a ser mais graves nos idosos.

Hipoderme

O subcutâneo em geral está diminuído com as células gordurosas mostrando menor volume e número.

ALTERAÇÕES FUNCIONAIS DA PELE IDOSA

A pele idosa é inelástica, isto é, demora a recuperar a sua forma quando tensionada. De outro lado, é enrugada e tende a formar dobras. Essa inelasticidade é devida às alterações do colágeno e elástico, já descritas. O enrugamento é também causado por essas alterações, ainda que grandes pregas possam ser devidas às alterações no subcutâneo e nos tecidos musculares. A compressibilidade está diminuída na pele idosa, e, provavelmente, isso é causado pelo menor conteúdo de água. As respostas vasculares aos estímulos de calor e frio podem ser mais lentas com transtornos na regulação térmica. A regulação térmica está dificultada pela menor sudorese, levando a menores perdas de calor. Nas ocasiões de aquecimento, são favorecidos os choques térmicos. Por outro lado, a diminuição do panículo adiposo predispõe à hipotermia em condições de resfriamento.

Há diminuição das luzes vasculares, dos capilares na derme com menor número de formações glômicas, além de alterações de esclerose nos vasos maiores. A diminuição do fluxo circulatório cutâneo contribui para menor intensidade das reações inflamatórias e para menor depuração de substâncias endógenas ou exógenas depositadas na derme. Algumas substâncias topicamente ativas podem exercer seus efeitos com menor número de aplicações diárias. Esses fatos também devem ser considerados em relação à ação de contactantes na pele idosa.

O conteúdo de água da pele idosa está diminuído pela menor fixação da água, consequente à menor quantidade de mucopolissacarídeos, sobretudo ácido hialurônico, responsáveis pela fixação de água na derme. Pelas próprias alterações das fibras nervosas e órgãos terminais, as funções de percepção podem estar diminuídas, o mesmo se processando com as funções de secreção sudoral e sebácea da pele. A importante função imunológica da pele pode estar diminuída. As respostas inflamatórias estão diminuídas no idoso, não somente por diminuição da microcirculação, mas também por diminuição do número de células inflamatórias na derme, inclusive mastócitos. Por essas razões, o idoso responde menos a irritantes químicos e à radiação UV.

A imunidade, tanto humoral quanto celular é deprimida no idoso em relação ao jovem. Os anticorpos naturais, como as isoaglutininas, mostram-se diminuídos enquanto os autoanticorpos (antigástricos, antitireoidianos, antinucleares) mostram-se aumentados, o que explica a predisposição do idoso a certas doenças autoimunes, como o pênfigo vulgar e o penfigoide bolhoso. Contrariamente, os fenômenos atópicos diminuem no idoso.

Embora o número de linfócitos T permaneça normal, suas respostas funcionais, como a blastogênese frente a mitógenos, diminuem. Contribui, também, para menor resposta imune celular, a diminuição das células de Langerhans apresentadoras de antígenos. O resultado do declínio da imunidade no idoso, que é agravado pela exposição solar crônica, é diminuição da vigilância imunológica. O pH da pele idosa não está alterado. A menor espessura da epiderme, particularmente do estrato córneo, com menor número de camadas, possibilita maior passagem e absorção percutânea de drogas e outras substâncias químicas. Além disso, esses produtos são removidos da pele mais lentamente, pela menor circulação sanguínea. Esses fatos também devem ser avaliados na ação de contactantes na pele idosa.

PATOLOGIA DA PELE SENIL

As alterações da pele senil ocorrem em épocas diversas em graus variáveis, como, aliás, a aterosclerose e outras alterações sistêmicas. Há indivíduos que apresentam alterações senis da pele no fim da 3ª década de vida, enquanto outros, na 6ª década somente, têm alterações discretas. Assim, o quadro cutâneo resulta de interação genótipo-fenótipo.

Presentemente, a gerontologia não nos fornece dados precisos objetivando o fator idade na suscetibilidade a uma maior expressão de dermatoses ou mesmo para estratégias terapêuticas de excelência. Algumas doenças da pele são conhecidamente mais comuns em idosos, mas as referências, quanto aos dados de incidência e morbidade, são imprecisas.

As alterações e afecções mais comuns na pele idosa são a presença de rugas, a xerose, prurido, penfigoide bolhoso, úlceras de perna, úlceras de decúbito, a nevralgia pós-herpética e os tumores cutâneos.

As rugas acompanham a elastose solar e são hoje objeto de inúmeros tratamentos estéticos além do ácido retinoico e derivados, toxina botulínica, preenchimentos com várias substâncias, *peelings* químicos, *lasers* e cirurgia plástica. Esses tratamentos são abordados em capítulos específicos.

A xerose cutânea do idoso, caracterizada por pele seca e áspera, pode ser atribuída à disfunção da maturação epidérmica, embora estudos histológicos revelem poucas alterações da epiderme e mesmo da camada córnea. Também se considera a diminuição da função das glândulas sebáceas. Frequentemente, a xerose evolui a eczema asteatósico ou se acompanha de eczema numular, temas abordados no Capítulo 15.

O prurido é frequente no idoso e pode ser muito intenso. O prurido no idoso obrigatoriamente deve ser analisado com cuidado para afastar-se a possibilidade de dermatose subjacente pruriginosa, como escabiose e penfigoide bolhoso. Afastada doença dermatológica primária, é necessário excluir causas sistêmicas de prurido, afecções renais, hepáticas, hematológicas ou neoplásicas. Excluídas essas causas, doença dermatológica primária ou doença sistêmica, estaremos diante do verdadeiro prurido senil que pode acompanhar-se ou não de xerose e que pode ser extremamente intenso e de tratamento bastante difícil. Utilizam-se emolientes, tópicos antipruriginosos com mentol e calamina, corticoides tópicos e anti-histamínicos de preferência sedantes.

As úlceras de perna são muito frequentes nos idosos e podem ter origem na insuficiência venosa e, menos frequentemente, podem ser hipertensivas. Também são frequentes as úlceras de decúbito, especialmente em idosos acamados.

São conhecidas a prevalência e a morbidade da nevralgia em casos de herpes-zóster ocorrendo após a 5ª década de vida e que podem teoricamente ser calculadas ao redor de 1% aos 80 anos. Assim, a temida nevralgia pós-herpética, infrequente em pacientes com menos de 40 anos, ocorre com consequências mais preocupantes, naqueles pacientes com mais de 60 anos de idade. O mecanismo que responde a essa manifestação clínica, causada pela ativação do vírus da varicela, ainda não está estabelecido. Paradoxalmente, infecções recorrentes de herpes simples que também envolvem a reativação do vírus latente em gânglios regionais e na defesa mediada pelas células T, são mais comuns no adulto jovem e raras nos idosos imunocompetentes. Nos adultos, a reduzida capacidade de cicatrização parece ser responsável pela diminuída resolução de uma erupção aguda, mas sua relevância para explicar a nevralgia pós-herpética é discutível.

Os tumores cutâneos benignos como as queratoses seborreicas são mais frequentes em idosos e também as melanoses, as queratoses actínicas e os carcinomas basocelulares e espinocelulares. O lentigo maligno e o lentigo maligno-melanoma são mais frequentes nos idosos, e observa-se menor sobrevida de 5 anos no melanoma em idosos, provavelmente por serem mais frequentes nessa faixa etária melanomas nodulares e, portanto, mais espessos.

SÍNDROMES DE SENESCÊNCIA CUTÂNEA

Os graus extremos de envelhecimento cutâneo prematuro são encontrados nas chamadas síndromes de senescência precoce, nas quais, por distúrbios genéticos enzimáticos, surgem, nas primeiras décadas de vida, quadros que ocorrem nas alterações da pele senil. Esses quadros podem servir como modelo para a interpretação e investigação dos processos de envelhecimento cutâneo. As síndromes de senescência precoce são enumeradas no QUADRO 83.1.

ALTERAÇÕES DA PELE SENIL

No estudo das alterações patológicas da pele encontradas no idoso, devem ser distinguidos dois grupos: as afecções da pele não relacionadas à luz solar e aquelas decorrentes da ação cumulativa das radiações solares. Os QUADROS 83.2 e 83.3 enumeram as alterações encontradas.

QUADRO 83.1 – Síndromes de senescência precoce

- Eritema telangiectásico congênito (síndrome de Bloom)
- Poiquiloderma congênito (síndrome de Rothmund-Thomson)
- Progeria do adulto (síndrome de Werner)
- Progeria ou pangeria (síndrome de Hutchinson-Gilford)
- Síndrome de Cockayne
- Xeroderma pigmentoso

QUADRO 83.2 – Alterações da pele idosa não relacionadas à luz solar

- Acrocórdon
- Angioma estelar
- Angioma rubi ou senil
- Angioqueratoma do escroto
- Dermatite seborreica
- Dermatose papulosa *nigra*
- Eczema de estase
- Eczema numular
- Hemangioma venoso do lábio
- Hiperplasia sebácea
- Micose fungoide
- Pênfigo vulgar – pênfigo vegetante
- Penfigoide bolhoso
- Perleche
- Prurido anogenital
- Prurido asteatósico
- Prurido da orelha externa
- Prurido do couro cabeludo
- Prurido senil
- Púrpura hipostática
- Púrpura senil
- Queratose seborreica
- Rosácea e rinofima
- Úlcera arteriosclerótica
- Úlcera da perna
- Úlcera de decúbito
- Úlcera de estase
- Úlcera microangiopática
- Úlcera neurotrófica – mal perfurante
- Úlceras por arteriopatias

QUADRO 83.3 – Alterações benignas e malignas da pele idosa relacionadas à ação cumulativa das radiações solares

- Elastose solar – cútis romboidal
- Leucodermia solar
- Melanose solar
- Miliocoloide (degeneração coloide)
- Poiquilodermia solar
- Queilite actínica
- Queratoacantoma
- Queratose solar

Muitas outras dermatoses observadas no adulto refletem a alta prevalência de doenças sistêmicas, como o diabetes, insuficiência vascular ou várias outras síndromes neurológicas observadas nessa população. A incidência aumentada constatada para outras doenças, tais como a tínea (pés, mãos e crural) ou a dermatite seborreica, pode refletir a diminuição na higiene e a exacerbação de outros problemas previamente inaparentes.

PELE FOTOLESADA OU FOTOENVELHECIDA

A ação cumulativa da radiação solar determina uma série de alterações na pele. O fotoenvelhecimento ocorre em todos os habitantes da Terra, e a época do seu desenvolvimento depende do tipo de pele e da intensidade de exposição solar.

O grau de morbidade dessas alterações varia consideravelmente e, sem dúvida, reflete a capacidade de reparação individual ao dano solar. Predominantemente, as lesões mais acentuadas são encontradas nos caucasianos de pele clara que, de modo inconsequente e crônico, tenham-se exposto, em demasia, à luz solar, e localizam-se em áreas como face, pescoço e dorso das mãos e antebraços. As aparentes diferenças entre os sexos na prevalência de qualquer das manifestações refletem, sem dúvida, os diferentes estilos de vida e a natureza de exposição solar (ocupacional *versus* recreacional) e também aos diferentes conceitos de beleza no bronzeamento da pele. Outras diferenças sexuais, tais como espessamento da pele, atividade glandular sebácea e, mais do que tudo, o tipo de pele, podem também influenciar a natureza dessas alterações.

As alterações da pele cumulativamente lesada nos seus constituintes celulares constituem o evento primário dessa agressão, mas a patofisiologia, nas suas minúcias, é especulativa.

A relativa contribuição dos diferentes componentes do espectro da luz solar é desconhecida, e a experimentação clínica se torna mais difícil devido ao tempo requerido, extremamente longo, para provocar essas manifestações ou dermatoses em humanos e a falta de um modelo animal apropriado. Sabe-se, por estudos realizados em ratos e camundongos, que uma condição semelhante à elastose pode ser provocada predominantemente após intensa irradiação UVB, mas não se examinou a relativa ação da irradiação por longo tempo.

As radiações UV têm efeitos diretos e indiretos sobre a pele. Grande parte desses efeitos decorre da geração de radicais livres. Além disso, admite-se que o dano causado pelas radiações UV sobre o DNA (ver Capítulo 79), levando a mutações de conhecido efeito carcinogênico, pode atuar causando alterações do tecido colágeno e elástico, ensejando a formação de rugas. A geração de radicais livres pode também lesar o DNA, alterar lipídeos e proteínas. As radiações UV também produzem deleções no DNA mitocondrial que podem ser detectadas em fibroblastos da pele fotoenvelhecida e que podem participar das alterações próprias do fotoenvelhecimento.

As radiações UV atuam sobre o fator de ativação nuclear κB, que aumenta os níveis de citocinas, interleucina-1 (IL-1), IL-6, fator de crescimento do endotélio vascular (VEGF, *vascular endothelial growth factor*) e fator de necrose tumoral TNF-α que promovem quimiotaxia de neutrófilos aumentando o dano oxidativo pela produção de radicais livres. O aumento do VEGF, a diminuição da trombospondina 1 (fator inibidor da angiogênese) e o aumento do fator de crescimento das células endoteliais derivado das plaquetas favorecem a angiogênese, contribuindo para o surgimento de telangiectasias na pele envelhecida. As radiações UV também ativam os receptores do fator de crescimento epidérmico e da IL-1 favorecendo o aumento da expressão e ativação do fator de crescimento epitelial, da própria IL-1 e de TNF-α nos queratinócitos e fibroblastos. Esses fenômenos levam a expressão e ativação do fator de transcrição nuclear AP1 que regula a transcrição das metaloproteinases, enzimas que interferem na degradação da matriz extracelular. Portanto, ao interferir na degradação do colágeno, as radiações UV também contribuem para as alterações desse tecido relacionadas ao envelhecimento cutâneo.

Por fim, as radiações UV exercem efeitos imunossupressores, provavelmente para impedir fenômenos autoimunes frente ao DNA irradiado, fato que favorece o surgimento de tumores.

A pele exposta torna-se adelgaçada, seca, de tonalidade ligeiramente amarelada (elastose solar). Na face, surgem as rugas e pregas que se acentuam progressivamente. Surgem, então, as alterações benignas e malignas relacionadas à radiação solar e enumeradas nos **QUADROS 83.3** e **83.4**. O aparecimento dessas alterações inicia-se em adultos de 30 a 40 anos e se acentua gradualmente, sendo sempre relacionada ao tipo de pele e intensidade da exposição solar. As primeiras manifestações são melanose e queratose solar, mas, na mulher, comumente ocorre a leucodermia solar. A poiquilodermia solar é encontrada também em pessoas jovens, de pele clara, enquanto a degeneração coloide da pele ocorre raramente. Na senescência, todas essas alterações tornam-se mais acentuadas. Entretanto, elas não dependem da idade do indivíduo, mas sim do tipo de pele e da intensidade da exposição solar. Por esse motivo, ao termo fotossenescência, deve-se preferir o de pele fotolesada ou fotoenvelhecida. Assim, as pessoas com pele branca-clara (tipos 1 e 2), que se expõem ao sol, desenvolverão essas lesões a partir dos 30 anos de idade, enquanto as de pele morena-clara (tipo 3), mais tardiamente; e as de pele morena-escura, parda ou preta, mesmo com exposições frequentes ao sol, irão apresentar essas alterações entre os 50 e 60 anos. Na realidade, o benefício da exposição solar é pequeno e pode-se dizer que: **o sol é para a pele o que o álcool é para o fígado, o fumo para os pulmões e a gordura para o coração**.

QUADRO 83.4 – Alterações malignas da pele frequentemente relacionadas à ação cumulativa das radiações solares

- Epitelioma basocelular
- Carcinoma espinocelular
- Melanose blastomatosa
- Melanoma maligno

É variável a nomenclatura para aquelas alterações da pele provocadas pelo sol. Atualmente, a tendência é a denominação de dermato-helioses (TABELA 83.1).

Clinicamente, o envelhecimento natural evidencia-se pela sequidão e afinamento da pele, com enrugamento, perda de elasticidade, frouxidão e fácil dilaceração, que se torna comparável ao papel de seda. O panículo adiposo se reduz em algumas áreas – face, nádegas, mãos e pés – e aumenta em outras áreas – abdome, nos homens, e coxas, nas mulheres. A diminuição da secreção sebácea e sudorípara torna a pele seca, originando aspecto descamativo, ictiosiforme, particularmente da pele das pernas. Com relação aos fâneros, além da diminuição dos cabelos e da canície, as unhas tornam-se mais frágeis e quebradiças, com estriações longitudinais. Nas áreas expostas, pela ação da luz solar, observa-se aparecimento de melanoses entremeadas por áreas de leucodermia solar conferindo, por vezes, aspecto poiquilodérmico à pele. Observam-se, ainda, queratoses actínicas, queratoses seborreicas e, eventualmente, carcinomas baso e espinocelulares. São, também, frequentes nas áreas expostas, lesões purpúricas e equimoses resultantes de traumas mínimos por ruptura dos capilares dérmicos fragilizados, a chamada púrpura senil ou púrpura de Bateman. Eventualmente, a pele adquire nas áreas expostas, aspecto coriáceo, constituindo a elastose solar, que pode assumir várias expressões clínicas:

- **Cútis romboidal:** na qual a pele se mostra espessada, de cor amarelada, com sulcos profundos delimitando configurações romboidais, especialmente na região da nuca (FIGURA 83.1).
- **Elastoma difuso:** consiste em placas amareladas localizadas na face e pescoço, nas quais a pele se apresenta espessada e com aspecto citrino.
- **Elastoidose nodular a cistos e comedões de Favre-Racouchot:** atinge preferentemente a região zigomática, têmporas e regiões periorbitárias, onde a pele se torna espessada e amarelada, repleta de comedões abertos e cistos (FIGURA 83.2).

TABELA 83.1 – Características da pele lesada actínica

Anormalidade clínica	Anormalidade histológica
Pele áspera e seca	Camada córnea pouco alterada
Queratose actínica	Atipia nuclear, alteração progressiva na maturação do queratinócito. Hiperplasia e hipoplasia da epiderme e ocasional inflamação dérmica
Pigmentação irregular (sardas)	Número reduzido de melanócitos fortemente dopa-positivo
Lentigenes	Alongamento da camada de Malpighi e melanização dos melanócitos
Hipomelanose gutata	Número reduzido de melanócitos anormais
Hiperpigmentações persistentes	Reduzido número de melanócitos dopa-positivo
Rugas (superficiais ou profundas)	Nada alterado
Pseudocicatrizes estelares	Ausência de pigmentação na epiderme, colágeno dérmico alterado
Elastose	Agregados nodulares de material fibroso amorfo na derme papilar
Pele inelástica	Derme elastótica
Telangiectasia	Vasos ectáticos com paredes atróficas
Lago venoso	Vasos ectáticos com paredes atróficas
Púrpura senil	Extravasamento de eritrócitos
Doença de Favre-Racouchot	Ectasia superficial do folículo pilossebáceo
Hiperplasia sebácea	Hiperplasia concêntrica

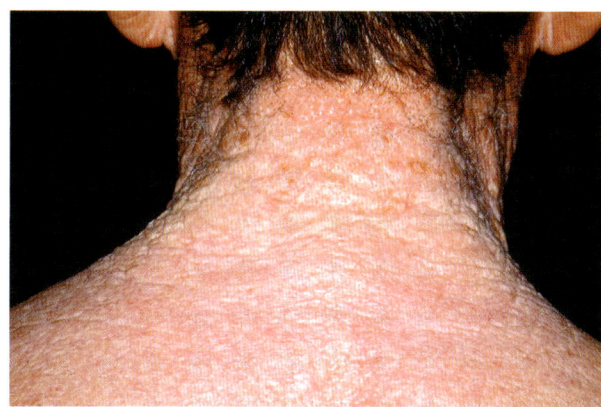

FIGURA 83.1 – Cútis romboidal. Pele amarelada, espessa, com sulcos configurando losângos, na região do pescoço.

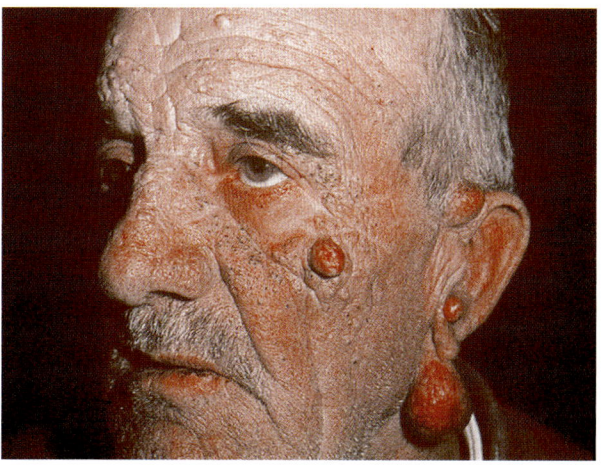

FIGURA 83.2 – Elastoidose nodular a cistos e comedões. Grande quantidade de comedões na região periorbitária e presença de cistos.

- **Nódulos elastóticos das orelhas (da anti-hélice):** nódulos amarelados, pequenos, que surgem na região auricular.
- **Queratoderma marginado palmar de Ramos e Silva:** consiste em hiperqueratose em faixa das bordas cubitais e radiais das mãos (FIGURA 83.3).

Essas condições são induzidas prematuramente em marinheiros e trabalhadores rurais por superexposição à luz solar. Mudanças similares podem ocorrer por elementos radioativos, raios X e rádio.

RECURSOS PREVENTIVOS E TERAPÊUTICOS PARA A PELE IDOSA

O elemento fundamental da pele do idoso é a diminuição do manto lipídico e o menor conteúdo de água, o que determina a secura do tegumento. Os cuidados de manutenção da pele em idosos são os seguintes:

- Usar a quantidade mínima de sabões e detergentes, limitando-se somente ao necessário para limpeza.
- Evitar o uso de sabões antissépticos ou contendo drogas, preferindo os assim chamados sabões neutros ou para pele seca.
- Usar, no tronco e membros, após o banho, cremes lubrificantes. De uma maneira geral, o creme, quanto mais graxo ou untuoso (óleo de amêndoas, vaselina líquida), tem melhor ação para conservação do manto hidrolipídico. Entretanto, as substâncias oleosas ou graxas não são agradáveis. Por essa razão, preferem-se cremes ou loções, bem tolerados e dos quais existem inúmeros preparados comerciais.
- Na pele da face, é conveniente evitar o uso de sabões. Pode-se limpar somente com água ou usar um creme de limpeza. Existem numerosos produtos no comércio com essa finalidade.
- A exposição ao sol deve ser restrita ao mínimo no idoso. Além da ação cumulativa deletéria dos raios solares no decurso dos anos, a pele apresenta maior sensibilidade às radiações actínicas. O dessecamento torna-se mais acentuado e, de outro lado, há ação solar no aparecimento da melanose e queratose solares e dos tumores malignos cutâneos. Quando houver a exposição ao sol, usar proteção física (vestuário e chapéu) ou, quando necessário, proteção químico-física (loções ou cremes antissolares).
- O uso de ácido retinoico ou ácido glicólico melhora a pele idosa ou fotoenvelhecida.
- Os objetivos terapêuticos estão preponderantemente dirigidos ao controle de rugas e ao fotoenvelhecimento. A tretinoína tópica surgiu como esperança no início dos anos 1980, porém, mesmo a longo prazo, sua validade é relativa, podendo-se dizer o mesmo para a ação tópica da isotretinoína. Cientificamente, porém, considerando-se os estudos histopatológicos, a isotretinoína pode ser considerada o melhor agente de ação sobre o envelhecimento solar. A aplicação de α-hidroxiácidos é outro recurso utilizado em baixas concentrações com propriedades hidratantes e queratolíticas. O papel dos radicais livres com responsabilidade no envelhecimento cutâneo é utilizado como um pretenso efeito protetor nas moléculas antirradicais sobre os danos actínicos. Outros recursos são as esfoliações (*peelings*) cutâneas feitas com preparações à base de resorcina e ácido tricloroacético. Para esfoliações profundas (dermoabrasões) pode-se usar o fenol. Atualmente, está sendo muito empregado o *laser* de CO_2 pulsátil.
- Não foi demonstrado que os antioxidantes melhoram a pele idosa. Entretanto, é comumente usada a administração de vitamina C (1 g/dia) e vitamina E (400 mg/dia) para o estado geral do idoso, o que, eventualmente, pode ser benéfico para a pele. No idoso, é sempre indicado suplemento vitamínico e dieta alimentar balanceada.

No QUADRO 83.5, encontram-se resumidas as intervenções profiláticas e terapêuticas para a pele do idoso.

QUADRO 83.5 – Recursos profiláticos e terapêuticos

- Filtros solares (físicos e químicos UVA e UVB) - ação profilática
- Tretinoína 0,025 (uso permanente)
- Hidroxiácidos
- Outros agentes com efeito de *peeling*
- *Laser-resurfacing*
- CO_2 pulsado
- Antioxidantes (vitaminas E, C e A, betacaroteno, selênio, flavonoides) – opções pessoais
- Dermoabrasão química ou mecânica
- Cosméticos emolientes (ceramidas, vaselina, parafina, ceras, álcoois gordurosos, filmes hidrófilos, substâncias higroscópicas)

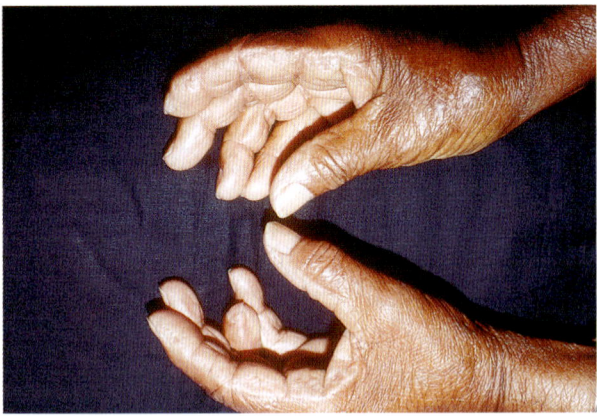

FIGURA 83.3 – Queratoderma marginado palmar. Faixa hiperqueratósica acompanhando as bordas radiais dos dedos.

CAPÍTULO 84

DERMATOSES NA GESTANTE

A gravidez é uma condição que envolve marcantes modificações metabólicas, proteicas, lipídicas, glicídicas, endócrinas, imunológicas e vasculares, que poderão levar a alterações da pele e anexos em âmbitos fisiológicos e patológicos.

ALTERAÇÕES FISIOLÓGICAS DA PELE NA GRAVIDEZ

As alterações cutâneas fisiológicas da gravidez podem ser divididas em pigmentares, dos cabelos e pelos, ungueais, das glândulas da pele, vasculares e das mucosas.

ALTERAÇÕES PIGMENTARES

Melasma (cloasma)

Acomete cerca de 70% das mulheres grávidas e pode melhorar após o parto em alguns casos **(FIGURA 84.1)**. Ocorre pelo aumento do estrogênio, progesterona e do hormônio melanocítico-estimulante (MSH). Exposição à radiação ultravioleta e à luz visível pode piorar o quadro; por isso, recomenda-se evitar exposição solar excessiva e usar protetor solar (ver Capítulo 25).

Outras hiperpigmentações da gravidez

Quase todas as mulheres apresentarão algum grau de hiperpigmentação, habitualmente discreta, de algumas áreas corporais durante a gravidez. As regiões mais afetadas são mamilos, aréolas mamárias, axilas, face interna das coxas, genitais e a linha alba do abdome (que na gravidez é designada **linha *nigra***). Também pode ocorrer hiperpigmentação de lesões pigmentares pré-existentes como sardas, nevos, lentigos e cicatrizes. Admite-se que as mesmas influências hormonais consideradas na gênese do melasma possam explicar essas hiperpigmentações, que tendem a diminuir gradativamente após o parto.

ALTERAÇÕES DOS CABELOS E PELOS

Hirsutismo

Praticamente todas as mulheres apresentam certo grau de hirsutismo na gravidez, particularmente na face e, com menor frequência, nos braços, nas pernas e no dorso. Admite-se que o fenômeno se relacione às alterações hormonais próprias do período e, em geral, regride em até 6 meses pós-parto. As gestantes também podem notar algum grau de espessamento da haste capilar, secundária ao prolongamento da fase anágena do ciclo do cabelo observado nesse período. Quando, durante a gravidez, surge hirsutismo muito intenso, deve-se considerar a possibilidade de tumores androgênio-secretantes, luteomas ou cistos luteínicos, ou ainda, ovários policísticos. Nesses casos, pode ocorrer virilização dos fetos femininos; quando esses fenômenos de hirsutismo intenso ocorrem na ausência de tumores virilizantes, o processo pode ressurgir em gestações subsequentes.

Eflúvio telógeno pós-parto

Caracteriza-se por intensa queda de cabelo, que ocorre de 2 a 5 meses após o parto e, em geral, dura de 1 a 5 meses, podendo, em alguns casos, persistir por mais de um ano. O eflúvio telógeno pós-parto decorre da permanência dos cabelos na fase anágena por longo tempo durante a gravidez, diminuindo, inclusive, as perdas capilares fisiológicas. Após o parto, cessadas as condições hormonais que produziram a longa permanência dos cabelos na fase anágena, 30% destes entram em fase telógena, havendo, a seguir, importante queda capilar. Embora normalmente o processo cesse e haja reposição total dos cabelos, em mulheres com predisposição genética, a alopecia androgenética pode ser precipitada nesse momento **(FIGURA 84.2)**.

Tratamentos e profilaxia

Não existem medidas específicas para a prevenção ou o tratamento das alterações pilosas e capilares da gravidez; entre elas, a que mais preocupa as pacientes é a perda de cabelos; a atitude mais importante é tranquilizar a gestante e escla-

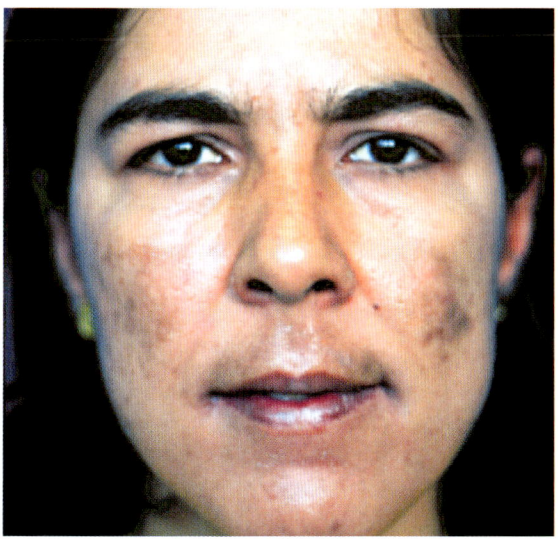

FIGURA 84.1 – Melasma com padrão malar. Lesões acastanhadas nas regiões malares e na região supralabial.

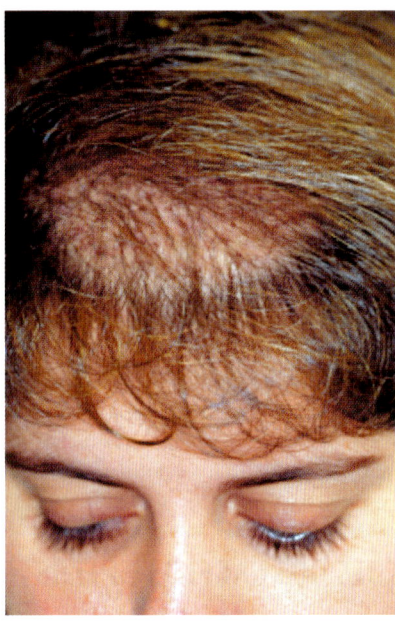

FIGURA 84.2 – Alopecia de padrão androgenético feminino precipitada por eflúvio telógeno pós-parto.

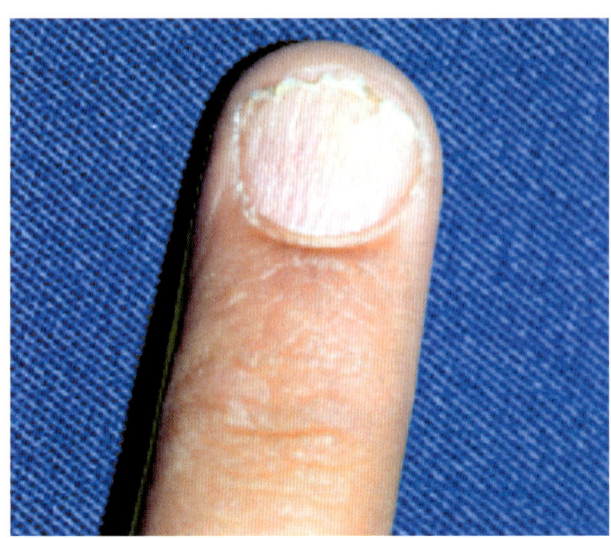

FIGURA 84.3 – Onicólise distal e estriação longitudinal da unha em gestante.

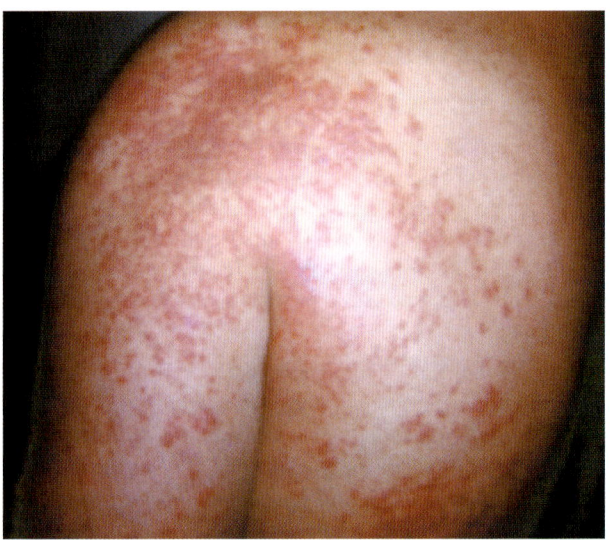

FIGURA 84.4 – Miliária. Lesões eritematopapulosas no tronco e membro superior.

recer sobre a benignidade do processo e a plena recuperação dos cabelos. Fatores agravantes devem ser eliminados, como alguns medicamentos (citostáticos, antitireoidianos, hipocolesterolemiantes, anticoagulantes, anticonvulsivantes, captopril) que, quando possível, devem ser retirados ou substituídos. Condições que podem causar deficiências proteicas, como distúrbios gastrintestinais, dietas exageradas e anemia, devem ser corrigidas (ver Capítulo 29).

ALTERAÇÕES UNGUEAIS

Na gravidez, são observadas várias alterações ungueais: sulcos transversos, fragilidade ungueal, onicólise e hiperqueratose subungueal **(FIGURA 84.3)**. Além disso, o crescimento das unhas costuma ficar acelerado nesse período. Como essas mudanças também são observadas em anemias e estados carenciais, admite-se a possibilidade de a gestação espoliar certos nutrientes. Dessa forma, a manutenção do estado nutricional adequado é fundamental para minimizarem-se essas alterações.

Também é recomendável que se evitem traumas, por exemplo, a manipulação excessiva das unhas.

ALTERAÇÕES FUNCIONAIS DAS GLÂNDULAS DA PELE

Aumento da atividade das glândulas écrinas

Durante a gravidez, observa-se aumento da sudorese – exceto nas regiões palmoplantares, nas quais há diminuição da atividade écrina. O aumento da sudorese pode contribuir para o aparecimento de hiper-hidrose e miliária **(FIGURA 84.4)**. Para minimizar essas alterações, a gestante deve evitar ambientes muito quentes e utilizar vestuário leve.

Aumento da atividade das glândulas sebáceas

A influência da gravidez na atividade das glândulas sebáceas é controversa; alguns trabalhos indicam a diminuição da sua atividade, o que explicaria a melhora de doenças relacionadas à atividade apócrina na gravidez – como a doença de Fox-Fordyce e a hidrosadenite supurativa; outros autores afirmam que a atividade apócrina aumenta no terceiro trimestre da gravidez, como consequência do aumento do estrogênio circulante. Algumas doenças ligadas às glândulas sebáceas, como a acne, têm comportamento absolutamente variável: algumas pacientes apresentam piora, e outras, melhora durante esse período, o que mostra o comportamento realmente variável da função sebácea. Outro fenômeno normal observado na gravidez é o aumento das glândulas sebáceas da aréola mamária, configurando os chamados tubérculos de Montgomery **(FIGURA 84.5)**.

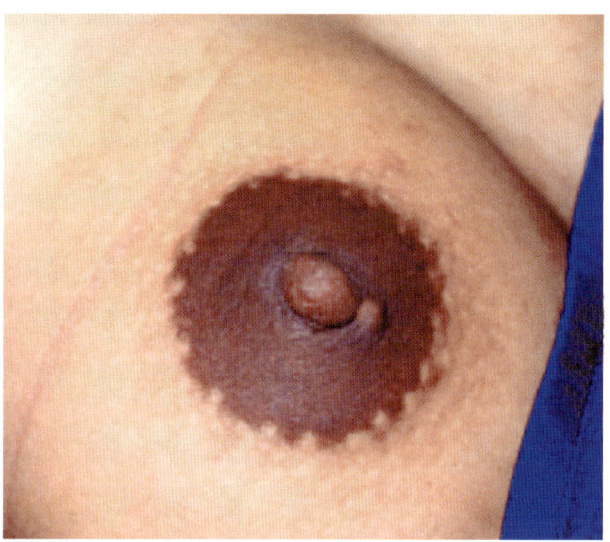

FIGURA 84.5 – Tubérculos de Montgomery. Aumento do tamanho das glândulas sebáceas na aréola mamária.

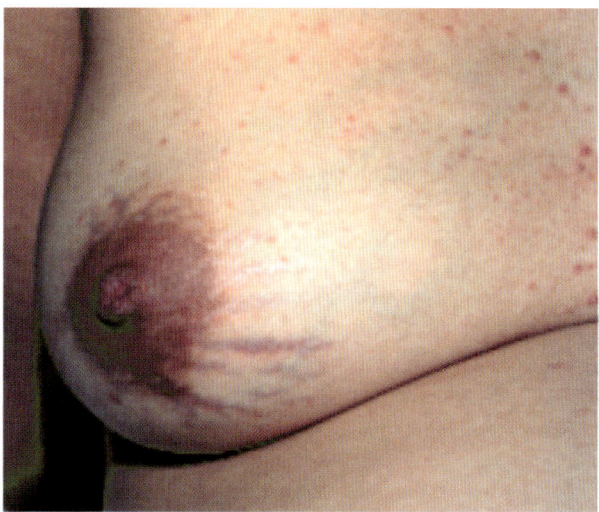

FIGURA 84.6 – Estrias gravídicas. Lesões lineares atróficas e purpúricas na região mamária.

ALTERAÇÕES DO TECIDO CONECTIVO

Estrias

Ocorrem em cerca de 90% das mulheres durante o 3º trimestre, atingindo o abdome e, eventualmente, a região dos quadris, as regiões inguinais, as nádegas e as mamas. Apresentam-se como linhas ou faixas atróficas, purpúreas ou róseas que, após o parto, tornam-se linhas esbranquiçadas atróficas **(FIGURAS 84.6 E 84.7)**. Ocorrem com maior frequência em mulheres mais jovens, com bebês grandes, com alto IMC e com história familiar de estrias.

Na gênese das estrias, estão envolvidos fatores mecânicos decorrentes do aumento do volume corpóreo da mulher na gravidez, particularmente no abdome, e fatores hormonais, provavelmente envolvendo hormônios adrenocorticais, estrogênio e relaxina. O aparecimento de estrias na síndrome de Cushing, em doentes sob corticoterapia sistêmica e tópica com corticoides fluorados, é evidência da participação dos hormônios adrenocorticais na gênese da estria.

Embora seja clássico o uso de óleos, emolientes e hidratantes na prevenção das estrias, não existe nenhuma evidência científica de sua eficácia. As lesões sofrem involução natural, passando da fase aguda hemorrágica, quando se apresentam purpúricas, para a fase cicatricial atrófica, esbranquiçada. Parece existir certa propensão familiar e mesmo racial; há relatos de que as estrias são menos comuns em asiáticos e em mulheres negras americanas (ver Capítulo 23).

Outras alterações do tecido conectivo

A gravidez pode desencadear ou exacerbar lesões de acrocórdons, papilomas benignos caracterizados por lesões pedunculadas pequenas, hiperpigmentadas, que ocorrem particularmente na região do pescoço e das axilas, nas dobras inframamárias e na face (ver Capítulo 72). Essas lesões surgem nas fases tardias da gravidez e podem regredir parcial ou totalmente no pós-parto; portanto, deve-se aguardar o parto e, se não houver regressão, as lesões podem ser facilmente retiradas cirurgicamente sob anestesia local.

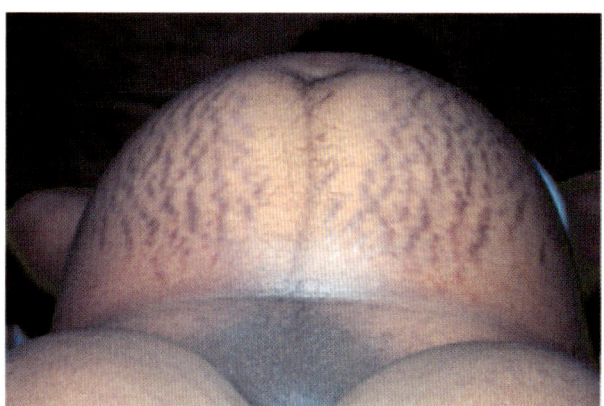

FIGURA 84.7 – Estrias gravídicas. Grande quantidade de lesões lineares purpúricas e atróficas no abdome.

ALTERAÇÕES VASCULARES

As alterações na produção estrogênica durante a gestação podem causar dilatação, instabilidade, proliferação e congestão dos vasos sanguíneos. A maioria dessas alterações regride no pós-parto.

Telangiectasias aracneiformes (*spiders*)

Lesões caracterizadas por dilatações vasculares formadas por um vaso central maior, de coloração avermelhada, a partir do qual se ramificam vasos menores em várias direções; localizam-se principalmente na face, no pescoço e na porção anterior do tronco. Aparecem entre o 1º e o 2º trimestre de gravidez e somem cerca de três meses após o parto; portanto, em geral, não necessitam de tratamento. Eventuais lesões que persistirem podem ser tratadas por eletrocoagulação e *laser*.

Eritema palmar

Frequente na gravidez, atingindo 2/3 das mulheres brancas e 1/3 das mulheres negras, surge, em geral, no 1º trimestre; pode se apresentar como eritema moteado, atingindo toda a região palmar ou, mais localizadamente, nas regiões tenar e hipotenar. A concomitância do eritema palmar e de *spiders* é comum.

Edema não depressível

Em intensidade variável, cerca de 50% das mulheres grávidas desenvolvem edema não depressível na face, pálpebras, pés e mãos. O edema é mais intenso pela manhã, diminuindo ao longo do dia, e não há tratamento para essa condição.

Instabilidade vasomotora

Os fenômenos de instabilidade vasomotora – como rubor facial, palidez, sensação de calor e frio, cútis marmorata nas pernas, dermografismo, lesões urticariformes e exacerbação de fenômeno de Raynaud pré-existente – são comuns na gravidez. Lesões purpúricas nas pernas são comuns na segunda metade da gestação, por aumento da pressão hidrostática.

Hiperemia gengival

Praticamente todas as mulheres grávidas experimentam graus variáveis de hiperemia gengival, com edema e vermelhidão. Essas alterações podem associar-se à verdadeira gengivite, que se desenvolve a partir do terceiro trimestre da gravidez, e que é mais intensa nas mulheres previamente portadoras de doença periodontal, com deficiências nutricionais, ou em mulheres com higiene oral precária. A gengivite, na maioria das mulheres, regride no pós-parto.

Em 2% das gestantes, em meio à gengivite, surge intensa proliferação capilar entre o 2º e 5º mês de gestação, o que leva à formação de nódulo purpúrico junto aos dentes, na superfície bucal ou na superfície lingual da gengiva; é o chamado **granuloma piogênico da gravidez, granuloma gravidarum, tumor da gravidez** ou **épulis gravídico** (FIGURA 84.8).

Histologicamente, trata-se de um granuloma piogênico e pode ser necessária sua eliminação cirúrgica com eletrocoagulação, sendo possível haver involução espontânea no pós-parto.

As alterações gengivais menores podem se beneficiar de vitamina C, e as medidas de higiene oral devem ser intensificadas na gravidez para minimizar esse problema.

Outras alterações vasculares

Em 40% das gestações ocorrem varicosidades por fragilidade do tecido elástico, que acometem ânus (hemorroidas), vulva, vagina e pernas, especialmente em mulheres com tendência familiar. Em 5% das grávidas, ocorrem hemangiomas, principalmente no 2º e no 3º trimestres, predominantemente nas mãos e pescoço. Pode surgir livedo reticular, por aumento dos estrogênios circulantes; e lesões de púrpura pigmentosa nas pernas são comuns na segunda metade da gravidez, por aumento da pressão hidrostática e da permeabilidade vascular (FIGURA 84.9).

DERMATOSES ESPECÍFICAS DA GESTAÇÃO

A FIGURA 84.10 apresenta a classificação atual das dermatoses específicas da gestação.

Penfigoide gestacional (herpes gestacional)

Doença bolhosa rara, autoimune, que normalmente se apresenta no final da gestação ou no puerpério imediato, podendo ocorrer em qualquer fase da gravidez. Além da gestação, pode ocorrer em associação com tumores trofoblásticos (coriocarcinoma, mola hidatiforme). Existe um risco aumentado de essas pacientes desenvolverem outras doenças autoimunes, particularmente doença de Graves. No penfigoide gestacional ocorre produção de autoanticorpos contra o antígeno 2

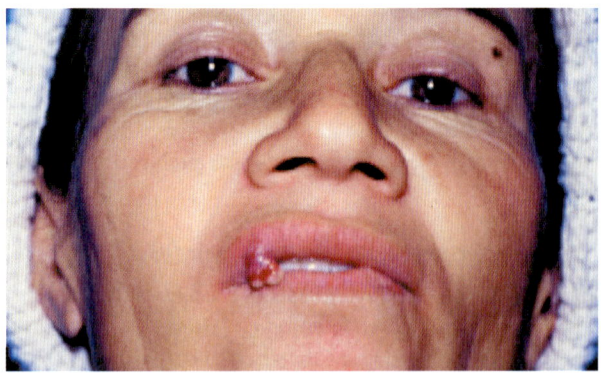

FIGURA 84.8 – Granuloma gravídico. Proliferação angiomatosa no lábio superior.

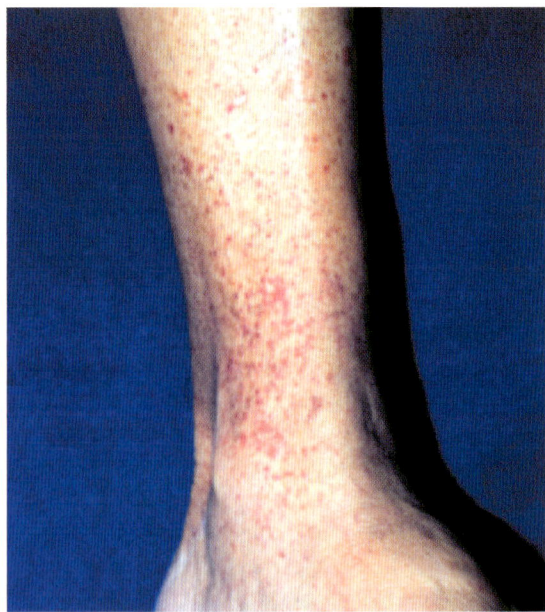

FIGURA 84.9 – Púrpura pigmentar. Lesões purpúricas e pigmentadas no terço inferior da perna.

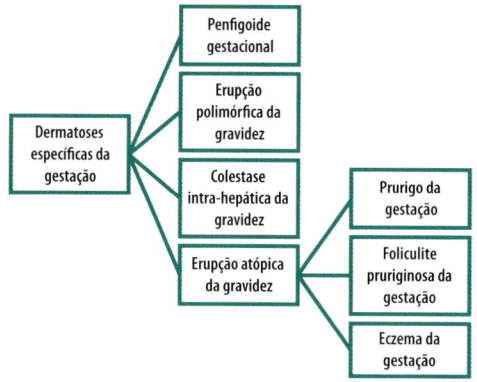

FIGURA 84.10 – Classificação atual das dermatoses específicas da gestação.

do penfigoide bolhoso (PB de 180 kD), localizado no hemidesmossomo da junção dermoepidérmica.

Manifestações clínicas

O quadro geralmente inicia-se com prurido intenso, que pode preceder as lesões dermatológicas. Em seguida, surgem pápulas e placas eritematosas, urticadas, preferencialmente no abdome, inclusive na região periumbilical. As lesões podem se espalhar pela superfície da pele, em especial para o tronco e a parte proximal dos membros superiores e inferiores. Esse estádio recebe a designação de estádio pré-bolhoso, e é muito semelhante à erupção polimórfica da gravidez. O diagnóstico é feito quando as lesões se transformam em bolhas tensas, semelhantes àquelas do penfigoide bolhoso, poupando a face e as mucosas **(FIGURA 84.11)**.

Diagnose

Clínica e histopatológica (bolha subepidérmica e infiltrado de eosinófilos) pela imunofluorescência direta (depósito de C_3 e IgG na ZMB) e pela imunofluorescência indireta pela detecção do chamado fator HG na ZMB. O diagnóstico diferencial deve considerar o quadro de erupção polimórfica da gravidez, dermatite herpetiforme e eritema polimorfo.

Tratamento

Administração de prednisona 0,5 a 1 mg/kg/dia, à qual, se houver persistência no pós-parto, pode ser acrescentada a azatioprina na dose de 1 a 2 mg/kg/dia. Uso de corticoides tópicos e anti-histamínicos podem auxiliar no controle do prurido.

Prognóstico

A doença é caracterizada por períodos de surtos e remissões, com frequente melhora no fim da gestação, seguida de exacerbação no momento do parto ou puerpério imediato. Após o nascimento, as lesões entram em remissão e pode ocorrer um *flare-up* com a menstruação ou uso de contraceptivos hormonais. O prognóstico fetal geralmente é bom, mas existe um aumento na incidência de prematuros e recém-nascidos pequenos para a idade gestacional. Pela transmissão passiva de anticorpos maternos para o feto, cerca de 10% dos recém-nascidos podem apresentar lesões de pele que se resolvem espontaneamente.

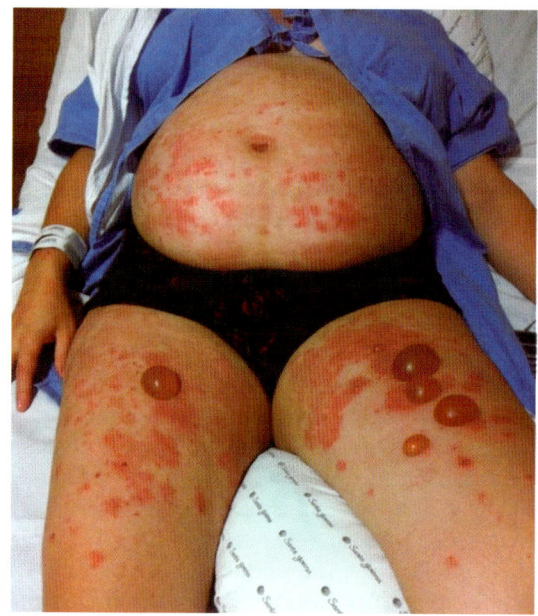

FIGURA 84.11 – Penfigoide gestacional.

COLESTASE INTRA-HEPÁTICA DA GRAVIDEZ (CIHG)

É reversível desencadeada hormonalmente em indivíduos predispostos, no final da gestação (final do 2º trimestre e início do 3º trimestre). Existe um defeito na excreção dos ácidos biliares, resultando em aumento de seus níveis séricos. Alguns estudos recentes apontam para aumento específico dos ácidos taurocólico e taurodesoxicólico que são justamente os que mais diminuem por ação do ácido ursodesoxicólico que é considerado medicação eficaz para a enfermidade.

Manifestações clínicas

A doença apresenta-se com início abrupto de prurido grave nas palmas e plantas e que, rapidamente, progride para o tronco e face e, a seguir, torna-se generalizado. A CIHG não possui lesões dermatológicas primárias; suas lesões são secundárias à escoriação. Somente 10% das pacientes desenvolverão icterícia. Essas pacientes correm risco de desenvolver esteatorreia com subsequente má absorção das vitaminas lipossolúveis, incluindo a vitamina K. O déficit de vitamina K pode levar a distúrbios na coagulação e aumentar o risco de hemorragias e sangramentos materno-fetais durante o parto.

Diagnose

O exame anatomopatológico é inespecífico; as imunofluorescências direta e indiretas negativas. O melhor indicador da CIHG é o aumento dos níveis séricos de bilirrubinas. Em algumas pacientes, também pode ocorrer aumento das transaminases séricas.

Tratamento

O tratamento deve ser feito com ácido ursodesoxicólico (15 mg/kg/dia ou 1 g/dia) até o parto. É a droga disponível capaz de controlar o prurido materno e melhorar o prognóstico fetal. Pode ser necessária a administração de vitamina K antes do parto, a fim de reduzir o risco de hemorragia materna e fetal.

Outros tratamentos citados na literatura são: anti-histamínicos e fototerapia com UVB.

Prognóstico

O prognóstico materno é geralmente bom. Após o parto, o prurido regride espontaneamente, mas pode recorrer em gestações subsequentes ou durante uso de contraceptivos hormonais. Nos casos de icterícia e deficiência de vitamina K, existe risco de hemorragia intra e pós-parto, tanto materna quanto fetal. A doença está associada com maior incidência de prematuridade, sofrimento fetal e natimortos. A ocorrência de morte fetal nas séries estudadas varia de 2% a 11% provavelmente em função de trabalhos que consideram a colestase intra-hepática na totalidade dos casos e trabalhos que estudam as formas mais graves da doença. Existem várias hipóteses para explicar a morte fetal: ação dos ácidos biliares que atravessam a placenta sobre o coração do feto provocando arritmias e diminuição da contratilidade cardíaca ou ação dos ácidos biliares sobre os vasos coriônicos provocando vasoconstrição e levando à asfixia fetal. Considerando-se esses fatos, há controvérsias em relação à conduta a ser adotada nas mulheres com colestase intra-hepática quanto ao parto. Alguns autores advogam monitoramento cuidadoso e frequente dessas gestações, inclusive com Doppler, lembrando que esses cuidados devem ser maiores no final da gestação, uma vez que o óbito fetal nunca ocorre antes da 36ª semana. Outra forma de monitoramento seria por meio de dosagens dos ácidos biliares, especialmente tauroquenodesoxicólico e do ácido glicólico.

Apesar das controvérsias, a tendência atual é monitoração rigorosa do feto, e a maioria dos estudiosos advoga a antecipação do parto na 37ª semana. Essa conduta não é unânime, e alguns autores preconizam que, se houver melhora do prurido ou se os níveis de ácidos biliares não estiverem aumentados (menos de 40 µmol/L), aguarda-se até a 38ª a 39ª semanas para realização do parto. Obviamente, todos concordam que, se surgirem sinais de sofrimento fetal (mecônio), o parto deverá ser antecipado.

ERUPÇÃO POLIMÓRFICA DA GRAVIDEZ (EPG)

Anteriormente chamada de pápulas e placas urticariformes pruriginosas da gravidez, a EPG é doença inflamatória pruriginosa benigna, autolimitada, que geralmente afeta primíparas no último trimestre da gestação ou imediatamente após o parto. É a dermatose específica da gestação mais frequente, com incidência de cerca de 1:160 gestações. A EPG está associada com primiparidade, excesso de ganho de peso materno, fetos grandes e gestações gemelares. Sua patogênese ainda é incerta.

Manifestações clínicas

As lesões iniciam-se tipicamente no abdome, sob a forma de pápulas urticariformes pruriginosas que coalescem formando placas, disseminando-se para a região proximal dos membros, troncos e nádegas. As lesões tendem a poupar a região periumbilical, ao contrário do que é observado no penfigoide gestacional **(VER FIGURA 84.12)**. Outras formas de apresentação são microvesículas sobre as estrias, máculas eritematosas, lesões eczematoides ou eritema policíclico-like (lesões em alvo).

Diagnose

A EPG pode, inicialmente, ser confundida com o penfigoide gestacional, e a melhor pista para o diagnóstico é o fato de o penfigoide gestacional acometer a região periumbilical. O diagnóstico deve ser feito por anamnese e exame clínico, já que não existem exames específicos. O exame anatomopatológico é inespecífico, e as imunofluorescências diretas e indiretas negativas. Alguns casos de depósitos de IgM ou C_3 na parede dos vasos ou depósitos granulares de C_3 na junção dermoepidérmica foram descritos.

Tratamento

A doença é autolimitada e não apresenta manifestações sistêmicas. Não leva a consequências sérias para a mãe ou para o feto. A duração média do quadro é de 6 semanas e a melhora inicia em 7 a 10 dias após o parto. Recorrência é rara. Podem ser utilizados corticoides tópicos de média e alta potência e anti-histamínicos para alívio dos sintomas.

ERUPÇÃO ATÓPICA DA GRAVIDEZ

Termo abrangente que se refere a três entidades específicas: prurigo da gravidez, foliculite pruriginosa da gravidez e eczema da gravidez. Na literatura, são descritas separadamente, mas pela dificuldade de distinção acabaram sendo consideradas sob a designação de um único termo: EAG.

São condições pruriginosas benignas que incluem lesões eczematosas ou papulares em pacientes com histórico de ato-

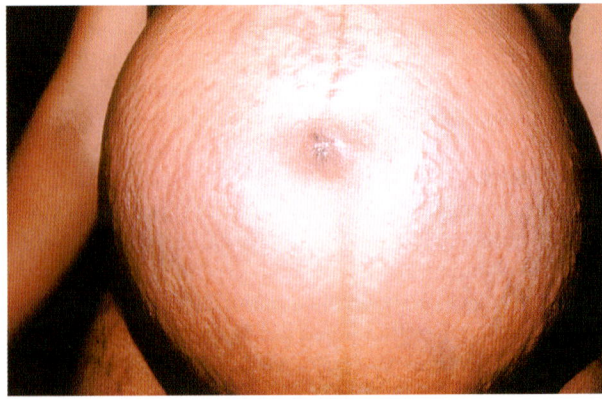

FIGURA 84.12 – Erupção polimórfica da gravidez. Pápulas eritematosas que confluem em placas, poupando a região periumbilical em gestação gemelar.

pia. Essas doenças são iniciadas por alterações imunológicas específicas da gestação – redução da imunidade celular e da produção de citocinas Th1 comparada com a imunidade humoral dominante e aumento da secreção de citocinas Th2.

Manifestações clínicas

A maioria das pacientes (cerca de 80%) apresenta alterações cutâneas características de atopia pela primeira vez ou após um longo período de remissão.

Em 2/3 dos casos, o quadro corresponde ao eczema da gravidez. São alterações eczematosas disseminadas afetando sítios típicos de atopia (face, pescoço, mamas e áreas flexurais) (FIGURA 86.13).

O 1/3 restante divide-se entre a foliculite pruriginosa da gravidez (pequenas pápulas e pústulas foliculares pruriginosas disseminadas em tronco e membros, ver FIGURA 86.14) e o prurigo gestacional (nódulos de prurigo típicos nos tornozelos e braços, ver FIGURA 86.15).

Diagnose

A chave para o diagnóstico está na anamnese e no exame clínico, já que o anatomopatológico é inespecífico e as imunofluorescências diretas e indiretas negativas. Pode ser encontrado aumento sérico de IgE em alguns casos. Em caso de dúvida, a cultura de uma pústula pode ser útil para excluir foliculite fúngica ou bacteriana.

Tratamento

Corticoides tópicos podem melhorar as lesões cutâneas. Alguns casos requerem um pequeno curso de corticoides sistêmicos e anti-histamínicos.

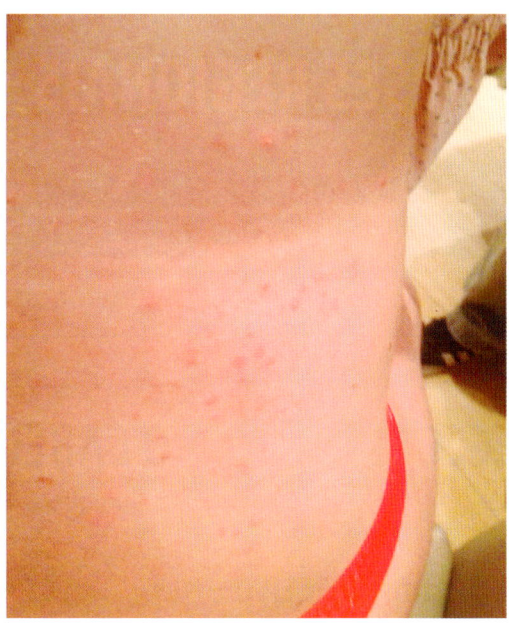

FIGURA 84.14 – Foliculite pruriginosa da gravidez. Pápulas e pústulas pruriginosas em tronco.

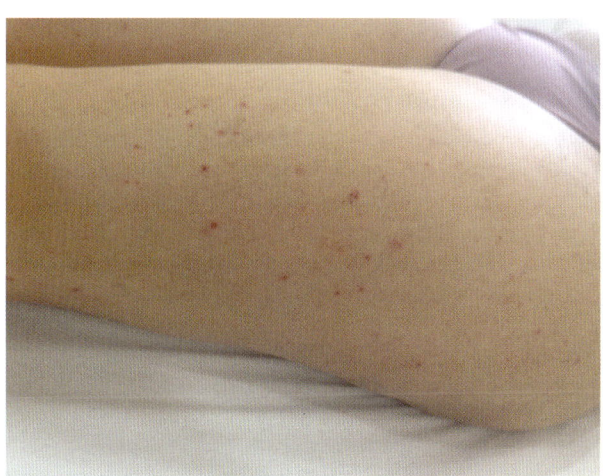

FIGURA 84.15 – Prurigo da gravidez. Pápulas e nódulos escoriados em membros inferiores.

Prognóstico

Sem morbidade materna ou fetal.

RELAÇÕES DE OUTRAS DERMATOSES COM A GRAVIDEZ

Ainda que na gravidez possa ocorrer qualquer dermatose, algumas condições patológicas cutâneas modificam-se nesse período. Há afecções que podem melhorar na gravidez, como a psoríase, a hidrosadenite e a doença de Fox-Fordyce, enquanto outras condições podem ser agravadas, como o lúpus eritematoso sistêmico, as candidoses e o condiloma acuminado.

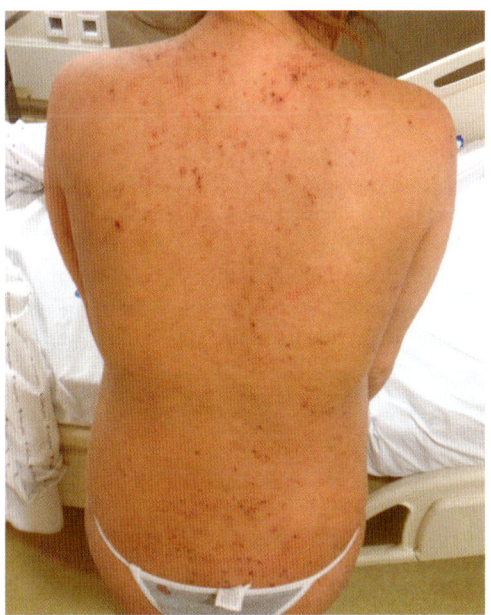

FIGURA 84.13 – Eczema da gravidez. Lesões eczematosas intensamente pruriginosas e áreas com escoriações.

PARTE XVI
SINOPSES REGIONAIS

CAPÍTULO 85
AFECÇÕES DO COURO CABELUDO

AFECÇÕES DO CONECTIVO

Esclerodermia em faixa
A esclerodermia localizada, também denominada **morfeia**, apresenta-se como uma lesão bem delimitada, atrófica, linear, unilateral, atingindo a região frontal e parietal. É chamada *sclerodermie en coup de sabre*.

Lúpus eritematoso sistêmico
Apresenta uma alopecia não cicatricial, com afinamento difuso ou fragilidade capilar com fios quebrados visíveis. Esse importante sinal de atividade sistêmica deve ser sempre investigado em casos suspeitos de lúpus eritematoso sistêmico. Deve-se descartar a presença de alopecia areata difusa, medicamentos, deficiência de ferro e alopecia androgênica.

AFECÇÕES ECZEMATOSAS

Eczema de contato
Ocorre por sensibilização a substâncias aplicadas no couro cabeludo, como tinturas, fixadores, produtos de alisamento e outras. O quadro é de um eczema agudo ou subagudo, pruriginoso, mais evidente nas bordas, principalmente frontal, retroauricular e occipital, podendo cursar com eflúvio telógeno.

Neurodermite circunscrita ou líquen simples crônico
Apresenta-se como eczema crônico com espessamento e hiperpigmentação da pele, formando placa, em geral única, liquenificada, muito pruriginosa, atingindo a região occipital. Nessas áreas, pode levar à alopecia pela fricção sobre os cabelos no ato de coçar.

AFECÇÕES ERITEMATODESCAMATIVAS

Dermatite seborreica
É doença cutânea inflamatória crônica comum, com apresentação ao nascimento, que desaparece nos primeiros meses, com crostas aderidas, espessas e graxentas, cobrindo a região frontal e parietal, denominada de crosta láctea. Apresenta novo pico de incidência pós-puberal com quadro eritematoescamoso, difuso ou em áreas, pouca infiltração, escamas finas e pouco aderentes e margens imprecisas. Pode haver prurido. Em geral, há lesões de dermatite seborreica em outras localizações que permitem o diagnóstico clínico. Nos pacientes portadores do vírus da imunodeficiência humana (HIV), a prevalência aumenta, sendo mais frequente quando a contagem dos linfócitos T CD4+ diminui, podendo ser uma manifestação precoce da síndrome da imunodeficiência humana adquirida (Aids).

Psoríase
É doença comum, crônica, com interação das condições genéticas e resposta imunológica a múltiplos fatores, sendo sua causa desconhecida. Apresentam-se placas eritematoescamosas, infiltradas, bordas definidas e separadas abruptamente da pele normal, com escamas firmes e branco-prateadas, eventualmente podendo ser difusa. Um aspecto sugestivo é o comprometimento da orla do couro cabeludo. A presença de lesões em outras localizações confirma a diagnose.

Seboríase
É uma forma de passagem ou associação de dermatite seborreica e psoríase. Há placas eritematoescamosas no couro cabeludo e eritematodescamativas em áreas intertriginosas ou seborreicas. Eventualmente, pode ser impossível a distinção entre lesão incipiente de dermatite seborreica e psoríase no couro cabeludo.

Pitiríase amiantácea

Síndrome que afeta o couro cabeludo, conhecida também como **pseudotínea amiantácea**, e tem como causas principais a dermatite seborreica e a psoríase. Outras causas incluem infecções fúngicas, líquen simples crônico, *pityriasis rubra pilaris* e dermatite atópica. Apresenta-se como descamação generalizada com escamas prateadas, espessas, aderidas, que se prendem às hastes dos fios de cabelo.

ALOPECIAS

Alopecia androgenética feminina

Apresenta afinamento progressivo dos fios, com perda na parte superior e não evolui com recesso da linha frontal do couro cabeludo. Esta apresentação também é denominada de alopecia androgênica de padrão feminino. A instalação do quadro é gradual, com diminuição do volume dos cabelos. Podem acompanhar as manifestações de hiperandrogenismo: acne, hirsutismo e seborreia. Nas formas iniciais ou leves, o diagnóstico diferencial com eflúvio telógeno crônico e alopecia areata difusa podem trazer um desafio. Costuma acentuar-se após a menopausa pelo hiperandrogenismo relativo.

Alopecia androgenética masculina

É a forma mais comum de queda de cabelos, produzida pela condição genética associada à ação dos androgênios sobre os folículos pilossebáceos androgênio-dependente do couro cabeludo. Manifesta-se com afinamento e perda progressiva dos fios, recesso bitemporal anterior e médio, levando a vários padrões de apresentação clínica que foram sistematizados por Hamilton-Norwood. Eventualmente pode se apresentar também com o padrão feminino.

Alopecia areata

É doença multifatorial, com componente autoimune e predisposição genética, sendo a causa desconhecida. As formas clássicas caracterizam-se por placas de alopecia, únicas ou múltiplas. A área é lisa e brilhante, de início abrupto. Quando existem várias placas, estas podem confluir formando extensas áreas de alopecia. O acometimento das linhas temporo-occipital caracteriza a forma ofiásica. Pode haver perda total de cabelos (alopecia total) e também comprometimento de todos os pelos do corpo (alopecia universal). As formas atípicas incluem a forma difusa, quando não apresenta as áreas de alopecia bem definidas; reticular, quando as áreas de alopecia se intercalam com áreas preservadas e a forma sisaifo ou ofiásica inversa, quando as bordas são poupadas.

Alopecias cicatriciais

São áreas de alopecia irreversível pela destruição dos folículos pilosos e podem ter causas químicas, físicas, mecânicas e infecciosas. Clinicamente, há obliteração dos orifícios foliculares com áreas focais de alopecia, sendo a via final comum de várias doenças como o lúpus eritematoso discoide, pseudopelada de Brocq, líquen planopilar, alopecia fibrosante frontal, sarcoidose, foliculite decalvante, foliculite dissecante e foliculite queloidiana da nuca.

Alopecia em clareira

No secundarismo da sífilis podem surgir faixas irregulares de alopecia, conhecidas como alopecia em clareira, localizadas principalmente nas regiões parietais e temporais. Em geral, existem outros sinais de lues secundária, como placas mucosas e polimicroadenopatia.

Alopecias congênitas ou hereditárias

Apresentam-se como manifestações exclusivas ou associadas com outras alterações congênitas, ocorrendo ausência ou atrofia do folículo piloso. Compreendem a atriquia e a hipotricose, que podem ser localizadas ou difusas, e eventualmente associadas a alterações da estrutura da haste pilosa.

Alopecia mucinosa

Caracterizada pelo acúmulo de mucina no folículo pilossebáceo, também é conhecida como mucinose folicular. Clinicamente, apresenta uma placa infiltrada com alopecia, poros pilossebáceos abertos com pequenas pápulas foliculares e que podem estar associadas a linfomas.

Alopecia por tricotilomania

Áreas irregulares de alopecia devidas ao arrancamento dos fios de cabelo com sinais de repilação nas áreas antigas, em geral na região parietal e vértex. É encontrada em crianças e em adultos, particularmente mulheres, com distúrbios obsessivo-compulsivos. Os cabelos arrancados ou em torno das áreas de alopecia são anágenos. Podem se associar à tricofagia, e, se ingeridos, os cabelos arrancados podem ocasionar quadros de tricobezoar com obstrução intestinal.

CISTOS, NEOPLASIAS E MALFORMAÇÕES

Cisto triquilemal ou pilar

A lesão cística origina-se da membrana externa da raiz do pelo, no istmo folicular, onde há a queratinização chamada triquilemal, sem formação de querato-hialina. Não há participação da glândula sebácea, sendo o cisto constituído por células queratinizadas, triquilemais. Geralmente múltiplo, raramente único, apresenta-se com formações nodulares firmes ou flutuantes. Habitualmente assintomáticos, tornam-se dolorosos e aumentam de volume quando infectados. Cerca de 90% dos cistos triquilemais ocorrem no couro cabeludo, encontrando-se, muitas vezes, predisposição familiar.

Hemangioma plano occipital

Visto em até 1/3 das crianças nas primeiras semanas após o nascimento, apresenta-se como mácula cor rósea na região occipital e evolui com esmaecimento gradual; eventualmente, encontrado no adulto.

Melanoma

O couro cabeludo pode ser sede de melanoma cutâneo primário ou de metástases de melanoma. Os melanomas primários de couro cabeludo apresentam risco aumentado de metástase.

Metástase cutânea de neoplasias internas

O couro cabeludo pode ser sede de metástases cutâneas de neoplasias internas de várias localizações, como mama, pulmão, reto, útero, próstata, testículo, bexiga e rim. As manifestações clínicas são variáveis, em geral múltiplos nódulos, ou placas assintomáticas com áreas de alopecia, podendo ser a manifestação que conduz à descoberta do câncer. Nas mulheres, o câncer de mama é o mais frequente, e, nos homens, o câncer de pulmão e dos rins. O câncer de mama pode apresentar-se como áreas de alopecia com induração, atrofia, espessamento rígido, fibrótico e extenso, sendo uma variante do carcinoma em couraça.

Nevo sebáceo de Jadassohn

Em geral único, é observado desde o nascimento, quase sempre no couro cabeludo, com área macular ou discretamente elevada, de coloração róseo-amarelada e com alopecia local, tornando-se espessado e verrucoso na puberdade. Pode evoluir, geralmente a partir da 3ª década, para tumores associados, como o carcinoma basocelular e o siringocistoadenoma papilífero.

Queratose actínica ou solar

É neoplasia intraepitelial frequente, formada por proliferação atípica de queratinócitos com potencial de formação de carcinoma espinocelular, provocada pela exposição crônica à radiação ultravioleta. Podem acometer as áreas de alopecia de pacientes calvos, apresentando-se como pápulas ou placas eritematoqueratósicas, ásperas, em geral múltiplas. Eventualmente, tem formação hiperqueratósica filiforme com o aspecto de corno cutâneo. Coexistem com lesões similares na face, orelhas e dorso das mãos.

Queratose seborreica

São lesões benignas e podem se localizar em todo o tegumento. Quando acometem o couro cabeludo não interferem no crescimento dos cabelos. São pápulas e placas verrucosas, castanho-claras a enegrecidas, com aberturas semelhantes à comedões, mais comuns em caucasianos, com ocorrência familiar.

CUTIS VERTICIS GYRATA

Doença rara, congênita ou adquirida, caracterizada por excesso de formação da pele do couro cabeludo, com redundância da pele com sulcos e dobras espessas levando ao aspecto de giros dos sulcos cerebrais, podendo apresentar manifestações oculares e neurológicas. Pode ser primária ou secundária, acompanhando paquidermoperiostose, acromegalia, tumores pituitários, aneurisma intracerebral, esclerose tuberosa, amiloidose, mixedema, ou associações com outras síndromes.

EFLÚVIOS

Eflúvio anágeno

Perda súbita, em algumas semanas, de grande quantidade de cabelos anágenos ou anágeno-distróficos, que podem apresentar-se fraturados. É observado após quimioterapia antineoplásica, especialmente agentes alquilantes ou tratamentos radioterápicos. Também encontrado após doenças graves, infecciosas ou não infecciosas, procedimentos cirúrgicos demorados e intoxicação por mercúrio.

Eflúvio telógeno

A perda de cabelos em fase telógena é frequente, pode iniciar em qualquer idade, com aumento súbito da queda de cabelos e manutenção da densidade frontal. Emagrecimento, distúrbios emocionais, drogas, doenças infecciosas ou não infecciosas, procedimentos cirúrgicos, em especial cirurgias bariátricas, podem aumentar a proporção de cabelos telógenos. Frequente é o eflúvio telógeno pós-parto (alopecia *post-partum*). Eventualmente podem apresentar formas crônicas, com queda persistente além de seis meses.

FOLICULITES

Antraz

Infecção profunda, com abcessos intercomunicantes, comprometendo vários folículos adjacentes, formando placas com vários pontos de drenagem de pus na região occipital.

Foliculite decalvante

Forma rara de foliculite, em geral causada pelo *Staphylococcus aureus*, de caráter crônico e que leva à destruição dos folículos, resultando em alopecia cicatricial. Acomete principalmente adultos de meia-idade, e as lesões se manifestam preferencialmente na região occipital.

Foliculite queloidiana da nuca

Caracteriza-se por foliculites profundas, em geral acompanhada de politriquia que, no processo de reparação formam lesões queloidianas isoladas ou confluentes, localizadas na região posterior do pescoço e occipital.

Foliculite superficial ou impetigo de Bockhart

Apresenta-se como pústulas frágeis no infundíbulo do folículo piloso, em geral espalhadas no couro cabeludo, e não interferem no crescimento dos cabelos.

INFESTAÇÕES ZOOPARASITÁRIAS

Pediculose do couro cabeludo

Ocorre por infestação pelo *Pediculus humanus capitis* no couro cabeludo. Há queixa de prurido e encontram-se escoriações. Ao exame, são observadas as lêndeas firmemente aderidas aos cabelos, principalmente na região occipital.

Excepcionalmente, com procura minuciosa, podem-se encontrar os piolhos adultos. É importante investigar essa parasitose, particularmente em crianças com prurido no couro cabeludo e adultos que delas cuidam, como professores e monitores.

Miíase furunculoide

O couro cabeludo é sede frequente da infestação de diferentes larvas de moscas, principalmente da *Dermatobia hominis*. Apresentam-se como nódulos endurecidos, únicos ou múltiplos, com orifício central, com drenagem de material serosanguíneo de pequena quantidade, da qual emerge a larva, podendo ser confundida com furúnculo.

PRURIDO DO COURO CABELUDO

É encontrado particularmente em idosos, caracterizado pelo prurido que induz à coçadura. Ao exame, observam-se escoriações, xerodermia e, eventualmente, descamação discreta e pápulas foliculares. Como nas outras formas de prurido localizado (prurido anogenital, prurido da orelha externa), há um componente psicossomático importante. Esse quadro também é observado em mulheres que fizeram cirurgia plástica com excisão no couro cabeludo. Em crianças atópicas, o prurido do couro cabeludo é um sintoma quase universal e piora com a sudorese.

TÍNEAS DO COURO CABELUDO

É a infecção do couro cabeludo por fungos dermatófitos dos gêneros *Trichophyton* e *Microsporum*. Acometem principalmente as crianças pré-púberes. As reações inflamatórias dependem do hábitat ecológico natural do fungo, sendo mais intenso nos fungos zoofílicos do que nos antropofílicos.

Tínea tonsurante

A forma crônica é a mais comum e, em geral, apresenta lesões múltiplas, com área de alopecia e descamação onde se observam fios tonsurados. Com a cura, há *restitutio ad integrum*. É comum em crianças e raramente observada em adultos. A forma aguda, com intensa reação inflamatória, em geral com placa única, dolorosa, com pústulas e microabscessos, é denominada de quérion (*kerion celsi*).

Tínea favosa

Causada pelo *Trichophyton schönleinii*, é crônica, podendo persistir por anos até atingir a vida adulta, causando alopecia cicatricial e apresentando crateras em torno do óstio folicular.

CAPÍTULO 86

AFECÇÕES DAS PÁLPEBRAS E REGIÃO ORBITÁRIA

A pele das pálpebras é muito fina, possibilitando infecções, dermatites por irritantes primários ou sensibilizantes, que podem ter sua manifestação primeira ou exclusiva nas pálpebras. Outra característica é a conjuntiva que reveste a face interna das pálpebras e o globo ocular, causando relacionamento entre afecções dessas estruturas. As afecções que atingem as mucosas comprometem, em geral, as mucosas oculares e palpebrais. Síndromes congênitas ou hereditárias com alterações da pele, pelos e unhas comumente apresentam alterações oculares. O subcutâneo lasso e a parede orbitária possibilitam o acúmulo de líquido, com o aparecimento de edema nas pálpebras por noxas tópicas ou doenças sistêmicas com o desenvolvimento de infecções como a erisipela. As afecções mais comuns das pálpebras e região orbitária são referidas sinteticamente a seguir, com descrições detalhadas nos respectivos capítulos.

ACROCÓRDON

Pápulas filiformes, cor da pele ou acastanhadas, de consistência amolecida, pedunculadas, que podem se apresentar nas pálpebras superiores e inferiores, além do pescoço e axilas.

ALOPECIA AREATA

Doença multifatorial, com componente autoimune e predisposição genética, de causa desconhecida. Pode ser encontrada em formas localizadas nas sobrancelhas ou nos cílios. A perda total de sobrancelhas e cílios é observada na alopecia areata total ou universal.

BLEFARITE

Inflamação nas pálpebras em que o processo inflamatório localiza-se nos folículos pilosos e glândulas sebáceas. Também chamada de **blefarite ciliar**.

BLEFARITE SEBORREICA

A blefarite seborreica ou eczematosa crônica pode ser uma manifestação isolada ou pode estar associada a outros sinais da dermatite seborreica. É caracterizada pela inflamação ciliar e escamas graxentas, cor de mel, aderidas aos fios ciliares e descamação perifolicular.

CARCINOMA BASOCELULAR

Os carcinomas basocelulares podem estar presentes nas pálpebras, especialmente nas pálpebras inferiores, quando podem acometer a linha ciliar, podendo necessitar de cirurgia micrográfica para seu tratamento, podendo acometer o saco lacrimal e causar dacriocistite crônica.

QUERATOSE ACTÍNICA

São lesões pré-neoplásicas que podem se apresentar nas pálpebras inferiores como pápulas e placas com eritema e aspereza na superfície. Em algumas ocasiões, manifestam-se nas formas hiperqueratóticas, filiformes, conhecidas como cornos cutâneos e podem dar origem a carcinomas espinocelulares.

CISTO DE RETENÇÃO

Surge na borda, geralmente único, por retenção sudoral. O tratamento é a incisão para drenagem.

DACRIOCISTITE

Ocorre por obstrução do conduto lacrimal levando à formação de um abscesso no interior do saco lacrimal, apresentando tumefação na região, com processo inflamatório pela infecção por *Staphylococcus aureus*, *Streptococcus betahemolitico*, *Pneumococcus* ou *Haemophilus influenzae*. Clinicamente observa-se um abaulamento doloroso do canto medial do olho, com celulite orbitária, podendo fistulizar para a pele (FIGURA 86.1). O tratamento consiste em antibioticoterapia sistêmica e drenagem cirúrgica (dacriocistorinostomia).

DERMATITE ATÓPICA

O comprometimento da pálpebra e região orbitária é comum, com eritema, descamação e prurido intenso. Pode ocorrer

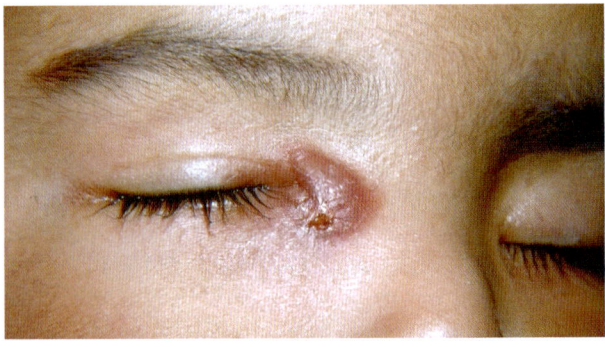

FIGURA 86.1 – Dacriocistite. Tumefação inflamatória com orifício fistuloso no canto palpebral interno.

uma queratoconjuntivite, com as conjuntivas apresentando-se avermelhadas e edemaciadas, com fotofobia, e blefarite crônica. A catarata é rara, em torno de 5% dos atópicos, especialmente em adolescentes, bem como o ceratocone. Nessa região, podem ser observados sinais característicos da dermatite atópica: a dupla prega infraorbital de Dennie-Morgan e a rarefação da extremidade lateral das sobrancelhas conhecida como sinal de Hertoghe.

DERMATITE DE CONTATO

As pálpebras são sede frequente de dermatite de contato por sensibilização a cosméticos palpebrais e faciais, medicamentos usados em tópicos oftalmológicos, como antibióticos, midriáticos e outros. Outras causas são os esmaltes das unhas das mãos, devendo-se acrescentar que qualquer agente transportado pelas mãos pode causar dermatite de contato nas pálpebras, que foram definidas como antenas para contactantes. O teste de contato pode ser muito útil para a identificação do agente causal.

DERMATOMIOSITE

Doença inflamatória que afeta predominantemente a pele e os músculos, mas pode afetar outros sistemas. O edema e eritema roxo-violáceo palpebral e periorbitário, muito sugestivo da dermatomiosite, é conhecido como heliotropo. O *rash* é fotossensível e pode ser acompanhado de telangiectasias nas pálpebras.

ELASTOSE COM CISTOS E COMEDÕES (FAVRE-RACOUCHOT)

Alteração decorrente da exposição solar crônica, apresenta múltiplos comedões abertos, cistos na região periorbital lateral e inferior e elastose solar na pele adjacente.

FTIRÍASE

A pediculose provocada pelo *Phthirus pubis* (conhecido por "chato") pode acometer também os cílios e as sobrancelhas. O parasito e suas lêndeas são encontrados nos pelos desses locais, provocando prurido.

HANSENÍASE

Na forma multibacilar lepromatosa, podem ocorrer infiltração e nódulos na região orbitária, podendo haver comprometimento ocular. É característica a madarose superciliar (queda das sobrancelhas, que começa no terço externo). Na forma paucibacilar tuberculoide, pode ocorrer localização na região orbitária, com perda de cílios e sobrancelhas.

HERPES SIMPLES

A infecção ocular pelo vírus do herpes simples é frequente e importante, podendo conduzir à perda da visão pelo comprometimento da conjuntiva e córnea. É encontrada como primoinfecção herpética (conjuntivite-queratite) com úlcera de córnea superficial ou como herpes recidivante, quando úlceras mais profundas se desenvolvem e ocorre a ceratite estromal. Pode ser encontrada no recém-nascido pela contaminação por herpes genital materno. O exame de lâmpada de fenda pode ajudar a avaliar o comprometimento ocular.

HERPES-ZÓSTER

O comprometimento do ramo oftálmico do quinto par (trigêmeo) pelo vírus do herpes-zóster pode levar ao acometimento das pálpebras, conjuntivas, córnea e úvea, podendo afetar a visão. O envolvimento do ramo nasociliar pode permitir o acesso do vírus às estruturas intraoculares, levando a complicações oftalmológicas, como ceratite, úlcera crônica e ceratite neutrofílica. A presença de lesões vesicocrostosas na lateral e, especialmente, na ponta do nariz sugerem acometimento ocular. Quando os ramos supratroclear e supraorbital são afetados, o olho normalmente é poupado.

HORDÉOLO

O hordéolo, terçol ou meibomite é uma infecção estafilocócica, localizada, purulenta, de uma ou mais glândulas sebáceas (meibomianas ou zeisianas). Pode ser externo, quando está na margem palpebral da pele, ou interno, quando o processo inflamatório está na porção conjuntival. Pode ser processo recorrente.

MELANOSE PERIORBITAL

A hiperpigmentação da região periorbital, conhecida como olheiras, é relativamente comum, particularmente em mulheres morenas. É de caráter constitucional, com participação de alterações vasculares e melânicas na região periorbital.

MILIUM

Pequenos cistos epidérmicos que se manifestam como pápulas esbranquiçadas de 1 a 3 mm de tamanho, e que podem ser facilmente retirados com uma pequena incisão e espremedura.

MOLUSCO CONTAGIOSO

As lesões são causadas por um vírus da família poxvírus, mais comum em crianças, apresentam-se nas regiões perioculares e pálpebras como pápulas semiesféricas com umbilicação central, com diâmetros variando de 1 a 10 mm.

NECRÓLISE EPIDÉRMICA TÓXICA

Ocorre extensa apoptose dos queratinócitos levando ao descolamento da epiderme de mais de 30% da superfície cutânea e acometimento mucoso, causada principalmente por fármacos. O comprometimento ocular pode ocorrer nas formas graves com uma conjuntivite purulenta com eventual erosão e formação de cicatrizes na conjuntiva e lesões da córnea, que podem necessitar de transplante.

NEVO DE OTA

Nevo melanocítico dérmico frequentemente associado à pigmentação ocular, em geral unilateral, que acomete mais mulheres, caracterizada por mácula azul-acinzentada entremeadas por máculas castanhas na área inervada pelo segundo e terceiro ramos do nervo facial.

PENFIGOIDE CICATRICIAL

Conhecido também como penfigoide benigno de membranas mucosas ou penfigoide ocular cicatricial, é doença vesicobolhosa rara, com produção de autoanticorpos contra antígenos subepiteliais e que acomete mais mulheres de meia-idade. Manifesta-se nas mucosas orais e conjuntivais, mas pode comprometer as mucosas da nasofaringe, genitália e, eventualmente, o esôfago. Tem evolução crônica que, no processo cicatricial, pode ocasionar simbléfaro e levar à cegueira.

PÊNFIGO VULGAR

Doença bolhosa autoimune com produção de autoanticorpos contra caderinas desmossômicas da epiderme. As lesões bolhosas surgem na mucosa oral e na pele, sendo eventualmente encontradas nas mucosas conjuntivais e pálpebras.

PIEBALDISMO

Genodermatose rara, autossômica dominante, sem predileção por raça ou sexo. Apresenta mecha branca frontal (poliose) e máculas despigmentadas cutâneas que podem atingir as pálpebras, determinando poliose dos cílios e sobrancelhas.

PSORÍASE

Lesão na pálpebra é encontrada raramente na psoríase. Pode ter localização única. Eventualmente, ocorre comprometimento das conjuntivas e vascularização córnea.

ROSÁCEA OFTÁLMICA

O sinal ocular mais frequente é a inflamação crônica das margens das pálpebras, com escamas e crostas, semelhante à dermatite seborreica. A fotofobia e a tendência ao *flushing* recomendam especial atenção aos olhos. Outros sinais da rosácea oftálmica incluem conjuntivites, irites, iridociclites, hipopiorinite e mesmo ceratite, que podem levar à opacificação corneana e à cegueira.

SARCOIDOSE

Doença inflamatória sistêmica, de causa desconhecida, com formação de granulomas epitelioides não caseosos nos órgãos acometidos. Em cerca de 20 a 35% dos casos, ocorre manifestação cutânea, podendo ocorrer comprometimento ocular, desde pápulas miliares amareladas na conjuntiva palpebral até lesões da córnea, uveíte e coriorretinite. As lesões, quando submetidas à diascopia, apresentam caracteristicamente a coloração de "geleia de maçã".

SÍNDROME DE STEVENS-JOHNSON

Ocorre extensa apoptose dos queratinócitos levando ao descolamento da epiderme de até 10% da superfície cutânea e acometimento mucoso. É multifatorial, mas a principal causa são os fármacos. É característica da síndrome o início pelas mucosas, com comprometimento da mucosa ocular, bucal e genital e, posteriormente, surgindo lesões cutâneas. Na mucosa ocular, produzem eritema conjuntival, edema palpebral com secreção purulenta.

SÍNDROME DE VOGT-KOYANAGI-HARADA

Doença multissistêmica rara que envolve os tecidos que têm melanina, provavelmente autoimune, mediada pela imunidade celular, caracterizada por manchas vitiligoides, poliose ciliar, alopecia, hipoacusia, uveítes e, eventualmente, descolamento da retina.

SIRINGOMA PERIORBITAL

O siringoma ou hidradenoma é um tumor anexial do ducto sudoríparo écrino intraepidérmico, comum nas pálpebras inferiores e regiões periorbitárias, caracterizado por pápulas de 1 a 5 mm de tamanho, cor da pele ou ligeiramente mais claras. O hidroadenoma eruptivo é uma forma disseminada que ocorre mais em mulheres, especialmente após a puberdade, em que são encontrados grande número de lesões no pescoço, tórax e abdome.

VERRUGAS VULGARES

São lesões causadas pela infecção do vírus do papiloma humano (HPV). Nas pálpebras, apresentam-se em geral como verrugas filiformes, com a extremidade livre ceratótica.

VITILIGO

As máculas acrômicas são frequentes nas pálpebras e região periorbitária, distribuídas em geral de forma simétrica, porém sem comprometimento ocular. Podem acometer também os cílios e as sobrancelhas, levando à poliose circunscrita ou total desses locais.

XANTELASMA

São xantomas planos, com lesões amareladas, ligeiramente elevadas, localizadas nas partes internas das pálpebras, que podem se apresentar em pacientes com dislipidemia, que deve ser sempre investigada. Podem ser de ocorrência familiar sem alterações do lipidograma.

CAPÍTULO 87

AFECÇÕES DOS LÁBIOS E DA MUCOSA ORAL

O exame dos lábios, da cavidade e da mucosa orais faz parte do exame dermatológico. Há alterações próprias das mucosas, manifestações orais de dermatoses e manifestações mucosas de doenças sistêmicas. Muitas vezes, as características histológicas e anatômicas da mucosa oral dão às lesões aspectos diversos em comparação a quando acometem a pele, devendo o dermatologista estar familiarizado com sua apresentação.

AFECÇÕES DOS LÁBIOS

Os lábios compreendem a pele dos lábios, o vermilião e a mucosa labial. O vermilião apresenta características morfológicas próprias, como a ausência de anexos cutâneos e intensa vascularização, sendo área propensa a apresentar diversas alterações patológicas.

GRÂNULOS DE FORDYCE

São pequenas pápulas-manchas amareladas no vermilião dos lábios, frequentemente alinhadas perto da pele, em geral no lábio superior. São glândulas sebáceas ectópicas, desembocando diretamente na superfície do epitélio, comuns após a puberdade. Os grânulos de Fordyce são assintomáticos (FIGURA 87.1) e não necessitam de tratamento.

ORIFÍCIOS LABIAIS

São malformações congênitas caracterizadas por pequenas depressões nas comissuras labiais ou no lábio inferior. Podem infectar-se.

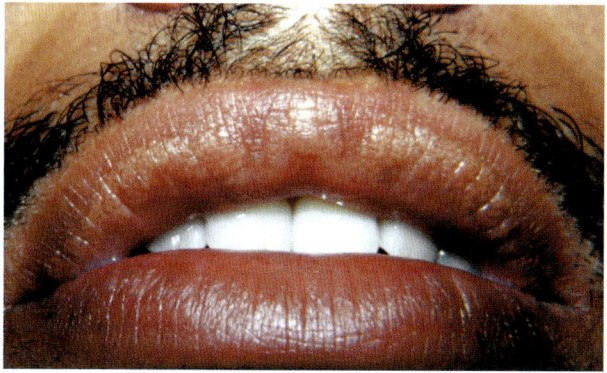

FIGURA 87.1 – Grânulos de Fordyce. Múltiplas lesões assintomáticas no lábio superior.

HERPES SIMPLES

Apresenta-se como vesículas que se agrupam com aspecto de buquê e rompem-se deixando superfície exulcerada. Com caráter recidivante, localiza-se em geral nos lábios.

SÍFILIS

Quanto ao cancro duro, a localização nos lábios segue-se em frequência à genital. É lesão ulcerosa, indolor, de bordas endurecidas. Invariavelmente, é acompanhada de adenite satélite bem evidente. No secundarismo, como manifestação precoce, podem aparecer pápulas achatadas, tendendo à vegetação, situadas simetricamente nas comissuras labiais; são os chamados condilomas planos. A poliadenopatia cervical é característica.

VERRUGA VULGAR

Quando localizada no lábio, assume, em geral, a forma filiforme. É frequente por autoinoculação em crianças com verrugas nos dedos da mão. O tratamento é a eletrocoagulação.

QUEILITES

Termo genérico, significando inflamação do lábio, que engloba numerosas afecções.

Queilite actínica

A forma aguda ocorre após eventuais exposições prolongadas ao sol, caracterizando-se por eritema, edema, vesículas, crostas e descamação. Trata-se de verdadeira queimadura solar. Involui em poucos dias, cessada a exposição.

A chamada queilite actínica crônica é fonte de confusão, pois frequentemente se postula esse diagnóstico para lesões clinicamente similares, porém de natureza diversa. Alterações clínicas no lábio inferior são observadas frequentemente em indivíduos de pele clara, que passaram grandes períodos expostos ao sol, como esportistas, pescadores, agricultores, etc. Na maioria das vezes, representam apenas alterações de elastose e atrofia solar, similares às da pele exposta. São frequentes também, nessa região, leucoqueratoses friccionais que podem ser confundidas com lesões actinicamente induzidas. Pode, no entanto, haver dano carcinogênico epitelial, análogo ao das queratoses solares (actínicas) da pele, representando, portanto, forma incipiente do carcinoma espinocelular labial actinicamente induzido.

Clinicamente, observa-se atenuação da demarcação entre a pele do lábio inferior e o vermilião, atrofia, leucoqueratose e, por vezes, infiltração e erosões. As lesões acometem difusamente o vermilião **(FIGURA 87.2)**. Lesões suspeitas devem ser biopsiadas, por vezes em mais de um ponto, pois o carcinoma labial pode ser multifocal.

O tratamento deve ser orientado pela correta diagnose. A fotoproteção é suficiente nos casos onde há apenas elastose solar.

Nas lesões traumáticas, identificação e correção do agente irritante; comumente, detectam-se dentes superiores mal posicionados que continuamente traumatizam o vermilião inferior, que se espessa.

Nos casos em que há dano epitelial actínico verdadeiro (queratose solar – carcinoma incipiente), o melhor tratamento consiste na vermilionectomia. Métodos destrutivos (crioterapia, *laser*) devem ser utilizados com cuidado, pois a lesão se origina das camadas inferiores do epitélio, frequentemente não atingidas por esses métodos: melhora-se clinicamente o aspecto da lesão sem curá-la. Tratamentos tópicos como o 5-fluoruracil, imiquimode e terapia fotodinâmica são muito dolorosos e não apresentam vantagem terapêutica.

Todo o vermilião deve ser tratado, e acompanhamento a longo prazo é fundamental nos casos tratados conservadoramente.

Queilite angular

A queilite angular, comissurite labial ou *perlèche*, apresenta-se como intertrigo nos cantos dos lábios **(FIGURA 87.3)**. É decorrente do acúmulo de saliva, principalmente em indivíduos idosos que usam próteses antigas ou mal adaptadas, pela "queda" dos cantos da boca. Essa queda é devida à reabsorção óssea dos rebordos alveolares, o que leva à diminuição da distância entre o maxilar superior e a mandíbula (diminuição da dimensão vertical). A saliva depositada pode irritar a pele e, frequentemente, sofrer contaminação por cocos ou leveduras. Raramente, a queilite angular é relacionada à carência de vitaminas do complexo B, diabetes, HIV e deficiência de ferro. São condições excepcionais que

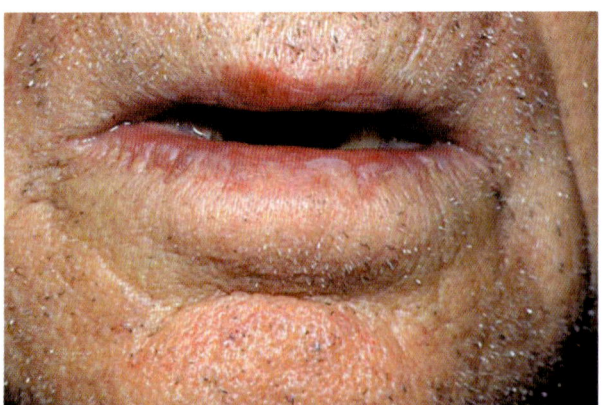

FIGURA 87.2 – Queilite actínica. Atrofia e áreas de queratose no lábio inferior.

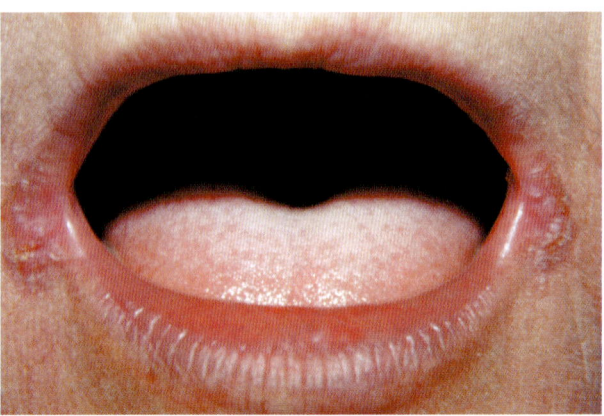

FIGURA 87.3 – Queilite angular. Eritema e maceração nas comissuras.

somente devem ser cogitadas quando existem dados clínicos indicativos.

Quelite angular é comum durante a terapia por retinoides, principalmente isotretinoína.

O tratamento da *perlèche* é feito com pomadas ou cremes de corticoides, antibióticos e imidazólicos, mas é fundamental corrigir o fator predisponente, principalmente a readaptação da prótese dentária.

Queilite de contato

A manifestação mais comum é de queilite irritativa, sobretudo devido à saliva. Observa-se eritema brilhante que comumente progride para a pele do lábio. É comum em crianças, doentes com deficiência mental e em indivíduos que têm o hábito de molhar frequentemente os lábios com a língua.

A dermatite perioral dos neuropatas é quadro de irritação por saliva que se estende além do limite labial, ocorrendo em alguns deficientes mentais.

Queilite alérgica de contato é, atualmente, menos frequente. Ocorrem edema, eritema e vesículas, evoluindo com descamação e fissuras. Os agentes mais comuns são batons, medicações tópicas aplicadas nos lábios, dentifrícios, alguns alimentos, frutas cítricas e objetos ou instrumentos levados à boca.

Queilite esfoliativa – queilofagia

Caracteriza-se por descamação e formação de fissuras, hemorragias e escamocrostas e pode persistir por meses ou anos. É sempre de origem artefata, tendo, como predisponentes: tendência à atopia, respiradores bucais e fatores emocionais. Acomete indivíduos que manipulam frequentemente o lábio, removendo constantemente as pequenas escamas, sendo agravada pelo acúmulo local de saliva dessecada. Pelo ardor, o doente tende a piorar o quadro, molhando o lábio com a língua com frequência. Há casos em que ocorre verdadeira obsessão com o aspecto labial, constituindo real psicodermatose: o doente evita fazer a limpeza da região, formando-se verdadeiras concreções às custas de saliva dessecada misturada a restos de pomadas aplicadas intempestivamente. O tratamento é difícil; é necessária a orientação quanto à manipulação e ao uso excessivo de pomadas locais. Imprescindível o tratamento da dermatocompulsão.

Queilite glandular (Volkman)

Quadro raro, onde ocorre macroqueilia associada à presença de ostíolos salivares localizados no vermilião, por onde drena saliva espessa que adere à semimucosa, causando desconforto **(FIGURA 87.4)**.

É de causa desconhecida, suspeitando-se de fatores traumáticos, sendo importante o dano solar, pois a afecção ocorre quase somente em adultos de pele clara, principalmente albinos. Histologicamente, observam-se glândulas menores superficializadas e ectasiadas, com variável dano solar do epitélio do vermilião. A macroqueilia pode favorecer o aparecimento de carcinoma epidermoide actinicamente induzido, principalmente nos albinos. A verdadeira queilite glandular é muito rara, sendo frequentemente confundida com a queilite artefata, muito mais comum.

O tratamento consiste na vermilionectomia associada à dissecção cuidadosa das glândulas salivares labiais. O procedimento deve ser realizado apenas nos casos intensamente sintomáticos ou com importante dano solar (albinos).

Queilite granulomatosa

O quadro se inicia com surtos recidivantes de edema labial, tornando-se posteriormente crônico com macroqueilia. Pode haver comprometimento da face, mucosa oral e gengivas. A **histopatologia** mostra inicialmente edema e, em lesões bem estabelecidas, inflamação granulomatosa. Pode ser isolada ou associada a outros achados clínicos ou doenças sistêmicas. A síndrome de Melkersson-Rosenthal é a associação de queilite granulomatosa com língua fissurada/geográfica e paralisia facial. Pode também estar associadas a sarcoidose e a doença de Crohn, constituindo uma constelação denominada **granulomatose orofacial**. O curso é crônico; o tratamento consiste na infiltração intralesional de corticoides associados ou não a drogas como anti-inflamatórios, sulfona, clofazimina e talidomida. Complementarmente, pode ser de grande ajuda ao doente o tratamento cirúrgico da macroqueilia.

Queilite medicamentosa

Várias substâncias podem afetar os lábios, ocorrendo quadros diversos como a erupção fixa medicamentosa **(FIGURA 87.5)** ou o eritema polimorfo. Os retinoides orais, como isotretinoína e acitretina, causam sempre ressecamento e descamação labial, sendo os mais comuns efeitos colaterais desses medicamentos. Eventualmente intensa, melhora com a diminuição da dose do retinoide. O quadro desaparece com a interrupção do retinoide. O tratamento é com contínua lubrificação da mucosa labial e aplicação da pomada de dexpantenol.

Queilites em dermatoses

Numerosas dermatoses acometem o lábio, como parte de um quadro disseminado ou, eventualmente, como manifestação isolada. Exemplos são lúpus eritematoso (LE), pênfigo vulgar, líquen plano, psoríase, prurigo actínico e eritema polimorfo.

TUMORES BENIGNOS

Mucocele ou cisto mucoso

Tumoração cística e translúcida, em geral única, localizada mais comumente na mucosa do lábio inferior **(FIGURA 87.6)**. Resulta, na maioria dos casos, do extravasamento para os tecidos de saliva proveniente de ducto de glândula salivar menor traumatizada, seguido de inflamação local que circunscreve o processo. Trata-se, portanto de um pseudocisto, pois não há cápsula verdadeira. Mais rara é a mucocele de retenção, por obstrução ductal. A mucocele é mais comum em crianças e adolescentes. Formas especiais incluem a rânula (mucocele da glândula sublingual, localizada na base da língua) **(FIGURA 87.7)**, e a mucocele das glândulas de Blandin-Nuhn **(FIGURA 87.8)**, originada das glândulas salivares menores exis-

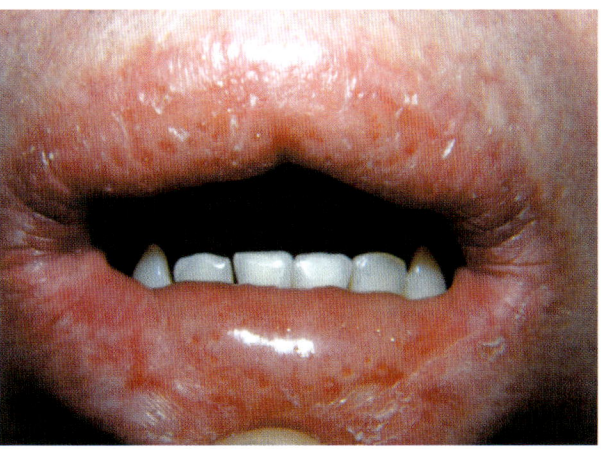

FIGURA 87.4 – Queilite glandular. Macroqueilia e eliminação de saliva espessa.

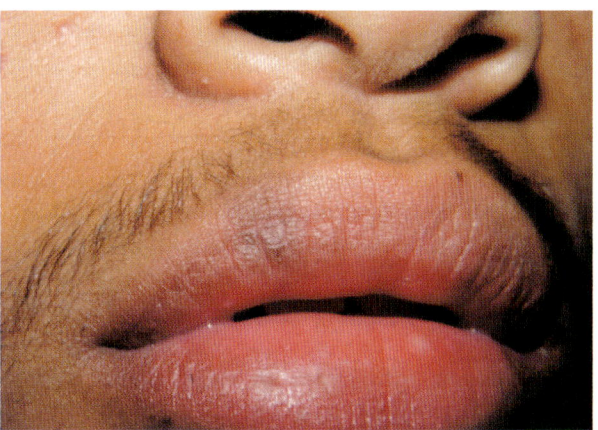

FIGURA 87.5 – Erupção fixa medicamentosa. Mácula hipercrômica no lábio. Uso de sulfa.

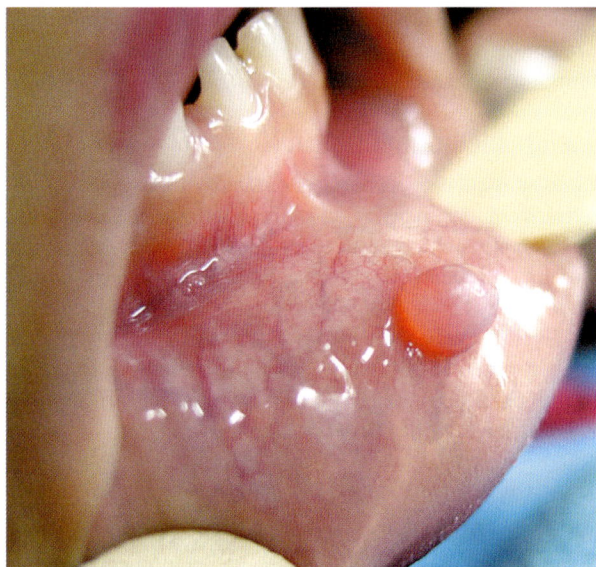

FIGURA 87.6 – Mucocele. Tumoração translúcida na mucosa labial.

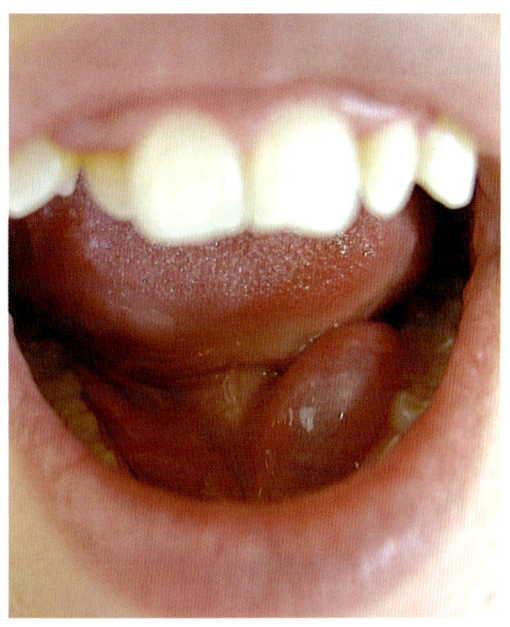

FIGURA 87.7 – Rânula. Tumoração translúcida em localização característica.

tentes na extremidade anteroventral da língua. O tratamento mais eficaz consiste na drenagem acompanhada pela dissecção cuidadosa da glândula salivar correspondente, seguida de eletrocoagulação ou sutura.

Ectasia venosa

Também denominada **lago venoso**, é uma lesão de cor violácea, assintomática, devido a uma vênula dilatada. Não há proliferação vascular. Ocorre, em geral, no lábio inferior de idosos, acreditando-se estar relacionada a traumas crônicos ou fotoexposição. Pode ser tratada pela eletrocoagulação.

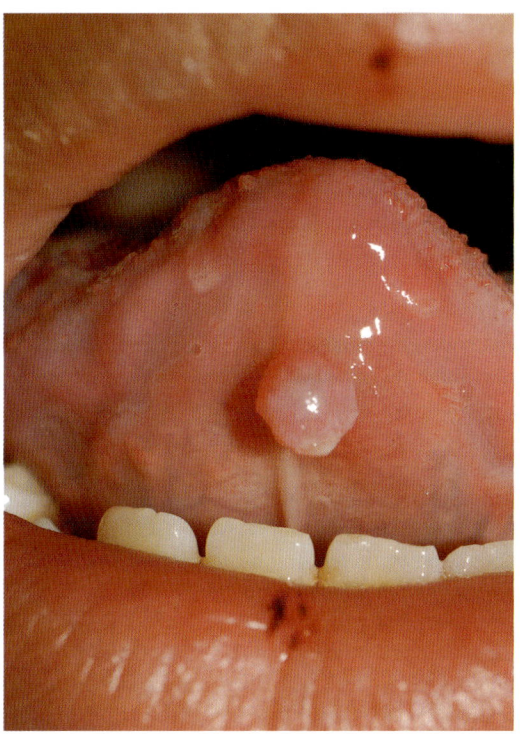

FIGURA 87.8 – Mucocele das glândulas de Blandin-Nuhn. Tumoração cística no ventre lingual.

Granuloma piogênico

Tumoração angiomatosa vegetante e friável que, em geral, surge após traumatismos. O lábio e a mucosa oral são localizações comuns, principalmente em gestantes ("granuloma gravídico"). A chamada "lesão periférica de células gigantes" advém de um granuloma piogênico gengival de evolução crônica **(FIGURA 87.9)**.

Lentigos, nevos melanocíticos

Podem localizar-se nos lábios e mucosa oral. A chamada mácula melanótica labial é lesão lentiginosa circunscrita bastante comum no lábio inferior.

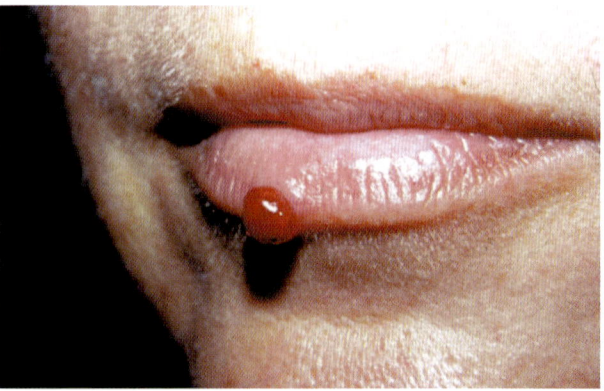

FIGURA 87.9 – Granuloma piogênico. Pápula vinhosa brilhante no lábio inferior.

TUMORES MALIGNOS

Carcinoma espinocelular

Bastante frequente no lábio inferior. Inicia-se como queilite actínica crônica (FIGURA 87.10), havendo posterior infiltração; a lesão desenvolvida é papulonodular, nódulo-ulcerosa ou vegetante. Às vezes, tem aspecto verrucoso. Quando a diagnose é precoce, a exérese cirúrgica possibilita boa prognose. No lábio inferior, há uma drenagem linfática abundante e ocorrem metástases nos linfonodos submandibulares. O carcinoma do lábio superior é raro, ocorrendo principalmente em doentes imunocomprometidos; pode gerar metástases nos linfonodos pré-auriculares.

DOENÇAS E AFECÇÕES DA CAVIDADE ORAL

DERMATOSES COM LOCALIZAÇÃO ORAL

Afta

Doença recorrente caracterizada por surtos de ulcerações de tamanho e número variáveis, ocorrendo mais comumente nas áreas de chamada "mucosa livre" (ventre lingual, soalho mole, mucosas labial e jugal) poupando, em geral, as áreas queratinizadas de mucosa (gengivas, palato duro, dorso lingual). As lesões surgem espontaneamente, podendo ser desencadeadas por estresse emocional ou pequenos traumas (patergia). Pode haver um período prodrômico, com disestesia e posterior eritema, que dura, em média, 3 a 4 dias. A lesão fundamental é ulceração rasa ou profunda, de halo eritematoso e centro necrótico amarelo acinzentado, variando de um a vários milímetros de diâmetro, bastante dolorosa, resolvendo com ou sem cicatriz, conforme a profundidade.

A afta é classificada clinicamente em afta menor com lesões pequenas, superficiais e em pequeno número; em afta maior (**doença de Sutton** ou **periadenite mucosa necrótica recorrente**), com lesão noduloulcerativas profundas de difícil cicatrização espontânea (FIGURA 87.11); e em afta herpetiforme, com múltiplas lesões puntiformes, agrupadas e de caráter subentrante (FIGURA 87.12).

As áreas queratinizadas da mucosa são mais resistentes ao aparecimento da afta. Da mesma forma, queratinização da mucosa devida a fatores exógenos irritativos, como a nicotina, é protetora, sendo a afta rara em fumantes.

O aparecimento das lesões pode ser agudo (surto único), contínuo ou subentrante, conforme a causa ou doença de base. Casos intensos podem ser acompanhados de ulcerações genitais e de manifestações gerais como febre, artralgia, eritema nodosa e pústulas cutâneas (aftose complexa). A afta pode acometer o indivíduo por muitos anos, não devendo ser confundida com lesão aftoide esporádica, em geral pós-traumática, comum em indivíduos jovens.

As lesões individuais da afta menor involuem em média em dez dias e não deixam cicatriz, ao contrário da afta maior, periadenite necrótica recorrente, que pode persistir por meses se não houver intervenção médica.

A afta consiste em reação localizada, sempre devida a um fator predisponente sistêmico de desregulação na resposta inflamatória ou imune, frequentemente não detectado. Os surtos podem ser desencadeados, nos indivíduos predispostos, no curso de infecções virais agudas ("úlcera de Lipschultz"), imunodeficiências como Aids ou transplantados, doença inflamatória intestinal, doença de Behçet e neutropenia cíclica. Pode ocorrer simultaneamente a quadros cutâneos resultantes de alterações inflamatórias de origem sistêmica, como o eritema nodoso e o pioderma gangrenoso.

Independentemente da causa e da evolução, o substrato clínico da afta é sempre igual. O exame histopatológico mostra uma úlcera mucosa com infiltração aguda e crônica.

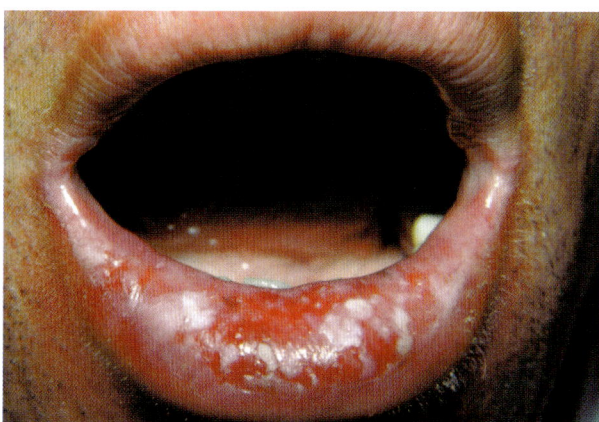

FIGURA 87.10 – Queilite actínica. Erosão e queratose. À histopatologia, verificou-se carcinoma espinocelular superficialmente invasivo.

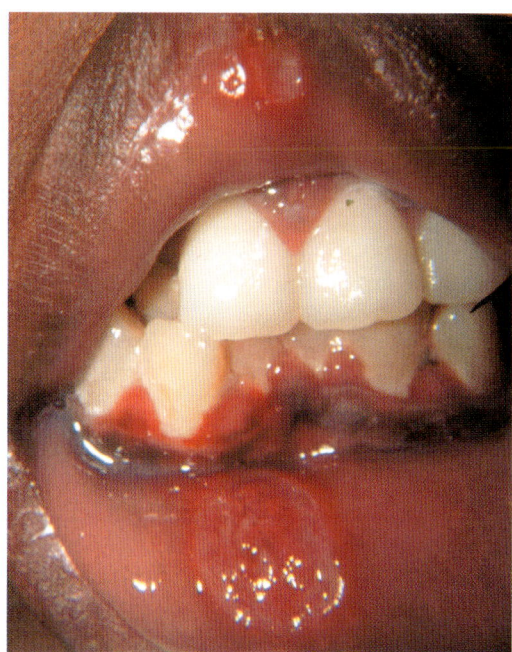

FIGURA 87.11 – Afta maior. Grandes úlceras na mucosa labial.

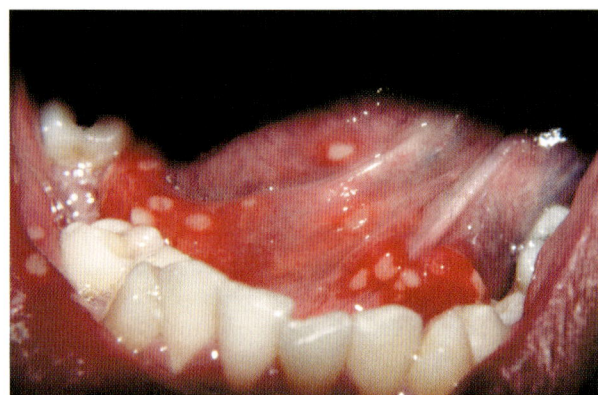

FIGURA 87.12 – Afta herpetiforme. Múltiplas ulcerações agrupadas no assoalho bucal.

Tratamento

Os inúmeros tratamentos tópicos descritos são meramente sintomáticos, não influenciando o curso dos surtos, pois, como já foi dito, a causa da afta nunca é local.

Os cáusticos que, destruindo as terminações nervosas locais, diminuem a dor, são contraindicados, visto que provocam aumento da úlcera, demora maior na cicatrização e maior possibilidade de infecção secundária. Bochechos com tetraciclina associados a anti-histamínicos locais têm discreto efeito anestésico. O corticoide em base adesiva (orabase) tem efeito analgésico e pode ser utilizado em surtos leves, assim como corticoides em bochechos (xaropes diluídos em água ou puros).

Tratamento sistêmico

É o único eficaz no abortamento e na prevenção de novos surtos. É fundamental o eventual controle da enfermidade associada (doença intestinal, Aids, etc.), pois a afta pode indicar atividade desses processos. Em surtos, a corticoterapia oral é indicada. Medicações que inibem o aparecimento de surtos incluem a colchicina (0,5-2 mg/dia) e a dapsona (100 mg/dia), que podem ser utilizadas isoladamente ou associadas, para se diminuírem os efeitos colaterais se houver necessidade de doses maiores em mulheres que não podem receber talidomida. Essa (100-300 mg/dia) é a terapia mais eficaz para as formas resistentes de afta. Recentemente, os imunobiológicos, como o infliximabe, foram utilizados em casos muito graves e resistentes.

Líquen plano

Avalia-se que, de todos os casos da doença, um terço seja somente cutâneo, um terço seja cutaneomucoso e um terço somente mucoso. O líquen plano cutâneo ocorre em geral por surtos autolimitados e nisso diverge do líquen plano mucoso, que é crônico. Na mucosa oral, as lesões podem assumir diversas apresentações, sendo, em geral, bilaterais e simétricas. Na forma papuloqueratótica, observam-se pápulas opalinas esbranquiçadas isoladas ou confluentes com aspecto reticulado arboriforme; é forma assintomática. Na forma eritematoatrófica ocorre, em associação com as pápulas, áreas de atrofia mucosa e despapilação lingual; pode haver ardor bucal principalmente ao contato com alimentos. O líquen plano erosivo é forma bastante sintomática onde ocorrem erosões brilhantes bem demarcadas, circundadas por lesões brancas típicas **(FIGURA 87.13)**. É frequente a associação com lesões cutâneas. O líquen plano atrófico-erosivo da gengiva é parte da síndrome de **gengivite descamativa**. A diagnose diferencial é feita com outras lesões brancas (leucoplasia, sífilis, candidose) ou erosivas (LE, farmacodermias, doenças bolhosas).

Casos de longa evolução, apresentando aspecto atrófico-cicatricial da mucosa, são de risco para o aparecimento de carcinoma epidermoide.

Prurigo actínico

Fotodermatose rara em nosso meio, é mais comum em países andinos e no México. Caracteriza-se por lesões cutâneas intensamente pruriginosas localizadas nas áreas expostas à luz. Queilite exuberante é quase sempre observada **(FIGURA 87.14)**. O tratamento com a talidomida é eficaz.

Pênfigo vulgar

Na maioria dos doentes, o quadro inicia-se na cavidade oral com bolhas flácidas que logo se rompem, deixando erosões que se disseminam pela mucosa e causam grande desconforto. O sinal de Nikolsky é constante. Comprometimento gengival é frequente. Eventualmente, a doença permanece localizada somente na mucosa, retardando a diagnose. São comuns lesões resistentes após o controle do quadro, mormente nas papilas interdentárias e região retromolar.

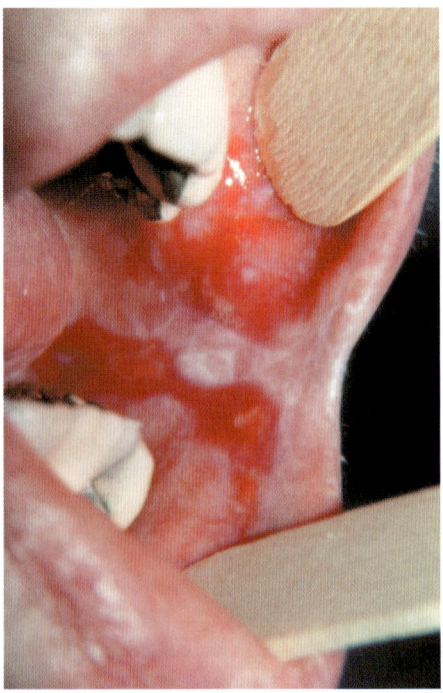

FIGURA 87.13 – Líquen plano erosivo. Erosões na mucosa jugal.

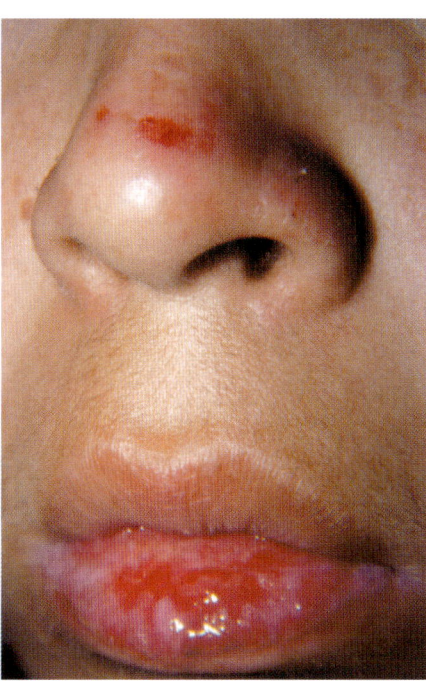

FIGURA 87.14 – Prurigo actínico. Queilite extensa. Notar lesão no dorso do nariz.

Penfigoide das membranas mucosas

Também conhecido como penfigoide cicatricial, representa um grupo de afecções predominantemente mucosas (às vezes, mucocutâneas) em que há autoimunidade contra diversos antígenos da membrana basal. Acredita-se que o grau de comprometimento e a extensão possam estar relacionados com o antígeno envolvido em cada caso. Inicialmente, observam-se bolhas mucosas tensas que se rompem em erosões, localizadas preferencialmente nas gengivas, mucosa jugal e palato; o quadro tende a ser mais localizado que no pênfigo. Outras mucosas podem estar comprometidas como a esofágica, genital e ocular. A doença pode evoluir com sinéquias cicatriciais incapacitantes.

Pênfigo, penfigoide e líquen plano podem se localizar exclusivamente nas gengivas, apresentando-se com eritema, erosão e descamação; é a chamada **gengivite descamativa crônica** (FIGURA 87.15). Tais lesões têm aspecto semelhante e o esclarecimento da diagnose necessita da histopatologia e imunofluorescência. Recentemente, demonstrou-se que o exame pela microscopia confocal *in vivo* permite diferenciar entre três doenças na gengiva, mostrando aspectos distintos em cada uma delas, com boa correlação com os aspectos histopatológicos.

Outras doenças bolhosas

O comprometimento oral na dermatite herpetiforme, na dermatose bolhosa por IgA linear, na epidermólise bolhosa adquirida não ocorre na ausência de lesões cutâneas; sendo a diagnose, em geral, estabelecida por meio do quadro cutâneo.

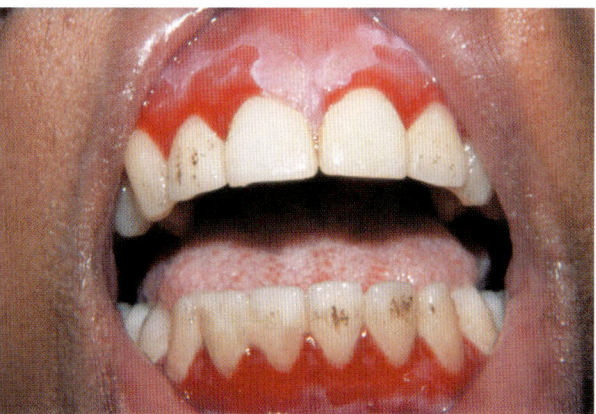

FIGURA 87.15 – Gengivite descamativa. Erosão e descamação gengival. Aspecto encontrado em várias doenças.

Erupção medicamentosa fixa

Também conhecida como **eritema pigmentar fixo**, pode surgir acompanhado ou não de lesões cutâneas. A localização mais comum é labial, mas pode ocorrer em qualquer localização, como mucosa jugal e gengivas. Nesta última, deve ser distinguido da pigmentação racial ou constitucional. Tem coloração vermelho-arroxeada ou acastanhada, podendo haver formação de bolhas e erosões.

Eritema polimorfo

Também conhecido como **síndrome de Stevens-Johnson** ou **necrólise epidérmica tóxica**. Em geral, o comprometimento mucoso acompanha o quadro cutâneo. Pode haver eritema polimorfo mucoso exclusivo. As lesões orais apresentam-se congestas, erosivas e com crostas hemorrágicas.

Reações a quimioterápicos

As medicações antineoplásicas atuam no ciclo de divisão celular; por isso, tecidos com grande atividade mitótica terão sua função alterada. Na mucosa oral, podem ocorrer ulcerações extensas e intensamente dolorosas. Outro mecanismo é a mielossupressão drogainduzida, favorecendo infecções orais como herpes simples e infecções piogênicas, além de hemorragias.

INFECÇÕES NA CAVIDADE ORAL

Candidose oral

É comum principalmente em lactentes, quando é denominada sapinho, ocorrendo até o 2º mês de vida, sendo favorecida pela imaturidade imunológica e pela ausência, nessa população, de flora saprófita competidora. Ocorre também em idosos, usuários de prótese dentária e imunossuprimidos. Outros fatores predisponentes incluem corticoterapia e antibioticoterapia de amplo espectro. O quadro clínico mais comum é a estomatite cremosa oral, onde se observam concreções esbranquiçadas destacáveis com a espátula (FIGURA 87.16). Outras manifestações incluem a candidose eri-

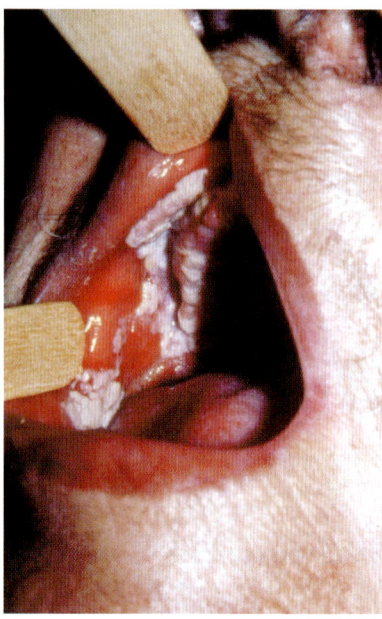

FIGURA 87.16 – Candidose oral. Placas esbranquiçadas destacáveis.

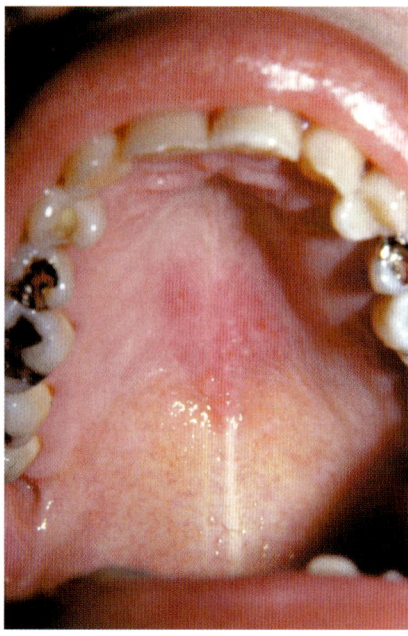

FIGURA 87.17 – Herpes simples intraoral. Quadro raro. Notar as vesículas na mucosa aderida (palato duro).

tematosa atrófica e a candidose hiperplásica. A condução dos casos de candidose oral exige a identificação e o afastamento do fator predisponente.

Herpes simples

A primoinfecção herpética manifesta-se por um quadro agudo e exuberante, em geral na infância. Aparecem ulcerações aftoides dolorosas múltiplas na mucosa queratinizada e gengivas, acompanhadas de febre, adenomegalia cervical, irritabilidade e mal-estar. O quadro dura de 10 a 15 dias e tem involução espontânea. As recidivas são precipitadas por diminuição temporária da imunidade e ocorrem, geralmente, na região labial, observando-se prurido ou dor local seguido do aparecimento de vesículas agrupadas sobre base eritematoedematosa; as lesões dessecam e cicatrizam após 7 a 10 dias. Recidivas intraorais são raras, ocorrendo, em geral, na mucosa aderida (FIGURA 87.17).

Infecção fusoespiralar

É infecção secundária por organismos fusoespiralares, saprófitas, da cavidade bucal. Ocorre como complicação de doenças como eritema polimorfo, pênfigo vulgar, infecções viróticas, leucemias, agranulocitose ou outros quadros hematológicos. Caracteriza-se por placas eritematoacinzentadas, com forte odor. O tratamento é feito com antissépticos ou antibióticos tópicos e penicilina ou cefalosporina, por via sistêmica.

Infecção por HIV

Manifestações orais são bastante comuns, podendo ocorrer em fases de dano imunológico ainda moderado, sendo, porém, mais comuns nas formas avançadas. Compreendem:

- **Candidose oral:** em fases avançadas da Aids, pode progredir para o esôfago e vias respiratórias.
- **Condiloma acuminado:** localização eventual, de difícil tratamento (FIGURA 87.18).
- **Doença periodontal:** caracterizada por gengivites e periodontites.
- **Herpes simples:** a infecção é crônica, extensa, com lesões ulcerosas, sem tendência à cicatrização espontânea (FIGURA 87.19).
- **Leucoplasia pilosa:** induzida pelo vírus de Epstein-Baar, caracteriza-se por lesões brancas, dispostas verticalmente na lateral da língua (FIGURA 87.20). É quadro assintomático, porém característico de imunossupressão grave.

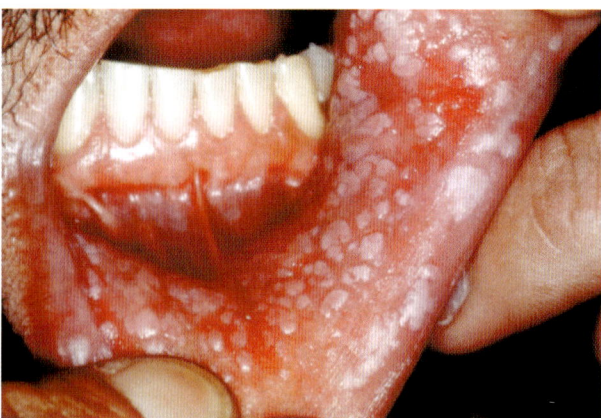

FIGURA 87.18 – Verrugas virais. Condilomatose oral em doente imunocomprometido (Aids).

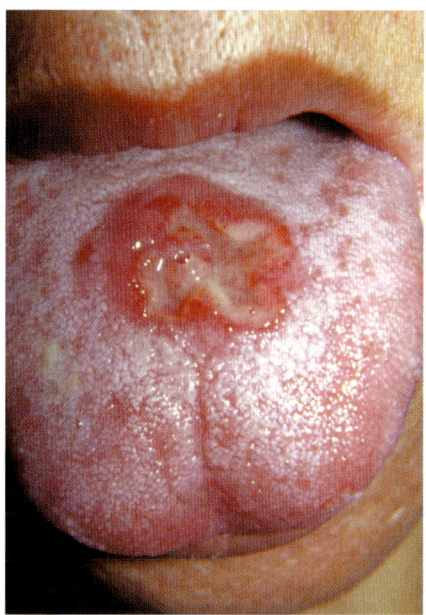

FIGURA 87.19 – Herpes do imunocomprometido (Aids). Grande úlcera no dorso lingual.

- **Sarcoma de Kaposi:** foi uma das manifestações inicialmente descritas da Aids. Ocorre em doentes gravemente comprometidos, único ou associado com outras lesões. São manchas eritematovioláceas, que podem evoluir para lesões tumorais **(FIGURA 87.21)**.

Leishmaniose tegumentar

As lesões orais da forma cutaneomucosa acometem sobretudo o palato duro; são lesões ulcerovegetantes grosseiramente granulosas e sulcadas; tais sulcos se entrecruzam na região mediana, formando a chamada cruz de Escomel. Outras áreas acometidas são lábios, pilar anterior e posterior, laringe, faringe e cordas vocais, com rouquidão característica. São lesões destrutivas que deixam sequelas ulcerosas e cicatriciais.

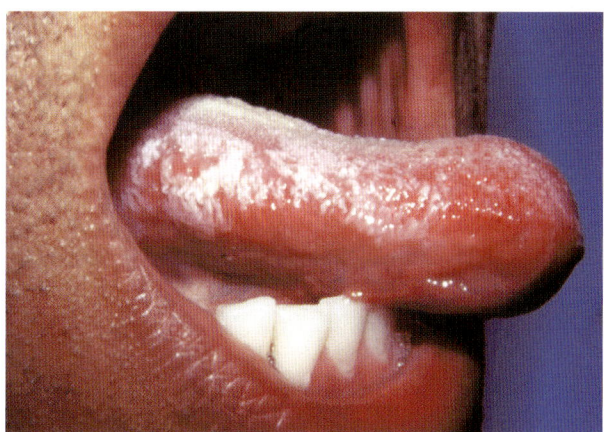

FIGURA 87.20 – Leucoplasia pilosa. Estriações brancas longitudinais na borda lingual.

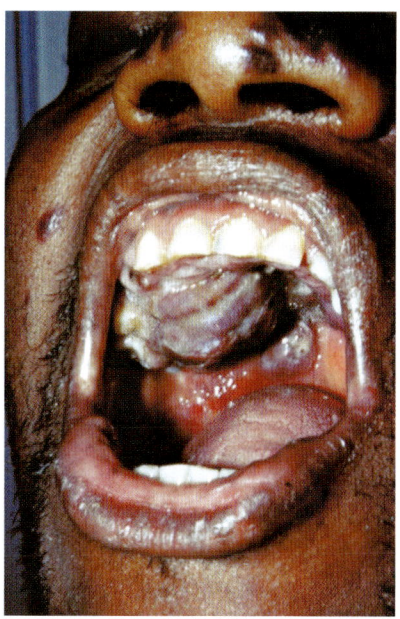

FIGURA 87.21 – Sarcoma de Kaposi. Tumoração vinhosa no palato. Observar lesões semelhantes na pele.

Paracoccidioidomicose

As lesões orais são comuns e muito características, manifestando-se como ulcerações mucosas que apresentam fundo com delicado ponteado hemorrágico, é a chamada **estomatite moriforme** (de Aguiar Pupo). As lesões podem ocorrer na gengiva (ocasionando, inclusive, perda dentária), mucosa oral, língua e orofaringe. Macroqueilia é comum. Com o tratamento, pode ocorrer fibrose cicatricial com microstomia **(FIGURA 87.22)**.

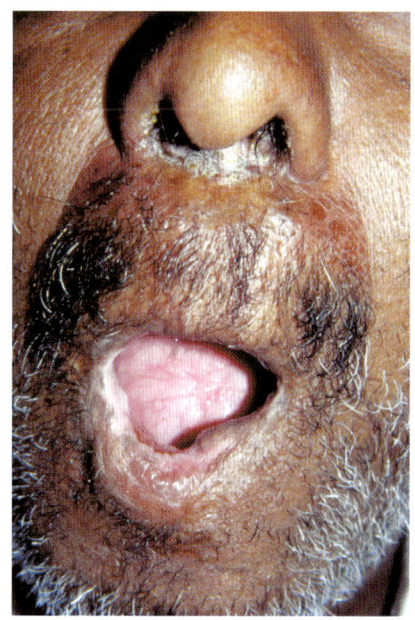

FIGURA 87.22 – Paracoccidioidomicose. Microstomia cicatricial pós-tratamento.

Sífilis

O protossifiloma oral é mais raro que o genital; pode ser labial, lingual ou orofaríngeo, manifesta-se por erosão de base infiltrada, não dolorosa, acompanhada sempre de adenomegalia (FIGURA 87.23). As lesões orais são bastante frequentes na sífilis secundária; o quadro é variado: lesões papuloerosivas acinzentadas (placas mucosas), despapilações linguais circunscritas (FIGURA 87.24), fissuras linguais, lesões pápulo-hipertróficas vegetantes (condiloma plano); são todas lesões altamente contagiantes. Lesões discretas podem passar despercebidas e serem importante fonte de contágio. As lesões de sífilis terciária são úlceras e gomas destrutivas.

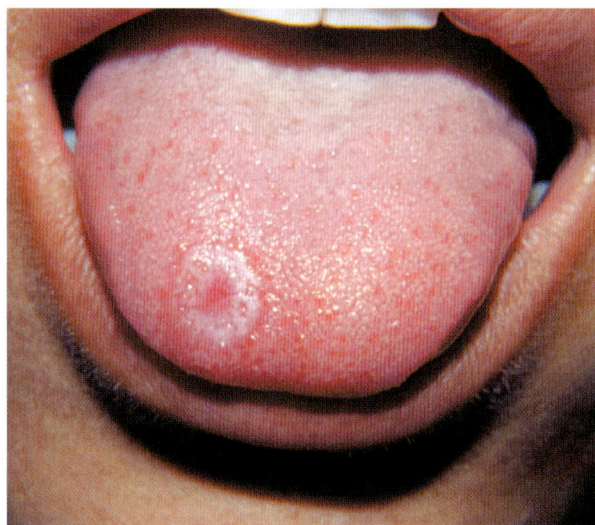

FIGURA 87.23 – Cancro duro. Erosão única de base infiltrada na língua. Adenomegalia é sempre presente.

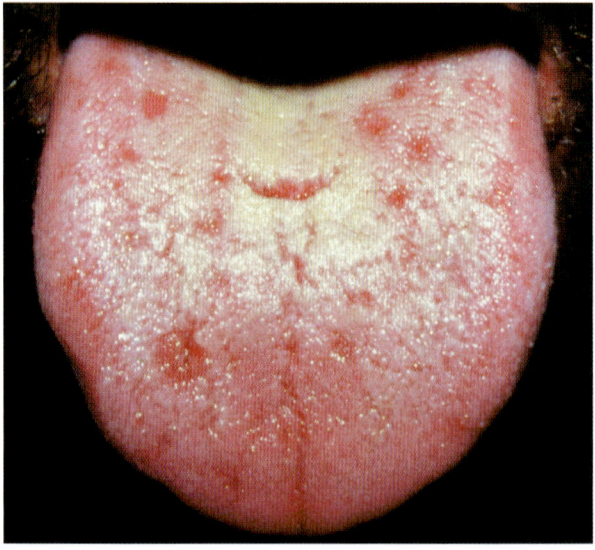

FIGURA 87.24 – Sífilis secundária. Múltiplas áreas de despapilação lingual. Aspecto "respingado".

DOENÇAS HEMATOLÓGICAS, IMUNOLÓGICAS, ENDÓCRINAS E IDIOPÁTICAS

Doenças hematológicas

Alterações na cavidade bucal ocorrem em doenças hematológicas, podendo constituir manifestação inicial da anemia perniciosa, leucemias, policitemia, neutropenia cíclica e agranulocitose.

Na anemia ferropriva, há queixa de secura na boca e, posteriormente, dor oral. Uma forma mais grave de deficiência de ferro é a disfagia sideropênica ou síndrome de Plummer-Vinson, que se acompanha de alterações ungueais (coiloníquia), além da dificuldade de deglutição, da língua seca, despapilada e brilhante, e palidez da mucosa. O quadro é mais frequente em mulheres após os quarenta anos.

Colagenoses

As doenças do colágeno podem, também, apresentar manifestações orais. Na esclerodermia sistêmica, além da palidez da mucosa, observa-se a microstomia. Na dermatomiosite, as alterações são discretas, com eritema difuso e possibilidade de telangiectasia no palato.

As alterações orais são mais evidentes no LE. São sempre análogas às lesões da pele, podendo, no entanto, estar presente na ausência dessas. Lesões discoides apresentam-se com frequência ulceradas e circundadas por borda queratósica estriada e radiada (FIGURA 87.25). Ocorrem nos lábios, palato e na mucosa jugal e, em geral, são assimetricamente distribuídas. Lesões subagudas são raras e sempre acompanhadas de LE subagudo cutâneo exuberante. Lesões agudas são muito comuns caracterizam-se por eritemas ou púrpura acometendo os lábios ou a mucosa. Erosões e crostas hemorrágicas são frequentes. Ao contrário do conceito consagrado, as lesões mucosas de LE não têm qualquer significado prognóstico.

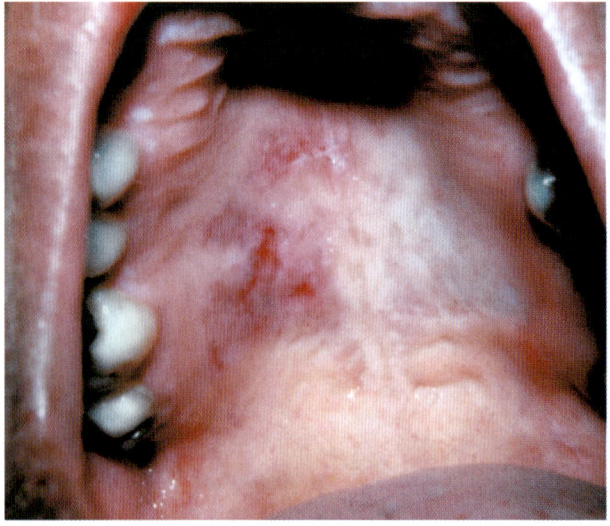

FIGURA 87.25 – Lúpus eritematoso. Lesões discoides no palato.

Doenças metabólicas

Na pelagra, toda a mucosa digestiva pode ser afetada, sendo característica despapilação lingual extensa (glossite de Sandwith). Em situações de hipocortisolismo crônico como na síndrome de Addison, pode ocorrer pigmentação oral associada à pigmentação cutânea.

Doenças idiopáticas

- **Amiloidose sistêmica:** o comprometimento oral é característico, havendo macroglossia e equimoses (FIGURA 87.26).
- **Granulomatose de Wegener:** as lesões mucosas podem ser necrotizantes e destrutivas, localizando-se em geral no palato. Lesões vegetantes e hemorrágicas que se iniciam nas papilas gengivais são raras, mas podem ocorrer inclusive com manifestação inicial (FIGURA 87.27).
- **Doença inflamatória intestinal:** as lesões orais podem ocorrer como no tubo digestivo, podendo ser manifestação inicial. Mais comumente, são ulcerações aftoides. Lesões ulcerovegetantes lineares ao longo do sulco vestibular são características da doença de Crohn (FIGURA 87.28). Mostram infiltrado granulomatoso à histopatologia. A

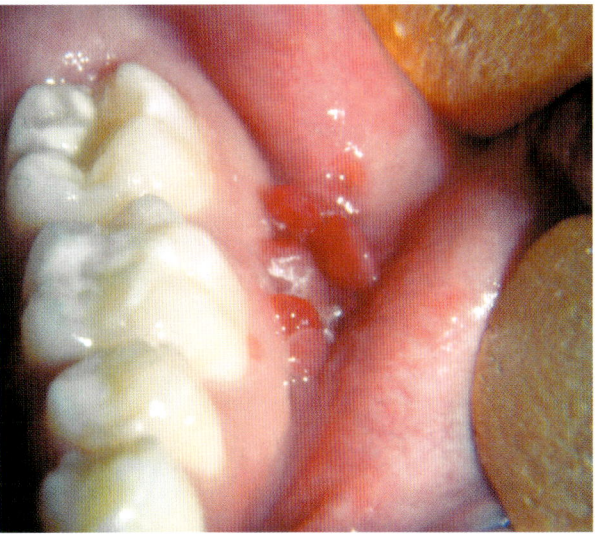

FIGURA 87.28 – Doença de Crohn. Lesão ulcerovegetante no sulco vestibular. À histopatologia, observam-se granulomas.

chamada pioestomatite vegetante é quadro raro onde se observam inúmeras pústulas isoladas e agrupadas (aspecto em "caminho de lesma" – *snail track*) sobre áreas vegetantes e friáveis por toda a mucosa. O quadro é considerado um análogo do pioderma gangrenoso superficial cutâneo, havendo forte associação com retocolite ulcerativa.

- **Hialinose cutaneomucosa e histiocitoses:** podem apresentar lesões orais.

MANCHAS PIGMENTARES NA MUCOSA ORAL

Melanose constitucional

Frequente em indivíduos negros e mulatos, caracteriza-se por manchas acastanhada, pelo aumento da melanina nos lábios, gengivas e mucosa jugal. Na gengiva, a pigmentação tipicamente preserva as papilas interdentárias.

Manchas em doenças genéticas

Na síndrome de Peutz-Jeghers, ocorre lentiginose labial, oral e acral associada à polipose intestinal; como complicações, podem ocorrer anemia, intussuscepção e até malignidade. Diagnose diferencial importante é com a síndrome de Laugier-Hunziker, que associa pigmentação labial, pigmentação ungueal e das polpas digitais; essa condição não tem nenhuma implicação sistêmica (FIGURA 87.29).

Manchas pigmentares por drogas

Algumas medicações, quando utilizadas por longo tempo, podem causar pigmentação na pele e mucosas; como antimaláricos, amiodarona, minociclina, clopromazina e zidovudina.

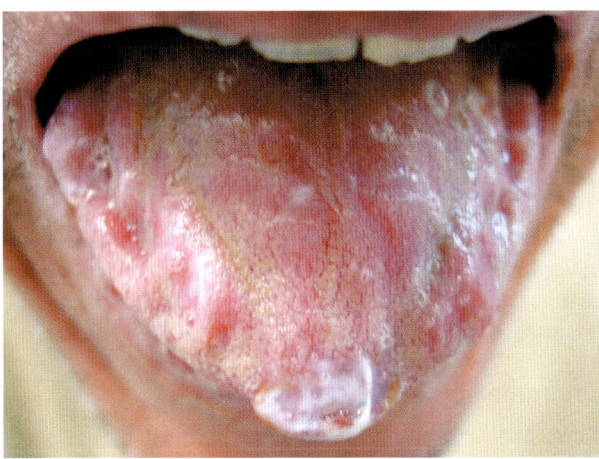

FIGURA 87.26 – Amiloidose sistêmica. Macroglossia e equimoses. Notar as impressões dentais na borda da língua.

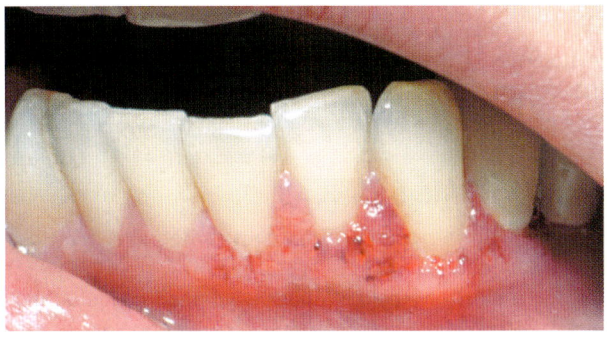

FIGURA 87.27 – Granulomatose de Wegener. Lesão vegetante e hemorrágica na gengiva. Caso onde havia manifestação oral exclusiva.

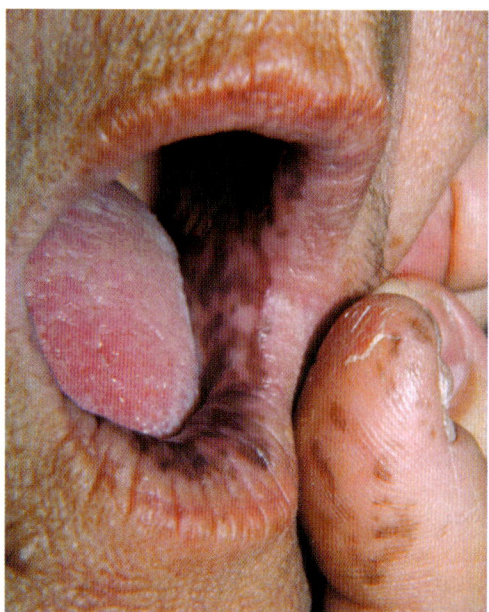

FIGURA 87.29 – Síndrome de Laugier-Hunziker. Pigmentação lentiginosa mucosa e acral.

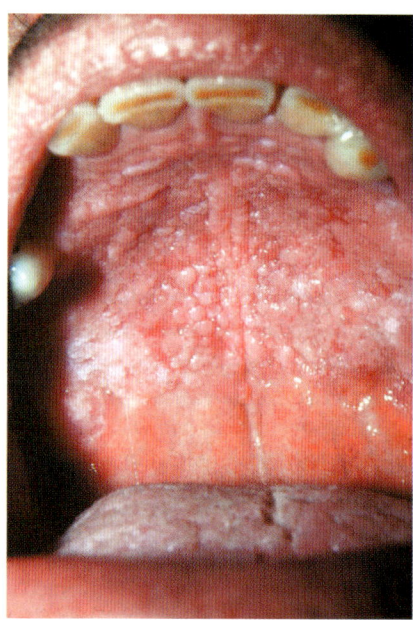

FIGURA 87.30 – Doença de Darier. Pápulas queratósicas confluentes no palato.

Manchas pigmentares traumáticas

Pigmentos podem ser inoculados acidental ou propositalmente na mucosa; exemplo comum é a tatuagem por amálgama, que ocorre próxima a restaurações dentárias.

ALTERAÇÕES ORAIS NAS GENODERMATOSES

Muitas genodermatoses apresentam alterações mucosas características, inclusive sendo algumas significativas para a diagnose.

Doença de Darier

Na mucosa oral há lesões papulosas, principalmente no palato (FIGURA 87.30).

Paquioníquia e disqueratose congênita

São comuns as leucoqueratoses orais, análogas às queratoses palmoplantares e ungueais, decorrentes da mutação de citoqueratrinas.

Disqueratose congênita

Ocorrem erosões mucosas que evoluem com cicatrizes de aspecto leucoqueratósico, onde, raramente, podem-se desenvolver carcinomas.

Hialinose cutaneomucosa

É característica a infiltração específica dos lábios, língua e cordas vocais, causando endurecimento dessas estruturas e a típica rouquidão.

Epidermólises bolhosas hereditárias

O comprometimento oral é variado, desde bolhas e erosões superficiais até sinéquias orais e esofagianas. Comprometimento dentário de diversos graus é frequente.

Nevo branco esponjoso

Condição familiar de comprometimento oral exclusivo, por mutação de citoqueratinas. Ocorre espessamento de cor branco-acinzentada de toda a mucosa com aspecto enrugado e esponjoso.

Síndrome dos múltiplos hamartomas

Também conhecida como **síndrome de Cowden**, essa é uma doença autossômica dominante, ocorre por mutação em genes que controlam o crescimento tumoral. Na pele, aparecem lesões papulosas de variável diagnose histopatológica; na verdade, todas são verrugas virais em distintos estádios de evolução, além de hamartomas conectivo-vasculares. Na cavidade oral, há papilomatose lingual, gengival e mucosa, análogas as lesões da face e acrais, também de origem viral (FIGURA 87.31). Internamente, há polipose intestinal e grande incidência de neoplasias da tireoide e mamas.

LESÕES ORAIS BRANCAS

É tópico controverso e confuso, com muitos conceitos errôneos na literatura.

São importantes pela frequência e diagnose com o carcinoma. São divididas em queratóticas, não destacáveis ao atrito pelo examinador, e não queratóticas, destacáveis ao atrito.

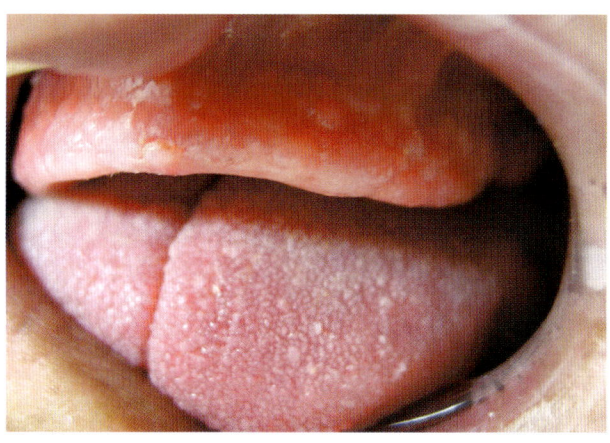

FIGURA 87.31 – Síndrome de Cowden. Papilomatose da língua e da gengiva.

Lesões brancas queratóticas

Candidose, *morsicatio buccarum* (esfoliação mucosa por mordedura crônica), linha alba (espessamento mucoso linear correspondente à oclusão dental).

Lesões brancas não queratóticas

Mais de 90% das lesões orais queratósicas constituem casos de queratoses traumáticas ou friccionais (líquen simples crônico), líquen plano, carcinomas epidermoides superficiais e carcinoma verrucoso. Muito raramente, LE nevo branco esponjoso e lesões em genodermatoses.

O termo "leucoplasia" tem sido indistintamente utilizado tanto para designar lesões não diagnosticáveis clínica e histopatologicamente (ou seja, lesões sem diagnose – definição da Organização de Saúde) quanto para carcinomas superficiais (análogo à queratose solar na pele). No entanto, assim como na pele, todas as lesões mucosas são passíveis de diagnose específica; assim sendo, o termo "leucoplasia", por sua imprecisão, deveria ser abandonado.

TUMORES BENIGNOS DA MUCOSA ORAL

Grânulos de Fordyce

Pequenas pápula-manchas na mucosa jugal, similares as encontradas nos lábios. São glândulas sebáceas ectópicas e não há necessidade de tratamento.

Lentigo e nevos melanocíticos

Lentigos verdadeiros e nevos nevocelulares são raros na mucosa oral. Muito mais comuns são as manchas melanóticas, isoladas ou associadas a lesões similares em outras localizações acrais (palmas, plantas, matriz ungueal e genitália – doença de Laugier-Hunziker).

Fibromas

A lesão mais comum é o fibroma reativo, traumático, também denominado "hiperplasia fibrosa inflamatória". Trata-se de pequena pápula de consistência firme, localizada mais frequentemente na mucosa labial ou língua, comumente na proximidade de irregularidades dentárias ou diastemas (separação exagerada entre os dentes), quando, pelo hábito de sucção repetitiva da mucosa com pressão negativa, formam-se os fibromas reativos. O termo "épulis" designa tumor fibroso, localizado na gengiva, produzido geralmente por irritação ou trauma, e o tratamento é a exérese cirúrgica.

Lesões vasculares

As malformações vasculares nas mucosas são análogas às da pele, sendo congênitas. As de aspecto plano têm aspecto vermelho vivo e constituem malformações capilares, podendo ser pequenas ou extensas e segmentares (antigamente denominado "hemangioma plano"). As malformações vasculares nodulares são, em geral, de cor violácea, podendo acometer estruturas superficiais e profundas, com importantes alterações funcionais (antigamente denominado "hemangioma cavernoso"). São lesões estáveis quanto ao tamanho, apresentando crescimento proporcional ao da criança.

Os hemangiomas verdadeiros aparecem após o nascimento e apresentam crescimento rápido. As lesões extensas na face e mucosa oral podem estar associadas a alterações viscerais locais (síndrome PHACES).

Os linfangiomas podem ser superficiais ou profundos. A localização mais comum é a lingual, onde ocorrem inúmeras lesões papulosas translúcidas ou hemorrágicas que confluem, levando à macroglossia (FIGURA 87.32). O tratamento é muito difícil, pois a malformação, em geral, se estende à musculatura do órgão. Crioterapia vigorosa e em etapas pode ser útil, mas deve ser evitada na infância.

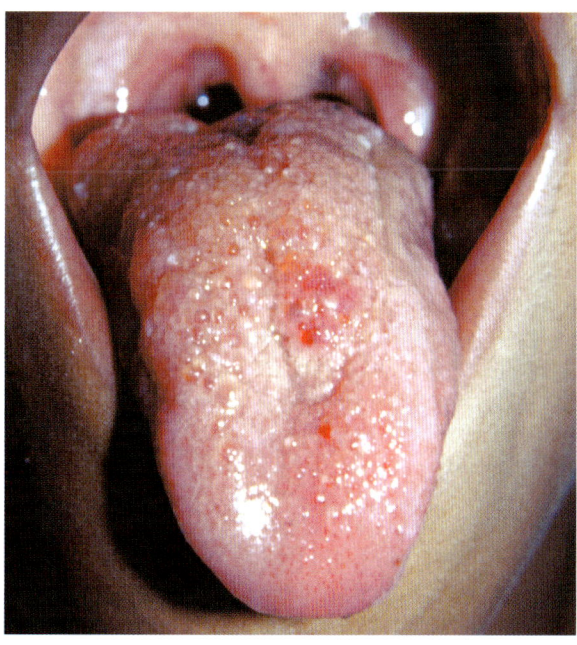

FIGURA 87.32 – Linfangioma circunscrito. Múltiplas pápulas translúcidas em localização característica.

As malformações linfáticas profundas constituem os higromas, responsáveis por grandes deformações com aumento do volume das estruturas da face.

TUMORES MALIGNOS DA MUCOSA ORAL

Carcinoma espinocelular

As apresentações do carcinoma epidermoide na mucosa são variadas, normalmente em suas fases iniciais, e podem confundidas com outras doenças. Por apresentar prognose reservada quando desenvolvido, é essencial o reconhecimento da doença inicial, quando, infelizmente, denominações antigas, puramente morfológicas e não específicas podem contribuir para retardar a diagnose.

As apresentações precoces mais comuns são:

- **Queratósicas, em que se observam lesões circunscritas de aspecto queratósico (branca – "leucoplasia") e de espessura clínica variável.** São clinicamente muito similares a queratoses traumáticas (líquen simples crônico), daí as denominações obsoletas que classificam as displasias em "leve, moderada e grave", assim como aqueles autores que admitem "baixa malignização das leucoplasias", ou "transformação de leucoplasia em carcinoma" – na verdade, confundindo lesões brancas traumáticas com verdadeiros carcinomas incipientes.
- **Eritematosas (bowenoide, "eritroplasia"), de aspecto avermelhado.** Os dois aspectos podem coexistir em uma mesma lesão.

O aspecto queratósico ou vermelho deve-se a diferenças microscópicas arquiteturais da neoplasia – na lesão branca, o processo se situa nas camadas inferiores do epitélio, estimulando uma resposta hiperplásica reacional das camadas superiores.

Já o aspecto eritematoso deve-se à arquitetura bowenoide, com pouca hiperqueratose. A correta diagnose histológica pode ser feita mesmo nessas fases precoces, devendo o patologista diferenciar adequadamente uma lesão friccional (líquen simples crônico) de um carcinoma superficial.

As localizações mais comuns incluem as bordas lateroposteriores da língua, ventre lingual, soalho bucal e orofaringe.

Assim como na pele, os carcinomas incipientes podem ou não progredir para lesões espessas que infiltram estruturas mais profundas. Clinicamente, ocorrem infiltração, nódulos e ulcerações, podendo evoluir com o comprometimento de estruturas musculares ("língua congelada"). As metástases são mais comuns e frequentes que na pele (gânglios submandibulares e cervicais), daí a importância da diagnose precoce nas fases incipientes.

Carcinoma verrucoso ou papilomatose florida

Também conhecido como **papilomatose florida**, essa doença é uma variedade tórpida e bem diferenciada de carcinoma espinocelular. É caracterizado por lesões queratósicas e verrucosas exo e endofíticas de progressão lenta, podendo atingir extensas áreas na mucosa (FIGURA 87.33). Ocorre destruição lo-

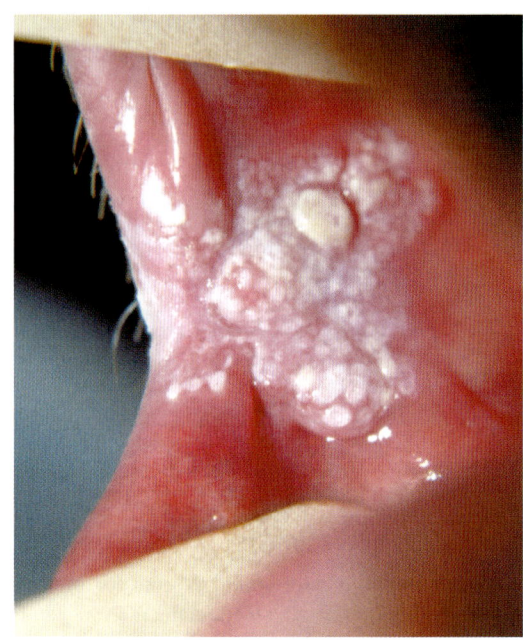

FIGURA 87.33 – Carcinoma verrucoso. Grande placa queratósica e infiltrada na mucosa jugal. Papilomatose florida.

cal, mas as metástases são raras. A diagnose histopatológica pode ser difícil: por tratar-se de lesão muito bem diferenciada, várias biópsias podem ser necessárias, sendo importante a suspeita clínica. O tratamento envolve a combinação de modalidades terapêuticas: o uso de retinoide ou metotrexato via oral tem como objetivo a diminuição da espessura tumoral para que, posteriormente, métodos como a criocirurgia, eletrocoagulação ou exérese cirúrgica possam ser realizados. Por se tratar de processo multifocal e recidivante, seguimento cuidadoso é obrigatório.

Na abordagem do carcinoma verrucoso, o dermatologista tem ação primordial, pois, pelo conhecimento da evolução tórpida, multifocal e recidivante da doença, a correta abordagem combinada pode evitar cirurgias mutilantes e não curativas.

Melanoma

Raro na mucosa oral. Deve ser diferenciado das outras causas de pigmentação mucosa, muito mais frequentes. Deve ser corretamente identificado precocemente, pois tem prognose grave nas formas avançadas.

GLOSSITES E AFECÇÕES DA LÍNGUA

O termo "glossite" designa, indistintamente, qualquer processo inflamatório da língua, devendo sempre se tentar diagnosticar a causa.

Despapilação

A língua apresenta-se vermelha e lisa, com perda parcial ou total das papilas filiformes, podendo evoluir para a denominada "língua careca". Pode ser a manifestação de numerosas doenças internas como anemias, desnutrição, pelagra, reações medicamentosas, infecções e irritações químicas ou físicas. As causas locais são a candidose e o líquen plano. Pode ser somente manifestação do processo de envelhecimento, quando nenhuma outra causa é encontrada. Devem ser solicitados exame micológico direto, hemograma, dosagens de vitamina B, ácido fólico e ferro. O tratamento é dirigido à causa, se for encontrada, ou sintomático.

Glossite losângica mediana

Caracteriza-se por presença de placa papulosa ou despapilada, discretamente indurada, de formato alongado ou losângico, na região central posterodorsal da língua (FIGURA 87.34). É lesão rara e frequentemente não notada pelo doente, exceto aqueles com tendência à cancerofobia. A causa é desconhecida, podendo tratar-se de defeito na embriogênese. A lesão é frequentemente colonizada por leveduras. Não necessita tratamento; nistatina tópica pode ser utilizada, às vezes com diminuição da lesão.

Língua caviar

São ectasias venosas no ventre lingual de idosos, assintomáticas, que não necessitam de tratamento.

Língua fissurada

Chamada também de língua plicata ou escrotal, constitui alteração em que a língua apresenta sulcos profundos e irregulares, que podem ter disposição variada, com eixo central e disposição como nervuras de uma folha, ou padrão mais difuso, regular e orientados transversalmente ao comprimento da língua. Nos sulcos, podem acumular-se detritos alimentares, ocasionando halitose, se não for feita escovação adequada da língua, com escova macia. Na maioria dos casos, associa-se à língua geográfica, constituindo, em geral, aspecto evolutivo dessa última.

Língua geográfica

Quadro comum, em que se observam áreas arredondadas de eritema e despapilação, podendo ou não estar presentes lesões pustulosas branco-amareladas nas periferias. As lesões podem confluir, conferindo então o aspecto "geográfico". As manchas podem mudar de tamanho e migrar com velocidade variável em poucos dias, mais rapidamente quando presente o aspecto pustuloso. Ardor local é decorrente da despapilação e agravada por alimentos condimentados. Característicamente, ocorre piora em situações de tensão emocional. O quadro comumente afeta o dorso da língua geográfica. A cronicidade do quadro resulta no surgimento da língua fissurada (FIGURA 87.35).

A natureza da língua geográfica é muito discutida. Trata-se, muito provavelmente, de manifestação mucosa de psoríase. O aspecto histopatológico idêntico, e o frequente aparecimento de língua geográfica simultâneo a crises agudas de psoríase confirmam a hipótese. As lesões acompanhadas de halo pustuloso evoluem rapidamente, em analogia à psoríase pustulosa; aquelas lesões desprovidas de pústulas são análogas às lesões de psoríase e se modificam mais lentamente.

O tratamento é difícil e deve ser realizado somente em casos sintomáticos. Prescrevem-se corticoides em orabase ou bochechos. Reafirmação do caráter benigno da condição é importante.

Língua negra pilosa ou vilosa

Caracteriza-se por um alongamento das papilas filiformes da porção posterior e dorsal da língua, com ou sem pigmenta-

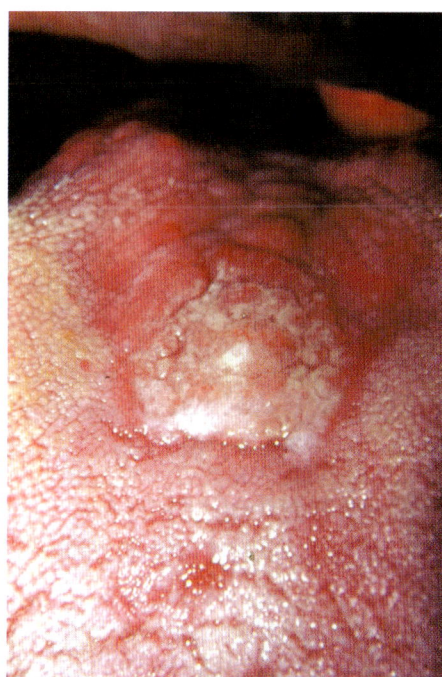

FIGURA 87.34 – Glossite romboidal mediana. Lesão elevada e poligonal na porção mediana dorsal da língua.

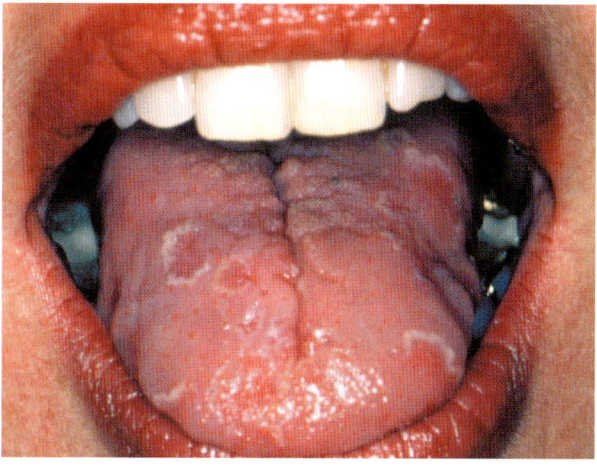

FIGURA 87.35 – Língua geográfica associada à língua fissurada.

ção, que, geralmente, é acastanhada, mas pode ser azulada ou esverdeada, dependendo da bactéria que ali se assenta e do pigmento que ela produz (FIGURA 87.36). Não se conhece a razão pela qual essas papilas crescem, mas admite-se que seja por uma deficiência no desgaste mecânico das papilas, quando não há ingestão suficiente de alimentos mais duros (em doentes edêntulos é mais comum), ou por deficiência de produção da enzima que promove normalmente esse desgaste, o que pode ocorrer após o uso de antibióticos. Quadro semelhante é a chamada pseudo língua nigra, onde há pigmentação, geralmente castanho-escura ou amarelada, mas não há hipertrofia das papilas. Deve-se à má higiene bucal ou ao fumo excessivo. Pode ocorrer deposição de partículas enegrecidas na língua em indivíduos que utilizam antiácidos à base de bismuto. O bismuto se liga a radicais de enxofre presentes na saliva formando o sulfeto de bismuto, que é negro. Tanto na língua negra pilosa quanto na pseudo língua nigra, pode ser indicado o uso de solução de ureia a 20% ou ácido retinoico de 0,01 a 0,025%, como queratolíticos, antes da escovação.

HALITOSE

Também chamada **ozostomia ou mau hálito**, a halitose surge quando diminui o fluxo de saliva na boca. As bactérias da boca são, na maioria, anaeróbias e, durante o dia, a saliva, rica em oxigênio, impede a sua proliferação. De noite, o fluxo de saliva diminui, e as bactérias proliferam à custa de restos de proteínas e liberam gases fétidos, como o hidrogênio sulfídrico e metilmercaptan. Assim, de manhã, ocorre o mau hálito. Agravam a halitose: o álcool, por secar a boca, e os condimentos como a cebola, alho e caril (*curry*). Dietas

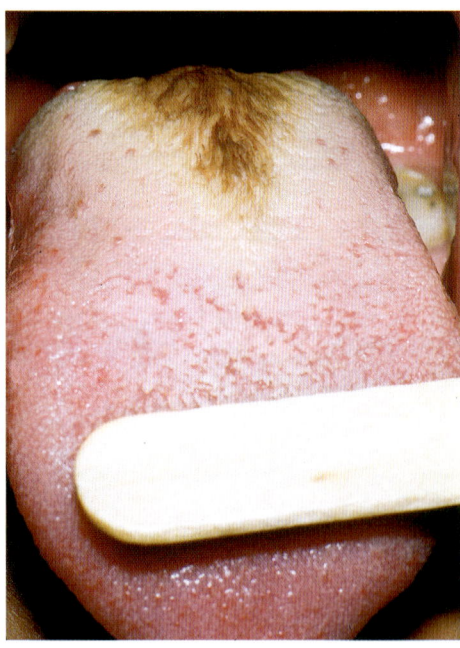

FIGURA 87.36 – Língua negra pilosa. Placa constituída por papilas alongadas e enegrecidas.

alimentares podem provocar halitose. Em dieta de emagrecimento, há queima de gordura e liberação de acetona, causando mau hálito. Como corolário, é aconselhável a ingestão de bastante líquidos. Falar demasiado, nariz entupido e respiração pela boca, que produzem secura da boca, geram mau hálito. O fluxo de saliva diminui com a idade e daí a maior frequência da halitose nos idosos. Os lactantes, que produzem muita saliva e cuja cavidade bucal contém poucas bactérias, geralmente, têm o hálito fresco. Outra causa de halitose é a língua saburrosa. As bactérias produtoras de nitrogênio ali ficam alojadas. Infecções nasais também provocam halitose pela produção de gases nitrogenados, além do fato de que a respiração pela boca provoca a diminuição da saliva e a proliferação de bactérias. As hérnias de hiato também podem provocar mau hálito característico, pois secreções ácidas podem subir pelo esôfago e odores digestivos escapam pela boca. Todos os medicamentos que diminuem a salivação, com a consequente proliferação bacteriana, podem provocar halitose, como anti-histamínicos, descongestionantes nasais, antidepressivos, tranquilizantes, diuréticos e anti-hipertensivos. Em mulheres, pode ocorrer halitose antes da menstruação, provavelmente devida à alteração hormonal que possibilita aumento de bactérias na boca. Alimentos ricos em colina podem provocar halitose. Há uma deficiência metabólica, a síndrome da trimetilanúria, na qual o hálito tem cheiro de peixe. A colina no intestino transforma-se em trimetilamina que é metabolizada por uma enzima. Na falta dessa enzima, a trimetilamina permanece e ocasiona o cheiro de peixe característico (saliva, suor e urina). Quando houver suspeita, fazer uma prova, administrar colina e dosar na saliva e urina. Há distúrbios psíquicos em que o doente imagina que tem mau hálito.

O tratamento da halitose varia conforme a causa. A primeira medida é a higiene rigorosa, sendo imperativa a limpeza rigorosa dos dentes, inclusive usando, além da pasta e escova, o fio ou fita dental. Quando ela advém da secura bucal, comer e/ou beber origina saliva, com diminuição das bactérias e melhora da halitose. Por esse motivo, o café da manhã elimina a halitose noturna. Para diminuir a secura bucal, água com limão, sucos ou gomas de mascar. Outra medida é encaminhar o doente para consulta odontológica, visando ao tratamento e à limpeza dos dentes. É necessário limpar a língua saburrosa, escovando-a com uma escova dura. Excluir ou tratar as outras causas. Em casos de neuroses ou psicoses, quando o doente insiste em ter halitose, podem ser tentados antipsicóticos (ver Capítulo 62).

SÍNDROME DA BOCA DOLOROSA – ESTOMATODINIA – GLOSSODINIA

É a sensação de queimação dolorosa na boca, de grau variável, que acomete principalmente mulheres idosas. Quando localizada somente na língua, constitui a glossodinia. Excepcionalmente, é observada em estados carenciais, de anemia ou de diabetes. Devem ser descartados também o líquen plano e a candidose. Alguns alimentos, próteses mal ajustadas, má higiene e infecções podem atuar como fatores agravantes. Na síndrome de Plummer-Vinson, pode haver estomatodinia acompanhada de eritema e atrofia.

Quando idiopático, o quadro encontra paralelo com outros quadros dermatológicos crônicos, como o *pruritus sine materia*, prurido vulvar e vulvodinia, prurido anal, prurido escrotal, prurido do couro cabeludo. Na atual psicodermatologia, esses sintomas são classificados como distúrbios cutaneossensoriais (sintomas cutaneomucosos não explicados por nenhuma doença orgânica). A psicopatologia envolvida nesses casos é variada, podendo haver componentes ansiosos, depressivos ou psicóticos, isolados ou em associação. O sucesso terapêutico dependerá da correta identificação do mecanismo psíquico em cada caso e do manejo, comportamental ou medicamentoso correspondente, como ansiolíticos, antidepressivos ou antipsicóticos isolados ou associados. A situação terapêutica ideal seria aquela conduzida por psiquiatra, porém muitos desses enfermos não aceitam, de início, a origem psíquica de seu sintoma, recusando ajuda especializada. O dermatologista com experiência no uso de psicofármacos pode prescrever sedativos ou antidepressivos, encaminhando, conforme a evolução, para tratamento psiquiátrico.

O tratamento tópico é complementar. São indicados antissépticos leves, devendo ser evitados irritantes como fumo e condimentos. Pode ser experimentada administração de proteínas e vitaminas e reposição hormonal com estrogênios em mulheres. Há relatos com benefícios do uso de capsaicina e terapia com *laser* em alguns pacientes.

XEROSTOMIA

É a secura da boca. Ocorre particularmente em pessoas idosas, por atrofia das glândulas salivares menores, podendo ser acompanhada de atrofia da mucosa, ou não. Deve-se pesquisar efeito colateral de medicamentos, tais como aterogênicos, anti-histamínicos, antidepressivos, antidiabéticos e anti-hipertensivos. A xerostomia pode ser um componente da síndrome de Sjögren ou mesmo do LE, podendo o exame histopatológico de uma glândula salivar menor labial ser muito útil na diagnose.

Como tratamento complementar, nos casos brandos, usar balas ou gomas de mascar sem açúcar, assim como substâncias ácidas, como gotas de limão, para estímulo das glândulas salivares. O uso de ureia em água destilada (10-20%) em bochechos, três vezes/dia, pode ser útil.

CAPÍTULO 88

AFECÇÕES DAS MÃOS E DOS PÉS

AFECÇÕES DAS MÃOS E ANTEBRAÇOS

CANDIDOSE INTERTRIGINOSA

Localiza-se mais comumente no espaço interdigital, entre os dedos anular e médio. A lesão é úmida, com maceração e fissuração.

CARCINOMA ESPINOCELULAR

Pode se desenvolver sobre queratose solar ou área de cicatriz. A lesão é tumor ou ulceração que aumenta rapidamente de tamanho.

CISTO MUCOSO DIGITAL

Lesão normalmente única, ocorre geralmente na falange distal do dedo, próximo à unha. A lesão é papulonodular, arredondada, semitranslúcida, que, puncionada, deixa sair substância gelatinosa. O tratamento é a infiltração com corticoide e criocirurgia.

DERMATOFITOSES

Pouco frequentes nas mãos, comparadamente com os pés. Apresentam-se como lesões eritematoescamosas, delimitadas, pruriginosas, localizadas principalmente no dorso das mãos (FIGURA 88.1). São frequentes as lesões vesiculosas e bolhosas de dermatofítide, processo de hipersensibilidade. Pode existir ou não onicomicose.

DERMATOSE NEUTROFÍLICA DO DORSO DAS MÃOS (SÍNDROME DE SWEET ACRAL)

Variante rara da síndrome de Sweet. Lesões pustulosas, nodulares, placas eritematosas com ulceração no dorso das mãos.

DISIDROSE

Erupção vesiculosa de elementos pequenos. No dorso das mãos e dos dedos, as vesículas costumam apresentar halo eritematoso, o que não ocorre na palma e superfície palmar dos dedos.

DOENÇA MÃO-PÉ-BOCA

Afeta tipicamente crianças menores de 10 anos. Causada por coxsackievírus (CV-A16, CV-A6, CVA10) e enterovírus

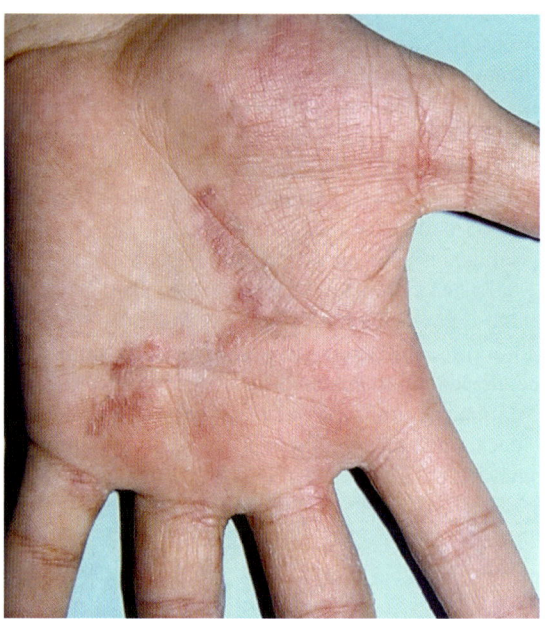

FIGURA 88.1 – Tínea da mão. Placa eritematoescamosa bem delimitada, de contorno policíclico.

(HEV-71). Os principais sintomas e sinais são febre, dor de garganta, mal-estar e frequentemente erupção vesicular nas regiões palmares, plantar, mucosa oral e língua. É autolimitada.

ECZEMA ATÓPICO

Pode ocorrer no dorso das mãos e dedos, como manifestação única de atopia. As lesões são pruriginosas, geralmente liquenificadas. Outras localizações mais características e elementos da história da moléstia conduzirão à diagnose.

ECZEMA DE CONTATO

Ocorre frequentemente por irritante primário ou por sensibilizante. Na fase aguda, as lesões são eritematovesiculosas e pruriginosas. Na fase crônica, existem secura, descamação, fissuração e eritema. Os agentes irritantes mais comumente relacionados ao processo são sabões, detergentes e solventes. É comum o "eczema das donas de casa", representante típico desse grupo, que se inicia, em regra, onde ficam os anéis, pelo maior acúmulo e menor remoção dos irritantes desses locais.

Quando os sensibilizantes são substâncias líquidas ou semissólidas, as lesões iniciais são quase sempre no dorso das mãos e dedos e face anterior do antebraço. As substâncias sólidas determinam lesões nas palmas das mãos e superfície palmar dos dedos de maior contato. Incluem-se numerosos agentes como cremes para mãos, instrumentos de trabalho e de recreação.

ERITEMA POLIMORFO
As lesões são eritematopapulosas, circulares, às vezes bolhosas, de aparecimento súbito, coexistindo com outras localizações, inclusive nas mucosas.

ESCABIOSE
Os espaços interdigitais são uma das localizações preferenciais da escabiose. As lesões são vesicopapulosas, escoriadas por causa do prurido. É possível encontrar o túnel característico. A impetiginização das lesões é frequente.

ESCLERODERMIA
As manifestações precoces da esclerodermia difusa iniciam-se frequentemente nas mãos, com o aparecimento do fenômeno de Raynaud. Posteriormente, aparece o endurecimento da pele que pode levar à anquilose das articulações. Ulcerações podem ocorrer tardiamente.

ESPOROTRICOSE
A lesão inicial, cancro esporotricósico, pode ocorrer no dorso das mãos ou dos dedos. É lesão ulcerosa franca, notando-se quase sempre a típica linfangite nodular ascendente.

FOTODERMATOSES
Decorrentes da aplicação local ou ingestão de substâncias fotossensibilizantes. Há eritema difuso do dorso das mãos, com ou sem vesiculação e formação de bolhas, segundo a intensidade do processo. Outras áreas expostas, como face e decote, podem apresentar lesões semelhantes. Atualmente, são frequentes as fitofotodermatoses causadas pelo limão.

GRANULOMA ANULAR
A lesão inicial é pápula eritematosa, única ou múltipla. A pápula cresce excentricamente, mantendo-se a periferia elevada em relação ao centro da lesão, que é deprimido. O quadro é assintomático.

GRANULOMA PIOGÊNICO
Surge, geralmente, após traumatismo. A lesão é globosa, de crescimento rápido e de cor vermelha. Ricamente vascularizado, sangra facilmente.

LÍQUEN PLANO
Erupção pruriginosa, representada por pápulas pequenas, achatadas, vermelho-violáceas, localizadas no dorso das mãos e face anterior dos antebraços. É comum existir também em outras localizações.

MELANOMA
Pode ocorrer em qualquer região das mãos. Há uma forma de localização subungueal caracterizada por mancha escura e que necessita diagnose precoce.

MELANOSE
Encontradas nos dorsos das mãos e antebraços. As lesões são manchas acastanhadas (melanose solar) que depois se tornam queratósicas e papulosas (queratose solar). Surgem no adulto, precoce ou tardiamente, de acordo com o tipo de pele e o tempo e intensidade de exposição ao sol.

PELAGRA
Lesões no dorso das mãos e antebraços que pioram com o sol. Há eritema-rubor que se torna mais escuro, surgindo bolhas, sufusões hemorrágicas, hiperpigmentação e atrofia da pele.

PERNIOSE
Lesões nodulares, vermelho-azuladas, dolorosas, que aparecem como reação anormal ao frio. Ocorrem especialmente nas regiões dorsais dos dedos das mãos e pés. Mulheres são mais afetadas.

PORFIRIA CUTÂNEA TARDA
Vesicobolhas no dorso das mãos que surgem em geral após exposição solar. Evolui com atrofia e formação de *milia*.

PSORÍASE
As lesões palmares são eritematoescamosas, com predominância nítida das escamas. Essas escamas são espessas, brancas, aderentes, de tamanho e formato muito variáveis. Pode ter localização única na pele. Há, frequentemente, alterações ungueais, representadas pelas depressões cupuliformes da lâmina ungueal e por hiperqueratose subungueal. A coexistência de lesões típicas de psoríase em outras localizações facilita bastante a diagnose. Há outra forma frequente, a psoríase pustulosa, que pode ter localização exclusiva nas palmas das mãos e planta dos pés, apresentando-se como placas. É a pustulose recidivante. A chamada acrodermatite contínua (Hallopeau) é, provavelmente, uma variante com lesões localizadas nas falanges distais dos dedos das mãos e pés.

QUERATOACANTOMA

A lesão é nodular, com cratera central, repleta de material queratinizado. Clinicamente, é muito semelhante ao carcinoma espinocelular, até mesmo a diferenciação histológica poder ser difícil. A lesão deve ser ressecada *in totum* e examinada no conjunto, para a diagnose histológica precisa.

QUERATODERMIAS PALMOPLANTARES

Existe hiperqueratose e fissuração das palmas e plantas. Os padrões morfológicos e genéticos dos diferentes tipos são muito variáveis.

QUERATOSE SOLAR

Maculopápulas com escamas secas e aderentes, superfície áspera, cor amarela a castanha escura, em geral de 0,5 a 1 cm, podendo confluir formando placas. Localizam-se no dorso das mãos e antebraços.

SÍNDROME MÃO-PÉ

Aparece entre 2 e 4 semanas do tratamento, após o uso de inibidores de cinase, utilizados no tratamento de câncer. As lesões são dolorosas, hiperqueratósicas, com sensação de queimação e bolhas superficiais, rodeadas por um halo de eritema. Acometem usualmente as superfícies flexurais dos dedos e áreas de pressão das palmas e plantas.

SÍFILIS

No secundarismo, acompanhando outros elementos, podem ocorrer máculas e pápulas escamosas, assintomáticas nas palmas e plantas. Pela evolução, fica área central eritematosa e colar periférico escamoso característico.

TUMOR GLÔMICO

Localiza-se com mais frequência na região subungueal. A característica clínica primordial é a dor.

VERRUGA

Ocorre nas mãos, tanto a verruga vulgar como a plana. Pode ser única ou múltipla. Forma de ocorrência particular é a verruga periungueal.

AFECÇÕES DOS PÉS

DERMATOMICOSE

Apresenta-se sob diferentes aspectos clínicos:

- **Forma difusa aguda**: há vesículas, bolhas ou pústulas. A supuração pode depender do próprio fungo, ou de infecção bacteriana secundária. É pruriginosa e pode apresentar linfangite.

- **Forma difusa crônica**: manifesta-se por fissuração e maceração nos espaços interdigitais. Coexiste comumente com a forma aguda. Pode ser causada por fungos dermatófitos ou leveduras.

ECZEMA ATÓPICO

É frequente, principalmente nas crianças, comprometendo o dorso dos pés e dos dedos. O prurido é intenso e constante. Afeta outras regiões e podem ocorrer manifestações diversas de atopia.

ECZEMA DE CONTATO

No dorso dos pés, ocorre a dermatite de contato por sensibilização. As lesões são do tipo eczematoso, agudo ou crônico. Os agentes sensibilizantes mais frequentes são calçados e medicamentos, principalmente antifúngicos.

ERITROMELALGIA

Manifesta-se como sensação de queimação nas solas dos pés, associada com mudanças de temperatura ambiente.

GOTA

Tumefação eritematosa, muito dolorosa, intermitente, sobre o primeiro metatarsiano.

GRANULOMA ANULAR

Semelhante ao que foi referido a propósito das mãos.

LARVA *MIGRANS*

Muito pruriginosa. A lesão característica é o trajeto deixado pela larva. Frequentemente existe infecção secundária.

MELANOMA MALIGNO

Os pés são localização comum. Pode desenvolver-se sobre nevo pigmentar pré-existente. Este, ao sofrer a transformação maligna, torna-se mais escuro, com halo pigmentar. Posteriormente, ocorrem ulceração e hemorragia. Nesse estádio há, frequentemente, metástases. Na região plantar, constitui mais frequentemente a variante melanoma lentiginoso acral.

NEURODERMITE CIRCUNSCRITA

Apresenta-se como placa liquenificada no dorso do pé, sendo muito pruriginosa.

NEVO PIGMENTAR

Lesão hiperpigmentar, plana, localizada em qualquer ponto do pé. Deve ser excisado ou mantido sob vigilância.

PELAGRA
No dorso dos pés, assim como nas mãos, surgem lesões eritematoedematosas, bolhas que evoluem com crostas, hiperpigmentação e atrofia da pele. Piora com exposição solar.

PSORÍASE
Quando em localização plantar, assemelha-se e pode coexistir com psoríase palmar. Pode ser a única localização.

QUERATODERMIA PALMOPLANTAR
Associa-se ao quadro palmar com aspectos diversos.

TUNGÍASE
Pápula amarelada (batata) com ponto escuro central. As lesões ocorrem nas plantas, especialmente em redor das unhas dos artelhos e interartelhos. Eventualmente, há infecção secundária, como piodermite ou celulite.

VERRUGA PLANTAR
Apresenta-se, em geral, como área central anfractuosa envolta por anel hiperqueratósico. Devido à pressão do corpo, que impossibilita a exoproliferação epitelial, ocorre penetração profunda e dolorosa na derme, dificultando a deambulação. Esse tipo de verruga plantar é denominado **mimercia**, vulgarmente **olho de peixe**. Há outro tipo de verruga plantar com a proliferação em superfície, formando placa hiperqueratósica. É a chamada **verruga em mosaico**.

CAPÍTULO 89

AFECÇÕES DAS REGIÕES ANAL, GENITAL, PERINEAL, INGUINAL E UMBILICAL

SEXO FEMININO

Doenças infecciosas e parasitárias (fúngicas, bacterianas, virais e parasitárias)

CANDIDOSES

A candidose genital é comum, mas, na maioria das vezes, não é uma doença de transmissão sexual. Os principais fatores predisponentes são: gravidez, diabetes, antibioticoterapia, contraceptivos orais, imunossupressores, obesidade, uso de roupas justas, etc. O sintoma mais típico é o prurido, mas uma sensação de ardência ou queimação é bastante comum. Frequentemente, estão presentes um corrimento vaginal e manchas brancas, cremosas, sobre base eritematosa, que surgem na vagina. O exame micológico (direto + cultura) esclarece a diagnose. Devem ser investigadas e tratadas as doenças e as condições predisponentes. O tratamento é realizado com medicamentos locais e/ou sistêmicos.

TÍNEA INGUINAL

Rara na mulher comparativamente ao homem. As lesões são placas eritematoescamosas, circinadas, bordas discretamente vesicopapulosas (FIGURA 89.1). Atinge a região inguinal, mas pode estender-se pelo períneo e regiões glúteas.

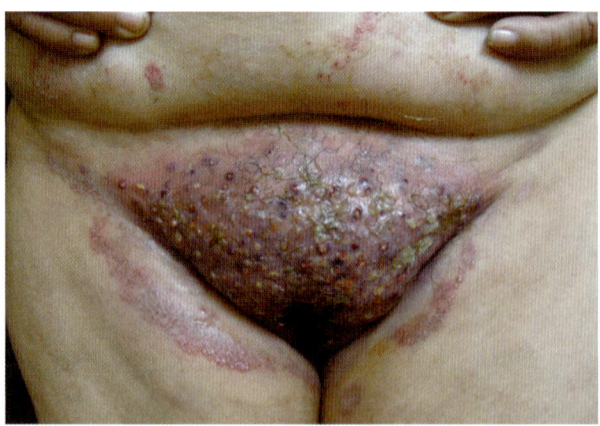

FIGURA 89.1 – Tínea inguinal.

Os fungos responsáveis são os dermatófitos, principalmente *Trichophyton rubrum* e o *Epidermophyton floccosum*.

SÍFILIS

A lesão inicial da sífilis, cancro duro ou protossifiloma é, em geral, na genitália e, frequentemente, passa despercebida, já que é uma lesão geralmente indolor. Quando presente, é uma pápula exulcerada de borda indurada ou uma ulceração de bordas infiltradas, acompanhada de adenomegalia regional (FIGURA 89.2). Na sífilis secundária, é frequente no início a presença de placas erosivas na face interna da vulva. Há, também, o aparecimento de pápulas vegetantes na região genital e perianal (condilomas planos) que devem ser distinguidos dos condilomas acuminados. A sífilis terciária pode localizar-se na genitália, apresentando-se como tubérculos ou gomas, que podem se ulcerar.

DONOVANOSE

Doença de evolução crônica e progressiva, com localização genital, perineal e inguinal. É comum o acometimento dos pequenos e dos grandes lábios, com extensão para a região inguinal e perineal, por autoinoculação, contiguidade ou por via linfática. As lesões podem ser ulcerosas, ulcerovegetantes e elefantiásicas. O diagnóstico diferencial deve ser realizado principalmente com neoplasias cutâneas (carcinoma espinocelular).

HIDROSADENITE

Também conhecida como acne inversa, é uma doença crônica, supurativa, profunda das glândulas sudoríparas apócrinas da região, caracterizada por nódulos recorrentes que fistulizam e abscessos que drenam fluidos e pus (FIGURA 89.3). Os locais mais frequentemente acometidos são as axilas, seguido pela região anogenital. A prevalência é estimada em 1%, com uma relação de três mulheres para cada homem.

HERPES SIMPLES

O herpes genital é uma doença contagiosa, associada em 80 a 90% com o vírus tipo 2 do HSV. É preciso que haja o contato da pele e/ou da mucosa com um parceiro infectado. A lesão inicial é representada por um grupo de pequenas vesículas sobre base eritematosa. As vesículas rompem-se facilmente, deixando a área erosada e eritematosa. A recidiva é comum.

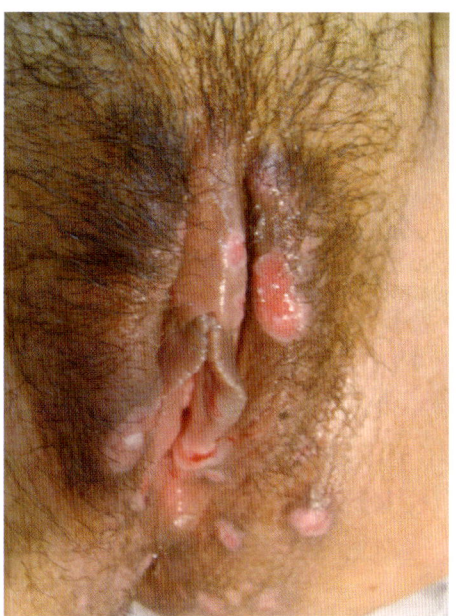

FIGURA 89.2 – Cancro duro.

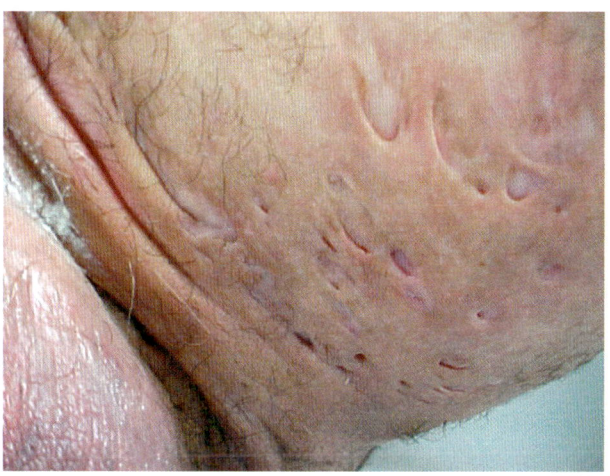

FIGURA 89.3 – Hidrosadenite.

VERRUGAS GENITAIS OU ANAIS (CONDILOMAS ACUMINADOS)

A localização do HPV nessas regiões é muito comum. Caracterizam-se por pápulas vegetantes, em geral múltiplas. Frequentemente, são hipervegetantes, filiformes com aspecto comparável a couve-flor. Há formas extremamente vegetantes, formando tumorações (condiloma acuminado gigante). Existem duas vacinas para prevenir a infecção por HPV: uma bivalente (HPV 16 e 18) e uma quadrivalente contra os HPV 6, 11 (presentes em 90% dos casos de verrugas genitais) e os HPV 16 e 18 (presentes em 70% dos casos de câncer de colo de útero). Recomenda-se sua aplicação em adolescentes a partir de 9 anos de idade.

FTIRÍASE OU PEDICULOSE PUBIANA

É considerada uma DST, podendo ser transmitida no contato direto entre pelos pubianos. A principal manifestação é o prurido intenso. Os parasitos e seus ovos podem ser encontrados ao exame. O tratamento é realizado com cuidados higiênicos, parasiticidas tópicos (deltametrina, permetrina) e/ou sistêmicos (ivermectina).

DERMATITE DE CONTATO

Apresenta-se como dermatite aguda ou crônica de variável intensidade. Os agentes causais mais comuns são medicações tópicas, produtos de higiene pessoal, anticoncepcionais de uso local e peças de vestuário.

DERMATITE SEBORREICA

Localização frequente com placas eritematodescamativas. A existência de outras lesões possibilita a diagnose. Quando única localização pode representar forma de passagem ou associação com psoríase, daí a designação **seborríase**, que é uma associação de dermatite seborreica e psoríase ou uma forma de passagem entre as duas afecções, caracterizada por lesões eritematoedematodescamativas.

Doenças pré-cancerosas e neoplásicas

LEUCOPLASIA

A leucoplasia verdadeira é lesão pré-maligna. Apresenta-se como placas brancas, espessadas, em qualquer ponto da vagina. É conveniente confirmar a diagnose pela histopatologia.

DOENÇA DE PAGET

Doença de Paget vulvar é uma doença neoplásica rara (menos de 1% das neoplasias vulvares), sendo a localização mais frequente das formas clínicas extramamárias, seguindo a região perianal. Inicia com prurido, ardência, e depois surge uma placa eritematosa, descamativa, sugerindo uma lesão eczematosa. Impõem-se o exame histopatológico e imuno-histoquímico.

Outras doenças

PRURIDO ANOGENITAL

Bastante frequente. Pode ser somente anal, genital ou em ambas as regiões. Após noxa desencadeante, surge o prurido mantido por condições psicossomáticas e que, gradativamente, provoca a liquenificação da área comprometida, tornando extremamente difícil a terapia.

LÍQUEN ESCLEROSO E ATRÓFICO

Consiste em lesões escleroatróficas, esbranquiçadas, na qual se distinguem pápulas poligonais achatadas. Denomina-se também craurose vulvar. O diagnóstico diferencial é muitas vezes difícil, devendo-se incluir líquen plano, leucoplasia, lúpus eritematoso, carcinoma espinocelular, vitiligo, etc. A complicação mais temida é a malignização, com risco estimado em 4 a 6%.

PSORÍASE

Com essa localização é, em geral, eritematoedematosa e com descamação discreta. Geralmente, há outras localizações que possibilitam a diagnose. Quando única, a distinção com dermatite seborreica é difícil e até impossível.

SEXO MASCULINO

Doenças infecciosas e parasitárias (fúngicas, bacterianas, virais e parasitárias)

CANDIDOSE

Menos frequente nos homens do que nas mulheres. Pode localizar-se exclusivamente na glande ou atingir outras áreas, como a região inguinocrural. Caracteriza-se por uma hiperemia da glande e prepúcio, podendo haver edema, acompanhada de prurido e uma queimação. Os principais fatores predisponentes são diabetes, fimose e higiene inadequada. A diagnose é confirmada pelo exame micológico.

TÍNEA INGUINAL

Quadro comum, comprometendo a região inguinal, face interna das coxas e região glútea. Há a forma aguda, eritematoedematosa e a crônica, eritematodescamativa, com orla bem delimitada. Anote-se que a pele do escroto nunca é comprometida. A designação **tínea inguinal** ou **inguinofemoral** é mais correta do que "tínea crural", já que crural é adjetivo de crus (perna). Os fungos dermatófitos mais frequentes são os *Trichophyton rubrum* e o *Epidermophyton floccosum*.

SÍFILIS

A lesão inicial, cancro duro ou protossifiloma, é quase sempre encontrada no homem, em geral na glande ou sulco balanoprepucial, acompanhada de adenomegalia regional. Ocorrem também as lesões do secundarismo, pápulas que se tornam vegetantes (condilomas planos). Pápulas vegetantes na região genital e perianal (condilomas planos) devem ser distinguidas dos condilomas acuminados. A sífilis tardia cutânea pode estar localizada nessas áreas, sob a forma de tubérculos ou gomas que se ulceram.

DONOVANOSE

Doença crônica e progressiva, com localização inguinal, genital e perianal. São lesões de evolução lenta, de bordas planas ou hipertróficas, podendo tornar-se vegetantes ou ulcerovegetantes. O diagnóstico diferencial deve ser realizado principalmente com neoplasias cutâneas (carcinoma espinocelular).

HERPES SIMPLES

Doença contagiosa, necessitando do contato direto da pele e ou das mucosas com um parceiro infectado. Há uma prevalência de 80 a 90% do vírus tipo 2 do HSV. Muito frequente, caracteriza-se por minivesículas agrupadas em buquê. Precedendo o aparecimento das vesículas, há sensação de ardor e prurido. Após a primoinfecção, com frequência, há a recidiva (herpes simples recidivante).

VERRUGAS GENITAIS OU ANAIS (CONDILOMAS ACUMINADOS)

Localização comum do HPV. Clinicamente, pápulas vegetantes ou filiformes. Na glande ou sulco balanoprepucial, são vermelhas e anfractuosas, lembrando couve-flor. Na região anal e perineal, são pápulas vegetantes – condilomas acuminados – eventualmente formando tumorações – condilomas acuminados gigantes (FIGURA 89.4). Existem duas vacinas para prevenir a infecção por HPV, uma bivalente (HPV 16 e 18) e uma quadrivalente contra os HPV 6, 11, 16 e 18. Recomenda-se também sua aplicação em adolescentes masculinos a partir de 9 anos de idade.

ESCABIOSE

A localização no pênis é uma das características da escabiose. A lesão típica é uma minipápula linear com microvesícula na extremidade (FIGURA 89.5). Devido ao prurido intenso e coçadura, há escoriações e crostas.

FTIRÍASE OU PEDICULOSE PUBIANA

É transmitida com o contato direto entre pelos pubianos, provocando prurido intenso. São encontrados os

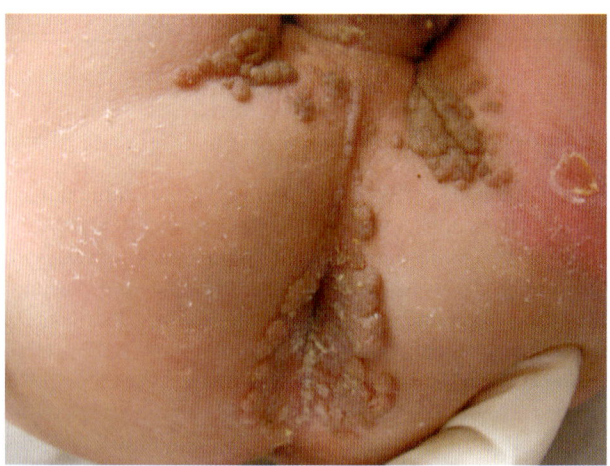

FIGURA 89.4 – Verrugas genitais.

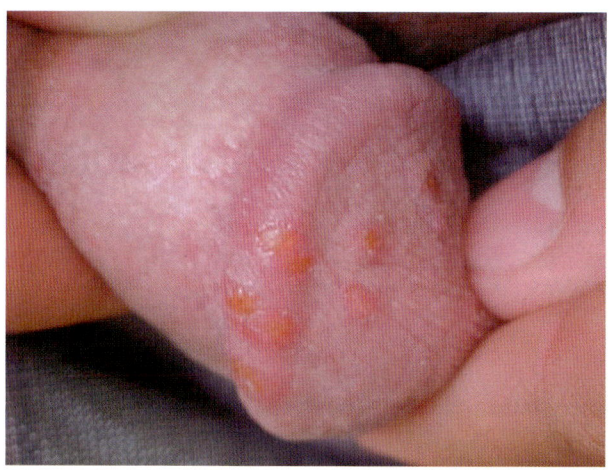

FIGURA 89.5 – Escabiose.

piolhos aderentes à pele e as lêndeas fixadas nos pelos. São importantes os cuidados higiênicos e o tratamento pode ser tópico (deltametrina, permetrina) e/ou sistêmico (ivermectina).

DERMATITE DE CONTATO

Ocorre por irritante primário ou sensibilizante. Por irritante primário, localiza-se quase sempre na glande e no prepúcio e, em geral, é decorrente de excesso de cuidado higiênico. Por sensibilizante, surge na glande, no corpo do pênis e no escroto. As causas comuns são medicamentos tópicos, produtos anticoncepcionais, preservativos e, mais raramente, peças do vestuário. A pele do escroto é extremamente sensível à ação de irritantes primários ou sensibilizantes.

DERMATITE SEBORREICA

As lesões são eritematoescamosas, podendo atingir a região pubiana, dorso do pênis, escroto, virilha e região inguinocrural. Deve ser distinguida da psoríase, podendo haver uma forma de passagem entre a dermatite seborreica e a psoríase: a **seborríase**, que é uma forma de passagem entre dermatite seborreica e psoríase ou associação de ambas as afecções.

ERITEMA FIXO PIGMENTAR (ERUPÇÃO FIXA POR FÁRMACOS)

Manifestação no pênis caracterizada por mancha eritemato-arroxeada, que surge após cada ingestão do fármaco responsável.

ERITEMA POLIMORFO

As lesões (eritema, vesículas e bolhas) na genitália são frequentes, conjuntamente com outras localizações. Na síndrome de Stevens-Johnson, associa-se com as lesões na mucosa ocular e bucal.

Doenças pré-cancerosas e neoplásicas

ERITROPLASIA DE QUEYRAT

Carcinoma espinocelular intraepitelial na mucosa, que pode tornar-se invasivo e corresponde à doença de Bowen da pele. A lesão, geralmente única, ocorre na glande ou no prepúcio e, eventualmente, na mucosa genital feminina e mucosa bucal. Consiste em placa bem delimitada, vermelho-brilhante, aveludada, finamente granulosa, com pouca ou nenhuma infiltração e que, gradualmente, se alarga.

CARCINOMA ESPINOCELULAR

É um tumor raro que incide mais em homens após a 6ª década. São fatores de risco: a falta de higiene, fimose e infecção pelo vírus HPV. São sugestivas uma ferida persistente, uma tumoração ou uma lesão nódulo-ulcerativa localizada, ocorrendo particularmente na glande, região inguinal, anal e perianal (FIGURA 89.6).

Outras doenças

PRURIDO ANAL E GENITAL

Quadro frequente, no qual, após causa desencadeante, a coçadura contínua, por condições psicossomáticas, leva à gradual liquenificação. Ocorre, em geral, na região perianal ou escrotal.

LÍQUEN ESCLEROSO E ATRÓFICO

Também denominado de *balanitis xerotica obliterans*, caracteriza-se por área escleroatrófica na glande. Ocorre mais em adultos não circuncisados e, quando extensa, pode provocar estenose no meato uretral, fimose, parafimose, aderências cicatriciais, fissuras e erosões da glande e prepúcio.

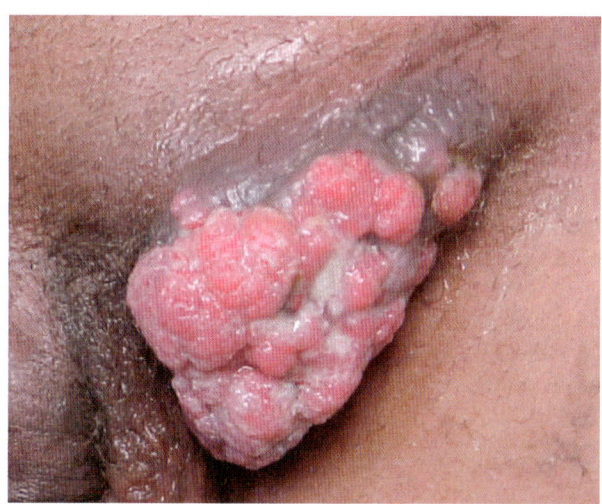

FIGURA 89.6 – Carcinoma espinocelular.

LÍQUEN PLANO

Caracteriza-se por pápulas achatadas, eritematovioláceas. Pode ser localização única da afecção.

PSORÍASE

As lesões nessas regiões são eritematosas com discreta descamação e são semelhantes à dermatite seborreica. A presença de lesões em outras áreas possibilita a diagnose, porém, há casos de comprometimento exclusivo dessas regiões.

PÁPULAS PERLADAS PENIANAS

Denominadas também *Hirsuties papillaris penis* ou *papillae coronna glandis*, são minipápulas, hemisféricas, cônicas ou aplanadas, às vezes filiformes, de 1 a 5 mm de altura. Localizam-se no sulco balanoprepucial ou na coroa da glande. São assintomáticas, raras na criança, sendo mais frequentes em adolescentes e adultos. Histologicamente, são angiofibromas queratósicos. Não necessitam tratamento. Quando exuberantes, devem ser diferenciadas de lesões por HPV.

LÚPIAS (CISTOS ESCROTAIS)

São cistos epidérmicos na pele do escroto. Apresentam-se como lesões globosas, com 1 a 2 cm de diâmetro, ligeiramente amareladas, com conteúdo constituído por corneócitos. São assintomáticos, exceto quando infectados. São frequentes no homem e, na mulher, são raramente encontradas na pele da vulva.

ANGIOQUERATOMAS DA BOLSA ESCROTAL (FORDYCE)

Localização frequente na pele do escroto de hemangiomas que ocorrem na pele (hemangioma rubi). Tem cor vermelho-escura com discreta queratose (FIGURA 89.7).

BALANITE-BALANOPOSTITE

Inflamação aguda ou crônica da glande (balanite), ou da glande e prepúcio (balanopostite) por diversas noxas, como substâncias irritantes ou sensibilizantes, bactérias e leveduras. A má higiene combinada com o excesso de prepúcio é a causa mais comum de balanite. É frequente em diabéticos, *balanopostite diabética*, por irritação da urina, com candidose secundária. Há uma forma idiopática, a balanite circinada erosiva, que apresenta lesões eritematosas, bem delimitadas, que evolui por surtos. Há formas ulcerosas e gangrenosas encontradas principalmente em imunossuprimidos, particularmente em doentes HIV-positivos (FIGURA 89.8).

AFECÇÕES DAS DOBRAS (INTERTRIGOS)

Os intertrigos são dermatites agudas ou crônicas que se desenvolvem em áreas intertriginosas, isto é, nas dobras.

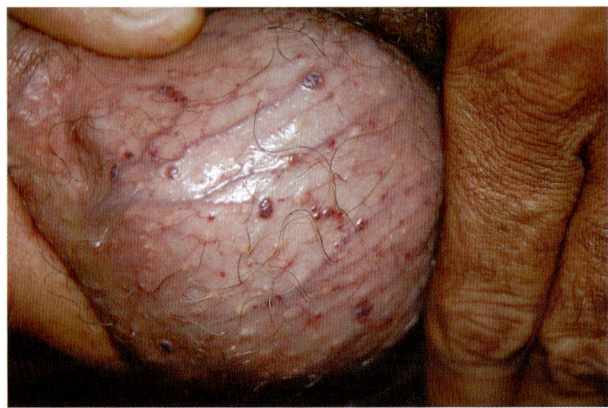

FIGURA 89.7 – Angioqueratomas da bolsa escrotal.

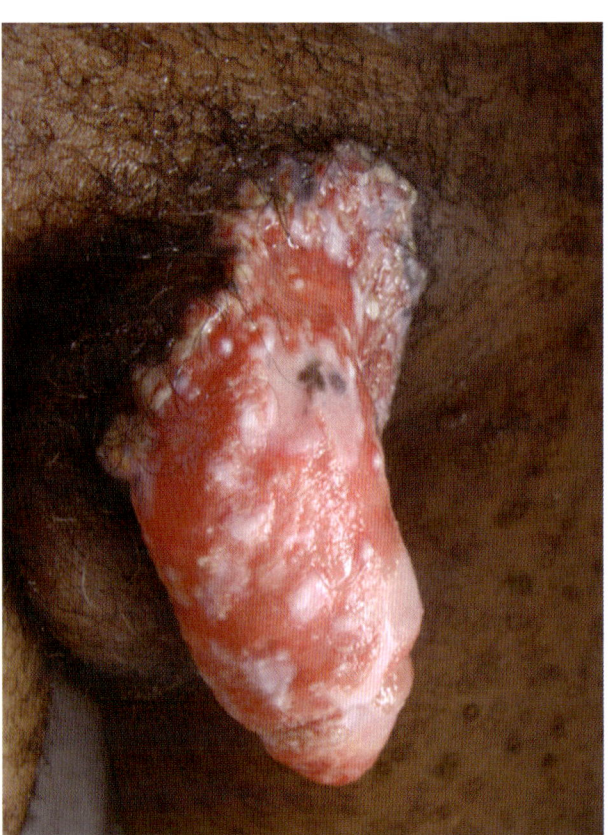

FIGURA 89.8 – Herpes simples genital em imunossuprimido.

Fricção, umidade, calor e infecção participam na gênese do quadro, enquanto obesidade, diabetes, sudorese e atividades físicas são causas predisponentes.

Manifestações clínicas

Pode ser encontrado em fase aguda ou crônica. Na fase aguda, o quadro é de um eritema edematoso surgindo, eventualmente, erosões, escamas, exsudação, maceração e crostas, com prurido ou queimação. As áreas intertriginosas são axilas, inframamárias, genitoinguinoperineal e interdigitais. Nos intertrigos, com frequência, há infecção secundária que deve ser excluída por exame direto ou cultura. Ocorrem infecções por leveduras, dermatófitos e bactérias. O quadro pode ser desencadeado ou mantido por desodorantes, antissépticos ou tecidos sintéticos. O intertrigo do lactente (dermatite de fralda) é desencadeado pelo contato com a urina, fezes ou mesmo produtos usados na higiene das roupas.

Tratamento

Fazer a limpeza local, evitando o uso de sabões que são irritantes. Corrigir fatores predisponentes, como fricção, calor, umidade, obesidade e diabetes. Usar roupas interiores de algodão ou linho, excluindo as de náilon ou poliéster. Conservar as superfícies de contato afastadas ou secas o maior tempo possível. Tratar as infecções secundárias e excluir agentes irritantes.

Nos casos simples, em que há somente eritema, pó levemente antisséptico é suficiente. Quando ocorrer eritema ruborizado, podem ser utilizados cremes de corticoides, associados ou não. Quando há secreção, é indicada a solução de permanganato de potássio a 1:10.000 ou a solução de sulfato de zinco a 1:1.000 em compressas locais ou banhos, duas a quatro vezes/dia. Ocorrendo infecção bacteriana secundária, usar antibióticos, eventualmente após identificação e antibiograma. Quando há presença de dermatófitos ou leveduras (*Candida albicans* ou outras), a terapia é específica.

AFECÇÕES DA REGIÃO UMBILICAL

Anomalias congênitas

ONFALOCELE

É defeito da parede abdominal, na inserção do cordão umbilical com herniação de órgãos abdominais que formam uma lesão sacular envolvida por membrana transparente, através da qual se veem os órgãos herniados. Existem lesões pequenas, contendo apenas alças intestinais e lesões grandes que além das alças intestinais contêm fígado e até baço. Geralmente, o fenômeno ocorre entre a 8ª e 12ª semana de gestação e, em geral, a diagnose é pré-natal, por meio de ultrassom de rotina. Frequentemente se acompanha de outras malformações tendo aparentemente substrato genético. O tratamento é cirúrgico.

ANOMALIAS DO ÚRACO

O úraco ou ligamento umbilical médio é uma estrutura tubular situada na linha média do abdome, remanescente da cloaca e membrana alantoide que se estende da parte anterossuperior da bexiga até o umbigo.

As anomalias do úraco são úraco persistente, cistos do úraco, fístulas do úraco e divertículo uracovesical.

O úraco persistente pode diagnosticar-se ao nascimento pois ao cortar-se o cordão umbilical há saída de urina e o umbigo se mostra volumoso, como nas hérnias umbilicais. Às vezes, o úraco persistente é diagnosticado tardiamente inclusive na velhice quando ocorre alguma obstrução da via urinária e escape da urina pelo umbigo.

Complicações importantes da persistência do úraco permeável são as infecções secundárias. O tratamento é cirúrgico.

Os cistos do úraco localizam-se no seu terço inferior e permanecem despercebidos durante tempo variável, manifestando-se quando atingem o umbigo e se transformam em fístulas ou quando se infectam.

As fístulas do umbigo se manifestam por área dolorosa entre o umbigo e o púbis e se acompanham de febre, mal-estar, saída de pus através do umbigo ou sintomas urinários.

O divertículo uracovesical pode ser assintomático ou se apresenta por meio de infecções urinárias ou obstruções uretrais.

As anomalias do úraco são tratadas cirurgicamente por urologistas.

CORISTIA PERIUMBILICAL

Corresponde à presença de ilhas de mucosa intestinal na epiderme umbilical que se manifestam por placas eritematocrostosas periumbilicais.

PERSISTÊNCIA DO DUCTO VITELINO

Normalmente, o ducto vitelino se oclui em torno da nona semana de gestação. Quando persiste essa comunicação com o intestino, isso pode levar à inflamação ou à eliminação de matéria fecal pelo umbigo. Com frequência, a persistência do ducto vitelino gera mais tardiamente uma lesão polipoide que se acompanha de eliminação de secreção mucoide ou sangramento e que simula granuloma piogênico.

Lesões por trauma

HEMORRAGIAS E INFECÇÕES

Normalmente, o toco do cordão umbilical se destaca após 1 semana, deixando superfície cruenta que se reepiteliza em 15 dias. Nesse intervalo de tempo, podem ocorrer hemorragias discretas e infecções de gravidade variável.

GRANULOMA PIOGÊNICO

Pode ocorrer precocemente no umbigo confundindo-se com angiomas.

GRANULOMA POR TALCO

Apresenta-se com aspecto clínico de granuloma piogênico, mas é produzido por cristais de talco demonstrados histologicamente.

ONFALITE

É processo inflamatório mais comum em indivíduos com umbigo mais aprofundado onde podem acumular-se sebo e queratina, que formam massas pétreas assintomáticas que podem ser descobertas por infecções secundárias ou ulcerações.

FÍSTULAS ILEOUMBILICAIS

Podem ocorrer espontaneamente ou após cirurgias intestinais, especialmente para tratamento de doença de Chron.

GANGRENA UMBILICAL

Pode ocorrer espontaneamente por trauma ou após cateterização do umbigo.

DERMATOSES INFLAMATÓRIAS

Várias condições inflamatórias podem atingir a região umbilical, como as dermatites de contato por irritação por sabões e desinfetantes ou as dermatites de contato alérgicas geralmente por medicações tópicas. Psoríase e dermatite seborreica frequentemente acometem o umbigo.

Outras condições inflamatórias que podem atingir o umbigo são cistos pilonidais, granulomas e infecções. Também ocorrem na região umbilical o pseudoxantoma elástico perfurante e a acantose nigricante.

O sinal de Cullen é uma lesão edematosa acompanhada de aspecto hemorrágico do tecido subcutâneo periumbilical que pode ser observada em pancreatite aguda, traumas abdominais acompanhados de hemorragia, úlcera duodenal perfurada e sangramentos por gravidez ectópica ou por aórtica.

Hemorragia umbilical também pode acompanhar cirrose hepática por lesão da veia umbilical.

INFECÇÕES UMBILICAIS

Podem ser graves em recém-nascidos, especialmente quando por *Pseudomonas* ou *Clostridium*, podendo evoluir até para fasciite necrotizante e septicemia.

Em adultos, a região umbilical é sede frequente de intertrigo por *Candida*, especialmente em obesos. A estrongiloidíase disseminada pode causar escoriações e púrpura periumbilical. A região umbilical é frequentemente acometida na esquistossomose cutânea.

TUMORES

Classicamente, a região umbilical é sede do nódulo da Irmã Mary Joseph, que representa, na grande maioria das vezes, metástase de câncer gástrico, mas que também pode ser metástase de neoplasias de ovário, útero, colo, pâncreas, próstata, leiomiossarcomas intestinais e mesoteliomas malignos do peritônio (ver Capítulo 81).

PARTE XVII
DERMATOSES RELACIONADAS AO TRABALHO E AOS ESPORTES

CAPÍTULO 90
DERMATOSES OCUPACIONAIS

DEFINIÇÃO E IMPORTÂNCIA

São dermatoses produzidas ou agravadas por agentes existentes no exercício de atividade profissional. Constituem doenças que tendem a se tornar mais frequentes pelo crescente progresso industrial, com o desenvolvimento de novos produtos e processos químicos e expansão tecnológica. Sessenta por cento das doenças ocupacionais são dermatoses, o que salienta a importância do conhecimento das dermatoses ocupacionais no campo da Medicina do Trabalho e como problema de saúde pública.

FATORES PREDISPONENTES

Os fatores predisponentes de dermatoses ocupacionais são listados a seguir:

- **Idade:** os jovens parecem ser mais propensos às dermatoses profissionais. Primeiramente, são de fato mais suscetíveis por não terem sua pele "preparada e treinada" para as agressões físicas e químicas do trabalho e, em segundo lugar, porque, em razão de sua inexperiência, nem sempre cumprem com rigor as normas de segurança estabelecidas. São mais comuns, também, nos jovens, as dermatites agudas, enquanto nos mais idosos são mais frequentes as dermatites crônicas.
- **Sexo:** a mulher parece ser menos suscetível às dermatoses profissionais. A explicação mais provável, contudo, é que a natureza da atividade industrial desenvolvida pelas mulheres predispõe menos, por menor contato com sensibilizantes e/ou irritantes; além disso, as mulheres são, geralmente, mais cuidadosas com a pele.
- **Cor:** os negros parecem ser menos suscetíveis às dermatoses profissionais do que pessoas de outras raças, especialmente às ações degenerativas e neoplásicas dos raios solares.
- **Hábitos:** a higiene pessoal é um ponto da mais alta importância, que deve ser motivo de frequentes campanhas educacionais. Além da higiene pessoal propriamente dita, que remove substâncias potencialmente lesivas residuais da atividade profissional e previne infecções, é bastante importante o cuidado com as roupas de trabalho, que devem ser limpas e trocadas com frequência, pois são reservatórios de agentes químicos. O tipo de vestimenta também é importante.
- **Estado cutâneo:** o tipo constitucional da pele, a espessura, a pigmentação, o pH e o manto lipídico são condições que, alteradas, podem favorecer o aparecimento de dermatoses ocupacionais.
- **Distúrbios da sudorese:** a hiper-hidrose e a síndrome de retenção sudoral predispõem ao aparecimento de dermatoses profissionais, por favorecerem a adesão de pequenas partículas à pele, servirem de solvente para algumas substâncias e facilitarem algumas infecções.
- **Dermatoses pré-existentes:** podem ser exacerbadas em certas profissões. De particular importância é a atopia, em que, frequentemente, há asteatose, mesmo na ausência de dermatite atópica. Esse tipo de pele é facilmente irritável, levando a frequentes afastamentos dos trabalhadores. Atópicos não devem ser admitidos para tarefas que exigem contato com substâncias irritantes, especialmente detergentes e solventes. Situação semelhante é a dos acneicos e seborreicos, cujo estado se agrava em contato com hidrocarbonetos, clorados ou não, capazes de produzir erupções acneiformes. Dermatoses em que o fenômeno de Köbner é importante, em especial a psoríase, podem ser agravadas pelo atrito em algumas profissões. A pele lesada ou com soluções de continuidade tem mais facilidade de sensibilização ou de irritação para agentes ocupacionais e infecciosos.
- **Ambiente:** o local de trabalho, permitindo exposição inadequada, os veículos e a concentração das substâncias empregadas são fatores que favorecem o aparecimento de dermatoses ocupacionais.

PATOGENIA

Agentes

- **Químicos:** são os mais frequentes (metais, ácidos, álcalis, hidrocarbonetos aromáticos, óleos).
- **Físicos:** luz solar, radiações ionizantes, eletricidade, traumas, fricção, atrito, pressão, vibração, calor e frio.
- **Biológicos:** vírus, bactérias, parasitas, fungos, plantas e animais superiores.

Esses agentes podem atingir a pele por contato (contatantes) ou por via sanguínea (endotantes), sendo introduzidos por absorção percutânea (percutante), inalação (inalante), ingestão (ingestante), inoculação (inoculante) e injeção (injetante). É importante a distinção entre dermatites por contatantes e endotantes e o reconhecimento de fotodermatoses e fitodermatoses.

Dermatites por contatantes

Constituem cerca de 80% das dermatoses ocupacionais e podem ter dois mecanismos patogenéticos: irritante ou sensibilizante.

1. **Irritante:** relacionados à concentração do agente. Pode ser por irritação absoluta ou relativa. Não existe fenômeno imunitário e o teste de contato é negativo.
   - **Irritante absoluto:** é cáustico potente. O quadro da dermatite surge na primeira exposição ao agente.
   - **Irritante relativo:** o quadro da dermatite desenvolve-se após sucessivas exposições ao agente, pois o irritante é menos agressivo.
2. **Sensibilizante:** a dermatite desenvolve-se após tempo variável, desde semanas até meses e, eventualmente, anos. Independe da concentração do agente, seu aparecimento decorre de uma alteração da imunidade celular e o teste de contato é positivo.

Dermatites por endotantes

Absorvidos no ambiente de trabalho, podem causar dermatose ocupacional por mecanismos **alérgico** e **não alérgico**. O mecanismo não alérgico decorre, por exemplo, de intolerância ou idiossincrasia, superconcentração, distúrbio ecológico ou biotrópico, liberação não imunológica de histamina ou fototoxicidade. O mecanismo alérgico decorre de reação anafilática ou anafilactoide, citotóxica, por complexo antígeno-anticorpo solúvel e, eventualmente, tipo celular tardia. Podem atuar também por mecanismo fotoalérgico.

Fotodermatoses

A luz solar pode ser fator complementar indispensável ao aparecimento de dermatoses ocupacionais, por meio de mecanismos fototóxicos ou fotoalérgicos, com contatantes ou endotantes. Os principais produtos industriais capazes de produzir fotodermatoses são: derivados do alcatrão (antraceno, creosoto, fenantreno), alguns hidrocarbonetos clorados, aditivos de solventes, corantes (acridina, bromofluoresceína, eosina, rosa bengala, tetrabromofluoresceína), algumas essências (essência de bergamota), fungicidas e inseticidas para a lavoura e antimicrobianos (hexaclorofeno e clorsalicilanilidas). Em geral, as fotodermatoses são estudadas no Capítulo 49.

Fitodermatoses

São observadas em pessoas que manuseiam vegetais, como os trabalhadores da indústria madeireira, jardineiros, carpinteiros, marceneiros, trabalhadores agrícolas, empregados domésticos ou pessoas que, como *hobby*, têm contato com vegetais. São do tipo de dermatite de contato por irritação ou por sensibilização e fotodermatites (tóxica ou alérgica). Excepcionalmente, caracterizam-se por urticas. Também são comuns alterações de origem mecânica, como acidentes com espinhos e felpas de madeiras. Deve-se salientar que esses mesmos trabalhadores podem apresentar também dermatites por defensivos, como inseticidas, fungicidas, herbicidas, conservadores de flores, frutas e madeiras e numerosos produtos químicos. Na indústria madeireira, são empregadas colas, vernizes ou tintas, também responsáveis por dermatoses. As dermatites por vegetais podem ser causadas por árvores e arbustos; plantas decorativas, heras e flores; frutos; sementes; raízes; hortaliças; pólens e extratos vegetais.

As dermatites por árvores e **arbustos** são encontradas, geralmente, em carpinteiros e marceneiros, oriundas do contato com a serragem da madeira durante o seu manuseio. Podem atuar por mecanismo de irritação, sensibilização, fototoxicidade e fotoalergia, e a localização é na face, particularmente nas pálpebras, pescoço, cintura e região genital, onde o vestuário e o suor facilitam o contato. As madeiras eventualmente incriminadas são jacarandá, vinhático, angelim, imbuia, cedro, canela, cerejeira, peroba, sucupira e outras. A madeira que mais frequentemente causava a dermatite era a caviúna (*Machaerium scheroxylon*), hoje em desuso, por falta no fornecimento **(FIGURAS 90.1 E 90.2)**.

Em agricultores ou, ocasionalmente, em outras pessoas, é observada a dermatite de contato por anacardiáceas – o gênero *Rhus*, no Japão; o gênero *Toxicodendron* (*poison ivy* e *poison oak*), nos Estados Unidos; e a espécie *Lithroeae brasiliensis* (aroeira-brava ou branca), no Brasil –, que podem causar erupções vesicobolhosas pela exposição ao pó ou folhas amassadas **(FIGURA 90.3)**. Outros arbustos e árvores da família Anacardiaceae podem ser responsáveis por dermatites de contato. Podem ser citados, entre outros, o cajueiro (*Anacardium occidentale*), a mangueira (*Mangifera indica*), o cajazeiro (*Spondia lutea*) e o umbuzeiro (*Spondia tuberosa*). As plantas da família das Anacardiáceas podem apresentar reações cruzadas entre si.

As dermatites por **plantas decorativas**, heras, folhagens e flores são encontradas em jardineiros, vendedores de plantas ou afeiçoados pela jardinagem. Em geral, o quadro é de dermatite de contato em áreas expostas, particularmente na face e nos membros superiores. São inúmeras as plantas e

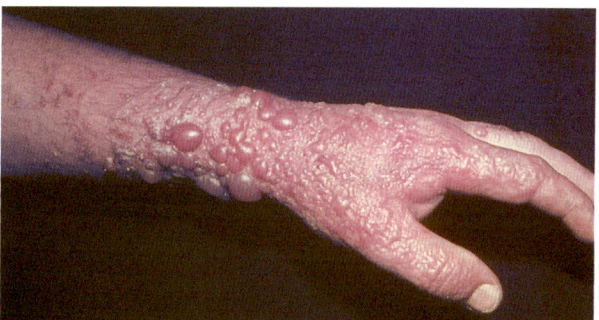

FIGURA 90.3 – Dermatite de contato por aroeira. Grande quantidade de lesões bolhosas.

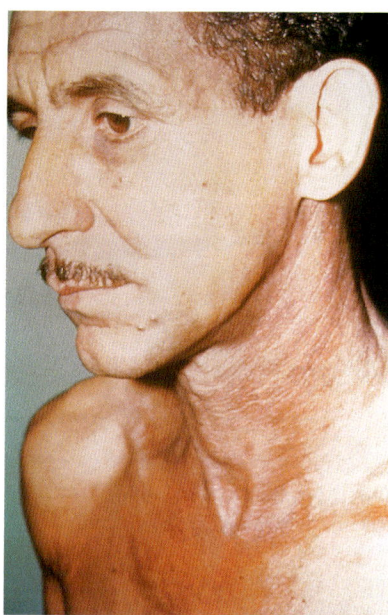

FIGURA 90.1 – Dermatite de contato por caviúna. Após a fase aguda, segue-se a hiperpigmentação.

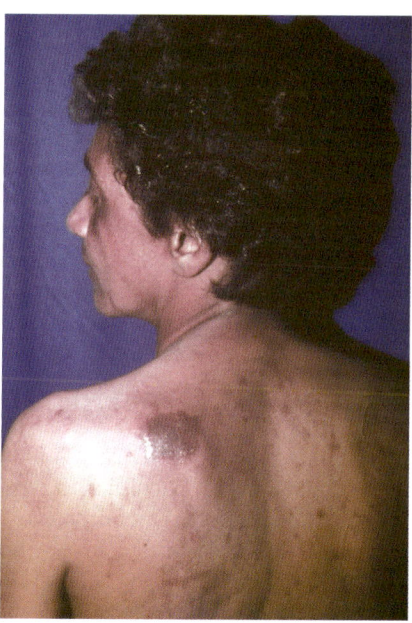

FIGURA 90.2 – Dermatite de contato por caviúna. Teste de contato (*patch test*) positivo.

flores usadas em jardinagem eventualmente causadoras de dermatites, como cravo, crisântemo, dália, filodendro, jacinto, lírio, malmequer, margarida, narciso, petúnia, piretro, primavera, prímula, rosa, tulipa, verbena e outras.

As dermatites por **frutos**, **sementes** e **raízes** são frequentes. Os frutos que mais causam dermatites de contato são o caju e a manga, e a dermatite é de localização perioral. Pela presença de furocumarínicos, esses vegetais, como o limão, particularmente a variedade chamada taiti, podem produzir fitofotodermatoses fototóxicas.

As dermatites por **hortaliças** são encontradas em cozinheiros(as), copeiros e empregados em cozinhas e em serviços domésticos. Os vegetais mais comumente responsáveis são da família das aliáceas (cebola, cebolinha e alho). O quadro é sugestivo, com a dermatite eczematosa localizando-se, geralmente, nas extremidades dos dedos polegar, indicador e médio da mão não principal.

Outras hortaliças ocasionalmente irritantes ou sensibilizantes são a abóbora, agrião, aipo, alcachofra, alface, almeirão, batata, cenoura, escarola, aspargo, espinafre, mostarda, nabo, rabanete e tomate.

As reações de contato a **pólens**, referidas em outros países, não são encontradas em nosso meio.

As dermatites por **extratos vegetais** ocorrem entre trabalhadores ou pessoas que ocasionalmente manuseiam essas substâncias. Entre outros, deve-se destacar a terebintina, resina oleosa extraída do pinho, de grande uso industrial, o bálsamo do Peru, resina extraída da planta *Myroxylon perniferum* e o colofônio ou breu, obtido da terebintina ou de madeiras de pinhos. Numerosas essências oleosas usadas em alimentos, medicamentos ou cosméticos são extraídas de caules, flores, folhas, frutos, raízes e sementes de vegetais. Podem ser citadas a de amêndoas amargas, angélica, anis, baunilha, bergamota, canela, cedro, citronela, cravo da índia, erva-doce, gerânio, gengibre, hortelã, jacinto, jasmim, laranja, lavanda, limão, mimosa, pinho, rosa, sândalo, sassafrás, verbena e violeta.

CLASSIFICAÇÃO

Dermatites eczematosas de contato

Representam a maioria das dermatoses ocupacionais. O agente responsável pode ser irritante absoluto ou relativo ou sensibilizante e o quadro eczematoso ocorre na área de contato. A localização mais comum é nas mãos, como a encontrada nos pedreiros por cimento **(FIGURA 90.4)**. A dermatite do lar é uma dermatite ocupacional causada comumente por sabões e detergentes ou produtos utilizados em limpeza ou no preparo de alimentos **(FIGURA 90.5)**. Em metalúrgicos, a dermatite de contato acontece por fluidos de corte de peças e metais da

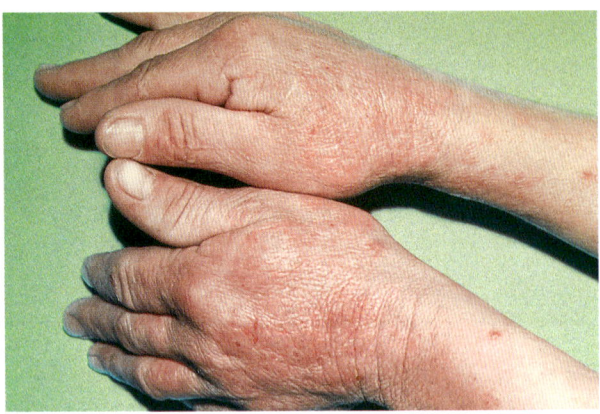

FIGURA 90.4 – Dermatite de contato por cimento. Lesões eczematosas no dorso das mãos.

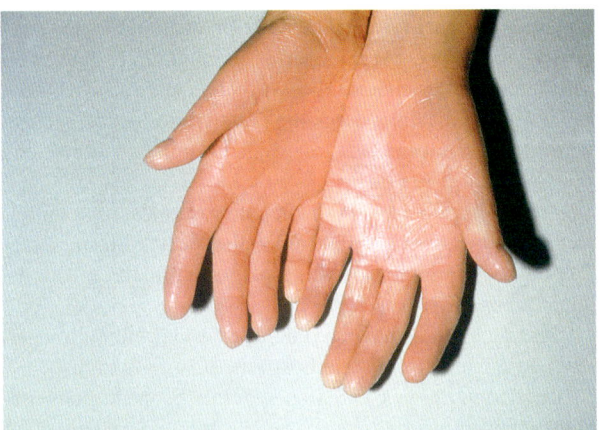

FIGURA 90.5 – Dermatite causada por detergentes.

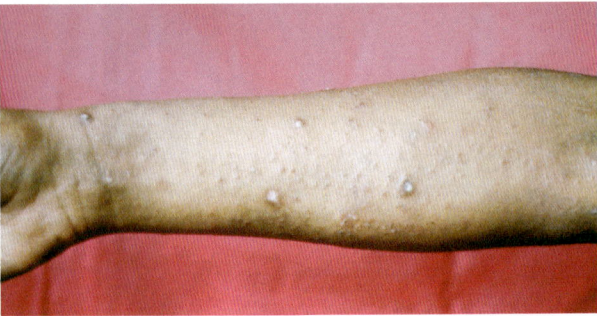

FIGURA 90.6 – Elaioconiose. Pápulas e papulopústulas em áreas de contato com óleos.

galvanização; em profissionais de saúde, pelas luvas de proteção, medicamentos, metais e borrachas dos instrumentos; e nas cabeleireiras, pelas luvas, cosméticos, metais e borrachas dos instrumentos. Em geral, os agentes responsáveis são irritantes relativos. Aliás, em cada cinco casos de dermatite ocupacional, há quatro casos de agentes irritantes e 1 de sensibilizante. Quando houver suspeita de ação sensibilizante, devem ser feitos os testes de contato.

Erupções acneiformes

Mais comumente ocorre por exacerbação de acne. Compreendem a elaioconiose ou acne do hidrocarboneto e o cloracne. A elaioconiose (de elaio = óleo e conio = fragmento) decorre da impregnação progressiva do folículo pilossebáceo por óleos ou graxas e às vezes poeiras da peça, sendo o petróleo e seus derivados os principais agentes. Seu aparecimento é facilitado pelo mau hábito do uso de roupas impregnadas de óleo durante a jornada de trabalho. Os folículos obstruídos facilmente sofrem infecção secundária, surgindo foliculites superficiais e profundas e furúnculos que complicam o quadro **(FIGURA 90.6)**. A cloracne é um tipo especial de acne, com muitas lesões císticas na face. Os hidrocarbonetos clorados são os principais produtores de cloracne, sendo utilizados na indústria elétrica, mecânica e em inseticidas.

Queratoses

As queratoses resultam geralmente de traumatismo repetido de determinada área da pele, representando um mecanismo de defesa. Quando focais, são as calosidades. Algumas queratoses são verdadeiros estigmas de algumas profissões: a da última falange do dedo médio da mão principal, nos que escrevem muito; as que ficam sobre as vértebras lombares, em pessoas com curvatura excessiva de coluna e que exercem profissão sedentária; a da mandíbula, em violinistas (por isso, o lenço protetor); a dos joelhos, em diaristas; a palma da mão principal, nas passadeiras de roupa; a borda lateral da mão principal, nos polidores.

As queratoses dos óleos, verrucosidades pequenas, semelhantes às das verrugas seborreicas e verrugas planas, localizadas nas áreas de exposição, são relativamente frequentes e consideradas pré-cancerosas. É rara a transformação em carcinoma espinocelular. As queratoses actínicas e dos arsenicais (produtos agrícolas e contaminantes ambientais) são pré-cancerosas.

Discromias

As dermatoses ocupacionais podem manifestar-se por hipocromia ou hiperpigmentação. O mais potente agente hipocromiante, e até mesmo acromiante, é o monobenzil-éter da hidroquinona, empregado em pequenas indústrias como antioxidante na fabricação de borracha. Excepcionalmente, ocorre, de início, dermatite de contato, à qual se segue acromia das áreas afetadas **(FIGURA 90.7)**. O quadro é raro, pois a substância é pouco empregada. É preciso recordar que o monobenzil-éter da hidroquinona foi utilizado para tratamento do melasma, com resultados desastrosos, considerando a acromia vitiligoide que pode provocar. Outro agente hipocromiante é o butil-fenol-p-terciário, empregado em desinfetantes.

As hiperpigmentações ocupacionais não são frequentes. Pode haver uma dermatite de contato inicial, à qual se segue uma hiperpigmentação pós-inflamatória. A melanose pode ocorrer desde o princípio. É o que acontecia em trabalhado-

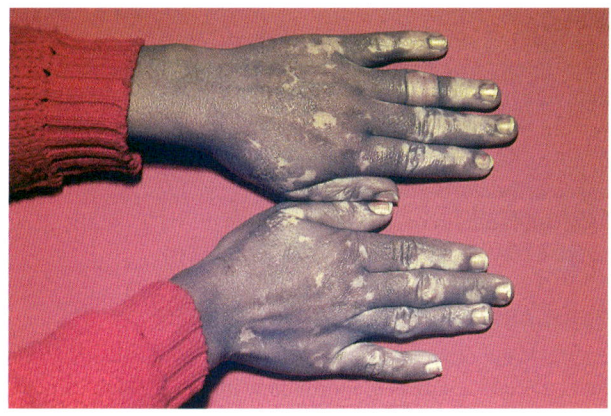

FIGURA 90.7 – Lesões acrômicas por borracha. Manchas acrômicas nas mãos, pelo uso de luvas de borracha.

res da indústria de mobiliário, que manipulavam a caviúna, hoje pouco usada. A serragem dessa madeira produz uma dermatite de contato por sensibilização, que leva à hiperpigmentação. A das máscaras de borracha tem como possível agente um derivado da parafenilenodiamina. Quando a hiperpigmentação se desenvolve progressivamente, sem manifestação prévia de dermatite de contato, fala-se em melanose ocupacional ou melanodermatite tóxica, decorrentes da ação fototóxica de algumas substâncias como o antraceno e fenantreno do piche, asfalto, creosoto, óleos minerais. Nesses casos, os testes de contato são negativos.

A melanose de Riehl, que ocorre na face e no pescoço, sobretudo em mulheres, foi observada na Europa, durante a Primeira e a Segunda Guerras Mundiais. Embora alguns autores a indiquem como profissional, parece ter tido origem em componentes de cosméticos, contendo derivados de coaltar, dotados de ação fototóxica.

Eritemas

O eritema *ab igne*, desencadeado pelo calor excessivo no ambiente de trabalho, é encontrado nos foguistas. O eritema pérnio, causado pelo frio, é frequente em trabalhadores que utilizam câmaras frigoríficas, como manipuladores de carnes.

Erupções liquenoides

A erupção é, em geral, indistinguível do líquen plano. Os testes de contato são positivos para as substâncias suspeitas, mas a lesão resultante é de caráter eczematoso (embora possa, posteriormente, assumir aspecto liquenoide). Histopatologicamente, o quadro da dermatite liquenoide é muito semelhante ao do líquen plano. Os agentes podem ser contatantes ou endotantes, como os reveladores fotográficos.

Granulomas de corpo estranho

Muito frequentes em algumas profissões, são de interesse as chamadas fístulas pilosas encontradas em profissionais que cortam pelos de animais ou do ser humano, como criadores de cavalos, barbeiros e cabeleireiros.

Infecções

Em consequência das características de certas atividades ocupacionais, algumas dermatoses assumem caráter profissional, no sentido de serem desencadeadas ou favorecidas pelas condições de trabalho. É o caso de certas infecções, como candidoses de lavadeiras, micoses profundas em trabalhadores rurais, erisipeloide em manipuladores de carnes e infecções em pessoal de hospital ou de áreas de saúde. É difícil estabelecer o nexo ocupacional (riscos fora da profissão).

Oníquias

As de origem ocupacional podem ser de causa traumática ou infecciosa, e diferentes agentes podem causar discromias ungueais.

Ulcerações

A úlcera pelo cromo ocorre em trabalhadores da indústria de galvanização (cromeação). É necessário haver lesão prévia da pele para que o ácido crômico (cromo hexavalente) penetre e produza a lesão. A ulceração é indolor e profunda, com menos de 1 cm de diâmetro, e, em geral, se localiza na mão, nos dedos ou no antebraço, podendo atingir até o plano ósseo, quando é denominada "em olho de pombo". Cicatriza muito lentamente.

A continuidade da exposição pode levar à formação de um halo necrótico em torno da úlcera, do que resulta um aumento de suas dimensões. É muito comum ocorrer intensa rinite, caracterizada por ardor nasal e coriza abundante, seguindo-se, depois, secreção mucossanguinolenta, com ulceração e posterior perfuração do septo nasal. A ação do cromo hexavalente decorre de irritação pelo seu grande poder oxidante, levando à desnaturação das proteínas. O cromo hexavalente também pode determinar dermatites de contato por sensibilização, frequentes nos pedreiros (o cromo é contaminante do cimento) e nos cromeadores.

Cânceres profissionais

Nas diferentes ocupações, há muitos fatores oncogênicos. Entre os físicos, destacam-se as radiações ionizantes e não ionizantes (ultravioleta). Nos químicos, exposição às nitrosaminas, arsenicais, benzopireno e alcatrões. Os cânceres podem ser basocelulares, espinocelulares e melanomas. Especula-se que, na etiopatogenia da micose fungoide, uma dermatite de contato (profissional ou não) de repetição poderia acarretar um superestímulo dos linfócitos T, com consequente formação de clones indiferenciados, que podem conduzir ao linfoma. É difícil estabelecer o nexo ocupacional (exposição fora do trabalho, tempo grande de latência e exposição a vários químicos).

Erupções eritematosas, papulosas, purpúricas (coagulopatias e vasculites) e urticadas

São causadas, em geral, por endotantes, caracterizando-se por lesões disseminadas, e podem estar acompanhadas de manifestações gerais e decorrem por ação tóxica ou por ação sensibilizante. O benzeno pode causar quadros graves de púrpura por aplasia de medula óssea. A urticária de contato, causada pela borracha natural (látex) nos usuários de luvas desse material, não é rara.

Diagnose

A diagnose orienta-se pela história e o exame físico. Pode ser confirmado por exames laboratoriais, onde se destacam os testes de contato nas dermatites de contato. Deverá haver a **concordância anamnésica**, isto é, história de contato com agente no trabalho capaz de ser, reconhecidamente, a causa da dermatose em questão e **concordância topográfica**, ou seja, o aparecimento de lesões nas áreas de contato com a substância suspeita.

A exposição, o afastamento do trabalho e a reexposição são importantes recursos de investigação. A erupção símile em outros trabalhadores é outro elemento de grande interesse. Quando em uma indústria é introduzida uma nova substância química de poder irritante, surgem vários casos e a causa pode ser identificada rapidamente. Quando as reações eczematosas ocorrem por mecanismo de sensibilização, a diagnose é mais difícil, devendo-se proceder aos testes de contato (*patch tests*).

Na diagnose, é importante a distinção entre a dermatite por contatante e a por endotante. A dermatite **por contatante** é localizada em uma região ou em várias regiões, de acordo com o contato. Excepcionalmente, é disseminada, quando o agente agressor atinge grande parte da pele, como um pó.

A erupção é, em geral, do tipo eczematoso. A dermatite **por endotante** é disseminada, com lesões ovais ou irregulares, separadas por áreas de pele íntegra. O quadro é do tipo eritematovesiculoso, eritematopapuloso, exantêmico, eritematourticado ou eritematopurpúrico.

Devem, ainda, ser consideradas, na diagnose, três outras condições clínicas: as **dermatites factícias**, em que as lesões são produzidas por alterações psíquicas ou, visando ao afastamento do trabalho ou à indenização, **infecções secundárias** e **dermatites de contato iatrogênicas** por terapias inadequadas, nas quais o quadro inicial é mascarado ou agravado.

RELAÇÃO DAS PRINCIPAIS SUBSTÂNCIAS DE USO INDUSTRIAL PRODUTORAS DE DERMATOSES OCUPACIONAIS

Os agentes químicos representam a maioria dos agentes etiológicos no campo da dermatologia industrial. Torna-se, portanto, importante o conhecimento da tecnologia e das substâncias empregadas nos vários setores de atividades para o diagnóstico preciso, inclusive para a programação dos testes de contato.

Para facilitar a consulta dessa relação de substâncias de maior interesse para a dermatologia ocupacional, elas foram associadas em grupos de igual finalidade industrial ou mesmas propriedades físico-químicas.

Metais

Cromo, níquel e cobalto são, frequentemente, encontrados em ligas, em inúmeros objetos metálicos ou como impureza (cimento, tintas, óleos). As profissões que levam a dermatoses por esses metais são as das indústrias de cimento, construção civil, automóveis, aviões, material ferroviário, galvanoplastia, fotografia, fotogravura, gravação, curtição de couro e peles, metalurgia, mordentes e tintas.

Substâncias detergentes ou solventes

A grande maioria dessas substâncias tem ação irritante, absoluta ou relativa. Por desengorduramento progressivo da pele, determinam secura, eritema e fissuração das áreas afetadas, em particular das mãos. Quando ocorre sensibilização, o que é pouco frequente, quase sempre resulta de alergia a aditivos (antioxidantes, corantes, branqueadores, perfumes e germicidas). Nos sabões, são de importância as substâncias alcalinas, nos detergentes os germicidas (muitos com propriedades fotossensibilizadoras) e os compostos de amônio quaternário de uso médico, veterinário e odontológico. Os detergentes e solventes têm ampla utilização na indústria de plásticos e resinas sintéticas, tintas, vernizes e esmaltes, têxteis e outras, em que entram como elemento de limpeza e emulsificantes. Entre os solventes mais utilizados podem ser citados: tolueno, xileno, etilbenzeno, gasolina, querosene, hidrocarbonetos clorados (tetracloreto de carbono, tricloroetano e, principalmente, o dicloroetano-clorotane), álcool, formaldeído, acetona, dissulfeto de carbono, terebintina e o tíner, que é a mistura de vários solventes do petróleo.

Plásticos e resinas sintéticas

Este setor apresentou uma expansão notável e sua utilização abrange quase todos os ramos de atividade profissional. Como regra, apenas os monômeros têm atividade sensibilizante ou irritante, enquanto que os polímeros praticamente não têm tais propriedades, salvo se houver resíduos ou formação de monômeros. São considerados de maior capacidade reativa os plásticos e resinas tipo epóxi (tintas, vernizes e colas), aminoplásticas (ureia, tioureia, melamina e anilina) e as fenólicas (associação do fenol com formol, furfural ou resorcina). São exemplos: colas Araldite (epóxi), fórmica e colas aminoplásticas, resinas em geral (fenoformólicas). De menor capacidade reativa são as alquídicas e de poliuretanos, poliésteres e polivinílicas. São utilizadas para fibras sintéticas, tintas, vernizes para automóveis, borracha sintética e utensílios diversos. O cloreto de vinila foi, no passado, importante agente produtor de lesões ósseas nas extremidades dos dedos das mãos, denominadas de **acrosteólise**. O cloreto de vinila absorvido pode ocasionar o aparecimento de angiossarcoma hepático. Por essa razão, atualmente, o produto deve ser manipulado dentro de normas rígidas de segurança. Os acrilatos e metacrilatos (materiais de prótese), na forma de monômeros líquidos, têm poder irritante e sensibilizante. Comumente, a sensibilização na indústria é decorrente do emprego de outras substâncias ditas plastificantes ou endurecedoras, como o anidrido ftálico, dietilenodiamina, hexametilenodiamina, aminas alifáticas, butilfenol, peróxido de benzoíla e outras ou por aditivos usados para conferir certas propriedades aos plásticos.

Borracha

A borracha natural tem baixo poder de sensibilização; em geral, as dermatoses alérgicas ocorrem pelos agentes de vulcanização da borracha. A borracha natural (látex) pode desencadear urticária de contato. Os vulcanizadores (aceleradores, antioxidantes e plastificantes da borracha) estão entre os principais agentes responsáveis por dermatoses alérgicas, ocupacionais e não ocupacionais.

- **Aceleradores orgânicos**: os mais usados e se classificam quanto à sua atividade em: ultrarrápidos, rápidos, moderados e lentos.
  - **Ultrarrápidos**:
    - **Grupo tiuram**: tetrametiltiuramdissulfeto, tetraetiltiuramdissulfeto, tetraetiltiuramonossulfeto e dipentametiltiuramdissulfeto.
    - **Grupo carbamida**: dietil e dibutilcarbamato de zinco.
  - **Rápidos**:
    - **Grupo mercapto**: morfolinil-mercapto-benzotiazol, 2-mercaptobenzotiazol, dissulfeto dibenzotiazolsulfonamida e hexilciclobenzotiazolsulfonamida.
  - **Moderados**: difenilguanidina.
  - **Lentos**: hexametilenotetramina e poliamina.
- **Antioxidantes**: muito utilizados.
  - **Derivados da parafenilenodiamina (borracha preta)**: N-fenil-isopropil-parafenilenodiamina, difenil-parafenilenodiamina e fenil-ciclo-hexil-parafenilenodiamina.
  - **Naftalinas**: α-naftilamina e β-naftilamina (PNB). Esta última substância já tem seu uso proibido em vários países, pois tem sido incriminado como agente cancerígeno (câncer da bexiga).
  - **Monobenzileter de hidroquinona**: esta substância é responsável por dermatoses hipocrômicas causadas pela borracha, produzindo verdadeiros vitiligos ocupacionais.
- **Plastificantes**: os principais usados na indústria são o dibutilftalato (DBF), dioctilftalato e dibenzilftalato. Essas substâncias são ainda utilizadas na indústria de papéis, esmaltes para unhas e plásticos.

Tintas, vernizes e corantes

Seu emprego também é extremamente difundido em construção civil e indústria de automóveis, aviões, plásticos, borracha, cerâmica, porcelana, têxtil, etc. Os pigmentos podem ser orgânicos, como os azoicos (di, tri e tetrazoicos), ftalocianinas, antraquinona, índigo, sulfurados (tiazólicos e de ácido sulfônico) e derivados de di e trifenilmetano. Os inorgânicos são, geralmente, óxidos de metais e, apesar de menos sensibilizantes, possuem maiores propriedades tóxicas. Mais comumente usados são os óxidos (de titânio, chumbo, zinco, ferro, cádmio, zircônio, vanádio e cromo) e cromatos. Além dos materiais corantes, existem veículos (óleos vegetais, resinas naturais – a destacar o colofônio, e as sintéticas), secantes, mordentes, emulsificantes (entre eles, os detergentes), plastificadores, estabilizadores e germicidas para sua preservação.

Petróleo e derivados

São os principais produtores da chamada acne dos hidrocarbonetos (elaioconiose) com foliculites e mesmo furunculoses, interessando à indústria extrativa e a petroquímica, que fornece centenas de subprodutos de notável emprego industrial. Destacam-se os fluidos de corte insolúveis e solúveis (sensibilizantes), graxas de emprego em indústrias mecânicas e metalúrgicas e os fluidos lubrificantes. Os derivados clorados causadores de cloracne são mais empregados na indústria elétrica, eletrônica, mecânica e em inseticidas. Em certos países, os produtos mais pesados da refinação do petróleo têm sido responsabilizados pelo aparecimento de cânceres profissionais que são, geralmente, espinocelulares e, mais raramente, do tipo basocelular.

Ácidos, álcalis e derivados

Constituem um complexo muito diversificado, mas, resumindo, pode-se afirmar que constituem o principal contingente das dermatites de contato por irritantes absolutos devido ao emprego de ácidos, álcalis, anidridos com seus respectivos derivados, que habitualmente conservam as mesmas propriedades químicas. Citem-se os ácidos clorídricos, sulfúrico, nítrico, fluorídrico, acético, benzoico, oxálico, etc., e os hidróxidos de sódio, potássio, cálcio, entre as bases de maior uso.

TRATAMENTO

Obedece aos princípios da terapêutica dermatológica.

Nas formas eczematosas agudas, usam-se compressas úmidas de água boricada a 3%, permanganato de potássio a 1:30.000 ou de solução de Burow, diluído a 1:30.

Nas formas subagudas, cremes de corticoides e nas crônicas, cremes ou pomadas de corticoides em curativos oclusivos ou não. Conforme o aspecto e extensão da erupção podem ser indicados corticoides, antibióticos, antipruriginosos (anti-histamínicos ou sedativos) e alitretinoína (para dermatite crônica de mãos), por via sistêmica.

Nas dermatoses alérgicas, tenta-se a dessensibilização, se possível.

É fundamental a descoberta dos agentes responsáveis e dos fatores contribuintes, que devem ser afastados.

Manter o tratamento e o afastamento do trabalho até a completa recuperação.

Esclarecer sobre a etiologia e orientar sobre os cuidados necessários.

Em caso de falha no tratamento, pensar na possibilidade de dermatites artefatas e iatrogênicas ou infecções secundárias.

Transferência para outra área com readaptação profissional, quando indicada.

PREVENÇÃO

Em dermatologia ocupacional, é importante a prevenção, para se evitarem recidivas e aparecimento de casos novos. As medidas coletivas são: exames médicos (pré-admissional e periódicos); automatização do processo industrial; engenharia e segurança ocupacional visando ambiente adequado e eliminação dos agentes agressores (higiene ambiental); educação (cursos e treinamento); escalas de rodízio para atividades insalubres.

As medidas individuais são: a higiene pessoal e o uso de equipamentos de proteção individual (EPI) e vestuário. Embora controverso, o uso de tópicos protetores, como os cremes antiactínicos e de barreira (por exemplo, os de silicone), pode ser adotado com fins preventivos e não terapêuticos, em pele sã e limpa.

CAPÍTULO 91

AFECÇÕES DERMATOLÓGICAS RELACIONADAS AOS ESPORTES

Afecções dermatológicas decorrentes das várias modalidades esportivas são frequentes em atletas amadores e profissionais. Pesquisas realizadas com universitários norte-americanos revelaram que, nas primeiras 8 semanas de atividade física, 40% deles apresentam algum quadro dermatológico associado à prática de esportes.

Além das características peculiares às diferentes modalidades esportivas, a umidade, a exposição solar, as condições climáticas, o contato físico intenso e outros fatores ambientais podem desencadear, agravar ou provocar dermatoses em atletas.

O diagnóstico preciso e, principalmente, a prevenção dessas dermatoses melhoram o rendimento dos atletas e evitam a suspensão dos seus treinamentos.

AFECÇÕES POR ATRITO, PRESSÃO OU TRAUMA REPETIDO

BOLHAS POR FRICÇÃO

A fricção repetida ou contínua, mesmo leve, pode produzir necrose epidérmica da camada espinhosa da pele ou despregamento da lâmina lúcida da junção dermoepidérmica, resultando na formação de bolhas de conteúdo claro ou hemorrágico (FIGURA 91.1).

As lesões são mais frequentes nos pés, onde a umidade, a maceração, o calor e os fatores anatômicos facilitam a sua ocorrência. Atingem especialmente as extremidades dos dedos, o dorso do pé e a face posterior do tornozelo.

O uso de dois pares de meias (um de acrílico e outro de algodão, ficando este último em contato direto com a pele) faz diminuir o atrito e a umidade, melhorando as condições locais. Isso também é conseguido com o uso de calçados adequados às características físicas de cada atleta e ao tipo de modalidade esportiva praticada. As tentativas do uso de antiperspirantes mostraram diminuição da formação de bolhas, mas com frequência elevada de dermatites irritativas.

Bolhas pequenas não devem ser drenadas, para que não haja infecção secundária.

Bolhas grandes são dolorosas e necessitam ser drenadas, mantendo-se, porém, o teto epidérmico.

Curativos hidrocoloides são úteis para proteção e cicatrização. Se houver infecção secundária, utilizam-se antibióticos tópicos.

CALOS E CALOSIDADES

São lesões hiperqueratósicas causadas por trauma mecânico crônico, dolorosas à pressão e à palpação. Resultam de um mecanismo de defesa que protege as proeminências ósseas e tendíneas do atrito. Têm formas e tamanhos variados. Nos pés, localizam-se, habitualmente, no calcanhar, na porção lateral do 5º pododáctilo e nos espaços interdigitais, onde são conhecidos como **calos moles** (ver Capítulo 48).

A melhor forma de tratamento dessas afecções é a prevenção, que deve ser feita pelo uso de material esportivo adequado, principalmente para os pés. Em geral, queratolíticos, ácido salicílico ou abrasivos produzem melhora temporária.

Formas peculiares de calosidades são observadas em diferentes modalidades esportivas, como calosidades nas mãos, que ocorrem nos praticantes de judô.

As calosidades decorrem de pressão sobre saliências ósseas ocorrida durante a prática esportiva, por materiais de uso pessoal e/ou aparelhos.

PÁPULAS PIEZOGÊNICAS

São pápulas e placas de 0,5 a 3 cm, dolorosas, que se formam na face lateral dos calcanhares, resultantes da herniação do tecido subcutâneo. A pressão piezis é um fator agravante e as lesões tornam-se mais evidentes, portanto, mais facilmente diagnosticadas quando o indivíduo está em posição ortostática (ver Capítulo 48). São mais frequente em fundistas e podem, também, ser detectadas na população em geral, devendo-se considerar que de 10 a 20% dos indivíduos não apresentam qualquer sintomatologia. Nos atletas e nas formas dolorosas, a sintomatologia melhora com o uso de protetores para os calcanhares nos calçados (ver Capítulo 48).

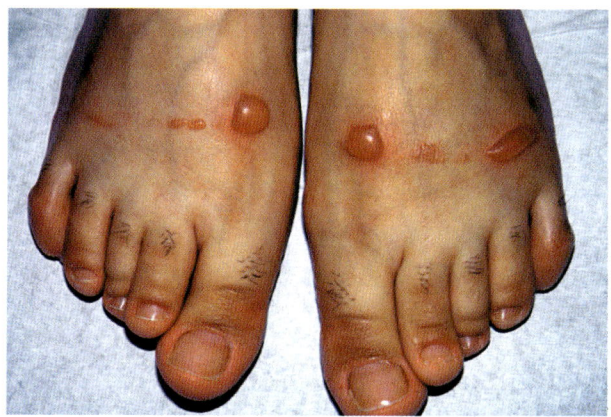

FIGURA 91.1 – Bolhas por fricção. Bolhas de conteúdo claro no dorso dos pés, resultantes de atrito por calçados utilizados em prática esportiva.

NÓDULOS DOLOROSOS DO HÁLUX

Nódulos isolados, muito dolorosos, causados por tendinite aguda dos tendões flexores e extensores, em consequência de esforços nas arrancadas e paradas rápidas, em pisos lisos. Inicialmente, há eritema e edema da articulação do dedo, confundida com gota, paroníquia bacteriana ou por levedura.

O tratamento com anti-inflamatórios não é eficaz, sendo aconselhável somente o repouso e o uso de calçados adequados a esse tipo de piso.

MAMILOS DOS PRATICANTES DE *JOGGING*

Lesões eritematosas e dolorosas nos mamilos, que fissuram e ulceram e até mesmo sangram. Surgem em decorrência do atrito com roupas sintéticas, como as usadas pelos corredores de longas distâncias. Ocorrem, com maior frequência, em mulheres.

Como tratamento, são indicados cremes de antibióticos, na fase aguda, e proteção com bandagem durante a prática de esportes.

VÍBICES OU ESTRIAS

Lesões atróficas lineares, inicialmente eritematosas, da cor da pele ou mais claras. Resultam do rompimento das fibras elásticas da pele. Ocorrem em nadadores e atletas que fazem musculação, sendo mais frequentes no dorso, nos ombros e nas coxas (ver Capítulo 23).

NÓDULOS DOS ATLETAS

Trata-se de uma variedade de nódulos fibróticos, dérmicos ou subcutâneos, de 0,5 a 4 cm, assintomáticos, hipertróficos, da cor da pele ou ligeiramente eritematosos, decorrentes de trauma e fricção repetida nos pés, nos tornozelos ou nas articulações das mãos. Podem resultar de qualquer atividade esportiva, porém, são mais frequentes em surfistas, boxeadores e jogadores de futebol.

Têm várias causas, especialmente a pressão mecânica sobre os tecidos, e alguns autores admitem, como fator originário, a presença de corpos estranhos (grão de areia, por exemplo) e cistos no dorso dos pés.

Histologicamente, há aumento dos feixes colágenos na derme média, semelhante ao observado nos nevos conectivos e, nos casos de corpos estranhos presentes, encontram-se granulomas.

Em atletas, particularmente pugilistas, observam-se também, com frequência, coxins falangeanos.

OMBRO DE NADADOR

Placas eritematosas, com discreto edema, que se formam nos ombros de nadadores. Essas lesões resultam da irritação provocada pela barba dos nadadores de estilo livre. O tratamento preventivo consiste em se barbear antes da prática do esporte.

CALOSIDADE SACRAL

Placas eritematosas, liquenificadas e hiperqueratósicas, que se formam na região sacral. Semelhantes ao líquen simples crônico, resultam do atrito, durante longos períodos, com assentos inadequados. O tratamento consiste em melhorar as condições dos assentos.

CISTOS DAS DANÇARINAS

Nódulos inflamatórios, eritematoedematosos, com dor local, que se formam na região sacral, em decorrência de exercícios físicos praticados em superfícies duras, como tablados e esteiras. O diagnóstico diferencial mais importante são os cistos pilonidais.

AFECÇÕES DE CARÁTER HEMORRÁGICO

PONTOS NEGROS NOS TORNOZELOS (*BLACK HEEL, TALON NOIR* OU PETÉQUIAS CALCÂNEAS)

Petéquias com distribuição linear e bilateral, que se formam, geralmente, na porção superior dos tornozelos. Podem surgir, também, no dorso das mãos e dos punhos. São assintomáticos e ocorrem em atletas que praticam modalidades esportivas com paradas e arrancadas bruscas, como jogadores de basquete, ginastas, halterofilistas, golfistas, tenistas e alpinistas. As lesões, inicialmente eritematosas, tornam-se escuras, podendo ser confundidas com melanomas. A escoriação superficial da pele, removendo delicadamente as camadas superficiais, é curativa, além de auxiliar no diagnóstico (ver Capítulo 48).

HÁLUX DO USO DE TÊNIS (*TENNIS TOE*)

Hematomas subungueais, dolorosos e bilaterais, que podem provocar distrofias ungueais quando são de longa duração e recidivantes. Ocorrem, mais comumente, no hálux e no 2º dedo em tenistas, fundistas, esquiadores, alpinistas e andarilhos.

O tratamento consiste na prevenção com o uso de tênis do tamanho adequado, de meias grossas e drenagem do hematoma na fase aguda, perfurando-se a unha com agulha ou bisturi de lâmina 11. Nos casos em que persistir a dor, é necessária radiografia, pela possibilidade de ocorrência de fraturas.

O diagnóstico diferencial mais importante é o melanoma maligno.

Em golfistas, hematomas são geralmente lineares nos polegares e no dedo indicador, como consequência de má empunhadura do taco de golfe.

EQUIMOSES DOS ESQUIADORES

Forma-se na região hipotenar, podendo atingir as palmas das mãos dos esquiadores e são causadas pela empunhadura do bastão de esqui.

AFECÇÕES POR CAUSAS AMBIENTAIS

Como os esportes, em sua maioria, são praticados ao ar livre, a exposição aos elementos externos, como o frio, o calor e as radiações solares, pode provocar ou agravar variados quadros dermatológicos.

EXPOSIÇÃO AO FRIO (*FROSTNIP* E *FROSTBITE*)

Produzidas pelo frio intenso, essas lesões atingem a pele e o tecido celular subcutâneo, predominando na face, nos braços e no pescoço.

No início, essas lesões são brancas ou ligeiramente acinzentadas, tornando-se, posteriormente, eritematoedematosas ou mesmo bolhosas que, após seu rompimento, originam exulcerações, ulcerações e crostas. A sensação de latejamento e de dor pode persistir por semanas após a cura dessas lesões.

A exposição prolongada aos elementos externos causa, principalmente sob condições climáticas mais rigorosas, quadros mais graves (*frostbite*), nos quais a agressão atinge não só a pele, mas também o tecido subcutâneo, os músculos e os ossos, resultando em áreas de necrose e gangrena, principalmente nas extremidades.

A cicatrização é demorada. Inicialmente, há sensação de queimação, seguida de dor e, posteriormente, de anestesia. Persistindo as condições climáticas, ocorrem as lesões de *frostbite*. Bolhas, sensação de desconforto, prurido e aumento da sudorese local podem permanecer por semanas ou meses após a resolução do quadro.

No frio intenso, exercícios físicos prolongados, sudorese, umidade, roupas molhadas, vento, contato com metais, que são bons condutores do frio e a baixa concentração de oxigênio em altitudes elevadas, também são fatores responsáveis pelo desencadeamento dos quadros clínicos e por seu agravamento.

Como o metabolismo celular cessa a 2 °C ou temperaturas inferiores, há formação de gelo no espaço intercelular, com a consequente saída de água das células, desidratando-as. Esse é o mecanismo principal envolvido nas lesões causadas pelo frio.

O tratamento consiste em aquecer o indivíduo com banhos de 38 a 44 °C, com 20 a 30 minutos de duração. A exposição ao calor excessivo e a aplicação de massagens provocam vasodilatação, podendo agravar as lesões. O melhor tratamento é a prevenção, que deve ser feita com o uso de roupas adequadas, impermeáveis ao meio externo e que retenham o calor.

Vaselina e géis de óxido de zinco são bons protetores. Tomar banho e barbear-se são procedimentos que devem ser evitados, porque removem o sebo natural, que funciona como isolante e lubrificante da pele.

URTICÁRIA AO FRIO

Forma rara de afecção por causa ambiental, que atinge a área exposta ao frio e pode generalizar-se. Quadros graves podem ocorrer quando há exposição abrupta em ambientes mais frios, como a imersão em piscinas sem aquecimento. Nesses casos, pode ocorrer choque anafilático (ver Capítulos 19 e 48).

LESÕES INDUZIDAS PELA LUZ SOLAR

As afecções causadas pela radiação ultravioleta (UV) solar podem ser agudas – queimadura solar, pigmentação, melasma, queda da imunidade – e crônicas – fotoenvelhecimento e câncer (ver Capítulo 49). A resposta à agressão solar depende basicamente do fototipo da pele. A classificação da pele quanto à resposta a radiação UV, considerando-se o eritema e a pigmentação, é importante não só para a orientação do atleta no que diz respeito à exposição solar, mas, principalmente, para a indicação dos fotoprotetores adequados (TABELA 91.1).

A afecção mais frequente causada pela radiação UV solar é a queimadura solar, e o tratamento básico indicado é evitar novas exposições ao sol. Nos casos mais leves, recomenda-se a ingestão de ácido acetilsalicílico, de quatro a cinco vezes/dia, e a aplicação de betametasona na forma de creme, com a pele previamente umedecida. Nos quadros mais intensos, é indicado corticoide por via oral, na dose de 0,5 mg/kg/dia.

As radiações UV, principalmente a UVB, produzem imunossupressão por depleção das células de Langerhans, eliminando a capacidade de apresentação de antígenos às células CD4 e aumentando a quantidade de células supressoras CD8. Clinicamente, após a exposição à radiação UV

TABELA 91.1 – Tipos de pele e agressão solar

Tipo de pele	Sensibilidade à radiação UV	Eritema e pigmentação
Tipo I	Muito sensível	Queima muito facilmente e nunca pigmenta
Tipo II	Sensível	Queima moderadamente e pigmenta levemente
Tipo III	Moderadamente sensível	Queima levemente e pigmenta facilmente
Tipo IV	Muito pouco sensível ou insensível	Nunca queima e está sempre pigmentada

UV, ultravioleta.

solar, é frequente a ocorrência de herpes simples recidivante, de piodermites e de quadros sistêmicos de resfriado e gripe.

O fotoenvelhecimento apresenta quadros dermatológicos variados. Em geral, há diminuição da elasticidade da pele, a qual se torna amarelada, espessa e sem brilho, com acentuação das rugas. A abordagem terapêutica do fotoenvelhecimento é feita, basicamente, com medicamentos tópicos, como esfoliantes, abrasivos e, principalmente, a isotretinoína.

A exposição prolongada e constante à radiação solar tem, como decorrência, o câncer de pele, em especial, os carcinomas espinocelulares e basocelulares e os melanomas.

Entre os medicamentos de uso sistêmico que podem produzir fotoalergia, os mais comuns são piroxicam, sulfamídicos, quinolonas, tetraciclinas, griseofulvina, carbamazepina, cloropromazina, anticontraceptivos, clorotiazida e ácido nalidíxico. São quadros clínicos eritematoedematosos nas áreas expostas. A sintomatologia mais frequente é prurido e sensação de ardência nas áreas afetadas.

O tratamento básico é a suspensão da substância e da exposição ao sol. Nos quadros mais intensos, o tratamento indicado é o uso de corticoides por via sistêmica. Quadros de fototoxicidade – como reação da pele com eritema e edema, seguido de pigmentação, por vezes, bizarra – dependem da quantidade de energia recebida e da concentração do agente causal. Os fatores que, com maior frequência, tornam-se responsáveis pela fototoxicidade são os sumos das frutas cítricas, do figo e da manga. O tratamento é semelhante ao indicado para as queimaduras por calor ou químicas.

O uso de fotoprotetores pelos atletas é importante como preventivo das afecções agudas e crônicas da radiação ultravioleta solar.

Considerar o tipo de modalidade esportiva praticada pelo atleta. Por exemplo, no caso de nadadores, usar preparados insolúveis na água e veículos repelentes da água (ver Capítulo 49).

URTICÁRIA SOLAR

Forma rara de urticária, que surge durante ou após a exposição de áreas do corpo ao sol. Pode estar associada a fármacos ou pigmentos, como a eosina, e ser causada pela protoporfirina (protoporfiria eritropoiética) (ver Capítulos 19 e 49).

MILIÁRIA

Trata-se de uma erupção causada pela obstrução dos dutos das glândulas sudoríparas com a consequente diminuição da sudorese, graças ao excesso de calor, ao uso de roupas de material sintético, à prática de exercícios em locais abafados, a estados febris e a outras condições que provoquem sudorese excessiva.

O tratamento consiste em usar roupas leves, ficar em ambiente ventilado e evitar atividade física que possa aumentar a sudorese. Dependendo da intensidade do quadro, indica-se a aplicação de talco mentolado a 0,5% e de cremes de corticoides fluorados, anti-histamínicos via oral e, se necessário, antibióticos sistêmicos (ver Capítulo 28).

EXACERBAÇÃO DE DERMATOSES PRÉ-EXISTENTES

ACNE MECÂNICA

A pressão local exercida por equipamentos, a fricção, o aumento da temperatura, a oclusão causada por óleos, pós ou uniformes e o uso de anabolizantes são fatores que, com frequência, agravam ou induzem a recidiva de acne pré-existente. As áreas mais afetadas são a face, os ombros e a região peitoral. Existem relatos de casos de acne mecânica em atletas que não tiveram acne vulgar. Existem descrições de acne queloidiano da nuca em jogadores de futebol americano. Os quadros clínicos surgem abruptamente e são resistentes ao tratamento (ver Capítulo 27).

ACNE AQUAGÊNICA

Nadadores e esportistas que permanecem por longos períodos na água, geralmente, apresentam pele seca, embora, em alguns deles, por contraste, haja aumento da oleosidade da pele. Seria um fenômeno de rebote, pois, durante a permanência na água por períodos de 3 a 4 horas, há hiper-hidratação do estrato córneo, com a consequente obstrução dos folículos pilossebáceos e o bloqueio da secreção sebácea, o que provoca, posteriormente, aumento da produção compensatória do sebo. O cloro das piscinas também pode contribuir para o desencadeamento ou agravamento da acne.

O tratamento recomendado é o mesmo da acne vulgar.

URTICÁRIA COLINÉRGICA

Várias formas de urticária podem ser induzidas ou agravadas pelo exercício físico, especialmente a urticária colinérgica. Caracterizada por pequenas urticas – pápulas eritematoedematosas com pseudópodes – que surgem após exposição ao calor, exercícios físicos, sudorese ou banhos, a urticária colinérgica é, por vezes, refratária aos anti-histamínicos, mas, alguns doentes respondem bem à hidroxizina (ver Capítulo 19).

CABELOS VERDES

Os nadadores, especialmente os de pele e cabelos claros, podem apresentar coloração esverdeada dos cabelos. Essa condição se acentua com os cabelos molhados e é mais frequente em crianças e homens adultos. A alteração da cor é provocada pelo cobre existente nos algicidas e nas tubulações, com a possível participação do cloro usado no tratamento da água.

O tratamento indicado é a aplicação de peróxido de hidrogênio, de 2 a 3%, deixando atuar por 30 minutos.

FOLICULITE DAS NÁDEGAS (FOLICULITE DO BIQUÍNI)

São lesões foliculares formadas principalmente nas nádegas de nadadores, especialmente do sexo feminino, que permanecem por longos períodos na água, e/ou em atletas que atritam essa região do corpo em virtude das peculiaridades dos esportes que praticam. As principais causas dessas lesões são, possivelmente, a maceração e a oclusão dos poros dos folículos pilosos. Além de pápulas foliculares e pústulas, também podem ocorrer cistos.

MISCELÂNEA

PELE SECA DOS NADADORES

Os nadadores, especialmente no inverno, podem apresentar pele seca (xerose) em consequência da diminuição do manto sebáceo da pele, pela alteração do gradiente osmolar, durante imersões prolongadas. Os banhos de longa duração e o uso excessivo de sabonetes agravam a xerose cutânea.

O tratamento indicado consiste na prevenção, com banhos rápidos de chuveiro e com água tépida, aplicando-se sabonete somente nas partes íntimas, no couro cabeludo e nas axilas, além de óleos ou cremes hidratantes após o banho.

DERMATITES DE CONTATO (POR IRRITAÇÃO PRIMÁRIA OU ALÉRGICAS)

Os quadros de dermatite de contato, tanto por irritante primário quanto por sensibilização, são causados pelos mais variados agentes, dependendo da modalidade esportiva praticada e dos aparelhos, uniformes e demais materiais usados pelos atletas (ver Capítulo 15). A exposição aos contactantes é agravada pelos traumas, calor e umidade a que sempre estão expostos os atletas.

A borracha é o material que, com maior frequência, produz eczemas por contato. Os testes de rotina realizados para identificar o agente causal são mistura de mercapto-benzotiazol (benzotiazol-sulfenamida, dissulfeto de benzotiazil e dissulfeto de morfolinil benzotiazil); mistura de tiuram (dissulfito de dipentametilenetiuram, dissulfito de tetrametiltiuram, monossulfito de trimetiltiuram, dissulfito de tetraetiltiuram); PPD (borracha negra), que contém fenil, isopropil e difenil fenilenediamina; mistura de carba (difenilguanidina, dietilditiocarbamatos de zinco e mercaptobenzotiazol).

Em nadadores, mergulhadores e esportistas que usam óculos ou máscaras por longos períodos, a pressão local pode causar eritema limitado à área, petéquias ou mesmo pequenos hematomas.

INTERTRIGOS

O atrito, agravado pelo calor e umidade, gera com frequência intertrigos nos esportistas, que podem infectar-se secundariamente por bactérias e fungos, particularmente leveduras.

QUERATÓLISE PLANTAR SULCADA

Lesões crateriformes, de 1 a 3 mm, circulares, irregulares, da cor da pele ou escuras (negras), que se formam nas superfícies de apoio, principalmente nos calcanhares. Embora a sudorese excessiva e o atrito contribuam, dá-se importância causal ao actinomiceto *Dermatophylus congolensis*, encontrado nas lesões.

O tratamento mais recomendado é manter o local seco e evitar o atrito com meias. Nos casos persistentes, costuma-se prescrever pós-secativos, eritromicina, clindamicina ou solução de formalina a 5% (ver Capítulo 37).

OTITE EXTERNA (OTITE DOS NADADORES)

A maceração da pele, a diminuição da quantidade de cerume do canal auditivo externo e a alcalinização local facilitam a inflamação e a ocorrência de infecções causadas por bactérias, especialmente gram-negativas, como pseudomonas. O trauma local provocado por secagem e limpeza excessivas e o uso de substâncias irritantes favorecem a ocorrência da otite externa.

O tratamento consiste em evitar a manipulação local e em evitar a aplicação de substâncias irritantes, recomendando-se o uso de protetores moldáveis durante a prática do esporte. O ácido acético a 2%, em propilenoglicol, também é indicado para proteger o conduto auditivo externo, simulando a proteção natural e acidificando o local. Nas infecções, é recomendada a aplicação de soluções de polimixina B e neomicina, associadas ou não à hidrocortisona.

ORELHA QUEBRADA DOS JUDOCAS

Nesse tipo de afecção dermatológica, ocorre, inicialmente, processo inflamatório com eritema, dor e edema de intensidade variável. Passado o quadro agudo, observa-se a descontinuidade da cartilagem do pavilhão auditivo, aumento do volume da pele da região, pigmentação e deformação da orelha. As lesões são consequência do atrito e do impacto provocados pelo quimono nessa área do corpo (ver Capítulo 33).

PROCESSOS INFECCIOSOS FAVORECIDOS PELA PRÁTICA ESPORTIVA

O grande fator favorecedor de infecções nos esportistas é a maior possibilidade de contágio pelo contato físico intenso que as atividades esportivas propiciam. São ainda favorecedores das infecções cutâneas a sudorese, abrasões cutâneas e roupas justas frequentemente empregadas nas práticas esportivas.

De modo geral, as infecções cutâneas são mais frequentes nos pugilistas, jogadores de futebol e rugby e nos praticamente de artes marciais.

Apesar desses fatores serem muito importantes nas infecções em esportistas, existem estudos tentando verificar possíveis modificações imunes produzidas pelo exercício, ainda que os dados sejam escassos e relativamente inconclusivos.

Alguns especialistas verificaram que exercícios intensos e pesados favorecem infecções respiratórias dentro das primeiras duas semanas de treinos pesados. Eles acreditam que exercícios intensos e pesados como os de maratonistas determinem diminuição transitória da imunidade, favorecendo infecções respiratórias, enquanto exercícios moderados e regulares fortaleceriam o sistema imune.

Certos trabalhos demonstram que, após exercícios intensos, o sistema imune é transitoriamente inibido e, nesse momento, há favorecimento de infecções.

Existem observações esparsas quanto à relação entre exercícios e imunidade: após os exercícios, as células NK aumentam e retornam aos níveis pré-exercícios em 30 minutos, fato que não parece ter nenhuma importância clínica. Exercícios pesados diminuem a atividade funcional das células NK, enquanto exercícios moderados aumentam o número de célula NK. Os neutrófilos aumentam com exercícios, mas uma alta intensidade de treinamento diminui a atividade funcional dessas células. Os linfócitos B e suas ações diminuem com exercícios intensos e sua atividade fisiológica aumenta com exercício moderado. Portanto, aparentemente, os exercícios moderados favorecem a imunidade e os exercícios muito intensos deprimem ainda que transitoriamente o sistema imune. Essas observações foram feitas mais em relação a infecções respiratórias. Quanto às infecções dermatológicas, os outros fatores já apontados parecem ser de importância muito maior que possíveis fenômenos imunes.

HERPES DOS GLADIADORES

Ocorre em lutadores, predominando no segmento cefálico, na hemiface direita (pela posição que os lutadores assumem na competição), no pescoço e na nuca. É causado pelo vírus do herpes simples tipo-1. O curso dessa infecção é o mesmo do herpes simples desencadeado por outras causas: inicia-se com vesículas agrupadas sobre placa eritematosa, as quais se rompem e formam crostas que, quando removidas, deixam ulcerações superficiais. São comumente detectadas adenopatias satélites e, em casos mais severos, ocorrem febre, calafrios e cefaleia.

O tratamento é feito com limpeza local, aciclovir 200 mg, cinco vezes/dia, por 5 dias; famciclovir 125 mg; ou valaciclovir 500 mg, duas vezes/dia, por 5 dias. Nos casos mais graves, recomenda-se aciclovir IV; na dose de 5 mg/kg, a cada 8 horas, por 5 dias (ver Capítulo 35).

INFECÇÕES BACTERIANAS

São frequentes por estafilococos ou por estreptococos, inclusive existem relatos de surtos de infecções por estafilococos meticilina resistentes em equipes de futebol americano (colegiais e profissionais), em pugilistas, jogadores de rugby e praticantes de esgrima. As infecções mais frequentes são impetigo, foliculite, furúnculos e celulites e queratólise plantar sulcada (ver Capítulo 39).

MICOSES SUPERFICIAIS

As micoses superficiais mais comuns em atletas são a tínea dos pés ou **pé de atleta** e a tínea crural. Fatores como umidade e maceração facilitam a infecção por dermatófitos. Ambientes contaminados, como banheiros, chuveiros, vestiários e piscinas, somados a uma série de fatores individuais, contribuem para a manutenção dessa infecção fúngica.

A tínea dos pés se apresenta com quadro clínico em que predominam as lesões eritematodescamativas ou eritematocircinadas, vesiculosas e com maceração dos interdígitos. A tínea crural apresenta lesões dermatológicas semelhantes às da tínea dos pés, localizadas na região inguinocrural, e pode atingir as nádegas, a região pudenda, o hipogastro inferior e a raiz das coxas.

O tratamento é feito com antifúngicos locais, cremes ou soluções de iconazol, cetoconazol, miconazol, tolmicol, clotrimazol e terbinafina. Nos casos mais intensos e extensos, recomenda-se o tratamento com itraconazol 100 mg/dia ou cetoconazol 200 mg/dia ou terbinafina 250 mg/dia, por via oral e, no mínimo, por 30 dias (ver Capítulo 43).

PARTE XVIII
TERAPÊUTICA

CAPÍTULO 92
TERAPÊUTICA TÓPICA

Na terapêutica tópica, são pontos importantes a considerar: a absorção das medicações, suas possíveis toxicidades e, do ponto de vista prático, a quantidade de medicação a ser aplicada.

Na absorção das medicações, vários fatores interferem: a concentração dos princípios ativos, o veículo empregado, a hidratação da pele, a área anatômica de aplicação da medicação e as condições da "função barreira" da pele.

O veículo empregado interfere na concentração dos princípios ativos. Se o veículo for volátil, evaporará rapidamente, permitindo aumento da concentração do princípio ativo.

Quanto maior a hidratação da pele, maior será a absorção dos medicamentos topicamente aplicados. A área anatômica também interfere na absorção de medicamentos tópicos. A maior absorção ocorre na pele escrotal e a menor absorção na região plantar. A absorção nas demais regiões é a seguinte, em ordem decrescente: a região mandibular, a fronte, as axilas, o couro cabeludo, o dorso, a face ventral do antebraço, a face dorsal do antebraço, a região palmar e o tornozelo. As variações anatômicas da absorção de medicamentos nas diferentes áreas corpóreas envolvem também a espessura da camada córnea. A idade interfere na absorção dos princípios ativos, embora não existam diferenças significativas entre adultos e neonatos, nos prematuros a barreira cutânea apresenta-se comprometida de modo importante, podendo ser bastante grande a absorção de medicamentos tópicos nesse grupo especial de doentes.

Os recém-nascidos têm maior risco de toxicidade por medicações tópicas comparativamente aos adultos por várias razões, como a maior superfície corpórea em relação ao peso (quatro vezes maior) e o tempo decorrido entre a transformação do pH cutâneo de neutro, quando a barreira cutânea é menos efetiva, para ácido, transformação que ocorre após algumas semanas de vida. Além de tudo, no recém-nascido, devido à imaturidade dos sistemas orgânicos hepático e renal, às vezes esses sistemas não conseguem metabolizar adequadamente as medicações absorvidas na pele, que ganham a circulação sistêmica. O sistema nervoso, por ser ainda incompletamente mielinizado, pode sofrer maior penetração de determinadas drogas, com maior toxicidade. Também nos recém-natos a ligação com proteínas plasmáticas das drogas absorvidas pode ser menor, havendo mais droga livre circulante e podendo determinar maior toxicidade. Descreve-se toxicidade em neonatos com várias drogas como ácido salicílico, ácido bórico, clorexidina, corticoides, epinefrina, estrogênios, fenol, hexaclorofeno, mercúrio, propilenoglicol.

Na terapêutica tópica, também deve-se estar atento a determinadas situações fisiológicas, como gravidez e lactação, pois as drogas nesses estados podem passar ao feto e ao recém-nascido.

Em relação à gravidez, a Food and Drug Administration dos Estados Unidos (FDA) adota uma classificação dos medicamentos tanto de uso tópico quanto sistêmico em categorias de acordo com os potenciais efeitos sobre o feto:

- **Categoria A:** estudos controlados em humanos demonstraram não existir risco.
- **Categoria B:** não há evidências de risco em humanos. Estudos em animais mostraram riscos, mas estudos humanos não revelaram riscos ou, quando não foram realizados estudos em humanos, os estudos em animais foram negativos.
- **Categoria C:** não podem ser afastados riscos em humanos. Não existem estudos em humanos; estudos animais ou não existem ou demonstraram riscos fetais. Potenciais benefícios da droga podem justificar os riscos.
- **Categoria D:** existem evidências de riscos fetais em humanos por meio de estudos ou de dados pós-comercialização. Apesar desses dados, os benefícios potenciais podem superar os riscos.
- **Categoria X:** são substâncias contraindicadas na gravidez. Estudos em humanos e em animais ou relatos pós-comercialização mostram riscos fetais que nitidamente superam quaisquer benefícios potenciais.

São contraindicadas na gestação podofilina e derivados citotóxicos como mecloretamina, carmustina e 5-fluoruracil por ações teratogênicas, antralina, fenol e lindano por ações neurotóxicas e ácido salicílico por fechamento prematuro do ducto arterioso, com consequente hipertensão pulmonar. São ainda importantes as características químicas das substâncias utilizadas inclusive dos veículos. As drogas lipofílicas têm maior penetração na pele em relação às hidrofílicas. Também intervêm as características de metabolização das drogas. Existem substâncias que aumentam a penetração de drogas na pele: propilenoglicol, dimetilsulfóxido (DMSO), azonas e ureia. Essas drogas atuam pelo aumento da hidratação do estrato córneo e por efeitos queratolíticos.

É de grande importância prática considerar as quantidades de produtos tópicos que devem ser utilizadas. As medicações tópicas devem ser aplicadas na pele em camada fina, com cerca de 0,1 mm de espessura, não havendo aumento da atividade com o uso de camadas espessas dos produtos. Atualmente, utiliza-se, por razões práticas, a chamada unidade de polpa digital adulta que representa a quantidade de pomada fornecida por um tubo de pomada com bocal de 5 mm de diâmetro aplicada da prega correspondente a articulação interfalangiana distal até a extremidade do dedo indicador (FIGURAS 92.1 E 92.2). Considerando-se essa unidade, as quantidades necessárias para uma única aplicação do medicamento tópico em função da idade do paciente e regiões anatômicas podem ser encontradas na TABELA 92.1.

A aplicação de drogas na superfície cutânea, além do tratamento de dermatoses, pode objetivar proteção e conservação da pele normal.

O tratamento tópico é ainda condicionado pelas características morfológicas da dermatose, isto é, se aguda, subaguda ou crônica.

VEÍCULOS

As drogas de ação tópica que atuam por propriedades químico-biológicas são orgânicas e inorgânicas. Os veículos são substâncias que atuam por suas propriedades físicas e são empregados para a incorporação de drogas ativas. São sólidos pulverizados, líquidos com várias viscosidades e sólidos pastosos. Os mais comuns são descritos a seguir.

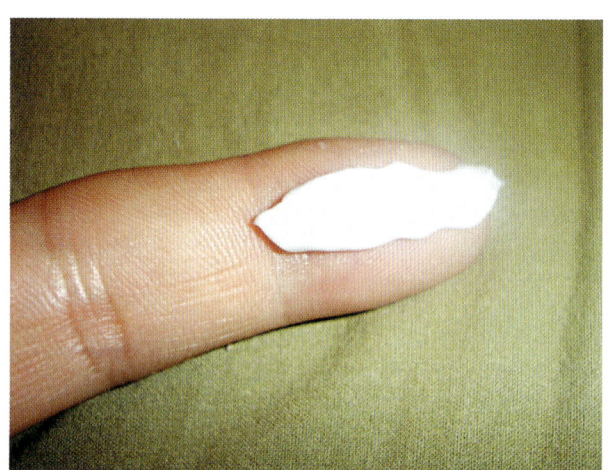

FIGURA 92.1 – Representação de uma unidade de ponta de dedo (0,5 g).

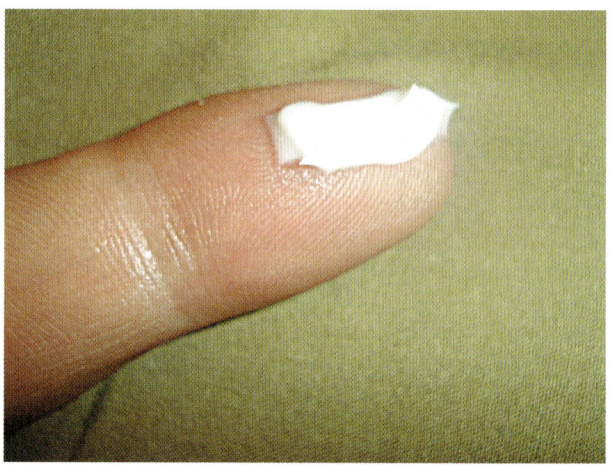

FIGURA 92.2 – Quantidade proporcional a meia unidade de ponta de dedo (0,25 g).

TABELA 92.1 – Quantidades de medicamento tópico em função da idade e regiões anatômicas

Idade	Regiões anatômicas					
	Face e pescoço	Braço e mão	Perna e pé	Tronco anterior	Dorso e nádegas	Todo o corpo
3-6 meses	1 u	1 u	1,5 u	1 u	1,5 u	8,5 u
1-2 anos	1,5 u	1,5 u	2 u	2 u	3 u	13,5 u
3-5 anos	1,5 u	2 u	3 u	3 u	3,5 u	18 u
6-10 anos	2 u	2,5 u	4,5 u	3 u	3,5 u	24,5 u
Adulto	2,5 u (1,25 g)	4 u (2 g)	8 u (4 g)	7 u (3,5 g)	7 u (3,5 g)	40 u (20 g)

u, unidade de ponta de dedo.

Sólidos pulverizados

São inorgânicos como óxido de zinco, talco (silicato de magnésio), carbonato de cálcio, bentonita (silicato de alumínio) e calamina (óxido de zinco com pequena quantidade de óxido de ferro, responsável pela cor rósea) ou orgânicos como estearato de zinco, amido e gelatina.

Líquidos e semissólidos

Entre os líquidos, além da água, são utilizados comumente álcool, éter e acetona. A glicerina (propanotriol) é um líquido de maior viscosidade, solúvel na água e álcool em qualquer proporção. A trietanolamina é um líquido viscoso, muito usado como emulsífero.

Óleos vegetais

São ésteres de glicerina com ácidos graxos, oleico, eicosanoico, linolênico e linoleico. São de uso comum os óleos de amêndoas, oliva, amendoim, linhaça, rícino e sésamo e derivados.

Polissorbatos

São ésteres de ácidos graxos com sorbitol, álcool extraído do fruto da sorveira.

Ceras

As ceras são misturas de ésteres de ácidos graxos com monoálcoois superiores. A cera comum provém dos favos das abelhas, sendo amarela no seu estado natural ou branca quando purificada.

Lanolina

A lanolina, obtida da lã do carneiro, contém principalmente colesterol e tem a capacidade de absorver água até três vezes seu peso. Mistura-se com o manto lipídico cutâneo e facilita a penetração de substâncias ativas. É muito empregada sob forma anidra ou hidratada contendo 25% de água.

Óleos e graxas minerais

São subprodutos do petróleo, hidrocarbonetos acíclicos, como o óleo mineral ou vaselina líquida até a vaselina (petrolato), encontrada sob as formas amarela ou branca. A vaselina é um dos veículos mais empregados pela consistência e por não sofrer rancificação. A principal desvantagem é não incorporar água, razão pela qual é associada à lanolina. A parafina sólida tem emprego mais restrito.

Polietilenoglicóis (*carbowaxes*)

São produtos sintéticos, de peso e consistência variáveis, designados por números. O *carbowax* 400 é líquido, o 1.500 untuoso e o 4.000 sólido, comparável à parafina. São hidrossolúveis, solventes de várias drogas e emulsíferos fracos, atualmente, muito utilizados.

Propilenoglicol

É líquido viscoso, claro, quase sem odor, com gosto característico, que absorve água, sendo usado como umectante e solvente. Soluções aquosas de 40 a 60% são utilizadas sob oclusão em hiperqueratoses e ictioses. Também existem trabalhos demonstrando a efetividade de soluções de propilenoglicol a 50%, aplicadas duas vezes/dia, durante 15 dias, na pitiríase versicolor e nas queratodermias palmoplantares.

Outras substâncias

Atualmente são empregados veículos complexos que incorporam álcoois, ácidos e ésteres, com a finalidade de melhorar a atividade da droga ativa, facilitando sua ação e uso.

FORMAS FARMACÊUTICAS

São associações de veículos, enumeradas a seguir.

Pós

Misturas de sólidos pulverizados. São protetores, absorvem água e aumentam a superfície de evaporação. Têm ação descongestionante, calmante e antipruriginosa.

Soluções

Misturas homogêneas em solventes líquidos que dissolvem substâncias ativas. São utilizadas as soluções aquosas sob a forma de banhos ou compressas úmidas. As loções, que são soluções de drogas em água, álcool ou outro líquido para aplicação em área restrita, e as tinturas, soluções coradas, cujo veículo é o álcool e, eventualmente, éter ou clorofórmio.

Suspensões

Misturas heterogêneas de pós com água ou outros líquidos. As partículas sólidas dispersas podem depositar-se, razão pela qual as suspensões devem ser agitadas antes do uso. São especialmente indicadas nas dermatoses agudas, porém não exsudativas. Não devem ser empregadas nas regiões pilosas. A quantidade a ser prescrita depende da extensão da dermatose, devendo-se considerar que são necessários 250 g para toda a superfície cutânea.

Loções cremosas

Emulsões, misturas estáveis de substâncias graxas ou oleosas com água ou outros líquidos. Na loção cremosa, a substância graxa ou oleosa é dispersa em água (dispersão O/A), com o auxílio de um agente emulsificante. As loções cremosas têm o aspecto de leite, que, aliás, é uma emulsão O/A. Essa é a razão pela qual as emulsões desse tipo são frequentemente denominadas, em cosmética, de "leites". As loções cremosas são empregadas como agentes detersivos, umectantes, emolientes e refrescantes.

Cremes

Veículos em que a água é dispersa na substância graxa ou oleosa, com o auxílio de um agente emulsificante. Os cremes são, pois, emulsões de A/O (dispersão água em óleo) de consistência pastosa, sendo veículos utilizados como detergentes, umectantes, emolientes e refrescantes. Constituem os veículos mais utilizados em terapêutica tópica.

Pomadas

Misturas de substâncias graxas ou untuosas. Podem conter substâncias não miscíveis em água, como a vaselina, ou miscíveis em água, como a lanolina ou polietilenoglicóis.

Unguentos

Formas com veículos compostos de graxas não miscíveis em água, como a vaselina. Permitem a máxima atuação terapêutica do princípio ativo. São, em geral, designados como unguentos misturas de substâncias graxas com resinas, que possibilitam maior consistência da forma.

Pastas

Misturas de graxas com 20 a 50% de pós. São absorventes, protetoras e emolientes. Por serem porosas e permeáveis, atuam como descongestionantes. As substâncias ativas incorporadas agem com menos intensidade que nas pomadas.

Colas

Misturas de gelatinas com pós e líquidos para tratamentos oclusivos, com propriedades adesivas e elásticas conferidas pela gelatina. A cola de Unna contém óxido de zinco (30 g), gelatina (40 g), glicerina (70 mL) e água (80 mL) e é muito empregada na elaboração da bota de Unna.

Linimentos

Misturas de água, pós e óleos, usados em dermatoses subagudas pelas propriedades calmantes, protetoras e antipruriginosas que apresentam.

Ceratos

Formados por cera, graxa e/ou parafina, são sólidos na temperatura ambiente, liquefazendo-se pelo calor ou fricção. Aplicam-se sob a forma de bastões em áreas limitadas.

Coloides (géis, sóis e aerossóis)

Formas em que uma substância (fase dispersa) é distribuída em um meio (fase dispersiva). As partículas da fase dispersa têm tamanho maior que uma molécula cristaloide, mas não são suficientemente grandes para se precipitarem pela gravidade.

Gel é um coloide em que a fase dispersiva é de consistência gelatinosa; sol quando essa fase é líquida e aerossol quando a fase dispersiva é gasosa. Os coloides são muito utilizados atualmente. O tipo gel, por não ser gorduroso, é muito agradável no contato com a pele e, além disso, permite a incorporação de numerosas substâncias ativas. Os sóis e aerossóis são de uso comum em cosméticos.

Colódios

Derivados da nitrocelulose, dissolvidos na mistura álcool-éter. Pela evaporação do solvente, forma-se película aderente.

INDICAÇÕES TERAPÊUTICAS

As indicações dos diferentes agentes terapêuticos são determinadas pela sintomatologia ou etiologia da dermatose, compreendendo os itens descritos a seguir.

DETERGENTES

Destinam-se a remover detritos, crostas e exsudatos. Os mais comuns são os sabões e xampus, sendo estes feitos com sabões líquidos alcalinos ou óleos sulfatados ácidos. Nas dermatoses agudas, são irritantes, preferindo-se limpeza com água boricada (ácido bórico a 2% em água destilada) ou com permanganato de potássio (solução aquosa na proporção de 1 g para 40.000 mL de água), que são antissépticos fracos. Na pele seca, pode-se usar a seguinte fórmula para limpeza diária:

F1   Ácido bórico .... 0,25 g
Propilenoglicol .... 5 mL
Álcool a 70° .... 30 mL
Água de hamamélis .... 30 mL
Água de rosas q.s.p. .... 100 mL

CALMANTES

Podem ser utilizados vários recursos:

- **Banhos gerais ou parciais:** podem ser utilizados banhos com aveia ou amido, na proporção de 50 g para cada 15.000 mL de água. Se houver infecção presente, é indicado o permanganato de potássio, na proporção de 1 g para cada 40.000 mL de água.

- **Compressas úmidas:** nas dermatoses agudas exsudativas são indicadas as compressas úmidas com pano (algodão ou linho) embebido em soluções como permanganato de potássio, ou líquido de Burow (solução de acetato de alumínio e acetato de chumbo respectivamente a 8,7% e 15,0% em água), que deve ser empregado diluído na proporção de 15 mL em 500 mL de água. As compressas devem ser trocadas a cada 3 ou 4 horas, tendo excelente efeito calmante, descongestionante e antiexsudativo.

- **Suspensões:** nas dermatites agudas não exsudativas as suspensões têm indicação eletiva, como descongestionantes e antipruriginosas, aplicadas diariamente.

F2   Óxido de zinco .... 25 g
Talco .... 25 g
Glicerina .... 25 g
Água de cal .... 25 g

A fórmula descrita anteriormente refere-se à chamada pasta d'água. Nessa fórmula, o óxido de zinco pode ser substituído pela calamina que dá cor rósea. São necessárias 200 g para uma aplicação em toda a superfície cutânea.

UMECTANTES

Utilizados para restabelecer a deficiência de lipídeos e corrigir a secura oriunda da menor retenção de água pela camada córnea. São empregados pomadas ou cremes, ou mesmo óleos e vaselina simples.

F3 Cera branca .... 15 g
    Óleo de amêndoas ....60 mL
    Borato de sódio .... 0,9 g
    Água destilada ....25 mL

F4 Vaselina ....30 mL
    Lanolina ....15 mL
    Água de rosas ....45 mL

Esses umectantes são chamados cremes refrescantes (*cold cream*). Existem inúmeras composições semelhantes. Nas pessoas de pele seca, a limpeza com sabões ou óleos sulfatados é contraindicada. Podem ser empregados emulsões umectantes, emolientes e detergentes.

F5 Monoestearato de glicerina .... 20 g
    Laurilsulfato de trietanolamina .... 8 g
    Vaselina branca .... 10 g
    Vaselina líquida .... 8 g
    Água destilada ....54 mL

A ureia é usada como umectante na xerodermia e em ictioses.

F6 Carbamida (ureia) .... 10 g
    Creme .... 100 g

PROTETORES

São composições destinadas à proteção da pele. Os pós são de uso habitual, como os pós de arroz cosméticos (mistura de pós com corantes) e os talcos antissépticos, antimicóticos e antipruriginosos.

F7 Ácido bórico .... 2 g
    Talco purificado q.s.p .... 100 g
    Talco protetor, levemente antisséptico.

F8 Mentol .... 0,25 g
    Talco purificado q.s.p .... 100 g
    Pó protetor, levemente antipruriginoso.

Há substâncias que absorvem a radiação ultravioleta (UV), como o ácido paraminobenzoico, que pode ser usado isoladamente (**F9**) ou associado com substância opaca, como o dióxido de titânio (**F10**).

F9 Ácido paraminobenzoico .... 5 g
    Propilenoglicol ....5 mL
    Álcool a 70° ....10 mL

F10 Ácido paraminobenzoico .... 5 g
    Dióxido de titânio .... 10 g
    Creme .... 100 g
    Neutracolor q.s.p. colorir.
    Creme para proteção labial.

F11 Cera branca .... 5 g
    Óleo de rícino .... 5 g
    Manteiga de cacau .... 5 g
    Amerchol .... 2,5 g
    Vaselina sólida .... 5 g
    Vaselina líquida .... 2,5 g
    Ácido paraminobenzoico .... 2,5 g

Amerchol é um derivado hipoalergênico de lanolina. O ácido paraminobenzoico pode ser substituído por um derivado do grupo dos cinamatos como Parsol a 5%. O silicone (20-50% em vaselina) é usado para proteção contra sabões e detergentes.

ANTI-INFLAMATÓRIOS

Para a obtenção do efeito anti-inflamatório, a hidrocortisona e outros corticoides de ação tópica, como triancinolona acetonida, fluocinolona e valerato de betametasona, etc., são eletivos. Têm indicação em qualquer tipo de epidermodermatite eczematosa. Nas formas agudas ou subagudas, devem ser usados em cremes, associados ou não à neomicina ou ao clioquinol (iodocloro hidroxiquinolina). Nas formas crônicas, é preferível o emprego em pomada e, sempre que possível, com plástico-oclusivo, para manter a pomada na área afetada, aumentando sua ação pela maior absorção.

ANTIBACTERIANOS

Nas dermatoses infectadas, empregam-se soluções com fraco poder antisséptico, como a água boricada e o permanganato de potássio. Nas piodermites, a limpeza das lesões é feita geralmente com a água D'Alibour, cuja fórmula, composta de sulfato de cobre (1%) e sulfato de zinco (3,5%), deve ser empregada diluída em água (10-25%). Dos antibióticos tópicos, o mais comumente usado é a neomicina a 0,5%, geralmente associada com a bacitracina, 25.000 U.I. em 100 g. Em áreas extensas, pode ser usada a gentamicina a 0,1%. Atualmente, prefere-se a mupirocina a 2% ou ácido fusídico a 2%, mais ativos e menos sensibilizantes em áreas limitadas. A oxitetraciclina a 3%, associada com polimixina B a 0,14% é indicada em infecções por *Pseudomonas*.

No tratamento da acne, empregam-se antibióticos, como os seguintes:

F12 Clindamicina .... 1 g
    Propilenoglicol ....10 mL
    Álcool a 70° ....100 mL

F13 Eritromicina .... 2 g
    Propilenoglicol ....32 mL
    Álcool ....66 mL
    Ácido cítrico .... 0,47 g

ANTIFÚNGICOS

Numerosas substâncias são usadas no tratamento das dermatofitoses, como iodo, ácido propiônico e propionatos, ácido undecilênico e undecilenatos, ácido salicílico, ácido benzoico. A fórmula clássica é a seguinte:

F14 Iodo metaloide .... 1 g
    Ácido benzoico .... 2 g
    Ácido salicílico .... 2 g
    Álcool a 70° .... 100 mL
    Usar uma ou duas vezes/dia.

Nas dermatofitoses plantares crônicas com hiperqueratose, pode-se empregar a pomada de Whitfield, utilizando-a uma vez/dia.

F15 Ácido salicílico .... 6 g
    Ácido benzoico .... 12 g
    Vaselina .... 100 g

A loção de hipossulfito de sódio encontra sua indicação eletiva no tratamento da pitiríase versicolor.

F16a Hipossulfito de sódio .... 25 g
    Água destilada... 100 mL
    Usar uma vez/dia, após o banho, por 20 dias.

F16b Hipossulfito de sódio 40%
    Água de colônia 5%
    Água destilada q.s.p. .... 100 mL

Modo de usar: aplicar uma vez/dia, após o banho, seguida de uma solução adidificante de ácido tartárico a 5% em água destilada, durante 20 dias.

Observação: após o tratamento da ptiríase versicolor, recomenda-se fazer exposição ao sol para igualar a tonalidade da pele.

A violeta de genciana é específica para o tratamento da candidose.

F17 Violeta de genciana .... 1 g
    Água destilada... 100 mL
    Usar uma vez/dia, por 3 a 4 dias.

A violeta de genciana pode ser usada em álcool, associada ao ácido salicílico nos espaços interdigitais.

F18 Violeta de genciana .... 1 ou 2 g
    Ácido salicílico .... 1 g
    Álcool a 70° .... 100 mL

O timol tem ação antibacteriana e antifúngica, sendo indicado nas paroníquias.

F19 Timol.. 2 g
    Álcool absoluto. .... 100 mL

A nistatina e a anfotericina podem ser usadas topicamente na candidose. Atualmente os antifúngicos usados são os imidazólicos, como o isoconazol, miconazol, bifonazol e outros cremes a 1%.

Também são ativos a terbinafina, a amorolfina e o ciclopirox, também em cremes a 1%. Todos esses produtos são encontrados em marcas comerciais.

Nas onicomicoses, pode ser feita avulsão química das unhas, usando-se a fórmula descrita a seguir.

F20 Ureia... 20-40 mg
    Vaselina .... 40 mg
    Lanolina .... 20 mg
    Cera branca. .... 20 mg

Essa pomada deve ser mantida em curativo oclusivo, por 1 semana. Atualmente, entretanto, do ponto de vista terapêutico, tem indicação preferencial os esmaltes para as unhas, como o de amorolfina a 5%, que possibilita a cura em cerca de 30 a 50% dos casos, principalmente nas formas iniciais.

ANTIZOOPARASITÁRIOS

Produto muito utilizado para o tratamento da pediculose e escabiose foi o benzenogama-hexaclorado ou lindano, usado em loção a 1%. Não é mais utilizado pela possível neurotoxicidade.

O benzoato de benzila a 25% é pouco usado por ser muito irritante. O monossufiram em solução alcoólica a 25%, que deve ser diluído para uso em 2 ou 3 partes de água é bem tolerado, porém menos ativo. Atualmente, a substância mais efetiva e menos tóxica é a permetrina a 5%, em creme.

Uma alternativa para lactentes e crianças é a pomada de enxofre precipitado a 16% em vaselina, diariamente, por 3 dias. Para a pediculose do couro cabeludo, é recomendável aplicar xampus de permetrina ou deltametrina.

F21 Permetrina.. 5 g
    Creme não iônico .... 100 g

O tiabendazol em creme a 5% é empregado no tratamento tópico da larva *migrans*.

DESCAMANTES

Substâncias queratolíticas e esfoliantes, empregadas com a finalidade de retirar camada córnea. Pode-se usar o ácido salicílico associado à resorcina como esfoliante na acne, em concentrações de 2 a 4%.

F22 Ácido salicílico .... 2 g
    Resorcina .... 2 g
    Propilenoglicol... 10 mL
    Álcool a 70° .... 90 mL

O peróxido de benzoíla tem ação esfoliativa e antibacteriana na acne, sendo encontrado em diversos preparados, isoladamente ou associado com enxofre.

F23 Peróxido de benzoíla....................................... 2,5-10 g
    Enxofre precipitado .... 5 g
    Propilenoglicol... 2 g
    Creme, loção ou gel q.s.p .... 100 g

O ácido retinoico tem ação esfoliativa na acne e interfere na queratinização, promovendo a epidermopoiese e a diferenciação celular, sendo utilizado por essas propriedades no tratamento da senescência cutânea, particularmente no envelhecimento extrínseco ou actínico, em concentrações crescentes de 0,01%, 0,025%, 0,05% até 0,1%.

F24 Ácido retinoico .... 0,05 g
      Creme ou loção .... 100 g

As fórmulas 26 e 27 são usadas como esfoliantes no tratamento da acne, após a retirada dos comedões. São esfoliações cuja intensidade varia de acordo com o tempo de permanência. Começar com a fórmula 26, deixando, inicialmente, 5 a 10 minutos e posteriormente, aumentando até 30 minutos. As pastas com resorcina são usadas de maneira semelhante, em concentrações variáveis (30-50%). Os tratamentos esfoliativos superficiais devem ser empregados com intervalo mínimo de 15 dias, evitando-se exposição ao sol, nos dias subsequentes à espoliação.

F25 Enxofre precipitado .... 16 g
      Caulim .... 4 g
      Lanolina .... 7 g
      Glicerina .... 7 g
      Resorcina .... 16 g
      Óleo de oliva .... 8 mL
      Óxido de zinco .... 7 g
      Vaselina líquida .... 35 mL

F26 Resorcina .... 30 g (ou 40-50 g)
      Caulim .... 32 g
      Vaselina líquida .... 16 g
      Óxido de zinco .... 16 g
      Lanolina .... 16 g
      Óleo de oliva .... 20 mL

REDUTORES E QUERATOPLÁSTICOS

São substâncias de ação complexa, usadas em dermatoses subagudas e crônicas, que podem reduzir a reação inflamatória e/ou normalizar o processo de queratinização alterado. As principais drogas são: alcatrão da hulha (coaltar), ictiol, obtido de xistos betuminosos, óleo de cade e crisarobina oriundos, respectivamente, da destilação do junípero e da araroba.

F27 Ictiol .... 3 g
      Óleo de oliva .... 10 g
      Pasta de Lassar .... 100 g
      Usar uma vez/dia.

Pasta redutora indicada em eczemas em fase crônica. A pasta de Lassar é uma mistura de óxido de zinco (25%), amido (25%) e vaselina (50%).

F28 Coaltar .... 3 g
      Óxido de zinco .... 15 g
      Vaselina q.s.p. .... 100 g

É empregada no tratamento da psoríase, geralmente em associação com ultravioleta. É o método de Goeckerman.

Também de uso na psoríase são as fórmulas com antralina (ditranol ou cignolina) como as apresentadas a seguir.

F29 Antralina .... 0,1-0,2 g
      Ácido salicílico .... 2 g
      Pastas de Lassar .... 100 g

F30 Antralina .... 0,1-0,2 g
      Ácido salicílico .... 2 g
      Vaselina .... 100 g

As Fórmulas 30 e 31 são aplicadas consoante à técnica de Ingram, durante horas. Pode-se reduzir o tempo de aplicação da antralina (no máximo de 2 horas) aumentando a concentração.

RUBEFACIENTES

Atualmente em desuso. São irritantes com possível ação estimulante pela vasodilatação. Eram indicados em alopecias.

F31 Ácido acético glacial .... 1 mL
      Hidrato de cloral .... 4 mL
      Éter .... 50 mL

A Fórmula 32 deve ser friccionada nas áreas de alopecia areata (pelada), diariamente. Interromper, temporariamente, em casos de irritação.

F32 Tintura de cantáridas .... 10 mL
      Tintura de jaborandi .... 30 mL
      Água de colônia .... 30 mL
      Álcool de melissa .... 30 mL
      Álcool etílico a 90° .... 100 mL

Indicada para alopecias difusas, a loção acima deve ser friccionada no couro cabeludo três a quatro vezes/semana. Para pessoas com cabelos secos, acrescentar 1% de óleo de rícino.

CÁUSTICOS

Empregados na destruição de neoformações. Os principais são o nitrato de prata em lápis ou solução a 5% e o ácido tricloroacético em solução saturada. Os ácidos salicílico e láctico são empregados no tratamento das verrugas.

F33 Ácido salicílico .... 3,5 g
      Ácido lático .... 3,5 g
      Colódio flexível .... 20 g

O colódio flexível é o colódio comum ao qual se incorporam cânfora (2%) como anestésico e óleo de rícino (3%) para conferir flexibilidade. Usar diariamente com cuidado.

F34 Podofilina .... 5 g
      Álcool a 95° .... 20 g

A Fórmula 35 é eletiva no tratamento de condiloma acuminado. Empregar com cuidado; deixar somente por 4 a 6 horas na primeira aplicação, protegendo a área em redor das lesões com vaselina. Nova aplicação após alguns dias.

ANIDRÓTICOS

Diversas substâncias, para uso diário, são empregadas para diminuir a secreção sudoral, apenas com efeito transitório. O mais efetivo agente para diminuir a hiperidrose volar é o aldeído fórmico, que é um gás usado em diluição de 3 a 10%. O formol ou formalina, encontrado no comércio, é uma solução a 37,5% de aldeído fórmico em água. Dessa maneira, a formalina deve ser diluída, como na fórmula a seguir, que contém 37,5% de aldeído fórmico.

F35 Formalina .... 10 mL
     Água destilada .... 90 mL

A Fórmula 36 é também usada no tratamento da verruga plantar.

O glutaraldeído também é efetivo no tratamento da verruga plantar.

F36 Glutaraldeído .... 5 mL
     Bicarbonato de sódio .... 0,8 g
     Água destilada .... 100 mL

Para uso nas hiperidroses das plantas dos pés ou palmas das mãos, exclusivamente.

O cloreto de alumínio pode ser usado no tratamento da hiperidrose volar, seguido de oclusão por 4 a 8 horas.

F37 Cloreto de alumínio .... 20 mL
     Álcool anidro .... 100 mL

Na hiperidrose axilar esta loção deve ser diluída como mostra a fórmula a seguir.

F38 Cloreto de alumínio .... 6,25 g
     Álcool anidro .... 100 mL

Quando houver bromidrose, pode-se usar a fórmula descrita a seguir.

F39 Dehyquart .... 0,5 g
     Ureia .... 5 g
     Cloreto de alumínio .... 15 g
     Água destilada q.s.p. .... 100 mL

DESCORANTES

A droga mais ativa e de ação comprovada para diminuir a pigmentação melânica é a hidroquinona, empregada na concentração de 2 a 4%. O ácido azelaico a 20%, usado primariamente na acne, também tem ação despigmentante no melasma. A tretinoína, pela sua ação esfoliante, melhora as melanoses actínicas e o melasma. Há numerosas drogas usadas como despigmentantes, com resultados não comprovados, como o ácido kójico, ácido fítico, arbutin, silicato de alumínio e magnésio, amisomes, vitamina C, silício orgânico e outras.

É possível associar a hidroquinona com a tretinoína e com a dexametasona. Entretanto, é preferível usar isoladamente para avaliar a ação benéfica ou irritativa de cada droga.

Uma fórmula para prescrição de hidroquinona é a seguinte:

F40 Hidroquinona .... 2-4 g
     Etanol e propilenoglicol ou
     base hidrófila (creme ou gel) .... 100 g
     Antioxidante q.s.p.

O monobenziléter de hidroquinona é mais ativo, porém pode determinar discromias residuais.

RECORANTES

Substâncias do grupo das furocumarinas, como o bergapteno e os psoralenos, existentes em diversas plantas, que estimulam a melanogênese pela ação da luz solar ou ultravioleta. A essência de bergamota a 10% em álcool a 90° era utilizada, porém existem preparados comerciais mais ativos.

A di-hidroxiacetona oxida a queratina, provocando hipercoloração temporária, sendo encontrada em cosméticos empregados para escurecimento da pele, sem exposição solar. É empregada a 2%, em veículo de água e glicerina (partes iguais), ou em outras formulações nas concentrações de 1 a 10%.

F41 Di-hidroxiacetona .... 5 g
     Álcool .... 30 mL
     Polissorbato .... 0,3 g
     Água destilada q.s.p .... 100 mL

DEPILATÓRIOS

Com a finalidade de depilação temporária, são usadas ceras para retirada mecânica ou substâncias tricolíticas como sulfeto de bário, sódio e outros. Há numerosos produtos com essa finalidade.

DESSEBORREICOS

Usados para diminuir o acúmulo sebáceo na superfície cutânea. Para a seborreia da face, a seguinte fórmula pode ser indicada.

F42 Lauril sulfato de sódio .... 0,3 g
     Álcool .... 20 mL
     Acetona .... 20 mL
     Água de rosas q.s.p. .... 100 mL

Na seborreia do couro cabeludo, podem ser empregados xampus.

F43 Texapon T-42 .... 60 mL
     Propilenoglicol .... 20 mL
     Água destilada .... 20 mL

F44 Texapon T-42 .... 60 mL
     Sorbitol .... 20 mL
     Água destilada .... 20 mL

A primeira fórmula (**F43**) é indicada para cabelos oleosos e a seguinte (**F44**), para cabelos normais ou secos.

Loção também pode ser usada.

F45 Ácido salicílico .... 4 g
     Resorcina .... 4 g
     Glicerina .... 5 mL
     Álcool .... 100 mL
     Água .... 100 mL

Substituir a resorcina por hidrato de cloral, na mesma proporção, para cabelos claros. Acrescentar óleo de rícino, 2 a 5 mL, e perfume à fórmula, para cabelos secos. Usar diariamente ou em dias alternados. Loções com corticoide isolado ou associado a ácido salicílico são mais efetivas, existindo numerosos produtos comerciais. Sabonetes de enxofre ou de enxofre e ácido salicílico são úteis e podem ser usados na seborreia da face e couro cabeludo. Na dermatite seborreica, as preparações com corticoide têm ação eletiva, mas eventualmente pastas ou cremes de enxofre podem ser úteis.

F46 Enxofre precipitado .... 2-6 g
     Creme ou pasta de Lassar .... 100 g

No tratamento da dermatite seborreica ou psoríase do couro cabeludo, a alantoína e o *liquor carbonis detergens* são indicados.

F47 Alantoína .... 1 g
     Liquor carbonis detergens .... 5 mL
     Xampu Texapon T-42 .... 100 mL

O *liquor carbonis detergens* é constituído por coaltar (2 mL), quilaia (1 mL) e álcool a 95° (70 mL). O sulfeto de selênio a 1% ou 2,5% é empregado no tratamento da pitiríase capitis e da dermatite seborreica. Outra substância usada com bons resultados é o piritionato de zinco, utilizado em xampus, pelas propriedades antifúngicas e antibacterianas. Também os imidazólicos são empregados em xampus, com resultados pela ação antifúngica. Entretanto, nas formas mais graves e resistentes de dermatite seborreica do couro cabeludo, os xampus de alcatrão são os que possibilitam os melhores resultados, podendo ser associados com corticoides tópicos.

CURATIVO OCLUSIVO

Técnica de grande utilidade no tratamento das dermatoses crônicas ou subagudas. Consiste em aplicar a pomada ou creme de corticoide e fechar com plástico fino, fixando-o como um curativo comum. Manter durante 12 a 24 horas, conforme a temperatura externa e a tolerância. Para o couro cabeludo, mãos e pés, usam-se gorros, luvas ou botas de plásticos. Além de manter o corticoide, o curativo oclusivo possibilita maior absorção e, consequentemente, maior ação terapêutica. O curativo plástico é, assim, recurso de uso diário, possibilitando terapia mais eficiente com corticoides aplicados topicamente.

TERAPÊUTICA INTRALESIONAL

A aplicação de corticoides diretamente nas lesões é recurso de uso corrente com resultados satisfatórios, em doenças como psoríase, líquen simples crônico, líquen plano e alopecia areata. As lesões, evidentemente, devem ser limitadas em número e/ou extensão. Empregam-se suspensões de corticoides.

O corticoide efetivo é a triancinolona hexacetonida, empregada geralmente em concentração de 3 a 5 mg/mL. Para se obter essa concentração, pode-se diluir o produto original com soro fisiológico. Em cicatrizes queloidianas ou queloides, devem ser usadas concentrações mais fortes até de 20 mg/mL. As aplicações podem ser feitas uma ou duas vezes/semana, não ultrapassando a dose semanal de 20 mg, para se evitar efeitos gerais, com agulha fina, de preferência usando-se seringas dentárias. O corticoide é injetado intradermicamente em vários pontos, formando-se em cada local a elevação característica. A dor é perfeitamente suportável e eventualmente pode ocorrer hemorragia ou infecção.

Complicação tardia, observada particularmente quando a infiltração é mais profunda e a concentração do corticoide é maior, é uma depressão na área, pseudoatrofia, que desaparece após alguns meses.

PRINCIPAIS FÁRMACOS DE USO TÓPICO, DISTRIBUÍDOS POR GRUPOS, SEGUNDO SUAS AÇÕES FARMACOLÓGICAS

ADSTRINGENTES

Ácido tânico

É adstringente, formando membrana insolúvel sobre superfícies ulceradas, além de inibir a secreção sebácea e exercer ação vasoconstritora. É também empregado como anidrótico, especialmente nas hiper-hidroses e bromidroses, particularmente plantares. Utilizado em concentrações de 2 a 6% em soluções alcoólicas, pós, soluções aquosas, pomadas e pastas em intertrigos e eczemas.

ALANTOÍNA

Foi proposta como substância estimulante da proliferação celular. É hidrolisada na pele em ureia que é o agente ativo. Emprega-se em cremes e soluções, associada a outros princípios ativos.

ANESTÉSICOS

O uso tópico de anestésicos é contraindicado, pois têm discreta ação anestésica sobre a pele, por sua pequena capacidade de penetração, além de serem drogas altamente sensibilizantes. São eficientes em mucosas. Excepcionalmente, utilizam-se a benzocaína a 10%, a nupercaína a 2% e a xilocaína sob forma de géis. São utilizados sob forma de soluções, cremes e pomadas para lesões dolorosas, procedimentos semiológicos armados ou intervenções cirúrgicas em mucosas. O EMLA, anestésico tópico composto pela mistura de lidocaína e prilocaína (2,5%), em creme, é o recurso atual efetivo para anestesia tópica. É aplicado sob oclusão 1 ou 2 horas antes do ato cirúrgico. A ação anestésica é maior se o tempo de contato for de 3 a 4 horas. É indicado para procedimentos superficiais como retirada de queratoses seborreicas, acrocórdons etc., remoção de lesões de molusco contagioso em crianças e como pré-anestesia infiltrativa. Não deve ser usado em lactentes com menos de um mês de idade e em crianças com menos de um ano, em uso de droga capaz de provocar meta-hemoglobinemia, pelo risco de potencialização dessa reação adversa.

Também se dispõe de lidocaína a 4% para uso tópico que deve ser empregada para crianças de até 10 kg, na área máxima de 100 cm^2 e em crianças de 10 kg a 20 kg, na área máxima de 200 cm^2 sobre área de pele intacta.

A lidocaína a 4% exige para ação plena apenas 30 minutos, não sendo necessária oclusão.

ANTIACNEICOS

Ácido azelaico

É um ácido dicarboxílico saturado não ramificado atóxico com efeito antibacteriano e comedolítico sobre lesões acneicas. Está indicado na acne leve e moderada, isoladamente ou em combinação com outros agentes tópicos ou sistêmicos. Também tem ação despigmentante.

Ácido nicotínico – nicotinamida

O ácido nicotínico, empregado topicamente por sua ação vasodilatadora, provavelmente vinculada à síntese de prostaglandina E. É utilizado *em* traumas de partes moles por sua ação calmante e também tem sido usado para aumentar o calibre dos capilares cutâneos, a fim de facilitar seu tratamento por *laser* em condições de *flushing* e telangiectasias. A nicotinamida tem propriedade anti-inflamatória por mecanismos desconhecidos. É empregada a 4%, géis alcoólicos, na acne vulgar.

Ácido retinoico (tretinoína) – (vitamina A ácida)

Indicado para o tratamento da acne e na terapêutica do fotoenvelhecimento cutâneo. Em concentrações moderadas, refaz ou aumenta a camada granulosa. Também libera enzimas proteolíticas e hidrolíticas dos lisossomos, causando inflamação. Normaliza a diferenciação celular dos queratinócitos, reduz a atrofia da pele senil, promove o reaparecimento dos cones epiteliais na epiderme retificada, aumenta a vascularização dérmica e a colagenogênese ao nível da derme superior, deslocando o material elastótico da pele actinicamente lesada para a derme mais profunda. É apresentado sob forma de gel ou creme. O efeito colateral resultado de seu uso é irritação, agravada pela exposição solar *e* pelo uso concomitante de queratolíticos.

Ácido salicílico

O ácido salicílico é o principal agente queratolítico utilizado. Alguns autores admitem que, em concentrações de 0,5 a 3%, teria atividade queratoplástica, isto é, estimularia a formação de camada córnea, melhorando sua plasticidade e função. Em concentrações superiores a 20%, sua ação seria exclusivamente queratolítica, removendo intensamente material da camada córnea. O efeito queratolítico do ácido salicílico decorre da inibição da colesterol sulfotransferase, que provoca diminuição da formação de sulfato de colesterol no corneócito. Há solubilização do cimento intracelular com diminuição da adesão intercelular, favorecendo a eliminação dos corneócitos. Além dos efeitos queratolíticos, o ácido salicílico é bacteriostático, fungistático e tem leve ação anti-inflamatória. O ácido salicílico pode ser absorvido pela pele, podendo produzir, quando usado em crianças, em grandes extensões cutâneas ou sob forma oclusiva em adultos, em concentrações acima de 10%, quadro tóxico denominado salicismo, caracterizado por náusea, dispneia, zumbido e alucinações.

O ácido salicílico pode ser empregado em sabões, xampus, soluções, tinturas, géis, cremes, pomadas, espumas e colódios.

É útil em associações medicamentosas. Com antifúngicos, por remover camada córnea; em concentrações de 2 a 4%, associado à resorcina é usado em medicações esfoliativas para a acne e como antisseborreico; em concentrações maiores (10%), é associado ao ácido láctico em colódios, para tratamento de verrugas e calosidades. O ácido salicílico é indicado, ainda, em associações em acne, psoríase, ictioses, queratodermias, dermatite seborreica e *peelings*.

Adapaleno

Retinoide tópico usado sob a forma de gel a 0,1% para tratamento da acne que teria a vantagem de produzir menor irritação em comparação com o ácido retinoico. Pode, porém, produzir eritema, descamação, sequidão, ardor e prurido, e também tem seus efeitos adversos intensificados pela exposição solar.

Clindamicina

Antibiótico que atua ligando-se aos ribossomos das bactérias, interferindo na síntese proteica. Tem espectro de atividade semelhante ao da penicilina e da eritromicina, atuando sobre bactérias gram-positivas. Ultimamente, vem sendo utilizada em loções alcoólicas, no tratamento da acne vulgar.

Enxofre

O enxofre e seus sais foram muito usados em terapêutica dermatológica. Preparações com enxofre sublimado estão hoje abandonadas. O sulfureto de potássio é utilizado na pomada de Milian como escabicida e o sulfureto de potássio e o sulfato de zinco constituem a chamada "lotio alba". Atualmente, emprega-se o enxofre precipitado entre 2 e 10% sob forma de suspensão, pasta, creme ou pomada como antisseborreico e escabicida. Pode ser usado como escabicida especialmente em lactentes e crianças, a 6%, em vaselina.

Eritromicina

Antibiótico macrolídeo, é muito eficaz contra *Streptococcus hemolyticus* do grupo A e contra grande número de cepas de *Staphylococcus aureus*, não atuando, porém, sobre germes gram-negativos. Inibe a síntese proteica das bactérias. É usada por via tópica a 2 e 4% na acne. É ainda indicado para o tratamento de eritrasma.

Isotretinoína
É isomerizada na epiderme à tretinoína, tendo, por conseguinte, ações idênticas. É usada topicamente na acne, especialmente nas formas comedonianas ou discretamente inflamatórias, em concentração de 0,05%. Tem ação similar à tretinoína, sendo, porém, menos irritante. Deve ser usada à noite e retirada pela manhã, devendo-se evitar a exposição solar.

Peróxido de benzoíla
Substância dotada de atividade secativa, esfoliante e antibacteriana. É usado isoladamente ou associado a enxofre, em soluções, 5 e 10%, na acne em todas as suas formas. É empregado também como cicatrizante de úlceras crônicas, por estimular a granulação, em loções ou gel a 20%.

Resorcina
Substância queratolítica e redutora, quebra as pontes de hidrogênio da queratina e possui ação antibacteriana e antifúngica. É empregada em soluções, cremes e pomadas, nas concentrações de 3 a 4%. Nas esfoliações (*peelings*) químicas é utilizada em concentrações de até 40%.

Tazaroteno
Retinoide de uso tópico cuja indicação principal é o tratamento tópico da psoríase, sob a forma de gel nas concentrações 0,05 a 0,1% em monoterapia ou associado a corticoides tópicos, podendo ser usado na extensão máxima de 20% da área corpórea. É também indicado para tratamento de acne leve ou moderada na concentração de 0,1%. Há inclusive relatos de melhora de lesões ungueais de psoríase com seu uso tópico. Existem relatos do aparecimento de lesões ulceradas genitais e lesões de granuloma piogênico em doentes de psoríase tratados com tazaroteno tópico. Também existem relatos esporádicos de benefícios do tazaroteno tópico em fotoenvelhecimento, líquen plano oral, ictioses (lamelar, ligada ao X e ictiose vulgar), papilomatose reticular e confluente, lúpus eritematoso discoide. Não deve ser utilizado por mulheres grávidas ou com potencial de engravidar, exigindo, nessas situações, o uso de medidas anticoncepcionais. Os efeitos colaterais mais frequentes são dermatites irritativas com prurido, ardor, xerose, descamação e exacerbação da psoríase.

ANTIALOPÉCICOS

Alfaestradiol
Empregado em soluções a 0,025% em eflúvio telógeno e alopecia androgênica. Não deve ser usado na gravidez e na lactação.

Antralina
Ver página 1412.

Difenciprona
Ver página 1421.

Minoxidil
Usado em soluções a 2 e 5% nas alopecias androgenéticas masculinas e femininas, sua indicação principal. Pode também, com eficiência menor, ser empregado na alopecia areata e acelerar o crescimento dos cabelos após quimioterapia. É possível ser utilizado para estimular o crescimento dos cabelos em transplantes capilares.

Espironolactona
Ver página 1419.

Progesterona
Ver página 1419.

ANTIBACTERIANOS
Compreendem ampla gama de agentes antissépticos e os antibióticos. Alguns dos antissépticos mais utilizados em dermatologia já foram estudados: água boricada, permanganato de potássio, água D'Alibour e o líquido de Burow, empregados sob a forma de soluções, em banhos e compressas.

Existe ainda enorme variedade de substâncias antissépticas que podem ser empregadas em dermatologia. O termo antisséptico, no seu sentido estrito, define apenas substâncias que inibem o crescimento bacteriano, sem necessariamente destruir as bactérias, mas impedindo a putrefação, porém, o que habitualmente se designa por antisséptico compreende também substâncias germicidas em geral, bactericidas e treponemicidas.

As substâncias mais empregadas são as descritas a seguir.

Acetato de alumínio
Utilizado pela ação calmante, descongestionante e antisséptica em associação com o acetato de chumbo, nas proporções respectivas de 8,7% e 15% em água, constituindo o líquido de Burow, que se emprega nas diluições 1:10 a 1:40 em dermatoses exsudativas.

Ácido bórico
Antibacteriano e antifúngico. Atualmente, coloca-se em dúvida o seu valor medicamentoso. Teria ação especialmente sobre leveduras. É usado em pós, soluções e pomadas em concentrações de 2 e 3%. Absorvido pela pele, quando utilizado em áreas abertas extensas, pode ser tóxico. Empregado em solução aquosa (água boricada a 2%) como antisséptico em eczemas agudos, intertrigos e candidose.

Água oxigenada

Peróxido de hidrogênio. Pela sua ação oxidante, é usada como antisséptico e, discutivelmente, como despigmentante. Produz radicais livres que danificam os lipídeos, as proteínas e o DNA celular. É empregada a 20 volumes, isoladamente ou em associação com outras substâncias ativas em soluções ou pomadas; como antisséptico, especialmente para agentes anaeróbios; é facilitador do desbridamento de feridas e despigmentante de melanoses.

Álcool etílico

Empregado em solução aquosa a 60 ou 70%. É antisséptico fraco, de uso comum.

Álcool isopropílico

Tem ações idênticas ao álcool etílico.

Clorexidina

Atualmente, é o antisséptico mais empregado, inclusive para assepsia do campo cirúrgico. Tem amplo espectro antibacteriano, sendo, porém, menos efetivo em relação a micobactérias e vírus.

Fenol

Antisséptico pouco utilizado por ser altamente tóxico quando em concentrações eficientes. Usado como antipruriginoso em concentrações entre 0,1 e 1%, em soluções ou pastas. Em concentração elevada de 50%, é utilizado para dermoabrasões. O fenol é cáustico e atua precipitando proteínas. Em concentrações acima de 80%, causa queratocoagulação, o que retarda sua absorção. Em concentrações mais baixas, é mais rapidamente absorvido. É nefrotóxico e, utilizado em áreas extensas, por absorção percutânea, pode produzir lesões renais. Além disso, pode provocar arritmias cardíacas. Por essas razões, o tratamento deve ser feito por áreas sucessivas. A hipopigmentação é bastante frequente com seu uso em concentrações elevadas.

Hipoclorito de sódio

Em solução aquosa a 0,5% constitui o clássico líquido de Dakin, que atua pela liberação de cloro.

Iodo e substâncias liberadoras de iodo

Halógeno de ação bactericida e fungicida por mecanismos ainda desconhecidos. Constitui medicação clássica, entrando na composição de vários antifúngicos sob forma de iodo metaloide, tintura de iodo, iodeto de potássio, em concentrações de 1 a 3%, em soluções e pomadas.

Para atenuar a toxicidade e a coloração da pele provocadas pelo iodo, desenvolveram-se compostos liberadores de iodo, como a iodopovidona.

Nitrato de prata

Substância germicida adstringente e cáustica. Sua ação germicida decorre da precipitação de proteínas bacterianas por íons de prata. É utilizado em concentrações de 0,5 a 2% e em bastões, como cáustico para destruição de lesões tipo verrugas e como antisséptico e adstringente para úlceras e queimaduras.

Pode ser empregado como hemostático e para reduzir tecido de granulação exuberante.

Salicilanilidas

Substâncias halogenadas de amplo uso como antissépticos em sabões, loções antissépticas e em medicamentos tópicos. Lesam a membrana citoplasmática, causando perda de material protoplasmático do microrganismo. São potentes fotossensibilizantes.

Triclorocarbanilida-triclosana

Isoladas ou em associação, são usadas sob forma líquida ou em sabonete para limpeza e assepsia da pele. Tem ação germicida e bacteriostática. São pouco sensibilizantes.

ANTIBIÓTICOS

Entre os antibacterianos, são ainda importantes os antibióticos. Como regra, devem ser utilizados por via tópica os antibióticos não usados ou de pouco uso por via oral e parenteral, pois o uso tópico pode propiciar fenômenos de sensibilização que contraindicariam o uso posterior pela via sistêmica. O uso de mistura de antibióticos de amplo espectro justifica-se pelas dificuldades de identificação bacteriológica imediata dos agentes patógenos, pela frequência de associações microbianas presentes e pela segurança do uso local no sentido da ausência de efeitos colaterais importantes.

Além dos processos infecciosos cutâneos, os antibióticos tópicos são empregados na acne e na rosácea.

Ácido fusídico

Indicado em infecções por *Staphylococcus aureus* (inclusive penicilinase-resistentes) e eritrasma. É empregado a 2%. Também é empregado na queratólise plantar sulcada e em associações com corticoides em eczemas infectados.

Bacitracina

Antibiótico polipeptídico, produzido pelo *Bacillus subtilis*, tem ação bactericida sobre microrganismos gram-positivos, estreptococos, estafilococos e pneumococos, cocos anaeróbicos, bacilo tetânico e diftérico. Não atua sobre gram-negativos. Ainda que raramente, existem estafilococos naturalmente resistentes à bacitracina. A bacitracina, sendo estável em vaselina, é muito empregada em pomadas e cremes, isoladamente ou com associações antibióticas, na concentração de 500 UI/g de veículo.

Clindamicina
Ver página 1404.

Eritromicina
Ver página 1404.

Gentamicina
Antibiótico aminoglicosídico que, interferindo na síntese proteica dos microrganismos, atua sobre germes gram-negativos incluindo *Escherichia coli* e a maioria das cepas de *Pseudomonas*. Atua, ainda, sobre gram-positivos, inclusive *Staphylococcus aureus* e estreptococos β-hemolíticos, embora este último germe exija concentrações maiores do antibiótico. Como a principal indicação da gentamicina reside nas infecções sistêmicas por germes gram-negativos, seu uso tópico não deve ser indiscriminado, pela possibilidade de sensibilizações e surgimento de cepas bacterianas resistentes. Podem existir reações cruzadas e resistência cruzada entre a gentamicina e a neomicina. É empregada topicamente a 0,1%.

Metronidazol
É utilizado 0,75% em gel ou creme como alternativa para o tratamento tópico da rosácea. Também é utilizado em úlceras, particularmente de decúbito, com nítida ação contra o mau odor provavelmente por sua ação antibacteriana.

Mupirocina
É antibiótico que bloqueia a síntese proteica de modo diverso de outros antibióticos comumente usados, não proporcionando resistência cruzada. Atua sobre a maioria das bactérias gram-positivas. Eficaz no tratamento das piodermites causadas por *Staphylococcus aureus*, *Streptococcus pyogenes* e outras cepas de estreptococos. Também é empregada nas fossas nasais para eliminação de estafilococos em portadores crônicos.

Neomicina
Antibiótico aminoglicosídico empregado topicamente sob a forma de sulfato, na concentração de 0,5%. Atua, por inibição da síntese proteica, sobre a maioria dos germes gram-negativos. Muito utilizado topicamente, por não ser absorvida e por ser utilizada por via sistêmica exclusivamente para ação sobre o tubo digestivo. É, no entanto, frequentemente, produtora de reações de hipersensibilidade, às vezes, dificilmente diagnosticadas, pois a erupção é, em geral, apenas levemente eczematosa e aparentemente não há grande piora da dermatose tratada. Os testes de contato em doentes que usam muitas medicações tópicas, como os portadores de eczema de estase, são frequentemente positivos para neomicina, pela elevada taxa de sensibilização.

Polimixina B (sulfato)
Antibiótico que age alterando o controle osmótico da célula por meio da desorganização das lamelas da membrana celular. Atua especialmente sobre *Pseudomonas aeruginosa*. É utilizada na faixa de 5.000 a 15.000 UI/g em cremes e pomadas, frequentemente associada à neomicina.

Retapamulina
Atua sobre *Staphylococcus aureus*, inclusive metacilina-resistentes, contra *Streptococcus pyogenes* inclusive contra cepas resistentes a macrolídeos e contra anaeróbios, *Clostridium*, *Propionibacterium acnes* e cocos anaeróbios. Utilizada em pomada a 1%, sua eficácia é considerada equivalente à da cefalexina oral.

Sulfadiazina argêntica
Ao contrário das outras sulfas de uso tópico, é muito pouco sensibilizante. Atua contra germes gram-positivos e gram-negativos, sendo muito eficaz contra estafilococos. É indicada terapêutica e profilaticamente em úlceras crônicas, queimaduras e nas síndromes de Stevens-Johnson e Lyell.

Tetraciclinas
São de pouco emprego tópico pelo seu amplo uso sistêmico. Tem indicação em aftas, empregando-se 250 mg dissolvidos em 5 mL de água em bochechos de 2 minutos, quatro vezes/dia. Topicamente, são utilizadas em cremes, pomadas e soluções.

Tirotricina
Contém mistura de dois antibióticos, a gramicidina e a tirocidina, ambos ativos contra germes gram-positivos e geralmente inativos frente a germes gram-negativos. É usada em associações antibióticas na concentração de 0,5 g%.

ANTIFÚNGICOS
Existe um grande número de substâncias dotadas de ação antifúngica, fungistática ou fungicida, sendo que, entre elas, algumas são menos indicadas, por sua maior capacidade de sensibilização. O veículo a ser utilizado também é importante, pois, em determinadas áreas corpóreas, por exemplo, veículos alcoólicos podem ser irritantes, sendo inferiores a veículos cremosos, o que poderá ser fator determinante na escolha do preparado antifúngico.

Ácido benzoico
Empregado como antisséptico, preservativo e antifúngico em pomadas, por exemplo, pomada de Whitfield (ácido benzoico 12%, ácido salicílico 6% em vaselina), indicada em dermatofitoses plantares crônicas com hiperqueratose. Também compõe tinturas antifúngicas (ácido salicílico, ácido benzoico e iodo metaloide a 1% em álcool).

Ácidos carboxílicos
Compreendem os ácidos undecilênico, propiônico e caproico. São substâncias fungistáticas utilizadas isoladamente ou em associação com outros agentes antifúngicos, sob a forma de pós, soluções, cremes e pomadas.

Alilaminas

São uma nova classe de antifúngicos, dotados de amplo espectro de ação contra dermatófitos, leveduras, fungos dimórficos, dematiáceos e *Aspergillus*. São potentes inibidores da biossíntese do ergosterol da membrana celular dos fungos. Atuam sem qualquer interferência no sistema citocromo P-450. Por essa razão, não apresentam os inconvenientes dos imidazólicos com relação ao metabolismo do colesterol e dos androgênios. As alilaminas bloqueiam a esqualeno epoxidase, que converte o esqualeno a epóxi-esqualeno. Acumula-se, portanto, no interior da célula fúngica, grande quantidade de esqualeno que exerce ação tóxica. Existem dois derivados em emprego clínico: a naftidina, de uso exclusivamente local, para dermatófitos e que também possui atividade anti-inflamatória e a terbinafina, de uso tópico e sistêmico, que é a mais potente das alilaminas. A terbinafina, além de atuar sobre dermatófitos, também age sobre a *Malassezia furfur* e é empregada topicamente sob a forma de creme a 1%, *spray* e solução.

A naftidina é usada sob a forma de creme por pelo menos 2 semanas. Na classificação da FDA, a terbinafina e a naftidina são colocadas como categoria B. A terbinafina é usada para as dermatofitoses uma a duas vezes/dia por 2 a 4 semanas sendo o período necessário para tratamento da tinea pedis, especialmente para as formas plantares, 4 semanas ou mais.

Benzilaminas

Têm o mesmo mecanismo de ação das alilaminas, isto é, impedimento da síntese de ergosterol, por meio da inibição da esqualeno epoxidase. Compreendem a butenafina que é empregada em cremes a 1%, uma a duas vezes/dia por 2 a 4 semanas na tinea pedis, enquanto para dermatofitoses de outras áreas corpóreas, bem como para pitiríase versicolor, deve ser utilizada uma vez/dia, por ao menos 2 semanas.

Ciclopirox olamina

Hidroxipiridona antifúngica de amplo espectro, ativa contra dermatófitos, leveduras (*Candida* e *M. furfur*) e bactérias. À semelhança dos imidazólicos, atua na membrana celular dos fungos, mas, diferentemente destes, não interfere sobre o ergosterol, ainda que iniba a síntese de proteínas. Alguns estudos têm demonstrado, comparativamente a outros tópicos, maior capacidade de penetração na lâmina ungueal, possibilitando melhores resultados nas onicomicoses. É empregada em soluções e cremes a 1%. Deve ser usada nas dermatofitoses e na pitiríase versicolor duas vezes/dia por 2 a 4 semanas e na tínea do pé por 2 meses.

Glutaraldeído

Tem ação fungicida *in vitro* em soluções tamponadas para pH 7,5. Polimeriza-se rapidamente, perdendo atividade em 2 semanas. É empregado em soluções tamponadas para pH 7,5 entre 1 e 10%, como coadjuvante do tratamento de onicomicose e em hiper-hidrose plantar e palmar.

Hipossulfito de sódio

Ativo sobre *Malassezia furfur*, é empregado em soluções aquosas, em concentrações de 25 a 30%.

Imidazólicos

Antifúngicos mais recentemente introduzidos na prática clínica, podendo ser utilizados por vias tópica e sistêmica. De fácil utilização (uma única vez/dia), não irritantes, pouco sensibilizantes e com amplo espectro de ação, substituíram os antifúngicos clássicos na prática diária.

Os imidazólicos atuam bloqueando a síntese do ergosterol, componente essencial da membrana celular dos fungos, através da sua ligação com o citocromo P-450. Atuam sobre dermatófitos, leveduras, *Malassezia furfur* e bactérias. Além das ações antifúngicas, os imidazólicos têm propriedades anti-inflamatórias inibindo a quimiotaxia dos neutrófilos, a atividade da calmodulina, a síntese de leucotrienos e prostaglandinas e a liberação de histamina pelos mastócitos. Também exercem ações antibacterianas, particularmente sobre bactérias gram-positivas.

São, portanto, indicados para dermatofitoses (tínea do pé, da mão, crural, do corpo e da face), pitiríase versicolor, candidíases (cutâneas, vulvovaginal, oral, perleche). Além disso, são ativos na dermatite seborreica, especialmente o cetoconazol. Atualmente, existem vários imidazólicos em uso, descritos a seguir.

Bifonazol

Empregado em onicomicoses em associação com preparados de ureia a 40%. Na primeira fase, é feita a queratólise da unha afetada com a ureia e, em uma segunda fase, após a queratólise da unha, utiliza-se o bifonazol em creme a 1%.

Butoconazol

Imidazólico utilizado sob forma de creme vaginal a 2% para candidose vaginal. Na classificação da FDA, situa-se na categoria C.

Cetoconazol

Primeiro imidazólico a ter uso sistêmico amplo, é utilizado via tópica a 2%, sob a forma de cremes e xampus, na terapêutica antifúngica da dermatite seborreica. Pertence à categoria C da FDA.

Clotrimazol

Derivado imidazólico de amplo espectro, ativo contra dermatófitos, fungos saprofitários, *Candida albicans* e *Malassezia*. Atua, ainda, sobre *Trichomonas* e bactérias. Usado a 1% em cremes, loções, *sprays* e soluções.

Econazol
Utilizado sob a forma de nitrato em cremes e loções cremosas a 1%, pertence à categoria C da FDA.

Isoconazol
Emprega-se sob a forma de nitrato em cremes, cremes vaginais, loções cremosas, soluções e *sprays* 1%.

Miconazol
Dotado de ação antifúngica de amplo espectro contra dermatófitos, *Malassezia furfur*, fungos saprófitas, *Candida albicans*, estafilococos e estreptococos. Utilizado em cremes e soluções a 2%. Pertence à categoria C da FDA.

Oxiconazol
Empegado em soluções e cremes a 1%. Faz parte da categoria B da FDA.

Tioconazol
Utilizado a 1% em cremes, loções e pós. Atualmente, existe na concentração de 28%, em veículo tipo esmalte, para tratamento de onicomicoses. Apresenta risco fetal e pertence à categoria C da FDA.

Iodo
Halógeno de ação bactericida e fungicida por mecanismos ainda desconhecidos. Constitui medicação clássica e entra na composição de vários antifúngicos sob forma de iodo metaloide, tintura de iodo e iodeto de potássio, em concentrações de 1 a 3%, em soluções e pomadas.

Iodocloro hidroxiquinolina (clioquinol)
Trata-se de substância de ação bacteriana com razoável e discreta ação antifúngica por meio de liberação lenta do halógeno, que, ligando-se às moléculas bacterianas ou fúngicas, lesa o microrganismo. Como efeitos colaterais, apresenta sensibilização e capacidade de colorir a pele e as roupas de amarelo. Utilizado associadamente a cremes de corticoides na concentração de 3%.

Morfolinas
As dimetilmorfolinas são fungicidas de uso agrícola, mas um dos compostos dessa classe de substâncias, a amorolfina, atua satisfatoriamente sobre dermatofitoses e candidoses humanas em creme a 2%. É utilizada em onicomicoses, a 5%, em veículo tipo esmalte, para uso semanal. Inibe a síntese de ergosterol, sendo fungicida. Em esmaltes, nas onicomicoses, atua também sobre fungos filamentosos não dermatófitos, como *Scopulariopsis* e *Scytalidium*.

Polienos
Compreendem a anfotericina B e a nistatina.

Anfotericina B
Topicamente, é utilizada em candidoses.

Nistatina
Antibiótico do mesmo grupo da anfotericina B, altera a composição química do protoplasma dos fungos, mediante alteração da permeabilidade da membrana celular, por combinar-se com o ergosterol, com perda de potássio intracelular. Não é absorvida pela via oral, a não ser em doses extremamente altas. Assim, atua topicamente na pele, cavidade oral, mucosa vaginal e tubo gastrintestinal. É encontrada em suspensão oral, pastilhas, drágeas e cremes.

Selênio
Utilizado sob forma de sulfeto em xampus, seu mecanismo de ação é desconhecido. É indicado na dermatite seborreica do couro cabeludo e pitiríase versicolor.

Sulfacetamida sódica
Utilizada habitualmente como antisseborreica, é ativa na pitiríase versicolor sob forma de loções alcoólicas a 12%.

Timol
Antibacteriano e antifúngico, é indicado nas paroníquias, em concentrações de 2 a 4%, em álcool ou clorofórmio. Atua sobre cândidas e bactérias.

Tolnaftato e tolciclato
Fungicidas ativos contra dermatófitos e *Malassezia furfur*. Não atuam sobre cândidas. Interferem na síntese proteica e deformam as hifas, que se tornam edemaciadas, distorcidas e fragmentadas. Raramente causam irritações quando usados sob forma de pó. São empregados a 1% em pó ou cremes.

Violeta de genciana
Ativa contra bactérias e cândidas. O uso sucessivo produz irritações locais e dificulta a regeneração tecidual, provavelmente por interferência na formação do colágeno. Pode ser usada no máximo de 3 a 4 dias em soluções aquosas a 1%.

ANTIFÚNGICOS EM ESMALTES
As principais moléculas utilizadas em esmaltes antifúngicos tópicos são os imidazólicos (tioconazol, bifonazol), ciclopirox olamina e amorolfina. O tioconazol a 28% foi o primeiro medicamento lançado comercialmente, tendo mostrado amplo espectro de atividade *in vitro* contra dermatófitos e leveduras, inibindo a síntese do ergosterol. O ciclopirox olamina e a amorolfina foram especialmente preparados para o tratamento de onicomicoses sob a forma de esmaltes. A amorolfina tem amplo espectro de ação sobre leveduras, dermatófitos e fungos filamentosos que causam onicomicose. Age como fungistático e fungicida.

A indicação de uso dos antifúngicos sob a apresentação de esmaltes foi proposta pela Academia Europeia de Dermatologia e Venereologia, que os indica nas seguintes situações: (**1**) envolvimento da lâmina ungueal pela onicomicose que não exceda mais que os 50% da porção distal da lâmina; (**2**) ausência de envolvimento da matriz ungueal; (**3**) poucas unhas acometidas pela onicomicose (3-4); (**4**) indicados a doentes com problemas específicos que tornam a terapia oral inapropriada, como o uso de outras drogas com potencial interação medicamentosa; (**5**) deve haver ausência de melanoníquia.

Numerosos estudos clínicos têm avaliado a eficácia dos tratamentos tópicos na onicomicose. Há uma tendência de melhores taxas de cura com a amorolfina, seguida pela ciclopirox olamina e, por último, com o tioconazol em esmalte.

Os efeitos adversos com os esmaltes antifúngicos são raros e incluem eritema e sensação de queimação ou pinicação no local da aplicação, que desaparecem espontaneamente com a continuação do uso.

ANTIPARASITÁRIOS

Compreendem os fármacos empregados topicamente contra as parasitoses cutâneas.

Benzoato de benzila

Ativo sobre escabiose e pediculose, é usado a 25% em cremes e loções alcoólicas. Pode exercer ação irritante sobre a pele.

Crotamiton

Droga escabicida, é utilizada a 10% em cremes. Pode produzir dermatite de contato irritativa ou por sensibilização, não devendo ser utilizada em pele intensamente inflamada.

Deltametrina

Inseticida sintético da classe dos piretroides extraídos da piretrina do ácido crisantêmico usado no tratamento da pediculose, da ftiríase, da escabiose e de infestações por carrapatos. É praticamente desprovido de toxicidade para mamíferos. Sua utilização em áreas extensas e lesadas, permitindo maior absorção, pode determinar cefaleia, distúrbios respiratórios, alterações gastrintestinais e neurológicas.

Enxofre

O enxofre e seus sais foram muito usados em terapêutica dermatológica. Hoje, preparações com enxofre sublimado estão abandonadas. O sulfureto de potássio é utilizado na pomada de Milian como escabicida e o sulfureto de potássio e o sulfato de zinco constituem a chamada "lotio alba". Atualmente, emprega-se o enxofre precipitado entre 2 e 10% sob forma de suspensão, pasta, creme ou pomada como antisseborreico e escabicida. Pode ser usado como escabicida especialmente em lactentes e crianças, a 6%, em vaselina.

Fisostigmina (eserina)

Utilizada em pomadas oftálmicas a 0,25% para eliminação de lêndeas de *Phthirus pubis* (piolho-do-púbis) localizadas nos cílios.

Monossulfiram

Monossulfeto de tetraetiltiuram, é ativo na escabiose e nas pediculoses. Apresentado sob a forma de solução alcoólica a 25%. Deve ser diluído em água para uso na proporção 1:2 para adultos e 1:3 para crianças. Interfere na metabolização do álcool, produzindo discreta síndrome aldeídica bastante desconfortável e, por esse motivo, durante seu uso, não devem ser ingeridas bebidas alcoólicas de nenhum tipo.

Permetrina

Piretroide sintético tão ativo como o lindano, mas sem neurotoxicidade, atua sobre o sistema nervoso dos parasitas. Atualmente, é a droga eletiva no tratamento de escabiose, em loção a 5%.

Tiabenzol

Anti-helmíntico de amplo espectro, usado oral e topicamente. É topicamente empregado em sabonetes e pomadas a 5 %, na larva *migrans*. Está indicado quando o número de lesões for pequeno ou como coadjuvante do tratamento sistêmico.

ANTIPERSPIRANTES

Sais de alumínio

Aumentam a permeabilidade do ducto sudoríparo, elevando a reabsorção dérmica do suor. Além disso, por meio de sua precipitação, exercem ação obstrutiva sobre o orifício sudoríparo, diminuindo a eliminação da sudorese. O uso prolongado pode provocar degeneração das células secretoras em função do aumento da pressão intraductal. Os compostos de alumínio têm, ainda, ação antibacteriana, diminuindo a produção de substâncias odoríferas.

O cloreto de alumínio hexa-hidratado é o mais empregado em concentrações de 20 e 25% em etanol nas axilas e a 30% nas regiões palmoplantares. Deve ser usado à noite, quando, em geral, a sudorese é mínima. Pode ser utilizado por 1 semana e, depois, semanalmente ou a cada 2 semanas, como manutenção.

Formaldeído

Produz um tampão, ocluindo o óstio écrino e impedindo, assim, o fluxo sudoríparo. É indicado especialmente em regiões palmoplantares, em solução a 1 a 3%. Tem o inconveniente de produzir odor forte e capacidade irritativa.

Glicopirrolato

É usado a 2% em cremes ou loções.

Glutaraldeído

Tem ação fungicida *in vitro* em soluções tamponadas para pH 7,5. Polimeriza-se rapidamente, inativando-se em 2 semanas. É empregado em soluções a 1 e 10%, como coadjuvante do tratamento de onicomicose e em hiper-hidrose palmoplantar. Produz coloração acentuada da pele no início do tratamento, quando é usado de duas a três vezes/semana. Esse efeito colateral se reduz quando da manutenção com o uso apenas uma vez a cada 2 a 3 semanas.

Os antiperspirantes são empregados em loções, em concentrações variáveis: formol a 5%; cloreto de alumínio de 10 a 30%; glutaraldeído de 5 a 10%; ácido tânico a 5%. O ácido tânico e o cloreto de alumínio também são utilizados sob a forma de pós.

ANTIPSORIÁTICOS

Ácido salicílico

Ver página 1404.

Alcatrões

Os principais alcatrões são os alcatrões de madeira, o alcatrão betuminoso e os alcatrões de hulha.

- **Alcatrões de madeira:** constituem o óleo de cade. Resultam da carbonização incompleta de madeiras de árvores como faia, bétula e pinheiro. São compostos químicos heterogêneos, não específicos, contêm hidrocarbonetos, compostos aromáticos e terpenos, são usados em eczemas e psoríase particularmente no couro cabeludo. Os alcatrões de madeira são utilizados em concentrações de 1 a 10% em pomadas ou como tinturas em álcool a 95%. As variações em fontes e manufatura têm determinado diminuição do seu uso.
- **Alcatrão betuminoso:** deriva de peixes fossilizados. As preparações, de diferentes fontes, mostram variações químicas. Contêm fundamentalmente o ictiol., que tem atividade antisséptica e anti-inflamatória, sendo menos eficaz que o óleo de cade.
- **Alcatrões de hulha:** constituem o coaltar e representam os alcatrões mais empregados atualmente, quer sob a forma de coaltar cru ou em soluções alcoólicas a 20% que é o chamado *liquor carbonis detergens*. O coaltar é um subproduto da carbonização e destilação da hulha, a várias temperaturas, com redestilação, também a várias temperaturas, de seus subprodutos intermediários. Após esse complexo processo químico, o coaltar ainda permanece como mistura heterogênea de cerca de 10 mil compostos, dos quais apenas 400 estão perfeitamente identificados do ponto de vista químico. Por essa razão, o coaltar, de acordo com a fonte, as diferentes qualidades de hulha, o tipo de equipamento empregado e as temperaturas utilizadas, pode apresentar variações que poderão decretar diferentes resultados.

Coaltar

Alguns dos principais componentes do coaltar são:

- Hidrocarbonetos aromáticos: benzeno, naftaleno, fenantreno, antraceno, pireno.
- Compostos fenólicos: fenol, cresóis, xilóis, naftóis.
- Bases nitrogenadas cíclicas: anilina, piridina, quinolonas, acridina.
- Compostos orgânicos sulfurosos: mercaptenos e tiofenóis.
- Compostos nitrogenados não básicos: carbazol.

O coaltar é utilizado sob forma de xampus, soluções, loções, pomadas e sabonetes em concentrações de 0,5% a 10%, com relação à gravidez é classificado como categoria C.

Ações farmacológicas

O modo de ação do coaltar é ainda desconhecido, existindo apenas hipóteses, mesmo porque a complexidade do composto dificulta sua avaliação farmacodinâmica. Os componentes fenólicos seriam responsáveis pelas ações antissépticas, antiparasitárias, antifúngicas, antibacterianas e antipruriginosas. Os componentes naftalênicos, antracênicos e o benzopireno determinariam atividades antiacantóticas e queratoplásticas. Além disso, demonstra-se que o coaltar tem propriedades vasoconstritoras.

Outras ações admitidas para o coaltar são: inativação de grupos sulfídricos por liberação de quinonas e peróxidos, especialmente quando penetra na pele após o uso associado com UVB. Além disso, inibição do ciclo das pentoses por inativação das enzimas G6PD e NADP, com consequente redução da síntese de DNA e RNA, determinando a diminuição da atividade mitótica e da síntese proteica. As preparações com coaltar são empregadas na psoríase, geralmente em associação com UVB, constituindo essa associação o clássico método de Goeckerman.

Efeitos colaterais

Os efeitos colaterais do coaltar são, isoladamente:

- Irritações primárias.
- Foliculites nas áreas pilosas.
- Infecções piogênicas (contaminações do preparado).
- Dermatites de contato alérgicas.
- Pustulização da psoríase.
- Hiperpigmentações.
- Carcinogênese: este efeito é discutível no homem, ainda que se reproduza experimentalmente em animais. Muitos dos casos relatados na literatura compreendem situações em que havia o uso associado de arsênico por via sistêmica, agente sabidamente carcinogênico.

São efeitos colaterais do coaltar, associados ao UVB:

- Queimaduras.
- Fotodermatite.

- Herpes simples.
- Agravamento de dermatites de estase.

Contraindicações
São contraindicações do método de Goeckerman, na psoríase:

- Ausência de melhora com exposições solares prévias.
- Psoríase com lesões em áreas expostas.
- Indivíduos muito claros extremamente sensíveis ao UV.
- Pacientes idosos (insuficiência cardíaca).
- Estases varicosas, tromboflebites superficiais.
- Sensibilização ao coaltar.
- Uso concomitante de drogas fotossensibilizantes.
- Psoríases muito inflamatórias, pustulosas, eritrodérmicas.

Análogos da vitamina D

A vitamina D e seus análogos são empregados em psoríase pelas suas potentes ações antiproliferativas, ações na diferenciação celular e provavelmente por ações imunossupressoras. O receptor da vitamina D é um fosfopeptídeo que regula a transcrição de inúmeros genes. Os análogos da vitamina D *in vitro* inibem a liberação da IL-2, a liberação da IL-8 e a ativação linfocitária. Por outro lado, aumentam a expressão do receptor da IL-10, uma citocina anti-inflamatória, inibem a diferenciação de monócitos a células dendríticas. *In vivo*, inibem a expressão de IL-8 e quando empregados na psoríase reduzem o infiltrado inflamatório monocítico e neutrofílico, diminuem a expressão de IL-8 e das várias moléculas de adesão. O fator limitante no uso dos análogos da vitamina D é sua interferência no metabolismo do cálcio, pois aumentam sua absorção intestinal, fato que pode ser compensado em parte pela maior excreção de cálcio pelo rim, mas que eventualmente pode levar a estados de hipercalcemia. Podem também levar a fenômenos irritativos nas áreas de emprego, surgindo inclusive frequentemente descamação perilesional.

Antralina

É empregada no tratamento da psoríase. É a derivada sintética do antraceno, também chamado Ditranol.

A cignolina é idêntica à antralina, dela diferindo apenas pela posição do grupo hidroxila.

Crisarobina é uma mistura natural contendo antralina, que se deposita como pó amarelado (também chamado pó de Goa) nas fendas de uma árvore: a *Andira araroba*.

Ações farmacológicas

A antralina liga-se aos ácidos nucleicos, inibindo a síntese de DNA e a incorporação da uridina ao RNA nuclear, diminuindo as mitoses e a síntese proteica nas células epidérmicas. Essas ações são aumentadas por UVB e UVC, mas não por UVA.

Efeitos colaterais

Eritema localizado e, menos frequentemente, eritema generalizado – de cor violácea, resultado da congestão dérmica somada à oxidação da antralina combinada com proteínas epidérmicas. Conjuntivite. Fenômenos gerais podem ocorrer em casos de irritação mais intensa: febre, anorexia e insônia.

Contraindicações

Obviamente, as preparações de antralina são contraindicadas na psoríase eritrodérmica pustulosa e na psoríase de localização facial ou intertriginosa.

Calcipotriol

Análogo sintético da vitamina D3. É indicado para uso sob a forma de creme, pomada e solução capilar a 0,005% no tratamento da psoríase. É contraindicado em pacientes com formas agudas de psoríase pela possibilidade de exacerbação do processo. Pode produzir elevação dos níveis séricos de cálcio com suas consequências e por esse motivo, recomenda-se seu uso em quantidades limitadas (100 g/semana). Além disso, não deve ser empregado na face pela possibilidade de produzir irritação. Eventualmente, pode ser empregado em curativos oclusivos e obviamente a maior absorção nessas condições poderá produzir mais facilmente hipercalcemia, que pode ser monitorada pela calcemia.

Além da psoríase, o calcipotriol tem sido indicado em várias outras condições dermatológicas como queratodermia de Vörner, ictioses, pitiríase rubra pilar, queratose liquenoide crônica, hiperqueratose nevoide dos mamilos, doença de Grover, síndrome de Reiter e doença de Flegel, poroqueratose actínica disseminada superficial, papilomatose reticulada e confluente, líquen escleroso extragenital, vitiligo, eritema anular centrífugo, líquen amiloidótico, líquen plano e prurigo nodular. Pode ser utilizado em combinação com corticoides aumentando-se sua eficiência e reduzindo-se as irritações que pode provocar. Existe comercializada a associação de dipropionato de betametasona (0,05%) e calcipotriol (50 µg/g) que é mais eficiente aplicada uma vez/dia em relação ao calcipotriol aplicado isoladamente duas vezes/dia. Também pode ser empregado associadamente à fototerapia com UVB, PUVA ou drogas sistêmicas como ciclosporina e retinoides.

Na classificação da FDA o calcipotriol pertence à categoria C.

Efeitos colaterais

Os efeitos colaterais compreendem, além da hipercalcemia, os efeitos locais de exacerbação da psoríase, irritação cutânea e hiperpigmentação.

Calcitriol

Usado com indicação formal para psoríase em placas, sob a forma de pomada. Quando empregado em quantidade máxima de 30 g/semana de creme em concentração de 3 µg/g, duas vezes/dia, tem poucos efeitos adversos no metabolismo do cálcio ou sobre a densidade óssea. O calcitriol apresenta poucos efeitos colaterais cutâneos, como eritema perilesional e sensação de ardor ou pinicação na área aplicada, quando comparado a outro análogo da vitamina D. O calcitriol tem sido indicado para uso em áreas da pele sensível como as flexurais e a retroauriculares e na face.

Corticoides
Ver página 1415.

Maxacalcitol
É cerca de 10 vezes mais potente que o calcitriol na ação inibidora da proliferação celular e muito menos hipercalcêmico. Emprega-se na concentração de 25 µg por grama, sendo a dose máxima recomendada 70 g/semana.

Tacalcitol
Tem idênticas ações aos demais análogos da vitamina D quanto à proliferação e à diferenciação celular e tem ações imunomoduladoras inibindo a produção de quimoquinas pelos queratinócitos epidérmicos. É empregado em pomadas em concentração de 4 µg/g uma vez/dia sendo a dose máxima semanal de 35 g. É menos efetivo que o calcipotriol utilizado duas vezes/dia, mas por ser menos irritativo pode ser útil para uso na face e pregas flexurais. Pode ser empregado associadamente a fototerapia. Além de psoríase, tem sido empregado em queratose liquenoide crônica, doença de Grover, poroqueratose actínica disseminada superficial, papilomatose reticulada e confluente, dermatose pustulosa subcórnea e pênfigo de Hailey-Hailey.

Tazaroteno
Ver retinoides na página 1405.

ANTIPRURIGINOSOS

Amido
Carboidrato encontrado em vegetais. É empregado puro em banhos ou utilizado em pós ou em pastas, como a pasta de Lassar (óxido de zinco, amido, lanolina e vaselina, em partes iguais). Tem ação calmante e antipruriginosa, sendo utilizado em dermatoses pruriginosas não infectadas. É fermentável; por isso, pós que contenham amido não devem ser usados em áreas intertriginosas.

Cânfora
Utilizada em loções, em concentrações de 1 a 3%, com finalidade antipruriginosa.

Capsaicina
É utilizada sob a forma de cremes a 0,025%, e 0,075% no tratamento tópico da nevralgia pós-herpética. A possível ação farmacológica seria depleção da substância P nos neurônios sensoriais periféricos, impedindo a transmissão dos impulsos dolorosos ao cérebro. Também liga-se ao receptor vanioide expresso nos neurônios sensoriais, o qual, ao ser estimulado, leva o neurônio a um estado refratário aos estímulos dolorosos impedindo-se, dessa forma, a condução desses estímulos ao cérebro.

Também tem sido empregada na neuropatia diabética, em estados pruriginosos, particularmente prurido urêmico, prurido anal, prurido nodular e notalgia parestásica.

Doxepina
A doxepina vem sendo usada por via tópica sob a forma de creme a 5%. É indicação do seu uso o combate ao prurido nas seguintes condições cutâneas: dermatite atópica e líquen simples crônico. É indicada para tratamento por, no máximo, 8 dias. É contraindicada em doentes com glaucoma ou tendência à retenção urinária, pelos seus efeitos anticolinérgicos. A absorção cutânea é intensa, podendo ocorrer interações medicamentosas, que devem ser consideradas, com inibidores da monoamina oxidase (MAO). O uso concomitante com outros medicamentos pode provocar sérios efeitos colaterais: cimetidina pode elevar os níveis séricos de doxepina, álcool potencializa os efeitos sedativos. Doentes que estejam recebendo fármacos metabolizados pelo citocromo P-450 devem usar menor quantidade de doxepina creme.

Apresenta como efeitos colaterais: sonolência, sequidão da boca, cefaleia, fadiga e, localmente, ardor, exacerbação do prurido, exacerbação das lesões eczematosas, parestesias e edema.

Mentol
Utilizado em concentrações de 0,25 a 2%, incorporado em talcos, loções e pastas, como antipruriginoso. Alivia o prurido, substituindo-o por sensação refrescante.

ANTIVÍRICOS

Aciclovir e derivados
É acicloguanosina indicada nas infecções herpéticas.

O herpes-vírus converte a acicloguanosina em monofosfato de aciclovir, incorporando-se grande quantidade da droga nas células infectadas. Posteriormente, o monofosfato é fosforilado, formando-se o trifosfato de aciclovir, que é incorporado ao DNA, havendo inibição da DNA-polimerase viral. O aciclovir é utilizado topicamente sob a forma de creme e pomada oftálmica, nas concentrações de 5 e 3%, respectivamente, em herpes simples e, eventualmente, em herpes-zóster.

O aciclovir é pouco ativo topicamente, sendo que o penciclovir é mais eficaz nas infecções herpéticas da face e lábios. Ambas as medicações, aciclovir e penciclovir tópicos, devem ser empregadas o mais precocemente possível com relação ao início do quadro e aplicadas cinco vezes/dia, o que corresponde ao uso a cada quatro horas. O aciclovir não deve ser aplicado em torno dos olhos.

CALMANTES

Água de cal

Solução de 0,15% de hidróxido de cálcio em água. Admite-se que seu componente cálcico forme precipitados com proteínas epidérmicas, que podem exercer efeito protetor, ação antipruriginosa e anti-inflamatória. Participa, especialmente, do linimento óleo-calcáreo (água de cal e óleo de amêndoas em partes iguais) e da pasta d'água.

CÁUSTICOS

Ácido acético

Tem várias ações farmacológicas, é antipruriginoso, rubefaciente, cáustico e antisséptico. É usado em soluções e tinturas, em concentrações de 1 a 10%. É indicado como rubefaciente na alopecia areata, acidificante coadjuvante no tratamento da dermatite de fraldas e antisséptico. O ácido acético é também empregado em soluções a 5% na detecção de condilomas acuminados clinicamente inaparentes, por meio de técnica denominada peniscopia. Na área examinada, aplicam-se compressas embebidas em solução de ácido acético a 5% e, após 5 a 10 minutos, a região é examinada com auxílio de lentes. As áreas em que há infecção pelo HPV apresentam coloração esbranquiçada, permitindo, assim, a localização dessas lesões subclínicas, lembrando-se de que há falsos positivos em condições inflamatórias outras que não pelo HPV.

Ácido nítrico fumegante

Utilizado como cáustico em verrugas vulgares, particularmente plantares e, eventualmente, periungueais. As aplicações de ácido nítrico devem ser acompanhadas pelo desbaste cirúrgico das lesões para obtenção de resultados mais rápidos.

As aplicações de ácido nítrico devem ser feitas exclusivamente pelo médico e jamais deve ser permitido ao paciente o emprego dessa substância pelo risco de destruições teciduais importantes que podem ocorrer com seu uso indevido.

Ácido tricloroacético

Cáustico hemostático que coagula as proteínas da pele, utilizado em concentrações variáveis de 30, 50, 70 e 90%. Em concentrações menores, pode ser utilizado concomitantemente à curetagem de lesões tipo queratoses actínicas e seborreicas. Em maiores, pode ser empregado isoladamente no tratamento das lesões como a hiperplasia sebácea e os acrocórdons. É clássico seu emprego no xantelasma em concentrações de 30 a 50% e também pode ser utilizado nas melanoses e nos condilomas acuminados. Também é utilizado como princípio ativo de *peelings* químicos, em concentrações de 20 a 35%, para tratamento de cicatrizes de acne e do envelhecimento cutâneo. São complicações as hipo e hiperpigmentações e a formação de cicatrizes hipertróficas.

Cantaridina

É uma substância extraída de um inseto, *Cantharis vesicatoria*, capaz de provocar intensa vesícula intraepidérmica, através de ação tóxica sobre as mitocôndrias, levando a alterações da membrana celular das células epiteliais, dissociação das células e acantólise. É utilizada a 0,7%, em acetona e colódio flexível em partes iguais ou, associada à podofilina e ácido salicílico, como cáustico e vesicante, em verrugas virais, particularmente, verrugas plantares e periungueais.

Fenol

Antisséptico potente pouco utilizado por ser altamente tóxico quando em concentrações eficientes. É usado como antipruriginoso em concentrações entre 0,1 e 1%, em soluções ou pastas. Em concentração elevada de 50%, é utilizado para dermoabrasões. O fenol é cáustico e atua precipitando proteínas. Em concentrações acima de 80% causa queratocoagulação, o que retarda sua absorção. Em concentrações mais baixas, é mais rapidamente absorvido.

O fenol em altas concentrações (88%) é empregado para matricectomia química sob anestesia em unhas encravadas. É aplicado na porção lateral da matriz ungueal após avulsão total ou parcial da lamina ungueal, sob anestesia local, produzindo, pela sua ação cáustica, destruição da porção da matriz ungueal responsável pela produção da unha que encrava nos tecidos periungueais. Também é empregado para *peelings* profundos através da solução de Baker-Gordon, cuja composição é a seguinte:

Fenol líquido (88%) ....3,0 mL
Água destilada..2,0 mL
Sabão líquido ....8 gotas
Óleo de cróton..3 gotas

O fenol em altas concentrações pode ser tóxico, produzir arritmias cardíacas e não deve ser empregado na gravidez.

Nefrotóxico, pode produzir lesões renais quando utilizado em áreas extensas, por absorção percutânea e provocar arritmias cardíacas. Isso determina que o tratamento seja feito por áreas sucessivas. A hipopigmentação é bastante frequente com seu uso em concentrações elevadas.

Nitrato de prata

Substância germicida, adstringente e cáustica. Sua ação germicida decorre da precipitação de proteínas bacterianas por íons de prata. É utilizado em concentrações de 0,5 a 2% e em bastões, como cáustico, para destruição de lesões tipo verrugas, e como antisséptico e adstringente, para úlceras e queimaduras.

CICATRIZANTES

Ácidos graxos essenciais

Ácidos graxos de cadeia longa como o esteárico e o palmítico e seus álcoois são utilizados como emolientes ou emulsificantes em cremes. Pertencem também a este grupo os ácidos linoleico, cáprico e caprílico. São muito utilizados como cicatrizantes de feridas, mas não existem estudos cabais quanto a sua real eficácia.

CITOSTÁTICOS

Fluoruracil

Análogo pirimidínico utilizado em quimioterapia antineoplásica sistêmica e, também, topicamente, que inibe a síntese de DNA. É utilizado em creme, em concentração de 5% em queratose actínica e em caso de disqueratose de Bowen e eritroplasia de Queyrat.

Podofilina e podofilotoxina

Antimitóticos utilizados topicamente, em condições de proliferação celular. A podofilina é usada em soluções alcoólicas na concentração de 10 a 25%, que devem ser aplicadas cuidadosamente e removidas por lavagem após 4 horas da aplicação.

A podofilotoxina é aplicada em soluções alcoólicas a 0,5% ou cremes 0,15% por 3 dias, sendo que as aplicações podem ser repetidas após 4 dias.

Medicações de eleição nos condilomas acuminados, não devem ser usadas durante a gravidez, pois sua absorção na área genital pode ser intensa, produzindo fenômenos tóxicos maternos, como neuropatia periférica, e fenômenos tóxicos fetais, até mesmo fatais. No mercado, encontra-se disponível a podofilotoxina para o tratamento do condiloma acuminado, de uso domiciliar, com aplicação pelo próprio doente.

CORTICOIDES TÓPICOS

São as medicações anti-inflamatórias tópicas mais efetivas e potentes, sendo a terapêutica de eleição de ampla gama de afecções dermatológicas, desde inflamatórias, como os eczemas, até hiperplásicas, como a psoríase, e mesmo infiltrativas, como a sarcoidose.

Desde a sua introdução, em 1952, inúmeras modificações têm sido efetuadas na molécula básica, com o intuito de aumentar as ações anti-inflamatórias e minimizar os efeitos colaterais. Oferecem amplas vantagens, aplicabilidade em amplo espectro de dermatoses, rapidez de ação em doses pequenas, ausência de aparecimento de tolerância, ausência de dor ou odor ao uso, pequena capacidade sensibilizante, grande estabilidade, compatibilidade com a maioria das drogas usadas topicamente e escassos efeitos colaterais sistêmicos por absorção percutânea.

Os corticoides tópicos mais potentes são os fluorados que são também os corticoides que mais efeitos colaterais podem produzir, sobretudo quando empregados oclusivamente.

A técnica de curativos oclusivos com plásticos causa hidratação do estrato córneo, formando-se nessa camada um verdadeiro reservatório de corticoide, que persiste vários dias após a aplicação. Nessas condições, há sempre absorção percutânea do corticoide, podendo haver repercussões sobre o eixo hipotálamo-hipófise-adrenal, discretas e rapidamente reversíveis.

Ações farmacológicas

Após penetrar na epiderme e derme, os corticoides ligam-se a um receptor específico no citoplasma das várias células, o receptor α de glicocorticoides. A afinidade dos vários corticoides a esse receptor determinará as potências relativas. Segue-se a translocação do complexo drogarreceptor ao DNA nuclear onde estimulará ou inibirá a transcrição de genes adjacentes, resultando nos seus múltiplos efeitos farmacológicos. Ocorre indução da síntese de lipocortina, glicoproteína que inibe a liberação da fosfolipase A2 que é responsável pela produção de prostaglandinas, leucotrienos e outros derivados do ácido araquidônico. Por outro lado, os corticoides inibem alguns fatores de transcrição como o fator nuclear κB e o fator ativador de proteínas que são ativadores de genes pró-inflamatórios. Decorrem dessas ações a nível molecular propriedades anti-inflamatórias, imunossupressoras, antiproliferativas e vasoconstritoras.

- **Ação anti-inflamatória:** os corticoides diminuem a vasodilatação, a marginação dos leucócitos ao longo dos vasos e a quimiotaxia leucocitária, por ação sobre os vasos e diretamente sobre os leucócitos. Admite-se que os corticoides exercem a sua ação vasoconstritora através da inibição de substâncias vasodilatadoras, histamina, prostaglandinas e bradicinina. A ação vasoconstritora dos corticoides é tão importante que é utilizada para a classificação da potência dos vários corticoides. Combinando-se com seus receptores celulares, inibem a liberação de substâncias ativas pela célula e diminuem a permeabilidade da membrana celular. Além disso, inibem a fagocitose e estabilizam as membranas e a formação de colágeno.

- **Ação antiproliferativa:** processa-se sobre a síntese do DNA, resultando redução das mitoses. Também diminuem a atividade fibroblástica e a formação de colágeno. Esses fenômenos somente ocorrem com corticoides fluorados potentes.

- **Ação imunossupressora:** a ação anti-inflamatória é complementada pela inibição da proliferação de células linfoides, diminuição dos linfócitos B e inibição das linfiocinas. Os corticoides suprimem a produção de fatores humorais, depletam mastócitos, inibem a quimiotaxia de neutrófilos e diminuem o número de células de Langerhans e de eosinófilos.

Indicações

- **Erupções eczematosas:**
  - Dermatite atópica.
  - Dermatite de contato.
  - Dermatite de fraldas.
  - Dermatite numular.
  - Líquen simples crônico.

- Dermatite de estase.
- Dermatite asteatósica.
- Disidrose.
- Balanites não infecciosas.
- Otites externas.
- **Erupções eritematodescamativas:**
  - Dermatite seborreica.
  - Eritrodermias.
  - Psoríase.
  - Parapsoríase.
- **Erupções papulopruriginosas:**
  - Prurigos.
  - Líquen plano.
- **Erupções vesicobolhosas:**
  - Pênfigo.
  - Penfigoides.
- **Alterações atróficas e escleróticas:**
  - Líquen escleroso e atrófico.
- **Tricoses:**
  - Alopecia areata.
- **Discromias:**
  - Vitiligo.
- **Doenças do tecido conectivo:**
  - Lúpus eritematoso discoide crônico.
  - Lúpus eritematoso sistêmico.
  - Esclerodermias cutâneas.
- **Afecções vasculares:**
  - Vasculite – pioderma gangrenoso.
- **Afecções granulomatosas não infecciosas:**
  - Sarcoidose.
  - Necrobiose lipoídica (infiltração).
  - Granuloma anular (infiltração).
- **Afecções metabólicas:**
  - Líquen mixedematoso (infiltração).
  - Mixedema (infiltração).
- **Neoplasias benignas e malignas:**
  - Queloides e cicatrizes hipertróficas (infiltração).
  - Histiocitoses.
  - Cistos mixoides (infiltração).
  - Linfomas cutâneo.
  - Micose fungoide.
- **Afecções por agentes físicos:**
  - Radiodermite aguda.
- **Afecções da mucosa oral:**
  - Aftas.

Efeitos colaterais

- Atrofia cutânea epidérmica e dérmica: A atrofia determinada pelos corticoides decorre de sua ação antiproliferativa sobre os fibroblastos com diminuição da síntese de colágeno e mucopolissacarídeos e afinamento e fragmentação das fibras colágenas resultando atrofia epidérmica e dérmica, telangectasias, aparecimento de áreas purpúricas e equimóticas. Aos mínimos traumas surgem cicatrizes estelares irregulares hipopigmentadas, estrias atróficas e também podem ocorrer exulcerações por desprendimento da epiderme aos traumas. Essas alterações podem ser pelo menos parcialmente reversíveis.
- Telangiectasias.
- Púrpura e equimoses.
- Os corticoides podem exacerbar dermatoses como a rosácea e acne e as variantes fluoradas podem produzir dermatite perioral. Também podem levar, por uso prolongado, à acne esteroide caracterizada por quadro monomorfo de pústulas.
- Estrias.
- Hipertricose. O mecanismo não é conhecido.
- Facilitação de infecções fúngicas, bacterianas e virais.
- Dermatite de contato alérgica. Pode ocorrer pelos próprios corticoides, devendo afastar-se a probabilidade de a dermatite ser causada por conservantes e outras substâncias.

Excepcionalmente, o uso prolongado de corticoides tópicos, por absorção, poderá produzir efeitos colaterais sistêmicos. Esse fenômeno poderá ocorrer nas seguintes eventualidades: uso prolongado, em áreas extensas, de corticoides potentes, em crianças; uso prolongado de corticoides potentes, em áreas extensas, sob forma oclusiva; uso de quantidades muito grandes dos corticoides potentes, por tempo prolongado. Nessas eventualidades, podem ser observados alguns fenômenos sistêmicos, supressão do eixo hipotálamo-hipófise-suprarrenal, retardo do crescimento em crianças e manifestações cushingoides.

O uso de corticoides na área ocular deve ser cuidadoso, uma vez que existem relatos de glaucoma induzido por essa terapêutica.

Taquifilaxia

Taquifilaxia (do grego *tachy* [rápida] e *phylaxis* [proteção]) significa, em relação a medicamentos, diminuição da ação terapêutica após o seu uso por algum período de tempo. Pode ocorrer com qualquer medicamento, mas é mais observada em doentes crônicos tratados com corticoides tópicos. Às vezes, surge em tempo relativamente curto, após 1 ou 2 semanas de uso do corticoide. Em geral, após a interrupção do corticoide por alguns dias, o efeito terapêutico retorna, e também é possível obter o efeito terapêutico substituindo o corticoide por outro, de igual potência, mas com estrutura química ligeiramente diferente. Fato importante na taquifilaxia é que, mesmo com a diminuição da ação terapêutica, a absorção percutânea continua ou pode até aumentar. A aplicação de maior quantidade do tópico para obter a melhora pode, além dos efeitos adversos locais, produzir reações sistêmicas.

Potência

Com relação à sua potência, os corticoides tópicos são atualmente divididos em 7 grupos, sendo importante assinalar que um mesmo corticoide pode variar de potência em função do veículo no qual é empregado. As classificações dos corticoides tópicos em função de sua potência são variáveis, sendo, por exemplo, diferentes as adotadas nos EUA e na Inglaterra. A classificação americana é a mais completa. Por essa razão, é a seguir apresentada.

Classe 1 – Corticoides superpotentes
Dipropionato de betametasona 0,05% em veículo otimizado
Fluocinonida 0,1% em veículo otimizado
Propionato de clobetasol 0,05%
Propionato de halobetasol 0,05%

Classe 2 – Corticoides potentes
Acetonida de triancinolona 0,5%
Ancinonida 0,1%
Diacetato de diflorasona 0,05%
Desoximetasona 0,25%
Desoximetasona 0,5%
Dipropionato de betametasona 0,05%
Fluocinonida 0,05%
Furoato de mometasona 0,1%
Halcinonida 0,1%

Classe 3 – Corticoides de potência média-alta
Acetonida de triancinolona 0,5%
Dipropionato de betametasona 0,05% (em veículo otimizado)
Fludroxicortida a 0,0125%
Propionato de fluticasona 0,005%
Valerato de betametasona 0,1%

Classe 4 – Corticoides de potência média
Acetonida de fluocinolona 0,025%
Flurandrenolida 0,05%
Valerato de hidrocortisona 0,2%
Furoato de mometasona 0,1%
Pivalato de clorortolona 0,1%

Classe 5 – Corticoides de potência média-baixa
Acetonida de fluocinolona 0,025%
Butirato de hidrocortisona 0,1%
Desonida 0,05%
Dipropionato de betametasona 0,05%
Flurandrenolida 0,05%
Prednicarbato 0,1%
Propionato de fluticasona 0,05%
Valerato de betametasona 0,025%
Valerato de hidrocortisona 0,2%

Classe 6 – Corticoides de baixa potência
Acetonida de fluocinolona 0,01%
Desonida 0,05%
Dipropionato de aclometasona 0,05%
Prednicarbato a 0,5%

Classe 7 – Corticoides de potência mínima
Dexametasona 0,1%
Hidrocortisona 0,25%, 0,5% e 1%

Os corticoides extremamente potentes estão indicados para uso em áreas restritas e por pouco tempo. Assim que se obtém melhora da dermatose, devem ser substituídos por corticoides menos potentes e, portanto, mais seguros. A hidrocortisona a 1% é o corticoide tópico que menos efeitos colaterais produz; por isso, é o que deve ser utilizado nos tratamentos de manutenção, ainda que possa provocar alterações cutâneas atróficas quando usada exageradamente. Deve ser lembrado que outros corticoides tópicos não fluorados também podem produzir efeitos colaterais indesejados. Outro aspecto a ser considerado na corticoterapia tópica é a topografia da dermatose. Na face e nos genitais, pela peculiar delicadeza cutânea dessas áreas, não devem ser usados corticoides fluorados e os não fluorados potentes. Deve-se também poupar as áreas de dobras, desde que, pelas condições anatômicas, a simples aplicação de corticoide comporte-se como curativo oclusivo, sendo extremamente comuns efeitos colaterais atróficos, especificamente estrias irreversíveis.

Além do princípio ativo, é preciso considerar os veículos. As formas gel e pomada são superiores, em atividade e em potencial de efeitos colaterais, aos cremes, e estes, às loções. Os corticoides tópicos são usados isoladamente ou associados a antibióticos como neomicina, nistatina, gramicidina, gentamicina, viofórmio, ácido fusídico ou ao ácido salicílico.

Outra técnica de utilização local dos corticoides é o emprego de suspensões injetadas intralesionalmente, técnica utilizável no caso de afecções localizadas, que permite a obtenção de elevadas concentrações da substância ativa na lesão, atuando por tempo prolongado e com um mínimo de repercussão sistêmica. O corticoide indicado é a suspensão de triancinolona, em concentração de 3 a 5 mg/mL.

DEPILATÓRIOS

Eflornitina

Inibe a ornitina decarboxilase, enzima que atua na via da biossíntese das poliaminas, retardando o crescimento dos pelos. É empregada sob a forma de creme na concentração de 11,5% (eflornitina) ou 13,9% (cloridrato de eflornitina monoidratado), sendo indicada para hirsutismo facial em mulheres. Deve ser empregada duas vezes/dia com intervalo mínimo de 8 horas. Os resultados são observados após 4 a 8 semanas de uso, mesmo tempo em que cessa sua ação após a parada de seu uso. As respostas são melhores em mulheres brancas.

DESPIGMENTANTES

Ácido azelaico

Já referido anteriormente neste capítulo (ver página 1404), também pode ser utilizado como despigmentante, atuando como inibidor da tirosinase, da atividade oxirredutase mitocondrial e da síntese de DNA e é indicado para o tratamento do melasma. É empregado isoladamente em creme a 20% e pode ser empregado em associação com tretinoína. Também é indicado em acne leve.

Ácido kójico

Inibe a tirosinase. Empregado no tratamento do melasma a 1% em creme associado ao ácido glicólico.

Água oxigenada

Peróxido de hidrogênio. Usada como antisséptico e, discutivelmente, como despigmentante. É empregada com esta finalidade a 20 volumes, isoladamente ou em associação com outras substâncias ativas em soluções ou pomadas.

Derivados fenólicos

São usados o mequinol e o N-acetil-4-s-cisteaminofenol. O mequinol é empregado em soluções a 2% associadamente ao ácido retinoico a 0,001%. Também é usada a 20% para despigmentação de casos extensos de vitiligo com os mesmo riscos e resultados do monobenzil éter de hidroquinona.

Hidroquinona

A hidroquinona e o éter monobenzílico de hidroquinona inibem a tirosinase impedindo a conversão da DOPA a melanina. Admite-se que a inibição da síntese da melanina pela hidroquinona também possa decorrer da liberação de radicais livres e por inibição da síntese de DNA e RNA destruindo melanossomos e os próprios melanócitos. É usada em cremes ou loções alcoólicas nas concentrações de 2 a 4%. Em concentrações maiores, existe risco de indução de ocronose exógena provavelmente em decorrência de ação inibidora sobre a oxidase do ácido homogentísico. A hidroquinona está indicada nas hiperpigmentações em geral, especialmente no melasma, podendo ser empregada em tratamentos combinados com o ácido retinoico. Esta última substância parece também reduzir a atividade da tirosinase, inibindo a síntese da melanina e pode ser empregada, além do melasma em hiperpigmentações pós-inflamatórias e na melanose solar. Quando de uso isolado tem sido empregado a 0,1% em cremes.

É clássica a fórmula de Kligman para tratamento de melasma que se compõe de hidroquinona a 5%, tretinoína 0,1% e dexametasona a 0,1%. A hidroquinona pode produzir dermatites de contato por irritação primária e por sensibilização, além da já citada ocronose exógena.

Monobenzil éter de hidroquinona

Está praticamente proscrito, pela possibilidade de produzir graves despigmentações, inclusive à distância do ponto de aplicação. Hoje é empregado em cremes a 20% exclusivamente para produzir despigmentação das áreas normais em casos extremamente extensos de vitiligo. Pode haver despigmentação permanente ou transitória e a distância e, além disso, repigmentação lenta ou rápida após o término do tratamento; portanto, os resultados são imprevisíveis, tratando-se de terapêutica de exceção.

FOTOPROTETORES

Substâncias destinadas a proteger a pele das radiações ultravioletas. A efetividade de um fotoprotetor é expressa pelo fator de proteção solar (FPS), que é o resultado da razão entre a dose eritematosa mínima com o fotoprotetor para UVB e a dose eritematosa mínima sem o fotoprotetor, em um número significativo de indivíduos normais.

Deve-se salientar que o FPS dos fotoprotetores é determinado utilizando-se simuladores solares com emissão de comprimentos de onda entre 280 nm e 400 nm e aplicando-se o fotoprotetor na concentração de 2 mg por cm^2 de pele. Existem estudos que evidenciam que a concentração média de fotoprotetor utilizada normalmente é de 0,5 a 0,8 mg por cm^2; portanto, em geral, a proteção solar a que estão habitualmente sujeitos os usuários é inferior ao FPS registrado para o produto.

Com relação à mensuração da fotoproteção para UVA, não há padronização universalmente aceita como para UVB e vários métodos existem. No Japão, a padronização para proteção aos raios UVA é feita pelo método da persistência do escurecimento do pigmento. Nesse método, a dose necessária à indução de escurecimento persistente do pigmento observada entre 2 e 24 horas após exposição da pele com o fotoprotetor é comparada com o mesmo efeito na pele sem fotoprotetor. A razão entre essas duas mensurações expressa o fator de proteção para UVA. Na Europa, utiliza-se o mesmo método da persistência do escurecimento do pigmento, considerando-se que o fator de proteção para UVA deve ser um terço do fator de proteção para UVB para um comprimento de onda de 370 nm.

Classificação

Os fotoprotetores classificam-se em:

- **Fotoprotetores físicos:** substâncias opacas que refletem a luz, impedindo que as radiações atinjam a pele. São exemplos o óxido de zinco, o talco, o caulim e o óxido de ferro, mas o mais eficiente e empregado é o dióxido de titânio, utilizado nas concentrações de 5 a 20%. Em geral, são cosmeticamente pouco aceitáveis, podendo ser utilizados em cremes e pastas, isoladamente ou associados aos fotoprotetores.

As partículas de dióxido de titânio micronizadas com diâmetro de 0,03 mm são mais eficientes no bloqueio à UVB, e as partículas com diâmetro de 0,012 mm são mais atuantes frente ao UVA. O óxido de zinco, embora tenha menor capacidade de bloqueio às radiações, é mais aceitável cosmeticamente. Além disso, formas micronizadas protegem mais intensamente que o óxido de titânio em relação ao UVA1. Partículas de óxido de zinco de 1 mm não apresentam cor e tem razoável ação bloqueadora para UVB e UVA.

- **Fotoprotetores químicos:** compreendem seis grupos de substâncias.

    1. Ácido paraminobenzoico (PABA) e derivados: os fotoprotetores com PABA absorvem radiação ultravioleta B no espectro 280 nm a 320 nm. A melhor forma de utilização do PABA a 5% é sob forma de loção alcóolica, com álcool a 50 ou 60%. É indicado para pele do tipo I e II, e o fator de proteção solar é de 10 a 15. Os ésteres do ácido paraminobenzoico são também bastante empregados e os principais são: isoamil para-amino benzoico, N-dimetil-aminobenzoato, gliceril paraminobenzoato, octidil metilparabenzoato. O Padimato®-0 é formado pelo dietiléster, etiléster, butil éster e octiléster de PABA. O gliceril-PABA estabiliza o pH da preparação. O etil di-hidroxipropil-PABA melhora aspectos cosméticos dos preparados. Há ainda o Escalol®-507, que é o octildimetil PABA. O PABA, e especialmente seus ésteres, conjugam-se parcialmente com a queratina da camada córnea, o que confere a vantagem adicional de resistência parcial à sua remoção pelo suor ou imersão em água.

    2. Benzofenonas: absorvem predominantemente UVA de 320 a 350 nm, sendo os derivados mais usados a oxibenzona, a dioxibenzona e a benzofenona. São usados associadamente em filtros para UVB.

    3. Dibenzoilmetanas: absorvem UVA em faixa ligeiramente mais alta, porém não protegem contra a UVA próxima dos 400 nm. O principal produto é a butilmetoxidibenzoilmetana (avobenzona-Parsol® 1789).

    4. Cinamatos: absorvem UVB. Os compostos mais empregados são o etil-hexil-p-metoxicinamato (Parsol® MCX) e o etoxietil-p-metoxicinamato (Cinoxate®) que absorvem principalmente na faixa de 310 nm. Nos fotoprotetores, eles são geralmente associados com outros agentes. Podem causar dermatites e fotodermatites de contato.

    5. Salicilatos: absorvem UVB na faixa de 300 nm. Os dois compostos mais usuais são octil salicilato e homomentil salicilato. Apesar de serem fotoprotetores fracos, têm a vantagem de serem muito estáveis, raramente sensibilizantes e insolúveis em água e facilitam a solubilização das benzofenonas. São muito utilizados nos produtos que não têm PABA (*PABA-free*).

    6. Ácido tereftalideno dicanfor sulfônico (Mexoryl® SX): absorve UVA de 320 a 400 nm.

FOTOSSENSIBILIZANTES

Cloridrato de aminolevulinato de metila

Constitui substância derivada do metabolismo das porfirinas utilizada na terapêutica fotodinâmica, com intuito de tratar queratoses actínicas e carcinomas basocelulares superficiais. A terapia fotodinâmica com derivados do ácido δ-aminolevulínico (ALA) tem se mostrado altamente eficaz no tratamento de algumas neoplasias cutâneas, pelo uso de porfirinas formadas intralesionalmente como agentes fotossensibilizadores. Além disso, a fluorescência produzida pelas porfirinas induzidas pelo ALA sob luz de Wood é altamente seletiva nos tecidos neoplásicos cutâneos e oferece uma técnica útil à detecção e ao delineamento das margens de tumores cutâneos com bordas mal definidas.

Psoralênicos

De uso tópico e eventual a partir de aplicações de UVA (PUVA tópica).

Podem ser empregados cremes, pomadas, loções e emulsões com 8-metoxipsoraleno nas concentrações 0,01 a 0,1%. Trata-se de terapêutica indicada exclusivamente para psoríase palmoplantar e vitiligo limitado e estável.

HORMÔNIOS SEXUAIS E SUBSTÂNCIAS ANTIANDROGÊNICAS

Espironolactona

Usada em soluções a 1% para alopecia androgênica feminina, por sua ação antiandrogênica. Deve ser contraindicada quando existir história de câncer de mama ou predisposição genética a essa neoplasia.

Estrogênios

Usados topicamente em vaginite senil, craurose e, eventualmente, em alopecia androgenética feminina. São contraindicados na gravidez e admite-se que aumentem o risco de câncer do endométrio. A administração deve ser cíclica, com 1 semana de intervalo a cada 3 semanas de tratamento.

Progesterona

Empregada topicamente em soluções, nas concentrações 2 a 3%, na alopecia androgênica feminina. Existem relatos de seu uso sob a forma de cremes a 2% em mulheres na menopausa ou pós-menopausa, para efeitos rejuvenescedores com melhora da elasticidade cutânea. A absorção pode determinar alterações menstruais e sintomas mamários.

IMUNOMODULADORES

Imiquimode

Medicação imunomoduladora que atua por meio da ativação do receptor *Toll-like* 7, modificando a resposta imune e levando a ações antivirais e antitumorais. A estimulação do receptor *Toll-like* 7 estimula a produção de interferon-α, IL-12, IL-18 e outras citocinas. A IL-12 e a estimulação das células T CD4+ à produção do receptor β2 da IL-12 pelo interferon-α leva à produção de interferon-γ, com aumento da imunidade celular. As ações antiviral e antitumoral são resultado das ações do interferon-α e, além disso, o interferon gama estimula linfócitos T citotóxicos que destruirão células infectadas por vírus e células tumorais, desenvolvendo-se ainda memória imune. Essa proteção a novas infecções virais e a tumores é experimentalmente verificada em camundongos que permanecem resistentes a inoculações do mesmo tumor tratado pelo imiquimod por até 8 meses.

Indicado nas verrugas anogenitais, nas queratoses actínicas, em carcinomas basocelulares (CBC) superficiais e na doença de Bowen. Com relação a outras indicações, mostra eficácia menor e variável em verrugas comuns, existindo, porém, relatos de bons resultados em alguns pacientes imunocomprometidos com verrugas comuns e em doentes com verrugas planas resistentes a tratamento convencional (utilizando-se imiquimode em creme a 5%). Existem relatos de boas respostas em casos de molusco contagioso e de diminuição da recidiva pós-cirúrgica de queloides com o uso diário de imiquimode, a partir do mesmo dia da cirurgia.

Com relação a indicações do imiquimode em outros tumores além do CBC, existem relatos de clareamento de lesões de lentigo maligno, mas também existem relatos de persistência histológica das células tumorais, apesar do aparente clareamento da lesão. Há também relato de uso em lesões do nevo basocelular, de lesões de carcinoma espinocelular (CEC) inclusive em transplantados, em eritroplasia e CEC de região peniana, Paget extramamário, linfomas cutâneos de células T e paliativamente em metástases cutâneas de melanoma. O imiquimode é habitualmente usado em creme a 5%, três vezes/semana por 16 semanas para verrugas, duas vezes/semana para queratoses actínicas e cinco vezes/semana por 6 semanas para CBC. Após 6 a 10 horas da aplicação deve ser removido por lavagem com água e sabonete.

Do ponto de vista de uso na gravidez, enquadra-se na categoria B, e não se conhece se é excretado no leite humano, não devendo ser utilizado na gravidez e lactação. Seus efeitos colaterais são fundamentalmente na área de aplicação, produzindo eritema, edema, ulcerações e descamação. Também podem ocorrer hiperpigmentação e hipocromias vitiligoides. São eventualmente relatados sintomas sistêmicos, febre, fadiga, sintomas febris, cefaleia, mialgias e diarreia em 1 a 2% dos pacientes que utilizam a droga. São excepcionais reações tipo Stevens-Johnson e erupções lúpus símiles.

Há relatos de exacerbações de miastenia gravis e espondiloartrite e não existem relatos de alterações imunes sistêmicas em transplantados sob imunossupressão.

Pimecrolimo (ASM981)

É o mais recente membro da tríade de inibidores da calcineurina – ciclosporina A, tacrolimo e pimecrolimo – que agora se encontram disponíveis comercialmente para uso em doenças cutâneas inflamatórias. No Brasil, o pimecrolimo tem indicação formal para o tratamento da dermatite atópica, em adultos e crianças maiores que 3 meses de idade. O pimecrolimo tópico em creme a 1% provou ser altamente efetivo e bem tolerado em doentes com dermatite atópica. Além disso, pesquisas clínicas recentes têm demonstrado que o pimecrolimo oral (ainda não disponível comercialmente no nosso meio) é muito eficiente no tratamento da psoríase e da dermatite atópica. O pimecrolimo é um inibidor das doenças pró-inflamatórias que têm como alvo as células T e os mastócitos. Inibe a proliferação das células T, via supressão da produção de IL-2 e IL-4. O pimecrolimo não interfere com a proliferação das células B, queratinócitos, células endoteliais e fibroblastos. Também suprime a expressão de sinais coestimulatórios das células T, que são essenciais para sua diferenciação em linfócitos T efetores da inflamação. O fármaco em uso tópico tem baixa capacidade de absorção através da pele, de forma que não se observaram eventos adversos sistêmicos relevantes em mais de 11 mil doentes tratados com pimecrolimo. Em contraste com o tacrolimo e os corticoides, não demonstra alterar as funções das células dendríticas apresentadoras de antígenos na pele, não tendo, assim, efeito sobre a resposta imune primária, ou seja, sobre a imunovigilância local, de forma que o uso da droga por período de um ano não demonstrou maior incidência de infecções virais, bacterianas e fúngicas.

Existem muitos relatos de eficácia do pimecrolimo, bem como do tacrolimo em muitas enfermidades inflamatórias, como fotorreações crônicas das mãos, dermatites das pálpebras, líquen plano genital e oral, psoríase localizada, particularmente facial e intertriginosa, na doença crônica enxerto *versus* hospedeiro, crônica, vitiligo, pioderma gangrenoso, Crohn cutâneo, dermatomiosite, líquen escleroso e atrófico, lúpus eritematoso, ulcerações da artrite reumatoide, sarcoidose cutânea, foliculite eosinofílica, prurido urêmico e epidermólise bolhosa.

Tacrolimo – FK506

É um imunossupressor utilizado por via sistêmica em transplantados, exibindo maior eficácia que a ciclosporina na prevenção dos episódios agudos de rejeição, permitindo o uso de menores doses de corticoides. Têm, como efeitos adversos, ações neurotóxicas, nefrotóxicas e desencadeantes de diabetes melito que são mais intensas em relação à ciclosporina. Suas ações farmacológicas são idênticas às da ciclosporina, inibindo as fases iniciais de ativação dos linfócitos T através da inibição da calcineurina fosfatase e inibindo a indução dos genes expressantes durante a ativação da célula T. A grande vantagem do tacrolimo em dermatologia é a possibilidade de ser usado por via tópica sob a forma de cremes a 0,03%. Sua indicação principal é no tratamento da dermatite atópica, mas existem ensaios clínicos mostrando efetividade em outros casos: dermatite seborreica, psoríase, vitiligo, entre outras condições.

PROTETORES
Silicone

É um excelente protetor da pele, por ter tensão superficial muito baixa, constituindo uma barreira tipo plástica. Utiliza-se também o silicone sob a forma de géis ou lâminas para tratamento de queloides. Além de compressão mecânica, no caso do uso de lâminas haveria a redução da perda de água por evaporação que levaria a alterações da sinalização pelas citocinas epidérmicas, sobre os fibroblastos com redução do colágeno. Além disso, é atóxico, inerte, estável e hidrófobo. Em relação a solventes, óleos e pós, não exerce, entretanto, ação protetora eficaz. É empregado em *sprays*, soluções, cremes e pomadas, em concentrações de até 30%, como cremes-barreira, especialmente para indivíduos expostos a substâncias de uso industrial.

QUERATOLÍTICOS
Ácidos α-hidroxílicos

Compreendem os ácidos cítrico, glicólico, láctico, pirúvico e glicurônico. Têm ação antiqueratogênica, sendo utilizados em concentrações de 3 a 5%, como queratolíticos, em ictioses e condições hiperqueratóticas da pele. Um dos mais utilizados, inclusive em inúmeros cosméticos destinados ao cuidado da pele xerótica, é o ácido láctico. Em concentrações mais elevadas, em associação com ácido salicílico e tendo como veículo o colódio elástico, é empregado como queratolítico no tratamento de verrugas virais.

Ácido láctico

O ácido láctico é um dos componentes da clássica solução de Jessner, empregada em *peelings* superficiais (eliminam exclusivamente a epiderme) e cuja composição é a seguinte:

```
Resorcinol .............................................. 14,0 g
Ácido salicílico ...................................... 14,0 g
Ácido láctico a 85% .............................. 14,0 g
Etanol a 95% q.s.p..............................100,0 mL
```

Outro ácido α-hidroxílico bastante utilizado atualmente é o glicólico, que é hidroxiacético ou hidroxietanoico, extraído da cana de açúcar. Sua ação sobre a pele depende das concentrações empregadas. Nas baixas, atua sobre as camadas mais inferiores do estrato córneo, interferindo nas uniões iônicas intercorneolíticas, diminuindo a adesão dos corneócitos e impedindo o espessamento da camada córnea. Nas mais elevadas, induz a epidermólise, com desprendimento dos corneócitos, separação epidérmica, alterações dérmicas e aumento da síntese de colágeno e glicosaminoglicanos. O ácido glicólico é empregado em soluções, géis ou cremes, em concentrações baixas, de 5 a 30%: e em altas, 70%, para a realização de *peeling* em melanoses solares e envelhecimento cutâneo.

Existem relatos discutíveis de alguma utilidade do ácido glicólico em estádios iniciais de estrias, utilizado a 20% em associação com tretinoína a 0,05% em creme ou em associação com ácido ascórbico a 10%.

A solução de Jessner é indicada para pigmentações superficiais, rugas finas e cicatrizes superficiais.

Ácido salicílico
Ver página 1404.

Ureia

Substância queratolítica, que atua solubilizando ou desnaturando as proteínas cutâneas, além de apresentar propriedades antibacterianas. Hidrata a camada córnea e é antipruriginosa. Em altas concentrações, 40%, é proteolítica, sendo usada em soluções aquosas na língua negra pilosa e como pomadas, sob oclusão, para queratólise química de unhas acometidas por onicomicoses. Em concentrações de 5 a 10%, é empregada nas ictioses e para controle da xerose cutânea.

A alantoína é hidrolisada na pele em ureia, o agente ativo. É empregada em cremes e soluções associada a outros princípios ativos.

RETINOIDES
Ácido retinoico
Ver página 1404.

Adapaleno
Ver página 1404.

Isotretinoína

É isomerizada na epiderme, como a tretitoína, tendo, por conseguinte, ações idênticas. Empregada a 0,05% em acne, especialmente nas formas comedonianas ou discretamente inflamatórias. Em geral, é utilizada associadamente ao peróxido de benzoíla ou antibióticos tópicos ou sistêmicos.

Tazaroteno
Ver página 1405.

SENSIBILIZANTES
Difenciprona

Poderoso sensibilizante empregado no tratamento de formas graves de alopecia areata que não responderam aos tratamentos habituais. Inicialmente, deve ser feita a sensibilização do paciente com solução a 2% em acetona aplicada em área de 4 cm × 4 cm de um dos lados do couro cabeludo. Após 1 ou 2 semanas, inicia-se o tratamento semanal com solução a 0,001% (uma vez/semana), aumentando-se gradativamente para 0,001%, 0,025%, 0,05%, 0,1%, 0,25%, 0,5%, 1% até 2%, conforme as reações inflamatórias observadas, tentando manter tolerável reação inflamatória com eritema, descamação e prurido. Como complicações resultantes do tratamento, podem ocorrer disseminação da eczematização, linfadenite regional e hiperpigmentação residual. O início dos resultados costuma ocorrer em 12 semanas e, se não houver resposta em 24 semanas, o tratamento deve ser interrompido.

Dinitroclorobenzeno

O DNCB era utilizado restritamente para tratamento de verrugas disseminadas e também de alopecia areata grave. Testava-se a sensibilidade ao DNCB. Em caso de positividade, iniciavam-se aplicações tópicas em concentrações progressivamente crescentes. No caso de não existir sensibilidade ao DNCB, provocava-se a sensibilização com soluções a 2% e, uma vez obtida a sensibilização, iniciavam-se as aplicações tópicas. Sempre surge reação eczematosa nos locais de aplicação, porém tolerável quando se utilizam concentrações baixas. O uso de DNCB não é mais empregado por demonstrar capacidade mutagênica da substância, admitindo-se provável ação cancerígena.

Nota: informações sobre apresentações comerciais dos medicamentos descritos neste capítulo podem ser acessadas no Bulário eletrônico da Anvisa (http://www.anvisa.gov.br/datavisa/fila_bula/index.asp). Além disso, existem aplicativos, inclusive gratuitos, para pesquisa desas informações.

CAPÍTULO 93

BASES FISIOPATOLÓGICAS DA TERAPÊUTICA CLÍNICA DAS FERIDAS CUTÂNEAS COM ÊNFASE EM CURATIVOS

Considera-se ferida cutânea solução de continuidade com ruptura do revestimento da pele e exposição do meio interno. Úlcera, do latim *ulcera* (plural de *ulcus*), significa lesão aberta de pele ou mucosa com perda de substância, sem possibilidade de fechamento primário e formação de tecido de granulação. O trauma desencadeia a cicatrização para recompor a barreira cutânea e restaurar a homeostase. A cicatrização ativa mecanismos sequenciais de replicação celular, liberação de mediadores químicos, quimiotaxia e síntese de fatores de crescimento, isolando o meio interno. Considerando o aumento da vida média das pessoas, antevê-se aumento da incidência de doenças ligadas ao envelhecimento, como diabetes melito tipo 2, hipertensão arterial e insuficiência venosa, implicadas na gênese de úlceras crônicas. Tais patologias apresentam risco constante de infecção e consequências mórbidas. Custos crescentes associados a tratamentos prolongados, a curativos múltiplos, à internação hospitalar e ao desenvolvimento de resistência bacteriana a antibióticos têm forte impacto na sociedade. A obtenção de tratamentos efetivos, práticos e economicamente acessíveis seria o princípio básico para a terapêutica das feridas. Para melhor compreensão e escolha do tratamento das feridas, mostra-se necessário o conhecimento da etiologia das lesões cutâneas, do tempo de duração, do grau de contaminação, da profundidade da lesão e do processo de cicatrização espontânea, critérios que permitem classificações de cunho didático.

CLASSIFICAÇÃO DAS FERIDAS CUTÂNEAS

As feridas cutâneas são classificadas quanto à etiologia, ao tempo de duração, ao grau de contaminação, à profundidade da lesão e ao processo de cicatrização.

- **Quanto à etiologia**, feridas cutâneas são classificadas em:
  - Cirúrgicas.
  - Traumáticas.
  - Causadas por doenças infecciosas.
  - Causadas por doenças crônicas e degenerativas.
  - Causadas por doenças metabólicas.
- **Quanto ao tempo de duração**, feridas cutâneas podem ser classificadas em:
  - Agudas.
  - Crônicas.
  - Complexas.

Diferenciam-se as feridas agudas das crônicas levando-se em conta seu tempo de evolução. Feridas agudas levam por volta de 3 semanas para cicatrizarem espontaneamente, tornando-se cicatrizes menos evidentes. Têm impactos metabólico e infeccioso menores. Feridas crônicas necessitam de mais de 4 semanas para cicatrizarem e, com frequência, recidivam. Há autores que consideram feridas crônicas as que demoram de 3 a 4 meses para cicatrizar. O termo **feridas complexas** designa lesões teciduais agudas ou crônicas associadas a comorbidades sistêmicas, infecção ou comprometimento extenso do tegumento.

- **Quanto ao grau de contaminação** – risco cirúrgico:
  - Feridas limpas: são as produzidas em ambiente limpo, como o cirúrgico, cuja probabilidade de infecção gira de 1 a 5%.
  - Feridas potencialmente contaminadas: quando houve contato com o meio ambiente. Nestas, o risco de infecção estima-se entre 3 a 11%.
  - Feridas contaminadas por tempo de exposição ao meio ambiente (mais do que 6 horas) ou contaminação franca com corpos estranhos (terra, fezes, asfalto, elementos cortantes enferrujados, etc.).
  - Úlceras crônicas são consideradas contaminadas e proporcionam porta de entrada para microrganismos patogênicos. Probabilidade de infecção situa-se entre 10 a 17%.
  - Feridas infectadas: aquelas com exsudação purulenta e sinais inflamatórios – dor, edema, rubor e calor.
- **Quanto à profundidade de lesão** – as feridas cutâneas podem ser classificadas em estágios:
  - **Estágio 1**: lesão limitada à epiderme, sem perda tecidual.
  - **Estágio 2**: lesão cutânea de espessura parcial, comprometendo epiderme e derme.
  - **Estágio 3**: lesão cutânea de espessura total com perda tecidual, acometendo pele e subcutâneo.
  - **Estágio 4**: lesão cutânea de espessura total com perda tecidual e exposição muscular, ou osteotendinosa.
- **Quanto ao processo de cicatrização** (reparação tecidual espontânea) – de acordo com a reparação tecidual, as feridas cutâneas têm resolução por meio de:
  - **Cicatrização por primeira intenção**: ferimentos cirúrgicos e cortantes.

- **Epitelização (regeneração):** ferimentos epidérmicos.
- **Restauração:** ferimentos dermoepidérmicos.
- **Cicatrização por segunda intenção:** ferimentos com perda tecidual, sem possibilidade de fechamento cirúrgico primário.
- **Cicatrização por terceira intenção:** ferimento sem possibilidade de aproximação inicial, mas passível de síntese cirúrgica no decorrer da evolução.

Dentre os métodos de classificação, os que levam em conta profundidade da lesão e mecanismos de reparação tecidual permitem melhor compreensão das necessidades terapêuticas de cada ferida em particular.

PROCESSOS DE REPARAÇÃO CUTÂNEA DE ACORDO COM A PROFUNDIDADE DA LESÃO E MODO DE REPARAÇÃO TECIDUAL

Cicatrização por primeira intenção

Ferimentos cortantes são os que cicatrizam por primeira intenção. As incisões cirúrgicas, por exemplo, devem ser tratadas mediante técnicas assépticas por 24 a 48 horas da lesão, até reepitelização. Neste período de 48 horas, o curativo tem função de absorver o exsudato inflamatório, evitar a formação de crostas e promover o isolamento do meio ambiente. Curativos para esse fim contêm duas camadas. A primeira camada é não aderente e está em contato com a ferida, e é chamada de curativo primário; a segunda camada é absorvente, e é chamada de curativo secundário. Exemplos de curativos primários não aderentes são raiom embebido em vaselina líquida, Adaptic® (Johnson&Johnson), Jelonet® (Smith&Nephew), raiom com ácidos graxos essenciais (Curatec AGE®) e Mepitel®. Em contato direto com a ferida, o curativo primário não adere a ela e deve permitir drenagem do exsudato, prevenindo a formação de crostas. Crostas são propícias ao desenvolvimento de biofilmes, onde bactérias agregam-se em estruturas complexas não atingíveis pelos mecanismos de defesa imunológica e desenvolvem resistência a antibióticos. A necessidade da remoção de crostas aderidas à superfície da ferida pode causar sangramentos. O curativo secundário tem como função absorver o exsudato, sendo sobreposto ao curativo primário. Compressas de gaze são a forma mais simples de curativo secundário. Há casos em que o exsudato inflamatório é volumoso a ponto de saturar o curativo secundário, necessitando de uma camada de algodão hidrófilo para aumentar a capacidade de absorção (a compressa tipo Zobec contém as duas camadas em um único curativo).

Quando o ferimento acomete áreas extensas ou situa-se em membros, a fixação do curativo dá-se mediante enfaixamento, com melhora da circulação venosa e linfática. A fixação do curativo secundário também pode ser feita por fitas adesivas ou filmes adesivos de poliuretano. Nesse caso, a película impermeabiliza o curativo, isolando-o do meio ambiente. Tegaderm™ filme (3M), Opsite™ flexigrid (Smith&Nephew) são curativos que se adequam a ambas as funções simultaneamente. Opsite™ post-op (Smith&Nephew) é um composto por interface não aderente prévia a exsudatos, camada intermediária absorvente, mas pouco espessa e camada adesiva impermeável. São práticos, de fácil aplicação e remoção, porém com baixa capacidade de absorção. As trocas acontecem a cada 12 a 24 horas, dependendo do volume de exsudato da ferida e do grau da contaminação externa. Nos casos de hematoma, infecção da ferida cirúrgica e deiscência da sutura, trocas mais frequentes ou curativos com maior capacidade de absorção e ação antimicrobiana são indicados. A ferida cirúrgica pode ser exposta após 48 a 72 horas do trauma, quando a barreira epitelial está recomposta.

Epitelização (regeneração) – estágio 1

Lesões superficiais da pele com destruição da epiderme até a camada basal curam-se espontaneamente mediante replicação celular dos queratinócitos basais. Os sinais inflamatórios de eritema, dor, rubor (eritema), tumor (edema) e calor estão presentes. Não há formação de vesículas e bolhas. A reepitelização é responsável pela ausência de cicatrizes. Há eritema inflamatório inicial, seguido de descamação até a maturidade da nova epiderme. A camada basal e os anexos epidérmicos preservados mantêm a estrutura, as secreções e a pilosidade tegumentares. A pele regenerada não mostra sinais do trauma. O fenômeno biológico responsável chama-se regeneração e lembra mecanismos de cura semelhantes na escala filogenética. Artrópodes e anfíbios apresentam regeneração de caudas e membros. Na espécie humana, o fenômeno regenerativo restringe-se a órgãos como pele, fígado e mucosas. Lesões cutâneas dessa categoria são as queimaduras de primeiro grau e abrasões superficiais. Seu tempo de cura é de 5 a 7 dias. Entre as queimaduras de primeiro grau, as mais comuns são queimaduras solares e em *flash* por exposição a gases inflamados. O tratamento preferencial é a exposição da área afetada. Recomenda-se o uso de substâncias oleosas lubrificantes com reaplicações adequadas ao conforto do paciente. O estímulo à proliferação queratinocítica por ácidos graxos essenciais (óleo AGE Dersani™ [Saniplan]) justificaria sua indicação clínica. Petrolato (vaselina líquida) é igualmente adequado no tratamento das queimaduras de primeiro grau tratadas por exposição. Quando não houver mais edema, loções umectantes hipoalergênicas melhoram o desconforto causado pela sensação de ressecamento cutâneo. Cremes ou géis contendo analgésicos e anti-inflamatórios podem ser benéficos para alívio da dor. Corticoides locais ou sistêmicos, apesar de potentes anti-inflamatórios, não estão indicados.

Curativos complexos são desnecessários, visto que a camada basal da epiderme serve como barreira ao meio externo. O uso de antimicrobianos tópicos profiláticos é indicado apenas na ocorrência de contaminação franca com detritos do meio ambiente. Constatando-se infecção, justifica-se o uso de antimicrobianos tópicos, como creme de sulfadiazina de prata 1% (Dermazine®, Dermacerium® [Silvestre]) ou cremes antibióticos (gentamicina, neomicina, bacitracina, ácido fusídico), com trocas a cada 12 horas. O combate precoce à infecção busca evitar uma lesão superficial transformada em profunda.

Restauração – estágio 2

O processo cicatricial de restauração ocorre em lesões com acometimento completo da epiderme e parcial da derme. Não se trata de cicatrização propriamente dita, tampouco é regeneração epidérmica, mas é um fenômeno intermediário. A reepitelização provém da replicação dos queratinócitos situados nos anexos epidérmicos. A proliferação epitelial a partir de glândulas sebáceas, sudoríparas e folículos pilosos é responsável por esse mecanismo espontâneo de cura. A pele restaurada não desenvolve cicatrizes, mas alterações de cor (hipo ou hipercromia). Com elasticidade e complacência cutâneas normais, a pele restaurada e os anexos cutâneos preservados garantem secreções sebáceas, sudoríparas e presença de pelos. Exemplos são queimaduras de segundo grau, ferimentos abrasivos (traumáticos e cirúrgicos) e áreas doadoras de enxertos de pele de espessura parcial. O tempo de cura é de 7 a 21 dias. Tais ferimentos podem ser tratados por dois métodos: exposição e oclusão. No método de exposição, a área lesada sofre desbridamento inicial removendo-se tecidos mortos e corpos estranhos com solução salina isotônica. Há exsudação abundante nas primeiras 72 horas. A área é mantida exposta ao ar ambiente, com inspeção diária. Com o dessecamento progressivo do exsudato, forma-se crosta. No método de exposição, são utilizados curativos não aderentes como raiom vaselinado, Adaptic® (Johnson&Johnson), Jelonet® (Smith&Nephew), raiom com ácidos graxos essenciais (Curatec AGE®) e Mepitel®. Na evolução, a crosta destaca-se exibindo epiderme frágil. Na fase de crosta seca, empregam-se óleos ou cremes hidrofílicos para sua remoção e proteção da frágil epiderme recém-formada. A exposição não combate a dor intensa nas primeiras 72 horas pós-trauma. É útil quando a lesão cutânea restringe-se à face, ao tronco e aos membros. Em ferimentos circunferenciais, acometendo mãos e pés, ou em crianças, o método de oclusão é mais apropriado. No curativo oclusivo, as trocas visam à substituição do curativo secundário absorvente. No início, a superfície da ferida é úmida com sangramentos pontuais, o que exige troca do curativo primário. A oclusão é mantida até a obtenção de um curativo primário aderido à superfície com crosta seca. A partir daí, o ferimento pode ser exposto e tratado com uso de óleos ou cremes hidrófilos até sua remoção espontânea. Filmes adesivos transparentes de poliuretano ocluem os ferimentos e podem ser utilizados: imediatamente nas áreas doadoras de enxerto de pele parcial; logo após o desbridamento cirúrgico de bolhas, corpos estranhos e tecidos mortos; e em ferimentos abrasivos e escoriações. O uso de filmes aderentes de poliuretano em ferimentos dermoepidérmicos tem vantagens. Combate a dor, pelo isolamento de terminações nervosas expostas na derme, permite monitorização da superfície e evita a formação de crostas. Nas primeiras 72 horas, o filme deve ser trocado sempre que houver acúmulo de exsudato. Quando aderido à superfície, o filme permanece até a restauração da pele. Seu uso está contraindicado em casos de infecção. Exemplos de apresentações comerciais são Tegaderm™ filme (3M), Opsite™ flexigrid (Smith&Nephew) e Bioclusive®. Curativos hidrocoloides (DuoDERM® [CGF Convatec], NU-DERM® e hidrogel) e alginatos são igualmente indicados. Nas fases iniciais, quando a exsudação é intensa (até 72 horas após o trauma), os curativos de hidrogel e alginato são mais adequados se comparados com o filme adesivo de poliuretano e hidrocoloides. Curativos hidrocoloides em placa (DuoDERM®, NU-DERM®) são usados imediatamente após lesões cutâneas com exposição dérmica. Combatem a dor e absorvem maior volume de exsudatos quando comparados aos filmes de poliuretano. Não necessitam de curativo secundário. A desvantagem é a opacidade, por não permitir visualização da ferida. Devem ser trocados quando houver sinais de saturação (estufamento) pelo exsudato. Nas trocas, a ferida deve ser cuidadosamente examinada em busca de sinais de infecção. Quando aderido e sem sinais de saturação, o curativo pode ser mantido sem trocas até que a epitelização remova-o espontaneamente. Sua utilização é contraindicada em casos de infecção. Curativos a base de hidrogel (SAF-Gel®, NU-Gel®) não são aderentes, mas necessitam de curativo secundário e devem ser trocados diariamente. Antimicrobianos tópicos, sob a forma de cremes ou pomadas, não são indicados profilaticamente, mas apenas quando há contaminação da área queimada e desenvolvimento de infecção. Antimicrobiano tópico de eleição é creme de sulfadiazina de prata 1%, trocada duas vezes/dia. Cremes com antibióticos também podem ser a base do tratamento, mas causam dor e aumentam risco de resistência a antibióticos (gentamicina, neomicina, bacitracina, ácido fusídico). Curativos compostos adequados ao combate à infecções são os polímeros que contêm prata, como alginato (Aquacel® Ag) e tecido não aderente com prata (Atrauman® Ag [Hartmann]), pois não aderem ao leito da ferida, têm capacidade de absorção de exsudatos e ação antimicrobiana local da prata. Necessitam de curativo secundário para oclusão e absorção do exsudato. A restauração epidérmica processa-se em 7 dias nas lesões superficiais, 14 dias nas intermediárias e em 21 dias nas mais profundas.

Cicatrização por segunda intenção – estágio 3

Feridas de espessura total da pele. As feridas com envolvimento da espessura total têm 3 fases: fase I, de escara; fase II, de úlcera; e fase III, de cura.

Fase I – de escara (necrose de coagulação)

Fisiopatologia e tratamento

Inicialmente, o processo lesivo causa morte celular e necrose isquêmica de coagulação. Nas fases iniciais, vasoconstricção e trombose de vasos sanguíneos causam isquemia e necrose teciduais. A necrose estabilizada e delimitada forma a escara. A zona de vasoconstricção periférica sofre adaptação circulatória e tecidos aparentemente isquêmicos recuperam-se. Na fase de escara, as lesões cutâneas necessitam de desbridamento. Quanto mais precoce a eliminação da escara, mais rápidas serão as condições para formação do tecido de granulação. Desbridamento de feridas consiste na remoção de tecido necrótico, exsudatos organizados e corpos estranhos cuja presença retarda o processo de cicatrização. Úlcera é ferida composta por tecido de granulação circundado por epitélio. Busca estabelecer cicatrização por segunda intenção e culminar na terceira fase do processo cicatricial, cura da lesão e restabelecimento da barreira epitelial.

Desbridamento

O tecido necrosado dificulta o aporte circulatório, é meio de cultura de bactérias, inibe a ação neutrofílica, limita a migração de células epiteliais, impede a ação de antimicrobianos e dificulta a avaliação da profundidade da ferida. Até que a área de necrose seja eliminada, a reparação tecidual não se efetua. Desbridamentos podem ser classificados em:

- **Incruentos:** mecânicos, químicos, autolíticos, enzimáticos, biológicos e químicos.
- **Cruentos:** cirúrgicos.

Desbridamentos incruentos

Desbridamento mecânico consiste na irrigação sob pressão de solução salina isotônica. Tem pouca eficiência na remoção das escaras, podendo ter alguma utilidade na fase em que se formam crostas e exsudatos organizados. Há formas mais eficientes de potencializar a força do jato, por meio de lavagem pulsátil com equipamento apropriado e desbridamento mais efetivo. É, no entanto, dispendioso e indisponível em nosso meio.

No desbridamento químico, utilizam-se soluções de hipoclorito de sódio (líquido de Dakin) ou peróxido de hidrogênio a 10% (água oxigenada). Apesar da ação antimicrobiana, é desaconselhável por causar igualmente lesão celular. Retardam a angiogênese e danificam o tecido de granulação. Permanecem como citação histórica, frente aos conceitos atuais da fisiopatologia das feridas. Como o próprio nome indica, desbridamento autolítico consiste na eliminação natural da necrose pela ação de enzimas proteolíticas endógenas (colagenases, elastases, fibrolisinas, desoxirribonucleases) liberadas por leucócitos polimorfonucleares, macrófagos e enzimas exógenas produzidas pela flora microbiana colonizadora da ferida. Desbridamento biológico emprega larvas de insetos criadas em condições especiais. Consiste na remoção da escara a partir da superfície sob ação de larvas que pululam no tecido necrótico secretando enzimas proteolíticas. O aspecto é desagradável, o odor é nauseante, e há produção de exsudação abundante – são repugnantes. Tem aplicação e remoção de difícil manejo e o paciente necessita de internação hospitalar. Entre os desbridamentos incruentos, o mais eficiente é o autolítico.

Desbridamento autolítico

O desbridamento autolítico efetua-se em virtude das ações enzimáticas endógena (leucócitos e macrófagos) e exógena (bactérias) no sítio da ferida. É vantajoso no sentido de não ser invasivo, pode deixar de sê-lo ao promover proliferação bacteriana local e risco de infecção. Exsudação abundante, dor, maior tempo de tratamento, odor fétido e desconforto são prevalentes nesta fase. A ferida precisa ser monitorada diariamente, com trocas frequentes de curativos. Escara seca transforma-se em úmida. Para acelerar a remoção da escara, são usadas escarotomias, incisões em paliçada sobre a escara, sem provocar sangramentos. Essas incisões subdividem a escara em fragmentos menores, o que facilita sua eliminação autolítica. Nesta forma de desbridamento, há necessidade do uso de curativo primário não aderente e secundário absorvente, até completa remoção da escara. A opção mais antiga usa compressa de gaze embebida em solução salina isotônica como curativo primário, que adere sobre a superfície e causa desbridamento adicional nas trocas. As trocas são dolorosas, causam sangramentos e a compressa de gaze adere-se tanto aos tecidos necróticos como ao tecido de granulação. Auxilia mecanicamente a remoção da escara, de corpos estranhos e do exsudato organizado. As desvantagens são dor nas trocas, odor fétido e sangramentos. Essa forma de curativo é contraindicada em distúrbios da coagulação. Há necessidade de curativo secundário, como enfaixamento ou filme adesivo de poliuretano.

Hidrogel (SAF-Gel®, NU-Gel®, DuoDERM® gel) associado a curativo secundário é indicado quando há exsudação abundante. A maior absorção de exsudatos permite simultaneamente a manutenção do meio úmido na ferida sem acúmulo exsudativo. Curativos a base de hidrogel representam nova geração conceitual em curativos, combinando substâncias que promovam o meio úmido na ferida e seu desbridamento autolítico. O meio úmido diminui o estímulo de terminações nervosas e dor. O gel não lesa o tecido de granulação, não adere ao leito da ferida e tem facilidade de remoção com solução salina isotônica.

Os curativos primário e secundário têm forma de placa. O primário é constituído por gel, e o secundário é composto por camada impermeável de poliuretano. Necessita ser substituído quando saturado pelo acúmulo de exsudato, em média de 12 a 24 horas. Está contraindicado em casos de infecção, pois desenvolve microclima que favorece a replicação microbiana. A potencialização do desbridamento autolítico é ponto extremamente favorável quando comparado a curativos com a mesma função.

A associação de hidrogel com alginato de cálcio alia as propriedades do hidrogel ao maior poder de absorção do alginato. Exemplos de apresentações comerciais são: SAF-Gel®, NU-Gel®, Nomigel® (0,9%), Hypergel® (20%), Dersani hidrogel com alginato® (Saniplan).

Curativos que mantenham o meio da ferida, que sirvam como curativo primário e secundário e que contribuam sinergicamente para o descobrimento autolítico são ideais nesta fase. Hidrocoloides em placa (DuoDERM® [CGF Convatec], NU-DERM®) são perfeitos para esta finalidade. Sua ação é limitada à absorção de exsudatos de pequenos e médios volumes. São opacos e o exsudato coletado apresenta odor fétido e características físicas de viscosidade que podem ser confundidos com exsudato purulento. Propiciam o meio úmido na ferida, aliviam a dor, dão conforto ao paciente, permitem trocas espaçadas, não aderem ao leito da ferida e servem como curativo primário e secundário. O favorecimento do desbridamento autolítico é qualidade das mais positivas para acelerar a eliminação incruenta da escara.

As trocas são dependentes do curativo empregado. A opção por oclusão com compressa de gaze implica trocas diárias ou a cada 2 dias, necessitando, por vezes, de anestesia.

Usar curativo primário não aderente e curativo secundário com compressa de gaze diariamente. Curativos à base de hidrogel necessitam trocas diárias, ou a cada 12 horas. Hidrocoloides são trocados quando mostrarem saturação, que pode levar de 2 a 5 dias.

Outra forma de desbridamento incruento, o desbridamento lítico-enzimático emprega enzimas para remoção da escara: proteases, fibrinolisinas, colagenases, desoxirribonucleases. É acompanhado por exsudato volumoso e eficiência lítica limitada. As enzimas irritam a pele circundante, causam dor, exigem trocas frequentes, têm atividade antimicrobiana restrita e necessitam curativo primário não aderente e secundário absorvente. Considera-se sua interferência na formação de fatores de crescimento locais implicados na cicatrização. Teriam maior eficiência para eliminação do induto fibrinoso que se forma na superfície da granulação envelhecida, propensa ao desenvolvimento de biofilmes bacterianos.

Podem servir como alternativa a outros métodos de desbridamento, quando enzimas não puderem ser aplicadas. O tratamento por enzimas tem preço baixo se comparado a outros métodos de tratamento. Recomendam-se trocas a cada 12 horas (fibrinase com cloranfenicol, fibrase, fibrase com cloranfenicol, colagenase).

Papaína é enzima proteolítica extraída do látex vegetal do mamão papaia. Dentre os métodos de desbridamento enzimático, é o mais eficiente e versátil, com concentrações específicas aos requisitos de cada fase da ferida. Papaína pode ser usada para o desbridamento enzimático de escaras e tratamento de úlceras abertas eventualmente infectadas (tem efeito antimicrobiano). Como desvantagens, leva tempo para sua ação efetiva, desencadeia dor local e necessita trocas a cada 12 horas. É contraindicada quando promover sangramento, desencadear hipersensibilidade, macerar a pele sã e houver queixa de dor constante. Necessita de curativo primário não aderente e curativo secundário com compressa de gaze ocluídos por enfaixamento ou filme adesivo de poliuretano. As concentrações recomendadas de papaína variam de acordo com a fase da ferida: concentrações de 10% na fase de necrose tecidual de coagulação (escara seca); de 4 a 9% em necrose de liquefação (escara úmida); e de 2% no tecido de granulação.

Uma lista de substâncias enzimáticas é apresentada no **QUADRO 93.1**.

Desbridamento cruento

Compreende o uso de métodos cirúrgicos para remoção da escara. Realizado em condições assépticas, visa escarotomia total ou escarotomia progressiva.

Na escarotomia total, ocorre a remoção completa da escara em um único tempo cirúrgico. O objetivo é obter-se ferida limpa em uma única sessão de tratamento, seguido de reparação cutânea imediata com enxerto de pele ou outro método reconstrutivo. Necessita de anestesia geral em ambiente cirúrgico, é agressiva aos tecidos, com indicação em casos selecionados logo após delimitação da necrose e previamente à colonização bacteriana.

QUADRO 93.1 – Substâncias enzimáticas

Fibrinolisina
- Fibrase, fibrinase
- Desoxirribonuclease (pomada)
- Cloranfenicol

Colagenase/cloranfenicol
- Colagenase 0,6 U

Papaína
- Gel em concentrações:
  - De até 10% na fase de escara
  - De 2% em tecido de granulação

A eventuais sangramentos podem levar à diminuição de hematócrito e baixos níveis de hemoglobina, com prejuízo sistêmico da reação ao trauma e retardo na cicatrização. É um método restrito a feridas de dimensões limitadas.

A escarotomia total é contraindicada em pacientes com feridas extensas e exsudação volumosa ou purulenta, sob risco de sepse bacteriana. É especialmente contraindicada em pacientes anticoagulados ou em quaisquer condições clínicas com risco de sangramento. Necessita, obrigatoriamente, de anestesia geral. Além disso, desbridamento cirúrgico deve ser cuidadoso em áreas passíveis de exposição tendínea, óssea, feixes vasculonervosos, dedos isquêmicos-mumificados e necrose instável dos calcâneos.

A escarotomia cirúrgica progressiva interessa toda a espessura de tecido necrótico camada a camada até plano cirúrgico, com indícios de sangramento e ausência de dor. Necessita ser repetida periódica e paulatinamente. É um procedimento realizado sem anestesia à beira do leito. A partir da ressecção de boa parte da escara, passa-se a usar o desbridamento autolítico com curativos a base de hidrogel, hidrocoloides, filmes de poliuretano e alginatos. O ambiente úmido propiciado por esses curativos é excelente veículo para o estímulo do desbridamento autolítico, com separação do tecido necrótico residual. O desbridamento autolítico, isoladamente, leva tempo, permite a colonização e proliferação bacterianas e retarda a gênese do tecido de granulação. A associação entre escarotomia progressiva e desbridamento autolítico acelera a eliminação que é praticamente incruenta.

Nem sempre o desbridamento cirúrgico é o mais indicado em feridas resultantes de insuficiência arterial, vasculites, linfagites e insuficiência venosa crônica, que reagem desfavoravelmente ao menor trauma cirúrgico. Nessas condições, a resposta ao trauma causa necrose adicional. O tratamento simultâneo da condição clínica, o uso de desbridamento autolítico ou enzimático são mais adequados a essas situações.

Após a eliminação da escara, o ferimento apresenta-se em fase de úlcera.

Fase II – úlcera

Lesões que acometem a espessura total da pele com perda tecidual exibem como mecanismo de cura espontânea a cicatrização por segunda intenção. Cicatrização é fenômeno sequencial dividido didaticamente em três fases: inflamatória;

proliferação fibroblástica e síntese de colágeno; remodelação do colágeno.

Fase inflamatória

A resposta inflamatória inespecífica marca o início do processo cicatricial. Nela, há vasoconstricção local e ativação da cascata de coagulação com formação do trombo sanguíneo. Liberados por plaquetas e outros elementos celulares, mediadores químicos da inflamação causam vasodilatação e aumento da permeabilidade capilar e quimiotaxia com diapedese de leucócitos e monócitos que se diferenciam localmente em macrófagos e liberam citocinas. Fatores de crescimento celular das plaquetas produzem quimiotaxia e proliferação de fibroblastos, células endoteliais e epidérmicas.

Fase de fibroplasia – síntese de colágeno

Esta fase caracteriza-se por proliferação fibroblástica e síntese de colágeno. Os fibroblastos usam a rede de fibrina do coágulo sanguíneo como suporte e secretam matriz extracelular composta por fibronectina e ácido hialurônico. Há síntese e deposição de colágenos tipo I e III, na proporção 4:1. Com reparação cirúrgica, ocorre cicatrização por primeira intenção. A fase final é a remodelação do colágeno, resultando em cicatriz linear. Fibras colágenas sofrem rearranjo por *cross-linking* e desidratação, dispondo-se ao longo das linhas de tensão mecânica às quais a ferida é submetida. Há ganho progressivo da resistência tênsil em 3 meses de até 70% da pele normal.

Quando a perda tecidual for extensa e a ferida permanecer aberta, estabelece-se o processo de cicatrização por segunda intenção.

A ferida aberta causa exposição em níveis variados desde o tecido celular subcutâneo, da fáscia muscular, do corpo muscular, dos tendões, dos ossos e da cartilagem. Após remoção da necrose (escara), o tecido de granulação desenvolve-se entre 3 e 4 semanas. O tecido de granulação é composto por vasos sanguíneos neoformados, macrófagos e fibroblastos embebidos em matriz extracelular frouxa de fibronectina, ácido hialurônico e colágeno. O termo granulação provém do aspecto macroscópico granular da superfície do tecido.

A formação de granulação denota condições clínicas gerais e locais adequadas para a cicatrização espontânea da lesão tegumentar. Com o tempo, a superfície de granulação sofre colonização bacteriana. Em condições clinicamente desfavoráveis, a proliferação bacteriana pode causar infecção que inviabiliza a cicatrização. A infecção local pode evoluir para sistêmica com graves consequências, se não reconhecida e tratada.

Cicatrização por segunda intenção é mecanismo de cura espontânea de úlceras, com formação de tecido de granulação e epitelização a partir das bordas da ferida. O epitélio cresce concentricamente sobre o tecido de granulação. Fibroblastos diferenciam-se em miofibroblastos, levando à retração do leito ulceroso até recomposição da barreira cutânea.

A pele cicatrizada difere da normal. Não há derme, tampouco anexos epidérmicos (glândulas sebáceas, sudoríparas e pelos). A fibrose sustenta a epiderme constituindo pele inelástica, sem complacência, com alterações da cor, atrofia, fragilidade epidérmica, ausência de subcutâneo, telangiectasias, diminuição do aporte circulatório e ausência de pelos e secreções. Em suma, a pele cicatricial é menos resistente a traumas, à exposição solar, à infecção e não conta com a secreção protetora das glândulas de lubrificação cutânea.

Cicatrização por segunda intenção pode resultar em alterações funcionais e estéticas. O epitélio fino e inelástico pode ulcerar-se facilmente com pequenos traumas, a retração cicatricial pode levar à distorção de estruturas anatômicas, causando graves problemas estéticos e funcionais. Além disso, úlceras podem levar tempo para cicatrizarem, culminando em feridas crônicas e riscos potenciais de infecção.

Cicatrização por terceira intenção

Cicatrização por terceira intenção, ou terciária, refere-se ao processo de reparação de ferimentos de espessura total sem possibilidade inicial de aproximação primária, seja por contaminação ou infecção. A partir do controle dessas condições, a ferida é passível de síntese cirúrgica e fechamento parcial ou total. Na possibilidade de fechamento total, a ferida passa a cicatrizar por primeira intenção. No caso de fechamento parcial, a diminuição da área cruenta reduz a cicatrização por segunda intenção.

Fase de úlcera – fatores locais e sistêmicos implicados

Há fatores locais e sistêmicos que interferem negativamente na cicatrização de feridas.

Entre os fatores locais, destacam-se:

- Isquemia.
- Deiscência cirúrgica.
- Áreas de movimentação.
- Infecção.
- Técnica cirúrgica inadequada.
- Hematoma.
- Tensão mecânica nas bordas da ferida.
- Insuficiência venosa.
- Insuficiência arterial.
- Linfedema.
- Presença de corpos estranhos.
- Câncer de pele.
- Úlceras de pressão.
- Área de necrose, com exposição óssea, tendínea e cartilaginosa.

Entre os fatores sistêmicos que retardam a cicatrização, evidenciam-se:

- Choque.
- Insuficiência renal.
- Insuficiência hepática.
- Diabetes.

- Idade avançada.
- Obesidade.
- Tabagismo.
- Quimio e radioterapia.
- Imunossupressão.
- Câncer.
- Alterações hematológicas – anemias em geral (especialmente anemia falciforme) e alterações da coagulação sanguínea (trombocitose e crioglobulinemia).
- Corticoterapia prolongada.
- Deficiências nutricionais e vitamínicas.
- Doenças dermatológicas (pioderma grangrenoso, esclerodermia, úlceras tróficas).
- Osteomielite.
- Vasculopatias (vasculites).
- Imunodeficiências primárias.

As condições clínicas necessitam de diagnóstico e tratamento para cicatrização adequada.

A meta é a formação de úlcera com leito úmido, limpo, bem vascularizado e sem infecção. A manutenção dessas condições ao longo da evolução da ferida cabe aos curativos.

Fase de úlcera – Curativos

São variadas as propriedades do curativo ideal para o tratamento das úlceras:

- Absorver exsudatos.
- Manter o meio úmido na ferida – apesar de reconhecido, não se sabe a relação exata entre quantidade de exsudato e grau de umidade ideal para cicatrização. A umidade alivia a dor local, aumenta a atividade de desbridamento autolítico e estimula a migração de queratinócitos, angiogênese e atividade fibroblástica. O exsudato excessivo promove a formação de induto fibrinoso na superfície da úlcera e propicia sangramentos, infecções e macerações teciduais.
- Permitir trocas gasosas.
- Proteger os tecidos.
- Promover hemostasia.
- Favorecer condições de desbridamento autolítico.
- Estimular formação do tecido de granulação – angiogênese.
- Dar conforto ao paciente, permitindo-o executar rotinas diárias.
- Permitir trocas espaçadas e atraumáticas.
- Combater a dor.
- Não aderir ao leito da ferida.
- Não deixar resíduos na superfície da ferida.
- Fornecer isolamento térmico.
- Evitar a contaminação externa.
- Ser bacteriostático-bactericida.
- Prevenir infecções.
- Tratar infecções.
- Possibilitar a observação da superfície da úlcera e o rápido reconhecimento de condições adversas.
- Facilitar a limpeza.
- Eliminar o odor fétido.

A terapêutica com curativos apresenta constante evolução em consonância à fisiopatologia das feridas. Até o momento, não há curativo universal que reúna todos os requisitos para o tratamento de feridas.

A ferida, fenômeno de estruturação complexa, necessita de reconhecimento da etiologia da lesão e de sua fase evolutiva para definição do tratamento adequado.

Observa-se que apresentações comerciais são compostas por substâncias diversas com mecanismos de ação semelhantes. Como eleger o curativo, se não ideal, ao menos adequado ao tratamento de uma úlcera em particular? Tarefa difícil. O reconhecimento dos requisitos de cada ferida exige considerar a fisiopatologia cicatricial, cujas bases foram estabelecidas previamente. Procurou-se agrupar sistematicamente os curativos considerando a composição química e as propriedades que direcionam seu uso terapêutico.

Classificação de curativos de acordo com sua composição química

- **Polímeros**: são macromoléculas formadas a partir de unidades estruturais menores que se repetem (monômeros), moléculas com baixo peso molecular que se estruturam em moléculas complexas por polimerização. Polímeros usados como curativos podem ser agrupados e classificados em:
  - Polímeros naturais neutros:
    - Celulose bacteriana, acetato.
    - De celulose/tecido de poliamida com silicone.
  - Polímeros naturais bioativos:
    - Alginato de sódio.
    - Ácido hialurônico.
    - Colágeno.
  - Polímeros sintéticos:
    - Hidropolímeros – poliuretano, polivinil álcool, óxido de polietileno/quitosan.
    - Hidrogel polímero de polivinil álcool, poliacrilamida e polivinil.
    - Hidrocoloides (face interna: gelatina-carboximetilcelulose; face externa: polímero de poliuretano semipermeável).
- **Compostos não poliméricos**: há também compostos não poliméricos usados em curativos:
  - Ácidos graxos essenciais.
  - Compostos naturais:

- Mel.
- Açúcar.
- Sulfadiazina de prata.
- Carvão:
  - Carvão ativado.
  - Carvão ativado com prata.

Polímeros naturais neutros

São obtidos a partir de plantas, fontes bacterianas, fúngicas e de animais. São biocompatíveis e biodegradáveis.

Filme de celulose

A celulose – acetato de celulose – bacteriana destaca-se por suas propriedades de biocompatibilidade, hemocompatibilidade e porosidade. O filme de celulose serve como matriz de curativos em úlceras crônicas, promovendo desbridamento autolítico. Facilidade de aplicação, drenagem de exsudatos, visualização da superfície da úlcera, manutenção da umidade e da aderência, baixo custo, redução da dor e aceleração da granulação são propriedades importantes. Dispensa curativo secundário, sendo fixado com fita adesiva microporosa. Pode ser substituído em até 7 dias. Permite trocas gasosas e drenagem de secreção, não deixa resíduos, mantém a lesão úmida (elimina dor) e possibilita visualização da lesão (transparente).

Apresentações comerciais são XCell® Cellulose Wound Dressing (Xylos Corporation), Membracel®, Biotissue™ e Bionext®.

Curativos não aderentes de celulose e poliamida com silicone

Há curativos de celulose de algodão em malha impregnados com emulsão de petrolato como curativo não aderente Adaptic®, Jelonet® (Smith&Nephew), Atrauman® (Hartmann), raiom com petrolato – Curatec®, Delsana®, raiom com ácidos graxos essenciais – Delsana® – ácidos graxos essenciais. Em estudos comparativos, a porosidade de Adaptic® foi a mais adequada para drenagem de exsudatos e não aderência à superfície da ferida, seja granulação, seja derme exposta.

Tela de poliamida revestida com silicone apresenta as mesmas propriedades de curativo não aderente e permeável a exsudatos (Mepitel®). Como curativos não aderentes (curativos primários), são indicados em ferimentos dérmicos e utilizados em exposição da pele traumatizada, sendo mantidos até a epitelização. Tratam ferimentos superficiais, queimaduras de segundo grau, áreas doadoras de enxerto de pele parcial, dermoabrasões e escoriações.

Em oclusão, quando considerada a opção mais adequada, são usados como curativos primários, necessitando de curativo secundário para observação do exsudato. Podem permanecer na superfície da lesão até a cicatrização, sendo necessária a troca do curativo secundário diariamente. O curativo primário é substituído quando houver coleta de exsudações espessas e viscosas não drenadas pela porosidade da trama do curativo.

Polímeros naturais bioativos

Além da biocompatibilidade e biodegradação, veiculam substâncias facilitadoras da cicatrização. Com alto poder de absorção, mantêm o meio úmido na ferida, são hemostáticos, mas permeáveis ao meio externo.

São indicados para o tratamento de feridas exsudativas, com ou sem sangramento, limpas ou infectadas, agudas ou crônicas, superficiais ou profundas.

Alginato

Entre os polímeros bioativos de sódio ou cálcio extraídos de algas marinhas, tem maior número de aplicações isoladamente ou em combinação com outros polímeros. Compostos por ácido manurônico, os alginatos são usados sob a forma de hidrogel. Facilitam a cicatrização e liberação de medicamentos incorporados à sua estrutura.

O alginato de cálcio tem capacidade de absorção de exsudatos volumosos e pode ser usado em úlceras de várias etiologias. É indicado para o tratamento de feridas exsudativas, com sangramento, limpas ou infectadas, agudas ou crônicas, superficiais ou profundas. Adequa-se ao tratamento de úlceras rasas ou cavitárias, com formação de bursa (descolamento das bordas).

Em contato com exsudato, o alginato forma um gel hidrofílico não aderente que proporciona meio úmido na superfície da ferida e preenche cavidades. Promove o desbridamento autolítico e é biodegradável (curativo de alginato de cálcio e sódio – Curatec®, Biatain® alginato Coloplast 80% cálcio, 20% sódio, Aquacel®)

Associado à prata, tem propriedade antimicrobiana local. Não aderente ao leito da ferida, deve ser substituído de acordo com sua saturação líquida a cada 24 a 48 horas (Biatain® alginato Coloplast; Askina® Calgitrol® Ag – B. Braun; Curatec® Silver IV – Curatec®, Aquacel® Ag).

Necessita de curativo secundário (compressas de gaze, filmes de poliuretano, hidrocoloides) para sua adaptação, absorção secundária, isolamento do meio externo e fixação.

Ácido hialurônico (Connetivina®)

Constituído por ácido hialurônico (Hilastine®) em apresentações de creme, gaze, *spray* e ampola. Sem aderência à superfície, preserva o tecido de granulação.

É indicado para queimaduras de segundo grau, áreas cruentas pós-trauma, feridas em fase de granulação e áreas doadoras de enxertos dermoepidérmicos de espessura parcial. Pode ser usado em exposição ou oclusão, à semelhança dos curativos à base de acetato de celulose não aderentes.

Quando há infecção local, utiliza-se na apresentação associada à prata (Connetivina® Plus).

O curativo deve ser substituído a cada 12 a 24 horas.

Colágeno

Colágeno de origem bovina apresenta-se em forma de placa, gel e pó. Potencializa a formação do tecido de granulação estimulando a angiogênese e deposição de fibras colágenas. Feridas traumáticas com perda tecidual, queimaduras de segundo grau, ferimentos abrasivos, lacerações, úlceras vasculares e neuropáticas figuram em seu leque de aplicações. Recomendam-se trocas a cada 48 a 72 horas, na dependência da saturação com exsudato.

É indicado em feridas limpas, pouco exsudativas, com ausência de tecido necrótico ou fibrinoso e sem sinais de infecção.

O colágeno pode servir como curativo primário associado a curativo secundário, filme transparente de poliuretano ou hidropolímeros. Promove o meio úmido e acelera o desbridamento autolítico de escaras.

O colágeno tende a ser absorvido pelo leito da ferida, servindo como substrato para a formação da epiderme. Deve ser substituído a cada 48 a 72 horas. Comercialmente, apresenta-se como curativo composto com celulose e alginato, aumentado suas propriedades de absorção de exsudatos. É encontrado nas seguintes apresentações: colágeno nativo (Fibroplex® ADT-G, Suprasorb®); colágeno com celulose oxidada (Promogran®, Promogran® prisma); colágeno (90%) com alginato (10%) promove resistência e apoio estrutural à proliferação celular do colágeno, associado à absorção do exsudato e promoção de meio úmido pelo alginato (Fibracol® Plus).

Polímeros sintéticos

Hidropolímeros

São exemplos: poliuretano, polivinil-álcool e óxido de polietileno. São permeáveis ao vapor de água e impermeáveis à água. Formam barreira que isola o meio interno.

Hidropolímeros mantêm o meio úmido potencializando o desbridamento autolítico, a cicatrização e a eliminação da dor. Esponja de poliuretano em contato com a ferida absorve exsudato volumoso, retendo-o nos poros da espuma. Protege a lesão do meio externo e acolchoa a ferida sobre eminências ósseas. (Allevyn™ adhesive, Elastogel Curaform®, Biatain®, Mepilex®, Polymen®, Tiele®, Systagenix®, HydroTac® [Hartmann]). A esponja de poliuretano associada com alginato é indicada nas feridas limpas em fase de granulação. Contraindicações são presença de necrose e feridas infectadas, por não possuir ação antimicrobiana. São preconizadas trocas a cada 48 horas. Sua opacidade impede visualização do leito da ferida e saturação por exsudatos. Impermeável à água e bactérias, é permeável ao vapor de água, mantendo o meio úmido na ferida. Tem camada adesiva superficial, que dispensa curativo secundário, como curativo composto com alginato, apresenta maior poder de absorção de exsudatos (Polymen® com alginato de cálcio). Existe apresentação comercial de curativo de poliuretano para preenchimento de feridas cavitárias. Sua indicação restringe-se a locais sem infecção ou necrose. Necessitam de curativo secundário, por exemplo hidrocoloide ou filme adesivo de poliuretano, para sua fixação e isolamento do sítio da ferida (Allevyn® cavity, PermaFoam®).

Em associação com prata, a esponja de poliuretano tem as mesmas propriedades do poliuretano aliadas à ação antimicrobiana da prata e é indicada para o tratamento de úlceras infectadas. (Biatain® Ag).

A apresentação de poliuretano em forma de filme adesivo, transparente, elástico e semipermeável tem características de manutenção do meio úmido na ferida, graças à permeabilidade seletiva ao vapor de água e à impermeabilidade a líquidos.

Pode ser utilizado como curativo secundário e fixador para curativos primários, propiciando isolamento do meio externo. Por isso, alivia a dor.

É usado como curativo primário em áreas doadoras de enxerto de pele parcial, queimaduras de segundo grau, escoriações, ferimentos abrasivos e cobertura de feridas reparadas por primeira intenção (Tegaderm™, Opsite™ grid). É transparente, permite visualizar a ferida, mas não absorve exsudatos, necessitando de trocas periódicas frequentes ou associação com curativos primários absorventes, constituindo um curativo secundário.

Hidrogel

Hidrogel constitui rede tridimensional de polímeros sintéticos hidrofílicos à base de carboximetil celulose, propilenoglicol, poliacrilamida e polímero de polivinil álcool e água (70-90%).

Tem capacidade de absorção de exsudatos, evitando seu acúmulo, mas mantendo meio úmido. É potencializador do desbridamento autolítico, removendo crostas, exsudatos organizados e tecidos desvitalizados. Promove o alívio da dor pela hidratação tecidual e isolamento de terminações nervosas expostas. É atóxico e não aderente, facilitando trocas indolores.

Em forma de gel, pode ser usado como preenchedor de feridas cavitárias, mas necessita de curativo secundário para posicionamento e aderência (DuoDERM®, Hydrosorb®, Hydrosorb® Plus, Intrasite®, NU-Gel®, Suprasorb® gel, Curatec®, Purilon® gel).

Sob a forma de placa (Suprasorb® G placa), é autoadesiva, dispensando curativo secundário para absorção a fixação.

Pode estar associado com alginato, visando a aumentar sua capacidade absortiva. Nesse caso, necessita de curativo secundário para potencializar seu poder de absorção e fixação à pele (Dersani® hidrogel com alginato, Curatec® hidrogel com alginato).

Hidrogel é indicado para tratamento de feridas secas, superficiais ou profundas, com ou sem infecção, necrose e lacerações. É ideal quando há exposição óssea e tendínea em feridas profundas, permitindo seu uso em úlceras cavitárias e com formação de bursa. Os tipos de lesões a que se adequam são úlceras venosas, arteriais e de pressão, queimaduras de segundo grau de extensão limitada, áreas pós-trauma, abrasões e feridas com áreas de necrose e tecido de granulação. Como curativo composto sob forma de placa e associado com esponja de poliuretano, aumenta o poder de absorção de exsudatos e não necessita de curativo secundário. (HydroTac® [Hartmann]). Em feridas altamente exsudativas, podem evoluir com maceração da pele circundante. Implicam em trocas a cada 12 horas.

Hidrocoloides

São curativos estéreis compostos por duas camadas internas de polímeros elastoméricos associando três hidrocoloides (gelatina, pectina e carboximetilcelulose) e camada externa de espuma de poliuretano e membrana de silicone sobreposta.

A camada externa protege a ferida contra agressões do meio externo.

A camada interna absorve o exsudato, estimula o pH ácido, mantém o ambiente úmido, alivia a dor e promove trocas indolores.

Absorvem exsudatos de pequeno a médio volume, isolam a ferida do meio ambiente, evitam contaminação e permitem o banho e a deambulação. Hidrofílicos, absorvem o exsudato formando gel viscoso e coloidal, mantendo o meio úmido na ferida. O meio úmido estimularia a formação da granulação e a promoção do desbridamento autolítico.

Têm indicações na prevenção de úlceras de pressão e no tratamento de queimaduras de segundo grau, áreas doadoras de enxerto de pele parcial, abrasões, escoriações, em incisões e suturas cirúrgicas e como curativo secundário sobre alginatos. Disponíveis em formato de placa extrafina, exibem a inconveniência da opacidade, que não permite a visualização do leito da ferida. A percepção da saturação do curativo dá-se de maneira indireta pelo estufamento da área central ou extravasamento do exsudato pelas bordas do curativo.

Hidrocoloides não têm propriedades de prevenção ou combate a infecções e são contraindicados nestas situações. Também não conseguem absorver produção líquida de feridas altamente exsudativas.

O exsudato coletado confere odor desagradável nas trocas, e não raras vezes é considerado purulento.

São bastante confortáveis, tanto para o paciente quanto para a equipe de saúde, ao permitirem trocas descomplicadas e espaçadas. Autoadesivos e absorventes em formato de placa, dispensam curativos secundários ou fixação. Podem, no entanto, causar maceração da pele circundante à úlcera em casos de exsudação mais intensa, ou quando o prazo entre trocas de curativos for inadvertidamente longo.

As trocas podem acontecer em prazo de 3 a 5 dias. São exemplos: Comfeel®, Curatec® hidrocoloide, DuoDERM® CGF, NU-DERM® hidrocoloide, Suprasorb®, Tegasorb®, Tegaderm hidrocoloide®, Ultec pro®.

Como curativos compostos, hidrocoloides podem ser combinados a alginatos (Comfeel® Plus transparente, a única apresentação comercial transparente).

Além disso, melhora significativamente a absorção de líquidos, com indicação precisa em feridas com médio a elevado volume de exsudação. A associação entre hidrocoloides e alginato não é indicada para úlceras infectadas.

Descritos os curativos com base polimérica, outros compostos usados como curativo de feridas passarão a ser analisados.

Ácidos graxos essenciais (AGE)

São óleos de origem vegetal indicados para o tratamento de feridas e proteção da pele sã. Contêm ácidos oleico, linoleico e caprílico, vitaminas A, E e lecitina de soja, que auxiliam na recomposição da camada lipídica de proteção epidérmica (Dersani®, Curatec AGE® raiom).

Os estudos clínicos realizados são escassos. A maioria das motivações para uso terapêutico é inferência de estudos experimentais.

Há pouco suporte científico para sustentar suas preconizadas ações antimicrobiana e cicatricial.

A lubrificação cutânea seria protetora ao desenvolvimento de úlceras de pressão e ao tratamento de lesões cutâneas com ou sem infecções, efeitos que dependem de análise criteriosa para tratamento exclusivo. Ácidos graxos essenciais teriam ação quimiotáxica e seriam precursores de moléculas participantes na diferenciação celular.

São preconizadas ações restauradora e protetora sobre pele íntegra, especialmente naquela sujeita a ulcerações ou localizada sobre eminências ósseas. Estariam igualmente indicados no tratamento em exposição das queimaduras de primeiro e segundo graus. Na associação com raiom, podem servir como curativo primário não aderente (Curatec AGE® raiom).

Substâncias naturais utilizadas como curativos

Mel

Por séculos, mel de abelhas tem sido usado no tratamento de ferimentos cutâneos, como queimaduras, úlceras diabéticas, úlceras de pressão e úlceras traumáticas de perna.

As atividades farmacológicas do mel relevantes à cicatrização seriam ações bactericidas, desodorizantes, osmóticas, anti-inflamatórias e antioxidantes. Como antimicrobiano, seria ativo contra aeróbios, anaeróbios, gram-positivos, gram-negativos e alguns fungos. O mel evitaria a formação de biofilmes. Especula-se que o mel age em virtude de duas propriedades osmóticas, acidez, liberação local de peróxido de hidrogênio, flavonoides e ácido fenólico. Conclusões efetivas não são possíveis devido ao baixo nível de evidência e heterogeneidade dos estudos clínicos. Estaria indicado em feridas limpas, infectadas ou refratárias. Favoreceria o desbridamento autolítico necrótico-fibrinoso. É necessário o uso de curativos primário e secundário. Pode ser utilizado juntamente com alginato em casos de maior exsudação. Trocas a cada 4 a 8 horas.

Sacarose – açúcar cristal

Aplicado desde 1700 a.C. no Egito, é produto de fácil acesso, baixo custo e altamente difundido em métodos de tratamento popular. Seu poder bactericida é devido à hiperosmolaridade, com diminuição do edema, congestão vascular e colonização bacteriana. Estimularia macrófagos e formação do tecido de granulação. Não é absorvido e necessita de trocas frequentes de 2 a 4 horas.

Trata-se de alternativa barata, de fácil manuseio, por vezes eficiente e inócua. Exige curativo secundário para sua adaptação à ferida. Há controvérsias quanto à real eficácia do açúcar como antimicrobiano universal. A indicação é desprovida de comprovação científica.

Sulfadiazina de prata

Prata é usada devido a propriedades antimicrobianas de largo espectro. Foi inicialmente desenvolvida para o tratamento de queimaduras de segundo e terceiro graus e de feridas em fases de escaras e úlcera, sob a forma de creme. Em concentração de 1%, creme, a prata micronizada é associada à sulfadiazina. Resistência bacteriana não foi relatada até hoje. Casos de hipersensibilidade foram reportados.

A atividade antimicrobiana da prata é ampla: bactericida para bactérias gram-positivas (*Staphylococcus aureus*) e gram-negativas (*Pseudomonas aeruginosa*, *Proteus sp.*, *Klebsiella sp.* e *Enterobacter sp.*) e leveduras (*Candida albicans*). A atividade antimicrobiana da sulfadiazina de prata é devida à liberação do íon prata. A sulfadiazina é antibiótico do grupo das sulfonamidas. O maior efeito antimicrobiano deve-se à prata. A absorção do composto é baixa, reduzindo sua toxicidade, se comparada com outras classes de antimicrobianos. A maior concentração da prata encontra-se nas porções superficiais da ferida com pouca penetração na escara. Tais propriedades devem-se à associação da prata com a albumina plasmática, presente no exsudato com a formação de albuminato de prata, neutralizando-a. A excreção da prata ocorre via hepatobiliar, enquanto a da sulfadiazina ocorre via renal.

Observa-se, clinicamente, eliminação mais rápida de crostas e debris, estímulos na formação do tecido de granulação (neovascularização) e replicação queratinocítica.

O creme deve ser trocado a cada 12 horas, necessitando de curativo primário não aderente saturado de creme e curativo secundário absorvente e oclusivo. Em úlceras crônicas, há formação de induto fibrinoso na superfície de granulação.

Aderido à superfície, o induto fibrinoso necessita de remoção nos momentos de trocas de curativos, pois está relacionado à formação de biofilmes bacterianos.

O uso de prata combinada com curativos poliméricos será analisado posteriormente.

A sulfadiazina de prata está indicada profilática e terapeuticamente no manejo de infecções da ferida cutânea, não havendo até o momento contraindicações ao seu uso, exceto hipersensibilidade à prata ou à sulfadiazina.

Carvão ativado

Contem carvão ativado envolto por tecido de náilon selado nas quatro bordas.

Trata-se de cobertura estéril para ferimentos com propriedades de baixa aderência. O carvão ativado absorve o exsudato, adsorve microrganismos, filtra odores desagradáveis e promove desbridamento mecânico superficial suave. É indicado para o tratamento de feridas fétidas com grande volume exsudativo. Em forma de sachê, não se recomenda recortá-lo para adequação às dimensões das feridas. Como curativo primário, necessita de curativo secundário para absorção líquida complementar e fixação. É extremamente útil no preenchimento de feridas profundas e cavitárias, com formação de bursa. Promove desbridamento mecânico superficial a cada troca ao exibir aderência parcial sobre o leito da ferida. Trocas podem ser realizadas sem anestesia a cada 2 a 5 dias ou mais precocemente na dependência da saturação por exsudatos. Não é indicado em feridas com infecção. É contraindicado em feridas com exposição tendínea e óssea pela aderência. Carvão ativado também pode apresentar-se combinado com alginato. Assim, como curativo composto, passa a ter maior capacidade absorvente (Actisorb®).

Carvão ativado com prata

Trata-se de curativo composto contendo 0,15% de prata combinado com carvão ativado envolto por tecido de náilon, selado nas quatro bordas (CarboFlex®, Curatec®, Actisorb® Plus).

Necessita de trocas a cada 1 a 4 dias e promove desbridamento mecânico leve por aderir-se à superfície da ferida. É extremamente útil no manejo de feridas superficiais. Necessita de curativo secundário absorvente e fixador à superfície.

O carvão ativado sem associação com prata tem propriedades antimicrobianas limitadas. Absorção de exsudato, filtração de odores fétidos e desbridamento do leito da ferida são propriedades dos curativos de carvão em si. A associação com prata confere propriedades bacteriolíticas, aumentando a gama de sua atuação terapêutica.

É contraindicado em feridas com exposição tendínea e óssea. Na maior parte das apresentações comerciais, não deve ser cortado para adequar-se ao tamanho da ferida pelo extravasamento dos grânulos de carvão. A única apresentação comercial disponível em nosso meio que permite recortar o curativo para adequá-lo às dimensões da úlcera é Curatec® carvão ativado com prata.

O carvão ativado absorve o exsudato e filtra o odor, enquanto a prata exibe ação antimicrobiana local.

Não deve ser usado em queimaduras, ferimentos abrasivos, dermoabrasão cirúrgica, escoriações e áreas doadoras de enxerto de pele de espessura parcial, pois a prata e a aderência do curativo são lesivas à derme exposta e provocam dor nas trocas.

As trocas de curativo devem ser programadas a cada 2 a 5 dias, na dependência da saturação por exsudatos.

Propriedade de interesse em úlceras crônicas é desbridamento mecânico suave, com eliminação incruenta do induto fibrinoso.

Curativos transportadores de substâncias medicamentosas

Recentemente, polímeros incorporados com agentes farmacológicos têm sido desenvolvidos.

A estrutura física dos polímeros permite sua ação como carreadores eficientes de substâncias farmacológicas. Hidrogéis, hidrocoloides, espumas e filmes de poliuretano estruturalmente integrados com antimicrobianos, anti-inflamatórios, analgésicos, fatores de crescimento, proteínas e suplementos aliam propriedades altamente desejáveis em um único curativo.

Polímeros associados a antimicrobianos

Por serem bactericidas e fungicidas, os antimicrobianos reduzem a colonização microbiana e previnem infecção.

A maioria das feridas abertas é colonizada por bactérias componentes da flora mista de superfície, sem maior significado clínico. A colonização por bactérias patogênicas tem outra significação. *Stafilococcus aureus*, *Streptococcus pyogenes*, *Pseudomonas aeruginosa*, *Proteus*, *Clostridium* e coliformes fecais são causas frequentes de infecção. O tratamento inadequado da proliferação bacteriana pode culminar em infecção local, celulite, bacteremia, septicemia e morte.

A invasão bacteriana de tecidos viáveis provoca uma série de respostas locais e sistêmicas: exsudato purulento, eritema persistente, dor, febre, celulite e linfangite, com destruição adicional das partes moles adjacentes.

Colonização da úlcera por bactérias francamente patogênicas tem implicações importantes no retardo da cicatrização. A consequente formação de biofilmes pelas colônias bacterianas de diferentes espécies é condição importante na manutenção de uma úlcera que não cicatriza. O conceito de biofilmes ampliou a compreensão dos mecanismos de resistência bacteriana ao uso de antibióticos. Biofilmes são comunidades microbiológicas com elevado grau de organização contendo uma ou várias espécies bacterianas embebidas em matrizes poliméricas produzidas pelos próprios microrganismos que se desenvolvem sobre quaisquer superfícies úmidas. Biofilmes obstaculizam a ação antibiótica, impedem a migração leucocitária, inibem a fagocitose e a destruição intracelular de microrganismos.

Polímeros combinados com antibióticos

A sinergia proveniente da incorporação de antibióticos em polímeros naturais e sintéticos é altamente vantajosa, possibilitando o uso de doses terapêuticas menores. Esta combinação encontra-se em fase de pesquisa clínica. Os antibióticos incorporados a polímeros mais comumente descritos são vancomicina, estreptomicina, neomicina e ciprofloxacino.

O desenvolvimento de cepas resistentes tem sido o fator limitante dessa alternativa terapêutica, em função da cronicidade das úlceras. Ainda em fase de desenvolvimento, essa associação pode ter papel relevante no futuro desenvolvimento de curativo com propriedades absorventes, estimuladoras da cicatrização e antibióticas.

Polímeros combinados com prata

A combinação de prata com polímeros naturais e sintéticos engloba perspectivas muito favoráveis na busca do curativo ideal. Vários compostos comerciais são disponíveis com comprovada atividade antibiótica *in vivo* e *in vitro* conforme pode ser visto na TABELA 93.1.

Todos tencionam aliar ao poder antimicrobiano da prata propriedades específicas de cada polímero. Visam à manutenção do meio úmido, absorção de exsudatos, promoção do desbridamento autolítico, conforto, praticidade, estímulo à cicatrização e prevenção/tratamento de infecções. Propriedades físicas como transparência, adesividade, alto poder absorvente e isolamento do meio externo estão próximas às qualidades de curativo ideal.

Baseados na possibilidade de trocas espaçadas, na eliminação da dor, no conforto do paciente e na dispensa de curativos secundários, associam as propriedades dos curativos de polímeros naturais e sintéticos com a ação antimicrobiana da prata.

Polímeros combinados com peptídeos antimicrobianos e enzimas bacteriolíticas

O desenvolvimento de cepas bacterianas multirresistentes à ação antibiótica (*S. aureus* resistente à meticilina e à vancomicina, *Enterococcus sp.* resistente e *Acinetobacter baumanni*) aumentou a morbidade e mortalidade em portadores de úlceras crônicas.

Peptídeos com propriedades antimicrobianas são compostos naturais sintetizados por microrganismos, plantas e animais em defesa contra patógenos externos. Exibem atividade antibiótica de amplo espectro com menor propensão para a seleção de cepas bacterianas resistentes.

Peptídeos com tais características são usados experimentalmente com sucesso na eliminação de arranjos bacterianos em biofilmes, condição cada vez mais reconhecida no desenvolvimento de resistência bacteriana a antibióticos, permanência de colonização bacteriana e impedimento à cicatrização da ferida.

TABELA 93.1 – Compostos comerciais de polímeros combinados com prata

Formulação	Forma de prata liberada	Nome comercial
Filmes de poliuretano	Prata elementar	Acticoat™ (Smith&Nephew)
Polietileno	Prata	Arglaes® filme (Medline)
Esponjas de poliuretano	Prata elementar	Acticoat™ moisture control
	Prata	Mepilex® Ag (Mölnlycke Health care)
	Prata iônica	Optifoam® Ag adhesive (Medline) HydroTac® Ag (Hartmann) Optifoam® Ag non adhesive Biatain® Ag
Alginatos	Prata iônica	Aquacel® Ag (Convatec)
Hidrogel	Prata iônica	Silvasorb® gel (Medline)

A formulação mais versátil é a combinação com hidrogel como transportador simultâneo de antibióticos e peptídeos bactericidas agindo sinergicamente no combate antimicrobiano. Tais combinações encontram-se em fase experimental e ainda indisponíveis para uso clínico.

O uso de enzimas bacteriolíticas na profilaxia e no tratamento de infecções causadas por bactérias multirresistentes e formação de biofilme é outra vertente dessa terapêutica.

Testes *in vitro* demonstraram efeito bactericida quando há combinação de uma enzima lítica, como lisostafina (endopeptidase liberada por bacteriófagos), com polímeros biocompatíveis. Apesar de promissor, o uso dessa associação reside no progresso da pesquisa experimental para futuro uso clínico.

Polímeros associados com hidrocloreto biguanida de poli-hexametileno

Hidrocloreto biguanida de poli-hexametileno é substância quimicamente semelhante à clorexidina, antisséptico tópico. Tem ação antibacteriana de amplo espectro contra bactérias gram-positivas, gram-negativas, fungos e leveduras, com ênfase sobre cepas multirresistentes de *Pseudomonas aeruginosa*. A aplicação de cloro-hexidina a 1%, em solução aquosa ou alcoólica, é usada eficientemente como antisséptico na pele sadia, mas mesmo em veículo aquoso é lesiva para a granulação.

O hidrocloreto biguanida é hidrossolúvel e encontra aplicações como preservativo em cosméticos, produtos de uso pessoal e soluções de limpeza de lentes de contato.

Estudo clínico randomizado comparando curativos de celulose contendo hidrocloreto biguanida de poli-hexametileno com creme de sulfadiazina de prata em queimaduras de segundo grau mostrou redução precoce e intensa dos níveis de dor, o que sugere diminuição da inflamação decorrente de infecção.

A combinação com membranas de quitosan mostrou atividade contra *Escherichia coli* e *S. aureus*.

Necessita confirmação de suas propriedades antimicrobianas e de segurança biológica para uso terapêutico.

Polímeros associados a anti-inflamatórios e analgésicos

A primeira fase da cicatrização é a inflamatória aguda. Efeitos indesejados são dor e edema. Em feridas crônicas, o ciclo da fase inflamatória não se fecha e há contínuo estímulo doloroso, presença de tecidos necrosados, contato com substâncias antimicrobianas e infecção.

A resposta inflamatória crônica causa a formação de radicais livres, levando à maior lesão tecidual. O estresse decorrente da dor reduz a resposta imunológica e promove a produção de citocinas, deletérias para a cicatrização.

Combater a dor e a infecção deve ser meta simultânea no tratamento das feridas.

Agentes analgésicos e anti-inflamatórios usados topicamente são eficientes no combate à dor, mas podem ser lesivos à granulação. Curativos podem associar ações analgésicas e anti-inflamatórias no controle da inflamação.

O tratamento da ferida com antimicrobianos reduz a dor ao diminuir a concentração bacteriana, mas leva alguns dias até atingir o efeito analgésico.

Anestésicos locais, como lidocaína e anti-inflamatórios não esteroides, como ibuprofeno, são eficazes no combate à dor em feridas superficiais.

Curativos combinando espumas sintéticas com ibuprofeno mostraram-se particularmente eficientes no tratamento da dor em variadas modalidades de úlceras crônicas (arterial, venosa, mista, vasculite e úlceras traumáticas).

O uso de ibuprofeno tópico é seguro, com pouca absorção e níveis séricos indetectáveis. O uso de ibuprofeno tópico é tão eficiente quanto o uso sistêmico, sem seus efeitos colaterais.

O produto comercial de espuma de poliuretano combinada com ibuprofeno (Biatain® Ibu [Coloplast]) provou-se melhor no alívio da dor em feridas exsudativas (que limitam o uso de cremes) do que as melhores opções medicamentosas de uso sistêmico no combate à dor das feridas.

Perspectivas futuras na cicatrização das feridas
Curativos avançados contendo agentes biológicos
Fatores de crescimento

Fatores de crescimento secretados localmente em feridas regulam fisiologicamente a proliferação, a migração e a diferenciação celulares na cicatrização.

O reconhecimento do papel dos fatores de crescimento celular na cicatrização levou à especulação de sua possível ação terapêutica em feridas crônicas.

Alguns dos fatores conhecidos implicados na cicatrização são: fator de crescimento plaquetário, fator de crescimento endotelial, fator formador de colônias de granulócitos-macrófagos, fator de crescimento fibroblástico e fator de crescimento epidérmico.

A aplicação local mostrou indubitável ação terapêutica dos fatores de crescimento, que, no entanto, devem ser injetados diretamente na úlcera, o que restringe sua aplicação clínica.

O uso sob as formas gel, creme ou pomada facilitaria sua utilização clínica. Até o momento, apenas uma apresentação comercial está disponível. Trata-se de Regranex® gel (Smith&Nephew), aprovada pelo FDA americano para o tratamento de úlceras no pé diabético. Em estudo clínico, seu uso comprovadamente acelerou a cicatrização e diminuiu significativamente a necessidade de amputações. É um método caro, requer trocas frequentes e está associado ao risco de câncer.

Experimentalmente, a incorporação de fatores de crescimento em materiais biocompatíveis, como colágeno, gelatina, dextrano e quitosan, é vertente promissora no uso clínico de tais substâncias.

A cicatrização é um fenômeno complexo, multifatorial, sequencial e dependente da ação sinérgica de vários fatores de crescimento celular. O uso de um único fator de crescimento parece ser logicamente insuficiente.

De maneira ideal, a combinação de vários fatores liberados sequencialmente simulando a fisiopatologia da cicatrização seria mais adequada. A complexidade desse processo antevê dificuldades no desenvolvimento de produtos para uso clínico baseado na utilização de múltiplos fatores de crescimento.

Fatores de crescimento têm, até o momento, uso clínico limitado. Os efeitos combinados de dificuldades de aplicação, rápida degradação biológica, altos custos e possível estímulo carcinogênico parecem ser barreiras ao desenvolvimento dessa modalidade terapêutica na aplicação efetiva ao tratamento de úlceras crônicas.

Polímeros contendo plaquetas – plasma rico em plaquetas

Plaquetas são fonte de síntese de diversos fatores de crescimento. Plasma autógeno e fibrina ricos em plaquetas são métodos usados em diversas situações clínicas, em áreas doadoras de enxerto cutâneo e integração desses enxertos com resultados animadores.

O isolamento de plaquetas autólogas pode ser realizado sob duas formas. Na primeira forma, retira-se do paciente sangue venoso que circula pelo aparelho onde isolam-se plaquetas em circuito fechado; o sangue sem plaquetas é então devolvido ao paciente. Não há possibilidade de contaminação. É um método caro e necessita de ambiente hospitalar. Na segunda forma, extrai-se do paciente amostra de sangue que sofre centrifugação aberta com isolamento plaquetário. O segundo método traz risco de contaminação externa e infecção.

As plaquetas isoladas por ambos os métodos necessitam de uso clínico imediato, por perder rapidamente sua atividade biológica. As plaquetas isoladas são aplicadas localmente e agem mediante a liberação do fator de crescimento plaquetário (PGF, do inglês *platelet growth factor*), estimulador da migração de macrófagos, leucócitos polimorfonucleares e replicação fibroblástica e queratinocítica. Como são isoladas do mesmo indivíduo em número limitado, a concentração de fatores de crescimento é supostamente baixa por meio desses métodos.

O lisado de plaquetas é um hemoderivado obtido por congelamento que tenciona ultrapassar essas limitações. O lisado plaquetário é obtido de *pool* de plaquetas (homógenas-homólogas) isoladas de doadores de sangue. A vantagem residiria na maior facilidade de uso clínico. Nestas condições, tem efeitos mais consistentes se comparado ao plasma rico em plaquetas, pois em *pool* haveria maior concentração dos fatores de crescimento. O lisado plaquetário seria vantajoso pela possibilidade de armazenamento, sem necessidade de uso imediato ao isolamento plaquetário.

Pesquisas desenvolveram associação de lisado de plaquetas com espumas e gel para liberação controlada.

Associação de pó de alginato com lisado plaquetário e vancomicina foi desenvolvida para tratamento de úlceras crônicas. As partículas de alginato absorvem o exsudato ao mesmo tempo que estimulam a proliferação fibroblástica. Aguarda-se enquanto uma associação de lisado plaquetário com polímeros possa ser desenvolvida e propicie os efeitos desejados na cicatrização de úlceras crônicas. A possibilidade de transmissão de doenças virais pode limitar seu uso clínico.

Terapia gênica – DNA/RNA

A terapia por genes com inoculação de DNA exógeno em células receptoras é instigante no tratamento de feridas.

Este método estimularia a produção de fatores de crescimento a partir de células locais participantes do fenômeno da cicatrização.

Poderia evitar a rápida degradação dos fatores de crescimento exógenos e permitiria sua expressão endógena até o fechamento da ferida. Geralmente, utilizam-se vírus como vetores de transferência gênica.

A possibilidade da associação com adenovírus como vetor de transferência de genes e um carreador biodegradável mostrou-se efetiva em modelos de cicatrização animal. Há inconvenientes, como baixa capacidade de transferência do vírus, custos elevados e risco biológico da transmissão de doenças. Necessitam-se estudos para determinar o uso clínico de tais associações bióticas.

A pesquisa de vetores não virais seria a saída para tal impasse. O DNA associado a polímeros catiônicos, lipídicos e partículas inorgânicas teria baixa toxicidade, ofereceria a possibilidade de transferência de fragmentos de DNA com diversos tamanhos e apresentaria menor risco de transinfecções virais.

Hidrogel composto de polietilenoamina e ácido hialurônico combinando DNAs codificados para fator transformador de crescimento β1 (TGF-β1, do inglês *transforming growth factor β1*) e fator de crescimento endotelial (EGF, do inglês *endothelial growth factor*) foi usado com sucesso em modelos animais. Como em outras perspectivas no tratamento de feridas, sua aplicação futura necessita de pesquisa criteriosa.

O RNA, por sua vez, inibe a expressão gênica e bloqueia a produção de proteínas específicas. Na cicatrização, o RNA pode ser usado para bloquear a formação de citocinas e proteínas inflamatórias envolvidas na perpetuação de úlceras crônicas.

Para ação efetiva, o RNA necessita ser inoculado diretamente no citoplasma das células na ferida, o que complica enormemente seu uso, pois é uma molécula de meia-vida curta e baixos níveis de expressão intracelular.

A pesquisa chega a combinar biomateriais e nanopartículas carreadoras de RNA, o que poderá servir futuramente no desenvolvimento de curativos ou implantes médicos com transferência sustentada do RNA para ferida.

Ainda é perspectiva distante o emprego de manipulação gênica para efeitos de terapêuticas clínicas específicas, especialmente no que tange ao tratamento de úlceras crônicas.

Uso de células-tronco

Células-tronco participam da cicatrização regulando os níveis de citocinas e liberando fatores de crescimento locais. São células naturalmente presentes no leito da ferida, mas com expressão reduzida.

O uso de matrizes de biomateriais contendo células-tronco promoveria aumento nos níveis de fatores de crescimento celular ao mesmo tempo em que fortaleceria a ação de células-tronco locais, como adesão, proliferação, migração e diferenciação celulares.

As células-tronco mais estudadas são as derivadas da medula óssea. Pesquisas clínicas mostram seu papel efetivo na cicatrização de feridas. A obtenção de células-tronco da medula óssea é um processo invasivo e doloroso, além de não poder ser usado em condições clínicas, como queimaduras extensas, septicemia e idade avançada, além de necessitar de anestesia e internação hospitalar.

Células-tronco derivadas de adipócitos têm espectro secretório de citocinas e fatores de crescimento semelhante quando comparado com o de células da medula óssea. Podem ser isoladas da gordura retirada de forma menos traumática, por meio de lipoaspiração. O procedimento exige anestesia geral e internação hospitalar. Além da implantação de células-tronco localmente, na úlcera, a possibilidade teórica do encapsulamento destas células em hidrogel ampliaria a eficácia dessa modalidade terapêutica.

Outros métodos no tratamento de feridas

Substitutos de pele

Perdas cutâneas extensas e feridas crônicas são tratadas com dificuldade, mesmo com a utilização da mais moderna tecnologia de curativos.

Do ponto de vista amplo, há substitutos cutâneos que ofereceriam bases mais sólidas para a cicatrização das feridas.

A busca de um substituto de pele aplicado uma única vez que permita a resolução de uma úlcera de maneira rápida e eficiente, substituindo o padrão de enxertos autólogos de pele, poderia vir a ser o padrão-ouro no tratamento das feridas.

Existem duas categorias de substitutos de pele:

1. **Substitutos biológicos da pele (*biological skin substitute*) ou equivalentes vivos da pele (*living skin equivalentes*)** – consistindo em três outras possibilidades:

    1a. Transplante de epiderme cultivada, autóloga ou homóloga.

    1b. Transplante de fibroblastos homólogos.

    1c. Transplantes compostos de epiderme e fibroblastos. Epigraf® é comercialmente disponível, consistindo em epiderme cultivada autóloga. A pele recuperada tem estrutura frágil, não impede a retração cicatricial e reulcera com facilidade mediante pequenos traumas.
    O transplante de queratinócitos cultivados homólogos serviria para o condicionamento da ferida e subsequente cicatrização a partir de proliferação queratinocítica autóloga. Apesar da possibilidade teórica de fonte ilimitada de epiderme, o uso clínico de queratinócitos cultivados e transplantados demonstrou formação de epiderme frágil pela ausência da matriz dérmica.

2. **Substitutos dérmicos** – surgiram como evolução do conceito de transplante epidérmico cultivado, para superar as desvantagens da frágil epiderme, e compõem-se de quatro subcategorias de implantes:

    2a. Substituto dérmico constituído por derme liofilizada de doador cadáver (Alloderm®). Após integração do implante, passa a ser substrato para o transplante de queratinócitos cultivados (autólogos ou homólogos) ou enxertos dermoepidérmicos finos.

    2b. Integra® é implante dérmico composto por colágeno bovino e condroitina-6-sulfato coberto por lâmina de silicone. A camada colágena é absorvida, a ferida mantém-se selada pela lâmina de silicone até que esta seja removida quando o implante dérmico está integrado e pronto para receber transplante epidérmico de queratinócitos cultivados ou enxerto de pele autólogo fino.

    2c. Dermagraf® é implante dérmico constituído por fibroblastos homólogos cultivados incluídos em rede de poligalactina absorvível. Mediante a absorção do *mesh* do polímero, os fibroblastos estimulariam a cicatrização por segunda intenção.

    2d. Enxerto composto, Apligraf® compõe-se de queratinócitos cultivados homólogos sobre equivalente dérmico constituído pela combinação de colágeno tipo I com fibroblastos homólogos cultivados.

São procedimentos caros, havendo necessidade de ambiente cirúrgico, de vários procedimentos anestésicos, de internação hospitalar prolongada e de replicações frente a insucessos terapêuticos nem tão infrequentes. Os queratinócitos e fibroblastos cultivados seriam substitutos do enxerto de pele ou atuariam como condicionadores da úlcera, com formação de fatores de crescimento, estimulando a cicatrização.

Em estudo comparando alguns desses procedimentos com curativos desta geração, chegou-se às seguintes conclusões. Em úlceras diabéticas, os substitutos biológicos da pele – equivalentes vivos de pele (LSE) e a terapia por pressão negativa (TPN), mostraram níveis de evidência superiores ao uso de fatores de crescimento derivados de plaquetas e da terapia com creme de prata. Em úlceras venosas, a cicatrização com uso de queratinócitos cultivados teve níveis de evidência maiores se comparados com substitutos biológicos de pele (LSE). E, finalmente, úlceras arteriais demonstraram melhoras sem níveis de evidência com substituto biológico de pele. Tal estudo peca pelo tempo insuficiente de avaliação e deve ser considerado com restrições.

Oxigenoterapia

Isquemia tecidual é fator prevalente na etiologia e manutenção de uma úlcera. É causa ou fator coadjuvante no desenvolvimento e na falta de cicatrização de uma úlcera crônica. Condições que possibilitem o aumento da oxigenação tecidual seriam teoricamente úteis, seja pelo aumento da pressão parcial de oxigênio no plasma (dissolvido no plasma), seja no aporte exógeno à superfície da ferida.

Oxigenoterapia hiperbárica

Neste método, oxigênio a 100% é pressurizado numa câmara entre 1,5 a 3 atmosferas por 1 a 2 horas. Há aumento do oxigênio dissolvido no plasma (PaO_2) que é transferido aos tecidos. A vasoconstricção associada diminui a permeabilidade capilar e reduz o edema. O maior aporte de oxigênio ativa macrófagos e fibroblastos, melhorando as condições cicatriciais.

A aplicação de oxigenoterapia hiperbárica é particularmente indicada em casos de úlceras no pé diabético, com significativa redução dos índices de amputação de extremidades.

Suas indicações no tratamento clínico de feridas são gangrena gasosa, síndrome de Fournier, infecções necrotizantes de partes moles (celulites, miosites, fascites), úlceras refratárias a tratamento (úlceras de pele, pé diabético, úlceras de decúbito, úlceras por vasculites, deiscências de suturas).

Não existem contraindicações absolutas. No entanto, há necessidade de se monitorar o aparecimento de efeitos colaterais indesejáveis, como toxicidade pulmonar, neurológica (parestesias, convulsões), barotrauma auditivo e alterações visuais.

Oxigenoterapia tópica

Terapia tópica de oxigênio, ou Topox, é método alternativo de se administrar oxigênio a uma ferida. Oxigênio a 100% é pressurizado numa bolsa inflável que envolve a ferida como um manguito circular, geralmente no tronco e nos membros. Portátil, tem acessibilidade, menores riscos e custos que a oxigenoterapia hiperbárica (sistema Numobag [Numotech INC.]). Está indicada no tratamento de úlceras de diversas etiologias, na integração de enxertos de pele e em lesões que não cicatrizam nos prazos esperados. O oxigênio é absorvido diretamente pelo tecido de granulação, combatendo bactérias anaeróbias, promovendo a oxigenação das camadas superficiais da ferida, diminuindo a exsudação e ativando as defesas naturais por estímulos das células implicadas na cicatrização.

Pode ser associada a antimicrobianos tópicos, como sulfadiazina de prata, para potencializar a cicatrização.

A liberação de oxigênio diretamente nos tecidos da ferida também é possível por meio de curativos especiais. No curativo, oxigênio é armazenado entre uma camada superficial impermeável e uma camada profunda. Esta forma de oferta de oxigênio mostrou-se útil para tratar feridas, limitar a necrose isquêmica e diminuir a dor e o tempo de cicatrização. OxyBand™ é composto de camadas múltiplas de curativo hidrocoloide, com oxigênio de entremeio, e a última camada é um filme impermeável.

Outro sistema de oferta de oxigênio local usa curativo de hidrogel que libera peróxido de oxigênio, que, sob ação da catalase sanguínea, forma oxigênio e água na superfície da úlcera. É forma bastante engenhosa e pode ser associado com iodopolivinilpirrolidona para agir sinergicamente na ação antimicrobiana. A real eficácia deste sistema necessita de confirmação clínica, mas apresentações comerciais já são disponíveis, como Oxymizer®, em forma de hidrogel, e Oxygenesis®, em forma de espuma.

Terapia por pressão negativa (TPN – vácuo) contínua ou intermitente

É método efetivo no tratamento de úlceras de variadas etiologias. Sobre a superfície na ferida, aplica-se espuma de poliuretano recortada nas dimensões da úlcera. Coloca-se cateter ou tubo no interior da camada de espuma. Sobre a espuma e o cateter, adapta-se filme adesivo impermeável de poliuretano na pele sã do entorno da ferida, que sela o microambiente do meio externo, tornando-o câmara fechada. O cateter acoplado à bomba de pressão negativa subatmosférica estabelece vácuo no interior do curativo de forma contínua ou intermitente. A espuma murcha e passa a aspirar o exsudato, mantendo o meio úmido na ferida. Há redução clínica do edema, contração das margens, estimulação da angiogênese e formação de tecido de granulação. Mediante absorção do fluxo exsudativo, diminui a contagem bacteriana na superfície da úlcera. A espuma de poliuretano promove distribuição homogênea da pressão negativa sobre toda a superfície da ferida e preenche feridas planas e cavitárias. V.A.C-KCI® é nome comercial do produto precursor no mercado, existindo, porém, outras marcas com mecanismos de ação e eficiência semelhantes, como Curatec® Simex 300.

Terapias por pressão negativa que podem ser usadas em úlceras de qualquer etiologia, especialmente as altamente exsudativas, na maior parte das vezes necessitam de internação hospitalar prolongada.

Quando as dimensões da úlcera são menores, há aparelhos portáteis que permitem ao paciente submeter-se a tratamento ambulatorial, conferindo-lhe desejada mobilidade. Não há contraindicações ao uso de terapia de feridas utilizando vácuo senão em pacientes com coagulopatias, em que o vácuo aumentaria riscos de sangramento.

A espuma impregnada com prata passa a ter poder bactericida na profilaxia e no tratamento de infecções.

A terapia por pressão negativa propicia o preparo da úlcera para enxerto de pele ou seu condicionamento para cicatrização por segunda intenção.

Terapias físicas empregadas para cicatrização

Estimulação elétrica transcutânea

A estimulação elétrica age como auxiliar na cicatrização de feridas agudas e crônicas simulando a corrente elétrica presente naturalmente na pele (galvanotaxia, eletrotaxia).

Entre a epiderme e a derme normais, há potencial elétrico registrado de 30 a 100 mV. Em caso de lesão cutânea, perde-se a diferença de potencial. A manutenção do gradiente de potência elétrico estimularia a migração dos queratinócitos.

Estimulação elétrica de alta voltagem (EEAV) usada com equipamento Neurodyn High Volt (Ibramed)

Submete a úlcera à corrente elétrica com potencial de 100 volts. Segundo protocolo clínico, é utilizada para tratamento de úlceras crônicas nos membros inferiores decorrentes de vasculites, insuficiência venosa e arterial.

A aplicação clínica de potencial elétrico em uma ferida acelera suas condições de cicatrização. Eletrodos são posicionados sobre a pele sã e a corrente elétrica atravessa a úlcera. Um gerador fornece corrente elétrica a dois eletrodos, polo negativo sobre a úlcera e polo positivo proximalmente. Junto ao polo negativo, há evidências experimentais de estímulo da migração de fibroblastos.

Há importante redução da sensibilidade dolorosa, segundo relatos de pacientes. São poucos os experimentos clínicos que confirmam indubitavelmente suas vantagens quando comparada a métodos de tratamento convencionais, além de custo elevado e dificuldade de aplicação.

Estimulação elétrica de baixa voltagem

Aplicada sobre a úlcera com o uso de aparelhos portáteis com microcircuitos alimentados por pequenas baterias. Atuação semelhante e mais simples que o anterior. Entretanto, não existem evidências que comprovem sua efetividade para uso clínico.

Extremamente engenhosos, há curativos especiais que geram pequenas correntes elétricas através de movimentação iônica
Procellera® é apresentação comercial de bandagem bioelétrica, composta por superfície metálica com microporos incorporada com prata e zinco. O potencial elétrico é criado pelo contato dos íons prata e zinco com o exsudato plasmático. Cria-se corrente elétrica contínua gerando potencial elétrico de 2 a 10 mV. Após sua aplicação, um curativo secundário de meio úmido é aposto. Vantagens: estímulo à migração celular, propriedades antimicrobianas e dissolução de biofilmes. Pode ser recortado nas dimensões da ferida, dispensando baterias ou aparelhos elétricos externos. Tem aplicação e dispensa pessoal treinado para seu manuseio.

Há necessidade de mais evidências para uso clínico.

Terapia eletromagnética pulsátil
A aplicação de campo magnético de radiofrequência pulsada mostrou-se promissora na cicatrização de feridas crônicas. Trata-se de energia não ionizante com frequências próxima a das ondas do rádio, 27.12 MHZ, usada em ortopedia. É terapia não invasiva aplicada sobre alguma modalidade de curativo com efeito analgésico.

Exibiu bons resultados experimentais, mas não mostrou efeito no uso clínico para o tratamento de úlceras venosas crônicas. Necessita de estudos conclusivos para demonstrar eficiência em uso terapêutico.

Terapia com *laser* de baixa frequência
Usa luz monocromática no espectro de frequência do vermelho ao infravermelho (600-1000nm) para melhorar o processo natural cicatrização.

Experimentalmente, promoveu osteogênese, cicatrização de feridas e erradicação de biofilmes. Entretanto, não há evidência comprovada de sua efetividade clínica. Necessita de confirmação de sua ação para ser indicada no tratamento de úlceras cutâneas.

SINOPSE ANALÍTICA DO TRATAMENTO DAS FERIDAS – INDICAÇÕES DE CURATIVOS

A classificação em estágios de 1 a 4 permite abordagem prática na indicação do curativo mais adequado a cada ferida.

Lesões em estágio 1 Quando apenas a epiderme foi lesada. Há eritema, dor e edema locais, não há exsudação.

A melhor conduta é a exposição da área acometida e uso de ácidos graxos essenciais para manter a elasticidade da pele e evitar-se fissuras.

Lesões em estágio 2 Lesões de espessura parcial da pele, interessando epiderme e derme.

Há dor, eritema, edema, formação de bolhas, íntegras ou rotas e exsudato plasmático. A epiderme morta destaca-se ou permanece parcial ou totalmente aderida à superfície ferida. Há quatro opções de curativos para seu tratamento, de acordo com a intensidade da exsudação e topografia da lesão.

1. **Feridas com mínima ou nenhuma exsudação**: filme de acetato de celulose, tecido de celulose não aderente, película de poliuretano transparente adesiva ou hidrogel.
2. **Feridas com exsudação moderada**: hidrocoloide em placa, hidrogel, ou curativo composto (hidrogel com alginato).
3. **Feridas com altos níveis de exsudação**: alginato ou composto de alginato com poliuretano, ou esponja de hidrocoloide.
4. **Feridas localizadas nas nádegas ou junto a orifícios naturais, com contaminação potencial**: na face e na região perioral, película de acetato de celulose, celulose não aderente, película de poliuretano transparente, ácidos graxos essenciais (como óleo ou associado a celulose não aderente). No períneo, creme de sulfadiazina de prata como profilático de infecções (áreas altamente contaminadas), filme adesivo de poliuretano pelo método de exposição com paciente internado, tratamento pelo método de exposição com paciente internado, tratamento profilático sobre pele íntegra com placa de hidrocoloide quando em áreas próximas, como nádega, para permitir apoio em decúbito dorsal ou ventral.

Para proteção da pele depois da cura, uso de ácidos graxos essenciais ou hidrocoloide em placa.

Lesões em estágio 3 Lesões de espessura total da pele com exposição do tecido celular subcutâneo. Há quatro opções de tratamento:

1. **Exsudação mínima**: filme de acetato de celulose não aderente associado a petrolato ou AGE, hidrogel, hidrocoloide ou filme adesivo de poliuretano transparente.
2. **Exsudação moderada**: hidrocoloide ou hidrogel.
3. **Exsudação intensa**: alginato, esponja de poliuretano ou carvão ativado sem e com prata em caso de infecção.
4. **Úlceras renitentes**: curativos à base de colágeno.

Lesões em estágio 4 Lesões de espessura total da pele e tecido celular subcutâneo com exposição óssea, tendinosa e muscular, podendo conter restos de escara aderidos e tecido de granulação incipiente. Há quatro opções de tratamento:

1. **Exsudação mínima a pequena**: hidrogel, hidrocoloides ou filme transparente de poliuretano.
2. **Feridas mais superficiais com exposição pontual de estruturas profundas, feridas cavitárias e exsudato moderado**: hidrocoloide ou hidrogel.
3. **Feridas com exsudação intensa, feridas cavitárias**: esponja de poliuretano, alginato ou curativo de carvão ativado sem e com prata.
4. **Úlcera resistente ao tratamento, mas sem infecção**: uso de curativo de colágeno.

O **QUADRO 93.2** apresenta um resumo analítico do tratamento das feridas de acordo com suas características.

QUADRO 93.2 – Resumo analítico do tratamento das feridas de acordo com suas características (as opções terapêuticas estão listadas em cada um dos tópicos em ordem crescente de complexidade)

FERIDAS COM EXPOSIÇÃO DÉRMICA
- **Com exsudato seroso abundante (até 72 h após o trauma)**
  - Filme de poliuretano
  - Hidrocoloide espesso
  - Curativos não aderentes
    - Celulose
    - Raiom
    - Adaptic

Importante: os curativos devem ser trocados quando houver sinais de saturação (acúmulo de líquidos)

- **Pouco exsudato seroso (após 72 horas do trauma)**
  - Não aderentes: celulose
  - Filme de poliuretano
  - Hidrocoloide
  - Hidrogel
- **Com exsudato serofibrinoso leve a moderado**
  - Hidrocoloide
  - Hidrogel
  - Alginato
  - Curativo composto
- **Com exsudato purulento**
  - Sulfadiazina pra/cério
  - Alginato de prata

FERIDAS ENVOLVENDO A ESPESSURA TOTAL DA PELE
- **Sem delimitação da necrose (até a delimitação)**
  - Óleos com ácidos graxos essenciais
  - Cremes hidrofílicos
  - Curativos não aderentes (filme de poliuretano/celulose)
- **Com delimitação da necrose**
  - Escara seca
    - Óleos com ácidos graxos essenciais
    - Curativos não aderentes – celulose
    - Hidrogel (visando ao desbridamento autolítico)
    - Hidrocoloide (visando ao desbridamento autolítico)
    - Papaína 8 a 10%
  - Após desbridamento cirúrgico (escarectomia)
    - Filme de poliuretano
    - Hidrocoloide
    - Hidrogel
    - Espuma de poliuretano
  - Escara úmida
    - Desbridamento enzimático
      - Enzimas (colagenase, fibrase)
      - Papaína 8 a 10%
    - Desbridamento autolítico
    - Exsudato leve a moderado
      - Hidrocoloide
      - Hidrogel
      - Filme de poliuretano
    - Exsudato intenso
      - Alginato
      - Carvão ativado
      - Espumas de poliuretano
  - Infecção local
    - Sulfadiazina pra/cério
    - Alginato de prata
    - Carvão ativado com prata
    - Espuma de poliuretano com prata

FERIDA NA FASE DE ÚLCERA (APÓS ELIMINAÇÃO DA ESCARA)
- **Úlcera limpa**
  - Exsudato leve a moderado
    - Celulose não aderente
    - Hidrocoloide
    - Hidrogel
    - Papaína 2%
  - Exsudato intenso
    - Alginato
    - Espuma de poliuretano
    - Carvão ativado
- **Úlcera crônica**
  - Desbridamento cirúrgico
    - Induto fibrinoso
    - Ressecção da granulação
    - Tecido de granulação hipertrófico
      – Hidrocoloide
      – Hidrogel
      – Alginato
      – Carvão ativado
      – Espuma de poliuretano
  - Desbridamento enzimático
    - Papaína 2 a 4%
    - Enzimas líticas (fibrase, colagenase, desoxirribonuclease)
  - Desbridamento autolítico
    - Exsudato leve a moderado
      – Hidrocoloide
      – Hidrogel
    - Exsudato intenso
      – Espuma de poliuretano
      – Alginato
  - Úlceras resistentes ao tratamento
    - Colágeno
  - Úlceras com infecção
    – Sulfadiazida prata
    – Alginato-prata
    – Carvão ativado com prata
    – Espuma de poliuretano com prata
  - Úlcera com exposição muscular, tendínea ou óssea
    - Com exsudato leve
      – Hidrogel
      – Hidrocoloide
    - Com exsudato volumoso
      – Alginato
      – Espuma de poliuretano
      – Colágeno

CAPÍTULO 94

TERAPÊUTICA SISTÊMICA EM DERMATOLOGIA

Relação das principais medicamentos de uso sistêmico em dermatologia dispostos por grupos de ação terapêutica

AGENTES BIOLÓGICOS

O Departamento Americano de Saúde e Serviços Humanos (US Department of Health and Human Services) usa o termo "modificadores da resposta biológica" como denominação genérica para hormônios, compostos neuroativos e compostos imunorreativos que atuam a nível celular. O Center for Biologics Evaluation and Research do FDA (do inglês Food and Drug Administration) define biológicos como aqueles agentes derivados de material vivo: ser humano, plantas, animais ou microrganismos.

Há três classes distintas de agentes biológicos: anticorpos monoclonais, proteínas de fusão e citocinas recombinantes ou fatores de crescimento.

Anticorpos podem ser classificados como **quiméricos** quando o anticorpo é composto de sequências humanas e de roedores (murinos, família Muridae); como **humanizados** quando sequências específicas de murinos são trocadas por sequências humanas; e como **humanos** quando são compostos exclusivamente de sequências humanas. **Proteínas de fusão** consistem em um domínio de receptor humano, de forma que através de seu ligante une-se à porção constante de uma IgG, obtendo assim solubilidade no plasma.

Desenvolveu-se uma nomenclatura específica para o nome genérico dos agentes biológicos. Os nomes genéricos dos anticorpos monoclonais quiméricos têm sufixo **-ximabe**; anticorpos monoclonais humanizados ganham o sufixo **-zumabe**; e anticorpos monoclonais humanos recebem o sufixo **-umabe**. Proteínas de fusão receptor – anticorpo têm o sufixo **-cepte**. Deve-se ressaltar que os agentes biológicos não devem ser usados por mulheres grávidas ou em amamentação. Além disso, mulheres em idade fértil devem receber anticoncepção.

AGENTES ANTI-TNF

Adalimumabe

É o primeiro anticorpo monoclonal anti-TNF-α completamente humano. Liga-se especificamente ao TNF-α solúvel e ao TNF-α ligado à membrana e bloqueia sua interação com os receptores de TNF da superfície celular, p55 e p75.

Indicação do uso: nos Estados Unidos (EUA), está aprovado para o uso na artrite reumatoide. Artrite psoriática, espondilite anquilosante, doença de Crohn e psoríase em placas.

Doses: injeções subcutâneas (SC) quinzenais de 40 mg.

Efeitos colaterais: os efeitos colaterais mais comuns são leucopenia (incluindo neutropenia e agranulocitose), anemia, aumento de lipídeos, dor de cabeça, dor abdominal, náusea, vômito, elevação de enzimas hepáticas, *rash*, dor musculesquelética, reação no local da injeção.

Produto farmacêutico: Humira® (solução injetável 40 mg/0,8 mL).

Etanercepte

Receptor de TNF-α humano recombinante (*p75*) fundido com a porção Fc da IgG1 que se liga ao TNF-α ligado à membrana ou ao TNF solúvel.

Indicações: tem demonstrado eficácia no tratamento de doenças inflamatórias, como a artrite reumatoide, artrite reumatoide juvenil, artrite psoriática e psoríase em placas grave.

Doses: é administrado via SC. O esquema terapêutico recomendado é o uso de 50 mg, 2 ×/semana, nas primeiras 12 semanas e então 50 mg semanalmente. O uso é contínuo. Estudos demonstraram que, após a retirada do etanercepte (curso terapêutico de 24 semanas), o retorno da doença ocorreu após cerca de 3 meses.

Efeitos colaterais: reações leves a moderadas no local da injeção, caracterizadas por dor, edema e eritema. Registraram-se casos de infecções graves, sepse e mesmo óbito com seu uso, particularmente em doentes já predispostos à infecção por tratamento imunossupressor prévio. Relataram-se casos de tuberculose. Dessa forma, o etanercepte não deve ser administrado em indivíduos com sepse ou infecções ativas, incluindo também infecções crônicas e localizadas, além de se indicar uma pesquisa de tuberculose antes do início do tratamento. Há registros de casos de linfoma não Hodgkin. Contudo, doentes com psoríase e artrite reumatoide têm um maior risco de linfoma (Hodgkin e não Hodgkin), comparados à população geral. Anemia aplástica, doença desmielinizante no sistema nervoso central, mielite transversa, neurite óptica e esclerose múltipla foram relatadas, além de exacerbação de crises convulsivas. Um maior número de pessoas que usaram a droga desenvolveu anticorpos anti-DNA dupla-hélice em relação à população geral. Há relatos de desenvolvimento de lúpus eritematoso sistêmico induzido por medicamento e lúpus eritematoso subagudo. Dessa forma, antes de receber medicamento, os doentes devem ser submetidos previamente ao exame de HIV, sorologia para hepatite, PPD, hemograma, função hepática e investigação bioquímica.

Produto farmacêutico: Enbrel® (frasco-ampola com 25 mg), Enbrel® PFS (solução injetável 50 mg).

Infliximabe

Anticorpo quimérico camundongo/humano contra o TNF-α, compreendendo uma região variável do camundongo e uma região humana constante da IgG1. O infliximabe é capaz de se ligar às moléculas do TNF-α solúvel e às moléculas do TNF-α transmembrana.

Indicações dermatológicas: psoríase artropática e psoríase em placas grave.

Efeitos colaterais: reações durante a infusão (dispneia, urticária, hipotensão, *flushing* e cefaleia). Anticorpos produzidos pelo doente em tratamento com infliximabe podem inativar a substância e bloquear seu efeito. O metotrexato pode ser coadministrado com o infliximabe para se evitar esse efeito. Têm sido descritas reações liquenoides e eritema polimorfo durante o tratamento. A tuberculose pode ser reativada durante o tratamento com infliximabe, de forma que antes do tratamento essa condição deve ser investigada. O infliximabe deve ser contraindicado aos doentes com insuficiência cardíaca congestiva, moderada a grave, devido a reações relacionadas à infusão com hipotensão e dispneia. Foram registrados pelo FDA casos de linfoma não Hodgkin relacionados ao uso do fármaco.

Dose: via intravenosa (IV) na dose de 5 mg/kg durante 2 horas na semana inicial (semana 0), na 2ª e 6ª semana subsequente. Infusões complementares podem ser dadas a cada 8 semanas na dose de 5 mg/kg. Em estudos comparativos, a rapidez de melhora da psoríase foi similar à obtida com a ciclosporina. Propicia um efeito de ação sustentado por cerca de 26 semanas.

Produto farmacêutico: Remicade® e Remsima® (frasco-ampola com 100 mg).

AGENTES INIBIDORES DAS CÉLULAS T

Abatacepte

Proteína de fusão constituída pelo domínio extracelular do linfócito T citotóxico humano com o antígeno 4 (CTLA-4) ligado à porção Fc modificada de IgG1b humana.

Ações farmacológicas: liga-se às moléculas CD80 e CD86 da superfície do linfócito, bloqueando sua interação com CD28. Essas ligações impedem a ação coestimulatória para ativação dos linfócitos T. Decorre diminuição da proliferação dessas células e da produção das citocinas TNF-α, interferon-γ e IL-2.

Indicações: artrite reumatoide do adulto e artrite reumatoide juvenil.

Indicações dermatológicas: há relatos do uso *off-label* em psoríase e uveíte.

Contraindicações: presença de infecções particularmente tuberculose e hepatites. Não usar simultaneamente drogas inibidoras do TNF e drogas como anakinra. Não fazer vacinas com vírus vivos.

Efeitos colaterais: cefaleia, nasofaringite, dispepsia, sinusite, erupções cutâneas, bronquite, tosse, dor nas extremidades e facilitação de infecções. Antes do uso, analisar a possível presença de tuberculose e hepatites que podem ser reativadas pela medicação.

Doses:
- Em adultos:
  - IV < 60 kg: 500 mg.
  - 60 a 100 kg: 750 mg.
  - 100 kg: 1.000 mg.

As infusões devem ser feitas em 30 minutos. Após a primeira dose, repetir após 2 semanas e após 4 semanas e, depois, aplicar a cada 4 semanas. A via SC pode ser adotada após a primeira infusão. No dia seguinte à infusão, fazer 125 mg SC e, depois, repetir semanalmente.

Produto farmacêutico: Orencia® (frasco-ampola com 250 mg/15 mL).

Alefacepte (LFA-3/IgG1)

Proteína de fusão onde a porção LFA-3 liga-se ao CD2 nas células T de memória, inibindo, assim, a ativação e a proliferação das células T. O CD2 está presente em todas as células T; entretanto, encontra-se altamente expresso na superfície das células de memória. A porção constante de IgG1 liga-se ao FcγRIII/CD16 nas células *natural killers* e nos monócitos, o que desencadeia a apoptose das células T que expressam altos níveis de CD2. Uma vez que as células T efetoras de memória CD45RO+ expressam mais CD2 do que as células nativas CD45RA+, o alefacepte liga-se preferencialmente às células T efetoras de memória.

Indicação: é aprovado para o tratamento de doentes adultos com psoríase em placa moderada a grave que sejam candidatos a terapêutica sistêmica ou fototerapia.

Doses: via intramuscular (IM), com injeções de 15 mg/semana, durante 12 semanas. Pode ser considerado um segundo curso de injeções semanais de 15 mg por mais 12 semanas. Recomenda-se executar contagem das células CD4+ no sangue periférico antes e durante o tratamento. Caso a contagem de células CD4+ diminua para valores inferiores a 250 células/mL, o fármaco deverá ser suspenso até a recuperação da contagem de células CD4+. Caso a contagem das células CD4+ permaneça continuamente abaixo de 250 células/mL, durante 4 semanas consecutivas, a substância, então, deverá ser retirada definitivamente. Apesar do início de ação lento, o principal benefício do alefacepte é a possibilidade de remissão prolongada da psoríase. Observou-se que 74% dos indivíduos com psoríase que receberam 15 mg/semana, durante 12 semanas, mantiveram uma redução de pelo menos 50% no PASI durante um período de outras 12 semanas.

Efeitos colaterais: cefaleia, prurido, infecções, rinite, dor e inflamação no local da injeção. O alefacepte não interfere com a resposta imune primária e secundária a novos antígenos. Os dados clínicos demonstram que esse agente apresenta o menor potencial de imunogenicidade e não há até a presente data relatos de hipersensibilidade naqueles poucos doentes que desenvolveram anticorpos contra o alefacepte.

Produto farmacêutico: Amevive® (frasco com 15 mg).

Basiliximabe

É um anticorpo monoclonal quimérico (murino/humano) IgG1k.

Ações farmacológicas: liga-se e bloqueia especificamente o receptor IL-2R α (CD25) da superfície dos linfócitos T, inibindo, assim, sua ativação pela IL-2 e, portanto, suprimindo a resposta imune celular.

Indicações: profilaxia da rejeição aguda de transplantes renais. Não há indicação específica em dermatologia, embora existam relatos de seu uso puramente experimental em líquen plano.

Contraindicações: ainda que não existam dados suficientes, não deve ser empregado na gravidez e na lactação.

Efeitos colaterais: náuseas, vômitos, diarreia, dores abdominais, edema periférico, febre, hiper e hipocalemia, cefaleia, hipertensão, tremores e facilitação a infecções bacterianas e virais, especialmente do trato respiratório, nasofaringite.

Doses: a dose total padrão é de 40 mg, administrada em duas doses de 20 mg cada. A primeira dose de 20 mg deve ser administrada no período de 2 horas antes da cirurgia de transplante. A segunda dose de 20 mg deve ser administrada 4 dias após o transplante.

Produto farmacêutico: Simulect® (frasco-ampola com 20 mg).

AGENTES BLOQUEADORES DE SINAIS INIBITÓRIOS SOBRE AS CÉLULAS T

Ipilimumabe

Anticorpo monoclonal humano.

Ações farmacológicas: ao apresentar antígenos tumorais aos linfócitos T nos linfonodos, as células dendríticas também apresentam um sinal inibitório que se liga ao receptor CTLA-4 (antígeno associado aos linfócitos citotóxicos) das células T que inibe sua ação citotóxica. O ipilimumabe bloqueia o receptor CTLA-4 aumentando a ativação e a proliferação das células T, aumentando sua atividade contra as células tumorais.

Indicações: somente está aprovado para melanoma disseminado fora do alcance cirúrgico. Estão sendo realizados ensaios clínicos em câncer prostático, renal e de pulmão.

Contraindicações: em caso de gravidez e lactação, a medicação é contraindicada.

Efeitos colaterais: podem ser fatais e compreendem colite (que pode provocar perfurações intestinais), hepatite grave com insuficiência hepática, erupções cutâneas, prurido e até necrólise epidérmica tóxica, paralisias por neuropatia periférica, alterações da pituitária, tireoide e adrenais, nefrite imunomediada, pneumonite, cefaleia persistente, aumento de peso, sensação de frio permanente, alterações de comportamento, irritabilidade, tonturas, alterações da visão, dor e vermelhidão ocular e fadiga. Como essas reações são imunomediadas, o seu tratamento, além da interrupção da medicação, é feito com corticoides em altas doses.

Interações: o uso combinado com anfotericina B, digoxina e varfarina aumenta a toxicidade, podendo provocar lesões renais, alterações respiratórias e hipotensão.

Doses: 3 mg/kg de peso IV em infusão de 90 minutos a cada 3 semanas no total de 4 doses.

Produto farmacêutico: Yervoy® (frascos de 50 mg/10 mL e 200 mg/40 mL).

Pembrolizumabe

Anticorpo monoclonal humanizado IgG4 que se liga ao receptor PD-1 (do inglês *programmed cell death 1*) da superfície celular dos linfócitos T ativados. Essa ligação bloqueia a ativação de PD-1, resultando na ativação desses linfócitos contra as células tumorais. O PD-1 ativado contribui para a fuga das células tumorais da imunidade celular e seu bloqueio facilita a ação das células T contra as células tumorais.

Indicações: melanoma irressecável ou metastático. Tumores pulmonares de células não pequenas que expressam PD-1. Também tem sido usado quando não há resposta aos tratamentos habituais em câncer de cabeça e pescoço, Hodgkin, carcinoma urotelial, tumores da junção esôfago-gástrica.

Contraindicações: não efetuar vacinações. Não utilizar durante a gravidez e o aleitamento.

Efeitos adversos: anemia, fadiga, náuseas, vômitos, tosse, prurido, mialgias, artralgias, insônia, calafrios, edema periférico, vitiligo, febre e podem ocorrer hipotireoidismo, pneumonite e nefrite imunes.

Dose: em melanoma é de 2 mg/kg IV (infusão de 30 minutos) a cada 3 semanas até progressão da doença ou toxicidade intolerável.

Produto farmacêutico: Keytruda® (frasco com 50 mg [25 mg/mL após reconstituição]).

AGENTES INIBIDORES DAS CÉLULAS B

Belimumabe

Anticorpo monoclonal humano que bloqueia a ligação do fator BLyS a seus receptores nas células B, reduzindo sua transformação em células plasmáticas produtoras de anticorpos.

Indicações: LE sistêmico ativo em adultos recebendo tratamentos clássicos.

Efeitos colaterais: náuseas, vômitos, dor gástrica, diarreia, congestão nasal, tosse, enxaqueca, ulcerações orais e reações transfusionais, alterações depressivas e ideias suicidas.

Doses: 10 mg/kg a cada 2 semanas nas primeiras 3 doses e depois a cada 4 semanas em infusões IV.

Produto farmacêutico: Benlysta® (frasco com 120 mg ou 400 mg [80 mg/mL após a reconstituição]).

Epratuzumabe

Anticorpo monoclonal humano IgG1 direcionado contra a molécula CD22 dos linfócitos B alterando sua ativação, adesão celular e *homing*.

Indicações: linfomas não Hodgkin e LE sistêmico.

Efeitos colaterais: infecções e reações infusionais.

Doses: 360 a 720 mg/m² nas semanas 0, 1, 2 e 3 e, posteriormente, infusões a cada 12 semanas por 48 semanas.

Produto farmacêutico: LymphoCyde®.

Rituximabe

Anticorpo monoclonal quimérico humanizado dirigido contra o antígeno CD20 da superfície dos linfócitos B. Ao ligar-se a essa molécula, destrói o linfócito B por mecanismos citotóxicos.

Indicações: linfomas especialmente linfomas B não Hodgkin e outros linfomas B, leucemia linfática crônica, artrite reumatoide, granulomatose de Wegener, doenças bolhosas autoimunes. Existem relatos do uso do rituximabe em outras afecções como LES, dermatomiosite, doença enxerto versus hospedeiro, vasculites, urticária hipocomplementêmica, crioglobulinemia e macroglobulinemia de Waldenström.

Efeitos colaterais: reações infusionais (cefaleia, febre, calafrios, tonturas, erupções eritematosas, dificuldades respiratórias, hipotensão); infecções, plaquetopenia com sangramentos, alterações gastrentéricas, arritmias cardíacas, insuficiência renal aguda decorrente da síndrome de lise tumoral, Stevens-Johnson, NET, pênfigo paraneoplásico e reações liquenoides.

Doses:
- Linfomas: doses variáveis conforme o tipo de linfoma; 375 mg/m² IV por dose variando no tempo e no número de doses conforme o tipo de linfoma.
- Na granulomatose de Wegener: 375 mg/m² semanalmente por 4 semanas. Nas formas graves, nas 2 semanas anteriores ou conjuntamente ao rituximabe, administrar metilprednisolona, 1.000 mg/dia IV por 3 dias seguida de prednisona por via oral (VO) 1 mg/kg até o máximo de 80 mg/dia.
- Nas doenças bolhosas autoimunes: a dose recomendada é de 375 mg/m² em 4 infusões semanais, seguindo-se de uma infusão mensal por 4 meses consecutivos.

Produto farmacêutico: MabThera® (frascos com 10 ou 50 mL [10mg/mL]).

AGENTES DE AÇÃO SOBRE CITOCINAS

Antagonistas da IL-1

Anakinra

É um antagonista recombinante do receptor de IL-1. Bloqueia a atividade da IL-1 ao impedir competitivamente sua ligação com seu receptor produzindo ações anti-inflamatórias, e bloqueando reações imunes.

Indicações: sua indicação fundamental é a artrite reumatoide, mas existem indicações dermatológicas, doença de Still de início em adultos, síndrome PAPA (artrite piogênica, pioderma gangrenoso e acne) e síndrome de Schnitzler.

Efeitos colaterais: infecções bacterianas, leucopenia, neutropenia, plaquetopenia, cefaleia, náuseas, diarreia, dores abdominais e sintomas gripais.

Doses: 1 a 10 mg/kg/dia em crianças e 100 mg/dia SC em adultos. Deve ser feita previamente imunização contra *Streptococcus pneumoniae* e *Haemophilus influenza* e não devem ser administradas vacinas com vírus vivos.

Produto farmacêutico: Kineret® (seringas com 100 mg/ 0,67 mL).

Antagonistas das IL-12/23

Ustequinumabe

É um anticorpo monoclonal humano dirigido contra as ILs 12 e 23 e, dessa forma, interfere negativamente na ativação das células T.

Indicações: psoríase em placas moderada a grave.

Efeitos colaterais: favorecimento ou reativação de infecções bacterianas, fúngicas e virais inclusive tuberculose, sendo indicada rigorosa avaliação prévia dessas condições.

Doses: dose inicial de 45 mg repetida após 4 semanas e depois repetida a cada 12 semanas. Se não houver resposta após 28 semanas interromper o tratamento. Acima de 100 kg, os doentes devem receber o mesmo esquema anterior, sendo, porém, cada dose de 90 mg. Em idosos, empregam-se as mesmas doses. A droga não deve ser empregada abaixo dos 18 anos por falta de dados quanto a sua segurança nessas faixas etárias.

Produto farmacêutico: Stelara® (frasco-ampola com 45 mg/ 0,5 mL).

AGENTES QUE ATUAM SOBRE O COMPLEMENTO

Eculizumabe

Anticorpo monoclonal humanizado que se liga à fração C_5 do complemento, inibindo sua clivagem a C_{5a} e C_{5b}, impedindo a geração do complexo $C_{5,6-9}$ e, portanto, inibindo a lise celular.

Indicações: hemoglobinúria paroxística noturna. Síndrome hemolítico-urêmica. Em dermatologia vem sendo empregada na papulose atrófica maligna de Degos, havendo relatos de bons resultados (*off-label*).

Efeitos colaterais: leucopenia, risco de infecções respiratórias e urinárias e especialmente meningite bacteriana que pode ser fatal. Recomenda-se vacinação 2 semanas antes do início do tratamento.

Contraindicações: paciente não imunizado contra meningite, gravidez e lactação.

Doses: para doença de Degos é de 600 mg/semana IV por 4 semanas. Na 5ª semana, 900 mg e, 2 semanas após, 900 mg. As doses podem ser elevadas a 1.200 mg/dose.

Produto farmacêutico: Soliris® (frasco com 30 mL/300 mg).

AGENTES INIBIDORES DO FATOR DE CRESCIMENTO DO ENDOTÉLIO VASCULAR (VEGF)

Bevacizumabe

Anticorpo monoclonal recombinante humanizado dirigido contra o VEGF.

Ações farmacológicas: liga-se ao VEGF, citocina pró-angiogênica inibindo sua ligação com o receptor impedindo o crescimento dos vasos sanguíneos tumorais.

Indicações: câncer colorretal, associado à quimioterapia. Câncer de pulmão não escamoso e de não pequenas células. Câncer metastático de mama, associado à quimioterapia. Glioblastoma e câncer renal metastático. Câncer de ovário e de colo uterino em associação com quimioterápicos.

Não há indicações específicas em dermatologia, mas têm sido relatados resultados promissores por injeções intraoculares nas lesões de neovascularização ocular no pseudoxantoma elástico.

Produto farmacêutico: Avastin® (frasco-ampola com 4 ou 16 mL [25 mg/mL]).

OUTROS AGENTES BIOLÓGICOS

Omalizumabe

Anticorpo monoclonal humanizado IgG1 κ que se liga seletivamente à porção Fc da IgE, neutralizando sua ação.

Indicações: asma grave não responsiva a tratamentos clássicos inclusive a corticoides. Existem estudos para seu emprego em rinite alérgica e existe potencial de aplicação em alergia alimentar, alergia ao látex, dermatite atópica e urticária crônica.

Efeitos colaterais: o principal é a anafilaxia. Podem ocorrer dificuldades respiratórias, erupções cutâneas, urticária, ansiedade e reações no ponto de aplicação.

Doses: 150 a 375 mg SC a cada 2 a 4 semanas. As doses são estabelecidas em função dos níveis sanguíneos de IgE e peso do doente.

- Exemplo: peso 60 kg a 70 kg.
  - Níveis de IgE:
    - 30 a 100 UI/mL: 150 mg a cada 4 semanas.
    - 100 a 200 UI/mL: 300 mg a cada 4 semanas.

Produto farmacêutico: Xolair® (frasco-ampola com 150 mg).

Imunoglobulina humana

As imunoglobulinas atuam por vários mecanismos, interações anti-idiotípicas, modulação do receptor Fc, modulação da produção de citocinas e de antagonistas das citocinas, neutralização de microrganismos e toxinas envolvidas no processo mórbido, neutralização de superantígenos, inibição dos efeitos lesivos da cascata do complemento e aceleração do catabolismo das IgG.

Indicações: é aprovado pelo FDA para transplante alogênico de medula óssea, leucemia linfática crônica, púrpura trombocitopênica idiopática, infecção pelo HIV em crianças, polineuropatia desmielinizante inflamatória crônica, transplante renal, imunodeficiências primárias e doença de Kawasaki. Além dessas indicações, em dermatologia é também empregada na dermatomiosite e outras conectivoses, doenças bolhosas autoimunes e NET. Outras possíveis indicações são dermatite atópica, urticária autoimune, escleromixedema, pioderma gangrenoso e vasculites granulomatosas e vasculites por IgA.

Efeitos colaterais: cefaleia, febre, calafrios, hipertensão, mialgia, náuseas e vômitos. A reação mais grave é a anafilaxia, mais frequente em indivíduos com níveis baixos ou ausência de IgA que podem ter anticorpos anti-IgA que desencadearão a anafilaxia. Outras complicações descritas são meningite asséptica, acidentes vasculares cerebrais, tromboses e insuficiência renal (frequente em doentes com crioglobulinemia). Podem ocorrer reações cutâneas, prurido, urticária, erupções liquenoides, petéquias, alopecia e vasculite leucocitoclásica.

Doses: 1 a 2 g/kg divididos em 5 dias consecutivos, ou seja, 0,2 a 0,4 g/kg/dia. A frequência inicial é de um ciclo a cada 3 ou 4 semanas e a retirada do fármaco se faz, mantendo-se a dose, mas aumentando-se o intervalo entre as infusões.

ANALGÉSICOS E ANTITÉRMICOS

Ácido acetilsalicílico

É o ácido 2-acetoxibenzoico. Tem propriedades analgésicas, antitérmicas e anti-inflamatórias. A ação analgésica se exerce ao nível do hipotálamo. A ação antitérmica deve-se à capacidade de inibição da síntese de prostaglandinas, principalmente prostaglandina E. A ação anti-inflamatória decorre da estabilização das membranas lisossômicas, interferência no metabolismo do colágeno, neutralização de mediadores, como bradicinina, e inibição da formação local de prostaglandinas.

Indicações dermatológicas: eritema nodoso, eritromelagia, prurido da policitemia vera.

Contraindicações: hipersensibilidade à droga, urticária crônica, úlcera péptica, hemorragia digestiva pregressa.

Efeitos colaterais: náuseas, vômitos, gastrite hemorrágica, surdez, vertigens, erupções cutâneas tipo urticária e erupção medicamentosa fixa e alterações da coagulação.

Interações com outras drogas: acentua os efeitos dos anticoagulantes, favorecendo hemorragias.

Doses médias: em adultos é de 500 mg a cada 6 horas.

Ácido mefenâmico

Analgésico, antipirético e anti-inflamatório.

Indicações dermatológicas: analgésico e antitérmico de opção nos casos de urticária crônica e alergia a outros analgésicos.

Doses médias: 500 mg VO, até a cada 6 horas.

Dipirona

Mecanismo de ação: apesar de inúmeros estudos, o mecanismo de ação da dipirona não está completamente elucidado, mas ocorre ao nível do sistema nervoso central e periférico. Controla a hiperalgesia das lesões teciduais por ativação de canais de potássio sensíveis ao ATP, por inativação da adenilciclase por substâncias hiperalgésicas e por bloqueio do influxo de cálcio no nociceptor. Também inibe o sistema prostaglandina por inibir a COX-3. Atua em áreas talâmicas, no bulbo, na área periaquedutal cinzenta e no corno espinhal posterior.

Indicações: analgésico e antitérmico

Contraindicações: hipersensibilidade à dipirona ou outras pirazolonas, porfiria aguda intermitente (induz crises), deficiência congênita de G6PD (hemólise), doenças do sistema hematopoiético, depressão medular pós-quimioterapia, asma e reações anafilactoides provocadas por outros analgésicos e anti-inflamatórios.

Efeitos colaterais: reações de hipersensibilidade inclusive graves, exantema, erupção medicamentosa fixa, Stevens Johnson, Lyell, hipotensão, leucopenia, agranulocitose, trombocitopenia insuficiência renal.

Doses:
- Gotas (500 mg/mL):
  - Adultos e adolescentes acima de 15 anos: 20 a 40 gotas em administração única ou até o máximo de 40 gotas 4 ×/dia.
  - Crianças devem receber dipirona monoidratada gotas conforme seu peso, seguindo a orientação do esquema apresentado na TABELA 94.1.

TABELA 94.1 – Esquema de administração de dipirona monoidratada (gotas) em crianças

Peso (média da idade)	Dose solução oral (gotas)	Dose máxima diária (gotas)
5-8 kg (3-11 meses)	Dose única 2-5	20 (4 tomadas × 5 gotas)
9-15 kg (1-3 anos)	Dose única 3-10	40 (4 tomadas × 10 gotas)
16-23 kg (4-6 anos)	Dose única 5-15	60 (4 tomadas × 15 gotas)
24-30 kg (7-9 anos)	Dose única 8-20	80 (4 tomadas × 20 gotas)
31-45 kg (10-12 anos)	Dose única 10-30	120 (4 tomadas × 30 gotas)
46-53 kg (13-14 anos)	Dose única 15-35	140 (4 tomadas × 35 gotas)

TABELA 94.2 – Esquema de administração de dipirona monoidratada (solução) em crianças

Peso (média da idade)	Dose de solução oral (mL)*	Dose máxima diária (mL)
5-8 kg (3-11 meses)	Dose única 1,25-2,5	10 (4 tomadas × 2,5 mL)
9-15 kg (1-3 anos)	Dose única 2,5-5	20 (4 tomadas × 5 mL)
16-23 kg (4-6 anos)	Dose única 3,75-7,5	30 (4 tomadas × 7,5 mL)
24-30 kg (7-9 anos)	Dose única 5-10	40 (4 tomadas × 10 mL)
31-45 kg (10-12 anos)	Dose única 7,5-15	60 (4 tomadas × 15 mL)
46-53 kg (13-14 anos)	Dose única 8,75-17,5	70 (4 tomadas × 17,5 mL)

*Utilizar copo-medida graduado para 2,5 mL, 5 mL, 7,5 mL e 10 mL. Doses maiores, somente a critério médico.

Nota: crianças menores de 3 meses de idade ou pesando menos de 5 kg não devem ser tratadas com dipirona monoidratada.

Doses maiores, somente a critério médico. Crianças menores de 3 meses de idade ou pesando menos de 5 kg não devem ser tratadas com dipirona monoidratada.

- Solução oral (50 mg/mL):
  - Adultos e adolescentes acima de 15 anos: 10 a 20 mL em administração única ou até o máximo de 20 mL, 4 ×/dia.
  - Crianças devem receber dipirona monoidratada solução oral conforme seu peso seguindo a orientação apresentada na TABELA 94.2.
- Comprimido (500 mg):
  - Adultos acima de 15 anos: 1 a 2 comprimidos até 4 ×/dia. Doses maiores, somente a critério médico.

OPIOIDES

Indicações: dores agudas como, por exemplo, condições cirúrgicas e dores crônicas que não respondem aos analgésicos e anti-inflamatórios comuns.

Efeitos colaterais: obstipação intestinal, sequidão da boca, náuseas, vômitos e sedação. São menos comuns disforia, delírios, prurido, urticária e depressão respiratória. Considerar a possibilidade de tolerância e desenvolvimento de dependência.

Doses: são descritas a seguir, de acordo com cada medicamento.

Morfina

- Adultos:
  - VO: 10 a 30 mg a cada 4 horas.
  - Via parenteral:
    - IM: 5 a 20 mg a cada 70 kg de peso.
    - IV: 2 a 10 mg a cada 70 kg de peso.

Codeína
- Adultos (VO): 60 a 80 mg/dia divididos 4 a 6 tomadas.

Oxicodona
- Adultos (VO): 10 mg a cada 12 horas e, se necessário, aumentar a dose em 25% a cada 2 dias mantendo-se a periodicidade de 12 horas.

Tramadol
- Adultos (VO): 50 mg. Quando necessário repetir a dose a cada 4 a 6 horas até a dose máxima de 400 mg (50 mg até 8 ×/dia).

Paracetamol
Também conhecido como acetominofeno ou acetilparaminofenol.

Indicações dermatológicas: analgésico e antitérmico de opção nos casos de alergia a outros analgésicos e nas urticárias crônicas.

Ações farmacológicas: eleva o limiar da dor e atua como antipirético através de ação sobre o centro termorregulador do hipotálamo.

Efeitos colaterais: erupções cutâneas tipo urticária, eritema pigmentar fixo, angioedema, hipoglicemia, hepatotoxicidade.

Interações com outras substâncias: barbitúricos, hidantoínas, carbamazepina e álcool. Têm o potencial de hepatotoxicidade.

Doses médias:
- Adultos: 500 mg a 1 g 3 a 4 ×/dia.
- Crianças: 10 a 15 mg/dose a cada 4 a 6 horas conforme a necessidade. Não deve ser excedida a administração de 5 doses em 24 horas.

ANESTÉSICOS

Bupivacaína
Anestésico de longa duração.

Mecanismo de ação: bloqueio reversível da propagação do impulso através das fibras nervosas por inibição da penetração de íons sódio no interior das membranas nervosas.

Indicações em dermatologia: anestesia local para procedimentos e cirurgias dermatológicas. Tratamento da dor por picadas de aranha e escorpiões.

Efeitos colaterais: a bipuvacaína tem maior toxicidade em relação à lidocaína. Pode haver toxicidade cardíaca e neurológica, podendo ocorrer, particularmente com doses altas, arritmias ventriculares, fibrilação ventricular e até parada cardíaca. Também podem ocorrer convulsões, perda da consciência, depressão respiratória e colapso.

Doses: as doses máximas recomendadas são até 225 mg sem epinefrina e até 175 mg com epinefrina.

Lidocaína
É empregada em soluções a 1% ou 2 % isoladamente ou associada à epinefrina.

Mecanismo de ação: estabiliza a membrana neuronal por inibição dos fluxos iônicos necessários para o início e condução dos impulsos nervosos, produzindo anestesia nas áreas injetadas.

Indicações em dermatologia: anestesia local para procedimentos e cirurgias dermatológicas de pequeno porte. Tratamento da dor decorrente de picadas de aranha e escorpiões.

Contraindicações: hipersensibilidade a anestésicos do grupo amida. Síndrome de Stokes-Adams, síndrome de Wolff-Parkinson-White e bloqueios cardíacos graves.

Considerar as topografias em que se deve evitar o uso de epinefrina associada.

Efeitos colaterais: geralmente relacionam-se a doses altas. Reações de hipersensibilidade desde reações cutâneas exantemáticas/urticariformes até anafilaxia.

- No sistema nervoso pode provocar reações de depressão ou excitabilidade, nervosismo, apreensão, euforia, vômitos, sensação de frio ou calor, tremores, convulsões, inconsciência, depressão respiratória e colapso.
- No sistema cardiovascular hipotensão, bradicardia, colapso cardiovascular e até parada cardíaca.

A administração de lidocaína em indivíduos sob tratamento com antidepressivos tricíclicos e inibidores da monoaminoxidase (IMAO) podem provocar hipertensão grave e prolongada.

Doses: é apresentada em tubetes com solução a 2% contendo 36 mg. No caso da lidocaína sem vasoconstritor, aceita-se como dose máxima 4,4 mg/kg de peso no total máximo de 300 mg. No caso de associação com vasoconstritor, a dose máxima aceita é de 7 mg/kg no total máximo de 50 mg.

Assim, considerando-se a lidocaína sem vasoconstritor, para um adulto de 60 kg, teríamos a dose total 60 × 4,4 mg = 264 mg e, portanto, dividindo-se 264 por 36 (o conteúdo de um tubete), chegamos à dose máxima de 7,3 tubetes.

ANTAGONISTAS DO RECEPTOR B2 DA BRADICININA

Icatibanto
Decapeptídeo sintético para uso SC.

Mecanismo de ação: é um antagonista seletivo que compete pelos receptores B2 da bradicinina, impedindo os efeitos vasodilatadores desse mediador.

Indicações: ataques agudos de angioedema familiar em indivíduos com 18 anos de idade ou maiores.

Efeitos colaterais: reações no local das injeções, hipertermia, aumento das transaminases e tonturas.

Doses: 30 mg SC na região abdominal.

ANTIAGREGANTES PLAQUETÁRIOS

Ácido acetilsalicílico
Ver página 1445 para informações gerais.

Dose: como antiagregante plaquetário a dose é de 100 a 300 mg/dia.

Anagrelida
Fármaco redutor do número e da agregação das plaquetas.

Mecanismo de ação: desconhecido. Reduz o número de plaquetas produzido pela medula óssea, mas não afeta a coagulação.

Indicações: estados trombocitêmicos secundários a doenças mieloproliferativas para reduzir o risco de tromboses.

Contraindicações: problemas hepáticos e renais moderados a severos, doenças cardíacas, gravidez e amamentação. Crianças com menos de 7 anos.

Efeitos colaterais:
- Comuns: edema periférico, formigamento ou dormência nas mãos, taquicardia, perda do apetite, tosse, dores no peito, dispepsia, fadiga, vômitos, prurido e erupções cutâneas.
- Menos comuns: arritmias cardíacas, angina, plaquetopenia diminuição de outras células sanguíneas, hipertensão, nervosismo, perda de cabelos, impotência, alterações do pâncreas e de enzimas hepáticas.
- Raros: aumento de peso, sonolência dificuldades na fala, na coordenação motora, alterações cardíacas importantes, insuficiência renal.

Interações medicamentosas: fármacos que afetam o ritmo cardíaco, fluvoxamina, omeprazol, teofilina, ácido acetilsalicílico, anticoncepcionais, sulfacratos.

Doses: 0,5 mg 4 ×/dia ou 1 mg 2 ×/dia e monitoramento das plaquetas.

Cilostazol
Agente antiplaquetário.

Ações farmacológicas: inibe a fosfodiesterase III e suprime a degradação da adenosina monofosfato com aumento de sua concentração nos vasos e plaquetas provocando diminuição da agregação plaquetária e vasodilatação.

Indicações: doença vascular periférica. Prevenção de recorrência de acidente vascular encefálico (AVE).

Indicações dermatológicas: vasculite livedoide. Comprometimento vascular dos dedos na síndrome CREST.

Contraindicações: insuficiência cardíaca congestiva, hemorragia digestiva, hemorragia intracraniana e distúrbios hemorrágicos. Gravidez e amamentação.

Efeitos colaterais: cefaleia, dor abdominal, diarreia, taquicardia, mialgia, edema periférico, tosse, tonturas, anemia, plaquetopenia, xerose cutânea, furúnculos e urticária.

Dose: 50 ou 100 mg VO 2 ×/dia.

Dipiridamol
Fármaco usado para insuficiência coronariana na profilaxia da angina e, ocasionalmente, em doenças dermatológicas de origem vascular, pela sua capacidade de reduzir a agregação plaquetária, ainda que essa propriedade somente se manifeste quando do uso combinado com ácido acetilsalicílico.

Indicações dermatológicas: atrofia branca, necrobiose lipoídica, papulose atrófica maligna de Degos.

Efeitos colaterais: cefaleia, náuseas, vômitos, tonturas, diarreia, hipotensão.

Doses médias: 150 mg de dipiridamol associados a 100 mg de ácido acetilsalicílico.

Dobesilato de cálcio
Regulador das funções dos capilares.

Ações farmacológicas: inibe a agregação plaquetária, aumenta a flexibilidade do eritrócito, reduz a hiperviscosidade sanguínea, melhora a permeabilidade capilar, reduz a saída de fluidos nos tecidos, ajuda na remoção de edema e estimula a drenagem linfática.

Indicações: microangiopatias, particularmente a retinopatia diabética, insuficiência venosa crônica e síndrome hemorroidal.

Indicações dermatológicas: líquen áureo.

Contraindicações: hipersensibilidade aos componentes da medicação, gravidez e amamentação.

Efeitos colaterais: náuseas, diarreia, erupções cutâneas, febre.

Interações medicamentosas: Não registradas.

Doses: 500 a 1.000 mg/dia VO.

Ticlopidina
Fármaco antiplaquetário.

Ações farmacológicas: inibe a agregação plaquetária.

Indicações: evita a formação de coágulos, prevenindo infarto do miocárdio, AVE e obstrução de outros vasos sanguíneos em indivíduos com antecedente dessas enfermidades.

Contraindicações: úlcera péptica, hemorragias cerebrais e doenças hepáticas graves.

Efeitos colaterais: pirose, náuseas, vômitos, diarreia, dores abdominais, hematomas, icterícia, erupções cutâneas, ulcerações orais.

Doses: 250 mg 2 ×/dia após as principais refeições.

Interações medicamentosas: ácido acetilsalicílico e anti-inflamatórios não esteroides (AINE) aumentam seus efeitos. Os antiácidos diminuem os efeitos do fármaco. Os antiagregantes plaquetários e anticoagulantes aumentam o risco de hemorragias. Aumento da meia-vida da teofilina.

ANTIANDROGÊNIOS

Cetoconazol
Ver página 1457 para informações gerais.

Doses: como antiandrogênio a dose é de 300 a 400 mg/dia.

Ciproterona
Suprime a secreção e/ou produção de gonadotrofinas e compete com a di-hidrotestosterona pelos seus receptores celulares.

Indicações dermatológicas: alopecia androgenética feminina, hirsutismo, acne grave, dermatite seborreica e síndrome SAHA em mulheres.

Contraindicações: doença hepática, ovariana, tromboflebites, neoplasias e gravidez.

Efeitos colaterais: aumento de peso, alterações menstruais, exantemas, fotossensibilidade, tromboflebites.

Doses: a ciproterona pode ser usada com etinilestradiol em mulheres para o controle da acne e do hirsutismo. A dose usual é de 2 mg de acetato de ciproterona com 35 µg de etinilestradiol por 21 dias em cada ciclo menstrual.

Espironolactona
Ações farmacológicas: a espironolactona compete com os androgênios pelos receptores celulares, além de suprimir a produção de androgênios pelos ovários e/ou suprarrenais, através de sua conversão enzimática a um metabólito ativo, que inibe reversivelmente o citocromo P-450, tanto dos ovários como da suprarrenal. Por meio desses mecanismos, há diminuição das ações da testosterona e di-hidrotestosterona nos receptores celulares e diminuição da produção de androgênios a nível ovariano e suprarrenal.

Indicações dermatológicas: SAHA (seborreica, acne, hirsutismo, alopecia androgenética).

Contraindicações: insuficiência renal, gravidez, lactação, mulheres com carcinoma de mama ou antecedentes familiares dessa neoplasia.

Efeitos colaterais: anormalidades menstruais, aumento de mamas, hirsutismo, hipercalemia, sonolência, confusão mental, cefaleia, exantemas, urticária.

Doses médias: 100 a 200 mg/dia. Os resultados surgem em 4 a 6 meses na acne e em 12 a 24 meses na alopecia androgênica e hirsutismo.

Estrogênios e progestogênios
Ver página 1485.

Finasterida e dutasterida
Inibem a 5-α-redutase bloqueando a conversão de testosterona a di-hidrotestosterona reduzindo seus níveis no couro cabeludo. A dutasterida inibe tanto a α-redutase tipo I como a tipo II, enquanto a finasterida inibe apenas a isoenzima tipo I.

Indicações dermatológicas: alopecia androgenética masculina.

Contraindicações: pela possibilidade de efeitos teratogênicos na genitália de fetos masculinos, esses fármacos são contraindicados em mulheres grávidas ou com potencial de engravidar. Nem mesmo a manipulação desses produtos por mulheres nessas condições não é recomendada, pela possibilidade de absorção pela pele. Por outro lado, os níveis muito baixos desses fármacos no esperma de indivíduos em tratamento não obrigam o uso de preservativo.

Efeitos colaterais: em relação à esfera sexual, os índices de perda da libido, disfunção erétil e alterações ejaculatórias são muito baixos e cessam com a parada da medicação.

Interações medicamentosas: os níveis sanguíneos de dutasterida podem ser aumentados pelas seguintes drogas, diltiazen, indinavir, itraconazol, cetoconazol, nefazodona e verapamil.

Doses:
- Finasterida: 1 mg/dia.
- Dutasterida: 0,5 mg/dia.

Embora o fabricante do medicamento não inclua esta indicação em sua bula, este medicamento tem eficácia bem estabelecida no tratamento da alopecia androgenética em homens.

Flutamida
Antiandrogênio não esteroide, bloqueador periférico dos receptores androgênicos utilizado primariamente para tratamento de câncer de próstata. Há relatos de seu emprego em mulheres em alopecia androgenética na síndrome SAHA na dosagem de 250 mg/dia.

Efeitos colaterais: têm sido registrados casos de insuficiência hepática aguda e óbito com o uso de flutamida. Dessa forma, **atualmente é contraindicado e proibido em dermatologia para acne e alopecia**.

ANTIBIÓTICOS E ANTIBACTERIANOS

De maneira geral, atuam por vários mecanismos:
- Desorganização da membrana celular do germe.
- Interferência na síntese da parede celular.
- Impedimento da replicação dos cromossomos por bloqueio da síntese de ácidos nucleicos.
- Bloqueio da síntese proteica.

De acordo com a irreversibilidade ou não dessas ações, os antibióticos serão bactericidas ou bacteriostáticos.

Serão considerados apenas os antibióticos de uso mais frequente em dermatologia.

AMINOGLICOSÍDEOS

Amicacina
Antibiótico ativo contra bacilos gram-negativos e alguns gram-positivos.

Indicações: está indicada no tratamento de curta duração de infecções graves produzidas por cepas sensíveis de bactérias gram-negativas e algumas gram-positivas.

Doses: é administrada IM ou IV, para adultos (500 mg a cada 12 horas) e crianças (15 mg/kg/dia divididas em 2 doses iguais). Para recém-nascidos e prematuros, dose inicial de 10 mg/kg seguida de 15 mg/kg dia, divididos em doses iguais.

Estreptomicina
Antibiótico bactericida de uso IM.

Indicações dermatológicas: tuberculose e micobacterioses por *M. avium* em combinação com outras drogas antituberculosas.

Efeitos colaterais: ototoxicidade vestibular e coclear, alterações do nervo óptico, neurite periférica, nefrotoxicidade e bloqueio neuromuscular com paralisias e apneia, especialmente quando usada pós-anestesia ou com relaxantes musculares.

Interações medicamentosas: uso concomitante ou subsequente a outros aminoglicosídeos e ciclosporina potencializa os efeitos ototóxicos e nefrotóxicos.

Doses: 0,5 a 1 g/dia, via IM.

Gentamicina
Antibiótico aminoglicosídeo bactericida, ativo principalmente contra bactérias gram-negativas, de uso IM.

Indicações dermatológicas (infecções cutâneas): em dermatologia é muito mais usada topicamente do que sistemicamente. Seu uso sistêmico é reservado para infecções mais graves por *Pseudomonas aeruginosa*, *E. coli*, *Klebsiella*, *Enterobacter*, *Serratia*, *Citobacter* e alguns estafilococos sensíveis.

Efeitos colaterais: ototoxicidade, nefrotoxicidade, neurotoxicidade, erupções cutâneas, náusea, vômitos e diarreia.

Interações medicamentosas: ácido etacrínico, furosemida e vancomicina acentuam a ototoxicidade. A nefrotoxicidade é agravada por cefalosporinas, cisplatina e indometacina. Anestésicos e miorrelaxantes agravam a neurotoxicidade.

Doses: por via IM e IV, de 2 a 5 mg/kg/dia divididos em 3 doses iguais a cada 8 horas.

CARBAPENÊMICOS

Também são antibióticos β-lactâmicos compreendendo meropeném, imipeném e ertapeném.

Não são absorvidos por VO sendo empregados pela via IM ou IV. O imipeném é empregado associadamente à cilastatina, que impede a ação da enzima Dh-1 que degrada a droga em sua passagem pelo rim, levando a aumento do nível sérico e impedindo toxicidade renal. Os outros carbapenêmicos podem ser empregados isoladamente.

Indicações: infecções por aeróbios e anaeróbios e por microrganismos multirresistentes em infecções abdominais, do sistema nervoso central, infecções ginecológicas, urinárias, pneumonias e da pele e partes moles.

O ertapeném não atua sobre *P. aeruginosa* e *Acinetobacter sp.*, motivo pelo qual não deve ser empregado no tratamento empírico de infecções hospitalares.

Indicações dermatológicas: não são de uso habitual em infecções cutâneas. Somente são indicados em infecções cutâneas graves por germes pouco sensíveis aos antibióticos de uso habitual.

Efeitos colaterais: convulsões – o imipeném pode reduzir o limiar convulsivo em idosos, em doentes com deficiência da função renal e em doentes com doença base capaz de provocar convulsões. Raramente pode haver trombocitose e eosinofilia e reações alérgicas cruzadas com penicilina. Eventualmente podem ocorrer náuseas e vômitos.

Doses: Ver descrição em cada medicamento a seguir.

Imipeném
Infecções de pele e partes moles:
- Adultos: em função da gravidade 250 mg a cada 6 horas ou 500 mg a 1 g a cada 6 ou 8 horas (dose máxima de 50 mg/kg/dia ou 4 g/dia) por 7, 10 e até 21 dias.
- Crianças acima de 1 ano de idade: 15 a 25 mg/kg/dose IV, a cada 6 horas.

Ertapeném
Infecções de pele e partes moles:
- Adultos: 1,0 g/dia IM ou IV por 7 a 14 dias.
- Crianças:
  - 3 meses a 12 anos: 15 mg/kg IV ou IM, a cada 12 horas (dose máxima de 1 g/dia).
  - 13 anos e acima: 1 g/dia IV ou IM por 10 a 14 dias.

Meropeném
Infecções de pele e partes moles: em adultos a dose é de 500 mg IV, a cada 8 horas (dose máxima de 2 g IV, a cada 8 horas)

CEFALOSPORINAS

São antibióticos do grupo dos β-lactâmicos, que atuam de modo semelhante às penicilinas, inibindo sistemas enzimáticos indispensáveis à síntese de proteínas da parede celular da bactéria.

Cefalosporinas de 1ª geração – cefalotina, cefazolina, cefalexina e cefadroxila
Atuam sobre estafilococos, estreptococo e alguns agentes gram-negativos, como *Escherichia coli*, *Klebsielle* e *Proteus*.

Cefalosporinas de 2ª geração – cefoxitina, cefuroxima e cefaclor

Em relação às de 1ª geração, têm maior atividade contra *H. influenzae*, *Moraxella catharralis*, *Neisseria meningitis* e *Neisseria gonorrhoeae*.

Cefalosporinas de 3ª geração – cefotaxima, ceftriaxona, ceftazidima

São mais potentes contra bacilos gram-negativos facultativos e atividade microbiana superior contra *S. pneumoniae*, *S. pyogenes* e outros estreptococos. Somente a ceftazidima tem atividade contra a *P. aeruginosa*.

Cefalosporinas de 4ª geração – cefepima

Além da atividade contra gram-negativos, inclusive *Pseudomonas*, atuam contra cocos gram-positivos, especialmente estafilococos sensíveis à oxacilina. Atravessam as meninges quando inflamadas.

As cefalosporinas de 2ª e 3ª gerações são, em geral, menos ativas sobre microrganismos gram-positivos, e mais ativas que as cefalosporinas de 1ª geração em relação a gram-negativos e anaeróbios.

Indicações dermatológicas: as cefalosporinas de uso oral estão indicadas nas infecções cutâneas por *Staphylococcus aureus* e *Streptococcus* beta hemolíticos do grupo A e, eventualmente, em sífilis e blenorragia. A ceftriaxona, injetável, está indicada em infecções cutâneas mais graves por estafilococos, estreptococos, *Enterobacter cloacae*, *Proteus mirabilis* e *Pseudomonas aeruginosa*. Pode ainda ser utilizada na blenorragia e é mais efetiva em relação à penicilina na doença de Lyme.

Contraindicações: hipersensibilidade, devendo ser lembrado que 5% a 10% dos indivíduos com alergia à penicilina têm reações cruzadas com as cefalosporinas.

Efeitos colaterais: erupções maculopapulosas, eosinofilia, febre e distúrbios gastrintestinais. As reações imediatas e anafilaxia são raras.

Interações com outras drogas: Tetraciclinas e cloranfenicol podem reduzir sua atividade bactericida.

Doses: as doses médias são apresentadas na **TABELA 94.3**.

Cloranfenicol

Antibiótico de ação bacteriostática sobre bactérias gram-positivas e gram-negativas, actinomicetos, espiroquetas, riquétsias, micoplasma e clamídias. Tem, hoje, sua utilização limitada a infecções graves causadas por germes sensíveis à sua atividade e nas quais não se possa utilizar outro antibiótico. Sua principal indicação atual é a febre tifoide. Interfere na síntese proteica das bactérias através da competição com radicais uridínicos.

Indicações dermatológicas: donovanose, linfogranuloma venéreo, riquetsioses.

Efeitos colaterais: anemia reversível, anemia aplástica fatal (risco estimado 1:60.000), síndrome cinzenta dos recém-nascidos. Outros efeitos colaterais, menos graves, são: erupções cutâneas, glossite, náuseas, vômitos e diarreia.

Doses médias:
- Adultos: 50 a 100 mg/kg/dia, a cada 6 horas (dose máxima de 4 g).
- Crianças: 50 a 75 mg/kg/dia.

Daptomicina

Antibiótico de uso IV exclusivo.

Indicações dermatológicas: infecções causadas por estafilococos resistentes a oxacilina, vancomicina e linezolida e infecções por enterococos.

Efeitos colaterais: mialgia, artralgia, fraqueza muscular distal. Exige monitoramento semanal da CPK.

Doses: 4 mg/kg em dose única diluída em soro fisiológico para infusão em 30 minutos.

TABELA 94.3 – Doses médias de cefalosporinas para adultos e crianças

Agentes	Adultos	Crianças
Cefalexina	500 mg a cada 6 horas	25-50 mg/kg/dia divididos em 4 doses
Cefadroxila	500 mg a 1 g a cada 12 horas	25-50 mg/kg/dia divididos em 2 doses
Cefaclor	250 mg a cada 8 ou 12 horas	20 mg/kg/dia divididos em 2-3 doses
Cefoxitina	1-2 g IV a cada 8 horas	20-40 mg/kg/dia divididos a cada 6 ou 8 horas
Cefuroxima	750 mg a 1,5 g IM ou IV a cada 8 horas	30-100 mg/kg/dia divididos a cada 8 horas
Cefotaxima	1-4 g/dia divididos a cada 8 ou 12 horas Blenorragia: dose única de 1 g IM	50-100 mg/kg/dia divididos em 2-3 tomadas
Ceftriaxona	1-2 g/dia em dose única diária	20-100 mg/kg/dia dose única diária
Cefoperazona	2-4 e até 8 g/dia em 2 ou 3 doses	Doses não estabelecidas
Ceftazidima	1-6 g/dia em 2-3 doses	20-100 mg/kg/dia em 2-3 doses
Cefalotina	500 mg a 1 g a cada 4 ou 6 horas	20-30 mg/kg/dia divididos a cada 4 ou 6 horas
Cefazolina	500 mg a 1 g a cada 6 horas	25-50 mg/kg/dia divididos em 3-4 doses
Cefradina	2-4 g/dia em 4 doses	50-100 mg/kg/dia em 4 doses
Cefprozila	500 mg a 1 g/dia em 1-2 doses	15-20 mg/kg em 2 doses

MACROLÍDEOS

Azitromicina

Antibiótico da classe dos azalídeos, de largo espectro ativo contra numerosas bactérias gram-positivas e gram-negativas. É o fármaco eletivo nas afecções por *Chlamydia trachomatis*; é também ativa contra a *Neisseria gonorrhoeae* (dose única de 1 g).

Doses médias:
- Adultos: 500 mg/dia/3 dias.
- Crianças: 10 a 5 mg/kg/dia/3 dias.

Claritromicina

Antibiótico da classe dos macrolídeos. Tem as mesmas características da eritromicina e indicação eletiva na hanseníase.

Doses médias:
- Adultos: 250 a 500 mg, a cada 12 horas.
- Crianças: 7,5 mg/kg, a cada 12 horas.

Eritromicina

É o mais importante antibiótico da classe dos macrolídeos. É empregado sob quatro formas: eritromicina base, estearato de eritromicina, estolato de eritromicina e etilsucinato de eritromicina. A ação farmacológica da eritromicina decorre de sua capacidade de ligar-se aos ribossomos das bactérias, bloqueando reações de transpeptidação e translocação, com consequente inibição da síntese de proteínas dependentes do RNA.

Indicações dermatológicas: infecções da pele e partes moles, discretas ou moderadas, causadas por *Streptococcus pyogenes*, *Staphylococcus aureus* (erisipelas, celulites, linfangites, impetigo, ectima), uretrites por *Chlamydia* e eritrasma. É uma das alternativas para sífilis e blenorragia e também para acne, rosácea e dermatite perioral. Pode também ser utilizada na doença de Lyme, actinomicose, cancroide e donovanose. Existem relatos esparsos de sua utilidade em quadros cutâneos não infecciosos, como pseudofoliculite da barba, foliculite pustulosa eosinofílica, penfigoide bolhoso e pitiríase liquenoide.

Contraindicações: hipersensibilidade à droga. O estolato não deve ser empregado em crianças abaixo dos 12 anos e em mulheres grávidas, pelos riscos de colestase hepática.

Efeitos colaterais: alterações gastrintestinais tipo náuseas, vômitos, diarreia, icterícia colestática.

Interações com outros fármacos: por mecanismos de competição metabólica a nível hepático, a eritromicina pode produzir aumento dos níveis séricos, com consequente toxicidade de algumas substâncias: teofilina, ciclosporina, carbamazepina, digitálicos, ergotamina e metilprednisona.

Doses médias:
- Adultos: 250 a 500 mg, a cada 6 horas.
- Crianças: 30 a 50 mg/kg/dia em 4 tomadas.

LICOSAMINAS

Clindamicina

É um antibiótico bacteriostático que pode ser utilizado por VO, IM e IV.

É derivado da lincomicina e sua ação decorre de sua capacidade de ligação com ribossomos bacterianos, inibindo a síntese proteica.

Indicações dermatológicas: infecções cutâneas graves por anaeróbios, *Staphylococcus aureus* e *Streptococcus pyogenes* sensíveis.

Efeitos colaterais: colite pseudomembranosa, que ocorre em cerca de 0,01 a 10% dos doentes tratados com clindamicina.

Doses médias para adultos: 150 a 300 mg VO, a cada 6 horas.

Lincomicina

Liga-se aos ribossomos da bactéria, interferindo na síntese proteica. É utilizada por VO e IM, em infecções por bactérias gram-positivas, como substituto da penicilina, em casos de hipersensibihdade, na sífilis e gonorreia, nas doses médias de 500 mg a cada 6 a 8 horas.

Metronidazol

Atua sobre microrganismos anaeróbios que, através da enzima nitrorredutase, permitem a redução da droga, surgindo derivados altamente citotóxicos. Além disso, tem indicação antiprotozoário.

Indicações dermatológicas: infecções cutâneas por *Bacteroides*, *Bacillus fragilis*, *Clostridium*, *Peptococcus* e *Fusobacterium*. O metronidazol tem ainda indicação na rosácea por via sistêmica e tópica. É fármaco eletivo no tratamento da tricomoníase e gardnerella vaginal.

Contraindicações: hipersensibilidade ao medicamento, gravidez e lactação.

Efeitos colaterais: 5 a 10% dos doentes em uso do medicamento apresentam anorexia, náuseas, vômitos e diarreia. Podem ocorrer também cefaleia, neuropatia periférica, ataxia, convulsões e encefalopatia.

Interações com outras substâncias:
- Álcool: 10% dos indivíduos tratados apresentam síndrome aldeídica.
- Varfarina: pode ter sua ação anticoagulante aumentada.
- Cimetidina: produz aumento da vida média do metronidazol.
- Fenobarbital e hidantoínas: diminuem a vida média do metronidazol.

Doses médias:
- Rosácea: 250 mg, 2 ×/dia, 1 a 2 meses.
- Infecções: geralmente, para infecções graves, é utilizada a via IV, 500 mg a cada 8 horas em adultos e 22,5 mg/kg em crianças.

PENICILINAS

É o grupo mais importante de antibióticos. Pertencem ao grupo dos antibióticos β-lactâmicos e atuam farmacologicamente pela inibição de sistemas enzimáticos que participam na síntese de proteínas essenciais à integridade da parede da célula bacteriana. Compreendem drogas de 1ª geração: a penicilina G, as penicilinas semissintéticas e as isoxazolil-penicilinas (oxacilina, cloxacilina, dicloxacilina). As penicilinas de 2ª geração são as aminopenicilinas, ampicilina e amoxicilina que têm alguma atividade contra bactérias gram-negativas. A 3ª geração de penicilinas compreende a ticarcilina e a carbenicilina e, finalmente, são de 4ª geração: a piperacilina, a azlocilina e a meslocilina, cujo espectro de ação é mais amplo, comparativamente às penicilinas de 3ª geração.

Indicações dermatológicas: são descritas a seguir, de acordo com cada medicamento.

Penicilina G

É ativa contra cocos gram-positivos e alguns gram-negativos, estafilococos, estreptococos, pneumococos, meningococos, gonococos. É também ativa contra *Corynebacterium diphtheriae*, *Clostridium*, actinomicetos e treponemas. As indicações dermatológicas principais de seu uso são: sífilis, erisipelas e doença de Lyme.

Isoxazolilpenicilinas

São particularmente indicadas em infecções estafilocócicas, furúnculos e antraz.

Aminopenicilinas

Têm maior atividade contra microrganismos gram-negativos. Também atuam sobre enterococos, estreptococos dos grupos A e *N. gonorrhoeae*, embora existam cepas resistentes.

Penicilinas de 3ª e 4ª geração

São indicadas em infecções por gram-negativos, particularmente por *Pseudomonas aeruginosa*.

Contraindicações das penicilinas: exclusivamente, a existência de hipersensibilidade ao fármaco.

Efeitos colaterais das penicilinas: reações de hipersensibilidade imediata, desde discretas até choque anafilático, mais frequentes com a via parenteral do que com a VO de administração. Podem ocorrer exantemas morbiliformes, eritrodermia, síndrome de Stevens-Johnson, doença do soro. Os exantemas são mais frequentes com a ampicilina e a amoxicilina, ocorrendo em cerca de 5 a 10% dos indivíduos medicados com essas drogas. Essas reações são mais frequentes em doentes com mononucleose, Aids, leucemia linfática crônica, insuficiência renal e em doentes recebendo alopurinol. Outros efeitos colaterais são alterações gastrintestinais, alterações de enzimas hepáticas e alterações hematológicas como leucopenia.

Interações com outros fármacos: uso concomitante de aluporinol aumenta os riscos de exantema por ampicilina. O uso concomitante de eritromicina e tetraciclinas reduz as ações bactericidas da penicilina. A penicilina pode reduzir a efetividade dos anticoncepcionais orais.

Doses: as doses médias de penicilinas estão descritas na **TABELA 94.4**.

TABELA 94.4 – Doses médias de penicilinas para adultos e crianças

Penicilina G	Adultos	Crianças
Procaína	400.000 U IM a cada 12 horas	Neonatos: evitar. Risco de abscessos frios e toxicidade da procaína Crianças maiores: 15 a 50.000 U/kg/dia a cada 12 ou 24 horas, IM
Cristalina	5-20 milhões U/dia IM ou IV	RN até 7 dias de vida e até 2 kg de peso: 50.000 U, IM ou IV RN até 7 dias de vida com menos de 1,2 kg de peso: 50.000 U/kg a cada 8 horas, IM ou IV RN até 7 dias de vida com mais de 2 kg de peso: 75.000 U/kg a cada 8 horas, IM ou IV RN com mais de 7 dias de vida e com mais de 2 kg de peso: 100.000 U/kg a cada 6 horas, IM ou IV Sífilis congênita: 150.000 U/kg a cada 8 horas, IM, por 10 a 14 dias Crianças maiores: 100.000-250.000 U/kg/dia a cada 4-6 horas, IM ou IV
Oxacilina	250 mg, 500 mg ou 1 g a cada 4-6 horas, IM ou IV	Infecções de pele e de partes moles Crianças com menos de 40 kg: 50 mg/kg/dia em doses igualmente divididas a cada 4-6 horas Crianças com mais de 40 kg: 350 mg a cada 4-6 horas, IM ou IV
Dicloxacilina	250 mg a 1 g VO a cada 6 horas	Infecções de pele e de partes moles: 125 mg a cada 6 horas, VO
Amoxicilina	250-500 mg a cada 6 ou 8 horas	125-250 mg a cada 8 horas
Ampicilina	250-500 mg a cada 6 horas	25-100 mg/dia em 3 ou 4 doses ou 12,5-25 mg/kg a cada 6 horas
Carbenicilina	2-3 g a cada 2 horas ou 4 g a cada 4-6 horas IV	400-500 mg/kg/dia IV em 4 doses

Polimixina B e colistina

Alteram as condições osmóticas da célula por modificação da orientação das lamelas lipoproteicas da membrana celular pela ação sobre fosfolipídeos. São mal absorvidas pelo trato gastrintestinal, sendo utilizadas por via IM, IV ou tópica. São nefrotóxicas.

Doses:

- Para infecções por *Pseudomonas aeruginosanas*:
  - Polimixina B: 15 a 25 mil U/kg/dia.
  - Colistina: 3 a 5 mg/kg/dia ou 500.00 U/kg/dia.

QUINOLONAS

Ciprofloxacino, moxifloxacino, norfloxacino, ofloxacino, pefloxacino

Atualmente, são importantes as quinolonas de 3ª geração: norfloxacino, ciprofloxacino, enoxacino, ofloxacino, pefloxacino e temafloxacino. Esses agentes atuam através de inibição da DNA-girase, enzima responsável pela manutenção do estado espiralado dos cromossomos bacterianos, bem como pelos reparos de rupturas do DNA, que surgem durante os processos de transcrição molecular.

Indicações dermatológicas: infecções cutâneas por *Escherichia coli*, *Klebsiela pneumoniae*, *Enterobacter cloacae*, *Proteus mirabilis*, *Proteus vulgaris*, *Providencia stuartii*, *Morganella morganii*, *Citrobacter freundii*, *Pseudomonas aeruginosa*, *Staphylococcus epidermidis* e *Streptococcus pyogenes*. É evidente que não são fármacos de 1ª escolha para infecções comuns, inclusive por razões de ordem econômica, mas são indicadas em estados infecciosos especiais, úlceras diabéticas, úlceras de decúbito, certas infecções de membros inferiores e em celulites perianais, por sua ação sobre a *P. aeruginosa*. As quinolonas também podem ser empregadas em DST, na gonorreia não complicada e no cancroide. Atualmente são utilizadas na hanseníase, pela atividade contra o *M. leprae*.

Contraindicações: as quinolonas não devem ser utilizadas em crianças e adolescentes, bem como na gravidez e durante a lactação, pois foram verificadas lesões em cartilagens de animais jovens.

Efeitos colaterais: náuseas, vômitos, diarreia, cefaleia, mialgias elevação das enzimas hepáticas e eosinofilia.

Interações com outros fármacos: teofilina e varfarina podem ter seus níveis séricos aumentados durante o uso concomitante com quinolonas. Ciclosporina pode ter sua nefrotoxicidade aumentada pelo uso simultâneo de quinolonas.

Doses médias:

Ciprofloxacino	VO – 250 a 500 mg, a cada 12 horas.
	IV – 100 a 200 mg, a cada 12 horas.
Moxifloxacino	VO – 400 mg/dia.
	IV – 400 mg/dia.
	(250 mL de solução para infusão)
	400 mg/dia até por 21 dias.
Norfloxacino	VO – 400 mg, a cada 12 horas.
Ofloxacino	VO – 200 a 400 mg, a cada 12 horas.
Pefloxacino	VO – 400 mg, a cada 12 horas.
	IV – 400 mg, a cada 12 horas.

Rifampicina

Antibiótico bactericida que inibe a síntese proteica através da inibição da RNA-polimerase dependente de DNA.

Indicações dermatológicas: tuberculose, hanseníase, micobacterioses atípicas, infecções estafilocócicas. São ainda sensíveis à rifampicina: cancroide, linfogranuloma venéreo e uretrites por *Chlamydia*.

Contraindicações: hipersensibilidade, hepatopatias, gravidez.

Efeitos colaterais:

- Hepatotoxicidade: 5 a 14% dos doentes apresentam elevações transitórias de bilirrubina e fosfatase alcalina.
- Reações cutâneas: ocorrem em cerca de 5% dos indivíduos tratados, manifestando-se por prurido, urticária, exantemas maculopapulosos e pênfigo droga-induzido.
- Podem ainda ocorrer como efeitos adversos: anorexia, náuseas, cefaleia, colite pseudomembranosa, púrpura trombocitopênica, anemia hemolítica e fenômenos nefrotóxicos.

Interações com outros fármacos: ácido paraminossalicílico, probenecida e cetoconazol diminuem os níveis séricos de rifampicina. Por outro lado, por mecanismos de competição metabólica hepática, a rifampicina diminui a vida média de vários fármacos (corticoides, digitálicos, propranolol, cloranfenicol, clofibrato e sulfona).

Doses médias:

- Adultos: 450 a 600 mg, em dose única diária
- Crianças: 10 a 25 mg/kg na dose máxima de 600 mg/dia

Roxitromicina

Antibiótico da classe dos macrolídeos com as mesmas indicações da eritromicina. Administrado em dose única diária.

Doses médias:

- Adultos: 300 mg/dia.
- Crianças: 5 a 10 mg/kg/dia.

SULFONAMIDAS

Sulfanilamida, sulfapiridina, sulfadimetoxina, sulfametoxipiridazina, sulfadoxina, sulfadiazina, sulfassalazina

Desde sua introdução (1932), por meio da sulfonamida, várias modificações químicas originaram diversos tipos de sulfas, das quais as mais utilizadas são: sulfanilamida, sulfapiridina, sulfadimetoxina, sulfametoxipiridazina e sulfadoxina. As sulfas têm ação antimicrobiana através da inibição da ácido di-hidrofólico sintetase, que converte o ácido paraminobenzoico em ácido di-hidrofólico.

Indicações dermatológicas: na maioria das infecções, as sulfonamidas foram preteridas pelos antibióticos, pela crescente frequência de resistência desenvolvida pelos microrganismos frente a esses compostos. As indicações dermatológicas atuais das sulfonamidas são paracoccidioidomicose, nocardiose, cancroide e linfogranuloma venéreo. As indicações decorrentes dos efeitos anti-inflamatórios aplicam-se particularmente à sulfapiridina e assemelham-se às das sulfonas. Merece menção a sulfassalazina, que vem sendo utilizada em psoríase. A sulfassalazina (salicilazosulfapiridina) é metabolizada no organismo, decompondo-se em sulfapiridina e PABA, a primeira sendo, portanto, responsável pelos efeitos anti-inflamatórios, ainda que em circunstâncias de muito menor absorção em relação à utilização direta da própria sulfapiridina.

Contraindicações: hepatopatias, nefropatias, alterações hematológicas, como trombocitopenia e leucopenia. O uso tópico é absolutamente contraindicado pela elevada frequência de reações de hipersensibilidade.

Efeitos colaterais: alterações gastrintestinais, hematológicas e reações cutâneas, desde simples exantemas até erupções graves, com síndrome de Stevens-Johnson e doença de Lyell.

Interações com outros fármacos: as sulfonamidas podem determinar efeitos sinergísticos em relação a salicilatos, butazônicos, antidiabéticos orais, metotrexato e hidantoínas.

Doses médias: estão descritas na **TABELA 94.5**.

Sulfametoxazol + trimetoprima

Composição sinergística muito empregada atualmente, cujo componente sulfametoxazol bloqueia a incorporação do PABA ao ácido di-hidrofólico, cofator da síntese das purinas, timidina e DNA. A trimetoprima liga-se à di-hidrofolato redutase, bloqueando a conversão do ácido di-hidrofólico a tetra-hidrofólico. Dessa forma, há um bloqueio sinergístico da síntese dos ácidos nucleicos. Isoladamente, são bacteriostáticos e, conjuntamente, bactericidas.

Indicações dermatológicas: infecções cutâneas inespecíficas, blenorragia, cancroide, linfogranuloma venéreo, nocardiose, paracoccidioidomicose, micobacterioses por *M. marinum*, acne e hidrosadenite supurativa.

Contraindicações: hipersensibilidade a sulfametoxazol ou trimetoprima, hepatopatias, doenças hematológicas, deficiência de G6PD, gravidez, neonatos.

Efeitos colaterais:
- Hematológicos: trombocitopenia, leucopenia, anemia hemolítica.
- Gastrintestinais: náuseas, vômitos, diarreias.
- Alterações cutâneas: exantemas, prurido, urticária, síndrome de Stevens-Johnson e Lyell.

Interações com outros fármacos: potencializa os efeitos antifolato da pirimetamina produzindo-se anemia megaloblástica. Prolonga a vida média das hidantoínas, aumenta os níveis de metotrexato livre no plasma, aumentando sua toxicidade. Diminui os efeitos terapêuticos da ciclosporina e aumenta sua nefrotoxicidade. O uso concomitante com diuréticos tiazídicos aumenta a probabilidade de trombocitopenia.

Doses médias: em adultos e crianças a partir de 12 anos é de 800 mg de sulfametoxazol e 160 mg de trimetoprima a cada 12 horas

SULFONAS

Todas as sulfonas ativas são derivadas da diaminodifenilsulfona. Seus mecanismos de atuação compreendem atividades antibacterianas e anti-inflamatórias. Com relação à atividade antibacteriana, o mecanismo de ação da sulfona é idêntico ao das sulfas, isto é, inibição da di-hidrofolato redutase, impedindo a conversão do ácido paraminobenzoico em ácido di-hidrofólico. Essa propriedade farmacológica confere atividade bacteriostática e bactericida frente ao *Mycobacterium leprae*. Quanto às atividades anti-inflamatórias, decorrem de ação sobre os polimorfonucleares, interferindo na liberação de produtos oxigenados tóxicos, derivados do peróxido de hidrogênio. As sulfonas interferem, ainda, na formação de hipoclorito e outros oxidantes originados pelos polimorfonucleares. As sulfonas inibem a transformação blástica dos linfócitos frente a mitógenos, mas não interferem na deposição de complemento na pele. Atuam, também, sobre fosfolipídeos das membranas celulares, enzimas lisossômicas, proteases e sobre a quimiotaxia de neutrófilos.

Indicações dermatológicas:
- Infecções cutâneas: hanseníase, micetomas.
- Dermatoses não infecciosas:

TABELA 94.5 – Doses de sulfonamidas para adultos e crianças

Medicamento	Adultos	Crianças
Sulfadiazina	Dose inicial de 2 g e doses subsequentes de 1 g, a cada 4 horas	Dose inicial de 50 mg/kg e doses subsequentes iguais à metade das doses iniciais, a cada 4 ou 6 horas
Sulfadimetoxina-sulfametoxipiridazina	Dose inicial de 1 g e doses subsequentes de 0,5 g, a cada 24 horas	Dose inicial de 20 mg/kg e doses subsequentes à metade da dose inicial, a cada 24 horas
Sulfadoxina	Dose única inicial de 2 g e doses subsequentes de 1 g, a cada 7 dias	Dose única inicial de 50 mg/kg e doses subsequentes equivalentes à metade da dose inicial
Sulfassalazina	Dose inicial 0,5 g, 2×/dia, aumentando-se 0,5 g/semana até 2 g/dia e, eventualmente, 3 g/dia	Crianças com mais de 2 anos: 40-60mg/kg/dia dividida em 3-6 doses e dose de manutenção de 20-30 mg/kg/dia dividida em 4 doses (retocolite ulcerativa)

- Doenças bolhosas: dermatite herpetiforme, dermatose por IgA linear, LE bolhoso, pustulose subcórnea, penfigoide bolhoso, penfigoide cicatricial, pênfigos, doença de Hailey-Hailey. Vasculites: Vasculites leucocitoclásticas, eritema elevatum diutinum, granuloma facial.
- Dermatoses neutrofílicas: doença de Behçet, pioderma gangrenoso, granuloma facial.
- Outras dermatoses: acne, rosácea, psoríase pustulosa, paniculite, policondrite, granuloma anular.

Contraindicações: hipersensibilidade, deficiência de G6PD, deficiência de meta-hemoglobinoredutase, hepatopatias, nefropatias, lactantes.

Efeitos colaterais:
- Hematológicos: hemólise, meta-hemoglobinemia, leucopenia e, muito raramente, agranulocitose (maior risco entre a 4ª e a 12ª semana de tratamento).
- Hepáticos: hepatite tóxica, colestase.
- Renais: síndrome nefrótica.
- Neurológicos: neuropatia periférica predominantemente motora.
- Cutâneos: exantema morbiliforme, eritema polimorfo, eritema nodoso, NET.
- Gastrentéricos: náuseas, vômitos.

Existe um quadro clínico especial, a síndrome de hipersensibilidade à sulfona, que se manifesta por febre, mal-estar geral, exantema morbiliforme, adenopatia, hepatomegalia, icterícia e presença de linfócitos atípicos e eosinofilia no sangue periférico que corresponde à DRESS.

Doses médias:
- Adultos: 100 a 300 mg/dia.
- Crianças: 1 mg/kg a 2 mg/kg/dia.

TETRACICLINAS

Oxitetraciclina, dimetilclortetraciclina, metacilina, doxiciclina, minociclina e limeciclina

São fármacos bacteriostáticos, que inibem a síntese proteica graças à sua ligação com ribossomos dos microrganismos.

Indicações dermatológicas: ainda que, em geral, não sejam fármacos de 1ª escolha, as tetraciclinas atuam sobre ampla gama de germes, clamídias, riquétsias, espiroquetas, micoplasma, protozoários e alguns fungos. São fármacos de 1ª linha no tratamento de infecções por clamídias, riquétsias e das manifestações cutâneas da doença de Lyme. São ainda úteis na brucelose e donovanose. Podem ser a alternativa terapêutica para o cancroide, infecções por Pasteurella, sífilis, bouba, actinomicoses, nocardioses e micobacteriose por *M. marinum*. Com relação a seu uso em dermatoses não infecciosas, são fármacos de 1ª escolha no tratamento da acne, rosácea, dermatite perioral e penfigoide bolhoso, neste caso, em associação com niacinamida. Seus prováveis mecanismos de ação na acne são redução do número de *Propionibacterium acnes*, com consequente diminuição das lipases e menor transformação de triglicerídeos em ácidos graxos, aparentemente, os agentes inflamatórios na acne. Além disso, as tetraciclinas parecem ter propriedades antiquimiotáticas para os leucócitos, contribuindo, por esse mecanismo, para redução dos fenômenos inflamatórios próprios.

Contraindicações: gravidez e crianças abaixo dos 8 anos, por ocasionar anormalidades ósseas fetais e possibilidade de alterações do esmalte dentário, resultando, nas crianças, em alterações irreversíveis na coloração dos dentes.

Efeitos colaterais:
- Alterações gastrintestinais: esofagite e gastrite com pirose, náusea, vômitos, dor abdominal e eventualmente, diarreia. Candidose de mucosa oral, intestinal e vulvovaginal.
- Alterações cutâneas: exantemas morbiliformes, urticária, reações fototóxicas, foto-onicólise (particularmente, dimetilclortetraciclina e doxiciclina) e erupção medicamentosa fixa. A minociclina raramente produz fenômenos de fototoxicidade, mas pode determinar o aparecimento de alterações pigmentares.

Interações com outros fármacos: a vida média da doxiciclina diminui com o uso concomitante de barbitúricos, hidantoínas e carbamazepina e aumenta quando se associa a cimetidina e o cetoconazol. Alimentos e antiácidos diminuem a absorção das tetraciclinas por ação quelante. Eventualmente, as tetraciclinas podem ser responsáveis por aumento de níveis séricos de digitálicos e diminuição dos níveis de lítio. Ainda que sem conclusões definitivas, admite-se a possibilidade de diminuição dos efeitos dos anticoncepcionais orais.

Doses médias:
- Tetraciclinas: 1 a 2 g/dia divididos em 4 tomadas.
- Doxiciclina: 100 mg a cada 12 horas no 1º dia; depois, 100 mg/dia.
- Minociclina: 100 mg a cada 12 horas no 1º dia; depois, 100 mg/dia.
- Limeciclina: 150 mg a cada 12 horas no 1º dia; depois, 150 mg/dia.

Tianfenicol

Tem amplo espectro antibacteriano.

Indicações dermatológicas:

Tratamento minuto da gonorreia: 10 cápsulas de 250 mg em 2 tomadas, com intervalo de 1 minuto.

Também é muito ativo no cancroide: 5 g (granulado) em dose única, ou comprimido de 500 mg de cada 8 horas, por 5 dias.

É ainda ativo contra micoplasma e clamídia.

Vancomicina

Indicada para infecções graves estafilocócica ou bactérias gram-positivas resistentes à penicilina e derivados e outros antibióticos. Administrada por via IV. Atua inibindo a biossíntese da parede celular, por alterar a permeabilidade da membrana citoplasmática e síntese do RNA. A dose habitual é de 500 mg a 2 g administrada em 3 a 4 ×/dia IV, por 7 a 14 dias, para adultos, e 40 mg/kg/dia, para crianças.

ANTICOAGULANTES

Empregados fundamentalmente na terapia antitrombótica.
- As etapas da trombogênese são as seguintes:
  - Lesão endotelial.
  - Aderência e ativação das plaquetas.
  - Formação de trombina e fibrina.
  - Formação de plasmina e fibrinólise.

Os antiagregantes plaquetários atuam sobre a ativação e adesão das plaquetas (ver página 1448).

Os anticoagulantes atuam na formação de trombina e fibrina e os agentes fibrinolíticos atuam sobre a formação de plasmina e sobre a fibrinótise.

Indicações dermatológicas: em dermatologia, os anticoagulantes são indicados na necrose por heparina, na síndrome do anticorpo antifosfolipídico e na vasculite livedoide.

Os agentes anticoagulantes são: heparinas, antagonistas diretos da trombina e inibidores da vitamina K.

HEPARINAS

Podem ser:
- Não fracionadas.
- De baixo peso molecular, que podem ser:
  - Fragmentadas: enoxaparina, dalteparina.
  - Pentapeptídeo sintético: fondaparinux.

Heparinas não fracionadas

Atuam na cascata da coagulação, inibindo-a através de sua ligação com a antitrombina III, modificando sua estrutura química e aumentando sua afinidade pela trombina (fator IIa) e, em menor grau, pelo fator X (Xa).

As heparinas não fracionadas devem ter sua dose individualizada e exigem monitoramento do tempo de tromboplastina parcial ativada, pois sua ação é menos previsível em relação às heparinas de baixo peso molecular.

Hoje, nas afecções dermatológicas, são mais empregadas as heparinas de baixo peso molecular.

Heparinas de baixo peso molecular

Exercem ação inibitória seletiva sobre fator Xa tendo pequena afinidade pela trombina devido ao tamanho reduzido da molécula que não permite a ligação simultânea da antitrombina com a trombina, o que não ocorre com a união entre antitrombina e o fator Xa, o que confere maior eficácia.

Enoxaparina

Doses: em vasculite livedoide e síndrome do anticorpo antifosfolipídico é de 1 mg/kg 2 ×/dia SC.

Dalteparina

Doses: na síndrome do anticorpo antifosfolipídico é de 100 UI/kg/dose 2 ×/dia SC.

Fondaparinux

Dose habitual: 2,5 mg/dia SC.

ANTAGONISTAS DA VITAMINA K

Varfarina

Mecanismo de ação: é antagonista da vitamina K e, portanto, inibe a síntese dos fatores da coagulação dependentes da vitamina K. São inibidos em ordem cronológica o fator VII, o fator IX, o fator X e o fator II.

Doses: a dose inicial é de 2 a 5 mg/dia, a dose de manutenção é variável de 2,5 a 10 mg/dia e a via de uso é oral.

ANTIFÚNGICOS

ALILAMINAS

Terbinafina

É a primeira alilamina de uso oral. Possui amplo espectro de ação contra dermatófitos, leveduras, fungos dimórficos, demáceos e aspergillus. Inibe a síntese do ergosterol da parede fúngica, mediante bloqueio da esqualeno-oxidase, portanto, sem qualquer interferência no metabolismo dos esteroides e androgênio, diferentemente do que ocorre com os imidazólicos. Além disso, não se demonstrou hepatotoxicidade induzida pela terbinafina utilizada por VO.

Indicações dermatológicas: candidoses, dermatofitoses, inclusive tínea ungueum. Mantém-se depositada nas unhas por longo tempo após a suspensão da sua administração. Embora atue topicamente, não age por via sistêmica sobre a pitiríase versicolor.

Contraindicações: ainda não estão estabelecidas.

Doses médias:
- Adultos: 250 mg/dia. Em onicomicoses, o tratamento deve ser mantido por 2 meses para unhas das mãos e por 4 meses para unhas dos pés.
- Crianças:
  - < 20 kg: 62,5 mg/dia (1/2 comprimido de 125 mg).
  - 20 a 40 kg: 125 mg/dia.

AZÓLICOS

Imidazólicos

Cetoconazol

Foi o primeiro antimicótico de uso oral de amplo espectro. Mediante ação sobre o citocromo P-450, inibe a síntese do ergosterol, elemento fundamental da parede celular do fungo. Como atua por meio do citocromo P-450, interfere no metabolismo dos corticoides e dos androgênios.

Indicações dermatológicas: candidoses, paracoccidioidomicose, criptococose, histoplasmose, dermatofitoses recalcitrantes (à exceção das onicomicoses), pitiríase versicolor, esporotricose. Além dessas indicações, como antifúngico de largo espectro, o cetoconazol é indicado em dermatite seborreica, em função de suas ações antiandrogênicas e pela sua ação sobre o *Pityrosporum orbiculare*.

Contraindicações: hipersensibilidade ao medicamento, hepatopatias.

Efeitos colaterais:

- Hepatotoxicidade: mais importante e mais grave dos efeitos colaterais. Admite-se ser reação tóxica idiossincrásica, ocorrendo de forma grave na proporção de 1:10.000 a 1:15.000 indivíduos expostos ao fármaco. A lesão é de natureza hepatocelular podendo associar-se à colestase e ocorre mais frequentemente em mulheres acima dos 40 anos sob terapêutica prolongada. Expressa-se clinicamente por anorexia, náuseas, vômitos, icterícia e existem vários relatos de casos fatais por necrose hepática grave.
- Efeitos antiandrogênicos: ginecomastia e diminuição da libido.

Interações com outras drogas: aumenta o efeito anticoagulante de cumarínicos, aumenta os níveis séricos de ciclosporina. A associação com drogas como rifampicina, isoniazida e hidantoínas produz diminuição dos níveis de cetoconazol. O uso concomitante com terfenadina pode provocar arritmias cardíacas.

Controles: provas de função hepática a cada 2 semanas, nos primeiros 3 meses; depois, mensalmente. Hemograma a cada 2 semanas, nos primeiros 2 meses; depois, mensalmente.

Doses médias:

- Dermatofitoses: 200 mg/dia, 4 semanas.
- Pitiríase versicolor: 200 mg/dia, 10 dias.
- Micoses profundas: 200 a 400 mg/dia.

Triazólicos de 1ª geração

Itraconazol

Derivado triazólico que atua pelos mesmos mecanismos do cetoconazol, porém com menor toxicidade hepática em relação a este último. Os trabalhos até agora realizados indicam menor efeito inibitório no metabolismo esteroide dos mamíferos, com maior atividade sobre a síntese de esteróis da parede fúngica. Aparentemente, mantém-se depositado no material ungueal por longo tempo permitindo maior atuação nas onicomicoses, com um possível tempo de tratamento mais curto, ou mesmo, possível uso intermitente. É mais ativo que o cetoconazol e ainda tem ação na aspergilose. Sua única desvantagem é o custo mais elevado.

Indicações dermatológicas: candidoses, paracoccidioidomicose, infecções dermatofíticas recalcitrantes, resistentes aos tratamentos clássicos, histoplasmose, cromomicose, aspergilose, pitiríase versicolor.

Contraindicações: hepatopatias, hipersensibilidade, gravidez, lactação.

Interações com outras drogas: rifampicina reduz os níveis sanguíneos do itraconazol.

Doses médias:

- Candidose oral: 1 cápsula (100 mg)/dia, 2 semanas.
- Candidose vaginal: 2 cápsulas (200 mg) 2 ×/dia (um único dia).
- Pitiríase versicolor: 2 cápsulas (200 mg) 1 ×/dia, 5 dias.
- Tínea corporis e tínea cruris: 1 cápsula (100 mg)/dia, 2 semanas.
- *Tinea pedis e tinea manum*: 1 cápsula (100 mg)/dia, 2 a 4 semanas.
- Micoses profundas: 1 cápsula (100 mg) ou 2 cápsulas (200 mg)/dia.
- Nos eumicetomas: até 400 mg/dia.

Fluconazol

É um antifúngico triazólico inibidor da síntese fúngica de esteroides mediante interferência com o citocromo P-450, de uso VO e IV.

Indicações dermatológicas: criptococose, candidoses, profilaxia de infecções fúngicas em imunodeprimidos por enfermidades ou transplantados. É efetivo nas dermatofitoses, incluindo a tínea ungueal e na pitiríase versicolor. É também, eficaz em micoses profundas. Pode ser administrado em crianças acima de 6 meses.

Doses médias:

- Candidoses orofaríngeas e esofagianas: 200 mg VO no 1º dia e, depois, 100 mg/dia por, pelo menos, 2 semanas nas infecções orofaríngeas e, pelo menos, por 3 semanas para candidíase esofágica, sendo útil a manutenção da medicação por, melo menos, 14 dias após a resolução dos sintomas. Eventualmente, na candidíase esofágica, podem ser necessárias doses de 400 mg/dia.
- Candidose vaginal: dose única 150 mg.
- Dermatofitoses: 150 mg/semana, durante 3 a 4 semanas.
- Pitiríase versicolor: 150 mg/semana, durante 3 semanas.
- Tínea ungueal: 150 mg/semana. O tratamento deve ser continuado até que a unha infectada seja totalmente substituída pelo crescimento. A substituição das unhas das mãos pode levar de 3 a 6 meses e a dos pés de 6 a 12 meses.
- Tínea do couro cabeludo:
  - Adultos: 150 a 300 mg/semana.
  - Crianças: 3 mg/kg/dia para infecções superficiais (uma dose de ataque de 6 mg/kg pode ser utilizada no 1º dia, se necessário), e de 6 a 12 mg/kg/dia para infecções sistêmicas.
- Micoses profundas: 300 a 600 mg/dia, durante meses.

Triazólicos de 2ª geração

Posaconazol

Indicado para profilaxia de infecções por *Aspergillus* e *Candida* em indivíduos acima dos 13 anos, intensamente imunocomprometidos e sob risco dessas infecções.

Doses: 200 mg 3 ×/dia, com as refeições ou com 240 mL de suplemento nutricional.

Ravuconazol

Ainda em fase de ensaios clínicos, ativa contra *Aspergillus*, as várias espécies de *Candida* e *Criptococcus neoformans*. As doses empregadas nos ensaios clínicos foram variáveis, sendo aparentemente o regime terapêutico mais eficiente o esquema de 200 mg/dia 2 horas antes ou após as refeições por 5 dias. A medicação ainda não está comercializada.

Voriconazol

Antifúngico que pode ser empregado por via IV e por VO sob a forma de cápsulas e suspensão.

Indicações dermatológicas: é indicado em crianças a partir dos 12 anos e em adultos em infecções fúngicas como aspergilose invasiva, candidoses cutâneas e sistêmicas, criptococose, infecções graves por *Pseudallescheria boydii*, espécies de *Fusarium* e *Histoplasma capsulatum*. Tem se mostrado efetivo contra vários outros fungos como *Alternaria*, *Blastomyces dermatitidis*, Alternaria, *Coccidioides immitis*, *Conidiobolus coronatus*, *Exophiala spinifera*, *Fonsecaea pedrosoi*, *Madurella mycetomatis* e *Trichosporon beigelii*. A experiência com seu uso em cromomicose tem sido bastante boa. É também empregado na profilaxia dessas infecções em indivíduos imunossuprimidos.

Efeitos colaterais: alterações visuais, febre, calafrios, náuseas, vômitos, alterações hepáticas, hipoglicemia, hipocalemia, hipotensão, flebites e tromboflebites, cefaleia, alterações da função hepática, pseudoporfíria, taquicardia, alucinações e erupções cutâneas inclusive Stevens-Johnson e NET.

Interações medicamentosas: o voriconazol aumenta as concentrações plasmáticas de substâncias metabolizadas por enzimas do citocromo P 450, opiáceos, metadona, prednisolona, digoxina, AINE, ciclosporina, tacrolimo, anticoagulantes orais, sulfonilureias, estatinas, benzodiazepínicos, omeprazol. Não deve ser utilizado conjuntamente a sirolimus, alcaloides do ergot, astemizol, terfenadina, cisaprida, pimozida, quinidina e fenobarbital.

Podem reduzir as concentrações plasmáticas do voriconazol os seguintes agentes, que não devem ser empregados concomitantemente: rifampicina, carbamazepina, fenobarbital, ritonavir, fenitoína, rifabutina.

Doses:
- Via IV:
  - Crianças de 2 a 12 anos:
    - Dose de ataque nas primeiras 24 horas: 6 mg/kg, a cada 12 horas.
    - Dose de manutenção: 4 mg/kg, a cada 12 horas.
  - Adultos:
    - Dose de ataque nas primeiras 24 horas: 6 mg/kg, a cada 12 horas.
    - Dose de manutenção: 4 mg/kg, a cada 12 horas.
- VO:
  - Crianças de 2 a 12 anos:
    - Dose de ataque não foi estabelecida.
    - Dose de manutenção: 200 mg (5 mL da suspensão) a cada 12 horas.
  - Adultos com peso até 40 kg:
    - Dose de ataque: 200 mg, a cada 12 horas.
    - Dose de manutenção: 100 mg, a cada 12 horas.
  - Com peso acima de 40 kg:
    - Dose de ataque: 400 mg, a cada 12 horas.
    - Dose de manutenção: 200 mg, a cada 12 horas.

Triazólicos de 3ª geração

Albaconazol

Tem amplo espectro de ação antifúngica com estudos clínicos avançados, dirigidos principalmente ao tratamento de candidose vulvovaginal e onicomicoses. As doses que vêm sendo testadas são 100 mg a 400 mg VO.

EQUINOCANDINAS

Caspofungina

Indicações dermatológicas: tratamento empírico de presumíveis infecções fúngicas em doentes neutropênicos febris, candidemia, candidíase orofaríngea e esofágica e aspergilose invasiva em doentes resistentes a outros tratamentos.

Efeitos colaterais: erupções cutâneas, edema da face, angioedema, prurido, exantemas, broncoespasmo e anafilaxia, flebites na área de injeção, anemia, leucopenia, plaquetopenia, plaquetose, hipocalemia, ansiedade, insônia, tonturas, tremores, visão turva, taquicardia, arritmias, congestão nasal, dispneia, tosse, mialgias, artralgias.

Interações medicamentosas: a ciclosporina aumenta os níveis de caspofungina. Diminuem os níveis de caspofungina: efanvirez, nevirapina, rifampicina, dexametasona, fenitoína e carbamazepina. A caspofungina diminui os níveis de tacrolimo.

Doses:
- Adultos:
  - Dose de ataque: nas primeiras 24 horas, 70 mg em dose única administrada IV lentamente em 1 hora seguida por doses de 50 mg/dia por, no mínimo, 14 dias ou até 7 dias após resolução dos sintomas. Não deve ser empregada na gravidez e durante a lactação.
- Crianças (de 12 meses a 17 anos):

- Dose de ataque: no 1º dia de tratamento, 70 mg/m² (dose máxima de 70 mg/dia) seguidos de 50 mg/m² (dose máxima de 70 mg/dia).

POLIENOS

Tetraenos

Nistatina

Antibiótico poliênico de absorção intestinal muito pequena e irregular, utilizado topicamente e em tratamentos para o tubo digestivo.

Indicações dermatológicas: candidose intestinal e para diminuição da população de leveduras do tubo digestivo, no sentido de minimizar a colonização de intertrigos inguinocrurais, perianais e perigenitais.

Efeitos colaterais: náuseas, vômitos e diarreia.

Doses médias: 500.000 U a 1.000.000 U, 3 a 4 ×/dia

Heptaenos

Anfotericina B

É um antifúngico de uso IV e de ação fungostática ou fungicida de acordo com a concentração que atinge nos tecidos. Atua ligando-se aos esteróis da membrana celular do fungo (ergosterol) afetando a permeabilidade da membrana celular, permitindo a saída de potássio e moléculas pequenas, levando a célula fúngica à morte. Não afeta as células humanas, pois nessas o esterol da membrana é o colesterol que não é afetado pela anfotericina B.

Indicações dermatológicas: atua sobre vários gêneros e espécies de fungos como *Histoplasma capsulatum*, *Paracoccidioides brasiliensis*, *Coccidioides immitis*, *Candida sp.*, *Blastomyces dermatitidis*, *Rhodotorula*, *Cryptococcus neoformans*, *Sporothrix schenkii*, *Mucor mucedo*, *Aspergillus fumigatus*. Além disso, outros microrganismos são sensíveis à anfotericina B como *Leishmanias*, *Prototheca sp.* e *Naegleria*.

Efeitos colaterais: febre, calafrios, tremores, convulsões, erupções cutâneas especialmente exantemas maculopapulosos e até casos de síndrome de Stevens-Johnson foram relatados. Pode provocar anorexia, náuseas, vômitos e diarreia, flebites (frequentes nos pontos de aplicação), arritmias inclusive fibrilação ventricular, hipotensão, dispneia, mialgias e artralgias. A nefrotoxicidade da anfotericina B é importante e inclui hipocalemia, havendo lesões renais irreversíveis quando os doentes recebem doses altas, acima de 5,0 g de dose total. Não houve evidências de dano fetal, mas seu uso em grávidas deve ser excepcional, e a lactação deve ser suspensa quando da necessidade do uso da droga em mulheres em lactação.

Doença cardíaca e renal e idosos acima de 65 anos representam contraindicações ao seu uso.

Interações medicamentosas: pode haver aumento da toxicidade quando do uso concomitante de substâncias depressoras da medula óssea, radioterapia, substâncias eliminadoras de potássio, substâncias nefrotóxicas como cisplatina, pentamidina, aminoglicosídeos, ciclosporina. Fármacos cujos efeitos sejam exacerbados pela hipocalemia como digitálicos, miorrelaxantes e antiarrítmicos podem ter sua toxicidade aumentada.

Doses: o doente deve ser inicialmente hospitalizado e, posteriormente, estabelecida sua tolerância à medicação. Pode ser ministrada em regime de hospital dia. A anfotericina B é administrada por via IV, gota a gota em soro glicosado durante 6 horas. Na primeira infusão, utiliza-se a dose de 0,25 mg/kg de peso e, havendo boa tolerância, aumenta-se para 0,5 e 1 mg/kg de peso diariamente ou em dias, alternados até doses totais de 1 a 3 g.

Para minimizarem-se os efeitos colaterais, adiciona-se a infusão succinato sódico de hidrocortisona na dose de 25 a 50 mg, podendo ser utilizados outros corticoides solúveis. Havendo febre, pode ser empregado o ácido acetil salicílico ou a dipirona. São obrigatórios durante o tratamento o controle do hemograma, creatinina, ureia e dosagem do potássio, para monitoramento da função renal e seguimento eletrocardiográfico para acompanhamento das alterações de repolarização ventricular representadas pela diminuição da onda T e aumento da voltagem da onda U especialmente observadas em V1 e V2. Tais alterações são decorrentes da hipopotassemia consequente à lesão renal e o potássio deverá ser reposto de acordo com as alterações observadas.

Anfotericina B lipossomal

Trata-se de anfotericina encapsulada em lipossomas. Essa apresentação diminui a toxicidade do fármaco e pode, inclusive, ser empregado até em condições de comprometimento renal discreto e em doentes idosos.

Indicações dermatológicas: as mesmas da anfotericina B comum, inclusive terapia empírica de possíveis infecções fúngicas em doentes imunocomprometidos.

Efeitos colaterais: os mesmos da anfotericina B comum, mas há menor incidência de calafrios hipertensão, hipotensão, taquicardia, hipóxia, hipocalemia e redução da função renal.

Doses:

- Terapia empírica: 3 mg/kg/dia.
- Infecções fúngicas sistêmicas: 3 a 5 mg/kg/dia.
- Meningite por criptococose em doentes infectados pelo HIV: 6 mg/kg/dia.
- Leishmaniose visceral em doentes imunocompetentes: 1 a 1,5 mg/kg/dia durante 21 dias ou 3 mg/kg/dia durante 10 dias.
- Doentes imunocomprometidos: 1 a 1,5 mg/kg/dia durante 21 dias.

O monitoramento hepático, renal, hematológico, cardíaco e eletrolítico deve ser feito à semelhança do que se faz com a anfotericina B comum. Não existem estudos suficientes sobre o uso da substância na gravidez, embora algumas mulheres grávidas com infecções fúngicas sistêmicas tenham sido tratadas com sucesso. No caso de aleitamento, este deve ser descontinuado para uso do fármaco.

Interações medicamentosas: agentes antineoplásicos e o uso concomitante de medicações reconhecidamente nefrotóxicas podem aumentar o potencial de nefrotoxicidade. Corticoides e ACTH, além de digitálicos, podem potencializar a hipocalemia, exacerbando os efeitos colaterais cardíacos. A anfotericina potencializa os efeitos tóxicos da flucitosina.

Flucitosina

Antifúngico de uso oral, que inibe a síntese de DNA e também induz a produção de proteínas anômalas pelo fungo. É uma substância para a qual, com frequência, os fungos desenvolvem resistência.

Indicações dermatológicas: candidose, criptococose, cromomicose e aspergilose. A associação com anfotericina B aumenta a eficácia e diminui a ocorrência de resistência, sendo particularmente utilizada na cromomicose.

Contraindicações: hepatopatias, alterações hematológicas.

Efeitos colaterais:

- Hematológicos: leucopenia, trombocitopenia.
- Hepáticos: alterações das provas de função hepática.
- Gastrentéricas: náuseas, vômitos, enterocolite.
- Cutâneas: fotossensibilidade, urticária.

Doses médias: 150 mg/kg/dia, divididos em 4 tomadas, a cada 6 horas.

Griseofulvina

Interfere na síntese dos ácidos nucleicos e na agregação dos microtúbulos, resultando parada da divisão celular na metáfase.

Indicações dermatológicas: dermatofitoses, na *tinea capitis*, obrigatoriamente, e nas demais dermatofitoses, quando extensas e resistentes a tratamento tópico. A griseofulvina é ainda indicada empiricamente no líquen plano, sendo as formas mucosas erosivas mais responsivas do que as formas cutâneas, sendo desconhecido o mecanismo pelo qual atua nesta dermatose.

Contraindicações: hipersensibilidade ao fármaco, fotodermatoses, particularmente porfirias e LE, insuficiência hepática e gravidez.

Efeitos colaterais:

- Cutâneos: erupção medicamentosa fixa, eritrodermia, fotossensibilidade e agravamento de fotodermatoses pré-existentes; hepatotoxicidade.
- Gastrentéricos: náuseas, vômitos, diarreia; cefaleia, é um dos mais frequentes efeitos colaterais.
- Hematológicos: leucopenia.

Interações com outras drogas: o fenobarbital e outros barbitúricos competem em seu metabolismo hepático com a griseofulvina, diminuindo sua atividade.

Controles: tratamentos de 4 a 6 semanas não necessitam de controles, mas, em tratamentos prolongados, particularmente de onicomicoses, devem ser realizados hemograma e provas de função hepática após o 1º mês de tratamento e, depois, a cada 3 meses.

Doses médias:

- Crianças (VO):
  - Dermatofitoses corpóreas: 5 a 10 mg/kg/dia.
  - Tinea capitis e unguium: 15 a 20 mg/kg/dia.
  - Líquen plano: 10 mg/kg/dia
- Adultos (VO):
  - Dermatofitoses corpóreas: 500 mg/dia.
  - Tinea capitis e unguium: 500 mg a 1 g/dia.
  - Líquen plano: 500 mg/dia.

Iodeto de potássio

Medicação clássica, a 1ª escolha em esporotricose e, atualmente, também indicada em estados patológicos cutâneos que envolvem possíveis reações de hipersensibilidade. O iodeto de potássio não atua *in vitro* sobre o *Sporothrix schenckii* indicando que sua atuação na esporotricose deve decorrer de ações que exerce sobre a resposta do hospedeiro. Sabe-se que os iodetos inibem a formação de granuloma.

Além disso, o iodeto é capaz de liberar histamina dos mastócitos, fato que poderia contribuir na supressão de respostas de imunidade tardia. Finalmente, o iodeto pode suprimir a formação de compostos oxigenados formados pelos polimorfonucleares ativados, conferindo proteção aos tecidos lesados.

Indicações dermatológicas: esporotricose, paniculite nodular migratória subaguda, eritema nodoso, vasculite nodular. Outras indicações referidas, não definitivamente confirmadas, são eritema polimorfo, síndrome de Sweet e granuloma anular.

Contraindicações: hipersensibilidade ao iodo, tireoidopatias.

Efeitos colaterais: ardor na mucosa oral, gosto metálico, aumento da salivação, aumento das glândulas salivares, irritação gástrica, diarreia, febre, anorexia. Na pele, podem surgir erupção acneiforme, vasculites, eritema polimorfo e nodoso, iododerma. Podem ainda surgir alterações tireoidianas.

Doses médias:

- Esporotricose: doses iniciais de 0,5 a 1 g, aumentando-se progressivamente até 4 a 6 g.
- Demais indicações dermatológicas: doses de 300 a 900 mg/dia.

Formulação clássica:

Iodeto de potássio.................................... 20 g
Água destilada q.s.p .... 20 mL
20 gotas (1 mL) da solução contém 1,0 g de iodeto de potássio.

ANTI-HISTAMÍNICOS

Os anti-histamínicos compreendem grupos de substâncias que são capazes de competir com a histamina pelos seus receptores celulares e, dessa forma, impedir a expressão dos efeitos desse mediador. Os anti-histamínicos que bloqueiam os receptores H1 compreendem os anti-histamínicos mais antigos, chamados anti-histamínicos clássicos, e os novos compostos anti-histamínicos, menos sedantes. Existem ainda os anti-histamínicos bloqueadores dos receptores H2, utilizados fundamentalmente no tratamento da úlcera péptica, mas que têm utilidade em algumas condições dermatológicas. Além disso, nesse grupo de substâncias, serão ainda considerados os antidepressivos tricíclicos, normalmente usados em quadros de depressão, mas que se mostraram, tanto *in vitro* quanto *in vivo*, potentes competidores da histamina. Finalmente, existem drogas que atuam sobre o mastócito, impedindo a liberação da histamina. Este último grupo de fármacos compreende os denominados agentes estabilizadores do mastócito, os cromoglicatos e o cetotifeno.

ANTI-HISTAMÍNICOS CLÁSSICOS OU DE 1ª GERAÇÃO

Do ponto de vista químico, apresentam em comum o núcleo etilamina. Existem numerosos medicamentos, sendo os principais grupos os seguintes:

- Etanolaminas: difenidramina.
- Etilenodiaminas: tripelenamina.
- Alquilaminas: clorfeniramina, tripolidina, bromofeniramina.
- Fenotiazinas: trimeprazina, prometazina, metidilazina.
- Piperazinas: hidroxizina.
- Piperidinas: ciproeptadina.

Ações farmacológicas: antagonizam a maior parte das ações farmacológicas da histamina por meio da ocupação dos receptores dessa substância, isto é, competem com a histamina ao nível de seus receptores. Por outro lado, podem reduzir a permeabilidade capilar, exercer discreta ação anestésica local e diminuir o prurido.

Indicações dermatológicas: urticárias em geral, inclusive urticárias físicas; angiodema; dermografismo; condições pruriginosas em geral; dermatite atópica, mastocitose.

Contraindicações: recém-nascidos e prematuros, gravidez, lactação, glaucoma, retenção urinária e asma. Pelos efeitos sedativos, não devem ser empregados em indivíduos cuja ocupação exija grande grau de vigilância e atenção, como motoristas e operadores de máquinas, cujo manuseio possa envolver riscos.

Efeitos colaterais:

- SNC: sedação e sonolência, depressão, alterações do sistema nervoso autônomo (sequidão de mucosas, retenção urinária, embaçamento da visão, entupimento nasal). Em crianças e idosos, podem ocorrer nervosismo, irritabilidade, insônia e tremores.
- Sistema hemopoiético: raramente se observa pancitopenia, agranulocitose, trombocitopenia, anemia aplástica e anemia hemolítica.

Aparelho gastrintestinal: náuseas, vômitos, anorexia, diarreia, obstipação.

Interações com outros agentes: os agentes depressores do SNC, inclusive o álcool, potencializam os efeitos sedativos dos anti-histamínicos. Os anti-histamínicos, pelas mesmas razões, não devem ser utilizados simultaneamente com IMAO.

Doses médias:

Agentes	Adultos	Crianças
Dexclorfeni-ramina	2 mg, 3 ×/dia ou 6 mg ao deitar	2 a 5 anos: 0,5 mg a cada 4 a 6 horas (dose máxima de 3 mg/dia)
		6 a 12 anos: 1 mg a cada 4 a 6 horas (dose máxima de 6 mg/dia)
Hidroxizina	25 a 100 mg, 2 ×/dia	1 a 2 mg/kg/dia em 3 a 4 tomadas
Ciproeptadina	12 a 16 mg/dia, 3 a 4 ×/dia	2 a 6 anos: 2 mg, 2 a 3 ×/dia (dose máxima de 12 mg/dia)
		7 a 14 anos: 4 mg, 2 a 3 ×/dia (dose máxima de 16 mg/dia)
Difenidramina	25 a 50 mg, 3 a 4 ×/dia (dose máxima de 150 mg/dia)	6 a 12 anos: 25 mg, 3 a 4 ×/dia
Mequitazina	5 mg, 2 ×/dia	
Prometazina	12,5 a 25 mg, 3 ×/dia	

ANTI-HISTAMÍNICOS H1 MENOS SEDANTES OU DE 2ª GERAÇÃO

Loratadina, desloratadina, ebastina, rupatadina, fexofenadina, cetirizina e levocetirizina. Terfenadina e astemizol foram retiradas do mercado brasileiro. Atuam da mesma forma que os anti-histamínicos clássicos, bloqueando os receptores H1 da histamina, ao nível das células efetoras. Diferem dos clássicos por sua pobre penetração no SNC, decorrendo menores efeitos sedativos.

Indicações dermatológicas: urticárias e angiodema, dermografismo e condições pruriginosas, outros.

Contraindicações: gravidez, lactação.

Efeitos colaterais:

- SNC: efeitos sedativos e anticolinérgicos muito inferiores aos anti-histamínicos clássicos.
- Cutâneos: exantemas maculopapulosos, urticária, fotossensibilidade, descamação das mãos e pés (terfenadina).
- Gastrintestinais: raramente, alterações de enzimas hepáticas e hepatite, náuseas, sequidão da boca, diarreia.
- Cardiovasculares: têm sido relatadas arritmias graves, quando do uso concomitante da terfenadina e astemizol com eritromicina e antibióticos macrolídeos, cetoconazol e outros imidazólicos. Por causa dessas interações medicamentosas, não mais se utilizam a terfenadina e o astemizol.

Doses médias:

Agentes	Adultos	Crianças
Cetirizina	10 mg ao deitar	6 a 12 anos: 5 mg 2 ×/dia
		2-6 anos: 2,5 mg, 2 ×/dia
Fexofenadina (derivado da terfenadina)	120 mg/dia	> 12 anos: 120 mg/dia
Ebastina	10 a 20 mg/dia	> 6 anos: 5 mg/dia
Epinastina	10 a 20 mg/dia	> 6 anos: 5-10 mg/dia
Loratadina	10 mg/dia	2 a 12 anos com peso < 30 kg: 5 mg/dia Peso > 30 kg: 10 mg/dia

OUTROS ANTI-HISTAMÍNICOS

Bilastina

Antagonista da histamina diferente dos demais grupos de anti-histamínicos com afinidade seletiva e potente pelos receptores H1 e sem afinidade pelos receptores muscarínicos. Não tem efeitos sedativos ou cardiotóxicos e não é metabolizada pelo fígado. Além das propriedades anti-histamínicas, tem propriedades anti-inflamatórias.

Indicações: em adultos e indivíduos acima dos 12 anos para rinoconjuntivite alérgica e urticária.

Efeitos colaterais: cefaleia, sonolência, tonturas e fadiga.

Doses: 1 comprimido de 20 mg/dia VO.

ANTI-HISTAMÍNICOS H2

Este grupo de anti-histamínicos compreende a cimetidina e a ranitidina, introduzidas na prática médica para tratamento de doenças gastrintestinais, úlcera duodenal, úlcera gástrica, síndrome de Zollinger-Ellison e que apenas posteriormente começaram a ser utilizadas em dermatologia. Ambas as medicações bloqueiam receptores H2 da histamina. A cimetidina, além dessa ação, possui atividade antiandrogênica por competição com a di-hidrotestosterona, ao nível dos receptores periféricos. A cimetidina também tem ações imunológicas, uma vez que inibe os linfócitos T supressores, provavelmente por bloqueio de receptores H2 desses linfócitos.

Indicações dermatológicas: mastocitoses, particularmente mastocitose sistêmica, urticárias, dermografismo, prurido (respostas nulas no prurido urêmico, variáveis no prurido da colestase e da policitemia vera e razoáveis no prurido associado à doença de Hodgkin). São indicações menos precisas as decorrentes dos efeitos imunomoduladores (herpes simples, zóster, melanoma metastático e micose fungoide) e antiandrogênicos (hirsutismo e alopecia androgênica da mulher).

Contraindicações: gravidez, lactação.

Efeitos colaterais:

- Cardiovasculares: raros, representados por alterações de pressão arterial e alterações eletrocardiográficas.
- Gastrintestinais: hepatotoxicidade, rara, expressa por elevações das transaminases; diarreia; obstipação.
- Renais: elevações de creatinina reversíveis.
- Hematológicos: raros casos de granulocitopenia, trombocitopenia com cimetidina.
- Endocrinológicos: mais comuns com cimetidina em relação à ranitidina; ginecomastia; perda da libido; impotência; galactorreia.
- SNC: cefaleia, sonolência e tonturas.
- Cutâneos: urticária, angiodema, eritrodermia, eritema polimorfo.
- Oculares: agravamento da hipertensão ocular em indivíduos com glaucoma.

Interações com outros agentes: redução da absorção de cetoconazol, aumento dos níveis sanguíneos de hidantoínas, anticoagulantes, teofilina e hidroxizina.

Cimetidina

- Urticárias, dermografismo, urticária pigmentosa: associação com anti-histamínicos Hl de 400 mg de cimetidina, 4 ×/dia. A indicação dos anti-histamínicos H2 refere-se apenas aos casos em que não houve resposta aos anti-histamínicos Hl isoladamente.
- Herpes simples e zóster: 1.200 mg/dia.
- Herpes simples recorrente: 400 mg, 2 ×/dia, 6 meses.
- Hirsutismo: 300 mg, 5 ×/dia, por 3 meses.
- Alopecia androgenética feminina: 300 mg, 5 ×/dia, 3 meses.

Ranitidina

- 150 a 300 mg, 2 ×/dia.

ANTI-HISTAMÍNICOS-SÍMILES

Compreendem o cromoglicato, o cetotifeno e a cinarizina.

Cromoglicato
Inibe a liberação de mediadores dos mastócitos por estímulo imunológico ou não imunológico. Indicado na asma; suas indicações dermatológicas são controversas.

Indicações dermatológicas: são discutíveis: dermatite atópica, mastocitose sistêmica e mastocitose bolhosa.

Cetotifeno
Apresenta atividade bloqueadora de receptores H1, inibe a fosfodiesterase, bloqueia os canais de cálcio, inibe a liberação de mediadores dos mastócitos e exerce ações antagônicas aos leucotrienos.

Indicações dermatológicas: urticária crônica, dermografismo, dermatite atópica da infância, urticária pigmentosa.

Doses médias:
- Adultos:
  - 1 a 2 mg, 2 ×/dia.
- Crianças:
  - 6 meses a 3 anos: 0,5 mg, 2 ×/dia, a cada 12 horas.
  - Maiores de 3 anos: 1 mg, 2 ×/dia

ANTI-INFLAMATÓRIOS NÃO ESTEROIDES

ANTI-INFLAMATÓRIOS NÃO ESTEROIDES
São fármacos com efeitos analgésicos, antipiréticos e anti-inflamatórios.

Indicações: as indicações gerais são doenças reumáticas, doença de Reiter, dor associada a inflamação, febre e, ainda que pouco empregados em dermatologia, podem ser úteis em inflamações cutâneas como o eritema nodoso.

Contraindicações: depressão medular, doenças cardiopulmonares graves, doenças renais graves, úlcera péptica ativa, sintomas de pólipos nasais associados a broncoespasmo, angioedema, anafilaxia ou outras reações alérgicas graves.

Efeitos colaterais:
- Mais frequentes: cefaleia matutina, exantemas, tontura, distúrbios gastrintestinais e irritação retal.
- Ocasionais: infecções do trato urinário, zumbido, sudorese, anorexia, alterações do paladar, vômitos.
- Raros: dor torácica ou angina, exacerbação de insuficiência cardíaca congestiva, edema pulmonar, arritmias pericardite, confusão mental, alucinações, insônia, irritabilidade, eritema nodoso, eritema polimorfo, síndrome de Stevens Johnson, NET, sangramento e perfuração de ulcerações gastrointestinais, cistite, anemia, anemia aplástica, agranulocitose, rinite alérgica, alterações visuais, diminuição da audição, alterações renais com nefrose ou nefrite intersticial, pancreatite, febre.

SALICILATOS
Ácido acetilsalicílico
Ver página 1445.

Paracetamol
Ver página 1447.

DERIVADOS DO ÁCIDO PROPIÔNICO
Ibuprofeno
Obedece às mesmas indicações e contraindicações gerais dos AINE. É empregado apenas em indivíduos acima dos 12 anos.

Doses:
- Adultos: 400 a 800 mg, 3 a 4 ×/dia (dose máxima de 3.200 mg/dia).
- Crianças acima de 12 anos: 30 a 40 mg/kg/dia (dose máxima de 50 mg/kg/dia).

Cetoprofeno
Tem as mesmas indicações e contraindicações dos AINE em geral.

Doses:
- Adultos:
  - 150 a 300 mg/dia VO fracionada em 3 a 4 tomadas (dose máxima de 300 mg/dia).
  - Via retal: 200 mg/dia.
  - Gotas: 50 gotas, a cada 6 ou 8 horas.
- Crianças
  - Acima de 1 ano até 6 anos: 1 gota/kg de peso, a cada 6 ou 8 horas.
  - De 7 a 11 anos: 25 gotas, a cada 6 ou 8 horas.
  - Forma pediátrica com 1 mg/gota (20 mg/mL): 4 a 10 mg/kg, a cada 6 a 8 horas.

Naproxeno
Mesmas indicações e contraindicações dos AINE em geral.

Doses:
- Adultos: 250 a 500 mg 2 ×/dia (dose máxima de 1,5 g/dia).
- Crianças: 10 mg/kg/dia fracionada em 2 tomadas diárias.

DERIVADOS DO ÁCIDO ACÉTICO
Diclofenaco
Obedece às indicações e contraindicações gerais dos AINE.

Doses:
- Adultos: 150 a 200 mg/dia VO fracionados em 2 a 4 tomadas. Após resposta satisfatória reduzir para 75 a 100 mg/dia fracionados em 3 vezes.

- Crianças acima de 1 ano: 0,5 a 2 mg/kg/dia fracionados em 2 a 3 vezes. (diclofenaco potássico).

INDOMETACINA E DERIVADOS

Compostos indólicos dotados de atividade analgésica, antitérmica e anti-inflamatória. A ação anti-inflamatória decorre de sua atuação sobre o colágeno, inibição das quininas, da síntese das prostaglandinas e inibição das ações fagocitárias dos polimorfonucleares.

Indicações dermatológicas: eritema nodoso, urticária de pressão, vasculite urticariforme, supressão do eritema induzido por UV.

Efeitos colaterais: tonturas, cefaleia, zumbido, ativação de úlcera péptica, erupções cutâneas, inclusive síndrome de Stevens-Johnson e de Lyell.

Doses médias: 25 a 50 mg 3 ×/dia.

DERIVADOS DO ÁCIDO FENÂMICO

Ácido mefenâmico
Ver página 1446.

INIBIDORES SELETIVOS DA COX-2

Celecoxibe
Apresenta as indicações e contraindicações dos AINE.

Doses: até 200 mg 2 ×/dia.

Parecoxibe
Compartilha as indicações e contraindicações dos AINE.

Doses: em adultos a dose inicial é de 40 mg seguida por 20 a 40 mg, a cada 6 ou 12 horas (dose máxima de 80 mg/dia).

SULFANILIDAS

Nimesulida
Tem as indicações e contraindicações dos AINEs.

Doses: em crianças acima de 12 anos e adultos é de 50 a 100 mg 2 ×/dia, sendo a dose máxima 200 mg 2 ×/dia.

ANTILEUCOTRIENOS

Montelucaste
Indicações dermatológicas: urticária eventualmente (suas principais indicações são a profilaxia e tratamento crônico da asma em doentes acima dos 12 meses, rinite alérgica em doentes acima de 2 anos e em broncoconstrição provocada por exercício em crianças acima de 6 anos).

Efeitos colaterais: infecções do trato respiratório inferior, faringite, febre, cefaleia, tosse, dor abdominal, diarreia, otite média, influenza, sinusite e rinorreia.

Doses:
- 6 a 23 meses: 4 mg em grânulos orais.
- 2 a 5 anos: 4 mg VO em grânulos orais ou comprimidos mastigáveis.
- 6 a 14 anos: 5 mg em comprimidos mastigáveis.
- 15 anos e acima: 10 mg em comprimidos.

Não deve ser usado na gravidez e durante amamentação.

Zafirlucaste
Tem as mesmas indicações e efeitos colaterais do montelucaste, sendo de uso excepcional em urticárias crônicas.

Doses: em crianças acima de 12 anos e adultos é de 20 mg 2 ×/dia. A dose máxima é de 40 mg 2 ×/dia. Não deve ser empregado em crianças abaixo dos 12 anos, bem como em mulheres grávidas ou amamentando.

ANTILIPÊMICOS

ÁCIDO NICOTÍNICO (NIACINA)

Nicotinamida
O ácido nicotínico (niacina) reduz os níveis plasmáticos de colesterol e triglicerídeos, quer por inibição da síntese, quer por mobilização de ácidos graxos livres dos tecidos. Além disso, causa vasodilatação por ação direta sobre a musculatura vascular. É empregado por VO nas xantodermatoses e na vascularite livedoide. Emprega-se ainda no tratamento e profilaxia de estados carenciais, particularmente na pelagra, mas também na doença de Hartnup e em tumores carcinoides. Existem relatos isolados de bons resultados com o ácido nicotínico em casos de eritema polimorfo, dermatite herpetiforme, eritema elevatum diutinum, erupção polimorfa à luz, granuloma anular, necrobiose lipoídica e penfigoide bolhoso, mas esses resultados são questionáveis pelo uso concomitante de outros agentes no tratamento desses doentes. Os possíveis fundamentos da utilização do ácido nicotínico nessas enfermidades decorreriam de algumas de suas propriedades farmacológicas. O fator inibidor da migração de macrófagos (MIF, do inglês *macrophage migration inhibitory factor*) explicaria a inibição da produção do granuloma anular. O ácido nicotínico também inibe a liberação de mediadores do mastócito via reação do antígeno com IgE, fato que explicaria sua possível ação no penfigoide bolhoso.

Efeitos colaterais: cefaleia, alterações gastrintestinais, eritema por vasodilatação, alterações da curva glicêmica e, muito raramente, hepatotoxicidade.

Controles: glicemia e provas de função hepática em doentes sob doses altas e terapêutica prolongada.

Doses médias: 500 mg 3 ×/dia. A niacinamida ou nicotinamida tem o mesmo efeito na pelagra que o ácido nicotínico, porém não é vasodilatadora. É atualmente usada, como alternativa terapêutica, em associação com a tetraciclina, no tratamento de pênfigos, penfigoides e outras **doenças bolhosas.**

Clofibrato
Atua deslocando ânions tipo androgênios e tiroxina de pontos de ligação das proteínas plasmáticas e, tais substâncias, transferidas para o fígado, interferem no metabolismo lipídico, diminuindo a síntese lipídica e, portanto, os lipídeos séricos.

Indicação: empregado por VO na hipercolesterolemia e/ou hipertrigliceridemia e xantomatoses na dose de 2 g/dia.

Colestiramina
Resina básica de trocas iônicas que atua permutando íons cloreto por cloratos, com os quais forma, no trato intestinal, complexos insolúveis excretados com as fezes, impedindo a reabsorção dos sais biliares, resultando em diminuição dos níveis sanguíneos destes sais. A perda de sais biliares resulta na mobilização do colesterol para, através de oxidação, formar sais biliares, resultando diminuição dos níveis de colesterol. É utilizada por VO sob forma de pó. O uso prolongado pode determinar hipovitaminoses por alteração na absorção das vitaminas lipossolúveis.

Indicações: no prurido associado com obstruções biliares e xantomatoses nas doses de 4 g 3 ×/dia, às refeições.

ESTATINAS
Inibem a MG-CoA, condicionando redução do colesterol LDL e VLDL e, além disso, têm atividades antioxidantes e anti-inflamatórias.

Indicações dermatológicas: condições cutâneas ligadas a hipercolesterolemia e dislipidemias mistas e em xantomas presentes em hiperlipoproteinemias tipo III e V.

Contraindicações: gravidez, lactação, doença hepática e elevação persistente de transaminases.

Efeitos colaterais: náuseas, dores abdominais, dispepsia, anorexia, flatulência, constipação, astenia e dores musculares. Também são relatadas alterações psíquicas, parestesias, câimbras e aumento de transaminases. Pode haver aumento da CPK como consequência de miopatia que pode ser grave com rabdomiolise que é mais frequente quando há administração simultânea de inibidores do citocromo P450 como eritromicina, ciclosporina, fibratos, ácido nicotínico, antirretrovirais e antifúngicos azólicos.

Interações medicamentosas: além das já citadas favorecedoras de miopatia, são importantes a redução da atividade do clopidogrel e a potenciação do efeito da varfarina. O hidróxido de alumínio e o hidróxido de magnésio diminuem em cerca de 50% as concentrações séricas das estatinas.

Doses:
- Atorvastatina: 10 mg (dose inicial) sendo, às vezes, necessárias doses altas de até 80 mg/dia.
- Sinvastatina: dose inicial de 10 a 20 mg/dia até 40 mg/dia.
  - Em idosos: 10 mg/dia.
- Rosuvastatina: 10 mg/dia até 40 mg/dia.
- Fluvastatina: 40 a 80 mg/dia.
- Pravastatina: dose inicial de 10 a 20 mg/dia até 40 mg/dia.
- Lovastatina: dose inicial de 20 mg/dia até 80 mg/dia.
- Pitavastatina: dose inicial de 1 a 2 mg/dia com ajustes a cada 4 semanas até a dose máxima de 4 mg/dia.

OUTRO MEDICAMENTO ANTILIPÊMICO
Ezetimiba
Agente hipocolesterolemiante de uso oral.

Mecanismo de ação: atua diminuindo a absorção intestinal do colesterol, mas não afeta a absorção dos triglicerídeos e das vitaminas lipossolúveis.

Indicações: para melhorar os níveis de colesterol, lipoproteínas de baixa densidade e apolipoproteína B.

Indicações dermatológicas: manifestações cutâneas de dislipidoses.

Efeitos colaterais: diarreia, dores abdominais, dores articulares, dores musculares, reações de hipersensibilidade, erupções cutâneas e angioedema, náuseas, rabdomiólise e pancreatite.

Doses: 1 comprimido de 10 mg/dia isoladamente ou associadamente a estatinas ou clofibrato. Não é recomendado a crianças com menos de 10 anos de idade.

ANTIMALÁRICOS
Os antimaláricos usados em dermatologia são quinacrina, cloroquina e hidroxicloroquina. Os possíveis mecanismos pelos quais os antimaláricos atuam são efeito fotoprotetor, ações sobre o DNA, ações anti-inflamatórias e imunossupressoras. Os antimaláricos não atuam quer sobre a formação de imunocomplexos, quer sobre a fixação do complemento, mas inibem a quimiotaxia dos polimorfonucleares neutrófilos e eosinófilos, bloqueando a liberação de mediadores. Além disso, os antimaláricos são eficientes estabilizadores das membranas lisossômicas. Existem evidências de diminuição da atividade do complemento e diminuição da transformação blástica dos linfócitos frente à PHA por ação dos antimaláricos. Existem evidências de ação depressora seletiva sobre os linfócitos T *helper*. Na porfiria cutânea tarda, os antimaláricos provocam aumento da excreção de uroporfirinas e redução das porfirinas hepáticas, admitindo-se a formação de um complexo entre cloroquina e uroporfirina hepática que seria excretado pelas fezes e urina.

Indicações dermatológicas: lúpus eritematoso, erupção polimorfa à luz, porfiria cutânea tarda, lesões cutâneas de dermatomiosite, urticária solar, sarcoidose, granuloma anular disseminado, linfocitoma cútis, infiltração linfocitária de Jessner, mucinose reticular eritematosa. Outras indicações menos comuns são a dermatite atópica, paniculites, vasculite urticariforme e esclerodermia localizada.

Contraindicações: gravidez, lactação, miastenia gravis.

Efeitos colaterais:

- Gastrentéricos: náuseas, vômitos, diarreia.
- Oculares: depósitos corneanos, diminuição da capacidade de acomodação ocular (cloroquina), retinopatia com pigmentação da mácula, que pode ser irreversível.
- SNC: cefaleia, confusão mental, convulsões, miastenia, desencadeamento de psicoses.
- Cutâneos: hiperpigmentação, particularmente nas regiões tibiais, unhas, palato e face, clareamento dos cabelos e pelos, exantemas, erupções eczematosas, liquenoides, eritrodermia, exacerbação da psoríase.

Interações com outros agentes: os diferentes antimaláricos não devem ser administrados simultaneamente, pois os efeitos tóxicos oculares se potencializam. Os antimaláricos produzem elevação dos níveis sanguíneos de digitálicos.

Doses médias:

- Adultos:
  - Cloroquina: 250 a 500 mg/dia.
  - Hidroxicloroquina: 400 mg/dia.

Controles: antes do início do tratamento: exame ocular completo, hemograma, G6PD, provas de função hepática. Seguimento: exame ocular a cada 6 meses; hemograma mensalmente, nos primeiros 3 meses; depois, a cada 4 ou 6 meses; provas de função hepática após 1 mês, após 3 meses e, depois, a cada 4 ou 6 meses.

ANTIMICOBACTERIANOS

Clofazimina

Atua contra micobactérias, por inibição da replicação de DNA. Determina coloração cinza azulado intensa da pele e alterações gástricas. É indicada na hanseníase, sendo especialmente ativa nos casos sulfonorresistentes ou em reações hansênicas com eritema nodoso, compondo os esquemas atuais da multidrogaterapia. É ainda indicada no tratamento do pioderma gangrenoso e da queilite granulomatosa de Melkerson-Rosenthal.

Doses médias: 100 a 200 mg/dia, até 300 mg.

Estreptomicina

Ver página 1450.

Etambutol

Agente ativo contra o *Mycobacterium tuberculosis* mesmo contra cepas resistentes à isoniazida, estreptomicina e outras micobactérias. Provavelmente, atua como um antimetabólico para os microrganismos.

Indicação: é empregado na dose de 15 mg/kg/dia VO.

Efeitos colaterais: distúrbios oculares, relacionados à dose, e reversíveis. Devem ser efetuados testes oculares antes da administração e a droga não deve ser empregada em crianças.

Pirazinamida

É o análogo pirazínico sintético da nicotinamida, utilizada no tratamento da tuberculose. É bactericida *in vitro*, desconhecendo-se o seu mecanismo de ação *in vivo*. Observa-se, com frequência, o desenvolvimento de resistência do *M. tuberculosis*, quando a droga é utilizada isoladamente. É bem absorvida por VO.

Dose: para adultos é de 20 a 35 mg/kg, não podendo ser ultrapassada a dose de 3 g/dia.

Efeitos colaterais: hepatopatias, necrose hepática em raros casos; hiperuricemia, episódio agudo de gota; artralgias; anorexia; náuseas e vômitos; disúria; mal-estar e febre.

Hidrazida do ácido isonicotínico (isoniazida)

Apresenta atividade tuberculostática e tuberculocida apenas para bacilos em fase de multiplicação. É altamente específica para o *M. tuberculosis* e, das micobactérias atípicas, apenas o *M. kansasii* é sensível.

Ações farmacológicas: duas hipóteses são propostas: atuação sobre a biossíntese de lipídeos e ácidos nucleicos e sobre a glicólise e inibição da síntese de ácidos micólicos da parede celular das micobactérias sensíveis.

Indicações dermatológicas: nas tuberculoses cutâneas, em associação com outras drogas como a rifampicina e a pirazinamida e, eventualmente, isolada, em estados de hipersensibilidade ao BK (eritema indurado, vasculite necrotizante por hipersensibilidade) e na profilaxia da tuberculose.

Efeitos colaterais: hipersensibilidade ao fármaco, resultando em febre, erupções cutâneas, erupções acneiformes e pelagroides, hepatotoxicidade, caracterizada por lesões hepatocelulares agravadas por alcoolismo ou uso concomitante de outras drogas hepatotóxicas; neurites periféricas e alterações do SNC, neurite ótica, tonturas, convulsões, alterações mentais. A administração simultânea de piridoxina (10-50 mg/dia) previne a neurite periférica e as outras alterações nervosas. A resistência bacilar à isoniazida é frequente.

Doses médias:

- Adultos: 300 a 400 mg/dia.
- Crianças: 10 mg/kg/dia.

Rifampicina

Ver página 1454.

ANTIPARASITÁRIOS

ANTICHAGÁSICOS

Benznidazol

É uma das medicações para tratamento da doença de Chagas.

Mecanismo de ação: é desconhecido, mas sabe-se que induz à formação de radicais livres no interior do parasita.

Indicações: doença de Chagas.

Contraindicações: doença hepática ou renal grave.

Efeitos colaterais: dermatites alérgica, neuropatia periférica, inapetência e perda de peso e insônia.

Doses:
- Abaixo dos 12 anos: 5 a 10 mg/dia VO divididos em 2 tomadas.
- Acima dos 12 anos: 5 a 7 mg/kg VO divididos em 2 tomadas.

O tratamento deve ser feito por 60 dias.

Nifurtimox
Droga utilizada para tratamento da doença de Chagas.

Mecanismo de ação: desconhecido.

Efeitos colaterais: anorexia, perda de peso, neuropatia, náuseas, vômitos, cefaleia e tonturas.

Doses:
- Menos de 10 anos: 15 a 20 mg/kg/dia divididos 3 a 4 tomadas VO por 90 dias.
- 11 a 16 anos: 12,5 a 15 mg/kg/dia divididos em 3 a 4 tomadas VO por 90 dias.
- Mais de 17 anos: 8 a 10 mg/kg/dia VO por 90 dias.

ANTIMONIAIS PENTAVALENTES

São dois grupos químicos, com antimônio trivalente, utilizado, no passado, especialmente na esquistossomose e, com antimônio pentavalente, utilizado na leishmaniose.

Ações farmacológicas: provável inibição de sistemas enzimáticos sulfidrílicos essenciais ao metabolismo do protozoário. Têm, como efeitos colaterais, vômitos, fadiga, pirexia. São contraindicados em presença de infecções bacterianas ou virais e em casos de insuficiência renal e cardíaca.

Formas farmacêuticas: sendo pobremente absorvidos no trato digestivo, são usados por via parenteral, IM e IV.

Indicações dermatológicas: na leishmaniose tegumentar americana, especialmente formas cutâneas puras. Emprega-se a N-metilglucamina.

Doses:
- Formas cutâneas: 15 mg do Sb V/kg/dia.
- Formas cutaneomucosas: 20 mg do Sb V/kg/dia, IM ou IV durante 20 a 30 dias.
- Na infusão IV, não há necessidade de diluição e a aplicação, com agulha fina (calibre 25x8), deve ser lenta (duração de 5 minutos). Esta é a melhor via, pois permite a aplicação de doses mais adequadas e não tem o inconveniente da dor local.

Albendazol
Medicamento eletivo para tratamento sistêmico da larva *migrans*, indicado no tratamento de parasitoses. A cura é obtida em geral com dose única de 400 mg para adultos e crianças maiores de 2 anos. Eventualmente pode ser necessário repetir a droga em 2 dias subsequentes.

BENZIMIDAZÓIS

Tiabendazol
Anti-helmíntico de amplo espectro, atua não somente sobre os vermes adultos, mas também sobre as larvas e os ovos. Tem ações inibitórias sobre sistemas enzimáticos dos helmintos.

Indicações dermatológicas: dermatite linear serpiginosa, casos especiais de escabiose e tungíase.

Efeitos colaterais: anorexia, náuseas, vômitos, vertigens e cefaleia.

Doses médias: 50 mg/kg 1 ×/dia, por 3 dias ou 25 mg/kg/dia, 2 ×/dia por 3 dias. A dose máxima não deve ultrapassar 3 g/dia.

Ivermectina
Lactona semissintética utilizada na oncocercose, estrongiloidíase, escabiose e pediculose.

Contraindicações: meningites e afecções do SNC que possam comprometer a barreira hematoencefálica. Não deve ser utilizado na gravidez, lactação e em crianças com menos de 15 kg ou menores de 5 anos.

Efeitos colaterais: náusea, diarreia, dores abdominais, anorexia, vômitos constipação, tonturas, tremores, sonolência, prurido, urticária e erupções cutâneas outras.

Doses:

Estrongiloidiase, filariose, escabiose e pediculose:

Peso corpóreo
- Entre 15 a 24 kg: ½ comprimido (3 mg).
- Entre 25 e 35 kg: 1 comprimido (6 mg).
- Entre 36 a 50 kg: 1 ½ comprimido (9 mg).
- Entre 51 e 65 kg: 2 comprimidos (12 mg).
- Entre 66 e 79 kg: 2 ½ comprimidos (15 mg).
- Acima de 80 kg: 200 µg/kg de peso.

Oncocercose

Peso corpóreo
- Entre 15 e 25 kg: ½ comprimido (3 mg).
- Entre 26 e 44 kg: 1 comprimido (6mg).
- Entre 45 a 64 kg: 1 ½ comprimido (9 mg).
- Entre 65 e 84 kg: 2 comprimidos (12 mg).
- Acima de 84 kg: 150 µg/kg de peso.

Mitelfosina
É a hexadecilfosfocolina, agente de uso oral inicialmente pesquisado, como produto antitumoral e que se revelou posteriormente, eficaz na leishmaniose visceral e tegumentar por indução de apoptose nas células parasitárias. Ainda está em fase de estudos clínicos, mas vários trabalhos, inclusive realizados no Brasil, demonstram tratar-se de fármaco útil no tratamento da leishmaniose cutânea e cutaneomucosa com a vantagem do uso oral. Estudos comparativos entre mitelfosine e antimoniais demonstraram superioridade do mitelfosine sobre antimoniais

em adultos com leishmaniose causada por *L. braziliensis*, enquanto nas crianças as respostas a ambas as substâncias foram estatisticamente semelhantes. Aparentemente, a resposta ao mitelfosine varia de acordo com as espécies de leishmania e com as mesmas espécies em diferentes áreas endêmicas. Existem trabalhos indicando sensibilidade das espécies *L. guyanensis*, *L. braziliensis* e também *L. panamensis*, mas os dados quanto à suscetibilidade das espécies particularmente no Brasil não foram ainda estabelecidos, permanecendo como objeto de estudos sem conclusões definitivas.

Efeitos colaterais: náuseas, vômitos, dores abdominais, diarreia, cefaleia, tonturas.

Doses: 2,5 mg/kg/peso divididos em 3 tomadas (dose máxima de 150 mg/dia) VO durante 28 dias consecutivos.

Pentamidina

Antiparasitário de uso IV, IM e por inalação.

Indicações dermatológicas: leishmaniose visceral e cutânea. Também é empregado na profilaxia e tratamento da pneumonia por *Pseudocystis carini* em doentes com infecção pelo HIV.

Efeitos colaterais:

- Mais frequentes: distúrbios gastrentéricos, hiperglicemia ou diabetes, hipoglicemia, hipotensão leucopenia, neutropenia, trombocitopenia, dor torácica, tosse, dispneia, exantemas, alterações das provas de função hepática, nefrotoxicidade.
- Ocasionais: gosto amargo ou metálico, arritmias cardíacas, flebite no local da injeção, pancreatite.
- Raros: dificuldades respiratórias insuficiência renal.
- Se possível, deve ser evitado na gravidez e lactação.

Doses: em leishmaniose cutânea é de 2 a 4 mg/kg/dia 1 a 2 ×/semana através de infusão IV por um período de 2 horas. A medicação deve ser continuada até a cicatrização das lesões.

Devem ser monitorizados durante o tratamento: PA, ureia e creatinina, cálcio e magnésio plasmáticos, função hepática, amilase, hemograma e plaquetas.

ANTIOXIDANTES

L-Carnitina

É considerada antioxidante que transforma gordura em energia e neutraliza radicais livres. Normalmente o organismo produz a carnitina que necessita, mas algumas vezes estabelecem-se deficiências, por exemplo, em condições de angina ou claudicação intermitente ou por ação de drogas.

Indicações: considera-se medicação suplementar para múltiplas condições, angina, enfarto, doença vascular periférica, neuropatia diabética, perda de peso, Alzheimer e alterações da memória, infertilidade masculina, disfunção erétil, doença de Peyronie, hipertireoidismo. Também é indicada na acidemia metilmalônica.

Efeitos colaterais: mau odor corpóreo, aumento do apetite, erupções cutâneas.

Doses: em adultos é de 1 a 3 g/dia.

ANTIPRURIGINOSOS

Ácido ursodesoxicólico

Sal biliar secundário, produto da ação da flora bacteriana intestinal sobre os sais biliares.

Mecanismos de ação: o ácido ursodesoxicólico é um ácido biliar hidrofílico que representa pequena fração dos componentes da bile. Quando de seu uso aumenta sua participação no conteúdo biliar deslocando os sais biliares tóxicos que tendem a aumentar no fígado colestático. Além disso, exerce ações citoprotetoras sobre os colangiócitos, inibe a apoptose dos hepatócitos, tem efeitos imunomoduladores e estimula a secreção biliar dos hepatócitos e colangiócitos.

Indicações: cirrose biliar primária. Dissolução de cálculos biliares de colesterol. Prurido colestático da gravidez. Prurido de origem hepática em geral.

Contraindicações: hipersensibilidade ao fármaco, úlcera péptica ativa, doença inflamatória intestinal, ressecções íleo-cecais, estomas, colestase intra-hepática, hepatopatias graves, cólicas biliares frequentes, inflamação aguda da veicula ou trato biliar, cálculos biliares opacos e gravidez.

Interações medicamentosas: não deve ser empregado simultaneamente a colestiramina, colestipol e antiácidos a base de alumínio. Estrogênios, anticoncepcionais e clofibrato podem favorecer a formação de cálculos de colesterol. Diminui os efeitos da dapsona.

Doses: 5 a 10 mg/kg/dia, geralmente 300 a 600 mg/dia, que devem ser ministrados após as refeições e à noite. Na cirrose biliar primária, as doses podem chegar a 10 a 16 mg/kg/dia.

ANTAGONISTAS DE OPIOIDES

Naloxona

Indicações dermatológicas: prurido induzido por opiáceos, prurido colestático, prurido urêmico, prurido induzido por butorfanol, prurido associado a urticária e dermatite atópica.

Mecanismos de ação: em determinados pruridos como o colestático, admite-se que ocorra aumento do teor de opioides cerebrais. Além disso, em decorrência da disfunção hepática, haveria aumento do agonismo opioide. Com essa interpretação do prurido colestático utilizou-se, pela primeira vez, em 1979, um antagonista dos receptores opioides, a naloxona, no tratamento dessa condição. Outro potencial mecanismo de ação seria diminuição da produção de citocinas pró-inflamatórias e superóxidos potencialmente mediada pela atividade de receptores *Toll-like*.

Efeitos colaterais:

- Sistema nervoso: tremores e convulsões.

- Sistema cardiovascular: hipertensão, hipotensão, taquicardia, arritmias ventriculares.
- Sistema gastrintestinal: náuseas, vômitos e hepatotoxicidade.
- Aparelho respiratório: edema pulmonar.
- Pele: hiper-hidrose.

Doses:
- Prurido urêmico: 50 mg/dia VO.
- Prurido colestático: iniciar com 0,002 µg/kg/minuto IV, dobrando-se a dose a cada 3 ou 4 horas atingindo-se depois de 18 a 24 horas a dose plena.

Naltrexona

Antagonista opioide.

Mecanismo de ação: atenua ou bloqueia completamente, de modo reversível, os efeitos dos opioides injetados IV. Atua por inibição competitiva pelos receptores opioides. Também atua por mecanismos desconhecidos sobre a dependência alcoólica.

Indicações: no tratamento da dependência a opioides e álcool.

Indicações dermatológicas: prurido endógeno, particularmente de origem hepática.

Na última década, admitiu-se como importante no prurido a participação, ao nível do SNC, da ativação dos receptores opioides. Essa interpretação tomou como base a verificação de que a ativação de receptores opioides produz prurido e que, nos doentes hepáticos, existe um agonismo opioide.

Contraindicações: pacientes em uso de medicações opiáceas, pacientes em uso recreativo de opiáceos ou em uso de agonistas opioides para tratamento da dependência (como metadona) ou na fase de retirada aguda de opiáceos.

Efeitos colaterais: hepatotoxicidade, depressão, ansiedade e tendências suicidas.

Dose: para tratamento de prurido inicia-se com 12,5 mg, aumentando-se progressivamente até 50 mg. Outra metodologia terapêutica é empregar-se a naloxona por via venosa na dose inicial de 0,002 µg por kg/minuto, aumentando-se a 0,2 µg/kg/minuto nas 24 horas antes de iniciar-se naltrexona 12,5 mg aumentando-se progressivamente a 50 mg/dia.

ANTI-HISTAMÍNICOS

Ver página 1462.

Carvão ativado

Mecanismo de ação: o carvão ativado age por sua capacidade de adsorção de substâncias. Como não é digerido, as substâncias adsorvidas são eliminadas pelo intestino. Frequentemente é combinado com sorbitol pelas propriedades laxativas dessa substância, evitando-se obstipação intestinal e conseguindo-se eliminação mais rápida das substâncias adsorvidas. O carvão ativado apresenta-se em partículas muito finas, o que permite a obtenção de grande superfície de adsorção aumentando sua eficácia.

Indicações: envenenamentos. Flatulência.

Indicações dermatológicas: prurido hepático. Prurido urêmico.

Contraindicações: intoxicação por álcool, obstruções intestinais, sangramento digestivo.

Efeitos colaterais: náusea, vômitos, obstipação, anormalidades eletrolíticas, desidratação e exacerbação de porfiria variegata.

Doses: em prurido hepático e urêmico é de 6,0 g/dia VO divididas em 4 a 6 tomadas por 8 semanas.

TALIDOMIDA E LENALIDOMIDA

Talidomida

É a imida ftálica do ácido glutâmico. Introduzida como sedativo, mostrou-se altamente teratogênica, causando focomelia sendo, portanto, de uso bastante restrito.

Ações farmacológicas: o exato mecanismo de ação da talidomida é desconhecido, admitindo-se que atue como modulador das respostas imunes.

Indicações dermatológicas: reações hansênicas tipo eritema nodoso e polimorfo, aftas recorrentes, prurigo nodular de Hyde, escabiose nodular, prurigo actínico, reações de fotossensibilidade, lúpus eritematoso e síndrome de Behçet.

Contraindicações: gravidez e possibilidade de gravidez.

Efeitos colaterais: teratogenia (focomelia), neurites periféricas.

Doses médias: 100 a 400 mg/dia.

Lenalidomida

Derivado da talidomida para uso por VO com teratogenicidade equivalente.

Indicações: em associação com dexametasona, no tratamento de doentes com mieloma múltiplo que tenham recebido pelo menos um tratamento anterior. É utilizado somente em adultos.

Contraindicações: mulheres grávidas ou com potencial de engravidar e hipersensibilidade ao fármaco. Mostra-se presente no sêmen em quantidades baixas, mas é obrigatório o uso de preservativo para os homens em tratamento que tenham atividade sexual com mulheres grávidas ou com potencial para engravidar. As mulheres com potencial de engravidar devem iniciar contracepção durante 4 semanas antes do início da terapêutica e durante 4 semanas após o término do tratamento. Pelo aumento do risco de tromboembolia em doentes tratadas com lenalidomida, não deve ser feita a contracepção com anovulatórios orais, devendo ser utilizados outros métodos contraceptivos (implantes, dispositivos intrauterinos, pílulas com progesterona exclusiva laqueadura de trompas relações com homens vasectomizados). É obrigatória, por meio de exames, a exclusão de gravidez antes do início da terapêutica.

Ações farmacológicas: medicação antineoplásica, antiangiogênica, imunomoduladora e pró-eritropoiética. Inibe a proliferação de células tumorais do mieloma múltiplo e células com deleções no cromossomo 5. Aumenta a imunidade mediada pelas células T e células NK e inibe a produção de citocinas pró-inflamatórias como o TNF-α e a IL-6 pelos monócitos.

Efeitos colaterais: teratogenicidade, enfarto do miocárdio em doentes com risco (foi registrado em tratamentos com o fármaco), fenômenos tromboembólicos venosos e arteriais (se ocorrerem, o uso deve ser suspensa); neutropenia e trombocitopenia; hipotireoidismo, neuropatia periférica, síndrome da lise tumoral; reações alérgicas, erupções cutâneas graves (Stevens-Johnson e NET) maior risco de segundas neoplasias primárias. Pode provocar fadiga, tonturas, sonolência e visão desfocada (cuidado nas atividades que requerem atenção). Também favorece infecções e pode causar alterações eletrolíticas, arritmias, náuseas, vômitos, obstipação, hemorragias digestivas, alterações das provas laboratoriais hepáticas. Além da contraindicação absoluta na gravidez, a droga não deve ser empregada na lactação.

Interações medicamentosas: medicamentos que aumentam o risco de trombose, inclusive os medicamentos eritropoiéticos. Produz aumento da concentração de digoxina.

Doses: iniciar com 25 mg VO 1 ×/dia nos dias 1 a 21 dos ciclos que devem ser repetidos a cada 28 dias. A dose associada de dexametasona é de 40 mg VO nos dias 1 a 4 e 12 e 17 a 20 de cada ciclo de 28 dias nos primeiros 4 ciclos e depois 40 mg nos dias 1 a 4 de cada ciclo de 28 dias. As doses necessitam reajustes de acordo com os controles laboratoriais.

ANTIVIRÓTICOS

ACICLOVIR E DERIVADOS

Aciclovir

É um análogo da guanina, a acicloguanina.

Ações farmacológicas: a timidinocinase viral fosforila o aciclovir, molécula inativa, transformando-a em monofosfato de aciclovir. As cinases celulares do hospedeiro fosforilam o novo composto a difosfato e trifosfato. O trifosfato de aciclovir, incorporando-se ao DNA viral, inibe a DNA-polimerase viral, interrompendo a replicação do vírus. O aciclovir atua melhor sobre o herpes-vírus tipo I em relação ao tipo II.

Indicações dermatológicas: herpes simples, em suas múltiplas manifestações clínicas, particularmente na primoinfecção, no herpes genital, com recidivas muito frequentes, em formas muito intensas de herpes ou ainda nas infecções herpéticas de imunossuprimidos; herpes-zóster; varicela em imunodeprimidos. No herpes simples a dose é de 200 mg, 5 ×/dia, por 5 dias. No herpes-zóster é de 800 mg, 5 ×/dia, por 7 dias.

Efeitos colaterais: nefrotoxicidade (apenas no uso IV); náuseas, vômitos, diarreia, principalmente quando do uso VO; cefaleia, tonturas, anorexia, fadiga. Erupções cutâneas são raras. Tem sido registrada resistência ao aciclovir, surgida especialmente em doentes com Aids submetidos a tratamentos prolongados para herpes simples.

Interações com outros fármacos: doentes com Aids, recebendo AZT concomitantemente ao uso de aciclovir, podem apresentar fadiga e letargia.

Mais recentemente, surgiram novos derivados do aciclovir, de eficiência idêntica, porém com maior biodisponibilidade, facilitando sua administração em relação ao aciclovir.

Penciclovir

É o éster-diacetil do 6-disóxi-penciclovir. É convertido em penciclovir na parede intestinal e este inibe a replicação do DNA viral. Tem atividade contra HSV-1, HSV-2 e varicela-zóster, tendo, também, alguma atividade contra os vírus da hepatite B, Epstein-Barr e citomegalovírus.

Indicações dermatológicas: herpes-zóster, herpes simples.

Doses médias:

- Adultos:
  - Herpes-zóster: 250 mg VO 3 ×/dia, durante 7 dias.
  - Primoinfecção herpética genital: 250 mg VO 3 ×/dia, durante 5 dias.
  - Herpes recorrente: 125 mg VO 3 ×/dia, durante 5 dias.
  - Tratamento supressor de herpes genital recorrente: 125 mg VO 2 ×/dia.

Valaciclovir

É o éster-2-valina do aciclovir. Tem o mesmo espectro de ação do aciclovir e o mesmo mecanismo de ação, porém, com maior disponibilidade.

Indicações dermatológicas: herpes simples, herpes-zóster.

Efeitos colaterais: é importante a ocorrência de púrpura trombocitopênica trombótica e síndrome hemolítica urêmica, que pode ser fatal e que foi registrada em doentes com Aids avançada, em transplantados de medula e em transplantados renais que receberam doses altas de valaciclovir.

Doses médias:

- Primoinfecção por:
  - Herpes simples: 500 mg 2 ×/dia, durante 10 dias
  - Herpes-zóster: 1.000 mg 3 ×/dia, durante 7 dias
  - Tratamento supressor de herpes genital: 1.000 mg/dia

Ganciclovir

Antivirótico de uso IV e intravítreo.

Indicações dermatológicas: citomegalovirose grave em doentes imunodeficientes particularmente em doentes infectados pelo HIV com retinite e polirradiculoneurite citomegalovirótica.

Efeitos colaterais:

- Mais frequentes: neutropenia, trombocitopenia.
- Ocasionais: anemia, alterações do humor, tremor, flebite, alterações da função hepática, alterações gastrintestinais.
- Deve ser evitado seu uso na gravidez e amamentação.

Doses:
- Adultos:
  - Indução: 5 mg/kg em infusão com duração de 1 hora a cada 12 horas durante 14 a 21 dias.
  - Manutenção: 5 mg/kg em infusão de 1 hora 1 ×/dia durante 7 dias ou 6 mg/kg/dia em infusão de 1 hora de duração durante 5 dias da semana.

Valganciclovir

Indicações dermatológicas: não é habitualmente indicado para lesões cutâneas de citomegalovirose, mas para retinite por CMV em doentes HIV positivos e na profilaxia de citomegalovirose em receptores de transplantes de órgãos sólidos de alto risco (doador soro positivo para CMV e receptor negativo).

Efeitos colaterais: são os mesmos do ganciclovir no qual é convertido após sua administração oral. São mais comuns diarreia, neutropenia e febre.

Interações medicamentosas: a associação com imipeném-cilastina pode provocar convulsões. Probenacid pode aumentar as concentrações do ganciclovir resultante do uso do valganciclovir. O fármaco quando associada a zidovudina pode facilitar neutropenia e anemia. Aumenta as concentrações de didanosina e de micofenolato de mofetil.

Doses:
- Para retinite: 900 mg 2 ×/dia por 21 dias e após a indução ou em pacientes com CMV inativo, 900 mg/dia 1 ×/dia.
- Prevenção de citomegaloviroses em transplantados: 900 mg (2 comprimidos) 1 ×/dia iniciado no décimo dia e mantido até o 100º dia após o transplante.

ANTIVIRÓTICOS RETROVIRAIS

Os antirretrovirais não serão abordados por serem indicados para o tratamento da infecção por HIV que não é de âmbito do dermatologista.

Cidofovir

É um agente antivirótico de uso injetável IV exclusivo para uso em retinite por citomegalovírus em doentes com síndrome da imunodeficiência adquirida sem alterações renais.

Foscarnete

É um antivirótico de uso injetável.

Indicações: a principal indicação é o tratamento de infecções por citomegalovírus inclusive retinite por CMV resistentes a ganciclovir em pacientes com a síndrome da imunodeficiência adquirida e em indivíduos transplantados. É ainda empregado em infecções por herpes simples e pelo vírus varicela-zóster resistentes a aciclovir também especialmente nesses grupos de doentes já referidos.

Mecanismo de ação: é um análogo do pirofosfato que se liga reversivelmente, próximo ao ponto de ligação do pirofosfato da transcriptase reversa, bloqueando a clivagem do pirofosfato do trifosfato deoxinucleotídeo interrompendo o alongamento da cadeia do DNA. Inibe seletivamente a polimerase viral. Inibe a replicação de múltiplos vírus, da família herpes-vírus, do vírus da hepatite B e do HIV-1.

Tem sido registrada resistência ao foscarnet em infecções pelo CMV por mutações no gene da polimerase viral em indivíduos submetidos a terapia prolongada para retinite por CMV em infectados pelo HIV.

Efeitos colaterais: o principal é a nefrotoxicidade que mais comumente surge durante a 2ª semana da fase de indução da terapêutica, mas que pode ocorrer a qualquer tempo do tratamento, exigindo monitoramento constante da função renal especialmente dos níveis de creatinina e inclusive são necessários ajustes das doses no caso de alterações. Para minimizar os riscos renais, é importante hidratação do doente, recomendando-se a administração de 750 a 1.000 mL de soro fisiológico ou de solução de dextrose a 5% antes da primeira infusão de foscarnet. Nas infusões subsequentes, quando da administração de 90 a 120 mg por kg de foscarnete, deve-se empregar 750 a 1.000 mL de solução hidratante e quando do emprego de doses de 40 a 60 mg/kg de foscarnete deve-se utilizar 500 mL de hidratação. Após a primeira dose, o foscarnete pode ser administrado com a própria solução hidratante.

Outros efeitos colaterais são alterações eletrolíticas, hipocalcemia, hipofosfatemia, hiperfosfatemia, hipomagnesemia e hipocalemia. Além disso, se registram febre, astenia, mal-estar, infecções bacterianas inclusive com septicemia, infecções fúngicas, anorexia, náuseas, vômitos, dores abdominais, diarreia, anemia, leucopenia, granulocitopenia, confusão mental, ansiedade, tremores, ataxia, afasia, espasmos, descoordenação motora, convulsões, alterações visuais e do paladar, dores no local da infusão e alterações hepáticas e renais já assinaladas.

Doses: para infecções por herpes simples resistentes a aciclovir, emprega-se 40 mg/kg de peso em infusão de no mínimo 1 hora a cada 8 ou 12 horas por 2 a 3 semanas ou até a cura.

Após o tratamento de indução, se recomenda, tratamento de manutenção na dose de 90 a 120 mg/kg de peso/dia em infusão IV de 2 horas, devendo-se preferir a dose de 90 mg/kg e somente aumentar a dose em caso de progressão da retinite.

O foscarnete não deve ser utilizado associado ao ganciclovir. Quando há comprometimento renal exige-se ajuste das doses.

Vidarabina

É um antibiótico nucleosídico isolado do *Streptomyces antibioticus* empregado por IV, IM e também topicamente.

Indicações: encefalites por vírus do herpes simples (HSV), infecções neonatais pelo HSV infecções pelo HSV e vírus varicela-zóster (VZV) em doentes imunossuprimidos. Pode ser usado topicamente em queratoconjuntivites produzidas por esses vírus. Atua também sobre o vírus vaccínico. Foi uma das primeiras substâncias a serem utilizadas no tratamento das infecções herpéticas, mas, sendo menos segura, foi superada pelo aciclovir e seus derivados.

Ações farmacológicas: é um análogo da adenosina que, sob a ação das cinases celulares é convertido a sua forma trifosfato ativa que inibe a polimerase viral interferindo nas etapas iniciais da síntese do DNA viral.

Efeitos colaterais: distúrbios gastrintestinais, anorexia, náusea, vômitos, diarreia, perda de peso, tonturas tremores, ataxia, confusão, manifestações psicóticas inclusive alucinações, discrasias sanguíneas, hematemese, prurido e erupções cutâneas.

Doses: utilizada em infusão IV (2 horas) na dose de 10 mg/kg de peso por 5 dias consecutivos.

INTERFERONS

Interferon-α_2

Indicações: neoplasias do sistema linfático e hematopoiético, tricoleucemia, linfomas cutâneos de células T, leucemia mieloide crônica, trombocitose associada a doença mieloproliferativa e linfoma não Hodgkin de baixo grau.

Neoplasias sólidas, sarcoma de Kaposi associado a Aids em doentes sem história de infecções oportunistas, carcinoma renal avançado, melanoma maligno metastático, melanoma maligno retirado cirurgicamente com espessura maior que 1,5 mm em doentes sem metástases linfonodais ou a distância clinicamente detectáveis e condiloma acuminado.

Doenças virais, como hepatite B crônica ativa com marcadores de replicação viral, hepatite C crônica em doentes adultos com positividade de anticorpos HCV ou HCV-RNA que apresentem níveis séricos elevados de alanina amino transferase.

Contraindicações: hipersensibilidade a interferon, doença cardíaca grave ou história de doença cardíaca, alterações importantes das funções hepáticas, renais ou mieloide, cirrose hepática, ou hepatite crônica em tratamento atual ou recente com imunossupressores à exceção de corticoides, leucemia mieloide crônica com planejamento para transplante de medula.

Efeitos colaterais:
- Sintomas gripe-símile: febre, calafrios, cansaço, anorexia, cefaleia, mialgia e artralgia.
- Alterações gastrentéricas: anorexia, náuseas, vômitos, alterações do paladar, diarreia, dores abdominais, constipação, flatulência, pirose, reativação de úlcera péptica, sangramento gastrintestinal, alterações das enzimas hepáticas, raramente hepatite.
- Alterações do SNC: tonturas, vertigem, ansiedade e nervosismo, diminuição da capacidade mental, depressão, esquecimento, distúrbios do sono, raramente convulsões, coma comportamento suicida, alterações cérebro-vasculares.
- Alterações do sistema nervoso periférico: parestesia e tremores. Pele e mucosas – exacerbação de herpes simples, exantemas, xerose, alopecia.
- Aparelho urinário: raramente diminuição da função renal alterações eletrolíticas mais relacionadas a anorexia e desidratação, proteinúria.
- Sistema hematopoiético: leucopenia transitória, trombocitopenia paramente anemia.
- Alterações metabólicas: hipocalcemia, hiperlipemia.
- Aparecimento de anticorpos neutralizantes que, particularmente na hepatite C, podem determinar perda de resposta ao interferon.
- Esta medicação somente é indicada acima dos 18 anos.

Doses: nas indicações dermatológicas.
- Linfomas cutâneos de células T:
  - Administração SC ou IM.
  - Dose inicial: esquema escalonado até a dose de 18 milhões U.
    - Dias 1 a 3: 3 milhões U/dia.
    - Dias 4 a 6: 9 milhões U/dia.
    - A partir do dia 7: 18 milhões U/dia.
  - Dose de manutenção: 3 ×/semana na dose máxima tolerada pelo doente não ultrapassando 18 milhões U.
  - Duração do tratamento: no mínimo por 8 semanas, mas, preferencialmente por 12 semanas antes da decisão de continuar ou não o tratamento de acordo com a resposta do doente. Nos doentes responsivos, a duração ótima do tratamento não foi estabelecida, sendo que muitos doentes foram tratados por até 40 meses consecutivos.
- Linfoma não Hodgkin:
  - Após a quimioterapia, 3 milhões U 3 ×/semana SC por, no mínimo 12 semanas.
  - Quando administrado em combinação com quimioterapia (ciclofosfamida, prednisona, vincristina e adriamicina) 6 milhões U/m^2 de superfície corpórea via SC ou IM entre os dias 22 e 26 da quimioterapia.
- Melanoma:
  - As indicações de interferon como terapia coadjuvante no melanoma envolve doses são altas. O tema da efetividade do interferon como terapia adjuvante ainda é objeto de discussões. Aparentemente, essa terapia pode diminuir a recorrência da doença em pequeno número de doentes em muitos dos quais a recorrência é retardada em menos de 1 ano, mas o risco global de recorrência e morte não é reduzido.
  - Doses: 20 milhões U 3 ×/semana IM. Outros esquemas compreendem dose de indução com 20 milhões U/m^2 IV, 5 dias/semana por 4 semanas seguidos de 10 milhões U/m^2 3 dias/semana SC por 48 semanas.

- Sarcoma de Kaposi associado a Aids:
  - Não existe regime padrão. Uma das propostas é o uso de 3 a 6 milhões U SC diárias até remissão que geralmente ocorre após 6 a 8 semanas de tratamento quando se tenta reduzir a dose. Outra proposta é o uso de 36 milhões U SC ou IM diariamente por 10 a 12 semanas e como manutenção 36 milhões U SC ou IM 3 ×/semana. Geralmente se recomenda aumento progressivo das doses em esquemas como, dia 1 a 3 – 3 milhões U/dia; dias 4 a 6 – 9 milhões U/dia; dia 7 a 9 –18 milhões U/dia do dia 10 ao 70 – 36 milhões U/dia.
- Condiloma acuminado:
  - 1 milhão U intralesionalmente 3 ×/semana por 3 semanas.

Interferon-α_2B

Indicações: hepatites B aguda e crônica ativa e hepatite C crônica ativa; leucemia mieloide crônica, linfoma não Hodgkin de médio e baixo grau, leucemia de células pilosas, sarcoma de Kaposi, tumores sólidos, condiloma acuminado, verruga plantar em doentes com 18 anos de idade ou mais. Deve ser evitado seu uso na gravidez e lactação.

Utilizado por via SC ou IM.

Efeitos colaterais: os mesmos observados com interferon-α_2A, além de alguma toxicidade cardíaca com hipo ou hipertensão transitórias, arritmias, cianose, edemas e, raramente, insuficiência cardíaca e infarto do miocárdio.

Doses:

- A dose usual em adultos é de 3 a 6 milhões U/dia.
- Em crianças a dose usual é de 3.000.000 a 6.000.000 UI/m^2 de superfície corporal.
- A frequência da administração varia de diária a 3, 2 ou 1 ×/semana.
- No condiloma acuminado:
  - Empregam-se 3 milhões U IM diariamente por 6 semanas em combinação com gel de uso tópico com 1 milhão U/g na dose total de 5 g.
- Na verruga plantar:
  - Utiliza-se 5 milhões U diariamente seguido de 5 milhões U na metade da semana seguinte e depois 5 milhões U 2 ×/semana por 7 semanas.
- No herpes-zóster:
  - Utiliza-se 5 milhões UI/dia por 1 semana seguidos de 5 M UI/dia na metade da 2ª semana. Se necessário, combinar com a administração tópica de gel ou creme (1 M UI) a cada 6 horas.
- Sarcoma de Kaposi:
  - 30 milhões U/dia por cerca de 6 semanas.
- Linfoma não Hodgkin de baixo e médio grau:
  - Emprega-se após a quimioterapia: 5 milhões U 3 ×/semana por 1 ano ou mais.
- Melanoma maligno:
  - 10 milhões U IM 3 ×/semana.

Interferon β-1A e β-1B

São indicados no tratamento da esclerose múltipla.

INTERFERON PEGUILADO

Nos interferons peguilados, há ligação covalente das moléculas de interferon com cadeias de polímeros de propilenoglicol, resultando no aumento do tempo de permanência do fármaco na corrente sanguínea, permitindo redução da frequência das injeções e diminuindo os efeitos colaterais próprios do interferon.

Interferon peguilado-α_2A

Em melanomas de alto risco, as doses que vêm sendo empregadas são de 180 a 450 µg/semana por 1 ano.

Efeitos colaterais: são idênticos aos dos interferons em geral.

Interferon peguilado-α_2B

Em melanomas, têm sido feitos ensaios clínicos que resultaram em aprovação do medicamento como tratamento coadjuvante do melanoma de alto risco. O tratamento deve ser iniciado no máximo até 84 dias da ressecção definitiva do tumor. As doses que vêm sendo empregadas são: 6 µg/kg de peso/semana SC por 8 semanas e, depois, 3 µg/kg de peso/semana SC por 5 anos.

BETACAROTENO

É um pigmento carotenoide antioxidante, sendo a mais eficaz pró-vitamina A.

Indicações dermatológicas: doenças com fotossensibilidade inclusive protoporfiria eritropoiética, erupção polimorfa à luz, urticária solar e possível proteção a queimaduras solares. As maiores evidências científicas encontram-se quanto a seu uso na protoporfiria eritropoiética sendo as demais indicações não comprovadas.

Ações farmacológicas: tem propriedades antioxidantes neutralizando radicais livres que são substâncias capazes de danificar os lipídeos das membranas celulares e o material genético das células favorecendo a produção de tumores. Elimina o oxigênio singlet gerado pela exposição ao UV que também pode causar alterações carcinogênicas exercendo, portanto, efeito fotoprotetor. O betacaroteno redireciona a energia da radiação através da isomerização do cis-carotenoide a transcarotenoide. Portanto, na realidade não absorve a radiação UV devendo sempre ser usados, nas condições de fotossensibilidade, protetores solares. Não afeta a dose eritematosa mínima ou o número de *sunburn cells*. *In vitro*, a adição de betacaroteno a meios contendo células de carcinoma espinocelular inibe a proliferação dessas células pela indução da produção de proteínas de choque térmico. Aumenta as defesas imunes pelo aumento da citotoxicidade de macrófagos contra células tumorais e aumenta a produção e a atividade de linfócitos T e B. Foi, no entanto, demonstrado que a ingestão de 30 mg de betacaroteno/dia por 4,5 anos não diminuiu a incidência de carcinoma espinocelular enquanto o uso de fotoprotetores realmente reduziu essa incidência.

Efeitos colaterais: carotenodermia, diarreia, tonturas, artralgias.

Ações medicamentosas: colestiramina e neomicina diminuem a absorção do betacaroteno e a vitamina E aumenta sua absorção.

Doses:
- Protoporfiria eritropoiética:
  - Adultos: 30 a 300 mg/dia.
  - Crianças: 30 a 150 mg/dia.

BLOQUEADORES DOS CANAIS DE CÁLCIO

São substâncias que inibem a penetração do cálcio no interior das células. Desse grupo de fármacos, tem interesse dermatológico apenas o nifedipino.

Ações farmacológicas: atuam sobre a musculatura cardíaca e sobre a musculatura lisa vascular, produzindo modificações hemodinâmicas. O nifedipino, em doses terapêuticas, tem efeitos desprezíveis sobre a condução atrioventricular, produz vasodilatação não somente das artérias coronárias como também da circulação periférica e antagoniza a agregação plaquetária, motivos pelos quais é utilizada em dermatologia.

Indicações dermatológicas: fenômeno de Raynaud, primário ou secundário a colagenopatias; ulcerações isquêmicas, particularmente associadas à esclerodermia; atrofia branca e eritema pérnio. Existem ainda relatos de melhora da dor de leiomiomas com o uso de nifedipina.

Efeitos colaterais: cefaleia, náuseas, *flushing*, fraqueza, hipotensão postural.

Interações com outros fármacos: o uso concomitante de bloqueadores β-adrenérgicos pode exacerbar insuficiência cardíaca, angina e hipotensão postural. O nifedipino aumenta os níveis séricos de digitálicos.

Doses médias: 10 a 20 mg 3 ×/dia.

Cinarizina
Utilizada empiricamente no tratamento de distúrbios circulatórios periféricos, empregada com sucesso discutível na urticária pigmentosa (mastocitose). Iniciar com 4 mg/kg/dia e, conforme a resposta, aumentar até 12 mg/kg/dia.

CITOTÓXICOS/IMUNOSSUPRESSORES E MEDICAMENTOS ONCOLÓGICOS

Actinomicina D
Liga-se à guanina do DNA, interferindo na síntese do RNA mensageiro.

Dose média: em adultos é de 10 a 15 μg/kg/dia IV, durante no máximo 5 dias. Repetir a cada 4 a 6 semanas

Efeitos colaterais: depressão medular, náuseas, vômitos, diarreia, alopecia, eritema e hiperpigmentação cutânea.

Indicações dermatológicas: tumores de partes moles, rabdomiossarcomas, sarcoma de Kaposi, melanoma.

Adriamicina (doxorubicina)
Inibe a síntese de RNA e DNA, bloqueando a pré-prófase da mitose.

Dose média: 25 a 30 mg/m^2 IV, 2 a 3 dias consecutivos. Repetir a cada 3 a 4 semanas.

Efeitos colaterais: mielodepressão, cardiotoxicidade, náuseas, vômitos, diarreia, estomatite, alopecia.

Indicações dermatológicas: linfomas, sarcomas de partes moles e ossos, carcinomas.

Azatioprina
É um análogo das purinas.

Ações farmacológicas: sendo estruturalmente semelhante à hipoxantina, importante precursor do metabolismo das purinas, representa um falso precursor e compromete a síntese dos nucleotídeos adenina e guanina determinando inibição do metabolismo do DNA. O mecanismo imunossupressor é a inibição da síntese de DNA das células linfoides. Há maior comprometimento da imunidade celular e da citotoxicidade em relação à imunidade humoral.

Indicações dermatológicas:
- Vasculites: granulomatose de Wegener, granulomatose alérgica de Churg-Strauss, vasculite livedoide, vasculite leucocitoclásica, poliarterite nodosa; dermatoses bolhosas, pênfigos e penfigoide; sarcoidose; dermatites eczematosas graves; psoríase; fotodermatoses crônicas graves; pitiríase rubra pilar; colagenoses, lúpus eritematoso, esclerodermia sistêmica; dermatomiosite, policondrites recidivantes; doenças neutrofílicas, doença de Behçet e pioderma gangrenoso.

Contraindicações: déficit de tiopurina metiltransferase, gravidez, tratamento anterior com alquilantes (risco de neoplasias).

Efeitos colaterais: efeitos carcinogênicos, favorecimento de infecções, náuseas, vômitos, hepatotoxicidade, leucopenia (mínimo tolerável 4.000 leucócitos/mL), anemia e trombocitopenia.

Interações com outros fármacos: alopurinol interfere no metabolismo da droga, exigindo redução das doses de azatioprina.

Doses: iniciar em 1 mg/kg/dia, que pode ser aumentada de 0,5 mg/kg/dia após 6 a 8 semanas de seu uso, até a dose máxima de 2,5 mg/kg/dia, VO.

Bleomicina

É um antibiótico derivado do *Streptomyces verticulus* que provoca alterações no DNA, bloqueando a replicação celular.

Para uso sistêmico, é aprovado pelo FDA para tratamento de carcinomas espinocelulares da cabeça e pescoço, da cérvice uterina, do pênis e da pele. Também é aprovada para tratamento de linfomas Hodgkin e não Hodgkin, câncer de testículo e efusões pleurais malignas. Seu uso intralesional ainda não foi aprovado pelo FDA, mas é amplamente empregada por esta via particularmente para verrugas virais resistentes aos tratamentos convencionais, especialmente de verrugas em pacientes imunossuprimidos, verrugas peringueais e de verrugas plantares em mosaico. Também tem sido empregada em outras condições dermatológicas como anomalias vasculares (hemangiomas, malformações venosas, malformações linfáticas), carcinomas basocelulares, queratoacantomas, sarcoma de Kaposi, carcinoma espinocelular, metástases cutâneas (de carcinomas de mama e melanoma, principalmente através de eletroquimioterapia).

Doses: a utilização mais frequente é para o tratamento de verrugas, empregando-se a diluição de 1 UI 91 mg/mL) em soro fisiológico injetada na verruga em volume de 0,1 a 2,0 mL por sessão de tratamento. Geralmente são feitas sessões a cada 3 a 4 semanas, sendo geralmente necessárias de 1 a 3 sessões.

Efeitos colaterais: dor, edema e eritema. Eventualmente pode provocar fenômeno de Raynaud, motivo pelo qual esse tratamento não é recomendado quando houver doença vascular periférica ou doença no tecido conectivo.

Bussulfano

Utilizado por VO.

Doses: 0,06 mg/kg/dia de ataque e doses menores diárias, 1 a 3 mg/dia, ou em dias alternados, para manutenção.

Efeitos colaterais: leucopenia, anemia, plaquetopenia, hiperpigmentação cutânea, astenia, fibrose pulmonar.

Indicações: leucemia mielocítica crônica, policitemia vera.

Ciclofosfamida

É um agente alquilante derivado da mostarda nitrogenada.

Ações farmacológicas: inibe a síntese de DNA pela ação alquilante de seus metabólitos. A ciclofosfamida deprime as funções dos linfócitos B e, em menor intensidade, dos linfócitos T.

Indicações dermatológicas: linfomas cutâneos de células T, colagenoses, pênfigos e penfigoides, vasculites (granulomatose de Wegener, granulomatose linfomatoide, crioglobulinemia, poliarterite nodosa, vasculites necrotizantes), histiocitoses X, pioderma gangrenoso, doença de Behçet, líquen mixedematoso, escleromixedema, artrite psoriática, dermatites eczematosas graves.

Contraindicações: gravidez, depressão medular.

Efeitos colaterais: leucopenia, anemia, trombocitopenia, carcinogenicidade, cistite hemorrágica, náuseas, vômitos, estomatite, alopecia, hiperpigmentação da pele e unhas e urticária.

Interações com outros fármacos: alopurinol e barbitúricos aumentam a toxicidade da ciclofosfamida.

Doses médias: 2 mg/kg/dia VO, administrados pela manhã, recomendando-se a ingestão de líquidos em abundância. A VE é raramente usada em dermatologia, mas, em determinadas afecções, podem estar indicados pulsos IV de ciclofosfamida, nas doses de 0,5 a 1 g/m^2 de superfície corpórea administrados em 60 minutos. Deve-se assinalar que, quando usada por VO, a ciclofosfamida exige cerca de 6 semanas de administração para a obtenção de respostas terapêuticas clinicamente definidas.

Controles: semanalmente, hemograma completo, plaquetas e exame de urina, por 3 meses; após o que os exames podem ser realizados a cada 2 semanas. O perfil bioquímico deve ser avaliado mensalmente e, a cada 6 meses, além de exame físico minucioso com especial atenção aos linfonodos, radiografia de tórax, papanicolau e pesquisa de sangue oculto nas fezes.

Ciclosporina A

É um potente imunossupressor utilizado por VO e IV.

Ações farmacológicas: interfere na fase inicial da resposta imune por meio de ações sobre os antígenos, células apresentadoras de antígenos e células T. A ciclosporina atua ainda sobre linfocinas: inibe o MIF diminuindo a concentração de macrófagos na área da resposta imune; inibe a síntese e liberação da IL-1 e IL-2. A inibição da IL-2 resulta em diminuição da produção de interferon-γ, reduzindo a proliferação dos linfócitos T *helper*. Além disso, a ciclosporina A inibe a ativação das células T *helper* e a produção de anticorpos a antígenos dependentes de células T, enquanto as células T supressoras não são inibidas, o que favorece a tolerância a transplantes.

Indicações dermatológicas: a dermatose em que há maior experiência no uso da ciclosporina é a psoríase, sendo indicada em formas graves e extensas, resistentes aos tratamentos sistêmicos clássicos. Progressivamente, a ciclosporina A vem sendo empregada em outras dermatoses, particularmente aquelas com substrato patogênico imune: doenças bolhosas, pênfigos, penfigoides, dermatite herpetiforme, epidermólise bolhosa adquirida; colagenoses, polimiosite, dermatomiosite, lúpus eritematoso sistêmico, síndrome de Sjögren, esclerodermia; dermatoses neutrofílicas, doença de Behçet, pioderma gangrenoso; dermatites eczematosas, dermatite atópica, dermatite de contato; linfomas cutâneos de células T, micose fungoide, síndrome de Sézary; alopecias, areata e androgênica; fotorreações crônicas e eritema nodoso hansênico.

Efeitos colaterais: nefrotoxicidade: por diminuição da filtração glomerular, retenção de sódio, hipercalemia, acidose tubular e hipertensão, que ocorre em cerca de 25% dos doentes. Alterações gastrentéricas: náuseas, vômitos diarreia, hepatotoxicidade discreta. Alterações neurológicas: cefaleia, parestesias. Indução de neoplasias: em cerca de 0,2% dos doentes tratados com ciclosporina A, ocorrem linfomas. Já foram descritos carcinomas espinocelulares e sarcoma de Kaposi em associação com o uso de ciclosporina A. Hiperplasia de gengiva, hipertricose, alterações tromboembólicas.

Interações com outros fármacos:
- Fármacos que diminuem os níveis séricos da ciclosporina A: hidantoinatos, barbitúricos, carbamazepina, isoniazida, rifampicina.
- Fármacos que elevam os níveis de ciclosporina A: eritromicina, doxiciclina, aciclovir, cetoconazol, anfotericina B, cefalosporinas, corticoides, tiazídicos, furosemida, anti-histamínicos H2.
- Fármacos que acentuam a nefrotoxicidade: aminoglicosídeos, anfotericina B, AINE, metotrexato.

Doses médias: as doses utilizadas no tratamento de dermatoses são relativamente baixas, 3 a 5 mg/kg/dia em geral na psoríase e 5 a 10 mg/kg/dia para outras dermatoses.

Cisplatina
É um antineoplásico alquilante.

Mecanismo de ação: promove a formação de ligações (*crosslink*) com as bases purínicas do DNA, interferindo nos mecanismos de reparo e causando apoptose das células neoplásicas.

Indicações: metástases de tumores testiculares e ovarianos.
- Câncer de bexiga avançado.
- Câncer de endométrio, de colo do útero, da próstata de rim, de pulmão (não de pequenas células) carcinomas espinocelulares de cabeça e pescoço e sarcomas osteogênicos.

Contraindicações: mielossupressão, lesão renal grave, comprometimento auditivo.

Efeitos colaterais: náuseas, vômitos, ototoxicidade, nefrotoxicidade, mielossupressão, alopecia, convulsões, encefalopatia, hepatotoxicidade, diarreia, hiperuricemia, alterações eletrolíticas.

Doses:
- Carcinomas espinocelulares da cabeça e pescoço:
  - 75 a 100 mg/m², a cada 4 semanas, IV quando usado associadamente à ciclofosfamida.
  - Como monoterapia: 100 mg/m², a cada 4 semanas.

- Pré-tratamento: infusão de 1 a 2 L de soro fisiológico infundidos por 8 a 12 horas antes da medicação.

Clofarabina
Substância antineoplásica.

Mecanismo de ação: inibe a síntese de DNA por meio de vários mecanismos, diminuição das reservas celulares de deoxinucleotídeos trifosfatados, inibição da ribonuclease nucleotídica, inibição competitiva com DNA-polimerases resultando redução do reparo do DNA. Também altera a integridade das membranas mitocondriais liberando substâncias pró-apoptóticas.

Indicações: leucemia linfoblástica aguda refratária ou recidivante em doentes de 1 a 21 anos.

Contraindicações: alterações hepáticas ou renais graves.

Efeitos colaterais: anemia, bacteriemia, celulite, dispneia, inapetência, artralgia, obstipação, tosse, dermatites, xerose, náusea, diarreia, eritrodisestesia palmoplantar, lesões mucosas, sonolência, tremor e perda de peso.

Doses: não indicada para adultos. Aplicar 52 mg/m² em infusão de 2 horas em ciclos de 5 dias seguidos e a cada 2 a 6 semanas.

Clorambucila
Agente alquilante derivado da mostarda nitrogenada.

Ações farmacológicas: atua sobre o DNA, produzindo derivado citotóxico.

Indicações dermatológicas: micose fungoide, histiocitose X, granulomatose de Wegener, vasculites necrotizantes, colagenoses, crioglobulinemias, pioderma gangrenoso, doença de Behçet, mastocitose sistêmica e sarcoidose.

Contraindicações: gravidez.

Efeitos colaterais: linfopenia, neutropenia, plaquetopenia; náuseas, vômitos, diarreia; azospermia, amenorreia; exantemas morbiliformes, urticária e alopecia. Raramente, neuropatia periférica, fibrose pulmonar, hepatotoxicidade.

Doses médias: 0,05 a 0,2 mg/kg/dia. As doses habituais utilizadas em dermatologia são de 4 a 10 mg/dia como doses iniciais e, 2 a 4 mg/dia como doses de manutenção, administradas em 1 ×/dia.

Controles: semanalmente, hemograma completo e plaquetas; mensalmente, perfil bioquímico e exame de urina; e, a cada 6 meses, além de exame físico completo com particular atenção aos linfonodos, pesquisa de sangue oculto nas fezes, Papanicolau e radiografia de tórax.

Estreptozocina
É um alquilante.

Mecanismo de ação: tem ação citotóxica por metilação do DNA.

Indicações: carcinoide metastático em adultos e carcinoma metastático de ilhotas pancreáticas.

Contraindicações: alterações renais graves.

Efeitos colaterais: hipoglicemia, mielossupressão, náuseas, vômitos, toxicidade hepática e renal.

Doses: 1.000 a 1.500 mg/m^2/semana IV, durante 6 semanas.

Fluoruracil
É um análogo da pirimidina, inibindo a síntese de DNA, impedindo a ação das enzimas que transformam o ácido uridílico no ácido timidínico correspondente. É empregado por via intravenosa, oral e tópica. O uso sistêmico é reservado a tumores viscerais e, topicamente, é empregado em pomadas ou propilenoglicol, em queratoses actínicas.

Hidroxiureia
Ações farmacológicas: efeito citotóxico através de inibição da síntese de DNA.

Indicações dermatológicas: melanoma metastático, carcinoma espinocelular de cabeça e pescoço e policitemia. Raramente empregada em psoríase, crioglobulinemia, eritema anular centrífugo da síndrome hipereosinofílica, pioderma gangrenoso, escleromixedema.

Dacarbazina (imidazol-carboxamida-dimetiltriazeno)
Tem ações farmacológicas semelhantes aos alquilantes. É usado intravenosamente nas doses de 2 a 4,5 mg/kg/dia, por 5 a 10 dias, e tem como efeitos colaterais náuseas, vômitos, leucopenia, plaquetopenia.

Indicações dermatológicas: melanoma metastático.

Imatinibe
Mecanismo de ação: o mesilato de imatinibe é um inibidor de proteinocinases que inibe a tirosinocinase BCL-ABR codificada pelo cromossomo Philadelphia nas leucemias mieloides crônicas e em algumas leucemias linfoblásticas. Inibe a proliferação dessas células e induz sua apoptose. Inibe ainda vários outros elementos celulares, o receptor de tirosinocinases, do fator decrescimento de plaquetas, o c-*KIT* e também existem outros mecanismos que contribuem para inibição da proliferação e apoptose.

Indicações:
- Leucemia linfoblástica aguda em crianças e adultos positivos para o cromossomo Philadelphia. Em adultos está indicada nas recidivas ou casos refratários a outros tratamentos.
- Leucemia eosinofílica crônica.
- Síndrome hipereosinofílica.
- Leucemia mieloide crônica positiva para cromossomo Philadelphia.
- Tumor estromal gastrintestinal.
- Neoplasias mieloproliferativas e mielodisplásicas.
- Mastocitose sistêmica.
- Dermatofibrossarcoma protuberante.

Contraindicações: não existem contraindicações especificadas.

Efeitos colaterais: dor gástrica, náuseas, vômitos, diarreia, dores musculares e articulares, fadiga, erupções cutâneas e sintomas gripais.

Doses:
- Dermatofibrossarcoma protuberante irressecável, recidivante ou com metástases:
  - Indicado para adultos: 400 mg VO a cada 12 horas.
- Mastocitose sistêmica sem a mutação D816V c-*KIT* ou com mutações -*KIT* desconhecidas:
  - Sem a mutação referida: 400 mg/dia VO.
  - Estado mutacional de c-*KIT* desconhecido: 400 mg/dia VO quando não houver resposta a outras terapias.

Talimogene laherparepvec
Agente viral geneticamente modificado com ação oncolítica.

Mecanismo de ação: o vírus modificado penetra nas células tumorais onde replica e leva à produção da proteína estimulatória GM-CSF, causando lise das células neoplásicas, que leva à liberação de antígenos tumorais que juntamente com o GM-CSF produz resposta imune antitumoral.

Indicações: tratamento de lesões cutânea ou SC irressecáveis de melanoma visíveis, palpáveis ou localizáveis por ultrassom recorrentes após cirurgia.

Efeitos colaterais: febre, calafrios, fadiga, dor no local da injeção, náuseas e sintomas gripais.

Doses: o fármaco é ministrado por injeções intralesionais.
- Dose inicial: 4 mL de solução contendo 10^6 unidades (1 milhão) de unidades formadoras de placas (UFP) por mL.
- Segunda dose: 4 mL de solução contendo 10^8 (100 milhões) de UFP por mL aplicados 3 semanas após a primeira injeção.
- Os tratamentos subsequentes são feitos a cada 2 semanas com 4 mL na concentração de 10^8 (100 milhões de UFP).
- Continuar o tratamento por 6 meses, apenas interrompendo se as lesões regredirem. Se novas lesões surgirem, repetir o tratamento.
- Devem inicialmente ser injetadas as lesões maiores e as novas lesões que forem surgindo.
- Se as lesões forem confluentes, devem ser consideradas como uma única lesão, e os seguintes parâmetros devem ser seguidos:
  - > 5 cm: até 4 mL.
  - 2,5 a 5 cm: até 2 mL.
  - 1,5 a 2,5 cm: até 1 mL.
  - 0,5 a 1 cm: até 0,5 mL.
  - < 0,5 cm: até 0,1 mL.

Mecloretamina (mostarda nitrogenada)
É administrada pela via intravenosa, podendo ser utilizada em cavidades serosas. Pode ser usada topicamente, nas le-

sões da micose fungoide em placas, em solução aquosa a 20% em pincelagens ou em cremes a 10%.

Doses: 0,4 mg/kg de uma vez, podendo ser repetida após 4 a 6 semanas em doses de 0,1 mg/kg/semana. Intracavitariamente, pode ser utilizada em doses de 200 a 400 µg/kg/aplicação.

Efeitos colaterais: náuseas, vômitos, anorexia, leucopenia e plaquetopenia.

Indicações dermatológicas: linfomas em geral, constituindo parte do esquema Mopp de poliquimioterapia. Por via tópica na micose fungoide em placas.

Melfalana

É empregada por VO, podendo ser utilizado intravenosamente e por via intra-arterial.

Efeitos colaterais: leucopenia, plaquetopenia (na fase de manutenção, os leucócitos devem ser mantidos entre 3.000-4.000), náuseas, vômitos, inapetência.

Indicações dermatológicas: mieloma múltiplo, melanoma metastático, escleromixedema, amiloidose, crioglobulinemia, pioderma gangrenoso.

Doses: 0,25 mg/kg/dia VO durante 4 dias ou 0,15 mg/kg/dia durante 7 dias para remissão. Para manutenção, pode ser empregada a dose de 2 mg/dia.

Mercaptopurina

Análogo da purina. Transforma-se em nucleotídeo, que interfere na síntese das purinas, incorporando-se ao DNA e inibindo sua síntese. É utilizada por VO e IV e tem, como efeitos colaterais, leucopenia, anemia, plaquetopenia.

Indicações dermatológicas: leucemia linfática aguda, (as leucemias mieloides agudas e as leucemias crônicas respondem menos ao fármaco), linfomas não Hodgkin, policitemia vera, artrite psoriática.

Doses: 2,5 a 3 mg/kg/dia em uma só vez, até obtenção da remissão, quando se diminui a dose para manutenção.

Metotrexato

É o ácido aminometil-pteroilglutâmico, estruturalmente semelhante ao ácido fólico, com ele competindo pela di-hidrofolato redutase.

Ações farmacológicas: o metotrexato liga-se à di-hidrofolato redutase, impedindo a conversão do di-hidrofolato a tetra-hidrofolato, cofator indispensável à síntese de nucleotídeos necessários à produção de DNA e RNA.

Indicações dermatológicas: as principais indicações dermatológicas do metotrexato são a micose fungoide e a psoríase (eritrodérmica, artropática, pustulosa, formas em placas extensas e não responsivas à terapêutica clássica e formas que produzem incapacidade para o trabalho). Outras indicações são pênfigo vulgar e penfigoide bolhoso, dermatomiosite e lúpus eritematoso, pitiríase liquenoide, papulose linfomatoide, pitiríase rubra pilar, doença de Reiter, sarcoidose.

Contraindicações:
- Absolutas: gravidez e lactação.
- Relativas: doença hepática, alcoolismo, anormalidades hematológicas, alterações renais, infecções, imunodeficiências hereditárias ou adquiridas.

Efeitos colaterais: leucopenia, estomatite ulcerosa, náusea, vômitos, diarreia, hepatotoxicidade, teratogenicidade, indução de abortamento, toxicidade renal (apenas com altas doses), alopecia discreta, cefaleia.

Doses médias: na psoríase, por VO, a dose única semanal ou dose semanal administrada em 3 vezes com intervalo de 12 horas. A dose inicial é de 5 a 10 mg e, 7 dias após, são feitos hemograma completo e provas de função hepática. A dose é progressivamente aumentada até 15 mg/semana. A medicação pode também ser usada pela via IM, sendo as doses médias semanais na psoríase de 10 a 12,5 mg/semana. Na micose fungoide, a dose média é de 2,5 a 10 mg/dia ou 25 mg 2 ×/semana a 50 mg 1 ×/semana, durante meses.

Micofenolato de mofetila

É o morfolino etil éster do ácido micofenólico empregado por VO sob a forma de suspensão e cápsulas e também por IV.

Indicações: profilaxia da rejeição de transplantes alogênicos de rim, coração e fígado. Também é empregado em doenças autoimunes como hepatites autoimunes, LES especialmente quando existem lesões renais, esclerose sistêmica, dermatomiosite e vasculites associadas a ANCA (síndrome de Churg Strauss, granulomatose de Wegener), púrpura de Henoch Schoenlein, vasculite urticariforme hipocomplementêmica, poliangeíte microscópica, doenças bolhosas autoimunes (pênfigo vulgar e foliáceo, penfigoide bolhoso, penfigoide das membranas mucosas, pênfigo paraneoplásico, epidermólise bolhosa adquirida). Também foi utilizado em dermatite actínica, dermatite atópica, disidrose, psoríase, doença enxerto versus hospedeiro, aguda e crônica e mais raramente em doença de Crohn cutânea, eritema multiforme, eritema nodoso, hanseníase, líquen plano, paniculite nodular recidivante idiopática e sarcoidose.

Contraindicações: hipersensibilidade, doença gastrintestinal ativa como úlceras e outras condições produtoras de sangramento, fenilcetonúria (o produto contem aspartame), doença renal significativa, durante a lactação, doença hepática grave, linfomas e outras neoplasias malignas, neutropenia e infecções fúngicas e virais ativas.

Efeitos colaterais:
- Comuns: alterações gastrintestinais, náuseas, vômitos, diarreia, dores abdominais, obstipação; alterações hematológicas, anemia, leucopenia, trombocitopenia, hematúria e infecções urinárias; febre, dores torácicas, tosse, bronquite, faringite, pneumonia, tremores, tonturas, erupções cutâneas, edema periférico, hipercolesterolemia, hipofosfatemia, hipocalemia, hipercalemia, hiperglicemia, alterações renais.

- Raros: ulcerações orais, hemorragia gastrintestinal, esofagite, gastrite, duodenite, colite isquêmica, urticária, onicólise, dermatites vesico bolhosas nas mãos.

A hepatotoxicidade é pequena, mas há casos de alterações das enzimas hepáticas. São também eventos raros linfopenia e fibrose pulmonar.

O favorecimento a infecções oportunistas é comum, desde virais, bacterianas, fúngicas e até mesmo parasitárias.

O uso crônico da substância como ocorre nos transplantados predispõe a malignidades, inclusive neoplasias cutâneas.

Interações medicamentosas: algumas substâncias diminuem os níveis de micofenolato de mofetil: rifampicina, fluorquinolonas, ciclosporina, corticoides, antiácidos e ferro. Salicilatos e probenecida aumentam as concentrações do micofenolato. O micofenolato aumenta os níveis de nevirapina, levonorgestrel, aciclovir e ganciclovir.

O monitoramento do emprego de micofenolato de mofetil compreende hemograma, bioquímica sanguínea e função hepática, sendo que o leucograma deve ser semanal na 1ª semana, a cada 2 semanas no 2º e 3º meses e, depois, mensalmente. Não deve ser usado na gravidez e lactação.

Doses: 1 a 3 g/dia VO.

Mitomicina C

Liga-se à molécula do DNA, impedindo a separação de suas 2 cadeias para duplicação, na fase preparatória da mitose.

Dose média: 10 a 20 mg/m^2 IV, a cada 6 a 8 semanas

Efeitos colaterais: leucopenia, hepatotoxicidade, nefrotoxicidade.

Indicações dermatológicas: leucemia, carcinomas.

NITROSUREIAS

Ligam-se às moléculas de guanina do DNA.

Carmustina (BCNU – 1,3 bis-bicloretil-nitrosureia)

Dose média: 100 mg/m^2/dia IV, a cada 6 a 8 semanas. Produz mielodepressão, náuseas, vômitos, hepatite colangiolar e nefropatia tóxica.

Indicações dermatológicas: Linfomas, melanomas.

Lomustina (CCNU – 1-(2-cloroetil)-3-ciclohexil-1-nitrosureia)

Indicações: tumores cerebrais primários ou metastáticos, terapia secundária da doença de Hodgkin e outros tumores em associação com outros agentes.

Dose média: de 75 a 100 mg/m^2 VO, a cada 8 semanas. Produz depressão medular, náuseas, vômitos, alopecia.

Octreotida

Análogo da somatostatina com efeitos similares porem muito mais prolongados.

Mecanismaos de ação: inibição das secreções exócrinas do tubo digestivo (gastrina, serotonina), inibição de secreções endócrinas (hormônio de crescimento, insulina, glucagon), inibição da motilidade das vias biliares e do trato digestivo. Também atua como neurotransmissor e indutor de apoptose.

Indicações:

- Primárias: acromegalia, carcinoide metastático para inibir o *flushing* e a diarreia. VIPomas (tumor originado das células não β das ilhotas do pâncreas que produzem o peptídeo vasointestinal). Tumores endócrinos gastrenteropancreáticos.
- Secundárias: diarreias induzidas por quimioterápicos. Obstruções intestinais malignas. Timomas. Câncer do pâncreas.

Contraindicações: bradicardia, arritmias cardíacas, alterações hepáticas e renais importantes.

Efeitos colaterais: náuseas, vômitos, diarreia, dor gástrica, obstipação, cefaleia, tonturas, hipoglicemia, hiperglicemia, alterações da frequência cardíaca.

Doses:

- Para carcinoide:
  - Dose inicial: 100 a 200 µg, SC 3 ×/dia.
  - Dose de manutenção: 50 a 300 µg/dia SC.
  - Dose máxima: 1.500 µg/dia.

Após pelo menos 2 semanas de tratamento, os doentes com boa resposta e boa tolerância podem utilizar a forma *depot* na dose de 20 mg IM na região glútea a cada 4 semanas por 2 meses. Nas primeiras 2 semanas, a forma *depot* deve ser utilizada juntamente com a forma simples para que níveis adequados do fármaco sejam atingidos.

Após 2 meses de uso da forma *depot*, se a doença não estiver sob controle, pode-se aumentar a dose para 30 mg a cada 4 semanas. Se com 20 mg houver controle, pode-se tentar reduzir a dose para 10 mg a cada 4 semanas.

Procarbazina

Inibe a síntese do RNA e DNA. É utilizada por VO e tem como efeitos colaterais náuseas, vômitos, diarreia, estomatite, leucopenia, plaquetopenia, hiperpigmentação cutânea, sonolência, torpor.

Indicações dermatológicas: Hodgkin, linfomas não Hodgkin e como parte do esquema MOPP, juntamente com mostarda nitrogenada, vincristina, prednisona.

Doses: 3 a 5 mg/kg/dia até 300 mg/dia.

Sorafenibe

Inibidor de cinases indicado para tratamento de câncer de tireoide, rim e fígado.

O interesse dermatológico é a possibilidade de, como efeito colateral, produzir o aparecimento de queratoacantomas.

Tensirolimo

Derivado da rapamicina que tem ações antifúngicas, imunossupressoras e antitumorais. Bloqueia o efeito da enzima mTOr que atua na síntese proteica e na divisão celular e, por meio dessas ações, interrompe a proliferação das células neoplásicas.

Indicações: câncer renal avançado. Esclerose tuberosa.

Contraindicações: níveis de bilirrubina elevados, uso concomitante de erva de São João.

Efeitos colaterais: reações de hipersensibilidade, mucosite, náuseas, vômitos, diarreia, obstipação, edemas, febre, calafrios, astenia, artralgias, mialgias, xerose, erupções cutâneas, prurido, erupções acneiformes, alterações ungueais, insônia e depressão. Especial atenção deve ser dada a hepatotoxicidade, hiperglicemia, favorecimento de infecções, doença pulmonar intersticial, hiperlipemia, perfuração intestinal, insuficiência renal, dificuldade na cicatrização de feridas e hemorragia cerebral em doentes com metástases cerebrais e em uso de anticoagulantes.

Doses: 25 mg infundidos IV em 30 a 60 minutos 1 ×/semana até que a doença recomece a progredir ou a toxicidade se torne intolerável. 30 minutos antes de cada dose o doente deve receber 25 a 50 mg de difenidramina IV. O tratamento deve ser suspenso se os neutrófilos diminuírem a menos de 1.000/mL ou as plaquetas atingirem menos de 75.000/mL.

Tiotepa

Utilizado por via IM e IV, intracavitária e tópica.

Efeitos colaterais: leucopenia.

Doses: 0,8 a 1 mg/kg a cada 2 a 3 semanas.

Indicações dermatológicas: foi empregado em praticamente todos os tipos de neoplasias, sendo sua ação, de maneira geral, inferior aos demais alquilantes.

Vimblastina

Utilizada IV e intralesionalmente no sarcoma de Kaposi, que acompanha a Aids.

Indicações dermatológicas: para Hodgkin isoladamente, tanto na remissão como na manutenção, nos casos em que não há resposta ao Mopp ou Cop, substituindo a mostarda nesses esquemas. Como parte do esquema Vemp, associadamente à ciclofosfamida, 6-mercaptopurina e prednisona. Nos linfomas não Hodgkin é menos efetiva. Outras indicações são micose fungoide, sarcoma de Kaposi (infiltrações intralesionais), histiocitoses X, melanoma metastático.

Efeitos colaterais: leucopenia, plaquetopenia, anemia, náuseas, vômitos, inapetência, estomatite, diarreia.

Doses: para adultos a dose inicial é de 3,7 mg/m^2 de superfície corporal por semana. As doses subsequentes são:
- Segunda dose: 5,5 mg/m^2 de superfície corporal.
- Terceira dose: 7,4 mg/m^2 de superfície corporal.
- Quarta dose: 9,25 mg/m^2 de superfície corporal.
- Quinta dose: 11,1 mg/m^2 de superfície corporal.

Vincristina

Uso IV.

Indicações dermatológicas: leucemias agudas, linfomas e melanoma. Faz parte dos esquemas MOPP, juntamente com a mostarda, a prednisona e procarbazina; COP, juntamente com a ciclofosfamida e a prednisona.

Efeitos colaterais:
- Neurotóxicos: ausência de reflexos tendinosos profundos, parestesias, dor abdominal, ptose palpebral e diplopia.

Doses: 1 a 2 mg/semana.

Colagenase de clostridium

É obtida de culturas de *Clostridium hystoliticum* para uso em injeções intralesionais.

Indicações: doença de Dupuytren, Doença de Peyroni.

Contraindicações: desordens da coagulação e uso de anticoagulantes.

Efeitos colaterais: reações de hipersensibilidade de leves a graves, lesões de nervos, tendões e ligamentos pelas injeções intralesionais, danos ao tecido erétil, edema, equimoses, dor no local das injeções e linfomegalia regional.

Doses: ciclos de 1 a 3 injeções, sendo o intervalo entre as injeções de 4 semanas para Dupuytren e ciclos de 2 injeções para Peyroni com o mesmo intervalo entre as injeções.

ACTH E CORTICOIDES

ACTH

Hormônio adrenocorticotrópico. Produz aumento da secreção de 17-cetoesteroides e 17-hidroxiesteroides e aumenta a pigmentação. Além dos efeitos gerais dos glicocorticoides, exerce ação mineralocorticoide, podendo causar edema, retenção de sódio e perda de potássio. Sua ação, evidentemente, depende da integridade da adrenal. Hoje, é mais usado para testes funcionais da glândula do que como agente terapêutico. Obedece às mesmas indicações gerais dos corticoides e pode ser intercalado com estes, em esquemas corticoterápicos prolongados, para estimulação episódica da suprarrenal em supressão. Atualmente, emprega-se a tetracosactida, da qual 1 mg corresponde a 40 unidades de ACTH natural, equivalente a 40-60 mg de prednisona. Encontrada sob forma liofilizada, com 0,25 mg, de curta duração, a ser aplicada 2 ou 3 ×/dia, e sob forma de ação prolongada, com 0,5 mg/mL de tetracosactida administrada a cada 1 a 3 dias.

Corticoides

De acordo com suas funções fisiológicas, os corticoides podem ser divididos em 2 grupos: mineralocorticoides e glicocorticoides.

Os glicocorticoides são os antiflogísticos utilizados em dermatologia. Têm múltiplas ações farmacológicas que explicam, inclusive, seus efeitos colaterais:
- Ações sobre eletrólitos: maior absorção tubular de sódio e água e perda de potássio – disso decorre o edema como efeito colateral.

- Ação sobre o metabolismo do cálcio: há diminuição da quantidade total de cálcio do organismo, por diminuição da absorção e aumento da excreção renal. Essa alteração, ao lado do estímulo aos osteoclastos, por aumento do paratormônio, e inibição dos osteoblastos, contribui para a osteoporose produzida pelos corticoides.
- Ação sobre o metabolismo glicídico: estimulam a neoglicogênese, isto é, a formação de glicogênio hepático a partir de ácido láctico, ácido pirúvico, ácidos aminados, pela degradação de proteínas e lipídeos. Além disso, são hiperglicemiantes e diminuem o limiar de excreção renal da glicose, conduzindo a uma menor tolerância aos glicídeos e maior resistência à insulina, explicando o efeito colateral de agravamento ou desencadeamento do diabetes.
- Ação sobre o metabolismo proteico: os glicocorticoides promovem balanço negativo de nitrogênio, não estando completamente esclarecido se, estimulando o catabolismo ou inibindo o anabolismo. Essa ação explica a inibição do crescimento, a osteoporose e a atrofia muscular que seu uso prolongado produz.
- Ação sobre o metabolismo dos lipídeos: os glicocorticoides são permissivos à ação do fator de mobilização das gorduras; no entanto, a fácies em lua cheia e o acúmulo de gordura na região supraclavicular e tronco não estão explicados.
- Ação sobre os tecidos:
  - Conectivo: inibem o crescimento dos fibroblastos, transformam as fibras colágenas em massa homogênea e reduzem a quantidade de substância fundamental. Assim, inibem processos exsudativos e proliferativos por diminuição da permeabilidade capilar, da infiltração leucocitária e da fagocitose. Essa ação sobre o conectivo explica alguns efeitos colaterais, tais como estrias e outras formas de atrofia cutânea, bem como o retardo na cicatrização de feridas.
  - Órgãos linfoides e linfócitos circulantes: são deprimidos pelos glicocorticoides. Há atrofia do baço, timo, linfonodos e linfopenia. Essas ações depressivas sobre o sistema linfocitário, ao lado da diminuição das reações inflamatórias, explica a facilitação de infecções e o seu mascaramento clínico pela corticoterapia.
  - Elementos figurados do sangue: os glicocorticoides aumentam o número de leucócitos, diminuindo o número de linfócitos e eosinófilos. Os linfócitos T são mais afetados que os linfócitos B – ou seja, altera-se mais a imunidade celular do que as funções de produção de anticorpos contra antígenos. Diminui a capacidade de migração dos macrófagos e há diminuição da produção de interleucina 1 e 2 pelos linfócitos e macrófagos. Há ainda diminuição da liberação de mediadores pelos mastócitos e diminuição da produção de interferon-γ, resultando em diminuição de células imunologicamente ativadas. Aumentam o número de plaquetas. Essa ação, ao lado do aumento da concentração sérica de proteínas e aumento da viscosidade sanguínea, favorece tromboses.
- Ação sobre o aparelho digestivo: os glicocorticoides estimulam o apetite, estimulam a formação de ácido clorídrico e pepsinogênio, daí o agravamento ou desencadeamento das úlceras gastroduodenais.
- Ação sobre o sistema nervoso central: pode produzir alterações psíquicas em adultos, bem como convulsões em crianças.

Efeitos colaterais: os riscos de efeitos adversos mais importantes ocorrem em tratamentos, com doses superiores às doses fisiológicas, que se estendem além de 4 semanas. Os efeitos colaterais mais frequentes e importantes são:

- Alterações metabólicas: aparecimento e agravamento de diabetes, elevação de triglicerídeos, aumento de peso e disposição típica da gordura, com predomínio axial, no tronco, a chamada corcova de búfalo, e na face, a chamada "fácies" em lua cheia.
- Alterações musculesqueléticas: é frequente, principalmente em mulheres menopausadas, osteoporose. Também pode ocorrer, principalmente quando do uso de corticoides fluorados, miopatia, que atinge, inicialmente, a cintura pélvica e, depois, a cintura escapular. A complicação óssea mais grave é a necrose asséptica, que ocorre em cerca de 6% dos indivíduos sob corticoterapia intensa e prolongada. Atinge mais frequentemente a cabeça do fêmur, mas outros ossos podem ser atingidos. É mais comum em homens, após 6 a 12 meses de tratamento. Admite-se que decorra de microêmbolos das artérias subcondrais.
- Alterações hematológicas: além das alterações celulares, aumento de leucócitos, aumento de plaquetas, diminuição de eosinófilos e linfócitos. As complicações mais importantes são tromboses, particularmente tromboflebites.
- Alterações renais: pode ocorrer urolitíase, por aumento da excreção urinária de cálcio.
- Alterações oculares: pode surgir catarata, principalmente em doentes sob corticoterapia por mais de 1 ano com doses superiores a 10 mg/dia de predinisona. O glaucoma é complicação mais frequente da corticoterapia ocular tópica prolongada do que da corticoterapia sistêmica e seu mecanismo é o aumento de produção do humor aquoso.
- Alterações endócrinas: a alteração endócrina mais importante é a supressão do eixo hipotálamo-hipófise-suprarrenal. Alterações menstruais são extremamente frequentes e, em crianças, pode haver prejuízo do crescimento.
- Alterações gastrintestinais: podem ocorrer esofagite, agravamento ou desencadeamento de úlcera péptica, sangramentos gastrintestinais e, até mesmo, perfurações viscerais.
- Alterações cutâneas: são frequentes atrofia, telangiectasias, púrpuras, estrias, hirsutismo, eflúvio telógeno e retardo na cicatrização de feridas.

- Alterações imunológicas: resultam em grande facilitação a infecções em geral por fungos, bactérias, vírus e, até mesmo, parasitas. Pelo comprometimento imunológico, estas infecções disseminam-se facilmente, podendo decretar quadros muito graves e, às vezes, com expressão clínica mascarada.
- Alterações cardiovasculares: são frequentes a hipertensão decorrente da retenção de sódio e o desencadeamento ou agravamento de insuficiência cardíaca congestiva.
- Alterações do SNC: podem ocorrer modificações do estado psíquico, com agitação, euforia ou depressão e podem desenvolver-se quadros psicóticos.

Principais indicações da corticoterapia sistêmica em dermatologia:
- Doenças do tecido conectivo: LE sistêmico, dermatomiosite e doença mista do tecido conectivo.
- Doenças bolhosas: pênfigo foliáceo, pênfigo vulgar, penfigoide bolhoso, penfigoide cicatricial, dermatite herpetiforme, dermatite por IgA linear, epidermólise bolhosa adquirida.
- Vasculites: cutâneas ou sistêmicas.
- Outras enfermidades: pioderma gangrenoso, síndrome de Sweet, síndrome de Behçet, dermatites eczematosas (particularmente de contato), eritrodermias, líquen plano eruptivo, sarcoidose, casos excepcionais de urticária e neuralgia pós-herpética.

Contraindicações da corticoterapia sistêmica:
- Absolutas: infecções sistêmicas por fungos, bactérias ou vírus e queratite por herpes simples.
- Relativas: hipertensão, insuficiência cardíaca congestiva, psicoses, depressão grave, úlcera péptica em atividade, tuberculose ativa, diabetes, osteoporose, glaucoma, catarata e gravidez.

Medidas para minimizar os efeitos colaterais da corticoterapia sistêmica:
- Administração sob a forma de dose única matinal, em dias alternados. Geralmente, essa forma de administração dos corticoides é possível quando se atingem doses de manutenção de 20 a 30 mg diários de prednisona. Essa forma de administração é possível porque os efeitos anti-inflamatórios são mais duradouros do que os efeitos supressivos do eixo hipotálamo-hipófise-suprarrenal. A grande vantagem desse método de corticoterapia sistêmica é permitir a manutenção dos efeitos terapêuticos com menos efeitos colaterais e maior preservação do eixo neuroendócrino.
- Diminuição da ingestão de sal, para minimizar a retenção de sódio. Quando necessário, por hipertensão ou insuficiência cardíaca congestiva, podem ser ministrados diuréticos.
- Avaliação constante (a cada 2-3 meses) das curvas de crescimento em crianças sob corticoterapia prolongada, para detecção precoce de possíveis alterações do crescimento.
- Em presença de sintomas de gastrite ou úlcera, administrar antiácidos, cimetidina, ranitidina e omeprazol.
- Avaliar, antes do início da terapêutica, a existência de focos infecciosos de qualquer natureza, para, mediante terapêutica específica, eliminar-se a possibilidade de infecções disseminadas graves.
- Verificação, pré e no tratamento, da glicemia e dosagem de triglicerídeos, para possíveis correções dietéticas ou medicamentosas. Orientação quanto à diminuição da ingestão de calorias e prática de exercício físico adequado, para evitar-se a obesidade excessiva.
- São fatores de risco para osteoporose:
  - Idade avançada.
  - Pós-menopausa.
  - Índice de massa corpórea baixo.
  - Histórico de fratura prévia.
  - Suspeita de fratura vertebral.
  - Histórico familiar de fratura osteoporótica.
  - Histórico de quedas frequentes.
  - Imobilização ou nível baixo de atividade física.
  - Excesso de álcool ou cafeína.
  - Baixa ingestão de cálcio ou colecalciferol (vitamina D).
- Em relação à osteoporose e ao uso de corticoides, diversos estudos demonstraram que:
  - Doses em dias alternados não reduzem a perda óssea.
  - Cerca de 30 a 50% dos doentes em uso prolongado de corticoides têm fraturas ósseas.
  - Fraturas por compressão vertebral podem surgir com ou sem sintomas e sem trauma.
  - O risco relativo (RR) de fratura vertebral em uso diário de prednisona (ou equivalente) nas doses:
    - De 2,5 mg/dia é 1,55.
    - Entre 2,5 a 7,5 mg/dia é 2,59.
    - > 7,5 mg/dia é 5,18.
  - O RR fratura do quadril em uso diário de prednisona (ou equivalente) nas doses:
    - De 2,5 mg/dia é 0,99.
    - Entre 2,5 e 7,5 mg/dia é 1,77.
    - > 7,5 mg/dia é 2,27.
  - A perda óssea é maior nos primeiros 3 a 6 meses de tratamento com o corticoide.
  - Deve-se, assim, fazer profilaxia no início do uso do corticoide.
- Atualmente, indicam-se as seguintes medidas para prevenção da osteoporose em pacientes que iniciam tratamento com doses diárias superiores a 2,5 mg ou equivalente e permanecerão em uso do corticoide por mais que 3 meses:

- Homens > 65 anos, mulheres em menopausa, histórico de fratura ao trauma mínimo, história de quedas frequentes ou dose diária > 20 mg de prednisona:
    - Primeira linha de profilaxia:
        – 70 mg/semana de alendronato oral ou 35 mg/semana de residronato oral.
    - Segunda linha de profilaxia:
        – 150 mg/mês de ibandronato oral.
        – 4 mg/ano de zoledronato.
        – 20 µg/dia de teripararida IV.
    - Ou recomenda-se, também, o uso associado de:
        – 0,5 µg a 1 µg/dia de calcitriol oral, 200 UI/dia de calcitonina intranasal.
        – 60 mg/dia de raloxifeno oral.
    - Nas condições clínicas explicitadas acima, não há necessidade de realização de densitometria previamente à instituição do tratamento.
- Em todos os outros doentes, que não incluídos no contexto clínico de homens > 65 anos (descrito acima), devemos adotar a seguinte conduta:
    - Teste de densidade óssea (DEXA, do inglês *dual-energy x-ray absorpriometry*) da coluna e quadril:
        - T escore abaixo de –2,5: tratamento da osteoporose com as medidas terapêuticas estabelecidas para homens com mais de 65 anos, mencionado anteriormente.
        - T escore abaixo entre –1,5 e –2,4: profilaxia da osteoporose com as medidas terapêuticas estabelecidas para homens com mais de 65 anos, mencionado anteriormente.
        - T escore abaixo entre 0 e –1,4: medidas gerais (evitar tabagismo, cafeína e álcool, dieta adequada) e repetir Dexa em 6 a 12 meses se persistir o uso de corticoides.
    - Controles: exame clínico mensal, com particular ênfase na análise dos efeitos colaterais, particularmente peso, pressão arterial. Exame oftalmológico para detecção de catarata e glaucoma, inicialmente a cada 3 a 6 meses, depois, a cada 6 a 12 meses. Exames laboratoriais: glicemia, eletrólitos, triglicerídeos e níveis de cortisol matinais, após 1 mês de terapêutica e, depois, a cada 3 a 6 meses.

Formas farmacêuticas: os corticoides são empregados por VO, IM, IV, intra-articular, intradérmica e topicamente.

Doses: são extremamente variáveis. Equivalência dos corticoides em mg:

- Hidrocortisona: 20 mg.
- Cortisona: 25 mg.
- Prednisona: 5 mg.
- Prednisolona: 5 mg.
- Metilprednisolona: 4 mg.
- Triamcinolona: 4 mg.
- Parametasona: 2 mg.
- Betametasona: 0,75 mg.
- Dexametasona: 0,75 mg.
- Deflazacort: 6 mg.

Ervas chinesas

Preparações que utilizam ervas com propósitos terapêuticos e que foram objeto de alguns trabalhos placebo controlados e que, aparentemente, produzem alguns benefícios em dermatite atópica. São misturas complexas em que um número desconhecido de substâncias pode atuar sinergisticamente. Um dos produtos utilizados denomina-se Zemaphyte® e contém mistura de 10 ervas, cuja análise revelou ação anti-inflamatória não esteroidal ou atividade anti-histamínica. As ervas que compõem a medicação são *Ledebouriella seseloides*, *Potentilla chinensis*, *Clematis armandii*, *Rehmannia glutinosa*, *Paeonia lactiflora*, *Lophaterum gracile*, *Dictamnus dasycarpus*, *Tribulus terrestris*, *Glycyrrhiza glabra* e *Schizonepeta tennuifoliam*. O produto é apresentado em pacotes que são diluídos em água quente, sendo a dose habitual 1 ou 2 pacotes/dia. Foram relatados efeitos colaterais como diarreia, aumentos de transaminases, cardiomiopatia dilatada, hepatite aguda e até necrose hepática fatal, nefropatia e exacerbação do quadro dermatológico. Um problema prático em relação à medicação é o gosto extremamente desagradável das preparações.

HORMÔNIOS

HORMÔNIOS SEXUAIS

ANDROGÊNIOS

Danazol

Esteroide sintético com propriedades anabolizantes e efeitos androgênicos atenuados.

Indicações dermatológicas: é substância clássica no tratamento da endometriose, da fibrose cística da mama e do angioedema hereditário. Além disso, é empregada no tratamento da lipodermato esclerose e na terapia adjuvante de urticária crônica refratária, inclusive colinérgica e, em baixas doses (200 mg), existem relatos de benefícios em pequeno número de casos de vasculite livedoide.

Ações farmacológicas: aumenta os níveis da esterase inibidora de C_1 pelo estímulo da sua síntese motivo porque atua no angioedema hereditário. Também tem ações fibrinolíticas, aumenta os níveis de proteína C, proteína S, antitrombina M e plasminogênio e diminui os níveis de fibrinogênio, do inibidor de ativação do plasminogênio e da expressão de P-selectina (CD62) nas plaquetas. Essas ações determinam diminuição na trombogênese e aumento da fibrinólise, explicando as ações da droga em algumas condições patológicas vasculares.

Efeitos colaterais: alterações da menstruação, aumento de peso, aumento do clitóris, hirsutismo discreto, alterações da voz em mulheres, cefaleia, erupção acneiforme, cistite hemorrágica, disfunções neuromusculares, alterações discretas nas enzimas hepáticas.

Interações medicamentosas: pode aumentar os níveis plasmáticos de carbamazepina, provocar resistência à insulina e reduzir a ação dos anti-hipertensivos. Aumenta os níveis de ciclosporina e tacrolimo e potência a ação dos anticoagulantes.

Doses: 200 a 600 mg/dia.

Estanozolol

É um derivado sintético da testosterona.

Indicações dermatológicas: empregado como anabolizante e em dermatologia é indicado nas seguintes condições: lipodermatoesclerose, fenômeno de Raynaud, criofibrinogenemia, manifestações vasculares da doença de Behçet e como terapia adjuvante de urticária crônica refratária.

Ações farmacológicas: aumenta a fibrinose reduzindo o fibrinogênio.

Contraindicações: gravidez e lactação, carcinoma de próstata e carcinoma de mama em homens e em mulheres com hipercalcemia associada.

Efeitos colaterais: náuseas, vômitos, insônia erupções acneiformes, hepatoxicidade, fenômenos virilizantes em mulheres. Seu uso em crianças pode favorecer o fechamento das epífises.

Interações medicamentosas: associado a corticoides pode provocar edema. Aumenta a ação dos anticoagulantes.

Doses:
- Adultos:
  - 1 comprimido de 2 mg 3 ×/dia.
- Crianças:
  - Até os 2 anos: ½ comprimido 1 ×/dia.
  - 2 a 6 anos: ½ comprimido 2 ×/dia.

Estrogênios e progestogênios

As possíveis indicações desses fármacos são decorrentes de suas ações antiandrogênicas.

Indicações dermatológicas: acne, hirsutismo, alopecia feminina, e, eventualmente, em estados seborreicos. A resposta nesses casos é tardia, ocorrendo após meses da administração dos hormônios. Outras indicações seriam: doença de Fox-Fordyce e telangiectasia hemorrágica familiar.

Ações farmacológicas: os efeitos antiandrogênicos destas drogas determinam redução dos níveis de testosterona, androstenediona, FSH, DHEA.

Contraindicações: câncer de mama, gravidez, fenômenos tromboembólicos.

Efeitos colaterais: alterações menstruais, diminuição da tolerância à glicose, aumento de triglicerídeos, aumento da pressão arterial, doenças tromboembólicas, melasma, alopecia, náuseas, vômitos, cólicas, icterícia colestática, cefaleia, tonturas.

Eritropoietina

Hormônio produzido no rim que controla a produção de glóbulos vermelhos. Atua como molécula de sinalização (citocina) para eritrócitos precursores da medula óssea. Além disso, participa na resposta do cérebro a lesões neuronais e também participa no processo de cicatrização de feridas. Para uso clínico, a eritropoietina é produzida por tecnologia de DNA recombinante em cultura de células.

Indicações: anemia da insuficiência renal crônica pré e sob diálise. Anemia associada a neoplasias e quimioterapia mielossupressora e nefrotóxica. Anemia da infecção pelo HIV em tratamento por zidovudina. Anemia de outras causas.

Indicação dermatológica: prurido da insuficiência renal.

Contraindicações: hipersensibilidade aos componentes, hipertensão grave, gravidez e lactação.

Efeitos colaterais: hipertensão por aumento do hematócrito, trombose na área de aplicação, policitemia, náuseas, vômitos, diarreia, conjuntivite, edema palpebral alérgico, reações cutâneas, sintomas gripais, convulsões.

Doses:
- Na insuficiência renal crônica: 50 a 100 UI/kg, 3 ×/semana IV ou SC.
- A dose pode ser aumentada de 25 UI de cada vez a intervalos de 4 semanas (dose máxima de 200 UI/kg repetida 3 ×/semana).

Levotiroxina

Forma sintética do principal hormônio produzido pela tireoide, a tiroxina ou T4.

Mecanismo de ação: o T4 na maior parte do organismo é transformado em T3 que é o hormônio tireoidiano que atua sobre as células regulando a forma como utilizarão glicose, oxigênio e calorias para geração de energia.

Indicações: hipotireoidismo.

Indicação dermatológica: urticária crônica.

Contraindicações: hipertireoidismo, angina instável, infarto.

Efeitos colaterais: palpitações, taquicardia, hipertensão, agitação, dor no peito, ansiedade, cefaleia, insônia, tremores, irritabilidade, suor excessivo, perda de peso, alterações menstruais, diarreia, vômitos, aumento do apetite, cólicas abdominais e queda de cabelos.

Doses: no hipotireoidismo a dose necessária para controle é de 1,6 µg/kg (112 µg para doente de 70 kg). Em idosos e cardíacos, a dose inicial deve ser menor, 25 µg/dia com ajustes a cada 4 a 6 semanas. O fármaco deve ser ingerido pela manhã em jejum.

INIBIDORES DA ENZIMA BRAF

A única medicação do grupo desenvolvida é o Vemurafenibe, cujo nome deriva da sua atividade: *V 600 E mutated BRAF inhibition*, indicada para tratamento de melanoma metastático irressecável.

Ações farmacológicas: entre os genes cujas mutações ativam a via MAPK dos tumores, encontra-se o *BRAF*. No melanoma, a via MAPK é ativada por mutações no gene *BRAF* em aproximadamente 50% dos doentes ou por mutações no gene *NRAS* em cerca de 20 % dos doentes. A mutação mais comum em *BRAF* é a substituição do aminoácido valina por um ácido glutâmico na posição 600 da proteína BRAF (BRAF600E). A via MAPK entre outras inicia sua sinalização no meio intracelular mediante ativação de proteínas da família RAS (NRAS, HRAS, KRAS) que promovem a dimerização e localização na membrana celular de membros da família RAS (ARAF, BRAF, CRAF), iniciando uma cascata de sinalização pela fosforilação de proteínas como MEK1, MEK 2 e ERK. O *ERK* leva esse sinal ao interior do núcleo e ativa fatores de transcrição que ativam vários genes envolvidos na proliferação e diferenciação celular. Quando ocorrem mutações, as células tumorais se mantêm em proliferação descontrolada. As células tumorais tornam-se dependentes dessas vias de ativação e não sobrevivem ante a inibição de membros da via MAPK como o *BRAF* e *MEK*. Por essa razão, as substâncias inibidoras de *BRAF* são eficientes no tratamento do melanoma, embora se descreva o desenvolvimento de resistência das células tumorais a essas medicações pelo desenvolvimento de outras vias de sinalização, permitindo que as células tumorais evitem a apoptose.

Indicações: melanoma metastático irressecável com mutação BRAFV600.

Contraindicações: melanomas com outros tipos de mutações (*wild-type BRAF*). Gravidez (produz dano fetal) e lactação. Não devem ser recebidas vacinas com vírus vivos (sarampo, rubéola, caxumba, BCG e vacina para febre amarela).

Efeitos colaterais: dores articulares e musculares; fadiga, erupções cutâneas inclusive Stevens-Johnson e síndrome palmoplantar, fotossensibilidade, prurido, papilomas cutâneos, queratoses actínicas, hiperqueratoses, carcinomas espinocelulares de pele (24%), xerose cutânea, mal-estar; afinamento dos cabelos, perda de apetite, diarreia, obstipação, cefaleia, alterações do paladar, alterações hepáticas; paralisia facial, tremores, aumento de QT ao ECG.

Interações medicamentosas:
- Importantes:
  - Amiodarona, amitriptilina, amoxapina, apomorfina, trioxido de arsênico, asenapina, azitromicina, clorpromazina, cisaprida, citalopram, claritromicina, clomipramina, dasatinibe, degarelix, desipramina, disopiramida, dofetilida, dolasetrona, dronedarona, droperidol, eritromicina, escitalopram, flecainida, fluconazol, fluoxetina, foscarnete, gemifloxacino, halofantina, haloperidol, ibutilida, iloperidona, indapamina, isradipino, lapatinibe, levofloxacino, lopinavir, lumefantrina, maprotilina, mefloquina, metadona, moxifloxacino, nilotinibe, norfloxacino, nortriptilina, octreotida, ofloxacino, ondansetrona, paliperidona, pazopanibe, pentamidina, pimozida, posaconazol, probucol, procainamida, propafenona, protriptilina, quetiapina, quinidina, ranolazina, risperidona, ritonavir, saquinavir, sotalol, sunitinibe, tacrolimo, telaprevir, telavancin, telitromicina, tioridazina, tiotixeno, toremifeno, trimipramina, vandetanibe, vardenafila, voriconazol, vorinostate, ziprasidona.
- Significativas, exigindo monitorização rigorosa:
  - Abiraterona, alfentanila, alisquireno, atazanavir, atorvastatina, boceprevir, carbamazepina, carvedilol, cetirizina, colchicina, crizotinibe, ciclosporina, darunavir, daunorubicina, delavirdina, desloratadina, dexametasona, digoxina, di-hidroergotamina, diltiazen, docetaxel, doxorrubicina, ergotamina, etoposideo, everolimo, fentanila, fexofenadina, fosamprenavir, fosfenitoína, *grapefruit*, imatinibe, indinavir, irinotecano, isoniazida, itraconazol, cetoconazol, loperamida, lopinavir, loratadina, lovastatina, midazolam, mifepristona, mitomicina, nefazodona, nelfinavir, nicardipino, oxcarbazepina, paclitaxel, fenobarbital, pravastatina, quinidina, reserpina, rifabutim, rifampicina, rifapentina, rivaroxabana, saxaglipina, silodosina, sirolimo, sitaglipina, sorafenibe, erva de São João, tamoxifeno, telaprevir, teniposídeo, teofilina, tipranavir, tizanidina, tolvaptana, verapamil, vimblastina, vincristina, varfarina.

Doses: 960 mg/dia (4 comprimidos de 240 mg), 2 ×/dia (totalizando 8 comprimidos) VO até a obtenção de resultados, interrompendo-se se houver progressão da doença ou se surgirem efeitos tóxicos intoleráveis.

ILOPROSTA

Prostaciclina sintética utilizada por via inalatória, oral e IV.

Mecanismo de ação: promove vasodilatação dos leitos arteriais, suprime a proliferação das células musculares lisas dos vasos e altera a resistência pulmonar.

Indicações: tratamento de hipertensão pulmonar. Fenômeno de Raynaud. Esclerodermia.

Contraindicações: doença pulmonar obstrutiva crônica, hipotensão, derrame pleural, broncoespasmo, hepatopatiasnar.

Efeitos colaterais: reações alérgicas que podem ser graves com alterações respiratória e angioedema, mal-estar geral, palpitações, tosse, sangramentos do nariz, gengivas, náuseas, vômitos, febre, calafrios, câimbras, insônia.

Doses:
- Por inalação:
  - 2,5 μg (tempo de inalação de 4 minutos) a 5 μg (tempo de inalação de 8 minutos por inalação 6 a 9 ×/dia para hipertensão pulmonar).

- 50 a 100 µg VO 2 ×/dia para Raynaud associado à esclerodermia. Ainda em investigação científica, a apresentação em comprimidos ainda não está disponível no Brasil.

IMUNOMODULADORES

ANTAGONISTAS DOS RECEPTORES DE IL-1

Anakinra

É um antagonista recombinante do receptor de IL-1. Bloqueia a atividade da IL-1 ao impedir competitivamente sua ligação com seu receptor produzindo ações anti-inflamatórias e bloqueando reações imunes.

Indicações: fundamentalmente para artrite reumatoide, mas existem indicações dermatológicas, doenças de Still de início em adultos, síndrome PAPA (artrite piogênica, pioderma gangrenoso e acne).

Efeitos colaterais: infecções bacterianas, leucopenia, netropenia, plaquetopenia, cefaleia, náuseas, diarreia, dores abdominais e sintomas gripais.

Doses: 1 a 10 mg/kg/dia em crianças e 100 mg/dia em adultos por via SC. Deve ser feita previamente a imunização contra *Streptococcus pneumoniae* e *Haemophilus influenzae* e não devem ser administradas vacinas com vírus vivos.

INTERLEUCINAS

IL-2

A IL-2 (aldesleucina) é produzida pelas células T durante a resposta imune. A ligação do antígeno com o receptor da célula T (TCR) estimula a secreção da IL-2 e a expressão dos receptores de IL-2 (IL-2R). A interação da IL-2 e seu receptor estimula o crescimento e diferenciação das células T específicas ao antígeno, T CD4+ e T CD8+. Portanto, a IL-2 é necessária ao desenvolvimento das células T de memória. Além disso, durante o desenvolvimento das células T no timo, a IL-2 é necessária para a maturação das células T reguladoras (T-reg), cuja função é de impedir que outras células T reconheçam e reajam com autoantígenos.

Indicações: a IL-2 tem sido empregada no tratamento de tumores avançados, com metastase particularmente em carcinoma renal e melanoma e também foi usada em carcinomas baso e espinocelulares. Também tem sido empregada através de injeções intralesionais e por via inalatória para metástases pulmonares. É empregada isoladamente, associadamente a interferon e com células linfoides do infiltrado peritumoral. É administrada por via IV em altas doses.

IL-12

Existem experimentos utilizando a associação de IL-12 e IL2 recombinantes, produzindo estimulação sinergística de múltiplos parâmetros da imunidade mediada por células que podem ser de utilidade terapêutica no tratamento de linfomas cutâneos de células T, especialmente micose fungoide (existem ensaios clínicos que empregaram a IL-12 na dose de 100 ng/kg 2 ×/semana por 2 semanas, depois 300 ng/kg SC 2 ×/semana). A IL-12 impede a imunossupressão induzida pelo UV. A IL-2 remove o dano produzido pelo UV sobre o DNA. Também inibe a liberação de IL-10 induzida pelo UVB que atua no desencadeamento do dano ao DNA. Além disso, a IL-12 estimula o sistema imune, a produção de interferon e inibe a angiogênese e, por essas razões, vêm sendo realizados ensaios clínicos com IL-12 para tratamento de câncer inclusive melanoma, e admite-se a possibilidade de ter alguma aplicação futura no tratamento de doenças fotossensibilizantes apesar de sua considerável toxicidade. Os efeitos colaterais observados foram fraqueza, cefaleia, febre, calafrios, mialgias e artralgias, anorexia, sudorese aumentada e aumento de enzimas hepáticas.

IL-4

Existem ensaios clínicos com IL-4 recombinante sugerindo possível potencial terapêutico em psoríase. Essas terapêuticas foram superadas pelos imunobiológicos atuais.

IL-10

Existem experimentos utilizando-se a IL-10 em artrite reumatoide, doença inflamatoria intestinal, psoríase, transplantes de órgãos e hepatite C crônica. Os resultados são heterogêneos. Foi empregada em psoríase nas doses de 20 µg/kg, 3 ×/semana por 12 semanas. Os imunobiológicos suplantaram essas experimentações terapêuticas em psoríase.

IL-7

Existem experimentos de sua utilização em melanoma. São potenciais usos a restauração do número de linfócitos em doentes linfopênicos, por infecções (HIV) ou por tratamentos quimioterápicos ou por irradiação.

Filgrastim (GM-CSF – fator estimulante de colônias de granulócitos e macrófagos e GCSF – fator estimulante de colônias de macrófagos)

Existem ensaios clínicos utilizando GM-CSF em injeções intradérmicas em úlceras venosas crônicas graças à capacidade de aumentar a vascularização demonstrada por essa citocina. Sua principal indicação reside no tratamento de neutropenias benignas por fármacos vários ou relacionadas à quimioterapia de neoplasias. Também é empregado para acelerar a recuperação dos neutrófilos após transplante autólogo de medula óssea, mas, aparentemente, nos transplantes alogênicos exacerba a reação enxerto *versus* hospedeiro. Também é empregado (GCSF) como neuroprotetor nos acidentes vasculares nas fases iniciais do processo e existem estudos sobre sua utilidade na redução da necrose miocárdica nos infartos ainda que não existam conclusões a respeito.

Doses: são variáveis. A maioria dos pacientes é tratada com 5 a 20 µg/kg de peso em injeções SC diárias. Às vezes, doses de 0,01 µg/kg/dia são suficientes e, às vezes, são necessárias doses de 120 µg/kg/dia. Também pode ser empregado em infusões IV diárias com a dose diluída em solução de glicose a 5% durante 30 minutos. Não deve ser administrado antes de 24 horas após a quimioterapia citotóxica. A eficácia e a segurança de sua administração por mais de 28 dias não foi estabelecida. Durante o tratamento devem ser feitos 2 hemogramas semanais para controle da resposta neutrofílica. Não existem informações sobre o uso em mulheres grávidas.

Efeitos colaterais: dores musculares e ósseas, esplenomegalia, trombocitopenia, erupções cutâneas, reações no local da injeção, hepatomegalia, artralgias, osteoporose, vasculites cutâneas às vezes associadas a lesões renais, hematúria e proteinúria, alopecia e exacerbação de dermatoses pré-existentes como psoríase e desencadeamento de síndrome de Sweet.

Já existem relatos de erupções cutâneas provocadas por essas drogas, tais como erupções maculopapulosas com macrófagos aumentados de tamanho. Também há relatos de vasculites leucocitoclásicas em doentes tratados com G-CSF para correção de neutropenias.

Denileukin diftitox

Proteína citotóxica recombinante composta de sequências de aminoácidos da toxina diftérica e sequências de IL-2 humana para uso IV.

Indicações dermatológicas: pacientes com linfomas cutâneos de células T persistentes ou recorrentes cujas células malignas expressem CD25 componente do receptor de IL-2. Não está definido o potencial de lesão fetal quando do uso em grávidas, bem como a segurança do uso em lactantes. Também não está estabelecida a segurança para uso pediátrico.

Ações farmacológicas: após ligar-se ao receptor IL-2 da superfície celular, o dinileukin diftitox é internalizado por endocitose mediada pelo receptor. A proteína de fusão e posteriormente clivada liberando a toxina enzimática que leva à inibição da síntese proteica, determinando morte das células T anômalas.

Efeitos colaterais: reações da infusão, febre, anorexia, disgeusia, náuseas, vômitos, diarreia, fadiga, cefaleia, edema periférico, exantemas, prurido, tosse, dispneia, dores torácicas e dorsais, hipotensão, tonturas, mialgias e artralgias e alterações da visão. Reação adversa grave é a "síndrome *capilar leak*" que ocorreu em 32,5% dos doentes tratados. É definida pela ocorrência de 2 dos 3 sintomas, hipotensão, edema e albumina inferior a 3 g. Pode ocorrer até 2 semanas após a infusão, devendo-se observar os sintomas e monitorar a albumina antes de cada ciclo.

Doses: 9 ou 18 µg/kg/dia por 21 dias por 8 ciclos. Utilizar um anti-histamínico e paracetamol antes de cada infusão deste medicamento.

Interações medicamentosas: não há registro.

IMIQUIMODE E RESIQUIMODE

Imiquimode

Imunomodulador de emprego praticamente exclusivo por via tópica. Existem alguns experimentos com o uso da droga por VO em cânceres refratários. Também existem experimentos relativos à administração oral de imiquimod em doentes com infecção inicial pelo HIV. A dose tóxica variou de 100 até 400 mg de imiquimod por VO produzindo fadiga, febre, mal-estar, aumento de transaminases, hipotensão, vômitos e depressão. A partir de 200 mg, todos os pacientes tiveram respostas imunológicas traduzidas por elevações de interferon e β-microglobulina, mas o efeito sobre a carga viral foi variável.

Doses: previamente, deve-se administrar anti-histamínico e paracetamol e, posteriormente, imiquimode na dose de 9 a 16 µg/kg/dia por infusão IV por 30 a 60 minutos por 5 dias consecutivos a cada 21 dias por 8 ciclos. Suspender a medicação se os níveis de albumina forem inferiores a 3 g. Se houver reações adversas descontinuar a infusão.

Resiquimode

Existem alguns ensaios clínicos com resiquimode tópico em queratoses actínicas, verrugas, em estágios iniciais de linfoma cutâneo e como adjuvante tópico de vacinas em melanoma e em outros tumores que expressam NY-ESO-1.

Existem ensaios clínicos com resiquimode oral em hepatite C e experimentos em animais com resiquimode parenteral em gliomas.

INTERFERONS

Ver página 1473.

Rapamicina (sirolimo)

É um peptídeo isolado do *Streptomyces hygroscopicus* do solo da Ilha de Páscoa empregado por VO.

Indicações: prevenção da rejeição de transplantes de órgãos, especialmente de rim, em geral em uso associado com ciclosporina e corticoides. Atualmente, está sendo empregado no tratamento da esclerose tuberosa. Não deve ser empregado em transplantes de fígado e pulmão, pois pode provocar complicações fatais nessas condições. Também está sendo estudado como droga antineoplásica, especialmente em linfomas de células B. Deve ser usado apenas excepcionalmente na gravidez e não deve ser ministrado simultaneamente à lactação. Não se estabeleceu a segurança e a eficácia de seu uso abaixo dos 13 anos.

Ações farmacológicas: a rapamicina produz apoptose das células T. Penetra a membrana das células T, ligando-se a um receptor intracelular FKBP. O complexo formado liga-se a outra proteína FRAP que regula a fase G1 do ciclo celular. Esse complexo inibe a resposta da célula T à IL-2, que é necessária à progressão do ciclo celular a partir da fase G1. Portanto, a rapamicina interrompe a progressão do ciclo celular na transição G1-S inibindo a proliferação das células T que entram em apoptose.

Efeitos colaterais: aumento dos níveis de colesterol e lipídeos, hipertensão, anemia, diarreia, acne, erupções cutâneas, trombocitopenia. Como todos os imunossupressores favorece o desenvolvimento de tumores inclusive da pele exigindo-se fotoproteção rigorosa.

Interações medicamentosas: com relação ao uso associado com a ciclosporina, recomenda-se que seja administrada com diferença de 4 horas, sendo mais indicadas a solução oral ou cápsulas de ciclosporina. Alteram as concentrações da rapamicina e não devem ser empregados simultaneamente o cetoconazol e a rifampicina. Podem aumentar as concentrações da rapamicina: clotrimazol, fluconazol, itraconazol, claritromicma, eritromicina, oleandomicina, cisaprida, metoclopramida, bromocriptina, cimetidina, danazol, ritonavir, indinavir. Podem diminuir os níveis de rapamicina, carbamazepina, fenobarbital, fenitoína, rifabutina e rifapentina. Suco de *grape fruit* reduz o metabolismo da rapamicina.

Doses: dose única oral diária. Transplante de novo: dose de ataque 6 mg, a seguir dose diária de manutenção de 2 mg. Populações com alto risco de rejeição podem ser medicadas com dose de ataque de 15 mg e dose de manutenção de 5 mg. Em doentes com 13 anos ou mais e com menos de 40 kg de peso a dose de ataque deve ser de 3 mg/m^2 e a dose de manutenção de 1 mg/m^2/dia.

TALIDOMIDA E LENALIDOMIDA
Ver página 1470.

INIBIDORES DA CALICREÍNA

Ecallantide
Mecanismo de ação: na patogenia do angioedema hereditário é importante o sistema calicreína-cininas, uma cascata proteolítica complexa envolvida na iniciação de vias de inflamação e de coagulação. Um passo crítico nessa via inflamatória é a transformação do cininogênio de alto peso molecular em bradicinina mediante calicreína, uma protease plasmática. No angioedema hereditário, a regulação normal da atividade da calicreína plasmática e a clássica cascata do complemento não estão presentes e, nas crises, a desregulação da atividade da calicreína resulta em excesso de geração de bradicinina que pela sua ação vasodilatadora produz edema e dor próprios da enfermidade.

O ecallantide é um potente inibidor seletivo da calicreína plasmática à qual se liga, inibindo a conversão de cininogênio em bradicinina impedindo, portanto, a geração excessiva desse mediador.

Indicações: tratamento dos ataques agudos de angioedema hereditários em indivíduos com idades de 12 anos e idades maiores.

Efeitos colaterais: reações de hipersensibilidade inclusive anafilaxia (4%), cefaleia, náuseas, vômitos, diarreia, fadiga, infecções respiratórias, reações nos locais de injeção, febre, prurido e dores abdominais.

Doses: 30 mg (3 mL) divididos em 3 injeções SC de 1 mL (10 mg) de acordo com a resposta. Se a crise persistir, são administrados mais 30 mg em doses divididas de 1 mL (10 mg) em 24 horas.

INIBIDORES DA VIA DE SINALIZAÇÃO CELULAR *HEDGEHOG*

Vismodegibe
É o primeiro fármaco que atua na via *hedgehog* de sinalização celular, aprovado pelo FDA em janeiro de 2012.

Ações farmacológicas: atua como ciclopamina competitiva do receptor *smoothened* (SMO), que é parte da via de sinalização *hedgehog*. A inibição da SMO inativa os fatores de transcrição GLI1 e GLI2, impedindo a expressão dos genes mediadores de tumor.

Indicações: carcinoma basocelular metastático ou recorrente localmente após cirurgia e que não possa ser tratado por cirurgia ou radioterapia. Também está indicado na síndrome do nevo basocelular para carcinomas basocelulares que preencham esses critérios. Estão sendo realizados ensaios clínicos em câncer colorretal metastático, carcinoma pulmonar de pequenas células, câncer de estômago e pâncreas avançados e meduloblastoma e condrossarcoma.

Contraindicações: gravidez e lactação (não se determinou ainda se o medicamento passa ao leite materno). A medicação produz morte fetal e/ou graves defeitos fetais. As pacientes que usarão a medicação devem realizar teste para gravidez 7 dias antes do início da medicação. Os pacientes em uso da medicação não devem doar sangue por pelo menos 7 meses após a parada da medicação e existe possibilidade de a medicação, através do esperma de homens recebendo a medicação, atuar sobre a mulher. Os homens usando a medicação devem usar preservativo até 2 meses após a interrupção da medicação.

Efeitos colaterais: espasmos musculares, alopecia, disgeusia, perda de peso, fadiga, náuseas, vômitos, diarreia, anorexia, obstipação e artralgias.

Interações medicamentosas: o uso concomitante de claritromicina, eritromicina e azitromicina pode aumentar a toxicidade do vismodegibe.

Dose: 150 mg/dia VO.

INIBIDOR RECOMBINANTE DA C$_1$ ESTERASE

Alfaconestate
Inibidor recombinante da C$_1$ esterase humana obtido a partir de leite de coelho para uso IV em infusões de cerca de 5 minutos.

Indicação: ataques agudos de angioedema hereditário a partir dos 18 anos de idade.

Efeitos colaterais: cefaleia, náuseas, diarreia e reações anafiláticas.

Doses:

- Adultos com até 84 kg de peso: uma injeção IV de 50 UI/kg de peso.
- Adultos com mais de 84 kg/peso: 4.200 UI.

MINERAIS

Cálcio

É armazenado no retículo endoplasmático das células, atuando como importante mediador intracelular em inúmeros processos especialmente sob a forma de íon C^{2+}. Participa também no controle de cinases que atuam na fosforilação como a CPK. Atua ainda nos processos de transcrição, ativação de genes e apoptose. Sua deficiência promove a sua remoção dos ossos, causando osteopenia, osteoporose, cáries, depressão, hipertensão, insônia, irritabilidade e palpitações. O excesso de cálcio pode ocasionar calculose renal, redução de outros minerais como magnésio, anorexia, dificuldades de memorização, irritabilidade e fraqueza muscular.

Doses:

- Necessidades diárias:
  - 0-6 meses: 210 mg/dia.
  - 7-12 meses: 270 mg/dia.
  - 1-3 anos: 500 mg/dia.
  - 4-8 anos: 500 mg.
  - 9-13 anos: 1.300 mg/dia.
  - 14-18 anos: 1.300 mg/dia.
  - 19-50 anos: 1.000 mg/dia.
  - 51 anos em diante: 1.200 mg/dia.

Indicações em dermatologia: durante a corticoterapia na prevenção da osteoporose pode ser necessária a suplementação de cálcio além da suplementação de vitamina D. O cálcio associado à vitamina D preserva a massa óssea em doentes recebendo prednisona em doses superiores a 15 mg/dia por períodos longos. Os níveis de cálcio no plasma e na urina de 24 horas devem ser monitorados a cada 3 meses ou quando as doses de corticoides são modificadas. Além do cálcio e da vitamina D, outras substâncias são empregadas, como o alendronato, risedronato e o ácido zoledrônico.

Cobre

Participa da fixação do ferro na hemoglobina e, juntamente com o zinco, é cofator da superóxido dismutase da qual existem três formas, uma SOD1 existente no citoplasma, a SOD2 nas mitocôndrias e a SD03 no líquido extracelular. As superóxido dismutases protegem a célula das ações lesivas dos superóxidos. Ratos geneticamente modificados sem SOD2 morrem em poucos dias por estresse oxidativo e ratos sem SOD1 desenvolvem hepatocarcinoma, catarata e perda importante de massa muscular.

Ferro

Atua no transporte do oxigênio no sangue através da hemoglobina. Também catalisa reações de oxidação celular. Livre na célula, o ferro pode catalisar a conversão de peróxido de hidrogênio em radicais livres que podem lesar as estruturas celulares. Por essa razão, o ferro está ligado a proteínas, constituindo estrutura que impede os efeitos maléficos citados. O grupo proteico mais importante ligado ao ferro é o grupo heme que, através da hemoglobina, transporta o oxigênio dos pulmões aos tecidos e o dióxido de carbono dos tecidos aos pulmões. O ferro também está presente na mioglobina que armazena e difunde oxigênio as células musculares. Indivíduos normalmente nutridos têm cerca de 4 a 5 g de ferro no organismo, das quais 2,5 g são contidas na hemoglobina e o restante em complexos de ferritina presentes nas células, particularmente na medula óssea, fígado e baço. As reservas de ferro são essencialmente representadas pelo ferro hepático. Do total corpóreo de ferro, cerca de 400 mg são compostos por proteínas celulares que usam o ferro para depósito de oxigênio como a mioglobina ou produzindo reações celulares como os citocromos. Uma pequena quantidade circula no plasma (3-4 mg) ligada a transferrina. Íons solúveis de ferro são tóxicos sendo mantidos em quantidades muito baixas no organismo.

As deficiências de ferro podem ocorrer por múltiplas razões: demanda superior à oferta da dieta; perda de ferro (normalmente hemorragia); deficiências nutricionais por falta de ingestão ou consumo de alimentos que diminuem a absorção de ferro (cálcio, fitatos e taninos); alterações na absorção por lesões intestinais (cirurgia duodenal, Chron, doença celíaca) e inflamações em doenças crônicas que alteram a regulação da ferropoetina pela hepcidina e diminuem a liberação de ferro pelos enterócitos. Esses fenômenos levam à anemia das doenças crônicas.

Na detecção da deficiência de ferro são essenciais alguns exames. O hemograma revela diminuição do número e no tamanho (microcitose) das hemácias, diminuição da hemoglobina e do hematócrito, diminuição do volume corpuscular médio e da concentração celular de hemoglobina. Mesmo com esses exames mostrando-se normais, pode haver deficiência de ferro detectada por níveis de ferritina menores de 15 µg/mL (o nível ótimo é de 50 µg/mL). Níveis normais ou elevados de ferritina também não excluem deficiência de ferro, pois podem estar aumentados em inflamações crônicas, elevações da VHS ou da proteína C reativa e em renais crônicos. Outros exames são indicados e podem revelar ferro sérico baixo, capacidade aumentada de ligação do ferro, redução da saturação de transferrina (que pode estar elevada pelo uso de anticoncepcionais) e redução do receptor solúvel de transferrina. Após suplementação de ferro, os exames devem ser repetidos em 3 meses.

Excesso de ferro pode ocorrer por ingestão excessiva e produzir consequências graves para fígado, coração e outros órgãos. Pode também haver excesso de ferro em relação à ferritina disponível para ligar-se, e existem condições genéticas nas quais o sistema de armazenamento e regulagem do ferro estão alterados que são as hemocromatoses.

Indicações: anemia ferropriva que pode provocar várias manifestações dermatológicas: prurido, alterações ungueais, unha quebradiças e coiloniquia, queilite angular, língua lisa e com sensação de ardor, sequidão da boca e garganta, cabelos secos, quebradiços, foscos ou queda difusa de cabelos (deflúvio telogênico). Além disso, a pele apresenta-se pálida. A deficiência de ferro também predispõe a infecções como impetigo e candidoses. O ferro pode ser necessário para compensação de perdas em eritrodermias e também está indicado na síndrome de Plummer-Wilson.

Interações medicamentosas: o ferro interfere na absorção de algumas drogas como doxiciclina, fluorquinolonas, micofenolato de mofetila, penicilamina, hormônios tireoidianos. A absorção de ferro e diminuída por cálcio, taninos (chá, vinho tinto e fitatos encontrados nos cereais).

Doses: 50 a 60 mg de ferro elementar VO 2 ×/dia, por 3 meses. O uso de formas injetáveis somente é indicado em anemias ferropênicas graves após hemorragias, pós-cirurgias ou condições em que não há possibilidade do uso oral, como diarreias crônicas, doença inflamatória intestinal, anemias ferroprivas graves de prematuros e lactentes debilitados.

Zinco

Está presente em todos órgãos, tecidos e fluidos corpóreos, sendo a pele e seus anexos ricos em zinco, correspondendo a 20% do conteúdo total de zinco do organismo. O zinco liga-se a grande número de moléculas de ação biológica, conferindo estabilidade e participando da configuração e da atividade dessas moléculas. É agente catalisador de enzimas responsáveis pela síntese do RNA, síntese proteica, replicação do DNA e transcrição gênica. Na célula, é essencial para sua sobrevida e interfere no crescimento, metabolismo ósseo, funções neuropsíquicas e interfere na cura de feridas. Além disso, existem evidências de ação protetora do zinco em doenças cardiovasculares, no risco de câncer e proteção contra a radiação UV. A dose diária necessária é de 15 mg. Deficiência grave de zinco ocorre na acrodermatite enteropática e deficiências moderadas parecem provocar xerose cutânea e dificuldades na cicatrização de feridas. A ação antioxidante do zinco é importante, e seus níveis parecem influenciar condições inflamatórias cutâneas, reumatológicas, cirrose e doenças cardiovasculares.

Os mecanismos de ação antioxidante do zinco não são perfeitamente conhecidos admitindo-se 2 mecanismos principais. Um dos mecanismos seria a substituição de metais reativos como ferro e cobre em sítios celulares e extracelulares críticos. Outro mecanismo de ação do zinco seria a indução da síntese de metalotioneína, formando um complexo zinco tiolato que funcionaria como alvo das ações oxidativas e, desse modo, preservando a pele e seus componentes.

Indicações dermatológicas: acrodermatite enteropática, úlceras crônicas resistentes.

Efeitos colaterais: em doses terapêuticas, não há efeitos colaterais. Em doses excessivas, provoca náuseas, vômitos, diarreia, dores abdominais, tonturas, insuficiência renal aguda, incoordenação muscular. Toxicidade crônica compreende anemia, neutropenia e imunossupressão.

Doses:
- Zinco hepta-hidratado: 220 mg/dia VO.
- Zinco elementar (em crianças): 2 mg/kg/dia VO.

Soluções injetáveis são empregadas para integrar os preparados para nutrição parenteral.

Produtos farmacêuticos: não existem produtos farmacêuticos com zinco isoladamente, apenas associações de vitaminas com doses pequenas de zinco.

OSTEOPOROSE – MEDICAMENTOS

BIFOSFONATOS

Ácido zoledrônico

Indicado para prevenção de alterações ósseas (fraturas patológicas compressões espinais, radiação ou cirurgia de ossos ou hipercalcemia tumor-induzida) em doentes com neoplasias avançadas envolvendo ossos, tais como câncer de mama, câncer de próstata, mieloma múltiplo, câncer de pulmão, carcinoma renal, câncer de bexiga e hipercalcemia induzida por tumores.

Doses: em adultos e idosos deve ser aplicada uma injeção de 4 mg de ácido zoledrônico a cada 3 a 4 semanas.

Alendronato

O alendronato sódico é um aminobifosfonato. O principal efeito dos bifosfonatos é a inibição da reabsorção óssea por liberação do fator de estimulação dos osteoblastos. O uso deve ser cauteloso em distúrbios gastrentéricos. Sua segurança em grávidas e lactantes não está estabelecida.

Indicações: tratamento da osteoporose em mulheres menopausadas e, em dermatologia, na osteoporose induzida por corticoides.

Doses: 1 comprimido de 70 mg/semana, 30 minutos antes do primeiro alimento, com água filtrada.

Etidronato

Indicações: tratamento da doença de Paget óssea e de ossificação heterotópica na qual tecido ósseo e depositado nos músculos e partes moles. É usado *off-label* em hipercalcemia associada com neoplasias, prevenção da osteoporose por esteroides e na osteoporose pós-menopausa.

Ações farmacológicas: inibe, como os demais biofosfonados a reabsorção óssea pelos osteoclastos.

Efeitos colaterais: cefaleia, náusea, diarreia, erupções cutâneas raramente graves, perda de cabelos, níveis baixos de cálcio, magnésio e fosfato, câimbras de membros inferiores, dores ósseas e articulares. Pode causar ou exacerbar úlceras esofágicas, gástricas e ulcerações intestinais e, raramente, necrose de mandíbula associada a retardo na cicatrização e infecções após extrações dentárias. Também raramente pode causar convulsões.

A segurança na gravidez e lactação não foi estabelecida.

Interações medicamentosas: cálcio e antiácidos reduzem a absorção do etidronato.

Doses:
- Adultos:
  - Paget: 5 a10 mg/kg/dia por 6 meses ou 11 a 20 mg/kg/dia VO por 3 meses. A dose máxima é de 20 mg/kg/dia.
  - Para ossificação heterotópica após prótese de bacia: 20 mg/kg/dia VO 1 mês antes e 3 meses após a cirurgia.
  - Para a ossificação heterotópica após lesões medulares: 20 mg/kg/dia, VO por 2 semanas e depois 10 mg/kg/dia por 10 semanas. Tomar com o estômago vazio 2 horas antes ou após as refeições.

Ibandronato

É de uso oral e IV.

Indicações: tratamento e prevenção da osteoporose em mulheres após a menopausa. A duração do tratamento não está estabelecida e o tratamento deve ser periodicamente avaliado.

Ações farmacológicas: inibição da absorção óssea pelos osteoclastos.

Efeitos colaterais: cefaleia, dores nas costas, dores nas pernas ou braços, dores abdominais, náuseas, diarreia, hipertensão, baixos níveis de cálcio e vitamina D, esofagite, erosões esofágicas (pacientes com problemas esofágicos não devem receber ibandronato), osteonecrose da mandíbula, dores ósseas, articulares e musculares. Na gravidez pode haver riscos para o feto.

Interações medicamentosas: produtos com cálcio, alumínio, antiácidos, magnésio ou ferro diminuem a absorção do ibandronato. Ácido acetilsalicílico e AINE aumentam as possibilidades de irritação gástrica pela medicação.

Doses: 150 mg VO por mês 60 minutos antes das primeiras bebidas ou comidas do dia. Por via IV 3 mg administrados a cada 3 meses.

Risedronato

Ações farmacológicas: inibe a reabsorção óssea mediada pelos osteoclastos e modula o metabolismo ósseo.

Indicações: tratamento e prevenção da osteoporose pós-menopausa, e da osteoporose em homens. Também é indicado na prevenção e no tratamento da osteoporose induzida por corticoides quando utilizados cronicamente em doses iguais ou superiores a 7,5 mg diários de prednisona ou equivalente. Também é indicado na doença de Paget óssea.

Contraindicações: estreitamentos e acalasia do esôfago, esofagites, hipocalcemia, insuficiência renal, impossibilidade de permanecer em pé ou sentado por 30 minutos após a tomada da medicação. Não deve ser empregado na gestação por não existirem dados suficientes a respeito. Também não deve ser empregado simultaneamente à lactação.

Efeitos colaterais:
- Gerais: infecções, dores nas costas, dores abdominais, sintomas gripais, cefaleia, astenia, dores no peito, reações alérgicas e edema periférico.
- Cardiovasculares: hipertensão.
- Gastrintestinais: obstipação, diarreia, dispepsia, gastrite, náuseas.
- Musculesquelético: artralgia, artrite, fraturas ósseas traumáticas, mialgia, dores ósseas.
- Sistema nervoso: tonturas, depressão, insônia.
- Sistema respiratório: bronquite, sinusite, rinite, faringite, tosse.
- Dermatológicos: erupções várias.

Doses:
- Para prevenção e tratamento da osteoporose pós-menopausa: 5 mg/dia VO ou 35 mg VO 1 ×/semana ou 75 mg VO por 2 dias consecutivos 1 ×/mês ou 150 mg VO 1 ×/mês.
- Para aumento da massa óssea em homens: 35 mg VO 1 ×/semana.
- Para prevenção da osteoporose induzida por corticoides: 5 mg/dia VO. Se a ingesta de cálcio e vitamina D não for adequada, deve ser feita suplementação dessas substâncias.

OUTROS MEDICAMENTOS PARA OSTEOPOROSE

Calcitonina de salmão

É empregada por via nasal, SC, IM e IV.

Ações farmacológicas: interfere na ação do paratormônio na manutenção da massa esquelética. Reduz a remoção de cálcio do osso na osteoporose, doença de Paget e osteólise maligna. Inibe a ação osteoclástica e a osteólise e estimula a ação osteoblástica. Aumenta a excreção de cálcio, sódio e fósforo por redução da absorção tubular. Também possui ações analgésicas, especialmente na dor óssea, provavelmente por ação central, uma vez que existem sítios específicos de ligação da calcitonina no SNC. Reduz as secreções gástrica e pancreática.

Indicações: osteoporose pós-menopáusica, senil e induzida por corticoide ou imobilização. Outras indicações são doença de Paget óssea, hipercalcemia e crises hipercalcêmicas provocadas por osteólise tumoral (tumores de mama, pulmões, rins, mieloma e outros), por hiperparatireoidismo, intoxicação por vitamina D, distúrbios neurodistróficos por osteoporose pós-traumática, distrofia reflexa, síndrome ombro-braço, causalgia, ou por medicamentos.

Contraindicações: gravidez e amamentação, uso prolongado em crianças, hipersensibilidade. Deve haver precaução com o uso pela via nasal em doentes com rinite, pois poderá haver maior absorção do fármaco.

Efeitos colaterais: náuseas, vômitos, tontura, rubor facial com sensação de calor, poliúria, calafrios. Raramente ocorrem reações anafiláticas com taquicardia e hipotensão.

Interações medicamentosas: não são relatadas.

Doses:

- Osteoporose:
  - Formas injetáveis: 50 a 100 UI/dia ou a cada 2 dias, SC ou IM.
  - *Spray* nasal: 100 UI/dia ou 200 UI/dia ou a cada 2 dias em dose única ou doses divididas.
- Dor óssea associada à osteólise ou à osteopenia:
  - Formas injetáveis: 100 a 200 UI por infusão IV lenta em solução fisiológica, IM ou SC em doses divididas.
  - *Spray* nasal: 200 a 400 UI/dia até estabelecer-se efeito analgésico.

ESTROGÊNIOS

Ver página 1485.

Raloxifeno

Ações farmacológicas: nos ossos, tem efeitos semelhantes aos estrogênios e ao tamoxifeno, unindo-se a receptores estrogênicos, reduzindo a reabsorção óssea e incrementando a densidade óssea.

Indicações: tratamento e profilaxia da osteoporose em mulheres pós-menopausadas.

Contraindicações: gravidez. Não está indicado para mulheres na pré-menopausa, em pacientes com história de tromboembolismo. Sua segurança em homens não está estabelecida e não deve ser empregado em crianças.

Efeitos colaterais: câimbras nos membros inferiores, aumento de peso, edema periférico, sinusite, erupção maculopapular, mialgia, insônia alterações gastrintestinais. Parece aumentar o risco de tromboembolismo.

Interações medicamentosas: a ampicilina reduz as concentrações do raloxifeno. Não deve ser utilizado associadamente à colestiramina. Interfere com anticoagulantes.

Doses: 60 mg VO 1 ×/dia.

Teriparatida

Indicações: osteoporose com alto risco de fraturas (história de fratura osteoporótica, presença de fatores múltiplos de risco para fraturas ou falha em tratamentos prévios para osteoporose) em homens e mulheres pós-menopausa. Também está indicada para tratamento de osteoporose induzida por tratamento com corticoides em homens e mulheres com risco de fraturas.

Contraindicações: hipersensibilidade ao produto, pacientes com hipercalcemia, pacientes com malignidades esqueléticas ou metástases ósseas, com hiperparatireoidismo e doença de Paget óssea, pacientes com elevações inexplicadas da fosfatase alcalina, pacientes submetidos a radioterapia ou implantes envolvendo o esqueleto.

Efeitos colaterais: câimbras nas pernas, náusea, hiperuricemia nos doentes tratados por osteoporose de alto risco para fraturas. Nos doentes tratados por osteoporose induzida por corticoides, foram observadas náuseas, gastrite, dispepsia, nasofaringite, pneumonia, dispneia, insônia, ansiedade, herpes-zóster, erupções cutâneas, incontinência urinária e perda de peso.

Interações medicamentosas: não foram identificadas interações significativas com a teriparatida.

Doses: injeções SC na coxa ou abdome de 20 μg 1 ×/dia por período máximo de 2 anos.

VITAMINA D

Ver página 1511.

VITAMINA K

Ver página 1511.

QUELANTES

Desferroxamina

Agente quelante de ferro de uso SC, IM ou IV.

Mecanismo de ação: liga-se ao ferro formando complexo estável que impede outras reações químicas do metal. Quela rapidamente o ferro da ferritina e da hemossiderina, mas não o faz tão rapidamente em relação ao ferro da transferrina e não se combina com o ferro do citocromo e da hemoglobina.

Indicações: intoxicações agudas por ferro. Sobrecarga crônica de ferro após múltiplas transfusões.

Sobrecarga de alumínio em doentes com insuficiência renal terminal.

Indicação dermatológica: tratamento da porfiria cutânea tarda em doentes impossibilitados ou que não toleram flebotomia.

Contraindicações: insuficiência renal grave, ainda que seja utilizado na pseudoporfiria de doentres nesta condição.

Efeitos colaterais: alterações auditivas, tonturas, cefaleia, convulsões, artralgias, mialgias, erupções cutâneas e alterações visuais, neurite óptica, catarata, opacidades da córnea, alterações pigmentares da retina, alterações renais (inclusive insuficiência renal aguda), alterações respiratórias em crianças, alterações digestivas, náusea, vômitos e diarreia. Foram descritos casos de urticária e choque em doentes que receberam a medicação por via IV em infusão rápida. Também se descreveram casos de facilitação de infecções por *Yersinia enterocolitica* e *Yersinia pseudotuberculosis*.

Interações medicamentosas: vitamina C em doses altas (mais de 500 mg/dia), quando prescrita associadamente à desoxiferriamina, pode causar problemas cardíacos graves. Fenotiazínicos associados podem causar perda da consciência. Imagens com contraste com gálio podem apresentar-se distorcidas por eliminação rápida do contraste.

Doses: a via SC é a preferida através de infusões lentas. As doses médias são de 20 a 50 mg/kg, e não é aconselhável ultrapassar-se os 50 mg/kg. As infusões são feitas 5 a 7 dias na semana. A via IM é menos efetiva e somente empregada quando as infusões SCs não forem viáveis. A via IV é empregada apenas em intoxicações agudas por ferro.

Ouro

Os principais compostos de ouro são auranofina, aurotioglicose e tiomalato sódico aurífero.

Ações farmacológicas: mediante inibição do sistema sulfadril e outros sistemas enzimáticos, suprime a atividade fagocitária, a resposta imune e a biossíntese do colágeno. *In vitro* inibe a síntese da prostaglandina.

Indicações: artrite reumatoide, artrite reumatoide juvenil (auranofina), artrite psoriática e síndrome de Felty. Pela toxicidade os compostos de ouro, somente estão indicados quando não há resposta terapêutica com os demais tratamentos.

Em dermatologia, foi empregado como terapêutica coadjuvante nos pênfigos sob a forma injetável (após as doses-testes iniciais, 50 mg/semana). Há relato do uso de ouro em vasculite urticariforme, epidermólise bolhosa adquirida e lúpus eritematoso resistente a outros tratamentos.

Contraindicações: distúrbios hematológicos, presença de dermatite esfoliativa, fibrose pulmonar, enterocolite.

Efeitos colaterais: dermatites alérgicas, alopecia, hematúria, dor abdominal, diminuição da diurese, febre, disfagia, náusea, vômitos, pirose, convulsões, alucinações, edemas de face, mãos, pés, lábios e língua.

Interações medicamentosas: os riscos de toxicidade aumentam com o uso concomitante de drogas depressoras da medula óssea, de medicamentos hepatotóxicos e nefrotóxicos. Derivados da penicilamina, aminoglicosídeos, anfotericina B, fenilbutazona, fenitoína, sulfonamidas e AINE, aciclovir e álcool aumentam as possibilidades de alterações hematológicas e renais.

Doses:
- Auranofina:
  - Adultos: 6 mg VO 1 ×/dia ou 3 mg, VO 2 ×/dia. Se não houver resposta terapêutica em 6 meses, pode-se aumentar para 9 mg/dia divididos em 3 doses. Se após 3 meses não houver resposta, interromper (dose máxima de 9 mg/dia).
- Aurotioglicose:
  - Adultos: 10 mg IM na 1ª semana, 25 mg na 2ª e 3ª semanas e 25 a 50 mg/semana até a dose total de 800 mg a 1 g.
    - Manutenção: 25 a 50 mg IM a cada 2 semanas durante 2 a 20 semanas e 25 a 50 mg a cada 3 a 4 semanas.
  - Crianças: 6 a 12 anos: IM 2,5 mg na 1ª semana, 6,25 mg na 2ª e 3ª semanas e 12,5 mg a cada semana até a dose total de 200 a 250 mg; depois 6,25 a 12,5 mg a cada 3 a 4 semanas.
- Aurotiomalato de sódio:
  - Adultos: 10 mg IM na 1ª semana, 25 mg na 2ª semana e 25 a 50 mg 1 ×/semana até haver resposta ao fármaco ou até a dose total de 1 g.
    - Manutenção: IM 25 a 50 mg a cada 2 semanas por 2 a 20 semanas e, depois, 25 a 50 mg a cada 3 a 4 semanas.
- Crianças: 10 mg IM na 1ª semana, depois 1 mg/kg de peso (não exceder 50 mg por dose).

OXIBUTININA

É substância anticolinérgica que vem sendo introduzida no tratamento da hiper-hidrose primária.

Mecanismo de ação: antagoniza os subtipos dos receptores muscarínicos M1, M2 e M3 de acetilcolina.

Indicações: alterações urinárias decorrentes de alterações da bexiga, incontinência urinária, urgência miccional. Hiper-hidrose primária.

Contraindicações: retenção urinária, alterações importantes da motilidade gastrintestinal e glaucoma de ângulo estreito.

Efeitos colaterais: reações alérgicas, boca seca, agitação, confusão, alucinações, perda da memória, palpitações, dificuldade para urinar, cansaço, febre, problemas respiratórios, febre, eritema.

Doses: na primeira semana, 2,5 mg/dia à noite, depois 2,5 mg 2 ×/dia e, depois, 5 mg 2 ×/dia.

PENICILAMINA

A D-penicilamina é um fármaco com ação quelante sobre cobre, ferro, chumbo e outros metais pesados, com os quais forma complexos solúveis que são excretados pelos rins. Atua também inibindo a síntese do colágeno.

Indicações dermatológicas: esclerodermia, porfiria cutânea tarda.

Efeitos colaterais: erupções cutâneas variadas, prurido, pênfigos droga-induzidos, elastose perfurante serpiginosa, náuseas, vômitos, alterações do paladar e nefrotoxicidade, desencadeamento de lúpus e miopatias.

Doses médias: 300 a 800 mg/dia, sendo necessário o controle da função renal. Estudos comparando doses altas (1,0 g/dia) e doses baixas (125 mg em dias alternados) não mostraram diferença nos benefícios, mas os efeitos colaterais foram muito menores com doses baixas. O real papel da penicilamina no tratamento da esclerodermia não está ainda estabelecido.

PSORALÊNICOS

São substâncias capazes de produzir fotossensibilização por aplicação tópica ou uso sistêmico. Compreendem o 8-metoxipsoraleno (8MOP, metoxisaleno), o 4, 5, 8-trimetilpsoraleno (TMP) e o 5-metoxipsoraleno (5MOP). Sua utilização ampliou-se muito com a associação com UVA (PUVA), para tratamento de psoríase e vitiligo.

Ações farmacológicas: os psoralênicos, ao absorverem a radiação UVA, sofrem transformações químicas que resultam em produtos capazes de reagir com as bases pirimidínicas do DNA celular, provocando diminuição da síntese de DNA, redução das mitoses, da proliferação epidérmica e, provavelmente, produzem alterações imunológicas e aumento da melanogênese. O aumento da melanogênese se processa através de aumento do número de melanócitos e de melanossomos, além de ocorrer aumento da transferência desses aos queratinócitos. Admite-se que essas alterações, que determinam repigmentação no vitiligo, sejam decorrentes da inflamação induzida pela associação psoralênico-UVA (PUVA).

Indicações dermatológicas: as principais indicações são psoríase, particularmente formas mais graves, resistentes aos tratamentos tópicos e vitiligo. São outras indicações dermatológicas de PUVA: parapsoríases, micose fungoide, pitiríase liquenoide, dermatite atópica, líquen plano, prurido e prurigo dos hemodialisados e da Aids, alopecia areata, doença enxerto versus hospedeiro. O método PUVA pode ser também empregado na tentativa de dessensibilizar pacientes com erupção polimorfa à luz, reticuloide actínico e urticária solar.

Contraindicações: doenças fotossensibilizantes (porfirias, xeroderma pigmentoso, albinismo, lúpus eritematoso); terapêuticas ionizantes prévias; exposição prévia a outros fatores carcinogênicos, arsênico, mostarda nitrogenada, carcinoma espinocelular ou melanoma anteriores; hepatopatias; insuficiência cardíaca; ausência de cristalino; gravidez e lactação. O uso de PUVA em crianças com idade inferior a 12 anos é uma contraindicação relativa.

Efeitos colaterais: podem ser agudos e crônicos, sendo os últimos mais importantes. Os efeitos colaterais agudos compreendem eritemas, prurido, cefaleia e náuseas. Os efeitos colaterais tardios são de várias ordens, sendo o mais grave a possível indução de tumores cutâneos. Existem controvérsias a respeito dessa possibilidade, havendo trabalhos que mostram aumento da incidência de carcinomas baso e espinocelulares em indivíduos submetidos ao PUVA e trabalhos negando essa ocorrência. É evidente que os pacientes devem ser orientados e controlados em relação a essa possibilidade. São outros efeitos colaterais tardios: alterações oftálmicas representadas fundamentalmente por aparecimento de catarata, motivo pelo qual se recomenda o uso de óculos escuros com lentes plásticas durante as primeiras 24 horas da ingestão do psoraleno. Outra alteração tardia é o aparecimento de máculas hiperpigmentares que, histologicamente, revelam-se proliferações de melanócitos, às vezes com atipias. No entanto, não se demonstrou aumento da incidência de melanomas nos indivíduos tratados com PUVA, comparativamente à população geral. Existem, ainda, efeitos imunossupressores da puvaterapia, mas suas possíveis repercussões clínicas não parecem ser significativas. Outros possíveis efeitos adversos tardios são indução de dermatoses como lúpus eritematoso, penfigoide bolhoso, alterações poiquilodérmicas, onicólise, erupções acneiformes, poroqueratose actínica disseminada superficial, prurido.

Interações com outros fármacos: o uso concomitante de outras drogas fotossensibilizantes pode exacerbar os efeitos da puvaterapia.

Doses médias: as doses médias dos psoralênicos são aplicadas de acordo com o tipo de pele em relação à resposta à exposição solar. As doses médias empregadas de metoxisaleno são de 0,6 mg/kg de peso, administrados 2 horas antes da exposição ao UV. As doses de UVA são progressivas, sendo dosadas em joules aplicados por centímetro quadrado. As doses iniciais utilizadas, bem como os aumentos progressivos dessas doses, são função do tipo de pele do doente em relação ao comportamento frente à exposição solar.

Controles: ao início do tratamento, os doentes devem ser submetidos a exame oftalmológico, exames laboratoriais de função hepática, renal, hemograma, pesquisa de FAN. O exame oftalmológico deve ser realizado a cada 6 meses, no 1º ano, e as provas laboratoriais repetidas no 1º mês, aos 6 meses e após 1 ano de tratamento. Em tratamentos com duração superior a 1 ano, os controles devem ser feitos mais frequentemente.

PARAMINOBENZOATO DE POTÁSSIO (POTABA)

Fármaco de efeito antifibrótico, que reduz a produção de mucopolissacarídeos ácidos e de glicosaminoglicanos.

Indicações dermatológicas: esclerose sistêmica progressiva, esclerodermia em placas, esclerodermia linear, doença de Peyronie, doença de Dupuytren, dermatomiosite e líquen escleroso e atrófico.

Efeitos colaterais: anorexia, alterações gastrintestinais, erupções cutâneas.

Doses médias:
- Adultos: 12 g/dia divididos em 4 a 6 tomadas.
- Crianças: 220 mg/kg/dia.

RETINOIDES E BLOQUEADORES DO METABOLISMO DO ÁCIDO RETINOICO

RETINOIDES

Consistem no mais promissor grupo de fármacos de aplicabilidade terapêutica em dermatologia. Resultaram da busca de compostos com atividade semelhante à vitamina A (retinol) nos tecidos epiteliais, sem os inconvenientes tóxicos das grandes doses necessárias para atuação eficiente sobre determinadas doenças dermatológicas. Mais de 2.000 retinoides já foram sintetizados, sendo de aplicabilidade hoje, de uso por via sistêmica, o ácido 13-cis retinoico (isotretinoína) e o trimetilmetoxifenil análogo da etilamida do ácido retinoico (etretinato). Outro retinoide que também vem sendo empregado é a acitretina, derivado carboxílico do etretinato, que tem ações idênticas às do etretinato.

Ações farmacológicas: os retinoides atuam mediante sua ligação com receptores celulares específicos. Existem pelo menos 2 receptores celulares bem definidos, que foram inicialmente descobertos em animais e que existem no homem, predominantemente na epiderme em relação à derme: a proteína celular solúvel, ligante do ácido retinoico (CRBP), descrita no rato, e outra proteína ligante diversa, descrita em embriões de galinha (CRABP). Esses receptores localizam-se no citoplasma das células e, após sua ligação com esses receptores, os retinoides são introduzidos no núcleo celular, onde se ligam a receptores nucleares que, uma vez ativados pelos retinoides, ligam-se ao DNA, atuando sobre genes responsivos. Dessa forma, por meio da promoção ou supressão da expressão de determinadas proteínas, os retinoides podem modificar a produção de fatores de crescimento, oncogenes, queratinas ou transglutaminases, exercendo múltiplos efeitos no crescimento e na diferenciação celular.

Essas ações farmacológicas resultam nos seus múltiplos efeitos terapêuticos:

- Ações antiproliferativas: os retinoides inibem a ativação da ornitina decarboxilase, que é a enzima envolvida na produção das poliaminas, moléculas intimamente associadas à proliferação epidérmica. Os retinoides podem também inibir a expressão de oncogenes, diminuindo a possibilidade de malignização de lesões pré-malignas.

- Ações sobre a queratinização: os retinoides diminuem o conteúdo total de queratina dos queratinócitos e modificam o padrão de expressão dessas queratinas, podendo, inclusive, induzir o aparecimento de queratinas fetais (K19, K13) normalmente ausentes na epiderme humana de adultos.

- Ações sobre o aparelho pilossebáceo: os retinoides produzem acentuada redução no tamanho e na função das glândulas sebáceas e modificam a composição do *sebum*, diminuindo a produção de ésteres séricos e de esqualeno. Essa é a ação mais importante da isotretinoína na acne. Na acne, os retinoides atuam também mediante a normalização da queratinização do folículo pilossebáceo, impedindo a produção dos microcomedões e, com a diminuição da produção do *sebum*, há menor proliferação de *Propionibacterium acnes*, com menor conversão de triglicerídeos a ácidos graxos livres. Além disso, a inibição da quimiotaxia dos neutrófilos pelos retinoides também contribui para a diminuição dos fenômenos inflamatórios da acne.

- Ações imunológicas: admite-se que os retinoides possam estimular a imunidade tanto celular quanto humoral, mas efeitos inibitórios também foram registrados – diminuição da produção de imunoglobulinas pelas células B e diminuição dos efeitos de mitógenos na transformação blástica de linfócitos periféricos.

Indicações dermatológicas:

- Acne e erupções acneiformes (isotretinoína): rosácea, foliculite por gram-negativos, hidrosadenite.

- Distúrbios da queratinização: ictiose vulgar, ictiose lamelar, eritrodermia ictiosiforme congênita não bolhosa, hiperqueratose epidermolítica, ictiose ligada ao cromossomo X, queratodermias palmoplantares.

- Psoríase: pustulosa, eritrodérmica, artrite psoriática, psoríase vulgar grave, psoríase palmoplantar grave.

- Dermatoses pré-malignas e malignas: xeroderma pigmentoso, síndrome do nevo baso-celular, epidermodisplasia verruciforme, queratoses actínicas, leucoplasia, disqueratose de Bowen, queratoacantomas, carcinomas basocelulares múltiplos, carcinoma espino-celular, metástases cutâneas de melanomas, micose fungoide.

- Outras dermatoses inflamatórias: lúpus eritematoso discoide, líquen plano, líquen escleroso e atrófico, acantose nigricante, sarcoidose, escleromixedema, dermatose pustulosa subcórnea. Os retinoides têm sido empregados em todas essas enfermidades, sendo, porém, suas indicações maiores: a isotretinoína na acne e o etretinato e a acitretina na psoríase. Nos distúrbios da queratinização, a isotretinoína e o etretinato são igualmente efetivos, em geral. É o caso da doença de Darier, pitiríase rubra pilar, ictiose lamelar e eritrodermia ictiosiforme congênita não bolhosa. O etretinato é superior à isotretinoína na psoríase, queratodermias palmoplantares, ictiose vulgar, ictiose ligada ao sexo, hiperqueratose epidermolítica, eritroqueratodermia variabilis e líquen plano.

Contraindicações:

- Absolutas: gravidez ou possibilidade de gravidez. Com relação à isotretinoína, recomenda-se contracepção 1 mês antes do início da terapêutica, teste para gravidez negativo 2 semanas antes do início da substância, contracepção eficiente durante a terapêutica e até após 1 mês do término do tratamento. Com relação ao etretinato, pela sua armazenagem no tecido adiposo por longos períodos, após o término do tratamento, é necessário esperar 2 anos para uma gravidez.

- Relativas: hipertrigliceridemia e/ou hipercolesterolemia intensas, hepatopatias.

Efeitos colaterais:

- Teratogenicidade: malformações do sistema nervoso, hidrocefalia, anormalidades dos nervos cranianos; anormalidades craniofaciais; anormalidades cardíacas, defeitos septais, anomalias do arco aórtico; aplasia ou hipoplasia tímica. O derivado de uso mais recente é a acitretina, que praticamente substitui o etretinato pela vantagem de ter vida média muito menor. Apesar disso, todos os cuidados de contracepção são também necessários por pelo menos 2 anos após a interrupção do uso da acitretina, porque, em alguns casos, há formação de etretinato a partir da acitretina, especificamente quando ocorre ingestão de álcool concomitantemente ao uso da acitretina. Por essa razão, recomenda-se que se evite o uso de álcool não somente durante o tratamento com acitretina, mas também nos 2 meses seguintes à interrupção do uso do acitretina.

- Alterações tegumentares: queilite esfoliativa (90%), sequidão e fragilidade da pele (80%), particularmente com etretinato e nas regiões palmoplantares e extremidades dos dedos. Essas alterações são designadas dermatite retinoide e podem assemelhar-se a eczema asteatósico e pitiríase rósea. Nas mucosas, observa-se sequidão da boca (30%), da mucosa nasal, inclusive com sangramento (15%).
- Outros efeitos colaterais tegumentares: fotossensibilidade, principalmente com o etretinato, provavelmente devida ao afinamento da pele; aparecimento de tecido de granulação exuberante nas dobras ungueais, do tipo que se encontra nas unhas encravadas e em lesões de acne. Eflúvio telogênico ocorre variavelmente, é dose relacionado e reversível.
- Alterações oculares: conjuntivites, blefaroconjuntivites, erosões e opacidades corneanas delas decorrentes podem ocorrer por facilitação de estafilocóccias e por diminuição da produção de lágrimas e diminuição de seu conteúdo em lipídeos.
- Alterações ósseas: descalcificação, hiperostoses corticais, espessamento periostal, fechamento de epífises, osteófitos, calcificação de tendões e ligamentos vertebrais. As alterações ósseas são dose e tempo-dependentes.
- Alterações hepáticas: geralmente ocorrem alterações das enzimas hepáticas de pequena monta, particularmente com o etretinato, sendo maior o risco em indivíduos alcoolistas, diabéticos obesos e que se utilizaram previamente de metotrexato.
- Alterações do sistema nervoso: cefaleia, depressão, vertigens e, mais raramente, síndrome de pseudotumor cerebral, manifesta por cefaleia, náuseas, vômitos e alterações visuais com papiledema. Essa condição ocorre principalmente pelo uso associado de outras drogas, particularmente tetraciclinas.
- Alterações musculares: mialgias, particularmente com a isotretinoína (15%) e, em especial, nos indivíduos com atividade física intensa.
- Alterações metabólicas: a retinoidoterapia determina elevações de triglicerídeos e de colesterol, sendo de risco os doentes diabéticos, obesos e alcoolistas.
- São alterações mais raras: proteinúria e cilindrúria, anemia, leucopenia, plaquetose e plaquetopenia e reações de hipersensibilidade cutânea como eritema nodoso e eritema multiforme.

Interações com outras substâncias:
- Vitamina A: exacerba os efeitos tóxicos dos retinoides.
- Tetraciclinas: favorecem a ocorrência da síndrome do pseudotumor cerebral.

Doses médias:
- Isotretinoína: 0,5 mg, 1 mg a 2 mg/kg/dia.
- Etretinato: 1 mg/kg/dia.
- Acitretina: 1 mg/kg/dia.

Controles:
- Antes do início do tratamento: testes para gravidez nas mulheres, hemograma completo e plaquetas, provas de função hepática, lipidograma, ureia e creatinina, urina Tipo I.
  - Seguimento: mensalmente, nos primeiros 6 meses e, depois, a cada 3 meses: hemograma completo, provas de função hepática, lipidograma, ureia e creatinina, urina Tipo I.
- Em função de qualquer sintoma suspeito: RX dos ossos.

BLOQUEADORES DO METABOLISMO DO ÁCIDO RETINOICO

Liarozole

Ações farmacológicas: o liarozole bloqueia a atividade de um dos sistemas do complexo P450 que inativa os retinoides naturalmente produzidos. Por meio desse bloqueio, o liarozole produz aumento do nível dos retinoides que atuarão na diferenciação dos queratinócitos, reduzindo a formação de escamas. Os efeitos são os do ácido retinoico, porém os efeitos colaterais são menores. É indicado no tratamento das ictioses congênitas e também vem sendo experimentado em psoríase vulgar, psoríase pustulosa palmoplantar e câncer da próstata. Ainda que os ensaios clínicos já tenham sido realizados, a substância ainda não foi comercializada.

As doses empregadas na ictiose congênita foram de 75 a 150 mg VO e em psoríase somente houve resultados com a dose de 150 mg/dia (75 mg 2 ×/dia).

SISTEMA NERVOSO – PSICOFÁRMACOS

ANTIPSICÓTICOS

Haloperidol

É derivado da butirofenona da classe dos antipsicóticos atípicos.

Ações farmacológicas: bloqueia receptores para dopamina e serotonina tipo 2. Diminui a estimulação dos nervos que deixam de ser ativados pelos neurotransmissores liberados por outras estruturas nervosas.

Indicações: esquizofrenia, psicoses agudas (por drogas, febre alta e por causas metabólicas), tiques da síndrome de Tourette, fases maníacas agudas, agressividade com hiperatividade, comportamentos incontroláveis em crianças e adolescentes, agitação e confusão associada com esclerose cerebral, tratamento coadjuvante da retirada de álcool e opioides, tratamento de náuseas graves pós-operatórias ou por quimioterapia ou radioterapia. Também é empregado como coadjuvante no tratamento de dor crônica grave e de soluços incontroláveis.

Em dermatologia, pode ser indicado em delírio de parasitoses e há relatos de bons resultados da associação haloperidol com fluvoxamina em escoriações neuróticas.

Contraindicações: coma, AVE agudo, intoxicação grave por álcool e outros depressores do SNC, doença cardíaca, uso de drogas que aumentam o intervalo QT do ECG. Evitar seu uso na gravidez e lactação.

Efeitos colaterais: os mais sérios são vertigens, arritmias cardíacas, movimentos anormais dos olhos, língua, mandíbula ou pescoço, tremores, convulsões, sangramentos, rigidez muscular, febre alta, dor torácica, dispneia, alterações comportamentais abruptas, agitação, alucinações e icterícia. São efeitos colaterais menos graves que podem ocorrer: cefaleia, sonolência, vertigens, insônia, erupção cutânea e prurido, aumento das mamas, alterações sexuais, boca seca, alterações da visão.

Interações medicamentosas: potencializa os efeitos depressores sobre o SNC de álcool, anestésicos e opiáceos. O uso simultâneo de cetoconazol e paroxetina exige redução da dose do haloperidol. Substâncias como itraconazol, nefazodona, buspirona, venlafaxina, fluvoxamina, quinidina, fluoxetina, sertralina, clorpromazina e prometazina aumentam as concentrações do haloperidol. Rifampicina e carbamazepina reduzem as concentrações do haloperidol.

Doses: para esquizofrenia, de 0,5 a 5 mg 2 a 3 ×/dia com máximo de 30 mg/dia VO divididos em 2 a 3 doses.

Olanzapina

Antipsicótico atípico.

Ações farmacológicas: tem maior afinidade pelos receptores 5THT2 da serotonina e menor afinidade pelos receptores da dopamina, da histamina, pelos receptores α-adrenérgicos e pelos receptores muscarínicos. Os efeitos antagônicos sobre os receptores da serotonina são os prováveis responsáveis pela sua ação antipsicótica. Os efeitos sobre os receptores da dopamina relacionam-se com os efeitos extrapiramidais que podem ocorrer, e a sedação estaria relacionada com a ação sobre os receptores histamínicos.

Indicações: tratamento agudo e de manutenção da esquizofrenia com sintomas positivos (delírios, alucinações, alterações do pensamento, hostilidade e desconfiança) ou negativos (afeto diminuído, isolamento emocional e social, pobreza de linguagem). É empregada em monoterapia ou associada ao lítio e valproato no tratamento de episódios agudos ou mistos do transtorno bipolar. Também tem sido indicada *off-label* em transtorno da ansiedade generalizada, síndrome do pânico e transtorno por estresse pós-traumático e anorexia nervosa. Trabalhos sugerem benefícios da olanzapina nas alterações psíquicas produzidas por corticoides (doses entre 5-20 mg/dia).

Em dermatologia, é indicada em delírio de parasitoses onde pode ser efetiva em doses baixas (2,5-10 mg). Também pode ser empregada nas dermatites artefatas, escoriações neuróticas, acne escoriada, tricotilomania, fobias cutâneas, glossodinia, queilite esfoliativa (doses baixas 2,5-5 mg/dia) e dermatoses automutilantes.

Contraindicações: sensibilidade ao fármaco e glaucoma de ângulo estreito, idosos (ocorrência de AVE, quedas, pneumonias), em indivíduos abaixo dos 18 anos, gravidez e amamentação.

Efeitos colaterais: sonolência, ganho de peso, aumento da prolactina, tontura, fraqueza, inquietação motora (acatisia), aumento do apetite, edema periférico, hipotensão ortostática, rabdomiólise, tromboembolismo venoso, marcha anormal, quedas, boca seca, obstipação, alterações das enzimas hepáticas, hiperglicemia, hipertrigliceridemia, hipercolesterolemia, eosinofilia, taquicardia, bradicardia, erupções cutâneas, prurido, urticária, fotossensibilidade, priapismo pancreatite, hepatite, leucopenia, icterícia, alopecia, fadiga. Podem ainda ocorrer convulsões, síndrome neuroléptica maligna (hipertermia rigidez muscular, alterações do nível da consciência, pressão sanguínea instável, sudorese, taquicardia – pode ser fatal).

Interações medicamentosas: fumo e carbamazepina aumentam a eliminação da olanzapina. Carvão ativado diminui a biodisponibilidade da olanzapina. A fluoxetina e fluvoxamina aumentam os níveis de olanzapina. O álcool aumenta o potencial efeito sedativo da olanzapina.

Doses: em dermatologia, as doses empregadas são de 2,5 a 15 mg/dia. Nas indicações dermatológicas doses baixas (5 mg/dia) podem ser efetivas.

Pimozida

Substância antipsicótica convencional do grupo das difenilbutilpiperidinas.

Ações farmacológicas: a pimozida bloqueia vários receptores pós-sinápticos desde fortes até fracos e também inibe o transportador da dopamina, responsável pelos efeitos estimulantes da medicação.

Indicações: supressão dos tiques motores e vocais intensos dos doentes com doença de Tourette que não responderam ao tratamento habitual. Em dermatologia, é particularmente útil no delírio de parasitoses. Além disso, é útil no transtorno dismórfico corporal, tricotilomania, onicotilomania e onicofagia, nevralgia trigeminal, neuralgia pós-herpética e síndrome trigeminal distrófica.

Contraindicações: doentes que recebem citalopram e escitalopram devido a alterações eletrocardiográficas que podem ocorrer. Também é contraindicada em doentes com muita ansiedade e agitação, em pacientes deprimidos, na intoxicação por álcool, opiáceos, antidepressivos e benzodiazepínicos e em doença de Parkinson pré-existente. É contraindicada a medicação simultânea com nefazodona, claritromicma e cetoconazol. Em doentes abaixo dos 18 anos, as doses iniciais devem ser mínimas.

Efeitos colaterais: podem inclusive ser fatais. Sintomas extra-piramidias frequentes, acatisia, que pode levar a tentativas de suicídio, insônia, excitação, agitação irritabilidade, ansiedade, tensão, pesadelos, depressão (às vezes, grave o suficiente para induzir o suicídio). Provoca ainda efeitos colinérgicos, boca seca e obstipação. Raramente provoca convulsões. Pode provocar taquicardia ventricular, fibrilação ventricular e morte. Eventualmente produz nictalopia. Em terapia prolongada pode provocar discinesia tardia.

Interações medicamentosas: o uso de pimozida com fármacos que inibem a isoenzima do citocromo P450 3A4 (CYP3A4) é contra-indicado. A diminuição resultante no metabolismo da pimozida pode levar ao aumento das concentrações plasmáticas e, portanto, aumenta o risco de arritmias cardíacas. Os inibidores de CYP3A4 incluem os anti-microbianos macrolídeos como claritromicina, eritromicina e troleandomicina; os antifúngicos azóis, incluindo itraconazol e cetoconazol; os inibidores de HIV-protease; os inibidores não nucleosídeos da transcriptase reversa (NNRTIs); nefazodona e zileutona.

Doses:

- Adultos:
  - Pela sua longa vida-média, deve ser ministrada 1 ×/dia. Para situações psicóticas agudas indica-se 2 a 12 mg/dia, iniciando-se com doses baixas e aumentando-se progressivamente. Evitar doses acima de 20 mg pelos riscos.
  - Nas alterações psíquicas crônicas, para manutenção dos resultados obtidos na fase aguda a dose adequada é de 6 mg/dia.
  - Tiques: 1 a 16 mg/dia iniciando-se com doses baixas.
  - Depressão reativa: 1 a 2 mg/dia.
  - Delírio de parasitose: 1 a 4 mg/dia.
- Crianças:
  - Déficit de atenção por hiperatividade: iniciar com 0,05 mg/kg/dia e aumentando-se a cada 3 dias até 0,2 mg/kg/dia.

Quetiaepina

Também é antipsicótico atípico.

Ações farmacológicas: é antagonista dos receptores de dopamina D_1, D_2, D_3 e D_4 e dos receptores de serotonina, 5-HT1a, 5HT2a, 5HT2c, 5HT7. É ainda antagonista dos receptores adrenérgicos $\alpha 1$, $\alpha 2$ e dos receptores de histamina e acetilcolina (ACh).

Indicações: para uso isolado ou em combinações com outras medicações no tratamento da esquizofrenia e no transtorno bipolar.

Em dermatologia, é empregado em delírio de parasitose, transtorno dismórfico corporal, parecendo ser particularmente útil em situações associadas à demência. Há relatos de seu uso em hiper-hidrose axilar.

Contraindicações: não há dados quanto à gravidez, mas não é recomendável seu uso nessa condição, bem como na lactação. Não há dados suficientes para seu uso em pediatria.

Interações medicamentosas: fenitoína e tioridazina diminuem a absorção da quetiapina.

A quetiapina pode causar hipotensão, aumentando os efeitos de hipotensores. Pode aumentar os efeitos sedantes de substâncias como opioides, barbitúricos, sedativos como alprazolan e clonazepan e também do etanol. Pode causar hipotensão ortostática quando ministrado conjuntamente a prazosin e terazosin.

Fármacos metabolizadas pelo citocromo P-450 3A como cetoconazol, itraconazol, fluconazol, eritromicina, claritromicina, nefazodona, verapamil e diltiazen podem elevar os níveis de quetiapina.

Doses: em dermatologia, emprega-se a dose de 25 mg, 2 ×/dia.

Risperidona

Bloqueador da dopamina inibindo a funcionalidade dos receptores pós-sinápticos dopaminérgicos. Também é antagonista dos receptores da serotonina.

Indicações:

- VO: esquizofrenia, episódios maníacos moderados a graves associados o transtorno bipolar. Tratamento a curto prazo da agressividade em doentes com Alzheimer que não respondem a outras medicações. Tratamento a curto prazo da agressividade em crianças de 5 ou mais anos de idade e desempenho intelectual abaixo da média ou com retardo mental. Em dermatologia, é indicado no delírio de parasitoses.
- Via parenteral: tratamento de manutenção de pacientes esquizofrênicos já estabilizados com outros antipsicóticos orais.

Contraindicações: hipersensibilidade ao fármaco. Evitar seu uso na gravidez e lactação. Não empregar abaixo dos 18 anos.

Efeitos colaterais: aumento da prolactina, aumento de peso, taquicardia, parkinsonismo, cefaleia, acatasia, náuseas, tremor, distonia, sonolência, sedação, letargia, discinesia, visão borrada, dispneia, epistaxe, tosse, congestão nasal, dor faringolaríngea, dores abdominais, vômitos, obstipação, dispepsia, boca seca, mal-estar gástrico, enurese, erupções cutâneas, artragia, dores nas costas e extremidades, aumento ou diminuição do apetite, infecções, febre, fadiga, edema periférico, astenia, insônia, agitação, ansiedade, transtornos do sono, alterações das enzimas hepáticas, arritmias, anemia, vertigens, hipotensão e depressão.

Interações medicamentosas: álcool, opiáceos, anti-histamínicos e benzodiazepínicos aumentam os efeitos sedativos.

Diminuem as suas concentrações a carbamazina, fenitoína, rifampicina e fenobarbital.

Aumentam suas concentrações plasmáticas a fluoxetina, paroxetina, verapamil, fenotiazinas, antidepressivos tricíclicos e alguns β-bloqueadores. Antagoniza os efeitos da levodopa. Pode provocar hipotensão quando do uso simultâneo com anti-hipertensivos. Não deve ser utilizada concomitantemente à palperidona.

Doses: em dermatologia, utiliza-se a dose de 1 a 5 mg/dia.

INIBIDORES SELETIVOS DA CAPTAÇÃO DA SEROTONINA

Citalopram

Ações farmacológicas: impede a recaptura da serotonina pelas células nervosas após sua liberação. Resulta em mais serotonina livre no cérebro para maior estímulo das células nervosas, admitindo-se que esse processo controle os sintomas de depressão.

Indicações: tratamento de depressões maiores. Também é empregado para ansiedade, síndrome do pânico, psicose maníaco depressiva, transtorno dismórfico corporal e, ainda, em neuropatia diabética, ejaculação precoce e em casos refratários de enxaqueca. Em dermatologia, também tem sido indicado no delírio de parasitose, dermatites artefatas, escoriações neuróticas, vulvodinia, tricotilomania e onicofagia excessiva.

Contraindicações: doenças cadíacas podem contraindicar o citalopram em algumas condições; o uso no terceiro trimestre da gravidez é contraindicado, a lactação durante o uso do citalopram pode causar sonolência, diminuição da ingestão e perda de peso nos lactentes. Não há dados suficientes quanto à segurança do uso pediátrico da droga. Também contraindica o uso do citalopram a concomitância com IMAO e pimozida.

Efeitos colaterais: a descontinuidade do fármaco pode provocar sintomas (náuseas, tonturas, insônia, sonolência); portanto, deve sempre ser retirada progressivamente.

- Durante o uso: boca seca, aumento da sudorese, tremores, sialorreia, flatulência, náuseas, vômitos, diarreia, fadiga, artralgias, mialgias, sonolência, amnésia, dificuldade em concentrar-se, apatia, depressão, ideias suicidas, confusão mental, parestesias, enxaqueca, anorexia, agitação, retardo da ejaculação, impotência, alterações eletrocardiográficas, taquicardia, hipotensão postural, hiponatremia.
- Raros: hipotensão, bradicardia, edema de extremidades, angina e extrassístoles.

Para evitar esses sintomas, o fármaco deve ser retirado gradualmente.

Os antidepressivos aumentam o risco de suicídio, especialmente, em crianças e adolescentes com depressão e outras alterações psiquiátricas.

Interações medicamentosas: o uso de substâncias serotoninérgicas como triptano, lítio, tramadol, bem como IMAO pode despertar reações graves. O uso de outras substâncias de ação no SNC inclusive álcool também podem exacerbar os efeitos tóxicos do citalopram. A cimetidina aumenta os níveis de citalopram. O citalopram e a digoxina afetam-se mutuamente em relação aos níveis sanguíneos. A pimozida aumenta os efeitos eletrocardiográficos do citalopram. O citalopram diminui os níveis de cetoconazol e aumenta os níveis de metoprolol. O uso de substâncias anticoagulantes, ácido acetilsalicílico, varfarina e AINE aumenta o risco de sangramentos quando do uso do citalopram.

Doses: a dose inicial é de 20 mg 1 ×/dia pela manhã ou à noite com aumento progressivo em pelo menos 1 semana até o máximo de 40 mg/dia. Para doentes acima de 60 anos a dose máxima recomendada é de 20 mg/dia. Seu uso no 3º trimestre da gravidez pode ocasionar problemas para o neonato.

Escitalopram

É um antidepressivo do grupo dos inibidores seletivos da recaptação da serotonina.

Ações farmacológicas: aumenta os níveis intrassinápticos da serotonina por bloquear a recaptura desse neurotransmissor no neurônio pre-sináptico. Além disso, o escitalopram estimula sua própria ligação com o transportador.

Indicações: depressão grave, transtorno da ansiedade generalizada. É usado *off-label* nos transtornos obsessivos compulsivos e na síndrome do pânico.

Em dermatologia, tem sido empregado em tricotilomania, vulvódinia e em doentes com psoríase acompanhada de depressão.

Indicações *off-label*: alcoolismo, autismo, demência, neuropatia diabética, anorexia e bulimia, fibromialgia, enxaqueca, transtorno obsessivo-compulsivo (TOC), síndrome do pânico, distúrbios de personalidade, ejaculação precoce, distúrbio disfórico pré-menstrual, distúrbio de ansiedade social, síndrome de Tourette.

Contraindicações: gravidez, amamentação.

Efeitos colaterais: agitação, intranquilidade, visão borrada, diarreia, dificuldade de dormir, sonolência, boca seca, febre, aumento da frequência miccional, cefaleia, dispepsia, náusea, aumeento ou diminuição do apetite, alterações ejaculatórias e da libido, tremores, aumento de peso.

Quando da retirada da droga podem ocorrer, vertigens, fadiga, sonhos anormais, irritabilidade, mau humor.

Interações medicamentosas: não devem ser usadas concomitantemente ao escitalopram as seguintes drogas: pimozida, fármacos que podem causar sangramento como clopidogrel, ibuprofeno, varfarina, ácido acetilsalicílico (que, às vezes, pode ser mantida em determinadas condições como na prevenção de AVE). Não utilizar simultaneamente IMAO (isocarboxazida, linezolida, azul de metileno, moclobemida, fenelzina, procarbazina, rasagilina, selegilina, tranilcipromina). É necessário ajuste da dose com medicações que aumentam a serotonina como, dextrometorfano, lítio, sibutramina, tramadol, triptofano, fluoxetina, paroxetina, duloxetina, venlafaxina, eletriptana, sumatriptana. Os efeitos sedantes podem ser potencializados com álcool, anti-histamínicos inclusive cetirizina, hipnóticos, alprazolan, diazepam, zolpidem, relaxantes musculares e opiáceos.

Doses:
- Adolescentes:
  - Depressão grave: dose recomendada 10 mg/dia. Pode ser necessário aumento da dose para 20 mg após intervalo de 3 semanas.
- Adultos:
  - Dose recomendada: 10 mg/dia. Se a dose for aumentada para 20 mg, isso somente deve ser feito após, no mínimo, 1 semana.
  - Tratamento de manutenção: 10 mg/dia. Transtorno da ansiedade generalizada.
- Idosos:
  - Recomenda-se a dose de 10 mg/dia.

Fluoxetina

Ações farmacológicas: não bem conhecidas. Admite-se que suas ações estejam vinculadas a inibição seletiva da recaptação de serotonina.

Indicações: tratamento da fase aguda e de manutenção de depressões maiores, em adultos e crianças de 8 a 18 anos, TOC, bulimia nervosa, síndrome do pânico. Em associação com olanzapina está indicada em quadros de depressão resistentes.

Em dermatologia, está indicada na presença de quadros dermatológicos associados a depressão como pode ocorrer em dermatite atópica, psoríase, urticária crônica, alopecia areata, acne, ardores no couro cabeludo, glossodinia, vulvodinia, escoriações neuróticas, acne escoriado, tricotilomania, transtorno dismórfico corporal (20 a 80 mg/dia), delírio de parasitoses e dermatites artefatas.

Interações medicamentosas: reações graves, até fatais com o uso concomitante de IMAO. Também podem provocar reações graves as seguintes drogas usadas simultaneamente: fluoxetina, triptans, linezolida, lítio, tramadol e triptofano. O uso simultâneo a anticoagulantes, particularmente varfarina, favorece sangramentos. A fluoxetina interfere com outras drogas, aumenta as alterações eletrocardiográficas produzidas pela pimozida e pela tiorizadina. Se houver concomitância com antidepressivos tricíclicos e alprazolan, diminuir a dose dessas últimas medicações. A fluoxetina aumenta os níveis de olanzapina.

Doses:
- Depressão grave:
  - Adultos: doses matinais de 20 a 80 mg. A dose inicial deve ser de 20 mg/dia. Após algumas semanas, se necessário, aumentar a dose (em 1 ou 2 tomadas), podendo-se chegar a 80 mg/dia.
  - Crianças e adolescentes: dose inicial de 10 mg/dia aumentada, se necessário, após 1 semana a 20 mg/dia.
- Transtornos obsessivo-compulsivos:
  - Adultos: dose inicial de 20 mg pela manhã. Se necessário, após algumas semanas, aumentar a dose até 60 mg (dose máxima de 80 mg).
  - Crianças e adolescentes: doses entre 10 e 60 mg. Iniciar com 10 mg e, após 2 semanas, aumentar para 20 mg/dia e após várias semanas aumentar até, se necessário, a 60 mg/dia. Crianças de baixo peso iniciar com 10 mg/dia e chegar a dose entre 20 a 30 mg/dia se necessário.
- Bulimia nervosa:
  - Recomenda-se a dose de 60 mg/dia.
- Síndrome do pânico:
  - Doses entre 10 e 60 mg/dia, iniciando-se com 10 mg/dia aumentando-se após 1 semana para 20 mg/dia e, se necessário atingir 60 mg/dia.
- Dismorfofobia (50 mg/dia):
  - Utilizado por mulheres grávidas no último trimestre da gravidez poderão causar problemas para o neonato (respiratórios e alimentares).

Efeitos colaterais: astenia, náuseas, diarreia, anorexia, dispepsia, insônia, ansiedade, nervosismo, ideias suicidas, sonolência tremores, diminuição da libido, aumento da sudorese, disfunções orgasmicas, calafrios palpitações, alopecia, NET, eritema multiforme, eritrodermia, alterações do paladar, hiperprolactinemia, hipoglicemia e arritmias.

Paroxetina

Ações farmacológicas: é um dos mais potentes e seletivos inibidores da recaptura da serotonina.

Indicações: Depressão grave, transtornos obsessivos compulsivos, distúrbios por estresse pós-traumático transtorno de ansiedade generalizada, fobia social, síndrome do pânico com ou sem agorafobia.

Em dermatologia, é empregado no prurido psicogênico e em dermatites artefatas.

Contraindicações: uso concomitante de IMAO, gravidez e aleitamento.

Efeitos colaterais: náuseas, sonolência, aumento da sudorese, tremores, astenia, sequidão da boca, insônia, disfunções sexuais, vertigens, constipação, diarreia e inapetência. Mais raramente, alucinações, vômitos, alterações de enzimas hepáticas, erupções cutâneas, urticária e angioedema, hiponatremia, glaucoma e retenção urinária.

Interações medicamentosas: não utilizar álcool durante o tratamento. A paroxetina altera as concentrações de lítio. O uso concomitante com IMAO pode produzir reações graves até fatais. A fenitoína diminui as concentrações da paroxetina, mas com aumento das reações adversas. Altera as concentrações de varfarina. Produz aumento dos níveis de antidepressivos tricíclicos e dos fenotiazínicos.

Doses:

- Depressão: iniciar com 20 mg/dia depois, aumentar 10 mg/dia por semana até o máximo de 50 mg/dia.
- Transtorno obsessivo compulsivo: 40 mg/dia. Iniciar com 20 mg/dia aumentando 10 mg/dia por semana.
- Síndrome do pânico com ou sem agorafobia: 40 mg/dia. Iniciar com 10 mg/dia aumentando 10 mg/dia por semana (dose máxima de 50 mg/dia).
- Fobia social: 20 mg/dia, senão houver melhoras aumentar 10 mg/dia por semana até a dose máxima de 50 mg/dia.
- Transtorno de ansiedade generalizada: 20 mg/dia. Se não houver resposta, aumentar 10 mg/dia por semana até a dose máxima de 50 mg/dia.
- Transtorno por estresse pós-traumático: dose inicial de 20 mg/dia. Se necessário aumentar 10 mg/dia por semana até a dose máxima de 50 mg/dia.
- Prurido psicogênico: 20 a 40 mg/dia.
- Idosos: dose inicial de 20 mg/dia (dose máxima de 40 mg/dia).
- Doentes com insuficiência renal ou hepática: no máximo 20 mg/dia.
- A dose estabelecida deve compreender uma única tomada com o café da manhã.

Sertralina

Inibidor seletivo da recaptação de serotonina.

Indicações: depressão grave, TOC, síndrome do pânico, distúrbio por estresse pós-traumático, distúrbio disfórico pré-menstrual, distúrbios de ansiedade social.

Indicações *off-label*: alcoolismo, demência e obesidade.

Em dermatologia, há referências quanto ao uso em prurido urêmico, transtorno dismórfico corporal, dermatite artefata, escoriações neuróticas, acne escoriado, prurido, onicofagia, tricotilomania, alterações psíquicas induzidas por corticoides sistêmicos.

Contraindicações: último trimestre da gravidez, uso de IMAO, uso de pimozida, hipersensibilidade ao fármaco.

Efeitos colaterais:

- Alterações autonômicas: falha na ejaculação, boca seca, aumento da sudorese.
- Alterações do SNC e periférico: sonolência, vertigens, cefaleia, parestesias, tremores.
- Alterações da pele: exantemas.
- Alterações gastrentéricas: anorexia, constipação, diarreia, dispepsia, náuseas, vômitos.
- Alterações gerais: fadiga, diminuição da libido.
- Alterações psíquicas: agitação, ansiedade, insônia, nervosismo.
- Alterações visuais.

Interações medicamentosas: certas medicações como varfarina e digoxina podem ter seus níveis elevados. Cimetidina aumenta as concentrações séricas da sertralina. A sertralina diminui a depuração do diazepam. Quando administrado conjuntamente, o lítio deve ter suas concentrações monitorizadas. Não há avaliações definitivas do uso concomitante de outras substâncias de ação no SNC, exigindo-se cautela. O uso conjunto a drogas metabolizadas pelo citocromo P-450 2D6, como os antidepressivos tricíclicos, pode exigir a diminuição dessas drogas. Não é recomendado o uso com outras drogas inibidoras da recaptura da serotonina, bem como das triptanas.

Doses:

- Adultos:
  - Depressão e TOC: 50 mg/dia.
  - Síndrome do pânico, estresse pós-traumático, distúrbio de ansiedade social: iiniciar com 25 mg/dia e depois de uma semana aumentar para 50 mg/dia.
  - Em todas essas indicações, a dose máxima é de 200 mg/dia, e os aumentos da dose devem ser feitos com intervalos de pelo menos uma semana.
- Crianças:
  - TOC: iniciar com 25 mg/dia em crianças entre 6 e 12 anos e 50 mg/dia para crianças entre 13 e 17 anos.

ANTIDEPRESSIVOS TRICÍCLICOS

Amitriptilina

Ações farmacológicas: a amitriptilina é um antidepresivo tricíclico que também possui ações analgésicas. Inibe a captação da serotonina e noradrenalina pelos seus receptores no SNC, aumentando os níveis destas substâncias. As ações sobre a serotonina são superiores às ações sobre a noradrenalina e praticamente não afeta a dopamina.

Indicações: depressões, ansiedade, transtornos de atenção por hiperatividade, profilaxia da enxaqueca, distúrbios do apetite, transtorno bipolar, dores neurálgicas inclusive neuralgia pós-herpética, fibromialgia, glossodinia, vulvodinia, prurido vulvar idiopático, eventualmente, em dermatites artefatas, neuropatia diabética, síndrome do complexo regional de dor e enurese noturna.

Contraindicações: uso concomitante aos IMAO (somente pode ser utilizada após pelo menos 14 dias da interrupção destas drogas); uso simultâneo de cisaprida, pois podem ocorrer arritmias graves. Não deve ser empregada quando de fases agudas do infarto do miocárdio. Não deve ser empregada em grávidas e na lactação. Não se deve utilizar amitriptilina em crianças com menos de 12 anos para tratamento de depressão.

Efeitos colaterais:

- Cardiovasculares: hipotensão, sincope, hipertensão, taquicardia, infarto do miocárdio, AVE, alterações eletrocardiográficas.
- SNC e neuromuscular: confusão mental, distúrbios na concentração, ansiedade, inquietação, sonolência, in-

sônia, pesadelos, torpor, formigamento e parestesias das extremidades, neuropatia periférica, descoordenação motora, ataxia, tremores, coma, alterações eletroencefalográficas, sintomas extrapiramidais, disartria e zumbido.

- Anticolinérgicas: secura na boca, turvação da vista, midríase, distúrbios da acomodação visual, aumento da pressão intraocular, constipação, íleo paralítico, hiperpirexia, retenção urinária.
- Alérgicas: erupções cutâneas, prurido, urticária, fotossensibilização, edema da face e língua.
- Hematológicas: depressão da medula óssea, agranulocitose, leucopenia, eosinofilia, púrpura.
- Gastrintestinais: náuseas, desconforto abdominal, vômitos, anorexia alterações do paladar, diarreia, tumefações da parótida, hepatite (rara).
- Endócrinas: aumento ou diminuição da libido, impotência, hiper ou hipoglicemia, alterações da secreção do hormônio antidiurético, tumefação testicular e, em mulheres, ginecomastia, aumento das mamas e galactorreia;
- Outros: fadiga, fraqueza, cefaleia, alterações do peso, edema, alopecia.

A interrupção abrupta do medicamento pode provocar náuseas, cefaleia e mal-estar.

Interações medicamentosas: uso associado de outros antidepressivos não é benéfico e aumenta os efeitos colaterais. A amitriptilina diminui as ações da guanetidina. Anticolinérgicos inclusive anestésicos locais com epinefrina podem gerar até íleo paralítico. Álcool, barbitúricos e drogas depressoras do SNC têm seus efeitos acentuados quando do uso simultâneo à amitriptilina. A administração concomitante de dissulfiram pode provocar delírios. O uso concomitante de tramadol pode provocar tonturas. O uso de substâncias metabolizadas pelo citocromo P-450 (quinidina, cimetidina, fenotiazinas, antiarrítmicos como propafenona e flacainida) podem requerer diminuição das doses de amitriptilina.

Doses:
- Adultos:
  - Dose inicial: 10 a 25 mg/dia VO, aumentando-se 10 a 25 mg, a cada 3 dias até 75 mg/dia.
  - Prurido acompanhado de ansiedade e depressão: 25 a 75 mg/dia.

Clomipramina

Ações farmacológicas: a clomopramina bloqueia várias moléculas transportadoras de serotonina, de norepinefrina, de dopamina e de glicina. É também antagonista de vários receptores 5H. Admite-se que atue sobre receptores de canais de cálcio, potássio e sódio, de receptores adrenérgicos, sobre receptores histamínicos e de receptores muscarínicos de acetilcolina (mACh)

Indicações: TOC, depressão grave, síndrome do pânico com ou sem agorafobia, narcolepsia, ejaculação precoce, distúrbios de despersonalização, dor crônica com ou sem doença orgânica associada, particularmente cefaleia, enurese em crianças e adolescentes, cataplexia, tricotilomania (se a educação e a terapia comportamental forem mal-sucedidas, nesse caso pode ser usada combinadamente a inibidores da recaptura da serotonina), onicotilomania e onicofagia, dismorfofobia, escoriações neuróticas e dermatites artefatas.

Contraindicações: terapia concomitante com IMAO, intoxicação aguda com depressores do SNC (álcool, narcóticos), coma, *delirium tremens* e estados de confusão mental, agitação e ansiedade intensas, alergia a droga, hipertrofia prostática, glaucoma de ângulo fechado, doença hepática ou renal grave, hipotensão, choque, alterações cardíacas graves, depressão de medula óssea pré-existente, hipertireoidismo (aumenta os efeitos colaterais da droga). Não é indicada em pacientes abaixo dos 18 anos.

Efeitos colaterais:
- SNC: fadiga, sonolência, delírios, ideias suicidas, cefaleia, confusão mental, insônia, agitação, pesadelos, aumento de ansiedade, convulsões, hipomania, indução de esquizofrenia, efeitos extrapiramidais.
- Efeitos anticolinérgicos: boca seca com consequente aumento de cáries, constipação, raramente íleo paralítico, dificuldades urinárias, aumento da sudorese e desencadeamento de glaucoma.
- Efeitos adrenérgicos: hipotensão postural, colapso, arritmias e piora de insuficiência cardíaca pré-existente.
- Reações alérgicas cutâneas, fotossensibilidade, alterações hepáticas por colestase e hepatite, leucopenia, dispneia, erupções cutâneas, dores no peito.
- Outros efeitos colaterais: pirose, perda de peso, náusea, bruxismo, impotência e dificuldades ejaculatórias.

Pode causar dependência e sua retirada pode provocar agitação, fadiga, náuseas, cefaleia, insônia, mania e rebote da depressão e ansiedade. Por essa razão, deve ser sempre retirada gradualmente.

Interações medicamentosas: o uso concomitante com IMAO (furazolidona, linezolida, fenelzina, selegilina, tranilcipromina) pode ocasionar reações graves e até fatais como coma, excitação, crise hipertensiva e convulsões. Estimulantes do SNC potenciam excitação, agitação e ansiedade. Antidepressivos inibidores da recaptação da serotonina (fluoxetina) associados provocam aumento dos efeitos colaterais da clomipramina.

Drogas com ação depressora sobre o SNC (tranquilizantes, álcool e narcóticos) usadas concomitantemente potencializam os efeitos depressores centrais como tonturas e vertigens.

O uso simultâneo de substâncias anti-hipertensivas pode causar hipotensão, colapso e taquicardia.

Doses:
- Depressão: iniciar com 10 mg/dia que podem ser aumentados para 30 a 50 mg/dia (dose máxima de 250 mg).

- Fobias e estados obsessivos: iniciar com 25 mg/dia para adultos e 10 mg/dia para idosos, aumentando-se gradativamente em duas semanas para 100 a 150 mg/dia.
- Dismorfobia: 175 mg/dia.

Doxepina

Ações farmacológicas: não são bem conhecidas. Admite-se que seus efeitos decorrem, pelo menos em parte, de influências nas atividades adrenérgicas nas sinapses. A desativação da norepinefrina por recaptura nas terminações nervosas é impedida. Tem propriedades antimuscarínicas e marcada ação sedativa, além de ação inibidora da recaptação da serotonina. Não foi demonstrada dependência com a doxepina. A doxepina tem alta atividade de competição com os receptores histamínicos H1.

Indicações: depressão e ansiedade em doentes psiconeuróticos, depressão e ansiedade associada ao alcoolismo (não deve ser utilizada quando o paciente está usando álcool), depressão e ansiedade associada à doença orgânica e alterações psicóticas depressivas associadas com ansiedade, inclusive depressão involutiva e alterações maníaco-depressivas.

Em dermatologia, está indicada em várias condições: delírio de parasitoses, dermatites artefatas, escoriações neuróticas, líquen simples crônico, prurido psicogênico, vulvodinia, prurido vulvar idiopático, urticária crônica idiopática e urticária ao frio, prurido da dermatite atópica e, como outros antidepressivos, pode ser empregado em condições como psoríase, alopecia areata, acne, escoriações neuróticas, sensação de queimação no couro cabeludo e glossodinia, especialmente quando tais condições se associem a fenômenos depressivos.

Contraindicações: uso abaixo dos 12 anos, glaucoma, tendência à retenção urinária, gravidez e lactação.

Efeitos colaterais:
- Anticolinérgicos: boca seca, alterações da visão, obstipação, retenção urinária.
- Efeitos no SNC: sonolência que tende a diminuir ao longo do tratamento, confusão mental, desorientação, alucinações, torpor, parestesias, ataxia, manifestações extrapiramidais, convulsões, discinesia tardia e tremores.
- Cardiovasculares: hipotensão, hipertensão, taquicardia.
- Alérgicos: exantemas, edema, fotossensibilização e prurido.
- Hematológicos: eosinofilia, depressão da medula óssea, agranulocitose, leucopenia, trombocitopenia e púrpura.
- Gastrintestinais: náusea, vômitos, indigestão, distúrbios do paladar, diarreia, anorexia e aftas.
- Endócrinos: alterações para mais ou para menos da libido, edema testicular, ginecomastia, nas mulheres pode haver aumento das mamas e galactorreia. Pode provocar hiperglicemia e alterações da secreção do hormônio antidiurético.
- Outros: vertigens, zumbido, aumento de peso, sudorese aumentada, calafrios, fadiga, fraqueza, *flushing*, icterícia, alopecia, cefaleia, exacerbação de asma.
- A segurança do fármaco não está estabelecida na gravidez.

Interações medicamentosas: o uso concomitante de IMAO pode levar a reações graves e até fatais. A cimetidina aumenta os níveis dos antidepressivos tricíclicos aumentando os efeitos anticolinérgicos. O álcool potencializa os efeitos sedantes da substância. O uso simultâneo de tolazamida, substância antidiabética, pode causar hipoglicemia grave. Pela sonolência, evitar determinadas atividades que requeiram maior atenção. Como os antidepressivos podem aumentar riscos de suicídio em crianças, adolescentes e jovens, pode haver exacerbação de sintomas psicóticos, sendo necessário diminuição das doses ou acréscimo de outras medicações.

Doses: para tratamento de ansiedade e depressão, a dose inicial adequada para a maioria dos pacientes é de 75 mg/dia que pode ser diminuída ou aumentada a intervalos e de acordo com a resposta individual do doente. A dose ótima usual é de 75 a 150 mg/dia. Alguns doentes exigem doses de 300 mg/dia.

Para doentes com sintomas leves ou sintomas emocionais acompanhando doença orgânica, doses baixas são geralmente suficientes, entre 25 a 50 mg/dia. A dose total deve ser ministrada em doses divididas ou em dose única, esta nunca devendo exceder 150 mg. O efeito ansiolítico surge antes dos efeitos antidepressivos.

Em dermatologia, as doses utilizadas são, em geral, baixas. No líquen simples crônico, a dose recomendada é de 10 a 25 mg ao deitar. Na urticária crônica idiopática e urticária ao frio, a dose usual é de 10 mg 3 ×/dia. No prurido psicogênico, a dose necessária pode chegar até 150 mg/dia.

Produtos farmacêuticos: não é comercializada no Brasil, mas pode ser manipulada.

ANTICONVULSIVANTES

Carbamazepina

É um anticonvulsivante e estabilizador do humor.

Ações farmacológicas: estabiliza o estado inativado dos canais de sódio voltagem dependentes mantendo menor número desses canais passíveis de abertura, o que torna as células menos excitáveis. Também potencializa receptores GABA.

Indicações: as indicações principais são como anticonvulsivante e no tratamento da dor neuropática. É de 2ª linha no transtorno bipolar e na esquizofrenia. É ainda indicada na neuralgia do trigêmeo, nos déficits de atenção por hiperatividade, na síndrome do membro fantasma, na síndrome do complexo regional de dor (que tem como causas dermatológicas: acrodermatite contínua de Hallopeau, úlcera varicosa crônica, contratura de Dupuytren, hemangioendotelioma epitelioide, herpes-zóster, parvovirose humana B 19, cirurgia dermatológica, osteogênese imperfeita, artrite psoriática, LE sistêmico, vasculite), no distúrbio doloroso paroxístico das extremidades, na neuromiotomia, na personalidade *borderline* e nos distúrbios por estresse pós-traumático.

Contraindicações: não deve ser empregada na gravidez (risco de malformações). Não deve ser empregada quando de história prévia de depressão medular, hipersensibilidade ao fármaco; hipersensibilidade a antidepressivos tricíclicos (amitriptilina, desipramina, imipramina, protriptilina, nortriptilina). Não deve ser usada concomitantemente a IMAO e nefazodona.

Efeitos colaterais:

- Mais frequentes: tonturas, sonolência, náusea e vômitos. As reações mais graves são as hematológicas, cutâneas, hepáticas e cardiovasculares.
- Hematológicas: anemia aplástica, agranulocitose, pancitopenia, depressão da medula óssea, trombocitopenia, leucopenia, leucocitose, eosinofilia, anemia, porfiria intermitente aguda, porfiria variegata e porfiria cutânea tarda.
- Cutâneas: NET, Stevens-Johnson, DRESS, exantemas, prurido, urticária, fotossensibilidade, alterações pigmentares, eritrodermia, eritema nodoso, eritema polimorfo, púrpura, agravamento de LE, alopecia, hirsutismo.
- Cardiovasculares: insuficiência cardíaca congestiva, edema, agravamento de hipertensão, síncope, agravamento de doença coronariana, arritmias, bloqueio atrioventricular (BAV), tromboflebites, tromboembolismo, linfadenopatias.
- Hepáticas: anormalidades laboratoriais, icterícia colestática e hepatocelular, raros casos de insuficiência hepática.
- Outras: pancreatite, febre, dispneia, pneumonia, oligúria, insuficiência renal, impotência, anormalidades na espermatogênese, cefaleia, fadiga, alterações da visão, alucinações visuais, diplopia transitória, nistagmo, alterações da fala, movimentos involuntários, neurite periférica e parestesias, depressão, náuseas, vômitos, diarreia, obstipação, anorexia, sequidão da boca, glossite, estomatite, conjuntivites, aumento da pressão ocular, reações pseudolinfomatosas, aumento do risco de ideias suicidas.

Interações medicamentosas: os níveis da carbamazepina podem ser aumentados pelo uso concomitante das seguintes substâncias: cimetidina, danazol, diltiazen, eritromicina, troleandomicina, claritromicina, fluoxetina, fluoxamina, nefazodona, trazodona, loxapina, olanzapina, quetiapina, loratadina, terfenadina, omeprazol, oxibutinina, dantroleno, isoniazida, niacinamida, ibuprofeno, propoxifeno, cetoconazol, fluconazol, itraconazol, voriconazol, acetazolamida, verapamil, ticlopidina, suco de *grape fruit*, inibidores de proteases, ácido valproico.

As seguintes substâncias diminuem os níveis de carbamazepina: cisplatina, doxorubicina, felbamato, fosfenitoína, rifampicina, fenobarbital, fenitoína, pirimidona, messuximida, teofilina, aminofilina.

A carbamazepina aumenta os níveis de clomipramina, fenitoína, pirimidona.

A carbamazepina reduz os níveis de paracetamol, alprazolam, bupropiona, bloqueadores dos canais de cálcio, citalopram, ciclosporina, corticoides, clonazepam, clozapina, dicumarol, doxiciclina, etossuximida, everolimo, haloperidol, imatinibe, itraconazol, lamotrigina, levotiroxina, metadona, midazolan, olanzapina, contraceptivos hormonais, oxcarbazepina, fensuximida, fenitoína, praziquantel, inibidores de proteases, risperidona, teofilina, tiagabina, topiramato, tramadol, trazodona, antidepressivos, tricíclicos, valproato, varfarina, ziprasidona, zonisamida.

A administração concomitante de lítio aumenta os efeitos neurotóxicos.

O uso simultâneo à isoniazida aumenta a hepatotoxicidade desta última droga. A administração de carbamazepina com alguns diuréticos (hidroclorotiazida, furosemida) pode levar à hiponatremia.

Doses:

- Como anticonvulsivante:
  - Adultos e crianças acima dos 12 anos: 200 mg 2 ×/dia (comprimido) ou 400 mg/dia (1 colher de chá 2 ×/dia) da suspensão. Aumentar a intervalos semanais 200 mg/dia em 2 tomadas até resposta ótima. Não exceder 1.000 mg/dia em crianças entre 12 e 15 anos e não exceder de 1.500 mg/dia para idades acima dos 15 anos. Como manutenção ajustar o mínimo de 800 a 1.200 mg/dia.
    - Manutenção: ajustar a dose em 400 a 800 mg/dia.
  - Crianças de 2 a 6 anos: dose inicial de 100 mg 2 ×/dia em comprimidos ou ½ colher de chá 4 ×/dia em suspensão. Aumentar semanalmente 100 mg/dia em comprimidos sempre em 2 tomadas/dia. A dose total não deve exceder 1.000 mg/dia.
    - Manutenção: ajustar a dose em 400 a 800 mg/dia.
  - Crianças menores de 6 anos: dose inicial de 10 a 20 mg/kg/dia em 2 a 3 tomadas como comprimidos ou 4 ×/dia quando do uso de suspensão.
    - Manutenção: no máximo 35 mg/kg/dia.
- Na neuralgia do trigêmeo:
  - Inicial: no primeiro dia 100 mg 2 ×/dia ou ½ colher de chá 4 ×/dia no total de 200 mg/dia. A dose diária deve ser aumentada de 100 mg/dia, a cada 12 horas para comprimidos ou de 50 mg 4 ×/dia para suspensão até cessar a dor (não ultrapassar 1.200 mg/dia).
  - Manutenção: 400 a 800 mg/dia. Alguns doentes podem ser mantidos com 200 mg/dia e alguns doentes requerem 1.200 mg/dia como manutenção. Tentar reduzir as doses de manutenção, no mínimo a cada 3 meses.

Fenitoína (difenil-hidantoína)

Ações farmacológicas: a fenitoína inibe a disseminação da atividade epiléptica no córtex motor, possivelmente por promover efluxo de sódio dos neurônios, estabilizando o limiar frente a hiperexcitabilidade por estimulação excessiva ou alterações ambientais capazes de alterar o gradiente de sódio da membrana. Reduz ainda a atividade máxima dos núcleos do tronco cerebral responsáveis pelo componente tônico das convulsões tonicoclônicas (grande mal).

O possível mecanismo de ação na epidermólise bolhosa seria inibição da colagenase cujos níveis estão aumentados na doença. Por meio dessa ação, a fenitoína estabilizaria o colágeno. Além disso, a fenitoína modula o metabolismo e a proliferação celular de fibroblastos humanos em cultura.

Nas úlceras, a fenitoína, mediante uso tópico, promove a cicatrização por meio de vários mecanismos, estimulação da proliferação de fibroblastos, facilitação da deposição do colágeno, antagonismo glicocorticoide e ação antibacteriana.

Indicações: tratamento da epilepsia, grande mal e crises parciais simples ou complexas. Profilaxia e tratamento das crises convulsivas em neurocirurgia – também atua em alguns casos de nevralgia do trigêmeo e é usada em arritmias cardíacas, intoxicações digitálicas, pós-infarto do miocárdio e em dores neuropáticas. Em dermatologia, é usada na epidermólise bolhosa. Existem relatos de efetividade em epidermólise bolhosa distrófica recessiva, inclusive com benefícios para as lesões esofágicas. Alguns trabalhos não conseguiram evidenciar utilidade da fenitoína em epidermólise bolhosa distrófica. Outros trabalhos concluíram por efetividade da fenitoína em epidermólise bolhosa atrófica benigna e ineficácia na doença de Herlitz. A fenitoína também foi empregada em úlceras (de pressão, venosas, traumáticas e queimaduras), esclerodermia linear e em golpe de sabre, e LE discoide. Também foi empregada em acantose nigricante e líquen plano. Há relatos de seu uso tópico em pioderma gangrenoso. Para essas últimas indicações, foi sempre utilizada muito restritamente pela existência de medicações muito mais efetivas.

Contraindicações: hipersensibilidade à medicação. Não é indicada no tratamento das ausências (pequeno mal), convulsões por hipoglicemia ou convulsões por outras causas metabólicas.

Efeitos colaterais:

- Mais frequentes: alterações comportamentais, lentidão ou instabilidade no andar, confusão mental, movimentos oculares contínuos e incontrolados, alterações no estado de ânimo, fraqueza muscular, alterações da fala, aumento das crises convulsivas, tremores das mãos, excitação, nervosismo, irritabilidade, sangramento, dor e hiperplasia gengival, linfonodomegalia, febre, dor muscular, erupções cutâneas, DRESS, Stevens Johnson e NET, desencadeamento de LE e outras erupções.
- Raros: fraturas ósseas, malformações ósseas, crescimento retardado, escurecimento da urina, anorexia, dor gástrica, icterícia por colestase ou hepatite, agitação, movimentos espasmódicos incontrolados das mãos, braço e pernas, dor de garganta e febre por agranulocitose.

Interações medicamentosas: a hidantoína pode aumentar a toxicidade do paracetamol. A fenitoína diminui os efeitos farmacológicos das seguintes substâncias: corticoides, ACTH, anticoncepcionais com estrogênios, ciclosporina, dacarbazina, digitálicos, disopiramida, doxiciclina, estrogênios, levodopa, mexiletina, quinidina.

A fenitoína pode aumentar os níveis de alguns medicamentos como amiodarona, anticoagulantes, cloranfenicol, cimetidina, dissulfiram, vacina antigripal, isoniazida, metilfenidato, fenilbutazona, sulfas.

Antidepressivos tricíclicos, haloperidol, loxapina, maprotilina, molindona, IMAO, fenotiazínicos, pimozida e tioxantenos podem diminuir o limiar da crise convulsiva e o efeito anticonvulsivante da fenitoína e potencializar o efeito depressivo sobre o SNC.

Barbitúricos e pirimidona produzem efeitos variáveis sobre a fenitoína. O uso simultâneo com compostos de cálcio diminui a disponibilidade do cálcio e da fenitoína. O uso de fenitoína antes de anestesia pode aumentar os efeitos hepatotóxicos e nefrotóxicos do enflurano, halotano ou metoxiflurano. O uso simultâneo de miconazol e cetoconazol interfere no metabolismo dessas drogas e da fenitoína. Também interferem e são interferidos pela fenitoína a metadona, nifedipina, rifampicina, sulfimpirazona, trazodona e xantinas.

Doses: as doses devem ser individualizadas. A dose inicial é de 100 mg 3 ×/dia ajustada individualmente. A dose de manutenção para a maioria dos adultos é de 100 mg 3 ×/dia, podendo ser aumentada para 200mg 3 ×/dia.

Em epidermólise bolhosa, existem relatos do uso inicial de 2 mg/kg que pode ser aumentada até 5 mg/kg com nível sérico de 12 a 15 ug/mL. Foi também usada topicamente em creme nas concentrações de 2 a 5 % 2 ×/dia.

Gabapentina

Indicações: neuralgia pós-herpética, dor neuropática, síndrome do complexo regional de dor, prurido braquiorradial e tratamento adjuvante da epilepsia quando de convulsões parciais com generalização secundária, em doentes com idade acima dos 12 anos. Também está indicado no tratamento de convulsões parciais em doentes entre os 3 e 12 anos de idade.

Efeitos colaterais: alterações do humor, ansiedade, depressão, agitação, hiperatividade, pensamentos suicidas, agravamento de convulsões, febre, sintomas gripais, erupções cutâneas, tremores, dores, fraqueza muscular, dor epigástrica, dores no peito, arritmias, dificuldade respiratória, confusão mental, náuseas e vômitos, inchaço, ganho de peso, diminuição da diurese, tosse, febre. Em crianças, os efeitos colaterais mais comuns são alterações do comportamento, problemas de memória, hostilidade e agressividade.

Não usar em gravidez e lactação.

Interações medicamentosas: o álcool aumenta os efeitos colaterais da gabapentina. Diminuem a absorção da gabapentina: antiácidos com alumínio e magnésio. Hidrocodona tem seus níveis diminuídos e aumenta os níveis de gabapentina. A morfina e o naproxeno aumentam os níveis de gabapentina.

Doses:

- Convulsões parciais: 300 mg, a cada 8 horas VO podendo ser aumentada para 600 mg, a cada 8 horas

- Neuralgia pós-herpética:
  - Dia 1: 300 mg.
  - Dia 2: 300 mg, a cada 12 horas.
  - Dia 3: 300 mg, a cada 8 horas.
  - Manutenção: de acordo com a necessidade podendo chegar-se a 600 mg, a cada 8 horas.
- Neuropatia diabética: inicialmente 900 mg/dia, podendo-se aumentar até 1.800 a 3.600 mg/dia.
- A descontinuidade da medicação deve ser gradual ao longo de pelo menos 1 semana.
- Para doentes recebendo valproato:
  - Semana 1 e 2: 25 mg em dias alternados.
  - Semanas 3 e 4: 25 mg/dia.
  - Semana 5: 50 mg/dia.
  - Semana 6: 100 mg/dia.
  - Semana 7: 100 mg/dia.
- Para doentes recebendo carbamazepina, fenitoína, fenobarbital ou pirimidona e não recebendo valproato:
  - Semanas 1 e 2: 50 mg/dia.
  - Semanas 3 e 4: 100 mg em doses divididas.
  - Semana 5: 200 mg/dia em doses divididas.
  - Semana 6: 300 mg/dia em doses divididas.
  - Semana 7: acima de 400 mg em doses divididas.

Oxcarbazepina
Derivada da carbamazepina com menor hepatoxicidade e menores efeitos colaterais hematológicos que atua de modo idêntico ao da carbamazepina sobre os canais de sódio.

Indicações: as mesmas da carbamazepina, isto é, antiepiléptico como monoterápico ou associada a outras substâncias. Também é empregado como estabilizador do humor e nos transtornos bipolares. Reduz a ansiedade e é utilizado na notalgia parestésica.

Efeitos colaterais: são semelhantes aos da carbamazepina com menor hepatotoxicidade e menor toxicidade hematológica. Hiponatremia é comum. Não deve ser utilizada na gravidez e lactação.

Interações medicamentosas: são semelhantes às da carbamazepina.

Doses: na notalgia parestésica 300 a 600 mg 2 ×/dia por no mínimo 6 meses.

ANSIOLÍTICOS – BENZODIAZEPÍNICOS
Diazepam
Ações farmacológicas: atua aumentando a atividade dos neurotransmissores GABA no cérebro que propicia efeitos calmantes resultando diminuição da ansiedade, efeitos sedativos e músculo-relaxantes.

Indicações: para ansiedade e agitação em episódios de doença psiquiátrica como fases maníacas do transtorno bipolar. Pode ser empregado para tratamento de insônia, pesadelos noturnos e sonambulismo em crianças, porém por períodos curtos pela possibilidade de provocar dependência. Pode ser usado para remover ansiedade antes de cirurgia e procedimentos e em alcoolistas nas fases de afastamento do álcool. Também é utilizado na síndrome do pânico e nas síndromes das pernas inquietas e síndrome de queimação dos pés.

A segunda indicação principal do diazepam é como anticonvulsivante. Outra aplicação reside no controle de espasmos musculares no tétano e em envenenamentos.

Indicações dermatológicas: é empregado na síndrome trófica do trigêmeo e em dermatoses pruriginosas. Também pode ser utilizado na neuropatia sensorial hereditária e autonômica tipo III (disautonomia familiar). Em procedimentos cirúrgicos, a dose sedativa habitual é de 5 a 15 mg IV.

Contraindicações: insuficiência respiratória, depressão respiratória, síndrome da apneia do sono, doença psíquica de longa duração, fobias e estados obsessivos e deve ser evitado na gravidez e lactação.

Efeitos colaterais: tonturas, confusão mental, ataxia, perda de memória, agressividade paradoxal, fraqueza muscular, sonolência, cefaleia, alterações da fala, tremores, erupções cutâneas, náusea, vômitos, obstipação, diarreia, dores abdominais, retenção ou incontinência urinária, alterações da visão, hipotensão alterações sanguíneas, icterícia.

Interações medicamentosas: aumento do risco de tonturas e sedação com álcool, clorpromazina, clozapina, barbitúricos, outros benzodiazepínicos como o temazepam, anti-histamínicos sedantes, hipnóticos, opioides e antidepressivos tricíclicos.

Podem aumentar os níveis de diazepam, cimetidina, disulfiram, esomeprazol, fluoxetina, fluvoxamina, fosamprenavir, isoniazida, modafinila, omeprazol, ritonavir.

Podem diminuir os níveis de diazepam, fenitoína, rifampicina.

A cafeína e a teofilina podem diminuir os efeitos sedativos e antiansiedade do diazepam.

Doses:
- Ansiedade: 2 a 10 mg 2 a 4 ×/dia.
- Convulsões: 2 a 10 mg 2 a 4 ×/dia.

ANSIOLÍTICOS – NÃO BENZODIAZEPÍNICOS
Talidomida
Ver página 1470.

URICOSÚRICOS
Alopurinol
Ações farmacológicas: o alopurinol é um isômero da hipoxantina, uma purina que existe normalmente no organismo.

Inibe a enzima xantina oxidase que é responsável pela oxidação sucessiva da hipoxantina e xantina da qual resulta a produção do ácido úrico que é, portanto, um produto do metabolismo da purina. O bloqueio dessa enzima resultará em diminuição da produção do ácido úrico e aumento da hipoxantina e xantina. A hipoxantina é convertida nos ribosídeos da purina, adenosina e guanosina monofosfatases que causam inibição da aminofosforibosil transferase, o qual inibe a síntese da purina. Portanto, o alopurinol além de diminuir a síntese do ácido úrico, também inibe a síntese da purina.

O início do efeito ocorre em 2 a 3 dias. O pico do efeito ocorre em 1 a 3 semanas.

Indicações: profilaxia da gota, profilaxia de cálculo renal de ácido úrico e oxalato de cálcio associado a hiperuricosúria e profilaxia da hiperuricemia associada a quimioterapia antineoplásica.

Contraindicações: gota aguda e hipersensibilidade ao alopurinol. São precauções importantes a ingestão adequada de líquidos, de 2 a 3L/dia, a interrupção do tratamento se ocorrer erupção cutânea, insuficiência hepática ou renal. Categoria risco C na gravidez.

Efeitos colaterais: prurido, exantemas (1,5%) e erupções cutâneas graves inclusive Stevens Johnson e NET, sonolência, astenia, cefaleia, vertigem, náuseas, vômitos, vasculite, sonolência, alopecia. São raras: agranulocitose, anemia, anemia aplástica, trombocitopenia, mielossupressão e hepatotoxicidade.

Interações medicamentosas: o alopurinol aumenta os efeitos das seguintes substâncias: azatioprina, ciclofosfamida, mercatopurina, clorpropamida, anticoagulantes orais, vidarabina e ciclosporina. O uso concomitante de inibidores da enzima conversora da angiotensina, da ampicilina e da amoxicilina favorece reações de hipersensibilidade. O hidróxido de alumínio reduz a absorção do alopurinol. A vitamina C favorece a formação de cálculos.

Doses:
- Adultos: iniciar com 100 mg/dia e aumentar-se progressivamente. Em geral, são usadas doses de 100 a 200 mg, mas podem ser necessárias doses maiores de até 600 ou mesmo até 900 mg diários para obtenção de reduções significativas de uratos.
- Crianças: o fármaco é usado apenas em casos de leucemias sob quimioterapia. Na insuficiência renal, as doses empregadas devem ser muito menores.

Colchicina

Ações farmacológicas: é anti-inflamatória e antimitótica. Liga-se aos dímeros da tubulina, impedindo a formação dos microtúbulos, determinando interrupção das mitoses na metáfase, interferindo na motilidade celular e inibindo a migração dos granulócitos à área inflamada.

Indicações dermatológicas: gota, vasculites leucocitoclásicas, pustuloses palmoplantares.

Existem relatos isolados de bons resultados na doença de Behçet, dermatite herpetiforme, síndrome de Sweet, calcinoses da dermatomiosite e esclerodermia sistêmica.

Efeitos colaterais: cólicas, diarreia. A superdosagem pode provocar desidratação, coagulação vascular disseminada (CIVD), insuficiência hepática, alterações do SNC. Tratamentos prolongados com doses maiores (1 mg/dia) podem provocar anemia aplástica, miopatia, alopecia, azospermia e anemia.

Doses médias: 0,6 mg, 2 a 3 ×/dia

Controles: hemograma completo e plaquetas, perfil bioquímico, exame de urina mensalmente nos primeiros 3 meses, depois, a cada 3 meses.

VASOCONSTRITORES

Adrenalina

Catecolamina com múltiplas ações farmacológicas, aumento da pressão arterial, taquicardia, vasoconstrição esplâncnica e periférica, dilatação bronquiolar, aumento da glicemia e do lactato sanguíneo, ansiedade, inquietação e tremores.

Indicações dermatológicas:
- Urticárias agudas intensas e edema angioneurótico: Pela ação vasoconstritora, é medicação heroica.
- Associada a anestésicos em infiltrações: para efeitos mais duradouros do anestésico, pela ação vasoconstritora, diminuindo a passagem do anestésico da área infiltrada para a corrente sanguínea. Nunca empregar essa associação nas extremidades, pela possibilidade de fenômenos necróticos.

Doses:
- Cloridrato de adrenalina: solução aquosa 1:1.000, um terço de ampola de 1 mL SC a cada 15 minutos. No choque anafilático, indica-se a aplicação IM no quadríceps anterolateral da coxa.

Efeitos colaterais: taquicardia, arritmias, sensação de medo, tremores e necrose isquêmica das extremidades.

Contraindicações: hipertensão, cardiopatias, hipertireoidismo.

VASODILATADORES

BLOQUEADORES DOS CANAIS DE CÁLCIO E OUTROS FÁRMACOS VASODILATADORES

Bloqueadores dos canais de cálcio

Bloqueiam os canais de cálcio das fibras musculares lisas dos vasos e do músculo cardíaco. São usados como hipotensores, mas alguns deles inibem a proliferação das células musculares lisas dos vasos e fibroblastos e inibem a síntese de colágeno, fibronectina e proteoglicanos. Outros bloqueadores dos canais de cálcio têm efeitos imunológicos sobre linfócitos e suprimem a ação fagocitária e a geração de peróxidos pelos neutrófilos. Consideram-se os seguintes subgrupos farmacológicos de bloqueadores dos canais de cálcio:

- Benzotiazepínicos: diltiazem.
- Fenilalquilaminas: verapamil.
- Di-hidropiridinas: nifedipino.
- Tetralol: mibefradil.

Indicações dermatológicas: Raynaud primário ou secundário, eritema pérnio, fissuras anais crônicas, calcinose cutânea idiopática ou relacionada à síndrome CREST.

Efeitos colaterais: decorrentes das ações vasodilatadoras, ações inotrópicas negativas e ações dromotrópicas. Pelas ações vasodilatadoras, as di-hidropiridinas produzem cefaleia, vertigens, *flushing* e taquicardia. O verapamil pode ocasionar constipação. Os bloqueadores dos canais de cálcio podem também provocar edema dos tornozelos e pés e hiperplasia gengival. Outros efeitos colaterais menos comuns são telangectasias da face e tronco; fotossensibilidade, desencadeamento e exacerbações de psoríase, exantemas purpúricos, desencadeamento de penfigoide, de lúpus eritematoso subagudo, ginecomastia, eritromelalgia e úlceras orais.

Doses:

- Fenômeno de Raynaud:
  - São efetivos o nifedipino, anlodipino, diltiazem, felodipino, nisoldipino, isradipino e nicardipino. As respostas são melhores no Raynaud primário do que no Raynaud secundário, pois neste já pode existir lesão estrutural do vaso.
  - Nifedipino: iniciar com 10 a 20 mg 3 ×/dia que é a dose geralmente efetiva. Eventualmente, essa dose pode ser aumentada.
  - Anlodipino: 2,5 a 5 mg/dia eventualmente a dose pode ser elevada a 10 mg/dia.
  - Diltiazem (menos efetivo): as doses médias são de 60 a 120 mg 2 a 3 ×/dia para Raynaud primário, devendo-se aguardar 2 semanas para que ocorra o efeito terapêutico. Nas formas de liberação prolongada a dose é de 120 a 300 mg/dia.
- Eritema pérnio:
  - O nifedipino é o medicamento de eleição na dose de 10 a 20 mg 3 ×/dia.

Ainda fazem parte de estudos algumas indicações dos β-bloqueadores:

- Fissuras anais crônicas:
  - A possível efetividade dessas medicamentos residiria na eliminação do espasmo do músculo esfincteriano que, de tão intenso, provoca dor por isquemia do esfíncter.
  - A nifedipina pode ser empregada por via sistêmica (20 mg 2 ×/dia por 8 semanas) ou topicamente sob a forma de gel a 2%, 2 ×/dia. Aparentemente a associação com pomada de lidocaína a 5% oferece melhores resultados.

- Queloides originados de queimaduras:
  - Verapamil foi empregado em infiltrações com resultados inferiores aos corticoides em queloides estabilizados. Quando usado após excisão cirúrgica na concentração 2,5 mg/mL no volume de 0,5 a 2,0 mL, conforme o tamanho da lesão nos dias pós-cirúrgicos 7, 14 e 28 e durante o 2º mês em combinação com silicone para compressão houve respostas consideradas boas.
- Calcinose cútis:
  - Diltiazem foi tentado na dose de 240 a 480 mg/dia em prazos longos.

Outros fármacos vasodilatadores

Pentoxifilina

É um derivado da metilxantina.

Ações farmacológicas: atua sobre os eritrócitos e polimorfonucleares aumentando sua flexibilidade. Diminui também a ativação plaquetária.

Indicações dermatológicas: fenômeno de Raynaud primário ou secundário, atrofia branca de Milian, necrobiose lipoídica.

Contraindicações: sensibilidade a derivados das xantinas, cafeína, teofilina.

Efeitos colaterais: náuseas, tonturas, cefaleia.

Doses médias: 400 mg 3 ×/dia, após as refeições.

VITAMINAS

Vitamina A

Ações: é essencial na visão e também na diferenciação celular, isto é, crescimento, resposta imune e reprodução e, além disso, é essencial na manutenção da integridade dos epitélios. A influência na imunidade reside na ação sobre o crescimento e diferenciação dos tecidos mieloides e a vitamina A é essencial na manutenção da integridade dos epitélios.

Indicações: deficiências de vitamina A.

Doses: a dose requerida diária de vitamina A é de 1.000 a 5.000 UI, sendo que os indivíduos mais jovens têm necessidades menores. O tratamento das deficiências em vitamina A corresponde a 100.000 UI a 300.000 UI diárias até a resolução dos sintomas.

Além do uso da vitamina A para prevenir ou tratar deficiências, no passado, a vitamina A foi empregada em queratose pilar e na pitiríase rubra pilar. As doses requeridas nesta última afecção eram doses que já determinavam certo grau de toxicidade. Não deve ser utilizada nos primeiros meses da gravidez, especialmente em doses elevadas e não deve ser empregada simultaneamente aos retinoides.

Toxicidade: pode ser aguda ou crônica.

A toxicidade aguda ocorre quando a ingestão é 20 vezes o necessário na criança e quando é de 100 vezes a dose requerida diária no adulto. A toxicidade aguda caracteriza-se por xerose, descamação em grandes áreas, fissuras nos lábios e nas comissuras labiais e sintomas gerais como náusea, vômitos cefaleia, fadiga, mialgias, artralgias, síndrome de pseudotumor cerebral.

A toxicidade crônica ocorre quando a ingestão é de mais de 25.000 UI diárias por mais de 6 anos ou mais de 100.000 UI por mais de 6 meses. A toxicidade crônica em crianças caracteriza-se por alopecia difusa, descamação generalizada, hiperpigmentação e queilite esfoliativa além de pseudotumor cerebral com cefaleia e edema da papila e alterações ósseas além de alterações hepáticas. No adulto, a toxicidade crônica provoca sequidão dos lábios, hiperpigmentação da face, descamação palmoplantar, alopecia, hiperqueratose folicular, anorexia e fadiga.

VITAMINAS DO COMPLEXO B

Vitamina B1 (tiamina)

Atua como coenzima essencial na síntese da nicotinamida adenina dinucleotídeo fosfato (NADPH), no metabolismo dos carboidratos e na síntese da ribose e desoxirribose.

As necessidades diárias de tiamina são de 0,5 mg para cada 1.000 kcal ingeridas para adultos e 0,5 a 0,6 mg/dia em crianças. Em recém-natos a dose é menor, 0,2 a 0,3 mg/dia.

Indicações: tratamento das deficiências da tiamina: beribéri, síndrome de Wernicke-Korsakoff, neurites e polineurites como tratamento adjuvante, necessidades aumentadas de vitamina B1 (gravidez, lactação e idosos).

Doses: para tratamento do beribéri 50 a 100 mg/dia por 7 a 14 dias por via IV ou IM seguindo-se de manutenção por VO até o desaparecimento dos sintomas da doença.

Vitamina B2 (riboflavina)

Participa das reações de oxirredução na respiração celular e na fosforilação oxidativa.

Doses: a dose diária requerida é de 0,6 mg a cada 1.000 kcal ingeridas. O tratamento das deficiências compreende 1 a 3 mg/dia para crianças e 10 a 20 mg/dia para adultos.

Como uma das principais manifestações cutâneas da deficiência em rivoflavina é a comissurite labial, é frequente o uso de complexo B (que contém riboflavina) perante essa condição clínica, mesmo na ausência de evidências de deficiência. Não existem preparados comerciais com riboflavina pura, mas a riboflavina está presente em preparações de complexo B.

Vitamina B3 (niacina)

É obtida da dieta e sintetizada endogenamente a partir do triptofano. Atua nas reações de oxirredução envolvidas na síntese e metabolismo dos carboidratos, ácidos graxos e proteínas.

As doses diárias requeridas são de 15 a 20 mg de niacina que correspondem a 60 mg de triptofano.

Sua deficiência causa a pelagra para cujo tratamento empregam-se as doses de 500 mg/dia de nicotinamida ou ácido nicotínico (este último provoca cefaleia e *flushing*).

Vitamina B6 (piridoxina)

Compreende três moléculas, piridoxina, piridoxamina e piridoxal que não são sintetizadas pelo organismo, mas oriundas de fontes alimentares exógenas. Essas moléculas estão envolvidas em vários processos bioquímicos, gliconeogênese, conversão do triptofano a niacina, síntese de esfingolipídeos, síntese da prostaglandinas e síntese de neurotransmissores. Sua deficiência gera quadros de dermatites seborreicas símiles, fotodermatite e glossite, queilite angular e neuropatia periférica. Algumas substâncias como a isoniazida, hidralazida e penicilamina reduzem seus níveis por aumentar sua excreção.

Doses:
- Adultos:
  - Homens: 2 mg/dia.
  - Mulheres: 1,6 mg/dia
- Crianças 0,3 mg/dia.

No tratamento das deficiências, as doses empregadas são 100 mg/dia VO.

Vitamina B 9 (folato)

A coenzima correspondente é a tetra-hidrofolato que está envolvida no metabolismo de aminoácidos, purina e pirimidina. Sua deficiência gera especialmente neutropenia e trombocitopenia além de alterações mucocutâneas, glossite com atrofia de papilas, queilite angular, e alterações tipo dermatite seborreica.

Existe relação entre deficiência de folato na gestação e alterações do desenvolvimento do tubo neural do feto, com ocorrência de anencefalia e espinha bífida. Por essa razão, se recomenda para as mulheres que pretendem engravidar a tomada de 400 µg/dia de ácido fólico e, durante a gestação, 600 µg/dia.

As doses empregadas para tratamento das deficiências em folato são 1 a 5 mg/dia de ácido fólico.

Durante o tratamento de psoríase com metotrexato, a administração de ácido fólico reduz os efeitos colaterais subjetivos e o risco de anemia megaloblástica, leucopenia e plaquetopenia. Deve ser empregado o ácido fólico diariamente, a exceção dos dias de uso do metotrexate, nas doses de 1 a 5 mg. No caso de suspeita de superdose de metotrexato, deve-se prescrever imediatamente 20 mg de ácido folínico repetida a cada 6 horas.

Vitamina B12 (cianocobalamina)

É uma coenzima que participa no metabolismo proteico, lipídico e dos carboidratos.

As deficiências de vitamina B12 são manifestas tardiamente (anos), pois as reservas desta vitamina são bastante grandes e se essas manifestações se traduzem por alterações pigmentares, glossites e queilites, despigmentação dos cabelos e alterações neurológicas, além de anemia perniciosa.

Doses:
- Deficiências de vitamina B12: 30 µg IM ou SC por 5 dias seguidas de 100 a 200 µg/mês.

- Crianças: 100 µg/dia 5 a 10 dias seguidos de 100 µg/semana por vários meses
- Anemia perniciosa: 1.000 µg/semana por 1 mês IM ou SC.

Vitamina C (ácido ascórbico)

Antioxidante e cofator na síntese de colágeno, transporte de ácidos graxos, síntese da norepinefrina e metabolismo da prostaglandina. Não é sintetizada pelo organismo que depende de fontes exógenas. Sua carência determina a afecção denominada escorbuto.

Doses: 40 a 60 mg/dia e, para o tratamento do escorbuto, as doses empregadas são de 100 a 300 mg/dia até a resolução dos sintomas.

Vitamina D (calcitriol)

É essencial no metabolismo do cálcio e fósforo, aumentando a absorção desses elementos e aumentando sua reabsorção também óssea e dos túbulos renais. Origina-se da dieta e da produção na pele mediada pela radiação UV.

Existem dois tipos de vitamina D:

1. Vitamina D2: ergocalciferol que deriva do colesterol de fontes vegetais da dieta.
2. Vitamina D3: colecalciferol que deriva do colesterol via de-hidrocolesterol de fontes animais da dieta e da produção na pele por ação dos raios ultravioleta.

Sua deficiência leva ao raquitismo para o qual foram descritos 2 tipos hereditários: o tipo I, autossômico recessivo, decorre de deficiência da α1-hidroxilase renal; enquanto o raquitismo tipo II também é autossômico recessivo e dependente de mutações no gene que codifica a vitamina D, mas a forma mais comum de raquitismo depende de insuficiência de ingestão e/ou falta de exposição solar. O raquitismo é doença essencialmente óssea, mas no tipo hereditário II há atriquia com pápulas e cistos na face.

Indicações dermatológicas: a vitamina D por via sistêmica tem sido cogitada em alguns trabalhos para tratamento da psoríase inclusive com vistas a beneficiar a frequente síndrome metabólica associada. Sua indicação basear-se-ia na ação sobre o sistema imune. Estão sendo realizados estudos sobre a possibilidade da vitamina D proteger da alopecia induzida por alguns quimioterápicos. Também existem estudos observando proteção a infecções cutâneas em doentes com eczema atópico por interferência no sistema imune normalizando a produção de catelicidina. Existem raros trabalhos tentando associar deficiência de vitamina D com gravidade de eczema atópico preconizando suplementação de vitamina D para tratamento dessa dermatite. Também existe relato de resposta do granuloma anular ao uso de calcitriol na dose de 0,25 µg/dia.

- Necessidades diárias de vitamina D:
    - 5 a 10 µg. Acima de 150 ng/mL, a vitamina D é tóxica. Sua concentração ótima é de 30 a 60 ng/mL, suficiente de 22 a 29 ng/mL e deficiente quando abaixo de 20 ng/mL.
- Segundo a OMS, em unidades internacionais as doses requeridas de vitamina D são:
    - 400 UI para crianças até 1 ano de idade.
    - 600 UI entre 1 e 70 anos 800 UI acima dos 71 anos.

Além da vitamina D, no raquitismo deve ser administrado cálcio. A dose de vitamina D é de 200 a 400 µg/dia até resolução dos sintomas, o que geralmente exige 2 a 3 meses de tratamento.

Vitamina E

É constituída por uma família de substâncias, entre as quais a de maior atividade é o acetato de D-α-tocoferol, da qual 1 mg corresponde a 1,36 UI.

Ações farmacológicas: a vitamina E atuaria nos quadros dermatológicos para os quais é indicada por sua ação antioxidante, por exemplo, impedindo o excesso de conversão de ácidos graxos em leucotrienos.

Indicações dermatológicas: são ainda empíricas, extremamente discutíveis, mas a vitamina E vem sendo utilizada em esclerodermia, líquen escleroso e atrófico, granuloma anular, porfirias, epidermólise bolhosa, em doses variáveis de 400 a 1.600 mg/dia.

Vitamina H (biotina)

A biotina tem sido empregada na fragilidade ungueal na dose de 10 mg/dia por 6 meses. Aumenta a espessura da unha, estimulando a síntese de lipídeos que atuam na ligação entre os corneócitos.

Vitamina K

Atua na carboxilação dos resíduos do glutamato na síntese dos fatores de coagulação II, VII, IX, X e das proteínas C e S. Metade da vitamina K do organismo advém de fontes exógenas e metade é sintetizada pela flora gastrintestinal. As manifestações da deficiência de vitamina K relacionam-se a hemorragias e, nos tegumentos, expressam-se por púrpura, equimoses e sangramentos gengivais.

A profilaxia de deficiência de vitamina K em neonatos é feita com 0,5 a 1 mg IM. O tratamento de hemorragias agudas por deficiência de vitamina K é feito com plasma fresco para reposição de fatores de coagulação. Também se utiliza para tratamento de deficiências de vitamina K 5 a 10 mg/dia IM.

Indicações dermatológicas: existem tentativas discutíveis de uso tópico de vitamina K (5%) na redução do eritema da rosácea, lesões purpúricas da pele actínica, lesões purpúricas da púrpura pigmentosa crônica e lesões purpúricas induzidas por aplicações de *laser*. Para essa última condição, também existe indicação discutível da vitamina K sistêmica (80 mg para homens e 65 mg para mulheres). A vitamina K também é empregada por vezes no pré-operatório com a finalidade de prevenir sangramentos.

A administração de vitamina K por VO pode provocar irritação gástrica. Várias medicações podem interagir com a vitamina K tais como antiácidos podem diminuir a eficácia da vitamina K. Anticoagulantes como a varfarina antagonizam e são antagonizados pela vitamina K. Dactinomicina e sucralfato diminuem a eficiência da vitamina K e a absorção desta vitamina é diminuída por anticolesterolêmicos, óleo mineral, quinidina e sulfas. Substâncias que podem ainda causar diminuição da vitamina K são sulfonas, aminoglicosídeos, cefalosporinas, fluoroquinolonas e anticonvulsivantes.

INTERAÇÕES MEDICAMENTOSAS RELEVANTES PARA O DERMATOLOGISTA

As interações medicamentosas podem ser extremamente variáveis, dependendo da idade e do estado de saúde do doente, além da possibilidade de ocorrerem eventos idiossincrásicos imprevisíveis. O polimorfismo genético entre as diversas pessoas na população é muito relevante nessa variabilidade. O número de interações medicamentosas potenciais é estimado em centenas ou milhares. Acredita-se que as interações medicamentosas sejam responsáveis por 2,8% das internações hospitalares nos EUA.

Alguns fatores relativos ao doente conferem maior risco ao surgimento de interações medicamentosas (QUADRO 94.1).

Evidentemente, este capítulo não pretende esgotar o estudo dessas interações, mas proporcionar uma leitura rápida e acessível das principais interações medicamentosas relevantes à prática dermatológica habitual.

QUADRO 94.1 – Fatores predisponentes às interações medicamentosas no uso de múltiplas medicações

Fatores demográficos de risco:
Sexo feminino
Extremos de idade (crianças pequenas e idosos)

Disfunção de órgãos vitais:
Disfunção hepática
Disfunção renal
Insuficiência cardíaca congestiva

Fatores de risco metabólicos e endócrinos:
Obesidade (diminui a atividade metabólica do citocromo P-450, isoenzima 3A4 [CYP3A4])
Hipotireoidismo
Hipertireoidismo

Fatores farmacogenéticos de risco:
Fenótipo de acetilador lento
Outros polimorfismos genéticos

Outros aspectos médicos:
Hipotermia
Hipotensão
Desidratação
Tabagismo (indução do CYP1A2)

Todas as interações medicamentosas envolvem tanto mecanismos farmacocinéticos, como farmacodinâmicos.

Nas **interações farmacocinéticas**, uma determinada substância pode alterar a (**1**) a taxa ou grau de absorção, (**2**) a distribuição nos sítios de ligação, (**3**) o metabolismo hepático ou (**4**) a excreção de outra droga. A maioria das interações medicamentosas relevantes na dermatologia são desse tipo (TABELA 94.6).

Glicoproteína P: os sistemas de transporte ligados à membrana podem determinar alterações na disponibilidade de um medicamento. Elevados níveis da glicoproteína P são encontrados na superfície do epitélio colunar do intestino delgado, na superfície apical dos túbulos renais proximais e na membrana canalicular biliar dos hepatócitos, endotélio capilar da barreira hematoliquórica, testículos, útero e placenta. Dessa forma, a glicoproteína P atua como uma bomba impelindo uma droga pela membrana ou citoplasma celular, possibilitando o transporte de diversos medicamentos. Atualmente, conhecemos uma série de substratos, inibidores e indutores da glicoproteína P (QUADRO 94.2). Dessa forma, a inibição ou indução da glicoproteína P altera a taxa de absorção do medicamento. Por exemplo, se uma medicação é substrato da glicoproteína P e do citocromo P-450 isoenzima 3A4 (CYP3A4) e uma segunda medicação é administrada, sendo esta inibidora tanto da glicoproteína P, quanto do CYP3A4 (em geral, cetoconazol, eritromicina), a primeira substância terá seus níveis plasmáticos aumentados. Uma vez que o CYP3A4 é inibido, os níveis da substância não metabolizada no sangue aumentarão. O efeito do bloqueio da glicoproteína P pela primeira substância determina o efeito de "livre acesso" às ações de inibição do CYP3A4.

Citocromo P-450 (CYP): após a absorção, os fármacos são metabolizados por uma série de reações químicas que objetivam torná-las mais hidrofílicas, a fim de facilitar sua excreção. Essas reações de biotransformação são didaticamente agrupadas em reações de Fase I e reações de Fase II. As reações de Fase I envolvem reações intramoleculares como oxidação, redução e hidrólise que tornam a medicação um componente mais polar. As reações de Fase II são denominadas reações de conjugação, nas quais uma substância endógena se combina com um grupo funcional derivado das reações de Fase I para produzir um componente altamente polar que pode ser mais facilmente eliminado.

As enzimas do citocromo P-450 (CYP) são as principais enzimas de metabolização das reações de Fase I. Elas estão presentes no retículo endoplasmático de muitas células, como pulmões e pele, porém principalmente nos hepatócitos. Além disso, são encontradas no trato intestinal, nas células da cripta, porém em maior expressão nos enterócitos do topo dos vilos intestinais, de forma que juntamente com a glicoproteína P, constituem o primeiro passo metabólico de muitas substâncias, já no intestino. A nomenclatura adotada para as enzimas do CYP consiste em um sistema de três níveis de hierarquia consistindo em famílias (40% de homologia na sequência dos aminoácidos), subfamília (77% de homologia) e genes individuais (em geral, CYP2D6, CYP3A4).

TABELA 94.6 – Interações medicamentosas relevantes na dermatologia

Medicamento dermatológico	Fármaco com interação significante	Escala de significância	Mecanismo	Efeito
Aciclovir	Probenecida	3	Diminuição da excreção renal	Aumento plasmático do aciclovir
Antibióticos macrolídeos exceto azitromicina	Agentes antiarrítmicos	1	Efeito aditivo (farmacodinâmico)	Arritmias cardíacas potencialmente fatais, incluindo *torsades de pointes*
Antibióticos macrolídeos exceto azitromicina	Digoxina	1	Aumenta absorção gastrintestinal por alterar a flora bacteriana. Claritromicina pode inibir a glicoproteína P tubular renal	Aumento plasmático da digoxina
Antibióticos macrolídeos exceto azitromicina	Eplerenona (anti-hipertensivo)	1	Diminuição do metabolismo	Aumento plasmático do eplerenona com hipercalemia e arritmias cardíacas fatais
Antibióticos macrolídeos exceto azitromicina	Derivados do Ergot	1	Diminuição do metabolismo	Aumento plasmático dos derivados do Ergot
Antibióticos macrolídeos exceto azitromicina	Suco de *grapefruit*	1	Diminuição do metabolismo	Aumento plasmático da eritromicina e claritromicina com risco de arritmias cardíacas
Antibióticos macrolídeos exceto azitromicina	Estatinas (inibidores da hidroxi-metil CoA redutase)	1	Diminuição do metabolismo	Aumento plasmático das estatinas com risco de miosite e rabdomiólise
Antibióticos macrolídeos exceto azitromicina	Quinolonas	1	Provavelmente efeito farmacodinâmico (aditivo)	Arritmias cardíacas potencialmente fatais, incluindo *torsades de pointes*
Antibióticos macrolídeos exceto azitromicina	Felodipino	2	Diminuição do metabolismo	Aumento plasmático da felodipino
Antibióticos macrolídeos exceto azitromicina	Varfarina	2	Diminuição do metabolismo	Aumento plasmático da varfarina
Antibióticos macrolídeos exceto azitromicina	Verapamil	2	Diminuição do metabolismo e inibição da glicoproteína P	Aumento plasmático do antibiótico macrolídeo com risco de arritmias cardíacas, incluindo *torsades de pointes*
Antifúngicos azólicos	Digoxina	2	Diminuição do metabolismo	Aumento plasmático da digoxina
Antifúngicos azólicos	Inibidores da fosfodiesterase tipo 5	2	Diminuição do metabolismo	Aumento plasmático dos Inibidores da fosfodiesterase tipo 5
Antifúngicos azólicos	Inibidores da protease	2	Diminuição do metabolismo	Aumento plasmático dos Inibidores da protease
Antifúngicos azólicos	Inibidores da bomba de prótons	2	Diminuição na absorção na presença de pH alto	Diminuição plasmática do antifúngico azólico
Antifúngicos azólicos	Agonistas seletivos do receptor da 5-HT1	2	Diminuição do metabolismo	Aumento plasmático dos agonistas seletivos do receptor da 5-HT1
Antifúngicos azólicos	Solifenacina	2	Diminuição do metabolismo	Aumento plasmático da solifenacina
Anticoncepcional oral	Barbitúricos	1	Aumenta o metabolismo	Diminui os níveis plasmáticos do anticonceptivo

(Continua)

TABELA 94.6 – Interações medicamentosas relevantes na dermatologia *(Continuação)*

Medicamento dermatológico	Fármaco com interação significante	Escala de significância	Mecanismo	Efeito
Anticoncepcional oral	Carbamazepina	1	Aumenta o metabolismo	Diminui os níveis plasmáticos do anticonceptivo
Anticoncepcional oral	Rifampicina	1	Aumenta o metabolismo	Diminui os níveis plasmáticos do anticonceptivo
Anticoncepcional oral	Erva-de-São João	1	Aumenta o metabolismo	Diminui os níveis plasmáticos do anticonceptivo
Antidepressivo tricíclico	Terbinafina	2	Diminuição do metabolismo	Aumento plasmático dos antidepressivos tricíclicos
Antidepressivo tricíclico	Fenotiazina	3	Diminuição do metabolismo	Aumento plasmático dos antidepressivos tricíclicos
Antidepressivo tricíclico	Quinolona	1	Provavelmente efeito farmacodinâmico (aditivo)	Arritmias cardíacas potencialmente fatais, incluindo *torsades de pointes*
Corticoide sistêmico	Inibidores da recaptação da serotonina	2	Diminuição do metabolismo	Aumento plasmático dos corticoide
Corticoide sistêmico	Aprepitanto (antiemético na quimioterapia)	2	Diminuição do metabolismo	Aumento plasmático dos corticoide
Corticoide sistêmico	Tacrolimo	2	Desconhecido	Diminui os níveis plasmáticos do tacrolimo
Ciclosporina	Antifúngicos azólicos	1	Diminuição do metabolismo	Aumento plasmático da ciclosporina
Ciclosporina	Metotrexato	2	Diminuição do metabolismo	Aumento plasmático do metotrexato
Ciclosporina	Inibidores da recaptação da serotonina	2	Diminuição do metabolismo	Aumento plasmático da ciclosporina
Ciclosporina	Ticlopidina	2	Aumenta o metabolismo	Diminui os níveis plasmáticos da ticlopidina
Fenotiazinas	Quinolonas	1	Provável interação farmacodinâmica (efeito aditivo)	Arritmias cardíacas potencialmente fatais, incluindo *torsades de pointes*
Fenotiazinas	Antidepressivos tricíclicos	3	Diminuição do metabolismo	Aumento plasmático do antidepressivo tricíclico
Hidroxicloroquina	Nenhuma	Nenhuma	Nenhuma	Nenhuma
Inibidores da recaptação da serotonina	Clozapina	1	Diminuição do metabolismo	Aumento plasmático da clozapina
Inibidores da recaptação da serotonina	Anti-inflamatórios não esteroides	2	Desconhecido	Aumento do risco de efeitos adversos gastrintestinais
Inibidores da recaptação da serotonina	Eplerenona	1	Diminuição do metabolismo	Aumento plasmático da eplerenona com risco de hipercalemia e arritmias cardíacas
Inibidores da recaptação da serotonina	Estatinas (inibidores da hidroxi-metil CoA redutase)	1	Diminuição do metabolismo	Aumento plasmático das estatinas com risco de miosite e rabdomiólise

(Continua)

TABELA 94.6 – Interações medicamentosas relevantes na dermatologia *(Continuação)*

Medicamento dermatológico	Fármaco com interação significante	Escala de significância	Mecanismo	Efeito
Inibidores da recaptação da serotonina	Pimozida	1	Diminuição do metabolismo	Arritmias cardíacas potencialmente fatais, incluindo *torsades de pointes*
Inibidores da recaptação da serotonina	Risperidona	1	Diminuição do metabolismo	Aumento plasmático da risperidona e síndrome da serotonina
Inibidores da recaptação da serotonina	Ciclosporina	2	Diminuição do metabolismo	Aumento plasmático da ciclosporina
Inibidores da recaptação da serotonina	Corticoides sistêmicos	2	Diminuição do metabolismo	Aumento plasmático dos corticoides
Inibidores da recaptação da serotonina	Tramadol	2	Efeitos aditivos à serotonina	Síndrome da serotonina com irritabilidade do sistema nervoso central, mioclonia, e alteração de consciência
Metotrexato	Retinoides orais	1	Provável interação farmacodinâmica (efeito aditivo)	Aumento do risco de hepatite medicamentosa
Metotrexato	Ciclosporina	2	Diminuição do metabolismo	Aumento plasmático do metotrexato
Penicilinas	Nifedipino	3	Aumenta o metabolismo	Diminui os níveis plasmáticos do nifedipino
Quinolonas	Drogas antiarrítmicas	1	Sinergismo no prolongamento do intervalo QT	Arritmias cardíacas potencialmente fatais, incluindo *torsades de pointes*
Quinolonas	Antibióticos macrolídeos exceto azitromicina	1	Provável interação farmacodinâmica (efeito aditivo)	Arritmias cardíacas potencialmente fatais, incluindo *torsades de pointes*
Quinolonas	Fenotiazinas	1	Provável interação farmacodinâmica (efeito aditivo)	Arritmias cardíacas potencialmente fatais, incluindo *torsades de pointes*
Quinolonas	Antidepressivos tricíclicos	1	Provável interação farmacodinâmica (efeito aditivo)	Arritmias cardíacas potencialmente fatais, incluindo *torsades de pointes*
Quinolonas	Varfarina	1	Desconhecido	Aumento do efeito anticoagulante da varfarina
Quinolonas	Sais de ferro	2	Diminui a absorção gastrintestinal	Diminui os níveis plasmáticos da quinolona
Quinolonas	Sevelâmer (polímero não absorvível de fosfato para insuficiência renal crônica)	2	Diminui a absorção gastrintestinal	Diminui os níveis plasmáticos da quinolona
Quinolonas	Tizanidina (relaxante muscular)	2	Diminuição do metabolismo	Aumento plasmático da tizanidina
Retinoides orais	Metotrexato	1	Provável interação farmacodinâmica (efeito aditivo)	Aumento do risco de hepatites
Retinoides orais	Tetraciclinas	2	Efeito sinérgico ou aditivo	Risco aumentado de pseudotumor cerebral

(Continua)

TABELA 94.6 – Interações medicamentosas relevantes na dermatologia *(Continuação)*

Medicamento dermatológico	Fármaco com interação significante	Escala de significância	Mecanismo	Efeito
Rifampicina	Anticoncepcionais orais	1	Aumenta o metabolismo	Diminui os níveis plasmáticos do anticoncepcional
Rifamicina	Ritonavir	1	Aumenta o metabolismo do ritonavir e diminui o metabolismo	Diminui os níveis plasmáticos do ritonavir e aumenta os da rifamicina
Rifamicina	Erlotinibe	2	Aumenta o metabolismo	Diminui os níveis plasmáticos do erlonitibe
Rifamicina	Imatinibe	2	Aumenta o metabolismo	Diminui os níveis plasmáticos do imanitibe
Rifamicina	Inibidores da protease	2	Rifamicina aumenta o metabolismo dos inibidores da protease. Os inibidores da protease diminuem o metabolismo da rifamicina	Diminui os níveis plasmáticos dos inibidores da protease e aumentam os níveis plasmáticos da rifamicina
Terbinafina	Antidepressivos tricíclicos	2	Diminuição do metabolismo	Aumento dos níveis plasmáticos dos antidepressivos tricíclicos
Tetraciclinas	Retinoide oral	2	Efeito aditivo ou sinergismo	Aumento do risco de pseudotumor cerebral
Tetraciclinas, sendo a doxiciclina provavelmente mais perigosa em termos de interação medicamentosa	Varfarina	1	Eliminação das bactérias produtoras da vitamina K	Aumento plasmático da varfarina
Valaciclovir	Probenecida	3	Diminuição da excreção renal	Aumento plasmático do valaciclovir

Os membros da subfamília CYP3A são os mais abundantes dos citocromos hepáticos humanos, concorrendo para cerca de 70% dos citocromos gastrintestinais. Essa subfamília é a que metaboliza a maioria dos fármacos prescritos pelo dermatologista, especialmente o CYP3A4. Há uma significativa variabilidade interpessoal na atividade metabólica do CYP3A4. Essa variabilidade de atividade funcional pode ser até de 20 vezes entre uma pessoa e outra, tornando esse polimorfismo com relevância clínica.

Indutores enzimáticos do CYP conhecidos:

CYP1A2   Tabagismo, ritonavir, omeprazol

CYP2C9   Rifampicina, carbamazepina, etanol, fenitoína, rifabutin, ritonavir

CYP2C19 Rifampicina, rifabutin

CYP2D6   Gravidez

CYP2E1   Etanol, isoniazida, ritonavir

CYP3A   Carbamazepina, rifapentina, prednisona, rifampicina, fenobarbital, dexametasona, fenitoína, troglitazona

Inibidores enzimáticos do CYP conhecidos:

CYP1A2   Enoxacino, ciprofloxacino, grepafloxacino, fluvoxamina, fluoxetina, nefazodona

CYP2C9   Amiodarona, clopidogrel, fluvastatina, fluvoxamina, fluoxetina, fluconazol, miconazol, metronidazol, trimetoprima/sulfametoxazol

CYP2C19 Fluvoxamina, fluoxetina, ticlopidina

CYP2D6   Quinidina, fluoxetina, paroxetina, sertralina, tioridazina, cimetidina, amiodarona, difenidramina, haloperidol, ticlopidina, ritonavir

CYP2E1   Cimetidina, isoniazida

CYP3A   Cetoconazol, itraconazol, eritromicina, suco de *grapefruit*, nefazodona, fluvoxamina, fluoxetina, diltiazem, verapamil, claritromicina, omeprazol, propoxifeno, ritonavir, indinavir, amprenavir, nelfinavir, saquinavir

Pelo menos 16 fármacos encontram-se frequentemente envolvidos no metabolismo de outros fármacos e podem determinar interações medicamentosas clinicamente relevantes, sendo assim incluídas no receituário médico como "sinal de alerta vermelho", devendo-se estar atento a possíveis interações **(QUADRO 94.3)**.

Na **TABELA 94.7**, podemos observar as principais interações medicamentosas relevantes na dermatologia.

Escala de significância: grau 1 implica interação grave e bem documentada e grau 5 interação menos bem documentada.

QUADRO 94.2 – Substratos e inibidores da glicoproteína P

Substratos	Inibidores
Antieméticos Domperidona Ondasentrona **Antimicrobianos/antiparasitários** Eritromicina Ivermectina Quinolonas Rifampicina **Antineoplásicos** Colchicina Dactinomicina Daunorrubicina Etoposídeo Mitomicina Metotrexato Paclitaxel Vimblastina Vincristina **Fármacos cardiológicos** Amiodarona Atorvastatina Bunitrolol Diltiazem Digoxina Lovastatina Nadolol Pravastatina Propranolol Timolol Quinidina Verapamil **Inibidores da protease do HIV** Indinavir Nelfinavir Ritonavir Saquinavir **Imunossupressores** Ciclosporina Tacrolimo **Outros** Cimetidina Lidocaína	**Antimicrobianos** Claritromicina Eritromicina Cetoconazol Itraconazol Ivermectina Mefloquina Ofloxacino Rifampicina **Fármacos cardiológicos** Amiodarona Carvedilol Diltiazem Dipiridamol Felodipino Nifedipino Propranolol Propafenona Verapamil **Imunossupressores** Ciclosporina Tacrolimo **Agentes psicotrópicos** Amitriptilina Desipramina Dissulfiram Doxepina Haloperidol Imipramina **Hormônios esteroides** Progesterona Testosterona **Outros** Suco de laranja Suco de *grapefruit* Ritonavir

QUADRO 94.3 – Medicamentos com potencial de interação medicamentosa grave

Amiodarona
Antifúngicos azólicos
Carbamazepina
Contraceptivo oral
Ciclosporina
Doxiciclina
Eritromicina
Griseofulvina
Fenobarbital
Fenitoína
Quinidina
Rifampicina
Inibidores da recaptação da serotonina
Sulfonamidas
Varfarina
Verapamil

TABELA 94.7 – Exemplos de interações medicamentosas farmacodinâmicas

Substância A	Substância B	Efeito
Ácido acetilsalicílico	Varfarina	Aumento da propriedade anticoagulante
Ansiolíticos	Álcool	Aumento da depressão do sistema nervoso central
Anti-histamínicos de 1ª geração	Talidomida	Sedação profunda

QUADRO 94.4 – Fármacos que podem aumentar o intervalo QT na condução cardíaca, devido a superdosagem, interações medicamentosas ou prolongamento congênito do intervalo QT

Amiodarona	Fenotiazinas
Antidepressivos Tricíclicos	Pimozida
Bepridil	Procainamida
Claritromicina	Quinidina
Disopiramida	Quinolonas
Dofetilida	Inibidores da recaptação da serotonina
Eritromicina	Sotalol
Haloperidol	Sulfametoxazol-Trimetoprima
Isradipino	Tacrolimo
Levometadil	Ziprasidona
Metadona	

No **QUADRO 94.4**, podemos observar os fármacos que apresentam maior potencial de arritmias cardíacas nas interações medicamentosas e ocorrência de torsades de pointes.

As **interações farmacodinâmicas** ocorrem quando determinada droga induz uma alteração em outra medicação sem alterar os seus níveis plasmáticos **(TABELA 94.8)**. Em geral, há um efeito aditivo nas 2 medicações. Exemplos são os efeitos sedativos aditivos do álcool e substâncias ansiolíticas e o efeito aditivo anticoagulante do ácido acetilsalicílico com a varfarina.

TABELA 94.8 – Exemplos de interações medicamentosas farmacocinéticas na dermatologia

Mecanismo	Interação	Efeito
Absorção	Sais de cálcio diminuem a absorção gastrintestinal das tetraciclinas	Diminuição dos níveis plasmáticos das tetraciclinas
Distribuição nos sítios de ligação da droga nos tecidos-alvos	Sulfonamidas deslocam o metotrexato dos sítios de ligação nos tecidos-alvos	Aumento dos níveis plasmáticos do metotrexato
Metabolismo	Antifúngicos azólicos diminuem o metabolismo da varfarina	Aumentam os níveis séricos da varfarina
Excreção	Salicilatos diminuem a excreção do metotrexato	Aumento dos níveis plasmáticos do metotrexato

Por fim, recomendamos acessar pela internet, em computadores tipo *desktop* ou *notebook*, o portal da Drugs Digest[*] que fornece informações rápidas e seguras sobre interações medicamentosas. Para uso em *handheld* ou *PDA* (assistentes pessoais digitais) há disponível de forma gratuita, após cadastro, de um programa instalável nesses dispositivos portáteis de grande valor ao uso diário, denominado de Epocrates®, para o qual pode ser executado o *download* em seu site oficial.[**]

---

[*]Disponível em: http://www.drugdigest.org/DD/Interaction/ChooseDrugs.
[**]Disponível em: https://www.epocrates.com.
Nota: informações sobre apresentações comerciais dos medicamentos descritos neste capítulo podem ser acessadas no Bulário eletrônico da Anvisa (http://www.anvisa.gov.br/datavisa/fila_bula/index.asp). Além disso, existem aplicativos, inclusive gratuitos, para pesquisa desas informações.

CAPÍTULO 95

CIRURGIA DERMATOLÓGICA, TRANSPLANTE DE CABELO, SUBSCISÃO E CORREÇÃO DE CICATRIZES DE ACNE

CIRURGIA DERMATOLÓGICA

A dermatologia evoluiu muito nos últimos 50 anos. De especialidade clínica, passou a contar também com área de atuação cirúrgica.

A cirurgia dermatológica abrange três grandes áreas: oncológica, corretiva e cosmética. São do âmbito do dermatologista a diagnose e o tratamento clínico ou cirúrgico das afecções e neoplasias cutâneas; a correção de defeitos e cicatrizes; a execução de todos os procedimentos necessários para a melhora da aparência individual. Essa é uma condição fundamental para o bem-estar físico, mental e social do indivíduo, ou seja, para a sua saúde como um todo.

Considerando a finalidade deste livro, neste capítulo serão expostos os conceitos, as indicações e as técnicas básicas da prática diária na cirurgia dermatológica.

Para mais conhecimento das técnicas e dos recursos especializados, há numerosos textos exclusivos sobre cirurgia dermatológica.

Para a realização dos procedimentos de cirurgia instrumental, as condições necessárias são mencionadas a seguir.

INSTALAÇÕES

As cirurgias menores (pequenas) da cirurgia dermatológica geral e outros procedimentos, como eletrocirurgia, criocirurgia, quimiocirurgia, podem ser realizados em consultório, sendo recomendável ter uma sala para essa finalidade. A sala deve ter mesa cirúrgica, iluminação geral e focal para o campo cirúrgico, janela telada, ar-condicionado, mesa auxiliar para os instrumentos cirúrgicos, medicações de emergência, aparelho de pressão, aparelho de eletrocoagulação para hemostasia e um reanimador (Ambu®).

As cirurgias dermatológicas maiores, como transplante de cabelos, dermoabrasão, exérese com enxertia, lipoaspiração e outras, exigem sala cirúrgica totalmente equipada, de preferência em centro de cirurgia ambulatorial ou em clínica com unidade cirúrgica. Os equipamentos imprescindíveis incluem monitor cardíaco de pressão arterial e oxímetro de pulso, desfibrilador, laringoscópio com diversos tubos endotraqueais, oxigênio e todos os medicamentos de emergência e recursos para aspiração e ressuscitação cardiopulmonar.

EXAME DO DOENTE

História clínica

É fundamental inquirir, anotando na ficha do doente, dados referentes a doenças pregressas ou atuais, como asma, hipertensão, cardiopatia, nefropatia, hepatopatia, diabetes, hemofilia e outras. É imprescindível perguntar sobre reação alérgica a algum medicamento e quais os medicamentos em uso. Às vezes, particularmente em idosos, é necessário reperguntar, para total segurança, citando fármacos como ácido acetilsalicílico infantil, anticoagulante, vitamina E, anti-hipertensivo e antidiabéticos. Finalmente, cabe indagar sobre anestesia anterior na eventualidade de reação alérgica.

Exame físico

Analisar o estado geral do doente, verificando se há contraindicação para o ato cirúrgico. Medir a pressão arterial e a pulsação e, se necessário, a temperatura.

Exames complementares

Desnecessários para as pequenas cirurgias. Em cirurgias maiores, particularmente para as que exigem sedação ou anestesia, pode ser indicado pedir hemograma, coagulograma, eletrocardiograma, enzimas hepáticas e exame qualitativo de urina. Em diabéticos, caso não tenha glicemia recente, pode ser feito, antes da cirurgia, o teste no sangue com fita.

Consulta com especialista

Estando o doente sob cuidados de outro especialista, por exemplo, cardiologista, este deve ser consultado para a realização da cirurgia.

ANESTESIA

Tópica

Em procedimento cirúrgico superficial (até a derme), pode ser feita a anestesia tópica com prilocaína-lidocaína a 2,5% (EMLA®), com curativo oclusivo que necessita de 1 a 2 horas de contato para o efeito anestésico. Outro tópico é a lidocaína a 4% (Dermomax®) que necessita de tempo menor (30-60 minutos). Em mucosa, usar sem curativo oclusivo com contato por 10 minutos. A anestesia tópica pode ser feita previamente à infiltrativa.

Infiltrativa

Quando o procedimento cirúrgico é mais profundo, há necessidade de anestesia infiltrativa. Em pequenas cirurgias, é preferível utilizar a lidocaína a 2% (Xylocaína®), geralmente sem vasoconstritor. O anestésico é injetado intradermicamente na base e ao redor da lesão. A anestesia é imediata, precedida por dor de curta duração, devida principalmente à distensão da pele. As regiões mais sensíveis são a nasal e as extremidades dos dedos.

Para essa anestesia, é preferível o emprego de seringa metálica e cartucho (tubete ou Carpule®) com 1,8 mL de solução de lidocaína a 2%. A dose total em uma sessão não deve ultrapassar 4,2 mg/kg de lidocaína, ou seja, 252 mg em adultos, 12,6 mL da solução a 2% (7 tubetes).

Em cirurgias maiores e mais prolongadas, emprega-se a solução de lidocaína 1 a 2% diluída em soro fisiológico e com epinefrina (adrenalina), quando não houver contraindicação no seu uso, na proporção indicada na **TABELA 95.1**.

A epinefrina retarda a absorção da lidocaína, prolonga a anestesia e diminui o sangramento. A concentração utilizada é de 1:200.000-1:100.000. Não deve ser usada nas extremidades dos dedos, no pênis, em hipertensos e em cardiopatas. A dose máxima dessa solução de lidocaína sem epinefrina, não deve ultrapassar em adultos 5 mg/kg e, com epinefrina, 6,5 mg/kg, ou seja, 300 e 400 mg respectivamente (cada mL da solução de lidocaína 2% tem 20 mg de lidocaína).

A adição de bicarbonato de sódio à solução anestésica teria a vantagem de reduzir a dor na infiltração. A dose é de 1 mL da solução de bicarbonato de sódio a 8,4% para cada 5 mL da solução anestésica. É muito empregada em técnicas especiais como na chamada solução expansora ou tumescente (Klein) eletiva para realização da lipossucção (**TABELA 95.2**).

TABELA 95.1 – Uso associado de lidocaína, solução salina e epinefrina

Solução salina normal	NaCl 0,9%	30 mL
Lidocaína	Solução a 2%	10 mL
Epinefrina	Solução milesimal	0,2-0,4 mL

TABELA 95.2 – Solução de Klein

Lidocaína	0,05-0,1% (25-50 mL de lidocaína a 2%)
Epinefrina	1 mg (1 mL da solução a 1/1.000)
Bicarbonato de sódio	12,5 mEq (12,5 mL de bicarbonato de sódio a 8,4%)
Solução fisiológica 0,9%	1.000 mL

Alergia à lidocaína é muito rara. Em geral, o que é referido como alergia é uma lipotímia. Em doente indiscutivelmente alérgico à lidocaína, pode ser feita uma anestesia com solução salina bacteriostática. Esta contém álcool benzílico e é necessário um volume duas a três vezes maior que a lidocaína. A anestesia é de curta duração, mas pode ser prolongada com adição de epinefrina.

Em geral, não é necessária a sedação prévia do doente. Entretanto, em procedimentos mais demorados, é útil a administração de 7,5 a 15 mg de midazolam por via oral, meia hora antes de iniciar o procedimento cirúrgico. Quando indicadas, a sedação profunda ou a anestesia devem ser feitas por médico anestesista, responsável pelo monitoramento do doente e pela recuperação pós-sedação ou anestesia.

INSTRUMENTOS

O mínimo de instrumentos necessários para cirurgia dermatológica em consultório é o seguinte:

- Cabos de bisturi para lâminas 11 e 15.
- Curetas de vários diâmetros.
- Ganchos.
- Pinças hemostáticas (mosquito).
- Pinça anatômica.
- Pinça de Adson com e sem dente.
- Porta-agulhas.
- *Punches* de vários diâmetros (2, 3 e 5 mm).
- Tesoura tipo Íris – curva e reta.
- Tesoura de Metzembaum – curva e reta.
- Seringa metálica para cartucho (tubete ou carpule).

Esse material (**FIGURAS 95.1 E 95.2**) deve ser esterilizado em autoclave. É conveniente ter caixas ou pacotes previamente preparados, de acordo com o tipo de procedimento. É indispensável um aparelho de eletrocoagulação.

PROCEDIMENTOS CIRÚRGICOS

Biópsia

A biópsia cutânea constitui procedimento de rotina na prática dermatológica, podendo ser executada de várias maneiras.

Escolha da lesão e do local

A lesão escolhida deve ser a mais característica clinicamente. Não deve ser recente e nem antiga em regressão. Eventualmente pode ser conveniente obter material de várias lesões. A biópsia não deve incluir pele normal, a não ser quando necessário, devendo esse fato ser relatado. Evitar fazer biópsia nos pés e nas pernas, pela cicatrização mais demorada e pela estase circulatória; nas mãos, pela dificuldade que traz ao doente e pela maior facilidade de contaminação. Nas lesões bolhosas, a arquitetura do espécime é fundamental para o exame histopatológico; por esse motivo, para deixar a lesão intacta, a biópsia deve ser feita com uma pequena margem de pele íntegra.

Cirurgia dermatológica, transplante de cabelo, subscisão e correção de cicatrizes de acne

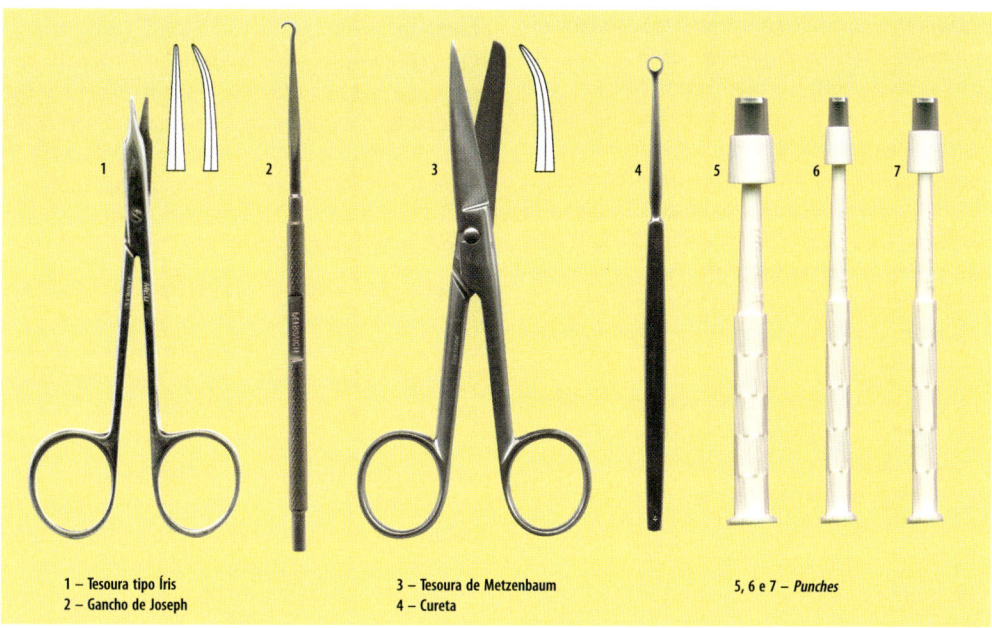

FIGURA 95.1 – Instrumentos para cirurgia dermatológica.

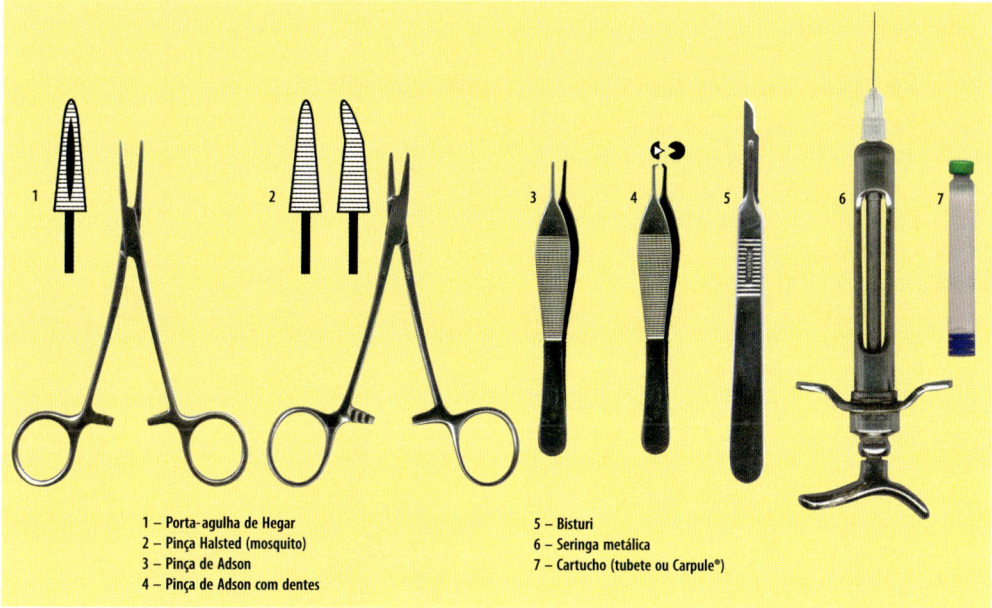

FIGURA 95.2 – Instrumentos para cirurgia dermatológica.

Antissepsia e anestesia

A antissepsia é feita com álcool iodado ou álcool 70°. A anestesia, como já referido, é com lidocaína a 2% usando seringa com cartucho (tubete), não havendo necessidade de usar epinefrina. O anestésico é injetado na derme e, eventualmente, no subcutâneo, se a lesão for profunda como no eritema nodoso.

Técnicas

A biópsia pode ser feita utilizando uma das seguintes técnicas:

- **Biópsia por barbirese (*shaving*):** é feita em lesões superficiais, particularmente nevos, acrocórdons ou queratoses seborreicas. A lesão é anestesiada na base, o que a torna em geral mais saliente. Pode ser feita com lâmina de barbear (por isso, a sua denominação), mas pode ser utilizada uma tesoura tipo íris ou lâmina de bisturi 11 para a excisão da lesão. A hemostasia é feita com eletrocoagulação ou solução aquosa de cloreto de alumínio (50-70%). O cloreto de alumínio é superior à solução de Monsel (subsulfato férrico) e não pigmenta.

- **Biópsia com *punch* e curativo compressivo ou eletrocoagulação:** a biópsia é feita com *punches* de 2 a 4 mm de diâmetro, conforme a região e o espécime necessário. Imprimindo-se ao *punch* movimento rotativo, pode-se atingir até a hipoderme. Quando há comprometimento do subcutâneo, é imprescindível incluí-lo na amostra. Com a pinça de dente (Adson), levanta-se a parte incisada e secciona-se na base com bisturi ou tesoura. Essa manobra deve ser feita com cuidado, evitando traumatizar o material. Não há necessidade de sutura. A hemostasia é feita com solução de cloreto de alumínio e curativo compressivo ou com eletrocoagulação (FIGURA 95.3).
- **Biópsia com excisão e curativo compressivo ou eletrocoagulação:** técnica empregada para lesões vegetantes ou verrucosas. Com o bisturi, faz-se uma incisão em V, de maneira a se obter um espécime em cunha. A hemostasia é feita com cloreto de alumínio e compressão ou por eletrocoagulação.
- **Biópsia com *punch* e sutura:** a sutura é indicada para biópsias maiores, com *punches* de 4 a 6 mm. Ao se aplicar o *punch*, a pele é distendida e a excisão circular torna-se elíptica. A sutura é feita com fio de náilon (FIGURA 95.4).
- **Biópsia com curetagem:** em lesões pouco salientes, faz-se a curetagem para a coleta do material. A hemostasia é feita por compressão ou por eletrocoagulação. Observe-se que o material obtido perde sua arquitetura.
- **Biópsia com excisão e sutura:** a excisão é feita com bisturi, lâmina 11 ou 15; para a retirada da lesão, fusiforme ou circular, que depois é tornada fusiforme. Após hemostasia, em geral com eletrocoagulação, sutura-se com fio de náilon. A excisão pode ser parcial ou total, com a retirada de toda a lesão.

Curativo

Feito com adesivo antisséptico, gaze e compressão com esparadrapo ou fita hipoalergênica e, quando indicada, atadura de crepe. É necessário sempre prevenir o doente para, se houver sangramento, fazer compressão para a hemostasia e entrar em contato com o cirurgião. O curativo compressivo inicial deve ser trocado após 24 a 48 horas.

Fixação

O espécime é fixado em formol a 10% para ser enviado para o exame histopatológico. Essa fixação é a indicada para a coloração pela hematoxilina-eosina e para a maioria das colorações. Para imunofluorescência, o material é colocado em solução especial conservada em refrigerador.

Incisão e excisão

A indicação de uma cirurgia cutânea deve considerar sempre o menor traumatismo dos tecidos e o melhor resultado estético. Para tanto, o instrumental deve ser o mais delicado possível e a incisão deve acompanhar as linhas de dobras da pele ou ser paralela a essas linhas.

A incisão é o corte da pele e pode ser feita de várias maneiras, seguindo diversos parâmetros.

A excisão para a remoção ou exérese de uma lesão cutânea pode ser feita de diversas formas, sendo a mais comum a excisão fusiforme. O comprimento da excisão fusiforme deve ser cerca de 3,5 vezes maior que a largura e ter ângulos em torno de 30° nas extremidades, como mostra a FIGURA 95.5. Sempre que possível, a excisão deve ser orientada de modo que seu eixo maior coincida com as linhas de dobras da pele. Entretanto, quando o eixo maior da lesão é perpendicular às linhas de dobras, pode ser necessário fazer o fuso perpendicularmente para ressecar menor extensão de pele.

Eventualmente, a excisão pode acompanhar o formato da lesão, com a margem de segurança necessária conforme a diagnose suspeitada. O fechamento da lesão pode ser feito por sutura direta, retalho ou enxerto.

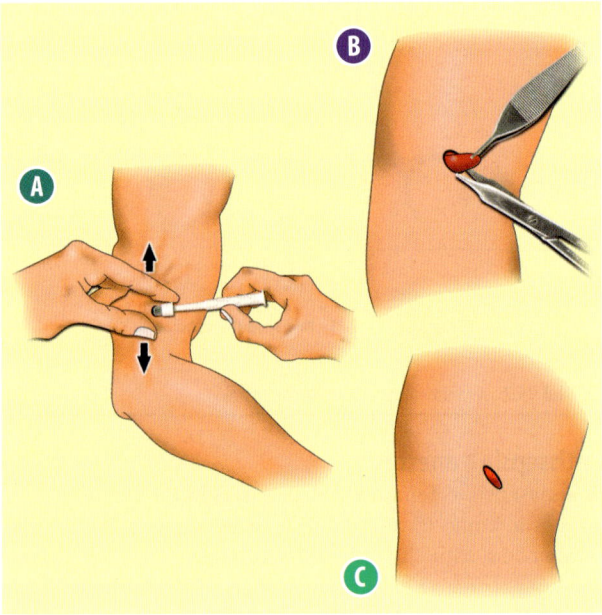

FIGURA 95.4 – Biópsia com *punch* e sutura. **A** Aplicação do *punch* com a pele distensa. **B** Pinçamento e secção do espécime. **C** A incisão circular fica elíptica, possibilitando a sutura.

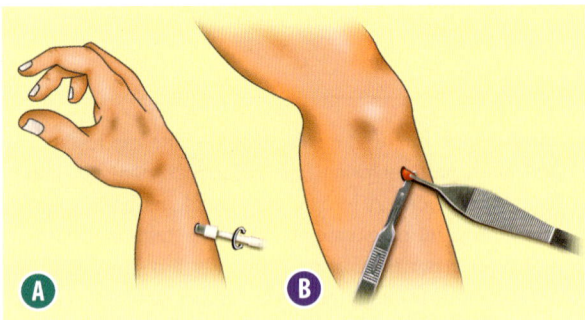

FIGURA 95.3 – Biópsia com *punch*. **A** Movimento de rotação do *punch*. **B** Pinçamento e secção do espécime.

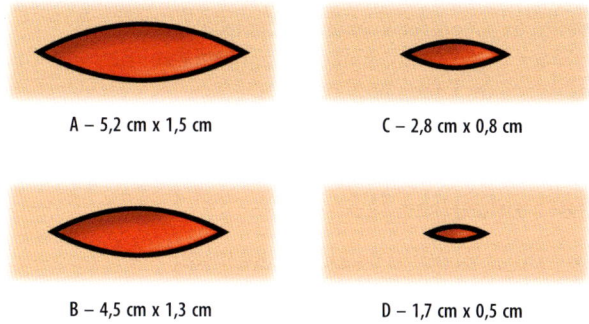

FIGURA 95.5 – Relação comprimento × largura para excisões fusiformes.

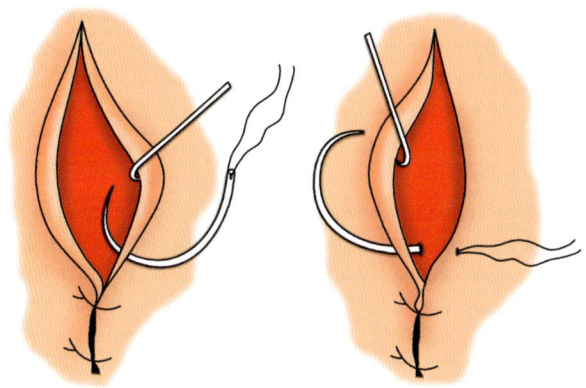

FIGURA 95.6 – Sutura simples com pontos separados.

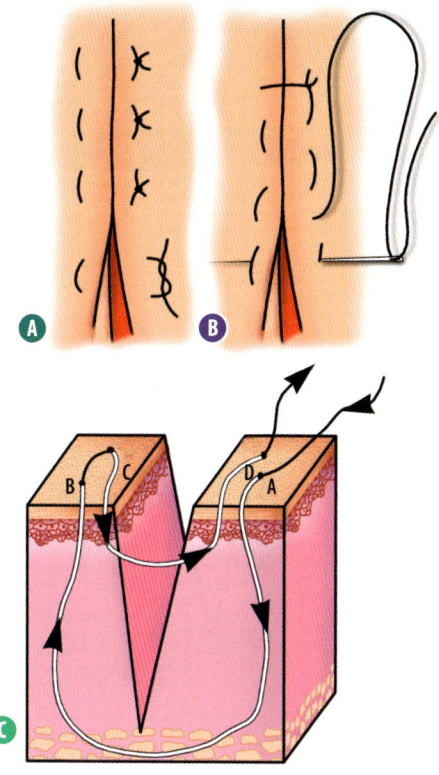

FIGURA 95.7 – Sutura ancorada com pontos horizontais. **A** Pontos separados. **B** Pontos contínuos. **C** Detalhe da sutura.

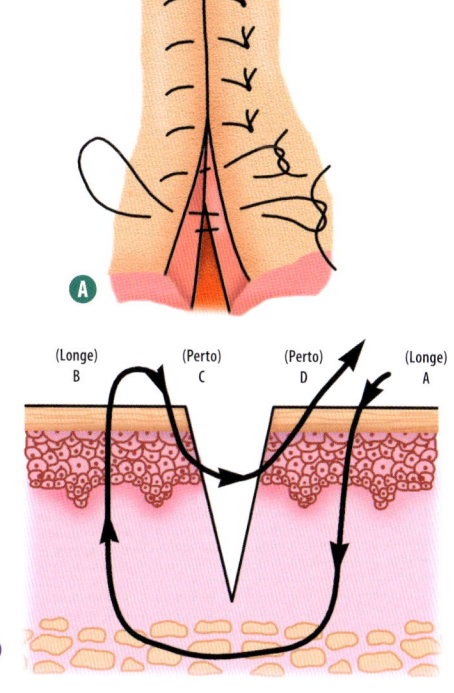

FIGURA 95.8 – **A** Sutura ancorada com pontos verticais. **B** Detalhe da sutura.

Os enxertos para a reparação de perdas de pele são retirados das regiões retroauricular, clavicular ou inguinal.

Nas lesões situadas nas bordas livres ou próximas destas, dos lábios, pálpebras e orelhas, a ressecção é, em geral, feita com incisão do tipo cuneiforme.

Suturas

Hoje, para sutura na pele, emprega-se quase exclusivamente o fio de náilon, com vários números: 2 para suturas de grande tensão como no couro cabeludo; 3 para média tensão; 4 ou 5 para menor tensão e pele mais fina. O fio é encontrado comercialmente com a agulha. A sutura mais comum é a com pontos separados. Os pontos devem ficar sempre equidistantes em relação às bordas da ferida cirúrgica e devem ter a mesma profundidade, para não haver a formação de degraus. O número de pontos deve ser suficiente para a completa aproximação das bordas (FIGURA 95.6). Em ferida de maior volume ou tensão, utilizar sutura ancorada vertical ou horizontal (FIGURAS 95.7 E 95.8). Excluindo pequenas excisões, é sempre indicada fazer sutura interna, que evita a tensão dos pontos externos e o alargamento da cicatriz (FIGURA 95.9). Em excisão que não há tensão e na qual a sutura deve permanecer por maior tempo, pode ser feita a sutura subcuticular contínua (FIGURA 95.10).

A sutura de uma lesão fusiforme deve-se iniciar pelos ângulos para evitar a formação da chamada "orelha de cachor-

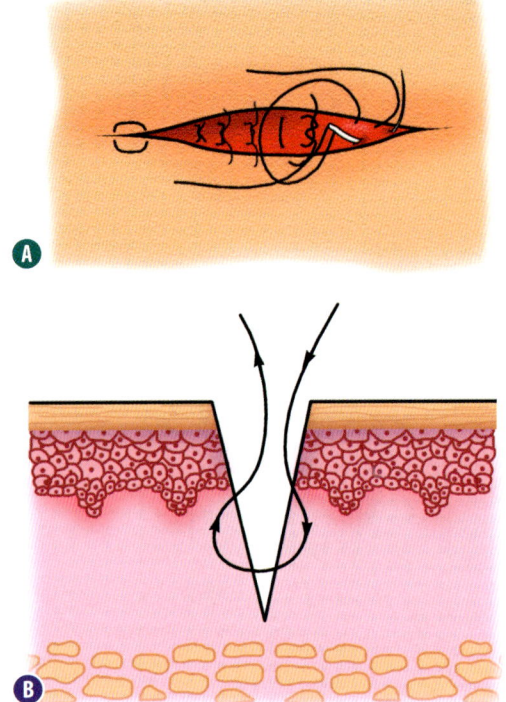

FIGURAS 95.9 – **A** Sutura interna com pontos subdérmicos. **B** Detalhe da sutura interna realizada para diminuir tensão e evitar espaço morto.

ro". Quando formada, a ressecção da "orelha" pode ser feita como mostra a **FIGURA 95.11**.

A retirada dos pontos de sutura varia com a região e a tensão da sutura. Na face, a remoção deve ser precoce, entre 3 e 5 dias, para melhor resultado estético. No couro cabeludo e no tronco, conforme a tensão, entre 7 e 14 dias. Pode ser indicado fazer a retirada dos pontos em duas vezes. Após a retirada dos pontos, colocar fita hipoalergênica em treliça que se elimina espontaneamente em alguns dias.

Para sutura em mucosa, emprega-se fio sintético absorvível de ácido poliglicólico.

PROCEDIMENTOS CIRÚRGICOS MAIS FREQUENTES

Calo do 5º artelho e calo interdigital

O calo origina-se da compressão externa da pele em áreas de saliência óssea, formando-se um sanduíche da pele que provoca a corneificação. O tratamento do calo é evitar a compressão e retirar o excesso da camada córnea. A cirurgia, quando indicada, é incisão do calo e ressecção da saliência óssea. A área corneificada pode ou não ser removida. No calo interdigital, frequente no 4º espaço interartelhar, a pele é comprimida entre duas saliências ósseas. A cirurgia constitui-se de ressecção das saliências ósseas e sutura.

Cisto epidérmico

A extirpação do cisto epidérmico pode ser feita com uma pequena incisão e, a seguir, descolamento da cápsula do tecido conectivo adjacente. Técnica eficaz é a marsupialização. É feita uma pequena incisão e, por espremedura, elimina-se o conteúdo. A parede da cápsula é retirada gradualmente com auxílio de duas pinças (tipo mosquito).

Quando a retirada não for total, cauterizar com ATA 50 a 70%. Havendo infecção, deve ser feita incisão para drenagem, curetagem e cauterização com ATA (50-70%), sendo necessários vários curativos.

Cisto triquilemal

Em geral, ocorre no couro cabeludo, e a conduta é extirpação de todo o saco cístico, com subsequente sutura. Quando permanece algum resíduo da cápsula, pode haver recidiva.

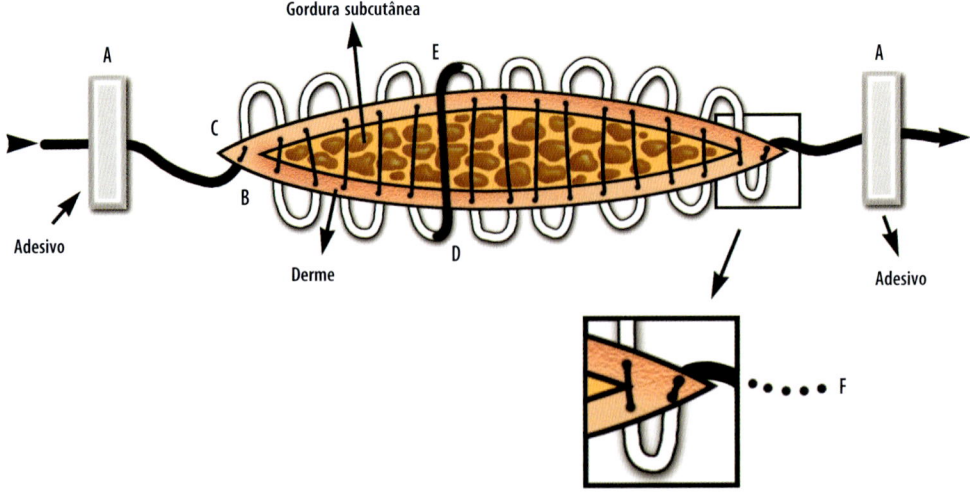

FIGURAS 95.10 – Sutura subcutânea contínua. **A** Adesivo para fixação das extremidades do fio. **B-C** Local de entrada do fio para início da sutura contínua. **D-E** Segmento do fio que é exteriorizado para facilitar a retirada do mesmo. **F** Detalhe mostrando em uma linha a saída do fio na pele para conclusão da sutura.

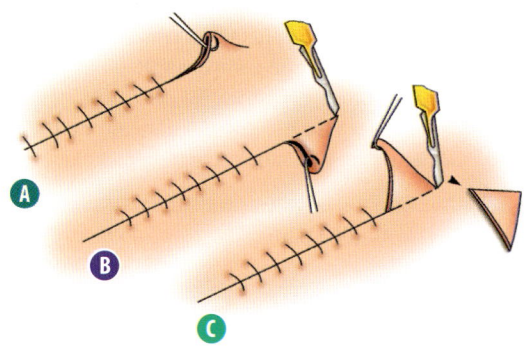

FIGURAS 95.11 – Ressecção de excesso cutâneo no ângulo da sutura. **A** Tração com gancho. **B** Incisão na base do excesso cutâneo seguindo a linha de sutura. **C** Ressecção do fragmento da pele.

Hidradenite

Localiza-se, em geral, nas axilas e na região do trígono femoral e, excepcionalmente, em outras áreas. A cirurgia indicada nas formas crônicas e em lesões isoladas é excisão e sutura. Em formas extensas, há várias técnicas: ressecções parciais sucessivas; amplas, reparadas com retalhos ou enxertos; eletrocoagulação com cicatrização por segunda intenção.

Hiper-hidrose axilar

O tratamento da hiper-hidrose axilar é feito com tópicos, iontoforese e atualmente com toxina botulínica. Em formas graves de hiper-hidrose axilar, resistente a tratamentos clínicos, pode ser feita a cirurgia, possibilitando a cura definitiva. É feito um fuso mediano no cavo axilar, com seu eixo maior no sentido anteroposterior, paralelo à articulação para evitar a brida. A avaliação da quantidade de pele possível de ser ressecada é feita pelo pinçamento da pele com dois dedos na área mais central, onde existe maior número de glândulas apócrinas. Em profundidade, chega-se até o plano gorduroso, que se diferencia do glandular, mais superficial pela cor.

Outra técnica utilizada é a incisão em Z, e os dois triângulos formados pelo Z são descolados no plano gorduroso. Em seguida, resseca-se o plano glandular, ficando a pele como um enxerto. Essa técnica permite a ressecção de grande número de glândulas apócrinas e folículos.

Onicodistrofia

Em algumas formas de onicodistrofia pode ser indicada a avulsão da unha. A anestesia é troncular, na borda interna e externa do dedo, não devendo ser usado vasoconstritor. Inicialmente, desloca-se a cutícula com pinça curva (tipo mosquito), a partir da borda livre da unha até a matriz, e com movimentos da pinça, descola-se a unha do leito. Em seguida, pinça-se a lâmina ungueal e, com movimentos de báscula, completa-se a divulsão da unha.

A avulsão ungueal era usada principalmente para tratamento de onicomicose, porém, com os recursos medicamentosos atuais, não é mais utilizada para essa finalidade.

Unha encravada

A cirurgia da unha encravada é um recurso comum em cirurgia dermatológica. Em forma incipiente, é possível retirar a extremidade da unha, eventualmente com anestesia tópica. Quando há infecção e formação de tecido de granulação exuberante, após anestesia troncular nas bordas interna e externa do dedo, complementada por pequena quantidade no local, corta-se a unha com alicate até a matriz. Retirar a parte seccionada, curetar e eletrocoagular. A cicatrização é por segunda intenção. Outra técnica mais radical consiste na incisão de um fuso que inclua todo o sulco lateral do leito ungueal, parte da borda lateral da unha e a matriz correspondente. A lesão pode ser suturada ou eletrocoagulada, cicatrizando por segunda intenção.

Procedimentos cirúrgicos especiais

RETALHOS E ENXERTOS

Após a excisão de uma lesão cutânea, inicialmente deve ser tentado o fechamento primário, com sutura borda a borda. Porém, quando essas excisões são muito extensas ou quando o fechamento primário determina uma tensão excessiva, perda de função ou um resultado cosmético de baixa qualidade, será necessária a utilização de técnicas de reconstrução com retalhos ou enxertos.

Retalhos cutâneos

Os retalhos são segmentos de pele e tecido subcutâneo que têm vascularização própria através de um pedículo de comunicação com a área doadora. Os **retalhos distantes** utilizam pele afastada do local da ferida operatória e são pouco utilizados em cirurgia dermatológica e, por isso, não serão estudados neste capítulo. Os retalhos confeccionados com a pele adjacente ou próxima à ferida cirúrgica são chamados de **retalhos locais**. Eles são os mais utilizados em cirurgia dermatológica e serão descritos a seguir. A vascularização desses retalhos é feita aleatoriamente, pelos vasos cutâneos perfurantes e pelos plexos vasculares dérmicos e subdérmicos, ou através de uma artéria específica denominada de artéria axial.

Denomina-se **defeito primário** a ferida cirúrgica criada pela excisão da lesão que será reparada pelo retalho, enquanto a ferida criada pela confecção e mobilização do retalho é chamada de **defeito secundário**. Este último deve ser criado nas melhores localizações possíveis, de maneira que seja de fácil fechamento e se torne o mais imperceptível possível.

A nomenclatura dos retalhos pode ser definida por sua forma geométrica, pelo nome da pessoa que primeiro o desenhou, pelo suprimento vascular ou pelo tipo de movimentação tecidual da pele doadora em direção à área receptora.

Esta última é a mais adequada porque facilita o entendimento da dinâmica dos retalhos. Desde que obedecidas as condições técnicas básicas, o resultado estético e funcional dos retalhos locais é de muito boa qualidade, uma vez que é utilizada nas suas confecções a pele próxima à lesão e, portanto, com as características similares à da excisada. Além disso, eles fornecem uma grande variabilidade de opções que permitem a escolha mais adequada para cada caso.

São condições indispensáveis para o planejamento e a execução de um retalho local:

- Quando a lesão a ser excisada for de natureza maligna, antes de se executar a reconstrução com retalhos, é indispensável o controle das margens cirúrgicas, seja por cirurgia microscopicamente controlada (micrográfica), seja por congelamento da peça e avaliação pelo patologista, ou pelo método da "cerquinha", que é feito previamente à excisão final. Não há dúvida na literatura de que o melhor método de controle de margens é a cirurgia micrográfica, mas nem todos os serviços ou cirurgiões dermatológicos têm a seu dispor a complexa estrutura necessária para esse fim. Os métodos de congelamento e "cerquinha" são muitos úteis, bem como um perfeito entrosamento entre o cirurgião e o patologista. É de fundamental importância que o cirurgião forneça as informações precisas sobre a lesão, bem como peças cirúrgicas bem preservadas, para que o patologista possa fazer o diagnóstico com precisão.
- A área doadora deve ter excesso de pele, boa mobilidade e não apresentar outras lesões.
- Para que não ocorram distorções, a espessura, a cor e a textura da pele doadora devem ser aproximadamente iguais às da área receptora.
- Posicionar as maiores linhas de incisões dentro de sulcos, pregas e linhas naturais para minimizar a visualização das cicatrizes resultantes.
- Não deve haver tensão, dobras ou compressões no pedículo para que não ocorram isquemia e morte do retalho. Como regra, na face, a largura do pedículo deve ser de até um terço do comprimento, mas, em alguns casos de retalho de transposição, ela pode ser de até um quarto. Já para as lesões do tórax e abdome, a largura deve ser a metade do comprimento, enquanto nas extremidades inferiores elas devem ser iguais. Deve ser lembrado também que, de um modo geral, quanto mais estreito o retalho, pior o resultado estético.
- A viabilidade do retalho também depende de hemostasia meticulosa, da remoção de tecidos necróticos e coágulos da área receptora, e da sua manipulação com materiais delicados.
- O fechamento da área doadora, ou defeito secundário, deve ser feito preferencialmente por afrontamento direto das bordas, sem tensão.
- Na sutura não é necessário que os pontos sejam muito apertados, pois isso pode gerar isquemia, necrose e a consequente perda do retalho.
- Pela movimentação dos retalhos, podem surgir abaulamentos próximos à base para cuja correção será necessária a excisão dos triângulos de compensação ou triângulos de Burow. Nesse momento, o cirurgião deve ficar atento para que a quantidade e a localização do triângulo excisado não comprometam o suprimento vascular do pedículo.

Esses tipos básicos têm diversas variantes que oferecem muitas opções de escolha para cada caso. São quatro os tipos básicos de retalhos:

1. Avanço.
2. Rotação.
3. Transposição.
4. Interpolação.

Retalho de avanço

Um dos mais utilizados em cirurgia dermatológica. É o retalho cuja movimentação se faz em linha reta na direção da área receptora. É mais indicado para os locais onde o tecido pode ser mobilizado de ambos os lados da área receptora, como região frontal, lábio superior e extremidades. Após a incisão, é feito um descolamento cuidadoso do retalho para permitir o avanço sem tensão. Podem ser em U ou avanço simples, em H ou duplo avanço, em ilha ou retalho de pedículo subcutâneo.

- **Em U** ou **avanço simples**, quando o descolamento e o avanço são feitos em apenas um dos lados da ferida operatória (FIGURA 95.12).
- **Em H** ou **duplo avanço**, quando dois retalhos, um de cada lado da área receptora, avançam e se encontram no centro (FIGURA 95.13).
- **Em ilha** ou **retalho de pedículo subcutâneo**: o retalho é completamente isolado da pele adjacente, ficando com um pedículo de nutrição no tecido subcutâneo que deve ter mobilidade suficiente para permitir o avanço sem isquemia (FIGURA 95.14).

Existem outras variantes do retalho de avanço, como avançamento em A-T, V-Y e W-plastia (unilateral e bilateral). O retalho A-T tem boa indicação para excisões próximas ao vermelhão dos lábios, supercílios e sulcos nasais. A ferida resultante tem formato triangular e as bordas são descoladas cuidadosamente. A seguir, é feita uma incisão de cada lado da base do triângulo, acompanhando a borda que se quer preservar. A sutura é feita por aproximação dos dois retalhos resultantes e tem um formato de T. O retalho em V-Y e a W-plastia são variantes que permitem diminuir a comprimento da incisão e são indicados para lesões próximas dos orifícios naturais e a bordas livres. As incisões têm forma de V ou W e no final, após a sutura, transformam-se em Y simples ou duplo (FIGURA 95.15).

Retalho de rotação

Baseia-se na rotação lateral do tecido vizinho à ferida operatória. No planejamento do retalho, é necessário definir um

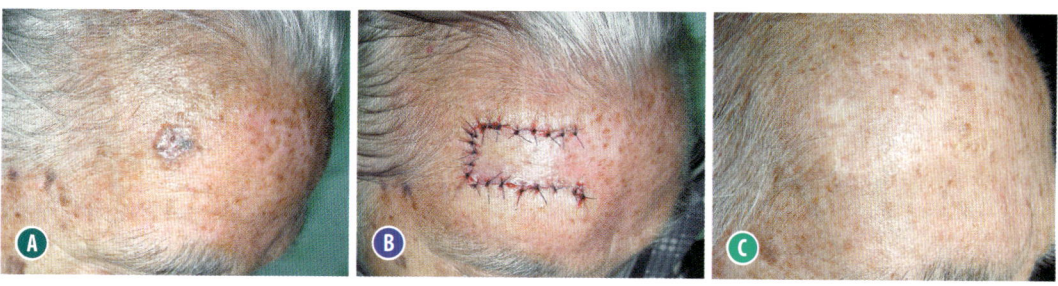

FIGURA 95.12 – **A** Carcinoma basocelular frontal. **B** Retalho de avanço em U. **C** Retalho em U, após 5 anos.

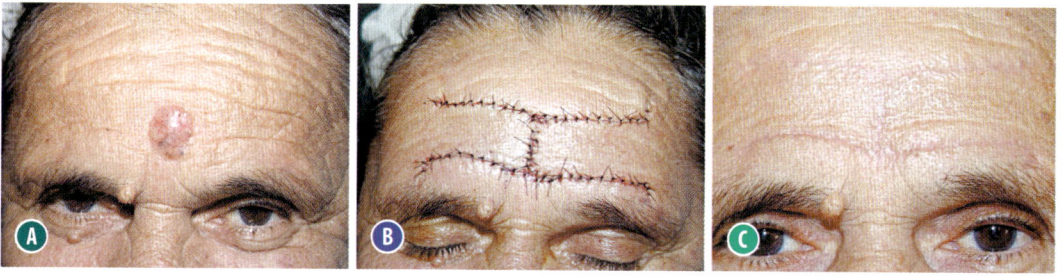

FIGURA 95.13 – **A** Carcinoma basocelular frontal. **B** Retalho de duplo avanço (em H). **C** Retalho em H, após 3 meses.

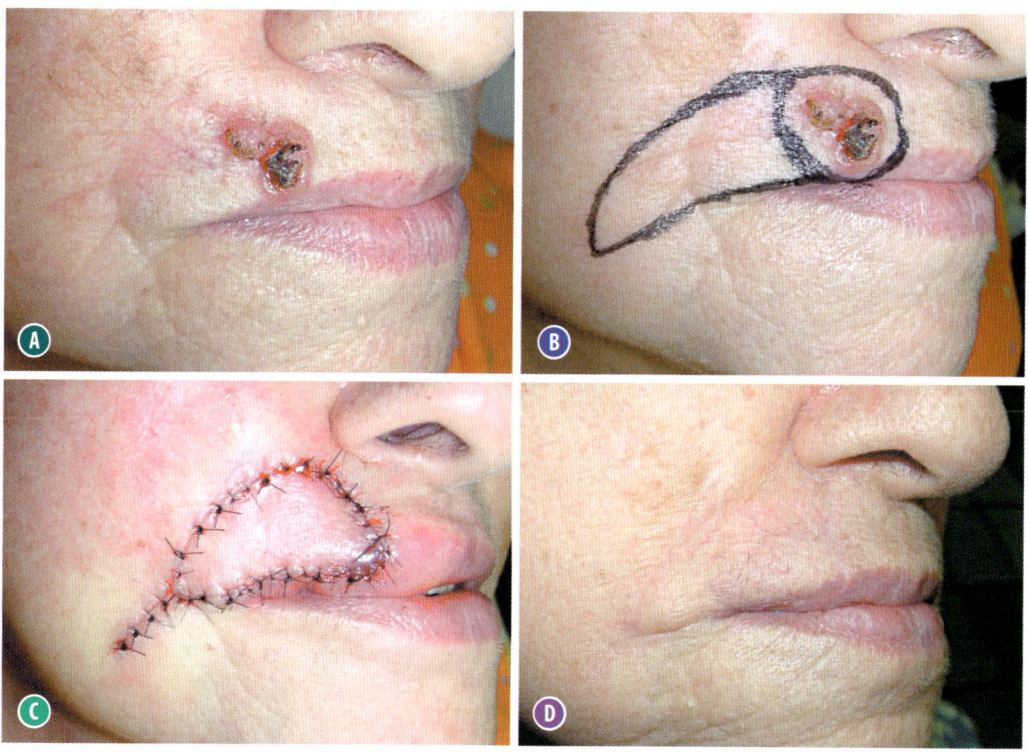

FIGURA 95.14 – **A** Carcinoma basocelular. **B** Demarcação do retalho. **C** Retalho em ilha. **D** Retalho em ilha, após 6 meses.

ponto ao redor do qual haverá a rotação, o **ponto pivô**, e a quantidade de tecido necessária para permitir o fechamento. Sua melhor indicação é para defeitos primários triangulares. Após a excisão da lesão, é executada uma incisão tangencial, com formato curvilíneo, partindo de um dos lados do defeito e, a seguir, é realizado um descolamento suficiente para que o retalho rode sem tensão. Quase sempre ocorrerá uma "orelha" no final da incisão. Isso pode ser compensado pela distribuição dos pontos de sutura ao longo da incisão, ou por excisão no final da cirurgia ou ainda alguns meses mais

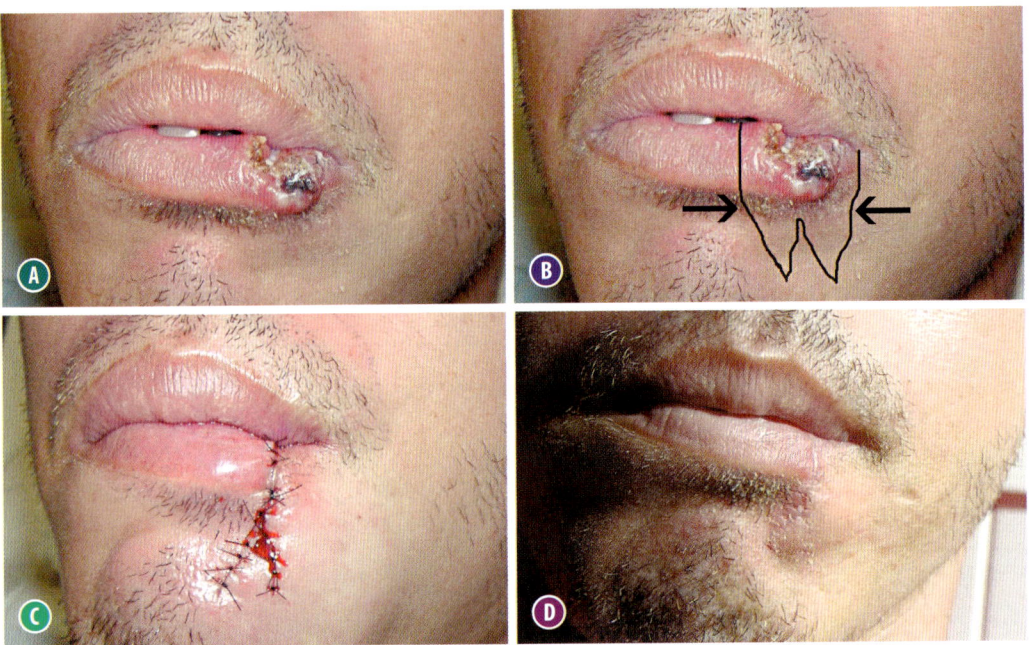

FIGURA 95.15 – **A** Carcinoma espinocelular no lábio. **B** Programação cirúrgica W-plastia. **C** W-plastia, pós-operatório imediato. **D** W-plastia, após 7 dias.

tarde, quando já se completou a integração do retalho à área receptora (FIGURAS 95.16 E 95.17).

O retalho de rotação também pode ser duplo (O-Z). A exérese é executada com incisão circular e, a seguir, são feitas duas excisões tangenciais, em sentidos opostos, de modo que as duas faces de pele que formam as bordas da ferida sejam aproximadas e suturadas no centro. A incisão final terá uma forma de Z (FIGURA 95.18).

As grandes vantagens do retalho de rotação são o pedículo largo, que diminui muito o risco de isquemia, e a capacidade de corrigir grandes defeitos com pele similar à excisada. Porém, são retalhos pesados e que facilmente determinam deformidades se não forem ancorados corretamente quando executados próximo às bordas livres (pálpebras e lábios). Nesses casos, eles devem ser fixados no periósteo com pontos internos.

Retalho de transposição

Os retalhos de transposição são confeccionados com pele de regiões que não têm contiguidade imediata com a ferida operatória, ou seja, entre a área doadora e a receptora existe área de pele normal. São os retalhos locais mais versáteis utilizados em cirurgia dermatológica. No planejamento, deve-se considerar que há um encurtamento efetivo do comprimento do retalho quando da transposição. Esse encurtamento é maior quanto maior for o ângulo de rotação. Os mais utilizados são os **retalhos de transposição simples**, que têm um único lóbulo e um diâmetro um pouco menor que o defeito primário. O primeiro passo é determinar o ponto onde a sua base girará para permitir a transposição. No segundo passo, a ferida operatória é alongada na direção da base do retalho planejado através da excisão de um triângulo que a transforma em um formato de gota. O terceiro passo é fazer a incisão e o descolamento, tomando-se cuidado com o pedículo, que normalmente é mais estreito, e fixar o retalho na área receptora. A área doadora deve ser fechada primariamente. Quase sempre, forma-se uma "orelha" na base do retalho que deve ser removida com cuidado pelo risco de comprometer a circulação no pedículo. Pode-se, também, esperar que o tecido se acomode com o passar do tempo ou, caso isso

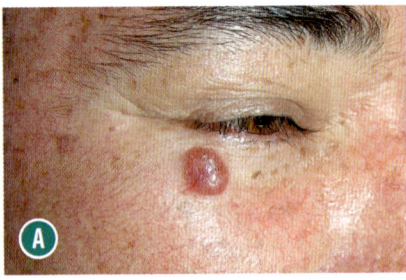
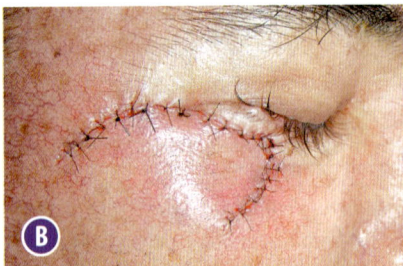
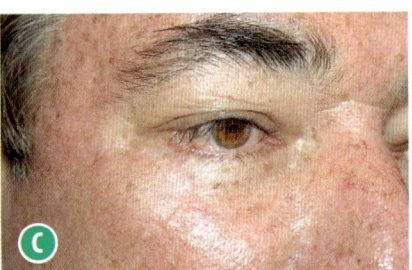

FIGURA 95.16 – **A** Carcinoma basocelular. **B** Retalho de rotação. **C** Retalho de rotação após 3 meses.

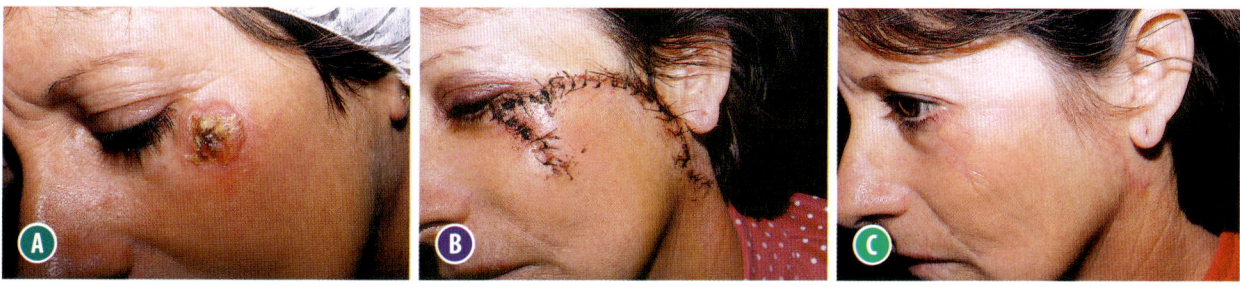

FIGURA 95.17 – **A** Carcinoma espinocelular. **B** Exérese com rotação de retalho. **C** Resultado final.

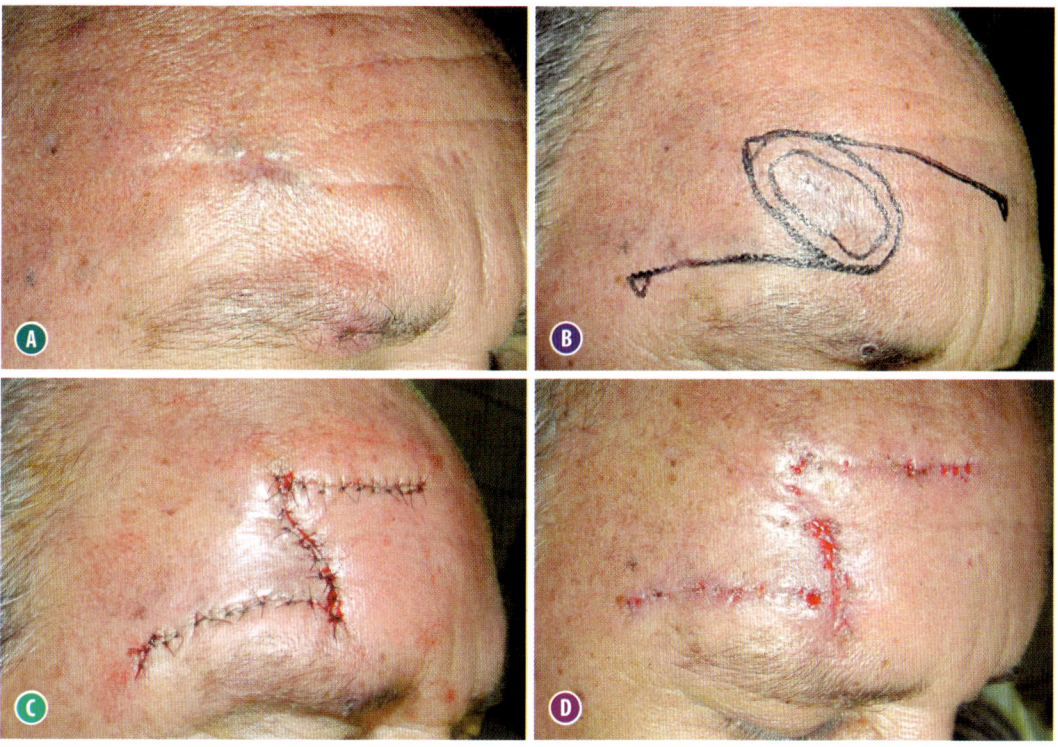

FIGURA 95.18 – **A** Carcinoma basocelular. **B** Planejamento cirúrgico, retalho O-Z. **C** Pós-operatório imediato. **D** Retalho O-Z, após 7 dias.

não ocorra, fazer a correção após alguns meses, quando o retalho já estiver completamente integrado à área receptora **(FIGURAS 95.19 E 95.20)**.

Uma variante do retalho de transposição é o **retalho romboidal**, sendo o **retalho de Limberg** o modelo-padrão inicial que, posteriormente, deu origem a outras variantes, como o de Dufourmental e Webster 30°. Na confecção do retalho de Limberg, a ferida operatória é planejada em formato romboide, com dois ângulos de 120° e dois ângulos de 60°, de modo que todos os lados do defeito tenham mesmo comprimento. Para a confecção do retalho, traça-se uma linha reta cujos pontos de orientação são os ápices dos dois triângulos de 120°, que continua externamente em uma das bordas. O comprimento da linha na borda deve ser igual à distância entre os dois ápices dos triângulos. A seguir, desenha-se outra linha, partindo do final desta última, em direção a um dos ângulos de 60° da ferida operatória, com o comprimento aproximadamente igual à metade da borda da incisão. Em qualquer caso de defeito romboidal, existem quatro opções de retalho. A melhor opção é escolhida pelas melhores linhas de incisão e qual delas mobiliza-se melhor para cobrir o defeito. São feitos descolamento do retalho e sutura na área receptora. As bordas da área doadora são descoladas e suturadas primariamente e a incisão final tem a forma de um ponto de interrogação **(FIGURAS 95.21)**.

Na variante de Dufourmental, são definidas três linhas: a primeira é a continuação de um dos lados da ferida operatória; a segunda é uma extensão de uma linha que passa nos ápices dos dois triângulos de 120°. O cruzamento dessas 2 linhas origina um ângulo de 45°. A terceira linha é desenhada de modo a dividir esse ângulo de 45° ao meio e ela será do mesmo comprimento dos lados do defeito. A incisão do retalho é feita na terceira linha, que continua para baixo em linha reta com o mesmo comprimento do lado do defeito. O retalho é descolado e suturado na área receptora.

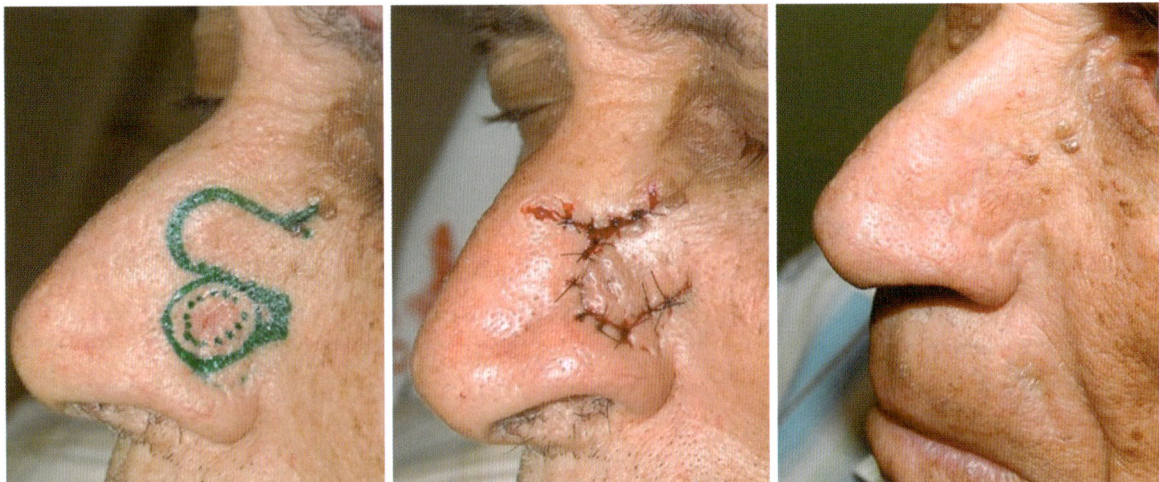

FIGURA 95.19 – Retalho de transposição simples.

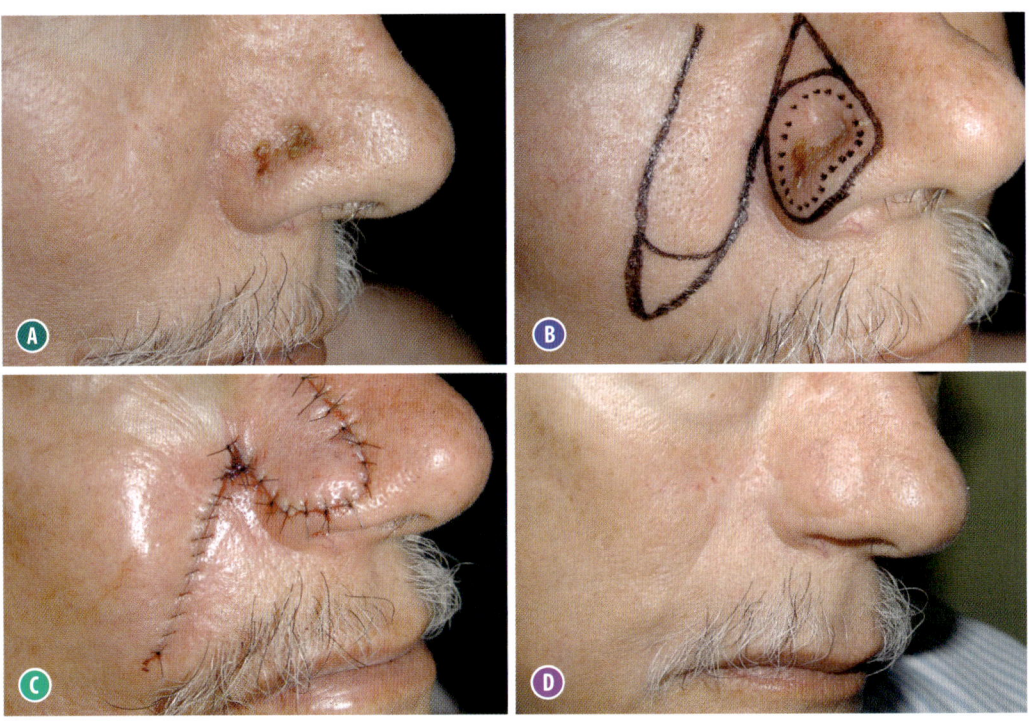

FIGURA 95.20 – **A** Carcinoma basocelular na asa nasal. **B** Demarcação cirúrgica. **C** Retalho de transposição fixado. **D** Retalho de transposição, após 6 meses.

Já o retalho de Webster 30° é confeccionado com a execução de uma W-plastia na extremidade inferior do defeito primário e o ápice do retalho tem um ângulo de 30°. Assim são criados dois retalhos triangulares que giram juntos, ambos com triângulos de 30° nas extremidades **(FIGURA 95.22)**.

Outra modificação do retalho romboidal é utilizada para o fechamento de defeitos circulares. Trata-se de um retalho aproximadamente triangular, tendo na extremidade um ângulo de 60°. Os dois lados do retalho têm, cada um, dois terços do comprimento do diâmetro do círculo do defeito primário. O retalho é transposto para a área receptora e suturado. Para a execução disso, é necessário que a área doadora tenha boa elasticidade e que sejam feitos descolamentos das bordas para diminuir a tensão e o estiramento do retalho **(FIGURA 95.23)**.

O retalho de transposição, além do lobo único, pode também ter dois e até três lobos (retalhos bilobados e trilobados). Para se reconstruir uma excisão cirúrgica com um retalho bilobado, que é o mais utilizado, a lesão é excisada de forma circular e, a seguir, mede-se o raio do defeito. Na sequência, define-se um ponto lateral tomando por referência a borda da ferida para a qual deverá haver uma distância igual ao raio do defeito. Esse ponto será o centro de dois arcos que serão dese-

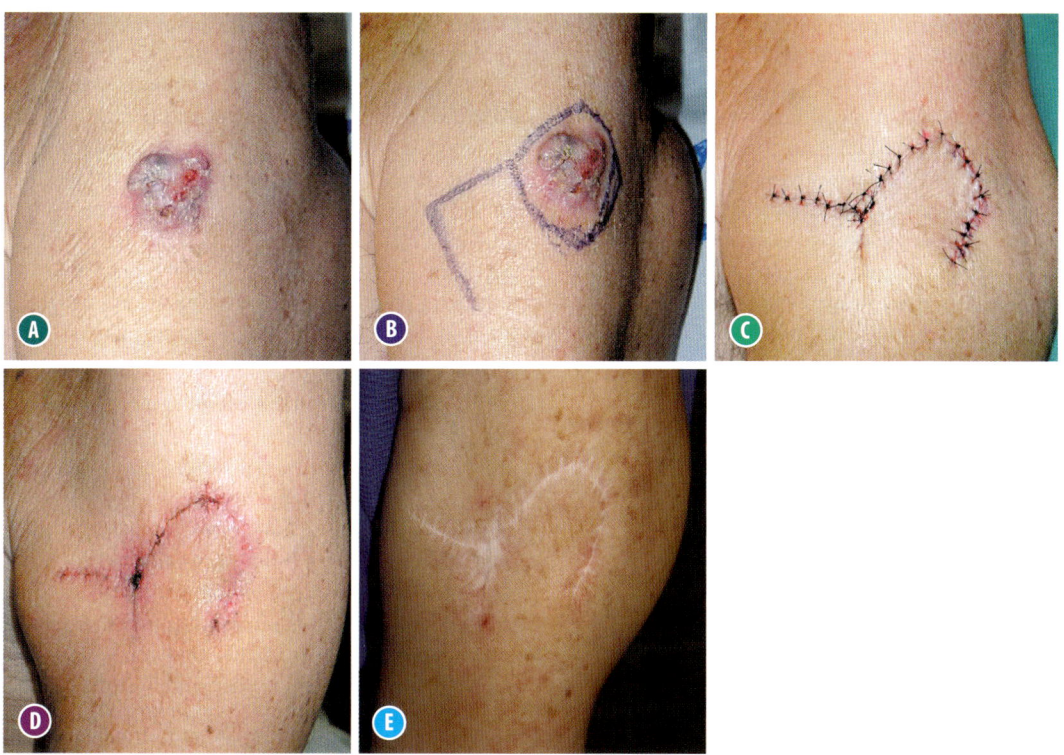

FIGURA 95.21 – **A** Carcinoma basocelular no braço. **B** Planejamento cirúrgico. **C** Retalho romboidal (de Limberg). **D** Retalho romboidal, após 15 dias. **E** Retalho romboidal, após 2 anos.

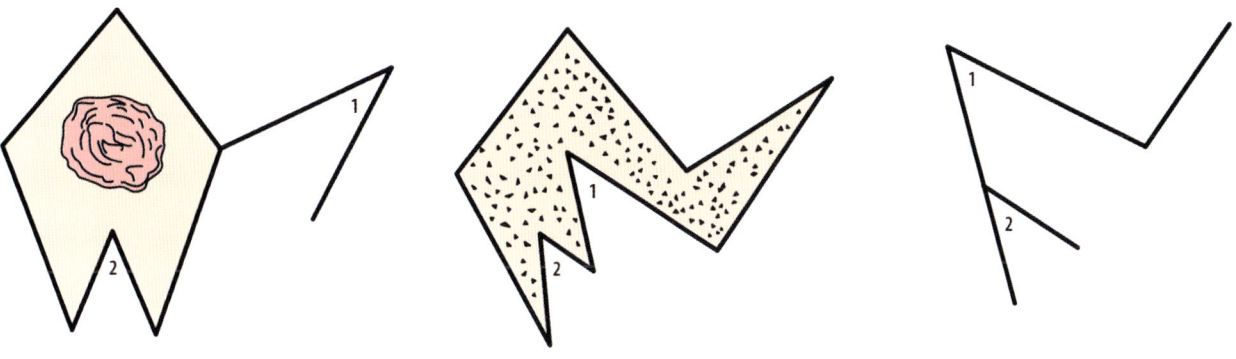

FIGURA 95.22 – Ilustração esquemática do retalho Webster 30°.

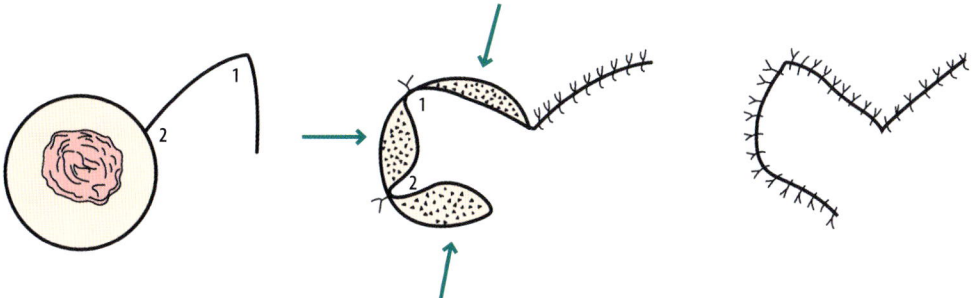

FIGURA 95.23 – Ilustração esquemática do retalho romboidal em defeito circular.

nhados: o primeiro passando pelo centro da ferida operatória e o segundo tangenciando a borda mais distal dela. Esses arcos definirão a altura dos lobos para que eles se encaixem perfeitamente nas áreas receptoras. A seguir, remove-se um triângulo, partindo da borda do defeito cirúrgico no sentido da pele que será a área doadora. O ápice desse triângulo será o ponto lateral definido anteriormente. Assim, a incisão passa a ter forma de uma gota. Os dois lobos do retalho são desenhados de maneira que o ponto de rotação seja o ápice de um ângulo de 90° formado por dois eixos imaginários: um deles partindo do centro da ferida e o outro se dirigindo para formar o eixo do segundo lobo. O eixo do primeiro lobo fará a divisão do ângulo de 90° em dois ângulos agudos de 45°. O primeiro lobo deve ter largura um pouco menor que a da ferida operatória; o segundo lobo será um pouco mais estreito que o primeiro e a área cruenta deixada por ele deverá ser fechada primariamente. Procede-se às incisões e aos descolamentos atentando-se para a preservação do pedículo vascular que nutrirá os dois lobos. Finalmente, é feita a sutura do retalho na área receptora.

Os retalhos de transposição tendem a sofrer abaulamento. Isso se deve à quantidade de tecido subcutâneo, pela retração cicatricial, por serem mais estreitos, pela dificuldade na drenagem linfática e pelo tecido de granulação que se forma no leito receptor. Normalmente, espera-se de 6 a 9 meses antes de fazer correções, pois muitas vezes elas são desnecessárias pela acomodação natural dos tecidos **(FIGURAS 95.24 E 95.25)**.

Retalho de interpolação

Os retalhos de interpolação têm um desenho linear e a sua base não tem contiguidade com a área receptora. Consequentemente, na execução, ele cruza sobre pele normal com um pedículo cruento e, por esse motivo, é sempre necessário um segundo tempo cirúrgico para autonomização **(FIGURA 95.26)**. Alternativamente, pode ser feita uma tunelização por baixo da pele normal, sendo necessária a desepidermização da porção tunelizada. São exemplos típicos o retalho paramediano frontal (retalho indiano), que é utilizado para reconstrução de grandes defeitos no nariz e tem como artéria e veia axiais as supratrocleares, e o retalho do sulco nasolabial, que é utilizado para reconstrução de defeitos na asa nasal. Este último pode ter um pedículo cutâneo ou subcutâneo.

Complicações dos retalhos

Quando bem indicados, bem planejados e corretamente executados, os retalhos são excelentes opções de reconstrução, com baixos índices de complicações. As principais complicações são infecção, hematoma, isquemia e necrose, com consequente perda parcial ou total do retalho **(FIGURA 95.27)**. As retrações cicatriciais, ectrópio **(FIGURA 95.28)**, diferenças de níveis entre o retalho e a área receptora e abaulamentos, são outras complicações possíveis. Os pacientes fumantes devem ser aconselhados a suspender o vício, total ou temporariamente, pois ele reduz a circulação facial e aumenta o risco de perda do retalho.

Enxertos de pele

São denominados de enxertos de pele os segmentos cutâneos removidos da área doadora para a área receptora sem comunicação por pedículos vasculares entre elas. Em cirurgia

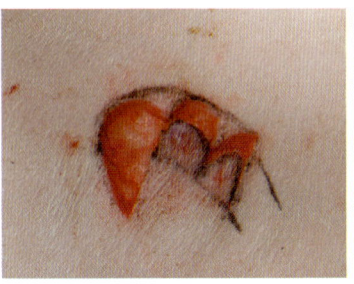
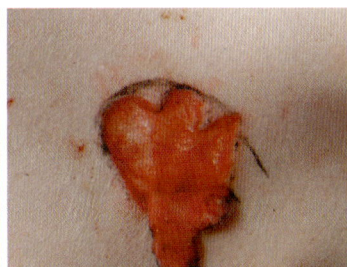
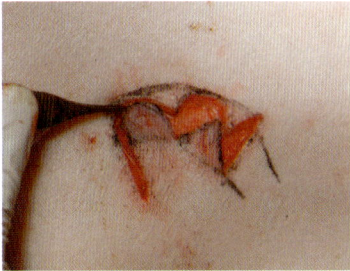

FIGURA 95.24 – Retalho bilobado em modelo animal.

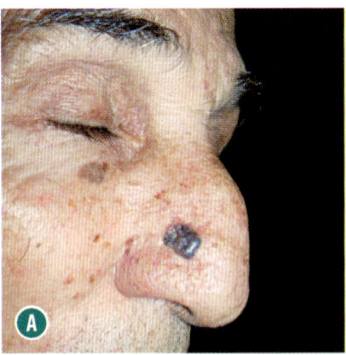
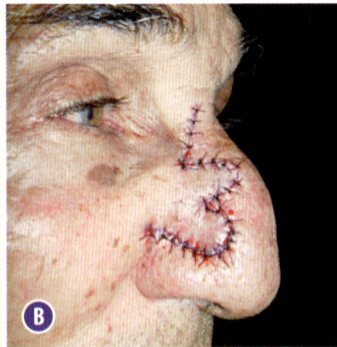
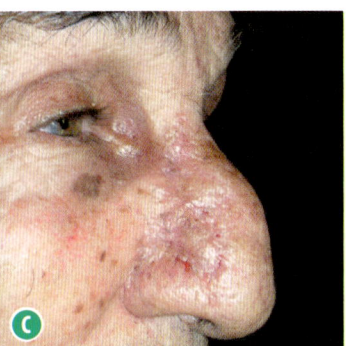

FIGURA 95.25 – **A** Carcinoma basocelular pigmentado. **B** Retalho bilobado. **C** Retalho bilobado, após 13 dias.

Cirurgia dermatológica, transplante de cabelo, subscisão e correção de cicatrizes de acne

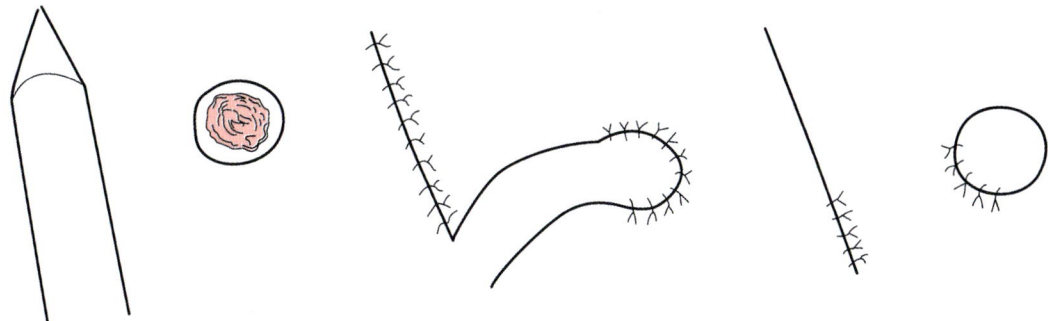

FIGURA 95.26 – Ilustração esquemática do retalho de interpolação.

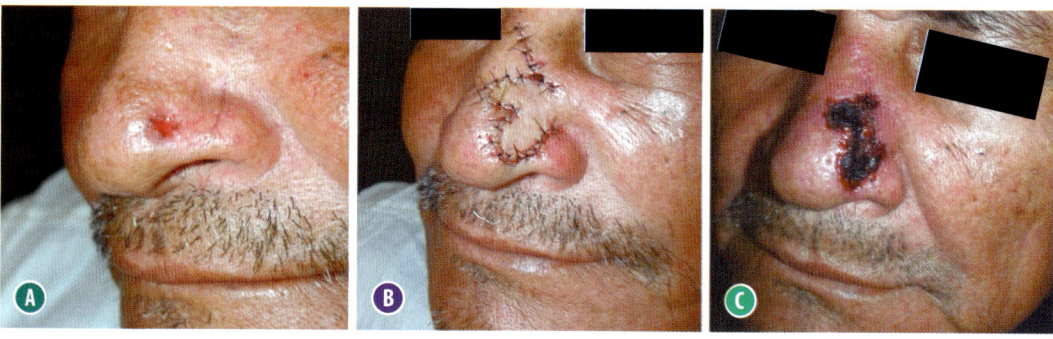

FIGURA 95.27 – **A** Lesão. **B** Retalho no pós-operatório imediato. **C** Necrose no retalho.

dermatológica, sua principal indicação é para a reconstrução de excisões de lesões onde a escassez ou relativa imobilidade dos tecidos adjacentes não permitem o fechamento direto ou a utilização de retalhos. Outra boa indicação é para o caso de tumor maligno com comportamento biológico mais agressivo e com alto risco de recidiva, uma vez que, por ser o enxerto mais delgado que o retalho, essa recidiva, se ocorrer, será detectada mais precocemente. A reconstrução com enxertos pode ser feita logo após a excisão ou mais tardiamente. Os tardios são indicados em casos de área receptora extensa, com profundidade maior que a espessura da pele e quando a vascularização é deficiente. Espera-se que ocorra a formação de tecido de granulação no leito receptor para só então se confeccionar o enxerto.

Os enxertos levam para as áreas receptoras as mesmas características de cor, textura e quantidade de anexos presentes na área doadora. Portanto, para melhor resultado estético, procura-se utilizar a pele com aspecto mais similar possível à área receptora. Não são indicados para feridas sobre superfícies cartilaginosas sem pericôndrio, nem sobre superfícies ósseas sem periósteo, porque isso inviabiliza a neovascularização.

Para que ocorra a sobrevivência e a integração do enxerto à área receptora, são necessárias as seis etapas sucessivas, bem identificadas, descritas a seguir.

1. **Embebição plasmática:** o plasma da área receptora é "embebido" pelo enxerto através dos seus capilares dilatados. Nesta fase ocorre, também, a passagem de água e eletrólitos.

2. **Inosculação vascular:** os vasos da área receptora procuram e penetram nos cotos dos vasos do enxerto fazendo com que exista uma circulação sanguínea inicial.

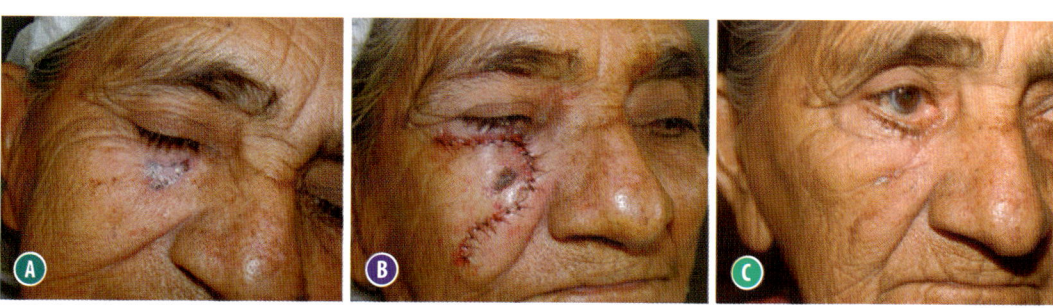

FIGURA 95.28 – **A** Lesão. **B** Retalho no pós-operatório imediato. **C** Retração cicatrial do retalho ectrópio.

3. **Anastomose vascular:** ocorre entre os vasos íntegros do enxerto e os vasos recém-formados da área receptora
4. **Angiogênese própria do enxerto:** trata-se de uma rede capilar neoformada no próprio enxerto que permite uma circulação sanguínea definitiva e a consequente sobrevivência do enxerto.
5. **Restabelecimento da circulação linfática:** ocorre entre 7 e 14 dias após o ato cirúrgico.
6. **Reinervação:** acontece em torno de 60 dias após a realização do enxerto, concluindo-se, assim, a completa integração do enxerto à área receptora.

Existem três tipos de enxertos de pele quando se considera os componentes neles presentes:

1. Enxertos de pele total.
2. Enxertos de pele parcial.
3. Enxertos compostos.

Os **enxertos de pele total** são constituídos pela epiderme e toda a espessura da derme. Podem ser utilizados em qualquer localização, porém sua melhor indicação é para a face, principalmente o ápice do nariz e próximo às bordas livres das pálpebras e lábios. Outras áreas também podem ser bem indicadas, por exemplo: áreas flexoras, dedos e membros inferiores. Por serem de pele completa, quase sempre haverá necessidade de sutura da área doadora, o que limita o tamanho desses enxertos.

As melhores áreas doadoras para a face são os sulcos nasolabiais, regiões pré e retroauriculares, pálpebras superiores e regiões supraclaviculares. Já para as áreas não faciais, as pregas axilares e inguinais, bem como as fossas antecubitais, são boas opções. Por razões estéticas, sempre que possível, deve-se utilizar áreas doadoras mais próximas possíveis das receptoras.

Para o melhor entendimento prático, a técnica será descrita passo a passo.

- Após a excisão da lesão, fazer hemostasia rigorosa da ferida operatória, uma vez que a presença de hematomas ou de seromas entre o leito receptor e o enxerto inviabiliza a sobrevivência do último.
- Colocar uma gaze seca sobre a ferida operatória e aplicar suave pressão para que o sangue marque o tamanho e o formato da área receptora.
- Com o molde feito com a gaze, marcar o tamanho e o formato da pele doadora. A seguir, excisar a pele da área doadora, descolar as bordas e fazer o fechamento por afrontamento direto. A cicatrização por segunda intenção também é possível.
- Dobrar a pele excisada sobre uma gaze enrolada no dedo indicador com o tecido subcutâneo voltado para cima e fixar com o polegar e o dedo médio. Utilizando uma tesoura delicada, remover toda a gordura restante e parte da derme caso ela seja mais espessa que a da área receptora. O desengorduramento pode ser feito também com o enxerto apoiado na mesa cirúrgica, principalmente em casos de enxertos grandes. Para se ter mais segurança quanto à não ocorrência de hematomas e/ou seromas, nos enxertos mais extensos podem ser feitas várias perfurações que permitirão a drenagem dos líquidos que se acumulem no leito receptor **(FIGURA 95.29)**.
- Suturar o enxerto na área receptora, com pontos separados, de preferência com fios de náilon monofilamentados, para que ele fique imobilizado. Deixar propositalmente alguns fios com comprimento longo, frente a frente, em números pares, identificados com pinças de reparo.
- Posicionar rolos de gazes impregnadas com pomadas de neomicina ou vaselina sobre o enxerto. Esses rolos serão amarrados com os fios deixados longos, constituindo o curativo de Brown. Esse curativo determina a completa imobilização, o contato com o leito receptor e a hemostasia complementar, que são fundamentais para a sobrevivência do enxerto. Não é necessário apertar muito os pontos do curativo de Brown, pois isso pode levar à compressão excessiva e determinar isquemia no leito receptor. Alternativamente aos pontos da própria sutura para fixação do curativo, outros podem ser passados paralelos às bordas externas da ferida operatória com a mesma finalidade.
- O curativo de Brown pode ser removido do 4º ao 5º dia de pós-operatório nas lesões da face e em 7 a 10 dias em outras localizações. Nesse momento, o enxerto poderá estar escuro, o que não significa sua perda. Ao serem removidas as crostas e a epiderme necrosada sobre ele, observa-se a superfície vermelha, demonstrando a integração inicial. A retirada dos pontos pode ser feita no 7º dia do pós-operatório **(FIGURA 95.30)**.

Os **enxertos de pele parcial** são constituídos pela epiderme e apenas parte da derme. São indicados para a reconstrução de grandes perdas teciduais, quando a área receptora é pouco vascularizada e quando o aspecto estético é pouco va-

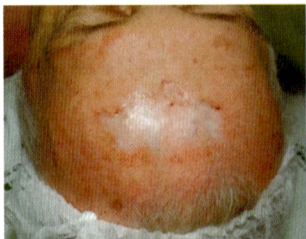 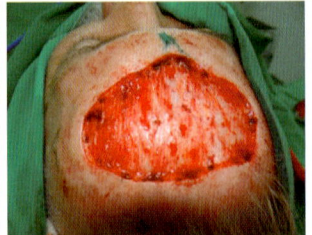 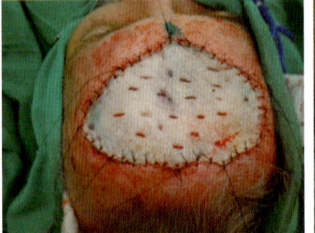 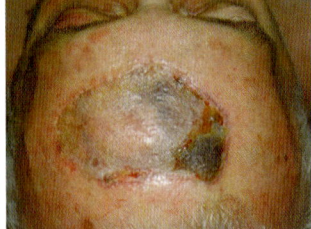

FIGURA 95.29 – Enxerto com perfurações para drenagem de líquidos do leito receptor.

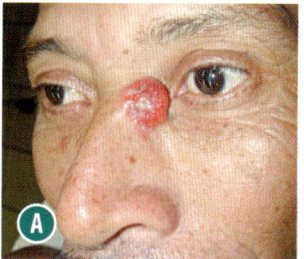 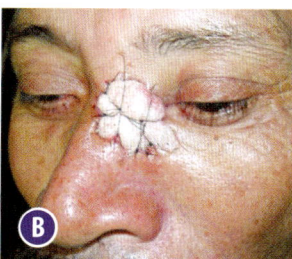 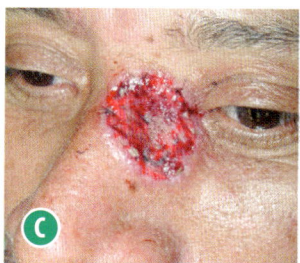 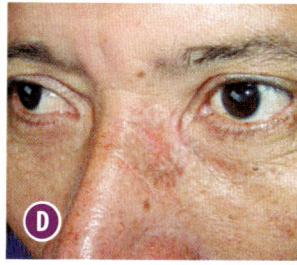

FIGURA 95.30 – **A** Carcinoma basocelular infiltrativo. **B** Curativo de Brown. **C** Enxerto após 7 dias. **D** Enxerto após 4 meses.

lorizado. Por serem mais finos, a integração à área receptora é mais fácil, porém o resultado estético é de qualidade inferior quando comparado com os retalhos e com os enxertos de pele total. Para esse tipo de enxerto não é necessária a execução de sutura para o fechamento da área doadora, sendo possível a utilização de maior quantidade de pele. Na escolha da área doadora, deve-se levar em consideração que, em geral, a cicatriz resultante torna-se inicialmente eritematosa e depois hipocrômica, sendo o aspecto estético de baixa qualidade. Por isso, de preferência, são utilizadas áreas cobertas como coxas, nádegas, face interna do braço, abdome e região dorsal.

Os enxertos de pele parcial podem ser obtidos utilizando-se lâmina de bisturi, lâminas de barbear, dermátomos e faca de Blair. Os dois últimos têm a vantagem de se poder escolher a espessura do enxerto, mas são menos utilizados em cirurgia dermatológica.

São os seguintes os passos para execução da enxertia de pele parcial:

- Na área doadora escolhida, é feita a anestesia infiltrativa intradérmica que deixa a pele mais elevada e com a consistência mais firme.

- Distender a pele com o dedo indicador e o polegar da mão não dominante e, com a lâmina na mão dominante quase paralela à pele, executar movimentos de vaivém até a obtenção do tamanho desejado do enxerto. Quando se utiliza lâmina de barbear, ela deve ser presa e pressionada entre o polegar e o indicador de modo que fique encurvada, e com os mesmos movimentos excisar a pele doadora.

- Para a hemostasia da área cruenta resultante, aplicar solução de cloreto de alumínio 30% a 50% ou gazes secas, que vão sendo trocadas à medida que se encharcam de sangue.

- Os enxertos maiores são colocados na área receptora, fixados com o mesmo tipo de sutura do enxerto de pele total e aplicar o mesmo curativo de Brown. Nos casos em que se utilizam enxertos pequenos e múltiplos, em que não é possível a sutura, eles devem ser mantidos no local através dos curativos com gaze ou morim vaselinados e fixados com ataduras de crepom, que serão removidos após 7 a 10 dias **(FIGURA 95.31)**.

- Sobre a área doadora podem ser aplicados curativos biológicos, membranas sintéticas ou gazes vaselinadas até a completa cicatrização.

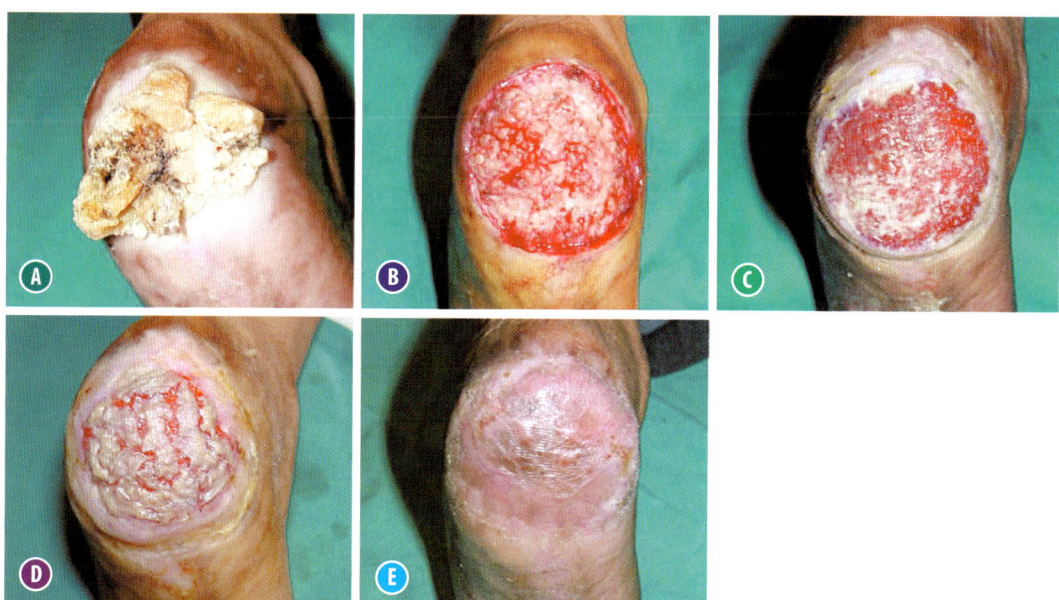

FIGURA 95.31 – **A** Carcinoma espinocelular em cicatriz de queimadura plantar. **B** Carcinoma espinocelular após a excisão. **C** Tecido de granulação. **D** Enxertos em tiras na área receptora. **E** Resultado após 6 anos.

- Os pontos, quando utilizados, serão removidos no 7º dia de pós-operatório.

Os **enxertos compostos** são os que apresentam outro tipo de estrutura histologicamente diferente ligada à pele (p. ex., cartilagem e tecido adiposo). Os mais frequentemente utilizados em cirurgia dermatológica são os enxertos **condrocutâneos** (pele ligada a uma das faces da cartilagem), **condrobicutâneos** (pele ligada às duas faces da cartilagem) e **dermoadiposo** (derme ligada ao tecido adiposo).

Os enxertos condrocutâneos têm como área doadora, em geral, a concha e a escafa da orelha, e são utilizados para a reconstrução da asa nasal, do pavilhão auricular e das pálpebras inferiores em caso de ectrópio. Já os condrobicutâneos são geralmente obtidos da hélix, em forma de cunha, para reconstrução das asas nasais, onde uma das faces desse enxerto substituirá a mucosa nasal.

Para a fixação na área receptora, é sempre necessária a utilização de suturas, como descrito para os enxertos de pele total. Além disso, por ter maior quantidade de tecido, é fundamental que a área receptora seja bem vascularizada e não maior que 1 cm de largura e de comprimento.

Os **enxertos dermoadiposos**, por terem integração tecidual ruim, são pouco utilizados em cirurgia dermatológica nos dias atuais, sendo substituídos pela lipoenxertia.

Complicações dos enxertos

Infecções, hematomas, seromas, mobilização e retração tecidual são as complicações mais comuns **(FIGURA 95.32)**. Devido à menor quantidade de derme, a retração cicatricial é mais acentuada nos enxertos de pele parcial do que nos de pele total. De modo geral, os enxertos têm resultado estético de qualidade inferior quando comparados com os retalhos.

Enxertos epidérmicos (*pinchgrafts*)

Consiste em retirar, após anestesia, pequenas áreas de pele levantadas com uma agulha e cortadas com bisturi, tesouras delicadas ou lâmina de barbear. Os enxertos de 4 a 10 mm de diâmetro são colocados em solução salina estéril e transferidos para a área receptora. Em seguida, é aplicado um *spray* adesivo e curativo. Esse tipo de enxerto é usado com excelente resultado em úlcera da perna. Técnica similar é também empregada no tratamento cosmético do vitiligo.

CIRURGIA MICROGRÁFICA DE MOHS

A cirurgia micrográfica de Mohs (CMM) é uma modalidade terapêutica para o tratamento de tumores cutâneos em que se associa a retirada do tumor com a avaliação das margens cirúrgicas laterais e profundas durante a cirurgia.

Inicialmente introduzida como quimiocirurgia de Mohs na década de 1930, com a utilização de uma pasta (cloreto de zinco) para a fixação do tumor e sua retirada após 24 horas, hoje foi substituída pelo método de congelamento a fresco e passou a se chamar cirurgia micrográfica de Mohs **(FIGURA 95.33)**.

Indicação

Suas indicações são carcinoma basocelular **(FIGURA 95.34)**, carcinoma espinocelular, tumores de anexo, dermatofibrossarcoma protuberante. Seu uso ainda é controverso no melanoma.

No **carcinoma basocelular** as principais indicações são:

- Tumores recidivados.
- Tumores incompletamente excisados.
- Tumores de limites imprecisos.
- Tumores com subtipo histológico mais agressivo (esclerodermiforme, infiltrativo e micronodular, basoescamoso).
- Tumores maiores que 0,6 cm nas zonas de alto risco, 1 cm nas de médio risco, e 2 cm nas de baixo risco;
- Tumores com invasão perineural.
- Tumores em que é importante a preservação de tecido, como genital, dígitos e em determinados locais da face (p. ex., asa nasal, lábio, pálpebras, orelha).

Quanto ao **carcinoma espinocelular**, as indicações são:

- Tumores recidivados.
- Tumores incompletamente excisados.
- Tumores de limites imprecisos.

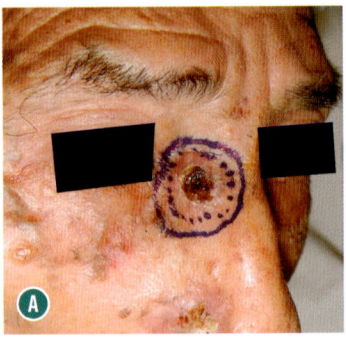 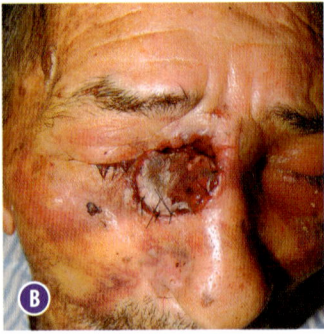 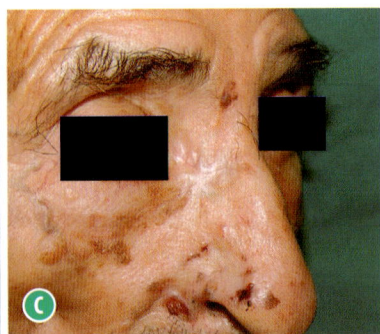

FIGURA 95.32 – Ⓐ Carcinoma basocelular. Ⓑ Perda do enxerto por hematoma. Ⓒ Cicatrização por segunda intenção.

Cirurgia dermatológica, transplante de cabelo, subscisão e correção de cicatrizes de acne

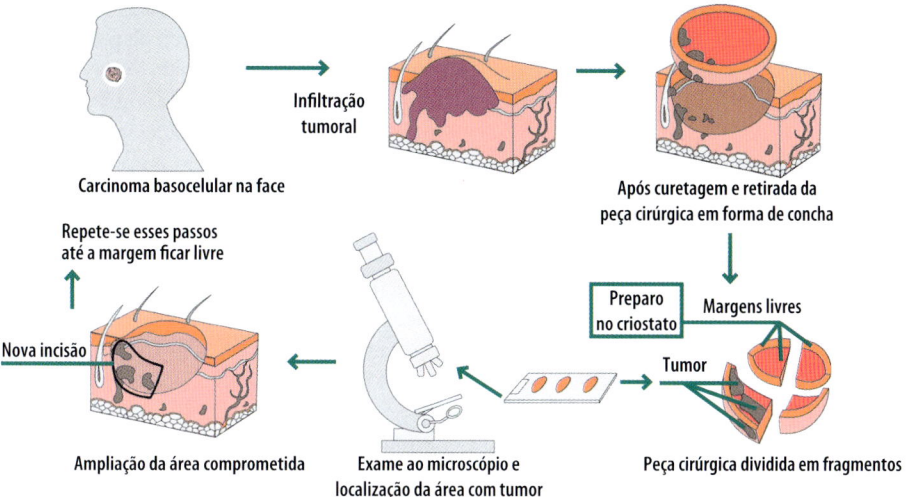

FIGURA 95.33 – Cirurgia micrográfica de Mohs.

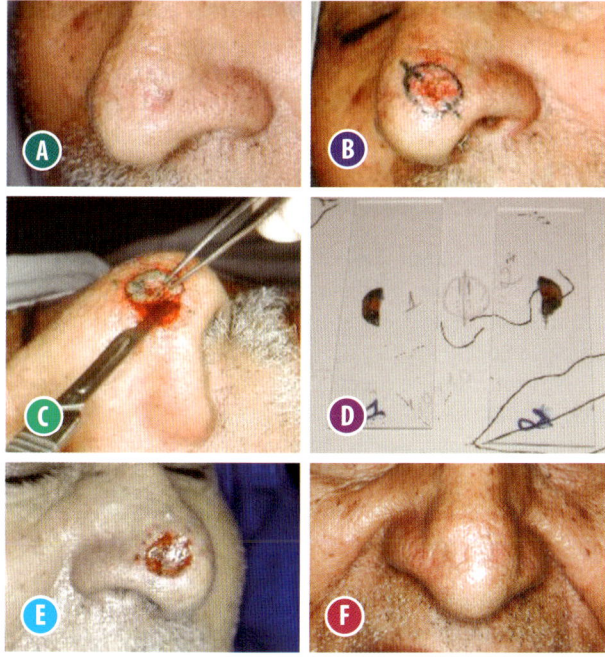

FIGURA 95.34 – **A** Carcinoma basocelular esclerosante na ponta nasal. **B** Marcação da margem após curetagem da lesão. **C** Retirada da lesão em forma de prato. **D** Divisão da peça e orientação. **E** Ferida operatória. **F** Pós-operatório tardio de enxerto.

- Tumores maiores que 0,6 cm nas zonas de alto risco, 1 cm nas de médio risco, e 2 cm nas de baixo risco.
- Tumores com subtipo histológico mais agressivo (acantolítico, adenoescamoso, desmoplásico e sarcomatoide).
- Tumores com menor grau de diferenciação (pouco diferenciado e indiferenciado).
- Tumores com nível de invasão maior ou igual a Clark IV e V.
- Tumores com invasão perineural.

- Tumores em que é importante a preservação de tecido, como genital, dígitos e em determinados locais da face (p. ex., asa nasal, lábio, pálpebras, orelha).

Uma indicação de eleição para CMM é o dermatofibrossarcoma protuberante (DFS), pois com a utilização dessa técnica houve diminuição do índice de recidiva.

Etapas

A CMM é realizada por etapas.

Inicialmente, o tumor é curetado e depois retira-se a ferida resultante com margem de 2 a 3 mm. Essa peça cirúrgica retirada em forma de prato é dividida em setores ou fragmentos orientados com cores. Essa divisão é desenhada na forma de um mapa para orientação dos locais onde eventualmente possa se observar tumor.

Cada fragmento é incluído e fixado no criostato de tal forma que os cortes histológicos representem toda a margem lateral e profunda no mesmo plano.

Depois da avaliação histológica, o local ou locais onde foi observada a presença de tumor é marcado no mapa, aquela área comprometida é retirada e todo processo é repetido até as margens ficarem livres de tumor.

Os índices de cura para tumores primários são de aproximadamente 99% e, para os recidivados, 96%.

Quanto ao DFS, algumas revisões sistemáticas demonstram taxas de recidiva menores com a CMM do que com a excisão cirúrgica ampla convencional.

A CMM mostrou menores taxas de recidiva no tratamento do carcinoma anexial microcístico e de outros tumores de anexo malignos.

DERMATOABRASÃO

Importante recurso da cirurgia dermatológica, empregado pela primeira vez por Kromayer, em 1905, usando motor e lixa metálica. Iverson, em 1947, introduziu as lixas de papel e Kurtin, em 1952, empregou as lixas e escovas de aço atualmente usadas.

Indicações

A dermoabrasão é indicada no envelhecimento cutâneo, cicatrizes de acne, tatuagens, rinofima, e em quadros cutâneos de algumas genodermatoses.

Material

Motor tipo odontológico de baixa rotação, com velocidade entre 10.000 e 30.000 rotações/minuto. O importante no motor é o torque, ou seja, a força que tem para girar a lixa. Em geral, os motores pequenos têm pouco torque. O motor deve ter velocidade variável, com controle nos pés. As lixas têm várias larguras com vários tipos. A lixa adiamantizada abrasa mais superficialmente, enquanto a escova o faz mais profundamente.

Exames e preparo pré-operatório

Em área pequena, anamnese em relação ao estado geral, uso de medicamentos, particularmente que alteram a coagulação, pressão arterial e pulso. Quando a indicação for para área extensa, por exemplo, toda a face, solicitar também hemograma, coagulograma, outros exames quando necessários. Fazer também exame de HIV e de hepatites para proteção do cirurgião e auxiliar. Quando há história de infecção herpética recidivante, prescrever medicação anti-herpética iniciando-se 2 dias antes da cirurgia.

Restrições

A presença de queloides não é uma contraindicação absoluta. Na dúvida, fazer um teste. Não é contraindicada em pacientes de pele escura. Há risco de hiperpigmentação que é reversível. Em melasma pode haver melhora, mas há recidiva. Em pacientes com uso anterior de retinoide, é aconselhado esperar 6 meses após o término do medicamento, porém, caso necessário, pode ser feita com intervalo menor, 2 a 3 meses.

Áreas de dermoabrasão

A reepitelização é a partir dos anexos. Por isso, a dermoabrasão profunda só deve ser feita na face, onde há grande número de anexos. Em outras regiões, são indicadas somente abrasões superficiais. Na face, a região mais espessa tem 4,5 mm de espessura, enquanto na pálpebra tem 2 mm. Nunca fazer dermoabrasão nas pálpebras.

Técnica

A dermoabrasão exige treinamento prévio do cirurgião dermatológico. Pode ser superficial ou profunda. A superficial inclui epiderme e atinge a derme papilar, surgindo o ponteado hemorrágico; é o orvalho sangrento. A dermoabrasão profunda vai até a derme reticular.

A dermoabrasão pode ser feita com anestesia local ou geral. Em área pequena, é feita com anestesia local. Em área extensa, pode ser feita com anestesia local ou com anestesia local mais sedação, controlada por anestesista ou com anestesia geral. Quando é usada somente anestesia local, não é necessário jejum. Iniciar na região frontal bloqueando os ramos do trigêmeo, supratroclear, lacrimal, zigomático frontal. Colocar anestésico tópico no restante da face. O bloqueio é feito com a solução diluída de lidocaína, com a seguinte fórmula: 20 mL de lidocaína 2%, 1 mL de epinefrina a 1/1.000, 12 mL de bicarbonato de sódio 9% em 100 mL de soro fisiológico, com volume total 133 mL, resultando em diluição de cerca de 30%. Esse bloqueio anestesia toda a região frontal. Cortar o cabelo na região frontal e temporal com 1 cm de largura. Esperar 5 minutos e passar violeta de genciana a 2% que permanecerá onde não foi feita a dermoabrasão. O auxiliar estica a pele para deixá-la tensa, e a abrasão é iniciada com lixa ou escova que aprofunda mais e é mais rápida. Para quem tem pouca experiência, é preferível começar com lixa adiamantizada, usar aceleração menor e menor pressão no aparelho. É necessário cuidado com gaze ou compressa usada pelo auxiliar que pode enroscar na lixa ou a escova, e também com os cabelos perto do couro cabeludo. Durante a cirurgia, pode ser necessário trocar a lixa ou escova ou fazer a limpeza, a qual é feita colocando-se a lixa ou escova em solução de soro fisiológico com água oxigenada a 10%, com o motor em baixa rotação. Nas áreas limítrofes sem cicatrizes, deve ser feita dermoabrasão superficial para evitar o contraste.

Após a região frontal, anestesiar a hemiface direita que está menos sensível pela anestesia tópica. Realizar bloqueio do infraorbitário e do mentoniano se for necessária abrasão na região bucal.

No centro da face e região malar, não há bloqueio. A anestesia é feita com infiltração. Em seguida, anestesia e abrasão da hemiface esquerda. Para lixar na região bucal e labial, colocar gaze na boca e esticando o lábio com tração. Abrasar até 1 cm abaixo da linha da mandíbula para não ficar linha visível entre a área abrasada e não abrasada.

Durante a abrasão há sangramento. Com a rotação, o sangue espirra, atingindo o cirurgião e auxiliares, que devem usar máscaras protetoras.

Evolução pós-cirurgia

Após a cirurgia, aplicar curativo biológico do tipo bioclusive e trocar a cada 3 dias; pela oclusão da ferida cirúrgica há proteção maior e a dor é menor. Para alívio da dor indicar analgésicos como dipirona, paracetamol ou paracetamol e codeína. Prescrever antibiótico oral e corticoide injetável. Na dermoabrasão superficial, as crostas são eliminadas em 3 a 4 dias e, na profunda, é mais demorada, podendo atingir até 12 dias.

Evitar exposição solar, no mínimo, por 2 meses.

Complicações

Entre todos os *peelings*, é o que apresenta menor número de complicações. A mais frequente é a hiperpigmentação que, em geral, regride dentro de 1 ano. Hipocromia residual pode ocorrer, principalmente em idosos. Cicatrizes são raras, eventualmente hipertróficas. Infecção oportunística deve ser tratada identificando-se o agente responsável. O aparecimento de *milia* ocorre, em geral, após 1 a 3 meses, e as lesões podem ser retiradas individualmente. Mais frequente que alguma complicação é a frustração da expectativa. O paciente espera o desaparecimento total das cicatrizes e depressões, o que não acontece. O procedimento tem limitação no resultado, e esse fato deve ser esclarecido previamente ao paciente.

TRANSPLANTES DE CABELOS

Uma das técnicas mais bem-sucedidas da medicina e, cujo pioneirismo foi atribuído, durante alguns anos, ao dermatologista americano Norman Orentreich.[1] Foi ele quem a introduziu para o tratamento da alopecia androgênica. Mas um grupo de japoneses já havia publicado antes de N. Orentreich vários trabalhos sobre transplante de cabelos, entre os quais poderemos citar os de Sasagawa de 1923,[2] Okuda de 1939[3] e Tamura de 1943.[4]

No início, com base na técnica de Orentreich, os enxertos eram grandes. Eles tinham o diâmetro de 5 mm, obtidos com *punch*. Eram colocados em orifícios um pouco menores, abertos na área receptora. O motivo dessa diferença é a contração do enxerto que ocorre quando ele é retirado e a dilatação do orifício onde será colocado. O cabelo nascia, mas ficava com aspecto artificial porque nasciam muitos fios nesses enxertos. Eles ficavam a uma distância mínima de 5 mm porque o conceito era de que a distância entre os enxertos teria de ser do tamanho do *punch* utilizado. Por esse motivo, as pessoas achavam que o cabelo ficava com aspecto de boneca. Com o passar do tempo, os enxertos se tornaram cada vez menores e mais próximos. A forma como eram obtidos com uso de *punch* foi modificada. Foi introduzida a técnica da remoção de uma tira de couro cabeludo e sua subdivisão com utilização de bisturi ou lâmina de barbear. Essa modificação da técnica agilizou o processo, obtendo enxertos de melhor qualidade, pois quando se usava *punch* para obtenção dos enxertos, muitos dos folículos localizados nas suas laterais ficavam lesionados por causa do ângulo de obtenção. A área receptora também recebeu modificações pela diminuição do tamanho dos *punches*, passando de 5 mm para 1 mm e até 0,8 mm. Além disso, foi introduzido o bisturi para abertura dos espaços onde são colocados os enxertos. O sangramento também era um importante problema com a técnica do *punch*. Por esse motivo, infiltrações de solução fisiológica contendo vasoconstritores, aro pneumático e prótese cilíndrica para hemostasia[5] foram introduzidos para contornar esse problema.

Na década de 1990, Bobby Limmer criou uma técnica que revolucionaria o tratamento cirúrgico da alopecia androgênica (1994).[6] Essa técnica foi baseada em estudos do patologista John Headington em 1984[7] que definiu a unidade folicular. Essa técnica consiste na remoção de uma tira de tamanho proporcional à quantidade de enxertos que será colocada de forma idêntica à da técnica tradicional. A diferença está na dissecção das unidades foliculares (UF). Esta técnica baseou-se no seguinte: observações histológicas demonstraram que os folículos pilosos são distribuídos por grupos de 1 a 5. Em volta desse grupo, existe uma cinta que os envolve e, entre eles, um espaço sem cabelos. O objetivo é isolar somente as UF, desprezando a pele em volta sem folículos. Isso resulta em um enxerto estreito na emergência dos cabelos e alargado na região onde está o subcutâneo. Isso é positivo porque, quando se coloca o enxerto na região receptora, por causa dessa geometria, ele fica retentivo. Essa técnica dá um resultado muito natural, desde que se coloquem muitos enxertos por centímetro quadrado. Por esses motivos, o domínio dessa técnica envolve muitos detalhes. É necessária uma visualização perfeita dos folículos. Para isso, são utilizados microscópios estereoscópicos. A objetiva, de preferência, deve ser do tipo tela de computador, para visualizá-los melhor e não se tornar muito cansativo. Um treinamento é necessário para não lesar os folículos que são dissecados. A dissecção, para ser bem realizada, é um processo demorado, exigindo vários profissionais, cujo número varia de 3 a 10 e, por conseguinte, de vários microscópios. São essas pessoas que, efetivamente, prepararão os enxertos. Não são os cirurgiões que os preparam, o que permite que esses se dediquem somente ao transplante de cabelos. Existe também uma rotatividade nos preparadores de enxertos, e outros profissionais têm de ser treinados. A cirurgia se torna muito demorada. A média de colocação é de mais ou menos 300 a 600 enxertos/hora, pois a colocação em grandes áreas pode ser de 3 a 5 mil enxertos. A anestesia é outro problema nesta técnica por causa do longo tempo. Por esse motivo, é necessário utilizarem-se associações de anestésicos, inclusive de ação demorada, como bupivacaína e ropivacaína. Quando se usa esse tipo de anestésico, o médico tem de estar em local adequado e com todo o tipo de material para emergências. Se os enxertos forem mal dissecados, haverá dificuldade em colocá-los no leito receptor e isso implica perda de tempo.

Uma volta ao passado é o método mais recente, com a reutilização do *punch* para obtenção de enxertos na área doadora. Os *punches* de 1 mm ou 0,75 mm voltaram a ser utilizados. A justificativa é que quando cicatrizam por segunda intenção, as cicatrizes ficam imperceptíveis. Ao passo que, quando se utiliza a tira mesmo com pontos internos e sutura tricofítica, se o paciente tiver tendência de alargamento, ela alargará. Por causa da tendência atual de raspar a cabeça, a cicatriz da tira fica visível. Essa técnica de extração de unidades foliculares (FUE, do inglês *follicular unit extraction*) também tem os seus inconvenientes. Lesam-se os folículos em um número razoável por dois motivos. O correto é perfurar somente epiderme e a derme, não entrando no subcutâneo. Depois disso, traciona-se a pele, e o folículo sai junto. Parece simples, mas não é. O *punch* pode errar o ângulo e seccionar no meio o folículo piloso ou, apesar de todo o cuidado, penetrar completamente dentro do *punch* e o enxerto desaparecer. Por isso, o treinamento é importante. Outra volta ao passado é o uso do aparelho de Choi[8] que injeta os folículos, ao mesmo tempo em que perfura a pele. Na época, publicamos uma alternativa utilizando uma seringa de insulina.[9] Resumindo, no passado, o transplante de cabelos era feito por dois profissionais que conseguiam colocar todos os enxertos obtidos em uma tira de 20 cm por 1,5 cm de largura em 2 a 3 horas. Hoje, o processo necessita de uma grande infraestrutura e um tempo muito maior, mas o resultado estético é bem melhor. O método antigo ainda é útil para pacientes de menor poder aquisitivo, mas utilizando-se enxertos pequenos entre 1 e 1,5 mm (FIGURA 95.35).

EXTRAÇÃO DE UNIDADES FOLICULARES

A técnica de extração de FUE é um avanço recente na área de restauração capilar. A maior vantagem em relação à técnica convencional seria a de se evitar uma cicatriz linear causada pela remoção dos folículos na área doadora. Na técnica FUE, as UF são removidas através de *punches*, que têm, geralmente, entre 0,75 e 1 mm de diâmetro. Se bem realizada, a FUE permite que os pacientes possam utilizar cabelos bem curtos, sem a aparência de cicatrizes visíveis (FIGURA 95.36). Pelo fato de serem removidos apenas os folículos visualizados, uma vantagem adicional é que se evita a remoção de folículos na fase dormente, o que pode acontecer na técnica convencional.

Com o advento da internet e redes sociais, há hoje um marketing imenso sobre esta técnica, cabendo considerações sobre alguns quesitos que têm sido divulgados. Por exemplo, não é verdade dizer que na FUE não há cicatriz. Há, sim, microcicatrizes bem discretas e na maioria dos casos imperceptíveis, porém, quando a técnica é mal indicada ou mal realizada pode haver cicatrizes aparentes. A cicatriz resultante da técnica convencional, por vezes, é supervalorizada, mas ressalta-se que, quando bem indicada e bem conduzida, principalmente utilizando-se técnica de fechamento sem tensão e por sutura tricofítica, a cicatriz obtida pode ser imperceptível mesmo com os cabelos raspados a 2 mm de comprimento. Também não se pode afirmar que na atualidade a FUE substituirá a cirurgia convencional, pois esta última já atingiu um nível de excelência tanto pelos resultados como pela quantidade de folículos implantados em gigassessões, por vezes superando 4 mil UF.

A FUE é mais trabalhosa e demorada do que a técnica convencional e, mesmo nas mãos de cirurgiões experientes, dificilmente se conseguem mais de 2.000 UF em uma cirurgia com duração média de 6 horas. Por conta disso, para casos de alopecias extensas, há a necessidade de número maior de procedimentos, o que resulta em custo financeiro maior (FIGURA 95.37).

Histórico

Publicada em inglês pela primeira vez por Rassman e colaboradores, em 2002,[10] com base no estudo publicado em japonês por Inaba em 1996.[11] Com a denominação de "FOX Procedure™", o procedimento consistia no uso de um *punch* afiado de 1 mm e tinha como limitação uma alta taxa de transecção de folículos. Posteriormente, o Dr. John Cole aprimorou a técnica incluindo um limitador de profundidade no

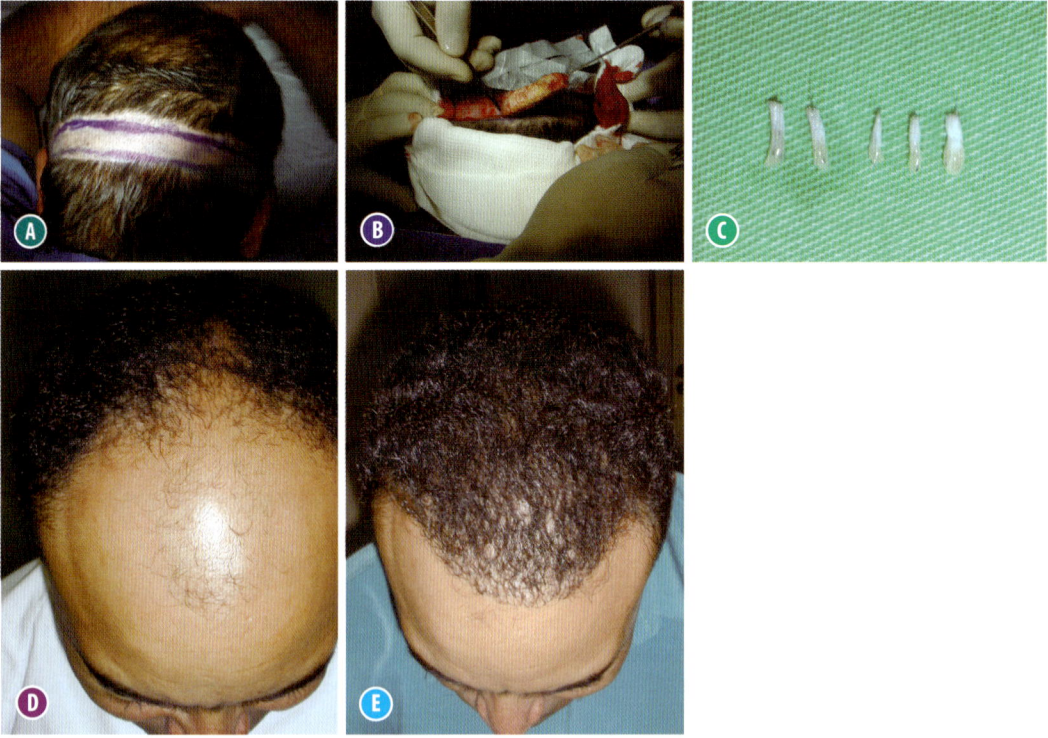

FIGURA 95.35 – Ⓐ Área doadora – uma tira. Ⓑ Remoção da tira. Ⓒ Enxertos pequenos não foliculares obtidos com lente de aumento. Ⓓ Transplante feito com *punch* de 1 a 1,5 cm. Ⓔ Resultado do transplante feito com três pessoas (para manuseio das lentes de aumento para dissecar a tira e realizar os orifícios com *punch*).

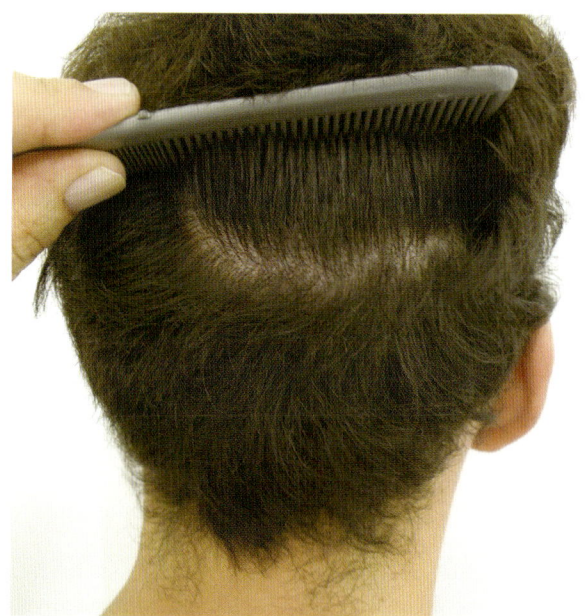

FIGURA 95.36 – Resultado da obtenção de enxertos pela técnica FUE.

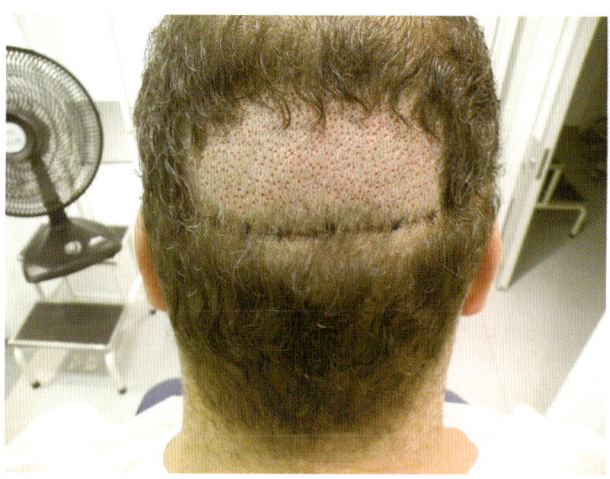

FIGURA 95.37 – Área doadora. Utilização de técnica mista: tira mais *punch* de 1 mm.

punch, conseguindo, com isso, diminuir a taxa de dano folicular durante a extração. Mais recentemente, o Dr. James Harris introduziu o uso do *punch* "cego", o qual usa bordas sem corte e teoricamente diminuiria a taxa de transecção e, com ele, desenvolveu a metodologia SAFE. O termo *safe*, em inglês, significa seguro. Aqui, no entanto, SAFE serve como acrônimo (acrônimo do inglês ***s****urgically **a**dvanced **f**ollicular **e**xtraction* – extração folicular cirurgicamente avançada).[12]

Originalmente, a técnica FUE utilizava exclusivamente *punches* manuais, o que resultava em um procedimento ainda mais tedioso, prolongado e com altas taxas de transecção folicular. A FUE surgiu na contramão do que se vinha buscando nos últimos anos com a técnica convencional, que eram procedimentos com grandes quantidades de folículos, culminando com as gigassessões. Em decorrência disso, a FUE foi deixada de lado por muito tempo pela maioria dos cirurgiões de restauração capilar.

Recentemente, devido ao maior refinamento da técnica e com o advento de aparelhos motorizados de FUE, a velocidade e a eficiência da técnica melhoraram e o procedimento ganhou novo impulso.[13] Gradativamente, mais cirurgiões vêm se dedicando a ela. O censo de 2010 da International Society of Hair Restoration Surgeons (ISHRS) mostrou que 12% dos seus cirurgiões associados vinham utilizando a FUE em suas práticas, e, já no encontro anual em 2011, esse percentual subiu para 23%. Esses números mostram uma tendência de que cada vez mais cirurgiões se dediquem à FUE e também refletem uma demanda crescente dos pacientes por esse procedimento.

Indicações

A princípio, em qualquer caso com indicação para transplante capilar com técnica convencional, é também passível de ser realizada FUE. Porém, pelas particularidades da técnica, citamos as melhores indicações:

- Pacientes que gostariam de usar cabelos bem curtos após a cirurgia e querem evitar uma cicatriz linear.
- Áreas de correção pequenas que necessitam de menor quantidade de UF.
- Pacientes impossibilitados de realizar novas cirurgias pela técnica convencional por já terem removido tecido em demasiado em procedimentos prévios e, por isso, chegaram ao limite na elasticidade cutânea.
- Pacientes com tendência à cicatrização hipertrófica: nestes casos, sugere-se fazer um pequeno transplante de teste para avaliar o padrão de cicatrização na área doadora.
- Pacientes que necessitam voltar rapidamente a atividades físicas.
- Correção de cicatrizes alargadas na área doadora por cirurgias prévias.
- Remoção de UF mal posicionadas em cirurgias com resultado pouco natural nas quais haja necessidade de reparo ou refinamento.
- Naqueles pacientes que solicitam retirada máxima em um procedimento único, pode-se associar a retirada máxima pela técnica convencional seguida pela FUE no mesmo ato **(FIGURA 95.38)**.
- Transplante de pelos corporais para o couro cabeludo: Idealmente desenvolvida para a extração de UF no couro cabeludo, a FUE vem expandindo suas indicações também para coleta de pelos corporais. Ainda em estádio de desenvolvimento e com resultados difíceis de se prever, mas com relato de sucesso em pacientes bem selecionados. Os pelos corporais têm características diferentes dos do couro cabeludo no que diz respeito a ciclo de crescimento, espessura e textura, e os candidatos a esse procedimento devem ter a maior semelhança pos-

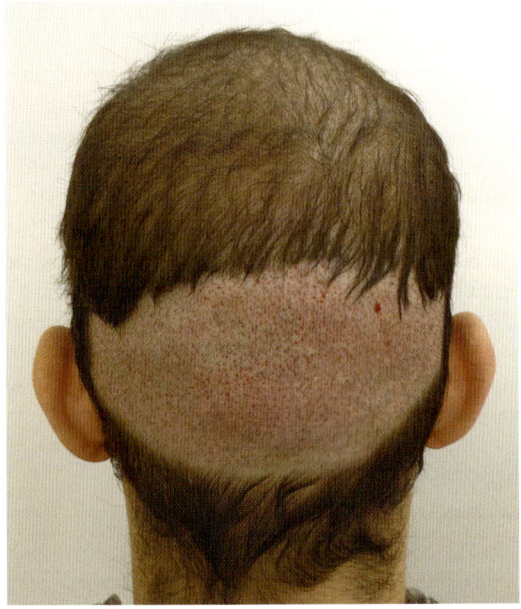

FIGURA 95.38 – Retirada máxima pela técnica convencional seguida pela FUE no mesmo ato.

sível entre os fios da área receptora e doadora. Uma indicação mais usada seria para a correção de cicatrizes alargadas na área doadora em pacientes com pouca área doadora residual.

Técnica

A área doadora principal é a mesma da área convencional **(FIGURA 95.39)**. Deve-se evitar extrair folículos em áreas com possível extensão futura para perda pela alopecia androgenética. Os cabelos mais finos das áreas justa supra-auriculares e occipitais baixas são ideais para uso na linha anterior e picos temporais. Geralmente, posiciona-se o paciente em decúbito ventral para acesso à área occipital e em decúbito lateral quando se abordam as regiões temporoparietais.

Uma das dificuldades que tornam a FUE um procedimento mais trabalhoso é o fato de que há muita variação na direção, curvatura e arranjo dos folículos **(FIGURA 95.40)**. Na maioria das vezes, a direção e a inclinação da haste folicular observada fora da pele não correspondem à direção e à inclinação no subcutâneo.

O preparo da área doadora requer que os cabelos sejam obrigatoriamente raspados e deixados com 1 a 2 mm de comprimento. Isso permite que se consiga "canular" a haste pilosa com a abertura do *punch*, tentando seguir ao máximo a inclinação e a direção da haste pilosa. Os cabelos podem ser raspados em toda a extensão da área doadora em cirurgias maiores, ou em camadas de 5 mm, deixando cabelos compridos entre elas, para melhor camuflagem no pós-operatório.

Para melhor visualização do ângulo da unidade folicular, além de fonte de iluminação adequada, é imprescindível o uso de lupas cirúrgicas de boa qualidade, em geral com aumento de 5 a 6,5 vezes.

Após o preparo, realiza-se, como na técnica convencional, o bloqueio anestésico local. A utilização de solução tumescente é controversa na técnica FUE, com alguns cirurgiões preconizando que a tumescência poderia afetar a direção e a inclinação das UF, contribuindo para maior taxa de transecção.

São usados *punches* em geral de 0,75 a 1 mm de diâmetro. Deve-se evitar uso de *punches* maiores que 1 mm pelo risco de deixar cicatrizes mais visíveis. A escolha do tamanho do *punch* dependerá da experiência do cirurgião e da configuração média dos folículos do paciente. UF com configuração bem próximas umas das outras permitem uso de *punches* menores. Sugere-se aos cirurgiões iniciantes começarem com *punches* maiores, geralmente os de 1 mm, e, com o aprimoramento da técnica e a melhoria na taxa de transecção, evoluir diminuindo esse calibre.

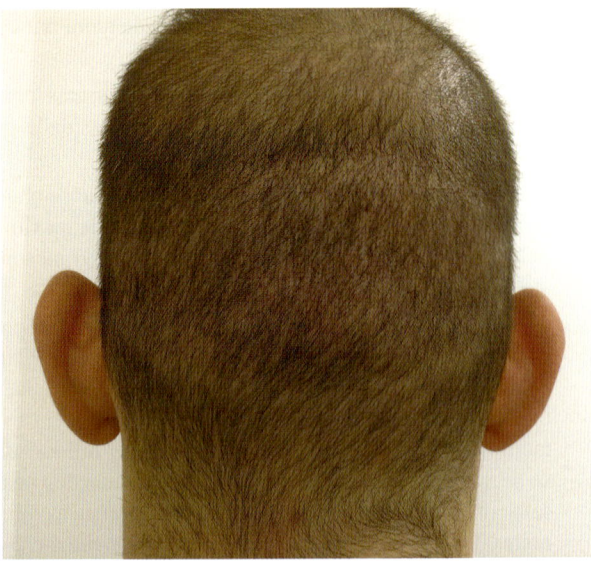

FIGURA 95.39 – A área doadora principal é a mesma da área convencional.

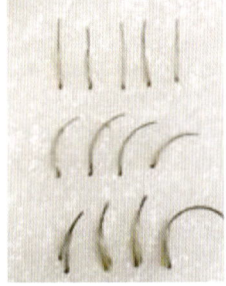 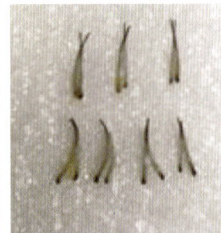

FIGURA 95.40 – Diferentes tipos de arranjo e direção folicular observados em um mesmo paciente. Na linha superior: UF de um fio com direção retilínea. Na 2ª linha: UF de dois fios com curvatura resultando em angulação interna, mais aguda do que a haste pilosa externa. Na 3ª linha: UF de dois fios nas quais os folículos se cruzam. Na 4ª linha: UF de dois fios que apresentam um arranjo "espalhado" com abertura extrema de seus segmentos inferiores. As UF das 2ª e 4ª linhas são as mais difíceis de serem extraídas intactas pela FUE.

- **Técnica manual**: o *punch* afiado é introduzido até uma profundidade de 0,3 a 0,5 mm, fazendo, assim, apenas uma demarcação superficial. Em seguida, um *punch* de borda cega é introduzido até profundidade de 3 a 4 mm, liberando as aderências dos tecidos ao redor da unidade folicular com menor risco de dano a esta.
- **Técnica motorizada**: a maioria dos aparelhos de FUE motorizados consiste em um dispositivo rotatório no qual se acopla um *punch* na extremidade. Dependendo do modelo, o *punch* pode ter borda afiada ou cega e o acionamento pode ser manual ou no pedal. A potência do aparelho também é variável, havendo dispositivos elétricos de alta rotação, bem como dispositivos menores e mais manuseáveis, que requerem uso de pilhas comuns e têm rotação menor. Não há um aparelho ideal, sendo importantes a experiência e escolha pessoal do cirurgião para a definição do melhor para sua prática. Há aparelhos mais sofisticados que, além de realizarem a incisão com *punch*, aspiram por vácuo as UF para um recipiente de armazenamento com solução de conservação. Em algumas equipes, dois profissionais fazem a coleta das UF operando dois aparelhos simultaneamente no campo cirúrgico, o que acelera a extração de UF. Há relatos de que equipes bem treinadas consigam taxas de extração de 500 a 900 UF/hora com aparelhos motorizados **(FIGURA 95.41)**.

As incisões devem ser aleatórias e randomizadas. Evitar remover com padrões fixos ou lineares, os quais podem levar a cicatrizes visíveis. Evitar remover em excesso apenas algumas regiões em detrimento de outras, o que pode gerar padrões de rarefação inestéticos na área doadora.

A liberação da unidade folicular dos tecidos adjacentes é obtida com o uso de duas pinças delicadas por meio de um movimento de tração suave, seguido de um leve movimento rotatório.

A maioria das unidades é removida praticamente pronta para a implantação **(FIGURA 95.42)**, porém sugere-se inspeção em estereomicroscópios **(FIGURA 95.43)**, para avaliar a qualidade, a viabilidade, a taxa de transecção e para que se faça o refinamento de algum enxerto mais grosseiro.

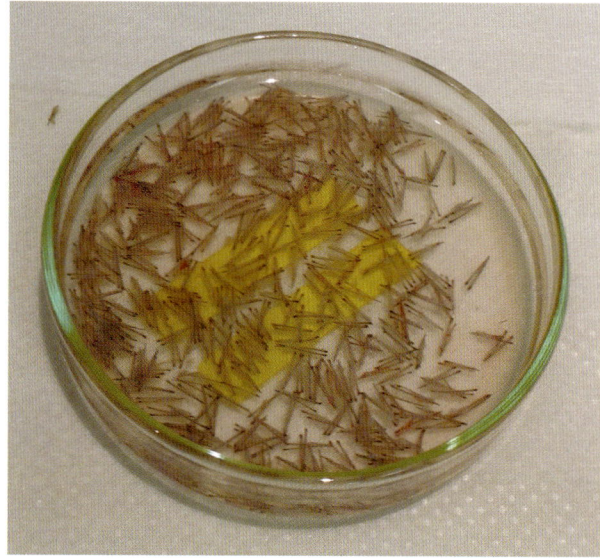

FIGURA 95.42 – Unidades foliculares.

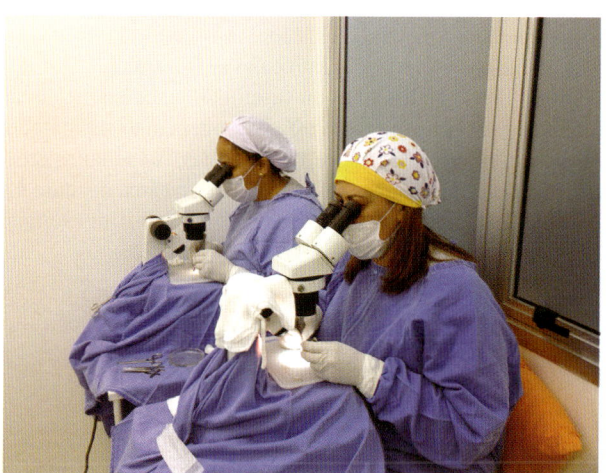

FIGURA 95.43 – Preparao dos enxertos.

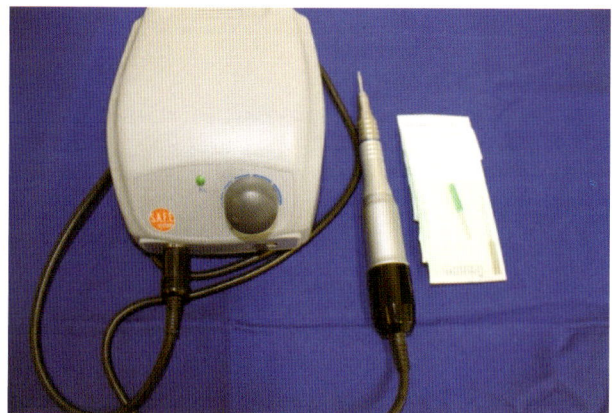

FIGURA 95.41 – *Punch* motorizado modelo *SAFE System*.

Por serem removidas com pouquíssimo ou nenhum tecido ao redor, as UF na técnica FUE são mais suscetíveis a traumas por desidratação, manuseio e durante a implantação, o que requer, portanto, maior atenção. Esses fatores podem explicar os relatos na literatura médica de menor taxa de crescimento e maior demora para se atingir o resultado final, quando comparada à técnica convencional. Nas mãos de cirurgiões experientes em FUE, os relatos atuais de taxa de transecção, taxa de crescimento e prazo e resultado final não diferem da técnica convencional.

A técnica de implantação é a mesma técnica convencional e dependerá da escolha e habilidade do cirurgião, podendo ser utilizadas microlâminas ou agulhas.

Ao fim do procedimento, fazemos o curativo com uma bandana e absorventes na área doadora, os quais são removidos na manhã seguinte.

Contraindicações

- Pacientes com pelos muito encurvados: nesses casos, sugere-se fazer um pequeno transplante de teste com retirada de algumas unidades para avaliar a taxa de transecção. Caso ocorram taxas altas de transecção, deve-se considerar a realização de transplante pela técnica convencional.
- Remoção de pelos em áreas de cicatrizes: devido à fibrose ao redor dos folículos, formam-se aderências que mudam sua angulação, tornando a remoção mais difícil com altas taxas de transecção folicular.

Pós-operatório

A recuperação pós-operatória na FUE é mais rápida do que na cirurgia convencional. A maioria dos pacientes não requer uso de analgésicos.

No dia seguinte ao procedimento, o paciente começa a lavagem dos cabelos que deve ser diária nos primeiros 15 dias e com algumas precauções. Indicamos o uso de um xampu de triclosan a 1%. A área doadora deve ser esfregada com pressão suave e, na área receptora, não deve haver pressão alguma, deixando apenas a espuma do xampu agir por alguns minutos. Deve-se evitar ducha com pressão forte nos primeiros 7 dias após o procedimento e evitar água quente. Aplicação de cremes antibióticos ou vaselina líquida é indicada na área receptora para que as crostas se soltem mais rapidamente, o que, em geral, acontece, de 5 a 7 dias. Ao soltar as crostas já não se consegue perceber cicatrizes na área doadora e o paciente está apto a se apresentar socialmente. Um exemplo desta técnica pode ser visto na **FIGURA 95.44**.

Complicações

Pseudofoliculite na área doadora – a cicatrização por segunda intenção das incisões dos *punches* pode obstruir a saída de alguns folículos ao redor. Geralmente de pequena intensidade, pode ser prevenida ou tratada com esfoliação suave da área doadora com bucha vegetal ao lavar os cabelos, já a partir de 1 semana pós-operatória.

Ausência de crescimento ou crescimento deficitário das UF: como os enxertos na FUE são removidos com pouco ou nenhum tecido ao redor, a possibilidade de dano é maior e há relatos na literatura dessa possível causa de insucesso com FUE.[14]

Cicatrizes visíveis na área doadora: decorrem principalmente de técnica mal empregada, como o uso de *punches* maiores que 1 mm, a retirada de UFs muito próximas umas das outras e a retirada em excesso em uma região se comparada à outra.

Perspectivas

Em 2011, um aparelho robotizado de FUE, chamado ARTAS, desenvolvido pela empresa americana Restoration Robotics, recebeu aprovação da Agência americana Food and Drug Administration (FDA) e começou a ser comercializado nos Estados Unidos. O sistema, operado pelo médico assistente, gera maior conforto e possibilita maior velocidade de extração de UF, aliada à baixa taxa de transecção. Ainda é o primeiro modelo no mercado e certamente passará por aprimoramentos. O custo do aparelho ainda é muito elevado, mas certamente a robótica abre uma nova perspectiva para a FUE.

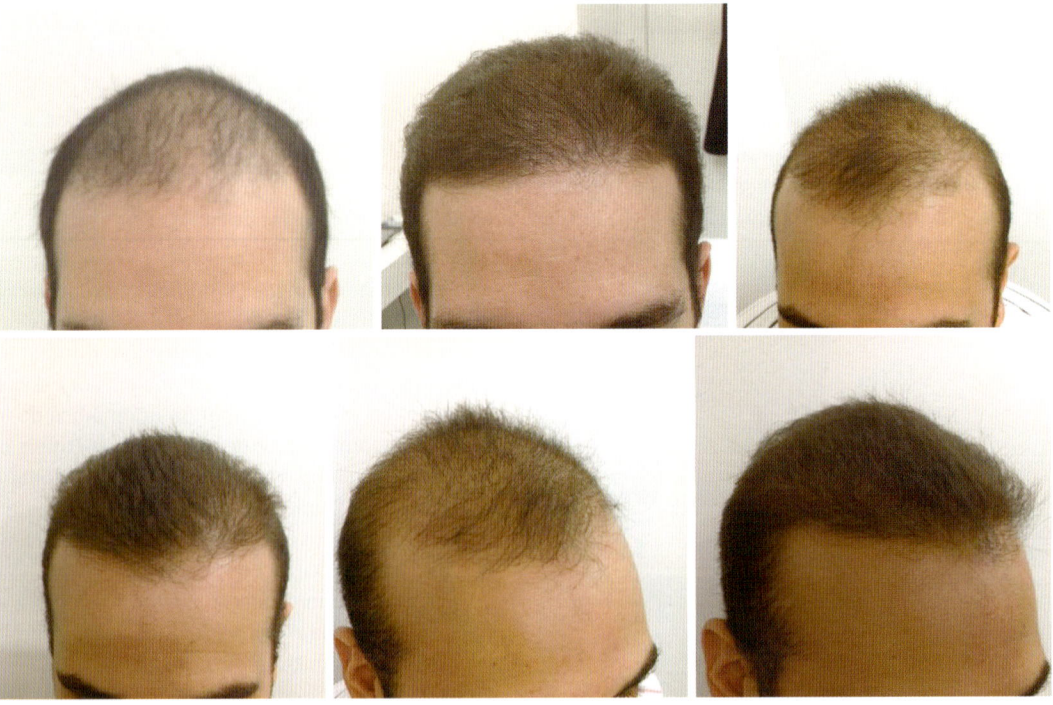

FIGURA 95.44 – Exemplos de técnica FUE para transplante de cabelo.

Apesar de a FUE necessitar de uma estrutura física bem menor quando comparada ao grande número de profissionais envolvidos nas equipes de gigassessões da técnica convencional, a curva de aprendizado para o cirurgião geralmente é mais difícil. Muitos cirurgiões experientes na técnica convencional relatam grande dificuldade ao iniciar esse novo procedimento.

Atualmente, mesmo nas mãos de cirurgiões experientes em FUE, as cirurgias maiores atingem em média 1.500 a 2.000 UF, número ainda bem inferior ao das cirurgias convencionais. É indiscutivelmente um procedimento mais trabalhoso e de custo mais elevado.

Pode-se dizer que a FUE ainda é um procedimento em fase de desenvolvimento. Questionamentos sobre a real viabilidade e a taxa de crescimento das UF extraídas por FUE necessitam de estudos maiores e com boa metodologia.

Como qualquer técnica, a FUE é mais uma no arsenal a ser dominada pelos cirurgiões de restauração capilar e ainda não substitui por completo a cirurgia convencional.

RESTAURAÇÃO CAPILAR

A restauração capilar é um dos procedimentos cosméticos que mais contribuem para o equilíbrio facial. Ao olharmos uma pessoa, o foco são seus olhos. Sem a "moldura" dos cabelos, os olhos perdem esse caráter central e a atenção fica dispersa, vagando pela face, especialmente a fronte, subindo até a área calva. Isso ocorre porque "sentimos falta de algo", como se alguma coisa estivesse faltando; e está. Ao restaurarmos o cabelo, recupera-se a harmonia facial, com ganho estético e rejuvenescimento.

Os transplantes capilares feitos anteriormente resultavam naquele indesejado aspecto de "tufos" de cabelo, mas era o melhor que havia na época. Isso mudou completamente, pois o transplante folicular segue a lógica da natureza, sendo capaz de reproduzir de forma fiel a anatomia original do cabelo.

Ao se examinar o cabelo com um dermatoscópio, é possível perceber que na linha frontal há apenas um fio de cabelo por folículo. E se observarda a parte posterior da cabeça, verifica-se que os cabelos nascem em grupos de um a quatro fios: são as unidades foliculares.

Em 1984, John Headington descreveu as UF na literatura médica pela primeira vez. E constatou que o couro cabeludo apresenta milhares de UF com uma distância entre elas, em geral, de 1 mm. A densidade das UF varia de 70 a 100 UF/cm^2. Hoje, ao se realizar uma biópsia de couro cabeludo e solicitar cortes transversais, esse arranjo fica nítido.

O que permite um aspecto real, com crescimento normal e sem vestígios, são as UF, menores estruturas capilares (FIGURAS 95.45 E 95.46) e são utilizadas individualmente para se obter uma distribuição natural dos fios na área calva.

Como cada UF contém de um a quatro fios de cabelo agrupados saindo muito próximos na pele, dividindo uma glândula sebácea (em média 2,2 fios por UF), o princípio do transplante folicular é reproduzir esse arranjo folicular do cabelo e suas características na área calva.

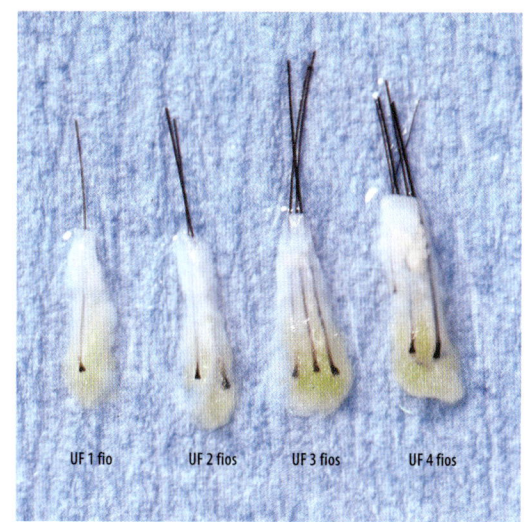

FIGURA 95.45 – Unidades foliculares.

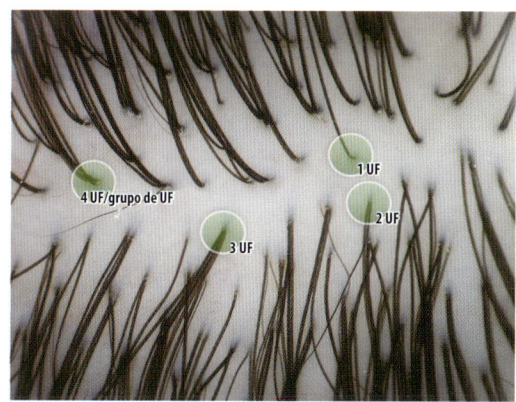

FIGURA 95.46 – Distribuição natural das unidades foliculares.

Os transplantes anteriores utilizavam enxertos capilares com várias UFs (5-10 fios) e, por isso, não conseguiam reproduzir a naturalidade do cabelo.

Hoje devemos utilizar 100% de UF, que são lapidadas por uma equipe qualificada em microscópios 3-D e implantadas na área calva. Claro que apenas técnica não seria suficiente: é preciso reproduzir também a naturalidade da direção, angulação e curvatura dos fios, variações topográficas de densidade/volume e, sobretudo, restaurar a distribuição folicular natural. Devemos unir funcionalidade e design, técnica e arte.

Cada cabelo tem um padrão de distribuição muito próprio, com ondulações, redemoinhos e um desenho pessoal. Também deve-se observar que existe uma predileção das UF por determinadas áreas: na linha de implantação capilar (*hairline*), encontra-se UF com apenas um fio; nas regiões laterais e nas entradas predominam UF com dois fios. Já na região do topete e topo da cabeça, observam-se maior densidade capilar, predominando UF com três e quatro fios.

Hoje, o transplante capilar atingiu um nível de proficiência sem precedentes, permitindo implantar de 3.000 a

4.500 UF (6.500 a 10.000 fios) de forma densa (30-45 UFs/cm²), em uma única sessão. Essa grande densidade tornou-se possível graças ao fato de o trauma tecidual ser mínimo. Essas sessões maiores permitem cobrir maiores áreas calvas, com naturalidade sem precedentes.

Como os enxertos no transplante folicular são menores e delicados, foi necessário, é claro, aumentar sua quantidade. Em uma sessão típica de transplante folicular, são colocados entre 1.500 e 2.500 UF (de 3.000-5.000 fios), variando de acordo com o caso. Já na mega/gigassessão de transplante folicular – são colocados de 3.000 a 5.000 UF (ou 6.000--10.000 fios) **(FIGURAS 95.47 E 95.48)**.

A logística para realizar uma mega/gigassessão de transplante folicular, que corresponde a dois transplantes convencionais, é complexa, envolvendo grandes equipes (7-9 assistentes) em procedimento de longa duração (6-10 horas) com trabalho árduo.

A densidade original e a densidade restaurada

O cabelo natural tem uma densidade que varia de 70 a 100 UF/cm². No entanto, é desnecessário restaurá-la para tratar a calvície. Nem mesmo seria possível: primeiro, porque em muitas áreas ainda existem cabelos remanescentes. Depois, porque seria impossível recriar essa densidade em toda a extensão da calvície, pois não se está criando novos fios, apenas redistribuindo-os, uma vez que a quantidade total de cabelo não muda. "Dividindo o pão", criamos uma ilusão de "ter mais cabelo" com a mesma quantidade. Essa "mágica" é feita redistribuindo-se os cabelos saudáveis das porções lateral e posterior da cabeça (área doadora) para as áreas calvas. Claro que a proporção entre calvície e área doadora influencia no resultado: quanto menor a calvície (Norwood III e IV) e maior e mais densa for a área doadora, mais cabelo haverá para implantar na área calva e com maior densidade, um caso ideal. Mas também há o inverso: grandes áreas calvas (Norwood VI e VII) e menor área doadora: nesse caso, ou realizando uma restauração capilar parcial, concentrando o cabelo em determinada área ou uma restauração completa, mas menos densa. Nesses casos, uma composição funciona bem: privilegia-se a área frontal com maior densidade, com grande benefício no equilíbrio facial, e em áreas menos relevantes deixando-se uma densidade suave. Como ainda não se dispõe de clonagem/cultura de células capilares, é preciso lidar com o limite imposto pela área doadora. Existem outras possibilidades, como medidas cosméticas complementares, tais como a tricopigmentação médica, que cria uma ilusão de mais volume em áreas menos densas.

Na maioria dos casos, é possível obter uma "ilusão" de não calvície, mesmo com uma densidade menor do que a original, em uma única sessão – desde que o cabelo seja médio/grosso e a pele não seja tão clara. Isso é a chamada densidade cosmética, quando já é possível atingir esse efeito, mesmo com a metade da densidade original. A densidade cosmética também varia conforme o calibre do fio e costuma ser de 35 a 45 UF/cm² para cabelos grossos e de 45 a 50 UF/cm² para cabelos mais finos. Seria desejável criar densidades ainda maiores na primeira sessão, mas o que limita densidades acima de 40 UF/cm² é o suprimento circulatório local. Mesmo utilizando micro-orifícios, há um limite que deve ser preservado. Caso contrário, há risco de menor integração ("pega"). Como em um tabuleiro de xadrez, fazem-se todas as "casas brancas" na primeira sessão e, em uma segunda sessão, se necessário, far-se-ão mais algumas das "casas pretas", aumentando, assim, a densidade – claro que não com a regularidade de um tabuleiro de xadrez. Esculpem-se de acordo com a necessidade, mas essa é a base. Em geral, realiza-se uma única sessão **(FIGURAS 95.49 A 95.51)**, e espera-se o resultado final, que leva até 1 ano e meio. Com o passar dos anos e a provável progressão da calvície, uma segunda sessão pode vir a ser necessária, não apenas nessa nova área calva, aproveita-se também para complementar a densidade da primeira, um ajuste final.

Gigassessão folicular coronal

Por ser uma técnica tão delicada e sofisticada, requer equipes extensas, com até 12 membros, entre médicos e assistentes. Utilizando microscópios com visão 3D **(FIGURA 95.52)**, os assistentes cuidadosamente lapidam e classificam cada uma das UF, mantidas a 4º C em solução com micronutrientes, que

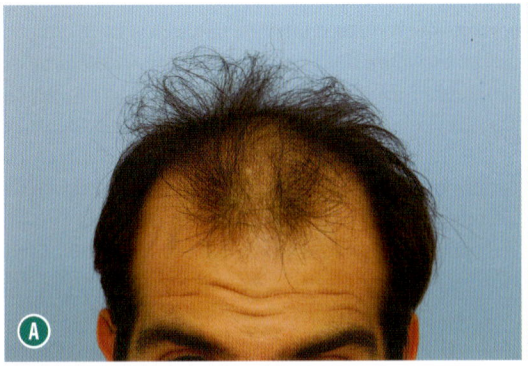 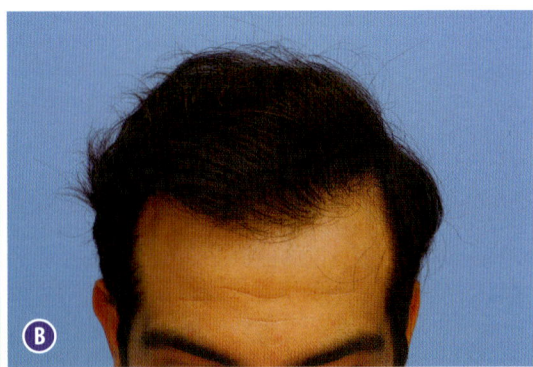

FIGURA 95.47 – Ⓐ Antes – Norwood Ⓑ Após uma sessão de FUT de 4.723 de unidades foliculares.

Cirurgia dermatológica, transplante de cabelo, subscisão e correção de cicatrizes de acne

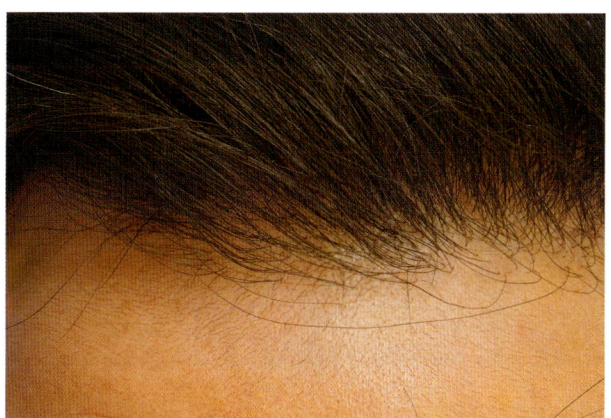

FIGURA 95.48 – *Hairline* após transplante capilar.

protege os folículos. Enquanto isso, inicia-se o processo do transplante propriamente dito, em que cada uma dessas UF passa a ser implantada suavemente na área calva, obedecendo às características locais do cabelo. A colocação coronal das UF permite reproduzir aqueles ângulos extremamente agudos do cabelo e as variações de direção que ocorrem na região das têmporas e nas laterais da cabeça, o que antes não era possível.

Hoje, o procedimento é minimamente invasivo e existem vários instrumentos para incisar o couro cabeludo, mas os mais consagrados são agulhas hipodérmicas 18/19/20 G e as *custom blades* que podem ser compradas já cortadas ou cortadas com uma maquininha canadense (*cutting edge*) que produz o tamanho desejado, mas geralmente varia de 0,7 mm a 0,9 mm. Hoje, como os orifícios são diminutos, nenhuma bandagem é necessária e permite uma recuperação rápida, discreta, geralmente com ausência de crostas após 7 a 10 dias. Geralmente, implantam-se 3.800 UF por sessão, ou seja, quase 9.000 fios, ao longo de 8 horas. O procedimento não requer internação, realizado com anestesia local e sob monitorização de um anestesiologista.

Com a parte técnica já bem estabelecida, a grande diferença passa a ser como a "escultura capilar" é criada: desde o desenho da linha de implantação capilar e a busca do equilíbrio das proporções faciais, passando pelas variações de densidade e suas nuances, harmonizando a face e emoldurando o rosto, em cada restauração capilar. Em suma, o olhar estético do cirurgião capilar, que, como bom artesão, utiliza sua técnica apenas como um meio, em que a arte passa a ser o fim, feita com sua mente e coração.

Área doadora

Hoje, as unidades foliculares podem ser colhidas da área doadora de duas formas:

- **FUT (do inglês,** *follicular unit transplantation***):** a consagrada técnica de retirada doadora com sutura tricofítica e dissecção microscópica 3D, que hoje permite ter

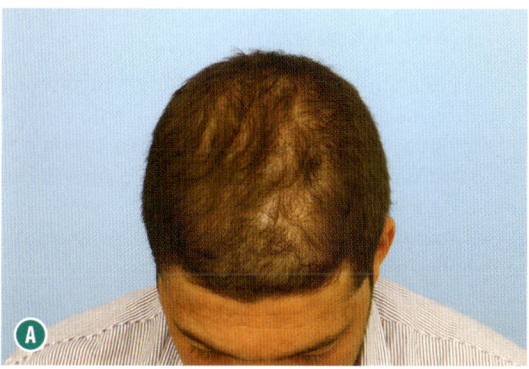
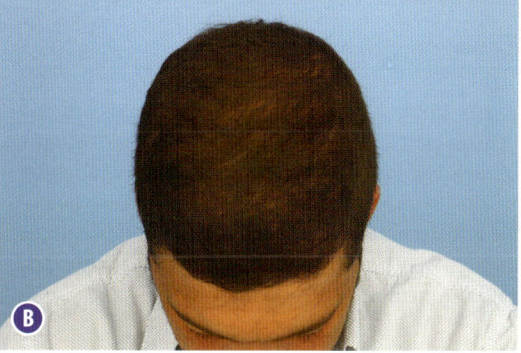

FIGURA 95.49 – **A** Antes – Norwood I. **B** Após uma sessão de FUE com 1.558 unidades foliculares (3.427 fios).

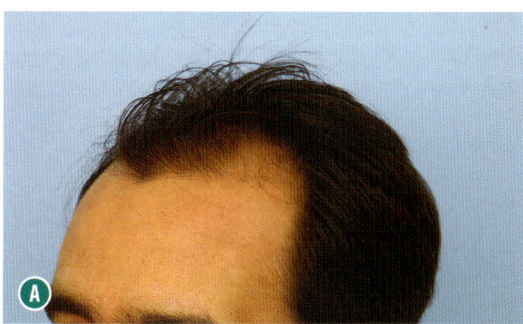
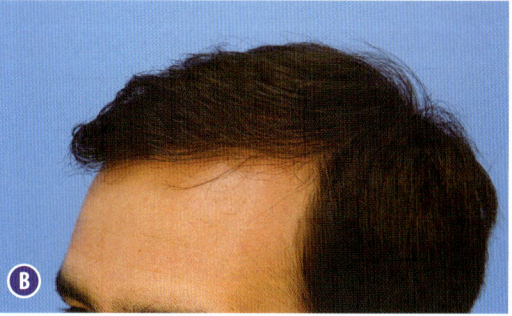

FIGURA 95.50 – **A** Antes – Norwood. **B** Após uma sessão de FUT com 3.967 unidades foliculares (8.602 fios).

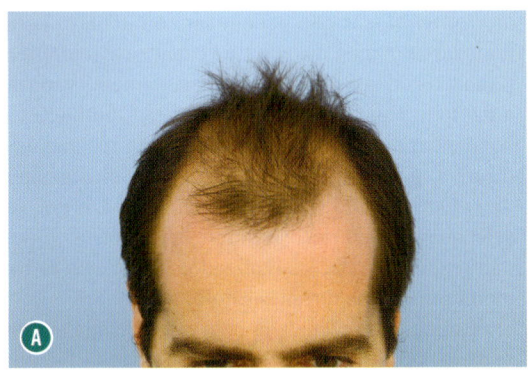
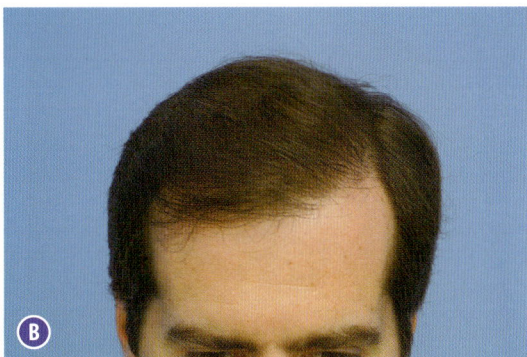

FIGURA 95.51 – **A** Antes – Norwood. **B** Após uma sessão de FUT com 3.709 unidades foliculares (8.052 fios).

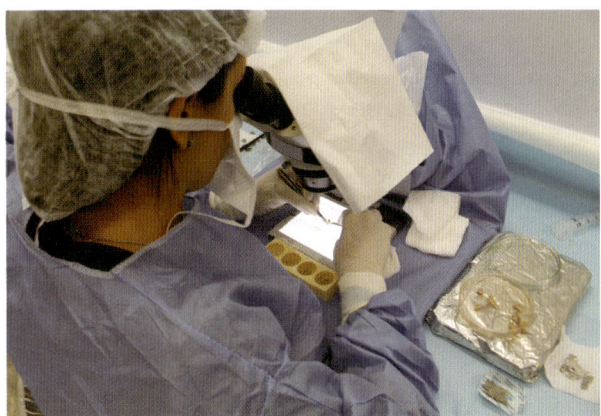

FIGURA 95.52 – Assistente lapidando unidades foliculares.

uma cicatriz linear camuflada **(FIGURA 95.53)**, invisível em muitos casos, pois há crescimento de cabelo permeando a cicatrização. Esta técnica permite o aproveitamento máximo do "banco doador", obtendo a maior quantidade de cabelo no total de cada paciente e, portanto, é indicada para calvícies extensas ou ainda instáveis, em pacientes com menos de 35 anos.

- **FUE:** são realizadas microincisões circulares ao redor de cada unidade folicular, de forma precisa e superficial, com um *punch* de 0,85 a 1 mm **(FIGURA 95.54)**, que deve penetrar no couro cabeludo apenas 2,5 a 4 mm, pois, após essa profundidade, o cabelo diverge e, indo além, transeccionaría-se o cabelo. Depois, as UF devem ser "extraídas" com uma pinça, soltando a parte profunda ainda aderida. Não requer sutura. Permite uma coleta seletiva das UF (importante em pacientes com baixa densidade), não apresenta limites quanto à elasticidade, expande a área doadora (fundamental em casos de reparação). Proporciona uma rápida recuperação e ainda permite cortar o cabelo bem curto, em que as diminutas cicatrizes puntiformes, se presentes, ficam dispersas, mas geralmente invisíveis **(FIGURA 95.55)**.

É nesta última técnica que a cirurgia robótica auxilia, fazendo as incisões na área doadora de acordo com parâmetros predefinidos pelo cirurgião. A grande vantagem é ter um padrão constante de extração, com uma centralização perfeita das UF e maior velocidade.

É importante notar que todo o planejamento cirúrgico continua sob controle médico, de acordo com o tamanho da área doadora, extensão da calvície e, claro, experiência pessoal. O processo de criação artística e de implantação dos folículos também continua nas mãos do médico, evidenciando

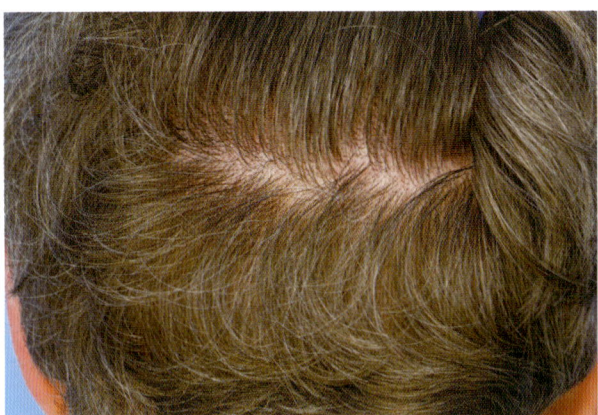

FIGURA 95.53 – Área doadora após 1 ano do transplante capilar utilizando a técnica FUT.

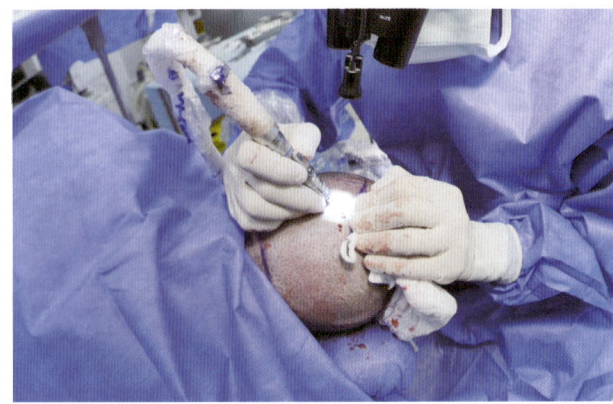

FIGURA 95.54 – Incisão das unidades foliculares utilizando a técnica FUE.

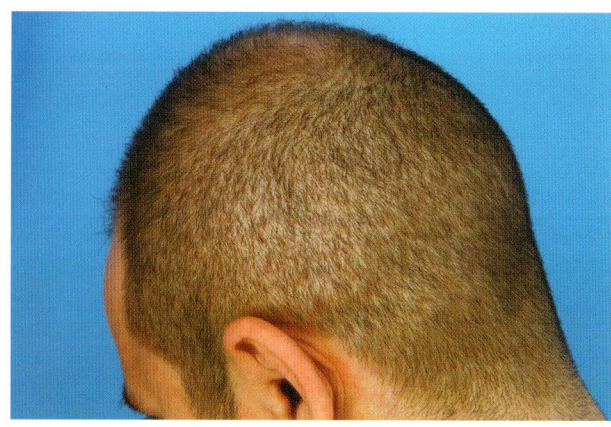

FIGURA 95.55 – Área doadoa após 1 mês do transplante capilar utilizando a técnica FUE.

que a sensibilidade humana e o dom artístico serão sempre fundamentais.

Como desvantagem, a FUE oferece menor aproveitamento da área doadora, pois as UF devem ser colhidas com uma proporção máxima de 1:4 (uma sim, quatro não), para evitar que o cabelo no local fique ralo. Por essa limitação, existe uma tendência em colher as UF para além da "zona de segurança" **(FIGURA 95.56)** – local onde os cabelos certamente não evoluirão para a calvície. Utilizar cabelos de fora dessa área segura pode, potencialmente, gerar problemas futuros, como perda de cabelos transplantados e calvície no local de onde foram retirados. Quanto mais jovem for o paciente, mais imprevisível é a determinação da zona segura, limitando mais ainda o número de folículos extraídos. Em geral, o rendimento total de UF com a FUE costuma ser de 70% do total obtido por meio da técnica FUT. No entanto, as duas técnicas podem ser combinadas para maximizar o recurso doador **(TABELA 95.3)**.

Como a calvície é lenta e progressiva, requer um planejamento a longo prazo. Pensando em um manejo seguro e eficiente da área doadora, deve-se dispor de ambas as técnicas, com o melhor de cada uma.

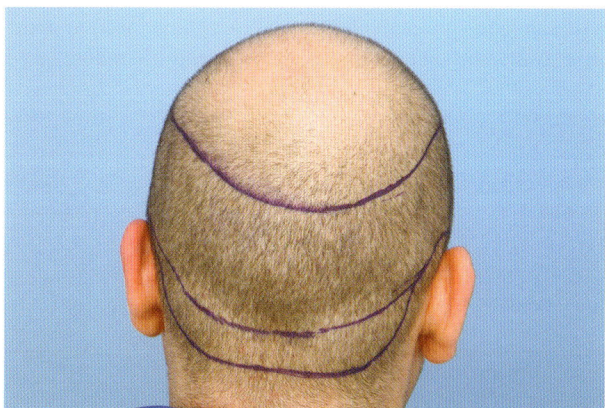

FIGURA 95.56 – Demarcação da área doadora antes do procedimento utilizando a técnica FUE.

Outras indicações da FUE são:

- Corrige falhas na barba/bigode: permite escolher um pelo idêntico para restaurar **(FIGURA 95.57)**.
- Sessões menores, para complementar uma restauração capilar anterior.
- Correção de cicatrizes.
- Correção de transplantes inestéticos – reciclando o cabelo retirado e implantando em outro local.
- Combinada à técnica FUT, pode ser utilizada para acelerar a restauração capilar.
- Pessoas com fobia de sutura.

As limitações da FUE são:

- Necessidade de raspar o cabelo da área doadora ao estilo militar.
- Maior tempo: levam-se 3 a 4 horas apenas para colher 1.500 a 2.000 UF (o dobro do tempo e menor quantidade do que na FUT).
- Maior custo.
- Menor visualização da curvatura do fio para recriar a "escultura capilar".
- Risco de transecção folicular (fragmentar, cortar parcialmente a UF) durante a incisão, que varia de 0,85 a 1 mm. Este folículo transeccionado pode crescer alterado ou mesmo não crescer.
- Maior fragilidade: após a incisão, deve-se realizar a extração folicular, onde é "suavemente arrancado". Como a incisão é obrigatoriamente superficial, para evitar transecção, a parte profunda do folículo deve ser liberada e destacada, ficando, assim, mais desprotegida e frágil.

SUBCISÃO

Constitui técnica cirúrgica minimamente invasiva, utilizada para o tratamento de cicatrizes deprimidas distensíveis, rítides estáticas (visíveis na ausência de contração da musculatura da mímica) e lipodistrofia ginoide ("celulite"). Baseia-se no rompimento e liberação de traves fibrosas que provocam a aderência inestética da superfície cutânea a tecidos subjacentes. É executada com agulhas de bisel cortante e provoca sangramento local.

O resultado desse procedimento, que provoca um trauma controlado, é a elevação imediata da retração cutânea para o mesmo nível da pele vizinha, acrescida da formação de novo tecido conetivo a partir do coágulo, sob o defeito, o que ocorre após algumas semanas.

A subcisão foi descrita por Orentreich e Orentreich, em 1995, originalmente para o tratamento de cicatrizes e rugas. Em 2000, Hexsel e Mazzuco descreveram o seu emprego na lipodistrofia ginoide e, mais recentemente, Lima empregou o termo tunelização dérmica (TD®) para uma variante dessa técnica, com especial indicação para a correção de rugas glabelares.

TABELA 95.3 – Características das técncias de transplante de unidades foliculares (FUT) e de extração de unidades foliculares (FUE)

FUT	FUE
Uma incisão linear é realizada para retirar uma faixa de área doadora, seguida de sutura tricofítica. As UF são disecadas utilizando microscópios 3D	As UF são retiradas individualmente por meio de microincisão circular em torno de cada UF
Aproveitamento máximo do banco doador	Aproveitamento de 70% do total do banco doador
Sessões maiores (3.500 UF/7.700 fios ou mais por sessão)	Sessões maiores (2.000 UF/5.500 fios ou mais por sessão)
Utiliza apenas UF da zona de segurança (região onde o cabelo é o mais permanente possível)	Expande a coleta para áreas além da zona de segurança
O cabelo cobre a sutura	Necessário raspar o cabelo (ao estilo militar)
Não seleciona as UF	Seleciona as UF de acordo com a necessidade (p. ex., escolher calibre e cor)
Necessida de massagem capilar prévia para aumentar a elasticidade do couro cabeludo	A baixa elasticidade do couro cabeludo não é fator limitador para a técnica
É indicada para homens e mulheres e para todos os tipos de cabelos	É indicada apenas para homens com cabelos lisos ou ondulados, não crespos
Limita a prática de alguns esportes por até 3 meses	Não limita a prática esportiva
Sutura tricofítica fica camuflada, o que a torna imperceptível (permite corte de cabelo curto [máquina 3])	Os diminutos orifícios desaparecem em 5 dias, ficando imperceptíveis (permite corte curto [máquina 2])
É utilizada apenas no couro cabeludo	Permite a utilização na face (barba) e em outras áreas do corpo

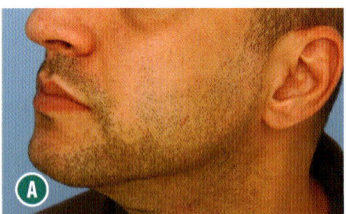 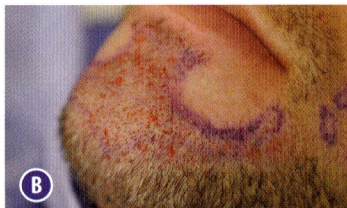 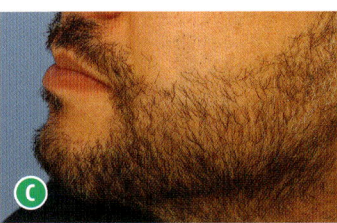

FIGURA 95.57 – **A** Barba antes do procedimento. **B** Barba logo após o transplante. **C** Barba após 15 dias.

DESCRIÇÃO DA TÉCNICA

O calibre e o comprimento da agulha escolhida devem ser proporcionais à espessura da pele que será tratada. No caso de tecidos delicados, empregam-se agulhas hipodérmicas de calibre 26 a 22 G. Para tecidos mais espessos, são utilizadas agulhas 18 G com extremidade tribiselada, ou agulhas BD Nokor™ do mesmo calibre. Estas últimas têm extremidade cortante em ângulo agudo, simulando a ponta de uma lâmina de bisturi N11 **(FIGURA 95.58)**.

Após assepsia, procede-se à demarcação cuidadosa das áreas retraídas com o paciente em posição ortostática ou sentada. Segue-se a anestesia infiltrativa, de preferência com soluções diluídas de lidocaína a 1%, epinefrina 1:400.000 e bicarbonato de sódio 10% na proporção de 1/10 na solução, respeitando-se a dose total de 24 mL de lidocaína 2% com vasoconstritor, para um adulto de 60 kg. É recomendável iniciar o procedimento 10 a 15 minutos após a injeção do anestésico, para que ocorra o pleno efeito vasoconstritor da solução.

Perfura-se a pele com a extremidade da agulha, dirigindo-a para a base do defeito, com o objetivo de elevá-lo. Esta inserção pode ser feita com movimentos lineares de ida e volta ou em leque, no plano horizontal. A agulha inserida pode ser elevada sob os tecidos que estão sendo liberados, lem-

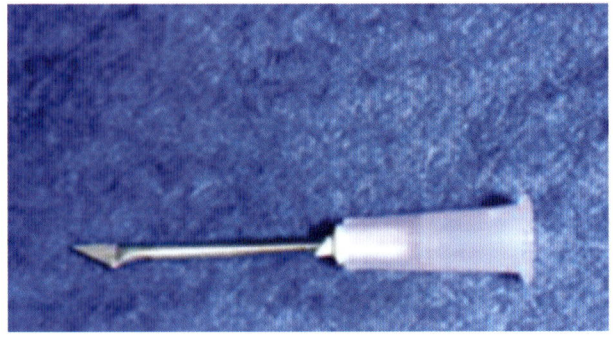

FIGURA 95.58 – Agulha BD Nokor™.

brando um aspecto em tenda. A mão não dominante, livre, estabiliza a região em tratamento, pinçando ou distendendo a pele que recobre o defeito, que deve permanecer íntegra.

Defeitos superficiais localizados (p. ex., cicatrizes de acne na região temporal) podem ser tratados com a subcisão executada com agulhas finas (26-24 G), no plano intradérmico; para depressões retráteis grandes e recobertas por pele espessa, empregam-se agulhas 18 G e movimentos amplos em leque, no plano subdérmico; rugas, por sua vez, são descoladas imediatamente acima do músculo, com agulhas de calibre proporcional à pele suprajacente. O conhecimento da anatomia facial é muito importante para a execução desta técnica com segurança, levando-se em conta estruturas vasculares e nervosas. A subcisão deve ser cuidadosa nos locais de superficialização de vasos calibrosos ou estruturas nervosas.

Na celulite, a subcisão é indicada para pacientes portadoras de depressões com aspecto acolchoado na região das nádegas, mesmo na ausência de contração muscular. Cortam-se os septos conjuntivos que separam os lóbulos da gordura subcutânea e conectam a derme reticular aos músculos.

Ao término do tratamento de cada área, procede-se à compressão local firme por alguns minutos e movimentos de drenagem para que sejam evitados hematomas exagerados, aplicando-se sutura delicada com fio 60 ou apenas esparadrapos microporados nos locais de perfuração das agulhas.

Ocorrem sempre hematomas no pós-operatório imediato; se forem localizados e excessivos, poderão ser aspirados no 7º dia, quando se liquefazem (FIGURA 95.59). Essa aspiração evita a formação de nódulos fibróticos que podem surgir 30 dias após o procedimento como excesso de resposta. A pigmentação por hemosiderina pode também surgir no período tardio após o procedimento. Nódulos e pigmentação, em geral, se resolvem dentro do 1º ano.

A subcisão constitui técnica de fácil execução, com materiais de baixo custo e múltiplas indicações.

É o tratamento de escolha para o tratamento das cicatrizes de acne do tipo deprimidas distensíveis retráteis, devendo, nesse caso, ser seguida por aplicações de materiais para preenchimento (FIGURA 95.60).

Apresenta também papel importante no tratamento da lipodistrofia ginoide e de rugas, especialmente as da glabela. Neste caso, aconselha-se fazer a subcisão após tratamento com toxina botulínica, para que a contração dos músculos regionais não provoque a migração lateral do tecido conjuntivo formado em consequência da subcisão.

O grau de resposta à subcisão, assim como o número de sessões necessárias para um bom resultado, depende de vários fatores como tipo de lesão, localização e resposta individual de cada paciente. Geralmente, o intervalo de 1 mês para a repetição do procedimento é o adequado, pois permite resolução do edema e do hematoma, assim como o início da formação do novo tecido conectivo.

TRATAMENTO DE CICATRIZES DE ACNE

As cicatrizes de acne resultam do dano que ocorre no interior e ao redor da unidade pilossebácea durante o processo da acne, que redunda no excesso de produção ou perda tecidual. Constitui um quadro desfigurante que interfere negativamente no perfil psicológico, profissional e social de seus portadores. Os quadros têm sido menos graves depois da introdução da isotretinoína oral no arsenal terapêutico dermatológico.

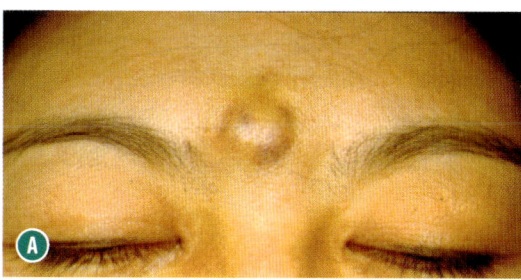 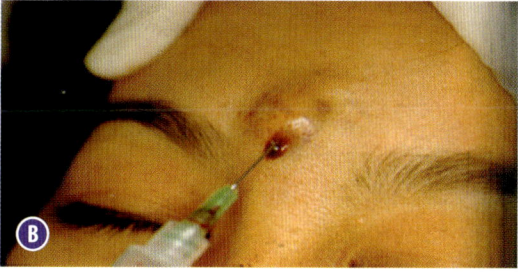

FIGURA 95.59 – **A** Hematoma 7 dias após subscisão de rugas glabelares. **B** Aspiração com agulha 21 G e seringa.

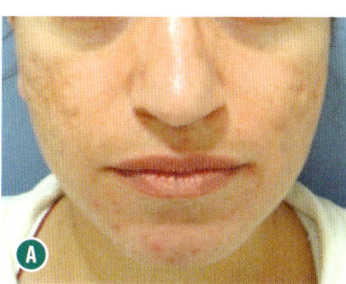 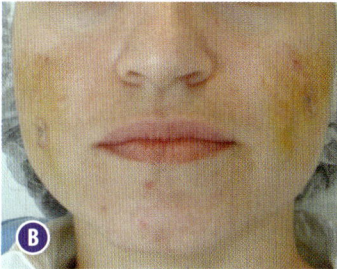 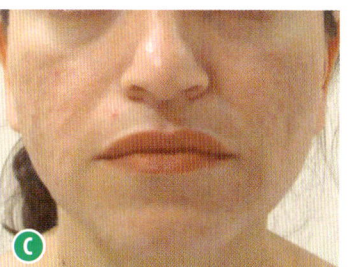

FIGURA 95.60 – Cicatrizes de acne distensíveis retráteis. **A** Pré-subscisão. **B** Aspecto 7 dias depois visualizando-se hematomas. **C** 30 dias após o procedimento.

As primeiras publicações sobre este assunto datam de 1950 e abordam *peelings* químicos profundos, dermoabrasão, técnicas com *punches* e injeções de silicone. Na década de 1990, surgiram publicações sobre *resurfacing* a *laser*, *laser* não ablativo e subcisão. As técnicas mais recentemente publicadas descrevem a reconstrução química de cicatrizes cutâneas (CROSS), que consiste na aplicação de ácido tricloroacético (ATA) concentrado dentro das cicatrizes, o microagulhamento também definido como indução percutânea de colágeno (ICP), o uso de *lasers* fracionados ablativos e não ablativos e a injeção de preenchedores não permanentes.

As sequelas de acne apresentam aspecto heterogêneo, com consequência variável de acordo com o tipo de pele de cada indivíduo. Considera-se a sua correção um verdadeiro desafio, sendo necessário classificá-las de acordo com suas características morfológicas e grau de gravidade para que as terapêuticas possam beneficiá-las.

Utilizam-se atualmente dois sistemas de classificação com base na morfologia dessas cicatrizes: um deles define três tipos (Jacob et al), enfocando apenas cicatrizes deprimidas: *rolling* (onduladas), *boxcar* (em forma de vagão de trem), *ice-picks* (em forma de picador de gelo), enquanto o outro engloba as cicatrizes em três tipos (elevadas, distróficas e deprimidas) e 11 subtipos (Kadunc e Almeida).

Outros autores (Goodman e Baron) introduziram um sistema de classificação baseado no grau de gravidade das cicatrizes e na sua visibilidade a curta, média ou longa distância. É utilizado para avaliar e comparar a efetividade dos tratamentos e estabelecer prognósticos aos pacientes, quanto à possibilidade de melhora.

TRATAMENTO – TIPOS DE CICATRIZES DE ACNE

O primeiro passo do tratamento consiste na avaliação da face do paciente à média distância, com o intuito de detectar o seu fotótipo, o número de cicatrizes, o tipo predominante e o grau de gravidade. Segue-se exame detalhado, à curta distância, com fonte luminosa superior e lateral, da forma, cor, profundidade, distensibilidade, dimensões e consistência das cicatrizes, individualmente. Devem ser feitas fotografias padronizadas, utilizando-se sempre câmera, distância e iluminação ambiental semelhantes, em posição frontal e em ângulos de 45° e 90°, bilateralmente.

Os fatores determinantes na escolha dos tratamentos dependem do grau de gravidade das cicatrizes, da expectativa e da disponibilidade dos pacientes. Muitos preferem procedimentos leves, com tempo curto de recuperação, enquanto outros se predispõem a tratamentos mais invasivos. É necessário sempre esclarecê-los quanto ao fato de que, obviamente, as terapêuticas mais invasivas conduzirão a melhoras mais consistentes.

Os vários tipos de cicatrizes de acne estão descritos na TABELA 95.4, de acordo com a sua morfologia, acompanhados da descrição dos respectivos tratamentos.

A ação de *lasers* fracionados ablativos ou não ablativos e da radiofrequência nas cicatrizes de acne, com ação que estimula a produção de colágeno gradualmente na pele facial em geral, através da luz ou do calor, leva a melhoras moderadas das cicatrizes deprimidas de qualquer tipo.

Da mesma forma, o microagulhamento promove a deposição geral de colágeno na pele tratada, como resultado do sangramento que leva à liberação de vários fatores de crescimento.

TABELA 95.4 – Tipos e subtipos de cicatrizes de acne e respectivos tratamentos

Tipos de cicatrizes de acne	Tratamentos específicos segundo a morfologia
Elevadas hipertróficas	Excisão tangencial + injeções intralesionais de corticoides
Elevadas queloideanas (predisposição genética)	Excisão tangencial subtotal + injeções intralesionais mensais de sulfato de bleomicina 3 U/mL (FIGURA 95.61) ou triancinolona 40 mg/mL
Elevadas papulosas (região mentoniana)	Vaporização com eletrocirurgia de baixa energia
Elevadas tipo pontes	Excisão tangencial
Distróficas (diâmetro > 2 mm/soalho sem anexos)	Retirada em bloco com bisturi ou *punches* seguida de sutura em dois planos (FIGURA 95.62)
Deprimidas distensíveis retráteis	Subcisão
Deprimidas distensíveis onduladas	Subcisão + preenchimento com gordura, ácido hialurônico de várias viscosidades na dependência da profundidade do defeito, ou ácido poli-L-láctico (FIGURA 95.63)
Deprimidas não distensíveis superficiais	Quimioabrasão
Deprimidas não distensíveis médias (diâmetro = 2-3 mm/soalho com anexos)	Elevação com *punches*
Deprimidas não distensíveis profundas (*ice-picks*): diâmetro = 1-2 mm	Enxertos com *punches* de pele pré, infra ou retroauricular ou CROSS

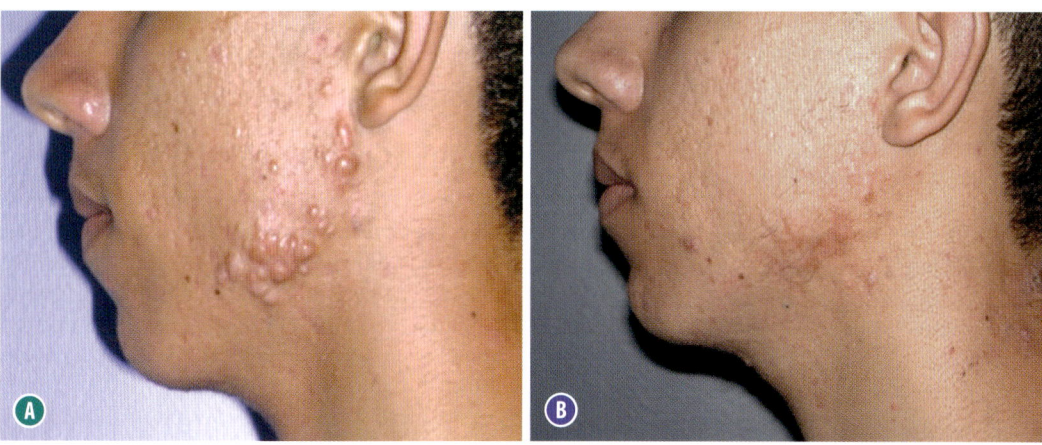

FIGURA 95.61 – **A** Cicatrizes de acne queloideanas. **B** Após 1 ano da retirada sub-total por *shaving* e 3 infiltrações mensais com 0,4 mL/sessão de sulfato de bleomicina – 3 U/mL.

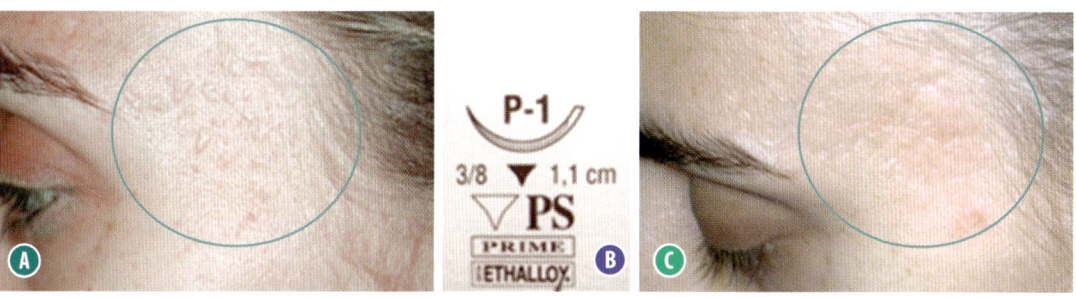

FIGURA 95.62 – **A** Cicatrizes de acne distróficas. **B** Agulha de 1,1 cm em fio de náilon incolor 50, utilizada para os pontos internos invertidos. **C** Após 6 meses da retirada com *punchs* e sutura em dois planos.

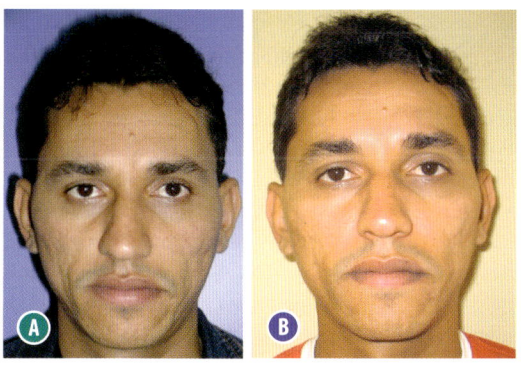

FIGURA 95.63 – Cicatrizes de acne distensíveis retráteis. **A** Aspecto prévio ao tratamento. **B** Aspecto após uma sessão de subcisão e três sessões de preenchimento com ácido poli-L-lático com diluição de 8 mL.

Tais técnicas, consideradas inespecíficas porque não são ligadas à morfologia individual das cicatrizes, devem ser repetidas de quatro a seis vezes, em intervalos bimensais. Por serem fracionadas, não removem a epiderme, o que encurta o tempo de recuperação e reduz o risco de hiperpigmentação pós-inflamatória nos fototipos IV, V e VI, quando comparadas à dermoabrasão.

DETALHAMENTO DAS TÉCNICAS

A **anestesia** pode ser feita com bloqueios regionais e/ou soluções anestésicas diluídas na face toda ou somente em áreas localizadas. Os bloqueios dos nervos supraorbitário, infraorbitário e mentoniano são realizados com lidocaína 2% com vasoconstrictor, ao longo da linha mediopupilar, promovendo a anestesia da região central da face. Podem ser complementados com soluções de lidocaína diluída a 0,5% em soro fisiológico, acrescidas de bicarbonato de sódio 8,4% na proporção de 1:10 mL e epinefrina com concentração de 1:100.000. O uso dessas soluções diminui consideravelmente a dor da aplicação, pela neutralização do pH do anestésico por meio do bicarbonato de sódio e promove excelente hemostasia, além de abaixar o risco da toxicidade sistêmica por anestésicos.

A **exérese tangencial** *(shaving)* é facilmente realizada com lâminas de barbear encurvadas entre os dedos polegar e indicador, executando-se movimentos lateralizados em pêndulo. A hemostasia é feita por meio de solução aquosa de cloreto de alumínio a 40% ou simples curativos compressivos com algodão seco.

No caso das **excisões em bloco**, se o maior eixo da cicatriz estiver situado na direção das linhas de melhor incisão, procede-se à excisão elíptica, sempre com aproximação das bordas em dois planos. No caso das excisões com *punches* (> 2 mm), os pontos internos serão feitos com fios de náilon 40 ou 50, providos de agulhas curtas, de 1,1 ou 1,3 cm. Se o maior eixo das excisões tiver orientação contrária às linhas de melhor incisão, a retirada deverá obedecer às regras da W-plastia.

A **quimioabrasão** consiste em um *peeling* químico médio com ATA a 35% em toda a face, seguido por dermoabrasão manual com lixas d'água nº 120 e 280, ou com motor e lixas diamantadas nas unidades estéticas mais afetadas por cicatrizes não distensíveis superficiais ou já superficializadas ou retiradas por outras técnicas. A aplicação prévia do ácido facilita a esfoliação mecânica e reduz as linhas de demarcação entre regiões lixadas e não lixadas. Este procedimento pode levar à hiperpigmentação pós-inflamatória em fotótipos altos. O quadro surge por volta do 20º dia após o procedimento, sendo revertido em 30 dias com clareadores tópicos contendo ácido retinoico, hidroquinona e corticoide. No caso de portadores de melasma, o procedimento deve ser evitado.

As **técnicas com *punches*** promovem correções muito precisas de cicatrizes deprimidas não distensíveis médias e profundas (*ice-picks*). Ao removê-las ou elevá-las, respectivamente, é importante escolher um *punch* que as inclua totalmente. Na elevação, empregada para cicatrizes cujo soalho mantém cor e textura cutâneas ainda de aparência normal, o corte com o *punch* atravessa perpendicularmente a epiderme e a derme, mas mantém o pedículo subcutâneo. Os enxertos utilizados para corrigir os *ice-picks* são colhidos com *punches* 0,25 a 0,5 mm maiores do que os orifícios criados pela sua remoção. Devem ser encaixados nos orifícios com perfeito contato entre as dermes do enxerto e da área receptora para que ocorra a pega satisfatória. As áreas tratadas são cobertas por esparadrapo microporado por 7 dias. Pode ocorrer elevação dos enxertos após 20 dias, o que é facilmente corrigido com a técnica de *shaving*.

Ao realizar **CROSS** nos *ice-picks* com ATA de 50 a 90%, com o objetivo de promover a necrose e consequente colabamento de suas paredes, é importante manter o aplicador rigorosamente dentro da cicatriz para evitar a difusão do ácido na pele circundante. Essa técnica, embora simples, requer várias sessões.

O **microagulhamento ou ipc** para cicatrizes de acne é realizado com cilindros providos de numerosas agulhas de 2 a 2,5 mm de comprimento. Ao rolar-se o dispositivo sobre a pele em múltiplas direções, com pressão moderada, é importante obter alta densidade e uniformidade das micropuncturas que devem atingir a derme reticular.

Entre os tratamentos descritos, vários podem ser realizados concomitantemente, para otimização dos resultados. Cita-se como exemplo: subcisão, quimioabrasão e microagulhamento, aplicados nessa ordem, na mesma área, em uma mesma sessão.

SEQUÊNCIA DO TRATAMENTO

Recomendam-se tratamentos combinados e em vários estádios. As técnicas, indicadas individualmente para cada paciente, são propostas em sessões, com intervalo mínimo de 2 meses. Esse período é suficiente tanto para a recuperação satisfatória nos casos de procedimentos cirúrgicos, como para que ocorra o início do processo de neocolagênese quando se utilizam as técnicas fracionadas.

As cicatrizes elevadas devem ser tratadas inicialmente, seguindo as indicações apresentadas na **TABELA 95.4**.

As cicatrizes deprimidas são as mais comuns na prática. Quando há predomínio das distensíveis, realiza-se uma única sessão de subcisão, que deverá ser seguida de sessões de preenchimento que se iniciam 15 dias após, e que serão repetidas até que a superfície cutânea se apresente plana. Recomendam-se, nestes casos, revisões anuais, desde que não se utilizam mais materiais permanentes para preenchimento, pelos riscos de granulomas crônicos.

Nos casos de pacientes portadores de cicatrizes deprimidas não distensíveis, a indicação mais adequada compreende várias sessões de técnicas específicas direcionadas à morfologia de cada lesão em particular (exéreses com sutura, elevação e enxertia com *punches* ou CROSS). Após essa fase de correções específicas, empregam-se as técnicas fracionadas de estímulo à neocolagênese, o que, em síntese, visa ao nivelamento da superfície cutânea. Tais técnicas necessitam de sessões repetidas visando à deposição gradual do novo tecido.

Em geral, resultados animadores somente serão observados 6 meses após o início do tratamento.

Recomendam-se filtros solares e tretinoína tópica, durante todo o período de tratamento; só devem ser interrompidos durante os períodos de recuperação dos procedimentos.

A principal causa para a dificuldade terapêutica em cicatrizes de acne é a sua morfologia extremamente variada, com padrões individuais específicos. Somente obtém resultados compensadores a abordagem com múltiplas modalidades terapêuticas aplicadas sequencialmente.

Portanto, a melhor alternativa é sempre a associação de técnicas direcionadas às necessidades específicas da pele do paciente e características de cada tipo de cicatriz.

Nesses casos, o objetivo final de qualquer intervenção não deve ser a cura total ou a perfeição cutânea, mas sim tornar as cicatrizes menos visíveis.

CAPÍTULO 96

PREENCHIMENTO CUTÂNEO E EMPREGO DA TOXINA BOTULÍNICA

Há numerosos recursos para correção de defeitos cutâneos que proporcionam resultados eficazes, com a vantagem de baixo grau de invasão, que possibilitam não interromper a atividade profissional e social. Entre estes recursos, estão as **técnicas de preenchimento** e as **injeções de toxina botulínica**.

TÉCNICAS DE PREENCHIMENTO

Historicamente, o uso de materiais para preenchimento se iniciou em 1893, quando Neuber publicou seus estudos sobre enxertos de gordura. Tendo passado por fases oscilantes de interesse ao longo do século XX, as técnicas de preenchimento tiveram nos últimos 15 anos um aumento exponencial, com o uso de inúmeras substâncias **(TABELA 96.1)**.

Segundo a resposta estética, facilidade na obtenção, execução da técnica, tempo de permanência na pele e, principalmente, frequência de complicações, ocorre uma verdadeira seleção espontânea no uso desses materiais, de forma que alguns se mantêm no uso, enquanto outros vão sendo paulatinamente abandonados. Os mais utilizados e aprovados para uso no Brasil atualmente são: hidroxiapatita de cálcio, ácido poli-L-láctico, e várias marcas de ácido hialurônico.

Indicações

O preenchimento é indicado no tratamento de sulcos, rugas e perda de volume que fazem parte do envelhecimento facial, de lesões atróficas e para a correção de cicatrizes deprimidas distensíveis de várias naturezas. Podem ser restaurados mediante esse procedimento: os sulcos nasogeniano, nasolabial e nasojugal e as áreas temporal, periorbitária, malar, infrazigomática, pré-auricular, oral e perioral. Em relação ao volume facial, devem ser considerados os conceitos atuais no tratamento do envelhecimento, que valorizam a perspectiva tridimensional da face jovem, e se contrapõem ao aspecto bidimensional e achatado, que resultava dos tratamentos tradicionais que visavam a correção de rugas de maneira isolada.

Outras indicações para o uso da técnica são as lipoatrofias em geral, inclusive a lipodistrofia provocada pelos agentes antirretrovirais no tratamento da SIDA, patologia que tem servido como verdadeiro modelo de estudo para as substâncias de preenchimento.

Contraindicações

O preenchimento cutâneo não é indicado na gestação, lactação, doenças autoimunes, infecções ativas e durante o uso de imunossupressores ou anticoagulantes.

Classificação

As substâncias para preenchimento têm sido classificadas, ao longo do tempo, sob diferentes critérios: orgânicas ou sintéticas quanto à origem; temporárias, semipermanentes ou permanentes quanto à duração; com capacidade de estimular o colágeno ou repor volume quando considerado o mecanismo de ação.

Escolha

Deve sempre preencher determinados critérios que são de absoluta importância para a segurança do procedimento. Como critérios principais na escolha do material, é necessário observar: grau de pureza, biocompatibilidade, ação imunológica, mutagênica, carcinogênica ou tóxica (sistêmica ou tecidual), possibilidade de migração, potencial para gerar reação inflamatória do tipo corpo estranho, experiência clínica e reprodutibilidade de resultados, estudos publicados suficientes e confiáveis e regulamentação pelas agências de saúde. Os critérios secundários compreendem: facilidade de obtenção, consistência semelhante ao tecido do local preenchido e custo.

Resultados

Devem ser documentados por impressões clínicas, comparação de imagens fotográficas, e se possível por outros métodos objetivos como a ultrassonografia e a ressonância magnética.

Complicações

Há, em frequência crescente, relatos de complicações consequentes ao uso de preenchedores, que podem estar relacionadas à técnica de aplicação ou à natureza do material. Em geral, a duração dessas reações é proporcional à estabilidade do material na pele humana.

As complicações ligadas à técnica compreendem hematomas, edema transitório, infecção bacteriana, micobacteriose atípica, e a grave situação da interrupção do suprimento vascular, e que pode levar à necrose cutânea. Pode ser causada por embolização (introdução intravascular do material de preenchimento) ou compressão externa aos vasos. As regiões faciais mais suscetíveis a esse problema são a glabela e o nariz. Na glabela, onde a circulação colateral é escassa, a necrose ocorre por embolização das artérias supraorbital ou supratroclear, que são ramos terminais da artéria carótida interna.

Pode também ser atingida por oclusão ou compressão a artéria angular, ramo da carótida externa, provocando necrose nas asas nasais.

TABELA 96.1 – Materiais de preenchimento: perspectiva histórica e características

Material	Marca®	Forma	Data
Gordura		Enxerto livre	1893
Parafina		Injetável	1900
Silicone (sintético, permanente, misto)		Injetável	1940
Gordura (orgânica, permanente)		Injetável	1980
Colágeno bovino (orgânico, temporário, repositor)	Zyderm®, Zyplast®	Injetável	1981
Colágeno porcino (orgânico, temporário, repositor)	Fibrel®	Injetável	1984
Politetrafluoretileno expandido e PTFE (sintético, permanente, repositor)	Goretex®, Soft-form®	Sólido fios, placas	1993
Polimetilmetacrilato em microsferas – PMMA (sintético, permanente, misto)	Artecoll® suspensão em colágeno bovino Meta-crill® suspensão coloidal sem proteínas	Injetável Injetável	1995
Produtos autólogos a partir de tecidos do próprio paciente (orgânico, temporário, repositor)	Autologen® (derme) Plasmagel® (sangue)	Enxerto livre de derme	1994 1995
Ácido hialurônico (sintético, persistente, repositor)	Restylane®, Juvederm®, Esthelis®, Belotero®, Perfectha®	Injetável	1996
Produtos alogênicos a partir de material armazenado de doadores ou cadáver (orgânico, temporário, repositor)	Dermalogen®, Cymetra®, Fascian®, Alloderm®	Injetável Placas	1996
Gel de poliacrilamida (sintético, permanente, repositor)	Outline®, Aquamid®	Injetável	1997
Ácido poli-L-lático (sintético, persistente, estimulador)	New-fill® Sculptra®	Injetável Injetável	1999
Colágeno humano recombinante (orgânico, temporário, repositor)	Cosmoderm®, Cosmoplast®	Injetável	2003
Hidroxiapatita de cálcio (sintético, permanente, estimulador)	Radiesse®	Injetável	2004

Se forem observados dor, branqueamento e eritema reticulado durante o procedimento, a injeção deve ser imediatamente interrompida, procedendo-se a massagem vigorosa e aplicação de compressas mornas na área alterada. Utilizam-se também heparina de baixo peso molecular e vasodilatadores periféricos como o sildenafila.

Três a sete dias após o procedimento, poderão surgir ulcerações superficiais ou até mesmo necrose de toda a espessura cutânea, que deverão ser tratadas pelos métodos convencionais até cicatrização total.

A cegueira já foi descrita por injeções de preenchedores por comprometimento das artérias central retiniana e oftálmica. O material pode ser acidentalmente injetado em um ramo distal da artéria oftálmica, como a artéria supratroclear, caminhar em fluxo retrógrado por ramos periféricos extraorbitais, ser impelido a penetrar no tronco principal da artéria oftálmica e provocar cegueira.

Entre as complicações relacionadas ao próprio material, ocorrem: hipersensibilidade sistêmica, erupção acneiforme, migração e presença de pápulas, nódulos e granulomas, os quais se referenciam a situações clínicas diferentes. Pápulas e nódulos não inflamatórios traduzem acúmulos localizados transitórios de preenchedor e em geral tem resolução espontânea ou através de massagens.

Nódulos inflamatórios precoces caracterizam infecções agudas, que podem ser diagnosticadas através de exame bacteriológico e cultura. O tratamento deve ser conduzido com drenagem do material e antibioticoterapia sistêmica.

Nódulos inflamatórios tardios, também chamados granulomas, foram inicialmente atribuídos à hipersensibilidade ao material, porem podem também caracterizar infecções crônicas. Surgem após a injeção, em geral de materiais permanentes, como o polimetilmetacrilato e o silicone. A sua incidência é de 0,01 a 0,1%. Surgem geralmente vários anos após a implantação, coincidindo com quadros sistêmicos inflamatórios ou virais, e podendo provocar inclusive aumento das dosagens séricas da proteína C reativa. Podem ser causados por infecções por micobactérias atípicas ou pela presença de biofilmes ao redor do material de preenchimento. Esses filmes representam comunidades de microrganismos fortemente aderidos entre si, o que explica a baixa resposta à antibioticoterapia e a evolução prolongada. Biofilmes podem permanecer inertes muito tempo e serem ativados por infecções ou traumas mecânicos em locais próximos ao implante. Utilizam-se coleta de material para culturas de bactérias, micobactérias e fungos e biópsias e para identificação histológica do tipo de reação tecidual e do material.

O tratamento desses quadros granulomatosos pode ser feito com imiquimod, alopurinol, claritromicina, doxiciclina, corticoides sistêmicos ou sob a forma de infiltrações intralesionais, puras ou associadas ao 5-fluoruracil quando os nódulos forem fibróticos.

Para a profilaxia dessas penosas infecções precoces ou tardias, após a realização de técnicas de preenchimento, preconiza-se rigorosa antissepsia da pele no momento da injeção.

Ao se utilizarem as técnicas de preenchimento, precauções de ordem geral devem ser tomadas, para garantir ao paciente condições de segurança e eficácia. São necessários: indicação adequada, informações completas, expectativas reais, conhecimentos profundos de anatomia da região-alvo e das características químicas e biológicas da substância a ser usada, história e exame clínico prévios, conhecimento da técnica adequada para cada substância e escolha de material seguro e aprovado por ensaios clínicos publicados. Sempre que houver retração e aderência da pele aos tecidos profundos, o procedimento deve ser precedido pela técnica da subcisão. Considera-se cautelosa a conduta de utilizar materiais temporários para o tratamento do envelhecimento, desde que o contorno facial se modifica radicalmente com o tempo pela atrofia progressiva, podendo tornar os materiais permanentes visíveis, além do fato de serem, estes últimos as causas mais frequentes de complicações severas tardias.

ÁCIDO HIALURÔNICO

Composto polissacarídeo de ocorrência natural, um dos glicosaminoglicanos da pele, sendo encontrado na matriz extracelular da derme, no líquido sinovial e no humor vítreo, entre outros tecidos. Tem alto peso molecular, grande atração pela água e é idêntico em todas as espécies e tecidos, não sendo reconhecido como molécula estranha pelo sistema imunológico. Sob a forma de gel injetável, tem propriedades reológicas, ou seja, viscosidade e elasticidade, que permitem, após compressão, retomar a forma inicial. É biocompatível, mantendo-se naturalmente integrado aos tecidos, resistindo à degradação e migração. Por essas características, é uma opção eficaz e segura como substância para repor volume cutâneo. É sintetizado por meio de fermentação bacteriana por processos de bioengenharia. Numerosos estudos pré-clínicos, clínicos, e de segurança fazem do ácido hialurônico a substância mais utilizada atualmente para preenchimento. A maioria dos autores considera que é totalmente desprovido de capacidade de estimulação imunológica, fato que torna desnecessário o teste prévio. Tem tempo de permanência variável de 6 a 24 meses, com resposta diferente para cada paciente e área tratada, geralmente mais efêmera em local de maior atividade da musculatura da mímica. É disponibilizado em vários graus de viscosidade, sendo suas mais frequentes indicações: rítides finas, sulcos, reconstrução labial, reconstrução do lóbulo da orelha e aumento volumétrico das áreas zigomática, malar e mentonianas (FIGURAS 96.1 E 96.2).

Os detalhes da técnica de aplicação compreendem: paciente em posição semissentada, antissepsia, anestesia tópica (a maioria das apresentações do produto são disponibilizadas já com a adição de lidocaína), e aplicações por meio de retroinjeção linear simples, cruzada ou em leque, com agulhas hipodérmicas ou cânulas delicadas de ponta romba, que tornam a aplicação mais segura por diminuírem a chance de traumas vasculares.

Evita-se a sobrecorreção, particularmente nos planos superficiais, fato que pode redundar em coloração azulada da pele, que ocorre por distorção visual pela refração da luz sobre o implante (efeito Tyndall). Compressas geladas aplicadas imediatamente após as injeções, são úteis para controlar possíveis hematomas e edema. Recomenda-se também evitar exposição a calor ambiente por 48 horas, o que pode desencadear edema. Podem ser utilizadas injeções de hialuronidase (150-200 UI para cada mL de ácido hialurônico a ser removido), em caso de hipercorreção ou nódulos.

ÁCIDO POLI-L-LÁTICO

Trata-se de um material para preenchimento composto por partículas de 40 a 63 micras de ácido poli-L-lático como elemento ativo acrescido de manitol e carboximetilcelulose. Trata-se de um polímero do ácido láctico, sintético e biocompatível. Degrada-se lentamente na área injetada, por mecanismo fisiológico, pela hidrólise dos monômeros de ácido láctico que são eliminados sob a forma de CO_2.

Tem uso anterior em outras áreas da Medicina tais como: elaboração de fios de sutura absorvível (Vicryl®), dispositivos intrauretrais, traqueais, e para fixação ortopédica. Foi aprovado nos Estados Unidos para tratamento da lipoatrofia da Aids e no Brasil, Canadá e Europa também para uso cosmético. O seu mecanismo de ação é a expansão volumétrica gradual da área tratada, por meio da leve e contínua reação inflamatória com presença de células gigantes de corpo estranho que acompanha a degradação do produto, processo este que resulta em fibroplasia dérmica. Essa reação se evidencia 2 meses após cada injeção e perdura por 2 a 3 anos. O produto é constituído por partículas liofilizadas e deve ser reconstituído com 8 mL de água estéril e deixado em repouso para hidratação, evitando-se agitação do frasco, pelo período mínimo de 24 horas antes do uso. Quanto à técnica de aplicação, a injeção é retrógrada linear de 0,05 mL, em intervalos de 1 cm, na junção derme-hipoderme, seguida por massagem para dis-

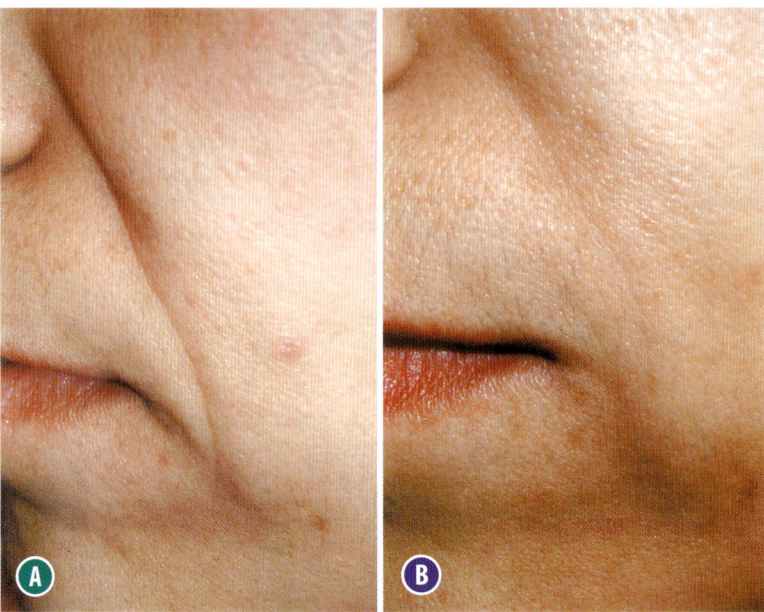

FIGURAS 96.1 – Aplicação de ácido hialurônico no sulco nasogeniano. **A** Antes. **B** Depois.

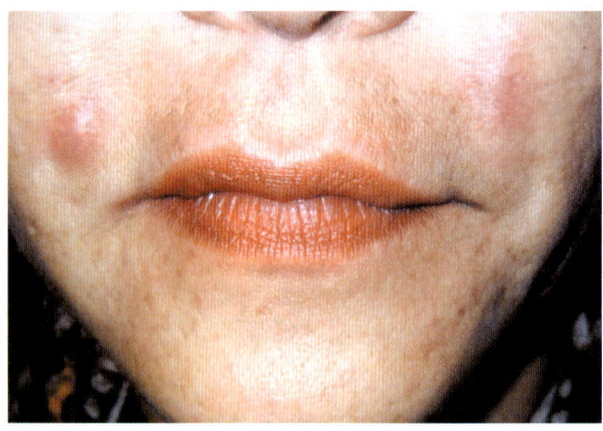

FIGURA 96.2 – Nódulos inflamatórios correspondentes à infecção aguda após injeção de ácido hialurônico.

persão homogênea do produto. A falta dessa massagem ou a injeção acima do plano indicado pode produzir pápulas ou nódulos com efeito indesejável. É possível empregar a técnica de depósito, somente em pontos mais deprimidos, quando se injeta volume maior diretamente sobre o periósteo (áreas temporal ou zigomática). As sessões devem ser repetidas de duas a cinco vezes, dependendo do grau necessário para correção do volume, em intervalos de 4 a 6 semanas.

ENXERTO HOMÓLOGO DE GORDURA

Apesar do desenvolvimento das modernas substâncias de preenchimento, as injeções de gordura ainda têm relevância no tratamento dos defeitos do volume facial e corporal. Suas vantagens são principalmente o baixo custo, a ausência do risco de reações imunológicas e a consistência natural à palpação. As desvantagens são a necessidade de injeções repetidas e reabsorção imprevisível. Os procedimentos empregados na coleta, processamento e implante da gordura sob a pele humana não são padronizados, observando-se descrições divergentes na literatura. Inúmeras variantes são descritas quanto à escolha das áreas doadoras, tipos de cânulas, necessidade de lavagem e centrifugação, dimensões do enxerto, planos de injeção e possibilidade de congelamento. Com base na experiência de vários autores, a técnica ideal provavelmente compreende a aspiração manual delicada de gordura das regiões trocanteriana ou superolateral do quadril com seringas de 10 cc e cânulas com orifícios grandes. A gordura colhida é transferida para seringas de 1 cc que permitem um bom controle do volume injetado. Procede-se, então, ao descolamento cuidadoso da área-alvo com cânula de ponta romba seguido da injeção precisa e sucessiva de porções de gordura muito pequenas, de 0,1 cc, nos planos subcutâneo e intramuscular. São necessárias no mínimo 3 sessões com intervalos mensais, para a obtenção de resultados satisfatórios **(FIGURA 96.3)**. Seguindo-se essas recomendações, é possível esperar, segundo a opinião de vários autores, uma pega aproximada de 30 a 50% do volume total injetado. A técnica moderna recomenda injeções em toda a face, com ênfase nas áreas temporal, periorbitária, malar, infrazigomática, pré-auricular e perioral. O dorso das mãos é também uma região em que a lipoenxertia tem bom desempenho. Tais injeções são também muito úteis para a correção de cicatrizes distensíveis, atrofias congênitas, cirúrgicas ou traumáticas, lipoatrofias idiopáticas, hemiatrofia facial, especialmente das sequelas de esclerodermia e lúpus eritematoso, onde os resultados são muito eficazes. Enxertos de gordura também são muito úteis no tratamento do envelhecimento do dorso das mãos.

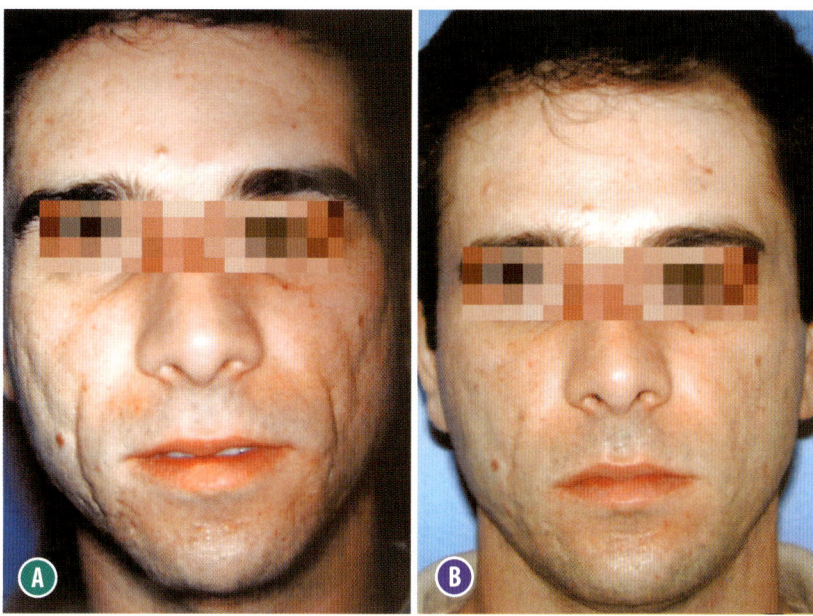

FIGURA 96.3 – **A** Cicatrizes de acne distensíveis e retráteis. **B** Após preenchimento com gordura autóloga.

As linhas de pesquisa mais atuais em relação ao enxerto de gordura são a adição de substâncias com finalidade de otimizar o desempenho do adipócito (colagenase, hormônios, fatores de crescimento, crioprotetores) e a constatação da presença de células multipotentes na gordura.

As mais recentes publicações têm abordado que implantes de gordura humana possam ter propriedades regenerativas, advindas da sua fração vascular estromal, obtida através de processos laboratoriais após a coleta.

Conclui-se que uma nova fase está reservada a essa antiga técnica de preenchimento.

TOXINA BOTULÍNICA

Desde o seu descobrimento em 1895, passando pela sua introdução como agente terapêutico em 1977, até os dias de hoje, a toxina botulínica (TB) saiu da posição de veneno para uma arma terapêutica versátil com uma crescente lista de aplicações clínicas.

A TB é uma neurotoxina potente, produzida pela bactéria anaeróbia *Clostridium botulinum*, que bloqueia a liberação pré-sináptica de acetilcolina na junção neuromuscular ou em terminais colinérgicos. Apresenta-se sob a forma de oito sorotipos: A, B, C_1, C_2, D, E, F e G. Todos são proteases com estrutura semelhante, composta por uma cadeia leve ligada a uma pesada através de ligação dissulfídica. Somente os tipos A e B são disponíveis para uso clínico, sendo que a TB-A é a mais utilizada, parecendo ser a mais potente.

Na junção neuromuscular, a ação da TB resulta em paralisia flácida reversível do músculo. Esse processo envolve:

- Ligação da TB a receptores nas terminações nervosas colinérgicas, irreversível e mediada pela cadeia pesada.

- Internalização do complexo receptor-TB na terminação nervosa por endocitose.

- Bloqueio da liberação de acetilcolina pelo complexo dentro da célula, através da destruição de proteínas específicas para cada sorotipo: SNAP-25 para a TB-A e VAMP (sinaptobrevina) para as TB-B e E. A reversão desses efeitos acontece após 90 dias pelo rebrotamento dos axônios pré-sinápticos e pelo restabelecimento da função da placa motora terminal.

Em terminais autonômicos que utilizam a acetilcolina como neurotransmissor, a ação da TB determina diminuição na produção de suor pelas glândulas sudoríparas, ou de saliva pelas glândulas salivares. Inúmeras pesquisas têm proporcionado excelente embasamento científico para o uso clínico da TB em diferentes áreas da medicina.

Indicações terapêuticas são numerosas e incluem: alterações causadas por espasticidade da musculatura esquelética tais como blefaroespasmo, estrabismo, enxaqueca, disfonia espasmódica, distonia cervical e espasmo hemifacial. Condições resultantes de problemas na musculatura lisa tais como acalasia, fissura anal e bexiga hiperativa. Distúrbios de hipersecreção como a hiper-hidrose axilar, palmar ou plantar, hidrocistomas écrinos e excesso de salivação.

Contraindicações: fraqueza excessiva ou atrofia da musculatura-alvo, dermatocalasia, miastenia gravis ou síndrome de Eaton-Lamber, esclerose lateral amiotrófica ou qualquer doença que possa interferir na função neuromuscular. Evitar também o uso associado a antibióticos aminoglicosídeos, que podem potencializar os efeitos da TB. Evitar em gravidez (categoria C) e lactação, embora sejam encontrados relatos na literatura de mães gestantes submetidas inadvertidamente ao tratamento e que deram à luz crianças normais.

Preparações: há diversas TB-A disponíveis no Brasil: Botox® (Allergan, Inc., Irvine, CA, USA), Dysport (Ipsen LTDA, Slough, UK) e Prosigne (Lanzhou, China), Xeomin (Biolab Farmacêutica) e Butlift (Medy-tox, Coreia do Sul). Tais formulações variam entre si quanto: à bioequivalência, ao número de unidades contidas na embalagem, à capacidade de difusão e aos componentes secundários. Assim, os resultados obtidos por um preparado não podem ser extrapolados para outro.

Indicações cosméticas

Tiveram início em 1992, revelando ser recurso muito eficaz para o rejuvenescimento facial. É um dos procedimentos mais comuns realizados na prática diária do cirurgião dermatológico. O mecanismo de ação se baseia no tratamento das rugas dinâmicas, cujo desenvolvimento se deve à interação da pele com a musculatura da mímica subjacente. A hiperatividade prolongada desses músculos produz linhas e sulcos que tornam a expressão facial não intencionalmente abatida, ansiosa ou hostil. Esses efeitos podem ser neutralizados com o uso da TB-A, que provoca a paralisa temporária de grupos musculares específicos.

As rugas das regiões periocular, glabelar, e frontal, assim como a elevação da sobrancelha, constituem as indicações mais frequentes e efetivas, gerando grande satisfação nos pacientes. O uso no 1/3 inferior da face é também muito útil apesar da existência de uma estreita janela terapêutica entre os bons resultados e a preservação da funcionalidade da boca e da simetria da mímica regional.

Os métodos de avaliação mais utilizados nos estudos clínicos são as fotografias padronizadas de pacientes em repouso e em contração muscular máxima e o grau de satisfação do paciente.

Efeitos adversos

Raros e transitórios. Citam-se: equimoses (comuns pelo uso de medicamentos com ação anticoagulante), cefaleia, nasofaringite e relatos isolados do desenvolvimento de anticorpos. A ptose palpebral, quando ocorre é resultado de técnica de aplicação inadequada.

O procedimento tem se mostrado uma opção segura para múltiplos tratamentos. A observação de 945 pacientes que receberam a TB de três a cinco vezes demonstrou que a utilização do mesmo número de unidades em todas as sessões é igualmente eficaz, não ocorrendo dose cumulativa ou taquifilaxia.

Levando-se em consideração variações individuais, os resultados se mantêm por 4 a 11 meses, período em que os músculos retomam a sua função. Na prática, recomenda-se intervalo médio 6 meses para novos tratamentos.

Estudos recentes demonstram que doses maiores redundam em maior tempo de duração da ação e que o volume utilizado para a diluição não influencia o resultado final.

A TB-A é um importante coadjuvante de outros procedimentos estéticos, otimizando e prolongando o tempo de duração dos resultados. Quando utilizada 2 a 3 semanas antes da aplicação de preenchedores, complementa o tratamento e pode aumentar o seu período de permanência devido à diminuição da mobilidade da área; também quando aplicada previamente à utilização de processos ablativos favorece a reepitelização e a remodelação dérmica, que se processam mais facilmente se os movimentos da mímica facial estiverem diminuídos, o mesmo ocorrendo na correção de cicatrizes.

Técnica de aplicação

As tendências modernas da técnica de aplicação da TB-A recomendam fortemente que se conserve o aspecto natural, com relaxamento e não paralisia da musculatura facial tratada, evitando-se fisionomias congeladas. É essencial personalizar o tratamento, e para tanto as doses, localização e número de pontos de aplicação, devem ser ajustadas de acordo com as características musculares individuais, tais como: área de contração, volume e força.

É indispensável para a segurança do procedimento, que o médico aplicador conheça profundamente a anatomia facial, e mais detalhadamente, a musculatura da mímica. O paciente deve estar em posição confortável, sentado. O procedimento é pouco doloroso, podendo ser precedido pelo uso de anestésicos tópicos ou simplesmente da aplicação de gelo. A toxina botulínica, após reconstituição cuidadosa com volumes não ainda padronizados de solução salina, pode ser armazenada em refrigerador pelo período de até 6 semanas, sem perder a eficácia. As injeções devem atingir perpendicularmente a massa muscular, com exceção daquelas nas regiões periocular, perioral e medial de cada supercílio, onde devem ser feitas aplicações intradérmicas.

Na região frontoglabelar há um complexo de músculos cujas fibras são interdigitadas, e que atuam conjuntamente – músculo (M.) prócero e músculos (Ms.) depressores do supercílio, com ação depressora e responsáveis pelas rugas glabelares horizontais; Ms. corrugadores do supercílio com ação adutora da sobrancelha e responsáveis pelas rugas verticais; as porções central e medial dos Ms. Orbiculares dos olhos, com ação depressora e o M. frontal, único elevador da região e causador das rugas horizontais da fronte. A técnica de injeção nessa área deve ser guiada pela palpação, utilizando-se sempre como referência o rebordo ósseo palpebral **(FIGURA 96.4)**.

A dose varia de 20 a 40 U de TB-A (Botox®Allergan, reconstituídas em 2 mL de solução salina sem preservativos e aplicada com seringas para diabéticos de 0,5 mL e agulhas curtas 30 G) na região glabelar, assim distribuídas: 1 ponto central único para o prócero e depressores do supercílio (4-8 U); 1 ou 2 pontos/lado, mediais a uma linha vertical a partir do canto interno do olho, para os corrugadores (4-10 U/lado); e 2 pontos médio-pupilares para a porção superior medial do orbicular (2-4 U/lado), intradérmicos e localizados 1,5 cm acima do arco marginal para prevenir a ptose palpebral. Para o tratamento do M. frontal que é o único elevador da re-

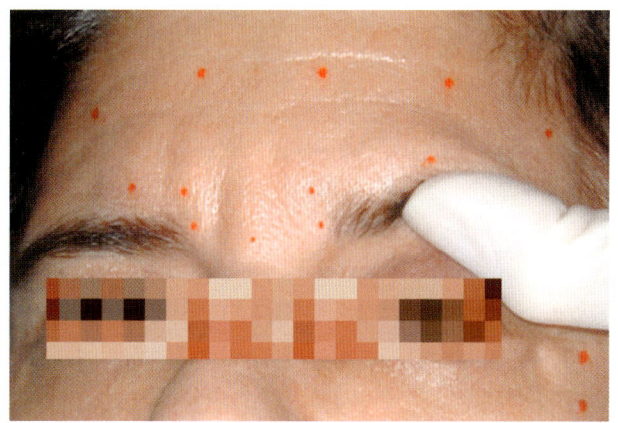

FIGURA 96.4 – Palpação do rebordo ósseo palpebral. Importante ponto de referência.

gião e causador das rugas horizontais da fronte, recomendam-se pontos marcados com a distância mínima de 2 cm acima do rebordo ósseo e uniformemente distribuídos ao longo de toda a sua área de contração, para preservar o arqueamento natural da sobrancelha. As doses devem ser pequenas (1-3 U), visando-se somente alívio das rugas e não a imobilidade total da região frontal. Complementando-se o tratamento da região frontal, podemos ainda, neutralizar a ação depressora da porção súpero-lateral do M. orbicular, com o objetivo de elevar o 1/3 externo da sobrancelha. Para tanto, injetam-se 3 a 4 U em um ponto situado na região lateral da sobrancelha, coincidindo com a linha final de contração do M. frontal (linha de fusão). Após 15 a 20 dias há melhora das rítides, da expressão facial e da abertura ocular, além da elevação de toda a sobrancelha, particularmente evidente se o M. frontal não foi tratado, ou o foi com doses mínimas. Esse fato se dá não só pela desativação dos músculos depressores, como também pela inativação das fibras ínfero-mediais do M. frontal (difusão da TB-A a partir da glabela), que permite que o seu poder de contração nas porções laterais seja otimizado.

As rugas da região periocular ocorrem pela contração da porção lateral do M. orbicular dos olhos. Utilizam-se 8 a 16 U por lado, distribuídas em 2 a 5 pontos, através de injeções superficiais evitando as veias regionais e concentrando-se as doses nas áreas de maior contração muscular. Os locais de injeção devem ser feitos ao longo da curvatura da órbita, a 1,5 cm do rebordo orbitário lateral e a 2 cm do canto externo do olho. Para evitar acentuação de pseudo-herniações de gordura e alterações na musculatura que controla o sorriso, o ponto de aplicação mais anterior deve ser sempre lateral a uma linha vertical que parte do canto externo do olho e o ponto mais inferior, por sua vez, nunca deve estar localizado abaixo do corpo do osso zigomático, evitando-se o músculo zigomático maior. Injeções neste músculo podem levar à ptose malar e labial. Durante as puncturas, a agulha deve estar direcionada centrifugamente em relação ao globo ocular, evitando-se injeções no espaço interno à margem óssea, que podem atingir a musculatura extraocular, causando diplopia e estrabismo (**FIGURA 96.5**).

No 1/3 inferior da face, utilizam-se doses muito baixas, em virtude das complexas funções fisiológicas desta região. Podem ser tratados os seguintes músculos: 1) M. orbicular dos lábios para aliviar as rítides periorais e provocar a eversão dos lábios. Utiliza-se de 0,5 a 1 U/ponto, em 2 pontos por quadrante, ao longo do vermelhão, injetando-se superficialmente; 2) M. depressor do ângulo da boca, cujo tratamento redunda na elevação da comissura oral e melhora

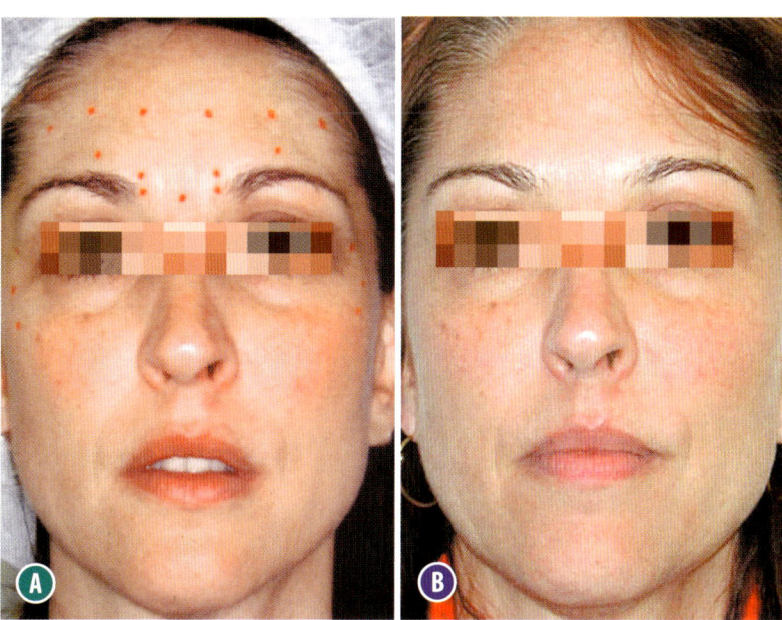

FIGURAS 96.5 – **A** Aspecto pré aplicação de 44 unidades de toxina botulínica no 1/3 superior da face. **B** Após 15 dias, observa-se melhora das rítides e da expressão facial, e a elevação de toda a sobrancelha, preservando-se o seu arqueamento natural.

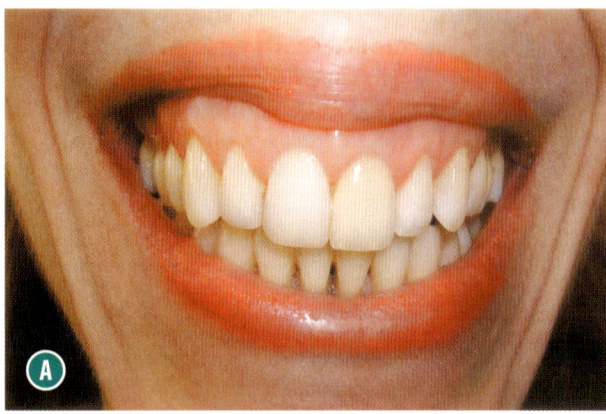 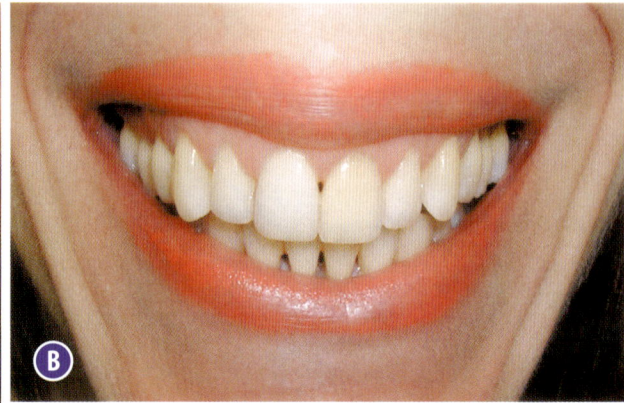

FIGURAS 96.6 – Aplicação da TB na região labial superior para correção de exposição gengival pelo sorriso. **A** Antes. **B** Após.

do contorno facial. Aplicam-se 2 U/lado em pontos situados inferiormente, próximos à mandíbula, ao longo do sulco nasogeniano. Devem ser evitadas injeções altas, próximas ao canto da boca, pela possibilidade da migração da toxina para o M. depressor do lábio inferior, o que redunda em assimetria e incompetência oral; 3) M. mentoniano, cuja contração causa o aspecto em casca de laranja do mento. Utilizam-se 2 a 3 U/lado, logo abaixo da proeminência mentoniana, evitando-se proximidade ao orbicular. Para tratar a exposição gengival maior do que 2 mm pelo sorriso, utilizam-se 1 a 3 U/lado em pontos justalaterais à asa nasal, com a intenção de atingir a porção nasal do músculo elevador do lábio superior **(FIGURA 96.6)**.

O músculo platisma, quando tem feixes bem demarcados à contração, também pode ser tratado com o total de 10 a 30 U distribuídas em vários pontos, ao longo das suas bandas. Por sua vez, as linhas horizontais da região cervical também são tratadas por pontos com 1 a 2 U de TB-A em seu trajeto. Doses elevadas nessa área podem causar disfagia e dificuldade para sustentar a cabeça.

As orientações pós-procedimento compreendem: manter a posição vertical da cabeça, evitando deitar-se por 4 horas, não massagear ou manipular as áreas tratadas e evitar exercícios físicos. Após 20 dias, quando a ação da toxina alcança seu pico máximo de ação, os pacientes são reexaminados, os resultados avaliados e eventuais retoques podem ser efetuados.

Hiper-hidrose

A hiper-hidrose primária ocorre nas glândulas sudoríparas periféricas por hiperatividade das fibras simpáticas autonômicas. Pode afetar as axilas, palmas ou plantas, interferindo de maneira importante na vida social e profissional de seus portadores. Nessa condição, a ação da TB-A se dá nas sinapses colinérgicas, inibindo a liberação de acetilcolina.

Para tornar as aplicações mais precisas e eficazes recomenda-se a utilização do teste iodo-amido ou de Mondor, para delimitar a área de sudorese. Consiste na aplicação sequencial de tintura de iodo a 3% e amido na região-alvo, aguardando-se a sudorese que se caracteriza pelo aparecimento de pontos escuros. Baseia-se no fato de que amido e iodo na presença de água produzem um precipitado de azul-escuro. A quantificação objetiva do suor pode ser feita através da gravimetria, que é um teste quantitativo.

O tratamento da hiper-hidrose axilar, quando a produção sudoral se apresenta acima de 50 mg/minuto é bastante confortável e eficiente. A melhora dos sintomas após o tratamento com TB-A é de 50 a 100% e os efeitos perduram por 8 a 10 meses. Há grande melhora da qualidade de vida.

As injeções (50 U/axila) devem ser intradérmicas e distribuídas em pontos (2,5 U) equidistantes (1,5-2 cm), na área hiper-hidrótica.

A hiper-hidrose palmar pode ser igualmente beneficiada com essa terapêutica. O método é eficiente e seguro, porém doloroso, pela necessidade de múltiplas puncturas. Para reduzir o desconforto, diversos tipos de procedimentos têm sido propostos: compressas geladas, anestésicos tópicos, massagens com vibração (tem velocidade de condução nervosa mais rápida que a dor) e bloqueio anestésico na região do punho, que parece ser até agora o meio mais eficiente. A técnica consiste na utilização de 35 pontos em média, com distância de 1,5 cm entre si, injetando-se 2,5 U. A dose total por mão é de 75 a 100 U, variando de acordo com a sua superfície. Os efeitos duram de 4 a 5 meses, existindo a possibilidade de fraqueza muscular na região hipotenar.

CAPÍTULO 97

ELETROCIRURGIA, ELETROCAUTERIZAÇÃO, ELETRÓLISE E IONTOFORESE

Eletrocirurgia, eletrocauterização e eletrólise constituem três modalidades de emprego da eletricidade na terapia cirúrgica dermatológica. A eletrocauterização, de emprego restrito, é o aquecimento de uma ponta metálica pela corrente elétrica que, pelo calor, causa destruição do tecido e hemostasia. A eletrólise, também de uso limitado, é a passagem de uma corrente elétrica contínua ou galvânica que produz ionização de eletrólitos em torno do eletrodo ativo, causando destruição de tecidos. A eletrocirurgia é o emprego de uma corrente alternada de alta frequência que destrói tecidos pela produção de calor e rotura mecânica. Constitui o recurso físico mais utilizado para a destruição e exérese de tecidos e a hemostase no ato cirúrgico.

ELETROCAUTERIZAÇÃO

A destruição de tecidos pelo calor representa o uso moderno do ferro em brasa dos tempos primitivos da cirurgia. Consiste no aquecimento de uma ponta metálica que pode ser de platina, ou outro metal, até tornar-se incandescente, sendo então aplicada para a destruição do tecido. O aparelho, eletrocautério ou termocautério, é relativamente simples. Um transformador reduz a corrente comercial de 110 volts, 60 hertz, para uma corrente de baixa voltagem, baixa frequência e alta amperagem, que aquece a ponta metálica. O aquecimento processa-se rapidamente, e a ponta metálica torna-se rubra, quando é, então, aplicada. A corrente não deve ser usada continuadamente, pois pode ocorrer a fusão do metal. O eletrocautério destrói tecidos e também produz hemostase em sangramentos de capilares.

A eletrocauterização pode ser utilizada no tratamento de alguns tumores benignos como queratose seborreica, acrocórdon, fibroma mole e na cauterização da verruga vulgar. As lesões a serem tratadas necessitam ser anestesiadas, já que a queimadura é bastante dolorosa. A cicatrização das lesões, em geral, ocorre em torno de 10 a 15 dias. A eletrocauterização é um método terapêutico em desuso, limitado na ação destruidora e de hemostase, e que foi substituído por recurso mais eficaz e de maiores possibilidades que é a eletrocirurgia. Há, entretanto, pacientes em que essa modalidade não deve ser empregada, como portadores de marca-passo não blindado, em que, portanto, o eletrocautério pode ser utilizado.

ELETRÓLISE

Consiste no uso de uma corrente galvânica contínua, de baixa voltagem e baixa amperagem, que pode ser obtida de uma bateria ou pela retificação da corrente alternada de uso corrente. O eletrodo ativo é o negativo, em que, pela dissociação eletrolítica, libertam-se hidróxidos e íons metálicos, que causam necrose de liquefação química no local. O eletrodo passivo ou indiferente é o positivo, em que a ionização libera ácidos. Se o polo positivo fosse empregado como eletrodo ativo, os ácidos acumulados causariam maior dor e menor eficiência pela coagulação tecidual que produzem. Além disso, haveria possibilidade de migração de íons metálicos para o polo negativo, com a possibilidade de uma tatuagem.

Na eletrólise, empregam-se correntes de 0,5 a 1 miliampère e, eventualmente, até 2 miliampères. O tempo de aplicação da corrente varia de 20 a 30 segundos e, excepcionalmente, até 60 segundos. Na eletrólise, para evitar a dor, é importante o seguinte procedimento: primeiro, deve ser segurado o eletrodo passivo (positivo); depois, insere-se a agulha na lesão ou pelo, conexa com o polo negativo. A seguir, aumenta-se gradualmente a corrente. Essa técnica evita choques dolorosos pelo início ou pela interrupção brusca da corrente. A eletrólise é usada para epilação e para tratamento de telangiectasias. Seu uso para depilação será referido adiante, conjuntamente com o emprego da alta frequência. Para destruição de telangiectasias, a agulha conexa com o eletrodo negativo é inserida no vaso. A corrente é ligada, aumentando-se gradualmente até chegar a 1 ou, eventualmente, 1,5 miliampère. O tempo é de 20 a 60 segundos até ocorrer o branqueamento, que indica a destruição vascular. O mesmo procedimento repete-se para cada telangiectasia, o que é demorado e cansativo.

A eletrocoagulação por alta frequência é muito mais rápida, pois alguns segundos são suficientes, porém com a eletrólise há cicatrizes menores e melhores resultados cosméticos. Assim, a eletrólise pode ser o método eletivo quando o número de telangiectasias não for grande, levando-se em consideração o paciente, a área a ser tratada e o número de lesões, ou quando, pela eletrocoagulação, as cicatrizes são muito visíveis.

ELETROCIRURGIA

A passagem de uma corrente alternada de alta frequência acima de 50 quilohertz (kHz) através do organismo não causa nenhuma alteração patológica nos tecidos, exceto eventual produção de calor. Empregada com essa finalidade, entre dois largos eletrodos, a passagem da corrente alternada gera calor, utilizado para fins terapêuticos. É a diatermia. Quando se utiliza uma ponta como eletrodo ativo, há uma concentração de energia no local de contato com o organismo, que destrói tecido pelo calor e por forças mecânicas. É a eletrocirurgia. O calor produzido no tecido é função da tensão, da intensidade da corrente e da resistência tecidual. O eletrodo ativo, sendo excelente condutor de eletricidade, permanece frio. No local de contato, pode ocorrer desde a desidratação com rotura mecânica das células até a carbonização tecidual, de acordo com a frequência e a energia fornecidas pelo equipamento. A corrente alternada da rede comercial de 110 ou 220 volts necessita ter sua tensão elevada e a frequência precisa ser aumentada para valores de 500 kHz, podendo atingir até 100 megahertz (MHz). Os aparelhos comerciais existentes empregam frequência de 500 kHz até 4-5 MHz.

O fabricante de um aparelho com frequência de 3,8 MHz, por *marketing*, adotou o termo **radiocirurgia**, cometendo erro, pois o termo radiocirurgia designa o emprego de feixe colimado de raios X para liberar altas doses de radiação ionizante em alvo profundo. Posteriormente, ciente do erro, passou a usar o termo **radiofrequência**, outro nome errôneo, pois todos os aparelhos de eletrocirurgia, usando frequência entre 500 kHz e 4 MHz, são miniemissores de ondas de rádio, desde AM até FM e televisão. Atualmente o termo radiofrequência é usado para designar técnica que emprega ondas hertzianas com fins terapêuticos. Termos mais adequados para eletrocirurgia seriam **elétron-cirurgia** ou **cirurgia eletrônica**, desde que são os elétrons da corrente de alta frequência que, em contato com o alvo, pela produção de calor, destroem células teciduais.

Correntes alternadas: amortecida, não amortecida, semiamortecida

A corrente elétrica alternada utilizada em eletrocirurgia é de três tipos: amortecida (*damped*), semiamortecida e não amortecida (*undamped*). A corrente amortecida é caracterizada por ondas sucessivas de alta intensidade, que diminuem para zero. Quanto mais rápida a queda da intensidade, mais amortecida é a corrente. Assim, é fortemente amortecida (FIGURA 97.1A) ou semiamortecida (FIGURA 97.1B). A corrente não amortecida caracteriza-se por onda alternada contínua, com uma amplitude máxima fixa (FIGURA 97.1C). A corrente amortecida é usada para coagulação, enquanto a não amortecida é eletiva para corte (eletrodissecação). É o bisturi elétrico. A semiamortecida produz corte e coagulação.

Na eletrocirurgia, consoante a intensidade da corrente de elétrons, o calor gerado produz o dessecamento das células. É a **eletrodessecação**. Aumentando a intensidade, ocorre a coagulação celular. É a **eletrocoagulação**. Quando o eletrodo ativo é mantido afastado por alguns milímetros, por alta tensão, os elétrons atingem a lesão, produzindo faíscas. É a **eletrofulguração**, forma mais superficial de eletrocirurgia.

Equipamentos

Os equipamentos para eletrocirurgia utilizam circuitos osciladores na transformação da corrente comercial de 120 a 220

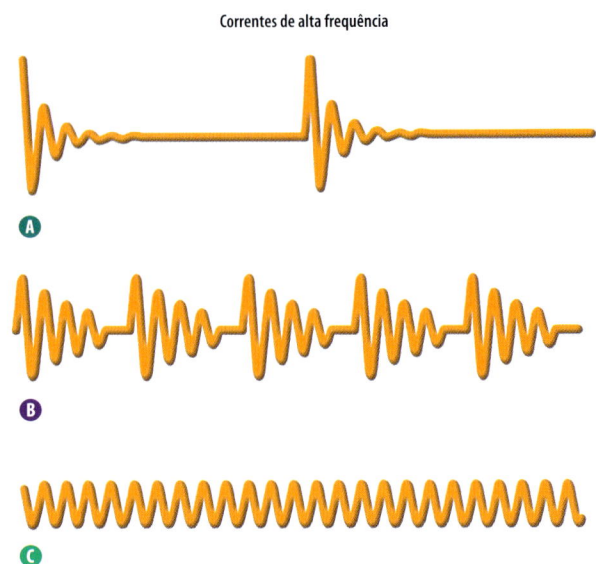

FIGURA 97.1 – Correntes de alta frequência. **A** Fortemente amortecida. **B** Levemente amortecida. **C** Não amortecida.

volts e 60 ciclos por segundo em correntes de alta frequência. Os circuitos são feitos com capacitores (condensadores), bobinas, deflagradores (*spark-gaps*), válvulas eletrônicas (diodo, triodo) ou transistores.

Esses equipamentos podem produzir dois tipos de corrente de alta frequência. O primeiro é uma corrente amortecida de alta tensão (acima de 2.000 volts) e baixa intensidade (100-1.500 mA), que possibilita eletrocoagulação. O segundo tipo é uma corrente semiamortecida ou não amortecida, com baixa tensão (ao redor de 200 volts) e alta intensidade (2.500-4.000 mA). Essas correntes possibilitam coagulação e corte.

Aplicação somente com eletrodo(s) ativo(s)

Utiliza corrente fortemente amortecida de alta tensão (acima de 2.000 volts) e, por essa razão, não há necessidade de eletrodo dispersivo. Os elétrons oriundos do(s) eletrodo(s) ativo(s) atingem o tecido e se dispersam, formando uma corrente iônica no organismo. No local de contato do eletrodo ou dos eletrodos com o tecido, há uma alta concentração de elétrons, com produção de calor. Em dermatologia, utiliza-se, em geral, somente um eletrodo ativo (aplicação **monoterminal** ou **monopolar**). É possível usar dois eletrodos ativos, separados por alguns milímetros (aplicação **biterminal** ou **bipolar**).

Aplicação com eletrodo(s) ativo(s) e eletrodo dispersivo

As correntes alternadas, semiamortecidas ou não amortecidas, são produzidas com tensão ao redor de 200 volts, porém com alta intensidade de elétrons, entre 2.500 e 4.000 mA. Necessitam sempre do eletrodo dispersivo (ou indiferente).

A corrente semiamortecida possibilita dissecação com uma coagulação mínima.

Na corrente não amortecida, os elétrons explodem as células com produção mínima de calor, resultando no efeito cortante ou dissecante com pouca hemostasia. É o bisturi elétrico. Nessas correntes, em geral, emprega-se um eletrodo ativo (monoterminal ou monopolar), porém podem-se usar dois eletrodos ativos (biterminal ou bipolar) como na pinça hemostática.

Indicações da eletrocirurgia

As indicações eletivas da eletrocirurgia são para tratamento de lesões benignas, como acrocórdon, angioma rubi, ectasia venosa, mucocele, queratose seborreica, siringoma, e lesões pré-malignas ou malignas, como queratose actínica, carcinomas baso e espinocelulares (até, no máximo, 10 mm de diâmetro) e de acordo com a localização. Na rotina dermatológica, é o recurso cirúrgico mais utilizado.

Anestesia tópica

É efetiva em lesões superficiais com creme de lidocaína-prilocaína (25 mg de cada substância por g de creme – 2,5%) ou creme de lidocaína (40 mg por g de creme – 4%).

Técnica

- Desinfetar a pele com álcool (70%). Secar.
- Aplicar o creme sobre a pele, em camada espessa, cobrindo com bandagem oclusiva:
  - Lidocaína-Prilocaína: tempo mínimo de 1 hora; melhor anestesia após 2 a 3 horas.
  - Lidocaína: tempo mínimo de 30 minutos.
- O tempo total não deve exceder três horas.
- Em crianças de 1 a 12 meses, nunca usar mais que 2 g do creme ou aplicar em área maior que 16 cm².
- Na mucosa genital, após limpeza com água, o creme é aplicado em camada espessa em toda a área a ser tratada, sem oclusão. Deixar em contato com a mucosa por 5 a 10 minutos, retirar e iniciar de imediato o procedimento.

Anestesia infiltrativa

Técnica

- Desinfetar a pele com álcool (70%) ou álcool-iodado. Secar.
- Realizar infiltração intradérmica ou subcutânea na base ou ao redor da lesão, com lidocaína a 2% ou similar, sem adrenalina. Esta não é necessária porque o procedimento cirúrgico não é demorado e há hemostasia pela eletrocoagulação. Também, a própria infiltração, sendo superficial, produz hemostasia. Deve-se notar que a adrenalina é contraindicada em idosos ou doentes com alterações cardiovasculares e nunca deve ser usada nas extremidades. A anestesia é imediata, sendo precedida apenas pela dor, de curta duração, pela distensão da pele. Em pessoa sensível, poderá ser feita, previamente, a anestesia tópica.
- Em geral, não é necessária a sedação do paciente. Eventualmente, pode ser administrado um diazepínico (bromazepam ou midazolam).

Eletrocoagulação, curetagem e exérese

Técnicas

Não existe uma diferença nítida entre eletrodessecação ou eletrocoagulação e, em geral, usa-se eletrocoagulação.

- Em lesões benignas, em que não há necessidade de exame histopatológico, pode ser feita simplesmente a eletrocoagulação, como em angioma rubi, acrocórdon não filiforme (FIGURA 97.2) e acrocórdon filiforme, no qual a lesão é seccionada na base e eletrocoagulada para hemostasia, telangiectasias (FIGURA 97.3), ectasia venosa (FIGURA 97.4) e mucocele (FIGURA 97.5).
- Os nevos devem ser retirados com bisturi ou tesoura, sendo a eletrocoagulação feita somente para hemostasia (FIGURAS 97.6 E 97.7).
- Na queratose seborreica, curetar previamente (caso se queira fazer exame histopatológico), ou eletrocoagular e curetar (FIGURA 97.8).
- Em verruga (exceto plantar), pode ser feita eletrocoagulação, curetagem e novamente eletrocoagulação nos pontos

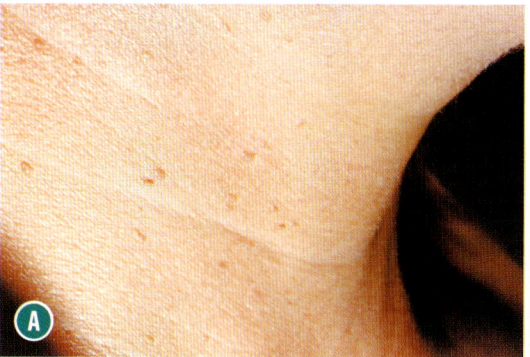 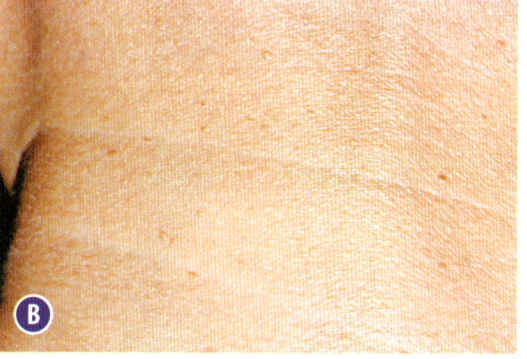

FIGURA 97.2 – Acrocórdon. **A** Numerosas lesões. **B** Após eletrocoagulação.

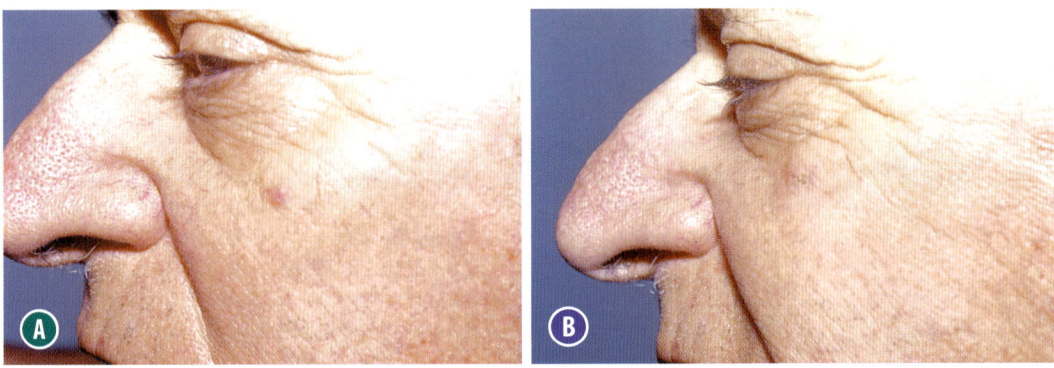

FIGURA 97.3 – Telangiectasia. Ⓐ Na região zigomática. Ⓑ Após eletrocoagulação.

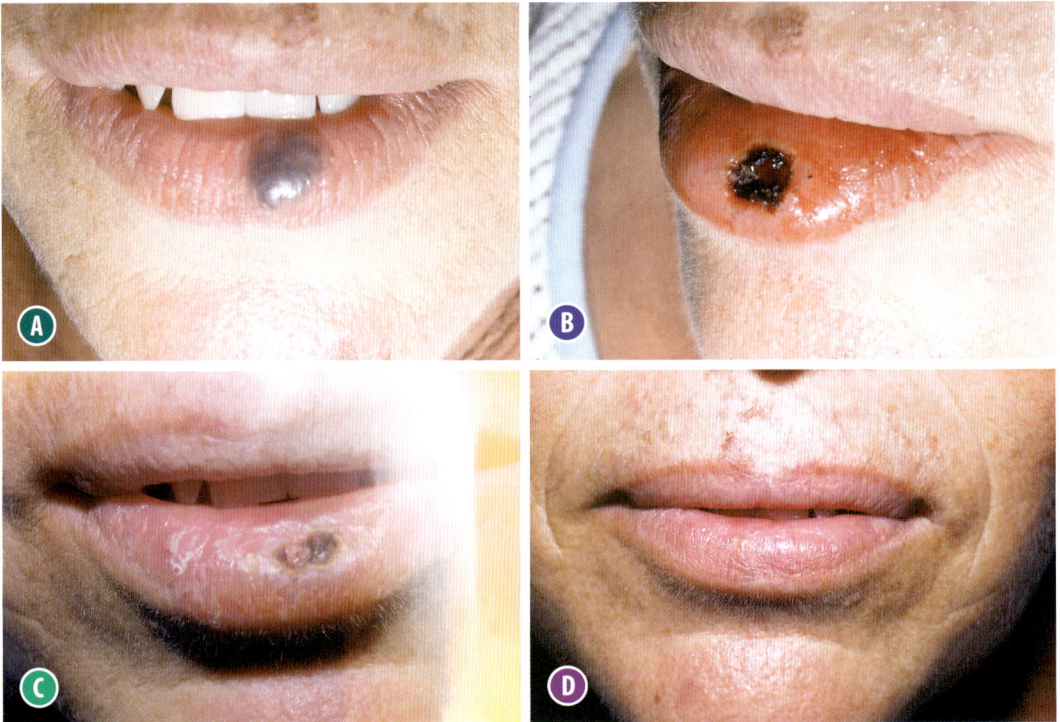

FIGURA 97.4 – Ⓐ Ectasia venosa (lago venoso). Ⓑ Após eletrocirurgia (coagulação). Ⓒ Lesão em cicatrização. Ⓓ Resultado final.

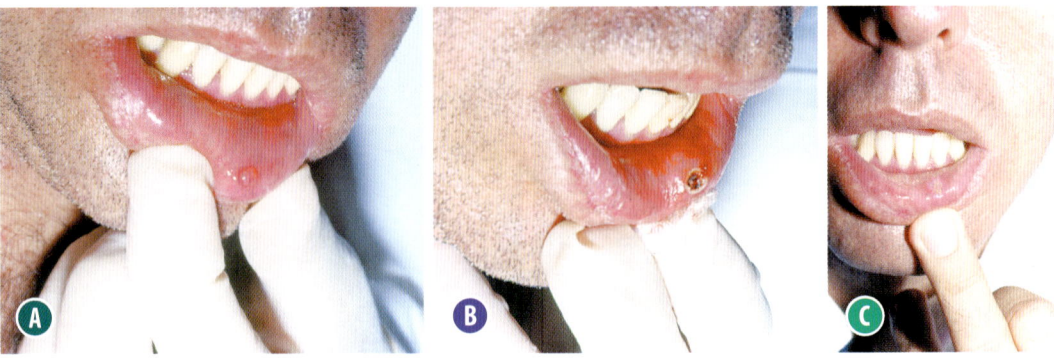

FIGURA 97.5 – Ⓐ Mucocele. Ⓑ Após eletrocoagulação. Ⓒ Resultado final.

Eletrocirurgia, eletrocauterização, eletrólise e iontoforese

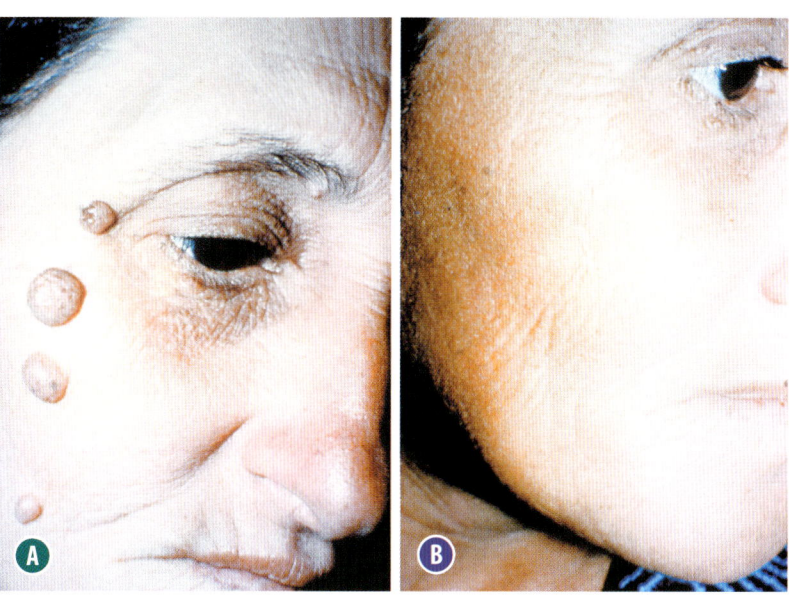

FIGURA 97.6 – **A** Nevo nevocelular. **B** Após exérese.

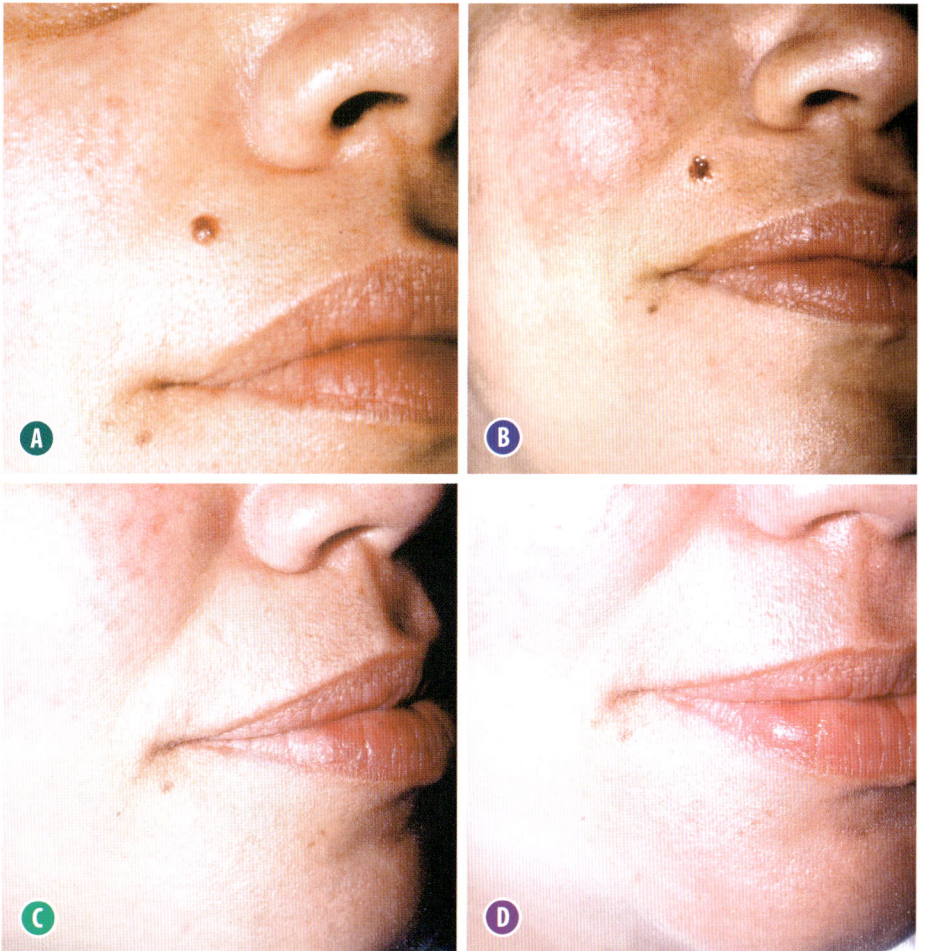

FIGURA 97.7 – **A** Nevo melanócito. **B** Exérese (barbirése-*shaving*) e eletrocoagulação para hemostasia. Lesão deixada sem curativo. **C** Resultado após 15 dias: discreta depressão cicatricial. **D** Resultado final após três meses: nenhum sinal da cirurgia.

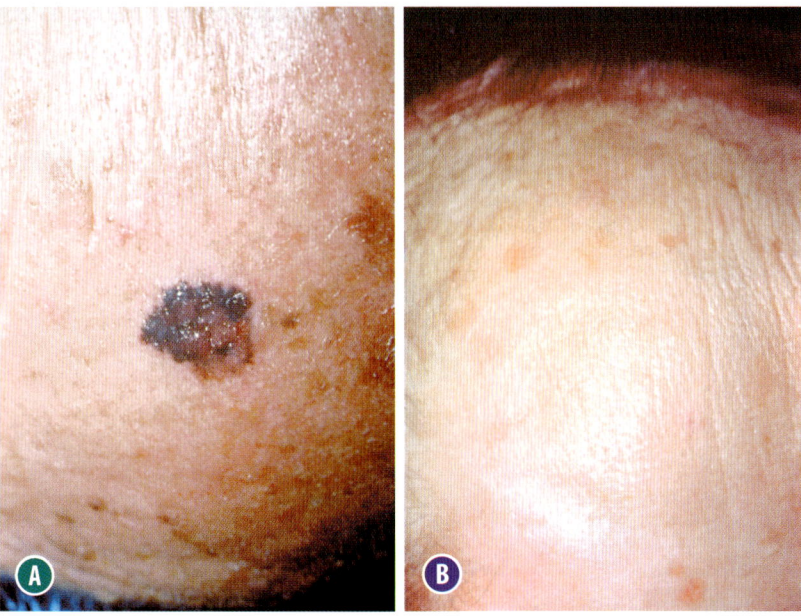

FIGURA 97.8 – Ⓐ Queratose seborreica pigmentada. Ⓑ Após curetagem e eletrocoagulação.

necessários. O procedimento deve ser superficial até a derme. A destruição profunda não aumenta a porcentagem de cura da verruga e prolonga o tempo de cicatrização.

- No granuloma piogênico e no queratoacantoma, pode ser feita eletrocoagulação após prévia retirada da lesão para exame histopatológico.
- Queratose actínica deve ser previamente curetada, para avaliar sua profundidade e obter espécime para exame histopatológico, devendo, depois, ser eletrocoagulada.
- Nos carcinomas (basocelular e espinocelular), a curetagem é um procedimento fundamental. Há uma diferença na consistência entre o tecido neoplásico e o normal, o que é "sentido" pelo cirurgião dermatológico. A curetagem deve ser feita do centro e em profundidade para a borda da lesão (FIGURA 97.9).

A seguir, são feitas eletrocoagulação e uma segunda curetagem (com cureta menor e, principalmente, nas bordas) e outra eletrocoagulação, incluindo 0,5 cm de margem de segurança. A seguir, aplicar álcool iodado e, preferencialmente, deixa-se a lesão exposta, sem curativo.

- No local, forma-se crosta escura. Aplicar diariamente álcool iodado ou álcool (70%), duas a três vezes/dia. A crosta elimina-se em 1 a 4 semanas, consoante o tamanho e as condições ambientais (calor, clima seco).
- Excepcionalmente, após minitrauma, em particular em hipertenso, durante a evolução pós-cirurgia, pode ocorrer sangramento. Nesse caso, um simples curativo compressivo é suficiente para hemostasia. Nunca esquecer de alertar o paciente sobre essa eventualidade e esse procedimento.

- Não é necessário o uso de antibióticos. Na evolução pós-cirurgia, surge, em torno da lesão, um mini-halo eritematoso. Se esse halo aumentar e o eritema tornar-se inflamatório (edema e rubor), a crosta deve ser retirada, podendo ser aplicado um creme antibacteriano. Eventualmente, administrar antibiótico.
- A cicatriz resultante em geral é excelente e, de acordo com o tamanho e o local, pode ser mínima após alguns meses (FIGURAS 97.10 A 97.14).

Resultados, complicações e riscos

Os resultados, em geral, são excelentes, tanto em relação à cura quanto em relação à cicatriz.

Na face, nunca há cicatriz hipertrófica, porém esta pode ocorrer no tronco, em particular na região anterior. Eventualmente, pode ser observada cicatriz hipocrômica.

A corrente de alta frequência pode desativar marca-passo, não devendo ser utilizada em seus portadores. Com o uso de eletrodo dispersivo, pode ocorrer queimadura acidental por falta de contato satisfatório com a pele ou por má adaptação ao aparelho.

Contatos com metais ou outros condutores que atuam como eletrodos dispersivos, como eletrodos de eletrocardiógrafos, podem causar queimaduras em áreas de contato.

As pontas das agulhas do equipamento devem ser esterilizadas, e o cirurgião dermatológico precisa usar máscaras, principalmente quando eletrocoagular lesões virais, pela possibilidade de inalação de partículas virais.

Finalmente, quando se utilizam equipamentos de alta voltagem que emitem ondas de 500 a 600 kHz, pode haver interferência com ondas AM e com equipamentos de baixa

Eletrocirurgia, eletrocauterização, eletrólise e iontoforese

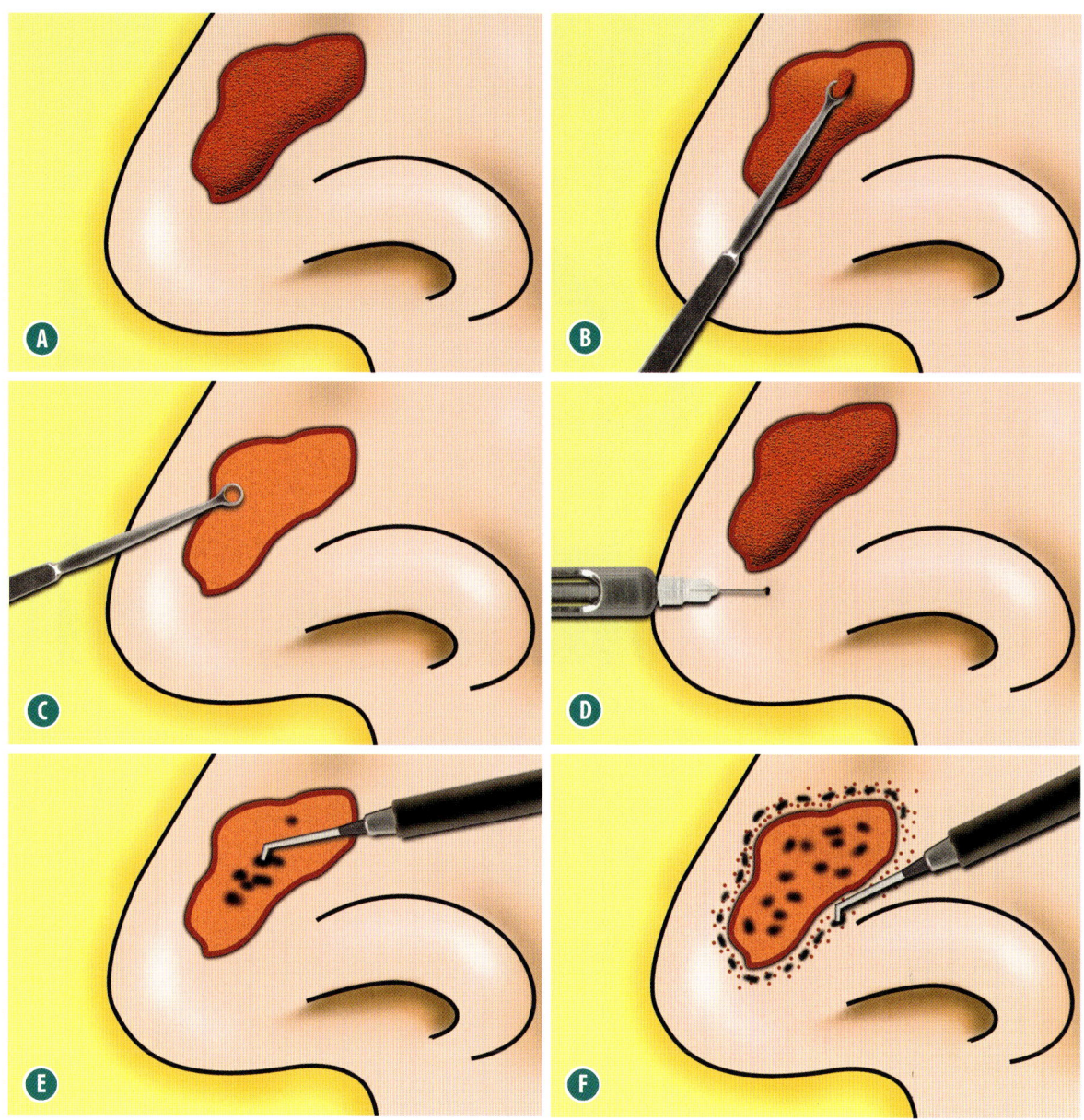

FIGURA 97.9 – **A-F** Procedimento de eletrocoagulação e curetagem de tumor.

voltagem, que emitem ondas de 4 a 5 MHz, e perturbação em receptores FM-TV próximos.

EPILAÇÃO

A epilação ou depilação pela corrente elétrica é um recurso seguro para a remoção definitiva dos pelos. Pode ser feita com uma corrente de alta frequência, usando-se um circuito monoterminal ou biterminal, ou por eletrólise. A alta frequência é o método mais empregado por ser mais rápido e proporcionar bons a excelentes resultados quando usado adequadamente.

Técnica

A região a ser depilada deve ser limpa previamente com água e sabão ou álcool, e a secagem é feita com gaze estéril. É imprescindível boa iluminação, devendo a fonte luminosa localizar-se atrás e lateralmente ao operador. Este e o paciente devem estar em posição confortável. A agulha especial, ligada no eletrodo ativo, é introduzida no folículo piloso, acompanhando paralelamente o pelo e o ângulo formado por este em relação à pele.

A introdução da agulha no folículo, quando correta, não deve encontrar resistência, nem causar dor. A profundidade da introdução da agulha varia de 3 a 6 mm.

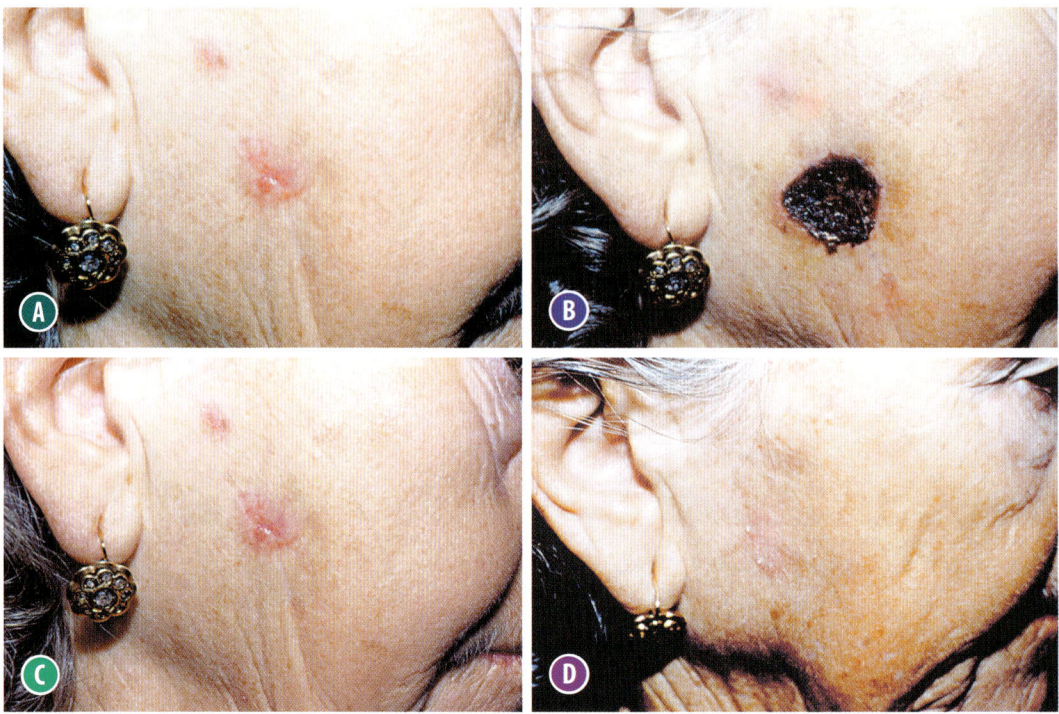

FIGURA 97.10 – **A** Carcinoma basocelular. **B** Após curetagem e eletrocoagulação. Note a extensão da lesão mostrada pela curetagem. **C** Lesão cicatrizada. **D** Seguimento após alguns meses.

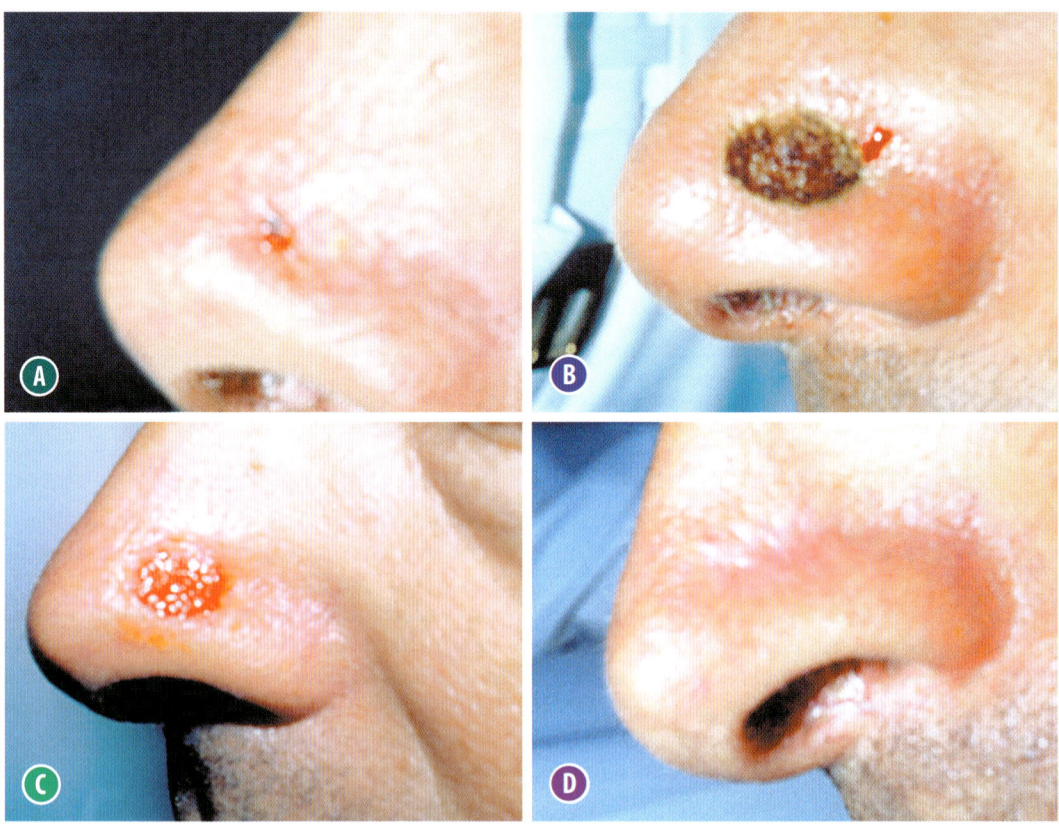

FIGURA 97.11 – **A** Carcinoma basocelular. **B** Após curetagem e eletrocoagulação. **C** Processo em cicatrização. **D** Resultado final.

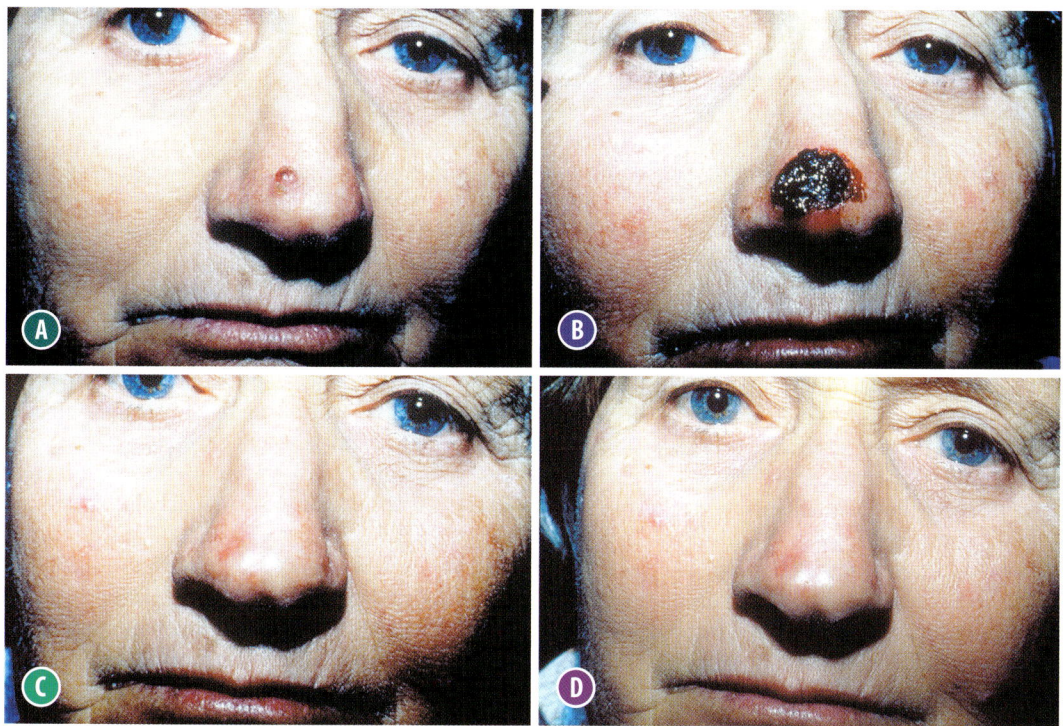

FIGURA 97.12 – **A** Carcinoma basocelular. **B** Após eletrocoagulação. **C** Lesão cicatrizada. **D** Seguimento após alguns meses.

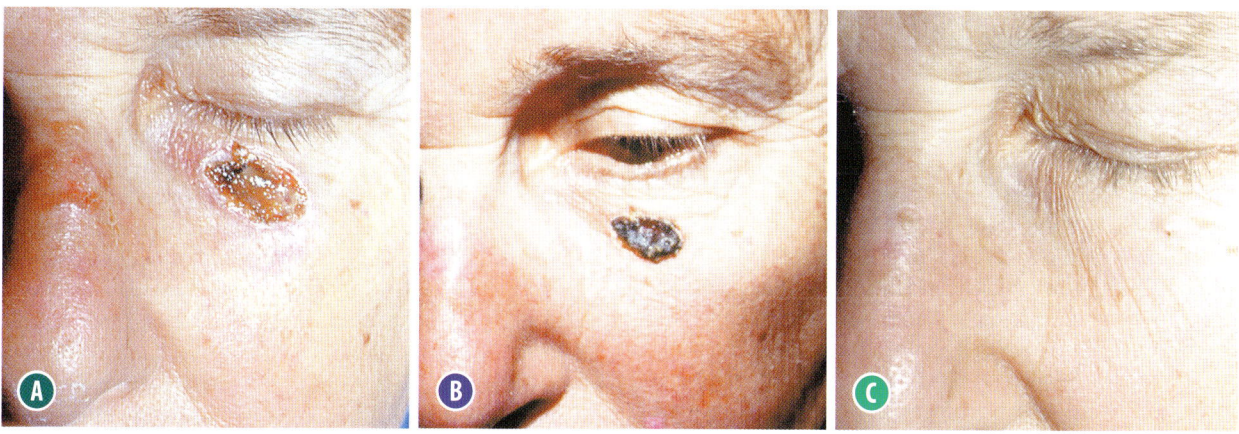

FIGURA 97.13 – **A** Carcinoma basocelular. **B** Crosta durante a cicatrização. **C** Cicatrização excelente.

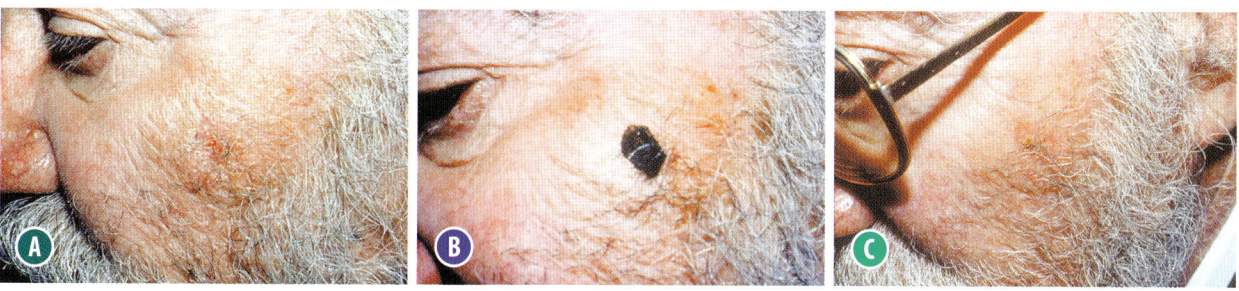

FIGURA 97.14 – **A** Carcinoma espinocelular. **B** Após curetagem e eletrocoagulação. **C** Cicatrização após alguns meses.

Em seguida, dão-se 2 a 3 descargas, cada uma em torno de 1 segundo. O pelo, quando destruído, é removido sem qualquer resistência, notando-se uma cor escura em sua raiz. Quando houver resistência à retirada, devem-se repetir as descargas. Consoante os efeitos obtidos, pode-se aumentar a intensidade da corrente ou o número de descargas. É aconselhável depilar pelos separados por pelo menos 3 a 4 mm e fazer sessões depilatórias com duração em torno de 20 a 30 minutos. É aconselhável também fazer, no início do tratamento, sessões mais espaçadas, a cada semana ou a cada 2 semanas, a fim de observar o resultado sob dois aspectos. Primeiro, verificando o número de recidivas, já que, mesmo com a melhor técnica e resultado, há um retorno de pelos em cerca de 20 a 30%. É necessário prevenir o paciente dessa ocorrência, já que, quando o retorno é maior, torna-se preciso aumentar o número de descargas ou a intensidade da corrente elétrica. O outro aspecto que justifica sessões mais espaçadas no início é verificar as cicatrizes que se formam.

Pela corrente de alta frequência, dependendo do tipo de pele, podem ocorrer cicatrizes mínimas, quase imperceptíveis, ou pequenas cicatrizes bem aceitáveis do ponto de vista cosmético. Excepcionalmente, as cicatrizes podem ser ligeiramente visíveis, sendo necessário que o paciente tenha consciência desse fato durante o tratamento. Após a depilação, se houver desconforto ou irritação, pode ser usado creme de hidrocortisona na área tratada. Os resultados da depilação por alta frequência são cosmeticamente de bons a excelentes, ainda que seja um tratamento prolongado, doloroso e tedioso.

A eletrólise é uma alternativa que produz menos cicatrizes do que a corrente alternada de alta frequência. No entanto, ela tem a desvantagem de ser um método muito mais prolongado, já que exige, para cada pelo, um tempo de cerca de 20 a 40 segundos. Os mesmos cuidados em relação à posição do paciente e à iluminação devem ser seguidos. A corrente é em torno de 0,5 a 1 miliampère, e a agulha, que é ligada ao polo negativo, é introduzida no folículo piloso de 3 a 6 mm. Deve-se notar que a agulha é introduzida no folículo antes de se ligar a corrente, estando o paciente segurando o eletrodo do polo positivo. A corrente é aumentada gradualmente até atingir 0,5 a 1 miliampère, devendo permanecer por 20 a 40 segundos, quando devem aparecer borbulhas de gás ou líquido no poro folicular, ao redor da agulha. A corrente é, então, gradualmente diminuída para zero, e a agulha, retirada.

O tratamento deve ser feito espaçadamente e, mesmo com a melhor técnica, há uma recidiva de 20 a 30% dos pelos tratados.

Melhores resultados cosméticos são conseguidos com eletrólise do que com eletrocoagulação. As cicatrizes são mínimas e praticamente invisíveis. Excepcionalmente, em paciente que, pela corrente alternada de alta frequência, tem cicatrizes visíveis, a eletrólise constitui a segunda opção, a despeito de ser um tratamento muito mais demorado e tedioso.

A eletrodepilação demorada e dolorosa foi substituída pelo *laser* ou pela luz intensa pulsada, métodos mais simples e menos dolorosos, com resultados satisfatórios. Entretanto, é indicada para depilação de número pequeno de pelos.

IONTOFORESE

Iontoforese é a aplicação na pele de uma corrente elétrica galvânica ou contínua, com finalidade terapêutica. A corrente galvânica é obtida de bateria ou de transformador da corrente alternada da rede elétrica. A intensidade da corrente varia de 0,5 até 20 mA. A corrente contínua circula dois polos do gerador, o anodo e o catodo. Muitos medicamentos são pouco absorvidos pela pele, devido fundamentalmente à barreira do estrato córneo, por isso a utilização da corrente elétrica para facilitar a penetração de medicamentos.

A iontoforese foi utilizada para a aplicação de anestésicos e antibióticos com resultados inconclusivos, mas constitui recurso em desenvolvimento. Atualmente a maior indicação da iontoforese é no tratamento da **hiper-hidrose** localizada, palmar ou plantar. Inicialmente foram empregados vários medicamentos, mas posteriormente verificou-se que a água comum possibilitava o mesmo resultado. As extremidades com hiper-hidrose são colocadas em dois recipientes com água. Em cada um há um eletrodo, ambos sendo ligados aos dois polos do gerador, anodo e catodo. Como na eletrólise, inicia-se com amperagem mínima, que é aumentada gradualmente, de acordo com a tolerância até 20 mA. O tratamento possibilita melhora significativa na maioria dos pacientes, com duas a três aplicações/semana, após algumas semanas. Existe aparelho de iontoforese para uso individual, com três versões, para aplicação na região palmar, plantar e axilar.

O mecanismo da ação da iontoforese na hiper-hidrose não está bem esclarecido. Uma hipótese é que haveria injúria da epiderme com alteração da queratinização e obstrução de dutos sudoríparos. Outra possibilidade é um bloqueio na transmissão neuroglandular.

FONOFORESE

É técnica recente, em desenvolvimento, pela qual o ultrassom é usado para introdução percutânea de medicamentos como anestésicos, corticoides, anfotericina.

CAPÍTULO 98

QUIMIOCIRURGIA

A chamada **quimiocirurgia** compreende a quimiocauterização e a quimioesfoliação, amplamente conhecida como *peeling químico*.

QUIMIOCAUTERIZAÇÃO

Consiste na aplicação de produto químico cáustico, em geral em lesão localizada, com a finalidade de destruição de células epidérmicas. É indicada fundamentalmente para a destruição de tumores benignos, lesões hiperplásicas e algumas lesões virais.

As drogas comumente utilizadas são: o ácido nítrico fumegante, o ácido tricloroacético (ATA) em concentração acima de 40% e o 5-fluoruracil (5-FU) citostático que interfere na síntese do DNA.

Ácido nítrico fumegante

Ácido inorgânico, HNO_3, tóxico por inalação, fortemente oxidante cáustico e higroscópico. É usado na forma fumegante, que contém óxidos de nitrogênio. Tem cor amarela a avermelhada. Deve ser conservado em vidro âmbar ao abrigo da luz.

É indicado especificamente no tratamento da verruga vulgar em aplicações sucessivas, com bastonete de vidro, a cada 4 a 5 dias, após curetagem leve da lesão. Na verruga plantar, é o tratamento eletivo.

Ácido tricloroacético

Ácido orgânico, CCl_3CO_2H, que deve ser conservado ao abrigo da luz, em vidro âmbar, com tampa esmerilhada. É altamente higroscópico e, após algum tempo de uso, há diminuição da concentração, especialmente se o vidro for deixado aberto. Como cáustico, é empregado em concentrações de 35 a 90%, produzindo coagulação das proteínas intracelulares. É indicado no tratamento das seguintes afecções:

- **Xantelasma:** pode ser tratado com a aplicação de ATA de 50 a 70%. É aplicado com um cotonete ou palito de madeira com algodão ou agulha de injeção intramuscular com o bisel seccionado. Alguns segundos após a aplicação, surge branqueamento local que desaparece após algumas horas e é substituído por miniescara, ou crosta, que será eliminada em 1 ou 2 semanas.
A aplicação nas pálpebras deve ser cuidadosa não deixando o ácido escorrer para a pele em redor. Quando usar cotonete, comprimir previamente a ponta para retirar o excesso do ácido no algodão. Em caso de acidente, o ácido tricloroacético (ATA) pode ser neutralizado com bicarbonato de sódio ou sabão líquido. Após 3 ou 4 semanas, repetir a aplicação, se necessário. O tratamento pode ser repetido nas recidivas do xantelasma.

- **Hiperplasia sebácea:** utiliza-se o ATA em concentração de 50 a 90%. Aplica-se com a agulha com bisel seccionado, e a evolução é similar à referida no xantelasma.
- **Queratose seborreica:** o ATA a 70 a 90% pode destruir apenas as lesões planas, não as hiperqueratóticas. Na aplicação, é necessário proteger a pele em redor com vaselina. A sequência é o branqueamento da lesão e, posteriormente, forma-se uma escara, ou crosta, que é eliminada em 1 a 2 semanas.
- **Queratose actínica:** nas formas planas, eritematosas, pouco queratóticas, a aplicação de ATA em concentrações de 70 a 90% pode ser suficiente para a destruição dessas lesões que são consideradas pré-neoplásicas. As lesões hiperqueratóticas devem ser curetadas e eletrocoaguladas e o material da curetagem encaminhado para exame histopatológico, para excluir carcinoma espinocelular incipiente.
- **Verrugas genitais:** podem ser tratadas com o ATA a 50 a 70%.
- **Cistos epidérmicos e triquilemais:** após esvaziar o conteúdo, se não for possível fazer a remoção total da cápsula, com a possibilidade de permanência de fragmentos que podem determinar recidiva, a cauterização com ATA 50 a 75% é útil para sua destruição.
- **Lesões nodulocísticas da acne vulgar:** essas lesões podem ser drenadas, principalmente quando há infecção, seguindo-se a aplicação do ATA a 50 a 70% para coagulação do conteúdo, assepsia e hemostasia.
- **Tecido de granulação hiperplástico:** a cauterização com ATA a 70 a 90% é efetiva.
- **Hemostasia:** o ATA a 35 a 50% pode ser empregado para hemostasia em minissangramentos de curetagem.

5-Fluoruracil a 5%

É um citostático disponível em creme, com as seguintes indicações:

- **Queratoses actínicas múltiplas,** também conhecida como **campo de cancerização:** a área a ser tratada não deve exceder 500 cm^2. Nunca usar nas pálpebras, sulco nasogeniano e região retroauricular. Indicado para uso domiciliar pelo próprio paciente, devendo ser aplicado duas vezes/dia, por 2 a 3 semanas. O maior inconveniente é a irritação intensa que ocorre após 3 a 5 dias, com eritema, prurido, dor, queimação, até exsudação, exulcerações e crostas. A exposição solar aumenta a intensidade da reação. Em geral, o resultado é satisfatório, mas pela reação e desconforto é frequente o abandono do tratamento.

- **Verrugas genitais:** o 5-FU pode ser aplicado sobre as lesões por 1 a 2 semanas. Porém, é muito pouco usado pela existência de opções mais eficazes como a podofilina e o imiquimod.

PEELINGS QUÍMICOS

Consistem na aplicação de agentes cáusticos na superfície da pele, representando uma forma acelerada de esfoliação induzida por diversos agentes químicos que resulta na destruição controlada de porções da epiderme e/ou derme com subsequente regeneração de novos tecidos. Os agentes mais utilizados e com eficácia comprovada são: fenol; resorcina; ATA; solução de Jessner; α-hidroxiácidos (AHA), como ácido glicólico, ácido mandélico e ácido láctico; β-hidroxiácido, como o ácido salicílico; 5-FU; ácido retinoico; α-cetoácido, como ácido pirúvico e β-lipo-hidroxiácido (LHA), derivado do ácido salicílico. O agente químico ideal seria aquele capaz de provocar a menor necrose e induzir a maior formação de tecido novo possível.

São utilizados com finalidades corretivas, na atenuação de rugas, hiperpigmentações e cicatrizes, com melhora da textura da pele e terapêutica, na diminuição das queratoses actínicas, prevenção do câncer de pele e controle da acne e melasma. A sua realização pode ser simples ou complexa, dependendo da indicação e da profundidade que se deseja atingir. De acordo com a profundidade, são classificados em: superficiais (restritos à epiderme), médios (epiderme e derme papilar) e profundos (até derme reticular).

Constituem o procedimento cosmiátrico mais antigo (desde a década de 1960) e mais disseminado. Mantém-se como método efetivo, no tratamento de uma grande variedade de condições, mesmo após o impacto e a maior atenção despertados pelos tratamentos a *laser* nos últimos anos, que têm custo muito mais elevado e, muitas vezes, resultados semelhantes.

A aplicação de agentes cáusticos na pele desencadeia:

- Remoção da camada córnea com estímulo ao espessamento da epiderme.
- Substituição das camadas removidas, incluindo a remoção do pigmento melânico depositado na epiderme, por tecido regenerado com melhor aspecto.
- Resposta inflamatória profunda e necrose epidérmica, com ativação de mediadores, que promovem a formação de colágeno novo.

Estudo histopatológico e ultraestrutural, após a realização do *peeling* de ATA 35%, demonstrou:

- Após 3 dias, necrose das camadas córnea e granulosa, com uma camada de estrato córneo novo subjacente, além de aumento de vacúolos citoplasmáticos nos queratinócitos das camadas granulosa, espinhosa e basal e espaço intercelular aumentado entre os queratinócitos basais.
- Após 5 dias, desaparecimento da camada necrótica, diminuição dos espaços intercelulares e da vacuolização dos queratinócitos.
- Após 2 semanas, epiderme organizada, derme papilar e reticular mais espessa, com aumento no número de fibroblastos e camadas de colágeno mais homogêneas e paralelas.
- Após 3 meses, fibroblastos maduros ativados, com mais organelas e citoplasma aumentado, imersos em abundante depósito de colágeno novo.

Estudo sobre o mecanismo de ação do *peeling* de ácido glicólico a 70% demonstrou aumento da síntese de colágeno pelos fibroblastos, por meio de citocinas liberadas pelos queratinócitos, principalmente a IL-1α e modulação da degradação da matriz. Comparando o *peeling* de ATA a 35%, com a dermoabrasão e o uso tópico da tretinoína, em relação à expressão da proteína p53 que é ativada quando há dano ao DNA, foi observado que o *peeling* não induz alterações na expressão dessa proteína, enquanto a dermoabrasão e a tretinoína produzem uma diminuição da sua expressão após a reepitelização completa e após 6 meses de uso, respectivamente. Em resumo, os efeitos dos *peelings* são devidos a duas alterações fundamentais: reorganização dos elementos estruturais e aumento de volume da derme, observados em níveis mais profundos nos *peelings* de maior profundidade.

A profundidade dos *peelings* químicos depende de algumas variáveis: tipo de pele, tratamento prévio, preparo da pele, local anatômico, desengorduramento da pele, técnica, número de camadas aplicadas, agente escolhido e sua concentração, pressão exercida na aplicação e duração do contato. Assim, qualquer classificação é aproximada, pois o mesmo agente pode produzir um *peeling* superficial em um indivíduo e mais profundo em outro. Por isso, é importante que cada médico padronize a sua conduta, independente do agente, o que permite prever o resultado e minimizar o risco de complicações. O sucesso do *peeling* químico, além dos fatores já mencionados, depende da seleção adequada do paciente, indicação correta, técnica cuidadosa, cuidados e seguimento pós-procedimento e frequência das aplicações.

Os *peelings* superficiais repetidos podem induzir remodelação do colágeno, obviamente não tão significativa como a obtida com os chamados *peelings* dérmicos (médio e profundo), que são considerados modalidades ablativas, assim como a dermabrasão e o *laser* ablativo.

À medida que o conhecimento científico foi evoluindo, o *peeling* químico tornou-se, cada vez mais, um procedimento técnico-dependente. Como cada profissional é único, não há um *peeling* químico que seja o melhor para todos; para uma escolha adequada, a indicação e a experiência pessoal são decisivas. O importante, porém, é ser ético e profissional para manter o padrão elevado dessa modalidade corretiva e terapêutica que é simples, útil e de baixo custo.

Peeling químico superficial

São usadas as substâncias esfoliantes já citadas que diminuem a coesão entre os queratinócitos e, quando repetidas em intervalos regulares de 15 a 30 dias, reduzem a atividade dos melanócitos, estimulam a proliferação celular e a síntese de colágeno, alteram a produção de mucina e induzem alterações vasculares. Os *peelings* superficiais são de baixo risco, bem aceitos pelos pacientes e podem ser usados tanto na face como em algumas áreas corporais. Devem ser seriados, ou seja, repetidos, em número variável de sessões de acordo com o resultado desejado.

Independentemente do agente, o ideal é o preparo da pele feito pelo próprio tratamento para a condição com indicação de *peeling*. Antes da aplicação, a pele deve ser limpa com água e sabonete ou soro fisiológico ou loção de limpeza e, nas áreas mais oleosas, é importante o desengorduramento com solução de álcool e acetona em partes iguais para facilitar a penetração do agente. A área dos olhos sempre deve estar protegida com gase ou algodão. Finalizado o procedimento, pode-se aplicar loções calmantes, água termal, creme hidratante e/ou filtro solar.

Resorcina ou resorcinol

É um derivado fenólico que precipita as proteínas presentes na pele. A pasta de resorcina (fórmula de Sampaio-Paschoal) foi muito utilizada no passado, mas com o aparecimento de novos agentes praticamente foi abandonada pela dificuldade de aplicação e, sobretudo, remoção.

Fórmula Sampaio-Paschoal:

Resorcina.............................. 30-40-50 g.
Caulim.................................. 32 g.
Vaselina líquida..................... 16 g.
Óxido de zinco...................... 16 g.
Lanolina............................... 16 g.
Óleo de oliva........................ 20 mL.

A pasta é aplicada, com uma espátula, em todo o rosto, protegendo-se os olhos. O tempo de permanência varia de 15 a 30 minutos conforme o aparecimento do eritema, o que é controlado pela remoção parcial da pasta, de tempo em tempo e pela sensação de formigamento relatada pela paciente. Cerca de 12 horas após, ocorre escurecimento local e, em 24 a 48 horas, inicia-se a descamação que perdura por 5 a 7 dias.

A resorcina pode ser associada ao ácido salicílico que é queratolítico, provocando a redução das ligações entre os corneócitos com consequente descamação. A **Fórmula de Sampaio** associa ácido salicílico e resorcina em álcool e acetona e pode ser utilizada para esfoliação bem superficial, com aplicação domiciliar, uma vez/dia, com algodão.

Fórmula de Sampaio:

Ácido salicílico..................... 2-4%.
Resorcina.............................. 4-8%.
Álcool e acetona................... 100 mL.

Ácido tricloroacético (ATA)

Nas concentrações de 10, 20, 35%, em solução aquosa, produz esfoliação superficial, sendo indicado para fotoenvelhecimento leve a moderado. O ATA é um agente versátil, muito eficaz, de baixo custo, sem toxicidade quando comparado ao fenol e com ampla gama de indicações. É um agente muito estável, não precisa ser diluído, removido ou neutralizado após o aparecimento do branqueamento ou *frosting*, que representa a coagulação das proteínas e cuja profundidade depende do número de camadas aplicadas.

Solução de Jessner

É uma combinação de resorcinol 14%, ácido salicílico 14% e ácido láctico 14% em etanol a 95%, usada particularmente para o tratamento da acne e suas sequelas hiperpigmentadas na face, pescoço e tronco e melasma. Deve ser testada em áreas limitadas. É agente seguro, eficaz, muito usado para peelings superficiais. O procedimento é simples, podendo ser aplicado levemente ou vigorosamente com gaze. Não há necessidade de remoção ou diluição. Em função da intensidade da aplicação, pode ser observado branqueamento na pele que representa a precipitação do ácido salicílico.

α-Hidroxiácidos

Os α-hidroxiácidos (AHA, do inglês *alpha-hydroxy acids*) compreendem um grupo de ácidos orgânicos, encontrados na natureza, como o ácido láctico (leite), ácido glicólico (cana-de--açúcar), ácido málico (maçã), ácido cítrico (frutas cítricas), ácido tartárico (uva) e ácido acético (vinagre). Outros são produtos de degradação ou sintéticos, como os ácidos mandélico, pirúvico, benzílico e glucônico. Os AHA em baixas concentrações diminuem a coesão dos corneócitos e reduzem a espessura da camada córnea; em altas concentrações produzem epidermólise.

O mais empregado, em baixa concentração (5-12%) é o ácido láctico, no tratamento da xerodermia, ictiose e estados ictiosiformes. O **ácido glicólico**, em creme ou loção, de 8 a 10%, é usado para esfoliação superficial continuada com uma aplicação à noite no fotoenvelhecimento.

Ácido glicólico

É usado de 50 a 70% em gel, parcialmente tamponado, principalmente para fotoenvelhecimento, melhorando as rugas superficiais da face e também em áreas extrafaciais, em séries de 6 a 8 *peelings*, a cada 2 a 4 semanas. Outras indicações incluem: acne, seborreia, melasma e hiperpigmentação pós-inflamatória. Pode ser usado em pessoas dos fototipos I a IV. O ácido glicólico a 70% deve ser aplicado com algodão ou gaze sucessivamente, na fronte, região zigomática, mento, nariz e pescoço. A profundidade depende de fatores como concentração, tempo de contato com a pele e número de camadas aplicadas. Assim, pode ser um *peeling* muito superficial até médio. O tempo de contato deve ser sempre controlado visualmente pelo médico (aparecimento de eritema, branqueamento ou *frosting*) e pelos sintomas relatados pelo paciente (ardor). Os sintomas que determinam a finalização do *peeling* são o eritema e a sensação de ardor ou queimação. A remoção deve ser feita com loção de limpeza ou água e sabonete. Se os sintomas forem muito intensos, é necessário neutralizar o ácido glicólico com solução de bicarbonato de sódio a 10%. O ácido glicólico é muito popular nos Estados Unidos, onde existem produtos comerciais disponíveis, sendo considerado muito seguro. No Brasil, costuma ser manipulado, com grande variedade e difícil controle, o que torna esse *peeling* muito imprevisível quanto aos efeitos imediatos.

Ácido mandélico
É usado a 5%, com as mesmas indicações do ácido glicólico, em pele mais sensível. A associação do ácido mandélico a 10% (hidrofílico) e ácido salicílico a 20% (lipofílico), em solução hidroalcoólica, foi descrita com a indicação de tratamento coadjuvante para acne vulgar em atividade, com grande utilidade no controle das lesões inflamatórias e comedões.

Ácido láctico
Sua utilização, na concentração máxima possível (92%), foi relatada para aplicação localizada, sobre as lesões de melasma, em um total de 2 a 6 sessões, a cada 3 semanas, com melhora acentuada, sem efeitos colaterais e com resultados semelhantes ao *peeling* de ácido glicólico ou solução de Jessner, mantidos no seguimento de 6 meses.

β-Hidroxiácido - ácido salicílico
Substância utilizada como esfoliante em baixa diluição. A partir de 1996, passou a ser empregado na solução a 30% em etanol, para a realização de *peelings* superficiais na face para redução das rugas finas. Posteriormente, passou a ser formulado em solução hidroalcoólica e, mais recentemente, em polietilenoglicol, com a indicação principal de coadjuvante no tratamento da acne. É aplicado com gaze ou esponja, há um branqueamento que não é epidermólise ou *frost*, mas precipitação do ácido. Deve ser removido com água ou soro fisiológico ou loção de limpeza, após 5 minutos. Existe o risco de salicilismo se for usado em áreas extensas, mas é evento raro.

5-Fluoruracil
O 5-FU foi introduzido em creme na concentração de 5%, para uso domiciliar, no tratamento de queratoses actínicas múltiplas. Em 1995, foi descrito o chamado *fluor-hydroxy pulse peel*, para essa mesma indicação, em que uma solução de 5-FU a 5% em propilenoglicol é combinada com a aplicação prévia da solução de Jessner ou do ácido glicólico a 70%, com a técnica habitual para esses dois agentes. A solução com o 5-FU a 5% é aplicada com os dedos enluvados e não é feita a remoção; o paciente deve permanecer com o agente em contato com a pele por 24 horas e removê-lo, em casa, com água e sabonete suave. Observa-se que nas primeiras aplicações, há uma boa tolerabilidade; porém, após 4 ou 5 pulsos, o paciente passa a apresentar irritação e eritema mais intensos e, muitas vezes, não tolera até o dia seguinte; nesse caso, orienta-se a retirada após 8 a 12 h. Nos intervalos entre os pulsos de aplicação, o paciente deve utilizar apenas filtro solar e emolientes. O tratamento é feito em número variável de pulsos semanais ou quinzenais, com resultados satisfatórios tanto em relação ao clareamento das queratoses actínicas múltiplas como melhora do aspecto geral e da textura da pele fotoenvelhecida.

Ácido retinoico ou tretinoína
É muito usada em esquemas terapêuticos pré e pós-*peelings*; é a substância padrão-ouro no tratamento clínico do fotoenvelhecimento, em uso contínuo, nas concentrações de 0,025%, 0,05% e 0,1%, em creme. Em geral, ocorre discreto eritema, ardor, prurido e descamação, nas fases iniciais do tratamento, com tendência a melhora da tolerabilidade com o tempo. A melhora de textura, manchas, sulcos e rugas superficiais da pele é lenta e gradual, sendo observada após 6 a 12 meses. Deve sempre ser associada ao uso de hidratante e filtro solar.

Em 2001, foi sugerida, por autores brasileiros, a sua utilização em concentrações graduais de 1 a 5%, em solução de etanol e propilenoglicol em partes iguais, como agente para *peeling* superficial, em cinco aplicações seriadas, duas vezes/semana, sem desconforto. A solução tem cor amarelada e deve ser removida 6 a 12 horas após a aplicação, com água e sabonete, pelo próprio paciente. Atualmente, no Brasil, é mais usada na concentração de 5%, uma vez/semana ou a cada 4 dias, em aplicações seriadas, com bons resultados, complementando o uso diário e domiciliar da tretinoína nas concentrações habituais. Autores indianos relataram o seu uso a 1%, na forma de *peeling* superficial, como coadjuvante no tratamento do melasma. Além de diminuir a coesão entre os queratinócitos, estimula a proliferação celular, altera a produção de mucina, a composição da queratina, induz alterações vasculares, diminui a atividade dos melanócitos e estimula a síntese de colágeno pelos fibroblastos dérmicos.

α-Cetoácido – ácido pirúvico
Foi relatado seu uso a 40 ou 50%, em casos de fotoenvelhecimento facial moderado, acne inflamatória, cicatrizes superficiais e melasma, com pouco ou nenhum desconforto na aplicação; em concentrações mais elevadas, pode causar cicatriz. Pode produzir *peeling* superficial, médio ou profundo, na dependência da sua concentração e técnica de aplicação.

Peeling químico médio
Constitui procedimento dermatológico utilizado desde a década de 1960, sendo o principal agente o ATA. Mantém-se, como método efetivo, no tratamento de uma grande variedade de condições, mesmo após o impacto e a maior atenção despertados pelo uso de *laser*, nos últimos anos. É utilizado com finalidade corretiva, na atenuação de rugas, hipercromias, cicatrizes, controle da acne, fotoenvelhecimento e queratoses actínicas múltiplas.

O *peeling* médio possibilita melhor resultado que o superficial, porém tem maior risco de complicações com período mais longo de recuperação. Sempre é realizado em aplicação única que pode ser repetida após um período de 3 a 6 meses. O *peeling* médio clássico foi descrito em 1986, por Monheit, consistindo na utilização do ATA 35% precedida pela aplicação de solução de Jessner ou ácido glicólico 70%. A ideia foi obter os mesmos resultados da aplicação do ATA em concentrações mais elevadas, de 50 a 70%, com menor risco de complicações. É indicado particularmente para o fotoenvelhecimento, queratoses actínicas múltiplas e cicatrizes de acne, na face. Pode ser usado, de forma mais leve, com menor pressão, nos antebraços e mãos.

O *peeling* combinado (médio) de ATA é considerado um procedimento mais simples do que a dermoabrasão e com a melhor relação risco/benefício em relação às outras técnicas de *resurfacing*, ou seja, de *peelings* dérmicos ou *laser*. A indicação eletiva é para a pele fotoenvelhecida, sendo o mais usado para melhora de manchas e das rugas. É menos eficaz para cicatrizes de acne.

A técnica de aplicação é a seguinte:

- Limpar e desengordurar a pele com solução de álcool e acetona em partes iguais.
- Proteger os olhos com algodão seco ou embebido em água e ficar atento ao aparecimento de lágrimas que podem carrear o ácido para dentro dos olhos, além de criar linhas de diluição.
- Aplicar o ATA cuidadosamente com algodão ou gaze, em aplicações uniformes, sem deixar escorrer, sem pressionar ou com pressão variável dependendo da área tratada e da profundidade que se deseja atingir.
- Após alguns minutos, há uma sensação de queimação e ardor e surge o branqueamento.
- Esses sintomas devem ser atenuados com ventilador e compressas geladas, não úmidas.
- O branqueamento desaparece em meia a uma hora, é seguido por eritema que em 24 a 48 horas é substituído por escurecimento da pele de duração variável.
- Em 7 dias, inicia-se a descamação que se completa em 15 dias, deixando a pele levemente rosada.
- É necessário evitar exposição solar por 3 meses.
- Na face, busca-se *frosting* mais sólido e homogêneo **(FIGURAS 98.1)**; nas aplicações extrafaciais, particularmente dorso das mãos e antebraços, o *frosting* deve ser mais leve, rendilhado, para evitar complicações.

Para reduzir o desconforto, o procedimento pode ser realizado com anestesia tópica, sem prejuízo do resultado clínico e histológico.

O uso focal do ATA em concentração elevada (próxima a 100%), associado ao *peeling* médio de ATA a 35%, tem sido relatado, mesmo para paciente de pele mais escura, em cicatrizes atróficas de acne, em 5 ou 6 aplicações, repetidas em intervalos de 1 a 3 meses. Esse método, denominado de CROSS (do inglês *chemical reconstruction of skin scars* – reconstrução química de cicatrizes), é efetivo e seguro.

Peeling químico profundo – peeling de fenol

O fenol é o único agente capaz de induzir um peeling profundo. Existem referências ao uso do fenol em dermatologia há aproximadamente 100 anos. O fenol, ácido carbólico, em concentração até 1% é seguro, sendo usado em formulações como antisséptico e antipruriginoso. Em concentrações maiores, é tóxico. Em concentrações acima de 80%, produz queratocoagulação que retarda a sua penetração e não causa injúria dérmica importante. Quando, porém, a concentração é diminuída, a absorção do fenol aumenta e há risco de efeito tóxico.

Quando se acrescenta o óleo de cróton, há aumento da penetração do fenol e quanto maior a sua concentração, maior a profundidade atingida. O fenol tem toxicidade cardio-hepatorrenal. O *peeling* é indicado somente para indivíduos hígidos, sem distúrbios cardio-hepatorrenais e exclusivamente em faces com fotoenvelhecimento avançado ou grave. Pode também ser aplicado em áreas localizadas, como na região perioral e palpebral. Não deve ser indicado para outras regiões.

Para o *peeling* profundo, deve ser usada a fórmula de Baker-Gordon, descrita em 1966, em que a solução de fenol (88%) é associada ao óleo de cróton e sabão líquido e imediatamente após a aplicação deve ser feita oclusão cuidadosa com esparadrapo. Este *peeling* é também referido na literatura como *phenol-croton oil peel*. O óleo de cróton é fundamental para aumentar a penetração do fenol e o sabão líquido é o agente emulsificante.

Fórmula de Baker-Gordon:

Fenol 88% (USP) .... 3 mL.
Óleo de cróton .... 3 gotas.
Sabão líquido .... 8 gotas.
Água destilada .... 2 mL.

A fórmula deve ser preparada na hora, colocando em um recipiente, nesta ordem: fenol, óleo de cróton, sabão líquido e água destilada.

Preparo pré-peeling

É imprescindível avaliação cardíaca, renal e hepática. Qualquer alteração exclui a possibilidade do procedimento que deve ser realizado com o paciente sedado e controlado por anestesista.

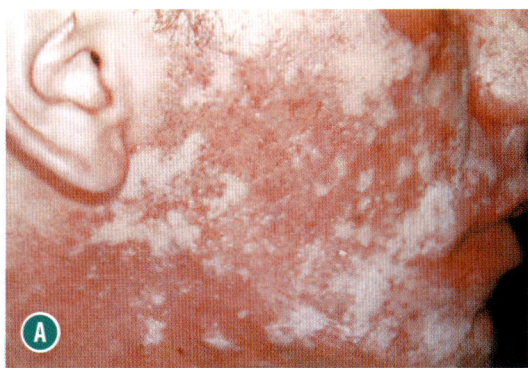 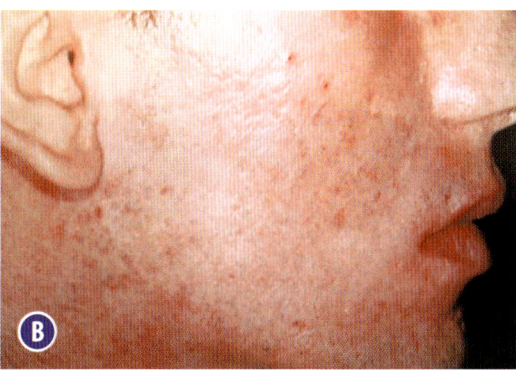

FIGURA 98.1 – **A** Branqueamento (*frosting*) no *peeling* com ATA. **B** Evolução pós-*peeling* com ácido tricloacético.

O paciente deve ter a função cardíaca monitorizada durante todo o procedimento. Arritmia é o distúrbio mais frequente e, quando ocorre, o procedimento é suspenso, podendo ser reiniciado após duas horas se o ritmo cardíaco voltar ao normal.

A dor é efeito colateral constante e intenso durante e pós-procedimento. A dor persiste por até 12 horas quando há uma diminuição muito acentuada.

A **técnica de aplicação** é a seguinte:

- Paciente sedado e controlado por anestesista.
- Limpeza e desengorduramento da pele com sabonete e solução de álcool e acetona em partes iguais.
- A solução de fenol deve ser preparada no momento do uso; deve ser mantida tampada e agitada durante todo o procedimento.
- Aplicação da solução com gaze dobrada, evitando atingir as mucosas.
- Aplicação por regiões anatômicas na seguinte ordem: região frontal, regiões periorbitárias e malares, regiões perioral e mentoniana, com um intervalo de 15 a 20 minutos entre cada área.
- Imediatamente após a aplicação, em decorrência da coagulação das proteínas, surge cor branca, dor intensa e queimação que pode persistir por até 12 horas. Nesse período, o paciente deve permanecer internado, recebendo analgésico potente, eventualmente opiáceo.
- Curativo com oclusão cuidadosa da área tratada com várias camadas de tiras finas de esparadrapo que deverá ser removida em 48 horas, quando se faz a retiradas das crostas e do exsudato com soro fisiológico e aplica-se um emoliente, tipo vaselina pomada.
- Há um edema pós-operatório que é diminuído com o uso de corticoide IM, por 3 dias seguidos. O uso de antibiótico nesta fase é discutível.
- Acompanhamento obrigatório do paciente diariamente na primeira semana e depois uma vez/semana, até a reepitelização total.
- Exposição solar deve ser evitada por 3 a 6 meses.

- Quando aplicado de forma localizada (regiões perioral e periorbitárias), é necessário realizar um *peeling* médio nas outras regiões da face para obter resultado mais uniforme possível. Haverá uma linha de demarcação por causa do eritema nas áreas tratadas com fenol que persiste por vários meses. Recomenda-se o uso de camuflagem nesse período. Às vezes, após o eritema, a área tratada com fenol apresenta hipocromia de intensidade variável; quando leve, regride espontaneamente em alguns meses; quando acentuada constitui complicação tardia de difícil solução.

O *peeling* profundo com fenol é de baixo custo e seus resultados costumam ser excelentes e duradouros; por isso, ainda é considerado procedimento padrão ouro, no assim chamado "rejuvenescimento" facial **(FIGURA 98.2)**.

Cuidados e orientações pós-peelings

- Manutenção do esquema de fotoproteção e higiene adequada da área.
- Compressas geladas com água boricada ou solução fisiológica para alívio do desconforto nas primeiras 24 horas.
- Hidrocortisona tópica, apenas se houver prurido e/ou lesões eczematosas e/ou eritema prolongado.
- Uso de cosméticos coloridos para atenuar o eritema.
- Após *peeling* superficial, retorno às atividades normais e produtos habituais.
- Após *peeling* médio ou profundo, afastamento das atividades habituais, evitar exercícios físicos, sudorese intensa e nunca manipular escamas ou crostas.
- Reavaliações periódicas de acordo com cada procedimento.
- Tratamento imediato de qualquer intercorrência, principalmente infecciosas, como o herpes simples que se caracteriza por dor antes do aparecimento do eritema e vesículas.

Reepitelização

Após um *peeling* químico superficial a pele se refaz em 1 a 4 dias e, por essa razão, pode ser repetido, em intervalos de

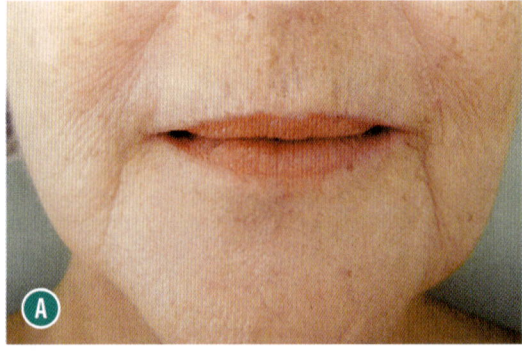
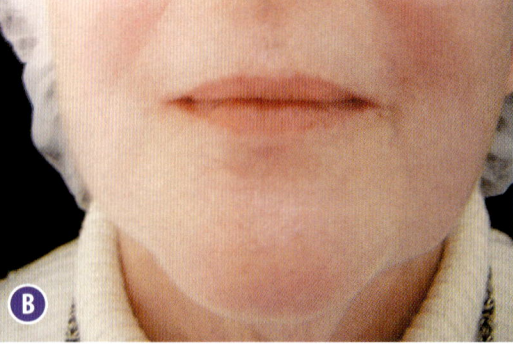

FIGURA 98.2 – Ⓐ Pele envelhecida. *Peeling* de fenol. Ⓑ Excelente melhora após *peeling* de fenol.

15 dias. No *peeling* médio a recuperação é mais demorada e ele pode ser repetido após 3 meses. No *peeling* profundo, a cicatrização se faz de forma semelhante a qualquer outro tipo de injúria à pele, com os estádios: coagulação, inflamação, reepitelização, formação de tecido de granulação, angiogênese e remodelação do colágeno. A reepitelização depende da migração dos queratinócitos das margens da ferida e das estruturas anexiais. Assim, regiões com maior quantidade de anexos, como a face, tem recuperação melhor e mais rápida.

É preciso cuidado na indicação dos *peelings* químicos nas áreas extrafaciais ou atróficas, como o couro cabeludo calvo, com queratoses actínicas múltiplas por exemplo, pois a cicatrização é mais demorada e com risco de complicações ou sequelas.

O processo de reepitelização e a síntese de colágeno são acelerados pela hidratação da pele após o *peeling*, com o uso de emolientes comuns, sem necessidade de cicatrizantes ou antibióticos.

Contraindicações

As contraindicações para a realização de qualquer modalidade de *peeling* químico, particularmente o médio e o profundo são:

- Fotoproteção inadequada ou impossibilidade de evitar exposição ao sol.
- Gravidez.
- Ulcerações.
- Estresse físico ou mental.
- Escoriações neuróticas.
- História de cicatrização deficiente ou formação de queloides.
- História de hiperpigmentação pós-inflamatória permanente.
- Dificuldade para compreender e seguir as orientações fornecidas.
- Expectativas não realistas.

Complicações dos *peelings* químicos

Podem ser imediatas ou tardias, previsíveis (ardor, eritema e descamação) ou imprevisíveis, inevitáveis ou evitáveis. Muitas vezes são relacionadas à indicação incorreta do procedimento, às orientações deficientes ou à má técnica.

São citadas as seguintes complicações gerais:

- Infecção: estafilococos, estreptococos, pseudomonas, vírus do herpes simples, Epstein-Barr vírus e candidose cutânea.
- Erupção acneiforme.
- *Milium.*
- Equimoses.
- Hiperpigmentação pós-inflamatória.
- Hipopigmentação, mais frequente com o uso do fenol.
- Linhas de demarcação.
- Dermatite de contato irritativa ou alérgica (raras).
- Efeitos tóxicos: raros e observados apenas com fenol, resorcina e ácido salicílico, em aplicações extensas.
- Eritema persistente ou prurido.
- Cicatrização demorada no couro cabeludo atrófico.
- Cicatrizes atróficas ou hipertróficas.
- Prejuízo na relação médico-paciente.

As complicações, na maioria das vezes, são tratáveis e temporárias, mas podem ter duração prolongada ou até ser permanentes.

Peelings superficiais

As complicações são raras; o clareamento do eritema pode ser mais demorado e eventualmente surgem erosões. Na maioria dos pacientes a descamação é leve e pouco evidente. Pode ocorrer reativação do herpes simples; portanto, se houver história de herpes recidivante, é indicado tratamento profilático. Comparado aos outros *peelings* tem eficácia semelhante, porém caracteriza-se por um risco maior de reações imprevisíveis, como a epidermólise, com aparecimento de área esbranquiçada e possível sequela hiperpigmentada **(FIGURAS 98.3)**. Por isso, deve ser testado em área limitada, antes da aplicação.

Peeling médio

- Carreamento do agente para outras regiões da face e para o pescoço, por lágrimas ou má técnica, com risco de cicatrizes.

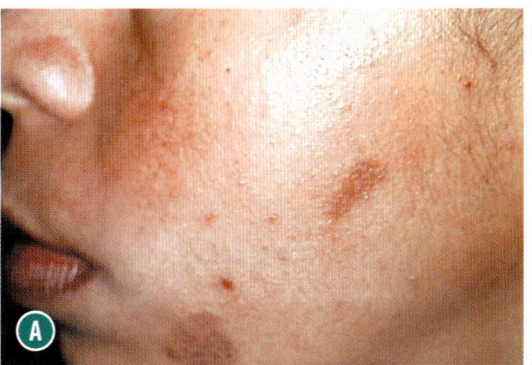 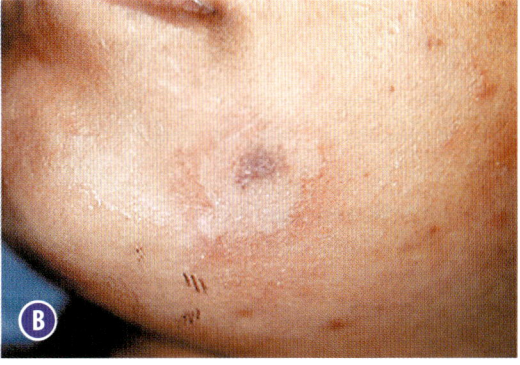

FIGURA 98.3 – **A** Área esbranquiçada de epidermólise após aplicação de ácido glicólico. **B** Sequela pigmentada pós epidermólise.

- Diluição do agente pelas lágrimas criando faixas de diluição.
- Conjuntivite e úlcera de córnea.
- Escoriações ocasionando infecção, eritema persistente, hiperpigmentação e cicatrizes, erupção acneiforme, *milium*, hiperpigmentação pós-inflamatória, linhas de demarcação, dermatite de contato, eritema ou prurido persistentes, cicatriz atrófica ou hipertrófica.
- Insatisfação e prejuízo na relação médico-paciente.

Peeling profundo
- **Durante a aplicação:** arritmias e dor.
- **Imediatas:** herpes simples; para prevenção da infecção herpética deve-se prescrever 500 mg de fanciclovir, iniciado 2 dias antes do *peeling* e mantido até completar 5 dias; caso haja história de infecção anterior, a medicação deve ser mantida por 10 dias.
- **Efeitos tardios:** hipopigmentação, acromia e atrofia da pele.

Como complicações excepcionais foram reportadas insuficiência renal, edema da laringe, exacerbação de doença concomitante e síndrome do choque tóxico.

Peelings corporais
Nas regiões extrafaciais são recomendados, após o preparo da pele, de preferência, os *peelings* superficiais seriados; qualquer local pode ser tratado, lembrando-se que a reepitelização é mais lenta e mais difícil, devido à menor quantidade de anexos cutâneos.

As indicações são múltiplas; vários agentes e combinações podem ser utilizados e os resultados, em geral, são inferiores aos obtidos na face.

As complicações após os *peelings* corporais são mais frequentes se os cuidados necessários não forem observados e, em geral, são semelhantes às observadas nos *peelings* faciais.

Controvérsias sobre *peelings* químicos
Novas formulações
Como os *peelings* químicos são muito populares, de custo inferior aos outros procedimentos cosmiátricos, muitas formulações novas são oferecidas. Em 2010, foi relatada a existência de mais de 50 *peelings* comerciais no mercado europeu. É preciso cuidado com as novidades; antes de adotar um novo produto é importante buscar, na literatura médica, estudos que apresentem resultados clínicos e/ou histológicos claros, e nunca se guiar apenas pela propaganda ou campanhas de marketing.

Peelings químicos em peles escuras
Muitos autores indianos, asiáticos e do Oriente Médio publicam a utilização, com segurança, dos *peelings* superficiais e até o médio em peles mais escuras. Alguns consideram que os *peelings* químicos constituem o tratamento de escolha para manchas e cicatrizes nessas populações. A hiperpigmentação pós-inflamatória pode ocorrer, particularmente quando a duração do eritema pós-*peeling* é maior que 1 mês, mas regride com tratamento adequado e precoce.

Melasma – *peelings* superficiais seriados associados ao tratamento clínico ou só tratamento clínico
Após um período de tratamento clínico, *peelings* químicos superficiais seriados podem colaborar ou não para a melhora do melasma refratário, desde que não ocorra complicação que possa resultar em eritema duradouro e pigmentação pós-inflamatória que causará piora. Os resultados são controversos e não se mantêm sem a continuidade do tratamento tópico diário, de preferência com hidroquinona ou ácido kójico, nas combinações duplas ou triplas e filtros solares de amplo espectro coloridos, como deve ser feito quando se opta apenas pelo tratamento clínico. Os *peelings* químicos no melasma são considerados tratamento de segunda linha ou apenas coadjuvantes ao tratamento clínico, com baixo nível de evidência.

Ácido glicólico 70% ou solução de Jessner
Essas duas modalidades de *peeling* superficial foram comparadas em 16 mulheres com melasma. Os efeitos de três *peelings* mensais de ácido glicólico 70% e solução de Jessner, em duas a três camadas, de cada lado da face foram semelhantes. Todas as pacientes prepararam a pele com tretinoína a 0,05% por 1 a 2 semanas. Foi utilizado o exame com a lâmpada de Wood para prever o resultado e a colorimetria para medi-lo. O exame com a lâmpada de Wood não foi útil, e a maioria das pacientes considerou o ácido glicólico mais doloroso do que a solução de Jessner. No seguimento de 6 meses, os resultados se mantiveram apenas nas mulheres que continuaram com o tratamento tópico com tretinoína a 0,05%, hidroquinona a 4% e fotoprotetores. Foram também comparados como coadjuvantes no tratamento da acne, em três aplicações, com intervalos de 2 semanas. Os dois agentes foram úteis e igualmente eficazes; porém o ácido glicólico foi preferido por seu efeito menos esfoliativo em relação à solução de Jessner, particularmente em mulheres, uma vez que a descamação mais intensa as incomoda e pode dificultar a maquiagem.

Ácido glicólico 35% ou ácido salicílico 20% + ácido mandélico 10%
A comparação entre esses dois agentes foi relatada para o tratamento da acne em atividade, cicatrizes de acne e hiperpigmentação pós-acne. Ambos foram eficazes, com efeito um pouco superior da combinação dos ácidos salicílico + mandélico, que também foi melhor tolerado.

Ácido glicólico 70% ou ácido tricloroacético 15%
Foram comparados no tratamento do fotoenvelhecimento facial leve a moderado, sendo igualmente eficazes.

Solução de Jessner ou ácido salicílico a 30% em melasma
Estudo duplo-cego, randomizado, conduzido no Paquistão comparou esses dois agentes em dois grupos de 30 pacientes com melasma, utilizando o MASI (do inglês *melasma area severity index*) e concluiu que ambos foram igualmente seguros e eficazes.

Tretinoína a 1% ou ácido glicólico 70% ou solução de Jessner

Foram comparados os resultados da aplicação semanal seriada, durante 12 semanas, do *peeling* superficial com tretinoína a 1% e ácido glicólico a 70% ou solução de Jessner, no tratamento do melasma, moderado a severo, em mulheres indianas, com peles dos fotótipos III a V. Os três agentes foram igualmente efetivos; a tretinoína a 1% foi melhor tolerada, podendo produzir resultados mais rápidos.

5-Fluoruracil 5% em creme usado diariamente por 3 semanas ou *peeling* combinado de solução de Jessner e ácido tricloroacético 35%

As duas opções indicadas para o tratamento das queratoses actínicas múltiplas foram comparadas em dois estudos. Os autores concluíram pela eficácia semelhante e ressaltaram as vantagens da aplicação única do *peeling* e a ocorrência de menos efeitos irritativos em relação aos observados com o uso diário do creme de 5-FU 5% que, frequentemente, causa abandono do tratamento. Contudo, recidivas foram observadas nas duas modalidades terapêuticas, indicando a necessidade de reavaliação anual dos pacientes para retratamento.

Peeling de ácido glicólico ou microdermoabrasão

Os efeitos do *peeling* de ácido glicólico a 20%, por 4 minutos, neutralizado com propilenoglicol foram comparados à microdermoabrasão em baixa intensidade, em 6 aplicações semanais consecutivas, no tratamento do fotoenvelhecimento facial leve, em 10 mulheres. Os dois procedimentos foram bem tolerados, seguros, com resultados semelhantes caracterizados por melhora leve no aspecto geral da pele, com algumas pequenas diferenças não significativas. Contudo, a maioria dos pacientes preferiu os *peelings* de ácido glicólico, por causa da melhora das rugas finas e das manchas. Em pequena área da pele do antebraço, em 13 mulheres, foi avaliado o dano causado e o tempo necessário para a recuperação da barreira epidérmica, após a aplicação do ácido glicólico a 30%, 50% e 70%, por 3 minutos, seguidos pela neutralização com bicarbonato de sódio e da microdermoabrasão com cristais de óxido de alumínio, em três passadas. A resposta da pele foi avaliada pela observação visual e por métodos de bioengenharia não invasivos, como: perda de água transepidérmica, corneometria (conteúdo de água na camada córnea) e colorimetria para medir o brilho e a cor da pele (eritema). As conclusões, apesar das limitações do estudo, foram: a barreira cutânea foi danificada, mas recuperou-se em 1 a 4 dias, após os três testes; o eritema regrediu em 1 dia após a microdermoabrasão e em 4 dias após o uso do ácido glicólico nas três concentrações; a corneometria mostrou-se inadequada nesses procedimentos; os resultados semelhantes com as três concentrações do ácido glicólico foram atribuídos ao curto tempo de contato e ao local tratado; a repetição desses procedimentos, após a regressão total do eritema ou em intervalos de 2 semanas, como habitualmente se faz, parece ser segura.

Peeling médio (ácido glicólico 70% + ácido tricloroacético 35%) ou criocirurgia para melanoses solares das mãos

Estudo randomizado, cada mão recebendo um tratamento, em 25 pacientes, com avaliação cega por três investigadores, 2 meses após os tratamentos. Resultados sem diferenças, ambos com baixa eficácia e mais eventos adversos no lado tratado pela criocirurgia (dor e hipopigmentação).

Peeling de ácido tricloroacético ou dermabrasão

Estudo histométrico, imuno-histoquímico e ultraestrutural, comparou os efeitos do *peeling* químico com ATA 10, 20 e 30%, em intervalos semanais ou quinzenais e da dermabrasão, na pele fotoenvelhecida, em pacientes com peles dos fotótipos IV e V. Houve remodelação epidérmica e dérmica, com depósito de colágeno novo, tipos I e III e melhora no aspecto morfológico dos tecidos colágeno e elástico, nas duas modalidades de tratamento. Contudo, os efeitos foram mais proeminentes com a dermabrasão, particularmente com relação ao aumento significativo dos níveis das glicosaminoglicanas, no seguimento de 3 meses após o tratamento.

Peeling de fenol, com a fórmula de Baker-Gordon e oclusão ou *laser* ablativo de CO_2

A comparação dessas modalidades de tratamento para o fotoenvelhecimento avançado, mostrou que o *peeling* de fenol tem custo inferior e resultados clínicos e histológicos superiores, inclusive na prevenção das queratoses actínicas e do câncer de pele, em relação ao *laser* ablativo de CO_2.

Peelings combinados com outros procedimentos

Os *peelings* médio e profundo costumam ser utilizados como procedimento único. Alguns exemplos de associações com *peelings* superficiais relatadas: quatro sessões mensais de *laser* não ablativo intercaladas com duas sessões bimensais de *peeling* de ATA 30% para cicatrizes de acne; *peelings* superficiais, particularmente ácido glicólico, precedidos por microdermabrasão ou usados de forma alternada, a cada 2 semanas; *laser* alexandrite *Q-switched* ou *pulsed dye laser*, seguidos pela aplicação de ATA 15 a 25% precedido ou não pela solução de Jessner em hiperpigmentações recalcitrantes na face; microagulhamento, em cinco sessões semanais, seguido por cinco sessões de *peeling* de ácido glicólico 35%, após 3 semanas, para cicatrizes de acne em peles escuras, com resultados superiores ao microagulhamento isolado.

CAPÍTULO 99

CRIOCIRURGIA

HISTÓRIA

A criocirurgia é o uso do frio para provocar destruição de tecidos com finalidade terapêutica. A criocirurgia utiliza o nitrogênio líquido a –195,8 °C.

A crioterapia tem sido usada há séculos. Hipócrates a usou para aliviar a dor e diminuir edema e sangramento. O cirurgião Dominique Jean Larrey, que trabalhava no Exército Imperial de Napoleão, usava o frio como anestésico em procedimentos cirúrgicos. O primeiro criocirurgião a usar um gás liquefeito foi White, dermatologista de Nova York, que, em 1989, usou um estilete com algodão que embebia em ar liquefeito para tratar lesões benignas, pré-malignas e malignas cutâneas. Em 1907, Whitehouse, outro dermatologista de Nova York, usou um aparelho com ar liquefeito para tratar o câncer de pele.

Na década de 1940, Allington foi o primeiro a usar nitrogênio líquido (NL) no tratamento de lesões cutâneas. Na década de 1960, Zacariam, após trabalhar com sondas de cobre embebidas em NL, desenvolveu um aparelho manual para aplicar NL na forma de *spray*.

PRINCÍPIOS DA CRIOCIRURGIA

A destruição do tecido-alvo pela criocirurgia é conseguida associando-se o rápido congelamento com o descongelamento lento.

Se após o descongelamento realizarmos novo ciclo congelamento-descongelamento, a crionecrose será mais satisfatória.

Utilizamos o termo tempo de congelamento (TC) para aquele que se inicia com aplicação do NL até o seu término e tempo de descongelamento total (TDT), desde o término da aplicação de NL até o momento do total descongelamento.

O mecanismo da morte celular deve-se à:

- Ação direta do congelamento.
- Alteração vascular com formação de trombos.

No congelamento rápido, formam-se microcristais de gelo; no lento, grandes cristais de gelo que conduzem à ruptura das células e à desidratação por alterações osmóticas.

Os melanócitos são mais sensíveis ao frio. Por essa razão, com frequência, ocorre hipocromia ou acromia em congelamentos prolongados. Contudo, ao longo do tempo, áreas expostas aos raios ultravioletas recuperam parcialmente a pigmentação.

O tecido nervoso é sensível ao frio, mas a bainha de proteção é resistente, e lesões nos nervos, quando ocorrem, são, em geral, transitórias. É necessário cuidado especial quando a criocirurgia é feita em lesão próxima a nervo superficial, como na face lateral dos dedos, da língua e fossa cubital dos cotovelos.

As cartilagens e os ossos são muito mais resistentes do que estruturas sobrepostas como derme e epiderme, permitindo destruição seletiva dessas estruturas pelo frio.

NITROGÊNIO LÍQUIDO

O criógeno que continua sendo utilizado tanto para congelamentos superficiais quanto para profundos é o NL, sendo praticamente isento de riscos.

O NL é armazenado em galões com várias capacidades, mais frequentemente de 20 a 33 L, onde pode perdurar por 15 a 90 dias. Em uma garrafa térmica de 0,5 L, pode ser guardado aproximadamente por 6 horas.

Técnicas de aplicação

- Estiletes em algodão que são embebidos em NL e aplicados nas lesões. Podem ser usados em lesões benignas e pré-malignas; nas lesões virais, há necessidade de que o recipiente e o estilete sejam descartáveis.

- Quando desejamos ter maior versatilidade, usamos aparelhos que foram desenvolvidos a partir do modelo de uma garrafa térmica. Nesse sistema, o NL sai na forma de *spray*, quando acionado por um gatilho.

A aplicação de NL pode ser feita na forma de *spray* ou acoplando-se acessórios como sonda fechada, cone aberto e cone fechado **(FIGURA 99.1)**.

Estilete com algodão

É a técnica mais simples. Estilete com ponta de algodão (ou mesmo cotonete) é mergulhado por alguns segundos em minirrecipiente com nitrogênio líquido e imediatamente aplicado sobre a lesão a ser tratada. São feitas sucessivas aplicações sobre a lesão, usando-se vários estiletes. Essa técnica é indicada somente para lesões superficiais benignas. Com a familiarização do uso dos aparelhos de criocirurgia, essa técnica é pouco utilizada.

Spray

O NL é aplicado diretamente sobre a lesão, por aparelho que permite a saída em *spray*. A aplicação deve ser intermitente até o congelamento e mantida pelo tempo previsto para tratamento da lesão. Em carcinomas, o congelamento deve ser continuado até ocorrer um halo de congelamento de pelo menos 0,5 cm em torno da borda da lesão.

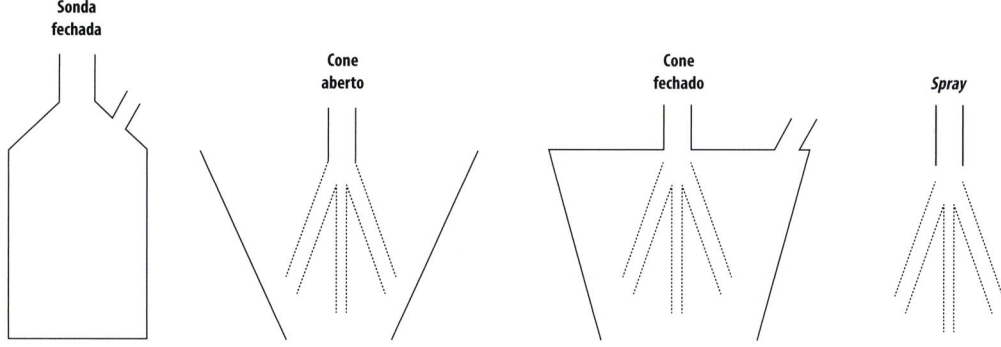

FIGURA 99.1 – Representação de sonda, cones e *spray* utilizados para aplicação de nitrogênio líquido.

Cone

Empregam-se cones ocos de neoprene ou plástico de vários diâmetros com a finalidade de concentrar o *spray* de NL sobre a lesão, visando aprofundar a frente de congelamento. O diâmetro do cone deve ser o mais próximo possível do tamanho da lesão a ser congelada.

O NL é aplicado na entrada do maior orifício do cone e o lado menor deverá ser colocado sobre a lesão a ser tratada até o aparecimento do halo de congelamento em redor do cone.

Sonda fechada

É um sistema fechado, em que o NL circula dentro de uma sonda metálica acoplada ao aparelho de criocirurgia, e congela o tecido a ser tratado.

Permite comprimir a lesão, produzindo isquemia transitória, que facilita o avanço do congelamento. É indicado para tratamento do hemangioma infantil em sua fase de crescimento, porém hoje é menos usado com o advento do propranolol. O contato da lesão com o sistema fechado deverá ser o mais uniforme possível.

INDICAÇÕES DA CRIOCIRURGIA

Lesões benignas e pré-malignas

Em lesões benignas e pré-malignas, não é necessário longo tempo de aplicação; portanto, não há necessidade de anestesia local, podendo a anestesia tópica ser suficiente.

Pode ser utilizado ainda em outras lesões dermatológicas como alopecia areata (como rubefaciente): cisto mixoide; condiloma acuminado; herpes simples (diminuir tempo de atividade); leishmaniose (como adjuvante); hidrosadenite; hiperplasia angiolinfoide; linfangioma, prurigo nodular de Hyde.

O NL pode auxiliar no diagnóstico diferencial, por exemplo: molusco contagioso e verruga plana. O NL evidencia a umbelicação da lesão do molusco contagioso. Na dúvida entre leucodermia solar e verruga plana, o NL realça a parte papulosa da verruga plana.

A **TABELA 99.1** traz o tempo de aplicação de NL para diferentes lesões dermatológicas. Os tempos de aplicação indicados são uma média e variam conforme a extensão e a espessura da lesão.

Lesões malignas

Entre os tumores malignos cutâneos, a criocirurgia tem sido utilizada com sucesso principalmente no tratamento primário do carcinoma basocelular e, em algumas condições, no carcinoma espinocelular, quando não há fatores de alto risco de recidiva ou em pacientes sem condições clínicas para tratamento cirúrgico.

Fatores de alto risco

- Borda mal delimitada.
- Maior que 1 cm na face ou 2 cm no tronco e membro.
- Recidivado ou incompletamente excisado.
- Tipo histológico agressivo (esclerodermiforme, infiltrativo, micronodular, basoescamoso).
- Presença de invasão neural.

Técnica

- Após diagnóstico histológico, o tumor deve ser marcado com margem de 5 mm e faz-se anestesia local infiltrativa **(FIGURA 99.2)**.
- Em tumor exofítico ou profundo, é recomendável realizar curetagem prévia.
- Congela-se o centro do tumor por aproximadamente 1 minuto até o halo de congelamento atingir a área marcada e anota-se o tempo de congelamento do halo (TCH).
- Anota-se o tempo de descongelamento do halo (TDH) que deve ser no mínimo 60 segundos e, após o descongelamento total, repete-se de novo o congelamento (duplo ciclo congelamento-descongelamento).
- Outro método pra avaliar se o congelamento foi eficiente é quando o TDH for pelo menos duas vezes o TCH.

TABELA 99.1 – Tempo de aplicação de nitrogênio líquido (TANL) para diferentes lesões dermatológicas

Lesões	TANL
Angioma rubi	10 s. (sonda fechada)
Cromomicose	30-120 s.
Dermatofibroma	30-60 s.
Granuloma anular	20 s.
Hemangioma	30-60 s.
Queloide	30-60 s.
Leucodermia solar	5 a 10 s.
Molusco contagioso	5-10 s.
Mucocele	30 s.
Melanose solar	2-5 s.
Queratose actínica	5-20 s.
Queratose seborreica	10-30 s.
Verruga plana	5 s.
Verruga vulgar	15-30 s.
Verruga plantar	30-60 s.

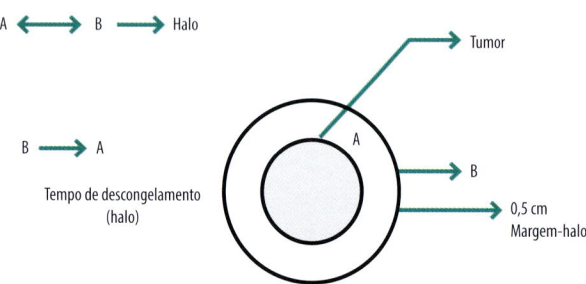

FIGURA 99.2 – Indicação de marcação do tumor e respectiva margem para aplicação da crioterapia em lesões malignas.

TRATAMENTO COM NITROGÊNIO LÍQUIDO

As **FIGURAS 99.3** a **99.7** apresentam um caso de lesão tratada com NL.

EVOLUÇÃO

Inicialmente, eritema seguido de edema, que é mais intenso nos locais de tecido frouxo como na pálpebra. A bolha se forma em 2 a 6 horas **(FIGURA 99.8)** e, pelo dessecamento, forma crosta que perdura por 2 a 4 semanas. Eventualmente,

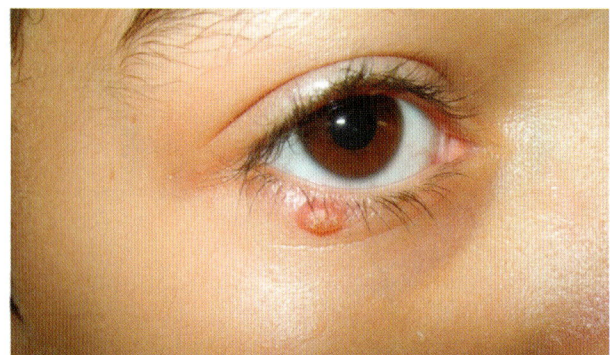

FIGURA 99.3 – Verruga vulgar. Indicação de tratamento com nitrogênio líquido.

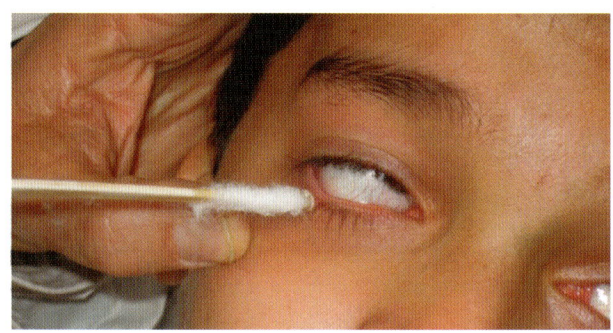

FIGURA 99.4 – Congelamento por contato.

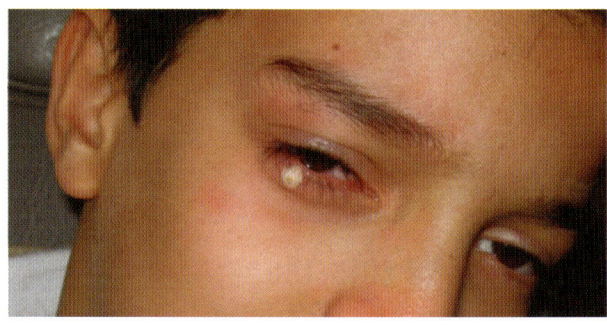

FIGURA 99.5 – Congelamento da lesão.

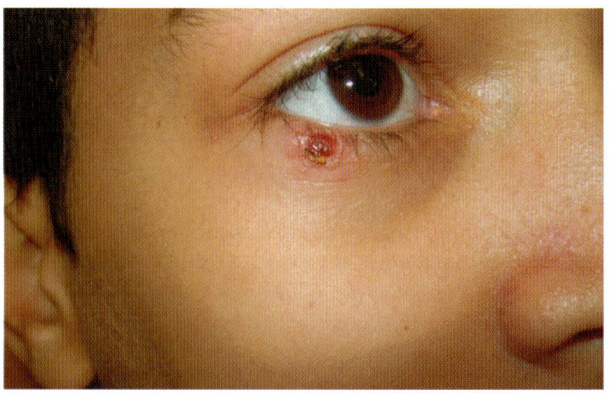

FIGURA 99.6 – Edema e crostas pós congelamento.

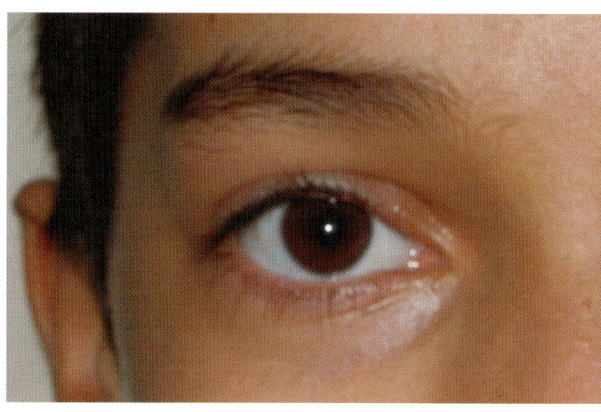

FIGURA 99.7 – Resultado excelente após 1 ano.

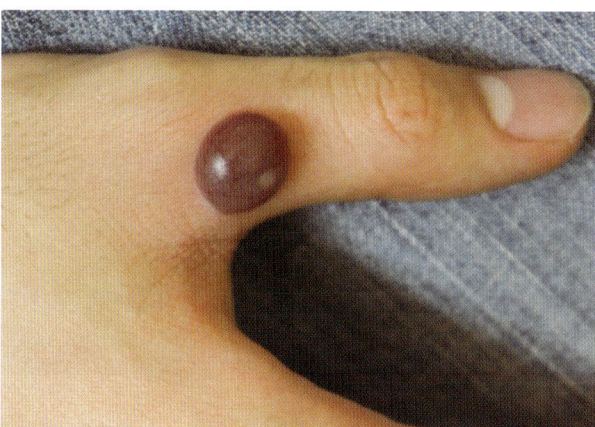

FIGURA 99.8 – Bolha hemorrágica pós-criocirurgia.

pode ocorrer necrose. A reepitelização inicia-se em 72 horas **(VER FIGURAS 99.3 A 99.7)**.

Os curativos poderão ser feitos com pomadas de antibióticos e, algumas vezes, a exsudação pode ser abundante, exigindo repetida troca de curativos.

A sequela mais frequente após a criocirurgia é a hipocromia, que pode regredir à normalidade após meses ou anos por migração de melanócitos.

REAÇÕES IMEDIATAS

- A dor provocada pelo congelamento é, em geral, tolerável, sendo referida por alguns doentes como sensação de queimação "moderada". Perdura alguns minutos. Na região frontal, pode ocorrer dor tipo enxaqueca.
- Edema e exsudação nas primeiras 24/48 horas podem ser muito intensos, obrigando a trocas frequentes de curativos **(VER FIGURA 99.8)**. Não é necessário usar corticoide. Raramente ocorre hemorragia.
- Enfisema de subcutâneo pode ocorrer quando se usa o *spray* em lesão curetada previamente. A resolução é espontânea.

REAÇÕES TARDIAS

- Sangramento e infecção ocorrem raramente, principalmente quando a cicatrização é lenta com formação de crosta.
- Tecido de granulação exuberante pode ser observado excepcionalmente na 2ª ou 3ª semanas após a criocirurgia. Indicada aplicação de ácido tricloroacético (30-50%) ou corticoide oclusivo.
- Na borda da lesão, pode surgir halo pigmentar em pessoas morenas ou pardas, que regride. É indicada a proteção solar preventivamente.
- Anestesia e parestesia, quando ocorrem, são transitórias. Lesão definitiva de nervo ocorre por erro técnico.
- Hipocromia residual é comum **(FIGURAS 99.9 E 99.10)**. Excepcionalmente, atrofia e até cicatriz podem ocorrer após criocirurgias com tempo de cicatrização prolongado.
- Cistos epidérmicos tipo mílio podem surgir na borda das lesões, particularmente na face, facilmente extraídos.

Apesar da possibilidade de reações tardias, como as acima expostas, quando as indicações são corretas e a técnica empregada é adequada, os resultados são bons **(VER FIGURAS 99.3 A 99.7 E FIGURAS 99.10B A 99.11)**.

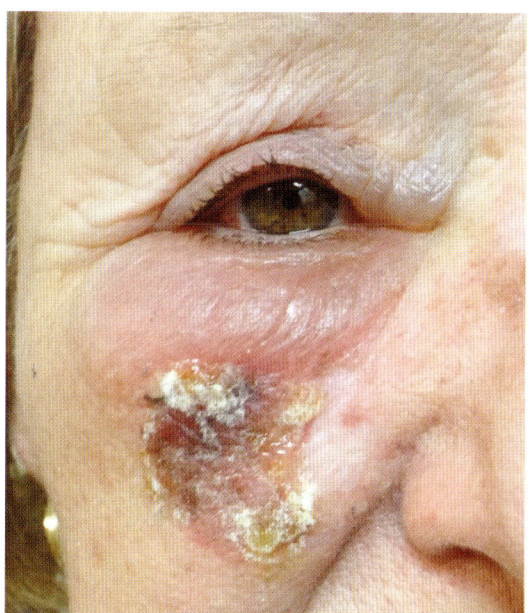

FIGURA 99.9 – Edema, exsudação e crostas por congelamento excessivo em local de pele fina.

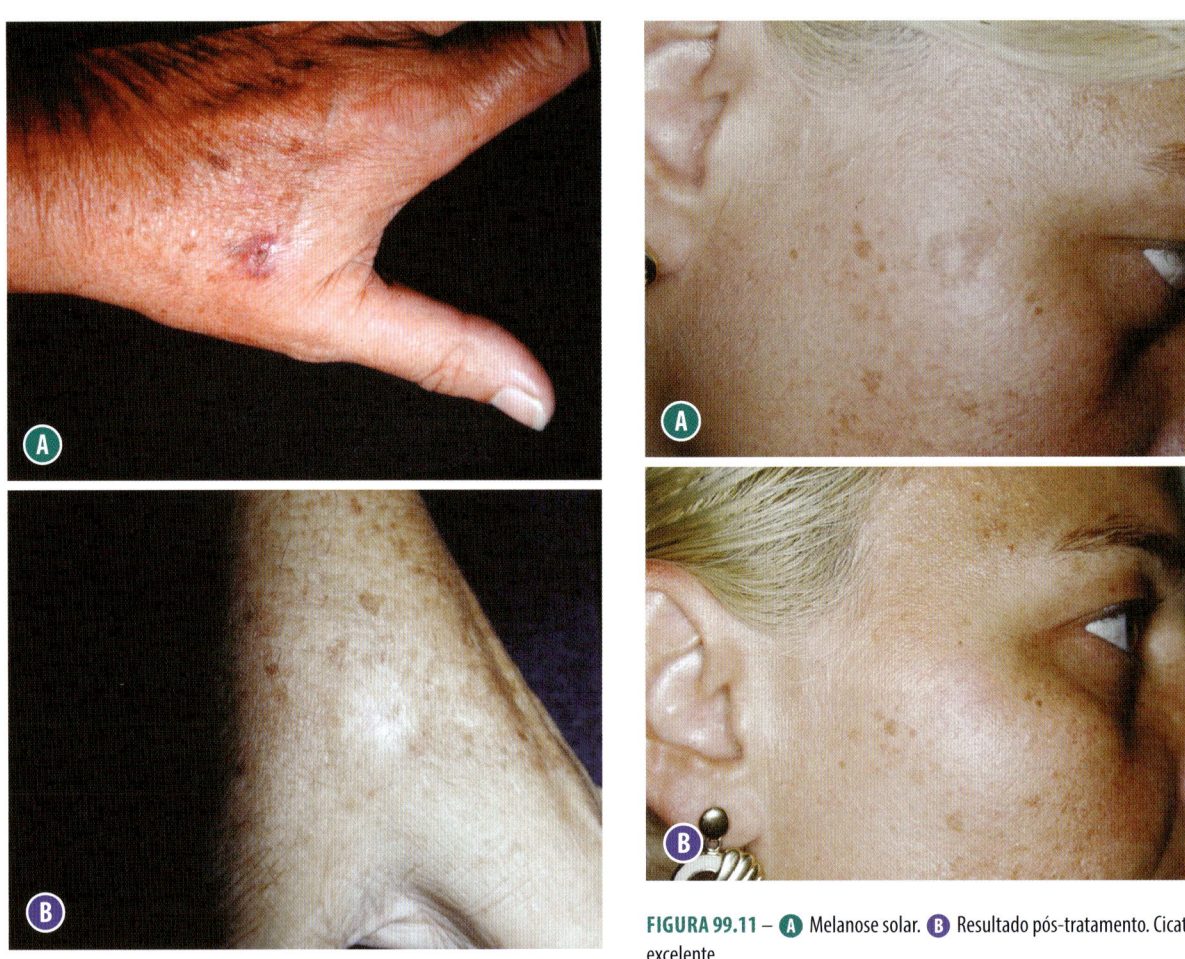

FIGURA 99.10 – Ⓐ Carcinoma basocelular no dorso da mão. Ⓑ Cicatriz hipocrômica pós-criocirurgia.

FIGURA 99.11 – Ⓐ Melanose solar. Ⓑ Resultado pós-tratamento. Cicatriz excelente.

CAPÍTULO 100

FOTOTERAPIA COM RADIAÇÃO ULTRAVIOLETA, LASERTERAPIA, LUZ INTENSA PULSADA, TERAPIA FOTODINÂMICA, RADIOTERAPIA E RADIOFREQUÊNCIA

Actinoterapia Em *lato sensu* designa todos os métodos terapêuticos que utilizam radiações de diversas naturezas. Atualmente o termo é usado em *stricto sensu* designando os procedimentos terapêuticos que utilizam raios luminosos, ultravioleta e infravermelho.

Helioterapia Do grego *helios* (sol), constitui-se no emprego da luz olar, que, além das radiações luminosas, conta com as radições ultravioleta e infravermelha. É utilizada na terapia da psoríase associada com banhos de mar, como no Mar Morto (Capítulo 18), e no vitiligo, associado com psoralênico (Capítulo 27).

Ultravioleta A Associado com psoralênico por via sistêmica, constitui o método PUVA (psoraleno com ultravioleta A), recurso de tratamento da psoríase. É também usado na parapsoríase, urticária pigmentosa, eczema atópico e na alopecia areata total com resultados favoráveis e, em outras dermatoses, com resultados discordantes.

Ultravioleta B Associado à pomada de coaltar, constitui o método de Goeckerman; e, associado à antralina, constitui o método de Ingram, ambos utilizados na psoríase (Capítulo 18). Atualmente, a terapia ultravioleta B (UVB) emprega sobretudo a UVB-NB (do inglês *narrow band ultraviolet B* – ultravioleta B de banda estreita), cujo o espectro de ação de pico situa-se entre 311 e 313 nm, o qual se mostrou mais eficaz que as lâmpadas de UVB-BB (*broadband ultraviolet B* – ultravioleta B de banda larga).

FOTOTERAPIA COM RADIAÇÃO ULTRAVIOLETA

Fototerapia com radiação ultravioleta é uma ferramenta útil na terapêutica dermatológica. A radiação ultravioleta é dividida em UVC (200-290 nm), UVB (290-320 nm) e UVA (320-400 nm). UVA é subdividida em UVA1 (340-400 nm) e UVA2 (320-340 nm) **(TABELA 100.1)**. Neste capítulo, abordaremos os principais tipos de terapia com radiação ultravioleta em condições dermatológicas: UVB-NB, *excimer laser*, PUVA e UVA1.

HISTÓRIA

Apesar de as terapêuticas com ultravioleta terem emergido recentemente, o uso da radiação ultravioleta no tratamento de doenças dermatológicas remonta a 2000 a.C., na Índia e no Egito, onde o psoralênico encontrado na planta *Ammi majus*, em combinação com exposição solar, era utilizado no tratamento do vitiligo. Em 1947, Fahmy e colaboradores[1] isolaram o 8-metoxipsoralen (8-MOP) da *Ammi majus* e utilizaram-no associado ao sol no tratamento do vitiligo. Nos anos 1960, o 8-MOP tópico e oral mais sol foram utilizados no tratamento da psoríase. Em 1974, Parrish e colaboradores[2] utilizaram lâmpadas UVA de alta intensidade mais 8-MOP no tratamento da psoríase, iniciando o PUVA para o tratamento da psoríase.

Goeckerman, em 1925,[3] descobriu que a radiação ultravioleta emitida de lâmpadas de quartzo de mercúrio em combinação com óleo de alcatrão bruto foi mais eficaz para o tratamento de psoríase do que qualquer tratamento isolado. Essa constatação serviu de base para a terapia UV em psoríase. Em 1953, Ingram[4] descreveu o tratamento padrão da psoríase na Inglaterra com ditranol e radiação UV. Nos anos 1960, Wiskemann[5] introduziu o UVB-BB, utilizando um comprimento de onda de luz UVB filtrada, em oposição à radiação UV não filtrada. Em 1978, Wiskemann[6] utilizou UVB-BB para tratar psoríase. Gilchrest e colaboradores[7] utilizaram UVB-BB para o tratamento de prurido urêmico. Contudo, o UVB-BB não foi tão eficaz como PUVA na psoríase. No início dos anos 1980, foram estudados comprimentos de onda UVB mais eficazes, evidenciando que o espectro de ação de pico entre 311 e 313 nm no tratamento da psoríase, mostrou maior eficácia. Lâmpadas UVB com pico nesses comprimentos de onda foram construídas, denominadas de UVB-NB, mostrando ser mais eficazes que as lâmpadas UVB-BB. Desde então, a UVB-NB tem substituído UVB-BB como terapêutica de 1ª linha no tratamento da psoríase.

TABELA 100.1 – Espectro da radiação ultravioleta

Abreviação	Comprimento de onda (nm)
UVC	200-290
UVB	290-320
UVA	320-400
UVA1	340-400
UVA2	320-340

UVA1 foi introduzido no início dos anos 1990 para o tratamento da dermatite atópica. Por ter um comprimento de onda mais longo, 340 a 400 nm é capaz de penetrar mais profundamente do que o UVB, atingindo componentes mais profundos da pele. Tem sido efetivo na regulação positiva das metaloproteinases. Tem sido utilizado em condições com componente dérmico predominante, com ênfase particular a condições escleróticas da pele.

UVB *NARROW BAND* E *EXCIMER LASER*

Mecanismos de ação

UVB

Radiação UVB altera citocinas na pele, induz a apoptose, promove imunossupressão, causa dano ao DNA, diminui a proliferação de células dendríticas e outras células do sistema imune inato. A pele contém três principais tipos de células T auxiliadoras: Th1, Th2 e Th17. Na psoríase existe uma hiperreatividade de células Th1 e Th17 aumentando a produção de citocinas inflamatórias e hiperproliferação de queratinócitos. Em contraste, citocinas Th2 relacionadas, como interleucina-10 (IL-10), estão diminuídas, enquanto citocinas Th1, IL-12 e TNF-α estão elevadas. Tem sido observado que UVB-NB suprime citocinas Th1/Th17, IL-12, IL-17 e IFN-γ enquanto aumenta citocina Th2, IL-4 em lesões de psoríase. IL-4 suprime as vias ativadas por células Th1/Th17, assim, contribuindo para os efeitos terapêuticos do UVB-NB. Também se demonstrou que a UVB-NB isomeriza o ácido urocânico da forma *trans* para cis. Age alterando o ambiente Th1 para Th2 e também causa imunossupressão generalizada.

Outra via da terapia UVB-NB é a promoção de apoptose de células T e queratinócitos nas lesões psoriásicas. Dano ao DNA também foi demonstrado, levando à parada do ciclo celular e morte celular em doses suficientemente elevadas. UVB não só diminui o número de células de Langerhans na epiderme, como diminui sua funcionalidade, depleta células T, diminui células dendríticas inflamatórias e suprime a reação de hipersensibilidade de contato, que serve de medida para a atividade da célula T. UVB tem sido implicado no aumento de células T regulatórias que previnem a ativação do sistema imune. *Excimer laser* 308 nm também induz apoptose de células T.

Fototerapia com UVB

Fototerapia com UVB-NB substituiu o UVB-BB por ser mais segura, mais eficaz, com clareamento mais rápido e ter períodos de remissão mais longos no tratamento da psoríase. UVB-NB induz a um maior degrau de depleção de células T nas lesões de psoríase comparada a UVB-BB, devido à penetração mais profunda na pele. Com UVB-NB uma quantidade maior de energia pode ser liberada com menor potencial de queimadura. Doses de UVB-BB 5 a 10 vezes maiores que UVB-NB são necessárias para induzir apoptose de células epidérmicas. Devido à maior eficiência no clareamento da psoríase UVB-NB, requer menor dose eritematosa mínima (DEM) para clarear as lesões de psoríase.

Fototerapia focal: *excimer lasers* e lâmpadas

Fototerapia focal com *excimer laser* e lâmpadas tornou-se popular na última década. Permite tratamento com altas doses de luz com 308 nm. As lâmpadas *excimer* que emitem luz incoerente com um pico de 308 nm são mais utilizadas na Europa e na Ásia.

Na fototerapia com UVB-NB, tanto a pele afetada como a pele normal são irradiadas. O *excimer laser* é capaz de irradiar somente a pele afetada. É mais seletivo e libera pulsos curtos com alta intensidade do que a UVB-NB dando uma resposta mais rápida. Entretanto, para o tratamento de grandes superfícies do corpo, o *excimer laser* pode ser trabalhoso e consome muito tempo.

Indicações

Indicações comuns para fototerapia com UVB-NB são: psoríase, vitiligo, dermatite atópica, micose fungoide e prurido (QUADRO 100.1).

Contraindicações

UVB-NB está contraindicada em pacientes com: lúpus eritematoso, síndrome do nevo basocelular, xeroderma pigmentoso. Precaução em pacientes com fotótipos I e II pela tendência à queimadura, história de ingestão de arsênico, exposição à radiação, câncer da pele não melanoma ou melanoma.

Protocolo de tratamento

Na TABELA 100.2, está listado o protocolo geral para o tratamento com UVB-NB. Os pacientes devem ser orientados para usar óculos de proteção contra UV e nos homens usar proteção nos genitais. Teste da dose eritematosa mínima (DEM) é recomendado antes do tratamento. Terapia UVB pode ser iniciada 24 horas após teste da DEM. Como o teste da DEM é laborioso e consome muito tempo, a dose inicial pode ser baseada no fotótipo. A frequência do tratamento deve ser três vezes/semana, com pequenos incrementos da dose. Isso ajuda a minimizar a toxicidade e a dose de exposição total da radiação UVB. A dose inicial de UVB deve ser entre 50 e 70% da DEM, a qual tem uma eficácia e segurança em pacientes de pele escura e clara. O objetivo do tratamento com UVB-NB é manter um eritema leve para resultados ótimos. Incremento da dose varia de 20 a 40% a cada sessão, dependendo do fotótipo.

Se combinado com acitretina, a aplicação desta deve ser iniciada 2 semanas antes do começo da fototerapia. A dose inicial de fototerapia deve ser reduzida em 25% da dose normal com UVB-NB como monoterapia. Caso a acitretina seja iniciada enquanto o paciente estiver em fototerapia, a dose de UVB-NB deve ser reduzida em 30%. Esquemas combinados em psoríase com substâncias tópicas e/ou sistêmicas podem ser vistos na TABELA 100.3.

Fototerapia com radiação ultravioleta, laserterapia, luz intensa pulsada, terapia fotodinâmica, radioterapia e radiofrequência

QUADRO 100.1 – Indicações de fototerapia

UVB-NB	PUVA	UVA1
Comuns		
• Psoríase • Vitiligo • Dermatite atópica • Micose fungoide Prurido (d.renal, pocitemia vera)	• Psoríase • Vitiligo • Dermatite atópica • Micose fungoide	• Morfeia • Líquen escleroso • Dermatite atópica
Menos comuns		
• Dermatose perfurante adquirida • Doença enxerto *versus* hospedeiro • Erupção polimorfa à luz • Esclerodermia • Granuloma anular • Hipomelanose idiopática do tronco • Líquen plano • Líquen simples crônico • Mastocitose cutânea • Papulose linfomatoide • Parapsoríase • Pitiríase liquenoide • Pitiríase rósea • Pitiríase rubra pilar • Púrpuras pigmentares • Urticária crônica	• Alopecia areata • Dermatite herpetiforme • Doença enxerto 9 *versus* hospedeiro • Eczema disidrótico • Erupção polimorfa à luz • Granuloma anular • Histiocitose • Líquen plano • Líquen escleroso • Mastocitose cutânea • Morfeia • Pitiríase rósea • Urticária • Vasculite livedoide	• Doença enxerto *versus* hospedeiro • Granuloma anular • Líquen plano • Mastocitose cutânea • Micose fungoide • Necrobiose lipoídica • Pitiríase liquenoide • Sarcoidose

PUVA, psoraleno com radiação ultravioleta A; UVA1, radiação ultravioleta A1; UVB-NB, radiação ultravioleta B *narrow band*.

TABELA 100.2 – Fototerapia com radiação ultravioleta B *narrow band* – protocolo de tratamento*

	Tratamento com base no fotótipo			
Fotótipo	Dose inicial (mJ/cm²)	Incremento da dose (mJ/cm²)	Dose estimada por sessão (mJ/cm²)	Dose máxima por sessão (mJ/cm²)
I	50-120	15-50	520	1.200
II	100-220	25-50	880	1.200
III	200-260	30-50	1.040	1.500
IV	250-330	45-75	1.320	1.800
V	300-350	50-100	1.400	1.800
VI	350-500	50-100	1.600	1.800

Vitiligo como fotótipo I

Tratamento com dose eritematosa mínima (DEM)
Dose inicial: 50% da DEM
Frequência: de 3 a 5 sessões semanais
Em caso de perda de sessão:
- < 7 dias: manter a mesma dose
- 1-2 semanas: diminuir a dose em 25%
- 2-3 semanas: diminuir a dose em 50%
- > 3 semanas: reiniciar

Regime de manutenção:
- 2 vezes/semana durante 4 semanas (mesma dose)
- 1 vez/semana durante 4 semanas (mesma dose)
- 1 vez a cada duas semanas durante 4 semanas (reduzir a dose em 25%)
- 1 vez a cada 4 semanas (diminuir a dose em 50%)

*Este protocolo é para psoríase e vitiligo. Em geral, é similar para outras dermatoses.

Apesar de alguns sugerirem esquema de manutenção com UVB-NB por um longo tempo, não existe nenhuma diretriz para a manutenção da terapia no longo prazo. A manutenção da fototerapia deve levar em conta o paciente, a resposta ao tratamento, a intensidade da doença e o acesso. Uma vez a doença controlada, a frequência das sessões é diminuída.

É importante calibrar as lâmpadas periodicamente, devido ao desgaste que ocorre pelo seu uso.

No *excimer laser*, as sessões são realizadas de duas a três vezes/semana, com intervalo mínimo de 48 horas, por um período de 3 a 6 semanas, na psoríase **(TABELA 100.4)**. Terapia de manutenção consiste em 1 sessão/semana durante 4 semanas, depois uma sessão a cada 2 semanas, por 4 semanas e finalmente 1 sessão/mês.

Desfecho esperado

Espera-se de 20 a 36 sessões para obter uma melhora significativa em psoríase vulgar moderada a grave **(FIGURA 100.1)**. Em psoríase, se alcançam taxas de 60 a 70% de melhora. No vitiligo, ocorre 75% de repigmentação em dois terços dos pacientes após 1 ano de tratamento **(FIGURA 100.2)**.

Efeitos colaterais

Efeitos colaterais agudos incluem: prurido, ardência, eritema, queimadura, bolhas, ressecamento. Eritema máximo ocorre entre 8 e 24 horas após a sessão. Proteção dos olhos é importante para reduzir risco de catarata. A radiação UV não penetra no olho através das pálpebras. Pacientes com lesões periorbiculares podem receber radiação mantendo os olhos

TABELA 100.3 – Radiação ultravioleta B *narrow band* (UVB-NB) e *broadband* (UVB-BB) – esquemas combinados em psoríase

Tópicos	Sistêmicos
UVB-BB + coaltar (Goeckerman)	UVB-NB + MTx
UVB-BB + corticoides tópicos	UVB-NB + acitretina (reduzir 50% da dose UVB/acitretina)
UVB-BB + emolientes (óleo mineral) Evitar vaselina	UVB-NB + ciclosporina
UVB-NB + análogos da vitamina D3 – Resposta > 95%: 90% com calcipotriol e 61,1% sem calcipotriol	UVB-NB + biológico
UVB-NB + ditranol (Ingram) – Redução do PASI 83,9%	
UVB-NB + retinoides tópicos – Resposta superior no grupo UVB-NB/tazaroteno	
UVB-NB + gel 8-MOP a 1%, 30 minutos antes	

fechados. Fotoenvelhecimento e reativação de herpes simples podem ocorrer. Não houve associação significante entre fototerapia com UVB-NB e risco aumentado de desenvolvimento de câncer não melanoma (carcinoma basocelular e espinocelular) ou melanoma. Uso em gestação e amamentação é seguro. Pode ser utilizado em crianças menores que 12 anos.

Excimer laser apresenta efeitos colaterais semelhantes a UVB-NB. Os efeitos colaterais mais comuns incluem queimação, prurido, eritema, bolhas, hiperpigmentação, erosões.

PUVA E UVA-A1
Mecanismos de ação

A puvaterapia, ou fotoquimioterapia, combina luz UVA com compostos psoralênicos, como o 8-MOP. Psoralênicos são furocumarínicos encontrados em algumas plantas e também sintetizados. Tornam as células da pele sensibilizadas a luz UVA1 (320-400 nm) criando reação oxigênio-independente tipo 1 e oxigênio-dependente tipo 2. A reação tipo 1 oxigênio-independente ocorre quando o psoralênico intercala-se entre os pares de bases do DNA. Quando a pele é exposta ao UVA, são formadas ligações psoralênico-DNA, criando dímeros de pirimidina que impedem a replicação de linfócitos T e queratinócitos. As ligações cruzadas de DNA na epiderme podem predispor, em longo prazo, ao desenvolvimento de carcinoma espinocelular. Os linfócitos e células apresentadoras de antígenos são mais sensíveis do que os queratinócitos para apoptose induzida pela puvaterapia. A resposta clínica a PUVA correlaciona-se com a depleção de linfócitos na epiderme, o que explica a resposta de linfomas cutâneos de células T e doenças inflamatórias da pele, como psoríase e dermatite atópica.

Espécies oxigênio reativas também são induzidas pela puvaterapia nas reações tipo 2 oxigênio-dependentes. Espécies reativas de oxigênio são formadas quando psoralênicos excitados reagem com o oxigênio molecular, danificando a célula, a membrana mitocondrial e a peroxidação dos lipídeos, que pode resultar na morte celular. Reações mediadas por oxigênio e radicais livres também atuam alterando proteínas e lipídeos no interior da célula. O produto 8-MOP foto-oxidizado inibe a anafilatoxina C5a, resultando na inibição da atividade quimiotática de neutrófilos.

Puvaterapia também altera citocinas e receptores de citocinas, causando declínio na atividade do receptor do fator de

TABELA 100.4 – *Excimer laser* – protocolo de tratamento*

	Dose inicial para psoríase		
Espessura da placa		Fotótipo I a III (dose em mJ/cm^2)	Fotótipo IV a VI (dose em mJ/cm^2)
Leve		500	400
Moderada		500	600
Muito espessa		700	900
Dose para sessões subsequentes			
Efeito	Sem efeito / Sem eritema	Efeito mínimo eritema mínimo	Efeito bom eritema leve a moderado	Melhora considerável	Eritema moderado a grave (com ou sem bolhas)
Dose recomendada	Aumentar a dose em 25%	Aumentar a dose em 15%	Manter a dose	Manter a dose ou reduzir em 15%	Parar até a melhora. Reduzir a dose em 25%

*O protocolo para vitiligo é similar por um período de 4 a 36 semanas.

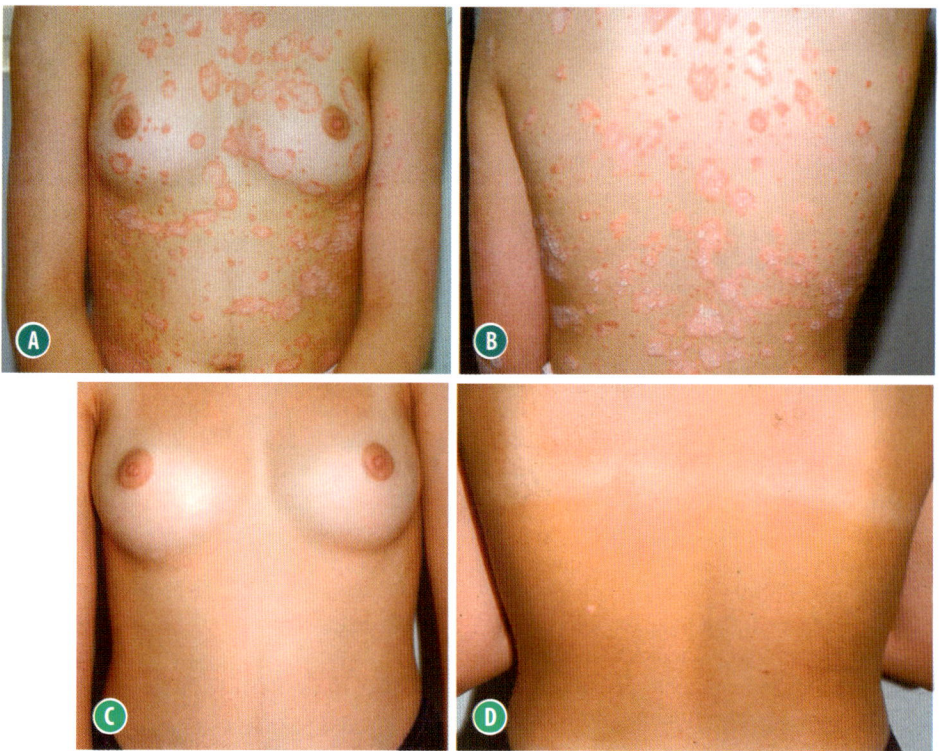

FIGURA 100.1 – Psoríase grave. Fototerapia com UVB-NB. **A-B** Antes. **C-D** Depois

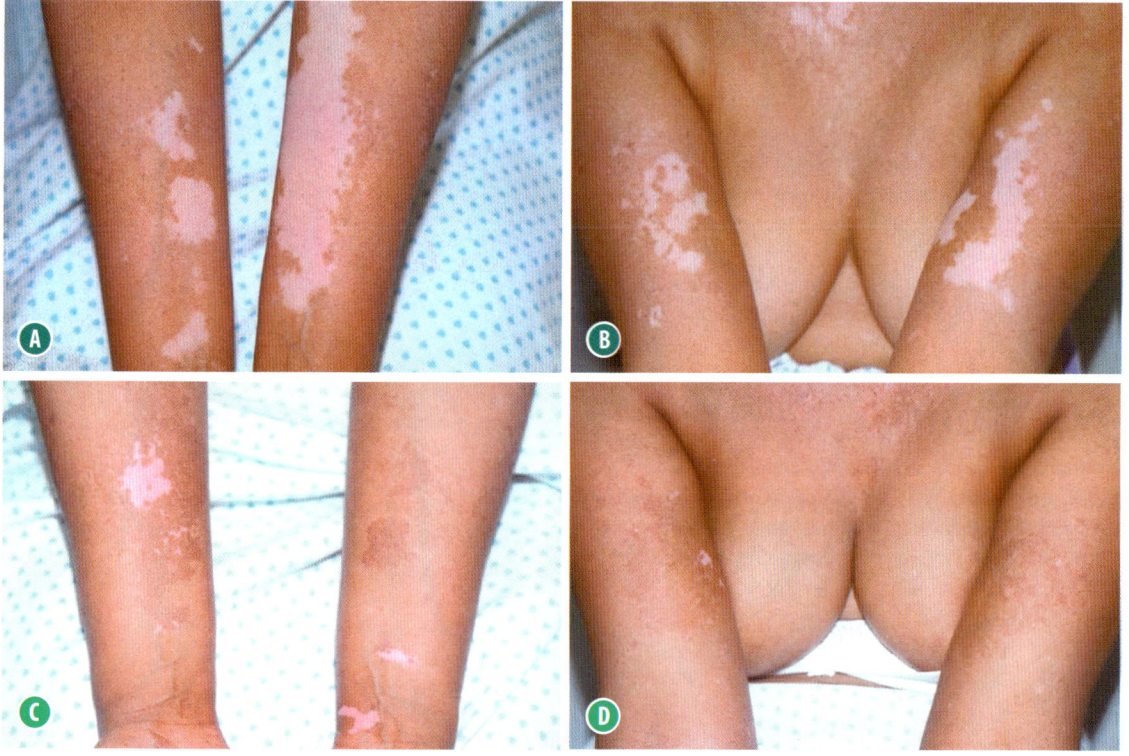

FIGURA 100.2 – Vitiligo extenso. Fototerapia com UVB-NB. **A-B** Antes. **C-D** Depois.

crescimento epidérmico do queratinócito, bem como diminuição da expressão das citocinas Th1/Th17, interferon-γ e IL-23 na epiderme e derme das lesões psoriásicas. Em estudos utilizando um modelo de psoríase em ratos, PUVA levou à supressão de Th1/Th17, com diminuição significante dos níveis de IL-17, IL-12, IFN-γ e IL-23. Citocinas Th2 como a IL-10, foram reguladas positivamente, semelhante ao que ocorre na UVB. Além das alterações locais na pele, estudos também demonstraram diminuição dos níveis dessas citocinas, no soro de pacientes tratados com puvaterapia.

UVA1 age através da indução de apoptose das células T e B, diminuição das células de Langerhans, mastócitos, citocinas inflamatórias, regulando positivamente metaloproteinases da matriz, diminuindo a produção de colágeno. Ativa a cascata de apoptose, levando linfócitos T e B a apoptose. UVA1 também diminui as citocinas inflamatórias, TNF-α, interferon-γ e IL-12. Como o UVB, UVA1 causa fotoisomerização de c/s para *trans* do UCA, o qual tem função imunomoduladora. A molécula de adesão intercelular 1 (ICAM1), que controla a adesão de leucócitos e queratinócitos, é regulada mediante indução pelo UVA1. Culturas *in vitro* de fibroblastos de pacientes com morfeia, irradiados com UVA1, produzem aumento de colagenase. Estudos também demonstraram que citocinas pró-inflamatórias IL-6 e IL-8, interleucinas ativas em esclerodermia localizada, são significativamente reduzidas após terapia com UVA1.

PUVA

A puvaterapia é efetiva em psoríase especialmente nas placas espessas e formas palmoplantares. Com o advento do UVB-NB, devido aos efeitos adversos e inconvenientes da administração de psoralênicos, bem como o risco aumentado de câncer da pele com Puva, comparado a outras modalidades de fototerapia, seu uso declinou nos últimos anos. Psoralênicos orais são listados como categoria C na gestação. Não está recomendada para o uso em crianças menores de 12 anos, devido ao risco de câncer da pele.

Os psoralênicos podem ser administrados topicamente, usualmente mãos e pés, em imersão ou banhos para realização no método PUVA, evitando a toxicidade associada ao uso oral.

UVA1

Seu uso iniciou nos anos 1990, com o estudo de Krutmann e Schopf que utilizaram UVA1 com sucesso em pacientes com dermatite atópica. Quando comparado ao UVA2, o UVA1 é menos eritematógeno e penetra mais profundamente na pele. Tem sido efetivo no tratamento de dermatite atópica e esclerodermia localizada.

Indicações

Indicações para PUVA e UVA1 são similares aquelas para UVB-NB, entretanto devido a maior penetração da UVA, são utilizadas com mais frequência em condições dérmicas como desordens escleróticas (VER QUADRO 100.1).

Contraindicações

PUVA e UVA1 são contraindicadas em xeroderma pigmentoso, fotossensibilidade ou em pacientes imunossuprimidos cronicamente. PUVA tem sido utilizada com sucesso para dessensibilização em erupção polimorfa à luz. Deve-se ter cautela em pacientes com exposição prévia à radiação, que ingeriram arsênico, que apresentem fotótipos I e II, história de câncer não melanoma, melanoma, gravidez, amamentação, doença hepática, exposição anterior a metotrexato ou ciclosporina.

Desfecho esperado

Níveis de clareamento das lesões psoriásicas com PUVA oral estão em torno de 75 a 88%. O número médio de sessões necessário está em tomo de 17. Segundo estudos de Gordon e colaboradores, 41 a 68% dos pacientes com clareamento após puvaterapia oral, permanecem clareados após 6 meses. O número de sessões semanais no início é de 2 a 3, e a melhora se inicia após 6 a 10 sessões. Estudos demonstraram eficácia similar entre PUVA oral e banho de PUVA e superioridade do banho de PUVA sobra UVB-NB no tratamento da psoríase.

Protocolo de tratamento

O protocolo-padrão de tratamento com PUVA é apresentado na TABELA 100.5.

TABELA 100.5 – Protocolo de tratamento com PUVA oral*

Fotótipo	Dose inicial (J/cm^2)	Aumento da dose (J/cm^2)	Dose máxima (J/cm^2)
I	0,5-1,5	0,5-1,0	8-12
II	1,0-2,5	0,5-1,0	8-14
III	1,5-3,5	0,5-1,5	12-18
IV	2,0-4,5	0,5-2,0	12-22
V	2,5-5,5	1,0-2,5	20-26
VI	3,0-6,5	1,0-3,0	20-30

Frequência: 2 a 3 sessões/semana
Sessões perdidas
- **8-9 dias:** aumento pelo protocolo
- **10-14 dias:** manter a mesma dose
- **15-20 dias:** diminuir a dose 1-2 J/cm^2
- **21-24 dias:** diminuir a dose 2-3 J/cm^2
- **25-28 dias:** diminuir a dose 3-4 J/cm^2
- **> 28 dias:** reiniciar

Regime de manutenção:
- 2 vezes/semana durante 4 semanas
- 1 vez/semana durante 4 semanas
- 1 vez a cada 2 semanas durante 4 semanas (diminuir a dose 1-2 J/cm^2)
- 1 vez a cada 4 semanas (diminuir a dose 2-4 J/cm^2)

*Este protocolo é para psoríase. Em geral, é similar para outras dermatoses.

Pacientes devem tomar 8-MOP, 0,6 mg/kg, 90 a 120 minutos antes da exposição a UVA. Geralmente, alimentos devem ser evitados 1 hora antes e 1 hora depois da administração de 8-MOP. No entanto, em pacientes com náuseas, pode ser necessário utilizar o psoralênico após refeição leve. As sessões são realizadas de duas a três vezes/semana, com pelo menos 48 horas entre as sessões. As doses iniciais são dadas levando-se em conta o fototipo. De modo geral, se não houver nenhum eritema, a dose da radiação UVA deve ser aumentada na sessão subsequente. Se existir eritema que clareia antes da próxima sessão a dose deve ser mantida. Se existe eritema que persiste 48 horas ou mais, a sessão seguinte deve ser cancelada.

Esquemas combinados de PUVA com outras modalidades tópicas e sistêmicas para psoríase são vistas na TABELA 100.6.

Não existe consenso sobre o protocolo de manutenção para PUVA. Embora a manutenção possa ser benéfica para evitar recaídas, o risco aumentado de carcinogênese deve ser considerado. Uma recomendação é manter o PUVA durante 3 a 6 meses após o clareamento. Fazer 2 sessões/semana durante 4 semanas, depois, 1 sessão/semana e, então, 1 sessão a cada 2 semanas. Recomenda-se que o número de sessões com PUVA não deva exceder 200, em indivíduos de pele clara. Protocolos de tratamento com PUVA tópico, imersão e banhos são listados no QUADRO 100.2.

No UVA1, existem três diferentes tipos de doses: doses baixas (10-20 J/cm^2, por tratamento), dose média (50-70 J/cm^2) e doses altas (70-130 J/cm^2). Para a maioria das doenças, a dose média é a mais amplamente utilizada. Ver, na TABELA 100.7, a lista de protocolo de tratamento com UVA1.

Efeitos colaterais

Os mais comuns são eritema, prurido, hiperpigmentação, pele seca, náuseas e vômitos. Melanoníquia, onicólise, hipertricose, lentigos e bolhas podem ocorrer. Fotoenvelhecimento é um efeito crônico da puvaterapia. Como os psoralênicos são fotossensibilizantes, deve-se orientar os pacientes quanto ao uso concomitante de medicamentos fotossensibilizantes como anti-inflamatórios não esteroides, diuréticos, neurolépticos, antibióticos (tetraciclinas, fluoroquinolonas), sulfas. Toxicidade hepática é incomum.

Em um estudo prospectivo com seguimento de 25 anos, Melanos e Stern[8] não constataram risco aumentado para catarata em pacientes que usaram óculos de proteção durante o tratamento. Está bem estabelecido que a exposição ao PUVA, dose-dependente, leva a um risco aumentado de desenvolvimento de carcinoma espinocelular e menor a carcinoma basocelular. Em uma metanálise de Stern e Lunder,[9] houve incidência de carcinoma espinocelular em pacientes expostos a altas doses de PUVA (> 200 sessões ou 2.000 J/cm^2) 14 vezes maior do que em pacientes expostos a baixas doses (< 100 sessões ou 1.000 J/cm^2). Por outro lado, não se estabeleceu um risco maior para melanoma. A área genital do homem com psoríase, exposta a altas doses de PUVA é suscetível ao desenvolvimento de carcinoma espinocelular. É importante proteger os genitais dos pacientes durante as sessões. Existe um risco adicional aos pacientes que foram submetidos previamente a radiações.

QUADRO 100.2 – Protocolo de PUVA tópico, imersão e banho

PUVA tópico	PUVA imersão	PUVA banho
• Aplicar solução em gel aquoso de 8-MOP 0,005% nas áreas afetadas, usando luvas • Irradiar com UVA após 15-20 minutos • Dose inicial de UVA: 0,5 a 1,0 J/cm^2 • Doses subsequentes: 0,5-2,0 J/cm^2 • Frequência: 2 vezes/semana	• Fazer imersão das mãos e/ou pés em solução de 8-MOP 0,03% por 20-30 minutos • Irradiar com UVA após 15-20 minutos • Dose inicial de UVA: 1-2 J/cm^2 • Doses subsequentes: aumentar 0,5-1,0 J/cm^2 a cada sessão • Frequência: 2 vezes/semana	• Imersão em banheira com 8-MOP a 0,000075% por 20-30 minutos • Irradiar com UVA após 15-20 minutos • Dose inicial: 0,2-0,5 J/cm^2 • Doses subsequentes: aumentar 20-40% a cada sessão • Frequência: 2 vezes/semana

TABELA 100.7 – Protocolo de tratamento com UVA1

Indicação	Dose (J/cm^2)	Frequência (por semana)	Duração
Dermatite atópica	60	3-5	3-6 semanas
Dermatite disidrótica	60	3-5	3-6 semanas
Linfoma cutâneo de células T	60	3-5	3-6 semanas
Esclerodermia localizada	60	3-5	40 sessões
Líquen escleroso	50	5	40 sessões
Prurigo	50	5	4 semanas
Urticária pigmentosa	60	5	3 semanas
Pitiríase rósea	30	3	3 semanas

TABELA 100.6 – PUVA – esquemas combinados

Tópicos	Sistêmicos
PUVA + emolientes (óleo mineral). Evitar vaselina	PUVA + acitretina REPUVA (diminuir 50% da dose PUVA/acitretina)
PUVA + corticoides tópicos	PUVA + MTx
Tópicos PUVA + análogos da vitamina D3	PUVA + ciclosporina
PUVA + retinoide tópico (tazaroteno)	PUVA + biológico

Os efeitos colaterais mais comuns descritos no UVA1 são eritema, prurido, hiperpigmentação, bolhas, erupção polimorfa à luz, reativação de herpes simples vírus, fotoenvelhecimento. Não se conhece risco para desenvolvimento de câncer da pele.

LASERTERAPIA

O termo *laser* é um acrônimo que significa "amplificação da luz pela emissão estimulada de radiação" (do inglês *light amplification by stimulated emission of radiation*). Embora tenha sido desenvolvido por Malman em 1959 e usado por Goldman em 1953, o conceito de emissão estimulada de radiação foi proposto por Einstein em 1917.[10] A partir daí, *lasers* de CO_2 e argônio foram desenvolvidos para o tratamento de várias doenças de pele como hemangiomas e outras lesões benignas, principalmente cicatrizes hipertróficas e inestéticas.

A cirurgia cutânea com *laser* foi revolucionada, na década de 1980, com a introdução da teoria da fototermólise seletiva, proposta por R. Rox Anderson e John Parrish.[11] Essa teoria propõe a destruição específica de um cromóforo (pigmento-alvo) por um comprimento de onda de luz específico com mínimo efeito térmico à distância.

A ação de um *laser* depende da sua interação com o tecido. Por definição, um *laser* emite luz monocromática, ou seja, de um comprimento de onda único ou de pequena variação (determinada pelo meio sólido, líquido ou gasoso). A coerência da luz, segunda propriedade, determina que os fótons viajam em sintonia no tempo e no espaço. Outra característica é a colimação, ou seja, a luz é estreita, de feixe intenso e paralelo, que se propaga por grandes distâncias sem divergência. Portanto, um *laser* necessita ser: monocromático, coerente, colimado e de alta energia.

Quando um *laser* é disparado no tecido, ele é absorvido por cromóforos. Os principais são hemoglobina, melanina, água, caroteno e tinta exógena de tatuagens. Três efeitos podem ocorrer: **fototérmico**, quando o alvo é destruído resultando em formação de calor local; **fotoquímico**, quando ocorre interação com agentes fotossensibilizantes, reação observada na terapia fotodinâmica; e **fotomecânico**, quando ondas acústicas se formam levando a uma rápida expansão do tecido e sua explosão.

A penetração da luz do *laser* depende de sua absorção e dispersão. Em geral, quanto maior o comprimento de onda da luz visível, maior sua penetração no tecido. Comprimentos de onda na metade final de infravermelho têm sua penetração diminuída, pois são muito absorvidos pela água do tecido.

Para uma correta aplicação da teoria da fototermólise seletiva, ou seja, destruição do alvo específico sem dano térmico ao redor, um novo conceito deve ser respeitado – o **tempo de relaxamento térmico** (TRT). Definido como o tempo necessário para que o alvo perca 50% do calor recebido imediatamente após a irradiação, ele permite uma alta eficácia na área tratada como pouca dissipação de calor ao redor, minimizando os efeitos deletérios de cicatrizes inestéticas.

Há vários tipos de *laser* em dermatologia. Os **contínuos** são aparelhos mais antigos, cujos feixes de luz são emitidos na pele sem descanso (CO_2 e argônio) e, portanto, levam a maior chance de cicatrizes. Os **quase-contínuos** são *lasers* que, mecanicamente, interrompem os feixes contínuos (KTP, vapor de ouro, vapor de cobre). Os *lasers* pulsados emitem os feixes em intervalos, dando tempo suficiente para o tecido se resfriar, o que aumenta a chance de bom tratamento, minimizando as cicatrizes. Os QS (do inglês *quality-switched lasers*) são *lasers* pulsados que armazenam uma grande quantidade de energia em sua cavidade óptica e que a liberam em pulsos de nanossegundos e são usados no tratamento de tatuagens. As principais aplicações dos *lasers* na dermatologia são referidas em seguida.

LASER EM LESÕES VASCULARES

Os *lasers* específicos para tratamento de lesões vasculares têm, como alvo, pigmentos de oxi e carboxi hemoglobina. Os principais picos de absorção são 418, 542 e 577 nm. Um dos mais usados no passado era o *laser* de argônio, porém, por ser contínuo, levava à destruição inespecífica do tecido, ou seja, tratamento do hemangioma com muita cicatriz. O KTP, que opera em 532 nm, pode ser usado no tratamento de telangiectasias faciais.

O *laser* de corante pulsado (do inglês *flashlamp pumped pulsed dye laser*) foi o primeiro desenvolvido para tratamento de lesões vasculares baseado na fototermólise seletiva. Opera entre 585, 595 e 600 nm, com especificidade para oxiemoglobina e atinge maior penetração que os demais. Com duração de pulso variável entre 450 µs a 40 ms, ele é largamente usado no tratamento de telangiectasias facias, hemangiomas, manchas vinho do porto, granuloma piogênico, sarcoma de Kaposi, nevo rubi, poiquilodermia de Civatte. Outras aplicações são cicatrizes hipertróficas e queloides, estrias vermelhas, verrugas vulgares, angiofibromas, linfangiomas, NEVIL, necrobiose lipoídica, granuloma facial, lúpus eritematoso, lúpus pérnio, morféa e molusco contagioso. Talvez o mecanismo de ação em tantas doenças não seja bem elucidado, provavelmente o aquecimento na derme leve à remodelação de colágeno e controle do processo inflamatório, o que, em parte, justificaria a ação do *laser* de corante pulsado nessas enfermidades **(FIGURA 100.3)**.

Em geral, o uso de alta fluência no tecido, em pulsos curtos, leva ao aparecimento de púrpura no local, decorrente da agressão na parede do vaso sanguíneo. Tais púrpuras desaparecem entre 7 a 14 dias. Efeitos colaterais raros podem ser vistos: vesiculação, crostas, cicatrizes e alteração de textura, em geral, por excesso de energia.

Em relação aos vasos dos membros inferiores, *lasers* que operam no infravermelho (1.064 nm de pulso longo) podem ser usados tendo como alvo a carboxiemoglobina. Altas fluências são necessárias para o tratamento desses vasos e, portanto, um eficaz sistema de resfriamento cutâneo torna-se imprescindível. Veias reticulares profundas de médio calibre podem ser passíveis de tratamento. Porém,

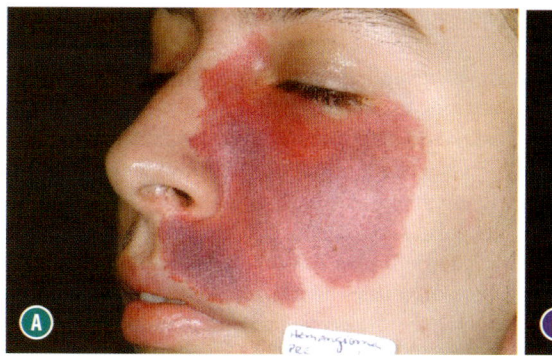 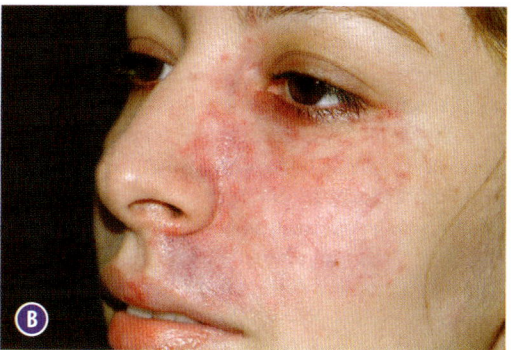

FIGURA 100.3 – Mancha vinho do Porto. **A** Pré-tratamento. **B** Após 10 sessões de *pulsed dye laser*.

o tratamento combinado com escleroterapia, cirurgia convencional e, é claro, uma eficiente avaliação do cirurgião vascular ainda são a melhor forma terapêutica.

LASER EM LESÕES PIGMENTADAS

As lesões pigmentadas benignas da pele podem ser passíveis de tratamento com *laser*. O cromóforo é a melanina, que possui um TRT de cerca de até 1 ms. As lesões pigmentadas benignas podem ser classificadas em epidérmicas (lentigo solar, efélide, queratose seborreica, mancha café com leite), dérmicas (nevos de Ota/Ito, nevo de Becker, ocronose, nevo azul) e mistas (melasma, nevo spilus, hiperpigmentação por drogas, hiperpigmentação palpebral). Embora a absorção da melanina seja ampla, ela decresce à medida que aumentamos o comprimento de onda. A melhor atuação fica na luz verde e vermelha. Porém, peles mais escuras podem sofrer despigmentações transitórias ou permanentes nesse comprimento de onda. Já na faixa do infravermelho (1.064 nm) pigmentos melânicos mais profundos são abrangidos, a epiderme é poupada, porém a especificidade é menor **(FIGURA 100.4)**.

O grupo de *lasers* que melhor trata as lesões pigmentadas melanocíticas benignas são os QS *lasers*. Esses aparelhos operam com o armazenamento de grandes quantidades de energia em sua cavidade óptica, que são liberados em espaço muito curto de tempo, na ordem de nanossegundos (ns). Assim, a energia é confinada ao pigmento, havendo pouca dissipação de calor ao redor, o que minimiza os efeitos colaterais em relação aos outros *lasers*. Dentre os QS *lasers* destaca-se o QS Ruby *laser* que opera em 694 nm (luz vermelha), QS Alexandrita 755 nm (luz vermelha) e QS Nd:YAG *laser* 1064/532 nm (luz infravermelha e verde). Clinicamente, o que se observa após o disparo do *laser* é um esbranquiçamento imediato da lesão, confinado ao local. As lesões epidérmicas apresentam melhor resposta ao tratamento. Já lesões mistas mostram resultados duvidosos. Em relação ao nevo de Ota, os resultados são excelentes após algumas sessões de QS *laser* (normalmente, entre 6-10 sessões). Cabe ressaltar que, em pacientes com peles bronzeadas ou tipos IV a VI, os riscos de hipopigmentação são altos. O tratamento do melasma com *laser* ainda constitui um grande desafio. Os resultados são variáveis, podendo haver hipo ou hiperpigmentação, ou até piora do melasma. O uso de luz intensa pulsada pode dar algum resultado inicial, porém, com alta chance de recidiva. O uso de *laser* QS Nd:YAG 1.064 nm com baixa fluência (0,8-1,5 J/cm^2) tem mostrado resultados satisfatórios na melhora e controle do quadro, porém, múltiplos tratamentos são necessários e a associação com despigmentantes tópicos pode ser considerada.

Em relação às tatuagens, deve-se considerar que elas podem ser profissionais, amadoras, idiossincrásicas, cosméticas ou traumáticas. Os pigmentos preto e azul respondem melhor ao Ruby, Alexandrita e Nd:YAG 1.064. O pigmento verde responde ao Ruby e Alexandrite; os pigmentos amare-

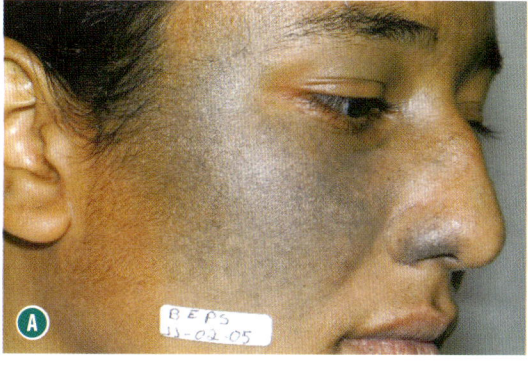 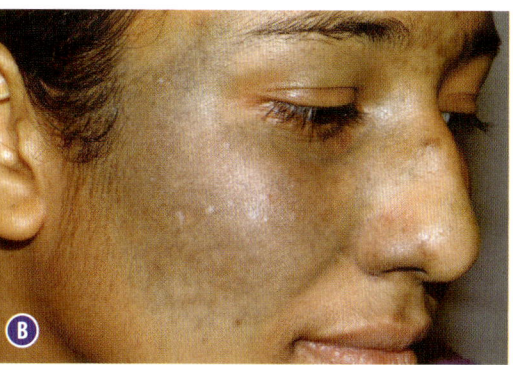

FIGURA 100.4 – Nevo de Ota. **A** Pré-tratamento. **B** Após oito sessões de QS Ruby e Nd:YAG.

lo e vermelho, embora difíceis, respondem ao Nd:YAG 532. O número de sessões é muito variável sendo mais difícil a remoção das tatuagens profissionais (maior concentração de pigmentos organometálicos na derme profunda). Em média, 6 a 12 para tatuagens profissionais e 4 a 6 para amadoras. Devemos ressaltar que as tatuagens cosméticas podem sofrer reação de óxido-redução durante o tratamento pois os pigmentos são ricos em ferro (mudam de óxido férrico para ferroso), o que torna o pigmento enegrecido. Quando isso ocorre, deve-se continuar o tratamento com QS *laser* que trate o pigmento escuro (Ruby, Alexandrite ou 1.064). As reações adversas mais frequentes são: hiperpigmentação (em geral transitória), hipopigmentação (permanente ou transitória), cicatrizes atróficas e reações alérgicas ao pigmento (pela quebra do pigmento pelo efeito mecano-acústico) **(FIGURA 100.5)**.

O assunto mais controverso é o tratamento dos nevos melanocíticos benignos. Toda a lesão névica deve ser biopsiada antes de qualquer tratamento com *laser*. Até agora, nenhum relato foi observado de malignização de nevo melanocítico após tratamento com *laser*. Em geral, quando nevos melanocíticos benignos gigantes causam problemas estéticos o tratamento com *laser* deve ser discutido e considerado uma opção.

EPILAÇÃO

Desde a primeira aprovação da epilação a *laser* pela Food and Drug Administration em 1996,[12] grande avanço foi obtido na tecnologia desses aparelhos. *Lasers* e luz pulsada, que operam nas faixas vermelha e infravermelha do espectro eletromagnético (600-1.200 nm), são usados efetivamente para destruir a melanina no folículo piloso. Nessa faixa, consegue-se atingir a melanina mais profundamente, havendo boa absorção e profundidade de penetração. A presença do pigmento melânico na epiderme pode ser um problema na epilação, podendo ocasionar distúrbios pigmentares após o tratamento. O uso de compressas geladas, gel resfriado, *spray* de criógenos, ou dispositivos de contato resfriados acoplados ao *laser* amenizam o dano epidérmico, o que diminui os riscos em pacientes com fototipos mais escuros.

A interação do *laser* com o tecido ocorre na matriz rica em melanina, gerando calor ao redor de todo o folículo piloso. O tempo de exposição do pulso deve ser na faixa de milissegundos (entre 10-100 ms, dependendo do tamanho do pelo) para evitar muita dissipação de energia ao tecido vizinho. Além disso, as *stem cells* foliculares podem não conter pigmento, estão localizadas à certa distância do folículo e são importantes no processo de epilação definitiva. Assim, alguns aparelhos oferecem pulsos ainda mais longos na tentativa de expandir o calor até essas células totipotenciais, induzindo, assim, epilação de longa duração.

Os aparelhos usados são: ruby (longo pulso), alexandrite (longo pulso), diodo (800 nm), QS e longo pulso Nd:YAG e luz pulsada de alta energia. As respostas são boas com diminuição definitiva dos pêlos que podem chegar a 80% após algumas sessões de tratamento (em geral, 4-6 sessões). Normalmente, os *lasers* oferecem resultados mais rápidos do que os aparelhos de luz pulsada, embora ambos sejam eficazes. Os efeitos colaterais mais frequentes são hipo e/ou hiperpigmentação, crostas e bolhas, em geral resultado de alta energia em peles mais escuras ou bronzeadas.

Em fototipos mais altos, recomenda-se usar *laser* com comprimento de onda maior como o longo pulso Nd:YAG, pelo fato de ser menos absorvido pela melanina, promovendo boa resposta em casos de pseudofoliculite da barba e remoção prolongada de pelos em pacientes escuros.

Os efeitos do *laser* nos pelos brancos e loiros é muito ruim. Algumas tentativas de se usar substâncias que dão cor aos pelos e posterior aplicação do *laser* já foram feitas, porém com resultados bem abaixo da expectativa. Até o presente momento, não há aparelho de *laser* eficaz na remoção de pelos brancos ou loiro claros.

REJUVENESCIMENTO: ABLATIVO E NÃO ABLATIVO

Lasers de CO_2 pulsado de alta energia, assim como Erbium YAG (Er:YAG) *laser*, foram largamente usados na década de 1990 para tratamento do envelhecimento facial. Os *lasers* pulsados, no chamado *resurfacing* da face, são capazes de induzir uma zona de ablação assim como necrose de coagulação controladas. O princípio é a vaporização do tecido. Tanto CO_2 (10.600 nm) como Er:YAG (2.940 nm) são absorvidos pela água do tecido. O processo de vaporização gera calor local que se difunde para a derme e promove remodelação de colágeno e neocolagênese. Os resultados esperados são uma melhora das rítides faciais, tônus da pele, cicatrizes atróficas e cicatrizes de acne. O *laser* Er:YAG, por ter maior coeficiente de absorção pela água, penetra menos na pele, o que acarreta menor eficiência no tratamento em comparação ao *laser* de CO_2.

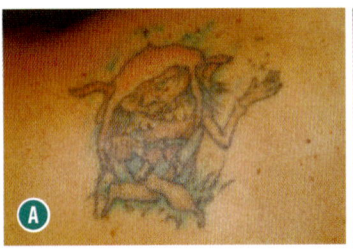 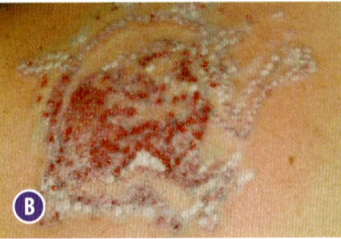 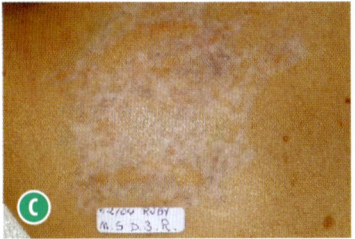

FIGURA 100.5 – Ⓐ Tatuagem profissional pré-tratamento. Ⓑ Tatuagem imediatamente após QS Nd:YAG *laser*. Ⓒ Tatuagem após 8 sessões QS Nd:YAG *laser*.

Todos os pacientes submetidos ao *resurfacing* da face apresentam algum grau de morbidade pós-operatória entre 7 e 15 dias, pelo menos. Eritema, edema, crostas e exsudação são esperados após o tratamento. O curativo pode ser aberto (apenas pomada vaselinada com ou sem antibiótico) ou fechado. Neste último, pode ser feito com curativos à base de filme de PVC que promovem reepitelização mais rápida. Outras complicações podem ser observadas como infecções bacterianas e viral herpética, distúrbios de pigmentação, ectrópio, mílios, cicatrizes hipertróficas, etc. Lesões epidérmicas e dérmicas benignas também podem ser tratadas com os *lasers* acima descritos como queratose seborreica, verruga vulgar, xantelasma, hiperplasia sebácea, siringoma e tricoepitelioma. Também pode ser usado no tratamento de queilite e queratose actínica.

Com o recente avanço na tecnologia e a busca de tratamentos menos invasivos que também promovam resultados eficientes no tratamento do fotorejuvenescimento, novos aparelhos de CO_2 e Erbium YAG e Erbium Glass (1.500 nm) fracionados têm sido implantados no mercado da dermatologia, conferindo eficácia e menor agressividade no pós-operatório. Como consequência, várias sessões de tratamento são necessárias para tentar atingir o mesmo resultado dos *lasers* mais ablativos.

Nos últimos anos, a grande tendência é pelo tratamento com *lasers* não ablativos, que levam à menor morbidade e tempo de recuperação mais rápido. Esses aparelhos operam na faixa do infravermelho (1.000-1.500 nm) e têm baixa absorção pela água. Assim, o calor gerado pela luz aquece a derme e leva à remodelação do colágeno e melhora das rítides e tônus da pele. Os resultados finais, após 5 ou 6 sessões, são limitados e muito aquém dos obtidos pelos métodos ablativos. Em geral são indicados para pacientes com grau de envelhecimento leve, com baixa tolerância a dor e que desejam uma rápida recuperação.

Operando entre 1.300 a 1.550 nm, os aparelhos não ablativos promovem fotocoagulação de tecido em forma de microzonas térmicas (MTZ, do inglês *microthermal zone*). Essas MTZ são intercaladas por "ilhas" de pele normal, havendo reepitelização a partir delas. Assim, a recuperação é mais rápida e o resultado, após 4 a 6 sessões, pode ser muito próximo dos métodos ablativos.

LUZ INTENSA PULSADA

A luz intensa pulsada (LIP) tornou-se muito popular devido à sua versatilidade e ao custo mais baixo quando comparada aos *lasers*. Difere destes por se tratar de fonte que emite luz não coerente (não uniforme), não colimada (raios emitidos em vários sentidos) e policromática (abrange comprimentos de onda de 515-1.200nm). A luz é emitida em pulsos (simples, duplos ou triplos) a intervalos variáveis, permitindo o resfriamento do tecido. O mecanismo de ação da LIP, assim como nos *lasers*, corresponde ao conceito da fototermólise seletiva, em que a destruição térmica do alvo ocorre por meio da absorção da energia pelos cromóforos da pele (água, melanina e oxiemoglobina), sem dano às estruturas adjacentes. A duração de pulso varia entre 0,5 e 88,5 milissegundos e, assim como nos *lasers*, deve ser menor do que o tempo de relaxamento térmico do cromóforo-alvo, para que somente este seja atingido.

Filtros ajustados de acordo com o tipo de lesão tratada e o fototipo do paciente permitem selecionar o comprimento de onda para maior ou menor penetração (no espectro da luz visível, quanto maior o comprimento de onda, maior a penetração na pele). Em virtude de ampla variedade de combinações entre comprimento de onda, duração de pulso, intervalo entre os pulsos e fluência, a LIP tem a capacidade de tratar tanto lesões pigmentadas quanto lesões vasculares de forma muito eficaz. No entanto, por se tratar de luz não colimada e não coerente, o seu feixe sofre grande dispersão quando encontra as moléculas da derme, o que limita sua profundidade de ação na derme.

As principais indicações da LIP são lesões pigmentadas benignas (efélides, melanoses solares, queratoses seborreicas planas), vasculares (telangiectasias, rosácea eritemato-telangiectásica), epilação e rejuvenescimento facial, observando-se melhora da textura, dos poros dilatados e da luminosidade da pele.

Para o tratamento de lesões pigmentadas não-melanocíticas a LIP é efetiva, porém os *lasers Q-switched* são considerados de 1ª escolha por possuírem capacidade de armazenar grande quantidade de energia para produzir pulsos extremamente curtos, na ordem dos nanossegundos, mais próximos ao tempo de relaxamento térmico dos melanossomos. Na rosácea, múltiplas sessões de LIP reduzem significativamente o eritema, as telangiectasias e os sintomas associados (**FIGURA 100.6**).

Poiquilodermia de Civatte é uma boa opção para aplicação de LIP, resultando em significativa redução do componente vascular, da pigmentação e da atrofia cutânea em aproximadamente 80% dos casos (**FIGURA 100.7**). No entanto, por se localizar em áreas extra-faciais e com associação de cromóforos (melanina e oxiemoglobina), exige cautela adicional na aplicação e uso de fluências menores.

Indicações não convencionais de LIP são: acne, terapia fotodinâmica, hidradenite supurativa, queloides e cicatrizes hipertróficas, cisto pilonidal, poroqueratose disseminada, sarcoidose, entre outras.

Não devem ser tratados pacientes em uso de substâncias fotossensibilizantes, gestantes, portadores de colagenoses em atividade ou com áreas de infecções bacterianas ou virais. Os pacientes com pele bronzeada não devem ser tratados até que a pigmentação diminua e retorne a seus níveis normais, assim como deve-se evitar o tratamento em pacientes de fototipos V e VI (risco de queimadura).

Os efeitos adversos mais frequentes são geralmente transitórios e incluem eritema e edema prolongados, hiper e hipocromia, herpes simples (incomum). Em casos mais graves podem ocorrer púrpura, bolhas e formação de crostas. Cicatrizes são raras e geralmente causadas por tratamentos com fluências acima do ideal ou por manipulação de crostas com subsequente infecção secundária.

A LIP representa, portanto, um valioso recurso terapêutico com excelentes resultados e poucos efeitos colaterais,

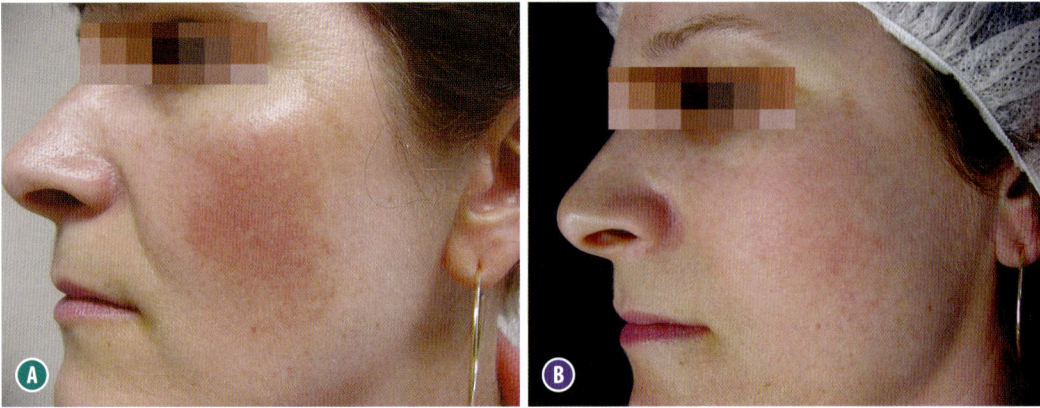

FIGURA 100.6 – Rosácea. Tratamento do eritema com luz intensa pulsada. **A** Antes do tratamento. **B** Depois do tratamento.

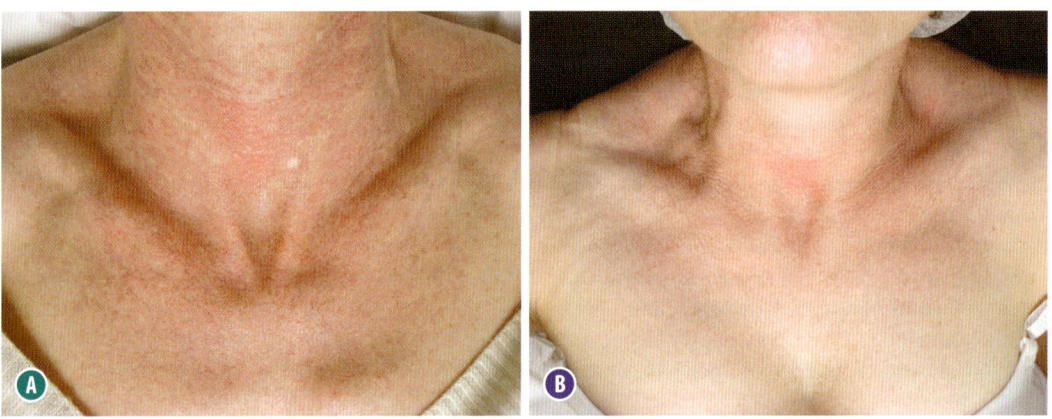

FIGURA 100.7 – Poiquilodermia. Tratamento com luz intensa pulsada. **A** Antes do tratamento. **B** Depois do tratamento.

desde que seja feita uma adequada seleção do paciente e do tipo de lesão a ser tratada e que seja realizada por profissional com experiência e com domínio da técnica.

TERAPIA FOTODINÂMICA

A terapia fotodinâmica (PDT, do inglês *photo-dynamic therapy*) é usada há muito para o tratamento de neoplasias malignas e pré-malignas não melanocíticas da pele. As principais lesões tratadas são as queratoses actínicas, carcinomas basocelulares (superficiais e nodulares finos) e doença de Bowen. Na dermatologia, os principais fármacos usados no tratamento são: 5-ALA (ácido 5-δ-aminolevulínico) e Metil-ALA. A terapia consiste na administração tópica do fármaco sobre o tumor e posterior iluminação com fonte de luz (*laser*, lâmpada halógena, LED), sendo capaz do processo de ativação fotodinâmica, ou seja, formação de Oxigênio *singlet* que leva à apoptose das células tumorais. O método é altamente eficaz para lesões superficiais: 85 a 95% para cura de queratoses actínicas, 80 a 90% para CBC superficiais, 75 a 91% para CBC nodulares e 80 a 90% para doença de Bowen, em trabalhos publicados, com grande número de lesões e seguimento longo de até 5 anos. A PDT oferece, ainda, uma possibilidade de prevenção de tumores cutâneos em pacientes transplantados, além de excelente cosmética pós-tratamento. Um conceito mais recente oferece a possibilidade de se utilizar a luz do dia como fonte de ativação da porfirina induzida pelo ALA ou MAL. Nesse sentido, a radiação luminosa visível do espectro de luz solar é absorvida pelo tecido sensibilizado, gerando a atividade fotodinâmica. Os resultados são muito bons para o tratamento das queratoses actínicas finas (graus I e II, de Olsen) em campo de cancerização.

RADIOTERAPIA

Modalidade médica que utiliza radiações ionizantes para o tratamento das neoplasias. O termo "ionizante" significa a capacidade desta radiação de deslocar um elétron de sua órbita resultando em um átomo instável. Este elétron livre se combina com outro átomo, tornando-o também instável pelo aumento de sua carga negativa, acarretando lesões biológicas e morte celular.

A radioterapia pode ser administrada de forma **exclusiva** ou como modalidade **combinada** com cirurgia e/ou quimioterapia e/ou modificadores da resposta biológica. O tratamento **radical** objetiva a completa erradicação do tumor, podendo ser inevitável a administração de altas doses nos tecidos normais, aceitando-se elevado nível de toxicidade. O tratamento **paliativo**, habitualmente, utiliza cursos breves de tratamento, com toxicidade mínima, para paliar sintomas decorrentes de doença metastática, ou redução de grandes massas tumorais. É utilizada como terapia **adjuvante** com a intenção de minimizar recidivas locais e/ou disseminação da doença.

Pode ser empregada sob a forma de teleterapia ou de braquiterapia. A **teleterapia** ou terapia com feixe externo é a modalidade mais comumente utilizada. É administrada através de feixes de fótons ou elétrons dirigidos à área a ser tratada. De acordo com a energia do feixe poderá tratar tumores superficiais ou profundos. A **braquiterapia** libera radiação através da colocação de fonte radioativa no interior, ou sobre a lesão, permitindo a liberação de altas doses de radiação, poupando-se estruturas vizinhas. Pode ser aplicada no interior de cavidades (p. ex., tumores ginecológicos), no interstício tumoral (p. ex., tumores cutâneos, tumores da cavidade oral), através de moldes (p. ex., tumores cutâneos) e ainda sistemicamente (p. ex., iodo radioativo no câncer da tireoide).

A unidade de dose, internacionalmente utilizada, é o Gray (Gy). Habitualmente, administra-se 2 a 3 Gy/sessão/dia, cinco vezes/semana. A dose total varia com o tipo histológico, a localização e a extensão do tumor (30-70 Gy).

Atualmente, a maioria dos pacientes com cânceres cutâneos pode ser tratada sem a necessidade do uso de radioterapia. Entretanto, existem determinados fatores que podem favorecer sua recomendação. A radioterapia apresenta a vantagem de evitar grandes defeitos cirúrgicos em determinadas localizações anatômicas como lábios, orelhas, nariz e pálpebras. No entanto, não pode, habitualmente, ser reaplicada em áreas anteriormente tratadas, pelos riscos elevados de seus efeitos tardios importantes como radiodermite crônica e necrose de partes moles. Atualmente, com a aplicação da "boa prática da especialidade" a morbidade aguda é mínima, porém o resultado cosmético cutâneo tardio ainda é ruim. Desse modo, em dermatologia, evita-se seu emprego em pacientes jovens, reservando-a para indivíduos acima dos 70 anos. Os efeitos colaterais agudos mais comuns são: descamação, eritema, exudação e hiperpigmentação e os tardios, hipopigmentação, atrofia, telangiectasias, alopecia e fibrose subcutânea. Existem relatos de surgimento de sarcomas induzidos tardiamente (após 10-15 anos) pós-irradiação.

No **carcinoma basocelular**, a radioterapia pode ser uma boa opção para pacientes acima de 70 anos com pequenos tumores localizados no nariz, na pálpebra inferior e no canto interno do olho e para carcinomas basocelulares superficiais extensos na face. Como terapia adjuvante, está indicada nos casos de exérese incompleta da porção profunda dos tumores da região central da face, particularmente quando o defeito cirúrgico houver sido reconstruído através de retalho.

No **carcinoma espinocelular**, a radioterapia pode ser utilizada como tratamento curativo de pacientes idosos (acima de 70 anos) com tumores extensos e múltiplas comorbidades. Nos carcinomas espinocelulares do lábio inferior, as taxas de cura com radioterapia são iguais às da cirurgia, com excelente resultado estético e manutenção da função. O tratamento adjuvante está indicado nos casos com margens comprometidas sem possibilidade de ampliação cirúrgica, no leito operatório de linfadenectomias por comprometimento linfonodal concomitante ao diagnóstico da lesão primária (irradia-se o local do tumor primário e a primeira cadeia de drenagem linfática), na invasão perineural e nos casos de pacientes imunocomprometidos.

No **carcinoma de Merkel**, trabalhos recentes têm evidenciado possível benefício com a indicação de radioterapia adjuvante locorregional pós-cirúrgica.

Nos **angiossarcomas**, mesmo que completamente retirados, indica-se a radioterapia adjuvante no leito operatório. Para os tumores grandes inoperáveis, indica-se a irradiação de toda a lesão com margens de segurança, habitualmente combinada com quimioterapia.

No **sarcoma de Kaposi**, pode estar indicada a radioterapia de tumores localizados ou até mesmo de toda a pele acometida com feixe de elétrons.

Pacientes idosos com grandes lesões de **lentigo maligno melanoma** podem ser tratados com radioterapia com finalidade paliativa. Lesões metastáticas cutâneas, subcutâneas ou viscerais podem ser tratadas paliativamente.

Os **linfomas cutâneos** são radiossensíveis. A irradiação de toda pele dos doentes com micose fungoide em placas generalizadas é técnica consagrada que apresenta taxas de remissão completa da doença. Outros linfomas cutâneos de células T, não micose fungoide, e linfomas cutâneos de células B podem ser adequadamente tratados com feixe de elétrons ou fótons, dependendo da espessura das lesões, de modo localizado.

Em relação às **condições benignas da pele**, atualmente há indicação apenas na profilaxia do desenvolvimento ou da recidiva de queloides, com a utilização de feixe de elétrons emitidos por aceleradores lineares ou placas de betaterapia (placas de estrôncio 90).

RADIOFREQUÊNCIA

A aplicação da radiofrequência no aquecimento da derme profunda e subcutâneo para produzir estímulo do colágeno, combatendo a flacidez cutânea de maneira não invasiva, surgiu em meados de 2001. Foi utilizado um aparelho, o Thermacool® cuja tecnologia era uma ponteira descartável, refrigerada, que permitia a entrada de onda de radio de 6 MHz sem queimar a epiderme e atingindo a derme. O mecanismo de ação era o calor produzido nas camadas profundas da pele, com estímulo a formação de novo colágeno. Com o avanço da tecnologia, novos aparelhos foram introduzidos que têm ponteiras de 40,68 MHz não descartáveis.

A radiofrequência é uma opção terapêutica para o tratamento não ablativo da flacidez cutânea. As contraindicações são as doenças do colágeno, uso de marca-passo, gravidez, preenchedores definitivos e tratamento dentário.

CAPÍTULO 101

EMERGÊNCIAS EM CIRURGIA DERMATOLÓGICA

As emergências na cirurgia dermatológica são raras e, na maioria das vezes, evitáveis, considerando-se as possibilidades de serem conduzidas e tratadas previamente.

REAÇÃO VASOVAGAL

A reação vasovagal é o evento emergencial mais comum nos procedimentos cirúrgicos dermatológicos. Às vezes, é interpretada erroneamente como reação alérgica, pois pode ocorrer no momento das infiltrações anestésicas.

O quadro clínico é de palidez, perda súbita temporária da visão e da consciência e sudorese fria. Não há anormalidades neurológicas ou cardíacas identificadas. Pode ser precipitada por ansiedade, estresse emocional, fobia de agulha e dor.

É possível, eventualmente, obter a informação se o paciente já teve quadro semelhante, por exemplo, em uma coleta de sangue para exame laboratorial e, dessa forma, ser mais cuidadoso ao iniciar o procedimento.

Os pacientes devem sempre estar em posições confortáveis ao serem abordados, por exemplo, sentados com o dorso oblíquo ou deitados. As reações serão mais bem conduzidas nessas posições, evitando-se quedas acidentais e ferimentos.

Podem ocorrer diminuição da pressão arterial e taquicardia.

Observar os acompanhantes, pois podem manifestar quadros semelhantes ao presenciarem os procedimentos. Ao terem sua presença permitida em salas cirúrgicas, sempre perguntar-lhes se já passaram bem nessas situações.

Chama-se de lipotimia a forma leve da reação vasovagal. Os sinais clínicos de perda transitória de consciência e sudorese são leves e rápidos.

A conduta é colocar o paciente em posição horizontal, confortável, afrouxar as roupas e aferir os sinais vitais. Se possível, pode-se elevar os membros inferiores de modo a facilitar o retorno venoso. Deixar as vias respiratórias pérvias para as possibilidades de outras reações e outras intervenções.

Na evolução, observa-se rápida recuperação da consciência e redução da sudorese.

Como medidas preventivas, evitar falar ao paciente os detalhes do procedimento e possibilidades de sangramentos, evitar a visualização do material cirúrgico e das agulhas e, se possível, colocar gaze ou compressa úmida com soro para fechar os olhos. Perguntar se o paciente fez as refeições regulares e evitar jejum prolongado.

Ao término do procedimento, pedir que o paciente não se levante rapidamente, mesmo que se apresente aparentemente bem. A mudança lenta do decúbito evita essa reação, pois, nesse momento, essas ocorrências são comuns.

REAÇÃO ANAFILÁTICA

A reação anafilática é uma manifestação de hipersensibilidade imediata que se inicia por prurido, urticas e angioedema. Pode evoluir rapidamente para o choque anafilático, com edema da glote, depressão respiratória e colapso vascular, queda abrupta da pressão arterial, pulso filiforme, palidez, vômitos, diarreia e perda da consciência. Em choque extremamente grave, se não houver atendimento imediato, pode ocorrer morte.

Os agentes mais comuns são medicamentos como analgésicos, anti-inflamatórios não esteroides, antibióticos tópicos ou sistêmicos, anticonvulsivantes. Felizmente, é rara pelos anestésicos locais do grupo amida. Considerar a possibilidade de algum alimento ingerido pouco antes e até uma picada de inseto ocorrida no ambiente do consultório.

São necessários o rápido reconhecimento do choque e seu tratamento imediato.

A medicação heroica, para uso imediato nos casos graves, é adrenalina 0,3 a 0,5 mL da solução milesimal, por via subcutânea ou intramuscular.

Pode ser associada com corticoide intramuscular ou intravenoso e anti-histamínico, embora tenham efeito lento e atuem muito pouco na crise aguda. Em muitos casos graves, o estado do paciente deve ser monitorado pela pressão arterial, devendo repetir a adrenalina conforme a queda da pressão arterial. Eventualmente, pode ser necessário usar a adrenalina por via intravenosa.

Alguns autores sugerem a injeção local de adrenalina nos casos de evidente início no local da injeção do fator desencadeante.

Manter as vias aéreas respiratórias livres e equipamentos de intubação endotraqueal e sistemas de ventilação próximos. A remoção para o ambiente hospitalar pode ser necessária rapidamente. A internação deverá ocorrer por 24 horas mesmo após o episódio agudo inicial.

REAÇÃO TÓXICA POR ANESTÉSICO

A maioria dos procedimentos cirúrgicos dermatológicos utiliza pequenas quantidades de anestésicos, o que torna sua superdosagem e efeitos tóxicos raros. Situações como infiltrações anestésicas em áreas extensas do couro cabeludo, muito vascularizado, injeções intravasculares e aplicações de anestésicos tópicos em grandes superfícies podem produzir efeito tóxico.

Os efeitos adversos são neurológicos e cardíacos. Pode ocorrer uma primeira fase, com excitação, palidez, aumento da pressão arterial, bradicardia, hiperpneia, náuseas, vômitos, tremores e convulsões. Pode-se evoluir para uma segunda fase em que há taquicardia, queda da pressão arterial, depressão respiratória, perda da consciência e morte.

Atenção deve ser dada à dose máxima de anestésico local infiltrativo. Para as composições com adrenalina, sugere-se 7 mg/kg de peso, e sem adrenalina, 3 a 4 mg/kg peso como dose total.

A conduta imediata é administrar oxigênio a 100% de saturação em máscaras ou respirador, disponibilizar equipamentos de intubação endotraqueal, fazer aspiração, monitorar ritmo cardíaco e pressão arterial, controlar com oxímetro de pulso e iniciar fármacos de emergência. Se houver evolução para convulsão aplicam-se barbitúricos intravenosos, diazepam ou midazolam.

Os sintomas cardíacos são tratados segundo sua evolução.

Relata-se o uso de infusão de soluções lipofílicas parenterais capazes de extrair os anestésicos da circulação.

CONVULSÃO

Pode ser causada pela intoxicação pelos anestésicos locais acima descrita ou por epilepsia. Pode surgir sem causa aparente ou ser precedida por sensação subjetiva premonitória (aura). Há perda súbita de consciência, contraturas musculares, respiração ruidosa forçada, dentes cerrados, perda de saliva com aspecto espumoso devido à passagem de ar entre os dentes. Excepcionalmente, na convulsão mais grave, há dificuldade respiratória, cianose, pulso filiforme e mordida da língua.

Deixar o paciente no local em que caiu. Remover os objetos próximos para evitar ferimentos. Não fazer restrição forte aos movimentos. Proteger a cabeça e procurar deitar o paciente lateralmente, para facilitar o escoamento da saliva. Colocar, se indicado, um chumacete de gaze entre os dentes. Se houver persistência da convulsão epiléptica, pode ser feita uma injeção intramuscular ou intravenosa de diazepam. Após a cessação dos movimentos, verificar a respiração. Em crianças, a convulsão pode ser seguida de parada respiratória que é resolvida de imediato com um ou dois movimentos de respiração boca a boca ou ventilação.

SANGRAMENTOS

Os sangramentos na cirurgia dermatológica são indesejáveis, pois produzem intenso estresse no médico e no paciente e conduzem a resultados indesejados com hematomas, deiscências e infecções e podem levar a perdas sanguíneas relevantes.

As diáteses hemorrágicas podem ocorrer por defeitos hereditários, menos comuns e por uso de medicamentos anticoagulantes, muito frequentes nos dias atuais.

Há grande número de fármacos usados como anticoagulantes em pacientes cardiopatas ou trombofílicos, reconhecidas na anamnese pré-operatória. Entretanto, cresce o número de medicamentos com ação pró-hemorrágica como salicilatos, anti-inflamatórios não esteroides, antibióticos, vitaminas e vasodilatadores periféricos.

A história de episódios prévios de sangramentos prolongados e profusos em ferimentos acidentais, gengivais ou metrorragias deve alertar o cirurgião.

A prevenção desse risco deve ser rotineira, esclarecendo-se e suspendendo-se, se possível, as medicações de risco. Entretanto, é controversa a suspensão dos anticoagulantes em pacientes cardiopatas, portadores de próteses cardíacas ou revascularizados. Sugere-se a suspensão dos anticoagulantes de ação prolongada, uso das medicações injetáveis de curta duração e suspensão no procedimento. A reintrodução do medicamento deve ser assim que passar o risco do sangramento na ferida cirúrgica, entre 24 e 48 horas.

Outra questão é a cuidadosa hemostasia durante o procedimento com eletrocoagulação ou amarração dos vasos com fios ou suturas hemostáticas.

Combinação desastrosa é a hemostasia incompleta e ação de substâncias anticoagulantes.

Comorbidades como hipertensão arterial não controlada, doença renal e hepatopatia crônica aumentam o risco de sangramento.

O coagulograma prévio próximo pode auxiliar na interpretação do risco.

Frente a um sangramento na cirurgia, a condução deverá ter cuidadosa hemostasia, compressão suave a moderada quando o sangramento for difuso e interrupção do procedimento assim que possível, minimizando as áreas de corte.

Síndromes compressivas por hematomas devem ser avaliadas com exames de Doppler arterial e venoso.

É discutível o uso de substâncias pró-coagulantes como a vitamina K. A drenagem dos hematomas é controversa. Questiona-se a possibilidade do aumento do consumo dos fatores de coagulação e a remoção do seu efeito compressivo.

CRISE HIPERTENSIVA

A história inerente dos níveis pressóricos e uso dos medicamentos anti-hipertensivos deve ser minuciosa. O controle prévio da pressão arterial é fundamental. O paciente precisa ser cuidadosamente alertado a manter os medicamentos anti-hipertensivos antes e no dia da cirurgia.

Frente ao estresse e à dor, há aumento da pressão arterial.

Consideram-se os limites do nível diastólico > 90 mmHg e sistólico > 16 mmHg como altos e favoráveis à crise hipertensiva.

O paciente poderá ser medicado com diazepam 5 a 10 mg sublingual ou via oral e rever a tomada regular das medicações. Se o paciente tiver resistência à redução dos níveis pressóricos, reprogramar a cirurgia em melhores condições.

Evitar a infiltração anestésica com epinefrina que piora a crise.

O médico deve estar atento ao sangramento difuso dos bordos da ferida operatória e à rápida redução do efeito anestésico como sinais de hipertensão arterial.

As medicações que reduzem a pressão arterial devem ser avaliadas antes de administrá-las nos episódios hipertensivos dos consultórios, principalmente os β-bloqueadores, considerando as possibilidades de interação e dificuldade de reversão, se o quadro evoluir para choque.

ARRITMIA CARDÍACA

A anamnese, a ausculta e o uso de substâncias antiarrítmicas apontam o risco deste distúrbio cardíaco. Nas cirurgias mais longas e elaboradas, deve-se solicitar avaliação prévia do cardiologista para que aponte o risco mesmo sob anestesia local.

Considerar situações arritmogênicas como interações medicamentosas, por exemplo, teofilina e cimetidine, estresse e dor, hipertensão e aparelhos de marca-passo mais antigos que sofrem influência da corrente elétrica do bisturi.

Instalar monitor cardíaco frente a essa possibilidade.

Algumas situações cirúrgicas de risco para arritmias determinam que a cirurgia deve ser realizada em hospitais, sob monitorização e acompanhamento com cardiologista ou anestesista.

REAÇÃO TÓXICA POR ADRENALINA

Pode ser causada por excessiva quantidade de anestésico com adrenalina ou por erro técnico na preparação de solução anestésica com adrenalina. Ocorre elevação aguda da pressão arterial, pulso cheio, palpitação, ansiedade, dilatação pupilar, tremor e dificuldade respiratória. A degradação da adrenalina é rápida, entretanto, recomenda-se suspender as injeções assim que suspeitar dessa reação.

Nessa possível situação, interromper o procedimento e tratar a crise hipertensiva.

CAPÍTULO 102

ESTERILIZAÇÃO, DESINFECÇÃO E ANTISSEPSIA

Os cuidados de esterilização, desinfecção e antissepsia no consultório dermatológico são essenciais para o êxito dos procedimentos e diminuem os riscos para o paciente, o médico e toda a equipe envolvida. O rigor dos métodos não se refere somente à possibilidade de infecção da ferida operatória, mas também à transmissão de infecções sistêmicas, como a hepatite C. Ressalta-se que o número de procedimentos cirúrgicos dermatológicos tem aumentado e há vários profissionais sujeitos às contaminações, como enfermeiras, técnicos de histopatologia e profissionais da limpeza do ambiente, que necessitam de prevenções.

Define-se esterilização como a destruição de todas as formas de agentes microbianos por métodos físicos ou químicos. Desinfecção é a inibição ou a destruição de germes patógenos em superfícies inertes. Antissepsia é a inibição ou a destruição de germes patógenos nos tecidos vivos.

CUIDADOS BÁSICOS

Lavagens das mãos e uso de luvas

O dermatologista deve lavar as mãos a cada atendimento (FIGURA 102.1). Há várias dermatoses que contaminam o médico e, da mesma forma, os pacientes atendidos.

Para os procedimentos cirúrgicos, essa lavagem deve ser mais cuidadosa, usando-se escovas delicadas e sabonetes antissépticos. A escovagem deve ser feita nas mãos e antebraços, lentamente nos interdígitos e espaços subungueais. Após a secagem com papel estéril, veste-se a luva.

O uso das luvas é necessário sempre que se executar um procedimento, invasivo ou não, nos tecidos do paciente. Em algumas situações em que se pretende a proteção do profissional, por exemplo, infiltração de medicamento, admitem-se luvas não estéreis ou as chamadas luvas de procedimentos. Essas luvas estão disponíveis em borracha, plástico e silicone. É necessário imaginar que, mesmo em um ato em que não há possibilidade de corte ou perfuração, pode ocorrer contato de produtos com o executante e provocar-lhe uma lesão, como o *peeling* de ácido tricloroacético.

Nas cirurgias, recomendam-se as luvas estéreis. Devem ser trocadas em eventos longos pela possibilidade de perfuração ou desgaste. O uso duplo de luvas pode ser usado nas cirurgias de pacientes sabidamente doentes, por exemplo, com Aids ou hepatite, pois se ocorrer perfuração, o risco de contaminação será menor.

Uso de óculos

Os óculos são muito importantes na proteção do médico, em qualquer procedimento, pois há risco de contaminações via mucosa ocular por sangue, gotículas de saliva e gotas das infiltrações anestésicas ou de outros materiais, por exemplo, usados nas intervenções estéticas. Há possibilidade, inclusive, de acidentes com agentes químicos que o dermatologista utiliza com frequência na prática.

Destaca-se que os óculos protetores devem se sobrepor inclusive as lentes corretivas nos profissionais que já as utilizam, de forma a recobri-las.

Uso de máscaras e gorro

Ambas as peças protegem pacientes, médicos e paramédicos nos procedimentos cirúrgicos e estéticos.

As máscaras são necessárias na proteção contra o sangue e outras gotículas. Considerar que há risco na inalação dos gases gerados pela eletrocoagulação e possíveis partículas virais que podem ser infectantes.

PROCESSOS DE ESTERILIZAÇÃO

Cuidados prévios com os instrumentos

Antes de dispor qualquer instrumental cirúrgico como curetas, tesouras e pinças para a esterilização, este deve estar cuidadosamente limpo. Os instrumentos devem ser imersos em sabões ou soluções desincrustantes e escovados.

Há equipamentos de ultrassom disponíveis para limpeza dos instrumentos metálicos.

Assim, as peças devem ser secas e embaladas ou armazenadas em caixas metálicas para irem à câmara de esterilização. Todo o instrumental deverá estar seco e, se necessário, lubrificado nas articulações para depois ser embalado.

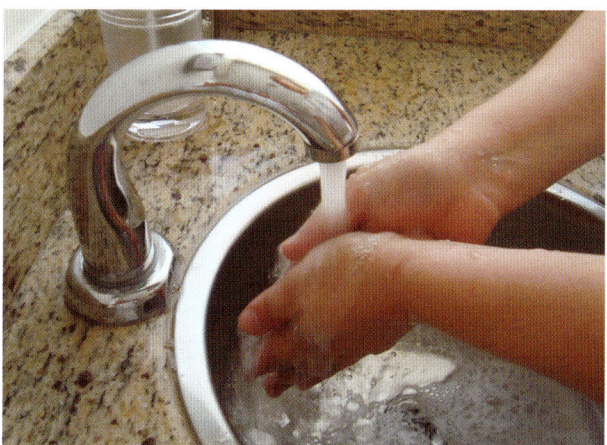

FIGURA 102.1 – Lavar as mãos a cada atendimento é fundamental na prática da dermatologia.

Os pacotes devem ser organizados segundo a rotina das clínicas, contendo grupos de poucas ou várias peças (FIGURA 102.2).

A escolha dos invólucros dependerá do recurso que se esterilizará. Assim, por exemplo, se tratar-se de autoclaves, o invólucro deverá ter resistência e permitir a passagem do calor úmido sob pressão. Há papéis permeáveis especializados com essa propriedade.

As caixas metálicas são adequadas quando se utiliza o calor seco e as estufas elétricas.

Quando o agente esterilizante for químico, por exemplo, câmaras de óxido de etileno, usadas por empresas desse ramo, o invólucro adequado necessita a permeação do gás.

Estocagem do material

O material preparado, após esterilização, deverá ser estocado em ambientes limpos, com pouca ventilação, circulação e baixa umidade (FIGURA 102.3). Estima-se que os pacotes esterilizados sob calor seco ou úmido devam ser reesterilizados semanalmente. Entretanto, quando encaminhados para empresas que esterilizam com óxido de etileno, em embalagens adequadas, admite-se até 1 ano de duração.

Métodos de esterilização

Os três recursos mais usados para o material dermatológico são: calor seco (estufas elétricas), calor úmido sob pressão (autoclaves) e químicos (óxido de etileno).

As **estufas elétricas** completam um ciclo de esterilização seguro, segundo as dimensões da câmara interna, temperatura e tempo de exposição.

Há variáveis, segundo os equipamentos, descritas nos seus manuais específicos.

Há controvérsias sobre a eficácia deste método, entretanto ele ainda é considerado seguro. No Brasil, as normas da Vigilância Sanitária têm questionado a sua eficácia pela possibilidade de a porta da câmara ser aberta antes de completar o ciclo.

O ciclo adequado de esterilização nas estufas elétricas é mais longo, pois é necessário atingir a temperatura ideal (TABELA 102.1).

As **autoclaves** (FIGURA 102.4) somam a ação do calor úmido (vapor) e pressão. Ao acrescentar a força da pressão, o ciclo de esterilização poderá ser mais curto. Considera-se um processo eficaz e prático para as clínicas de dermatologia. Há autoclaves de dimensões reduzidas que permitem ciclos seguros e curtos com boa penetração do calor e indicação para numerosos materiais. A maioria desses equipamentos requer utilização sob temperatura de 121 °C, pressão de 2 atmosferas (15 libras) por 15 a 20 minutos.

O óxido de etileno, esterilizante químico eficaz, é recurso usado para materiais que não podem ser submetidos ao calor, como plásticos, vidros, fios elétricos de equipamentos, canetas de bisturi elétrico e fibras ópticas, metais e tecidos. Entretanto, sua instalação só é possível em hospitais ou empresas especializadas no ramo.

As esterilizações por imersões em soluções de glutaraldeído e formaldeído são pouco úteis na prática dermatológica.

Para todos os métodos, há controles de eficiência mediante recursos biológicos ou químicos. São fitas que mudam de cor ou flaconetes que contêm colônias de bactérias, inseridos periodicamente nas câmaras de esterilização. Há padrões de mudanças de cor que indicarão se o ciclo de esterilização foi adequado.

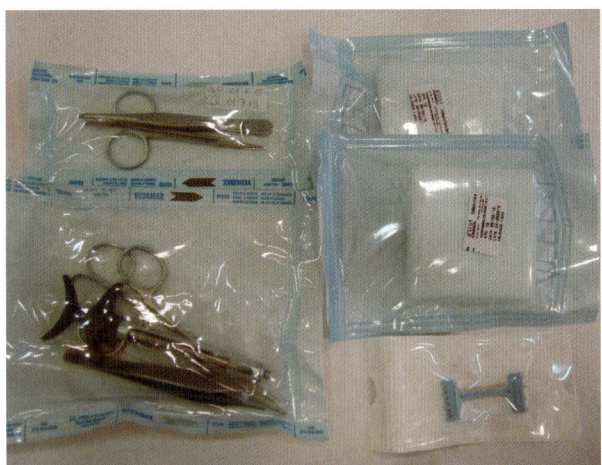

FIGURA 102.2 – Organização dos instumentos e materiais embalados para atendimento do paciente.

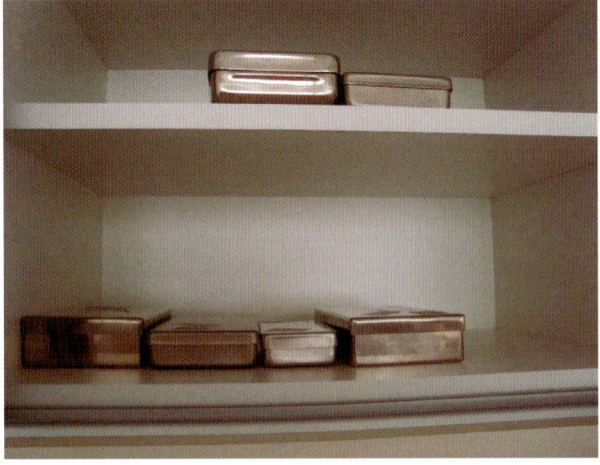

FIGURA 102.3 – Estocagem de material esterilizado.

TABELA 102.1 – Exemplos da relação entre a temperatura e o tempo de exposição ao calor seco nas estufas elétricas

TEMPERATURA	TEMPO
170 °C	1 h
160 °C	2 h
150 °C	2 h 30 min

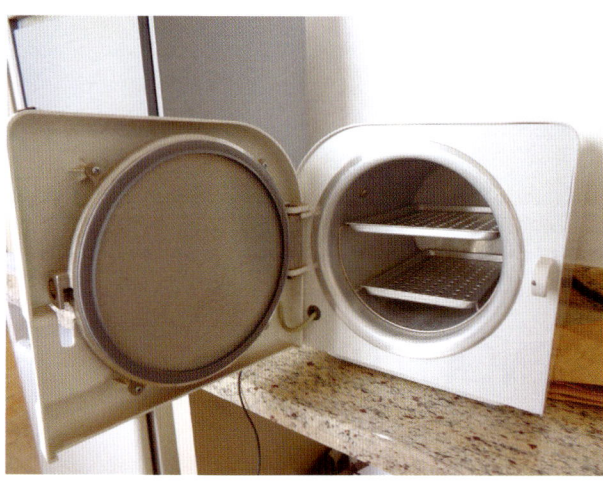

FIGURA 102.4 – Autoclave.

DESINFECÇÃO E ANTISSEPSIA

Considera-se desinfecção o processo de redução dos germes das superfícies inertes e antissepsia das superfícies vivas.

Os desinfetantes são usados na limpeza de pisos e da mobília em consultórios e salas de procedimentos. São considerados eficazes o hipoclorito de sódio, compostos quaternários de amônio e álcool. Apresentam-se comercialmente em concentrações específicas para tal uso e têm baixa toxicidade. Podem ser aplicados após limpeza das superfícies com água e sabão ou diretamente sobre elas.

Os antissépticos são aplicados na remoção dos germes de superfícies vivas, como o campo operatório e as mãos dos cirurgiões.

O álcool etílico é o mais usado como antisséptico. É empregado na concentração de 70% e promove desnaturação de proteínas microbianas, com pequeno efeito residual sobre as superfícies.

O iodo é antisséptico eficaz para a pele e as mucosas. Seu efeito residual prolonga a eliminação dos agentes microbianos. É apresentado em solução alcoólica a 7% (tintura de iodo), porém, para antissepsia da pele, em procedimentos, é usado em concentração de 2 a 3%. O iodo, quando incorporado à polivinilpirrolidona (PVP-I), forma solução aquosa estável, de liberação lenta nos tecidos, e é menos irritante.

A cloro-hexidina, composto clorado, é um antisséptico eficaz, disponível em fórmulas aquosas e detergentes.

Deve-se evitar o álcool etílico e outras composições alcoólicas nos campos dos procedimentos onde poderá haver contato com descargas elétricas ou *laser*. Há risco de acidentes inflamáveis.

Éter, clorofórmio e acetona não são eficientes como antissépticos. São indicados para a limpeza e remoção de resíduos biológicos, como crostas e secreções.

RECOMENDAÇÕES GERAIS

A maior oferta de materiais descartáveis tem favorecido essa escolha. Hoje é possível dispor de *punches*, curetas, conjuntos de pinças para curativos descartáveis. Quando for possível utilizar materiais descartáveis, isso poderá ser preferível.

A limpeza do consultório exige lavagens periódicas das superfícies horizontais e uso de desinfetantes. É dispensável a nebulização de desinfetantes no ar.

A tricotomia do campo operatório deve ser feita com tesoura, sendo somente recomendável quando os pelos dificultarem o procedimento cirúrgico.

Os cuidados referidos são suficientes para evitar contaminação por bactérias, micobactérias, fungos, vírus, incluindo os da imunodeficiência humana (HIV) e das hepatites.

Os funcionários da limpeza do consultório devem ser treinados quanto aos cuidados em relação a ambiente, materiais e segurança própria. Devem ser orientados periodicamente sobre o uso de luvas grossas, calçados de borracha, aventais e óculos.

O destino do material descartado e dos resíduos biológicos deve ser em sacos plásticos brancos apropriados, identificados como conteúdo contaminado. A retirada desses sacos é feita pelo serviço de apoio da vigilância sanitária das prefeituras. Os materiais perfurocortantes devem ser descartados e acondicionados em caixas de papelão especiais, de acordo com as normas sanitárias locais.

APÊNDICE

AFECÇÕES DERMATOLÓGICAS E DOENÇAS COM MANIFESTAÇÕES CUTÂNEAS NA CLASSIFICAÇÃO INTERNACIONAL DE DOENÇAS (CID)

Abscesso cutâneo	**L02**
face	L02.0
pescoço	L02.1
tronco	L02.2
região glútea	L02.3
membros	L02.4
cabeça e couro cabeludo	L02.8
genitais externos masculinos	N48.2
genitais externos femininos	N76.4
região anal	K61
boca	K12.2
canais lacrimais	H04.3
glândulas lacrimais	H04.0
nariz	J34.0
órbita	H05.0
orelhas	H60.0
pálpebras	H00.0
região submandibular	K12.2
localização não especificada	L02.9
Acantólise	**L11.9**
Acantose nigricante	**L83**
adquirida	L83
congênita	Q82.8
benigna	Q82.8
Acarofobia	**F40.2**
Acaríases	**B88.0**
Dermatites relativas a ácaros: *Demodex species*	
Dermanyssus gallinae – excluindo-se escabiose	
Acne	**L70**
artificial	L70.8
cística	L70.0
conglobada	L70.1
escoriada das mulheres jovens	L70.5
infantil	L70.4
necrótica	L70.2
nodular	L70.0
ocupacional	L70.8
pustulosa	L70.0
queloideana	L73.0
tropical	L70.3
vulgar	L70.0
não especificada	L70.9
Acrocianose	**173.8**
Acrocórdon	**Q82.8**
Acrodermatite	
contínua de Hallopeau	L40.2
crônica atrofiante	L90.4
enteropática	E83.2
papulosa infantil (Gianotti-Crosti)	L44.4
Acroesclerose	**M34.8**
Acroqueratoelastoidose – Queratodermia palmoplantar hereditária	**Q82.8**
Acroqueratose verruciforme de Hopf	**Q82.8**
Actino-reticuloide	**L57.1**
Actinomicose	**A42**
actinomicetoma (pé)	B47.1
abdominal	A42.1
cérvico-facial	A42.2
cutânea	A42.8
gastrintestinal	A42.1
pulmonar	A42.0
septicemia	A42.7
outras formas de actinomicose	A42.8
não especificada	A42.9
Adenocarcinoma	
de glândula sudorípara	C44
sebáceo	C44
Adenoma	
apócrino	D23
de glândula sudorípara	D23
écrino	D23
sebáceo	D23
sebáceo Balzer	Q85.1
sebáceo Pringle	Q85.1
Adiponecrose neonatal	**P83.8**
Adipose dolorosa de Dercum	**E88.2**
Afta (aftose)	
genital feminina	N94.8
genital masculina	N50.8
oral	K12.0
Agamaglobulinemia	**D80.1**
congênita ligada ao sexo	D80.0
de Bruton associada ao cromossoma X	D80.0
linfopênica	D81.9
tipo suíça	D80.0
AIDS – Síndrome da imunodeficiência adquirida (SIDA)	**B24**
Resultando em:	
anormalidade hematológica	B23.2
anormalidade imunológica	B23.2
candidíase	B20.4
citomegalovirose	B20.2
doença infecciosa ou parasitária não especificada	B20.9

infecção bacteriana	B20.1
infecção por fungos outros que não a candida	B20.5
infecção por micobactérias	B20.0
infecções múltiplas	B20.7
infecções por outros vírus que não o citomegalovírus	B20.3
linfoma não Hodgkin	B21.2
linfoma de Burkitt	B21.1
outras neoplasias malignas dos tecidos linfáticos, hematopoiéticos e correlatos	B21.3
neoplasias malignas múltiplas	B21.7
sarcoma de Kaposi	B21.0
outras neoplasias malignas	B21.3
síndrome da emaciação (caquexia)	B22.2
síndrome da infecção aguda pelo HIV	B23.0
outras doenças infecciosas e parasitárias	B20.8
Albinismo	**E70.3**
Alcaptonúria	**E70.2**
Alopecia	
Alopecia androgenética	**L64**
induzida por drogas	L64.0
outras formas	L64.8
não especificada	L64.9
Alopecia areata	**L63**
total (capitis)	L63.0
universal	L63.1
ofiase	L63.2
outras formas de	L63.8
não especificada	L63.9
Alopecias não cicatriciais outras	**L65**
Alopecia mucinosa	L65.2
Alopecia não cicatricial não especificada	L65.9
Alopecia cicatricial	**L66**
não especificada	L66.9
Alopecia sifilítica	**A51.3**
Amebíase cutânea	**A06.7**
Amiloidose	**E85**
cutânea	E85.4
heredo-familiar não neuropática	E85.0
heredo-familiar neuropática	E85.1
sistêmica secundária	E85.3
outras amiloidoses	E85.8
não especificada	E85.9
Ancilostomíase	**B76.9**
Anemia de Fanconi	**D61.0**
Anemia falciforme	**D57**
Anetodermias	**L90.8**
de Schweninger-Buzzi	L90.0
de Jadassohn-Pelizzari	L90.2
outras anetodermias e afecções atróficas da pele	L90.9
Angioedema	**T78.3**
hereditário	T78.3
Angioendotelioma	**D18.0**
Angioendoteliomatose	**C85.7**
Angiofibroma	**D10.6**
Angioleiomioma	**D23.9**
Angiolipoma	**D17.9**
Angioma	**D18.0**
estelar	I78.1
senil	I78.1
serpiginoso	L81.7
de qualquer localização	D18.0
Angiomatose bacilar	**A44.1**
Angiomatose encéfalo-trigeminal	**Q85.8**
Angioqueratoma	**D23.9**
difuso de Fabry	E75.2
Angiossarcoma	**C49.9**
Anidrose	**L74.4**
Animais peçonhentos, efeito tóxico	**T63**
veneno de serpentes	T63.0
veneno de outros répteis	T63.1
veneno de escorpião	T63.2
veneno de aranha	T63.3
veneno de outros artrópodes	T63.4
de contato com peixe	T63.5
de contato com outros animais marinhos	T63.6
de contato com outros animais venenosos	T63.8
de contato com animal venenoso não especificado	T63.9
Anoníquia	
adquirida	L60.8
congênita	Q84.3
Aplasia cútis	**Q82.8**
Aplasia tímica congênita	**D82.1**
Argiria	**T56.8**
Arteriosclerose	**I70.9**
Arterite	**I77.6**
cerebral no lúpus eritematoso sistêmico	I68.2
cerebral sifilítica	A52.0 + I68.1
de células gigantes	M31.6
de Takayasu	M31.4
temporal	M31.6
Aspergilose	**B44.9**
Ataxia telangiectásica	**G11.9**
Atriquia	**Q84.0**
Atrofia	
branca de Milian	L95.0
macular hereditária	L90.8
senil	L90.8
Atrofodermia de Pasini e Pierini	**L90.3**
Avitaminose	**E56.9**
Bacteride pustulosa	**L30.2**
Balanite	**N48.1**
circinata	N48.1
xerótica obliterante	N48.6
balanites e balanopostites	N48.1
Bartoneloses	**A44**
cutânea e cutâneo-mucosa (verruga peruana)	A44.1
sistêmica (Febre de Oroya)	A44.0
outras formas de	A44.8
não especificada	A44.9
Blastomicose	
de Jorge Lobo	B48.0
norte-americana	B40.9
sul-americana	B41.9
Blefarite	**H01.0**
Borreliose	**A68**
Bouba	**A66**
Bowen, Doença de	**D04.9**
Bromidrose	**L75.0**
Calcinose cutânea	**L94.2**
Calos e calosidades	**L84**
Calvície	**L64.9**
Candidíase	**B37.9**
oral	B37.0
disseminada (septicemia)	B37.7
intertrigo por candida	B37.2
oniquia por candida	B37.2
paroníquia por candida	B37.2
vulvo-vaginal	B37.3 + N77.1
Cancro-duro	**A51.0**
Cancroide	**A57**
Canície	**L67.1**
Carbúnculo	**A22.9**
Carcinoma basocelular	**C80**
Carcinoma espinocelular	**C44.9**
Carcinoma neuroendócrino (Merkel)	**C44.9**
Carcinoma verrucoso	**C44.9**
Carcinoma sebáceo	**C44.9**
Carotenodermia	**E67**
Causalgia	**G56.4**
Celulite	**L03**

de dedos das mãos e pés	L03.0
de outras partes dos membros	L03.1
da face	L03.2
de outros locais	L03.8
não especificada	L03.9
Chagoma	**B57**
Cianose	**R23.0**
Cicatriz (pele)	**L90.5**
Cilindroma	**D23.9**
Cisticercose	**B69.8**
Cisto	**L72**
bucal	K09.8
dermoide	D23.9
epidérmico	L72
escrotal	L72.8
de inclusão	L72.0
pilomidal	L05
triquilemal (pilar, sebáceo)	L72.1
esteatocistoma múltiplo	L72.2
outras formas de cistos foliculares da pele e do tecido subcutâneo	L72.8
folicular não especificado da pele e do tecido subcutâneo	L72.9
Citomegalovirose	**B25.9**
Clamidíase	**A74.9**
Clavus	**L84**
Cloasma	**L81.1**
Coccidioidomicose	**B38.9**
Coiloníquia	**L60.3**
congênita	Q84.6
Comedão	**L70.0**
Condiloma	**A63.0**
acuminado	A63.0
plano (*latum*)	A51.3
Condrodermatite nodular crônica da hélix ou ante-hélix	**H61.0**
Cornélia de Lange, Síndrome	**Q87.1**
Corno cutâneo	**L85.8**
Coxsackiose	**B34.1**
Craurose vulvar	**N90.4**
Craurose vaginal	**N98.8**
Crest, Síndrome	**M34.1**
Crioglobulenimia	**D89.1**
Criptococose	**B45.9**
da pele	B45.2 + L99.8
Chron, Doença de	**K50.9**
Cromidrose	**L75.1**
Cromomicose	**B43.9**
Crosta láctea	**L21.0**
Crouzon, Doença de	**Q75.1**
Cushing, Síndrome de	**E24.9**
Cútis hiperelástica	**Q82.8**
Cútis laxa	**Q82.8**
Cútis marmorata	**R23.8**
Cútis romboidal da nuca	**L57.2**
Cútis vértice girata	**Q82.8**
Dactilite bolhosa distal	**L14**
Darier, Doença de	**Q82.8**
Defeito ectodérmico congênito	**Q82.9**
Deflúvio anágeno	**L65.0**
Deflúvio telógeno	**L65.1**
Demodecidose	**B88.0**
Dengue	**A90**
hemorrágica	A91
Dermatites alérgicas de contato (Eczemas alérgicos de contato)	**L23**
devido a adesivos	L23.1
devido a alimentos	L23.6
devido a corantes	L23.4
devido a cosméticos	L23.2
devido a drogas	L23.3
devido a metais	L23.0
devido a plantas exceto alimentos	L23.7
devido a outros produtos químicos	L23.5
devido a outros agentes	L23.8
de causa não especificada	L23.9
Dermatite atópica	**L20**
Prurigo de Besnier	L20.0
Dermatite flexural	L20.8
Dermatite atópica infantil	L20.8
Dermatite atópica não especificada	L20.9
Dermatite de contato por irritantes	**L24**
devido a alimentos em contato com a pele	L24.6
devido a detergentes	L24.0
devido a drogas	L24.4
devido a óleos e gorduras	L24.1
devido a plantas exceto alimentos	L24.7
devido a solventes	L24.2
devido a outros agentes corantes	L24.8
de causa não especificada	L24.9
Dermatite de contato não especificada	**L25**
devido a alimentos	L25.4
devido a corantes	L25.2
devido a cosméticos	L25.0
devido a plantas exceto alimentos	L25.5
devido a outros agentes	L25.8
devido a outros produtos químicos	L25.3
de causa não especificada	L25.9
Dermatite eczematoide	**L25.9**
Dermatite eczematosa	**L25.9**
Dermatite esfoliativa	**L26**
Dermatite devido a substâncias de uso interno	**L27**
devido a ingestão de alimentos	L27.2
devido a outras substâncias de uso interno	L27.8
devido a substâncias não especificadas de uso interno	L27.9
generalizada devido a drogas e medicamentos	L27.0
localizada devido a drogas e medicamentos	L27.1
Dermatite de estase	**L83.1**
Dermatite factícia	**L98.1**
Dermatite das fraldas	**L22**
Dermatite friccional	**L30.4**
Dermatite herpetiforme	**L13.0**
Dermatite infecciosa eczematoide	**L30.3**
Dermatite de Jacquet (sifiloide pós-erosivo)	**L22**
Dermatite por lagartas	**L24.8**
Dermatite numular	**L30.0**
Dermatite perioral	**L25.1**
Dermatite perioral granulomatosa	**L25.2**
Dermatite seborreica	**L21.9**
do couro cabeludo	L21.0
infantil	L21.1
outros tipos de dermatite seborreica	L21.8
não especificada	L21.9
Dermatofibroma	**D21.9**
Dermatofitose	**B35.9**
tinha da barba e do couro cabeludo	B35.0
tinha das unhas	B35.1
tinha da mão	B35.2
tinha dos pés	B35.3
tinha do corpo	B35.4
tinha imbricada	B35.5
tinha cruris	B35.6
outras dermatofitoses	B35.8
não especificada	B35.9
Dermatomiosite (Dermatopolimiosite)	**M33.9**
juvenil	M33.0
outras dermatomiosites	M33.1
polimiosite	M33.2
não especificada	M33.9
Dermatose acantolítica transitória (Grover)	**L11.1**
Dermatose neutrofílica febril aguda (Sweet)	**L98.2**
Dermatoses ocupacionais	**L25.9**
Dermografismo	**L50.3**
Desmoide, Tumor	**D48.1**
Di George, Síndrome	**D82.1**

Difteria cutânea	A36.3
Discromias não especificadas	L81.9
Disidrose	L30.1
Displasia ectodérmica	Q82.4
Disqueratose folicular (Doença de Darier)	Q82.8
Distrofia ungueal	L60.3
Ducrey, Doença de	A57
Durand Nicolas Favre, Doença	A55
Ectima	L08.0
Ectodermose erosiva pluriorificial	L51.1
Eczema	L30.9
atópico	L20.8
de estase	I83.1
disidrótico	L30.1
flexural	L20.8
herpético	B00.0
infantil	L21.1
numular	L25.9
seborreico	L21.9
vacinatum	T88.1
Eczematide	L30.2
Edema	L60.9
Edema de Quincke	T78.3
Efélides	L81.2
Eflúvio anágeno	L65.1
Eflúvio telógeno	L65.0
Ehlers-Danlos, Síndrome de	Q79.6
Elastoma juvenil	Q82.8
Elastose perfurante serpiginosa	L87.2
Elastose senil	L57.4
Elastose solar	L57.8
Elefantíase filárica	B74.9
Elefantíase não filárica	I89.0
Epidermodisplasia verruciforme	B07
Epidermólise bolhosa	Q81
adquirida (EBA)	L12.3
simples	Q81.0
letal	Q81.1
distrófica	Q81.2
outras epidermólises bolhosas	Q81.8
não especificada	Q81.9
Epitelioma calcificado (Malherbe)	D23.9
Epitelioma intra-epidérmico de Jadassohn	D23.9
Erisipela	A46
Erisipeloide	A26.0
Eritema	L53.9
ab igne	L59.0
anular centrífugo	L53.1
crônico migratório	A69.2
elevatum diutinum	L95.1
indurado	A18.4
multiforme	L51.9
neonatal tóxico	P83.1
nodoso	L52
palmar	L53.8
pérnio	T69.1
persistente	L53.3
polimorfo	L51.9
solar	L55.0
Eritrasma	L08.1
Eritrocianose	I73.8
Eritrodermia	L53.9
exfoliativa	L21.1
ictiosiforme congênita bolhosa	Q80.3
psoriásica	L40.8
secundária	L53.9
Eritromelalgia	I73.8
Eritroplasia de Queyrat	D07.4
Erupção polimorfa à luz	L56.4
Erupção por drogas (via interna)	L27.0
Erupção variceliforme de Kaposi	B00.0
Escabiose	B86
Escara de decúbito	L89
Escarlatina	A38
Escleredema (Buschke)	M34.8
Escleredema do recém-nascido	P83.0
Esclerodactilia	L94.0
Esclerodermia	M34.9
CREST	M34.1
linear	L94.1
localizada (morfea)	L94.0
sistêmica induzida por drogas e substâncias químicas	M34.2
sistêmica progressiva	M34.0
outras formas de esclerose sistêmica	M34.8
não especificada	M34.9
Escorbuto	E54
Escoriações neuróticas	L98.1
Escrofuloderma	A18.4
Esporotricose	B42.9
Esquistosomose cutânea	B65.3
Esteatocistoma múltiplo	L72.2
Estiomene	A55
Estomatite	K12.1
aftosa	K12.0
angular	K13.0
por cândida	B37.0
por deficiência vitamínica	E53.0
por dentadura	K12.1
herpética	B00.2
ulcerativa	A69.1
necrotizante	A69.1
de Vincent	A69.1
Estrias atróficas	L90.6
Estrófulo	L28.2
Estrongiloidíase cutânea	B78.1 + L99.8
Eumicetoma	B47.0
Fabry, Doença de	E75.2
Fanconi, Anemia de	D61.0
Fasciite eosinofílica	M35.4
Fasciite nodular	M72.3
Fenilcetonuria	E70.1
Fenômeno de Raynaud	I73.0
Feohifomicose	B43.9
Fibrolipoma	D17.0
Fibrolipossarcoma	C49.9
Fibroma	D21.9
Fibroxantoma atípico	D48.1
Ficomicose	B46.9
Filariase	B74.9
Fístula	L98.8
Flegmão	L02
Fobias	F40.0
Foliculite	L73.9
abscedens et suffodiens	L66.3
decalvans	L66.2
eosinofílica	L73.3
pitirospórica	L73.4
queloideana	L73.0
uleritematosa reticulada	L66.4
Fordyce, Grânulos	Q38.6
Fotodermatite (solar)	L56.8
Fotossensibilidade (solar)	L56.8
Fotossensibilização	L56.8
Fournier, Gangrena de	N49.8
Fox-Fordyce, Doença de	L75.2
Frinoderma	H21.8
Furúnculo	L02
na face	L02.0
no pescoço	L02.1
no tronco	L02.2
na região glútea	L02.3
nos membros	L02.4
em outras localizações	L02.8
em localização não especificada	L02.9

Furunculose	L02.9	anogenital	A60.9
Gangrena	R02	genital	A60.0
Gato, Doença da arranhadura do	A28.1	oftálmico (zoster)	B02.3 + H58.8
Gengivite	K05.1	simples	B00.9
Gengivoestomatite	K05.1	zoster	B02.9
herpética	B00.2	panarício herpético	B00.8
ulcerativa necrotizante	A69.1	**Herxsheimer, Reação de**	**T78.2**
Geográfica, Língua	K14.1	Hialinose cutânea e mucosa	E78.8
Gianotti-Crosti, Doença de	L44.4	Hibernoma	D17.9
Gibert, Pitiríase rósea de	L42	Hidradenite supurativa	L73.2
Glossite	K14.0	Hidroa estival	L56.4
atrófica	K14.4	Hidroa vaciniforme	L56.4
romboidal mediana	K14.2	Hidrocistoma	D23.9
Glossodinia	K14.6	Hipergamaglobulinemia de Waldenstrom	D89.0
Gnatossomiase	B83.1	Hipergamaglobulinemia policlonal	D89.0
Goma sifilítica	A52.7	Hiperhidrose	R61.9
Goma tuberculosa	A18.4	generalizada	R61.1
Gonorreia	A54.9	localizada	R61.0
Gota	M10.9	psicogênica	F45.8
Gougerot-Carteaud, Doença de	L83	Hiperpigmentação	L81.8
Granulação, Tecido (excessivo)	L92.9	por ferro	L81.8
Granuloma	L92.9	por melanina	L81.4
actínico	L57.5	por tatuagem	L81.8
anular	L92.0	pós-inflamatória	L81.0
de corpo estranho	T81.5	**Hiperplasia gengival**	**K06.1**
de Majocchi	B35.8	Hiperqueratose	L85.9
de pele	L92.2	devido à bouba	A66.3
eosinofílico	D76.0	folicular penetrante (Doença de Kyrle)	L87.0
facial	L92.2	palmoplantar climatérica	L85.1
letal da linha média	M31.2	da pinta	A67.1
piogênico	L98.0	palmoplantar adquirida	L85.1
venéreo	A58	puntacta palmoplantar	L85.2
Granulomatose de Wegener	M31.3	Hipertricose	L68.9
Granulomatose linfomatoide	D47.7	congênita	Q84.2
Granulose rubra nasi	L74.8	lanuginosa	Q84.2
Hailey-Hailey, Doença de	Q82.8	lanuginosa adquirida	L68.1
Halitose	R19.6	localizada	L68.1
Hallopeau, Acrodermatite contínua de	L40.2	Hipoidrose	L74.4
Hamman-Rich, Síndrome	J84.1	Hipoplasia dérmica focal	Q82.8
Hamartoma	Q85.9	Hipotricose	L65.9
Hand Schuler-Christian, Doença de	D76.0	congênita	Q84.0
Hansen, Doença ou mal de	A30.9	devido a droga citotóxica	L65.8
Hanseníase	A30.9	pós-infecciosa	L65.8
indeterminada	A30.0	Hirsutismo	L68.0
tuberculoide	A30.1	Histiocitoma	D21.9
dimorfa tuberculoide	A30.2	atípico	D21.9
dimorfa	A30.3	maligno	C49.9
dimorfa lepromatosa	A30.4	Histiocitose	D76
lepromatosa	A30.5	de células de Langerhans	D76.0
outras formas	A30.8	maligna	C96.1
não especificada	A30.9	X	D76.0
Hartnup, Doença de	E72.0	sinusal com linfadenopatia maciça	D76.3
Hemangioendotelioma	D18.0	Histoplasmose	B39.9
Hemangiolipoma	D17.9	africana	B39.5
Hemangioma	D18.0	americana	B39.4
arteriovenoso	D18.0	Ictiose	
capilar	D18.0	adquirida	L85.0
cavernoso	D18.0	congênita	Q80.9
venoso	D18.0	hystrix	Q80.8
Hemangiomatose	Q82.8	ligada ao cromossoma X	Q80.1
Hemangiopericitoma	D48.1	vulgar	Q80.0
benigno	D21.9	Impetigo	L01.0
maligno	C49.9	Impetigo herpetiforme	L40.1
Hemangiossarcoma	C49.9	Imunodeficiência	D84.9
Hematoma	T14.0	Imunodeficiência combinada grave	D81.9
Hemocromatose	E83.1	Imunodeficiência seletiva de imunoglobulinas	
Hemolinfangioma	D18.1	IgA	D80.2
Henoch-Schöenlein, Púrpura de	D69.0	IgG	D80.3
Hepatite	K75.9	IgM	D80.4
Herlitz, Síndrome	Q81.1	Incontinência pigmentar	Q82.3
Hermansky-Pudlak, Síndrome de	E70.3	Infecções por pseudomonas	B96.5
Herpes	B00.9	Intertrigo	L24.9

Ixodidíase	B88.8	nos membros	D17.2
Jadassohn, Epitelioma intraepidérmico	D23.9	Lipomatose	E88.2
Jadassohn-Pellizzari, Anetoderma de	L90.2	dolorosa (Dercum)	E88.2
Jacquet, Sifiloide pós-erosivo	L22	simétrica (Madelung)	E88.8
Kaposi		Lipomioma	D17.9
Erupção variceliforme de	B00.0	Lipomixoma	D17.9
Sarcoma de (localização não especificada)	C46.9	Lipomixossarcoma	C49.9
Sarcoma de, no palato	C46.2	Lipossarcoma	C49.9
Sarcoma de, múltiplo na pele	C46.0	Líquen	
Sarcoma de, resultado de doença pelo HIV	B21.0	amiloidótico	L99.0
Kawasaki, Doença de	M30.3	escleroso e atrófico	L90.0
Kerion	B35.0	escrofuloso	A18.4
Klippel-Trenaunay (Weber), Síndrome de	Q87.2	estriado	L44.2
Kussmaul, Doença	M30.0	mixedematoso	L98.5
Kwarshiorkor	E40	nítido	L44.1
Kyrle, Doença de	L87.0	plano	L43.9
Larva *migrans* cutânea	B76.9	plano anular	L43.8
Leiomioma	D21.9	plano bolhoso	L43.1
Leiomiossarcoma	C49.9	plano hipertrófico	L43.0
Leishmaniose	B55.9	plano pilar	L66.1
americana	B55.2	simples crônico	L28.0
cutânea	B55.1	Liquenificação	L28.0
brasileira	B55.2	Lobo, Doença ou Blastomicose de Jorge	B48.0
cutâneo-mucosa	B55.2	Louis-Bar, Síndrome de (ataxia-telangiectasia)	G11.3
tegumentar difusa	B55.1	Lues	A53.9
visceral	B55.0	Lúpus eritematoso	L93
no Velho Mundo	B55.1	devido à hidralazina	M32.0
Lentigo	L81.4	discoide	L93.0
Lentigo maligno	D03.9	eritematoso discoide	L93.0
Lepra – ver Hanseníase	A30.9	eritematoso cutâneo subagudo	L93.1
Leser-Trélat, Sinal de	L82	eritematoso profundo	L93.2
Letterer-Siwe, Doença de	C96.0	eritematoso sistêmico	M32.9
Leucemia	C95.9	induzido por drogas	M32.0
Leucoderma sifilítico	A51.3 + L99.8	pérnio	D86.3
Leuconíquia	L60.8	vulgar	A18.4
Leucoplasia	K13.7	Lutz-Splendore-Almeida,	
mucosa oral	K13.2	Doença de (Paracoccidioidomicose)	B41.9
pilosa língua	K13.3	Lyell, Síndrome de	L51.2
vaginal	N89.4	Macroglobulinemia idiopática (primária)	C88.0
vulvar	N90.4	de Waldenstrom	C88.0
Linfadenite	I88.9	Macroglossia adquirida	K14.8
Linfangioma	D18.1	Macroglossia congênita	Q38.2
Linfangiossarcoma	C49.9	Macroqueilia congênita	Q18.6
Linfangite	I89.1	Madelung, Doença de (lipomas simétricos)	E88.8
Linfedema	I89.0	Madura, Pé de	B47.0
hereditário	Q82.0	Maffucci, Síndrome de	Q78.4
Linfocitoma cútis	L98.8	Majocchi	
Linfogranuloma venéreo	A55	Doença (Púrpura) de	D69.2
Linfo-histiocitose hemofagocítica	D76.1	Granuloma (tricofítico) de	B35.8
Linfoma não Hodgkin	C85.9	Mal perfurante plantar por lepra	A30.1
de Burkitt	C83.7	Malformações congênitas da pele	Q82.9
resultante de doença pelo HIV	B21.1	Malherbe, Tumor calcificado de	D23.9
de células B	C85.1	Mama supranumerária	Q83.1
de células T	C84.5	Mamilo supranumerário	Q83.3
doença de Sézary	C84.1	Mancha *café au lait*	L81.3
linfoma cutâneo	C84.5	Mansonelose	B74.4
linfoma de células T periférico	C84.4	Mão em garra adquirida	M21.5
micose fungoide	C84.0	Marfan, Síndrome de	Q87.4
outros linfomas de células T e os não especificados	C84.5	Marmorata, Cútis	R23.8
Linfoma de Hodgkin (não especificado)	C81.9	Mastocitoma	D47.0
Língua fissurada	K14.8	Mastocitose	Q82.2
Língua geográfica	K14.1	maligna	C96.2
Língua negra pilosa	K14.3	Meibomite (hordéolo)	H00.0
Linhas de Beau	L60.4	Meige, Doença de (linfedema hereditário)	Q82.0
Lipoidoses	E78.9	Melanodermia	L81.4
Lipodistrofia	E88.1	Melanoma maligno	C43.9
Lipogranuloma esclerosante	L92.8	Melanose pré-cancerosa (Melanoma *in situ*)	D03.9
Lipoma	D17.9	Melanose de Riehl	L81.4
na cabeça	D17.0	Melanose solar	L81.4
na face	D17.0	Melanose tóxica	L81.4
no pescoço	D17.0	Melasma	L81.1
no tronco	D17.1	Meleney, Úlcera de	L98.4

Melkersson-Rosenthal, Síndrome de	**G51.2**
Meningite	**G03.9**
meningocócica	A39.0
viral	A87.9
Menkes, Doença de	**E83.0**
Metastática, Neoplasia	**C80**
Metemoglobinemia adquirida (tóxica)	
(com sulfemoglobinemia)	**D74.8**
Mibelli, Poroqueratose de	**Q82.8**
Micetoma	**B47.9**
actinomicótico	B47.1
eumicótico	B47.0
maduromicótico	B47.9
por nocardia	B47.1
ósseo	B47.9 + M90.2
no pé	B47.9
Micobacteriose	**A31.9**
atípica	A31.9
cutânea	A31.1
por *M. avium intercellulare*	A31.0
por *M. chelonei*	A31.8
por *M. fortuitum*	A31.8
por *M. kansasii*	A31.0
por *M. marinum* (*M. Balmei*)	A31.1
por *M. scrofulaceum*	A31.8
por *M. simiae*	A31.8
por *M. terrae*	A31.8
por *M. triviale*	A31.8
por *M. ulcerans*	A31.1
por *M. xenopi*	A31.8
Micoses	**B49**
da boca	B37.0
cutâneas	B36.9
oportunistas	B48.7
vaginais	B37.3
Micose fungoide	**C84.0**
Microglossia	**Q38.3**
Microqueilia	**Q18.7**
Mieloma múltiplo	**C90.0**
Miescher, Elastoma de	**L87.2**
Miíase	**B87.9**
cutânea	B87.0 + L99.8
dérmica	B87.0 + L99.8
em ferimento	B87.1
Miliária	**L74.3**
apócrina	L75.2
cristalina	L74.1
profunda	L74.2
rubra	L74.0
tropical	L74.2
Milium	**L72.0**
Milium coloide	**L57.8**
Mioblastoma de células granulares	
(Tumor de Abrikossoff)	**D21.9**
na língua	D10.1
Mixedema cutâneo	**L98.5**
Mixoma	**D21.9**
Mixossarcoma	**C49.9**
Molusco contagioso	**B08.1**
Mondor, Doença de	**I80.8**
Mongolismo	**Q90.9**
Monilethrix	**Q84.1**
Morfeia	**L94.0**
Mucha-Habermann, Doença de	**L41.0**
Mucinoses cutâneas	**L98.5**
Mucormicose	**B46.5**
cutânea	B46.3 + L99.8
Münchhausen, Síndrome de	**F68.1**
Mycoplasma, Infecção por	**B96.0**
Naegeli, Doença de	**Q82.8**
Necatoriase	**B76.1**
Necrobiose lipoídica	**L92.1**
Necrólise epidermotóxica (NET)	**L51.2**
Necrose de pele ou tecido celular subcutâneo	**R02**
Neoplasia de pele	
maligna primária	C44.9
maligna secundária	C79.2
maligna *in situ*	D04.9
benigna	D23.9
de comportamento incerto ou desconhecido	D48.5
Neurilemoma	**D36.1**
Neurinoma	**D36.1**
Neurodermatite	**L28.0**
Neurofibroma	**D36.1**
Neurofibromatose	**Q85.0**
Neurofibrossarcoma	**C47**
Neurolepra	**A30.9**
Neuroma	**D36.1**
Neurosífilis	**A52.3**
assintomática	A52.2
congênita	A50.4
com goma	A52.3
meningovascular	A52.1 + G01
com atrofia óptica	A52.1 + H48.0
parenquimatosa	A52.1
tipo paralisia geral	A52.1
tipo *tabes dorsalis*	A52.1
Nevus	**D22.9**
acrômico	Q82.5
angiomatoso	D18.0
arâneo	I78.1
azul	D22.9
azul celular	D22.9
branco esponjoso	Q38.6
celular	D22.9
comedoniano	Q82.5
composto	D22.9
conjuntival	D22.9
dérmico	D22.9
displásico	D22.9
epitelial	Q82.5
estelar	I78.1
flammeus	Q82.5
halo	D22.9
hemangiomatoso	D18.0
intradérmico	D22.9
intraepidérmico	D22.9
involutivo	D22.9
linfático	D18.1
melanótico	D22.9
papilomatoso	D22.9
pigmentado	D22.9
pigmentado gigante	D22.9
piloso	D22.9
spider	I78.1
de Spitz	D22.9
de Sutton	D22.9
unius lateralis	Q82.5
vascular	Q82.5
verrucoso	Q82.5
Nezelof, Síndrome de	**D81.4**
Nicolas-Durand-Favre, Moléstia de	**A55**
Nicolas-Faure, Doença de	**A55**
Niemann-Pick, Doença de	**E75.2**
Njovera	**A65**
Nocardiose	**A43.9**
cutânea	A43.1
Nódulos dos ordenhadores	**B08.0**
Noma	**A69.0**
Ocronose endógena	**E70.2**
Ofíase	**L63.2**
Ofidismo	**T63.0**
Oncocercose	**B73**
Onicauxe	**L60.2**

Onicoatrofia	L60.3
Onicocriptose	L60.0
Onicodistrofia	L60.3
Onicofagia	F98.9
Onicogrifose	L60.2
Onicomadese	L60.8
Onicomalacia	L60.3
Onicomicose	B35.1
Onicorrexe	L60.3
Onicosquise	L60.3
Oniquia	L03.0
Onixis	L03.0
ORF	B08.0
Osteoma	D16.9
Osteomielite	M86.9
Oxiuríase	B80
Paget, Doença de	
extramamária	C44.5
mamária	C50.0
Palidez	R23.1
Paniculite	M79.3
lúpica	L93.2
modular não supurativa	M79.3
recidivante	M35.6
Papillon-Lefevre, Síndrome de	Q82.8
Papiloma	D21.9
Papilomatose confluente e reticulada	L83
Pápula fibrosa do nariz	D21.9
Papulose linfomatoide	L41.2
Paquidermia	L85.9
Paracoccidioidomicose	B41.9
disseminada	B41.7
mucocutânea linfangítica	B41.8
pulmonar	B41.0 + J99.8
visceral	B41.8
Parafinoma	T88.8
Parapsoríase	L41.9
em grandes placas	L41.4
em pequenas placas	L41.3
retiforme	L41.5
varioliforme aguda	L41.0
outras	L41.8
não especificada	L41.9
Parasitofobia	F40.2
Paroníquia (com linfangite)	L03.0
por cândida	B37.2
Pasini e Pierini, Atrofoderma de	L90.3
Pediculose	B85.2
capitis	B85.0
corporis	B85.1
pubiana	B85.3
Pelagra	E52
Pênfigo	L10.9
benigno familiar crônico (Hailey-Hailey)	Q82.8
brasileiro	L10.3
eritematoso	L10.4
foliáceo	L10.2
foliáceo endêmico (Fogo Selvagem)	L10.3
induzido por drogas	L10.5
sifilítico (congênito)	A50.0
vegetante	L10.1
vulgar	L10.0
outras formas	L10.8
não especificado	L10.9
Penfigoide	L12.9
bolhoso	L12.0
cicatricial	L12.1
ocular	L12.1 + H13.3
outras formas	L12.8
não especificado	L12.9
Periadenite mucosa necrótica recorrente (Doença de Sutton)	K12.0
Periarterite nodosa	M30.0
Perifoliculite	L08.8
capitis abscedens et suffodiens	L66.3
couro cabeludo	L66.3
Perioníquia	L03.0
Periporite	L74.8
Perlèche	K13.0
por candidíase	B37.0
por deficiência de vitamina B2 (Riboflavina)	E53.0 + K93.8
Peutz-Jeghers, Síndrome de	Q85.8
Peyronie, Doença de	N48.6
Picadas	T63.9
de anfíbios	T63.8
de aranha	T63.3
de centopeia	T63.4
de cobra	T63.0
de escorpião	T63.2
de pulgas	T14.0
Piedra	B36.8
branca	B36.2
negra	B36.3
Pigmentação, Anomalias da	L81.9
arsenical	L81.8
por metais	L81.8
por tatuagem	L81.8
Pili annulati (*Torti*)	Q84.9
Pili incarnati	L73.1
Pilomatrixoma	D23.9
Pinkus, Doença de (Líquen nítido)	L44.1
Pinta	A67.9
Piodermite	L08.0
fagedênica	L88
gangrenosa	L88
vegetante	L08.8
Piolhos, Infestação por	B85.2
da cabeça	B85.0
do corpo	B85.1
do púbis	B85.3
Pitiríase alba	L30.5
Pitiríase capitis	L21.0
Pitiríase liquenoide e varioliforme aguda	L41.0
Pitiríase liquenoide e varioliforme crônica	L41.1
Pitiríase rotunda	L44.8
Pitiríase rubra pilar	L44.0
Pitiríase versicolor	B36.0
Plasmacitoma extramedular	C90.2
Plationíquia	
adquirida	L60.8
congênita	Q84.6
Pneumocistose	B59
resultante de doença por HIV	B20.6
Poiquilodermia	L81.6
atrófica vascular	L94.5
congênita	Q82.8
de Civatte	L57.3
Poiquilodermatomiosite	K33.1
Policondrite recidivante	M94.1
Poliose	L67.1
Ponfolix	L30.1
Porfiria	
aguda intermitente	E80.2
cutânea tardia	E80.1
eritropoiética congênita	E80.0
hepatocutânea	E80.1
variegata	E80.2
outras porfirias	E80.2
protoporfiria eritropoiética	E80.0
Poroma écrino	D23.9
Poroqueratose	Q82.8
Progeria	E34.8
Prurido	L29.9
anal	L29.0

anogenital	L29.3
devido a ácaros de cereais	B88.0
escrotal	L29.1
gravídico	O26.8
psicogênico	F45.8
senil	L29.8
vulvar	L29.2
Prurigo	**L28.2**
de Besnier	L20.0
de Hebra	L28.2
estival	L56.4
estrófulo	L28.2
nodular (Hyde)	L28.1
psicogênico	F45.8
Pseudofoliculite da barba	**L73.1**
Pseudomonas aeruginosa, Infecção por	**B96.5**
Pseudopelada (Brocq)	**L66.0**
Psiquiátrico, Transtorno ou problema	**F99**
Psoríase	**L40.9**
artropática	L40.5 + M07.3
em placas	L40.0
flexural (invertida)	L40.8
gutata	L40.4
pustulosa generalizada	L40.1
pustulosa palmoplantar	L40.3
vulgar	L40.4
Púrpura	**D69.2**
alérgica	D69.0
anafilactoide	D69.0
anular telangiectásica	D69.2
crioglobulinemia	D89.1
escorbútica	E54 + D77
por fragilidade capilar idiopática	D69.8
fulminante	D65
Henoch-Schöenlein	D69.0
hipergamaglobulinemia de Waldenstron	D89.0
infecciosa	D69.0
não trombocitopênica	D69.2
senil	D69.2
simples	D69.2
trombocitopênica	D69.4
trombocitopênica idiopática	D69.3
trombótica	M31.1
vascular	D69.0
Queilite	**K13.0**
actínica	L56.8
esfoliativa	K13.0
glandular	K13.0
Queilodinia	**K13.0**
Queilose	**K13.0**
angular	K13.0
com pelagra	E52 + K93.8
por deficiência de vitamina B2 (riboflavina)	E53.0 + K93.8
Queimadura	**T30.0**
Queloide	**L91.0**
Queratoacantoma	**D23**
Queratodermia	**L86**
Queratodermia palmoplantar hereditária	**D82.8**
Queratólise plantar sulcada	**R61.0**
Queratose actínica	**D04**
Queratose seborreica	**L82**
Queyrat, Eritroplasia	**D07.4**
Quincke, Edema de	**T78.3**
hereditário	D84.1
Rabdomioma	**D21.9**
Rabdomiossarcoma	**C49.9**
Radiodermite	**L58.9**
Ramsay-Hunt, Síndrome de	**B02.2 + G53.0**
Raynaud, Doença ou Fenômeno de	**I73.0**
Reação a drogas	**T88.7**
Reação tipo Arthus	**T78.4**
Recklinghausen, Doença de	**Q85.0**
Refsum, Doença de	**G60.1**
Reiter, Síndrome de	**M02.3**
Rendu-Osler-Weber, Doença de	**I78.0**
Retículo-histiocitoma de células gigantes	**D76.3**
Reticuloide, Actínico	**L57.1**
Reticulose na pele	
de Sézary	C84.1
hemofagocítica familiar	D76.1
Ricketsiose	**A79.9**
Riehl, Melanose de	**L81.4**
Rinofima	**L71.1**
Rinoscleroma	**A48.8**
Rinosporidiose	**B48.1**
Ritter, Doença de	**L00**
Rosácea	**L71.9**
Rosembach, Erisipeloide de	**A26.0**
Roséola infantum	**B08.2**
Rothmund-Thomson, Síndrome de	**Q82.8**
Rubéola	**B06.9**
Sarampo	**B05**
Sarcoidose	**D86.9**
cutânea	D86.3
Sarcoma	**C49.9**
de Kaposi	C46.9
Schamberg, Doença de	**L81.7**
Schaumann, Doença de (sarcoidose)	**D86.9**
Schenck, Doença de (esporotricose)	**B42.1**
Schistosomíase cutânea	**B65.3**
Schwannoma	**D36.1**
Schweninger-Buzzi, Anetodermia de	**L90.1**
Seborreia	**R23.8**
Seborreica, Dermatite	**L21.9**
Senear-Uscher, Doença de	**L10.4**
Sézary, Síndrome de	**C84.1**
Sicose	
da barba não parasitária	L73.8
lupoide	L73.8
micótica	B35.0
vulgar	L73.8
Sífilis	**A53.9**
congênita	A50
congênita recente sintomática	A50.0
congênita recente latente	A50.1
neurossífilis congênita tardia	A50.4
congênita tardia latente	A50.6
congênita não especificada	A50.9
recente	A51
genital primária	A51.0
anal primária	A51.1
primária de outras localizações	A51.2
secundária de pele e mucosas	A51.3
outras formas de sífilis secundária	A51.4
recente latente	A51.5
recente não especificada	A51.9
tardia	A52
assintomática	A52.2
cardiovascular	A52.0
neurossífilis não especificada	A52.3
outras formas de sífilis tardia (Lesões cutâneas)	A52.7
sintomática	A52.1
tardia latente	A52.8
tardia não especificada	A52.9
outras formas de sífilis e as não especificadas	A53
latente não especificada se recente ou tardia	A53.0
não especificada	A53.9
Sifilofobia	**F45.2**
Siringoadenoma	**D23.9**
Siringocistoadenoma	**D23.9**
Siringoma	**D23.9**
Siringoma condroide	**D23.9**
Sjögren-Larsson, Síndrome	**Q87.1**

Sjögren, Síndrome de	M35.0 + M99.1	Úlcera	L98.4
Sneddon-Wilkinson, Pustulose de	L13.1	crônica da pele	L98.4
Spiegler-Fendt, Linfocitoma benigno de	L98.8	dos membros inferiores	L97
Stevens-Johnson, Síndrome de	L51.1	de decúbito	L89
Sturge-Weber, Síndrome de	Q85.2	Úlcera de Fournier	L08.8
Sutton, Nevo de	D22.9	Úlcera Tropical	L98.4
Sweet, Doença de	L98.2	Uleritema ofriógenes	Q84.2
Takayasu, Doença de	M31.4	Unha, Afecções da	L60
Talassemia	D56.9	afecções das unhas não especificadas	L60.9
Tatuagem	L81.8	distrofia ungueal	L60.3
Telangiectasia hemorrágica familiar (Rendu-Osler)	I78.1	linhas de Beau	L60.4
Terçol	H00.0	onicólise	L60.1
Thibierge-Weissenbach, Síndrome de	M34.8	onicogrifose	L60.2
Tilose adquirida	L84	outras afecções das unhas	L60.8
Tilose palmoplantar hereditária	Q82.8	síndrome das unhas amareladas	L60.5
Tinha ou tínea	B35.9	unha encravada	L60.0
da barba	B35.0	Urbach-Wiethe, Doença de	E78.8
capitis	B35.0	Uretrites	N34.2
corporis	B35.4	por clamídia	A56.0
cruris	B35.6	gonocócica	A54.0
favosa	B35.0	não gonocócica	N34.1
imbricada (Tokelau)	B35.5	Urticária	L50.9
tipo Kerion	B35.0	alérgica	L50.0
manum	B35.2	colinérgica	L50.5
microspórica	B35.9	de contato	L50.6
nigra	B36.1	dermográfica	L50.3
pedis	B35.3	devido ao calor e frio	L50.2
tonsurante	B35.0	idiopática	L50.1
tricofítica	B35.9	não especificada	L50.9
unguium	B35.1	outras urticárias	L50.8
versicolor	B36.0	vibratória	L50.4
Tofo gotoso	M10.0	Varicela	B01.9
Torulose	B45.0	Varizes dos MMII com úlcera	I83.0
Toxicomania	F19.2	Varizes dos MMII sem úlcera	I83.9
Toxoplasmose adquirida	B58.9	Vasculite	I77.6
Toxoplasmose congênita	P37.1	alérgica	D69.0
Transplante de órgãos	Z94.9	crioglobulinêmica	D89.1
de cabelos	Z41.0	hipocomplementenêmica	M31.8
de pele	Z94.5	livedoide	L95.0
Traumatismos	T14.9	nodular	L95.8
Treponematoses	A66.9	Vasculopatia necrotizante	M31.9
Tricorrexis nodosa	L67.0	Verruga seborreica	L82
Tricostase espinulosa	Q84.1	Verrugas virais (Filiforme, plana, plantar, vulgar)	B07
Tricoepitelioma	D23.9	Vitiligo	L80
Tricofitose	B35.9	Vogt-Koyanagi, Síndrome de	H20.8
Tricofoliculoma	D23.9	Von Hippel-Lindau, Síndrome de	Q85.8
Tricolemoma	D23.9	Von Recklinghausen, Doença de	
Tricomicose		(Neurofibromatose)	Q85.0
axilar	A48.8	Von Willebrandt, Doença de	D68
nodosa	B36.8	Von Zumbuch, Doença de (Psoríase pustulosa generalizada)	L40.1
Tricomoníase	A59.9	Waardenburg, Síndrome de	E70.3
Triconodose	L67.8	Waldenstrom, Macroglobulinemia de	D89.0
Tricoptilose	L67.8	Weber-Christian, Doença de	
Tricorrexe nodosa	L67.0	(Paniculite nodular não supurativa)	M35.6
Tricose axilar	A48.8	Weber-Cockayne, Síndrome de	
Tricosporose nodosa	B36.2	(Epidermólise bolhosa)	Q81.8
Tricostase espinulosa	Q84.1	Wernicke-Posadas, Doença de	
Tricotilomania	F63.3	(Coccidioidomicose)	B38.7
Tripanossomíase africana	B56.9	Wiskott-Aldrich, Síndrome de	D82.0
Tripanossomíase americana		Wuchereríase	B74.0
(Doença de Chagas)	B57.2	Xantelasma	H02.6
Tromboangeíte obliterante	I73.1	Xantofibroma	D21.9
Tromboastenia (Glauzmann)	D69.1	Xantogranuloma	D76.3
Trombocitopenia	D69.6	Xantomatoses	E75.5
Tromboflebite	I80.9	Xeroderma pigmentoso	Q82.1
Trombose	I82.9	Xerose cutânea	L85.3
Tsutsutganuchi, Doença de	A75.3	Xerostomia	K11.7
Tuberculide (endurada, subcutânea,		Zigomicose	B46.9
liquenoide, papulonecrótica)	A18.4	Zinco, Distúrbios de metabolismo	
Tuberculose da pele e do tecido celular		(Acrodermatite enteropática)	E83.2
subcutâneo	A18.4	Zinco, Deficiência nutricional	E60

REFERÊNCIAS

Durante toda a elaboração desta obra, os seguintes tratados clássicos de dermatologia foram constantemente consultados:

Burns T, Breathnach S, Cox N, Griffiths C. Rook's Textbook of Dermatology. 8th ed. New Jersey: Wiley; 2010.

Goldsmith LA, Katz SI, Gilchrest BA, Paller AS, Leffell DJ, Wolff K. Fitzpatrick's Dermatology in General Medicine. 8th ed. New York: Mc Graw Hill; 2008.

Bolognia JL, Lorizzo JL, Rapini RP. Dermatology. 2nd ed. Maryland Heights: Mosby; 2008.

Irvine AD, Hoeger PH, Yan AC (Eds.).Harper's Textbook of Pediatric Dermatology. 3rd ed. New Jersey: Wiley; 2011.

CAPÍTULO 3

1. Kang SS, Kauls, LS, Gaspari AA. Toll-like receptors: applications to dermatologic disease. J AM Acad Dermatol 2006; 54:951-983.

CAPÍTULO 9

1. Coons AH, Creech HJ, Jones RN, Berliner E. The Demonstration of Pneumococcal Antigen in Tissues by the Use of Fluorescent Antibody. J Immunol. 1942;45:159-70.
2. Gammon WR, Briggaman RA, Inman AO 3rd, Queen LL, Wheeler CE. Differentiating anti-lamina lucida and antisublamina densa anti-BMZ antibodies by indirect immunofluorescence on 1.0 M sodium chloride-separated skin. J Invest Dermatol. 1984;82:139-44.

CAPÍTULO 14

1. Paulo Filho TA. Citodiagnóstico prático em Dermatologia: a pele. 2006:37:6.

CAPÍTULO 15

1. FINN chambers. [Internet]. Oy: Smart Practice; 2017. [recuperado em 27 nov. 2017]. Disponível em: http://www.smartpractice.com/shop/wa/category?cn=Products-Finn-Chambers-Finn-Chambers-History&id=511394&m=SPA
2. Hill LW, Sulzberger MB. Evolution of atopic dermatitis. Arch Derm Syphilol. 1935;32(3):451–463.
3. Williams HC, Burney PG, Strachan D, Hay RJ. The U.K. Working Party's Diagnostic Criteria for Atopic Dermatitis. II. Observer variation of clinical diagnosis and signs of atopic dermatitis. Br J Dermatol. 1994;131:397–405.
4. FAO/WHO. Probiotics in food: health and nutritional properties and guidelines for evaluation. [Internet]. Rome: WHO; 2006 [capturado em 25 jan. 2017]. Disponível em: http://www.fao.org/3/a-a0512e.pdf
5. Gibson GR, Roberfroid MB. Dietary modulation of the human colonic microbiota: introducing the concept of prebiotics. J Nutr. 1995;125(6):1401-12.

CAPÍTULO 21

1. Diaz LA, Sampaio SA, Rivitti EA, Martins CR, Cunha PR, Lombardi C, Almeida FA, Castro RM, Macca ML, Lavrado C. Endemic pemphigus foliaceus (fogo selvagem). I. Clinical features and immunopathology. J Am Acad Dermatol.1989;20(4):657-69.
2. Diaz LA, Sampaio SA, Rivitti EA, Martins CR, Cunha PR, Lombardi C, Almeida FA, Castro RM, Macca ML, Lavrado C. Endemic pemphigus foliaceus (Fogo Selvagem): II. Current and historic epidemiologic studies. J Invest Dermatol. 1989;92(1):4-12.
3. Hans-Filho G, Aoki V, Rivitti E, Eaton DP, Lin MS, Diaz LA. Endemic pemphigus foliaceus (fogo selvagem)-1998. The Cooperative Group on Fogo Selvagem Research. Clin Dermatol. 1999;17(2):225-35;105-6.
4. Diaz LA, Sampaio SA, Rivitti EA, Martins CR, Cunha PR, Lombardi C, Almeida FA, Castro RM, Macca ML, Lavrado C, et al. Endemic pemphigus foliaceus (Fogo Selvagem): II. Current and historic epidemiologic studies. J Invest Dermatol. 1989;92(1):4-12.
5. Anhalt GJ, Labib RS, Voorhees JJ, Beals TF, Diaz LA.Induction of pemphigus in neonatal mice by passive transfer of IgG from patients with the disease. N Engl J Med. 1982;306(20):1189-96.
6. Rock B, Labib RS, Diaz LA. Monovalent Fab' immunoglobulin fragments from endemic pemphigus foliaceus autoantibodies reproduce the human disease in neonatal Balb/c mice. J Clin Invest. 1990;85(1):296-9.
7. Rock B, Martins CR, Theofilopoulos AN, Balderas RS, Anhalt GJ, Labib RS, Futamura S, Rivitti EA, Diaz LA.The pathogenic effect of IgG4 autoantibodies in endemic pemphigus foliaceus (fogo selvagem).N Engl J Med. 1989;320(22):1463-9.
8. Emery DJ, Diaz LA, Fairley JA, Lopez A, Taylor AF, Giudice GJ.Pemphigus foliaceus and pemphigus vulgaris autoantibodies

react with the extracellular domain of desmoglein-1. J Invest Dermatol. 1995;104(3):323-8.

9. Warren SJ, Lin MS, Giudice GJ, Hoffmann RG, Hans-Filho G, Aoki V, Rivitti EA, Santos V, Diaz LA.The prevalence of antibodies against desmoglein 1 in endemic pemphigus foliaceus in Brazil. ooperative Group on Fogo Selvagem Research.N Engl J Med. 2000;343(1):23-30.

10. James KA, Culton DA, Diaz LA. Diagnosis and clinical features of pemphigus foliaceus.Dermatol Clin. 2011;29(3):405-12, viii.

11. Lee E, Lendas KA, Chow S, Pirani Y, Gordon D, Dionisio R, Nguyen D, Spizuoco A, Fotino M, Zhang Y, Sinha AA. Disease relevant HLA class II alleles isolated by genotypic, haplotypic, and sequence analysis in North American Caucasians with pemphigus vulgaris.Hum Immunol. 2006;67(1-2):125-39.

12. Schepens I, Jaunin F, Begre N, Läderach U, Marcus K, Hashimoto T, Favre B, Borradori L. The Protease Inhibitor Alpha-2- Macroglobuline-Like-1 Is the p170 Antigen Recognized by Paraneoplastic Pemphigus Autoantibodies in Human. PloS ONE 2010; 5(8):e12250.

13. Herron MD, Zone JJ. Dermatitis herpetiformis and linear IgA bullous dermatosis. In: Bolognia JL, JorizzoJL, Rapinni RP. Dermatology. Edinburgh: Mosby; 2007.p. 479-84.

CAPÍTULO 31

1. Bohan A, Peter JB. Polymyositis and dermatomyositis. N Engl J Med. 1975;292:344-7,403-7.

2. Drake LA, Dinehart SM, Farmer ER, Goltz RW, Graham GF, Hordinsky MK,… et al. Guidelines of care for dermato myositis. American Academy of Dermatology. J Am Acad Dermatol. 1996;34(Pt 1):824-9.

3. Peterson LS, Nelson AM, Su D. classification of Morphea (Localized Scleroderma). Mayo Clin Proc. 1995;70:1068-76.

4. Laxer R, Zulian F. Localized scleroderma. Curr Opin Rheumatol. 2006;26:90-5.

CAPÍTULO 34

1. Fiorentino DF. Cutaneous vasculitis. J Am Acad Dermatol 2003;48:311-40.

CAPÍTULO 35

1. Blank H, Rake G. Host-parasite relationship of herpes simplex virus. In: Blank H, Rake G. Viral and Rickettsial Diseases of the skin, eye and mucous membranes of man. Boston: Little, Brown and Company; 1955.

2. Proença N, Castro RM, Rivitti E, Salles-Gomes LF. Erupção variceliforme de Kaposi em paciente de pênfigo foliáceo sul americano. Dermatol Ibero Lat Amer. 1972; 4: 443.

3. Brasil. Ministério da Saúde. Boletim Epidemiológico [Internet]; 2017;48(29). [recuperado em 7 dez. 2017]. Disponível em: http://bvsms.saude.gov.br/bvs/publicacoes/febre_chikungunya_manejo_clinico.pdf

CAPÍTULO 38

1. Brasil. Ministério da Saúde. Panorama da tuberculose no Brasil: indicadores epidemiológicos e operacionais. [Internet]. Brasília: Ministério da Saúde, 2014. [recuperado em 4 dez. 2017]. Disponível em: http://bvsms.saude.gov.br/bvs/publicacoes/panorama%20tuberculose%20brasil_2014.pdf

CAPÍTULO 39

1. World-Health-Organisation. Leprosy (Hansen's Disease) Report by the Secretariat. Executive Board provisional agenda item 413 128/16. Geneva: WHO;2010.

2. Penna GO, Bührer-Sékula S, Kerr LRS, Stefani MMdA, Rodrigues LC, et al. (2017) Uniform multidrug therapy for leprosy patients in Brazil (U-MDT/CT-BR): Results of an open label, randomized and controlled clinical trial, among multibacillary patients. PLOS Neglected Tropical Diseases 11(7): e0005725.

3. Ministério da Saúde (Brasil). Portaria Nº 32, de 30 de junho de 2015. Torna pública a decisão de incorporar a quimioprofilaxia de contatos de doentes de hanseníase com rifampicina em dose única no âmbito do Sistema Único de Saúde – SUS. Diário Oficial da União, 1 de julho de 2015; Seção 1. p. 49.

4. Ministério da Saúde. (Brasil). Quimioprofilaxia de contatos de doentes de hanseníase com rifampicina em dose única Nº 165: relatório de recomendação. [Internet]. Brasília: Ministério da Saúde, 2015 [capturado em 28 nov. 2017]. Disponível em: http://conitec.gov.br/images/Relatorios/2015/Relatorio_Quimioprofilaxia_Hanseniase_final.pdf

CAPÍTULO 40

1. Jardim ML. Donovanose: proposta de classificação clínica. An Bras Dermatol. 1987;62:169-72.

2. Brasil. Ministério da Saúde. Boletim Epidemiológico HIV/AIDS. 2014; 3(1).

3. Trent JT, Kirsner RS. Cutaneous manifestations of HIV: A primer. Adv Skin Wound Care, 2004; 17:116-29.

4. Hengge, Ulrich R.; Franz, Barbara; Goos, Manfred. Decline of infectious skin manifestations in the era of highly active anti-retroviral therapy. AIDS; 14:1069-1074, 2000.

5. UNAIDS DATA 2017. [Internet] [acesso em 8 fev. 2018. Disponível em: http://www.unaids.org/sites/default/files/media_asset/2017_data-book_en.pdf

6. UNAIDS. Uma meta ambiciosa de tratamento para contribuir para o fim da epidemia de AIDS [Internet] 2017. [acesso em 8 fev. 2018] Disponível em: http://unaids.org.br/wp-content/uploads/2015/11/2015_11_20_UNAIDS_TRATAMENTO_META_PT_v4_GB.pdf

7. Brasil. Ministério da Saúde. Boletim Epidemiológico HIV/AIDS. 2016. [Internet] [acesso em 8 fev. 2018] 2017;48(1). Disponível em: http://portalarquivos.saude.gov.br/images/pdf/2017/janeiro/05/2016_034-Aids_publicacao.pdf

8. Machado P, David Y, Pedroso C, Brites C, Barral A, Barral-Netto M. Leprosy and HIV infection in Bahia, Brazil. Int J Lepr Other Mycobact Dis. 1998;66(2):227-9.

9. World Health Organization. Control of Leishmaniases: WHO TRS n. 949: report of a meeting of the WHO Expert Committee on the Control of Leishmaniases, Geneva, 22-26 March 2010 [Internet]. Geneva: WHO; 2010 [acesso em 26 dez. 2017]. Disponível em: http://www.who.int/neglected_diseases/resources/who_trs_949/en/

10. Brazilian Ministry of Health. Epidemiology of American tegumentary leishmaniais in Brazil [Internet]. 2010 [acesso em 2011 abr. 2]. Disponível em: http://portal.saude.gov.br/portal/arquivos/pdf/2_lta_deteccao_27_10_2010.pdf

11. Alvar J, Aparicio P, Aseffa A, Den Boer M, Cañavate C, Dedet JP, Gradoni L, Ter Horst R, López-Vélez R, Moreno J. The relationship between leishmaniasis and AIDS: the second 10 years. Clin Microbiol Rev. 2008;21(2):334-59.

12. Talhari C, Matsuo C, Chrusciak-Talhari A, Lima-Ferreira LC, Mira M, Talhari S. Variations in leprosy manifestations among HIV-positive patients, Manaus, Brazil. Emerg Infect Dis. 2009;15(4):673-4.

13. Brasil. Ministério da Saúde. Programa Nacional de Hanseníase 2009. Brasília: MS; 2009.

14. Liautaud B, Pape JW, DeHovitz JA, Thomas F, LaRoche AC, Verdier RI, Deschamps MM, Johnson WD. Pruritic skin lesions: a common initial presentation of acquired immunodeficiency syndrome. Arch Dermatol. 1989;125(5):629-32.

CAPÍTULO 42

1. Odds FC, Arai T, Disalvo AF, Evans EG, et al. Nomenclature of fungal diseases: a report and recommendations from a Sub-Committee of the International Society for Human and Animal Mycology (ISHAM). J Med Vet Mycol 1992; 30: 1-10.

2. Carrión AL. Chromoblastomycosis. Annals New York Academy of Sciences, v.50, p. 1255-1276, 1950.

3. Pinkus H, Mehregan AH (eds) The guide to Dermatohistopathology, 3rd ed. New York: Appleton Century Crofts;1981.

4. Herr RA, Tarcha EJ, Taborda PR, Taylor JW, Ajello L, Mendoza L. Phylogenetic analysis of Lacazia loboi places this previously uncharacterized pathogen within the dimorphic Onygenales. J Clin Microbiol 2001; 39: 309-14.

5. Rodriguez-Toro G. Lobomycosis. Int J Dermatol 1993; 32: 324-32.

6. Pradinaud R, Talhari S. Lobomycose. Encycl Med Chir, Paris, Maladies Infectieuses, 1996; 608-A10: 1-6.

7. Franco M, Montenegro MR, Mendes RP, Marques SA, Dillon NL, Mota NG. Paracoccidioidomycosis: a recently proposed classification of its clinical forms. Rev Soc Bras Med Trop. 1987;20:129-32.

8. Ribeiro, D. O. Nova terapêutica para a blastomicose. Publ. Méd.1940;12:36-54.

9. Lacaz, C.S; Sampaio, S.A.P. Tratamento da blastomicose sul-americana com anfotericina B. Resultados Preliminares. Revista Paulista de Medicina, v.52, p.443-450, 1958.

10. Cucé LC, Wroclawski EL, Sampaio AS. Treatment of paracoccidioidomycosis with ketoconazole. Rev Inst Med Trop São Paulo. 1981;23:82-85.

CAPÍTULO 44

1. Brasil. Manual de vigilância na leishmaniose tegumentar americana. 2. ed. Brasília: Ministério da Saúde, Secretaria de Vigilância em Saúde; 2010. 180 p. Séria A: Normas e Manuais Técnicos.

2. Viana G. Sobre uma espécie de leshmania. Bras Med. 1911;25(41):411-12.

CAPÍTULO 45

1. Artigas PT, Araújo P, Romiti N, Ruivo M. Sobre um caso de parasitismo humano por Lagochilascaris minor Leiper, 1909, no Estado de São Paulo, Brasil. Rev Inst Med Trop S Paulo, 10(2):78-83, 1968.

CAPÍTULO 46

1. Walker L . List of the specimens of Lepidopterous Insects in the Collection of the British Museum List Spec. Lepid. Insects Colln Br. Mus.1856; 7: 1509-1808.

2. Hampson GF. Catalogue of the Arctiadae (Arctianae) and Agaristidae in the collection of the British Museum (Nat. Hist.) Cat. Lepid. Phalaenae Br. Mus. 1901;3:i-xix,1-690,pl. 36-54.

CAPÍTULO 47

1. Criado PR, Criado RFJ, Avancini JM , Santi CG. Drug Reaction with Eosinophilia and Systemic Symptoms (DRESS)/Drug-Induced Hypersensitivity Syndrome (DIHS): a review of current concepts. An. Bras. Dermatol. 2012;87:435-49.

2. Walsh SA , Creamer D. Drug reaction with eosinophilia and systemic symptoms (DRESS): a clinical update and review of current thinking. Clin Exp Dermatol 2011;36:6-11.

3. Bocquet H, Bagot M , Roujeau JC. Drug-induced pseudolymphoma and drug hypersensitivity syndrome (Drug Rash with Eosinophilia and Systemic Symptoms: DRESS). Semin Cutan Med Surg 1996;15:250-7.

4. Sullivan JR , Shear NH. The drug hypersensitivity syndrome: what is the pathogenesis? Arch Dermatol. United States2001. p. 357-64.

5. Boccara O, Valeyrie-Allanore L, Crickx B , Descamps V. Association of hypogammaglobulinemia with DRESS (Drug Rash with Eosinophilia and Systemic Symptoms). Eur J Dermatol 2006;16:666-8.

6. Criado PR, Avancini J, Santi CG, Amoedo Medrado AT, Rodrigues CE , de Carvalho JF. Drug Reaction with Eosinophilia and Systemic Symptoms (DRESS): A Complex Interaction of Drugs, Viruses and the Immune System. Israel Medical Association Journal 2012;14:577-82.

7. Husain Z, Reddy BY , Schwartz RA. DRESS syndrome: Part I. Clinical perspectives. J Am Acad Dermatol 2013;68:693.e1-14; quiz 706-8.

8. Lin IC, Yang HC, Strong C, Yang CW, Cho YT, Chen KL et al. Liver injury in patients with DRESS: A clinical study of 72 cases. J Am Acad Dermatol 2015;72:984-91.

9. Kardaun SH, Sidoroff A, Valeyrie-Allanore L, Halevy S, Davidovici BB, Mockenhaupt M et al. Variability in the clinical pattern of cutaneous side-effects of drugs with systemic symptoms: does a DRESS syndrome really exist? Br J Dermatol. England2007. p. 609-11.

10. Kardaun SH, Mockenhaupt M , Roujeau JC. Comments on: DRESS syndrome. J Am Acad Dermatol 2014;71:1000-.e2.

11. Ortonne N, Valeyrie-Allanore L, Bastuji-Garin S, Wechsler J, de Feraudy S, Duong TA et al. Histopathology of drug rash with eosinophilia and systemic symptoms syndrome: a morphological and phenotypical study. Br J Dermatol 2015;173:50-8.

12. Avancini J, Maragno L, Santi CG , Criado PR. Drug reaction with eosinophilia and systemic symptoms/drug-induced hypersensitivity syndrome: clinical features of 27 patients. Clin Exp Dermatol 2015.

13. Funck-Brentano E, Duong TA, Bouvresse S, Bagot M, Wolkenstein P, Roujeau JC et al. Therapeutic management of DRESS: a retrospective study of 38 cases. J Am Acad Dermatol 2015;72:246-52.

14. Descamps V, Ben Said B, Sassolas B, Truchetet F, Avenel-Audran M, Girardin P… et al. [Management of drug reaction with eosinophilia and systemic symptoms (DRESS)]. Ann Dermatol Venereol 2010;137:703-8.

15. Hofbauer GFL, Burg G, Nestlé FO. Cocaine-related Stevens-Johnson syndrome. Dermatol. 2000;201:258-60.

16. Fisher AA, Brancaccio RR, Jelinek JE. Facial dermatitis in man due to inhalation of butyl nitrite. Cutis. 1981;27: 146-54.

CAPÍTULO 63

1. Cunniff C, Bassetti JA, Ellis NA. Bloom's Syndrome: Clinical Spectrum, Molecular Pathogenesis, and Cancer Predisposition. Mol Syndromol. 2017;8(1):4-23.

CAPÍTULO 65

1. Riccardi VM. Neurofibromatosis: clinical heterogeneity. Curr Probl Cancer 1982;8:1-34.

2. Carey JC, Baty BJ, Johnson JP, Morrison T, Skolnik M, Kivlin J. The genetic aspects of neurofibromatosis. Ann NY Acad Sci. 1986;486:45-6.

3. Huson SM. Neurofibromatosis: histological perspective, classification and diagnostic criteria. 7. Neurofibromatosis 1: a clinical and genetic overview. In: Huson SM, Hughes RAC. The neurofibromatoses. A pathogenetic and clinical overview. Preface. London: Chapman & Hall; 1994.

4. Neurofibromatosis. Conference statement. National Institutes of Health Consensus Development Conference. Arch Neurol. 1988;45:575-8.

5. Desch CE, McNiff KK, Schneider EC, Schrag D, McClure J, Lepisto E, Donaldson MS, Kahn KL, Weeks JC, Ko CY, Stewart AK, Edge SB. American Society of Clinical Oncology/National Comprehensive Cancer Network Quality Measures. J Clin Oncol. 2008;26(21):3631-7.

6. Pilarski R, Burt R, Kohlman W, Pho L, Shannon K, Swisher E. Cowden syndrome and the PTEN hamartoma tumor syndrome: systematic review and revised diagnostic criteria. J Natl Cancer Inst. 2013;105:1607–1616.

CAPÍTULO 67

1. Fine JD, Bruckner-Tuderman L, Eady RA, Bauer EA, Bauer JW, Has C, Heagerty A, Hintner H, Hovnanian A, Jonkman MF, Leigh I, Marinkovich MP, Martinez AE, McGrath JA, Mellerio JE, Moss C, Murrell DF, Shimizu H, Uitto J, Woodley D, Zambruno G. Inherited epidermolysis bullosa: updated recommendations on diagnosis and classification. J Am Acad Dermatol. 2014;70(6):1103-26.

CAPÍTULO 76

1. ISSVA Classification of Vascular Anomalies. [Internet]. Milwaukee: ISVA, c2014. [capturado em 5 dez. 2017]. Disponível em: www.issva.org/classification

2. Greene AK, Orbach DB. Management of arteriovenous malformations. Clin Plast Surg. 2011;38(1):95-106.

CAPÍTULO 78

1. Rappaport, H. Tumors of the hematopoietic system. Washington: Armed Forces Institute of Pathology; 1966.

2. Lukes RJ , Collins RD. Immunologic characterization of human malignant lymphomas. Cancer. 1974; 34:1488-503.

3. Hamlin I, Lennert K, RILKE F, Stansfeld AG, Van Unnik JA. M. Classification of non-Hodgkin's lymphomas. Lancet.1974;2: 406-8.

4. Rosenberg, S.A. et al. National Cancer Institute sponsored study of classifications of non-Hodgkin's lymphomas. Summary and descriptions of a working formulation for clinical usage. Cancer.1982;49: 2112-35.

5. Stansfeld AG, Diebold J, Noel H, Kapanci Y, Rilke F, et al. Updated Kiel classification for lymphomas. Lancet. 1988;1(8580):292-3.

6. Willemze R, Jaffe ES, Burg G, Cerroni L, Berti E, Swerdlow SH, et al. WHO-EORTC classification for cutaneous lymphomas. Blood 2005;105:3768-3785.

7. Poiesz BJ, Ruscetti FW, Gazdar AF, Bunn PA, Minna JD, Gallo RC. Detection and isolation of type C retrovirus particles from fresh and cultured lymphocytes of a patient with cutaneous T-cell lymphoma. Proc Natl Acad Sci U S A. 1980;77(12):7415-9.

CAPÍTULO 82

1. Cohen BA. Pediatric Dermatology, 2nd ed. London: Mosby, 1999.

2. Ness MJ, Davis DM, Carey WA. Neonatal skin care: a concise review. Int J Dermatol. 2013 Jan; 52(1): 14-22.

CAPÍTULO 95

1. Orentreich N. Autografts in alopecia and other selected conditions. Ann N Y Acad Sci. 1959;83:463-79.
2. Sasagawa M. Hair transplantation (in Japanese). Jpn J Dermatol. 1923;30:493.
3. Okuda S. Clinical and experimental studies on transplanting of living hair (in Japanese). Jpn J Dermatol. 1939;46:135-8.
4. Tamura H. Pubic hair transplantation. Jpn J Dermatol. 1943;53:76.
5. Rosa IP, Melo A. Prótese de acrílico autopolimerizável. An Bras Dermatol. 1982;57(1):25-6.
6. Limmer BL. Elliptical donor stereoscopically assisted micrografting as an approach to further refinament in hair transplant. J Dermatol Surg Oncol. 1994;20(12):789-93.
7. Headington JT. Transverse microscopic anatomy of the human scalp. Arch of Dermatol. 1984;120(4):449-56.
8. Choi JC, Kim JC. The Choi hair transplanter. In: Stough DB, Haber R, editors. Hair replacement surgical and medical. Philadelphia: Mosby; 1996. p. 125-7.
9. Rosa IP, Morimoto E, Chisaki C, Uchida EA. Transplante de supercílios utilizando seringa de insulina modificada. Arch Argent Dermatol. 1988;48:25-7.
10. Rassman WR, Bernstein RM, McClellan R, Jones R, Worton E, Uyttendaele H. Follicular unit extraction: minimally invasive surgery for hair transplantation. Dermatol Surg. 2002;28(8):720-8.
11. Inaba M. Androgenetic alopecia: modern concepts of pathogenesis and treatment. Tokyo: Springer; Verlag, 1996. Chapter 29.3, p. 238-45.
12. Harris JA. Follicular lylit extraction: the SAFE System. Hair Transplant Forum Int. 2004;157:163-4.
13. Harris JA. New methodology and instrumentation for follicular unit extraction: lower follicule transaction and expanded patient candidacy. Dermatol Surg. 2006;32:56-62.
14. Beehner M. comparison of survival of FU grafts trimmed chubby, medium and skeletonized. Hair Transplant Forum Intl. 2010;20(1):1;6-7.

CAPÍTULO 100

1. Fahmy IR, Abu-Shady H, Schonberg A et AL. A cristalline principle from Ammi Majus L. Nature 1947; 160 (4006): 468
2. Parrish JA, Fitzpatrick TB, Tanenbaum L, Pathak MA. Photochemotherapy of psoriasis with oral methoxsalen and longwave UV light.N Engl J Med 1974; 291; 1207-1312.
3. Goeckerman WH. The treatment of psoriasis. Northwest Med 1925; 24: 229-31.
4. Ingram JT. The approach to psoriasis. Br Med J 1953; 2:591-3
5. Wiskemann A. Total-surface irradiation ok skin affections with fluorescente sun lamps. Medicamundi 1961; 7:137-9.
6. Wiskemann A. UVB-phototherapy of psoriasis using a standing box developed for PUVA. Z Hautk 1978; 53(18): 633-6.
7. Gilchrest BA, Rowe JW, Brown RS, Steinman TI, Arndt KA. Ultraviolet phototherapy and uremic pruritus: long-term results and possible mechanism of action. Ann Intern Med. 1979; 91(1):17-21.
8. Malanos D, Stern RS. Psoralen plus ultraviolet A does not increase the risk os cataractas: a 25 year prospective study 2007; 57(2): 231-37.
9. Stern RS, Lunder EJ. Risk of squamous cell carcinoma and methoxsalen (psoralen) and UV-A radiation (PUVA). A meta-analysis. Arch Dermatol. 1998; 134:1582-5.
10. Torezan L, Osorio N. Fotomedicina: princípios e aplicações in Laser em Dermatologia. 2. ed. São Paulo: Roca;2009.
11. Anderson RR, Parrish JA. Selective photothermolysis: precise microsurgery by selective absorption of pulsed radiation. Science. 1983;220(4596):524-7.
12. Grossman MC, Dierickx C, Farinelli W, Flotte T, Anderson RR.Damage to hair follicles by normal-mode ruby laser pulses. J Am Acad Dermatol.1996;35(6):889-94.

 Uma lista de leituras adicionais sugeridas sobre cada capítulo está disponível *online*. Para acessá-la, entre em **loja.grupoa.com.br**, encontre a página do livro por meio do campo de busca e clique em *Conteúdo Online*.

ÍNDICE

A

Abatacepte, 1442
Abelhas, dermatoses por veneno de, 809-811
Abscesso(s), 110, 633
  tuberculosos metastáticos, 633
Acantólise, 122
Acantoma, 856, 1139-1140
  de células claras, 1139-1140
  de grandes células, 1139
  fissurado, 856
Acantoqueilonemíase, 803
Acantose nigricante, 122, 394-398, 970, 1311
  acral, 395
  autoimune, 395
  benigna adquirida, 395
  benigna associada a endocrinopatias adquiridas, 395
  benigna como manifestação de síndromes hereditárias, 395
  benigna genética, 395
  dermatose acantolítica transitória, 397
  e diabetes, 970
  maligna, 396-397
  nulateral ou nevoide, 396
  paraqueratose granulosa, 397-398
  produzida por medicamentos, 395
Ácaros, dermatoses por, 789-796
Acetato, 461-462, 1405
  de alumínio, 1405
  de ciproterona, 461-462
Aciclovir, 1413, 1471
Acidemia, 926-927
  metilmalônica, 927
  propiônica, 926-927
Ácido(s), 266, 821, 913, 1404, 1405, 1406, 1407, 1414-1415, 1445, 1465-1466, 1469, 1491, 1557, 1558
  α-hidroxílicos, 1421
  acetilsalicílico, 1445, 1448
  araquidônico, 266, 821
  ascórbico (vitamina C), deficiência de, 913
  azelaico, 1404, 1418
  benzoico, 1407
  bórico, 1405
  carboxílicos, 1407
  cético, 1414
  fusídico, 1406
  graxos essenciais, 908-909, 1414-1415
  hialurônico, 1557, 1558f
  kójico, 1418
  mefenâmico, 1446
  nicotínico, 1404, 1465-1466
  nítrico fumegante, 1414
  poli-L-lático, 1557, 1558
  salicílico, 1404
  tânico, 1403
  tricloroacético, 1414
  ursodesoxicólico, 1469
  zoledrônico, 1491
Acidúria arginossuccínica, 924
Acitretina, 232
Acne, 420, 458, 615, 856, 976, 978, 1325-1326, 1392, 1551-1554
  aquagênica, 1392
  escoriada, 976
  mecânica, 856, 1392
  necrótica, 420, 458, 615, 978
  neonatal, 1325-1326
  tratamento de cicatrizes, 1551-1554
Acne vulgar, 402-410
  alimentos, 403
  androgênica, 411
  bactérias, 403
  ciclo menstrual, 403
  distúrbio da queratinização folicular, 402
  doença de Morbihan, 412
  escoriada, 411
  fármacos, 403
  fulminante, 411
  granulomatosa, 412-413
  hipersecreção sebácea, 402-403
  infantil, 410
  inflamatória, 404-405
  não inflamatória, 403-404
  neonatal, 410
  pós-adolescência, 410-411
  síndrome PAPA, 412
  síndrome SAPHO, 411-412
  tensão emocional, 403
  tratamento, 406-410
Acnes induzidas, 413-415
  estival, 413
  ocupacionais, 413-414
  por cosméticos, 413
  por endotantes, 414-415
  por fricção, 413
  por medicamentos tópicos, 413
Acremonium, infecções por, 776
Acrocianose, 529-530, 1321-1322
Acrocórdon, 1176-1177, 1350
Acrodermatite, 341, 596-597, 626, 966-967
  contínua de Hallopeau, 341
  crônica atrofiante, 626
  enteropática, 966-967
  papulosa infantil, 596-597
Acrogeria, 1105
Acromelanose, 378
Acropatia ulceromutilante, 980
Acropigmentação(ões), 376, 377-378, 1087
  reticulada de Kitamura, 377-378, 1087
  reticuladas, 376
  simétrica de Dohi, 377
Acropustulose infantil, 342-343
Acroqueratoelastoidose (de Costa), 1054
Acroqueratose, 1058, 1311-1312
  paraneoplásica de Bazex, 1311-1312
  verruciforme de Hopf, 1058
Acrotríquio, 16
ACTH, 1481
Actinomicetoma, 753-755
Actinomicina D, 1475
Actinoterapia, 1587
Adalimumabe, 235, 1441
Adapaleno, 1404
Adenoma sebáceo, 1027-1028, 1030-1032, 1307
Aderência dermoepidérmica, 10
Adesão leucocitária, deficiência de, 984, 986
Adiponecrose subcutânea neonatal, 505
Adipose dolorosa de Dercum, 915
Adrenalina, 1508
Adriamicina, 1475
Adstringentes, 1403
Afecções atróficas, 346-352
  atrofia cutânea associada a doenças reumáticas, 351
  atrofia macular (anetodermia), 346-348
  atrofia maculosa hereditária, 351
  atrofia maculosa varioliforme, 351
  atrofia por corticoide, 350-351
  cicatrizes estreladas e discoides, 351
  cicatrizes reticuladas congênitas, 351
  estrias atróficas, 348
  líquen escleroso e atrófico, 348-350
  panatrofia localizada, 351-352
Afecções neurogênicas, 980
Afecções queratósicas, 389-398
  acantose nigricante, 394-398
  adquiridas, 389-391
  hereditárias, 389
  síndromes da pele decídua adquiridas, 391-394
Afecções ulcerosas, 353-359
Afta, 112, 1357-1358
Agentes, 854-857, 1441-1445
  biológicos, 1441-1445
  mecânicos, afecções causadas por, 854-857
Água, 1406, 1414, 1418
  de cal, 1414
  oxigenada, 1406, 1418
Aguiar-pupo, 112
Aids, 696-720, 1221-1222 ver também HIV
  dermatite seborreica, 709
  e dermatologia tropical, 714-720
  erupções papuloprurigonosas, 709-710
  estádios, 697-698
  grupo miscelânea, 711
  infecções bacterianas, 701-703
  infecções fúngicas, 703-705
  infecções virais, 698-701
  lesões da mucosa oral, 710-711
  micoses profundas, 705
  na era HAART, 712-714
  neoplasias, 706-708
  parasitoses, 706
  protozooses, 705-706
  psoríase, 709
  sarcoma de kaposi, 1221-1222
Ailaminas, 1408
Alantoína, 1403
Albaconazol, 1459
Albendazol, 1468
Albinismo oculocutâneo, 360-361
Albinoidismo ocular, 363
Alcatrões, 211
Alcaptonúria, 386-387, 924-925
Alcatrões, 1411
Álcool, 1406
  etílico, 1406
  isopropílico, 1406
Alefacepte, 1442-1443
Alelos, 69
Alendronato, 1491
Alfaconestate, 1489-1490
Alfaestradiol, 450, 1405
Alilaminas, 1457
Alopecia(s), 112, 441, 442-445, 448-451, 455, 467, 829, 1321, 1347, 1350
  androgenética, 448-451, 1347
  areata, 442-445, 467, 1347, 1350
  central centrífuga, 455
  cicatriciais, 452, 1347
  circunscrita não cicatricial, 451
  congênita, 1347
  das pernas, 451
  de pressão, 452
  de tração, 451-452
  difusas, 445-446
  em clareira, 1347
  fisiológica do adolescente, 451
  fisiológica do neonato, 1321
  frontal fibrosante, 454-455
  infantil, 451
  involutiva, 451
  lipedematosa, 452
  mucinosa, 455-456, 1347
  não cicatriciais, 442
  parvimaculata, 458
  por tricotilomania, 1347
  total ou universal, 445
  triangular congênita, 442
  universal congênita, 441
Alopurinol, 1507-1508
Alteração(ões), 122, 526-527, 1085-1086
  cavitária, 122
  oclusivas microvasculares, 526-527
  pigmentar reticular ligada ao cromossomo X, 1085-1086

Alumínio, 902
Amaglobulinemia ligada ao X e autossômica recessiva, 1004
Amebíase, 788
Amicacina, 1450
Amido, 902, 1413
Amiloidose(s), 916-920, 1313, 1363
    localizada cutânea primária, 917-919
    localizada cutânea secundária, 919
    localizadas, 916-917
    sistêmicas, 919-920, 1313, 1363
Aminoglicosídeos, 1450
Aminopenicilinas, 1453
Amiodarona, 388
Amitriptilina, 1502-1503
Anacinra, 1444, 1487
Anagrelida, 1448
Analgésicos, 1445-1447
Análogo(s), 368, 445
    da prostaglandina F2α, 445
    da vitamina D, 230, 368
Anaplasia, 122
Ancilostomíase, 800-801
Androgênios, 1484-1485
Anel, 72
Anemia de Fanconi, 72, 254-255, 1090-1091, 1306
Anestesia, 1519-1520, 1565
    tópica, 1565
Anestésicos, 1403-1404, 1447
Anetodermia, 540
Aneuploidia, 69, 70
Aneurisma cirsoide, 1241
Anexos cutâneos, 15
    glândulas apócrinas, 15
    glândulas sudoríparas écrinas, 15
Anfotericina, 744, 769-770, 784-785, 1409, 1460-1461
Angeíte granulomatosa do SNC, 548
Angio-histiocitoma de células multinucleadas, 1188
Angiodermite pigmentar e purpúrica (Favre-Chaix), 259
Angioedema, 109, 277, 280, 994, 995
    episódico com eosinofilia, 280
    hereditário, 994, 995t
    vibratório, 277
Angioendotelioma intralinfático papilar, 1218
Angiofibromas, 1177-1178
Angioleiomioma, 1199
Angiolipoma, 1197
Angioma, 570, 1217, 1227, 1241
    capilar trombosado, 1241
    em tufos, 1217
    serpiginoso, 570, 1227
Angiomatose bacilar, 603-604
Angioqueratomas, 1238-1239, 1378
    adquirido na vida adulta, 1238
    circunscrito neviforme, 1238
    corporis difusum, 1238-1239
    da bolsa escrotal, 1378
    de Fordyce, 1238
    de Mibelli, 1238
Angiossarcoma cutâneo, 1222-1223
Anidroses, 426-427
    adquirida generalizada por atrofia ou lesão glandular, 427
    neuropsíquicas, 427
    por alterações das glândulas écrinas, 427
    síndrome de Franceschetti-Jadassohn, 427
    síndrome de Helwig-Larssen, 427
    síndrome de Ross, 427
Anidróticos, 1402
Animais aquáticos, dermatoses por veneno de, 816-819
Anomalia acroacantótica, 395
Anoníquia, 463
Anoretite gonocócica, 693
Antagonistas, 1447, 1457, 1469-1470
    da vitamina K, 1457

    de opioides, 1469-1470
    do receptor B2 da bradicinina, 1447
    dos receptores de IL-1, 1487
Anti-histamínicos, 211, 272, 871, 979, 1462-1464, 1470
Anti-inflamatórios, 1399, 1464-1465
    não esteroides, 1464-1465
Antiacneicos, 1403-1405
Antiagregantes plaquetários, 1448-1449
Antialopécios, 1405
Antiandrogênios, 1449
Antibacterianos, 1399, 1405-1406, 1449-1457
Antibióticos, 211, 1406-1407, 1449-1457
Antichagásicos, 1467-1468
Anticoagulantes, 1457
Anticonvulsivantes, 1504-1507
Anticorpos, 45, 233, 272
    monoclonais, 233
Antidepressivos, 978, 979-980, 1502-1504
    tricíclicos, 1502-1504
Antifúngicos, 1400, 1407-1410, 1457-1461
    em esmaltes, 1409-1410
Antígenos, 44-45
    completos, 44
    incompletos ou haptenos, 44
    xenogênicos ou heterólogos, 45
    autólogos, 45
    homólogos ou alogênicos, 45
Antileucotrienos, 272, 1465
Antilipêmicos, 1465-1466
Antimaláricos, 479-480, 1466-1467
Antimicobacterianos, 1467
Antimoniais, 784, 1468
    pentavalentes, 1468
Antioxidantes, 1469
Antiparasitários, 1410, 1467-1469
Antiperspirantes, 1410-1411
Antipruriginosos, 1413, 1469-1471
Antipsicóticos, 977, 1497-1500
Antipsoriáticos, 1411-1413
Antirretrovirais, 936
Antissepsia, 1605
Antissépticos, 211
Antitérmicos, 1445-1447
Antivíricos, 1413
Antivirióticos, 1471-1473,
    retrovirais, 1472-1473
Antizooparasitários, 1400
Antralina, 231, 445, 1412
Antraz, 611-612
Aparelho pilossebáceo, 15-18
    glândulas sebáceas, 15-16
    pelos, 16-18
Aplasia, 1092-1094, 1109, 1323
    cútis, 1092-1094, 1323
    do mamilo, 1109
Apoptose, 122, 476
    de queratinócitos, 476
Aranhas, dermatoses por veneno de, 806-808
    foneutrismo, 807-808
    loxoscelismo, 808
Argill-Robertson (pupilas de), 112
Argiria, 387
Arlequim, 1038, 1321
    coloração em, 1321
    ictiose, 1038
Arritmia cardíaca, 1602
Arterite, 548, 563-564, 565, 566-567
    de Takayasu, 563
    temporal, 548, 563-564, 565f, 566-567q
Artralgias, 408
Artrite(s), 228-229, 552, 886
    psoriásica, 228-229
    reumatoide, 552
Artrópodes, dermatoses por, 806-809
Asa de borboleta, 112

Asboe-Hansen, 112
Ascaridíase, 801
Aspergilose, 1009
Ataxia telangiectasia, 72, 570, 1005-1007, 1307-1308
    com imunodeficiência, 1005-1007
Aterosclerose obliterante, 534
Atopia, 215
Atriquia com pápulas, 441
Atrofia(s), 110, 346-348, 350-351, 519, 532
    branca, 532
    cutânea associada a doenças reumáticas, 351
    macular (anetodermia), 346-348
    maculosa hereditária, 351
    maculosa varioliforme, 351
    por corticoide, 350-351
    hemifacial de Parry-Romberg, 519
Auspitz, 112
Autoanticorpos, 489-490
Avitaminoses, 907-915
Azatioprina, 211, 886, 1475-1476
Azitromicina, 1452
Azólicos, 1457-1459

B

β-bloqueadores, 272
Bacilos, 157, 660
    baciloscopia, 660
    fragmentados, 157
    granulosos, 157
    íntegros, 157
Bacitracina, 1406
Bactérias gram-negativas, 156
Bactéria(s), 156-162, 606-626
    dermatoses por, 606-626
    pesquisa de, 156-162
        métodos de coloração, 156-158
        sorologia para diagnose, 158-159
Bacterioscopia, 687, 689
Bacterioses, 246
Bainha radicular fibrosa, 16
Balanite-balanopostite, 1378
Bandeira, 113
Barba, 615, 610, 611, 726
    pseudofoliculite, 615
    sicose da, 610, 611f
    tínea, 726
Bartoneloses, 603-605
    angiomatose bacilar, 603-604
    doença da arranhadura do gato, 604
    febre da trincheira – endocardite, 604
    febre de Oroya – verruga peruana, 604-605
Basiliximabe, 1443
BCG e tuberculose cutânea, 629
Belimumabe, 1443
Benzilaminas, 1408
Benzimidazóis, 1468-1469
Benzoato de benzila, 791, 1410
Benzodiazepínicos, 979
Benzonidazol, 1467-1468
Berílio, 902
Besouros, dermatoses por veneno de, 811-812
Betacaroteno, 369, 1474-1475
Bevacizumabe, 1445
Bexaroteno gel, 1273
Bifonazol, 1408
Bifosfonatos, 1491-1492
Bilastina, 1463
Biópsias, 121-122, 1520, 1521-1522
    colorações especiais, 121
    escolha da lesão e local, 121
    fixação e coloração, 121
    técnica e procedimento, 121
Biotina, deficiência de, 914
Biotinidase, deficiência de, 927
Biotropismo, 820
Bismuto, 388

Blackburn, 113
Blastomicose norte-americana, 774
Blefarite, 1350
    seborreica, 1350
Bleomicina, 1476
Bloqueadores, 233-234, 1497
    da IL-17, 233-234
    de IL-12 e 23, 233
    do metabolismo do ácido retinoico, 1497
    do TNF-α, 233
    dos canais de cálcio, 1475, 1508-1509
Bloqueio α-adrenérgico parcial, 200-201
Bochecha esbofeteada, 113
Bolha(s), 110, 122, 857, 1324, 1389
    por fricção, 1389
    por sucção, 1324
    traumáticas, 857
Borreliose, 625-626
Bossa sero-sanguínea, 1324
Botriomicose, 624, 757
Bouba, 682-685
Braquioníquia, 463
Bromidrose, 430-431
    axilar, 430-431
    bromidrosefobia, 431
    constitucional, 431
    intertriginosa, 431
    plantar, 431
Bromoderma, 832
Bronzeamento, 379
Brucelose, 622
Bulbo piloso, 16
Bullosis diabeticorum, 970
Bupivacaína, 1447
Buspirona, 979
Bussulfano, 1476
Butoconazol, 1408

C

Cabelo(s), 435-436, 1045-1046, 1392, 1539-1549 *ver também* Pelos, anomalias em doenças sistêmicas
    alterações da cor, 435-436, 1392
    ictiose linear circunflexa, 1045-1046
    síndrome ICE, 1046
    transplante, 1539-1549
    tricodistrofia, 1046
Cacho de gemas, 113
Cacifo, 113
Cadeira espreguiçadeira, 113
Caixa de fósforos, 113
Calcificações *ver* Cálcio
Calcifilaxia, 508-509
Calcinose(s), 962, 963
    circunscritas, 963
    tipo *milia*, 963
    tumoral, 963
    universal, 962
Cálcio, 960-964, 1490
    calcificações distróficas, 960-961
    calcificações iatrogênicas, 963-964
    calcificações idiopáticas, 962-963
    calcificações metastáticas, 961-962
    ossificações primárias da pele, 964
Calcipotriol, 1412
Calcitonina de salmão, 1492-1493
Calcitriol, 1412-1413
Calmantes, 1398-1399, 1414
Calo(s), 112, 854-855, 1389, 1524
    cirurgias, 1524
Calor, afecções causadas pelo, 857-858
Calosidade(s), 112, 855, 1389, 1390
    sacral, 1390
Camada vítrea, 16
Camuflagem, 369

Câncer(es), 1303, 1385 *ver também* Tumor(es)
    em couraça, 1303
    profissionais, 1385
    telangiectásico, 1303
Cancro, 628-629, 686-688
    cancroide (cancro mole), 686-688
    tuberculoso, 628-629
Candidíase mucocutânea crônica, 1000, 1001, 1003
Candidose(s), 221, 290, 470, 695, 703-704, 738-744, 1009, 1330, 1359-1360, 1370, 1374, 1376
    balanoprepucial, 740-741
    cutânea, 742
    de decúbito, 741-744
    e HIV, 703-704
    folicular, 741
    genital, 695, 1374, 1376
    intertriginosa, 741, 1370
    mucocutânea crônica, 742, 743
    na dermatite das fraldas, 741
    oral, 739-740, 742, 1359-1360
    ungueal, 470
    vulvovaginal, 740
Cânfora, 1413
Canície, 371
Cantaridina, 1414
Capilaropatia de Willebrand, 260
Capilaroscopia da prega ungueal, 120
Capsaicina, 1413
Carbamazepina, 1504-1505
Carbapenêmicos, 1450
Carbúnculo, 622
Carcinogênese, 1160-1167
    apoptose, 1163-1164
    ciclo celular, oncogenes e genes supressores tumorais, 1161-1
    cutânea, 1164-1167
    genes supressores de tumores, 1161
    neoangiogênese, 1164
    proto-oncogenes, 1160-1161
    telomerase, 1164
Carcinoma(s), 858, 1204-1205, 1303, 1304, 1350, 1357, 1366, 1370, 1377
    basocelular, 1170-1174, 1350
    de células de Merkel, 1204-1205
    espinocelular, 1167-1170, 1304, 1357, 1366, 1370, 1377
    induzidos pelo calor, 858
    inflamatório, 1303
    verrucoso, 1366
Cariorrexe, 122
Cariótipo, 68
Carmustina, 1272, 1480
Carotenodermia, 385-386
Cartilagens, afecções das, 520-523
    nódulo doloroso das orelhas, 521-522
    nódulos das orelhas relacionado à fotosenescência, 522-523
    orelhas em couve-flor, 521
    policondrite recidivante, 520-521
    pseudocisto auricular, 523
Carvão ativado, 1470
Caspofungina, 1459-1460
Causalgia, 980
Cáusticos, 1401, 1414
Cavidade oral, 832-833, 1357-1369
    alterações da, 832-833
    alterações nas genodermatoses, 1364, 1365f
    dermatoses, 1357-1359
    doenças hematológicas, imunológicas, endócrinas e idiopáticas, 1362-1363
    glossites e afecções da língua, 1366-1368
    halitose, 1368
    infecções, 1359-1362
    lesões orais brancas, 1364-1365

    manchas pigmentares, 1363-1364
    síndrome da boca dolorosa, 1368-1369
    tumores benignos, 1365-1366
    tumores malignos, 1366
    xerostomia, 1369
Caxumba, 598
Cefaclor, 1451
Cefadroxila, 1450
Cefaleia, 408
Cefalexina, 1450
Cefaloceles, 1111
Céfalo-hematoma, 1324
Cefalosporinas, 1450-1451
Cefalotina, 1450
Cefazolina, 1450
Cefepima, 1451
Cefotaxima, 1451
Cefoxitina, 1451
Ceftazidima, 1451
Ceftriaxona, 1451
Cefuroxima, 1451
Celecoxibe, 1465
Célula(s), 14, 17, 20, 123, 999
    CD4, deficiência primária de, 999, 1000, 1002-1003t
    de Langerhans, 14, 123
    de Merkel, 14
    de Virchow, 123
    epitelioides, 123
    gigantes, 123
    glômicas, 20
    linfoide, 123
    mioepitelial, 123
    -tronco epidérmicas, 17
Celulite, 112, 616-618
Centopeias, dermatoses por veneno de, 809
Cestóideos, 804
Cetoconazol, 744, 770, 1408, 1449, 1457-1458
Cetoprofeno, 1464
Cetotifeno, 1465
Chikungunya, 599
Chvostek, 113
Cianocobalamina (B12), deficiência de, 912
Cianose, 108
Cicatriz(es), 110, 351
    estreladas e discoides, 351
    reticuladas congênitas, 351
Cicatrizantes, 1414-1415
Ciclofosfamida, 1476
Ciclopirox olamina, 1408
Ciclosporina, 193, 211, 232-233, 1476-1477
Cidofovir, 1472
Cilindromas, 1146
Cilostazol, 1448
Cimetidina, 1463
Cimidíase, 796
Cinarizina, 1475
Ciprofloxacino, 1454
Ciproterona, 1449
Cirurgia dermatológica, 1519-1539, 1600-1602
    anestesia, 1519-1520
    calo do 5º artelho, 1524
    calo interdigital, 1524
    cirurgia micrográfica de Mohs, 1536-1537
    cisto epidérmico, 1524
    cisto triquilemal, 1524
    dermatoabrasão, 1537-1539
    emergências, 1600-1602
    exame do doente, 1519
    hidradenite, 1525
    hiper-hidrose axilar, 1525
    instalações, 1519
    instrumentos, 1520, 1521f
    onicodistrofia, 1525

procedimentos cirúrgicos, 1520, 1521-1524, 1525f
  retalhos e enxertos, 1525-1536
  unha encravada, 1525
Cisplatina, 1477
Cisticercose, 804
Cisto(s), 112, 472, 805, 1110-1111, 1114-1117, 1118-1125, 1323, 1347, 1350, 1370, 1390, 1524
  ciliado vulvar, 1115
  cirurgias, 1524
  cutâneo ciliado, 1114-1115
  da rafe mediana, 1115
  das dançarinas, 1390
  de retenção, 1350
  derivados do ducto tireoglosso, 1114
  do neonato, 1323
  e fístulas pré-auriculares, 1117
  hidático, 805
  mucoso digital, 1370
  originários do ducto onfalomesentérico, 1115-1116
  revestidos por epitélio estratificado escamoso, 1110-1111, 1118-1123
  revestidos por epitélio não estratificado escamoso, 1114, 1123-1124
  triquilemal ou pilar, 1347
Cistoadenoma apócrino do pênis, 1115
Citalopram, 1500
Citocinas recombinantes, 233
Citodiagnose de Tzanck, 579
Citomegalovírus, 160, 585-586, 700, 1011, 1327
Citostáticos, 1415
Citotóxicos, 1475-1481
Claritromicina, 662, 1452
Clindamicina, 1404, 1452
Clofarabina, 1477
Clofazimina, 662, 1467
Clofibrato, 1466
Clomipramina, 1503-1504
Clorambucila, 1477
Cloranfenicol, 1451
Clorexidina, 1406
Cloridrato de aminolevulinato de metila, 1419
Clotrimazol, 1408
Coagulação intravascular disseminada, 257-258
Coaltar, 230, 1411-1412
Cobras, dermatoses por veneno de, 815-816
Cobre, 1490
Cocaína, manifestações cutâneas decorrentes do uso, 849-850
Coccidioidomicose, 774
Codeína, 1447
Coiloníquia, 463
Colagenase de *clostridium*, 1481
Colágeno, 18-19, 902-903
Colagenoma, 1134, 1183
  cerebriforme plantar, 1134
  estoriforme, 1183
Colagenoses, 1362
Colchicina, 272, 1508
Colestase, 286, 936, 1343-1344
  hepática, 936
  intra-hepática da gravidez, 1343-1344
Colesterol e triglicérideos, 408
Colestiramina, 1466
Colistina, 1454
Coloide, 123
Colorações, 156-158
  de Giemsa, 158

de Gram, 156-157
de Ziehl-Neelsen, 157-158
Fontana-Tribondeau, 158
Coluna, lesões da linha média da, 1116
Comedão(ões), 112, 1125
  gigantes, 1125
Complexo, 374, 911-913, 1029-1030, 1107, 1308
  B, deficiência de vitaminas do, 911-913
  de Carney, 374, 1029-1030, 1308
    alterações por tumores endócrinos, 374
    manifestações cutâneas, 374
    tumores não endócrinos, 374
  de Midas, 1107
Condiloma acuminado, 1360
Condrodermatite nodular da hélice, 521-522
Condroma extraesquelético, 1193-1194
Congestão conjuntival bilateral, 890
Conjuntivite, 408
Convulsão, 1601
Coproporfiria, 942, 946-947
  eritropoiética, 942
  hereditária, 946-947
Corinebactérias, 156
Corineformes, 156
Coristia periumbilical, **1379**
Corno, 112
Corpo coloide, 123
Corticoides, 192, 210, 211, 230, 271, 367, 368, 418, 445, 479, 480, 886, 936, 1272, 1415-1417, 1481-1484
Couraça, câncer em, 1303
Couro cabeludo, 112, 722-726, 1092-1093, 1346-1349
  afecções do conectivo, 1346
  afecções eczematosas, 1346
  afecções eritematodescamativas, 1346-1347
  alopecias, 1347
  aplasia cútis congênita, 1092-1093
  cistos, neoplasias e malformações, 1347-1348
  cutis verticis gyrata, 1348
  eflúvios, 1348
  foliculites, 1348
  infecções zooparasitárias, 1348-1349
  prurido, 1349
  tíneas, 722-726, 1349
Coxa atópica, 208
Coxim falangiano, 1186-1187
Coxsackie A, 160
Cowpox, 594
Criança(s), 227, 307, 649, 713-714, 734, 876, 881-883, 886, 896, 899, 901, 920, 1178-1179, 1181, 1207-1216
  e Aids, 713-714
  e amiloidose, 920
  e fotodermatoses, 876
  e granuloma anular, 899
  e granuloma glúteo, 901
  e micoses superficiais, 734
  e pioderma gangrenoso, 886
  e sarcoidose, 896
  e síndrome de Reiter, 881-883
  fibromatoses da, 1178-1179
  hamartoma fibroso, 1179
  hemangioma, 1207-1216
  miofibromatose, 1181
  peculiaridades das afecções papuloproriginosas, 307
  psoríase, 227
  hanseníase tuberculoide, 649
Crio-hemolisinas, 860

Crioaglutininemia, 860
Criocirurgia, 1582-1586
  evolução, 1584, 1585
  indicações, 1583-1584
  nitrogênio líquido, 1582-1583, 1584-1585f
  reações imediatas, 1585
  reações tardias, 1585-1586
Criofibrinogenemia, 263-264, 860
Crioglobulinemia, 263, 547, 858-860
Criptococose, 705, 772-774, 1010
Crise hipertensiva, 1601-1602
Crisíase, 387
Cromidrose, 431
Cromoblastomicose, 745-748
Cromoglicatos, 273, 1464
Crostas, 110
Crotamiton, 1410
Crowe, 113
Cullen-Hellendal, 113
Cultivos, 153-154
Culturas, 160
Curativo(s), 1403, 1429-1440
  oclusivo, 1403
Curetagem, 118, 595, 1565-1568, 1569, 1570, 1571
  metódica, 118
Cútis, 1096-1100, 1228-1229, 1322, 1331
  alterações no idoso, 1331
  hiperelástica, 1096-1098, 1228-1229
  laxa, 1098-1100
  marmorata fisiológica, 1322
Cutis verticis gyrata, 1109-1110, 1348
Cutisfagia, 975, 976
Cysticum, 1027-1028

D

Dacarbazina, 1478
Dacriocistite, 1350
Dactilite bolhosa distal, 609
Dalteparina, 1457
Danazol, 1484-1485
Dapsona, 272, 662
Daptomicina, 1451
Darier, 113
Dedos supranumerários rudimentares, 1110
Defeito familiar da apolipoproteína B100, 934
Deficiência(s), 257, 907-908, 993-994
  calórico-proteica, 907-908
    kwashiorkor, 907-908
    marasmo, 908
  de complemento, 993-994
  de vitamina K, 257
Degeneração, 123
  balonizante, 123
  basófila, 123
  fibrinoide, 123
  granular, 123
  hialina, 123
  hidrópica, 123
  mixoide, 123
  reticular, 123
Deleção do cromossomo 18, 72
Deltametrina, 1410
Demodecidose, 420, 792-793
Demodex folliculorum, 417
Dengue, 160, 599
Denileukin diftitox, 1273, 1488
Depilação, 461
Depilatórios, 1402, 1417-1418
Depressão, 408
Depressões cupuliformes, 463
Derivados fenólicos, 1418

Dermatite(s), 126, 130-131, 221, 259, 261, 334-336, 385, 408, 415-416, 540, 561-562, 804, 857, 875, 903-904, 974, 1279-1280, 1350, 1351, 1370, 1372
  actínica crônica, 875
  asteatósica, 408
  atópica, 221, 1350, 1351, 1370, 1372
  de interface, 126
  eczematoide ou espongiótica, 126
  factícia, 974
  friccional das crianças, 857
  fibrótica, 126
  granulomatosa, 126
  granulomatosa intersticial, 903-904
  herpetiforme, 130-131, 334-336
  infecciosa, 1279-1280
  infectiva, 221
  liquenoide púrpurica e pigmentosa de Gourgerot-Blum, 540
  neutrofílica aguda febril, 561-562
  ocre, 259, 385
  perioral, 415-416
  perioral granulomatosa, 416
  perivascular, 126
  por cercárias, 804
  por deficiência múltipla de carboxilares, 221
  por vasculite, 126
  psoriasiforme, 126
  purpúrica liquenoide de Gougerot-Blum, 261
Dermatite(s) de contato linfomatoides, 1285
Dermatites de contato não eczematosas, 193-218
  alérgicas em crianças, 196
  da mão não disidróticas, 216
  de estase, 213-214
  de fraldas, 194-196
  discoide liquenoide exsudativa, 218
  eczema disidrótico, 215-216
  eczematoide infecciosa, 218
  eczematosa atópica (DA), 196-212
  granulomatosas, 194
  hipercromiante, 194
  hipocromiante, 194
  linfomatoides, 194
  líquen simples crônico, 217-218
  liquenoide, 194
  numular, 212-213
  onicólise, 194
  púrpurica, 194
  tipo eritema polimorfo, 193-194
  urticária de contato, 194
Dermatite(s) eczematosa(s) de contato, 173-193, 1351, 1370-1371, 1372, 1375, 1377, 1383-1384, 1393
  alérgica, 175-176
  fotoalérgica, 176-193
  fototóxica, 176
  por irritante primário, 173-175
Dermatite(s) seborreica(s), 219-222, 290, 709, 1325, 1346, 1375, 1377
  do adulto, 220-221, 222
  do lactente, 220, 221-222
  do neonato, 1325
  e HIV, 709
Dermatoabrasão, 1537-1539
Dermatocompulsões, 975-976
  acne escoriada, 976
  cutisfagia, 975, 976
  lavagem excessiva, 975, 976f
  onicofagia, 975
  queilite esfoliativa, 976
  tricotilomania, 976
Dermatofibroma, 1190-1191

Índice

Dermatofibrossarcoma protuberante, 1191-1192
Dermatofitose(s), 221, 470, 704-705, 1010, 1370
   e HIV, 704-705
   ungueal, 470
Dermatomicose, 1372
Dermatomiofibroma, 1187-1188
Dermatomiosite, 488-493, 829, 1315, 1351
   erupção semelhante à, 829
   investigação de neoplasias, 492-493
Dermatopatia, 1085, 1184-1185
   fibrosante nefrogênica, 1184-1185
   pigmentosa reticular, 1085
Dermatoscopia, 163-168, 450
   indicações, 165, 167, 168f
   lesões melanocíticas, 163, 164f
   lesões não melanocíticas, 163-168
Dermatose(s), 127-131, 332-334, 398-401, 458, 559, 711, 717-720, 886-887, 904, 907-915, 969-970, 978-1008, 1311-1316, 1357-1359, 1370, 1380
   bolhosas, 127-131, 332-334
   cinzenta, 886-887
   granulomatosa neutrofílica intersticial, 904
   neutrofílica do dorso das mãos, 1370
   papulosa, 717-720
   com localização oral, 1357-1359
   ictiosiformes, 711
   indicativas de neoplasias extracutâneas, 1311-1316
   inflamatórias, 1380
   neutrofílicas, 559, 1315-1316
   nutricionais, 907-915
   perfurante adquirida, 969-970
   perfurantes, 398-401
   por bactérias ver Bactérias, dermatoses por
   por imunodeficiências primárias, 981-1008
   por vírus ver Vírus, dermatoses por
   psicossomáticas, 978-980
   pustuloerosiva do couro cabeludo, 458
Dermatozooses, 789-805
   por ácaros, 789-796
   por dípteros, 797-799
   por hemípteros, 796
   por nematelmintos, 799-803
   por platelmintos, 803-805
   por *Siphonaptera*, 796-797
Derme, 18-19, 1333-1334
   fibras colágenas, 18-19
   fibras elásticas, 19
   ultraestrutura, 29-32
Dermoesfoliação-dermoabrasão, 410
Dermografismo, 274-275
   branco, 275
   preto, 275
   tardio, 275
Dermopatia diabética, 968-969
Desbridamento, 1426-1427
Descamação, 429, 1321
   fisiológica do neonato, 1321
   lamelar, 429
Descamantes, 1400-1401
Descoloração de pelos, 461
Descorantes, 1402
Desferroxamina, 1493-1494
Desinfecção, 1605
Desmocolinas, 8
Desmogleínas, 8
Desmoplasia, 123
Desmossomos, 5, 12, 123

Despapilação, 1366-1367
Despigmentação, 368
Despigmentantes, 1418
Desseborreicos, 1402-1403
Detergentes, 1398
Diabetes, 286, 936, 968-972
   alterações cutâneas, 968-982
Diarilquinolina, 664
Diascopia (vitropressão), 118
Diclofenaco, 1464-1465
Difenciprona, 1421-1422
Difteria, 621-622
Dimetilclorotetraciclina, 1456
Dinitroclorobenzeno, 1422
Dipiridamol, 1448
Dipirona, 1446
Dípteros, dermatoses por, 797-799
   inferiores: mosquitos, 797
   miíases, 797-799
   superiores: moscas, 797
Disautonomia familiar, 426
Disbetalipoproteinemia familiar, 934
Discromatose hereditária, 378, 1087-1088
   simétrica, 1087
   universal, 378, 1087-1088
Discromias, 118, 360-388, 1384-1385
   hipercromias não melânicas, 385-388
   leucodermias, 360-371
   melanodermias, 371-385
Disfunção mieloide, 203-204
Disgamaglobulinemia, 936-937
Disidrose, 214-216, 429, 1370
   -pônfolix, 429
Dislipidoses, 929-938
Displasia(s), 124, 436-441, 466, 994, 996, 1079-1085, 1105
   ectodérmica, 466, 994, 996, 1079-1085
   mandibuloacral, 1105
   síndrome de Rapp-Hodgkin, 1083
   síndrome dos dentes e unhas, 1083
   síndrome EEC, 1081-1082
   oculodentodigital, 1085
   pilosas, 436-441
Disqueratoma verrucoso, 1138
Disqueratose, 72, 124, 466, 1071-1072, 1364
   congênita, 72, 466, 1071-1072, 1364
Disrafismo espinal, 1112-1113
Dissomia uniparental, 70
Distrofia(s), 463, 471, 472
   canalicular da unha, 463
   mediana da unha, 471, 472f
Distúrbio ecológico, 820
Diuréticos, 870
DNA ver Genética
Dobesilato de cálcio, 1448
Dobras, afecções das, 1378-1379
Doença da arranhadura do gato, 604
Doença de Bourneville, 1307
Doença de Bowen, 1155-1156
Doença de Brooke, 1027-1028
Doença de Buerger, 534-535
Doença de Carrion, 604-605
Doença de Chagas, 786-787
Doença de Cowden, 1306-1307
Doença de Crohn, 904-905
Doença de Darier, 467, 1058-1059, 1364
Doença de Degos, 535-536
Doença de Dowling-Degos, 376-377, 1086
Doença de Dupuytren, 1183-184
Doença de Fabry, 1238-1239

Doença de Galli-Galli, 377, 1087
Doença de Grover, 397
Doença de Günther, 940-941
Doença de Haber, 377
Síndrome de Gardner, 1307
Doença de Hand-Schuller-Christian, 1292-1293
Doença de Heck, 590
Doença de Kawasaki, 610
Doença de Letterer-Siwe, 221, 1291-1292
Doença de Lyme, 625-626
Doença de Kawasaki, 610, 889-891
Doença de Morbihan, 412
Doença de Naxos, 1052-1053, 1085
Doença de Nekam, 304
Doença de Ofuji, 343-345
Doença de Paget, 1157-1158, 1303, 1304, 1375
   da mama, 1303, 1304f
   extramamária, 1158-1159, 1375
Doença de Still do adulto, 280
Doença de Sulzberger-Garbe, 218
Doença de Tangier, 938
Doença de von Recklinghausen, 1307
Doença do sono, 787
Doença do soro, 552
Doença enxerto versus hospedeiro, 304-307
   aguda, 305, 306-307
   crônica, 306
   crônica esclerodermiforme, 307
   crônica liquenoide, 307
Doença granulomatosa crônica, 988-989, 990f
Doença hepática, 257
Doença inflamatória intestinal, 1363
Doença mão-pé-boca, 1370
Doença periodontal, 1360
Doença progeroide de Penttine, 1105
Doença renal, 257, 286-287, 936
Doenças de herança autossômica dominante, 1045-1048
   com alterações dos cabelos, 1045-1046
   doenças autossômicas com outros acometimentos associados, 1047-1048
Doenças de herança ligada ao cromossomo X, 1044-1045
   doença de Conradi-Hünermann-Happle, 1044-1045
   recessiva ligada ao cromossomo X sindrômica, 1044
   síndrome IFAP, 1044
Doenças do tecido conectivo, 960-961
   e calcificações distróficas, 960-961
Doenças genéticas, 961
   e calcificações distróficas, 961
Doenças hematológicas, 886, 1362
   e alterações orais, 1362
Doenças idiopáticas, 1363
   alterações orais, 1363
Doenças inflamatórias intestinais crônicas, 885
Doenças linfoproliferativas CD30+ cutâneas primárias, 1275-1283
Doenças metabólicas, 1363
   alterações orais, 1363
Doenças pigmentares hereditárias, 1084-1091
Doenças poiquilodérmicas hereditárias, 1071-1079
Doenças sexualmente transmissíveis, 667-720
   Aids, 696-720

   cancroide (cancro mole), 686-688
   candidose genital, 695
   dermatites e lesões traumáticas, 696
   donovanose, 689-692
   gonorreia, 692-693
   herpes simples genital, 694-695
   linfogranuloma venéreo, 688-689
   sífilis, 668-682
   treponematoses, 667-668, 682-686
   tricomoníase, 695
   uretrites não gonocócicas, 694
   vaginose bacteriana, 695-696
Donovanose, 689-692, 1374, 1376
Doxepina, 1413, 1504
Doxiciclina, 1456
Dracunculíase, 803
Drenagem de abscessos, 410
Drogas, reações adversas, 820-853, 904
   a antineoplásicos, 843-849
   dermatite intersticial granulomatosa por, 904
   interações medicamentosas, 822
   necrólise epidérmica tóxica, 833-839
   por efeitos farmacológicos ou fatores constitucionais, 820-821
   por mecanismos imunológicos, 821-822
   pustulose exantemativa generalizada aguda, 843
   síndrome da dapsona, 839
   síndrome de Grinspan, 842
   síndrome de Nicolau, 842-843
   síndrome de Stevens-Johnson, 833-839
   síndrome do babuíno, 839
   síndrome DRESS, 839-842
   síndrome fetal da hidantoína, 842
   síndrome lipodistrófica, 842
   síndromes cutâneas relacionadas, 822-833
   uso de drogas ilícitas, 849-853
Ducto vitelino, persistência do, 1379
Dutasterida, 1449

E

Ecallantide, 1489
Econazol, 1409
Ecstasy, manifestações cutâneas decorrentes do uso, 852-853
Ectasia venosa, 571, 1356
Ectima, 595-596, 608-609
   contagioso, 595-596
Eculizumabe, 1444-1445
Eczemas de contato, 290, 1346 ver *também* Dermatite eczematosa de contato
Edema, 110, 540, 551-552, 1342
   agudo hemorrágico do lactente, 551-552
   angioneurótico familiar, 280-281
   cutâneo, 540
   não depressível na gestação, 1342
Efélides, 371-372
Eflornitina, 408, 446-448, 1339-1340, 1417-1418
Eflúvio, 1348
   anágeno, 1348
   telógeno, 408, 446-448, 1339-1340, 1348
   distrófico, 446
   pós-parto, 1339-1340
Elastólise, 1098-1100
   da derme média, 1100-1101
   generalizada, 1098-1100
Elastorexe papulosa, 1134

Elastose, 867, 1351
　com cistos e comedões, 1351
　solar, 867
Eletrocauterização, 1563
Eletrocirurgia, 1563-1569, 1570-1571
　anestesia tópica, 1565
　com eletrodo(s) ativo(s) e eletrodo dispersivo, 1564-1565
　com eletrodo(s) ativo(s), 1564
　correntes alternadas, 1564
　eletrocoagulação, curetagem e exérese, 1565-1568, 1569, 1570, 1571
　equipamentos, 1564
Eletrocoagulação, 1565-1568, 1569, 1570, 1571
Eletrólise, 1563
Emergências em cirurgia dermatológica, 1600-1602
Emperipolese, 124
Enantema, 108
Encrespamento adquirido progressivo, 440
Endocardite marântica, 527
Enoxaparina, 1457
Enterobíase, 800
Entomoftoromicose, 757-758
Entrodermia, 108
Enxertos, 369, 1532, 1533-1536, 1558-1559
　de pele, 1532, 1533-1536
　complicações, 1536
　epidérmicos, 1536
　homólogo de gordura, 1558-1559
Enxofre, 791, 1404, 1410
　precipitado, 791
Enzimas, 266
Epiderme, 3-15, 1332-1333
　camada granulosa, 12
　camada germinativa ou basal, 5-11
　camada malpighiana, 11-12
　camada córnea, 12-14
　ultraestrutura da, 22-26
Epidermodisplasia verruciforme, 590, 591f, 996-997, 1305
Epidermólise(s) bolhosa(s), 130, 336-337, 467, 1060-1069, 1093, 1305, 1364
　aplasia cútis associada à, 1093
　adquirida, 130, 336-337
　hereditárias, 1060-1069, 1364
Epidermotropismo, 124
Epilação, 1569, 1572, 1596
Epistaxe, 407
Epitelioma, 1027-1028, 1146-1147
　adenoides, 1027-1028
　calcificado de Malherbe, 1146-1147
Epratuzumabe, 1444
Epstein-Barr vírus, 160, 584-585
　leucoplasia pilosa oral, 585
　malignidades, 585
　mononucleose infecciosa, 584-585
　reativação viral, 585
Equimoses dos esquiadores, 1390
Equinocandinas, 1459-1460
Equinococose, 805
Erisipela, 616, 617
Erisipeloide, 621
Eritema(s), 108, 246-251, 407, 513, 532, 540, 578, 598-599, 625-626, 635, 824-825, 843-844, 861, 863-865, 872, 886-891, 892, 1312-1313, 1325, 1342, 1359, 1371, 1377, 1385
　ab igne, 858
　acral, 843-844
　anular centrífugo, 887-888
　anular familiar, 888
　anular associado a antígenos nucleares, 888-889
　anular reumático, 889
　cianose, 108
　crônico migratório, 625-626, 889
　cutâneo, 540
　discrômico persistente, 886-887
　doloroso plantar, 513
　enantema, 108
　entrodermia, 108
　exantema, 108
　figurado, 108, 887-891
　fixo pigmentar, 1377
　indurado de Bazin, 635
　infeccioso, 598-599
　mancha lívida, 108
　multiforme e nodoso, 824-825
　necrolítico migratório, 1312-1313
　nodoso, 249-251, 892
　palmar na gravidez, 1342
　pérnio, 532, 861
　polimorfo, 246-249, 1359, 1371, 1377
　polimorfo herpético, 578
　rubor, 108
　telangiectásico congênito, 872
　tóxico, 1325
Eritrasma, 118, 620-621
Eritroderma, 112
Eritrodermia, 239-241, 825, 1037-1038, 1315
　esfoliativa, 239-241
　ictiosiforme congênita não bolhosa, 1037-1038
Eritromelalgia, 530-531, 1372
Eritromicina, 1404-1405, 1452
Eritroníquia estriada, 473-474
Eritroplasia, 1156, 1377
　de Queyrat, 1377
Eritropoietina, 1485
Eritroqueratodermia(s), 1042-1043
　congênita simétrica progressiva de Darier-Gottron, 1042
　en cocardes de Degos, 1043
　variabilis de Mendes da Costa, 1042-1043
Eritrose peribucal pigmentar de Brocq, 381
Erosões ou exulcerações, 110, 124
Ertapeném, 1450
Erupção(ões), 111, 172-218, 219-251, 265-283, 291-307, 302-303, 308-345, 413-415, 578, 579, 610, 709-710, 822-823, 825-828, 846-848, 872-873, 915, 1285, 1344-1345, 1359, 1384-1386
　acneiformes, 413-415, 1384
　atópica, 1344-1345
　cutânea de recuperação linfocitária, 846
　eczematosas, 172-218, 825
　eritematoescamosas, 219-245
　eritematopapulonodulares, 246-251
　eritematosas, 1385-1386
　estafilocócica escarlatiniforme, 610
　fixa, 822-823
　liquenoides, 302-303, 827-828, 1385
　medicamentosas, 1285, 1359
　papular prurítica, 710
　papulopruriginosas, 291-307, 709-710
　papulosas, 1385-1386
　por drogas antirreceptoras do fator de crescimento epidérmico, 846-848
　polimorfa, 872-873, 915, 1344
　purpúricas, 1385-1386 ver também Púrpuras
　pustulosas, 338-345
　universal, 111
　urticadas, 265-283, 1385-1386
　variceliforme de Kaposi, 578, 579f
　vesicobolhosas, 308-337, 826
Ervas chinesas, 1484
Erythema, 559-560, 1312
　elevatum diutinum, 559-560
　gyratum repens, 1312
Escabiose, 155, 290, 789-792, 1371, 1376, 1377f
　hiperinfestação e sarna crostosa, 792
　nódulos, 792
　por ácaros de animais e vegetais, 792
　prurido pós-tratamento, 792
　pubiana, 290
Escamas, 110
Escara(s), 110, 1425-1427
Escitalopram, 1500-1501
Esclerema, 505-506, 954-955, 971
　e diabetes, 971
　neonatal, 505-506
Esclerodermia, 493-501, 829, 1346
　localizada, 495-499
　reação semelhante à, 829
　sistêmica, 499-501
Esclerose, 110, 124, 1030-1032, 1307
　tuberosa, 1030-1032, 1307
Escorbuto, 552, 913
Escoriações, 110, 974-975
　neuróticas, 974-975
Escorpionismo, 806-807, 808-809
Escrofuloderma, 631-632
Espargoníase, 805
Espinha bífida e hipertricose, 980
Espiradenoma écrino, 1143-1144
Espironolactona, 462, 1419, 1449
Espongiose, 124
Esporotricose, 705, 749-753, 1371
　cutâneas, 750-751
　extracutâneas, 751-753
Esportes, afecções relacionadas, 1389-1394
Esquistossomíase, 803-804
Estafilococos, 156
Estanozolol, 1485
Estatinas, 1466
Esterilização, 1603-1605
　cuidados prévios com instrumentos, 1603-1604
　estocagem do material, 1604
　métodos, 1604-1605
Estomatite moriforme, 112
Estrato lúcido, 12
Estreptomicina, 1450
Estreptozocina, 1477-1478
Estrogênios, 936
Estreptococos, 156
Estreptomicina, 637
Estrias, 348, 1341, 1390
　atróficas, 348
　gravídicas, 1341
Estrogênios, 1419, 1485
Estrongiloidíase, 801
Estucoqueratose, 1137-1138
Etambutol, 637, 1467
Etanercepte, 234-235, 1441
Etidronato, 1491-1492
Eumicetoma, 755-757
Exame(s), 121-122, 137-144, 152-155, 168-169, 170
　citológico imediato, 168-169, 170f
　de biologia celular, 138, 141-144
　histopatológicos, 121-122

　imuno-histopatológicos, 137-138, 139-141, 142
　de necrose tumoral, 266, 476
　emocional, 369

F

Febre, 279, 599, 602, 604-605, 889-890
　Chikungunya, 599
　da trincheira – endocardite, 604
　de causa indeterminada, 889-890
　de Oroya – verruga peruana, 604-605
　do mediterrâneo familiar, 279
　do vírus zika, 599
　maculosa, 602
　maculosa brasileira, 602
Fenda(s), 1113, 1114
　cervicais congênitas da linha média, 1113
　esternais, 1114
Fenilcetonúria, 365, 923-924
Fenitoína, 1505-1506
Fenômeno de Raynaud, 531-532, 829
Fenotiazídicos, 871
Fenol, 1406, 1414
Feo-hifomicose, 748-749
Feridas cutâneas, 1423-1440
　processos de reparação, 1424-1439
　tratamento das feridas – indicações de curativos, 1439-1140
Ferro, 964-965, 1490-1491
　hemocromatose, 965
Feto(s), 3, 101-103
　arlequim, 3
　diagnose pré-natal de genodermatoses, 101-103
Fibras, 18-19
　colágenas, 18-19
　elásticas, 19
Fibro-histiocitoma maligno, 1195-1196
Fibroblastoma de células gigantes, 1192-1193
Fibrodisplasia ossificante progressiva, 964
Fibroma(s), 472-473, 1182-1183, 1185, 1365
　aponevrótico calcificante, 1182
　da bainha de tendões, 1189
　da mucosa oral, 1365
　esclerótico da pele, 1183
　pleomórfico, 1185
　subungueal, 472-473
Fibromatose(s), 1178-1182
　congênita generalizada, 1181
　da infância, 1178-1179
　digital infantil, 1179-1180
　gengival, 1180
　hialina juvenil, 1181-1182
　infantil agressiva, 1180-1181
Fibromatosis colli, 1179
Fibroplasia, 124
Fibroqueratoma digital adquirido, 1178
Fibrose, 124, 1184-1185
　sistêmica nefrogênica, 1184-1185
Fibrossarcoma, 1193
Fibroxantoma atípico, 1194
Filaríase, 802
Filatow, 113
Filgrastim, 1487-1488
Finasterida, 462, 1449
Fisostigmina, 1410
Fissura ou ragádia, 110
Fístula(s), 112, 1116-1117, 1323, 1380
　do neonato, 1323
　e sínus branquiais, 1116-1117
　ileoumbilicais, 1380

Fitofotodermatose, 382-383
Fitzpatrick, 113
Flora cutânea normal, 156
Flucitosina, 744, 1461
Fluconazol, 743, 770, 1458
Fluoruracil, 1415, 1478
Fluoxetina, 1501
Flushing, 827
Flutamida, 462, 1449
Foliculite(s), 126, 343-345, 419, 420, 456-458, 610-626, 709-710, 737, 830-832, 1348, 1393
   abscedante, 457-458
   antraz, 611-612, 1348
   da barba, pseudofoliculite, 615
   da virilha, 615-616
   das nádegas, 1393
   decalvante, 456-457, 613-614, 1348
   dissecante do couro cabeludo, 612-613
   em tufos, 614
   eosinofílica, 343-345, 709-710
   furúnculo, 611-612
   hordéolo ou terçol, 610, 611
   infundíbulo foliculite disseminada recorrente, 616
   necrotizante, 615
   pitirospórica, 420, 737
   por gram-negativos, 419
   queloidiana da nuca, 458, 614-615, 1348
   secundárias, 612
   sicose da barba, 610, 611f
   superficial, 610, 1348
Foliculose(s), 402-420, 855-856
   acne necrótica, 420
   acne vulgar, 402-410
   acnes induzidas ou erupções acneiformes, 413-415
   anserina traumática, 855-856
   demodecidose, 420-
   dermatite perioral, 415-416
   dermatite perioral granulomatosa, 416
   foliculite pitirospórica, 420
   outras formas de acne, 410-413
   rinofima, 419-420
   rosácea, 416-419
Fondaparinux, 1457
Foneutrismo, 807-808
Fonoforese, 1572
Forchheimer, 113
Formaldeído, 1410
Formigas, dermatoses por veneno de, 811
Foscarnete, 1472
Foto-onicólise, 865
Fotoalergia, 869, 870t
Fotocarcinogênese, 866
Fotodermatoses, 868-876, 1371
   agravadas pela luz solar, 875-876
   degenerativas, 872
   idiopáticas, 872-875
   na infância, 876
   origem genética ou metabólica, 872
   por sensibilização, 869, 870
   reação persistente à luz, 871-872
   substâncias fotossensibilizantes, 870-871
   xeroderma pigmentoso, 872
Fotoenvelhecimento, 866
Fotoimunoterapia, 1274
Fotoproteção, 384, 876
Fotoprotetores, 1418-1419
Fotoquimioterapia, 445
Fotossensibilidade, reações por, 827
Fotossensibilizantes, 1419
Fototerapia, 193, 211, 222, 231, 272, 1273, 1587-1594
   com radiação ultravioleta, 1587-1594
Fototeste(s), 191-192, 869, 870
   de contato, 191-192
Fototricograma, 447-448
Fração RNA informativa, 52
Fragilidade cromossômica, 72
Frinoderma, 912-913
Frio, 858-861, 1391
   afecções causadas pelo, 858-861
   exposição ao, 1391
   urticária ao, 1391
FTA-200, 678
Ftiríase, 795-796, 1351, 1375, 1376
Furúnculo, 611-612
Fusarium, infecções por, 776

G

Gabapentina, 1506-1507
Gamopatias, 1285
Ganciclovir, 1471-1472
Gangrena, 618-619, 1380
   de Fournier, 618-619
   estreptocócica, 618
   por *Clostridium*, 619
   umbilical, 1380
Genaro-sisto, 113
Genes *ver* Genética
Genética, 68-104
   alterações cromossômicas, 68
   alterações monogênicas, 68
   alterações multifatoriais, 68
   cromossomos, 68-72
   diagnose genética pré-implantação, 103
   diagnose pré-natal das genodermatoses, 101-103
   genes, 72-76, 77-100t
   genodermatoses, 76, 101, 102f
   terapia gênica, 103-104
Gengivoestomatite herpética primária, 575
Genodermatoses, alterações orais, 1364
Genotipagem, 636
Gentamicina, 1407, 1450
Geotrichum, infecções por, 776
Glândulas, 15-16, 1340, 1341
   apócrinas, 15
   écrinas,15, 1340
   sebáceas, 15-16, 1340, 1341
Glicopirrolato, 1410
Glicose-6-fosfato-desidrogenase, deficiência de, 989, 991f
Gliomas nasais, 1112
Glomerulonefrite necrotizante, 548
Glomovenosas, malformações, 1233-1234
Glômus, 20
Glossite losângica mediana, 1367
Glutaraldeído, 1408, 1411
Goma, 110
Gonofixação, 159
Gonorreia, 692-693
   anoretite gonocócica, 693
   infecção gonocócica assintomática no homem, 693
   infecção gonocócica disseminada, 693
   infecção gonocócica na mulher, 693
   oftalmia gonocócica, 693
   orofaringite gonocócica, 693
   uretrite após tratamento, 693
   uretrite gonocócica no homem, 693
Gota, 927-928, 1372
Gottron, 113
Granuloma(s), 34, 560-561, 711, 733, 856, 892-906, 1216-1217, 1293, 1356, 1371, 1372, 1379, 1385
   actínico, 899
   anular, 711, 897, 1371, 1372
   da sarcoidose, 34
   de corpo estranho, 34, 902-903, 1385
   em paliçada, 34
   eosinofílico, 1293
   facial, 560-561
   fissurado, 856
   glúteo infantil, 901
   infecciosos, 34
   não infecciosos, 892-906
   piogênico, 1216-1217, 1356, 1371, 1379
   por talco, 1379
   tricofítico, 733
Granulomatose, 547, 555-556, 711, 1283, 1363
   de Wegener, 547, 555-556, 1363
   linfomatoide, 711, 1283
Grânulos de Fordyce, 1141, 1353, 1365
Granulose, 124, 426
   rubra Nasi, 426
Gravidez, 250, 288, 383, 682, 1339-1345
   e alterações, 1339-1345
   dermatoses específicas, 1342-1345
   e sífilis, 682
Grey-Tumer, 113
Griseofulvina, 744, 871, 1461

H

Halitose, 1368
Haloperidol, 1497-1498
Hálux do uso de tênis, 1390
Hamartoma(s), 1024-1026, 1117, 1179, 1200-1201, 1240, 1364
   congênito de músculo liso, 1117
   de músculo liso, 1200-1201
   de tecido mole tipo PTEN, 1240
   fibroso da infância, 1179
   múltiplos, síndrome de, 1024-1026, 1364
Hanseníase, 239, 250, 643-666, 716-717, 718, 1351
   baciloscopia, 660
   borderline tuberculoide, 654
   borderline, 653-654
   borderline-borderline, 654-655
   borderline-virchowiana, 655-656
   e HIV/Aids, 665, 716-717, 718f
   esquemas terapêuticos, 661-664
      esquemas alternativos, 662-664
      padrão (OMS/MS), 661-662
   fenômeno de Lúcio, 660
   indeterminada, 647-648, 649f
   manifestações neurológicas, 656-658
   neural pura, 658
   PCR, 661
   profilaxia, 665-666
   reações hansênicas, 658-660, 665
   resistência medicamentosa, 664
   sorologia, 665
   testes de produção de IFN-γ *in vitro*, 660-661
   tuberculoide, 648-650
   virchowiana, 650-653
Hapaloníquia, 463
Haste pilosa, alterações da cor, 435-436
Helconixe, 463
Helicobacter pylori, 417
Helioterapia, 1587
Heliotropo, 113
Hemangioendotelioma, 1218-1219
   epitelioide, 1219
   kaposiforme, 1219
   retiforme, 1218-1219
Hemangioma(s), 1207-1216, 1217-1218, 1224, 1237-1238, 1240-1241, 1347
   congênitos, 1216
   de células fusiformes, 1217
   da infância, 1207-1216
   epitelioide, 1217-1218
   glomeruloide, 1224
   hemossiderótico targetoide, 1224
   plano occipital, 1347
   rubi, 1240-1241
   venoso, 1241
   verrucoso, 1237-1238
Hemangiopericitoma infantil, 1240
Hematoma, 110, 262, 471, 521
   auricular traumático, 521
   paroxístico do dedo (síndrome de Achenbach), 262
   subungueal, 471
Hemiatrofia facial progressiva, 498
Hemidesmossomos, 5
Hemípteros, dermatoses por, 796
Hemocromatose, 965
Hemoglobinúria paroxística noturna, 525
Heparina(s), 266, 1457
Hepatites, 161-162
   tipo A, 161
   tipo B, 161-162
   tipo C, 162
   tipo D, 162
Hepatoesplenomegalia, 895
Heptaenos, 1460
Heroína, manifestações cutâneas decorrentes do uso, 850
Herpangina, 601
Herpes-vírus, 161, 330-331, 574-584, 694-695, 876, 980, 1010, 1327-1328, 1351, 1353, 1360, 1374, 1376, 1394
   dos gladiadores, 1394
   gestacional, 330-331
   neuralgia pós-herpética, 980
   simples, 161, 575-580, 694-695, 698-699, 876, 1327-1328, 1351, 1353, 1360, 1374, 1376
   varicela-herpes-zóster, 580-584, 1351
Hertoghe, 113
Heteroplasia óssea progressiva, 964
Hialinoses, 921-922, 1181-1182, 1363, 1364
   cutaneomucosa, 1363, 1364
   juvenil, 1181-1182
   lipoido-proteinose, 921
Hialo-hifomicoses, 775
Hibernoma, 1198
Hibridização, 138, 141-142
Hidradenite, 430, 431-433, 845-846, 1525
   cirurgia, 1525
   écrina neutrofílica, 430, 845-846
   palmoplantar recorrente, 430
Hidradenoma, 1144, 1145
   papilífero, 1145
Hidrargiria, 387-388
Hidrazida do ácido isonicotínico, 1467
Hidroa vacciniforme, 874
Hidrocistom, 1142, 1145
   apócrino, 1145
   écrino, 1142

Hidroquinona, 1418
Hidrosadenite, 1374
Hidroses, 421-433
    das glândulas apócrinas, 430-433
    das glândulas écrinas, 422-430
Hidroxicloroquina, 272
Hidróxido de potássio, 595
Hidroxiureia, 1478
Higoumenakis, 113
Hiper-hidrose(s), 422-426, 1525, 1562
    áreas localizadas de, 425-426
    cortical ou emocional, 422-424
    hipotalâmica ou térmica, 424
    compensatórias, 426
    de origem neural, 422
    gustativas, 424-425
    não neurais, 425
    por lesões da medula espinal, 425
    por reflexo axonal, 425
    toxina botulínica, 1562
Hiperatividade hipofisária, 460
Hipercolesterolemia familiar, 934
Hipercromias não melânicas, 385-388
    alcaptonúria, 386-387
    amiodarona, 388
    argiria, 387
    bismuto, 388
    carotenodermia, 385-386
    crisíase, 387
    dermatite ocre, 385
    hidrargiria, 387-388
    icterícia, 386
    ocronose exógena, 387
    quinacrina, 388
    tatuagens, 388
Hiperemia gengival na gravidez, 1342
Hipereosinofilia, 547
Hipergamaglobulinemia (Waldenström), 263
Hipergranulose, 124
Hiperlipidemia combinada familiar, 935-936
Hiperlipoproteinemias, 934-937
    primárias, 934-936
    secundárias, 936-937
Hiperostose, 408
Hiperpigmentação, 207, 208, 372, 376, 378, 1339
    do pescoço, 207, 208f
    e gravidez, 1339
    em negros, 378
    familiar progressiva, 376
    mucocutânea essencial, 372
Hiperplasia(s), 33-34, 460, 865, 1140, 1217-1218, 1322
    adrenal, 460
    angiolinfoide com eosinofilia, 1217-1218
    pseudoepiteliomatosas, 33-34
    sebácea, 1140, 1322
Hiperqueratose, 124, 125, 391, 392-393, 915
    folicular, 124
    lenticularis perstans, 391
    neviforme dos mamilos, 392-393
    plantar, 915
    subungueal, 463
Hiperquilomicronemia familiar, 934
Hipersecreção sebácea, 402-403
Hipertensão benigna intracraniana, 408
Hipertricose(s), 458-460, 829, 980, 1314
    adquiridas, 459-460
    associada com espinha bífida, 459
    congênita localizada, 459
    congênitas, 458-459

e espinha bífida, 980
    lanuginosa adquirida, 1314
    pré-puberal, 459
Hipertrigliceridemia endógena familiar, 934
Hipertrofia cuticular, 472
Hipervitaminose D, 962
Hipoclorito de sódio, 1406
Hipoderme, afecções, 2, 20, 504-519, 1334
    lipoatrofias localizadas, 518-519
    lipodistrofias, 515-518
    paniculites, 504-515
Hipogamaglobulinemia, 996
Hipogranulose, 124
Hipomelanose de Ito, 364-365
Hipoplasia, 1107-1108, 1109
    dérmica focal, 1107-1108
    do mamilo, 1109
Hipoqueratose palmar circunscrita, 392
Hipossulfito de sódio, 1408
Hipotireoidismo, 936
Hipotricose(s), 441-442
    hereditária de Marie-Unna, 442
    hereditária simples, 441-442
    congênitas, 441
Hirsutismo, 460-462, 829, 1339
    androgênico, 460-462
    constitucional, 460
    iatrogênico, 460
    idiopático, 460
    na gravidez, 1339
Histamina, 119, 265, 266, 820
    teste da, 119
Histiócito ou macrófago, 124
Histiocitoma, 1188, 1190-1191
    de células epitelioides, 1188
    fibroso benigno superficial, 1190-1191
Histiocitoses, 1290-1300, 1363
    de células de Langerhans, 1290-1294
    de células não Langerhans, 1294-1295
    doenças macrofágicas, 1295-1300
Histoplasmose, 705, 771-772, 1010
    africana, 772
HHV-6, 586
HHV-7, 586
HHV-8, 586
HIV, 161, 242, 288, 517-518, 552, 578, 593-594, 665, 687, 689, 1360-1361 ver também Tuberculose(s)
    e cancroide, 687
    e HPV, 593-594
    e herpes-vírus, 578
    e lipodistrofia, 517-518
    e hanseníase, 665
    e linfogranuloma venéreo, 689
Homocistinúria, 925-926
Hordéolo, 610, 611, 1351
Hormônios, 1484-1485
    sexuais, 1484-1485
HPV ver Papilomavírus
HTLV, 161, 1279
Hutchinson, 113

I

Iatrogenia, lesões causadas por, 1324
Ibandronato, 1492
Ibuprofeno, 1464
Icatibanto, 1447
Icterícia, 386, 1321
    fisiológica, 1321
Ictiose(s), 389-390, 1034-1048, 1315
    adquirida, 1315

geno-hereditárias, 1034-1035
não sindrômicas, 1035-1044
sindrômicas, 1044-1048
Idiotipos, 51
Idoso(s), 228, 1331-1338
    alterações, 1331-1332, 1334-1336
        cútis, 1331
        funcionais da pele, 1334
        pelos, 1331-1332
        pigmentação, 1332
        secreção sebácea e sudorípara, 1332
        unhas, 1332
    patologia da pele senil, 1334-1335
    pele fotolesada ou fotoenvelhecida, 1336-1338
    psoríase, 228
    síndromes de senescência cutânea, 1335
Iloprosta, 1486-1487
Imatinibe, 1478
Imidazólicos, 743, 744, 770, 1408-1409, 1457-1458
Imipeném, 1450
Imiquimod, 595, 1419-1420, 1488
Immunoblotting, 132-133
Impetigo, 340-341, 607-608, 1328-1329, 1348
    bolhoso neonatal, 1328-1329
    herpetiforme, 340-341
Imunidade, 48-62, 201-203, 994, 996-997
    celular, 51-62, 201-203
    humoral, 48-51, 201
    inata, defeitos na, 994, 996-997
Imunobiológicos, 233
Imunodeficiência(s), 981-1008
    comum variável, 1004-1005
    primárias, dermatoses por, 981-1008
Imunodepressão, 578, 733
    outras síndromes bem-definidas de imunodeficiência, 1005-1008
    predominantemente celulares, 999-1004
    síndrome de hiper-IgE, 991
    síndrome de Netherton, 991-993
Imunofluorescência, 127-132, 133, 547, 579
    direta, 127, 131-132, 133, 547
    indireta, 127
    nas dermatoses bolhosas imunes, 127-131
Imunoglobulinas, 49-50, 1445
Imunomapeamento, 134-136
Imunomoduladores, 210, 211, 368, 1419-1420, 1487-1489
Imunopatologia cutânea, 40-67
    anticorpos, 45
    antígenos, 44-45
    imunidade celular, 51-62
    imunidade humoral, 48-51
    imunogenética, 65-67
    sistema do complemento, 45-48
    superantígenos, 45, 46f
    reações imunes, 62-65, 66f
Imunoprecipitação, 133, 134f
Imunossupressão, 1009-1013
    manifestações cutâneas infecciosas, 1009-1013
    neoplasias cutâneas, 1013
Imunossupressores, 211-212, 272, 445, 1475-1481
    azatioprina, 211
    ciclosporina, 211
    metotrexato, 211
    micofenolato de mofetil, 212

Imunoterapia, 785, 1273
Incontinência pigmentar, 124, 372, 467, 1088-1089
Indometacina, 1465
Inervação, 19-20
    corpúsculos de Krause, 19-20
    corpúsculos de Meissner, 19
    corpúsculos de Ruffini, 20
    corpúsculos de Vater-Pacini, 19
    meniscos de Merkel-Ranvier, 20
Infecção(ões), 215, 249, 469-471, 618, 622-623, 693, 698-705, 961, 972, 1010, 1360, 1380, 1385, 1394
    bacterianas, 215, 701-703, 1394
    cutâneas no diabetes, 972
    das unhas, 469-471
    e calcificações distróficas, 961
    estreptocócicas, 249
    fúngicas, 215, 703-705
    fusoespiralar, 1360
    gonocócica, 693
    herpéticas, 1010
    necrotizantes do subcutâneo, 618
    ocupacionais, 1385
    por *Pseudomonas*, 622-623
    umbilicais, 1380
    virais e HIV, 698-701
Infiltração, 110, 1284
    linfocitária da pele, 1284
Infiltrado, 124
    granulomatoso, 124
    inflamatório, 124
    neoplásico, 124
Inflamações não infecciosas, 879-891
Infliximabe, 234, 1442
Infundíbulo, 16, 616, 1148
    folicular, tumor do, 1148
    foliculite disseminada recorrente, 616
Infundibulofoliculite disseminada e recorrente, 393
Infundibuloma, 1148
Inibidor(es), 479, 1465, 1489, 1500-1502
    da calcineurina, 479
    da calicreína, 1489
    da enzima BRAF, 1486
    da via de sinalização celular *hedgehog*, 1489
    recombinante da C1 esterase, 1489-1490
    seletivos da captação da serotonina, 1500-1502
    seletivos da COX-2, 1465
Iodo, 752
Insetos (anoplura ou piolhos), dermatoses por, 793, 794
Instabilidade vasomotora na gravidez, 1342
Insuficiência renal, 936, 961-962
    crônica, 936
    e calcificações metastáticas, 961-962
Interações medicamentosas, 822, 1512-1518
Interferons, 59, 476, 1273, 1473-1475, 1488-1489
Interleucinas, 54-58, 476, 1487-1488
Intertrigo(s), 290, 618, 1378-1379, 1393
    estreptocócico, 618
Intradermorreação de Frei, 689
Inversão do 9, 72
Iodeto de potássio, 1461
Iodo, 1406, 1409
Iodocloro hidroxiquinolina, 1409
Iododerma, 832
Iontoforese, 1572

Ipilimumabe, 1443
Irmã Mary Joseph, 113, 1303-1304
Isionazida, 637
Isoconazol, 1409
Isotretinoína, 407-408, 1405, 1421
 artralgias, 408
 cefaleia, 408
 conjuntivite, 408
 controle laboratorial, 408
 depressão, 408
 dermatite asteatósica, 408
 eflúvio telógeno, 408
 epistaxe, 407
 eritema e/ou dermatite, 407
 exacerbação da acne, 407
 hiperostose, 408
 hipertensão benigna intracraniana, 408
 mialgias, 408
 obstipação intestinal, 408
 prurido, 408
 queilite, 407
 queilite angular, 407
 secura das mucosas, 407
 secura labial, 407
 suicídio, 408
 teratogenia, 407
Isoxazolilpenicilinas, 1453
Istmo, 16
Itraconazol, 744, 770, 1458
Ivermectina, 791, 1468
Ixodíase, 793, 794f

J

Janeway, 113
Jellinek, 113
Junção dermoepidérmica, 26, 28-29
 ultraestrutura da, 26, 28-29

K

Kellin, 368
Koebner, 113
Koplik, 113
Kwashiorkor, 907-908

L

L-Carnitina, 1469
Lábios, afecções dos, 1353-1357
Lacraias, dermatoses por veneno de, 809
Lacuna, 124
Lagoquilascaríase, 801-802
Lâmina, 10
 densa, 10
 lúcida, 10
Lanugem, 1321
Larva *migrans*, 799-800, 1372
 subcutânea, 800
Lasers, 385, 445
Laserterapia, 1594-1598
 em lesões pigmentadas, 1595-1596
 em lesões vasculares, 1594-1595
 epilação, 1596
 luz intensa pulsada, 1597-1598
 rejuvenescimento, 1596-1597
Lavagem excessiva da pele, 975, 976f
Leiomiomas, 1199, 1200
 genitais, 1200
Leiomiomatose hereditária, 1032-1033
Leiomiossarcoma, 1201
Leishmania, 154
Leishmaniose(s), 714-716, 779-786, 1361
 e HIV, 714-716
 tegumentares, 779-786, 1361

 viscerais, 786-788
Lenalidomida, 1470-1471
Lentiginose, 373
 eruptiva, 373
 profusa, 373
 unilateral, 373
Lentigo(s), 373, 1152-1153, 1255-1256, 1356, 1365-1366, 1595-1596
 desencadeado por puvaterapia, 1152-1153
 em mancha de tinta, 1152
 induzido por radiação, 1153
 maligno, 1255-1256
 maligno-melanoma, 1256
Leser-Trélat, 113
Lesões, 108-117, 163-168, 710-711, 980, 1364-1365, 1594-1596
 anulares, 111
 circinadas, 111
 corimbiformes, 111
 da mucosa oral e HIV, 710-711
 de nervos periféricos, 980
 discoides, 111
 disseminadas, 111
 elementares da pele, 108-117
 em arco, 111
 em íris, 111
 figuradas, 111
 generalizadas, 111
 geográficas, 111
 gotadas, 111
 lineares, 111
 localizadas, 111
 melanocíticas, dermatoscopia, 163, 164f
 não melanocíticas, dermatoscopia, 163-168
 mucosas, 834-835
 numulares, 111
 orais brancas, 1364-1365
 pigmentadas e *laser*, 1595-1596
 serpiginosas, 111
 vasculares, 1365-1366
 zosteriformes, 111
Leucemias, 1264-1266
Leucocitoclasia, 124
Leucodermias, 360-371, 867
 adquiridas, 365-371
 congênitas e hereditárias, 360-365
 solar, 867
Leuconíquia, 463, 464f
Leucoplasia, 290, 585, 710-711, 1360, 1375
 pilosa oral, 585, 710-711, 1360
Levotiroxina, 272, 1485
Liarozole, 1497
Licosaminas, 1452
Lidocaína, 1447
Limeciclina, 1456
Lincomicina, 1452
Linfadenomegalias não supurativas dos linfonodos cervicais, 890
Linfadenose benigna, 1284
Linfangioendoteliomatose multifocal com trombocitopenia, 1239-1240
Linfangiomatose kaposiforme, 1240
Linfangiossarcoma sobre linfedema, 1223-1224
Linfedema, 1230-1231
Linfocitoma, 626, 1284
 cútis, 626, 1284
Linfócitos, 41
Linfogranuloma venéreo, 688-689
 bacterioscopia, 689
 cultivo, 689

 intradermorreação de Frei, 689
 sorologia para HIV, 689
 sorologia para sífilis, 689
Linfoma(s), 287, 515, 547, 708, 1264-1283
 cutâneos, 1266-1283
 e HIV, 708
 hidroa-símile, 515
Linfonodo sentinela, pesquisa do, 1261-1262
Língua, glossites e afecções da, 1366-1368
Linhas de Blaschko, 1126-1127
Lionização, 70
Lipoatrofias localizadas, 518-519
 abdominal centrífuga infantil, 519
 atrofia hemifacial de Parry-Romberg, 519
 ginoide ("celulite"), 519
 inflamatória local, 519
 involutiva, 518
 por injeção de medicamentos, 518
 semicircular, 518-519
Lipoblastoma, 1198-1199
Lipodistrofias, 515-518, 712
 adquiridas, 516-518
 hereditárias, 515-516
Lipoido-proteinose, 921
Lipoidoses, 929-938
 classificação, 932, 934
 hiperlipoproteinemias, 934-936-937
 lipídeos no plasma, 931-932
 metabolismo normal das lipoproteínas, 932, 933f
 tratamento das hiperlipoproteinemias, 937-938
Lipoma, 507, 1196-1198
 de células fusiformes, 1198
 encapsulado nodulocística, 507
Lipoproteínas, defeitos no catabolismo das, 935
 disbetalipoproteinemia familiar, 935
 hipercolesterolemia familiar, 935
Lipossarcoma, 1199
Líquen, 132, 217-218, 261-262, 290, 295-302, 303-304, 348-350, 393, 452-453, 467, 540, 634-635, 952-954, 978, 1346, 1358, 1371, 1375,1376, 1377, 1378
 áureo ou líquen purpúrico, 261-262, 540
 escleroso e atrófico, 290, 348-350, 1375-1376, 1377
 escrofuloso, 634-635
 espinuloso, 393
 estriado, 303-304
 mixedematoso, 952-954
 generalizado, 953-954
 localizado, 952-953
 nítido, 303
 plano, 132, 290, 295-302, 452-453, 467, 1346, 1358, 1371, 1378
Liquenificação, 110
Líquido cefalorraquiano, 679
Lisossomo, 124
Listeriose, 622
Livedo, 528-529
 reticular, 539
 racemoso, 539
Livedoide, 132
Lobomicose, 759-762
Lócus, 68
Loíase, 803
Lomustina, 1480

Loxoscelismo, 808
Lúpia(s), 1121, 1378
Lúpus eritematoso, 130, 131-132, 475-477, 478-486, 487-488, 828-829, 876, 892-893, 1326, 1346
 crônico, 476
 cutâneo agudo, 481-482
 cutâneo subagudo, 480-481
 discoide, 476-477, 478f
 e deficiência de complemento, 486
 e imunofluorescência, 131-132
 e líquen plano, 486
 e luz solar, 876
 e porfiria cutânea tarda, 486
 e vasculite hipocomplementenêmica, 486
 hipertrófico ou verrucoso, 477, 478f
 induzido por medicamentos, 487-488, 828-829
 neonatal, 487, 1326
 perniose lúpica, 477, 478, 892-893
 sistêmico, 482-486, 1346
 sistêmico bolhoso, 487
 túmido, 478, 479-480
Lúpus vulgar, 629-631
Luz, 118-119, 1597-1598, 1391-1392
 de Wood, 118-119
 intensa pulsada, 1597-1598
 solar, lesões induzidas pela, 1391-1392

M

Maconha e haxixe, manifestações cutâneas decorrentes do uso, 852
Macrocefalia (M-MC), 1227
Macroglobulinemia (Waldenström), 263
Macrolídeos, 1452
Macroníquia, 463
Mácula labial melanótica, 372
Malformação(ões), 1108-1117, 1224-1237
 aplasia do mamilo, 1109
 cisto ciliado vulvar, 1115
 cisto cutâneo ciliado, 1114-1115
 cisto da rafe mediana, 1115
 cistos broncogênicos, 1114
 cistos derivados do ducto tireoglosso, 1114
 cistos e fístulas pré-auriculares, 1117
 cistos originários do ducto onfalomesentérico, 1115-1116
 cutis verticis gyrata, 1109-1110
 dedos supranumerários rudimentares, 1110
 fendas cervicais congênitas da linha média, 1113
 fendas esternais, 1114
 fístulas e sínus branquiais, 1116-1117
 hamartoma congênito de músculo liso, 1117
 hipoplasia do mamilo, 1109
 lesões cutâneas sinalizadoras da possibilidade de disrafismo craniano e espinal, 1110-1113
 lesões da linha média da coluna, 1116
 mamas supramamárias, 1108-1109
 restos cartilaginosos congênitos do pescoço, 1117
 tragi acessórios, 1117
 vasculares, 1224-1237
Mamas supramamárias, 1108-1109
Mamilos dos praticantes de *jogging*, 1390

Mancha(s), 108-109, 372-375, 1224-1226, 1227, 1242-1243, 1322-1323, 1363-1364
   anêmica, 109
   angiomatosa, 108-109
   ao nascimento, 1322
   hiperpigmentares ou hipercrômicas, 109
   hipopigmentadas no neonato, 1323
   leucodérmicas, 109
   lívida, 108
   melânica, 372-373
   mongólica, 374-375, 1242-1243
   pigmentares na mucosa oral, 1363-1364
   salmão, 1227
   vasculares no neonato, 1322
   vinho do porto, 1224-1226
Mansoneliáse, 803
Mãos, 206-207, 214-216, 227-228, 301, 391-392, 728-729, 730f, 1370-1372
   dermatite crônica das, 206, 207f
   dermatites eczematosas não desidróticas, 216
   dermatose palmar juvenil, 206-207
   eczema disidrótico, 214-216
   líquen plano, 301
   pele decídua adquirida, 391-392
   psoríase, 227-228
   tínea, 728-729, 730f
Mapa gênicos, 68
Marasmo, 908
Mariposas, dermatoses por veneno de, 812-814
Mastocitomas, 1286
Mastocitose(s), 1286-1289
   cutânea, 1286-1289
   sistêmicas, 1287-1289
Maxacalcitol, 1413
Mecloretamina, 1272, 1478-1479
   tópica, 1272
Mediadores químicos da inflamação, 35-39
   cininas, 35
   derivados do metabolismo do ácido araquidônico, 38-39
   fator ativador de plaquetas, 35-36
   fator quimiotático de eosinófilos, 36
   fator quimiotático para polimorfonucleares, 36
   histamina, 35
   leucotrienos, 35
   mediadores lisossômicos, 36
   neuromediadores, 37-38
   proteases, 37
   quimiocinas, 36-37
   setotonina, 35
Medicamentos oncológicos, 1475-1481
Megalencefalia (MCAP), 1227
Melanócitos e melanossomos, 12-14, 124
Melanocitoses dérmicas, 1242-1244
Melanodermias, 371-385, 1316
   adquiridas, 378-385
   congênitas ou hereditárias, 371-378
Melanófago, 124
Melanoma(s), 165, 167f, 168f, 473, 1254-1263, 1348, 1366, 1371, 1372
   algoritmo, 1262-1263
   amelanótico, 1258, 1259f
   de mucosa, 1258, 1259f, 1366
   de origem desconhecida, 1259
   desmoplástico, 1258, 1259
   extensivo superficial, 1256-1257
   lentiginoso acral, 1258, 1259f
   lentigo maligno, 1255-1256
   lentigo maligno-melanoma, 1256
   nodular, 1257-1258
   pesquisa do linfonodo sentinela, 1261-1262
   radioterapia, 1262
Melanoníquia, 463, 464f, 473
   estriada, 473
Melanose, 375-376, 379, 381, 866, 1152-1153, 1325, 1351, 1363, 1371
   actínica ou solar, 379
   constitucional, 1363
   de Riehl, 381
   neviforme, 374-375
   peniana e vulvovaginal, 379
   periocular ou periorbital, 375-376, 1351
   pustulosa transitória, 1325
   solar, 866, 1152-1153
Melasma, 118-119, 383-385, 1339, 1580
   afastamento de fatores favorecedores, 384
   derivados fenólicos, 384-385
   e gravidez, 1339
   esfoliação e dermoabrasão, 385
   fotoproteção, 384
   lasers, 385
   outros compostos fenólicos, 385
   peelings, 1580
   retinoides, 385
Melfalana, 1479
Membrana, 9, 124
   basal, 9, 124
   plasmática, 9
Meningocele rudimentar, 1112
Meningococcemia, 623
Meningoencefalite herpética, 577
Mentol, 1413
Mercaptopurina, 1479
Meropeném, 1450
Metacilina, 1456
Metacromasia, 125
Metaplasia, 125
Metástases cutâneas, 1301-1303
   de couro cabeludo, 1348
Método de Goeckerman, 231
Metotrexato, 193, 211, 231-232, 1479
Metronidazol, 1407, 1452
Mialgias, 408
Micetomas, 753-757
   actinomicetoma endógeno, 753-754
   actinomicetoma exógeno, 754-755
   eumicetoma, 755-757
Micobacterioses atípicas ou ambientais, 638-642
   por *M. abscessens*, 642
   por *M. avium* e *M. intracellulare*, 640-641
   por *M. chelonae*, 642
   por *M. fortuitum*, 642
   por *M. haemophilium*, 642
   por *M. kansasii*, 641-642
   por *M. marinum*, 639-640
   por *M. scrofulaceum*, 641
   por *M. smegmatis*, 642
   por *M. ulcerans*, 640
Micofenolato de mofetil, 212, 1479-1480
Miconazol, 1409
Micose(s), 239, 246, 540, 705, 721-743, 745-776, 1269-1274, 1394
   fungoide, 239, 540, 1269-1274
   profundas, 705, 745-776
   superficiais, 721-743, 1394
Microabscesso, 125
Microcefalia (MICCAP), 1227

Microníquia, 464
Microscopia, 145-151, 159-160, 169-171, 579
   confocal reflectante, 169-171
   de fluorescência, 159
   eletrônica, 145-151, 159-160, 579
   óptica, 159
Mielocatese, 996
Mieloperoxidase, deficiência hereditária da, 989, 991
Miíase(s), 797-799
Milia, 112, 868, 1121-1122, 1322, 1351
   coloide, 868
   furunculoide, 798
   no neonato, 1322
   primárias, 798
   secundárias, 798-799
Miliária, 427-429, 865, 1324, 1392
   no neonato, 1324
   solar, 865
Miltefosina, 785
Minerais, 1490-1491
Minociclina, 662, 1456
Minoxidil, 445, 450, 1405
Miofibromatose infantil, 1181
Mitelfosina, 1468-1469
Mitomicina C, 1480
Mixedema, 949-952
   circunscrito, 950
   generalizado, 949-950
   pré-tibial, 950-952
Mixoma(s), 527, 957, 1194, 1202-1203
   atriais, 527
   cutâneo, 957, 1194
   da bainha nervosa, 1202-1203
Mixoploidia, 70
Mixossarcoma, 1194
Moléstia, 261, 433, 926
   de Fox-Fordyce, 433
   de Hartnup, 926
   de Schamberg, 261
Molusco contagioso, 595, 700, 1011, 1351
Moniletrix, 437
Monobenzil éter de hidroquinona, 1418
Mononucleose infecciosa, 584-585
Monossomia do 21, 72
Monossulfiram, 791, 1410
Montelucaste, 1465
Morfeia, 495-498, 514, 540
   bolhosa, 496
   em placas, 495
   esclerodermia linear, 496-497
   generalizada, 495-496
   panesclerótica da infância, 499
   profunda, 498, 514
Morfina, 1446
Morfolinas, 1409
Mosaicismo, 70, 71, 1126-1127
   linhas de Blaschko, 1126-1127
Moscas *ver* Dípteros, dermatoses por
Mosquitos *ver* Dípteros, dermatoses por
Moxifloxacina, 664, 1454
Mucina, 125
Mucinose(s), 915, 949-958
   linfedematosa crônica da obesidade, 915
   primárias, 949-957
Mucocele, 1355-1356
Mucopolissacaridoses, 958-959
Mucormicose, 758-759, 1009-1010
Mucosa oral, afecções, 1357-1369
Mupirocina, 1407
Músculo(s), 20, 1200-1201
   da pele, 20
   liso, hamartoma de, 1200-1201

N

Nadadores, 1390, 1392, 1393
   acne aquagênica, 1392
   cabelos verdes, 1392
   foliculite das nádegas, 1393
   ombro de, 1390
   otite externa, 1393
   pele seca dos, 1393
Naloxona, 1469-1470
Naltrexona, 1470
Nanismo hiperostótico de Lens-Majeski, 1105
Naproxeno, 1464
Nariz, pápula fibrosa do, 1178
Necrobiose, 125, 899-901, 968
   lipoídica, 899-901, 968
Necrólise, 125, 467, 828, 833-839, 1351-1352
   epidérmica tóxica, 467, 828, 833-839, 1351-1352
Necrose, 124, 507-508, 524, 540, 1325
   caseosa, 125
   coliquativa, 125
   cutânea, 540
   gordurosa lipomembranosa, 508
   gordurosa nodulocística, 507-508
   gordurosa subcutânea, 1325
   gordurosa traumática, 507
   por heparina, 524
Nematelmintos, dermatoses por, 799-803
Neomicina, 1407
Neonato, dermatoses do, 1320-1330
   alterações cutâneas, 1321-1326
   doenças infecciosas do, 1326-1330
Neoplasia(s), 34, 706-708, 1013, 1283
   consequentes à imunossupressão, 1013
   e HIV, 706-708
   hematodérmica CD4+CD56+, 1283
Neuralgia pós-herpética, 980
Neurodermite, 978, 1346, 1372
   circunscrita, 1346, 1372
   localizada, 978
Neurofibroma, 1202
Neurofibromatose, 1014-1022, 1307
   acústica – NF2, 1018-1019
   clássica – NF1, 1014-1018, 1019f
   de início tardio – NF7, 1020
   familiar – NF6, 1020
   mista – NF3, 1019-1020
   não especificada – NF8, 1020-1022
   segmentar – NF5, 1020
   tipo 1, 1307
   tipo 2, 1307
   variante – NF4, 1020
Neuromas, 1201-1202
Neurossarcoma, 1203-1204
Neurotequeoma celular, 1202-1203
Neutropenia, 983
   cíclica congênita, 984, 985t
   congênita grave, 983-984
Nevo(s), 164-165, 364, 369-370, 374, 375, 1126-1135, 1176, 1242-1251, 1252-1254, 1348, 1352, 1364, 1372
   acrômico, 364
   azul, 165, 167f, 1243-1244
   branco esponjoso, 1364
   de células névicas, 34
   de Ito, 375, 1243
   de Meyerson, 1254
   de Ota, 375, 1243, 1352
   de Spitz, 1252-1254
   displástico, 165, 166f
   halo, 369-370, 1251-1252

melanocítico, 164, 165, 1244-1251
molusco, 1176
organoides, 1126-1135
pigmentares, 1242, 1372
pigmentado de células fusiformes, 165, 166f
sebáceo de Jadassohn, 1348
spilus, 374, 1252, 1253f
Nicotinamida, 1404, 1465-1466
Nifurtimox, 1468
Nikolsky, 113
Nimesulida, 1465
Nistatina, 743, 1409, 1460
Nitrato de prata, 1406, 1414
Nitrogênio líquido, 595
Nitrosureias, 1480-1481
Nodosidade, 110
Nódulo(s), 110, 521-523, 540, 596, 901, 1186-1187, 1303-1304, 1390
   cutâneos dolorosos, 540
   da irmã Mary Joseph, 1303-1304
   de Garrot, 1186-1187
   dos atletas, 1390
   doloroso das orelhas, 521-522
   dolorosos do hálux, 1390
   das orelhas relacionado à fotosenescência, 522-523
   dos ordenhadores, 596
   reumatoides, 901
Norfloxacino, 1454
Notalgia parestésica, 288

O

Obesidade, 914-915, 936
   alterações atróficas, 915
   alterações hiperpigmentares, 915
   alterações hiperqueratósicas, 915
   alterações inflamatórias e infecciosas, 914-915
   alterações relacionadas a hiperandrogenismo, 915
Observação dermatológica, 105-120
   anamnese, 106-107
   exame físico geral e especial, 107
   exame objetivo, 106
   identificação, 105-106
   interrogatório geral e especial, 107
   lesões elementares, 108-117
   técnicas semióticas, 118-120
Obstipação intestinal, 408
Ocronose, 387, 924-925
Octreotida, 1480
Ocupacionais, dermatoses, 1381-1388
   dermatites eczematosas de contato, 1383-1384
   cânceres profissionais, 1385
   discromias, 1384-1385
   eritemas, 1385
   erupções acneiformes, 1384
   erupções eritematosas, 1385-1386
   erupções liquenoides, 1385
   erupções papulosas, 1385-1386
   erupções purpúricas, 1385-1386
   erupções urticadas, 1385-1386
   granulomas de corpo estranho, 1385
   infecções, 1385
   oníquias, 1385
   queratoses, 1384
   ulcerações, 1385
Ofidismo, 815-816
Ofloxacino, 662, 1454
Olanzapina, 1498
Oleoma parafinoma, 902
Omalizumabe, 272-273, 1445
Ombro de nadador, 1390
Oncocercíase, 802-803
Onfalite, 1380
Onfalocele, 1379
Onicoatrofia, 464
Onicocompulsões, 471, 472
Onicodistrofia, cirurgia, 1525
Onicofagia, 464, 975
Onicogrifose, 464, 471
Onicólise, 194, 464, 471
Onicomadese, 464
Onicomalácia, 464
Onicomatricoma, 473
Onicomicoses, 470, 742
   por fungos filamentosos não dermatófitos, 470
Onicorrexe, 464
Onicoses, 463-474
   afecções congênitas e hereditárias, 466
   afecções cutâneas, 466-467
   alterações essenciais, 466
   alterações por noxas locais, 469-471
   doenças sistêmicas, 467-469
   onicodistrofias, 463-465
   tratamento das onicopatias, 474
   traumas físicos e químicos, 471
   unhas em usura, 471-474
Onicosquizia, 464, 471
Oníquias, 1385
Opioides, 1446-1447, 1469-1470
Orelhas, 730, 1393 *ver também* Cartilagens, afecções das quebradas, dos judocas, 1393
   tínea, 730
Orf (ectima contagioso), 595-596
Orifícios labiais, 1353
Orofaringite gonocócica, 693
Osler, 113
Ossificações primárias da pele, 964
Osteodistrofia hereditária de Albright, 964
Osteogenesis imperfecta, 1101-1103
Osteoma cútis em placa, 964
Osteoporose – medicamentos, 1491-1493
Otite externa, 291, 1393
   prurido do meato acústico, 291
Ouro, 1494
Ovário policístico, 460
Oxcarbazepina, 1507
Oxibutinina, 1494
Oxicodona, 1447
Oxiconazol, 1409
Óxido nítrico, 417
Oxitetraciclina, 1456
Oxiuríase, 800

P

Paecilomyces, infecções por, 776
Pálpebras, afecções, 1350-1352
Panarício herpético, 576
Panatrofia localizada, 351-352
   atrofoderma linear de Moulin, 352
   de Gower, 352
   esclerótica, 352
   poiquilodermias, 352
Pancreatites, 936
Paniculite(s), 126, 251, 478, 504-518, 961
   associadas às doenças do tecido conectivo, 511-513
   com vasculites, 514-515
   calcificações distróficas, 961
   lobulares, 504-508
   lúpica, 478
   nodular migratória subaguda, 251
   por depósito de cristais, 508-511
   septais, 513-514
Papel de cigarro queimado, 113
Papila, 16, 125
Papiloma, 125
Papilomatose, 125, 393-394, 590
   bowenoide, 590
   confluente reticulada, 393-394
Papilomavírus, 587-594, 700-701, 1011
   e HIV, 593-594, 700-701
   e malignidade, 591-593
   epidermodisplasia verruciforme, 590, 591f
   hiperplasia epitelial focal, 590
   papilomatose bowenoide, 590
   poliomavírus, 594
   verrugas, 588-590, 593
Papovavírus, 587
Pápula(s), 110, 207, 856-857, 904, 1178, 1378, 1389
   fibrosa do nariz, 1178
   periumbelicais pruriginosas, 207
   perladas penianas, 1378
   piezogênicas, 1389
   podais piezogênicas, 856-857
   reumatoides, 904
Papulose, 535-536, 1156-1157, 1275-1276
   atrófica maligna, 535-536
   bowenoide, 1156-1157
   linfomatoide, 1275-1276
Paquidermodactilia, 1187
Paquidermoperiostose, 1105-1106, 1316
   adquirida, 1316
Paquioníquia, 465, 466, 474, 1055-1056, 1364
   congênita, 466, 1055-1056
Paracetamol, 1447
Paracoccidioidomicose, 705, 762-771, 1361
Paraminobenzoato de potássio, 1495
Parapsoríase, 237-239
Paraqueratose, 125, 397-398, 915
   granulosa, 397-398, 915
Pararamose, 814-815
Parasitoses, 706, 1011-1013
Parecoxibe, 1465
Paroníquia, 469-470, 742, 743
Paroxetina, 1501-1502
Pastia, 114
Patologia cutânea, 33-39
   alterações metabólicas, 33
   degenerações, 33
   disfunções, 34
   inflamações, 34-39
   malformações, 34
   proliferações, 33-34
Pé(s), 206-207, 216, 227-228, 301, 728-729, 1372-1373
   dermatose plantar juvenil, 206-207
   descamação plantar focal recorrente, 216
   eczema hiperqueratótico plantar, 216
   líquen plano, 301
   psoríase, 227-228
   tínea, 728-729
Peau de Shagreen, 1134
Pediculose, 154-155, 290, 794-796, 1348-1349, 1375
   do corpo, 794
   do couro cabeludo, 794, 795f, 1348-1349
   pubiana, 290, 795-796, 1375, 1376, 1377
Peelings químicos, 1574-1581
   complicações, 1579-1580
   contraindicações, 1579
   cuidados e orientações pós-*peelings*, 1578
   e melasma, 1580
   médio, 1576-1577
   novas formulações, 1580
   peles escuras, 1580
   preparo prévio, 1577-1578
   profundo – de fenol, 1577
   reepitelização, 1578-1579
   superficial, 1574-1576
Pefloxacino, 1454
Pelagra, 872, 909-911, 1371, 1373
Pele, 1-32, 391-392, 1393
   decídua adquirida das mãos, 391-392
   normal, 1-32
   seca dos nadadores, 1393
Pelos, 16-18, 434-435, 441-458, 1331-1332
   alterações no idosos, 1331-1332
   anomalias em doenças sistêmicas, 441-458
   enovelados, 441
Pembrolizumabe, 1443
Penciclovir, 1471
Pênfigo(s), 128-129, 309-328, 467, 826, 1069-1070, 1314, 1352, 1358-1359
   eritematoso, 318
   foliáceo, 128-129, 310-318
   formas transicionais entre vulgar e foliáceo, 322-323
   hereditário, 1069-1070
   herpetiforme, 129, 323-324
   IgA/IgG, 327
   induzido por drogas, 327-328
   paraneoplásico, 129, 325-327, 1314
   por IgA, 129, 324
   vegetante, 322
   vulgar, 129, 318-322, 323f, 1352, 1358-1359
Penfigoide(s), 129-130, 328-330, 331-332, 467, 1342-1343, 1352, 1359
   bolhoso, 129-130, 328-330
   cicatricial, 1352
   das membranas mucosas, 130, 331-332, 1359
   gestacional ou herpes gestacional, 130, 1342-1343
Penicilamina, 1494
Penicilina(s), 682, 1453-1454
   reações alérgicas à, 682
Peniciliose, 775
Peniscopia, 119
Pentamidina, 785, 1469
Pentoxifilina, 1509
Peptídeo relacionado ao gene da calcitonina (CGRP), 38
Perifoliculite, 126
Perionixe, 469
Periporite, 429
Permetrina, 791, 1410
Perna, úlceras da, 353-358
Perniose, 477, 478, 861, 892-893, 1371
   lúpica, 477, 478, 892-893
Peróxido de benzoíla, 1405
Pesquisa, 119, 159-162
   da sensibilidade, 119
   de bactérias *ver* Bactérias, pesquisa de
   de vírus *ver* Vírus, pesquisa de
Petéquias calcâneas, 855
Picadas de insetos, 1284
Picnose, 125

Picornavírus, 600-601
  doenças das mãos, pés e boca, 600-601
  herpangina, 601
  rotavírus, 601
  viroses hemorrágicas tropicais, 601
Piebaldismo, 363, 1352
Piedra, 737-738
  branca, 738
  preta, 737-738
Pigmentação, 821, 865, 1332
  cutânea, 821, 1332
Pili annulati (pelos anulares), 439
Pili bifurcati, 439-440
Pili multigemini, 439
Pili recurvati, 440-441
Pili torti, 438
Pilocarpina, prova da, 120
Piloleiomiomas, 1200
Pilomatricoma, 1146-1147
Pimecrolimo, 192, 1420
Pimozida, 1498-1499
Pinta, 685-686
Pioderma gangrenoso, 883-886
  atípica bolhosa, 885
  atípica em membros superiores, tronco e face, 885
  atípica pustulosa, 885
  pieriestomal, 885
  piestomatite vegetante, 885
  superficial (vegetante), 885
  ulceroso clássico, 884-885
Piodermite, 624-625
  cancriforme, 625
  vegetantes, 624-625
Pioestomatite vegetante, 885
Pirazinamida, 637, 1467
Piridoxina (B6), deficiência de, 911-912
Pitiríase, 119, 221, 236-237, 239, 241-243, 370, 390-391, 467, 734-737, 828, 875-876, 1315, 1330, 1347
  alba, 370, 875-876
  amiantácea, 1347
  liquenoide, 243-245
  rósea, 221, 236-237, 239, 828
  rotunda, 390-391, 1315
  rubra pilar, 241-243, 467
  versicolor, 119, 370, 734-737, 1330
Placa, 110, 112
  papulosa, 110
Platelmintos, dermatoses por, 803-805
Platoníquia, 465
Pleomorfismo, 125
Podofilina, 1415
Podofilotoxina, 1415
Pohl-Pinkus, 114
Poiquilodermia, 112, 867, 872, 1072-1073, 1306
  congênita, 1072-1073, 1306
  solar, 867
  tipo clericuzio com neutropenia, 1073
Poliangeíte microscópica, 554-555
Poliarterite nodosa, 547, 552-554
  clássica, 552-553
Policitemia, 287
Policondrite recidivante, 520-521
Polidactilia, 1110
Polienos, 1409, 1460-1461
Polimixina B, 1407, 1454
Poliomavírus, 594
Poliploidia, 69
Polipose adenomatosa familiar, 1022
Politelia, 1108
Polpite descamativa crônica, 206-207

Pontes intercelulares, 12
Pontos negros nos tornozelos, 1390
Poppers, manifestações cutâneas decorrentes do uso, 853
Porfiria(s), 119, 132, 133f, 711, 832, 872, 939-948, 961
  coproporfiria eritropoiética, 942
  coproporfiria hereditária, 946-947
  cutânea tarda, 711, 961, 1371
  eritropoiética congênita, 940-941
  hepática aguda, 942-943
  hepática crônica, 943-945
  hepatoeritropoiética, 947
  por deficiência da ala-sintetase, 943
  por deficiência de ala-desidratase, 943
  protoporfiria eritropoiética, 941-942
  pseudoporfiria, 947-948
  variegata, 946
Poromas, 1142-1143
Poroqueratose, 1048-1049
  actínica superficial disseminada, 1048, 1049f
  de Mibelli, 1048
  palmoplantar e disseminada, 1048-1049
Posaconazol, 1459
Poxvírus, 594-600
  acrodermatite papulosa infantil, 596-597
  caxumba, 598
  cowpox, 594
  dengue, 599
  eritema infeccioso, 598-599
  febre Chikungunya, 599
  febre do vírus zika, 599
  molusco contagioso, 595
  nódulos dos ordenhadores, 596
  Orf (ectima contagioso), 595-596
  rubéola, 598
  sarampo, 597-598
  vacínia, 594
  varíola, 594
Prebióticos, 212
Preenchimento cutâneo, 1555-1559
  ácido hialurônico, 1557, 1558f
  ácido poli-L-lático, 1557, 1558
  enxerto homólogo de gordura, 1558-1559
Príons, 601
Probióticos, 212
Procarbazina, 1480
Pródromo, 834
Progerias, 1103-1108, 1306
  acrogeria, 1105
  complexo de Midas, 1107
  da criança, 1103-1104
  displasia mandibuloacral, 1105
  do adulto, 1104-1105, 1306
  doença progeroide de Penttine, 1105
  hipoplasia dérmica focal, 1107-1108
  paquidermoperiostose, 1105-1106
  síndrome de Adams-Olivier, 1106-1107
  síndrome de Lenaert, 1105
  síndrome de Lenz-Majewski, 1105
  síndrome de Mulvihill-Smith, 1105
  síndrome de Wiedemann-Rautenstrauch, 1105
  síndrome progeroide neonatal de Megarbane-Loiselet, 1105
Progesterona, 450, 1419
Progestogênios, 1485
Protetores, 1399, 1421
Protoporfiria eritropoiética, 941-942

Prototecoses, 777
Protozooses, 705-706
Prova, 120, 447, 677-679
  da pilocarpina, 120
  da tração forte, 447
  da tração leve, 447
  de absorção de anticorpo do treponema fluorescente (FTA-ABS), 678-679
  de fixação de complemento com proteína de reiter (RPCF), 677
  de imobilização dos treponemas (TPI), 677
  do laço (Rumpel-Leede), 120
Prurido(s), 199, 284-291, 408, 973-974, 978, 1314-1315, 1349, 1375, 1377
  anogenital, 289-291, 978, 1375, 1377
  asteatósico, 289
  autotóxico, 286-289
  crônico, 1314-1315
  da orelha externa, 978
  do couro cabeludo, 978, 1349
  generalizados, 978
  otite externa, 291
Prurigo(s), 207, 291-295, 873-874, 1358
  actínico, 1358
  de Hebra, 294-295
  -eczema, 207, 293
  estrófulo, 291-292
  melanótico, 294
  nodular (de Hyde), 293-294
  pigmentoso, 295
  simples, 292-293
  solar, 873-874
Pseudoacantose *nigricans*, 915
Pseudocisto auricular, 523
Pseudofoliculite, 615-616
  da barba, 615
  da virilha, 615-616
Pseudolinfomas, 833
Pseudomonas aeruginosa, infecções por, 118
Pseudomoniletrix, 437
Pseudopelada de Brocq, 453-454
Pseudoporfiria, 865, 947-948
Pseudotumor, 1179, 1182
  do esternocleidomastóideo da infância, 1179
  fibroso calcificante, 1182
Pseudoxantoma elástico, 1094-1096
Psicodermatologia, 973-980
  antidepressivos, 978
  antipsicóticos, 977
  distúrbios cutaneossensoriais, 977
  distúrbios psicofisiológicos, 977
  distúrbios psiquiátricos primários, 977
  distúrbios psiquiátricos secundários, 977
  tratamento da dermatite artefata, 978
Psicofármacos, 1497-1507
Psicose hipocondríaca monossintomática, 975
Psicoterapia, 211
Psoralênicos, 367-368, 870, 1419, 1495
Psorasol, 368
Psoríase, 221, 222-236, 239, 290, 466-467, 709, 1346, 1352, 1371, 1373, 1376, 1378
  artrite psoriásica, 228-229
  e HIV, 709
  em gotas ou gotada, 226
  em placas, 224-226

eritrodérmica, 226
medicações tópicas, 229-231
na infância, 227
no idoso, 228
palmoplantar, 227-228
pustulosa, 226-227
tratamento sistêmico, 231-236
Pterígio ungueal, 465, 466
Puberdade em miniatura, 1321
Pulgas (*Siphonaptera*), dermatoses por, 796-797
Pulíase, 796
Púrpura(s), 109, 252-264, 525, 540, 549-551, 825-826
  de Henoch-Schönlein, 548, 549-551
  necrotizante, 540
  por alterações plaquetárias, 254-256
    por anomalias plaquetárias, 256
    trombocitopênicas, 254-256
irradiações, 256
  por disproteinemias, 263-264
    criofibrinogenemia, 263-264
    crioglobulinemia, 263
    hiperglobulinêmica (Waldenström), 263
    macroglobulinemia (Waldenström), 263
  por distúrbios de coagulação, 256-259
    coagulação intravascular disseminada, 257-258
    deficiência de vitamina K, 257
    doença hepática, 257
    doença renal, 257
    fulminante, 258-259
    síndrome de Kasabach-Merritt, 256-257
  por perda de apoio tecidual, 262-263
    afecções congênitas ou hereditárias do conectivo, 262
    na síndrome de Cushing, 263
    senil (de Bateman ou actínica), 263
  psicogênicas, 264
    síndrome de sensibilização autoeritrocitária (Gardner-Diamond), 264
    artefata, 264
  trombocitopênica trombótica, 525
  vasculares, 259-260
    capilaropatia de Willebrand, 260
    púrpura de Henoch-Schönlein, 260
    púrpura do escorbuto, 260
    púrpura em doença sistêmica, 260
    púrpura hipostática, 259
    púrpura infecciosa, 260
    púrpura *simplex*, 259
    púrpura vascular por drogas, 260
    púrpuras pigmentosas crônicas, 260-262
    telangiectasia hemorrágica hereditária, 259
Pústula, 110, 125
  espongiforme de Kogoj, 125
  subcórnea, 125
Pustulose, 338-343, 1325
  cefálica neonatal, 1325
  exantemática generalizada aguda, 339-340, 843
  subcórnea de Sneddon e Wilkinson, 338-339
  variantes de psoríase, 340-343
PUVA (psoralênico-ultravioleta A), 368

Q

Queilite(s), 407, 905-906, 976, 1353-1355
　actínica, 1353-1354
　angular, 407, 1354
　de contato, 1354
　em dermatoses, 1355
　esfoliativa, 976, 1354-1355
　glandular, 1355
　granulomatosa, 905-906, 1355
　medicamentosa, 1355
Queimadura(s), 857-858
　solar, 863-865
Quelantes, 1493-1494
Queloide, 112, 1189-1190
Queratinização, alterações hereditárias, 1034-1059
　acroqueratose verruciforme de Hopf, 1058
　doença de Darier, 1058-1059
　ictioses geno-hereditárias, 1034-1035
　ictioses não sindrômicas, 1035-1044
　ictioses sindrômicas, 1044-1048
　paquioníquia congênita, 1055-1056
　poroqueratose, 1048-1049
　queratodermias palmoplantares secundárias, 1056-1058
　queratodermias palmoplantares, 1049-1055
Queratinócitos, 3, 125
Querato-hialina, 125
Queratoacantoma, 1149-1151, 1372
Queratoconjuntivite herpética, 576
Queratoderma, 1056-1057
　climatérico, 1056-1057
　marginado palmar, 1057
Queratodermia(s), 915, 1041, 1049-1055, 1056-1058, 1372, 1373
　do climatério, 915
　palmoplantares, 1049-1055, 1372, 1373
　palmoplantares secundárias, 1056-1058
Queratólise plantar sulcada, 429-430, 624, 1393
Queratolíticos, 1421
Queratoplásticos, 1401
Queratose(s), 110, 125, 304, 456, 845, 866, 867, 1057-1058, 1136-1137, 1138-1139, 1153-1155, 1348, 1350, 1372, 1384
　actínica, 1350
　arsenicais, 1154-1155
　folicular espinulosa e decalvante, 456
　folicular invertida, 1138-1139
　liquenoide crônica, 304
　inflamação de preexistentes, 845
　ocupacionais, 1384
　pilar, 1057-1058
　seborreica, 1136-1137, 1348
　solar, 866, 867f, 1153-1154, 1348, 1372
Quetiaepina, 1499
Quilomicronemia combinada com hipertrigliceridemia endógena, 934
Quimerismo, 70
Quimiocauterização, 1573-1574
　5-fluoruracil a 5%, 1573-1574
　ácido nítrico fumegante, 1573
　ácido tricloroacético, 1573
Quimiocirurgia, 1573-1581
　peelings químicos, 1574-1581
　quimiocauterização, 1573-1574

Quimioterapia, 1273
Quimioterápicos, reações a, 1359
Quinacrina, 388
Quinolonas, 1454
Quinta doença, 598-599

R

Radiação, 476-477, 844-845, 862-868
　exacerbação de, 845
　memória de, 844-845
　ultravioleta, 476-477, 862-868
Radiodermatites, 877-878
Radiofrequência, 1599
Radioterapia, 1262, 1273, 1598-1599
Raloxifeno, 1493
Ranitidina, 1463
Rapamicina, 1488-1489
RAST, 210
Ravuconazol, 1459
Reação(ões), 142-143, 636, 661, 682, 687, 784, 820, 821, 1600, 1600-1602
　anafilática, 1600
　de Ito-Reenstierna, 687
　de Jarisch-Herxheimer, 682, 820
　de Montenegro, 784
　em cadeia da polimerase (PCR), 142-143, 636, 661, 784
　fotoquímicas, 821
　tóxica por adrenalina, 1602
　tóxica por anestésico, 1600-1601
　vasovagal, 1600
Reatividade vascular cutânea anômala, 200
Receptor(es), 42, 59-62
　dos linfócitos T, 42
　Toll-like, 59-62
Recorantes, 1402
Redutores, 1401
Rejuvenescimento, 1596-1597
　e laser, 1596-1597
Resiquimode, 1488
Resorcina, 1405
Restos cartilaginosos congênitos do pescoço, 1117
Retalhos cutâneos, 1525-1532, 1533f
　complicações, 1532
　de avanço, 1526
　de interpolação, 1532
　de rotação, 1526, 1527-1528, 1529f
　de transposição, 1528, 1529-1532
Retapamulina, 1407
Retículo-histiocitoma, 1296
　solitário, 1296
Retículo-histiocitose, 1293-1294, 1296-1297, 1316
　congênita autocurável de Hashimoto-Pritzker, 1293-1294
　multicêntrica, 1296-1297, 1316
Retinoides, 385, 936, 1273, 1421, 1495-1497
Riboflavina (B2), deficiência de, 911
Rifampicina, 637, 662, 1454
Rifapentina, 664
Rinofima, 419-420
Rinoscleroma, 623-624
Rinosporidiose, 774-775
Riquetsioses, 602-603, 702-703
　e HIV, 702-703
　febre e outras riquetsioses, 603
　febre maculosa brasileira, 602
　febre maculosa, 602
　tifo epidêmico, 603
　tifo murino, 602-603
Risedronato, 1492
Risperidona, 1499-1500
Rituximabe, 1444

RNA ver Genética
Romana, 114
Romberg, 114
Rosácea, 416-419, 1352
　e corticoides, 418
　eritematotelangiectásica (grau I), 417
　fulminante, 417
　infiltrativa-nodular, 417, 418f
　medicamentos sistêmicos, 418-419
　medicamentos tópicos, 419
　ocular, 417-418, 1352
　papulopustulosa, 417
　síndrome de Morbihan, 418
Rotavírus, 601
Roxitromicina, 1454
Rubefacientes, 1401
Rubéola, 598, 1327
　congênita, 1327
Rubor, 108

S

Sabouraud, 114
Sais de alumínio, 1410
Salicilanilidas halogenadas, 871, 1406
Sampaio, 114
Sangramentos em cirurgia dermatológica, 1601
Sarampo, 597-598
Sarcoide de Spiegler-Fendt, 1284
Sarcoidose, 250, 892-896, 1352
　em crianças, 896
Sarcoma, 706-708, 1195-1196, 1219-1222, 1361
　de Kaposi, 706-708, 1219-1222, 1361
　epitelioide, 1195
　pleomórfico, 1195-1196
Scedosporium, infecções por fungos, 775-776
Schwannoma, 1202
Sebocistomatose, 1120-1121
Seboríase, 1346
Secreção sebácea e sudorípara, 1332
　idosos, 1332
Secuquinumabe, 236
Secura, 407
　das mucosas, 407
　labial, 407
Sedativos, 211
Selênio, 967, 1409
　deficiência de, 967
Sensibilizantes, 1421-1422
Seropápula, 112
Sertralina, 1502
Sicose da barba, 610, 611f
Sífilis, 159, 668-682, 686, 687, 689, 702, 1328, 1353, 1362, 1372, 1374, 1376
　adquirida, 670-679, 681
　　cardiovascular, 676
　　cutânea tardia, 675-676
　　exame em campo escuro, 676
　　maligna precoce, 675
　　neural, 676, 681
　　óssea, 676
　　pesquisa direta com material corado, 676
　　primária, 670-672
　　provas sorológicas, 676
　　recente, 670, 681, 682
　　recente latente, 675
　　secundária, 239, 672-674
　　tardia, 675
　　tardia latente, 675, 681
　　testes não treponêmicos, 677

　　testes treponêmicos, 677-679
　congênita, 679-681, 1328
　　recente, 680, 681
　　tardia, 680-681
　e cancroide, 687
　e HIV/Aids, 681, 682, 702
　e linfogranuloma venéreo, 689
　endêmica, 686
Sílica, 902
Silicone (polidimetil siloxano), 902, 1421
Simbióticos, 212
Sinal(is), 112-114, 120, 225, 1311
　da vela, 225
　de Darier, 120
　de Leser-Trélat, 1311
　de Nikolsky, 120
　dermatológicos, 112-114
　do orvalho sangrento ou de Auspitz, 225
Síndrome ADULT, 1084
Síndrome AEC, 1082-1083
Síndrome auriculotemporal, 425
Síndrome Bannayan-Riley-Ruvalcaba, 1237
Síndrome Bazex-Dupré-Christol, 1033
Síndrome blue rubber bleb nevus, 1232, 1233f
Síndrome CAPK, 1053
Síndrome carcinoide, 1313-1314
Síndrome CEDNIK, 1047
Síndrome CHIME, 1047
Síndrome Cloves, 1236
Síndrome da boca dolorosa, 1368-1369
Síndrome da displasia odonto-onicodérmica, 1084
Síndrome da pele enrugada, 1100
Síndrome da pele esfoliada, 1041-1042
Síndrome da redução da mobilidade articular, 970-971
Síndrome das 20 unhas, 466
Síndrome das bandas amnióticas, 1323-1324
Síndrome das múltiplas neoplasias endócrinas, 1307
Síndrome das unhas amarelas, 468
Síndrome de Adams-Oliver, 1093, 1106-1107
Síndrome de Alezzandrini, 369
Síndrome de Angelman, 362
Síndrome de Bannayan-Riley-Ruvalcaba, 1026
Síndrome de Barraquer-Simons, 517
Síndrome de Bazex, 1306
Síndrome de Behçet, 879-881
　lesões cutâneas, 880
　lesões mucosas, 880
　lesões sistêmicas, 880
　lesões vasculares, 880
Síndrome de Berardinelli-Seip, 515-516
Síndrome de Birt-Hogg-Dubé, 1026-1027
Síndrome CHILD, 1047-1048
Síndrome da pele escaldada estafilocócica, 1329-1330
Síndrome de Blau, 896
Síndrome de Bloch-Sulzberger, 372
Síndrome de Bloom, 72, 570, 872, 1008, 1074-1075, 1308
Síndrome de Brooke-Spiegler, 1028-1029
Síndrome de Buschke-Ollendorff, 1102-1103
Síndrome de Carvajal, 1085
Síndrome de Carvajal-Huerta, 1055
Síndrome de Chanarin-Dorfman, 1046

Síndrome de Chediak-Higashi, 361-362, 436, 986-987
Síndrome de Churg-Strauss, 556-557
Síndrome de Clarckson, 280
Síndrome de Clouston, 1051
Síndrome de Cockayne, 570, 1077-1078
Síndrome de Costello, 1100
Síndrome de Cowden, 1024
Síndrome de Cronkhite-Canada, 378-379
Síndrome de Cross, 362
Síndrome de Cushing, 263
  e púrpura, 263
Síndrome da dapsona, 839
Síndrome de Down, 71-72
Síndrome de Ehlers-Danlos, 1096-1098
Síndrome de Elejalde, 436
Síndrome de Ferguson-Smith, 1305-1306
Síndrome de Franceschetti-Jadassohn, 427
Síndrome de Frey, 425
Síndrome de Gardner, 72, 1022
Síndrome de Gianotti-Crosti, 596-597
Síndrome de Glanzmann-Naegeli, 256
Síndrome de Goltz, 1107
Síndrome de Graham-Little-Piccardi-Lasseur, 453
Síndrome de Gricelli, 362, 436
Síndrome de Grinspan, 842
Síndrome de Griscelli-Prunieras, 987-988
Síndrome de Hartnup, 872
Síndrome de Heerfordt-Waldenström, 895
Síndrome de Helwig-Larssen, 427
Síndrome de Hermansky-Pudlak, 361
Síndrome de hiper-IgE, 991
Síndrome de Horner, 980
Síndrome de Hornstein-Knickeberg, 1027
Síndrome de Howel-Evans, 1054, 1055, 1306
Síndrome de Hunter, 959
Síndrome de Huriez, 1053
Síndrome de Hurler, 959
Síndrome de Hutchinson-Gilford, 1103-1104
Síndrome de Kasabach-Merritt, 256-257
Síndrome de Kindler, 1068-1069, 1073-1074
Síndrome de Kleinefelter, 72
Síndrome de Kobberling-Dunnigan, 516
Síndrome de Laugier-Hunziker, 372
Síndrome de Lawrence, 517-518
Síndrome de Leiner, 221
Síndrome de Lenaert, 1105
Síndrome de Lenz-Majewski, 1105
Síndrome de Louis-Barr, 1307-1308
Síndrome de Marfan, 1102
Síndrome de Maroteaux-Lamy, 959
Síndrome de McCune-Albright, 376
Síndrome de McGrath, 1053
Síndrome de Meadow, 974
Síndrome de Melkersson-Rosenthal, 905-906
Síndrome de Morbihan, 418
Síndrome de Morquio, 959
Síndrome de Moynahan, 373
Síndrome de Muir-Torre, 1022-1024, 1307
Síndrome de Mulvihill-Smith, 1105
Síndrome de Münchausen, 974
Síndrome de Naegeli-Franceschetti-Jadassohn, 1083-1084

Síndrome de neoplasias endócrinas múltiplas, 1307
Síndrome de Netherton, 991-993
Síndrome de Nicolau, 842-843
Síndrome de Peutz-Jeghers, 372, 1089-1090, 1308
Síndrome de Prader-Willi, 362
Síndrome de Proteus, 1236-1237
Síndrome de Rapp-Hodgkin, 1083
Síndrome de Reiter, 711, 881-883
Síndrome de Richner-Hanhart, 923
Síndrome de Riley, 426
Síndrome de Rombo, 1306
Síndrome de Ross, 427
Síndrome de Rothmund-Thomson, 570, 872, 1306
Síndrome de sensibilização autoeritrocitária (Gardner-Diamond), 264
Síndrome de Sanfilippo, 959
Síndrome de Schöpf-Schulz-Passarge, 1084
Síndrome de Sézary, 1274-1275
Síndrome de Sjögren, 503
Síndrome de Sly, 959
Síndrome de Sneddon, 540
Síndrome de Stein-Lubinsky-Durrie, 1053
Síndrome de Stevens-Johnson, 467, 828, 833-839, 1352
Síndrome de Stewart-Treves, 1223-1224
Síndrome de Swachman-Diamond, 986
Síndrome de Sweet, 561-562
Síndrome de Tietz, 363
Síndrome de Touraine-Solente-Golé, 1105-1106
Síndrome de Turner, 72
Síndrome de Vogt-Koyanagi, 369, 1352
Síndrome de Von Hippel-Lindau, 1308, 1309-1310t
Síndrome de Werner, 72, 1104-1105, 1306, 1307
Síndrome de Wiedemann-Rautenstrauch, 1105
Síndrome de Wiskott-Aldrich, 1005-1007
  ataxia-telangiectasia com imunodeficiência, 1005-1007
Síndrome de Zinsser-Engman-Cole, 1071
Síndrome do anticorpo antifosfolipídico, 537-542
Síndrome do babuíno, 839
Síndrome do câncer de células renais, 1032-1033
Síndrome do nevo basocelular, 1174, 1306
Síndrome do nevo BK, 1306
Síndrome do nevo lanoso, 439
Síndrome do óleo tóxico, 958
Síndrome do pé quente por Pseudomonas, 623
Síndrome dos anticorpos antifosfolipídeos, 486
Síndrome dos cabelos anágenos frouxos, 440
Síndrome dos cabelos impenteáveis, 439
Síndrome dos dedos azuis, 527-528, 540
Síndrome dos dentes e unhas, 1083
Síndrome dos múltiplos hamartomas, 1364
Síndrome DRESS, 839-842
Síndrome EEC, 1081-1082

Síndrome eritrodisestésica palmoplantar, 843-844
Síndrome esclerodermia-símile, 971
Síndrome estafilocócica da pele escaldada, 609-610
Síndrome fetal da hidantoína, 842
Síndrome hipereosinofílica, 527
Síndrome HOPP, 1055
Síndrome IFAP, 1044
Síndrome inflamatória de reconstituição imune, 712-713
Síndrome KID, 1047, 1306
Síndrome Klick, 1043
Síndrome Klippel-Trenaunay, 1236
Síndrome leute-álcali, 962
  e calcificações metastáticas, 962
Síndrome lipodistrófica, 842
Síndrome Maffucci, 1237
Síndrome mamária membros, 1084
Síndrome MEDNIK, 1046-1047
Síndrome mialgia-eosinofilia induzida por L-triptofano, 958
Síndrome nefrótica, 936
Síndrome NISCH, 1047
Síndrome Noonan, 1230
Síndrome PAPA, 412
Síndrome Parkes Weber, 1236
Síndrome progeroide neonatal de Megarbane-Loiselet, 1105
Síndrome rombo, 1029
Síndrome SAPHO, 411-412
Síndrome SCARF, 1100
Síndrome sulfona, 662
Síndrome trico-dento-óssea, 1084
Síndrome tricorrinofalangiana tipo I, 1084
Síndrome trombo-hemorrágica, 257-258
Síndrome Turner, 1230
Síndrome ungueal patelar, 466
Síndromes da pele decídua adquiridas, 391-394
Síndromes de lentiginose múltipla, 373
Síndromes de oclusão microvascular, 524-527
Síndromes paraneoplásicas cutâneas verdadeiras, 1308, 1310
Síndromes urticariformes, 278-280
  angioedema episódico com eosinofilia, 280
  doença de Still do adulto, 280
  febre do mediterrâneo familiar, 279
  síndrome CINCA, 279
  síndrome de Schnitzler, 278-279
  síndrome do escape capilar sistêmico, 280
  síndrome periódica associada à criopirina, 279
  síndrome periódica associada ao receptor de TNF, 279
  síndrome por hiper-IgD, 279
Siringocistoadenoma papilífero, 1144-1145
Siringoma, 1141-1142, 1145-1146, 1352
  condroide, 1145-1146
  periorbital, 1352
Siringometaplasia escamosa écrina, 846
Sistema retículo-endotelial, 125
Sitosterolemia (fitosterolemia), 938
Sorafenibe, 1480
Sorologia para infecções bacterianas, 158-159
  anticorpos anti-*Borrelia burgdorferi*, 158-159
  antiestreptolisina O, 158

demonstração de anticorpos anti-*Rickettsia* no soro, 159
gonofixação, 159
reações sorológicas para sífilis, 159
Sorologia para viroses, 160-162
  citomegalovírus, 160
  Coxsackie A, 160
  dengue, 160
  Epstein-Barr, 160
  hepatites, 161-162
  herpes simples tipos 1 e 2, 161
  HIV, 161
  HTLV-1 e 2, 161
Sparfloxacino, 662
Subcisão, 1549, 1550-1551
Sudorese, 199
Suicídio, 408
Sulco(s), 112, 465
  Beau, 465
  longitudinais, 465
Sulfacetamida sódica, 1409
Sulfadiazina, 1407, 1454-1455
  argêntica, 1407
Sulfadimetoxina, 1454-1455
Sulfadoxina, 1454-1455
Sulfametoxazol + trimetoprima, 1455
Sulfametoxipiridazina, 1454-1455
Sulfanilamida, 1454-1455
Sulfanilidas, 1465
Sulfapiridina, 1454-1455
Sulfas, 769, 870
Sulfassalazina, 273, 886, 1454-1455
Sulfona(s), 886, 1455-1456
Sulfonamidas, 1454-1455
Sulfoniureias, 871
Superantígenos, 45, 46f, 52
Supressão idiopática, 51

T

Tabagismo, interrupção, 479
Tacalcitol, 1413
Tacrolimo, 193, 222, 1420
Talidomida, 1470
Talimogene laherparepvec, 1478
Tampões de plaquetas, alterações por, 524-525
Tatuagens, 388, 903
Tazaroteno, 1405
Tecas, 125
Tecido(s), 125, 475-503
  conectivo, afecções, 475-503
  de granulação, 125
Técnica de Elisa, 133-134, 135f
Telangiectasia(s), 259, 419, 569-571, 1227-1228, 1287, 1341-1342
  angioma serpiginoso, 570
  aracneiformes, na gravidez, 1341-1342
  ataxia teleangiectasia, 570
  benigna hereditária, 570
  e rubor, 419
  ectasia venosa, 571
  essencial generalizada, 570
  hemorrágica hereditária, 259, 569-570
  macular eruptiva, 1287
  nevoide unilateral, 569
  secundárias, 570-571
  síndrome de Bloom, 570
  síndrome de Cockayne, 570
  síndrome de Rothmund-Thomson, 570
Tendões, 1189
  de células gigantes da bainha de tendões, 1189
  fibroma da bainha de, 1189

Tensirolimo, 1480-1481
Terapêutica sistêmica, 1441-1518
    ACTH e corticoides, 1481-1484
    agentes biológicos, 1441-1445
    analgésicos e antitérmicos, 1445-1447
    anestésicos, 1447
    antagonistas do receptor B2 da bradicinina, 1447
    antiagregantes plaquetários, 1448-1449
    antiandrogênios, 1449
    antibióticos e antibacterianos, 1449-1457
    anticoagulantes, 1457
    antifúngicos, 1457-1461
    anti-histamínicos, 1462-1464
    anti-inflamatórios não esteroides, 1464-1465
    antilipêmicos, 1465-1466
    antimaláricos, 1466-1467
    antimicobacterianos, 1467
    antioxidantes, 1469
    antiparasitários, 1467-1469
    antipruriginosos, 1469-1471
    antiviróticos, 1471-1473
    bloqueadores dos canais de cálcio, 1475
    citotóxicos/imunossupressores e medicamentos oncológicos, 1475-1481
    hormônios, 1484-1485
    iloprosta, 1486-1487
    imunomoduladores, 1487-1489
    inibidor recombinante da C1 esterase, 1489-1490
    inibidores da calicreína, 1489
    inibidores da enzima BRAF, 1486
    inibidores da via de sinalização celular *hedgehog*, 1489
    interações medicamentosas, 1512-1518
    interferons, 1473-1475
    minerais, 1490-1491
    osteoporose – medicamentos, 1491-1493
    oxibutinina, 1494
    paraminobenzoato de potássio, 1495
    penicilamina, 1494
    psoralênicos, 1495
    quelantes, 1493-1494
    retinoides e bloqueadores do metabolismo do ácido retinoico, 1495-1497
    sistema nervoso – psicofármacos, 1497-1507
    uricosúricos, 1507-1508
    vasoconstritores, 1508
    vasodilatadores, 1508-1509
    vitaminas, 1509-1512
Terapêutica tópica, 1395-1422
    formas farmacêuticas, 1397-1398
    indicações, 1398-1403
    principais fármacos, 1403-1419
    veículos, 1396, 1397
Terapia, 103-104
    fotodinâmica, 1598
    gênica, 103-104
Teratogenia, 407, 821
Terbinafina, 744, 1457
Terçol, 610, 611
Teriparatida, 1493
Teste(s), 119, 210, 191, 636, 660-661, 687, 752
    aberto, 191

da esporotriquina, 752
da histamina, 119
de liberação do interferon-γ, 636
de Tzanck *ver* Exame citológico imediato
do fósforo (Sampaio), 119
provocativo de uso, 191
    tuberculínico, 636
    cutâneos, 210
    de fixação de complemento, 687
    de produção de IFN-γ *in vitro*, 660-661
Tetraciclinas, 871, 1407, 1456-1457
Tetraenos, 1460
Tiabendazol, 791, 1410, 1468
Tiamina (B1), deficiência de, 911
Tianfenicol, 1456
Tifo, 602-603
    epidêmico, 603
    murino, 602-603
Timol, 1409
Tínea(s), 119, 290, 722-733, 737, 1349, 1374, 1376
    crural, 290, 729-730
    da barba, 726
    da mão, 728-729, 730f
    da orelha, 730
    da unha, 730-733
    de couro cabeludo, 119, 722-726, 1349
    do corpo, 726-728
    do pé, 728-729
    imbricada, 730
    incognito, 733
    inguinal, 1374, 1376
    negra, 737
Tinel, 114
Tioconazol, 1409
Tiotepa, 1481
Tirosinemias, 923
    tipo I (hepatorrenal), 923
    tipo II, 923
Tirotricina, 1407
Tolciclato, 1409
Tolnaftato, 1409
Tornozelos, pontos negros nos, 1390
Toxina botulínica, 1559-1662
Toxoplasmose, 787-788, 1326-1327
    congênita, 1326-1327
Tragi acessórios, 1117
Tramadol, 1447
Transaminases, 408
Translocação recíproca, 70
Transplante capilar, 451, 1539-1549, 1550t
    extração de unidades foliculares, 1540-1545
    restauração capilar, 1545-1549
Tratamento fototerápico, 368
Treponematoses, 667-668, 682-686
    bouba, 682-685
    pinta, 685-686
Tretinoína, 1404
Triatomíase, 796
Triazólicos, 1458-1459
Trichoderma, infecções por, 776
Triclopidina, 1448-1449
Triclorocarbanilida-triclosana, 1406
Tricoadenoma, 1148
Tricodistrofia, 1046
Tricoepitelioma, 1027-1028, 1140-1141
    desmoplástico, 1140-1141
    múltiplo familiar, 1027-1028
Tricofoliculoma, 1147
Tricograma, 447

Tricomicose axilar, 620
Tricomoníase, 695, 787
Triconodose, 436
Tricopoliodistrofia (síndrome de Menkes), 438
Tricoptilose, 436
Tricorrexe, 436-439
    invaginada, 437-438
    nodosa, 436
    nodosa congênita, 438-439
Tricoses, 434-462
    alterações da haste pilosa, 435-436
    anomalias dos pelos em doenças sistêmicas, 441-458
    displasias pilosas, 436-441
    hipertricose(s), 458-460
    hirsutismo, 460-462
Tricosporonose, 738
    genitoinguinal, 738
Tricosquise, 437
Tricostasia espinulosa, 440
Tricotilomania, 451, 976
Tricotiodistrofia, 438, 1078-1079
Tricuríase, 801
Triglicerídeos, 934-935
    defeitos de remoção dos, 934-935
    excesso de produção, 935
Triple palms, 1311
Triquenelíase, 801
Trissomias, 72
Triquilemoma, 1147-1148
Tromboangeíte obliterante, 534-535
Trombocitopenia induzida por heparina, 524
Trombocitose secundária e doenças mieloproliferativas, 524-525
Tromboflebite superficial, 536-537, 1316
Trombose vascular, 541
Trosseau, 114
Truquíase, 440
Tuberculose(s), 249, 628-642
    métodos diagnósticos, 635-637
    primárias, 628-629
    secundárias, 629-633
    tratamento, 637-642
    tubercúlides, 633-635
Tumor(es), 119, 460, 472-474, 961, 1136-1151, 1148-1159, 1175, 1176-1224, 1317-1319, 1355-1356, 1357, 1365-1366, 1372, 1380
    comprometimento geral determinado pelos, 1317-1319
    benignos, 1355-1356
    cutâneos, e calcificações, 961
    de células gigantes da bainha de tendões, 1185-1186
    de células granulosas, 1203
    de Dabska, 1218
    desmoide, 1185-1186
    do tecido adiposo, 1196-1199
    do tecido conectivo, 1199-1205
    do tecido muscular, 1199-1201
    do tecido neural, 1201-1205
    e luz de Wood, 119
    epiteliais benignos, 1136-1151
    fibroepitelial de Pinkus, 1175
    glômico, 1372
    maligno, 1203-1204, 1357
    na unha, 472-474
    ovarianos, 460
    pilar proliferante, 1148-1149
    região umbilical, 1380
    vasculares, 1207-1224
Tungíase, 796-797, 1373

U

Úlcera(s), 110, 353-359, 540, 619-620, 971-972, 980, 1427-1429
    cutâneas, 540
    da perna, 353-358
        acroangiodermatite (pseudossarcoma de Kaposi), 356
        anêmica, 357
        arteriosclerótica, 357-358
        de estase, 353-356
        de origem não venosa, 356-357
        hipertensiva (de Martorell), 357
        microangiopáticas, 357
    de decúbito (úlcera de pressão), 358-359
    de Marjolin, 359
    diabéticas, 971-972
    gangrenosa de Fournier, 359
    neurotrófica – mal perfurante, 358
    tróficas, 980
    tropical, 619-620
Ulceração(ões), 110, 125, 710, 1385
    aftoides e HIV, 710
    ocupacionais, 1385
Ultravioleta, 1587
Umbigo, 1379-1380
    anomalias do úraco, 1379
    coristia periumbilical, 1379
    dermatoses inflamatórias, 1380
    fístulas, 1380
    gangrena, 1380
    granuloma piogênico, 1379
    granuloma por talco, 1379
    hemorragias e infecções, 1379
    infecções, 1380
    onfalite, 1380
    onfalocele, 1379
    tumores, 1380
Umectantes, 1399
Unha(s), 18, 465, 466, 467-468, 472, 474, 730-733, 829-830, 975, 1332, 1525 *ver também* Onicoses
    borda livre, 18
    cutícula, 18
    dobras laterais, 18
    em raquete, 466
    em usura, 465
    encravada, 472
        cirurgia, 1525
    epiníquio, 18
    frágeis, 474
    hipocrática, 465, 467-468
    idosos, 1332
    lâmina, 18
    lúnula, 18
    raiz, 18
    tínea, 730-733
Úraco, anomalias do, 1379
Ureia, 1421
Uretrite(s), 693, 694
    gonocócica, 693, 694
    não gonocócicas, 694
Uricosúricos, 1507-1508
Urtica, 109
Urticação provocada, 120
    capilaroscopia da prega ungueal, 120
    sinal de Darier, 120
    sinal de Nikolsky, 120
Urticária(s), 194, 265-278, 281-283, 825, 860, 874-875, 1286-1287, 1391, 1392
    adrenérgica, 274
    aguda, 271
    angioedema vibratório, 277

aquagênica, 276
ao frio, 860, 1391
colinérgica, 273-274, 1392
crônica, 271-273
de contato, 194
factícia, 277
fatores patogênicos imunológicos, 267-268
fatores patogênicos não imunológicos, 266-267
físicas, 274-276
    ao calor, 276
    ao frio, 276
    de pressão, 275
    de reaquecimento, 276
    dermografismo, 274-275
multiforme, 282-283
peculiaridades na criança, 281-282
pigmentosa, 1286-1287
solar, 276-277, 874-875, 1392
vasculite urticariforme, 277-278
Ustequinumabe, 235-236, 1444
UVB *narrow band*, 368

V

Vacínia, 594
Vaginose bacteriana, 695-696
Valaciclovir, 1471
Valganciclovir, 1472
Vancomicina, 1456-1457
Varfarina, 1457
Varicela, 581-582, 699-700
    zóster, 699-700
Varíola, 594
Varizes, 564-565, 567-568
Vasculite(s), 132, 277-278, 542-564, 565, 566-567, 711, 825, 1316
    nodular, 562-563
    de grandes vasos, 563-564, 565, 566
    de vasos de pequeno e médio calibre, 554-559
        associadas ao anticorpo anticitoplasma de neutrófilo, 554
        associadas com doenças autoimunes do tecido conectivo, 558-559
        granulomatose de Wegener, 555-556
        induzidas por drogas, 557-58
        poliangeíte microscópica, 554-555
        síndrome de Churg-Strauss, 556-557
    dermatoses neutrofílicas com desordens vasculares associadas, 559
    e HIV, 711
    livedoide, 132
    predominantemente de pequenos vasos, 543-552
        artrite reumatoide, 552
        associada a malignidade, 547-548
        crioglobulinêmicas, 548-549
        cutânea de pequenos vasos, 543-547
        doença do soro, 552
        edema agudo hemorrágico do lactente, 551-552
        escorbuto, 552
        HIV e Aids, 552
        púrpura de Henoch-Schönlein, 549-551
    predominantemente de vasos de médio calibre, 552-554
    urticariforme, 277-278
Vasculopatia livedoide, 532-534, 540
Vasculopatias, 527-542
Vasoconstritores, 1508
Vasodilatadores, 1508-1509
Vasos, afecções dos, 524-571
    dermatoses neutrofílicas com desordens vasculares associadas, 559
    síndromes de oclusão microvascular, 524-525
    varizes, microvarizes, telengiectasias, 564-571
    vasculites, 542-564
    vasculopatias, 527-542
Vasos, 20
    linfáticos, 20
    sanguíneos, 20
Vegetação, 110
Venenos e peçonhas de animais, dermatoses por, 806-819
Verniz caseoso, 1321
Verrucosidade, 110
Verruga(s), 470-471, 558-590, 593, 996, 1352, 1353, 1372, 1373, 1375, 1376
    e HPV, 588-590, 593
    peri ou sububgueal, 470-471
Vesícula, 110
Vidarabina, 1472-1473
Vilosidade, 125
Vimblastina, 1481
Vincristina, 1481
Violeta de genciana, 1409
Virilha, pseudofoliculite da, 615-616
Viroses, 246, 601
    hemorrágicas tropicais, 601
Vírus, pesquisa de, 159-162
    culturas, 160
    dermatoses por, 572-601
    microscopia de fluorescência, 159
    microscopia eletrônica, 159-160
    microscopia óptica, 159
    sorologia, 160-162
Vismodegibe, 1489
Vitamina(s), 273, 865, 911-914, 1509-1512
    A, 912-913, 1509-1510
    C, 913, 1511
    D, 273, 865, 1511
    E, 1511
    H, 914, 1511
    K, 913-914, 1511-1512
    do complexo B, 911-913, 1510-1511
Vitiligo, 365-369, 1352
    betacaroteno, 369
    camuflagem, 369
    despigmentação, 368
    enxertos, 369
    fator emocional, 369
    tratamento fototerápico exclusivo, 368
    tratamento sistêmico, 368
    tratamentos sem comprovação científica, 369
    tratamentos tópicos, 367-368
Voriconazol, 1459

W

Western blot, 161
Westphal, 114
Woronoff, 114

X

Xantelasma, 1352
Xantogranuloma, 1295-1296, 1299-1300
    juvenil, 1295-1296
    necrobiótico, 1299-1300
Xantoma(s), 929-938, 972, 1298-1299, 1316
    cerebrotendinoso, 938
    disseminado, 1298-1299
    eruptivos, 930-931, 972
    estriado palmar, 931
    intertriginosos, 930, 931
    necrobiótico, 1316
    papuloso, 1298
    planos, 929
    tendinosos, 930
    tuberosos, 929-930
    verruciformes, 931
    xantelasma, 931
Xeroderma pigmentoso, 872, 1075-1077, 1305
Xerodermia solar, 868
Xerose de pele, 174, 199-200, 710
    e HIV, 710
Xerostomia, 1369

Z

Zafirlucaste, 1465
Zigomicose, 757-759
    entomoftoromicose, 757-758
    mucormicose, 758-759
Zika, 599
Zinco, 902, 965-967, 1491
    acrodermatite enteropática, 966-967
Zircônio, 902
Zirelli, 114